Kohlhammer

Die Herausgeber

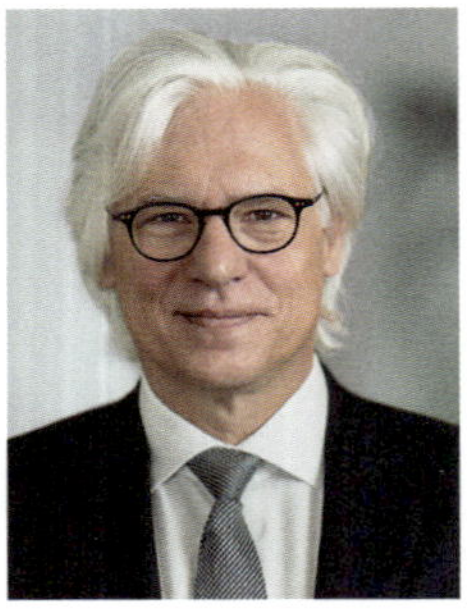

Jürgen M. Bauer ist Direktor des Geriatrischen Zentrums am Universitätsklinikum Heidelberg und Direktor des Netzwerks Alternsforschung der Universität Heidelberg. Von 2007–2015 war er Vorstandsmitglied der European Society for Geriatric Medicine (EuGMS) sowie von 2016–2018 Präsident der Deutschen Gesellschaft für Geriatrie (DGG).

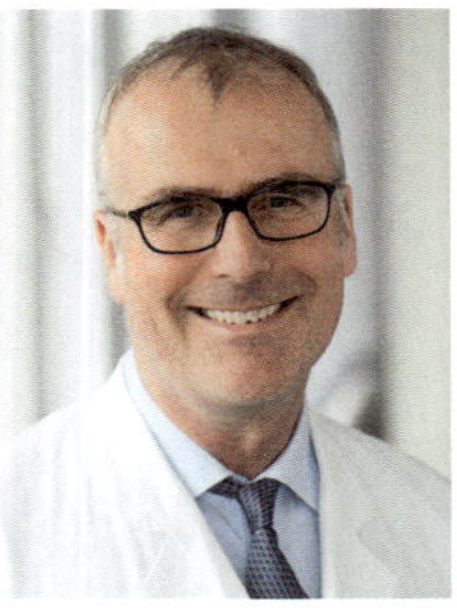

Clemens Becker ist seit 2021 Leiter der Unit Digitale Geriatrie am Geriatrischen Zentrum am Universitätsklinikum Heidelberg. Davor war er von 2003–2021 Chefarzt der Abteilung Geriatrie und der Klinik für Geriatrische Rehabilitation am Robert-Bosch-Krankenhaus in Stuttgart. Er erhielt 2023 den Lebenswerkpreis der DGG.

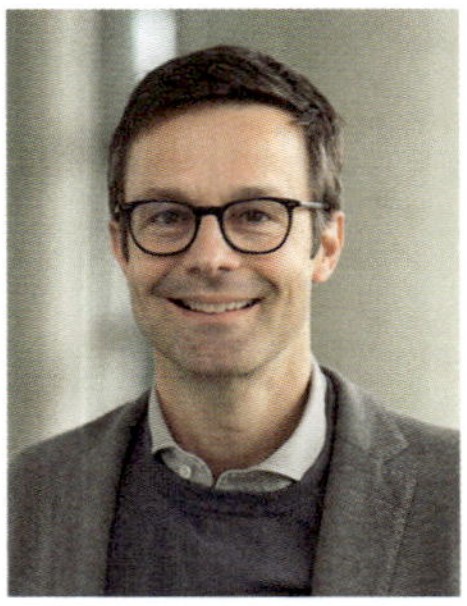

Michael Denkinger ist seit 2015 Ärztlicher Direktor der AGAPLESION Bethesda Klinik und seit 2020 Leiter des Instituts für Geriatrische Forschung an der Uniklinik Ulm. 2023 wurde er zum President-elect der DGG gewählt und ist Mitglied des DGG-Vorstands.

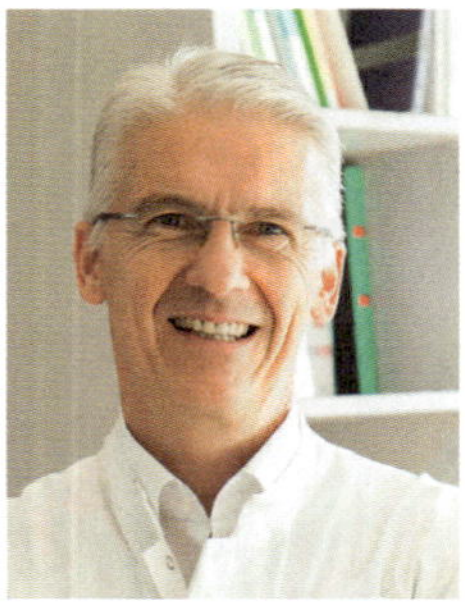

Rainer Wirth ist Direktor der Klinik für Altersmedizin und Frührehabilitation im Marien Hospital Herne – Universitätsklinikum der Ruhr-Universität Bochum. Er war von 2021–2023 Präsident der DGG.

Jürgen M. Bauer
Clemens Becker
Michael Denkinger
Rainer Wirth
(Hrsg.)

Geriatrie

Das gesamte Spektrum der Altersmedizin für Klinik und Praxis

Verlag W. Kohlhammer

1. Auflage 2024

Gesamtherstellung: W. Kohlhammer GmbH, Heßbrühlstr. 69, 70565 Stuttgart
produktsicherheit@kohlhammer.de

Print:
ISBN 978-3-17-041794-6

E-Book-Formate:
pdf: ISBN 978-3-17-041795-3
epub: ISBN 978-3-17-041796-0

Inhaltsverzeichnis

Vorwort

In den letzten fünf Jahren sind allein im deutschsprachigen Raum mehr als zehn Bücher erstmalig oder in einer neuen Auflage erschienen, die sich der Altersmedizin mit verschiedenen Schwerpunkten und in unterschiedlichem Umfang widmen. Warum braucht es also die vor Ihnen liegende Buchveröffentlichung zur Geriatrie?

Die knappe Antwort: Weil ein kompletter Überblick von den führenden Autorinnen und Autoren dieses Faches seit der letzten Auflage des Standardwerkes Klinische Geriatrie von Nikolaus und Kollegen im Jahr 2000 nicht mehr verfügbar war. Die umfangreichere Antwort: Weil sich dieses Fachgebiet in den letzten 20 Jahren enorm entwickelt hat. Die Forschung hat von den Grundlagen bis hin zu großen klinischen Fragestellungen eine Vielzahl von Themen bearbeitet. Diese Erkenntnisse ermöglichen ein besseres Verständnis der älteren Patientinnen und Patienten und kommen aufgrund des stark ausgeprägten translationalen Aspektes vieler Forschungsprojekte in unserem Fach unmittelbar der Patientenversorgung zugute. Dass die Stellung der Geriatrie auf der Basis einer hohen Fachexpertise auch gegenwärtig noch verteidigt werden muss, zeigt leider die Entwicklung während der Pandemie, in der geriatrische Betten als erste geschlossen wurden und kein Geriater in den Expertenrat der Bundesregierung berufen wurde, obwohl die am schwersten betroffenen Patientinnen und Patienten eindeutig die geriatrischen waren.

Aber was wurde in den letzten beiden Jahrzehnten erreicht? Hervorzuheben sind hier sicherlich die Fortschritte des körperlichen Trainings und der Rehabilitation im Alter einschließlich der Sturzprophylaxe, das umfassende Verständnis der geriatrischen Syndrome Sarkopenie und Frailty, neue Erkenntnisse zur Ernährung im Alter, zur Dysphagie, zur Polypharmazie und zum Delir sowie die neuen Entwicklungen auf den Gebieten der Geroscience und der digitalen Geriatrie. Die aktuelle große Aufgabe besteht nun darin, sich in einer Gesellschaft des Umbruches und in einem Umfeld einer zunehmend hoch spezialisierten Medizin mit diesen Themen das notwendige Gehör zu verschaffen. Auch in diesem Zusammenhang ist das vorliegende neue Standardwerk von Bedeutung. In einer Zeit, in der evidenzbasierte Leitlinien immer spezifischere Fragestellungen zu immer mehr Einzelerkrankungen beantworten, darf nicht aus dem Blick geraten, dass die Mehrzahl unserer Patientinnen und Patienten nicht an Einzelerkrankungen leiden und in den meisten Studien, auf denen die Leitlinienevidenz basiert, nicht vertreten waren. Diese „evidenzfreie Zone" gilt es zu verkleinern und mit sinnvollen Konzepten zur Behandlung dieser komplexen Fragestellungen zu füllen.

Das neue und sich zukünftig weiter erneuernde Wissen muss nun in die Strukturen und Prozesse des Praxis- und Klinikalltages integriert werden. Dies kann nur interprofessionell und interdisziplinär geschehen, also gemeinsam mit Haus- und Fachärzten, vor allem aber auch mit der Pflege, der Physio- und Ergotherapie, der Logopädie, Psychologie, den sozialen Diensten und weiteren Disziplinen, die in die Versorgung der älteren Patientinnen und Patienten integriert sind.

Die Kompetenz und Bedeutung der Geriatrie zeigt sich aber nicht nur in den Behandlungserfolgen bei spezifisch-geriatrischen Fragestellungen, sondern insbesondere darin, dass sie auf bio-psycho-sozialer Grundlage und operationalisiert anhand des geriatrischen Assessments über ein Konzept verfügt, welches die Komplexitätsmedizin der älteren Patientinnen und Patienten systematisch bewältigt. In Zeiten einer zunehmenden Subspezialisierung braucht es die integrierende Supraspezialisierung der Geriatrie mehr denn je. Herausfordernd bleibt die medizinische Versorgung der älteren Patientinnen und Patienten aber allemal, nicht zuletzt als Folge der demografischen Entwicklung und den damit verbundenen Herausforderungen unserer Gesundheits- und Sozialsysteme. Daher brauchen wir Sie, Expertinnen und Experten für Geriatrie sowie der Altersmedizin im weiteren Sinne, aber ebenso diejenigen, die es noch werden wollen. Wir sind uns sicher, dass Sie uns nach der Lektüre beipflichten werden, dass die Geriatrie auf diesem Niveau ein Fach mit großer Zukunft ist.

In diesem Werk werden, soweit möglich, geschlechtsneutrale Formulierungen gewählt. Wo dies nicht umsetzbar war, wurde aus Gründen der besseren Lesbarkeit das generische Maskulinum genutzt. Eine Ausnahme ist der Arztbegriff, bei dem durchgehend die gendersensible Form verwendet wurde.

Ohne die vielen klugen und erfahrenen Köpfe, deren Arbeit Sie in diesem Buch gebündelt finden, wäre ein solch umfassendes Lehrbuch nicht möglich gewesen. Daher möchten wir an dieser Stelle allen Autorinnen und Autoren und allen Sektionsherausgeberinnen und -herausgebern und nicht zuletzt auch den Kolleginnen und Kollegen des Verlages und hier insbesondere Frau Geywitz, Frau Rommel und Frau Brutler ganz herzlich für ihre tatkräftige Unterstützung danken.

Heidelberg, Ulm und Herne im Februar 2024

Jürgen M. Bauer Michael Denkinger
Clemens Becker Rainer Wirth

1 Schlüsselkonzepte der Diagnostik und Behandlung

Sektionsherausgebende: M. Cristina Polidori und Michael Denkinger

1.1 Der geriatrische Patient und seine Prognose

Michael Denkinger und M. Cristina Polidori

1.1.1 Einführung

Patienten werden dann vorstellig, wenn Krankheitssymptome bemerkt werden. Somit ist die Beschreibung der Medizin üblicherweise Defizit-orientiert. Nur in wenigen Bereichen, wie z. B. der Gesundheitsvorsorge und Primärprävention oder auch der Geriatrie, wird meistens auch Ressourcen-orientiert gedacht. Die Geriatrie hat hierbei viele Überschneidungen mit der Alternsforschung und der Gerontologie aus soziologischer oder psychologischer Sicht. Diese Disziplinen beschäftigen sich auch außerhalb der Sphäre altersmedizinischer Fragestellungen mit dem Altern per se, der Prävention altersassoziierter Erkrankungen bis hin zum Thema Verjüngung oder auch dem gesunden Altern. Die Geriatrie hat diese interdisziplinäre und auch Ressourcen-orientierte Betrachtungsweise aus der Wissenschaft in die Krankenversorgung übernommen und ist demnach primär interdisziplinär angelegt. Ein zentrales Element ist das umfassende Geriatrische Assessment (► Kap. 1.5), welches Defizite und Ressourcen aufzeigt und eine Quantifizierung und Qualifizierung zur Prognose, Diagnose und Therapiesteuerung ermöglicht. Da es wissenschaftlich immer mit dem Begriff des Comprehensive Geriatric Assessment (CGA) abgekürzt wird, wird der Begriff auch im Folgenden so verwendet. Es ergänzt die klassische ärztliche Anamnese und Untersuchung um wichtige Teilaspekte wie die körperliche Funktion, Aktivitäten des täglichen Lebens, Kognition, Affekt und Emotion, die soziale Umgebung und häufig, auch aus Zeitgründen, nicht mehr strukturiert erfasste Domänen wie Schmerzempfinden, Harn- und Stuhlkontinenz sowie die Sensorik, wie Hören und Sehen, und bindet andere Disziplinen ein (Rubinstein, 1984; Stuck et al., 1993). In den letzten zwei Jahrzehnten hat sich zudem eine übergeordnete Kategorie, die sogenannte Frailty (► Kap. 3.7) (nicht gänzlich treffend auch mit Gebrechlichkeit übersetzt) etabliert, welche den Status Quo der körperlichen Homöostase und Vulnerabilität beschreibt und auf der Gegenseite als eine Art Antonym zu Robustheit (Robustness) beschrieben ist (Belloni & Cesari, 2019). Menschen mit höherer Robustness und geringerer Frailty haben eine höhere Wahrscheinlichkeit, gesund zu altern, während auf der Gegenseite ein beschleunigter, pathologischer Alterungsprozess steht. In den letzten Jahren kamen mit der intrinsischen Kapazität (Intrinsic Capacity) für die vorhandenen körperlichen und geistigen Ressourcen und der Resilienz (was allerdings zumeist aus psychosozialer Sicht wissenschaftlich verwendet wird) weitere Begriffe hinzu, die sich an dem Konzept des gesunden Alters orientieren und Ressourcen-orientierte Betrachtungen und Forschungen ermöglichen. Entgegen der linearen Betrachtungsweise über das kalendarische Alter ermöglichen die vorgestellten Konzepte eine differenzierte Darstellung und Definition der mit zunehmendem Alter ansteigenden biologischen Variabilität (de Carvalho et al., 2017).

1.1.2 Historie und Entwicklung der Methoden

Um der Komplexität innerhalb der hermeneutischen Fallentscheidungen für geriatrische Patienten gerecht zu werden, mussten strukturierte Methoden entwickelt werden. Die Ideen der Identifizierung einer zugrundeliegenden Frailty gehen bereits auf den Gründervater der Geriatrie Ignatz L. Nascher zurück („disease is not (always) a causative or even essential factor [of senescence]", Ignatz L. Nascher zit. n. Clarfield, 2002, S. 81). Mit Marjory W. Warren entwickelte sich schließlich in Großbritannien die Ressourcen-orientierte Betrachtung. Sie erkannte, dass chronisch kranke Patienten v. a. auch deshalb nicht entlassen werden konnten, weil es an vielen Dingen fehlte: Es gab keine ordentliche Diagnostik, keine ärztliche Visite, keine ausreichende Therapie, keine Zusammenarbeit zwischen den Disziplinen und keine Rehabilitation. Warren entwickelte zum ersten Mal in der Medizingeschichte eine strukturierte geriatrische Untersuchung, welche Aspekte wie körperliche Funktionsfähigkeit, Inkontinenz und geistige Fähigkeiten beinhaltete (Warren, 1943). Prinzipiell hatte sie damit erkannt, dass die Hauptgründe für die Institutionalisierung nicht mehr die führende Diagnose, sondern vielmehr die Funktionsstörungen waren. Das CGA, wie wir es heute kennen, wurde in den 60 und 70er Jahren des letzten Jahrhunderts definiert und geht mit der Entwicklung des bio-psycho-sozialen Modells der Krankheit durch George L. Engel einher (Engel, 1977). Grundsätzlich lässt sich feststellen, dass die in einem CGA gemessenen Domänen eine strukturierte Operationalisierung des bio-psychosozialen Modells sind. In diese Zeiten fällt auch die Entwicklung der teilweise heute noch installierten Verfahren zur Klassifikation der Alltagsfunktionalität wie der Barthel-Index für die basalen und z. B. der Lawton-Index für die instrumentellen Aktivitäten des täglichen Lebens (Lawton & Brody, 1969; Mahoney & Barthel, 1965).

Entscheidend für das theoretische Verständnis, dass nicht die Erkrankungen oder das Alter die entscheidenden Parameter für eine optimale Versorgung geriatrischer Pati-

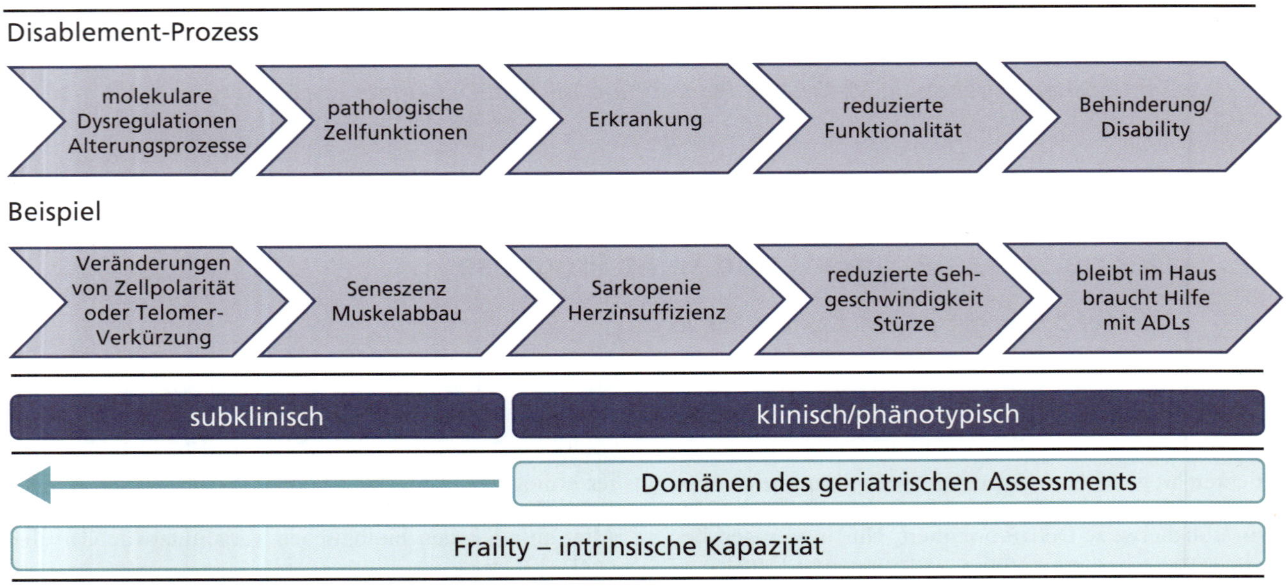

Abb. 1.1.1: Wohin gehören die Identifikation von Frailty und intrinsischer Kapazität im Vergleich zum Geriatrischen Assessment auf Grundlage des Disablement-Prozesses von Verbrugge und Jette? Frailty und intrinsische Kapazität umfassen einen Gesamteindruck des Menschen mit seinen unterschiedlichen, bereits phänotyischen oder noch subklinischen Defiziten und Ressourcen, während das CGA Erkrankungen wie Funktionseinschränkungen und Beeinträchtigungen im Alltag gleichermaßen strukturiert erhebt (und damit in der Gesamtheit auch Rückschlüsse auf die Kapazität/ Frailty zulässt).

enten sind, war der Prozess der Entwicklung einer Defizit-orientierten International Classification of Disabilty & Health (ICIDH) zur Ressourcen-orientierten Functioning, Disability & Health (ICF) durch die WHO und die Theorien des Disablement-Prozesses von Verbrugge und Jette (1994). Während das CGA Erkrankungen, Funktionseinschränkungen und Beeinträchtigungen gleichermaßen strukturiert und damit differenziert Ressourcen erfasst und gezielte Interventionen ermöglicht, damit in der Gesamtheit aber auch die allgemeine Frailty abbildet, sind Screenings mit Bestimmung einer Gesamtfrailty/-kapazität nur für Prognosen geeignet (▸ Abb. 1.1.1).

Im neuen Jahrtausend begann schließlich eine Art Wiedervereinigung der molekularen Alterungsforschung mit der vor allem phänotypisch arbeitenden Geriatrie. Mehr und mehr Marker wurden mit Alterungsprozessen assoziiert und teilweise in die Prognosetools integriert. Stellvertretend seien hier Begriffe wie Inflammaging, Immunseneszenz oder auch Telomerverkürzung genannt. Komplett integrative (kombiniert phänotypische und biologische) Prognosetools haben sich allerdings bislang, vor allem auch aufgrund der Schwierigkeiten der Datenerhebung bei komplexen Parametern, nicht durchsetzen können. Zumal auch die biologische Alterungsforschung ihre bislang definierten Kennzeichen (sog. Hallmarks of Ageing) vor dem Erfolg der Hallmarks of Cancer aktuell zunehmend hinterfragt (▸ Kap. 14.2). Immer mehr zeigt sich, dass die Heterogenität von Alterungserscheinungen eine breitere Betrachtungsweise benötigt – insbesondere je weiter man sich weg vom Phänotyp und hin zu den molekularen Mechanismen bewegt (Gems & de Magalhães, 2021).

Auch wenn sich hier in den letzten Jahren doch einiges geändert hat und zumindest die Identifikation des geriatrischen Patienten in den Notaufnahmen mit dem ISAR (Identification of Seniors at Risk) oder zunehmend auch dem Clinical Frailty Index durchgeführt wird, so sind wir von einer weitläufigen Einführung in Deutschland und den meisten anderen Ländern doch noch weit entfernt, von einer anschließenden strukturierten Erhebung eines umfassenden Assessments ganz abgesehen (McCusker et al., 1999; Rockwood et al., 2005).

Versuche, Screening und CGA zu kombinieren, um prognostische und direkt umsetzbare therapeutische Vorteile zu haben, sind z. B. der Multidimensional Prognostic Index (MPI), die Edmonton Frailty Skala oder auch das Geriatrische Assessment nach Arti Hurria. Besonders zahlreiche Arbeiten existieren zum MPI, der bei unterschiedlichen Krankheitsbildern, zuletzt auch COVID-19, eine gute Prognosefähigkeit für verschiedene klinisch relevante Endpunkte wie Institutionalisierung, Aufenthaltsdauer oder Sterblichkeit zeigte (Pilotto et al., 2020; Zampino et al., 2022).

Merke

Während durch Konzepte wie Frailty, Resilience und Robustness vor allem Prognosen und damit auch Screenings möglich sind, kann nur mit Hilfe eines CGA auch eine differenzierte Therapie komplexer Patienten gesteuert und überwacht werden.

1.1.3 Komplexitätsmedizin

Wissenschaft und Medizin haben ihren Erfolg unter anderem auch darauf begründet, dass sie Methoden anwendeten, die darauf abzielten, komplexe Prozesse zu vereinfachen und diese damit strukturiert untersuchen zu können. Die evidenzbasierte Medizin baut weiterhin genau darauf

auf und bemüht sich um Komplexitätsreduktion. Beispielhaft ist es die Grundlage jeder systematischen Recherche, eine Frage im Rahmen des PICO(S)-Konzepts exakt einzuordnen und zu definieren. Dies funktioniert am besten, je unidimensionaler die Fragestellungen sind. ▸ Tab. 1.1.1 zeigt, wie viel Komplexität hinzukommt, wenn weitere Fragen gestellt werden, die mit zunehmendem Alter als immer relevanter angesehen werden müssen und die Ergebnisse der Studien deutlich hinterfragen können.

Komplexität heißt nicht immer, dass klinische Entscheidungen komplizierter werden müssen, genauso wenig wie Komplexitätstheorie kompliziert sein muss. Auch komplexe Strukturen können von uns geordnet betrachtet und damit auch geriatrische Patienten strukturiert untersucht werden (Rikkert, 2020). Allerdings muss dabei ein zu reduktionistisches, lineares Denken rein randomisierter Evidenz (die wir als Grundlage dennoch ebenso benötigen!) aufgeweicht und zunehmend mit alternativen Formen der empirischen Forschung (Beobachtungsstudien, Big Data, künstlicher Intelligenz, Netzwerk[meta]analysen u. a.) und individueller hermeneutischer Fallerfahrung kombiniert werden.

Merke

Komplexitätsmedizin erfordert einen primär reduktionistischen Denkansatz. Für diesen wiederum ist eine Strukturierung mit Hilfe des CGA oder eines Screening-CGA-Algorithmus notwendig. Die Kombination aus klinischer Fallentscheidung mit CGA-basierten, strukturierten Informationen über geriatrische Syndrome ermöglicht eine ganzheitliche Medizin im bio-psycho-sozialen und Patienten-orientierten Sinne.

Gleichzeitig müssen Studien um für geriatrische Patienten relevante Fragestellungen erweitert werden, um die Erfolge und Misserfolge neuer und etablierter Verfahren differenziert betrachten zu können. Leider sind relevante Behörden trotz einiger Bemühungen noch nicht weit genug gekommen, sodass weiterhin große Studien (z. B. alle RCTs zur Einführung der direkten oralen Antikoagulanzien) trotz anderslautender Empfehlungen der Europäischen Arzneimittelbehörde (EMA und CHMP) ohne Bestimmung der Funktionalität durchgeführt werden können (European Medicines Agency, Committee for Human Medicinal Products [CHMP], 2018). Wenn diese nicht vorhanden sind, müssen neue Wege gesucht werden, wie Evidenz retrospektiv, auch unter Beachtung von Frailty und Disability, kritisch beurteilt werden kann – eine mögliche Methode wurde bereits beschrieben (Brefka et al., 2019).

Auch bei der Definition des Behandlungszieles ist eine Berücksichtigung von Komplexität und Nichtlinearität hilfreich. Angelehnt an die Betrachtungen komplexer Systeme aus der Quantenmechanik oder Chemie können Menschen mit unterschiedlichen, sich gegenseitig beeinflussenden Erkrankungen oder Syndromen neue Stufen einer Homöostase und Stabilität erreichen, die teilweise weit von einer Restitutio ad integrum entfernt, absolut individuell, aber dennoch stabil sind. Diese Beobachtung haben Ferrucci und Kollegen bereits 2008 beschrieben und weiterentwickelt (Ferrucci et al., 2008, 2017).

All diese Konzepte haben gemeinsam, dass geriatrische Patienten für die Planung von Diagnostik, Behandlung und Prognose nur dann ausreichend eingeschätzt und im Sinne von Choosing Wisely gut versorgt sein können, wenn der Ansatz multidimensional erfolgt.

1.1.4 Nutzung der Konzepte zur Fallsteuerung und Prognose

Um im klinischen Alltag eine weiterführende geriatrische Einschätzung zu implementieren, werden vor einem CGA, wie oben bereits erwähnt, häufig sogenannte Screening-Tests genutzt, die in einem Entscheidungsalgorithmus nur dann weitere Assessments bedingen, wenn Patienten als geriatrisch identifiziert wurden. Hierfür wird oft zunächst ein globaler Score herangezogen, der auf einer Einschätzung von Frailty und/oder Ressourcen basiert. Beispiele sind das wieder verlassene Konzept des Go-Go/Slow-Go/No-Go, ursprünglich aus der Onkologie (Balducci & Extermann, 2000), Screenings in Notaufnahmen wie der ISAR oder Geriatrie-Check Baden-Württemberg (Gerhard et al., 2021) oder allgemeinere Skalen wie die Clinical Frailty Scale (Rockwood et al., 2005). Die Gemeinsamkeit der Scores ist, dass sie auf der Definition von Geriatrie und den geriatrischen Patienten aufbauen. Diese wurde von den deutschsprachigen Gesellschaften im Weißbuch festgeschrieben und basiert auf dem europäischen Konsensus, der 2008 in Malta gefunden wurde (Bundesverband Geriatrie, 2016; EuGMS, 2008).

Merke

Definition des geriatrischen Patienten:

- geriatrietypische Multimorbidität und höheres Lebensalter (überwiegend 70 Jahre oder älter)

oder

- älter als 80 Jahre („oldest old") auf Grund der alterstypisch erhöhten Vulnerabilität, z. B. des Auftretens von Komplikationen und Folgeerkrankungen, der Gefahr der Chronifizierung sowie des erhöhten Risikos eines Verlustes der Autonomie mit Verschlechterung des Selbsthilfestatus

In verschiedenen Settings und Fachgebieten mit unterschiedlichen Krankheitsbildern konnte gezeigt werden, dass vergleichbare Assessments bessere Prognosen ermöglichten als etablierte Risikoscores (Apóstolo et al., 2017). Auch konnte eine aufgrund dieser globalen Einschätzungen angepasste Fallentscheidung zu besseren Ergebnissen führen, wie Beispiele aus der allgemeinen Chirurgie oder Onkologie zeigen (Hall et al., 2017, 2021; Lund et al., 2021). Mit einer Vorgehensweise, die die Komplexität der geriatrischen Patienten berücksichtigt und über ein strukturiertes Assessment abbildet, kann also besonders in nicht geriatrischen Kliniken und Praxen zweierlei gelingen:

1. eine direkt angepasste Diagnostik und Therapie in der erstversorgenden Einrichtung bei stark im Vordergrund stehenden Akutproblematik trotz bestehender Multimorbidität
2. eine Fallsteuerung der typisch geriatrischen Patienten hin zu geriatrischen Kliniken und Stationen, die an-

Tab. 1.1.1: Komplexitätserweiterung in der Geriatrie am Beispiel einer PICO-Frage

PICO-Kategorie	eindimensional	relevante Zusatzfragen bei geriatrischen Patienten, die das Vorgehen verändern könnten
P(opulation)	Menschen in der Notaufnahme mit NSTEMI (Troponin-Erhöhung und ST-Veränderungen)	• Pflegeheimbewohner? • vorherige Funktionalität (ADL, IADL?) • Patientenwunsch? Kognition? • Niereninsuffizienz, welche die Troponin-Grenzen verschiebt?
I(ntervention)	Herzkatheter, mit oder ohne Stent-Einlage	
C(ontrol)	kein Herzkatheter, alle andere Maßnahmen	
O(utcome)	Sterblichkeit	• Funktionalität (ADL/IADL, Pflegegrad, Institutionalisierung?) • Disability Adjusted Lifeyears (DALYs)? • Lebensqualität? • Nebenwirkungen der Prozedur (akutes Nierenversagen, Delir mit weiteren Folgen u. a.)

schließend eine differenzierte Komplexitätsmedizin ermöglichen

Dass dies mit der differenzierte Evaluation mittels CGA für Patienten Vorteile bringt und dazu kosteneffektiv ist, konnte in den 1980ern von Rubenstein und Kollegen mit der Landmark-Studie zu sogenannten Geriatric Evaluation & Management Units gezeigt werden (Rubenstein et al., 1984). Solche Ansätze sind jedoch meist nur in spezialisierten geriatrischen Kliniken umsetzbar und erfordern neben der Diagnostik und Struktur auch das Vorhandensein eines interdisziplinären Teams. Allerdings müssten diese Tools weniger in geriatrisch spezialisierten Einrichtungen (wo über das CGA bereits eine Steuerung erfolgt), sondern vielmehr in allen anderen Kliniken und Notaufnahmen eingesetzt werden, wo ältere Menschen behandelt werden.

Wenn es uns gelingt, einen minimalen geriatrischen Datensatz zu erheben, der auf einem CGA aufbaut und zur Erhöhung der Machbarkeit über Screenings algorithmisch entwickelt wird, dann kann ein solcher multidimensionaler Ansatz mehrere Dinge erreichen: geriatrische Patienten mit erhöhter Vulnerabilität identifizieren, spezifisch behandelbare Funktionsstörungen/geriatrische Syndrome aufdecken und ggf. dann therapieren sowie für eine bessere Entscheidungsfindung (d. h. behandeln oder nicht, und wenn ja: mit welcher Zielsetzung) Prognosen erstellen. Die Integration elektronischer Indizes, biologischer Marker und der Einsatz künstlicher Intelligenz werden uns in den nächsten Jahren hierbei noch deutlich weiterbringen – aber auch nur dann, wenn genügend politischer Wille vorhanden ist, diese Ansätze im klinischen Alltag auch umzusetzen. Bleiben wir als Autoren und Leser, vor allem aber dem Wesen der Geriatrie nach interdisziplinär gemeinsam für unsere Patientinnen und Patienten dafür aktiv.

Zusammenfassung

Das kalendarische Alter ist der einfachste, aber niemals der beste Faktor für Fallentscheidungen in der Medizin. Inzwischen gibt es eine Vielzahl von Möglichkeiten, ältere Menschen mit dem Ziel der Diagnose und Therapiesteuerung prognostisch einzuschätzen. Dies kann Defizit-orientiert unter den Stichworten Vulnerabilität oder Frailty oder Ressourcen-orientiert unter den Stichworten intrinsischer Kapazität oder Resilienz erfolgen und sowohl phänotypische Ansätze, v. a. über das Geriatrische Assessment, aber auch biologische, grundlegende Ansätze, v. a. über Labor oder Bildgebung, beinhalten. Ohne eine umfassende Erhebung und strukturierte Einordnung zentraler phänotypischer und zunehmend auch biologischer Parameter kann gute Medizin und Pflege für ältere Menschen nicht gelingen. In den letzten Jahrzehnten hat die Geriatrie hierfür passende Verfahren und Therapieoptionen entwickelt und bereitgestellt und sich damit unter dem Stichwort der Komplexitätsmedizin neu definiert.

Literatur

Apóstolo, J., Cooke, R., Bobrowicz-Campos, E., et al. (2017). Predicting risk and outcomes for frail older adults: An umbrella review of frailty screening tools. *JBI Database of Systematic Reviews and Implementation Reports*, *15*(4), 1154–1208. https://doi.org/10.11124/JBISRIR-2016-003018

Balducci, L., & Extermann, M. (2000). Management of cancer in the older person: A practical approach. *The Oncologist*, *5*(3), 224–237. https://doi.org/10.1634/theoncologist.5-3-224

Belloni, G., & Cesari, M. (2019). Frailty and Intrinsic Capacity: Two Distinct but Related Constructs. *Frontiers in Medicine*, *6*. https://www.frontiersin.org/article/10.3389/fmed.2019.00133

Brefka, S., Dallmeier, D., Mühlbauer, V., et al. (2019). A Proposal for the Retrospective Identification and Categorization of Older People With Functional Impairments in Scientific Studies-Recommendations of the Medication and Quality of Life in Frail Older Persons (MedQoL) Research Group. *Journal of the American Medical Directors Association*, *20*(2), 138–146. https://doi.org/10.1016/j.jamda.2018.11.008

Bundesverband Geriatrie. (2016). *Weißbuch Geriatrie* (3. Auflage, Bd. 1). Kohlhammer Verlag.

Clarfield, A. M. (2002). History of Geriatrics. *Geriatrics & Aging* *5*(2), 81–82. https://www.healthplexus.net/files/content/2002/March/0502HistoryGeriatrics.pdf

de Carvalho, I. A., Martin, F. C., Cesari, M., et al. (2017). *Operationalising the concept of intrinsic capacity in clinical settings*. 31.

Engel, G. L. (1977). The need for a new medical model: A challenge for biomedicine. *Science (New York, N.Y.)*, *196*(4286), 129–136. https://doi.org/10.1126/science.847460

EuGMS. (2008, Mai 3). *Geriatric_medicine_definition.pdf*. http://uemsgeriatricmedicine.org/UEMS1/dok/geriatric_medicine_definition.pdf

European Medicines Agency, Committee for Human Medicinal Products (CHMP). (2018). Reflection paper on physical frailty: Instruments for baseline characterisation of older populations in clinical trials. https://www.ema.europa.eu/en/documents/scientific-guideline/reflection-paper-physical-frailty-instruments-baseline-characterisation-older-populations-clinical_en.pdf

Ferrucci, L., Fabbri, E., & Walston, J. D. (2017). Frailty. In J. B. Halter, J. G. Ouslander, S. Studenski, K. P. High, S. Asthana, M. A. Supiano, & C. Ritchie (Hrsg.), *Hazzard's Geriatric Medicine and Gerontology* (7. Aufl.). McGraw-Hill Education. accessmedicine.mhmedical.com/content.aspx?aid=1136590374

Ferrucci, L., Giallauria, F., & Schlessinger, D. (2008). Mapping the road to resilience: Novel math for the study of frailty. *Mechanisms of Ageing and Development*, *129*(11), 677–679. https://doi.org/10.1016/j.mad.2008.09.007

Gems, D., & de Magalhães, J. P. (2021). The hoverfly and the wasp: A critique of the hallmarks of aging as a paradigm. *Ageing research reviews*, *70*, 101407. https://doi.org/10.1016/j.arr.2021.101407

Gerhard, T., Mayer, K., Braisch, U., et al. (2021). Validierung des Geriatrie-Checks zur Identifikation geriatrischer Patienten in der Notaufnahme. *Zeitschrift für Gerontologie und Geriatrie*, *54*(2), 106–112. https://doi.org/10.1007/s00391-020-01699-1

Hall, D. E., Arya, S., Schmid, K. K., et al. (2017). Association of a Frailty Screening Initiative With Postoperative Survival at 30, 180, and 365 Days. *JAMA Surgery*, *152*(3), 233–240. https://doi.org/10.1001/jamasurg.2016.4219

Hall, P. S., Swinson, D., Cairns, D. A., et al. (2021). Efficacy of Reduced-Intensity Chemotherapy With Oxaliplatin and Capecitabine on Quality of Life and Cancer Control Among Older and Frail Patients With Advanced Gastroesophageal Cancer: The GO2 Phase 3 Randomized Clinical Trial. *JAMA Oncology*, *7*(6), 869–877. https://doi.org/10.1001/jamaoncol.2021.0848

Lawton, M. P., & Brody, E. M. (1969). Assessment of older people: Self-maintaining and instrumental activities of daily living. *Gerontologist*, *9*(3), 179–186.

Lund, C. M., Vistisen, K. K., Olsen, A. P., et al (2021). The effect of geriatric intervention in frail older patients receiving chemotherapy for colorectal cancer: A randomised trial (GERICO). *British Journal of Cancer*, *124*(12), 1949–1958. https://doi.org/10.1038/s41416-021-01367-0

Mahoney, F. I., & Barthel, D. W. (1965). Functional Evaluation: The Barthel index. *Md State Med. J.*, *14*, 61–65.

McCusker, J., Bellavance, F., Cardin, S., et al. (1999). Detection of older people at increased risk of adverse health outcomes after an emergency visit: The ISAR screening tool. *Journal of the American Geriatrics Society*, *47*(10), 1229–1237. https://doi.org/10.1111/j.1532-5415.1999.tb05204.x

Pilotto, A., Custodero, C., Maggi, S., et al. (2020). A multidimensional approach to frailty in older people. *Ageing Research Reviews*, *60*, 101047. https://doi.org/10.1016/j.arr.2020.101047

Rikkert, M. G. M. O. (2020). Aging, Frailty and Complexity. *Advances in Geriatric Medicine and Research*, 2(2). https://doi.org/10.20900/agmr20200008

Rockwood, K., Song, X., MacKnight, C., et al. (2005). A global clinical measure of fitness and frailty in elderly people. *CMAJ.*, *173*(5), 489–495.

Rubenstein, L. Z., Josephson, K. R., Wieland, G. D., et al. (1984). Effectiveness of a geriatric evaluation unit. A randomized clinical trial. *The New England Journal of Medicine*, *311*(26), 1664–1670. https://doi.org/10.1056/NEJM198412273112604

Stuck, A. E., Siu, A. L., Wieland, G. D., et al. (1993). Comprehensive geriatric assessment: A meta-analysis of controlled trials. *Lancet*, *342*(8878), 1032–1036.

Verbrugge, L. M., & Jette, A. M. (1994). The disablement process. *Soc.Sci.Med.*, *38*(1), 1–14.

Warren, M. W. (1943). Care of Chronic Sick. *British Medical Journal*, *2*(4329), 822–823.

Zampino, M., Polidori, M. C., Ferrucci, L., et al. (2022). Biomarkers of aging in real life: Three questions on aging and the comprehensive geriatric assessment. *GeroScience*. https://doi.org/10.1007/s11357-022-00613-4

1.2 Altern, Multimorbidität und Funktionalität

Heinrich Burkhardt und Walter Maetzler

1.2.1 Altern

Altern/Alterung ist ein ubiquitäres Phänomen, welches nicht nur biologische Strukturen, sondern alle komplexen Strukturen über die atomare Ebene hinausgehend betrifft. Im Grunde ist dies ein Teil der über die Zeit zu beobachtenden Dynamik komplexer Strukturen, nicht nur hinsichtlich phänomenologischer Aspekte, sondern auch solcher der Funktion. Alle Strukturen sind dem Druck der Desintegration oder des Verlusts höhergradig geordneter Komplexität ausgesetzt (Thermodynamik). Übertragen auf die Biosphäre und auch auf die Situation des Menschen bedeutet dies einen erwartbaren Verlust an geordneter Struktur und damit auch Effizienz ihrer Funktion, was sehr gut die weiter unten beschriebenen Alterungseffekte biologischer Strukturen erklären kann. Konkret können an vielen Aspekten der Physiologie Alterungsveränderungen beobachtet werden, die in eine Abnahme der Ressourcen münden. So nimmt im Mittel die glomeruläre Fitrationsrate (GFR) als Kardinalmarker der Nierenfunktion ab, ebenso wie die Vitalkapazität der Lunge, die maximale Sauerstoff-Aufnahme und, besonders bedeutsam für die Funktionalität, die Muskelmasse und -kraft.

Andererseits zeigen gerade diese Beispiele auch, dass es keine scharfe und eindeutige Abgrenzung zwischen reinen Alterungseffekten und Effekten, die einer chronisch voranschreitenden Organerkrankung zuzuschreiben wären, gibt. Am Beispiel der GFR wird dies deutlich. In einer älteren, aber nichtsdestotrotz nach wie vor bedeutsamen Longitudinal-Studie (Baltimore Longitudinal Study; Ferruci, 2008) wurde die GFR bei alternden Individuen über mehrere Dekaden beobachtet. Es zeigten sich im Mittel eine kontinuierliche Abnahme der GFR, aber individuell sehr unterschiedliche Verläufe. Es gab sowohl Individuen, welche eine stabile GFR bis ins hohe Alter aufwiesen, aber auch solche, die eine rasche Degression zeigten. Ähnliches gilt für einen zentralen Parameter der Mobilität, die Gehgeschwindigkeit. Diese nimmt mit dem Alter und im Fahmen vieler chronischer Erkrankungen (teilweise stark) ab. Umgekehrt haben etwa 20 % der Über-80-Jährigen ihre Gehgeschwindigkeit im Vergleich zu ihrer vorhergehenden Erwachsenenzeit nicht verlangsamt. Ein Charakteristikum des Alterns organphysiologischer Aspekte ist daher die große Heterogenität einzelner Verläufe.

Blickt man auf die aktuell verfügbare biologisch orientierte Literatur, finden sich zwei große, komplementär zueinander stehende Denkschulen: die Verschleißtheorie und die Programmtheorie. Die Verschleißtheorie besagt, dass Alterung und letztlich auch Endlichkeit des Lebens eines Organismus durch eine kumulative Belastung der Strukturen durch toxische Agenzien bedingt ist. Hierfür werden vornehmlich im Zeitverlauf zunehmend entstehende freie Radikale und die advanced glycation end products (AGEs) verantwortlich gemacht. Sie entstehen ständig im Energiestoffwechsel zellulärer Strukturen und beschädigen Membranen und andere Komponenten der Zelle. Es bestehen enge Assoziationen zwischen diesen Alterungsphänomenen und pathophysiologischen Prozessen im Rahmen von altersassoziierten chronischen Erkrankungen, z. B. Arteriosklerose und chronische Niereninsuffizienz. Weitere Befunde, welche einen engen Zusammenhang zum Energiestoffwechsel aufweisen (Energieumsatz insgesamt), sind über verschiedene Spezies hinweg zu beobachtende Phänomene, wie die zwar nicht streng, aber überwiegend zu beobachtende Kopplung der Lebenserwartung in beschützter Umgebung an Körpergröße und Energiestoffwechsel (rate of living) sowie die berühmten Fastenexperimente mit Nagetieren unter Laborbedingungen, welche für die fastenden Tiere eine erhöhte Lebenserwartung aufzeigten.

Die Programmtheorie besagt, dass Alterung und Endlichkeit des Lebens eines Organismus – zumindest zum Teil – vorprogrammiert sind. So lässt sich die maximale Lebenserwartung einer Spezies faszinierend genau, und auch teilweise unabhängig von der kumulativen Belastung durch Noxen im internen Milieu, in einer fast unerbittlich anmutenden Determiniertheit vorhersagen. So können sich im Milieu der Zellkultur gesunde somatische Zellen nur begrenzt oft teilen (Hayflick-Limit; ausgenommen hiervon sind Keimbahnzellen, Stammzellen und Tumorzellen). Die Entdeckung, dass somatische Zellen in der Regel die Telomere nach einer Zellteilung aufgrund des Fehlens des Enzyms Telomerase nicht wieder ganz komplettieren können, war im Kontext der Biogerontologie eine der bahnbrechendsten Entdeckungen und erklärt einen Großteil der Programm-Komponente im Rahmen von Alterungsphänomenen (Blackburn, 2015).

Die Zelle/das Organ wehrt sich gegen das Einwirken von Noxen und nutzt dafür zahlreiche zelluläre Kompensationsmechanismen, insbesondere antioxidative Systeme. Derartige Kompensationsmechanismen, wenn auch in etwas anderer Art und Weise, finden sich auch für die psychologischen und sozialen Domänen der Alterung. Hier lassen sich für die Lebensphasen übergeordnete Themen und Herausforderungen beschreiben, die immer wieder zu einer Neu-Definition der Person und der Identität führen (Erikson & Erikson, 1997). Allgemein wurde die Position eines allgemeinen Verlustes an Fähigkeiten und Teilhabe mit dem Altern in der gerontologischen Debatte kritisiert und teilweise auch aufgegeben (Disengagement-Theorie). Auch wenn allgemein nach wie vor die Herausforderungen, welche für das Erleben eines drohenden, eintretenden oder zunehmenden Verlustes an Fähigkeiten für eine Person entstehen, anerkannt werden, wird doch in viel stärkerem Maße die Möglichkeit der Resilienz und Kompensation unterstrichen und in diesem Bereich eine strenge Kopplung der Person an ihre Leistungsfähigkeit in Frage gestellt. Hintergrund hierfür ist das Wohlfühl-Paradox: Alternde Personen zeigen trotz erlebter somatischer Veränderungen und funktioneller Einbußen (▸ Kap. 1.2.3) kein subjektives Leid(en), sondern akzeptieren diese Veränderungen z. B. als zugehörig zur Lebensphase. Die Alterung wirkt also nicht bedrohlich. Zwei Modelle, die diese empirischen Daten aufgreifen und größere Bedeutung gewonnen haben, sind das SOK-Modell (Baltes & Baltes, 1990) und das Umwelt-Anforderungs-Modell (Lawton & Nahemow, 1973).

Daraus lässt sich für die Geriatrie ableiten, dass eine übermäßige Fixierung auf die Leistungsfähigkeit klassisch biologisch, aber auch psychologisch/sozial definierter Systeme zu kurz greift und insbesondere Aspekte der Resilienz, Kompensation, Veränderungs- und Anpassungsfähigkeit in unserer Behandlung konsequent mitberücksichtigt werden sollen.

1.2.2 Biologisches Alter und Prognose der Lebenserwartung

Die Lebenserwartung von Kollektiven definiert nach Geburtsjahrgängen lässt sich über den gesamten Verlauf nach den sogenannten Gompertz-Funktionen (Überlebenskurven) darstellen. Hier zeigten sich für die Menschen in den vergangenen Dekaden, in Teilen durch den medizinischen Fortschritt bedingt, eindrucksvolle Verlängerungen. So nahm die Sterbewahrscheinlichkeit in den jüngeren Lebensaltern insbesondere in den frühen Jahren kontinuierlich ab, was zu einer Kompression der Todeserwartung rund um die mittlere Lebenserwartung der Geburtskohorte geführt hat, der „compression of mortality“ (Fries et al., 1980). Postuliert wurde, dass dieser Entwicklung auch eine „compression of morbidity“, d. h. eine Kompression der Jahre mit Krankheit und Behinderung vor dem Todeszeitpunkt folgt. Lange war dieser Effekt auch wegen methodischer Probleme umstritten, zumindest lässt sich aber sagen, dass er in schwächerer Form und gekoppelt an die Veränderungen der Sterberaten eintritt.

Unter dem Eindruck der großen Heterogenität von Altern auf intra- und interindividueller Ebene entstand der Wunsch nach möglichst genauer individueller Vorhersage der verbleibenden Lebenserwartung. In diesem Zusammenhang wurde der Begriff biologisches Alter (im Gegensatz zum kalendarischen Alter) geprägt. Dieser sollte abbilden, wo auf der Prognoselinie sich das Individuum hinsichtlich der Lebenserwartung seiner Geburtskohorte befindet. So würde man einem Menschen, der wenig alterungsspezifische Phänomene aufweist, eine längere verbleibende Lebenserwartung zugestehen und dementsprechend ein geringeres biologisches als kalendarisches Alter. Um dies zu quantifizieren, wurden schon vor vielen Jahren Testbatterien vorgeschlagen, die unterschiedliche somatische, aber teilweise auch psychosoziale Faktoren abbilden (Ries & Sauer, 1991). Allerdings benötigt man für eine näherungsweise seriöse Prognose viele Parameter. So müsste etwa auch das individuelle genetische Risiko für das Eintreten dominierender und Lebenszeit-verkürzender Erkrankungen mit einbezogen werden. Die Suche nach weiteren bzw. besseren Biomarkern ist daher nicht abgeschlossen (▶ Kap. 14). So erfolgreich die Entwicklung der Lebenserwartung einzelner Geburtsjahrgänge anhand der Gompertz-Funktion verfolgt werden kann und auch für grundsätzliche Prognoseabschätzungen genutzt wird, so schwer ist aber immer noch die individuelle Prognoseabschätzung.

In der klinisch-geriatrischen Betrachtungsweise hat sich die Bestimmung des biologischen Alter(n)s nicht durchgesetzt, da es für die multimorbid erkrankte Population sehr wahrscheinlich zu kurz greift (▶ Kap. 1.2.5). Eine kategoriale Beurteilung, wie dies z. B. exemplarisch von M. Gillick (1998) postuliert wurde, scheint hier überlegen, wenn auch nicht komplett unproblematisch zu sein.

1.2.3 Funktionalität und Teilhabe

Krankheit und Gesundheit können nicht allein auf der Grundlage (nicht) funktionierender und (nicht) intakter Organsysteme sowie dem psychischen Erleben und Verhalten begriffen werden. Auch ist die Grenzziehung zwischen Krankheit und Gesundheit fließend, was Probleme bereiten kann, wenn es um die Frage geht: „Ab wann liegt ein therapeutischer Auftrag vor?" Die WHO hat diesen Aspekt aufgegriffen und mit dem von ihr 2001 vorgeschlagenen ICF-Modell entscheidenden Maßstäbe gesetzt (▶ Abb. 1.2.1). Die darin beschriebenen fünf interagierenden Komponenten ermöglichen eine umfassende (möglicherweise „holistische") Beschreibung eines Gesundheits- oder Krankheitszustands.

Beispielhaft kann die Grundidee des ICF-Modells anhand der Erkrankung Gonarthrose dargestellt werden. Auf der Struktur- und Funktionsebene (des Organs) besteht ein Verlust der Integrität der Gelenkoberfläche mit verbundenen Schmerzen. Dies führt – auf der Aktivitäts- und Mobilitätskomponente (hier gleichgesetzt mit „Funktionalitätsebene") – zu einer Bewegungseinschränkung. Auf der Teilhabe-Komponentenebene führt die Gonarthrose zu einer Reduktion von Besuchen bei Freunden und Verwandten. Die Gonarthrose wird noch substanziell beeinflusst durch die beiden letzten Komponenten, persönliche Faktoren (z. B. Verarbeitung von Schmerz, Resilienz, Motivationsstatus) und Umweltfaktoren (Wohnsituation). Es ist zu beachten, dass die Komponenten den Gesundheits- bzw. Krankheitszustand sowohl beeinflussen können wie auch selbst vom Zustand beeinflusst werden.

Interessanterweise hat sich diese, gerade für die Geriatrie so wichtige, integrative Betrachtungsweise in der ambulanten und stationären medizinischen Behandlung und Dokumentation (und letztendlich auch im medizinischen Denken) nicht so weitreichend wie erwartet durchgesetzt. Nach wie vor werden Erkrankungen vorrangig durch Struktur- und Funktionseinschränkungen von Organen (also anhand von nur einer der fünf ICF-Komponenten) beschrieben. Dies entspricht der ICD-Klassifikation, blendet aber weitgehend die Komponenten der Aktivität, Teilhabe, persönliche und Umweltfaktoren aus.

So ist es dann auch schwierig, den Fokus der Behandlungsstrategien korrekt auf diese Komponenten zu richten, wenn dies erforderlich ist. In der Behandlung von Gesundheitsstörungen wird häufig auf die Organebene fokussiert, um hier das pathophysiologische agens movens zu identifizieren. Gesundheitsstörungen, die nicht klar auf die Organebene zu projizieren sind, werden in der Diagnostik und daher auch in der Therapieplanung weniger stark berücksichtigt. Das gilt auch für die geriatrischen Syndrome. Im Grunde müssen der diagnostische Prozess und die sich daraus ergebende Therapieplanung einer Dynamik der De- und Rekonstruierung eines komplexen (ICF-)Ganzen einer (geriatrisch) kranken Person folgen (▶ Abb. 1.2.2). Eine technokratisch inspirierte Reduktion auf einzelne Komponenten setzt sich der Gefahr aus, den Erfolg der Therapie zu verfehlen.

Merke

Ein ausschließlicher Fokus auf Struktur- und Funktionseinschränkungen blendet die Komponenten der Aktivität, Teilhabe, persönliche und Umweltfaktoren aus, was sich negativ auf den Behandlungserfolg auswirken kann.

1.2.4 Multimorbidität

Multimorbidität stellt eine der zentralen Herausforderungen dar, welche sich durch das Ansteigen der allgemeinen Lebenserwartung ergeben hat. Multimorbidität wurde aber im Kontext der medizinischen Forschung, die stark angetrieben wird durch exemplarische, detailfokussierte Erforschung zentraler pathogenetischer Kaskaden und Aspekte, häufig außer Acht gelassen. Multimorbidität ist ein sehr häufiges Komplexitätsphänomen, besonders in der Gruppe der alternden und alten Patienten (> 65 % der Über-65-Jährigen und > 80 % der Über-80-Jährigen). Nach den Daten der BASE-Studie leiden > 20 % der Über-70-Jährigen an Diabetes, > 40 % an koronarer Herzerkrankung, > 50 % an arterieller Hypertonie und > 60 % an Osteoporose. Auch psychiatrische Erkrankungen sind häufig: 14 % der Über-70-Jährigen leiden an Demenz und 18 % an einer Form der Depression (Steinhagen-Thiessen et al., 2001). Multimorbidität ist nicht beschränkt auf diese Gruppe und auch bei jüngeren Patienten nicht selten vorzufinden. Aktuell existiert immer noch kein klarer Konsens, ab wie vielen chronischen Gesundheitsproblemen gleichzeitig von einer Multimorbidität gesprochen werden kann. Wurde hier vielfach die Zahl drei genannt, hat die WHO sogar letztlich bereits bei zwei gleichzeitig vorliegenden Gesundheitsproblemen diese klinische Situation als Multimorbidität akzeptiert. Aber eine rein quantitative Betrachtung des Multimorbiditätsproblems greift zu kurz. Vielmehr ist es von größter Bedeutung, die Muster der Multimorbidität und die darin beteiligten Gesundheitsprobleme zu erfassen.

Bereits früh versuchte man, den unterschiedlichen Einfluss einzelner Morbiditäten auf Symptomdruck bzw. Prognose durch gewichtete Bewertung Rechnung zu tragen (Charlson et al., 1987; Miller et al., 1992). Ein Problem dieser Scores ist aber die eindimensionale Ausrichtung und deren Nicht-Berücksichtigung von Funktionalitätsaspekten. In der klinischen Praxis konnten sie auch keinen speziellen Nutzen nachweisen und finden daher bislang kaum Anwendung. In den letzten Jahren wird vermehrt der Blick auf eine qualitative Bewertung der Muster der Multimorbidität gelenkt. Auch wenn es hier bislang zu keinem Konsens gekommen ist, findet man doch häufige Multimorbi-

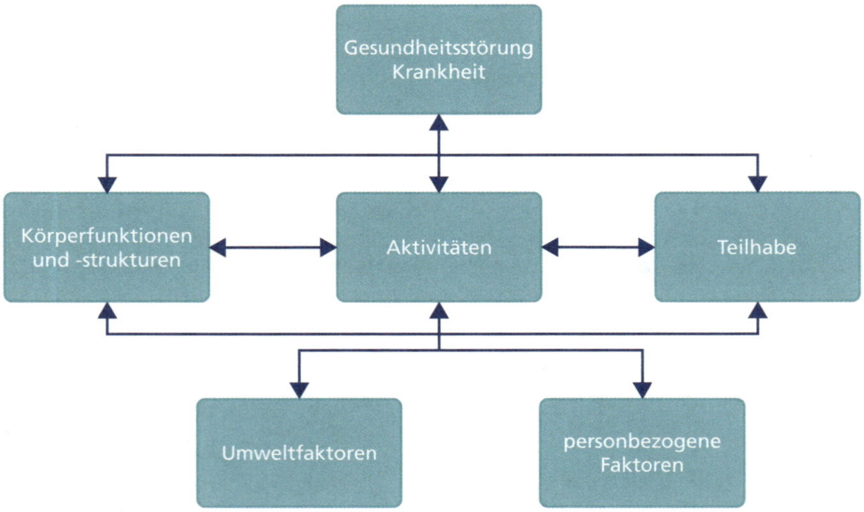

Abb. 1.2.1: Das ICF-Modell der WHO zur Beschreibung von Krankheit und Gesundheit (nach WHO, 2005, S. 23)

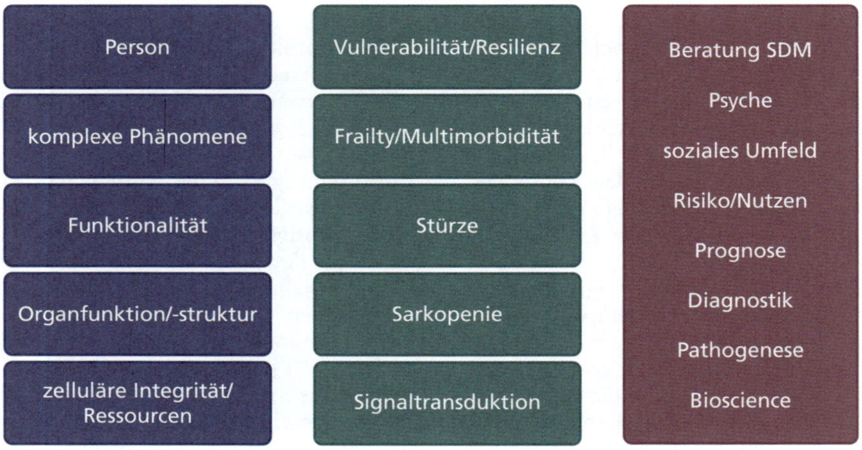

Abb. 1.2.2: Schichtenmodell zum Verständnis der Interaktion unterschiedlicher Systemperspektiven mit konkreten Beispielen

ditätscluster z. B. durch gemeinsame Pathogenese. Ein bedeutendes Muster in der Erwachsenenmedizin ist beispielsweise das metabolische Syndrom und der sich daraus entwickelnde Krankheitscluster.

Multimorbidität führt zu folgenden Problemen:

- unklare Priorisierungen
- Interaktionen, sowohl zwischen den Gesundheitsproblemen wie auch den therapeutischen Maßnahmen
- Polypharmazie
- konkurrierende therapeutische Ziele

In einer Phase von stark evidence-based-medicine-orientiertem Vorgehen entstehen relativ wenig Daten, die für Diagnostik und Therapie bei Multimorbidität hilfreich sind. In aller Regel muss man umsichtig aus dem Datenkonvolut, das für einzelne Gesundheitsstörungen vorliegt, extrapolieren und die richtige Balance zwischen mehreren therapeutischen Prinzipien, die für die zu behandelnden multimorbiden Patienten zutreffen, finden. In diesem Kontext ist es wichtig zu verstehen, dass bei simultaner Anwendung von mehreren dieser therapeutischen Prinzipien an einem Patienten Nutzen und Risiken meist nicht linear steigen, sondern sich eher wie bei einer Hormesis-ähnlichen Kurve verhalten (▸ Abb. 1.2.3). Auch können durch eine zusätzliche Therapie Risiken stärker steigen als der Nutzen. Eindrucksvoll wurde dies exemplarisch von Boyd et al. (2005) ausgeführt. Eine ähnliche Situation findet man übrigens bei polypharmazeutischen Strategien (z. B. Behandlung eines Gesundheitsproblems mit mehreren Medikamenten). Eine grundsätzlich bestehende Möglichkeit, einem Komplexitätsbedingten Problem zu begegnen, ist die Dekonstruktion in eine vereinfachende Struktur. Dies geschieht auch oft in den o. g. Beispielen, indem das wahre dynamische Modell der Multimorbidität in ein Komorbiditätsmodell transformiert wird (▸ Abb. 1.2.4). So wird eine Hauptdiagnose benannt, um die sich die Komorbiditäten ranken. Es ist bezeichnend, dass die herrschende Nosologie geradezu kategorisch darauf besteht, es müsse für alle Situationen eine Hauptdiagnose geben. Das – temporär in vielen Fällen sicherlich adäquate – Modell für das Verständnis von Krankheit insbesondere der multimorbiden Patienten sollte jedoch, wann immer möglich, kritisch hinterfragt und wieder in ein dynamisches

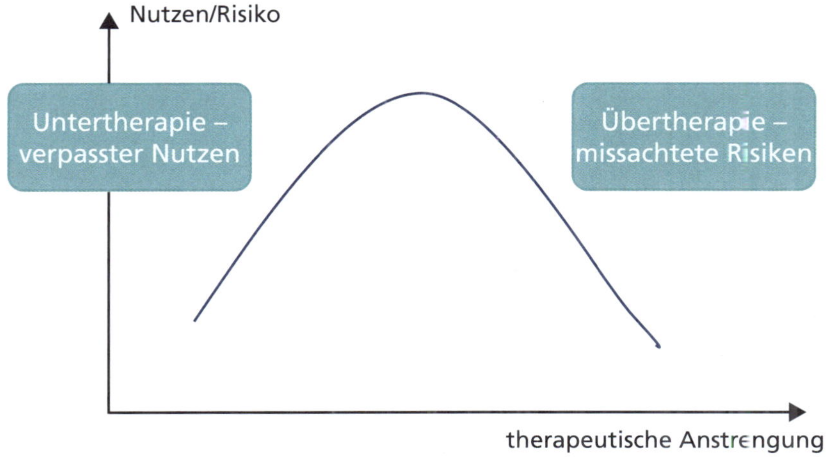

Abb. 1.2.3: Das therapeutische Optimum

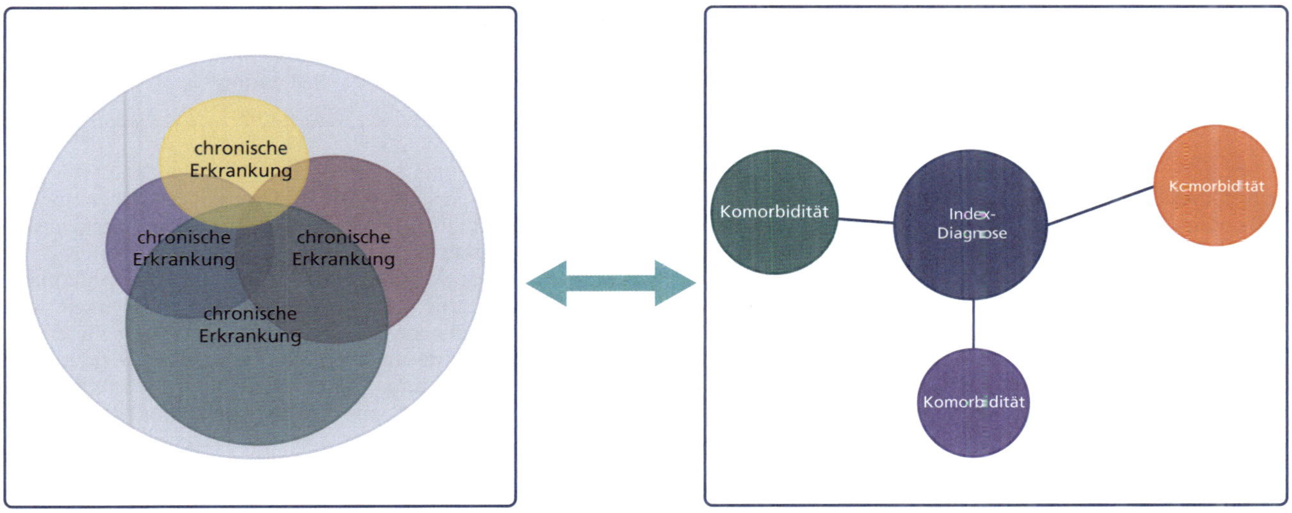

Abb. 1.2.4: De- und Rekonstruktion von Multimorbidität

Multimorbiditätsmodell zurückgeführt werden. Wir sehen als Geriater die aktuelle ärztliche „Kunst" gerade eben in der Bewältigung dieses Komplexitätsproblems durch balancierte Betrachtung und Behandlung aller zugänglichen Parameter der fünf ICF-Komponenten. Dazu gehören auch die Lebensphasen und deren zugrundeliegende Perspektive, was z. B. primärpräventive Therapieanaätze anbelangt. Man sollte sich also über das tatsächlich vorliegende Muster der Multimorbidität im Klaren werden. Sind alle Aspekte vollständig erfasst? Sind die Ebenen der Teilhabe und Funktionalität mit einbezogen? Dies bedeutet für die Geriatrie, dass therapeutische Ansätze auch vor dem Hintergrund ihrer noch zu erwartenden Nachhaltigkeit und ihrem Einfluss unter dem Eindruck der bestehenden Alterungsaspekte beurteilt werden müssen. Man wird einem Patienten in seiner letzten Lebensphase kein kardiales Ausdauertraining zumuten wollen. Es sollten unseres Erachtens in diesem Kontext immer folgende Fragen gestellt und beantwortet werden: Welche Lebensperspektiven können durch die therapeutischen Ansätze eröffnet werden? Wird der Patient in den für die bestehende Lebensphase prioritären Aufgaben unterstützt? Wird seine Resilienz und Selbstwirksamkeit in den sich ergebenden Herausforderungen gestärkt?

Merke

Das tatsächlich vorliegende Muster der Multimorbidität sollte identifiziert werden und therapeutische Ansätze müssen auch vor dem Hintergrund ihrer noch zu erwartenden Nachhaltigkeit und ihrem Einfluss unter dem Eindruck der bestehenden Alterungsaspekte beurteilt werden.

In der Analyse von Multimorbidität können einzelne problematische Morbiditäten identifiziert werden, welche die Therapie besonders erschweren. Problematische Gesundheitsprobleme/Red Flags in dieser Hinsicht sind z. B. chronische Schmerzen, chronische psychiatrische Probleme, Morbiditäten, die komplexe Therapien erfordern (z. B. Diabetes, Immunsuppression nach Transplantation), signifikante funktionelle Einschränkungen (z. B. die geriatrischen

Tab. 1.2.1: Ausgewählte Problemfelder, die sich aus Alterung und Multimorbidität in der klinischen Praxis ergeben

Thematik	Problem	Lösungsstrategie
überbordende Datenvielfalt	Information übersehen	wichtige diagnostische Aspekte und Aspekte des Monitorings könnten halbautomatisiert erfolgen, Clustering von Informationsmustern
der verstellte Blick	Information nicht erhoben	für ältere Patienten die Funktionalität und an die Lebensphase adaptierte Ziele immer im Blick behalten
Symptome nicht zielführend	kein typisches Primärsignal	z. B. gezielt bei untypischen Symptomkonstellationen und Allgemeinsymptomen nach speziellen hot-spots wie Pneumonie oder intraabd. Infektion fahnden
Risiken der Diagnostik	Risiken der Diagnostik nicht ausreichend beachtet	grundsätzlich bei älteren Menschen das Delir-Risiko und das Risiko einer verschlechterten Nierenfunktion mit einkalkulieren
Risiken der Therapie	veränderte Nutzen-Risiko-Relation der Therapie; Lebensphase nicht ausreichend beachtet	Nutzen-Risiko-Bilanz auch summativ prüfen, Therapiefokus überprüfen und an die Bedürfnisse der Lebensphase anpassen
die schleichende Entwicklung	langsame Veränderungen werden leicht in ihrer Entwicklung unterschätzt	regelmäßiges Screening und Monitoring auf derartige Entwicklungen, z. B. Handkraft, um frühzeitig die Aktivität der geriatrischen Syndrome erkennen zu können
unnötiger Stress	zu viele Kontroll- und Verlaufsuntersuchungen; zu geringe Fokussierung auf therapeutische Deeskalation	Monitoring gerade bei Multimorbidität möglichst bündeln und einfach halten, Gesamtlast durch therapeutische Maßnahmen möglichst gering halten

Syndrome) und eine problematische soziale Situation (was z. B. den Zugang zum Gesundheitssystem erschweren kann). Ein Grund für das Erschweren der Therapie und Fokussieren auf das individuelle Therapieoptimum sind problematische Therapie-Therapie- wie auch Erkrankung-Therapie-Interaktionen. Dazu gehören auch interaktionsfreudige Medikamente (z. B. Schmerzmedikamente).

Das korrekte Auffinden des Therapieoptimums und des optimalen Therapiefokus in der Situation der Multimorbidität ist selbstverständlich nicht vorstellbar ohne Einbezug der Präferenzen des Patienten. Gerade in der Geriatrie ist es daher empfehlenswert, dass auch das in der Geriatrie zunehmend als effektiv beurteilte Instrument des Shared Decision Makings konsequent anzuwenden. Patientenpräferenzen können sich über die Zeit ändern, gerade in der Auseinandersetzung mit dem Erleben der fortgeschrittenen Lebensphase. Daher ist eine regelmäßige und individuelle Reevaluation erforderlich. Diese Reevaluation sollte auch immer wieder für den Standpunkt des Behandlers durchgeführt werden: Ist die Therapie auch aus medizinisch(-ethisch)em Standpunkt noch angemessen? Ist sie weiterhin balanciert? Haben bis dato weniger wichtige Gesundheitsparameter in letzter Zeit mehr Gewicht bekommen und erfordern eine Therapieadaptation? Diese Aspekte gilt es im Gespräch mit dem Patienten und seinem Umfeld zu artikulieren. Dabei ist die Berücksichtigung der geriatrietypischen Vulnerabilität unverzichtbar.

1.2.5 Geriatrische Konkretisierungen alterungsbezogener Vulnerabilität

Weiter oben wurde bereits die Unzulänglichkeit des durch klassische Nosologie geprägten ICD-Systems beschrieben, die Krankheitsaspekte eines geriatrischen Patienten komplett zu erfassen (▸ Kap. 1.2.3). Dies gilt besonders für die andernorts mehr im Detail beschriebenen alterungsbedingten Aspekte der kognitiven Einschränkungen und der Abnahme der Muskelkraft. In diesem Zusammenhang wurde der Begriff „Frailty" (deutsch Gebrechlichkeit) von einer rein phänomenologischen Beschreibung zu einem fundierten Kernpunkt der Alterungsaspekte im medizinischen Kontext (▸ Kap. 3.7). Zwei Denkschulen treiben die Konzeptentwicklung voran, wobei man aktuell eher eine gewisse Konvergenz sieht. Die Arbeiten von Linda Fried haben die Debatte in den letzten Dekaden entscheidend geprägt und das Konzept auch vorangebracht (Fried et al., 2001), konnten sie doch einen klaren Bezug zu physiologischen Aging-Kaskaden und zur inneren Dynamik mit dem Fokus auf Sarkopenie zeigen, aber auch eine für die praktische Anwendung wichtige Operationalisierbarkeit anbieten (z. B. die Implementierung von Muskelkraft und Gehgeschwindigkeit in das Konzept). Die zweite Denkschule verfolgte eine ähnliche Strategie wie oben beschrieben („Erfassung des biologischen Alters"). Sie versucht über die Betrachtung zahlreicher Organveränderungen- und weiterer Alterungs-abbildender Variablen eine Klassifizierung der Vulnerabilität zu erreichen. Dazu werden auch Cut-off-Werte angeboten (Mitniski et al., 2001). Diese Denkschule ermöglicht auch die Implementierung von kognitiven Beeinträchtigungen in das Klassifikationskonzept. Man kann die alterungsbezogene Vulnerabilität möglicherweise am besten mit Hilfe von drei Konzepten, die sich komplementär verhalten, beschreiben (▸ Abb. 1.2.5):

- Multimorbidität
- Frailty
- Einschränkung/Gefährdung von Alltagsaktivitäten

Die letzten beiden Konzepte sind in den vergangenen Jahren gut etabliert worden. Es stehen für die Praxis Instrumente zur Verfügung, um auch in unterschiedlichen Set-

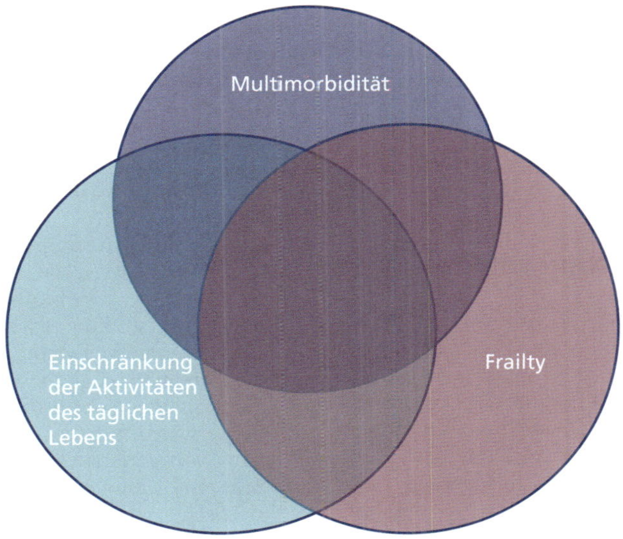

Abb. 1.2.5: Unterschiedliche Perspektiven auf die geriatrische Vulnerabilität (modifiziert nach Fried et al., 2001, S. M151)

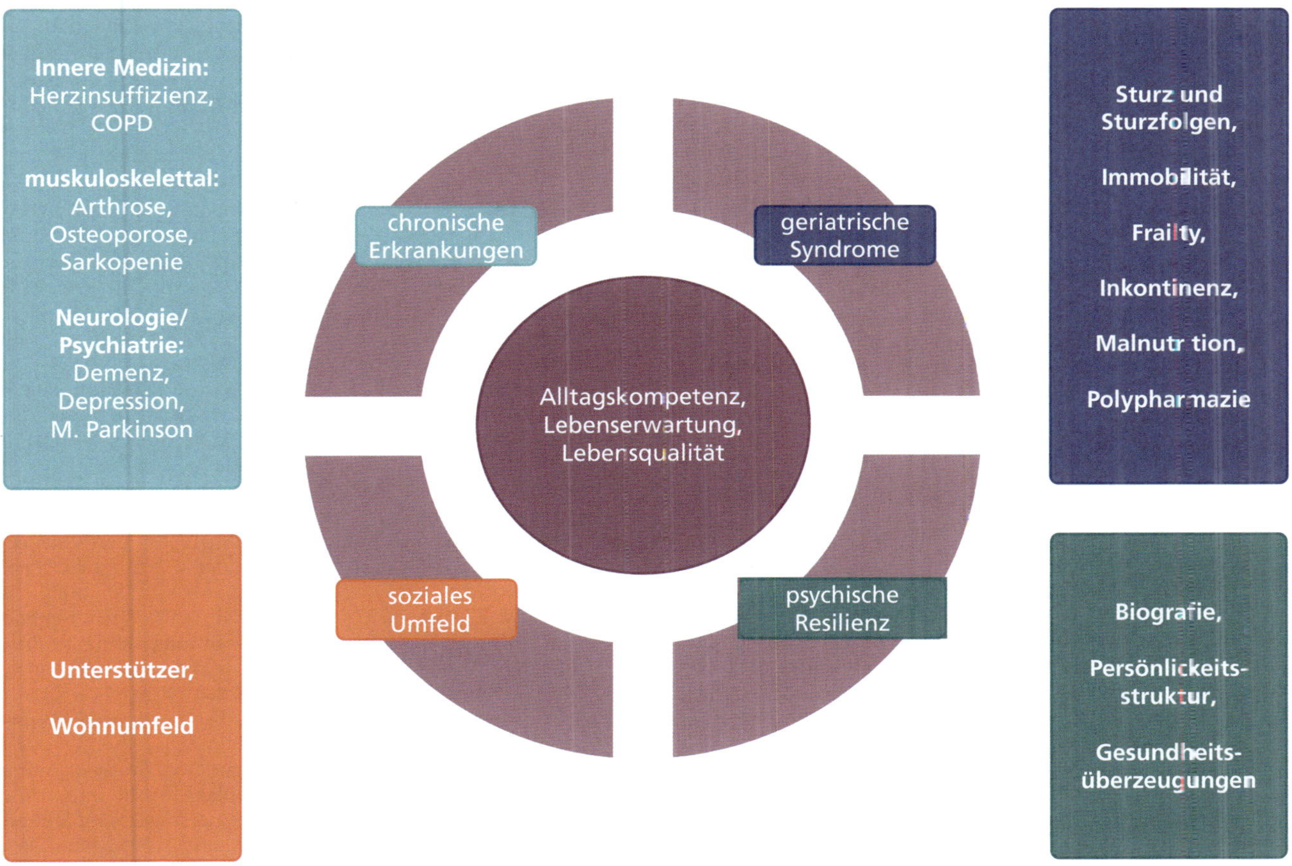

Abb. 1.2.6: Integratives Modell zur geriatrischen Multimorbidität

tings diese Informationen in die Diagnostik und das Monitoring der Therapie zu integrieren. Im Vergleich dazu fällt der Zugang über Multimorbidität deutlich zurück. Hier werden bessere Methoden benötigt, um sich der geriatrischen Vulnerabilität – ein relevantes Thema für die Mehrheit der Über-65-Jährigen – adäquat annähern zu können.

1.2.6 Geriatrische Multimorbidität

Gibt es ein besonderes Muster der Multimorbidität im Alter? Aktuell gibt es darüber keinen Konsens, aber wenn man ein Muster der Multimorbidität als typisch für das höhere Lebensalter bezeichnen will, dann wäre es unseres Erachtens jenes, das mit reduzierter Funktionalität einhergeht. Konkret meint das besonders zwei Domänen. Zum einen eine eingeschränkte Lokomotion, in klassischer Art und Weise durch eine dominierende Sarkopenie bedingt. Zum anderen sind typische Multimorbiditätsmuster der Geriatrie solche, bei denen kognitive Einschränkungen bzw. die neurodegenerativen Syndrome, die dazu führen, eine signifikante Rolle spielen. Im Prinzip lassen sich die Aspekte der geriatrietypischen Multimorbidität in einem grafischen Modell zusammenfassen (▸ Abb. 1.2.6) (Burkhardt, 2018). Das Modell zeigt das Zusammenspiel unterschiedlicher Aspekte aus verschiedenen Ebenen und reflektiert im Prinzip auch die Definition des geriatrischen Patienten (▸ Kap. 1.1).

Konkret findet man aber im Rahmen dieses Multimorbiditätsmusters sehr häufig Einflüsse aus drei großen Bereichen. Das sind zum einen die Auswirkungen der Sarkopenie oder chronischer Schmerzen aufgrund skelettaler Veränderungen (Arthrose) als Ursache verminderter Lokomotion. Weiter findet sich häufig eine eingeschränkte respiratorische Belastbarkeit aufgrund chronischer internistischer Erkrankungen und zuletzt die Beeinträchtigung durch chronische Erkrankungen aus dem neurologisch-psychiatrischen Formankreis. Bezüglich letzterem sind hier besonders die demenziellen Erkrankungen zu nennen.

1.2.7 Umsetzung in einem personalisierten Care-Modell

Die Bewältigung der komplexen Herausforderungen, welche durch Alterung und Multimorbidität hervorgerufen werden, und die korrekte Adressierung der Unterstützungsbedarfe der heterogenen Gruppe alternder und alter Bürger kann nicht losgelöst vom sozialen Kontext betrachtet werden. Es kann an vielen Stellen beobachtet werden, dass personalisierte Lösungen nicht ausreichend Unterstützung finden und nicht im primären Fokus des Gesundheitssystems zu stehen scheinen. Kontrovers wird hier auch die Rolle der öffentlichen Hand und der kommunal organisierten Basisversorgung gesehen. Die WHO hat diese offenkundigen Probleme, die Bedarfe einer alternden Population frühzeitig und umfassend zu adressieren, zum Anlass genommen, eine Handlungsanleitung zu publizieren (ICOPE-Programm; WHO, 2019). Diese soll es besonders kommunalen Strukturen ermöglichen, lokal die Versorgungssituation alternder und alter Bürger zu analysieren und entsprechende Schritte einzuleiten. Damit wird ein Stück weit der notwendige Schritt gegangen, die Bedarfsdeckung der besonderen Aspekte älterer Mitbürger aus dem Verantwortungsbereich zunehmend überforderter traditionell familiärer Strukturen in eine moderne Form der gemeinschaftlichen Fürsorge zu überführen.

Zusammenfassung

Altern verläuft intraindividuell (z. B. zwischen verschiedenen Organsystemen) als auch interindividuell sehr heterogen. Eine rein biologische Betrachtung des Alterns dabei greift zu kurz. Psychologische und soziale Aspekte sind essenzielle Faktoren, die Stabilität und Resilienz der Person ermöglichen. Biologisches Alter ist ein stetiges Maß, welches für die Prognose der individuellen Lebenserwartung genutzt werden kann. Für die Einschätzung von geriatrischer Vulnerabilität dürfte dieses Konzept aber wenig hilfreich sein. Zur Bestimmung von geriatrischer Vulnerabilität sollten eher das Ausmaß von Multimorbidität, Frailty, sowie die Einschränkung/Gefährdung von Alltagsaktivitäten bestimmt werden. Die qualitative und balancierte Analyse der individuellen Multimorbidität ist entscheidend, nicht das Zählen von Diagnosen. Geriatrische Multimorbidität ist gekennzeichnet durch eine relevante Beeinflussung der funktionellen Ressourcen durch alterungstypische Phänomene wie Sarkopenie oder kognitive Beeinträchtigungen. Funktionalität und Teilhabe sind unverzichtbare Dimensionen, um Gesundheit und Krankheit zu verstehen und Behandlungsbedarfe abzuleiten.

Literatur

Baltes, P. B., & Baltes, M. M. (1990). Psychological perspectives on successful aging: The model of selective optimization with compensation. In: Baltes, P. B., & Baltes, M. M. (Hrsg.), Successful aging: Perspectives from the behavioral sciences. New York: Cambridge University Press. S. 1–34.

Blackburn, E. H., Epel, E. S., & Lin, J. (2015). Human telomere biology: A contributory and interactive factor in aging, disease risks, and protection. *Science (New York, N.Y.)*, *350*(6265), 1193–1198. https://doi.org/10.1126/science.aab3389

Boyd, C. M., Darer, J., Boult, C., et al. (2005). Clinical practice guidelines and quality of care for older patients with multiple comorbid diseases: implications for pay for performance. *JAMA*, *294*(6), 716–724. https://doi.org/10.1001/jama.294.6.716

Charlson, M. E., Pompei, P., Ales, K. L., et al. (1987). A new method of classifying prognostic comorbidity in longitudinal studies: development and validation. *Journal of chronic diseases*, *40*(5), 373–383. https://doi.org/10.1016/0021-9681(87)90171-8

Erikson, E. H., & Erikson, J. M. (1997). The Life Cycle Completed. New York: W.W. Norton.

Ferrucci L. (2008). The Baltimore Longitudinal Study of Aging (BLSA): a 50-year-long journey and plans for the future. *The journals of gerontology. Series A, Biological sciences and medical sciences*, *63*(12), 1416–1419. https://doi.org/10.1093/gerona/63.12.1416

Fried, L. P., Tangen, C. M., Walston, J., et al. (2001). Frailty in older adults: evidence for a phenotype. *The journals of gerontology. Series A, Biological sciences and medical sciences*, *56*(3), M146–M156. https://doi.org/10.1093/gerona/56.3.m146

Fries J. F. (1980). Aging, natural death, and the compression of morbidity. *The New England journal of medicine*, *303*(3), 130–135. https://doi.org/10.1056/NEJM198007173030304

Gillick, M. (1998). Choosing medical care in old age. Boston: Harvard University Press. Boston.

Lawton, M. P., & Nahemow, L. (1973). Ecology and the aging process. In Eisdorfer C., Lawton M. P. (Eds.), The psychology of adult development and aging (pp. 619–674). Washington, DC: American Psychological Association.

Miller, M. D., Paradis, C. F., Houck, P. R., et al. (1992). Rating chronic medical illness burden in geropsychiatric practice and research: application of the Cumulative Illness Rating Scale. *Psychiatry research*, *41*(3), 237–248. https://doi.org/10.1016/0165-1781(92)90005-n

Mitnitski, A. B., Mogilner, A. J., & Rockwood, K. (2001). Accumulation of deficits as a proxy measure of aging. *TheScientificWorldJournal*, *1*, 323–336. https://doi.org/10.1100/tsw.2001.58

Ries, W., Sauer, I. (1991). Biologisches Alter. Problem und Bericht. Abhandlungen der Sächsischen Akademie der Wissenschaften zu Leipzig, Mathematisch-naturwissenschaftliche Klasse, Band 57, Heft 2. Berlin: Akademie Verlag.

Steinhagen-Thiessen, E., & Borchelt, M. (2001). Morbidity, medication, and functional limitations in very old age. In: The Berlin Aging Study, aging from 70 to 100. Cambridge: Cambridge University Press.

WHO (2019). Integrated care for older people (ICCPE) implementation framework: guidance for systems and services. World Health Organization.

WHO (2005). Internationale Klassifikation der Funktionsfähigkeit, Behinderung und Gesundheit (ICF). Genf. World Health Organization. https://www.bfarm.de/DE/Kodiersysteme/Klassifikationen/ICF/_node.html

1.3 Anamnese und körperliche Untersuchung

Olaf Krause und Alexander Rösler

Fallbeispiel: Ältere Dame mit Beinschmerzen

Eine 77-jährige Patientin wird per Rettungswagen aus der eigenen Wohnung in der Notaufnahme vorgestellt. Die Patientin beklagt starke „Beinschmerzen" und wirkt apathisch. Sie kann einfache Fragen, z. B. nach einem Ehemann, nicht beantworten. Es ist unklar, welche Medikamente eingenommen werden. Als Vorerkrankungen finden sich in einem alten Arztbrief: arterielle Hypertonie; normochrome, normozytäre Anämie bei Eisen- und Folsäuremangel; Herzinsuffizienz. Bei der körperlichen Untersuchung fällt Folgendes auf (▸ Abb. 1.3.1).

Daher wird die Patientin mit der Arbeitsdiagnose „Dekompensierte Herzinsuffizienz und Stauungsdermatitis (DD Erysipel)" behandelt. Etwas später ruft die Nachbarin der Patientin an und berichtet von „katastrophalen" Zuständen in der Wohnung. Zudem nehme die Patientin „nie ihre Schilddrüsentabletten ein". Laborchemisch zeigt sich eine ausgeprägte Hypothyreose (TSH 81 mU/l, Norm 0,27–4,20), sodass die Hauptdiagnose „Myxödem" gestellt wird.

1.3.1 Ärztliche Anamnese und ärztliches Gespräch mit geriatrischen Patienten

Für die Einführung in die ärztliche Anamnese und körperliche Untersuchung verweisen wir auf Lehrbücher für Medizinstudierende. Grundsätzlich sind beim alten Menschen folgende Punkte zu beachten:

- Für die Anamneseerhebung und Untersuchungen brauchen Sie häufig mehr Zeit und mehr Struktur.
- Erkrankungen im hohen Alter manifestieren sich häufig atypisch (Pneumonie, Ulcus ventriculi u. s. w.).
- Die Variabilität klinischer Manifestationen ist im Alter größer.
- Funktionelle Untersuchungen werden bedeutsamer (z. B. Nacken- und Schürzengriff vs. Neutral-Null-Methode im Schultergelenk).
- Multimorbidität kann den Blick auf die wesentliche Erkrankung verstellen.
- Eine Fremdanamnese ist häufiger notwendig als bei jüngeren Erwachsenen.

Kommunikative Prinzipien:

- *Atmosphäre:* Schaffen Sie eine angenehme Gesprächsatmosphäre. Ist die räumliche Umgebung angemessen für das Gespräch?
- *Inhalts- und Beziehungsaspekt der Kommunikation:* Achten sie auf para- und nonverbale Aspekte der Kommunikation – Sind Sie dem Patienten zugewandt? Bewegen Sie sich gegen Ende des Visitengesprächs bereits rückwärts, schauen Sie nur auf den Bildschirm usw.? Stellen Sie unbedingt eine echte kommunikative Beziehung her („Connecting") (Neighbour, 2005).
- *Aspekte außerhalb des Sachinhalts:* Welche Informationen sind in Ihrer oder der Kommunikation des Patienten neben der Sachinformation enthalten? Z. B. Appelle, Selbstoffenbarungen, Beziehungsaspekte, aber auch Rollenerwartungen und Identifikation mit dem Gegenüber (Schulz von Thun, 1981).
- *Unvoreingenommenheit:* Es gibt wenige positive Stereotypien gegenüber dem Alter, wie „den weisen Alten" oder „die gütige Großmutter". Die Mehrzahl der Stereotypien sind jedoch negativ konnotiert. Ärztinnen und Ärzte involvieren alte Patienten seltener in ihre Entscheidungsfindung als jüngere. Die Kommunikation von Pflegekräften z. B. hebt sich bei der Versorgung älterer Patienten in zahlreichen Bereichen negativ vom Umgang mit jüngeren Patienten ab (Wyman et al., 2018).

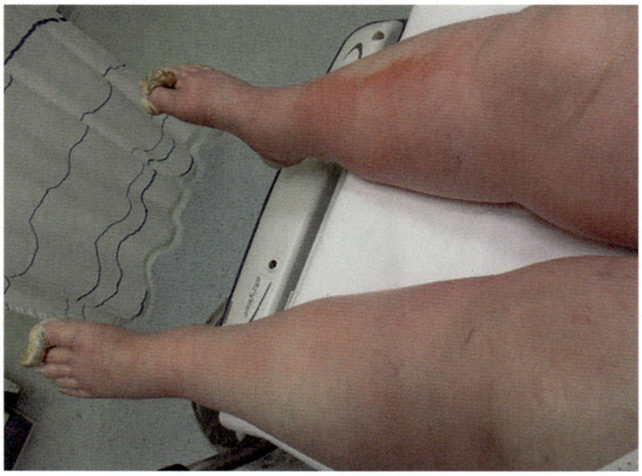

Abb. 1.3.1: Unterschenkel und Füße der Patientin: teigige Schwellung beider Unterschenkel, rechtsbetonte rötliche Verfärbung am Schienbein, grotesk verwachsene Zehennägel mit Zehennagelmykose (Aufnahme von Dr. Olaf Krause)

Merke

Die Herstellung einer guten Arzt-Patienten-Beziehung verbessert Adhärenz, Heilungsrate und Krankheitsdauer (DiBlasi et al., 2001).

Gesprächs- und Kommunikationstechniken

- In der ersten Phase eines Erstgesprächs sollte der Patient den größeren Redeanteil haben, die Fragen von ärztlicher Seite sollten offen sein (Patientenagenda). Anschließend steht die Arztagenda im Vordergrund und durch geschlossene Fragen kann weitere, präzise Information erlangt werden. Geht das Gespräch dem Ende zu, bringen manche Patienten ihr eigentliches Anliegen vor, die sog. „verborgene Agenda". Diese kann das eigentliche Bedürfnis des Patienten enthalten, der zunächst angegebene Grund war nur eine „somatische Eintrittskarte". Daher ist es ratsam, vor Beendigung eines Gesprächs ein Angebot für Fragen des Patienten zu machen.
- *„WWSZ"-Technik* (Warten, Wiederholen, Spiegeln, Zusammenfassen): beinhaltet das Aushalten kurzer Pausen (*Warten*) und die Ermutigung, die Schilderung zu Ende zu führen. Lassen Sie die Patienten möglichst ausreden: 78 % der Patienten haben bei einem Erstkontakt ihr Anfangsstatement nach zwei Minuten beendet, die mittlere Redezeit lag bei 92 Sekunden, bei älteren Patienten bei 108 Sekunden (Langwitz et al., 2002). *Wiederholen* einzelner Aussagen des Patienten führt zur Möglichkeit für den Patienten, Aussagen zu ergänzen. *Spiegeln* beinhaltet, Inhalte, aber auch Emotionen zurückzuspiegeln als Zeichen des Verständnisses. Die *Zusammenfassung* leitet über zu weiteren, gemeinsam zu planenden Maßnahmen.
- Hilfestellung gibt auch das *aktive Zuhören* (Rogers, 1972). Schwerpunkte liegen dabei auf: emotionaler Wertschätzung, Echtheit und einfühlendem Verständnis.

Underreporting

Das „Nicht-Berichten" eigentlich bedeutsamer Aspekte ist bei alten Patienten häufiger als bei jungen. Gründe können sein: fehlende Wahrnehmung eines langsamen Funktionsverlustes; Einordnung einer Auffälligkeit als nicht krankhaft, sondern „altersbedingt"; Verschweigen gesundheitlicher Problematiken aus Scham oder Angst vor sozialen Folgen (z. B. Umzug ins Pflegeheim); Vergessen von Vorerkrankungen; Paradox der Lebenszufriedenheit im hohen Alter.

Wegen des Underreportings erscheint ein „Review of Systems" sinnvoll: nämlich die kurze, systematische Abfrage nach Vorerkrankungen in den Bereichen Herz, Lunge, Verdauungssystem, Muskulatur, Knochen, gynäkologisch, urologisch u. s. w.

Vegetative und Medikamentenanamnese

Aus den oben im Abschnitt „Gesprächs- und Kommunikationstechniken" genannten Gründen sollte ein Teil der Anamnese in der Geriatrie strukturiert Auffälligkeiten erfassen: Gezielt muss nach Schmerzen, Harn- und Stuhlkontinenz, Schlafrhythmen und -qualität, Allergien, Appetit und Gewichtsentwicklung gefragt werden. Ferner sollte in der Medikamentenanamnese nach „Over-the-counter"-Präparaten und Nahrungsergänzungsmitteln gefragt werden. Lassen Sie sich unbedingt die Anwendung von Dosieraerosolen und Insulinen zeigen, wenn die geringsten Zweifel an der manuellen Geschicklichkeit und/oder der kognitiven Fähigkeit bestehen, diese Medikamente richtig einzunehmen. Der Impfstatus muss erfasst werden (SARS-CoV2, Pneumokokken, Influenza, Zoster, Pertussis).

Sozialanamnese

Die Sozialanamnese ist bei älteren Patienten besonders relevant (► Kap. 1.5). Sie sollte folgende Punkte umfassen:

Tab. 1.3.1: Häufige klinische Denkfehler

Denkfehler	Beschreibung
Framing	Wahrnehmung eines Falles wird durch den Rahmen bzw. Kontext beeinflusst, in dem sich Patienten präsentieren (Sturz auf der Reeperbahn vs. in der Lobby eines Vier-Sterne-Hotels)
Unpacking	Informationen werden nicht vollständig erhoben
Base rate neglect	Prävalenzfehler: Nicht-Einbeziehen der Prävalenz z. B. in bestimmten Altersgruppen
Availability	Tendenz, eine kürzlich erlebte Diagnose erneut zu stellen
Search satisfaction	beim Fund einer ersten möglichen Diagnose bereits aufhören, Alternativen zu bedenken (siehe auch obiges Fallbeispiel Myxödem)
Confirmation	Befunde, die eine Verdachtsdiagnose unterstützen, werden stärker gewichtet
Anchoring	Festhalten an initialer Verdachtsdiagnose
Action bias	in unklaren Situationen lieber handeln als abwarten und überlegen (= commission error)

- Lebenssituation/Familienstand/ehemaliger Beruf
- außerhäusliche Aktivitäten/Hobbys
- Ansprechpartner? Wer kümmert sich?
- Vollmachten/Betreuung/Patientenverfügung
- Wohnverhältnisse
- häusliche und pflegerische Versorgung
- vorhandene Hilfsmittel
- Pflegegrad
- Autofahren

Ziele des Patienten

Mary Tinettis „5 M" der Geriatrie (Tinetti et al., 2017) lauten: Mind, Mobility, Medications, Multicomplexity und Matters most to me. Man sollte daher am Ende der Anamnese den *Patientenwillen* so gut wie möglich erkannt haben: Was sind die Ziele und Wünsche des Patienten? Wie ist seine Motivationslage? Ist er lebensmüde oder depressiv?

Erfragen Sie gegen Ende der Ananmeseerhebung offen die Einstellung zu einer Reanimationsbehandlung und zu einer Verlegung auf die Intensivstation und dokumentieren Sie dies, auch wenn zur Zeit der Aufnahme kein offensichtlicher Grund für diese Frage besteht.

Clinical Reasoning

Ärztliche Denkprozesse können fehlerhaft sein. Klinische Argumentation und Schlussfolgerungen setzen mit den ersten Patientengesprächen ein und eine Bewusstmachung hilft, Denkfehler zu vermeiden. Eine Auswahl klinischer Denkfehler werden in ▸ Tab. 1.3.1 zusammengefasst.

Besondere Situationen 1: Überbringen schlechter Nachrichten

Beim Überbringen schlechter Nachrichten ist das „SPIKES-Modell" hilfreich (Baile et al., 2000):

- S = Situation
  Liegen alle relevanten Informationen vor? Sind Raum und Zeit angemessen?
- P = Patient's Perception
  Wie ist der Informationsstand des Patienten?
- I = Obtaining the patient's Invitation
  Welches Informationsbedürfnis hat der Patient, ausführliche Schilderung oder Skizzierung?
- K = Knowledge
  Vorwarnung vor der Mitteilung (z. B. „Es tut mir leid, aber ich habe keine guten Nachrichten für Sie …"), dann kleine, aber klare „Portionen" an Information.
- E = Emotion
  Emotionen des Gegenübers erkennen und aufgreifen.
- S = Summary and Strategy
  Zusammenfassung, Aufzeichnen des Weges, fester neuer Termin.

Besondere Situationen 2: Kommunikation mit Demenzpatienten

In der Anamneseerhebung und Kommunikation mit kognitiv eingeschränkten Patienten greifen viele unserer erlernten Fragetechniken nicht mehr und wir müssen uns auf eine neue Kommunikationssituation einstellen. Es kann notwendig sein, von dem Ziel eines primären Austauschs von Informationen abzurücken (Rösler et al., 2005). Die wichtigsten Prinzipien sind:

- Sprechen Sie klar, langsam und benutzen Sie eher kurze Sätze.
- Sprechen Sie nur mit dem Patienten. (Machen Sie z. B. nicht, während Sie sprechen oder zuhören, das Fenster auf.)
- Vermeiden Sie dabei den sog. „Elderspeak", also verniedlichende, infantilisierende Sprechweise. Diese führt neben einer Herabsetzung unter Umständen auch zu einer Zunahme von widerstrebendem Verhalten von Seiten der Patienten (Williams et al., 2008).
- Halten Sie Augenkontakt, wenn Ihr Gegenüber spricht.
- Geben Sie mehr Zeit, zu antworten.
- Wertschätzen Sie die Antwort, auch wenn sie nicht genau Ihre Frage beantwortet.
- Geben Sie einfache Auswahlmöglichkeiten, wenn es um Entscheidungen geht.
- Versuchen Sie andere Wege der Kommunikation, z B. stellen Sie eine Frage anders, wenn sie so nicht beantwortet werden kann.
- Binden Sie Angehörige mit ein.

Checkliste: Anamnese und Arzt-Patient-Gespräch

- Stimmen die Atmosphäre und die kommunikative Verbindung?
- „Underreporting" bedenken und ggf. aktiv nachfragen (z. B. Review of Systems)
- Vegetative und Medikamentenanamnese einschließlich „Over the counter"-Medikamente und Nahrungsergänzungsmittel
- Frage nach Impfstatus
- Frage nach Betreuung, Vollmacht und Patientenverfügung
- Fragen zu Reanimation und Intensivtherapie (Beatmung etc.)
- Liegende Venülen und Dauerkatheter hinterfragen (Seit wann? Warum?)
- Ziele des Patienten erfahren
- Ärztliche Denkfehler beachten

1.3.2 Körperliche Untersuchung

Inspektion des alten Menschen (erster Eindruck)

Schon beim Eintreten in das Untersuchungs-/Patientenzimmer prüft man indirekt, ob der Patient die Aufmerksamkeit auf den Untersucher richten kann. Wirkt der Patient abgelenkt, schaut einen bspw. nicht an, könnte dies ein erster Hinweis auf z. B. ein delirantes Syndrom sein.

Bei der Inspektion des sitzenden/liegenden Patienten kann eine Bewegungsunruhe auffallen. Das Phänomen des Nicht-stillsitzen-Könnens wird als Akathisie bezeichnet und kann z. B. durch die andauernde Einnahme von Neuroleptika bedingt sein. Abzugrenzen davon ist das Restless-Legs-Syndrom, welches in Ruhe schlimmer wird und sich bei Beginn der Bewegung (z. B. nächtliches Aufstehen) sofort bessert.

Vorteilhaft ist die Dokumentation der Rumpfstabilität („Sitzt aufrecht, Rumpf stabil" oder aber „kippt nach Aufrichten langsam nach rechts weg").

Ob der Patient eine sitzende oder liegende Haltung aufweist, kann diagnostisch wegweisend sein. Luftnot, die im Liegen auftritt, zwingt Patienten zur aufrechten Haltung (Orthopnoe) (Anker et al., 2020). Auch Übelkeit zwingt die Patienten oft zum Aufsetzen.

Fieber als Erhöhung der Körperkerntemperatur > 38 °C kann im Alter fehlen – im Gegenteil, die Temperatur kann bei einer Infektion sogar erniedrigt sein (Merke: *„The older, the colder"*). Daher zählt die Temperatur auch nicht mit beim praktisch anzuwendenden *quickSOFA* (sequential organ failure assessment) (Weis et al., 2017) zur Erkennung einer Sepsis:

Der *qSOFA-Score* besteht aus drei einfachen klinischen Zeichen:

1. Atemzüge von 22/Min oder mehr (Tachypnoe)
2. Bewusstseinstrübung
3. systolischer Blutdruck von 100 mmHg oder weniger

Wenn zwei dieser Kriterien erfüllt sind, ist der qSOFA-Score positiv und es besteht das Risiko einer Sepsis. Bei älteren Menschen kann eine Sepsis auch bei fehlendem Fieber auftreten.

Bei der Untersuchung der Arme empfiehlt es sich, nach einer vorhandenen Venenkanüle zu schauen und diese sowie deren Zustand zu dokumentieren (z. B. „Venenkanüle 20 G rechte Ellenbeuge, Einstichstelle unter Pflaster reizlos") (▸ Abb. 1.3.2).

Bei der Betrachtung der Haut gilt es, so viel wie möglich an unbedeckter Haut einzusehen. Es gibt eine Reihe alterstypischer Hautveränderungen im höheren Lebensalter. Dazu gehören harmlose Befunde, wie z. B. seborrhoische Keratosen, aber auch Kratzmorphen und trockene Haut. Die letztgenannten können auf die Anwendung fehldosierter oder ungeeigneter Externa zur Pflege, aber auch auf unerwünschte Arzneimittelwirkungen (UAW) hinweisen. Prognostisch wichtig ist die Erkennung neoplastischer oder präkanzeröser Hautveränderungen, deren Auftreten mit langdauernder Lichtexposition korreliert und daher ebenfalls bei älteren Personen deutlich zunimmt. Dementsprechend sollte in besonders häufig der Sonne ausgesetzten Körperpartien wie Stirn, Nase, Ohren, Händen, Glatze und Unterschenkeln speziell auf chronische Wunden, umschriebene schuppige Areale und Pigmentanomalien geachtet werden. Daher sollte bei „nicht heilenden Wunden" an diesen Stellen die Indikation zur Hautbiopsie großzügig gestellt werden.

Merke

Achtung: Die Differenzialdiagnose zwischen Decubitus, Basaliom, Plattenepithelkarzinom und amelanotischem Melanom kann schwer zu stellen sein. Nach sechs Wochen ohne Abheilungstendenz sollte ein Hautarzt hinzugezogen werden.

Gerade bei gestürzten Patienten (mit oder ohne Antikoagulation) schaut man gezielt nach Hämatomen bzw. Verletzungszeichen (Kopf, Stamm, Extremitäten). Zudem empfiehlt sich die Untersuchung der Trochanter (Druckschmerz) und des Beckens (Druckschmerz Symphyse). Dabei sollte auch die Lage des Beines (Außenrotation, ggf. Verkürzung) dokumentiert werden.

Kopf

Nach der klinischen Erfahrung der Autoren ist die Inspektion der Konjunktiven kaum geeignet, um eine Anämie zu beurteilen. Auch eine „trockene Zunge" und trockene Lippen als Hinweise auf eine Dehydratation sind unsicher. Bei der Atmung über den offenen Mund oder unter anticholinerger Medikationslast kann es zu einem trockenen Mund/einer trockenen Zunge kommen. Besser geeignet als Hinweis auf eine Dehydratation sind die Haut am Sternum bzw. die Haut in der Achselhöhle (Krause, 2021b).

Zur Befunderhebung und Beurteilung des Zahnstatus eignen sich verschiedene Zahnschemata, um eine eindeutige Zuordnung von Zähnen und ihrer Position im Kiefer zu gewährleisten. Das gebräuchlichste Zahnschema ist von der Fédération Dentaire Internationale (FDI), wonach der Ober- und Unterkiefer in vier Quadranten eingeteilt werden, beginnend mit dem Oberkiefer rechts vom Patienten aus gegen den Uhrzeigersinn durchzählend. Dabei werden die Zähne jeweils von der Körpermitte aus nach hinten durchnummeriert. Vor diese Zahnziffer kommt die Ziffer

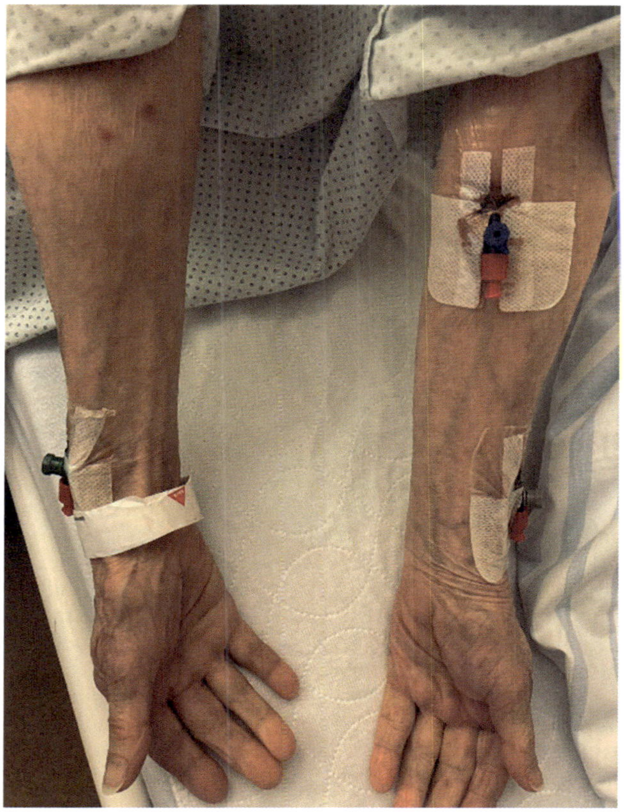

Abb. 1.3.2: Drei Tage postoperativ sind nach Operation einer pertrochantären Femurfraktur noch drei Venenkanülen an den Armen vorhanden (Aufnahme von Dr. Olaf Krause)

des Quadranten, so dass „21“ beispielsweise den linken oberen Frontzahn bezeichnet. Neben Erkrankungen der Zahnhartsubstanz spielen auch Weichgewebspathologien und hier v. a. die Mundschleimhaut eine wichtige Rolle. So sollte die Mundhöhle auf Druckstellen, bspw. durch eine Prothese, geprüft und deren Vorhandensein dokumentiert werden. Darüber hinaus sind weißliche und/oder rötliche Schleimhautveränderungen besonders zu beachten. Diese könnten eine Candida-Mykose (weißliche, abwischbare Beläge auf gerötetem Grund) oder auch eine Leukoplakie als Präkanzerose sein oder ein bereits manifestes Karzinom darstellen.

Herz-Kreislauf/Thorax

Die empfohlene Blutdruckmessung im Sitzen mit der Manschette auf Herzhöhe kann nicht immer durchgeführt werden. Eine Blutdruckmessung im Liegen, was bei Krankenhauspatienten eher die Regel ist, kann deutlich veränderte systolische und diastolische Blutdruckwerte bedingen. In den meisten Untersuchungen dazu zeigten sich leicht erhöhte Blutdruckwerte (systolisch und diastolisch) im Sitzen versus im Liegen (Kallioinen et al., 2017). Dies sollte bei der Messung (z. B. durch Pflegekräfte) vermerkt werden („RR liegend“). Weitere wichtige Störeinflüsse bei der Blutdruckmessung können sein: „Weißkittelhypertonie“, volle Harnblase, überkreuzte Beine, Messung am paretischen Arm (alles kann jeweils leichte Blutdruckerhöhungen bedingen). Die Messung im Stehen zur Abschätzung einer orthostatischen Dysregulation erfolgt nach Erfahrung der Autoren leider nur unzureichend. Besonders eine langanhalte Erniedrigung (40 Sekunden) des systolischen Blutdrucks > 20 mmHg bzw. des diastolischen Drucks > 10 mmHg im Stehen weist auf eine hohe Sturzgefahr mit möglichen Verletzungsfolgen hin (Finucane et al., 2017).

Die Aortenklappenstenose ist das häufigste Vitium im Alter. Der in den Lehrbüchern beschriebene Pulsus parvus et tardus ist im Alter kaum noch zu finden, unter anderem durch das häufige Vorliegen einer arteriellen Hypertonie. Eine sicherere Unterscheidung zwischen Aortenklappenstenose und Aortenklappensklerose ist bei der Auskultation kaum möglich. Gerade eine schwer kalzifizierte Klappe führt zu einer verringerten Beweglichkeit der Aortensegel und kann daher ein „leiseres“ Geräusch nach sich ziehen. Alle Zeichen wie Fortleitung des systolischen Strömungsgeräusches aus dem 2. ICR in die Karotiden bzw. in den Bereich der Schlüsselbeine, Schwirren über den Karotiden etc. sind unsicher zur Differenzierung. Bei der schweren Aortenklappenstenose kann das Geräusch auch in den 5. ICR links weitergeleitet werden und so eine relevante Mitralklappeninsuffizienz vortäuschen. Im Zweifelsfall ist daher die Indikation zur Echokardiografie niedrig zu stellen, wenn daraus klinische Konsequenzen resultieren könnten.

Das klassische Tasten des Pulses erfolgt nach der Blutdruckmessung an einer Hand über 30 Sekunden – auch als Screening auf ein Vorhofflimmern.

Bei bettlägerigen Patienten gehört das Abtasten der Flanken mit zur körperlichen Untersuchung. Anasarka zeigen sich bei Herz- und Niereninsuffizienz. Falls Patienten nur auf einer Seite liegen, kann sich ein Flankenödem ggf. auch nur einseitig zeigen (siehe klinischer Fall ▶ Abb. 1.3.3) (Krause et al., 2019). Bei bettlägerigen Männern kann sich die Herzinsuffizienz auch häufig als Hodenödem präsentieren. Stichwort Herzinsuffizienz: Diese zeigt sich im Alter oft auch mit nächtlichem Husten (Asthma cardiale) und vor allem Übelkeit, meistens im Liegen. Bei besonderer Ausprägung der Herzschwäche fällt das Sprechen schwer, Sätze können nicht beendet werden (Sprechdyspnoe).

Bei bettlägerigen Patienten ist die Auskultation der Lunge manchmal nur im Liegen möglich. Dazu wird der Patient (ggf. mit Hilfe einer zweiten Person) auf die Seite gedreht und die oben liegende Lungenhälfte auskultiert, nach Drehung die andere, dann oben liegende Seite (Medizinische Fakultät Heidelberg, 2016). Die klassische Unterscheidung in „Pink Puffer“ (Emphysem-Typ) und „Blue Bloater“ (Bronchitis, CO_2-Retention) ist im Alter nicht sinnvoll, da sich beide Typen häufig überlagern. Auch wird bei körperlichen Untersuchungen oder in Röntgenbildern immer wieder vom „Altersemphysem“ gesprochen, dieser Begriff ist irreführend. Die Entwicklung eines Emphysems ist vom Alter unabhängig.

Das Tasten der Mammae wird nach der Erfahrung der Autoren bei geriatrischen Patientinnen häufig nicht durchgeführt. Die Untersuchung kann im Liegen erfolgen und sollte, wenn von der Patientin aus möglich, auch im Sitzen bei leichter „Vorneigung“ durchgeführt werden, damit sich die Brüste vom Thorax abheben. Das Tasten im Sitzen soll bimanuell erfolgen, wenn möglich im Sitzen mit den Armen neben dem Körper, dann in die Hüfte gestemmt und schließlich hinter dem Kopf liegend. Dazu sollen nicht nur die Brüste, sondern auch die Achselhöhlen und Schlüsselbeingruben einbezogen werden. Eventuelle Knoten werden im jeweiligen Quadranten notiert und weitere Auffälligkeiten beschrieben (Einziehungen, Peau d'orange etc.). Das gerade Gesagte gilt auch für männliche Patienten!

Rücken/Extremitäten/Orthopädie

Bei der Untersuchung des Rückens sollte der komplette Rücken entkleidet sein (nicht nur Hemd von unten hochziehen). Besonders ein Herpes zoster in einem Thorakalsegment kann sonst schnell übersehen werden, ebenso maligne Hautveränderungen (s. o.). Bei der orthopädischen Untersuchung geriatrischer Patienten ist besonders auf die klinischen Zeichen einer möglichen Osteoporose zu achten. Dazu gehören das sogenannte „Tannenbaumphänomen“ bei forcierter Aufrichtung der Wirbelsäule, das Vorhandensein eines Gibbus (in der Regel im Bereich der oberen bis mittleren Brustwirbelsäule) sowie ein verminderter Abstand zwischen unteren Rippen und oberem Beckenrand.

Die Füße des Patienten müssen einmal komplett nackt sein (d. h. kein Pulstasten durch die Socken etc.). Die Inspektion der Großzehen gibt Hinweise darauf, ob schon einmal ein Gichtanfall (Podagra) abgelaufen ist. Zudem wird an den Zehen/Zehenzwischenräumen und an der kompletten Fußsohle nach Hautveränderungen und Druckstellen geschaut. Gerade das Malum perforans kann bei der klinischen Untersuchung leicht übersehen werden.

Die Autoren empfehlen folgende orthopädische Untersuchungen zur Orientierung:

Schultergelenke:

- Nackengriff: kombinierte Abduktions- und Außenrotationsbewegung. Wichtig ist, die Ellenbogenebene zu beachten. Notiert wird die mit den Fingern erreichte Höhe der Wirbelsäule (z. B. Dornfortsatz HWK 7).
- Schürzengriff: Der Patient versucht, mit der Hand von unten zwischen die Schulterblätter zu kommen. Extensions- und Innenrotationsbewegung. Die erreichte Körperregion wird notiert (z. B. Dornfortsatz LWK 3).
- Painful Arc: bezeichnet die schmerzhafte aktive Abduktion zwischen 60 und 120°, v. a. beim Herablassen des Armes durch Einengung der Supraspinatursehne zwischen Tub. majus und Schulterdach.

Hüftgelenk/Becken:

- Trendelenburg-Zeichen: Beim Einbeinstand kippt das Becken zur gegenseitigen Spielbeinseite ab. Schwäche der Mm. gluteus medius und minimus nach Durchtrennung von Muskelanteilen oder Nervenwurzelschaden L5. Kompensatorisch kann es zum Duchenne-Hinken kommen (kompensatorische Seitneigung des Oberkörpers zur schwachen Seite).
- Rotation des Hüftgelenks im Liegen bei 90° gebeugtem Hüft- und Kniegelenk. Bewegungsendgefühl? V. a. Innenrotation bei Coxarthrose eingeschränkt.

Kniegelenk:

- Ausmaß von Streckung und Beugung. Ggf. Varus- und Valgustest in Streckung und 20° Beugung sowie Testung der sagittalen Stabilität (Lachman-Test).
- Bei Verdacht auf Erguss: Kompression des Recessus suprapatellaris mit einer Hand und Prüfung einer „tanzenden Patella“ mit der anderen Hand.

Hand:

- Inspektion und Tasten von Arthrosen (Heberden, Bouchard, Rhizarthrose), Gelenkergüssen, Dupytrenscher Kontraktur.
- Gaenslen-Zeichen: schmerzhafte Kompression der Fingergrundgelenke bei rheumatoider Arthritis.

Abdomen/rektal/genital

Eine PEG wird dokumentiert. Zudem wird bei frisch angelegten PEG geprüft, ob die PEG „Spiel“ hat, d. h. die PEG darf nicht zu stark angezogen sein, sonst kann die innere Halteplatte in den Magen einwachsen (sog. „burried bumper“).

Harnblase: Der Tastbefund der Harnblase ist unsicher zur Beurteilung der Blasenfüllung. Daher kann bei V. a. einen Harnverhalt nur die bettseitige Blasensonografie empfohlen werden. Bei einer suprapubischen Blasenfistel bzw. einem transurethralen Urinkatether wird das Vorhandensein und der Zustand dokumentiert (Einlassstelle SBF etc.).

Rektale Untersuchung: Die rektale Untersuchung erfolgt für Rechtshänder am besten in Linksseitenlage. Bei

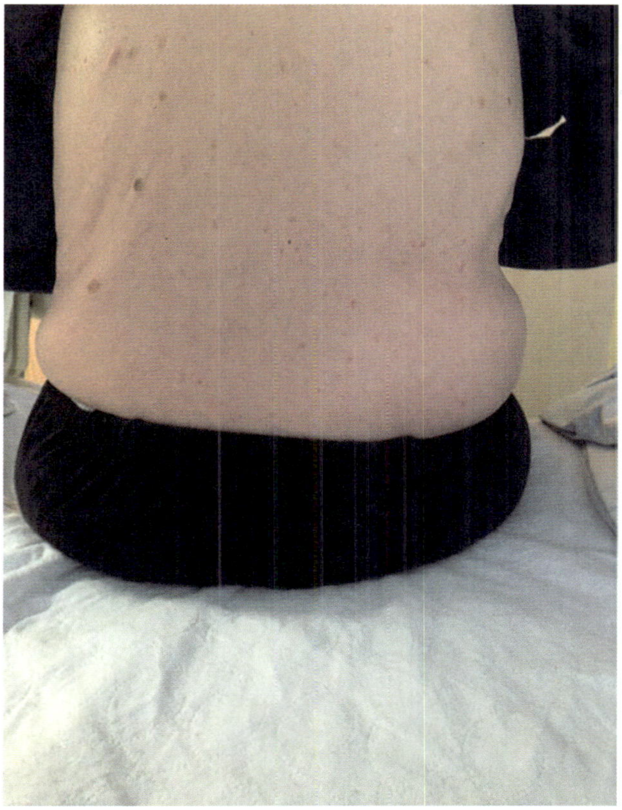

Abb. 1.3.3: Mittlerer/unterer Rücken einer Patientin mit einseitigem Flankenödem rechts. Die Patientin gab an, immer nur auf der rechten Seite zu liegen bzw. zu schlafen (Aufnahme von Dr. Olaf Krause)

der Untersuchung wird der anale Sphinktertonus beurteilt und die Rektumampulle ausgetastet. Normalerweise ist die Ampulle leer, eine Füllung ist ein Hinweis auf Obstipation. Beim Mann wird zusätzlich noch die Prostata beurteilt (Größe, „holzharte" Resistenz mit V. a. ein Karzinom).

Gangbild

Am Ende der Untersuchung steht die Beurteilung des Gangbildes, sofern es dem Patienten möglich ist (ausführlich siehe ▶ Kap. 5.1). Dabei können dem Patienten auch Fragen gestellt und kann so beurteilt werden (Dual-tasking), ob der Patient bei Beantwortung der Frage stoppt („stops when talking") als möglicher Hinweis auf eine kognitive Störung. Ganz nach dem Motto: „The geriatrician walks and talks with his patient".

Checkliste: Top „Extras" der geriatrisch-körperlichen Untersuchung

- Inspektion von Rücken und Steiß: Decubiti, Herpes zoster; Hautveränderungen?
- Beurteilung Flüssigkeitsstatus: Ödeme? (Prätibial? Flanken?), Hinweise für Exsikkose („trockene Axilla")?
- „Plastik?": DK? SPDK? Venüle? PEG?
- Hämatome?
- Fuß/Zehen (Malum perforans? Decubiti? Pulse?)
- Muskulatur und Ernährungsstatus? (Yubi-wakka-Test: Ist der Wadenumfang schmaler als der Ring aus Zeigefingern und Daumen?; Tanaka et al., 2018)
- Rektal: Ampulle? Tumor? Prostata? Sphinktertonus?
- Zahnstatus/Schlucken
- Mobilität? Aufrichten im Bett? Stabiler Sitz? Gangbild?

Zusammenfassung

Die ärztliche Anamnese bei alten Menschen ist anspruchsvoll. Kommunikative Grundsätze sind dabei: Unvoreingenommenheit, Gesprächsatmosphäre schaffen, nonverbale Kommunikation beachten. (Negativ-Beispiel: beim Sprechen rückwärtsgehen und die Visite beenden wollen) Ältere Menschen berichten manche Symptome und Erkrankungen nicht aktiv („Underreporting") – daher immer nachfragen (z. B. Kontinenz, Schlaf, „Review of Systems"). Bei der körperlichen Untersuchung sind der klinische Eindruck, das Gangbild und die Prüfung einfacher Funktionstests (z. B. Nacken- und Schürzengriff, Schluckfunktion) wichtiger als die ausführliche Untersuchung einzelner Organsysteme. Der Hautzustand (Dekubitus?) jedoch sollte immer Bestandteil der körperlichen Untersuchung sein, ebenso das Vorhandensein von „Plastik" (Venenkanülen, Blasenkatheter). Bei Anamnese und Untersuchung kann es bei der untersuchenden Ärztin/dem untersuchenden Arzt zu klinischen Denkfehlern kommen. (Negativ-Beispiel: das vorschnelle Stellen einer Diagnose bei ersten passenden Symptomen, sog. Search Satisfaction.) Das Vermeiden typischer Denkfehler (Clinical Reasoning) ist ein Baustein erfolgreicher und patientenorientierter geriatrischer Medizin.

Literatur

Anker, S.D., Vollert, J.O., & Möckel, M. (2020). Herzinsuffizienz: Pathophysiologie und Diagnostik. In Harrisons Innere Medizin. 20. Auflage. Stuttgart: Thieme.

Baile, W. F., Buckman, R., Lenzi, R., et al. (2000). SPIKES-A six-step protocol for delivering bad news: application to the patient with cancer. *The oncologist*, *5*(4), 302–311. https://doi.org/10.1634/theoncologist.5-4-302

Finucane, C., O'Connell, M. D., Donoghue, O., et al. (2017). Impaired Orthostatic Blood Pressure Recovery Is Associated with Unexplained and Injurious Falls. *Journal of the American Geriatrics Society*, *65*(3), 474–482. https://doi.org/10.1111/jgs.14563

Di Blasi, Z., Harkness, E., Ernst, E., et al. (2001). Influence of context effects on health outcomes: a systematic review. *Lancet (London, England)*, *357*(9258), 757–762. https://doi.org/10.1016/s0140-6736(00)04169-6

Kallioinen, N., Hill, A., Horswill, M. S., et al. (2017). Sources of inaccuracy in the measurement of adult patients' resting blood pressure in clinical settings: a systematic review. *Journal of hypertension*, *35*(3), 421–441. https://doi.org/10.1097/HJH.0000000000001197

Krause, O., Marahrens, A., & Hager, K. (2019). 76-jährige Frau mit akutem Nierenversagen und kardialer Dekompensation [76-Year-Old Woman with Acute Kidney Failure and Cardiac Decompensation]. *Deutsche medizinische Wochenschrift (1946)*, *144*(12), 793–794. https://doi.org/10.1055/a-0838-8451

Krause, O (2021). Exsikkose; Hyponatriämie. In Hager, K., Krause, O. (Eds.). ELSEVIER ESSENTIALS Geriatrie. 2. Aufl. München: ELSEVIER; 115–118.

Langewitz, W., Denz, M., Keller, A., et al. (2002). Spontaneous talking time at start of consultation in outpatient clinic: cohort study. *BMJ (Clinical research ed.)*, *325*(7366), 682–683. https://doi.org/10.1136/bmj.325.7366.682

Medizinische Fakultät Heidelberg (2016). Heidelberger Standarduntersuchung. 3. Auflage.

Neighbour, R. (2005). The Inner Consultation. Boca Raton: CRC Press Taylor and Francis Group:

Rösler, A., Schwerdt, R., & von Renteln-Kruse, W. (2005). Was die Sprache Alzheimer-Kranker mit der Celans verbindet – Uber Kommunikation mit schwer betroffenen Demenzpatienten [What does the language of Alzheimer patients have to do with the language of Paul Celan?]. *Zeitschrift fur Gerontologie und Geriatrie*, *38*(5), 354–359. https://doi.org/10.1007/s00391-005-0306-x

Rogers, C. R. (1985). Die nicht-direktive Beratung. Counseling and Psychotherapy. Frankfurt a. M.: Fischer

Schulz von Thun, F. (1981). Miteinander reden: Störungen und Klärungen. Psychologie der zwischenmenschlichen Kommunikation. Rowohlt, Reinbek.

Tanaka, T., Takahashi, K., Akishita, M., et al. (2018). „Yubi-wakka" (finger-ring) test: A practical self-screening method for sarcopenia, and a predictor of disability and mortality among Japanese community-dwelling older adults. *Geriatrics & gerontology international*, *18*(2), 224–232. https://doi.org/10.1111/ggi.13163

Tinetti, M., Huang, A., & Molnar, F. (2017). The Geriatrics 5M's: A New Way of Communicating What We Do. *Journal of the American Geriatrics Society*, *65*(9), 2115. https://doi.org/10.1111/jgs.14979

Weis, S., Dickmann, P., Pletz, M. W., et al. (2017). Sepsis 2017: Eine neue Definition führt zu neuen Konzepten. *Dtsch Arztebl*, *114*(29–30): A-1424/B-1196/C-1170.

Williams, K. N., Herman, R., Gajewski, B., et al. (2009). Elderspeak communication: impact on dementia care. *American journal of Alzheimer's disease and other dementias*, *24*(1), 11–20. https://doi.org/10.1177/1533317508318472

Wyman, M. F., Shiovitz-Ezra, S., & Bengel, J. (2018). Ageism in the Health Care System: Providers, Patients, and Systems. In: Ayalon, L., & Tesch-Römer, C. (eds) Contemporary Perspectives on Ageism. International Perspectives on Aging, vol 19. Springer, Cham. https://doi.org/10.1007/978-3-319-73820-8_13

1.4 Kommunikation

Mathias Schlögl

1.4.1 Einführung

Aufgrund der zunehmenden Alterung unserer Gesellschaft sind gute Kenntnisse und das Wissen um die medizinische Versorgung älterer Menschen essenziell. Die Kommunikation mit älteren Patienten, und v. a. mit Menschen mit einer Demenzerkrankung, ist dabei ein zentraler Punkt. Mit einer offenen und zugewandten Haltung sowie mit einem Bewusstsein für die Schwierigkeiten, mit denen ältere Menschen – gerade in der Zeit der durch die COVID-19-Pandemie bedingten Gesichtsmasken – konfrontiert sind, kann diese Kommunikation erleichtert werden.

1.4.2 Grundlegende Überlegungen

„Das größte Problem in der Kommunikation ist die Illusion, sie hätte stattgefunden." Dieses Zitat stammt von dem irischen Dramatiker George Bernard Shaw, der 1925 den Nobelpreis für Literatur erhielt.

Was bedeutet das für uns im klinischen Alltag? Die Kommunikation mit älteren Patienten wird uns nur dann gelingen, wenn wir realisieren, dass es unsere Aufgabe ist, sich der „Geschwindigkeit" der älteren Patienten anzupassen. Es mag sein, dass wir auf der Visite bestimmte Dinge besprechen wollen bzw. müssen. Handelt es sich dabei jedoch auch um jene Dinge, über die unsere Patienten in diesem Moment mit uns reden wollen (Schlögl, 2018)?

Unsere Patienten wollen als „Menschen“ wahrgenommen werden – und nicht als eine Ansammlung von anonymen Diagnosen. Die Tatsache, dass sie uns an ihrem Leben und an ihrem Leid teilhaben lassen, ist keine Selbstverständlichkeit. Es ist ein Geschenk. Dieses Geschenk sollte daher mit einer offenen, interessierten und wertschätzende Kommunikation honoriert werden.

1.4.3 Kommunikation mit Menschen mit einer Demenzerkrankung

Die Begleitung von Patienten mit einer Demenzerkrankung und ihres sozialen Umfelds erfordert Empathie, Feingefühl und Intuition, die auch in der Kommunikation Ausdruck finden müssen. Die nonverbale Kommunikation wird von vielen als das effektivste Element in der Begegnung mit Demenzerkrankten beschrieben. Punkte wie Mimik, Stimmklang, Gestik, Berührung und Körperhaltung sind daher von zentraler Bedeutung (Krein et al., 2019).

Patienten mit einer Demenzerkrankung verlieren mitunter die Fähigkeit, einzelne Gesichter wiederzuerkennen bzw. einen Namen korrekt zuzuordnen. Die Fähigkeit, emotionale Gesichtsausdrücke zu unterscheiden und zu interpretieren, bleibt jedoch weitestgehend erhalten. Zusammen mit der Mimik und dem passenden Stimmklang können wir es unseren Patienten erleichtern, die verbale Kommunikation besser zu verstehen. Patienten mit einer Demenzerkrankung hören durchaus, ob wir traurig oder glücklich, gestresst oder gereizt sind. Unsere Stimme ist daher ein wichtiges Instrument, unseren Patienten Sicherheit und Wohlbefinden zu vermitteln (Alsawy et al., 2017).

Körperliche Berührung kann, bewusst eingesetzt, die Kommunikation mit Patienten mit einer Demenzerkrankung erleichtern. Dabei ist zwischen funktionellen (also beim Pflegegeschehen notwendigen) und liebevollen (emotional und zwischenmenschlich gemeinten) Berührungen zu unterscheiden (Gleeson & Timmins, 2004).

Unsere Körpersprache kann insbesondere bei Patienten mit einer Demenzerkrankung die nonverbale Kommunikation unterstützen (Zulman et al., 2020). Dabei sind jedoch wichtige Punkte zu beachten. Erstens: Stellen Sie sicher, dass die Patienten Sie gut hören und sehen können. Zweitens: Denken Sie daran, dass die Signalverarbeitung bei älteren Patienten mit einer Demenzerkrankung deutlich langsamer ist, sodass wir unsere Bewegung entsprechend dieser Geschwindigkeit anpassen müssen. Drittens ist es wichtig, dass unser gesprochenes Wort mit unserer Körperhaltung übereinstimmen sollte, um die Patienten nicht unnötig zu verwirren bzw. zu verunsichern.

Veränderungen der verbalen Kommunikationsfähigkeit

Im klinischen Alltag stellen uns Wortfindungsstörungen oftmals vor große Probleme (Camerer-Waldecker & Suprian, 2019). Die Wortfindungsstörung ist dabei eine der bekanntesten Auswirkungen der Demenzerkrankung auf die Fähigkeit zu sprechen. Sie ist teilweise bereits im frühen Krankheitsstadium zu beobachten und kommt im Laufe der Krankheit immer häufiger vor.

Patienten mit einer Demenzerkrankung reagieren dabei ganz unterschiedlich. Manchmal helfen sich die Betroffenen erfolgreich mit nonverbaler Kommunikation und Körpersprache, das andere Mal umschreiben sie das gemeinte Wort verbal und nonverbal. Schwieriger wird es, wenn die Patienten inhaltsleere Ersatzwörter, inhaltlich verwandte Wörter, lautlich ähnliche Wörter oder sogar selbst erfundene Wörter benutzen.

Im Umgang mit diesen Wortfindungsstörungen ist die richtige innere Einstellung ausschlaggebend. Wir sollten grundsätzlich davon ausgehen, dass hinter jeder Äußerung eine sinnvolle Botschaft versteckt ist – und dass es unsere Aufgabe ist, danach zu suchen. Ein weiterer wichtiger Punkt ist es, Patienten mit Wortfindungsstörungen nicht unter Druck zu setzen. Diese Patienten benötigen Zeit sowie eine vertrauensvolle und wertungsfreie Atmosphäre (Machiels et al., 2017).

Merke

Hinter jeder Äußerung, auch wenn sie noch so unsinnig scheint, kann eine sinnvolle Botschaft versteckt sein. Unsere Aufgabe ist es, danach zu suchen.

Ein weiteres Problem im klinischen Alltag stellen die sogenannten disruptiven Vokalisationen im Rahmen einer Demenzerkrankung dar (Randall & Clissett, 2016). Disruptive Vokalisationen sind inadäquate und häufig in hohem Maße störende stimmliche Äußerungen demenzkranker Menschen („to disrupt“ = engl. für „stören“, „unterbrechen“) (Cohen-Mansfield & Werner, 1997). Sie sind Teil des Spektrums demenzbedingter Verhaltensstörungen (BPSD, Behaviorale und Psychologische Symptome der Demenzerkrankung) und umfassen im Prinzip alle repetitiven verbalen und nonverbalen Vokalisationen, die bezüglich Intensität, Frequenz und Dauer variieren können und für die Betroffenen sowie die Betreuer sehr belastend sind (Savaskan et al., 2014).

Das Spektrum disruptiver Vokalisationen ist breit und die Ursachen sind vielfältig (Schmerzen, Angst, Überforderung, Reizarmut, Enthemmung etc.). In fortgeschrittenen Demenzstadien sind disruptive Vokalisationen nicht ungewöhnlich. Ursachen und Behandlungsansätze finden sich meist in den Bereichen: unerfüllte Bedürfnisse, körperliche Beschwerden, psychisches Leiden sowie die Umgebung (Stein et al., 2016).

Unerfüllte Basisbedürfnisse wie Sehen/Hören (sensorische Deprivation), Hunger/Durst, Bewegung, Schlaf, Ausscheidungen, menschlicher Kontakt (soziale Deprivation) usw. müssen primär und immer wieder evaluiert bzw. systematisch ausgeschlossen werden (Kales et al., 2015).

Eine häufige neuro-psychiatrische Ursache vokal herausfordernder Verhaltensstörungen von Patienten mit einer Demenzerkrankung sind Ängste. Diese Patienten sind krankheitsbedingt permanent mit für sie als unbekannt erlebten Orten, Menschen und Situationen konfrontiert bei gleichzeitig stark begrenzten Möglichkeiten einer ordnend-verstehenden kognitiven Verarbeitung. Ferner können traumatische, längst vergangene Gedächtnisinhalte sich bedrohlich in den Vordergrund drängen. Obwohl viele Vokalisationsformen nach leisen oder imperativen Hilferufen klingen, sind sie keinesfalls immer Ausdruck von akuter Not. Alltägliche Mitteilungs- und Teilnahmebedürfnisse sowie Stimulation und Spüren des eigenen Selbst sind wichtige differenzialdiagnostische Ätiologien.

Merke

Obwohl viele Vokalisationsformen bei Menschen mit demenzbedingten Verhaltensstörungen nach leisen oder imperativen Hilferufen klingen, sind sie nicht immer Ausdruck von akuter Not. Unerfüllte Basisbedürfnisse sollten allerdings zuvor evaluiert und ausgeschlossen werden.

Aufgrund der Vielzahl möglicher Ursachen ist eine systematische Herangehensweise essenziell. Dies gilt sowohl für den diagnostischen als auch für den therapeutischen Prozess. Ein Vokalisationsprotokoll ist als Grundlage einer strukturierten Evaluation von großem Wert. Idealerweise fließen dort in semi-quantitativer Weise Erfahrungen von allen Mitgliedern des „Care-Teams" (Angehörige, Freunde, Pflegende, Therapeuten, Ärztinnen) mit ein. Darüber hinaus sollten typische Ursachen aus den vier Bereichen: unerfüllte Bedürfnisse, körperliche Beschwerden, psychische Leiden und Umgebung immer wieder aktiv gesucht bzw. ausgeschlossen werden. Aufgrund der Häufigkeit von Schmerzen als Ursache ist ein empirischer Therapieversuch mit Schmerzmitteln häufig sinnvoll (nach sorgfältiger Abwägung allenfalls auch mit geeigneten Opioiden). Wenn nach ausreichender Evaluationsperiode und systematischen Bemühungen klare Ursachen und wirkungsvolle Maßnahmen immer noch nicht auszumachen sind, weist dies auf die Grenzen des Machbaren angesichts einer fortgeschrittenen Demenzerkrankung hin. Zu diesem Zeitpunkt ist die Veränderung des Behandlungsfokus hin zu erreichbaren Zielen wie z. B. Sicherheit, guter Schlaf und Erfüllung der Grundbedürfnisse mit immer wieder respektvollem und empathischem Gegenübertreten wichtig. Eine bekannte Herausforderung beim Umgang mit Vokalisationspatienten besteht darin, kein kommunikatives Vermeidungsverhalten gegenüber dem Betroffenen zu entwickeln. Bewusstes „Sich-Zeit-Nehmen", turnusmäßige Einräumung von Re-Evaluationsroutinen, Vergegenwärtigen der palliativen Schicksalssituation, Fokussierung auf positive Teilaspekte der individuellen Beziehung zum Patienten sowie interdisziplinärer Austausch im Team können hierbei hilfreich sein.

1.4.4 Kommunikation in Corona-Zeiten

Die COVID-19-Pandemie hat die hohe Verletzlichkeit von älteren Menschen in Pflegeeinrichtungen, aber auch im Krankenhaus verdeutlicht. Für viele Bewohner, speziell für Patienten mit einer Demenzerkrankung, hat sich gezeigt, dass die räumliche und soziale Isolation von ihren Familien bzw. wichtigen Bezugspersonen durch Besuchsverbote zu einem kognitiven Abbau, körperlichem Verfall und Depressionen führen können (Gil & Arroyo-Anlló, 2021). Diese Folgen werden durch Vorkehrungen des Infektionsschutzes (z. B. Gesichtsmasken, Handschuhe, Zimmerisolation), die bei kognitiv beeinträchtigten Menschen zu Angst, Verwirrtheit und herausforderndem Verhalten führen können, noch verstärkt.

In der Pandemiesituation mit ihren Schutzmaßnahmen ist es schwierig, kommunikative Standards zu benennen. Aber es gibt allgemein gültige kommunikative Eckwerte, die auch für die aktuelle Situation ihre Bedeutung haben. Sie können berücksichtigt werden, um die Begegnung mit Patienten und ihren Angehörigen zu unterstützen und verbessern. Kommunikative Kompetenzen können geschult werden, was die Beziehungen verbessert und letztlich zu mehr Selbstsicherheit im Umgang mit Patienten und einer höheren Zufriedenheit mit dem eigenen Beruf führt – alles wichtige Faktoren in der Prophylaxe von Überforderung und Burnout, was speziell im Berufsbild des Arztes/der Ärztin oder der Pflegefachperson eine Gefahr ist. Eine im Journal of American Geriatrics Society publizierte Kommunikationsstrategie ist das sog. ABC-Protokoll (Schlögl & Jones, 2020). Dieses leicht zu merkende englische Akronym steht für strukturierte Schritte zur Kommunikation mit einer Gesichtsmaske: Attend Mindfully, Behave Calmly and Communicate Clearly. Die Umsetzung dieser Schritte im Gespräch muss geübt werden und kann – mit etwas Erfahrung – die eigene Kommunikationsfähigkeit maßgeblich verbessern (Schlögl et al., 2021).

Attend Mindfully – Begegne achtsam

Ein gutes Gespräch mag vorbereitet sein (Zulman et al., 2020). Diese Vorbereitung beginnt bei uns selbst. Im klinischen Alltag heißt es zwar oft: Dafür habe ich keine Zeit …! Doch wenn wir ehrlich sind: Während eines Arbeitstages verbringen wir oftmals auch Zeit mit unwichtigen Dingen, sodass ein Moment der Pause und des Innehaltens sehr wohl in unseren klinischen Ablauf integriert werden kann. Generell ist es wichtig, dass wir darüber nachdenken, wie wir im Alltag miteinander bzw. mit den Patienten ohne Schutzausrüstung kommunizieren.

Erst wenn wir uns der eigenen Körpersprache und charakteristischen Gesten bewusst sind, können wir unsere nonverbale Kommunikation mit dem gesprochenen Wort in Einklang bringen. Übungen vor dem Spiegel, vor der Familie oder vor Freunden und Kollegen können dabei helfen, sich des eigenen Verhaltens bewusst zu werden (Zulman et al., 2020).

Ein weiterer wichtiger Punkt ist die Reflexion über die vielfältigen Asymmetrien in der Kommunikation mit älteren Patient (Experte–Laie; gesund–krank, selbstständig–abhängig, kognitiv gesund–kognitiv beeinträchtigt, jung–alt) (Schlögl et al., 2018). Neben diesen eher formalen Kriterien ist es zudem wichtig, sich selbst emotional auf das eigentliche Gespräch, die Begegnung, vorzubereiten. Machen Sie sich also vor dem nächsten Patientenkontakt Gedanken, wie es Ihnen in diesem Moment geht (z. B. fühlen Sie sich angespannt, in Eile …) und setzen Sie *bewusst* ihre Gesichtsmaske auf.

Behave Calmly – Verhalte dich ruhig

Es ist hilfreich, den älteren Patienten verbal wie nonverbal die Botschaft zu senden: „Ich bin Ihr Arzt, Ihre Ärztin, Ihre Pflegeperson. Ich bin hier, um Ihnen zu helfen. Ich tue das gern. Sie sind hier willkommen." Planen Sie deshalb genügend Zeit für das Gespräch, die Begegnung ein und informieren Sie sich vorher über den Patienten, die relevanten Fakten zu seiner/ihrer Krankheit und zur aktu-

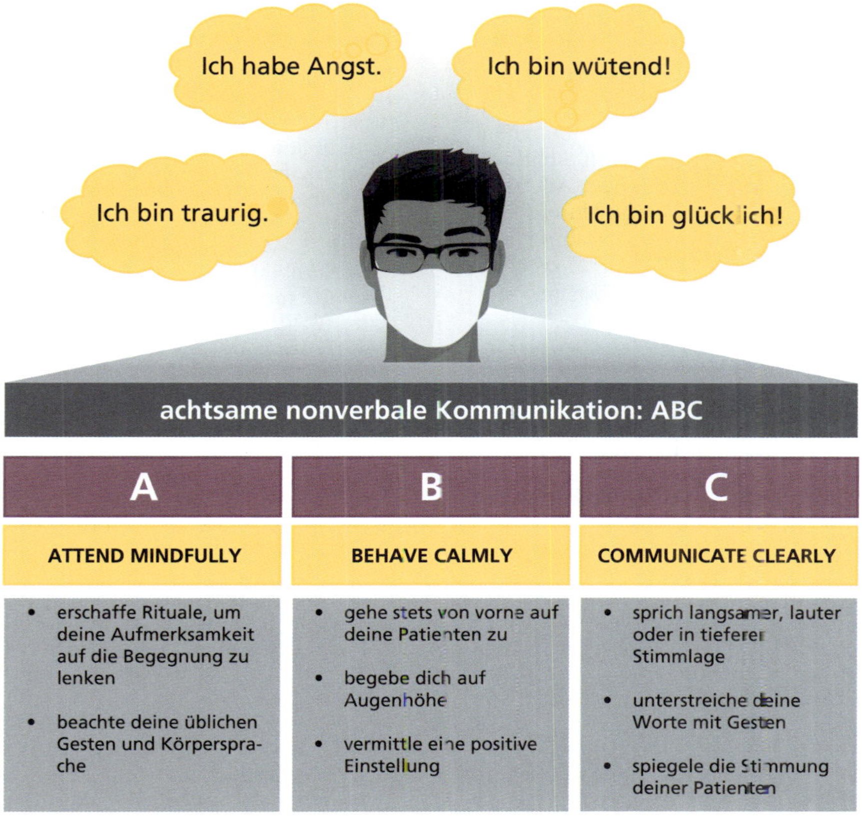

Abb. 1.4.1: ABC-Protokoll der achtsamen Kommunikation mit Patienten (nach Schlögl & Jones, 2020; Darstellung von florianmueck.com)

ellen Situation. Wählen Sie einen geeigneten Ort für das Gespräch (z. B. separater Raum, Ruhe, kein Telefon, ausreichend Sitzgelegenheiten) und klären Sie, wer außer dem Patienten am Gespräch teilnehmen soll (z. B. andere Fachpersonen, Angehörige) (Schlögl & Jones, 2020).

Bedenken Sie dabei: Sensorische Defizite erschweren die Kommunikation. Trägt der Patient normalerweise etwa eine Brille oder ein Hörgerät, so sollten diese auch während des Gesprächs getragen werden, um die Kommunikation zu erleichtern. Sorgen Sie außerdem für ausreichende Beleuchtung und beseitigen Sie Quellen visueller oder auditiver Ablenkung (laufender Fernseher, Reinigungsarbeiten im Hintergrund usw.).

Begegnen Sie dem Patienten während des Gesprächs physisch auf Augenhöhe und halten Sie Blickkontakt, ein Zeichen für Wertschätzung und Respekt, der Halt und Sicherheit gibt und oftmals der einzige Weg ist, miteinander in Beziehung zu treten (Schlögl & Jones, 2020).

Communicate Clearly – Sprich klar verständlich

Ihre Sprechweise sollte laut, deutlich, langsam, einfach und höflich sein. Dies gilt ganz besonders beim Tragen einer Gesichtsmaske. Wenn wir schon manchmal Schwierigkeiten haben, uns hinter der Maske korrekt zu verstehen, wieviel schwieriger muss es für unsere Patienten sein! Dass die Lippenbewegungen nicht erkannt werden können, ist allein schon ein gewichtiges Hindernis (Schlögl & Jones, 2020). Die Maske darf beim Sprechen nicht zu nahe vor dem Mund sitzen. Beobachten Sie im Gespräch den Patienten und achten Sie auf die Mimik sowie Änderungen in der Körperhaltung. Für Patienten mit Schwerhörigkeit können Ärztinnen/Ärzte deutlich besser verständlich sein, wenn sie in einer etwas niederfrequenteren Stimmlage sprechen. Die verbale Kommunikation sollte möglichst einfach und positiv sein, da z. B. Negativformulierungen („Ich weiß nicht, was Sie sagen wollen", „wir müssen jetzt das tun", „es ist zu befürchten, dass …") die Patienten möglichweise nur noch mehr verwirren und verängstigen.

Der Sprechrhythmus, die Sprachmelodie sowie der Sprachaufbau sollten sich an den Patienten orientieren. Dabei kann es hilfreich sein, Äußerungen exakt zu wiederholen, statt sie zu variieren und noch zusätzliche Informationen einfließen zu lassen. Außerdem kann es helfen, mehrere Sinneskanäle gleichzeitig anzusprechen, indem man z. B. auf Gegenstände oder Körperzonen zeigt oder diese berührt. Machen Sie Pausen zwischen den Sätzen und achten Sie auf die Reaktion der Patienten (Schlögl & Jones, 2020).

> **Merke**
>
> Äußerungen wiederholen, Pausen machen, positiv formulieren und auf Augenhöhe mit Augen- und ggf. auch angemessenem Körperkontakt – so kann auch bei kognitiv eingeschränkten Patienten eine wertvolle Kommunikation aufgebaut werden.

Zusammenfassung

Mit älteren Menschen zu kommunizieren, ist ein Geschenk. Sie lassen uns damit für einen bestimmten Moment an ihrem Leben und ihren Erfahrungen teilhaben. Unsere Aufgabe ist es, diesem Geschenk mit Achtsamkeit und Wertschätzung zu begegnen. Diese Achtsamkeit ist auch uns selbst gegenüber wichtig. Unsere Patienten (insbesondere mit einer Demenzerkrankung) verdienen es, angehört und besser verstanden zu werden. Denn sie haben uns durchaus noch viel zu sagen.

Literatur

Alsawy, S., Mansell, W., McEvoy, P., & Tai, S. (2017). What is good communication for people living with dementia? A mixed-methods systematic review. *International Psychogeriatrics*, *29*(11), 1785–1800. https://doi.org/10.1017/S1041610217001429

Camerer-Waldecker, C., & Supprian, T. (2019). [Collation of word retrieval disorders in patients with Alzheimer's dementia]. *Der Nervenarzt*, *90*(4), 399–407. https://doi.org/10.1007/s00115-018-0572-7

Cohen-Mansfield, J., & Werner, P. (1997). Typology of disruptive vocalizations in older persons suffering from dementia. *International Journal of Geriatric Psychiatry*, *12*(11), 1079–1091. https://doi.org/10.1002/(sici)1099-1166(199711)12:11<1079::aid-gps689>3.0.co;2-p

Gil, R., & Arroyo-Anlló, E. M. (2021). Alzheimer's Disease and Face Masks in Times of COVID-19. *Journal of Alzheimer's Disease: JAD*, *79*(1), 9–14. https://doi.org/10.3233/JAD-201233

Gleeson, M., & Timmins, F. (2004). Touch: A fundamental aspect of communication with older people experiencing dementia. *Nursing Older People*, *16*(2), 18–21. https://doi.org/10.7748/nop2004.04.16.2.18.c2302

Kales, H. C., Gitlin, L. N., & Lyketsos, C. G. (2015). Assessment and management of behavioral and psychological symptoms of dementia. *BMJ (Clinical Research Ed.)*, *350*, h369. https://doi.org/10.1136/bmj.h369

Krein, L., Jeon, Y.-H., Amberber, A. M., et al. (2019). The Assessment of Language and Communication in Dementia: A Synthesis of Evidence. *The American Journal of Geriatric Psychiatry: Official Journal of the American Association for Geriatric Psychiatry*, *27*(4), 363–377. https://doi.org/10.1016/j.jagp.2018.11.009

Machiels, M., Metzelthin, S. F., Hamers, J. P. H., et al. (2017). Interventions to improve communication between people with dementia and nursing staff during daily nursing care: A systematic review. *International Journal of Nursing Studies*, *66*, 37–46. https://doi.org/10.1016/j.ijnurstu.2016.11.017

Randall, E. W., & Clissett, P. C. (2016). What are the relative merits of interventions used to reduce the occurrences of disruptive vocalisation in persons with dementia? – A systematic review. *International Journal of Older People Nursing*, *11*(1), 4–17. https://doi.org/10.1111/opn.12083

Savaskan, E., Bopp-Kistler, I., Buerge, M., et al. (2014). [Recommendations for diagnosis and therapy of behavioral and psychological symptoms in dementia (BPSD)]. *Praxis*, *103*(3), 135–148. https://doi.org/10.1024/1661-8157/a001547

Schlögl, M. (2018). Time Well Spent. *Journal of Palliative Medicine*, *21*(7), 1046–1047. https://doi.org/10.1089/jpm.2017.0687

Schlögl, M., & Jones, C. A. (2020). Maintaining Our Humanity Through the Mask: Mindful Communication During COVID-19. *Journal of the American Geriatrics Society*, *68*(5), E12–E13. https://doi.org/10.1111/jgs.16488

Schlögl, M., Schietzel, S., Kunz, R., et al. (2018). [The Physical Examination of an „Uncooperative" Elderly Patient]. *Praxis*, *107*(19), 1021–1030. https://doi.org/10.1024/1661-8157/a003038

Schlögl, M., Singler, K., Martinez-Velilla, N., et al. (2021). Communication during the COVID-19 pandemic: Evaluation study on self-perceived competences and views of health care professionals. *European Geriatric Medicine*, *12*(6), 1181–1190. https://doi.org/10.1007/s41999-021-00532-1

Stein, J., Pabst, A., Weyerer, S., et al. (2016). The assessment of met and unmet care needs in the oldest old with and without depression using the Camberwell Assessment of Need for the Elderly (CANE): Results of the AgeMooDe study. *Journal of Affective Disorders*, *193*, 309–317. https://doi.org/10.1016/j.jad.2015.12.044

Zulman, D. M., Haverfield, M. C., Shaw, J. G., et al. (2020). Practices to Foster Physician Presence and Connection With Patients in the Clinical Encounter. *JAMA*, *323*(1), 70–81. https://doi.org/10.1001/jama.2019.19003

1.5 Das umfassende geriatrische Assessment oder Comprehensive Geriatric Assessment (CGA): Konzept und Evidenz

Ulrich Thiem, Michael Denkinger, Barbara Kumlehn und M. Cristina Polidori

1.5.1 Das Konzept der funktionalen Gesundheit

Die Weltgesundheitsorganisation WHO hat 2001 auf Basis des bio-psycho-sozialen Modells die „Internationale Klassifikation der Funktionalität" (International Classification of Functioning, Disability and Health, ICF; WHO, 2013) als Ergänzung der schon lange bekannten und gebräuchlichen internationalen Klassifikation der Krankheiten (International Classification of Diseases, ICD) entwickelt. ▸ Abb. 1.5.1 verdeutlicht das Zusammenspiel der in der ICF abgebildeten Faktoren. Das Vorliegen einer Gesundheitsstörung bzw. Krankheit wird ebenso einbezogen wie auf Organfunktion oder -struktur bezogene, pathophysiologische Veränderungen. Zusätzliche Kontextfaktoren, nämlich Umwelt- und persönliche Faktoren, interagieren miteinander und mit den ausübbaren bzw. auszuübenden Aktivitäten und der Teilhabe.

Wie in ▸ Kap. 1.1 beschrieben, war die Beobachtung reduzierter Aktivitäten, der sozialen Beeinträchtigung und der Einschränkung der Teilhabe von Senioren durch gesundheitliche Beeinträchtigungen schon in den Anfängen der Geriatrie von zentraler Bedeutung. Majory Warren, die

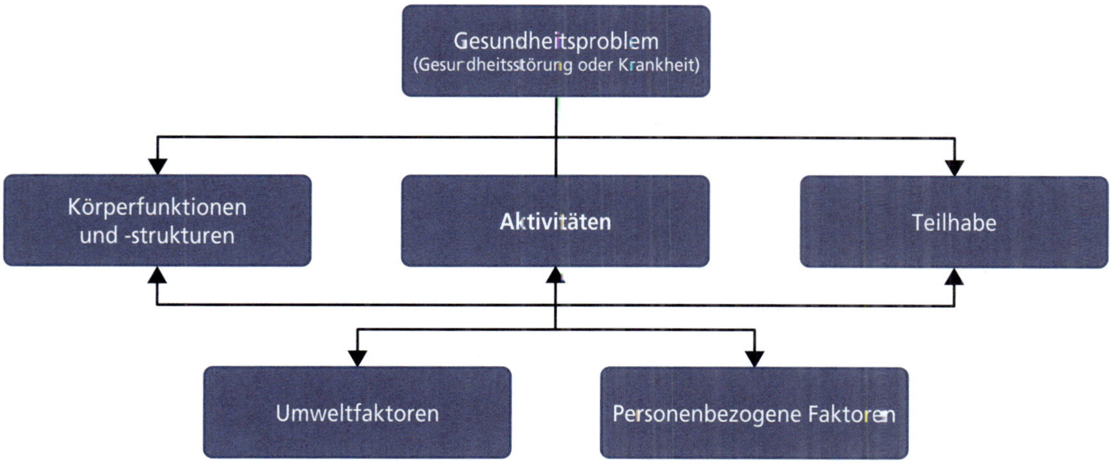

Abb. 1.5.1: Modell der funktionalen Gesundheit nach ICF (modifiziert nach WHO, 2013, S. 7)

die Etablierung der Geriatrie in Großbritannien maßgeblich beeinflusste, forderte bereits in den 1930iger Jahren, betroffenen Älteren durch pflegerische, medizinische und therapeutische Maßnahmen wieder zu größtmöglicher Selbstständigkeit und Unabhängigkeit zu verhelfen. So steht auch in der Geriatrie die Ausübung bzw. die Fähigkeit oder Wiederbefähigung zur Ausübung von Alltagsaktivitäten mit dem Ziel von Autonomie und Selbstbestimmung im Vordergrund, analog dem ICF-Konzept der funktionalen Gesundheit (Tinetti & Fried, 2004; WHO, 2013; Cesari, 2016).

Merke

Die Geriatrie verfolgt einen primär funktionsbezogenen, nicht erkrankungsbezogenen Ansatz. Sie orientiert sich am bio-psycho-sozialen Krankheitsmodell und dem ICF-Konzept der funktionalen Gesundheit.

1.5.2 Comprehensive Geriatric Assessment, CGA

Nach der gängigen Definition der beiden wichtigsten Fachgesellschaften der Geriatrie in Deutschland, der Deutschen Gesellschaft für Geriatrie (DGG) und der Deutschen Gesellschaft für Gerontologie und Geriatrie (DGGG), sowie dem Bundesverband Geriatrie (BVG) ist der geriatrische Patient charakterisiert durch höheres Lebensalter, überwiegend 70 Jahre und älter, und eine klinisch vorrangige, geriatrietypische Multimorbidität (Bundesverband Geriatrie, 2010). Als typische geriatrische Erkrankungen und Gesundheitsprobleme beim alten Menschen werden unter anderem angesehen: Mobilitätsstörungen und rezidivierende Stürze bis zur drohenden oder eingetretenen Immobilität, kognitive Einschränkungen bis zur fortgeschrittenen Demenz, Depression, Mangelernährung und Dehydratation, Frailty, Vulnerabilität, drohende Pflegebedürftigkeit, Inkontinenz, Dekubitalulzera, Osteoporose sowie Medikationsprobleme (BAG, 2004). Während das chronologische Alter und einzelne Komorbiditäten für sich nicht notwendigerweise einen geriatrischen Patienten ausmachen, ergibt sich geriatrischer Handlungsbedarf bei gleichzeitigem Vorhandensein multipler, meist chronischer Erkrankungen, d. h. bei Multimorbidität, und den sich daraus ergebenden funktionellen Einschränkungen.

Im Zugang zum Patienten unterscheidet sich die Geriatrie von anderen medizinischen Fachdisziplinen durch die funktionelle Sicht- und die sich daraus ergebende Vorgehensweise. Die Beschreibung des Ausgangszustandes eines Erkrankten erfolgt, oft unabhängig vom und parallel zum vorhandenen akut-medizinischen Problem oder Behandlungsanlass, über die Erfassung funktioneller Fähigkeiten bzw. der vorhandenen funktionellen Einschränkungen, die auch im Rahmen des Assessments im englischen und deutschen Sprachgebrauch meistens als Dimensionen (oder Domänen) bezeichnet werden und alle geriatrietypischen Problemfelder umfassen. Das CGA wird demnach auch oft als multidimensionales Assessment bezeichnet. Eine exakte Definition, welche Dimensionen dabei sein müssen, existiert nicht, auch wenn die Hauptdimensionen zumeist dieselben sind. Zentrale Bestandteile sind die Aktivitäten des täglichen Lebens (Activities of Daily Living, ADL), die typischerweise in sog. Basis-Aktivitäten und erweiterte, sog. instrumentelle Aktivitäten (IADL) unterteilt werden, sowie die Dimensionen Mobilität, Kognition, psychisches Befinden (auch als Emotion oder Affekt bezeichnet) und der Bereich der sozialen Unterstützung und Versorgung (Bach et al., 1997). Je nach Bedarf können weitere geriatrietypische Problemfelder und Faktoren untersucht werden, z. B. Ernährungszustand, Dysphagie, Sarkopenie, Sturzangst, körperliche Aktivität und weitere. Für die einzelnen Funktionsbereiche stehen verschiedene, nach Art und Umfang sehr unterschiedliche Assessment-Instrumente und Tests zur Verfügung. Typische Assessment-Instrumente sind für verschiedene Versorgungssituationen in s. Fallbeispiel „CGA-basierte Versorgung von Stürzen" gelistet. ▸ Tab. 1.5.1 beschreibt Charakteristika und Besonderheiten von Assessment-Instrumenten nach Dimension.

Fallbespiel: CGA-basierte Versorgung von Stürzen

Eine 87-jährige Patientin wird Ihnen vom Hausarzt zur Einweisung in die Akutgeriatrie angemeldet. Sie sei vor vier Wochen gestürzt und habe sich eine pertrochantäre Femurfraktur zugezogen, die unfallchirurgisch versorgt wurde. Im Anschluss an die Operation sei es zu verschiedenen Komplikationen gekommen. Hervorzuheben sind ein Delir und eine Clostridien-Colitis. Nach Entlassung vor einer Woche habe sich der Gesundheitszustand der Patientin weiter verschlechtert, sie liege nur im Bett und esse wenig. Die Tochter sei mit der Pflege überfordert.

Der gefaxte Arztbrief aus der Praxis beschreibt außerdem einen Diabetes mellitus Typ 2, oral eingestellt, eine rheumatoide Arthritis, eine Herzinsuffizienz NYHA II und eine arterielle Hypertonie. Bei der klinischen Untersuchung wird eine Patientin in reduziertem Allgemeinzustand und gutem Ernährungszustand beschrieben, Vitalparameter unauffällig, im Labor eine normozytäre Anämie, Kreatinin von 1,6 mg/dl bei Entlassung und Hyponatriämie von 124 mmol/l. Außerdem erfahren Sie, dass der Ehemann verstorben sei, die einzige Tochter eine Vollmacht habe und sich die Patientin in ihrer Doppelhaushälfte selbst versorge. Sie sagen der Aufnahme am nächsten Tag zu.

Als Geriater fehlen Ihnen zahlreiche Informationen, um eine erfolgreiche Versorgung der Patientin zu ermöglichen und konkrete therapeutische Schritte zu veranlassen. Sie fragen nach einer ersten Anamnese der Patientin in der Hausarztpraxis nach, erhalten aber keine weiteren Informationen zur Funktionalität der Patientin vor dem Krankenhausaufenthalt.

Die Ergebnisse des Assessments dienen unterschiedlichen Zwecken. Zum einen bildet der über das Assessment beschriebene funktionelle Zustand die Grundlage für die Planung der funktionsorientierten und in der Regel multidisziplinären Intervention. Zum zweiten ermöglicht die wiederholte Durchführung des Assessments (oder von Teilen davon) eine Verlaufsbeobachtung, die z. B. der Objektivierung des Erfolges der Intervention dient, aber auch der Beschreibung von weiterbestehenden funktionellen Einschränkungen, die in der weiteren Versorgung berücksichtigt werden müssen. Drittens ist wichtig, dass viele Aussagen aus dem CGA diagnoseunabhängig eine Einschätzung der Prognose erlauben. Für viele Parameter des Mobilitäts-Assessments, aber auch für Beeinträchtigungen der ADL und weiteren Faktoren ist eine prognostische Bedeutung in Bezug auf Verlust der Selbstständigkeit, Eintritt von Pflegebedürftigkeit und Mortalität gezeigt (Braun et al., 2022).

Merke

Die Ergebnisse eines CGA ermöglichen

1. die Therapieplanung,
2. eine geriatrische, d. h. funktionsbezogene Verlaufsbeobachtung, und
3. Aussagen zur Prognose.

Zu beachten ist, dass die Funktionsorientierung über das CGA auch eine Hilfe in der Fokussierung im Kontext von Multimorbidität anbietet. Bei geriatrischen Patienten sind Behandler typischerweise mit einer Vielzahl oft ungewichteter medizinischer Diagnosen und den damit zusammenhängenden Handlungsempfehlungen konfrontiert, und es fällt schwer, Schwerpunkte in der Behandlung zu setzen. Aus funktioneller Sicht ist klar, dass zuvorderst Erkrankungen und Krankheitsfolgezustände zu fokussieren sind, die einen eindeutigen Einfluss auf vorliegende funktionelle Fähigkeiten haben. Das bedeutet, dass die bestehenden Listen von Diagnosen und Erkrankungen unter funktionellen Gesichtspunkten geprüft und in ihrer Bedeutung für den Patienten und die Therapie bewertet und gewichtet werden können.

Merke

Das CGA ist das einzige diagnostische und therapeutische Instrument, welches konsequent auf dem bio-psycho-sozialen Krankheitsmodell aufbaut.

1.5.3 Funktionsorientierte Komplexbehandlung durch das geriatrische Behandlungsteam

Auch die Planung und Durchführung der geriatrischen Komplexbehandlung unterscheidet sich vom Vorgehen in anderen klinischen Fächern. Die Abwägung und Festlegung therapeutischer Ziele erfolgt funktionsorientiert und im therapeutischen Team. Das Team besteht aus verschiedenen, an der Versorgung, Therapie und Pflege des Erkrankten beteiligten Disziplinen. International gilt die Zusammensetzung aus einem Geriater, einer Pflegefachperson und einem Sozialarbeiter als Kernteam (Pilotto & Martin, 2018). Gegebenenfalls nehmen weitere Spezialisten verschiedener anderer Disziplinen an der Basisbeurteilung teil oder fungieren als Berater in einem erweiterten Team aus Physio- und Ergotherapeuten, Ernährungswissenschaftlern, Apothekern, Psychiatern, Psychologen, Zahnärzten, Audiologen, Podologen und Optikern. Die Größe des Kernteams und des erweiterten Teams hängt vom Versorgungsumfeld, der Verfügbarkeit der Ressourcen und natürlich den Spezifika der zu versorgenden Patienten ab.

In Deutschland umfasst das stationäre geriatrische Team neben dem pflegerischen und ärztlichen Dienst in der Regel Physiotherapie, physikalische Therapie, Logopädie, Ergotherapie und Sozialdienst. Auf Basis des über das Assessment beschriebenen funktionellen Zustandes des Patienten werden in regelmäßig, meist wöchentlich stattfindenden Teamsitzungen Therapieziele festgelegt, Therapien geplant und der klinische und funktionelle Verlauf bewertet und überwacht. Ausgewählte Assessmentinstrumente, die im Verlauf und vor allem zum Abschluss der geriatrischen Komplexbehandlung durchgeführt werden, dokumentieren Änderungen und Fortschritte sowie das Erreichen oder Verfehlen von Therapiezielen. In Deutschland hat dieses Konzept im Vergütungssystem für den stationären Bereich, dem Fallpauschalensystem nach diagnosebezogenen Fallgruppen (Diagnosis Related Groups, DRG), Eingang als sogenannte geriatrisch-frührehabilitative Komplexbehandlung gefunden. Die Komplexbehandlung ist als Operations- und Prozeduren-Schlüssel (OPS 8-550.-) etabliert und umfasst im Wesentlichen die dargestellten Komponenten des geriatrischen Konzeptes. Ziel der geriatrischen Komplexbehandlung ist die Wiederherstellung,

Tab. 1.5.1: Comprehensive Geriatric Assessment und mögliche Konsequenzen zum Fallbeispiel. Die im Fallbeispiel genannten Instrumente sind als Beispiele zu verstehen, für die auch andere, vergleichbare Instrumente genutzt werden könnten.

Dimension/Instrumente	Ergebnis bei Klinikaufnahme	Konsequenz
Selbsthilfe: Barthel-Index (BI) und erweiterter Barthel-Index (EBI)	BI = 35; EBI = 75	durch geringe Defizite in der Kommunikation und dem Befolgen von Anweisungen, grundsätzlich rehabilitationsfähig; mit BI 35 und akuten klinischen Syndromen → frührehabilitative Komplexbehandlung
Kognition: 6-CIT	5/6 Punkten	weitere Abklärung der Kognition sinnvoll → 4AT + MoCA und entsprechende Ursachenabklärung (z. B. Bildgebung, Labor, Fremdanamnese)
Mobilität: TUG + CHARMI®	TUG = nicht durchführbar (bei Hausarzt 17 sek.); CHARMI® = 3 Punkte	TUG: deutliche Verschlechterung seit dem letzten Assessment beim Hausarzt (wurde Ihnen gefaxt); CHARMI®: Transfer aktuell nur an die Bettkante möglich → frührehabilitative Komplexbehandlung
Affekt: GDS-4	0/4 Punkten	kein Hinweis auf eine Depression
soziale Aspekte	Treppe im Haus zum Bad, war selbstversorgend, keine Vollmacht, möchte nicht ins Pflegeheim	Frühzeitige Abfrage der sozialen Red Flags kann eine zeitnahe kommunikative und organisatorische Intervention des therapeutischen Teams mit Patientin und Angehörigen ermöglichen, um eine Lösung für eine Anschlussversorgung zu haben. Aktuell: Frührehabilitation, ggf. (ambulante) Rehabilitation, dann weitere Versorgung zu Hause mit ambulantem Pflegedienst

Sicherung oder Förderung der Alltagsfähigkeit des Betroffenen, das bedeutet die Fähigkeit zur möglichst selbstständigen und selbstbestimmten Lebensführung (Bundesverband Geriatrie, 2010). Wichtiger Hinweis: Im Folgenden wird unter Komplexbehandlung nicht nur die stationäre geriatrische Frührehabilitation, sondern die gesamte komplexe geriatrische Teamintervention auf Basis eines CGA verstanden.

Merke

Die geriatrische Komplexbehandlung besteht aus dem CGA und einer funktionsorientierten Teamintervention des geriatrischen Teams. Sie ist durch die geriatrische frührehabilitative Komplexbehandlung (GFK) im DRG-System im deutschsprachigen Raum vor allem im stationären Setting bekannt. Sie ist evidenzbasiert allerdings auch im ambulanten Sektor wirksam, wenn ein geriatrisches Team involviert ist.

1.5.4 Sektorenübergreifender Einsatz des CGA

Das Fallbeispiel zeigt ein Dilemma auf, das in der Versorgung weiterhin existiert, obwohl bereits zahlreiche Versuche unternommen wurden, die Versorgungsprozesse für geriatrische Patienten zu verbessern. Es basiert auf zwei Bruchstellen im deutschen Gesundheitswesen, aber auch in anderen Ländern, die oft schwer zu überwinden sind: Erstens die Trennung der Sektoren ambulant/stationär, und zweitens die fehlende Anpassung der Versorgung an ein fortschreitendes Alter hin zu einer funktionsorientierten Denkweise. Das CGA dient hier dazu, dass wesentliche, funktionsrelevante Dimensionen standardisiert erhoben werden, um aufgrund des Verlaufes und der erhobenen Daten eine differenzierte Intervention zu ermöglichen, die sich nicht rein an der nosologischen Zuordnung von Krankheiten orientiert. ▶ Tab. 1.5.1 beschreibt anhand des oben beschriebenen Falles konkrete Beispiele für nutzbare Assessmentinstrumente unterschiedlicher Stufen am Beispiel von drei Settings: Praxis, Notaufnahme und stationäre Versorgung in der Akutklinik. Besondere Aspekte rehabilitativ orientierter Einrichtungen werden hier nicht betrachtet (▶ Kap. 2.8 und ▶ Kap. 2.9).

Das CGA wird nach Empfehlungen der Arbeitsgruppe Geriatrisches Assessment (AGAST) in drei Stufen eingeteilt, die sich vor allem hinsichtlich ihres Zieles definieren (Bach et al., 1997). Während ein multidimensionales Assessment der Stufe 1 die Identifikation eines geriatrischen Patienten zum Zweck hat, adressiert ein Assessment der Stufe 2 die therapierelevant betroffenen Dimensionen und deren Ausprägung. Ein Stufe-3-Assessment dient der vertiefenden Abklärung bei speziellen Fragestellungen.

Für das CGA der Stufe 2 liegt eine ausführliche S1-Leitlinie vor, die als Living Guideline fortlaufend aktualisiert wird (S1-Leitlinie Geriatrisches Assessment, 2022). Es wird deutlich, dass je nach Setting unterschiedliche Assessmentinstrumente für den Einsatz geeignet sind. Ein Vorschlag für den Einsatz verschiedener Instrumente ist ▶ Tab. 1.5.2 zu entnehmen. Es wird auch aufgezeigt, dass etliche Instrumente über unterschiedliche Settings hinweg gemeinsam zur Erhebung funktioneller Einschränkungen und zur Weitergabe von Informationen darüber genutzt werden können. ▶ Tab. 1.5.3 listet und erläutert typische Instrumente des CGA.

Tab. 1.5.2: Vorschläge für Setting-bezogene geriatrische Assessmentinstrumente. Die Auswahl ist nicht vollständig und berücksichtigt die Durchführbarkeit, die Eignung zur Diagnostik des geriatrischen Syndroms, die Ableitung von Therapiemaßnahmen (ab Stufe 2) und die Verlaufsbeobachtung im jeweiligen Setting. Beschreibungen ▶ Tab. 1.5.3 (© Denkinger, M., & Kumlehn, B.).

Dimension	Stufe	Hausärztliche Praxis	Notfallambulanz/Nicht spezialisierte Station	Spezialisierte Station/Spezialisierte Praxis	Konsequenz
Selbsthilfefähigkeit	1	Frage aus Lachs	Frage aus Lachs, Frage aus ISAR		gezielte Unterstützung bei Aktivitäten des täglichen Lebens organisieren, Hilfsmittel verschreiben, soziale Angebote (Begegnungsstätten u. a.)
	2	Barthel[1] + IADL (Lawton)		Erw.-Barthel[1]/Lawton/SINGER	
	3	Short Form LLFDI		Long Form LLFDI	
Mobilität	1	Gehgeschwindigkeit 4 m Romberg	Frage aus ISAR (s. o.)	Gehgeschwindigkeit 4 m TUG/Romberg	differenzierte Verschreibung von Hilfsmitteln und Heilmitteln bis zur mobilen/ambulanten/stationären Reha; bei Ganganalyse gezielte Therapie
	2	TUG/CHARMI/SPPB[1]		CHARMI/DEMMI/SPPB[1]	
	3			Ganganalyse/Sensoren	
Kognition (inkl. Delir)	1	6-CIT/SIS/Uhrentest	Frage aus ISAR/ 4AT[1]	6-CIT/SIS/4AT[1]	Ausschluss besser behandelbarer Ursachen und DD Demenz/Delir; Verlaufsbeobachtung und gezielte Interventionen (stationär: HELP-Programm u. a.)
	2	MMSE/MoCA[1]	I-CAM	MMSE/MOCA[1]/CAM/DOSS	
	3			CERAD/IQ-Code/CDR-Skala	
Affekt/Depressivität	1	Frage aus Lachs GDS 4/5	Frage aus Lachs GDS 4/5	GDS4/5	Ausschluss Depression auch als DD zur Demenz und Einleitung (nicht) medikamentöser Therapien und anschließend sozialer Anbindung
	2	PHQ-9[1]/GDS-15/HADS		PHQ-9[1]/GDS-15/HADS/DIA-S	
	3			selten notwendig	
soziale Situation	1	Frage aus Lachs	angepasste Fragen an klinisches Setting	angepasste Fragen an klinisches Setting	frühzeitige Prüfung ambulanter und stationärer Hilfen und Optimierung der Betreuungssituation und Pflege
	2–3	Angepasste Fragen[1]/SOS		Lubben SNS/SoS	
Ernährung	1	Gewichtsverlauf, Zahnstatus	Zahnstatus	Körpergewicht, Zahnstatus	Vorbeugung/Therapie von Malnutrition, Sarkopenie, Frailty durch Produkte und soziale Interventionen; Konsil Zahnmedizin
	2–3	SNAQ/NRS[1]		MNA/BIA/NRS[1]	
Dysphagie	1	Daniels-Test[1]		Daniels-Test[1]	Anpassung Kostform, Konsil Logopädie, endoskopische Schluckdiagnostik (FEES)
	2–3	GUSS, DSTG		GUSS, DSTG	
Sensorik	1	Fragen aus Lachs/MAGIC	Fragen aus Lachs	Fragen aus Lachs	Konsil Augenarzt/Optiker, HNO
	2–3			Einfache Tests (z. B. EyeChart)	
Schmerz	1	VRS/NRS[1], Fragen Lachs/MAGIC	VRS/NRS [1], Frage aus Lachs	VRS/NRS[1]	umsichtige Schmerztherapie bei chronischen Schmerzen angepasst an Schmerzform
	2–3	BESD (Demenz)	BESD (Demenz)	BESD/Schmerzinterview	
Sucht	1	CAGE-Fragen		CAGE-Fragen	frühzeitig Entzugssymptome/Delir verhindern
	2			AUDIT, SMAST-G	

Kontinenz	1	Fragen aus Lachs/MAGIC	Frage aus Lachs	Frage aus Lachs	Erstdiagnose (da oft nicht erfragt) bzw. ab Stufe II Eingrenzung der Inkontinenz für gezielte (nicht) medikamentöse Therapien
	2–3			UDI/ QUID	
Stürze	1–3	Fragen aus Lachs[1]/MAGIC	Frage aus Lachs[1]	Frage aus Lachs[1]	Sturzprophylaxe nach Setting
Multimorbidität	2			CCI/CIRS-G/FCI	Interaktionen zwischen Erkrankungen/Medikation
Multimedikation	1	Fragen aus Lachs/MAGIC	Fragen aus ISAR	Frage aus Lachs	Überprüfung der Medikation hinsichtlich Indikation und Angemessenheit; Re- und Deprescribing
	2–3	FORTA/PRISCUS/START/STOPP		FORTA/PRISCUS/START/STOPP	
Prognose/Frailty/Allgemein	1	CFS[1]	ISAR/CFS[1]/Geriatriecheck BW	ISAR/CFS[1]	Gesamtbild zur Einschätzung der Frailty, damit Prognose/Beurteilung von Gefahren und Ressourcen vor Eingriffen
	2–3	MPI/Edmonton FS/eFI	eFI	MPI/eFI/Singer	

6-CIT = Six Item Cognitive Impairment Test; AUDIT = Alcohol Use Disorder Identification Test; BESD = Skala zur Beurteilung von Schmerzen bei Demenz; BIA = Bioimpedanzanalyse; CAGE = Akronym: **C**ut down on drinking – **A**nnoyed by criticism – **G**uilty feeling – **E**ye opener; CAM = Confusion Assessment Method; CCI = Charlson- Comorbidity Index; CDR = Clinical Dementia Rating Scale; CERAD = Consortium to Establish a Registry for Alzheimer Disease; CFS = Clinical Frailty Scale; CHARMI = Charité Mobilitätsindex; CIRS-G = Cumulative Illness Rating Scale for Geriatrics; DEMMI = De Morton Mobility Index; DIA-S = Depression im Alter-Skala; DOSS = Delirium Observation Screening Scale; DSTG = Dysphagie Screening-Tool Geriatrie; eFI = Electronic Frailty Index; FEES = Fiberendoskopische Evaluation des Schluckens; FCI = Functional Comorbidity Index; FORTA = Fit for the Aged; FS = Frailty Scale; GDS = Geriatric Depression Scale; GUSS = Gugging Swallowing Screen; HADS = Hospital Anxiety and Depression Scale; HELP = Hospital Elder Life Program; IADL = instrumental activities of daily living; IQ-Code = Informant Questionnaire on Cognitive Decline; ISAR = Identification of Senior At Risk; LLFDI = Late Life Function & Disability Index; MMSE = Mini Mental State Examination; MNA = Mini Nutritional Assessment; MoCA = Montreal Cognitive Assessement; MPI = Multidimensional Prognostic Index; NRS = Nutritional Rating Scale; PHQ = Patient Health Questionnaire; QUID = Questionnaire for Urinary Incontinence Diagnosis; SINGER = Scores of Independence for Neurologic and Geriatric Rehabilitation; SIS = Six-Item-Screener; SMAST = Short Michigan Alcohol Screening Test; SNAQ – Simplified Nutritional Appetite Questionnaire; SNS = Social Network Scale; SoS = Soziale Situation; SPPB = Short Physical Performance Battery; TUG = Timed Up and Go; UDI = Urinary Distress Inventory; VRS/NRS = Visuelle/Numerische Rating Skala (Schmerz).

Tab. 1.5.3: Typische Assessment-Instrumente der unterschiedlichen Dimensionen (© Denkinger, M., & Kumlehn, B.)

Dimension	Stufe	Instrumente (Abkürzung)	Erläuterung	Dauer (min)	Bemerkungen
Selbsthilfe-fähigkeit	2	(erweiterter) **Barthel**[1]	Standardinstrument zur Erhebung der basalen Aktivitäten des täglichen Lebens (ADL). Er wird weltweit zur Erhebung der Selbsthilfefähigkeit und für Rehabilitationsentscheidungen eingesetzt.	510	kann erweitert werden mit einer Frühreha-Komponente und ist auch im neueren SINGER-Index erhalten
	2	Lawton (IADL)	Erweiterung der ADL hin zu instrumentellen ADL. Enthält Fragen zum Management von Medikamenten, Finanzen, Telefon.	5	auch in Varianten vorhanden, oft individuell angepasst
	2	SINGER	IADL-Assessment aus der Reha zur Verlaufsbeurteilung auf Basis des Barthel-Index, mit 6-Punkte-Likert Skala und ergänzt um Sensorik, soziales Verhalten, Kognition, Kommunikation, Planungsfähigkeit	10–15	aufgrund des IPREG-Gesetzes in Zukunft evtl. zunehmend eingesetzt; für Verlauf geeignet
	3	LLFDI	ausführliches Stufe 3-Instrument, mit dem eine differenzierte Darstellung der Funktionen und Teilhabe ermöglicht wird, auf dem ICF-Prinzip basierend	15–25 (kurz– lang)	sektorenübergreifend validiert, kann somit für differenzierte Verläufe genutzt werden; Lang-/Kurzform erhältlich
Mobilität	1	erweiterter Romberg	Der Romberg-Test und der (Semi-)Tandem-Stand eignen sich als Balance-Tests v. a. bei Patienten mit rezidivierenden Stürzen.	3	kann hierarchisch angepasst und mit geschlossenen Augen diagnostisch ergänzt werden
	2	CHARMI©	hierarchischer Mobilitätstest, der einfach durchführbar ist, auch geschätzt werden kann und als Telefonfragebogen aktuell validiert wird	5–8	für die Klinik als Ersteinschätzung und für die Verlaufsbeurteilung gut nutzbar
	2	DEMMI	ausführlicher hierarchischer Mobilitätstest, der auch als Verlaufsuntersuchung änderungssensitiv ist und bei dem Aufgaben zu bewältigen sind	15	genauer als der CHARMI, inklusive Gleichgewichtstests; recht aufwendig
	2	TUG	gebräuchlichster Mobilitätstest in der Geriatrie; beurteilt die Gehfähigkeit auf Zimmerebene und ist von Muskelkraft, Gelenkfunktion und Gleichgewicht abhängig	3	elektronische Version verfügbar, Bodeneffekte v. a. bei stationären Patienten; zur Langzeitbeobachtung geeignet
	2	**SPPB**[1]	einfach durchführbare Testbatterie der wichtigsten motorischen Bereiche Kraft, Gleichgewicht und Gehgeschwindigkeit	8	elektronische Version verfügbar; in großen epidemiologischen Studien getestet
	3	Sensoren	Zukunft der Messung der Mobilität (und Aktivität) und des Gangbildes sind Sensor-basierte Systeme, die eine exakte Erhebung von Uptime (Zeit stehend/gehend bzw. liegend), von Transfers, Schrittkadenzen, zurückgelegten Strecken, Kraftmessungen, aber auch von Variabilitäten zwischen Schrittbreite, -dauer, -länge und vieles mehr zulässt.	sehr variabel	Zukunft der automatisierten Messung mit Auswertung und Übernahme in die Computersysteme/Arztbriefe

Kognition	1	SIS	sensitiver Kurztest zum Screening auf kognitive Defizite	2	gut auch im Krankenhaus anwendbar
	1	6-CIT	einfaches Demenz-Screening-Tool	2	vor allem für den ambulanten Bereich geeignet
	1	Uhr-Zeichen-Test	testet verschiedene kognitive Fähigkeiten: Aufmerksamkeit, auditives Verständnis, Handlungsplanung, exekutive Funktionen	2–3	Auswertung nach Shulman, Sunderland und Watson möglich (in MoCA enthalten)
	2	MMSE	weltweilt der häufigste verwendete kognitive Test, der zum Screening gezählt wird, aber vom Aufwand her darüber liegt; gerade bei leichten kognitiven Einschränkungen nicht sensitiv genug	8–10	sehr viele Vergleichswerte, auch auf unterschiedlichen Bildungsniveaus, in allen Ländern viel genutzt
	2	**MoCA**[1]	nimmt mehr und mehr den Status des MMSE ein, ist sensitiver und ebenso spezifisch, hat verschiedene Versionen, die auch eine Re-Testung ermöglichen	10–12	in zahlreichen Sprachen vorhanden, die neuesten Versionen auch in Deutsch
	3	CDR	klinisch verankerte numerische Skala zur Schweregradeinteilung einer Demenzerkrankung	45–60	sehr aufwendig, aber extrem differenziert, v. a. bei milden kognitiven Defiziten und in der Forschung
	3	CERAD	sehr ausführliche Testbatterie, die entsprechend Zeit benötigt, aber alle relevanten kognitiven Domänen behandelt und eine differenzierte Einschätzung ermöglicht	40–60	für Forschungszwecke geeignet, viel Vergleichswerte, dadurch Z-Transformation möglich
	2-3	IQ-CODE	dient zur Erfragung der prämorbiden kognitiven Fähigkeiten; in drei Versionen mit 7, 16 und 26 Fragen erhältlich	3–15 je nach Versionen	nicht selten relevant zur Therapie (DD Demenz), sieben Fragen-Version in Deutsch validiert
Delir	1	**4AT**[1]	überprüft die Aufmerksamkeit, Wachheit, Orientierung und Fluktuation der Symptome und ist leichter durchführbar als der CAM	2–3	setzt sich zunehmend durch; keine fehlenden Werte, da immer möglich
	2	CAM	basiert auf einem strukturierten Interview und gilt noch als Goldstandard für die Delir-Diagnostik; verschiedene Varianten und Versionen je nach Situation erhältlich (I-CAM, 3D-CAM, FAMCAM)	3–10	erfordert relevante Schulung: Interrater-Reliabilität schwierig; viele Studien, viel Evidenz
	2	DOSS	dient zur Erfassung und Bewertung von Symptomen bei Verdacht auf Delir	3–5	zur Verlaufskontrolle als Standard in der Pflege einsetzbar
psychisches Befinden/ Depressivität/ Affekt	1-2	GDS	in unterschiedlichen Versionen von 2–30 Fragen als Screening, ab 15 Fragen auch als Stufe 2-Assessment für Depressionen im Alter validiert	2–15 je nach Version	Fragen im Akutsetting oft nicht geeignet, eher als kurze Screening-Version nutzbar
	2	**PHQ-9**[1]	als 2- oder 9-Fragenversion zum Screening auf Depression geeignet; auch als 4er Version für Screening auf Angststörungen und Depression	2–10 je nach Version	wird zunehmend gegenüber dem GDS präferiert; als 4-er Version im Krankenhaus sinnvoll einsetzbar
	2	HADS	differenziert gut zwischen Depression und Angst im Krankenhaus	5–10	hat sich trotz guter Validität und Reliabilität bislang nicht durchgesetzt, Kurzversion vorh.
	2	DIA-S	besteht aus zehn einfach formulierten Fragen	5–8	besonders für multimorbide und stationär versorgte Patienten geeignet

Tab. 1.5.3: Typische Assessment-Instrumente der unterschiedlichen Dimensionen (© Denkinger, M., & Kumlehn, B.) – Fortsetzung

Dimension	Stufe	Instrumente (Abkürzung)	Erläuterung	Dauer (min)	Bemerkungen
soziale Situation	2-3	Lubben SNS	als 6–12-Fragen-Versionen verfügbar, vor allem für die Menge an Unterstützung geeignet	6 Item: 3–5	gute Differenzierung der Gesamtunterstützung, eher für Forschung
	2-3	**angepasste Fragen**[1]	Da soziale Fragebögen oft stark vom Setting und von den Umständen in den jeweiligen Regionen/Ländern abhängen, eignen sich angepasste Fragebögen, z. B. auf Basis des SoS -Fragebogens nach Nikolaus, der selbst eher aufwändig ist.	2–10	in der Klinik oft Fragen wie zu überwindende Treppen und bisherige Versorgung relevant; dadurch relevanter
	3	SoS	umfassend, aber aufwendig	10–15	vom Sozialdienst nutzbar als Basis für eine gezielte Aufarbeitung
Ernährung	1	SNAQ	4-Item-Test, der vor allem als Früherkennung des Appetitverlustes für ältere Menschen geeignet ist	2	gut im ambulanten Setting für Screening und Prävention
	2	**NRS**[1]	zweistufiger Fragebogen, der vor allem der Identifikation von ernährungsmedizinischem Unterstützungsbedarf bei geriatrischen Menschen dient	2–3	in der Klinik als guter Mittelweg zwischen Aufwand und Nutzen
	2	MNA	erfasst neben den Kernelementen (BMI, Gewichtsverlust, Essmenge, erhöhter Nährstoffbedarf) auch altersspezifische Risikofaktoren einer Mangelernährung (eingeschränkte Mobilität, beeinträchtige Kognition)	5–15 (kurz–lang)	als Kurz- und Langversion verfügbar (MNA-SF, MNA-LF), wird v. a. auch in der Forschung verwendet
	3	BIA	dient der Bestimmung der Körperzusammensetzung und kann den Schweregrad einer Mangelernährung abschätzen	5–10	im Gegensatz zur Bestimmung am Großgerät findet bei der Bestimmung am Patientenbett weniger Elektrodenkontakt statt (dann aber weniger valide/reliabel)
Dysphagie	1	**Daniels-Test**[1]	überprüft veränderten Stimmklang, Husten u. a. nach Wasserschluckversuch, auch 2 aus 6-Test genannt	3	einfachster direkter Test
	2-3	GUSS	testet das Schlucken von breiiger Kost, Flüssigkeiten und fester Kost	5–10	Testung von drei Konsistenzen, damit aufwendig, wenn sofort auffällig
	2	DSTG	drei Teile: 1. Vigilanz und Sitzposition, 2. Speichelschluck, Zungenbeweglichkeit und Zungenstoß, 3. Wasserschlucktest	5	von der AG Dysphagie der Dt. Gesellschaft für Geriatrie konsentiert
Sensorik	2	Eye Chart	ermöglicht die Bestimmung der Sehschärfe aus 1,2 m Abstand	3	alternativ Texte lesen lassen oder einfache Screening-Fragen
	2	Hören	Finger reiben direkt am Ohr oder Flüstern von Zahlen aus 50 cm Entfernung	1	auch aus Gespräch heraus beurteilbar
Schmerz	1	**versch. Schmerz-Skalen**[1]	numerische oder visuell-analoge Skalen (NRS, VAS), die meist eine Spanne von 0–10 abdecken	1	Mindeststandard, verlaufsgeeignet, erweiterte Skalen meist eher für Forschung
	2	BESD	basiert auf Beobachtungen in fünf Bereichen mit einem maximalen Punktewert von 10	3	für mehr Aufmerksamkeit bzgl. Schmerz auch bei Menschen mit Demenz

Sucht	1	CAGE-Fragen	einfacher Screening Test mit vier Ja/Nein-Fragen	2	einfach ins Gespräch/Anamnese einzubauen
	2	AUDIT	Screening von riskantem Alkoholkonsum, schädlichem Alkoholgebrauch oder Alkoholabhängigkeit (Kurzversion: AUDIT-C)	5	etwas aufwendiger, nur bei Kooperation sinnvoll
	2	SMAST-G	altersspezifische Modifikation des Short Michigan Alcohol Screening Test mit zehn Fragen	3–5	etwas sensitiver als CAGE, aber aufwendiger
Kontinenz	2	UDI	schneller 6-Fragen-Test mit Eingangsfrage nach Kontinenz, welche eine Differenzialdiagnose ermöglicht	3	bei klinischer Unsicherheit oder als Screening
	2	QUID	Frauen-spezifisch, ähnlich zum UDI auch sechs Fragen, ermöglicht eine Differenzierung zwischen Drang- und Stressinkontinenz	3	DD Drang/Stressinkontinenz therapeutisch relevant
Stürze	1	**Sturzhistorie[1]**	Stürze in den letzten drei (nach Lachs), sechs oder zwölf Monaten, ergänzend zur Mobilität	1	Basis, sollte immer gefragt werden
Multi-/ Komorbidität	2	CCI	dient zur Abschätzung der Morbidität anhand der Summe von 19 prognostisch relevanten Nebenerkrankungen	5–10	unterschiedliche Gewichtung der einzelnen Erkrankungen; wird vor allem in der Onkologie eingesetzt
	2	CIRS-G	kumulierte Bewertung von mäßigen bis schweren Erkrankungen aus 14 Organsystemen; Wert von 0–10	5–10	auch als deutsche Version verfügbar
	2	FCI	untersucht den Effekt von Komorbiditäten auf die Funktionalität des Patienten	5–10	besser angepasst an die funktionsorientierte Fallentscheidung bei geriatrischen Patienten
Multimedikation	1	**Anzahl an Medikamenten[1]**	einfaches Screening zur Erfassung von Multimedikation; meist ab der Einnahme von > fünf Medikamenten definiert	2	wird bspw. im Screening nach Lachs, dem ISAR-Score, Edmonton FS und MPI erfasst
	2	PRISCUS	dient zur Optimierung der Arzneimitteltherapie älterer Patienten und führt Wirkstoffe auf, die als potenziell inadäquate Medikamente (PIM) bei älteren Patienten gelten; enthält auch Informationen zu Therapie-Alternativen	5	klassische PIM-Ansätze werden teilweise den komplexen Krankheitsbildern nicht gerecht und sind dadurch wenig effektiv
	2-3	FORTA	häufig verwendete Medikamente werden, unterteilt in Substanzklassen, hinsichtlich ihrer Eignung in die Kategorien A–D eingeteilt	5–15	auch als App verfügbar; kann auch durch Umstellung oder Neuverschreibung zur Multimedikation führen
	2-3	STOPP/START	unterteilt in abzusetzende Medikamente (Stopp-Kriterien für PIM) und anzuwendende Medikamente (START-Kriterien)	5–15	vgl. FORTA; auch als reines Deprescribing-Tool für gebrechliche Patienten vorhanden: STOPP-Frail
Frailty/ Prognose/ Allgemein	1	Lachs	sehr bekanntes und überzeugendes Screening-Assessment mit vornehmlich Einzelfragen, aus denen weiterführende Assessments abgeleitet werden können	10	alle Dimensionen vorhanden, inklusive Schmerz
	1	MAGIC	neueres Assessment der Stufe 1 mit weiterführenden Fragen der LL-Gruppe Hessen als Basis der S1-Leitlinie Geriatrisches Assessment in der Hausarztpraxis	10–15	LL zuletzt nicht mehr aktualisiert, hat sich bisher nicht durchgesetzt

Tab. 1.5.3: Typische Assessment-Instrumente der unterschiedlichen Dimensionen (© Denkinger, M., & Kumlehn, B.) – Fortsetzung

Dimension	Stufe	Instrumente (Abkürzung)	Erläuterung	Dauer (min)	Bemerkungen
	1	ISAR	weit verbreiteter multidimensionaler Screening-Test zur Identifizierung geriatrischer Patienten bei Krankenhausaufnahme; wird häufig in der Notaufnahme angewendet	3–5	zahlreiche Studien; nur als Screening geeignet und ohne nachfolgende CGA-basierte Intervention wohl wenig effektiv
	1	Geriatrie-check BW	ein dem ISAR vergleichbares Assessment, welches durch den Aufbau in zwei Bereiche aus Routinedaten (Teil A) und selbst erhobenen Fragen (Teil B) 2-stufig eingesetzt werden kann	A: 1 B: 3	Teil A ohne Patientenbefragung erhebbar; bislang v. a. in den Zentren in BW erhoben
	1	**CFS**[1]	einfaches Instrument zur klinischen Einschätzung der körperlichen Verfassung bzw. Gebrechlichkeit; vergleichbar dem ECOG Performance Status, aber mit Fokus auf körperliche Funktion	1	vor allem zur Prognoseeinschätzung und Identifizierung von Patienten mit erhöhtem Risiko für ausbleibenden Behandlungserfolg
	1–2	eFI	kann aus unterschiedlichen Datenbasen gewonnen werden, wenn mehrere Dimensionen strukturiert abgefragt werden	Routinedaten	interessant für große Datensätze, Verlaufsdarstellungen, Screening in Kliniken; Instrumenten-Stufe abhängig von der Datengewinnung
	2	Edmonton FS	multidimensionales Frailty-Assessment, welches auch Performance-Tests (TUG und Uhrentest) beinhaltet	5–10	eine Art Mini-CGA, welches zu einer Gesamt-frailty summiert wird und Interventionen triggern kann
	2–3	MPI	ein auf CGA beruhendes Prognoseinstrument bestehend aus acht unterschiedlichen Dimensionen	15–25	klinisch basierter Mini-CGA mit viel Evidenz durch zahlreiche Studien; damit Prognosedaten zu verschiedenen Settings/Diagnosen
	2–3	INTER-RAI	mehrere komplexe international validierte Instrumentensammlungen für spezifische Anwendungen, v. a. aus der Langzeitversorgung älterer Menschen entstanden und als Screenings und umfassende Assessments erhältlich	viele Varianten	seit vielen Jahren etablierte Tests mit ebenfalls sehr vielen Vergleichsdaten; Stufe je nach eingesetztem Test

4AT = 4-AT-Test; 6-CIT = Six Item Cognitive Impairment Test; AUDIT = Alcohol Use Disorder Identification Test; BESD = Skala zur Beurteilung von Schmerzen bei Demenz; BIA = Bioimpedanzanalyse; CAGE = Akronym: **C**ut down on drinking – **A**nnoyed by criticism – **G**uilty feeling – **E**ye opener; CAM = Confusion Assessment Method; CCI = Charlson-Comorbidity Index; CDR = Clinical Dementia Rating Scale; CERAD = Consortium to Establish a Registry for Alzheimer Disease; CFS = Clinical Frailty Scale; CHARMI = Charité Mobilitätsindex; CIRS-G = Cumulative Illness Rating Scale for Geriatrics; DEMMI = De Morton Mobility Index; DIA-S = Depression im Alter-Skala; DOSS = Delirium Observation Screening Scale; DSTG = Dysphagie Screening-Tool Geriatrie; eFI = Electronic Frailty Index; FCI = Functional Comorbidity Index; FORTA = Fit for the Aged; FS = Frailty Scale; GDS = Geriatric Depression Scale; GUSS = Gugging Swallowing Screen; HADS = Hospital Anxiety and Depression Scale; IQ-Code = Informant Questionnaire on Cognitive Decline; ISAR = Identification of Senior At Risk; LLFDI = Late Life Function & Disability Index; Lubben MMSE = Mini Mental State Examination; MNA = Mini Nutritional Assessment; MoCA = Montreal Cognitive Assessement; MPI = Multidimensional Prognostic Index; NRS = Nutritional Rating Scale; PHQ = Patient Health Questionnaire; QUID = Questionnaire for Urinary Incontinence Diagnosis; SINGER = Scores of Independence for Neurologic and Geriatric Rehabilitation; SIS = Six-Item-Screener; SMAST = Short Michigan Alcohol Screening Test; SNAQ = Simplified Nutritional Appetite Questionnaire; SNS = Social Network Scale; SoS = Soziale Situation; SPPB = Short Physical Performance Battery; TUG = Timed Up and Go; UDI = Urinary Distress Inventory. [1]Fett hervorgehoben sind Tests, die zum Zeitpunkt der Buchveröffentlichung von den Autoren als Standard/Mindestverfahren angesehen werden.

1.5.5 Evidenz für die geriatrische Komplexbehandlung in der stationären Versorgung

Für das geriatrische Konzept aus CGA und funktionsorientierter Komplexbehandlung ist in zahlreichen Studien zur stationären Behandlung und Versorgung die Wirksamkeit gezeigt worden. In der ersten randomisierten kontrollierten Studie dazu (Rubenstein et al., 1984) zeigte sich im Vergleich zwischen einer geriatrischen Evaluation und Behandlung und einer nicht geriatrischen stationären Behandlung, dass ein Jahr nach Intervention ein größerer Anteil älterer, geriatrischer Patienten unabhängig zuhause lebte bei entsprechend niedrigerem Anteil heimversorgter Patienten. Wiedereinweisungen ins Krankenhaus waren seltener und es ließen sich funktionelle Verbesserungen zeigen, z. B. bezüglich IADL und Kognition (Rubenstein et al., 1984). Ähnliche Ergebnisse wurden in Folgestudien bestätigt (Landefeld et al., 1995; Reuben et al., 1995; Nikolaus et al., 1999; Counsell et al., 2000; Cohen et al., 2002). Die erste Metaanalyse von Interventionsstudien zum Thema (Stuck et al., 1993) umfasste 28 Studien und knapp 10.000 eingeschlossene Patienten. Eine Reduktion der Mortalität fand sich darin nicht, entgegen einigen diesbezüglich positiven Studien. Bestätigt wurde eine deutlich größere Chance auf eine Versorgung im eigenen häuslichen Umfeld durch die geriatrische Komplexbehandlung, ein geringerer Anteil an Krankenhauseinweisungen im Verlauf sowie funktionelle Verbesserungen im Hinblick auf physische und kognitive Fähigkeiten (Stuck et al., 1993). Die jüngsten Metaanalysen aus der Cochrane Collaboration (Ellis et al., 2017), die methodisch höhere Anforderungen an einzuschließende Studien gestellt haben, haben die beschriebenen Ergebnisse, insbesondere in Bezug auf die Versorgung im häuslichen Umfeld, bestätigt.

Im Krankenhaus kann die Versorgung geriatrischer Patienten inklusive der Durchführung des CGA auf zwei unterschiedliche Arten organisiert werden. In der ersten Variante wird die funktionelle Erfassung mittels CGA von einem multidisziplinären Team auf einer Station durchgeführt, z. B. der „Geriatric Evaluation and Management Unit" (GEMU) oder der „Acute Care for Elders (ACE) Unit" (Rubenstein et al., 1984; Landefeld et al., 1995), mit direkter Kontrolle über die Umsetzung der Empfehlungen des Teams. Dies ist auch der in Deutschland weit überwiegend genutzte stationäre organisatorische Rahmen. Bei der GEMU handelt es sich um ein beratendes multidisziplinäres Team, das stationäre Patienten unter anderer fachspezifischer Führung beurteilt und Empfehlungen an die behandelnden, nicht geriatrischen Ärztinnen/Ärzte, z. B. Internisten oder Chirurgen, weitergibt. Dieses Konzept wird des beratenden Charakters wegen als „Inpatient Geriatric Consultation Service" (IGCS) bezeichnet (Applegate et al., 1990). Insgesamt scheint in Bezug auf die Wirksamkeit die Versorgung auf einer geriatrischen Station (ACE) gegenüber dem Teamansatz überlegen. Eine systematische Übersichtsarbeit aus 2011 stellte zwar einen positiven Effekt eines mobilen Teams auf das Kurzzeitüberleben fest, jedoch keine signifikante Verbesserung hinsichtlich Funktionalität, Wiederaufnahme und Aufenthaltsdauer (Deschodt et al., 2013). Zwei weitere Metaanalysen bestätigten den geringen Effekt (Stuck et al., 1993; Ellis et al., 2011).

1.5.6 CGA in der ambulanten Konsultation

Programme für die ambulante geriatrische Beratung haben einen gemeinsamen präventiven Ansatz. Ihr Ziel ist es, veränderbare Risikofaktoren zu identifizieren und/oder eine Verschlechterung des Gesundheitszustandes und des Funktionszustandes zu erkennen, um eine weitere Verschlechterung, aber auch die Inanspruchnahme des Gesundheitswesens, insbesondere die stationäre Versorgung, und die damit verbundenen Kosten zu verringern. Trotz einiger Unterschiede umfassen die meisten Programme zur häuslichen bzw. geriatrischen Beurteilung eine in der Altenpflege geschulte Pflegefachperson, einen Physiotherapeuten, einen Sozialarbeiter, einen Psychologen und ggf. einen Facharzt Die fortschreitende Verbesserung von Organisationsmodellen, die sich auf frühere Erfahrungen mit dem ambulanten CGA stützen, hat zur Entwicklung von spezialisierten Team-Management-Programmen geführt, die in die Aktivitäten und Praktiken der Primärversorgung integriert werden.

Insgesamt deuten Studien darauf hin, dass die ambulante bzw. häusliche Beurteilung des Funktionszustandes zu einer Verringerung des weiteren Funktionsverlustes und der Einweisungen in Langzeitpflegeeinrichtungen in der älteren Bevölkerung beitragen kann (Beswick et al., 2008). In diesem Zusammenhang scheinen präventive Hausbesuchsprogramme das Risiko der Einweisung in eine Langzeitpflegeeinrichtung zu senken, vorausgesetzt, die Interventionen basieren auf einem CGA, adressieren Personen mit geringerem Sterberisiko und beinhalten mehrere Hausbesuche im Verlauf (Stuck et al., 2002). Allerdings ist die Aussagekraft der Daten aufgrund einer großen Heterogenität der Studien insgesamt eingeschränkt. Auch eine kürzlich erschienene Cochrane-Metaanalyse konnte die Ergebnisse, vor allem hinsichtlich Verringerung der Pflegeheimeinweisungen, nicht bestätigen, allerdings zeigte sich ein reduziertes Risiko für Krankenhauseinweisungen (Briggs et al., 2022).

Einige innovative Ansätze für ambulantes CGA haben ein spezialisiertes Teammanagement vorgeschlagen, wobei einige der erfolgreichsten Komponenten älterer Modelle an Programme in Hausarztpraxen angepasst wurden. Einer dieser Ansätze ist das GRACE-Programm („Geriatric Resources for Assessment and Care of Elders"), das häusliches Assessment und Langzeitpflegemanagement durch eine Pflegefachperson und einen Sozialarbeiter umfasst, die mit dem Hausarzt und einem interdisziplinären Geriatrieteam zusammenarbeiten. In klinischen Studien mit älteren Patienten wiesen diejenigen, die nach dem Zufallsprinzip der GRACE-Intervention zugewiesen wurden, eine bessere gesundheitsbezogene Lebensqualität und weniger Besuche in der Notaufnahme auf als diejenigen, die der üblichen Versorgung zugewiesen wurden (Counsell et al., 2007).

Eine Alternative zu einer stationären Versorgung von älteren Menschen, die eine Krankenhauseinweisung benötigen, stellt das Angebot der Akutversorgung in der häuslichen Umgebung, auch „hospital at home" genannt, dar. Auch dieser Ansatz beinhaltet die Durchführung eines CGA im häuslichen Setting. In einer Metaanalyse von 16 Studien zeigte sich, dass die Versorgungsformen zur Verhinderung von Krankenhausaufenthalten im Vergleich zur stationären Versorgung im Krankenhaus die Wahrscheinlichkeit, nach sechs Monaten weiter zu Hause zu leben, erhöhen (Shepperd et al., 2022).

Die sog. „Guided Care“ (GC) ist ein weiteres, verbessertes Modell der Primärversorgung, bei dem eine intensiv in der chronischen Pflege geschulte Pflegefachperson in die Primärarztpraxis integriert wird, um älteren Risikopatienten mit multiplen chronischen Erkrankungen und komplexen Bedürfnissen CGA und Management der chronischen Pflege zu bieten. In Studien mit multimorbiden älteren Patienten berichteten diejenigen, die nach dem Zufallsprinzip der GC zugewiesen wurden, nach acht Monaten über eine höhere Zufriedenheit und eine geringere Inanspruchnahme des Gesundheitswesens im Vergleich zu denjenigen, die nach dem Zufallsprinzip der üblichen Versorgung zugewiesen wurden (Boult et al., 2011). Auch hinsichtlich Medikamentenadhärenz und Krankenhauseinweisungen konnten positive Resultate mittels CGA in der Hausarztpraxis gezeigt werden (Garrard et al., 2020).

Trotz Kontroversen über die Wirksamkeit multifaktorieller Interventionen in der ambulanten Versorgung werden derzeit in vielen Gesundheitssystemen der westlichen Welt verschiedene, auf CGA basierende Präventionsprogramme in der Gemeinde und in der allgemeinmedizinischen Versorgung durchgeführt. Weitere Studien, zuletzt vor allem mit dem Hospital at Home-Ansatz, werden zeigen, welche Konzepte und Programme am besten geeignet sind, ältere Menschen im Erhalt ihrer Selbstständigkeit zu unterstützen.

Merke

Die Evidenz zur Wirksamkeit des geriatrischen Konzeptes aus CGA und geriatrischer Komplexbehandlung ist im Bereich der stationären Versorgung geriatrischer Patienten sehr gut. Auch in vielen anderen Versorgungsbereichen zeigt sich, dass die über das Assessment abgebildete funktionelle Sicht für ein angepasstes Therapie- und Behandlungskonzept von Älteren, für bessere Behandlungsergebnisse und für die Abschätzung der Prognose wichtig ist.

1.5.7 CGA in bestimmten klinischen Bereichen

Unabhängig von den beiden großen Versorgungsbereichen, der stationären und der ambulanten Versorgung, haben sich über die Jahre Bestrebungen und Konzepte entwickelt, älteren, geriatrischen Patienten mit speziellen Gesundheitsproblemen bzw. in besonderen klinischen Situationen durch funktionelles Assessment und funktionsorientierte Anpassung von Therapiekonzepten zu helfen. In der Folge werden beispielhaft die Bereiche Orthogeriatrie, geriatrische Onkologie, das perioperative Management geriatrischer Patienten, geriatrische Patienten in der Notaufnahme sowie die Versorgung von Menschen mit Demenz beschrieben.

Orthogeriatrie

Die gemeinsame Betreuung orthopädisch-unfallchirurgischer Patienten durch Chirurgen und Geriater kann bei Patienten mit Hüftfrakturen Komplikationen, Sterblichkeit, die Delirrate und die Aufenthaltsdauer im Krankenhaus verringern (Van Grootven et al., 2017; Eamer et al., 2018). Die Modelle reichen von einer begrenzten Konsultation oder einem Liaisondienst bis hin zu integrierten orthogeriatrischen Abteilungen. Eine Metaanalyse von 18 Interventionsstudien zu verschiedenen orthogeriatrischen Modellen (routinemäßige geriatrische Konsultation, geriatrische Station mit orthopädischer Konsultation und gemeinsame Pflege) ergab, dass die orthogeriatrische Zusammenarbeit mit einer signifikanten Verringerung der Krankenhaus- und Langzeitmortalität verbunden war. Auch die Verweildauer wurde signifikant reduziert, insbesondere im Modell der gemeinsamen Pflege, obwohl die Heterogenität der Studien diese Interpretation einschränkt. Ein auf Assessment basierender Therapie- und Versorgungsansatz scheint das optimale Setting und die optimale Pflegeorganisation bei der Behandlung älterer Erwachsener mit Hüftfraktur zu sein. Patienten, die mit einem entsprechenden Ansatz behandelt wurden, erzielten bessere Gesamtergebnisse im Vergleich zu Patienten, die einen traditionellen, nicht Assessment-basierten Ansatz erhielten (Giusti et al., 2011). Allerdings verhindern die Unterschiede zwischen den Studieninterventionen, den Populationen und den Ergebnissen, zu entscheiden, welches Modell, welches Setting und welche Organisation der Versorgung im Hinblick auf die kurz- und langfristigen Ergebnisse das am besten geeignete sein wird.

Geriatrische Onkologie

In der Onkologie ist die Bedeutung des funktionellen Status von älteren Patienten schon länger bekannt. Ältere Tumorpatienten haben häufiger therapiebedingte unerwünschte Wirkungen, z. B. in Bezug auf die Verträglichkeit einer Chemotherapie, häufiger Komplikationen im Verlauf und oft auch eine schlechtere Prognose. Das Maß an Gefährdung und Prognoseverschlechterung korreliert mit dem Grad der über das CGA nachzuweisenden funktionellen Einschränkungen. Ein Beispiel für diese Assoziation wird im sog. Hurria-Index für die Voraussage therapiebedingter Nebenwirkungen unter Chemotherapie deutlich (Hurria et al., 2011). Im Index sind neben Alter, Karzinomtyp und verschiedenen Laborparametern auch Variablen zur Beschreibung funktioneller Einschränkungen enthalten, z. B. Stürze in den zurückliegenden sechs Monaten, Mobilitätseinschränkung, reduzierte Sozialkontakte oder die Notwendigkeit der Unterstützung bei der Medikamenteneinnahme. Es ließ sich zeigen, dass der Hurria-Index eng mit der Toxizität der verabreichten Chemotherapie assoziiert ist und besser für die Vorhersage der Toxizität geeignet war als der Karnofsky-Index. Die enthaltenen Funktionsvariablen waren in der Lage, die Toxizität unabhängig von anderen Variablen vorherzusagen (Hurria et al., 2011).

Mittlerweile sind Therapiestudien in der Planung und Durchführung, die Assessment-adaptierte Therapiewege mit Therapiemodifikation, z. B. Reduzierung der Chemotherapeutikadosis, bis hin zum Verzicht auf eine spezifisch antineoplatische Therapie vorsehen (Goh et al., 2023). Zwar gibt es noch keinen Goldstandard bezüglich des zu verwendenden CGA. Aus den skizzierten Gründen empfehlen aber verschiedene Fachgesellschaften aus der Onkologie, z. B. die International Society of Geriatric Oncology (SIOG), bei älteren Tumorpatienten den funktionellen Status zu erheben und im onkologischen Management zu berücksichtigen.

Das perioperative Management geriatrischer Patienten

Geriatrische Erkrankungen sind häufig mit ungünstigen Ergebnissen nach einem chirurgischen Eingriff verbunden. Eine systematische Übersichtsarbeit, in der die Auswirkungen der präoperativen geriatrischen Evaluation und Beurteilung auf die postoperativen Ergebnisse bei älteren Patienten, die sich einer elektiven Operation unterziehen, bewertet wurden, zeigte, dass eine an den Ergebnissen des CGA adaptierte Behandlung die Zahl postoperativer Komplikationen und die Zeit bis zur Entlassung reduzierte (Partridge et al., 2014). Eine andere systematische Übersichtsarbeit mit 54 Studien an älteren Patienten, die allerdings eine erhebliche Heterogenität in Bezug auf Methoden, Messgrößen und Ergebnisse aufwies, berichtete, dass präoperative kognitive Beeinträchtigungen mit postoperativem Delir assoziiert waren, während Gebrechlichkeit mit einem erheblich erhöhten Risiko der Entlassung in eine Langzeitpflegeeinrichtung verbunden war (Oresanya et al., 2014). Individualisierte präoperative Strategien der Evaluation und Optimierung von älteren Patienten müssen weiter erforscht werden, um zu ermitteln, welche Form des CGA besonders geeignet ist, Therapieformen und Behandlungsstränge so zu modifizieren, dass das bestmögliche funktionelle Ergebnis erzielt wird.

Geriatrische Patienten in der Notaufnahme

Bisher gibt es nur einige wenige Interventionsstudien, die sich mit der Notfallversorgung älterer Menschen befassen, wobei der Schwerpunkt auf der Unterstützung nach der Entlassung liegt und relativ wenige Studien die Versorgung älterer Menschen in der Notaufnahme selbst untersuchen. Einige Programme mit CGA für Patienten, die von der Notaufnahme nach Hause entlassen werden, haben sich als wirksam erwiesen, um die Zahl der Besuche in der Notaufnahme und der Krankenhauseinweisungen zu verringern. Außerdem wurde festgestellt, dass ein Assessment in einer Notaufnahme mit einer statistisch signifikanten Verbesserung der Entlassungsraten aus der Notaufnahme und einer Verringerung der Krankenhauseinweisungen bei älteren Menschen verbunden war (Conroy et al., 2014).

Menschen mit Demenz

Eine frühe Metaanalyse zum CGA hat gezeigt, dass eine funktionsbezogene, auf Assessment basierende Behandlung auch die Wahrscheinlichkeit des Erhalts bzw. der Verbesserung kognitiver Fähigkeiten erhöhen kann (Stuck et al., 1993). Diese Ergebnisse wurden in einer kürzlich durchgeführten weiteren Metaanalyse im Wesentlichen bestätigt (Ellis et al., 2011). Sowohl in der akademischen Geriatrie als auch in gemeindenahen Praxen führt ein Assessment-basiertes Modell des funktionsorientierten Managements durch Pflegekräfte und Ärztinnen/Ärzte zu einer Verbesserung der Pflegequalität bei älteren Menschen mit Demenz, Stürzen und Harninkontinenz. Darüber hinaus erwies sich die Verwendung des Assessment-basierten multidimensionalen prognostischen Index (MPI) als wirksam bei der Bewertung des Risikos für Krankenhausaufenthalte und der Gesamtmortalität bei ambulanten Patienten, die in einem Tertiärzentrum auf kognitive Beeinträchtigungen untersucht wurden (Gallucci et al., 2014). Gleiches wurde für hospitalisierte Patienten mit Demenz im Alter von 65 Jahren und älter berichtet (Pilotto et al., 2009), was die prognostische Rolle des Assessments bei älteren Patienten mit Demenz belegt. Schließlich zeigen jüngste Daten, dass der Grad der Gebrechlichkeit die Assoziation zwischen der Pathologie der Alzheimer-Krankheit und der klinischen Alzheimer-Demenz zu modifizieren vermag. Das heißt, dass Personen selbst bei geringem Grad an Alzheimer-Pathologie ein erhöhtes Risiko für Demenz haben können, wenn sie ein hohes Maß an Gebrechlichkeit aufweisen (Wallace et al., 2019). Diese Ergebnisse deuten darauf hin, dass individualisierte Interventionen in mehreren Bereichen, die auf körperliche, funktionelle und kognitive Fähigkeiten abzielen, das sekundäre Auftreten negativer gesundheitsbezogener Folgen wie Behinderung, Krankenhausaufenthalt und Mortalität verzögern könnten.

Merke

Die Anwendung eines CGA mit anschließender Komplexbehandlung hat in einigen Setting-spezifischen Ansätzen über die Geriatrie hinaus die Versorgung signifikant verbessert. Dies konnte zuletzt insbesondere für die Onkologie prospektiv und randomisiert nachgewiesen werden.

1.5.8 CGA und Prognose

Viele Belege deuten darauf hin, dass die Prognose älterer Patienten eng mit dem Vorliegen von Begleiterkrankungen und dem Grad der funktionellen, z. B. kognitiven und sozialen Beeinträchtigung zusammenhängt. In einer umfangreichen systematischen Überprüfung wurden acht prognostische Indizes für die Sterblichkeit bei Älteren ermittelt, die die Anforderungen an Genauigkeit und Kalibrierung erfüllen, die man für den Einsatz in der klinischen Praxis für erforderlich hält (Yourman et al., 2012). Ein solches prognostisches Instrument stellt der Multidimensionale Prognoseindex (MPI) dar, der auf CGA beruht und funktionelle Aspekte zusammenfasst. Der Index besteht aus Assessment-Instrumenten acht verschiedener Dimensionen, deren Relevanz für die Mortalität besonders hoch sind (unter anderem Kognition, Mobilität, Ernährung, Multimorbidität, Dekubitus-Risiko). Multizentrische Studien deuten an, dass der MPI ein besserer Prädiktor für die Gesamtmortalität sein könnte als in der klinischen Praxis üblicherweise verwendete Indizes der Frailty. Der MPI gilt auch als unabhängiger Prädiktor für die Krankenhaussterblichkeit und die Verweildauer, mit Änderungssensitivität in Bezug auf klinische Veränderungen des Gesundheitszustandes der Patienten. Viele weitere Studien haben gezeigt, dass nahezu alle Instrumente, die multidimensional CGA-basiert sind, in der Altersmedizin hinsichtlich Prognose besser abschneiden als krankheitsspezifische Instrumente.

1.5.9 Forschungsperspektive

In Anbetracht der vorliegenden Informationen über die Bedeutung des CGA ist es wichtig, weitere Erkenntnisse über dessen optimalen Einsatz in den verschiedenen Versorgungsbereichen und bei speziellen medizinischen Situationen zu sammeln. Noch ist nicht vollständig klar, auf welche Elemente des CGA maßgeblich die Anpassung von Maßnahmen und Interventionen aufgebaut werden soll, und über welche Kombination von Assessment und Therapiemaßnahmen der größte Benefit für die Betroffenen zu erzielen ist. Angesichts des weitergehenden demografischen Wandels ist dies allein schon aus versorgungspolitischen und gesundheitsökonomischen Gründen unabdingbar. Auch der Einsatz neuer Technologien und deren Beziehung zum funktionellen Assessment sollte gefördert werden, um die multidimensionale Einschätzung und Bewertung funktioneller Einschränkungen sowie deren Management zu verbessern.

Zusammenfassung

Die Geriatrie verfolgt nicht einen krankheitsbezogenen, sondern einen funktionsbezogenen Ansatz. Sie orientiert sich damit am bio-psycho-sozialen Krankheitsmodell sowie am ICF-Konzept der funktionalen Gesundheit. Damit kommt der Erfassung des Funktionszustandes einer Person in der Geriatrie große Bedeutung zu.

Ein Kernbestandteil des geriatrischen Konzeptes ist das umfassende geriatrische Assessment (Comprehensive Geriatric Assessment, CGA). Es dient dazu, den funktionellen Zustand einer Person zu beschreiben und bestehende funktionelle Einschränkungen zu erfassen und zu graduieren. Für einzelne Funktionsbereiche stehen verschiedene, nach Art und Umfang sehr unterschiedliche Assessment-Instrumente und Tests zur Verfügung, die nach Bedarf, Versorgungssituation, vorhandenen Ressourcen sowie Bedarfen der zu versorgenden Patienten ausgewählt werden können. Basierend auf den Ergebnissen des Assessments erfolgt die Therapieplanung durch das multidisziplinäre geriatrische Behandlungsteam. Das Assessment ermöglicht zudem die geriatrische Verlaufsbeobachtung sowie wichtige Aussagen zur Prognose.

Das geriatrische Konzept aus CGA und funktionsorientierter Teamintervention ist evidenzbasiert. Die Wirksamkeit des Konzeptes ist für ältere, geriatrische Patienten in der stationären Behandlung und Versorgung im Krankenhaus hinlänglich gezeigt. Auch in anderen Versorgungsbereichen sowie in besonderen klinischen Situationen ist die Funktionsbetrachtung, die das CGA ermöglicht, sinnvoll. Gute Evidenz zur Anwendung gibt es z. B. in der Behandlung älterer onkologischer Patienten, dem unfallchirurgisch-geriatrischen Ko-Management von Patienten mit Hüftfrakturen und in anderen Situationen.

Weitere Forschung ist notwendig, um zu klären, welche Elemente des CGA in welcher Situation maßgeblich sind, um die Möglichkeiten in der Therapie und Versorgung älterer, geriatrischer Patienten weiter zu verbessern.

Literatur

Applegate, W. B., Miller, S. T., Graney, M. J., et al. (1990). A randomized, controlled trial of a geriatric assessment unit in a community rehabilitation hospital. *The New England journal of medicine*, *322*(22), 1572–1578. https://doi.org/10.1056/NEJM199005313222205

Bach, M., Hofmann, W., & Nikolaus, T. (1997). *Arbeitsgruppe Geriatrisches Assessment – AGAST. Geriatrisches Basisassessment. Handlungsanleitung für die Praxis*. MMV Medizin Verlag München.

BAG – Bundesarbeitsgemeinschaft klinisch-geriatrischer Einrichtungen (BAG KGE), Deutsche Gesellschaft für Geriatrie (DGG), & Deutsche Gesellschaft für Gerontologie und Geriatrie (DGGG). (2004). *Abgrenzungskriterien der Geriatrie*. http://www.geriatrie-drg.de/Public/Docs/Abgrenzungskriterien_Geriatrie_V13_16-03-04.pdf, Zugriff am 27.6.2023

Beswick, A. D., Rees, K., Dieppe, P., et al. (2008). Complex interventions to improve physical function and maintain independent living in elderly people: a systematic review and meta-analysis. *Lancet (London, England)*, *371*(9614), 725–735. https://doi.org/10.1016/S0140-6736(08)60342-6

Boult, C., Reider, L., Leff, B., et al. (2011). The effect of guided care teams on the use of health services: results from a cluster-randomized controlled trial. *Archives of internal medicine*, *171*(5), 460–466. https://doi.org/10.1001/archinternmed.2010.540

Braun, T., Thiel, C., Peter, R. S., et al. (2022). Association of clinical outcome assessments of mobility capacity and incident disability in community-dwelling older adults – a systematic review and meta-analysis. *Ageing research reviews*, *81*, 101704. https://doi.org/10.1016/j.arr.2022.101704

Briggs, R., McDonough, A., Ellis, G., et al. (2022). Comprehensive Geriatric Assessment for community-dwelling, high-risk, frail, older people. *The Cochrane database of systematic reviews*, *5*(5), CD012705. https://doi.org/10.1002/14651858.CD012705.pub2

Bundesverband Geriatrie (BVG). (2010). *Weißbuch Geriatrie – Die Versorgung geriatrischer Patienten: Strukturen und Bedarf*. Kohlhammer.

Cesari, M., Marzetti, E., Thiem, U., et al. (2016). The geriatric management of frailty as paradigm of „The end of the disease era". *European journal of internal medicine*, *31*, 11–14. https://doi.org/10.1016/j.ejim.2016.03.005

Cohen, H. J., Feussner, J. R., Weinberger, M., Carnes, M., et al. (2002). A controlled trial of inpatient and outpatient geriatric evaluation and management. *The New England journal of medicine*, *346*(12), 905–912. https://doi.org/10.1056/NEJMsa010285

Conroy, S. P., Ansari, K., Williams, M., et al. (2014). A controlled evaluation of comprehensive geriatric assessment in the emergency department: the ‚Emergency Frailty Unit'. *Age and ageing*, *43*(1), 109–114. https://doi.org/10.1093/ageing/aft087

Counsell, S. R., Callahan, C. M., Clark, D. O., et al. (2007). Geriatric care management for low-income seniors: a randomized controlled trial. *JAMA*, *298*(22), 2623–2633. https://doi.org/10.1001/jama.298.22.2623

Counsell, S. R., Holder, C. M., Liebenauer, L. L., et al. (2000). Effects of a multicomponent intervention on functional outcomes and process of care in hospitalized older patients: a randomized controlled trial of Acute Care for Elders (ACE) in a community hospital. *Journal of the American Geriatrics Society*, *48*(12), 1572–1581. https://doi.org/10.1111/j.1532-5415.2000.tb03866.x

Deschodt, M., Flamaing, J., Haentjens, P., et al. (2013). Impact of geriatric consultation teams on clinical outcome in acute hospitals: a systematic review and meta-analysis. *BMC medicine*, *11*, 48. https://doi.org/10.1186/1741-7015-11-48

Eamer, G., Taheri, A., Chen, S. S., et al. (2018). Comprehensive geriatric assessment for older people admitted to a surgical service. *The Cochrane database of systematic reviews, 1*(1), CD012485. https://doi.org/10.1002/14651858.CD012485.pub2

Ellis, G., Gardner, M., Tsiachristas, A., et al. (2017). Comprehensive geriatric assessment for older adults admitted to hospital. *The Cochrane database of systematic reviews, 9*(9), CD006211. https://doi.org/10.1002/14651858.CD006211.pub3

Ellis, G., Whitehead, M. A., O'Neill, D., et al. (2011). Comprehensive geriatric assessment for older adults admitted to hospital. *The Cochrane database of systematic reviews*, (7), CD006211. https://doi.org/10.1002/14651858.CD006211.pub2

Gallucci, M., Battistella, G., Bergamelli, C., et al. (2014). Multidimensional prognostic index in a cognitive impairment outpatient setting: mortality and hospitalizations. The Treviso Dementia (TREDEM) study. *Journal of Alzheimer's disease: JAD, 42*(4), 1461–1468. https://doi.org/10.3233/JAD-140516

Garrard, J. W., Cox, N. J., Dodds, R. M., et al. (2020). Comprehensive geriatric assessment in primary care: a systematic review. *Aging clinical and experimental research, 32*(2), 197–205. https://doi.org/10.1007/s40520-019-01183-w

Giusti, A., Barone, A., Razzano, M., et al. (2011). Optimal setting and care organization in the management of older adults with hip fracture. *European journal of physical and rehabilitation medicine, 47*(2), 281–296.

Goh, W. Y., Neo, H. Y., Teo, H. L., et al. (2023). Protocol for a randomised controlled trial on impact of comprehensive geriatric and supportive assessment versus standard care in older adults with cancer undergoing curative treatment: The Geriatric Oncology SuPportive clinic for ELderly (GOSPEL) study. *Journal of geriatric oncology, 14*(1), 101342. https://doi.org/10.1016/j.jgo.2022.07.002

Hurria, A., Togawa, K., Mohile, S. G., et al. (2011). Predicting chemotherapy toxicity in older adults with cancer: a prospective multicenter study. *Journal of clinical oncology: official journal of the American Society of Clinical Oncology, 29*(25), 3457–3465. https://doi.org/10.1200/JCO.2011.34.7625

Krupp, S., & AG Assessment der Deutschen Gesellschaft für Geriatrie e. V. (2022). *S1-Leitlinie Geriatrisches Assessment der Stufe 2 – Living Guideline*. 084-002LGl_S1_Geriatrisches-Assessment-Stufe_2_2022-10.pdf, *Zugriff am 27.6.2023.*

Landefeld, C. S., Palmer, R. M., Kresevic, D. M., et al. (1995). A randomized trial of care in a hospital medical unit especially designed to improve the functional outcomes of acutely ill older patients. *The New England journal of medicine, 332*(20), 1338–1344. https://doi.org/10.1056/NEJM199505183322006

Nikolaus, T., Specht-Leible, N., Bach, M., et al. (1999). A randomized trial of comprehensive geriatric assessment and home intervention in the care of hospitalized patients. *Age and ageing, 28*(6), 543–550. https://doi.org/10.1093/ageing/28.6.543

Oresanya, L. B., Lyons, W. L., & Finlayson, E. (2014). Preoperative assessment of the older patient: a narrative review. *JAMA, 311*(20), 2110–2120. https://doi.org/10.1001/jama.2014.4573

Partridge, J. S., Harari, D., Martin, F. C., & Dhesi, J. K. (2014). The impact of pre-operative comprehensive geriatric assessment on postoperative outcomes in older patients undergoing scheduled surgery: a systematic review. *Anaesthesia, 69 Suppl 1*, 8–16. https://doi.org/10.1111/anae.12494

Pilotto, A., & Martin, F.C. (2018). *Comprehensive geriatric assessment*. Springer International.

Pilotto, A., Sancarlo, D., Panza, F., et al. (2009). The Multidimensional Prognostic Index (MPI), based on a comprehensive geriatric assessment predicts short- and long-term mortality in hospitalized older patients with dementia. *Journal of Alzheimer's disease : JAD, 18*(1), 191–199. https://doi.org/10.3233/JAD-2009-1139

Reuben, D. B., Borok, G. M., Wolde-Tsadik, G., et al. (1995). A randomized trial of comprehensive geriatric assessment in the care of hospitalized patients. *The New England journal of medicine, 332*(20), 1345–1350. https://doi.org/10.1056/NEJM199505183322007

Rubenstein, L. Z., Josephson, K. R., Wieland, G. D., et al. (1984). Effectiveness of a geriatric evaluation unit. A randomized clinical trial. *The New England journal of medicine, 311*(26), 1664–1670. https://doi.org/10.1056/NEJM198412273112604

Shepperd, S., Iliffe, S., Doll, H. A., et al. (2016). Admission avoidance hospital at home. *The Cochrane database of systematic reviews, 9*(9), CD007491. https://doi.org/10.1002/14651858.CD007491.pub2

Stuck, A. E., Egger, M., Hammer, A., et al. (2002). Home visits to prevent nursing home admission and functional decline in elderly people: systematic review and meta-regression analysis. *JAMA, 287*(8), 1022–1028. https://doi.org/10.1001/jama.287.8.1022

Stuck, A. E., Siu, A. L., Wieland, G. D., et al. (1993). Comprehensive geriatric assessment: a meta-analysis of controlled trials. *Lancet (London, England), 342*(8878), 1032–1036. https://doi.org/10.1016/0140-6736(93)92884-v

Tinetti, M. E., & Fried, T. (2004). The end of the disease era. *The American journal of medicine, 116*(3), 179–185. https://doi.org/10.1016/j.amjmed.2003.09.031

Van Grootven, B., Flamaing, J., Dierckx de Casterlé, B., et al. (2017). Effectiveness of in-hospital geriatric co-management: a systematic review and meta-analysis. *Age and ageing, 46*(6), 903–910. https://doi.org/10.1093/ageing/afx051

Wallace, L. M. K., Theou, O., Godin, J., et al. (2019). Investigation of frailty as a moderator of the relationship between neuropathology and dementia in Alzheimer's disease: a cross-sectional analysis of data from the Rush Memory and Aging Project. *The Lancet. Neurology, 18*(2), 177–184. https://doi.org/10.1016/S1474-4422(18)30371-5

World Health Organization. (2013). *How to use ICF – A Practical Manual for using the International Classification of Functioning, Disability and Health (ICF)*. WHO.

Yourman, L. C., Lee, S. J., Schonberg, M. A., et al. (2012). Prognostic indices for older adults: a systematic review. *JAMA, 307*(2), 182–192. https://doi.org/10.1001/jama.2011.1966

1.6 Interprofessionelle Teambildung

Werner Vogel

1.6.1 Einführung

Das Arbeiten in der Geriatrie kennt zwei Besonderheiten, nämlich das geriatrische Assessment (▸ Kap. 1.5) und das multiprofessionelle Team. Der Grund dafür ist die Komplexität der Aufgabenstellung der Geriatrie. Hier geht es nämlich nicht nur um Diagnose und Therapie von Krankheiten, sondern um das Zusammentreffen von „normalem" Altern, Vulnerabilität, (Multi-)Morbidität, den durch Alter bzw. Krankheit bedingten Verlust alltagsrelevanter Funktionen sowie das Vermeiden dauernder Hilfs- und Pflegebedürftigkeit.

Grundsätzlich bestehen multiprofessionelle geriatrische Teams aus Mitarbeitenden der therapeutischen Pflege, der Physio-, Ergo- und Sprachtherapie, der (Neuro-)Psychologie, der Seelsorge und des Sozialdienstes. Die Teamleitung obliegt aus rechtlichen Gründen traditionell dem Geriater/der Geriaterin (als primus/prima inter pares). Sie ist eher als Koordination im Rahmen der medizinischen Gesamtverantwortung zu verstehen.

Nach Maßgabe des geriatrischen Assessments und der daraus abgeleiteten Therapieziele führen die Teammitglieder berufsbezogen spezielle Assessments und Therapien durch, dokumentieren – für alle Beteiligten einsehbar – den Verlauf und verständigen sich in regelmäßigen (wöchentlichen) Teamkonferenzen bzw. Teamvisiten über zwischenzeitlich erreichte Fortschritte und das jeweils sinnvolle weitere Vorgehen. Dieser Ansatz hat sich im Vergleich zur herkömmlichen Krankenhausbehandlung schon vor Jahren als effizienter (Rubenstein et al., 1984), nachhaltig (Vogel & Braun, 2000) und damit wirtschaftlich sinnvoll erwiesen.

Multiprofessionelle Teamarbeit ist Voraussetzung dafür, diese personal- und damit kostenintensive Krankenhausleistung innerhalb des DRG-Systems refinanzieren und als „frührehabilitative geriatrische Komplexbehandlung (OPS 8.550)" abrechnen zu können. Bei den Vorgaben der Kostenträger handelt es sich um überprüfbare Mindestanforderungen zur Strukturqualität, die zwar zur Abrechnung der begehrten Zusatzerlöse berechtigen, aber keine Garantie dafür bieten, dass das bei einzelnen Patienten therapeutisch erkennbare Potenzial, die restitutio ad optimum, voll ausgeschöpft wird. Um dieses Ziel zu erreichen, braucht es also mehr als das bloße Vorhandensein der geforderten Berufe und Leistungsnachweise.

Gegenstand des vorliegenden Beitrags ist daher die Frage, wie aus einer Gruppe von qualifizierten Fachkräften ein hoch leistungsfähiges geriatrisches Team aus eigenverantwortlich, aber auch konsequent fachübergreifend kooperierenden Experten entsteht (vgl. Vogel, 2017, S. 19–50).

> **Merke**
>
> Allein das Vorhandensein eines multiprofessionellen Teams reicht nicht aus, um die Potenziale zur restitutio ad optimum komplex erkrankter geriatrischer Patienten zu erreichen.

1.6.2 Komplexität als Grundlage

Die eingangs erwähnte Komplexität der Aufgabe wird deutlich, wenn man bedenkt, welche Kompetenzen uns Menschen allein für das normale Alltagsleben zur Verfügung stehen müssen. Zum Leben gehören Bewegung, soziale Bindung, Emotionen, Gedächtnis, lebenslanges Lernen, Grenzerfahrung, Kommunikation, Kreativität, Planung und abstraktes Denken. Die fünf letztgenannten Fähigkeiten sind für den Menschen charakteristische „höhere" Hirnleistungen und erfordern einen zum Teil jahrelangen Bildungsprozess. All diese Leistungen sind im alltäglichen und insbesondere im beruflichen Leben – unabhängig vom Alter – ständig und in unterschiedlichen Kombinationen gefordert. Sie fallen umso leichter, je intensiver und länger sie geübt werden, und laufen dann teilweise automatisch ab, ohne ins Bewusstsein zu dringen (z. B. angeregtes Gespräch beim Autofahren). Wichtig ist zu wissen, dass viele Funktionen simultan im Sinne des multiple tasking ablaufen. Gerade diese Fähigkeit nimmt im Alter oft deutlich ab. Es ist sogar möglich, eine gänzlich fehlende Funktion durch eine andere zu kompensieren: Blinde Menschen können einen extrem leistungsfähigen Tastsinn, ein scharfes Gehör und ein exzellentes räumliches Gedächtnis entwickeln und damit nicht nur selbstständig leben, sondern auch noch Bücher lesen oder welche schreiben. Manche Menschen mit Gehbehinderung erfinden spezielle Hilfsmittel für ihre Fortbewegung oder sind im Behindertensport bis hin zu den Paralympics aktiv. Höchstleistungen im Sport, in der Akrobatik, im Bühnentanz, in der Instrumentalmusik, beim Simultandolmetschen etc. erfordern beharrliches, oft jahrelanges Training. Früh erlernte Fertigkeiten wie Gehen, Radfahren oder Schwimmen verlernt man scheinbar nie. Natürlich können wenig geübte Funktionen auch wieder „verlernt" werden, und zwar besonders bei hochbetagten, durch chronische, v. a. neurodegenerative Krankheiten beeinträchtigte Menschen mit längerer Inaktivität. Der im Aufnahme-Assessment als Momentaufnahme festgehaltene funktionelle Status ist also nur ein Teil der notwendigen Information, die durch sorgfältige ärztliche und pflegerische (Fremd-)Anamnese und exakte therapierelevante Befunde ergänzt werden muss.

Dieser kurze Einblick in die Komplexität alltagsrelevanter Funktionen mag für die nachfolgende Erörterung der Teamentwicklung genügen.

1.6.3 Von der Multi- zur Interprofessionalität

Zunächst gilt es, den Schritt von der Multiprofessionalität zur Interprofessionalität zu vollziehen (Vogel, 2017, S. 54–59). Diese bedeutet Transparenz und Interaktion im gesamten Team, wobei sich jede Berufsgruppe mit der anderen über die gemeinsam versorgten Patienten mindestens einmal wöchentlich austauscht. Bereits hier sind Hürden zu überwinden, etwa bei der Sprache. So bedeutet

„unauffällig" im Fachjargon einer Berufsgruppe nur, dass für sie im Augenblick kein besonderer Handlungsbedarf besteht: Eine feinmotorische Störung mag im Pflegebereich wenig, in der Ergotherapie dagegen besonders therapiebedürftig erscheinen. Ein Laborwert mag aus ärztlicher Sicht prognostisch wichtig, therapeutisch für das aktuelle Funktionstraining aber irrelevant sein. Demzufolge müssen die Aufgabenbereiche aller Berufsgruppen für alle anderen geklärt und die (sich durchaus überschneidenden) Arbeitsschwerpunkte definiert sein. Dies zu lernen ist für Berufsanfänger und für neu zusammengestellte Teams wesentlich, vermeidet es doch Missverständnisse, Rückfragen und Verzögerungen.

Zum interdisziplinären Austausch kommt als „hohe Schule" der Teamarbeit das sogenannte transdisziplinäre Arbeiten hinzu (Vogel, 2017, S. 59–62): Jede Berufsgruppe kennt nicht nur die Untersuchungsbefunde, sondern auch die pflegerisch-therapeutischen Grundtechniken der anderen und ist imstande, sie im Bedarfsfall selbst korrekt anzuwenden. Das heißt z. B., dass auch Pflegekräfte grundlegende Elemente der Sprachtherapie beherrschen, wenn sie mit Patienten mit Sprachstörungen kommunizieren, dass alle Berufsgruppen in der Lage sind, Patienten im Bett oder Rollstuhl korrekt zu lagern, Infektions- und Sturzprophylaxen einzusetzen, medizinische Notfälle zu erkennen und korrekte Sofortmaßnahmen einzuleiten etc.

Fachübergreifend die richtigen Techniken zu beherrschen, erfordert Erfahrung und Übung sowie einen hohen Schulungsaufwand. Dieser macht sich mittelfristig aber bezahlt, da er die pflegerisch-therapeutische Kompetenz und damit auch die Arbeitszufriedenheit, berufliche Identifikation und Wertschätzung steigert. Patienten haben ein feines Gespür dafür, dass man für sie gemeinsam „an einem Strang" zieht und dass sie „im Mittelpunkt" der Teamarbeit stehen. Es dient ihrer Sicherheit, Behandlungsqualität und Erfolgsaussicht.

Merke

Wenn es gelingt, interdisziplinär (und im besten Fall sogar transdisziplinär) zu arbeiten, haben die Patienten für ihre Sicherheit und Behandlungsqualität den größten Nutzen.

1.6.4 Konkreter Patientennutzen durch gemeinsame Zielabsprache

Damit wären wir bei denen angelangt, denen die ganze Anstrengung eigentlich gilt: den Patienten. Versetzt man sich in deren Situation hinein, so ist es wichtig, die aktuell krankheitsbedingt neu hinzugekommenen funktionellen Defizite, die den Betroffenen in ihrer Tragweite noch nicht einmal bewusst sein müssen, mit den altersbedingten Einschränkungen gemeinsam zu bewerten. Denn die letzteren können im oben dargelegten Sinne bislang so gut kompensiert gewesen sein, dass sie sich im Alltag gar nicht negativ ausgewirkt haben. Z. B. ist eine leichte Gleichgewichtsstörung bisher gut durch optische Kontrolle und Gehstock kompensiert gewesen, wird aber nach Sturz und operativ versorgter Hüftfraktur, längerer Bettruhe mit Muskelschwäche und gestörter Tiefensensibilität im Rahmen etwa einer vorbestehenden diabetischen Polyneuropathie für die Remobilisation sehr bedeutsam. Für den praktischen Alltag bedeutet dies, dass sowohl die ärztlichen wie die therapeutischen Befunde sehr sorgfältig und systematisch erhoben, in Beziehung zu Assessment-Daten gesehen und im Team ausgetauscht werden müssen, um die Sicherheit des Patienten von Anfang an zu gewährleisten, einschließlich Sturzprophylaxe und ggf. frühzeitiger Hilfsmittelversorgung.

Auch erfahrene Teams sind vor „Betriebsblindheit" nicht gefeit. Bei einem Patienten mit leichtem Schlaganfall wollte das scheinbar unproblematische Gehtraining einfach nicht gelingen – zur großen Enttäuschung von Therapeut und Patient. In der Teamvisite entdeckten wir gemeinsam, dass das „nicht betroffene" Bein durch eine alte Peronäuslähmung geschädigt war. Der leichte Steppergang war durch die gesunde Gegenseite jahrelang kompensiert worden, jetzt aber hinderte die Fußheberschwäche den Patienten daran, auf dieser scheinbar „gesunden" Seite die Spielbeinphase abzuschließen und damit die schlaganfallbedingte aktuelle Lähmung zu kompensieren. Eine Peronäusschiene ließ das Problem rasch beheben. Die Verzweiflung dieses Patienten und die Ratlosigkeit im Team waren uns Mahnung genug, auch scheinbar geringe Vorschädigungen nie wieder zu übersehen.

Über die emotionale Befindlichkeit und die Motivation der Patienten von Anfang an zu sprechen, ist von ebenso großer Bedeutung. Es reicht nicht, mit der Geriatrischen Depressions-Skala den Grad der Depressivität ein für allemal festzustellen. Entscheidend wichtig ist, das individuelle Ziel der jeweils Betroffenen zu erfragen und die Einschätzung, wie und in welcher Frist sie glauben, ihr Ziel zu erreichen. Meist hört man: „wieder nach Hause gehen", „sich im Bad oder auf der Toilette allein versorgen können" oder einfach: „wieder gesund werden, am besten gleich nächste Woche". Wenn das gesamte Team bei buchstäblich jedem Patientenkontakt sich rückversichert, was man gemeinsam bearbeiten und erreichen will, schafft diese Solidarität einen Motivationsschub und Freude am erreichten Ziel oder Teilziel. Die geniale biblische Frage Jesu von Nazareth an den blinden Bartimäus: „Was willst du, dass ich Dir tun soll?" (Mk 10,51) ist ein gutes Vorbild für die notwendige Beziehungsklärung zwischen Leidenden und Heilkundigen (Vogel, 2017, S. 73 f.). Die damit verbundene Geisteshaltung wirkt sich auch im Miteinander des interprofessionellen Teams hilfreich aus. Schließlich wollen auch Kollegen gefragt sein, was man für sie tun kann.

Merke

Wenn sich Mitglieder des gemeinsamen Teams bei jedem Patientenkontakt rückversichern, ob die vereinbarten Ziele immer noch auf derselben Linie liegen, schafft dies Motivation und Freude an der gemeinsamen Arbeit und an erreichten Teilzielen.

1.6.5 Beziehungen und Konflikte im Team

Ein Weiteres kommt hinzu: Die Beziehung zwischen Arzt/Ärztin (analog zwischen Pflegefachperson/Therapeut) und Patient ist in der Geriatrie immer einem deutlichen Generationenunterschied unterworfen. Wir behandeln die Generation unserer Eltern oder Großeltern. Das legt einen bewusst respektvollen Umgang nahe, ohne es allerdings an der notwendigen Klarheit in der Sache fehlen zu lassen. Schließlich ist die Dienstleistung mit fachlichen und rechtlichen Verpflichtungen verbunden und nicht beliebig.

Konflikte gibt es in den besten Familien und natürlich auch in erfahrenen Teams (Vogel, 2017, S. 100 ff.). Es hat sich bewährt, diese Konflikte nicht leichtfertig zu übergehen oder mit einem Machtwort der Vorgesetzten beenden zu wollen. Besser ist es, die Ursachen und Motive zu hinterfragen und damit dauerhafte Spannungen abzubauen. Solche Spannungen resultieren oft aus Missverständnissen, unterschiedlichen Informationen oder Lehrmeinungen, aber auch aus gesellschaftlichen Entwicklungen, etwa Genderfragen oder Altersunterschieden im Team. Rollenerwartungen an bestimmte Berufsgruppen seitens der Patienten oder Kollegen des eigenen oder eines anderen Fachgebiets, traditionelle hierarchischen Strukturen u. v. m. kommen noch hinzu. Damit ist nichts gegen gesunden Ehrgeiz und faire Konkurrenz gesagt, die oft Motor einer guten Entwicklung sind.

Zur Teamentwicklung kann man übrigens viel von anderen lernen: Dirigenten von Spitzenorchestern fördern die Kreativität jedes Musikers und fordern gleichzeitig das aufeinander Hören und die Achtung des künstlerischen Gesamtziels. Ob aus Fußballspielern eine Mannschaft mit gutem Teamgeist wird, hängt nach Meinung des Ex-Bundestrainers Hansi Flick davon ab, ob sich jeder Einzelne in den Dienst des Teams stellt: „Spieler müssen sich mit den Zielen identifizieren und Begeisterung für die gemeinsame Idee entwickeln. Jeder soll sich einbringen und wertgeschätzt fühlen. Dazu muss er gefördert und gefordert werden. Gute Kommunikation ist wichtig, jeder Gedanke ist gleich viel wert. Stärken gilt es zu stärken, Schwächen schwächer zu machen“ (Kamp, 2022).

Wer wie in Kultur und Sport Höchstleistungen erzielen will, braucht also selbstständige, selbstbewusste Mitstreiter, die sich mit ihrem fachlichen Beitrag und dem vereinbarten Gesamtziel identifizieren. In der Medizin geht es nicht um den spektakulären Pokalsieg oder Kunstgenuss, sondern um das Wohl leidender Menschen. Es kommt weniger auf Glanzleistungen an als auf nachhaltige gesundheitliche Verbesserungen im jeweiligen Einzelfall. Erfolge hängen einerseits von der Leistung der beteiligten Einzeldisziplinen ab, andererseits vom planmäßig umgesetzten Miteinander im Team. Verbesserung, bestenfalls Heilung, ist dank der Plastizität des Gehirns mit neuen neuronalen Netzen möglich, ein „Wunder“, das viele Patienten oft auch so nennen, wenn sie, manchmal wider Erwarten, gelernt haben, sich wieder weitgehend selbstständig zu bewegen und zu versorgen.

Merke

Sachliche Kommunikation, respektvoller Umgang, Wertschätzung und Verständnis füreinander sowie das aufeinander Hören fördert selbstbewusste und sich sicher fühlende Mitarbeiter und trägt damit wesentlich zum Teamerfolg bei.

1.6.6 Gemeinsames Lernen

Die Aufgabe aller Beteiligten ist es, an diesem Gesamtwerk mitzuwirken. Keiner kann diese Aufgabe allein bewältigen, und wäre er oder sie fachlich noch so brillant. Allerdings müssen sich alle aufeinander verlassen können und wissen, was sie von den Nachbardisziplinen erwarten können und müssen. Dazu sind individuelle sowie gemeinsame fachübergreifende Fortbildungen notwendig (Vogel, 2017, S. 80–90). Lernen von anderen, Ideenaustausch und Mut zu neuen Erfahrungen eröffnen den Weg zu innovativen Therapieverfahren. Der Trend zur Akademisierung der pflegerischen und therapeutischen Berufe ist hier zu begrüßen, wenn diese nicht zur Profilierung, Überheblichkeit und Abgrenzung der vermeintlich „gebildeten“ von den „unqualifizierten“ Mitarbeitenden im Team missbraucht wird. Alle sind zum persönlichen wie kollektiven Wachsen und lebendigen Austausch aufgerufen.

Der Lohn der Mühe bleibt nicht aus, selbst in aussichtslos erscheinenden Fällen (Vogel, 2017, S. 56–58), wie dem einer blinden Patientin mit chronischer Bronchitis, cortisonbedingter Osteoporose, Z. n. Schenkelhalsfraktur, Kachexie, Depression und Angstattacken, verstärkt durch die bei akuter Bronchopneumonie nötige Maskenbeatmung und Einzelzimmer-Isolierung wegen MRSA-besiedeltem Druckgeschwür der Nasenwurzel. Die aufwändige medizinische Behandlung und Pflege, simultan mit täglicher interdisziplinärer Therapie durch konstante Bezugspersonen, um Vertrauen und Motivation der Patientin zu stärken, führte dazu, dass sie nach vielen Wochen ohne Beatmung, mit Zuversicht, heiler Haut und gehfähig nach Hause entlassen werden konnte, um ihren Haushalt weiterzuführen.

Gemeinsam etwas Sinnvolles geleistet zu haben, was im herkömmlichen System mit ärztlicher und pflegerischer Expertise kaum erreichbar ist, schafft eine hohe berufliche Zufriedenheit. Vorausgesetzt, Zeitdruck, Bürokratie und Personalmangel lassen sich in Schranken halten, was eine besondere Herausforderung für die Teamleitung bedeutet.

Zusammenfassung

Ein gutes geriatrisches Team lebt von der Kompetenz der Einzelnen genauso wie vom zusätzlichen Potenzial inter- und transdisziplinären Zusammenwirkens. Kompetenz meint hier sowohl fachliche, fachübergreifende, soziale und kommunikative Fähigkeiten. Ein gutes Team gibt sich seine eigenen Umgangsregeln und befolgt sie im Rahmen berufsrechtlicher Vorgaben und der medizinisch- geriatrischen Gesamtverantwortung.

Literatur

Rubenstein, L. Z., et al. (1984). Effectiveness of a geriatric evaluation unit. A randomized clinical trial. *The New England journal of medicine, 311*(26), 1664–1670. https://doi.org/10.1056/NEJM198412273112604

Kamp, C. (2022). „Jedes Wort ist gleich viel wert“. Bundestrainer Hansi Flick über guten Teamgeist. *Frankfurter Allgemeine Sonntagszeitung* 16. Jan. 2022, S. 30f.

Vogel, W. & Braun, B. (2000). Qualitätssicherung geriatrisch-rehabilitativer Krankenhausbehandlung. Medizinische und funktionelle Ergebnisse im Langzeitverlauf. *Zeitschrift für ärztliche Fortbildung und Qualität im Gesundheitswesen 94*:95-100.

Vogel, W. (2017). *Das Geriatrische Team. Wie interprofessionelles Arbeiten gelingt.* Kohlhammer Verlag.

1.7 Case Management

Martina Schäufele und Ingrid Hendlmeier

1.7.1 Einführung und Begriffsklärung

Die ursprünglich in der US-amerikanischen Gemeindepsychiatrie und der Sozialen Arbeit (Klug, 2018) beheimatete Methode bezeichnet eine zeitlich limitierte Intervention für definierte Zielgruppen, die aus mehreren Schritten und der Verknüpfung verschiedener Dienstleistungen besteht. Ziel ist die Erhöhung von Effektivität und Kosteneffizienz der Dienstleistungen bei Wahrung der Kontinuität der Fallverantwortlichkeit durch einen Case Manager (CM). Eine wichtige Zielgruppe für das Case Management (CASE_M) sind über 65-jährige Personen, die von Multimorbidität betroffen sind und der Unterstützung im Alltag bedürfen (PmU) (Gaertner et al., 2015).

Seit dem Jahr 2000 ist CASE_M im SGB V und seit 2008 im SGB XI verankert. Bislang sind sowohl die Definition als auch die Anwendung des Begriffs CASE_M in den unterschiedlichen Einsatzfeldern von großer Heterogenität geprägt (Lukersmith et al., 2016). Laut der Deutschen Gesellschaft für Case und Care Management e. V. (DGCC) bezeichnet „Case Management […] eine bedarfsorientierte Steuerung einer Fallsituation zur Bewältigung einer personenbezogenen Problematik. Es erfolgt innerhalb einer Organisation und im regionalen Versorgungsgefüge. Damit ist Case Management ein [...] Handlungskonzept, an dem unterschiedliche Professionen und Organisationen sektorenübergreifend beteiligt sein können" (DGCC, 2020, S. 2).

Merke

Case Management ist die Steuerung und Verknüpfung von komplexen interdisziplinären Versorgungsprozessen im Einzelfall bei Wahrung kontinuierlicher Fallverantwortung durch einen Case Manager, der für die Betroffenen eine sichere Navigation durch die unübersichtliche Versorgungslandschaft gewährleistet.

Das mit dem CASE_M assoziierte Care Management (CARE_M) beschreibt dagegen übergeordnete Netzwerkarbeit im regionalen Zuständigkeitsbereich zur Verknüpfung, Koordination und Anregung personenunabhängiger Sorgestrukturen für die jeweiligen Zielgruppen, mit professionellen wie auch mit informellen Netzwerkpartnern (DGCC, 2020). CARE_M ist eher auf der kommunalen Ebene (z. B. Sozialplanung oder Versorgungsverbünde) angesiedelt und dient der Weiterentwicklung von Hilfeangeboten.

CARE_M wie auch CASE_M werden u. a. als Unterstützungs- und Versorgungsmanagement oder Managed Care bezeichnet. Für CASE_M finden sich Synonyme wie Lotsenmanagement, Fallmanagement, Fallführung oder Fallsteuerung.

Merke

Die Vielfalt an Begrifflichkeiten und die Bandbreite an Versorgungsmodellen unter dem Begriff CASE_M führen bei den Akteuren der geriatrischen Versorgung zu Unsicherheiten im Verständnis und oft zu einer unvollständigen und heterogenen Umsetzung.

1.7.2 Der Case-Management-Prozess und ausführende Personen

CASE_M folgt einem strukturierten Verfahrensablauf und beginnt mit der Klärungsphase, der nach der Falleingangsphase (Intake) die fünf Hauptphasen folgen. Die in ▸ Tab. 1.7.1 genannten Inhalte orientieren sich an DGCC (2020) sowie Kollak und Schmidt (2019).

Der Case Manager (CM) steuert den Prozess, verantwortet die Kontinuität, leistet emotionale und motivationale Unterstützung bei der Zielentwicklung und -erreichung, koordiniert die aufeinander abgestimmten Hilfeleistungen, die durch andere Personen/Disziplinen erbracht werden, und sorgt für die notwendige Transparenz (Lukersmith et al., 2016). CM werden auch als Advocat, Broker, Gatekeeper und Supporter bezeichnet. Laut DGCC sollten nur Personen mit einer DGCC-zertifizierten Weiterbildung als Case und Care Manager bezeichnet werden (DGCC, 2000).

CM im geriatrischen Kontext können unterschiedlichen Professionen entstammen, typisch sind Soziale Arbeit, Pflege, Medizin (auch medizinische Fachangestellte). Seltener stammen CM aus der Verwaltung und dem therapeutischen Bereich (z. B. Ergotherapie) (Gaertner et al., 2015). Im Krankenhaussetting ist die Abgrenzung zu den Aufgaben der etablierten Sozialdienste ein Problem, da durch die Einführung von CASE_M teilweise Parallelberatungsstrukturen für die Patienten und Angehörigen entstehen (Menzel, 2010).

1.7.3 Herausforderungen von CASE_M bei älteren Menschen mit PmU

Eine nicht zu unterschätzende Herausforderung für das informelle und formelle Hilfesystem stellen ältere Menschen mit Hilfe- bzw. Pflegebedarf dar, die diese gravierende Zäsur im bisherigen Lebensvollzug (noch) nicht akzeptieren und externe Unterstützung vehement ablehnen, sei es aufgrund noch nicht vollzogener Anpassungsprozesse oder aufgrund von kognitiven Einschränkungen (Zwicker-Pelzer, 2014). In der Folge suchen Angehörige oder andere gesetzliche Vertreter den Kontakt zu Beratungs- oder Hilfsangeboten oder werden von professionellen Helfern als Ansprechpartner kontaktiert.

Um fachliche Bedarfe und persönliche Wünsche von Angehörigen und PmU adäquat auszubalancieren, ist es umso wichtiger, jede Möglichkeit des Einbezugs der älteren Menschen in den Beratungs- und CASE_M-Prozess zu nutzen, auch wenn kognitive Einschränkungen vorliegen. Voraussetzung für eine gelingende Beratung älterer PmU ist – mehr noch als bei anderen Zielgruppen – die Schaffung einer vertrauensvollen Beziehung (Reibnitz, 2015).

Tab. 1.7.1: Phasen im Case-Management-Ablauf

Klärungsphase	• Zugang zur Kontaktaufnahme ermöglichen (Outreaching) • Prüfung, ob die vorab festlegten transparenten Kriterien für „komplexe Problemlage" vorliegen (Screening): mehrere Lebensbereiche und Themen müssen betroffen sein, Regelversorgungspfade sind für Einzelfall nicht geeignet, Beteiligung mehrerer Leistungsanbieter ist wahrscheinlich, fehlende Eigenressourcen bei PmU (DGCC, 2020) • Screening/Prüfung erfolgt direkt bei Krankenhausaufnahme (Kollak & Schmidt, 2019) oder bei Erstbeantragung von SGB-XI-Leistungen oder im Laufe der Behandlung/Beratung • Aufklärung der PmU und bei Einwilligung Beginn des CASE_M (Intake)
Assessment	• standardisierte Erhebung der nicht gedeckten Bedarfe aus fachlich-professioneller Sicht, der vorhandenen Ressourcen sowie der Bedürfnisse/Wünsche der PmU mittels klientenorientierter Gesprächsführung und zumeist im aufsuchenden Setting • Einsatz von umfassenden Interviewleitfäden/Assessmentinstrumenten, z. B. Pflegeberatungsinventar (PBI) (Schäufele et al., 2012), Kartensortiermethode im PLiP (Pfeiffer & Hautzinger, 2018), Netzwerkkarten, aber auch Geriatrische Assessmentinstrumente, SGB-XI-Begutachtungsinstrument und pflegerische Informationssammlung (letztere jeweils ergänzt um subjektive Sicht der Klienten) • abschließende gemeinsame Priorisierung der anzugehenden Probleme
Serviceplanung	• gemeinsame Entwicklung von Zielen nach SMART (spezifisch, messbar, attraktiv/akzeptabel, realistisch und terminiert); Fernziele und Nahziele • gemeinsame Ermittlung von möglichen Unterstützungsmaßnahmen und -leistungen unter Berücksichtigung der Bedürfnisse der PmU und ggf. ihren Angehörigen sowie der örtlichen Ressourcen • Festlegung der umzusetzenden Maßnahmen mit zeitlicher Planung und Verantwortlichen (bei Berücksichtigung der Ressourcen im Personensystem), Verschriftlichung und ggf. Unterzeichnung durch Case Manager (CM) und PmU • Erarbeitung im Dialog oder in Fallkonferenzen • Aushändigung eines Exemplars des Versorgungsplans an PmU
Linking	• Klärung und Auswahl realisierbarer und passender Hilfen, sodann Rücksprache mit PmU • Vermittlung der Hilfen mit einer möglichst großen Passgenauigkeit • Anpassung, d. h. Verhandlung mit den Anbietern über individualisierte Leistungen entsprechend vereinbartem Ziel und vertretbaren Kosten • Vernetzung, d. h. Sicherstellung der Transparenz bei fallbezogenen Netzwerkpartnern
Monitoring	• Fallbeobachtung/-steuerung zur Verstetigung: Akzeptanz? Angemessene Hilfen? Ziele erreicht? • Aufrechterhaltung der notwendigen Beziehung zu PmU sowie Bewertung der Veränderungen durch PmU (Rückmeldung) stehen im Vordergrund • vereinbarter Informationsaustausch mit Netzwerkpartnern • evtl. Anpassung der Maßnahmen/der Netzwerkpartner oder Re-Assessment
Evaluation	• Zusammenfassende Bewertung der Ergebnisse und Veränderungen im Verlauf anhand der festgelegten Ziele • evtl. in Fallkonferenz • evtl. Überleitung an anderen Leistungsträger zur verbindlichen Weiterverfolgung der Ziele • Abschluss durch Entpflichtung des Case Managers

Generell lässt sich bei den Betroffenen und ihren Angehörigen ein Grundanliegen feststellen: die Überforderung durch eine neue (Pflege-)Situation, verbunden mit einer komplexen und undurchsichtigen Versorgungslandschaft, die zum Wunsch nach gebündelten und leicht verständlichen Informationen von einer festen Ansprechperson führt, die begleitet und ein Gefühl der Sicherheit vermittelt (Englert et al., 2018).

1.7.4 Anwendungsfelder und Wirkungen von Case Management bei PmU

Ambulante Beratung und Versorgung

Ein gesetzlicher Anspruch auf individuelle Pflegeberatung wurde 2008 im § 7a SGB XI festgeschrieben. Der Zugang von PmU und ihren Angehörigen zu den Leistungsangeboten sollte im ambulanten Bereich erleichtert, bekannte Herausforderungen an den Schnittstellen zwischen den Unterstützungsstrukturen bewältigt und der Verbleib im häuslichen Umfeld gefördert werden. Die Pflegeberatung ist abhängig vom individuellen Bedarf zu leisten, bei Bestehen komplexer Problemlagen ist ein CASE_M umzusetzen (Schäufele et al., 2014). Angesiedelt wurde die individuelle §-7a-Pflegeberatung bei allen gesetzlichen und privaten Pflegekassen, mitunter in kommunalen Seniorenberatungsstellen sowie in den in den meisten Bundesländern etablierten Pflegestützpunkten (§ 7c SGB XI). Letztere wurden zudem mit der Koordinierung und Vernetzung der vorhandenen Hilfsangebote bzw. dem Hinwirken auf den Ausbau von Angeboten (CARE_M) beauftragt, in vielen Ländern sogar prioritär.

Evaluationen zur §-7a-Pflegeberatung weisen zwar auf eine überaus hohe Zufriedenheit mit der Beratung (ggf. CASE_M) hin. Zugleich machten sie aber deutlich, dass die Nutzer zwischen den verschiedenen Beratungsformen (einfache Leistungsberatung bis CASE_M) nicht differenzieren konnten und dass insgesamt das Angebot nur einem geringen Teil der Zielgruppe bekannt ist (Wolff et al., 2020).

Ferner wurden in jüngerer Zeit hausarztbasierte CASE_M-Programme entwickelt, die auf die Verbesserung der ambulanten Versorgung speziell von Menschen mit Demenz zielen: z. B. das „intersec-CM-Projekt“ (Dehl et al., 2021) oder das „Dementia Care Management“, welches geschulte Pflegefachkräfte im Hausarztsetting als CM einsetzt. Einer Evaluation zufolge erhöhte sich dadurch die Verordnung von Antidementiva und nicht kognitive Symptome bei Demenz wurden reduziert (Thyrian et al., 2017). In „DemStepCare“ werden bei Versorgungskrisen vorübergehend an Krisenambulanzen angesiedelte Pflegeexperten als CM eingebunden. Erste Ergebnisse weisen darauf hin, dass die Hausärzte dadurch in der Versorgung von Menschen mit Demenz sicherer wurden (Wangler et al., 2022).

Krankenhaus und poststationäre Versorgung

In geriatrischen/gerontopsychiatrischen Abteilungen und Kliniken wird CASE_M im Sinne einer institutionsinternen Fallsteuerung und Lotsenfunktion durchgeführt. Ziel ist es, den Krankenhausaufenthalt von der Aufnahme der Patienten bis zur Entlassung ressourcenorientiert und personenzentriert zu steuern und gemäß § 11 Abs. 4 SGB V die internen Schnittstellen optimal zu managen.

Merke

Die im OPS „Geriatrische frührehabilitative Komplexbehandlung“ beschriebene einzelfallbezogene interne Steuerung der notwendigen medizinischen und rehabilitativen Maßnahmen durch den Geriater entspricht dem CASE_M, wird aber nicht als solches benannt.

Assessments und Interventionen werden zwar von den jeweils zuständigen Disziplinen durchgeführt, es findet jedoch ein interdisziplinäres Verlaufsmonitoring mit abschließender Evaluation durch das geriatrische Team statt. Idealerweise verbindet sich das krankenhausinterne CASE_M mit dem gesetzlich vorgeschriebenen strukturierten Entlassmanagement (EM) (► Kap. 2.6) bzw. dem Transitional-Care-Modell (TCM). Durch EM und TCM soll die Lotsenfunktion nach der Entlassung fortgesetzt werden, um Sektorengrenzen zu überwinden. TCM ist umfassender als EM und schließt Organisation, Begleitung, Monitoring und Evaluation von Hilfen und Hilfsmitteln durch ‚Pfadfinder‘ auch außerhalb der Klinik ein (Chareh et al., 2021). Eine Untersuchung zum Einsatz des TCM, das primär auf die Reduktion von stationären Wiederaufnahmen fokussiert, ergab, dass in den 31 Projekten Vermittlung und Monitoring von Hilfen und Hilfsmitteln im Zentrum stand. Die Reduktion von Wiederaufnahmen in einer Studie legt nahe, dass vor allem die multidisziplinäre Ausrichtung und der Einsatz möglichst vieler TCM-Komponenten von Relevanz sind (Morkisch et al., 2020).

Eine weitere Entwicklung der sektorenübergreifenden Versorgung stellen geriatrische Versorgungsverbünde- und konzepte dar, in denen ausgehend von einem geriatrischen Zentrum mehrere Kliniken und/oder gemeinsam mit der niedergelassenen Ärzteschaft die für die Versorgung älterer Patienten zuständigen Dienste zusammengeführt und Angebote koordiniert werden. Befunde zu den Auswirkungen dieser Konzepte weisen auf eine Stabilisierung der funktionalen Gesundheit und Verbesserung des emotionalen Status (Sahin et al., 2018) bei den Patienten sowie auf große Zufriedenheit und Akzeptanz bei allen Beteiligten einschließlich Hausärzten hin (Warkentin et al., 2022; Wilfling et al., 2021). Eine Übertragung in die Regelversorgung scheitert bislang an finanziellen und rechtlichen Hürden (Weber et al., 2020).

Merke

CASE_M hat sich in den letzten 20 Jahren als wichtiges Verfahren in der Versorgung von PmU in verschiedenen Sektoren etabliert und gilt, ebenso wie Entlassmanagement und Transitional-Care-Modelle, als Mittel zur Überwindung der Sektorengrenzen.

In geriatrischen Disease-Management-Programmen, die die optimierte ambulante Versorgung von älteren, chronisch kranken Menschen gewährleisten sollen, wird CASE_M zur Steuerung von komplexen Erkrankungen wie Krebs, Demenz, Diabetes oder Herzinsuffizienz eingesetzt. Einzelnen Studien zufolge war CASE_M mit positiven Effekten auf die psychische Belastung, Überlebens- und Rehospitalisierungsrate, Verbleib in der eigenen Häuslichkeit und Gesamtkosten assoziiert bei hoher Akzeptanz und verbesserter interdisziplinärer Zusammenarbeit (Gaertner et al., 2015).

Darüber hinaus wird CASE_M in Einrichtungen der Langzeitpflege und Behindertenhilfe zur Steuerung des Eingewöhnungsprozesses nach der Aufnahme eingesetzt. Eine neue gesetzliche Grundlage für weitere CASE_M-Angebote wurde in jüngerer Zeit mit § 132g SGB V für die Beratung zur gesundheitlichen Versorgungsplanung in der letzten Lebensphase (Advance Care Planning) geschaffen.

Zusammenfassung

Im Kern wird unter Case Management (CASE_M) die Steuerung und Verknüpfung von interdisziplinären Versorgungsabläufen für eine Person (‚Fall‘), verantwortet durch eine beratende Person (Case Manager, CM), verstanden. Ziel ist es, den Klienten eine optimale Navigation durch die komplexe Versorgungslandschaft zu ermöglichen. Vor dem Hintergrund der Vielfalt unterschiedlicher Definitionen und Implementierungsmodelle, der Beteiligung verschiedener Professionen am Prozess, schwer überwindlichen Sektorengrenzen und einem Mangel an qualifizierten CM wird die Zielsetzung des CASE_M auf allen Versorgungsebenen jedoch noch immer häufig verfehlt. Die oft unbefriedigenden Ergebnisse der bislang eher spärlichen und kursorischen Evaluationen zum CASE_M spiegeln die Heterogenität und die Schwierigkeiten bei dessen Umsetzung wider. Erste Schritte zur vermehrten Zielerreichung des CASE_M bestünden u. E. in der Klärung und interprofessionellen Vereinheitlichung der zentralen Begriffe und Abläufe in den Anwendungsfeldern, ergänzt um ausreichende personelle und zeitliche Ressourcen für dessen qualifizierte Umsetzung in der Praxis. Zukünftige Forschung sollte auf methodisch hochwertige Designs gegründet werden.

Literatur

Chareh, N., Rappl, A., Rimmele, M., et al. (2021). Does a 12-Month Transitional Care Model Intervention by Geriatric-Experienced Care Professionals Improve Nutritional Status of Older Patients after Hospital Discharge? A Randomized Controlled Trial. *Nutrients, 13,* 3023. https://doi.org/10.3390/nu13093023

Dehl, T., Sauerbrey, U., Dreier-Wolfgramm, A. et al. (2021). Intersectoral care management for older people with cognitive impairment during and after hospital stays intersec-CM: study protocol for a process evaluation within a randomised controlled trial. *Trials* 22, 72. https://doi.org/10.1186/s13063-021-05021-1

Deutsche Gesellschaft für Care und Case Management e. V. (2020). *Case Management Leitlinien. Rahmenempfehlungen, Standards und ethische Grundlagen.* Heidelberg: medhochzwei (Case Management in der Praxis).

Englert, N., Oetting-Roß, C. & Büscher, A. (2018). Bedarf und Qualität von Beratung in der Langzeitpflege: Nutzerperspektive auf Beratungsangebote in Deutschland. *Zeitschrift für Gerontologie und Geriatrie* 51(6), 620–627. https://doi.org/10.1007/s00391-016-1172-4

Gaertner, B., Herzog, A., Holzhausen, M. & Schmidt, S. (2015). „Case-management"-Studien für Personen ab 65 Jahren in Deutschland: Systematische Übersicht zum aktuell publizierten Forschungsstand. *Zeitschrift für Gerontologie und Geriatrie* 48(6), 529–538. https://doi.org/10.1007/s00391-014-0839-y

Klug, W. (2018). Case Management im US-amerikanischen Kontext. Anmerkungen zur Bilanz und Folgerungen für die Weiterentwicklung von Case Management in Deutschland. In P. Löcherbach, W. Klug, R. Remmel-Faßbender und W.R. Wendt (Hrsg.), *Case Management. Fall- und Systemsteuerung in der Sozialen Arbeit.* S. 43–72, München: Ernst Reinhardt Verlag.

Kollak, I. & Schmidt, S. (2019). *Instrumente des Care und Case Management Prozesses.* Heidelberg: Springer.

Lukersmith, S., Millington, M. & Salvador-Carulla, L. (2016). What is Case Management? A Scoping and Mapping Review. *International Journal of Integrated Care* 16(4):2. http://doi.org/10.5334/ijic.2477

Menzel, R. (2010). Case Management im Krankenhaus – eine Aufgabe der klinischen Sozialarbeit. In V. Brinkmann (Hrsg.), *Case Management. Organisationsentwicklung und Change Management in Gesundheits- und Sozialunternehmen.* S. 259–276. Wiesbaden: Gabler.

Morkisch, N., Upegui-Arango, L.D., Cardona, M.I., et al. (2020). Components of the transitional care model (TCM) to reduce readmission in geriatric patients: a systematic review. *BMC geriatrics* 20, 345. https://doi.org/10.1186/s12877-020-01747-w

Reibnitz, C., Sonntag, K., Heßler, A., et al. (2015). Case Management in der Praxis. In Reibnitz, C. (Hrsg.) *Case Management: praktisch und effizient.* S. 121-164. Berlin/Heidelberg: Springer.

Şahin, C., Rethmeier-Hanke, A., Iseringhausen, O., et al. (2018). Geriatrisches Case Management am Küchentisch: Patienten-Outcomes im Modellprojekt Regionales Versorgungskonzept Geriatrie im Kreis Lippe. *Zeitschrift für Gerontologie und Geriatrie* 51(7), 785–790. https://doi.org/10.1007/s00391-017-1264-9

Pfeiffer, K. & Hautzinger, M. (2018). *Problemlösen in der Pflegeberatung. Ein Ansatz zur Stärkung der Pflegeberatung nach § 7a SGB XI.* Hürth: GKV-Spitzenverband. (Schriftenreihe Modellprogramm zur Weiterentwicklung der Pflegeversicherung). Zugriff am 16.1.2023, auf https://www.gkv-spitzenverband.de

Schäufele, M., Hendlmeier, I. & Höll, A. (2012). *Entwicklung und Erprobung eines Assessmentinstrumentes für die Pflegeberatung. Kurzfassung des Abschlussberichts.* Berlin: Zentrum für Qualität in der Pflege. https://www.zqp.de/wp-content/uploads/Kurzbericht_Entwicklung_Beratungsleitfaden_Pflege.pdf

Schäufele, M., Hendlmeier, I. Höll, A. (2014). Ein Inventar für den richtigen Überblick. Eine komplexes Assessment- Instrument für das neue Handlungsfeld Pflegeberatung. *FORUM Soziale Arbeit + Gesundheit* 1, 25-28.

Thyrian, J. R., Hertel, J., Wucherer, D., et al. (2017). Effectiveness and Safety of Dementia Care Management in Primary Care: A Randomized Clinical Trial. *JAMA Psychiatry* 74(10), 996–1004. https://doi.org/10.1001/jamapsychiatry.2017.2124

Wangler, J., Geschke, K., Wuttke-Linnemann, A., et al. (2022). Prävention von demenzbedingten Versorgungskrisen im hausarztbasierten Setting – das Projekt DemStepCare als innovative Versorgungsform. *Prävention und Gesundheitsförderung* 21(7). https://doi.org/10.1007/s11553-022-00931-7

Warkentin, N., Wilfling, D., Laag, S. & Goetz K. (2022). Experiences of family caregivers regarding a community-based care- and case-management intervention. A qualitative study. *Health & social care in the community* 30(1), e204-e212. https://doi.org/10.1111/hsc.13430

Weber, D., Dreyer, J., Liebe, C. & Junker, D. (2020). Arztnetz, Krankenhaus und KV – Akteure eines regionalen und intersektoralen Versorgungskonzeptes. In U. Hahn und C. Kurscheid (Hrsg.): *Intersektorale Versorgung. Best Practices – erfolgreiche Versorgungslösungen mit Zukunftspotenzial.* S. 183–191. Wiesbaden: Springer Gabler.

Wilfling, D., Warkentin, N., Laag, S. & Goetz, K. (2021). „I Have Such a Great Care" – Geriatric Patients' Experiences with a New Healthcare Model: A Qualitative Study. *Patient preference and adherence* 15, 309–315. https://doi.org/10.2147/PPA.S296204

Wolff, J. K., Pflug, C., Relleck, J., et al. (2020). Evaluation der Pflegeberatung und Pflegeberatungsstrukturen gemäß § 7a Absatz 9 SGB XI. Abschlussbericht. In GKV-Spitzenverband (Hrsg.): Schriftenreihe Modellprogramm zur Weiterentwicklung der Pflegeversicherung, Bd. 18. https://www.gkv-spitzenverband.de/media/dokumente/service_1/publikationen/schriftenreihe/GKV-Schriftenreihe_Pflege_18_mit_Lesezeichen.pdf

Zwicker-Pelzer, R. (2014). Beratung von Familien im Kontext von Alter und Pflegebedürftigkeit. In P. Bauer & M. Weinhardt (Hrsg.): *Perspektiven sozialpädagogischer Beratung. Empirische Befunde und aktuelle Entwicklungen.* S. 47–63. Weinheim: Beltz.

1.8 Gender-Aspekte in der Geriatrie

Merle Weßel

1.8.1 Einführung

Der demografische Wandel bedeutet nicht nur den Anstieg des Anteils älterer Menschen in unserer Gesellschaft, sondern in Zukunft werden bedingt durch gesellschaftliche Wandlungsprozesse auch ältere Menschen heterogener wahrgenommen werden müssen, als dies bislang geschieht. Insbesondere das Geschlecht ist ein wichtiger Faktor bei der Ermittlung der Bedarfe und Bedürfnisse älterer Menschen. Der Anteil von Frauen mit einem höheren Lebensalter ist überproportional größer, weshalb man auch von einer Feminisierung des Alters spricht (Lechleitner, 2013). Diese Geschlechterungleichheit hat einen Einfluss auf die Diagnose und Behandlung altersbedingter Krankheiten sowie die Versorgung und Pflege älterer Patienten, z. B. in der Symptomatik von Herzkreislauferkrankungen oder dem Versorgungs- und Pflegebedarf, der bei älteren Frauen oftmals höher ist aufgrund vielfältiger Faktoren, z. B. hormonbedingter Erkrankungen oder Gesundheitseinschränkungen bedingt durch die Lebensumstände (ebd.). Eine Berücksichtigung des Geschlechts in der Geriatrie stellt eine neue Perspektive auf den alternden Patienten dar, die einen Beitrag zu einer besseren und bedarfsgerechteren Versorgung leisten kann.

1.8.2 Gender und sex – Klärung von Begrifflichkeiten

Geschlecht hat im Rahmen der Gendermedizin bereits den Einzug als zu beachtende Größe in der Diagnose und Behandlung von Krankheiten erhalten. Allerdings ist die begriffliche Differenzierung des biologischen Geschlechts (sex) und des sozialen Geschlechts (gender) nicht immer klar abgegrenzt. Eine genaue Begriffsklärung ist aber Grundlage einer gendersensiblen Betrachtung, auch in der Geriatrie. Der Begriff sex allgemein beschreibt die biologisch bedingten reproduktiven Unterschiede zwischen Männern und Frauen (Hammarström & Annandale, 2012). Wohingegen der Begriff gender als eine soziale, kulturelle und historische Konstruktion verstanden wird, z. B. die Zuweisung von Geschlechterrollen oder die Attribution von bestimmten Verhaltensweisen zu Frauen und Männern. Gerade im deutschsprachigen Raum fällt die Begriffsabgrenzung oft schwer, da der Begriff Geschlecht sowohl das biologische wie auch das soziale Geschlecht bezeichnet. Eine Abgrenzung ist aber wichtig, um zwischen sozialen Genderaspekten, die einen Einfluss auf die Gesundheit haben – z. B. soziokulturelle Umstände –, und biologischen Sexaspekten – z. B. der Einfluss von Hormonen – zu unterscheiden. Auch ist anzumerken ist, dass das biologische und das soziale Geschlecht nicht immer strikt voneinander zu trennen sind, sondern miteinander interagieren. Hier ist z. B. auf die Arbeit der Geschlechtertheoretikerin Judith Butler (2012) zu verweisen.

Merke

Sex beschreibt die reproduktiv bedingten Unterschiede zwischen Frauen und Männern. Gender beschreibt die soziale, historische und kulturelle Zuschreibung von Eigenschaften an Männer und Frauen. Sowohl gender wie auch sex sind keine starren Einteilungen, sondern bilden ein Spektrum. Beide beeinflussen die Gesundheit einer Person.

1.8.3 Der Einfluss des biologischen und sozialen Geschlechts auf das Altern

Sowohl sex wie auch gender einer Person haben einen Einfluss darauf, wie eine Person altert sowie ob und welche gesundheitlichen Einschränkungen sie im höheren Lebensalter erlebt. So zeigen Studien, dass Frauen über 80 Jahre einen doppelt so hohen Unterstützungsbedarf haben als Männer im gleichen Alter (Lechleitner, 2013). Ihr Sturzrisiko ist höher als das von Männern. Sie haben eine höhere Prävalenz von Sarkopenie und Frailty und erkranken häufiger an Osteoporose (Lechleitner, 2013). Auch psychische Erkrankungen im Alter wie Depressionen, Angsterkrankungen und phobische Störungen finden sich häufiger bei Frauen als bei Männern (Lechleitner, 2013; Curran et al., 2020). Dies hängt zum einen damit zusammen, dass Männer eine geringere Lebenserwartung haben. Während Männer eine höhere Mortalität aufweisen, haben Frauen eine höhere Morbidität und erleben vermehrte körperliche Beeinträchtigungen im Alter.

Allerdings lassen sich die geschlechtlichen Unterschiede in der Gesundheit älterer Menschen nicht nur aufgrund der männlichen Übersterblichkeit erklären. Auch der weitgehende Fokus auf Männer und den männlichen Körper als Norm in der Medizin stellt einen wichtigen Aspekt dieser gesundheitlichen Ungleichheit dar (Davidson et al., 2011). Dies soll nicht bedeuten, dass die Einbeziehung der Kategorien gender und sex in medizinische Diagnose und Behandlung nur Frauen betreffen sollte. In gleichem Maße sollten auf das Geschlecht basierende männliche Gesundheitsprobleme beachtet werden. Z. B. nehmen Männer über den Lebensverlauf hinweg Präventionsangebote wie etwa Gesundheits-Checks seltener war, sodass Erkrankungen oft später erkannt und behandelt werden (Walter et al., 2008).

Merke

Der Gesundheitszustand im höheren Lebensalter kumuliert sich über den Lebensverlauf. Das Geschlecht (sex und gender) beeinflussen hierbei, wie Menschen altern. Frauen weisen im Allgemeinen eine höhere Morbidität auf, während Männer eine höhere Mortalität aufweisen.

1.8.4 Geschlechterunterschiede bei geriatrischen Erkrankungen

Bereits die Gendermedizin hat auf geschlechtliche Unterschiede bei verschiedenen Erkrankungen sowie deren Diagnose und Behandlung hingewiesen. So ist zwar bekannt, dass die Symptome eines Herzinfarktes bei Frauen andere sein können als bei Männern. Es ist aber Frauen selbst häufig nicht bewusst, dass z. B. Bauch- oder Rückenschmerzen ein Anzeichen für einen Herzinfarkt sein können und nicht nur die „klassisch männlichen“ Symptome wie Schmerzen im Arm (Hochleitner, 2013). Hier ist eine differenziertere Information sowohl von Ärztinnen/Ärzten wie auch von Patienten gefragt, damit Symptome für Herz-Kreislauf-Erkrankungen richtig und rechtzeitig erkannt und adäquat behandelt werden können. Darüber hinaus spielten Frauen in der Kardiologie bis vor kurzem noch kaum eine Rolle. Sie wurden von Studien ausgeschlossen und sind bis heute noch unterrepräsentiert in der Erforschung kardiovaskulärer Erkrankungen (Weber et al., 2008; Wenger et al., 2022). Kardiovaskuläre Erkrankungen gelten immer noch als typisch männliche Erkrankungen.

Herz-Kreislauf-Erkrankungen sind nicht das einzige Beispiel, bei dem sich geschlechtsbasierende Differenzen wiederfinden können. Auch bei demenziellen Erkrankungen zeigen sich Unterschiede, die auf das Geschlecht zurückzuführen sind. Gemeinhin werden mehr Frauen als Männer mit demenziellen Erkrankungen diagnostiziert (Mielke, 2018). Dies liegt zum einen an der höheren Lebenserwartung von Frauen und daran, dass kognitive Einschränkungen vermehrt bei hochaltrigen Personen auftreten. Zum anderen legen Studien aber auch nahe, dass Männer eine übersehene Gruppe im Bereich der Demenz sein könnten. Insbesondere nicht hochaltrige, unverheiratete Männer mit geringer Bildung haben ein erhöhtes Risiko, bei einer demenziellen Erkrankung erst sehr spät diagnostiziert zu werden (Beam et al., 2018; Savva & Arthur, 2015; Lang et al., 2017). Gründe dafür sind z. B., dass Präventionsangebote oftmals auf die vermeintlich stärker betroffenen Frauen zugeschnitten sind und Männer, die ohnehin seltener Präventionsangebote in Anspruch nehmen, dadurch weniger erreichen. Als weiterer Grund wird auch genannt, dass typische Risikofaktoren für eine Demenzerkrankung, wie Rauchen und Übergewicht, aber auch geringere geistige Aktivität und mangelnde soziale Kontakte, Männer vielfach stärker betreffen als Frauen (Laske et al., 2005).

Ein weiteres Beispiel für die Relevanz der Einbeziehung von Geschlecht in geriatrische Diagnosen ist die Beurteilung einer Person als frail. Frauen werden grundsätzlich öfter als frail beurteilt, wobei dies unter anderem auf die höhere Lebenserwartung von Frauen und somit ihr höheres Alter zurückzuführen ist. Darüber hinaus weisen Studien aber auch darauf hin, dass es weitere psycho-soziale Faktoren gibt, die Frailty begünstigen können (Weßel, 2022), sowie eine Akkumulation von physiologischen Faktoren über den Lebensverlauf (Szanton et al., 2009). So zeigen besonders US-amerikanischen Studien, dass schwarze Frauen eher von Frailty betroffen sind als weiße Frauen. Zusätzlich spielen Faktoren wie Bildung und sozio-ökonomischer Hintergrund eine wichtige Rolle (Szanton et al., 2009; Weßel, 2022; Sentandreu-Mañó et al., 2022). Ärmere Frauen und Frauen mit geringerer Bildung sind häufiger von Frailty betroffen als Frauen mit einem höheren sozio-ökonomischen Status (Sentandreu-Mañó et al., 2022). Dies weist auf eine Verschränkung der physiologischen und psycho-sozialen bedingen Frailty hin. Z. B. arbeiten Frauen mit einer geringeren Bildung oftmals in körperlich anstrengenderen Berufen und verdienen aber gleichzeitig weniger Geld, sodass sie einen geringeren sozio-ökonomischen Status haben. Dieser kann einen schlechteren Zugang zu Gesundheitsversorgung bedeuten, sodass sich ein schlechterer physiologischer Status über den Lebensverlauf akkumuliert, der aber auch auf psycho-sozialen Faktoren beruht. So lässt sich eine Frailty, die im hohen Lebensalter bei diesen Frauen auftreten kann, auf eine Wechselwirkung aus physiologischen und psycho-sozialen Faktoren zurückführen. Dies zeigt, dass oftmals ein Fokus ausschließlich auf das Geschlecht nicht ausreicht, um Unterschiede in Prävention, Diagnose und Behandlung bei geriatrischen Patienten zu erfassen, sondern auch weitere soziale Faktoren wie der sozio-ökonomische Hintergrund oder kulturelle Aspekte mit einbezogen werden sollten. Eine Homogenisierung von älteren Frauen und Männer ist also ebenfalls nicht unbedingt zielführend.

1.8.5 Geriatrie als umfassende Medizin

Die Geriatrie versteht sich seit ihrer Entstehung als umfassende Medizin, die nicht nur biologische, sondern auch soziale Aspekte von Altern und Krankheit in die Betrachtung miteinbezieht. Das Ziel war immer, den geriatrischen Patienten als Ganzes zu betrachten, um so die bestmögliche Versorgung im hohen Lebensalter zu gewährleisten (Weßel, 2022). Dies bedeutet auch, dass das Geschlecht einen wichtigen Faktor bei der Betrachtung älterer Patienten darstellen muss. Frauen und Männer altern auf unterschiedliche Art und Weise und der Einfluss des Geschlechts auf den Alterungsprozess und somit auch auf die Gesundheit sind entscheidend für adäquate geriatrische Versorgung. Ältere Frauen sind z. B. öfter von Altersarmut betroffen, sie leben häufiger allein und leiden unter chronischen Krankheiten (Rieder & Lohff, 2008). Frauen pflegen häufiger ihre Angehörigen, wohingegen Männer nur selten selbst in der Versorgung tätig werden, zumeist nur bei der eigenen Partnerin und nicht bei anderen Angehörigen (Meyer, 2006). Diese sozialen Aspekte beeinflussen die Gesundheit, aber auch die Versorgung älterer Menschen. Bei Männern kann und wird oft davon ausgegangen, dass eine Partnerin zur Versorgung bereit ist. Dies kann aber auch eine Fehlannahme sein, da vermehrt auch Männer allein leben oder sich nicht in das angenommene heteronormative Lebensmodell einordnen lassen (Weßel, 2022).

Des Weiteren muss in Betracht gezogen werden, dass sich viele gesundheitliche Probleme im Alter über den Lebensverlauf kumuliert haben. Z. B. weisen Männer, die körperlich fordernd gearbeitet haben, im hohen Lebensalter eine schlechtere Gesundheit auf als Männer, die vorwiegend einer Bürotätigkeit nachgegangen sind (Arber & Ginn, 1993). Der sozio-ökonomische Status zeigt hier bei Männern einen größeren Effekt auf die Gesundheit als bei Frauen (ebd.). Auch eine Migration im Laufe des Lebens kann Auswirkungen auf die Gesundheit im Alter haben. Menschen mit einem Migrationshintergrund haben aufgrund einer schlechteren Integration in soziale Strukturen und durch Sprachbarrieren oftmals schon in jüngeren Jahren einen schlechteren Zugang zum Gesundheitssystem als andere Menschen; dies hat Folgen bis ins hohe Lebensalter (Weßel & Schweda, 2023). Oft sind gerade Frauen durch fehlende Sprachkenntnisse davon betroffen, dass sie keine Kenntnis von Gesundheitsangeboten haben und davon, wie sie diese auf adäquate Weise in Anspruch nehmen können. Dies führt zu einem schlechteren Gesund-

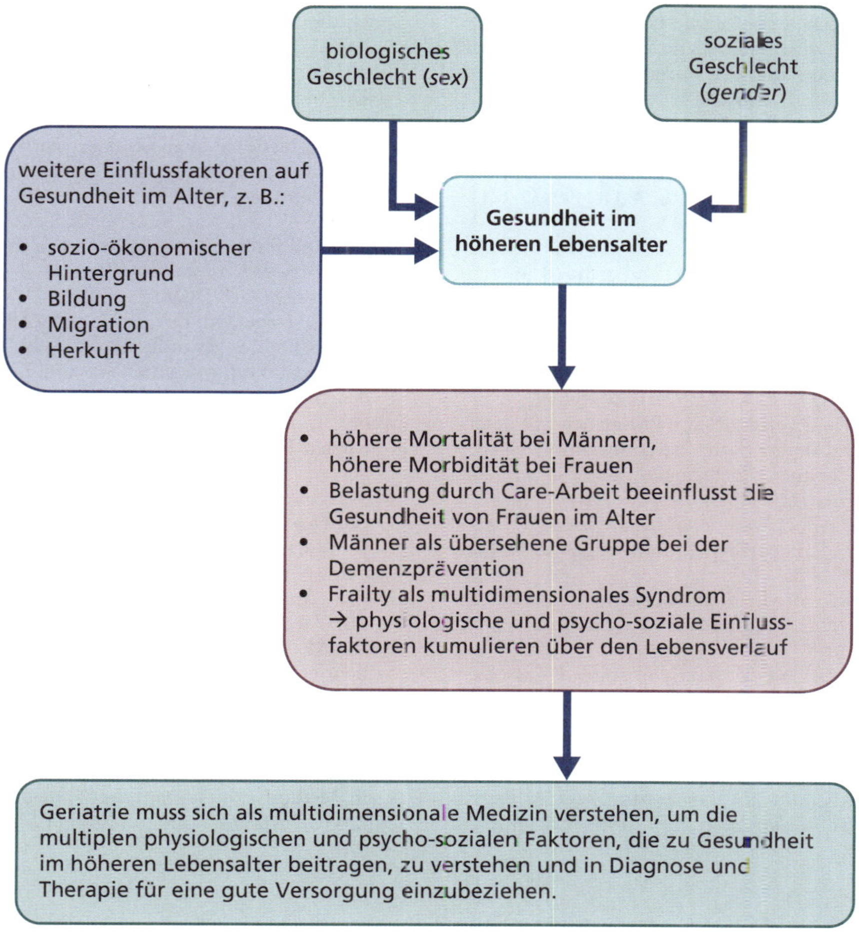

Abb. 1.8.1: Der Einfluss des Geschlechts auf Gesundheit im höheren Lebensalter

heitszustand und weiterhin fehlender Versorgung im höheren Lebensalter.

Entscheidend für das Verständnis von Geriatrie als eine umfassende Medizin ist, dass ältere Menschen nicht homogenisiert betrachtet werden und lediglich das hohe Lebensalter als Faktor einbezogen wird, um Diagnosen zu stellen und Versorgungspläne zu entwickeln. Das biologische wie auch das soziale Geschlecht – und darüber hinaus auch der sozioökonomischer Status, Ethnizität, Migration oder Bildung – haben einen Einfluss auf die Gesundheit und auch die Versorgung im Alter (▸ Abb. 1.8.1). Diese Aspekte müssen für eine umfassende und adäquate geriatrische Behandlung beachtet werden, um die bestmögliche Versorgung für die Patienten zu ermöglichen. Hierbei ist es nicht nur essenziell zu verstehen, dass das Geschlecht in Intersektion mit anderen sozialen Kategorien die Gesundheit beeinflusst, sondern darüber hinaus muss auch das Konstrukt Geschlecht in seiner Gesamtheit aus biologischen und gesellschaftlichen Aspekten in der Geriatrie erfasst werden, um die Heterogenität des hohen Lebensalters besser zu verstehen und diese Erkenntnisse in die Versorgung einfließen zu lassen.

Zusammenfassung

Sowohl das biologische (sex) wie auch das soziale Geschlecht (gender) haben einen entscheidenden Einfluss darauf, wie Menschen altern. Ältere Frauen weisen im Allgemeinen eine höhere Morbidität auf, wenn Männer eher eine höhere Mortalität haben. Dies hat physiologische Gründe, wie z. B. hormonelle. Aber auch psychologisch-soziale Faktoren, wie der sozio-ökonomische Hintergrund, tragen zu unterschiedlichen Alterungsprozessen und zu Gesundheit im Alter bei. Sowohl die physiologischen wie auch die psychologisch-sozialen Aspekte müssen in der Geriatrie beachtet werden, damit sie ihren Anspruch als umfassende Medizin beibehalten und die Multidimensionalität von Gesundheit im hohen Lebensalter adäquat erfassen kann, um so eine gute Versorgung zu gewährleisten.

Literatur

Arber, S., Ginn, J. Y. (1993). Gender and inequalities in health in later life. *Social science & medicine*, *36*(1), 33–46. https://doi.org/10.1016/0277-9536(93)90303-L

Beam, C., Kaneshiro, C., Jang, J. et al. (2018). Differences between women and men in incidence rates of dementia and Alzheimer's disease. *Journal of Alzheimer's Disease*, *64*(4), 1077–1083. https://doi.org/10.3233/JAD-180141

Butler, J. (2012). *Das Unbehagen der Geschlechter*. Suhrkamp Verlag.

Curran, E., Rosato, M., Ferry, F., & Leavey, G. (2020). Prevalence and factors associated with anxiety and depression in older adults: Gender differences in psychosocial indicators. *Journal of Affective Disorders*, *267*, 114–122.

Davidson, P. M., DiGiacomo, M., McGrath, S. J. (2011). The feminization of aging: how will this impact on health outcomes and services? *Health care for women international*, *32*(12), 1031–1045. https://doi.org/10.1080/07399332.2011.610539

Hammarström, A., Annandale, E. (2012). A conceptual muddle: An empirical analysis of the use of ‚sex' and ‚gender' in ‚gender-specific medicine' journals. *PLoS One*, *7*(4), e34193. https://doi.org/10.1371/journal.pone.0034193

Hochleitner, M. (2013). Genderaspekte bei kardiovaskulären Krankheiten. *Zeitschrift für Gerontologie und Geriatrie*, *46*(6), 517–519. https://doi.org/10.1007/s00391-013-0506-8

Lang, L., Clifford, A., Wie, L. et al. (2017). Prevalence and determinants of undetected dementia in the community. A systematic literature review and a meta-analysis. *BMJ open*, *7*(2), e011146. http://dx.doi.org/10.1136/bmjopen-2016-011146

Laske, C., Morawetz, M., Buchkremer, G. et al. (2005). Präventive Maßnahmen bei demenziellen Erkrankungen. *Deutsches Ärzteblatt*, *102*(20), A 1446–1453.

Lechleitner, M. (2013). Gender-Medizin–Geriatrie. *Zeitschrift für Gerontologie und Geriatrie*, *46*(6), 504–504. https://doi.org/10.1007/s00391-013-0526-4

Meyer, M. (2006). *Pflegende Angehörige in Deutschland: Ein Überblick über den derzeitigen Stand und zukünftige Entwicklungen.* Lit Verlag.

Mielke, M. M. (2018). Sex and gender differences in Alzheimer's disease dementia. *The Psychiatric times*, *35*(11), 14–17.

Rieder, A., Lohff, B. (Eds.). (2008). *Gender Medizin: Geschlechtsspezifische Aspekte für die klinische Praxis*. Springer Science & Business Media.

Sentandreu-Mañó, T., Badenes-Ribera, L., Fernández, I. et al. (2022). Frailty in the Old Age as a Direct Marker of Quality of Life and Health: Gender Differences. *Soc Indic Res 160*, 429–443. https://doi.org/10.1007/s11205-019-02246-1

Savva, G. M., Arthur, A. (2015). Who has undiagnosed dementia? A cross-sectional analysis of participants of the aging, demographics and memory study. *Age and Ageing*, 44(4), 642–647. https://doi.org/10.1093/ageing/afv020

Szanton, S. L., Allen, J. K., Seplaki, C. L. et al. (2009). Allostatic load and frailty in the women's health and aging studies. *Biological research for nursing*, *10*(3), 248–256. https://doi.org/10.1177/1099800408323452

Walter, U., Hager, K., Lux, R. (2008). Die alternde Bevölkerung: Demographie, gesundheitliche Einschränkungen, Krankheiten und Prävention unter Sex- und Gender-Fokus. In A. Rieder, B. Lohff. (Eds.), *Gender Medizin* (pp. 467–505). Springer.

Weber, T., Auer, J., Berent, R., et al. (2008). Kardiologie. In A. Rieder, B. Lohff (Eds.), *Gender Medizin* (pp. 343–387). Springer.

Wenger, N. K., Lloyd-Jones, D. M., Elkind, M. S., et al., American Heart Association. (2022). Call to action for cardiovascular disease in women: epidemiology, awareness, access, and delivery of equitable health care: a presidential advisory from the American Heart Association. *Circulation*, *145*(23), e1059–e1071. https://doi.org/10.1161/CIR.0000000000001071

Weßel, M. (2022). Feminist approach to geriatric care: Comprehensive geriatric assessment, diversity and intersectionality. *Medicine, Health Care and Philosophy*, *25*, 87–97. https://doi.org/10.1007/s11019-021-10052-1

Weßel, M., Schweda, M. (2023). Recognizing the Diverse Faces of Later Life: Old Age as a Category of Intersectional Analysis in Medical Ethics. *Journal of Philosophy and Medicine*, 48(1), 21–32. https://doi.org/10.1093/jmp/jhac038

1.9 Prinzipien des Medikationsmanagements

Heinrich Burkhardt

1.9.1 Einführung

Alternde und alte Patienten erhalten die Mehrzahl der in einer Dauermedikation verordneten Medikamente (ca. 65 % aller Medikamente werden für über 60-jährige Patienten verordnet), viele von diesen auch mehr als fünf Wirkstoffe gleichzeitig (ca. 30 % der über 70-Jährigen). Zudem erhalten viele alte Patienten langfristig Psychopharmaka (ca. 20 % der über 70-Jährigen bekommen mindestens ein Psychopharmakon verordnet). Diese Zahlen sind seit Jahren recht stabil (Ludwig et al., 2021). Der Umgang mit Medikamenten ist daher in der Behandlung alter Patienten einer der zentralen Punkte.

Das Beeinflussen des Organismus durch von außen zugeführte Substanzen ist eine sehr komplexe Intervention, die auf unterschiedlichen Ebenen ihre Wirkung entfaltet. Die Standardisierung der Dosis und das Gewährleisten einer stabilen Dosis in einem Medikament gehören zu den großen Errungenschaften der modernen Medizin und Pharmazie. Eine gelingende Medikation kann aber immer noch nur aus dem Blickwinkel der individuellen Risiko-Nutzen-Relation begriffen und beurteilt werden. Häufig wird dabei die Pharmakotherapie auf chemisch-biologische Vorgänge im Organismus reduziert. Das greift jedoch eindeutig zu kurz und wird besonders bei der Behandlung alter Patienten offenkundig.

Merke

Neben den Kernpunkten der Pharmazie und Pharmakologie, die die Galenik, Pharmakokinetik und Pharmakodynamik umfassen, sind besonders auch die Aspekte Management der Medikation in einem Selbst- oder Fremdmanagement-Ansatz zu betrachten und letztlich auch die Aspekte der Adherence zu erfassen.

Die Wirksamkeit einer medikamentösen Therapie wird in der modernen Medizin durch kontrollierte Studien an größeren Kollektiven erfasst. In diesen muss eine positive Nutzen-Risiko-Relation dargestellt werden, die Risiken müssen kalkulierbar sein und der Nutzen signifikant. Wichtige Charakteristika, die so gewonnen werden können, sind die NNT (Number Needed to Treat) und Anhaltszahlen für das zu erwartende Auftreten unerwünschter Ereignisse (optimal mit einer Number Needed to Harm, NNH). Allerdings gilt für viele pharmakotherapeutische Prinzipien, dass diese Daten in einem exemplarischen Umfeld und nicht in einem repräsentativen Umfeld erhoben wurden, was die zu erwartende Population der Behandelten anbelangt. So sind viele Daten eben nicht in einem Kollektiv alternder oder alter Menschen und schon gar nicht bei Vorhandensein ausgedehnter Komorbiditäten oder gar geriatrischer Syndrome gewonnen worden (Wehling & Burkhardt, 2019). Gleiches gilt vielfältig für eine Situation der Multimorbidität, in der mehrere Gesundheitsprobleme gleichzeitig behandelt werden müssen und komplexe Interaktionen auftreten können.

Um diese häufig unübersichtliche Situation in der konkreten Verordnungspraxis bewältigen zu können, bedarf es einer Integration von Wissen aus Standard- oder exemplarischen Behandlungen, Wissen zu den Besonderheiten der Behandlungssituation, welches nicht nur auf biologische Aspekte fokussiert, sondern ebenso den psychosozialen Kontext berücksichtigt, und Wissen aus Real-World-Daten zu den Anwendungen im Praxisalltag. Wie im Folgenden gezeigt wird, ist die Behandlung alter Patienten nicht nur wegen der oftmals eingeschränkten Repräsentanz in den Zulassungsstudien, sondern auch wegen alterungsbedingter Besonderheiten eine spezielle Herausforderung.

1.9.2 Pharmakologische Aspekte

Klassische pharmakologische Gesichtspunkte werden traditionell in pharmakokinetische Aspekte und pharmakodynamische Aspekte unterteilt. Pharmakokinetik lässt sich, da der Zielwert hier gut zu messen ist (die Plasmakonzentration des Wirkstoffes und seine Veränderung über die Zeit), auch gut unter realen Bedingungen und in Studienkohorten erfassen. Die wichtigsten Daten eines Medikamentes werden hieraus abgeleitet, z. B. die Halbwertszeit, die Bioverfügbarkeit und die Eliminationsraten. Zu diesen Aspekten existieren auch die besten Daten, was alterungsbezogene Veränderungen anbelangt. Allerdings gibt es auch hier, wie in vielen anderen Kontexten, eine fließende Grenze zwischen rein alterungsbedingten Veränderungen und solchen, die durch chronische pathophysiologisch als Erkrankungsentität definierte Befunden hervorgerufen werden. Im Prinzip können für alle Kompartimente, welche einen Beitrag zur pharmakokinetischen Situation leisten, unabhängig von der nosologischen Diskussion im Mittel alterungsassoziierte Veränderungen beschrieben werden, zumeist eine im Mittel abnehmende Funktion. Am Beispiel der glomerulären Filtrationsrate (GFR), der wesentlichste Aspekt der Nierenfunktion, lässt sich dies gut aufzeigen. Empirische Daten aus Querschnittsuntersuchungen zeigen eben diesen Effekt mit einer klaren Korrelation, allerdings mit einer großen Varianz. Bezüglich der Nierenfunktion gibt es ebenfalls aufschlussreiche Daten aus longitudinal über einen längeren Zeitraum angelegten Studien. Hier zeigt die Baltimore Longitudinal Study für die GFR in einem sehr langen Beobachtungsintervall (z. T. mehrere Dekaden) zwar im Mittel in dem Alterssegment der über 60-Jährigen eine klare Abnahme der GFR, aber bei der Betrachtung einzelner Verläufe auch Individuen mit einer bis ins hohe Alter erhaltenen GFR und andererseits solche, die eine deutlich akzelerierte Abnahme derselben – eher im Sinne einer progressiven Nierenerkrankung – aufweisen.

▸ Tab. 1.9.1 stellt altersbezogene Veränderungen von Organsystemen mit Einfluss auf pharmakotherapeutische Aspekte zusammen und bewertet diese unter anderem für ihre Relevanz in der pharmakotherapeutischen Betrachtungsweise. Die Tabelle zeigt auf, welche Vielzahl an Strukturen im Organismus hieran beteiligt sind. Diese sehr komplexe Betrachtungsweise lässt sich jedoch für die Praxis vereinfachen, indem auf die Punkte mit dem auch im Mittel größten alterungsverursachten Effekt fokussiert wird. Dies ist, was Pharmakokinetik betrifft, eindeutig die Elimination eines Wirkstoffes und dabei die Veränderungen an der Niere mit zu erwartenden reduzierten GFR mit zunehmendem Alter. Hier sind Effekte mit bis zu deutlich über 50 % Reduktion zu erwarten. Das ist erheblich mehr als für andere Veränderungen der an Resorption und Elimination beteiligten Strukturen zu erwarten ist (z. B. hepatische Metabolisierung oder Aspekte der Resorption).

Prinzipiell unterscheidet man zwischen solchen Medikamenten, die überwiegend renal eliminiert werden und daher in ihrer Pharmakodynamik stärker von der Nierenfunktion abhängen, und solchen, die überwiegend oder vollständig einer hepatischen Elimination unterworfen sind. Ein weiteres Argument, welches hilft, auf die wichtigsten Veränderungen der Physiologie in diesem Kontext zu fokussieren, ist aber auch die Frage einer Überprüfbarkeit in der klinischen Praxis. Dies ist für viele Fragen der Resorption nicht möglich und leider auch nicht für die Fragen der hepatischen Metabolisierung oder der hepatischen Perfusion. In diesem Zusammenhang muss auch konstatiert werden, dass trotz der theoretisch heute zur Verfügung stehender Diagnostik, die Aktivität einzelner CYP-Systeme in der Leber und deren Varianten und damit Very-High-Metabolizer und Low-Metabolizer zu erfassen, dies in der Praxis nicht umgesetzt werden konnte. Bezüglich alterungsbedingter Veränderungen erwartet man auch für die Aktivität der Enzymsysteme eine gewisse Abnahme über die Zeit, welche aber weit hinter der Minderung durch genetisch bedingte Varianten zurückbleibt. Daher bleibt für die Praxis vor allem das Abschätzen der Nierenfunktion übrig, um pharmakokinetisch bedingte Veränderungen erfassen zu können. Dies kann über Schätzformeln recht einfach erfolgen und gibt nützliche Hinweise, auch wenn es mit einer präzisen Messung nicht gleichgesetzt werden kann. Es stehen unterschiedliche Formeln zur Verfügung, die nicht alle explizit in geriatrischen Kollektiven hinsichtlich ihrer Testgüte evaluiert worden sind. Im untenstehenden Kasten sind hierfür zwei Beispiele aufgeführt.

Schätzformeln für die glomeruläre Filtrationsrate bei alten Menschen

Cockcroft-Gault (Cockcroft & Gault, 1976):

- Clearance (ml/min) = $\frac{(140 - \text{Lebensalter}) \times \text{Körpergewicht (kg)}}{72 \times \text{Serumkreatinin (mg/dl)}}$
- Korrekturfaktor 0,85 für Frauen

BIS (Berliner Initiative Study, Schaeffner et al., 2014):

- Clearance (ml/min) = $3.736 \times \text{Serumkreatinin (mg/dl)}^{-0{,}87} \times \text{Lebensalter}^{-0{,}95}$
- Korrekturfaktor 0,82 für Frauen

Tab. 1.9.1: Alterungsbezogene Veränderung von Organsystemen

System	Veränderung	Kommentar
Veränderungen, die vorwiegend die Pharmakokinetik direkt betreffen:		
Niere	Abnahme der glomerulären Filtrationsrate	bedeutendster pharmakodynamischer Alterungsaspekt, es können Veränderungen mit über 50 % Verlust des Ausgangswertes erwartet werden, einer Beurteilung im klinischen Alltag zugänglich
Leber	Abnahme der Leberdurchblutung	prinzipiell ist pharmakokinetisch mit bis zu 20 % Abnahme der Leberdurchblutung zu rechnen, kann aber im Einzelfall nicht im klinischen Kontext evaluiert werden
Kompartimente	Abnahme des Wassergehaltes, Zunahme des Fettgehaltes	Veränderung des Verteilungsvolumens für Medikamente zu erwarten, kann z. B. bei Narkotika eine Rolle spielen
Veränderungen, die klassischen auf Signaltransduktionssysteme fokussierten pharmakodynamischen Aspekten folgen:		
Herz-Kreislauf	β-Rezeptoren vermindert	aus theoretischen Überlegungen und physiologischen Experimenten wurde eine höhere Bedeutung für die Pharmakodynamik erwartet (z. B. ß-Blocker-Therapie), klinisch und epidemiologisch aber eher untergeordnete Bedeutung
ZNS	Dopamin-Rezeptoren vermindert	erhöhte Neigung zu extrapyramidal-motorischen Phänomenen (bedeutsam für die UAW von Neuroleptika)
ZNS	cholinerges System vermindert	könnte zunehmendes Delir-Risiko unabhängig von strukturellen Veränderungen erklären (erhöhte Vulnerabilität für diese UAW mit zunehmendem Alter)
Veränderungen, die eher über die UAW-Frequenzen multifaktoriell auf der klinischen Ebene erklärt sind bzw. rein epidemiologischen Betrachtungen folgen:		
Herz-Kreislauf	orthostatische Stabilität nimmt ab	wichtiges zunehmendes UAW-Risiko, muss besonders in der Hypertonie-Behandlung beachtet werden
Flüssigkeitshaushalt	Neigung zur Dehydratation nimmt zu	wichtiges UAW-Risiko der Diuretika, häufiges klinisches Problem
Elektrolythaushalt	Neigung zu Elektrolytstörungen nimmt zu	wichtiges UAW-Risiko, insbesondere Hyponatriämie
Blutgerinnung	Neigung zu Blutungen nimmt zu	spielt eine bedeutende Rolle für einige präventive Dauertherapien (z. B. Antikoagulanzien-Therapie), wichtiges Argument bzgl. steigender UAW-Blutung bei den NSAID
Lokomotion	Kompensationsneigung nimmt ab (klassisches Netzwerk-Thema)	wichtiges Moment für Risikoereignis Sturz, wichtiges Argument gegen Benzodiazepin-Gebrauch

NSAID = nichtsteroidale Antiphlogistika; UAW = unerwünschte Arzneimittelwirkung

Diese Fragen sind nicht trivial. Wichtiger als die Frage nach der Art der Formel, die zur Schätzung verwendet wird, ist aber, dass überhaupt diese Methode in der Betreuungsroutine älterer Patienten implementiert wird. Viele Labore bieten dies entsprechend in der Routine an.

> **Merke**
>
> Bei allen älteren Patienten sollte die Nierenfunktion regelmäßig über Schätzformeln bestimmt werden. Das Serum-Kreatinin allein ist kein verlässlicher Parameter.

Wesentlich schwerer sind die alterungsbedingten Veränderungen im Bereich der Pharmakodynamik zu erfassen. Pharmakodynamik betrachtet als Zielgröße den biologischen Effekt der medikamentösen Intervention. Viele dieser Zielgrößen lassen sich bedeutend schwieriger erfassen als die Bestimmung eines Plasmaspiegels im Bereich der Pharmakokinetik. Gibt es für manche therapeutische Prinzipien noch valide Möglichkeiten, diesen Effekt zu erfassen (z. B. Kontrolle des Blutdrucks bei der Hochdruck-Therapie), lassen sich für viele andere beabsichtigte Effekte diese nicht mehr direkt im Einzelfall bestimmen (das gilt z. B. für eine Reihe präventiver medikamentöser Prinzipien wie die Hemmung der Thrombozytenaggregation). Hier ist man auf die aus epidemiologischen Studien im Mittel zu erfassenden Maße angewiesen (z. B. Eintreten von Risiko-Ereignissen, Mortalität). Weiter beruhen viele therapeutische Ziele auf einer subjektiven Einschätzung des Patienten (z. B. Schmerzkontrolle, Dyspnoe etc.), was eine methodische Erfassung erschweren kann. Eine weitere Barriere in dieser Betrachtungsweise ist, dass für überraschend viele medikamentöse Strategien die genaue Effektvermittlung auf zellulärer Ebene nicht so weit geklärt ist, dass man hier gut operationalisierbare Surrogatmarker erfassen kann, um z. B. einige der zuvor genannten Probleme zu umgehen. Alle diese Gründe führen dazu, dass es wesentlich weniger klare Befunde zu dieser Thematik gibt, was alterungsbedingte Effekte anbelangt. ► Tab. 1.9.1 zeigt hierzu einige Beispiele auf, für welche ein gewisser Konsens hinsichtlich alterungsbedingter Veränderung der Pharmakodynamik diskutiert wird.

Die oben angeführten Befunde aus den klassischen Bereichen der Pharmakologie deuten insgesamt in eine Richtung, nämlich auf eine höhere Vulnerabilität der älteren Patienten hinsichtlich eines Verfehlens der angemessenen Dosierung. Das erklärt die erhöhte Gefahr bei älteren Patienten für einen nicht angepassten therapeutischen Effekt, sei es durch an die pharmakokinetischen Gegebenheiten nicht angepasste Dosierung durch eine Standarddosis (häufige Überdosierung, aber auch immer wieder Unterdosierung) oder auch durch eine erhöhte Vulnerabilität der biologischen Systeme auf ein Medikament mit der Gefahr von unerwünschten Arzneimittelwirkungen (UAW). Pharmakokinetische und pharmakodynamische Aspekte sind demzufolge wichtige Argumente für eine Bewertung einzelner Pharmaka, inwiefern eine im höheren Lebensalter veränderte Risiko-Nutzen-Bilanz zu befürchten ist.

Auch für galenische Aspekte lässt sich ein Bezug zu der Behandlungssituation älterer Menschen finden. Häufig wird in der Verordnungspraxis nicht vorausschauend bedacht, dass die orale Aufnahme von Medikamenten problematisch sein kann. Hier spielen auch geriatrische Syndrome eine Rolle (▶ Kap. 1.9.6). Daher wird man, wenn eine stabile enterale Route gefährdet oder unmöglich ist, öfters alternative Behandlungsrouten diskutieren müssen, insbesondere die subkutane und die transdermale Route. Hierzu muss bedacht werden, dass die transdermale Route stark von der individuellen Beschaffenheit der Dermis abhängig ist. Diese lässt sich nicht prognostisch abschätzen, so dass immer individuell, mit niedrigen Dosen anfangend, titriert werden muss.

Merke

Das transdermale System (Pflaster) sollte immer an vergleichbaren Stellen aufgebracht werden (z. B. vorzugsweise am Rumpf).

So kann den starken regionalen Unterschieden zwischen verschiedenen Körperpartien, was die Resorption anbelangt, begegnet werden. Transdermale Systeme sind in der Schmerztherapie und Hormontherapie verbreitet, im geriatrischen Kontext gibt es Systeme für Cholinesterase-Hemmer zur Behandlung bei Alzheimer-Demenz und Dopaminagonisten zur Behandlung bei M. Parkinson. Darüber hinaus muss die Textur und Konsistenz des Medikamentes beachtet werden. Diese können bspw. bei einer Dysphagie eine Rolle spielen, wenn Medikamente gemörsert und zusammen mit weicher Speise oder Flüssigkeit ggfs. auch über eine Ernährungssonde gegeben werden oder als Saft appliziert werden sollen. Diese Bedarfe werden zunehmend von der pharmazeutischen Industrie aufgegriffen und bedient. Bedacht werden muss, dass beim Zerkleinern oder Mörsern von Medikamenten in fester Form (Tabletten, Dragees, Kapseln) unbedingt zuvor geprüft werden sollte, ob dies nicht die galenische Textur beschädigt und damit die Resorption signifikant verändert oder gar verhindert. Moderne Informationssysteme zur Medikation bieten diese Informationen zunehmend an.

Merke

Beim Zerkleinern von Medikamenten und Zerstören der Galenik ist Vorsicht geboten. Zuvor sollten einschlägige Informationssysteme genutzt werden.

In diesem Zusammenhang kann der Begriff „therapeutische Breite", der stark von der Pharmakokinetik eines Medikamentes geprägt ist, erweitert werden und auch andere Aspekte mit einbeziehen. Ursprünglich war damit gemeint, wie breit der Korridor eines akzeptablen Plasmaspiegels zwischen dem minimal für einen therapeutischen Effekt erforderlichen Spiegel bis zum Erreichen der Grenze zur Toxizität ist. Medikamente mit einer niedrigen therapeutischen Breite sind per se als problematisch in der Anwendung zu betrachten, da es häufig durch zusätzliche Faktoren (z. B. interagierende andere Medikamente) zu unerwünschten, dosisabhängigen Wirkungen kommen kann. Diese Medikamente sind besonders ungeeignet für alte Menschen mit z. B. eingeschränkter Nierenfunktion. Klassische Beispiele sind Digitalis, Lithium und Theophyllin, die nicht zuletzt aus diesen Gründen zunehmend seltener eingesetzt werden. Erweitert man diesen ursprünglichen Begriff in der Form, dass nicht nur das Verhalten des Plasmaspiegels konkret als Argument aufgeführt wird, sondern vielmehr auch das Argument, wie empfindlich die Medikation auf Varianzen der pharmakodynamischen Aspekte reagiert oder auch was Schwankungen in der Adherence (Therapiepausen) anbelangt, kritisch ist, kann man hiermit auch die Stabilität der therapeutischen Response insgesamt beschreiben. Ein solcher erweiterter Begriff führt bereits nah an die weiter unten aufgeführten Argumente für eine Bewertung unterschiedlicher Medikamente oder auch Therapieverfahren hinsichtlich eines Einsatzes bei alten Menschen generell heran.

1.9.3 Unerwünschte Arzneimittelwirkungen

Unerwünschte Arzneimittelwirkungen (UAW) treten nicht nur häufig auf, sondern sie werden auch sehr häufig leider nicht richtig erkannt und eingeschätzt. Zu jeder Verordnung und Betreuung einer dauerhaften Medikation gehört es, diesen Aspekt im Auge zu behalten und den Patienten und sein Umfeld über die Möglichkeit des Auftretens unerwünschter Wirkungen zu beraten. Grundsätzlich können bei älteren Patienten alle für ein Medikament beschriebenen UAW auftreten. Zusätzlich zeigen ältere Patienten auch eine erhöhte Bereitschaft für spezielle UAW, die in dieser Häufung bei jüngeren Erwachsenen nicht auftreten und mit einer erhöhten Vulnerabilität der alternden Organsysteme in Verbindung stehen. So steigert das Alter per se aber auch das Risiko für ein delirantes Syndrom aufgrund der im Rahmen des voranschreitenden Lebensalters entstehenden Veränderungen im Gehirn. Das zweite einschlägige Phänomen in diesem Zusammenhang ist das Sturzereignis, welches bei alten Menschen häufig multifaktoriell verursacht ist. Unter diesen Faktoren spielen in wachsendem Maße Medikamente eine Rolle Diese beiden Risikoereignisse sollten daher besonders bei alten Patienten immer eine gründliche Analyse der Medikation auslösen.

Merke

Sturzereignisse und delirante Syndrome sind die bedeutendsten UAW, die bei alten Menschen zusätzlich und mit dem Alter deutlich häufiger auftreten. Daher sollten diese beiden Faktoren immer Anlass für eine einschlägige Medikationsanalyse sein.

Viele Medikamente können ein Delir begünstigen oder auslösen, besonders im Kontext der stationären Behandlung. Meist wird dies auf die anticholinergen Effekte dieser Medikamente zurückgeführt, z. B. bei trizyklischen Antidepressiva. Aber auch die Stimulation anderer Transmittersysteme kann das delirante Syndrom triggern, z. B. eine dopaminerge Überstimulation. Da das Delir meist multifaktoriell bedingt ist und auch wegen seiner bisher letztlich nicht geklärten pathophysiologischen Basis, kann die Bedeutung einzelner Medikamente auf ein Delir nur näherungsweise und unter Vorbehalt an der in vitro nachweisbaren anticholinergen Wirkung festgemacht werden. Das Konzept des „total anticholinergic burden“ hat sich unter anderem auch deswegen bisher nicht durchgesetzt.

Bezüglich UAW werden verschiedene Formen unterschieden. Grob werden idiosynkratisch auftretende Erscheinungen, die schlecht vorhergesehen werden können, von solchen abgegrenzt, die einen deutlichen Bezug zur Dosis des Medikamentes haben und sich daher im Vorfeld besser einschätzen lassen. Dosisabhängige UAW sind häufig Folge eines nicht ausreichenden Beachtens der oben beschriebenen pharmakokinetischen und pharmakodynamischen Aspekte. Ein klassisches Beispiel für eine dosisabhängige UAW ist das Auftreten von Übelkeit bei Gabe von Digitalis oder das Auftreten von Halluzinationen bei dopaminergen Substanzen. In der Praxis bedeutet dies, dass in vielen komplexen Situationen ein vorsichtiges Eindosieren und eine langsame Dosiseskalation angezeigt ist („start low, go slow“).

Merke

Ein vorsichtiges Eindosieren und eine vorsichtige Dosiseskalation können dabei helfen, in komplexen Situationen dosisabhängige UAW zu vermeiden („start low, go slow“).

Gute Beispiele für geeignete, konkrete Anwendungsbereiche sind das Eindosieren einer wirksamen Dauertherapie bei arterieller Hypertonie oder M. Parkinson. Dies ist meist dann möglich, wenn der Therapieeffekt einfach und engmaschig beobachtet werden kann.

Ein Beispiel für idiosynkratische UAW sind Hautveränderungen bei Antibiotikagabe. Hier gilt im Gegensatz zu dem oben beschriebenen, dass eine ausreichende Dosierung für einen sicheren Therapieeffekt erreicht werden muss. In diesem Zusammenhang wurde für die Akuttherapie der Slogan „hit hard and early“ geprägt. Zumindest die Initialdosis des Medikamentes muss ausreichend hoch sein. In diesem Zusammenhang ist es wichtig, darauf hinzuweisen, dass die oben genannte Regel der vorsichtigen Eindosierung nicht für alle klinische Situationen gelten kann. So kann bei schweren Erkrankungen wie am Beispiel der infektiologischen Problematik und der antibiotischen Therapie aufgezeigt nicht das fortgeschrittene Lebensalter per se als Argument zur Dosisreduktion angeführt werden. Ein weiteres wichtiges Beispiel für idiosynkratische UAW sind Veränderungen des Blutbildes und hier besonders die gefürchtete, aber seltene Agranulozytose bei der Anwendung von Metamizol. Hier spielt eine individuelle Disposition eine Rolle, aber nicht die Dosis.

Es wird deutlich, dass nur ein Teil der UAW durch umsichtige Dosierung verhindert werden kann. Umso wichtiger ist es daher, bei den idiosynkratischen UAW früh ihr Auftreten zu erkennen und das Medikament abzusetzen. Dazu ist nicht zuletzt ein umsichtiges Einbinden des Patienten und seiner Umgebung unverzichtbar.

Merke

Bei neu angesetzten Medikamenten müssen Patienten auch hinsichtlich möglicher auftretender UAW gut beraten werden. Nur so ist ein frühes Erkennen möglich.

Ein relevantes Problem im Umgang mit UAW ist das Verkennen bzw. Nichterkennen von neu auftretenden Symptomen als Ausdruck einer solchen. Oft kommt es bei Nichterkennen dieser Zusammenhänge zu einer sogenannten therapeutischen Kaskade (Prescribing Cascade), wenn diejenigen Medikamente, welche die UAW auslösen, nicht abgesetzt oder in ihrer Dosis reduziert werden (sofern es sich um dosisabhängige UAW handelt), sondern zu einer weiteren Therapieeskalation führen, indem zusätzliche Medikamente angesetzt werden, die dann die durch die UAW ausgelöste Symptomatik kontrollieren sollen. Ein klassisches Beispiel bleibt die durch Digitalis ausgelöste Übelkeit, die zu einem Ansetzen von Metoclopramid, statt zu einer Dosisreduktion von Digitalis geführt hat. Hier gibt es mannigfaltige weitere Beispiele, wie eine solche therapeutische Kaskade entstehen kann. Übelkeit, wie in diesem Beispiel, ist eines der häufigsten UAW-Symptome und kann von einer Vielzahl an Medikamenten ausgelöst werden. Ein bedeutender Fehler beim Umgang mit möglichen therapeutischen Kaskaden ist darüber hinaus eine nicht genug reflektierte Etablierung einer neuen Dauertherapie durch eine prinzipiell temporäre Problematik. Viel zu selten und zu wenig reflektiert werden zeitliche Begrenzungen in die Verordnungspraxis eingeführt, obwohl durch die begrenzte Packungsgröße der pharmazeutischen Therapie eigentlich gute Voraussetzungen bestehen. Zwei wichtige Beispiele hierfür sind die Etablierung einer Dauertherapie mit Protonenpumpenhemmern (PPI) aufgrund einer zeitlich begrenzten gastrointestinalen Symptomatik und die unreflektierte Weiterverordnung von Benzodiazepinen bei Schlafstörungen. Letzteres ist eine wesentliche Ursache für die Entstehung potenziell problematischer Gewöhnungseffekte.

1.9.4 Polypharmazie und Interaktionen

Ein charakteristischer Aspekt der Behandlungssituation alternder und alter Patienten ist für viele die Multimorbidität (▸ Kap. 1.2) und die daraus resultierende Polypharmazie. Auch wenn kein gültiger Konsens über die genaue Definition einer Polypharmazie besteht, spricht man meist bei einer verordneten Anzahl von fünf und mehr unterschiedlichen Medikamenten in einer dauerhaften Therapie (Dauermedikation) von einer Polypharmazie. Diese Behandlungssituation zieht folgende risikobehaftete Konsequenzen nach sich:

- exponentiell ansteigende Interaktionsmöglichkeiten
- Schwächung der Adherence
- erschwertes Erkennen von UAW-Bezügen

Tab. 1.9.2: Potenzielle Interaktionsebenen

Interaktionsebene	Beispiel	Kommentar
chemisch/physikalisch	Inkompatibilität bei Mischung von Injektionslösungen (z. B. Tramadol und Diclofenac, Furosemid und Morphin)	Misch-Infusionen/Injektionen grundsätzlich vermeiden
Gastrointestinaltrakt	Theophyllin und Mg-Salze, Fe-Präparate, Milch (Chelatbildung)	Komedikation beachten, zeitliche Entzerrung nutzen, Interaktionspotenzial mit Nahrungsaufnahme und Nahrungsbestandteilen beachten
	Antibiotika beeinflussen die Darmflora, dadurch kann die Vitamin K-Produktion sinken und die Gefahr einer Überdosierung klassischer oraler Antikoagulanzien (Vitamin K-Antagonisten) entstehen	Behandlung mit Antibiotika so kurz wie möglich halten, häufigere Kontrolle der entsprechenden Gerinnungswerte (INR) bei Komedikation mit Vitamin K-Antagonisten
Transportsysteme	Johanniskraut-Präparate und Digitalis interagieren am MDR-1-Transporter, dadurch Gefahr der Überdosierung des Digitalis	Digitalis-Überdosierungen werden häufig übersehen, auch „pflanzliche Arzneimittel" enthalten hochwirksame Substanzen und besitzen relevantes Interaktionspotenzial
CYP-Systeme (hepatische Elimination)	Carbamazepin und Serotonin-Reuptake-Hemmer, aber auch Clarithromycin interagieren am CYP3A4-System, Carbamazepinspiegel können ansteigen	erheblich erhöhte Sturzgefahr bei zu hohen Carbamazepin-Spiegeln, wichtiger Aspekt und Argument, alternative Antiepileptika zu nutzen (z. B. bei der Behandlung des neuropathischen Schmerzes)
Pharmakodynamik (Interaktion an der biologischen Zielstruktur)	NSAID und Antihypertensiva (Diuretika, ACE-Inhibitoren) schwächen die antihypertensive Wirkung; Tramadol und SSRI gemeinsam erhöhen die Gefahr eines serotonergen Syndroms	häufige Ursache für hypertensive Entgleisungen, häufig übersehen, da NSAID als OTC benutzt, nach Stürzen, Verletzungen und operativen Eingriffen; Tramadol hat ebenfalls einen Effekt auf den Reuptake biogener Amine

INR = International Normalized Ratio; NSAID = nichtsteroidale Antiphlogistika; OTC = Over the Counter Drug

Vielfach wurde gezeigt, dass sowohl Multimorbidität wie auch Polypharmazie ungünstige Prädiktoren für die weitere Prognose des Patienten sind (Leelakanok et al., 2017). Das überrascht nicht, spiegelt dieser Befund doch die Schwere der Gesundheitsstörung insgesamt wider. Allerdings ergibt sich daraus auch der Auftrag, nach Möglichkeit Polypharmazie zu begrenzen bzw. zu überprüfen, inwiefern hier das Therapieoptimum insgesamt verlassen wurde (▸ Kap. 1.2.4) und eine ungünstige Übertherapie vorliegt oder ob die Polypharmazie rational begründet nicht verbessert werden kann (Deprescribing, ▸ Kap. 1.9.5). Zunächst werden an dieser Stelle aber die negativen Folgen der Polypharmazie im Detail beleuchtet:

Theoretisch gibt es vielfältige Interaktionsmöglichkeiten zwischen verschiedenen Pharmaka, die sowohl zu überhöhten wie auch zu erniedrigten Wirkspiegeln führen können (▸ Tab. 1.9.2).

Auch ohne die pharmakokinetisch definierten Interaktionsebenen über Wirkspiegel können die pharmakodynamischen Wirkungen potenziert oder abgeschwächt werden. Gleiches gilt für die unerwünschten Wirkungen. Medikamente können die Vulnerabilität hinsichtlich vieler UAW erhöhen. Im Prinzip leitet sich daraus eindeutig ab, dass in der Verordnungspraxis in der Situation der Polypharmazie und Multimorbidität immer eine komplexe und wiederholte Analyse der Interaktionsmöglichkeiten erfolgen muss, die aber in der Praxis häufig nicht durchgehalten wird. Moderne digitalisierte Unterstützungssysteme können dabei helfen, aber keinesfalls das ärztliche Abwägen der Risiko-Nutzen-Bilanzen und die Integration dieser in eine individuelle Gesamtbetrachtung ersetzen. Vereinfachend können aber bestimmte Pharmaka und Problemfelder identifiziert werden, bei denen Interaktionen von signifikanter Bedeutung sind:

- Einfluss auf die Blutgerinnung (Blutungsgefahr)
- Einfluss auf Elektrolythaushalt (insbesondere Kalium)
- Einfluss auf Glukosespiegel (Hypoglykämie)
- Psychopharmaka

Allerdings wurden hier nur wenige repräsentative Untersuchungen in der realen Praxis durchgeführt und auch die Datenlage in Zulassungsstudien ist durch die Tatsache eingeschränkt, dass diese oft nicht den Fokus auf Multimorbidität und Interaktion setzen, gerade was z. B. die gleichzeitige Gabe von Psychopharmaka anbelangt. Diese Patienten sind in der Regel stark unterrepräsentiert. Darüber hinaus wird in diesen Studien oft ein detaillierter Bericht über UAW und Interaktionen vermisst. Außerdem wird auch in epidemiologischen Untersuchungen aus der Pharmakovigilanz eine große Dunkelziffer nicht erkannter Interaktionen bzw. Ereignissen, bei denen die Interaktion als Auslöser nicht erkannt wurde, verbleiben.

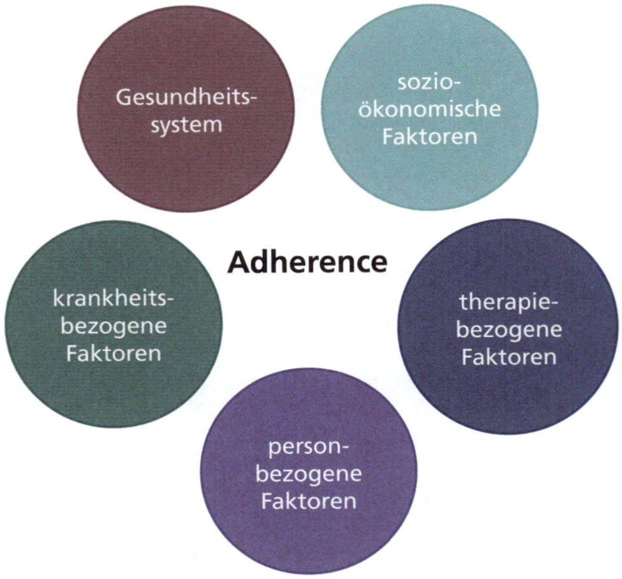

Abb. 1.9.1: Faktoren, welche die Adherence beeinflussen

Interaktionen sind besonders kritisch, wenn

- Medikamente mit geringer therapeutischer Breite verordnet werden (z. B. Digoxin, Theophyllin),
- der Erhalt konstanter Plasmaspiegel wichtig ist (z. B. Immunsuppression bei Transplantatorgan),
- Schwankungen unmittelbar mit Effekten beantwortet werden (z. B. Blutdruckkontrolle) oder
- kein enges Monitoring möglich ist (z. B. OTC-Medikamente).

OTC-Medikamente (Over the Counter) sind in diesem Kontext besonders anzusprechen. Patienten sollten immer verständnisvoll nach Substanzen und Medikamenten in der Selbst-Medikation befragt und zur offenen Diskussion ermuntert werden. Nur so lassen sich Interaktionsmöglichkeiten vollständig erfassen. Ein wichtiges Beispiel ist die Selbstmedikation mit nichtsteroidalen Antiphlogistika bei Vorliegen eines Hypertonus und dadurch Schwächen der Blutdruckkontrolle, da die Antiphlogistika in der Niere mit den Effekten der Blutdrucksenker interagieren können.

Grundsätzlich wird zwischen den stärker beachteten Interaktionen von zwei oder mehreren Medikamenten unterschieden. Darüber hinaus gibt es aber auch Interaktionen zwischen Medikamenten und Erkrankungen bzw. Gesundheitsstörungen zu beachten (Drug-Disease-Interactions). Ein nach wie vor auffälliges Beispiel hierfür ist die Untersuchung und Dokumentation zum Sturzrisiko in Studien, welche die präventive Wirkung von oraler Antikoagulation zur Verhinderung von kardioemboligenen cerebralen Insulten bei Vorhofflimmern untersuchen. In keiner dieser Studien wurde das Sturzrisiko und das sich daraus ergebende traumatologische Risiko ausreichend gut erfasst. Gemeint ist die Interaktion eines erhöhten Sturzrisikos mit dem therapeutischen Prinzip der Antikoagulation und die Frage, ob in den vulnerablen Gruppen mit einem erhöhten Sturzrisiko das Nutzen-Risiko-Verhältnis der oralen Antikoagulation verändert sein könnte, indem mehr relevante Blutungen nach Sturzereignissen, insbesondere intrakranielle Blutungen (subdurale Hämatome) auftreten würden. Eine spezielle Prädisposition oder bestehende Komorbidität kann sehr wohl Einwirkungen auf das Risiko-Nutzen-Profil haben.

Regelhaft konnte gezeigt werden, dass Polypharmazie direkte Auswirkungen auf die Adherence (Therapietreue) des Patienten hat (Pasina et al., 2014). Die kritische Grenze wird bei ca. fünf Medikamenten gleichzeitig gesehen. Ab dieser Grenze muss mit mindestens einem Fehler im Schnitt in 2–4 Wochen gerechnet werden. Bei diesen Zahlen handelt es sich aber nur um Schätzungen aus größeren Kohorten, sie können im Einzelfall oder in bestimmten Gruppen noch wesentlich höher liegen. Das gilt besonders für Patienten mit eingeschränkten Ressourcen (▶ Kap. 1.9.6), kann aber auch mit Gesundheitsüberzeugungen zusammenhängen. Natürlich hängt die Fehlerrate auch mit der Komplexität einer medikamentösen Therapie zusammen. Müssen bestimmte Zeiten beachtet werden, ist ein Zusammenhang mit der Nahrungsaufnahme und der Art der aufgenommenen Nahrung von Bedeutung, um die Galenik nicht zu stören. Müssen komplexe Devices bedient werden (Dosieraerosole, Tropfenflasche etc.), ergeben sich besondere Anforderungen an die Adherence und das Selbstmanagement. Hier steht der Anspruch der pharmazeutischen Industrie, die Umverpackungen möglichst sicher zu machen, oft einer leichten Handhabung entgegen. So ist die Therapietreue von unterschiedlichen Faktoren bestimmt (▶ Abb. 1.9.1), die man grob in zwei Gruppen, medikationsbezogene Aspekte und patientenbezogene Aspekte, auftrennen kann.

Eine Möglichkeit bei einer notwendigen Therapie mit mehreren Medikamenten ist das Kombinationspräparat. Dieses kann aber nur einen kleineren Teil der in der Polypharmazie liegenden Risiken minimieren, nämlich gewisse Aspekte der Adherence, indem unter Umständen die praktische Umsetzung etwas vereinfacht werden kann. Es können andererseits aber durchaus auch neue Risken entstehen. Ein Beispiel hierfür ist das Übersehen des Thiazid-

Anteiles in Kombinationspräparaten mit einem RAAS-Hemmer. Dies kann leicht dazu führen, dass man als Verordner ungewollt in eine sequenzielle Nephronblockade gerät, wenn zusätzlich mit einem weiteren Diuretikum therapiert wird. Dies kann für alte Patienten ein relevantes Risiko bedeuten (Dehydratation, Hyponatriämie, Sturzereignisse).

1.9.5 Deprescribing

Mit dem Schlagwort Deprescribing ist gemeint, Medikationspläne nach Möglichkeit zu vereinfachen, um dadurch die oben beschriebenen potenziellen Risiken aus der Polypharmazie zu minimieren. So einfach und naheliegend das auf den ersten Blick erscheint, erfordert dies bei genauerer Betrachtung jedoch ein sehr anspruchsvolles Abwägen, um nicht im forcierten Deprescribing nutzbringende Medikamente abzusetzen und damit insgesamt mehr Schaden als Nutzen anzurichten. Auch gibt es viele Patienten, denen trotz einer bereits bestehenden Polypharmazie gewisse bedeutende Medikamente nicht verordnet wurden (Untertherapie). Ein Beispiel kann hier der Verzicht auf einen Thrombozytenaggregationshemmer trotz vaskulärem Risiko sein. Obwohl in bestimmten Situationen auch ein durchgreifendes und weitgehendes Absetzen von Medikamenten propagiert wurde (Garfinkel & Mangin, 2010), sollte dies eher speziellen Situationen (z. B. Übergang in die terminale Lebensphase) vorbehalten sein. Als gut validiertes Tool für ein strukturiertes Deprescribing am Ende des Lebens kann z. B. StoppFRAIL herangezogen werden.

Ein breiter anwendbares „Denkmodell" ist die Suche nach dem individuellen therapeutischen Optimum der Pharmakotherapie unter Berücksichtigung und ggfs. Priorisierung der Behandlungsziele. Hier ist evtl. die Symptomkontrolle der Prophylaxe vorzuziehen. Diese Abwägungen sind aber nicht schematisch, sondern nur individuell unter Einbezug des Patienten und seinen Vorstellungen vorzunehmen. Außerdem sollte der Begriff Deprescribing weitergedacht werden und man sollte sich nicht nur auf die Anzahl der Wirkstoffe oder Tabletten konzentrieren. Vereinfachung kann auch bedeuten, dass auf günstigere Strategien oder Behandlungsrouten zurückgegriffen wird, rechtzeitig ein Fremdmanagement involviert wird, transdermale Systeme genutzt werden oder Devices, die für den Patienten eine bessere Applikation erlauben. Vereinfachung bedeutet daher nicht einfacher aus der Sicht des Verordners, sondern aus der Sicht des Patienten. Vereinfachung kann aus dieser Perspektive auch bedeuten, dass Fremdmanagement eine zuverlässigere Applikation ermöglicht. Immer wieder aktualisierte und gut nutzbare Algorithmen und weitere Links sind z. B. unter https://deprescribing.org zu finden.

1.9.6 Geriatrische Aspekte

Der Einfluss geriatrischer Syndrome auf die Pharmakotherapie ist relevant wie auch komplex und bezieht sich sowohl auf das Auftreten von UAW oder Therapieversagen aufgrund einer Störung der Adherence des Patienten, aber auch auf eine erhöhte Vulnerabilität gegenüber gewissen pharmakologischen Wirkprinzipien, also unabhängig von der Adherence der Patienten.

Die Adherence alternder und alter Patienten bezüglich der Pharmakotherapie ist nicht im Grundsatz vermindert. Eine solch verkürzte Betrachtung greift zu kurz und wird nicht der Komplexität der Adherence gerecht (▸ Abb. 1.9.1), die einen wichtigen Bestandteil beim Zustandekommen einer erfolgreichen Pharmakotherapie darstellt. Es sollte immer vordringliche Aufgabe von Ärztinnen/Ärzten und Pflegenden sein, die Adherence des Patienten zu unterstützen und bei Problemen nach Lösungen zu suchen, statt sich auf Verantwortungszuweisung dem Patienten gegenüber zurückzuziehen. Hier gilt der WHO-Leitspruch „patients need not to be blamed but supported". Gilt dies für alle Patientengruppen, so gibt es doch bei alternden und alten Menschen spezifische Störungsfaktoren, die sich aus dem Auftauchen und Anwachsen funktioneller Einschränkungen ergeben. Wirkungen auf die Adherence des alternden Patienten durch Beeinträchtigung sind insbesondere in drei Domänen zu erwarten: Kognition, Visus und manuelle Fertigkeiten.

Hierzu gibt es auch eine Reihe von Untersuchungen, die z. B. nachweisen konnten, dass durch diese Veränderungen für eine Reihe von alten Menschen bereits erheblich Probleme entstehen, ohne dass hier bereits signifikante Wirkungen auf die basale Alltagskompetenz der Patienten aufzuweisen gewesen wären (Nikolaus et al., 1996). Das bedeutet, dass bereits in einer relativ frühen Phase sowohl der Alterungsprozesse wie auch der Entwicklung der geriatrischen Syndrome für das Gelingen einer Pharmakotherapie Gefahren auftreten. Häufig wird in der Beurteilung der Funktionalität zu wenig auf den IADL-Bereich fokussiert und eher Domänen aus dem ADL-Spektrum (z. B. Lokomotion) aufgegriffen. Der Umgang mit Medikamenten gehört aber zu den komplexeren IADL-Aufgaben und Probleme können hier auch leicht bei primär noch robust erscheinenden Patienten auftreten. Das konnte früh in einer weiter gültigen und grundlegenden Studie gezeigt werden und daraus folgt, dass diese Funktionalität regelhaft erfragt oder getestet werden sollte. Als Testverfahren hierfür eignet sich sehr gut der Geldzähltest nach Nikolaus (siehe untenstehender Kasten) (Nikolaus et al., 1995). Die Notwendigkeit einer frühen und regelhaften Überprüfung dieser Ressourcen gilt natürlich ganz besonders für pharmakotherapeutische Prinzipien, die anspruchsvoller sind. Auch in Ermangelung einer klaren Kategorisierung dieser Anforderungen an das Selbstmanagement lassen sich doch einige Prinzipien beispielhaft darstellen, die besonders anfällig für die benannten Störungen sind. Dazu gehören die Insulintherapie, der Umgang mit Dosieraerosolen wie auch komplexe, zeitlich kritisch abzustimmende Therapien wie z. B. M. Parkinson.

Geldzähltest nach Nikolaus

- Geldbörse ca. 12 × 9 cm, ein Außenfach mit Druckknopf für Scheine;
  5 € im Außenfach, 1 × 2 €-Münze, 2 × 1 €-Münze, 1 × 50 Cent-Münze, 3 × 10 Cent-Münze
- Testgröße: Zeit in sek. bis zur Nennung des richtigen Ergebnisses
- Ablauf: Proband die Fächer zeigen, Geldbörse schließen, an Proband übergeben, Zeit starten. Ende der Zeitmessung bei Nennung des korrekten Ergebnisses (9,80 Euro). Bei Nennung eines falschen Betrags Proband darauf aufmerksam machen, dass das Ergebnis

nicht richtig ist; drei Versuche erlaubt, dann Abbruch; bei > 300 sek. ebenfalls Abbruch

- bis 45 sek.: normal
  45–70 sek.: wahrscheinlich hilfsbedürftig
  > 70 sek.: hilfsbedürftig

Außerdem folgt daraus, dass bei Erkennen solcher Einschränkungen Anstrengungen erfolgen müssen, die pharmakotherapeutische Therapie zu vereinfachen (Deeskalieren) bzw. rechtzeitig in ein stabiles Fremdmanagement überzugehen.

Geriatrische Syndrome, welche die UAW-Rate bei alternden Patienten erheblich ungünstig beeinflussen können, sind kognitive Einbußen, aber auch der Verlust der Muskelkraft (Sarkopenie) im Sinne der klassischen Frailty-Kaskade nach L. Fried (Fried et al., 2001). Im ersten Fall lässt sich hier das deutlich ansteigende Delir-Risiko für diese Gruppe von Patienten gut erklären, und daraus folgt, dass grundsätzlich bei Vorliegen kognitiver Einschränkungen große Vorsicht mit zentral wirksamen Substanzen an den Tag gelegt muss. Immer wieder gibt es in diesem Zusammenhang ein therapeutisches Dilemma, wenn z. B. bei Auftreten auffälliger Verhaltensweisen eine gewisse psychopharmakologische Behandlung erforderlich scheint oder nicht pharmakologische Maßnahmen versagen. Im zweiten Fall geht es um das signifikant erhöhte Sturzrisiko bei Verordnung einschlägiger Medikamente. In diesem Zusammenhang wurde für die Beschreibung eines inhärenten Sturzrisikos das Akronym FRIDS (Fall Risk Increasing Drugs) geschaffen und dies erfreut sich einer zunehmenden Beliebtheit im Kontext der Medikationsanalyse. FRIDS umfassen zentral wirksame Medikamente (besonders aber Benzodiazepine), die bei Vorliegen von Einschränkungen der Stand- und Gangsicherheit aufgrund von alterungsbedingten Phänomenen sehr vorsichtig verwendet werden sollten. Dies gilt insbesondere für die Verwendung von Antidepressiva, die bei Älteren oft zur Behandlung von Angsterkrankungen oder depressiven Störungen verwendet werden, weil nicht pharmakologische Maßnahmen, wie z. B. psychotherapeutische Ansätze, nicht oder schwer zugänglich sind. Bezüglich der Antihypertensiva, die ebenfalls von vielen den FRIDS zugerechnet werden, kann eine vorsichtige Eindosierung und besonders auch die Überprüfung des Blutdruckverhaltens im Stehen gut zu einer Kompensation des Risikos beitragen (ein weiteres klassisches Beispiel für die Anwendung der Dosierregel „start low, go slow").

Merke

Bei alten Patienten sollte in der Therapiekontrolle der Hypertonusbehandlung der Blutdruck immer im Stehen geprüft werden.

Weniger direkt mit Adherence und UAW assoziiert, aber ebenfalls für die Umsetzung der Pharmakotherapie bei vielen alten Patienten von großer Bedeutung ist die zunehmende Prävalenz von Dysphagie mit steigendem Lebensalter. Dies zwingt zu Anpassungen der Darreichungsformen und evtl. zur Nutzung alternativer Routen wie bereits erwähnt. Auch hier sollte ein frühzeitiges aktives Erfragen oder Überprüfen dieser Ressource erfolgen. Oft werden Medikamente gemörsert und so unter Texturen wie Joghurt o. ä. gemischt. Bei einer solchen Praxis sollte überprüft werden, ob durch das Zerstören der Tabletten mit Problemen in der Resorption zu rechnen ist. Gleiches gilt für das Verabreichen über Ernährungssonden (https://www.spitalpharmazie-basel.ch/pdf/Zermoerserbarkeit_Tabletten.pdf, Zugriff am 2.6.2023).

Ein ebenfalls genuiner geriatrischer Aspekt ist das Verorten der Lebensphase und auch Krankheitsphase bei Vorliegen chronischer dominanter Erkrankungen. Nicht selten sind die Risiko-Nutzen-Relationen in der letzten Lebensphase grundsätzlich anders zu werten, gerade wenn palliative Aspekte stärker in den Vordergrund rücken. Ein häufiger Fehler bei alten Patienten ist das Weiterführen einer Medikation, die bei Erreichen der letzten Lebensphase an Nutzen verloren hat. Das betrifft einige präventiv angelegte Medikamente wie z. B. Thrombozytenaggregationshemmer und Statine in der Herz-Kreislaufprophylaxe. Soll der plötzliche Herztod beim schwer chronisch kranken und von Symptomen belasteten Patienten verhindert werden? Diese Thematik sollte immer wieder neu mit dem Patienten reflektiert werden. Andererseits gibt es auch Argumente für eine Prophylaxe bis in die letzten Lebensphasen hinein. So ist das Verhindern eines schweren cerebralen Insultes mit schwerer, ansonsten nicht in dieser Form eingetretener Behinderung vermutlich in der Regel bis in die letzte Lebensphase hinein ein lohnendes Ziel.

Merke

Eine Medikation muss zu der individuellen Lebensphase passen.

Eine solche hier angerissene Reduktion von Medikation in der letzten Lebensphase bleibt aber immer eine individuelle Entscheidung, die mit dem Patienten und seinem Umfeld sorgfältig abgewogen werden muss, und eine bedeutende Facette der personalisierten Medizin. Grundvoraussetzung, dass dies gelingen kann, ist die tragfähige Prognose. Hier spielen die geriatrischen Aspekte wie Frailty und Demenz-Erkrankungen eine wichtige Rolle.

1.9.7 Monitoring und Management

Monitoring sollte in diesem Kontext in einem erweiterten Verständnis aufgefasst werden und sich nicht nur auf das Bestimmen von Wirkspiegeln beschränken. Jede Therapie bedarf im Grunde einer aufmerksamen Beobachtung hinsichtlich Wirksamkeit und erhaltener Risiko-Nutzen-Relation, so auch die Pharmakotherapie. Das integriert das Erfassen von Signalen, welche die Wirksamkeit und den Nutzen betreffen (am einfachsten bei direkter Symptomkontrolle z. B. Schmerztherapie), aber auch Aspekte der Organfunktion, des psychosozialen Kontextes und der Adherence sind regelhaft zu erfassen. Da die geriatrischen Syndrome eine erhebliche Rolle beim Zustandekommen einer erfolgreichen Pharmakotherapie spielen, sind auch diese regelhaft zu erfassen und zu bewerten. Hier gilt, dass diese Entwicklungen in Richtung der Vulnerabilität möglichst früh erkannt werden müssen. Eine regelmäßige, präventive Testung ist hier entscheidend und es reicht nicht aus, klinisch apparente Ereignisse abzuwarten. Dafür eignen sich gut die Elemente des geriatrischen Assessments.

Ein wichtiger Aspekt ist das korrekte Erkennen von UAW im Rahmen des Monitorings. Häufig wird eine Medikationsanalyse bei Auftreten neuer Symptome hintenangestellt oder gänzlich verpasst. Viele Untersuchungen bis heute zeigen, dass UAW bedeutsame Gründe für eine notwendige Krankenhausbehandlung sind. Sie zeigen aber bis heute auch konstant, dass hier eine große Dunkelziffer besteht. Ein regelmäßiges kritisches Überprüfen und Hinterfragen der Medikation hinsichtlich Verträglichkeit und erhaltener Risiko-Nutzen-Bilanz ist essenziell. Daher sollte das Monitoring stets in beide Richtungen gehen: Überprüfung der Medikation, aber auch Überprüfung der Ressourcen und der Lebenssituation des Patienten. Für letzteres kann ebenfalls sehr gut das geriatrische Assessment eingesetzt werden, wie oben bereits beschrieben.

Zur Beurteilung von Medikamenten bei der Analyse bestehender Medikationspläne und bei der Neuverordnung von Medikamenten stehen verschiedene Systeme und Hilfsmittel zur Verfügung. Im Grunde existiert ein Konsens über Medikamente, die bei Älteren eher ungeeignet und besonders in der Daueranwendung problematisch sind, die sogenannten PIM's (Potentially Inappropriate Medication). Diese zeichnen sich durch ein hohes einschlägiges UAW-Potenzial aus (z. B. starke anticholinerge Wirkung bei klassischen trizyklischen Antidepressiva). Zurückgehend auf die US-amerikanische Beers-Liste wurde eine solche kommentierte Liste der PIMs auch in Deutschland entwickelt, die PRISCUS-Liste (www.priscus2-0.de). Neben diesen expliziten Listen, die naturgemäß nur wenige Medikamente umfassen können, geht die FORTA-Liste (www.umm.uni-heidelberg.de/ag/forta) einen alternativen Weg. Hier handelt es sich um ein implizites Verfahren, welches in vier Kategorien (A–D) die Risiko-Nutzen-Bilanz abgestuft darstellt. Sowohl die klassischen expliziten Listen wie auch die FORTA-Liste nutzen ein Delphi-Verfahren, um unter Experten eine konsensuelle Bewertung zu erreichen. Beide Listen verfolgen das Ziel, unterschiedliche Aspekte in die Bewertung zu integrieren. Das betrifft klassische pharmakologische Aspekte, wie die Abhängigkeit von der renalen Elimination oder die therapeutische Breite, aber auch das einschlägige UAW-Potenzial, was durch die alterungsspezifische Vulnerabilität der alten Patienten bestimmt wird. Beispiele besonders problematischer Medikamente bei alten Patienten sind:

- hohes UAW-Potenzial generell: Antikoagulanzien, Psychopharmaka, NSAID
- hohes Interaktionspotenzial: Carbamazepin
- geringe therapeutische Breite: Digoxin, Theophyllin, spezielle Immunsuppressiva
- bessere Alternativen verfügbar: trizyklische Antidepressiva, klassische Sulfonylharnstoffe

Nicht unerwähnt bleiben sollte das aus dem angloamerikanischen Raum stammende START-STOPP-Konzept (Gallagher et al., 2008). Hier wird eine Negativliste mit einer Liste von Positivempfehlungen kombiniert (z. B. Thrombozytenaggregationshemmer bei koronarer Herzerkrankung). Das ähnelt sehr den Dos und Dont's des Choosing Wisely-Konzeptes, welches ursprünglich aus Nordamerika stammt und auch in Deutschland auf gute Resonanz gestoßen ist. Ein Aspekt hierin ist das dauerhafte Verordnen von Neuroleptika bei Menschen mit Demenz als Negativempfehlung (Dont's) (Gogol, 2016). Letztlich sind alle diese Bemühungen um ein korrektes und transparentes Labeling von einzelnen Medikamenten und auch medikamentösen Therapieprinzipien insgesamt nicht als redundante Alternativen, sondern eher als komplementäre Hilfsmittel zu verstehen, deren breite Nutzung zu einer rationaleren Pharmakotherapie beiträgt und auch dabei helfen kann, Probleme mit der Pharmakotherapie zu vermeiden.

Wichtig ist es, im Monitoring immer wieder die korrekte Indikation von Medikamenten zu überprüfen und nach Möglichkeit therapeutische Kaskaden zu identifizieren und aufzulösen. Häufig kann auf eine bedarfsweise Medikation deeskaliert werden (z. B. PPI). Oft wird auch eine vorübergehend indizierte Medikation mit Antidepressiva fortgesetzt, obwohl eine nachhaltige Stabilisierung eingetreten ist. Vielfach wird bei Demenz-Erkrankten dauerhaft mit Neuroleptika therapiert, nachdem Phasen mit Unruhe aufgetreten waren. Immer sollte nach Möglichkeiten gesucht werden, die pharmakotherapeutische Therapie zumindest durch Ausschöpfen nicht pharmakologischer Maßnahmen zu ergänzen oder ganz zu ersetzen. Ein gutes Beispiel hierfür ist die Verordnung von Benzodiazepinen bei Schlafstörungen. Hier gilt ganz klar, dass nicht pharmakologischen Maßnahmen absolut der Vorzug zu geben ist und Psychopharmaka allenfalls kurze Zeit gegeben werden sollten.

Um all dies erreichen zu können, ist eine Integration unterschiedlichster Datenquellen notwendig (▸ Abb. 1.9.2). Es genügt nicht, nur die Diagnose korrekt zu erfassen. Besonders entscheidend können Funktionalität und psychosoziales Umfeld werden. Das gilt sowohl im ambulanten Settings wie auch im stationären Kontext der Altenpflegeeinrichtung oder des Hospitals. Die korrekte Umsetzung und Erhaltung einer angemessenen Pharmakotherapie erfordert daher ein großes Maß an Interdisziplinarität und Kommunikation zwischen den professionellen Akteuren, aber auch zwischen diesen und dem Patienten und seinem Umfeld. Damit gehört es in dieselbe Kategorie komplexer Therapiethemen wie bspw. die Rehabilitation oder Palliation. Die letzteren sind nicht nur in der Geriatrie seit Dekaden traditionell als Aufgaben der Teamarbeit gesehen worden. Leider stecken aber erfolgsversprechende Ansätze, wie Liaison-Visiten oder interdisziplinäre Besprechungen, wie sie z. B. bereits im VALFORTA-Projekt eingesetzt wurden, für die Pharmakotherapie noch in den Kinderschuhen. Sie sind daher immer noch weit davon entfernt, Einzug in die Regelversorgung zu finden (Petrovic et al., 2016; Wehling et al., 2016). Zum Beispiel könnte das Thema „Umgang mit Medikamenten" auch eine zentrale Aufgabe des präventiven Hausbesuches sein. Pharmakotherapie in der Geriatrie ist und bleibt in vielerlei Hinsicht eine Herausforderung und bedarf weiter erheblicher Aufmerksamkeit von der Entwicklung neuer Medikamente und frühzeitiger Berücksichtigung altersspezifischer Aspekte über die Adressierung alterstypischer Vulnerabilität und potenzieller Risiken der Pharmakotherapie in Leitlinien bis hin zur Verbesserung der Verordnungsstruktur und engerer Integration zusätzlicher Kompetenz (z. B. Pharmazie, Pflege).

Zusammenfassung

Obwohl die allgemeinen Grundsätze der Pharmakotherapie auch bei alten Menschen Gültigkeit haben, treten spezielle Aspekte in dieser Gruppe stark in den Vorder-

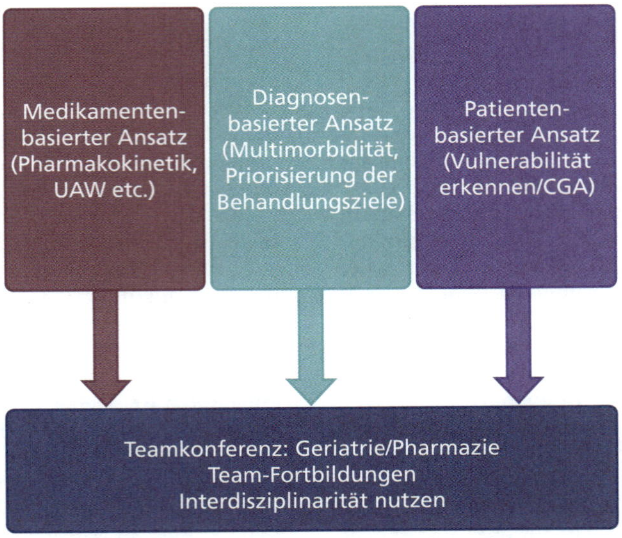

Abb. 1.9.2: Pharmakotherapie als interdisziplinärer und diskursiver Entscheidungsprozess. CGA = Comprehensive Geriatric Assessment (Geriatrisches Assessment); UAW = unerwünschte Arzneimittelwirkung.

grund und erlangen erhebliche Bedeutung für die klinische Praxis. Das sind neben alterungsbedingten Veränderungen der Physiologie (z. B. Nierenfunktion) besonders die Phänomene Polypharmazie und Multimorbidität, die auch eine deutlich erhöhte Vulnerabilität gegenüber unerwünschten Wirkungen und Interaktionen zur Folge haben. Weiter spielen in dieser Gruppe Aspekte der Adherence und des erfolgreichen Selbstmanagements eine bedeutende Rolle, sofern wichtige geriatrische Syndrome diese gefährden. Die geriatrische Pharmakotherapie versucht, hier Lösungen zu finden. Diese sind individuell ausgerichtet, integrieren die funktionellen Aspekte des Patienten und seines Umfeldes und nutzen zur Beurteilung des Patienten das geriatrische Assessment. Ergänzt wird dies durch eine komplementäre Bewertung von Medikamenten anhand spezieller Listen bzw. der Kategorisierung konkreter Medikamente, die Hinweise für ein eventuell problematisches Risiko-Nutzen-Verhältnis geben.

Literatur

Cockcroft, D. W., & Gault, M. H. (1976). Prediction of creatinine clearance from serum creatinine. *Nephron*, *16*(1), 31–41. https://doi.org/10.1159/000180580

Fried, L. P., Tangen, C. M., Walston, J., et al. (2001). Frailty in older adults: evidence for a phenotype. *The journals of gerontology. Series A, Biological sciences and medical sciences*, *56*(3), M146–M156. https://doi.org/10.1093/gerona/56.3.m146

Gallagher, P., Ryan, C., Byrne, S., et al. (2008). STOPP (Screening Tool of Older Person's Prescriptions) and START (Screening Tool to Alert doctors to Right Treatment). Consensus validation. *International journal of clinical pharmacology and therapeutics*, *46*(2), 72–83. https://doi.org/10.5414/cpp46072

Garfinkel, D., & Mangin, D. (2010). Feasibility study of a systematic approach for discontinuation of multiple medications in older adults: addressing polypharmacy. *Archives of internal medicine*, *170*(18), 1648–1654. https://doi.org/10.1001/archinternmed.2010.355

Gogol, M. (2016). Klug entscheiden: . . . in der Geriatrie. *Deutsches Ärzteblatt 113*(40), A-1756/B-1481/C-1473.

Group Wehling (2022). Forta – Fit for the Aged. http://www.umm.uni-heidelberg.de/ag/forta/FORTA_liste_deutsch.pdf, Zugriff am 27.6.2023

Leelakanok, N., Holcombe, A. L., Lund, B. C., et al. (2017). Association between polypharmacy and death: A systematic review and meta-analysis. *Journal of the American Pharmacists Association: JAPhA*, *57*(6), 729–738.e10. https://doi.org/10.1016/j.japh.2017.06.002

Ludwig, W.D., Mühlbauer, B., & Seifert, R. (2021). *Arzneiverordnungsreport*. Springer.

Nikolaus, T., Bach, M., Specht-Leible, N., et al. (1995). The Timed Test of Money Counting: a short physical performance test for manual dexterity and cognitive capacity. *Age and ageing*, *24*(3), 257–258. https://doi.org/10.1093/ageing/24.3.257

Nikolaus, T., Kruse, W., Bach, M., et al. (1996). Elderly patients' problems with medication. An in-hospital and follow-up study. *European journal of clinical pharmacology*, *49*(4), 255–259. https://doi.org/10.1007/BF00226324

Pasina, L., Brucato, A. L., Falcone, C., et al. (2014). Medication non-adherence among elderly patients newly discharged and receiving polypharmacy. *Drugs & aging*, *31*(4), 283–289. https://doi.org/10.1007/s40266-014-0163-7

Petrovic, M., Somers, A., & Onder, G. (2016). Optimization of Geriatric Pharmacotherapy: Role of Multifaceted Cooperation in the Hospital Setting. *Drugs & aging*, *33*(3), 179–188. https://doi.org/10.1007/s40266-016-0352-7

Schaeffner, E. S., Martus, P., & Ebert, N. (2014). External validation of the berlin initiative equations. *American journal of kidney diseases: the official journal of the National Kidney Foundation*, *64*(4), 658–659. https://doi.org/10.1053/j.ajkd.2014.04.037

Wehling, M., & Burkhardt, H. (2018). *Arzneitherapie für Ältere*. Springer.

Wehling, M., Burkhardt, H., Kuhn-Thiel, A., et al. (2016). VALFORTA: a randomised trial to validate the FORTA (Fit fOR The Aged) classification. *Age and ageing*, *45*(2), 262–267. https://doi.org/10.1093/ageing/afv200

1.10 Software-basierte Assistenz in der Medikamentenverordnung

Walter E. Haefeli

1.10.1 Einführung

Zeitaufwändige, komplizierte und komplexe Prozesse lassen sich durch Computerunterstützung erleichtern. Gleichzeitig können auch Fehler abnehmen, sofern die fehleranfälligen Teilprozesse durch validierte Software-Routinen ersetzt werden und die Implementierung der Software nicht zu neuen Fehlern (systembedingte Fehler) führt (Marcilly et al., 2015; Korb-Savoldelli et al., 2018). Zu den möglichen nachteiligen Folgen von Computerunterstützung gehören u. a. Änderungen der Prozessabläufe mit negativen Folgen, eine Zunahme der Arbeitslast, eine Dysphorie der Anwender wie auch die Einführung neuer Fehler durch ein ungünstiges Design oder eine ungünstige Präsentation (Graphical User Interface, GUI), was mit multiplen negativen klinischen Ereignissen assoziiert wurde (Abraham et al., 2020).

Die korrekte Arzneimittelverordnung gehört zu den besonders komplexen und komplizierten Prozessen im medizinischen Alltag, da für einen bestimmten Patienten der richtige Arzneistoff in richtiger Darreichungsform und Dosis zum richtigen Zeitpunkt verschrieben werden muss und mit adäquatem Monitoring anschließend geprüft werden soll(te), ob die erhofften Wirkungen eintraten und ob relevante unerwünschte Arzneimittelwirkungen (UAW) Modifikationen der Therapie erfordern. Viele Medikationsfehler mit UAW-Folge resultieren aus einer falschen Verordnung. Da es außer Impfungen kaum noch Therapien gibt, die rein krankheitszentriert sind und ohne Dosisanpassung auskommen, und weil oft auch gute Therapiealternativen vorhanden sind, rücken momentan auf den Einzelpatienten zentrierte Ansätze in den Vordergrund (Präzisionsmedizin, Individualisierung), die durch Kontextualisierung möglichst alle relevanten Besonderheiten des Patienten berücksichtigen (▸ Abb. 1.10.1).

Für alle Schritte der Arzneimittel-Auswahl und -Dosierung könnten elektronische Unterstützungssysteme hilfreich sein, insbesondere wenn sie neben den notwendigen Qualitätsanforderungen (u. a. Aktualität, Vollständigkeit, Validität) möglichst viele notwendige Teilschritte integrieren, individualisierte Therapiemöglichkeiten und Alternativen ausgeben und deren Charakteristika (z. B. Vor- und Nachteile) und Konsequenzen (z. B. Handhabung, Monitoring) quantitativ und qualitativ gegenüberstellen. Solche Systeme müssen deshalb tief in den Verordnungsalltag der Ärztinnen/Ärzte integriert und mit allen relevanten Informationsquellen des betroffenen Patienten vernetzt sein. Bisher gibt es nicht einmal ansatzweise Software-Systeme, welche den Kontext einer Medikamentenverordnung (▸ Abb. 1.10.1) umfassend abdecken; es gibt aber eine Vielzahl von Ansätzen, zumindest kritische Teilentscheidungen mit Software zu unterstützen, und diese reduzieren meist Medikationsfehler, senken manchmal

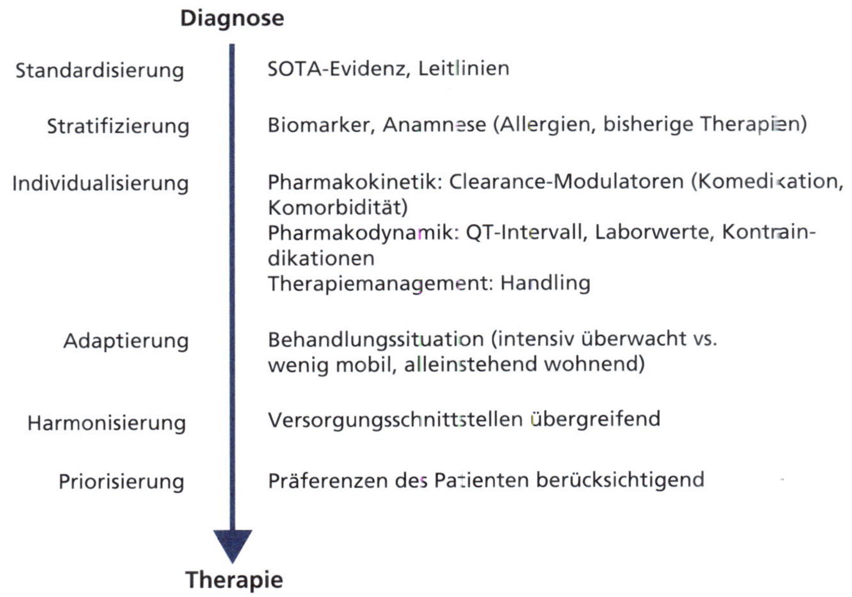

Abb. 1.10.1: Teilschritte einer patientenzentrierten Arzneimittelverordnung. Für viele Krankheitszustände werden die besten therapeutischen Resultate erzielt, wenn nicht allein auf State-of-the-Art- (SOTA) und Leitlinien-Informationen zurückgegriffen wird, sondern individuelle Besonderheiten für Ansprechen und Verträglichkeit einer Therapie berücksichtigt werden. Danach muss eine Individualisierung auf den Patienten und seine Begleitmedikation erfolgen, wobei Ort und Rahmen der Behandlung eine Rolle spielen, u. a. weil sie die Monitoringmöglichkeiten bestimmen. Da sich Verordnungsfehler besonders oft an Schnittstellen zwischen Versorgungssektoren ereignen, sollten die Therapien möglichst in allen Versorgungssektoren, in denen sich der Patient bewegt, bekannt und kontinuierlich durchführbar sein. Schließlich sollte die Verordnung den Willen des Patienten adäquat berücksichtigen, wenn immer zwischen therapeutischen Alternativen gewählt werden kann (modifiziert nach Haefeli & Seidling, 2018).

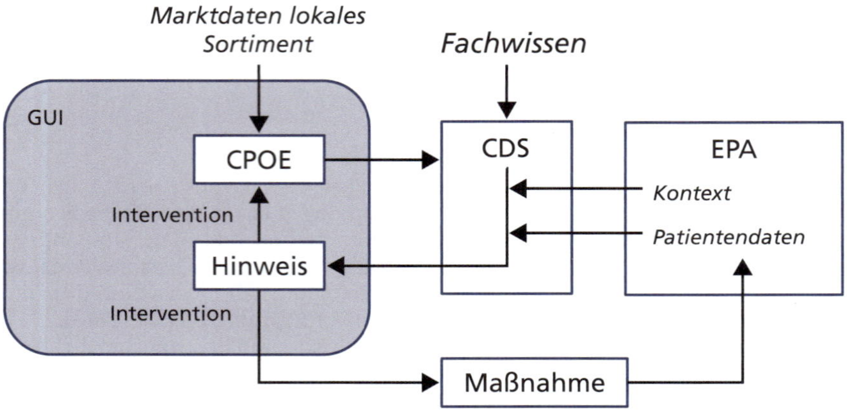

Abb. 1.10.2: Datenfluss in einem Clinical-Decision-Support-System (CDS). Dateneingabe und -ausgabe erfolgen über einen mobilen oder stationären Bildschirm (Graphical User Interface, GUI), wobei Arzneimittel in strukturierter Form primär in eine elektronische Verordnungsplattform (Computerized Physician Order Entry, CPOE) eingegeben werden. Die Verordnungsdaten werden an das CDS übergeben und dort unter Verwendung möglichst vieler relevanter Patientendaten aus der elektronischen Patientenakte (EPA) individualisiert, um möglichst spezifische (Warn-)Hinweise auszugeben, die zu Verordnungsänderungen oder anderen Maßnahmen (z. B. Monitoring von Laborwerten) führen können, die wiederum dem CDS-System zur Verfügung gestellt werden.

UAW, während sie bisher keinen systematisch günstigen Einfluss auf Mortalität oder Dauer der stationären Versorgung haben (Abraham et al., 2020).

> **Merke**
>
> Während elektronische Entscheidungsunterstützungssysteme dabei geholfen haben, verschiedenste Verordnungsmängel zu beheben, wurden klinische Endpunkte nur selten günstig beeinflusst.

1.10.2 Elemente Software-basierter Unterstützungssysteme in der Arzneimitteltherapie

Grundlage und Ausgangspunkt jeder elektronischen Überprüfung ist die strukturierte Eingabe der Medikation in eine elektronische Verschreibungsoberfläche (Computerized Physician Order Entry, CPOE) (Haefeli & Seidling, 2018) (▸ Abb. 1.10.2). So können Präparate eindeutig bezeichnet und aus Sortimenten (z. B. lokal verfügbares Krankenhaussortiment) ausgewählt werden, Dosierungsschemata und Verabreichungswege können festgelegt und Medikationsdaten für weitere Systeme verfügbar gemacht werden.

Außerdem können Einzel- oder Gruppenverordnungen vorformuliert werden (Ordersets), wodurch Aufwand und Fehler bei der Eingabe reduziert werden. Als digitale Einträge können CPOE-Einträge einer unmittelbaren Plausibilitäts- und Rechtschreibprüfung unterzogen werden (▸ Abb. 1.10.3). Ein weiterer Vorteil ist, dass die CPOE als Plattform patientennah im Versorgungsprozess platziert ist, wodurch ein Informationsmanagement direkt am Ort der Behandlung ermöglicht wird.

Die Eingabe in eine CPOE benötigt etwas mehr Zeit als handschriftliche Eingaben, sichert aber die Dokumentationsqualität (Jungreithmayr et al., 2021). Da dies allein klinische Endpunkte nur selten günstig beeinflusst (Roumeliotis et al., 2019; Abraham et al., 2020), darf die Implementierung von Software an dieser Stelle nicht stoppen. Vielmehr muss erreicht werden, dass CPOE-Einträge mit weiteren Informationen zum Patienten verbunden sind, wodurch alle weiterführenden Prüfungen erst ermöglicht und Entscheidungsunterstützungssysteme (Clinical Decision Support (CDS)-Systeme) aktiv werden können (▸ Abb. 1.10.2).

> **Merke**
>
> Grundlage jeder elektronischen Entscheidungsunterstützung in der Arzneimitteltherapie ist eine gut ausgefüllte digitale Verordnung.

In der Arzneimitteltherapie basieren CDS-Systeme somit auf Informationen zur Arzneimittelverordnung (CPOE) und Kontextinformationen zum Behandlungsfall, die ausreichend strukturiert (Maschinenlesbarkeit), technisch erschlossen (vorhandene Schnittstellen) und inhaltlich kommunizierbar sein müssen (semantische Interoperabilität). Die wichtigste Kontextinformation ist die klinische Dokumentation in der elektronischen Patientenakte (EPA), die kontinuierlich gepflegt und umfassend sein muss, damit sie von Assistenzsystemen genutzt werden kann. CPOE und Kontextinformation bilden dann die Grundlage des Prüf- und Warnsystems, das Wissen z. B. algorithmisch-regelbasiert mit der aktuellen Situation des Patienten abgleicht und bei Abweichungen (Warn-)Hinweise ausgibt. Diese Kontextualisierung ist notwendig, um die Masse der ausgegebenen überwiegend unzutreffenden Warnhinweise heutiger Systeme (Over-Alerting) wesentlich zu reduzieren (Seidling et al., 2014).

Die gewünschten Unterstützungen durch solche Warnsysteme sind so vielfältig wie die notwendigen Prüfungen einer Arzneimitteltherapie, um therapiebedingte Risiken zu vermeiden und zu entdecken (▸ Abb. 1.10.3). Hierfür müssen zahlreiche Sekundärsysteme entscheidungsrelevante Informationen übermitteln. Darüber hinaus sollten die verschiedenen Warnhinweise auf der Ebene der Verordnung (CPOE) so einfließen, dass nur noch eine einzige Empfehlung pro Arzneimittel ausgegeben wird, also ggf. widersprüchliche,

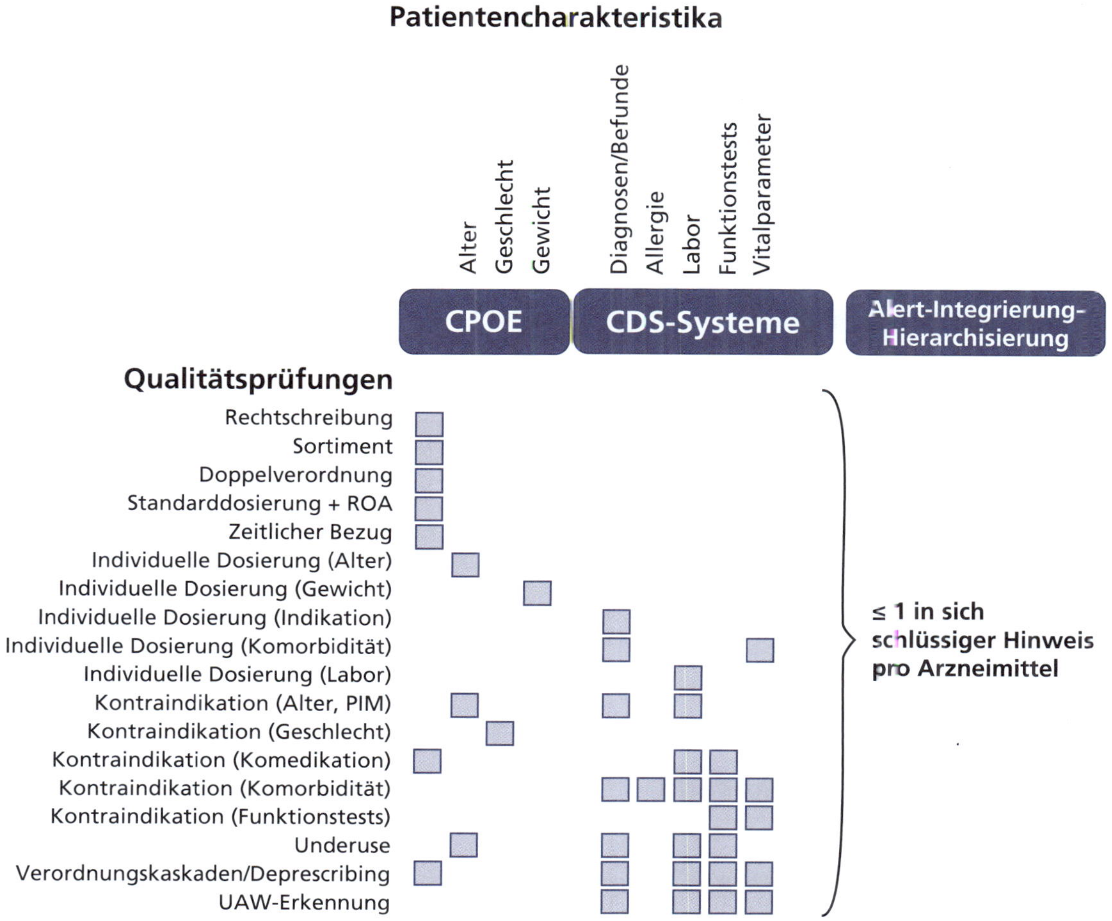

Abb. 1.10.3: Eine Personalisierung der Entscheidungsunterstützung erfordert Verbindungen zu möglichst umfassender klinischer Information zum Einzelpatienten. Diese muss aktuell und in strukturierter Form vorliegen, um fehlerfrei nutzbar zu sein. CDS = Clinical Decision Support (Entscheidungsunterstützung); CPOE = Computerized Physician Order Entry (elektronische Verordnungsoberfläche); PIM = potenziell inadäquate Medikation; ROA = Verabreichungsweg (Route of Administration); UAW = unerwünschte Arzneimittelwirkung.

gegenläufige oder sich verstärkende Effekte in eine einzige Maßnahme integriert werden und nicht als Garbe möglicherweise diskrepanter Warnhinweise durch den Anwender erst gewichtet und verarbeitet werden müssen.

In der geriatrischen Pharmakotherapie wären Systeme nützlich, die wiederkehrende und fehlerbedingte Folgen insbesondere der Polypharmazie und Multimorbidität vermeiden. Dabei stehen zwei große Themenkomplexe im Vordergrund: (1) die altersgerechte Dosierung unter Berücksichtigung der individuellen Clearance-Modulatoren und (2) Systeme, welche dabei helfen, risikoreiche und fehlende Therapien zu identifizieren.

1.10.3 Assistenz bei der Arzneimitteldosierung

Ob wirksame und sichere Wirkstoffkonzentrationen (Exposition) erreicht werden, hängt neben der Dosis wesentlich von der Arzneistoff-Clearance ab:

$$Exposition = \frac{Bioverfügbarkeit \times Dosis}{Dosierungsintervall \times Clearance}$$

Die Arzneistoff-Clearance wiederum hängt von der aktuellen Leistungsfähigkeit der Ausscheidungswege des Arzneistoffes ab. Außer bei der Gabe von Einzeldosen müssen deshalb relevante Clearance-Modulatoren mitberücksichtigt werden; dazu gehören die Funktion der Eliminationsorgane (u. a. Leber- und Nierenfunktion), die Komedikation (Wechselwirkungen), die Nahrungsaufnahme sowie genetische Einflüsse (z. B. Polymorphismen von Cytochrom-P450-Isoenzymen). Zudem müssen gute Gründe ausgeschlossen werden, ein Arzneimittel nicht zu verschreiben; hierzu gehören u. a. Komorbiditäten (Kontraindikationen) und UAW (inkl. Verordnungskaskaden) (Dreischulte et al., 2022), für deren Erkennung ebenfalls wichtige Kontextinformation vorliegen muss (▶ Abb. 1.10.3)

Da sich die Clearance-Modulatoren und damit die Clearance eines Arzneistoffes samt Dosisbedarf im Krankheitsverlauf um hundertfache Werte ändern können (z. B. durch Änderung der Komedikation), benötigt jede chronische Therapie wiederholte Dosisprüfungen. Tatsächlich sind Dosierungsfehler im Verordnungsprozess besonders häufig und Interventionen zur korrekten Berücksichtigung des Zusammenhanges zwischen Dosis und Ausscheidungsleistung haben insbesondere dann zum Erfolg geführt, wenn sie nicht nur warnten, sondern auch eine explizite Handlungsempfehlung abgaben (Mollon et al., 2009).

CDS-Dosierungssysteme hatten günstigen Einfluss auf Endpunkte für Arzneimittelgruppen mit interindividuell großer Dosierungsvielfalt wie Aminoglykosid-Antibiotika, orale Antikoagulanzien und Insulin (Gillaizeau et al., 2013). Mortalitätssenkend erwies sich auch die CDS-Unterstützung von Patienten beim Selbstmanagement einer Behandlung mit Vitamin K-Antagonisten. Zu den besonders häufigen Clearance-Störungen in der geriatrischen Population gehört die Niereninsuffizienz; hier führten CDS-Systeme zu Verkürzungen der Hospitalisierungsdauer, aber ihre Warnhinweise wurden erstaunlich oft nicht berücksichtigt (Chertow et al., 2001), was vermuten lässt, dass noch erhebliche Wirtschaftlichkeitsreserven und Optimierungspotenzial vorhanden sind. Neuere Entwicklungen in diesem Feld integrieren deshalb möglichst viele fehleranfällige Einflussgrößen in die Warnfunktion. So wurde ein Regelwerk entwickelt, das kritische Arzneimittelgruppen (z. B. orale Antikoagulanzien, Antibiotika) und ihre Indikationen betrachtet, zwischen stabiler und instabiler Nierenfunktion sowie Dialyse unterscheiden kann und Laborfehler zu entdecken versucht, um schließlich mit all dieser Information eine explizite Dosierungsempfehlung auszugeben (Hirsch et al., 2021).

1.10.4 Assistenz bei potenziell inadäquater Medikation und Unterversorgung

Potenziell inadäquate Medikation (PIM): Zu den herausragenden Risiken von Polypharmazie und Multimorbidität gehören die Überversorgung mit Arzneimitteln, die mehr oder weniger nebenwirkungsreich und dadurch nachteilig sein kann, und die Unterversorgung mit Substanzen mit einem besonderen Nutzen für die betroffenen Patienten (Underuse), der dann vorenthalten wird. Bisher gibt es für die Korrektur einer Überversorgung nur wenige Werkzeuge mit einem dokumentierten Nutzen (z. B. STOPP/START-Kriterien oder FORTA-Kriterien) und die wenigsten sind elektronisch verfügbar und prospektiv untersucht. Wenn sie elektronisch umgesetzt wurden, konnten sie den absoluten Anteil richtiger Entscheidungen um 18 % erhöhen, falsche Entscheidungen fast halbieren (Meulendijk et al., 2015) und die Anzahl verschriebener PIM reduzieren (Monteiro et al., 2019; McDonald et al., 2022), jedoch wurde nur selten der Einfluss auf relevante klinische Endpunkte untersucht. Eines dieser Werkzeuge (PRIMA-eDS) führte in einer randomisierten kontrollierten klinischen Studie zwar zu einer leichten Reduktion der Polypharmazie, jedoch zu keiner Reduktion der primären Endpunkte Hospitalisierung und Tod (Rieckert et al., 2020). Ähnlich waren auch die Ergebnisse der Cluster-randomisierten OPERAM-Studie, welche den Einfluss eines CDS mit den STOPP/START-Kriterien auf Arzneimittel-bedingte Hospitalisierungen untersuchte (Blum et al., 2021). Auch in dieser Studie wurden PIM reduziert (durch Absetzen oder Ausschleichen von Medikamenten [Deprescribing]), ohne jedoch Hospitalisierungsrate oder Tod zu beeinflussen. Ebenso wirkungslos war die SENATOR-Studie, welche den Effekt eines elektronischen CDS (STOPP/START-Kriterien) auf UAW untersuchte (O'Mahony et al., 2020). Hier war allerdings auch die Akzeptanz Software-generierter Medikationsempfehlungen gering, so dass der tatsächliche Effekt einer geglückten Intervention offenblieb, ein generelles und noch ungelöstes Problem solcher Systeme (Monteiro et al., 2019). Schließlich hatte auch die MedSafer-Studie PIM reduziert, ohne UAW zu reduzieren (McDonald et al., 2022). Aus der Summe dieser Studien wird bisher nicht klar, ob die vielfach beobachtete Assoziation von unerwünschten Ereignissen (z. B. Stürze) mit einer Verordnung von PIM tatsächlich so eng kausal verknüpft ist, wie dies generell angenommen wird. Das bisherige Scheitern vieler Interventionsstudien könnte darauf hindeuten, dass nicht nur die Implementierung einer Absetzstudie herausfordernd ist, sondern auch, dass die Risikopopulationen möglicherweise noch nicht klar genug definiert sind, die von einem Absetzen relevant profitieren. So erscheint es plausibel, dass die „Verordnung an Betagte" nicht das einzige Entscheidungskriterium sein sollte. Gründe für interindividuelle Risikounterschiede könnten sein, dass Schutzfaktoren vorhanden sind, die potenziell negativen Einflüssen entgegenwirken (Resilienz), oder auch, dass die negativen Effekte über die Zeit nicht stabil und bei Behandlungsbeginn ausgeprägter sind als bei chronischer Gabe, wie dies z. B. bei Benzodiazepinen vermutet wird (Zint et al., 2010).

Unterversorgung: Vielversprechender erscheint, fehlende Arzneimittel mit potenziell relevantem Nutzen für betagte Patienten zu identifizieren (Wauters et al., 2016), insbesondere wenn deren Nutzen auch für diese Bevölkerungsgruppe gezeigt wurde. Dazu gehören wichtige Krankheitsbilder wie die Behandlung von arterieller Hypertonie und Herzinsuffizienz mit eingeschränkter Pumpfunktion, Statine bei vaskulären Erkrankungen, die Antikoagulation bei nicht valvulärem Vorhofflimmern oder auch die Vermeidung von Frakturen bei Osteoporose durch Gabe von Bisphosphonaten. Dabei ist interessant, dass die Zeit bis zum Eintritt eines Nutzens bei älteren Patienten erheblich kürzer sein kann als bei jüngeren (van de Glind et al., 2016).

Die STOPP/START-Kriterien wurden in ein elektronisches Werkzeug zur Entdeckung von PIM und Unterversorgung überführt und in multinationalen Studien analysiert (Sallevelt et al., 2022). Bei fast allen Patienten (96 %) wurde so mindestens ein STOPP-Kriterium und bei vier von fünf Patienten (82 %) mindestens ein START-Kriterium entdeckt, wovon etwa ein Drittel der Vorschläge vom behandelnden Team jeweils akzeptiert wurde. Dies zeigt, dass auch bei sophistizierten Werkzeugen und bei der Verwendung von Kontextinformation des Patienten noch immer viele Warnhinweise als nicht adäquat für den entsprechenden Patienten betrachtet werden, weshalb die Letztentscheidung stets beim behandelnden Team liegen muss. Aktuelle Werkzeuge können zwar heute schon die Risikoanalyse unterstützen, aber noch – und möglicherweise immer – wird im Einzelfall eine kritische Beurteilung dieser Warnhinweise durch die Fachspezialisten benötigt.

Zusammenfassung

Die hohe Komplexität der Arzneimitteltherapie und die Vielzahl an Therapiemängeln macht elektronische CDS-Systeme in der Pharmakotherapie von betagten Patienten besonders wünschenswert. Trotz vielfältigster Ansätze, Fehldosierungen und PIM mit elektronischer Unterstützung zu verhindern, wurden klinische Endpunkte bisher kaum in gewünschter Weise beeinflusst.

Ein wichtiger Grund dafür ist, dass diese Systeme noch immer zu wenig Kontextinformation berücksichtigen, zu oft wenig explizite oder unzutreffende Warnhinweise ausgeben (Over-Alerting) und deshalb oft wenig Akzeptanz bei den Anwendern finden.

Literatur

Abraham, J., Kitsiou, S., Meng, A., et al. (2020). Effects of CPOE-based medication ordering on outcomes: an overview of systematic reviews. *BMJ quality & safety*, *29*(10), 1–2. https://doi.org/10.1136/bmjqs-2019-010436

Blum, M. R., Sallevelt, B. T. G. M., Spinewine, A., et al. (2021). Optimizing Therapy to Prevent Avoidable Hospital Admissions in Multimorbid Older Adults (OPERAM): cluster randomised controlled trial. *BMJ (Clinical research ed.)*, *374*, n1585. https://doi.org/10.1136/bmj.n1585

Chertow, G. M., Lee, J., Kuperman, G. J., et al. (2001). Guided medication dosing for inpatients with renal insufficiency. *JAMA*, *286*(22), 2839–2844. https://doi.org/10.1001/jama.286.22.2839

Dreischulte, T., Shahid, F., Muth, C., et al. (2022). Prescribing Cascades: How to Detect Them, Prevent Them, and Use Them Appropriately. *Deutsches Arzteblatt international*, *119*(44), 745–752. https://doi.org/10.3238/arztebl.m2022.0306

Gillaizeau, F., Chan, E., Trinquart, L., et al. (2013). Computerized advice on drug dosage to improve prescribing practice. *The Cochrane database of systematic reviews*, (11), CD002894. https://doi.org/10.1002/14651858.CD002894.pub3

Haefeli, W. E., & Seidling, H. M. (2018). Elektronische Entscheidungsunterstützung zur Annäherung an eine sichere Arzneimitteltherapie [Electronic decision support to promote medication safety]. *Bundesgesundheitsblatt, Gesundheitsforschung, Gesundheitsschutz*, *61*(3), 271–277. https://doi.org/10.1007/s00103-017-2685-8

Hirsch, J. S., Brar, R., Forrer, C., et al. (2021). Design, development, and deployment of an indication- and kidney function-based decision support tool to optimize treatment and reduce medication dosing errors. *JAMIA open*, *4*(2), ooab039. https://doi.org/10.1093/jamiaopen/ooab039

Jungreithmayr, V., Meid, A. D., Implementation Team, et al. (2021). The impact of a computerized physician order entry system implementation on 20 different criteria of medication documentation-a before-and-after study. *BMC medical informatics and decision making*, *21*(1), 279. https://doi.org/10.1186/s12911-021-01607-6

Korb-Savoldelli, V., Boussadi, A., Durieux, P., et al. (2018). Prevalence of computerized physician order entry systems-related medication prescription errors: A systematic review. *International journal of medical informatics*, *111*, 112–122. https://doi.org/10.1016/j.ijmedinf.2017.12.022

Marcilly, R., Ammenwerth, E., Vasseur, F., et al. (2015). Usability flaws of medication-related alerting functions: A systematic qualitative review. *Journal of biomedical informatics*, *55*, 260–271. https://doi.org/10.1016/j.jbi.2015.03.006

McDonald, E. G., Wu, P. E., Rashidi, B., et al. (2022). The MedSafer Study-Electronic Decision Support for Deprescribing in Hospitalized Older Adults: A Cluster Randomized Clinical Trial. *JAMA internal medicine*, *182*(3), 265–273. https://doi.org/10.1001/jamainternmed.2021.7429

Meulendijk, M. C., Spruit, M. R., Drenth-van Maanen, A. C., et al. (2015). Computerized Decision Support Improves Medication Review Effectiveness: An Experiment Evaluating the STRIP Assistant's Usability. *Drugs & aging*, *32*(6), 495–503. https://doi.org/10.1007/s40266-015-0270-0

Mollon, B., Chong, J., Jr, Holbrook, A. M., et al. (2009). Features predicting the success of computerized decision support for prescribing: a systematic review of randomized controlled trials. BMC medical informatics and decision making, 9, 11. https://doi.org/10.1186/1472-6947-9-11

Monteiro, L., Maricoto, T., Solha, I., et al. (2019). Reducing Potentially Inappropriate Prescriptions for Older Patients Using Computerized Decision Support Tools: Systematic Review. *Journal of medical Internet research*, *21*(11), e15385. https://doi.org/10.2196/15385

O'Mahony, D., Gudmundsson, A., Soiza, R. L., et al. (2020). Prevention of adverse drug reactions in hospitalized older patients with multi-morbidity and polypharmacy: the SENATOR* randomized controlled clinical trial. *Age and ageing*, *49*(4), 605–614. https://doi.org/10.1093/ageing/afaa072

Rieckert, A., Reeves, D., Altiner, A., et al. (2020). Use of an electronic decision support tool to reduce polypharmacy in elderly people with chronic diseases: cluster randomised controlled trial. *BMJ (Clinical research ed.)*, *369*, m1822. https://doi.org/10.1136/bmj.m1822

Roumeliotis, N., Sniderman, J., Adams-Webber, T., et al. (2019). Effect of Electronic Prescribing Strategies on Medication Error and Harm in Hospital: a Systematic Review and Meta-analysis. *Journal of general internal medicine*, *34*(10), 2210–2223. https://doi.org/10.1007/s11606-019-05236-8

Sallevelt, B. T. G. M., Huibers, C. J. A., Heij, J. M. J. O., et al. (2022). Frequency and Acceptance of Clinical Decision Support System-Generated STOPP/START Signals for Hospitalised Older Patients with Polypharmacy and Multimorbidity. *Drugs & aging*, *39*(1), 59–73. https://doi.org/10.1007/s40266-021-00904-z

Seidling, H. M., Klein, U., Schaier, M., et al. (2014). What, if all alerts were specific – estimating the potential impact on drug interaction alert burden. *International journal of medical informatics*, *83*(4), 285–291. https://doi.org/10.1016/j.ijmedinf.2013.12.006

van de Glind, E. M., Willems, H. C., Eslami, S., et al. (2016). Estimating the Time to Benefit for Preventive Drugs with the Statistical Process Control Method: An Example with Alendronate. *Drugs & aging*, *33*(5), 347–353. https://doi.org/10.1007/s40266-016-0344-7

Wauters, M., Elseviers, M., Vaes, B., et al. (2016). Too many, too few, or too unsafe? Impact of inappropriate prescribing on mortality, and hospitalization in a cohort of community-dwelling oldest old. *British journal of clinical pharmacology*, *82*(5), 1382–1392. https://doi.org/10.1111/bcp.13055

Zint, K., Haefeli, W. E., Glynn, R. J., et al. (2010). Impact of drug interactions, dosage, and duration of therapy on the risk of hip fracture associated with benzodiazepine use in older adults. *Pharmacoepidemiology and drug safety*, *19*(12), 1248–1255. https://doi.org/10.1002/pds.2031

1.11 Das Recht des älteren Patienten

Thomas Klie

1.11.1 Einführung

Ältere Menschen bilden die größte Patientengruppe der deutschen Bevölkerung. Insofern sind die Professionen und die Institutionen des deutschen Gesundheitswesens in besonderer Weise mit Aufgaben der Prävention, der Diagnostik und Therapie, aber auch der palliativen Begleitung von Menschen im höheren Lebensalter konfrontiert. Auf die Patientengruppe älterer Menschen ist das deutsche Gesundheitswesen nicht in jeder Hinsicht ausgerichtet. Bei mit dem Alter assoziierten und im höheren Erwachsenenalter häufig auftretenden Erkrankungen handelt es sich oftmals nicht um interkurrente, sondern um chronische Krankheiten. Das deutsche Gesundheitssystem, insbesondere der klinische Bereich, ist hauptsächlich auf die Akutmedizin ausgerichtet. Der mit der Alterung der Gesellschaft notwendige Lern- und Weiterentwicklungsprozess des deutschen Gesundheitswesens in Richtung einer stärkeren Ausrichtung auf chronische Erkrankungen ist zumindest noch nicht abgeschlossen. Überdies sind Krankheitsbilder von älteren, insbesondere hochbetagten Menschen als „geriatrische Patienten" (▶ Kap. 1.1) typischerweise von Multimorbidität gekennzeichnet, das heißt vom Zusammentreffen und Zusammenwirken unterschiedlicher Diagnosen, Erkrankungen und Therapien. Dies verlangt in mehrfacher Hinsicht nach geriatrischer Kompetenz und Ausrichtung: Die Wechselwirkung zwischen Krankheiten, die spezifischen und altersabhängigen Wirkungen von Arzneimitteln wie auch die Problematik der Polypharmazie gehören ebenso zu dem Anforderungsprofil wie die notwendige sozialmedizinische Betrachtung respektive multidisziplinäre Arbeitsweise, die für die Altersmedizin konstituierend sind (Neubart, 2015).

Die Zugänge zu Leistungen des Gesundheitswesens sind in Deutschland weithin altersunabhängig geregelt, wenngleich in der gesetzlichen Krankenversicherung (GKV) die altersassoziierten Erkrankungen respektive das besondere Morbiditätsrisiko älterer Menschen bei der Finanzierung des Gesundheitswesens respektive im MorbiRSA Berücksichtigung finden. Insofern wird zwar älteren Patienten der gleiche Rechtsanspruch auf Gesundheitsleistungen eingeräumt wie jüngeren Patienten. Gesundheitsökonomische Steuerungslogiken lassen allerdings nicht ausschließen, dass es aus gesundheitsökonomischen Gründen Anreize für eine gewisse Altersdiskriminierung gibt, die im Leistungsrecht nicht systematisch angelegt ist, aber durchaus – nicht zuletzt verbunden mit negativen Altersstereotypen – zur empirischen Wirklichkeit im deutschen Gesundheitswesen gehören (Klie & Spatz, 2005; BMFSFJ, 2010). Altersdiskriminierung und Stigmatisierungen älterer Patienten mit Pflegebedarf werden in Teilen begünstigt durch das in Deutschland für die Finanzierung der Pflege eingeführte Konzept der Pflegebedürftigkeit (Wingenfeld & Büscher, 2017). Der Pflegebedürftigkeitsbegriff war in seiner ursprünglichen Konzeption eher statisch und mit Defizitbildern des Alters verbunden (vgl. BMFSFJ, 2010). Er basiert heute auf einem pflegewissenschaftlichen fundierten Verständnis von Pflegebedürftigkeit, in dem die Einschränkung der Selbstständigkeit im Mittelpunkt steht. Angesichts der unterschiedlichen Finanzierungslogiken in der GKV einerseits und der sozialen Pflegeversicherung andererseits besteht die Gefahr der Ausgabenverlagerung von der GKV in die Soziale Pflegeversicherung. Vor diesem Hintergrund bedarf es immer wieder einer aufmerksamen und kritischen Analyse, ob und wenn ja wo Aspekte der Altersdiskriminierung im Gesundheitswesen sichtbar und wirksam werden, die nicht im Leistungsrecht der GKV angelegt sind, aber gleichwohl gesundheitsökonomisch begünstigt werden.

Ältere Patienten sind in besonderer Weise auf ortsnahe Primärversorgung, sowohl ambulant als auch stationär, angewiesen. Insofern kommt für eine adäquate und bedarfsgerechte gesundheitliche Versorgung, die auch als Aufgabe der Daseinsvorsorge zu verstehen ist, einer regional gleichmäßigen und allgemein zugänglichen gesundheitlichen Versorgung eine besondere Bedeutung zu. Dabei gibt es deutliche Unterschiede in der Versorgungsqualität zwischen den Regionen. Von einer Gleichwertigkeit der gesundheitlichen Versorgung in Deutschland kann keineswegs die Rede sein. Um zu gewährleisten, dass ältere Menschen überall in Deutschland mit einer adäquaten gesundheitlichen Versorgung rechnen und ihre entsprechenden Rechtsansprüche realisieren können, sind konsequent regional ausgerichtete Versorgungskonzepte und entsprechende Infrastrukturen gefragt. „Der ältere Patient" stellt insofern gerade mit Blick auf die demografische Entwicklung eine Herausforderung für die Weiterentwicklung des Gesundheitswesens dar, wobei dem Aspekt der Prävention eine große und keineswegs in jeder Hinsicht eingelöste Bedeutung zukommt (Buchmann et al., 2021).

In diesem Beitrag sollen relevante Rechtspositionen älterer Menschen herausgearbeitet und Rechtsfragen für die Praxis der gesundheitlichen Versorgung älterer Patienten identifiziert und behandelt werden. Dabei erfolgt eine Strukturierung in Rechtsgebiete, die in der Praxis häufig miteinander verschränkt sind.

1.11.2 Rechtsgebiete und rechtliche Fragenkomplexe

Patientenrechte

Es gehört zu den häufig als ambivalent erlebten Dynamiken im deutschen Medizinrecht, dass das Arzt-Patienten-Verhältnis, aber auch das Verhältnis von Patienten zu Institutionen des Gesundheitswesens zunehmend „verrechtlicht" wurden. Zunächst in der Rechtsprechung entwickelt, hat der Gesetzgeber das Arzt-Patienten-Verhältnis aus fürsorglich paternalistischen Strukturen herausgeführt und das grundgesetzlich angelegte Selbstbestimmungsrecht der Patienten in den Mittelpunkt der kodifizierten Patientenrechte in §§ 630 a–h BGB gestellt.

Schweizer Aufstellung von Patientenrechten[1]

„1. Recht auf Aufklärung
Patientinnen und Patienten haben das Recht, klar und angemessen über ihren Gesundheitszustand, die geplanten Untersuchungen und Behandlungen, deren allfällige Folgen und Risiken, die Prognose sowie über die finanziellen Aspekte informiert zu werden. Beim Eintritt in eine Pflegeeinrichtung wird den Patientinnen und Patienten grundsätzlich eine schriftliche Information über ihre Rechte und Pflichten sowie über die Bedingungen ihres Aufenthalts in der Einrichtung ausgehändigt.

2. Freie Einwilligung nach umfassender Aufklärung
Voraussetzung für jede Behandlung oder Pflege ist, dass urteilsfähige Patientinnen oder Patienten, ob erwachsen oder minderjährig, ihnen frei und nach umfassender Aufklärung zustimmen. Patientinnen und Patienten haben das Recht, eine Behandlung abzulehnen oder abzubrechen oder eine Pflegeeinrichtung zu verlassen.

3. Patientenverfügung, therapeutische Vertretung und Vorsorgeauftrag
Jede Person hat das Recht, in einer Patientenverfügung zu bestimmen, welche Art von Pflege oder Behandlung sie erhalten möchte, wenn sie nicht mehr in der Lage ist, ihren Willen zu äußern. Sie kann auch eine Person bezeichnen, die an ihrer Stelle über die Art der Behandlung und Pflege entscheiden wird, wenn sie selbst dazu nicht mehr in der Lage ist.

4. Freie Wahl der Gesundheitsfachperson und der Pflegeeinrichtung
Für ambulante Behandlungen können sich Patientinnen und Patienten an die Gesundheitsfachperson ihrer Wahl wenden. Grundsätzlich haben sie auch das Recht, frei unter den öffentlichen Pflegeeinrichtungen zu wählen, in denen sie behandelt oder gepflegt werden möchten. Die freie Wahl der Gesundheitsfachperson oder der öffentlichen Pflegeeinrichtung kann indirekt dadurch eingeschränkt sein, dass die Kosten nur teilweise durch die obligatorische Krankenpflegeversicherung gedeckt werden; dies gilt vor allem für Spitalbehandlungen außerhalb des Wohnkantons.

5. Einschränkende Maßnahmen und Behandlungen ohne Einwilligung
Grundsätzlich sind jegliche einschränkenden Maßnahmen gegenüber Patientinnen und Patienten verboten. Verboten sind auch Behandlungen ohne Einwilligung der Patientin oder des Patienten. Nur ausnahmsweise, unter strikt einzuhaltenden Bedingungen, können Maßnahmen, welche die Bewegungsfreiheit einschränken, oder Behandlungen ohne Einwilligung der Patientin bzw. des Patienten angeordnet werden.

6. Berufsgeheimnis
Patientinnen und Patienten haben das Recht darauf, dass alles, was ihren Gesundheitszustand betrifft, vertraulich behandelt wird. Die Gesundheitsfachpersonen sind verpflichtet, das Berufsgeheimnis, das auch als Arztgeheimnis bezeichnet wird, zu wahren. Sie müssen jegliche Informationen, die ihnen in Ausübung ihrer Tätigkeit zur Kenntnis gelangen, für sich behalten. Abgesehen von den gesetzlich geregelten Ausnahmen dürfen sie ohne die Einwilligung ihrer Patientinnen und Patienten keine Informationen an Dritte weitergeben. Das Berufsgeheimnis gilt auch zwischen Gesundheitsfachpersonen.

7. Recht auf Einsicht in das Patientendossier
Patientinnen und Patienten haben das Recht, ihre Patientendossiers einzusehen und sich den Inhalt erklären zu lassen. Sie können sich die Unterlagen grundsätzlich kostenlos im Original oder als Kopie aushändigen lassen und sie an eine Gesundheitsfachperson ihrer Wahl weitergeben.

8. Recht, sich begleiten zu lassen
Patientinnen und Patienten haben während des gesamten Aufenthalts in einer Pflegeeinrichtung das Recht auf Beistand und Beratung. Sie haben das Recht, sich weiterhin durch Ihre Angehörigen unterstützen zu lassen und den Kontakt zu ihrem Umfeld aufrechtzuerhalten. Auf Wunsch können sich Patientinnen und Patienten auch durch eine externe Person begleiten lassen.

9. Organ- und Gewebespende
Jede Person kann zu ihren Lebzeiten entscheiden, ob sie ihre Organe zu Transplantationszwecken spenden will. Der Wille der verstorbenen Person hat Vorrang gegenüber dem Willen der Angehörigen. Organ-, Gewebe- oder Zellspenden sind unentgeltlich; der Handel damit ist verboten."

Quelle: Publikumsinformation „Die Patientenrechte im Überblick" des Schweizerischen Roten Kreuz (2014), https://assets.ctfassets.net/fcxf7o732gj/nCCTkwVNYWsOiWKW8ai2K/25c090ffdac8d7de67e2a1fd9a2c28cf/Patientenrecht_de.pdf, Zugriff am 16.5.2023

Dabei lebt das Arzt-Patienten-Verhältnis ganz wesentlich vom Vertrauen in die ärztliche Kompetenz. Die Entscheidungsfähigkeit der Patienten wird durch ein vertrauensgeprägtes therapeutisches Verhältnis unterstützt. Aus Sicht der Medizin wird dies durch Tendenzen der Verrechtlichung irritiert. Die in §§ 630a ff. BGB kodifizierten Patientenrechte (s. Kasten „Schweizer Aufstellung von Patientenrechten") verpflichtet die behandelnden Ärztinnen/Ärzte dazu, die Patienten umfassend aufzuklären bzw. ihnen die Aufklärung zumindest anzubieten. Dabei hat sich die Aufklärung nicht nur auf die Diagnose, die zu Gebote stehenden Behandlungs- und Therapiemöglichkeiten und ihre Nebenwirkung zu beziehen, sondern auch ggf. auf alternative Behandlungsmethoden. Referenzrahmen für die Aufklärung ist der aktuelle Stand medizinischen Wissens, der in vielfältiger Weise in Leitlinien aggregiert ist. Eine ohne Einwilligung (Informed Consent) durchgeführte ärztliche Heilbehandlungsmaßnahme ist, von wenigen Ausnahmen abgesehen, rechtswidrig, stellt sich als Körperverletzung gem. § 223 StGB dar und kann Schadensersatz und Schmerzensgeldansprüche auslösen. Dabei steht älteren Patienten, auch wenn es Anzeichen hirnorganischer Beeinträchtigungen gibt, individuell das gesamte Arsenal an Pati-

1 In Deutschland geltende Patientenrechte können in dem „Ratgeber für Patientenrechte" des Bundesministeriums für Justiz eingesehen werden: https://www.bundesgesundheitsministerium.de/service/publikationen/details/ratgeber-patientenrechte, Zugriff am 10.1.2024

entenrechten zu. Ihre Einwilligungsfähigkeit ist stets vorauszusetzen und wird nicht zuletzt bei älteren Menschen mit Behinderung, zu denen auch Patienten mit hirnorganischen Beeinträchtigungen gehören, gemäß Artikel 21 Behindertenrechtskonvention unterstellt. Nicht eine Diagnose als solche stellt die Einwilligungsfähigkeit in Frage, sondern allein die Feststellung einer eingeschränkten oder nicht mehr gegebenen Einwilligungsfähigkeit (Deutsche Gesellschaft für Gerontologie et al., 2020; Klie et al., 2022). Patienten können im Zusammenhang mit der ärztlichen Aufklärung und der Herausbildung einer Einwilligung (Informed Consent) stets eine Person des Vertrauens hinzuziehen. An- und Zugehörige haben nach deutschem Recht allerdings keine (dauerhafte) gesetzliche Vertretungsmacht. Nach dem am 1.1.2023 in Kraft tretenden neuen Betreuungsrecht haben allerdings Ehepartner gem. § 1858 BGB neue Fassung (n. F.) ein auf sechs Monate begrenztes Vertretungsrecht in Gesundheitsangelegenheiten, soweit kein Widerspruch im ZVK notiert ist. Ob und inwieweit der Patient einwilligen kann, ist in einem Gespräch mit der/dem behandelnden Ärztin/Arzt zusammen mit den indizierten Heilbehandlungsmaßnahmen zu ermitteln, § 1828 BGB n. F. Die Bevollmächtigung in Gesundheitsangelegenheiten respektive die Bestellung eines gesetzlichen Betreuers ist grundsätzlich erforderlich, um eine legitimierte Entscheidung über die Heilbehandlung herbeizuführen und die Patientenrechte zu wahren. Gerade in der klinischen Praxis werden diese Anforderungen nicht immer und überall erfüllt (Jox, 2022). Zu den Patientenrechten gehört das Recht auf Einsicht in die ärztliche Dokumentation. Gleiches gilt für die in den Händen der Pflegefachkräfte liegende Pflegedokumentation. Zu den Patientenrechten gehört nicht nur das Recht auf Aufklärung und die Voraussetzung einer Einwilligung (Informed Consent). Zu den Patientenrechten gehört auch das Recht, sich trotz Indikation nicht behandeln zu lassen. Auf eine über die medizinische Indikation hinausgehende ärztliche Heilbehandlung, die nicht leitliniengestützt oder auf andere Weise dem aktuellen und anerkannten Stand der Medizin entspricht, haben Patienten keinen Anspruch.

Erwachsenenschutz

Alter und Krankheit dürfen in keiner Weise in ein Gleichungsverhältnis gesetzt werden. Viele Menschen sind im Alter gesund, nicht behandlungsbedürftig oder haben durch eine entsprechende Therapie trotz chronischer Krankheiten ein weithin beschwerdefreies Leben. Gleichzeitig erhöht sich insbesondere mit dem hohen Alter die Wahrscheinlichkeit von Vulnerabilität, der Verletzlichkeit. Die Verletzlichkeit kann unterschiedliche Hintergründe haben: Alleinleben und Isolation, eingeschränkte psychische und kognitive Kompetenz und Durchsetzungsfähigkeit, aber auch fehlende soziale Netze, die als Unterstützung wirken. Auch die im Alter häufiger auftretenden hirnorganischen Beeinträchtigungen führen zu einem besonderen Vulnerabilitätsrisiko. Auch wenn Alter in keiner Weise, anders als im Zusammenhang mit der Coronapandemie geschehen (Schulz-Nieswandt, 2020), mit Schutzbedürftigkeit gleichgestellt werden darf, ergibt sich aus der Vulnerabilität auf der einen Seite ein besonderes Schutzbedürfnis, auf der anderen Seite können aber auch Schutzpflichten entstehen (Opolony, 2021).

Merke

Die deutsche Konzeption des Erwachsenenschutzes, welche in Form des neu kodifizierten Betreuungsrechtes zum 1.1.2023 in Kraft getreten ist, sieht lediglich subsidiär die rechtlichen Formen stellvertretender respektive assistierender Unterstützung durch rechtliche Betreuung vor.

Auf Aspekte der Vulnerabilität und Schutzbedürftigkeit können und sollten sich ältere Patienten insbesondere durch Vorsorgevollmachten (§ 1820 BGB n. F.) vorbereiten, die ihnen nahestehende und vertraute Personen in die Lage versetzen, Entscheidungen für sie vorzubereiten und Patientenrechte stellvertretend wahrzunehmen. Das Rechtsinstitut der rechtlichen Betreuung, erstmals 1992 eingeführt, dient konsequent dem Wohl des Betroffenen, nicht dem Schutz der Gesellschaft. Insofern besteht auch keine Aufsichtspflicht gegenüber älteren Menschen im Sinne des § 832 BGB. Die rechtlichen Betreuer haben die Aufgabe, orientiert an den Wünschen, den Werthaltungen und dem Wohl, die rechtlichen Angelegenheiten für Personen zu regeln, die nicht mehr in der Lage sind, ihre Angelegenheiten allein zu besorgen. Vor der Bestellung einer rechtlichen Betreuung sind alle anderen Hilfen auszuschöpfen, die geeignet sind, das Regelungs- und Schutzbedürfnis vulnerabler erwachsener Menschen zu befriedigen. Dabei müssen allerdings die Grenzen der rechtlichen Vertretung Beachtung finden: Eine stellvertretende Entscheidung etwa über Heilbehandlungen durch Ärztinnen/Ärzte und Familienangehörige gehören nicht zu den anderen Hilfen im Sinne des § 1814 Abs. 3 BGB n. F. Auch Entscheidungen etwa über Änderungen im Wohnort können nur von der betroffenen Person selbst oder einer legitimierten Person (Vollmacht, Betreuung) entschieden werden. Dabei haben die rechtlichen Vertreter – ob Bevollmächtigte oder gesetzliche Betreuung – Entscheidungen stets im Modus der persönlichen Aushandlung und Einbeziehung der Patienten zu treffen respektive vorzubereiten. Eine besondere Schutzbedürftigkeit älterer Menschen kann auch und gerade dort bestehen, wo sie alltägliche Angelegenheiten nicht mehr regeln können oder sie drohen, zu vereinsamen oder Opfer von Gewalthandlungen in Familien oder sonstigen Wohn- und Sorgekontexten zu werden. Ähnlich wie in der Jugendhilfe kommt der örtlichen Altenhilfe gemäß § 71 SGB XII in Verbindung mit § 18 SGB XII die Verpflichtung zu, bei Bekanntwerden einer Notlage älterer Menschen die „Fallverantwortung" zu übernehmen und auf die Gefährdung des Wohles des älteren Menschen, ggf. auch Patienten zu reagieren und Antworten zu erarbeiten (Hoffmann, 2009, 2010; Klie, 2022). Der kommunalen Altenhilfe kann in diesen Fällen eine Garantenstellung zukommen, die sie zum Tätigwerden verpflichtet. Sie hat ggf. die notwendigen Schritte, auch bzgl. der Einrichtung einer gesetzlichen Betreuung, und eine auf die individuelle Situation zugeschnittene Unterstützung und Hilfe einzuleiten. Im Sinne des Erwachsenenschutzes bedarf es insbesondere örtlich einer gut abgestimmten, ggf. Case Management-basierten Arbeitsweise, die das Zusammenwirken von Hausärzten, Kliniken, Polizei, Betreuungsbehörde und kommunaler Altenhilfe erforderlich macht (vgl. Klie, 2021a). Auch dem Medizinischen Dienst kommt gemäß § 18 SGB XI eine Awareness-Funktion für Risiken in Pflegehaushalten zu, wenn diese bei der Begutachtung der Pflegebedürftigkeit sichtbar werden (Klie & Büscher, 2019).

Soziale Rechte

Wie alle Bürger sind auch ältere Menschen Inhaber von sozialen Rechten nach dem Sozialgesetzbuch, in dem inzwischen die allermeisten sozialleistungsrechtlichen Regelungen des deutschen Sozialrechts zusammengefasst wurden. Eine wichtige Bedeutung zur Erschließung sozialer Rechte kommt den Beratungsansprüchen, aber auch den Angeboten an Aufklärung und Auskunft der zuständigen Leistungsträger zu. Mit Blick auf die Leistungen der gesetzlichen Krankenversicherung sind zunächst die Ärztinnen/Ärzte, aber auch die jeweiligen Krankenkassen zur Beratung verpflichtet. Das Sozialrecht wird immer unübersichtlicher. Um die Sozialleistungen, die älteren Menschen zustehen, in Betracht ziehen zu können, braucht es häufig Informationen und Beratung. Für ältere Menschen sind zwei Beratungsansprüche von besonderer Bedeutung: der umfassende Beratungsanspruch gemäß § 71 SGB XII der Altenhilfe, für die jeweils die Kommunen zuständig sind (Landkreise, kreisfreie Städte respektive Stadtkreise). Der Beratungsanspruch gemäß § 71 SGB XII bezieht sich auf alle für die Lebensführung im Alter relevanten Fragestellungen und schließt im Bedarfsfall auch eine aufsuchende Beratung ein (vgl. Klie, 2022). Für auf Pflege angewiesene Menschen, aber auch pflegende Angehörige findet sich in § 7a SGB XI ein umfassender Beratungsanspruch, der in komplexen Fallgestaltungen auf eine umfassende, gegebenenfalls auch länger andauernde Begleitung und Beratung im Sinne des Case Managements hinauslaufen kann.[2] Beide genannten Beratungsansprüche beziehen sich nicht nur auf die Leistung der Pflegeversicherung respektive der Sozialhilfe, sondern auf alle für die Lebenslagen eines älteren Menschen relevanten Sozialgesetzbücher und Hilfen. Dabei kann eine unterlassende, unvollständige oder falsche Beratung zu Schadensersatzforderungen im Sinne des sozialleistungsrechtlichen Herstellungsanspruches führen.

Merke

Die Verpflichtung zur Beratung ist nicht nur im Sinne eines unverbindlichen Angebotes für ältere Menschen zu verstehen. Die Beratung dient der Realisierung sozialer Rechte. Angesichts des Umstandes, dass viele soziale Rechte gerade von älteren Menschen nicht in Anspruch genommen werden, kommt einer präventiven und gegebenenfalls aufsuchenden Beratung eine besondere Bedeutung zu.

Wie die Beratung jeweils organisiert wird, ist zumeist den jeweiligen Sozialleistungsträgern selbst überlassen. Im Fall der Pflegeberatung gemäß § 7a SGB XI sehen landesrechtliche Regelungen zum Teil integrierte Beratungsinfrastrukturen vor, in denen die an sich für die Pflegeberatung zuständigen Pflegekräfte und Krankenkassen zur Kooperation in Pflegestützpunkten mit den Kommunen veranlasst werden. Eine wichtige Beratungsfunktion übernehmen auch die Krankenhaussozialdienste an der Schnittstelle zwischen Krankenhaus und nachklinischer Versorgung. Auch hier bedarf es häufig einer recht umfassenden Beratung. Für bestimmte typische Krankheitsverläufe und Patientengruppen wurden Beratungsformate in Form von Patientenlotsen oder einer Übergangspflege entwickelt, die die Patienten im Sinne zielgerichteter Unterstützung und Sicherung der Rekonvaleszenz und Rehabilitation unterstützen.

Im deutschen Sozialrecht wird zwischen dem Sozialrecht im engeren Sinn und dem Sozialleistungserbringungsrecht unterschieden. Das Sozialrecht im engeren Sinn vermittelt Rechtsansprüche auf bestimmte Leistungen. Im Leistungserbringungsrecht werden hingegen die Bedingungen der Leistungserbringung geregelt, sei es für das Krankenhaus (DIG etc.), für Pflegeheime (Pflegesatzvereinbarung) oder für ambulante Dienste (Rahmenversorgungsverträge). In ihnen wird die Höhe des Entgeltes die Qualität, aber auch der Umfang der Leistung weitgehend festgelegt.

Während die meisten Ansprüche sozialrechtlicher Art nicht an eine bestimmte Altersgrenze geknüpft sind, insbesondere solche der Kranken- und Pflegeversicherung, gilt dies für die Ansprüche auf Alterssicherung nicht: diese ist altersspezifisch ausgestaltet. Die Altersgrenze im deutschen Recht konstituiert die Lebensphase Alter in vielfältiger Hinsicht (vgl. BMFSFJ, 2010; Klie, 2013). Die Altersgrenzen wurden in den letzten Jahren angehoben, geschlechtsspezifische Unterschiede abgeschafft. Die Alterssicherung in Deutschland beruht weiterhin ganz wesentlich auf dem System der Rentenversicherung, für Beamte auf dem des Pensionssystems. Eine zusätzliche Alterssicherung über eine private Vorsorge wie bspw. die Riester-Rente spielen anders als in der Schweiz eine eher untergeordnete Rolle. Als letztes Netz sozialer Alterssicherung gilt die Grundsicherung im Alter gemäß § 42 SGB XII, die an bestimmte Einkommens- und Vermögensgrenzen gekoppelt ist, aber weitgehend losgelöst wurde von der Unterhaltsverpflichtung von Angehörigen. Diese tritt erst bei Jahreseinkommen von 100.000 Euro (brutto) ein. Das gilt seit dem Angehörigenentlastungsgesetz auch für die Hilfe zur Pflege etwa in Einrichtungen der Langzeitpflege. Trotzdem nehmen viele an sich Berechtigte ihre Rechtsansprüche auf Grundsicherung nicht in Anspruch: aus sozialer Scham, aus Unwissenheit oder schlicht mit Blick auf bürokratische Hürden.

Neben den finanziellen Transferleistungen der Alterssicherung sind für ältere Menschen Leistungen der gesetzlichen Krankenversicherung gegebenenfalls auch der privaten Krankenversicherung von größter Bedeutung, wobei sich letztere zum Teil deutlich von denen der gesetzlichen unterscheiden. Die im Sozialgesetzbuch V zusammengefassten Leistungsansprüche für Versicherte der gesetzlichen Krankenversicherung sind vielfältig und zumeist abhängig von der ärztlichen Verordnung oder Veranlassung. Sie reichen von Präventionsleistungen über Leistungen der ärztlichen Diagnostik und Behandlung bis hin zur Rehabilitation und palliativen Versorgung. Sowohl ambulante als auch stationäre Leistungen gehören in das Leistungsspektrum der gesetzlichen Krankenkasse. Auch für das Recht

2 Zu den Grundlagen des Case Managements siehe auch Monzer, 2018.

der gesetzlichen Krankenversicherung gilt der strenge Grundsatz der Gesetzesbindung, der alle Beteiligten dazu verpflichtet, nur die Leistungen zu gewähren und zu verordnen, für die es eine gesetzliche oder zumindest untergesetzliche (Richtlinien-)Legitimation gibt. Faktisch wird das Leistungsrecht der Krankenversicherung sehr stark geprägt durch das Leistungserbringungsrecht: Im Bereich der niedergelassenen Ärztinnen/Ärzte oftmals in weiten Teilen ausgehandelt von den kassenärztlichen Vereinigungen, im Krankenhaussektor durch die Deutsche Krankenhausgesellschaft und die Krankenhäuser, im Bereich der pflegerischen Versorgung durch die Leistungserbringerverbände von Pflegediensten. Durch den Wettbewerb der Kassen wurde das Leistungserbringungsrecht unübersichtlicher, weil die Krankenkassen auch berechtigt sind, sogenannte Selektivverträge abzuschließen, die abweichend von dem sonst geltenden Regelwerk andere Spielregeln für die Finanzierung der erforderlichen Leistung vorsehen. Besonders bedeutsam sind hier die sogenannten integrierten Versorgungsverträge gemäß § 140 a SGB V, die in der Zukunft eine noch größere Bedeutung entfalten werden, da sie sich auf die gesundheitliche Versorgung bestimmter Regionen beziehen.

Das Recht der gesetzlichen Krankenversicherung ordnet den Sicherstellungsauftrag den Krankenkassen zu. Während der Krankenhaussektor durch die in den Händen der Länder liegenden Krankenhausbedarfsplanung gesteuert wird, wird der Sicherstellungsauftrag für die Gewährleistung einer qualitativ hochwertigen und bedarfsgerechten Versorgung in der sogenannten gemeinsamen Selbstverwaltung eingelöst. Dabei kann keineswegs von gleichwertigen Lebensbedingungen hinsichtlich der gesundheitlichen Versorgung in Deutschland ausgegangen werden. Nicht zuletzt vor diesem Hintergrund kommt den Kommunen eine immer stärkere Verantwortungsrolle zu. Sie sind entweder als Träger von Krankenhäusern selbst kommunalwirtschaftlich im Gesundheitsbereich tätig oder gegebenenfalls in der Pflicht und Verantwortung, Desiderate in der gesundheitlichen Versorgungsinfrastruktur zu erkennen, auf ihre Schließung hinzuwirken und im Bedarfsfall selbst als Träger etwa von medizinischen Versorgungszentren einen Beitrag zur gesundheitlichen Versorgung als Aufgabe der Daseinsvorsorge wahrzunehmen (Burgi, 2013).

Merke

Insbesondere für Hochbetagte und chronisch Kranke kommen Leistungen der Pflegeversicherung eine wichtige Bedeutung im System der sozialen Sicherung zu.

Die deutsche Pflegeversicherung ist zunächst auf die Stützung familiärer Pflege- und Sorgestrukturen ausgerichtet. In Deutschland werden die meisten auf Pflege angewiesenen Menschen von ihren Familien, von An- und Zugehörigen gepflegt – allerdings mit großen regionalen Unterschieden. Das Spektrum der Leistungen der Pflegeversicherung reicht von Pflegegeld über sogenannte Pflegesachleistungen bis hin zu Formen der stationären und teilstationären Versorgung. Jeweils sind die Leistungen der Pflegeversicherung nicht bedarfsdeckend. Die deutsche Pflegeversicherung ist als ein Teilleistungssystem ausgestaltet. Es wird ein Sockel finanziert, der über den Sockel hinausgehende Bedarf ist entweder von den Betroffenen selbst zu finanzieren oder aber vom Sozialhilfeträger, zumeist den Kommunen. Die Bereitschaft, Eigenmittel für die Pflege einzusetzen, ist insbesondere im häuslichen Bereich ausgesprochen gering. Auch aus diesem Grund wird von vielen deutschen Haushalten, insbesondere der Mittelschicht, auf sogenannte Live-Ins und osteuropäische Haushaltshilfen zurückgegriffen, für die es in Deutschland (noch) keine wirklich tragfähige und in jeder Hinsicht legale Basis gibt. Osteuropäische Haushaltshilfen sind deutlich günstiger als Pflegedienste. Die Pflegeversicherung kennt inzwischen eine Vielfalt von weiteren Leistungen, die die Stützung ehrenamtlichen Engagements ebenso einbeziehen wie Schulungsmaßnahmen für pflegende Angehörige, Wohnraumanpassungsmaßnahmen und die Gewährung von pflegerischen Hilfsmitteln. Der Zugang zu den Leistungen der Pflegeversicherung wird über den Medizinischen Dienst erschlossen, der den jeweiligen Grad der Pflegebedürftigkeit auf der Basis der Begutachtungsrichtlinien zur Ermittlung der Pflegebedürftigkeit feststellt. Reichen die Leistungen der Pflegeversicherung nicht aus oder sind Personen mit Pflegebedarf nicht in der gesetzlichen oder privaten Pflegeversicherung (pflicht-)versichert, tritt der Sozialhilfeträger gemäß §§ 61 ff. SGB XII ein. Die deutsche Pflegeversicherung ist eine Dauerreformbaustelle. Unterschiedliche, häufig auch miteinander verwobene Vorschläge zu einer (Struktur-)Reform der Pflegeversicherung werden diskutiert. Dazu gehört etwa der sogenannte Sockel-Spitze-Tausch der Initiative Pro-Pflegereform (https://www.pro-pflegereform.de) oder die Strukturreform Pflege und Teilhabe II (https://kda.de/strukturreform-pflege-und-teilhabe-ii-pflegepolitik-als-gesellschaftskritik-ein-beitrag-zum-pflegepolitischen-reformdiskurs/, Zugriff am 16.5.2023).

Neben den Leistungen der Pflegeversicherungen kommen eine Reihe von weiteren Sozialleistungen für ältere Menschen in Betracht. Hierzu zählen Leistungen der Teilhabe, die Zuerkennung eines Grades der Behinderung sowie die Ausstellung eines Schwerbehindertenausweises mit seinen Nachteilsausgleichsfunktionen. Auch Leistungen der Eingliederungshilfe kommen in Betracht, die behinderungsbedingten Einschränkungen kompensieren helfen sollen.

Das letzte Netz sozialer Sicherung wird im deutschen Sozialrecht durch die Sozialhilfe gespannt. Es sieht neben Leistungen der Grundsicherung für ältere Menschen ergänzende Leistungen der Hilfe zur Pflege ebenso vor wie Leistungen zur Weiterführung des Haushaltes gemäß § 70 SGB XII wie die Leistungen der Altenhilfe. Im Rahmen der Altenhilfe gem. § 71 SGB XII bestehen einkommens- und vermögensunabhängige Beratungsansprüche umfassender Art. Eigenhilfeleistungen sind insbesondere für die Personen relevant, die zwar einen Hilfebedarf aufweisen, aber noch nicht den Pflegegrad 2 „erreicht haben“ (Klie, 2022).[3]

3 Eine anwendungsbezogene Darstellung des gesamten Sozialleistungsrechts für ältere, insbesondere auf Pflege angewiesene Menschen enthält Klie 2021b.

1.11.3 Wohnen und Verbraucherschutz

Die eigene Wohnung bzw. das eigene Haus als Lebensmittelpunkt ist für die erlebte Stabilität und Identität, für das Gefühl von Sicherheit und Zugehörigkeit von zentraler Bedeutung. Ältere insbesondere hochbetagte Menschen verbringen viel Zeit in ihrer Wohnung. Nur ein geringer Teil der Wohnungen in Deutschland sind „alterstauglich". Fehlende Fahrstühle, nicht barrierefreie Bäder, zu schmale Türzargen etc. können die Handlungsspielräume älterer Menschen in ihrer Wohnung deutlich einschränken. Nicht zuletzt aus diesen Gründen wächst das Interesse an altersgerechten Wohnformen.

Merke

Wohnen, im Alter gegebenenfalls auch technikgestützt, heißt nicht nur, in Räumlichkeiten zu leben, sondern auch in einem sozialen und ökologischen Umfeld zuhause zu sein.

Nachbarschaften, zugängliche Infrastrukturen der Alltagsversorgung wie auch eine Mobilitätsunterstützung qualifizieren eine Wohnung respektive ein Wohnumfeld auch und gerade für ältere Menschen. Die Attraktivität gemeinschaftlicher Wohnformen respektive in gute nachbarschaftliche Strukturen eingebettetes Wohnen wächst. Entsprechend werden von Kommunen Quartiers- und Dorfentwicklungskonzepte aufgelegt, die die soziale Dimension des Wohnens betonen. Unter rechtlichen Gesichtspunkten sind die Sicherheit und Stabilität von Miet- und Eigentumsverhältnissen wichtig. Ein die Lebenslagen älterer Menschen besonders berücksichtigendes Mietrecht ist in Deutschland unbekannt. Gleichwohl spielen Fragen der Auswirkungen und Kündigungen oder anderen Beendigungsformen von Miet- und Wohnverhältnissen für die jeweilige Person sowohl im Rahmen der Eigenbedarfskündigung, aber auch bei anders motivierten Kündigungen eine Rolle, die sowohl die Berechtigung als auch die Fristen beeinflussen können. Gerade angesichts der Knappheit von Wohnungen auf dem Wohnungsmarkt wie auch der steigenden Preise ist mit unfreiwilligen Umzügen im Alter häufig auch eine soziale Desintegration verbunden, die sich ungünstig auf die Gesundheit, die soziale Eingebundenheit und die im Alter bedeutsamen sozialen Netzwerke auswirken können. Eine besondere verbraucherschutzrechtliche Ausgestaltung kennt das sog. Wohn- und Betreuungsvertragsgesetz, das Wohnformen älterer Menschen, die die Verbindung von Wohnraumüberlassung und Betreuung und Pflege vorsehen, mit besonderen verbraucherschutzrechtlichen Standards ausstattet. Sowohl die Entgelterhöhung als auch eine mögliche Kündigung sind an besondere Bedingungen geknüpft. Anders als im normalen Mietrecht sieht das Wohn- und Betreuungsvertragsgesetz vor, dass dann, wenn die fachliche Versorgung eines Bewohners, etwa in einem Heim, nicht mehr sichergestellt werden kann, diesem unter strengen Voraussetzungen doch gekündigt werden darf. Dies gilt im normalen Mietrecht nicht: Krankheit und Behinderung begründen keine Kündigungsrechte für Vermieter. Das Wohn- und Betreuungsvertragsgesetz ist grundsätzlich nicht anwendbar auf Einrichtungen des Betreuten Wohnens, in denen die Trennung von Miet- und Betreuungsvertrag vorgesehen ist. Es gilt in sog. Wohnstiften und vor allen Dingen in vollstationären Pflegeeinrichtungen und hat dort den Heimvertrag nach dem früher bundeseinheitlich geltenden Heimgesetz abgelöst. Die Heime unterliegen neben dem zivilrechtlichen Heimrecht, dem Wohn- und Betreuungsvertragsgesetz zusätzlich noch dem ordnungsrechtlichen Heimrecht, das in allen 16 Bundesländern in unterschiedlicher Weise kodifiziert wurde (siehe auch https://www.biva.de/). Im Ordnungsrecht der Länder werden die Heime einer Heimaufsicht unterworfen, die insbesondere bauliche, aber auch Hygienestandards sowie die Qualität der Versorgung und den Schutz der Menschen- und Grundrechte zum Gegenstand hat.

Auch das allgemeine Verbraucherschutzrecht, das insbesondere für die zunehmend an Bedeutung gewinnenden internetbasierten und digitalen Vertragsabschlüsse eine Bedeutung hat, schützt (auch) ältere Menschen, die immer häufiger Opfer von Internetkriminalität und kriminellen Praktiken im Versandhandel werden (siehe auch Rademacher, 2020).

1.11.4 „Altenrecht"

Ein Recht der älteren Menschen als umfassend kodifiziertes Rechtsgebiet gibt es, anders als wir es aus dem Jugendhilferecht kennen, nicht. Das Recht der älteren Menschen ist zurecht nicht diskriminierend – weder positiv noch negativ – angelegt, sondern „synthetisch". Es gilt, jeweils die für die Lebenslage älterer Menschen relevanten Rechtsgebiete in den Blick zu nehmen (Igl & Klie, 2007). Zurecht unterstellt das deutsche Recht allen älteren Menschen die gleichen Kompetenzen wie anderen Erwachsenen. In jedem Lebensalter können Phänomene der Vulnerabilität besondere Unterstützungsbedarfe auslösen und die Handlungsfähigkeit einschränken. Gleichwohl ist nicht zu verkennen, dass sich insbesondere im hohen Alter und im Zusammenhang mit im Alter häufiger auftretenden Erkrankungen, wie etwa hirnorganischen Beeinträchtigungen, den vielen Formen sog. Demenzen, alterstypische Einschränkungen in der Handlungsfähigkeit ebenso ergeben können, wie auch besondere Unterstützungsbedarfe auftreten, die eine systematische Betrachtung verdienen.

Merke

Herausgefordert sind hier in besonderer Weise Kliniken (vgl. Klie et al., 2022), die sich in ihren Konzepten, Prozessen und Kompetenzen auf hochbetagte und Menschen mit Demenz einzustellen haben. Die Coronapandemie hat gezeigt, wie schnell menschenrechtliche Grundpositionen zur Disposition stehen können (Klie et al., 2021).

Bezogen auf einen weiteren geriatrischen Blickwinkel, der stets auch die soziale Dimension von Gesundheit einbezieht, werden kommunal und regional vorzuhaltende Beratungs- und Unterstützungsaufgaben, die sektorenübergreifend angelegt sind, gefragt sein. Vielerorts finden sich Beispiele, wie auf derartige auf die typischen Lebenssituationen älterer Menschen, aber auch auf ihre Kompetenzen und Ressourcen hin ausgerichtete kommunale Strategien, Netzwerke und Infrastrukturen gestaltet werden können (vgl. Landratsamt Coburg, 2016). Die geriatrische Versorgung ist auf entsprechende Altenhilfestrukturen angewiesen und Teil derselben.

Während auf nationaler Ebene eine Kodifikation von besonderen Rechten älterer Menschen – außerhalb der Charta der Rechte hilfe- und pflegebedürftiger Menschen (BMFSFJ, 2020) – nicht weiterverfolgt wird, gilt dies nicht für den internationalen Zusammenhang und die Vereinten Nationen. Hier wird seit langem über eine Charta der Rechte älterer Menschen diskutiert (https://www.humanrights.ch/de/ipf/menschenrechte/alter/dossier/menschenrechtsschutz-fuer-aeltere-menschen/, Zugriff am 16.5.2023) und dies durchaus aus nachvollziehbaren Gründen und zurecht: Ist es doch nur eine Minderheit von Ländern, die überhaupt über Alterssicherungssysteme verfügt. Noch weniger Länder verfügen über Leistungen bei dem allgemeinen Risiko Pflegebedürftigkeit. Auch stehen insbesondere in vielen Ländern der südlichen Hemisphäre Altersdiskriminierung sowie Gewalt gegen ältere Menschen auf der Tagesordnung, für die es eine ähnliche Aufmerksamkeit bedarf wie für die Gewalt gegenüber Kindern und Frauen.

Zusammenfassung

Anders als für die Kinder und Jugendlichen gibt es im deutschsprachigen Raum kein „Altenrecht“. Die lebenslagenspezifischen An- und Herausforderungen älterer Menschen werden im Recht in sehr unterschiedlichen Rechtsgebieten aufgegriffen und beantwortet. Gefragt ist eine synthetische Betrachtungsweise der Rechtsstellung älterer Menschen, die konsequent als erwachsene und rechtlich handlungsfähige Personen angesehen werden müssen. Gerade im Gesundheitswesen sind allerdings die Rechte vulnerabler älterer Menschen latent bedroht bzw. bedürfen der besonderen Reflektion. Das gilt sowohl für ihre Persönlichkeitsrechte als auch für ihre sozialleistungsrechtlichen Rechtsansprüche.

Literatur

Buchmann, N., Falkai, P., Foroutan, N., et al. (2021). Niedersachsen 2030 – *Potenziale und Perspektiven. Gutachten der Kommission Niedersachsen 2030*. Gutachten_Kommission-Niedersachsen-2030_barrierefrei.pdf, Zugriff am 28.6.2023

Bundesministerium für Familie, Senioren, Frauen und Jugend (BMFSFJ). (2010). *Sechster Bericht zur Lage der älteren Generation in der Bundesrepublik Deutschland. Altersbilder in der Gesellschaft. Sachverständigenkommission „Sechster Altenbericht der Bundesregierung“*. 101110_Sechster Altenbericht (bmfsfj.de), Zugriff am 28.6.2023

Bundesministerium für Familie, Senioren, Frauen und Jugend (BMFSFJ). (2020). *Charta der Rechte hilfe- und pflegebedürftiger Menschen*. Publikationsversand der Bundesregierung.

Burgi, M. (2013). *Kommunale Verantwortung und Regionalisierung von Strukturelementen in der Gesundheitsversorgung*. Nomos Verlagsgesellschaft.

Deutsche Gesellschaft für Gerontologie, Deutsche Gesellschaft für Psychiatrie, & Deutsche Gesellschaft für Neurologie. (2020). *Einwilligung von Menschen mit Demenz in medizinische Maßnahmen. Interdisziplinäre S2k-Leitlinie für die medizinische Praxis. Unter Mitarbeit von Thomas Klie*. Kohlhammer.

Hoffmann, B. (2009). Personensorge. *Erläuterungen und Gestaltungsvorschläge für die rechtliche Beratung*. Nomos Verlagsgesellschaft.

Hoffmann, B. (2010). Schutzpflichten der Fachkräfte des Allgemeinen Sozialen Diensts gegenüber Erwachsenen – Garantenstellung nach dem SGB XII. *Zeitschrift für die sozialrechtliche Praxis*, *49*(1), 7–13.

Igl, G., & Klie, T. (2007). *Das Recht der älteren Menschen*. Nomos Verlagsgesellschaft.

Jox, R. J. (2022). Ethische Fragen im Zusammenhang mit der Ernährung von Menschen mit Demenz. *Zeitschrift für medizinische Ethik*, *68*(1), 49–61.

Klie, T. (2013). Altersdiskriminierung und Altersgrenzen im Recht. In T. Jähnichen, T. Meireis, J. Rehm, et al. (Hrsg.), *Alternde Gesellschaft. Soziale Herausforderungen des längeren Lebens* (pp. 207-245). Gütersloher Verlagshaus.

Klie, T. (2021a). Erwachsenenschutz im Landkreis Tuttlingen. In *Der Landkreis – Zeitschrift für kommunale Selbstverwaltung*, *91*, 335–338.

Klie, T. (2021b). *Rechtskunde. Das Recht der Pflege alter Menschen*. Vincentz Network.

Klie, T. (2022). Berliner Gesetz „Gutes Leben im Alter“. Ein erstes Altenhilfestrukturgesetz auf Landesebene? *NDV Nachrichtendienst des Deutschen Vereins für öffentliche und private Fürsorge e.V.*, *2*, 60–67.

Klie, T., & Büscher, A. (2019). Subjektorientierte Qualitätssicherung in der Langzeitpflege. *NDV Nachrichtendienst des Deutschen Vereins für öffentliche und private Fürsorge e.V.*, *99*(3), 114–119.

Klie, T., Remmers, H., & Manzeschke, A. (2021). *Corona und Pflege: lessons learned. Zur Lage der Pflege in einer gesundheitlichen und gesellschaftlichen Krisensituation*. https://kda.de/wp-content/uploads/2021/10/Corona-und-Pflege-lessons-learned.pdf, Zugriff am 28.6.2023

Klie, T., & Spatz, J. (2005). Autonomie am Lebensende? Die Wirklichkeit von Behandlungsabbrüchen im klinischen Alltag. *Dr. med. Mabuse*, *30*, 48–51.

Klie, T., Tesky, V. A., Pantel, J., et al. (2022). Einwilligung von Menschen mit Demenz in medizinische Maßnahmen. *Zeitschrift für medizinische Ethik*, *68*(1), 39–47.

Landratsamt Coburg. (2016). *Gemeinsam für mehr Lebensqualität. Seniorenpolitisches Gesamtkonzept für den Landkreis Coburg*. https://www.landkreis-coburg.de/bi/getfile.php?id=22949&type=do, Zugriff am 28.6.2023.

Monzer, M. (2018). *Case Management Grundlagen*. medhochzwei Verlag.

Neubart, R. (2015). *Repetitorium Geriatrie. Geriatrische Grundversorgung – Zusatz-Weiterbildung Geriatrie – Schwerpunktbezeichnung Geriatrie*. Springer.

Opolony, B. (2021). Sorge – Macht – Recht. Konzeptionelles in der Praxis der Pandemiebekämpfung. *Rechtsphilosophie – Zeitschrift für die Grundlagen des Rechts (RphZ)*, *7*(4), 339–356.

Rademacher, F. (2020). *Rechtsschutz zugunsten älterer Verbraucher am Beispiel unerlaubter Telefonwerbung*. Nomos Verlagsgesellschaft.

Schulz-Nieswandt, F. (2020). *Gefahren und Abwege der Sozialpolitik im Zeichen von Corona. Zur affirmativen Rezeption von Corona in Kultur, Geist und Seele der „Altenpolitik“*. Kuratorium Deutsche Altershilfe (KDA).

Wingenfeld, K., & Büscher, A. (2017). *Strukturierung und Beschreibung pflegerischer Aufgaben auf der Grundlage des neuen Pflegebedürftigkeitsbegriffs*. Institut für Pflegewissenschaft an der Universität Bielefeld (IPW); Bundesministerium für Gesundheit (BMG).

1.12 Geroethik

Hans-Jörg Ehni und Elisabeth Langmann

Merke

Die Medizinethik beschäftigt sich als normative, angewandte Ethik mit der Frage nach den richtigen Handlungen in der Medizin. Die prinzipienorientierte Ethik ist der weltweit verbreitete Ansatz, der allgemeine ethische Regeln auf der Grundlage der individuellen Selbstbestimmung (Autonomie), des Wohltuns, des Nicht-Schadens und der Gerechtigkeit formuliert.

1.12.1 Grundlagen der Medizinethik

Medizinethische Fragen lösen große gesellschaftliche Kontroversen aus, die hitzig und leidenschaftlich geführt werden. Denn sie berühren grundlegende Fragen der menschlichen Existenz – etwa diejenige, ob jemand selbst oder mit fremder Hilfe über das eigene Leben verfügen darf oder nicht. Die Antworten auf diese Fragen gehören zu einem wesentlichen Teil des eigenen Selbstverständnisses vieler Menschen und der Weltanschauung, nach der sie leben. Die philosophische Ethik, deren Teil die Medizinethik ist, will Antworten auf diese Fragen rational begründen. Sie fragt nach den Grundlagen unserer Werte und wie wir sie in einem umfassenderen wissenschaftlichen Weltverständnis verstehen können. Die Ethik hat zwei Hauptgegenstände: das gute oder gelingende Leben und die Moral (Wiesing et al., 2020, S. 23–38).

Die Theorie des guten Lebens oder die Frage, was ein gelingendes und glückliches Leben ausmacht, standen im Mittelpunkt der antiken Ethik. Philosophen beschäftigen sich erst seit einigen Jahrzehnten wieder vermehrt mit der Frage nach dem guten Leben, die im Anschluss an Kant den einzelnen Wissenschaften wie der Psychologie überlassen wurde. Denn laut Kant kann man sinngemäß zwar allgemein festhalten, dass Menschen nach Glück streben, aber nicht, was das für einzelne Menschen bedeutet (Steinfath, 1998). Der gegenwärtige Pluralismus von gesellschaftlichen Lebensentwürfen zeigt, dass dieser Befund immer noch gültig ist. Daher versucht die aktuelle Theorie des guten Lebens, Güter zu bestimmen, die gleichermaßen die Voraussetzung für sehr unterschiedliche Lebensentwürfe sind. Solche Grund- oder Allzweckgüter sind relevant für eine gerechte Gesellschaft, da von ihnen die Chancengleichheit ihrer Mitglieder abhängt. Laut dem amerikanischen Philosophen Norman Daniels ist die Gesundheit ein solches Gut, das für gleiche Lebenschancen zentral ist. Die unterschiedlichen Faktoren zu beeinflussen, die zu einer gesundheitlichen Ungleichheit in der Gesellschaft führen, zusammengefasst unter dem Begriff der sozialen Determinanten der Gesundheit (z. B. Bildung, Wohnsituation u. a.), ist daher eine gesamtgesellschaftliche Aufgabe, ebenso wie ein gerechter Zugang zur Gesundheitsversorgung (Daniels, 2008).

Der Zusammenhang zwischen Grundgütern und Gerechtigkeit verdeutlicht zudem, wie die Theorie des guten Lebens und die Theorie der Moral zusammenhängen können und wie sie sich unterscheiden. Regeln, wie gut zu leben sei, sind lediglich Klugheitsregeln und ob man sie befolgen möchte, hängt davon ab, ob man sich die jeweiligen Ziele zu eigen macht. Moralische Regeln dagegen, etwa wie man sich in einer bestimmten Situation gerecht verhalten soll, beanspruchen, allgemein verbindlich zu sein. Der Grundbegriff der Ethik als Theorie der Moral ist daher das moralische Sollen und seine besondere Verbindlichkeit. Ethik in diesem Sinn oder normative Ethik fragt nach der richtigen Handlung und danach, warum sie die richtige Handlung ist. Die angewandte Ethik bezieht diese Fragestellung auf bestimmte Bereiche des Handelns. Dazu gehört auch die Medizin. Die Medizinethik ist demnach Teil der normativen, angewandten Ethik.

In der normativen Ethik gibt es verschiedene Ansätze, die zu begründen versuchen, warum eine bestimmte Handlung die richtige sein soll. Die deontologische Ethik oder Pflichtenethik nimmt an, dass es allgemeine Pflichten oder Regeln gibt, aus denen die richtige Handlung abgeleitet werden kann, etwa die Pflicht, Versprechen einzuhalten oder die Wahrheit zu sagen. Nach der konsequentialistischen Ethik oder folgenorientierten Ethik ist diejenige Handlung die richtige, die die besten Folgen erwarten lässt. Schließlich besagt ein dritter Ansatz, dass charakterliche Tugenden die richtige Handlung bestimmen, etwa Mut oder Gewissenhaftigkeit. Diese Theorien können zu unterschiedlichen Ergebnissen kommen, was die richtige Handlung ist. Allerdings sind sich diese Theorien einig in Bezug auf elementare Grundwerte wie individuelle Freiheit und Selbstentfaltung, Wohlbefinden und Gesundheit, Freiheit von Leiden und den Wert des menschlichen Lebens. Auf der Basis dieser Werte werden ethische Verbindlichkeiten formuliert, die sie schützen oder befördern sollen.

Das Bekenntnis zu einigen dieser allgemein akzeptierten Werte war in der abendländischen Medizin von Beginn an ein grundlegender Bestandteil. Der Hippokratische Eid ist der berühmteste Ausdruck dieser internen Moral der Medizin. Sein zweiter Teil enthält ärztliche Pflichten, wie das Wohl des Patienten zu befördern und das Nicht-Schadens-Gebot, das auch im Lehrsatz primum nil nocere (zuerst nicht schaden) überliefert ist (Wiesing et al., 2020, S. 38 ff). Als moderne Fassung des Hippokratischen Eides wird häufig die Deklaration von Genf des Weltärztebundes bezeichnet (vgl. WMA, o. D.). Diese Deklaration, auch Genfer Gelöbnis genannt, verpflichtet Ärzte/Ärztinnen zuerst dazu, Gesundheit und Wohlergehen ihrer Patienten als oberstes Anliegen einzustufen. Die zuletzt revidierte Version von 2017 fügt dem an zweiter Stelle hinzu, die Autonomie des Patienten zu respektieren. Sie spiegelt damit eine Entwicklung der Medizin in den letzten Jahrzehnten wider, in der die Selbstbestimmung des Patienten mehr und mehr in den Mittelpunkt rückt.

Auf den genannten, allgemein geteilten Werten der individuellen Freiheit, des Wohlergehens, der Leidensvermeidung und des gleichen Wertes menschlichen Lebens beruht auch die prinzipienorientierte Medizinethik. Die amerikanischen Philosophen Tom Beauchamp und James Childress entwickelten diesen Ansatz in den 1970er Jahren und veröffentlichten 1977 die „Principles of Biomedical Ethics“. Dieses Werk hat 2019 die achte Auflage erreicht, was seinen Rang als modernen Klassiker der Ethik unterstreicht (Beauchamp & Childress, 2019). Die prinzipienorientierte Ethik ist der einflussreichste Ansatz der Medizinethik, der in keinem einschlägigen Lehrbuch fehlt und einen allgemeinen Referenzrahmen für medizinethische Probleme darstellt. Die prinzipienorientierte Ethik geht davon aus, dass es eine geteilte, allgemeine Moral gibt („common morality“), die universell gültig ist und aus einfachen Normen besteht. Vier dieser Normen seien für die biomedizinische Ethik von zentraler Bedeutung. Diese vier Normen werden häufig verkürzt als Autonomie, Nicht-Schaden, Wohltun und Gerechtigkeit wiedergegeben. Insofern diese Begriffe auf Prinzipien bzw. elementare moralische Regeln verweisen, sind sie entsprechend als Handlungsanweisungen zu ergänzen. Also etwa: „Die Autonomie von Patienten soll respektiert und gefördert werden“.

Der Vorteil der prinzipienorientierten Medizinethik besteht darin, dass sie die ungelösten Kontroversen der philosophischen Ethik vermeidet und eine Methode bereitstellt, die sehr einfach und erfolgreich auf medizinethische Probleme anzuwenden ist. Das gilt insbesondere für die klinische Ethik, in der bei ethischen Fallbesprechungen gefragt werden kann, was die einzelnen Prinzipien jeweils im vorliegenden Kontext verlangen, also wie sie spezifiziert und wie sie gegeneinander abgewogen werden können (Marckmann, 2015).

1.12.2 Ethik und Alter – Geroethik

Ein besonderer Bereich der Medizinethik ist die Ethik von Gerontologie und Geriatrie, die verschiedene Autoren als Geroethik (engl. Geroethics) bezeichnen (Ehni & Venkatapuram, 2020). Allgemeiner kann man die Geroethik auch als Ethik des Alterns und des Alters verstehen. Wie in der Ethik generell, lässt sich auch in der Geroethik die Frage nach dem guten Leben von den Fragen des moralischen Sollens unterscheiden. Also wie ein gelingendes Leben gestaltet werden kann, wenn man dabei Alternsprozesse, begrenzte Lebenszeit und die Lebensphase Alter berücksichtigt. Diese Fragen nach dem guten Leben im Alter berühren sich mit gerontologischen Konzeptionen des „erfolgreichen“ Alterns („successful ageing“), in denen nach den Elementen für ein erstrebenswertes Alter gefragt wird und danach, wie sie sich erreichen lassen. Eine weitere ethische Frage, die ebenfalls hier den Übergang von Fragen des guten Lebens zu Fragen des moralischen Sollens markiert, erkundet die Gründe für ungleiche Chancen auf ein „erfolgreiches“ Altern und Möglichkeiten, wie sie ausgeglichen werden könnten (Ehni et al., 2018). Im normativen Teil der Geroethik geht es wiederum allgemein darum, welche Pflichten die Gesellschaft gegenüber älteren Menschen hat, etwa gerade um diese Chancengleichheit herzustellen oder um ihre besonderen Bedürfnisse zu berücksichtigen.

Geroethische (bzw. medizinethische) Fragen, die sich in der Geriatrie stellen, hängen zunächst von körperlichen und psychischen Veränderungen ab, die Menschen in ihrem Leben durchlaufen (für eine Übersicht vgl. Helmchen et al., 2006). Ein Beispiel sind besondere gesundheitliche Risiken, die mit dem Alter ansteigen, und wie ihnen begegnet werden kann, etwa zunächst durch geeignete Präventionsmaßnahmen, dann jedoch auch dadurch, dass angemessene Ressourcen für geriatrische Behandlungen bereitgestellt werden. Weiterhin gehören dazu besondere Problemfelder wie Demenzerkrankungen, die komplexe Fragen nach dem Umgang mit der Identität von Patienten, ihren Werten und ihrer Autonomie aufwerfen (Ethikrat, 2012). Der gesellschaftliche Kontext hierfür ist der demografische Wandel und wie gesellschaftliche Rahmenbedingungen geschaffen werden, um seinen möglichen Herausforderungen zu begegnen, etwa durch verbesserte Infrastruktur in der Langzeitpflege oder durch die Förderung von gesundheitsbewusstem Verhalten. Eine wichtige Rolle spielen sowohl auf der individuellen Ebene wie auch auf derjenigen des Gesundheitswesens kulturelle Faktoren wie stereotype Altersbilder. Diese können teils positiv sein wie „ältere Menschen sind weise“, teils negativ wie „ältere Menschen sind krank“ oder „ältere Menschen sind starrsinnig“. Demgegenüber betont die Gerontologie, dass ältere Menschen eine sehr heterogene Gruppe sind. Sie unterscheiden sich in ihrer Lebenssituation, in ihren Überzeugungen und auch in Bezug auf ihre Gesundheit (Mitnitski et al., 2017).

Bei der individuellen Versorgung von älteren Patienten sind aus medizinethischer Sicht sowohl Stereotype wie die Heterogenität älterer Menschen entscheidend. Dies gilt für sorgfältige Abwägungen von Nutzen und Risiken einzelner Behandlungsmaßnahmen ebenso wie für Fehleinschätzungen von Behandlungsmöglichkeiten, weil Beschwerden schlicht dem Alter zugeschrieben werden (Ehni, 2014). Altersfeindliche Haltungen können selbst in der Pflege zu direkten Schädigungen und Würdeverletzungen führen. So erlebten laut WHO-Bericht zahlreiche Patienten mit Demenz psychischen Missbrauch in Pflegeheimen (WHO, 2015, S. 75).

Schließlich sind individuelle Bedürfnisse und Kompetenzen ebenfalls hinsichtlich der Autonomie von Patienten zu beachten. Die Autonomie oder individuelle Selbstbestimmung von Patienten ist nicht nur zu respektieren, sondern auch zu fördern, indem die Informationen und Grundlagen für eine individuelle Entscheidung vermittelt werden. In diesen Themenbereich gehören auch Patientenverfügungen und die Vorausplanung medizinischer Behandlungen für die Situation, wenn jemand nicht mehr in der Lage ist, selbst seinen eigenen Willen zu äußern. Aus Sicht der Gerechtigkeit können negative Altersstereotype zu Diskriminierung und sogenanntem „Ageismus“ führen. Die Deklaration von Genf verbietet eine entsprechende Benachteiligung ausdrücklich mit den Worten: „Ich werde nicht zulassen, dass Erwägungen von Alter, Krankheit oder Behinderung, Glaube, ethnischer Herkunft, Geschlecht, Staatsangehörigkeit, politischer Zugehörigkeit, Rasse, sexueller Orientierung, sozialer Stellung oder jeglicher anderer Faktoren zwischen meine Pflichten und meine Patientin oder meinen Patienten treten.“ (Parsa-Parsi & Wiesing, 2017).

1.12.3 Ageismus im Gesundheitswesen

Eine Stereotypisierung, Vorverurteilung oder Diskriminierung gegenüber Personen im höheren Alter wird unter dem Begriff Ageismus bzw. Altersfeindlichkeit diskutiert. Entsprechend dem „Global Report of Ageism“ ist weltweit jede zweite Person altersfeindlich gegenüber älteren Personen eingestellt oder verhält sich gar altersdiskriminierend (WHO, 2021, S. 22). Die Folgen sind vielfältig und berühren alle Aspekte der Gesundheit, wonach Ageismus nicht nur das individuelle Wohlbefinden negativ beeinflusst (ebd.), sondern auch als wichtige Gesundheitsdeterminante verstanden werden kann.

Erstmalig verwendet wurde der Begriff Ageismus 1969 vom Gerontologen Robert N. Butler, wobei er dies als Vorurteil einer Altersgruppe gegenüber einer anderen Altersgruppe beschreibt (Butler, 1969, S. 243–244). Dabei bezieht sich Butler insbesondere auf Ageismus gegenüber älteren Personen und führt unter anderem exemplarisch altersfeindliche Sprache sowie fehlende Berücksichtigung und Finanzierung in der Erforschung der Altersmedizin an (ebd.). Diese erste Beschreibung von Ageismus wurde über die Jahre weiterentwickelt und aus unterschiedlichen Blickwinkeln untersucht. Dabei konnten weitere Aspekte von Altersfeindlichkeit aufgezeigt und damit die Definition angepasst werden, um die Komplexität dieses Themas herauszuarbeiten. Aktuell wird Ageismus als negative oder positive Stereotype, Vorurteile und/oder Diskriminierung älterer Menschen aufgrund ihres chronologischen Alters oder aufgrund ihrer Wahrnehmung als „alt“ oder „älter“ definiert (Iversen et al., 2009, S. 15.). Altersfeindlichkeit kann dabei implizit oder explizit auftreten und sich auf Mikro-, Meso- oder Makroebene äußern. Dabei umfasst das Konzept die klassischen sozialpsychologischen Komponenten in Form von 1. kognitiven (Stereotype), 2. affektiven (Vorurteile), 3. verhaltensbezogenen Elementen (Diskriminierung) und somit, wie wir auf der Grundlage des chronologischen Alters oder der Alterseinstufung 1. über Personen im höheren Alter denken, 2. ihnen gegenüber fühlen und 3. handeln (ebd.). Daneben kann Ageismus sowohl selbst- als auch fremdgerichtet auftreten (São José et al., 2019).

Um einen Einblick in die Vielschichtigkeit von Ageismus zu geben, sollen im Folgenden unterschiedliche Ausprägungsformen im Kontext Gesundheit aufgezeigt werden.

Altersfeindlichkeit kann grundsätzlich mit einem schlechteren Gesundheitszustand assoziiert werden (Chang et al., 2020). Dafür ist beispielsweise nicht nur der verweigerte Zugang zu Gesundheitsdiensten und Behandlungen verantwortlich, sondern auch der teilweise Ausschluss älterer Personen aus der Gesundheitsforschung (ebd.). Exemplarisch hierfür kann auf die Erforschung von Parkinson hingewiesen werden, bei der beinahe die Hälfte der Studien ohne die Beteiligung von Personen im höheren Alter durchgeführt wurde (Fitzsimmons et al., 2012). Im Zusammenhang mit der Lebensqualität bei älteren Personen konnten zudem Untersuchungen zeigen, dass Altersfeindlichkeit mit geringerem sozialem Engagement und sozialer Isolation in Verbindung steht (Chang et al., 2020). Dabei spielen Altersbilder, die individuelle und gesellschaftliche Vorstellungen des Alterns und des Altseins umfassen und damit Stereotype abbilden, die sowohl positiv als auch negativ ausfallen können, eine zentrale Rolle (Wurm et al., 2017).

Solche Vorstellungen und damit die Kategorisierung von Personen im höheren Alter basiert überwiegend auf Vorurteilen, wobei diese nicht deskriptiv, sondern viel mehr normativ wirksam sind. Besonders negative Altersbilder prägen eine defizitorientierte Wahrnehmung des Alter(n)s und transportieren Zuschreibungen von „altersentsprechenden“ Fähigkeiten und Fertigkeiten, die mit einer ungerechten Behandlung, Benachteiligung oder gar Diskriminierung in unterschiedlichsten Formen einhergehen können. Aufgrund der weitreichenden Auswirkungen auf die Gesundheit und das Wohlbefinden sind diese für den individuellen Alterungsprozess von besonderer Bedeutung. Diesbezüglich konnte eine Vielzahl an Untersuchungen belegen, dass für ältere Erwachsene mit einer negativeren Selbstwahrnehmung bzgl. des Alterns unter anderem das Risiko für kardiovaskuläre Erkrankungen deutlich erhöht ist (Stephan et al., 2020), viele dazu neigen, einen weniger gesunden Lebensstil zu führen und auch seltener an Präventionsprogrammen teilnehmen (Silva-Smith et al., 2021; Zhang et al., 2020). Dies kann wiederum deren Mortalität und Morbidität erhöhen.

Durch vorhandene negative Altersbilder werden nicht nur Gesundheitsleistungen seltener in Anspruch genommen, sondern auch Schmerzen und psychische Belastungen aufgrund des Alters relativiert (Wyman et al., 2018, S. 200). Zudem kann dies zu einer verringerten Berücksichtigung ihrer Meinungen, Entscheidungen und Kompetenzen führen. Besonders in Gesundheitsinstitutionen konnte diesbezüglich die Verwendung von „Elder Speak“ bzw. Alterssprache beobachtet werden, in der vereinfachte bzw. verniedlichende Sprache gegenüber Personen im höheren Alter zur Anwendung kommt, was zum Teil als respektlos und herablassend empfunden wird und zu einem Gefühl der reduzierten Kontrolle bei den betroffenen Personen beiträgt (Swift et al., 2017, S. 17). Dies kann nicht nur eine Barriere zur Selbstbestimmung und aktiven Mitgestaltung des Behandlungsverlaufes schaffen, sondern sich auch negativ auf das Wohlbefinden und damit die Lebensqualität auswirken. Zusammengefasst transportieren Altersbilder häufig eine Vorstellung, in der Altsein zugleich Kranksein bedeutet. Das Aufbrechen derartiger Altersbilder ist somit grundlegend für die Anerkennung der Vielfalt des Alter(n)s und damit auch für ein Entgegenwirken von Altersfeindlichkeit sowie für die Ausübung des Rechts auf Gesundheit. Dazu gehört auch, bereits Medizinstudierenden Wissen über ältere Menschen zu vermitteln und sie auf Stereotype aufmerksam zu machen. Die Verbesserung geriatrischer Versorgung geht damit Hand in Hand (Klaghofer et al., 2009).

Merke

In Geriatrie und Gerontologie stellen sich zahlreiche und komplexe ethische Fragen. Dieser Beitrag soll einen Überblick über die Struktur dieser Fragen geben. Eine wichtige Orientierung liefert dabei die prinzipienorientierte Medizinethik. Eine Schlüsselrolle spielen hier Altersstereotype und die tatsächliche Heterogenität älterer Menschen. Während einerseits der aus Stereotypen resultierende Ageismus zu bekämpfen ist, verlangt die große individuelle Heterogenität älterer Personen besondere Aufmerksamkeit auf ihre jeweiligen Werte und Bedürfnisse hinsichtlich ihrer persönlichen Abwägungen von Nutzen und Nicht-Schaden sowie ihrer Autonomie und wie ihr Patientenwille im Einzelfall respektiert und gefördert werden kann.

Zusammenfassung

Die philosophische Ethik setzt sich aus der Theorie des guten Lebens und der Theorie der Moral oder des moralischen Sollens zusammen. Die Medizinethik fragt nach der richtigen Handlung in der Medizin und den moralischen Grundlagen, die zur medizinischen Praxis gehören. Der medizinethische Ansatz, der weltweit am meisten verbreitet ist, ist die „prinzipienorientierte Ethik". Dieser Ansatz beruht auf vier Prinzipien: Selbstbestimmung des Patienten respektieren, Wohltun fördern, Schaden vermeiden und Gerechtigkeit zu wahren. Diese Prinzipien helfen sowohl in Einzelsituationen als auch in Bereichen der medizinischen Praxis, ethische Probleme zu strukturieren. Der Gegenstand der Geroethik sind ethische Fragen der Gerontologie und Geriatrie. Auch diese lassen sich anhand der vier Prinzipien systematisch kategorisieren. Die besonderen Situationen und die Bedürfnisse älterer Menschen bestimmen in diesem Kontext die konkrete ethische Fragestellung, etwa wie durch Patientenverfügungen die Selbstbestimmung gewahrt werden kann oder wie Nutzen und Schaden bei älteren Patienten abgewogen werden können. Eine besondere Rolle spielen hierbei Fragen der Gerechtigkeit, die sich aus negativen Stereotypen älterer Menschen und der möglichen, resultierenden Diskriminierung (Ageismus) ergeben.

Literatur

Ayalon, L. & Tesch-Römer, C. (Hrsg.). (2018). *International Perspectives on Aging. Contemporary Perspectives on Ageism*. Springer International Publishing. https://doi.org/10.1007/978-3-319-73820-8

Beauchamp, T. L. & Childress, J. F. (2019). *Principles of biomedical ethics* (8th Edition). Oxford University Press.

Butler, R. N. (1969). Age-ism: another form of bigotry. *The Gerontologist*, *9*(4), 243–246. https://doi.org/10.1093/geront/9.4_part_1.243

Chang, E.S., Kannoth, S., Levy, et al. (2020). Global reach of ageism on older persons' health: A systematic review. *PloS one*, *15*(1), e0220857. https://doi.org/10.1371/journal.pone.0220857

Daniels, N. (2008). *Just health*. Cambridge University Press.

Ehni, H. J., Kadi, S., Schermer, M. & Venkatapuram, S. (2018). Toward a global geroethics – gerontology and the theory of the good human life. *Bioethics*, *32*(4), 261–268. https://doi.org/10.1111/bioe.12445

Ehni, H. J. & Venkatapuram, S. (2020). Geroethics. In H. LaFollette (Hrsg.), *The international encyclopedia of ethics* (p. 1–7). Wiley Blackwell. https://doi.org/10.1002/9781444367072.wbiee888

Ehni, H. J. (2016). Ageism. In H. ten Have (Hrsg.), *Encyclopedia of global bioethics* (S. 1–11). Springer Reference.

Fitzsimmons, P. R., Blayney, S., Mina-Corkill, S. & Scott, G. O. (2012). Older participants are frequently excluded from Parkinson's disease research. *Parkinsonism & related disorders*, *18*(5), 585–589. https://doi.org/10.1016/j.parkreldis.2012.03.003

Have, H. ten (Hrsg.). (2016). *Encyclopedia of global bioethics*. Springer Reference.

Helmchen, H., Kanowski, S. & Lauter, H. (2006). *Ethik in der Altersmedizin*. Urban-Taschenbücher: Bd. 772. Kohlhammer.

Iversen, T. N., Larsen, L. & Solem, P. E. (2009). A conceptual analysis of Ageism. *Nordic Psychology*, *61*(3), 4–22. https://doi.org/10.1027/1901-2276.61.3.4

Klaghofer, R., Buddeberg, C., Schleuniger, M. & Herta, K. D. (2009). Einstellungen zu alten Menschen zu Beginn und am Ende des Medizinstudiums. *Zeitschrift für Gerontologie und Geriatrie*, *42*(5), 365–371. https://doi.org/10.1007/s00391-008-0028-y

LaFollette, H. (Hrsg.). (2020). *The international encyclopedia of ethics* (Second edition). Wiley Blackwell.

Marckmann, G. & Bausewein, C. (Hrsg.). (2015). *Praxisbuch Ethik in der Medizin*. Medizinisch Wissenschaftliche Verlagsgesellschaft.

Marckmann, G., Bormuth, M., Wiesing, U. (2020). Allgemeine Einführung in die medizinische Ethik. In Wiesing, U. (Hrsg.). *Ethik in der Medizin: Ein Studienbuch* (5. Aufl.). Reclam.

Mitnitski, A., Howlett, S. E. & Rockwood, K. (2017). Heterogeneity of Human Aging and Its Assessment. The journals of gerontology. *Series A, Biological sciences and medical sciences*, *72*(7), 877–884. https://doi.org/10.1093/gerona/glw089

Parsa-Parsi, R. & Wiesing, U. (2017). Weltärztebund: Revision des ärztlichen Gelöbnisses. Deutsches Ärzteblatt, 114(44), 2023–2024. https://www.aerzteblatt.de/archiv/194278

São José, J. M. S., Amado, C. A. F., Ilinca, S., et al. (2019). Ageism in Health Care: A Systematic Review of Operational Definitions and Inductive Conceptualizations. *The Gerontologist*, *59*(2), e98–e108. https://doi.org/10.1093/geront/gnx020

Silva-Smith, A. L. & Benton, M. J. (2021). Self-Perception of Aging Among Older Adults and Participation in Prevention. *Western journal of nursing research*, 193945921989017. https://doi.org/10.1177/0193945921989017

Steinfath, H. (Hrsg.). (1998). *Was ist ein gutes Leben? Philosophische Reflexionen*. Suhrkamp-Taschenbuch Wissenschaft: Bd. 1323. Suhrkamp.

Stephan, Y., Sutin, A. R., Wurm, S. & Terracciano, A. (2021). Subjective Aging and Incident Cardiovascular Disease. *The journals of gerontology. Series B, Psychological sciences and social sciences*, *76*(5), 910–919. https://doi.org/10.1093/geronb/gbaa106

Swift, H. J., Abrams, D., Lamont, R. A. & Drury, L. (2017). The Risks of Ageism Model: How Ageism and Negative Attitudes toward Age Can Be a Barrier to Active Aging. *Social Issues and Policy Review*, *11*(1), 195–231. https://doi.org/10.1111/sipr.12031

World Health Organisation (2015): World Report on Ageing and Health. Genf.

World Health Organisation (2021): Global Report on Ageism. Genf.

World Medical Association (2018): WMA Declaration of Geneva. https://www.wma.net/policies-post/wma-declaration-of-geneva/, Zugriff am 11.5.2023

Wurm, S., Diehl, M., Kornadt, A. E., et al. (2017). How do views on aging affect health outcomes in adulthood and late life? Explanations for an established connection. *Developmental review*, *46*, 27–43. https://doi.org/10.1016/j.dr.2017.08.002

Wyman, M. F., Shiovitz-Ezra, S. & Bengel, J. (2018). Ageism in the Health Care System: Providers, Patients, and Systems. In L. Ayalon & C. Tesch-Römer (Hrsg.), *International Perspectives on Aging. Contemporary Perspectives on Ageism* (Bd. 19, S. 193–212). Springer International Publishing. https://doi.org/10.1007/978-3-319-73820-8_13

Zhang, X., Kamin, S. T., Liu, S., et al. (2020). Negative Self-perception of Aging and Mortality in Very Old Chinese Adults: The Mediation Role of Healthy Lifestyle. *The journals of gerontology. Series B, Psychological sciences and social sciences*, *75*(5), 1001–1009. https://doi.org/10.1093/geronb/gby136

1.13 Ethische Grundlagen von Behandlungsentscheidungen

Georg Marckmann und Jürgen in der Schmitten

1.13.1 Einführung

Ein höheres Lebensalter ist nicht notwendigerweise mit Krankheit verbunden. Die Wahrscheinlichkeit chronischer Erkrankungen und zunehmender Gebrechlichkeit steigt aber bei älteren Menschen, häufig einhergehend mit einem erhöhten Pflege- und Unterstützungsbedarf. Wenn bei chronischer Erkrankung und/oder Gebrechlichkeit schwere gesundheitliche Krisen auftreten, haben lebenserhaltende Maßnahmen für die Betroffenen häufig ein im Vergleich zu jüngeren, vorher gesunden Menschen ungünstigeres Nutzen-Schaden-Verhältnis: zum einen wegen des geringeren funktionalen Ausgangsniveaus und zum anderen wegen geringerer Chancen, diesen Status quo ante wieder zu erreichen. Zugleich wünschen viele ältere Menschen nicht mehr, dass alles medizinisch Mögliche ausgeschöpft wird, um das Leben – ggf. unter erheblichen Belastungen und Folgerisiken der erforderlichen Therapien – weiter aufrechtzuerhalten. Die Abstimmung des Behandlungsziels und der gegebenen Behandlungsoptionen mit den individuellen Präferenzen hat deshalb bei geriatrischen Patienten unter Berücksichtigung des möglichen Nutzens und Schadens einen besonders hohen Stellenwert. Hinzu kommt, dass viele ältere Menschen zum Zeitpunkt der Behandlungsentscheidung nicht oder nur eingeschränkt entscheidungsfähig sind, sodass eine stellvertretende Entscheidung erforderlich wird. Das vorliegende Kapitel möchte für Entscheidungen, lebenserhaltende Behandlungen zu unterlassen oder nicht zu fortzusetzen, eine ethische Orientierung bieten. Nach einem Überblick über die verschiedenen Formen des assistierten Sterbens wird, ausgehend von den ethischen Voraussetzungen medizinischer Maßnahmen, erläutert, wann auf lebenserhaltende Maßnahmen aufgrund fehlenden Nutzens oder individueller Nutzen-Schaden-Abwägungen verzichtet werden soll und woran sich stellvertretende Behandlungsentscheidungen zu orientieren haben.

1.13.2 Formen des assistierten Sterbens

Die Unterscheidung der verschiedenen Formen der Sterbehilfe führt in der Praxis immer wieder zu Unsicherheiten, wann eine lebenserhaltende Maßnahme abgebrochen werden darf bzw. soll (vgl. hierzu das BGH-Urteil 2StR 454/09 vom 25.6.2010 und Nationaler Ethikrat, 2006). Unter passiver Sterbehilfe versteht man das Unterlassen oder Abbrechen lebenserhaltender Behandlungsmaßnahmen. Dieses „passive" Geschehenlassen des Sterbens (im Sinne eines Zulassens des natürlichen Verlaufs) kann auch in einem vordergründig „aktiven" Tun bestehen, zum Beispiel dem Abstellen eines Beatmungsgeräts. Wann diese Begrenzung lebenserhaltender Behandlungsmaßnahmen ethisch und rechtlich zulässig bzw. geboten ist, ist Gegenstand dieses Beitrags. Von einer indirekten (aktiven) Sterbehilfe spricht man, wenn die Lebensverkürzung nicht intendiert, sondern (wissentlich oder nicht) als Nebenfolge einer medizinisch notwendigen Behandlung – z. B. einer hoch dosierten Schmerztherapie oder palliativen Sedierung – lediglich in Kauf genommen wird. Die Durchführung palliativer Maßnahmen ist bei entsprechender medizinischer Indikation ethisch wie rechtlich gleichermaßen geboten. Die (direkte) aktive Sterbehilfe bezeichnet das „aktive" Eingreifen in den Sterbeprozess – z. B. durch die Gabe eines tödlich wirkenden Medikaments – mit der Zielsetzung, den Patienten auf seinen Wunsch hin zu töten. Diese Tötung auf Verlangen ist in Deutschland verboten (§ 216 StGB). Davon zu unterscheiden ist der assistierte Suizid, bei dem der Betroffene selbst das tödliche Medikament einnimmt, das er von der/dem Ärztin/Arzt erhalten hat. Nach dem Urteil des Bundesverfassungsgerichts im Februar 2020 ist auch die „geschäftsmäßige" Hilfe bei einer freiverantwortlichen Selbsttötung nicht mehr strafbar; eine gesetzliche Regelung der Suizidassistenz steht noch aus.

Formen des assistierten Sterbens

- *Zulassen des Sterbens* durch Verzicht auf den Beginn oder die Fortführung einer lebenserhaltenden Behandlungsmaßnahme (= passive Sterbehilfe)
- *Durchführung indizierter palliativer Therapien*, die den Sterbeprozess beschleunigen können (= indirekte aktive Sterbehilfe)
- *Hilfe bei der Selbsttötung*, in der Regel durch die Bereitstellung eines tödlichen Medikaments, das der Betroffene selbst zu sich nimmt (= assistierter Suizid)
- *Tötung auf Verlangen* (= direkte aktive Sterbehilfe), in Deutschland gemäß § 216 StGB verboten

1.13.3 Ethische Voraussetzungen medizinischer Maßnahmen

Wann auf lebenserhaltende Maßnahmen zu verzichten ist, ergibt sich aus den ethischen Voraussetzungen medizinischer Behandlungsmaßnahmen (Marckmann et al., 2010). Rechtfertigungsbedürftig ist nämlich nicht erst der Abbruch, sondern bereits die Durchführung medizinischer Maßnahmen. Hierfür müssen aus ethischer wie rechtlicher Sicht drei Voraussetzungen erfüllt sein: 1. Die Maßnahme muss medizinisch indiziert sein, d. h. sie muss dem Patienten die Aussicht auf einen relevanten Nutzen bieten. 2. Der Patient muss nach entsprechender Aufklärung in die Durchführung der Maßnahme eingewilligt haben oder, falls das nicht möglich ist (z. B. bewusstloser Patient), muss eine mutmaßliche Einwilligung unterstellt werden dürfen. 3. Die Maßnahme muss „lege artis", d. h. dem aktuellen medizinischen Wissens- und Methodenstand entsprechend ausgeführt werden.

Aus diesen Voraussetzungen lässt sich nun ableiten, wann eine medizinische Maßnahme nicht durchgeführt werden sollte, wobei es keinen Unterschied macht, ob es sich um einen primären Verzicht oder den Abbruch einer bereits laufenden Behandlung handelt: Wenn die Maßnahme keine relevantes Nutzenpotenzial für den Patienten bietet oder wenn der Patient seine Einwilligung in die Durchführung der Maßnahme verweigert. Schwierigkeiten ergeben sich in der Praxis zum einen bei der Bestimmung der Nutzlosigkeit der Maßnahmen (vgl. ▸ Kap. 1.13.4), zum anderen bei der Berücksichtigung individueller Patientenpräferenzen bei einwilligungsunfähigen Patienten (vgl. ▸ Kap. 1.13.5).

1.13.4 Nutzlosigkeit medizinischer Maßnahmen

Bei der Frage nach der Nutzlosigkeit medizinischer Maßnahmen (hierzu auch Zentrale Kommission zur Wahrung ethischer Grundsätze in der Medizin und ihren Grenzgebieten (Zentrale Ethikkommission) bei der Bundesärztekammer, 2022) ist zunächst zwischen Wirksamkeit und Nutzen zu unterscheiden. Allgemein gilt eine Maßnahme als wirksam, wenn sie den beabsichtigten physiologischen oder psychologischen Effekt beim Patienten erzielen kann. Diese Wirkung hat aber nur dann einen Nutzen für den Patienten, wenn damit ein für den Patienten erstrebenswertes Behandlungsziel („Nutzen wofür?") erreicht werden kann. Eine Beatmung kann z. B. physiologisch wirksam sein, aber für den Patienten möglicherweise keinen Nutzen mehr haben, wenn dieser das Bewusstsein irreversibel verloren hat oder wenn die Beatmung einen leidvollen Sterbeprozess nur verlängert. Maßgeblich für die Rechtfertigung einer Maßnahme ist nicht die Wirksamkeit, sondern allein ihr Nutzen.

Allerdings setzt der Nutzen eine hinreichende Wirksamkeit voraus. Insofern muss die/der Ärztin/Arzt zunächst prüfen, ob das angestrebte Behandlungsziel mit der vorgesehenen Behandlungsmaßnahme mit einer hinreichenden Wahrscheinlichkeit zu erreichen ist. Bei einer fehlenden Wirksamkeit ist eine einseitige ärztliche Entscheidung zum Abbruch der Maßnahmen nicht nur gerechtfertigt, sondern geboten. Ist die Wirksamkeit unsicher, kann ein zeitlich klar begrenzter Behandlungsversuch („time-limited trial") hilfreich sein (Chang et al., 2021). Ob die erreichbaren Behandlungsziele auch für den Patienten erstrebenswert sind, erfordert Bewertungen, insbesondere der erreichbaren Lebensqualität und des Nutzen-Schaden-Verhältnisses. Diese Bewertungen müssen sich an den individuellen Wertmaßstäben und Präferenzen des jeweiligen Patienten orientieren. Einwilligungsfähige Patienten sind im Rahmen einer gemeinsamen Entscheidungsfindung (shared decision making) angemessen dabei zu unterstützen, eine selbstbestimmte Auswahl zwischen den verfügbaren Behandlungsoptionen zu treffen (Elwyn, 2021). Im folgenden Abschnitt wird erläutert, wie bei Einwilligungsunfähigkeit eine stellvertretende Behandlungsentscheidung im Sinne des Patienten getroffen werden kann.

1.13.5 Stellvertretende Entscheidung

Wer soll stellvertretend entscheiden?

Bei fehlender Einwilligungsfähigkeit eines volljährigen Patienten kann entweder ein Bevollmächtigter oder ein Betreuer stellvertretend die Interessen des Betroffenen wahrnehmen. Ein Bevollmächtigter ist vom Patienten selbst im Rahmen einer Vorsorgevollmacht beauftragt, in Gesundheitsangelegenheiten stellvertretend Entscheidungen mit bindender Wirkung zu treffen. Ein Betreuer ist ein vom Betreuungsgericht bestellter Vertreter, der dann erforderlich wird, wenn kein Bevollmächtigter vorhanden ist. Seit Beginn 2023 können sich Ehegatten und Partner eingetragener Lebensgemeinschaften im Rahmen des sog. Ehegatten-Notvertretungsrechts für eine begrenzte Zeit (maximal sechs Monate) gegenseitig in Angelegenheiten der Gesundheitssorge vertreten, sofern weder eine Bevollmächtigung noch eine Betreuung vorliegt (§ 1358 BGB). Die rechtlichen Vertreter sind in ihren stellvertretenden Entscheidungen an den Willen des Patienten gebunden. Ärztin/Arzt und Vertreter erörtern gemeinsam, welche der indizierten medizinischen Maßnahmen unter Berücksichtigung des Patientenwillens durchgeführt werden sollen (§ 1828 Abs. 1 BGB). Dabei soll auch nahen Angehörigen und sonstigen Vertrauenspersonen des Patienten Gelegenheit zur Äußerung gegeben werden.

Woran soll sich die stellvertretende Entscheidung orientieren?

Auch bei Patienten mit eingeschränkter oder fehlender Einwilligungsfähigkeit bleibt ihr Selbstbestimmungsrecht erhalten. Zunächst sollte man versuchen, eingeschränkt einwilligungsfähige Patienten so zu unterstützen, dass sie ihren Möglichkeiten entsprechend an der Entscheidungsfindung partizipieren können (Zentrale Kommission zur Wahrung ethischer Grundsätze in der Medizin (Zentrale Ethikkommission), 2016). Auch bei fehlender Einwilligungsfähigkeit müssen sich stellvertretende Behandlungsentscheidungen so weit wie möglich an den individuellen Präferenzen des Patienten orientieren. Dies muss in einem mehrstufigen, auch im aktuellen Recht verankerten (§§ 1827 ff. BGB) Vorgehen erfolgen: 1. Zunächst sind die in einer Patientenverfügung vorab schriftlich festgelegten Wünsche des Patienten zu berücksichtigen, soweit sie auf die aktuelle Lebens- und Behandlungssituation zutreffen. 2. Wenn keine Patientenverfügung vorliegt, ist die Entscheidung auf der Grundlage von früher mündlich geäußerten Behandlungswünschen oder 3. nach dem mutmaßlichen Patientenwillen zu treffen. 4. Falls sich dafür keine Anhaltspunkte finden, kann sich die Entscheidung nur an allgemeinen Wertvorstellungen, d. h. am „objektiven Wohl" des Patienten orientieren.

Wenn zwischen Ärztin/Arzt und rechtlichem Vertreter des Patienten Einvernehmen besteht, dass der Verzicht auf eine lebenserhaltende Maßnahme dem erklärten oder mutmaßlichen Patientenwillen entspricht, ist keine Genehmigung durch das Betreuungsgericht erforderlich (§ 1829 Abs. 4 BGB). Im Konfliktfall, wenn sich Ärztin/Arzt und Vertreter nicht einigen können, sollten die Beteiligten zunächst versuchen, im Rahmen einer klinisch-ethischen Beratung Einvernehmen darüber zu erzielen, welches Vorgehen dem Willen des Patienten entspricht. An dieser Stelle sei noch einmal ausdrücklich betont, dass die Möglichkeit bzw. eine noch so gute Chance, das Leben eines Patienten zu erhalten, für sich genommen keine hinreichende Rechtfertigung für die Durchführung einer medizinischen Maßnahme darstellt. Die erreichbare Lebensverlängerung muss dem Wohlergehen des Patienten dienen und seinem Willen entsprechen.

Orientierungspunkte bei der stellvertretenden Entscheidung

1. Schriftlich vorausverfügter Patientenwille (Patientenverfügung)
2. Mündlich geäußerte Behandlungswünsche
3. Mutmaßlicher Patientenwille
4. Objektives Wohl des Patienten

Vorausverfügter Patientenwille (Patientenverfügung)

In einer Patientenverfügung kann ein einwilligungsfähiger Volljähriger für den Fall seiner Einwilligungsunfähigkeit schriftlich festlegen, ob und in welchem Umfang er in einer bestimmten Krankheitssituation behandelt werden möchte. Der in einer Patientenverfügung zum Ausdruck gebrachte Wille ist für die/den Ärztin/Arzt rechtlich verbindlich, sofern jener auf die aktuell vorliegende Lebens- und Behandlungssituation des Patienten zutrifft (§ 1827 Abs. 1 BGB). Die Festlegungen sind unabhängig von der Art und dem Stadium der Erkrankung des Patienten zu berücksichtigen, d. h. auch schon bevor die Erkrankung einen unumkehrbar tödlichen Verlauf genommen oder der Sterbeprozess begonnen hat (§ 1827 Abs. 3 BGB). Eine anwaltliche oder gar notarielle Beurkundung der Patientenverfügung ist nicht erforderlich, und es gibt auch keine formale Begrenzung ihrer zeitlichen Gültigkeit. In der Sache ist aber eine medizinisch-fachlich qualifizierte Unterstützung bei der Erstellung ebenso zu empfehlen wie eine regelmäßige und/oder anlassbezogene Aktualisierung (vgl. hierzu ausführlicher ▸ Kap. 13.7). Der Betroffene kann seine Verfügung jederzeit schriftlich oder mündlich widerrufen.

Grundsätzlich sind vorausverfügte Behandlungswünsche für ärztliches und nichtärztliches Personal auch in einer akuten Notfallsituation rechtlich bindend – auch dann, wenn kein rechtlicher Vertreter verfügbar ist. Zwar richtet sich das sog. Patientenverfügungsgesetz an die/den Ärztin/Arzt. Das verfassungsrechtlich geschützte Recht auf Selbstbestimmung bindet jedoch auch anderes Gesundheitspersonal außerhalb des Geltungsbereichs des § 1827 BGB: Ein eindeutig auf die vorliegende Situation zutreffender Notfallbogen (▸ Kap. 13.7) ist folglich auch für nichtärztliches Personal verbindlich (vgl. ausführlicher hierzu in der Schmitten et al., 2015).

Natürlich kann auch eine Festlegung für den Notfall nicht jeden (konstruierten) Anwendungsfall vollständig abdecken – dies ist auch nicht der Anspruch. In den seltenen Zweifelsfällen gilt: in dubio pro vita. Nach Stabilisierung der Vitalfunktionen kann dann zusammen mit dem Vertreter besprochen werden, welche lebenserhaltenden Behandlungsmaßnahmen am ehesten dem erklärten oder mutmaßlichen Willen des Patienten entsprechen. Eine bereits begonnene Intensivtherapie ist mit angemessener palliativer Begleitung zu beenden (sog. passive Sterbehilfe), wenn sich herausstellt, dass der Patient in der vorliegenden Situation nicht würde lebenserhaltend behandelt werden wollen.

Behandlungswünsche und mutmaßlicher Patientenwille

Wenn keine Patientenverfügung vorliegt oder diese nicht auf die aktuelle Behandlungssituation zutrifft, ist auf mündlich geäußerte Behandlungswünsche des Patienten zurückzugreifen. Sofern sich der Patient nie zu der vorliegenden Situation geäußert hat, ist aus früheren mündlichen oder schriftlichen Äußerungen sowie den persönlichen Werthaltungen und Lebenseinstellungen des Patienten der mutmaßliche Patientenwille zu ermitteln (§ 1827 Abs. 2 BGB). Dabei ist zu überlegen, wie der Patient wohl selbst in der vorliegenden Situation entscheiden würde, wenn er dazu in der Lage wäre. Hierzu sind in der Regel Gespräche mit den Angehörigen und wichtigen Bezugspersonen erforderlich; idealerweise sind allgemeine Einstellungen des Betroffenen zu Leben, schwerer Krankheit und Tod auch in einer Patientenverfügung dokumentiert (▸ Kap. 13.7). Auch eine Patientenverfügung, die nicht auf die aktuelle Situation zutrifft, kann Hinweise auf die Wertvorstellungen des Patienten liefern.

Merke

Patientenverfügungen sind rechtlich bindend, sofern sie auf die aktuelle Lebens- und Behandlungssituation zutreffen. In allen anderen Fällen können sie wichtige Hinweise auf die Wertvorstellungen und damit auf den mutmaßlichen Willen des Patienten geben.

Objektives Wohl des Patienten

Falls die Präferenzen des Patienten nicht oder nicht sicher zu ermitteln sind, muss man bei der Entscheidung über lebenserhaltende Behandlungsmaßnahmen auf allgemeine Wertvorstellungen zurückgreifen und sich am „objektiven Wohl" des Patienten orientieren. Auf der Grundlage einer sorgfältigen Abschätzung der Nutzen- und Schadenspotenziale gilt es abzuwägen, ob die Fortsetzung der lebenserhaltenden Maßnahmen als legitimationsbedürftiger Eingriff noch im Interesse des betroffenen Patienten ist. Es erscheint sinnvoll, mehrere Personen in die Entscheidungsfindung einzubeziehen, um verschiedene Perspektiven auf das Patientenwohl zu berücksichtigen und die Gefahr einseitiger Bewertung zu verringern. In schwierigen Entscheidungssituationen kann die Durchführung einer ethischen Fallbesprechung sinnvoll sein (Marckmann et al. 2018).

Zusammenfassung

Medizinische Behandlungsmaßnahmen dürfen nur dann durchgeführt werden, wenn sie dem Patienten eine Aussicht auf einen relevanten Nutzen bieten und wenn sie dem Patientenwillen entsprechen. Insbesondere bei hochbetagten Patienten mit chronischer Multimorbidität und Pflegebedürftigkeit ist in einem Prozess der gemeinsamen Entscheidungsfindung sorgfältig zu prüfen, ob das angestrebte Behandlungsziel und das Nutzen-Schaden-Verhältnis der lebenserhaltenden Maßnahmen (noch) den Präferenzen des Patienten entsprechen. Die stellvertretende Entscheidung bei einwilligungsunfähigen Patienten orientiert sich an den in einer Patientenverfügung schriftlich vorausverfügten Wünschen des Patienten. Sofern keine auf die aktuelle Behandlungssituation zutreffende Patientenverfügung vorliegt, folgt die Entscheidung mündlich geäußerten Behandlungswünschen oder dem mutmaßlichen Willen des Patienten. Sofern gar keine Informationen über die

Werthaltungen, Lebenseinstellungen und individuellen Präferenzen des Patienten verfügbar sind, muss sich die Entscheidung am objektiven Wohl des Betroffenen orientieren. Eine breitere Etablierung von Advance-Care-Planning-Programmen kann durch aussagekräftige Patientenverfügungen mit Notfallbögen dazu beitragen, dass Behandlungsentscheidungen auch bei Verlust der Einwilligungsfähigkeit verlässlich nach den wohlinformierten Wünschen des Patienten getroffen werden können (▶ Kap. 13.7).

Literatur

Chang, D. W., Neville, T. H., Parrish, J., et al. (2021). Evaluation of Time-Limited Trials Among Critically Ill Patients With Advanced Medical Illnesses and Reduction of Nonbeneficial ICU Treatments. *JAMA internal medicine*, *181*(6), 786–794. https://doi.org/10.1001/jamainternmed.2021.1000

Elwyn, G. (2021). Shared decision making: What is the work? *Patient education and counseling*, *104*(7), 1591–1595. https://doi.org/10.1016/j.pec.2020.11.032

in der Schmitten, J., Rixen, S., & Marckmann, G. (2015). Vorausplanung in der Nofall- und Intensivmedizin. In Coors, M., Jox, R. J., & in der Schmitten, J. (Hrsg.) *Advance Care Planning. Von der Patientenverfügung zur gesundheitlichen Vorausplanung*. S. 288–301. Verlag W. Kohlhammer.

Marckmann, G., Behringer, B., & in der Schmitten, J. (2018). Ethische Fallbesprechungen in der hausärztlichen Versorgung: Ein Leitfaden für die Praxis *Z Allg Med, 94*(3), 116–120. https://doi.org/10.3238/zfa.2018.0116-0120

Marckmann, G., Sandberger, G., & Wiesing, U. (2010). Begrenzung lebenserhaltender Behandlungsmaßnahmen: Eine Handreichung für die Praxis auf der Grundlage der aktuellen Gesetzgebung. *Dtsch Med Wochenschr, 135*(12), 570–574. https://doi.org/10.1055/s-0030-1249217

Nationaler Ethikrat (2006). *Selbstbestimmung und Fürsorge am Lebensende.* Stellungnahme. Berlin.

Zentrale Kommission zur Wahrung ethischer Grundsätze in der Medizin (Zentrale Ethikkommission) (2016). Entscheidungsfähigkeit und Entscheidungsassistenz in der Medizin. *Deutsches Ärzteblatt, 113*(15), A1–A6. https://doi.org/10.3238/arztbl.2016.zeko_baek_StellEntscheidung2016_01

Zentrale Kommission zur Wahrung ethischer Grundsätze in der Medizin und ihren Grenzgebieten (Zentrale Ethikkommission) bei der Bundesärztekammer (2022). Ärztliche Verantwortung an den Grenzen der Sinnhaftigkeit medizinischer Maßnahmen. Zum Umgang mit „Futility“. *Deutsches Ärzteblatt, 119*(19), A-888. https://doi.org/10.3238/arztebl.zeko_sn_futility_2022

2 Grundsätze und Organisation der Behandlung

Sektionsherausgeber: Jürgen M. Bauer

2.1 Integration von geriatrischen Prinzipien in die hausärztliche Versorgung

Olaf Krause und Rolf Stegemann

2.1.1 Anamnese

In der Hausarztpraxis werden Patienten aller Altersstufen behandelt. Bei jungen Menschen sind die Konsultationsanlässe am häufigsten banale Infekte, Impfungen und Vorsorgeuntersuchungen. Mit steigendem Alter werden Patienten mit Erkrankungen des Bewegungsapparates, internistischen Erkrankungen (Typ-2-Diabetes, arterielle Hypertonie, KHK, Herzinsuffizienz, COPD) und neurologisch-psychiatrischen Syndromen (M. Parkinson, Demenz) betreut.

Merke

In der hausärztlichen Praxis werden zunehmend ältere Menschen behandelt. Der Anteil der über 60-jährigen Menschen beträgt aktuell ca. 35 %.

Auch bei den Heilmittelausgaben spielt die Gruppe der 50–80-Jährigen eine bedeutende Rolle: 60 % der Ausgaben gehen auf diese zurück (KBV Gesundheitsdaten, 2022). Dabei ist zu beachten, dass nicht alle älteren Menschen einer Altersgruppe die gleichen Einschränkungen bzw. Bedürfnisse haben. Ältere Menschen stellen eine sehr heterogene Gruppe dar (Junius-Walker & Krause, 2016). So gibt es selbstständige, teils sogar noch nebenberuflich tätige „fitte Senioren" (Praxisbeispiel: Sehr fitter 93-jähriger Patient, der zum jährlichen Check-up kommt), während der andere Teil dieser alten Menschen bereits pflegebedürftig ist, mit z. B. häuslicher Pflege, oder in der Kurz- bzw. Langzeitpflege lebt (Krause, 2021a).

Eine weitere Besonderheit bei älteren Menschen ist, dass ein erheblicher Anteil dieser eine Multimorbidität (> 2 chronische Erkrankungen) und begleitend kognitive Defizite aufweist. Insofern stellt sich dem Hausarzt immer wieder die Frage, welche Patienten aus dieser heterogenen Gruppe von einem geriatrischen Assessment und einer nachfolgenden geriatrischen Intervention profitieren können.

Hierbei spielt die Anamnese eine wichtige Rolle. Dabei sind vor allem die Wohnumstände, die vorhandenen Funktionen (Waschen, Toilettengang, Einkaufen, Haushalt) sowie die soziale Unterstützung nachzufragen. Häufig ist eine Fremdanamnese durch Ehepartner oder Kinder/Freunde hilfreich, um die Alltagsfähigkeit als Arzt einzuschätzen. Bei der Anamnese wird darüber hinaus nach Stürzen (> 2 in 6 Monaten), Gewichtsverlust, Niedergeschlagenheit etc. gefragt. Zudem ist es wichtig, sich einen Überblick über alle eingenommenen Medikamente zu verschaffen, einschließlich der freiverkäuflichen Medikamente (sog. OTC-Medikamente, „Over-the-counter") und Nahrungsergänzungsmittel. Hierzu zählen vor allem Schmerz- und Schlafmedikamente, Nahrungsergänzungsmittel wie Vitamine aber auch Antidepressiva wie Johanniskraut. Im Folgenden wird aufgezeigt, welche geriatrischen Assessments in der Hausarztpraxis sinnvoll sind und welche Versorgungsmöglichkeiten bestehen.

Merke

Bei der Anamnese von geriatrischen Patienten in der Praxis ist die Anwesenheit von Angehörigen (Ehepartner, Kinder) oder Freunden/Nachbarn sehr hilfreich.

Fallbeispiel

Frau K. wohnt mit ihrem Ehemann im Eigenheim, ist 84 Jahre alt, leidet seit Jahrzehnten unter einer Trigeminusneuralgie, einer arteriellen Hypertonie und chronischen Schmerzen des Bewegungsapparates. Frau K. kümmert sich um den Haushalt. Der Ehemann, welcher an einer beginnenden Demenz erkrankt ist, hilft im Haushalt und fährt noch mit dem eigenen PKW. Ein berufstätiger Sohn lebt in der entfernten Großstadt.

Dann stürzt Frau K. in der häuslichen Umgebung und wird stationär über den Notdienst eingewiesen. Eine pertrochantäre Fraktur wird im Krankenhaus operativ versorgt. Die Patientin wird nach Hause entlassen, da die selbstbewusste Frau dem Sozialdienst klarmacht, dass einer Entlassung nach Hause „nichts im Wege steht". Im nachfolgenden Hausbesuch nach der Entlassung sieht der Hausarzt eine bettlägerige Patientin in einem stark reduzierten Allgemeinzustand. Ein Transfer vom Bett in die sitzende Position ist selbstständig nicht möglich. Ein Pflegebett ist vorhanden. Der Ehemann wirkt überfordert, der Sohn ist nicht vor Ort.

Erste Schritte/Maßnahmen durch den Hausarzt:

- körperliche Untersuchung auf Druckstellen
- Auskultation von Lunge und Herz, Blutdruckmessung
- Beurteilung der Beweglichkeit der großen Gelenke

- orientierende Untersuchung der kognitiven Funktionen und der Kontinenz
- durchgeführtes Assessment: Barthel-Index 40/100 Punkten, MAGIC-Assessment mit erkannten Problemen

Zweiter Schritt/Maßnahmen:

- Heilmittelverordnung (Ergotherapie, Physiotherapie)
- Hilfsmittel (Rollstuhl, Toilettensitz)
- Anpassung des Medikationsplanes
- Verordnung von häuslicher Krankenpflege (Medikamenteneinnahme)
- Entfernung von Stolperfallen im näheren Umfeld
- Telefonat mit dem Sohn: Organisation häuslicher Pflege, Trinkmengenziel 1,5 Liter

2.1.2 Geriatrisches Assessment in der Hausarztpraxis

Es ist eine der schwierigen Aufgaben des Hausarztes, aus dieser großen, heterogenen Gruppe älterer Menschen diejenigen herauszufiltern, bei denen die Selbstständigkeit und die Alltagsfunktionen gefährdet sind und diese einem geriatrischen Assessment zukommen zu lassen.

Bei nachfolgenden Patientengruppen ist das Erkennen vulnerabler Patienten besonders wichtig (Junius-Walker & Krause, 2016):

- ältere Patienten direkt nach Entlassung aus dem Krankenhaus bzw. Rehabilitation
- ältere Menschen mit Frailty
- Patienten mit bereits vorhandenen Einschränkungen im Alltag (z. B. Gangstörung und Handschwäche nach Apoplex; zunehmende Gangschwäche bei langjähriger COPD mit Kortikoid-Therapie)
- bei lebensverändernden Situationen (Verlust des Ehepartners, Wegzug der Kinder, Umzug ins Heim)

Für den Hausarzt besteht die Möglichkeit, ein hausärztlich-geriatrisches Basisassessment (GBA) abzurechnen. Das GBA ist im einheitlichen Bewertungsmaßstab (EBM) mit der Ziffer 03360 hinterlegt. Dabei sind einige allgemeine und geriatrische Tätigkeiten als Leistung aufgeführt:

Leistungsinhalte hausärztlich-geriatrisches Basisassessment im EBM (KBV, Online-Version EBM, 2022)

Obligate Leistungsinhalte:

- persönlicher Arzt-Patienten-Kontakt
- Erhebung organbezogener und übergreifender motorischer, emotioneller und kognitiver Funktionseinschränkungen
- Beurteilung der Selbstversorgungsfähigkeiten mittels standardisierter, wissenschaftlich validierter Testverfahren (z. B. Barthel-Index, IADL nach Lawton/Brody, geriatrisches Screening nach LACHS)
- Beurteilung der Mobilität und Sturzgefahr durch standardisierte Testverfahren (z. B. Timed Up & Go-Test, Tandem-Stand)

Fakultative Leistungsinhalte:

- Beurteilung von Hirnleistungsstörungen mittels standardisierter Testverfahren (z. B. MMST)
- Anleitung zur Anpassung des familiären und häuslichen Umfeldes an die ggf. vorhandene Fähigkeits- und Funktionsstörung
- Anleitung zur Anpassung des Wohnraumes
- Abstimmung mit dem mitbehandelnden Arzt

Hier werden neben der körperlichen Untersuchung also übergreifende Funktionseinschränkungen genannt, die es herauszufinden gilt. Zudem werden klassische geriatrische Assessments vorgeschlagen (Barthel-Index; Screening nach Lachs; Timed Up & Go-Test etc.).

Es gibt für Hausärzte auch die Möglichkeit, bei der sog. spezialisierten geriatrischen Diagnostik ein weiterführendes geriatrisches Assessment (EBM Ziffer 30984, 30988) abzurechnen. Dazu muss der Arzt jedoch über die „Zusatz-Weiterbildung Geriatrie" verfügen oder aber über eine geriatrische Qualifikation verfügen. Das weiterführende Assessment ist aufwendig und soll 60 Minuten Umfang aufweisen und weitere Berufsgruppen wie Physiotherapeuten, Ergotherapeuten oder Logopäden mit einbeziehen (ausführlich siehe https://www.kbv.de/html/online-ebm.php)

Das weiterführende geriatrische Assessment können neben befähigten (Haus-)Ärzten in der Niederlassung auch geriatrische Institutsambulanzen an Krankenhäusern durchführen und abrechnen. In Frage kommen dafür Patienten mit einem Lebensalter > 70 Jahre und zwei geriatrischen Syndromen (z. B. Fallneigung, eingeschränkte Kognition, Dysphagie, Frailty-Syndrom) oder ein Syndrom und ein Pflegegrad (Kassenärztliche Bundesvereinigung, 2022).

In der Hausarztpraxis sind einfache und delegierbare (MFA) Assessments zu bevorzugen. Viele geriatrische Assessments sind im stationären Bereich validiert worden und daher ist die Aussagekraft im ambulanten Bereich unsicher. Teilweise dauern die Tests auch einfach zu lange. Bei vielen kognitiven Tests wie dem MMST, kann bei normalem Testergebnis eine relevante kognitive Einschränkung ausgeschlossen werden. Im Umkehrschluss kann eine beginnende kognitive Einschränkung mit dem MMST nicht sicher diagnostiziert werden (Schwind, 2022). Auch zur Testung der PKW-Fahreignung im Alter ist der MMST nicht geeignet genug (Hollis et al., 2015). Der DemTect ist zur Entdeckung leichter kognitiver Störungen besser geeignet als der MMST (Schwind, 2022). Auch der Uhrentest kann im Rahmen des MAGIC (s. u.) angewandt werden und zumindest eine stärkere Einschränkung der Kognition ausschließen.

Merke

Der MMST ist kein Instrument zur Früherkennung einer Demenz in der Praxis.

Bei der Beurteilung der Mobilität reicht der „Get up and Go-Test" (Gangbeobachtung ohne Zeitmessung) aus und es benötigt keinen Timed Up & Go-Test. Zur Beurteilung der Muskelkraft ist der „Chair-Rising-Test" gut geeignet und kann direkt im Arztzimmer im Patientenstuhl durchgeführt werden. Zudem sollte auch immer nach Stürzen in den letzten 6 Monaten gefragt werden.

2.1.3 It's MAGIC

Besonders erwähnenswert für die Praxis ist das „MAGIC“ (**Ma**nageable **G**eriatr**ic** Assessment, ▶ Abb. 2.1.1), welches für den hausärztlichen Bereich entwickelt und validiert wurde (Barkhausen et al., 2015; Junius-Walker et al., 2016). Es dauert ca. 10 Minuten, die Durchführung erfolgt z. B. durch eine MFA. Ergänzend wird dabei eine Prüfung des aktuellen Medikationsplanes (Medikationsreview) empfohlen. Die letzten beiden Punkte im MAGIC sind die Frage nach dem Impfschutz und der Uhrentest. Der Download ist kostenlos: https://www.mhh.de/fileadmin/mhh/allgemeinmedizin/downloads/weitere_Downloadelemente/AllgMed_MAGIC_Assessment.pdf.

Merke

Im hausärztlichen Bereich kommt dem MAGIC (Manageable Geriatric Assessment) eine besondere Bedeutung zu.

Fallbeispiel – Fortsetzung

Der Allgemeinzustand der Patientin besserte sich unter der zügig verordneten Heilmitteltherapie und die Patientin konnte mit Hilfe am Rollator gehen. Zudem konnte sie ausreichend Nahrung und eine ausreichende Trinkmenge zu sich nehmen.

Im weiteren Verlauf, da die Patientin am Heilungsprozess sehr motiviert und aktiv mitarbeitete, erfolgte der Antrag auf eine geriatrische Rehabilitation (für den Antrag verwendet: Barthel-Index, MAGIC). In den Gesprächen mit dem Sohn wurde die häusliche Weiterversorgung der Eltern besprochen. Die Themengebiete betreutes Wohnen, Pflegeheim, wohnortnaher Umzug des Sohnes und behindertengerechter Umbau der Wohnung wurden besprochen. Weitere wichtige Themen zwischen Sohn und Hausarzt: Pflegefachperson im Haus, Hinweis auf Pflegestützpunkte und Antrag auf einen Schwerbehindertenausweis.

Nach der stationären geriatrischen Rehabilitation konnte die Patientin nach 4 Wochen allein am Rollator gehen, Transfer und Selbstversorgung waren möglich, es wurde Essen auf Rädern bestellt. Ein Verbleib und Zurechtkommen in der eigenen Wohnung scheinen jetzt gesichert.

2.1.4 Screening auf Frailty

Das Syndrom der Frailty ist für hausärztliche Patienten von hoher Relevanz.

Merke

Die klassischen Kriterien der Frailty werden sehr häufig nach Fried festgelegt: ungewollter Gewichtsverlust; objektivierbare Muskelschwäche (Handkraft); leichte Erschöpfbarkeit (vom Patienten angegeben); langsames Gehen; geringe körperliche Aktivität (Fried et al., 2019).

In der letzten Zeit wird jedoch darauf hingewiesen, dass das Konzept nach Fried kognitive und soziale Aspekte von Frailty nicht ausreichend berücksichtigt. Erhebungen in Deutschland, die auf den Kriterien nach Fried beruhten, ergaben eine Frailty-Prävalenz von 33 % für eine Altersgruppe ab 70 Jahren (Gingrich et al., 2019). Insofern sieht ein Hausarzt viele Patienten mit Frailty und muss abschätzen, wie man behandlungsbedürftige Patienten identifizieren kann. Die hausärztliche Leitlinie Hessen empfiehlt daher zwei einfache Signalfragen zum Screening auf Frailty (Leitliniengruppe Hessen, 2018):

- „Fühlen Sie sich voller Energie?“ und
- „Haben Sie Schwierigkeiten, eine Strecke von 400 m zu gehen?“

Kürzlich wurden diese beiden Signalfragen auf ihre Eignung als Instrument zur Vorauswahl für ein geriatrisches Assessment in der ambulanten Patientenversorgung getestet und wiesen eine gute Übereinstimmung mit aufwendigen Frailty-Instrumenten auf (Kuhlmann et al., 2020). Nach Meinung der Autoren ist die 9-stufige Klinische Frailty-Skala mit Piktogrammen (1 = sehr fit, 2 = fit […] 5 = leicht gebrechlich…; DGG, 2020) im Praxisalltag hilfreich und besticht durch ihre schnelle Zuordnung: https://www.dggeriatrie.de/images/Bilder/PosterDownload/200331_DGG_Plakat_A4_Clinical_Frailty_Scale_CFS.pdf.

2.1.5 Notwendige Laborkontrollen

Bei alten, multimorbiden Patienten in der Hausarztpraxis ist es eine Herausforderung, ein vernünftiges Mittelmaß an erforderlichen Blutkontrollen zu finden: Nicht zu viel und nicht zu wenig. Bestimmte Erkrankungen wie eine Hyponatriämie sind bei geriatrischen Patienten häufig zu finden. Man geht von einer Prävalenz von etwa 12 % bei alten Menschen aus (Gosch, 2022). Bei Altenheimbewohnern ist der Anteil meist höher. Sie ist bei bis zu 1/3 aller Heimbewohner vorhanden (Gosch, 2022). Die Hyponatriämie kann mit schwerwiegenden Folgen wie eingeschränkter Kognition, Stürzen und Verwirrtheit verbunden sein (Krause, 2021b). Eine regelmäßige Kontrolle der Natriumwerte (z. B. alle 6–12 Monate), gerade unter Therapie z. B. mit Thiazid-Diuretika, erscheint sinnvoll. Auch die Kontrolle der Nierenwerte (Harnstoff, Kreatinin-Clearance) zur Anpassung von Medikamenten an die Nierenfunktion (GFR) ist empfehlenswert. Dies gilt besonders für Patienten unter direkten oralen Antikoagulanzien. Der unspezifische Einsatz von Tumormarkern hingegen ist häufig nicht zielführend.

Aus Sicht der Autoren sind folgende Labor-Kontrollen bei geriatrischen Patienten notwendig bzw. zu empfehlen

1. Elektrolyte: Natrium, Kalium, Calcium
2. kleines Blutbild
3. TSH
4. GFR, Kreatinin
5. Gesamteiweiß
6. Glukose
7. Harnsäure
8. ggf. Medikamentenspiegel (Digitalis, Antiepileptika)
9. INR bei oraler Antikoagulation mit Phenprocoumon
10. Urinstatus

Patientenname:

Datum:

MHH Medizinische Hochschule Hannover
UNIVERSITÄTSMEDIZIN GÖTTINGEN UMG

Problem vorhanden

1. Leistungsfähigkeit

Während der letzten zwei Wochen:
Hatten Sie Schwierigkeiten, Ihre alltäglichen Arbeiten innerhalb und außerhalb des Hauses zu erledigen?

□	□	□	□	□
überhaupt keine Schwierigkeiten	wenig Schwierigkeiten	einige Schwierigkeiten	viele Schwierigkeiten	habe nichts geschafft

2. Sehen

2.1	Haben Sie Probleme, Zeitungsschrift zu erkennen - auch mit Brille?	□ ja	□ nein
2.2	Haben Sie Probleme, Personen auf der anderen Straßenseite zu erkennen - auch mit Brille?	□ ja	□ nein

mind. 1 Antwort grau triggert

3. Hören

3.	Fällt es Ihnen schwer, Gespräche zu verstehen (ggf. auch mit Hörgerät)?	□ ja	□ nein

4. Stürze

4.	Sind Sie in den letzten 6 Monaten gestürzt? Wie oft sind Sie gestürzt?	□ nicht gestürzt oder nur 1-mal	□ 2-mal oder mehr

Patientenname:

Datum:

MHH Medizinische Hochschule Hannover
UNIVERSITÄTSMEDIZIN GÖTTINGEN UMG

Problem vorhanden

5 . Harninkontinenz

5.6	Sind beim Husten, Niesen, Lachen, Laufen oder Bücken schon einmal Tropfen aus der Blase abgegangen?				
	□ nie	□ selten	□ manchmal	□ oft	□ immer
5.7	Kommt es vor, dass Sie die Toilette nicht mehr rechtzeitig erreichen können?				
	□ nie	□ selten	□ manchmal	□ oft	□ immer

mind. 1 Antwort grau triggert

6. Depressivität

6.1	Haben Sie sich in den letzten 4 Wochen oft niedergeschlagen, deprimiert oder hoffnungslos gefühlt?	□ ja	□ nein
6.2	Hatten Sie in den letzten 4 Wochen weniger Interesse oder Freude daran, etwas zu unternehmen?	□ ja	□ nein

mind. 1 Antwort grau triggert

7. Soziales Umfeld

7.1	Haben Sie jemanden, der sich im Notfall um Sie kümmert, z.B. bei Sturz?	□ ja	□ nein	□ fraglich
7.2	Haben Sie jemanden, auf den Sie sich verlassen und dem Sie sich anvertrauen können?	□ ja	□ nein	□ fraglich

mind. 1 Antwort grau triggert

Abb. 2.1.1: Punkte 1–7 im MAGIC (Junius-Walker et al., 2016)

2.1.6 Entlassung am Freitagnachmittag

Der Übergang vom Krankenhaus in die Häuslichkeit, d. h. in die eigene Wohnung – ggf. auch in die Kurz- oder Langzeitpflege – und somit wieder zurück in die hausärztliche Versorgung kann heikel sein. Es kann zu Informationsverlusten (Medikamente, Wundversorgung) durch vorläufige oder auch unvollständige Arztbriefe kommen und damit zu negativen Folgen für die Versorgung des Patienten. Es fehlt somit oftmals ein nahtloser Übergang zwischen den Sektoren Krankenhaus und Hausarztpraxis. Ganz praktisch können z. B. einfach Rezepte oder Hilfsmittel fehlen. Zudem wissen Patienten häufig wenig über die Änderungen der Medikation, die im Krankenhaus vorgenommen wurden. In einer deutschen Untersuchung kannten Patienten nur 11 % der Medikamente, die im Krankenhaus neu verordnet wurden. Auch bei mit einem Risiko behafteten Medikamenten wie Opioiden und Antikoagulanzien waren nur 38 % dieser Substanzen den Patienten bekannt (Freyer et al., 2016). Daher kommen auf den Hausarzt nach Entlassung geriatrischer Patienten einige Aufgaben zu. Dies kann für den Hausarzt eine große Belastung darstellen, gerade wenn die Entlassung z. B. an einem Freitag geschieht und dann noch einiges organsiert werden muss. Hier sind unsere Empfehlungen zum Umgang mit kürzlich entlassenen geriatrischen Patienten:

- zügig Praxistermin bzw. Hausbesuch vereinbaren
- Durchsicht aller Medikamente (Medikationsreview), Abgleich der Krankenhausmedikation mit vorheriger Medikation in der Praxis
- Klärung, ob Hilfsmittel für die Wohnung benötigt werden
- Nachfragen, ob Unterstützung durch Partner, Familie gegeben ist
- Durchführung/Planung einer Laborkontrolle (z. B. Elektrolyte, Nierenwerte) bei neu verordneten Medikamenten bzw. EKG-Kontrolle zur Bestimmung der QTc-Zeit
- ggf. Organisation weiterer im Arztbrief empfohlener Untersuchungen
- Organisation von Pflegedienst, Physiotherapie, Lymphdrainage, Ergotherapie etc.

2.1.7 Geriatrische Versorgungsmöglichkeiten

Es gibt ältere Patienten, welche im hohen Alter wenig Unterstützung benötigen und eher selten in der Praxis erscheinen. Andere sind in Disease-Management-Programmen eingeschrieben und kommen regelmäßig zur Konsultation. Die Visiten können von den medizinischen Fachangestellten (MFA) vorbereitet werden. Besonders umfangreich ist die Betreuung älterer Patienten mit Frailty und/oder mehreren chronischen Erkrankungen. Hinzu kommt, dass alte Menschen nach schwerer Erkrankung teils nur unzureichend mobil aus der stationären Behandlung entlassen werden. Hier ist es dann Aufgabe des Hausarztes, alle weiteren Versorgungsmöglichkeiten auszuschöpfen und für den Patienten zu planen (► Abb. 2.1.2).

Ein regelmäßiges geriatrisches Assessment bei diesen Patienten ist sinnvoll. Nach einer Entlassung aus dem Krankenhaus oder der Rehabilitation ist das Assessment im hausärztlichen Kontext geeignet, um körperliche und funktionale Defizite zu entdecken und im Verlauf Erfolge und Misserfolge der initiierten Therapie zu dokumentieren. Beim bettlägerigen Patienten eignet sich hier insbesondere der Barthel-Index, da er körperliche Defizite gut abbilden kann (Waschen, Mobilität, Inkontinenz, selbst Essen können). Bei mobilen Patienten ist das o. g. MAGIC-Assessment inkl. Uhrentest zielführend. Mit der Verordnung von Heilmitteln (Physiotherapie, Ergotherapie, Logopädie) und Hilfsmitteln (Pflegebett, Rollator, Rollstuhl u. a) werden die Patienten gezielt unterstützt. Ein Review der Entlassungsmedikation dient dazu, Polymedikation zu vermeiden und gezielt Labor-Kontrollen anzuordnen. Sozialmedizinische Begutachtungen kann der Hausarzt anregen. Die Beantragung erfolgt durch die Patienten. Meistens erhält der Hausarzt nach Antragstellung einen Gutachtenauftrag von den Sozialträgern (Schwerbehindertenausweis mit Grad der Behinderung, Pflegegrad).

Eine Rückkopplung des Therapieerfolges erfolgt durch die Patienten, Angehörige, Pflegekräfte (ambulanter Pflegedienst), die MFA nach einem Hausbesuch und die therapeutischen Berufsgruppen. Eine weitere Möglichkeit ist die Beantragung einer geriatrischen Rehabilitation (stationär oder teilstationär).

Die Indikation für eine geriatrische Rehabilitation besteht, wenn folgende Kriterien erfüllt sind:

1. erhöhtes Lebensalter (> 70 Jahre)
2. Rehabilitationsbedürftigkeit
3. Rehabilitationsfähigkeit
4. positive Rehabilitationsprognose
5. positive Rehabilitationsziele
6. Vorliegen von mindestens einer rehabilitationsbegründenden Funktionsdiagnose (z. B. Gangstörung, Sturzneigung, Immobilität)
7. zwei geriatrietypische Diagnosen (z. B. kognitive Störung, Muskelschwund, Dekubitalulzera u. a.)

Für die Beantragung sind neben dem ausführlichen Rehabilitationsantrag mindestens zwei geeigneten Funktionstests aus unterschiedlichen Schädigungsbereichen nachzuweisen, wobei ein Funktionstest für die rehabilitationsbegründende Funktionsdiagnose zu erfolgen hat (Gemeinsamer Bundesausschuss Rehabilitationsrichtlinie vom 1.7.2022, https://www.g-ba.de/beschluesse/5184/).

Im Anschluss an eine geriatrische Rehabilitation wird die weitere Versorgung geplant. Dies geschieht entweder in der häuslichen Umgebung oder ggf. in der stationären Pflege. Nach der geriatrischen Rehabilitation wird dann meistens entschieden, ob die Patienten in der häuslichen Umgebung oder in der stationären Pflege weiterleben werden. Die Entscheidung wird durch das geriatrische Team, ggf. ergänzt durch das Hausarzturteil, und natürlich nach dem Willen des Patienten und der Angehörigen getroffen.

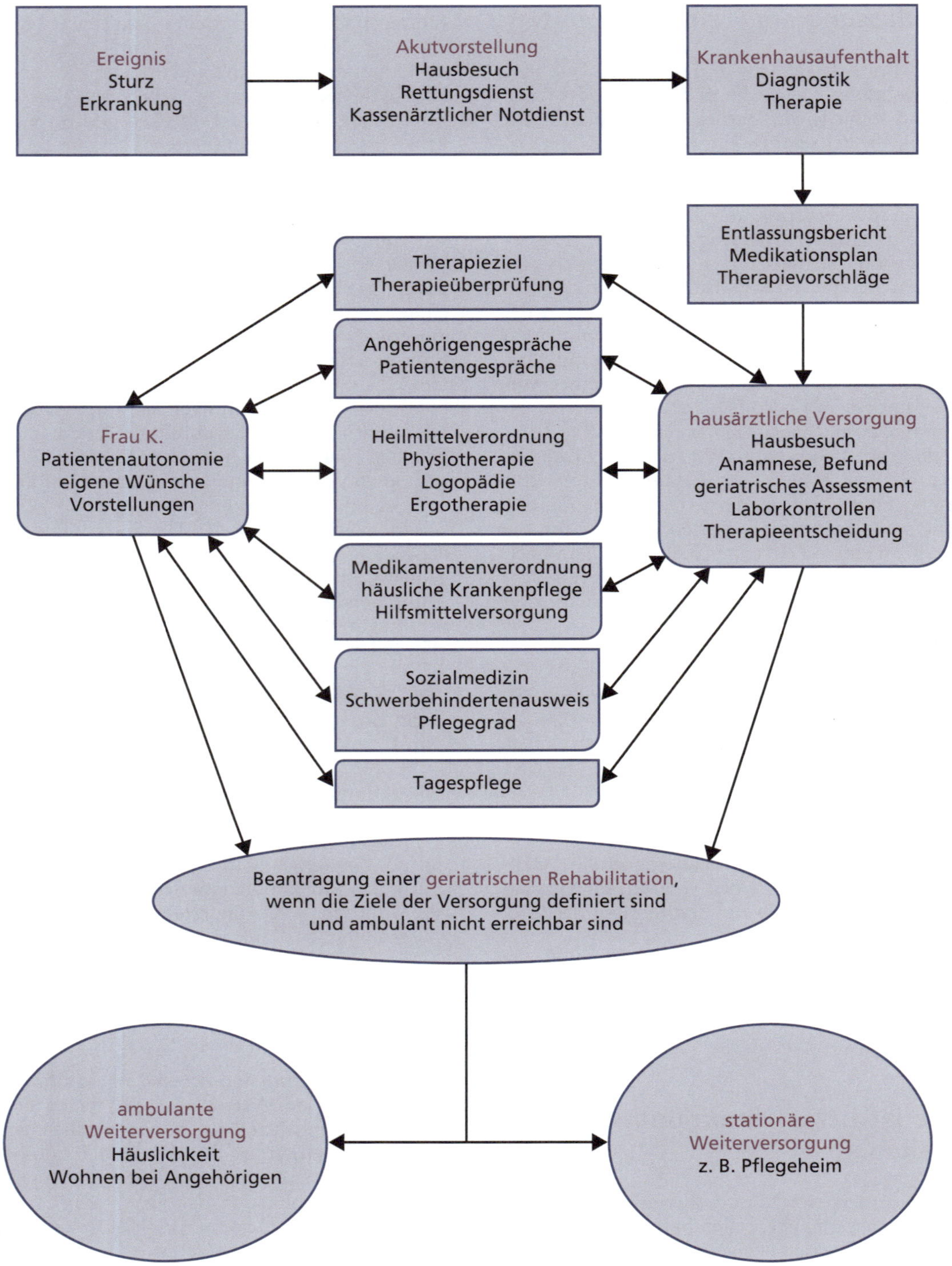

Abb. 2.1.2: Piktogramm ambulanter Versorgung geriatrischer Patienten

Fallbeispiel – Fortsetzung

Im Rahmen der Betreuung von Angehörigen wird der Ehemann untersucht und dadurch wird bei ihm ein Kolonkarzinom diagnostiziert und anschließend operiert. Postoperativ verschlechtert sich die vorbestehende Demenz des Ehemannes. Der Hausarzt empfiehlt dem Patienten, das Führen eines PKW nach mehreren Bagatellunfällen zu beenden. Die Organisation der Haushaltsführung ist jetzt erheblich erschwert. Frau K. übernimmt wieder wesentlich mehr Arbeit im Alltag des Ehepaares. Der Sohn kümmert sich um einen Platz im betreuten Wohnen an seinem Wohnort.

Tragischerweise verstirbt der Ehemann plötzlich. Im Verlauf erleidet Frau K. einen ischämischen zerebralen Insult. Nach der Entlassung in einem reduzierten körperlichen Zustand mit jedoch noch vorhandener Selbstversorgungskapazität führt der Hausarzt einen Hausbesuch durch (körperliche Untersuchung, erneut Barthel-Index und MAGIC mit Uhrentest). Bei der Laborkontrolle zeigt sich eine moderate Hyponatriämie (127 mmol/l) und eine hypochrome Anämie mit einem Hb von 7 g/dl, sodass ein erneuter Krankenhausaufenthalt mit Gastroskopie etc. notwendig wird. Anschließend ist der körperliche Zustand leidlich stabil. Die Medikation wird noch einmal angepasst. Nach Veränderung der Medikation stabilisiert sich der Allgemeinzustand noch etwas weiter.

Frau K. lebt danach, organisiert durch Hausarzt und Sohn, mit einer 24-h-Pflegefachperson in ihrem Haus. Die wechselnden Pflegekräfte führen zu einer erheblichen Unzufriedenheit der Patientin. Frau K. kommt jetzt regelmäßig in die Hausarztpraxis, erhält Infusionen bei nachlassender Trinkmenge mit Hypovolämie, die medikamentöse Therapie wird angepasst und reduziert. Im Bedarfsfall wird Physiotherapie ambulant oder im Hausbesuch verordnet. Einmal jährlich erfolgt ein MAGIC-Assessment durch die qualifizierte Medizinische Fachangestellte, um die Hauptprobleme bei dieser Patientin zu objektivieren und zu adressieren.

2.1.8 Red Flags bei geriatrischen hausärztlichen Patienten

In einer Untersuchung mit AOK-Routinedaten wurde analysiert, welche spezifischen geriatrischen Merkmalskomplexe (GtMK) wie z. B. eingeschränktes Hören oder Stürze mit den Parametern Versterben, Heimübertritt, höherer Pflegebedarf und Krankenhausbehandlungen im Folgejahr verknüpft sind. Es zeigte sich, dass sehr viele GtMK eine Assoziation aufweisen: Sturzneigung, kognitive Defizite, Medikationsprobleme, Mangelernährung, verzögerte Rekonvaleszenz und Immobilität (Meinck & Lübke, 2013).

Eine verzögerte Rekonvaleszenz nach einer Erkrankung erhöhte an erster Stelle signifikant das relative Risiko zu versterben, ins Pflegeheim einzuziehen und einer Erhöhung des Pflegebedarfs. Ein kognitives Defizit und eine Inkontinenz führten an zweiter und dritter Stelle zu den zuvor genannten Outcomes. Daher sollten in Anbetracht dieser Ergebnisse und nach der Erfahrung der Autoren folgende „Red Flags" im hausärztlichen Bereich besondere Beachtung finden und eine Exploration und ein geriatrisches Basisassessment, z. B. mittels MAGIC, nach sich ziehen.

Red Flags

- Stürze
- verzögerte Rekonvaleszenz, z. B. nach OP bzw. Krankenhausentlassung
- kognitiver Abbau
- neu aufgetretene oder Verschlechterung einer Inkontinenz (danach fragen!)
- sozialer Rückzug
- deutlicher Gewichtsverlust
- hohe Komplexität des Medikationsplans und mangelnde Kenntnis bezüglich der Medikamenteneinnahme
- schwere Hyponatriämie

Zusammenfassung

- Geriatrische Patienten sind ein bedeutsamer Anteil der hausärztlichen Patienten und stellen eine besondere Herausforderung für den Hausarzt dar.
- Die Fremdanamnese hat bei geriatrischen Patienten eine große Bedeutung.
- Lebensverändernde Situationen (Verlust des Ehepartners, Wegzug der Kinder, Umzug ins Heim) ärztlich beachten.
- Bei vulnerablen Patienten (Frailty, nach Krankenhausbehandlung, lebensverändernde Situation) gezielt das hausärztlich-geriatrische Basisassessment einsetzen.
- Eine kognitive Testung in der Praxis ist zu empfehlen, die Früherkennung einer Demenz ist schwierig, hier ist Fremdanamnese hilfreich.
- Das MAGIC-Assessment ist einfach anzuwenden, delegierbar (MFA) und für die Hausarztpraxis validiert.
- Die zwei Signalfragen für Frailty lauten: „Fühlen Sie sich voller Energie?" und „Haben Sie Schwierigkeiten eine Strecke von 400 m zu gehen?"
- Patienten nach Entlassung aus dem Krankenhaus benötigen besondere Aufmerksamkeit (Medikationsreview, Hilfs- und Heilmittel etc.).
- Möglichkeit einer geriatrischen Rehabilitation (stationär/teilstationär) evaluieren.
- Vorrauschauende Versorgungsplanung: häusliche Pflege, Tagespflege, Hilfsmittel, Schwerbehindertenausweis, Pflegegrad.
- Red Flags im Alter sind: kognitiver Abbau, Stürze, Inkontinenz, hohe Komplexität der Medikation, Hyponatriämie.

Literatur

Barkhausen, T., Junius-Walker, U., Hummers-Pradier, E., et al. (2015). „It's MAGIC"–development of a manageable geriatric assessment for general practice use. *BMC family practice*, 16, 4. https://doi.org/10.1186/s12875-014-0215-4

Deutsche Gesellschaft für Geriatrie (DGG). (2020). *Klinische Frailty Skala*. https://www.dggeriatrie.de/images/Bilder/PosterDownload/200331_DGG_Plakat_A4_Clinical_Frailty_Scale_CFS.pdf, Zugriff am 28.6.2023

Freyer, J., Greißing, C., Buchal, P., et al. (2016). Entlassungsmedikation – Was weiß der Patient bei Entlassung über seine Arzneimittel? [Discharge medication – what do patients know about their medication on discharge?]. *Deutsche medizinische*

Wochenschrift (1946), *141*(15), e150–e156. https://doi.org/10.1055/s-0042-108618

Fried, L. P., Tangen, C. M., Walston, J., et al. (2001). Frailty in older adults: evidence for a phenotype. *The journals of gerontology. Series A, Biological sciences and medical sciences*, *56*(3), M146–M156. https://doi.org/10.1093/gerona/56.3.m146

Gingrich, A., Volkert, D., Kiesswetter, E., et al. (2019). Prevalence and overlap of sarcopenia, frailty, cachexia and malnutrition in older medical inpatients. *BMC geriatrics*, *19*(1), 120. https://doi.org/10.1186/s12877-019-1115-1

Gosch M. (2022). Hyponatriämie beim alten Patienten – Bedeutung, Abklärung und Therapie [Hyponatraemia in elderly patient – significance, clarification and therapy]. *Deutsche medizinische Wochenschrift (1946)*, *147*(6), 301–305. https://doi.org/10.1055/a-1643-6204

Hollis, A. M., Duncanson, H., Kapust, L. R., et al. (2015). Validity of the mini-mental state examination and the montreal cognitive assessment in the prediction of driving test outcome. *Journal of the American Geriatrics Society*, *63*(5), 988–992. https://doi.org/10.1111/jgs.13384

Junius-Walker, U., Daether-Kracke, N., & Krause, O. (2016). It's MAGIC – Einfaches geriatrisches Basisassessment für die Hausarztpraxis validiert. *Zeitschrift für Allgemeinmedizin*, *92*(4), 169–175.

Junius-Walker, U., & Krause, O. (2016). Geriatrisches Assessment – Welche Tests eignen sich für die Hausarztpraxis? [Geriatric assessment in physicians' practices: evolution and current application]. *Deutsche medizinische Wochenschrift (1946)*, *141*(3), 165–169. https://doi.org/10.1055/s-0041-109103

Kassenärztliche Bundesvereinigung Berlin (2022). *Online-Version des EBM, Fassung mit Wirkung vom 1. Januar 2022.* https://www.kbv.de/html/online-ebm.phpwww.kbv.de, Zugriff am 28.6.2023

Kassenärztliche Bundesvereinigung (2022). *Gesundheitsdaten, Medizinische Versorgung.* https://gesundheitsdaten.kbv.de/cms/html/17058.php, Zugriff am 28.6.2023

Krause, O. (2021a). Geriatrisches Assessment in der Hausarztpraxis. In K. Hager, & O. Krause (Hrsg.), *ELSEVIER ESSENTIALS Geriatrie* (2nd ed., pp. 27–32). ELSEVIER.

Krause, O. (2021b). Exsikkose und Hyponatriämie. In K. Hager, & O. Krause (Hrsg.), *ELSEVIER ESSENTIALS Geriatrie* (2nd ed., pp. 143–146). ELSEVIER.

Kuhlmann, R., Krause, O., & Junius-Walker, U. (2020). *Signaling frailty in general practice: diagnostic accuracy of a brief two-item questionnaire (2-SF). Live Poster Discussion Session.* WONCA congress.

Leitliniengruppe Hessen (2018). Hausärztliche Leitlinie. Geriatrisches Assessment in der Hausarztpraxis. AWMF Online. Das Portal der wissenschaftlichen Medizin, S. 9, 22. 2018. 1.03.

Meinck, M., & Lübke, N. (2013). Geriatrietypische Multimorbidität im Spiegel von Routinedaten: Teil 3: Prävalenz und prädiktiver Wert geriatrietypischer Merkmalskomplexe in einer systematischen Altersstichprobe [Geriatric multimorbidity in claims data: part 3: prevalence and predictive power of geriatric conditions in an age-specific systematic sample]. *Zeitschrift für Gerontologie und Geriatrie*, *46*(7), 645–657. https://doi.org/10.1007/s00391-012-0462-8

Schwind, M. (2022). Kognitives Screening in der Praxis – Was ist sinnvoll? [Cognitive Screening by the Doctor – What makes sense?]. *Deutsche medizinische Wochenschrift (1946)*, *147*(4), 151–156. https://doi.org/10.1055/a-1542-6120

2.2 Geriatrische Patienten in der Notaufnahme

Katrin Singler und Martin Möckel

2.2.1 Einleitung

Entsprechend dem demografischen Wandel nimmt auch in der notfallmedizinischen Versorgung die Anzahl älterer multimorbider Patienten stetig zu. Von den insgesamt jährlich 21 Mio. in Deutschen Notaufnahmen behandelten Patienten sind laut einer Umfrage der Deutschen Gesellschaft für Interdisziplinäre Notfall- und Akutmedizin (DGINA) knapp ein Drittel über 70 Jahre alt. Aktuelle Daten sämtlicher GKV-versicherter Patienten aus 16 deutschen Notaufnahmen[1] zeigen, dass bei den Erwachsenen 38 % der Frauen und 32,5 % der Männer über 60 Jahre alt sind (▶ Abb. 2.2.1).

Geriatrische Notfallpatienten stellen in vielerlei Hinsicht Hochrisikopatienten dar. Die Vorstellung dieser Patienten in der Notaufnahme stellt unabhängig von der zugrundeliegenden Problemstellung einen negativen Prädiktor für den längerfristigen Verlauf hinsichtlich ihrer kognitiven und sonstigen Funktionalität, wiederholter Krankenhausaufnahmen und einer erhöhten Mortalität dar. Circa 10 % der geriatrischen Notfallpatienten versterben innerhalb der ersten 90 Tage nach Vorstellung, bei bis zu 20 % liegt nach diesem Zeitraum noch eine Verschlechterung ihrer Funktionalität vor.

Auch das Management geriatrischer Patienten birgt Herausforderungen, die oftmals im Gegensatz zu jüngeren Patienten einen erhöhten Einsatz personeller und zeitlicher Ressourcen erfordern.

Im Folgenden soll auf einige zentrale Punkte in der Behandlung geriatrischer Patienten in der Notaufnahme näher eingegangen werden.

2.2.2 Die Komplexität geriatrischer Patienten in der Notaufnahme

Wie auch in anderen Settings ist die Gruppe älterer Menschen, die sich in der Notaufnahme vorstellen, sehr heterogen und reicht von der durchtrainierten > 90-jährigen Per-

1 INDEED (Inanspruchnahme und sektorenübergreifende Versorgungsmuster von Patienten in Notfallversorgungsstrukturen in Deutschland)-Studie; https://innovationsfonds.g-ba.de/projekte/versorgungsforschung/indeed-inanspruchnahme-und-sektorenuebergreifende-versorgungsmuster-von-patienten-in-notfallversorgungsstrukturen-in-deutschland.43, Zugriff am 20.9.2023

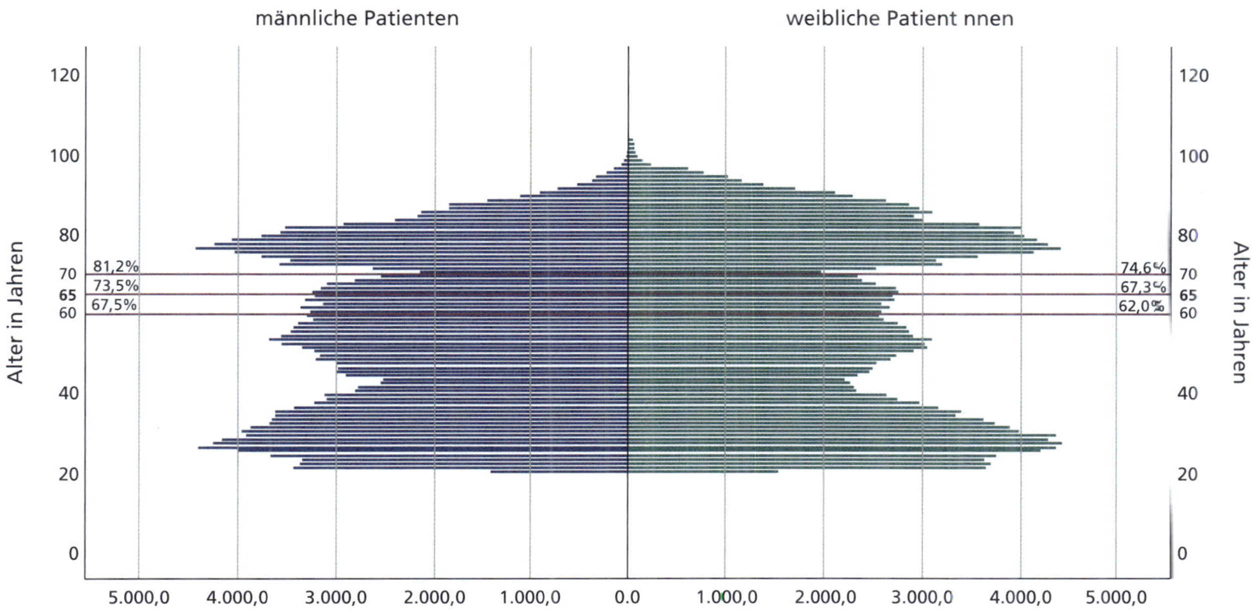

Abb. 2.2.1: Alterspyramide der Grundgesamtheit der INDEED-Studie (Darstellung auf Grundlage von Fischer-Rosinsky et al., 2021)

son, die sich bei einem Halbmarathon das Sprunggelenk verstaucht hat, bis hin zu Personen mit starken körperlichen und kognitiven Einschränkungen, die seit längerer Zeit in einem Pflegeheim versorgt werden und nun eine Verschlechterung ihres Allgemeinzustandes zeigen. Prinzipiell gelten für geriatrische Notfallpatienten dieselben notfallmedizinischen Leitprinzipien wie auch für jüngere Patienten. Allerdings gilt es neben dem Patientenwillen, falls bekannt, weitere Faktoren zu berücksichtigen. Hierzu gehören unter anderem prognostische Einschätzungen hinsichtlich Funktionalität, kognitiver Fähigkeiten und der zu erwartenden Mortalität, wie auch gegebenenfalls die Belange Pflegender und betreuender Personen.

Die in der Anamneseerhebung und Aufnahmeuntersuchung erhobenen Beschwerden und Befunde erstrecken sich oftmals über ein breites Spektrum. Diese beinhalten nicht nur somatische, sondern auch psychische Gesundheitsstörungen, funktionelle und kognitive Beeinträchtigungen sowie Aspekte, welche die soziale Einbindung und Versorgung der Patienten betreffen. Häufig ist die Problemstellung komplex und bedarf für die initiale Abklärung eines erhöhten zeitlichen Aufwandes wie auch eines vermehrten Einsatzes personeller und diagnostischer Ressourcen. Diese Komplexität kann besonders für die Arbeit in der Notaufnahme mit ihren knappen zeitlichen Ressourcen zu einer Herausforderung werden. Für eine effektive weiterführende Versorgung, die zudem zur Entlastung der Notaufnahmen beiträgt, ist ein mit der Notaufnahme verzahntes interdisziplinäres Management unter anderem mit geriatrischen Abteilungen und dem Sozialdienst sinnvoll. Oftmals bleibt allerdings aufgrund mangelnder sektorenübergreifender Versorgungsstrukturen nur der Weg einer stationären Aufnahme, um die einzelnen Problemstellungen aufzuarbeiten.

Zeigt sich bei einem Patienten eine komplexe Behandlungssituation, gilt es, eine Priorisierung der Problemstellungen durchzuführen. In diese sollten neben medizinischen Entscheidungen auch der Patientenwille und gegebenenfalls die Bedürfnisse betreuender Personen einbezogen werden.

Neben der Behandlung in der zentralen Notaufnahme, findet man national und international verschiedene Modelle für die notfallmedizinische Versorgung geriatrischer Patienten. Diese reichen von separaten geriatrischen Notaufnahmen über an die Notaufnahme angeschlossene Fast-Track-Einheiten mit einem geriatrischen Team bis hin zu Direktaufnahmen in geriatrische Abteilungen. Hierbei handelt es sich meist um Modellprojekte. Eine Evidenz für den Vorteil der einen oder anderen Behandlungsform gibt es bisher nicht.

2.2.3 Identifikation und Risikostratifizierung geriatrischer Notfallpatienten

Ältere Patienten stellen ein sehr inhomogene Patientengruppe dar, sind oftmals kränker als jüngere Patienten und haben ein hohes Risiko für negative gesundheitliche Folgen. Das Erkennen von Hochrisikosituationen ist bei älteren Patienten schwieriger als bei jüngeren, da sie sich oftmals mit unspezifischen Beschwerden vorstellen, die Interpretation der Vitalparameter durch die altersassoziiert veränderte Physiologie, Komorbiditäten und eine häufig vorliegende Polypharmazie erschwert wird und sie häufig von etablierten Triage-Instrumenten unterschätzt werden. Zudem haben klassische Risikostratifizierungsinstrumente, wie zum Beispiel der NEWS (National Early Warning Score), bei älteren Patienten eine geringe Vorhersagekraft.

Wird die Vulnerabilität frühzeitig erkannt, kann durch die zeitnahe Durchführung gezielter Interventionen und die Verlegung in die am besten geeignete weiterführende Behandlungs- oder Versorgungseinrichtung das Risiko negativer gesundheitlicher Folgen begrenzt werden. Zudem wird das Personal der Notaufnahme dafür sensibilisiert, Patientenpräferenzen in die Entscheidungsprozesse einzubeziehen.

Merke

Ältere Patienten in der Notaufnahme stellen eine hoch vulnerable und sehr inhomogene Patientengruppe dar. Um weiterführende Abklärungs- und Behandlungsstrategien besser planen zu können sind Instrumente zur Risikostratifizierung und prognostischen Einschätzung auch in der Notaufnahme hilfreich. Sie dienen auch, um frühzeitig geriatrische Handlungsfelder zu erkennen.

Instrumente zur Risikostratifizierung und zur prognostischen Einschätzung, zum Beispiel die Erhebung des Frailty-Status, können hilfreich sein, um Patienten zu kategorisieren und so Einfluss auf die weiterführenden Abklärungs- und Behandlungsstrategien zu nehmen. Hierbei sollte grob zwischen verschiedenen Patientengruppen unterschieden werden: 1. hochvulnerable Patienten, bei denen der Behandlungsfokus nicht auf einem krankheitsbezogenen Ansatz und der Verfolgung langfristiger Ziele liegt, sondern einem palliativen Leitgedanken mit dem Ziel des Erhalts oder der Verbesserung der Lebensqualität folgt und 2. weniger vulnerable Patienten, bei denen diagnostische und therapeutische Maßnahmen das Risiko einer funktionellen und kognitiven Verschlechterung sowie einer erhöhten Mortalität reduzieren.

Mittlerweile gibt es mehrere international und auch national eingesetzte Instrumente zur Identifizierung geriatrischer Hochrisikopatienten sowie des geriatrischen Handlungsbedarfs. Beispiele hierzu sind die folgenden Vefahren: Identification of Seniors At Risk (ISAR), das Triage Risk Stratification Tool (TRST), das Geriatrische Screening bei Klinikaufnahme der AfGiB (Arbeitsgemeinschaft zur Förderung der Geriatrie in Bayern) und der Geriatrie-Check aus Baden-Württemberg (▸ Tab. 2.2.1). Alle Instrumente sind leicht und schnell durchzuführen und daher für den Einsatz in der Notaufnahme prinzipiell geeignet. Allerdings weist die prädiktive Aussagekraft aller genannten Instrumente im Setting der Notaufnahme Limitationen auf, sodass deren Einsatz immer wieder kritisch diskutiert wird. Einige dieser Instrumente sind für die Anwendung in der Notaufnahme validiert. Alle können von nicht ärztlichem Personal angewendet werden. Für einige besteht ein Manual. Alle Instrumenten haben gemeinsam, dass sie nicht eigenständig zur Entscheidungsfindung eingesetzt werden können und unabdingbar mit einer klinischen Einschätzung, welche auf Anamnese und Untersuchung des Patienten beruht, verbunden sein müssen. Ein neueres Instrument stellt das APOP-Screening Programm (Acutely Presenting Older Patients) dar (Lucke et al., 2019). Auch dieses wurde entwickelt, um ältere Hochrisikopatienten für einen komplizierten Verlauf zu identifizieren und deren Outcome durch eine optimierte Versorgung zu verbessern. Das APOP-Programm besteht aus einem Screening-Instrument, Vorschlägen für Interventionen in der Notaufnahme, Empfehlungen für Maßnahmen zur Informationsweitergabe an nachfolgende Behandler sowie Trainingsmöglichkeiten für Anwender.

Auch für die Anwendung der Klinische Frailty Skala (KFS, ▸ Abb. 2.2.2) als initiales Screening-Instrument konnte eine akzeptable Vorhersagekraft nachgewiesen werden (Singler, Gosch & Antwerpen, 2020; Wallis et al., 2015). Hinzu kommt die sehr einfache Anwendung und der geringe zeitliche Aufwand. Wichtig ist es bei der Anwendung der KFS nicht den aktuellen Zustand des Patienten, sondern dessen Zustand innerhalb der letzten beiden Wochen vor Eintritt der zur Vorstellung in der Notaufnahme führenden akuten Verschlechterung zu erfassen. Dies kann entweder über den Betroffenen selbst oder durch eine informierte Begleitperson erfolgen. Es ist auch zu überlegen, die KFS in den Triage-Prozess, welcher ja direkt bei Aufnahme stattfindet, einzubinden.

Selbstverständlich sollte auch bei geriatrischen Notfallpatienten die Anwendung des in der notfallmedizinischen Versorgung etablierten ABCDE-Schemas erfolgen. Hierbei sind allerdings bei der Interpretation der Vitalparameter physiologische Altersveränderungen und etwaige pharmakologische Einflüsse zu berücksichtigen.

Folgende Punkte sollten in die Beurteilung der Vitalparameter mit einbezogen werden (Lucke et al., 2022), dabei ist allgemein auf Abweichungen von den individuellen Ausgangswerten zu achten. Falls diese nicht bekannt sind, gilt:

- ein systolischer Blutdruckwert < 120 mmHg (bei Patienten mit Infektion) oder 110 mmHg (bei Traumata) ist bis zum Beweis des Gegenteils als pathologisch zu werten.
- Eine durchschnittliche Herzfrequenz < 50/min oder > 100/min ist mit einer erhöhten Krankenhaussterblichkeit verbunden und sollte als pathologisch angesehen werden.
- Eine normale oder erniedrigte Körpertemperatur ist bei Patienten mit dem Verdacht einer Infektion oder Sepsis mit einer höheren Mortalität assoziiert als eine erhöhte Körpertemperatur.
- Neben weiteren klinischen Zeichen eines möglichen Organversagens, wie einer erhöhten Atemfrequenz, einer verlängerten kapillären Füllungszeit oder einer verminderten Urinausscheidung, sollte auch auf das Neuauftreten eines Verwirrtheitszustandes und auf eine akute Verschlechterung einer vorbestehenden kognitiven Einschränkung im Sinne eines Delirs geachtet und dieses aktiv ausgeschlossen werden.

2.2.4 Unspezifische Beschwerden bei geriatrischen Patienten

Unspezifische Beschwerden, wie z. B. eine allgemeine Schwäche, eine Verschlechterung des Allgemeinzustandes oder eine akut aufgetretene Verwirrtheit, sind bei älteren Patienten häufige Gründe für die Vorstellung in einer Notaufnahme und werden von diesen in bis zu 20 % beschrieben (Nemec et al., 2010). Als unspezifische Beschwerden (non-specific complaints = NSC) werden solche angesehen, die nicht spezifischen führenden Symptomen wie z. B. der Dyspnoe zugeordnet werden können, obwohl sie simultan zu diesen bestehen können. Als Folge kann initial oftmals keine Arbeitsdiagnose aus der Symptomatik abgeleitet werden (Kellett & Nickel, 2018). Eine allgemeingültige Definition der NSC liegt derzeit noch nicht vor.

Zu unspezifischen Beschwerden gehören zusätzlich Stürze, eine allgemeine Schwäche oder Fatigue, Allgemein-

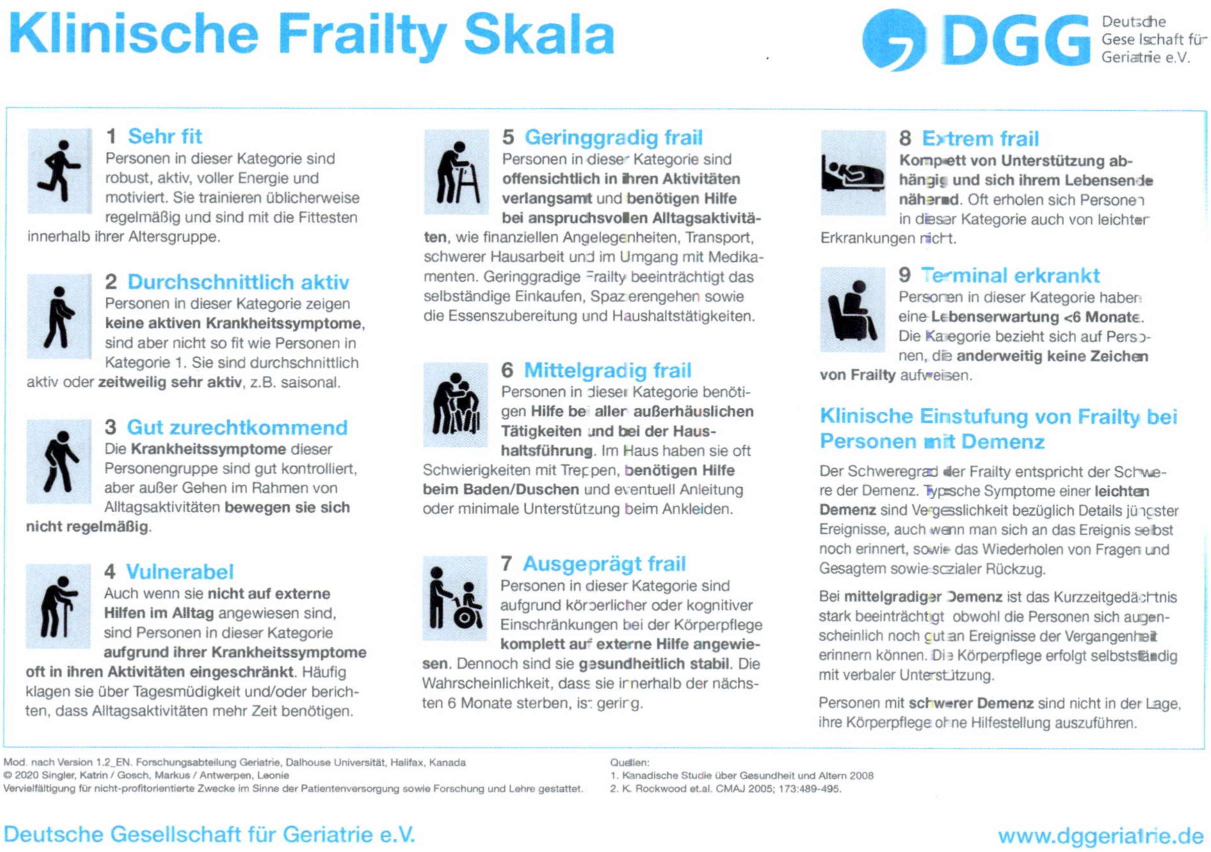
Klinische Frailty Skala
DGG Deutsche Gesellschaft für Geriatrie e.V.
1 Sehr fit
Personen in dieser Kategorie sind robust, aktiv, voller Energie und motiviert. Sie trainieren üblicherweise regelmäßig und sind mit die Fittesten innerhalb ihrer Altersgruppe.
2 Durchschnittlich aktiv
Personen in dieser Kategorie zeigen keine aktiven Krankheitssymptome, sind aber nicht so fit wie Personen in Kategorie 1. Sie sind durchschnittlich aktiv oder zeitweilig sehr aktiv, z.B. saisonal.
3 Gut zurechtkommend
Die Krankheitssymptome dieser Personengruppe sind gut kontrolliert, aber außer Gehen im Rahmen von Alltagsaktivitäten bewegen sie sich nicht regelmäßig.
4 Vulnerabel
Auch wenn sie nicht auf externe Hilfen im Alltag angewiesen sind, sind Personen in dieser Kategorie aufgrund ihrer Krankheitssymptome oft in ihren Aktivitäten eingeschränkt. Häufig klagen sie über Tagesmüdigkeit und/oder berichten, dass Alltagsaktivitäten mehr Zeit benötigen.
5 Geringgradig frail
Personen in dieser Kategorie sind offensichtlich in ihren Aktivitäten verlangsamt und benötigen Hilfe bei anspruchsvollen Alltagsaktivitäten, wie finanziellen Angelegenheiten, Transport, schwerer Hausarbeit und im Umgang mit Medikamenten. Geringgradige Frailty beeinträchtigt das selbständige Einkaufen, Spazierengehen sowie die Essenszubereitung und Haushaltstätigkeiten.
6 Mittelgradig frail
Personen in dieser Kategorie benötigen Hilfe bei allen außerhäuslichen Tätigkeiten und bei der Haushaltsführung. Im Haus haben sie oft Schwierigkeiten mit Treppen, benötigen Hilfe beim Baden/Duschen und eventuell Anleitung oder minimale Unterstützung beim Ankleiden.
7 Ausgeprägt frail
Personen in dieser Kategorie sind aufgrund körperlicher oder kognitiver Einschränkungen bei der Körperpflege komplett auf externe Hilfe angewiesen. Dennoch sind sie gesundheitlich stabil. Die Wahrscheinlichkeit, dass sie innerhalb der nächsten 6 Monate sterben, ist gering.
8 Extrem frail
Komplett von Unterstützung abhängig und sich ihrem Lebensende nähernd. Oft erholen sich Personen in dieser Kategorie auch von leichten Erkrankungen nicht.
9 Terminal erkrankt
Personen in dieser Kategorie haben eine Lebenserwartung <6 Monate. Die Kategorie bezieht sich auf Personen, die anderweitig keine Zeichen von Frailty aufweisen.
Klinische Einstufung von Frailty bei Personen mit Demenz
Der Schweregrad der Frailty entspricht der Schwere der Demenz. Typische Symptome einer leichten Demenz sind Vergesslichkeit bezüglich Details jüngster Ereignisse, auch wenn man sich an das Ereignis selbst noch erinnert, sowie das Wiederholen von Fragen und Gesagtem sowie sozialer Rückzug.
Bei mittelgradiger Demenz ist das Kurzzeitgedächtnis stark beeinträchtigt, obwohl die Personen sich augenscheinlich noch gut an Ereignisse der Vergangenheit erinnern können. Die Körperpflege erfolgt selbstständig mit verbaler Unterstützung.
Personen mit schwerer Demenz sind nicht in der Lage, ihre Körperpflege ohne Hilfestellung auszuführen.
Mod. nach Version 1.2_EN. Forschungsabteilung Geriatrie, Dalhouse Universität, Halifax, Kanada
© 2020 Singler, Katrin / Gosch, Markus / Antwerpen, Leonie
Vervielfältigung für nicht-profitorientierte Zwecke im Sinne der Patientenversorgung sowie Forschung und Lehre gestattet.
Quellen:
1. Kanadische Studie über Gesundheit und Altern 2008
2. K. Rockwood et.al. CMAJ 2005; 173:489-495.
Deutsche Gesellschaft für Geriatrie e.V.
www.dggeriatrie.de

Abb. 2.2.2: Klinische Frailty Skala (KFS)

Tab. 2.2.1: Übersicht häufig angewandter Screening-Instrumente (alle angegebenen Quellen wurden zuletzt am 31.8.2022 eingesehen)

Instrument	Downloadmöglichkeiten/Referenz	Kommentar
ISAR (Identification of Seniors At Risk)	Erstveröffentlichung: McCusker, J., Bellavance, F., Cardin, S. et al. (1999). Detection of older people at increased risk of adverse health outcomes after an emergency visit: the ISAR screening tool. *J Am Geriatr Soc, 47*, 1229–123 Deutschsprachige Validierung: https://www.dggeriatrie.de/images/Dokumente/120619_Positionspapier-Notaufnahme-DGG.pdf	
TRST (Triage Risk Stratification Tool)	Lee, J. S., Schwindt, G., Langevin, M. et al. (2008). Validation of the triage risk stratification tool to identify older persons at risk for hospital admission and returning to the emergency department. J Am Geriatr Soc, 56(11), 2112–2117	
AfGiB-Screener (Arbeitsgemeinschaft zur Förderung der Geriatrie in Bayern)	https://www.afgib.de/fileadmin/INTERNET/1-DOWNLOADS/AKTUELLES/GSK_ohne_Text.pdf	
Geriatrie-Check	https://www.bwkg.de/aufgaben-services/publikationen/identifikation-des-geriatrischen-patienten/	Manual vorhanden
APOP-Screening Programm (Acutely Presenting Older Patients)	https://screener.apop.eu/	auch als App zum freien Download, Manual und Lehrvideos vorhanden

zustandsveränderungen und Verschlechterungen in den Aktivitäten des täglichen Lebens (ADL) sowie kognitive Veränderungen inklusive des Delirs. Unspezifische Beschwerden gehen häufig mit multiplen Komorbiditäten einher und können, gerade in Stresssituationen, leicht übersehen werden. Differenzialdiagnostisch wichtig ist die Dauer der Symptomatik. Auch sollte im Falle einer unspezifischen Beschwerdebeschreibung an das Vorhandensein von Barrieren in der Kommunikation, z. B. aufgrund einer Demenz, eines Delirs oder auch von Höreinschränkungen, gedacht werden. Prognostisch konnte eine Korrelation von unspezifischen Beschwerden mit einem schlechteren allgemeinen Outcome und einer erhöhten Mortalität nachgewiesen werden (Nemec et al., 2010; Fayyaz et al., 2013). Bei bis zu > 50 % der älteren Notfallpatienten mit unspezifischen Beschwerden liegt eine akut behandlungsbedürftige, teilweise auch lebensbedrohliche Gesundheitsstörung vor. Die Liste der Differenzialdiagnosen ist dabei lang und heterogen. Auch medikationsassoziierte Probleme stellen einen nicht zu vernachlässigenden Anteil der Ursachen für unspezifische Beschwerden dar. Neben einem erhöhten Risiko für eine Unterschätzung der Behandlungsdringlichkeit in der Triage ist die Behandlung von Patienten mit unspezifischen Beschwerden häufig mit einem erhöhten zeitlichen, personellen und apparativen Aufwand verbunden und sie kann oftmals nicht in der Notaufnahme abgeschlossen werden.

Merke

Unspezifische Beschwerden bei geriatrischen Notfallpatienten sollten daher als eine Red Flag angesehen werden und sie sollten eine umfassende Abklärung nach sich ziehen. Hierbei sind selbstverständlich der Patientenwunsch, der Frailty-Status, die prognostische Einschätzung und gegebenenfalls auch die Bedürfnisse der betreuenden Personen zu berücksichtigen.

2.2.5 Kognitive Einschränkungen und akute Verwirrtheit bei geriatrischen Patienten in der Notaufnahme

Kognitive Einschränkungen sind bei 15–40 % der älteren Notaufnahmepatienten, besonders bei Patienten > 80 Jahren und Patienten aus Langzeitpflegeeinrichtungen vorhanden (Geriatric Emergency Medicine, 2018). Die häufigste kognitive Einschränkung geriatrischer Patienten in der Notaufnahme ist die demenzielle Entwicklung. Diese kann zusätzlich durch das Vorhandensein eines Delirs aggraviert sein. Sowohl bei der Demenz als auch dem Delir handelt es sich nicht um Krankheitsentitäten, sondern um Syndrome. Dies macht die Diagnosestellung anspruchsvoll und stark von den Kompetenzen der Behandler abhängig.

Ein Delir wird definiert als eine akute und fluktuierende Störung der Aufmerksamkeit und des Bewusstseins in Zusammenhang mit einer oder mehreren kognitiven Beeinträchtigungen, welche das Gedächtnis, die Orientierung, das Sprachvermögen, visuokonstruktive Fähigkeiten oder die Wahrnehmung betreffen. Ein Delir wird nicht im Rahmen einer schweren Reduktion des Aktivitätsniveaus, wie bei Stupor oder Koma, diagnostiziert und ist die direkte Folge einer oder mehrerer zugrundeliegender Ursachen. Diese gilt es zeitnah zu diagnostizieren und, wenn möglich, zu behandeln.

Die prozentualen Angaben zur Delirprävalenz in der Notaufnahme variieren je nach untersuchter Kohorte und angewendetem Screening-Instrument. Sie liegen zwischen 10 und 30 %. Das Delir ist eine der häufigsten Komplikationen bei älteren Krankenhauspatienten und ein Hinweis auf eine zugrundeliegende schwere, teilweise lebensbedrohliche Gesundheitsstörung. Ein Delir gilt zudem als Prädiktor für einen komplikationsbehafteten Verlauf und es geht mit einem beschleunigten Funktionsverlust und kognitiven Abbau, mit einer erhöhten Wiedereinweisungsrate und einer dreifach erhöhten Sterblichkeit einher. Diese ist zum einen auf Verzögerungen in der Diagnostik und Behandlung der zugrundeliegenden Ursachen zurückzuführen, zum anderen auf ein inadäquates Delirmanagement (Han et al., 2009). Das Vorhandensein eines Delirs ist als eine „Red Flag" in der medizinischen Versorgung geriatrischer Patienten zu sehen. Trotzdem hat sich gezeigt, dass bis zu 50 % der deliranten Patienten nicht als solche erkannt werden.

Um dies zu verhindern, ist die Anwendung eines standardisierten Screening-Instrumentes zur Identifizierung geriatrischer Patienten mit Delir erforderlich. So kann bei Verdacht auf ein Delir zeitnah mit der Diagnostik und Behandlung möglicher reversibler Ursachen begonnen werden. Auch sollte das Vorhandensein eines Delirs bei geplanter Entlassung aus der Notaufnahme im Rahmen eines sicheren Entlassmanagements ausgeschlossen sein.

Als Screeningverfahren eignen sich für die Notaufnahme Instrumente, die keine umfangreichen Schulungen erfordern, schnell und einfach durchzuführen sind und eine geringe Interrater-Variabilität aufweisen. Als praktikables Instrument zur Ersteinschätzung, ob ein Delir vorliegen könnte, haben sich der 4A-Test (4AT) beziehungsweise die für die Notaufnahme modifizierte Confusion Assessment Method (mCAM-ED) bewährt (Hasemann et al., 2018). Der 4A-Test ist frei zugänglich im Internet in verschiedenen Sprachen verfügbar (MacLullich, 2022), die mCAM-ED kann bei den Autoren angefordert werden. Die Durchführung dauert für beide Screening-Instrumente 1–2 Minuten. Bei bewusstseinsgeminderten Patienten sollte zunächst eine quantitative Einschätzung des Bewusstseinszustandes erfolgen. Hierzu kann die Richmond Agitation-Sedation Skala (RAAS) oder die Glasgow Coma Scale (GCS) verwendet werden. Nur bei Werten der RAAS ≥ -3 kann ein Delir-Screening erfolgen. Ist der Patient tief sediert oder nicht erweckbar (Werte -4 oder -5), müssen zunächst die Ursachen der Bewusstseinsminderung (z. B. medikamentöse Sedierung) beseitigt und das Delir-Screening zu einem späteren Zeitpunkt wiederholt werden.

Die Durchführung eines Delir-Screenings sollte frühzeitig im Aufnahmeprozess erfolgen und in eine Standardvorgehensweise (SOP) eingebunden werden. Hierzu können unter anderem präventive Maßnahmen (s. Kasten unten), die Behandlung in ausgewiesenen Räumen oder die Anwendung eines beschleunigten Aufnahmeverfahrens gehören. Wurde der Verdacht auf ein Delir gestellt, ist nach Ursachen zu suchen und diese sind, wenn möglich, unverzüglich zu behandeln (s. Checkliste unten). Vorhandene reversible Risikofaktoren gilt es zu minimieren.

Strategien zur Delir-Prävention in der Notaufnahme

- kurze Behandlungszeiten in der Notaufnahme
- Vermeidung unnötiger direkter oder indirekter Fixierungen (inklusive Harnwegskatheter, Monitorkabel etc.)
- Bereitstellung benötigter Hilfsmittel (Lupen, Einsatz von Hörgeräten, Aufsetzen von Brillen etc.)
- Sicherstellung einer ausreichenden, wenn möglich oralen, Flüssigkeitszufuhr
- Möglichkeit der Einnahme kleiner Mahlzeiten
- reorientierende Maßnahmen (persönliche Zuwendung, Blick aus dem Fenster, Kalender/Uhren zur zeitlichen Orientierung, Einbezug von Bezugspersonen etc.)
- Mobilisierung bzw. Lagerung in einem Bett oder bequemen Liegestuhl
- Möglichkeit einer sinnvollen Aktivierung im Falle längerer Wartezeiten

Checkliste: Mögliche Auslöser eines Delirs bei geriatrischen Notfallpatienten

- **Schmerzen**: Ist der Patient aufgrund von Schmerzen agitiert? Wurde ein Harnverhalt ausgeschlossen?
- **Infektion**: Liegt eine Infektion, zum Beispiel ein Harnwegsinfekt oder Infekt der unteren Atemwege vor?
- **Obstipation**: Ist der Patient verstopft?
- **Hydrierung/Elektrolyte:** Liegt eine Elektrolytentgleisung vor? Wurde eine Hypotonie ausgeschlossen?
- **Hypoxie/Hypoglykämie**: Wurde eine Hypoxie beziehungsweise Hypoglykämie ausgeschlossen?
- **Medikation**: Wurde die reguläre Medikation verändert? Neu verschriebene Medikation, Weglassen gewohnter Medikation?
- **Umgebungsfaktoren**: Könnten der Umgebungswechsel, ein hoher Lautstärkepegel oder Aktivitätslevel ursächlich für das Delir sein?

Bei auffälligen fokalen neurologischen Untersuchungsbefunden, wie auch bei Patienten mit anamnestischen Sturzereignissen unter Antikoagulation oder Thrombozytenaggregationshemmern sollte eine Computertomografie des Schädels erfolgen.

Die Gabe von Medikamenten im Rahmen eines Delirs wirkt rein symptomatisch und sollte nur bei starker Agitation der Patienten oder Eigen- bzw. Fremdgefährdung eingesetzt werden. Effektiv ist der Einsatz nicht medikamentöser Maßnahmen (siehe oben), wie sie präventiv bei allen Delir-Risikopatienten und somit bei allen vulnerablen älteren Patienten zum Einsatz kommen sollten.

Im Falle einer medikamentösen Therapie sollte zunächst eine orale Therapie z. B. Melperon 25 mg oder Quetiapin 12,5–25 mg versucht werden. Hierbei ist mit geringen Dosierungen zu beginnen und diese sind schrittweise zu erhöhen. Im Falle optischer Halluzinationen kann eine Therapie mit Haloperidol 0,5–1 mg oder Risperidon 0,5 mg erfolgen. Bei Personen mit Lewy-Body-Demenz oder Parkinson-Krankheit darf ausschließlich Quetiapin angewendet werden. Vor Applikation der Antipsychotika sollte ein EKG durchgeführt und die QT-Zeit sollte überprüft werden. Benzodiazepine sollten angewendet werden, wenn Antipsychotika kontraindiziert sind, z. B. Lorazepam 0,5–1,0 mg. Sollte die orale Gabe nicht möglich sein oder versagen, sollte eine i. m. oder i. v. Sedierung in Betracht gezogen werden. Haloperidol ist für die medikamentöse Therapie des Delirs zugelassen. Risperidon lediglich zur Behandlung von Verhaltensstörungen bei Demenz wie Unruhe, Wahn oder Aggression. Die Anwendung atypischer Antipsychotika mit günstigerem Nebenwirkungsprofil bewegt sich fast ausschließlich im Off-label-Bereich

Häufig, aber nicht zwangsläufig, liegt bei älteren Patienten mit Delir eine demenzielle Erkrankung zugrunde. Die beiden Syndrome dürfen allerdings aufgrund der Reversibilität eines Delirs bei adäquater Ursachenbehandlung nicht gleichgesetzt werden.

2.2.6 Umgang mit Polypharmazie bei geriatrischen Notfallpatienten

Aufgrund der bei geriatrischen Patienten vorliegenden multiplen Komorbiditäten nehmen sie meist mehrere Medikamente ein. Es ist bekannt, dass Polypharmazie einen unabhängigen Risikofaktor für unerwünschte Arzneimittelwirkungen (UAW) darstellt. Hierbei spielen auch freiverkäufliche Medikamente, die sogenannte Over-the-Counter-Medikation (OTC), deren Einnahme oftmals von den Patienten nicht erwähnt wird, eine wichtige Rolle. Ein gutes Wissen über die aktuell eingenommene Medikation, inclusive OTC, wie auch zu potenziellen Wechselwirkungen der Medikamente untereinander sowie der Medikamente mit bestimmten Erkrankungen ist für Entscheidungsprozesse in der Notaufnahme von hoher Relevanz. Beispielhaft für Wechselwirkungen zwischen Medikation und zugrundeliegender Erkrankung kann die Einnahme von blutdrucksenkender Medikation und das Auftreten von Stürzen aufgrund einer orthostatischer Hypotonie bei Morbus Parkinson genannt werden.

Bis zu 30 % der Krankenhauseinweisungen älterer Menschen stehen in Zusammenhang mit UAW, die Dunkelziffer ist hoch. In der Literatur werden orale Antikoagulanzien, Insulin und Digoxin als die drei am häufigsten zu Notaufnahmevorstellungen führenden Medikationen beschrieben, wohingegen orale Antikoagulanzien, Insulin, Thrombozytenaggregationshemmer und orale Antidiabetika für zwei Drittel der akuten Krankenhausaufnahmen im Kontext von UAW verantwortlich gemacht werden (s. Kasten „Arzneimittel, die häufig mit Notaufnahmeeinweisungen einhergehen“; Ma et al., 2012; Budnitz et al., 2011). UAW führen auch zu negativen Auswirkungen auf die Gesundheit der Betroffenen und erhöhten Behandlungskosten. Aufgrund der hohen Prävalenz von UAW und deren weitreichenden Folgen stellt der Umgang mit Polypharmazie einen zentralen Aspekt in der qualitativ hochwertigen Versorgung geriatrischer Notfallpatienten dar (Schuster et al., 2020). Es gilt UAW gegebenenfalls als mögliche Ursache der zur Vorstellung führenden Symptomatik zu erkennen und bei Neuverordnungen zu vermeiden. Etwa die Hälfte aller UAW gelten als vermeidbar. Polypharmazie, eine erhöhte anticholinerge Last und die Verwendung potenziell inadäquater Medikamente (PIM) sind wichtige Ri-

D rugs
- neue Medikation, Dosisveränderung, Interaktionen, OTC-Medikation, Alkohol

E lectrolyte abnormalities
- Dehydration, Natriumverschiebung, pathologische Schilddrüsenhormonwerte

L ack of drugs
- Entzugssymptomatik, unzureichende Analgesie

I nfection
- insbesondere Harnwege, Respirationstrakt, Weichteile

R educed sensory input
- Seh-/Hörminderung

I ntracranial disorder
- Infektion, Blutung, Insult, Tumor

U rinary and faecal disorder
- Harnverhalt, Koprostase

M yocardial and pulmonary disorders
- Myokardinfarkt, Herzinsuffizienz, Hypotension, schwere Anämie, COPD, Hypoxie, Hyperkapnie

Abb. 2.2.3: Verschiedene Checklisten vereinfachen die systematische Ursachenklärung (adaptiert nach Marcantonio, 2017)

sikofaktoren für unerwünschte Arzneimittelereignisse. PIM rufen bei geriatrischen Patienten oder bestimmten Erkrankungen häufig ernsthafte Interaktionen hervor und gehen mit einem erhöhten Risiko für Vorstellungen in der Notaufnahme und einer erhöhten Mortalität einher.

Um das Erkennen von PIM zu erleichtern, stehen verschiedene Instrumente zur Verfügung, die teilweise auch im notfallmedizinischen Setting praktikabel einsetzbar sind. Hierzu gehört die FORTA-Klassifikation (Fit fOR The Aged), welche auch im Rahmen einer digitalen Applikation (App) angewendet werden kann (Uni Heidelberg, 2021). Das Medikamentenklassifizierungssystem beinhaltet in der Version von 2018 insgesamt 296 verschiedene Substanzen und kann kostenfrei über die Homepage der Universität Heidelberg heruntergeladen werden. Ein weiteres Hilfsmittel stellen die englischsprachigen STOPP/START-Kriterien (Version 2018) dar (O'Mahony, 2020). Sie adressieren auch potenziell unterlassene Verordnungen. Zu den am häufigsten im Rahmen von notfallmedizinischen Behandlungen verordneten PIMS gehören nicht-steroidale Antiphlogistika (NSAR), anticholinerg wirksame Medikamente und Antihistaminika (Terell, Heard & Miller, 2006). Das Erkennen und Vermeiden von PIM kann bereits in der Notaufnahme zu einem Absetzen nicht essenzieller Medikamente führen.

Gerade eine anticholinerge Medikation, teilweise auch mit nur geringer anticholinerger Wirkung, sollte aufgrund des häufigen Auftretens von UAW bei geriatrischen Patienten möglichst vermieden werden (s. Kasten „Häufige Medikamente mit starker anticholinerger Wirkung"). Zu den häufigsten UAW gehören Harnverhalt, Delirentwicklung und Obstipation, welche wiederum häufig zu notfallmedizinischen Vorstellungen führen. Kenntnis der häufigsten stark anticholinerg wirksamen Medikamente sind daher in der notfallmedizinischen Behandlung geriatrischer Patienten relevant.

Bereits in der Notaufnahme sollte eine Überprüfung der aktuell eingenommenen Medikation erfolgen. Hierbei sollten neben einem standardisierten Screening auf PIM auch Patientenpräferenzen, zugrundeliegende Komorbiditäten, der Frailty-Status und die prognostische Einschätzung einbezogen werden. Zudem ist auf das Vorhandensein einer Unterversorgung zu achten.

Arzneimittel, die häufig mit Notaufnahmeeinweisungen einhergehen

- Diuretika*
- NSAR*
- Thrombozytenaggregationshemmer*
- Antikoagulanzien*
- Antidiabetika*
- Psychotrope Substanzen
- Anti-Tumortherapien
- Immunsuppressiva

Die mit * gekennzeichneten Arzneimittelklassen machen zusammen 50–60 % aller unerwünschter Arzneimittelwirkungen aus.

Häufige Medikamente mit starker anticholinerger Wirkung

- **Antihistaminika:** Dimenhydrinat, Diphenhydramin, Hydroxyzin, Promethazin, Scopolamin
- **Parasympatholytika:** Biperiden
- **Spasmolytika:** Butylscopolamin
- **Muskarinrezeptorantagonisten:** Oxybutynin, Tolterodin, Fesoterodin, Darifenacin, Solifenacin
- **Broncholytische Inhalativa:** Ipratropiumbromid, Tiotropium, Aclidiniumbromid
- **Mydriatica:** Atropin, Scopolamin, Tropicamid
- **Trizyklische Antidepressiva und ähnliche Wirkstoffe:** Amitriptylin, Clomipramin, Doxepin, Imipramin, Nortriptylin
- **Weitere:** Carbamazepin/Oxcarbamazepin

Zusammenfassung

Ältere Patienten, insbesondere solche mit Frailty, Demenz und einem erhöhten Delirrisiko bedürfen bereits in der Notaufnahme eines holistischen Behandlungsansatzes. Da ein umfassendes geriatrisches Assessment aufgrund der notfallmedizinischen Zielsetzung nicht umsetzbar ist, ist es wichtig zumindest dessen Schlüsselelemente, wie die Erfassung des Frailty-Status, der Kognition, der Mobilität und der individuellen Medikation in die Behandlungsplanung einzubeziehen. Hierzu sollten standardisierte Erhebungsinstrumente eingesetzt werden.

Patientenprioritäten und gegebenenfalls auch die Bedürfnisse pflegender Personen sollten aktiv erhoben und in die Entscheidungsprozesse im Sinne einer partizipativen Entscheidungsfindung einbezogen werden.

Interprofessionelle geriatrische Kompetenz in der Notaufnahme kann die notfallmedizinische Versorgung dieser wachsenden Patientengruppe in relevanter Weise verbessern.

Literatur

Bellou, A., Conroy, S., & Nickel, Ch. (2018). *Geriatric Emergency Medicine*. Springer.

Budnitz, D. S., Lovegrove, M. C., Shehab, N., et al. (2011). Emergency hospitalizations for adverse drug events in older Americans. *The New England journal of medicine*, *365*(21), 2002–2012. https://doi.org/10.1056/NEJMsa1103053

Fayyaz, J., Khursheed, M., Umer Mir, M., et al. (2013). Pattern of emergency department visits by elderly patients: study from a tertiary care hospital, Karachi. *BMC geriatrics*, *13*, 83. https://doi.org/10.1186/1471-2318-13-83

Fischer-Rosinský, A., Slagman, A., King, R., et al. (2021). Ergebnisbericht. INDEED. https://innovationsfonds.g-ba.de/downloads/beschluss-dokumente/426/2023-06-30_INDEED_Ergebnisbericht.pdf, Zugriff am 11.1.2024

Group Wehling, & Universität Heidelberg. (2021). *Forta – Fit for the Aged*. https://www.umm.uni-heidelberg.de/klinische-pharmakologie/forschung/forta-projekt-deutsch, Zugriff am 28.6.2023

Han, J. H., Zimmerman, E. E., Cutler, N., et al. (2009). Delirium in older emergency department patients: recognition, risk factors, and psychomotor subtypes. *Academic emergency medicine: official journal of the Society for Academic Emergency Medicine*, *16*(3), 193–200. https://doi.org/10.1111/j.1553-2712.2008.00339.x

Hasemann, W., Grossmann, F. F., Stadler, R., et al. (2018). Screening and detection of delirium in older ED patients: performance of the modified Confusion Assessment Method for the Emergency Department (mCAM-ED). A two-step tool. *Internal and emergency medicine*, *13*(6), 915–922. https://doi.org/10.1007/s11739-017-1781-y

Kellett, J., & Nickel, C. H. (2018). What are nonspecific complaints and what are their causes and outcomes? The common unknown unknowns of medicine. *European journal of internal medicine*, *47*, e12–e13. https://doi.org/10.1016/j.ejim.2017.09.032

Lucke, J. A., de Gelder, J., Blomaard, L. C., et al. (2019). Vital signs and impaired cognition in older emergency department patients: The APOP study. *PloS one*, *14*(6), e0218596. https://doi.org/10.1371/journal.pone.0218596

Lucke, J. A., Mooijaart, S. P., Heeren, P., et al. (2022). Providing care for older adults in the Emergency Department: expert clinical recommendations from the European Task Force on Geriatric Emergency Medicine. *European geriatric medicine*, *13*(2), 309–317. https://doi.org/10.1007/s41999-021-00578-1

Ma, J., Wang, Y., Gao, M., et al. (2012). Adverse drug reactions as the cause of emergency department admission of patients aged 80 years and older. *European journal of internal medicine*, *23*(6), e162–e163. https://doi.org/10.1016/j.ejim.2012.05.004

MacLullich, A. (2022). *WHAT IS THE 4AT?*. https://www.the4at.com, Zugriff am 28.6.2023

Marcantonio E. R. (2017). Delirium in Hospitalized Older Adults. *The New England journal of medicine* *377*(15), 1456–1466. https://doi.org/10.1056/NEJMcp1605501

Nemec, M., Koller, M. T., Nickel, C. H., et al. (2010). Patients presenting to the emergency department with non-specific complaints: the Basel Non-specific Complaints (BANC) study. *Academic emergency medicine : official journal of the Society for Academic Emergency Medicine*, *17*(3), 284–292. https://doi.org/10.1111/j.1553-2712.2009.00658.x

O'Mahony, D. (2020). STOPP/START criteria for potentially inappropriate medications/potential prescribing omissions in older people: origin and progress. *Expert review of clinical pharmacology*, *13*(1), 15–22. https://doi.org/10.1080/17512433.2020.1697676

Schuster, S., Singler, K., Lim, S. et al. (2020). Quality indicators for a geriatric emergency care (GeriQ-ED) – an evidence-based delphi consensus approach to improve the care of geriatric patients in the emergency department. *Scandinavian journal of trauma, resuscitation and emergency medicine* *28*(1), 68. https://doi.org/10.1186/s13049-020-00756-3

Singler, K., Gosch, M., & Antwerpen, L. (2020, April). https://www.divi.de/aktuelle-meldungen-intensivmedizin/covid-19-poster-zur-klinischen-frailty-skala-cfs-zum-download, Zugriff am 7.7.2023

Terrell, K. M., Heard, K., & Miller, D. K. (2006). Prescribing to older ED patients. *The American journal of emergency medicine*, *24*(4), 468–478. https://doi.org/10.1016/j.ajem.2006.01.016

Wallis, S. J., Wall, J., Biram, R. W., et al. (2015). Association of the clinical frailty scale with hospital outcomes. *QJM: monthly journal of the Association of Physicians*, *108*(12), 943–949. https://doi.org/10.1093/qjmed/hcv066

2.3 Prinzipien der geriatrischen Akutbehandlung

Rainer Wirth und Jürgen M. Bauer

2.3.1 Einführung

Vor dem Hintergrund einer in den Bundesländern immer noch unterschiedlichen Gewichtung der geriatrischen Versorgungsstrukturen findet sich in Deutschland grundsätzlich eine Aufteilung in Kliniken für Akutgeriatrie und solche für ambulante und/oder stationäre geriatrische Rehabilitation. Das Konzept der Akutgeriatrie basiert auf zwei Komponenten. Zum einen ist dies eine umfassende medizinische Diagnostik und Therapie, zum anderen die Frührehabilitation. Beide Komponenten finden gleichzeitig statt, wobei sich deren Gewichtung während eines stationären Aufenthaltes sowohl grundsätzlich von Patient zu Patient als auch im zeitlichen Verlauf unterscheiden kann. Zu Beginn eines stationären Aufenthaltes stehen in aller Regel die medizinischen diagnostisch-therapeutischen Erfordernisse im Vordergrund, während zumeist in der zweiten Phase des stationären Aufenthaltes die rehabilitativen Maßnahmen stärker gewichtet sind (▸ Abb. 2.3.1).

Die rehabilitativen Bemühungen um den Erhalt der Selbstständigkeit dürfen jedoch auch zu Beginn der Behandlung keinesfalls vernachlässigt werden.

Merke

Geriatrische Patienten mit Rehabilitationspotenzial, bei denen akutmedizinische Fragestellungen bestehen oder die allein aufgrund ihrer Erkrankungsschwere noch der Versorgungsstruktur des Akutkrankhauses bedürfen, sollten in einer Abteilung für Akutgeriatrie behandelt werden.

Fallbeispiel

Die 85-jährige Frau B. gelangte nach einem häuslichen Sturzereignis per Rettungswagen in die Notaufnahme der nächstgelegenen Klinik. Die Patientin wirkte desorientiert, zeigte jedoch keine sichtbaren Verletzungen. Fremdanamnestisch ließ sich klären, dass die Patientin bisher ohne relevante Probleme allein in ihrer eigenen Wohnung lebte. Bei der klinischen Untersuchung der Patientin war diese situativ und örtlich desorientiert, wies aber kein fokales neurologisches Defizit auf. Das Gangbild war sehr schwankend und unsicher. Im Orthostase-Test sank der systolische Blutdruck im Stehversuch um 35 mmHg. Die Patientin nahm seit Jahren eine antihypertensive Dreifachkombination sowie eine orale Antikoagulation und Digitoxin bei anamnestisch tachykardem Vorhofflimmern ein, ohne dass die jeweilige Dosis in letzter Zeit verändert worden war. Allerdings berichtete die Tochter der Patientin, dass Ihre Mutter im letzten Jahr ungewollt etwa 15 kg Körpergewicht verloren hatte. Aufgrund dieser Befundkonstellation wurde die Patientin stationär in der Akutgeriatrie aufgenommen. Im Aufnahmelabor fand sich ein Digitoxin-Spiegel im oberen Normbereich und ein EKG mit einem bradykarden Sinusrhythmus, einem AV-Block ersten Grades und mit muldenförmigen ST-Streckensenkungen. Vor dem Hintergrund des ausgeprägten Gewichtsverlustes wurde neben dem geriatrischen Assessment in den nächsten Tagen eine Diagnostik mittels erweiterter Labordiagnostik, Sonografie, Röntgen-Thorax und Endoskopie durchgeführt, um häufige Ursachen für einen Gewichtsverlust und ein Delir auszuschließen respektive zu bestätigen. Letztendlich ließ sich als Ursache der zur stationären Aufnahme führenden Symptomkonstellation die Kombination aus einem Delir, einer Dehydratation und einer Protein-Energie-Malnutrition als Folge einer Digitalisintoxikation darstellen. Auch wenn der Digitoxinspiegel im oberen Normbereich formal noch normal war, ergab sich aufgrund der EKG-Veränderungen der Verdacht auf eine Digitoxinüberdosierung, sodass ferner anzunehmen war, dass diese zur Inappetenz beigetragen hatte. Der beschriebene Gewichtsverlust und die aktuelle Dehydratation dürften zudem wesentlich zu einer Veränderung der Verteilungsvolumina der eingenommen Pharmaka beigetragen haben, sodass es dadurch zu einer Wirkverstärkung kam.

Aufgrund des Sinusrhythmus wird Digitoxin abgesetzt, die antihypertensive Medikation wird in der Dosis reduziert und initial wird eine parenterale Flüssigkeitssubstitution durchgeführt. Gleichzeitig erfolgen im Rahmen einer geriatrischen Frührehabilitation die Anpassung von Kompressionsstrümpfen, ein intensives Gang- sowie ein ergotherapeutisches Training der Alltagsfunktionen und eine Ernährungstherapie mit Gabe energiereicher Kost und ergänzend einer bilanzierter Trinknahrung. Im Verlauf normalisierten sich EKG, Blutdruck und die zunächst auffällige Orthostasereaktion. Kognition und Gangbild besserten sich ebenfalls deutlich, sodass eine Rückkehr der Patientin in die bisherige Wohnform geplant werden konnte, die nach 16 Tagen geriatrischer Frührehabilitation dann letztendlich möglich war. Die kurzfristig beobachtete Gewichtszunahme von 3 kg Körpergewicht war zwar eher dem Ausgleich der Dehydratation zuzuschreiben. Jedoch zeigte die Patientin im Verlauf auch eine bedarfsgerechte Nahrungsaufnahme und beherrschte wieder alle Aktivitäten des täglichen Lebens sicher und selbstständig. Dem Hausarzt wurde empfohlen, bei erneutem Auftreten einer Tachyarrhythmie eine Therapie mit Betablocker zu initiieren und auf die Verordnung von Digitoxin zu verzichten.

2.3.2 Die stationäre Aufnahme in die Akutgeriatrie

Die Zugangswege zur akutgeriatrischen Versorgung können abhängig von den lokalen Gegebenheiten ganz unterschiedlich sein. Geriatrisch erfahrene Hausärzte weisen Patienten mit entsprechendem Diagnostik- und Therapiebedarf meist direkt in eine geriatrische Abteilung ein. In nicht geriatrischen Abteilungen stellt sich gelegentlich erst einige Tage nach der stationären Aufnahme ein geriatrischer Versorgungsbedarf dar. Hier sollte eine möglichst frühzeitige Verlegung in eine Abteilung für Akutgeriatrie angestrebt werden. Auch sollte bei entsprechendem Diagnose- und Behand-

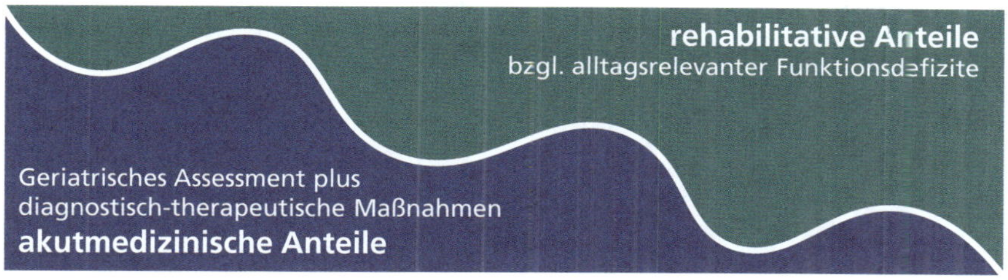

Abb. 2.3.1: Verhältnis zwischen den akutmedizinischen und rehabilitativen Behandlungsanteilen während des stationären Aufenthaltes

lungsbedarf regelhaft eine direkte Übernahme aus der Notaufnahme in die Akutgeriatrie stattfinden.

Entscheidende Kriterien für eine akutgeriatrische Übernahme sind neben der akutmedizinischen Behandlungsbedürftigkeit eine akute oder subakute Verschlechterung von Mobilität, Kognition oder Selbstständigkeit. Diese sind Indikatoren eines erhöhten Risikos für die Entstehung von Pflegebedürftigkeit sowie einer drohenden Verschlechterung der Lebensqualität und einer erhöhten Mortalität.

> **Merke**
>
> Ziel einer akutgeriatrischen Behandlung ist es, die zur Aufnahme führende akute oder chronische Erkrankung erfolgreich zu therapieren sowie den Erhalt oder die Wiederherstellung der individuellen Funktionalität und Selbstständigkeit zu gewährleisten.

Liegt eine Akuterkrankung vor, die neben der geriatrischen Kompetenz, weitere fachspezifische Kompetenzen erforderlich macht, sollte je nach Problemstellung die jeweils indizierte Möglichkeit einer interdisziplinären Zusammenarbeit genutzt werden. Einige Patienten benötigen zunächst eine hochspezialisierte Intervention in einer entsprechenden Fachabteilung, beispielsweise in der Kardiologie oder der Unfallchirurgie, um dann postinterventionell frühzeitig eine geriatrische Weiterbehandlung zu erhalten. Dieses strukturierte interdisziplinäre Vorgehen findet sich beispielsweise in Zentren für Alterstraumatologie und hat sich dort sehr bewährt. Denkbar ist diese Art der gemeinsamen Behandlung aber auch für andere Bereiche der operativen Medizin, wie beispielsweise für die Gefäßchirurgie oder Kardiochirurgie.

2.3.3 Das akutgeriatrische Behandlungskonzept

Wesentliche Merkmale des akutgeriatrischen Behandlungskonzepts sind die strukturierte interprofessionelle Teamarbeit (ärztlicher Dienst, Pflege, Physiotherapie, Ergotherapie, Logopädie, Ernährungstherapie, Psychologie, Sozialdienst), das geriatrische Assessment und die kontinuierliche rehabilitative Therapie, möglichst ab dem ersten Behandlungstag.

Unter der Vorstellung, dass viele Funktionsstörungen nicht wahrgenommen werden, wenn nicht nach ihnen gesucht wird, wird nahezu jeder in eine geriatrische Fachabteilung neu aufgenommene Patient einem geriatrischen Assessment unterzogen. Hierdurch werden auch nicht augenscheinliche Funktionsstörungen und diesbezügliche Risiken diagnostiziert und im Behandlungskonzept berücksichtigt. Beispielsweise kann so ein erhöhtes Sturzrisiko erkannt und sowohl diagnostisch wie auch therapeutisch aufgearbeitet werden, um zukünftige Sturzereignisse und Frakturen zu verhindern. Ein weiteres Beispiel ist die Erkennung kognitiver Funktionsstörungen durch standardisierte Testverfahren bei Patienten, die diesbezüglich im Rahmen eines durchschnittlichen Anamnesegespräches unauffällig waren. Die Diagnose kognitiver Funktionsstörungen ist insbesondere wichtig, um den notwendigen Unterstützungsbedarf im Rahmen der häuslichen Versorgung einschließlich der ambulanten medikamentösen Therapie zu ermitteln und in der Entlassplanung zu berücksichtigen.

Die strukturierte interprofessionelle Teamarbeit ist durch den Anspruch geprägt, dass die verschiedenen Berufsgruppen nicht nur Behandlungsaufträge der ärztlichen Teamleitung ausführen, sondern dass diese eventuell vorliegende Funktionsstörungen der Patienten diagnostizieren, die jeweilige Problematik aktiv in die Teambehandlung einbringen und die Konzepte für die Therapie der jeweiligen Funktionsstörung mitgestalten. Die gemeinsame Abstimmung innerhalb des Teams bzgl. der Funktionsdefizite, Ressourcen und realistischen Therapieziele erfolgt im Rahmen einer einmal wöchentlichen Therapiekonferenz, in der alle an der Behandlung beteiligten Berufsgruppen vertreten sind und während der jeder Patient strukturiert unter Einbeziehung aller Professionen besprochen wird. Diese geriatrische Fallbesprechung sollte mindestens folgende Kriterien beinhalten: aktuelle Erkrankung, wesentliche Begleiterkrankungen, neu entstandene Funktionsdefizite, Funktionsstatus vor der aktuellen Erkrankung, aktuelle soziale Situation, Festlegung einer realistischen Zielsetzung, Abstimmung adäquater Therapiemaßnahmen.

> **Merke**
>
> Die Abstimmung zu vorbestehenden und neu entstandenen Funktionsdefiziten und zu den aktuellen Ressourcen der Patienten, die Planung der Therapie und die Konsentierung realistischer Therapieziele erfolgt im Rahmen einer wöchentlichen Therapiekonferenz, in die sich alle an der Behandlung beteiligten Berufsgruppen aktiv und auf Augenhöhe einbringen.

Viele Abteilungen beschränken sich nicht allein auf die einmal wöchentliche Therapiekonferenz, sondern pflegen eine kurze Teambesprechung der wichtigsten Berufsgruppen (z. B. ärztlicher Dienst, Krankenpflege, Physiotherapie, Ergotherapie, ggf. Logopädie und Psychologie) zu Beginn jedes Werktages. Diese nimmt meist nur wenige Minuten in Anspruch, da nur aktuelle Besonderheiten besprochen werden. Sie ermöglicht es aber, dass alle Mitglieder des Behandlungsteams über einen Informationsgleichstand verfügen und kurzfristige Anpassungen der Ziele sowie der Therapie abgestimmt und kommuniziert werden können.

Zusammenfassung

Geriatrische Patienten mit akutem Rehabilitationsbedarf, bei denen die Erkrankungsschwere die stationäre Behandlung in einem Akutkrankenhaus notwendig macht, sollten in einer Klinik/Abteilung für Akutgeriatrie behandelt werden. Dabei ist die strukturierte interprofessionelle Teamarbeit ein wesentlicher Bestandteil des akutgeriatrischen Behandlungskonzepts. Im Rahmen der wöchentlichen Therapiekonferenzen werden neu entstandene und chronische Funktionsdefizite mit allen beteiligten Berufsgruppen besprochen und es wird eine individuelle Therapieplanung vorgenommen.

2.4 Der ältere Patient auf der Intensivstation

Hans Jürgen Heppner, Katrin Singler und Guido Michels

2.4.1 Einführung

Im Gegensatz zu den Anfängen der Intensivmedizin um 1960 in umgebauten Krankenzimmern mit zusätzlichen Überwachungsmöglichkeiten, spezialisierter Behandlung und umfangreicher Dokumentation, hat sich die Intensivmedizin in den letzten Jahren, auch für die alten Menschen, unaufhörlich weiterentwickelt. Sie ist gekennzeichnet durch eine hohe bis extreme Krankheitsschwere bei den betroffenen Patienten und eine hohe Invasivität in Überwachung und Therapie bei hoher Technisierung, umfangreichem Geräte- und hohem Personaleinsatz. Intensivmedizin ist immer ein Teil der Gesamttherapie und definiert sich über die Nutzung therapeutischer Möglichkeiten zum vorübergehenden Ersatz gestörter oder ausgefallener Organfunktionen, wobei aber gleichzeitig das Grundleiden behandelt werden muss. Ziel ist es, die Funktionen des gestörten Organsystems bzw. der Organsysteme beim Multiorganversagen wiederherzustellen, um ein weiteres Leben unter tragbaren Bedingungen zu ermöglichen (Lawin, 2005). Hier finden sich bereits erste Unterschiede in der Einschätzung der Lebensqualität bei älteren Patienten gegenüber jüngeren Erwachsenen (Vosylius et. al., 2005).

2.4.2 Der geriatrische Patient

Im Vergleich zu 2017 wird sich die Zahl der Menschen ≥ 60 Jahre bis 2050 voraussichtlich mehr als verdoppeln und bis zum Jahr 2.100 mehr als verdreifachen. Damit steigt auch der Anteil hochbetagter intensivpflichtiger Patienten mit einem Lebensalter von über 80 Jahren (Octogenarians). Bezogen auf die Fachspezifität der Intensivstation liegt der Anteil dieser Patientengruppe zwischen 15 und 30 %. Basierend auf der prognostizierten Bevölkerungsentwicklung wird z. B. in Norwegen ein Anstieg der Intensivbetten bis 2025 um 26 % bis 37 % erwartet (Laake et al., 2010). Vor diesem Hintergrund des demografischen Wandels muss die Altersmedizin verstärkt Eingang in die Arbeit auf Intensivstationen finden. Moderne Intensivmedizin ist ohne das Wissen über den alten Menschen nicht mehr zeitgemäß (Heppner, 2017).

Ein funktionell gesunder Mensch ist körperlich und geistig intakt, in seiner Selbsthilfefähigkeit nicht eingeschränkt und er entfaltet sich ohne Beeinträchtigung in allen Lebensbereichen. Dies trifft auf den geriatrischen Patienten in diesem Umfang nicht mehr zu.

Zwar findet sich eine Assoziation der Multimorbidität mit dem chronologischen Alter, aber letzteres allein ist nicht entscheidend, wie der Definition des geriatrischen Patienten zu entnehmen ist (Heppner et al., 2013).

Merke

Die demografische Entwicklung führt zu immer mehr älteren und alten Patienten mit einem Bedarf an intensivmedizinischer Versorgung.

2.4.3 Multimorbidität und Frailty

Der geriatrische, kritisch kranke Patient ist durch die Multimorbidität gekennzeichnet, also das gleichzeitige Vorliegen mehrerer, chronisch bestehender, behandlungsbedürftiger Erkrankungen, gepaart mit dem altersassoziierten Funktionsverlust der Organe. Die Organalterungsprozesse senken dabei die klinische Schwelle zur Organdysfunktion (Müller-Werdan et al., 2018). Diese Konstellation erhöht das Komplikationsrisiko und der geriatrische Patient ist auf eine schnelle und effektive Behandlung angewiesen, da bei verzögerter Behandlung ein rapider Verfall und schwere Sekundärkomplikationen drohen. Die zusätzlich oftmals bestehende Frailty lässt den betagten Patienten und den alten Organismus empfindlicher auf äußere Einflüsse und akute Erkrankungen reagieren. Der Verlust von wichtigen Funktionalitäten ist häufig die Folge (Cruz-Jentoft et al., 2010). Im Rahmen der intensivmedizinischen Behandlung geriatrischer Patienten ist die Frailty mit einem komplikativen Verlauf, einer erschwerten Rekonvaleszenz und nicht zuletzt mit einer höheren Mortalität assoziiert (Darvall et al., 2022). Die Clinical Frailty Scale (Singler et al., 2021) eignet sich als zusätzliche Einschätzungshilfe. Die entsprechende Einteilung ist in ▸ Tab. 2.4.1. dargestellt.

Die Klinische Frailty Skala (KFS) ist hilfreich bei der Identifizierung von Patienten mit einem erhöhten Risiko für einen ausbleibenden Behandlungserfolg. Gebrechliche Patienten werden von einer intensivmedizinischen Intervention nur selten profitieren. Die Klinische Frailty Skala hat eine hohe diagnostische Aussagekraft hinsichtlich Kurz- und Langzeitprognose von hochbetagten Patienten auf der Intensivstation (Jung et al., 2020). Frailty ist bei Intensivpatien-

Tab. 2.4.1: Klinische Frailty Skala (modifiziert nach Singler et al., 2021)

Frailty – Kategorie	Beschreibung
sehr fit	Robuste, aktive Personen, voller Energie und motiviert. Sie trainieren üblicherweise regelmäßig und sind mit die Fittesten innerhalb ihrer Altersgruppe.
durchschnittlich aktiv	Keine aktiven Krankheitssymptome, aber nicht so fit wie Personen in Kategorie 1. Sie sind durchschnittlich aktiv oder zeitweilig sehr aktiv.
gut zurechtkommend	Gut kontrollierte Krankheitssymptome, aber außer Gehen im Rahmen von Alltagsaktivitäten bewegen sie sich nicht regelmäßig.
vulnerabel	Nicht auf externe Hilfen im Alltag angewiesen, aber dennoch aufgrund der Krankheitssymptome oft in den Aktivitäten eingeschränkt. Tagesmüdigkeit und/oder höherer Zeitaufwand für Alltagsaktivitäten.
geringgradig frail	Offensichtliche Einschränkungen in den Aktivitäten, Hilfe bei anspruchsvollen Alltagsaktivitäten, wie finanziellen Angelegenheiten, Transport, schwerer Hausarbeit und im Umgang mit Medikamenten nötig. Geringgradige Frailty beeinträchtigt das selbstständige Einkaufen, Spazierengehen sowie die Essenszubereitung und Haushaltstätigkeiten.
mittelgradig frail	Hilfe bei allen außerhäuslichen Tätigkeiten und bei der Haushaltsführung nötig. Schwierigkeiten mit Treppen, Hilfe beim Baden/Duschen und eventuell Anleitung oder minimale Unterstützung beim Ankleiden nötig.
ausgeprägt frail	Aufgrund körperlicher oder kognitiver Einschränkungen bei der Körperpflege komplett auf externe Hilfe angewiesen, dennoch gesundheitlich stabil. Die Wahrscheinlichkeit, dass sie innerhalb der nächsten 6 Monate sterben, ist gering.
extrem frail	Komplett von Unterstützung abhängig und sich dem Lebensende nähernd. Oft erholen sich Personen in dieser Kategorie auch von leichten Erkrankungen nicht.
terminal krank	Keine Lebenserwartung über 6 Monate. Die Kategorie bezieht sich auch auf Personen, die anderweitig keine Zeichen von Frailty aufweisen.

ten mit einer erhöhten Krankenhausmortalität, einer erhöhten Langzeitmortalität und weniger Entlassungen der Patienten ins häusliche Umfeld assoziiert. Trotz primär erfolgreicher Intensivtherapie haben die Überlebenden, die an Frailty leiden, ein zweifach erhöhtes Risiko nicht nach Hause in ihr bisheriges Lebensumfeld entlassen zu werden. Die Durchführung der KFS ist einfach zu erlernen, sie ist für die tägliche intensivmedizinische klinische Routine in Deutschland validiert.

Merke

Das Alter per se ist insbesondere für die Intensivmedizin nicht alleinig prognostizierend, sodass das Alter stets in Zusammenschau von Gebrechlichkeit, dem kognitiven und Ernährungsstatus, dem Schweregrad der Organdysfunktion, der Prognose der Erkrankung und der Multimorbidität betrachtet werden muss.

2.4.4 Häufige intensivmedizinische Krankheitsbilder und Maßnahmen

2.4.4.1 Sepsis

Die Sepsis als die systemische inflammatorische Antwort des Organismus auf eine bakterielle Infektion ist nach wie vor mit einer hohen Sterblichkeit verbunden. Die Inzidenz der Sepsis steigt im Alter stark an wie auch deren Mortalität. Aber auch die Funktionalität ist beispielsweise nach einer septischen Pneumonie deutlich reduziert.

In der Akutsituation ist die Einschätzung der kritischen Erkrankung schwierig und die Symptomatik oft nicht richtungsweisend. Beim alten Menschen zeigt sich die Sepsis oft symptomarm oder atypisch in ihrer Präsentation. Auch Laborparameter, wie die Leukozytenzahl oder das C-reaktive Protein, sind nicht immer richtungsweisend (Thiem et al., 2009). Inflammatorische Biomarker wie das Procalcitonin erweisen sich in diesem Zusammenhang auch bei älteren Patienten als zuverlässig für die Detektion bakterieller Infektionen und im Verlauf zur Bewertung der Infektionsschwere (Heppner et al., 2010).

Häufig ist das Delir das einzig verlässliche Diagnostikum in dieser Situation, das entscheidend sein kann. Dies ist auch im Quick-SOFA-Score (qSOFA) für die veränderte Vigilanz hinterlegt. Eine Weiterentwicklung führte zur Kombination des qSOFA mit der Delirdiagnostik und dem Short Portable Mental Status Questinonaire (SPMSQ) zum geriatric-qSOFA. Hier zeigte sich eine sensiblere Erfassung der Sepsis.

Da sich die Initialphase der Sepsis beim alten Menschen vielfach atypisch äußert (Stürze, funktionelle Verschlechterung, kognitive Veränderung, reduzierter Allgemeinzustand; Kellett & Nickel., 2018), besteht beim Erstkontakt ein hohes Risiko für eine Untertriage und das Verkennen von Hochrisiko-Konstellationen (Grossmann et al., 2012). Diese Problematik war auch typisch für die COVID-19-Infektionen bei alten Menschen. Da die Notaufnahmen primär die Weiche zwischen Intensivstation und Nicht-Intensivstation stellt, sollte gerade dieses Personal über eine geriatrische Basisqualifikation verfügen.

2.4.4.2 Delir

Ein Delir ist definiert als eine akute Verschlechterung von kognitiven Funktionen und Aufmerksamkeit und ist bei alten Menschen eine häufige psychische Störung.

Tab. 2.4.2: Funktionelle Lungenorganveränderungen im Alter (erstellt auf Grundlage von Singler et al., 2011)

Struktur	Veränderungen	Bedeutung
Atemwege	• Verlust muskulärer Unterstützung im Pharynx • reduzierte Effektivität der Schutzreflexe • reduzierte Zilienfunktion	• Aspirationsgefahr • reduzierte Selbstreinigung der Lunge
Lungenmechanik	• Osteoporose/Kyphose • Verkalkung der Rippenknorpel	• erschwerte Atempumpe • verringerte Thoraxexkursionen
Lungenvolumina	• reduzierte Vitalkapazität • reduzierte FEV_1* (30 ml/a) • Zunahme der FRC**	• weniger Atemreserven • niedrigere Belastbarkeit
pulmonale Komorbiditäten	• chronisch obstruktive Bronchitis • pulmonale Hypertonie • Lungenfibrose	• schwierige Entwöhnung • eingeschränkte Oxygenierung

* forciertes exspiratorisches Volumen; ** funktionelle Residualkapazität

Die besondere Anfälligkeit alter Menschen gegenüber einer Vielzahl auslösender Störungen macht das Delir zu einer Erkrankung des Alters. Das Delir ist die häufigste Komplikation bei hospitalisierten alten Menschen und die Prävalenz in konservativ-medizinischen Fächern wird mit 11–42 % angegeben. Delirante Unruhezustände werden bei bis zu 85 % der Intensivpatienten berichtet (Inouye et al., 2014). Besonders betroffen sind akut erkrankte und zerebral vorgeschädigte Patienten (Singler et al., 2014). Die Versorgung deliranter Patienten gehört zum Alltag auf Intensivstationen, wobei die zur Aufnahme führende Akuterkrankung selbst oder aber die intensivmedizinischen Behandlungen und Umgebungsbedingungen das Delir auslösen können. Der aktuellen S3-Leitlinie zufolge sind über 80 % der analgosedierten Patienten betroffen. Das rein hyperaktive Delir findet sich auf der Intensivstation eher selten – rund zwei Drittel der Patienten leiden unter einem gemischten hypoaktiven Delir. In Akutsituationen werden lediglich 30 % der deliranten Patienten entsprechend erkannt (Singler et al., 2014).

Merke

Ein tägliches Delir-Screening und Delir-Management sollte gerade für ältere Patienten im intensivmedizinischen Prozessmanagement fest integriert werden.

Das Delirrisiko muss frühzeitig erfasst werden und präventive Maßnahmen müssen eingeleitet und Behandlungsoptionen genutzt werden. Unbehandelt findet sich beim Delir auf Intensivstation eine ähnlich hohe Sterberate wie beim akuten Myokardinfarkt und eine erhöhte Morbidität mit daraus resultierender dauerhafter Abhängigkeit von institutioneller Pflege (Gurlit & Möllemann, 2008). Basierend auf der Wichtigkeit des Delirs im Alter wurde in der aktuellen Leitlinie ein eigenständiges Kapitel zu „Analgesie, Sedierung und Delirmanagement bei älteren Patient:innen" integriert, welche im Wesentlichen auf Delir-Screening und Schmerzeinschätzung eingeht.

2.4.4.3 Beatmung

Ein wesentlicher Bestandteil der Intensivmedizin ist die Beatmungstherapie. Diese kommt im höheren Lebensalter zunehmend zum Einsatz. Die Durchführung und die Prognose hängen im Wesentlichen von der Kenntnis der ursächlichen Atemstörung ab. Jedoch können funktionelle Veränderungen des Lungenparenchyms und der Atemweg im Alter die Beatmungstherapie erschweren. Die wichtigsten Veränderungen sind in ▸ Tab. 2.4.2 zusammengefasst.

Primär soll die Indikation für eine intensivmedizinische Behandlung und nicht das kalendarische Alter über die Aufnahme eines Patienten auf die Intensivstation entscheiden. Vor allem aus ethischen Gründen sollten wirtschaftliche Aspekte, wie z. B. begrenzte Ressourcen des Gesundheitssystems, bei dieser Entscheidung ebenfalls keine Rolle spielen. Grundsätzlich sollte eine geriatrische Expertise möglichst früh im Behandlungsverlauf älterer Patienten auf Intensivstationen eingebracht werden, um eine adäquate Risikostratifizierung vornehmen zu können und abhängig vom Ausmaß der Beeinträchtigung die Entlassung bzw. die Rehabilitation kompetent zu planen. Wichtig ist, zu beachten, dass das Alter keine Rolle für den Erfolg der Respiratorentwöhnung nach invasiver Beatmung spielt. Die nicht invasive Beatmung (NIV) bei respiratorischer Insuffizient gewinnt im höheren Lebensalter immer mehr an Stellenwert (Heppner et al., 2011). Zusätzlich ist in Verlaufsbeobachtungen eine sinkende Sterblichkeit bei den älteren Patienten zu erkennen.

2.4.4.4 Kardiopulmonale Reanimation

Der plötzliche Herztod betrifft rund 350.000 bis 700.000 Menschen weltweit im Jahr. Auch hier führt die steigende Lebenserwartung zu mehr und mehr älteren und alten (> 80 Jahre) Patienten nach primär erfolgreicher Reanimation auf den Intensivstationen (Nielsson et al., 2014). In den wenigen Studien, die sich mit der Reanimation älterer Patienten beschäftigen, konnte gezeigt werden, dass das Alter keinen unabhängigen Effekt auf die Mortalität bzw. das Überleben ausübt. Die Rate primär erfolgreicher Reanimationen bei Patienten über 70 Jahre liegt bei ca. 20 %. Ein akuter ausgedehnter Herzinfarkt, eine hypoxiebedingte Asystolie oder eine vorbestehende schwere Herzinsuffizienz haben eine schlechte Prognose für die erfolgreiche Wiederbelebung, nahezu infaust ist eine lange Reanimationsdauer oder ein nicht beobachteter Herz-Kreislauf-Stillstand zu bewerten. Alte Patienten profitieren, wie auch junge Patienten, von einer kurzen Reanimationszeit oder ursächlichen Rhythmusstörungen wie Kammertachykardie oder Kammerflimmern. Auch ist das Outcome bei funktionell eingeschränkten Patienten und Bewohnern in Langzeitpflegeeinrichtungen schlechter (Günther et al., 2020). Die Lebendentlassungen nach Reanimation bei Pflegeheimbewohnern liegt bei etwa 2 % (Andrew et al., 2018). Dieser Umstand darf aber keinesfalls dazu führen, Reanimationsversuche bei Bewohnern von Pflegeeinrichtungen per se zu unterlassen. Es konnte gezeigt werden, dass von den über 90-jährigen Patienten mit Herz-Kreislauf-Stillstand rund 46 % den Aufenthalt auf der Intensivstation überlebten und die 1-Jahres-Überlebensrate bei 23 % lag (Roedl et al., 2018). Insgesamt erlaubt die Studienlage zur Reanimation bei älteren und alten Patienten, aufgrund der oftmals geringen Fallzahl, nur eingeschränkte Aussagen. So ist trotz des im Allgemeinen ungünstigeren Verlaufs bei älteren Patienten eine Reanimation prinzipiell indiziert und sinnvoll, da auch die Überlebenden über eine durchaus befriedigende Lebensqualität berichten.

2.4.5 Therapiezielfindung und Therapiezieländerung

Aspekte der Therapiezieländerung dürfen in der Diskussion zur intensivmedizinischen Behandlung geriatrischer Patienten nicht fehlen. Die Perspektive nach einer intensivmedizinischen Behandlung geht weit über die Frage des alleinigen Überlebens hinaus. Es ist nach wie vor unbefriedigend, wenn Patienten die Akutphase überleben, aber sie sich nicht sicher sein können, ob sie später mit einer zurückbleibenden Einschränkung der Funktionalität oder einem schweren Handicap im Alltag zurechtkommen. Es ist wichtig, rechtzeitig zu erkennen, wann eine medizinische Therapie nicht, oder nicht mehr, indiziert ist, um diese dann nicht mehr anzuordnen oder zu beenden. Somit stellen Lebensqualität und Selbsthilfefähigkeit zukünftig den Maßstab für die Bewertung der intensivmedizinischen Behandlung dar. Die intensivmedizinische Versorgung älterer Patienten gehört mittlerweile zum klinischen Alltag. Aufgrund der begrenzten finanziellen und personellen Ressourcen und der zunehmenden Zahl intensivmedizinisch zu betreuenden älteren Patienten drohen Fehl-, Über- und Unterversorgung von geriatrischen Intensivpatienten. Zudem unterschätzen die Ärzte die Lebensqualität und die Lebenserwartung älterer Patienten, sodass insgesamt ältere Patienten nicht selten eine weniger aggressive Therapie erfahren (Sprung et al., 2012, S. 55): „Es ist Aufgabe und Ziel der Intensivmedizin, Leben zu erhalten und nicht Sterben zu verlängern" heißt es im Konsensuspapier der intensivmedizinischen Gesellschaften Österreichs zur Thematik der Therapiezieländerung (Anonymous, 2004). Damit ist klar, dass sinnlos gewordene Behandlungen weder medizinisch noch ethisch zu rechtfertigen sind. Die Entscheidungen in der Intensivtherapie müssen den ethischen Grundprinzipien uneingeschränkt folgen.

Merke

Die Integration der Palliativmedizin ist ein wichtiger und notwendiger Bestandteil der Intensivmedizin. Optimale Symptomlinderung und eine fürsorgliche Begleitung in der Sterbephase sind Kernelemente der Palliativversorgung im Rahmen der Intensivbehandlung.

Selbstverständlich kommt dem individuellen Patientenwunsch in der Entscheidung für oder gegen eine intensivmedizinische Therapie die größte Bedeutung zu und in Patientenverfügungen sollten möglichst konkrete Angaben formuliert werden, um so sicherzustellen, dass bei der Therapiezielfindung bzw. Therapiezieländerung der Patientenwille adäquat realisiert werden kann.

2.4.6 Outcome

Mit zunehmendem Alter unterliegen die Organe und Organsysteme einem physiologischen Organalterungsprozess. Dies hat aufgrund der limitierten physiologischen Reserven zur Folge, dass schon minimale Abweichungen oder Noxen zu einer Organdysfunktion bis hin zum Multiorganversagen führen können (Müller-Werdan et al., 2018). Nach intensivmedizinischer Behandlung zeigten die Patienten zwar Konzentrationsschwächen, Erschöpfungszustände und depressive Verstimmungen, der überwiegende Anteil der betroffenen Patienten konnte jedoch den gewohnten Alltagsaktivitäten im selben Maße wie vor der Behandlung nachgehen. Auch wenn unmittelbar nach der Entlassung aus der Intensivstation die funktionalen Einschränkungen vorrübergehend groß sind, normalisiert sich die Selbsthilfefähigkeit geriatrischer Patienten in den folgenden Monaten. Hier begründet sich auch die Aufgabe des Geriaters, sich so früh wie möglich einzubringen, um nach Identifizierung von geriatrischen Risikopatienten eine frühzeitige (Früh)Rehabilitation und das Entlassmanagement in der interdisziplinären Kommunikation zu koordinieren. Eine altersbezogene Sterblichkeit ist nicht die Grundlage für die Outcome-Bemessung, vielmehr sind funktionale Einschränkungen, Komorbiditäten, ein Leben im Pflegeheim, eine chronische Dialysepflichtigkeit und ähnliche Risikofaktoren zu berücksichtigen.

Merke

Entscheidend für das Outcome beim geriatrischen Intensivpatienten sind die Komorbiditätslast und die Funktionalität. Eine akutgeriatrische Weiterbetreuung nach dem Intensivaufenthalt verbessert die Prognose um ein Vielfaches und sollte daher so früh wie möglich in die Wege geleitet werden.

Auch die verzögerte Aufnahme auf die Intensivstation bei bestehender Indikation ist ein ausgeprägter limitierender Faktor für die erfolgreiche Behandlung (Quiang et al., 2016) wie auch bestehende Einschränkungen der Funktionalität vor dem Krankenhausaufenthalt. Eine Beeinträchtigung der Alltagsfunktionalität kann zu einer reduzierten Bewertung der Lebensqualität bei den Patienten führen. Diese kann über Jahre anhalten (Mankowski et al., 2020). Das Alter per se trägt nach der aktuellen Studienlage nur einen geringen Teil zum Mortalitätsrisiko bei. In einigen Untersuchungen zeigt sich ein Überlebensvorteil durch eine Intensivstationsaufnahme bei älteren Patienten. So fand sich bei Patienten über 84 Jahre eine absolute Mortalitätsreduktion von 20 % bei adäquater und indikationsgerechter Intensivaufnahme (Sprung et al., 2012).

2.4.7 Fazit

- Das Alter per se ist nicht alleinig entscheidend für die Prognose kritischer Patienten, obwohl die Mortalität mit zunehmendem Alter steigt.
- Die Komorbiditätslast und die Funktionalität sind beim geriatrischen Intensivpatienten entscheidend für das Outcome.
- Bei einem kritisch kranken geriatrischen Patienten soll eine indizierte Intensivtherapie so schnell wie möglich begonnen werden, da reduzierte Organreserven bestehen.
- Es empfiehlt sich die Mitbetreuung kritisch kranker Patienten durch die Geriatrie bereits im intensivmedizinischen Setting.
- Geriatrische Kenntnisse bzw. Kompetenzen sollten im Rahmen der Zusatzweiterbildung Intensivmedizin zukünftig ausgebaut werden.
- Die frühzeitige (Früh)Rehabilitations- und Entlassplanung soll erreicht werden.
- Eine akutgeriatrische Weiterbetreuung nach dem Intensivaufenthalt verbessert die Prognose.

Zusammenfassung

Die demografische Entwicklung führt nicht nur generell zu einem immer größeren werdenden Anteil älterer Patienten in den Krankenhäusern, sondern dies geschieht auch in Spezialbereichen wie der Intensivmedizin. Basierend auf der prognostizierten Bevölkerungsentwicklung wird z. B. in Norwegen ein Anstieg der Intensivbetten bis 2025 um 26 % bis 37 % erwartet. Eine ähnliche Tendenz im Belegungsbedarf zeichnet sich auch in Deutschland ab. Dieser Umstand bedingt besondere Herausforderungen für die Behandlung geriatrischer Intensivpatienten. Nicht nur die akute Erkrankung ist hierbei ausschlaggebend, vielmehr stehen die Multimorbidität und die Funktionseinschränkungen dieser vulnerablen Patientengruppe im Fokus. Alter per se ist nicht alleinig entscheidend für die Prognose kritischer Patienten, obwohl die Mortalität mit zunehmendem Alter steigt. Vielmehr sind die chronischen Begleiterkrankungen und die daraus resultierende beeinträchtigte Funktionalität sowie die erhöhte Vulnerabilität ausschlaggebend.

Literatur

Andrew, E., Mercier, E., Nehme, Z., et al. (2018). Long-term functional recovery and health-related quality of life of elderly out-of-hospital cardiac arrest survivors. *Resuscitation*, *126*, 118–124. https://doi.org/10.1016/j.resuscitation.2018.03.017

Cruz-Jentoft, A. J., Baeyens, J. P., Bauer, J. M., et al. (2010). Sarcopenia: European consensus on definition and diagnosis: Report of the European Working Group on Sarcopenia in Older People. *Age and ageing*, *39*(4), 412–423. https://doi.org/10.1093/ageing/afq034

Darvall, J. N., Bellomo, R., Bailey, M., et al. (2022). Impact of frailty on persistent critical illness: a population-based cohort study. *Intensive care medicine*, *48*(3), 343–351. https://doi.org/10.1007/s00134-022-06617-0

Grossmann, F. F., Zumbrunn, T., Frauchiger, A., et al. (2012). At risk of undertriage? Testing the performance and accuracy of the emergency severity index in older emergency department patients. *Annals of emergency medicine*, *60*(3), 317–25.e3. https://doi.org/10.1016/j.annemergmed.2011.12.013

Günther, A., Schildmann, J., In der Schmitten, J., et al. (2020). Opportunities and Risks of Resuscitation Attempts in Nursing Homes. *Deutsches Arzteblatt international*, *117*(45), 757–763. https://doi.org/10.3238/arztebl.2020.0757

Gurlit, S., & Möllmann, M. (2008). How to prevent perioperative delirium in the elderly?. *Zeitschrift fur Gerontologie und Geriatrie*, *41*(6), 447–452. https://doi.org/10.1007/s00391-008-0020-6

Heppner, H. J., Bertsch, T., Alber, B., et al. (2010). Procalcitonin: inflammatory biomarker for assessing the severity of community-acquired pneumonia–a clinical observation in geriatric patients. *Gerontology*, *56*(4), 385–389. https://doi.org/10.1159/000262285

Heppner, H. J., Sieber, C., Walger, P., et al. (2013). Infections in the elderly. *Critical care clinics*, *29*(3), 361–371.

Heppner, H. J., Singler, K., Sieber, C. C., et al. (2011). Evidenzbasierte Medizin: Schlussfolgerungen aus der Leitlinie „nichtinvasive Beatmung" für kritisch kranke geriatrische Patienten [Evidence-based medicine: implications from the guideline „non-invasive ventilation" in critically ill elderly patients]. *Zeitschrift fur Gerontologie und Geriatrie*, *44*(2), 103–108. https://doi.org/10.1007/s00391-010-0162-1

Heppner H. J. (2017). *Intensivstationen: Geriater wollen Altersmedizin stärken*. https://www.aerzteblatt.de/nachrichten/73872/Intensivstationen-Geriater-wollen-Altersmedizin-staerken, Zugriff am 28.6.2023

Inouye, S. K., Westendorp, R. G., & Saczynski, J. S. (2014). Delirium in elderly people. *Lancet (London, England)*, *383*(9920), 911–922. https://doi.org/10.1016/S0140-6736(13)60688-1

Jung, C., Bruno, R. R., Wernly, B., et al. (2020). Frailty as a Prognostic Indicator in Intensive Care. *Deutsches Arzteblatt international*, *117*(40), 668–673. https://doi.org/10.3238/arztebl.2020.0668

Kellett, J., & Nickel, C. H. (2018). What are nonspecific complaints and what are their causes and outcomes? The common unknown unknowns of medicine. *European journal of internal medicine*, *47*, e12–e13. https://doi.org/10.1016/j.ejim.2017.09.032

Laake, J. H., Dybwik, K., Flaatten, H. K., et al. (2010). Impact of the post-World War II generation on intensive care needs in Norway. *Acta anaesthesiologica Scandinavica*, *54*(4), 479–484. https://doi.org/10.1111/j.1399-6576.2009.02170.x

Lawin, P. (1975). *Praxis der Intensivbehandlung*. Thieme Verlag.

Mankowski, R. T., Anton, S. D., Ghita, G. L., et al. (2020). Older Sepsis Survivors Suffer Persistent Disability Burden and Poor Long-Term Survival. *Journal of the American Geriatrics Society*, *68*(9), 1962–1969. https://doi.org/10.1111/jgs.16435

Müller-Werdan, U., Heppner, H. J., & Michels, G. (2018). Geriatrische Intensivpatienten : Perspektiven und Grenzen der geriatrischen Intensivmedizin [Geriatric intensive care patients : Perspectives and limits of geriatric intensive care medicine]. *Medizinische Klinik, Intensivmedizin und Notfallmedizin*, *113*(4), 256–259. https://doi.org/10.1007/s00063-018-0440-z

Nielsson, M. S., Christiansen, C. F., Johansen, M. B., et al. (2014). Mortality in elderly ICU patients: a cohort study. *Acta anaesthesiologica Scandinavica*, *58*(1), 19–26. https://doi.org/10.1111/aas.12211

Osterr. Gesellschaft für Internistiche und Allemeine Intensivmedizin (OGIAIM), Osterr. Gesellschaft für Anesthesiologie, Reanimation und Intensivmedizin (OGARI), et al. (2004). Konsensuspapier der Intensivmedizinischen Gesellschaften Osterreichs. Empfehlungen zum Thema Therapiebegrenzung und -beendigung an Intensivstationen [Consensus document of the Austrian Intensive Care Medicine Societies. Recommendations on therapy limit and withholding therapy on intensive care units]. *Wiener klinische Wochenschrift*, *116*(21-22), 763–767. https://doi.org/10.1007/s00508-004-0267-x

Qiang, X. H., Yu, T. O., Li, Y. N., et al. (2016). Prognosis Risk of Urosepsis in Critical Care Medicine: A Prospective Observational Study. *BioMed research international*, *2016*, 9028924. https://doi.org/10.1155/2016/9028924

Roedl, K., Jarczak, D., Becker, S., et al. (2018). Long-term neurological outcomes in patients aged over 90 years who are admitted to the intensive care unit following cardiac arrest. *Resuscitation*, *132*, 6–12. https://doi.org/10.1016/j.resuscitation.2018.08.020

Singler, K., & Antwerpen, L. (2020). *Klinische Frailty Skala*. https://www.dggeriatrie.de/ueber-uns/aktuelle-meldungen/1682-covid-19-dgg-veröffentlicht-poster-zur-klinischen-frailty-skala-cfs, Zugriff am 28.6.2023

Singler, K., Christ, M., Sieber, C., et al. (2011). Geriatrische Patienten in Notaufnahme und Intensivmedizin [Geriatric patients in emergency and intensive care medicine]. *Der Internist*, *52*(8), 934–938. https://doi.org/10.1007/s00108-011-2804-9

Singler, K., Thiem, U., Christ, M., et al. (2014). Aspects and assessment of delirium in old age. First data from a German interdisciplinary emergency department. *Zeitschrift fur Gerontologie und Geriatrie*, *47*(8), 680–685. https://doi.org/10.1007/s00391-014-0615-z

Sprung, C. L., Artigas, A., Kesecioglu, J., et al. (2012). The Eldicus prospective, observational study of triage decision making in European intensive care units. Part II: intensive care benefit for the elderly. *Critical care medicine*, *40*(1), 132–138. https://doi.org/10.1097/CCM.0b013e318232d6b0

Sprung, C. L., Baras, M., Iapichino, G., et al. (2012) The Eldicus prospective, observational study of triage decision making in European intensive care units: part I--European Intensive Care Admission Triage Scores. *Critical care medicine*, *40*(1), 125–131. https://doi.org/10.1097/CCM.0b013e31822e5692

Thiem, U., Niklaus, D., Sehlhoff, B., et al. (2009). C-reactive protein, severity of pneumonia and mortality in elderly, hospitalised patients with community-acquired pneumonia. *Age and ageing*, *38*(6), 693–697. https://doi.org/10.1093/ageing/afp164

Vosylius, S., Sipylaite, J., & Ivaskevicius, J. (2005). Determinants of outcome in elderly patients admitted to the intensive care unit. *Age and ageing*, *34*(2), 157–162. https://doi.org/10.1093/ageing/afi037

2.5 Präoperatives Assessment und perioperatives Management

Sven Klaschik und Mark Coburn

2.5.1 Präoperatives Assessment

Der demografische Wandel in Deutschland spiegelt sich u. a. in einer längeren Lebenserwartung der Bevölkerung und infolgedessen einer steigenden Anzahl geriatrischer Patienten wider. Der Bedarf an chirurgischen Eingriffen bei kranken älteren Patienten nimmt entsprechend immer weiter zu (Bettelli, 2011). In Italien sind 38 % der operierten Patienten älter als 65 Jahre, in den USA liegt der Anteil sogar bei ca. 50 % (Aldecoa et al., 2017). Dies stellt auch die Anästhesiologie im perioperativen Management vor große Herausforderungen. Am Beispiel der hüftgelenknahen Femurfraktur wird dies mit einer Krankenhaussterblichkeit von 5,9 % besonders deutlich (Bericht des Instituts für Qualitätssicherung und Transparenz im Gesundheitswesen IQTIG 2020 auf www.iqtig.org).

Für den Patienten ist es von entscheidender Bedeutung, postinterventionelle Komplikationen zu verhindern und somit z. B. einer sich dem Eingriff anschließenden langfristigen Pflegebedürftigkeit vorzubeugen. Allerdings ist gerade bei älteren Patienten die Einschätzung des perioperativen Risikos schwierig (Watt et al., 2018). Es liegen häufig mehrere Komorbiditäten vor. Gleichzeitig kann durch klassische Marker wie die Klassifikation der American Society of Anaesthesiology (ASA) oder das chronologische Lebensalter keine ausreichende Vorhersage für das operative Risiko gemacht werden (Watt et al., 2018). Vielmehr kommt dem durch die Komorbiditäten und körperliche Verfassung definierten biologischen Alter eine entscheidende Rolle für die Prognose zu (Norris & Close, 2020).

Für die individualisierte Risikoabschätzung geriatrischer Patienten hat daher die Bestimmung des Frailty-Status besondere Bedeutung (Winograd et al., 1991; ▸ Kap. 3.7). Der prädiktive Wert der Frailty für das Risiko perioperativer Komplikationen und postoperativer Beeinträchtigungen eines selbstbestimmten Lebens liegt höher als der Vorhersagewert für das chronologische Alter oder die ASA-Klassifikation (Kim et al., 2014; Makary et al., 2010).

Merke

- Einschätzung des perioperativen Risikos ist bei alten Patienten erschwert
- ASA-Klassifikation und chronologisches Lebensalter erlaubt keine ausreichende Vorhersage des perioperativen Risikos
- Frailty ist ein wichtiger Marker für die Risikountersuchung und -abschätzung geriatrischer Patienten

Es gibt eine Vielzahl an Frailty-Definitionen. Die gebräuchlichste und gleichzeitig älteste ist die Definition nach Fried. Im Mittelpunkt stehen hierbei körperliche Kriterien wie geringe körperliche Aktivität, Muskelschwäche, Gewichtsverlust, langsame Gehgeschwindigkeit und Erschöpfung. Nach einem Punktesystem werden diese Kriterien bewertet, ein Wert von 3 oder mehr Punkten definiert einen Patienten als frail (▸ Kap. 3.7).

Von den älteren Mitbürgern werden zwischen 6–27 % (> 65 Jahre) als frail eingeschätzt (Santos-Eggimann et al., 2009). Dies hat einen erheblichen Einfluss auf das Outcome der Patienten (Hewitt et al., 2018). Übereinstimmend mit diesen Daten konnten Birkelbach et al. (2017) zeigen, dass die Prävalenz gebrechlicher Patienten im perioperativen Bereich ca. 4-mal so hoch ist wie in der Gesamtbevölkerung.

Der Bereich der Prähabilitation mit Interventionen im Bereich körperliches Training, Nutrition und Kognition hat für die prä- und postoperative Optimierung von Patienten mit Frailty in den vergangenen Jahren zunehmend an Bedeutung gewonnen (Derwall & Coburn, 2020). Dieses Konzept wurde in den vergangenen Jahren auch als „better in, better out“ bezeichnet und propagiert (Punt et al., 2017). Es konnte gezeigt werden, dass Patienten signifikant von einer Prähabilitation in Bezug auf Kraft, Schmerz, Funktion und Krankenhausaufenthaltsdauer profitieren (Eamer et al., 2018; Moyer et al., 2017). Die Interventionen zur Prähabilitation sollten hierbei multimodal und multidisziplinär erfolgen (Le Roy et al., 2016; Punnoose et al., 2019). Für deren konkrete Umsetzung sollten entsprechende Protokolle zur präoperativen Vorbereitung im versorgenden Krankenhaus etabliert werden (White et al., 2018). Somit ist Frailty ein modifizierbarer relevanter Risikofaktor, welcher einen Ansatzpunkt für gezielte Interventionen zur präoperativen Optimierung darstellt (Derwall & Coburn, 2020; Eamer et al., 2018).

Merke

- Die Prävalenz gebrechlicher Patienten im perioperativen Bereich ist 4-mal so hoch wie in der Gesamtbevölkerung.
- „Better in, better out“: geriatrische Patienten profitieren von einer Prähabilitation.
- Frailty ist ein zum Teil modifizierbarer relevanter Risikofaktor.

Ein verständliches Prämedikationsgespräch ist von besonderem Wert für den geriatrischen Patienten. Hierbei sollten auch die Angehörigen mit einbezogen werden. Ein Schwerpunkt bei der präoperativen Risikoabschätzung sollte auf Polypharmazie und Multimorbidität liegen. Bei elektiven Operationen ist eine Prähabilitation sehr sinnvoll und multidisziplinär durchzuführen. Die Patientenkompetenz („Empowerment“) soll hierbei gestärkt werden und der Patient ein Experte in eigener Sache werden (Oresanya et al., 2014).

Die European Society of Anaesthesiology and Intensive Care (ESAIC) hat in ihren „Leitlinien zur präoperativen Evaluation erwachsener nichtherzchirurgischer Patienten“ für geriatrische Patienten eigene Empfehlungen herausgegeben (▶ Tab. 2.5.1; De Hert et al., 2018).

Tab. 2.5.1: Empfehlungen der ESAIC zur präoperativen Evaluation (De Hert et al., 2018)

	Empfehlungen zur präoperativen Evaluation	GoR
1.	funktioneller Status	1 B
2.	Grad der Unabhängigkeit	1 B
3.	Co-/Multimorbidität	1 B
4.	Polypharmazie	1 B
5.	kognitive Einschränkungen	1 B
6.	Depression	1 B
7.	Delirium	1 B
8.	sensorische Einschränkungen	1 B
9.	Malnutrition	1 B
10.	Frailty/Gebrechlichkeit	1 B

GoR = Grade of Recommendation

Das postoperative Delir (POD) ist ein relevantes perioperatives Problem und führt u. a. zu einem verlängerten Krankenhausaufenthalt und schlechteren postoperativen Ergebnis (Sessler et al., 2012). Es kann durch entsprechende präoperative Maßnahmen vermindert werden. Hierzu zählen insbesondere die Vermeidung der Gabe von Benzodiazepinen und anticholinergen Medikamenten (z. B. Atropin) (Rossaint & Coburn, 2017) sowie die Minimierung präoperativer Zeiten ohne sensorische/funktionelle Hilfen (Brille, Hörgerät, Gebiss; Aldecoa et al., 2017).

Ebenso sollten die Nüchternzeiten so kurz wie möglich gehalten werden (6 Stunden für feste Nahrung, 2 Stunden für klare Flüssigkeiten), da die Kompensationsfähigkeit geriatrischer Patienten für intraoperative Flüssigkeits- und Blutverluste ohnehin stark reduziert ist. Pimenta et al. zeigten, dass Patienten oft länger als notwendig nüchtern bleiben. Dies sollte unbedingt vermieden werden (Pimenta & de Aguilar-Nascimento, 2014).

Merke

- Das postoperative Delir (POD) führt zu verlängerten Krankenhausaufenthalten und schlechteren postoperativen Ergebnissen.
- Präoperative Maßnahmen können das Auftreten eines POD vermindern, hierzu zählen Vermeidung von Benzodiazepinen und anticholinerger Medikamente und Minimierung präoperativer Zeiten ohne sensorische/funktionelle Hilfe.
- Nüchternzeiten nicht länger als notwendig.

2.5.2 Perioperatives Management

Bislang konnte die Frage, ob eine Allgemeinanästhesie oder ein regional-anästhesiologisches Verfahren bei geriatrischen Patienten bevorzugt werden sollte, nicht zufriedenstellend beantwortet werden. Es existiert aktuell keine Cochrane-Metaanalyse, die zeigen konnte, dass durch die alleinige Anwendung von Allgemein- bzw. Regionalanästhesie oder der Kombination aus beiden Verfahren z. B. die 30-Tage-Mortalität reduziert werden kann (Guay et al., 2016; Morgan et al., 2020).

Es ist jedoch wichtig zu betonen, dass auch bei geriatrischen Patienten alle Formen der Regionalanästhesie angewendet werden können. Insbesondere durch die weite Verbreitung der Sonografie haben sich neue zuverlässige Optionen der peripheren Nervenblockaden ergeben. Diese können eine sinnvolle schmerztherapeutische Ergänzung zu einer Allgemeinanästhesie sein. Insbesondere kann hierdurch auch die notwendige postoperative Opiatmenge reduziert werden. Die amerikanische Academy of Orthopedic Surgeons empfiehlt daher z. B. bei Hüftfrakturen zur Analgesie den N.-femoralis- und Fascia-iliaca-Block (Brox et al., 2015). Es gibt Hinweise, dass hierdurch das Risiko für ein POD reduziert werden kann. Auch die S3-Leitlinie zur „Behandlung akuter perioperativer und posttraumatischer Schmerzen“ empfiehlt diese Form der Regionalanästhesie.

Konsens herrscht darüber, dass die Aufrechterhaltung der Homöostase gerade bei älteren Patienten eine entscheidende Rolle für die Qualität des perioperativen Managements spielt. Beim Erhalt des Gleichgewichts zwischen den Organsystemen spielt insbesondere das Wärmemanagement eine wichtige Rolle. Wird dies unzureichend durchgeführt, kann das postoperative Ergebnis bezüglich Komplikationen und Krankenhausverweildauer negativ beeinflusst werden. Postoperatives Kältezittern gilt es zu vermeiden, da hierdurch der Sauerstoffverbrauch bis zu 40 % gesteigert und somit kardial vorerkrankte Patienten akut gefährdet werden können (Torossian et al., 2019).

Mit Hinblick auf die apparative Überwachung gibt es keine gesonderten Empfehlungen. Sie sollte sich an den Vorerkrankungen des Patienten, der Eingriffsschwere und den möglicherweise zu erwartenden Komplikationen orientieren. Das Narkosetiefenmonitoring spielt gerade bei geriatrischen Patienten eine zunehmende Rolle. Hierbei geht es nicht nur um die Prävention einer zu flachen Narkose („Awareness"), sondern vor allem um die Verhinderung einer zu tiefen Allgemeinanästhesie, da dies die postoperative Inzidenz eines POD und einer nachfolgenden postoperativen kognitiven Dysfunktion (POCD) erhöhen kann. Daher empfiehlt die ESAIC in ihrer Guideline zur Delirprävention eine Optimierung der Narkosetiefe zur Prävention (Aldecoa et al., 2017).

Merke

- Bislang konnte keine eindeutige Überlegenheit eines Narkoseverfahrens (Regional- vs. Allgemeinanästhesie) nachgewiesen werden.
- Periphere Nervenblockaden sind eine sinnvolle Ergänzung zur Allgemeinanästhesie.
- Nakosetiefenmonitoring sollte bei geriatrischen Patienten großzügig eingesetzt werden.
- Homöostase soll aufrechterhalten werden.

Tab. 2.5.2: Empfehlungen der ESAIC zur Delirprävention und Therapie (Aldecoa et al., 2017)

Delir vorbeugen und behandeln	GoR
Fast-Track-Chirurgie	B
Narkosetiefenmonitoring	A
kontinuierliche intraoperative Analgesie	B
adäquate Schmerzmessung und Behandlung	A
schnelle Delirdiagnose und -behandlung	A
niedrig dosiertes Haloperidol oder atypische Neuroleptika zur Delirbehandlung	B

GoR = Grade of Recommendation

Postoperativ ist die Aufrechterhaltung der körpereigenen Homöostase bei geriatrischen Patienten ebenfalls von entscheidender Bedeutung zur Vermeidung von Komplikationen und der Verbesserung des Outcomes. Dazu zählt insbesondere die Prophylaxe eines POD und eine adäquate Schmerztherapie. Letztere wird auch in den ESAIC-Leitlinien zur Delirprävention gerade bei älteren Patienten zur Verminderung eines POD empfohlen (Aldecoa et al., 2017). Auch postoperativ sollten anticholinerge Medikamente (wie Atropin) und Benzodiazepine vermieden werden.

Die liberale vs. restriktive Gabe von Blutprodukten ist Gegenstand wissenschaftlicher Diskussionen und Studien (Mueller et al., 2019). Bislang konnte kein Unterschied bezüglich Letalität, funktioneller Erholung und postoperativer Morbidität zwischen der liberalen vs. restriktiven Gabe gezeigt werden (Brunskill et al., 2015; Carson et al., 2015; Trentino et al., 2020). Die Datenlage ist aber weiterhin schwach. Zur Reduktion der Transfusion von Blutprodukten kann die Gabe von Tranexamsäure hilfreich sein (Whiting et al., 2015), allerdings handelt es sich bislang um eine Off-Label-Anwendung und es muss eine Anpassung an die Nierenfunktion des Patienten bedacht werden.

Postuliert wird, dass gerade geriatrische Patienten von erfahrenen Operateuren und Anästhesisten profitieren, allerdings gibt es hierfür bislang keine wissenschaftliche Evidenz (White et al., 2018). Kürzere OP-Zeiten wirken sich möglicherweise positiv auf eine frühzeitige Mobilisation und den Heilungsverlauf aus.

Da sich der Patient postoperativ in einer für ihn unbekannten Umgebung befindet (Überwachungsstation, Intensivstation) muss darauf geachtet werden, dass er möglichst frühzeitig seine sensorischen/funktionellen Hilfen (z. B. Brille, Hörgeräte, Zahnprothese) zurückerhält (Coburn et al., 2016; von Haken et al., 2010) und das POD/POCD-Screening postoperativ fortgesetzt wird. Als besonders hilfreich empfinden es viele Patienten, wenn vertraute Bezugspersonen frühzeitig postoperativ in die Betreuung mit einbezogen werden.

Geriatrische Patienten sollten multidisziplinär behandelt werden, um eine möglichst suffiziente Schmerztherapie und frühzeitige Mobilisation zu erreichen. Dies beinhaltet eine Optimierung der Ernährung und frühzeitige Rehabilitation in hierauf spezialisierten Einrichtungen. Es konnte gezeigt werden, dass diese Patienten zudem davon profitieren, wenn sie auf speziellen geriatrischen Stationen nachbetreut wurden (Boddaert et al., 2014; Marcheix et al., 2021; Moyet et al., 2019). Hierdurch kann häufig nicht nur das Überleben der Patienten, sondern auch die Lebensqualität nach der Entlassung aus dem Krankenhaus verbessert werden.

Merke

- Bislang kein Nachweis von Vorteilen einer restriktiven bzw. liberalen Gabe von Blutprodukten.
- Gabe von Tranexamsäure kann hilfreich sein, es handelt sich aber um eine Off-Label-Anwendung.
- Auch postoperativ ist die Aufrechterhaltung der Homöostase essenziell.
- Zur POD-Prophylaxe frühzeitig sensorische/funktionelle Hilfen an den Patienten zurückgeben, POD-Screening durchführen und vertraute Bezugspersonen so bald wie möglich einbeziehen.

Die Schmerztherapie bei dieser Patientengruppe ist häufig eine Herausforderung. Der Einsatz von nichtsteroidalen Antirheumatika (NSAR) ist aufgrund zahlreicher Kontraindikationen (z. B. bei KHK, eingeschränkter Nierenfunktion) und Nebenwirkungen (z. B. gastrointestinalen Blutungen) limitiert. Auch Opiate sollten aufgrund ihrer bei geriatrischen Patienten besonders ausgeprägten Nebenwirkungen (z. B. Schwindel, Atemdepression, Obstipation) zunächst individuell titriert und mit Bedacht eingesetzt werden. Bewährt hat sich in dieser Konstellation die Unterstützung der Schmerztherapie mit regionalanästhesiologischen Verfahren und diese sollten, wenn möglich, für die postoperative Schmerztherapie genutzt werden (Egol et al., 2014).

Zusammenfassung

Zusammenfassend ist es wichtig, dass insbesondere geriatrische Patienten mit Frailty eine auf sie zugeschnittene perioperative Versorgung erhalten und ihre Besonderheiten proaktiv gehandhabt werden. Hierzu zählen insbesondere eine präoperative Frailty-Untersuchung, eine strukturierte Prähabilitation im Sinne des „better in, better out"-Konzeptes, eine leitliniengerechte Prophylaxe bzw. frühzeitige Therapie eines POD und eine möglichst durchgehende Aufrechterhaltung der physiologischen Homöostase des Patienten. Hierdurch ist es möglich, das Risiko von Komplikationen zu vermindern und das bestmögliche postoperative Ergebnis zu erreichen.

Literatur

Aldecoa, C., Bettelli, G., Bilotta, F., et al. (2017). European Society of Anaesthesiology evidence-based and consensus-based guideline on postoperative delirium. *European Journal of Anaesthesiology, 34*(4), 192–214.

Bettelli, G. (2011). Preoperative evaluation in geriatric surgery: Comorbidity, functional status and pharmacological history. *Minerva Anestesiologica*, *77*(6), 637–646.

Birkelbach, O., Mörgeli, R., Balzer, F., et al. (2017). [Why and How Should I Assess Frailty? A Guide for the Preoperative Anesthesia Clinic]. *Anasthesiologie, Intensivmedizin, Notfallmedizin, Schmerztherapie: AINS*, *52*(11–12), 765–776. https://doi.org/10.1055/s-0043-104682

Boddaert, J., Cohen-Bittan, J., Khiami, F., et al. (2014). Postoperative admission to a dedicated geriatric unit decreases mortality in elderly patients with hip fracture. *PloS One*, *9*(1), e83795. https://doi.org/10.1371/journal.pone.0083795

Brox, W. T., Roberts, K. C., Taksali, S., et al. (2015). The American Academy of Orthopaedic Surgeons Evidence-Based Guideline on Management of Hip Fractures in the Elderly. *The Journal of Bone and Joint Surgery. American Volume*, *97*(14), 1196–1199. https://doi.org/10.2106/JBJS.O.00229

Brunskill, S. J., Millette, S. L., Shokoohi, A., et al. (2015). Red blood cell transfusion for people undergoing hip fracture surgery. *The Cochrane Database of Systematic Reviews*, *4*, CD009699. https://doi.org/10.1002/14651858.CD009699.pub2

Carson, J. L., Sieber, F., Cook, D. R., et al. (2015). Liberal versus restrictive blood transfusion strategy: 3-year survival and cause of death results from the FOCUS randomised controlled trial. *Lancet (London, England)*, *385*(9974), 1183–1189. https://doi.org/10.1016/S0140-6736(14)62286-8

Coburn, M., Röhl, A. B., Knobe, M., et al. (2016). [Anesthesiological management of elderly trauma patients]. *Der Anaesthesist*, *65*(2), 98–106. https://doi.org/10.1007/s00101-016-0136-9

De Hert, S., Staender, S., Fritsch, G., et al. (2018). Pre-operative evaluation of adults undergoing elective noncardiac surgery: Updated guideline from the European Society of Anaesthesiology. *European Journal of Anaesthesiology, 35*(6), 407–465. https://doi.org/10.1097/EJA.0000000000000817

Derwall, M., & Coburn, M. (2020). [Frailty as potential indicator of perioperative risk for older patients]. *Der Anaesthesist*, *69*(3), 151–158. https://doi.org/10.1007/s00101-019-00699-0

Eamer, G., Taheri, A., Chen, S. S., et al. (2018). Comprehensive geriatric assessment for older people admitted to a surgical service. *The Cochrane Database of Systematic Reviews*, *1*, CD012485. https://doi.org/10.1002/14651858.CD012485.pub2

Egol, K. A., Forman, J., Ong, C., et al. (2014). Regional anesthesia improves outcome in patients undergoing proximal humerus fracture repair. *Bulletin of the Hospital for Joint Disease (2013)*, *72*(3), 231–236.

Guay, J., Parker, M. J., Gajendragadkar, P. R., et al. (2016). Anaesthesia for hip fracture surgery in adults. *The Cochrane Database of Systematic Reviews*, *2*(2), CD000521. https://doi.org/10.1002/14651858.CD000521.pub3

Hewitt, J., Long, S., Carter, B., et al. (2018). The prevalence of frailty and its association with clinical outcomes in general surgery: A systematic review and meta-analysis. *Age and Ageing*, *47*(6), 793–800. https://doi.org/10.1093/ageing/afy110

Kim, S., Han, H.-S., Jung, H., et al. (2014). Multidimensional Frailty Score for the Prediction of Postoperative Mortality Risk. *JAMA Surgery, 149*(7), 633. https://doi.org/10.1001/jamasurg.2014.241

Le Roy, B., Selvy, M., & Slim, K. (2016). The concept of prehabilitation: What the surgeon needs to know? *Journal of Visceral Surgery, 153*(2), 109–112. https://doi.org/10.1016/j.jviscsurg.2016.01.001

Makary, M. A., Segev, D. L., Pronovost, P. J., et al. (2010). Frailty as a predictor of surgical outcomes in older patients. *Journal of the American College of Surgeons*, *210*(6), 901–908. https://doi.org/10.1016/j.jamcollsurg.2010.01.028

Marcheix, P.-S., Collin, C., Hardy, J., et al. (2021). Impact of orthogeriatric management on the average length of stay of patients aged over seventy five years admitted to hospital after hip fractures. *International Orthopaedics*. https://doi.org/10.1007/s00264-020-04908-z

Morgan, L., McKeever, T. M., Nightingale, J., Deakin, D. E., & Moppett, I. K. (2020). Spinal or general anaesthesia for surgical repair of hip fracture and subsequent risk of mortality and morbidity: A database analysis using propensity score-matching. *Anaesthesia*, *75*(9), 1173–1179. https://doi.org/10.1111/anae.15042

Moyer, R., Ikert, K., Long, K., et al. (2017). The Value of Preoperative Exercise and Education for Patients Undergoing Total Hip and Knee Arthroplasty: A Systematic Review and Meta-Analysis. *JBJS Reviews*, *5*(12), e2. https://doi.org/10.2106/JBJS.RVW.17.00015

Moyet, J., Deschasse, G., Marquant, B., et al. (2019). Which is the optimal orthogeriatric care model to prevent mortality of elderly subjects post hip fractures? A systematic review and meta-analysis based on current clinical practice. *International Orthopaedics*, *43*(6), 1449–1454. https://doi.org/10.1007/s00264-018-3928-5

Mueller, M. M., Van Remoortel, H., Meybohm, P., et al. (2019). Patient Blood Management: Recommendations From the 2018 Frankfurt Consensus Conference. *JAMA*, *321*(10), 983–997. https://doi.org/10.1001/jama.2019.0554

Norris, C. M., & Close, J. C. T. (2020). Prehabilitation for the Frailty Syndrome: Improving Outcomes for Our Most Vulnerable Patients. *Anesthesia and Analgesia*, *130*(6), 1524–1533. https://doi.org/10.1213/ANE.0000000000004785

Oresanya, L. B., Lyons, W. L., & Finlayson, E. (2014). Preoperative assessment of the older patient: A narrative review. *JAMA*, *311*(20), 2110–2120. https://doi.org/10.1001/jama.2014.4573

Pimenta, G. P., & de Aguilar-Nascimento, J. E. (2014). Prolonged preoperative fasting in elective surgical patients: Why should we reduce it? *Nutrition in Clinical Practice: Official Publication of the American Society for Parenteral and Enteral Nutrition*, *29*(1), 22–28. https://doi.org/10.1177/0884533613514277

Punnoose, A., Weiss, O., Khanduja, V., et al. (2019). Effectiveness of prehabilitation for patients undergoing orthopaedic surgery: Protocol for a systematic review and meta-analysis. *BMJ Open*, *9*(11), e031119. https://doi.org/10.1136/bmjopen-2019-031119

Punt, I. M., van der Most, R., Bongers, B. C., et al. (2017). [Improving pre- and perioperative hospital care: Major elective surgery]. *Bundesgesundheitsblatt, Gesundheitsforschung, Gesundheitsschutz*, *60*(4), 410–418. https://doi.org/10.1007/s00103-017-2521-1

Rossaint, R., & Coburn, M. (2017). [Choosing wisely in anesthesia: An important step in quality optimization]. *Der Anaesthesist*, *66*(9), 641–642. https://doi.org/10.1007/s00101-017-0341-1

Santos-Eggimann, B., Cuénoud, P., Spagnoli, J., et al. (2009). Prevalence of frailty in middle-aged and older community-dwelling Europeans living in 10 countries. *The Journals of Gerontology. Series A, Biological Sciences and Medical Sciences*, *64*(6), 675–681. https://doi.org/10.1093/gerona/glp012

Sessler, D. I., Sigl, J. C., Kelley, S. D., et al. (2012). Hospital stay and mortality are increased in patients having a ‚triple low' of low blood pressure, low bispectral index, and low minimum alveolar concentration of volatile anesthesia. *Anesthesiology*, *116*(6), 1195–1203. https://doi.org/10.1097/ALN.0b013e31825683dc

Trentino, K. M., Farmer, S. L., Leahy, M. F., et al. (2020). Systematic reviews and meta-analyses comparing mortality in restrictive and liberal haemoglobin thresholds for red cell transfusion: An overview of systematic reviews. *BMC Medicine*, *18*(1), 154. https://doi.org/10.1186/s12916-020-01614-w

Torossian, A.; Becke, K.; Bein, B. et al. (2019): S3-Leitlinie „Vermeidung von perioperativer Hypothermie". AWMF-Register Nr. 001/018

von Haken, R., Gruss, M., Plaschke, K., et al. (2010). [Delirium in the intensive care unit]. *Der Anaesthesist*, *59*(3), 235–247. https://doi.org/10.1007/s00101-009-1664-3

Watt, J., Tricco, A. C., Talbot-Hamon, C., et al. (2018) Identifying older adults at risk of harm following elective surgery: A systematic review and meta-analysis. *BMC Medicine*, *16*(1), 2. https://doi.org/10.1186/s12916-017-0986-2

White, S. M., Altermatt, F., Barry, J., et al. (2018). International Fragility Fracture Network Delphi consensus statement on the principles of anaesthesia for patients with hip fracture. *Anaesthesia*, *73*(7), 863–874. https://doi.org/10.1111/anae.14225

Whiting, D. R., Duncan, C. M., Sierra, R. J., et al. (2015). Tranexamic Acid Benefits Total Joint Arthroplasty Patients Regardless of Preoperative Hemoglobin Value. *The Journal of Arthroplasty*, *30*(12), 2098–2101. https://doi.org/10.1016/j.arth.2015.05.050

Winograd, C. H., Gerety, M. B., Chung, M., et al. (1991). Screening for frailty: Criteria and predictors of outcomes. *Journal of the American Geriatrics Society*, *39*(8), 778–784. https://doi.org/10.1111/j.1532-5415.1991.tb02700.x

2.6 Entlassmanagement

Simone Brefka und Martina Schäufele

2.6.1 Definition und Allgemeines

Entlassmanagement beinhaltet die Steuerung, Organisation und Vorbereitung der Entlassung aus dem Krankenhaus. Es handelt sich dabei um einen Kernprozess innerhalb des Klinikbetriebs, der die Sicherstellung eines nahtlosen Übergangs aus der stationären in die weiterführende, meist ambulante Versorgung der Patienten zum Ziel hat (IQTIG, 2019). Im Idealfall beginnt das Entlassmanagement schon am Tag der stationären Aufnahme einer Person. Es endet nicht mit der Entlassung, sondern erst mit der Rückversicherung, dass die erfolgten Maßnahmen zielführend waren (DNQP, 2021).

Auf Grund kürzerer stationärer Verweildauern und der Tatsache, dass immer mehr ältere Menschen mit immer mehr Komorbiditäten stationär behandelt und anschließend entlassen werden, sind die entlassenen Personen „kränker" und haben einen zunehmend hohen Versorgungsbedarf (DNQP, 2021). Daher ist die Gewährleistung von Versorgungskontinuität besonders wichtig. Im deutschen Gesundheitssystem besteht eine relativ strikte Trennung zwischen den drei Sektoren stationäre Versorgung, ambulante Versorgung und rehabilitative Versorgung. Diese Trennung kann die intersektorale Zusammenarbeit erschweren und zu mangelhafter Informationsweitergabe führen. Aufgabe des Entlassmanagements ist die sektorenübergreifende Versorgung älterer Menschen (Appelrath & Messerle, 2018). Entlassmanagement kann als Brücke zwischen den Sektoren gesehen werden, die sich am individuellen Bedarf eines Patienten orientiert (Warmbrunn & Bühler, 2006).

Versorgungsbrüche, die zu Komplikationen wie einer Verschlechterung des Gesundheitszustandes und Rehospitalisierung bis hin zum sogenannten Drehtüreffekt bei wiederholten Rehospitalisierungen führen können, gilt es zu verhindern (DVSG, 2013). Diese können durch mangelnden Informationsaustausch oder durch fehlende Ressourcen für die Umsetzung der empfohlenen Maßnahmen entstehen. Als Beispiel für einen Versorgungsbruch sei eine für mehrere Tage fehlende Versorgung eines entlassenen Patienten mit BTM-Präparaten genannt, die eine langwierige und aufwändige stationäre Schmerzeinstellung zunichte machen kann. Neben der erhöhten Belastung für Patienten wie auch deren Angehörige ziehen Versorgungsbrüche nicht zuletzt vermehrte Kosten für das Gesundheitssystem nach sich (Kurlemann, 2010).

Um eine suffiziente Weiterversorgung zu erreichen, ist eine gute Kommunikation zwischen stationärem und ambulantem Sektor erforderlich. Die Kommunikation kann auf unterschiedlichen Wegen erfolgen: mündlich, schriftlich, über Dritte. Sie soll sicherstellen, dass versorgungsrelevante Informationen die jeweils zuständigen Leistungserbringer, z. B. hausärztliche Praxen oder ambulante Pflegedienste, erreichen. Hierbei ist es hilfreich, wenn fest definierte Ansprechpersonen die Informationen entgegennehmen und für ihre Umsetzung Verantwortung tragen.

Merke

- Entlassmanagement soll einen nahtlosen Übergang in die Weiterversorgung sichern.
- Versorgungsbrüche gilt es zu verhindern.
- Hierfür ist eine gute Kommunikation zwischen stationärem und ambulantem Sektor erforderlich.

2.6.2 (Rechtliche) Rahmenbedingungen

Mit dem Ziel, die gesetzlichen Rahmenbedingungen für die dringend gebotene Optimierung der sektorenübergreifenden Versorgung zu schaffen und generell die Effektivität und Effizienz im Gesundheitswesen zu erhöhen, hat der Gesetzgeber weitreichende Bestimmungen im SGB V festgeschrieben. 2007 wurde der Rechtsanspruch der Versicherten auf ein Versorgungsmanagement beim Übergang von einem Krankenhausaufenthalt zu einer nachstationären Versorgung (§ 11 Abs. 4 SGB V) erstmals formuliert. Das Gebot der Kooperation zwischen Sozialleistungsträgern und Leistungsträgern beim Übergang von Krankenhaus bzw. Rehabilitationsklinik war somit gesetzlich verankert. 2015 wurde mit § 39 Abs. 1a SGB V schließlich das Recht auf ein Krankenhaus-Entlassungsmanagement weiter konkretisiert: „Die Krankenhausbehandlung umfasst ein Entlassmanagement zur Unterstützung einer sektorenübergreifenden Versorgung der Versicherten beim Übergang in die Versorgung nach Krankenhausbehandlung." Die Möglichkeiten der Krankenhäuser erweiterten sich damit über die stationäre Behandlung hinaus enorm, allein in Bezug auf das Verordnungsrecht. Zur Gewährleistung der Versorgungskontinuität nach stationärer Behandlung können seitdem u. a. Arzneimittel in kleinen Packungsgrößen und Heil- und Hilfsmittel, z. B. Rollatoren, Inkontinenzmittel und Physiotherapie, vor der Entlassung verordnet werden. Um die Versorgung möglichst umfassend abzusichern, schließt das Entlassmanagement komplexe Leistungen ein, wie spezialisierte ambulante Palliativversorgung (§ 37b), eine Haushaltshilfe zur Weiterführung des Haushalts (§ 38) und Kurzzeitpflege bei fehlender Pflegebedürftigkeit (§ 39c). In einem Rahmenvertrag (§ 39 Abs. 1a Satz 9 SGB V) wurden schließlich alle Akutkrankenhäuser zum 1.10.2017, stationäre Rehabilitationseinrichtungen zum 1.2.2019 (§ 3) verpflichtet, für alle Versicherten ein standardisiertes Entlassmanagement in multidisziplinärer Zusammenarbeit sicherzustellen (Rahmenvertrag Entlassmanagement, 2022). Demnach sind schriftliche, für alle Beteiligten transparente Standards zu implementieren, z. B. für die Pflege der DNQP-Expertenstandard Entlassungsmanagement in der Pflege (DNQP, 2021). Um den individuellen Bedarf für die Anschlussversorgung zu erfassen und einen Entlassplan aufzustellen, ist unter Verantwortung der Krankenhausärztin/des Krankenhausarztes frühzeitig ein geeignetes Assessment anzuwenden. Dabei sollen insbesondere Patienten mit vordringlichem Bedarf für ein Entlassmanagement identifiziert werden, in erster Linie diejenigen mit komplexem Versorgungsbedarf aufgrund Einschränkungen in der Mobilität bzw. Selbstversorgung.

2.6.3 Interprofessionalität

An der Durchführung eines bedarfsgerechten Entlassmanagements sind regelhaft, teilweise auch fakultativ, Personen verschiedener Berufsgruppen beteiligt. Dazu gehören:

- Pflegefachpersonal (Hauptrolle)
- Sozialdienst-Mitarbeitende/Case Manager/Belegungsmanager/Entlassmanager
- ärztliches Personal
- ggf. Physio-/Ergotherapeuten/Logopäden
- ggf. Psychologen
- ggf. Seelsorge
- Krankenkasse und Pflegekasse

2.6.4 Besonderheiten in der Geriatrie

Ältere, insbesondere gebrechliche ältere Menschen haben einen erhöhten Bedarf für ein Entlassmanagement (DNQP, 2021). Sie sind oftmals aufgrund körperlicher und/oder kognitiver Einschränkungen nur eingeschränkt fähig, ihre Weiterversorgung eigenständig zu organisieren, und haben daher ein hohes Risiko für Versorgungsbrüche (Schumacher-Schönert et al., 2021). Hinzu kommt ein erhöhtes Risiko für Komplikationen, z. B. die Entwicklung eines Delirs (Leinert et al., 2021) oder eine durch Medikationsfehler verursachte Verschlechterung bestehender Komorbiditäten (Trompeter et al., 2015). Dies macht eine gute Organisation der Entlassung und eine umfassende Informationsübermittlung an die weiterversorgenden Personen und Institutionen besonders bedeutsam. Eine wichtige Rolle im Entlassmanagement kommt bei geriatrischen Patienten dem Einbezug Angehöriger oder sonstiger Bezugspersonen in den Entlassprozess zu.

Merke

- Entlassmanagement ist in der Geriatrie besonders wichtig.
- Eine umfassende Informationsübermittlung an die Weiterversorger ist geboten.
- Angehörige sollen in den Entlassprozess einbezogen werden.

2.6.5 Ablauf des Entlassmanagements

Entlassmanagement beginnt bereits mit der Aufnahme eines Patienten ins Krankenhaus (AQUA, 2015). Hierbei ist ein systematisches, standardisiertes Vorgehen erforderlich.

Voraussetzungen:

- klinikinterne Verfahrensregelung muss vorhanden sein
- zuständige Person für übergeordnete Koordination des Entlassmanagements muss klar definiert sein einschließlich einer Vertretung, um ein adäquates Entlassmanagement auch in Urlaubs- und Krankheitszeiten der hauptverantwortlichen Person zu gewährleisten
- Personal muss für die Durchführung der Maßnahmen geschult sein
- Patient muss ggf. eine Einverständniserklärung unterzeichnen

Entlassmanagement in 5 Schritten (DNQP, 2021; ▸ Abb. 2.6.2):

1. Versorgungsbedarf ermitteln
   - initiale Assessments, z. B. ISAR = Identification of Seniors At Risk, DRS = Discharge Risk Screen, TRST = Triage Risk Screening Tool
   - differenzierte Assessments bei auffälligen Ergebnissen der Initialassessments, z. B. RHDS = Readiness for Hospital Discharge Scale, Barthel-Index, FIM = Functional Independence Measure; an individuelle

Patientensituation und Risikobereiche angepasste Kombination verschiedener Instrumente empfohlen
   - Nutzung der Informationen eines umfassenden geriatrischen Assessments, falls zum Beispiel im Kontext der geriatrischen frührehabilitativen Komplexbehandlung vorhanden
2. Bewältigung des Versorgungsbedarfs abklären
   - inwieweit können Patient und Bezugspersonen den Versorgungsbedarf selbst bewältigen (ggf. mit vorheriger Schulung), verbessern Rehabilitationsmaßnahmen die Situation, wird professionelle Unterstützung benötigt?
3. Entlassung und bedarfsgerechte Weiterversorgung planen und organisieren
   - Entlassplan nach vorgegebener Struktur (▶ Abb. 2.6.1) erstellen und in der Patientenakte für alle sichtbar hinterlegen
   - kontinuierliche Reevaluierung des Versorgungsbedarfs, der Entlassfähigkeit und Entlassbereitschaft (readiness), ggf. Anpassung des Entlassplans und der entsprechenden Maßnahmen
   - Kommunikation mit Patient und Bezugspersonen, ggf. Organisation und Durchführung von Schulungen (z. B. Anleitung zur subkutanen Heparin- oder Insulinverabreichung)
   - Kommunikation mit weiterversorgenden Institutionen wie hausärztlicher Praxis, ambulantem Pflegedienst, Pflegeheim, Rehaklinik/Anschlussklinik
   - Medikamentenmanagement (frühzeitige Mitteilung von Änderungen und Neuverordnungen an die weiterbehandelnde hausärztliche Praxis, Verordnung und/oder Mitgabe von Medikamenten)
   - zeitgerechte Bereitstellung der Entlassdokumente inkl. Angabe eines Ansprechpartners mit Telefonnummer für Rückfragen
4. Entlassung durchführen
   - abschließende Überprüfung des Entlassplans
   - Mitteilung des Entlasszeitpunktes mindestens 24 Stunden vorher
   - Entlassgespräch mit Aushändigung und Erläuterung aller erforderlichen Dokumente
5. Evaluation/Feedback
   - 2–3 Tage nach Entlassung Rücksprache mit Patient, Bezugsperson und/oder weiterführender Einrichtung, ob Entlassplanung adäquat und umsetzbar war
   - Feedback-Auswertung und ggf. Optimierung des Entlassmanagements

Wichtig ist die schriftliche Dokumentation aller Schritte (▶ Abb. 2.6.1, Beispiel für Entlassplan und Checkliste Entlassung).

Merke

- Entlassmanagement beginnt schon bei der Aufnahme.
- Alle Maßnahmen werden im Entlassplan schriftlich dokumentiert.
- Vor Entlassung wird der Entlassplan abschließend auf Richtigkeit und Vollständigkeit überprüft.

2.6.6 Herausforderungen

Für einen reibungslosen und bedarfsgerechten Ablauf des Entlassmanagements ist die Kommunikation zwischen Personen mit unterschiedlichem Ausbildungshintergrund und Fachwissen erforderlich (Weber et al., 2017). Kommunikations- und Kooperationskompetenz sind hierfür die Voraussetzung und sollten in der gesundheitsberuflichen Ausbildung zunehmend Beachtung finden (Sottas, 2020). Die gemeinsame Zielsetzung einer bestmöglichen Patientenversorgung bildet die Grundlage und Motivation zur Zusammenarbeit.

Die zeitlichen Ressourcen bei Klinikpersonal und Angehörigen sind oft begrenzt. Eilig vorgebrachte Empfehlungen und zu viel Information in zu kurzer Zeit überfordern jedoch Patienten und Angehörige und lassen wichtige Informationen verloren gehen. Ein strukturiertes Vorgehen, das klare Definieren von Zuständigkeiten und feste Terminabsprachen sind für einen zeiteffizienten Ablauf hilfreich.

Angehörige haben oft den Anspruch an sich selbst, die Versorgung zu übernehmen, und lehnen daher Unterstützungsangebote zunächst ab. Jedoch gelingt ihnen dies unter Umständen nicht suffizient, da Beruf und Familie ebenfalls Zeit und Energie erfordern. Es bedarf einer einfühlsamen, verständnisvollen Gesprächsführung, um gemeinsam mit den Angehörigen die für alle Beteiligten beste Lösung zu erarbeiten.

2.6.7 Wissenswertes

Seit 2015 gibt es das „Gesetz zur besseren Vereinbarkeit von Familie, Pflege und Beruf". Dieses ermöglicht Arbeitnehmenden eine Freistellung von der Arbeit zur Versorgung pflegebedürftiger Angehöriger: die kurzzeitige Arbeitsverhinderung bis zu 10 Tage mit Pflegeunterstützungsgeld in Höhe von 90–100 % des Nettogehalts, die Pflegezeit mit vollständiger Freistellung bis zu 6 Monate, verbunden mit der Möglichkeit eines zinslosen Darlehens, und die sogenannte Familienpflegezeit mit teilweiser Freistellung bis zu 24 Monate (BMFSFJ, 2020). So können berufstätige Angehörige, sofern dies gewünscht ist, den Entlassprozess und die Zeit nach der Entlassung in einem größeren zeitlichen Umfang aktiv unterstützen.

Im Kontext neu eingetretener oder zunehmender Hilfe- und Pflegebedürftigkeit spielt die qualifizierte Beratung nach Entlassung aus dem Krankenhaus eine zentrale Rolle für die gelingende Weiterversorgung, insbesondere bei Rückkehr in die Häuslichkeit. Mit der Einführung des gesetzlichen Anspruchs auf „individuelle Pflegeberatung" (§ 7a SGB XI) zum 1.1.2009 wurde der bestehende Anspruch auf Beratung zu Leistungen der Pflegeversicherung (§ 7 SGB XI) bedeutsam erweitert. Nach § 7a sollen Betroffene und/oder ihre Angehörigen bei der Auswahl und Inanspruchnahme von Hilfsangeboten aus den Bereichen Pflege, medizinische Behandlung, Gesundheitsförderung/Prävention, Rehabilitation, Sozialleistungen und bei der sozialen Teilhabe unterstützt werden. Etabliert wurde die individuelle Pflegeberatung bei allen gesetzlichen und privaten Pflegekassen, in ambulanten Pflegestützpunkten (in Baden-Württemberg und den meisten anderen Bundesländern), aber auch in lokalen Seniorenberatungsstellen in kommunaler, kirchlicher oder anderer freigemeinnütziger Trägerschaft. Die Pflegeberater entstammen den Berufsgruppen Pflege, Soziale Arbeit oder Sozialversicherungsfachangestellte. Geht der Bedarf über eine Basisberatung hinaus, schließt sich für die Pflegeberater die Aufgabe an,

Entlassplan für: ____________________ **Geburtsdatum:** ____________

Aufnahmedatum: __________ geplantes Entlassdatum: ______________

Wichtige Kontaktdaten

Haupt-Ansprechperson: ______________

Vorsorgebevollmächtigte:r/Gesetzliche:r Betreuer:in: ______________

Hausärztin/-arzt: ______________

Ambulanter Pflegedienst: ______________

Heilmittelerbringer (Physio-/Ergotherapie, Logopädie, Podologie): ______________

Hilfsmittellieferanten: ______________

Pflege-/Krankenkasse: ______________

Sonstige: ______________

Versorgungsbedarf

differenziertes Assessment-Instrument: ______________

durchgeführt am ________ Ergebnis: ______________

Abgeleitete erforderliche Maßnahmen ______________

____

Entlassplanung

Geplante weitere Versorgung

☐ bisherige häusliche Umgebung ☐ neue häusliche Umgebung (z. B. bei Angehörigen) ☐ Kurzzeitpflege ☐ Langzeitpflege

☐ betreutes Wohnen ☐ Hospiz ☐ Krankenhaus ☐ Rehabilitationseinrichtung ☐ Sonstige: __________

wenn nicht bisherige häusliche Umgebung: Name/Adresse des Entlassortes: ______________

Verordnungen

________ am ______ von ______ ________ am ______ von ______

________ am ______ von ______ ________ am ______ von ______

Beratungsgespräch

durchgeführt am ______ mit ______

Inhalt: ______________

durchgeführt am ______ mit ______

Inhalt: ______________

Informationsaustausch mit Nachversorgern

durchgeführt am ______ mit ______

Inhalt: ______________

durchgeführt am ______ mit ______

Inhalt: ______________

Schulung

durchgeführt am ______ mit ______

Inhalt: ______________

durchgeführt am ______ mit ______

Inhalt: ______________

Weitere Maßnahmen zur Vorbereitung

durchgeführt am ______ mit ______

Maßnahme: ______________

durchgeführt am ______ mit ______

Maßnahme: ______________

Überprüfung des Entlassplans vor Entlassung erfolgt am ________ durch ______________

Sonstige wichtige Informationen:

Abb. 2.6.1: Beispiel für Entlassplan (in Anlehnung an BMG, 2020)

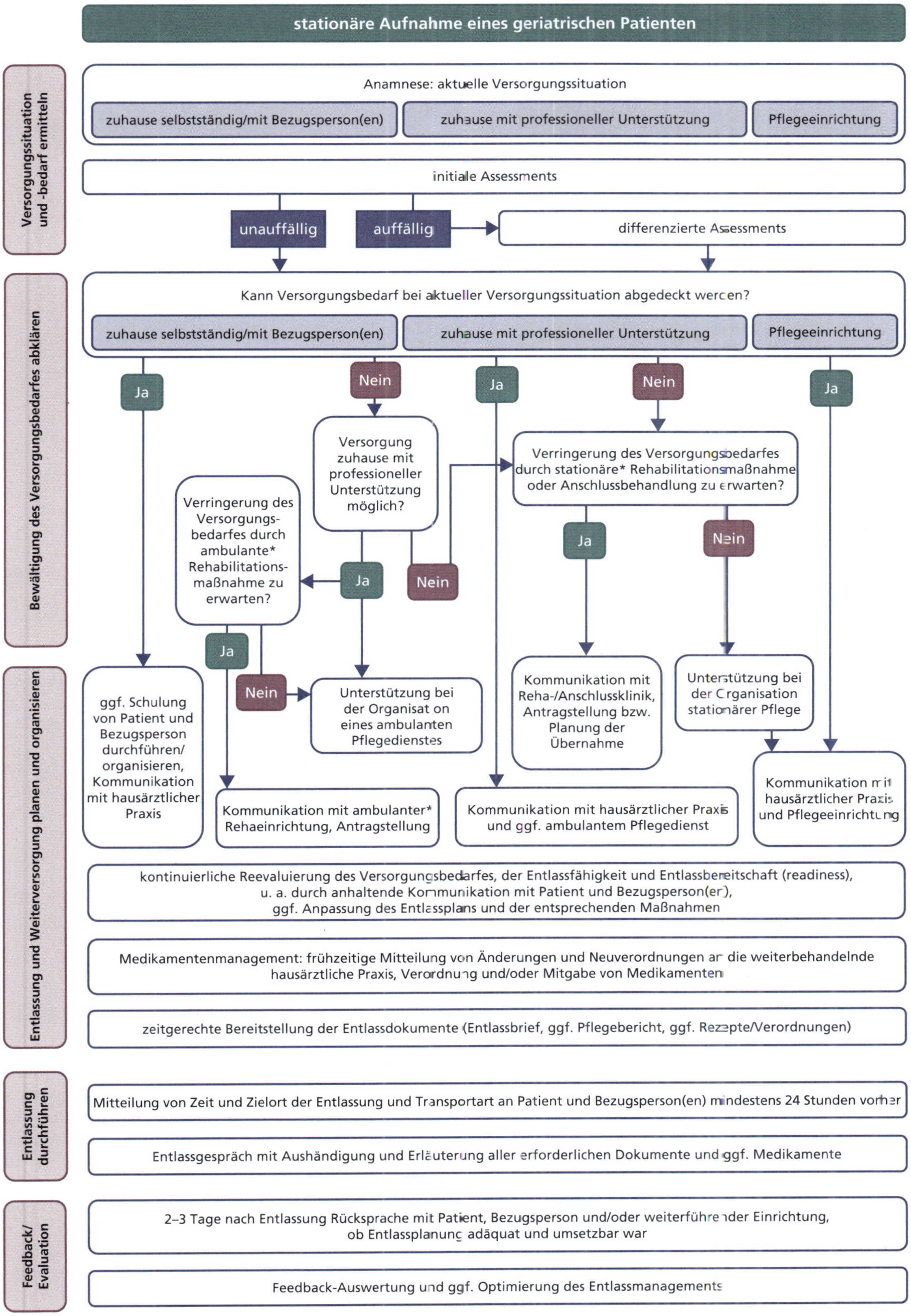

* je nach Ausmaß der Einschränkung von Mobilität und Selbstversorgungsfähigkeit kann statt einer ambulanten eine stationäre Rehabilitation erwogen werden und umgekehrt

Abb. 2.6.2: Flowchart zum Ablauf des Entlassmanagements

Bedürfnisse und Bedarfe der hilfesuchenden Menschen (einschließlich Angehörige) systematisch zu ermitteln und zu analysieren, einen Versorgungsplan zu erstellen, umzusetzen und zu evaluieren (Schäufele et al., 2014). Bei Vorliegen einer komplexen Problemlage kann die Beratung in ein Case Management münden, das die Steuerung des Prozesses und die Koordination aufeinander abgestimmter Hilfeleistungen bei Wahrung der personellen Kontinuität des Case Managers umfasst (▸ Kap. 1.7; Lukersmith et al., 2016).

Im Fall schwerer Tumorerkrankungen, die umfassender palliativer Begleitung bedürfen, kann bei Entlassung durch das Krankenhaus – unter bestimmten Voraussetzungen auch durch niedergelassene Ärzte – eine Brückenpflege vermittelt werden. Im Rahmen des Entlassmanagements stellt sie eine spezielle Form der Pflegeüberleitung zur Optimierung der palliativen und psychosozialen Versorgung von Tumorpatienten dar, die in den Privathaushalt zurückkehren möchten. Die Brückenpflegekräfte sind oft Teil eines Palliative-Care-Teams eines Krankenhauses und können einen nahtlosen Übergang in die spezialisierte ambulante Palliativversorgung (SAPV) ohne Wechsel der Bezugsperson gewährleisten. Ziel ist, die Lebensqualität von Patienten und Angehörigen zu fördern, indem bei ständiger Rufbereitschaft z. B. die Durchführung der Schmerztherapie sichergestellt, Krisenintervention geleistet und kontinuierlich psychosozial unterstützt wird (Matschke, 2010). Die Kosten für Brückenpflege werden nicht von allen gesetzlichen Krankenkassen übernommen, zur Finanzierung existieren verschiedene Modelle und Konzepte. In Baden-Württemberg wird sie bisher über den Tagespflegesatz des Krankenhauses, das die Brückenpflege initiiert hat, abgerechnet (Drolshagen, 2003).

2.6.8 Neue Entwicklungen

Eine innovative Möglichkeit der Kommunikation zwischen Behandlungsteam und entlassenen Patienten sind digitale Behandlungsplattformen wie z. B. die BuddyCare-Plattform (Plattform – Buddy Healthcare, o. J.). Sie bieten individuell gestaltbare Funktionen: Automatische Erinnerungen, z. B. an Termine oder die Einnahme/das Absetzen von Medikamenten, Übermittlung von Informationen und Anleitungen an die Patienten, z. B. in Form von Videos zur Wundversorgung oder zu Rehabilitationsübungen, Einholen von Patienten-Feedback (PROMs/PREMs = patient-reported outcome/experience measures) anhand von Skalen oder Fragebögen, die digital ausgefüllt und ausgewertet werden, z. B. zu Schmerzen oder zur Lebensqualität, und die Möglichkeit zu einem sicheren Nachrichtenaustausch zwischen Behandlungsteam und Patienten.

Das Bundesministerium für Gesundheit fördert die Digitalisierung des Gesundheitssystems durch den Auf- und Ausbau der Telematikinfrastruktur (TI) in Deutschland. Diese unterstützt das Entlassmanagement und die intersektorale Zusammenarbeit durch den elektronischen Medikationsplan sowie die elektronische Gesundheitskarte und die elektronische Patientenakte (ePA) mit schrittweiser Ausweitung der Funktionen (BMG, 2021). Die ePA wird von den Patienten selbst verwaltet und bietet Kliniken, Praxen, Apotheken und weiteren Berufsgruppen wie Pflegepersonal und Physiotherapeuten unter anderem Zugriff auf Diagnosen, Befunde, den Medikationsplan und Notfalldaten. Seit 2023 sind in der Version 2.5 die Verwaltung weiterer Dokumente wie Pflegeüberleitungsbögen sowie die Datenfreigabe zu Forschungszwecken möglich (gematik, 2023). Es fehlen jedoch in zahlreichen Einrichtungen und Praxen noch die technischen Voraussetzungen (Evans & Kurz, 2022). Versicherte müssen selbst aktiv die Einrichtung der ePA bei ihrer Krankenkasse beantragen und sie über Smartphone, Tablet oder PC eigenständig nutzen und verwalten. Dies verzögert die flächendeckende Nutzung und stellt gerade für geriatrische Patienten eine große Herausforderung dar.

Checkliste Entlassung (in Anlehnung an Projekt TRADE, siehe http://www.tradestudie.de/)

- Patient und Angehörige/Bezugspersonen umfassend und mindestens 24 Stunden vorher über den Entlassungsprozess informiert:
  - Wann ist die Entlassung (Tag/Uhrzeit)?
  - Wie und wohin erfolgt der Transport?
  - Was geschieht nach der Entlassung?
  - Welche Maßnahmen wurden getroffen, um den Unterstützungsbedarf zu decken?
- Versorgungsbedarf abschließend überprüft
- ggf. Schulung von Patient und Angehörigen/Bezugspersonen durchgeführt, z. B. zur Medikationsverabreichung oder Wundversorgung
- Entlassfähigkeit und Entlassbereitschaft abschließend überprüft
- weiterversorgende Einrichtungen über Entlassungstermin informiert (z. B. hausärztliche Praxis, Pflegeheim, Pflegedienst)
- hausärztliche Praxis über Änderungen/Neuverordnung von Medikamenten informiert
- neue Medikamente verordnet und/oder für den erforderlichen Zeitraum (z. B. Wochenende) mitgegeben
- abgeklärt, ob Angehörige/Bezugspersonen den Transport durchführen oder begleiten können
- Entlassbrief und Pflegebericht fertiggestellt und zur Mitgabe bereitgelegt
- an der Entlassung und Weiterversorgung Beteiligte über mögliche Risiken (z. B. Delir, Wundinfektion) informiert

Zusammenfassung

Entlassmanagement soll den Übergang vom stationären zum ambulanten oder rehabilitativen Sektor steuern, organisieren und optimal gestalten. Seit dem 1.10.2017 ist dies durch den Rahmenvertrag Entlassmanagement gesetzlich verankert. Entlassmanagement ist multiprofessionell und bedarf einer gut strukturierten Verfahrensregelung. Es beinhaltet 5 Schritte: Erhebung des Versorgungsbedarfs, Abklärung der Bewältigung des Versorgungsbedarfs, Planung und Organisation der Entlassung und bedarfsgerechten Weiterversorgung, Durchführung der Entlassung und Evaluation durch Feedback-Einholung zum Entlassprozess.

Insbesondere für geriatrische Patienten ist ein suffizientes Entlassmanagement unerlässlich, da sie häufig nicht mehr selbstständig ihre (Weiter-)Versorgung organisieren können, gleichzeitig aber einen hohen Bedarf an poststationärer Pflege und Unterstützung und ein hohes Risiko für Komplikationen wie ein Delir oder Medikationsfehler mit der Folge von Rehospitalisierung („Drehtüreffekt") haben. Die Einbindung von Angehörigen/Bezugspersonen in den Entlassprozess ist von hoher Bedeutung. Es gibt die Möglichkeit zur Freistellung von der Arbeit und finanzielle Unterstützungsangebote. Auch eine individuelle Pflegeberatung kann in Anspruch genommen werden. Für eine palliative Versorgung zuhause existiert das Konzept der Brückenpflege.

Digitale Behandlungsplattformen und die Telematikinfrastruktur mit der elektronischen Patientenakte (ePA) können zur Verbesserung des Entlassmanagements beitragen.

Literatur

Appelrath, M., & Messerle, R. (2018). Entlassmanagement aus Sicht des SVR – Ein Ansatz zur Überwindung der Sektorengrenzen? In *Eble, Susanne/Miedke, Jens/Khan, Naseer (Hrsg.): Entlassmanagement. Konzepte, Methoden, Umsetzung.* (S. S. 3–12.). MWV Medizinisch Wissenschaftliche Verlagsgesellschaft.

AQUA – Institut für angewandte Qualitätsförderung und Forschung im Gesundheitswesen GmbH (2015). *Entlassungsmanagement Konzeptskizze für ein Qualitätssicherungsverfahren (Anhang).* https://www.aqua-institut.de/fileadmin/aqua_de/Projekte/425_Entlassungsmanagement/Konzeptskizze_Entlassungsmanagement_Anhang.pdf, Zugriff am 24.5.2022

BMFSFJ (Bundesministerium für Familie, Senioren, Frauen und Jugend) (2020). *Bessere Vereinbarkeit von Familie, Pflege und Beruf. Gesetzliche Regelungen seit 1. Januar 2015.* https://www.bmfsfj.de/resource/blob/93370/625f25adc65b19decebb6057e590744d/bessere-vereinbarkeit-von-familie-pflege-und-beruf-flyer-data.pdf, Zugriff am 24.5.2022

BMG (Bundesministerium für Gesundheit) (2020). *Praxisleitfaden Überleitungsmanagement. Dargestellt am Beispiel der Kurzzeitpflege.* https://www.bundesgesundheitsministerium.de/fileadmin/Dateien/5_Publikationen/Pflege/Broschueren/BMG_Praxisleitfaden-Ueberleitung_barrierefrei.pdf, Zugriff am 24.5.2022

BMG (Bundesministerium für Gesundheit) (2021). *Die elektronische Patientenakte (ePA).* https://www.bundesgesundheitsministerium.de/elektronische-patientenakte.html, Zugriff am 26.5.2023

DNQP (Deutsches Netzwerk für Qualitätsentwicklung in der Pflege) (2021). *Expertenstandard Entlassungsmanagement in der Pflege* (2. Aktualisierung 2019, Stand: April 2021). Hochschule Osnabrück, Fakultät für Wirtschafts- und Sozialwissenschaften.

Drolshagen, C. (2003). Brückenpflege. In C. Drolshagen (Hrsg.), *Lexikon Hospiz.* Gütersloher Verlagshaus GmbH.

DVSG (Deutsche Vereinigung für Soziale Arbeit im Gesundheitswesen) (2013). *DVSG Positionspapier: Entlassungsmanagement durch Soziale Arbeit in Krankenhäusern und Rehabilitationskliniken.* Deutsche Vereinigung für Soziale Arbeit im Gesundheitswesen e.V.

Evans, J., & Kurz, C. (2022). Elektronische Patientenakte EPA 2.0 kommt mit Verspätung. *Pharmazeutische Zeitung.* https://www.pharmazeutische-zeitung.de/epa-20-kommt-mit-verspaetung-130621/

gematik (2023). E-Patientenakte. https://www.gematik.de/anwendungen/e-patientenakte. Zugriff am 26.5.2023

IQTIG – Institut für Qualitätssicherung und Transparenz im Gesundheitswesen (2019). *Entlassmanagement Zwischenbericht zur Überarbeitung der AQUA-Konzeptskizze.* Erstellt im Auftrag des Gemeinsamen Bundesausschusses. https://iqtig.org/downloads/berichte/2019/IQTIG_Entlassmanagement_Zwischenbericht_UEberarbeitung_2019-10-18.pdf, Zugriff am 24.5.2022

Kurlemann, U. (2010). Entlassungsmanagement: Minimierung der Schnittstellenprobleme zwischen Krankenhaus und nachstationärer Versorgung. *Der Gynäkologe, 43*(10) 832–838. https://doi.org/10.1007/s00129-010-2592-7

Leinert, C., Brefka, S., Braisch, U., et al. (2021). A complex intervention to promote prevention of delirium in older adults by targeting caregiver's participation during and after hospital discharge – study protocol of the TRAnsport and DElirium in older people (TRADE) project. *BMC Geriatrics, 21*(1) 646. https://doi.org/10.1186/s12877-021-02585-0

Lukersmith, S., Millington, M., & Salvador-Carulla, L. (2016). What Is Case Management? A Scoping and Mapping Review. *International Journal of Integrated Care, 16*(4), 2 https://doi.org/10.5334/ijic.2477

Matschke, G. (2010). *Expertenstandard Entlassungsmanagement in Krankenhäusern und Rehabilitationseinrichtungen. Anspruch und Wirklichkeit.* Diplomica-Verl.

Plattform – Buddy Healthcare. (o. J.). Buddy Healthcare. https://www.buddyhealthcare.com/de/plattform, Zugriff am 24.5.2022

Projekt TRADE. (o. J.). Projekt TRADE. https://www.tradestudie.de, Zugriff am 26.5.2023

Rahmenvertrag über ein Entlassmanagement beim Übergang in die Versorgung nach Krankenhausbehandlung nach § 39 Abs. 1a SGB V in der Fassung der 9. Änderungsvereinbarung vom 7.12.2022 (Rahmenvertrag Entlassmanagement) (2022). https://www.kbv.de/media/sp/Rahmenvertrag_Entlassmanagement.pdf, Zugriff am 26.5.2023

Schäufele, M., Hendlmeier, I., & Hoell, A. (2014). *Ein Inventar für den richtigen Überblick. Ein komplexes Assessment-Instrument für das neue Handlungsfeld Pflegeberatung. 1,* 25–28.

Schumacher-Schönert, F., Wucherer, D., Nikelski, A., et al. (2021). Das Entlassmanagement deutscher Krankenhäuser für kognitiv beeinträchtigte, ältere Menschen – ein Scoping Review. *Zeitschrift für Gerontologie und Geriatrie, 54*(7), 695–703. https://doi.org/10.1007/s00391-020-01732-3

Sottas, B. (2020). *Handbuch für Lernbegleiter auf interprofessionellen Ausbildungsstationen: Gemeinsam besser werden für Patienten = Handbook for tutors on interprofessional training wards: improving patient care through teamwork.* Robert Bosch Stiftung GmbH.

Trompeter, J. M., McMillan, A. N., Rager, M. L., & Fox, J. R. (2015). Medication Discrepancies During Transitions of Care: A Comparison Study. *Journal for Healthcare Quality,* 37(6), 325–332. https://doi.org/10.1111/jhq.12061

Warmbrunn, J., & Bühler, E. (2006). *Überleitungsmanagement und integrierte Versorgung: Brücke zwischen Krankenhaus und nachstationärer Versorgung* (1 Aufl). Kohlhammer.

Weber, L. A. F., Lima, M. A. D. da S., Acosta, A. M., & Marques, G. Q. (2017). CARE TRANSITION FROM HOSPITAL TO HOME: INTEGRATIVE REVIEW. *Cogitare Enfermagem,* 22(3). https://doi.org/10.5380/ce.v22i3.47615

2.7 Besonderheiten in der medizinischen Betreuung von Pflegeheimpatienten

Martin Müller und Norbert Specht-Leible

2.7.1 Einführung

Aktuell werden ca. 20 % der 4,5 Millionen der nach Definition des SGB 11 pflegebedürftigen Personen in Deutschland in über 15.000 Einrichtungen der stationären Langzeitpflege versorgt. Hier sind die Angebote der vollstationären Dauerpflege, also klassische Pflegeheime (etwa 11.000) von den teilstationären Angeboten (Tages- oder Nachtpflege, ca. 5.300 Einrichtungen) und der Kurzzeitpflege (1.300) zu unterscheiden (Rothgang & Müller, 2021). Von den etwa 9.000 Einrichtungen, die ausschließlich Dauerpflege anbieten, in diesem Sinne also klassische Pflegeheime darstellen, haben die meisten 60–150 Plätze (Destatis, 2019).

Der Umzug in ein Pflegeheim ist ein drastischer Einschnitt in das bisherige Leben der betroffenen Personen und deren Familien und steht sehr häufig in Zusammenhang mit abnehmender Alltagskompetenz, oft in Verbindung mit kognitiven Einschränkungen, die einen Verbleib in der eigenen Wohnung, auch mit professioneller Unterstützung, unmöglich machen. Mit steigendem Alter steigt bei Pflegebedürftigen die Wahrscheinlichkeit, in die stationäre Langzeitversorgung einzuziehen, wobei etwa ein Drittel aller pflegebedürftigen Männer, aber etwa die Hälfte der pflegebedürftigen Frauen stationär versorgt wird (Rothgang & Müller, 2021). Die Hälfte der in Pflegeheimen lebenden Personen ist 85 Jahre oder älter (Destatis, 2019). Die berichtete mittlere Dauer des Aufenthalts beträgt zwischen 6 und 27 Monaten, wobei von einer erheblichen Variabilität auszugehen ist (Techtmann, 2015; Rothgang & Müller, 2021; Jacobs et al., 2018). Dabei steigt die Wahrscheinlichkeit, den letzten Lebensabschnitt in einer Pflegeeinrichtung zu verbringen und dort auch zu versterben. Etwa 20 % der verstorbenen pflegebedürftigen Männer bzw. 40 % der verstorbenen Frauen lebten in den letzten beiden Lebensjahren in einer stationären Pflegeeinrichtung (Rothgang & Müller, 2021; Techtmann, 2015).

2.7.2 Zur Situation der medizinischen Betreuung in Pflegeheimen

In Pflegeheimen lebende Personen sind keine homogene Personengruppe, in der Regel jedoch hochbetagt und multimorbide. Ihr Gesundheitszustand ist aufgrund reduzierter funktioneller Reserven (Frailty, Sarkopenie) und kognitiver Einschränkungen – die Prävalenz von Demenz in Einrichtungen der stationären Langzeitversorgung beträgt 68,6 % – sehr vulnerabel und sie bedürfen einer sorgfältigen und kontinuierlichen ärztlichen Betreuung (Schäufele et al., 2013; Destatis, 2019). In Deutschland ist die hausärztliche Versorgung in Pflegeheimen grundsätzlich kontinuierlich sichergestellt, die Inanspruchnahme fachärztlicher Versorgung variiert stark, wobei wenige Daten zu tatsächlichen fachärztlichen Versorgungsbedarfen vorliegen (Czwikla et al., 2022; Czwikla et al., 2019; Schröder et al., 2020; Schulz et al., 2021; Schulz et al., 2020). Vor dem Hintergrund beschriebener Defizite bei der Mundgesundheit ist die bedarfsgerechte zahnärztliche Versorgung in Pflegeheimen nicht kontinuierlich sichergestellt, obwohl davon auszugehen ist, dass ein gesunder Mund und ein adäquater Zahnstatus einen erheblichen Einfluss auf den Ernährungsstatus und damit den Gesundheitszustand wie auch die Lebensqualität haben (Czwikla et al., 2021; ▸ Kap. 12.3).

Nur in sehr wenigen Pflegeeinrichtungen arbeiten angestellte Ärztinnen/Ärzte oder Therapeuten. In aller Regel wird die ärztliche und therapeutische Versorgung über niedergelassene Haus- und Fachärzten sowie niedergelassene Therapeuten sichergestellt. Dabei sind die regionalen medizinischen Versorgungsstrukturen entscheidend, sodass die Situation der medizinischen Betreuung in Pflegeheimen differenziert zu betrachten ist.

In vielen ländlichen Regionen erfolgt die hausärztliche Versorgung durch eine oder wenige Arztpraxen, die Entfernungen zwischen Praxis und Pflegeeinrichtung sind teilweise erheblich. Beendet ein Hausarzt aus Altersgründen die Tätigkeit, kann es schwierig sein, einen Nachfolger zu finden. Charakteristisch für die Versorgungssituation in städtischen Regionen ist dagegen, dass in Einrichtungen mit ca. 80–100 Wohnungen eine Vielzahl von Hausärzten an der medizinischen Versorgung beteiligt ist. Die Erreichbarkeit und die Besuchsfrequenz der verschiedenen Ärztinnen/Ärzte unterscheiden sich erheblich, und die Qualität der Zusammenarbeit mit den Ärztinnen/Ärzten wird von den Pflegenden sehr unterschiedlich bewertet.

Ebenso differenziert ist in unterschiedlichen Regionen die Situation im Bereich der fachärztlichen Versorgung zu sehen. Kritische Punkte sind die Verfügbarkeit von Fachärzten vor Ort sowie die Bereitschaft vorhandener Fachärzte, Besuche in den Pflegeeinrichtungen durchzuführen. Im ländlichen Bereich sind Fachärzte teilweise nur in weiter Entfernung verfügbar, im städtischen Bereich ist überwiegend die mangelnde Bereitschaft vieler Fachärzte, Hausbesuche im Pflegeheim durchzuführen, limitierend. Nicht gewährleistete fachärztliche Versorgung vor Ort erfordert den Transport der Patienten in die nächstgelegene Praxis bzw. Klinikambulanz. Diese Transporte sind für die Betroffenen belastend und oft nachteilig, vor allem auch aufgrund einer erhöhten Gefährdung für das Auftretens eines Delirs bei den häufig kognitiv (und sensorisch) eingeschränkten Personen.

Bei der therapeutischen Versorgung (Physiotherapie, medizinische Trainingstherapie, Ergotherapie, Logopädie) von Personen in Pflegeheimen sind die Verfügbarkeit von Therapeuten vor Ort, die Auslastung vorhandener Praxen sowie die Bereitschaft, den Patienten zur Therapie in der Pflegeeinrichtungen zu besuchen, ausschlaggebend. Darüber hinaus müssen die zuständigen Hausärzte einen Therapiebedarf feststellen und eine Verordnung ausstellen.

Merke

Spezielle Therapiebedarfe, wie Sprach-, Sprech- und Schlucktherapie, Physio- und Ergotherapie bei Personen in Pflegeheimen werden nicht strukturiert adressiert. Adäquate Therapieverordnungen bedürfen der engen und vertrauensvollen Zusammenarbeit mit engagierten Pflegefachpersonen und Angehörigen.

Eine wichtige Rolle bei der ärztlichen Versorgung in Pflegeheimen spielt die Zusammenarbeit mit den Pflegeheimmitarbeitenden. Eine besondere Herausforderung hierbei ist die heterogene Qualifikationsstruktur der Pflegepersonen (Bleckwenn et al., 2019). Obwohl es eine festgelegte Fachkraftquote von 50 % gibt, das heißt, jede zweite Pflegeperson muss eine qualifizierte (in der Regel dreijährige) Ausbildung in Altenpflege oder Gesundheits- und Krankenpflege vorweisen, können Versorgungskonstellationen, z. B. nachts oder bei gehäuften Krankheitsfällen, ungünstig sein. Aktuell existieren einige Projekte, die Konzepte entwickeln, in denen hochschulisch qualifizierte Pflegepersonen (auf Bachelor-Niveau) besondere Kompetenzen erwerben, um akute gesundheitliche Herausforderungen von Pflegeheimpatienten evidenzbasiert zu beantworten (Wessel et al., 2020; Robert Bosch Stiftung; Universität zu Lübeck).

2.7.3 Besonderheiten im Versorgungsbereich Kurzzeitpflege

2019 wurden etwa 23.000 Pflegebedürftige in Einrichtungen der Kurzzeitpflege versorgt. Die Situation in diesem Versorgungsbereich ist von steigendem Bedarf bei zunehmendem Mangel an freien Plätzen charakterisiert (Rothgang & Müller, 2021), weil eine zunehmende Zahl multimorbider älterer Patienten bei Entlassung aus dem Akutkrankenhaus nicht ins häusliche Umfeld zurückkehrt, sondern in Kurzzeitpflege übergeleitet wird.

Der damit verbundene Wechsel des Aufenthaltsorts hat in vielen Fällen einen Abbruch der hausärztlichen Versorgung zur Folge. Vielen Patienten steht ihre bisheriger Hausarzt nicht mehr zur Verfügung, und auch die Vermittlung an eine andere Hausarztpraxis ist nicht immer und in jedem Fall gewährleistet. Nach eigenen, bisher unveröffentlichten Daten hatten ca. 30 % der Personen nach Akutklinikaufenthalt keinen Arztkontakt während des Aufenthalts in Kurzzeitpflege, ca. 40 % wurden von einem ihnen bisher unbekannten Hausarzt betreut.

Personen, die in Kurzzeitpflege entlassen werden, sind mit Blick auf ihre Lebensphase, ihre Versorgungsbedarfe und ihre voraussichtliche weitere Gesundheitsentwicklung eine heterogene Personengruppe. Bei einem kleinen Teil dieser Patienten soll der Aufenthalt in Kurzzeitpflege ein definiertes Zeitfenster bis zum Antritt einer geplanten Rehabilitationsmaßnahme überbrücken. Bei einem weiteren Teil liegen trotz nicht gegebener Rehabilitationsfähigkeit Besserungspotenziale vor, deren Förderung bzw. Missachtung von erheblicher Bedeutung für die zukünftige Gesundheitsentwicklung ist. Vorliegende Untersuchungen zeigen, dass bei ca. 30 % der Personen in Kurzzeitpflege nach Akutklinikaufenthalt ein Rehabilitationsbedarf vorliegt (Janßen, 2018).

Pflegestatistiken ist zu entnehmen, dass die Mehrzahl der Personen, die Kurzzeitpflege im Anschluss an einen Krankenhausaufenthalt in Anspruch nehmen, in stationäre Dauerpflege überführt wird (Rothgang, 2015). Unbefriedigend niedrige Quoten der Rückführung nach Hause legen nahe, dass in Kurzzeitpflege gerade für Personen mit vorhandenen rehabilitativen Potenzialen Defizite einer bedarfsgerechten Versorgung bestehen. Eigene Untersuchungen haben gezeigt, dass ca. 35 % der Personen mit Rehabilitationsbedarf in Kurzzeitpflege keine Therapie erhielten. Auch in Kurzzeitpflege ist die Versorgung therapeutischer Bedarfe eher zufällig als regelhaft gewährleistet. So gelingt es offensichtlich nur in einer Minderheit der Fälle, Besserungspotenziale zu fördern und häusliche Settings so zu stärken, dass eine Rückleitung ins häusliche Umfeld möglich ist.

2.7.4 Kernelemente der medizinischen Betreuung von Menschen in Pflegeheimen

Mit dem Umzug aus der häuslichen Umgebung in ein Pflegeheim beginnt für multimorbide pflegebedürftige ältere Menschen ein neuer Lebensabschnitt mit gravierenden Veränderungen ihrer bisherigen Lebenssituation. Zu diesem Zeitpunkt sollte aus altersmedizinischer Sicht eine umfassende Beurteilung des Gesundheitszustands im Rahmen eines standardisierten geriatrischen Assessments erfolgen. Auf dieser Basis werden Ziele und Maßnahmen der weiteren pflegerischen, ärztlichen und therapeutischen Versorgung formuliert. Das Assessment sollte im Verlauf jährlich bzw. bei gravierenden Veränderungen des Gesundheitszustands wiederholt werden.

Elementar ist eine partizipative Versorgungsgestaltung unter Einbeziehung der Wünsche und Vorstellungen des Patienten selbst. Falls entsprechende Patientenverfügungen noch nicht vorliegen, sind insbesondere auch die Einstellungen bzgl. erneuter Klinikeinweisung bzw. Reanimation zu eruieren und zu dokumentieren (DNH- und DNR-orders). Pflegepersonen und Ärztinnen/Ärzte gewinnen dadurch Handlungssicherheit bei evtl. auftretenden Notfallsituationen. Bei Personen, die krankheitsbedingt und auf Dauer nicht in der Lage sind, ihre Angelegenheiten selbst zu regeln und Entscheidungen in ihrem Sinne zu treffen, ist spätestens jetzt die Bestellung eines gesetzlichen Betreuers zu beantragen.

Aufgrund der Häufigkeit psychischer Erkrankungen speziell bei hochbetagten Menschen in Pflegeeinrichtungen ist eine sorgfältige Evaluation des kognitiven und affektiven Status (Demenz? Delir? Depression?) unumgänglich. Bei Unklarheiten müssen die notwendigen diagnostischen Abklärungsschritte erfolgen, um Sicherheit zu erlangen. Eine regelmäßige Re-Evaluation im Verlauf ist erforderlich. Bei der hohen Prävalenz demenzieller Erkrankungen bei Menschen in Pflegeheimen ist es mehr als wünschenswert, dass Pflegeeinrichtungen konzeptionell wie personell in der Lage sind, demenzsensible, personenzentrierte Pflege vorzuhalten. Daneben sind Maßnahmen zur Delir-Prophylaxe in Pflegeheimen von hoher Relevanz.

Die Beziehungen zwischen Mobilität, Teilhabe und Lebensqualität sind eng. Eine standardisierte Beurteilung der Mobilität und der Sturzgefährdung sowie ein dem Mobilitätsstatus entsprechender individueller Maßnahmenplan zur Bewegungsförderung und Frakturprophylaxe sind bei allen in Pflegeeinrichtungen lebenden Personen deshalb von zentraler Bedeutung. Die Herausforderung heißt Förderung sicherer Mobilität ohne Bewegungseinschränkung. Therapeutische und rehabilitative Bedarfe sind zu erkennen und angemessen zu versorgen, bleiben derzeit leider aber häufig unterversorgt. Die Wiedererlangung von Selbstständigkeit beim Transfer oder beim Toilettengang kann jedoch die Lebensqualität pflegebedürftiger Menschen wesentlich verbessern.

Die Prävalenz der Dysphagie ist bei in Pflegeheimen lebenden Personen außerordentlich hoch. Aspirationen und Aspirationspneumonien verursachen Leid und können Krankenhauseinweisungen zur Folge haben (nach vorliegenden Studien sind Infektionen und Sturzfolgen die häufigsten Ursachen der Hospitalisierung von Menschen aus Pflegeheimen). Zeitnah nach Aufnahme ist deshalb unbedingt zu klären, ob eine Schluckstörung vorliegt oder nicht. Bei der Abklärung ist die Einbindung von Logopäden hilfreich. Diese erheben einen Befund und formulieren individuelle Empfehlungen zur Sicherstellung einer ausreichenden Ernährung. Niederschwellige Kooperation von Pflegeeinrichtungen und niedergelassenen Logopäden ist anzustreben. Eine regelmäßige Re-Evaluation der Schluckfähigkeit ist notwendig.

Weitere wichtige Punkte im Rahmen des medizinischen Check-ups sind die Überprüfung des Impfstatus (COVID, Influenza, Pneumokokken) sowie der Seh- und Hörfähigkeit und der Mundgesundheit (Zahnstatus). Korrektur der Sehkraft, Anpassung bzw. Optimierung eines Hörgeräts und Verbesserung der Kaufähigkeit sind in jedem Lebensalter und auch bei pflegebedürftigen Personen Maßnahmen, die die Lebensqualität erheblich steigern können. Der Zeitpunkt des Wechsels in eine Pflegeeinrichtung ist auch Anlass, die Medikamentenverordnung zu prüfen mit dem Ziel, unnötige Polypharmazie zu vermeiden. Besonders kritisch ist die Verordnung von Präparaten mit hohem anticholinergem Potenzial zu hinterfragen wegen des erhöhten Risikos der Auslösung eines Delirs. Auch im Verlauf ist die Medikamentenverordnung regelmäßig sorgfältig zu prüfen, um unnötige Dauerverordnungen zu vermeiden.

Die vorgenannten Punkte verdeutlichen, wie wichtig und sinnvoll auch und gerade bei hochbetagten pflegebedürftigen Personen eine Vielzahl prophylaktischer Maßnahmen ist. Bei Personen im Endstadium schwerer chronischer Erkrankungen mit hoher Pflegebedürftigkeit und deutlich begrenzter Lebenserwartung verändern sich Ziele und Maßnahmen der medizinischen Versorgung. Prophylaxen verlieren an Bedeutung, der Fokus liegt auf der Behandlung belastender Symptome. Bei diesen Personen ist schon im Rahmen des Aufnahmeassessments abzuklären, ob spezielle palliative Versorgungsbedarfe vorliegen, die die Einbindung von Schmerztherapeuten oder spezialisierter ambulanter Palliativversorgung (SAPV) in die Weiterversorgung erfordern. Anzusprechen ist dabei auch, ob religiöse bzw. spirituelle Begleitung gewünscht wird.

2.7.5 Organisation der medizinischen Versorgung in Pflegeheimen

Die Organisation der medizinischen Versorgung in Pflegeeinrichtungen muss die hohe Vulnerabilität aller hier lebenden hochbetagten, pflegebedürftigen und gebrechlichen Personen berücksichtigen. Trotz dieser grundlegenden Gemeinsamkeit liegen bei diesen Personen jedoch individuell sehr unterschiedliche präventive, kurative, rehabilitative oder palliative Bedarfe vor, deren Versorgung sicherzustellen ist.

Die hohe Vulnerabilität der Zielgruppe erfordert eine sorgfältige und kontinuierliche haus- und fachärztliche Versorgung in Pflegeeinrichtungen, die eng mit den zuständigen Pflegefachpersonen abgestimmt und koordiniert werden sollte. Hierfür sollten geeignete Kommunikationsmöglichkeiten explizit besprochen und verbindlich festgelegt werden. Einerseits ist es das Ziel, über die oben dargestellten prophylaktischen Maßnahmen das Auftreten zusätzlicher bzw. eine Progredienz bestehender Gesundheitsprobleme zu vermeiden. Andererseits muss gewährleistet sein, dass akute Neuerkrankungen bzw. Verschlechterungen bestehender Erkrankungen möglichst frühzeitig erkannt und therapiert werden. Dies erhöht die Chance, diese Erkrankungen ausreichend vor Ort zu versorgen und zu vermeiden, dass deren Progredienz eine Krankenhausbehandlung erfordert. Dabei ist zu berücksichtigen, dass die Behandlungsmöglichkeiten vor Ort praktisch z. B. dadurch limitiert sind, dass eine intravenöse Zufuhr von Flüssigkeit oder Medikamenten in Pflegeeinrichtungen nicht durchführbar ist (einzelne Ausnahmen bestätigen die Regel!).

Merke

Für eine gute medizinische Versorgung ist es unabdingbar, dass zuverlässige Kommunikationswege, z. B. spezielle Rufnummern oder Sprechzeiten festgelegt werden, die sowohl für die Ärzte/Ärztinnen, als auch die Pflegepersonen verbindlich sind. Unnötige Krankenhauseinweisungen können so oft vermieden werden!

Aus diagnostischen oder therapeutischen Gründen notwendige Transporte in Facharztpraxen oder Klinikambulanzen sind für viele pflegebedürftige hochbetagte Menschen belastend und nachteilig. Sie haben besonders bei kognitiv eingeschränkten Personen ein erhöhtes Risiko für das Auftreten eines Delirs zur Folge. Grundsätzlich ist deshalb die Sicherstellung ausreichender medizinischer Versorgung vor Ort in der Pflegeeinrichtung von hoher Priorität. Dies ist in der Praxis nicht bei allen Versorgungsbedarfen realisierbar. Wenn qualitativ hochwertige Möglichkeiten in der Region bestehen, dann ist die Integration aufsuchender Dienste (die z. B. im Bereich Gerontopsychiatrie und Zahnheilkunde schon weit verbreitet sind) in die Versorgung der Inanspruchnahme von Dienstleistern, die Patiententransporte erfordern, vorzuziehen.

Verbindliche schriftliche Vereinbarungen verlässlicher Partner können Reibungsverluste bei den vielfältigen Kooperationen, die die medizinische Versorgung multimorbider älterer Menschen in Pflegeheimen erfordert, vermindern. Es ist hilfreich, wenn Pflegeeinrichtung und Hausärzte (Fachärzte) ihre Zusammenarbeit und Kommunikation über Kooperationsverträge mit Angaben zu Erreichbarkeit, Vertretungsregelung, Besuchszeiten, Besuchsfrequenz und Ansprechpartnern regeln. Günstig ist es auch, wenn niedergelassenen Ärztinnen/Ärzten ein Untersuchungsraum zur Verfügung steht. Gestaltungsmöglichkeiten bieten auch Kooperationsverträge nach § 140 SGB V, § 73b SGB V oder § 119b SGB V. Verträge zur Integrierten Versorgung oder sog. Hausarztverträge setzen Anreize, die hausärztliche Präsenz in Pflegeeinrichtungen zu stärken, und die Zusammenarbeit zwischen Hausärzten und Pflegeheimen zu verbessern.

Je nach Art und Anzahl benachbart verfügbarer Fachärzte sowie deren Bereitschaft, Besuche in der Einrichtung durchzuführen, sind zur Sicherstellung der fachärztlichen Versorgung ggf. Kooperationsverträge mit umliegenden Kliniken bzw. mit der nächstgelegenen Klinik oder mit Medizinischen Versorgungszentren der Region zur fachärztlichen Versorgung anzustreben (aufsuchende Dienste bevorzugt). Gleiches gilt für die Versorgung therapeutischer oder rehabilitativer Bedarfe (ggf. über Kooperationsverträge mit niedergelassenen Therapeuten, ambulanten Rehazentren, Anbietern ambulanter oder mobiler geriatrischer Rehabilitation) sowie für den Fall spezieller palliativer Versorgungsbedarfe unter Einbindung aufsuchender spezialisierter ambulanter Palliativversorgung (SAPV) oder Hospizdiensten.

Bei nicht vermeidbaren Klinikeinweisungen ist essenziell, dass die Kommunikationswege zwischen Pflegeeinrichtung, Hausarzt und Krankenhaus klar und transparent sind, mit sicherem Informationsaustausch und zeitnahem Zugriff auf relevante Informationen und Befunde. Gleichzeitig ist zu fordern, Überleitungen möglichst sanft und atraumatisch zu gestalten, weil für gebrechliche ältere Menschen jeder Wechsel der Umgebung oder der Bezugsperson ein hohes Risiko darstellt. Wechsel zwischen Versorgungssektoren (Aufnahme, Entlassung, Verlegung) begünstigen Komplikationen (Delir!) und gefährden die Versorgungskontinuität. Obwohl noch nicht belegt ist, inwieweit eine persönliche Begleitung durch vertraute Personen Komplikationen, wie Delir, vermeidet, ist eine solche Begleitung – wo auch immer möglich – anzuraten. Nicht zuletzt verhindert optimiertes Schnittstellenmanagement zwischen Hausärzten, Kliniken und Pflegeeinrichtungen frühe Rehospitalisierungen mit nachteiligen Drehtüreffekten.

Für die Zukunft ist zu fordern, dass konzeptionelle Weiterentwicklungen der medizinischen Versorgung in Pflegeheimen im Rahmen von Modellprojekten erprobt und evaluiert werden, um die bedarfs- wie bedürfnisorientierte Versorgung von Personen in Pflegeeinrichtungen stetig zu verbessern. Überfällig ist ein Ausbau rehabilitativer Versorgung, gerade auch im Bereich Kurzzeitpflege. Zukunftsweisend wäre auch die Stärkung personeller, apparativer und räumlicher Ressourcen für die medizinische Versorgung von Personen mit weniger schweren Erkrankungen unter Vermeidung von Krankenhausbehandlung (Subakutbehandlung, intermediate care, Krankenstation). Die Umsetzung solcher Modelle ist gegenwärtig noch durch vielfach gegenläufige Interessen von Berufsverbänden, Heimträgern, Leistungsträgern und Politik erschwert.

Checkliste: Versorgungsplan/Geriatrisches Assessment

- DNH/DNR besprochen und dokumentiert
- Notwendigkeit gesetzliche Betreuung überprüft
- kognitiver und affektiver Staus evaluiert (Demenz ▶ Kap. 10.3, Delir ▶ Kap. 3.2, Depression ▶ Kap. 11.1)
- bei vorliegender demenzieller Erkrankung: demenzsensible Pflege gewährleistet, Maßnahmenplan Delirprophylaxe liegt vor (▶ Kap. 10.9)
- Mobilitätsstatus und Sturzgefährdung evaluiert (▶ Kap. 3.3)
- Maßnahmenplan Bewegungsförderung und Frakturprophylaxe liegt vor (▶ Kap. 3.3, ▶ Kap. 5.3)
- Rehabilitationsbedarf überprüft (▶ Kap. 2.8)
- Dysphagie abgeklärt (bei Dysphagie: Maßnahmenplan Aspirationsprophylaxe liegt vor; ▶ Kap. 3.8)
- Impfstatus überprüft (COVID, Influenza, Pneumokokken; ▶ Kap. 6.2)
- Seh- und Hörfähigkeit evaluiert (▶ Kap. 12.8, ▶ Kap. 12.9)
- Mundgesundheit und Zahnstatus evaluiert (▶ Kap. 12.3)
- Medikamentenplan überprüft
- palliativer Versorgungsbedarf abgeklärt

Zusammenfassung

Die ärztliche Versorgung in Pflegeeinrichtungen muss die hohe Vulnerabilität der hier lebenden hochbetagten, pflegebedürftigen und gebrechlichen Personen berücksichtigen. Notwendig ist eine sorgfältige und kontinuierliche haus- und fachärztliche Versorgung. Ein wesentlicher Faktor ist eine enge Zusammenarbeit mit den Pflegefachpersonen und der Einrichtungsleitung. Im Sinne einer partizipativen Versorgungsgestaltung sind dabei die Wünsche und Vorstellungen der Patienten und Familien selbst einzubeziehen.

Personen, die in Pflegeheimen leben, sind eine heterogene Personengruppe mit individuell sehr diversen präventiven, kurativen, rehabilitativen oder palliativen Versorgungsbedarfen. Die Sicherstellung angemessener fachärztlicher und therapeutischer Versorgung erfordert Kooperationen mit Kliniken, Medizinischen Versorgungszentren oder Therapiezentren der Region. Gerade rehabilitative Bedarfe bleiben häufig unterversorgt, was in besonderem Maße für den Versorgungsbereich Kurzzeitpflege gilt. Zu beachten ist, dass eine Entlassung aus Akutkliniken in Kurzzeitpflege in vielen Fällen einen Abbruch der hausärztlichen Versorgung zur Folge hat.

Zum Zeitpunkt des Umzugs in eine Pflegeeinrichtung sollte ärztlicherseits eine umfassende Beurteilung des Gesundheitszustands durch standardisiertes geriatrisches Assessment erfolgen, um auf dieser Basis Ziele und Maßnahmen für die weitere Versorgung zu formulieren. Elementar ist eine sorgfältige Prüfung der Medikamentenverordnung mit dem Ziel, Polypharmazie zu vermeiden. Präventive Maßnahmen (z. B. Impfen, Dysphagiescreening), Bewegungsförderung durch Heilmittelverordnungen sowie korrigierende Maßnahmen (Sehen, Hören, Mundgesundheit) können wesentlich dazu beitragen, die Lebensqualität der Bewohner zu verbessern. Eine Re-Evaluation sollte im Verlauf jährlich bzw. bei gravierenden Veränderungen des Gesundheitszustands erfolgen.

Literatur

Bleckwenn, M., Ashrafnia, D., Schnakenberg, R., et al. (2019) Dringende Hausbesuche in Altenheimen – ein Status Quo aus hausärztlicher Sicht. In: *Gesundheitswesen* 82 (4). S. 332–335. https://doi.org/10.1055/s-0043-110852

Czwikla, J., Schulz, M., Heinze, F., et al. (2019). Needs-based provision of medical care to nursing home residents: protocol for a mixed-methods study. In: *BMJ Open 9* (8), e025614. https://doi.org/10.1136/bmjopen-2018-025614

Czwikla, J., Herzberg, A., Kapp, S., et al. (2021). Home care recipients have poorer oral health than nursing home residents: Results from two German studies. In: *Journal of Dentistry 107*, S. 103607. https://doi.org/10.1016/j.jdent.2021.103607

Czwikla, J., Schmidt, A., Schulz, M. et al. (2022). Contacts with general practitioners, dentists, and medical specialists among nursing home residents: a cross-sectional study in 44 German nursing homes. In: *BMC health services research* 22 (1), S. 35. https://doi.org/10.1186/s12913-021-07429-6

Jacobs, K., Kuhlmey, A., Greß, S., et al. (2018). *Pflege-Report 2018*. Berlin, Heidelberg: Springer.

Janßen, H. (2018). *Ermittlung des allgemeinen Rehabilitationsbedarfs und Evaluation Mobiler Geriatrischer Rehabilitation in stationären Pflegeeinrichtungen und der Kurzzeitpflege*. Hochschule Bremen.

Robert Bosch Stiftung. 360° Pflege – Qualifikationsmix für Patient:innen – in der Praxis. https://www.bosch-stiftung.de/de/projekt/360deg-pflege-qualifikationsmix-fuer-patientinnen-der-praxis/projekte, Zugriff am 25.5.2023

Rothgang, H., Kalwitzki, T., Müller, R., et al. (2015). *Barmer GEK Pflegereport*. Berlin, November 2015.

Rothgang, H., & Müller, R. (2021). *Wirkungen der Pflegereformen und Zukunftstrends*. Berlin: Barmer (Schriftenreihe zur Gesundheitsanalyse, 32).

Schäufele, M., Köhler, L., Hendlmeier, I., et al. (2013). Prävalenz von Demenzen und ärztliche Versorgung in deutschen Pflegeheimen: eine bundesweite repräsentative Studie. In: *Psychiatrische Praxis 40* (4), S. 200–206. https://doi.org/10.1055/s-0033-1343141

Schröder, A.-K., Fassmer, A. M., Allers, K., et al. (2020). Needs and availability of medical specialists' and allied health professionals' visits in German nursing homes: a cross-sectional study of nursing home staff. In: *BMC Health Serv Res 20* (1), S. 332. https://doi.org/10.1186/s12913-020-05169-7

Schulz, M., Czwikla, J., Tsiasioti, C., et al. (2020). Differences in medical specialist utilization among older people in need of long-term care – results from German health claims data. In: *Int J Equity Health 19* (1), S. 22. https://doi.org/10.1186/s12939-020-1130-z

Schulz, M., Czwikla, J., Schmidt, A., et al. (2021). Fachärztliche Unterversorgung bei Heimbewohnern – Prävalenzstudie und Hochrechnung. In: *Z Gerontol Geriat 54* (5), S. 479–484. https://doi.org/10.1007/s00391-021-01865-z

Statistisches Bundesamt (Destatis) (2019). Pflege im Rahmen der Pflegeversicherung – Deutschlandergebnisse – 2019.

Techtmann, G. (2015). *Die Verweildauern sinken. Statistische Analysen zur zeitlichen Entwicklung der Verweildauer in stationären Pflegeeinrichtungen*. Hg. v. Alters-Institut. Bielefeld. Online verfügbar unter https://alters-institut.de/wp-content/uploads/2020/08/Alters-Institut-Die-Verweildauern-sinken-2015.pdf, Zugriff am 25.5.2022.

Universität zu Lübeck. Expand-Care. https://www.expandcare.de/index.php?id=5, Zugriff am 24.5.2023

Wessel, M., Laschewski, T., & König, P. (2020). $(AP)^2$caritas. Akademische Pflege und erweiterte Pflegepraxis in Akademische Pflege und erweiterte Pflegepraxis in der ambulanten und stationären Altenhilfe der Caritas.

2.8 Die geriatrische Rehabilitation

Petra Benzinger

2.8.1 Einführung

Im 20. Jahrhundert kam es in Deutschland zu einer Verdopplung der Lebenserwartung, einhergehend mit einem enormen medizinischen Fortschritt. Als Folge dieser Entwicklungen hat sich das Krankheitsspektrum deutlich verändert. Während zu Beginn des 20. Jahrhunderts Infektionskrankheiten und deren Behandlung im Vordergrund der medizinischen Versorgung standen, dominieren heute chronische Erkrankungen, die häufig zu funktionellen Einschränkungen führen. Diese Veränderung des Krankheitsspektrums erfordert eine Anpassung der medizinischen Versorgungsstrukturen, wobei die Bewältigung bzw. Linderung von Krankheitsfolgen eine immer wichtigere Rolle spielt.

Mit zunehmendem Alter nimmt die Zahl chronischer Erkrankungen zu (Peters et al., 2010). Dabei besteht ein negativer Zusammenhang zwischen zunehmender Multimorbidität und gesundheitsbezogener Lebensqualität. Ebenso steigt das Risiko funktioneller Einschränkungen mit der Anzahl chronischer Erkrankungen. Auch erhöht Multimorbidität die Mortalität, wobei dieser Zusammenhang möglicherweise durch Funktionseinbußen vermittelt wird (Fabbri et al., 2015). Für ältere Patienten stellt sich daher mit besonderer Dringlichkeit die Frage, wie Lebensqualität und Funktionalität trotz des Vorliegens oft multipler chronischer Erkrankungen erhalten werden können. Aus gesellschaftlicher Perspektive ist festzustellen, dass Multimorbidität mit einer erhöhten Inanspruchnahme von Gesundheitsleistungen einhergeht (Fabbri et al., 2015). Daraus ergibt sich die Notwendigkeit, die Funktionalität älterer Menschen mit multiplen chronischen Erkrankungen zu erhalten, um Pflegebedürftigkeit zu vermeiden. Der Erhalt der Mobilität spielt dabei eine herausragende Rolle (World Health Organization, 2015). Der Verlust an Muskelmasse, die Abnahme der Muskelkraft, die verminderte Flexibilität sowie Gleichgewichts- und Koordinationsprobleme können die Mobilität älterer Menschen erschweren. Verschiedene Empfehlungen zur körperlichen Aktivität des älteren Menschen zielen auf den Erhalt der Mobilität ab (World Health Organization, 2015; Pfeifer & Rütten, 2017).

Neben dem fortschreitenden Funktionsverlust durch chronische Erkrankungen sind ältere Menschen besonders durch akute medizinische Ereignisse gefährdet, ihre Selbstständigkeit zu verlieren (Gill, 2010). Vor allem durch muskuläre Abbauprozesse nimmt die funktionelle Reserve ab (► Abb. 2.8.1). Durch akute und chronische Gesundheitsstörungen und den damit einhergehenden Kraftverlust können ältere Menschen unter die Schwelle fallen, die für den Erhalt der Selbstständigkeit und Mobilität notwendig

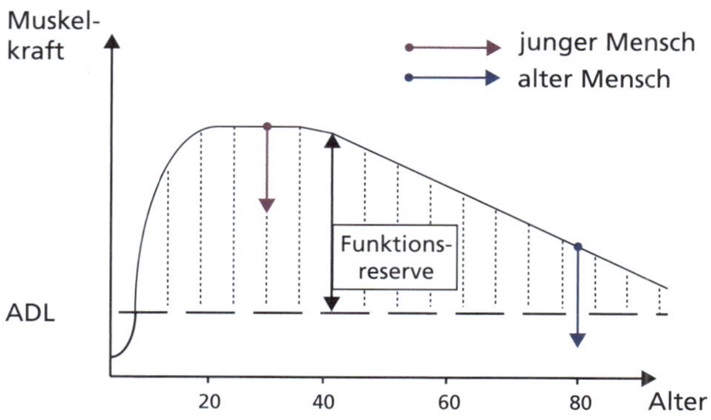

Abb. 2.8.1: Schematische Darstellung der Funktionsreserve: Der Verlust von Muskelkraft durch eine akute oder chronische Erkrankung hat im höheren Lebensalter eine andere Relevanz für den Erhalt der Selbstständigkeit eines Patienten als in jüngeren Lebensjahren. ADL = Activities of Daily Living.

ist. So zeigten Sekundärauswertungen einer großen Interventionsstudie in den USA, dass ein Krankenhausaufenthalt das Risiko eines Mobilitätsverlustes der betroffenen Studienteilnehmenden (definiert als die Unfähigkeit, eine Gehstrecke von 400 Metern innerhalb von 15 Minuten ohne Hilfe einer anderen Person oder eines Rollators zurückzulegen) im Vergleich zu Studienteilnehmenden ohne Krankenhausaufenthalt um mehr als das Dreifache erhöhte (Gill et al., 2017). Insbesondere so genannte „katastrophale" Ereignisse wie Frakturen, Schlaganfall, Pneumonie oder Herzinfarkt führen zu einer unmittelbaren funktionellen Verschlechterung und in der Folge zu vermehrten Neuaufnahmen in eine stationäre Langzeitpflegeeinrichtung (Rapp et al., 2015; Brown et al., 2021).

Merke

Eine Rehabilitation kann sowohl bei einer langsam progredienten Verschlechterung von Mobilität und Selbstständigkeit sinnvoll sein wie auch nach einem akuten medizinischen Ereignis. Das Ziel einer Rehabilitation ist die Verbesserung bzw. der Erhalt von Funktionalität.

Rehabilitation kann dazu beitragen, die Leistungsfähigkeit älterer Menschen, deren Selbstständigkeit durch solche „katastrophalen" Ereignisse oder aber durch Multimorbidität bedroht ist, wiederherzustellen und zu erhalten (Prince et al., 2015). Insofern ist es folgerichtig, dass Patienten der geriatrischen Rehabilitation ganz überwiegend unmittelbar nach einem stationären Krankenhausaufenthalt zugewiesen werden.

2.8.2 Wesen und Ziele der Rehabilitation

Rehabilitation ist eine Schlüsselstrategie, um das Ziel der Weltgesundheitsorganisation (WHO) für eine nachhaltige Entwicklung zu erreichen, d. h. „ein gesundes Leben zu gewährleisten und das Wohlbefinden aller Menschen in jedem Alter zu fördern" (Mishra et al., 2023). Die WHO definiert Rehabilitation als eine Reihe von Maßnahmen, die darauf abzielen, die Funktionsfähigkeit zu optimieren und Behinderungen bei Menschen mit gesundheitlichen Beeinträchtigungen in Wechselwirkung mit ihrer Umwelt zu verringern (World Health Organization, 2017). Rehabilitation befasst sich daher mit Einschränkungen der körperlichen, geistigen und sozialen Funktionsfähigkeit einer Person im Alltag, die durch das Altern oder eine akute oder chronische Erkrankung verursacht werden. Dabei kann ein und dasselbe Krankheitsbild zu sehr unterschiedlichen Funktionseinschränkungen führen, weswegen bei verschiedenen Patienten mit dem gleichen Krankheitsbild sehr unterschiedliche therapeutische Maßnahmen oder Rehabilitationsstrategien erforderlich sind.

Aufgrund der oft vielfältigen Wechselwirkungen zwischen verschiedenen Erkrankungen, daraus resultierenden Störungen von Körperstrukturen oder Organen sowie Aktivitätseinschränkungen im Zusammenspiel mit individuellen Kontextfaktoren sind Rehabilitationsstrategien in der Regel sehr komplex. Sie orientieren sich stets an individuellen Zielen und entziehen sich häufig einer Standardisierung. Trotz der starken Individualisierung kann es dennoch sinnvoll sein, für bestimmte Muster aus Erkrankungen und Funktionsstörung ein standardisiertes Vorgehen festzulegen (beispielhaft vgl. Platz et al., 2020). In der Umsetzung bedient sich die Rehabilitation eines mehrdimensionalen Ansatzes diagnostischer und therapeutischer Maßnahmen. Dieser zielt darauf ab, die Aktivität zu fördern und die Funktionsreserven sowie die soziale Teilhabe von (älteren) Menschen mit Behinderung zu erhalten bzw. eine drohende Behinderung abzuwenden (Grund et al., 2020). Wesentlich für die Umsetzung ist ein multiprofessionelles Behandlungsteam, das verschiedene Therapieoptionen anbietet und gemeinsam einen Behandlungsplan festlegt. In der geriatrischen Rehabilitation entspricht dies dem multiprofessionellen geriatrischen Team (▸ Kap. 1.6). Eine gute und abgestimmte Zusammenarbeit dieser verschiedenen Professionen ist entscheidend für den Erfolg der Rehabilitation.

2.8.3 Internationale Klassifikation der Funktionsfähigkeit (ICF)

Funktionale Gesundheit und Behinderung werden aus medizinischer Sicht als Folge einer Gesundheitsstörung betrachtet. Dementsprechend zielen medizinische Interventionen auf die Heilung oder Linderung von Krankheiten, um Beeinträchtigungen der funktionalen Gesundheit zu beseitigen oder zu lindern. Die Beeinflussung des Krankheitsprozesses führt in dieser Logik unmittelbar zu einer Verbesserung der funktionalen Gesundheit. Im Gegensatz dazu steht in der Rehabilitation die funktionale Gesundheit im Mittelpunkt der Betrachtung. Sie wird als Folge von Gesundheitsstörungen und in Verbindung mit Kontextfaktoren gesehen. Dieser Sichtweise wird durch die von der WHO entwickelte Internationale Klassifikation der Funktionsfähigkeit, Behinderung und Gesundheit (ICF) Rechnung getragen (▸ Abb. 1.5.1).

Die ICF ergänzt die Internationale Klassifikation der Krankheiten (ICD) und ermöglicht eine ganzheitliche Betrachtung des Gesundheitszustandes eines Menschen unter Berücksichtigung eines bio-psycho-sozialen Modells. Neben biomedizinischen Aspekten (Körperfunktionen und -strukturen) werden Aspekte des Menschen als handelndes Subjekt

(Aktivitäten) und als selbstbestimmtes Subjekt in der Gesellschaft (Partizipation) berücksichtigt. Unter „Körperfunktionen" werden die physiologischen Funktionen der Körpersysteme einschließlich der psychischen Funktionen verstanden, „Körperstrukturen" beziehen sich auf die anatomischen Teile des Körpers wie Organe, Gliedmaßen und deren Bestandteile. „Aktivität" bedeutet die Ausführung einer Aufgabe oder Handlung durch eine Person. „Teilhabe" bezieht sich auf den Einbezug einer Person in eine Lebenssituation und stellt die soziale Perspektive der Funktionsfähigkeit dar. Schwierigkeiten auf der Aktivitätsebene werden als Aktivitätseinschränkungen beschrieben (z. B. Einschränkungen der Mobilität wie beim Gehen oder der Kommunikation wie bei einer Dysarthrie). Probleme, die eine Person bei der Teilhabe an Lebenssituationen erfahren kann, werden als Teilhabeeinschränkungen bezeichnet (z. B. Einschränkungen im Gemeinschaftsleben und in Erholung und Freizeit, aber auch beim Gehen, wenn das Gehen ein Aspekt der Teilhabe an einer Lebenssituation ist) (Stucki et al., 2007).

Merke

Rehabilitationsbefunde sowie die Rehabilitationsplanung orientieren sich eng am Modell der Internationalen Klassifikation der Funktionsfähigkeit, Behinderung und Gesundheit (ICF). Damit wird das komplexe Zusammenwirken von Krankheiten, Funktionseinschränkungen, Aktivitätseinschränkungen, Kontextfaktoren und Teilhabe beschrieben. Die ICF bietet verschiedenen Professionen eine gemeinsame Sprache.

Funktionale Gesundheit ergibt sich aus dem Zusammenwirken von Körperstrukturen bzw. -funktionen, Aktivitäten und Teilhabe in Wechselwirkung mit Kontextfaktoren. Dazu gehören materielle und soziale Bedingungen der Umwelt, in der die Person lebt (Umweltfaktoren), sowie persönliche Eigenschaften (personenbezogene Faktoren). Im Modell der ICF können sich Kontextfaktoren positiv oder negativ auf die funktionale Gesundheit auswirken. Behinderung ist dabei komplementär zur Funktionsfähigkeit und umfasst Beeinträchtigungen, Aktivitätseinschränkungen und Teilhabeeinschränkungen. Die ICF ermöglicht somit die Beschreibung von Einschränkungen der funktionalen Gesundheit einer Person als Folge von Krankheiten und Gesundheitsstörungen mittels einer standardisierten Terminologie (Stucki et al., 2007).

Mit Hilfe des ICF-Modells ist es möglich, sowohl vorhandene Ressourcen als auch Barrieren für die angestrebte Teilhabe zu erfassen. Werden im konkreten Einzelfall funktionelle Einschränkungen als gegeben angenommen, so kann der Einfluss von Kontextfaktoren auf die Teilhabe dieser Person unterschiedlich groß sein. Ist z. B. eine ältere Person nach einer proximalen Femurfraktur nur noch mit einem Rollator außer Haus mobil, so kann sich die Gestaltung des Zugangsbereiches zur Wohnung negativ (z. B. Treppen, keine Abstellmöglichkeit für einen Rollator im Eingangsbereich) oder positiv (z. B. ebenerdiger Zugang, barrierefreie Wohnung, Aufzug) auf die Möglichkeiten der außerhäuslichen Mobilität und damit auf die selbstbestimmte Teilhabe an sozialen Aktivitäten wie Spaziergänge, Einkäufe oder Arztbesuche auswirken. Wenn die Person jedoch keine außerhäusliche Mobilität anstrebt, sind diese Aspekte der Barrierefreiheit von geringer Bedeutung.

In der klinischen Praxis führt die unübersichtlich große Zahl an Kategorien und deren inhaltliche Komplexität zu Akzeptanzproblemen. Um dem entgegenzuwirken, wurden sogenannte Core Sets entwickelt. Allerdings haben die Bemühungen zur Entwicklung spezifisch geriatrischer Core Sets bisher nicht zu einer weiteren Verbreitung der ICF im Kontext der geriatrischen Rehabilitation geführt (Spoorenberg et al., 2015; Tomandl et al., 2021; Lin et al., 2022). Dennoch schärft die ICF das Verständnis für die Wechselwirkungen zwischen krankheitsbedingten Einschränkungen und Kontextfaktoren. Darüber hinaus unterstützt sie eine individuelle Betrachtung von Teilhabezielen und bietet verschiedenen Berufsgruppen eine „gemeinsame Sprache" zur Beschreibung funktionaler Gesundheit.

2.8.4 Grundsätze der Rehabilitation

Rehabilitation unterscheidet sich grundlegend von vielen anderen Behandlungs- und Versorgungsstrategien. So kann Rehabilitation nur durch die aktive Mitwirkung des Rehabilitanden gelingen. Mehr noch als bei medikamentösen oder operativen Behandlungen ist die Mitarbeit und Motivation der Rehabilitanden entscheidend für den Behandlungserfolg. Das Behandlungsangebot und die Interventionen des Behandlungsteams können diese Eigenleistung nur unterstützen. Der Rehabilitationsprozess selbst ist dynamisch und bedarf der regelmäßigen Überprüfung und Anpassung. Er ist als zirkulärer Prozess zu verstehen (► Abb. 2.8.2).

Assessment

Zu Beginn der Rehabilitation wird ein Comprehensive Geriatric Assessment (CGA) durchgeführt. Basierend auf dem konzeptionellen Rahmen der ICF erfolgt die Einschätzung des funktionalen Gesundheitszustandes eines Patienten umfassend und beinhaltet die Erfassung und Bewertung von Beeinträchtigungen der Körperfunktionen und -strukturen, Einschränkungen der Aktivitäten und der Partizipation sowie die Ermittlung von Umweltbarrieren und persönlichen Einstellungen und Erwartungen des Patienten (European Physical and Rehabilitation Medicine Bodies Alliance, 2018). Neben der ärztlichen Untersuchung und der Erfassung von Medikations- und Schmerzproblemen sind möglicherweise weitere organdiagnostische Maßnahmen (z. B. EKG) erforderlich.

Die in der Geriatrie etablierten Funktionstests (► Kap. 1.5) sind gut geeignet, um Einschränkungen der Körperfunktionen (z. B. Kognition) und der Aktivität (z. B. Gehen) zu erfassen. Teilweise ist es sinnvoll, standardisierte Tests durch die fachliche Einschätzung von Therapeuten zu ergänzen. So sind einzelne Messwerte aussagekräftiger, wenn sie durch Beobachtungen während der Testdurchführung ergänzt werden. Je nach Störungsbild kommen weitere diagnostische Verfahren wie eine apparative Ganganalyse oder auch eine videogestützte endoskopische Schluckdiagnostik zum Einsatz. Insbesondere bei der Dokumentation und Interpretation von Mobilitätstests wie dem Gehtempo oder dem Timed-up-and-go-Test ist bereits heute die Durchführung als sogenannte instrumentierte Assessments unter Nutzung von Sensoren möglich. Es ist absehbar, dass solche Verfahren in wenigen Jahren etablierte Tests in der Routinemessung ergänzen werden (Hobert & Jamour, 2022).

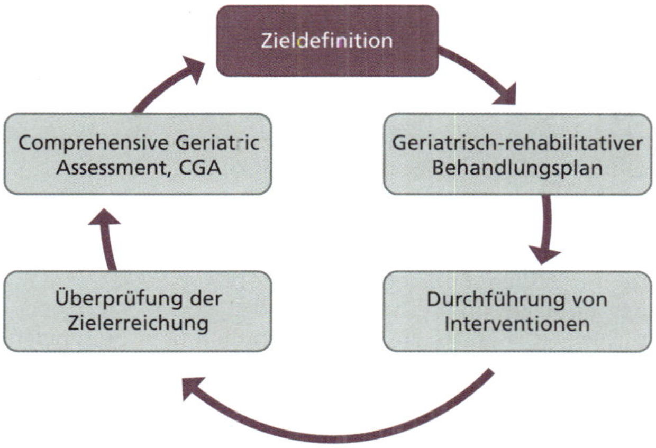

Abb. 2.8.2: Rehabilitationszyklus

Die Erfassung der Kontextfaktoren beginnt in der Regel mit dem Aufnahmeassessment und wird im weiteren Verlauf vor allem fremdanamnestisch ergänzt. Informationen zur sozialen Teilhabe vor der Rehabilitation bzw. vor der aktuellen Erkrankung runden das Assessment ab.

Zielfindung

Neben dem CGA ist die Vereinbarung von patientenzentrierten Rehabilitationszielen wesentlich für den Erfolg und die Zufriedenheit der Patienten. Zu Beginn einer geriatrischen Rehabilitation steht in der Regel die Wiedererlangung oder die Verbesserung der Selbsthilfefähigkeit mit dem Ziel der Rückkehr in die häusliche Umgebung im Vordergrund (Grill et al., 2011; van Seben et al., 2019). Dies sind häufig längerfristige Ziele. Auf der Grundlage der Ergebnisse des CGA muss dann mit dem Patienten besprochen werden, welches Ziel realistischerweise bis zum Ende der Rehabilitationsmaßnahme erreicht werden kann (mittelfristiges Ziel). Gegebenenfalls müssen Möglichkeiten aufgezeigt werden, wie der Patient auch noch im Anschluss an eine zeitlich begrenzte Rehabilitationsmaßnahme ein längerfristiges Ziel erreichen kann. Wesentlich für eine erfolgreiche Zielfindung ist, dass diese in einem partizipativen Prozess erfolgt. Dazu ist es hilfreich, die Ziele möglichst präzise nach der SMART-Regel zu formulieren:

SMART-Regel

S = spezifisch
M = messbar
A = (vom Rehabilitanden) akzeptiert
R = realistisch
T = terminiert (am Ende der Rehabilitation)

Zur Überprüfung der späteren Zielerreichung wird in der geriatrischen Rehabilitation die Verwendung der Goal Attainment Scale empfohlen (Stolee et al., 1992). Sie erlaubt die Definition sehr unterschiedlicher Ziele und erscheint besser geeignet als spezifische Instrumente, die nur einzelne Aspekte (z. B. Schmerz, Selbstversorgung, Mobilität) erfassen. In der Rehabilitation älterer Menschen wird ein solches Vorgehen von den Mitgliedern des Rehabilitationsteams häufig als zeitaufwändig erlebt und die knappen Zeitressourcen als nicht ausreichend dafür empfunden (Schulman-Green et al., 2006; van Seben et al., 2017). Häufig wird angeführt, dass geriatrische Patienten nicht in der Lage seien, konkrete Teilhabeziele zu benennen. Dem widersprechen u. a. die Ergebnisse einer Studie, in der mit Hilfe eines strukturierten Interviews auch bei kognitiv eingeschränkten Patienten ein Zielfindungsprozess im Rahmen der geriatrischen Rehabilitation möglich war (Dutzi et al., 2019).

Neben dem globalen Ziel, das den Endpunkt aller rehabilitativen Maßnahmen darstellt, wird im Behandlungsteam ein Programmziel festgelegt, welches realistisch bis zum Ende der jeweiligen Rehabilitationsmaßnahme (z. B. einer dreiwöchigen stationären Rehabilitation) erreicht werden kann.

Erstellung und Umsetzung eines Behandlungsplans

Basierend auf den Informationen des CGA und unter Berücksichtigung der Teilhabeziele des Patienten werden geeignete Maßnahmen ausgewählt, welche auf der Ebene von Funktionsstörungen oder Kontextfaktoren ansetzen. Daraus ergeben sich Interventionsziele, welche in engem Zusammenhang mit dem Programmziel stehen. Diese sollten möglichst konkret sein und die Dauer bis zur Zielerreichung sollte festgelegt werden. Dabei ist es für die Motivation und Mitarbeit des Patienten wichtig, dass der so erstellte Behandlungsplan individuell entlang der zuvor vereinbarten Programmziele gestaltet wird. Nur die gezielte Verfolgung konkreter alltagsrelevanter Ziele sichert die Motivation und Zufriedenheit der Patienten.

Bei der Umsetzung eines Rehabilitationsplans lassen sich drei grundsätzliche Strategien unterscheiden:

1. *Restitution:* Geschädigte Strukturen oder eingeschränkte Körperfunktionen werden so weit wiederhergestellt, dass der Normalzustand oder ein möglichst optimaler Zustand erreicht wird. Eine restitutive

Strategie erfordert in der Regel eine hohe Intensität und Vielfalt von vorwiegend übenden Anwendungen. Ziel ist die Beseitigung von Einschränkungen auf der Ebene der Aktivität und Partizipation.

2. *Kompensation:* Verlorengegangene Strukturen, Funktionen und Aktivitäten werden durch Strategien der Nutzung noch vorhandener Möglichkeiten kompensiert. Dies kann durch die Übernahme anderer Strukturen und das Erlernen kompensatorischer Aktivitäten oder durch den Einsatz externer Hilfen (Hilfsmittel, personelle Unterstützung) erfolgen und dient dem Ziel einer möglichst umfassenden Teilhabe und selbstbestimmten Lebensführung. Aktivität und Partizipation bleiben in der Regel bis zu einem gewissen Grad beeinträchtigt.
3. *Adaptation:* Aktivitäten werden angepasst an die individuellen Einschränkungen unter Berücksichtigung der gegebenen Umstände bei gleichzeitiger Anpassung der Teilhabeziele. Dies geht in der Regel mit dem Abbau hemmender und der Verstärkung fördernder Kontextfaktoren einher und erfordert eine intensive Auseinandersetzung mit dem Lebensumfeld des Patienten. Beispiele sind bauliche und räumliche Veränderungen wie das Anbringen von Handläufen und Haltegriffen bis hin zum Umzug in eine barrierefreie Wohnumgebung. Günstig ist es, wenn Angehörige und nahestehende Personen einbezogen werden können, um das Wohnumfeld gut zu charakterisieren, Möglichkeiten der Anpassung zu diskutieren und sie auch in die Umsetzung entlassungsvorbereitender Maßnahmen einzubeziehen. Teilweise ist es auch notwendig, die Kompetenzen und Ressourcen der pflegenden Angehörigen zu fördern und die Krankheitsbewältigungsstrategien der Patienten zu stärken.

In der Umsetzung lassen sich diese Strategien nicht trennscharf voneinander abgrenzen. Im Rehabilitationsprozess ergeben sich verschiedene Teilziele, die häufig unterschiedliche Herangehensweisen erfordern.

Evaluation

Eine Rehabilitationsmaßnahme gliedert sich in Zyklen. In der Praxis sind dies in der Regel wöchentliche Abschnitte, an deren Ende das Behandlungsteam die Erreichung von Interventionszielen überprüft und ggf. neue Interventionsziele für den folgenden Zyklus formuliert. Hierfür erfolgen wöchentliche Teamsitzungen, deren Inhalt und Ergebnisse strukturiert erfasst werden.

2.8.5 Merkmale der Patienten in der geriatrischen Rehabilitation

Der Zugang zur geriatrischen Rehabilitation kann – im Gegensatz zu indikationsspezifischen Rehabilitationsangeboten – nicht über spezifische Erkrankungen oder erkrankte Organsysteme erfolgen. Auch eine Zuweisung allein aufgrund des Alters, wie sie z. B. in der Pädiatrie möglich ist, erscheint für die Zielgruppe geriatrischer Rehabilitationseinrichtungen wenig spezifisch. Erforderlich ist vielmehr ein höheres Lebensalter und das Vorliegen einer geriatrietypischen Multimorbidität. Multimorbidität bedeutet, dass mehr als eine chronische Erkrankung vorliegt, die in der Rehabilitation berücksichtigt werden muss (MDS, 2021).

Geriatrische Syndrome und Sachverhalte, die eine geriatrietypische Multimorbidität begründen:

Immobilität, Sturzneigung, Schwindel, kognitive Defizite, Harn-/Stuhlinkontinenz, Dekubitalulzera, Fehl- und Mangelernährung, Störungen des Flüssigkeits- und Elektrolythaushaltes, Depressionen, Angststörungen, chronische Schmerzen, Sensibilitätsstörungen, verminderte körperliche Belastbarkeit/Gebrechlichkeit, hochgradige Sehbehinderung, ausgeprägte Schwerhörigkeit, Multimedikation, verminderte Medikamentenverträglichkeit, häufige Krankenhausaufenthalte (MDS, 2021).

Nicht zu berücksichtigen sind Diagnosen, die bei geriatrischen Patienten zwar häufig vorkommen, aber keine strukturellen oder funktionellen Auswirkungen haben. Beispiele hierfür sind eine kontrollierte arterielle Hypertonie, ein gut eingestellter Diabetes mellitus, eine substituierte Hypothyreose oder eine kompensierte Herzinsuffizienz. Nicht selten besteht bei Patienten in der geriatrischen Rehabilitation eine Diskrepanz zwischen einer beeindruckenden Diagnoseliste und geringen oder umschriebenen funktionellen Beeinträchtigungen – und umgekehrt.

Die Allokationsentscheidung für eine geriatrische Rehabilitation im Rahmen des deutschen Sozialversicherungssystems geht zudem von einem Lebensalter von 70 Jahren und älter aus. Bei Personen zwischen 60 und 70 Jahren ist ein Zugang möglich, wenn dennoch eine sogenannte geriatrietypische Multimorbidität im Vordergrund steht. Ein Alter unter 60 Jahren schließt nach der Rechtsprechung des Bundessozialgerichtes die Kostenübernahme für eine geriatrische Rehabilitation durch die gesetzlichen Krankenkassen in Deutschland aus (Ernst et al., 2020). Tatsächlich liegt das Durchschnittsalter der Patienten bei ca. 82 Jahren (Gaßmann et al., 2022). Umgekehrt stehen Angebote der indikationsspezifischen medizinischen Rehabilitation auch älteren Patienten offen, sofern nicht andere Kriterien für eine geriatrische Rehabilitation sprechen.

Ein weiteres Kriterium, das bei der Zuweisungsentscheidung durch die Krankenkassen herangezogen wird, ist das Vorliegen von Beeinträchtigungen der Selbstständigkeit, der Selbstversorgung und der basalen Aktivitäten des täglichen Lebens. Dementsprechend weisen Patienten in der geriatrischen Rehabilitation bei Aufnahme erhebliche Einschränkungen der Selbstversorgungsfähigkeit auf (van Balen et al., 2019; Gaßmann et al., 2022). Dies ist meist auf eine deutlich eingeschränkte Mobilität zurückzuführen: Die Mehrzahl der Patienten ist bei Aufnahme in die stationäre geriatrische Rehabilitation nicht in der Lage, den Timed-up-and-go-Test durchzuführen, d. h. selbstständig aus dem Sitzen in den Stand zu kommen, ggf. mit Gehhilfe, zu gehen, sich zu drehen und sich selbstständig hinzusetzen (Benzinger et al., 2013). Sensorbasierte Daten zur körperlichen Aktivität von Patienten einer deutschen geriatrischen

Rehabilitation zeigten eine mittlere Gehzeit von weniger als 30 Minuten am zweiten Tag nach Aufnahme, Therapiezeiten eingeschlossen (Klenk et al., 2019).

Auswertungen von Routinedaten zeigen, dass über die Jahre immer mehr Patienten in der geriatrischen Rehabilitation kognitive Einschränkungen aufweisen (Tümena et al., 2020). Dies könnte den Studienergebnissen Rechnung tragen, dass auch ältere Menschen mit Demenz von körperlichem Training profitieren. Gleichzeitig stellt diese Entwicklung die Einrichtungen vor die Herausforderung, diesen Patienten ein adäquates Setting anzubieten. Betrachtet man die Krankheitsbilder, die am häufigsten zu einer Einweisung in die geriatrische Rehabilitation führen, so sind Frakturen, insbesondere des proximalen Femur, der Lendenwirbelsäule, Gangstörungen, Kox- und Gonarthrose sowie Schlaganfall die häufigsten Diagnosen (Lübke, 2020). Im zeitlichen Verlauf ist eine Verschiebung des Spektrums zu beobachten. Während vor ca. 20 Jahren noch Patienten mit Schlaganfall die größte Patientengruppe darstellten, werden diese Patienten heute überwiegend in neurologischen Rehabilitationseinrichtungen rehabilitiert und ihr Anteil in der geriatrischen Rehabilitation nimmt ab (Freidel et al., 2017). Gleichzeitig hat der Aufbau alterstraumatologischer Zentren und die damit verbundene frühzeitige Einbindung geriatrischer Behandlungsteams vielerorts dazu beigetragen, dass die Zahl der Patienten mit Frakturen insbesondere des proximalen Femurs, der Wirbelsäule und des Beckens anteilig zugenommen haben.

2.8.6 Besonderheiten der geriatrischen Rehabilitation

Geriatrisch-rehabilitatives Basismanagement

Diagnostischen und therapeutischen Maßnahmen kommt im Rahmen der geriatrischen Rehabilitation große Bedeutung zu. Insbesondere die Anschlussheilbehandlung nach akuter Erkrankung erfordert eine angemessene Diagnostik und Weiterbehandlung von Krankheitsfolgen. Insbesondere bei Patienten, welche aus orthopädischen und chirurgischen Abteilungen zugewiesen werden, ist nicht selten eine Anpassung der Behandlung internistischer Begleiterkrankungen erforderlich. In dieser Patientengruppe ist es zudem nicht selten erforderlich, die Schmerzbehandlung unter Berücksichtigung geriatrischer Gesichtspunkte anzupassen. Aber auch bei Zuweisungen aus fachinternistischen Abteilungen gilt es, die Angemessenheit organspezifischer Therapien vor dem Hintergrund geriatrischer Behandlungsprinzipien zu hinterfragen. Das sogenannte geriatrisch-rehabilitative Basismanagement umfasst daher ganz wesentlich das Management von Komorbiditäten innerer Organe, des Nervensystems sowie des Bewegungsapparates (Jamour et al., 2018).

Bedingt durch die Multimorbidität der Patienten ist deren Gesundheitszustand vulnerabel und eine angemessene Diagnostik und Behandlung von Komplikationen und interkurrenten Erkrankungen muss jederzeit gewährleistet sein. Rund 10 % der stationären Rehabilitationsmaßnahmen muss aufgrund interkurrenter Erkrankungen abgebrochen werden und rund 1 % der Rehabilitanden versterben während der stationären Rehabilitation (Freidel et al., 2017).

Ein geriatrisch-rehabilitatives Basismanagement umfasst darüber hinaus Diagnostik und Therapie geriatrischer Syndrome wie auch ein strukturiertes Polypharmaziemanagement und ein interprofessionelles Management von Inkontinenz, Schluckstörungen, Mangelernährung, kognitiver Beeinträchtigungen und affektiver Störungen (Jamour et al., 2018).

Wohnortnahe Durchführung

Ein Merkmal geriatrischer Rehabilitation ist die möglichst wohnortnahe Durchführung unter Einbezug der Zu- und Angehörigen. Aus dem ICF ergibt sich, dass Partizipation nur im Kontext des Lebensumfeldes des Patienten verstanden werden kann. Die Ermittlung von individuellen Rehabilitationszielen setzt die Kenntnis der Lebenswelt des Patienten voraus. Die Vereinbarung von realistischen und relevanten Partizipationszielen ist oftmals nicht ohne die Unterstützung durch und im Austausch mit Zu- und Angehörigen möglich. Gleichzeitig ist eine Rückkehr in das bisherige Lebensumfeld bzw. das Erreichen von Partizipationszielen häufig nur möglich, indem Adaptationen des Lebensumfeldes veranlasst werden. Dies setzt voraus, dass das Rehabilitationsteam ein möglichst umfassendes Bild der baulichen wie auch sozialen Umwelt hat. Ein solch umfassendes Bild lässt sich häufig nicht allein mit den Patienten ermitteln. Diese haben in vielen Fällen unrealistische Vorstellungen von Barrieren im Wohnumfeld und wird die Belastbarkeit sozialer Netze nicht selten aus Sicht der Patienten überbewertet. Gleichzeitig ist es für den Sozialdienst von Rehabilitationseinrichtungen bei der Organisation von Anschlussversorgungen wichtig, lokale Gegebenheiten und Angebote zu kennen (insbesondere Pflegedienste, Nachbarschaftshilfen, kommunale und kirchliche Angebote für ältere Menschen). Der Notwendigkeit einer wohnortnahen Rehabilitation tragen die Geriatriekonzepte einzelner Bundesländer Rechnung ebenso wie das bundesweite Geriatriekonzept des Bundesverbandes Geriatrie (Bundesverband Geriatrie, 2022).

Sektorenübergreifende Versorgung

Multimorbidität und prämorbide Pflegebedürftigkeit erfordern eine Verzahnung mit ambulanten Leistungserbringern, um Rehabilitationserfolge zu verstetigen. Hausärzte, Pflegedienste und Therapeuten sind häufig bereits vor der Rehabilitation in die Versorgung des Patienten eingebunden. Sie können wichtige Hinweise geben, die bei der Einschätzung der Realisierbarkeit von Rehabilitationszielen hilfreich sind. Aber auch bei Empfehlungen für die Weiterbehandlung im Anschluss an eine Rehabilitation ist eine enge Abstimmung nötig, damit eine Umsetzung unter den Gegebenheiten der jeweiligen Versorgungssituation möglich ist. Präferenzen von weiterbehandelnden Hausärzten sind dabei ebenso wichtig wie deren Bereitschaft zur Weiterverordnung von Heilmitteln. Aber auch die Möglichkeiten und Limitationen eines möglicherweise eingebundenen Pflegedienstes gilt es, insbesondere im ländlichen Raum, zu beachten. Gerade bei ambulanten oder mobilen Rehabilitationsmaßnahmen ergibt sich der Abstimmungsbedarf auch dadurch, dass Versorgungsleistungen ambulanter Therapeuten und Pflegedienste parallel stattfinden

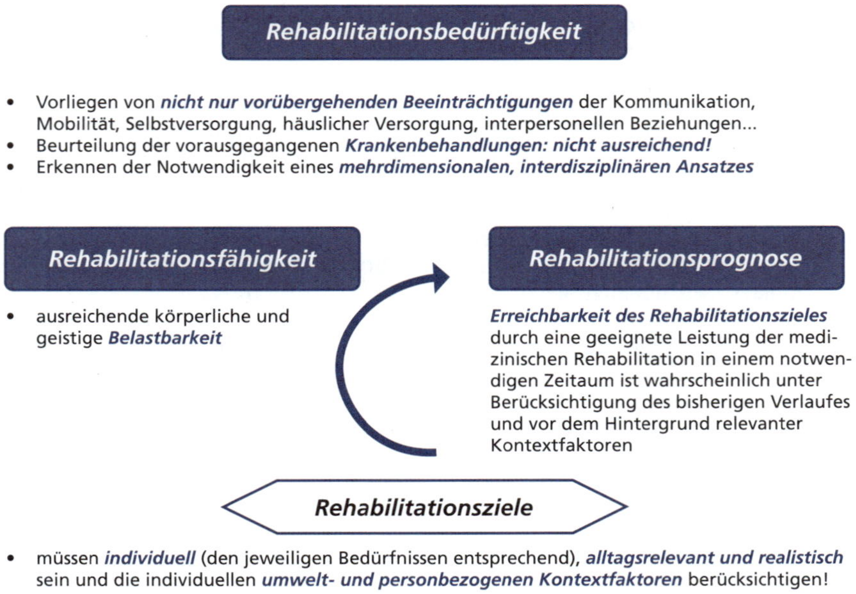

Abb. 2.8.3: Übersicht der Indikationskriterien für Leistungen zur medizinischen Rehabilitation (mit freundlicher Genehmigung von Medizinischer Dienst Bund; MDS, 2021, S. 32, Abbildung 4)

können und die ärztliche Behandlung weiterhin ganz wesentlich durch die behandelnden Hausärzte erfolgt. Dies macht eine enge Abstimmung zwischen dem Rehabilitationsteam und diesen Leistungserbringern erforderlich, um synergistische Effekte zu erzielen und Widersprüche zu vermeiden.

2.8.7 Gesetzliche Rahmenbedingungen in Deutschland

Die geriatrische Rehabilitation ist eine spezialisierte Form der medizinischen Rehabilitation nach § 40 Sozialgesetzbuch V (SGB V). Sie ist eine Antragsleistung der Krankenkassen, d. h. sie setzt ein Antrags- und Bewilligungsverfahren voraus. Entsprechende Anträge können von niedergelassenen Ärztinnen/Ärzten, Klinikärzten oder nach Pflegebegutachtung durch den Medizinischen Dienst gestellt werden. Das Verfahren bzw. die erforderlichen Formulare sind in einer entsprechenden Richtlinie geregelt (Gemeinsamer Bundesausschuss, 2004). Es ist Aufgabe der Krankenkasse, zu prüfen, ob die sozialmedizinischen Voraussetzungen für eine Rehabilitation vorliegen, und Art, Dauer, Umfang, Beginn sowie die Rehabilitationseinrichtung festzulegen (§ 40 Abs. 3 SGB V). Dabei beauftragen die Krankenkassen den Medizinischen Dienst stichprobenartig oder nach Ermessen des Sachbearbeiters der Krankenkasse mit der Indikations- und Zuweisungsprüfung. Die mit der Prüfung verbundene zeitliche Verzögerung führt jedoch in der Praxis immer wieder zu Versorgungsbrüchen zwischen der akutmedizinischen Versorgung und dem Beginn einer Anschlussheilbehandlung.

Eine Indikation zur Durchführung einer Rehabilitation ist nur gegeben, wenn Rehabilitationsbedürftigkeit und Rehabilitationsfähigkeit vorliegen, realistische alltagsrelevante Rehabilitationsziele erkennbar sind und eine positive Rehabilitationsprognose angenommen werden kann (▸ Abb. 2.8.3). Seit 2021 wurde insbesondere die Zuweisung aus dem ambulanten Bereich vereinfacht und die Bewilligung einer geriatrischen Rehabilitation insgesamt ohne Vorrangprüfung ermöglicht. Hierzu erfolgte eine Überarbeitung der Rehabilitations-Richtlinie und eine Anpassung des Antragsformulars (Gemeinsamer Bundesausschuss, 2021).

Rehabilitationsbedürftigkeit liegt vor, wenn nicht nur vorübergehende alltagsrelevante Beeinträchtigungen der Aktivitäten und Teilhabe drohen oder bereits vorliegen und der mehrdimensionale und interdisziplinäre Ansatz der medizinischen Rehabilitation erforderlich ist.

Rehabilitationsfähigkeit im Kontext der geriatrischen Rehabilitation setzt voraus, dass die Patienten in der Lage sind, mehrmals täglich aktiv an Therapieangeboten teilzunehmen. Dabei ist zu berücksichtigen, dass ein nicht unerheblicher Teil der Therapieangebote in Gruppen stattfindet, wobei die mobile Rehabilitation hier eine Ausnahme darstellt. Weder kognitive Einschränkungen noch das Vorliegen von Pflegebedürftigkeit schließen die Rehabilitationsfähigkeit aus. Für Patienten, die von einer eher längeren Rehabilitation mit einer niedrigeren Therapiefrequenz profitieren, sollten ambulante und insbesondere mobile Rehabilitationsangebote geprüft werden. Neben der Belastbarkeit ist die Motivation des Patienten zur aktiven Teilnahme an den Therapieangeboten von großer Bedeutung. Depressive Störungen, aber auch das Gefühl der Perspektivlosigkeit bei hochbetagten und gebrechlichen Patienten erweisen sich als erhebliche Barrieren. Es ist daher durchaus sinnvoll, vor Antragstellung mit dem Patienten zu klären, welche Erwartungen dieser mit einer Rehabilitation verbindet und ob es aus Sicht des Patienten erstrebenswerte teilhaberelevante Ziele (Rehabilitationsziel) gibt, die realistischerweise erreicht werden können (positive Rehabilitationsprognose).

Merke

Kognitive Einschränkungen oder Pflegebedürftigkeit schließen eine geriatrische Rehabilitationsmaßnahme nicht aus. Solche Personen lehnen jedoch nicht selten eine räumliche Veränderung ab und wünschen eine Einbindung von Bezugspersonen. Für diesen Personenkreis ist eine mobile Rehabilitation besonders geeignet.

Die Dauer einer medizinischen Rehabilitationsmaßnahme ist in der Regel auf längstens drei Wochen (stationäre Rehabilitation) bzw. 20 Behandlungstage (ambulante und mobile Rehabilitation) begrenzt (§ 40 Abs. 3 SGB V). Ist zur Erreichung des individuellen Rehabilitationszieles eine Fortsetzung der Rehabilitation erforderlich, muss während der laufenden Rehabilitationsmaßnahme ein Verlängerungsantrag durch den Behandler gestellt werden. Dies führt in der Praxis immer wieder zu Unsicherheiten bei der Entlassungsvorbereitung.

Von der geriatrischen Rehabilitation zu unterscheiden sind Leistungen zur Frührehabilitation (§ 39 Abs. 1 Satz 3 i. V. m. § 107 Abs. 1 SGB V), die bereits während der akutmedizinisch-kurativen Behandlung erbracht werden. Im Unterschied zur postakuten Rehabilitation zeichnet sich die Frührehabilitation dadurch aus, dass vorrangig ein akutstationärer Behandlungsbedarf bei gleichzeitigem Rehabilitationsbedarf besteht. Die geriatrische frührehabilitative Komplexbehandlung ist durch strukturelle und inhaltliche Anforderungen an den Behandlungsablauf standardisiert (Operationen- und Prozedurenschlüssel OPS, Nr. 8.550; aktuell gültige OPS-Version). Die geforderte Personalausstattung und Behandlungsdurchführung orientieren sich stark an der postakuten geriatrischen Rehabilitation.

Geriatrische Rehabilitation im Kontext des SGB XI

Mit der Einführung des SGB XI (Pflegeversicherung) im Jahr 1989 wurde der Grundsatz „Rehabilitation vor Pflege" normiert. Dies gilt auch, wenn bereits Pflegebedürftigkeit vorliegt. Bei diesen Personen soll die Rehabilitation darauf abzielen, die Pflegebedürftigkeit zu überwinden, zu mindern oder eine Verschlimmerung zu verhüten (SGB XI § 31,1). Zuständiger Rehabilitationsträger ist in der Regel die gesetzliche Krankenversicherung (GKV). Im Rahmen der Begutachtung der Pflegebedürftigkeit obliegt es dem Medizinischen Dienst, die Indikation für eine Rehabilitation im Einzelfall zu prüfen.

Die geringe Zahl der Rehabilitationsempfehlungen im Rahmen der Pflegebegutachtung durch die Medizinischen Dienste (ca. 1 % im Jahr 2014) ist seit vielen Jahren immer wieder Gegenstand öffentlicher Kritik. Als Reaktion auf die Kritik an der geringen Quote ausgesprochener Rehabilitationsempfehlungen wurde 2016 ein optimierter Begutachtungsstandard eingeführt (Breuninger, 2016). In der Versorgungsrealität hat dies nur ansatzweise zu einem Anstieg entsprechender Zuweisungen in geriatrische Rehabilitationseinrichtungen geführt. Dies liegt nicht nur an der geringen Anzahl der ausgesprochenen Empfehlungen. Vielmehr folgt auf weniger als die Hälfte der ausgesprochenen Rehabilitationsempfehlungen eine Antragstellung durch die Versicherten und nur etwa jede vierte Rehabilitationsempfehlung führt zu einer realisierten Rehabilitationsleistung (Golla et al., 2022). Als wesentliche Barrieren für die Inanspruchnahme einer geriatrischen Rehabilitation werden die starke Bindung an die Häuslichkeit und der Wunsch nach sozialer Unterstützung durch Angehörige genannt (Golla et al., 2022). Dies hat 2021 zu einer Erleichterung des Zugangs zur mobilen geriatrischen Rehabilitation geführt (▶ Kap. 2.9).

Es ist jedoch zweifellos ein struktureller Fehler der gegenwärtigen Sozialgesetzgebung, dass die Kosten der medizinischen Rehabilitation zur Vermeidung von Pflegebedürftigkeit von den Krankenkassen getragen werden, der Nutzen aber den Pflegekassen zugutekommt.

2.8.8 Besonderheiten einer geriatrischen Rehabilitationseinrichtung

Stationäre Leistungen zur medizinischen Rehabilitation (§ 40 Abs. 2 SGB V) werden ausschließlich in Rehabilitationseinrichtungen durchgeführt, die über einen Versorgungsvertrag nach § 111 SGB V verfügen. Sie zeichnen sich dadurch aus, dass unter ärztlicher Leitung mehrere Berufsgruppen an der Therapie beteiligt sind, Therapiepläne und Fortschritte der Rehabilitanden im Rehabilitationsteam besprochen werden und die einzelnen Therapien inhaltlich und zeitlich aufeinander abgestimmt sind. Rehabilitationseinrichtungen sind nach den gesetzlichen Vorgaben zu einem einrichtungsinternen Qualitätsmanagement verpflichtet (§ 37 Abs. 2 SGB IX). Im Rahmen der Bundesarbeitsgemeinschaft für Rehabilitation (BAR) wurden gemäß § 37 Abs. 3 SGB IX grundsätzliche Anforderungen an dieses interne Qualitätsmanagement festgelegt. Die Einrichtungen sind verpflichtet, sich einem unabhängigen Zertifizierungsverfahren zu unterziehen, das in regelmäßigen Abständen die erfolgreiche Umsetzung des Qualitätsmanagements nachweist. Qualitätsmanagementverfahren, die zur Erfüllung der gesetzlichen Zertifizierungspflicht eingeführt werden, müssen von der BAR anerkannt sein.

Die medizinische Rehabilitation ist in der Regel nach bestimmten Krankheitsbildern bzw. Indikationen strukturiert. Dies wird den Besonderheiten älterer Menschen nicht immer gerecht. Im Gegensatz zu indikationsspezifischen Rehabilitationseinrichtungen berücksichtigt das Konzept der geriatrischen Rehabilitation in besonderer Weise die Besonderheiten und Bedürfnisse geriatrischer Patienten. Dafür ist das pflegerisch-therapeutische Team von größter Bedeutung.

Multiprofessionelles geriatrisches Team

Die rehabilitative Behandlung erfolgt unter Leitung eines in der Rehabilitation erfahrenen Geriaters mit Unterstützung eines geriatrischen Teams. Die Zusammensetzung und der empfohlene Personalschlüssel sind in Deutschland durch Vorgaben des Bundesverbandes Geriatrie standardisiert. Die empfohlene Personalmindestausstattung für die geriatrische Rehabilitation unterscheidet sich von den Empfehlungen für die akutgeriatrische Versorgung nur im Bereich der Pflege. Für die Rehabilitation wird ein höherer Pflegepersonalschlüssel bezogen auf die belegbaren Betten empfohlen, was wiederum den erhöhten Zeitbedarf für die Umsetzung der therapeutisch-aktivierenden Pflege in der Geriatrie widerspiegelt. Die im Rahmen der externen Qualitätssicherung nachzuweisenden Kennzahlen sind in Deutschland allgemein anerkannt, entsprechen aber nicht der internationalen Praxis (Grund et al., 2020). Eine Flexibilisierung erscheint perspektivisch wünschenswert, um Spielräume für den Einbezug z. B. von Diätassistenten oder klinischen Pharmazeuten zu schaffen.

Aktivierend-therapeutische Pflege in der Geriatrie

Der erhöhte pflegerische Unterstützungsbedarf geriatrischer Patienten in den Bereichen Selbstversorgung und Mobilität wird in geriatrischen Rehabilitationseinrichtungen überwiegend durch Pflegefachkräfte erbracht, die in der aktivierend-therapeutischen Pflege in der Geriatrie (ATP-G) geschult sind (Bartels et al., 2019). Dieses Konzept greift die pflegerisch-therapeutischen Bedürfnisse älterer Patienten auf und fokussiert auf die Maximierung der Selbstständigkeit und die Verbesserung der funktionellen Fähigkeiten älterer Patienten. Durch ATP-G werden die Patienten motiviert, alltägliche Aktivitäten wieder zu erlernen und zu üben (Bartels et al., 2019). Das Konzept setzt eine enge Zusammenarbeit mit dem therapeutischen Team voraus und greift die Ziele des Patienten auf. Dabei wird die emotionale und psychosoziale Unterstützung durch die Pflegenden als wesentlich für das Erreichen der Rehabilitationsziele im Sinne der Wiedererlangung von Alltags- und Selbstversorgungskompetenz angesehen. Interviews mit Pflegefachkräften in geriatrischen Rehabilitationseinrichtungen bestätigen, dass der Schwerpunkt der pflegerischen Tätigkeit auf dem Erhalt der Selbstpflegefähigkeit liegt. Die befragten Pflegekräfte unterstützen das alltagsorientierte Training bei Selbstpflegedefiziten, indem sie die Patienten motivieren, Erlerntes zu wiederholen und auszubauen. Die Befragten haben das Konzept der Hilfe zur Selbsthilfe in ihr eigenes Berufsverständnis integriert (Acklau et al., 2016).

Ambulante und mobile Angebote

Soweit verfügbar stellt eine ambulante Durchführung einer geriatrischen Rehabilitation eine Alternative zur stationären Rehabilitation dar. Einrichtungen zur Durchführung einer ambulanten geriatrischen Rehabilitation benötigen einen Versorgungsvertrag nach § 111c SGB V analog dem der stationären Einrichtungen. Die erforderlichen Struktur- und Prozesselemente sind vergleichbar. Voraussetzung für eine ambulante Durchführung seitens des Patienten ist jedoch, dass die pflegerische und medizinische Versorgung im ambulanten Setting gewährleistet ist. Die Zahl der Behandlungstage beträgt im Regelfall längstens 20 Tage, an denen je drei bis vier Therapieeinheiten angeboten werden. Hinzu kommt für den Patienten die Fahrzeit in die ambulante Einrichtung. Um der verminderten Belastbarkeit geriatrischer Patienten Rechnung zu tragen, sind zudem Ruhepausen erforderlich. Insgesamt ist der zeitliche und logistische Aufwand für nicht wenige Patienten eine Hürde, welche die Akzeptanz beeinträchtigt. Dem gegenüber bietet die ambulante Rehabilitation die Möglichkeit zur Flexibilisierung, indem die genehmigten Therapietage über einen längeren Zeitraum verteilt werden können (z. B. drei Tage pro Woche). Der Verbleib in einem vertrauten Umfeld, sei es nun die Pflegeeinrichtung oder das häusliche Umfeld, bietet zudem die Möglichkeit, Therapieinhalte unmittelbar im Lebensumfeld umzusetzen bzw. Programmziele sehr genau an die Kontextfaktoren anzupassen.

Noch enger verzahnt mit der Lebenswelt des Patienten ist die mobile Rehabilitation, welche in ► Kap. 2.9 vorgestellt wird.

2.8.9 Herausforderungen und Ausblick

Geriatrische Rehabilitation kann eine Antwort auf die Herausforderungen der demografischen Entwicklung sein. Ältere Menschen sollten bei Bedarf adäquat rehabilitiert werden, um eine stärkere Abhängigkeit von Pflege und Betreuung zu vermeiden („Reha vor Pflege") und eine angemessene Rekonvaleszenz zu ermöglichen, bevor ggf. über die weitere pflegerische Versorgung entschieden wird (Oliver, 2014). Dies gilt insbesondere vor dem Hintergrund eines dramatischen Mangels an Pflegekräften, die für die Versorgung der wachsenden Zahl pflegebedürftiger Menschen benötigt werden. Dazu müssen die in Deutschland vorhandenen Kapazitäten deutlich ausgebaut und eine flächendeckende Versorgung sichergestellt werden (Bundesverband Geriatrie, 2022). Dies setzt eine wirtschaftlich auskömmliche Vergütung der Rehabilitationsleistungen durch die Krankenkassen voraus.

Vielerorts muss ein solcher Ausbau mit einer weiteren Ausdifferenzierung der Leistungen einhergehen. International findet die geriatrische Rehabilitation vor allem im ambulanten Bereich statt (van Balen et al., 2019). In Deutschland sind solche Leistungen derzeit jedoch vor allem in urbanen Zentren verfügbar, ländliche Gebiete sind deutlich unterversorgt. Angesichts der begrenzten Ressourcen erscheint jedoch eine Stärkung der ambulanten und mobilen Dienste notwendig (Becker & Achterberg, 2022).

Im aktuellen Konzept ist der Zugang zur stationären Rehabilitation an ein Mindestmaß an Belastbarkeit und Selbstständigkeit des Patienten geknüpft. Häufig wird ein Barthel-Index von mindestens 40 Punkten als Mindestanforderung an die Selbstständigkeit gefordert bzw. die volle Belastbarkeit einer Fraktur. Älteren Menschen, die diese Anforderungen nach einer stationären Behandlung nicht erfüllen, bleibt oft nur die Kurzzeitpflege. Ohne eine aktivierend-therapeutische Pflege und ambulante Therapeuten wird der Weg in eine dauerhafte Pflegebedürftigkeit bereitet und Rehabilitationspotenziale bleiben ungenutzt. Dennoch eintretende Verbesserungen der Selbstständigkeit bzw. das Erreichen der vollen Belastbarkeit einer Fraktur führen zu selten zu einem Antrag aus dem ambulanten Bereich in eine nachgelagerte geriatrische Rehabilitationseinrichtung. Die mobile Rehabilitation in Pflegeeinrichtungen kann diese Lücke dort schließen, wo sie vorhanden ist (Pippel et al., 2017).

Die Ausdifferenzierung und Ausweitung geriatrischer Rehabilitationsangebote wird jedoch aufgrund des zunehmenden Fachkräftemangels, nicht nur in der Pflege, an ihre Grenzen stoßen. Spätestens mit dem Einzug der so genannten Babyboomer-Jahrgänge in die Geriatrie können und müssen telemedizinische Rehabilitationsangebote etabliert werden. Solche Angebote könnten eine frühzeitige Entlassung aus der stationären Behandlung und eine

Weiterbehandlung in der häuslichen Umgebung ermöglichen, auch wenn keine ambulante oder mobile Rehabilitation angeboten wird. Auch nachstationäre Angebote mit digitalen Anwendungen, wie sie die Deutsche Rentenversicherung anbietet, könnten die Nachhaltigkeit der Rehabilitationserfolge bei geriatrischen Patienten verbessern. Die Geriatrie muss durch Forschungsprojekte inhaltliche Vorarbeit leisten und sich strukturell darauf vorbereiten, auch indem sie sukzessive entsprechende Infrastruktur- und Vergütungsmodelle entwickelt.

Zusammenfassung

Rehabilitation ist eine wichtige Strategie, um die Leistungsfähigkeit älterer Menschen, deren Selbstständigkeit und Lebensqualität wiederherzustellen und zu erhalten. Dies kann im Anschluss an eine akute Erkrankung ebenso sinnvoll sein wie bei einer langsam progredienten Verschlechterung des funktionellen Zustandes. Die Rehabilitation bedient sich eines mehrdimensionalen Ansatzes diagnostischer und therapeutischer Maßnahmen, welche sich an individuellen Zielen orientieren. Bei der Rehabilitation des älteren Menschen stehen häufig andere Teilhabeziele im Vordergrund als bei noch berufstätigen Patienten. Geriatrische Patienten benötigen ein ihnen angepasstes Rehabilitationsangebot, welches der Vermeidung von Pflegebedürftigkeit oder der Verschlechterung von Pflegebedürftigkeit dienen soll. Der Anspruch und die Finanzierung der geriatrischen Rehabilitation ist im § 40 des SGB V geregelt. Geriatrische Rehabilitationsangebote zeichnen sich durch die Möglichkeit einer Basisdiagnostik, einer wohnortnahen Durchführung und einer sektorenübergreifenden Zusammenarbeit mit weiterbetreuenden Strukturen der medizinischen und pflegerischen Versorgung aus. Die Durchführung kann stationär, ambulant oder mobil erfolgen.

Literatur

Acklau, S., Gödecker, L., Kaden, A., et al. (2016). Aktivierend-Therapeutische Pflege in der Geriatrie: Evaluation eines Praxiskonzepts. *Zeitschrift für Gerontologie und Geriatrie*, *49*(7), 612–618. https://doi.org/10.1007/s00391-015-0950-8

Bartels, F., Eckardt, C., & Wittrich, A. (2019). Aktivierend-therapeutische Pflege in der Geriatrie: Band 1: Grundlagen und Formulierungshilfen (2nd ed). Kohlhammer Verlag.

Becker, C., & Achterberg, W. (2022). Quo vadis geriatric rehabilitation? *Age and Ageing*, *51*(6), afac040. https://doi.org/10.1093/ageing/afac040

Benzinger, P., Lindemann, U., Becker, C., et al. (2013). Geriatric rehabilitation after hip fracture: Role of body-fixed sensor measurements of physical activity. *Zeitschrift Fur Gerontologie Und Geriatrie*. https://doi.org/10.1007/s00391-013-0477-9

Breuninger, K. (2016). Reha vor und bei Pflege – Vom Grundsatz in die Praxis. *Physikalische Medizin, Rehabilitationsmedizin, Kurortmedizin*, *26*(04), s-0036-1587608. https://doi.org/10.1055/s-0036-1587608

Brown, J. D., Sato, R., & Morley, J. E. (2021). Association between Pneumonia, Fracture, Stroke, Heart Attack and Other Hospitalizations with Changes in Mobility Disability and Gait Speed in Older Adults. *Journal of Clinical Medicine*, *10*(17), 3802. https://doi.org/10.3390/jcm10173802

Bundesverband Geriatrie (2022). *Bundesweites Geriatriekonzept*. Beschlossen durch die Mitgliederversammlung des Bundesverbandes Geriatrie 2022. https://www.bv-geriatrie.de/images/INHALTE/Aktuelles/BVG_Geriatriekonzept_WEB.pdf, Zugriff am 9.6.2023

Dutzi, I., Schwenk, M., Kirchner, M., et al. (2019). „What would you like to achieve?" Goal-Setting in Patients with Dementia in Geriatric Rehabilitation. *BMC Geriatrics*, *19*(1), 280. https://doi.org/10.1186/s12877-019-1296-7

Ernst, F., Lübke, N., Meinck, M., et al. (2020). *Kompendium Begutachtungswissen Geriatrie: Empfohlen vom Kompetenz-Centrum Geriatrie der Medizinischen Dienste*. Springer Berlin Heidelberg. https://doi.org/10.1007/978-3-662-61448-8

European Physical and Rehabilitation Medicine Bodies Alliance (2018). White Book on Physical and Rehabilitation Medicine (PRM) in Europe. Chapter 7. The clinical field of competence: PRM in practice. *European Journal of Physical and Rehabilitation Medicine*, *54*(2). https://doi.org/10.23736/S1973-9087.18.05151-1

Fabbri, E., Zoli, M., Gonzalez-Freire, et al. (2015). Aging and Multimorbidity: New Tasks, Priorities, and Frontiers for Integrated Gerontological and Clinical Research. *Journal of the American Medical Directors Association*, *16*(8), 640–647. https://doi.org/10.1016/j.jamda.2015.03.013

Freidel, K., Linck-Eleftheriadis, S., Röhrig, B., et al. (2017). 10 Jahre Evaluation der geriatrischen Rehabilitation in Rheinland-Pfalz. *Zeitschrift für Gerontologie und Geriatrie*, *50*(4), 365–373. https://doi.org/10.1007/s00391-016-1101-6

Gaßmann, K. G., Swoboda, W., Tümena, T., et al. (2022). Geriatric assessment in the inpatient sector: 20 years quality assurance of the Geriatrics in Bavaria Database. *Zeitschrift Für Gerontologie Und Geriatrie*, *55*(4), 325–330. https://doi.org/10.1007/s00391-021-02004-4

Gemeinsamer Bundesausschuss (2004). *Richtlinie über Leistungen zur medizinischen Rehabilitation des Gemeinsamen Bundesausschusses*. https://www.g-ba.de/downloads/62-492-2842/Reha-RL_2021-12-16_iK-2022-07-01.pdf, Zugriff am 9.6.2023

Gemeinsamer Bundesausschuss (2021). *Anpassung der Rehabilitations-Richtlinie aufgrund des Intensivpflege- und Rehabilitationsstärkungsgesetzes und weitere Änderungen vom 16. Dezember 2021*. https://www.g-ba.de/downloads/39-261-5184/2021-12-16_Re-RL_Anpassung-IPReG_BAnz.pdf, Zugriff am 9.6.2023

Gill, T. M., Beavers, D. P., Guralnik, J. M., et al. (2017). The effect of intervening hospitalizations on the benefit of structured physical activity in promoting independent mobility among community-living older persons: Secondary analysis of a randomized controlled trial. *BMC Medicine*, *15*(1), 65. https://doi.org/10.1186/s12916-017-0824-6

Gill, T. M., Gahbauer, E. A., Han, L., et al. (2010). Trajectories of disability in the last year of life. *The New England journal of medicine*, *362*(13), 1173–1180. https://doi.org/10.1056/NEJMoa0909087

Golla, A., Richter, C., Mau, W., et al. (2022). Einflussfaktoren auf Beantragung und Inanspruchnahme empfohlener Rehabilitationsleistungen nach einer Pflegebegutachtung – Ergebnisse qualitativer Interviews mit professionellen Akteur/innen. *Die Rehabilitation*, *61*(01), 25–33. https://doi.org/10.1055/a-1500-6760

Grund, S., Gordon, A. L., van Balen, R., et al. (2020). European consensus on core principles and future priorities for geriatric rehabilitation: Consensus statement. *European Geriatric Medicine*, *11*(2), 233–238. https://doi.org/10.1007/s41999-019-00274-1

Hobert, M. A., & Jamour, M. (2022). Assessment von Mobilität – geriatrisches Assessment zur Erfassung lokomotorischer Mobilitätseinschränkungen und Perspektiven der Instrumentierung. *Zeitschrift für Gerontologie und Geriatrie*, *55*(2), 116–122. https://doi.org/10.1007/s00391-022-02040-8

Jamour, M., Metz, B., & Becker, C. (Eds.). (2018). *Geriatrisch-Rehabilitatives Basis-Management: Ein Leitfaden für die Praxis* (1. Auflage). Kohlhammer Verlag.

Klenk, J., Wekenmann, S., Schwickert, L., et al. (2019). Change of Objectively-Measured Physical Activity during Geriatric Rehabilitation. *Sensors*, *19*(24), 5451. https://doi.org/10.3390/s19245451

Kus, S., Müller, M., Strobl, R., et al. (2011). Patient goals in post-acute geriatric rehabilitation–goal attainment is an indicator for improved functioning. *Journal of rehabilitation medicine*, *43*(2), 156–161. https://doi.org/10.2340/16501977-0636

Lin, C.-L., Liao, C.-D., Lee, Y.-H., et al. (2022). Delphi-Based Consensus to Determine Core Aspects of Post-Hip-Fracture Surgery Rehabilitation Based on the International Classification of Functioning, Disability, and Health. *International Journal of Environmental Research and Public Health*, *19*(23), 15988. https://doi.org/10.3390/ijerph192315988

Lübke, N. (2020). Geriatrisch-rehabilitative Versorgung in DeutschlandUmsetzung und Entwicklungsbedarfe: Umsetzung und Entwicklungsbedarfe. *Die Rehabilitation*, *59*(06), 376–389. https://doi.org/10.1055/a-1115-8602

Medizinischer Dienst des Spitzenverbandes Bund der Krankenkassen e. V. (MDS) (2021). Begutachtungsanleitung Richtlinie des GKV-Spitzenverbandes nach § 282 SGB V. Vorsorge und Rehabilitation. https://md-bund.de/fileadmin/dokumente/Publikationen/GKV/Begutachtungsgrundlagen_GKV/BGA_Vorsorge_Reha_211220.pdf, Zugriff am 15.6.2023

Mishra, S., Gosling, J., Laplante-Lévesque, A., et al. (2023). The need for rehabilitation services in the WHO European Region is substantial and growing. *The Lancet Regional Health – Europe*, *24*, 100550. https://doi.org/10.1016/j.lanepe.2022.100550

Patterson, L. (2014). Making our health and care systems fit for an ageing population: David Oliver, Catherine Foot, Richard Humphries. King's Fund March 2014. *Age and ageing*, *43*(5), 731. https://doi.org/10.1093/ageing/afu105

Peters, E., Pritzkuleit, R., Beske, F., et al. (2010). Demografischer Wandel und Krankheitshäufigkeiten: Eine Projektion bis 2050. *Bundesgesundheitsblatt – Gesundheitsforschung – Gesundheitsschutz*, *53*(5), 417–426. https://doi.org/10.1007/s00103-010-1050-y

Pfeifer, K., & Rütten, A. (2017). Nationale Empfehlungen für Bewegung und Bewegungsförderung. *Das Gesundheitswesen*, *79*(S 01), S2–S3. https://doi.org/10.1055/s-0042-123346

Pippel, K., Meinck, M., & Lübke, N. (2017). Mobile geriatrische Rehabilitation in Pflegeheim, Kurzzeitpflege und Privathaushalt: Settingspezifische Auswertung der bundesweiten Basisdokumentation (Teil 2). *Zeitschrift für Gerontologie und Geriatrie*, *50*(4), 325–331. https://doi.org/10.1007/s00391-016-1033-1

Platz, T., Fheodoroff, K., & Jea, M. (2020). *S3-Leitlinie „rehabilitative Therapie bei Armparese nach Schlaganfall" der DGNR-Langversion*.

Prince, M. J., Wu, F., Guo, Y., et al. (2015). The burden of disease in older people and implications for health policy and practice. *The Lancet*, *385*(9967), 549–562. https://doi.org/10.1016/S0140-6736(14)61347-7

Rapp, K., Rothenbacher, D., Magaziner, J., et al. (2015). Risk of Nursing Home Admission After Femoral Fracture Compared With Stroke, Myocardial Infarction, and Pneumonia. *Journal of the American Medical Directors Association*, *16*(8), 715.e7-715.e12. https://doi.org/10.1016/j.jamda.2015.05.013

Schulman-Green, D. J., Naik, A. D., Bradley, E. H., et al. (2006). Goal setting as a shared decision making strategy among clinicians and their older patients. *Patient Education and Counseling*, *63*(1–2), 145–151. https://doi.org/10.1016/j.pec.2005.09.010

Spoorenberg, S. L. W., Reijneveld, S. A., Middel, B., et al. (2015). The Geriatric ICF Core Set reflecting health - related problems in community-living older adults aged 75 years and older without dementia: Development and validation. *Disability and Rehabilitation*, *37*(25), 2337–2343. https://doi.org/10.3109/09638288.2015.1024337

Stolee, P., Rockwood, K., Fox, R. A., et al. (1992). The use of goal attainment scaling in a geriatric care setting. *Journal of the American Geriatrics Society*, *40*(6), 574–578. https://doi.org/10.1111/j.1532-5415.1992.tb02105.x

Stucki, G., Cieza, A., & Melvin, J. (2007). The International Classification of Functioning, Disability and Health (ICF): A unifying model for the conceptual description of the rehabilitation strategy. *Journal of Rehabilitation Medicine*, *39*(4), 279–285. https://doi.org/10.2340/16501977-0041

Tomandl, J., Book, S., Hoefle, A., et al. (2021). Laying the foundation for a primary care core set of the International Classification of Functioning, Disability and Health (ICF) for community-dwelling older adults: A qualitative study. *Journal of Rehabilitation Medicine*, *53*(2), jrm00150. https://doi.org/10.2340/16501977-2779

Tümena, T., Gaßmann, K.-G., Trögner, J., et al. (2020). *Nachhaltigkeit geriatrischer stationärer Versorgung in Bayern (NaGiB)* (1.). AFGiB e.V. Ärztliche Arbeitsgemeinschaft zur Förderung der Geriatrie in Bayern e.V.

van Balen, R., Gordon, A. L., Schols, J. M. G. A., et al. (2019). What is geriatric rehabilitation and how should it be organized? A Delphi study aimed at reaching European consensus. *European Geriatric Medicine*, *10*(6), 977–987. https://doi.org/10.1007/s41999-019-00244-7

van Seben, R., Reichardt, L., Smorenburg, S., et al. (2017). Goal-Setting Instruments in Geriatric Rehabilitation: A Systematic Review. *The Journal of Frailty & Aging*, *6*(1), 37–45. https://doi.org/10.14283/jfa.2016.103

van Seben, R., Smorenburg, S. M., & Buurman, B. M. (2019). A qualitative study of patient-centered goal-setting in geriatric rehabilitation: Patient and professional perspectives. *Clinical Rehabilitation*, *33*(1), 128–140. https://doi.org/10.1177/0269215518791663

World Health Organization (Hrsg.) (2015). *World report on ageing and health*. WHO.

World Health Organization (2017). *Rehabilitation in health systems*. World Health Organization. https://apps.who.int/iris/handle/10665/254506, Zugriff am 9.6.2023

2.9 Ambulante und mobile Rehabilitation

Johannes W. Kraft

2.9.1 Einführung

Eine ambulante Rehabilitation ermöglicht es Patienten, die komplexen Angebote medizinischer Rehabilitation wohnortnah zu erhalten, ohne dass eine stationäre Aufnahme nötig wird. Eine Rehabilitation ist prinzipiell indikationsspezifisch (z. B. neurologisch, orthopädisch, kardiologisch etc.) oder indikationsübergreifend bzw. zielgruppenspezifisch als geriatrische Rehabilitation oder Rehabilitation für Kinder und Jugendliche möglich. Kostenträger geriatrischer Rehabilitation sind ausschließlich die Krankenkassen.

Die geriatrische Rehabilitation richtet sich an die wachsende Gruppe der Patienten, die sowohl biologisch älter und/oder von Multimorbidität betroffen sind. In Abgrenzung zur indikationsspezifischen Rehabilitation gilt somit für die geriatrische Rehabilitation, dass sich der geriatrische Rehabilitand durch mehr als eine bei der Rehabilitation zu berücksichtigende Erkrankung auszeichnet.

Ambulante Rehabilitationsleistungen müssen durch den Versicherten beantragt werden. Reicht bei Versicherten eine ambulante Krankenbehandlung nicht aus, um die in § 11 Abs. 2 SGB V genannten Ziele (z. B. Abwendung von Behinderung und Pflegebedürftigkeit) zu erreichen, kann die Krankenkasse aus medizinischen Gründen erforderliche ambulante Rehabilitationsleistungen erbringen lassen. Die Kostenübernahme der ambulanten geriatrischen Rehabilitation musste bisher vor Beginn durch die Krankenkasse bzw. den zuständigen MD bewilligt werden. Diese bestimmten unter Berücksichtigung der medizinischen Erfordernisse des Einzelfalles sowie berechtigter Wünsche des Patienten Art, Dauer, Umfang und Beginn der Leistung, und wählten dabei eine wohnortnahe Rehabilitationseinrichtung aus.

Im Jahr 2021 wurden durch den Gemeinsamen Bundesausschuss (G-BA) mit dem Intensivpflege- und Rehabilitationsstärkungsgesetz (GKV-IPReG) die Regeln für Rehabilitationsverfahren folgendermaßen vereinfacht (Inkrafttreten zum 1.7.2022; Gemeinsamer Bundesauschuss, 2022):

Verordnen niedergelassene Ärztinnen/Ärzte Versicherten ab 70 Jahren eine geriatrische Rehabilitation, prüfen gesetzliche Krankenkassen nun nicht mehr, ob die Maßnahme medizinisch erforderlich ist. Voraussetzung: Anhand festgelegter Kriterien (Einsatz mindestens zweier geriatrischer standardisierter Assessmentinstrumente) überprüfen die Vertragsärztinnen und -ärzte den medizinischen Bedarf der geriatrischen Rehabilitation und machen auf der Verordnung die rehabilitationsbegründenden Angaben. Hierzu gehören das Alter und die rehabilitationsbegründenden Funktionsdiagnosen sowie Angaben zu den geriatrietypischen Einschränkungen.

Auch bei der Beantragung einer Anschlussrehabilitation nach einem Krankenhausaufenthalt entfällt bei bestimmten Krankheitsbildern eine Vorab-Überprüfung durch die gesetzlichen Krankenkassen. Zu den für das vereinfachte Verfahren in Frage kommenden Fallkonstellationen gehören z. B. Erkrankungen des Herzens und Kreislaufsystems, Behandlungen des Bewegungsapparates, der Atmungsorgane, neurologische Erkrankungen und Krebserkrankungen.

Sowohl nach einem akuten Klinikaufenthalt als auch nach stationärer Rehabilitation können die ambulante geriatrische Rehabilitation (AGR) und die mobile geriatrische Rehabilitation (MGR) den Erfolg der bisherigen Behandlung sichern und weiter verbessern, unnötigen Wiederaufnahmen in die Akutklinik vorbeugen sowie einen wesentlichen Beitrag dazu leisten, dass Pflegebedürftigkeit vermieden oder vermindert wird. Auch Haus- oder niedergelassene Fachärzte (und auch die Ärztinnen/Ärzte des MD) können eine ambulante oder mobile Rehabilitation in die Wege leiten (Antrag beim Kassenarzt über das KV-Formular 60/61). Die im Intensivpflege- und Rehabilitationsstärkungsgesetz (GKV-IPReG) 2021 vom G-BA gefassten Beschlüsse haben ab Mitte 2022 den Zugang zur stationären, ambulanten wie auch mobilen geriatrischen Rehabilitation erleichtert (https://www.g-ba.de/presse/pressemitteilungen-meldungen/1057/, Zugriff am 15.6.2023).

Merke

Ambulante und mobile geriatrische Rehabilitation fördern die Chancen auf Teilhabe und Lebensqualität bei bzw. trotz chronischer Erkrankungen im Alter

2.9.2 Indikationsspektrum für die ambulante Rehabilitation

Ambulante Rehabilitation ist stets wohnortnahe Rehabilitation. Gerade bei Krankheitsbildern, die erfahrungsgemäß eine längere Rehabilitationsdauer notwendig machen (z. B. Schlaganfall, Amputationen komplikationsträchtige Verläufe bei Multimorbidität), kann es unter dem bei den ambulanten Formen besonders gut möglichen Einbezug des persönlichen Umfeldes gelingen, eine sonst notwendige lange stationäre Rehabilitation zu vermeiden oder zu verkürzen.

Wesentliches Indikationsmerkmal für eine ambulante geriatrische Rehabilitation ist, dass Beeinträchtigungen der Aktivitäten und Teilhabe vorhanden sind, die verbessert werden können.

Eine ambulante geriatrische Rehabilitation ist indiziert, wenn

- Rehabilitationsbedürftigkeit besteht,
- geriatrische Rehabilitationsfähigkeit besteht,
- eine positive Rehabilitationsprognose auf der Grundlage eines realistischen alltagsrelevanten Rehabilitationsziels besteht,
- keine Ausschlusskriterien vorliegen und
- die individuellen Voraussetzungen für diese Art der Rehabilitation erfüllt sind.

Folgende individuelle Voraussetzungen werden in der Rahmenempfehlung der Spitzenverbände der Krankenkassen zur ambulanten geriatrischen Rehabilitation genannt:

- Der ältere Mensch besitzt die erforderliche Mobilität, um die Rehabilitationseinrichtung in einer zumutbaren Fahrzeit zu erreichen.
- Die häusliche Versorgung ist gesichert.
- Ein Abstand zum sozialen Umfeld ist nicht notwendig.

Merke

Es sollte jeweils die Form der Rehabilitation ausgewählt werden (ambulant, mobil, stationär), die aktuell für den Patienten sinnvoll und zielführend ist. Die Übergänge sollten dabei flexibel gestaltet werden. In Zukunft sollte die Rehabilitation nicht monoform, sondern modular und seriell aufgebaut werden.

Eine ambulante Rehabilitation ist für Patienten mit besonderen Anforderungen verbunden, die sich zum einen durch die Multimorbidität und die relativ hohe Dichte der therapeutischen Interventionen ergibt, zum anderen durch den nötigen Transport in die Einrichtung, dessen Zeitaufwand 45 Minuten nicht überschreiten soll. Gerade geriatrische Patienten benötigen beim Transport besondere Fürsorge. Sammeltransporte, wie sie bei indikationsspezifischen Einrichtungen üblich sind, sind daher nicht geeignet.

Ausschlusskriterien für eine ambulante geriatrische Rehabilitation bestehen, wenn

- die Behandlung durch den Hausarzt/Facharzt, die Verordnung von Heil- (Physio-, Ergotherapie oder Logopädie) und Hilfsmitteln, aktivierende Pflege oder die häusliche Einzelfallberatung/Pflegekurse ausreichend sind, oder
- eine Krankenhausbehandlung erforderlich ist, oder
- eine stationäre geriatrische oder indikationsspezifische Rehabilitation notwendig ist.

Bedeutsame Krankheitsauswirkungen sind unter Beachtung der Kontextfaktoren (z. B. Wohnumfeld) für den Patienten alltagsrelevant. Voraussetzung ist somit, dass die vorliegenden Erkrankungen zu Beeinträchtigungen der Selbstständigkeit, Lebensführung und Gestaltungsmöglichkeiten in den Bereichen, die zu den menschlichen Grundbedürfnissen gehören, führen.

Alltagsrelevante Beeinträchtigungen bei ambulanter und mobiler Rehabilitation:

- *Mobilität:* z. B. beim Transfer, beim Gehen und Fortbewegen in der Häuslichkeit, in verschiedenen Umgebungen, im öffentlichen Raum, auch unter Verwendung von Hilfsmitteln (z. B. Rollstuhl), Treppensteigen, beim feinmotorischen Handgebrauch (z. B. Öffnen von Gläsern/Medikamentenblistern)
- *Selbstversorgung:* z. B. bei der Körperhygiene inkl. Kontinenzmanagement, beim Essen/Trinken, Umgang mit Medikamenten, Benutzung der Toilette, An- und Auskleiden
- *Anforderungen des häuslichen Lebens:* z. B. einkaufen, kochen, Hausarbeiten (z. B. Wäsche waschen, putzen, aufräumen), Umgang mit Finanzen und Geld
- *Kommunikation:* z. B. bei der verbalen und nonverbalen Kommunikation (z. B. telefonieren, verfassen von Korrespondenz), beim Gebrauch von Kommunikationsgeräten (z. B. Hörgerät, Bildschirmlesegerät, Telefon)
- *Lernen und Wissensanwendung:* z. B. beim Lesen, Schreiben, Problemlösen, Entscheidungen treffen, Fokussieren der Aufmerksamkeit, im Umgang mit technischen Entwicklungen (z. B. digitale Medien)
- *allgemeine Aufgaben und Anforderungen:* z. B. bei täglichen Routinen (z. B. Strukturierung des Tagesablaufes), bei der Durchführung komplexer und koordinierter Handlungen (z. B. Mahlzeiten vorbereiten oder Angehörige pflegen und betreuen), beim Umgang mit Stress und anderen psychischen Anforderungen (z. B. Umgang mit Krisensituationen)
- *weitere bedeutende Lebensbereiche:* z. B. bei Geldgeschäften (z. B. bezahlen, abheben von Geld, Überweisungen) sowie auch in den Bereichen von interpersonellen Interaktionen, Beziehungen und gemeinschaftlichem, sozialem und staatsbürgerlichem Leben

2.9.3 Indikationsspektrum für die mobile geriatrische Rehabilitation (MGR)

Die mobile Rehabilitation ist eine Sonderform ambulanter Rehabilitation für Patienten, die besonders davon profitieren können, wenn das multimodale Therapiekonzept im gewohnten Umfeld erbracht wird. Mobile Rehabilitation kann sowohl zuhause beim Patienten als auch in Pflegeeinrichtungen (Kurzzeitpflege oder dauerhafte stationäre Pflege) stattfinden.

Außerhalb der Geriatrie gibt es bisher kaum mobile Rehabilitationsangebote. Prinzipiell wurde 2017 die Möglichkeit mobiler Rehabilitation auch für indikationsspezifisch vorgehende Einrichtungen geschaffen.

Mobile Rehabilitation ist somit definiert als aufsuchendes medizinisches Rehabilitationsangebot, das durch den obligaten Einbezug des gewohnten Umfeldes besonders zielgenau vorgehen kann. Zielgruppe sind multimorbide Patienten mit erheblichen funktionellen Beeinträchtigungen und einem komplexen Hilfebedarf. Das aufsuchende Rehabilitationsangebot bezieht damit einen Patientenkreis ein, der bislang keine Rehabilitationschancen hatte. Damit werden der Grundsatz des Vorrangs der Rehabilitation vor und in der Pflege und die Zielsetzung „ambulant vor stationär“ fachgerecht entsprechend der geltenden Qualitätsrichtlinien umgesetzt.

In Ergänzung zu den allgemeinen Voraussetzungen für die ambulante Rehabilitation unterscheidet sich die Indikation für die mobile Rehabilitation durch folgende spezifische Anforderungen:

In enger Auslegung der zitierten Gesetzesbegründung – insbesondere der bislang fehlenden Rehabilitationschancen – wurde der Zugang zur mobilen Rehabilitation auf Personen begrenzt, die zwar prinzipiell eine positive Rehabilitationsprognose und Rehabilitationsfähigkeit besitzen, diese Indikationskriterien allerdings nur als erfüllt betrachtet werden können, wenn die Leistungserbringung im gewohnten sozialen und Wohnumfeld des Betroffenen erfolgt. Dies heißt, dass bei Erbringung der Leistung in einer stationären oder ambulanten Rehabilitationseinrichtung nicht mit einem positiven Rehabilitationsergebnis zu rechnen ist und diese Patienten daher in diesen etablierten Strukturen nicht erfolgreich rehabilitiert werden können.

Indikationskriterien mobiler Rehabilitation

1. Die notwendige Anwesenheit und Unterstützung durch Angehörige/Bezugspersonen ist nur im ständigen Wohnumfeld sichergestellt und/oder der Verbleib im gewohnten/ständigen oder bereits krankheitsspezifisch bzw. behindertengerecht adaptierten Wohnumfeld ist notwendig und/oder die Übertragung des Rehabilitationserfolges in die gewohnte/ständige Umgebung ist nicht möglich

und

2. es liegt mindestens eine der nachstehenden Schädigungen der Körperstruktur oder der Körperfunktion vor:

a) *Erhebliche Schädigung mentaler Funktionen*, z. B. der Kognition, der Aufmerksamkeit, der Merkfähigkeit, des Gedächtnisses, der Konzentration, der Orientierung (auch im Sinne eines amnestischen Syndroms), der Planung und Durchführung von Handlungen sowie demenzassoziierte Einschränkungen der Handlungsfähigkeit im Sinne eines Kompetenzverlustes, sofern die Krankengeschichte und/oder der bisherige Behandlungsverlauf Anhaltspunkte bieten, dass ihre Ausprägung und Handlungsrelevanz in fremder Umgebung zunehmen, eine vertraute und gewohnte Umgebung dagegen zur Besserung der neuropsychologischen Leistungsfähigkeit und damit zu einer positiven Rehabilitationsprognose führt.
b) *Erhebliche Schädigung mentaler Funktionen verhaltensbezogener Art* wie Angst (inkl. sturzassoziierte Angst), Wahnvorstellungen, psychomotorische Unruhe und Agitiertheit, Zwangssymptomatik, delirantes Syndrom, Hospitalismus, schwere Störungen des Schlaf-Wachrhythmus, Selbstgefährdung u. ä., z. B. als nicht kognitions-bezogene Begleitsymptome der Demenz (BPSD), die sich in fremder Umgebung verstärken, dort eine zusätzliche Pharmakotherapie notwendig machen oder eine gezielte Behandlung erheblich erschweren, sofern die Krankengeschichte und/oder der bisherige Behandlungsverlauf Anhaltspunkte dafür bieten, dass eine Besserung dieser Symptome und die Sicherstellung der notwendigen Kooperationsbereitschaft des Patienten nur in der vertrauten Umgebung, z. B. durch die Wiederaufnahme gewohnter Tätigkeiten und Rückkehr in den vertrauten Alltag, möglich ist.
c) *Erhebliche Schädigung der Stimm-, Sprech- und Sprachfunktion*, z. B. durch Aphasie oder schwere Dysarthrophonie, für die im gewohnten oder ständigen Wohnumfeld und bei Anwesenheit der Angehörigen/Bezugspersonen bereits Kompensations- und/oder Ersatzstrategien bestehen.
d) *Erhebliche Schädigung der Seh- und Hörfunktion* (z. B. blinde oder taube Patienten), so dass das vertraute und angepasste Wohnumfeld zur Unterstützung und Förderung genutzt werden muss.

Zusätzlich kommt mobile Rehabilitation dann in Betracht, wenn dies unter Berücksichtigung der individuellen Bedürfnisse, Potenziale und Wünsche des Patienten die für ihn bzgl. der Erreichung realistischer Ziele erfolgversprechendste Form der Behandlung ist.

Im Wesentlichen wurde der Personenkreis für die mobile geriatrische Rehabilitation (MGR) zunächst auf in ihren kognitiven und verhaltensbezogenen Fähigkeiten so schwer beeinträchtigte Menschen beschränkt, dass sie einerseits in fremder Umgebung nicht mehr rehabilitiert werden können, andererseits aber noch nicht so schwer betroffen sind, dass sich keine realistischen alltagsrelevanten Rehabilitationsziele mehr formulieren ließen (https://www.gkv-spitzenverband.de/media/dokumente/krankenversicherung_1/rehabilitation/m_reha/2021_07_12_Gemeinsame_Empfehlungen_Mobile_Reha_v02.pdf, Zugriff am 15.6.2023).

Neben den im Jahr 2007 zunächst relativ eng gefassten Hauptindikationen mobiler Indikation entwickelt sich in der Praxis das Indikationsspektrum insofern weiter, dass MGR dann indiziert ist, wenn das zugrundeliegende Setting, nämlich das Erbringen komplexer Rehabilitationsleistungen zuhause, in Kurzzeit- oder Dauerpflege bzgl. der definierten Ziele z. B. der Teilhabeverbesserung erfolgversprechender als andere Rehabilitationsformen ist.

Die Analyse des Rehabilitationsbedarfes von Bewohnern in Pflegeeinrichtungen zeigt, dass der mobile Ansatz besondere Bedeutung besitzt und aktuell noch deutlich häufiger indiziert als realisiert ist (https://www.bundesgesundheitsministerium.de/fileadmin/Dateien/5_Publikationen/Pflege/Berichte/Schlussbericht_MoGeRe_10._Sept_2018.pdf, Zugriff am 24.5.2023). Dies ist begründet durch die bei weitem noch nicht flächendeckende Versorgung mit mobiler Rehabilitation sowie Schwierigkeiten beim Zugang zur MGR.

Bereits heute sind intelligente stadiengerechte, individuell modifizierte und gegebenenfalls auch seriell erbrachte Kombinationen und damit eine Flexibilisierung im Ablauf geriatrischer Rehabilitationsformen sinnvoll.

Merke

Die möglichst zielgenaue und vernetzte Behandlung unter Berücksichtigung von Wohnortnähe und Ambulantisierung führt zu erfolgreicher und effizienter Therapie und Versorgung unter Beachtung der spezifischen Wünsche und Bedürfnisse geriatrischer Patienten.

2.9.4 Anforderungen an die Einrichtungen für ambulante geriatrische Rehabilitation

Ambulante Rehabilitation wird in Einrichtungen durchgeführt, die besondere Qualitätsanforderungen, Strukturvoraussetzungen, Angebote und Maßnahmen erfüllen müssen. Die Bedingungen für die Durchführung einer ambulanten geriatrischen Rehabilitation sind in den Rahmenempfehlungen der Bundesarbeitsgemeinschaft für Rehabilitation (BAR) festgelegt. Diese beschreiben die Voraussetzungen, Anforderungen, Ziele und Angebote sowie die Maßnahmen zur Qualitätssicherung an Einrichtungen der ambulanten Rehabilitation. Sie bestimmen ebenso die personelle, räumliche und apparative Ausstattung der entsprechenden Rehabilitationseinrichtungen.

Zusätzlich zu den BAR-Rahmenempfehlungen wurden zum 1.1.2004 durch die Verbände der Krankenkassen auf Bundesebene in Zusammenarbeit mit dem Medizinischen Dienst Bund (MD Bund) und nach Anhörung von Fachverbänden grundlegende Anforderungen für die Durchführung ambulanter geriatrischer Rehabilitation definiert. Diese Rahmenempfehlungen wurden mit Stand vom 2.1.2018 überarbeitet (https://www.gkv-spitzenverband.de/media/dokumente/krankenversicherung_1/rehabilitation/richtlinien_und_vereinbarungen/2018_01_15__Re_amb_ger_Reha_02012018.pdf, Zugriff am 24.5.2023; https://gkv-spitzenverband.de/media/dokumente/krankenversicherung_1/rehabilitation/richtlinien_und_vereinbarungen/begutachtungs_richtlinie/2022-09-20_BGA_Vorsorge_Reha_211220.pdf, Zugriff am 15.6.2023).

Für die mobile geriatrische Rehabilitation gelten die entsprechenden Rahmenempfehlungen des MDS vom 1.5.2007 (https://gkv-spitzenverband.de/media/dokumente/krankenver

sicherung_1/rehabilitation/m_reha/2021_07_12_Gemeinsame_Empfehlungen_Mobile_Reha_v02.pdf, Zugriff am 15.6.2023), ergänzt durch Aktualisierungen. Die gemeinsamen Empfehlungen zur mobilen Rehabilitation des GKV-Spitzenverbandes vom 1.6.2021 erweitern das Spektrum, indem auf Basis der MGR-Vorgaben mobile Rehabilitation nun auch indikationsspezifisch, also z. B. als mobile neurologische oder kardiologische Rehabilitation, definierbar wird (https://gkv-spitzenverband.de/media/dokumente/krankenversicherung_1/rehabilitation/m_reha/2021_07_12_Gemeinsame_Empfehlungen_Mobile_Reha_v02.pdf, Zugriff am 24.5.2023).

Der Geriatrie kommt dabei seit 2004 eine Vorreiterrolle in der Entwicklung mobiler Leistungserbringung zu.

Die genannten Rahmenempfehlungen dienen auch als Grundlage für den Abschluss von Versorgungsverträgen gemäß § 111c SGB V mit ambulanten Rehabilitationseinrichtungen. Die Versorgungsverträge schließen die Landesverbände der Krankenkassen und die Ersatzkassen gemeinsam und einheitlich. Für die Ersatzkassen ist jeweils die entsprechende VdEK-Landesvertretung für die Vertragsabschlüsse zuständig.

2.9.5 Strukturvoraussetzungen und Qualitätssicherung ambulanter und mobiler Rehabilitation

Ambulante Rehabilitationseinrichtungen benötigen geeignete, rollstuhlgerechte und barrierefreie Räumlichkeiten mit ausreichend Einzeltherapieräumen, einen Gruppentherapieraum, einen Planungs- und Dokumentationsraum, Besprechungsräume, Umkleiden, WCs und Duschen, eine Therapieküche, einen Raum für medizinische Diagnostik (wie EKG, Sonografie) und Therapie (z. B. für Blutabnahmen, Injektionen und Infusionen), zahlreiche Rehabilitations- und Hilfsmittel sowie Parkplätze.

Basis der Kommunikation und Qualitätssicherung sind auf die Zielgruppe spezialisierte netzbasierte computergestützte Dokumentationsmöglichkeiten, die sowohl als PCs in der Einrichtung als auch mobil (z. B. Tablets, Smartphones) nutzbar sein sollten. Beispiel für ein weit verbreitetes, für stationäre, ambulante und mobile geriatrische Einrichtungen gleichermaßen geeignetes Krankenhaushausinformationssystem (KISS) ist das „Geridoc“-Programm. Die damit verknüpfte Datenbank (GiBDat) ist europaweit die umfangreichste Verlaufsdatensammlung zur Behandlung von Patienten in Akutgeriatrie, stationärer, ambulanter und mobiler geriatrischer Rehabilitation. Der multiprofessionelle und sektorenübergreifende Ansatz des Dokumentationssystems ist typisches Merkmal der Geriatrie. Als ein aus der Geriatrie stammendes, stetig weiterentwickeltes Dokumentations-, Benchmarking- und Planungstool ermöglicht Geridoc/GiBDat, wissenschaftliche Fragestellungen der Geriatrie im Multicenter-Setting an sehr großen Patientenzahlen in hoher Qualität zu untersuchen (http://www.gibdat.de; www.afgib.de)

Die Basisdaten des vor allem in der Akutgeriatrie zur Anwendung kommenden Datenbanksystems „Gemidas®“ des Bundesverbandes Geriatrie („Gemidas Pro“) sind kompatibel zu GibDat (http://www.bv-geriatrie.de/verbandsarbeit/gemidas-pro).

In Deutschland existieren somit im Bereich der geriatrischen Rehabilitation derzeit sieben standardisierte und kontinuierlich eingesetzte Verfahren der externen Qualitätssicherung. Hierbei handelt es sich um fünf fallbezogene (Gemidas®, GiB-DAT, KODAS, EVA-Reha®, Evaluationsverfahren MDK Sachsen) und zwei einrichtungsbezogene Verfahren (Qualitätssiegel Geriatrische Rehabilitation in Rheinland-Pfalz, Qualitätssiegel Geriatrie des Bundesverbandes Geriatrie, BVG) (Lübke & Meinck, 2008).

Die Einrichtung für ambulante (und mobile) Rehabilitation unterhält ein anerkanntes Qualitätsmanagementsystem. Sie wird regelmäßig zertifiziert und unterliegt speziellen Anforderungen, die unter anderem im Qualitätssiegel Geriatrie (BV Geriatrie), in den Vorgaben des MDS und in den Publikationen des Bundesverbandes Rehabilitation (BAR) dargestellt sind. Seit 2018 kommt in der AGR als obligates Instrument der Qualitätssicherung der Krankenkassen zusätzlich QS-Reha zur Anwendung.

Die medizinische, therapeutische und pflegerische Versorgung und Verpflegung sowie die medikamentöse Therapie werden während des Aufenthaltes am Behandlungstag durch die Einrichtung sichergestellt.

Die mobile Rehabilitation benötigt neben Räumlichkeiten und Dokumentationsmitteln (PCs, Pads, Smartphones) zusätzlich PKWs mit einer Vielzahl spezieller, gut transportierbarer Therapiemittel.

Entscheidendes Qualitätsmerkmal für die ambulante wie auch mobile Rehabilitation ist das in der Behandlung geriatrischer Patienten erfahrene multiprofessionelle Team, welches aus folgenden Berufsgruppen besteht (in den Klammern sind jeweils die Personalkennzahlen angegeben, die als Anhalt dienen und im Konzept mit den Kostenträgern und dem MD zu konsentieren sind):

- Ärztinnen/Ärzte (1:20)
- Ergotherapie (1:10)
- Ernährungsberater (1:100)
- Logopädie (1:20–1:40)
- Medizinische Fachangestellte/Koordinatoren
- Pflege (1:10–1:20)
- Physiotherapie und physikalische Therapie (1:10)
- Psychologie (1:40–1:80)
- Service- und Verwaltungskräfte
- Sozialpädagogik/Sozialarbeit (1:50–1:80)

Ergänzt werden die vielfältigen Therapiemöglichkeiten durch Seelsorge, Musik-, Kunst- und tiergestützte Therapie sowie Orthopädiemechaniker. Auch die Beteiligung von Selbsthilfegruppen und Ehrenamtlichen kann eine wertvolle Bereicherung darstellen. Das multiprofessionelle Team wird obligat von einem Geriater (meist Internist mit der Zusatzbezeichnung Geriatrie) geleitet. Der Vertreter sollte ebenfalls Geriater sein.

Alle Berufsgruppen müssen sich durch besondere Erfahrung in der Behandlung geriatrischer Patienten auszeichnen. Eine Reihe spezieller Zusatzqualifikationen sind notwendig (z. B. Bobath, Lymphdrainage, FOTT, kognitives Training).

Die erforderliche Anzahl und die Qualifikationen des Personals werden von den Krankenkassenverbänden vorgegeben (siehe entsprechende Anforderungen und Anhaltszahlen der Bundesarbeitsgemeinschaft für Rehabilitation, BAR).

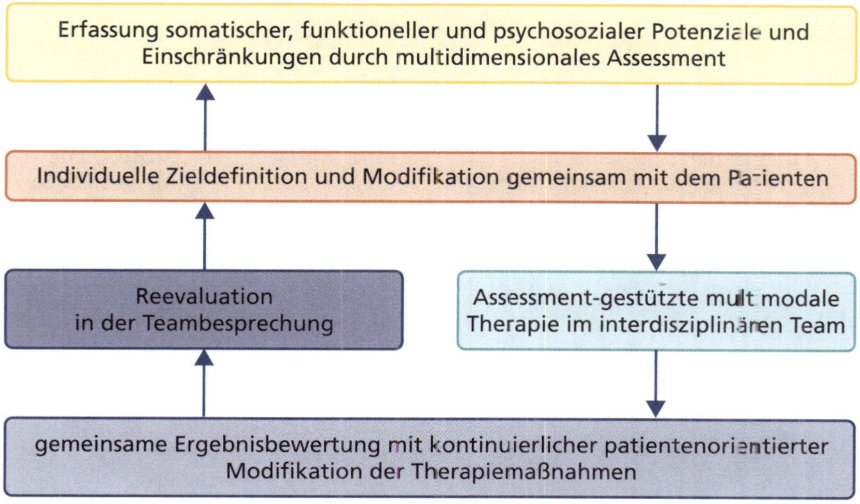

Abb. 2.9.1: Zyklischer Behandlungsablauf in der Geriatrie (aus: Schraut, Trögner, Pflege Heute Geriatrische Pflege, 1. Auflage 2020 © Elsevier GmbH, Urban & Fischer, München)

2.9.6 Ablauf

Zu Beginn der ambulanten Rehabilitation erfolgt die ärztliche Aufnahme. Entscheidend ist die Identifizierung der vom Patienten gewünschten und der realisierbaren Rehabilitationsziele.

Die medizinischen Diagnosen werden aufgenommen und in ihrer Bedeutung und ihren Auswirkungen in Bezug auf die alltagsrelevanten Funktionen (ADLs und IADLS) eingeschätzt. Potenziale, Ressourcen und Funktionen entsprechend dem bio-psycho-sozialen Gesundheitsmodell werden im multiprofessionellen diagnostischen Prozess des geriatrischen Assessments erfasst und dokumentiert.

Behinderung im Sinne einer Beeinträchtigung der Funktionsfähigkeit ist ein dynamischer Prozess, entsprechend dem Modell der Funktionsfähigkeit und Behinderung. Die Komplexität der Wechselwirkungen erfordert vielfältige Interventionsansätze. Basierend auf der ICF wird die Behandlung der Körperstruktur- und Funktionsschädigung entscheidend ergänzt und durch die Förderung verbliebener Fertigkeiten, die Verbesserung oder Kompensation beeinträchtigter Aktivitäten sowie die Verbesserung oder den Ausgleich beeinträchtigter Teilhabe (Partizipation) erweitert.

Die entscheidenden Grundprinzipien des dynamischen Behandlungsablaufs geriatrischer Rehabilitation zeigt ▶ Abb. 2.9.1.

Nach dem umfassenden Eingangsassessment wird ein Therapieplan erstellt, der die Basis des multimodalen Therapieprozesses darstellt und der im Verlauf individuell und bedarfsgerecht angepasst wird. Hierfür sind die wöchentlichen großen Teambesprechungen, an der alle beteiligten Professionen teilnehmen, das entscheidende Instrument. Der interdisziplinäre Austausch der Berufsgruppen und die systematische Reevaluation während des gesamten Rehabilitationsverlaufes sind entscheidende Erfolgskriterien.

Ambulante geriatrische Rehabilitation wird meist an 2–5 Therapietagen pro Woche für jeweils 4–7 Stunden (inkl. Fahrzeit) an einer zertifizierten geriatrischen Einrichtung erbracht. Die Erteilung der Kostenzusage durch die Krankenkasse gilt meist für 15 Therapietage. Eine Verlängerung ist nach Beantragung mit eingehender fachlicher Begründung möglich.

Bei der mobilen geriatrischen Rehabilitation findet der diagnostische Aufnahmeprozess und alle nachfolgenden therapeutischen Interventionen nicht am geriatrischen Zentrum, sondern im häuslichen Umfeld oder ggfs. auch in einer Pflegeeinrichtung statt. Beginnt die mobile Rehabilitation in einer Kurzzeitpflegeeinrichtung, sollte der größere Teil der Behandlungstage nachfolgend zuhause stattfinden, damit die Ziele im gewohnten Umfeld erreicht und gefestigt werden können.

Die reine Therapiedauer pro Behandlungstag liegt in der MGR bei 45–90 Minuten. Hinzu kommen wie bei der ambulanten Rehabilitation weitere Teamleistungen wie regelmäßig (mindestens einmal wöchentlich) stattfindende Teambesprechungen sowie ärztliche, psychologische, sozialpädagogische und sonstige Interventionen.

Um den Fahrzeitenanteil für das Personal so gering wie möglich zu halten und damit dem Patienten und dessen Zugehörigen maximalen Nutzen zu bringen, kommt der professionellen Koordination der mobilen Einsätze eine hohe Bedeutung zu. Der enge Austausch mit Angehörigen, ambulanten oder ggfs. stationären Pflegediensten, anderen Caregivern sowie Hausärzten und weiteren Partnern im geriatrischen Netzwerk einer Region ist ein besonderes Merkmal mobiler Rehabilitation (▶ Abb. 2.9.2) (http://www.bag-more.de/material-en/informationen-fuer-gruender/, Zugriff am 24.5.2023).

Bei Beendigung einer ambulanten Rehabilitation erfolgt das multiprofessionelle Abschlussassessment, die Überleitung in die weitere bedarfsgerechte Versorgung an Netzwerkpartner wie bspw. den Hausarzt, nachsorgende Pflegedienste oder Therapeuten, und die Mitgabe des Arztbriefes im Sinne eines Abschlussberichtes.

Zusammenfassung und Ausblick

Die Geriatrie integriert die multimodale Versorgung älterer multimorbider Patienten in den Bereichen stationäre Akutmedizin (Akutgeriatrie mit Frührehabilitation), in der stationären geriatrischen Rehabilitation so-

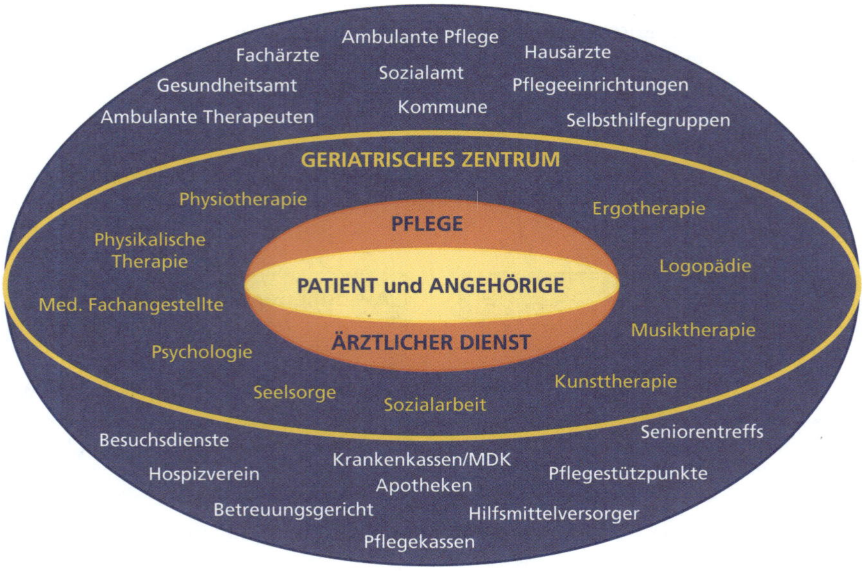

Abb. 2.9.2: Regionales geriatrisches Netzwerk (aus: Schraut, Trögner, Pflege Heute Geriatrische Pflege, 1. Auflage 2020 © Elsevier GmbH, Urban & Fischer, München)

wie in ambulanten und mobilen sowie teilstationären Strukturen, die je nach Bundesland, historischer Entwicklung und lokalen Besonderheiten aktuell unterschiedlich organisiert sind.

Nichtstationäre Versorgungsformen werden zukünftig in ambulanten geriatrischen Zentren (AGZ) subsumiert.

Das wichtigste Instrument der Geriatrie ist dabei das spezialisierte multiprofessionelle Team, das in einem kontinuierlich abgestimmten Prozess auf Lebensqualität trotz Erkrankung zielt. Damit unterstützt die Geriatrie die hausärztliche, fachärztliche sowie pflegerische und soziale Betreuung im regionalen Netzwerk.

Eine Reihe bekannter Faktoren und Megatrends werden die Entwicklung in den nächsten Jahren dynamisieren:

- der demografische Wandel mit einer kontinuierlichen weiteren Zunahme geriatrischer Patienten
- der Anspruch „Reha vor Dauerpflege" bzw. der Wunsch und das Recht, auch im Alter und trotz Vielfacherkrankungen Lebensqualität und Teilhabemöglichkeiten zu sichern
- damit verbunden die Forderung „ambulant vor stationär", auch unter Beachtung der vorhandenen gesellschaftlichen Ressourcen
- die Entwicklung präventiver wie auch palliativer Konzepte, die auf die bekannten geriatrischen Syndrome zielen
- die Chancen der Digitalisierung, Telemedizin und KI/AI aktiv nutzend, mit Intensivierung der Vernetzung der klassischen Schnittstellen zwischen kassenärztlichen und weiteren geriatrisch spezialisierten ambulanten und stationären Strukturen

Regional abgestimmt können Akutgeriatrie und stationäre Rehabilitation flächendeckend einen entscheidenden Beitrag leisten, die Kräfte zu bündeln, indem die wohnortnahe teilstationäre, ambulante und mobile Versorgung geriatrischer Patienten in geriatrischen Zentren integriert wird.

Die wachsende Zahl geriatrischer Patienten wird mit der qualitativ hochwertigen Weiterentwicklung der Versorgungsstrukturen vor allem durch die Nutzung von Synergieeffekten und die Erhöhung der Zielgenauigkeit sowie Individualisierung neue Chancen erfahren.

Literatur

Gemeinsamer Bundesauschuss (2022). Beschluss des Gemeinsamen Bundesausschuss über eine Änderung der Rehabilitations-Richtlinie: Anpassung der Rehabilitations-Richtlinie aufgrund des Intensivpflege- und Rehabilitationsstärkungsgesetzes und weitere Änderungen. Vom 16. Dezember 2021. https://www.g-ba.de/beschluesse/5184/, Zugriff am 24.5.2023

Lübke, N., & Meinck, M. (2008). Aktuelle Bestandsaufnahme externer Qualitätssicherungsverfahren im Bereich geriatrischer Rehabilitation [Current appraisal of external quality assurance procedures in geriatric rehabilitation]. *Die Rehabilitation*, *47*(1), 39–48. https://doi.org/10.1055/s-2007-99113912.

Schraut, V., & Trögner, J. (Hrsg.) (2020). Pflege Heute Geriatrische Pflege. ISBN 978-3-437-26701-7. Amsterdam: Elsevier

2.10 Orthogeriatrie

Markus Gosch, Kilian Rapp und Clemens Becker

2.10.1 Einführung

Die Alterstraumatologie hat sich in den letzten Jahren als ein struktureller Schwerpunkt innerhalb der geriatrischen Medizin etabliert. Die enge Kooperation der Fachdisziplinen Geriatrie und Unfallchirurgie war eine logische Folge des demografischen Wandels sowie der spezifischen Bedürfnisse der älteren Patienten. Immerhin haben drei Viertel aller Patienten mit vertebralen und peripheren Frakturen das 65. Lebensjahr überschritten, bei Patienten mit Hüftfrakturen sind drei Viertel älter als 75 Jahre (Blain et al., 2016).

Ähnlich wie die Geriatrie hat die Alterstraumatologie eine lange, aber auch lange unbeachtete Geschichte. Ansätze der interdisziplinären Zusammenarbeit gab es bereits im vergangenen Jahrhundert. Klinisch befasste sich die Arbeitsgruppe um M. Devas bereits Ende der Fünfzigerjahre mit der Alterstraumatologie. Der Begriff „orthogeriatric care“ wurde erstmals 1976 erwähnt (Devas, 1976, S. 18):

> „The geriatric orthopedic unit: This unit is run by the geriatric medical staff and is nursed as an acute geriatric ward. The essential feature is a weekly ward round by the consultants concerned. Only those patients who are ill go to the unit. It is to be regarded as in no way a convalescent ward but as a unit to which those patients needing medical treatment are transferred as soon as possible after their operation.“

Die erste Publikation erschien 1983 von einer orthogeriatrischen Abteilung in Nottingham über die Ergebnisse der ersten 1.000 Patienten mit einer proximalen Femurfraktur (Boyd et al., 1983). In dieser ersten Studie konnte die mittlere Verweildauer von 66 vor der Einführung auf 48 Tage nach Etablierung des Komanagements reduziert werden. Schwung kam in die Thematik mit der Veröffentlichung erster Guidelines zur interdisziplinären Versorgung von Patienten mit Hüftfrakturen 2007 durch die Britische Gesellschaft für Orthopädie sowie die Britische Gesellschaft für Geriatrie in Form des sogenannten „Blue Books“ (Association, 2007). Im Rahmen der Publikation wurden sechs Standards für die Versorgung von Patienten mit Hüftfrakturen aufgestellt:

1. Alle Patienten mit einer Hüftfraktur sollten innerhalb von vier Stunden einer unfallchirurgischen/orthopädischen Abteilung zugewiesen werden.
2. Alle Patienten mit einer Hüftfraktur sollten, sofern sie medizinisch „fit“ sind, innerhalb von 48 Stunden und in der Normalarbeitszeit operiert werden.
3. Alle Patienten mit einer Hüftfraktur sollten im Hinblick auf ihr Dekubitusrisiko evaluiert werden und entsprechende Maßnahmen zur Risikominimierung ergriffen werden.
4. Alle Patienten mit Fragilitätsfrakturen sollten an unfallchirurgischen/orthopädischen Abteilungen mit Zugang zu geriatrischer Fachexpertise von der Notaufnahme weg behandelt werden.
5. Alle Patienten mit Fragilitätsfrakturen sollten im Hinblick auf eine antiresorptive Therapie zur Vermeidung weiterer Folgefrakturen evaluiert werden.
6. Alle Patienten mit Fragilitätsfrakturen nach einem Sturz sollten ein multidisziplinäres Sturzassessment zur Vermeidung weiterer Stürze erhalten.

Im deutschsprachigen Raum waren neben anderen insbesondere die Arbeitsgruppe um Blauth aus Innsbruck sowie um Mayr aus Augsburg treibende Kräfte. Das Konzept des ‚Tiroler Zentrums für Altersfrakturen“ basierte vorwiegend auf dem Rochester Modell (Kammerlander et al., 2011). Die klinische Umsetzung startete 2009. Ein weiterer Meilenstein im deutschsprachigen Raum war ab 2014 die Möglichkeit, sich als Alterstraumazentrum zertifizieren zu lassen. Anfang 2023 gibt es 149 nach DGU zertifizierte Alterstraumazentren in Deutschland, Österreich und der Schweiz, 42 weitere befinden sich in der Vorbereitung auf die Zertifizierung. 2018 erschien das erste „Weißbuch Alterstraumatologie“, welchem 2022 das „Weißbuch Alterstraumatologie und Orthogeriatrie“ folgte (Liener et al., 2018, 2022). Ein weiterer Meilenstein in der Etablierung des Konzeptes ist der G-BA-Beschluss zur Versorgung hüftgelenksnaher Femurfrakturen aus dem Jahr 2019 (Bundesausschuss, 2019).

Neben dem individuellen Schicksal der Betroffenen haben Fragilitätsfrakturen eine enorme sozioökonomische Bedeutung, sowohl im Hinblick auf die Kosten der Akutversorgung als auch auf die Folgekosten (resultierende Pflegebedürftigkeit, Verlust der Autonomie).

2.10.2 Orthogeriatrische Zusammenarbeit

Die orthogeriatrische Zusammenarbeit ist eine wesentliche Säule der Alterstraumatologie. Ein alterstraumatologischer Patient weist zusätzlich zum Trauma Komorbiditäten und häufig eine Multimorbidität auf. Er ist häufig bereits vor dem Trauma in seiner Selbsthilfefähigkeit und Funktionalität eingeschränkt. Die Assoziation zwischen Alter und Frakturen resultiert aus der fast immer zugrundeliegenden Osteoporose sowie den häufigeren Stürzen im höheren Alter. Beides steht per se wiederum in einem kausalen Zusammenhang mit der häufig bestehenden Multimorbidität und Polymedikation.

Merke

Die Alterstraumatologie umfasst drei wesentliche Bereiche: die adäquate operationstechnische Versorgung als Aufgabe der chirurgischen Profession, die perioperative interdisziplinäre Versorgung in enger Zusammenarbeit zwischen Chirurgie, Geriatrie und Anästhesiologie sowie die postoperative multiprofessionelle Behandlungsperspektive mit Beteiligung aller weiteren Berufsgruppen wie Pflege, Therapeuten, Sozialdienst oder Psychologen.

Im Einzelnen bedeutet dies eine besondere Behandlungssorgfalt in den folgenden drei Bereichen (Gosch & Kammerlander, 2017):

1. *Zusammenarbeit auf Augenhöhe*
   Die vertrauensvolle Zusammenarbeit von Unfallchirurg und Geriater auf Augenhöhe ist ein wesentliches Grundelement dieses Modells. Dies kann idealerweise auf einer gemeinsam geführten Station stattfinden. Allerdings gibt es international bisher keine standardisierte, einheitliche Form der Zusammenarbeit. In der Literatur werden verschiedene Modelle des Komanagements beschrieben. Übliche Modelle im deutschsprachigen Raum sind zum einen die integrierte Versorgung des Patienten auf einer durch Unfallchirurgen und Geriater gemeinsam geführten Station und zum anderen eine sequenzielle Therapie auf einer unfallchirurgischen Station mit frühzeitiger Verlegung auf eine geriatrische Abteilung mit einem Konsildienst der jeweils anderen Fachdisziplin. Im Hinblick auf die oft notwendige operative Versorgung alterstraumatologischer Patienten ist auch die Integration der Anästhesie unerlässlich.
2. *Teambildung*
   Die Integration von speziell geschultem Pflegepersonal, Physiotherapeuten, Ergotherapeuten, Logopäden und Psychologen lässt sich am besten auf einer eigenen Einheit realisieren. In wöchentlichen gemeinsamen Patientenbesprechungen sind zudem Patientenkoordinatoren/Sozialarbeiter eingebunden. Dieses Team sichert die rasche Mobilisation, die Prävention von Komplikationen wie z. B. eines Deliriums und auch die zügige Weiterverlegung der Patienten an die richtige Stelle.
3. *SOPs (Standards, Protokolle)*
   Für alle wesentlichen Aspekte der Behandlung dieser Patienten muss eine Standard Operating Procedure (SOP) entwickelt und gemeinsam abgestimmt werden.

Die chirurgische Versorgung dieser vulnerablen Patienten erfordert einen hohen Anspruch an die Technik der Frakturversorgung des osteoporotischen Knochens. Primäres unfallchirurgisches Behandlungsziel ist demnach eine zügige und komplikationsfreie Frakturversorgung mit minimalem Weichteiltrauma und postoperativ möglichst sofortiger voller Belastbarkeit. Ebenso sollten die morphologischen Voraussetzungen für die Gelenkfunktion chirurgisch so wiederhergestellt werden, dass die Selbsthilfefähigkeit des alten Menschen in seinem Lebensumfeld frühestmöglich gewährleistet ist. Hier muss ggf. auch großzügig zugunsten eines Gelenkersatzes mit sofortiger Einsatzfähigkeit statt einer aufwändigen Frakturversorgung mit anschließend komplexer Nachbehandlungsperiode entschieden werden.

Das perioperative wie auch postoperative Management erfolgt in enger interdisziplinärer Abstimmung zwischen Unfallchirurgie, Geriatrie und Anästhesie. Dies setzt bei allen beteiligten Fachdisziplinen die Bereitschaft zur Interdisziplinarität voraus. Die frühzeitige Prävention, Detektion und Behandlung chirurgischer und nicht chirurgischer Komplikationen steht hier im Vordergrund, insbesondere die frühzeitige Behandlung typisch geriatrischer Syndrome wie des Delirs, der Mangelernährung bzw. Sarkopenie oder der Verschlechterung einer kognitiven oder sonstigen körperlichen Einschränkung. Dies sollte stets auch unter Hinzuziehung weiterer notwendiger Disziplinen wie beispielsweise der Neurologie oder auch der Gerontopsychiatrie erfolgen.

Neben der Interdisziplinarität setzt die Alterstraumatologie auch Multiprofessionalität innerhalb des geriatrisch-unfallchirurgischen Teams voraus. Hierzu gehören die aktivierende Pflege sowie die frühzeitige Mobilisation des Patienten, die Durchführung von Assessments zur Einschätzung der Kognition, der Mobilität, des Ernährungszustandes sowie des Sturzrisikos und auch gegebenenfalls das Screening auf weitere spezifische geriatrische Risiken wie bestehende Schluckstörungen. Neben Physiotherapie, Ergotherapie, Logopädie und Psychologie umfasst das multiprofessionelle Team essenziell auch den Sozialdienst. Entlassungsplanung, Pflegeüberleitung und Hilfsmittelversorgung zur Einleitung möglichst OP-naher rehabilitativer Maßnahmen müssen ebenfalls über das therapeutische Team in enger, berufsgruppenübergreifender Kommunikation stattfinden.

Merke

Für die klinische Zusammenarbeit haben sich SOPs als wesentliches Instrument in der Umsetzung etabliert.

Einen Überblick über wesentliche SOPs zeigt untenstehender Kasten. Die Erstellung der SOPs sollte im Rahmen von interdisziplinären und interprofessionellen Arbeitsgruppen erfolgen. Die erarbeiteten SOPs sind auch ein wesentlicher Bestandteil im Rahmen des Zertifizierungsverfahrens eines Alterstraumazentrums.

Notwendige SOPs in einem Komanagement-Modell (Gosch & Kammerlander, 2017)

- Ein- und Ausschlusskriterien (Patientenidentifikation)
- organisatorischer Ablauf, Organigramm, Zusammenarbeit auf Station (Zuständigkeiten)
- präoperative Abklärung
- OP-Timing bei geriatrischen Patienten
- Antibiose
- Thromboembolieprophylaxe
- Procedere bei laufender Antikoagulationstherapie
- Schmerztherapie beim geriatrischen Patienten
- unfallchirurgische postoperative Nachbehandlung
- Delirium – Prävention und Management
- Ernährung – Management der Malnutrition
- Sekundärphrophylaxe – Osteoporoseabklärung und Therapie – Fraktur Liaison Service
- Harnkathetermanagement

2.10.3 Der Prozess

Der alterstraumatologische Prozess folgt dem traumatologischen Kernprozess (Fries, 2022). Dieser gliedert sich in die stationäre Aufnahme des Patienten über die Notaufnahme, die präoperative Diagnostik, die Operation und das perioperative Management sowie die postoperative Nach- bzw. Weiterbehandlung. Das klinische Management adressiert dabei den alterstraumatologischen Patienten schon unmittelbar perioperativ und wird während der anschließenden (postoperativen) Weiterbehandlung fortgeführt. Entsprechendes gilt auch für ein konservatives Behandlungsmanagement.

Im Rahmen des Aufnahmeprozesses erfolgt die Erstidentifikation des alterstraumatologischen Patienten in der Regel mit einem geriatrischen Screeninginstrument der Stufe 1 geriatrischer Assessments (z. B. ISAR). Die Identifikation löst den spezifischen Prozess aus (Fries, 2022).

Fünf Prinzipien eines Altersfrakturzentrums (Friedman et al., 2008)

1. Die meisten Patienten profitieren von einer operativen Stabilisierung ihrer Fraktur.
2. Je früher die Patienten operiert werden, desto geringer ist die Zeitspanne zur Entwicklung iatrogener Komplikationen.
3. Ein Komanagement mit regelmäßigen Treffen verhindert iatrogene Komplikationen.
4. Standardisierte Programme verringern eine ungerechtfertigte Variabilität der Behandlung.
5. Die Entlassungsplanung beginnt bei der Aufnahme der Patienten.

Die genannten fünf Prinzipien eines Altersfrakturzentrums können durch spezifische Assessments wie die Clinical Frailty Scale oder auch den Parker Mobility Score ergänzt werden. Die Erhebung bereits bestehender Komorbiditäten inklusive der dazugehörigen Medikation und funktioneller Einschränkungen stellen nicht nur essenzielle Aspekte für die weitere Therapieplanung dar, sie sind auch wichtig für die Zielsetzung des gesamten Behandlungsprozesses. Ebenfalls noch präoperativ erforderlich ist ein Screening zur Delirgefährdung, ein Assessment-Instrument der Stufe 2 (Fries, 2022). Die Wahl des Screeninginstruments zur Delirgefährdung sollte auch unter dem Gesichtspunkt erfolgen, ob es bei perioperativ wiederholter Anwendung ein Monitoring des delirgefährdeten Patienten erlaubt. Für das perioperative Risikomanagement muss bei Bedarf auch bereits präoperativ der Geriater zur Verfügung stehen.

Für einen stringenten Behandlungsprozess sollte auch schon früh das individuelle Behandlungsziel für jeden alterstraumatologischen Patienten festgelegt werden. Dieses richtet sich nach den individuellen Bedürfnissen des Patienten und nach den medizinisch-funktionellen Möglichkeiten und reicht von dem Ziel „Institutio ad integrum“ bis hin zum palliativen Management.

Der Übergang der perioperativen Phase in die postoperative Weiter- bzw. Nachbehandlung ist auch für die orthogeriatrische Zusammenarbeit ein fließender. Obliegt dem Unfallchirurgen postoperativ vornehmlich die frühzeitige Erkennung und Behandlung chirurgischer Komplikationen und die Überwachung der Weiterbehandlung mit Sicht auf seine operative Versorgung, so zielt die geriatrische Kompetenz postoperativ zunächst auf das Auftreten nicht chirurgischer Komplikationen und die Weiterbehandlung unter Berücksichtigung geriatrischer Aspekte (Fries, 2022).

Merke

In der Phase der akutstationären Behandlung bedarf es regelmäßiger geriatrischer/orthogeriatrischer Visiten und orthogeriatrisch interdisziplinärer und interprofessioneller Teambesprechungen.

Für den Übergang in die geriatrische Weiterbehandlung noch während der akutstationären Phase greifen die geriatrischen Basis-Assessments der Stufe 2 zur „Identifikation therapierelevant betroffener Dimensionen“ und zur Erfassung geriatrisch interventionsbedürftiger Probleme (Krupp, 2021). Hieraus zu schließende Therapieentscheidungen können bereits frühzeitig postoperativ in eine geriatrische frührehabilitative Komplexbehandlung münden.

2.10.4 Wissenschaftliche Evidenz

Auf die erste wissenschaftliche Publikation aus dem Jahr 1983 wurde bereits hingewiesen (Boyd et al., 1983). Ein systematisierter Review aus 2010 von Kammerlander et al. zeigte erstmals einen Vergleich zwischen orthogeriatrischen Komanagementmodellen und einer herkömmlichen unfallchirurgischen/orthopädischen Versorgung mit einer positiven Tendenz zugunsten des Komanagements (Kammerlander et al., 2010). Verglichen wurden Parameter wie Mortalität, Zeit bis zur Operation, Komplikationen und Länge des stationären Aufenthaltes. Um Unterschiede in der Mortalitäts- und Institutionalisierungsrate zu zeigen, reichen die Fallzahlen von Randomized Controlled Trials (RCTs) allerdings in der Regel nicht aus. Reviews, die jeweils RCTs eingeschlossen hatten, fanden eine, wenn auch nicht signifikante, niedrigere Mortalität bei Patienten nach orthogeriatrischem Komanagement (Bachmann et al., 2010; Buecking et al., 2013; Handoll, Cameron, Mak, Panagoda, & Finnegan, 2021; Nordstrom, Thorngren, Hommel, Ziden, & Anttila, 2018; Wang et al., 2015).

Zudem liegen Beobachtungsstudien mit sehr großen Fallzahlen aus mehreren Ländern vor. Diese beschreiben übereinstimmend eine geringere 30-Tage-Mortalität bei Hüftfrakturpatienten mit orthogeriatrischem Komanagement (Zeltzer et al., 2014; Forni et al., 2016; Nordstrom et al., 2016; Kristensen et al., 2019). Dies trifft auch für eine Untersuchung zu, die mit Daten aus Deutschland durchgeführt wurde (Rapp et al., 2020). Bei hochaltrigen Personen war hier das Risiko, an einer Hüftfraktur innerhalb von 30 Tagen zu versterben, um 22 % niedriger, wenn ein orthogeriatrisches Komanagement erfolgte. Auch für spezifische Gruppen, wie Pflegeheimpatienten, konnte gezeigt werden, dass das orthogeriatrische Komanagement die Mortalität signifikant senken kann.

Prestmo et al. publizierten 2015 in dem Journal Lancet die Ergebnisse einer kontrollierten Studie (Prestmo et al., 2015). Outcomeparameter war die Funktionalität gemessen mit der Short Physical Perfomance Battery (SPPB). Patienten mit Hüftfrakturen, welche in einer orthogeriatrischen Abteilung behandelt wurden, zeigten eine bessere Funktionalität verglichen mit einer Gruppe von Patienten in einer rein orthopädischen Abteilung. Kritisch erwähnt werden muss der Umstand, dass es sich bei der orthogeriatrischen Abteilung eigentlich nicht um ein alterstraumatologisches Zentrum handelte, sondern um eine geriatrische Abteilung, welche die Patienten postoperativ übernommen hat. Dies spricht zwar für die Geriatrie, entspricht allerdings nicht dem Modell des Komanagements.

Welche Form der Zusammenarbeit zwischen Unfallchirurgie und Geriatrie die höchste Effektivität zeigt, ist noch unklar. In einer Metaanalyse finden sich Hinweise darauf, dass die günstigsten Effekte auf das Überleben dann zu erwarten sind, wenn die postoperative Betreuung auf einer von einem Geriater geleiteten Station erfolgt (Moyet et al., 2019), während dies in einer zweiten Metaanalyse nicht bestätigt werden konnte und die positiven Effekte auch für andere Modelle gezeigt wurden (Grigoryan et al., 2014). Zum aktuellen Zeitpunkt ist die Frage der besten Form der Kooperation also noch nicht abschließend zu beantworten.

Neben der Mortalität wurde in einigen Studien auch der Einfluss eines orthogeriatrischen Komanagements auf das Institutionalisierungsrisiko untersucht. Dabei scheint ein orthogeriatrisches Komanagement auch einen günstigen Einfluss auf die poststationäre Institutionalisierungsrate zu haben (Wang et al., 2015; Nordstrom et al., 2018).

Aktuell kann man zusammenfassen, dass nun bereits zahlreiche Studien vorliegen, welche einen positiven Effekt des orthogeriatrischen Komanagements auf das Outcome von Hüftfrakturpatienten belegen.

Leider werden im überwiegenden Teil der Studien in der aktuellen Literatur zum orthogeriatrischen Komanagement nur Patienten mit hüftnahen Frakturen eingeschlossen. Folglich haben wir für diese Patientengruppe bereits eine vergleichsweise gute Evidenz. Für andere Fragilitätsfrakturen wie beispielsweise proximaler Humerus, Becken oder Wirbelkörper gibt es bisher kaum Evidenz. Dadurch basiert das Management dieser Frakturen häufig auf Ergebnissen kleiner Beobachtungsstudien und empirischen Erfahrungen.

Zusammenfassung

Nach einem eher schleppenden Beginn im vergangenen Jahrhundert hat sich die Alterstraumatologie rapide weiterentwickelt. Gerade im deutschsprachigen Raum war die Entwicklung von Projekten hin zum Standard in der Versorgung von Fragilitätsfrakturen sehr erfolgreich und erfreulich. Aus unserer Sicht ist sie ein erfolgreiches Modell, welches Beispielcharakter auch für andere Fachdisziplinen hat, da erst die interdisziplinäre und interprofessionelle Zusammenarbeit den immer komplexer werdenden geriatrischen Patienten gerecht wird.

Für die Zukunft bestehen folgende Herausforderungen (Gosch & Kammerlander, 2017):

- Vergleich verschiedener Modelle orthogeriatrischer Zusammenarbeit im Hinblick auf das Outcome der Patienten
- Studien zu anderen Frakturen als den hüftnahen Frakturen (z. B. proximale Humerusfrakturen, Beckenfrakturen, periprothetische Frakturen)
- Akzeptanz des Geriaters in der Indikationsstellung
- Entwicklung von „best practice"-Modellen zu Themen wie Delirmanagement, Ernährung, Harnkathetermanagement, Inkontinenz u. a.
- stärkere Einbindung anderer Berufsgruppen (Pflege, Therapeuten) und weiterer Fachdisziplinen wie Anästhesie oder Physikalische Medizin
- Öffentlichkeitsarbeit

Literatur

Association, B. O. (2007). *The care of patients with fragility fracture*. https://www.bgs.org.uk/sites/default/files/content/attachment/2018-05-02/Blue%20Book%20on%20fragility%20fracture%20care.pdf, Zugriff am 28.6.2023

Bachmann, S., Finger, C., Huss, A., et al. (2010). Inpatient rehabilitation specifically designed for geriatric patients: systematic review and meta-analysis of randomised controlled trials. *BMJ (Clinical research ed.)*, *340*, c1718. https://doi.org/10.1136/bmj.c1718

Blain, H., Masud, T., Dargent-Molina, P., et al. (2016). A comprehensive fracture prevention strategy in older adults: the European Union Geriatric Medicine Society (EUGMS) statement. *Aging clinical and experimental research*, *28*(4), 797–803. https://doi.org/10.1007/s40520-016-0588-4

Boyd, R. V., Hawthorne, J., Wallace, W. A., et al. (1983). The Nottingham orthogeriatric unit after 1000 admissions. *Injury*, *15*(3), 193–196. https://doi.org/10.1016/0020-1383(83)90013-x

Buecking, B., Timmesfeld, N., Riem, S., et al. (2013). Early orthogeriatric treatment of trauma in the elderly: a systematic review and metaanalysis. *Deutsches Arzteblatt international*, *110*(15), 255–262. https://doi.org/10.3238/arztebl.2013.0255

Bundesausschuss, G. (2019). *Richtlinie zur Versorgung der hüftgelenknahen Femurfraktur*. https://www.g-ba.de/beschluesse/4069/, Zugriff am 28.6.2023

Devas M. (1976). Geriatric orthopaedics. *Annals of the Royal College of Surgeons of England*, *58*(1), 16–21.

Forni, S., Pieralli, F., Sergi, A., et al. (2016). Mortality after hip fracture in the elderly: The role of a multidisciplinary approach and time to surgery in a retrospective observational study on 23,973 patients. *Archives of gerontology and geriatrics*, *66*, 13–17. https://doi.org/10.1016/j.archger.2016.04.014

Friedman, S. M., Mendelson, D. A., Kates, S. L., et al. (2008). Geriatric co-management of proximal femur fractures: total quality management and protocol-driven care result in better outcomes for a frail patient population. *Journal of the American Geriatrics Society*, *56*(7), 1349–1356. https://doi.org/10.1111/j.1532-5415.2008.01770.x

Fries T. E. D., Gosch M. (2022). Orthogeriatrische Zusammenarbeit in der Traumatologie. In U. C. Liener, K. Rapp, M. J. Raschke, et al. (Hrsg.), *Weißbuch Alterstraumatologie und Orthogeriatrie* (pp. 191–195). Kohlhammer.

Gosch, M., & Kammerlander, C. (2017). Alterstraumatologie [Orthogeriatrics]. *Zeitschrift fur Gerontologie und Geriatrie*, *50*(8), 697–701. https://doi.org/10.1007/s00391-017-1298-z

Grigoryan, K. V., Javedan, H., & Rudolph, J. L. (2014). Orthogeriatric care models and outcomes in hip fracture patients: a systematic review and meta-analysis. *Journal of orthopaedic trauma*, *28*(3), e49–e55. https://doi.org/10.1097/BOT.0b013e3182a5a045

Handoll, H. H., Cameron, I. D., Mak, J. C., et al. (2021). Multidisciplinary rehabilitation for older people with hip fractures. *The Cochrane database of systematic reviews*, *11*(11), CD007125. https://doi.org/10.1002/14651858.CD007125.pub3

Kammerlander, C., Gosch, M., Blauth, M., et al. (2011). The Tyrolean Geriatric Fracture Center: an orthogeriatric co-management model. *Zeitschrift fur Gerontologie und Geriatrie*, *44*(6), 363–367. https://doi.org/10.1007/s00391-011-0253-7

Kammerlander, C., Roth, T., Friedman, S. M., et al. (2010). Ortho-geriatric service–a literature review comparing different models. *Osteoporosis international: a journal established as result of cooperation between the European Foundation for Osteoporosis and the National Osteoporosis Foundation of the USA*, *21*(Suppl 4), S637–S646. https://doi.org/10.1007/s00198-010-1396-x

Kristensen, P. K., Merlo, J., Ghith, N., et al. (2019). Hospital differences in mortality rates after hip fracture surgery in Denmark. *Clinical epidemiology*, *11*, 605–614. https://doi.org/10.2147/CLEP.S213898

Krupp, S. F. H. (2021). S1-Leitlinie Geriatrisches Assessment der Stufe 2, Living Guideline. https://www.awmf.org/uploads/tx_szleitlinien/084-002LGl_S1_Geriatrisches-Assessment-Stufe_2_2022-01.pdf, Zugriff am 28.6.2023

Liener, U. C., Becker, C., & Rapp, K. (2018). *Weißbuch Alterstraumatologie*. Kohlhammer.

Liener, U. C., Rapp, K., Raschke, M. J., et al. (2022). *Weißbuch Alterstraumatologie und Orthopädie*. Kohlhammer.
Moyet, J., Deschasse, G., Marquant, B., et al. (2019). Which is the optimal orthogeriatric care model to prevent mortality of elderly subjects post hip fractures? A systematic review and meta-analysis based on current clinical practice. *International orthopaedics*, *43*(6), 1449–1454. https://doi.org/10.1007/s00264-018-3928-5
Nordström, P., Michaëlsson, K., Hommel, A., et al. (2016). Geriatric Rehabilitation and Discharge Location After Hip Fracture in Relation to the Risks of Death and Readmission. *Journal of the American Medical Directors Association*, *17*(1), 91.e1–91.e917. https://doi.org/10.1016/j.jamda.2015.07.004
Nordström, P., Thorngren, K. G., Hommel, A., et al. (2018). Effects of Geriatric Team Rehabilitation After Hip Fracture: Meta-Analysis of Randomized Controlled Trials. *Journal of the American Medical Directors Association*, *19*(10), 840–845. https://doi.org/10.1016/j.jamda.2018.05.008
Rapp, K., Becker, C., Todd, C., et al. (2020). The Association Between Orthogeriatric Co-Management and Mortality Following Hip Fracture. *Deutsches Arzteblatt international*, *117*(4), 53–59. https://doi.org/10.3238/arztebl.2020.0053
Wang, H., Li, C., Zhang, Y., et al. (2015). The influence of inpatient comprehensive geriatric care on elderly patients with hip fractures: a meta-analysis of randomized controlled trials. *International journal of clinical and experimental medicine*, *8*(11), 19815–19830.
Zeltzer, J., Mitchell, R. J., Toson, B., et al. (2014). Orthogeriatric services associated with lower 30-day mortality for older patients who undergo surgery for hip fracture. *The Medical journal of Australia*, *201*(7), 409–411. https://doi.org/10.5694/mja14.00055

3 Geriatrische Syndrome in der klinischen Praxis

Sektionsherausgeber: Jürgen M. Bauer

3.1 Was ist ein geriatrisches Syndrom?

Annette Eidam und Jürgen M. Bauer

Geriatrische Syndrome sind phänotypisch charakterisierte, multifaktoriell bedingte klinische Zustände älterer Menschen, die sich keinen einzelnen Krankheitskategorien zuordnen lassen. Sie weisen dabei eine hohe Prävalenz im höheren Lebensalter auf und sind mit zahlreichen Komorbiditäten sowie negativen gesundheitlichen Folgen assoziiert (Inouye et al., 2007; Cruz-Jentoft et al., 2010).

Im medizinischen Sprachgebrauch bezeichnet ein Syndrom üblicherweise eine definierte Gruppe an Symptomen, die Ausdruck einer einzelnen nosologischen Entität sind. Dabei sind Ätiologie und Pathogenese des jeweiligen Symptomkomplexes häufig unbekannt. Im Gegensatz zu dieser traditionellen Verwendung des Begriffes sind geriatrische Syndrome multifaktoriellen Ursprungs und manifestieren sich für gewöhnlich in einem spezifischen klinischen Phänotyp (Olde Rikkert et al., 2003; Inouye et al., 2007) (► Abb. 3.1.1). Die in der Regel zahlreichen Veränderungen, die zur Entstehung eines geriatrischen Syndroms führen können, finden dabei üblicherweise gleichzeitig in mehreren Organsystemen statt. Auf diese Weise überschreiten geriatrische Syndrome die organbezogenen Grenzen der einzelnen medizinischen Fächer und stellen damit die traditionellen medizinischen Versorgungsstrukturen auf den Prüfstand (Inouye et al., 2007). Bespielhaft soll die komplexe Pathogenese der geriatrischen Syndrome am Beispiel des Delirs veranschaulicht werden. So löst das parallele Zusammentreffen mehrerer Schädigungen wie z. B. einer demenziellen Entwicklung, sensorischer Defizite, einer Exsikkose oder Arzneimittelnebenwirkungen das klinische Bild eines Delirs aus (Flacker, 2003).

Merke

Geriatrische Syndrome sind multifaktoriell bedingte klinische Zustände älterer Menschen, die sich keinen einzelnen Krankheitskategorien zuordnen lassen.

Geriatrische Syndrome haben eine hohe Prävalenz in der älteren Bevölkerung (Sanford et al., 2020). So wiesen in einer Querschnittstudie ungefähr 70 % der Erwachsenen im Alter von 65 bis 84 Jahren mindestens eines von sieben geriatrischen Syndromen (Schlafstörung, Harninkontinenz, schwere Hörminderung, funktioneller Abbau, Sturz mit Verletzungsfolge, schwere Visusminderung, depressive Störung) auf (Liang et al., 2018). Häufig treten geriatrische Syndrome zudem gleichzeitig auf (Tabue-Teguo et al., 2017), wobei gemeinsame Risikofaktoren für bestimmte geriatrische Syndrome bekannt sind (Tinetti et al., 1995). So identifizierten Inouye und Kollegen ein höheres Lebensalter sowie Beeinträchtigungen in den Bereichen Funktionalität, Kognition und Mobilität als gemeinsame Risikofaktoren für die geriatrischen Syndrome Dekubitus, Inkontinenz, Stürze, funktioneller Abbau und Delir (Inouye et al., 2007). Ebenfalls wird diskutiert, ob Alterungsprozesse im Bereich des Gefäßsystems und vaskuläre Erkrankungen (Strandberg et al., 2013) sowie altersassoziierte Veränderungen des Mikrobioms die Entstehung geriatrischer Syndrome begünstigen (Gemikonakli et al., 2021).

Merke

Geriatrische Syndrome haben eine hohe Prävalenz im höheren Lebensalter.

Geriatrische Syndrome treten nicht nur oft in unterschiedlichen Kombinationen auf, sehr häufig liegen auch gleichzeitig chronische Erkrankungen als Komorbiditäten vor. So wurde beobachtet, dass bei älteren Patienten ≥ 65 Jahre eine koronare Herzerkrankung, eine Herzinsuffizienz und ein Diabetes mellitus oft gemeinsam mit den geriatrischen Syndromen Harninkontinenz und Stürze mit Verletzungsfolge vorhanden sind (Lee et al., 2009). Dabei wiesen 43 % der Sturzpatienten und rund 37 % der Patienten mit Harninkontinenz eine begleitende Herzinsuffizienz auf (Lee et al., 2009).

Von besonderer Relevanz ist, dass geriatrische Syndrome mit negativen gesundheitlichen Folgeerscheinungen assoziiert sind, die sowohl die Selbstständigkeit als auch die Lebensqualität der älteren Patienten beeinträchtigen. Zum Beispiel steigt bei Vorliegen von mindestens einem geriatrischen Syndrom das Risiko, im weiteren Verlauf eine chronische kardiovaskuläre Erkrankung oder einen Diabetes mellitus zu entwickeln (Rausch et al., 2022). Ältere Frauen mit zwei oder mehr geriatrischen Syndromen haben ein erhöhtes Risiko, innerhalb von drei Jahren eine Behinderung in den Aktivitäten des täglichen Lebens auszubilden (Rosso et al., 2013). Zudem wurde ein erhöhtes Risiko für eine Krankenhausaufnahme oder eine Aufnahme in ein Pflegeheim bei Vorliegen einzelner geriatrischer Syndrome beobachtet (Wang et al., 2013). Bei älteren Erwachsenen ≥ 65 Jahre sind verschiedene geriatrische Syndrome mit einer im Vergleich zur Normalbevölkerung reduzierten Lebenserwartung assoziiert (Kane et al., 2012). Auch weisen erste Studienergebnisse auf eine Veränderung der Pharmakokinetik von Arzneistoffen bei einzelnen geriatrischen Syndromen hin (Maher et al., 2021).

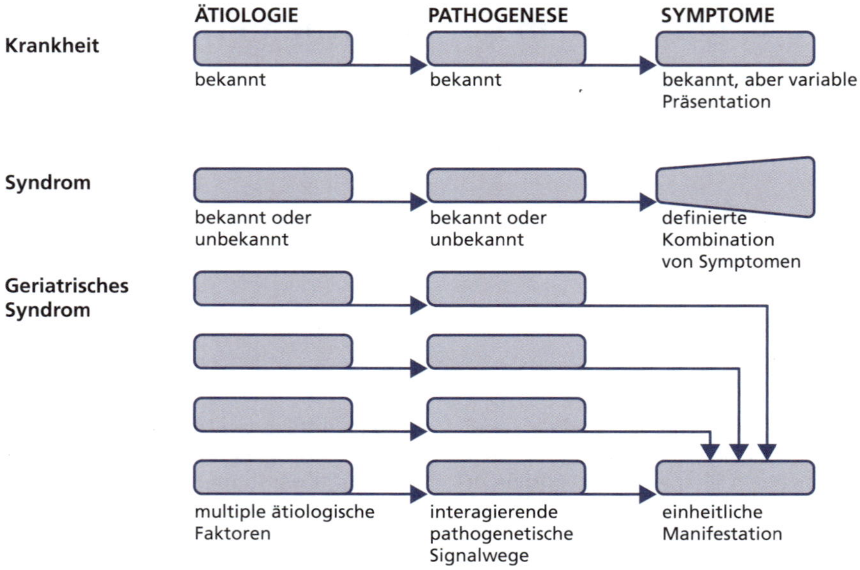

Abb. 3.1.1: Symbolische Darstellung von „Krankheit", „Syndrom" und „Geriatrisches Syndrom" mit der Anzahl ihrer ätiologischen und pathogenetischen Faktoren und der Komplexität der Symptome (modifiziert nach Olde Rikkert et al., 2003, S. 85)

Merke

Geriatrische Syndrome sind mit zahlreichen Komorbiditäten sowie negativen gesundheitlichen Folgen assoziiert und können die Selbstständigkeit und Lebensqualität älterer Patienten beeinträchtigen.

Kritisch ist hervorzuheben, dass international bislang kein Konsens über die Liste der geriatrischen Syndrome besteht. Beispiele für häufig als geriatrisches Syndrom angesehene klinische Zustände sind die Anorexie des älteren Erwachsenen, Malnutrition, Beeinträchtigungen des Hörvermögens und des Visus, Delir, Dysphagie, Frailty, Immobilität, Inkontinenz, kognitiver Abbau inklusive demenzieller Entwicklung, Sarkopenie, Schlafstörungen sowie Stürze (Cruz-Jentoft et al., 2010; Strandberg et al., 2013; Baijens et al., 2016; Morley, 2017). Im aktuellen wissenschaftlichen Diskurs werden auch weitere altersbezogene medizinische Phänomene als potenzielle geriatrische Syndrome diskutiert, unter anderem multilokale chronische Schmerzzustände (Thapa et al., 2019), Anämie (Katsumi et al., 2021) sowie iatrogene Zustände wie Schädigungen durch Medikamentennebenwirkungen (Stevenson et al., 2019).

Auch wenn Frailty als eigenständiges geriatrisches Syndrom angesehen wird, so wird Frailty von einigen Autoren eine Sonderrolle im Sinne eines übergreifenden geriatrischen Syndroms zugewiesen (Inouye et al., 2007). So kann sich eine Frailty selbst als Folge anderer geriatrischer Syndrome ausbilden, die dann jedoch wiederum durch das Vorliegen einer Frailty in ihrem Ausmaß verstärkt werden (Inouye et al., 2007).

Geriatrische Syndrome können durch ein umfassendes geriatrisches Assessment identifiziert werden (Mueller et al., 2018). Verkürzte Versionen des geriatrischen Assessments helfen, in zeitlimitierten Settings ältere Erwachsene auf das Vorliegen geriatrischer Syndrome zu screenen (Mueller et al., 2018; Sanford et al., 2020). Angesichts ihres multifaktoriellen Ursprungs ist allen geriatrischen Syndromen gemein, dass meist ein multidimensionaler therapeutischer Behandlungsansatz angezeigt ist (Baijens et al., 2016).

Während einige wichtige geriatrische Syndrome an anderer Stelle ausführlich besprochen werden (Malnutrition ▸ Kap. 4.3, kognitive Beeinträchtigungen inklusive Demenz ▸ Buchteil 10, Depressive Störungen ▸ Kap. 11.1, Sehstörungen ▸ Kap. 12.8, Hörstörungen ▸ Kap. 12.9), werden in diesem Buchabschnitt die geriatrischen Syndrome Delir, Stürze, Harninkontinenz, Wunden und Dekubitus, Sarkopenie, Frailty und Dysphagie vorgestellt. Dabei reflektiert diese Auswahl auch die historische Entwicklung des geriatrischen Syndroms als Konzept innerhalb der Geriatrie. Wohingegen sich die Harninkontinenz und Stürze („instability") bereits unter den 1965 von Bernard Isaacs als vier „geriatrische Giganten" bezeichneten geriatrischen Syndromen „immobility", „instability", „incontinence" und „intellectual impairment" fanden (Morley, 2004), sind die Sarkopenie (Cruz-Jentoft et al., 2010) und die Dysphagie (Baijens et al., 2016) wichtige Beispiele für neu hinzugekommene geriatrische Syndrome.

Literatur

Baijens, L. W., Clavé, P., Cras, P., et al. (2016). European Society for Swallowing Disorders – European Union Geriatric Medicine Society white paper: oropharyngeal dysphagia as a geriatric syndrome. *Clinical interventions in aging, 11*, 1403–1428. https://doi.org/10.2147/CIA.S107750

Cruz-Jentoft, A. J., Landi, F., Topinková, E., et al. (2010). Understanding sarcopenia as a geriatric syndrome. *Current opinion in clinical nutrition and metabolic care, 13*(1), 1–7. https://doi.org/10.1097/MCO.0b013e328333c1c1

Flacker J. M. (2003). What is a geriatric syndrome anyway? *Journal of the American Geriatrics Society, 51*(4), 574–576. https://doi.org/10.1046/j.1532-5415.2003.51174.x

Gemikonakli, G., Mach, J., & Hilmer, S. N. (2021). Interactions Between the Aging Gut Microbiome and Common Geriatric Giants: Polypharmacy, Frailty, and Dementia. *The journals of gerontology. Series A, Biological sciences and medical sciences*, *76*(6), 1019–1028. https://doi.org/10.1093/gerona/glaa047

Inouye, S. K., Studenski, S., Tinetti, M. E., et al. (2007). Geriatric syndromes: clinical, research, and policy implications of a core geriatric concept. *Journal of the American Geriatrics Society*, *55*(5), 780–791. https://doi.org/10.1111/j.1532-5415.2007.01156.x

Kane, R. L., Shamliyan, T., Talley, K., et al. (2012). The association between geriatric syndromes and survival. *Journal of the American Geriatrics Society*, *60*(5), 896–904. https://doi.org/10.1111/j.1532-5415.2012.03942.x

Katsumi, A., Abe, A., Tamura, S., et al. (2021). Anemia in older adults as a geriatric syndrome: A review. *Geriatrics & gerontology international*, *21*(7), 549–554. https://doi.org/10.1111/ggi.14183

Lee, P. G., Cigolle, C., & Blaum, C. (2009). The co-occurrence of chronic diseases and geriatric syndromes: the health and retirement study. *Journal of the American Geriatrics Society*, *57*(3), 511–516. https://doi.org/10.1111/j.1532-5415.2008.02150.x

Liang, Y., Rausch, C., Laflamme, L., et al. (2018). Prevalence, trend and contributing factors of geriatric syndromes among older Swedes: results from the Stockholm County Council Public Health Surveys. *BMC geriatrics*, *18*(1), 322. https://doi.org/10.1186/s12877-018-1018-6

Maher, D., Ailabouni, N., Mangoni, A. A., et al. (2021). Alterations in drug disposition in older adults: a focus on geriatric syndromes. *Expert opinion on drug metabolism & toxicology*, *17*(1), 41–52. https://doi.org/10.1080/17425255.2021.1839413

Morley J. E. (2004). A brief history of geriatrics. *The journals of gerontology. Series A, Biological sciences and medical sciences*, *59*(11), 1132–1152. https://doi.org/10.1093/gerona/59.11.1132

Morley J. E. (2017). The Importance of Geriatric Syndromes. *Missouri medicine*, *114*(2), 99–100.

Mueller, Y. K., Monod, S., Locatelli, I., et al. (2018). Performance of a brief geriatric evaluation compared to a comprehensive geriatric assessment for detection of geriatric syndromes in family medicine: a prospective diagnostic study. *BMC geriatrics*, *18*(1), 72. https://doi.org/10.1186/s12877-018-0761-z

Olde Rikkert, M. G., Rigaud, A. S., van Hoeyweghen, R. J., et al. (2003). Geriatric syndromes: medical misnomer or progress in geriatrics? *The Netherlands journal of medicine*, *61*(3), 83–87.

Rausch, C., van Zon, S. K. R., Liang, Y., et al. (2022). Geriatric Syndromes and Incident Chronic Health Conditions Among 9094 Older Community-Dwellers: Findings from the Lifelines Cohort Study. *Journal of the American Medical Directors Association*, *23*(1), 54–59.e2. https://doi.org/10.1016/j.jamda.2021.02.030

Rosso, A. L., Eaton, C. B., Wallace, R., et al. (2013). Geriatric syndromes and incident disability in older women: results from the women's health initiative observational study. *Journal of the American Geriatrics Society*, *61*(3), 371–379. https://doi.org/10.1111/jgs.12147

Sanford, A. M., Morley, J. E., Berg-Weger, M., et al. (2020). High prevalence of geriatric syndromes in older adults. *PloS one*, *15*(6), e0233857. https://doi.org/10.1371/journal.pone.0233857

Stevenson, J. M., Davies, J. G., & Martin, F. C. (2019). Medication-related harm: a geriatric syndrome. *Age and ageing*, *49*(1), 7–11. https://doi.org/10.1093/ageing/afz121

Strandberg, T. E., Pitkälä, K. H., Tilvis, R. S., et al. (2013). Geriatric syndromes--vascular disorders? *Annals of medicine*, *45*(3), 265–273. https://doi.org/10.3109/07853890.2012.727022

Tabue-Teguo, M., Grasset, L., Avila-Funes, J. A., et al. (2017). Prevalence and Co-Occurrence of Geriatric Syndromes in People Aged 75 Years and Older in France: Results From the Bordeaux Three-city Study. *The journals of gerontology. Series A, Biological sciences and medical sciences*, *73*(1), 109–116. https://doi.org/10.1093/gerona/glx068

Thapa, S., Shmerling, R. H., Bean, J. F., et al. (2019). Chronic multisite pain: evaluation of a new geriatric syndrome. *Aging clinical and experimental research*, *31*(8), 1129–1137. https://doi.org/10.1007/s40520-018-1061-3

Tinetti, M. E., Inouye, S. K., Gill, T. M., et al. (1995). Shared risk factors for falls, incontinence, and functional dependence. Unifying the approach to geriatric syndromes. *JAMA*, *273*(17), 1348–1353.

Wang, S. Y., Shamliyan, T. A., Talley, K. M., et al. (2013). Not just specific diseases: systematic review of the association of geriatric syndromes with hospitalization or nursing home admission. *Archives of gerontology and geriatrics*, *57*(1), 16–26. https://doi.org/10.1016/j.archger.2013.03.007

3.2 Delir

Christine Thomas und Walter Hewer

3.2.1 Einführung

Beim Delir handelt es sich um ein akut auftretendes, grundsätzlich reversibles psychopathologisches Syndrom, das in den verbreiteten diagnostischen Klassifikationen den „organischen psychischen Störungen" (ICD-10) bzw. den „neurokognitiven Störungen" (ICD-11, DSM-5) zugeordnet wird und in seinem Kern gekennzeichnet ist durch

- eine Störung des Bewusstseins und der Aufmerksamkeit und assoziierte kognitive Störungen sowie
- eine Pathophysiologie, die im Wesentlichen durch vielfältige biomedizinisch definierbare ursächliche bzw. auslösende Faktoren bestimmt wird.

Das Delir wurde bereits in der Antike beschrieben. Aus dem 20. Jahrhundert sind Arbeiten von Bonhoeffer sowie Engel und Romano mit wegweisender Beschreibung der Zusammenhänge zwischen somatischen Prozessen und psychopathologischer Symptomatik hervorzuheben (Drach, 2016).

Neuere Forschungsergebnisse haben das Wissen um die dem Delir zugrundeliegenden pathophysiologischen Prozesse wesentlich erweitert, auch wenn viele Fragen noch ungeklärt sind. Nachfolgend sind ausgewählte Pathomechanismen aufgelistet, deren Bedeutung durch experimentelle und klinische Studien belegt ist und die einzeln oder – häufiger – in Kombination für die Entstehung eines Delirs bedeutsam sind. Dieses ist nach heutigem Verständnis als die psychopathologische Manifestation einer akuten Dysfunktion des Gehirns zu verstehen (Engel & Romano, 1959; Maldonado, 2017).

Pathophysiologie des Delirs (in Anlehnung an Maldonado, 2017; Wilson et al., 2020)

- Störung der Konnektivität neuronaler Netzwerke, neuronal-synaptische Dysfunktion
- Neuroinflammation
- neurovaskuläre Dysfunktion und Störungen der Blut-Hirn-Schranke
- Störungen der Durchblutung und Flüssigkeitsbalance
- Neurotransmitter-Imbalance (u. a. hyperdopaminerg-hypocholinerges Ungleichgewicht)
- Störung des oxidativen neuronalen Stoffwechsels (u. a. bei fokaler oder globaler Hypoxie)
- metabolisch-endokrine Störungen (u. a. im Rahmen von Stressreaktionen)

In der einschlägigen Literatur wurden im Laufe der Zeit für die weiter unten genauer beschriebenen Symptomkonstellationen (▶ Kap. 3.2.3) sehr unterschiedliche Begrifflichkeiten verwendet, wie z. B. „akuter Verwirrtheitszustand" oder „Durchgangssyndrom". Nachdem sich jedoch die erwähnten Klassifikationssysteme durchgesetzt haben, besteht allgemeiner Konsens mit einer fachübergreifenden Festlegung auf den Terminus „Delir". In jüngerer Zeit wird v. a. in neurologischen Publikationen der Begriff der „akuten Enzephalopathie" zunehmend häufiger verwendet. Bei sehr weitgehender Überlappung der Kernmerkmale dieses Zustandsbildes mit denjenigen des Delirs wird im vorliegenden Beitrag ausschließlich der letztgenannte Begriff verwendet.

Wegen der damit verbundenen therapeutischen Konsequenzen darf das durch psychoaktive Substanzen verursachte Delir nicht unerwähnt bleiben. In der Altersmedizin geht es hier im Wesentlichen um den schädlichen Gebrauch bzw. die Abhängigkeit von Alkohol und/oder Sedativa als eigenständige Krankheitsbilder, häufig aber auch als komplizierende Faktoren bei Delirien, bei denen andere, oft auch multiple Ätiologien im Vordergrund stehen.

Im Zentrum des vorliegenden Kapitels stehen die für die Akutgeriatrie wichtigsten Aspekte des Delirsyndroms. Spezielle Aspekte des Krankheitsbildes in der Intensivmedizin bleiben weitgehend unberücksichtigt. Diesbezüglich sei auf die entsprechende S3-Leitlinie verwiesen (DAS-Leitlinie). Hinsichtlich des diagnostischen und therapeutischen Vorgehens orientiert sich der vorliegende Beitrag am „Delirium Management Comprehensive Pathway" der schottischen SIGN-Leitlinie, die seit ihrem Erscheinen 2019 weithin Verbreitung und Akzeptanz gefunden hat (▶ Abb. 3.2.1). Zu Detailaspekten, die den Rahmen dieser Darstellung sprengen würden, wird auf die weiterführenden Referenzen im Literaturverzeichnis verwiesen.

3.2.2 Epidemiologie und Verlauf

Grundsätzlich kann das Delir in jeder Lebensphase, auch im Kindesalter, auftreten. Mit Ausnahme der durch die Abhängigkeit von psychoaktiven Substanzen, insbesondere Alkohol, verursachten Krankheitsbilder steigt jedoch das Risiko mit dem Alter, so dass sich ein Großteil der Fälle im hohen und höchsten Lebensalter manifestiert. Deshalb ist es gerechtfertigt, das Delir den geriatrischen Syndromen zuzuordnen. Alte Menschen unterliegen in Verbindung mit Multimorbidität und Gebrechlichkeit und der damit einhergehenden erhöhten allgemeinen und kognitiven Vulnerabilität einem besonders hohen Risiko. Demenzielle Prozesse und altersassoziierte Gehirnerkrankungen wie Schlaganfälle, seien diese bereits bekannt oder auch bis dahin nicht diagnostiziert, sind hier von besonderer Bedeutung.

Angaben zur Häufigkeit des Delirs variieren abhängig von den untersuchten Stichproben bzw. Settings, den erfassten Zeiträumen, den zugrunde gelegten diagnostischen Kriterien und der Sensitivität und Spezifität der angewandten Verfahren. Die folgenden Zahlen haben Orientierungscharakter für westliche Industrieländer (American Psychiatric Association, 2013; Thomas, 2016):

- Für die erwachsene Allgemeinbevölkerung in der Kommune werden Prävalenzen von bis zu 1–2 % angegeben, wobei im hohen Lebensalter (≥ 85 Jahre) Werte von mehr 10 % erreicht werden können.
- Für ältere Menschen in stationärer Behandlung werden Prävalenzen in einer Größenordnung von 14–24 % bei Aufnahme und Inzidenzen von Delirien, die sich im Verlauf manifestieren, von 6–56 % berichtet.
- Ein postoperatives Delir entwickelt sich bei 15–53 % der Patienten und in speziellen Bereichen (Intensiv-/Palliativmedizin) können Häufigkeiten von 80 % überschritten werden.
- Nicht zuletzt ist auch das Delir in Pflegeheimen mit Prävalenzen bis zu 60 % zu beachten.
- Das Delir manifestiert sich sehr häufig bei gleichzeitig vorliegender Demenz; in klinisch behandelten geriatrischen Kollektiven wurde bei Patienten mit Demenz eine Häufigkeit des Delirs in einer Größenordnung von 50 % und mehr festgestellt (Morandi & Belleli, 2020; Han et al., 2022).

Die Dauer eines Delirs variiert sehr stark und kann von wenigen Stunden bis zu mehreren Monaten reichen. Nach den ICD-10-Kriterien gehen länger anhaltende Delirien nach sechs Monaten in eine Demenz über. Auch dann, wenn die ursächlichen bzw. auslösenden Faktoren frühzeitig und adäquat behandelt wurden, kann ein Delir protrahiert verlaufen (SIGN, 2019).

Zwar erreicht – je nach Setting – ein großer Teil bzw. die Mehrheit der von einem Delir Betroffenen eine (weitgehende) Remission, andererseits dürfen die mit diesem Syndrom assoziierten ungünstigen oder gar fatalen Entwicklungen nicht unbeachtet bleiben (Witlox et al., 2010):

- eine deutlich erhöhte Mortalität (ca. 20–40 % der hospitalisierten Personen > 70 Jahre mit Delir sind nach einem Jahr verstorben),
- eine erhöhte Wahrscheinlichkeit von Pflegebedürftigkeit und Institutionalisierung nach durchgemachtem Delir und

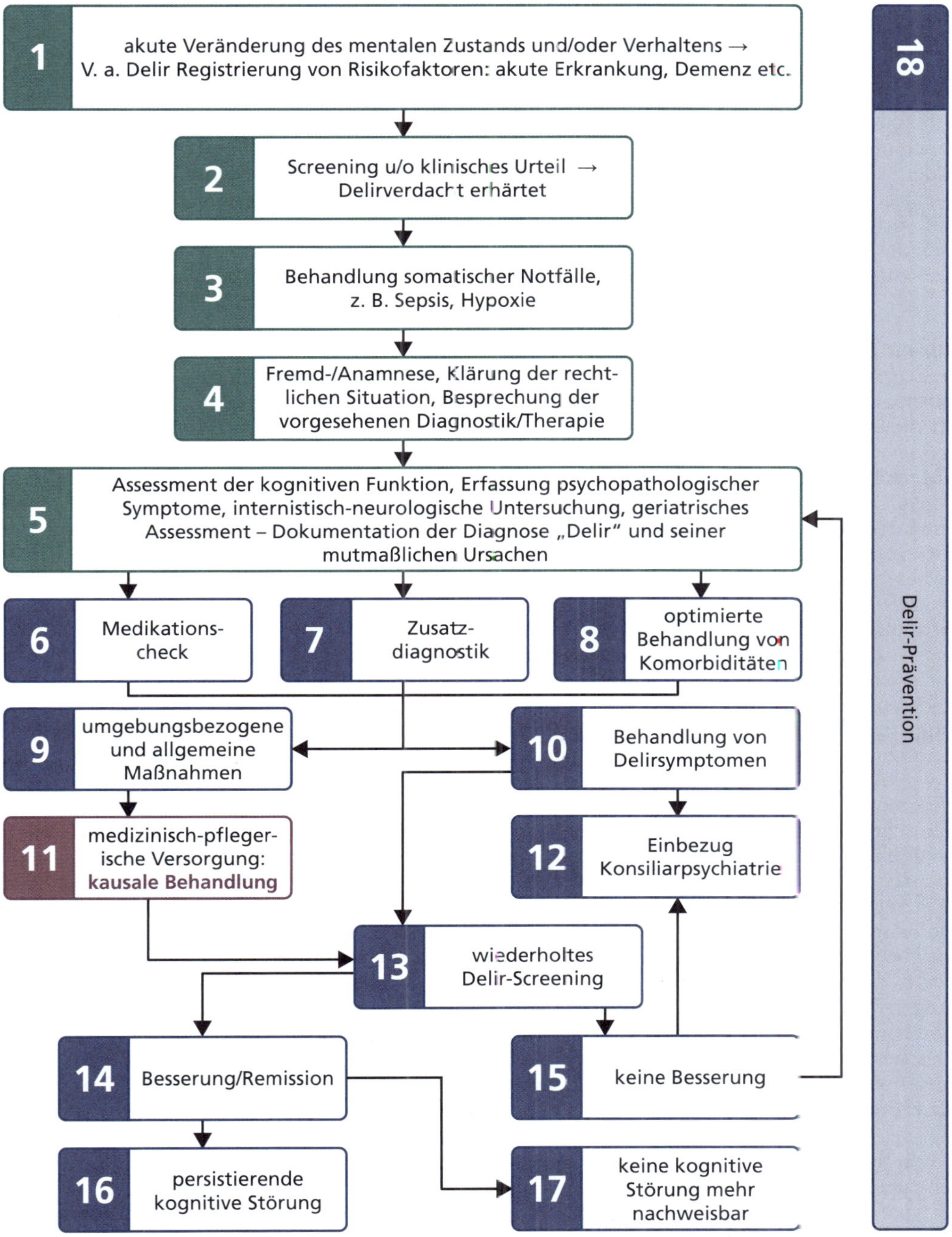

Abb. 3.2.1: Empfehlungen zum Delirmanagement (in Anlehnung an SIGN, 2019, S. 41). Der Behandlungspfad ist gültig für alle Altersgruppen ab Vollendung des 18. Lebensjahres, bezieht sich jedoch nicht auf das Delir in Folge des Missbrauchs oder der Abhängigkeit von psychotropen Substanzen. Auf die Inhalte des Pfades wird im Text Bezug genommen (die entsprechenden Kästen sind zwecks besserer Orientierung fortlaufend nummeriert).

- eine ungünstige Wechselwirkung mit anhaltenden kognitiven Störungen, erkennbar an einer Steigerung der Demenzhäufigkeit bzw. – bei vorbekannter Demenz – Demenzschwere und Demenzprogression nach Abklingen eines Delirs. In jüngerer Zeit verdichten sich auch die Hinweise auf einen Zusammenhang zwischen durchgemachtem postoperativem Delir und länger anhaltenden kognitiven Beeinträchtigungen (postoperative kognitive Dysfunktion, POCD).

Die aufgeführten ungünstigen Verläufe sind ein wesentliches Argument dafür, die Möglichkeiten einer Delirprävention gemäß heutigem Wissensstand auszuschöpfen (► Kap. 3.2.4).

3.2.3 Diagnosestellung

Grundsätzlich findet die Diagnostik auf zwei Ebenen statt:

1. Zunächst gilt es, das Delirsyndrom (Textkasten) frühzeitig zu erkennen und von anderen psychopathologischen Zustandsbildern sicher und rasch zu unterscheiden.
2. Wenn ein Delir gesichert ist oder hinreichende Anhaltspunkte dafür vorliegen, muss die Ursache bzw. müssen die Ursachen des Geschehens durch eine umgehende und gezielte akutgeriatrische Stufen-Diagnostik geklärt werden.

ICD-11-Kriterien des Delirsyndroms (https://icd.who.int/en, Zugriff am 7.6.2023; leicht gekürzter Originaltext, Übersetzung aus dem Englischen durch die Autoren)

Essenzielle Merkmale

- Eine Störung der Aufmerksamkeit, der Orientierung und des Bewusstseins, die sich innerhalb eines kurzen Zeitraums (z. B. innerhalb von Stunden oder Tagen) entwickelt und sich typischerweise als erhebliche Verwirrtheit oder globale neurokognitive Beeinträchtigung mit vorübergehenden Symptomen äußert, die je nach zugrunde liegender Ursache oder Ätiologie schwanken können.
- Die Störung stellt eine Abweichung vom Ausgangsniveau der betroffenen Person dar.
- Verursachung durch direkte physiologische Auswirkungen eines medizinischen Zustandes, der nicht unter psychischen Störungen einzuordnen ist oder durch die direkten physiologischen Auswirkungen einer Substanz oder eines Medikamentes, einschließlich des Entzuges oder durch mehrere oder unbekannte ätiologische Faktoren.
- Die Symptome lassen sich nicht besser durch eine vorbestehende oder sich entwickelnde neurokognitive Störung (z. B. amnestische oder leichte neurokognitive Störung oder Demenz) oder durch eine andere psychische Störung (z. B. Schizophrenie, affektive Störung, posttraumatische Belastungsstörung, dissoziative Störung) erklären.
- Die Symptome lassen sich nicht besser durch ein typisches Syndrom der Substanzintoxikation oder des Substanzentzuges für eine bekannte Substanz oder ein Medikament erklären. Beachte: das Delir kann aber als Komplikation von Intoxikations- oder Entzugszuständen auftreten (Delir aufgrund psychoaktiver Substanzen einschließlich Medikamente).

Fakultative Merkmale

- Typischerweise globale kognitive, mehrere Bereiche neurokognitiver Funktionen betreffende Beeinträchtigung.
- Das Delir kann mit einer gestörten Sinneswahrnehmung und Wahrnehmungsverarbeitung einhergehen, die sich in Form von Illusionen (Fehlinterpretationen von Sinneseindrücken), Wahnvorstellungen oder Halluzinationen äußern kann.
- Häufiges Einhergehen mit emotionalen Störungen, einschließlich Angstsymptomen, depressiver Stimmung, Gereiztheit, Furcht, Wut, Euphorie oder Apathie.
- Verhaltenssymptome können vorhanden sein (z. B. Agitiertheit, Rastlosigkeit, vermehrte Impulsivität). Störungen des Schlaf-Wach-Zyklus, einschließlich reduzierter Erweckbarkeit bei akutem Einsetzen oder völligem Schlafverlust mit Umkehrung des Schlaf-Wach-Zyklus, können ebenfalls auftreten.
- Eine vorbestehende neurokognitive Störung kann das Risiko für ein Delir erhöhen und dessen Verlauf komplizieren.

Syndromdiagnostik

Obwohl das Delir in den zurückliegenden 10–15 Jahren fachübergreifend eine zunehmende Beachtung erfahren hat, bleiben nach wie vor 30 % und mehr der Fälle unentdeckt. Deshalb steht das „daran denken“ immer am Anfang des diagnostischen Prozesses, für den die Anamnese und die Erhebung des medizinischen Befundes gleichermaßen wichtig sind. Hierbei kommt der Erfassung bekannter Risikofaktoren eine wesentliche Bedeutung zu, da sie eine erhöhte Vulnerabilität für ein Delir anzeigen (▸ Abb. 3.2.1, Punkt 1). Als Risikofaktoren seien besonders hervorgehoben das Lebensalter (≥ 70 Jahre, insbesondere ≥ 85 Jahre), das Vorliegen einer Demenz oder einer anderweitigen Hirnschädigung, akute, schwere Erkrankungen, Polypharmazie sowie Gebrechlichkeit. Eine valide fremdanamnestische Einschätzung zur akuten Veränderung des mentalen Zustandes und den bisherigen Alltagsfähigkeiten, notfalls auch telefonisch erhoben, ist letztlich unerlässlich für eine fundierte Syndromdiagnose.

Der gefasste Verdacht kann in einem nächsten Schritt erhärtet werden. Hier kommt der klinischen Expertise erfahrener Ärztinnen/Ärzte und geschulter Pflegefachkräfte einerseits und Screeningverfahren andererseits gleichrangige Bedeutung zu (▸ Abb. 3.2.1, Punkt 2). Verbreitete Verfahren sind die CAM (Confusion Assessment Method) mit ihren Varianten, der 4AT-Test und – überwiegend in der Pflege angewendet – die DOS (Delirium Observation Scale). Aufgrund der dem Delir inhärenten Fluktuationen darf ein negatives Ergebnis nicht als Delirausschluss gewertet werden, d. h., auch in solchen Situationen ist immer eine aufmerksame Beobachtung des weiteren Verlaufes („watchful waiting“) angezeigt. Zu beachten sind auch subsyndromale Delirverläufe, also Zustandsbilder, bei denen die diagnostischen Kriterien nicht komplett erfüllt sind, wenn z. B. eine Aufmerksamkeits- oder andere kognitive Störung nicht eindeutig verifiziert werden kann, bei denen gleichwohl aber prognostisch ungünstige Entwicklungen eintreten können und somit auch hier klinische Wachsamkeit – und weitere Ursachendiagnostik – geboten ist. Störungen der Psychomotorik treten bei ca. 90 % der Delirpatienten auf und sind überwiegend frühzeitig zu erkennen. Als orientierende Regel kann gelten, dass bei etwa jeweils einem Drittel der Patienten ein hyper- bzw. hypoaktives Delir bzw. eine gemischt hyper-/hypoaktive Verlaufsform feststellbar ist. Demenzerkrankte neigen allerdings überwiegend zu hypoaktiven Delirien, die besonders schwer zu erkennen sein können.

Wenn aufgrund fluktuierender Symptomatik die Syndromdiagnose zu einem bestimmten Zeitpunkt offenbleibt, sollte im Zweifelsfall dennoch von einem Delir ausgegangen werden und eine Ursachendiagnostik erfolgen. Dieses Prinzip gilt insbesondere deshalb, weil das Delir nicht selten die Erstmanifestation lebensbedrohlicher, durch eine frühzeitige gezielte Intervention gut behandelbarer somatischer Erkrankungen darstellt (▶ Abb. 3.2.1, Punkt 3). Vital bedrohliche Erkrankungen, die in dem Zusammenhang beispielhaft zu nennen sind, sind Septikämien, hypoxische Zustandsbilder, schwere Hyponatriämien und Hypoglykämien und – nicht zuletzt auch – schwere COVID-Infektionen (Shao et al., 2021). Dies unterstreicht die Bedeutung einer ggf. auch kurzfristig zu wiederholenden Vitalzeichenkontrolle.

Merke

Das Delirscreening entspricht in seiner Bedeutung einer Vitalzeichenkontrolle; ein positives Ergebnis ist als starker Hinweis auf eine potenziell vital bedrohliche Funktionsstörung des Gehirns zu werten. Deshalb sollte das Screening möglichst frühzeitig, z. B. in der Notaufnahme, beginnen und bei bestehendem Delir in der akuten Krankheitsphase regelmäßig, zumindest täglich, erfolgen.

Da die Erkrankten selbst keine hinreichend verlässlichen Angaben zur Vorgeschichte machen können, ist die Fremdanamnese mit den Angehörigen als primäre Informationsquelle obligater Bestandteil des diagnostischen Prozesses (▶ Abb. 3.2.1, Punkt 4). Neben der aktuellen Vorgeschichte einschließlich Nachfragen nach Medikamenteneinnahme, Alkoholkonsum, Anhaltspunkten für geriatrische Syndrome (Stürze, Malnutrition etc.) interessieren dabei vor allem auch Informationen zur kognitiven Kompetenz vor Beginn des Delirs, also Hinweise zu einer bestehenden Demenz sowie zu vorbestehenden rechtlichen Regelungen (z. B. Vorsorgevollmacht). Bei ungeklärter rechtlicher Situation ist zu prüfen, ob eine gesetzliche Betreuung im Eilverfahren beantragt werden muss. Nach der am 1.1.2023 in Kraft getretenen Reform des Betreuungsrechts ist dies nicht erforderlich, wenn ein Ehegatte zur Verfügung steht, der diese Aufgabe übernehmen kann (Notvertretungsrecht gem. § 1358 BGB). Es sollten auch frühzeitig die absehbar erforderlichen diagnostischen und therapeutischen Maßnahmen als Voraussetzung für eine rechtswirksame Einwilligung mit den im Entscheidungsprozess involvierten Personen erläutert werden (s. a. Ausführungen zu rechtlichen Aspekten in ▶ Kap. 3.2.4).

Es folgt eine eingehende klinische Befunderhebung (▶ Abb. 3.2.1, Punkt 5), die neben dem internistischen und Neurostatus auch eine gezielte Erfassung weiterer für das Delir und seine Behandlung relevanten psychopathologischen Merkmale umfasst (Störungen von Stimmung, Antrieb, Gedächtnis, Psychomotorik, circadianer Rhythmik, Vorliegen von Wahn, Halluzinationen, formalen Denkstörungen). Neben der differenzierten Erfassung des individuellen Symptomprofils und dem Ausschluss anderer Syndrome, insbesondere affektiver und psychotischer Störungsbilder, sind hierbei die verschiedenen phänomenologischen Varianten des Delirs zu beachten, insbesondere

- solche mit im Vordergrund stehenden psychotischen Symptomen (v. a. Wahn, Halluzinationen) und
- affektiv geprägte Zustandsbilder (v. a. mit depressivem Erscheinungsbild, seltener aber auch euphorisch-maniforme Zustände), bei denen auch suizidale Handlungen auftreten können.

Bei diesen Varianten, die an andere, nicht den neurokognitiven Störungen zuzuordnende psychopathologische Syndrome denken lassen, wird die Diagnosestellung durch Überprüfung der im ersten Textkasten aufgeführten Kernsymptomatik des Delirs bei adäquater Gewichtung der Vorgeschichte wesentlich erleichtert. Dies gilt insbesondere auch für das hypoaktive Delir, das leicht übersehen werden kann, wenn man nicht gezielt darauf achtet. Im Zweifelsfall kann hier das EEG zur Klärung eingesetzt werden.

Natürlich können sich verschiedene psychopathologische Syndrome, gerade bei vulnerablen geriatrischen Patienten, auch überlappen. Angesichts der erwähnten epidemiologischen Daten zum Zusammentreffen von Delir und Demenz überrascht es nicht, dass dies mit Abstand am häufigsten in diesem Kontext der Fall ist. Die Feststellung eines Delirs gelingt insbesondere bei Demenzen in fortgeschrittenen Stadien häufig nur eingeschränkt. Ob dies durch Verwendung speziell für diese Fragestellung entwickelter Instrumente (Morandi et al., 2021) verbessert werden kann, bleibt abzuwarten. Aus klinischer Sicht ist in solchen Situationen ohnehin immer dem Delir Priorität einzuräumen in Anbetracht der aus dieser Diagnose resultierenden diagnostischen und potenziell auch therapeutischen Konsequenzen.

Obligat ist ferner ein kognitives Basisassessment mit im jeweiligen Setting etablierten Verfahren (z. B. MoCA, MMST plus Uhrentest). Ebenso wird das weitere geriatrische Assessment nach den vor Ort geltenden Regeln durchgeführt. Bei der Bewertung müssen allerdings die Einschränkungen, die aus der deliranten Symptomatik resultieren, z. B. der Aufmerksamkeitsstörung, mitberücksichtigt werden.

In unklaren Fällen kann das EEG auch zur Syndromdiagnose eingesetzt werden. Eine Verlangsamung des Grundrhythmus parietookzipital und die Aufhebung der visuellen Blockade beim Augenöffnen sowie eine frontale rhythmische Deltaaktivität (FIRDA) stellen zielführende Biomarker beim nicht substanzbedingten Delir dar.

Diagnostik der Ursachen und Auslöser

Wenn als Ergebnis der Syndromdiagnostik die Arbeitsdiagnose „Delir“ gestellt wurde, muss zeitnah nach den ursächlichen bzw. auslösenden Krankheitsprozessen geforscht werden. Das Zusammentreffen von mehreren Faktoren stellt dabei die Regel dar, eine Monokausalität die Ausnahme. Unverzichtbar ist hier ein Medikationscheck (▶ Abb. 3.2.1, Punkt 6). Dieser zielt neben der Erfassung möglicher Zusammenhänge mit kürzlich erfolgten Änderungen der Medikation bzw. fehlerträchtigen Konstellationen (mangelnde Adhärenz, nicht abgestimmte Medikationspläne mehrerer Ärztinnen/Ärzte etc.) auf die Überprüfung der Indikation für Medikamente mit bekanntem delirogenen Risiko ab (z. B. Benzodiazepine, Opioide, Anticholinergika, Lithium) bei in der Mehrzahl der Fälle gegebener Polypharmazie.

Angesichts vielfältiger als Ursache bzw. Auslöser eines Delirs in Betracht kommender Erkrankungen (▶ Tab. 3.2.1) ist

Tab. 3.2.1: Wichtige Ursachen und Auslöser eines Delirs

Krankheitsgruppe	Erläuterungen	Beispiele
intrakranielle/zerebrale Erkrankungen	potenziell relevant: alle Erkrankungen, die eine funktionelle oder strukturelle Schädigung des Gehirns bedingen können	• Ischämien, Blutungen • Meningoenzephalitis • Epilepsie, z. B. Status non convulsivus • Schädel-Hirn-Trauma • Raumforderungen
systemische Erkrankungen	potenziell relevant: alle Erkrankungen, die über pathophysiologisch nachvollziehbare Mechanismen auf das Gehirn einwirken können (Beeinträchtigung des oxidativen Stoffwechsels, inflammatorische Prozesse etc.)	• Elektrolytentgleisungen, z. B. Hyponatriämie • Hypo-/Hyperglykämie • Organinsuffizienzen (Herz, Leber, Niere, Lunge) • Infektionen: Pneumonie, Harnwegsinfekte, Sepsis • (Poly)Trauma • postoperativer Status
toxische Einwirkungen, inkl. unerwünschter Arzneimittelwirkungen (UAW)	insbesondere wichtig: UAW neuro- und psychotroper Pharmaka sowie von anticholinerger Medikation. Aber: auch primär nicht psycho-/neurotrope Medikamente sind potenziell relevant	• alle ZNS-wirksamen Substanzen, z. B. Antidepressiva (v. a. anticholinerg wirksame), Lithium, Sedativa, Anti-Parkinsonmedikamente, zentral wirksame Analgetika • alle Anticholinergika • bestimmte Antibiotika, Virustatika • nichtsteroidale Antiphlogistika • blutzuckersenkende Substanzen
substanzbedingte Delirien	Auftreten bei schädlichem Gebrauch bzw. Abhängigkeit	• Intoxikationsdelir bei erhöhtem Konsum von Alkohol bzw. Sedativa • Entzugsdelir bei Alkohol-/Sedativaabhängigkeit

das Spektrum ggf. erforderlicher apparativer Diagnostik (▶ Abb. 3.2.1, Punkt 7) breit. Der nachfolgende Kasten „Zusatzdiagnostik beim Delir" enthält eine Auflistung häufig zur Anwendung kommender Untersuchungen ohne Anspruch auf Vollständigkeit. Es wird bewusst darauf verzichtet, eine Unterteilung in „obligat" und „fakultativ" vorzunehmen, da der Umfang der Diagnostik stets individuell und unter Berücksichtigung des jeweiligen Settings festgelegt werden muss. Die in Betracht kommenden Konstellationen reichen hier von einer umfangreichen Diagnostik in einem Klinikum der Maximalversorgung bis hin zu einer auf wenige Elemente begrenzten Abklärung in einem Pflegeheim.

In der geriatrischen Medizin besteht hier eine zentrale ärztliche Aufgabe darin, unter Berücksichtigung der klinischen Akutsymptomatik einerseits und patientenbezogener Merkmale andererseits eine gezielte Zusatzdiagnostik zum richtigen Zeitpunkt zu veranlassen. Dabei sollen den in aller Regel körperlich und psychisch stark beeinträchtigten Patienten vermeidbare Belastungen durch diagnostische Maßnahmen ohne absehbare therapeutische Konsequenz erspart werden. Gleichzeitig soll aber mit angemessenen Mitteln die Klärung der Delirätiologie angestrebt werden, um eine ursachenorientierte Therapie als wichtigste Voraussetzung für die angestrebte Restitution des Ausgangszustandes in die Wege leiten zu können.

Allerdings können bei bis zu 30 % der Patienten eindeutige Ursachen bzw. Auslöser für das Delir nicht identifiziert werden (SIGN, 2019). Einen Erklärungsansatz dafür liefert das Schwellenkonzept nach Inouye (Inouye et al., 2014). Dieses beinhaltet, dass bei hoher Vulnerabilität bereits geringe Auslöser ein Delir zur Manifestation bringen können (z. B. eine geringfügige Änderung der Medikation oder ein leichtes mit üblichen klinischen Methoden nicht sicher identifizierbares Flüssigkeitsdefizit bei einem Menschen mit fortgeschrittener Demenz).

Zusatzdiagnostik beim Delir (in Anlehnung an SIGN-Leitlinie, 2019)

Labor

- Nierenfunktion, Elektrolyte
- rotes und weißes Blutbild
- C-reaktives Protein
- Leberfunktionsparameter
- bei klinischem Verdacht: Blut-/Urinkulturen
- Schilddrüsenfunktionsparameter
- Vitamin B_{12}, Folsäure
- Urinstatus/-kultur
- Liquoruntersuchung
- spezielle Labordiagnostik mit gezielter Fragestellung: z. B. Medikamentenspiegel

Apparative Diagnostik

- EKG
- Röntgen Thorax
- kranielle Bildgebung (cCT/MRT): bei Verdacht auf akute ZNS-Pathologie, z. B. Subduralhämatom, sofort, ansonsten elektiv
- EEG: als Biomarker des Delirs hilfreich, ansonsten bei Verdacht auf Anfallsgeschehen, insb. zur Diagnose des non-konvulsiven Status
- weitere radiologische Diagnostik bei entsprechendem Verdacht, z. B. auf Fraktur

Verschiedenes

- Oximetrie, Blutgasanalyse
- Ultraschall (ggf. Ausschluss einer Blasenentleerungsstörung), möglichst bettseitig
- Schmerzassessment

3.2.4 Delirmanagement

Vorbemerkung

Der Begriff „Delirmanagement“ wird übergreifend verwendet und schließt Prävention und Therapie ein. Dies ist darin begründet, dass beide Handlungsebenen bei alten Menschen weitreichende Überschneidungen aufweisen und – aus einer bio-psycho-sozialen Perspektive betrachtet – letztendlich die Stabilisierung und der Erhalt bzw. die Wiederherstellung der Homöostase des Organismus von zentraler Bedeutung sind – für die Vorbeugung ebenso wie für die Behandlung. Die beste wissenschaftliche Evidenz hinsichtlich der Effektivität haben hier Multikomponentenprogramme (s. Kasten „Delirprävention und -behandlung“), die insbesondere in der Prävention, aber auch in der Therapie des Delirs und zur Komplikationsvermeidung eine wichtige Rolle spielen.

Prävention

In ▸ Abb. 3.2.1 ist die Delirprävention als eine den gesamten Behandlungspfad begleitende Intervention dargestellt (Punkt 18). Angesichts der ungünstigen prognostischen Auswirkungen des Delirs muss seiner Vermeidung während der Behandlung höchste Priorität eingeräumt werden. Wenn es sich dennoch manifestiert, kommen die nachfolgend erläuterten sowohl präventiv als auch therapeutisch indizierten Maßnahmen weiterhin zum Einsatz mit dem Ziel, eine Verkürzung der Delirdauer und eine Reduktion der Symptomschwere sowie der Komplikationen zu erreichen. Präventionsmaßnahmen sind umso wichtiger, je mehr Risikofaktoren für ein Delir vorliegen (höheres/hohes Alter, kognitive Beeinträchtigung, schwere chronische Erkrankungen, schwere Akuterkrankungen, größere/große Operationen, Gebrechlichkeit etc. und vor allem auch früher bereits erlittene Delirien).

Im Mittelpunkt der Delirprävention stehen individuell angepasste nichtmedikamentöse Multikomponentenprogramme (s. Kasten „Delirprävention und -behandlung“), deren Prototyp das von der Arbeitsgruppe um Sharon Inouye entwickelte HELP-Programm war. In der Folge wurden eine Reihe weiterer Programme vorgelegt, die hinsichtlich der einbezogenen Komponenten Unterschiede aufweisen, in ihrer grundsätzlichen Ausrichtung aber HELP ähneln (Übersicht bei Eckstein & Burkhardt, 2019 und Thomas et al., 2021). Die Vielfalt der diese Programme kennzeichnenden Einzelkomponenten steht paradigmatisch für das in der Altersmedizin zentrale Konzept der Multiprofessionalität, das als wesentliches Element einer guten klinischen Praxis durch ein eingespieltes geriatrisches Team umgesetzt wird.

Delirprävention und -behandlung – wesentliche Elemente von Multikomponentenprogrammen (ergänzt nach Thomas et al., 2021)

Dokumentation von Delir-Risikofaktoren

- hohes Lebensalter
- zerebrale Vorschädigung
- Infektion, Nierenfunktionsstörung
- chirurgischer Eingriff
- Multimorbidität, Polypharmazie
- Gebrechlichkeit
- kognitives Defizit
- früheres Delir

Schulung aller Berufsgruppen

- Delirerkennung, Umgang mit Delirsymptomen, Kommunikation bei kognitiver Einschränkung, Angst, Wahn
- respektvoller, auf Autonomieerhalt bedachter Umgang

Optimierung der klinischen/präoperativen Situation

- O_2-Gaben
- Flüssigkeit ggf. intravenös, keine Pausen
- Anämie ausgleichen (Hb < 9 g/dl)
- Sedierung, Stress, Schmerzen vermeiden
- Infektionen erkennen/behandeln
- Medikationscheck (Anticholinergika etc. absetzen, Benzodiazepine vermeiden)

Nahrungs- /Flüssigkeitsaufnahme, Ausscheidung

- bedarfsgerechte Ernährung und Flüssigkeitszufuhr
- Prophylaxe Obstipation/Harnverhalt
- Sicherstellung der Medikamenteneinnahme

Umgebungsgestaltung

- Kalender und Analog-Uhr in Sichtweite
- Anbringen von Piktogrammen (WC) und Farbcodes
- persönliche Gegenstände (z. B. Familienfotos) in Bettnähe
- Tageslicht, Realitätsbezug durch Fenster
- gute, tageszeitangepasste Beleuchtung
- Vermeidung spiegelnder Flächen

Ausgleich sensorischer Einschränkungen

- eigene Brille und Hörgeräte
- Verfügbarkeit von Hörhilfen

Kognitive Aktivierung und emotionale Entlastung

- Kreuzworträtsel, Vorlesen, Spiele
- Angstvermeidung (Lärmreduktion, Kältereize und Schmerzen vermeiden, Abläufe ankündigen)

Tagesstrukturierung und Bedürfnisorientierung

- Informationen über Untersuchungen, Mahlzeiten, Abläufe, Besuche
- aktivierende Pflege

Vermeidung von Bewegungseinschränkung und Muskelabbau

- frühe konsequente Mobilisierung
- Physio- und Ergotherapie

Förderung eines gesunden Schlafes

- Tag-Nacht-Rhythmus fördern, erhalten, schützen, Schlafhygiene
- Tagesaktivierung

(Re)-Orientierungsmaßnahmen

- Zimmerwechsel vermeiden
- Konstanz des betreuenden Pflegepersonals
- Tageszeitung, White Board

Schmerzerfassung, -monitoring

- Schmerzstärkegrad < 3 von 10 (numerische Rating-Skala) anstreben
- adäquate Schmerzmedikation
- aktives Schmerzmonitoring, nachfragen, beobachten

Einbezug von Angehörigen

- Rooming-in ermöglichen
- Information, Anleitung, Unterstützung leisten

Kommentar: Die o. g. Bausteine betreffen neben unmittelbar patientenbezogenen Interventionen auch Maßnahmen zu einer delirsensiblen Gestaltung des therapeutischen Umfeldes und schließen eine spezifische Qualifizierung des therapeutischen Personals ein. Multikomponentenprogramme kommen sowohl in der Delirprävention als auch der Delirbehandlung zur Anwendung und werden in möglichst individualisierter Form umgesetzt, weitere Ausführungen im Text.

Nach neueren systematischen Reviews und Metaanalysen kann durch Multikomponentenprogramme eine Reduktion der Delirhäufigkeit um ca. 40 % erreicht werden, wobei Intensivpatienten in diese Analysen nicht (Burton et al., 2021) oder nur in geringerem Umfang eingingen (Ludolph et al., 2020). Es bleiben auch noch Fragen offen hinsichtlich der Wirksamkeit einzelner Komponenten (Burton et al., 2021).

In einer großen deutschen Studie wurde kürzlich gezeigt, dass durch ein sehr breites, zweistufiges Multikomponentenprogramm (AKTIVER©™) mit intensiver Schulung des Stammpersonals und einem zusätzlich stationsübergreifend eingesetzten Präventionsteam mit täglich mehrfachen Aktivierungsinterventionen eine klinisch relevante Reduktion der Delirinzidenz nach elektiven Operationen erzielt werden konnte. Während dieser Effekt für verschiedene orthopädische, urologische, allgemein- und viszeralchirurgische Eingriffe nachweisbar war, konnte dieser Nachweis für kardiochirurgische Patienten nicht geführt werden (Deeken et al., 2022). In der operativen Medizin hat in den letzten Jahren das Konzept der Prehabilitation für elektive Eingriffe zunehmende Bedeutung erfahren (Söhle & Coburn, 2021). Ob und in welchem Umfang dadurch positive Effekte hinsichtlich postoperativer neurokognitiver Störungen erzielt werden können, ist Gegenstand laufender Studien. Die Regeln für ein gelingendes Altern (kognitive und körperliche Aktivität, soziale Teilhabe und Kontrolle der Gefäßrisikofaktoren) sind nachgewiesenermaßen auch primär delirprotektiv.

Zur medikamentösen Delirprävention liegen keine belastbaren Evidenzen vor (Wilson et al., 2020). Im Einzelfall – z. B. vor einer elektiven Operation bei anamnestisch bekanntem postoperativem Delir – kann eine kurzdauernde Prophylaxe mit Haloperidol in niedriger Dosis (z. B. 0,5 mg) erwogen werden.

Behandlungskonzepte – grundlegende Aspekte

Die ärztliche Erfahrung, dass bei akut aufgetretenen Störungen gute Chancen einer schnellen Rückbildung bestehen, gilt grundsätzlich auch für das Delir. Primäres Behandlungsziel ist demgemäß eine rasche und möglichst komplette Remission, da dies nicht nur die aktuelle Symptomlast des Patienten reduziert, sondern vermutlich auch einen günstigen Einfluss auf die weitere Prognose hat (Jackson et al., 2016).

Die Rahmenbedingungen der Behandlung variieren allerdings sehr stark, reichend von Situationen, in denen bis dahin robuste alte Menschen in einer akutmedizinischen Situation, z. B. auf der Intensivstation, delirant werden bis hin zur Manifestation eines Delirs bei Menschen mit fortgeschrittener Demenz, die zu Hause oder in einem Pflegeheim leben oder bei palliativmedizinisch behandelten Patienten. Behandlungsziele und -konzept müssen daher immer den individuellen Gegebenheiten unter Berücksichtigung des (mutmaßlichen) Patientenwillens angepasst werden. Hier stellt sich z. B. oft die Frage, ob eine stationäre Aufnahme oder der Verbleib im bekannten Umfeld erfolgen soll, die abhängig von der jeweiligen Situation und der ggf. vorliegenden Patientenverfügung zu beantworten ist (► Kap. 13.7).

Im Zusammenhang mit individuellen Bedingungsfaktoren (Ausprägung von Vorschädigungen, Schwere der aktuellen Noxen und auftretende Komplikationen etc.) variiert die Dauer eines Delirs sehr stark. Auch wenn ursächliche und auslösende Störungen adäquat behandelt wurden, sind monatelange Verläufe möglich (SIGN, 2019). Das bedeutet, dass bei Auftreten eines Delirs in einem klinischen Setting – der epidemiologisch häufigsten Konstellation – frühzeitig über den stationären Aufenthalt hinaus geplant werden muss mit dem Ziel, eine delirsensible Behandlung und Pflege auch außerhalb der Klinik zu gewährleisten. Eine gute Option kann in diesem Zusammenhang eine stationsäquivalente gerontopsychiatrische Behandlung zuhause oder im Pflegeheim darstellen (StäB; Spannhorst et al., 2020).

Die Akuität des Krankheitsgeschehens erfordert i. d. R. zeitnahe Entscheidungen bezüglich diagnostischer und therapeutischer Maßnahmen. Da die Erkrankten im Normalfall selbst keine rechtswirksamen Erklärungen abgeben können, müssen die rechtlichen Vorgaben bei der Entscheidungsfindung genau beachtet werden unter Berücksichtigung individuell getroffener Regelungen (Vorsorgevollmacht, gesetzliche Betreuung, Patientenverfügungen). Auch bei nicht vorhandener Einwilligungsfähigkeit sollten die Patienten dennoch im Sinne einer assistierten Entscheidungsfindung, soweit möglich, mit ihrem natürlichen Willen einbezogen werden. Wertvolle Hinweise dazu finden sich in einer Leitlinie, die sich auf Menschen mit Demenz bezieht und die nicht zuletzt wegen der Häufigkeit vorbestehender demenzieller Erkrankungen auch beim Delir zu beachten ist (DGGG, 2020). Oft eng verknüpft mit rechtlichen Aspekten sind ethische Abwägungen, die – u. a. abhängig von Zahl und Schwere von Vorerkrankungen, Vorausverfügungen der Patienten – meist die Frage betreffen, ob der Schwerpunkt der Behandlung primär kurativ oder eher auf Symptomlinderung und orientiert an der aktuellen Lebensqualität ausgerichtet sein soll (Hewer, 2022).

Angehörige nehmen, wie bereits erwähnt, eine wichtige Unterstützerfunktion im Behandlungsprozess wahr, reichend von der Anamnese über die Entscheidungsfindung bis hin zur Patientenbegleitung im Behandlungsverlauf. Um diese Aufgabe erfüllen zu können, bedürfen sie einer durch Fachpersonal erfolgenden Aufklärung über die ein Delir kennzeichnenden Merkmale und Anleitung in delirvermeidender Aktivierung. Diese frühzeitig vorzunehmen und Angehörige als Experten des Patienten einzubeziehen (z. B. auch durch Rooming-in), ist das wirksamste Mittel gegen belastende Emotionen, die dem angestrebten Behandlungsbündnis zwischen dem multiprofessionellen Team und Angehörigen entgegenstehen können (Meilak et al., 2020).

Hinsichtlich der konkreten Behandlungsmaßnahmen ist analog zur Diagnostik zwischen Ätiologie- und syndrombezogener Therapie zu unterscheiden:

- Vorrang hat dabei die *Kausalbehandlung* (▶ Abb. 3.2.1, Punkt 11), die dann die besten Erfolgsaussichten bietet, wenn die ätiologisch relevanten Noxen für die dem Delir zugrundeliegende Hirnfunktionsstörung frühzeitig und gezielt angegangen werden. Ob dies gelingt, hängt von der medizinischen Ausgangslage ab – d. h. insbesondere von der Ausprägung und (Ir)Reversibilität der Vorerkrankungen – und ebenso der Art und Schwere der für das Delir ursächlichen bzw. auslösenden pathophysiologischen Faktoren. Auf potenziell vital bedrohliche Krankheitsbilder, die notfallmäßig behandelt werden müssen, wurde bereits hingewiesen (▶ Abb. 3.2.1, Punkt 3).
- *Syndromale Behandlung*: Auch wenn die Behebung der Delirursache(n) im günstigsten Fall (z. B. Hypoglykämie-Ausgleich, Absetzen eines ursächlichen Medikamentes) zu einer raschen Remission führt, besteht dennoch meist die Notwendigkeit, auch syndrom- bzw. symptomorientierte Maßnahmen einzuleiten (▶ Kap. 3.2.5). Dies gilt umso mehr, als die für das Delir relevanten prädisponierenden bzw. auslösenden Erkrankungen sehr häufig nicht oder nur sehr begrenzt durch die zur Verfügung stehenden Behandlungsmaßnahmen beeinflussbar sind (demenzielle Prozesse, Herzinsuffizienz Stadium IV etc.) und delirante Symptome sich auch nach Ausgleich der auslösenden Ursache häufig verzögert zurückbilden. Grundsätzlich wird zwischen nichtmedikamentöser und medikamentöser Delirtherapie unterschieden.

3.2.5 Delirbehandlung – spezielle Aspekte

Zu einer ätiologisch orientierten möglichst gezielten Therapie (Infektbehandlung, Korrektur metabolischer Störungen etc.; ▶ Abb. 3.2.1, Punkt 11; ggf. Reduktion/Absetzen eines Medikamentes bei entsprechendem Verdacht; Punkt 6) gehört in erweitertem Sinn auch die Beachtung und Überprüfung der klinischen Symptomatik relevanter Komorbiditäten und deren optimierte Behandlung, wenn diese ein delirogenes Potenzial haben (COPD, Diabetes mellitus, M. Parkinson etc.; ▶ Abb. 3.2.1, Punkt 8).

Weitgehend unabhängig von der Ätiologie und Pathogenese des Delirs im individuellen Fall sind folgende Maßnahmen und Interventionen für das Erreichen einer Remission und der Vermeidung von Komplikationen hilfreich:

- *Allgemeintherapeutische Maßnahmen* (▶ Abb. 3.2.1, Punkt 9): Diese beziehen ausdrücklich die Gestaltung des Behandlungsumfeldes mit ein (z. B. Orientierungshilfen wie Kalender, Uhr, Farbgestaltung, Beleuchtung) und betreffen u. a. die adäquate Kommunikation mit den Patienten unter Berücksichtigung ihrer kognitiven Beeinträchtigungen, insbesondere der gestörten Aufmerksamkeit, aber auch der vielgestaltigen und u. U. stark fluktuierenden psychopathologischen Symptomatik, ggf. den Ausgleich sensorischer Defizite. Unterstützung des physiologischen Tag-Nacht-Rhythmus (z. B. durch adäquate Beleuchtung) und die Vermeidung sowohl einer Reizdeprivation als auch einer Reizüberflutung.
- *Syndrom- bzw. symptomorientierte Interventionen* (▶ Abb. 3.2.1, Punkt 10): Nichtmedikamentöse Maßnahmen stellen hier sowohl bei hypo- als auch bei hyperaktiven Zustandsbildern die Basis der Behandlung dar; Patienten mit hypoaktivem Delir sollte dabei besondere Aufmerksamkeit entgegengebracht werden; die v. a. in hyperaktiven Phasen personalintensive engmaschige Begleitung der Patienten bedarf häufig der Unterstützung z. B. durch Sitzwachen, Angehörige, evtl. auch Ehrenamtliche; persistiert trotz Ausschöpfung der genannten Behandlungselemente eine den Patienten erheblich beeinträchtigende (Angst, Wahn) oder ihn oder Dritte gefährdende Symptomatik, ist die Indikation für eine symptomatische medikamentöse Behandlung zu prüfen.

In diesem Zusammenhang sind *Multikomponentenprogramme* von zentraler Bedeutung (s. Kasten „Delirprävention und -behandlung“).

Die ärztliche und pflegerische Versorgung (▶ Abb. 3.2.1, Punkt 8, 11) betrifft die aufgrund akutgeriatrischer Expertise als behandlungsbedürftig eingeschätzten Erkrankungen. Bei meist bestehender Multimorbidität müssen hier häufig Behandlungsprioritäten definiert werden. Weiterhin sind hier alle Maßnahmen einer guten klinischen Praxis in der Altersmedizin angesprochen, die dazu dienen, die körperliche und psychische Stabilität des Erkrankten zu verbessern bzw. wiederherzustellen und Schaden von ihm abzuwenden (Gewährleistung adäquater Nahrungs- und Flüssigkeitszufuhr, Kontrolle der Vitalzeichen und der Ausscheidungsfunktionen, Vorbeugung/Intervention hinsichtlich verhaltensbezogener Risiken, z. B. bei Desorientierung, Personenverkennung).

Dies betrifft auch die Vermeidung bzw. Begrenzung geriatrietypischer Komplikationen (Immobilität, Stürze, Malnutrition, Schluckstörungen, Aspiration, nosokomiale Infektionen, kardiale/renale Dekompensationen, Inkontinenz, Dekubitus). Insbesondere Personen mit hoher Vulnerabilität (z. B. Vorliegen von Prä-/Gebrechlichkeit) sind als Risikopatienten einzustufen. Exemplarisch sei auf das Sturzrisiko eingegangen. Dieses ist während eines Delirs deutlich erhöht, kann aber mutmaßlich durch die hier besprochenen Multikomponentenprogramme gesenkt werden (Montero-Odasso et al., 2022).

Schließlich ist sorgfältig darauf zu achten, dass bekanntermaßen potenziell delirogene Faktoren (z. B. Verlegungen innerhalb der Station, Hypoxie, Dehydratation, Obstipation; nicht bzw. nicht klar indizierte apparative Diagnostik/Katheterisierungen/Infusionstherapie) möglichst vermieden werden.

Der Behandlungspfad in der SIGN-Leitlinie sieht den Einbezug psychiatrischer Kompetenz im Sinne eines Konsiliar- bzw. Liaisondienstes zu einem relativ späten Zeitpunkt (▸ Abb. 3.2.1, Punkt 12) vor, der insbesondere dann zum Einsatz kommt, wenn hinsichtlich des psychopathologischen Bildes diagnostische Unsicherheit besteht oder wenn dieses durch übliche Maßnahmen, psychopharmakologische Medikation eingeschlossen, nicht in ausreichendem Maße gebessert werden konnte. Es versteht sich, dass ein psychiatrisches Konsil bei entsprechender Symptomatik bereits auch deutlich früher in den Behandlungsprozess einbezogen werden muss.

Die weiteren Elemente des Behandlungspfades beziehen sich auf die Entwicklung des Krankheitsbildes im Verlauf:

- Von zentraler Bedeutung ist die mindestens 1 ×/Tag stattfindende Überprüfung des mentalen Zustandes durch ein Delirscreening bzw. -assessment (▸ Abb. 3.2.1, Punkt 13), die nach eingetretener Remission noch mindestens zwei weitere Tage erfolgen sollte.
- Bei Rückbildung der Symptomatik – erkennbar u. a. an verbesserter Kognition und Stabilisierungstendenz hinsichtlich psychomotorischer Auffälligkeiten und circadianem Rhythmus – sollte die ggf. eingeleitete psychopharmakologische Medikation reduziert werden und eine Überprüfung des kognitiven Status, aber auch des Tag-Nacht-Rhythmus erfolgen (▸ Abb. 3.2.1, Punkt 14). In dieser Krankheitsphase ist nicht zuletzt auch die Möglichkeit zu bedenken, dass manche Patienten durch Erinnerungen an das im Delir Erlebte (Wahn/Halluzinationen mit Bedrohungserleben, Gefühl des Verlorenseins, Angst etc.) belastet sind und davon profitieren, wenn ihnen die Zusammenhänge erklärt werden und ihnen die zu erwartende positive Entwicklung vermittelt wird (Schmitt et al., 2019; Williams et al., 2020).
- Bei ausbleibender Besserung (▸ Abb. 3.2.1, Punkt 15) sollte neben einem psychiatrischen Konsil spätestens nach einer Woche eine erneute diagnostische Evaluation erfolgen, bei der ggf. spezielle Expertise auf dem Gebiet der Neuropsychogeriatrie einbezogen werden sollte. Bei persistierendem Delir ist zu prüfen, in welcher Form im Verlauf erneut eine ätiologische Diagnostik erforderlich ist. Dies betrifft gleichermaßen initial nicht erkannte und interkurrent neu aufgetretene Erkrankungen.

Nach Abklingen des Delirs sind Situationen mit fortbestehender kognitiver Beeinträchtigung (▸ Abb. 3.2.1, Punkt 16) zu unterscheiden von denjenigen, bei denen das nicht der Fall ist (▸ Abb. 3.2.1, Punkt 17). Dabei gelten für die erstgenannte Gruppe die etablierten Behandlungsprinzipien für kognitive Störungen mit längerfristigem bzw. chronisch irreversiblem Verlauf (leichte neurokognitive Störung, Demenz), während bei der zweiten Gruppe neben einem „watchful waiting“ Maßnahmen angeraten werden sollten, die sich auf eine mögliche im weiteren Verlauf manifestierende Demenz beziehen (z. B. kognitives Screening im Verlauf, demenzpräventive kognitive wie körperliche Aktivierung). Gemeinsam gilt für beide Gruppen, dass die Diagnose des durchgemachten Delirs als bedeutsames Ereignis der Krankengeschichte zu dokumentieren ist, nicht zuletzt unter dem Aspekt eines erhöhten Risikos für ein Delirrezidiv.

Symptomatische medikamentöse Therapie

Wenn beim nicht substanzbedingten Delir (Entzugsdelir: siehe Textkasten unten) trotz kausaler Behandlung und Anwendung nichtmedikamentöser Maßnahmen eine den Patienten erheblich beeinträchtigende Symptomlast persistiert, besteht grundsätzlich eine Indikation für eine symptomatische Behandlung, üblicherweise mit Antipsychotika. Eine Behandlungsindikation kann auch bestehen, wenn Patienten, z. B. im Rahmen psychotischen Erlebens, fremd- oder autoaggressives Verhalten zeigen. Es ist zu beachten, dass die Empfehlungen als Expertenkonsens formuliert sind (SIGN, 2019; Wilson, 2020), da bisher kein darüber hinaus gehender evidenzbasierter Konsens hinsichtlich des Stellenwertes der Psychopharmakotherapie erzielt werden konnte. Angesichts dieser Unsicherheiten sollten bei der Anwendung von Antipsychotika untenstehende Punkte unbedingt beachtet werden, um eine möglichst günstige Nutzen-Risiko-Relation zu erzielen (die wichtigsten in Betracht kommenden Pharmaka sind in ▸ Tab. 3.2.2 aufgelistet).

Angesichts der breiten Überschneidung von Demenz und Delir und der bei demenziell Erkrankten festgestellten erhöhten Mortalität unter Antipsychotika sollte die Indikation grundsätzlich eng gestellt werden. Diese Empfehlung entspricht dem Prinzip des „primum nil nocere“, da belastbare Daten zu Mortalitätsrisiken bei kurzzeitiger Anwendung von Antipsychotika beim Delir bisher nicht vorliegen. Die Auswahl der Substanzen orientiert sich an der Symptomatik:

- Wird die Symptomatik durch psychotisches Erleben dominiert, sind stark antipsychotisch wirksame, sog. hochpotente Substanzen, wie Haloperidol, Risperidon, in niedriger, altersangepasster Dosis Mittel der Wahl bei strikter Beachtung der Kontraindikationen (Parkinson-Syndrome). Bestehen bei hypoaktivem Delir im Einzelfall Anhaltspunkte für eine entsprechende Symptomatik, ist ebenfalls ein solcher Behandlungsversuch indiziert.
- Bei im Vordergrund stehender psychomotorischer Unruhe, v. a. in der Nacht, können alternativ niederpotente Antipsychotika ohne anticholinerge Begleitwirkung (Melperon, Pipamperon) verordnet werden. Sie können auch mit hochpotenten Antipsychotika kombiniert werden, wenn ein zusätzlicher sedierender Effekt angestrebt wird. Benzodiazepine sind delirogen und sollten daher vermieden werden.
- Generell sind substanz- und klassentypische Kontraindikationen, insbesondere auf neurologischem und kardiovaskulärem Gebiet zu beachten. Aus geriatrischer Per-

Tab. 3.2.2: Empfehlungen zur symptomatischen Pharmakotherapie des nicht substanzbedingten Delirs (modifiziert nach Hewer & Thomas, 2021). Wegen erhöhter Risiken für unerwünschte Arzneimittelwirkungen müssen die Patienten, insbesondere im hohen Alter und bei Gebrechlichkeit, sorgfältig beobachtet werden (siehe Text). Besondere Richtlinien bei M. Parkinson und Demenz mit Lewy-Körperchen sind zu beachten, ebenso für Entzugsdelir.

Substanz	Startdosis (mg)	Tagesdosis (mg)	Applikation	Zulassung für Delir	Anmerkungen
Haloperidol	0,2–1	0,3–2 (–6); möglichst in 4–6 Dosen	p. o., i. m., (i. v. oder s. c.)	ja	i. v.-Gabe nicht mehr empfohlen, nur unter kontinuierlichem EKG-Monitoring statthaft; s. c. als Alternative: Option bei antikoagulierten Patienten und in Notfallsituationen
Risperidon	0,25–0,5	0,5–2	p. o.	nein	Alternative zu Haloperidol, Evidenzen weniger klar
Quetiapin	12,5–25	25–50 (–200)	p. o.	nein	bevorzugt bei Synukleinopathien und bei Neigung zu EPMS
Pipamperon	10–40	60–200 (–360)	p. o.	ja	Einsatz v. a. bei psychomotorischer Unruhe und zum Schlafanstoß; kaum Interaktionen
Melperon	25–50	50–150	p. o.	ja	Einsatz v. a. bei psychomotorischer Unruhe; Interaktionspotenzial (CYP2D6) beachten; kein Einfluss auf Krampfschwelle, aber mehr kardiale Nebenwirkungen (Vergleich zu Pipamperon)
Lorazepam	0,25–0,5	0,5–1,5	p. o.	nein	Einsatz adjuvant v. a. bei sonst nicht beherrschbarer Agitation; 2. Wahl; cave: delirogene und paradoxe Effekte

In besonderen Situationen:

- Clozapin (initial 6,25–12,5 mg, Tagesdosis maximal 50 mg) als Alternative bei Synukleinopathien (Vorgaben zu Laborkontrollen!)
- Dexmedetomidin: zur Sedierung im intensivmedizinischen/perioperativen Bereich zugelassen, keine antipsychotische Wirkung

EPMS = extrapyramidal-motorische Symptome; i. m. = intramuskulär; i. v. = intravenös; p. o. = peroral; s. c. = subkutan

spektive kommt der Sturzvermeidung eine besonders hohe Bedeutung zu. Bei sehr niedrigen Initialdosen kann durch Titration die individuell erforderliche Dosis ermittelt werden. Besonders bei hochaltrigen und gebrechlichen Patienten sollten niedrige Anfangsdosen gewählt werden. Gleichzeitig ist aber auch die hohe interindividuelle Variabilität in der Pharmakokinetik und -dynamik zu berücksichtigen, deshalb können in seltenen Fällen auch über die in ▸ Tab. 3.2.2 genannten hinausgehende Dosen erforderlich werden.

- Die Möglichkeit einer parenteralen Applikation besteht bei Haloperidol und kann in Notfallsituationen erwogen werden. Die i. v.-Gabe kommt nur unter Intensivmonitoring in Betracht, die i. m.-Gabe kann bei geringer Muskelmasse auf Schwierigkeiten stoßen, während die s. c.-Verabreichung von Haloperidol (0,5–1 mg der i. m. Präparation) unkompliziert ist. Gute Erfahrungen mit dieser Verabreichungsform in der Palliativmedizin können aus Sicht der Autoren auch auf Behandlungssituationen in der Geriatrie übertragen werden.
- Die Behandlungsdauer sollte möglichst kurz sein. Bei eingetretener Remission wird ein ggf. schrittweises Absetzen innerhalb von 1–2 Tagen empfohlen (SIGN, 2019).
- Bei prolongierten und rezidivierenden Delirien (und Hinweisen auf Alzheimer oder Lewy-Körperchen-Demenz) kann – auch unter delirprophylaktischem Aspekt – der Einsatz von Cholinesterasehemmern erwogen werden.
- Bei Patienten mit M. Parkinson und Lewy-Körperchen-Demenz sind Haloperidol und fast alle anderen Antipsychotika kontraindiziert: Alternativen sind – möglichst niedrig dosiert – Quetiapin (12,5 mg initial) oder als 2. Wahl Clozapin (6,25–12,5 mg initial). Zuvor wird (insbesondere bei M. Parkinson) eine Anpassung der potenziell delirogenen Medikation (Dopaminagonisten und Anticholinergika absetzen, L-Dopa-Tagesdosis vorübergehend reduzieren) empfohlen.
- Beobachtung unter antipsychotischer Therapie: bei akutem Krankheitsbild mindestens tägliche Evaluation hinsichtlich
  - aktuellem Delirstatus (Persistenz, Besserung etc.),
  - erwünschter Wirkungen der Medikation auf Zielsymptomatik (psychotisches Erleben, Hyperaktivität, deregulierter Tag-Nacht-Rhythmus etc.) sowie
  - unerwünschter Wirkungen, insbesondere: Verschlechterung von Vigilanz und Kognition, Immobilität, Parkinsonoid, Stürze, Dysphagie, kardiovaskuläre und respiratorische Effekte (Tachykardie/Arrhythmie, QTc-Verlängerung, Blutdruckabfall Verschlechterung Schlafapnoe).

Merke

- Im Einzelfall kann es unter antipsychotischer Medikation zu einer drastischen Verschlechterung des Delirs oder paradoxen Wirkungen kommen, z. B. bei nicht diagnostizierter Lewy-Körperchen-Demenz oder unerkannter Benzodiazepinabhängigkeit.

- Antipsychotika sind vor der Entlassung aus der Klinik abzusetzen. Wenn dies ausnahmsweise nicht möglich war, muss eine konkrete Empfehlung zum Ausschleichen und Zeitpunkt des Absetzens formuliert werden.

Spezielle Aspekte des Entzugsdelirs

Ausgangslage:

- Ein monokausales Entzugsdelir ist bei geriatrischen Patienten selten, muss aber wegen spezifischer therapeutischer Konsequenzen immer differenzialdiagnostisch bedacht werden.
- Entzugssituationen können z. B. bei alterstraumatologischen Patienten leicht übersehen werden, da der regelmäßige Konsum von Alkohol bzw. Sedativa nicht immer zuverlässig in Erfahrung gebracht werden kann, oft verschleiert wird und lange Halbwertszeiten zum verzögerten Eintritt eines Entzugsdelirs führen (z. B. Diazepam HWZ mind. 100 h).

Pharmakotherapie:

- Die aufgrund des Entzuges drohende bzw. eingetretene Neurotransmitter-Imbalance erfordert eine frühzeitige prophylaktische bzw. therapeutische medikamentöse Intervention, die ggf. in der Verlaufskontrolle Score-unterstützt erfolgen sollte. Mittel 1. Wahl sind GABA-erge Pharmaka, bevorzugt Benzodiazepine (bei Alterspatienten Lorazepam oder Oxazepam), Mittel 2. Wahl ist Clomethiazol.
- Adjuvant kommen hochpotente Antipsychotika bei ausgeprägter psychotischer Symptomatik und zur Dämpfung der adrenergen vegetativen Dysregulation Clonidin (in der Intensivmedizin alternativ Dexemedetomidine) in Betracht.

Zusammenfassung

1. Das Delir ist ein akut auftretendes psychopathologisches Syndrom mit einer stark variierenden Verlaufsdauer zwischen wenigen Stunden und mehreren Monaten. Es stellt die gemeinsame Endstrecke sehr unterschiedlicher pathophysiologischer Mechanismen dar. Neben dem Kernsymptom der Aufmerksamkeitsstörung sind Fluktuationen mit symptomarmen oder -freien Intervallen charakteristisch. Das Delir kann aufgrund der Schwere und Dynamik der zugrundeliegenden somatischen Erkrankungen, aber auch auf der Verhaltensebene zu Notfallsituationen führen.
2. In klinischen Stichproben von Patienten über 65 Jahre liegt die Häufigkeit des Delirs bei einer Größenordnung von 30 %, Prävalenzen in einem zweistelligen Prozentbereich sind aber auch in Pflegeheimen nicht ungewöhnlich. Dabei steht das nicht substanzbedingte, also in erster Linie durch somatische Faktoren verursachte oder ausgelöste Delir im Vordergrund. Das durch psychotrope Substanzen (i. W. Alkohol, Sedativa) verursachte Delir darf aber bei der Differenzialdiagnostik wegen seiner spezifischen therapeutischen Konsequenzen nicht unbeachtet bleiben.
3. Delirverläufe reichen von kompletter Remission bis hin zu sehr ungünstigen Entwicklungen, die durch Akutkomplikationen (Stürze, Malnutrition etc.) bzw. erhöhte Risiken für Mortalität, Pflegebedürftigkeit und eine Manifestation bzw. Verschlechterung einer Demenz bestimmt werden.
4. Delir und Demenz stehen in einem engen wechselseitigen Bedingungsverhältnis zueinander. Es ist davon auszugehen, dass bei mindestens 50 % der klinisch behandelten Alterspatienten mit Delir auch eine Demenz besteht (die aber häufig nicht als solche diagnostiziert ist).
5. Neben Hirnschädigungen und hohem Alter sind verschiedene weitere Risikofaktoren bekannt, die die Vulnerabilität hinsichtlich eines Delirs erhöhen.
6. Die Häufung ungünstiger Krankheitsverläufe nach Manifestation eines Delirs stellt die wesentliche Begründung für eine Delirprävention dar. Durch Multikomponentenprogramme kann eine Risikoreduktion um bis zu ca. 40 % erreicht werden.
7. Die Diagnostik findet im ersten Schritt auf der Syndromebene statt. Einfach durchführbare Screeningverfahren haben einen hohen Stellenwert, die Vielgestaltigkeit der psychopathologischen Varianten des Delirs muss beachtet werden. Der zweite Schritt beinhaltet eine Ätiologie-bezogene internistisch-geriatrisch-neurologische Diagnostik.
8. Die Behandlung zielt auf eine möglichst rasche Remission ab, da diese die Prognose positiv beeinflusst. Absolute Priorität genießt die Kausalbehandlung. Neben medizinischen Notfällen sollte immer auf delirogene Wirkungen von Medikamenten geachtet werden. Ergänzend kommen nichtmedikamentöse Maßnahmen zum Einsatz, insbesondere Elemente der sog. Multikomponentenprogramme, die möglichst individuell auf die medizinische und Bedürfnislage des Patienten abgestimmt werden sollten. Angehörige sollten, wann immer möglich, in den Behandlungsprozess eingebunden werden.
9. Eine medikamentöse Behandlung mit Antipsychotika ist beim nicht substanzbedingten Delir nur unter definierten Voraussetzungen indiziert. Die für alte Menschen geltenden Behandlungsrichtlinien sind strikt zu beachten. Die Risiken der Antipsychotika werden durch die dargestellten Empfehlungen reduziert und müssen individuell mit ihrem mutmaßlichen Nutzen abgewogen werden.
10. Die Delirbehandlung in der Klinik sollte unter einer transsektoralen Perspektive stattfinden und die Konsequenzen der Erkrankung im längeren Verlauf sollten hinsichtlich des Bedarfes für medizinisch-therapeutische, pflegerische und rehabilitative Maßnahmen im Blickfeld behalten werden.

Literatur

American Psychiatric Association (2013). Diagnostic and Statistical Manual of Mental Disorders. 5th edition. Washington, DC

Burton, J. K., Craig, L. E., Yong, S. Q., et al. (2021). Nonpharmacological interventions for preventing delirium in hospitalised non-ICU patients. *Cochrane Database Syst Rev*, 7:CD13307. https://doi.org/10.1002/14651858.CD013307.pub3

Deeken, F., Sánchez, A., Rapp, M. A., et al. (2022). Outcomes of a Delirium Prevention Program in older persons after elective surgery: a stepped-wedge Cluster Randomized Clinical Trial. *JAMA Surg*, 157(2): e216370. https://doi.org/10.1001/jamasurg.2021.6370

Deutsche Gesellschaft für Anästhesiologie und Intensivmedizin (DGAI), Deutsche Intersdisziplinäre Vereinigung für Intensiv- und Notfallmedizin (DIVI) (Hrsg.) (2020). S3-Leitlinie „Analgesie, Sedierung und Delirmanagement in der Intensivmedizin" (DAS-Leitlinie) AWMF-Register-Nr. 001-012l, https://register.awmf.org/de/leitlinien/detail/001-012, Zugriff am 4.5.2023

DGGG/DGPPN/DGN (Hrsg.) (2020). Einwilligung von Menschen mit Demenz in medizinische Maßnahmen. Interdisziplinäre S2k-Leitlinie für die medizinische Praxis. Stuttgart: Kohlhammer

Drach, L. M. (2016). Nichts Neues unter der Sonne? Geschichte des Begriffs „Delir". In: Hewer, W., Thomas, C., Drach, L. M. (Hrsg.), *Delir beim alten Menschen* (S. 13–15). Stuttgart: Kohlhammer.

Eckstein, C., & Burkhardt, H. (2019). Multicomponent, non-pharmacological delirium interventions for older inpatients: A scoping review. *Z Gerontol Geriatr*, *52* (Suppl. 4), 229–242 https://doi.org/10.1007/s00391-019-01627-y

Engel, G. L., & Romano, J. (1959). Delirium, a syndrome of cerebral insufficiency. *J Chron Dis*, *9*, 260–277 https://doi.org/10.1016/0021-9681(59)90165-1

Han, Q. Y. C., Rodrigues, N. G., Klainin-Yobas, P., et al. (2022). Prevalence, risk factors, and impact of delirium on hospitalized older adults with dementia: a systematic review and meta-analysis. *J Am Med Dir Assoc*, *23*(1), 23–32.e27. https://doi.org/10.1016/j.jamda.2021.09.008

Hewer, W. (2022). Ethische Fragen an der Schnittstelle von Delir und Demenz bei geriatrischen Patienten. *Zschr f med Ethik*, *68*, 63–76. https://doi.org/10.14623/zfme.2022.1.63-76

Hewer, W., & Thomas, C. (2021). Delir. In: Bauer, M., et al. (Hrsg.) *Referenz Psychische Störungen*, S. 730–741. Stuttgart: Thieme

Inouye, S. K., Westendorp, R. G. J., & Saczynski, J. S. (2014). Delirium in elderly people. *Lancet*, *383*, 911–922. https://doi.org/10.1016/S0140-6736(13)60688-1

Jackson, T. A., Wilson, D., Richardson, S., & Lord, J. M. (2016). Predicting outcome in older hospital patients with delirium: a systematic literature review. *International journal of geriatric psychiatry*, 31(4), 392–399. https://doi.org/10.1002/gps.4344

Ludolph, P., Stoffers-Winterling, J., & Kunzler, A. M. (2020). Non-Pharmacologic multicomponent interventions preventing delirium in hospitalized people. *J Am Geriatr Soc*, *68*, 1864–1871 https://doi.org/10.1111/jgs.16565

Maldonado, J. R. (2018). Delirium pathophysiology: An updated hypothesis of the etiology of acute brain failure. *Int J Geriatr Psychiatry*, *33*, 1428–1457. https://doi.org/10.1002/gps.4823

Meilak, C., Biswell, E., Willis, R., et al. (2020). A qualitative exploration of the views of patients and their relatives regarding interventions to minimize the distress related to post-operative delirium. *Int J Geriatr Psychiatry*, *35*, 230–249. https://doi.org/10.1002/gps.5241

Montero-Odasso, M., van der Velde, N., Martin, F.C., et al. (2022). World guidelines for falls prevention and management for older adults: a global initiative. *Age Ageing*, *51*, 1–36 51(9):afac205. https://doi.org/10.1093/ageing/afac205

Morandi, A., & Bellelli, G. (2020). Delirium superimposed on dementia. *Eur Geriatr Med*, *11*, 53–62. https://doi.org/10.1007/s41999-019-00261-6

Morandi, A., Grossi, E., Lucchi, E., et al. (2021). The 4-DSD: a new tool to assess delirium superimposed on moderate to severe dementia. *J Am Med Dir Assoc*, *22*, 1535–1542.e3. https://doi.org/10.1016/j.jamda.2021.02.029

Schmitt, E. M., Gallagher, J., Albuquerque, A., et al. (2019). Perspectives on the delirium experience and its burden: common themes among older patients, their family caregivers, and nurses. *Gerontologist*, *59*, 327–337. https://doi.org/10.1093/geront/gnx153

Shao, S.-C., Lai, C.-C., Chen, H.-Y., et al. (2021). Prevalence, incidence and mortality of delirium in patients with COVID-19: a systematic review and meta-analysis. *Age Ageing*, *50*, 1445–1453. https://doi.org/10.1093/ageing/afab103

SIGN (Scottish Intercollegiate Guidelines Network) (2019). SIGN 157 Risk reduction and management of delirium. A national clinical guideline. https://www.sign.ac.uk/sign-157-delirium, Zugriff am 4.5.2023

Söhle, M., & Coburn, M. (2021). Perioperative Medizin in der Viszeralchirurgie beim alten Patienten aus anästhesiologischer Perspektive. *Zentralbl Chir*, *146*, 296–305. https://doi.org/10.1055/a-1447-1051

Thomas, C. (2016). Epidemiologie. In: Hewer, W., Thomas, C., Drach, L. M. (Hrsg.) *Delir beim alten Menschen* (S. 46–50). Stuttgart: Kohlhammer

Thomas, C., Spank, J., Weller, S., et al. (2021). Nichtmedikamentöse Konzepte zu Prävention und Behandlung eines Delirs. *Z Gerontol Geriatr*, *54*, 759–767. https://doi.org/10.1007/s00391-021-01988-3

Williams, S. T., Dhesi, J. K., & Partridge, J. S. L. (2020). Distress in delirium: causes, assessment and management. *Eur Geriatr Med*, *11*, 63–70. https://doi.org/10.1007/s41999-019-00276-z

Wilson, J. E., Mart, M. F., Cunningham, C., et al. (2020). Delirium. *Nat Rev Dis Primers*, 6:90. https://doi.org/10.1038/s41572-020-00223-4

Witlox, J., Eurelings, L. S., de Jonghe, J. F., et al. (2010). Delirium in elderly patients and the risk of postdischarge mortality, institutionalization, and dementia: a meta-analysis. *JAMA*, *304*, 443–451. https://doi.org/10.1001/jama.2010.1013

World Health Organization International Classification of Diseases 11th Revision (Online-Version 01/2023). https://icd.who.int/en, Zugriff am 7.6.2023

3.3 Stürze und deren Prävention

Clemens Becker und Rainer Wirth

3.3.1 Einführung

Stürze und sturzbedingte Verletzungen sind ein großes Problem für ältere Menschen. Im Hinblick auf die Auswirkungen auf das Gesundheitssystem bedeutet dies eine große Herausforderung, welche sich in den kommenden Jahren wahrscheinlich verschärfen wird, da die Zahl der Stürze und Sturzverletzungen mit der Alterung der Bevölkerung zunehmen wird.

3.3.2 Definition

Obwohl der Begriff „Sturz" aus der medizinischen Perspektive vermeintlich eindeutig ist, ist es wichtig, sich darüber im Klaren zu sein, dass Patientendefinitionen hiervon abweichen können (Hauer et al., 2006). Die häufigste technische Definition eines Sturzes lautet wie folgt: „... ein unerwartetes Ereignis, bei dem der Patient auf dem Boden, dem Fußboden oder einer tieferen Ebene zur Ruhe kommt." (Lamb et al., 2005, S. 1619). Bei der Feststellung eines Sturzes muss daher dringend die Patientenperspektive berücksichtigt werden, da Laien oft andere Begriffe wie bspw. Fallen, Ausrutschen oder Stolpern verwenden und Patienten einen Sturz oft nur dann als solchen bezeichnen, wenn er mit einer Verletzung assoziiert ist.

Verletzungsbedingte Stürze sind Stürze, die zu körperlichen Schäden führen. Sie werden als leicht (z. B. Probleme, die keine weitere medizinische Behandlung erfordern), mittelschwer (z. B. Wunden, Prellungen usw., die eine medizinische/gesundheitliche Behandlung erfordern) oder schwer (z. B. Frakturen, Kopf- oder innere Verletzungen, die eine Notaufnahme oder eine stationäre Behandlung erfordern) eingestuft (Schwenk et al., 2012).

Sturzraten werden in der Literatur auf unterschiedliche Weise angegeben, was die Interpretation und den Vergleich der Ergebnisse problematisch machen kann. Der Klarheit halber werden die Daten am besten zusammengefasst, wenn Informationen über die Anzahl der Stürze, die Anzahl der Personen, die stürzen, die Anzahl der häufigen Stürzer (≥ zwei Stürze in dem Zeitraum) und die Sturzrate pro Personenjahr berichtet werden.

Stürze haben nicht nur körperliche Folgen in Form von Verletzungen, sondern auch eine Reihe von psychologischen Folgen, die meist unter dem Oberbegriff „Sturzangst" zusammengefasst werden. Kurz gesagt wird Sturzangst als eine Zunahme der Angst oder Besorgnis über Aktivitäten gesehen, die zu Stürzen und Verletzungen führen können. Dies kann auf verschiedene Weise gemessen werden. Die am besten untersuchte Skala ist die Short Falls Efficacy-Scale International (Short FES-I) (Kempen et al., 2008). Der Zusammenhang zwischen Angst und Stürzen ist nicht immer eindeutig. Es ist nicht so, dass ein Sturz automatisch zu mehr Angst führt. Manche Menschen sind unrealistisch selbstbewusst und nicht ängstlich, obwohl sie regelmäßig stürzen. Andere haben Angst vor Stürzen, obwohl sie selbst noch nie gestürzt sind. Klar ist, dass die Angst vor einem Sturz zu einer Einschränkung der Aktivität führen kann, was an sich schon eine ungünstige Folgeerscheinung ist, da die Einschränkung der Aktivität zu einem Verlust der Muskel- und Gleichgewichtsfunktion führen kann, was das Sturzrisiko wiederum erhöht. Zusammenfassend lässt sich sagen, dass Stürze den Betroffenen und unserem Gesundheitssystem große Probleme bereiten. Sie sind ein wichtiger Prädiktor für den Verlust der Unabhängigkeit und die Einweisung in ein Pflegeheim, ganz zu schweigen von den Verletzungen, die daraus resultieren.

3.3.3 Epidemiologie

Es ist sinnvoll, in den verschiedenen Lebenswelten älterer Menschen zu denken, da sich die zugrundeliegenden Sturzmechanismen ebenso unterscheiden können wie die damit verbundenen klinischen Herausforderungen. Daher unterteilen die meisten Experten Stürze in drei Gruppen: Stürze bei (i) zu Hause lebenden älteren Menschen, (ii) Stürze bei älteren Menschen in der Akutversorgung im Krankenhaus und (iii) Stürze bei älteren Menschen in Pflegeheimen.

Stürze von zu Hause lebenden älteren Menschen

Die meisten Studien zeigen, dass etwa 25–33 % der über 65-Jährigen jedes Jahr stürzen. Die Sturzrate (und die Rate der wiederholten Stürze) steigt mit dem Alter von etwa 20 % bei Männern im Alter von 65–69 Jahren auf mehr als 30 % bei über 80-Jährigen und bei Frauen von 30 % auf 40 % in derselben Altersgruppe. Die Raten sind bei Hochbetagten noch höher (> 40 %) und bei den ältesten noch gehfähigen Alten am höchsten (60 %). Etwa 25–50 % der Stürzer sind „Mehrfachstürzer", die zwei oder mehr Stürze pro Jahr erleben. Die Daten zu den Sturzraten divergieren in der Literatur, was vor allem auf die unterschiedliche Methodik der Datenerhebung (z. B. retrospektive oder prospektive Studien; siehep et al., 2014) zurückzuführen ist.

Die Folgen von Stürzen lassen sich leichter quantifizieren als die Stürze selbst, insbesondere die schwerwiegendsten Folgen, da sie meist zu einer medizinischen Versorgung und oft auch zu einer Krankenhauseinweisung führen. Es wird allgemein angenommen, dass 40–60 % der Stürze keine physischen Verletzungen zur Folge haben, 30–50 % leichte Verletzungen, 5 % Frakturen (davon etwa 1 % Hüftfrakturen) und etwa 5 % andere schwere Verletzungen.

Stürze älterer Menschen in der Akutversorgung im Krankenhaus

Die Häufigkeit von Stürzen bei stationären Patienten in Krankenhäusern basiert in der Regel auf der routinemäßigen Erfassung von Unfalldaten. Die gemeldeten Raten sind nur so genau wie die Meldesysteme. Die tatsächliche Sturzhäufigkeit kann aus einer Reihe von Gründen höher sein als die gemeldete Häufigkeit. Obwohl ältere Menschen in der Akutkrankenhausversorgung ein erhöhtes Sturzrisiko haben, sollten in einem gut geführten Krankenhaus Stürze ein relatives seltenes Ereignis sein. Die Angst vor dem Schadensereignis Sturz sollte jedoch keinesfalls zu einer Einschränkung der Patientenmobilität führen. Stürze in Krankenhäusern sind derzeit aber nicht selten, sondern gehören zu den häufigsten Schadensereignissen. Um für ein Benchmarking nützlich zu sein, sollten die Daten als Stürze pro belegte Bettentage ausgedrückt werden und sollten nach Alter, Geschlecht und Case-Mix stratifiziert werden. Die gemeldeten Sturzraten bei stationären Patienten schwanken stark. Im Allgemeinen wird davon ausgegangen, dass es sich bei 30–40 % der Krankenhauszwischenfälle um Stürze handelt. Je nach Abteilung stürzen 2–17 % der Patienten während ihres Krankenhausaufenthaltes. Die Sturzraten variieren zwischen den verschiedenen Krankenhaustypen und Einrichtungen: 2,2 Stürze/1.000 Bettentage in großen Krankenhäusern und bis zu 17,9 Stürze/1.000 Bettentage in Rehabilitationseinrichtungen. Für geriatrische Patienten wird oft eine Rate von etwa 10 Stürzen/1.000 Bettentage verzeichnet. Die Häufigkeit von Stürzen in stationären Einrichtungen nimmt mit dem Alter zu. Bis zu 50 % der Stürze ereignen sich nachts, wenn die Patienten zwar weniger aktiv sind, aber auch weniger Personal anwesend ist, um Aktivitäten wie das Aufstehen aus dem Bett zum Toilettengang zu begleiten. Bis zu 80 % der Stürze werden nicht beobachtet. Bei mehr als 15 % der Stürze im Krankenhaus kommt es zu Verletzungen, von denen bis zu 10 % schwerwiegend sind. Etwa ein Viertel der Stürze erfolgt aus dem Bett oder im unmittelbaren Umfeld des Bettes. Die Mehrheit der Stürze passiert im Zusammenhang mit Transfers und Mobilisierung, einschließlich des Toilettenganges.

Stürze älterer Menschen in Heimen

Die Sturzhäufigkeit in Heimen ist drei- bis fünfmal so hoch wie die alters- und geschlechtsspezifische Rate, die für in eigener Wohnung lebende ältere Menschen ermittelt wurde, d. h. etwa 1,5–2 Stürze pro Bett und Jahr. Die Raten unterscheiden sich gemäß der Fallzusammensetzung des Pflegeheimes. Etwa drei Viertel der Stürze ereignen sich in den Zimmern oder Toiletten der Bewohner und treten oft beim Transfer (ca. 40 %) und beim Gehen (ca. 35 %) auf. Die Raten sind bei Männern (2,8/Person/Jahr) höher als bei Frauen (1,5/Person/Jahr). Bei etwa 15 % der Stürze in Pflegeheimen sind umgebungsbedingte Probleme maßgeblich beteiligt. Beispiele sind herumstehende Gegenstände, nasse Böden und eine schlechte Beleuchtung. Stürze sind weniger häufig bei Personen mit dem höchsten Abhängigkeitsgrad, weil diese sich nicht mehr ausreichend aus dem Bett oder vom Stuhl mobilisieren können. Gehfähige Personen mit Demenz haben ein sehr hohes Sturzrisiko.

3.3.4 Risikofaktoren für Stürze und wie man sie erkennt

Stürze sind Ereignisse, die durch zahlreiche intrinsische Faktoren verursacht werden können. Auch bei akut auftretenden Erkrankungen kann es zu Stürzen kommen, die dann eine Krankenhauseinweisung erforderlich machen. Beispiele hierfür sind Schlaganfall, Epilepsie, Synkopen, Herzinfarkt und posturale Hypotonie. Diese kausale Verbindung wird bei einer unfallchirurgischen Aufnahme nicht selten übersehen. Daneben gibt es die typischen Stürze ohne akutes Krankheitsereignis. Dabei ist es oft die Interaktion zwischen der Person und einer überfordernden Umgebung, die einen Sturz verursacht. Persönlichkeitsmerkmale wie risikofreudiges Verhalten (z. B. das Besteigen von Leitern oder instabilen Stühlen) können die Sturzwahrscheinlichkeit beeinflussen. Intrinsische prädisponierende Faktoren können sich schnell ändern. Im Allgemeinen werden etwa 15–20 % der Stürze überwiegend durch ein äußeres Ereignis verursacht. Nur etwa 15 % haben eine einzige identifizierbare Ursache, wie z. B. eine Synkope, während bei den restlichen 70 % mehrere interagierende Kausalfaktoren vorliegen (Campbell & Robertson, 2006). Das Sturzrisiko sollte eher mit dynamischen als mit statischen Modellen ermittelt werden. Dies bedeutet, dass eine einmalige Erhebung des Risikos beim Eintritt unzureichend ist, sondern eine kontinuierliche Analyse sinnvoll ist. Die meisten aktuellen Sturzprognoseinstrumente haben eine akzeptable Sensitivität, aber keine ausreichende Spezifität. Diese Instrumente erkennen viele Personen, die später tatsächlich stürzen, aber auch zu viele Personen, die nicht stürzen werden.

Eine systematische Überprüfung und Metaanalyse (Deandrea et al., 2010) zu Risikofaktoren für Stürze bei in der Gemeinschaft lebenden älteren Menschen ermittelte eine Fülle von Risikofaktoren, beschränkte die Analyse jedoch auf diejenigen, über die in mindestens fünf Arbeiten berichtet wurde. Die Ergebnisse sind in ▸ Tab. 3.3.1 dargestellt.

Die Zahl der Stürze und der wiederholten Stürze nimmt mit dem Alter kontinuierlich zu. Es sind die veränderbaren Risikofaktoren, auf die wir unser Augenmerk richten sollten. Kognitive Beeinträchtigungen sind mit einem mehr als doppelt so hohen Sturzrisiko und einem mehr als dreimal so hohen Risiko für wiederholte Stürze verbunden. Depressionen und die Angst vor Stürzen sind ebenfalls stark mit Stürzen verbunden. Eine Reihe von Erkrankungen wird mit Stürzen in Verbindung gebracht, insbesondere die Parkinson-Krankheit, die das Sturzrisiko erhöht und das Risiko für wiederholte Stürze fast verdreifacht.

Relevanz von Umweltrisikofaktoren

Zu den umweltbedingten Risikofaktoren gehören Faktoren im Lebensumfeld einer Person, ob zu Hause oder im Freien, die in Verbindung mit den intrinsischen Faktoren einer Person das Sturzrisiko erhöhen. Das Zuhause ist ein potenziell „gefährlicher" Ort. Die meisten Stürze ereignen sich in den eigenen vier Wänden. Tagsüber sind Küche, Wohnzimmer und Flur Schauplatz der meisten Stürze. Nachts sind es die Schlafzimmer und die Gänge zu den Toiletten. Häufige Gefahren in der Wohnung sind lose Teppiche und Vorleger, lose Stromkabel und Haustiere, die mit Hilfe verschiedener Bewertungsinstrumente ermittelt werden können (Cochrane, 2023). Im Freien sind unebene Gehwege oder Stufen und rutschige Oberflächen häufige Ursachen. Auch die Umgebungstemperatur wird mit dem Sturzrisiko in Verbindung gebracht, da Stürze in den Wintermonaten zunehmen.

Screening für zu Hause lebende ältere Menschen in der primärärztlichen Versorgung

Die 2022 veröffentlichte erste globale Leitlinie ergänzt die Leitlinien des britischen National Institute for Health and Care Excellence (NICE) und des US Centers for Disease Control and Prevention (CDC). Es wird empfohlen, dass Ärztinnen/Ärzte in der Primärversorgung proaktiv und mindestens einmal jährlich nach Stürzen, Sturzangst und subjektiver Gangsicherheit fragen sollten (NICE, 2013; CDC, 2016a, d; Montero-Odasso, 2022). Dies wird in der globalen Leitlinie als opportunistisches Screening bezeichnet.

Das CDC bietet eine selbst auszufüllende Checkliste für ältere Menschen an, die ihnen helfen soll, Risiken zu erkennen und mit ihrer/ihrem Ärztin/Arzt zu besprechen (CDC, 2016b). Die/der Ärztin/Arzt sollte die Umstände anschließend präzisieren.

Ältere Menschen, die einen Sturz berichten, Sturzangst angeben oder sich subjektiv als sturzgefährdet betrachten,

Tab. 3.3.1: Risikofaktoren im Zusammenhang mit Stürzen bei zu Hause lebenden älteren Menschen (Angaben nach Deandrea et al., 2010, S. 663)

	OR (95 % KI)	Wiederholter Sturz OR (95 % KI)
Soziodemografische Risikofaktoren		
Alter (je 5-Jahres-Stufe)	1,12 (1,07–1,17)	1,12 (1,07–1,18)
Geschlecht (weiblich vs. männlich)	1,30 (1,18–1,41)	1,34 (1,12–1,60)
Lebensbedingungen (allein vs. nicht allein)	1,33 (1,21–1,45)	1,25 (1,10–1,43)
Bildung (niedrig vs. mittel/hoch)	1,01 (0,88–1,16)	0,81 (0,62–1,05)
Psychologische Risikofaktoren		
kognitive Beeinträchtigung (ja vs. nein), nicht adjustiert	1,36 (1,12–1,65)	1,56 (1,26–1,94)
kognitive Beeinträchtigung (ja vs. nein), adjustiert	2,24 (1,25–4,03)	3,65 (1,71–7,79)
Depression (ja vs. nein)	1,63 (1,36–1,94)	1,86 (1,45–2,38)
Angst vor Stürzen (ja vs. nein)	1,55 (1,14–2,09)	2,51 (1,78–3,54)
selbst eingeschätzter Gesundheitszustand (schlecht vs. gut)	1,50 (1,15–1,96)	1,82 (1,26–2,61)
Medizinische Bedingungen		
Komorbidität (pro Inkrement einer Bedingung)	1,23 (1,16–1,30)	1,48 (1,25–1,74)
Parkinson-Krankheit (ja vs. nein)	2,71 (1,08–6,84)	2,84 (1,77–4,58)
Schwindel und Benommenheit (ja vs. nein)	1,8 (1,39–2,33)	2,3 (1,90–2,75)
Schlaganfall in der Vergangenheit (ja vs. nein)	1,6 (1,31–1,98)	1,8 (1,51–2,13)
rheumatische Erkrankung (ja vs. nein)	1,5 (1,28–1,70)	1,6 (1,42–1,73)
Harninkontinenz (ja vs. nein)	1,4 (1,26–1,57)	1,7 (1,45–1,92)
Schmerz (ja vs. nein)	1,4 (1,19–1,62)	1,6 (1,44–1,78)
Hypotonie (ja vs. nein)[2]	1,2 (0,90–1,71)	1,3 (0,95–1,81)
Diabetes (ja vs. nein)	1,2 (1,08–1,31)	1,3 (1,09–1,50)
Body-Mass-Index (niedrig vs. mittel/hoch)	1,2 (0,93–1,46)	1,03 (0,86–1,23)
Einnahme von Medikamenten		
Anzahl der Medikamente (pro Inkrement eines Medikamentes)	1,06 (1,04–1,08)	1,06 (1,04–1,08)
Verwendung von Antiepileptika (Verwendung vs. keine Verwendung)	1,9 (1,02–3,49)	2,7 (1,83–3,92)
Verwendung von Beruhigungsmitteln (Verwendung vs. keine Verwendung)	1,4 (1,15–1,66)	1,5 (1,34–1,75)
Verwendung von Antihypertensiva (Verwendung vs. keine Verwendung)	1,25 (1,06–1,48)	1,2 (1,05–1,44)
Mobilität und sensorische Probleme		
Vorgeschichte von Stürzen (ja oder nein)	2,8 (2,37–3,25)	3,5 (2,85–4,22)
Verwendung von Gehhilfen (ja vs. nein)	2,2 (1,79–2,65)	3,09 (2,10–4,53)
Gangprobleme (ja vs. nein)	2,1 (1,82–2,33)	2,16 (1,47–3,19)
körperliche Behinderung (ja vs. nein)	1,6 (1,22–1,99)	2,42 (1,80–3,26)
Sehbehinderung (ja vs. nein)	1,4 (1,18–1,54)	1,60 (1,28–2,00)
Schwerhörigkeit (ja vs. nein)	1,2 (1,05–1,39)	1,53 (1,33–1,76)
körperliche Aktivität (Einschränkung vs. keine Einschränkung)	1,2 (1,04–1,38)	NA

KI = Konfidenzintervall; NA = not available; OR = Odds Ratio

sollten einen Gehtest durchführen. In der globalen Leitlinie wird hierfür eine Messung des Gehtempos über mindestens vier Meter empfohlen. Bei einem Wert von < 0,8 m/sek. wird u. a. die Einleitung von sturzpräventiven Trainingsmaßnahmen empfohlen.

Eine Reihe von Websites bietet Anleitungen zu Assessments und Interventionen (NICE, 2013; CDC, 2016a). Es gibt eine Reihe von Algorithmen, die Fachkräfte im Gesundheitswesen bei der Durchführung einer Messung der Sturzgefährdung unterstützen, z. B. der STEADI-Algorithmus der CDC (CDC, 2016c). Im Allgemeinen erfordern diese Tests, die im klinischen Umfeld durchführbar sind, keine umfassende Schulung. Sie liefern objektive Informationen, die das Management beeinflussen. Anleitungen und Aufzeichnungsblätter für diese Standardtests sind auf einer Reihe von Websites zu Stürzen verfügbar, darunter ProFouND (2016) und CDC (2016d). Es gibt auch instrumentierte Versionen dieser Aufgaben, einschließlich des Timed-Up-and-Go-Tests (TUG) (Mellone et al., 2012) sowie einer Timed-Up-and-Go-App für Smartphones.

Das British Medical Journal (BMJ) hat eine Reihe von Videos (Close & Lord, 2011), die zeigen, wie ältere Menschen in verschiedenen Situationen auf ihr Sturzrisiko hin untersucht werden können. Es gibt auch neue Online-Sturzrisikobewertungen wie das Farseeing Fall Risk Assessment Tool (FRAT-up) (Farseeing, 2016), das die Einbeziehung einer breiten Palette klinischer Variablen in die Berechnung eines Risikoscores ermöglicht. Die Bewertungen sollten immer zu Maßnahmen führen. Selbst wenn ein Patient als risikoarm eingestuft wird, sollte eine Überweisung zu einem geeigneten Übungsprogramm zur Erhaltung oder Verbesserung von Kraft und Gleichgewicht in Betracht gezogen werden.

Die Wahrscheinlichkeit, dass solche Empfehlungen befolgt werden, ist umso größer, wenn sie durch Ärztinnen/Ärzte im Sinne des Erhaltes von Funktion und Unabhängigkeit oder des Wohlbefindens formuliert werden und nicht im Sinne der Sturzprävention an sich.

Beurteilung im geriatrischen Team

Wenn Patienten mit einem verletzungsbedingten Sturz vorstellig werden, sollten sie sorgfältig befragt werden. Dies gilt auch für Personen, die nach einem Sturz nicht alleine aufstehen konnten. Die globale Leitlinie erweitert dies auch auf Personen, die als „frail" eingestuft werden (Montero-Odasso, 2022).

Da es viele Faktoren gibt, die für Stürze prädisponieren, sollten Beurteilungen von einem multidisziplinären Team durchgeführt werden, das alle Bereiche eines umfassenden geriatrischen Assessments abdeckt. Dies erfordert beträchtliche Ressourcen. Dafür müssen die Gesundheitssysteme Strukturen bereitstellen, zu denen die Betroffenen überwiesen werden können. Dies ist im deutschsprachigen Raum nur eingeschränkt der Fall.

Eine spezifische strukturierte Bewertung der Mobilität und des Sturzrisikos, die eine spezielle Ausrüstung erfordert, ist das Physiological Profile Assessment (PPA) (Lord et al., 2003). Dieses Instrument besteht aus physiologischen Bewertungen und nicht aus krankheitsorientierten Bewertungen, wobei davon ausgegangen wird, dass sich viele Krankheitsprozesse als Beeinträchtigung in einem oder mehreren der Testbereiche manifestieren werden. Dazu gehören die visuelle Kontrastempfindlichkeit, die Propriozeption, die Kraft des Quadrizeps, die Reaktionszeit und das Schwanken der Körperhaltung auf einer nachgiebigen Oberfläche.

In Ländern, in denen es ein gut organisiertes Primärversorgungssystem gibt, kann die Beurteilung auch dort erfolgen. Die meisten sturzbedingt Verletzten finden sich in Notaufnahmen. Dort sind angemessene diagnostische Prozesse praktisch nie vorhanden. Somit ist eine eingehende Untersuchung in einer stark frequentierten Notaufnahme selten möglich. Daher sollte eine Überweisung an eine spezialisierte Sturzambulanz oder eine geriatrische Tagesklinik veranlasst werden. In diesen Einrichtungen ist ein umfassendes geriatrisches multifaktorielles Assessment durch ein von einem Geriater geleitetes multidisziplinäres Team dafür geeignet, das Sturzrisiko einzuschätzen und modifizierbare Risikofaktoren zu identifizieren.

Die Bewertung umfasst die Ermittlung der Umstände des Sturzes, die häufig auf die wahrscheinliche Ursache hinweisen. Umweltfaktoren und „risikoreiche" Verhaltensweisen sollten erfragt werden, erforderlichenfalls mit Hilfe von Angehörigen. Die Anamnese und körperliche Untersuchung zielt darauf ab, Anomalien des Sehvermögens, der Kognition, des kardiovaskulären, neurologischen und muskuloskelettalen Systems zu erkennen. Zu den häufig anzutreffenden Krankheiten gehören Katarakt, posturale Hypotonie, Herzrhythmusstörungen, Schlaganfall, Parkinson-Krankheit, Polyneuropathie und Arthrose der unteren Gliedmaßen oder kürzlich aufgetretene Frakturen.

Die in der Klinik ergriffenen Maßnahmen können in der Anpassung der Medikation und in der Überweisung an andere Spezialisten wie Augenärzte, Ergotherapeuten und Physiotherapeuten bestehen. Kardiologische und neurologische Untersuchungen sollten eingeleitet werden, wenn die Sturzanamnese auf eine Synkope oder einen unklaren Bewußtseinsverlust hinweist, unklar ist und/oder die Verletzung auf einen Verlust von Schutzmechanismen hinweist (z. B. Schädelhirntrauma). Auch eine Untersuchung der Knochengesundheit auf Osteoporose sollte veranlasst werden.

Screening und Bewertung in Akutkrankhäusern

Die ungezielte Verwendung eines Risikoprognoseinstrumentes bei der Aufnahme in ein Akutkrankenhaus wird nicht mehr empfohlen. Stattdessen sollten alle Personen, die im Alter von 65 Jahren und älter ins Krankenhaus aufgenommen werden, als sturzgefährdet eingestuft werden.

Alle diese Patienten sollten anhand einer multifaktoriellen Bewertung beurteilt und behandelt werden, sodass das Sturzrisiko während des Krankenhausaufenthaltes verringert wird. Darüber hinaus sollten Schritte zur Überweisung an geeignete Interventionsprogramme und zur Betreuung nach der Entlassung eingeleitet werden

Die globale Leitlinie empfiehlt, dass eine multifaktorielle Bewertung die Risikofaktoren einer Person ermitteln sollte. Diese Bewertung beinhaltet kognitive Beeinträchtigungen, Kontinenzprobleme, Sturzangst, zugrundeliegende Gesundheitsprobleme, die das Sturzrisiko erhöhen können, sturzfördernde Medikamente oder Polypharmazie, posturale Instabilität, Mobilitäts- und Gleichgewichtsprobleme, Synkopen und Sehstörungen. Einige dieser Faktoren lassen sich bereits während des Krankenhausaufenthaltes ändern. Die BMJ-Videos (Close & Lord, 2011) zeigen, wie eine solche Beurteilung durchgeführt werden sollte. Das US-amerikanische CDC stellt eine Reihe nützlicher Ressourcen zur Verfügung, die bei der Beurteilung und Behandlung in Akutkrankenhäusern und in der Langzeitpflege helfen (CDC, 2016a).

Es sollte betont werden, dass in Akutkrankenhäusern fast alle älteren Patienten einem erhöhten Sturzrisiko ausgesetzt sind. Dies erfordert die Organisation einer kontinuierlichen Sturzüberwachung, eine regelmäßige Bewertung der baulichen Umgebung wie Beleuchtung und Badgestaltung sowie tragbare Geräte wie die Ergonomie von Rollstühlen und Gehhilfen, um sicherzustellen, dass alle festgestellten Probleme angegangen werden können.

Die lehrreichen Videostudien, die in Pflegeeinrichtungen in Kanada durchgeführt wurden, haben gezeigt, wie wichtig das Zusammenspiel zwischen den Bewohnern und ihrer Umgebung ist (Simon Fraser University, 2016). Daher ist es wichtig, die stationäre Umgebung so zu gestalten, dass die Risiken reduziert werden, indem auf Bodenbeläge, Beleuchtung, Möbel und Ausstattungen wie Haltegriffe, Stuhlhöhen usw. geachtet wird.

Screening und Bewertung in Pflegeheimen

Auch hier wird ein ungezieltes Screening bei Neuaufnahme nicht mehr empfohlen. Vielmehr sollten alle mobilen Heimbewohner als sturzgefährdet betrachtet werden.

Zu den Maßnahmen wird in ▸ Kap. 3.3.7 Stellung genommen.

Merke

Bei geriatrischen Patienten sollte ein umfassendes geriatrisches Assessment erfolgen. Stürze werden oft banalisiert und gestürzte ältere Menschen befürchten durch die Ansprache eine Stigmatisierung.

Meist handelt es sich um mehrere Risikofaktoren, die im Rahmen sekundärpräventiver Strategien angegangen werden sollten. Die Mitbehandlung einer Osteoporose sollte unbedingt erfolgen.

3.3.5 Management und Prävention von Stürzen bei älteren Menschen, die zu Hause leben

In den letzten zwei Jahrzehnten wurden mehr als 200 randomisierte kontrollierte Studien durchgeführt, um Strategien zur Verringerung der Risikofaktoren für Stürze und zur Verringerung der Zahl der Stürze zu testen. Die wichtigste Präventionsstrategie für Personen mit Gleichgewichtsstörungen, die zu Hause leben, ist der Beginn eines progressiven Gleichgewichts- und Kraftprogrammes und die kontinuierliche Teilnahme daran. Die Wahl des Programmes sollte sich nach dem körperlichen Funktionsniveau und den persönlichen Vorlieben richten. Die Mindestdauer für die Wirksamkeit beträgt zwei bis drei Monate, eine langfristige Teilnahme ist dringend zu empfehlen. Um einen dauerhaften Erfolg zu gewährleisten, ist eine anfängliche ärztliche Motivation meistens erforderlich.

Das erste überzeugende Übungsprogramm war das neuseeländische Otago Exercise Programme (OEP), das sowohl zu Hause (Campbell et al., 1997) wie auch in einer Gruppe durchgeführt werden kann und sich auch bei Achtzigjährigen als besonders wirksam erwiesen hat. Auch das englische FaME-Programm hat sich bei der Vorbeugung von Stürzen als sehr wirksam erwiesen (Skelton et al., 2005). In Frankreich hat sich gezeigt, dass ein Gleichgewichts- und Kraftprogramm Sturzverletzungen reduziert (El-Khoury et al., 2015). Eine interessante Alternative ist das australische LiFE-Programm (Life integrated Functional Exercise), das Gleichgewichts- und Kraftübungen in alltägliche ADL- und IADL-Aktivitäten einbezieht (Clemson et al., 2012). Die Teilnehmer der ursprünglichen LiFE-Studie waren etwas jünger und fitter als bei den OEP-Studien. Weitere Alternativen sind Interventionen wie Tai Chi Chuan. Solche Programme können von qualifizierten Übungsleitern sowie von Therapeuten angeboten werden. Für alle diese Programme gilt, dass die Übungen, um maximal wirksam zu sein, nach einem Protokoll durchgeführt werden müssen, das auf die Verbesserung von Kraft und Gleichgewicht abzielt, anspruchsvoll und progressiv ist und in ausreichender Dosis und Dauer durchgeführt wird, um eine langfristige Verbesserung zu erzielen (Sherrington et al., 2019).

Für ältere „fraile" Menschen, die zu Hause leben und oft mehrfach stürzen, werden zusätzliche Präventionsstrategien auf der Grundlage von Bewertungen empfohlen. Die Intervention sollte sich auf modifizierbare Risikofaktoren konzentrieren (Tinetti et al., 1994). Die meisten erfolgreichen Interventionen beinhalten Bewegung als Kernbestandteil (Sherrington et al., 2019). Die meisten Mehrfachstürzenden benötigen ein erweitertes Programm, das auf spezifische Risikofaktoren wie unangemessene Medikation und Polypharmazie, Sehbehinderung (Campbell et al., 2005), Passungsprobleme zwischen Person und Umgebung (Cumming et al., 1999), schlechtes Schuhwerk (Menant et al., 2008) und die unangemessene Verwendung von Hilfsmitteln abzielt. Entsprechende Strategien werden in allen aktuellen Leitlinien genannt (NICE, 2013; CDC, 2016a; Montero-Odasso, 2022).

Es ist anzumerken, dass für eine Reihe von Erkrankungen wie Demenz oder Schlaganfall noch keine überzeugenden Ergebnisse für Interventionen vorliegen. Eine Reihe von Studien hat überzeugende Beweise für die Einbeziehung der Ergotherapie in das Management von Mehrfachstürzern erbracht. Einige spezielle Patientengruppen, die unter Mehrfachstürzen leiden, wie z. B. die Parkinson-Krankheit, die altersbedingte Makuladegeneration, die diabetische Polyneuropathie oder die rheumatoide Arthritis, werden oft von Fachärzten behandelt, die nicht aus der Geriatrie kommen. Auch hier hat die aktuelle globale Leitlinie neue Empfehlungen bereitgestellt (Montero-Odasso, 2022).

Weniger als 10 % der Stürze und sturzbedingten Verletzungen sind monokausal auf schwere Herzerkrankungen wie Aortenstenose oder Brachykardie oder auf neurologische Erkrankungen wie epileptische Anfälle oder eine zerebrale Ischämie zurückzuführen. Die Wahrscheinlichkeit der Sturzrisikofaktoren hängt jedoch stark von der Umgebung ab, in der der Patient medizinische Hilfe in Anspruch nimmt. Eine relative kleine ausgewählte Gruppe von Patienten profitiert von Eingriffen wie Herzschrittmachern (Kenny et al., 2001) oder einem Herzklappenersatz, um künftige Stürze zu vermeiden.

Patienten, die nach einem verletzungsbedingten Sturz oder nach einem Liegetrauma eingeliefert werden, benötigen ein erweitertes Procedere. Wo immer möglich, sollte diesen Sturzpatienten eine geriatrische Rehabilitation oder Frührehabilitation angeboten werden. Während Stürze, die zu Krankenhauseinweisungen führen, innerhalb der traditionellen Strukturen beurteilt und behandelt werden können, werden Patienten mit Stürzen, die in der Notaufnahme oder zu Hause von Ersthelfern (Krankenwagen, Feuerwehr und Rettungskräfte) behandelt werden, möglicherweise jedoch nicht an eine angemessene Nachsorge angeschlossen. Daher muss die Versorgung angepasst werden, um eine zuverlässige klinische Erfassung und Intervention zu gewährleisten. Eine Option hierfür bieten die geriatrischen Institutsambulanzen und Tageskliniken.

Medikamentenmanagement

Zahlreiche Studien und systematische Übersichten haben gezeigt, dass eine unangemessene oder manchmal auch angemessene Medikation zu Stürzen führen kann (de Jong et al., 2013). Hauptfaktoren sind orthostatische Reaktionen und die Senkung eines niedrigen Blutdruckes durch eine ungeeignete oder nicht angepasste Dosierung von Medikamenten gegen Herz-Kreislauf-Erkrankungen und gutartige Prostatahypertrophie. Ein weiteres häufiges Problem ist die Verschreibung von Medikamenten, die Gleichgewichtsstrategien wie geteilte Aufmerksamkeit und exekutive Funktionen beeinträchtigen. Prototypische Beispiele sind Benzodiazepine und andere sedierende Z-Medikamente, klassische und atypische Neuroleptika sowie alle Klassen von Antidepressiva. Das Management sollte sich an der geriatrischen Pharmakologie orientieren und diese mit den in ▸ Kap. 1.9 besprochenen Instrumente wie die aFORTA-Kriterien oder den STOPP/START-Empfehlungen.

Die Prioritätensetzung bei der geriatrischen medizinischen Behandlung kann eine Herausforderung sein. So kann ein Patient beispielsweise auf der Fortführung eines Medikamentes zur Verbesserung von Schlafstörungen bestehen, obwohl er ein erhöhtes Sturzrisiko hat. Die Verschreibung von selektiven Serotonin-Wiederaufnahmehemmern (SSRI) kann das Sturz- und Frakturrisiko erhöhen, ist aber für die Behandlung einer schweren Depression klinisch notwendig. Schwere Erregungszustände bei einem Menschen mit Demenz können den kurzfristigen Einsatz von Neuroleptika erforderlich machen, erhöhen aber das Sturzrisiko. Unter diesen Umständen ist es wichtig, eine minimale, aber angemessene Dosis und Dauer der Behandlung sowie eine angemessene Überwachung des Patienten sicherzustellen.

Vitamin D

Eine anhaltende Debatte ist die Rolle von Vitamin D bei der Sturzprävention. Es gibt keine Belege dafür, dass Vitamin D bei Patienten mit normalen Vitamin D-Spiegeln eine positive Wirkung hat. Cochrane-Reviews kommen zu dem Schluss, dass eine Vitamin D-Supplementierung nur bei Patienten mit niedrigen Vitamin D-Spiegeln eine Wirkung auf das Sturzririko hat. Das bedeutet, dass viele ältere Menschen (insbesondere in den nördlichsten und südlichsten Breitengraden) angesichts der saisonalen Vitamin D-Spiegel von einer Vitamin D-Supplementierung im Herbst und Winter profitieren würden. Bei eindeutigem Vitamin D-Mangel sollte eine Substitution ganzjährig mit 700–1.000 IE täglich erfolgen. Eine Substitution mit hohen Einzeldosen sollte nicht durchgeführt werden, da hierbei in Studien z. T. erhöhte Sturz- und Frakturraten festgestellt wurden (Ling, 2021). Selbst in sehr sonnigen Ländern können niedrige Vitamin D-Spiegel aufgrund kultureller Bekleidungsnormen und/oder sonnenvermeidender Verhaltensweisen vorherrschend sein. Bei stationären Patienten mit sturzbedingten Verletzungen könnte Vitamin D zu einem zusätzlichen knochenerhaltenden Effekt führen.

Umweltanpassungen, Hilfsmittel und Schuhwerk

Die gleiche Umgebung kann für eine ältere Person eine stimulierende Herausforderung und für eine andere Gruppe eine Gefahr darstellen. Randomisierte kontrollierte Studien (RCTs) haben gezeigt, dass eine durchdachte Anpassung der häuslichen Umgebung von geschulten Ergotherapeuten durchgeführt werden sollte, die mit Person-Umwelt-Fit-Modellen vertraut sind. Bei den Studienteilnehmern, die davon profitiert haben, handelte es sich meist um Patienten mit sturzbedingten Verletzungen. Der Ansatz der Auswahl, Optimierung und Kompensation (SOK) ist ein nützliches Konzept für die Sturz- und Verletzungsprävention (Freund & Baltes, 2002). Ziele der Interventionen sind die Auswahl ungefährlicher Aktivitäten, die Optimierung der Funktion mit Programmen wie Otago oder LiFE und die Kompensation von Funktionsdefiziten, z. B. durch Hilfsmittel. Nützlicher Zusatzaspekt ist die Verbesserung von ungeeignetem Schuhwerk unter Anleitung eines Podologen.

Sehkraft und Augenkrankheiten

In den letzten zehn Jahren wurde eine Reihe von RCTs zur Reduzierung von Stürzen mit gemischten Ergebnissen durchgeführt. Die meisten der Studien, die sich mit dem „gesunden Menschenverstand" befassten, waren enttäuschend. Die Strategien des gesunden Menschenverstandes zur Korrektur und Verbesserung der Sehschärfe durch Überweisung an einen Augenarzt führten entweder zu negativen Ergebnissen oder sogar zu erhöhten Sturzraten in den ersten Wochen nach der Intervention. Die Diskussion dieser Studienergebnisse lässt sich wie folgt zusammenfassen: Jede größere Veränderung, einschließlich einer Verbesserung der visuellen Wahrnehmung nach einer Operation wie dem Grauen Star, einer medikamentösen Behandlung oder der Versorgung mit einer neuen Brille, kann zu einer vorübergehenden Veränderung der visuellen Wahrnehmung führen und damit das Sturzrisiko erhöhen. Dies ist besonders relevant in ungewohnter Umgebung im Freien. In neueren Studien wurde versucht, dieses Problem durch Beratung anzugehen. Wichtige Studien, die eine positive Wirkung gezeigt haben, waren Studien zum Katarakt (Brannan et al., 2003) und eine Intervention, bei der die günstigere Wirkung einer Monofokal- gegenüber einer Multifokalbrille zur Vermeidung von Stürzen im Freien nachgewiesen wurde (Haran et al., 2009).

Sturzerkennung und Hausnotruf

Ein Hausnotruf wird häufig empfohlen, um die Rettungszeit nach einem Sturz zu verkürzen und damit das Vertrauen der Benutzer zu stärken. Derzeit werden diese Geräte in der Regel von Angehörigen der Gesundheitsberufe empfohlen und von Pflegekräften angefordert, anstatt von älteren Menschen selbst ausgewählt zu werden. Viele ältere Menschen tragen solche Alarme nicht gerne oder vergessen, sie bei sich zu tragen, und zögern oft, den Alarm zu aktivieren, selbst wenn sie gestürzt sind, so dass die Alarme aufgrund der geringen Akzeptanz nur von begrenztem Nutzen sind (Fleming et al., 2008). Trotz großer Anstrengungen ist es den Technikern bisher nicht gelungen, eine bahnbrechende Technologie zu entwickeln, die sowohl von älteren Menschen akzeptiert wird als auch mit einer akzeptablen Sensitivität und Spezifität ausgelöst wird.

Der nachfolgende Merkkasten fasst einige wichtige Aufgaben der verschiedenen Fachkräfte des Gesundheitswesens bei der Sturzprävention von zuhause lebenden Personen mit Sturzverletzungen zusammen.

Merke: Sinnvolle Interventionen für Menschen, die zu Hause leben

- Beurteilung der Eignung und Verschreibung/Überweisung zur Förderung eines bewegungsintensiven Lebensstils (Otago-Programm, LiFE-Programm)

- Angebot eines Kurses für Kraft- und Gleichgewichtsübungen
- Überprüfung der Medikation in Bezug auf Fehler bei der Dosierung, Dauer usw., vorhersehbare Risiken sowie unerwünschte Wirkungen einschließlich Stürze
- Überprüfung von Medikamenten
- Vermeidung einer orthostatischen Hypotonie (z. B. Alpha-Agonisten) und einer Überbehandlung der arteriellen Hypertonie
- Erwägung einer Vitamin D-Ergänzung
- Screening auf Sehbehinderung
- Überweisung an einen Augenarzt zur Abklärung einer potenziell veränderbaren Augenerkrankung
- Verzicht auf Bifokalbrillen für die Mobilität im Freien
- Schulung und Förderung der Nutzung neuer Gehhilfen wie Rollatoren
- Beratung über geeignetes Schuhwerk und/oder Feststellung des Bedarfes an einer Fußpflege
- Analyse der häuslichen Umgebung und Veranlassung möglicher Anpassungen

3.3.6 Prävention von Stürzen in der Akutversorgung

Die Sturzprävention bei zu Hause lebenden Personen hat in der Forschung recht gute Ergebnisse erzielt, auch wenn die Umsetzung auf breiter Ebene noch suboptimal ist. Im Gegensatz dazu ist es nach wie vor problematisch, aufzuzeigen, wie Stürze in Akutkrankenhäusern verhindert werden können. Die meisten, wenn nicht sogar alle Maßnahmen haben es nicht geschafft, Stürze bei Patienten mit kurzem Aufenthalt (< einer Woche) oder in den ersten Tagen nach der Aufnahme zu verhindern. Die erfolgreicheren Programme haben eine Verringerung der Sturzraten bei Patienten mit einem Krankenhausaufenthalt von mehr als sieben Tagen erreicht. Vieles deutet darauf hin, dass die verwendeten Module zu statisch angewandt wurden. Delir und rasche funktionelle Veränderungen sind dabei wichtige Faktoren. Ein Assessment bei Aufnahme ist nicht reaktionsschnell genug, um rasche Veränderungen, die zu erhöhten Risiken führen, zu kompensieren. Ansätze wie ein Bettausstiegsalarm und eine Risikokennzeichnung von Patienten wurden ausprobiert, aber haben in RCTs keine überzeugenden Ergebnisse gezeigt. Das heißt nicht, dass sie schädlich waren, aber die Maßnahmen führten zu keinen wirklichen Veränderungen der Sturzraten (Oliver et al., 2010). In einer Studie aus Australien, die in einem subakuten Umfeld durchgeführt wurde und eine Patientenberatung mit Zielsetzungen beinhaltete, wurden positive Ergebnisse erzielt (Hill et al., 2015).

Behandlung von Krankenhauspatienten nach einem verletzungsbedingten Sturz

Die Alterstraumatologie, Notaufnahmen und Geriatrien sollten noch besser koordiniert werden. Derzeit ist das nicht überall der Fall. Die Behandlung geriatrischer Patienten, die mit Sturzverletzungen ins Krankenhaus eingeliefert werden, erfordert einen integrierten Versorgungsansatz, der alle Phasen einschließt (Prestmo et al., 2015). Viele Patienten mit Liegetrauma entwickeln Druckschäden an der Haut oder auch eine Dehydrierung bis hin zum Nierenversagen. Patienten, die nicht in der Lage sind, lebenswichtige orale Medikamente einzunehmen, wie z. B. Parkinson-Patienten, benötigen passager alternative Strategien. Die Schmerzkontrolle erfordert oft einen proaktiven Ansatz, insbesondere bei Patienten mit eingeschränkter Aufmerksamkeit, Kognition oder Kommunikation. Eine traumatische Hirnverletzung kann übersehen oder fälschlicherweise als Delir eingestuft werden.

Auch die Weltgesundheitsorganisation hat festgestellt, dass es oft an geeigneten stationären und ambulanten Rehabilitationsangeboten mangelt. Dieses Defizit hat negative funktionelle und psychosoziale Folgen für ältere Menschen, die nach einem verletzungsbedingten Sturz eingeliefert werden. Wie der erforderliche interdisziplinäre Ansatz am besten umgesetzt werden kann, hängt von den Patienten und dem jeweiligen Umfeld ab. Orthogeriatrische Dienste werden in ► Kap. 2.10 weiter dargestellt.

3.3.7 Sturz- und Verletzungsprophylaxe in der Langzeitpflege

Zahlreiche Studien wurden in Langzeitpflegeeinrichtungen durchgeführt. Es muss betont werden, dass die personellen Ressourcen und die räumlichen Möglichkeiten von Langzeitpflegeeinrichtungen regional sehr unterschiedlich sind. Dies führt zu Unterschieden in der Fallzusammensetzung und damit zum Vorliegen bestimmter Risikofaktoren. In den meisten Heimen ist die Prävalenz mittelschwerer bis schwerer kognitiver Beeinträchtigungen bei Bewohnern von Pflegeheimen inzwischen sehr hoch. Demenz, Schlaganfall, unzureichende häusliche Pflegedienste, mangelnde soziale Unterstützung und Palliativpflege sind die Hauptgründe für die Aufnahme in ein Pflegeheim. Ein Sturz in der Vergangenheit ist ein wichtiger Prädiktor für die Aufnahme in ein Pflegeheim. Eine beträchtliche Anzahl von Präventionsstudien im Bereich der Langzeitpflege hat es nicht geschafft, die Zahl der Stürze zu verringern. Einige wenige Studien haben sogar die Zahl der Stürze erhöht. Es wird daher empfohlen, das lokale „System" und die Einrichtung zu analysieren, bevor man Maßnahmen nach dem „gesunden Menschenverstand" einführt. Einige könnten sonst unwirksam sein. Der Ausgangspunkt jeder Veränderung in der Langzeitpflege sollte die Analyse und das Benchmarking des Status quo sein. Die meisten Pflegebedürftigen mit Transfer- und Gehfähigkeit werden wahrscheinlich stürzen. Viele Bewohner werden mehrfach stürzen, und das Verletzungsrisiko ist höher als bei Menschen ähnlichen Alters, die zu Hause leben. In den meisten Fällen ist das Ziel nicht eine sturzfreie Umgebung, sondern die Verringerung der Sturzhäufigkeit und insbesondere der Stürze mit Verletzungsfolge. Das Konzept der Sturz- und Verletzungsprävention in der Langzeitpflege stützt sich häufig auf kompensierende Strategien wie eine persönliche und/oder technische Unterstützung für Mobilität und Sicherheit. Dies steht im Gegensatz zur Prävention in der Gemeinschaft, wo optimierende Strategien wie Bewegungsinterventionen die erste Wahl sind. Dies sollte jedoch keineswegs zu einem repressiven Ansatz führen, der körperliche Aktivitäten durch den Einsatz von Zwangsmitteln einschränkt. Systematische Übersichten zeigen, dass die Beschränkung des Ansatzes auf eine proaktive Übungsstrategie keine sichere Mobilität gewährleistet (Vlaeyen et al., 2015). Studien, die Bewegung in multifaktorielle Ansätze einbezogen haben, führten zu besseren Ergebnissen. Die Sturzprävention sollte in einen systemischen Ansatz eingebettet sein und nicht als separates Thema betrachtet werden. Eine gute klinische Praxis bei der Behandlung bzw. Nichtbehandlung von Harninkontinenz, die Überprüfung der Medikation von Psychopharmaka und Polypharmazie, die Vermeidung von orthostatischer Hypotonie, die Behandlung von Dehydrierung und Schmerzen sowie die Vorbeugung des Delirs sind allesamt zentrale Bestandteile einer Strategie zur Sturzprävention in Langzeitpflegeeinrichtungen und keine separaten Komponenten. Ebenso sind Führung, Einstellung des Personals, interdisziplinäre Kommunikation, Personal und materielle Ressourcen erforderlich, um die allgegenwärtigen Probleme von Stürzen und Mobilitätsproblemen in Alten- und Pflegeheimen zu bewältigen. Die Priorisierung der Sturzprävention in einer Langzeitpflegeeinrichtung hängt von der Anzahl der Ereignisse und schwerwiegenden Zwischenfälle und dem Case-Mix ab (Rapp et al., 2008). Die Überwachungs-, Screening- und Bewertungsprozesse sollten regelmäßig analysiert werden. Eine jährliche Bewertung ist aus Sicht der Einrichtung erforderlich. Der Schwerpunkt individueller Interventionen sollte sich an funktionalen Veränderungen orientieren (z. B. während einer interkurrenten Infektion und der Anpassungphase nach der Aufnahme). Erfahrene Pflegekräfte und die aktuelle Sturzanamnese haben sich bei der Vorhersage zukünftiger Ereignisse als zuverlässiger erwiesen als jedes Bewertungsinstrument (Lundin-Olsson et al., 2010). Bei den Präventionsstrategien sollte auch berücksichtigt werden, dass die Pflege von Menschen mit eingeschränkter Mobilität in den meisten Fällen von Pflegekräften mit unterschiedlicher beruflicher Qualifikation und Erfahrung durchgeführt wird und die Rolle von Hausärzten begrenzt ist (siehe untenstehender Kasten).

Merke: Interventionen zur Sturzprävention in der Langzeitpflege und Akutkrankenhaus

- Überprüfung der Medikation (Polypharmazie, Dosis und Dauer der psychoaktiven Medikamente)
- Vermeidung einer orthostatischen Hypotension
- Vermeidung unangemessener Behandlungen oder Behandlungsziele (z. B. für den Blutdruck)
- Vitamin D-Gabe (bei gehfähigen Personen)
- Monofokalbrillen
- Förderung eines bewegungsfreundlichen Lebensstiles
- Schulung bei der richtigen Verwendung von Gehhilfen wie Rollatoren
- Beurteilung und Anpassung von Rollstühlen, Schuhen und der Pflegeumgebung
- Förderung von Harnkontinenzprogrammen
- Auswahl geeigneter Personen für die Verwendung von Hüftprotektoren
- Überwachung von Vorfällen und Berichterstattung, Personalschulung, Umweltanpassungen

Zusammenfassung

Zusammenfassend lässt sich sagen, dass es viel zu gewinnen gibt, wenn man die Lücken in der Sturzprävention in Deutschland schließt. Im häuslichen Umfeld besteht die Aufgabe darin, evidenzbasierte Kraft- und Gleichgewichtsprogramme für verschiedene Risikogruppen einzurichten, die für ältere Menschen attraktiv sind, so dass sie progressive, anspruchsvolle und nützliche Übungen nicht nur aufnehmen, sondern auch langfristig beibehalten.

In Krankenhäusern besteht die wichtigste Herausforderung darin, systemische Ansätze zur Sturzprävention zu entwickeln, die Risiken überwachen und das Personal motivieren, allgemeine sowie individuelle und spezifische Risiken zu erkennen und täglich Maßnahmen zur Sturzprävention zu ergreifen.

In Pflegeheimen sind ebenfalls systemübergreifende Risikokonzepte erforderlich. Hier besteht die Herausforderung darin, ein Gleichgewicht zwischen Aktivität und Sicherheit zu finden.

Wie alle Maßnahmen müssen auch die Maßnahmen zur Sturzprävention, ob zu Hause, im Krankenhaus oder in der Langzeitpflege, in angemessener Intensität und über einen ausreichenden Zeitraum durchgeführt werden, damit sie wirksam sind.

Um eine langfristige Sturzprophylaxe zu erreichen, muss es einen Übergang zwischen der Physiotherapie, die als Rehabilitation angeboten wird, und langfristigen, evidenzbasierten Übungen in Kursen oder zu Hause geben, die gut befolgt werden. Die Maßnahmen müssen älteren Menschen so angeboten werden, dass sie für sie attraktiv sind und zu ihren Zielen und Wünschen passen, damit eine gute Adhärenz und damit Wirksamkeit erreicht werden kann (Yardley et al., 2007).

Literatur

AGS/BGS (2016). Clinical Practice Guideline: Prevention of Falls in Older Persons. Available at: http://www.medcats.com/FALLS/frameset.html, Zugriff am 4. Mai 2023

AGS/BGS (2016a). Clinical Practice Guideline: Prevention of Falls in Older Persons; Summary of Recommendations. Available at: http://www.americangeriatrics.org/health_care_professionals/clinical_practice/clinical_guidelines_recommendations/prevention_of_falls_summary_of_recommendations, Zugriff am 4. Mai 2023

American Geriatrics Society (2015). Beers Criteria Update Expert Panel. (2015) American Geriatrics Society 2015 Updated Beers Criteria for Potentially Inappropriate Medication Use in Older Adults. *J Am Geriatr Soc*, 63, 2227–46.

American Occupational Therapy Association (2016). Home Safety and Accessibility Assessments. Available at: http://www.aota.org/practice/productive-aging/home-mods/rebuilding-together/assessments.aspx, Zugriff am 4. Mai 2023

BGS (2016). Falls and Bone Resources. Available at: http://www.bgs.org.uk/index.php/fallsresources-307, Zugriff am 4. Mai 2023

Brannan, S., Dewar, C., Sen, J., et al. (2003). A prospective study of the rate of falls before and after cataract surgery. *Br J Ophthalmol*, 87, 560–2.

Cameron, I. D., Dyer, S. M., Panagoda, C. E., et al. (2018). Interventions for preventing falls in older people in care facilities and hospitals. *Cochrane Database of Systematic Reviews*. https://doi.org/10.1002/14651858.CD005465.pub4

Campbell, A. J., Robertson, M. C., Gardner, M. M., et al. (1997). Randomised controlled trial of a general practice programme of home based exercise to prevent falls in elderly women. *BMJ*, 315, 1065–9.

Campbell, A. J., Robertson, M. C., La Grow, S. J., *et al.* (2005). Randomised controlled trial of prevention of falls in people aged > or =75 with severe visual impairment: the VIP trial. *BMJ*, 331, 817.

CDC (2016a). Stopping Elderly Accidents Deaths and Injuries. STEADI Materials for health care providers. Available at: http://www.cdc.gov/steadi/materials.html, Zugriff am 4. Mai 2023

CDC (2016b). Stopping Elderly Accidents Deaths and Injuries. STEADI Stay Independent: Falls checklist for older people. Available at: http://www.cdc.gov/steadi/pdf/stay_independent_brochure-a.pdf, Zugriff am 4. Mai 2023

CDC (2016c). Stopping Elderly Accidents Deaths and Injuries. STEADI Algorithm for Fall Risk Assessment & Interventions. Available at: http://www.cdc.gov/steadi/pdf/algorithm_2015-04-a.pdf, Zugriff am 4. Mai 2023

CDC (2016d). Make STEADI Part of Your Medical Practice. Available at: https://www.cdc.gov/steadi/, Zugriff am 4. Mai 2023

Clemson, L., Singh, M. A. F., Bundy, A., *et al.* (2012). Integration of balance and strength training into daily life activity to reduce rate of falls in older people (the LiFE study): randomised parallel trial. *BMJ*, 345, e4547.

Clemson, L., Stark, S., Pighills, A. C., et al. (2023). Environmental interventions for preventing falls in older people living in the community. *Cochrane Database of Systematic Reviews*, *2023*(3). https://doi.org/10.1002/14651858.CD013258.pub2

Close, J. C. T. & Lord, S. R. (2011). Fall assessment in older people. *BMJ*, 343, d5153. Including videos of assessments, Zugriff am 4. Mai 2023

Cumming, R. G., Thomas, M., Szonyi, G., *et al.* (1999). Home visits by an occupational therapist for assessment and modification of environmental hazards: a randomized trial of falls prevention. *J Am Geriatr Soc*, 47, 1397–402.

Deandrea, S., Lucenteforte, E., Bravi, F., et al. (2010). Risk factors for falls in community-dwelling older people: a systematic review and meta-analysis. *Epidemiol*, 21, 658–68.

El-Khoury, F., Cassou, B., Latouche, A., et al. (2015). Effectiveness of two year balance training programme on prevention of fall induced injuries in at risk women aged 75–85 living in community: Ossébo randomised controlled trial. *BMJ*, 351, h3830.

Farseeing (2016). FRAT-up, online Fall Risk Assessment Tool. Available at: http://ffrat.farseeingresearch.eu/, Zugriff am 4. Mai 2023

Fleming, J., Brayne, C., Cambridge City over-75s Cohort (CC75C) study collaboration. (2008). Inability to get up after falling, subsequent time on floor, and summoning help: prospective cohort study in people over 90. *BMJ*, 337, a2227.

Freund, A. M. & Baltes, P. B. (2002). The adaptiveness of selection, optimization, and compensation as strategies of life management: evidence from a preference study on proverbs. *J Gerontol B Psychol Sci Soc Sci*, 57, P426–34.

Haran, M. J, Lord, S. R., Cameron, I. D., *et al.* (2009). Preventing falls in older multifocal glasses wearers by providing single-lens distance glasses: the protocol for the VISIBLE randomised controlled trial. *BMC Geriatr*. 9, 10.

Hauer, K., Lamb, S. E., Jørstad, E. C., et al. (2006). Systematic review of definitions and methods of measuring falls in randomised controlled fall prevention trials. *Age Ageing*, 35, 5–10.

Hill, A. M., McPhail, S. M., Waldron, N., *et al.* (2015). Fall rates in hospital rehabilitation units after individualised patient and staff education programmes: a pragmatic, stepped-wedge, cluster-randomised controlled trial. *Lancet*, 385, 2592–9.

Kempen, G. I. J. M., Yardley, L., van Haastregt, J. C. M., *et al.* (2008). The Short FES-I: a shortened version of the falls efficacy scale-international to assess fear of falling. *Age Ageing*, 37, 45–50.

Kenny, R. A., Richardson, D. A., Steen, N., et al. (2001). Carotid sinus syndrome: a modifiable risk factor for nonaccidental falls in older adults (SAFE PACE). *J Am Coll Cardiol*, 38, 1491–6.

Lamb, S. E., Jørstad-Stein, E. C., Hauer, K., et al. (2005). Development of a common outcome data set for fall injury prevention trials: the Prevention of Falls Network Europe consensus. *J Am Geriatr Soc*, 53, 1618–22.

Ling, Y., Xu, F., Xia, X., et al. (2021). Vitamin D supplementation reduces the risk of fall in the vitamin D deficient elderly: An updated meta-analysis. *Clinical nutrition (Edinburgh, Scotland)*, *40*(11), 5531–5537. https://doi.org/10.1016/j.clnu.2021.09.031

Menant, J. C., Steele, J. R., Menz, H. B., et al. (2008). Optimizing footwear for older people at risk of falls. *J Rehabil Res Dev*, 45, 1167–81.

Montero-Odasso, M., van der Velde, N., Martin, F. C., et al. (2022). World guidelines for falls prevention and management for older adults: A global initiative. *Age and Ageing*, *51*(9), afac205. https://doi.org/10.1093/ageing/afac205

National Center for Injury Prevention and Control (2015). Preventing Falls: A Guide to Implementing Effective Community-based Fall Prevention Programs. 2nd ed. Atlanta, GA: Centers for Disease Control and Prevention. Available at: http://www.cdc.gov/homeandrecreationalsafety/pdf/falls/fallpreventionguide-2015-a.pdf, Zugriff am 4. Mai 2023.

Neuroscience Research Australia (2016). FALLSCREEN the falls risk calculator. Available at: https://www.neura.edu.au/research-clinic/fbrg/, Zugriff am 4. Mai 2023.

NICE (2013). Clinical guideline [CG161]. Falls in older people: assessing risk and prevention. Available at: https://www.nice.org.uk/guidance/cg161/chapter/1-recommendations#preventing-falls-in-older-people-2, Zugriff am 4. Mai 2023.

Oliver, D., Healey, F., & Haines, T. P. (2010). Preventing falls and fall-related injuries in hospitals. *Clin Geriatr Med*, 26, 645–92.

Prestmo, A., Hagen, G., Sletvold, O., *et al.* (2015). Comprehensive geriatric care for patients with hip fractures: a prospective, randomised, controlled trial. *Lancet*, 385, 1623–33.

Prevention of Falls Network for Dissemination (2016). ProFouND Falls Prevention Intervention Factsheets. Available at: http://profound.eu.com/wp-content/uploads/2015/10/Updated-Falls-Intevention-Factsheets.pdf, Zugriff am 4. Mai 2023.

Prevention of Falls Network for Dissemination (2016a). ProFouND Falls Prevention App. Available at: http://profound.eu.com/profoundapp/, Zugriff am 4. Mai 2023.

Rapp, K., Freiberger, E., Todd C, *et al.* (2014). Fall incidence in Germany: results of two population-based studies, and comparison of retrospective and prospective falls data collection methods. *BMC Geriatr*, 14, 105.

Rapp, K., Lamb, S. E., Erhardt-Beer, L., *et al.* (2008). Effect of a statewide fall prevention program on incidence of femoral fractures in residents of long-term care facilities. *J Am Geriatr Soc*, 58, 70–5.

Sherrington, C., Fairhall, N. J., Wallbank, G. K., et al. (2019). Exercise for preventing falls in older people living in the community. *Cochrane Database of Systematic Reviews*, *2019*(1). https://doi.org/10.1002/14651858.CD012424.pub2

Schwenk, M., Lauenroth, A., Stock, C., et al. (2012). Definitions and methods of measuring and reporting on injurious falls in randomised controlled fall prevention trials: a systematic review. *BMC Med Res Methodol* 12, 50.

Simon Fraser University (2016). Technology for Injury Prevention in Seniors Fall Videos. Available at: http://www.sfu.ca/tips/fallvideos.html, Zugriff am 4. Mai 2023.

Skelton, D., Dinan, S., Campbell, M., et al. (2005). Tailored group exercise (Falls Management Exercise—FaME) reduces falls in community-dwelling older frequent fallers (an RCT). *Age Ageing*, 34, 636–9.

Tinetti, M. E., Baker, D. I., McAvay, G, *et al.* (1994). A multifactorial intervention to reduce the risk of falling among elderly people living in the community. *N Engl J Med*, 331, 821–7.
Vlaeyen, E., Coussement, J., Leysens, G., *et al.* (2015). Characteristics and effectiveness of fall prevention programs in nursing homes: a systematic review and meta-analysis of randomized controlled trials. *J Am Geriatr Soc*, 63, 211–21.
Yardley, L., Beyer, N., Hauer, K., et al. (2007). Recommendations for promoting the engagement of older people in activities to prevent falls. *Quality and Safety in Health Care* 16, 230–4.

3.4 Harninkontinenz

Klaus Becher

3.4.1 Einführung

Die Urininkontinenz zählt zu den häufigsten Funktionseinschränkungen, die sich bei älteren, insbesondere gebrechlichen Menschen entwickeln. Sie kann nicht nur als ein isoliertes Symptom in Erscheinung treten, sondern sollte als geriatrisches Syndrom verstanden werden. Dieses führt aber nur selten zur Konsultation des Hausarztes oder zur adäquaten diagnostisch-therapeutischen Versorgung im Rahmen eines Klinikaufenthaltes. Bei Zunahme des Anteils älterer Menschen an der Bevölkerung wird in Zukunft die absolute Zahl der Patienten mit Harninkontinenz und Symptomen der unteren Harnwege steigen und es werden sich in den kommenden Jahrzehnten die diesbezüglichen Gesundheitsausgaben und Langzeitpflegekosten erhöhen (Abrams, 2023). Urinverlust und insbesondere Dranginkontinenz führen zu vermehrten Stürzen bei Älteren und zu seelischen Beeinträchtigungen und Depressionen (Inouye, 2007).

Durch das Standardisierungskomitee der International Continence Society (ICS) wurde die Definition einer Harninkontinenz als ungewollter Verlust von Urin festgelegt (Abrams et al., 2002). Dies gilt für alle Erwachsenen über alle Lebensabschnitte. Säuglinge und Kleinkinder sind aufgrund ihrer besonderen Entwicklungssituation nicht adressiert. Da Patienten im höheren Lebensalter eine sehr unterschiedliche Funktionalität und Morbidität aufweisen, ist auch das Phänomen Harninkontinenz in unterschiedlichen Ausprägungen und Erscheinungsformen vorzufinden.

Die Regulationsmechanismen der Harnblase unterliegen durch die peripheren und rückenmarksnahen sowie die zentralen, vom Großhirn gesteuerten Nervenbahnen sowohl einer willkürlichen als auch einer unwillkürlichen Steuerung. Die neuronale Ebene umfasst dabei parasympathische, sympathische und somatische Neuronen. Bei der autonomen Blasenregulation des Erwachsenen erhalten Neurone im sakralen Spinalmark afferente Signale der Blase und antworten auf Dehnung oder Kontraktion. Es finden sich zwei Arten von afferenten Neuronen, die sich in Morphologie, Lokalisation und Funktion unterscheiden (Christie et al., 2021). Die myelinisierten A-δ-Fasern scheinen im Detrusor gehäuft vorzukommen und an der physiologischen Wahrnehmung der Blasenfüllung beteiligt zu sein. Im Gegensatz dazu finden sich die unmyelinisierten C-Fasern im Detrusor und in der Lamina propria der Harnblasenwand, wo sie an der Wahrnehmung pathophysiologischer Signale beteiligt sein sollen (Gabella & Davis, 1998; Vera & Nadelhaft, 2000; de Groat, 2004; Ouslander, 2004). Diese Nervenbahnen sind mit dem Miktionszentrum im frontalen Kortex und im Hypothalamus verbunden, wo die Reizantworten moduliert werden. Die Aktivierung des Parasympathikus bedeutet in der Folge eine Blasenkontraktion, während inhibitorische Neurone eine Blasenrelaxation und Sphinkterkontraktion bewirken. Ein typischer Verlauf im Rahmen einer normalen Blasenfunktion ist dabei ein langsamer Druckanstieg ohne Kontraktion, während sich die Blase füllt, und eine parasympathisch aktivierte Blasenkontraktion und somatisch koordinierte Sphinkterrelaxation bei der Entleerung der Harnblase.

Viele Risikofaktoren wurden als relevant für die Entwicklung einer Harninkontinenz im Alter identifiziert, so zum Beispiel kognitive Beeinträchtigungen und degenerative Gelenkerkrankungen, die nur mittelbar mit dem Urogenitaltrakt in Verbindung stehen (Cardozo et al., 2023). Oftmals interagiert aber eine Vielzahl unterschiedlicher individueller Risikofaktoren (Beckenbodenschwäche, neurodegenerative Grunderkrankungen) mit neu auftretenden Einflüssen, wie Harnwegsinfekten oder Medikamenteninteraktionen. Weitere Kontextfaktoren sind z. B. eine Sarkopenie oder Einschränkungen der Sensorik, wie sie auch bei anderen geriatrischen Syndromen beobachtet werden. Ein verstecktes Schamgefühl sowie eine Tabuisierung sind auch noch in der heutigen Zeit bei Vorliegen einer Harninkontinenz anzutreffen (Milne, 2000; Horrocks et al., 2004).

Merke

Das klinische Bild der Harninkontinenz wird durch mögliche Komplikationen verschlimmert, wie vermehrte chronisch rezidivierende Harnwegsinfekte, eine Inkontinenz-assoziierte Dermatitis (IAD) und eine erhöhte Sturzgefährdung mit Frakturen. Häufig kommen auch eine Depression sowie ein sozialer Rückzug und damit verbunden ein Verlust an Autonomie und Lebensqualität erschwerend dazu. Diese Faktoren müssen bei der Diagnostik wie auch bei der Therapieplanung Beachtung finden.

3.4.2 Epidemiologie und Verlauf

Mit zunehmendem Alter nimmt allgemein die Häufigkeit des Verlustes der Kontinenz zu. So leiden ca. 11 % der über 60-Jährigen an einer Harninkontinenz. Bei den über 80-Jährigen sind es bereits etwa 30 %, die von Inkontinenz berichten (Weltz-Barth, 2007). Der Verlust der Kontinenz

Tab. 3.4.1: Gradeinteilung der Belastungsinkontinenz nach Stamey (Abrams et al., 2002)

Gradeinteilung der Belastungsinkontinenz nach Stamey	Beschreibung
Grad I	beim Husten, Niesen, Lachen und schweren Heben geht Urin verloren
Grad II	bei körperlicher Belastung, wie Hüpfen, Laufen oder Springen, geht Urin verloren
Grad III	beim einfachen Wenden im Bett geht bereits Urin verloren

ist in jüngeren Altersdekaden häufiger bei Frauen zu beobachten. Die Prävalenzangaben variieren jedoch bei Erwachsenen zwischen 17 % mit sogenannten Harntraktsymptomen oder Lower Urinary Tract Symptoms (LUTS) und bis über 75 % bei über 80-Jährigen (Goepel, 2002).

Merke

Die Häufigkeit der überaktiven Blase mit Inkontinenz steigt mit zunehmendem Alter und liegt für Frauen über 75 Jahre bei etwa 31 % und für Männer über 75 Jahre bei etwa 42 % (Milsom et al., 2001).

Vier verschiedene Inkontinenzformen der Harnblase können unterschieden werden:

- *Belastungsinkontinenz:* Unfreiwilliger Urinverlust, wenn das Blasenschließmuskelsystem nicht mehr dem intraabdominellen Druck standhält. Beim Husten, Lachen, Niesen und schweren Heben, beim Hüpfen, Laufen oder beim einfachen Wenden im Bett kann dies in steigendem Maße beobachtet werden. Eine mögliche Gradeinteilung erfolgt nach dem Schema von Stamey (▸ Tab. 3.4.1).
- *Dranginkontinenz:* Es steht das imperative Dranggefühl, Urin lassen zu müssen, im Vordergrund. Dieses ist mit einem Harnverlust verbunden. Als eine Form der LUTS unter dem Begriff der überaktiven Blase (ÜAB) oder im angelsächsischen Raum als Overactive Bladder (OAB) bekannt, kommt es zu einem übermäßigen, imperativen oder häufigen Harndrang – v. a. auch in der Nacht (Nykturie) –, der sich entweder als trockene OAB ohne Inkontinenz oder eben als nasse ÜAB (OAB wet) mit Inkontinenzepisoden bei etwa einem Drittel aller OAB-Patienten manifestieren kann. Die OAB mit oder ohne Detrusorüberaktivität wird im Rahmen einer ätiologischen Subklassifizierung in eine solche mit neurogener Detrusorüberaktivität und eine idiopathische Form (instabile Blase) differenziert.
- *Mischformen:* Die beiden Formen der Belastungs- und Dranginkontinenz sind bei älteren Patientinnen am häufigsten gemeinsam in unterschiedlicher Dominanz der Beteiligung zu finden.
- *Überlaufblase:* Eine Obstruktion des Blasenauslasssystems entsteht und ist bei entsprechender intravesikaler Druckerhöhung mit einem unkontrollierten Harnabgang verbunden. Als klassisches Beispiel kann hier der ältere Mann mit einer benignen Prostatahyperplasie (BPH) genannt werden, bei dem es häufig auch zum Harnträufeln kommt. Hierbei kann die Hyperplasie der Prostata zur Obstruktion der Urethra führen und sowohl irritative Symptome einer Drangsymptomatik oder eines benignen Prostatasyndroms (BPS) mit Inkontinenz bei Überschreitung des Blasenauslasswiderstandes hervorrufen wie auch einen Harnverhalt.

3.4.3 Diagnosestellung

Merke

Die gezielte Anamnese inklusive der Medikamentenanamnese, eine körperliche Untersuchung mit Augenmerk auf Gewicht, Genitalstatus und rektal digitalem Befund sowie der Urinstatus, eine Restharnsonografie und ein Trink- und Miktionstagebuch sind unverzichtbare Bestandteile der Basisdiagnostik einer Kontinenzbehandlung. Sie stellen die Grundpfeiler des Zugangs zu einem gebrechlichen Menschen mit Harninkontinenz dar.

Aufgrund der Häufigkeit der Harninkontinenz bei älteren Menschen und der Tatsache, dass viele Ältere nicht aktiv von ihrer Inkontinenz berichten, teilweise diese sogar bewusst verschweigen, und diese bei moderater Ausprägung auch vom Fachpersonal nicht ohne weiteres erkannt wird, ist ein Screening auf Vorliegen einer Harninkontinenz beim Erstkontakt in der Hausarztpraxis zu empfehlen. In der S2e-Leitlinie „Harninkontinenz bei geriatrischen Patienten, Diagnostik und Therapie" der DGG (2019) wird in diesem Rahmen zunächst auf ein allgemeines Assessment, das die generelle Frage nach Vorliegen einer Harnkontinenz beinhaltet, verwiesen, wie es der Barthel-Index und das Screening nach Lachs beinhalten. Ein weiterführendes spezielles Assessment in Form eines Symptomfragebogens sollte dann folgen, wenn der Verlust der Kontinenz vorliegt (Becher & Sieber, 2011; Becher et al., 2019; Waag et al., 2023). Der International Consultation on Incontinence Questionnaire in seiner Kurzform (short-form, SF) (ICIQ-SF) erfüllt diese Kriterien und wird international empfohlen (▸ Abb. 3.4.1).

Wurde eine Inkontinenz identifiziert, kann aus verschiedenen Fragebögen zu den Inkontinenzformen ausgewählt werden, bspw. der International Prostata Symptome Score (IPSS) bei Männern oder der Detrusor Instability Score (DIS) bei Frauen. Anhand des Ergebnisses eines Toiletten- und Trinkprotokolls kann darüber hinaus die Art und Ausprägung des Urinverlustes weiter präzisiert werden (▸ Abb. 3.4.2).

ICIQ-UI Short Form (German)

VERTRAULICH

☐☐☐☐☐	☐☐☐	☐☐ ☐☐☐ ☐☐
Nummer des Teilnehmers/der Teilnehmerin	Initialen des Teilnehmers/der Teilnehmerin	T T M M M J J **Heutiges Datum**

Viele Menschen haben gelegentlich Probleme mit unwillkürlichem Harnverlust. Wir versuchen zu ermitteln, wie viele Menschen ungewollt Harn verlieren, und wie sehr dies ein Problem für sie ist. Wir wären Ihnen sehr dankbar, wenn Sie die folgenden Fragen beantworten würden und dabei daran denken, wie es Ihnen in den vergangenen 4 Wochen gegangen ist.

1 Bitte tragen Sie Ihr Geburtsdatum ein: ☐☐ ☐☐☐ ☐☐

TAG MONAT JAHR

2 Sind Sie? *(Bitte ein Feld ankreuzen)*: weiblich ☐ männlich ☐

3 Wie häufig verlieren Sie Harn? *(Bitte ein Feld ankreuzen)*

niemals	☐	0
ungefähr 1 mal pro Woche oder weniger	☐	1
zwei oder drei mal pro Woche	☐	2
ungefähr 1 mal pro Tag	☐	3
mehrmals am Tag	☐	4
ständig	☐	5

4 Wir würden gerne wissen, wieviel Harn Sie Ihrer Meinung nach verlieren. Wieviel Harn verlieren Sie gewöhnlich? (unabhängig davon, ob Sie Vorlagen tragen oder nicht) *(Bitte ein Feld ankreuzen)*

kein Harnverlust	☐	0
eine kleine Menge Harn	☐	2
eine mittlere Menge Harn	☐	4
eine große Menge Harn	☐	6

5 Wie sehr beeinträchtigt generell der Harnverlust Ihren Alltag?
Bitte markieren Sie eine Zahl zwischen 0 (überhaupt nicht) und 10 (ein schwerwiegendes Problem)

0 1 2 3 4 5 6 7 8 9 **10**

überhaupt nicht — schwerwiegend

Summenscore der Fragen 3+4+5 ☐ ☐

6 Wann verlieren Sie Harn? *(Bitte kreuzen Sie alle Felder an, die zutreffen)*

niemals – kein Harnverlust	☐
Harnverlust vor dem Erreichen der Toilette	☐
Harnverlust beim Husten oder Niessen	☐
Harnverlust während des Schlafes	☐
Harnverlust bei körperlicher Betätigung / sportlicher Aktivität	☐
Harnverlust nach dem Wasserlassen und Wiederankleiden	☐
Harnverlust ohne erkennbare Ursache	☐
ständiger Harnverlust	☐

Vielen Dank für die Beantwortung der Fragen.

Abb. 3.4.1: Detektion von Harninkontinenz nach dem International Consultation on Incontinence Questionnaire – Short Form (ICIQ-SF) (© ICIQ Group – der Fragebogen kann unter www.iciq.net abgerufen werden)

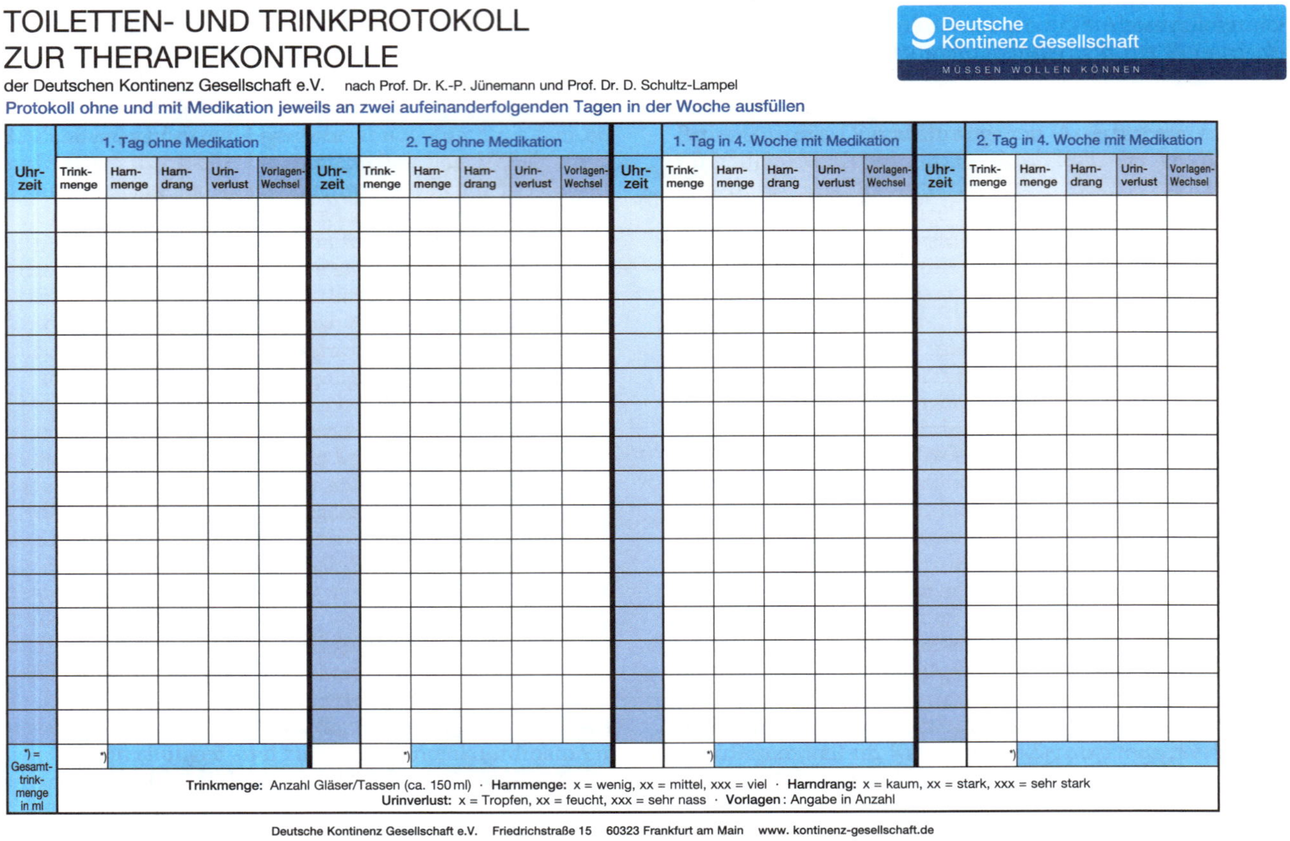

TOILETTEN- UND TRINKPROTOKOLL
ZUR THERAPIEKONTROLLE
der Deutschen Kontinenz Gesellschaft e.V. nach Prof. Dr. K.-P. Jünemann und Prof. Dr. D. Schultz-Lampel

Deutsche Kontinenz Gesellschaft
MÜSSEN WOLLEN KÖNNEN

Protokoll ohne und mit Medikation jeweils an zwei aufeinanderfolgenden Tagen in der Woche ausfüllen

	1. Tag ohne Medikation						2. Tag ohne Medikation						1. Tag in 4. Woche mit Medikation						2. Tag in 4. Woche mit Medikation				
Uhr-zeit	Trink-menge	Harn-menge	Harn-drang	Urin-verlust	Vorlagen-Wechsel	Uhr-zeit	Trink-menge	Harn-menge	Harn-drang	Urin-verlust	Vorlagen-Wechsel	Uhr-zeit	Trink-menge	Harn-menge	Harn-drang	Urin-verlust	Vorlagen-Wechsel	Uhr-zeit	Trink-menge	Harn-menge	Harn-drang	Urin-verlust	Vorlagen-Wechsel
*) = Gesamt-trink-menge in ml	*)						*)						*)						*)				

Trinkmenge: Anzahl Gläser/Tassen (ca. 150 ml) · Harnmenge: x = wenig, xx = mittel, xxx = viel · Harndrang: x = kaum, xx = stark, xxx = sehr stark
Urinverlust: x = Tropfen, xx = feucht, xxx = sehr nass · Vorlagen: Angabe in Anzahl

Deutsche Kontinenz Gesellschaft e.V. Friedrichstraße 15 60323 Frankfurt am Main www. kontinenz-gesellschaft.de

Abb. 3.4.2: Beispiel für ein Miktionsprotokoll der Deutschen Kontinenzgesellschaft (Deutsche Kontinenz Gesellschaft e. V., nach Prof. Dr. K.-P. Jünemann und Prof. Dr. D. Schultz-Lampel, 2023)

Altersassoziierte Veränderungen als Risikofaktoren für eine Harninkontinenz:

Nerval:

- Degeneration der neuromuskulären Endplatten
- Rückbildung von Muskel- und Nervenfasern
- veränderte zentrale und periphere Konzentration der Neurotransmitter und deren Aktionspotenziale
  - Blasenüberaktivität
  - reduzierte Blasenkontraktilität
  - erhöhter Restharn
  - reduzierte Blasenkapazität

Blasenmuskel:

- reduzierte Blasenkapazität
- erhöhte Detrusorüberaktivität
- reduzierte Detrusorkontraktilität
- erhöhter Restharn

Urethra:

- erniedrigter Verschlussdruck bei Frauen
- erhöhte Wahrscheinlichkeit für Belastungs- und Dranginkontinenz

Prostata:

- erhöhte Inzidenz des BPS
- erhöhte Inzidenz eines Prostatakarzinoms

Hormonell:

- Östrogendefizit (Frau):
  - erhöhte Inzidenz einer atrophen Vaginitis
  - erhöhte Inzidenz rezidivierender Harnwegsinfekte
- antidiuretisches Hormon (ADH)-Mangel:
  - erhöhte nächtliche Urinproduktion
  - erhöhte Wahrscheinlichkeit für Nykturie und nächtliche Harninkontinenz mit Polyurie

Neben diesen physiologischen Veränderungen spielen Komorbiditäten, Einfluss der Medikation, funktionelle Einschränkungen und Umweltfaktoren eine wichtige Rolle bei der richtigen Diagnosestellung und der anschließenden Therapiestrategie.

Weitere relevante Komorbiditäten sind ein Diabetes mellitus, degenerative Gelenkerkrankungen, eine chronisch obstruktive Lungenerkrankung oder ein Schlaf-Apnoe-Syndrom. Im Bereich der neurologisch-psychiatrischen Begleiterkrankungen ist der Schlaganfall durch eine mögliche Beeinträchtigung der Mobilität aufgrund einer Hemiplegie, aber auch durch eine deutlich häufiger auftretende Dranginkontinenz sowie eine potenzielle Retentionsblase ein bedeutendes Krankheitsbild, das eine Harninkontinenz begünstigen kann. Der Morbus Parkinson oder Parkinsonoide bewirken ähnliche Einschränkungen im Bereich der Mobilität. Aber auch die häufig anzutreffende Obstipation kann die Harnkontrolle erschweren. Der Hakim-Trias, welche sich durch eine Gangstörung, eine kognitive Störung und eine Harninkontinenz manifestiert, liegt ein Normaldruckhydrozephalus zugrunde, der nach diagnostischer Sicherung in der Bildgebung durch eine Entlastungspunktion des Liquor spinalis und gegebenenfalls durch Anlage eines ventrikulo-peritonealen Shunts behandelt wird (Shaw et al., 2016). Der Zusammenhang zwischen Demenz und Inkontinenz zeigt sich im mittleren und fortgeschrittenen Stadium der Erkrankung. Die zerebrale Schädigung bei der Alzheimer-Demenz führt zur Beeinträchtigung der zerebralen Hemmung der Miktion bis hin zum kompletten Ausfall des Miktionsreflexes. In den meisten Fällen resultiert das klinische Bild einer Dranginkontinenz. Etwa ein Fünftel der Patienten kann aber durch die noch funktionierende willkürliche Innervation des äußeren Schließmuskels den ungewollten Harnabgang über das medulläre Miktionszentrum und das zerebrale sensorische Zentrum verhindern. Die Detrusor-Sphinkter-Koordination in der Blase ist in der Regel am Anfang nicht betroffen (Kotsoris et al., 1987; Tarvonen-Schröder et al., 1996; Sakakibara et al., 1999; Kuo & Lipsitz, 2004).

Mit dem Alter können symptomatische Harnwegsinfekte im Rahmen einer Harninkontinenz auftreten. Sie können sowohl ursächlich für eine Harninkontinenz sein als auch Folge eines bestehenden Verlustes der Miktionskontrolle. Bei gebrechlichen Hochbetagten kann aber ein Zusammenhang mit einer Harninkontinenz und einer asymptomatischen Bakteriurie (ABU) nicht eindeutig belegt werden. Die antibiotische Behandlung der asymptomatischen Bakteriurie bei harninkontinenten alten Menschen wird daher nicht empfohlen, da sie die Symptomausprägung der Harninkontinenz nicht beeinflusst.

Merke

Mit der Anzahl der verordneten Medikamente steigt auch die Zahl der möglichen Interaktionen und damit die Möglichkeit von unerwünschten Arzneimittelnebenwirkungen. Daher sollte auch der Medikamentencheck nicht vernachlässigt werden.

Eine Vielzahl von Wirkstoffen kann eine Harninkontinenz begünstigen und Symptome eines LUTS provozieren. ▸ Tab. 3.4.2 zeigt mögliche Zusammenhänge zwischen drangverstärkenden und die Belastungsinkontinenz fördernden Medikamenten.

Zahlreiche funktionelle Defizite können in erheblichem Ausmaß an der Entstehung und Verschlechterung einer Harninkontinenz beteiligt sein. Hierzu gehören das Sturzsyndrom, das Delir, die altersbedingte Sehstörung und die Presbyakusis (Cigolle et al., 2007). Die Verschlechterung der Sehkraft kann z. B. die Fähigkeit vermindern, im Alltag schnell eine geeignete Toilette zu finden. Die Presbyakusis verhindert möglicherweise eine Teilnahmeentscheidung für ein Blasentrainingsprogramm, wenn dieses in einem Gruppensetting stattfindet.

Merke

Bei Hinweisen auf eine Mischinkontinenz, eine Störung der Blasenentleerung mit Zeichen einer Überlaufblase oder eine schwerwiegende neurologische Grund-/Begleiterkrankung wie auch bei frustranen konservativen Therapieversuchen nach 4–12 Wochen sollten weitere diagnostische Schritte mit urologischer und/oder urogynäkologischer Spezialdiagnostik erfolgen.

Beispiele sind

- *Perineal- und Introitussonografie:*
  - Urethraldivertikel
  - Descensus uteri
  - mangelnde Beckenbodenkontraktionen
- *Uroflowmetrie bei Männern:*
  - zur Differenzierung einer OAB
  - zur Differenzierung einer Blasenauslassobstruktion (bladder outlet obstruction, BOO) infolge einer BPH
- *Zystoskopie, Zystomanometrie:*
  - Tumore
  - Entzündungen
  - Detrosurkontraktilität
- *Beckenboden-EMG:*
  - Beckenbodenmuskelschwäche
  - neurologische Funktionsstörung
- *Urodynamikmessung:*
  - Aussagen zum Blasendruck
  - Harnröhrenverschluss
  - Beurteilung von Blasenspeicher- und Entleerungsstörungen

3.4.4 Behandlungskonzept

Ein Behandlungskonzept sollte immer individuell an den Bedürfnissen und Möglichkeiten des betroffenen gebrechlichen älteren Menschen ausgerichtet werden. Dies gilt für die sichere und professionelle Pflege in Krankenhäusern wie auch in Pflegeeinrichtungen und in der ambulanten Pflege. Die erfolgreiche Umsetzung erfordert die Kenntnis von den verschiedenen Ursachen einer Harninkontinenz und von den Versorgungsmöglichkeiten, die professionelle Beratung des Betroffenen und das gegenseitige Verständnis. Ziel ist, das höchstmögliche Maß an Selbstständigkeit und Kontinenz zu erreichen oder zu erhalten. Die Kontinenzprofile geben diesen Rahmen und die Zielerreichung vor (▸ Abb. 3.4.3).

3.4.5 Therapeutische Prinzipien

Je nach Form der Harninkontinenz stehen für den gebrechlichen Älteren Therapien zur Verfügung (▸ Tab. 3.4.3). Aufgrund fehlender gut kontrollierter Studien in der Gruppe der Hochaltrigen sind allerdings nur wenige spezifische Empfehlungen möglich. Grundsätzlich werden konservative Maßnahmen von operativen respektive invasiven Maßnahmen unterschieden.

Tab. 3.4.2: Häufig verordnete Medikamentenwirkstoffe mit Einfluss auf die Kontinenz (adaptiert unter anderem nach Kiss, 2006 und Böhmer, 2004)

Wirkstoffgruppe	Einfluss auf die Kontinenz
α-Blocker, Sympatholytika	Harnretention mit Gefahr der Überlaufblase
ACE-Hemmer	begünstigen Stressinkontinenz durch Husten
Anticholinergika, Spasmolytika, Antihistaminika	verursachen möglicherweise Harnverhalt, Überlaufinkontinenz, Verwirrtheit, Verstopfung
Antidepressiva	anticholinerge Wirkung, Sedierung
Antiparkinsonmittel	anticholinerge Wirkung, Sedierung
Betablocker	Erhöhung der Detrusorkontraktilität
Calcium-Antagonisten	Ödembildung durch venöse Vasokonstriktion und nächtliche Rückbildung der Ödeme mit Nykturie, Urinretention
Digitalis	Steigerung der Blasenkontraktilität
Diuretika, Lithium	Polyurie, Verstärkung eines imperativen Harndrangs
Neuroleptika	anticholinerge Wirkung, Verminderung der Detrusorkontraktilität
Opioide, Narkotika, Sedativa, Alkohol	Dämpfung der Dehnungsrezeptoren und des zentralen Miktionsreflexes
Psychopharmaka	Muskelrelaxation des Beckenbodens

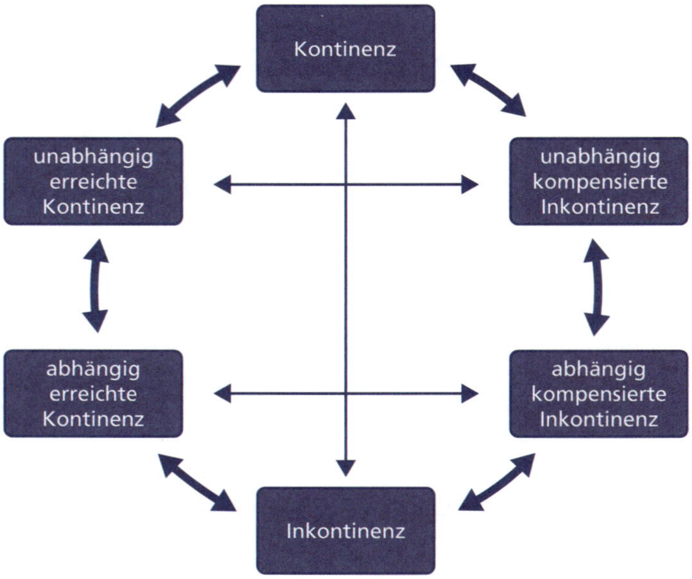

Abb. 3.4.3: Kontinenzprofile zur Beschreibung der Fähigkeiten des Patienten bei der Miktion (Darstellung auf Grundlage von DNQP, 2014)

Konservative Maßnahmen können sein:

- Verhaltensmodifikation
- Blasentraining oder Toilettentraining
- physikalische Therapie in Form von:
  - Beckenbodengymnastik
  - Biofeedback
  - transkutane elektrische Nervenstimulation (TENS), Elektrostimulation, Vaginalkonen, Magnetfeldtherapie
- Die Anwendung von Hilfsmitteln, wie
  1. körpernahe Hilfsmittel
     - aufsaugende Hilfsmittel (Einlagen, Windeln und Windelhosen)
     - ableitende Hilfsmittel (Kondomurinal, Blasenkatheter – transurethral, suprapubisch)
     - vaginale Ringe oder Pessare, Tampons bei Beckenprolaps
  2. körperferne Hilfsmittel
     - Bettflaschen, Betteinlagen und Steckbecken
     - Umgebungsanpassung
- medikamentöse Therapie

Der individuelle Therapieplan kann aus den oben genannten Bausteinen zusammengestellt werden. Bei der Anwendung der Maßnahmen können patientenabhängige (Blasentraining) und von der Pflege abhängige Formen (festgelegte, individuelle Entleerungszeiten, angebotener Toilettengang) unterschieden werden. Eine Blasenkatheterisierung sollte nur unter strenger Indikationsstellung z. B. bei obstruktiver Überlaufblase oder zum Schutz vor irritativen Hautschäden bei bestehender Inkontinenz erfolgen.

Tab. 3.4.3: Konservative, operative und medikamentöse Therapieoptionen bei Harninkontinenz

	Belastungsinkontinenz	Dranginkontinenz
konservativ	• Physiotherapie • Verhaltensintervention • medikamentös: Duloxetin	• Physiotherapie • Verhaltensintervention • medikamentös: Antimuskarinika, β3-Adrenorezeptor-Agonist
operativ	• Unterspritzung: Glykosaminoglykan-Ersatz • Bänder • artifizieller Sphinkter • Harnblasenersatz • sakrale Neuromodulation	• Botulinumtoxin

Toilettentraining

Unter Toilettentraining versteht man Strategien für die bessere Blasenentleerung, wie bspw.

- festgelegte Entleerungszeiten (timed voiding),
- individuelle Entleerungszeiten (habit training),
- angebotener Toilettengang (prompted voiding) oder
- Blasentraining (bladder drill).

Alle Formen des Toilettentrainings sind für die Patienten ohne Nebenwirkung und können in Krankenhäusern, Pflegeheimen und in der häuslichen Umgebung durchgeführt werden. Vor dem Trainingsbeginn sind ein vesikorenaler Reflux und eine Überlaufinkontinenz sonografisch auszuschließen. Wichtiger Eckpfeiler für einen Erfolg ist die Motivation des Betroffenen. Auch die Kenntnisse der Pflegenden und die personelle Besetzung in den Institutionen wirken sich auf die Effektivität dieser Methoden aus (Wagg et al., 2008).

Medikamentöse Therapie

Haben verhaltensmodifizierende Maßnahmen nicht ausreichend zu einer Reduktion der Inkontinenzepisoden geführt, bestehen weiterhin Drangsymptome ohne obstruktive Komponente und wurden ein Infekt und irritative lokale Störungen mit den Basismaßnahmen ausgeschlossen, ist der medikamentöse Therapieversuch mit einem drangreduzierenden Medikament möglich.

Merke

Bei der medikamentösen Therapie bieten sich zwei Wirkstoffgruppen an. Die am häufigsten verwendete Gruppe stellen die Antimuskarinika oder Anticholinergika dar. Das einzige in Deutschland zugelassene Medikament aus der Gruppe der beta-3-Agonisten, Mirabegron, kann alternativ oder in Kombination verwendet werden. Es ist jedoch mit einer nicht unerheblichen Zuzahlungspflicht verbunden.

Antimuskarinika

Der Einsatz von Antimuskarinika erfolgt im Hinblick auf eine Reduktion der Drangepisoden, der nächtlichen Miktionen, der möglichen Inkontinenzepisoden, der Reduktion der Toilettengänge insgesamt und im Hinblick auf eine Vergrößerung des Miktionsvolumens. Die International Consultation on Incontinence (ICI) beurteilt den Einsatz dieser Substanzen unterschiedlich und stellt fest, dass es für gebrechliche alte Menschen bisher keine ausreichend guten Studiendaten gibt, die die Effektivität, Verträglichkeit und Sicherheit vieler Antimuskarinika sowie von Mirabegron, Östrogen und Duloxetin belegen (Abrams et al., 2023; Cardozo, 2023). Dabei sollten neben einer zu großen Restharnmenge relevante Kontraindikationen, wie z. B. ein Glaukom, ein Delir, eine relevante QT-Zeit-Verlängerung sowie Tumore und Infekte der Harnblase, ausgeschlossen werden. Alle Antimuskarinika wirken über die Blockade vor allem muskarinerger Rezeptoren der M2- und M3-Klasse der glatten Muskulatur der Blase und des Urothels. Alle Antimuskarinika haben aber auch zentrale und auch an weiteren Organen Anbindungsstellen, die damit Nebenwirkungen begründen. Die fehlende Bindung an zentrale M1-Rezeptoren, die für die Beeinflussung der kognitiven Leistung zuständig sind, ist je nach Substanz unterschiedlich. Bei kognitiver Einschränkung empfehlen sich bei der Anwendung anticholinerger Substanzen wegen der potenziellen Gefahr einer Verschlechterung der kognitiven Leistung und der Begünstigung einer Delirentwicklung engmaschige Kontrollen (Campbell et al., 2009; Mann et al., 2023; Robinson & Cardozo, 2012). Die verschiedenen Substanzen unterscheiden sich aufgrund ihrer chemischen Struktur.

Die Unterschiede in der Liquorgängigkeit von tertiären Aminen, v. a. Tolterodin, begründen die relevanten und häufigen Nebenwirkungen, wie Mundtrockenheit, verschwommenes Sehen, Obstipation und Schwindel sowie Verwirrtheit. Bei kognitiv bereits eingeschränkten Menschen sollten weniger liquorgängige Pharmaka (z. B. das quaternäre Trospiumchlorid) bevorzugt werden. Unretardiertes Oxybutynin ist zu vermeiden, und es sollte stattdessen, wenn indiziert, die retardierte Form verordnet werden.

Zu den tertiären Aminen zählen Darifenacin, Fesoterodin, Oxybutynin, Propiverin, Solifenacin wie auch Tolterodin. Hingegen handelt es sich bei Trospiumchlorid um ein quaternäres Amin.

Seit 2014 ist die direkt an der Blase wirkende β-ardrenerge Substanz Mirabegron in Deutschland auf dem Markt. Zulassungsstudien zeigen u. a. eine signifikante Reduktion der Dranginkontinenzrate, der Anzahl von Miktionen und des imperativen Harndrangs gegenüber der Placebo-Gruppe in der Behandlung der überaktiven Blase. Typische anticholinerge Nebenwirkungen, wie die Rate an Mundtrockenheit, sind bei Mirabegron auf Placebo-Niveau (Chapple et al., 2014). Dies ist möglicherweise der Grund für die besseren Adhärenzwerte von Mirabegron gegenüber Anticholinergika, die mit 44 % bzw. 31 % einer kontinuierlichen Einnahme über ein Jahr angegeben werden (Sussman, 2017). Die Hauptnebenwirkung des ß-3-Adrenorezeptor-Agonisten ist die mögliche Verschlechterung eines arteriellen Hypertonus bzw. die Auslösung einer arteriellen Hypertonie, die für alle Patienten mit 11,3 bzw. 7,4 % (Nitti et al., 2014) für 25 bzw. 50 mg Mirabegron und mit 18,8 bzw. 13,6 % (Wagg et al., 2014) für über 75-jährige Patienten angegeben wird. Ein Rote-Hand-Brief der Europäischen Arzneimittel-Agentur (EMA) und des Bundesinstituts für Arzneimittel und Medizinprodukte (BfArM) warnt vor dem Risiko eines Blutdruckanstiegs. Eine Kontraindikation besteht bei Patienten mit einem systolischen Blutdruck von ≥ 180 mm Hg bzw. einem diastolischen Blutdruck von ≥ 110 mm Hg. Der Blutdruck ist vor der Behandlung zu messen und besonders bei Patienten mit vorbestehender Hypertonie regelmäßig zu kontrollieren. Eine Kombination von Solifenacin und Mirabegron konnte zeigen, dass sich die Wirkung addiert und die Nebenwirkungsrate aufgrund der niedrig dosierten Kombinationstherapie unter der einer hochdosierten Monotherapie liegt (Alcantara-Montero, 2016; Abrams et al., 2017a).

Ist eine Belastungskomponente als Auslöser einer Inkontinenz bei hochbetagten alten Menschen zu vermuten, sind fast ausschließlich verhaltensmodifizierende Maßnahmen und physiotherapeutische Interventionen zur Verbesserung der Beckenbodenmuskulatur indiziert.

Der Einsatz von Duloxetin als Serotonin- und Noradrenalin-Wiederaufnahmehemmer kann nur bei ansonsten gesunden Frauen anstelle einer chirurgischen Therapie bei mittlerer bis schwerer Belastungsinkontinenz erwogen werden.

Medikamente, die zur Behandlung der obstruktiven Überlaufinkontinenz zur Verfügung stehen und überwiegend bei BPS eingesetzt werden, sind selektive α1-Rezeptorblocker (Doxazosin, Tamsulosin, Alfuzosin, Terazosin, Silodosin) wie auch 5α-Reduktasehemmer (Finasterid, Dutasterid). CAVE: Bei entsprechender Neigung zu Tachykardien und hypotoner Dysregulation ist bei den α1-Rezeptorblockern eine Therapieeinschränkung zu beachten.

Operative Therapie und Minimalinvasive Therapie (MIT)

Das BPS oder ein Prostatakarzinom ist die häufigste Indikation zu einer operativen Intervention bei obstruktiver Inkontinenzproblematik. Es stehen neben den Standardverfahren, der transurethralen Resektion (TUR-Prostata, TUR-P; Evidenzgrad Ia, Empfehlungsgrad A) oder der transabdominellen Resektion (radikale Prostatektomie), zumindest für die Behandlung des BPS auch minimalinvasive Alternativ- oder Ergänzungsverfahren zur Verfügung. Diese Verfahren können eine Symptomreduktion bewirken, wie die Thermotherapie (transurethrale Mikrowellentherapie, TUMT), der hochintensiv-fokussierende Ultraschall (HIFU) oder die transurethrale Nadelablation (TUNATM) bzw. Laserverfahren, wie die Greenlight-Laser oder die Holmium-Laser-Enukleation der Prostata (HoLEP).

Bei einer Belastungsinkontinenz der Frau ist das Einbringen einer Schlinge als sogenannte vaginale Suspensionsplastiken die operative Methode der Wahl. Dabei wird synthetisches Material (Kunststoffband) von transvaginal oder transobturatorisch als zugloses Halteband um den Blasenhals eingesetzt und damit die Blase angehoben (Tension-free Vaginal Tape, TVT; Transobturatorisches Tape, TOT) (Evidenzgrad IIa, Empfehlungsgrad C).

> **Merke**
>
> Der transobturatorische Weg zum Einbringen einer vaginalen Suspensionsplastik wird bei hochbetagten Patienten aufgrund geringerer Risiken bezüglich Blutung und postoperativer Obstruktion favorisiert (DGGG et al., 2022).

Pflegestrategien und Beratung bei Harninkontinenz

Die pflegerische Versorgung von inkontinenten gebrechlichen Menschen wird in Deutschland vorwiegend noch von Stomatherapeuten übernommen. Eine Spezialisierung und qualifizierte Weiterbildung zu einem Pflegeexperten in Kontinenzstörungen – im angloamerikanischen Bereich als „Nurse Continence Advisor“ bekannt – wird aber zunehmend von den entsprechenden Berufsverbänden und der Deutschen Kontinenzgesellschaft e. V. gefördert. Seit 2007 existiert der Expertenstandard „Förderung der Harninkontinenz in der Pflege“, herausgegeben und erstellt von einem Gremium des Deutschen Netzwerks für Qualitätsentwicklung in der Pflege (DNQP). Zur Weiterentwicklung und Implementierung werden Schulungen allerdings nur an wenigen Zentren in Deutschland angeboten.

Im Sinne eines Qualitätsmanagementprozesses wurden darauf aufbauend sechs Struktur-, Prozess- und Ergebnisebenen als Voraussetzungen für das Erreichen der zu definierenden Ziele erstellt. Jedes geriatrische Team sollte mindestens eine speziell in Inkontinenz qualifizierte Pflegefachkraft haben. Zu ihrem Aufgabenbereich gehören die Schulung und Anleitung der Teammitglieder im Umgang mit dem Thema Inkontinenz, die Beratung von Betroffenen und deren Angehörigen und die Steuerung und Umsetzung von Diagnostik und Therapie in Zusammenarbeit mit den Ärztinnen/Ärzten. Dies kann entweder in speziellen Beratungsstellen innerhalb geriatrischer Zentren oder aber auch in primär urologisch-gynäkologisch geprägten Beckenboden- und Kontinenzzentren umgesetzt werden. Die Evidenz für Präferenzen zu Pflegestrategien bei gebrechlichen älteren Erwachsenen ist spärlich. Aber auch die Kostenwirksamkeit der pharmakologischen Behandlung einer überaktiven Blase mit Inkontinenz bei älteren Menschen ist ungewiss.

Für die qualifizierte Beratung zur richtigen Anwendung und Indikationsstellung einfacher wie auch spezieller Hilfsmittelprodukte bei Inkontinenz ist die Leitlinie des Arbeitskreises Geriatrische Urologie der Deutschen Gesellschaft für Urologie e. V. seit 2020 verfügbar. Kriterien für Umfang und Charakter des Beratungsgespräches, der Bemusterung und der Art und Weise einer eventuellen Testung sowie die Qualifikation des Beratenden sind dadurch erstmalig in einer konsensbasierten Form durch Experten definiert.

Die Verbesserung von Umgebungsfaktoren spielen in Senioreneinrichtungen und Krankenhäusern eine wichtige Rolle. Barrierefreie Wege zu den Toiletten, Hilfsmittel, Haltegriffe, Sitzerhöhungen, Vorlagenspender und optische Hilfen zur Orientierung sollten vorhanden sein und sind sinnvolle wichtige Maßnahmen, um die Kontinenz zu erhalten oder zu fördern. Auch die Aufklärung von Angehörigen, Pflegepersonal und Laienhelfern darüber, dass die

Unterstützung beim Toilettengang eine zielführende und sinnvolle Maßnahme zur Vermeidung oder Behebung einer Inkontinenz sein kann, gehört dazu. Das Verwenden von zweckmäßiger Kleidung, die eine Reduktion von Barrieren auf dem Weg zum Kontinenzerhalt darstellen kann, ist dabei ebenfalls ein Lerninhalt.

Für verhaltensverändernde Strategien ist die Studienlage bisher noch unbefriedigend. Vorhandene Studien beziehen sich dabei v. a. auf das Meiden möglicher Noxen hinsichtlich das Dranggefühl verstärkender Ursachen. Hierzu zählen z. B. der Verzicht auf nikotinerg oder muskarinerg stimulierende Substanzen, wie Rauchen, der Genuss von schwarzem Tee, Kaffee und Alkohol. Bei bestehender Adipositas und möglicher Belastungssymptomatik ist eventuell eine Gewichtsreduktion eine Option, um eine Reduktion des intraabdominellen Drucks auf das kleine Becken zu erreichen (Subak et al., 2009).

Zusammenfassung

Für das Management und die Behandlung einer Harninkontinenz bei geriatrischen Patienten sollte folgendes Vorgehen beachtet werden (in Anlehnung an Cardozo et al., 2023):

- Anamnese und symptombezogenes Assessement
  - Aktives Fragen nach Verlust von Urin, da bei älteren Menschen noch immer schambesetzt
  - Beachtung behandelbarer Ursachen einer Inkontinenz
  - Beachtung der Lebensqualität und des Therapiewunsches
  - Vereinbarung von Therapiezielen entweder mit dem Patienten oder Beachtung der Betreuerepräferenzen
- Gezielte körperliche Untersuchung
  - Gedächtnis, Mobilität und neurologischer Befund sowie digital rektale Untersuchung
  - Urinanalyse
- Beachtung des Miktionsprotokolles und Einlagen-Überprüfung, besonders bei Nykturie und Restharn
- Behandelung von Komorbiditäten, die die Aktivitäten des täglichen Lebens beeinflussen
  - behandelbare Ursachen: Delir, Infektion, Medikamente, psychologische Ursachen, exzessive Urinproduktion, Immobilität/eingeschränkte Mobilität, Obstipation und deren Ursachen, Übertherapie einer asymptomatischen Bakteriurie
- Rund ein Drittel leidet an Mischinkontinenz (Belastungs- und Dranginkontinenz), daher sollten folgende Aspekte beachtet werden:
  - *bei Drangsymptomen und Belastungsinkontinenz*: Lebensstilveränderung und Verhaltenstherapie sind erste Maßnahmen
  - Erwägung eines Therapieversuches mit Antimuskarinikum/Beta-3-Agonist, wenn Schritt 1 bei Drangsymptomen keinen Erfolg bringt
  - *bei relevantem Restharn*: Behandlung einer Obstipation und Durchführung eines Medikamenten-Checks
  - bei Männern: Erwägung eines Therapieversuches mit Alpha-Blockern
  - Harnblasenkatheter bei Restharn (200–500 ml)
- Bei fehlendem oder nicht ausreichendem Ansprechen:
  - Reassessement möglicher Störfaktoren, Ursachen und Komorbiditäten und je nach Patientenpräferenz und Komorbidität Überweisung an einen Facharzt in Betracht ziehen

Literatur

Abrams, P., Cardozo, L., Fall, M., et al. (2002). The standardisation of terminology of lower urinary tract function: report from the Standardisation Sub-committee of the International Continence Society. *American journal of obstetrics and gynecology, 187*(1), 116–126. https://doi.org/10.1067/mob.2002.125704

Abrams, P., Kelleher, C., Staskin, D., et al. (2017). Combination treatment with mirabegron and solifenacin in patients with overactive bladder: exploratory responder analyses of efficacy and evaluation of patient-reported outcomes from a randomized, double-blind, factorial, dose-ranging, Phase II study (SYMPHONY). *World journal of urology, 35*(5), 827–838. https://doi.org/10.1007/s00345-016-1908-1

Aggazzotti, G., Pesce, F., Grassi, D., et al. (2000). Prevalence of urinary incontinence among institutionalized patients: a cross-sectional epidemiologic study in a midsized city in northern Italy. *Urology, 56*(2), 245–249. https://doi.org/10.1016/s0090-4295(00)00643-9

Alcántara-Montero, A. (2016). Combined treatment of solifenacin and mirabegron, an alternative in patients with overactive bladder (BESIDE study). Tratamiento combinado de solifenacina y mirabegrón, una alternativa en pacientes con vejiga hiperactiva (estudio BESIDE). *Actas urologicas espanolas, 40*(9), 593–594. https://doi.org/10.1016/j.acuro.2016.03.005

Becher, K., Bojack, B., Ege, S., et al. (2019). S2e-Leitlinie Harninkontinenz bei geriatrischen Patienten, Diagnostik und Therapie. AWMF online. https://www.awmf.org/leitlinien/detail/ll/084-001.html, Zugriff am 21.6.2023

Becher, K., & Sieber, C. C. (2011). Harninkontinenz im Alter. *Dtsch med Wochenschr, 31/32,* 1574–1576. https://doi.org/10.1055/s–0031-1281555

Böhmer, F. (2004). Die temporäre Harninkontinenz. *J Urol Urogynäkol, 5,* 15–16.

Butea-Bocu, M., Foller, S., Gleisner, J., et al. (2020). S2k-Leitlinie Hilfsmittelberatung. AWMF online. https://www.awmf.org/uploads/tx_szleitlinien/043-054l_S2k_Hilfsmittelberatung_2020-10_1.pdf, Zugriff am 21.6.2023

Campbell, N., Boustani, M., Limbil, T., et al. (2009). The cognitive impact of anticholinergics: a clinical review. *Clinical interventions in aging, 4,* 225–233. https://doi.org/10.2147/cia.s5358

Cardozo, L., Rovner, E., Wagg, A., et al. (Hrsg.) (2023). Incontinence 7th Edition. ICI-ICS. International Continence Society, Bristol UK, ISBN: 978-0-9569607-4-0.

Chapple, C., Khullar, V., Nitti, V. W., et al. (2015). Efficacy of the β3-adrenoceptor agonist mirabegron for the treatment of overactive bladder by severity of incontinence at baseline: a post hoc analysis of pooled data from three randomised phase 3 trials. *European urology, 67*(1), 11–14. https://doi.org/10.1016/j.eururo.2014.06.052

Cigolle, C. T., Langa, K. M., Kabeto, M. U., et al. (2007). Geriatric conditions and disability: the Health and Retirement Study. *Annals of internal medicine, 147*(3), 156–164. https://doi.org/10.7326/0003-4819-147-3-200708070-00004

Deutsche Kontinenz Gesellschaft e. V. (2023). Toiletten- und Trinkprotokoll zur Therapiekontrolle der Deutschen Kontinenz Gesellschaft e. V. nach Prof. Dr. K.-P. Jünemann und Prof. Dr. D. Schultz-Lampel. https://www.klinikumdo.de/fileadmin/Dokumente/Kliniken/Urologie/Downloads/Toiletten_Trinkprotokoll.pdf, Zugriff am 11.5.2023

Deutsches Netzwerk für Qualitätsentwicklung in der Pflege (DNQP) (Hrsg.) (2014). Expertenstandard „Förderung der Harnkontinenz in der Pflege – 1. Aktualisierung 2014. Schriftenreihe des Deutschen Netzwerks für Qualitätsentwicklung in der Pflege. Osnabrück.

DGG (2019). S2e-Leitlinie Harninkontinenz bei geriatrischen Patienten, Diagnostik und Therapie. AWMF-Registernummer 084-001. Langfassung (Update 2019) Stand 1.1.2019. https://register.awmf.org/assets/guidelines/084-001l_S2e_Harninkontinenz_geriatrische_Patienten_Diagnostik-Therapie_2019-01.pdf, Zugriff am 11.5.2023

DGGG, OEGGG & SGGG (Hrsg.) (2021). S2k-Leitlinie: Female Urinary Incontinence. AWMF-Registernr. 015-091. https://register.awmf.org/de/leitlinien/detail/015-091, Zugriff am 21.6.2023

DuBeau C. E. (2007). Beyond the bladder: management of urinary incontinence in older women. *Clinical obstetrics and gynecology, 50*(3), 720–734. https://doi.org/10.1097/GRF.0b013e3180d0a4e7

Elbadawi, A., Yalla, S. V., & Resnick, N. M. (1993). Structural basis of geriatric voiding dysfunction. II. Aging detrusor: normal versus impaired contractility. *The Journal of urology, 150*(5 Pt 2), 1657–1667. https://doi.org/10.1016/s0022-5347(17)35867-6

Fantl, J. A., Newman, D. K., Colling, J., et al. (1996). Urinary incontinence in adults: acute and chronic management. Clinical practice guideline, no. 2 update. Rockville MD: US Department of Health and Human Services. Public Health Service, Agency for Health Care Policy and Research; March 1996. AHCPR publication no. 96–0682.

Goepel, M., Hoffmann, J. A., Piro, M., et al. (2002). Prevalence and physician awareness of symptoms of urinary bladder dysfunction. *European urology, 41*(3), 234–239. https://doi.org/10.1016/s0302-2838(02)00014-3

Horrocks, S., Somerset, M., Stoddart, H., et al. (2004). What prevents older people from seeking treatment for urinary incontinence? A qualitative exploration of barriers to the use of community continence services. *Family practice, 21*(6), 689–696. https://doi.org/10.1093/fampra/cmh622

Inouye, S. K., Studenski, S., Tinetti, M. E., et al. (2007). Geriatric syndromes: clinical, research, and policy implications of a core geriatric concept. *Journal of the American Geriatrics Society, 55*(5), 780–791. https://doi.org/10.1111/j.1532-5415.2007.01156.x

Kiss, G. (2006). Medikamente und ihre Interaktionen, die die Inkontinenz fördern oder verhindern. *J Urol Urogynäkol, 13*, 19.

Kotsoris, H., Barclay, L. L., Kheyfets, S., et al. (1987). Urinary and gait disturbances as markers for early multi-infarct dementia. *Stroke, 18*(1), 138–141. https://doi.org/10.1161/01.str.18.1.138

Kuo, H. K., & Lipsitz, L. A. (2004). Cerebral white matter changes and geriatric syndromes: is there a link?. *The journals of gerontology. Series A, Biological sciences and medical sciences, 59*(8), 818–826. https://doi.org/10.1093/gerona/59.8.m818

Macmillan, A. K., Merrie, A. E., Marshall, R. J., et al. (2004). The prevalence of fecal incontinence in community-dwelling adults: a systematic review of the literature. *Diseases of the colon and rectum, 47*(8), 1341–1349. https://doi.org/10.1007/s10350-004-0593-0

Mann, N. K., Mathes, T., Sönnichsen, A., et al. (2023). Potentially Inadequate Medications in the Elderly: PRISCUS 2.0—First Update of the PRISCUS List. *Deutsches Arzteblatt international, 120*(Forthcoming), 3–10. Advance online publication. https://doi.org/10.3238/arztebl.m2022.0377

Markland, A. D., Goode, P. S., Burgio, K. L., et al. (2010). Incidence and risk factors for fecal incontinence in black and white older adults: a population-based study. *Journal of the American Geriatrics Society, 58*(7), 1341–1346. https://doi.org/10.1111/j.1532-5415.2010.02908.x

Milne J. (2000). The impact of information on health behaviors of older adults with urinary incontinence. *Clinical nursing research, 9*(2), 161–176. https://doi.org/10.1177/105477380000900205

Milsom, I., Abrams, P., Cardozo, L., et al. (2001). How widespread are the symptoms of an overactive bladder and how are they managed? A population-based prevalence study. *BJU international, 87*(9), 760–766. https://doi.org/10.1046/j.1464-410x.2001.02228.x

Nelson R. L. (2004). Epidemiology of fecal incontinence. *Gastroenterology, 126*(1 Suppl 1), S3–S7. https://doi.org/10.1053/j.gastro.2003.10.010

Nelson, R., Furner, S., & Jesudason, V. (1998). Fecal incontinence in Wisconsin nursing homes: prevalence and associations. *Diseases of the colon and rectum, 41*(10), 1226–1229. https://doi.org/10.1007/BF02258218

Nitti, V. W., Chapple, C. R., Walters, C., et al. (2014). Safety and tolerability of the β3 -adrenoceptor agonist mirabegron, for the treatment of overactive bladder: results of a prospective pooled analysis of three 12-week randomised Phase III trials and of a 1-year randomised Phase III trial. *International journal of clinical practice, 68*(8), 972–985. https://doi.org/10.1111/ijcp.12433

Nuotio, M., Luukkaala, T., Tammela, T. L. J., et al. (2009). Six-year follow-up and predictors of urgency-associated urinary incontinence and bowel symptoms among the oldest old: a population-based study. *Archives of gerontology and geriatrics, 49*(2), e85–e90. https://doi.org/10.1016/j.archger.2008.08.009

Ouslander, J. G., & Schnelle, J. F. (1995). Incontinence in the nursing home. *Annals of internal medicine, 122*(6), 438–449. https://doi.org/10.7326/0003-4819-122-6-199503150-00007

Pfisterer, M. H., Griffiths, D. J., Rosenberg, L., et al. (2006). The impact of detrusor overactivity on bladder function in younger and older women. *The Journal of urology, 175*(5), 1777–1783. https://doi.org/10.1016/S0022-5347(05)00985-7

Rey, E., Choung, R. S., Schleck, C. D., et al. (2009). Onset and Risk Factors for Fecal Incontinence in a US Community. *Am J Gastroenterol, 105*(2), 412–9. https://doi.org/10.1038/ajg.2009.594

Robinson, D., & Cardozo, L. (2012). Antimuscarinic drugs to treat overactive bladder. *BMJ (Clinical research ed.), 344*, e2130. https://doi.org/10.1136/bmj.e2130

Sakakibara, R., Hattori, T., Uchiyama, T., et al. (1999). Urinary function in elderly people with and without leukoaraiosis: relation to cognitive and gait function. *Journal of neurology, neurosurgery, and psychiatry, 67*(5), 658–660. https://doi.org/10.1136/jnnp.67.5.658

Shamliyan, T., Wyman, J., Bliss, D. Z., et al. (2007). Prevention of urinary and fecal incontinence in adults. *Evidence report/technology assessment*, (161), 1–379.

Shaw, R., Mahant, N., Jacobson, E., et al. (2016). A Review of Clinical Outcomes for Gait and Other Variables in the Surgical Treatment of Idiopathic Normal Pressure Hydrocephalus. *Movement disorders clinical practice, 3*(4), 331–341. https://doi.org/10.1002/mdc3.12335

Subak, L. L., Wing, R., West, D. S., et al. (2009). Weight loss to treat urinary incontinence in overweight and obese women. *The New England journal of medicine, 360*(5), 481–490. https://doi.org/10.1056/NEJMoa0806375

Sussman, D., Yehoshua, A., Kowalski, J., et al. (2017). Adherence and persistence of mirabegron and anticholinergic therapies in patients with overactive bladder: a real-world claims data analysis. *International journal of clinical practice, 71*(3-4), e12824. https://doi.org/10.1111/ijcp.12824

Tariq, S. H., Morley, J. E., & Prather, C. M. (2003). Fecal incontinence in the elderly patient. *The American journal of medicine*, *115*(3), 217–227. https://doi.org/10.1016/s0002-9343(03)00327-9

Tarvonen-Schröder, S., Röyttä, M., Räihä, I., et al. (1996). Clinical features of leuko-araiosis. *Journal of neurology, neurosurgery, and psychiatry*, *60*(4), 431–436. https://doi.org/10.1136/jnnp.60.4.431

Wagg, A., Cardozo, L., Nitti, V. W., et al. (2014). The efficacy and tolerability of the β3-adrenoceptor agonist mirabegron for the treatment of symptoms of overactive bladder in older patients. *Age and ageing*, *43*(5), 666–675. https://doi.org/10.1093/ageing/afu017

Wagg, A., Potter, J., Peel, P., et al. (2008). National audit of continence care for older people: management of urinary incontinence. *Age and ageing*, *37*(1), 39–44. https://doi.org/10.1093/ageing/afm163

Welz-Barth A. (2007). Inkontinenz im Alter. Ein soziales und ökonomisches Problem [Incontinence in old age: a social and economic problem]. *Der Urologe. Ausg. A*, *46*(4), 363–367. https://doi.org/10.1007/s00120-007-1305-x

3.5 Wunden und Dekubitus

Rahel Eckardt-Felmberg und Nadja El-Zidy-Ibrahim

3.5.1 Einführung

In Deutschland leiden 2,7 Millionen Menschen an chronischen und schlecht heilenden Wunden. Klinisch finden sich am häufigsten Ulcera cruris bei chronisch venöser Insuffizienz und peripherer arterieller Verschlusskrankheit (pAVK) sowie schlecht heilende Wunden bei diabetischem Fußsyndrom und Dekubitus. Eine sorgfältige Diagnostik sollte immer die Basis einer erfolgreichen Therapie darstellen. Jede Lokaltherapie setzt die adäquate Behandlung der Kausalerkrankung voraus. Eine rein symptomatische Therapie ist wenig aussichtsreich.

Heutzutage wird die moderne Wundbehandlung als feuchte Wundversorgung mit vorrangig hydroaktiven Wundauflagen verstanden (Heyer et al., 2013). Die Versorgung mit trockenen Verbänden oder Pflastern wird nur noch bei trockenen Nekrosen bei fortgeschrittener arterieller Durchblutungsstörung empfohlen. Evidenzbasierte Leitlinien und gute klinische Studien zur Behandlung chronischer Wunden sind kaum existent. Die S3-Leitlinie zur „Lokaltherapie chronischer Wunden bei Patienten mit den Risiken periphere arterielle Verschlusskrankheit, Diabetes mellitus, chronisch venöse Insuffizienz" der AWMF wurde seit 2012 nicht mehr überarbeitet (DGfW, 2012). Die Empfehlungen zur Lokaltherapie stützen sich daher auf pathophysiologische Grundlagen, physikalische Wirkmechanismen der Wundauflagen sowie Aspekte der Praktikabilität in Abstimmung mit den Zielen der Patienten.

Ältere Menschen sind für Wundheilungsstörungen und chronische Wunden aufgrund ihrer Multimorbidität und der damit einhergehenden Polypharmazie besonders anfällig. Chronische Wunden gehen mit Einschränkungen der Mobilität sowie der Aktivitäten des täglichen Lebens einher. Sie verursachen Schmerzen, bedingen lange Behandlungszeiten, häufige Verbandswechsel und beeinträchtigen damit auch die Lebensqualität der älteren Menschen zusätzlich. Chronische Wunden stellen somit ein großes medizinisches und sozioökonomisches Problem dar. Eine effiziente Wundbehandlung mit möglichst rascher Abheilung und nachhaltigen Ergebnissen ist daher maßgeblich.

Merke

Chronische Wunden sind definiert als Integritätsverlust der Haut und einer oder mehrerer darunterliegender Strukturen mit einer fehlenden Abheilung innerhalb von acht Wochen (ICW, 2020). Unabhängig von dieser zeitlich orientierten Definition werden auch neu aufgetretene Wunden bei Patienten, bei denen bereits schlecht heilende Wunden vorliegen oder anamnestisch bestanden, von Beginn an als chronisch bewertet, da sie meist nicht regelhaft heilen (Dissemond et al., 2016).

3.5.2 Wundheilungsphasen

Die Wundheilung verläuft in drei Phasen, die sich überlappen und teilweise parallel ablaufen (Dissemond et al., 2014) (▸ Abb. 3.5.1). Die Länge jeder einzelnen Phase kann gerade bei chronischen Wunden stark variieren. Die Versorgung von Wunden sollte entsprechend phasengerecht und angelehnt an den jeweiligen Wundzustand erfolgen. Die chronische Wunde zeigt nach heutiger Vorstellung keinen phasenhaften Verlauf, sondern im Kreis laufende Vorgänge aus Auf- und Abbau. Sie ist in sich hochaktiv, erreicht jedoch nur schwer oder gar nicht das Ziel der Heilung.

Die erste Wundheilungsphase wird Exsudationsphase oder Reinigungsphase genannt (▸ Abb. 3.5.2 A). Nach Ablauf von Blutstillung und Blutgerinnung kommt es durch Vasodilatation und Steigerung der Kapillarpermeabilität zu einer hohen Exsudation von Wundsekret, welches Detritus und Bakterien aus der Wunde schwemmt.

Die zweite Phase wird als Granulationsphase bezeichnet (▸ Abb. 3.5.2 B). Sie ist gekennzeichnet durch die Bildung eines zell- und gefäßreichen Bindegewebes, welches die Wunden auffüllt. Fibroblasten bilden Kollagen und synthetisieren Proteoglykane, die den Zusammenhalt des Granulationsgewebes fördern. Zudem sprießen Kapillaren ein und sorgen für ein gefäßreiches Granulationsgewebe, welches gut durchblutet ist und ein rotes Erscheinungsbild hat.

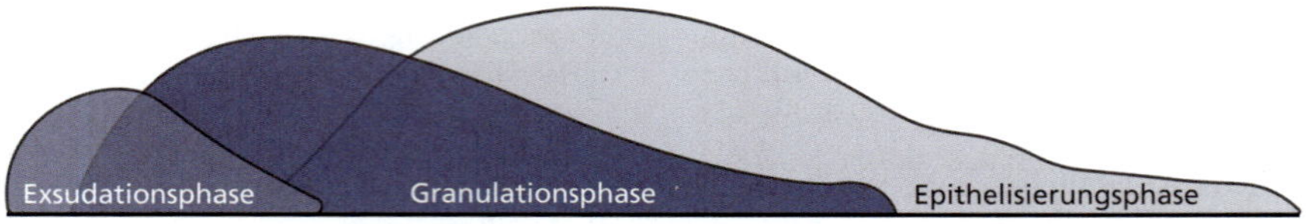

Abb. 3.5.1: Wundheilungsphasen bei chronischen Wunden (© LIGAMED® GmbH, Cadolzburg)

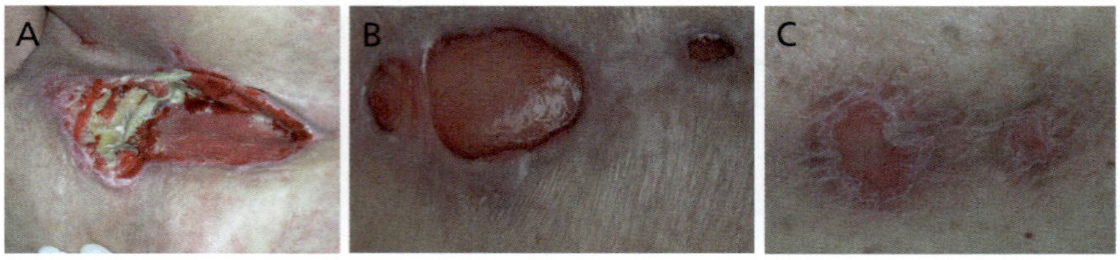

Abb. 3.5.2: A: Reinigungsphase (linke Bildseite), B: Granulationsphase (mittlere Bildseite), C: Epithelisierungsphase (rechte Bildseite)

In der abschließenden Epithelisierungsphase (▸ Abb. 3.5.2 C) wird das Granulationsgewebe in Narbengewebe umgewandelt. Die Wundoberfläche wird durch die Epithelisation, also durch vom Wundrand einwandernde Epithelzellen verschlossen. Diese Phase kann mehrere Wochen andauern.

3.5.3 Wundheilungsstörungen

Bei einer gestörten Wundheilung kann der Wundheilungsprozess nicht oder nur unvollständig durchlaufen werden. Die Folge sind chronische Wunden, die trotz hohem Therapieaufwand nicht in einer angemessenen Zeit abheilen. Wundheilungsstörungen können durch lokale und systemische Faktoren bedingt sein:

- lokale Faktoren:
  - Infektionen
  - Ödem, Hämatom, Serom
  - Druckschädigung; Bewegung im Wundgebiet
  - mangelnde Ruhigstellung
  - vorgeschädigtes Gewebe (Narbe, Bestrahlung)
  - Fremdkörper, Implantate
- systemische Faktoren:
  - höheres Lebensalter
  - schlechter Ernährungszustand (Mangelernährung, auch Mangel an Eiweißen, Spurenelementen, Vitaminen; Kachexie; Adipositas)
  - Stoffwechselstörungen (Diabetes)
  - Medikamente (z. B. Steroide, Zytostatika)
  - Immundefizienz (Tumore; chronische Infektionskrankheiten)
  - schlechte Compliance
  - Gewebehypoxie (venöse Insuffizienz; pAVK; Diabetes)
  - Anämie
  - Polytrauma

3.5.4 Ursachen chronischer Wunden

Die Ursachen chronischer Wunden sind vielfältig und umfassen als häufigste Krankheitsbilder den Dekubitus, die chronisch-venöse Insuffizienz, die pAVK und das diabetische Fußsyndrom. Entsprechend des demografischen Wandels mit einer immer älter werdenden Bevölkerung und ihren Komorbiditäten ist von einer Zunahme chronischer Wunden auszugehen. Im Folgenden werden die einzelnen Krankheitsentitäten kurz erläutert.

Dekubitus

Der Dekubitus ist ein durch Druckeinwirkung über eine gewisse Zeit entstandener Gewebsdefekt, der je nach Tiefeneinwirkung der Haut und des Unterhautgewebes in verschiedene Stadien bzw. Kategorien eingeteilt wird. In der internationalen Leitlinie zum Dekubitus, die in Zusammenarbeit des European Pressure Ulcer Advisory Panel (EPUAP) und des amerikanischen National Pressure Ulcer Advisory Panel (NPUAP) entstanden ist, wird der Dekubitus in Kategorien eingeteilt (EPUAP, 2019). Im ICD-10-Code wird der Dekubitus nach Graden eingeteilt. Zur Abrechnung wird in der Regel die ICD-Codierung verwendet, zur Dokumentation in der medizinisch korrekten Fachterminologie wird der Dekubitus in den Kategorien der EPUAP/NPUAP eingeteilt. Zur standardisierten Einschätzung des Dekubitusrisikos haben sich die Norton- und Braden-Skala in der pflegerischen Praxis gut bewährt:

- Kategorie I: nicht wegdrückbares Erythem bei intakter Haut, gewöhnlich über einem knöchernen Vorsprung (▸ Abb. 3.5.3 A)
- Kategorie II: Teilzerstörung der Haut mit freiliegender Dermis; klinische Manifestation als Blase, Hautabschürfung oder flacher Gewebsdefekt

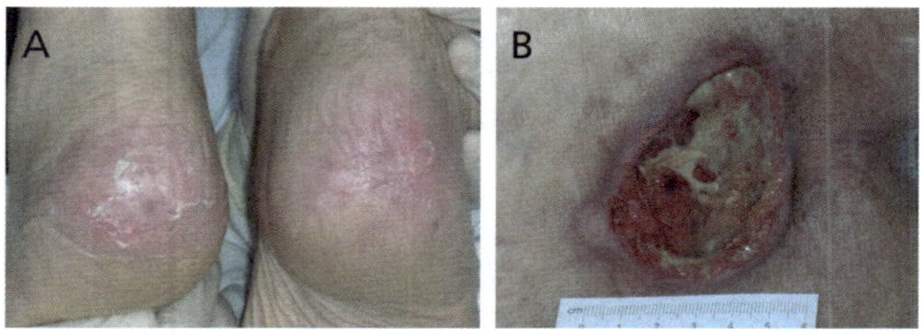

Abb. 3.5.3: A: Dekubitus beider Fersen Kategorie I, B: Dekubitus sacral Kategorie III

- Kategorie III: vollständiger Verlust aller Hautschichten und Schädigung des subkutanen Gewebes. Der Gewebsdefekt reicht bis auf den Muskel (▸ Abb. 3.5.3 B)
- Kategorie IV: vollständiger Haut- und Gewebeverlust, ausgedehnte Zerstörung und Gewebsnekrose von Muskel, Knochen, Sehnen und Gelenkkapsel

Die Leitlinie benennt zwei weitere Kategorien, die über keine Nummerierung verfügen:

- Keiner Kategorie zuzuordnen: Tiefe unbekannt
- Vermutete tiefe Gewebeschädigung: Tiefe unbekannt

Prädilektionsstellen für das Auftreten eines Dekubitus sind alle exponierten Knochen mit geringer Weichteildeckung. Hierzu gehören Hinterkopf, Ellbogen, Schulterblätter, Beckenknochen, Kreuzbein, Knöchel und Fersen (▸ Abb. 3.5.4). Pflegebedürftige Personen, die längere Zeit in derselben Position unbeweglich liegen oder sitzen, sind besonders gefährdet, einen Dekubitus zu entwickeln. Weitere Risikofaktoren sind Alter und Multimorbidität, Immobilität, Malnutrition und Dehydratation, Stoffwechselstörungen oder auch die Einwirkung von Scherkräften und Feuchtigkeit z. B. bei Stuhl- und Harninkontinenz.

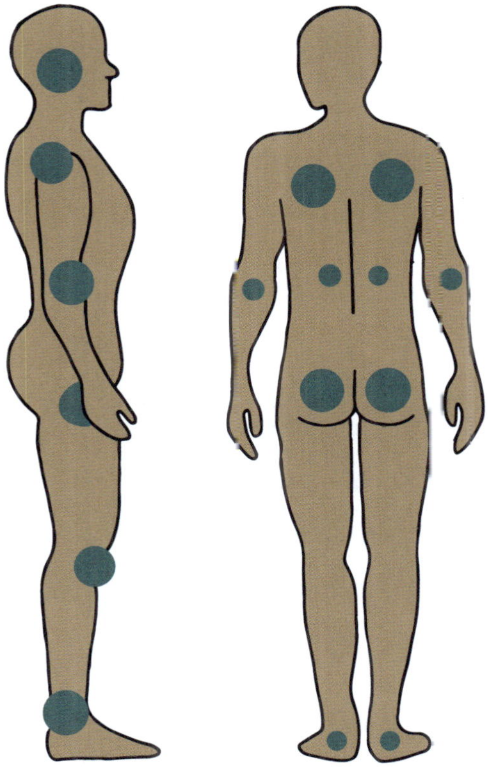

Abb. 3.5.4: Prädilektionsstellen für einen Dekubitus

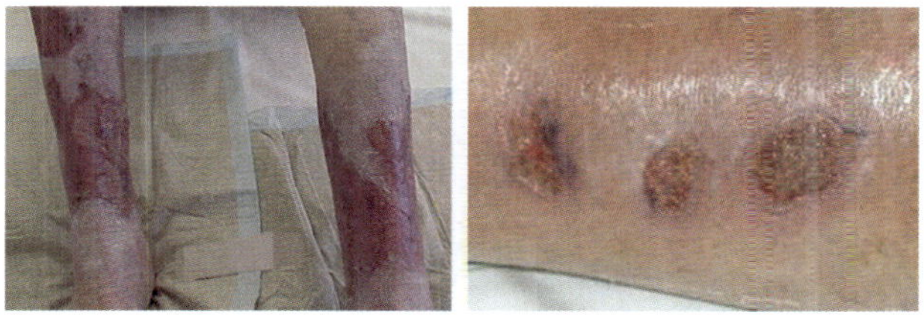

Abb. 3.5.5: Ulcera cruris venosum

Ulcus cruris venosum

Die chronisch venöse Insuffizienz (CVI) ist die häufigste Ursache für ein Ulcus cruris. Zentrale Pathophysiologie der chronisch venösen Insuffizienz ist eine anhaltende Hypertonie und damit einhergehende Hypervolämie im venösen Gefäßsystem, die konsekutiv zur Hypoxie des Gewebes sowie zur Freisetzung freier Radikale, proteolytischer Enzyme und Zytokine führt. Ursächlich liegt meistens eine Insuffizienz der Venenklappen vor. Klinisch äußert sich die CVI initial in Besenreisern, Corona phlebectatica und Beinödemen, später in der Ausbildung einer Lipodermatosklerose, Atrophie blanche und Purpura jaune d'ocre bis letztlich hin zu Ulzerationen. Diese finden sich am häufigsten im Bereich des Innenknöchels, seltener auch am Außenknöchel oder zirkulär den Unterschenkel umfassend (sog. Manschetten- oder Gamaschenulcus) (▸ Abb. 3.5.5).

Ulcus cruris arteriosum

Der peripheren arteriellen Verschlusskrankheit (pAVK) liegen arterielle Gefäßstenosen oder -verschlüsse zugrunde, die durch Makro- und Mikroangiopathie zur Gewebsischämie und damit zum Ulcus cruris arteriosum führen. Im Stadium I der pAVK bestehen Stenosen oder arterielle Gefäßverschlüsse ohne Beschwerden. Bei einer Claudicatio intermittens mit einer freien Gehstrecke > 200 m liegt ein Stadium IIa, bei einer Gehstrecke < 200 m ein Stadium IIb vor. Zu Ruheschmerzen kommt es im Stadium III. Das Auftreten von Nekrosen kennzeichnet das Stadium IVa (▸ Abb. 3.5.6), sekundär infizierte Nekrosen das Stadium IVb. Arterielle Ulzera finden sich vor allem an den Zehen, am Fußrand und der Fußsohle und sind oft mit Schmerzen, Kältegefühl und Veränderungen der Hautfarbe nach Anheben des Beines verbunden.

Diabetisches Fußsyndrom (DFS)

Das diabetische Ulcus entsteht durch eine makro- und mikroangiopathisch bedingte Gewebsischämie (diabetische Angiopathie, ca. 20–30 %) oder Schädigung der Nerven des Fußes (diabetische Neuropathie, ca. 60–70 %). In 20–30 % der Fälle ist von einer gemischten (ischämisch-neuropathischen) Genese auszugehen. Die diabetische Neuropathie kann sich als sensible, motorische oder autonome Neuropathie äußern. Als Charcot-Fuß wird eine dia-

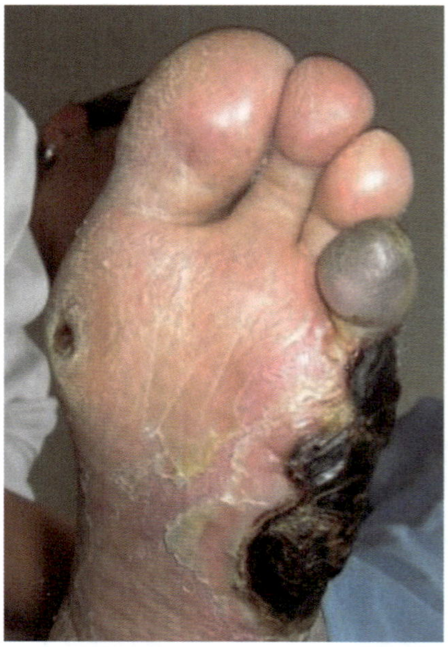

Abb. 3.5.6: Nekrosen am lateralen Fußrand und den Ballen bei peripherer arterieller Verschlusskrankheit im Stadium IVa

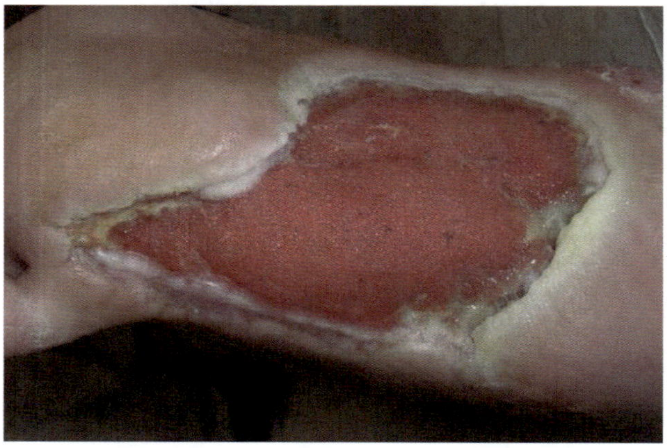

Abb. 3.5.7: Ulcus bei diabetischem Fußsyndrom mit abgeflachtem Fußbett

betische neuropathische Osteoarthropathie bezeichnet, die mit oder ohne Ulzera auftreten kann.

Gerade an den Füßen können chronische Wunden entstehen, die zu Minor- oder Major-Amputationen führen können. 25 % der Diabetiker erleiden im Laufe ihres Lebens ein DFS, bei ca. 3 % bestehen Ulzera im Fußbereich (Armstrong et al., 2017). Diabetische Ulzera sind vor allem an den distalen Bereichen der Extremitäten lokalisiert, am Fußrücken, an den Knöcheln sowie insbesondere an den Vorfüßen und Zehen. Bei einer neuropathischen Genese finden sich die Ulzera meist plantar (▶ Abb. 3.5.7).

Merke

Am häufigsten finden sich chronische Wunden als Ulcera cruris bei chronisch venöser Insuffizienz und peripherer arterieller Verschlusskrankheit sowie als schlecht heilende Wunden bei diabetischem Fußsyndrom und Dekubitus.

3.5.5 Diagnostik

ABCDE-Regel

Die ABCDE-Regel hilft, die individualisierte Diagnostik chronischer Wunden zu strukturieren (Dissemond, 2017). ABCDE ist das englische Akronym für **A**namnesis (Anamnese), **B**acteria (Bakterien), **C**linical Examination (klinische Untersuchung), **D**efective Vascular System (Durchblutung) und **E**xtras.

Die Anamnese und klinische Untersuchung sind der erste Schritt der patientenindividuellen Diagnostik und Therapieplanung. Durch gezielte Befragung des Patienten kann auf die mögliche Wundursache geschlossen werden (▶ Tab. 3.5.1).

Die bakteriologische Wunddiagnostik umfasst einen Wundabstrich zum Nachweis/Ausschluss multiresistenter Keime (ohne vorherige Wundsäuberung) und bei Wundinfekten zum Auffinden kausaler Erreger (mit vorheriger Wundsäuberung). Bei tieferen Wunden, diabetischem Ulcus, Fistelgewebe und bei Wundinfekten ohne Erregernachweis sollte eine Biopsie für die mikrobiologische Diagnostik gewonnen werden, insbesondere, wenn folgendes Erregerspektrum vermutet wird: Mykobakterien, Leishmanien, Aktinomyzeten, Nocardien oder Schimmelpilze (Schwarzkopf & Dissemond, 2015). Eine routinemäßige Biopsie ist jedoch für die meisten Patienten mit chronischen Wunden nicht notwendig.

Bei der klinischen Untersuchung sollten folgende Aspekte berücksichtigt und beschrieben werden:

- Lokalisation
- Wundgröße (mit Lineal, Messschieber)
- Wundtiefe (Knopfsonde)
- Wundgrund (nach der Wundreinigung)
- Wundränder
- Wundbeläge
- Wundgeruch
- Exsudat
- Wundinfektion
- Wundstadium
- Schmerzen
- Verwendete Produkte

Merke

Die Wunddokumentation weist die durchgeführte Behandlung nach und macht Probleme, Veränderungen und Fortschritte resp. den Heilungsverlauf nachvollziehbar. Sie ist gesetzlich vorgeschrieben, dient der Qualitätssicherung in Therapie und Pflege und ist auch wichtig zur Absicherung gegen Haftungsrisiken. Die Wunddokumentation kann sowohl auf Papier als auch elektronisch erfolgen. Es gilt der Leitspruch: „Was nicht dokumentiert ist, gilt als nicht gemacht."

Zur Klärung der Durchblutungssituation sollten das arterielle bzw. venöse Gefäßsystem untersucht werden. Diagnos-

Tab. 3.5.1: Wundursachen: Differenzialdiagnostische Überlegungen nach Anamnese und klinischer Untersuchung

Anamnese/Klinische Untersuchung	Mögliche Ursache
Immobilität; Lokalisation sacral, Fersen	Dekubitus
Polyneuropathie, Hyp-/Anästhesie; rosafarbene und warme Haut; Lokalisation Zehen, Vorfuß, plantar	Diabetes mellitus
Claudicatio intermittens, Haut kühl und atroph; Lokalisation Zehen und lateraler Fußrand	pAVK
abends müde und schwere Beine, Knöchelödeme; Varizen, Atrophie blanche, Lipodermatosklerose, Corona phlebectatica; Lokalisation Unterschenkel und Malleolus	chronisch-venöse Insuffizienz
Niereninsuffizienz/Dialysepflicht	Calciphylaxie
Beginn als kleine Wunde: Insektenstich, Abszess, nach Trauma	Pyoderma gangraenosum
Einnahme von Phenprocoumon, Sirolimus	Medikamenten-assoziiert

tisch kommen beim Ulcus cruris venosum vor allem die Dopplersonografie, eventuell die Farbduplexsonografie sowie die Bestimmung des Knöchel-Arm-Druck-Index (KADI) zum Einsatz.

Bei der Diagnostik des Ulcus cruris arteriosum werden in einem ersten Schritt mögliche Risikofaktoren erfasst, der Pulsstatus erhoben und die Gehstrecke des Patienten ermittelt. Nachfolgend wird die Durchblutungssituation weiter mittels Dopplersonografie, Farbduplexsonografie, Bestimmung des KADI und ggf. eine digitale Subtraktionsangiografie erhoben.

Ein KADI-Wert > 0,9 gilt als Normalbefund. Bei Werten < 0,9 liegt eine pAVK vor. Ein KADI-Wert < 0,5 impliziert meist bereits eine klinische Ischämie mit hoher Gefahr von Nekrosen und Ulzerationen.

Bei Patienten mit einem Ulcus cruris venosum ist bei einem KADI von 0,5–0,8 eine leichte Kompression trotz pAVK möglich.

Weiterführende Diagnostikverfahren werden zielgerichtet eingesetzt (Extras), wenn durch die o. g. Basis-Analyse (ABCD) die Genese der Wunden nicht eindeutig geklärt werden kann. So geben die Kapillarmikroskopie bei der Sklerodermie, die erweiterte Polyneuropathiediagnostik beim Diabetes mellitus, eine spezielle Serologie bei V. a. Vaskulitis/Calciphylaxie oder eine Gewebsbiopsie bei V. a. Neoplasie/Vaskulitis/Vaskulopathie weitere Aufschlüsse.

3.5.6 Behandlung chronischer Wunden

Eine dauerhafte Abheilung von chronischen Wunden ist nur durch ein kausal ansetzendes Therapiekonzept möglich. Der Kompressionstherapie kommt bei der Behandlung des Ulcus cruris venosum eine überragende Rolle zu. Studien zufolge können 40 % aller venösen Ulzera innerhalb von zwölf Wochen durch eine adäquate Kompression zur Abheilung gebracht werden (Ukat et al., 2003).

Zudem finden chirurgische (z. B. Varizenstripping) oder endoluminale Verfahren (z. B. Sklerosierung) bei venösen Ulzera Anwendung. Bei der pAVK können gefäßchirurgisch-rekonstruktive oder rekanalisierende Maßnahmen therapeutisch erforderlich sein oder auch die Gabe vasoaktiver oder blutverdünnender Medikamente. Beim DFS ist eine interdisziplinäre Behandlung u. a. durch Diabetologen, Angiologen, Podologen und Orthopädie-Schuhtechniker sinnvoll. Diabetiker sollten großen Wert auf eine gute Haut- und Fußpflege legen. Die wichtigste Therapie beim DFS stellt die Druckentlastung durch orthopädisches Schuhwerk dar sowie die optimale Behandlung der Grundkrankheit.

Nicht vergessen werden sollte neben der wundspezifischen auch die wundbegleitende Therapie bestehend aus Analgesie, Ruhigstellung und angepasster, eiweißreicher Ernährung gerade bei stark sezernierenden und größeren Wunden.

Nach Anwendung der ABCDE-Regel hilft das M.O.I.S.T.-Konzept (Dissemond et al., 2017), die passende phasengerechte Lokaltherapie zu identifizieren. Die Abkürzung M.O.I.S.T. setzt sich zusammen aus den fünf Pfeilern für die Lokaltherapie, die bei der Versorgung chronischer Wunden beachtet werden sollten. M.O.I.S.T. ist dabei das englische Akronym für **M**oisture balance (Exsudatmanagement), Oxygen balance (Sauerstoffzufuhr), Infection control (Infektionskontrolle), Support (Unterstützung des Heilungsprozesses) und Tissue management (Gewebsmanagement).

Ein adäquates Wundmanagement setzt voraus, dass Wunden weder zu feucht noch zu trocken sein sollten. Zu trockene Wunden können durch Hydrogele angefeuchtet werden. Überschüssiges Exsudat sollte durch eine angemessene Wundauflage absorbiert werden (M).

Pathophysiologische Prozesse der Hypoxie werden durch adäquate Therapieansätze ausgeschaltet (z. B. Revaskularisation oder Kompressionstherapie) (O). Systemische Antibiotika und die Eradikation multiresistenter Erreger dienen der Infektkontrolle (I). Bei lokalen Wundinfekten kommen Antiseptika (wie Polyhexanid, Octenidin) oder silberbeschichtete Wundauflagen zum Einsatz. Gestörte Wundheilungsprozesse können durch Wundtherapeutika (z. B. Modulation der Matrixmetalloproteinasen, Einsatz von Wachstumsfaktoren) moduliert werden (S). Maßnahmen der Wundkonditionierung (z. B. chirurgisches oder mechanisches Debridement, Einsatz physikalischer Hilfsmittel wie Unterdruck bei der VAC-Pumpe) dienen dem Gewebsmanagement (T).

Aufgrund der Heterogenität des Patientenguts sowie der uneinheitlichen Pathogenese der Wundentstehung fehlen allerdings evidenzbasierte Therapieempfehlungen für Patienten mit chronischen Wunden. Die Überlegenheit einzelner Produktklassen kann aktuell nicht durch Studien belegt werden. Je nach Wundstadium, -eigenschaften und Pathogenese der chronischen Wunde muss patientenindividuell unter Abwägung der Indikationen und Kontraindikationen die passende Wundauflage ausgewählt und je nach Wundheilungshergang im weiteren Verlauf angepasst werden. Dies betrifft sowohl die Wahl der geeigneten Wundauflage als auch die Frequenz des Verbandswechsels.

Im Folgenden sollen die einzelnen Produktklassen mit Anwenderhinweisen und Erläuterungen zum Wirkprinzip vorgestellt werden. Ziel der modernen Wundbehandlung ist durch Anwendung der adäquaten Wundauflagen eine Beschleunigung des Wundheilungsprozesses, um in der Gesamtschau die Therapiekosten zu reduzieren und die Lebensqualität der Patienten zu steigern.

Wundauflagen

Die Anforderungen an moderne Wundauflagen sind komplex: Neben der Aufrechterhaltung eines physiologisch feuchten Milieus am Wundgrund sollten die Wundauflagen überschüssiges Exsudat aufnehmen, den Wundrand vor Mazeration, aber auch vor Austrocknung schützen und dafür sorgen, dass ein Flüssigkeitsaustritt aus dem Verband vermieden wird. Wundauflagen sollten eine gute Gewebeverträglichkeit und eine geringe allergene Potenz aufzeigen, schmerz- sowie rückstandsfrei entfernbar sein und keine Fremdstoffe (Fasern, Partikel o. ä.) an die Umgebung abgeben. Wundauflagen sollten thermostabil sein und die Wunde vor Sekundärinfektionen von außen schützen, wobei ein Gasaustausch von innen nach außen möglich sein sollte (Semipermeabilität).

Zur besseren Wundbeurteilung eignen sich transparente Auflagen. Eine sichere und einfache Handhabung mit möglichst wenigen personalintensiven Verbandswechseln ist unter patientenbezogenen und wirtschaftlichen Aspekten zu bevorzugen. Unter Berücksichtigung der Wundsituation, der Therapieziele und Praktikabilität für den Patienten wird patientenindividuell die passende Wundauflage ausgewählt. Die moderne Wundtherapie erfordert daher Kenntnisse über das Wirkprinzip, die Indikationen und Kontraindikationen.

Für einen besseren Überblick bei einer Vielzahl an Wundauflagen bietet es sich an, die Wundauflagen in Produktgruppen zu unterteilen. Dabei unterscheidet man inaktive (konventionelle), interaktive (hydroaktive) und aktive Wundauflagen.

Inaktive (konventionelle) Wundauflagen

Zu den inaktiven Wundauflagen gehören Mull- und Saugkompressen, die zwar luftdurchlässig und saugfähig sind, aber kein feuchtes und damit die Wundheilung förderndes Wundmilieu schaffen.

Interaktive (hydroaktive) Wundauflagen

Zu den interaktiven Wundauflagen gehören Transparentverbände, Hydrokolloide, Hydropolymerschäume, Alginate, Hydrofasern und -gele. Sie schaffen ein feuchtes Wundmilieu und fördern damit den Wundheilungsprozess. Zu den Sonderformen gehören Wundauflagen mit antibakterieller und geruchsbindender Wirkung (Aktivkohleverbände/silberhaltige Wundauflagen).

Transparentverbände sind semipermeabel: Sie verhindern ein Eindringen von Wasser und Mikroorganismen von außen nach innen und ermöglichen den Gasaustausch von innen nach außen.

Hydrokolloide bestehen aus einer semipermeablen Deckschicht aus Polyurethanfolie und einer aus hydrophilen Mikrogranula bestehenden Innenschicht, die Wundflüssigkeit, Detritus und Mikroorganismen aufsaugt. Die Mikrogranula verflüssigen sich, bilden ein gelbes, hochvisköses Gel aus, das sich dem Wundgrund anpasst und somit für ein feuchtes Milieu am Wundgrund sorgt. Dieses Gel kann als Pus fehlinterpretiert werden. Um einer Fehlinterpretation vorzubeugen, müssen Wundumgebung und -geruch mitbeurteilt werden. Der Wundrand sollte mit einem Silikonöl vor Mazeration geschützt werden. Hydrokolloide sind okklusive Verbände und dürfen bei Wundinfektionen nicht angewendet werden, da sich sonst insbesondere Anaerobier begünstigt vermehren.

Hydropolymerschäume, bestehend aus hydrophilen Polyurethanen, sind selbst nicht wasserlöslich und nehmen Wundsekret, Bakterien und Zelldetritus auf. Cavitys sind Hydropolymere ohne Deckfolie und können als Wundauffüller in tiefere Wunden eingelegt werden, wo sie Wundsekret gut aufnehmen können. Als geschlossenporige Verbände verkleben diese nicht mit dem Wundgrund und ermöglichen einen atraumatischen Verbandswechsel. Je nach Sekretionsverhalten erfolgt der Verbandswechsel nach 1–3 Tagen (stärker nässende Wunden) oder nach maximal 5–7 Tagen (mäßiggradige sezernierende Wunde). Offenporige Systeme werden verwendet, um Granulationsgewebe vor dem Auftragen von Spalthaut zu konditionieren.

Alginate bestehen aus Alginsäure, die aus Braunalgen gewonnen wird und bei Kontakt mit Flüssigkeit durch ein hohes Fassungsvermögen um ein Vielfaches an Eigengewicht zunimmt. Durch ihre ausgeprägte Hydrophilie werden Zelldetritus und Bakterien in ihre Fasern eingeschlossen. Im Gegenzug werden Calciumionen an die Umgebung abgegeben, die hämostyptisch wirken, sodass Alginate gut bei leicht bis mäßig stark blutenden Wunden eingesetzt werden können. Das im Kontakt mit Flüssigkeit entstehende Gel passt sich dem Wundgrund an, fördert durch das feuchte Milieu die Wundheilung und ermöglicht einen atraumatischen Verbandswechsel. Es empfiehlt sich, das Alginat in einem Stück in die Wunde einzulegen, um es beim nächsten Verbandswechsel vollständig aus der Wunde entfernen zu können. Aufgrund der Mazerationsgefahr des Wundrandes sollte ein Überlappen des Alginates vermieden werden. In trockenen Wunden sollten Alginate angefeuchtet werden, um ein Verkleben mit dem Wundgrund zu vermeiden. Silberbeschichtete Alginate können in infizierten Wunden angewendet werden. Hier muss der Verbandswechsel täglich, sonst alle 2–3 Tage erfolgen. Alginate trocknen ohne Sekundärverband aus. Dieser kann mit einem Schaumverband, einer Wundfolie oder einer Saugkompresse erfolgen.

Hydrofasern bestehen aus Carboxymethylcellulose. Sie haben eine starke Absorptionskraft, wandeln sich bei Kontakt mit Flüssigkeit in ein Gel um und nehmen Wundflüssigkeit, Mikroorganismen und Zelldetritus auf. Das Gel formt sich dem Wundgrund an und fördert somit ein feuchtes Wundmilieu. Die Sekretaufnahme erfolgt im Gegensatz zu den Alginaten vertikal, womit eine Mazeration des Wundrandes verhindert wird.

Hydrogele bestehe aus hydrophilen Polymeren, die bis zum doppelten Eigengewicht Wundflüssigkeit, Detritus und Mikroorganismen aufnehmen und im Gegenzug dazu Flüssigkeit an die Umgebung abgeben können, sodass sie sich für trockene Wunden, zum Auflösen von Nekrosen und Fibrinbelägen eignen. Sie sind in Faltflaschen oder Tuben erhältlich. Zum Schutz vor dem Austrocknen müssen die mit Hydrogelen behandelten Wunden mit einem

Sekundärverband (z. B. Schaumverband, Folie) abgedeckt werden.

Aktive Wundauflagen

Aktive Wundauflagen konnten sich bisher in der breiten klinischen Anwendung nicht durchsetzen und sind dem Management therapieresistenter Wunden vorbehalten, bei denen trotz adäquater Anwendung von interaktiven Wundauflagen kein Progress in der Wundheilung erzielt werden konnte. Dazu gehören Matrix-Metalloproteinasen (MMP)-Inhibitoren und Produkte mit Platelet-Derived Growth Factor (PDGF). Erstere inhibieren MMP, die in überschüssiger Aktivität die Wundheilung verhindern. Letztere sollen chemotaktisch auf Fibroblasten und Makrophagen wirken, konnten sich jedoch bei fehlender Evidenz und aufgrund der Kostenintensivität in der klinischen Praxis bisher nicht durchsetzen.

Aktivkohlekompressen eignen sich durch ihre hervorragende Geruchsbindung bei infizierten oder exulzerierenden, geruchsbelästigenden Wunden. Die bei Zersetzungsprozessen freigesetzten Fäulnisbasen tragen zur Geruchsbelästigung bei und sind gewebetoxisch. Diese Art von Wunden können einen großen Einschnitt in die Lebensqualität des Patienten bedeuten. Zelldetritus, Geruchsmoleküle und Mikroorgansimen können über die große Oberfläche der Aktivkohlekompressen effektiv eingeschlossen werden.

Der Wirkmechanismus *silberhaltiger Wundauflagen* ist nicht genau bekannt. Angenommen wird eine hemmende Wirkung auf die Zellteilung und auf die Funktion der bakteriellen Enzyme sowie eine Modifikation der Strukturproteine der Bakterienmembran. Daten aus in-vitro-Studien liegen vor, inwieweit diese auf in-vivo-Studien übertragen werden können, ist aktuell unklar. Schädliche Auswirkungen auf die Wundheilung werden diskutiert. Angesichts der ungeklärten Wirksamkeit und potenziellen Toxizität sollten silberimprägnierte Wundauflagen restriktiv verwendet werden.

Phasengerechte Wundbehandlung

Wundauflagen in der Reinigungsphase müssen Exsudat, Blut, Schmutz, Zelldetritus und Mikroorganismen aufnehmen und gleichzeitig die Wunde ausreichend feucht halten, ohne den Wundrand zu mazerieren oder einen Sekretaufstau zu produzieren (▸ Tab. 3.5.2). Ihre Saugfähigkeit muss dem Sekretionsverhalten der Wunde gerecht werden. Hydropolymerschäume, Alginate, Hydrofasern und Aktivkohlekompressen eignen sich in dieser Phase.

In der Granulationsphase wird neues Granulationsgewebe aufgebaut. Die Zellen benötigen zur Zellteilung ein feuchtes Milieu. Der Verbandswechsel soll atraumatisch erfolgen, um neu gebildetes Granulationsgewebe zu schützen. Hier eignen sich Hydropolymerschäume, Hydrokolloide und -gele, Alginate und Hydrofasern (Dissemond et al., 2014).

Die Epithelialisierung erfolgt von der Peripherie gen Wundmitte durch Neubildung und Ausbreitung von Epithelzellen. Ein feuchtes Milieu fördert die Migration von Epithelzellen. Die sich verschließende Wunde muss von äußerlichen mechanischen Einwirkungen geschützt werden. Adäquate Wundauflagen in der Epithelisierungsphase sind Hydrokolloide und -gele, Wundfolien sowie -gaze (Dissemond et al., 2014).

Strategien des Wundmanagements

- Eine erfolgreiche Wundbehandlung setzt eine adäquate Abklärung der Ursachen voraus.
- Es gibt keine Standardtherapie.
- Eine feuchte Wundbehandlung ist zu bevorzugen! Ausnahme: trockene Gangrän
- Entscheidung für eine Wundauflage je nach:
  - Wundheilungsphase
  - Exsudatmenge
  - Häufigkeit der Verbandswechsel
  - Verträglichkeit und Kosten
- Jeder Verband (nicht notwendigerweise auch die Wunde) sollte idealerweise täglich inspiziert werden. Wundverbände können je nach Exsudatmenge bis zu sieben Tage auf der Wunde verbleiben.
- Komorbiditäten und der Ernährungszustand sind zu berücksichtigen.

Wundreinigung

Unter Wundreinigung versteht man „die Abtragung von avitalem Gewebe, Nekrosen, Belägen und/oder Entfernung von Fremdkörpern bis an intakte anatomische Strukturen heran unter Erhalt von Granulationsgewebe." (DGfW, 2012, S. 85). Zur Wundreinigung kommen verschiedene Spüllösungen und Antiseptika sowie mehrere Methoden des Debridements zum Einsatz. Der Wundreinigung kommt bei der Behandlung von schlecht heilenden Wunden eine zentrale Bedeutung zu, denn nur durch eine Wundbettvorbereitung und effektive Reinigung können Prozesse der Gewebereparatur in Gang gesetzt und damit die Wundheilung gefördert werden (EWMA, 2004).

Spüllösungen

Für die Wundreinigung sind Ringerlösung oder eine 0,9%ige Kochsalzlösung Mittel der ersten Wahl. Die Verwendung von Leitungswasser für die Wundreinigung wird nicht mehr empfohlen (Schwarzkopf et al., 2012).

Für die antimikrobielle Therapie stehen wirkstoffhaltige Lösungen mit den Wirkstoffen Octenidin, Polyhexanid sowie Povidon (PVP)-Jod zur Verfügung (Kramer et al., 2019) (▸ Tab. 3.5.3). Der Einsatz von Antiseptika eignet sich zur Desinfektion von Wunden, aber auch prophylaktisch zur Reinigung von Haut und Schleimhäuten.

Debridement

Bei der Auswahl eines Debridementverfahrens sollten der Allgemeinzustand des Patienten, seine Komorbiditäten, mögliche Komplikationen, die Medikation sowie die Art und Beschaffenheit der Wunde wie auch wirtschaftliche Aspekte berücksichtigt werden.

Mechanisches Debridement

Beim mechanischen Debridement werden mit geeigneten Lösungen unter Verwendung von trockenen oder feuchten Gazekompressen Beläge und Detritus aus der Wunde ausgewischt oder ausgespült. Insbesondere bei Biofilm-infizierten Wunden hat sich der Einsatz von Monofilamentfaser-Pads bzw. Mikrofaser-Pads bewährt, welche ein beson-

Tab. 3.5.2: Wundauflagen je nach Wundart

Art der Wunde	Wundauflage
gering exsudierende/trockene Wunde	Hydrokolloid, Wundgaze, Wundfolie, Hydrogel
mäßig exsudierende Wunde	Hydropolymerschaum, Hydrokolloid, Hydrofaser, Alginat
stark exsudierende Wunde	Alginat, Hydrofaser, Hydropolymerschaum, Saugkompresse, Superabsorber
extrem exsudierende Wunde	Saugkompresse, Superabsorber
infizierte Wunde	Alginat, Aktivkohle
blutende Wunde	Alginat
nekrotisch belegte, trockene Wunde	Hydrogel
nekrotisch belegte, schmierige Wunde	Aktivkohle, Biomaden

Tab. 3.5.3: Präparate zur antiseptischen Therapie

Präparate	Eigenschaften	Anwendung
Octenidin (Octenisept®)	breites Wirkspektrum gegen grampositive und gramnegative Bakterien, Pilze; nicht wirksam gegen Viren und Sporen	• Mindesteinwirkzeit 2 min • keine Anwendung zur Spülung der Bauchhöhle oder der Harnblase wegen der Gefahr von Gewebeödemen bis zu Gewebsnekrosen (Schupp & Holland-Cunz, 2009); bei Spülung von Wundkavitäten muss ein Abfluss gewährleistet sein
Polihexanid (Lavasept®, Lavanid®)	grampositive und gramnegative Bakterien, Pilze, Hefen, Viren (HBV, HSV)	• als Lösung oder Gel • als Gel auch zum Befeuchten und Reinigen von Wunden geeignet • Mindesteinwirkzeit 10–15 min
PVP-Jod (Betaisodona®, Braunol®)	breites Wirkspektrum gegen grampositive und gramnegative Bakterien inkl. Pilze, Hefen, Viren	• schneller Wirkeintritt < 1 min • in verdünnter Lösung zur Spülung tiefer Wunden einschließlich Körperhöhlen geeignet • bei chronischen Wunden nicht geeignet wegen Färbung der Wunden • potenzielle Inaktivierung von Blut, Eiter (Eiweißfehler) • nicht anwendbar bei Schilddrüsenerkrankung, geplanter Radiojodbehandlung, Jodallergie

HBV = Hepatitis-B-Virus; HSV = Herpes-simplex-Virus; PVP = Polyvinylpyrrolidon

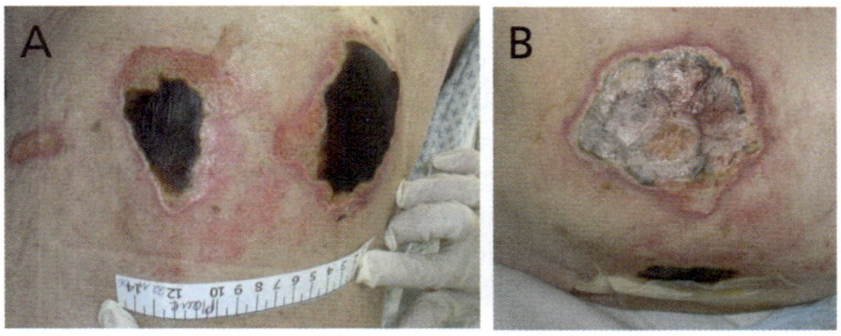

Abb. 3.5.8: A: Dekubitus vor chirurgischem Debridement; B: Dekubitus nach chirurgischem Debridement

ders wirkungsvolles und schmerzarmes Debridement ermöglichen.

Chirurgisches Debridement

Unter einem chirurgischen Debridement versteht man die Entfernung von avitalem Gewebe mit Skalpell, Kürette, Schere, chirurgischer Pinzette oder scharfem Löffel bis in intakte anatomische Strukturen (▸ Abb. 3.5.8). Es ist eine effektive und schnelle Methode. Ein chirurgisches Debridement ist vor allem bei lokalen Entzündungszeichen sowie großflächigen Nekroseanteilen und Belägen indiziert. Ggf. müssen eine Analgosedierung oder Vollnarkose gerade bei umfangreichem Debridement begleitend durchgeführt werden. Bei schmerzempfindlichen Patienten eignet sich zur Oberflächenanästhesie EMLA-Creme oder -Pflaster, welche die Wirkstoffe Lidocain und Prilocain enthalten und mindestens 30 min vor dem Debridement auf die Wunde aufgetragen werden sollten.

Autolytisches Debridement

Das autolytische Debridement ist das schonendste Verfahren zur Reinigung von Wunden, allerdings auch zeitintensiver. Hydroaktive Verbände z. B. mit Hydrogelen schaffen ein feuchtwarmes Wundklima, in dem durch Aktivierung und Freisetzung körpereigener Enzyme nekrotische Beläge aufquellen. Beim nächsten Verbandswechsel können dann die aufgeweichten Beläge leichter durch ein mechanisches oder chirurgisches Debridement abgetragen werden. Je nach Produkt sollte die Umgebungshaut vor Mazeration geschützt werden.

Enzymatisches Debridement

Bei dem enzymatischen Debridement werden biosynthetisch hergestellte proteolytische Enzyme in Form von Salben oder Gelen zum Auflösen von nekrotischem Gewebe lokal auf die Wunde aufgetragen. Bei harten und trockenen Nekrosen ist kein enzymatisches Debridement sinnvoll, da die Enzyme nur in feuchtem Wundmilieu wirken. Das Debridement mithilfe proteolytischer Enzyme wird nur noch selten angewendet, da die Enzyme ein bis zweimal täglich auf das zu debridierende Gewebe aufgetragen werden sollen und dies einen deutlichen zeitlichen Mehraufwand bedeutet. Das enzymatische Debridement ist aufgrund der kurzen Wirksamkeit und konsekutiv häufigen Verbandswechsel durch den erhöhten Kosten- und Pflegeaufwand nicht wirtschaftlich und wird daher nur noch selten angewandt.

Biochirurgisches Debridement (Madentherapie)

Als biochirurgisches Debridement wird die Behandlung von Wunden mit steril gezüchteten Fliegenlarven z. B. der Gattung Lucilla sericata bezeichnet. Mit Hilfe proteolytischer Enzyme verflüssigen die Maden Nekrosen und Fibrinbeläge und können sich von dem dabei entstehenden Wundbrei wiederum ernähren. Vitale Wundanteile werden nicht geschädigt. Zusätzlich sondern die Maden Sekrete ab, die das Bakterienwachstum hemmen und auch die Wundheilung stimulieren. Der Umgang mit der Madentherapie setzt gute Anwenderkenntnisse voraus. Die Maden werden in sog. Biobags oder als Freiläufer geliefert, welche auf die Wunde aufgelegt werden. Die Verweildauer beträgt je nach Wundzustand 3–4 Tage, der Sekundärverband sollte dagegen täglich inspiziert werden. Die Wunde wird mit physiologischer Kochsalzlösung gereinigt, die Anwendung in Verbindung mit Antiseptika und Spüllösungen auf Octenidin-Basis ist zu vermeiden. Auf eine mögliche Druckbelastung der Maden ist zu achten, da die Larven dadurch geschädigt werden können. Das Auftragen der Fliegenlarven kann beim Patienten Kribbeln, Juckreiz oder Schmerzen auslösen, sodass im Bedarfsfall Analgetika eingesetzt werden sollten. Nicht geeignet ist die Madentherapie bei Patienten mit einer Antikoagulanzientherapie, bei Wunden mit erhöhter Blutungsneigung sowie bei Wunden, die mit Körperhöhlen oder inneren Organen in Verbindung stehen. Die psychische Akzeptanz bei Patient und Behandler ist zu beachten. Die Therapielarven sind als verschreibungspflichtiges Fertigarzneimittel zugelassen.

> **Merke**
>
> Besondere Vorsicht mit einem Debridement ist geboten bei trockenen Nekrosen bei einer peripheren arteriellen Durchblutungsstörung (pAVK). Hier gilt es, die Nekrose wegen der Gefahr einer feuchten Gangrän trocken zu belassen und nicht zu rehydrieren; eine feuchte Wundhandlung oder ein Debridement sollte erst nach erfolgreicher Revaskularisation durchgeführt werden.

Technische Lösungen

Es stehen ergänzend auch technische Lösungen wie die Hydrotherapie, die Unterdruck-Wundtherapie (synonym V.A.C.®-Therapy, Vacuum-assisted Closure Therapy) und die Ultraschalltherapie zur Verfügung. Neben der Wundreinigung wird hierbei auch die Granulation und Epithelisierung gefördert.

3.5.7 Wundinfektion

Eine Wundinfektion äußert sich lokal in einer Rötung, Schwellung, Überwärmung der Wunde und der Wundumgebung sowie systemisch in Fieber und Anstieg der Entzündungswerte (CRP-Sprung, Leukozytose). Es kann eine Bewegungseinschränkung der entsprechenden Körperpartie resultieren.

Nach den übereinstimmenden Empfehlungen vieler medizinischer Fachgesellschaften wird der Einsatz lokaler Antibiotika nicht empfohlen (AWMF, 2017). Neben einer ungenügenden Penetration ins Wundgebiet überwiegen die Nachteile der Resistenzentwicklung, Kontaktsensibilisierung und Begünstigung von Allergien und Pilzbesiedlungen. Die bakterielle Wundkolonisation wird zugunsten resistenter Bakterien verschoben (Stürmer & Dissemond, 2021). Es kann darüber hinaus zu einer Gewebeschädigung sowie lokalen Unverträglichkeiten kommen. Eine systemische Antibiose als patientenzentrierte Therapie ist bei fortschreitender Infektion trotz lokaler Maßnahmen. Zeichen der Allgemeininfektion (Fieber, Allgemeinzustandsverschlechterung), bei stark eingeschränkter Durchblutung, bei einer schweren Phlegmone und bei Wunden an den Beugesehnen oder im Gesicht indiziert (AWMF, 2017). Nekrosen und Beläge sollten bei einer Wundinfektion debridiert werden.

3.5.8 Hauttransplantation

Bei großen Wunden ist von einer sehr langwierigen Reepithelisierung oder sogar von einem Scheitern des Wundverschlusses aufgrund der Größe des Wunddefektes auszugehen. Hier sind die Möglichkeiten einer Defektdeckung mittels Vollhaut, Spalthaut sowie die Keratinozytentransplantation zu evaluieren. Bei der autologen Hauttransplantation wird dem Patienten an der Spenderstelle Haut entnommen, die an der Empfängerstelle mittels Vollhaut oder Spalthaut implantiert wird. Je nach Beschaffenheit und Größe der Wunde kommen verschiedene Verfahren zum Einsatz. Optimale Voraussetzungen für eine Transplantation sind ein gut durchbluteter Wundgrund, Infektfreiheit sowie das Vorliegen einer oberflächlichen Wunde. Vollhauttransplantate beinhalten samt Epidermis und Dermis Hautanhangsgebilde (Haarfollikel, Schweißdrüsen) und eignen sich für kleine Wunden in kosmetisch wichtigen Arealen. Bei der Spalthauttransplantation wird neben der Epidermis nur der Coriumanteil der Dermis transplantiert, sodass sich die Haut an der Entnahmestelle innerhalb einer Woche selbst regenerieren kann. Das Hauttransplantat wird sodann auf das 3- bis 6-fache aufgespannt, an der zu implantierenden Stelle fixiert und eignet sich somit für größere Gewebsdefekte.

Bei der Hautplastik wird ein Hautlappen samt Unterhautfettgewebe und Muskulatur von einem zur Wunde benachbarten Hautareal auf die Wunde transponiert. Arterien, Venen und Lymphgefäße werden durch en bloc-Verlagerung erhalten (Schwenklappenplastik). Hierdurch können tiefere Gewebsdefekte gedeckt werden.

Bei der Reverdin-Hautplastik werden kleine Epidermisinseln auf die Wunde aufgelegt. Von jeder dieser Inseln erfolgt die konzentrische Epithelialisierung bis zum endgültigen Wundverschluss.

Die in-vitro-Kultivierung und Transplantation von autologen oder allogenen Keratinozytensuspensionen kann als Ultima Ratio bei schlecht heilenden Wunden angewendet werden.

3.5.9 Interdisziplinäre Zusammenarbeit

Für die Diagnostik und Therapie chronischer Wunden gerade bei älteren Patienten ist eine aufeinander abgestimmte interdisziplinäre und interprofessionelle Kooperation sinnvoll. Pflegekräfte sind oft als Wundexperten oder Wundmanager in die direkte Wundversorgung eingebunden. Zu den ärztlichen Aufgaben gehören die exakte Diagnosestellung, die Therapie der zugrundeliegenden Erkrankungen sowie die Auswahl erforderlicher Medikamente wie z. B. Schmerzmittel. Physiotherapeuten können mit geeigneten Maßnahmen (Krankengymnastik, Lymphtherapie) den Behandlungserfolg unterstützen. Ernährungsberatung durch Diätassistenten gewinnt zunehmend an Bedeutung. Die Versorgung von chronischen Wunden bei älteren Patienten kann nur durch die Zusammenarbeit aller beteiligten Professionen, der Angehörigen sowie der Patienten selbst zum Erfolg führen.

Zusammenfassung

Wundheilungsstörungen und chronische Wunden im Alter sind durch eine Vielzahl an Risikofaktoren (lokale und systemische) sowie zugrundeliegende Erkrankungen bedingt. Am häufigsten finden sich venöse und arterielle Ulzera sowie Wunden beim diabetischen Fußsyndrom. Aber auch ein Dekubitus stellt eine typische altersassoziierte Grundkonstellation dar.

Ein gutes Verständnis der an Wundheilungsstörungen beteiligten Pathomechanismen ist wichtig für die Bewältigung der Schwierigkeiten bei der Behandlung chronischer Wunden. Ohne Beseitigung von Risikofaktoren und eine adäquate Therapie der Grundkrankheiten ist eine lokale Wundbehandlung nicht sinnvoll. So ist es z. B. wichtig, bei einem diabetischen Fußsyndrom den Diabetes möglichst gut medikamentös einzustellen. Bei einer Mangelernährung sollte die lokale Wundversorgung durch eine Ernährungstherapie begleitet werden.

Eine Wundheilungsstörung erfordert eine spezifische Behandlung, um schwerwiegende Komplikationen zu vermeiden. Zunächst ist es wichtig, Wunden sauber zu halten, sie andererseits jedoch nicht zu intensiv zu reinigen oder zu desinfizieren. Für die antimikrobielle Therapie stehen wirkstoffhaltige Lösungen mit den Wirkstoffen Octenidin und Polyhexanid zur Verfügung.

Ein wichtiger Bestandteil der Wundversorgung ist das sogenannte Debridement, welches vorrangig bei großen Belägen und abgestorbenem Gewebe, Entzündungszeichen bzw. Infektionen zum Einsatz kommt.

Zur Lokaltherapie chronischer Wunden stehen moderne Wundauflagen zur Verfügung, die bis auf wenige Ausnahmen dem Prinzip einer „feuchten Wundbehandlung" genügen, bei der sich Bindegewebs- und Hautzellen besser vermehren können. Im weiteren Fortschritt der Wundheilung besteht die Kunst des Behandlers darin, die passende Wundauflage auszuwählen. Dazu stehen verschiedene Wundauflagen wie Hydrokolloide, Hydropolymerschäume, Alginate und Hydrofasern zur Verfügung.

Die Wundbehandlung führt nur zum Erfolg, wenn der ältere Patient ganzheitlich mit all seinen altersbedingten Einbußen und Erkrankungen, seinen kognitiven Fähigkeiten und seinem sozialen Umfeld gesehen wird. Eine interdisziplinäre Behandlung verkürzt die Behandlungszeit chronischer Wunden und verbessert damit die Lebensqualität.

Literatur

Armstrong DG, Boulton AJM und Bus SA. Diabetic Foot Ulcers and Their Recurrence. N Engl J Med. 2017 Jun 15;376(24):2367-2375. https://www.nejm.org/doi/10.1056/NEJMra1615439

AWMF S2k-Leitlinie 082-006 „Kalkulierte parenterale Initialtherapie bakterieller Erkrankungen bei Erwachsenen". Paul-Ehrlich-Gesellschaft für Infektionstherapie e.V. (PEG); 2017. www.awmf.org

Deutsche Gesellschaft für Wundheilung und Wundbehandlung e.V. S3-Leitlinie 091-001, 2012; „Lokaltherapie chronischer Wunden bei den Risiken CVI, PAVK und Diabetes mellitus". https://register.awmf.org/assets/guidelines/091-001l_S3_Lokaltherapie_chronischer_Wunden_2012-ungueltig.pdf

Dissemond J, Augustin M, Eming SA et al. Modern wound care – practical aspects of non-interventional topical treatment of patients with chronic wounds. J Dtsch Dermatol Ges. 2014 Jul;12(7):541-54. https://doi.org/10.1111/ddg.12351_suppl

Dissemond J, Bültemann A, Gerber V et al. Definitionen für die Wundbehandlung [Definitions for wound treatment]. Hautarzt. 2016 Mar;67(3):265-6. German. https://doi.org/10.1007/s00105-016-3761-y

Dissemond J. ABCDE-Regel der Diagnostik chronischer Wunden. J Dtsch Dermatol Ges. 2017 Jul;15(7):732-734. https://doi.org/10.1111/ddg.13273_g

Dissemond J, Assenheimer B, Engels P et al. M.O.I.S.T. – ein Konzept für die Lokaltherapie chronischer Wunden. J Dtsch Dermatol ges 2017; 15:443-445

Dissemond J, Assenheimer B, Engels P at al. M.O.I.S.T. – ein Konzept für die Lokaltherapie chronischer Wunden. J Dtsch Dermatol Ges. 2017 Apr;15(4):443-445. https://doi.org/10.1111/ddg.13215_g

European Pressure Ulcer Advisory Panel, National Pressure Injury Advisory Panel and Pan Pacific Pressure Injury Alliance. Prevention and Treatment of Pressure Ulcers/Injuries: Quick Reference Guide. Emily Haesler (Ed.). EPUAP/NPIAP/PPPIA: 2019. https://www.epuap.org/wp-content/uploads/2020/06/qrg-2020-german.pdf

European Wound Management Association (EWMA). Position Document: Wound Bed Preparation in Practice.: MEP Ltd, 2004.

Heyer K, Augustin M, Protz K, Herberger K, Spehr C, Rustenbach SJ. Effectiveness of advanced versus conventional wound dressings on healing of chronic wounds: systematic review and meta-analysis. Dermatology. 2013;226(2):172-84. https://doi.org/10.1159/000348331

Initiative Chronische Wunden e.V. (ICW) Stand 2020: Standards für die Diagnostik und Therapie bei chronischen Wunden. www.icwunden.de/fileadmin/Fachinfos/Standards/Standards_2020_web.pdf

Kramer A, Dissemond J, Willy C et al. Auswahl von Wundantiseptika: Aktualisierung des Expertenkonsensus 2018. Wundmanagement. 2019;13(Suppl):3–23

Schupp CJ, Holland-Cunz S. Persistent subcutaneous oedema and aseptic fatty tissue necrosis after using octenisept. Eur J Pediatr Surg. 2009 Jun;19(3):179-83. https://doi.org/10.1055/s-0029-1216379

Schwarzkopf A, Assenheimer B, Bültemann A et al. Vorstand der Initiative Chronische Wunden e. V. Hygienefachliche und -rechtliche Bewertung der Anwendung von Leitungswasser als Wundspüllösung. Wundmanagement. 2012;6:195–197

Schwarzkopf A & Dissemond J. (2015). Indikation und praktische Durchführung mikrobiologischer Diagnostik bei Patienten mit chronischen Wunden. JDDG: Journal der Deutschen Dermatologischen Gesellschaft, 13(3), 203-210

Stürmer EK und Dissemond J. Evidenz in der lokalen Therapie chronischer Wunden: Was ist gesichert?. Akt Dermatol 2021; 47: 314–322. https://doi.org/10.1055/a-1469-7828

Ukat A, Konig M, Vanscheidt W et al. Short-stretch versus multilayer compression for venous leg ulcers: a comparison of healing rates. J Wound Care. 2003 Apr;12(4):139-43. https://doi.org/10.12968/jowc.2003.12.4.26490

3.6 Sarkopenie

Michael Drey und Jürgen M. Bauer

3.6.1 Einführung

Irvin Rosenberg schuf 1989 den Begriff Sarkopenie aus den griechischen Worten sarx für Fleisch und penia für Mangel, um die Abnahme von Muskelmasse und Muskelkraft im Alter zu beschreiben (Rosenberg, 1989). In der damaligen Zeit lag der Fokus bei der Erforschung der Sarkopenie auf der altersassoziierten Reduktion der Muskelmasse und die Sarkopenie-Diagnose wurde bei Unterschreiten eines bestimmten geschlechtsspezifischen Muskelmasse-Grenzwertes gestellt. Spätere Studien belegten demgegenüber, dass die Abnahme der Muskelmasse alleine den Verlust an Muskelkraft und Muskelfunktion nicht erklärte. Daher wurden in die Diagnosekriterien der Sarkopenie gemäß der europäischen Konsensusdefinition (EWGSOP) aus dem Jahr 2010 neben der Muskelmasse auch die Muskelkraft und die Muskelfunktion aufgenommen. In der revidierten europäischen Konsensusdefinition von 2018 wurde der Stellenwert der Muskelkraft durch die Aufeinanderfolge der Diagnoseschritte zusätzlich hervorgehoben (Cruz-Jentoft et al., 2019). Zudem wurde die akute Form der Sarkopenie von der chronischen Sarkopenie unterschieden (Cruz-Jentoft et al., 2019).

In Abgrenzung zu den Begrifflichkeiten der Krankheit sowie des klassischen Syndroms wird die Sarkopenie als geriatrisches Syndrom bezeichnet (▸ Kap. 3.1; Cruz-Jentoft et al., 2010), welches dadurch charakterisiert ist, das eine Vielzahl von ätiologischen Faktoren – einzeln oder in wechselnden Kombinationen – den syndromspezifischen Phänotyp bedingen kann.

Zu unterscheiden ist die Sarkopenie zum einen von der Kachexie, die durch einen kombinierten Verlust von Muskel und Fett sowie durch eine Reduktion des Körpergewichts im Rahmen einer onkologischen oder entzündlichen, in der Regel chronischen Grunderkrankung charakterisiert ist (Argiles et al., 2010). Die Sarkopenie muss zum anderen aber auch von der Frailty abgegrenzt werden. Bei dieser handelt es sich um ein wesentlich weiter gefasstes Konzept, welches mehrere Organsysteme sowie in der erweiterten Definition die psychologische und soziale Dimension einbezieht. Die Frailty ist durch eine verminderte Reservekapazität sowie eine erhöhte Vulnerabilität gegenüber internen und externen Stressoren gekennzeichnet. Demgegenüber fokussiert die Sarkopenie ausschließlich auf ein Organsystem, die Muskulatur. Sie entspricht einer altersassoziierten Skelettmuskelinsuffizienz analog der Herzinsuffizienz.

Ein wichtiger Schritt für eine erweiterte Wahrnehmung der Sarkopenie in der Ärzteschaft war die Einführung ihrer Kodierungsmöglichkeit im September 2016 zunächst in den USA mit dem ICD-10-CM-Code M62.84 (Anker et al., 2016) und seit dem 1. Januar 2018 auch in Deutschland mit dem ICD-10-GM-Code M62.50.

Merke

Die Sarkopenie ist an sich ein typisches geriatrisches Syndrom, wenngleich es durch einen ICD-Code als Krankheit anerkannt ist.

3.6.2 Pathophysiologie

Zahlreiche allgemeine Alterungsprozesse begünstigen die Entstehung einer Sarkopenie. Zu diesen gehören unter anderem altersassoziierte endokrinologische Veränderungen, wie die Reduktion anaboler Hormone (z. B. Hypogonadismus) und die Entwicklung einer Resistenz gegenüber einzelnen Hormonen (v. a. Insulin; Vitale et al., 2016), chronisch entzündliche Prozesse („low grade inflammation of aging"), mitochondriale Dysfunktionen und neurodegenerative Mechanismen, wie ein Motoneuronenverlust (Drey et al., 2014). Zu letzterem ist anzumerken, dass bereits 1995 von Uitti et al. (1995) ein neurodegeneratives Overlap-Syndrom postuliert wurde, welches aus dem Parkinsonsyndrom, der Alzheimer-Demenz und Motoneuronerkrankungen besteht. Eine Erweiterung dieses Konzeptes um eine neurogene Sarkopenie im Sinne eines erweiterten neurodegenerativen Overlap-Syndroms wäre denkbar, wie bereits in einer Arbeit an Hochrisikopersonen für das idiopathische Parkinsonsyndrom gezeigt wurde (Drey et al., 2017). Auch genetische Aspekte (Stangl et al., 2019) sind für die Ätiologie der Sarkopenie von Bedeutung. So weiß man aus Zwillingsstudien, dass ca. 30 % der Varianz in Muskelmasse und Kraft durch genetische Einflüsse bedingt sind. Vor dem Hintergrund der erwähnten Alterungsprozesse sowie der individuellen Genetik vollzieht sich der Einfluss des Lebensstils und der individuellen Komorbiditäten. In diesem Kontext kommen dem Bewegungsverhalten sowie der Ernährung große Bedeutung zu. Die Muskulatur ist unser größter Aminosäurespeicher. Sie wird bei akuten Erkrankungen und Mangelernährung im Rahmen kataboler Prozesse sehr rasch einem Abbau unterzogen, während neuronale Strukturen bei Katabolie erst sehr spät atrophieren (Peters, 2011). So verliert ein gesunder 80-Jähriger während zehn Tagen Bettruhe fünf Mal so viel (10 %) seiner Muskelmasse wie ein junger gesunder Erwachsener in 28 Tagen (Kortebein et al., 2007). Diese katabole Entwicklung ist bei einem älteren stationären Krankenhauspatienten aufgrund des gleichzeitigen Vorliegens von Immobilität, Mangelernährung und Entzündung in aller Regel noch wesentlich dramatischer ausgeprägt. Diese Kombination, wie sie zum Beispiel im Kontext einer Pneumonie oder einer Urosepsis auftreten kann, lässt die Skelettmuskulatur in Tagen tatsächlich um Jahre altern. Positiv auf eine hohe Muskelmasse und Muskelkraft im Alter wirken zum Beispiel bereits ein hohes Geburtsgewicht und eine längere Stilldauer (Dodds et al., 2015).

Merke

Die Sarkopenie ist in der Regel multifaktoriell bedingt, wobei ihre Ausprägung stark durch klinische Kontextfaktoren wie Immobilisation, Mangelernährung und Inflammation beeinflusst wird.

3.6.3 Epidemiologie

Die Zahlen zur Prävalenz der Sarkopenie variieren entsprechend der unterschiedlichen Definitionen und Grenzwerte, die international angewendet werden. Als relevante Definitionen sind neben der European Working Group on Sarcopenia in Older People (EWGSOP), die International Working Group on Sarcopenia, die Asian Working Group on Sarcopenia und die Foundation of the National Institutes of Health (FNIH) zu nennen. Bei allen Definitionen wird für die Diagnose einer Sarkopenie gegenwärtig die Bestimmung der Muskelmasse, ein Parameter der Muskelkraft und/oder ein Parameter der Muskelfunktion gefordert. Die weltweit unterschiedlichen Ethnien bedingen Unterschiede der Normwerte für Muskelmasse, Muskelkraft und Muskelfunktion. Die schwarze Bevölkerung ist zum Beispiel durch eine höhere Muskelmasse als die weiße und die asiatische Bevölkerung gekennzeichnet. Dieser Umstand spiegelt sich jedoch nicht in einer höheren Muskelkraft oder einer besseren Muskelfunktion wider.

In einer Metaanalyse zur weltweiten Prävalenz der Sarkopenie ergab sich eine Häufigkeit von 10 % bei beiden Geschlechtern bei 58.404 untersuchten Individuen im Alter über 60 Jahre. Die nicht asiatische Bevölkerung wies dabei eine fast doppelt so hohe Prävalenz auf (Shafiee et al., 2017). Untersuchungen der Sarkopenieprävalenz basierend auf den EWGSOP-Kriterien in Italien zeigten, dass bei den über 80-jährigen 32 % der Männer und 17 % der Frauen von Sarkopenie betroffen waren (Volpato et al., 2014). In einer epidemiologischen Untersuchung aus Deutschland in der Region Augsburg ergab sich bei 927 Teilnehmern im Alter über 65 Jahre eine Prävalenz von 5,7 %, wobei Frauen mit 7,5 % eine höhere Prävalenz im Vergleich zu Männern mit 4,0 % aufwiesen. Bei den über 80-Jährigen stieg die Prävalenz auf 16,5 % bei Frauen und 8,6 % bei Männern an (Phillips et al., 2017). Lebenszeitverläufe von Muskelmasse, Muskelkraft und Muskelfunktion zeigen, dass die Muskelfunktion über die Zeit den schnellsten Abbau aufweist, während die Reduktion der Muskelmasse den langsamsten Verlauf nimmt (Shaw et al., 2017). Jenseits des 70. Lebensjahres ist bei Frauen mit einem jährlichen Verlust an Muskelmasse von etwa 0,7 % und bei Männern von 0,9 % zu rechnen (Visser & Schaap, 2021). Der jeweilige zeitliche Verlauf der drei Parameter scheint sich bei den beiden Geschlechtern jedoch nicht zu unterscheiden.

Merke

Im Lebensalter über 65 Jahre ist von einer durchschnittlichen Prävalenz von 10 % auszugehen, wobei dieselbe mit dem Lebensalter deutlich ansteigt.

3.6.4 Relevanz für den geriatrischen Patienten

Durch die reduzierte muskuläre Kraft und Funktion ergeben sich für den älteren Menschen Beeinträchtigungen im Rahmen vielfältiger Alltagstätigkeiten mit Folgen in den Bereichen Bewegung, Ausdauer, Belastbarkeit, körperliche Aktivität und allgemeine Mobilität (McLean et al., 2014). So weisen Patienten mit Sarkopenie ein um den Faktor 3,2 erhöhtes Sturzrisikos (Landi et al., 2012) auf. Liegt zusätzlich noch eine Osteoporose im Sinne einer Osteosarkopenie vor, erhöht sich das Frakturrisiko zusätzlich signifikant (Huo et al., 2015). Betroffene leiden zudem unter einer reduzierten Lebensqualität und an einer erhöhten Mortalität, welche in einer Metaanalyse um den Faktor 3,6 gesteigert war (Beaudart et al., 2017).

Neben den negativen Auswirkungen auf die Funktionalität begünstigen die im Rahmen einer Sarkopenie auftretenden metabolischen Veränderungen des qualitativ beeinträchtigten Muskels einen pro-inflammatorischen Zustand. Konsekutiv nimmt der Anteil des viszeralen Fettgewebes zu und das kardiovaskuläre Risiko erhöht sich. Auf diese Weise wird das Auftreten eines Diabetes, von Tumoren, Demenz, M. Parkinson und einer Depression begünstigt.

Die Sarkopenie zeigt als generalisierter Muskelverlust auch Überschneidungen zu anderen Organsystemen. So kann auch die Muskulatur des Ösophagus und der Zunge von einer Sarkopenie betroffen sein, was sich klinisch in einer Dysphagie äußern kann und wofür die Bezeichnung einer Sarkopenen Dysphagie (sarcopenic dysphagia) kreiert wurde (Maeda et al., 2017).

In den letzten Jahren fand in der wissenschaftlichen Literatur das Konzept der Sarkopenie zunehmend auch außerhalb der Geriatrie Beachtung, so in anderen internistischen Disziplinen, vor allem der Onkologie, der Nephrologie (Sabatino et al., 2021) und der Gastroenterologie (Allen et al., 2021), aber auch in operativen Fächern wie der Urologie, der Gefäßchirurgie und der Transplantationsmedizin. Hierbei steht der chronisch erkrankte ältere Patient im Mittelpunkt, dessen Prognose wesentlich durch seine Muskelkraft, aber auch durch seine Muskelmasse bestimmt wird.

Merke

Das Vorliegen einer Sarkopenie ist im Kontext einer Vielzahl von chronischen Erkrankungen (u. a. Tumorerkrankungen, Leberzirrhose) eine negativer Prognosefaktor.

3.6.5 Diagnostik

Grundsätzlich ist es erforderlich, dass sich alle mit der medizinischen Versorgung von älteren Patienten befassten Ärzte für das Vorliegen einer Sarkopenie sensibilisieren. Dies schließt bereits alltägliche Beobachtungen von Patienten ein, so zum Beispiel, wenn sie sich aus einem Stuhl erheben oder versuchen, eine Treppe zu steigen. Ergeben sich hierbei Schwierigkeiten, sollte sich ein Sarkopenie-Screening anschließen. Ferner sollten bestimmte klinische Konstellationen ein solches Screening triggern: eine Sturz-

Tab. 3.6.1: Screeningfragebogen SARC-F (reprinted from JAMDA, 21/6, Drey et al., German Version of SARC-F: Translation, Adaption, and Validation, S. 747–751, © 2020, with permission from Elsevier)

Bereich	Frage	Antwort (Punktewert)
Kraft	Wie schwer fällt es Ihnen, ca. 5kg[1] zu heben und zu tragen?	• nicht schwer (0) • etwas schwer (1) • sehr schwer oder nicht möglich (2)
Gehen	Wie schwer fällt es Ihnen, auf Zimmerebene umherzugehen?	• nicht schwer (0) • etwas schwer (1) • sehr schwer, benötige Hilfsmittel oder nicht möglich (2)
Aufstehen	Wie schwer fällt es Ihnen, vom Stuhl oder Bett aufzustehen?	• nicht schwer (0) • etwas schwer (1) • sehr schwer oder nicht möglich ohne Hilfe (2)
Treppensteigen	Wie schwer fällt es Ihnen, eine Treppe mit 10 Stufen zu steigen?	• nicht schwer (0) • etwas schwer (1) • sehr schwer oder nicht möglich (2)
Stürze	Wie oft sind Sie im letzten Jahr[2] gestürzt?	• kein Sturz (0) • 1–3 Stürze (1) • 4 oder mehr Stürze (2)

[1] entspricht einem halben Wasserkasten einhändig oder einem ganzen Wasserkasten beidhändig getragen; [2] in den letzten 12 Monaten, ≥ 4 Punkte: erhöhtes Sarkopenierisiko

anamnese, ein zurückliegender längerer Krankenhausaufenthalt respektive eine Immobilisation anderweitiger Ursache (z. B. eine Influenza- oder Covid-Erkrankung) oder Hinweise auf das Vorliegen einer Malnutrition. Beabsichtigt man, systematisch unter seinen Patienten die Sarkopenie zu erfassen, ist die Verwendung eines Screening-Fragebogens in Betracht zu ziehen. Hier kommt in erster Linie der SARC-F in Betracht (▸ Tab. 3.6.1). In diesem werden fünf Fragen zu den Schwierigkeiten gestellt, die bei alltäglichen Tätigkeiten bestehen (Malmstrom et al., 2016). Der Screeningfragebogen SARC-F hat eine akzeptable Sensitivität, eine niedrige Muskelkraft vorherzusagen und wird somit v. a. als Case Finder für ein anschließendes Sarkopenieassessment verwendet (Drey et al., 2020).

Gemäß der revidierten Fassung des europäischen Sarkopeniekonsensus (EWGSOP2) dient die Bestimmung der Muskelkraft anhand der Handkraft oder mittels des Chair-Rising-Testes als Eingangsuntersuchung (Cruz-Jentoft et al., 2019). Bei Unterschreitung der jeweiligen Grenzwerte sollte gemäß des revidierten Konsensus eine Therapie eingeleitet und parallel hierzu eine Ursachenforschung betrieben werden.

Die Bestätigung der Diagnose erfolgt gegebenenfalls durch die Messung der Muskelmasse. Gegenwärtig finden vor allem die Doppelröntgen-Absorptiometrie (Dual Energy X-ray Absorptiometry, DXA) zur Bestimmung der appendikulären Muskelmasse und die Bioelektrische Impedanzanalyse (BIA) zur Messung der Gesamtmuskelmasse Anwendung. Zur Berechnung der appendikulären Muskelmasse aus den Messwerten der BIA soll die Regressionsformel von Sergi et al. (2015) verwendet werden. Während die Präzision der BIA bereits seit Jahren kritisch diskutiert wird, galt die DXA lange Zeit als Goldstandard. Aktuell kann diesen Titel die Magnetresonanzuntersuchung für sich beanspruchen. Allerdings kann deren Verwendung aufgrund von Kostengründen gegenwärtig außerhalb von wissenschaftlichen Studien nicht für die Diagnostik einer Sarkopenie empfohlen werden. Ob zukünftig die D_3-Kreatin-Dilutionsmethode als neuer Goldstandard zu betrachten ist, bleibt aktuell trotz zahlreicher vielversprechender Veröffentlichungen noch unklar (Cawthon et al., 2021).

Die Erkrankungsschwere wird im Anschluss an die Messung der Muskelmasse anhand der Ergebnisse eines Funktionstests, wie z. B. der Ganggeschwindigkeit, ermittelt. Der entsprechende Diagnosealgorithmus ist in ▸ Abb. 3.6.1 dargestellt.

Unter Praktikabilitätsgesichtspunkten kann in Klinik und Praxis der diagnostische Schwerpunkt auf die Bestimmung der Muskelkraft (z. B. Handkraft) gelegt werden. Falls vor Ort keine zuverlässige Möglichkeit zur Bestimmung der Muskelmasse besteht, kann diese Messung unterbleiben, und bereits an der Stelle mit einer Therapie begonnen und eine Ursachenabklärung eingeleitet werden. Eine Untertherapie der Sarkopenie soll mittels dieses pragmatischen Ansatzes vermieden werden.

Insbesondere im Kontext von Interventionsstudien ist die Erfassung der Lebensqualität bei Sarkopenie von großer Bedeutung. Hier steht seit 2015 der SarQoL®-Fragebogen zur Verfügung (Beaudart et al., 2015). Dieser wurde bereits in zahlreiche Sprachen übersetzt und ist online erhältlich (http://www.sarqol.org/en). Der SarQoL® erfasst sieben verschiedene Domänen, die auch Besonderheiten des Alters berücksichtigen wie physische und mentale Gesundheit (Verlust der Kraft der Extremitäten, Energieverlust, Muskelschmerz, Gefühl der Muskelschwäche, der Gebrechlichkeit, des Alters), Funktionalität (z. B. anhand von Gleichgewichtsproblemen, Sturzhäufigkeit, Verlust der physischen Kapazität und Flexibilität, Treppensteigen, Stolpern, Knien und Hocken, Aufstehen vom Stuhl oder Boden, Sexualität, Beschränkung der Bewegungen) und Fragen zu den Aktivitäten des täglichen Lebens (Einkäufe, Haushalt, Tragen von schweren Gegenständen, Öffnen einer Flasche oder eines Einmachglases, Benutzung des öffentlichen Nahverkehrs, Ein-/Aussteigen aus einem Auto), aber auch Ängste wie die Angst vor Verletzung oder Stürzen.

Eine positive Sarkopeniediagnostik sollte im nächsten Schritt eine Ursachensuche auslösen. Eine sorgfältige allgemeine Anamnese insbesondere der Komorbiditäten ist dabei unverzichtbar. Die Ursachensuche sollte neben der

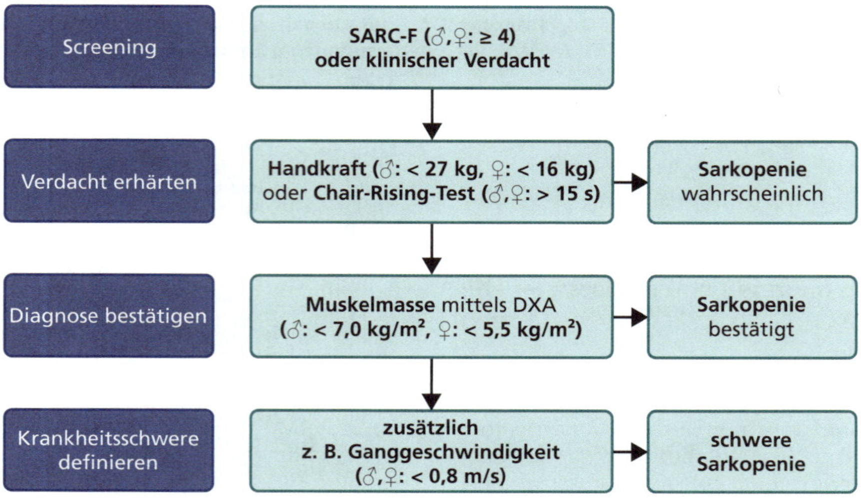

Abb. 3.6.1: Diagnosealgorithmus für Sarkopenie (Drey & Schmidmaier, 2021)

Analyse des Bewegungsverhaltens sowie diesbezüglich negativer Einflussfaktoren (Schmerz, unangemessene Hilfsmittelversorgung, Sehstörungen etc.) auch das Essverhalten einschließen. Für die Analyse des Essverhaltens sei auf ▸ Kap. 4.1 verwiesen.

Merke

Die moderne europäische Sarkopeniedefinition (EWGSOP2) betont im Rahmen des Diagnosealgorithmus die Bedeutung der reduzierten Muskelkraft (z. B. Handkraft, Chair-Rising-Test). Bereits bei Einschränkungen der Muskelkraft soll mit einer Therapie begonnen und eine Ursachenabklärung eingeleitet werden.

3.6.6 Therapie

Als Basis der Sarkopenietherapie sind aktuell und auch noch in naher Zukunft ein angepasstes körperliches Training sowie die Optimierung der Ernährungssituation anzusehen.

Körperliches Training

Den überzeugendsten therapeutischen Ansatz stellt ein individuell angepasstes Kombinationstraining aus Kraft-, Ausdauer- und Balancekomponenten dar. Unter diesen kommt dem progressiven Krafttraining die größte Bedeutung zu, da es nur durch dieses gelingen kann, zusätzlich zu einer Steigerung der Muskelkraft auch eine Zunahme der Muskelmasse zu erzielen. Die Wirksamkeit eines progressiven Krafttrainings bei Sarkopenie wurde in einer kürzlich publizierten Metaanalyse eindrucksvoll bestätigt (Chen et al., 2021). Sie liegt deutlich über der jeder Ernährungsintervention (Peterson et al., 2011). Vor allem unter präventiven Gesichtspunkten sollten Aktivitäten im Alltag, die auf Ausdauer (z. B. Spazierengehen) oder Kraft (z. B. Treppensteigen) zielen, gefördert werden. Um jedoch eine Sarkopenie erfolgreich behandeln zu können, bedarf es intensiverer Anstrengungen im Sinne eines strukturierten körperlichen Trainings (Papa et al., 2017). Letzteres ist in jedem Lebensalter und auch bis in die Hochaltrigkeit hinein wirksam (Fiatarone et al., 1990). Ein Krafttrainingskonzept fokussiert zahlreiche Muskelgruppen – Schwerpunkt im Bereich der unteren Extremität – mit einer definierten Anzahl von Wiederholungen der Übungen in Sätzen und einer Progression des Widerstandes, gegen den trainiert wird. Entsprechende Trainingseinheiten sollten zwei- bis dreimal pro Woche abgeleistet werden. Gerade bei älteren Menschen ist in diesem Zusammenhang auf die individuelle Leistungsfähigkeit, persönliche Zielsetzung, Zugänglichkeit zu Trainingsmöglichkeiten und Komorbiditäten zu achten. Einer professionellen Supervision kommt wesentliche Bedeutung für den Erfolg der Trainingsmaßnahme zu.

Ernährung

Neben dem körperlichen Training ist eine optimierten Ernährung von großer Relevanz in der Therapie der Sarkopenie. Eine erste diesbezügliche Maßnahme stellt eine dem Bedarf entsprechende Kalorienaufnahme dar. Dies bedeutet, dass der tägliche Kalorienbedarf geschätzt werden muss, um einen Abgleich mit der tatsächlichen Verzehrmenge zu ermöglichen. Entsprechende Details sind ▸ Kap. 4.3 zu entnehmen. Wird der Kalorienbedarf nicht gedeckt, ist ein Abbau der Skelettmuskulatur unvermeidbar.

Als zweite Maßnahme empfiehlt sich die Optimierung der Proteinzufuhr. Diese sollte bei Patienten mit Sarkopenie zwischen 1,2 und 1,4 g/kg Körpergewicht pro Tag liegen. Dieser Orientierungswert stellt eine deutliche Erhöhung gegenüber der Empfehlung der WHO von 0,8 g/kg Körpergewicht pro Tag dar, die das Lebensalter und die individuellen Komorbiditäten unberücksichtigt lässt (Cardon-Thomas et al., 2017). Generell sollte hochwertiges Protein bevorzugt werden, dessen Zufuhr über die drei Hauptmahlzeiten verteilt erfolgt (Baum et al., 2016). Ob sich durch die tägliche Einnahme von leucinreichen Supplementen ein nachhaltiger Nutzen für die Patienten erzielen lässt, muss trotz einer kürzlich publizierten positiven Metaanalyse zum gegenwärtigen Zeitpunkt noch offenbleiben, auch da die Nachbeobachtungszeit der meisten Studien nur wenige Monate betrug. Aus klinischer Perspektive ist der Umstand zu berücksichtigen, dass einer optimierten Ernährung im beschriebenen Umfang insbesondere dann große Bedeutung zukommt, wenn eine angemessene Bewegung respektive ein körperliches Training noch nicht in ausreichendem Umfang durchführbar ist. Es sind dies insbesondere Phasen einer partiell immobilisierenden Akuterkrankung oder der Beginn einer geriatrischen, neurologischen oder orthopädischen Rehabilitation, da zu diesem Zeitpunkt der Bewegungs- respektive Trainingsumfang noch unzureichend ist, um einen weiteren Abbau der Muskulatur zu verhindern. Im Kontext der Eiweißzufuhr ist zu berücksichtigen, dass bei einer GFR < 30 ml/min/1,73 m^2 die Eiweißzufuhr lediglich zwischen 0,6 und 0,8 g/kg Körpergewicht liegen sollte (Ikizler et al., 2013).

Die Aminosäure Leucin zeigte im Zusammenwirken mit weiteren Aminosäuren eine starke stimulierende Wirkung auf die Muskelproteinsynthese. Unter einer 13-wöchigen Intervention mit einer zweimal täglichen Gabe von je 40 g Molkeprotein mit 3 g Leucin ließen sich sowohl die Muskelmasse als auch die Ergebnisse des Chair-Rising-Testes verbessern (Bauer et al., 2015). Der positive Effekt einer Kombination aus einem leucinreichen Proteinsupplement und Vitamin D wurde unlängst im Rahmen einer Metaanalyse bestätigt. Dennoch verbleiben gegenwärtig noch offene Fragen hinsichtlich der Nachhaltigkeit dieser Form der Supplementierung (Gkekas et al., 2021). Aktuelle Studienergebnisse sprechen auch für eine Kombination aus einem gesteigerten Proteinverzehr und einem auf die Sarkopenie angepassten Trainingsprogramm, um den Zuwachs an Muskelmasse zu steigern (Beaudart, Dawson, et al., 2017).

Merke

Die Basis jeglicher Sarkopenietherapie ist ein Kombinationstraining mit einer starken Kraftkomponente. Zudem kommt einer optimierten Eiweißzufuhr (1,2 g/kg KG/d) große Bedeutung zu. Dies insbesondere für geriatrische Reha-Patienten.

Medikamente

Eine evidenzbasierte medikamentöse Behandlung der Sarkopenie steht bisher nicht zur Verfügung, obwohl derzeit viele Substanzen in klinischen Studien getestet werden. Das erste Therapeutikum, das gegen Sarkopenie eingesetzt wurde, war Testosteron. Der Testosteronspiegel sinkt ab der Mitte des dreißigsten Lebensjahres sowohl bei Männern als auch bei Frauen physiologisch um etwa 1–2 % pro Jahr. Testosteron aktiviert Satellitenzellen und somit die Muskelregeneration und erhöht die Muskelproteinsynthese mit einem positiven Einfluss auf die Muskelmasse sowie in geringerem Umfang auch auf die Muskelkraft. Darüber hinaus reduziert es die Fettmasse durch Verringerung der Fettstammzellen und erhöht die Knochenstärke und die Knochendichte, was insbesondere bei Vorliegen einer Osteosarkopenie von Bedeutung ist (Nieschlag, 2015). Neben den beschriebenen, im Prinzip positiven Effekten traten in mehreren diesbezüglichen Studien relevante Nebenwirkungen auf, vor allem kardiovaskuläre Ereignisse. Aufgrund dieser Konstellation sollte die Verordnung von Testosteron bei Sarkopenie gegenwärtig nur bei ausgewählten männlichen Patienten mit einem deutlich reduzierten Testosteronspiegel erfolgen. Mit der Intention, die erwähnten Nebenwirkungen des Testosterons zu reduzieren und deren Wirksamkeit zu erhöhen, erfolgte die Entwicklung der selektiven Androgenrezeptor-Modulatoren, der sogenannten SARMs. Durch das steroidale SARM Nandrolon kam es zu einer Zunahme der Muskelmasse, jedoch nicht der Muskelkraft (Frisoli et al., 2005; Macdonald et al., 2007). Ein weiteres steroidales SARM MK0773 erhöhte ebenfalls die Muskelmasse. Die entsprechende Studie wurde jedoch aufgrund von kardialen Nebenwirkungen abgebrochen (Papanicolaou et al., 2013). Ein vielversprechendes SARM mit dem Namen Enobosarm konnte die Körpermasse aufrechterhalten und die Muskelkraft der Beine bei Krebspatienten erhöhen (Crawford et al., 2016; Crawford et al., 2014). Dabei war kein gegenüber Placebo erhöhtes Nebenwirkungsprofil zu beobachten.

Eine andere Substanzklasse, die in der pharmakologischen Sarkopenietherapie an Bedeutung gewinnen könnte, sind die Myostatin- und Activin-II-Rezeptor-Inhibitoren. Myostatin inhibiert die Hypertrophie und Regeneration durch die Hemmung der Satellitenzellen. Da Myostatin den Activin-II-Rezeptor aktiviert, wird diese Interventionsgruppe als Myostatin- und Aktivin-II-Rezeptor-Inhibitoren bezeichnet. Ein Aktivin-II-Rezeptor-Inhibitor ist Bimagrumab. Dieses führte zu positiven Effekten auf die Muskelmasse und in geringerem Umfang auf die Muskelkraft. Ferner fand sich eine Verringerung der Fettmasse (Becker et al., 2015; Rooks et al., 2017). Insgesamt war die Wirksamkeit der Myostatin-Antagonisten in den vorliegenden Studien ausreichend, um ihren Einsatz bei Sarkopenie zu rechtfertigen. Neue diesbezügliche Substanzen mit besserem Wirkprofil befinden sich in der Entwicklung.

Weitere pharmakologische Substanzen, die an Interesse gewinnen könnten, sind ACE-Inhibitoren (Band et al., 2018), Fast Skeletal Muscle Troponin-Aktivatoren sowie β1- und β2-Rezeptorenblocker. Espindolol ist eine unspezifische Mischung von β1/β2-Rezeptorblockern, die den Katabolismus reduziert und gleichzeitig den Anabolismus erhöht. Dadurch wird die Muskelmasse erhöht und die Fettmasse reduziert (Potsch et al., 2014). Perindopril ist ein Angiotensin-Converting-Enzym-Hemmer (ACE-Hemmer) und scheint vor allem eine Osteosarkopenie positiv zu beeinflussen. Tirasemtiv ist ein schneller Skelettmuskel-Troponinaktivator, der die Muskelkraft zu verbessern scheint. Ein anderer Ansatz sind Substanzgruppen, die antiinflammatorisch (Antikörper gegen IL-6 oder TNF-α) oder appetitstimmulierend wirken (Ghrelin) und damit über indirekte Effekte die Muskelmasse und Muskelfunktion potenziell verbessern könnten (Morley, 2016).

Merke

Gegenwärtig stehen erfolgversprechende medikamentöse Therapieansätze noch nicht zur Verfügung.

3.6.7 Sarkopene Adipositas (Sarcopenic obesity)

Frühzeitig wiesen erste Studien darauf hin, dass für ältere Menschen ein deutlich erhöhtes Risiko für Mobilitätsbe-

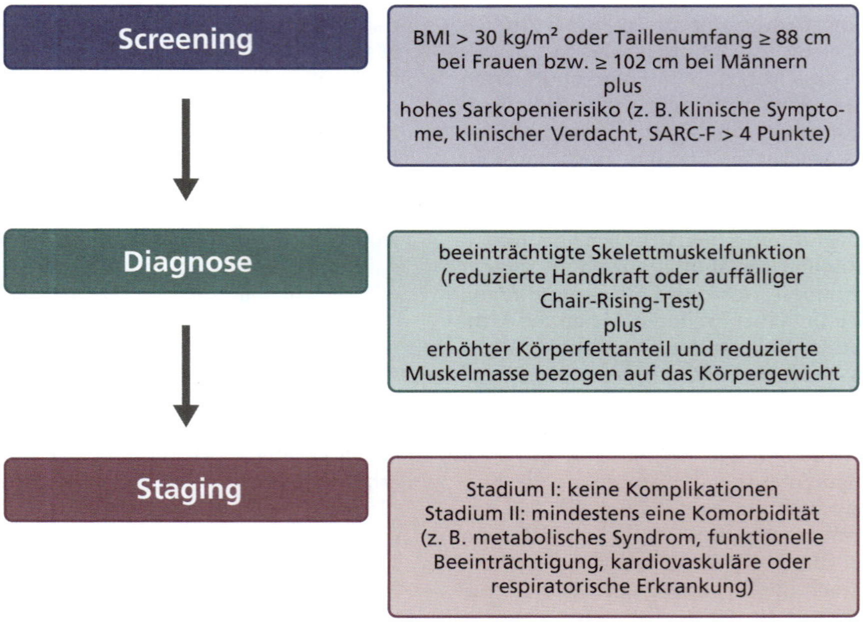

Abb. 3.6.2: Screening, Diagnose und Staging der Sarkopenen Adipositas nach den Kriterien von ESPEN und EASO (modifiziert und übersetzt nach Donini et al., 2021; https://creativecommons.org/licenses/by/4.0/)

einträchtigungen und das Auftreten einer Pflegebedürftigkeit bestand, wenn sich eine Sarkopenie mit einer Adipositas kombinierte. Für diese Doppelentität wurde der Begriff der sarkopenen Adipositas, englischsprachig Sarcopenic Obesity, geprägt. Eine sarkopene Adipositas begünstigt zudem die Entwicklung einer Kniegelenksarthrose sowie das Auftreten von Stürzen und sturzbedingter Frakturen (Gandham et al., 2021).

In Deutschland ließ sich 2017 in der GEDA-Studie bei über 65-Jährigen eine Prävalenz der Adipositas von 21 % für beide Geschlechter nachweisen (Schienkiewitz et al., 2017). Die Prävalenz der Sarkopenie wird mit etwa 10 % in dieser Altersgruppe angenommen. Aufgrund dieser relativen Häufigkeiten ist von einer relevanten Anzahl älterer Personen mit Sarkopener Adipositas auszugehen. Zudem finden sich in zahlreichen Studien Hinweise darauf, dass eine Adipositas über inflammatorische Mechanismen als auch mittels parakriner und endokrinen Faktoren die Entstehung einer Sarkopenie begünstigt. Verlässliche Prävalenzzahlen liegen bislang jedoch noch nicht vor, da diese eine einheitliche Diagnose voraussetzen würden. Leider ist es zunächst nicht gelungen, eine internationale Übereinkunft bezüglich der Diagnosekriterien der Sarkopenen Adipositas zu erzielen. Die gemeinsame Initiative von ESPEN (Europäische Gesellschaft für Klinische Ernährung und Metabolismus) und EASO (European Association for the Study of Obesity) stellt hier einen wesentlichen Fortschritt dar. ▸ Abb. 3.6.2 ist das aktuelle Diagnoseschema dieses Konsensus zu entnehmen, dessen Wertigkeit nun zunächst in mehreren Studien bestätigt werden muss.

Aufgrund der bislang vorliegenden Literatur ist für Patienten mit Sarkopener Adipositas zu fordern, dass sie als entscheidende Maßnahme einem gezielten Training zugeführt werden (Donini et al., 2020; Ghiotto et al., 2022). Dies muss eine starke Krafttrainungskomponente zum Muskelaufbau enthalten, welche mit einer Ausdauerkomponente zur Reduktion der Fettmasse kombiniert wird. Insbesondere zu Beginn der Behandlung einer Sarkopenen Adipositas ist die Verordnung einer Reduktionsdiät als kritisch einzustufen, da diese insbesondere bei unzureichender Trainingsintensität einen zusätzlichen Verlust an Muskelmasse begünstigen kann. Stattdessen sollte auf eine proteinreiche Ernährung gemäß den obigen Empfehlungen geachtet werden.

Merke

Für die Diagnose einer Sarkopenen Adipositas sollten die Kriterien von ESPEN und EASO Anwendung finden.

3.6.8 Osteosarkopenie

Bei Vorliegen einer Osteoporose besteht per se ein erhöhtes Risiko für Frakturen. Um Frakturen zu vermeiden, müssen Stürze verhindert werden. Die Sarkopenie ist mit einer um den Faktor 3,2 erhöhten Sturzwahrscheinlichkeit beim älteren Menschen assoziiert (Huo et al., 2015). Darüber hinaus haben Untersuchungen gezeigt, dass über 50 % der Patientinnen mit Hüftfrakturen eine Sarkopenie aufwiesen. Deshalb ist eine gemeinsame Betrachtung der Sarkopenie und Osteoporose in der Behandlung älterer, geriatrischer Patienten im Sinne einer Osteosarkopenie sinnvoll. So scheint das gemeinsame Auftreten beider Erkrankungen einen überadditiven Effekt auf das Frakturrisiko zu haben. In diesem Zusammenhang konnte gezeigt werden, dass das zusätzliche Auftreten von Sarkopenie bei osteoporotischen Männern das Risiko für Frakturen um das 3,5-fache erhöht. Eine große australische Querschnittsstudie hat nicht demente, noch mobile geriatrische Patienten mit positiver Sturzanamnese untersucht. Ein Anteil der untersuchten Probanden von 37 % wies eine Osteosarkopenie,

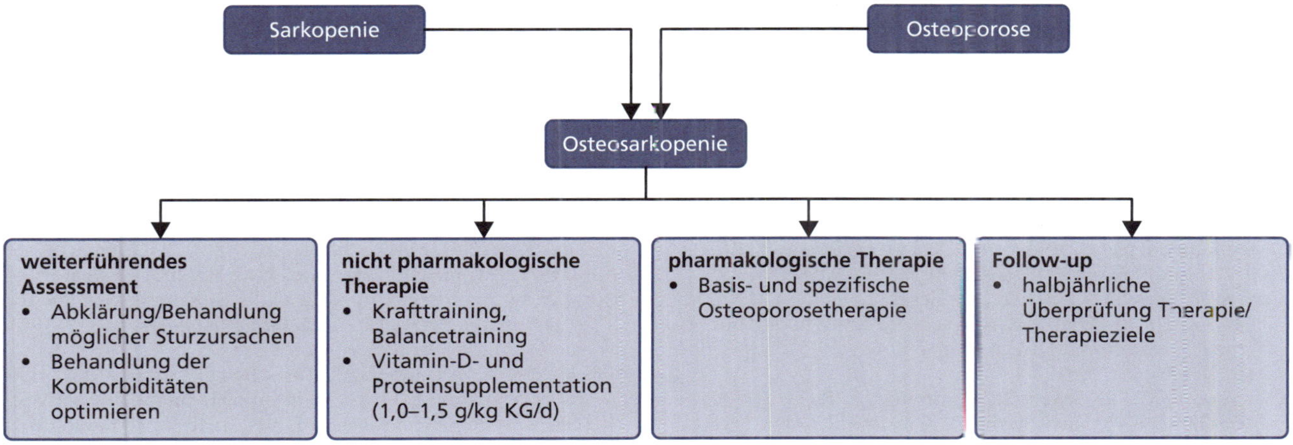

Abb. 3.6.3: Diagnostisches Vorgehen bei Vorliegen einer Osteosarkopenie (Drey & Schmidmaer, 2021)

13 % eine isolierte Sarkopenie, 27 % eine isolierte Osteopenie/Osteoporose auf (Scott et al., 2019). Untersuchungen an gebrechlichen, älteren, selbstversorgenden Menschen im Alter zwischen 65 und 94 Jahren zeigten, dass eine Osteosarkopenie signifikant mit einer verminderten Funktionalität (Handkraft, Chair-Rising-Time, Sit-to-Stand-Power) und einem biochemisch auffälligen Knochenstoffwechsel korreliert war (Drey et al., 2016).

Interaktion zwischen Knochen und Muskel

Gegenwärtig wird die Osteosarkopenie nicht als eigenständige Entität aufgefasst. Vielmehr ist sie über das gleichzeitige Auftreten beider Erkrankungen definiert. Dennoch besteht bei den betroffenen Patienten eine gestörte Interaktion zwischen Knochen und Muskulatur, welche sowohl die mechanischen Kräften als auch biochemisch-humorale Mechanismen betrifft. In Zukunft ist zu erwarten, dass molekulare Therapiestrategien entwickelt werden, welche sich simultan sowohl gegen eine Sarkopenie als auch gegen eine Osteoporose richten, um auf diese Weise sowohl die jeweilige Gewebestruktur als auch deren Funktionalität synergistisch positiv zu beeinflussen.

Bezüglich des bei Verdacht auf Vorliegen einer Osteosarkopenie indizierten Vorgehens ergeben sich relevante Überschneidungen mit der Diagnostik und Therapie der zugrundeliegenden Krankheitsentitäten (▶ Abb. 3.6.3). Bei beiden Erkrankungen wird zur Diagnostik die DXA benötigt. Ebenso werden für beide Erkrankungen in der Therapie eine ausreichende Versorgung mit Vitamin D und proteinreicher Kost sowie vordringlich ein Krafttraining empfohlen. Die empfohlene tägliche Proteinzufuhr liegt für Patienten über 65 Jahre mit Osteosarkopenie bei 1,2 g/kg KG/d. Generell sollte ein regelmäßiges Skelettmuskeltraining ein übergeordnetes Ziel bei allen therapeutischen und präventiven Maßnahmen bei Patienten mit Osteosarkopenie sein.

Merke

Die Osteosarkopenie weist gegenüber ihren Einzelkomponenten Osteoporose und Sarkopenie ein überadditives Frakturrisiko auf.

Zusammenfassung

Für die Sarkopenie liegt ein für alle Sektoren des Gesundheitswesens gut anwendbarer Diagnosealgorithmus vor. Durch ein frühzeitiges Screening sollten Patienten einer weiteren Ursachenabklärung und Therapie zugeführt werden. Auch nach einer möglichen Einführung einer medikamentösen Therapie der Sarkopenie werden eine proteinreiche Ernährung und ein progressives Kraft- und Balancetraining einen hohen Stellenwert in der Therapie einnehmen.

Literatur

Allen, S. L., Quinlan, J. I., Dhaliwal, A., et al. (2021). Sarcopenia in chronic liver disease: mechanisms and countermeasures. *Am J Physiol Gastrointest Liver Physiol*, *320*(3), G241-G257. https://doi.org/10.1152/ajpgi.00373.2020

Anker, S. D., Morley, J. E., & von Haehling, S. (2016). Welcome to the ICD-10 code for sarcopenia. *J Cachexia Sarcopenia Muscle*, *7*(5), 512-514. https://doi.org/10.1002/jcsm.12147

Argiles, J. M., Anker, S. D., Evans, W. J., et al. (2010). Consensus on cachexia definitions. *J Am Med Dir Assoc*, *11*(4), 229-230. https://doi.org/10.1016/j.jamda.2010.02.004

Band, M. M., Sumukadas, D., Struthers, A. D., et al. (2018). Leucine and ACE inhibitors as therapies for sarcopenia (LACE trial): study protocol for a randomised controlled trial. *Trials*, *19*(1), 6. https://doi.org/10.1186/s13063-017-2390-9

Bauer, J. M., Verlaan, S., Bautmans, I., et al. (2015). Effects of a vitamin D and leucine-enriched whey protein nutritional supplement on measures of sarcopenia in older adults, the PROVIDE study: a randomized, double-blind, placebo-controlled trial. *J Am Med Dir Assoc*, *16*(9), 740-747. https://doi.org/10.1016/j.jamda.2015.05.021

Baum, J. I., Kim, I. Y., & Wolfe, R. R. (2016). Protein Consumption and the Elderly: What Is the Optimal Level of Intake? *Nutrients*, *8*(6). https://doi.org/10.3390/nu8060359

Beaudart, C., Biver, E., Reginster, J. Y., et al. (2015). Development of a self-administrated quality of life questionnaire for sarcopenia in elderly subjects: the SarQoL. *Age Ageing*, *44*(6), 960-966. https://doi.org/10.1093/ageing/afv133

Beaudart, C., Dawson, A., Shaw, S. C., et al. (2017). Nutrition and physical activity in the prevention and treatment of sarcopenia: systematic review. *Osteoporos Int*, *28*(6), 1817-1833. https://doi.org/10.1007/s00198-017-3980-9

Beaudart, C., McCloskey, E., Bruyere, O., et al. (2016). Sarcopenia in daily practice: assessment and management. *BMC Geriatr*, *16*(1), 170. https://doi.org/10.1186/s12877-016-0349-4

Beaudart, C., Zaaria, M., Pasleau, F., et al. (2017). Health Outcomes of Sarcopenia: A Systematic Review and Meta-Analysis. *PLoS One*, *12*(1), e0169548. https://doi.org/10.1371/journal.pone.0169548

Becker, C., Lord, S. R., Studenski, S. A., et al. (2015). Myostatin antibody (LY2495655) in older weak fallers: a proof-of-concept, randomised, phase 2 trial. *Lancet Diabetes Endocrinol*, *3*(12), 948-957. https://doi.org/10.1016/S2213-8587(15)00298-3

Cardon-Thomas, D. K., Riviere, T., Tieges, Z., et al. (2017). Dietary Protein in Older Adults: Adequate Daily Intake but Potential for Improved Distribution. *Nutrients*, *9*(3). https://doi.org/10.3390/nu9030184

Cawthon, P. M., Blackwell, T., Cummings, S. R., et al. (2021). Muscle Mass Assessed by the D3-Creatine Dilution Method and Incident Self-reported Disability and Mortality in a Prospective Observational Study of Community-Dwelling Older Men. *J Gerontol A Biol Sci Med Sci*, *76*(1), 123-130. https://doi.org/10.1093/gerona/glaa111

Chen, N., He, X., Feng, Y., et al. (2021). Effects of resistance training in healthy older people with sarcopenia: a systematic review and meta-analysis of randomized controlled trials. *Eur Rev Aging Phys Act*, *18*(1), 23. https://doi.org/10.1186/s11556-021-00277-7

Crawford, J., Prado, C. M., Johnston, M. A., et al. (2016). Study Design and Rationale for the Phase 3 Clinical Development Program of Enobosarm, a Selective Androgen Receptor Modulator, for the Prevention and Treatment of Muscle Wasting in Cancer Patients (POWER Trials). *Curr Oncol Rep*, *18*(6), 37. https://doi.org/10.1007/s11912-016-0522-0

Crawford, J. C., Johnston, M. A., Hancock, M. L., et al. (2014). Enobosarm, a selective androgen receptor modulator (SARM), increases lean bodymass (LBM) in advanced nsclc patients; updated results of two pivotal, international phase 3 trials. *Support care cancer*, *22*(Suppl 1), S30-S31.

Cruz-Jentoft, A. J., Bahat, G., Bauer, J., et al. (2019). Sarcopenia: revised European consensus on definition and diagnosis. *Age Ageing*, *48*(1), 16-31. https://doi.org/10.1093/ageing/afy169

Cruz-Jentoft, A. J., Landi, F., Topinkova, E., et al. (2010). Understanding sarcopenia as a geriatric syndrome. *Curr Opin Clin Nutr Metab Care*, *13*(1), 1-7. https://doi.org/10.1097/MCO.0b013e328333c1c1

Dodds, R. M., Roberts, H. C., Cooper, C., et al. (2015). The Epidemiology of Sarcopenia. *J Clin Densitom*, *18*(4), 461-466. https://doi.org/10.1016/j.jocd.2015.04.012

Donini, L. M., Busetto, L., Bauer, J. M., et al. (2020). Critical appraisal of definitions and diagnostic criteria for sarcopenic obesity based on a systematic review. *Clin Nutr*, *39*(8), 2368-2388. https://doi.org/10.1016/j.clnu.2019.11.024

Drey, M., Hasmann, S. E., Krenovsky, J. P., et al. (2017). Associations between Early Markers of Parkinson's Disease and Sarcopenia. *Front Aging Neurosci*, *9*, 53. https://doi.org/10.3389/fnagi.2017.00053

Drey, M., Krieger, B., Sieber, C., et al. (2014). Motoneuron loss is associated with sarcopenia. *J Am Med Dir Assoc*, *15*(6), 435-439. https://doi.org/10.1016/j.jamda.2014.02.002

Drey, M., & Schmidmaier, R. (2021). Osteosarkopenie. *Der Internist*, *62*, 505–512. https://doi.org/10.1007/s00108-021-01025-w

Drey, M., Sieber, C. C., Bertsch, T., et al. (2015). Osteosarcopenia is more than sarcopenia and osteopenia alone. *Aging Clin Exp Res.*, *28*(5), 895–899. https://doi.org/10.1007/s40520-015-0494-1.

Drey, M., Ferrari, U., Schraml, M., et al. (2020). German Version of SARC-F: Translation, Adaption, and Validation. *J Am Med Dir Assoc.*, *21*(6), 747-751.e1. https://doi.org/10.1016/j.jamda.2019.12.011.

Frisoli, A., Chaves, P. H., Pinheiro, M. M., et al. (2005). The effect of nandrolone decanoate on bone mineral density, muscle mass, and hemoglobin levels in elderly women with osteoporosis: a double-blind, randomized, placebo-controlled clinical trial. *J Gerontol A Biol Sci Med Sci*, *60*(5), 648-653. https://doi.org/10.1093/gerona/60.5.648

Gandham, A., Mesinovic, J., Jansons, P., et al. (2021). Falls, fractures, and areal bone mineral density in older adults with sarcopenic obesity: A systematic review and meta-analysis. *Obes Rev*, *22*(5), e13187. https://doi.org/10.1111/obr.13187

Ghiotto, L., Muollo, V., Tatangelo, T., et al. (2022). Exercise and physical performance in older adults with sarcopenic obesity: A systematic review. *Front Endocrinol (Lausanne)*, *13*, 913953. https://doi.org/10.3389/fendo.2022.913953

Gkekas, N. K., Anagnostis, P., Paraschou, V., et al. (2021). The effect of vitamin D plus protein supplementation on sarcopenia: A systematic review and meta-analysis of randomized controlled trials. *Maturitas*, *145*, 56-63. https://doi.org/10.1016/j.maturitas.2021.01.002

Huo, Y. R., Suriyaarachchi, P., Gomez, F., et al. (2015). Comprehensive nutritional status in sarco-osteoporotic older fallers. *J Nutr Health Aging*, *19*(4), 474-480. https://doi.org/10.1007/s12603-014-0543-z

Ikizler, T. A., Cano, N. J., Franch, H., et al. (2013). Prevention and treatment of protein energy wasting in chronic kidney disease patients: a consensus statement by the International Society of Renal Nutrition and Metabolism. *Kidney Int*, *84*(6), 1096-1107. https://doi.org/10.1038/ki.2013.147

Kortebein, P., Ferrando, A., Lombeida, J., et al. (2007). Effect of 10 days of bed rest on skeletal muscle in healthy older adults. *JAMA*, *297*(16), 1772-1774. https://doi.org/10.1001/jama.297.16.1772-b

Landi, F., Liperoti, R., Russo, A., et al. (2012). Sarcopenia as a risk factor for falls in elderly individuals: results from the ilSIRENTE study. *Clin Nutr*, *31*(5), 652-658. https://doi.org/10.1016/j.clnu.2012.02.007

Macdonald, J. H., Marcora, S. M., Jibani, M. M., et al. (2007). Nandrolone decanoate as anabolic therapy in chronic kidney disease: a randomized phase II dose-finding study. *Nephron Clin Pract*, *106*(3), c125-135. https://doi.org/10.1159/000103000

Maeda, K., Takaki, M., & Akagi, J. (2017). Decreased Skeletal Muscle Mass and Risk Factors of Sarcopenic Dysphagia: A Prospective Observational Cohort Study. *J Gerontol A Biol Sci Med Sci*, *72*(9), 1290-1294. https://doi.org/10.1093/gerona/glw190

Malmstrom, T. K., Miller, D. K., Simonsick, E. M., et al. (2016). SARC-F: a symptom score to predict persons with sarcopenia at risk for poor functional outcomes. *J Cachexia Sarcopenia Muscle*, *7*(1), 28-36. https://doi.org/10.1002/jcsm.12048

McLean, R. R., Shardell, M. D., Alley, D. E., et al. (2014). Criteria for clinically relevant weakness and low lean mass and their longitudinal association with incident mobility impairment and mortality: the foundation for the National Institutes of Health (FNIH) sarcopenia project. *J Gerontol A Biol Sci Med Sci*, *69*(5), 576-583. https://doi.org/10.1093/gerona/glu012

Morley, J. E. (2016). Pharmacologic Options for the Treatment of Sarcopenia. *Calcif Tissue Int*, *98*(4), 319-333. https://doi.org/10.1007/s00223-015-0022-5

Nieschlag, E. (2015). Current topics in testosterone replacement of hypogonadal men. *Best Pract Res Clin Endocrinol Metab*, *29*(1), 77-90. https://doi.org/10.1016/j.beem.2014.09.008

Papa, E. V., Dong, X., & Hassan, M. (2017). Resistance training for activity limitations in older adults with skeletal muscle function deficits: a systematic review. *Clin Interv Aging*, *12*, 955-961. https://doi.org/10.2147/CIA.S104674

Papanicolaou, D. A., Ather, S. N., Zhu, H., et al. (2013). A phase IIA randomized, placebo-controlled clinical trial to study the efficacy and safety of the selective androgen receptor modulator (SARM), MK-0773 in female participants with sarcopenia.

J Nutr Health Aging, *17*(6), 533-543. https://doi.org/10.1007/s12603-013-0335-x

Peterson, M. D., Sen, A., & Gordon, P. M. (2011). Influence of resistance exercise on lean body mass in aging adults: a meta-analysis. *Med Sci Sports Exerc*, *43*(2), 249-258. https://doi.org/10.1249/MSS.0b013e3181eb6265

Phillips, A., Strobl, R., Vogt, S., et al. (2017). Sarcopenia is associated with disability status-results from the KORA-Age study. *Osteoporos Int*, *28*(7), 2069-2079. https://doi.org/10.1007/s00198-017-4027-y

Potsch, M. S., Tschirner, A., Palus, S., et al. (2014). The anabolic catabolic transforming agent (ACTA) espindolol increases muscle mass and decreases fat mass in old rats. *J Cachexia Sarcopenia Muscle*, *5*(2), 149-158. https://doi.org/10.1007/s13539-013-0125-7

Rooks, D., Praestgaard, J., Hariry, S., et al. (2017). Treatment of Sarcopenia with Bimagrumab: Results from a Phase II, Randomized, Controlled, Proof-of-Concept Study. *J Am Geriatr Soc*, *65*(9), 1988-1995. https://doi.org/10.1111/jgs.14927

Rosenberg, I. H. (1989). Summary comments. *Am J Clin Nutr*, *50*(5), 1231-1233. https://doi.org/10.1093/ajcn/50.5.1231

Sabatino, A., Cuppari, L., Stenvinkel, P., et al. (2021). Sarcopenia in chronic kidney disease: what have we learned so far? *J Nephrol*, *34*(4), 1347-1372. https://doi.org/10.1007/s40620-020-00840-y

Schienkiewitz, A., Mensink, G. B. M., Kuhnert, R., et al. (2017). Übergewicht und Adipositas bei Erwachsenen in Deutschland. *Journal of Health Monitoring*, *2*(2), 21-28.

Scott, D., Seibel, M., Cumming, R., et al. (2019). Does Combined Osteopenia/Osteoporosis and Sarcopenia Confer Greater Risk of Falls and Fracture Than Either Condition Alone in Older Men? The Concord Health and Ageing in Men Project. *J Gerontol A Biol Sci Med Sci. 16*, 74(6), 827-834. https://doi.org/10.1093/gerona/gly162

Sergi, G., De Rui, M., Veronese, N., et al. (2015). Assessing appendicular skeletal muscle mass with bioelectrical impedance analysis in free-living Caucasian older adults. *Clin Nutr*, *34*(4), 667-673. https://doi.org/10.1016/j.clnu.2014.07.010

Shafiee, G., Keshtkar, A., Soltani, A., Ahadi, Z., Larijani, B., & Heshmat, R. (2017). Prevalence of sarcopenia in the world: a systematic review and meta- analysis of general population studies. *J Diabetes Metab Disord*, *16*, 21. https://doi.org/10.1186/s40200-017-0302-x

Shaw, S. C., Dennison, E. M., & Cooper, C. (2017). Epidemiology of Sarcopenia: Determinants Throughout the Lifecourse. *Calcif Tissue Int*, *101*(3), 229-247. https://doi.org/10.1007/s00223-017-0277-0

Stangl, M. K., Bocker, W., Chubanov, V., et al. (2019). Sarcopenia – Endocrinological and Neurological Aspects. *Exp Clin Endocrinol Diabetes*, *127*(1), 8-22. https://doi.org/10.1055/a-0672-1007

Uitti, R. J. (1995). The etiology of idiopathic parkinsonism. *Parkinsonism Relat Disord*, *1*(2), 65-66. https://doi.org/10.1016/1353-8020(95)00016-x

Visser, M., & Schaap, L. (2021). Measurements of muscle mass, equations and cut-off points. In A. J. Cruz-Jentoft & J. E. Morley (Eds.), *Sarcopenia* (2nd ed., pp. 199-226). Wiley.

Vitale, G., Cesari, M., & Mari, D. (2016). Aging of the endocrine system and its potential impact on sarcopenia. *Eur J Intern Med*, *35*, 10-15. https://doi.org/10.1016/j.ejim.2016.07.017

Volpato, S., Bianchi, L., Cherubini, A., Landi, F., Maggio, M., Savino, E., . . . Ferrucci, L. (2014). Prevalence and clinical correlates of sarcopenia in community-dwelling older people: application of the EWGSOP definition and diagnostic algorithm. *J Gerontol A Biol Sci Med Sci*, *69*(4), 438-446. https://doi.org/10.1093/gerona/glt149

3.7 Frailty

Jürgen M. Bauer und Michael Denkinger

Frailty kann als das geriatrische Syndrom (▶ Kap. 3.1) schlechthin angesehen werden, da sich in ihm wesentliche Aspekte des Alterns und seiner Konsequenzen wie unter einem Brennglas gebündelt finden. In den letzten 20 Jahren hat das Konzept der Frailty große Aufmerksamkeit erfahren. Seine Relevanz jenseits der Geriatrie wurde mittlerweile von zahlreichen weiteren medizinischen Fachdisziplinen erkannt. Zudem findet der Frailty-Begriff auch im Kontext der medizinischen Versorgung jüngerer Patientengruppen mit chronischen Erkrankungen Verwendung, so für solche mit fortgeschrittener Lebenzirrhose und HIV-Infektionen. Im Folgenden wird der Fokus jedoch ausschließlich auf die Frailty im höheren Lebensalter gelegt.

3.7.1 Das Frailty-Konzept

Mit steigendem Lebensalter entsteht eine zunehmende biologische Heterogenität unter chronologisch gleichaltrigen Menschen, welche zum einen durch die individuell unterschiedlich schnell verlaufende Organalterung und zum anderen durch die Zahl und Ausprägung der individuellen Komorbiditäten bedingt ist (Vetrano et al., 2018). Dieser Heterogenität versucht man durch das Frailty-Assessment gerecht zu werden. Gewissermaßen stellt die individuelle Ausprägung einer Frailty eine klinische Annäherung an das biologische Alter einer Person dar, wodurch eine Prädiktion für negative Gesundheitsereignisse wie Stürze, Krankenhaus- und Pflegeheimaufnahmen und eine erhöhte Mortalität ermöglicht wird. Das Frailty-Assessment gestattet es auf diese Weise, unter älteren Patienten Risikopersonen zu erkennen, bei denen auf invasive Maßnahmen aufgrund des erhöhten Komplikationsrisikos verzichtet werden sollte oder die vor invasiven diagnostischen und/oder therapeutischer Maßnahmen im Sinne einer Prähabilitation spezifischer Maßnahmen bedürfen.

Es besteht ein internationaler Konsensus, dass Frailty durch die im Kasten zusammengefassten Charakteristika beschrieben wird.

Charakteristika der Frailty nach internationalem Konsensus (Morley et al., 2013)

- Geriatrisches Syndrom mit komplexer Ätiologie
- Versagen homöostatischer Mechanismen
- Verlust an biologischen Reserven

- Steigerung der individuellen Vulnerabilität
- Erhöhung des Risikos für negative Gesundheitsereignisse

Die Entstehung einer Frailty vollzieht sich auf der Basis von Alterungsprozessen (▶ Kap. 14.2), die simultan mehrere Organsysteme betreffen. In diesem Kontext kommt dem endokrinen System, dem Immunsystem, der Hämatopoese sowie dem muskuloskelettalen System besondere Bedeutung zu. So stellt insbesondere die Entwicklung einer Sarkopenie einen wesentlichen Schrittmacher für die Entstehung einer Frailty dar. In diesem Zusammenhang sei darauf hingewiesen, dass es als für die Frailty-Pathogenese typisch zu betrachten ist, dass gleichzeitig in mehreren der genannten Organsystemen gering- bis mäßiggradige Beeinträchtigungen zu beobachten sind, die jede für sich betrachtet keinen Krankheitswert besitzen, aber die durch ihre additive Wirkung zur Entstehung einer Frailty führen.

Merke

Frailty entsteht durch die Akkumulation verschiedener, für sich genommen oft geringer Defizite in mehreren Organsystemen.

Die Ausprägung der erwähnten Alterungsprozesse wird durch die genetische Prädisposition und durch Lebensstilfaktoren beeinflusst. Unter letzteren kommt dem individuellen Bewegungs- und Trainingsverhalten, der Ernährung einschließlich der Gewichtsentwicklung sowie dem Genussmittelkonsum wesentliche Bedeutung zu. Es sei an dieser Stelle betont, dass die Frailty-Entstehung prinzipiell als lebenslanger Prozess zu verstehen ist. Insbesondere in der zweiten Lebenshälfte addieren sich zu den vorbeschriebenen Faktoren die Effekte der individuellen Komorbiditäten. Der Einfluss der letzteren auf die Entstehung einer Frailty unterscheidet sich dabei signifikant zwischen verschiedenen Krankheitsgruppen. Eine besondere Relevanz für die Frailty-Entstehung kommt zum Beispiel der Atherosklerose zu, da diese verschiedene Organmorbiditäten mit konsekutiver funktioneller Beeinträchtigung triggern kann (u. a. Myokardinfarkt, Herzinsuffizienz, periphere arterielle Verschlusskrankheit, vaskuläre Demenz, Sarkopenie). Das Spektrum der für die Frailty-Entstehung relevanten Komorbiditäten ist jedoch wesentlich breiter und umfasst neben orthopädischen Erkrankungen (Arthrose, Osteoporose) auch nephrologische (chronische Niereninsuffizienz), neurologische (Polyneuropathie, Spinalkanalstenose) und psychiatrische Erkrankungen (Depression). Im Kontext der Komorbiditäten verdient auch die mit diesen oftmals einhergehende und methodisch kaum zu trennende Polypharmazie Beachtung.

Liegt bei einer älteren Person eine Frailty vor, führt die Einwirkung eines externen oder internen Stressors zum Auftreten und/oder zu einem höheren Schweregrad eines negativen Gesundheitsereignisses (z. B. Delir, Sturz etc.) als dies bei Patienten ohne Frailty der Fall ist. Als Beispiele für externe Stressoren sind eine neue Medikation oder auch der Umzug in eine neue Umgebung zu nennen, als Beispiele für interne Stressoren eine akute Erkrankung oder die Exazerbation einer chronischen Erkrankung. Im Rahmen dieses Geschehens kommt es in aller Regel bei älteren Personen mit Frailty zu einer Verschlechterung der individuellen Funktionalität (z. B. Kraft, Gangsicherheit, Selbstversorgungskapazität). Auch wird oftmals im Anschluss an das auslösende Ereignis das ursprünglich vorhandene Funktionsniveau nicht mehr erreicht, sodass ein erhöhter Pflegeaufwand und die Aufnahme in ein Pflegeheim zu erwarten sind (▶ Abb. 3.7.1). Gill et al. (2010) konnten zeigen, dass im Rahmen eines Krankenhausaufeinhalts bei Personen mit Frailty gegenüber solchen ohne Frailty ein 6-fach erhöhtes Risiko für das Neuauftreten einer Behinderung vorliegt.

Je nach der zugrundeliegenden Frailty-Definition erfolgt eine Abgrenzung der Frailty vom Vorliegen einer Behinderung, so zum Beispiel bei Zugrundelegung der Frailty-Definition nach Fried (▶ Tab. 3.7.1). Frailty wird insbesondere aus präventiver Perspektive als die Vorstufe einer Behinderung betrachtet (Pre-Disability). Bei Zugrundelegung dieser Einordnung wird die Bedeutung präventiver Ansätze hinsichtlich der Entwicklung einer Pflegebedürftigkeit deutlicher als wenn diese Abgrenzung nicht erfolgt, wie dies zum Beispiel bei der Frailty-Konzeption von Rockwood der Fall ist. Soll ein Frailty-Assessment in erster Linie zur Prädiktion negativer Gesundheitsereignisse oder unter Public Health Gesichtspunkten Anwendung finden, kann die Einbeziehung von verschiedenen Formen der Behinderung und der Komorbiditäten jedoch sinnvoll sein (Song et al., 2010).

In der Gesamtgruppe der über 65-jährigen, noch selbstständig lebenden Personen liegt die Frailty-Prävalenz unter Zugrundelegung des physischen Phänotyps nach Fried bei etwa 10 %, während sie bei Zugrundelegung der Definition nach Rockwood bei knapp 14 % lag (Collard et al., 2012). Für beide Definitionen ließ sich eine deutliche Zunahme der Prävalenz mit dem Alter nachweisen. Unter Pflegeheimbewohnern im Alter über 60 Jahren fand sich in einer Metaanalyse aus dem Jahr 2015 eine Prävalenz der Frailty von im Mittel 52 %, während die Prävalenz der Pre-Frailty bei 42 % lag (Kojima, 2015). Eine weitere Metaanalyse zeigte ferner, dass das Vorliegen einer Frailty bei (noch) selbstständig lebenden älteren Personen die Wahrscheinlichkeit einer Pflegeheimaufnahme um den Faktor 5 erhöht, während bei Vorliegen einer Pre-Frailty die Wahrscheinlichkeit dafür bereits um den Faktor 3 erhöht war (Kojima, 2018).

Gegen Ende des Lebens kommt es zu einer linearen Zunahme des Frailty-Grades, die bei Personen mit einer Demenzdiagnose stärker ausgeprägt ist. Zudem sind Frauen in diesem Stadium in aller Regel von einem schwereren Frailty-Grad betroffen als Männer (Jenkins et al., 2023).

Merke

Obwohl Frauen eine höhere Lebenserwartung aufweisen als Männer, sind die Prävalenz und das Ausmaß der Frailty im Alter bei Frauen höher.

3.7.2 Assessment-Instrumente zur Diagnose der Frailty

Zur Diagnose der Frailty wurden bereits zahlreiche Assessment-Instrumente entwickelt, die sich teilweise klar an ein Konzept anlehnen oder aber eine Mischung auf der Basis verschiedener konzeptioneller Ansätze darstellen. Es ist je-

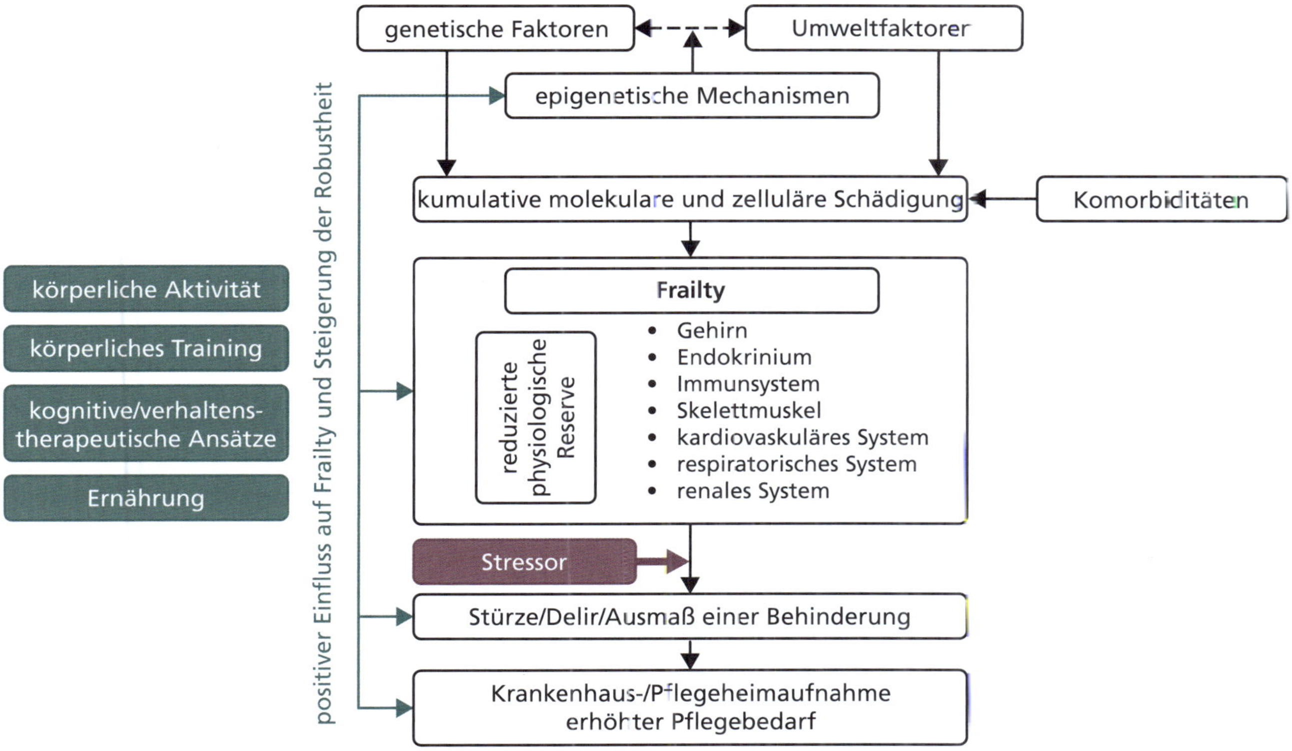

Abb. 3.7.1: Pathogenese der Frailty und etablierte präventive Maßnahmen

doch festzustellen, dass sich bislang kein einzelnes der Tools vorbehaltlos durchsetzen konnte. Um einen Überblick über die wichtigsten Tools zu bieten, sind diese in ▸ Tab. 3.7.1 aufgeführt. Als Konzepte werden in dieser Aufstellung unterschieden:

- der physische Phänotyp, das Modell von Fried et al.(Fried et al., 2001)
- der erweiterte Phänotyp, der auch soziale Parameter, Biomarker und die Kognition erfasst, gewissermaßen ein Mini Comprehensive Geriatric Assessment (mCGA)
- das Defizit-Akkumulations-Modell nach Rockwood et al. (Mitnitski et al., 2001)
- die strukturiert klinische Einschätzung, in der Regel hinterlegt mit Piktogrammen und/oder Beschreibungen, welche prinzipiell auf dem Phänotyp basiert
- ein gemischtes Modell, kombiniert aus physischem Phänotyp und Defizit-orientiertem Ansatz.

Die meisten Assessments zielen auf die Identifizierung von Pre-Frailty und Frailty ab und zeigen bei einem zunehmenden Schweregrad im Sinne einer Disability deutliche Deckeneffekte. Da das Frailtykonzept in vielen Fällen zur Risikostratifizierung und Prognoseeinschätzung genutzt wird, sind die meisten Assessments hierfür gut geeignet. Um das am besten geeignete Instrument für die jeweilige Fragestellung auswählen zu können, ist die Berücksichtigung des jeweiligen Settings erforderlich. Manche Assessments erfordern die sorgfältige Beobachtung des Patienten (z. B. Clinical Frailty Scale), können dann aber auch proxybasiert erfolgen, andere beinhalten eine exakte Messung (z. B. Gehgeschwindigkeit, Handkraft z. B. im Rahmen des Assessments nach Fried) oder Fragebögen (Edmonton). Letztere können in Form der Groningen Frailty Skala auch als Selbstausfüller beantwortet werden oder sie sind grundsätzlich als Selbstassessment konzipiert (FiND).

Interessant sind aus Sicht der Versorgungsforschung auch die neuen Ansätze zur Identifizierung von Frailty aus elektronischen Datensätzen, wie bei den beiden Scores aus dem englischen Gesundheitssystem, dem electronic Frailty Indicator (eFI) und dem Hospital Frailty Risk Score (HFRS), sowie in Gestalt des neuen schwedischen Tools (Amuah et al., 2023; Mak et al., 2022). Mit Hinblick auf Akzeptanz und Nachhaltigkeit ist die Einbeziehung der Nutzer in die Entwicklung der spezifischen Soft- und Hardware erforderlich, wobei auch die besondere Situation in den deutschsprachigen Ländern berücksichtigt werden muss. Trotz einer rasch anwachsenden Forschungsliteratur in diesem Bereich ist deren Wert aus praktisch-klinischer Perspektive aktuell noch gering (Wegener et al., 2023). Eine hilfreiche Übersicht zu den verschiedenen Instrumenten bieten sowohl eine schottische Übersichtsarbeit der Healthcare Improvement Arbeitsgruppe als auch die Arbeit von Brefka et al. zur retrospektiven Bewertung von Frailty auf der Basis klinischer Studien (Brefka et al., 2019; Healthcare Improvement Scotland, 2019).

Merke

Unterschiedliche Konzepte von Frailty spiegeln sich in unterschiedlichen Assessment-Instrumenten, die entweder auf einer Defizitakkumulation, auf dem körperlichen Phänotyp nach Fried oder einem CGA-nahen, gemischten Ansatz basieren. Elektronischen Indizes aus Routinedaten liegt praktisch immer das Konzept der Defizitakkumulation zugrunde.

Tab. 3.7.1: Frailty-Assessment-Instrumente und ihre konzeptuelle Einordnung

Name des Instruments	Zeitaufwand*	Konzept	Einschätzung
Frailty-Kriterien nach Fried	groß	physischer Phänotyp	unterschiedliche Varianten, aber original immer mit den 5 Domänen Gehgeschwindigkeit, Kraft, körperliche Aktivität, ungewollter Gewichtsverlust und Erschöpfung
Frailty-Index nach Rockwood (mind. 30 Items)	groß	Defizitakkumulation	Aufwendig, da viele Parameter abgefragt werden. Vorteile bei der Nutzung als Prognosetool (Mortalität, Pflegeheimaufnahme etc.)
Electronic Frailty Index (eFI)	gering	Defizitakkumulation	Schnell, wenn komplett automatisiert aus einem Routinedatensatz wie in Großbritannien zu erheben. Für die Identifikation von Risikopatienten geeignet.
Clinical Frailty Scale	gering	klinische Einschätzung	Basierend auf geschulter klinischer Einschätzung und hinterlegt mit typischen Piktogrammen. Zunehmend auch von nicht geriatrischen Disziplinen genutzt.
Edmonton Frailty Scale	mittel	Defizitakkumulation/ CGA	Mini-CGA mit IADL- und ADL-Fragen, Kognitionstestung und Exploration der sozialen Unterstützung
FiND	gering	körperlicher Phänotyp	Selbstassessment zur Unterscheidung von Frailty (3 Fragen) und Disability (2 Fragen)
FRAIL Scale	gering	körperlicher Phänotyp	Fragebogenversion basierend auf dem physischen Phänotyp nach Fried, deutlich schneller als bei Messung
FRESH-Screening Instrument	gering	gemischt	als Alternative zu ISAR und anderen Tools in Notfallambulanzen entwickelt
Gehgeschwindigkeit	gering bis mittel	körperlicher Phänotyp	Kontinuierliche Messung, je nach Cut-off mit hoher Sensitivität und guter Änderungssensitivität. Mindestens 4m Gehstrecke mit genügend Anlauf und Auslauf.
Groningen Frailty Indicator	mittel bis groß	Defizitakkumulation/ CGA	Fragebogen ähnlich der Edmonton Skala als Art Mini-CGA basierend auf dem Konzept der Defizitakkumulation.
PRISMA-7	gering	gemischt	kurzer gemischter Test
SPPB	mittel bis groß	körperlicher Phänotyp	Aufwendiger als isolierte Gehgeschwindigkeit, da kombiniert mit Balance und Stuhlaufstehtest, umfangreiche Referenzen.

CAF = Comprehensive Assessment of Frailty; CHS = Cardiovascular Health Study; CSHA = Canadian Study on Health and Aging; FI-CGA = Frailty Index-Comprehensive Geriatric Assessment; FiND = Frail Non-Disabled; FRAIL = Fatigue, Resistance, Ambulation, Illnesses, Loss of Weight; FRESH = FRail Elderly Support researcH group; CGA= Comprehensive Geriatric Assessment: SPPB = Short Physical Performance Battery; * Zeitaufwand (Einschätzung/Literatur, wenn vorhanden): 1) gering (< 2 min), 2) mittel (2–5 min), 3) groß (> 5 min)

3.7.3 Frailty zur Risikostratifizierung und Versorgungssteuerung

Frailty hat vor allem beim Einstieg in die Diagnostik und die Behandlung eines geriatrischen Patienten große Bedeutung. Eine direkte Behandlung der Frailty ist aufgrund der breit angelegten Definition des Syndroms und seiner Komplexität nicht sinnvoll. Auf der Basis des oben beschriebenen kumulativen Defizitkonzepts nach Rockwood, aber auch auf der Basis des physischen Phänotyps nach Fried kann Frailty sehr gut zur Risikostratifizierung herangezogen werden. So ließ sich etwa anhand des Hospital Frailty Risk Score für ältere Krankenhauspatienten mit kardiovaskulären Aufnahmediagnosen eine deutlich erhöhte Mortalität für nahezu alle kardiologischen Krankheitsbilder nachweisen, wobei der Unterschied zwischen niedrigem und hohem Frailty-Score bei Patienten mit Vorhofflimmern am ausgeprägtesten war (Sokhal et al., 2023). Frailty verdoppelte zudem bei der Hauptdiagnose Herzinsuffizienz das Risiko für erneute Krankenhausaufnahmen (Mollar et al., 2022). Dieser Zusammenhang hat dazu geführt, dass spezifische Empfehlungen für ältere kardiologische Patienten entwickelt wurden, welche den individuellen Frailty-Grad reflektieren.

Es besteht zudem kein Zweifel, dass dem Frailty-Assessment im perioperativen Setting hinsichtlich der Identifizierung des durch Komplikationen gefährdeten älteren Patienten eine große Bedeutung zukommt. Wie eine kürzlich publizierte Übersicht zeigt, spiegelt sich diese Relevanz bislang nur in wenigen internationalen Leitlinien wider (Engel et al., 2023). Für vier Bereiche ließ sich bislang eine ausreichende Evidenz für die Verbesserung gesundheitsrelevanter Endpunkte nachweisen: 1. Durchführung eines präoperativen Frailty-Assessments, 2. Einsatz eines mehrdimensionalen Assessment-Instrumentes, 3. Reduktion der Verordnung von Urinkathetern und 4. multidisziplinäre Versorgung während der perioperativen Periode. Eine deutsche AWMF-Leitlinie zum perioperativen Management von älteren Patienten mit Frailty befindet sich aktuell in Entwicklung.

3.7.4 Primärprävention

Angesichts der negativen Gesundheitsereignisse, die eine Frailty bei älteren Menschen begünstigt, kommt der Prävention dieses geriatrischen Syndroms eine erhebliche Relevanz zu. Eine erfolgreiche Prävention trägt dazu bei, die Selbstständigkeit und Lebensqualität in dieser Bevölkerungsgruppe zu erhalten. Vor diesem Hintergrund ergibt sich zusätzlich eine große gesundheitspolitische Bedeutung.

Die Primärprävention von Frailty zielt darauf ab, bei älteren Personen ohne funktionelle Beeinträchtigung das Auftreten einer Frailty zu verhindern. In Anbetracht der großen Bedeutung von Lebensstilfaktoren für die Entstehung einer Frailty ist anzumerken, dass die Primärprävention an sich als lebenslanger Prozess zu verstehen ist. Diese Perspektive lässt sich jedoch nur sehr bedingt in medizinische Präventionskonzepte umsetzen, sodass sich ein Fokus der Primärprävention auf die Lebensjahrzehnte jenseits des 60. Lebensjahres als sinnvoll erweist. Ausgehend von den multiplen ätiologischen Faktoren, die die Entstehung von Frailty begünstigen, existieren mehrere Ansatzpunkte für eine Primärprävention von Frailty. Hier sind vor allem körperliche Inaktivität, Malnutrition, eine inadäquate Medikation sowie psychosoziale Aspekte zu nennen (Gale et al., 2018; Gnjidic et al., 2012; Lorenzo-López et al., 2017). Allerdings ist die Datenlage für die zuverlässige Beantwortung der Frage, mit welcher Auswahl an Maßnahmen der Entwicklung einer Frailty wirksam vorgebeugt werden kann, beschränkt. Eine ausreichende Evidenz besteht derzeit lediglich für körperliches Training und die Steigerung der körperlichen Aktivität. In einer Netzwerk-Metaanalyse zeigte sich, dass Interventionen, die ein körperliches Training beinhalteten, die Frailty-Inzidenz signifikant senkten. Daher sei an dieser Stelle auf die WHO-Leitlinie zur körperlichen Aktivität für ältere Menschen verwiesen, die mehrere Trainingseinheiten pro Woche empfiehlt, um dem altersassoziierten funktionellen Abbau entgegenzuwirken. Dabei sollte in der Regel ein kombiniertes Training durchgeführt werden, welches Komponenten eines aeroben Trainings, eines Krafttrainings sowie eines Balancetrainings enthält.

Das Auftreten einer Frailty ist mit einem Gewichtsverlust und einer Malnutrition assoziiert. Zwar wird der Einsatz von energie- und proteinreicher Trinknahrung von zahlreichen Experten für die Behandlung einer manifesten Frailty empfohlen, allerdings ist deren Nutzen im Kontext der Primärprävention von Frailty unklar. Basierend auf der gegenwärtigen Datenlage lässt sich jedoch feststellen, dass eine ausgeglichene nährstoffreiche Ernährung präventiv wirksam ist. Daten aus longitudinalen Studien weisen darauf hin, dass ein hoher Verzehr von Obst und Gemüse sowie eine mediterrane Ernährung die Entstehung einer Frailty verhindern können (Kojima et al., 2022). In zukünftigen Analysen ist jedoch noch zu klären, ob die obigen Ernährungsprinzipien nur langfristig einen Beitrag zur Prävention einer Frailty leisten oder ob diese auch innerhalb eines kürzeren Zeithorizonts wirksam sind.

Ärzte können durch ein umsichtiges Verschreibungsverhalten in der Versorgung älterer Patienten einen wesentlichen Beitrag zur Primärprävention von Frailty leisten. Wie bereits beschrieben, wird eine wechselseitige Beziehung zwischen Polypharmazie und Frailty angenommen. Dies bedeutet, dass eine Polypharmazie nicht nur im Kontext von Multimorbidität häufiger bei Patienten mit Frailty zu beobachten ist, sondern zugleich als unabhängiger Risikofaktor für die Entstehung einer Frailty anzusehen ist (Toh et al., 2023). Es wird diskutiert, dass hier vor allem Arzneistoffe mit dem Profil einer potenziell inadäquaten Medikation (PIM) die Entwicklung einer Frailty begünstigen können. An dieser Stelle sind vor allem Substanzen mit anticholinergen und sedierenden Eigenschaften zu nennen. Auch bei robusten älteren Patienten sollte daher stets geprüft werden, ob diese Arzneistoffe abgesetzt, durch eine nebenwirkungsärmere Medikation ersetzt oder in ihrer Dosierung reduziert werden können. Patienten mit Frailty bedürfen daher eines besonders kritischen Medikamentenmanagements, welches in fortgeschrittenen Frailty-Stadien zusätzliche Relevanz erfährt.

3.7.5 Sekundärprävention und Therapie

Von einer Sekundärprävention der Frailty spricht man, wenn präventive Maßnahmen bei älteren Personen eingesetzt werden, die bereits Zeichen einer funktionellen Beeinträchtigung oder ein Vorstadium respektive ein Frühstadium einer Frailty – z. B. Pre-Frailty nach Fried – aufweisen. Praktisch alle in der Primärprävention genannten Ansätze können grundsätzlich, mit Einschränkungen hinsichtlich der Funktionalität und der oftmals geringeren Lebenserwartung, auch in fortgeschrittenen Stadien empfohlen werden. Wie bei der Frage nach Definition und Abgrenzung der Frailty zum Alterungsprozess oder einem beschleunigten und damit pathologischen Altern ist der Ansatz jeder Intervention immer auch ein Ansatz in Richtung eines gesunden Alterungsprozesses und letztendlich einer Reduktion der Morbidität. Ebenso gilt, wie für praktisch alle Präventionsprogramme, dass eine möglichst frühe Intervention sinnvoll ist.

Zahlreiche Studien zeigen, dass Frailty grundsätzlich auch reversibel sein kann und es keinen klaren Zeitpunkt gibt, zu dem eine Verbesserung nicht mehr möglich ist. Ausnahmen bilden palliative Situationen sowie Fälle einer bereits weit fortgeschrittenen Frailty (Xue et al., 2021).

Unabhängig davon, wie Frailty definiert wird, zeigen mehrere systematische Reviews, dass vor allem regelmäßige Trainingsinterventionen mit einem Fokus auf Kraft und Balance, mit oder ohne Ernährungsinterventionen und multifaktorielle Programme, effektiver sind als alle Alternativen. Zu letzteren gehören auch Programme, die vor allem mit Expertenratschlägen und Lebensstilveränderungen arbeiten, sowie alle pharmakologischen und sonstigen experimentellen Ansätze. Ein strukturierter Ansatz, vorhandene Programme in einem Konsensusprozess zu bewerten, wurde von einer kanadischen Frailty-Initiative unternommen und in anderen Reviews weiterverfolgt, u. a. auch mit einem Fokus auf die ambulante Gesundheitsversorgung (Primary Care; Marcucci et al., 2019; Travers et al., 2019).

Tab. 3.7.2: Interventionsansätze, um Frailty zu verbessern

Interventionen	Fazit	Publikationsbeispiel
1. Training (Kombinationstraining mit dem Schwerpunkt Kraft, gemischt) mit Ernährungsoptimierung	erfolgreichste Interventionen kombinieren in unterschiedlicher Weise Ernährungsansätze (vor allem Proteinzufuhr) mit einem qualitativ hochwertigen Training (s. u.)	(Travers et al., 2019)
2. reines Training (v. a. Kraft und Balance)	auch ohne Ernährungsoptimierung mittlere Effekte auf verschiedene Frailty-Parameter, Trainingssteuerung relevant (submaximal, progressiv, exzentrisch), Betonung der Kraftkomponente	(Racey et al., 2021)
3. Training mit reiner Kraftkomponente	Fokus auf progressivem Resistenztraining, Trainingssteuerung (submaximal, progressiv, exzentrisch) relevant	(Hurst & Sayer, 2022)
4. gemischtes Training mit Fokus auf Aktivitätssteigerung	wenige Studien mit dem primären Fokus auf Aktivitätssteigerung, insgesamt als alleinige Intervention eher geringe Effekte	(Quach et al., 2022)
5. reine Ernährungsinterventionen	geringe Evidenz	(Moraes et al., 2021)
6. Hormone/Testosteron	wenig Evidenz, einzelne Effekte, aber nicht konstant	(Hildreth et al., 2013)
7. Pharmaka (u. a. Metformin, Rapamycin, NAD)	bislang keine überzeugenden Ergebnisse, große Studien ausstehend	(Palliyaguru et al., 2019)

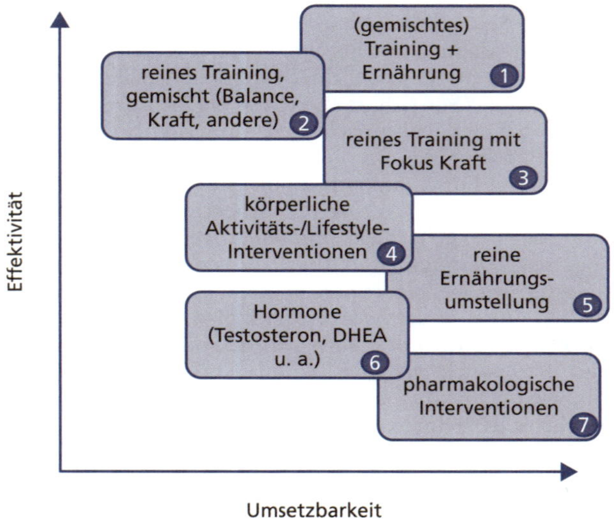

Abb. 3.7.2: Darstellung aktueller Ansätze mit Bezug zur Effektivität und Umsetzbarkeit, für ausführliche Erläuterungen ▶ Tab. 3.7.2

Pharmakologische Ansätze werden ebenfalls entwickelt, allerdings bislang ohne klinisch relevanten Erfolg. So konnte für hormonelle Therapien sowie für Rapamycin, Metformin und Statine keine ausreichende Wirksamkeit im Sinne einer Frailty-Reduktion nachgewiesen werden. Hier sind auch immer die Risiken der jeweiligen Intervention zu beachten, dies gilt auch für neuere Interventionen, u. a. mit Stammzellen. Für weitere Details sei auf das Biogerontologie Kapitel (▶ Kap. 14.1) verwiesen.

Für die Implementierung einer erfolgreichen Intervention zur Reduktion von Frailty und eine Steigerung der Intrinsischen Kapazität ist immer die Passgenauigkeit zum jeweiligen Setting und zur Zielperson notwendig.

Wesentliche Aspekte, die bei der Gestaltung der Intervention bedacht werden sollten, sind:

- Erreichbarkeit/Verfügbarkeit der Intervention
- Übermittlung von Freude und Selbstmotivation/Selbsteffektivität mit der Intervention
- Erarbeitung von Elementen der Intervention mit den Beteiligten (Co-Creation)
- ausreichende Standardisierung, um gleichbleibende Qualität zu erreichen
- Anpassbarkeit an das Frailty-Stadium der Teilnehmenden
- Reflektion kultureller Aspekte und der Diversität
- klare Zieldefinitionen und Verlaufskontrollen, ob diese erreicht werden konnten

Merke

Frailty kann primär-, sekundär- (und tertiär-) präventiv angegangen respektive behandelt werden. Interventionen zur Erhöhung der Resilienz sind in unterschiedlichen Funktionalitätsstadien sinnvoll anwendbar, müssen aber an diese angepasst werden.

Eine Einschätzung aktueller Ansätze mit Bezug auf ihre Umsetzbarkeit zeigt ▶ Abb. 3.7.2 in Kombination mit ▶ Tab. 3.7.2.

Zusammenfassung

Die Diagnose sowie die Prävention und Therapie der Frailty befinden sich auch heute noch in der Entwicklung. Das

Frailty-Assessment wird in der medizinischen Versorgung des älteren Patienten dazu dienen, Risikopatienten in unterschiedlichen Settings zu identifizieren und differenziert zu therapieren, z. B. auf der Basis eines anschließenden CGA. Zukünftig wird dem Einsatz digitaler Technologien sowohl für das Frailty-Assessment als auch für die Frailty-Prävention und -Therapie große Bedeutung zukommen.

Literatur

Amuah, J. E., Molodianovitsh, K., Carbone, S., et al. (2023). Development and validation of a hospital frailty risk measure using Canadian clinical administrative data. *CMAJ: Canadian Medical Association Journal = Journal de l'Association Medicale Canadienne*, *195*(12), E437–E448. https://doi.org/10.1503/cmaj.220926

Brefka, S., Dallmeier, D., Mühlbauer, V., et al. (2019). A Proposal for the Retrospective Identification and Categorization of Older People With Functional Impairments in Scientific Studies-Recommendations of the Medication and Quality of Life in Frail Older Persons (MedQoL) Research Group. *Journal of the American Medical Directors Association*, *20*(2), 138–146. https://doi.org/10.1016/j.jamda.2018.11.008

Collard, R. M., Boter, H., Schoevers, R. A., et al. (2012). Prevalence of frailty in community-dwelling older persons: A systematic review. *Journal of the American Geriatrics Society*, *60*(8), 1487–1492. https://doi.org/10.1111/j.1532-5415.2012.04054.x

Engel, J. S., Tran, J., Khalil, N., et al. (2023). A systematic review of perioperative clinical practice guidelines for care of older adults living with frailty. *British Journal of Anaesthesia*, *130*(3), 262–271. https://doi.org/10.1016/j.bja.2022.12.010

Fried, L. P., Tangen, C. M., Walston, J., et al. (2001). Frailty in older adults: Evidence for a phenotype. *The Journals of Gerontology. Series A, Biological Sciences and Medical Sciences*, *56*(3), 3. https://doi.org/10.1093/gerona/56.3.m146

Gale, C. R., Westbury, L., & Cooper, C. (2018). Social isolation and loneliness as risk factors for the progression of frailty: The English Longitudinal Study of Ageing. *Age and Ageing*, *47*(3), 392–397. https://doi.org/10.1093/ageing/afx188

Gnjidic, D., Hilmer, S. N., Blyth, F. M., et al. (2012). High-risk prescribing and incidence of frailty among older community-dwelling men. *Clinical Pharmacology and Therapeutics*, *91*(3), 521–528. https://doi.org/10.1038/clpt.2011.258

Healthcare Improvement Scotland. (2019). *Frailty Tools Table*. Frailty Tools Table. https://ihub.scot/media/6732/20170131-frailty-tools-table-v50.pdf, Zugriff am 23.6.2023

Hildreth, K. L., Barry, D. W., Moreau, K. L., et al. (2013). Effects of testosterone and progressive resistance exercise in healthy, highly functioning older men with low-normal testosterone levels. *The Journal of Clinical Endocrinology and Metabolism*, *98*(5), 1891–1900. https://doi.org/10.1210/jc.2013-2227

Hurst, C., & Sayer, A. A. (2022). Improving muscle strength and physical function in older people living with sarcopenia and physical frailty: Not all exercise is created equal. *Journal of the Royal College of Physicians of Edinburgh*, *52*(2), 166–171. https://doi.org/10.1177/14782715221104859

Jenkins, N. D., Welstead, M., Stirland, L., et al. (2023). Frailty trajectories and associated factors in the years prior to death: Evidence from 14 countries in the Survey of Health, Aging and Retirement in Europe. *BMC Geriatrics*, *23*(1), 49. https://doi.org/10.1186/s12877-023-03736-1

Kojima, G. (2015). Prevalence of Frailty in Nursing Homes: A Systematic Review and Meta-Analysis. *Journal of the American Medical Directors Association*, *16*(11), 940–945. https://doi.org/10.1016/j.jamda.2015.06.025

Kojima, G. (2018). Frailty as a Predictor of Nursing Home Placement Among Community-Dwelling Older Adults: A Systematic Review and Meta-analysis. *Journal of Geriatric Physical Therapy (2001)*, *41*(1), 42–48. https://doi.org/10.1519/JPT.0000000000000097

Kojima, G., Taniguchi, Y., & Urano, T. (2022). Fruit and Vegetable Consumption and Incident Frailty in Older Adults: A Systematic Review and Meta-Analysis. *The Journal of Frailty & Aging*, *11*(1), 45–50. https://doi.org/10.14283/jfa.2021.32

Lorenzo-López, L., Maseda, A., de Labra, C., et al. (2017). Nutritional determinants of frailty in older adults: A systematic review. *BMC Geriatrics*, *17*(1), 108. https://doi.org/10.1186/s12877-017-0496-2

Mak, J. K. L., Hägg, S., Eriksdotter, M., et al. (2022). Development of an Electronic Frailty Index for Hospitalized Older Adults in Sweden. *The Journals of Gerontology. Series A, Biological Sciences and Medical Sciences*, 77(11), 2311–2319. https://doi.org/10.1093/gerona/glac069

Marcucci, M., Damanti, S., Germini, F., et al. (2019). Interventions to prevent, delay or reverse frailty in older people: A journey towards clinical guidelines. *BMC Medicine*, *17*(1), 193. https://doi.org/10.1186/s12916-019-1434-2

Mitnitski, A. B., Mogilner, A. J., & Rockwood, K. (2001). Accumulation of deficits as a proxy measure of aging. *ScientificWorldJournal.*, *1*, 323–336.

Mollar, A., Bonanad, C., Diez-Villanueva, P., et al. (2022). Frailty and Hospitalization Burden in Patients With Chronic Heart Failure. *The American Journal of Cardiology*, *183*, 48–54. https://doi.org/10.1016/j.amjcard.2022.08.013

Moraes, M. B. de, Avgerinou, C., Fukushima, F. B., et al. (2021). Nutritional interventions for the management of frailty in older adults: Systematic review and meta-analysis of randomized clinical trials. *Nutrition Reviews*, 79(8), 889–913. https://doi.org/10.1093/nutrit/nuaa101

Morley, J. E., Vellas, B., van Kan, G. A., et al. (2013). Frailty consensus: A call to action. *Journal of the American Medical Directors Association*, *14*(6), 6. https://doi.org/10.1016/j.jamda.2013.03.022

Palliyaguru, D. L., Moats, J. M., Di Germanio, C., et al. (2019). Frailty index as a biomarker of lifespan and healthspan: Focus on pharmacological interventions. *Mechanisms of Ageing and Development*, *180*, 42–48. https://doi.org/10.1016/j.mad.2019.03.005

Quach, J., Theou, O., Pérez-Zepeda, M. U., et al. (2022). Effect of a physical activity intervention and frailty on frailty trajectory and major mobility disability. *Journal of the American Geriatrics Society*, 70(10), 2915–2924. https://doi.org/10.1111/jgs.17941

Racey, M., Ali, M. U., Sherifali, D., et al. (2021). Effectiveness of physical activity interventions in older adults with frailty or prefrailty: A systematic review and meta-analysis. *CMAJ Open*, *9*(3), E728–E743. https://doi.org/10.9778/cmajo.20200222

Sokhal, B. S., Matetić, A., Rashid, M., et al. (2023). Association of Frailty Status on the Causes and Outcomes of Patients Admitted With Cardiovascular Disease. *The American Journal of Cardiology*, *192*, 7–15. https://doi.org/10.1016/j.amjcard.2022.12.029

Song, X., Mitnitski, A., & Rockwood, K. (2010). Prevalence and 10-year outcomes of frailty in older adults in relation to deficit accumulation. *Journal of the American Geriatrics Society*, *58*(4), 681–687. https://doi.org/10.1111/j.1532-5415.2010.02764.x

Toh, J. J. Y., Zhang, H., Soh, Y. Y., et al. (2023). Prevalence and health outcomes of polypharmacy and hyperpolypharmacy in older adults with frailty: A systematic review and meta-analysis. *Ageing Research Reviews*, *83*, 101811. https://doi.org/10.1016/j.arr.2022.101811

Travers, J., Romero-Ortuno, R., Bailey, J., et al. (2019). Delaying and reversing frailty: A systematic review of primary care interventions. *British Journal of General Practice*, *69*(678), e61–e69. https://doi.org/10.3399/bjgp18X700241

Vetrano, D. L., Calderón-Larrañaga, A., Marengoni, A., et al. (2018). An International Perspective on Chronic Multimorbidity: Approaching the Elephant in the Room. *The Journals of Gerontology. Series A, Biological Sciences and Medical Sciences*, *73*(10), 1350–1356. https://doi.org/10.1093/gerona/glx178

Wegener, E. K., Bergschöld, J. M., Whitmore, C., et al. (2023). Involving Older People With Frailty or Impairment in the Design Process of Digital Health Technologies to Enable Aging in Place: Scoping Review. *JMIR Human Factors*, *10*, e37785. https://doi.org/10.2196/37785

Xue, Q.-L., Bandeen-Roche, K., Tian, J., et al. (2021). Progression of Physical Frailty and the Risk of All-Cause Mortality: Is There a Point of No Return? *Journal of the American Geriatrics Society*, *69*(4), 908–915. https://doi.org/10.1111/jgs.16976

3.8 Oropharyngeale Dysphagie

Rainer Dziewas, Tobias Warnecke und Rainer Wirth

3.8.1 Einführung und Epidemiologie

Schluckstörungen sind in der allgemeinen Bevölkerung sehr häufig, kommen etwa ebenso oft vor wie die „Volkskrankheit" Diabetes mellitus und werden daher von einigen Autoren als eine der pandemischen Herausforderungen des 21. Jahrhunderts angesehen. Mit zunehmendem Lebensalter steigt die Prävalenz der Dysphagie kontinuierlich an. Je nach Studientyp und diagnostischer Methodik ist der Schluckakt bei 11–33 % aller älteren, unabhängig lebenden Menschen beeinträchtigt. In der Altersgruppe 70–79 Jahre liegt die Prävalenz bei 12–16 % und bei den über 80-jährigen Menschen bei 33 %. Etwa 50 % der Pflegeheimbewohner und der über 80-jährigen geriatrischen Krankenhauspatienten sind von diesem Störungsbild betroffen. Trotz dieser hohen Prävalenz werden Dysphagien nur von einem kleinen Teil der älteren Patienten aktiv berichtet. Grund hierfür ist zum einen, dass die Betroffenen die Schluckstörungen nicht bemerken. So fanden Butler und Mitarbeiter bei bis zu 30 % aller älteren Menschen ohne subjektiv empfundene Schluckstörung stille Penetrationen und Aspirationen von Bolusanteilen (Butler et al., 2009). Zum anderen wird eine sich im höheren Lebensalter manifestierende Dysphagie von den Betroffenen häufig nicht als Erkrankung verstanden, sondern als normale und unvermeidliche Begleiterscheinung des Alterns begriffen. Aus diesem Grund bemüht sich auch nur ein kleiner Teil der Patienten um Behandlungsmöglichkeiten. Wie im gemeinsamen White Paper der European Union Geriatric Medicine Society (EUGMS) und der European Society for Swallowing Disorders (ESSD) festgestellt wird, ist die Dysphagie daher als „geriatric giant" einzuordnen und muss als ebenso relevant für geriatrische Patienten erachtet werden wie die klassischen geriatrischen Syndrome (Baijens et al., 2016).

Merke

Schluckstörungen gehören neben Fallneigung, Verwirrtheit, Delir und Depression zu den klassischen geriatrischen Syndromen. Viele ältere Menschen nehmen eine Dysphagie nicht wahr oder betrachten sie als unvermeidliche Begleiterscheinung des Alterns und bemühen sich aus diesem Grund nicht um eine Behandlungsmöglichkeit.

3.8.2 Die Physiologie des Schluckens

Der Schluckakt ist ein hochkomplexer neuromuskulärer Vorgang, der die präzise aufeinander abgestimmte Koordination von mehr als 25 Muskelpaaren erfordert, um einen sicheren und effizienten Bewegungsablauf zu ermöglichen. Zahlreiche Studien konnten mithilfe von bildgebenden Verfahren belegen, dass neben dem Hirnstamm auch verschiedene Areale des Großhirns in die Steuerung des Schluckaktes involviert sind, und haben zudem potenziell beeinflussbare Reorganisationsmechanismen aufgedeckt (Muhle et al., 2018).

Der Schluckakt wird üblicherweise in vier Abschnitte unterteilt. In der oralen Vorbereitungsphase wird die Nahrung zerkaut und mit Speichel gemischt. In der oralen Phase drückt sich die Zunge von vorne nach hinten an den harten Gaumen und befördert so den Bolus in den Oropharynx. Die nachfolgende pharyngeale Phase ist nicht mehr willentlich steuerbar und beginnt mit Auslösung des Schluckreflexes. Eine schnelle, kolbenartige Rückwärtsbewegung der Zungenbasis drückt den Bolus in den Hypopharynx. Durch eine sequenzielle Kontraktion der Pharynxmuskulatur bei gleichzeitiger Elevation von Zungenbein und Kehlkopf gleitet der Bolus unter Schutz der Atemwege über die Epiglottis und die Sinus piriformes in die Speiseröhre. In der ösophagealen Phase wird der Bolus durch eine peristaltische Welle in den Magen befördert. An der Ausführung dieses stereotyp erscheinenden, jedoch hoch komplexen Bewegungsablaufes sind die Hirnnerven V, VII, IX, X und XII beteiligt. Auf der Ebene des Hirnstammes wird der Schluckakt durch den „Central Pattern Generator" (CPG) gesteuert. Diese paarig angelegte Struktur gliedert sich in eine „Dorsal Swallowing Group" (DSG), gelegen im Nucleus tractus solitarii, und in eine „Ventral Swallowing Group" (VSG) oberhalb des Nucleus ambiguus in der ventrolateralen Medulla oblongata. Das grundlegende Reflexmuster des Schluckens kann grundsätzlich ohne den Einfluss supramedullärer Strukturen erzeugt werden. Unter physiologischen Bedingungen erhält das Netzwerk jedoch vielfältige Signale von höheren Zentren des zentralen Nervensystems, welche neben den peripheren sensiblen Afferenzen in der DSG verarbeitet werden. In verschiedenen Studien wurden Aktivierungen des primären sensomotorischen Kortex, der supplementär-motorischen Areale, des Gyrus cinguli, des frontalen Operkulums, der Insel, sekundärer sensibler Areale und des parietalen Assoziationskortex beschrieben. Boluscharakteristika wie Temperatur,

Geschmack, Viskosität und Textur werden hier prozessiert und beeinflussen im Sinne einer Feedforward-Steuerung den weiteren Schluckablauf.

Merke

Der Schluckakt wird in die orale Vorbereitungsphase, die orale Phase, die pharyngeale Phase und die ösophageale Phase unterteilt. An seiner Steuerung sind verschiedene Hirnnerven, Nervenzellverbände des Hirnstamms sowie ein differenziertes supramedulläres Netzwerk beteiligt.

3.8.3 Presbyphagie

Unter dem Terminus Presbyphagie wird eine altersassoziierte Verschlechterung der Schluckfunktion verstanden, die sämtliche Phasen des Schluckaktes betrifft. So fanden sich bei älteren Probanden ein verlängerter oraler Bolustransfer, eine reduzierte Zungenkraft, kleinere Schluckvolumina, ein vorzeitiges Übertreten von Flüssigkeit in den Rachenraum, eine Kaudalverlagerung der Triggerpunkte des Schluckreflexes, eine Verlängerung der sog. „pharyngeal dwell time", eine verminderte hyolaryngeale Elevation, eine verzögerte Öffnung des oberen Ösophagussphinkters, eine Akkumulation von Residuen, eine höhere Rate laryngealer Penetration und Veränderungen der ösophagealen Kontraktilität. Die Pathophysiologie dieser altersabhängigen Modifikation des Schluckmusters ist vielschichtig und umfasst verschiedene sich mit zunehmendem Lebensalter ergebende neurophysiologische und anatomische Veränderungen. So beeinträchtigt der im Alter zu beobachtende Muskelabbau, die Sarkopenie, generell die motorische Komponente des Schluckens (Maeda & Akagi, 2015; Zhao et al., 2018). Zudem wird der Schluckakt durch Veränderungen des Bindegewebes, das im Alter an Elastizität verliert, verändert. Auch bewirken altersabhängige, degenerative Erkrankungen des Achsenskeletts nicht nur eine Änderung der Körperhaltung, sondern beeinflussen auch den Schluckakt. Besonders hervorzuheben ist in diesem Zusammenhang die Diffuse Idiopathische Skeletthyperostose (DISH), die durch die Ausbildung charakteristischer Spondylophyten an der ventralen Halswirbelsäule zu einer Einengung des Hypopharynx und des oberen Ösophagus führt und so in einigen Fällen eine klinisch relevante Dysphagie verursacht. Darüber hinaus sind mit zunehmendem Lebensalter, u. a. in Folge einer Abnahme der Nervenfaserdichte, Veränderungen von Sensorik und Sensibilität zu beobachten, die sich ebenfalls in komplexer Weise auf das Schlucken auswirken. Von besonderer Relevanz ist die im höheren Lebensalter bei durchschnittlich einem Drittel der Menschen bestehende und multifaktoriell verursachte Xerostomie. Schließlich unterliegt auch die zentrale Steuerung des Schluckaktes altersabhängigen Modifikationen. Die Gesamtheit dieser altersphysiologischen Veränderungen wird als primäre Presbyphagie bezeichnet (▶ Abb. 3.8.1) (Muhle et al., 2019). Diese wird durch weitere Faktoren, wie insbesondere Medikamentennebenwirkungen, einen verminderten Hustenstoß, eine beeinträchtigte Mundgesundheit und eine Besiedelung des Mund-Rachen-Raums mit respiratorischen Pathogenen sowie eine im Alter veränderte Schluck-Atem-Koordination weiter aggraviert. Auch wenn der primären Presbyphagie selbst kein Krankheitswert zukommt, vermindert sie nachhaltig die Kompensationsreserve des Schluckaktes, so dass zusätzliche krankheitsbedingte Störungen rascher zu einer schwereren Dysphagie führen können als bei jüngeren Menschen (Muhle et al., 2019) (▶ Abb. 3.8.2). Diese sogenannte sekundäre Presbyphagie gewinnt in Anbetracht der zunehmenden Alterung unserer Gesellschaft bei gleichzeitig mit dem Lebensalter ansteigender Prävalenz von mit Dysphagien assoziierten Erkrankungen, wie Schlaganfall, Parkinson und Demenzen, erheblich an Bedeutung.

Merke

Presbyphagie beschreibt die altersbedingte Veränderung der Schluckfunktion, die alle Phasen des Schluckaktes betrifft. Die Gesamtheit aller altersphysiologischen Veränderungen wird als primäre Presbyphagie bezeichnet. Unter der sekundären Presbyphagie werden Schluckstörungen verstanden, die sich im höheren Alter krankheitsbedingt, z. B. in Folge eines Schlaganfalls oder einer neurodegenerativen Erkrankung, manifestieren.

3.8.4 Folgen der Dysphagie

Grundsätzlich stellt die Dysphagie im höheren Lebensalter einen unabhängigen Prädiktor für schwerwiegende Komplikationen dar und geht grundsätzlich mit einem erhöhten Mortalitätsrisiko der Patienten einher. Zum einen erhöhen Schluckstörungen das Risiko, eine Pneumonie zu entwickeln. So war in einer Metaanalyse, die 39 Studien und über 30.000 Patienten berücksichtigte, das Vorliegen einer Dysphagie mit einer Verdoppelung des Pneumonierisikos assoziiert (Banda et al., 2021). Auch weist die Mehrheit der wegen einer Pneumonie hospitalisierten geriatrischen Patienten eine Dysphagie auf, die wiederum den Schweregrad und den Verlauf der Infektion mitbestimmt (Serra-Prat et al., 2012).

Zum anderen sind ältere Menschen mit Schluckstörungen häufig mangelernährt, mit den kritischen Konsequenzen einer reduzierten körperlichen und geistigen Leistungsfähigkeit und letztlich einer Zunahme ihrer Gebrechlichkeit. Auch wenn Mangelernährung bei diesen Patienten eine multifaktorielle Genese aufweist, zeigte sich in der schon erwähnten Metaanalyse, dass die Dysphagie das Risiko für diese Komplikation verdoppelt.

Schließlich scheint auch eine enge Korrelation von Dysphagie und Mortalität zu bestehen. So war in einer Auswertung von im Rahmen des nutritionDay-Projekts erhobenen Daten an 10.185 Pflegeheimbewohnern die 6-Monats-Sterblichkeit der dysphagischen gegenüber den nicht dyspahgischen Senioren mehr als verdoppelt (24,7 % gegenüber 11,9 %) und auch in der multivariaten Analyse war die Dysphagie ein unabhängiger Prädiktor der Mortalität (Wirth et al., 2018). Ein vergleichbares Ergebnis fand sich in der bereits zitierten Metaanalyse von Banda und Mitarbeitern, in der das Vorliegen einer Dysphagie mit einem um den Faktor 2,7 erhöhten Mortalität einherging (Banda et al., 2021).

Neben diesen medizinischen Komplikationen sind auch psychosoziale Folgen der Dysphagie des älteren Menschen von Relevanz. So stellen Essen und Trinken integrale Bestandteile sozialer Interaktion dar und sind insbesondere wichtig für das Knüpfen und Aufrechterhalten von Freundschaften und für die Freizeitgestaltung. Schluckstörungen reduzieren durch symptomassoziierte Angst und

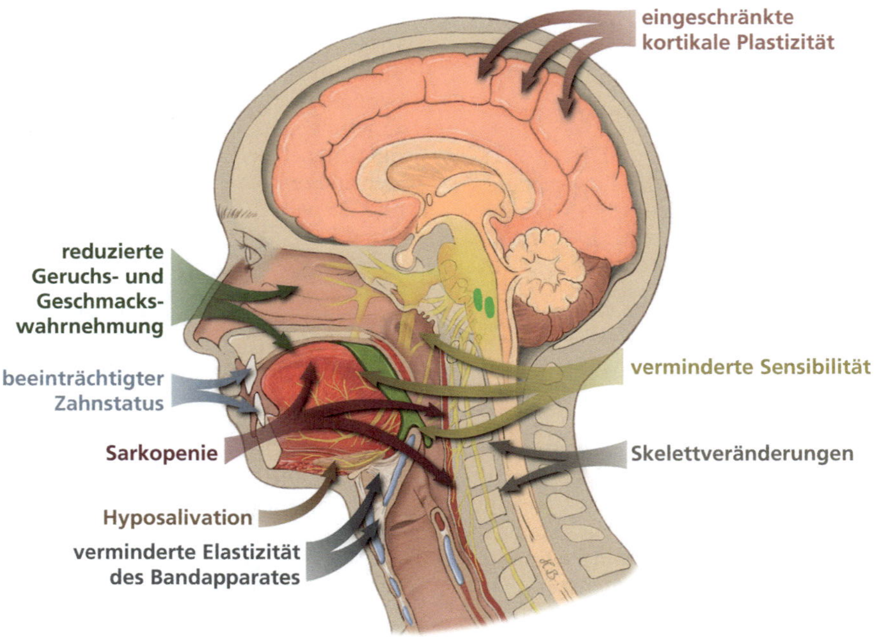

Abb. 3.8.1: Anatomische Manifestationen der Presbyphagie (Muhle et al., 2015, © Heike Blum, Universitätsklinikum Münster)

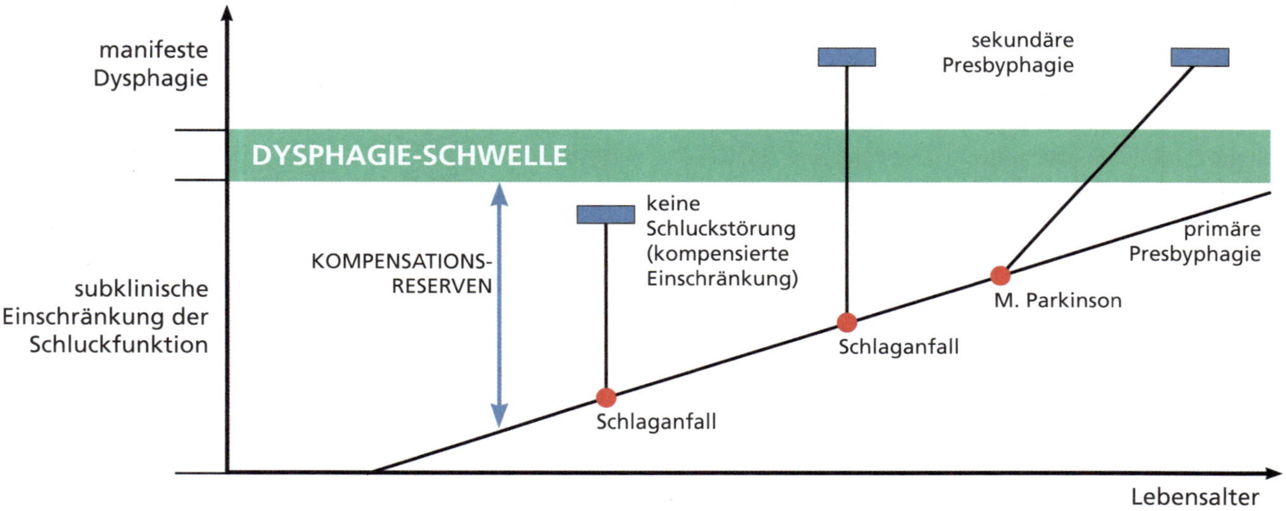

Abb. 3.8.2: Primäre und sekundäre Presbyphagie (Muhle et al., 2015)

Scham die Teilhabe an diesen Aktivitäten und sind daher mit Depression, sozialem Rückzug und einer reduzierten Lebensqualität verknüpft.

Schließlich hat das Vorliegen einer Schluckstörung beim geriatrischen Patienten auch einen Einfluss auf die Höhe der Gesundheitskosten. In einer Kohortenstudie verglichen Westmark et al. die finanziellen Ausgaben für die ambulante und stationäre Versorgung von geriatrischen Patienten mit und ohne Dysphagie. Durchschnittlich verursachten dysphagische Patienten pro Jahr um ca. 40 % höhere Kosten als nicht dysphagische Patienten. Die jährlichen, auf die Schluckstörung zurückzuführenden Mehrkosten betrugen dabei mehr als 10.000 Euro pro Patient (Westmark et al., 2018).

Merke

Schluckstörungen sind im höheren Lebensalter ein unabhängiger Prädiktor für schwerwiegende Komplikationen, insbesondere Malnutrition, Dehydratation und Pneumonie, und gehen mit einem erhöhten Mortalitätsrisiko einher. Typische psychosoziale Folgen bestehen in einem sozialen Rückzug, Depression und verminderter Lebensqualität. Das Vorliegen einer Dysphagie beim geriatrischen Patienten erhöht zudem die Kosten, die für die ambulante und stationäre medizinische Versorgung aufgebracht werden müssen, signifikant.

3.8.5 Diagnostik der Dysphagie

Im Folgenden soll anhand der verfügbaren Daten ein standardisierter Diagnostikalgorithmus für die Dysphagie bei geriatrischen Patienten vorgestellt werden. Klassischerweise besteht die Dysphagiediagnostik aus (1) Dyphagiespezifischer Anamnese, (2) Dysphagiescreening, (3) detailliierter klinischer Schluckuntersuchung und (4) instrumentellen Untersuchungsmethoden.

Anamnese

In einem strukturierten Anamnesegespräch sollen die folgenden übergeordneten Aspekte systematisch abgefragt bzw. aus den Behandlungsunterlagen rekonstruiert werden: ursächliche Grunderkrankung (sofern bereits bekannt) und Komorbiditäten, Arzneimittelanamnese, Krankheitsbeginn und -verlauf, aktuelle Ernährungsform, soziale Situation, bisherige Diagnostik und Therapieversuche. Anschließend werden insbesondere die folgenden dysphagiespezifischen Punkte geklärt:

- *Verhaltensänderungen* (Änderungen des Ess- und Trinkverhaltens, Vermeiden bestimmter Nahrungsmittel und -konsistenzen, Zeit, die für das Essen benötigt wird, Körperhaltung während des Essens, Schwierigkeiten beim Kauen)
- *Hinweis auf eine gestörte Schlucksicherheit und Schluckeffizienz* (Verbleiben von Nahrungsresten nach dem Schlucken im Mundraum oder Rachen, Globusgefühl, veränderter Stimmklang, Räuspern, Husten oder Atemnot während des Essens, Austreten von Speise oder Flüssigkeiten aus der Nase etc.)
- *Komplikationen* (Pneumonien, Dehydratationen, Gewichtsverlust, sozialer Rückzug)

Zur Erfassung von Dysphagiesymptomen und zur Ersteinschätzung des Dysphagierisikos können zusätzlich folgende überwiegend auch bei geriatrischen Patienten erprobten Fragebögen eingesetzt werden:

1. Der ursprünglich für die Anwendung bei Parkinson-Patienten konzipierte SDQ (Swallowing Disturbance Questionnaire) wurde inzwischen mit zufriedenstellenden Ergebnissen auch an einem Kollektiv mit gemischten Dysphagie-Ätiologien getestet.
2. Um mit geringerem zeitlichen Aufwand Dysphagiesymptome zu erfassen, wurde der zehn Fragen umfassende EAT-10 (Eating Assessment Tool) entwickelt und validiert. Dieser Fragebogen wurde inzwischen auch von anderen Gruppen eingesetzt und liegt in einer deutschen Übersetzung vor (Zaretsky et al., 2018).
3. Mit nur vier Fragen kommt der mit zufriedenstellenden Kappa-Werten gegen den EAT-10 validierte 4-QT (4-point questionnaire test) aus, der speziell für geriatrische Patienten entwickelt wurde (Tsang et al., 2020). Der 4-QT enthält die folgenden, jeweils binären Fragen:
   i. Müssen Sie husten oder würgen, während Sie essen und trinken?
   ii. Benötigen Sie für Ihre Mahlzeiten länger als früher?
   iii. Haben Sie die Art Ihres Essens geändert?
   iv. Verändert sich Ihre Stimme nach dem Essen oder Trinken?
4. Basierend auf einem systematischen Review und einer zwei-stufigen prospektiven Evaluation haben Madhavan et al. einen 17 Items umfassenden Score entwickelt, der neben der Schluckfunktion (11 Items) auch die Domänen Körperfunktionen (4 Items) und Kommunikation (2 Items) umfasst.
5. Zur Erfassung der durch die Schluckstörungen bedingten Beeinträchtigung der Lebensqualität kann der „Swallowing Quality of Life (SWAL-QOL)“-Fragebogen verwendet werden.

Dysphagiescreening

Das Ziel des Dysphagiescreenings besteht darin, mit einfachen Mitteln schnell und möglichst zuverlässig schluckgestörte Patienten zu identifizieren, um prophylaktische Maßnahmen und eine weiterführende Diagnostik einzuleiten. Screeningverfahren sollen zudem so konzipiert sein, dass sie nach einer entsprechenden Schulung von verschiedenen Berufsgruppen durchgeführt werden können. So zeigten z. B. Melgaard und Mitarbeiter, dass sich ein systematisches, von Pflegekräften durchgeführtes Dysphagiescreening bei geriatrischen Patienten bereits in der Notaufnahme etablieren lässt und innerhalb von einer Stunde nach Aufnahme der Patienten erfolgen kann (Melgaard et al., 2020). Die meisten der publizierten Testprotokolle wurden zunächst an Schlaganfallpatienten, zum Teil aber auch an gemischten Patientenkollektiven, evaluiert und zeichnen sich durch eine verhältnismäßig hohe Sensitivität (> 80 %, teilweise > 90 %) und eine bestenfalls moderate Spezifität (in der Regel < 60 %) aus (Kertscher et al., 2014). Methodisch lassen sich Wasser-Schlucktests von Mehr-Konsistenzen-Tests, also Protokollen, die mehrere Nahrungskonsistenzen überprüfen, unterscheiden.

Zu den bekanntesten Wasser-Tests gehören unter anderem das „Standardized Swallowing Assessment“, das „Rapid Aspiration Screening in Suspected Stroke“, der „Timed Water Swallow Test“, der „Toronto Bedside Swallowing Screening Test“ und das „Yale Swallow Protocol“. In Anlehnung an diese Testprotokolle wurde zuletzt auch von der AG Dysphagie der DGG ein 3-stufiger Algorithmus beschrieben, in dem zunächst die Voraussetzungen für die Testdurchführung geprüft werden, dann eine orale Inspektion durchgeführt wird und schließlich der eigentliche Wasser-Test erfolgt (Jäger et al., 2020). Das Ergebnis der Wasser-Tests ist dabei stets binär: entweder der Patient weist klinische Aspirationszeichen auf, was zur Folge hat, dass er zunächst keine orale Kost erhält und eine differenziertere Diagnostik angeschlossen wird, oder der Test verläuft unauffällig, woraufhin eine Oralisierung möglich ist.

Im Unterschied dazu lassen sich mit den Mehr-Konsistenzen-Tests eine genauere Graduierung der Dysphagie vornehmen und damit differenziertere Empfehlungen für die Kostform sowie das weitere diagnostische und therapeutische Vorgehen ableiten. Die am besten untersuchten und auch bei geriatrischen Patienten erprobten Mehr-Konsistenzen-Tests sind der Gugging Swallowing Screen (GUSS)

(Trapl et al., 2007; Umay et al., 2019) sowie der Volume-Viscosity Swallow-Test (VVST) (Clavé et al., 2008; Jørgensen et al., 2017). Der VVST hat bei älteren, gebrechlichen Menschen, für die eine erweiterte Dysphagiediagnostik zu belastend oder, z. B. in Pflegeheimen, nicht verfügbar ist, den Vorteil, dass aus den Ergebnissen dennoch eine geeignete kompensatorische Therapiestrategie ableitbar ist (Rofes et al., 2014). Der VVST testet definierte Konsistenzen von zunächst nektarartig (295 mPa s), dann flüssig (21 mPa s) und schließlich puddingartig (3,682 mPa s) mit steigenden Bolusvolumina von 5, 10 und 20 ml. Wann immer bei nektarartiger oder flüssiger Konsistenz Anzeichen für eine Aspirationsgefährdung auftreten, wird unmittelbar auf die meist sicherer zu schluckende puddingartige Konsistenz übergegangen. Ziel des VVST ist also, nicht nur eine Aspirationsgefährdung zu detektieren, sondern auch eine für den Patienten sicher zu schluckende Kostform zu finden. Der Test weist für die Detektion einer Penetration oder Aspiration eine Sensitivität von 88,2 % und eine Spezifität von 64,7 % auf (Clavé et al., 2008).

Klinische Schluckuntersuchung

Die ausführliche klinische Schluckuntersuchung fällt in den Aufgabenbereich der entsprechend geschulten Logopäden/Sprachtherapeuten. Sie umfasst neben der Einschätzung des Aspirationsrisikos auch die möglichst genaue Erfassung des Störungsmusters und des Schweregrades einer neurogenen Dysphagie als Basis für die weitere Diagnostik, Kostanpassung und Therapieplanung. Die Befunderhebung beginnt mit einer neurologischen Untersuchung der oropharyngealen Strukturen und endet mit Schluckversuchen, bei denen verschiedene Konsistenzen, meist in der Reihenfolge „breiig – flüssig – fest" getestet werden. Zur systematischen Untersuchungsdurchführung und Befunddokumentation stehen verschiedene Protokolle zur Verfügung, z. B. das „Mann-Assessment of Swallowing Ability" (MASA), das inzwischen auch bei geriatrischen Patienten eingesetzt wurde. In ihrer Studie an 50 pflegeabhängigen Senioren ermittelten Ohira und Mitarbeiter Cut-off-Werte dieses Instruments für das Vorliegen einer Aspiration bzw. pharyngealer Residuen (Ohira et al., 2017).

Instrumentelle Verfahren

Die beiden im klinischen Alltag wichtigsten instrumentellen Verfahren zur objektiven Beurteilung der Schluckfunktion sind die Flexible Endoskopische Evaluation des Schluckaktes (FEES) und die Videofluoroskopische Schluckuntersuchung (Videofluorscopic Swallowing Study, VFSS). Für spezifische Fragestellungen wird zudem die hochauflösende Manometrie (High-Resolution Manometry, HRM) regelhaft eingesetzt.

Die FEES stellt heute in Deutschland die wahrscheinlich am häufigsten eingesetzte Methode zur objektiven Beurteilung des Schluckaktes dar und wird beispielsweise bereits auf mehr als 70 % der zertifizierten Stroke Units ebenso wie in einer Vielzahl von neurologischen und geriatrischen Akut- und Rehabilitationskliniken angewendet. Sie wird in mehreren Leitlinien verschiedener Fachgesellschaften empfohlen (Dziewas et al., 2021). Die über die letzten Jahre gewachsene Bedeutung der FEES kommt auch darin zum Ausdruck, dass von inzwischen drei großen Fachgesellschaften (DGN, DSG und DGG) ein gemeinsames Fortbildungsprogramm zur Vermittlung dieser Untersuchungstechnik betrieben wird (Dziewas et al., 2014). Bei der FEES wird zur direkten Visualisierung des Schluckaktes ein flexibles Laryngoskop transnasal über den unteren oder mittleren Nasengang in den Pharynx eingeführt. Mithilfe der FEES sollen ein umfassendes Bild von der pharyngealen Phase des Schluckaktes gewonnen sowie indirekte Zeichen für eine Störung der oralen und ösophagealen Phase ermittelt werden. Im Einzelnen sollen pathologische Bewegungsmuster identifiziert, die Effektivität und Sicherheit des Schluckvorganges beurteilt, für den betreffenden Patienten geeignete Nahrungskonsistenzen bzw. Ernährungsformen festgelegt und der Einsatz von therapeutischen Manövern evaluiert werden. Die FEES-Register-Studie hat an einem heterogenen Patientenkollektiv multizentrisch bestätigt, dass die FEES eine sichere und für die Entscheidungsfindung im klinischen Alltag relevante Untersuchung ist (Dziewas et al., 2019). Das Standard-FEES-Protokoll besteht aus den Schritten (i) anatomisch-physiologische Untersuchung, (ii) Schluckuntersuchung sowie (iii) Überprüfung der Effektivität therapeutischer Maßnahmen. Neben der Testung von standardisierten Nahrungskonsistenzen sollte im Rahmen der FEES auch das Schlucken von Tabletten und Kapseln in verschiedenen Größen systematisch untersucht werden, da insbesondere bei geriatrischen Patienten diesbezüglich klinisch relevante Einschränkungen bestehen (Wirth & Dziewas, 2019).

In Ergänzung zu dem FEES-Standardprotokoll wurden für verschiedene klinische Fragestellungen spezifische Untersuchungsprotokolle entwickelt und validiert. Für geriatrische Patienten besonders relevant ist dabei das FEES-Dual-Task-Paradigma. Im Unterschied zur artifiziellen Untersuchungssituation, in der sich der Patient ausschließlich auf das Schlucken konzentrieren kann, findet das Schlucken im Alltag in der Regel bei gleichzeitiger Ablenkung z. B. durch Gespräche mit Tischnachbarn statt. Insbesondere bei älteren Menschen und Menschen mit kognitiven Einschränkungen führt das gleichzeitige Ausführen von zwei Aufgaben (Dual-Task) zu einer Verschlechterung der Leistung bei ihrer Bewältigung (Dual-Task-Interferenz) (Smith et al., 2017; Kasiukiewicz et al., 2021). Bei dem FEES-Dual-Task-Paradigma wird die nach einem etablierten Protokoll durchgeführte Testung der Schluckfunktion sowohl mit einer kognitiven (das Memorieren einer 6-stelligen Ziffer) als auch mit einer motorischen Aufgabe (Betätigung von zwei Handzählern alternierend mit der rechten und linken Hand) kombiniert (Muhle et al., 2020). In zwei Proof-of-Principle-Studien zeigte sich, dass sich die Schluckfunktion sowohl bei Normalprobanden als auch bei Parkinson-Patienten bei gleichzeitiger Ausführung der kognitiven oder motorischen Zusatzaufgabe verschlechterte (Muhle et al., 2020; Labeit et al., 2021).

Die VFSS ist eine kontrastmittelgestützte radiologische Untersuchungsmethode des Schluckens, die eine filmische Aufzeichnung des gesamten Schluckvorganges ermöglicht. Die VFSS wird heute üblicherweise nach dem sogenannten Logemann-Standard durchgeführt (Logemann, 1993). Hierbei wird der Patient zunächst im lateralen Strahlengang mit wasserflüssigen Kontrastmittelboli mit zunehmendem Volumen bis hin zum konsekutiven

Schlucken aus einem Glas untersucht. Anschließend erhält der Patient puddingartige und schließlich feste Testboli. Zum Abschluss folgt eine Einstellung im anterior-posterioren Strahlengang, die insbesondere geeignet ist, Seitenasymmetrien (z. B. unilaterale Residuen bei einseitiger Pharynxparese) zu erfassen.

Mit der HRM lassen sich die endoluminalen Druckverhältnisse im Pharynx und Ösophagus während des Schluckaktes messen. Die Methode ist insbesondere geeignet Relaxationsstörungen des oberen Ösophagussphinkters sowie Motilitätsstörungen der Speiseröhre (Achalasie, diffuser Ösophagospasmus) nachzuweisen.

Pragmatischer Algorithmus für die Dysphagiediagnostik in der Geriatrie

Basierend auf den Vorzügen und Nachteilen der einzelnen oben vorgestellten diagnostischen Modalitäten sowie unter Berücksichtigung der unterschiedlichen Verfügbarkeit, wurde der in ▸ Abb. 3.8.3 dargestellte diagnostische Algorithmus für die Dysphagiediagnostik in der Geriatrie entwickelt. Auf der ersten Stufe sieht dieser Algorithmus eine Fragebogen-basierte Anamnese sowie die Anwendung des VVST vor. Ergeben sich hier keine Hinweise auf das Vorliegen einer Dysphagie, kann die dysphagiespezifische Untersuchung an dieser Stelle beendet werden. Therapeutische Interventionen, wie z. B. diätetische Kostanpassungen, sind nicht erforderlich. Finden sich hingegen Hinweise auf das Vorliegen einer Dysphagie, sollte im nächsten Schritt mindestens eine klinische Schluckuntersuchung, idealerweise aber direkt auch eine instrumentelle Diagnostik, insbesondere eine FEES, erfolgen. In Abhängigkeit von den Befunden sind dann weiterführende Untersuchungen, z. B. eine VFSS, zu veranlassen (Warnecke et al., 2019). Aus den Ergebnissen der klinischen und/oder instrumentellen Diagnostik werden dann therapeutische Konsequenzen abgeleitet. Sind hingegen die klinische Schluckdiagnostik und apparative Diagnostikverfahren nicht verfügbar, wird die Therapie auf Basis des VVST-Befundes gesteuert.

Merke

Die systematische Dysphagiediagnostik umfasst die Dyphagie-spezifische Anamnese, das Dysphagiescreening, die klinische Schluckuntersuchung sowie instrumentelle Untersuchungsmethoden, wobei in Deutschland der FEES als bettseitig durchführbare und relativ breit verfügbare Methode eine Schlüsselrolle zukommt.

3.8.6 Therapie der Dysphagie

Zur Behandlung von Schluckstörungen stehen inzwischen eine Vielzahl verschiedener Therapieverfahren zur Verfügung. Da die therapeutische Differenzialindikation nicht nur von dem Störungsmuster der Schluckstörung, sondern in der Regel auch von der der Dysphagie zugrunde liegenden Ätiologie bestimmt wird, ist vor der Festlegung der Therapiestrategie eine entsprechend ausgerichtete Diagnostik erforderlich. Im Folgenden werden die zur Behandlung von Schluckstörungen in der geriatrischen Patientengruppe regelhaft zum Einsatz kommenden Modalitäten beschrieben.

Diätetische Interventionen

Das Andicken von Flüssigkeiten und der Einsatz texturmodifizierter Kost gehören zu den Basismaßnahmen und den gebräuchlichsten Interventionen bei der Behandlung von Patienten mit Schluckstörungen. Die dieser Strategie zugrunde liegende Idee besteht in der Annahme, dass Veränderungen der Rheologie von Nahrungsmitteln dazu führen, dass diese einfacher und sicherer geschluckt werden können.

In mehreren systematischen Reviews konnte inzwischen gezeigt werden, dass das Andicken von Flüssigkeiten das Aspirationsrisiko in verschiedenen Patientengruppen reduziert. Allerdings fanden sich in mehreren Metaanalysen keine Hinweise, dass das Andicken von Getränken zu einer Verminderung der Pneumonierate bei aspirationsgefährdeten Patienten führt. Zudem war diese Therapiestrategie, vermutlich aufgrund von mit dem Einsatz von Andickungsmitteln einhergehenden negativen geschmacklichen Veränderungen und der nur eingeschränkten Durststillung, in mehreren Studien mit einer reduzierten Flüssigkeitsaufnahme und einer Verschlechterung der Lebensqualität assoziiert. Vor diesem Hintergrund wird bei diesen Patienten der Einsatz sogenannter Free-Water-Protokolle (FWP), die zwischen den Mahlzeiten das Trinken von Wasser trotz des damit einhergehenden Aspirationsrisikos erlauben, als Option diskutiert. In einer Metaanalyse, die die Behandlungsverläufe von 245 Patienten aus acht Studien berücksichtigte, ergaben sich bei insgesamt schwacher Evidenzlage insbesondere für die im Rehabilitationssetting mit einem FWP behandelte Subgruppe kein Hinweis auf eine erhöhte pulmonale Infektionsrate. Zudem schien die Flüssigkeitsaufnahme und die schluckbezogene Lebensqualität im Vergleich zur Kontrollgruppe verbessert (Gillman et al., 2017). Demgegenüber ist die Evidenz für die Anwendung von FWP bei akut erkrankten Patienten noch stark begrenzt. Risiken und Vorteile dieser Strategie sind hier noch unzureichend verstanden und die Umsetzung im klinischen Alltag ist uneinheitlich.

Im Unterschied zu der wenig überzeugenden Datenlage für das Andicken von Flüssigkeiten konnte in mehreren Studien gezeigt werden, dass die Ernährung dysphagischer Patienten mit texturmodifizierter und in der Regel auch energiereicher Kost den Ernährungsstatus und weitere klinische Parameter verbessert. So konnten Reyes-Torres et al. in einer randomisierten Studie zeigen, dass sich nach einer 12-wöchigen Ernährungstherapie u. a. das Körpergewicht und die Handgriffstärke in der Interventionsgruppe signifikant verbessert hatten, während in der Kontrollgruppe keine Änderungen dieser Parameter zu verzeichnen waren (Reyes-Torres et al., 2019). In einer proof-of-concept-Studie, in die 16 Pflegeheimbewohner mit Kau- oder Schluckstörungen eingeschlossen wurden, führte eine Ernährung mit texturmodifizierter, energetisch angereicherter und speziell geformter Kost zu einer Verbesserung der täglichen Energie- und Proteinaufnahme (Ott et al., 2019).

Behaviorale Schlucktherapie

Schluckübungen und -manöver gehören im klinischen Alltag zur Standardbehandlung von Patienten mit Schluckstörungen (Dziewas & Pflug, 2020). Die eingesetzten Methoden werden nach dem jeweiligen Störungsmuster der Dysphagie ausgewählt. Die sogenannten restituierenden Verfahren zielen dabei darauf ab, die beeinträchtigte Schluck-

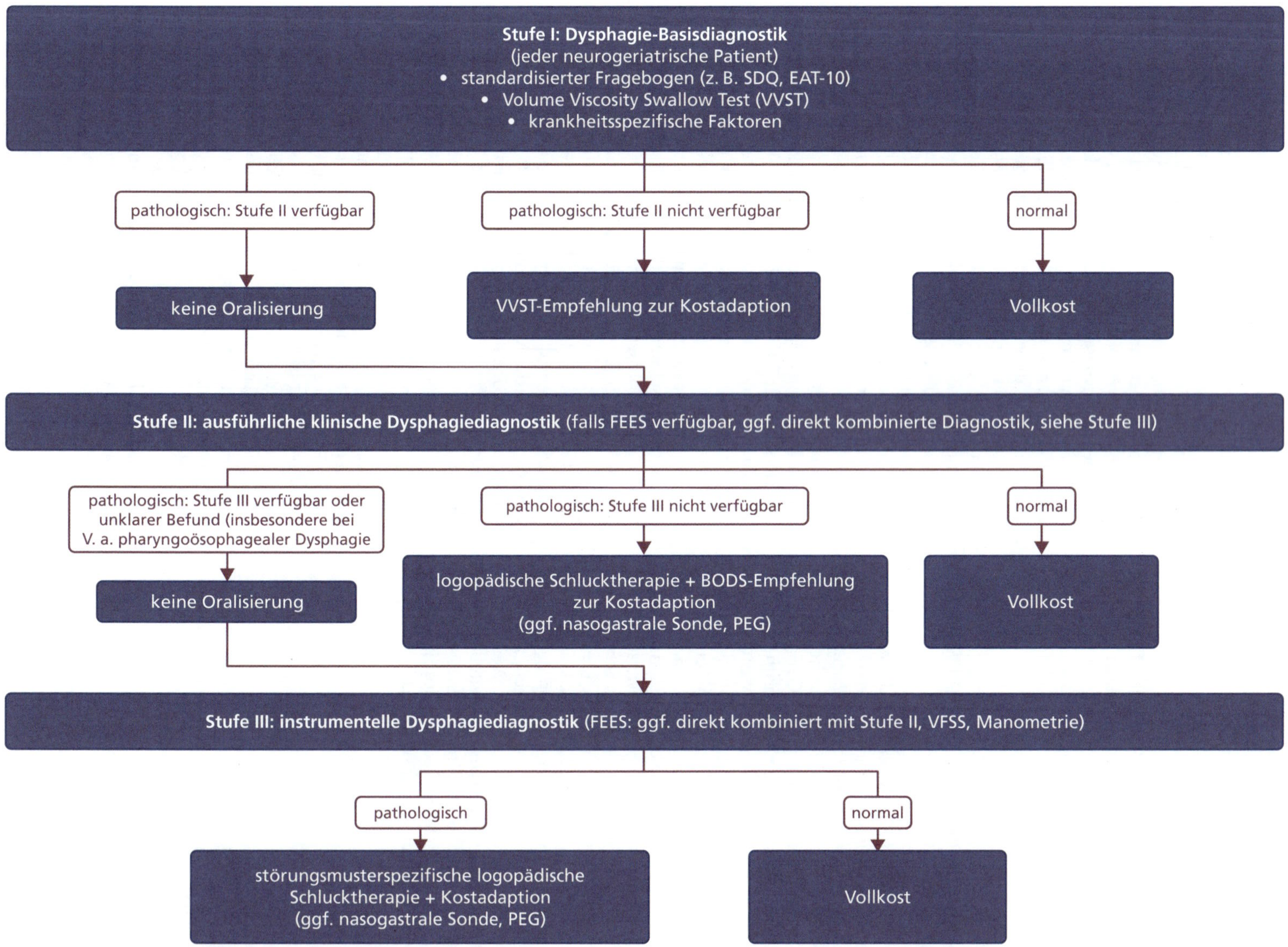

Abb. 3.8.3: Algorithmus für das Dysphagiemanagement in der Geriatrie (übersetzt nach Warnecke et al., Dysphagia from a neurogeriatric point of view, Zeitschrift für Gerontologie und Geriatrie, 52, 330–335, 2019, Springer Nature; mit freundlicher Genehmigung der SNCSC). BODS = Bogenhausen Dysphagia Score; EAT-10 = Eating Assessment Tool; FEES = Fiberoptic Endoscopic Examination of Swallowing; PEG = Percutaneous Endoscopic Gastrostomy; SDQ = Swallowing Disturbance Questionnaire; VFSS = Video Fluoroscopic Evaluation of the Swallowing Act; VVST = Volume Viscosity Swallow Test.

funktion wiederherzustellen oder Restfunktionen zu fördern. Hierbei kommen sowohl vorbereitende Stimulationstechniken (z. B. thermische Reize), Mobilisationstechniken (Zungendruck gegen Widerstand) wie auch autonome Bewegungsübungen (Shaker-Übung, Masako-Manöver, Expiratory Muscle Strength Training [EMST]) zum Einsatz. Kompensatorische Verfahren werden demgegenüber direkt während des Schluckens angewendet, so dass trotz Funktionsbeeinträchtigungen der Schluckvorgang verbessert wird. Unterschieden werden Haltungsänderungen (z. B. Kinn-zur-Brust-Manöver, Kopf-Wende-Manöver) und spezielle Schlucktechniken (z. B. Mendelsohn-Manöver, supraglottisches Schlucken) (Dziewas & Pflug, 2020). Insbesondere einfache restituierende Übungen scheinen sich dabei für geriatrische Patienten zur selbstständigen Anwendung im häuslichen Umfeld zu eignen. So zeigten Hasegawa et al., dass ein 4-wöchiges Training mit einer einfachen Unterkiefer-Retraktionsübung zu einer Verbesserung der hyolaryngealen Elevation führt (Hasegawa et al., 2022). Yano und Kollegen entwickelten ein Gerät zum Training der Zungenkraft und fanden nach einer 8-wöchigen Anwendung eine Kraftzunahme von über 10 % (Yano et al., 2021). Auch das bei verschiedenen neurologischen Krankheiten bereits erfolgreich eingesetzte EMST scheint bei geriatrischen Patienten, wie zwei randomisierte Studien zeigten, wirksam zu (Eom et al., 2017; Park et al., 2017). Da Patienten mit Schluckstörungen in der Regel komplexe Störungsbilder aufweisen, wurden auch umfassendere Behandlungsprogramme entwickelt und bisher in überwiegend nicht randomisierten Studien erprobt (Dziewas & Pflug, 2020). In einer Pilot-Studie von Balou und Kollegen an neun geriatrischen Patienten fand sich eine mittels VFSS bestätigte Verbesserung der Schluckphysiologie, nachdem die Probanden ein 8-wöchiges Training, das aus einer Vielzahl von Einzelelementen bestand, absolviert hatten (Balou et al., 2019).

Verbesserung der Mundhygiene

Eine schlechte Mundgesundheit in Kombination mit einer Dysphagie wurde in mehreren Studien bei geriatrischen Patientenkollektiven als Risikofaktor für die Entwicklung einer Aspirationspneumonie identifiziert. Neben Periodontitis, Gingivitis, Plaquebildung und Karies wurden im Mund-Rachen-Raum dieser Patienten gehäuft respiratorisch pathogene Keime nachgewiesen (Ortega et al., 2015). Zur Vermeidung von aspirationsbedingten Atemwegsinfektionen wurden daher bei gemischten geriatrischen Kollektiven und Pflegeheimbewohnern Interventionen zur Verbesserung der Mundgesundheit und Reduktion der oralen Keimlast evaluiert. Für verschiedene Formen der Mundhygiene (regelmäßiges Zähneputzen, Chlorhexidin-Mundspülungen, professionelle Zahnreinigung) fanden sich in mehreren Kohortenstudien, RCTs und systematischen Reviews eine Reduktion der Pneumonierate.

Umfassende Behandlungsansätze

Da die Schluckstörung beim geriatrischen Patienten häufig multifaktoriell verursacht ist, erscheinen mehrdimensionale Behandlungsansätze in diesem Kontext besonders vielversprechend zu sein (Melgaard et al., 2021). So zeigten Nagano et al., dass eine über zwei Monate durchgeführte Physio- und Ergotherapie in Kombination mit einer Ernährungstherapie zu einer Verbesserung der Zungenkraft und Schluckfunktion führten (Nagano et al., 2020). Zur Vermeidung von Aspirationspneumonien beim gebrechlichen älteren Menschen wurde von Clavé und Mitarbeitern die sogenannte „Minimal-Massive Intervention (MMI)" vorgeschlagen (Martin et al., 2018), die mit einer ressourcenschonenden („minimalen") Intervention möglichst viele Patienten erreicht und dadurch einen großen („massiven") Effekt erzielen will. Inhaltlich fokussiert sich dieser Ansatz insbesondere auf die in der Pathogenese der Aspirationspneumonie relevanten Faktoren (i) Dysphagie/eingeschränkter Hustenreflex, (ii) Gebrechlichkeit/Malnutrition/eingeschränkte Immunität und (iii) schlechte Mundgesundheit/Besiedelung mit pathogenen Keimen (Ortega et al., 2017). Mit Hilfe des VVST wird dabei die für den individuellen Patienten geeignete Kostform festgelegt und ggf. der erforderliche Andickungsgrad von Getränken bestimmt. Zudem werden Patienten mit einem Risiko für eine Mangelernährung oder einer bereits manifesten Mangelernährung identifiziert und mit einer hochkalorischen und proteinreichen Ernährung versorgt. Schließlich erhalten Patienten und deren Angehörige eine praxisorientierte Anleitung zur Optimierung der Mundhygiene. In einer prospektiven nicht kontrollierten Interventionsstudie konnten im Vergleich zu einer historischen Kontrollgruppe u. a. die Sterblichkeit, die Pneumonierate und die Rate an erneuten Hospitalisierungen gesenkt und der Ernährungszustand der Patienten verbessert werden (Martin et al., 2018).

Merke

Zur Schlucktherapie stehen heute eine Vielzahl verschiedener Verfahren zur Verfügung. Zu den in der Geriatrie gebräuchlichsten Optionen gehören diätetische Interventionen, logopädisches Schlucktraining und Maßnahmen zur Verbesserung der Mundhygiene. Da die Schluckstörung beim geriatrischen Patienten häufig multifaktoriell verursacht ist, sind Behandlungsansätze, die verschiedene Verfahren kombiniert einsetzen, besonders vielversprechend.

Zusammenfassung

Die oropharyngeale Dysphagie ist bei älteren Menschen sehr häufig und tritt meist als Symptom einer neurologischen Erkrankung auf. Gelegentlich ist diese auch durch Kopf-Hals-Tumore oder andere anatomische Veränderungen bedingt. Oft wird die Dysphagie von den Betroffenen selbst nicht als Erkrankung wahrgenommen, sondern dem Alterungsprozess zugeschrieben. Auch treten gerade im höheren Lebensalter gehäuft stille Aspirationen auf, die durch den fehlenden Hustenreflex auch die Aufmerksamkeit des Umfeldes nicht direkt auf eine Schluckstörung lenken. Dysphagie führt häufig zu Aspirationspneumonien, Malnutrition und Dehydratation sowie starken Einschränkungen der Lebensqualität und Prognose. Die Dysphagiediagnostik umfasst spezifische Inhalte der Anamnese, Screening-Tests, die klinische Schluckuntersuchung und die apparative Diagnostik. Hier hat die Methode der flexiblen endoskopischen Evaluation des Schluckens (FEES) in den letzten Jahren zunehmend an Bedeutung gewonnen und erlaubt nicht nur eine sichere Dysphagiediagnose, sondern auch die Zuordnung zu den verschiedenen Dysphagiemustern, die individuell unterschiedliche Behandlungsansätze erforderlich machen. Logopädisches Schlucktraining, diätetische Interventionen und eine Optimierung der Mundhygiene sind die Hauptsäulen einer zielgerichteten und effektiven Therapie.

Literatur

Baijens, L. W., Clavé, P., Cras, P., et al. (2016). European Society for Swallowing Disorders – European Union Geriatric Medicine Society white paper: oropharyngeal dysphagia as a geriatric syndrome. *Clin Interv Aging, 11*, 1403–1428. https://doi.org/10.2147/cia.s107750

Balou, M., Herzberg, E. G., Kamelhar, D., et al. (2019). An intensive swallowing exercise protocol for improving swallowing physiology in older adults with radiographically confirmed dysphagia. *Clinical interventions in aging, 14*, 283–288. https://doi.org/10.2147/CIA.S194723

Banda, K. J., Chu, H., Chen, R., et al. (2021). Prevalence of Oropharyngeal Dysphagia and Risk of Pneumonia, Malnutrition, and Mortality in Adults Aged 60 Years and Older: A Meta-Analysis. *Gerontology*, 1–13. https://doi.org/10.1159/000520326

Butler, S. G., Stuart, A., Markley, L., et al. (2009). Penetration and aspiration in healthy older adults as assessed during endoscopic evaluation of swallowing. *The Annals of otology, rhinology, and laryngology, 118*(3), 190–198. https://doi.org/10.1177/000348940911800306

Clavé, P., Arreola, V., Romea, M., et al. (2008). Accuracy of the volume-viscosity swallow test for clinical screening of oropharyngeal dysphagia and aspiration. *Clin Nutr, 27*(6), 806–815. https://doi.org/10.1016/j.clnu.2008.06.011

Dziewas, R., Allescher, H. D., Aroyo, I., et al. (2021). Diagnosis and treatment of neurogenic dysphagia – S1 guideline of the German Society of Neurology. *Neurol Res Pract, 3*(1), 23. https://doi.org/10.1186/s42466-021-00122-3

Dziewas, R., auf dem Brinke, M., Birkmann, U., et al. (2019). Safety and clinical impact of FEES – results of the FEES-Registry *Neurological Practice and Research, 1*(1), 1–8.

Dziewas, R., Glahn, J., Helfer, C., et al. (2014). [FEES for neurogenic dysphagia: training curriculum of the German Society of Neurology and the German Stroke Society]. *Nervenarzt, 85*(8), 1006–1015. https://doi.org/10.1007/s00115-014-4114-7 (FEES fur neurogene Dysphagien: Ausbildungscurriculum der Deutschen Gesellschaft fur Neurologie und Deutschen Schlaganfall-Gesellschaft.)

Dziewas, R., & Pflug, C. (2020). Neurogene Dysphagie, S1-Leitlinein. In DGN (Ed.), *Leitlinien für Diagnostik und Therapie in der Neurologie*. www.dgn.org/leitlinien

Eom, M. J., Chang, M. Y., Oh, D. H., et al. (2017). Effects of resistance expiratory muscle strength training in elderly patients with dysphagic stroke. *NeuroRehabilitation, 41*(4), 747–752. https://doi.org/10.3233/NRE-172192

Gillman, A., Winkler, R., & Taylor, N. F. (2017). Implementing the Free Water Protocol does not Result in Aspiration Pneumonia in Carefully Selected Patients with Dysphagia: A Systematic Review. *Dysphagia, 32*(3), 345–361. https://doi.org/10.1007/s00455-016-9761-3

Hasegawa, S., Nakagawa, K., Yoshimi, K., et al. (2022). Jaw-retraction exercise increases anterior hyoid excursion during swallowing in older adults with mild dysphagia. *Gerodontology, 39*(1), 98–105. https://doi.org/10.1111/ger.12595

Jäger, M., Thiem, U., & Stege, H. (2020). [Development of a new screening instrument for screening of dysphagia in geriatric patients: the dysphagia screening tool geriatrics]. *Z Gerontol Geriatr, 53*(3), 239–244. https://doi.org/10.1007/s00391-020-01712-7 (Entwicklung eines neuen Screeninginstruments zum Screening auf Dysphagie bei geriatrischen Patienten: das Dysphagie Screening-Tool Geriatrie.)

Jørgensen, L. W., Søndergaard, K., Melgaard, D., et al. (2017). Interrater reliability of the Volume-Viscosity Swallow Test; screening for dysphagia among hospitalized elderly medical patients. *Clin Nutr ESPEN, 22*, 85–91. https://doi.org/10.1016/j.clnesp.2017.08.003

Kasiukiewicz, A., Magnuszewski, L., Swietek, M., et al. (2021). The Performance of Dual-Task Tests Can Be a Combined Neuro-Psychological and Motor Marker of Mild Cognitive Impairment, Depression and Dementia in Geriatric Patients-A Cross-Sectional Study. *J Clin Med, 10*(22). https://doi.org/10.3390/jcm10225358

Kertscher, B., Speyer, R., Palmieri, M., et al. (2014). Bedside screening to detect oropharyngeal dysphagia in patients with neurological disorders: an updated systematic review. *Dysphagia, 29*(2), 204–212. https://doi.org/10.1007/s00455-013-9490-9

Labeit, B., Claus, I., Muhle, P., et al. (2021). Effect of cognitive and motor dual-task on oropharyngeal swallowing in Parkinson's disease. *Eur J Neurol, 28*(3), 754–762. https://doi.org/10.1111/ene.14603

Logemann, J. A. (1993). *Manual for the videofluorographic study of swallowing*. Pro-Ed.

Maeda, K., & Akagi, J. (2015). Decreased tongue pressure is associated with sarcopenia and sarcopenic dysphagia in the elderly. *Dysphagia, 30*(1), 80–87. https://doi.org/10.1007/s00455-014-9577-y

Martin, A., Ortega, O., Roca, M., et al. (2018). Effect of A Minimal-Massive Intervention in Hospitalized Older Patients with Oropharyngeal Dysphagia: A Proof of Concept Study. *J Nutr Health Aging, 22*(6), 739–747. https://doi.org/10.1007/s12603-018-1043-3

Melgaard, D., Sørensen, L. R., Lund, D., et al. (2020). Systematic Dysphagia Screening of Elderly Persons in the Emergency Department-A Feasibility Study. *Geriatrics (Basel), 5*(4). https://doi.org/10.3390/geriatrics5040075

Melgaard, D., Westergren, A., Skrubbeltrang, C., et al. (2021). Interventions for Nursing Home Residents with Dysphagia-A Scoping Review. *Geriatrics (Basel), 6*(2). https://doi.org/10.3390/geriatrics6020055

Muhle, P., Claus, I., Labeit, B., et al. (2020). Effects of cognitive and motor dual-tasks on oropharyngeal swallowing assessed with FEES in healthy individuals. *Sci Rep, 10*(1), 20403. https://doi.org/10.1038/s41598-020-77421-3

Muhle, P., Suntrup-Krueger, S., & Dziewas, R. (2018). Neurophysiological Adaptation and Neuromodulatory Treatment Approaches in Patients Suffering from Post-stroke Dysphagia. *Curr Phys Med Rehabil Rep, 6*(4), 227–238.

Muhle, P., Suntrup-Krueger, S., Wirth, R., et al. (2019). [Swallowing in the elderly: Physiological changes, dysphagia, diagnostics and treatment]. *Z Gerontol Geriatr, 52*(3), 279–289. https://doi.org/10.1007/s00391-019-01540-4 (Schlucken im Alter: Physiologische Veränderungen, Schluckstörungen, Diagnostik und Therapie.)

Muhle, P., Wirth, R., Glahn, J., et al. (2015). [Age-related changes in swallowing. Physiology and pathophysiology]. *Nervenarzt, 86*(4), 440–451. https://doi.org/10.1007/s00115-014-4183-7 (Schluckstörungen im Alter, Physiologie und Pathophysiologie.)

Nagano, A., Maeda, K., Koike, M., et al. (2020). Effects of Physical Rehabilitation and Nutritional Intake Management on Improvement in Tongue Strength in Sarcopenic Patients. *Nutrients, 12*(10), 3104. https://doi.org/10.3390/nu12103104

Ohira, M., Ishida, R., Maki, Y., et al. (2017). Evaluation of a dysphagia screening system based on the Mann Assessment of Swallowing Ability for use in dependent older adults. *Geri-*

atrics & gerontology international, *17*(4), 561–567. https://doi.org/10.1111/ggi.12755

Ortega, O., Martín, A., & Clavé, P. (2017). Diagnosis and Management of Oropharyngeal Dysphagia Among Older Persons, State of the Art. *J Am Med Dir Assoc*, *18*(7), 576–582. https://doi.org/10.1016/j.jamda.2017.02.015

Ortega, O., Sakwinska, O., Combremont, S., et al. (2015). High prevalence of colonization of oral cavity by respiratory pathogens in frail older patients with oropharyngeal dysphagia. *Neurogastroenterol Motil*, *27*(12), 1804–1816. https://doi.org/10.1111/nmo.12690

Ott, A., Senger, M., Lötzbeyer, T., et al. (2019). Effects of a Texture-Modified, Enriched, and Reshaped Diet on Dietary Intake and Body Weight of Nursing Home Residents with Chewing and/or Swallowing Problems: An Enable Study. *J Nutr Gerontol Geriatr*, *38*(4), 361–376. https://doi.org/10.1080/21551197.2019.1628158

Park, J. S., Oh, D. H., & Chang, M. Y. (2017). Effect of expiratory muscle strength training on swallowing-related muscle strength in community-dwelling elderly individuals: a randomized controlled trial. *Gerodontology*, *34*(1), 121–128. https://doi.org/10.1111/ger.12234

Reyes-Torres, C. A., Castillo-Martínez, L., Reyes-Guerrero, R., et al. (2019). Design and implementation of modified-texture diet in older adults with oropharyngeal dysphagia: a randomized controlled trial. *Eur J Clin Nutr*, *73*(7), 989–996. https://doi.org/10.1038/s41430-019-0389-x

Rofes, L., Arreola, V., Mukherjee, R., et al. (2014). Sensitivity and specificity of the Eating Assessment Tool and the Volume-Viscosity Swallow Test for clinical evaluation of oropharyngeal dysphagia. *Neurogastroenterol Motil*, *26*(9), 1256–1265. https://doi.org/10.1111/nmo.12382

Serra-Prat, M., Palomera, M., Gomez, C., et al. (2012). Oropharyngeal dysphagia as a risk factor for malnutrition and lower respiratory tract infection in independently living older persons: a population-based prospective study. *Age Ageing*, *41*(3), 376–381. https://doi.org/10.1093/ageing/afs006

Smith, E., Cusack, T., Cunningham, C., et al. (2017). The Influence of a Cognitive Dual Task on the Gait Parameters of Healthy Older Adults: A Systematic Review and Meta-Analysis. *J Aging Phys Act*, *25*(4), 671–686. https://doi.org/10.1123/japa.2016-0265

Trapl, M., Enderle, P., Nowotny, M., et al. (2007). Dysphagia bedside screening for acute-stroke patients: the Gugging Swallowing Screen. *Stroke*, *38*(11), 2948–2952. https://doi.org/10.1161/strokeaha.107.483933

Tsang, K., Lau, E. S., Shazra M., et al. (2020). A New Simple Screening Tool-4QT: Can It Identify Those with Swallowing Problems? A Pilot Study. *Geriatrics (Basel)*, *5*(1). https://doi.org/10.3390/geriatrics5010011

Umay, E., Eyigor, S., Karahan, A. Y., et al. (2019). The GUSS test as a good indicator to evaluate dysphagia in healthy older people: a multicenter reliability and validity study. *Eur Geriatr Med*, *10*(6), 879–887. https://doi.org/10.1007/s41999-019-00249-2

Warnecke, T., Dziewas, R., Wirth, R., et al. (2019). Dysphagia from a neurogeriatric point of view: Pathogenesis, diagnosis and management. *Z Gerontol Geriatr*, *52*(4), 330–335. https://doi.org/10.1007/s00391-019-01563-x (Dysphagie aus neurogeriatrischer Sicht: Pathogenese, Diagnostik und Management.)

Westmark, S., Melgaard, D., Rethmeier, L. O., et al. (2018). The cost of dysphagia in geriatric patients. *Clinicoecon Outcomes Res*, *10*, 321–326. https://doi.org/10.2147/ceor.s165713

Wirth, R., & Dziewas, R. (2019). Dysphagia and pharmacotherapy in older adults. *Curr Opin Clin Nutr Metab Care*, *22*(1), 25–29. https://doi.org/10.1097/mco.0000000000000523

Wirth, R., Pourhassan, M., Streicher, M., et al. (2018). The Impact of Dysphagia on Mortality of Nursing Home Residents: Results From the nutritionDay Project. *J Am Med Dir Assoc*, *19*(9), 775–778. https://doi.org/10.1016/j.jamda.2018.03.016

Yano, J., Nagami, S., Yokoyama, T., et al. (2021). Effects of Tongue-Strengthening Self-Exercises in Healthy Older Adults: A Non-Randomized Controlled Trial. *Dysphagia*, *36*(5), 925–935. https://doi.org/10.1007/s00455-020-10216-w

Zaretsky, E., Steinbach-Hundt, S., Pluschinski, P., et al. (2018). [Validation of the German version of Eating Assessment Tool for head and neck cancer patients]. *Laryngorhinootologie*, *97*(7), 480–486. https://doi.org/10.1055/a-0596-7780 (Validierung der deutschen Version des Eating Assessment Tool bei Kopf-Hals-Tumor-Patienten.)

Zhao, W. T., Yang, M., Wu, H. M., et al. (2018. Systematic Review and Meta-Analysis of the Association between Sarcopenia and Dysphagia. *J Nutr Health Aging*, *22*(8), 1003–1009. https://doi.org/10.1007/s12603-018-1055-z

4 Ernährung und Stoffwechsel

Sektionsherausgeber: Rainer Wirth

4.1 Ernährung, Alterung und Langlebigkeit

Rainer Wirth und Jürgen M. Bauer

4.1.1 Einführung

Die durchschnittliche menschliche Lebenserwartung stieg in den meisten westlichen Ländern bis zum Ausbruch der Corona-Pandemie kontinuierlich an. Aktuell beträgt sie in Deutschland 78,5 Jahre für Männer und 83,4 Jahre für Frauen. Die statistische Verteilung der Lebenserwartung impliziert dabei jedoch eine sehr große Varianz. Sowohl die Faktoren, die mit einer besonders kurzen, wie auch diejenigen, die mit einer besonders hohen Lebenserwartung assoziiert sind, stehen seit langem im Fokus des Interesses. Neben verbesserten hygienischen Lebensverhältnissen und dem medizinischen Fortschritt sind Lebensstilfaktoren für die individuelle Langlebigkeit von hoher Relevanz. Besonders eklatant wird deren Bedeutung bei der Betrachtung von geografischen Regionen, deren Bewohner eine besondere Langlebigkeit aufweisen. Diese sogenannten blauen Zonen (Poulain et al., 2004) zeichnen sich nicht nur durch eine hohe Lebenserwartung aus, sondern in diesen Regionen ist ferner zu beobachten, dass sich deren Bewohner auch im hohen Alter einer ausgesprochen guten Gesundheit und erhaltenen Funktionalität erfreuen. Zu diesen blauen Zonen zählen Teile von Sardinien und Okinawa, die griechische Insel Ikaria, die Halbinsel Nicoya in Costa Rica wie auch Loma Linda in Kalifornien. Trotz der großen geografischen Distanz zwischen diesen Orten und der bestehenden erheblichen kulturellen Unterschiede finden sich bezüglich des vorherrschenden Lebensstils der Bevölkerung relevante Gemeinsamkeiten.

Diese umfassen nicht nur die Bevorzugung von Gemüse und Fisch in der Ernährung, sondern sie betreffen auch die Art des sozialen Zusammenlebens sowie eine bis in das hohe Alter erhaltene körperliche Aktivität. Betrachtet man die Ernährungsgewohnheiten in diesen Regionen, so fällt auch die weitestgehende Abwesenheit von Übergewicht auf, welches der Kombination aus einer maßvollen Ernährung und einem günstigen Aktivitätsprofil zuzuschreiben ist.

Die molekularen Alterungsprozesse umfassen ein großes Spektrum, welches unter anderem genetische und epigenetischen Faktoren, den Verlust der Proteinhomöostase, die zelluläre Seneszenz sowie die Deregulation des Energiestoffwechsel umfasst (Lopez-Otin et al., 2013). Mehrere dieser molekularen Mechanismen werden durch eine hohe körperliche Aktivität (Garatachea et al., 2015) und/oder eine kalorienrestriktive Ernährungsweise (Lopez-Otin et al., 2013) positiv beeinflusst. Da bislang noch keine pharmakologischen Interventionen zur Beeinflussung des humanen Alterns zur Verfügung stehen, kommt diesen beiden Ansätzen eine wesentliche Rolle bei der Gestaltung des Healthy Aging oder vielleicht besser ausgedrückt eines guten Alterns zu (Garatachea et al., 2015).

Schon lange wird die Ernährung als einer der Schlüssel zu Gesundheit und Langlebigkeit angesehen. Diese Annahme wurde mittlerweile in zahlreichen Populationsstudien bestätigt. Erhärtet werden diese Beobachtungen aktuell auch durch die Tatsache, dass Ernährungsfaktoren mit epigenetischen Markern des biologischen Alters eng assoziiert sind (Kim et al., 2022; Kresovich et al., 2022). Auch ließ sich in zahlreichen tierexperimentellen Studien die Wirksamkeit einiger Ernährungsinterventionen auf die Überlebenszeit und die Morbidität nachweisen.

> **Merke**
>
> Viele Mechanismen, die einen günstigen Einfluss auf die biologische Alterung ausüben, werden durch eine hohe körperliche Aktivität, eine gemäßigte Kalorienrestriktion und den bevorzugten Verzehr pflanzlicher Nahrungsmittel aktiviert. Körperliche Inaktivität, Übergewicht, eine fleischlastige Ernährung und der Verzehr von hochprozessierten Lebensmitteln haben den gegenteiligen Effekt.

4.1.2 Energierestriktive Ernährung

Generell sind metabolische Prozesse, die mit Fasten, Fettverbrennung und Proteinhomöostase assoziiert sind, Schlüsselmechanismen einer verlangsamten biologischen Alterung (Longo & Anderson, 2022). An mehreren Spezies bis hin zu Primaten, konnte nachgewiesen werden, dass eine kalorienrestriktive Ernährung mit einer längeren Lebensspanne und einer verringerten Inzidenz degenerativer Erkrankungen verbunden ist (Mattison et al., 2017). Kalorienrestriktive Diäten führten zu einer geringeren Körperfettmasse, zu niedrigeren Nüchternglukosespiegeln bei erhöhter Insulinsensititvität und zu einem günstigeren Lipidprofil (Longo & Anderson, 2022). Analoge Veränderungen ließen sich bei einer energierestriktiven Intervention auch am Menschen nachweisen (Most et al., 2017). Die Analyse klinischer und serologischer Biomarker der Alterung zeigten in der sog. CALERIE-Studie einen deutlich verlangsamten Alterungsprozess (Belsky et al., 2017). Diese Annahme ließ sich später auch anhand der DNA-Methylierung bestätigen. Letztere stellt einen epigenetischen Marker des biologischen Alters dar (Belsky et al., 2020). Eine positive Wirkung der energierestriktiven Ernährung auf die biologische Alterung des Menschen kann daher angenommen werden. Sie bedarf jedoch gegenwärtig noch der Bestätigung auf der Basis ausreichend groß angelegter prospektiver Humanstudien.

Achtung

An dieser Stelle muss darauf hingewiesen werden, dass die günstige Wirkung einer mäßigen Kalorienrestriktion bislang lediglich im jungen und mittleren Erwachsenenalter nachgewiesen wurde. Eine Kalorienrestriktion bei geriatrischen Patienten führt im Sinne einer Protein-Energie-Malnutrition (► Kap. 4.2 und ► Kap. 4.3) zu einem Verlust von Muskulatur und Fettgewebe (Cruz-Jentoft et al., 2019; Pourhassan et al., 2020). Sie verursacht ferner eine Verschlechterung zahlreicher Organfunktionen und eine erhöhte Mortalität (Soderstrom et al., 2017; Wirth et al., 2016).

4.1.3 Mediterrane Ernährung und andere gesunde Diäten

Abgesehen von der Energiezufuhr kommt auch der Verteilung der unterschiedlichen Makronährstoffe Relevanz für das gesunde Altern zu. In diesem Kontext erhält neben der Quantität gegenwärtig die Qualität der Nahrungsmittel eine zunehmende Beachtung. Für letztere sind insbesondere der relative Anteil der verschiedenen Lipide – vor allem einfach- und mehrfach ungesättigte Fettsäuren – der Gehalt an Mikronährstoffen sowie der Ballaststoffanteil von wesentlicher Bedeutung. Aufgrund der vorhandenen Evidenz gilt die mediterrane Ernährung als gesündeste Form der Ernährung, da sie mit einer gesteigerten Lebenserwartung, einer verringerten Inzidenz an degenerativen Erkrankungen und einem verbesserten Erhalt der Funktionalität assoziiert ist (Hidalgo-Liberona et al., 2021; Kojima et al., 2018). Mittlerweile ließen sich auch für andere gesunde Ernährungsweisen wie die japanische und die skandinavische Diät ähnlich positive Effekte wie für die Mediterrane Ernährung nachweisen. Gegenwärtig ist die diesbezügliche Datenlage allerdings noch deutlich geringer. Die positiven Gesundheitseffekte scheinen bei den aus verschiedenen geografischen Regionen stammenden Diäten dann vorhanden zu sein, wenn bestimmte Bedingungen wie die Bevorzugung einer pflanzlichen Ernährung, von (See-)Fisch bei den tierischen Lebensmitteln sowie ein ausreichend hoher Ballaststoffanteil erfüllt sind. Unlängst hat eine Forschergruppe berechnet, welche Effekte auf die Lebenserwartung in unterschiedlichen Altersgruppen durch eine Optimierung der Ernährungsgewohnheiten gegenüber der ungesunden sogenannten westlichen Diät zu erwarten sind (Fadnes et al., 2022). Dabei könnte man annehmen, dass diese Effekte für alte Menschen von eher untergeordneter Bedeutung sind, was jedoch nicht der Fall ist. Ein nachhaltiger Wechsel vom westlichen Ernährungsstil auf eine optimale Ernährung im Alter von 20 Jahren würde die Lebenserwartung um mehr als eine Dekade verlängern (Frauen 10,7 Jahre, Männer 13,0 Jahre). Die größten Gewinne an Lebenszeit sind nach dieser Untersuchung zu verzeichnen durch die vermehrte Zufuhr von Hülsenfrüchten (2,2/2,5 Jahre), Vollkornprodukten (2,0/2,3 Jahre), Nüssen (1,7/2,0 Jahre), von weniger rotem (1,6/1,9 Jahre) und weniger verarbeitetem Fleisch (1,6/1,9 Jahre). Die gleiche Ernährungsumstellung im Alter von 60 Jahren würde immerhin noch einen Zugewinn an Lebenszeit von 8,0 Jahren für Frauen und 8,8 Jahren für Männer bedeuten. Auch 80-jährige Personen würden nach solch einer konsequenten Umstellung der Ernährungsgewohnheiten tatsächlich ihre Lebenserwartung im Durchschnitt noch um 3,4 Jahre steigern. Die Autoren bieten in ihrer Publikation einen Ernährungsrechner an, mit dem errechnet werden kann, welche quantitative Veränderung bei den einzelnen Ernährungsbestandteilen zu welchem prognostizierten Effekt auf die Lebenserwartung führt (https://food4healthylife.org/) (Fadnes et al., 2022).

Merke

Die Mediterrane Ernährung ist gekennzeichnet durch einen hohen Verzehr von Früchten, Gemüse, Hülsenfrüchten und Cerealien, einem niedrigem Konsum von gesättigten Fettsäuren mit Olivenöl als Hauptfettquelle, moderatem Konsum von Milchprodukten, Fisch und Meeresfrüchten und geringem Konsum von rotem Fleisch und Fleisch generell. Der mediterrane Ernährungsstil ist mit einer wesentlich längeren Lebensdauer und einem besserem funktionellen Status assoziiert.

Nun stellt sich in diesem Zusammenhang auch die Frage nach der Bewertung der vegetarischen und der veganen Diät. Während bezüglich der Einhaltung einer vegetarischen Diät keine grundsätzlichen Einwände bestehen und sich für diese zahlreiche günstige Effekte auf ein Spektrum von altersassoziierten Erkrankungen insbesondere im kardiovaskulären Bereich nachweisen ließen, bestehen hinsichtlich einer rein veganen Diät Vorbehalte mit Hinblick auf den Erhalt des Gesundheits- und Funktionszustand von älteren Erwachsenen. Die Einhaltung einer streng veganen Ernährung ist mit einer erhöhten Häufigkeit von Mangelzuständen bestimmter Mikronährstoffe wie Vitamin B_{12}, Vitamin D, Selen und Zink sowie mit einer unzureichenden Eiweißzufuhr assoziiert. Ältere Personen, die eine vegane Ernährungsweise bevorzugen, bedürfen daher eines diesbezüglichen Monitorings (Bauer et al., 2023).

4.1.4 Nährstoffsupplemente

Ausgehend von der Beobachtung, dass eine pflanzen- und fischbetonte Ernährungsweise mit günstigen Effekten auf Gesundheit und Lebenszeit assoziiert ist, haben zahlreiche Forschergruppen versucht, deren präventive Effekte durch die Gabe einzelner Nahrungsbestandteile wie von einzelnen Vitaminen, Polyphenolen und anderen Substanzen zu erzielen. Die Verordnung von Einzelsubstanzen und deren Kombinationen ist primär naheliegend, da die Einnahme deutlich leichter umzusetzen ist als eine komplexe Ernährungsumstellung, die eine Vielzahl von Lebensmitteln betrifft. Eine umfassende Metaanalyse zum primärpräventiven Einsatz von Multivitaminsupplementen konnte eine positive Wirkung allerdings nicht bestätigen (O'Connor et al., 2022). In dieser Metaanalyse wurden 78 randomisierte, placebokontrollierte Studien mit rund 730.000 Teilnehmern berücksichtigt. Dabei fanden die Autoren keine signifikante Beeinflussung der kardiovaskulären Mortalität, allerdings eine marginale, aber signifikante Risikoreduktion bei Karzinomen, insbesondere von Bronchialkarzinomen. Allerdings war wiederum die isolierte Einnahme von Beta-Carotin mit und ohne Vitamin A mit einer signifikanten Zunahme von Bronchialkarzinomen und einer Zunahme der kardiovaskulären Mortalität assoziiert. Diese Analyse prospektiver Studien zeigt im Vergleich zu den vielen Beobachtungsstudien, die günstige Effekte vermuten ließen, dass neben einer anzunehmenden Verzerrung (Bias) als Folge eines allgemein gesunden Lebensstils im Rahmen einer vitaminreichen Ernährung ein erheblicher Unterschied zwischen dem Effekt von Einzelkomponenten einer gesunden Ernährung und den umfassenden Wirkungen einer Diät besteht. Hinzu kommt die Tatsache, dass für manche Vitamine eine Dosis-Wirkungsbeziehung besteht, die sich in Metaanalysen, die Dosierungseffekte nicht ausreichend berücksichtigen, zu einem Null-Effekt addieren kann. So konnte eine Metaanalyse zu prospektiven Studien zum Vitamin E zeigen, dass dosisabhängig sowohl günstige wie auch ungünstige Effekte auf die Prognose zu erwarten sind (Miller et al., 2005).

Auch Studien zu sekundären Pflanzeninhaltsstoffen, wie beispielsweise Resveratrol, weisen eine sehr unterschiedliche Studienqualität mit großer Heterogenität auf. Eine Metanalyse zum Effekt von Resveratrol auf Stoffwechselparameter legt eine günstige metabolische Wirkung nahe (Zhou et al., 2022), bleibt jedoch in ihren Ergebnissen inkonsistent, da beispielsweise die beschriebene Abnahme des Taillenumfangs ohne eine begleitende Gewichtsabnahme nicht plausibel ist. Auch die Daten zu Nicotinamidmononucleotid (NMN), Spermidin und anderen isolierten Nahrungsbestandteilen sind aus Sicht der Autoren bisher nicht ausreichend gesichert, um deren Einnahme zu empfehlen.

Zusammenfassung

Die individuelle Lebenserwartung wird in erheblichem Ausmaß vom Lebensstil bestimmt. Neben dem Verzicht auf risikobehaftete Noxen wie Nikotin spielen der individuelle Ernährungsstil sowie die Art und das Ausmaß der körperlichen Aktivität eine übergeordnete Rolle. Ein langfristiger mediterraner Ernährungsstil kann die Lebenserwartung um eine Dekade verlängern. Ähnliche Effekte sind für weitere gesunde Diäten zu erwarten, falls sie die Prinzipien der Mediterranen Ernährung wie die Bevorzugung einer pflanzlichen Ernährung sowie von (See-)Fisch bei den tierischen Lebensmitteln und einen ausreichend hohen Ballaststoffanteil berücksichtigen. Aufgrund einer unzureichenden Datenlage kann die Einnahme von Supplementen zum Zweck der Lebensverlängerung und Gesunderhaltung gegenwärtig nicht empfohlen werden.

Literatur

Bauer, J. M., & Walrand S. (2023). Editorial: Vegan diets for older adults: is it a risky business? *Curr Opin Clin Nutr Metab Care*. 2023 Jan;26(1):1-3 (in print). https://doi.org/10.1097/MCO.0000000000000882

Belsky, D. W., Caspi, A., Arseneault, L., et al. (2020). Quantification of the pace of biological aging in humans through a blood test, the DunedinPoAm DNA methylation algorithm. *Elife, 9*. https://doi.org/10.7554/eLife.54870

Belsky, D. W., Huffman, K. M., Pieper, C. F., et al. (2017). Change in the Rate of Biological Aging in Response to Caloric Restriction: CALERIE Biobank Analysis. *J Gerontol A Biol Sci Med Sci, 73*(1), 4-10. https://doi.org/10.1093/gerona/glx096

Cruz-Jentoft, A. J., Bahat, G., Bauer, J., et al. (2019). Sarcopenia: revised European consensus on definition and diagnosis. *Age Ageing, 48*(1), 16-31. https://doi.org/10.1093/ageing/afy169

Fadnes, L. T., Okland, J. M., Haaland, O. A., et al. (2022). Estimating impact of food choices on life expectancy: A modeling study. *PLoS Med, 19*(2), e1003889. https://doi.org/10.1371/journal.pmed.1003889

Garatachea, N., Pareja-Galeano, H., Sanchis-Gomar, F., et al. (2015). Exercise attenuates the major hallmarks of aging. *Rejuvenation Res, 18*(1), 57-89. https://doi.org/10.1089/rej.2014.1623

Hidalgo-Liberona, N., Merono, T., Zamora-Ros, R,. et al. (2021). Adherence to the Mediterranean diet assessed by a novel dietary biomarker score and mortality in older adults: the InCHIANTI cohort study. *BMC Med, 19*(1), 280. https://doi.org/10.1186/s12916-021-02154-7

Kim, Y., Huan, T., Joehanes, R., et al. (2022). Higher diet quality relates to decelerated epigenetic aging. *Am J Clin Nutr, 115*(1), 163-170. https://doi.org/10.1093/ajcn/nqab201

Kojima, G., Avgerinou, C., Iliffe, S., et al. (2018). Adherence to Mediterranean Diet Reduces Incident Frailty Risk: Systematic Review and Meta-Analysis. *J Am Geriatr Soc, 66*(4), 783-788. https://doi.org/10.1111/jgs.15251

Kresovich, J. K., Park, Y. M., Keller, J. A., et al. (2022). Healthy eating patterns and epigenetic measures of biological age. *Am J Clin Nutr, 115*(1), 171-179. https://doi.org/10.1093/ajcn/nqab307

Longo, V. D., & Anderson, R. M. (2022). Nutrition, longevity and disease: From molecular mechanisms to interventions. *Cell, 185*(9), 1455-1470. https://doi.org/10.1016/j.cell.2022.04.002

Lopez-Otin, C., Blasco, M. A., Partridge, L., et al. (2013). The hallmarks of aging. *Cell, 153*(6), 1194-1217. https://doi.org/10.1016/j.cell.2013.05.039

Mattison, J. A., Colman, R. J., Beasley, T. M., et al. (2017). Caloric restriction improves health and survival of rhesus monkeys. *Nat Commun, 8*, 14063. https://doi.org/10.1038/ncomms14063

Miller, E. R., 3rd, Pastor-Barriuso, R., Dalal, D., et al. (2005). Meta-analysis: high-dosage vitamin E supplementation may increase all-cause mortality. *Ann Intern Med, 142*(1), 37-46. https://doi.org/10.7326/0003-4819-142-1-200501040-00110

Most, J., Tosti, V., Redman, L. M. et al. (2017). Calorie restriction in humans: An update. *Ageing Res Rev, 39*, 36-45 https://doi.org/10.1016/j.arr.2016.08.005

O'Connor, E. A., Evans, C. V., Ivlev, I., et al. (2022). Vitamin and Mineral Supplements for the Primary Prevention of Cardiovascular Disease and Cancer: Updated Evidence Report and Systematic Review for the US Preventive Services Task Force. *JAMA, 327*(23), 2334-2347. https://doi.org/10.1001/jama.2021.15650

Poulain, M., Pes, G. M., Grasland, C., et al. (2004). Identification of a geographic area characterized by extreme longevity in the Sardinia island: the AKEA study. *Exp Gerontol, 39*(9), 1423-1429. https://doi.org/10.1016/j.exger.2004.06.016

Pourhassan, M., Rommersbach, N., Lueg, G., et al. (2020). The Impact of Malnutrition on Acute Muscle Wasting in Frail Older Hospitalized Patients. *Nutrients, 12*(5). https://doi.org/10.3390/nu12051387

Soderstrom, L., Rosenblad, A., Thors Adolfsson, E., et al. (2017). Malnutrition is associated with increased mortality in older adults regardless of the cause of death. *Br J Nutr, 117*(4), 532-540. https://doi.org/10.1017/S0007114517000435

Wirth, R., Streicher, M., Smoliner, C., et al. (2016). The impact of weight loss and low BMI on mortality of nursing home residents – Results from the nutritionDay in nursing homes. *Clin Nutr, 35*(4), 900-906. https://doi.org/10.1016/j.clnu.2015.06.003

Zhou, Q., Wang, Y., Han, X., et al. (2022). Efficacy of Resveratrol Supplementation on Glucose and Lipid Metabolism: A Meta-Analysis and Systematic Review. *Front Physiol, 13*, 795980. https://doi.org/10.3389/fphys.2022.795980

4.2 Energie- und Proteinbedarf bei Gesundheit und Krankheit

Rainer Wirth

4.2.1 Abschätzung des Energiebedarfs

Bei der vereinfachten Betrachtung des menschlichen Energiebedarfs wird der Grundumsatz oder Ruheenergiebedarf (resting energy expenditure; REE) vom Gesamtenergiebedarf (total energy expenditure; TEE) differenziert. Der Quotient aus beiden wird als Physical Activity Level (PAL) dargestellt und beschreibt den Anteil der körperlichen Aktivität am Gesamtenergieverbrauch (TEE = REE × PAL). Naturgemäß weist die körperliche Aktivität starke interindividuelle Schwankungen auf, sodass die PAL-Werte der Normalbevölkerung zwischen 1,3 und 2,0 variieren (Starling & Poehlman, 2000).

Wesentliche Determinanten des Gesamtenergieverbrauchs sind Alter, Geschlecht, Körpermasse, Körperzusammensetzung und die körperliche Aktivität. In die meisten Berechnungsformeln, wie z. B. auch bei der Formel nach Harris-Benedict, gehen Größe, Körpergewicht, Geschlecht und Alter als Variablen ein. Mit Hilfe dieser Formeln kann der mittlere Grundumsatz einer Kohorte sehr gut berechnet werden. Für den individuellen Bedarf liefern solche Formeln aufgrund der großen interindividuellen Schwankungen allerdings nur eine grobe Schätzung (Pourhassan et al., 2020b). Eine genaue individuelle Bestimmung des Grundumsatzes ist nur über eine Messung, z. B. durch die indirekte Kalorimetrie möglich. Hier wird in Ruhebedingungen aus dem individuell gemessenen Sauerstoffverbrauch und der gemessenen Kohlendioxidproduktion die REE berechnet. Der durchschnittliche Grundumsatz eines Erwachsenen liegt bei etwa 24 kcal pro Kilogramm Körpergewicht pro Tag (kcal/kg/d).

4.2.2 Veränderung des Energiebedarfs im Alter

Durch die Abnahme der stoffwechselaktiven fettfreien Masse (FFM) während des Alterns sinkt der Grundumsatz um 1–2 % pro Lebensdekade (Geisler et al., 2016) auf Werte von etwa 20 kcal/kg/d bei hochaltrigen Personen (Gaillard et al., 2007). Zusätzlich zum Grundumsatz sinkt auch der aktivitätsbezogene Energieverbrauch, respektive der PAL-Wert, mit zunehmendem Alter, sodass auch die TEE um etwa 150 kcal pro Lebensdekade (Roberts & Dallal, 2005) abnimmt. Das Ausmaß dieser Abnahme unterliegt einer großen Variabilität und ist selbstverständlich wesentlich von der individuellen körperlichen Aktivität abhängig.

Merke

Zur Abschätzung des Gesamtenergiebedarfs sollte bei Senioren ein mittlerer Grundumsatz von 20 kcal/kg/d veranschlagt werden. Dieser sollte unter Berücksichtigung der aktuellen körperlichen Aktivität und ggf. der Krankheitsaktivität mit einem PAL-Wert von 1,2–1,8 multipliziert werden.

4.2.3 Veränderung des Energiebedarfs bei Krankheit

Der Energiebedarf von Patienten mit akuten und chronischen Erkrankungen ist nur schwer abschätzbar, da die Effekte der unterschiedlichen Erkrankungen auf den Energieverbrauch kaum untersucht sind und die häufig vorliegende Multimorbidität diese Abschätzung darüber hinaus erschwert. Zudem kommt es neben dem direkten Einfluss der Erkrankung auf den Grundumsatz meist auch zu einer krankheitsassoziierten Reduktion der körperlichen Aktivität. Daher sollte sich die Abschätzung im Wesentlichen an der körperlichen Aktivität orientieren. Ausgeprägte Abweichungen finden sich beim Hyperaktivitätssyndrom von Demenzpatienten, deren umherlaufendes Verhalten zu einer Steigerung der TEE auf Werte von bis zu 40 kcal/kg/d führen kann. Bei Vorliegen einer Adipositas sollte der Energiebedarf auf der Basis des Normalgewichts berechnet werden. Bei ungewolltem Gewichtsverlust sollte der Energiebedarf mit einem realistischen Zielgewicht berechnet werden. Bemerkenswert ist hierbei die Tatsache, dass es in der Situation der unzureichenden Energieaufnahme, z. B. bei Mangelernährung, offensichtlich zu entsprechenden Anpassungsmechanismen mit einer Reduktion der REE (Muller et al., 2015) im Sinne eines „Energiesparprogrammes" kommt. So konnte bei mangelernährten geriatrischen Patienten mit der indirekten Kalorimetrie eine REE von nur 15,7 kcal/kg/d gemessen werden, die sich unter Ernährungstherapie auf 19,1 kcal/kg/d steigerte, was dem mit der Harris-Benedict-Formel berechneten durchschnittlichen Ruhenergiebedarf entsprach (Pourhassan et al., 2020a).

4.2.4 Proteinbedarf im Alter

Der nachlassende Energiebedarf älterer Menschen impliziert, dass diese weniger Nahrung aufnehmen müssen, um den Energiebedarf zu decken und ihr Gewicht zu halten. Da der Bedarf an Protein und Mikronährstoffen nicht im gleichen Ausmaß sinkt, besteht bei älteren Menschen ein Risiko für Mikronährstoffdefizite und eine unzureichende Proteinversorgung.

Basierend auf sogenannten Stickstoffbilanzstudien wird für gesunde Erwachsene eine Proteinzufuhr von 0,8 g/kg/d empfohlen. Bevölkerungs- und Stoffwechselstudien, einzelne Stickstoffbilanzstudien bei älteren Probanden und einzelne Interventionsstudien deuten darauf hin, dass der Proteinbedarf bei alten Menschen wahrscheinlich höher liegt. In großen Bevölkerungsstudien fand sich bei Senioren mit höherer Proteinzufuhr ein geringerer Verlust der fettfreien Masse (Houston et al., 2008) und ein geringeres Risiko für Frailty (Beasley et al., 2010). Dieser Zusammenhang ließ sich auch in einigen Interventionsstudien nachweisen (Mitchell et al., 2017), wenngleich die Ergebnisse anderer Studien zum Teil kontrovers erscheinen. Vor diesem Hintergrund hat die Deutsche Gesellschaft für Ernährung die Empfehlungen für die Proteinzufuhr von Senioren auf einen Schätzwert von 1,0 g/kg/d gesteigert und eine internationale Expertengruppe von Geriaterinnen und Geriatern empfiehlt eine Proteinzufuhr von 1,0–1,2 g/kg/d für gesunde Senioren (Bauer et al., 2013). Auch wird von einigen Expertengruppen empfohlen, bei möglichst vielen Mahlzeiten eine Mindest-Proteinzufuhr von 25–30 g Protein pro Mahlzeit zu erreichen, da ab dieser Menge eine maximale muskelanabole Wirkung zu erwarten ist (Bouillanne et al., 2013; Schoenfeld & Aragon, 2018). Zudem weisen einige Studien darauf hin, dass die Zufuhr eines Proteinbolus direkt nach dem Krafttraining von Vorteil für den Muskelaufbau sein könnte (Jordan et al., 2010). Gute Effekte im Sinne eines Muskelaufbaus bzw. eines Erhalts der Muskelmasse im Alter wurden in den Studien erzielt, in denen eine optimierte Proteinzufuhr mit Krafttraining kombiniert wurde (Liao et al., 2019; Morton et al., 2018).

4.2.5 Proteinbedarf bei Krankheit

Merke

Eine Proteinzufuhr von 1,0–1,2 g/kg/d wird für gesunde Senioren und eine Proteinzufuhr von 1,2–1,5 g/kg/d wird für erkrankte Senioren empfohlen.

Hierbei gilt es zu beachten, dass in der Situation einer unzureichenden Energieversorgung im Sinne einer Mangelernährung eine ausgeglichene Proteinbilanz kaum herzustellen ist, da bei unzureichender Energieversorgung Aminosäuren aus der Nahrung und dem Körperbestand utilisiert und für die Energieversorgung genutzt werden. Weiterhin muss beachtet werden, dass im Falle einer chronischen Niereninsuffizienz mit einer GFR < 30 ml/min ohne Dialyse die Proteinzufuhr auf 0,8 g/kg/d beschränkt sein sollte, da dies zur Progressionsverzögerung der Niereninsuffizienz beiträgt (Bauer et al., 2013). Einige Autoren empfehlen erst bei Vorliegen einer relevanten Proteinurie eine Beschränkung der Proteinzufuhr auf maximal 0,8 g/kg/d (Kuhlmann et al., 2022), ohne dass die konkurrierenden Effekte des Muskelverlustes und der Progressionshemmung je systematisch untersucht wurden.

Literatur

Bauer, J., Biolo, G., Cederholm, T., Cesari, M., Cruz-Jentoft, A. J., Morley, J. E., Phillips, S., Sieber, C., Stehle, P., Teta, D., Visvanathan, R., Volpi, E., & Boirie, Y. (2013). Evidence-based recommendations for optimal dietary protein intake in older people: a position paper from the PROT-AGE Study Group. *J Am Med Dir Assoc, 14*(8), 542-559. https://doi.org/10.1016/j.jamda.2013.05.021

Beasley, J. M., LaCroix, A. Z., Neuhouser, M. L., Huang, Y., Tinker, L., Woods, N., Michael, Y., Curb, J. D., & Prentice, R. L. (2010). Protein intake and incident frailty in the Women's Health Initiative observational study. *J Am Geriatr Soc, 58*(6), 1063-1071. https://doi.org/10.1111/j.1532-5415.2010.02866.x

Bouillanne, O., Curis, E., Hamon-Vilcot, B., Nicolis, I., Chretien, P., Schauer, N., Vincent, J. P., Cynober, L., & Aussel, C. (2013). Impact of protein pulse feeding on lean mass in malnourished and at-risk hospitalized elderly patients: a randomized controlled trial. *Clin Nutr, 32*(2), 186-192. https://doi.org/10.1016/j.clnu.2012.08.015

Gaillard, C., Alix, E., Salle, A., Berrut, G., & Ritz P. (2007). Energy requirements in frail elderly people: a review of the literature. *Clin Nutr, 26*(1), 16-24. https://doi.org/10.1016/j.clnu.2006.08.003

Geisler, C., Braun, W., Pourhassan, M., Schweitzer, L., Gluer, C. C., Bosy-Westphal, A., & Muller, M. J. (2016). Age-Dependent Changes in Resting Energy Expenditure (REE): Insights from Detailed Body Composition Analysis in Normal and Overweight Healthy Caucasians. *Nutrients, 8*(6). https://doi.org/10.3390/nu8060322

Houston, D. K., Nicklas, B. J., Ding, J., Harris, T. B., Tylavsky, F. A., Newman, A. B., Lee, J. S., Sahyoun, N. R., Visser, M., Kritchevsky, S. B., & Health, A. B. C. S. (2008). Dietary protein intake is associated with lean mass change in older, community-dwelling adults: the Health, Aging, and Body Composition (Health ABC) Study. *Am J Clin Nutr, 87*(1), 150-155. https://www.ncbi.nlm.nih.gov/pubmed/18175749

Jordan, L. Y., Melanson, E. L., Melby, C. L., Hickey, M. S., & Miller, B. F. (2010). Nitrogen balance in older individuals in energy balance depends on timing of protein intake. *J Gerontol A Biol Sci Med Sci, 65*(10), 1068-1076. https://doi.org/10.1093/gerona/glq123

Kuhlmann, M. K., Fleig, S., Radermacher, J., et al. (2022). Progressionsverlangsamung – Rolle von Ernährung und Flüssigkeitszufuhr. *Der Nephrologe, 17*(1), 3-10. https://doi.org/10.1007/s11560-021-00539-6

Liao, C. D., Chen, H. C., Huang, S. W., & Liou, T. H. (2019). The Role of Muscle Mass Gain Following Protein Supplementation Plus Exercise Therapy in Older Adults with Sarcopenia and Frailty Risks: A Systematic Review and Meta-Regression Analysis of Randomized Trials. *Nutrients, 11*(8). https://doi.org/10.3390/nu11081713

Mitchell, C. J., Milan, A. M., Mitchell, S. M., Zeng, N., Ramzan, F., Sharma, P., Knowles, S. O., Roy, N. C., Sjodin, A., Wagner, K. H., & Cameron-Smith, D. (2017). The effects of dietary protein intake on appendicular lean mass and muscle function in elderly men: a 10-wk randomized controlled trial. *Am J Clin Nutr, 106*(6), 1375-1383. https://doi.org/10.3945/ajcn.117.160325

Morton, R. W., Murphy, K. T., McKellar, S. R., Schoenfeld, B. J., Henselmans, M., Helms, E., Aragon, A. A., Devries, M. C., Banfield, L., Krieger, J. W., & Phillips, S. M. (2018). A systematic review, meta-analysis and meta-regression of the effect of protein supplementation on resistance training-induced gains in muscle mass and strength in healthy adults. *Br J Sports Med, 52*(6), 376-384. https://doi.org/10.1136/bjsports-2017-097608

Muller, M. J., Enderle, J., Pourhassan, M., Braun, W., Eggeling, B., Lagerpusch, M., Gluer, C. C., Kehayias, J. J., Kiosz, D., & Bosy-Westphal, A. (2015). Metabolic adaptation to caloric restriction and subsequent refeeding: the Minnesota Starvation Experiment revisited. *Am J Clin Nutr, 102*(4), 807-819. https://doi.org/10.3945/ajcn.115.109173

Pourhassan, M., Daubert, D., & Wirth, R. (2020a). The Impact of Nutritional Therapy on Resting Energy Expenditure of Malnourished Older Hospitalized Patients. *Austin Journal of Nutrition & Metabolism*, 7(5).

Pourhassan, M., Daubert, D., & Wirth, R. (2020b). Measured and Predicted Resting Energy Expenditure in Malnourished Older Hospitalized Patients: A Cross-Sectional and Longitudinal Comparison. *Nutrients, 12*(8). https://doi.org/10.3390/nu12082240

Roberts, S. B., & Dallal, G. E. (2005). Energy requirements and aging. *Public Health Nutr, 8*(7A), 1028-1036. https://doi.org/10.1079/phn2005794

Schoenfeld, B. J., & Aragon, A. A. (2018). How much protein can the body use in a single meal for muscle-building? Implications for daily protein distribution. *J Int Soc Sports Nutr, 15*, 10. https://doi.org/10.1186/s12970-018-0215-1

Starling, R. D., & Poehlman, E. T. (2000). Assessment of energy requirements in elderly populations. *Eur J Clin Nutr, 54 Suppl 3*, S104-111. https://doi.org/10.1038/sj.ejcn.1601031

4.3 Protein-Energie-Malnutrition

4.3.1 Epidemiologie, Folgen und Ursachen

Dorothee Volkert

Malnutrition, auch Mangel- oder Unterernährung, bezeichnet eine Situation des Mangels an Energie und/oder Nährstoffen, bedingt durch ungenügende Zufuhr, beeinträchtigte Verwertung oder erhöhten Bedarf.

Bei älteren Menschen am weitesten verbreitet ist die Protein-Energie-Malnutrition, bei der die Ernährung insgesamt defizitär ist und der Mangel an Protein und Energie im Vordergrund steht. Diese Form der Mangelernährung wird auch als generelle Mangelernährung oder kurz Mangelernährung bzw. Malnutrition bezeichnet.

4.3.1.1 Epidemiologie

Protein-Energie-Malnutrition ist im Alter häufig, wobei sich je nach Lebens- und Gesundheitssituation eine unterschiedliche Verbreitung zeigt.

Verschiedene Definitionen und Diagnosekriterien führen ebenfalls zu sehr unterschiedlichen Prävalenzangaben. Häufig werden der Body Mass Index (BMI) und das Mini Nutritional Assessment (MNA; www.mna-elderly.com) zur Erfassung herangezogen.

Erniedrigte *BMI-Werte* < *20 kg/m²* werden im deutschsprachigen Raum bei 2–4 % der selbstständig lebenden Senioren und bei 4 bzw. 9 % der häuslich gepflegten Senioren beschrieben. Die meisten Daten liegen aus Pflegeheimen vor, wo 9–20 % der Bewohner einen derart niedrigen BMI aufweisen (▶ Tab. 4.3.1.1). Mit 11 % waren BMI-Werte < 20 in der multizentrischen ErnSTES-Studie aus dem Jahr 2008 (Heseker et al., 2008) bei 773 Bewohnerinnen und Bewohnern von 10 Pflegeeinrichtungen aus verschiedenen Bundesländern ebenso häufig wie in der aktuellsten Auswertung des nutritionDay-Projekts 2018 bei 1.551 Teilnehmenden aus deutschen Pflegeheimen (Volkert et al., 2019a). Bei akut kranken geriatrischen Patienten werden Prävalenzraten von 7–32 % berichtet (Kiesswetter et al., 2016), während in zwei Studien in geriatrischen Tageskliniken jeweils lediglich 2 % der untersuchten Patienten betroffen waren (Schrader et al., 2016, Smoliner et al., 2013) (▶ Tab. 4.3.1.1). Sowohl im häuslichen als auch im stationären Pflegebereich kommt Untergewicht mit zunehmender Pflegebedürftigkeit und mit zunehmenden kognitiven Einschränkungen vermehrt vor (Volkert, 2015). Im deutschen Teil der LPZ-Studie im Jahr 2007 steigt der Anteil an Personen mit einem BMI ≤ 20 von 9 % bei 66- bis 75-Jährigen auf 19 % bei über 85-Jährigen (Tannen et al., 2008).

Auch laut *MNA* wird Mangelernährung bei selbstständig im Privathaushalt lebenden Senioren nur ausnahmsweise berichtet: In einer Studie in Nürnberg war beispielsweise kein einziger Teilnehmer betroffen (Kaiser et al., 2011). Dagegen werden bei pflegebedürftigen Senioren deutlich höhere Prävalenzzahlen beschrieben: Im häuslichen Pflegebereich 5 bzw. 13 %, in der stationären Pflege 9–38 %. Während in Akutkliniken laut MNA zwischen 17 und 30 % der geriatrischen Patienten von Mangelernährung betroffen sind, war dies bei lediglich 3 bzw. 6 % geriatrischer Tagesklinikpatienten der Fall. Auch das anhand des MNA ermittelte Risiko für Mangelernährung steigt mit abnehmender Selbstständigkeit und schlechter werdendem Gesundheitszustand, wobei relativ unabhängig vom Setting große Teile älterer Menschen ein erhöhtes Risiko zeigen – in Pflegeheim und Akutkrankenhaus sogar bis zu zwei Drittel (Kiesswetter et al., 2016, Volkert, 2015) (▶ Tab. 4.3.1.1).

Für geriatrische Patienten in Rehabilitationskliniken liegen bisher keine Daten für den deutschsprachigen Raum vor. Eine Analyse internationaler Studien, bei denen der Ernährungszustand mittels MNA erhoben wurde, berichtet basierend auf neun bzw. acht Studien eine gepoolte Prävalenz von 13 % Mangelernährung (95 %-Vertrauensbereich 5–20 %) und 47 (40–54) % Risiko für Mangelernährung (Wojzischke et al., 2020).

Ein weiteres wichtiges Kriterium einer Protein-Energie-Mangelernährung ist ein *unbeabsichtigter Gewichtsverlust*. Aufgrund unterschiedlich langer Bezugszeiträume und verschiedener Grenzwerte für den Gewichtsverlust sind diesbezügliche Daten allerdings sehr heterogen und kaum vergleichbar. Zudem erschweren häufig unvollständige Angaben die Interpretation. Beim nutritionDay 2018 in deutschen Pflegeheimen liegen beispielsweise von 29 % der

Tab. 4.3.1.1: Prävalenz von Untergewicht und (Risiko für) Mangelernährung bei älteren Menschen in unterschiedlichen Lebenssituationen im deutschsprachigen Raum (Kieswetter et al., 2016)

	Selbstständige Senioren	Geriatrische Tagesklinik	Häusliche Pflege	Pflegeheim	Geriatrie
Untergewicht (BMI < 20 kg/m²)	2–4 %	2 %	4–9 %	9–20 %	7–32 %
Mangelernährung (MNA < 17 P.)	0–6 %	3–6 %	5–13 %	9–38 %	17–30 %
Risiko für Mangelernährung (MNA 17–23,5 P.)	11–37 %	35–45 %	20–57 %	42–71 %	38–65 %

MNA = Mini Nutritional Assessment

teilnehmenden Bewohner keine Angaben zum Gewichtsverlust bzw. zum Ausmaß des Gewichtsverlusts vor (Volkert et al., 2019a).

Rüstige Senioren gaben in einer älteren deutschen Studie zu 7 % an, in den letzten sechs Monaten unbeabsichtigt mindestens 5 kg abgenommen zu haben. Innerhalb der Stichprobe stieg diese Häufigkeit von 6 % bei 65- bis 74-Jährigen auf 15 % bei über 85-Jährigen an (Volkert, 2002). Von den häuslich gepflegten Senioren der ErnSIP-Studie berichteten 15 % einen Gewichtsverlust zwischen 1 und 3 kg in den vergangenen drei Monaten, 13 % hatten mehr als 3 kg abgenommen (Volkert et al., 2012).

In Pflegeheimen wird auf Basis der nutritionDay-Daten aus dem Jahr 2007 bei 9 % der deutschen und österreichischen Teilnehmer ein Gewichtsverlust von mehr als 6 kg innerhalb eines Jahres beschrieben (Valentini et al., 2009), im Jahr 2018 wurde bei 14 % der deutschen Teilnehmer ein unbeabsichtigter Gewichtsverlust von mehr als 5 kg im letzten Jahr berichtet (Volkert et al., 2019a). Zwei weitere große Prävalenzerhebungen in den Jahren 2007 und 2008 im Rahmen der LPZ-Studie ergaben unbeabsichtigte Gewichtsverluste innerhalb von sechs Monaten ohne nähere Angaben zum Ausmaß bei 8 bzw. 23 % der Bewohner (Tannen et al., 2008; Bartholomeyczik et al., 2010).

Bei geriatrischen Patienten wurde im Krankenhausteil der LPZ-Studie ein unbeabsichtigter Gewichtsverlust bei 11 % der Teilnehmer festgestellt (Tannen et al., 2008). In einer Studie mit Patienten einer geriatrischen Tagesklinik gaben dagegen 42 % der Teilnehmer an, in den letzten drei Monaten unbeabsichtigt Gewicht verloren zu haben, auch hier wurde die Höhe des Gewichtsverlustes nicht genauer definiert (Smoliner et al., 2013). In der gleichen Größenordnung bewegt sich die Häufigkeit berichteter Gewichtsverluste im nutritionDay im Krankenhaus der Jahre 2016–2020 bei gut der Hälfte der teilnehmenden geriatrischen Patienten, vergleichbar mit anderen internistischen einschließlich gastroenterologischen und onkologischen Patienten (Böhne et al., 2022).

In der multizentrischen Krankenhausstudie der Deutschen Gesellschaft für Ernährungsmedizin (DGEM) aus dem Jahr 2006 wurde der Ernährungszustand mit dem Subjective Global Assessment (SGA), basierend auf einer klinischen Experteneinschätzung, erfasst. Insgesamt wurde bei 27 % von insgesamt 1.886 Patienten eine Mangelernährung festgestellt, bei 70-Jährigen und Älteren betrug der Anteil 43 %. Die separate Betrachtung der teilnehmenden Fachdisziplinen zeigte auf geriatrischen Stationen mit 56 % das häufigste Vorkommen (Pirlich et al., 2006).

Zusammenfassend kann festgehalten werden, dass die Prävalenz von Mangelernährung mit schlechter werdendem Gesundheitszustand und steigendem Pflegebedarf zunimmt und in Verbindung mit akuten Erkrankungen am höchsten ist. Selbstständig lebende, rüstige Senioren sind nur ausnahmsweise betroffen, mit steigendem Alter nimmt die Häufigkeit allerdings auch in dieser Gruppe zu. Generell ist das Risiko für Mangelernährung im Alter erhöht, dies gilt insbesondere auch für Senioren mit gesundheitlichen und funktionellen Beeinträchtigungen.

Merke

- Protein-Energie-Mangelernährung ist bei gesunden, rüstigen Senioren selten, bei pflegebedürftigen, akut und chronisch kranken älteren Menschen jedoch weit verbreitet.
- Generell besteht bei älteren Menschen in allen Versorgungsbereichen ein erhöhtes Risiko für Mangelernährung.

Unterschiedliche Prävalenzangaben sind zum Teil auf unterschiedliche Diagnosekriterien zurückzuführen, auch bei gleicher Definition variieren die Ergebnisse verschiedener Studien jedoch erheblich. Dies lässt sich durch unterschiedliche Charakteristika der untersuchten Kollektive erklären, die sich in unterschiedlichem Ausmaß auf die Ernährungssituation auswirken. In Institutionen spielt zusätzlich die Qualität des Essensangebots und der Ernährungsversorgung insgesamt eine wichtige Rolle (► Kap. 4.3.1.3.).

4.3.1.2 Folgen

Die Folgen einer Mangelernährung im Alter sind sowohl für die betroffene Person als auch für das Gesundheitssystem gravierend und in zahlreichen Studien seit vielen Jahren sehr gut belegt (Agarval et al., 2013; Löser, 2010; Volkert, 2015).

Eine ungenügende Ernährung äußert sich zunächst sehr unspezifisch in Form von allgemeiner Schwäche, Müdigkeit und Antriebslosigkeit. Da der Körper bei Nahrungsmangel auf seine Reserven zurückgreift, macht sich eine anhaltende Unterversorgung durch eine Abnahme des Körpergewichts bemerkbar. Dabei wird nicht nur das energiespeichernde Fettgewebe, sondern im Alter verstärkt auch fettfreie Körpersubstanz, also Organmasse, abgebaut. Je nach Reservekapazität und Erneuerungsrate der Organe äußert sich dieser Abbau früher oder später in Funktionsverlusten.

Sehr schnell betroffen ist das im Alter ohnehin bereits geschwächte Immunsystem. Aufgrund zusätzlich eingeschränkter Abwehrreaktionen bei Mangelernährung steigt die Infektionsanfälligkeit, im Krankheitsfall erhöht sich das Komplikationsrisiko. Folglich sind auch Genesung und Rehabilitation beeinträchtigt, die Rekonvaleszenz dauert länger und das Risiko für Wiedereinweisungen ins Krankenhaus steigt. Bei bettlägerigen Patienten ist die Gefahr des Wundliegens erhöht.

Da Gesundheit und Organfunktionen ohnehin meist altersbedingt eingeschränkt sind, führt eine Mangelernährung oft zur Verstärkung bereits bestehender Gesundheitsprobleme. Durch reduzierte Reserven und eingeschränkte Kompensationsmechanismen wird im Alter schneller ein kritischer Zustand erreicht. So können bereits wenige Tage ohne ausreichende Ernährung den Allgemeinzustand spürbar verschlechtern.

Besonders hervorzuheben sind die Auswirkungen einer Mangelernährung auf die Muskulatur. Die altersbedingt bereits geringere Muskelmasse wird durch einen Gewichtsverlust weiter reduziert, damit einher gehen Einbußen der Kraft und der körperlichen Leistungsfähigkeit. Somit verstärkt sich die altersbegleitende Sarkopenie (Abnahme von Muskelmasse und -kraft, ▸ Kap. 3.6), was wiederum die Entwicklung bzw. Verstärkung von Gebrechlichkeit (Frailty, ▸ Kap. 3.7) fördert. Schnell entsteht ein Teufelskreis zwischen Gebrechlichkeit und Mangelernährung, da gebrechliche Personen Lebensmitteleinkauf und Mahlzeitenzubereitung schlechter bewältigen und die geringere körperliche Aktivität bei Gebrechlichkeit ebenfalls zur Verringerung von Appetit und Essmenge beitragen kann (▸ Abb. 4.3.1.1). Weiterhin steigt infolge von Mangelernährung und Sarkopenie das Sturzrisiko und durch die fehlenden Fettreserven dann auch das Risiko, bei einem Sturz eine Fraktur zu erleiden.

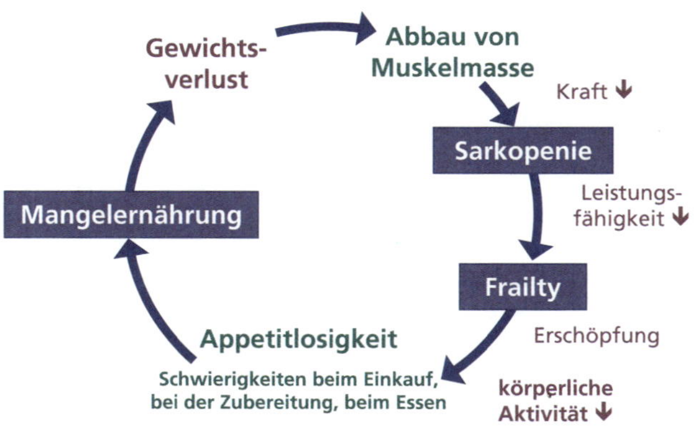

Abb. 4.3.1.1: Kreislauf Mangelernährung – Sarkopenie – Frailty
(in Dunkelrot: Frailty-Komponenten nach Fried et al., 2001)

Im nachfolgenden Kasten werden mögliche Folgen einer Protein-Energie-Malnutrition bei älteren Menschen im Überblick gezeigt.

Mögliche Folgen von Mangelernährung bei älteren Menschen

- eingeschränkte Immunantwort, erhöhtes Infektionsrisiko
- Abnahme der Muskelkraft, körperliche Schwäche
- Verstärkung von Sarkopenie und Frailty
- erhöhtes Sturz- und Frakturrisiko
- gestörte Wundheilung, erhöhtes Dekubitusrisiko
- Schwächung der Atemmuskulatur, Abnahme der Vitalkapazität und Verschlechterung der Ventilation
- Atrophie der Darmschleimhaut, erhöhte Permeabilität
- erhöhtes Komplikationsrisiko
- erhöhtes Risiko für Klinikaufenthalte, längere Verweildauer
- erhöhte Wiedereinweisungsrate
- erhöhtes Mortalitätsrisiko
- reduzierte Lebensqualität

Insgesamt führt der vermehrte Behandlungsaufwand bei mangelernährten älteren Menschen zu erheblichen Kostensteigerungen im Gesundheitswesen, die durch adäquate Präventionsmaßnahmen zumindest teilweise vermeidbar wären.

Merke

- Bereits wenige Tage ohne ausreichende Ernährung können bei älteren Menschen den Allgemeinzustand spürbar verschlechtern.
- Mangelernährung beeinträchtigt früher oder später alle Organfunktionen und erhöht das Morbiditäts- und Mortalitätsrisiko.
- Durch vermehrte Inanspruchnahme medizinischer Versorgungsleistungen führt Mangelernährung zu Kostensteigerungen im Gesundheitswesen.

4.3.1.3 Ursachen

4.3.1.3.1 Relevante Einzelfaktoren

Während Mangelernährung bei jüngeren Menschen vor allem in Verbindung mit Erkrankungen auftritt, ist die Entstehung im Alter multifaktoriell. Eine Vielzahl von Altersveränderungen und alterstypischen Erscheinungen kann die Ernährung erschweren und die Entstehung einer Mangelernährung begünstigen.

In der Literatur finden sich weit mehr als hundert Faktoren, die als Ursachen für Mangelernährung im Alter diskutiert werden (van der Pols-Vijlbrief et al., 2014; Volkert, 2015; Volkert et al., 2019b). Eine Auswahl wichtiger und nachfolgend näher beschriebener Faktoren aus sieben Bereichen sind im nachfolgenden Kasten aufgeführt.

Mögliche Ursachen von Mangelernährung bei älteren Menschen

physiologische Altersveränderungen

- Appetitlosigkeit – Anorexie
- nachlassende Sinneswahrnehmungen – Geschmack, Geruch, Sehen
- unvollständiger Ausgleich von Gewichtsverlusten

direkte Ernährungsfaktoren

- einseitige Lebensmittelauswahl, Weglassen von Lebensmittelgruppen
- Auslassen von Mahlzeiten
- hoher Alkoholkonsum, Alkoholismus
- restriktive Diäten (z. B. fett-, cholesterin-, salzarme Diät, Diabetesdiät)

körperliche Beeinträchtigungen

- Kauprobleme, z. B. durch Zahnverlust, kariöse Restzähne, schlechtsitzende Zahnprothesen, Entzündungen, Infektionen im Mundraum, Mundtrockenheit
- Schluckbeschwerden, Dysphagie
- Behinderung der oberen Extremitäten: Schwierigkeiten bei der Zubereitung von Speisen, beim Kleinschneiden und beim Essen
- Mobilitätseinschränkung, Immobilität: Schwierigkeiten beim Einkaufen und Kochen; Bewegungsmangel

geistige und psychische Beeinträchtigungen

- Vergesslichkeit, Verwirrtheitszustände
- Demenz: Apraxie, Verhaltensstörungen, veränderter Tag-Nacht-Rhythmus
- Delirante Syndrome
- Depressivität, Depression
- psychiatrische Essstörung (z. B. Anorexia nervosa, Vergiftungswahn)

gesundheitliche Beeinträchtigungen

- gastrointestinale Beschwerden (Obstipation, Übelkeit, Erbrechen)
- gastrointestinale Erkrankungen (Maldigestion, Malabsorption)
- akute und chronische Krankheiten
- akute und chronische Schmerzen
- Multimedikation, Medikamente mit ungünstigen Nebenwirkungen

soziale und finanzielle Schwierigkeiten

- Einsamkeit, soziale Isolation
- Verwahrlosung
- einschneidende biografische Ereignisse (Verwitwung, Umzug ins Heim)
- fehlende Unterstützung bei Einkauf, Zubereitung und/oder beim Essen
- geringes Einkommen, Armut

institutionelle Faktoren

- Personalmangel, Zeit- und Kostendruck
- Gemeinschaftsverpflegung: nicht bedürfnisgerechtes Essensanagebot
- ungünstige Essumgebung, -gesellschaft
- geringes Ernährungswissen und -bewusstsein des Personals

Physiologische Altersveränderungen

Eine zentrale Rolle bei der Entstehung von Mangelernährung im Alter wird der sogenannten *Altersanorexie* zugeschrieben. Diese beruht auf diversen Altersveränderungen im komplexen System der Hunger- und Sättigungsregulation und gilt als relevantes geriatrisches Syndrom (Morley, 2012). Zunehmende Sättigungssignale sowohl im Hypothalamus als auch im Gastrointestinaltrakt (z. B. Leptin, Insulin, CCK, Peptid YY) und nachlassende periphere Appetitsignale (z. B. Ghrelin) werden in diesem Zusammenhang beschrieben. Eine verminderte Dehnbarkeit des Magenfundus und eine verzögerte Magenentleerung nach einer Mahlzeit tragen zu einer schnelleren und länger anhaltenden Sättigung bei und spielen ebenfalls eine wichtige Rolle.

Auch die *abnehmenden Sinneswahrnehmungen* von Geschmack, Geruch und Sehen mit zunehmendem Alter beeinträchtigen den Essantrieb und die Lust am Essen und werden als Teil der Altersanorexie betrachtet.

Neben den genannten physiologische Altersveränderungen können viele weitere Faktoren – wie Krankheit, Schmerzen, Depressionen oder Einsamkeit – zu einer Anorexie beitragen.

Ein interessantes Phänomen ist weiterhin der *unvollständige Ausgleich eines Gewichtsverlustes* bei älteren Menschen, z. B. nach einer akuten Krankheit oder einem anderen einschneidenden Lebensereignis. Nach einer Phase der Mangelernährung ist im Alter offenbar die Fähigkeit des Organismus reduziert, die verlorene Körpersubstanz wieder aufzubauen.

Merke

Das geriatrische Syndrom der Altersanorexie gilt als wesentliche Ursache für eine reduzierte Essmenge und Ernährungsdefizite im Alter.

Direkte Ernährungsfaktoren

Diverse Ernährungsfaktoren wie eine *einseitige Lebensmittelauswahl*, das *Auslassen von Mahlzeiten* oder ein hoher *Alkoholkonsum* können für eine ungenügende Energie- und Nährstoffversorgung verantwortlich sein. Viele ältere Menschen befolgen selbst auferlegte oder verordnete *Diäten* mit großer Sorgfalt und schränken dadurch ihre Ernährung ein. So kann auch ein übertriebener Schlankheitswunsch mit entsprechend reduzierter oder auch selektiver Ernährung im Alter Ursache einer unzureichenden Ernährung sein.

Körperliche Beeinträchtigungen

Kaubeschwerden sind bei älteren Menschen weit verbreitet und haben diverse Ursachen: Zahnverlust, kariöse Zähne und schlechtsitzende Zahnprothesen, aber auch Mundtrockenheit, Entzündungen, Infektionen oder sonstige Erkrankungen des Mund-Rachen-Raumes können die Nahrungszerkleinerung im Mund erschweren oder verhindern. Kauprobleme beschränken die Nahrungsaufnahme unmittelbar, führen zu kleineren Mahlzeiten und verursachen eine Beschränkung auf weiche, leicht kaubare Lebensmittel. Die warmen Mahlzeiten werden gegebenenfalls lange weichgekocht, was mit Nährstoffverlusten einhergeht.

Schluckstörungen treten vor allem im sehr hohen Alter und infolge neurologischer Erkrankungen auf, z. B. nach einem Schlaganfall, bei Morbus Parkinson oder Demenz. Sie bergen die Gefahr des Verschluckens und der Aspiration. Sie können zu erheblichen Ängsten und Anstrengungen bei der Nahrungsaufnahme führen und so die Essmenge reduzieren. In ausgeprägten Fällen ist die orale Ernährung nicht mehr möglich.

Weiterhin können *Behinderungen der Arme und Hände*, z. B. durch Arthrose oder Lähmungen nach einem Schlaganfall das selbstständige Essen und Trinken erschweren oder unmöglich machen. Die adäquate Ernährungsversorgung steht und fällt dann mit den verfügbaren Hilfs- und Pflegepersonen.

Mobilitätseinschränkungen, z. B. durch körperliche Schwäche oder Gehbehinderungen erschweren Lebensmitteleinkauf und Mahlzeitenzubereitung. Der Transport größerer Lebensmittelmengen ist nicht mehr möglich, langes Stehen während des Kochens wird zu anstrengend. Mobilitätseinschränkungen führen in jedem Fall zu Einschränkungen der körperlichen Aktivität mit reduziertem Energieumsatz und Appetit und können auch auf diesem Weg die Ernährung erschweren.

Geistige und psychische Beeinträchtigungen

Nachlassende kognitive Fähigkeiten von der Vergesslichkeit über akute Verwirrtheitszustände bis zu *demenziellen Erkrankungen* beeinträchtigen ebenfalls häufig die Ernährung. Einkaufen, Kochen und Essen werden vergessen und verlernt. Im Laufe einer Demenzerkrankung entwickeln die meisten Patienten einen relevanten Gewichtsverlust; häufig setzt dieser sogar bereits vor der Diagnosestellung ein. Gleichzeitig kann der Energiebedarf aufgrund psychomotorischer Unruhe erheblich gesteigert sein, sodass dann rasch ein Teufelskreis mit schneller Verschlechterung des Ernährungszustands entsteht. In fortgeschrittenen Demenzstadien treten oft Schluckstörungen auf und die Nahrungsaufnahme wird abgelehnt. Auch *delirante Syndrome* beeinträchtigen durch die Störung von Vigilanz und Psychomotorik die Nahrungsaufnahme in erheblichem Maß. *Depressionen* nehmen die Lust zu essen und gelten als Hauptursache von Mangelernährung im Alter. Appetitlosigkeit, Antriebsstörungen und Selbstvernachlässigung sind hier zentrale Faktoren, die einer unzureichenden Ernährung beitragen. Darüber hinaus sind *psychiatrische Essstörungen* wie Anorexia nervosa erwähnenswert, die im Alter (bisher) zwar selten vorkommen, aber gerade deshalb leicht übersehen werden können. Gar nicht so selten werden hingegen psychische Konflikte durch das *Ablehnen von Essen* zum Ausdruck gebracht. So wird Nicht-Essen beispielsweise als Möglichkeit der Kontrollausübung, zur Vermittlung von Schuldgefühlen bei Angehörigen und als Mittel zur Kommunikation und Klärung familiärer Konflikte eingesetzt.

Gesundheitliche Beeinträchtigungen und Medikamenteneinnahme

Von zentraler Bedeutung für die Ernährung und Nährstoffversorgung ist auch bei älteren Menschen die Gesundheitssituation. Akute und chronische *Krankheiten* und die damit einher gehende multiple Medikamenteneinnahme bieten großes Potenzial, die Ernährung und den Ernährungszustand zu beeinträchtigen, sei es durch eine Verminderung des Appetits, Erhöhung des Bedarfs, beeinträchtigte Nährstoffverwertung oder erhöhte Verluste. Gastrointestinale Beschwerden und Erkrankungen erfordern besondere Aufmerksamkeit, da sie unmittelbar mit Appetit, Nahrungsaufnahme und Nährstoffabsorption interferieren. Hier muss speziell die im Alter häufige Obstipation genannt werden, die als Ursache für Völlegefühle und eine geringe Essmenge leicht unterschätzt wird. Weiterhin sind Schmerzen jeglicher Art sowie Entzündungsprozesse relevante Faktoren mit appetithemmender Wirkung.

Medikamente können durch unerwünschte Nebenwirkungen auf vielfältige Weise zu einer Reduktion der Essmenge beitragen, sei es durch Beeinträchtigung von Appetit, Geschmacks- und/oder Geruchsempfinden, Mundtrockenheit, Übelkeit oder Somnolenz (▸ Tab. 4.3.1.2). Darüber hinaus kann die Bioverfügbarkeit einzelner Nährstoffe medikamentenbedingt beeinträchtigt oder der Bedarf erhöht sein. Mit steigender Medikamentenanzahl und zunehmender Dauer der Einnahme erhöht sich daher das Risiko für unerwünschte Wirkungen und medikamentenbedingte Nährstoffdefizite.

Soziale und finanzielle Schwierigkeiten

Soziale Veränderungen spielen ebenfalls eine wesentliche Rolle für die Ernährung älterer Menschen. Mahlzeiten gewinnen einerseits als soziales Ereignis an Bedeutung, umgekehrt beeinträchtigen *Einsamkeit* und soziale Isolation den Appetit und die Nahrungsaufnahme. Im Einzelfall kann ein völliger sozialer Rückzug mit Ablehnung von Unterstützung zur Verwahrlosung und Mangelernährung führen. *Einschneidende Lebensereignisse* wie der Verlust des Ehepartners oder ein Umzug ins Heim können die Lust am Leben und am Essen nehmen und gravierende Gewichtsverluste verursachen. *Fehlende oder inadäquate Unterstützung* beim Einkaufen, Kochen und Essen im Fall von diesbezüglicher Hilfebedüftigkeit kann eine ausreichende Ernährung ebenfalls beeinträchtigen. Nicht zuletzt stellt *Altersarmut* einen zusätzlichen Risikofaktor für eine inadäquate Ernährung dar.

Merke

- Sowohl physiologische Altersveränderungen als auch altersbegleitende Veränderungen in allen Lebensbereichen erschweren die Ernährung älterer Menschen.
- Erkrankungen und damit verbundene Schmerzen und Entzündungsprozesse erhöhen auch im Alter das Risiko für Gewichtsverlust und Mangelernährung.
- Zahlreiche Medikamente interferieren mit Nahrungsaufnahme und Nährstoffversorgung.

Tab. 4.3.1.2: Beispiele für Medikamente, die durch unerwünschte Nebenwirkungen die Ernährung beeinträchtigen können (Loesche et al., 1995; Roe, 1994; Schiffman, 1993; von Renteln-Kruse et al., 2013)

Unerwünschte Nebenwirkung	Medikamente
Appetitverlust	Antibiotika, Digoxin, Captopril, NSAID, Digitalis, Antihistaminika, Sedativa, Neuroleptika, trizyklische Antidepressiva, Tranquilizer
gestörtes Geschmacksempfinden	Captopril, Penicillin, Antihypertensiva, Analgetika, Antidiabetika, Psychopharmaka, Zytostatika, Vasodilatatoren
Mundtrockenheit (Xerostomie)	Anti-Parkinson-Mittel, trizyklische Antidepressiva, Antihistaminika, Anticholinergika, bestimmte psychotrope Medikamente
Übelkeit	antineoplastische Medikamente, Antihypertensiva, Zytostatika, Opiate, Antidepressiva
Somnolenz	Psychopharmaka

Institutionelle Faktoren

In Kliniken und Pflegeeinrichtungen kommen zu den zuvor genannten Faktoren weitere potenzielle Ernährungshemmnisse hinzu. Die Ernährungsversorgung der Patienten und Bewohner ist von *Personalmangel, Zeit- und Kostendruck* geprägt. Auf individuelle Wünsche und Bedürfnisse kann im Rahmen der *Gemeinschaftsverpflegung* nur begrenzt eingegangen werden. Hektik und Lärm beim Essen, unliebsame Tischnachbarn oder inadäquate Unterstützung beim Essen können sich ungünstig auf die Ernährung auswirken. Im Krankenhaus fördern lange Nüchternzeiten vor Untersuchungen und Operationen die Entstehung einer Mangelernährung.

Hinzu kommt ein oft ungenügendes Ernährungswissen und -bewusstsein von Pflegepersonen, Ärztinnen/Ärzten und leitendem Personal. Ein Gewichtsverlust wird als normale Begleiterscheinung des Alterns bzw. eines Klinikaufenthalts angesehen und nicht weiter hinterfragt. Erforderliche Versorgungsstrukturen und -richtlinien mit definierten Vorgehensweisen zur routinemäßigen Erfassung der Ernährungssituation, Diagnostik und Therapie von Ernährungsproblemen fehlen weitgehend.

Merke

In Institutionen ist die ausreichende Ernährung zusätzlich durch Zeit- und Kostendruck gefährdet. Auch mangelndes Ernährungsbewusstsein und -wissen der Mitarbeitenden wirken sich negativ aus.

4.3.1.3.2 Konzepte zur Entstehung von Mangelernährung

Multifaktorielle Entstehung – Konzept der Risikofaktoren

Die genannten Faktoren machen alte Menschen anfälliger für Ernährungsprobleme und Mangelernährung, sie werden daher auch als Risikofaktoren für Mangelernährung bezeichnet.

Viele ältere Menschen sind von mehreren Risikofaktoren gleichzeitig betroffen, wobei die Faktoren individuell unterschiedlich ausgeprägt sein können und in unterschiedlichen Kombinationen auftreten. Auch die Relevanz der einzelnen Faktoren kann individuell unterschiedlich sein.

Kiesswetter et al. (2020) untersuchten die Risikoprofile älterer Menschen in verschiedenen Lebenssituationen und fanden bei gesunden Senioren im Privathaushalt im Mittel drei, bei geriatrischen Tagesklinikpatienten sechs und bei pflegebedürftigen Senioren sowohl zuhause als auch im Pflegeheim sieben individuell vorhandene Risikofaktoren von insgesamt 20 untersuchten Risikofaktoren. In allen vier Probandenkollektiven stieg das Risiko für Mangelernährung mit zunehmender Zahl festgestellter Risikofaktoren signifikant an.

Diese Beobachtung steht in Einklang mit der geringen Mangelernährungsprävalenz bei gesunden Senioren und der zunehmenden Prävalenz mit zunehmendem Grad an Behinderungen und Beeinträchtigungen und schlechter werdendem Gesundheitszustand (▶ Kap. 4.3.1.1).

Merke

- Bei der Entstehung von Mangelernährung wirken meist mehrere Faktoren zusammen. (multifaktorielle Entstehung).
- Beim gleichzeitigen Vorhandensein mehrerer Beeinträchtigungen besteht ein erhöhtes Risiko für die Entstehung einer Mangelernährung.

DoMAP-Modell

Um mögliche Entstehungsmechanismen von Mangelernährung zu veranschaulichen und ein gemeinsames Verständnis der Vielzahl beteiligter Einflussfaktoren zu fördern, wurde von einer internationalen Expertengruppe das DoMAP-Modell entwickelt (▶ Abb. 4.3.1.2; Volkert et al., 2019b, Volkert et al., 2020). Es besteht aus drei ineinander liegenden Dreiecksebenen mit Mangelernährung im Zentrum, umgeben von den drei zentralen Entstehungsmechanismen geringe Zufuhr, erhöhter Bedarf und beeinträchtigte Bioverfügbarkeit. Unmittelbar benachbart sind Faktoren die direkt einen dieser drei Mechanismen verursachen; in der nächsten Dreiecksebene folgen Faktoren, die indirekt auf die drei Grundmechanismen wirken. Umgebend sind acht Alterscharakteristika aufgeführt, die ebenfalls zu einem erhöhten Risiko für Mangelernährung beitragen können, aber noch indirekter wirken und Interventionen auch weniger oder gar nicht zugänglich sind. Insgesamt wurden 53 Faktoren berücksichtigt, die keinen Anspruch auf Vollständigkeit erheben und als Ausgangspunkt für weitere Entwicklungen und Validierungen gedacht sind.

Das Modell kann im klinischen Alltag verwendet werden, um bei einzelnen Patienten mögliche Ursachen und Kombinationen von Ursachen bewusst zu machen und darauf basierend gezielte Interventionen in die Wege zu leiten.

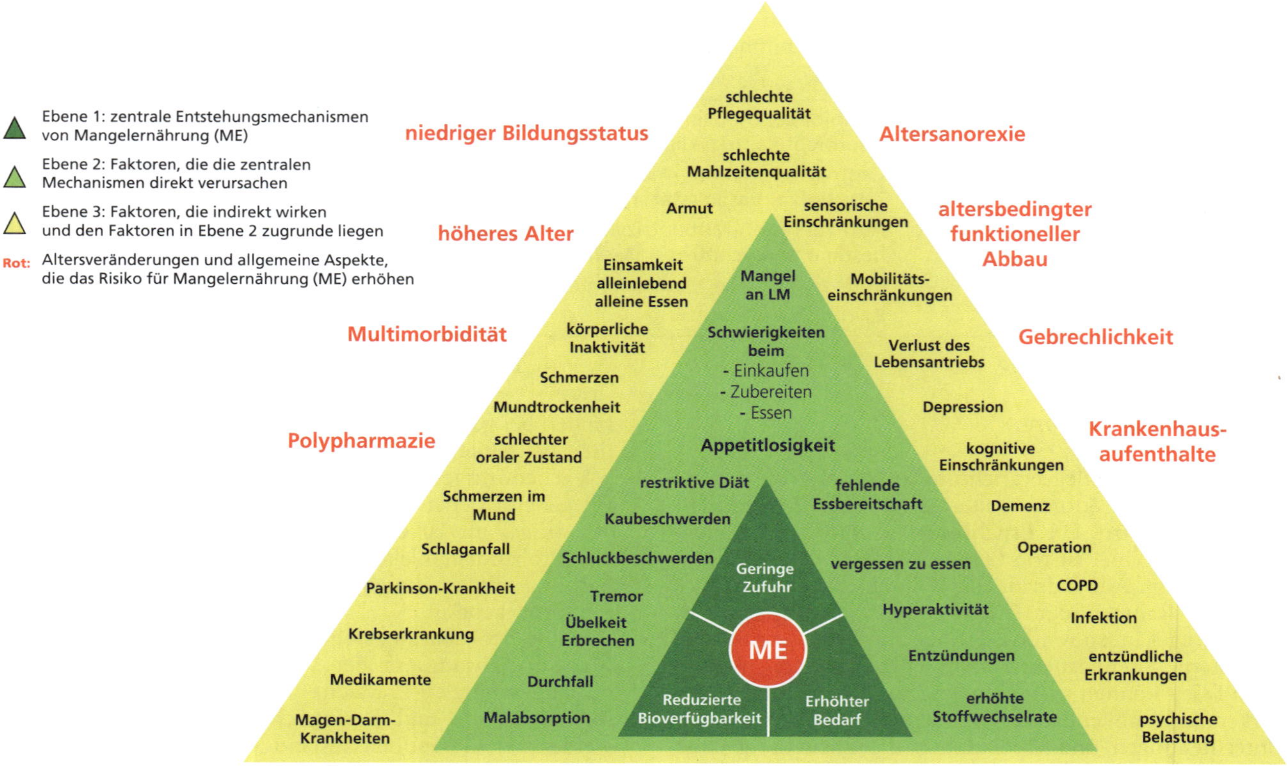

Abb. 4.3.1.2: **DoMAP**-Modell (**D**eterminants **o**f **M**alnutrition in **A**ged **P**ersons; übersetzt nach Volkert et al., 2020, S. 4). ME = Mangelernährung; COPD = chronisch-obstruktive Lungenkrankheit; LM = Lebensmittel

> **Merke**
>
> Im DoMAP-Modell sind potenzielle Ursachen von Mangelernährung in Abhängigkeit ihrer Auswirkungen auf den Ernährungszustand grafisch angeordnet. Das Modell kann der Erkennung von Personen mit erhöhtem Risiko für Mangelernährung und der Ableitung zielgerichteter Maßnahmen dienen.

Akute vs. chronische Entstehung

Im Hinblick auf die Entstehungszeit und -geschwindigkeit werden akute und chronische Entwicklungen unterschieden. Im akuten Fall, meist in Verbindung mit akuten Erkrankungen oder gravierendem psychischen Stress, werden innerhalb weniger Wochen mehrere Kilogramm Körpergewicht abgebaut. Meist folgt zwar eine Erholungsphase mit Gewichtszunahme, der erfolgte Gewichtsverlust wird jedoch im Alter üblicherweise nicht wieder vollständig ausgeglichen, sodass es bei wiederholten Episoden mit Gewichtsverlust *stufenweise* zu einer Verschlechterung des Ernährungszustands und zum Verbrauch der Körperreserven kommt (▸ Abb. 4.3.1.3).

Ein Gewichtsverlust kann jedoch auch langsam und kontinuierlich vonstattengehen. So entwickelt sich eine Mangelernährung durch eine dauerhaft leicht reduzierte Nahrungsaufnahme oder geringfügig erhöhten Bedarf, z. B. bei chronischen Erkrankungen oder Belastungen über einen längeren Zeitraum *schleichend* und oft unbemerkt.

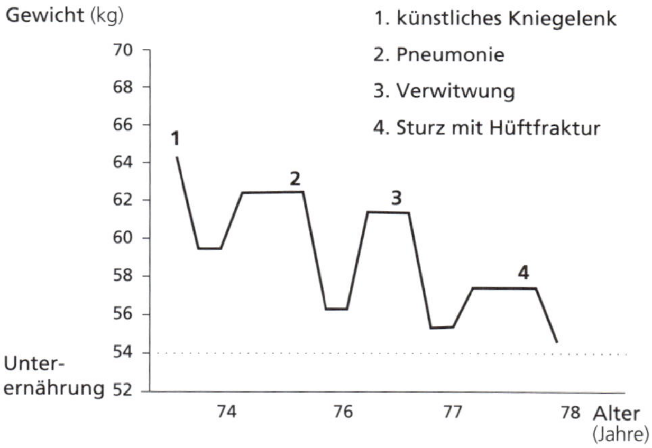

Abb. 4.3.1.3: Stufenweise Entwicklung von Mangelernährung durch wiederholte Gewichtsverluste infolge von einschneidenden Lebensereignissen (Reprinted from The American Journal of Clinical Nutrition, 55/6, Vellas et al., Diseases and aging: patterns of morbidity with age; relationship between aging and age-associated diseases, 1225S–1230S, © 1992, with permission from Elsevier)

Merke

Mangelernährung entsteht akut in Verbindung mit Krankheit und einschneidenden Lebensereignissen oder langsam und unmerklich über einen längeren Zeitraum.

Zusammenfassung

Protein-Energie-Malnutrition ist bei älteren Menschen weit verbreitet, wobei die Prävalenz mit schlechter werdendem Gesundheitszustand und steigendem Pflegebedarf zunimmt und in Verbindung mit akuten Erkrankungen am höchsten ist. Mangelernährung fördert die Entstehung von Sarkopenie und Gebrechlichkeit und geht mit einem erhöhten Morbiditäts- und Mortalitätsrisiko einher. An der Entstehung können zahlreiche Faktoren aus allen Lebensbereichen ursächlich beteiligt sein, meist wirken mehrere Faktoren zusammen. Von zentraler Bedeutung ist dabei das geriatrische Syndrom der Altersanorexie.

Literatur

Agarwal, E., Miller, M., Yaxley, A., et al. (2013). Malnutrition in the elderly: a narrative review. *Maturitas*, 76, 296–302.

Bartholomeyczik, S., Reuther, S., Luft, L., et al. (2010). Prävalenz von Mangelernährung, Maßnahmen und Qualitätsindikatoren in deutschen Altenpflegeheimen – erste Ergebnisse einer landesweiten Pilotstudie. *Gesundheitswesen*, 72(12), 868-874. https://doi.org/10.1055/s-0029-1246150

Böhne, S. E. J., Hiesmayr, M., Sulz, I., et al., (2022). Recent and current low food intake – prevalence and associated factors in hospital patients from different medical specialities. *European Journal of Clinical Nutrition* (in press).

Fried, L. P., Tangen, C. M., Walston J., et al. (2001). Frailty in older adults: evidence for a phenotype. *The Journals of Gerontology. Series A, Biological Sciences and Medical Sciences* 56(3), M146-156. https://doi.org/10.1093/gerona/56.3.m146

Heseker, H., Stehle, P., Bai, J. C., et al. (2008). Ernährung älterer Menschen in stationären Einrichtungen (ErnSTES-Studie). In: Deutsche Gesellschaft für Ernährung (Ed.), *Ernährungsbericht 2008*. Bonn, S 157-204.

Kaiser, M. J., Bauer, J. M., Uter, W., et al. (2011). Prospective validation of the modified mini nutritional assessment short-forms in the community, nursing home, and rehabilitation setting. *Journal of the American Geriatric Society*, 59(11), 2124-2128. https://doi.org/10.1111/j.1532-5415.2011.03659.x

Kiesswetter, E., Colombo, M. G., Meisinger, C., et al. (2020). Malnutrition and related risk factors in older adults from different health-care settings: an *enable* study. *Public Health Nutrition*, 23(3), 446-456. https://doi.org/10.1017/S1368980019002271

Kiesswetter, E., Sieber, C. C., Volkert, D. (2016). Ernährungssituation älterer Menschen im deutschsprachigen Raum. *Aktuelle Ernährungsmedizin*, 41, 362-369.

Loesche, W. L., Bromberg, J., Terpenning, M. S., et al. (1995). Xerostomia, xerogenic medications and food avoidance in selected geriatric groups. *Journal of the American Geriatric Society*, 43(4), 401-407. https://doi.org/10.1111/j.1532-5415.1995.tb05815.x

Löser, C. (2011). Klinische Folgen. In: Löser C (Ed.), *Unter- und Mangelernährung*. Georg Thieme Verlag, Stuttgart, S. 42-51.

Morley, J. E. (2012). Anorexia of aging: a true geriatric syndrome. *Journal of Nutrition Health and Aging*, 16(5), 422-425. https://doi.org/10.1007/s12603-012-0061-9

Pirlich, M., Schütz, T., Norman, K., et al. (2006). The German hospital malnutrition study. *Clinical Nutrition*, 25(4), 563-572. https://doi.org/10.1016/j.clnu.2006.03.005

Roe, D. A. (1994). Medications and nutrition in the elderly. *Primary Care*, 21, 135-147.

Schiffman, S. S. (1993). Perception of taste and smell in elderly persons. *Critical Reviews in Food Science and Nutrition*, 33(1), 17-26. https://doi.org/10.1080/10408399309527608

Schrader, E., Grosch, E., Bertsch, T., et al. (2016). Nutritional and functional status in geriatric day hospital patients – MNA Short Form versus full MNA. *Journal of Nutrition Health and Aging*, 20(9), 918-926. https://doi.org/10.1007/s12603-016-0691-4

Smoliner, C., Fischedick, A., Sieber, C. C., et al. (2013). Olfactory function and malnutrition in geriatric patients. *The Journals of Gerontology. Series A. Biological Sciences and Medical Sciences* 68(12), 1582-1528. https://doi.org/10.1093/gerona/glt085

Tannen, A., Schütz, T., Dassen, T., et al. (2008). Mangelernährung in deutschen Pflegeheimen und Krankenhäusern – Pflegebedaf und pflegerische Versorgung. *Aktuelle Ernährungsmedizin*, 33, 177-183.

Valentini, L., Schindler, K., Schlaffer, R., et al. (2009). The first nutritionDay in nursing homes: participation may improve malnutrition awareness. *Clinical Nutrition*, 28(2), 109-16. https://doi.org/10.1016/j.clnu.2009.01.021

van der Pols-Vijlbrief, R., Wijnhoven, H. A., Schaap, L. A., et al. (2014): Determinants of protein-energy malnutrition in community-dwelling older adults: a systematic review of observational studies. *Ageing Research Reviews* 18: 112-131. https://doi.org/10.1016/j.arr.2014.09.001

Vellas, B. J., Albarede, J. L., Garry, P. J. (1992). Diseases and aging: patterns of morbidity with age; relationship between aging and age-associated diseases. *American Journal of Clinical Nutrition*, 55(6 Suppl), 1225S-1230S. https://doi.org/10.1093/ajcn/55.6.1225S

Volkert, D. (2002). Ernährung älterer Menschen in Deutschland. Epidemiologie und Intervention. Verlag Köster Berlin.

Volkert, D. (Ed.) (2015) Ernährung im Alter. Walter de Gruyter GmbH, Berlin/Boston.

Volkert, D., Heseker, H., Stehle, P. et al. (2012). Ernährungssituation von Seniorinnen und Senioren mit Pflegebedarf in Privathaushalten (ErnSiPP-Studie). In: Deutsche Gesellschaft für Ernährung (Ed.), *12. Ernährungsbericht*, Bonn, S. 137-187.

Volkert, D., Weber, J., Kiesswetter E., et al. (2019a). Ernährungssituation in Krankenhäusern und Pflegeheimen – Auswertung der nutritionDay-Daten für Deutschland. In: Deutsche Gesellschaft für Ernährung (Ed.), *14. DGE-Ernährungsbericht.* Vorveröffentlichung Kapitel 2. Bonn, S. V6-V65. https://www.dge.de/14-dge-eb/vvoe/kap2

Volkert, D., Kiesswetter, E., Cederholm, T., et al. (2019b). Development of a model on determinants of malnutrition in aged persons: A MaNuEL Project. *Gerontology and Geriatric Medicine* 21(5): 2333721419858438. https://doi.org/10.1177/2333721419858438

Volkert, D., Kiesswetter, E., Visser, M. (2020): DoMAP – ein Determinanten-Modell zur Entstehung von Mangelernährung im Alter. *Ernährungs-Umschau*, 67(9): M530–M535. https://doi.org/10.4455/eu.2020.047

von Renteln-Kruse, W., Frilling, B. Neumann, L. (2013) Arzneimittel im Alter. De Gruyter, Berlin.

Wojzischke, J., van Wijngaarden, J., van den Berg, C., et al. (2020). Nutritional status and functionality in geriatric rehabilitation patients: a systematic review and meta-analysis. *European Geriatric Medicine*, 11(2), 195-207. https://doi.org/10.1007/s41999-020-00294-2

4.3.2 Diagnostik und Therapie der Malnutrition

Rainer Wirth

4.3.2.1 Kriterien für die Diagnose der Protein-Energie-Malnutrition

Besteht auf Grund eines Screening-Befundes oder des klinischen Erscheinungsbildes der Verdacht auf eine Protein-Energie-Malnutrition, so sollte anhand objektiver Kriterien überprüft werden, ob eine Malnutrition vorliegt oder nicht. In der Vergangenheit haben die unterschiedlichsten Definitionen der Malnutrition für eine erhebliche diagnostische Unschärfe gesorgt. So bezieht sich beispielsweise die „International Classification of Diseases" (ICD) der WHO bei der Diagnose der Malnutrition weiterhin nur auf die Abweichung vom mittleren BMI einer Referenzkohorte. Dies mag für die Einschätzung der Situation hungernder Menschen weitgehend adäquat sein, im Kontext der krankheitsassoziierten Malnutrition ist dies jedoch nicht sachgerecht, da diese unabhängig vom Ausgangsgewicht auftritt. Ein krankheitsassoziierter Gewichtsverlust ist bei adipösen Patienten mit ähnlichen Risiken verbunden wie der Gewichtsverlust normal- oder untergewichtiger Patienten. Vor diesem Hintergrund haben 2019 weltweit alle großen Fachgesellschaften für Ernährungsmedizin einheitliche und sachgerechte Kriterien konsentiert. Diese sog. GLIM-Kriterien (Global Leadership Initiative on Malnutrition) setzen sich aus drei phänotypischen Kriterien und drei ätiologischen Kriterien zusammen (Cederholm et al., 2019). Für die Diagnose der Malnutrition muss aus beiden Gruppen mindestens je ein Kriterium erfüllt sein (▶ Tab. 4.3.2.1).

Eine Limitation dieser Definition ist die Tatsache, dass das Item Inflammation unscharf definiert ist und validierte Cut-off-Werte bisher nicht verfügbar sind. In einer akutgeriatrischen Krankenhauskohorte fand sich ab einem CRP-Wert von 3 mg/dl eine signifikant reduzierte Nahrungsaufnahme (Pourhassan et al., 2021), sodass dieser Wert in diesem Setting zumindest als Orientierung dienen kann.

Die Diagnose Protein-Energie-Malnutrition grenzt Mangelernährung nicht von einer Kachexie oder einer Sarkopenie ab. Hier gibt es z. T. breite Überschneidungen und zusammenfassend könnte man sagen, dass bei einer Kachexie praktisch immer und bei der Sarkopenie häufig auch eine Malnutrition vorliegt (Gingrich et al., 2019).

4.3.2.2 Basisdiagnostik für die Abklärung einer Protein-Energie-Malnutrition

Bei allen Patienten mit Malnutrition sollten die aktuelle Größe und das aktuelle Körpergewicht gemessen und dokumentiert werden. Dies ist durch den Einsatz von Sitzwaagen auch bei den meisten gebrechlichen Patienten möglich. Auch sollte erfragt werden, wie das übliche Körpergewicht vor der Erkrankung war, um über den Gewichtsverlust pro Zeiteinheit abschätzen zu können, wie ausgeprägt die tägliche Unterversorgung ist. Dies ist besonders bei längerfristigen Krankheitsverläufen hilfreich. Unter der Annahme, dass ein Kilogramm Körpersubstanz näherungsweise einem Energiewert von etwa 6.000 kcal entspricht, lässt sich die tägliche Unterversorgung sehr gut berechnen.

Berechnungsbeispiel

Eine Patientin hat in 12 Monaten 10 kg Körpersubstanz ungewollt verloren. Ein Kilogramm Körpersubstanz entspricht etwa 6.000 kcal. Dies entspricht einem kalorischen Wert von 10 × 6.000 kcal/365 Tage, was einem täglichen Defizit von 164 kcal entspricht.

Dieser im o. g. Beispiel errechnete Wert müsste zusätzlich zur bestehenden täglichen Energieaufnahme zugeführt werden, um einen weiteren Gewichtsverlust zu verhindern.

Gleichzeitige Verschiebungen des Flüssigkeitshaushaltes im Sinne von Dehydratation oder Ödemen relativieren selbstverständlich die Aussagekraft von Gewichtsveränderungen und müssen entsprechend berücksichtigt werden. Nicht selten wird ein Gewichtsverlust bei Mangelernährung auch durch die gleichzeitige Entstehung von Proteinmangelödemen kaschiert.

Für die Therapieplanung ist es in jedem Fall notwendig, einen näherungsweisen Eindruck vom täglichen Energiedefizit zu bekommen. Dies gelingt semiquantitativ über die Erstellung von sog. Tellerprotokollen an zwei bis drei Tagen oder genauer über die detaillierte Protokollierung der Nahrungszufuhr und Berechnung des Energie- und Proteingehalts. Wird die Nahrungszufuhr dem berechneten Bedarf (▶ Kap. 4.2) gegenübergestellt, so errechnet sich das tägliche Defizit, welches bei der Therapieplanung in jedem Fall berücksichtigt werden sollte.

Merke

Die Basisdiagnostik sollte das aktuelle Körpergewicht, das vor dem Gewichtsverlust übliche Körpergewicht und den Zeitraum des Gewichtsverlusts quantifizieren. Weiterhin sollten die tägliche Energieaufnahme, der tägliche Energiebedarf und damit auch das tägliche Energiedefizit bestimmt werden.

4.3.2.3 Erweiterte Diagnostik zur Identifikation der Ursachen

Im nächsten Schritt ist es notwendig, die individuellen Ursachen der Malnutrition zu identifizieren, um diese im Sinne einer kausalen Therapie zu behandeln, wo immer dies möglich ist, oder soweit möglich zu kompensieren. Bei einigen Patienten liegen die Ursachen mehr oder weniger auf der Hand, wie z. B. bei einer sich selbst versorgenden und alleinlebenden Patientin mit einer mittelschweren Demenzerkrankung mit einem chronischen Gewichtsverlust vor dem Hintergrund einer Versorgungs- und Betreuungsproblematik. Häufig sind die Ursachen jedoch nicht so offensichtlich und es muss gezielt danach gesucht werden. Leider existieren bisher keine systematischen Untersuchungen zur Häufigkeitsverteilung der unterschiedlichen Ursachen bei alten Patienten, aus denen man einen diagnostischen Algorithmus im Sinne einer Priorisierung

Tab. 4.3.2.1: GLIM-Kriterien der Malnutrition

Phänotypische Kriterien		
Gewichtsverlust	**BMI (kg/m²)**	**reduzierte Muskelmasse**
> 5 % in 6 Monaten oder > 10 % über längere Zeit	< 20 bei < 70 Jahren < 22 bei > 70 Jahren Asien: < 18,5 bei < 70 J. < 20 bei > 70 J.	gemessen durch DXA oder BIA; zu Cut-off-Werten siehe bei Sarkopenie
Ätiologische Kriterien		
reduzierte Nahrungsaufnahme	**Malassimilation oder Malabsorption**	**Inflammation**
< 50 % des Bedarfs über > 1 Woche oder jegliche Reduktion über > 2 Wochen	chronische gastrointestinale Erkrankung, die mit reduzierter Nährstoffverfügbarkeit assoziiert ist	bei akuter Erkrankung oder mit chronischer Erkrankung assoziiert

Die Diagnose Malnutrition verlangt mindestens ein phänotypisches und ein ätiologisches Kriterium; BIA = Bioelektrische Impedanzanalyse; DXA = Dual Energy X-ray Absorptiometrie

von Verdachtsdiagnosen und Untersuchungen ableiten könnte. Um alle potenziellen Ursachen zu bedenken, ist es hilfreich, die im DoMAP-Modell (▸ Abb. 4.3.1.2.) bzw. die in ▸ Tab. 4.3.2.2 vorgestellten Ursachen für den jeweiligen Patienten systematisch durchzugehen. Zur ursachenbezogenen Basisdiagnostik sollten mindestens ein Labor mit Blutbild, Elektrolyten, Nierenwerten, CRP und TSH, ein geriatrisches Assessment, ein Medikamentenreview und eine Abdomensonografie durchgeführt werden. Hieraus ergeben sich häufig Anhaltspunkte für die weitere Suche. Im Zweifelsfall werden jedoch auch weitergehende Untersuchungen inklusive endoskopischer Diagnostik notwendig sein. An dieser Stelle sei an die häufig atypische Symptompräsentation geriatrischer Patienten erinnert, sodass z. B. ein Magenulkus beim geriatrischen Patienten ohne wesentliche Schmerzen auftreten kann. Problematisch stellt sich häufig die Abklärung einer potenziell arzneimittelinduzierten Malnutrition vor dem Hintergrund der häufig vorliegenden Polypharmakotherapie dar. Obwohl hierzu keinerlei systematische Untersuchungen verfügbar sind, findet sich im klinischen Alltag nicht selten eine kausale Beteiligung von Digitalispräparaten, Opioiden und anderen zentral wirksamen Substanzen. Jedoch können auch andere Substanzen, z. B. ACE-Hemmer über eine Beeinträchtigung des Geruchssinns, zur Appetitlosigkeit beitragen. Hier gilt es dann jeweils durch Dosisreduktion, Substanzrotation oder Absetzversuch die kausale Beteiligung insbesondere bei der Entstehung von Appetitlosigkeit zu klären.

4.3.2.4 Therapie der Malnutrition

Die Entstehung der Protein-Energie-Malnutrition ist in vielen Fällen ein langsam voranschreitender Prozess, sodass bei Appetitlosigkeit oder ungewolltem Gewichtsverlust, auch wenn die formalen Kriterien einer Malnutrition noch nicht erfüllt sind, frühzeitig entsprechende präventive Maßnahmen ergriffen werden sollten, um die Entwicklung einer Malnutrition zu verhindern.

Allgemeine Therapieprinzipien

Grundsätzlich ist eine kausale Therapie der Malnutrition die effektivste Therapie. Können die Ursachen der Malnutrition behoben werden, z. B. bei Magenulkus, Hyperthyreose oder Arzneimittelnebenwirkungen, so bedarf es oft nur zu Beginn der Behandlung einer unterstützenden Ernährungstherapie, z. B. mit bilanzierter Trinknahrung, bis eine eindeutig positive Energiebilanz erreicht ist. Häufig finden sich jedoch Ursachen, die sich nicht beheben lassen, wie z. B. eine Demenzerkrankung. Hier ist es dann hilfreich, den kausalen Mechanismus zu identifizieren, der wesentlich zur Malnutrition beiträgt, wie z. B. eine mangelnde Versorgung mit Mahlzeiten, um ursachenspezifische Kompensationsmaßnahmen zu ergreifen.

Allgemeine Therapieprinzipien

1. Identifikation der Ursachen
2. Behandlung der Ursachen, soweit möglich
3. Ursachenspezifische Kompensationsmaßnahmen
4. Zielfestlegung unter Berücksichtigung des Energiedefizits, der erwarteten Dauer des Defizits, der Grunderkrankung und der allgemeinen Patientenprognose
5. Kombination verschiedener Therapieansätze

Meist ist bei geriatrischen Patienten die Kombination mehrerer Therapieansätze hilfreich und zielführend.

Als Zielgröße sollte nicht grundsätzlich die Wiedererlangung des ursprünglichen Körpergewichts formuliert werden. Dies ist bei vielen geriatrischen Patienten kein realistisches Ziel. Bei den meisten Patientinnen und Patienten ist die Verhinderung eines weiteren Gewichtsverlustes oder eine Gewichtszunahme um wenige Kilogramm ein relevanter therapeutischer Erfolg.

Merke

Für die Therapieplanung sind drei Faktoren von übergeordneter Bedeutung. Dies ist das Ausmaß des täglichen Energie- und Proteindefizits, die voraussichtliche Dauer der Unterversorgung und die generelle Prognose des Patienten.

Handelt es sich um eine voraussichtlich kurze, krisenartige Situation, die es zu überwinden gilt, so wird man für eine

Tab. 4.3.2.2: Ursachenbezogene Interventionen bei Malnutrition (reprinted from Clinical Nutrition, 38/1, Volkert et al., ESPEN guideline on clinical nutrition and hydration in geriatrics, S. 10–47, © 2019, with permission from Elsevier)

Potenzielle Ursache der Malnutrition	Adäquate Intervention
Kauprobleme	Mundpflege
	zahnärztliche Behandlung
	ggf. konsistenzmodifizierte Kost
Dysphagie	Dysphagiediagnostik
	Dysphagietherapie
	konsistenzmodifizierte Kost, entsprechend der Dysphagiediagnostik
Funktionsstörung der oberen Extremität	Ergo- und Physiotherapie
	adäquate Hilfe bei Essen und Trinken (z. B. Zurechtschneiden und Anreichen der Nahrung)
	Versorgung mit adäquaten Hilfsmitteln
	Fingerfood
	Einkaufshilfe, Hilfe bei der Mahlzeitenzubereitung, Essen auf Rädern
eingeschränkte Mobilität	Physiotherapie
	Krafttraining
	Gruppentraining
	Einkaufshilfe, Hilfe bei der Mahlzeitenzubereitung, Essen auf Rädern
kognitive Einschränkungen	Überwachung der Mahlzeiten
	adäquate Hilfe bei den Mahlzeiten (z. B. verbale Anleitung und Aufforderung, Hilfe beim Essen)
	Einkaufshilfe, Hilfe bei der Mahlzeitenzubereitung, Essen auf Rädern
	familienähnliche Mahlzeiten in Institutionen
depressive Symptomatik	adäquate medizinische Behandlung
	Mahlzeiten in Gesellschaft
	angenehme Mahlzeitenatmosphäre
	Gruppenaktivitäten, Egotherapie
Einsamkeit, soziale Isolation	Mahlzeiten in Gesellschaft
	Gruppenaktivitäten
Armut	soziale Hilfen
Akuterkrankung, Schmerz	adäquate medizinische Behandlung
Arzneimittelnebenwirkungen	Medikamentencheck
	ggf. Dosisreduktion
	ggf. Medikationswechsel, Auslassversuch
restriktive Diäten	Liberalisierung der Diät

begrenzte Zeit auch eine gewisse Unterversorgung im Rahmen einer nichtinvasiven Therapie tolerieren. Ist die Versorgung längerfristig unzureichend und mit einem erheblichen Energiedefizit behaftet, so entscheidet allein die Prognose der Patienten über die Frage, ob eine enterale und/oder parenterale Ernährung angewendet werden muss, denn ein dauerhaftes Energiedefizit von ca. 600 kcal oder mehr pro Tag ist mit konservativen Therapiemaßnahmen in der Regel nicht auszugleichen. Für detailliertere Informationen sei an dieser Stelle auf die ESPEN-Leitlinie zur klinischen Ernährung und Flüssigkeitsversorgung in der Geriatrie verwiesen (Volkert et al., 2019).

▸ Tab. 4.3.2.2 aus dieser Leitlinie gibt eine Übersicht zu bewährten Therapieoptionen.

Förderung der Nahrungszufuhr

Viele geriatrische Patientinnen und Patienten benötigen in ihrem Alltag Hilfestellung bei der Beschaffung und Zubereitung der Mahlzeiten. Hier können Einkaufsdienste und das sog. Essen auf Rädern wertvolle Hilfen sein. Besteht ein Bedarf bei der unmittelbaren Nahrungsaufnahme, so muss entsprechende Hilfestellung geduldig geleistet werden. In einer von Personalengpässen und zunehmenden Arbeitsdichte getriebenen Gesundheits- und Pflegebranche bedarf es hier auch intelligenter Maßnahmen, die eine bestmögliche autonome Nahrungszufuhr der Patientinnen und Patienten fördern. Beispielsweise kann farbiges Geschirr bei Demenzpatienten mit Wahrnehmungsstörungen genauso unterstützend wirken wie die Verwendung von sog. Fingerfood bei Patienten mit Apraxie.

Grundsätzlich sollen mangelernährte Patienten regelmäßig verbal und gestisch zur Nahrungsaufnahme motiviert werden. Grundvoraussetzung für eine Optimierung der Nahrungszufuhr ist ein kontinuierlicher Zugang zu Getränken, Snacks und Zwischenmahlzeiten. Diese müssen für den Patienten physisch erreichbar und rund um die Uhr verfügbar sein. Mahlzeiten in Gesellschaft und eine auch sonst entspannte und angenehme Mahlzeitenatmosphäre sollten durchgehend realisiert werden, da sie sich erwiesenermaßen förderlich auf die Nahrungszufuhr auswirken.

Eine bisher sicherlich zu wenig beachtete Barriere ist das fehlende Wissen und Bewusstsein der Patienten und Angehörigen über die Bedeutung und die Konsequenzen der Malnutrition. Viele Patienten sehen einen vorausgegangenen unbeabsichtigten Gewichtsverlust nicht als medizinisches Problem und würden sich selbst nicht als mangelernährt einstufen. In einer Studie an akutgeriatrischen Krankenhauspatienten haben sich 64 % der mangelernährten Pateinten (MNA®-SF < 8 P.) als normal ernährt eingestuft, während nur 33 % der Ansicht waren, mangelernährt zu sein (Lueg et al., 2020). Dies weist auf ein mangelndes Erkrankungsbewusstsein hin, welches sich im Falle der Malnutrition sowohl auf der individuellen Ebene wie auch auf der gesellschaftlichen Ebene manifestiert. Daher sollten neben der ärztlichen Aufklärung auch Beratungsangebote genutzt werden, um die Grundvoraussetzung der Krankheitseinsicht bei Patienten und/oder betreuenden Angehörigen zu schaffen und individuelle Lösungsansätze aufzuzeigen.

Hilfsmittel

Die Anwendungsmöglichkeiten für Hilfsmittel, die die Nahrungsaufnahme bei bestimmten Patientengruppen erleichtern und unterstützen, sind umfassend. Daher können an dieser Stelle nur einzelne Beispiele benannt werden. Für Menschen mit einem hohen Zeitbedarf bei der Nahrungsaufnahme können Warmhalteteller das Essen über eine längere Zeit warmhalten. Für Patienten mit Behinderungen im Bereich der Hände, die dazu führen, dass Besteck nicht oder nur sehr unsicher gehalten werden kann, können Griffverdickungen das Essen erleichtern. Auch gibt es inzwischen elektronisch gesteuerte Löffel zur Tremorkompensation, die z. B. für Parkinsonpatienten mit einem starken Tremor die Mahlzeitengestaltung erheblich verbessern können. Auch für Parkinsonpatienten, jedoch durchaus auch für Patienten mit einer ankylosierenden Spondylitis sind Tassen und Becher mit einem Nasenausschnitt geeignet, die es ermöglichen, das Trinkgefäß ohne Kopfreklination vollständig zu entleeren. Patienten mit einer ankylosierenden Spondylitis können den Kopf nicht reklinieren und Parkinsonpatienten sollen dies nicht tun, da hierbei das Aspirationsrisiko erheblich ansteigt.

Steigerung der Nährstoffdichte

Bei allen Patienten mit Malnutrition ist es sinnvoll, die Energiedichte der zugeführten Nahrung zu steigern. Hier müssen im ersten Schritt restriktive Diäten beendet werden, was für manche Patienten eine psychologische Hürde darstellt, da Sie ihr Leben lang auf eine beispielsweise fettarme oder zuckerarme Ernährung geachtet haben. In der Situation der Malnutrition ist die Verwendung fett- oder kalorienreduzierter Produkte jedoch weder notwendig noch zielführend.

Weiterhin können die Mahlzeiten bewusst mit energiedichten Produkten zubereitet werden. Als Beispiel sei hier nur die Verwendung von Sahne statt Milch und die Anreicherung mit Speiseölen erwähnt.

In der nächsten Stufe können Mahlzeiten oder Einzelkomponenten des Essens dann auch gezielt mit Pulversupplementen angereichert werden. Neben Maltodextrin als geschmacklosem Kohlenhydrat eignet sich hierfür ganz besonders auch Proteinpulver aus Molkeprotein, welches in flüssige oder breiige Mahlzeitenkomponenten eingerührt werden kann.

Energie- und Proteinsupplemente

Die Gabe bilanzierter Trinknahrung ist der mit Abstand wichtigste und am besten untersuchte ernährungsmedizinische Ansatz bei der Behandlung mangelernährter geriatrischer Patienten. Metaanalysen konnten zeigen, dass die Gabe bilanzierter Trinknahrung zu einer Reduktion der Mortalitäts- und Komplikationsrate führt (Cawood et al., 2012; Milne et al., 2009). Hierbei sollte die Trinknahrung nicht zu den Mahlzeiten, sondern als Zwischenmahlzeit und ggf. als Spätmahlzeit verzehrt werden. In einer Metaanalyse ließ sich belegen, dass etwa 70 % der durch Trinknahrung bereitgestellten Energie als zusätzliche Energie vom Patienten verzehrt wird, der Patient dadurch also kompensatorisch nicht wesentlich weniger seiner sonstigen Mahlzeiten verzehrt (Stratton, 2000). Für Patientinnen und Patienten, die solch ein Produkt eher nur schluckweise zu sich nehmen, wurden Trinknahrungen höherer Energiedichte entwickelt, um auch bei geringer Volumenzufuhr adäquate Nährstoffmengen zu applizieren. Analysen zur Compliance der Einnahme bilanzierter Trinknahrung haben insgesamt eine gute Compliance von etwa 80 % gezeigt. In der vergleichenden Betrachtung war die Compliance bei energiedichter Trinknahrung generell etwas besser als bei Standard-Trinknahrungen (Hubbard et al., 2012). Vor dem Hintergrund der Tatsache, dass die meisten mangelernährten geriatrischen Patientinnen und Patienten auch mit der Gabe einer Standard-Trinknahrung ihren gesteigerten Proteinbedarf in der Regel nicht decken, sollten in dieser Patientengruppe überwiegend proteinreiche Produkte verwendet werden. Dieser Ansatz stellte sich in Metaanalysen besonders effektiv dar (Cawood et al., 2012) und verbesserte bei sarkopenen Patientinnen und Patienten funktionelle Parameter wie die Handkraft (Rus et al., 2020). Auch in der prospektiven randomisierten und kontrollierten EFFORT-Studie zum optimierten Ernährungsmanagement bei mangelernährten internistischen Patienten im Krankenhaus war neben einer individualisierten Vorgehensweise die Gabe von bilanzierter Trinknahrung der wesentliche Unterschied zwischen der Interventions- und Kontrollgruppe (90 % vs. 11 %) und dürfte daher vorrangig zum günstigen Effekt der ernährungsmedizinischen Intervention beigetragen haben (Schuetz et al., 2019). In einer Subgruppenanalyse dieser Studie zeigte sich, dass die günstigen Effekte in der Gruppe der älteren Patienten mit Frailty und/oder kognitiver Störung noch ausgeprägter und vor allem längerfristig messbar waren (Baumgartner et al., 2021). Hier fand sich nach 6 Monaten eine nachhaltige Reduktion der Mortalitätsrate um 50 %.

Konsistenzmodifikation der Nahrung

Patientinnen und Patienten mit Kaustörungen kann durch eine Konsistenzmodifikation der Nahrung, wie z. B. der Gabe weicher Kost, eine adäquate Nahrungsaufnahme wesentlich erleichtert werden. Bei Vorliegen einer oropharyngealen Dysphagie erleichtert konsistenzmodifizierte Kost nicht nur die Zufuhr, sondern macht diese überhaupt erst sicher, sofern zuvor ausgetestet wurde, welche Konsistenzen ohne Aspirationsrisiko geschluckt werden können. Ergänzend sei hier auch auf ▸ Kap. 3.6 verwiesen. An dieser Stelle

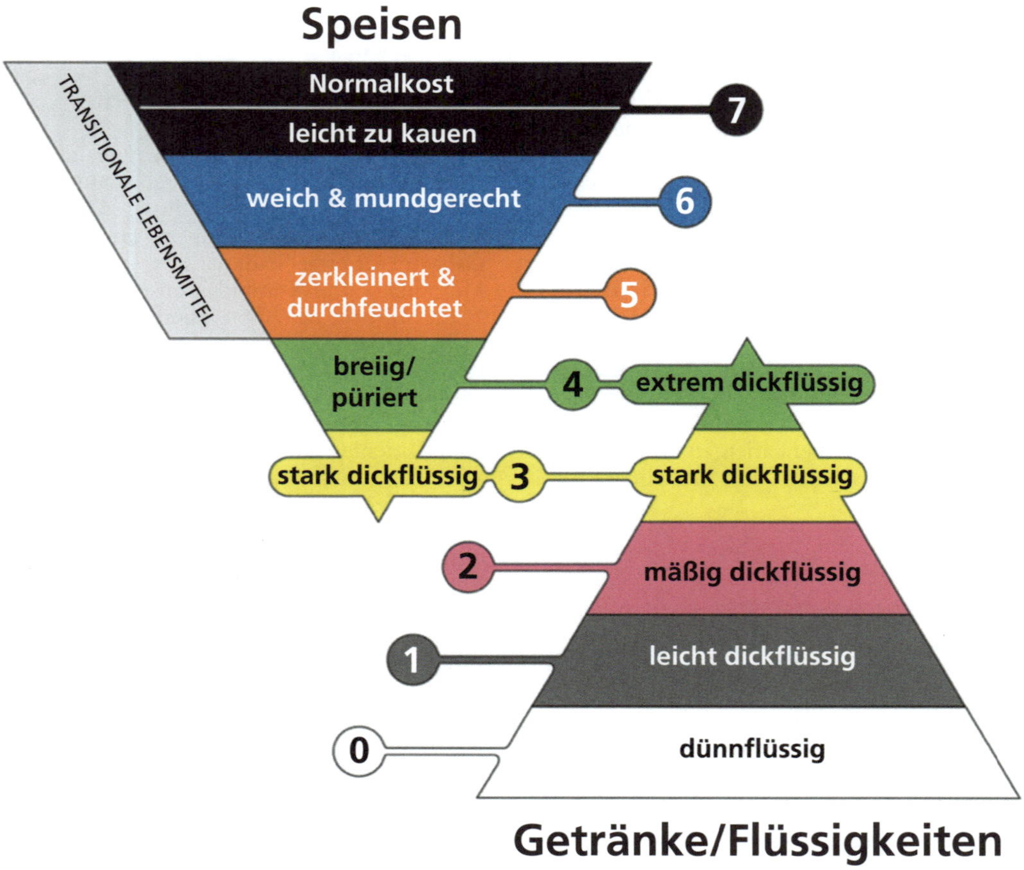

Abb. 4.3.2.1: System der Konsistenzstufen der International Dysphagia Diet Standardisation Initiative (modifiziert nach www.IDDSI.org, 2019; https://creativecommons.org/licenses/by-sa/4.0/)

sollte jedoch nicht unerwähnt bleiben, dass eine Konsistenzmodifikation häufig auch mit einer verminderten Energiedichte der Nahrung und einer verringerten Zufuhr einhergeht. Daher müssen Patienten mit einer solchen Kostform besonders gut bzgl. ihrer Energie- und Proteinaufnahme überwacht werden. Im Zusammenhang der Konsistenzmodifikation hat sich eine Systematisierung und Standardisierung der verschiedenen Konsistenzstufen bewährt. International anerkannt ist inzwischen das System der International Dysphagia Diet Standardisation Initiative, welches in verschiedenen Sprachen frei im Internet verfügbar ist (www.IDDSI.org, ▸ Abb. 4.3.2.1). Welche dieser Konsistenzstufen gewählt werden sollten, wird individuell im Rahmen der Dysphagiediagnostik getestet und festgelegt.

Enterale Ernährung

Immer dann, wenn durch konservative Maßnahmen keine annähernde Deckung des Energiebedarfs möglich ist und die Erkrankungsprognose akzeptabel ist, sollte eine enterale Ernährung erwogen werden. Ist diese voraussichtlich nur wenige Wochen notwendig, so ist zunächst die Gabe über eine nasogastrale Sonde indiziert. Wenn voraussichtlich eine längerfristige enterale Ernährung notwendig ist, oder eine nasogastrale Sonde nicht toleriert oder gewünscht wird, erfolgt die Ernährung über eine perkutane endoskopische Gastrostomie (PEG). Nach Möglichkeit sollte es sich grundsätzlich immer um eine adjuvante enterale Ernährung handeln, die zusätzlich zur oralen Ernährung durchgeführt wird. Nur in seltenen Fällen, z. B. bei bestimmten Formen einer schwergradigen Dysphagie, sollte eine ausschließliche enterale Ernährung stattfinden, da keine orale Nahrungszufuhr möglich ist. Weiterhin sollte eine enterale Ernährung eher für eine begrenzte Zeit erfolgen, um eine Erkrankungskrise zu überwinden und entsprechend sollte die Indikation regelmäßig kritisch überprüft werden. In diesem Sinne ist auch die Indikationsstellung bei an Demenz Erkrankten zu sehen. Hier kann eine enterale Ernährung sinnvoll sein, um eine Erkrankungskrise zu überwinden. Eine dauerhafte enterale Ernährung ist insbesondere bei schwergradiger Demenzerkrankung eher nicht indiziert. Für eine detaillierte Darstellung sei hier auf die entsprechenden Leitlinien verwiesen (Burgos et al., 2018; Volkert et al., 2019; Volkert et al., 2015).

In wenigen Einzelfällen ist die Ernährung über eine jejunale Sonde indiziert. Diese ist quasi alternativlos bei Z. n. Gastrektomie. Bei rezidivierenden Aspirationspneumonien kann diese Form der Ernährung hilfreich sein, obwohl die Daten hierzu bisher nicht überzeugend sind. Bei Parkinson-Patienten, die über eine duodenale L-Dopa-Gel-Applikation therapiert werden, ist eine duodenale bzw. jejunale Sonde Voraussetzung für die Therapie, wobei die ggf. gleichzeitig notwendige Sondenernährung über einen gastralen Schenkel erfolgen kann.

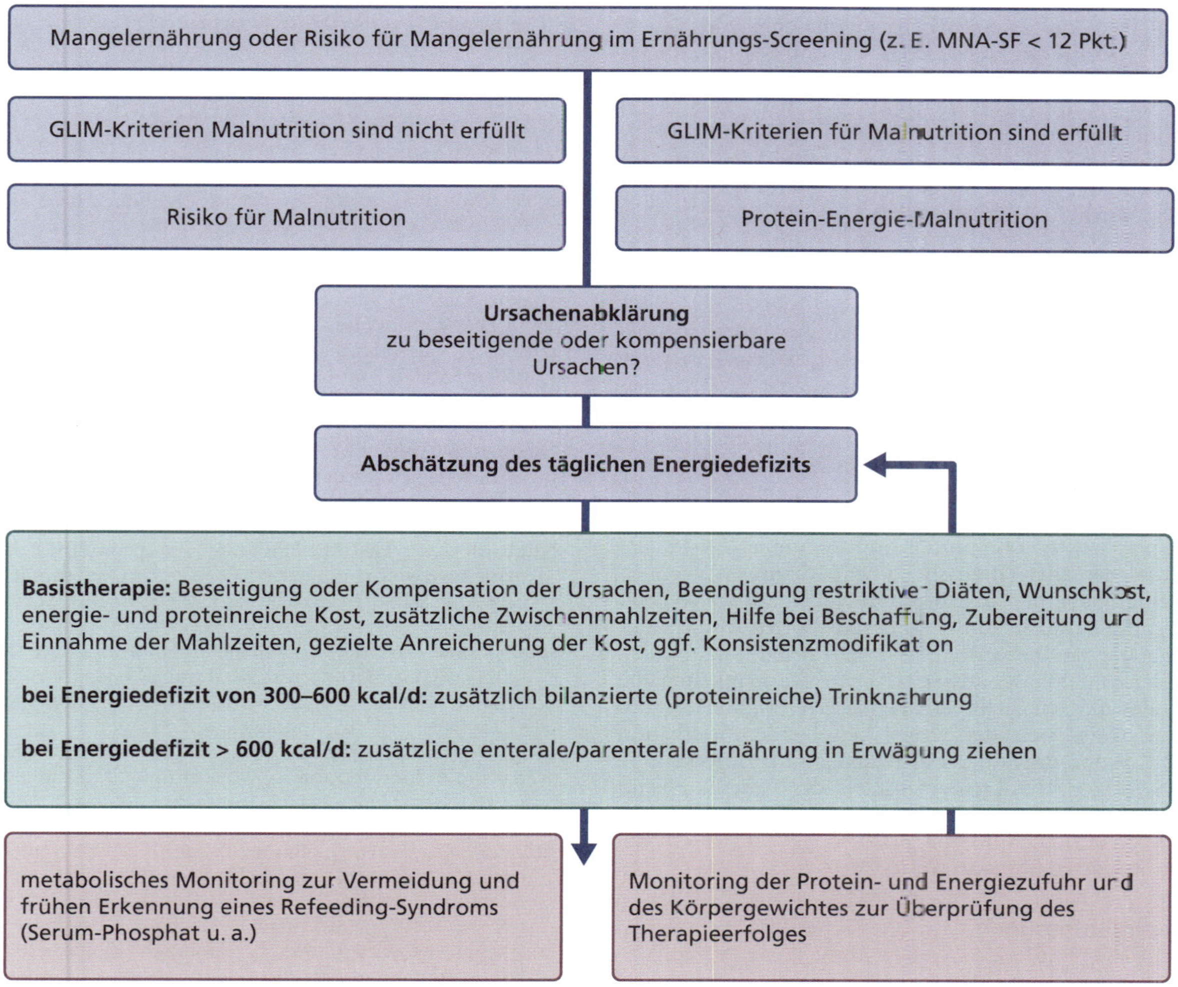

Abb. 4.3.2.2: Grafische Zusammenfassung der Diagnostik (blau), der Therapie (grün) und des Monitorings (rot) bei Malnutrition

Parenterale Ernährung

Grundsätzlich gilt der Leitsatz „enterale Ernährung vor parenteraler Ernährung“, denn eine enterale Ernährung ist physiologischer, kostengünstiger und mit weniger infektiösen Komplikationen verbunden. Wenn jedoch eine enterale Ernährung kontraindiziert ist oder für eine Kurzzeittherapie ohnehin ein adäquater parenteraler Zugangsweg besteht, so kann auch eine adjuvante parenterale Ernährung peripher- oder zentralvenös erfolgen. Zudem eignet sich eine adjuvante periphervenöse parenterale Ernährung sehr gut, um ein verbleibendes Energiedefizit bei oraler Ernährungstherapie phasenweise zu decken, wenn die Ernährung über eine Magensonde abgelehnt wird oder kontraindiziert ist. Besteht lediglich ein Flüssigkeitsdefizit, so kann dieses alternativ auch über eine subkutane Infusion ausgeglichen werden. Siehe dazu auch ▸ Kap. 4.4.

Refeeding-Syndrom

Bei nahezu allen geriatrischen Patienten mit Malnutrition besteht bei Einleitung einer Ernährungstherapie das Risiko für die Entwicklung eines Refeeding-Syndroms (Pourhassan et al., 2018). Dieses kann zu schwerwiegenden Konsequenzen für den Krankheitsverlauf führen und endet unerkannt mitunter tödlich. Daher muss die Entwicklung eines Refeeding-Syndroms in jedem Fall verhindert und ggf. behandelt werden.

Während der Entwicklung einer Malnutrition verarmt der Organismus nicht nur an Energie, sondern auch an Elektrolyten und Vitaminen. In der Pathogenese des Refeeding-Syndroms spielen neben Thiamin die intrazellulären Elektrolyte Phosphat, Kalium und Magnesium eine übergeordnete Rolle. Die Verarmung der Zellen an diesen Elektrolyten ist im Hungerstoffwechsel zunächst nicht erkennbar, da die extrazelluläre und im Blutserum messbare Konzentration lange aufrechterhalten wird. Erst nach vermehrter Zufuhr von Energie kommt es im Energiestoffwechsel zu einem hohen Bedarf von Thiamin, Phosphat, Kalium und Magnesium, der zu einer Verschiebung dieser Elemente vom extra- in den intrazellulären Raum führt. Dieser transzelluläre Shift kann in der ersten Woche nach Beginn einer Ernährungstherapie zu einer schwerwiegenden metabolischen Entgleisung führen, die ein ausgesprochen vielgestaltiges Bild bis hin zum Bild eines Delirs annehmen kann. Unter Berücksichtigung des Schweregrades der Malnutrition und weiterer Risikofaktoren, wie u. a. Diuretikatherapie und Alkoholismus, müssen die o. g.

Elektrolyte in der ersten Woche engmaschig kontrolliert und ggf. substituiert werden. Da Thiaminbestimmungen in den meisten Laboren nicht täglich verfügbar sind, sollte bei Risiko für eine Refeeding-Syndrom in den ersten Tagen eine hochdosierte prophylaktische Thiaminsubstitution stattfinden und die Energiezufuhr generell nur langsam über etwa eine Woche bis zur Bedarfsdeckung gesteigert werden (Wirth et al., 2020; Friedli et al., 2020).

Monitoring und Kontrolle des Therapieeffektes

Jegliche Therapie erfordert eine Überprüfung des Therapieeffektes. Diese Überprüfung ist bei der Ernährungstherapie erschwert, da die primäre Zielgröße, eine Gewichtszunahme, erst nach mehreren Wochen zu erwarten ist. Kommt es nach Initiierung einer Ernährungstherapie bereits früh zu einer messbaren Gewichtszunahme, so lag ein Flüssigkeitsdefizit vor, welches mit der Ernährungstherapie ausgeglichen wurde, oder es kommt zur Akkumulation von Flüssigkeit, z. B. im Sinne von Proteinmangelödemen. Aufgrund der eher langfristigen Veränderungen ist es in der Initialphase der Ernährungstherapie zusätzlich notwendig, die tatsächliche Energie- und Proteinzufuhr unter der Therapie zu überwachen und dem Bedarf anzupassen. Nach der Initialphase müssen weiterführende regelmäßige Kontrollen des Gewichtsverlaufs, der Verträglichkeit, des Therapieerfolgs und der weiter bestehenden Indikation mit ggf. Anpassungen der Therapieansätze erfolgen. Je nach Setting und Allgemeinzustand des Patienten kann dies ambulant, teilstationär oder vollstationär erfolgen, wobei eine geriatrische und/oder ernährungsmedizinische Expertise Voraussetzung sein sollte.

Zusammenfassung

Besteht auf Grund eines Screening-Befundes oder des klinischen Erscheinungsbildes der Verdacht auf eine Protein-Energie-Malnutrition, so sollte anhand der sog. GLIM-Kriterien überprüft werden, ob eine Malnutrition vorliegt. Im Rahmen der Basisdiagnostik sollten dann der zeitliche Verlauf und die Ausprägung der Unterversorgung ermittelt werden. Mit Hilfe einer erweiterten medizinischen Diagnostik sollten die individuellen Ursachen der Malnutrition identifiziert werden, damit diese behoben bzw. deren Auswirkungen kompensiert werden können. Ein individuelles und ursachenbezogenes Therapiekonzept wird in der Regel mehrere Therapieansätze integrieren. Beim geriatrischen Patienten ist in der Regel nicht die Wiedererlangung des ursprünglichen Körpergewichts, sondern eine positive Energiebilanz und die Vermeidung eines weiteren Gewichtsverlusts ein realistisches Therapieziel. Neben der positiven Energiebilanz sollte das Augenmerk ebenso auf einer ausreichenden Proteinzufuhr und der Vermeidung metabolischer Komplikationen wie des Refeeding-Syndroms liegen (▶ Abb. 4.3.2.2).

Literatur

Baumgartner, A., Pachnis, D., Parra, L., et al. (2021). The impact of nutritional support on malnourished inpatients with aging-related vulnerability. *Nutrition, 89*, 111279. https://doi.org/10.1016/j.nut.2021.111279

Burgos, R., Breton, I., Cereda, E., et al. (2018). ESPEN guideline clinical nutrition in neurology. *Clin Nutr, 37*(1), 354-396. https://doi.org/10.1016/j.clnu.2017.09.003

Cawood, A. L., Elia, M., & Stratton, R. J. (2012, Apr). Systematic review and meta-analysis of the effects of high protein oral nutritional supplements. *Ageing Res Rev, 11*(2), 278-296. https://doi.org/10.1016/j.arr.2011.12.008

Cederholm, T., Jensen, G. L., Correia, M., et al. (2019). GLIM criteria for the diagnosis of malnutrition – A consensus report from the global clinical nutrition community. *Clin Nutr, 38*(1), 1-9. https://doi.org/10.1016/j.clnu.2018.08.002

Friedli, N., Odermatt, J., Reber, E., et al. (2020). Refeeding syndrome: update and clinical advice for prevention, diagnosis and treatment. *Curr Opin Gastroenterol, 36*(2), 136-140. https://doi.org/10.1097/MOG.0000000000000605

Gingrich, A., Volkert, D., Kiesswetter, E., et al. (2019). Prevalence and overlap of sarcopenia, frailty, cachexia and malnutrition in older medical inpatients. *BMC Geriatr, 19*(1), 120. https://doi.org/10.1186/s12877-019-1115-1

Hubbard, G. P., Elia, M., Holdoway, A., et al. (2012). A systematic review of compliance to oral nutritional supplements. *Clin Nutr, 31*(3), 293-312. https://doi.org/10.1016/j.clnu.2011.11.020

International Dysphagia Diet Standardisation Initiative (IDDSI) (2019). IDDSI Grundstruktur Testmethoden. https://iddsi.org/IDDSI/media/images/Translations/IDDSI_TestingMethods_V2_German_Final_22Jun2020.pdf

Lueg, G., Wirth, R., Kwiatkowski, J., et al. (2020). Low Self-Perception of Malnutrition in Older Hospitalized Patients. *Clin Interv Aging, 15*, 2219-2226. https://doi.org/10.2147/CIA.S278578

Milne, A. C., Potter, J., Vivanti, A., et al. (2009). Protein and energy supplementation in elderly people at risk from malnutrition. *Cochrane Database Syst Rev*(2), CD003288. https://doi.org/10.1002/14651858.CD003288.pub3

Pourhassan, M., Cederholm, T., Trampisch, U.et al. (2021). Inflammation as a diagnostic criterion in the GLIM definition of malnutrition-what CRP-threshold relates to reduced food intake in older patients with acute disease? *Eur J Clin Nutr.* https://doi.org/10.1038/s41430-021-00977-4

Pourhassan, M., Cuvelier, I., Gehrke, I., et al. (2018). Risk factors of refeeding syndrome in malnourished older hospitalized patients. *Clin Nutr, 37*(4), 1354-1359. https://doi.org/10.1016/j.clnu.2017.06.008

Rus, G. E., Porter, J., Brunton, A., et al. (2020). Nutrition interventions implemented in hospital to lower risk of sarcopenia in older adults: A systematic review of randomised controlled trials. *Nutr Diet, 77*(1), 90-102. https://doi.org/10.1111/1747-0080.12608

Schuetz, P., Fehr, R., Baechli, V., et al. (2019). Individualised nutritional support in medical inpatients at nutritional risk: a randomised clinical trial. *Lancet, 393*(10188), 2312-2321. https://doi.org/10.1016/S0140-6736(18)32776-4

Stratton, R. J. (2000). Summary of a systematic review on oral nutritional supplement use in the community. *Proc Nutr Soc, 59*(3), 469-476. https://doi.org/10.1017/s0029665100000653

Volkert, D., Beck, A. M., Cederholm, T., et al. (2019). ESPEN guideline on clinical nutrition and hydration in geriatrics. *Clin Nutr, 38*(1), 10-47. https://doi.org/10.1016/j.clnu.2018.05.024

Volkert, D., Chourdakis, M., Faxen-Irving, G., et al. (2015, Dec). ESPEN guidelines on nutrition in dementia. *Clin Nutr, 34*(6), 1052-1073. https://doi.org/10.1016/j.clnu.2015.09.004

Wirth, R., Pourhassan, M., & Janssen, G. (2020, Apr). [The refeeding-syndrome in older patients]. *Dtsch Med Wochenschr, 145*(7), 436-441. https://doi.org/10.1055/a-0955-0094 (Das Refeeding-Syndrom beim alteren Patienten.)

4.4 Dehydratation

Rainer Wirth

4.4.1 Einführung

Die Begriffe Dehydratation und Exsikkose bezeichnen synonym eine Symptomatik, die auf einen unphysiologisch niedrigen Wassergehalt des Organismus zurückzuführen ist. Der Körper eines Erwachsenen enthält 50–60 % Wasser. Die fettfreie Körpermasse (FFM) weist mit ca. 73 % einen deutlich höheren Wassergehalt auf als die Fettmasse (FM) mit ca. 15 %. Daher ist der Gesamtwassergehalt des Körpers abhängig von der FFM. Mit zunehmendem Alter nimmt die FFM und damit auch der Wassergehalt ab. Die tägliche Flüssigkeitszufuhr gleicht die Flüssigkeitsverluste durch Urin, Stuhl, Schweiß und Atmung aus und sichert die renale Ausscheidungs- und Entgiftungsfunktion.

Im Falle einer zu niedrigen Flüssigkeitszufuhr oder vermehrter Verluste verfügt der Organismus über wirksame Kompensationsmechanismen. Führen diese zu Symptomen oder ist die Kompensationsreserve im Extremfall erschöpft, spricht man von einer Dehydratation. Dehydratation ist im höheren Lebensalter sehr häufig. Trotz der hohen Prävalenz ist sie aufgrund der unspezifischen Symptomatik nicht leicht zu diagnostizieren. Kein klinisches Zeichen und kein apparativer Untersuchungsbefund allein kann diese Diagnose mit ausreichender Sensititvität und Spezifität sichern. Die Diagnose der Dehydratation erfolgt daher durch die Einschätzung des Gesamtbildes, bei Unsicherheiten auch durch einen konfirmatorischen Therapieversuch.

4.4.2 Pathophysiologie

Das Gesamtkörperwasser verteilt sich bei einem Erwachsenen zu zwei Drittel auf den intrazellulären Raum und zu einem Drittel auf den extrazellulären Raum. Der Anteil im extrazellulären Raum kann noch weiter differenziert werden. So finden sich 27 % des Gesamtkörperwassers interstitiell, 7 % intravasal und 3 % transzellulär im Lumen des Magen-Darm-Traktes und der ableitenden Harnwege. Diese Massenverhältnisse verdeutlichen auch, dass Rückschlüsse von nur 7 % intravasaler Flüssigkeit auf 100 % Gesamtkörperwasser problematisch sein können.

Merke

Als Faustregel gilt für eine ausreichende Flüssigkeitszufuhr gesunder Senioren 30 ml pro Kilogramm Körpergewicht pro Tag. Bei normaler Ernährung wird ein Drittel des Flüssigkeitsbedarfs über die feste Nahrung gedeckt, sodass der Mindestbedarf an Getränken bei durchschnittlicher Ernährung bei 20 ml/kg/d liegt.

Während Hitzeperioden kann sich der Bedarf auch ohne körperliche Aktivität leicht verdoppeln. Die Wasserhomöostase wird über die Aufrechterhaltung der Osmolalität und der Isovolämie reguliert. Baro- und Chemosensoren detektieren einen Volumenmangel in den Blutgefäßen und eine erhöhte Serum-Osmolalität. Diese Signale führen über eine vermehrte Ausschüttung des antidiuretischen Hormons (ADH) zu Antidiurese und Durst, wobei auch das Renin-Angiotensin-Aldosteron-System und das System der natriuretischen Peptide in die Regulation der Diurese eingreifen. Auch die weiteren Kompensatiosmechanismen der Reduktion der Schweißbildung und Flüssigkeitsmobilisierung aus dem Darm zielen darauf ab, die Flüssigkeitsverluste zu minimieren.

4.4.3 Unterschiedliche Formen der Dehydratation

Je nach Mechanismus und Geschwindigkeit der Entwicklung einer Dehydratation ergeben sich unterschiedliche Konsequenzen für den Flüssigkeitsstatus der unterschiedlichen Kompartimente. Bei erhöhten Verlusten isotoner Flüssigkeit, also von Wasser und Elektrolyten, z. B. durch Diarrhoe und Erbechen kommt es zu einer isotonen Dehydratation, die laborchemisch erst relativ spät in Form einer Erhöhung des Hämatokrit-Wertes gemessen werden kann. Selten kommt es durch den übermäßigen Verlust von Elektrolyten auch zu einer hypotonen Dehydratation.

Bei übermäßigen Verlusten oder unzureichender Aufnahme freien Wassers kommt es zu einer hypertonen Dehydratation. Diese ist wahrscheinlich die häufigste Form der Dehydratation beim alten Menschen. Sie wird im internationalen Schrifttum als „Low-Intake-Dehydration" bezeichnet. Nur diese zweite Form der Dehydratation kann über die Messung der Serum-Osmolalität laborchemisch diagnostiziert werden. Beide Formen treten selbstverständlich auch in Kombination auf.

4.4.4 Epidemiologie

Zur Prävalenz der Dehydratation liegen nur wenige epidemiologische Daten vor und diese sind wegen der unscharfen diagnostischen Kriterien wenig verlässlich (Stookey et al., 2005). Lediglich zur hyperosmolaren Dehydratation finden sich verwertbare Prävalenzangaben, da diese über die Hyperosmolarität symptomunabhängig definiert werden kann. Die Prävalenz der hyperosmolaren Dehydratation wird bei britischen Krankenhauspatienten über 65 Jahre mit 27 % (El-Sharkawy et al., 2020) und bei britischen Pflegeheimbewohnern mit 20 % (Hooper et al., 2016) angegeben. Bei diesen Angaben handelt es sich jedoch ausschließlich um Prävalenzangaben zur erhöhten Serumosmolalität, ohne Berücksichtigung von Symptomen. Eine leicht erhöhte Serumosmolalität muss nicht bei jedem Patienten zu Symptomen führen. Bei schwerer Herzinsuffizienz oder dekompensierter Leberzirrhose kann eine erhöhte Serumosmolalität sogar ein erwünschter Therapieeffekt sein.

Weiterhin finden sich Angaben über die Flüssigkeitszufuhr älterer Menschen. Volkert et al. haben in einer reprä-

Tab. 4.4.1: Beispiel einer ausgeglichenen Flüssigkeitsbilanz

	Flüssigkeitszufuhr	Flüssigkeitsverluste
	1.310 ml Getränke	1.100 ml Urin
	680 ml Wasser in fester Nahrung	150 ml Stuhl
	260 ml Oxidationswasser	500 ml Haut
		500 ml Lunge
Summe	2.250 ml	2.250 ml

sentativen Studie an 1.372 nicht institutionalisierten Senioren im Alter von über 65 Jahren für Deutschland gezeigt, dass ein Drittel der älteren Menschen die Zufuhrempfehlung von 1.310 ml Getränken pro Tag nicht erreichen (Volkert et al., 2005). Erwartungsgemäß fand sich in dieser Studie eine mit dem Alter deutlich ansteigende Häufigkeit einer unzureichenden Zufuhr (65–74 Jahre 33 %, 75–84 Jahre 44 %, > 84 Jahre 51 %). Angesichts eines interindividuell sehr variablen Flüssigkeitsbedarfs und ohne die Angabe von typischen Symptomen lässt sich daraus die tatsächliche Prävalenz der Dehydratation jedoch nicht ableiten. Sicher ist jedoch, dass die Dehydratation eine der häufigsten Behandlungsdiagnosen bei älteren Krankenhauspatienten ist. Mazza et al. fanden bei 7,8 % aller älteren Krankenhauspatienten die Diagnose Dehydratation (Mazza & Morley, 2007).

4.4.5 Ursachen und Risikofaktoren der Dehydratation

Wesentliche Ursachen für die Vulnerabilität älterer Menschen gegenüber Dehydratation, sind der durch die abnehmende Muskelmasse verminderte Flüssigkeitsgehalt des Organismus und ein im Alter physiologisch vermindertes Durstgefühl, welches durch eine im Alter verringerte Osmosensitivität erklärt wird (Phillips et al., 1991; Phillips et al., 1984). Weiterhin besteht mit zunehmendem Alter eine geringere Harnkonzentrationsfähigkeit, sodass der für die Entgiftungsfunktion minimale Flüssigkeitsbedarf mit dem Alter ansteigt (Wang et al., 2013). Darüber hinaus können viele Erkrankungen zur Entstehung einer Dehydratation beitragen, indem sie zu einer Reduktion der Flüssigkeitszufuhr oder zu einem erhöhten Bedarf beitragen (▶ Abb. 4.4.1). An dieser Stelle sind auch die saisonalen Hitzeprerioden zu nennen, die regelmäßig zu einer erheblichen Übersterblichkeit während der Sommermonate beitragen (Kettaneh et al., 2010). Neben Erkrankungen, die mit Diarrhoe, Erbrechen oder Fieber als Ursachen für einen erhöhten Flüssigkeitsbedarf einhergehen, spielt die Harninkontinenz eine besondere Rolle. Bei Menschen mit häufigem und starkem Harndrang kommt es häufig zu einer mehr oder weniger bewussten Reduktion der Flüssigkeitszufuhr zur Vermeidung von Episoden mit Harndrang und Hanrinkontinenz (Colling et al., 1994). Auch bei einer oropharyngealen Dysphagie kann es zur Reduktion der Flüssigkeitsaufnahme kommen, da hiermit Aspirationsepisoden mit unangenehmen Hustenanfällen vermieden werden können.

Eine nicht unwesentliche Rolle in der Entstehung der Dehydratation bei betagten Patienten stellt auch die Volumenkontraktion und der ggf. erhöhte Flüssigkeitsbedarf durch die Einnahme von Diuretika dar. Hier ist die Verminderung des Blutvolumens ein erwünschter therapeutischer Effekt, der sich allerdings auch auf das Gesamtkörperwasser auswirkt und die Vulnerabilität für eine symptomatische Dehydratation steigert. Während bei jüngeren Patienten mit arterieller Hypertonie die Gabe von Diuretika meist großzügig in Kombinationstherapien erfolgt, wird empfohlen, diese bei der Therapie betagter Patienten zurückhaltend einzusetzen (Wehling, 2013). Bei einer langjährigen Diuretikatherapie muss bei alten Patienten zudem berücksichtigt werden, dass eine Therapie bzw. eine Dosierung, die im mittleren Erwachsenenalter noch gut vertragen wurde, bei betagten Patienten durch die veränderte Körperzusammensetzung und Körpermasse und das verringerte Durstgefühl häufig nicht mehr toleriert wird. Hier bedarf es einer regelmäßigen Überprüfung der medikamentösen Therapie und ggf. auch einer Dosisreduktion. Leider werden auch bei der symptomatischen Therapie von Ödemen nicht kardialer oder renaler Ursachen, beispielsweise bei der chronisch venösen Insuffizienz, sehr häufig Diuretika eingesetzt, obwohl diese nicht indiziert sind und in dieser Situation leicht zu einer Dehydratation führen können.

4.4.6 Folgen der Dehydratation

Die Folgen der Dehydratation können vielfältig sein und manifestieren sich gemäß der individuellen Vulnerabilität. Zunächst kommt es zur Aktivierung der Kompensationsmechanismen, um das intravasale Volumen aufrechtzuerhalten. Neben einer Einschränkung der Diurese mit konsekutiver Harnkonzentration und ggf. Retention harnpflichtiger Substanzen aktiviert der Organismus weitere Kompensationsmechanismen, um die Flüssigkeitsverluste zu minimieren. Diese führen über die verringerte Speichelbildung zu Mundtrockenheit und die verringerte Schweißbildung kann Fieber hervorrufen. Klinisch bedeutsam und sicher unterschätzt ist die Mobilisierung der Flüssigkeit aus dem Darm, die als wesentliche Ursache der chronischen Obstipation im Alter angesehen wird. Bei älteren Menschen werden erste Symptome bereits bei einem Flüssigkeitsverlust von 1–2 % des Gesamtkörperwassers beobachtet. Spätestens ein Verlust von 5 % des Körperwassers führt zu einer schwerwiegenden klinischen Symptomatik. Das Leitsymptom der Dehydratation ist die zunehmende körperliche Schwäche und die Verschlechterung der Kognition. Diese Symptomatik kann sich sowohl akut, wie auch langsam entwickeln. Je nach individueller Vulnerabilität kann die konkrete Symptomatik stark variieren. Häufig führt die zunehmende Schwäche der Patienten jedoch zu einer weiteren Reduktion der Flüssigkeitszufuhr, die dann im Sinne eines Teufelskreises zu einer raschen Zunahme der Symptomatik beiträgt.

Tab. 4.4.2: Folgen und klinische Konsequenzen der Dehydratation

Unmittelbare Folgen	Mögliche klinische Konsequenzen
körperliche Schwäche	Antriebslosigkeit, Immobilität, Stürze
Einschränkung der kognitiven Leistung	Verlust der Selbstständigkeit, Delir
Orthostase-Syndrom	Schwindel, Stürze, Frakturen
Obstipation	Laxantienabusus, Ileus, anorektale Insuffizienz
Reduktion der Diurese	aszendierende Harnwegsinfektionen, Urosepsis, Nephrolithiasis
erhöhter Hämatokrit, Hyperkoagulabilität	Phlebothrombose, Lungenarterienembolie, Myokardinfarkt, ischämischer Insult
verminderte Schweißproduktion	Fieber, unnötige Antibiotikatherapie
verminderte Speichelproduktion	Mundtrockenheit, Dysphagie
verminderte Medikamenten-Clearance	gehäufte Arzneimittelnebenwirkungen

Eine bedeutsame Folge der Dehydratation ist auch die Entstehung einer orthostatischen Hypotonie, die für zahlreiche Stürze bei älteren Menschen verantwortlich ist. Besonders gepaart mit einer Nykturie kann die orthostatische Hypotonie zu fatalen nächtlichen Sturzereignissen auf dem Weg zur Toilette beitragen.

Nicht bei allen Folgen der Dehydratation ist der ursächliche Zusammenhang gleich offensichtlich. Dennoch sind diese Assoziationen durch eine Vielzahl von Studien belegt. Beispieslweise kann eine Dehydratation durch die verringerte Urinausscheidung zu aszendierenden Harnwegsinfektionen beitragen und die erhöhte Viskosität des Blutes die Entstehung kardiovaskulärer Ereignisse begünstigen.

4.4.7 Diagnosestellung der Dehydratation

Kein einzelnes Krankheitssymptom und kein Untersuchungsbefund allein kann eine Dehydratation mit hoher Sensitivität und Spezifität belegen. Lediglich die reine hyperosmolare Dehydratation kann über die Serum-Osmolalität relativ zuverlässig diagnostiziert werden. Daher sind Ärztinnen und Ärzte darauf angewiesen, das individuelle Gesamtbild aus Symptomen, Risikofaktoren und Befunden zu bewerten.

Die Symptome einer Dehydratation sind eher unspezifisch. Häufige Symptome sind Schwäche, Antriebslosigkeit, Müdigkeit, Schwindel, Orthostase-Syndrom, plötzliche Verwirrtheit, Obstipation, dunkler Urin, trockene Haut und Schleimhäute bis hin zu Fieber und Zentralisation des Kreislaufs. Letztendlich sollte jede kurzfristige Veränderung des Allgemeinzustandes beim alten Menschen an das Vorliegen einer Dehydratation denken lassen. Eine diagnostische Abklärung sollte niederschwellig erfolgen, wenn einer der folgenden Risikofaktoren vorliegt: Hitzeperiode, Pflegebedürftigkeit, kognitive Störung, Depression, Diuretika, sedierende Medikation, Dysphagie, Fieber, Diarrhöe, Erbrechen, Ileostoma und Harninkontinenz.

Auch die klinischen Zeichen der Dehydratation sind unspezifisch und weisen eine geringe Sensitivität und Spezifität auf. Orthostase, reduzierter Hautturgor, Tachykardie, trockene Mundschleimhaut und Bewusstseinsveränderungen sind wichtige Zeichen, jedoch ebenfalls nicht spezifisch. Der verminderte Hautturgor wird bei älteren Patienten überbewertet, da der altersassoziierte Verlust elastischer Fasern regelhaft zu einer deutlichen Verminderung des Hautturgors führt. Insbesondere auf dem Handrücken ist eine „stehende" Hautfalte alles andere als pathognomonisch für eine Dehydratation, sondern ein Zeichen der typischen Altershaut. Ebenfalls ist die trockene Mundschleimhaut ein sehr unspezifisches Zeichen. Eine gut befeuchtete Zunge macht eine Dehydratation zwar unwahrscheinlich. Das Vorliegen einer trockenen Zunge kann hingegen nicht nur Symptom einer Dehydratation sein, sondern auch durch anticholinerge Arzneimittelnebenwirkungen und durch eine verstärkte Mundatmung verursacht sein. Allein die trockene Axilla scheint ein spezifisches, aber wenig sensitives klinisches Zeichen zu sein. Der Befund einer trockenen Axilla wies in einer entsprechenden Metaanalyse eine Sensitivität von 50 % und eine Spezifität von 82 % für das Vorliegen einer Dehydratation auf (Eaton et al., 1994). Immer dann, wenn mehrere der o. g. klinischen Zeichen und Symptome vorliegen, und diese gepaart sind mit verringerter Flüssigkeitsaufnahme oder vermehrten Flüssigkeitsverlusten und mit einer Verschlechterung des allgemeinen Gesundheitszustandes einhergehen, sollte von einer Dehydratation ausgegangen werden.

Die Labordiagnostik kann die Diagnose Dehydratation häufig erhärten. Jedoch braucht es auch hier meist eine integrierende Bewertung mehrerer Befunde.

Wichtige Befunde sind neben der Serum-Osmolalität die erhöhte Osmolalität und Dunkelfärbung des Urins. Allerdings korrelieren diese nur bei weitgehend erhaltener Nierenfunktion mit dem Hydratationsstatus, da im Rahmen einer Niereninsuffizienz meist keine ausreichende Harnkonzentrationsfähigkeit mehr vorliegt (Wakefield et al., 2002). Bei Verdacht auf Dehydratation sollte ein Laborprogramm mindestens bestehend aus Hämoglobin, Hämatokrit, Kreatinin, Harnstoff, Natrium, Kalium, Glukose und Osmolalität im Serum durchgeführt werden. Eine erhöhte Serum-Osmolalität zeigt in der Regel den Mangel an freiem Wasser an. Ist sie normal oder erniedrigt, so schließt dies eine Dehydratation jedoch keinesfalls aus, da die o. g. isotone und gelegentlich auch eine hypotone Dehydratation vorliegen kann. Die Serum-Osmolalität kann direkt im Serum gemessen werden (Normbereich 280–300 mOsm/kg) oder als Osmolarität über eine Formel aus den osmotisch aktiven Serumbestandteilen näherungsweise berechnet werden (Osmolarität = 1,86 × (Na^+ + K^+) + 1,15 × Glucose + Harnstoff + 14 (alle gemessen in mmol/l); Normbereich 275–295 mmol/l). Erstere Methode gilt als verlässlicher (Volkert et al., 2019), ist aber nur selten verfügbar.

Über die sonografische Bestimmung des Durchmessers der Vena cava inferior (VCI) und deren inspiratorischem

Kollaps können das intravasale Volumen und der zentrale Venendruck abgeschätzt werden. Allerdings gilt es zu berücksichtigen, dass die intravasale Flüssigkeit mit nur etwa 7 % des Gesamtkörperwassers nicht immer den gesamten Flüssigkeitshaushalt reflektiert. Auch führt eine Trikuspidalklappeninsuffizienz zu einer deutlichen Verfälschung der Ergebnisse. Bei Gesunden findet sich ein durchschnittlicher Durchmesser der VCI von 14 mm und ein inspiratorischer Kollaps bei normaler Atmung von 35 % (Blehar et al., 2012). Eine halbwegs verlässliche Diagnostik gelingt mit dieser Methode jedoch nur, wenn der Durchmesser der VCI auf die Körpergröße bezogen wird und zusätzlich ein Kollaps-Index bei tiefer Inspiration berechnet wird. Ein Kollapsindex von über 75 % bei tiefer Inspiration spricht dabei für eine Dehydratation (Cheriex et al., 1989).

Bleiben diagnostische Unsicherheiten bestehen, so sollte eine probatorische Therapie erfolgen. Verbessert sich darunter der Allgemeinzustand des Patienten, so bestätigt dies die Diagnose der Dehydratation.

Die vorgenannte diagnostische Unschärfe zeigt deutlich, dass ein Biomarker, der beide Formen der Dehydratation mit ausreichender Trennschärfe diagnostizieren kann, bisher fehlt und eine Herausforderung für die Zukunft bleibt.

4.4.8 Prophylaxe und Therapie der Dehydratation

Die wichtigste Maßnahme zur Prophylaxe der Dehydratation ist die kontinuierliche Sicherstellung einer bedarfsdeckenden Flüssigkeitszufuhr. Die Empfehlungen für eine ausreichende Flüssigkeitsaufnahme durch Getränke variieren sehr stark zwischen den verschiedenen Fachgesellschaften und Institutionen, was auch den unzureichenden Erkenntnisstand bei diesem Thema widerspiegelt. Sie reichen von 1,0–1,5 Liter pro Tag in den Nordic Guidelines der Skandinavischen Länder (Nordic Nutrition Recommendations 2012, 2012), bis hin zu 2,6 Liter pro Tag für Männer und 1,8 Liter pro Tag für Frauen bei den Empfehlungen des amerikanischen Institute of Medicine (Gandy, 2015a, 2015b). Bei der kritischen Bewertung der unterschiedlichen Empfehlungen muss immer zwischen Gesamtflüssigkeitsaufnahme und Trinkmenge differenziert werden und selbstverständlich müssen auch die klimatischen Bedingungen der Länder berücksichtigt werden. Sehr pauschale Empfehlungen zur Flüssigkeitsaufnahme sind generell problematischer als bei anderen Komponenten der Ernährung, da hier sehr viel mehr Einflüsse zu einer hohen interindividuellen Variabilität beitragen. In einer Europäischen Leitlinie von 2019 werden für Männer 2,0 Liter und für Frauen 1,6 Liter Trinkmenge pro Tag empfohlen (Volkert et al., 2019). Die Deutsche Gesellschaft für Ernährung empfiehlt für Senioren eine Gesamtflüssigkeitsaufnahme von 30 ml/kg/d und eine Mindesttrinkmenge von 1,3–1,5 Liter pro Tag (DACH-Referenzwerte 2021). Zeigt sich eine zu niedrige Flüssigkeitsaufnahme oder gibt es andere Hinweise auf eine drohende Dehydratation, so sollte die Flüssigkeitszufuhr überwacht und ein entsprechender Pflegeplan aufgestellt werden (Volkert et al., 2019). Hier sollten nicht nur ausreichende Mengen an Getränken angeboten

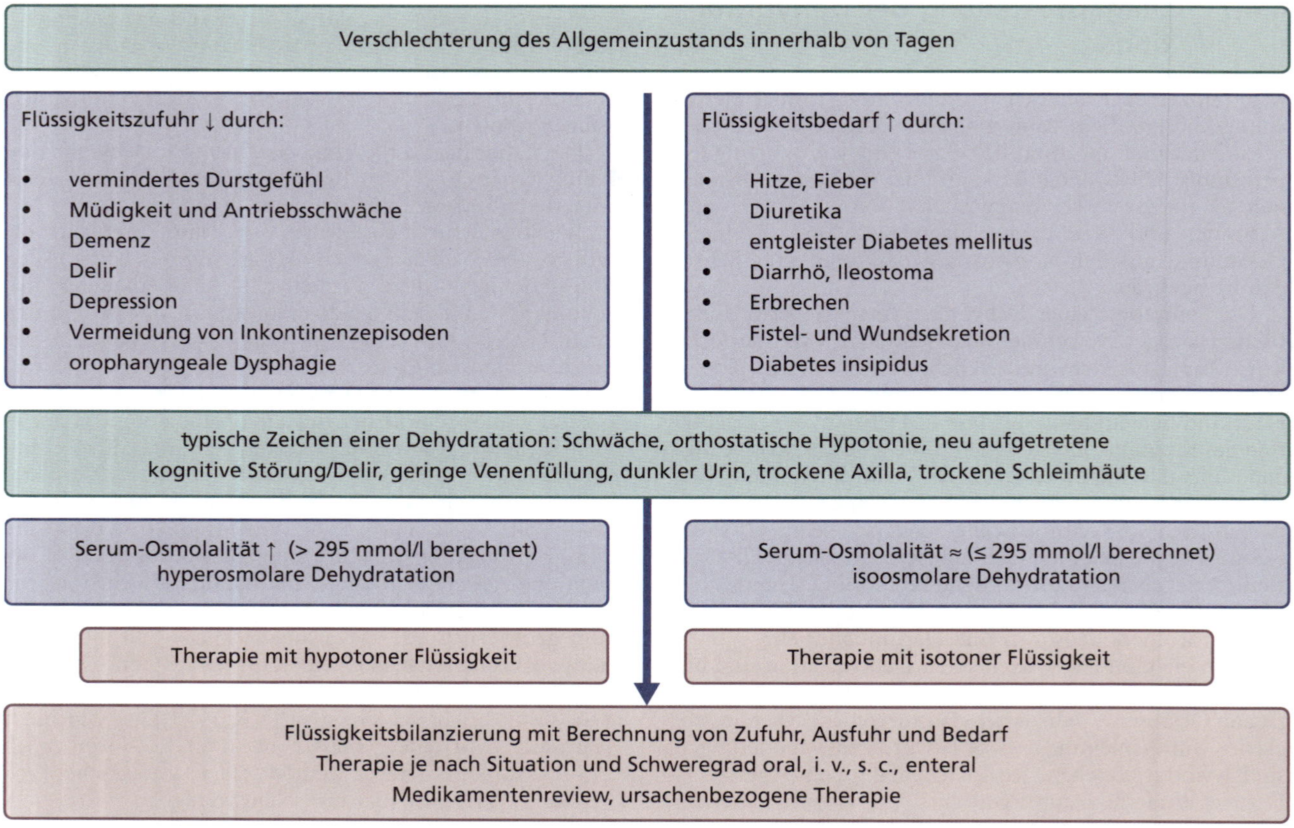

Abb. 4.4.1: Dehydratation – grafische Zusammenfassung

werden, sondern auch die individuellen Präferenzen erfragt und berücksichtigt werden. Insbesondere bei kognitiv beeinträchtigten Patienten konnte gezeigt werden, dass eine regelmäßige verbale Aufforderung zur Flüssigkeitsaufnahme in der Lage war, die Flüssigkeitsaufnahme der Probanden zu steigern (Simmons et al., 2001).

Bei der Therapie der Dehydratation gilt es zunächst das Ausmaß des absoluten und täglichen Flüssigkeitsdefizites abzuschätzen. Hierzu ist die Protokollierung der täglichen Flüssigkeitsbilanz notwendig. Generell gilt, dass ein moderates Überschreiten der Mindestempfehlungen nicht schadet, und daher im Zweifelsfall die notwendige Zufuhr mit einem Sicherheitsbereich von 20 % berechnet werden sollte. Ausnahmen sind Menschen mit einer schweren Herzinsuffizienz oder einer terminalen Niereninsuffizienz. Hier muss eine gefährliche Flüssigkeitsüberladung vermieden werden. Im Falle einer Hypernatriämie bei hypertoner Dehydratation sollte nicht ausschließlich freies Wasser in Form von Glukoselösung verabreicht werden und auf eine sehr langsame Absenkung des Serum-Natriums geachtet werden, welches regelmäßig kontrolliert werden muss. Keinesfalls sollte das Serum-Natrium um mehr als 10 mmol/l pro Tag gesenkt werden. Ansonsten besteht die Gefahr eines Hirnödems und einer pontinen Myolinolyse. Bei isotoner Dehydratation werden ausschließlich isotone Vollelektrolytlösungen verabreicht. Die Flüssigkeitssupplementation kann prinzipiell sowohl oral, intestinal, subkutan wie auch intravenös erfolgen. Eine ausreichende orale Rehydrierung gelingt beim alten Menschen jedoch nur selten. Die Therapie im Krankenhaus sollte daher in der Regel intravenös erfolgen. Allerdings kann in besonderen Situationen, wie z. B. bei einem hyperaktiven Delir, auch eine subkutane Infusion sinnvoll sein. Im Rahmen einer subkutanen Infusion können bis zu 2.000 ml Elektrolytlösung pro Tag problemlos subkutan infundiert werden. Die geringe Invasivität macht diese Methode besonders für die Therapie im Seniorenheim attraktiv (Leischker, 2012). Hierzu wird an Rumpf oder Oberschenkel eine schmallumige Venenverweilkanüle subkutan eingebracht und fixiert. Isotone oder hypotone Elektrolytlösungen können dann per Schwerkraft mit einer Infusionsgeschwindigkeit von bis zu 150 ml/h appliziert werden. In der Regel sollte die Therapie der Dehydratation nur über wenige Tage notwendig sein. In bestimmten klinischen Situationen, z. B. bei starken Flüssigkeitsverlusten über ein Ileostoma, kann jedoch auch eine längerfristige Therapie notwendig sein. Generell sollte bei Dehydratation immer auch ein Medikamentenreview erfolgen und insbesondere eine Therapie mit Diuretika oder Sedativa in Frage gestellt werden. In vielen Fällen ist zumindest eine Dosisreduktion sinnvoll. Eine Verbesserung des Allgemeinzustandes des Patienten, eine Aufhellung des Urins, eine verbesserte Füllung des Venensystems und ggf. eine Normalisierung der Serum-Osmolalität sind Zeichen einer erfolgreichen Therapie und können für die Therapiesteuerung genutzt werden.

Zusammenfassung

Ältere Menschen sind besonders anfällig für die Entwicklung einer Dehydratation. Da der Flüssigkeitsbedarf einer sehr starken interindividuellen Variabilität unterliegt, sind allgemeingültige Empfehlungen für die Mindestflüssigkeitszufuhr problematisch. Als Faustregel gilt für die Gesamt-Flüssigkeitszufuhr 30 ml/kg/d. Da bei normaler Ernährung ein Drittel des Flüssigkeitsbedarfs über die feste Nahrung gedeckt wird, ist eine Mindestzufuhr von 20 ml/kg/d an Getränken anzuraten, es sei denn, eine besondere medizinische Situation macht andere Maßgaben erforderlich. Bereits der Verlust von 1–2 % des Körperwassers führt zu Symptomen. Die möglichen Folgen der Dehydratation umfassen ein breites Symptomspektrum. Obgleich die Dehydratation zu den häufigsten Diagnosen beim alten Menschen zählt, sind die diagnostischen Kriterien unscharf. Neben der Therapie einer manifesten Dehydratation sind eine frühe Erkennung des Problems und prophylaktische Maßnahmen von übergeordneter Bedeutung. ▶ Abb. 4.4.1 gibt einen Überblick über die wichtigsten Fakten zu Symptomen, Diagnostik und Therapie der Dehydratation.

Literatur

Blehar, D. J., Resop, D., Chin, B., et al. (2012). Inferior vena cava displacement during respirophasic ultrasound imaging. *Crit Ultrasound J, 4*(1), 18. https://doi.org/10.1186/2036-7902-4-18

Cheriex, E. C., Leunissen, K. M., Janssen, J. H., et al. (1989). Echography of the inferior vena cava is a simple and reliable tool for estimation of ‚dry weight' in haemodialysis patients. *Nephrol Dial Transplant, 4*(6), 563-568. http://www.ncbi.nlm.nih.gov/entrez/query.fcgi?cmd=Retrieve&db=PubMed&dopt=Citation&list_uids=2507979

Colling, J. C., Owen, T. R., & McCreedy, M. R. (1994). Urine volumes and voiding patterns among incontinent nursing home residents. Residents at highest risk for dehydration are often the most difficult to track. *Geriatr Nurs, 15*(4), 188-192. https://www.ncbi.nlm.nih.gov/pubmed/8039731

Deutsche Gesellschaft für Ernährung, Österreichische Gesellschaft für Ernährung, Schweizerische Gesellschaft für Ernährungsforschung, Schweizerische Vereinigung für Ernährung (Hrsg.) (2021): Referenzwerte für die Nährstoffzufuhr. Bonn, 2. Auflage, 7. aktualisierte Ausgabe

Eaton, D., Bannister, P., Mulley, G. P., et al. (1994). Axillary sweating in clinical assessment of dehydration in ill elderly patients. *BMJ, 308*(6939), 1271. http://www.ncbi.nlm.nih.gov/entrez/query.fcgi?cmd=Retrieve&db=PubMed&dopt=Citation&list_uids=8205020

El-Sharkawy, A. M., Devonald, M. A. J., Humes, D. J., et al. (2020). Hyperosmolar dehydration: A predictor of kidney injury and outcome in hospitalised older adults. *Clin Nutr, 39*(8), 2593-2599. https://doi.org/10.1016/j.clnu.2019.11.030

Gandy, J. (2015a). Erratum to: Water intake: validity of population assessment and recommendations. *Eur J Nutr, 54*(6), 1031. https://doi.org/10.1007/s00394-015-0965-3

Gandy, J. (2015b). Water intake: validity of population assessment and recommendations. *Eur J Nutr, 54 Suppl 2*, 11-16. https://doi.org/10.1007/s00394-015-0944-8

Hooper, L., Bunn, D. K., Downing, A., et al. (2016). Which Frail Older People Are Dehydrated? The UK DRIE Study. *J Gerontol A Biol Sci Med Sci, 71*(10), 1341-1347. https://doi.org/10.1093/gerona/glv205

Kettaneh, A., Fardet, L., Maric, N., et al. (2010). The 2003 heat wave in France: hydration status changes in older inpatients. *Eur J Epidemiol, 25*(7), 517-524. https://doi.org/10.1007/s10654-010-9478-9

Leischker, A. H. (2012). [Subcutaneous infusions for geriatric patients: rediscovery of an „old" technique]. *Z Gerontol Geriatr, 45*(7), 665-670; quiz 671-662. https://doi.org/10.1007/s00391-012-0354-y (Subkutane Flussigkeitsgabe fur geriatrische Patienten : Eine „alte" Technik wird wiederentdeckt.)

Mazza, A. D., & Morley, J. E. (2007). Update on diabetes in the elderly and the application of current therapeutics. *J Am Med Dir Assoc, 8*(8), 489-492. https://doi.org/10.1016/j.jamda.2007.07.007

Nordic Nutrition Recommendations 2012 (2012). https://norden.diva-portal.org/smash/get/diva2:704251/FULLTEXT01.pdf

Phillips, P. A., Bretherton, M., Johnston, C. I., et al. (1991). Reduced osmotic thirst in healthy elderly men. *Am J Physiol, 261*(1 Pt 2), R166-171. https://doi.org/10.1152/ajpregu.1991.261.1.R166

Phillips, P. A., Rolls, B. J., Ledingham, et al. (1984). Reduced thirst after water deprivation in healthy elderly men. *N Engl J Med, 311*(12), 753-759. https://doi.org/10.1056/NEJM198409203111202

Simmons, S. F., Alessi, C., & Schnelle, J. F. (2001). An intervention to increase fluid intake in nursing home residents: prompting and preference compliance. *J Am Geriatr Soc, 49*(7), 926-933. https://doi.org/10.1046/j.1532-5415.2001.49183.x

Stookey, J. D., Pieper, C. F., & Cohen, H. J. (2005). Is the prevalence of dehydration among community-dwelling older adults really low? Informing current debate over the fluid recommendation for adults aged 70+years. *Public Health Nutr, 8*(8), 1275-1285. https://doi.org/S1368980005001539 [pii]

Volkert, D., Beck, A. M., Cederholm, T., et al. (2019). ESPEN guideline on clinical nutrition and hydration in geriatrics. *Clin Nutr, 38*(1), 10-47. https://doi.org/10.1016/j.clnu.2018.05.024

Volkert, D., Kreuel, K., & Stehle, P. (2005, Sep-Oct). Fluid intake of community-living, independent elderly in Germany--a nationwide, representative study. *J Nutr Health Aging, 9*(5), 305-309.

Wakefield, B., Mentes, J., Diggelmann, L., et al. (2002). Monitoring hydration status in elderly veterans. *West J Nurs Res, 24*(2), 132-142. https://doi.org/10.1177/01939450222045798

Wang, C. J., Grantham, J. J., & Wetmore, J. B. (2013). The medicinal use of water in renal disease. *Kidney Int, 84*(1), 45-53. https://doi.org/10.1038/ki.2013.23

Wehling, M. (2013). Morbus diureticus in the elderly: epidemic overuse of a widely applied group of drugs. *J Am Med Dir Assoc, 14*(6), 437-442. https://doi.org/10.1016/j.jamda.2013.02.002

4.5 Ernährungsmanagement ambulant und in Institutionen

Dorothee Volkert

4.5.1 Allgemeine Aspekte

Ernährungsmanagement umfasst sowohl die regelmäßige Erfassung der Ernährungssituation mit Diagnose von Ernährungsproblemen bzw. diesbezüglich bestehenden Risiken als auch die erforderlichen Maßnahmen zur Prävention und Therapie von Ernährungsproblemen und ernährungsbedingten Gesundheitsstörungen.

Defizite im Ernährungsmanagement können neben altersbedingten Funktionseinbußen und Krankheitseinflüssen zur Entstehung von Mangelernährung beitragen (▶ Kap. 4.3.3.1) und werden für deren weite Verbreitung bei älteren Menschen mit verantwortlich gemacht.

In der Leitlinie der DGEM zur klinischen Ernährung in der Geriatrie (Volkert et al., 2013) ist das wünschenswerte Vorgehen in einem Algorithmus veranschaulicht. Ausgehend von einem Screening auf Mangelernährung und Dehydratation folgt ggf. ein weiterführendes Assessment der Ernährungssituation, aus dem sich dann die Diagnose ergibt und auch Ziele und Ansatzpunkte für die sich anschließenden Interventionsmaßnahmen abgeleitet werden (▶ Abb. 4.5.1).

Merke

Geriatrisches Ernährungsmanagement beinhaltet die Erfassung der Ernährungssituation sowie die Planung und Umsetzung von Interventionsmaßnahmen zur Prävention und Therapie von Mangelernährung und Dehydratation und deren Folgen.

Im Rahmen eines Monitorings wird der Erfolg der Maßnahmen überprüft, um ggf. Anpassungen vorzunehmen, bis die Behandlungsziele erreicht sind. Möglicherweise stellt sich in diesem Prozess auch heraus, dass die Ziele unrealistisch waren und modifiziert werden müssen.

Nachfolgend werden wichtige Grundprinzipien des geriatrischen Ernährungsmanagements beschrieben, die zusammenfassend als Checkliste dargestellt sind.

Checkliste: Grundprinzipien des geriatrischen Ernährungsmanagements

Erfassung der Ernährungssituation

- routinemäßig
- standardisiert
- regelmäßig
- stufenweise
- detailliert

Planung und Umsetzung von Interventionsmaßnahmen

- individualisiert
- ursachenorientiert
- umfassend
- interdisziplinär
- in das Gesamtversorgungskonzept integriert

Qualitätssicherung durch

- Arbeit nach Leitlinien und Standards
- Grundausbildung, Fort- und Weiterbildung

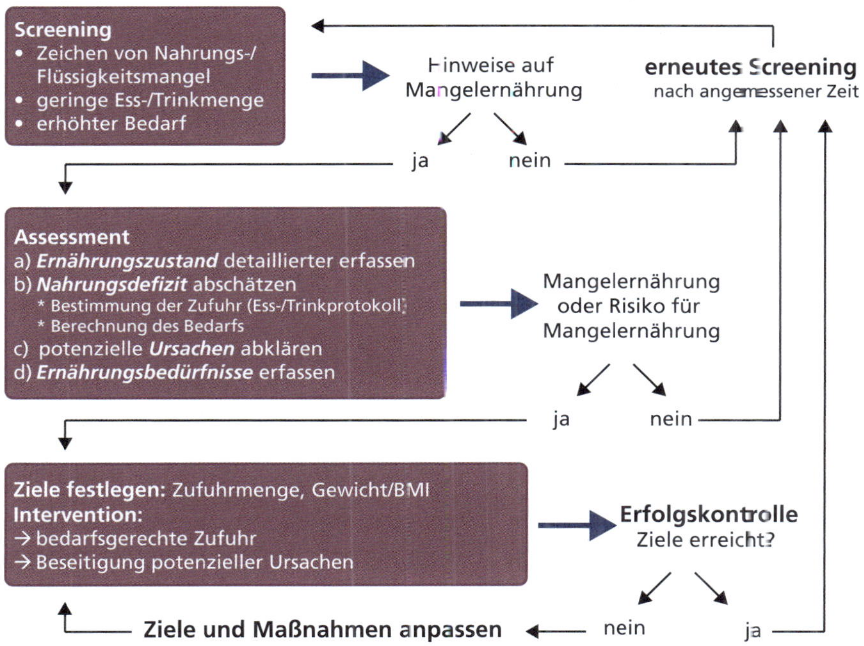

Abb. 4.5.1: Algorithmus zur Ernährungsversorgung älterer Menschen (Volkert et al., 2013, © Georg Thieme Verlag KG)

Erfassung der Ernährungssituation

Aufgrund der weiten Verbreitung von Mangelernährung bei pflegebedürftigen Senioren und geriatrischen Patienten, sollte sowohl im ambulanten als auch im stationären Bereich bei Beginn einer Behandlung routinemäßig ein Mangelernährungsscreening durchgeführt werden. So werden bestehende Probleme und Risiken frühzeitig wahrgenommen und nicht übersehen (▸ Kap. 4.3.2). Das Screening soll in standardisierter Form mit einem validierten Instrument erfolgen. Eine Wiederholung in regelmäßigen Abständen ist erforderlich, um auch Personen zu erkennen, die im Lauf der Zeit ein Ernährungsrisiko entwickeln, wobei die Frequenz je nach Patientenzustand variieren und z. B. bei Pflegeheimbewohnern in stabilem Zustand 3 Monate und bei Senioren im ambulanten Bereich bis zu 12 Monate betragen kann (Volkert et al., 2013).

In der ESPEN-Leitlinie zur klinischen Ernährung und Flüssigkeitsversorgung in der Geriatrie wird analog zum Screening auf Mangelernährung ein routinemäßiges Screening auf Dehydratation empfohlen, und zwar immer dann, wenn ältere Personen mit dem Gesundheitssystem in Kontakt kommen, wenn der klinische Zustand sich unerwartet ändert sowie regelmäßig bei Personen mit Mangelernährung oder Risiko für Mangelernährung (Volkert et al., 2019, 2022).

> **Merke**
>
> Die Erfassung der Ernährungssituation beinhaltet ein routinemäßiges Screening in standardisierter Form in regelmäßigen Abständen und bei auffälligem Screening-Ergebnis ein anschließendes detailliertes Assessment.

In einem stufenweisen Prozess muss sich bei auffälligem Screening-Ergebnis ein detailliertes Assessment anschließen, das die Festlegung realistischer Behandlungsziele bezüglich Energie-, Protein- und Mikronährstoffzufuhr sowie Körpergewicht bzw. BMI und die Entwicklung eines umfassenden Ernährungsversorgungsplans ermöglicht.

Planung und Umsetzung von Interventionsmaßnahmen

Die Wahl der Maßnahmen basiert auf einer Gesamtbeurteilung der individuellen Assessment-Ergebnisse unter Berücksichtigung aller Einzelaspekte und Einbeziehung des Patienten und ggf. seiner Angehörigen. Mögliche Ursachen einer geringen Ess- und Trinkmenge wie beispielsweise Kau- oder Schluckstörungen (▸ Kap. 4.3.2) müssen einbezogen und weitestgehend beseitigt werden.

Generell kommen bis ins hohe Alter alle möglichen Ernährungsmaßnahmen – von Ernährungsberatung und Wunschkost über Anreicherung von Mahlzeiten und Trinknahrung bis zur enteralen und parenteralen Ernährung – in Frage, die ggf. auch kombiniert werden können. Bei eingeschränkter Selbstständigkeit gehört zu einer umfassenden Ernährungsversorgung neben der Verordnung dieser direkten Ernährungsmaßnahmen auch die Organisation bzw. Bereitstellung von Mahlzeiten und Getränken, ggf. Unterstützung beim Essen und Trinken sowie eine appetitanregende, angenehme Umgebung bei den Mahlzeiten.

Da sowohl im ambulanten als auch im stationären Umfeld neben dem Betroffenen selbst meist zahlreiche weitere Personen an der Ernährungsversorgung älterer hilfe- und pflegebedürftiger Menschen beteiligt sind, ist die interdisziplinäre Zusammenarbeit unabdinglich. Neben Angehörigen und sonstigen privaten Bezugspersonen betrifft dies ggf. Pflegekräfte, Hilfskräfte und ehrenamtlich Helfende, Haus- und Fachärztinnen/-ärzte, Therapeuten und Sozialarbeiter sowie Hauswirtschafter, Mahlzeitenproduzenten und Mahlzeitenlieferanten. Nicht zuletzt sollten Ernährungsfachkräfte bei der Lösung bestehender oder drohender Ernährungsprobleme beteiligt sein.

Um eine gute interdisziplinäre Zusammenarbeit zu gewährleisten, sind geregelte Verantwortlichkeiten und ein enger Austausch zwischen den beteiligten Akteuren erforderlich. Standardisierte Vorgehensweisen und definierte Kommunikationswege zwischen Berufsgruppen und Schichten können dazu wesentlich beitragen. Der Informationsaustausch kann beispielsweise im Rahmen geriatrischer Teambesprechungen, durch schriftliche Dokumentation in der Patienten- bzw. Bewohnerakte oder auch durch regelmäßige Telefontermine erfolgen.

Insbesondere bei einem Wechsel der Versorgungsstrukturen, z. B. Entlassung aus der Klinik oder Einzug in ein Heim, muss für die Weitergabe wesentlicher Informationen gesorgt werden, um kontinuierlich eine adäquate Ernährungsversorgung zu gewährleisten. Bereits während eines Klinikaufenthalts muss die Weiterversorgung nach der Entlassung geplant und organisiert werden, im ärztlichen Entlassungsbrief sollten sowohl Informationen über Ernährungszustand (Gewicht bzw. BMI bei Aufnahme und Entlassung, Screening- und Assessment-Ergebnisse) und Ernährungsmaßnahmen in der Klinik als auch Empfehlungen für die Weiterversorgung enthalten sein.

Nicht zuletzt müssen Ernährungsinterventionen gut in das multidisziplinäre geriatrische Gesamtbehandlungskonzept eingebettet und die ergriffenen Maßnahmen gut aufeinander abgestimmt sein.

Merke

- Ernährungsmedizinische Maßnahmen müssen auf die individuelle Problematik zugeschnitten sein und individuelle Bedürfnisse und Ressourcen beachten. Sie sollen bei den Ursachen ansetzen und umfassend alle relevanten Aspekte berücksichtigen.
- Erfolgreiches Ernährungsmanagement erfordert die interdisziplinäre Zusammenarbeit mit geregelten Verantwortlichkeiten und Kommunikationswegen.
- Bei drohenden oder bestehenden Ernährungsproblemen muss eine Ernährungsfachkraft an der Versorgung beteiligt sein.
- Insbesondere an der Schnittstelle zwischen stationärer und ambulanter Versorgung muss der Informationsfluss zwischen den beteiligten Personen gut geregelt sein.

Qualitätssicherung

Zur Qualitätssicherung beim Ernährungsmanagement sind wissenschaftlich fundierte Leitlinien und Standards sowie qualifiziertes Personal wichtige Voraussetzungen.

Leitlinien und Standards

Leitlinien und Standards bieten Orientierung und Sicherheit im Handeln und ermöglichen eine hochwertige, fachgerechte Versorgung. Im Bereich der Ernährung wurden in den letzten Jahren diverse Leitlinien und Standards für unterschiedliche Zielgruppen erarbeitet, die in ▶ Tab. 4.5.1 zusammengestellt sind.

Die Leitlinien der ernährungsmedizinischen Fachgesellschaften DGEM (Deutsche Gesellschaft für Ernährungsmedizin) und ESPEN (European Society for Clinical Nutrition and Metabolism) basieren auf einer systematischen Analyse der verfügbaren wissenschaftlichen Literatur und beinhalten somit evidenzbasierte Empfehlungen. Sie wurden von klinisch in der Geriatrie tätigen Ärztinnen und Ärzten und Ernährungswissenschaftlerinnen erarbeitet und richten sich an alle an der geriatrischen Ernährungsversorgung beteiligten Berufsgruppen (Volkert et al., 2013, 2015, 2019, 2022).

Der Qualitätsstandard der Deutschen Gesellschaft für Ernährung (DGE) ist eher praxisorientiert und beinhaltet konkrete Empfehlungen zur Lebensmittelauswahl und Gestaltung des Essensangebots in Senioreneinrichtungen und bei „Essen auf Rädern". Er wurde von ernährungswissenschaftlich kompetenten Mitarbeitenden der DGE in Zusammenarbeit mit Vertretern aus Wissenschaft, Wirtschaft und Praxis erstellt und richtet sich insbesondere an Personen, die für die Verpflegung verantwortlich sind (DGE, 2022).

Der Expertenstandard „Ernährungsmanagement zur Sicherstellung und Förderung der oralen Ernährung in der Pflege" des Deutsches Netzwerks für Qualitätsentwicklung in der Pflege (DNQP) beleuchtet die pflegerischen Aufgaben im Rahmen der Ernährungsversorgung. Der Standard wurde von einem ausgewählten Gremium erfahrener Pflegekräfte und Pflegewissenschaftler auf der Basis einer Literaturanalyse und mit Beratung durch zwei externe Experten und eine Patientenvertreterin erstellt. Er richtet sich an pflegerisch tätige Personen in allen Bereichen des Gesundheitswesens und berücksichtigt dabei auch alle geriatrisch relevanten Aspekte (DNQP, 2017).

Neben diesen Leitlinien und Standards steht ein sogenanntes „Qualitätsniveau" zur oralen „Nahrungs- und Flüssigkeitsversorgung von Menschen in Einrichtungen der Pflege und Betreuung" zur Verfügung, das von der Bundeskonferenz zur Qualitätssicherung im Gesundheits- und Pflegewesen e. V. (BUKO-QS) herausgegeben wurde. Hervorzuheben ist hier der stark interdisziplinäre Charakter, sowohl der Expertengruppe, die das Qualitätsniveau erarbeitet hat, als auch der Zielgruppe. Es richtet sich an Mitarbeitende in der Küche und in den Wohnbereichen, an Träger und Management der Einrichtung, Ärztinnen und Ärzte, Therapeuten, Angehörige und sonstige Bezugspersonen und adressiert explizit auch den betroffenen Bewohner bzw. seinen gesetzlichen Vertreter. Für Bewohner, Einrichtung und extern Beteiligte werden handlungsleitende Empfehlungen zu fünf zentralen Zielen und einer ergänzenden Aussage zur künstlichen Ernährung gegeben (BUKO-QS, 2008).

Darüber hinaus bietet die Grundsatzstellungnahme Essen und Trinken im Alter des Medizinischen Dienstes der Spitzenverbände der Krankenkassen (MDS) praxisorientierte Informationen und Empfehlungen (MDS, 2014). Sie richtet sich vor allem an Pflegekräfte und weitere in die Pflege einbezogene Personen und stellt medizinische und pflegerische Erkenntnisse zur Ernährung und Flüssigkeitsversorgung älterer Menschen in praxisnaher Form zusammen.

In Österreich wurden vom Bundesministerium für Gesundheit Empfehlungen zur Ernährung im Alter in verschiedenen Lebenssituationen veröffentlicht (Österreichisches Bundesministerium für Gesundheit, 2013) und von der Arbeitsgemeinschaft für klinische Ernährung (AKE) ein Konsensus-Statement mit Empfehlungen für die Ernährung älterer Menschen in der Langzeitpflege erarbeitet (AKE, 2010; Maierhofer, 2011).

Ein Leitfaden des Bayerischen Landespflegeausschusses thematisiert speziell die künstliche Ernährung und Flüssigkeitsversorgung und die oft schwierige Entscheidungsfindung für bzw. gegen entsprechende Maßnahmen. Er rich-

Tab. 4.5.1: Leitlinien und Standards zur Ernährung älterer Menschen

Bezeichnung (Erscheinungsjahr)	Ziel	Zielgruppe
ESPEN-Praxisleitlinie Klinische Ernährung und Flüssigkeitsversorgung in der Geriatrie (2022) [englisch] ESPEN-Leitlinie Klinische Ernährung und Flüssigkeitsversorgung in der Geriatrie (2019) [englisch]	evidenzbasierte Prävention und Therapie von Mangelernährung und Dehydratation bei älteren Menschen	in der ambulanten und stationären geriatrischen Versorgung Tätige
ESPEN-Leitlinie zur Ernährung bei Demenz (2015) [englisch]	evidenzbasierte Ernährungstherapie bei Menschen mit Demenz	in der ambulanten und stationären Versorgung von Menschen mit Demenz Tätige
DGEM-Leitlinie Klinische Ernährung in der Geriatrie der DGEM (2013)	evidenzbasierte Prävention und Therapie von Mangelernährung bei älteren Menschen	in der ambulanten und stationären geriatrischen Versorgung Tätige
DGE-Qualitätsstandard für die Verpflegung mit „Essen auf Rädern" und in Senioreneinrichtungen (2022)	praxisorientierte Hilfestellung für ein vollwertiges Verpflegungsangebot	Verantwortliche und Fachkräfte in den Bereichen Küche, Hauswirtschaft und Service sowie Caterer und Lieferanten
DNQP-Expertenstandard Ernährungsmanagement zur Sicherstellung und Förderung der oralen Ernährung in der Pflege (2017)	Sicherstellung einer bedürfnis- und bedarfsgerechten oralen Nahrungsaufnahme bei Personen mit pflegerischem Unterstützungsbedarf oder (Risiko für) Mangelernährung	Pflegekräfte in allen Bereichen des Gesundheitswesens

DGE = Deutsche Gesellschaft für Ernährung; DGEM = Deutsche Gesellschaft für Ernährungsmedizin, DNQP = Deutsches Netzwerk für Qualitätsentwicklung in der Pflege; ESPEN = European Society for Clinical Nutrition and Metabolism

tet sich an Pflegepersonen, Angehörige und Ärztinnen/Ärzte und bietet Orientierungshilfe im Umgang mit künstlicher Ernährung bei alten, hilfebedürftigen Menschen (Bayerisches Staatsministerium für Arbeit und Sozialforschung, Familie und Frauen, 2008)

Die verschiedenen Materialien haben somit unterschiedliche Schwerpunkte und Zielgruppen und ergänzen sich gegenseitig sehr gut. Sie fokussieren alle auf die Prävention bzw. Therapie von Ernährungsdefiziten und decken die ganze Breite möglicher Fragestellungen und Maßnahmen in diesem Bereich ab. Sie schließen die wichtigsten beteiligten Berufsgruppen ein und ermöglichen praktisches, interdisziplinäres Arbeiten auf Basis des aktuellen Kenntnisstands.

Für die alltägliche Versorgung müssen die meist allgemein gehaltenen und teilweise für mehrere Settings gültigen Aussagen und Empfehlungen vor Ort jedoch gezielt an die jeweiligen Erfordernisse und Möglichkeiten angepasst werden. Lokale Behandlungspfade müssen entwickelt werden, in denen die genauen Vorgehensweisen und Zuständigkeiten festgelegt sind.

Merke

Standards und Leitlinien zur fachgerechten Ernährungsversorgung sind für unterschiedliche Zielgruppen verfügbar. Für die praktische Umsetzung im Alltag müssen die darin enthaltenen allgemeingültigen Aussagen konkretisiert und an die lokalen Gegebenheiten angepasst werden.

Qualifiziertes Personal

Zur Umsetzung der in den Leitlinien und Standards enthaltenen Empfehlungen ist qualifiziertes Personal unabdinglich. Nur mit entsprechendem Wissen und Bewusstsein kann eine hochwertige und dem aktuellen Kenntnisstand entsprechende Ernährungsversorgung gewährleistet werden.

So benötigen alle am Ernährungsmanagement beteiligten Personen zunächst grundlegende Kenntnisse über Ernährung, Ernährungsprobleme und Ernährungsversorgung im Alter, die den jeweiligen Berufsgruppen bereits im Rahmen ihrer Grundausbildung vermittelt werden müssen. Darüber hinaus muss durch ein regelmäßiges Angebot von Fort- und Weiterbildungsveranstaltungen dafür gesorgt werden, das vorhandene Wissen zu vertiefen und zu aktualisieren.

Ärztinnen/Ärzte und Pflegekräfte müssen in der Lage sein, Ernährungsprobleme zu erkennen und bei bestehenden Problemen geeignete Maßnahmen zu verordnen bzw. zu planen, zu koordinieren und durchzuführen sowie deren Wirksamkeit zu beurteilen. Verantwortliche im Küchenbereich müssen sich über die besonderen Bedürfnisse älterer Menschen bei der Verpflegung im Klaren sein, und Pflegekräfte benötigen insbesondere die Kompetenz zur angemessenen Mahlzeiten- und Interaktionsgestaltung. Dabei rückt speziell in der Langzeitpflege zunehmend die große Bedeutung persönlicher Zuwendung und des Beziehungsnetzwerks zwischen Bewohnern, Familienmitgliedern und Mitarbeitenden einer Institution für die Ernährung pflegebedürftiger Personen ins Bewusstsein (Keller et al., 2022).

Auch für ältere Menschen selbst, ihre pflegenden Angehörigen und für ehrenamtlich Tätige sollten Informations-, Beratungs- und Kursangebote zur Verfügung stehen, um sich mit dem Thema Ernährung auseinanderzusetzen. Grundlagen einer gesund erhaltenden Ernährung und Möglichkeiten der Ernährungsversorgung sollten bekannt sein, damit Ernährungsprobleme frühzeitig erkannt werden können. Ernährungsfachkräfte, Hausärzte, Pflegedienste und Pflegeberatungsstellen sowie Volkshochschulen und andere Bildungsträger können dabei als Multiplikatoren dienen.

Neben dem nötigen Wissen erfordert eine hochwertige Ernährungsversorgung vor allem auch ausreichend Zeit, um die Ernährungssituation regelmäßig zu erfassen, Maßnahmen zu planen und umzusetzen und nicht zuletzt ggf. notwendige Unterstützung beim Essen und Trinken zu gewährleisten. Für die Versorgung essabhängiger Personen sind bei einer Hauptmahlzeit etwa 30–45 Minuten und bei einer Zwischenmahlzeit ca. 15 Minuten zu veranschlagen. Unabdingbar ist daher eine dem Unterstützungsbedarf angemessene Personalverfügbarkeit (Volkert et al., 2013). Ein Wechsel der Betreuungsperson, die einen Patienten bei den Mahlzeiten unterstützt, sollte dabei möglichst minimiert werden (BUKO-QS, 2008).

Merke

Fachgerechtes Ernährungsmanagement erfordert qualifiziertes Personal in angemessenem Umfang.

4.5.2 Ernährungsmanagement ambulant

Auch wenn der weitaus größte Teil der in Privathaushalten lebenden älteren Menschen keine gravierenden Ernährungsdefizite aufweist, werden immer mehr hilfe- und pflegebedürftige Personen ambulant versorgt, die häufig Ernährungsprobleme und Unterstützungsbedarf auch bei der Ernährungsversorgung haben. In der ErnSIPP-Studie zur Ernährungssituation häuslich gepflegter Senioren waren laut MNA 13 % von einer Mangelernährung betroffen und 57 % hatten ein Risiko für Mangelernährung. Knapp die Hälfte (45 %) der Studienteilnehmer benötigte Hilfe beim Essen und knapp zwei Drittel (63 %) beim Trinken (Volkert et al., 2012).

Ambulante ernährungsmedizinische Versorgung

Strukturen und Prozesse zur ernährungsmedizinischen Versorgung sollten daher nicht nur in Krankenhäusern und Pflegeheimen, sondern auch im ambulanten Bereich fest verankert sein. Jedem Haus- und niedergelassenen Facharzt müssen die grundlegende Bedeutung einer bedarfsgerechten Ernährung im Alter sowie Ursachen und Folgen einer Fehlernährung bekannt und bewusst sein. Wie oben beschrieben, soll ein Screening auf Mangelernährung mit nachfolgendem Assessment auch in der hausärztlichen Behandlung routinemäßig bei neuen Patienten und nachfolgend mindestens jährlich durchgeführt werden.

Im Gespräch mit dem Patienten lassen sich Ernährung und Ernährungsversorgung leicht thematisieren, um so direkt wichtige Hinweise auf bestehende Ernährungsprobleme gewinnen zu können. Zentrale Aspekte, die in jedem Fall erfragt und abgeklärt werden müssen, sind auffällige Veränderungen des Appetits bzw. der üblichen Essmenge und des Körpergewichts. Beide Parameter sind beim Erkennen einer Mangelernährung von zentraler Bedeutung und Bestandteile des Screenings auf Mangelernährung. Im Unterschied zu jüngeren Erwachsenen muss unabhängig vom Ausmaß jeder auffällige Gewichtsverlust ernst genommen und abgeklärt werden.

Daneben sollte geklärt werden, ob Lebensmitteleinkauf und Zubereitung der Mahlzeiten trotz möglicherweise vorhandener körperlicher, geistiger oder psychischer Einschränkungen oder auch sozialer oder finanzieller Probleme zufriedenstellend geregelt sind. Weiterhin sind Fragen nach Kau- und Schluckbeschwerden, Veränderungen der Geruchs- und Geschmackswahrnehmung, gastrointestinalen Problemen und psychischen Belastungen aufschlussreich, die dann ggf. spezifische Untersuchungen zur weiteren Abklärung nach sich ziehen.

Basierend auf den identifizierten Ernährungsproblemen müssen die erforderlichen Maßnahmen in die Wege geleitet und ggf. eine Ernährungsfachkraft hinzugezogen werden.

Merke

Appetit- und Gewichtsverlust sind zentrale Aspekte bei der Diagnostik von Mangelernährung. Diesbezügliche Fragen müssen Bestandteil jeder ärztlichen Anamnese sein.

Mahlzeitenversorgung

Die Versorgung hilfe- und pflegebedürftiger älterer Menschen mit den täglichen Mahlzeiten wird zum weitaus größten Teil von Angehörigen übernommen (Volkert et al., 2012). Daneben besteht die Möglichkeit, professionelle oder ehrenamtliche hauswirtschaftliche Unterstützung, Lebensmittellieferdienste und „Essen auf Rädern“ in Anspruch zu nehmen. Zunehmend werden gemeinschaftliche Mahlzeiten, z. B. in Pflegeheimen, Seniorenzentren, Gemeindehäusern oder Sozialstationen angeboten, die sehr zu begrüßen sind, da sie Gesellschaft beim Essen und soziale Kontakte ermöglichen.

Besondere Aufmerksamkeit benötigen alleinlebende, gebrechliche Senioren bei ihrer Mahlzeitenversorgung. Einsamkeit und Schwierigkeiten beim Einkaufen und Kochen können die Motivation zur Selbstversorgung dämpfen und oft bleiben diesbezügliche Probleme lange unbemerkt. Insbesondere bei nachlassenden geistigen Fähigkeiten sollten Angehörige, Nachbarn und sonstige Kontaktpersonen ein Augenmerk auf Verhaltensänderungen und mögliche Anzeichen von Versorgungsproblemen richten und zur notwendigen Unterstützung und Gesellschaft beim Essen verhelfen.

Das Mahlzeitenangebot professioneller Anbieter sollte optisch und geruchlich ansprechend und wohlschmeckend sein, eine bedarfsgerechte Ernährung ermöglichen und darüber hinaus die Bedürfnisse der Zielgruppe und des Individuums berücksichtigen. Konsistenzmodifizierte Gerichte für Personen mit Kau- oder Schluckproblemen stellen hier eine besondere Herausforderung dar, auch diese lassen sich jedoch in attraktiver Form zubereiten und bereitstellen. Grundlegende Informationen hierzu liefert der Qualitätsstandard für die Verpflegung mit „Essen auf Rädern“ und in Senioreneinrichtungen der Deutschen Gesellschaft für Ernährung (DGE, 2022). Praxisbeispiele mit interessanten

Informationen und Anregungen finden sich im Internet im Portal von inform, Deutschlands Initiative für gesunde Ernährung und mehr Bewegung (https://www.fitimalter-dge.de/dge-qualitaetsstandard/praxisbeispiele/).

> **Merke**
>
> Für alleinlebende und in ihrer Selbstständigkeit eingeschränkte Senioren müssen hochwertige Mahlzeiten und Zwischenmahlzeiten sowie die benötigte Unterstützung beim Essen gewährleistet sein. Diesbezügliche Dienstleistungsangebote sind zukünftig vermehrt erforderlich.

4.5.3 Ernährungsmanagement in Institutionen

Auch in stationären Einrichtungen – sowohl Kliniken als auch Pflegeheimen – muss zukünftig eine wachsende Zahl pflegebedürftiger Menschen ernährungsmedizinisch und mit den täglichen Mahlzeiten versorgt werden. Je nach Gesundheits- und Allgemeinzustand sind hier unterschiedlich große Anteile der Patienten bzw. Bewohner von Mangelernährung betroffen, bei bis zu zwei Drittel besteht ein Risiko für Mangelernährung (▸ Kap. 4.3.1). In Pflegeheimen waren im Jahr 2007 einer großen multizentrischen Studie in Deutschland zufolge drei Viertel der Bewohner auf tägliche pflegerische Unterstützung bei der Nahrungs- und Flüssigkeitsaufnahme angewiesen (Tannen et al., 2008).

Versorgungskonzept

Als wichtige Basis sollte die Ernährungsversorgung in Institutionen im Leitbild der Einrichtung fest verankert und durch ein einrichtungsspezifisches Konzept festgelegt sein, das in das Gesamtversorgungskonzept eingebettet und jedem Mitarbeiter und Bewohner bekannt ist. Organisation und Vorgehensweisen zur alltäglichen Umsetzung einer bedarfs- und bedürfnisgerechten Ernährung in der Einrichtung sollten dort auf der Basis der verfügbaren Leitlinien definiert und geregelt sein.

Folgenden Aspekte sollte das Verpflegungskonzept beinhalten:

- Herstellung, Lagerung und Verteilung der Mahlzeiten und Zwischenmahlzeiten
- Organisation der Mahlzeitenversorgung im Wohnbereich
- Erfassung der Ernährungssituation von Patienten/Bewohnern bei Aufnahme/Einzug sowie im weiteren Verlauf
- Vorgehensweisen bei Einschränkungen der selbstständigen Ernährung, bei spezifischen Problemen und besonderen Anforderungen an die Ernährungsversorgung
- Arbeitsteilung und Zusammenarbeit zwischen den Berufsgruppen
- Kommunikationswege zwischen Berufsgruppen und Schichten
- Mitwirkung, Information und Beratung von Patienten, Bewohnern und Angehörigen

Das Konzept sollte von den verantwortlichen Personen der beteiligten Bereiche – Küche, Hauswirtschaft, Pflege, ggf. ärztlicher Dienst und Therapeuten – gemeinsam mit der Einrichtungsleitung und unter Berücksichtigung der Patienten- bzw. Bewohnerinteressen entwickelt werden. Laut DGEM-Leitlinie für Klinische Ernährung in der Geriatrie sollten zur praktischen Umsetzung auch standardisierte Handlungsanleitungen für die Ernährungsversorgung etabliert und die Verantwortlichkeiten klar geregelt sein (Volkert et al., 2013). Ein „Ernährungsteam" oder „Qualitätszirkel Ernährung" mit Mitgliedern aus den genannten Abteilungen kann anschließend kontinuierlich für die Einhaltung und Umsetzung des Konzepts im Alltag sorgen und bei Bedarf Anpassungen vornehmen.

> **Merke**
>
> Die Ernährungsversorgung älterer Menschen in Institutionen erfordert ein einrichtungsspezifisches Konzept, in dem Organisation und Vorgehensweisen definiert sind.
>
> Entwicklung und Umsetzung des Konzepts erfordern die Mitwirkung aller beteiligten Berufsgruppen und Abteilungen.

Räumlichkeiten und Atmosphäre bei den Mahlzeiten

Die täglichen Mahlzeiten erfüllen neben der ernährungsphysiologischen Funktion wichtige soziale und kulturelle Aufgaben.

In Institutionen sollten daher geeignete Räume zur gemeinsamen Einnahme von Mahlzeiten vorhanden sein, die barrierefrei gut erreichbar und durch entsprechende Beschilderung und Beleuchtung leicht auffindbar sind. Die Speiseräume sollten ausreichend Platz für Hilfsmittel wie Rollstühle und Rollatoren bieten und die gemeinsamen Mahlzeiteneinnahme mit Pflegekräften und Gästen ermöglichen (DNQP, 2017; BUKO-QS, 2008).

Mahlzeiten strukturieren den Tag und spielen eine zentrale Rolle für das Wohlbefinden der Bewohner. Dabei sind Ambiente und Atmosphäre beim Essen von großer Bedeutung für Appetit und Essmenge. Die Speiseräume sollten daher – in Langzeitversorgungsstrukturen unter Mitwirkung der Bewohner – ansprechend gestaltet sein und zum Essen und Verweilen einladen. Die Einnahme der Mahlzeiten sollte in ruhiger und entspannter Umgebung und in angenehmer Gesellschaft stattfinden. Geeignetes Geschirr und Besteck, ggf. Hilfsmittel und angemessene Unterstützung müssen vorhanden sein. Positive Effekte einer angenehmen Essumgebung auf die Nahrungsaufnahme, den Ernährungszustand und das Wohlbefinden von älteren Menschen in Langzeitpflegeeinrichtungen sind in mehreren Studien gut belegt (Volkert et al., 2013).

> **Merke**
>
> In geriatrischen Institutionen sollte ein wohnliches Esszimmer für gemeinsame Mahlzeiten vorhanden sein, das ausreichend Platz bietet und auch Angehörigen die Teilnahme an den Mahlzeiten ermöglicht.
> Die Mahlzeiten sollten in ruhiger und entspannter Atmosphäre und in angenehmer Gesellschaft stattfinden.

Essensangebot

Die Ernährungsversorgung in Institutionen erfordert nicht zuletzt ein bedarfsgerechtes Angebot an Speisen und Getränken, das im Idealfall vor Ort frisch zubereitet wird und auf die individuellen Bedürfnisse der Tischgäste zugeschnitten ist.

Das Essensangebot bei den Mahlzeiten soll den Bewohnern die Möglichkeit bieten, aus einem vollwertigen Verpflegungsangebot, das gleichzeitig Vorlieben, Abneigungen und Gewohnheiten berücksichtigt, auswählen zu können. Grundlage dafür liefert der DGE-Qualitätsstandard für die Verpflegung mit „Essen auf Rädern" und in stationären Senioreneinrichtungen (DGE, 2022). Bei besonderen Anforderungen, z. B. Kau- und Schluckstörungen, Demenz oder Mangelernährung, muss das Speisenangebot entsprechend modifiziert werden. Wegen der hohen Prävalenz von Mangelernährung in Seniorenheimen und Krankenhäusern bietet sich ggf. auch die Bereitstellung einer speziellen Menülinie mit hohem Energie- und Proteingehalt an.

Außerhalb der Hauptmahlzeiten mit festgelegten, aber auch individuell verschiebbaren Essenszeiten müssen jederzeit bedarfs- und bedürfnisgerechte Zwischenmahlzeiten und Getränke verfügbar und den Patienten bzw. Bewohnern zugänglich sein, z. B. in Form von „Fingerfood", das an etablierten „Essstationen" hygienisch akzeptabel bereitgestellt wird. Bei Bedarf sollte zur Ergänzung der Mahlzeiten auch Trinknahrung zur Verfügung stehen.

Um die Zufriedenheit und Akzeptanz zu steigern, sollten zumindest in Langzeiteinrichtungen die Bewohner bzw. deren Vertreter in die Gestaltung des Essensangebots und – wenn möglich und gewünscht – auch in die Zubereitung mit einbezogen werden. Die gemeinsame Herstellung von Mahlzeiten oder Mahlzeitenkomponenten in Wohnbereichsküchen integriert die Bewohner in das Alltagsgeschehen und fördert Aktivität, Teilhabe und Zugehörigkeitsgefühl. Die Zufriedenheit der Bewohner mit dem Essensangebot und der Mahlzeitensituation sollte zudem regelmäßig überprüft werden.

Merke

In geriatrischen Institutionen muss ein attraktives und vielseitiges Angebot an Mahlzeiten und Zwischenmahlzeiten zur Verfügung stehen, das an die Bedürfnisse der Bewohner bzw. Patienten angepasst ist.

Die strukturellen Voraussetzungen für eine hochwertige Ernährungsversorgung in geriatrischen Institutionen sind auch in der DGEM-Leitlinie zur klinischen Ernährung in der Geriatrie thematisiert (Volkert et al., 2013) und im Kasten unten zusammengefasst.

Strukturanforderungen für die Ernährungsversorgung in geriatrischen Einrichtungen (nach Volkert et al. 2013)

Einrichtungsebene

- seniorengerechtes Angebot an Speisen und Getränken mit Möglichkeit der individuellen Anpassung
- angemessene Personalausstattung für individuelle Ernährungsversorgung (Bezugspflege)
- qualifiziertes Personal mit Ernährungsgrundkenntnissen
- Fort- und Weiterbildungskonzept
- standardisierte Handlungsanweisungen für die Ernährungsversorgung
(z. B. geregelte Pflegeabläufe bei den Mahlzeiten)
- geregelte Zuständigkeiten und Verantwortlichkeiten
- geregelte Kommunikationswege und -prozesse
- Verfügbarkeit einer Ernährungsfachkraft mit Möglichkeit der Ernährungsberatung und Nährwertberechnung
- bei Bedarf Verfügbarkeit von Zahnärztin/-arzt und Therapeuten

Stations-/Wohnbereichsebene

- Esszimmer für gemeinsame Mahlzeiten mit angemessener Möblierung und Dekoration
- attraktive und abwechslungsreiches, seniorengerechtes Angebot an Lebensmitteln, Speisen und Getränken, Angebot von Zwischenmahlzeiten mit der Möglichkeit, auf individuelle Anforderungen, Wünsche und Bedürfnisse einzugehen
- bei Bedarf Verfügbarkeit von angereicherten Speisen und Trinknahrung
- geregelte Pflegeabläufe bei den Mahlzeiten, Einsatz von Hilfsmitteln beim Essen
- festgelegte Zeiten (Flexibilität bei abweichenden Bedürfnissen)
- ausreichend Zeit für die Mahlzeiten

Zusammenfassung

Geriatrisches Ernährungsmanagement beinhaltet sowohl im ambulanten Bereich als auch in Institutionen die Erfassung der Ernährungssituation sowie die Planung und Umsetzung von Interventionsmaßnahmen zur Prävention und Therapie von Mangelernährung und Dehydratation und deren Folgen. Zur Qualitätssicherung beim Ernährungsmanagement sind wissenschaftlich fundierte Leitlinien und Standards sowie eine angemessene Ausstattung mit qualifiziertem Personal wichtige Voraussetzungen. Im ambulanten Bereich sind zukünftig vermehrt Dienstleistungsangebote zur Versorgung mit Mahlzeiten und Unterstützung beim Essen notwendig. Geriatrische Institutionen benötigen ein einrichtungsspezifisches Verpflegungskonzept, Esszimmer für gemeinsame Mahlzeiten in angenehmer Atmosphäre und nicht zuletzt ein vielseitiges, bedarfs- und bedürfnisgerechtes Angebot an Mahlzeiten und Zwischenmahlzeiten.

Literatur

Arbeitsgemeinschaft Klinische Ernährung (AKE) (Hrsg.). (2010). *AKE Konsensus-Statement Geriatrie – Empfehlungen für die Ernährung des älteren Menschen in der Langzeitpflege*. Wien.

Bayerisches Staatsministerium für Arbeit und Sozialforschung, Familie und Frauen (Hrsg.) (2008). *Künstliche Ernährung und Flüssigkeitsversorgung – Leitfaden des Bayerischen Landespflege-*

ausschusses. https://www.unimedizin-mainz.de/fileadmin/kliniken/palliativ/Dokumente/Bayern_Leitfaden_2008.pdf, Zugriff am 8.5.2022

Bundeskonferenz zur Qualitätssicherung im Gesundheits- und Pflegewesen e.V. (BUKO-QS) (Hrsg.), Bartholomeyczik, S., Schreier, M. M., et al. (2008). *Qualitätsniveau II: Orale Nahrungs- und Flüssigkeitsversorgung von Menschen in Einrichtungen der Pflege und Betreuung*. Economica.

Deutsche Gesellschaft für Ernährung e. V. (2022). *DGE-Qualitätsstandard für die Verpflegung mit „Essen auf Rädern“ und in Senioreneinrichtungen*. 1. Auflage, 1. korr. Nachdruck 2022. https://www.fitimalter-dge.de/fileadmin/user_upload/medien/DGE-QST/DGE-Qualitaetsstandard_Essen_auf_Raedern_Senioreneinrichtungen_aktualisiert.pdf, Zugriff am 8.5.2022

Deutsches Netzwerk für Qualitätsentwicklung in der Pflege (DNQP) (2017). *Expertenstandard Ernährungsmanagement zur Sicherstellung und Förderung der oralen Ernährung in der Pflege*. 1. Aktualisierung. Hochschule Osnabrück.

Keller, H. H., Syed, S., Dakkak, H., et al. (2022). Reimagining Nutrition Care and Mealtimes in Long-Term Care. *Journal of the American Medical Directors Association, 23(2)*, 253-260.e1. https://doi.org/10.1016/j.jamda.2021.12.021

Maierhofer, M. (2011). Konsensusstatement Geriatrie. Empfehlungen für die Ernährung des älteren Menschen in der Langzeitpflege. *Pro care 16*, 22-24. https://doi.org/10.1007/s00735-011-0463-7

Medizinischer Dienst der Spitzenverbände der Krankenkassen e. V. (MDS) (Hrsg.) (2014). *Grundsatzstellungnahme Essen und Trinken im Alter*. Unveränderter Nachdruck 2020 (https://md-bund.de/fileadmin/dokumente/Publikationen/SPV/Grundsatzstellungnahmen/_EssenTrinken_im_Alter_Lesezeichen.pdf, Zugriff am 8.5.2022

Österreichisches Bundesministerium für Gesundheit (Hrsg.) (2013). *Wissenschaftliche Aufbereitung für Empfehlungen „Ernährung im Alter in verschiedenen Lebenssituationen“*. Wien.

Tannen, A., Schütz, T., Dasser, T., et al. (2008). Mangelernährung in deutschen Pflegeheimen und Krankenhäusern – Pflegebedarf und pflegerische Versorgung. *Aktuelle Ernährungsmedizin, 33*, 177–183.

Volkert, D., Bauer, J. M., Frühwald, T., et al. (2013). Leitlinie der Deutschen Gesellschaft für Ernährungsmedizin (DGEM) in Zusammenarbeit mit der GESKES, der AKE und der DGG. Klinische Ernährung in der Geriatrie. *Aktuelle Ernährungsmedizin, 38*, e1-e48.

Volkert, D., Beck, A. M., Cederholm, T., et al. (2019). ESPEN guideline on clinical nutrition and hydration in geriatrics. *Clinical Nutrition, 38(1)*, 10-47. https://doi.org/10.1016/j.clnu.2018.05.024

Volkert, D., Beck, A. M., Cederholm, T., et al. (2022). ESPEN practical guideline: Clinical nutrition and hydration in geriatrics. *Clinical Nutrition, 41(4)*, 958-989. https://doi.org/10.1016/j.clnu.2022.01.024

Volkert, D., Chourdakis, M., Faxen-Irving, G., et al. (2015). ESPEN guidelines on nutrition in dementia. *Clinical Nutrition, 34(6)*, 1052-1073. https://doi.org/10.1016/j.clnu.2015.09.004

Volkert, D., Heseker, H., Stehle, P., et al. (2012). Ernährungssituation von Seniorinnen und Senioren mit Pflegebedarf in Privathaushalten (ErnSiPP-Studie). In: Deutsche Gesellschaft für Ernährung (Hrsg.), *12. Ernährungsbericht*, Bonn, S. 137-187.

4.6 Mikronährstoffe

Hans Konrad Biesalski

4.6.1 Einführung

Mit dem Alter verbundene Veränderungen des Lebensstils und der Gesundheit können in vielfacher Weise den Ernährungsstatus beeinflussen. Ältere Menschen stellen eine besonders gefährdete Risikogruppe für eine Mangelversorgung mit Mikronährstoffen dar. Viele Erkrankungen und Begleitumstände können zu einer Verringerung der Nahrungsaufnahme bis hin zur Altersanorexie führen (▸ Kap. 4.3).

Merke

„Das Essen des alten Menschen muss weniger Energie aber gleich viele oder mehr Vitamine und Mineralstoffe enthalten. Senioren benötigen daher eine Kost mit einer höheren Nährstoffdichte als junge Menschen. Wird dies nicht berücksichtigt, so entsteht eine qualitative Mangelernährung bedingt durch den Mangel an einzelnen oder mehreren Nährstoffen.“ (DGE, 2014).

Dieser Aspekt wird in der SENECA-Studie aufgegriffen (De Groot et al., 1999) und es zeigt sich, dass mit abnehmender Menge an zugeführter Nahrungsenergie die Zahl der Mikronährstoffe (Eisen, Thiamin, Vitamin B_2 und B_6) mit unsicherer Versorgung deutlich zunimmt. Bei Unterschreitung eines Grenzwertes von 1.500 kcal/Tag finden sich bei 24 % der Männer und 47 % der Frauen Defizite (< 2/3 der Referenzwerte). Oberhalb des Grenzwertes finden sich immer noch 19 % Männer und 26 % Frauen mit inadäquater Versorgung der überprüften Mikronährstoffe. In der KORA-Age-Studie (Conzade et al., 2017) mit 1.079 Teilnehmern lag die Prävalenz des subklinischen Vitamin-D- und -B_{12}-Mangels bei 52 % bzw. 27,3 %. Bei 11 % lag ein Eisenmangel vor und bei 8,7 % ein Folsäuredefizit.

Ausgeprägte Defizite bei hochbetagten, hospitalisierten Patienten im Alter von 75–97 Jahren zeigte die Bethanien-Ernährungsstudie (Volkert et al., 1991). Zwei Drittel der 300 untersuchten Patienten wiesen bei mindestens einem der fünf Vitamine A, C, B_1, B_2 und B_6 zu geringe Plasmaspiegel auf. Defizitär versorgt waren 48 % der Patienten mit Vitamin C, 27 % mit Vitamin B_1, 22 % mit Vitamin A, 16 % mit Vitamin B_6, 16 % mit Folsäure und 9 % mit Vitamin B_{12}.

Eine Metaanalyse (ter Borg et al., 2015) (37 aus 966 Studien ausgewählt) zeigt die Problematik der unzureichenden Mikronährstoffversorgung bei der älteren Bevölkerung (> 65 Jahre). Hierbei wurde die Unterschreitung nicht auf die Referenzwerte (RDA), sondern auf den durchschnittlichen Bedarf (EAR) bezogen. D. h., eine solche Unterschreitung erhöht das Risiko für klinisch relevante Defizite.

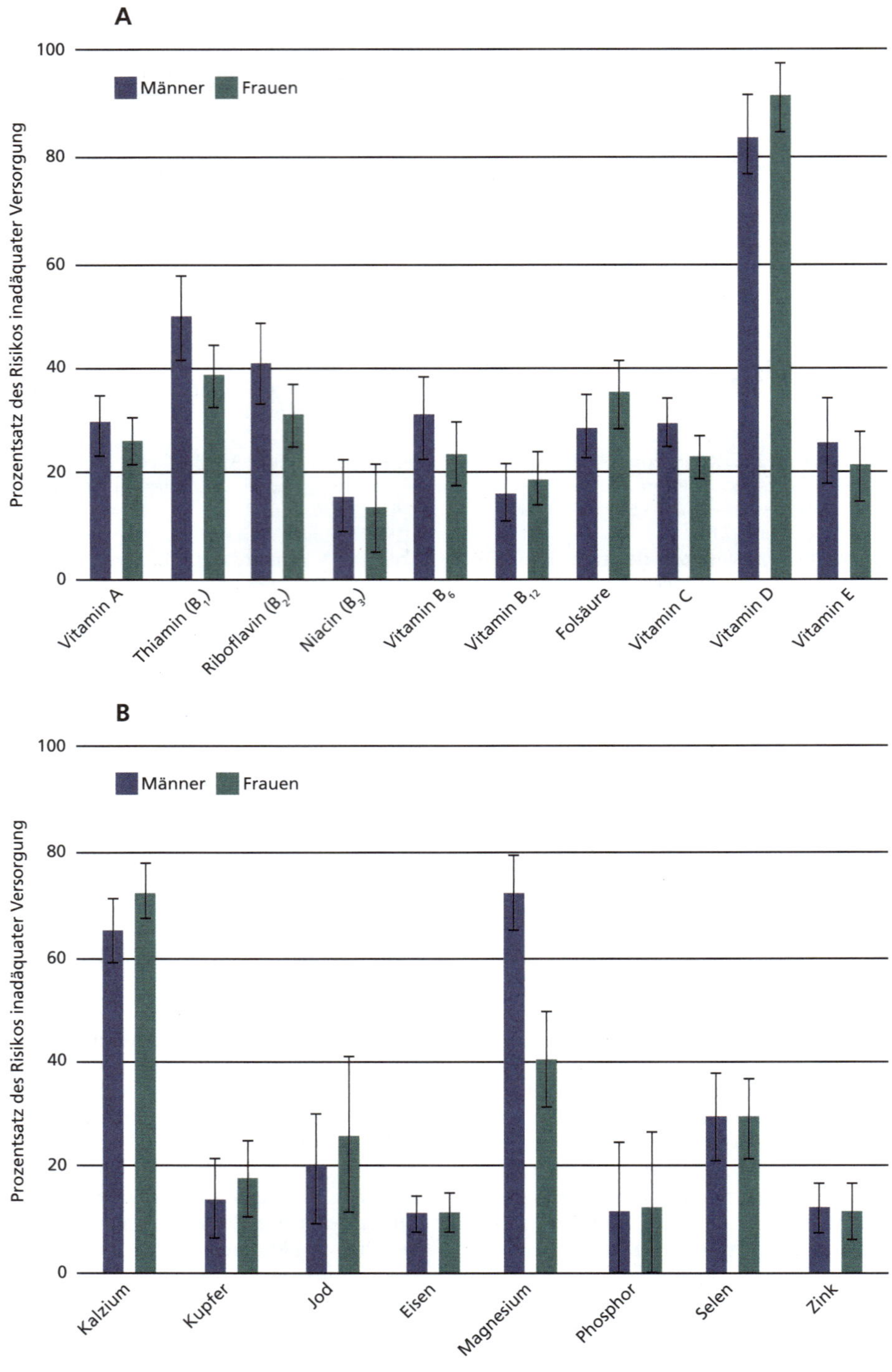

Abb. 4.6.1: Unterschreitung der EAR (in %) für Vitamine und Minerale, Metaanalyse aus 37 Studien mit 28.000 Teilnehmern zwischen 65 und 85 Jahren (übersetzt und adaptiert nach ter Borg et al., 2015, British Journal of Nutrition, https://creativecommons.org/licenses/by/4.0/)

Die Abbildung (▸ Abb. 4.6.1 A) gibt den Prozentsatz der Senioren über 65 Jahren wieder, die unterhalb des EAR liegen und damit definitionsgemäß ein erhöhtes Risiko für eine relevante Mangelversorgung aufweisen (ter Borg et al., 2015). Das gilt nicht nur für Vitamine, sondern auch für Mineralstoffe (▸ Abb. 4.6.1 B)

4.6.2 Epidemiologie und Verlauf

Die Datenlage ist in der Bundesrepublik Deutschland insgesamt wenig zufriedenstellend. Auch die Pflegeberichte des Statistischen Bundesamts lassen keine entsprechenden Aussagen zu. Lediglich aus dem Bereich der Krankenhäu-

Tab. 4.6.1: Kritische Nährstoffe bei älteren Erwachsenen

Mikronährstoff	Besonderheiten bei Senioren
Vitamin A	In präformierter Form und ausreichender Menge fast nur in tierischer Leber vorhanden. Provitamin A ist als Quelle nur bedingt geeignet, da hohe Aufnahme (10mg/Tag) nötig. Mittelwert der Aufnahme in Deutschland liegt bei ca. 2mg/Tag
Vitamin B_1	Risikofaktor: Alkoholismus, Diuretikatherapie, längere parenterale Ernährung, häufig unzureichend diagnostiziert bei verwirrten älteren Erwachsenen. Bei Herzinsuffizienz und COPD oft höherer Bedarf
Vitamin B_6 Folsäure	Vitamin B_6, Vitamin B_{12} und Folsäure sind aufgrund ihrer Rolle bei der Verringerung eines erhöhten Homocysteinspiegels eng miteinander verknüpft.
Vitamin B_{12}	Die Bioverfügbarkeit sinkt vor allem bei atrophischer Gastritis und der Einnahme von Metformin und Protonenpumpeninhibitoren. Ein Mangel erhöht das Risiko von Herz-Kreislauf-Erkrankungen und kognitiven Beeinträchtigungen.
Vitamin C	erhöhter Bedarf bei Diabetes und schwerer Allgemeinerkrankung
Vitamin D	Mit zunehmendem Alter nimmt die Fähigkeit der Haut zur Bildung von Vitamin D und die Fähigkeit von Leber und Niere zur Hydroxylierung von Vitamin D ab. Weniger Sonnenexposition bei älteren Erwachsenen verstärkt diesen Effekt. Durch einen Mangel besteht ein erhöhtes Risiko für Knochenbrüche.
Calcium	Defizite häufig bei älteren Frauen. Die durchschnittliche Aufnahme nimmt mit dem Alter ab, was wahrscheinlich mit einer allgemeinen Veränderung der Ernährung zusammenhängt.
Eisen	Der Eisenbedarf von Frauen ändert sich nach der Menopause. Defizite werden vor allem bei hospitalisierten, institutionalisierten oder chronisch kranken älteren Erwachsenen beobachtet.
Zink	bei Senioren häufig Defizite

ser liegen inzwischen Daten vor, da hier nicht immer, aber doch immer häufiger, der Ernährungszustand bei Beginn des stationären Aufenthalts bestimmt wird (Löser, 2010; Pirlich, 2006). An der Studie zur Ernährungssituation pflegebedürftiger Senioren (Volkert et al., 2012) nahmen 353 Personen teil, 67,3 % von ihnen waren Frauen. Die Erhebung fand in Nürnberg, Paderborn und Bonn statt. Erhoben wurde neben dem Body-Mass-Index zum Beispiel auch der allgemeine Gesundheitszustand, die Pflegestufe und der Hilfebedarf bei der Ernährungsversorgung. Daneben wurde der Lebensmittelverzehr und die Energie- und Nährstoffzufuhr ermittelt. Charakteristisch hierbei war, dass 63 % der Männer und 58,4 % der Frauen die Richtwerte für die Energiezufuhr nicht erreichten. Auch die Aufnahme von Ballaststoffen und Wasser blieb unter den empfohlenen Richtwerten. Zu geringe Aufnahmemengen zeigten sich darüber hinaus bei Vitamin C, Vitamin E, Folat, Calcium und Vitamin D. Allerdings lagen alle diese Zufuhrmengen höher als bei Personen im gleichen Alter in Pflegeheimen. Bei Proteinen und Fett wurden die Empfehlungen bzw. der Richtwert im Regelfall überschritten. Auffällig ist, dass Ernährungsscreenings bei den Hausärzten nicht üblich sind und längst nicht jeder mit Pflegebedarf auch eine Mahlzeit über Essen auf Rädern bezieht (Volkert et al, 2012).

Es gibt mehrere Gründe, warum die Mikronährstoffkonzentrationen bei älteren Erwachsenen sinken:

- Da die allgemeine Nahrungsaufnahme bei älteren Erwachsenen aufgrund des geringeren Bedarfs an allgemeiner Energieaufnahme oft reduziert ist, nimmt auch die Menge an Mikronährstoffen in der Ernährung entsprechend ab.
- Bei älteren Erwachsenen werden häufig Beeinträchtigungen der Aufnahme und des Stoffwechsels bestimmter Mikronährstoffe beobachtet. Die Prävalenz der atrophischen Gastritis nimmt mit dem Alter zu und betrifft mehr als 30 % der älteren Erwachsenen, was zu einer deutlich geringeren Aufnahme von Vitamin B_{12} führt. Eine altersbedingte Abnahme der Calcium- und Vitamin-D-Rezeptorexpression im Zwölffingerdarm wurde nachgewiesen. Außerdem nimmt die Synthese von Vitamin D in der Haut mit dem Alter ab (► Tab. 4.6.1)
- Multimorbidität und damit Multimedikation sind bei älteren Erwachsenen häufig. Dies kann nicht nur den Appetit beeinträchtigen, sondern auch Wechselwirkungen mit der Aufnahme und dem Metabolismus von Mikronährstoffen zur Folge haben. Chronische Krankheiten können zu einem erhöhten Nährstoffumsatz führen.

Die Folgen einer unzureichenden Versorgung mit Mikronährstoffen im Alter sind schwer abzugrenzen von anderen altersbedingten Beschwerden, Medikamentenwirkungen und chronischen physischen wie psychischen Erkrankungen. Dennoch gibt es Studien, die Hinweise darauf geben, dass einzelne Defizite sich direkt in einer eingeschränkten Lebensqualität oder auch meist übersehenen, klinischen Indikatoren bemerkbar machen.

Interventionsstudien mit verschiedenen Vitaminkombinationen liegen besonders für die Vitamine B_6, B_{12} und Folsäure vor. Da sich ein Defizit dieser Vitamine an einem steigenden Homocysteinspiegel im Blut zeigt, steht ein Biomarker zur Verfügung, bei dem die Wirkung einer Supplementierung sichtbar wird. So führte die Supplementierung bei 42 Patienten mit Milder Kognitionsstörung (MCI) zu kognitiven Verbesserungen, die von einem sinkenden Homocysteinspiegel begleitet waren (von Arnim et al., 2013). Im Rahmen einer internationalen Konsensuskonferenz wurde festgehalten, dass ein steigender Homocysteinwert bei Senioren ein Indikator für die Verringerung kognitiver Fähigkeiten, MCI und Alzheimer-Demenz ist (Smith et al., 2018).

Die unzureichende Aufnahme der Vitamine B_6, B_{12} und Folsäure führt bei 2.421 beobachteten Senioren zu signifikant höheren kognitiven Einschränkungen im Vergleich zu ausreichend versorgten (Xu et al., 2022). Eine Metaanlyse kommt zu dem Ergebnis, dass eine Ernährung bei Senioren mit adäquater Qualität (Mikronährstoffdichte) dazu beiträgt, dass die körperliche Leistungsfähigkeit langsamer sinkt als bei weniger gut versorgten und das Sarkopenierisiko abnimmt (Bloom et al., 2018). Eine Beziehung zwischen der Aufnahme an B-Vitaminen (Vitamin B_1, B_2, B_6, B_9 und B_{12}) und sinkendem Sarkopenierisiko wurde in einer britischen Studie beschrieben (Aytekin et al., 2018).

4.6.3 Diagnosestellung

4.6.3.1 Was ist ein subklinischer Mangel und wie erkennt man diesen?

Den Mangel eines Mikronährstoffs erkennt man in vielen Fällen am klassischen klinischen Bild. Genau darin liegt aber auch das Problem, wenn es um die Anwendung einzelner Mikronährstoffe zur Therapie eines sichtbaren oder nur vermuteten Defizites geht. In der 1. Hälfte des vergangenen Jahrhunderts wurde die Wirkung vieler Vitamine entdeckt und durch die Möglichkeit der synthetischen Herstellung konnten bis dahin weit verbreitete und oft unheilbare Erkrankungen erfolgreich therapiert werden. Wahre Geißeln der Menschheit, wie z. B. Skorbut, perniziöse Anämie und Rachitis, konnten plötzlich geheilt werden. Dies und die Beobachtung, das bestimmte Ernährungsformen das Auftreten solcher klinischer Mangelsymptome verhinderten, hat dazu beigetragen, dass die Anwendung eines oder mehrerer Vitamine nur dann empfohlen wurde, wenn klassische klinische Zeichen eines Mangels beobachtet wurden. Wenn es um die Wirkungsweise von Mikronährstoffen geht, müssen wir uns von der Vorstellung lösen, dass wir Mikronährstoffe erst dann substituieren müssen, wenn solche typischen Symptome eines Mangels auftreten.

Merke

Der klinisch sichtbare Mangel ist der Endpunkt einer Entwicklung, an dessen Beginn eher schwer fassbare und unspezifische Symptome stehen, die oft nicht mit einem Mikronährstoffdefizit in Verbindung gebracht werden. Aus diesen Gründen werden solche Zustände auch als verborgener Hunger bezeichnet (Biesalski, 2019).

4.6.3.2 Labor

Üblicherweise wird die Indikation für eine Empfehlung zur Supplementierung von entsprechenden Blutparametern abhängig gemacht, die einen Mangel belegen. Allerdings gelingt nur in wenigen Fällen eine Aussage, inwieweit die Versorgung ausreichend ist. Erst bei länger bestehender unzureichender Aufnahme von Vitaminen zeigen sich solche Defizite auch im Blut, da die Verteilung vieler Vitamine über das Blut in die Organe homöostatisch geregelt ist. Von wenigen Ausnahmen abgesehen (Vitamin E, Beta-Carotin) gibt es eine direkte Beziehung zwischen Zufuhr und Blutspiegel (▶ Tab. 4.6.2).

Der Nachweis einer Vitaminkonzentration im Serum innerhalb des Normalbereiches muss keinesfalls bedeuten, dass der Patient ausreichend versorgt ist, weshalb dieses Verfahren als Maßgabe für die Indikationsstellung einer Vitaminzufuhr, von Vitamin D abgesehen, nur bedingt geeignet ist.

Dazu kommt, dass die Plasmawerte der einzelnen Vitamine kaum eine Aussage über die Gewebeversorgung zulassen und somit keine Sicherheit darüber bestehen kann, dass die eigentlichen Zielgewebe ausreichend versorgt sind. Die Umverteilung zwischen Organen im Falle einer unzureichenden Versorgung (Triage-Theorie) kann vorübergehend sogar zu einem Anstieg der Blutwerte führen (z. B. Folsäure). Im Zinkmangel kann es ebenfalls zu einem Anstieg der Blutwerte kommen, da durch das Defizit die intestinale Mucosa abgebaut wird, deren Zellen wiederum Zink enthalten, welches dann absorbiert wird.

4.6.3.3 Ernährungsanamnese

Diese stellt einen wichtigen Aspekt zur Erfassung von Risikogruppen dar, bei denen durch besondere Vorerkrankungen oder einseitige Ernährung mit Defiziten an einzelnen Vitaminen zu rechnen ist, bzw. bei denen ein erhöhter Bedarf bestehen könnte (▶ Tab. 4.6.3). Besonders der Nachweis einer unzureichenden Ernährung sollte Anlass sein, die Versorgung mit Mikronährstoffen zu prüfen. Bisher gibt es keine gezielte Mikronährstoffanamnese, daher erscheint es sinnvoll, Risikofaktoren für eine unzureichende Ernährung zu erfassen. So sind bei durch Armut bedingter schlechter Versorgung oder einer Energiezufuhr unter 1.500 kcal/Tag meist alle Mikronährstoffe in unterschiedlichem Grad betroffen. Besonders dann, wenn die Ernährung vorwiegend aus stärkehaltigen Lebensmitteln (Nudeln, Kartoffeln, Reis etc.) besteht. Kritisch ist auch eine vegane Ernährung, bei der die Versorgung mit Vitamin A, Vitamin D, Vitamin B_{12}, Eisen und Zink kritisch ist. Bei verschiedenen Medikamenten sind unterschiedliche Mikronährstoffe betroffen: Antazida: B_{12}, Cu, Ca, Fe, Antibiotika: Biotin, B_{12}, K, Fe, Zn; Diuretika: Thiamin, Mg, Zn, Ca, Metformin: B_{12}; Warfarin: Vitamine C, E, K, Jod, Mg (Details und weitere Medikamente siehe Biesalski, 2019)

4.6.4 Therapeutisches Vorgehen – Grenzen und Möglichkeiten

Diagnostisch hilft in den meisten Fällen eine Ernährungsanamnese, wobei hier vor allem auf die Nahrungsvielfalt und die tatsächlich verzehrte Menge der einzelnen Lebensmittel geachtet werden sollte. Ebenso sollte nach Einnahme von Mikronährstoffpräparaten gefragt werden. Es gibt einige Mikronährstoffe, bei denen selbst bei ausreichender Ernährung bei Senioren Defizite auftreten können. Dies betrifft die Vitamine B_{12} und D. Hier kann mit Einzelsupplementen therapiert werden (siehe Einzeldarstellungen).

Viele Senioren nehmen bereits Vitaminpräparate und die Tendenz ist steigend. Dabei muss zwischen den ausgewogen dosierten Multivitamin/Mineral-Präparaten (MVM) und

Tab. 4.6.2: Laboranalysen und diagnostische Wertigkeit

Vitamin	Laboranalyse	Diagnostische Wertigkeit
Vitamin A	Serum-Retinol (HPLC)	Relative-Dose-Response-Test (für klinische Studien); Conjunctival Test (erst bei Mangel aussagefähig); Retinol im Serum (erst bei ausgeprägtem Defizit erniedrigt)
Beta-Carotin	Serum-β-Carotin (HPLC)	Serumwerte in weitem Bereich linear mit Zufuhr korreliert; wegen langer Halbwertszeiten auch retrospektive Aussagen über Zufuhr möglich; starke interindividuelle Variabilität durch High-, Low- und Non-Responder
Vitamin D	Serum-1,25$(OH)_2D_3$ (HPLC)	geringe Konzentrationen, daher Unsicherheit bei Reproduzierbarkeit; keine Aussage zu Gewebeversorgung
	Serum-25(OH)D (HPLC)	als Marker für die Einschätzung der Vitamin-D-Versorgung gut geeignet (> 50 nmol/l ausreichend, < 30 nmol/l unzureichend)
Vitamin E	Serum-Vitamin-E (HPLC)	Serumwerte in weitem Bereich linear mit Zufuhr korreliert; keine exakten Kenntnisse über ausreichende Serumwerte be verschiedenen Risikogruppen; keine Aussage zu Gewebeversorgung. Besser mol Vitamin E/mol LDL (Normale 7–9 mol/mol)
Vitamin K	Prothrombinzeit, PIVKA	am besten geeignet
	Vitamin-K-Serum	K_1-Blutwert unterliegt grossen Schwankungen (0,3–3nmol/l), daher wenig geeignet
Vitamin B_1 (Thiamin)	Ausscheidung im Urin nach Testdosis	bei Überversorgung nimmt Ausscheidung zu; wegen sehr unterschiedlicher Gewebekonzentrationen kein direkter Rückschluss auf ausreichende Verfügbarkeit im Zielgewebe möglich
	erythrozytärer Transketolasetest oder HPLC	hohe interindividuelle Variabilität (15% falsch positiv) besonders von Belastung abhängig
Vitamin B_2 (Riboflavin)	Urinausscheidung nach Testdosis	gibt Hinweise auf kurzfristige Zufuhr, nicht aber auf Verfügbarkeit für Targetgewebe; hohe Variabilität von vielen physiologischen Faktoren abhängig Ausscheidung < 40 µg/g Kreatinin/24h ist Hinweis auf Defizit
	erythrozytäre Gluthation-Reduktase-Aktivität vor und nach FAD-Zugabe	Anstieg ist Hinweis auf Defizit korreliert nur bedingt mit Ausscheidung; reflektiert nur ein Kompartiment
Vitamin B_6 (Pyrodoxin)	Analyse in Plasma und Urin	Normalwert Plasma: Männer 27–75 nmol/l Frauen 25–95 nmol/l starke Schwankungen je nach Alter, körperlicher Aktivität, Ernährung, Lebensstil. Gleichzeitige Einnahme von Biotin kann die Werte verfälschen
Vitamin B_7 (Biotin)	Analyse von 3-HIA-Carnitin	Im Defizit sinkt die Biotinausscheidung Normalwert Biotin im Urin: 18–77 nmol/24 h Normalwert (3-HIA-Biotin): Urin > 8 mmol/mol Kreatin Plasma > 7 nmol/l
Vitamin B_9 (Folsäure)	Erythrozyten-Folat	beste Methode
	Serumfolat (HPLC)	reflektiert Nahrungszufuhr und nicht Gewebeverfügbarkeit; Hyperhomocysteinämie kann Hinweis auf Folsäuredefizit (meist auch B_6 und B_{12}) sein
	neutrophile Segmentierung	zeigt beginnendes Defizit an
Vitamin B_{12} (Cobalamin)	Plasma-B_{12} (HPLC)	sehr weiter Bereich: 200–1000 pg/ml weiterer Indikator: HoloTC
	Methylmalonsäure (MMA) im Urin	relativ verlässlicher Indikator
Vitamin B_6, B_{12}, Folsäure	Serum-Homocystein (Hcy)	erhöhte Werte sind Indikator für ein mögliches Defizit von einem oder allen drei Vitaminen. Hohe MMA- und Hcy-Werte sind Hinweis auf B_{12}- und Folsäuredefizit
Vitamin C	Serum-Vitamin-C (HPLC, enzymatisch)	Plasmaspiegel sinken bei abnehmender Zufuhr, nicht jedoch bei kurzen Schwankungen; bei Risikogruppen erniedrigt; Leukozyten-Vitamin-C-Spiegel reflektieren Gewebevorrat und sind etwas genauer

Tab. 4.6.3: Erkrankungen mit gesteigertem Bedarf an Vitaminen

Vitamin	Erkrankung	Defizit Ursachen
Vitamin A	Masern chronische Entzündung	Verlust von Bindungsprotein (RBP) über die Niere
	Niereninsuffizienz	renale RBP-Elimination, zunächst hohe Retinolwerte bis Leberspeicher geleert
	Funktionsstörung der Leber	unzureichende RBP-Synthese
	Mukoviszidose Fettmalabsorption	eingeschränkte Absorption
Vitamin D	Adipositas	Speicherung im Fettgewebe mit geringer Freisetzung
	Niereninsuffizienz	eingeschränkte Synthese
	Leberfunktionsstörungen	eingeschränkte 25-Hydroxylierung
Vitamin E	Fettmalabsorption	eingeschränkte Absorption
Vitamin K	Fettmalabsorption	eingeschränkte Absorption
	Hämodialyse	eingeschränkte Carboxylierung
Vitamin C	Diabetes	verstärkter Verbrauch
	Hämodialyse	Verluste
	Aszites	Verluste
Vitamin B_1	Alkoholkrankheit	Hemmung der Aufnahme und Phosphorylierung
	Herzinsuffizienz	verstärkter Verbrauch, Medikamente (Diuretika)
Vitamin B_2	Alkoholkrankheit	gestörte Absorption
Niacin	Alkoholkrankheit	gestörte Absorption
	COPD	verstärkter Verbrauch
Vitamin B_6	Alkoholkrankheit	gestörte Aktivierung und Absorption
	chronisch entzündliche Darmerkrankungen (CED)	verstärkter Verbrauch
Folsäure	Alkoholkrankheit CED	gestörte Absorption
Vitamin B_{12}	Atrophische Gastritis	gestörte Bildung des Intrinsic Faktors
	Parasiten Dysbiosis	gestörte Aufnahme

den verschiedenen Kombinationsprodukten unterschieden werden. Eine Studie (Schwab et al., 2014) an 1.079 deutschen Senioren (Geburt vor 1943) im Jahr 2014 ergab die folgende Verteilung der Einnahme von Supplementen:

54,3 % der Frauen und 33,8 % der Männer gaben an, regelmäßig ein Mikronährstoffpräparat einzunehmen. Ganz im Vordergrund standen Einzelpräparate wie Magnesium, Vitamin D und Vitamin E. Die höchsten Dosierungen, die die Referenzwerte erreichten oder überschritten, fanden sich bei Biotin, Vitamin B_1 und B_6. Dosierungen, die die Upper Level (UL) erreichten oder überschritten, fanden sich bei Magnesium (20,2 % Frauen, 33,5 % Männer) und für Vitamin E (8 % Frauen, 13,6 % Männer). Das muss berücksichtigt werden, wenn es um die Kompensation einer Unterversorgung geht.

Da die Problematik einer Unterversorgung einerseits und oft fragwürdiger Heilversprechen bei Einzelsubstanzen andererseits von der Industrie immer wieder aufgegriffen wird, ergeben sich Risiken ganz anderer Art. So können Defizite übersehen werden, wenn Präparate mit nur wenigen Mikronährstoffen eingenommen werden oder aber selektiv einzelne (vor allem Vitamin E, Vitamin D, Magnesium und Q_{10}) in teilweise hoher Dosierung. Durch Kombinations- oder Einzelpräparate besteht oft eine trügerische Sicherheit, genug getan zu haben.

Merke

Aufgrund der oft diagnostizierten Mangelernährung haben gerade alte Menschen im Falle einer Erkrankung und einem damit verbundenen Krankenhausaufenthalt ein besonderes Risiko hinsichtlich Verlauf und Entwicklung der Erkrankung. Deshalb ist es sinnvoll, hier ein MVM-Supplement zu empfehlen. Auch die Häufigkeit, mit der Defizite mehrerer Mikronährstoffe auftreten, stellt eine Indikation für ein MVM-Präparat dar. Dieses sollte nicht wesentlich mehr als 100 % des Referenzwertes enthalten und möglichst alle essenziellen Mikronährstoffe abdecken.

Besonders häufig treten Defizite der Vitamine B_{12} und D auf, die sollen daher etwas detaillierter dargestellt werden:

Vitamin B_{12}

Aufgrund des geringen Bedarfs, der hohen Reutilisationsrate und den relativ großen Leberspeichern ist bei normaler Ernährung bei gesunden Erwachsenen nicht mit einem B_{12}-Mangel zu rechnen. Das saure Milieu des Magens führt zur Freisetzung des Vitamin B_{12} aus der Proteinbindung

Tab. 4.6.4: Vitamin-B_{12}-Status: Serumwerte Vitamin B_{12}

Status	Serumwert (ng/ml)
starker Mangel	< 150
Mangel	< 200
leichte Unterversorgung	200–300
normaler Status	300–900
Hypervitaminose	> 1.000

Andere verwendete Einheit: pmol/l; Umrechnung in ng/l bzw. pg/ml: ng × 0,738 = pmol, d. h. 200 ng/l = 148 pmol/l

Tab. 4.6.5: Zeichen eines Vitamin-B_{12}-Mangels (Biesalski, 2019, © Georg Thieme Verlag KG)

	Klinischer Mangel	Subklinischer Mangel
klinische Symptome	klinische Zeichen (hämatologisch, neurologisch) finden sich nicht bei jedem Patienten bzw. können sehr diskret sein	diskrete, elektrophysiologisch fassbare Veränderungen können auftreten
Vitamin-B_{12}-Blutspiegel	meistens niedrig (< 200 ng/l), oft auch sehr niedrig (< 100 ng/l)	oft erniedrigt bzw. grenzwertig (200–350 ng/l)
metabolische Veränderungen	so gut wie immer vorhanden: MMA > 1.000 nmol/l; tHcy > 50µmol/l	oft ein Wert pathologisch: MMA 300–800 nmol/l; tHcy 15–25 µmol/l
Mangelursachen	in den meisten Fällen Malabsorption (Schilling-Test pathologisch); selten ernährungsbedingt (außer Kinder defizitärer Mütter); selten perniziöse Anämie	Ursache oft unbekannt; häufig Malabsorption durch Bindung von Vitamin B_{12} an Nahrungsbestandteile (normaler Schilling-Test)
Verlauf	in allen Fällen progredient besonders rasch, wenn erste Symptome auftreten	Langsamer Verlauf; progredient, v. a. bei Fällen von Malabsorption des freien Vitamin B_{12}
Therapie	genaue diagnostische Abklärung; Behandlung mit hohen oralen oder parenteralen Dosen, besonders bei Malabsorption von freiem Vitamin B_{12}	diagnostische Abklärung; Dosis abhängig von Verlauf
Risikogruppen	besonders Senioren; weniger als 10 % der Fälle zeigen klinische Zeichen	Senioren (10–20 %), in 70 % der Fälle niedrige Vitamin-B_{12}-Werte, in 30 % grenzwertige

der Nahrung, der von den Parietalzellen abgegebene Intrinsic Faktor ist wesentliche Voraussetzung für die Absorption des Vitamins. Folglich führt der häufige Gebrauch von Antazida sowie eine im Alter zunehmende Atrophie der Magenschleimhaut langfristig zu Defiziten und erklärt die Häufigkeit des B_{12}-Mangels bei Senioren. Die Prävalenz liegt je nach Studie bei Senioren zwischen 10 bis 45 % (Pennypacker et al., 1992). Weitere Ursachen für ein Defizit sind: Zöliakie, M. Crohn und Kurzdarm. Serumwerte für Vitamin B_{12} werden in ▸ Tab. 4.6.4 dargestellt.

Bei Unterversorgung mit Vitamin B_{12} (▸ Tab. 4.6.5) wird vermehrt Methylmalonsäure ausgeschieden, da die Vitamin-B_{12}-abhängige Enzymreaktion (Methylmalonsäure zu Succinyl-CoA) eingeschränkt ist. Dies kann daher als Indikator verwendet werden:

- Mangel: Wert > 3,6 mmol MMA/mol Kreatinin 2 mg MMA/g Kreatinin
- kein Mangel: Wert < 3,6mmol MMA/mol Kreatinin 2 mg MMA/g Kreatinin

Vegetarier können MMA-Werte von 2,5–790µmol/mmol Kreatinin aufweisen, Mischköstler von 1,7–21,4 µmol/mmol (Specker et al., 1988)

Klinische Relevanz

B_{12}-Mangel kann zu neurologischen Störungen führen: sowohl eine „einfache“ Müdigkeit, Gereiztheit oder Nervosität kann neben einer Vielfalt anderer Ursachen auch durch B_{12}-Mangel auftreten, darüber hinaus kann es zu Taubheitsgefühlen, Schmerz in den Extremitäten oder Depressionen und nicht zuletzt zu einer funikulären Myelose kommen. Weiterhin können Leistungsschwäche oder perniziöse bzw. megaloblastäre Anämie auftreten und auch Verdauungsstörungen können durch B_{12}-Mangel bedingt sein. Nicht zuletzt ist bei erhöhtem Homocysteinspiegel auf den B_{12} (und B_6 und Folsäure)-Status zu achten.

Besteht der Verdacht auf eine Unterversorgung mit Vitamin B_{12}, sei es durch Labornachweis oder aber auf Grund einer einseitigen Ernährung, so kann Vitamin B_{12} auch oral appliziert werden, da neben der vom Intrinsic Faktor abhängigen Absorption eine IF-unabhängige besteht, die zu vergleichbaren Resultaten wie die i. m. Injektion von Vitamin B_{12} führt. Die Absorption ist allerdings sehr viel geringer und erfordert daher höhere Dosierungen. Dabei werden initial 1.000–2.000 ug für bis zu zwei Wochen verabreicht, gefolgt von einer Erhaltungsdosis von 500 ug/Woche. Wird eine i. m. oder s. c. Behandlung gewählt, so werden ebenfalls intial 100–1.000 ug täglich bis zu zwei Wochen verabreicht. Zur Erhaltung einer ausreichenden Versorgung genügt diese Dosis dann einmal monatlich.

Eine Indikation zur Substitution besteht bei Vitamin-B_{12}-Mangel, kann aber bei Risikogruppen (besonders bei alten Menschen) auch prophylaktisch als B-Komplex-Substitution erfolgen (Biesalski, 2019, Stabler, 2013).

- *Unterversorgung* (erniedrigte Werte, keine Symptome): 250 µg/Tag (oral) Hydroxy- und/oder Methylcobalamin
- *leichter Mangel* (niedrige Werte, leichte Symptome): 500 µg/Tag (oral) Hydroxy- und/oder Methylcobalamin
- *schwerer Mangel* (sehr niedrige Werte, deutliche Symptome, pernizöse Anämie): 4 Wochen 1.000 µg Hydroxycobalamin (s. c. oder i. m.), anschließend 500–1.000 µg/Tag (oral) Hydroxy- und/oder Methylcobalamin
  alternativ: 1.000 µg s. c. oder i. m./Tag für eine Woche, dann 6–8 Wochen 1×/Woche lebenslang 100–200 µg/Tag oral

Vitamin D

Die klassischen Vitamin-D-Funktionen dienen der Aufrechterhaltung der Calcium (Ca)- und Phosphat (P)-Homöostase. Im Zytosol wird die aktive Form, das 1,25-$(OH)_2$-D_3 an einen Zytosolrezeptor gebunden, bevor es im Zellkern an einen mit der DNA assoziierten Kernrezeptor (VDRE) übertragen wird. Auf diese Art erfolgt die Transkription von mehr als 900 Proteinen. Dies geschieht so gut wie immer gemeinsam mit dem Kernrezeptor des Vitamin A. Mit diesem erfolgt eine sogenannte Heterodimerisierung. Dabei ist der Ligand des Vitamin-A-Kernrezeptors in den meisten Fällen die 9-cis-Retinsäure in einigen Fällen auch die all-trans-Retinsäure. Die Vitamine A und D wirken demnach wie Steroidhormone. Die Ursachen für eine Unterversorgung mit Vitamin D sind vielfältig. Neben einer unzureichenden Synthese in Wintermonaten oder bei seltenem Aufenthalt in der Sonne, sind es die Ernährung (wenig fetter Fisch), eine Malabsorption (Cholestase, Kurzdarm, chronisch entzündliche Darmerkrankung), Nierenerkrankungen mit eGFR < 60, oder Medikamente (Rifampicin, HAART, Antikonvulsiva, Steroide).

Statusanalyse: Im Gegensatz zu den meisten anderen Vitaminen ist eine Bestimmung des Vitamin D als 25(OH)D im Blut zur Ermittlung des Status zielführend. Das NIH, die DGE und andere Organisationen geben eine Grenze von 50 nmol/l entsprechend 20 ng/ml als ausreichend an. In Studien zeigt sich, dass dieser Grenzwert selten erreicht wird. Viele würden ihn für eine optimale Prävention gerne höher ansetzen. Allerdings sind schon die 50 nmol/l durch die Empfehlung – 20 Minuten pro Tag in der Sonne bei ¼ der Körperoberfläche unbedeckt – kaum zu erreichen. Fakt ist: in Deutschland ist in mindestens 6 Monaten pro Jahr die Sonneneinstrahlung zu gering für eine ausreichende endogene Vitamin-D-Synthese. Dies gilt besonders für Menschen über 65 Jahren. Mit zunehmendem Alter nimmt die Zahl derer zu, die Blutwerte aufweisen, die als beginnendes Defizit (12,5–25 nmol) oder als Defizit (< 12.5 nmol/l) bezeichnet werden. Folgt man den Angaben von Bischoff-Ferrari und anderen (Bischoff-Ferrari et al., 2006), so ist erst ab einem Wert von 50 nmol/l bzw. 75 nmol/l eine ausreichende und „präventive" Versorgung gesichert. Demzufolge wären in Deutschland bei einem Großteil der Bevölkerung, besonders aber bei Senioren, die Blutwerte kritisch niedrig.

Der frühe Vitamin-D-Mangel macht sich, so der National Health Service UK, durch die folgenden Symptome bemerkbar:

- Muskelschmerzen
- proximale Muskelschwäche
- Rippen-, Hüft-, Becken-, Oberschenkel- und Fußschmerzen (typisch)
- Frakturen

Klinische Relevanz

Im Pankreas wird die Insulinausschüttung beeinflusst, in der Haut hat das Hormon eine Wirkung auf das Wachstum und die Zelldifferenzierung. Daneben existieren Rezeptoren in Zellen des Immunsystems sowie verschiedensten Tumorzellen, wo zumeist die Zellproliferation gehemmt wird. Entsprechend wird ein niedriger Vitamin-D-Spiegel zunehmend mit einer Funktionseinschränkung des Immunsystems, Diabetes mellitus, Myopathien, Multipler Sklerose usw. in Verbindung gebracht (Zhang & Naughton, 2010). Besonders deutlich wurden die Folgen einer Unterversorgung mit Vitamin D bei Senioren und schweren COVID-19-Verläufen (Biesalski, 2021).

Die erforderliche Menge an exogen zugeführtem Vitamin D zur Deckung des Bedarfs hängt stark von der Dauer und der Intensität der UV-Exposition und der damit verbundenen endogenen Vitamin-D-Synthese ab. Die neuen Schätzwerte für eine angemessene Vitamin-D-Zufuhr von 20 µg/Tag für Kinder und Erwachsene unterstellt eine unzureichende Synthese in der Haut. 20 µg/Tag lassen sich durch Sonnenexposition, wenn überhaupt, nur in den Sommermonaten über längere Zeit erreichen. Bei älteren Menschen (> 65) geht die Syntheseleistung der Haut stark zu-

Tab. 4.6.6: Schwellenwerte zur Bestimmung des Vitamin-D-Defizites

Vitamin-D-Status	nmol/l	ng/ml
schweres Defizit	< 12,5 nmol/l	< 5 ng/ml
moderates Defizit	12,5–29 nmol/l	5–11,6 ng/ml
leichtes Defizit	30,0–49 nmol/l	12–19,6 ng/ml
ausreichende Versorgung	> 50 nmol/l	> 20 ng/ml*
	> 75 nmol/l	> 30 ng/ml**
überdosiert	> 250 nmol/l	> 100 ng/ml

* Rosen et al., 2012; ** Holick et al., 2011

Tab. 4.6.7: Häufigkeit von erniedrigten Plasmawerten und Abweichungen von Kontrollen

Mikronährstoff	Studienzahl	Abweichung Fall/ Kontrolle	Signifikanz	Studien mit niedrigen (-), hohen (+), neutralen (o) Werten
Vitamin A	9	20 %	P < 0,01	7 –, 2 o
Folsäure	31	20 %	P < 0,01	27 –, 2+, 2o
Vitamin B_{12}	33	15 %	P < 0,01	17 –, 11+, 5 o
Vitamin C	8	33 %	P < 0,01	6 –, 1 o
Vitamin D	5	5–30 %	P = 0,075	4 –, 1 +
Vitamin E	20	20 %	P < 0,01	15 –,1 +, 4 o
Zink	5	10 %	P = 0,05	4 –, 1 o

rück, was diese Altersgruppe für Vitamin-D-Defizite besonders anfällig macht. Die Supplementierung mit 1.000 I.U. (25 µg) Vitamin D/Tag führt zu einer signifikanten Reduktion der Sturzhäufigkeit (Holick et al., 2011). Dabei zeigte sich in weiteren Metaanalysen, dass sich die Frakturhäufigkeit signifikant reduzierte, wenn die Vitamin-D-Supplementierung (700–1.000 I. E.) zusammen mit Calcium (500 mg–1.200 mg) erfolgte (Ling et al., 2021 Yao et al., 2019). Obgleich in den unterschiedlichen Studien sehr verschiedene Dosierungen von Vitamin D gegeben wurden, scheint die beste Prävention (Stürze, Frakturen) bei einer Dosis von 700–1.000 I. E. (17,5–25 µg) täglich zu liegen.

Mikronährstoffstatus von Menschen mit Alzheimer-Demenz

In einer Metaanalyse (Lopes da Silva et al., 2014), die aus 724 Studien 80 einer genauen Analyse unterzog, wurde die Häufigkeit von erniedrigten Plasmawerten einer Reihe von Mikronährstoffen geprüft und die Abweichungen von Kontrollen ermittelt. ▸ Tab. 4.6.7 gibt die Zahl der Studien und die mittlere Abweichung nach unten gegenüber den Kontrollen wieder. Ebenfalls geprüft wurden Kupfer, Eisen, Calcium, Magnesium und Mangan.

In den wenigen Studien, die verschiedene Minerale untersuchten, fanden sich ebenfalls Abweichungen, die aber insgesamt nicht signifikant waren. Für Calcium wurde in einer Studie ein erniedrigter Wert gefunden, drei Studien ergaben keine signifikanten Unterschiede. Magnesium war in zwei Studien von drei signifikant erniedrigt. Bei der Analyse von Selen finden zwei Studien signifikant niedrigere Werte und eine Studie signifikant höhere. Ähnliches gilt für Kupfer und Eisen, wo in jeweils 5 Studien sowohl signifikant (P < 0,01) erniedrigte Werte (Kupfer 1; Eisen 2) signifikant (P < 0,01) erhöhte (Kupfer, 1 Studie) oder keine Veränderungen (Kupfer 3, Eisen 3) beschrieben werden.

Über Ursachen und Folgen wird kontrovers diskutiert und es besteht keine Einigkeit, ob es sich um eine inadäquate Aufnahme, eine reduzierte Bioverfügbarkeit oder einen erhöhten Verbrauch handelt. Die Folgen einer Unterversorgung für die Gesundheit (Immunsystem, Krankheitsanfälligkeit, mentale Prozesse) des Patienten sind in den Einzelkapiteln erörtert.

Zusammenfassung

Eine geringe Aufnahme von Mikronährstoffen ist bei älteren Menschen häufig. Sie hängt von einer Reihe externer und einiger interner Faktoren ab, die zum Rückgang einer angemessenen Mikronährstoffversorgung beitragen. Krankheiten, Medikamente, nachlassender Appetit sowie nachlassende kognitive Funktionen beeinträchtigen die Qualität der Ernährung und damit die ausreichende Versorgung mit Mikronährstoffen. Obwohl ältere Menschen aufgrund des sinkenden Energieverbrauchs weniger Energie benötigen, benötigen sie die gleiche Menge an Mikronährstoffen wie 20 oder sogar mehr Jahre zuvor. Viele Studien mit älteren Menschen konzentrieren sich auf 2–3 Vitamine, insbesondere die Vitamine B_{12}, D und B_6, übersehen aber die Tatsache, dass eine niedrige Zufuhr eines Mikronährstoffs mit der Nahrung regelhaft von einer niedrigen Zufuhren anderer Mikronährstoffe begleitet wird. Eine niedrige Zufuhr oder ein niedriger Plasmaspiegel sind, sofern die Plasmaspiegel aussagekräftig sind, Biomarker für eine bestimmte Ernährung, die wenig von diesem Biomarker enthält. Das gilt auch für die Vitamine B_{12} und D. Folglich ist die Supplementierung eines Mikronährstoffs allein nur dann sinnvoll, wenn eine klare Indikation vorliegt (z. B. eine isolierte Mangelerkrankung). In Anbetracht der weit verbreiteten Mangelernährung bei älteren Menschen ist eine Multivitamin-/Mineralstoffergänzung in einer 100 %igen RDA-Menge sicher und kann Mikronährstofflücken ausgleichen. Falls bei einigen Mikronährstoffen keine Lücke besteht, wird die Ergänzung (1-fach RDA) die UL kaum überschreiten.

Zweifellos ist die wichtigste Forderung zur Prävention von alterstypischen Veränderungen wie kognitivem Abbau und Sarkopenie, alten Menschen eine gesunde Ernährung zu ermöglichen. Dies scheitert jedoch oft an den Realitäten in Pflegeheimen oder bei alleinstehenden Senioren. Der „diagnostische" Blick auf die Ernährung und den Ernährungszustand von Senioren steht wie so oft vor der Therapie, die bei Mikronährstoffdefiziten sowohl eine Verbesserung der Nahrungsqualität betreffen sollte als auch Nahrungsergänzungsmittel.

Literatur

Aytekin, N., Mileva, K. N., & Cunliffe, A. D. (2018). Selected B vitamins and their possible link to the aetiology of age-related sarcopenia: relevance of UK dietary recommendations. Nutrition research reviews, 31(2), 204–224. https://doi.org/10.1017/S0954422418000045

Biesalski H. K. (2021). Obesity, vitamin D deficiency and old age a serious combination with respect to coronavirus disease-2019 severity and outcome. Current opinion in clinical nutri-

tion and metabolic care, 24(1), 18–24. https://doi.org/10.1097/MCO.0000000000000700
Biesalski, H. K. (2019). Vitamine, Spurenelemente und Minerale. 2. Auflage, Thieme Stuttgart
Biesalski, H. K., & Birner, R. (Hrsg.) (2018). Hidden Hunger: Strategies to improve nutrition quality. *World. Rev. Nutr. Diet. 118.* Karger, Basel. https://doi.org/10.1159/isbn.978-3-318-06253-3
Bischoff-Ferrari, H. A., Giovannucci, E., Willett, W. C., et al. (2006). Estimation of optimal serum concentrations of 25-hydroxyvitamin D for multiple health outcomes. The American journal of clinical nutrition, 84(1), 18–28. https://doi.org/10.1093/ajcn/84.1.18
Bloom, I., Shand, C., Cooper, C., et al. (2018). Diet quality and sarcopenia in older adults: A systematic review. *Nutrients 10*: 308. https://doi.org/10.3390/nu10030308
ter Borg, S., Verlaan, S., Hemsworth, J., et al. (2015). Micronutrient intakes and potential inadequacies of community-dwelling older adults: a systematic review. The British journal of nutrition, 113(8), 1195–1206. https://doi.org/10.1017/S0007114515000203
Conzade, R., Koenig, W., Heier, M., et al. (2017). Prevalence and Predictors of Subclinical Micronutrient Deficiency in German Older Adults: Results from the Population-Based KORA-Age Study. *Nutrients*, 9(12), 1276. https://doi.org/10.3390/nu9121276
Deutsche Gesellschaft für Ernährung e.V. (DGE) (Hrsg.) (2014). DGE-Praxiswissen Mangelernährung im Alter.
de Groot, C. P., van den Broek, T., & van Staveren, W. (1999). Energy intake and micronutrient intake in elderly Europeans: seeking the minimum requirement in the SENECA study. Age and ageing, 28(5), 469–474. https://doi.org/10.1093/ageing/28.5.469
Holick, M. F., Binkley, N. C., Bischoff-Ferrari, H. A., et al. (2011). Evaluation, treatment, and prevention of vitamin D deficiency: an Endocrine Society clinical practice guideline. The Journal of clinical endocrinology and metabolism, 96(7), 1911–1930. https://doi.org/10.1210/jc.2011-0385
Holick M. F. (2007). Vitamin D deficiency. The New England journal of medicine, 357(3), 266–281. https://doi.org/10.1056/NEJMra070553
Holick, M. F., Binkley, N. C., Bischoff-Ferrari, H. A., et al. (2011). Evaluation, treatment, and prevention of vitamin D deficiency: an Endocrine Society clinical practice guideline. *The Journal of Clinical Endocrinology & Metabolism, 96(7)*, 1911–1930. https://doi.org/10.1210/jc.2011-0385
Ling, Y., Xu, F., Xia, X., et al. (2021). Vitamin D supplementation reduces the risk of fall in the vitamin D deficient elderly: An updated meta-analysis. Clinical nutrition (Edinburgh, Scotland), 40(11), 5531–5537. https://doi.org/10.1016/j.clnu.2021.09.031
Löser, C. (2010). Malnutrition in hospital: the clinical and economic implications. Deutsches Arzteblatt international, 107(51-52), 911–917. https://doi.org/10.3238/arztebl.2010.0911
Lopes da Silva, S., Vellas, B., Elemans, S., et al. (2014). Plasma nutrient status of patients with Alzheimer's disease: Systematic review and meta-analysis. Alzheimer's & dementia: the journal of the Alzheimer's Association, 10(4), 485–502. https://doi.org/10.1016/j.jalz.2013.5.1771
Pennypacker, L. C., Allen, R. H., Kelly, J. P., et al. (1992). High prevalence of cobalamin deficiency in elderly outpatients. Journal of the American Geriatrics Society, 40(12), 1197–1204.
Pirlich, M., Schütz, T., Norman, K., et al. (2006). The German hospital malnutrition study. Clinical nutrition (Edinburgh, Scotland), 25(4), 563–572. https://doi.org/10.1016/j.clnu.2006.03.005
Rosen, C., Abrams, S. A., Aloia, J. F., et al. (2012). IOM Committee Members Respond to Endocrine Society Vitamin D Guideline. *Clin Endocrinol Metab*, 97(4), 1146–1152. https://doi.org/10.1210/jc.2011-2218
Schwab, S., Heier, M., Schneider, A., Fischer, B., Huth, C., Peters, A., & Thorand, B. (2014). The use of dietary supplements among older persons in southern Germany – results from the KORA-age study. The journal of nutrition, health & aging, 18(5), 510–519. https://doi.org/10.1007/s12603-013-0418-8
Smith, A. D., Refsum, H., Bottiglieri, T., et al. (2018). Homocysteine and Dementia: An International Consensus Statement. Journal of Alzheimer's disease : JAD, 62(2), 561–570. https://doi.org/10.3233/JAD-171042
Specker, B. L., Miller, D., Norman, E. J., Greene, H., & Hayes, K. C. (1988). Increased urinary methylmalonic acid excretion in breast-fed infants of vegetarian mothers and identification of an acceptable dietary source of vitamin B-12. The American journal of clinical nutrition, 47(1), 89–92. https://doi.org/10.1093/ajcn/47.1.89
Stabler S. P. (2013). Clinical practice. Vitamin B12 deficiency. The New England journal of medicine, 368(2), 149–160. https://doi.org/10.1056/NEJMcp1113996
Volkert, D., Heseker, H., Stehle, P., et.al. (2012). Ernährungssituation von Seniorinnen und Senioren mit Pflegebedarf in Privathaushalten (ErnSiPP-Studie). In: DGE (Hrsg.): *Ernährungsbericht 2012*, Bon 137–187
Volkert D., Frauenrath, C., Kruse, W., et al. (1991) Mangelernährung im Alter – Ergebnisse der Bethanien Ernährungsstudie. Therapeutische Umschau 48:313-315
von Arnim, C. A., Dismar, S., Ott-Renzer, C. S., et al. (2013). Micronutrients supplementation and nutritional status in cognitively impaired elderly persons: a two-month open label pilot study. Nutrition journal, 12(1), 148. https://doi.org/10.1186/1475-2891-12-148
WBAE (Wissenschaftlicher Beirat für Agrarpolitik, Ernährung und gesundheitlichen Verbraucherschutz beim BMEL) (2020). Politik für eine nachhaltigere Ernährung. https://www.bmel.de/DE/Ministerium/Organisation/Beiräte/_Texte/AgrVeroeffentlichungen.htmlk
Xu, H., Wang, S., Gao, F., et al. (2022). Vitamin B6, B9, and B12 Intakes and Cognitive Performance in Elders: National Health and Nutrition Examination Survey, 2011–2014. Neuropsychiatric disease and treatment, 18, 537–553. https://doi.org/10.2147/NDT.S337617
Yao, P., Bennett, D., Mafham, M., et al. (2019). Vitamin D and Calcium for the Prevention of Fracture: A Systematic Review and Meta-analysis. JAMA network open, 2(12), e1917789. https://doi.org/10.1001/jamanetworkopen.2019.17789
Zhang, R., & Naughton, D. P. (2010). Vitamin D in health and disease: current perspectives. Nutrition journal, 9, 65. https://doi.org/10.1186/1475-2891-9-65

4.7 Metabolisches Syndrom

Jason-Christopher Radermacher, Cornelius Bollheimer und Mathias Freitag

4.7.1 Einführung

Das Metabolische Syndrom (MetS) ist ein Symptomkomplex, bestehend aus stammbetonter Adipositas, Dyslipoproteinämie (LDL-Cholesterin ↑, HDL-Cholesterin ↓, Triglyzeride ↑), essenzieller Hypertonie sowie erhöhter Nüchternglukose, respektive Glukosetoleranzstörung oder Typ-2-Diabetes-mellitus (T2D). Ggf. kann eine Hyperurikämie als erweitertes Kriterium herangezogen werden, gehört jedoch nicht zu den offiziellen Kriterien (Rinella et al., 2016). Alle diese Befunde treten mit zunehmendem Alter häufiger auf.

Merke

Das Metabolische Syndrom (MetS) als Symptomkomplex besteht aus stammbetonter Adipositas, Dyslipoproteinämie (Triglyzeride ↑, HDL-Cholesterin ↓, LDL-Cholesterin ↑), essenzieller Hypertonie sowie erhöhter Nüchternglukose/Glukosetoleranzstörung bzw. Typ-2-Diabetes-mellitus.

4.7.2 Epidemiologie und Verlauf

4.7.2.1 Epidemiologie

Die Prävalenz des MetS lässt sich nur schwer einschätzen. Da das MetS definitionsgemäß einem Komplex verschiedener pathologischer Einzelkomponenten entspricht und diese jeweils eine eigene hohe Prävalenz in der Gesamtbevölkerung aufweisen, ist es folgerichtig, dass die WHO das MetS und seine Einzelkomponenten als *globales Gesundheitsproblem* erachtet (Kordestani-Moghadam et al., 2020).

Der Häufigkeit des Metabolischen Syndroms in Deutschland wurde bislang nur in wenigen Querschnittsstudien nachgegangen: 2015 durchgeführte Auswertungen der Krankenkassen berichten eine Häufigkeit zwischen 1 und 7,5 % innerhalb der arbeitenden Bevölkerung. Die International Diabetes Federation (IDF) schätzt, dass bis zu 25 % der Weltbevölkerung die Kriterien eines MetS erfüllen. Unterstützt durch weitere Quantifizierungen zwischen 19,8 und 23,8 % (Neuhauser & Ellert, 2005), ist hier ein Häufigkeitsanstieg mit zunehmendem Lebensalter zu erwarten (Meigs et al., 2023).

4.7.2.2 Ätiologie & Pathogenese

Merke

Die Ätiopathogenese des MetS ist in seiner Komplexität nur teilweise verstanden und polyätiologisch.

Häufig wird eine ballaststoffarme Ernährung mit hohem Anteil an (gesättigten) Fettsäuren und Kohlenhydraten als „westlicher" Ernährungsstil bezeichnet. Hierzu zählen beispielsweise frittierte Lebensmittel, rotes Fleisch, zuckerhaltige Softdrinks sowie Fertiggerichte mit vielen Zusatzstoffen, deren Konsum in Kombination mit reduzierter körperlicher Aktivität zu einer Adipositas mit erhöhtem Anteil viszeralen Fettgewebes führt.

Hieraus werden bestimmte Zytokine und Adipokine (z. B. Resistin, Interleukin-6, Plasminogen-Aktivator-Inhibitor-1 und Tumornekrosefaktor-alpha [TNF-α]) sezerniert und unveresterte – sog. freie – Fettsäuren freigesetzt. All dies führt zu einer verminderten Insulinsensitivität („Insulinresistenz") an den Zielgeweben, vor allem der quergestreiften Skelettmuskulatur und der Leber. Reaktiv zur Insulininsensitivität, aber auch durch direkte – auf Dauer die pankreatische Beta-Zelle schädigende – insulinsekretionsstimulierende Effekte kommt es zu einer Hyperinsulinämie mit der pathogenetischen Konsequenz endothelialer Dysfunktion und Atherogenese. Weiter verändern die vermehrt zirkulierenden freien Fettsäuren (Hyperlipazidämie) auch die hepatische Lipidproduktion hin zu einem eher atherogenen Profil (HDL ↓, LDL ↑ und Triglyzeride ↑).

Die einzelnen pathologischen klinischen Befundfacetten des MetS treten oft gleichzeitig auf, bedingen einander und konvergieren: Bluthochdruck, Insulinresistenz (oder verminderte Insulinsensitivität), Dyslipidämie, Adipositas und Hyperglykämie. Für die Entstehung dieser Faktoren besteht zudem eine interindividuell unterschiedlich ausgeprägte genetische Suszeptibilität (Lillich et al., 2021)

Merke

Die einzelnen pathologischen klinischen Befundfacetten des MetS treten oft gleichzeitig auf, bedingen einander und konvergieren.

4.7.3 Diagnosestellung

4.7.3.1 Klinik und subjektive Merkmale (Symptome)

Im Sinne einer Blickdiagnostik weist das metabolische Syndrom als Gesamtkonstrukt *keine spezifischen Signale oder Symptome* auf.

4.7.3.2 Diagnose und objektive Merkmale (Befunde)

Merke

Die Diagnose des MetS wird über objektivierbare Parameter gestellt: Abdominale Adipositas, Serum-Triglyzeride, HDL-Cholesterin, Blutdruck, Nüchtern-Plasmaglucose.

Angewandt werden noch immer die mittlerweile in die Jahre gekommenen (2006) Einzeldefinitionen des „Natio-

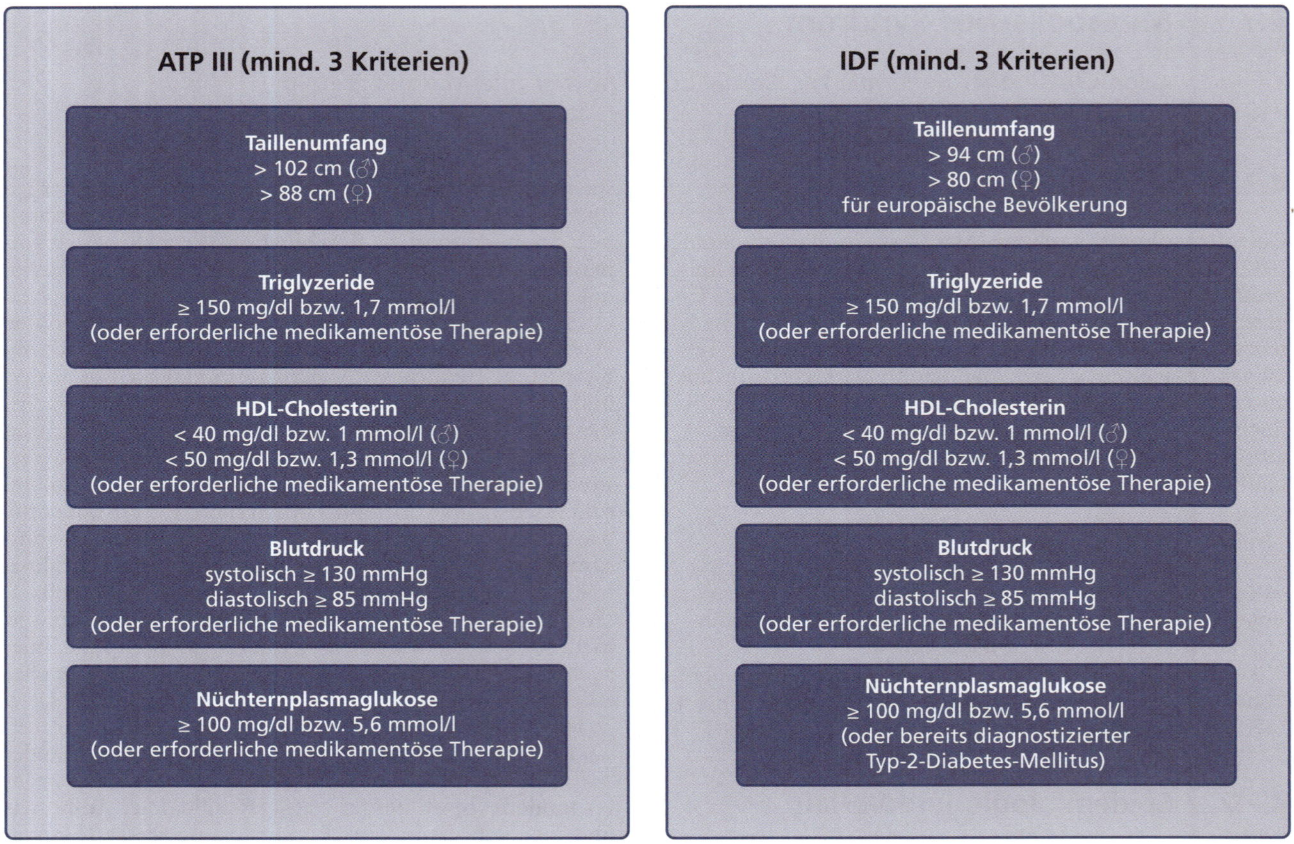

Abb. 4.7.1: Diagnosekriterien des MetS (Darstellung auf Grundlage von NCEP, 2002; Grundy et al., 2005; Alberti et al., 2005)

nal Cholesterol Education Program (NCEP) Adult Treatment Panel III (ATP III)" und der „International Diabetes Federation (IDF)", welche ihre Kriterien unter Beteiligung zahlreicher weiterer Fachgesellschaften aktualisierte und dabei die Grenzwerte bezüglich des Taillenumfangs verschiedener Ethnienzugehörigkeiten konkretisierte (Meigs et al., 2023; ▸ Abb. 4.7.1).

Weitere Faktoren, die mit dem Auftreten eines MetS assoziiert sind, jedoch ausdrücklich nicht zur Diagnosestellung beitragen, werden in der Literatur vereinzelt als erweiterte Kriterien bezeichnet. Hierzu zählen die Hyperurikämie (aktuelle epidemiologische Studien zeigen einen Zusammenhang zwischen der Serum-Harnsäure mit MetS und dessen Komponenten), gestörte Fibrinolyse, Mikroalbuminurie und Hyperandrogenämie bei Frauen (Castro-Barquero et al., 2020; Wang et al., 2018).

4.7.4 Relevanz für die Altersmedizin

Wenngleich auch widersprüchliche Ergebnisse in Studien postuliert werden, scheint sich das kardiovaskuläre Risiko vom MetS bzw. der prädiktive Wert für atherosklerotische Folgeerkrankungen oder schwere klinische Ereignisse nicht wesentlich von den additiven Risiken der Einzelkomponenten zu unterscheiden (Lillich et al., 2021).

Die sich derzeit in der Überarbeitung befindende S3-Leitlinie Adipositas – Prävention und Therapie ging demnach bislang von keinem Zusatznutzen durch eine distinkte, übergeordnete Definition des MetS aus. Entsprechend muss konstatiert werden, dass das MetS in der modernen Stoffwechselmedizin als eigene Krankheitsentität zunehmend veraltet erscheint.

Ein weiterer Grund für die eingeschränkte Nutzung in Leitlinien ist die fehlende therapeutische Konsequenz nach Diagnosestellung bzw. insbesondere die nicht vorhandene Differenzialtherapie bezogen auf die getrennte Therapie der jeweils einzelnen Komponenten (Kahn et al., 2005).

Merke

Das Konstrukt des MetS wird nur eingeschränkt in Leitlinien benutzt: Das kardiovaskuläre Risiko vom MetS bzw. der prädiktive Wert für atherosklerotische Folgeerkrankungen oder schwere klinische Ereignisse unterscheidet sich nicht wesentlich von den additiven Risiken der Einzelkomponenten, nach Diagnosestellung fehlt ein Zusatznutzen im Sinne einer therapeutischen Konsequenz.

Vor dem Hintergrund kognitiver Beeinträchtigungen scheint eine Verschlechterung des MetS mit einem erhöhten Risiko für verschiedene Demenzformen assoziiert zu sein, wobei insbesondere Hyperglykämien und Hypertonie treibende Faktoren zu sein scheinen (Lee et al., 2020). Im Zusammenhang mit einzelnen, insbesondere im Alter auftretenden Erkrankungskomponenten des MetS, wurde für die Geriatrie vorgeschlagen, den Fokus eher in Richtung Frailty zu verschieben (Potenza & Mechanick, 2009), da ältere Patienten mit einem MetS eine höhere Prävalenz hierfür aufweisen.

Vom Standpunkt der Altersmedizin aus könnte außerdem die sog. Sarcopenic Obesity im Kontext des MetS diskutiert werden, zumal – zumindest im präklinischen Modell – auch die Molekularpathogenese des Muskelmasseverlustes die vom viszeralen Fettgewebe vermehrt freigesetzten Zytokine respektive Adipokine und freien Fettsäuren beinhaltet (Kob et al. 2015).

Aktuelle Studien geben auch Hinweise darauf, dass der Grad der Sarkopenie, definiert als altersbezogener progressiver Verlust von Skelettmuskelmasse, Muskelkraft und Muskelfunktion, mit dem Auftreten eines MetS korreliert (Cone & Elmquist 2019).

Auch zwischen nichtalkoholischer Fettlebererkrankung (NAFLD) und MetS gibt es augenscheinlich einen Zusammenhang, welcher sich durch das überschüssige Substratangebot für Acetyl-CoA erklären lässt, das zusammen mit anderen toxischen Lipid-Intermediaten in der Leber akkumuliert (Cone & Elmquist, 2019; Potenza & Mechanick, 2009) und dann auch ggf. eine chronische Entzündung im Sinne einer nichtalkoholischen Steatohepatitis (NaSH) induzieren kann. Diese wird deshalb auch als hepatische Manifestation des MetS bezeichnet und als wesentliche Ursache für chronische Lebererkrankungen angesehen. Gleichzeitig wird ihre Diagnose jedoch oft erst gestellt, wenn bereits zirrhotische Veränderungen aufgetreten sind (Rinella et al., 2016). Bei zunehmender Häufigkeit der NaSH im Alter ist diese auch bei geriatrischen Patienten (insbesondere mit Diabetes mellitus) zu berücksichtigen.

Ein frühzeitiges Screening auf Frailty bei geriatrischen Patienten mit NAFLD ist daher empfehlenswert und bietet Möglichkeiten einer zielgerichteten Therapie oder auch einer Verkürzung von Krankenhausaufenthalten oder damit assoziierter Komplikationen (Karakousis et al. 2022).

Doch auch dieser Ansatz eines MetS nach geriatrischen Gesichtspunkten muss in seiner klinisch-praktischen Zweckmäßigkeit kritisch hinterfragt werden.

Auch wenn nur wenige Studien das Thema MetS und Kognition im Alter adressieren, scheint ein Zusammenhang zu bestehen, dessen pathophysiologische Mechanismen noch nicht ganz verstanden sind (Assuncao et al. 2018). Insbesondere ist unklar, ob einzelne Komponenten des MetS den Haupteinfluss kognitiver Beeinträchtigungen forcieren oder, ob es sich um einen synchronistischen Effekt handelt. Allgemein scheint es Zusammenhänge mit der Informationsverarbeitungsgeschwindigkeit, dem Sprachgedächtnis und der Aufmerksamkeitsfähigkeit zu geben (Crichton et al. 2011).

Merke

Auch wenn die Diagnose des metabolischen Syndroms keinen wesentlichen Mehrwert für die Therapie bietet, ist das Konstrukt des MetS im Kontext einer möglichen NaSH und geriatrischer Syndrome als Risikofaktor von Relevanz.

4.7.5 Therapie

Es existieren derzeit keine spezifisch für die Therapie des MetS als Gesamtsyndrom zugelassenen Arzneistoffe oder Behandlungsoptionen. Die Therapie des MetS richtet sich nach aktuellem Stand der Evidenz gegen die jeweiligen Einzelkomponenten des Symptomkomplexes. Es gibt jedoch wissenschaftliche Ansätze, mehrere der zugrundeliegenden Krankheiten des MetS mit einem Wirkstoff zu adressieren, der an den unterschiedlichen Ansatzpunkten therapeutisch wirkt (López-Suárez et al., 2014).

Als primäre Therapie des MetS gilt zunächst eine stringente Lebensstilmodifikation mit Gewichtsreduktion und gesteigerter körperlicher Aktivität (Bozkurt et al. 2016).

Aktuelle Erkenntnisse haben den Zusammenhang zwischen der Inzidenz und Prävention von MetS und veränderbaren Lebensstilfaktoren, insbesondere Ernährungsgewohnheiten, gezeigt. So wurden die positiven Effekte verschiedener Ernährungsansätze auf MetS-Entzündungsmarker untersucht (Castro-Barquero et al., 2020). Eine Metaanalyse demonstriert die präventive Rolle der Förderung gesunder Ernährungsmuster (López-Suárez et al., 2014). Darüber hinaus zeigen einige Studien eine Assoziation zwischen der traditionellen Mittelmeerdiät (Mediterrane Ernährung) und einer Verbesserung der Komponenten des MetS (Castro-Barquero et al., 2020).

Hinsichtlich des BMI ist das Ziel bei Patienten kaukasischer Ethnie ungeachtet des Alters ein Wert von unter 25 kg/m^2, welches oft die Kombination von Diät, Bewegung und ggf. auch pharmakologischer und operativer Therapie erfordert. Da dieses Ziel in der täglichen Praxis oft schwierig zu erreichen ist, sollte dabei die Therapie bzw. Lebensstilmodifikation von Bluthochdruck, Rauchen, Diabetes und Dyslipidämie, also die weiteren zugrundeliegenden Erkrankungen des MetS, nicht vernachlässigt werden (Cone & Elmquist, 2019).

Zusammenfassung

Letztendlich erscheint das Konzept des metabolischen Syndroms als ein Versuch, komplexe Zusammenhänge, patientenindividuelle Erkrankungen und Risikofaktoren stark vereinfachend zusammenzufassen, ohne dabei einen relevanten diagnostischen, prädiktiven oder therapeutischen Nutzen zu generieren. Andererseits scheint es Hinweise zu geben, dass das MetS im Zusammenhang mit Frailty, Sarcopenic Obesity, kognitiven Störungen sowie einer möglichen NaSH steht und sich hieraus Möglichkeiten der Prognoseverbesserung und eines besseren Krankheitsverständnisses ergeben.

Literatur

Ahlqvist, E., Storm, P., Käräjämäki, A., et al. (2018). Novel subgroups of adult-onset diabetes and their association with outcomes: a data-driven cluster analysis of six variables. *Lancet Diabetes Endocrinol*, *6*(5), 361-369. https://doi.org/10.1016/S2213-8587(18)30051-2

Alberti, K. G., Zimmet, P., Shaw, J., et al. (2005). The metabolic syndrome--a new worldwide definition. *Lancet (London, England)*, *366*(9491), 1059–1062. https://doi.org/10.1016/S0140-6736(05)67402-8

Assuncao, N., Sudo, F. K., Drummond, K., et al. (2018). Metabolic Syndrome and cognitive decline in the elderly: A systematic review. *PLoS One, 13*(3):e0194990. https://doi.org/10.1371/journal.pone.0194990

Bozkurt, B., Aguilar, D., Deswal, A., et al. (2016). Contributory Risk and Management of Comorbidities of Hypertension, Obesity, Diabetes Mellitus, Hyperlipidemia, and Metabolic Syndrome in Chronic Heart Failure: A Scientific Statement From the American Heart Association. American Heart Association Heart Failure and Transplantation Committee of the Council on Clinical Cardiology; Council on Cardiovascular Surgery and Anesthesia; Council on Cardiovascular and Stroke Nursing; Council on Hypertension; and Council on Quality and Outcomes Research. *Circulation, 134*(23), 535-578. https://doi.org/10.1161/CIR.0000000000000450

Castro-Barquero, S., Tresserra-Rimbau, A., Vitelli-Storelli, F., et al. (2020). Dietary Polyphenol Intake is Associated with HDL-Cholesterol and A Better Profile of other Components of the Metabolic Syndrome: A PREDIMED-Plus Sub-Study. *Nutrients, 12*, 689. https://doi.org/10.3390/nu12030689

Cicero, A. F. G., Fogacci, F., Giovannini, M., et al. (2018). Serum uric acid predicts incident metabolic syndrome in the elderly in an analysis of the Brisighella Heart Study. Sci. Rep. 8, 11529. https://doi.org/10.1038/s41598-018-29955-w

Cone, R. D., Elmquist, J. K. (2019). Chapter 35 – Neuroendocrine Control of Energy Stores. In: S. Melmed (Ed.), *Williams Textbook of Endocrinology* (14th ed., p.1618). Elsevier.

Crichton, G. E., Elias, M. F., Buckley, J. D., et al. (2012). Metabolic syndrome, cognitive performance, and dementia. *J Alzheimers Dis, 30*(Suppl 2), 77-87. https://doi.org/10.3233/JAD-2011-111022

Godos, J., Zappalà, G., Bernardini, S., et al. (2017). Adherence to the Mediterranean diet is inversely associated with metabolic syndrome occurrence: A meta-analysis of observational studies. *Int. J. Food Sci. Nutr, 68*, 138–148. https://doi.org/10.1080/09637486.2016.1221900

Grundy, S. M., Cleeman, J. I., Daniels, S. R., et al. (2005). Diagnosis and management of the metabolic syndrome: an American Heart Association/National Heart, Lung, and Blood Institute Scientific Statement. *Circulation, 112*(17), 2735–2752. https://doi.org/10.1161/CIRCULATIONAHA.105.169404

Julibert, A., Bibiloni, M. D. M., Mateos, D., et al. (2019). Dietary Fat Intake and Metabolic Syndrome in Older Adults. *Nutrients 2019*, 11, 1901. https://doi.org/10.3390/nu11081901

Kahn, R., Buse, J., Ferrannini, E., et al. (2005). American diabetes association, European association for the study of diabetes. The metabolic syndrome: time for a critical appraisal: joint statement from the American diabetes association and the European association for the study of diabetes. *Diabetes Care, 28*(9), 2289-2304. https://doi.org/10.2337/diacare.28.9.2289

Karakousis, N. D., Chrysavgisb, L., Chatzigeorgiou, A., et al. Frailty in metabolic syndrome, focusing on nonalcoholic fatty liver disease. *Ann Gastroenetrol, 35*(3), 234-242. https://doi.org/10.20524/aog.2022.0705

Kob, R., Bollheimer, L. C., Bertsch, T., et al. (2015). Sarcopenic obesity: molecular clues to a better understanding of its pathogenesis? *Biogerontology, 16*(1), 15-29. https://doi.org/10.1007/s10522-014-9539-7

Kordestani-Moghadam, P., Assari, S., Nouriyengejeh, S., et al. (2020). Cognitive Impairments and Associated Structural Brain Changes in Metabolic Syndrome and Implications of Neurocognitive Intervention. *J Obes Metab Syndr, 29*(3), 174-179. https://doi.org/10.7570/jomes20021

Lee, J. E., Shin, D. W., Han, K., et al. (2020). Changes in Metabolic Syndrome Status and Risk of Dementia. *J Clin Med, 9*(1), 122. https://doi.org/10.3390/jcm9010122

Lillich, F., Imig, J., & Proschak, E. (2021) Multi-Target Approaches in Metabolic Syndrome. *Frontiers in Pharmacology 2021. 11*, 554961. https://doi.org/10.3389/fphar.2020.554961

López-Suárez, A., Bascuñana-Quirell, A., Beltrán-Robles, M., et al. (2014). Metabolic syndrome does not improve the prediction of 5-year cardiovascular disease and total mortality over standard risk markers. Prospective population based study. *Medicine (Baltimore), 93*(27), 212. https://doi.org/10.1097/MD.0000000000000212

Meigs, B. J. (2023). Metabolic syndrome (insulin resistance syndrome or syndrome X). UpToDate® Wolters Kluwer. https://www.uptodate.com/contents/metabolic-syndrome-insulin-resistance-syndrome-or-syndrome-x, Zugriff am 18.5.2023

National Cholesterol Education Program (NCEP) Expert Panel on Detection, Evaluation, and Treatment of High Blood Cholesterol in Adults (Adult Treatment Panel III) (2002). Third Report of the National Cholesterol Education Program (NCEP) Expert Panel on Detection, Evaluation, and Treatment of High Blood Cholesterol in Adults (Adult Treatment Panel III) final report. *Circulation, 106*(25), 3143–3421.

Neuhauser, H., Ellert, U. (2005, September). Prävalenz des metabolischen Syndroms in Deutschland: eine Sensitivitätsanalyse. https://www.egms.de/static/de/meetings/gmds2005/05gmds183.shtml. Zugriff am 18.5.2023

Perry, R. J., Samuel, V. T., Petersen, K. F., et al. (2014). The role of hepatic lipids in hepatic insulin resistance and type 2 diabetes. *Nature. 510*(7503), 84-91. https://doi.org/10.1038/nature13478

Potenza, M. V., Mechanick, J. I. (2009). The Metabolic Syndrome. *Nutrition in Clinical Practice, 24*(5), 560-577. https://doi.org/10.1177/0884533609342436

Rinella, M. E., Lominadze, Z., Loomba, R., et al. (2016). Practice patterns in NAFLD and NASH: real life differs from published guidelines. *Therap Adv Gastroenterol, 9*(1), 4-12. https://doi.org/10.1177/1756283X15611581

Tamura, Y., Omura, T., Toyoshima, K., et al. (2020). Nutrition Management in Older Adults with Diabetes: A Review on the Importance of Shifting Prevention Strategies from Metabolic Syndrome to Frailty. *Nutrients, 12*(11), 3367. https://doi.org/10.3390/nu12113367

Wang, H.-J., Shi, L.-Z., Liu, C.-F., et al. (2018). Association between uric acid and metabolic syndrome in elderly women. *Open Med, 13*, 172–177. https://doi.org/10.1515/med-2018-0027

4.8 Adipositas

Eva Kiesswetter, Gabriel Torbahn und Daniel Schöne

4.8.1 Einführung

Adipositas beschreibt eine über das normale Maß hinausgehende Akkumulation von Körperfett, die auf ein komplexes Zusammenspiel aus Ess- und Aktivitätsverhalten, psychischen, endokrinen, genetischen und sozioökonomischen Faktoren zurückzuführen ist (Fonseca & von Haehling, 2022). Mit zunehmendem Alter begünstigen der Rückgang der körperlichen Aktivität und eine Verringerung des Grundumsatzes – vor allem bedingt durch die Abnahme der Muskelmasse – die Entstehung von Adipositas. Die Weltgesundheitsorganisation (WHO) stufte Adipositas bereits 1997 als chronische Erkrankung ein, welche ein Türöffner für die Entstehung weiterer chronischer Erkrankungen ist.

Bei älteren Menschen stellt die sarkopene Adipositas einen wichtigen Phänotyp der Adipositas dar. Sie beschreibt die Koexistenz von Adipositas und dem geriatrischen Syndrom Sarkopenie, welches durch eine reduzierte Muskelmasse und -funktion gekennzeichnet ist (Donini et al., 2022). Ältere Menschen mit sarkopener Adipositas gelten aufgrund der synergistischen Wirkung beider Phänomene auf Gesundheits- und Funktionsstatus als besondere Risikogruppe.

4.8.2 Epidemiologie und Verlauf

Prävalenz/Inzidenz

Die Diagnosehäufigkeit von Adipositas hat bei älteren Menschen in Deutschland im Zeitraum von 2009 bis 2018 deutlich zugenommen; in der Altersgruppe der 85–89-Jährigen wurde eine Steigerung um 80 % bei Frauen und um 100 % bei Männern festgestellt (Steffen et al., 2021). In Deutschland ist fast jede dritte zu Hause lebende Person zwischen 60 und 75 Jahren und jede siebte über 80 Jahre von Adipositas betroffen (Fischer et al., 2020; Hajek et al., 2015). Projektionen aus den USA gehen davon aus, dass der Anteil älterer Menschen mit Adipositas (≥ 65 Jahre) bis 2030 um weitere 15 % zunehmen wird (Ward et al., 2019).

Auch in Pflegeheimen werden steigende Adipositaszahlen beschrieben. Laut nationaler Daten der USA beträgt die mittlere Prävalenz derzeit knapp 31 %, verglichen dazu lag sie 2008 bei 26 % (Harris et al., 2020). Basierend auf älteren Daten aus Deutschland sind ~ 20 % der Pflegeheimbewohner betroffen (Heseker et al., 2008).

Folgen

Ab einem BMI von circa 30 kg/m² erhöht sich die Mortalität, während der Übergewichtsbereich (BMI 25–29,9 kg/m²) protektiv zu sein scheint (Jiang et al., 2019). Die Risikozunahme, bezogen auf höhere BMI-Werte, ist im Alter weniger ausgeprägt als bei jüngeren Menschen. Einige Beobachtungsstudien berichten sogar über ein geringeres Mortalitätsrisiko bei Adipositas im Vergleich zu Normal- und Untergewichtigen. Dieses sogenannte Obesity Paradox wird u. a. damit erklärt, dass Gewichtsverluste und damit verbundene niedrigere BMI-Werte oftmals Ausdruck von Krankheiten sind und besonders in der letzten Lebensphase vermehrt auftreten. Auch die geringe Eignung des BMI als Maß für Fettmasse und die Nichtberücksichtigung der Muskelmasse spielen eine Rolle (Fonseca & von Haehling, 2022). Methodische Verzerrungen aufgrund von Stichprobenselektion, Länge des Beobachtungszeitraums sowie eine ungenügende Kontrolle von Störgrößen sind ebenfalls zu berücksichtigen.

Allgemein bekannte Folgen von Adipositas betreffen den Stoffwechsel (z. B. Dyslipidämien, Diabetes Mellitus Typ II) sowie das kardiovaskuläre und pulmonale System (z. B. arterielle Hypertonie, Herzinfarkt, Schlafapnoe). Auch das Risiko für Erkrankungen des Auges (z. B. Katarakt, Makuladegeneration), Einschränkungen des Urogenitaltrakts, Osteoarthritis und verschiedene Krebserkrankungen (z. B. Kolon-, Pankreas-, Gallenblasen-, Mammakarzinom) steigt an (Mathus-Vliegen, 2012; Villareal et al., 2005).

Adipositas im Alter ist darüber hinaus mit geriatrischen Endpunkten, z. B. Frailty, assoziiert (Crow et al., 2019). Eine Metaanalyse kam zu dem Ergebnis, dass Adipositas bei älteren Menschen (≥ 60 Jahre) das Risiko für (Mehrfach-)Stürze erhöht (Neri et al., 2020). Polypharmazie ist hierbei ein wahrscheinlicher moderierender Faktor (Mitchell et al., 2014). Bezüglich sturzbedingter Verletzungen haben ältere Menschen mit Adipositas ein potenziell reduziertes Risiko für Hüftfrakturen, aber ein erhöhtes Risiko für Frakturen des Femurschafts sowie des Malleolus (Neri et al., 2020).

Adipositas bei älteren Menschen wirkt sich auch auf funktionelle Fähigkeiten aus; z. B. wird ein erhöhtes Risiko sowohl für den amnestischen als auch non-amnestischen Typ der leichten kognitiven Störung (MCI) beschrieben (Wang et al., 2017). Adipositas im mittleren Lebensalter ist zudem mit einem erhöhten Demenzrisiko assoziiert (Pedditizi et al., 2016).

Über erhöhte Spiegel inflammatorischer Zytokine und Fettsäuren und deren katabole Wirkungen im Muskelstoffwechsel ist Adipositas mit dem Abbau von körperlichen Funktionen, Mobilität und Kraft assoziiert (Vincent & Mathews, 2013). Entsprechend schneiden ältere Menschen mit Adipositas schlechter bei gängigen funktionellen Tests ab, z. B. der Short Physical Performance Battery und dem Timed Up & Go Test (Lee et al., 2020). Metaanalytische Daten zeigen eine um 68 % bzw. 196 % erhöhte Wahrscheinlichkeit für den Verlust der Selbstständigkeit bei älteren Menschen mit einem BMI von 28–33 kg/m² bzw. > 33 kg/m² (Referenz: 23,5 kg/m²) (Jiang et al., 2019).

Zudem ist Adipositas mit Pflegeheimeinweisungen sowie im Pflegheim mit einem erhöhten Hilfebedarf und dem Auftreten von Druckgeschwüren assoziiert (Harris & Castle, 2019).

> **Merke**
>
> Adipositas im Alter geht mit einem erhöhten Risiko für Funktionseinschränkungen und dem Verlust von Selbstständigkeit einher.

Bezüglich des psychischen Wohlbefindens werden indirekte negative Effekte von Adipositas aufgrund subjektiv wahrgenommener Gewichtsstigmatisierungen beschrieben, welche unabhängig vom Alter eine Barriere für die Kontaktaufnahme mit Gesundheitsdienstleistern darstellen (Spooner et al., 2018).

Betrachtet man die vielfältigen gesundheitlichen, funktionellen und psychischen Konsequenzen der Adipositas im Alter, so ist es nicht verwunderlich, dass sie auch mit einer reduzierten Lebensqualität einhergeht (Laxy et al., 2018).

4.8.3 Diagnosestellung

Zur Diagnose von Adipositas im Alter werden die gleichen Schwellenwerte wie für jüngere Erwachsenen herangezogen.

Für die Diagnosestellung hat sich aufgrund der schnellen und kostengünstigen Anwendung der BMI etabliert (Adipositas Grad I 30–34,9 kg/m^2, Grad II 35–39,9 kg/m^2, Grad III ≥ 40 kg/m^2). Zwar ist der BMI auf Populationsebene ein guter Indikator für Adipositas; auf individueller Ebene und insbesondere bei älteren Menschen ist er aber wenig sensitiv. Dies ist vor allem auf altersphysiologische Veränderungen der Körpergröße und -zusammensetzung (Abnahme der Muskelmasse und Zunahme des Körperfettanteils mit Fettinfiltration in Muskulatur und Organen) zurückzuführen.

Mit zunehmendem Alter kommt es aufgrund hormoneller Veränderungen zu einer vermehrten Fetteinlagerung im Bauchraum. Diese zentrale Adipositas geht jedoch nicht zwangsläufig mit einem erhöhten BMI einher und sollte durch die Messung des Taillenumfangs abgeklärt werden (Frauen ≥ 88 cm, Männer ≥ 102 cm). Der Taillenumfang wird im Stehen auf mittlerer Höhe zwischen dem untersten Rippenbogen und dem Beckenkamm gemessen.

Die Erfassung des Körperfettanteils (Frauen ≥ 35 %, Männer ≥ 25 %) findet in der der Praxis meist mittels Bioelektrischer Impedanzanalyse (BIA) statt, einem Verfahren, bei dem ein schwacher Wechselstrom appliziert wird. Über die unterschiedliche Leitfähigkeit der Gewebe sind Rückschlüsse auf die Körperzusammensetzung möglich. Für reliable Messergebnisse – vor allem im zeitlichen Verlauf – ist auf ein standardisiertes Vorgehen (z. B. Nüchternzeit, Position) zu achten.

Störungen im Wasserhaushalt (z. B. Dehydratation, Ödeme), die bei älteren Menschen häufig vorkommen, beeinflussen die Messergebnisse und sind bei allen Diagnosemethoden zu berücksichtigen.

Für die Diagnose der sarkopenen Adipositas liegen konsensusbasierte Kriterien vor, die ein mehrstufiges Vorgehen bestehend aus Screening und Assessment von (1) Muskelfunktion und (2) Körperfettanteil sowie Skelettmuskelmasse vorsehen (▸ Kap. 3.6 „Sarkopenie“) (Donini et al., 2022).

Merke

Veränderungen der Körperzusammensetzung und Fettverteilung sowie Störungen im Wasserhaushalt sind bei der Bestimmung von Adipositas bei älteren Menschen zu berücksichtigen.

4.8.4 Behandlungskonzept

Therapiemaßnahmen streben, i. d. R. über eine Gewichtsreduktion, die Verbesserung oder Vorbeugung von Begleit- und Folgeerscheinungen an. Bei älteren und insbesondere bei hochbetagten Menschen stellt der Erhalt bzw. die Verbesserung der Selbstständigkeit ein zentrales Therapieziel dar.

Gewichtsverluste sind im Alter mit erhöhter Mortalität verbunden (Alharbi et al., 2021) und gehen immer zu Lasten der fettfreien Masse (Muskel, Knochen). Gewichtsreduktionen sind daher bei älteren Menschen generell kritisch zu bewerten. Zahlreichen positiven Auswirkungen einer Gewichtsreduktion bei Adipositas, wie der Verbesserung der Bewegungs- und Leistungsfähigkeit, des Fett- und Glukosestoffwechsels, kardiovaskulärer und pulmonaler Funktionen, sowie orthopädischer Probleme stehen mögliche Risiken wie die Entstehung von Sarkopenie, Frailty, Mangelernährung und Osteoporose mit erhöhtem Frakturrisiko gegenüber (Mathus-Vliegen, 2012; Wing, 2021).

Merke

Eine Gewichtsreduktion geht auch immer zu Lasten von Muskelmasse und Knochendichte und ist somit ein Risikofaktor für die Entstehung geriatrischer Syndrome.

Sowohl bei Übergewicht als auch Adipositas soll eine weitere Gewichtszunahme vermieden werden. Eine Therapieindikation besteht, wenn mit Adipositas assoziierte Komorbiditäten oder Funktionseinschränkungen vorliegen und Maßnahmen entsprechende Verbesserungen erwarten lassen (Volkert et al., 2019). Therapieentscheidungen sind individuell nach sorgfältiger Nutzen-Risiko-Abwägung und unter Einbeziehung der aktuellen Lebensqualität, metabolischer Risiken, der weiteren Prognose, bisheriger Therapieversuche, des sozialen Umfelds sowie der Wünsche des Betroffenen zu treffen (Volkert et al., 2019).

Bei Therapieentscheidungen zu bedenken ist, dass die verfügbare Evidenz primär ältere Menschen zwischen 60–70 Jahren einbezieht, die nur geringe funktionelle Einschränkungen aufweisen. Studien mit geriatrischen Stichproben fehlen, sodass die Effektivität und Sicherheit hier unzureichend geklärt ist (Goisser et al., 2020).

Merke

Es fehlen randomisierte kontrollierte Studien zur Effektivität und Sicherheit von Therapiemaßnahmen bei hochbetagten und funktionell eingeschränkten älteren Menschen mit Adipositas.

4.8.5 Behandlung/Therapie

Lebensstilinterventionen

Bei älteren Patientinnen und Patienten stellen Lebensstilinterventionen die Erstlinientherapie dar und kombinieren im Idealfall Ernährungs-, Bewegungs- und Verhaltenskomponenten (Villareal et al., 2017).

Ernährung

Ernährungsinterventionen basieren auf individuellen oder gruppenbasierten Beratungen, um eine Ernährungsumstellung zu erreichen. Ziel ist eine langsame Gewichtsreduktion von 5–10 % innerhalb von mindestens sechs Monaten, durch eine moderate Energierestriktion von circa 500 kcal/Tag (Volkert et al., 2019). Bei sarkopener Adipositas wird ein noch moderateres Vorgehen mit einem Energiedefizit von 200–500 kcal/Tag vorgeschlagen (Mathus-Vliegen, 2012). Sehr restriktive Diäten mit einer Energiezufuhr von weniger als 1.000 kcal/Tag werden aufgrund des Mangelernährungsrisikos nicht empfohlen (Volkert et al., 2019).

Um dem altersassoziierten und durch die Gewichtsreduktion verstärkten Verlust von Muskelmasse entgegenzuwirken, ist auf eine ausreichende Proteinversorgung zu achten. Der derzeitige Schätzwert für gesunde ältere Menschen liegt bei 1g/kg Körpergewicht/Tag (Richter et al., 2019). Die Erreichung stellt in der täglichen Praxis, insbesondere bei schwerer Adipositas, eine Herausforderung dar und bedarf teilweise des Einsatzes von Supplementen. Es wird daher diskutiert, ob sich Empfehlungen zur Proteinzufuhr nicht auf das aktuelle, sondern auf das wünschenswerte Körpergewicht beziehen sollten, da überschüssiges Körpergewicht vorwiegend aus Fett- und nicht Muskelmasse besteht.

Da eine Gewichtsreduktion zu Lasten der Knochendichte geht, sind Calcium und Vitamin D zwei weitere Nährstoffe, deren ausreichende Versorgung zu prüfen ist und für die ggf. eine Supplementierung erfolgen sollte (Villareal et al., 2005).

Eine engmaschige Begleitung durch eine Ernährungsfachkraft sowie regelmäßige körperliche Untersuchungen mit Bestimmung der Körperzusammensetzung sind wichtig, um im Falle eines übermäßigen Verlusts von Muskelmasse oder einer unzureichenden Nährstoffzufuhr gegenzusteuern.

Bewegung

Durch Bewegungsinterventionen kann zwar nur ein geringer zusätzlicher Effekt auf das Körpergewicht erreicht werden, jedoch wird der Verlust von Muskelmasse und Knochendichte gegenüber reinen Ernährungsinterventionen reduziert (u. a. Villareal et al., 2011). Zudem zeigen kombinierte Interventionen größere Effekte auf funktionelle Endpunkte (Villareal et al., 2011). Der durch körperliches Training bedingte Zugewinn an Muskelmasse erhöht den Grundumsatz. Die zusätzliche Aktivität steigert den Leistungsumsatz. Beide Aspekte unterstützen den langfristigen Gewichtserhalt nach Gewichtsreduktion.

Für ältere Personen, die keine Ernährungsintervention wünschen, stellen Bewegungsinterventionen eine wichtige Therapiealternative dar. Reines körperliches Training hat sich bei älteren Menschen mit (sarkopener) Adipositas als effektiv erwiesen, den körperlichen Funktionsstatus zu verbessern (Batsis et al., 2017). Darüber hinaus sind mit strukturiertem Training vielfältige positive Effekte auf gesundheitsrelevante Parameter verbunden, z. B. Blutdruck und -zucker, Sturzrisiko, Kognition und Emotion.

Bezogen auf die Trainingsinhalte eignet sich ein kombiniertes Kraft- und Ausdauertraining bei älteren Menschen mit Adipositas und leichter bis moderater Gebrechlichkeit insgesamt besser für die Verbesserung des Funktionsstatus als nur eine Trainingskomponente (Villareal et al., 2017). Dem liegt das Prinzip der Trainingsspezifität zugrunde, durch verschiedene Inhalte unterschiedliche physiologische Wirkungen zu erzielen. Die Einhaltung der generellen Empfehlungen der WHO mit wöchentlich mindestens 150–300 Minuten moderater aerober Aktivität ist auch für ältere Menschen mit Adipositas sinnvoll. An mindestens drei Tagen wird ein Multikomponenten-Training mit funktionellen Gleichgewichts- und Kraftübungen bei mittlerer bis hoher Intensität empfohlen (Bull et al., 2020).

Vor dem Trainingsstart sind eine körperliche Untersuchung und idealerweise eine Leistungsdiagnostik durchzuführen, um Kontraindikationen auszuschließen, sowie optimale Trainingsinhalte und -dosis (z. B. Häufigkeit, Dauer, Intensität) zu bestimmen.

Verhalten

Psychosoziale Interventionen werden in der Adipositastherapie eingesetzt, um Strategien zur Gewichtskontrolle zu vermitteln und über Verhaltensänderungen nachhaltige Therapieergebnisse zu erzielen. Strategien sind u. a. Verhaltensmonitoring, realistische Zielsetzungen, kognitive Umstrukturierung, Problemlösestrategien, Stimuluskontrolle, Verstärkerstrategien und Rückfallprävention. In Interventionsstudien mit älteren Menschen wird die Verhaltenstherapie nur selten vertiefend oder als eigenständige Therapiekomponente dargestellt, sodass es derzeit nicht möglich ist, besonders geeignete Strategien abzuleiten.

Merke

Bei der Therapie von Adipositas im Alter stehen Lebensstilinterventionen im Vordergrund, die eine moderate Energierestriktion mit körperlichem Multikomponenten-Training und psychosozialen Interventionen kombinieren.

Empfehlungen der ESPEN-Leitlinie für klinische Ernährung und Hydratation in der Geriatrie (Volkert et al. 2019):

- Bei älteren Menschen mit Übergewicht sollen Diätmaßnahmen zur Gewichtsreduktion vermieden werden, um dem altersbedingten Verlust von Muskelmasse und dem damit einhergehenden funktionellen Abbau vorzubeugen. (Grad der Empfehlung: Good Practice Point)
- Bei älteren Menschen mit Adipositas und gewichtsbezogenen Gesundheitsproblemen sind Gewichtsreduktionen nur nach sorgfältigem und individuellen Abwägen von Nutzen und Risiken in Erwägung zu ziehen. (Grad der Empfehlung: Good Practice Point)
- Wenn eine Gewichtsreduktion bei älteren Menschen mit Adipositas erwogen wird, soll die Energierestriktion durch Diätmaßnahmen nur moderat sein, um eine langsame Gewichtsreduktion zu erreichen und die Muskelmasse zu erhalten. (Grad der Empfehlung: Good Practice Point)
- Wenn eine Gewichtreduktion bei älteren Menschen mit Adipositas erwogen wird, sollte die Ernährungsintervention, wenn immer möglich, mit körperlicher Bewegung kombiniert werden, um die Muskelmasse zu erhalten. (Grad der Empfehlung: A)

Medikamentöse Begleittherapie

Medikamente können im Rahmen der Adipositastherapie (BMI ≥ 30 kg/m² oder ≥ 27 kg/m² bei adipositas-assoziierter Komorbidität) als begleitende Maßnahme eingesetzt werden.

Lange war Orlistat, ein Lipasehemmer, das einzige empfohlene Medikament. Im Jahr 2015 wurde mit Liraglutid das erste Glucagon-like-Peptide-1(GLP-1)-Analogon für die Therapie von Adipositas bei Erwachsenen in Deutschland zugelassen, 2022 durch die European Medicines Agency (EMA) mit Semaglutid ein weiteres GLP-1-Analogon in Europa. Bei mittelalten Erwachsenen konnte, verglichen mit reinen Lebensstilinterventionen, durch die Kombination mit Liraglutid (3mg/Tag) innerhalb eines Jahres eine um 5,6 kg höhere Gewichtsreduktion erzielt werden (Pi-Sunyer et al., 2015). Im direkten Vergleich zeigte Semaglutid größere Effekte auf das Körpergewicht als Liraglutid (O'Neil et al., 2018). Zu den Nebenwirkungen zählen vor allem Abdominalschmerzen und Erbrechen.

Zur unterstützenden medikamentösen Therapie im Rahmen einer Gewichtsreduktion bei älteren Menschen lassen sich keine evidenzbasierten Empfehlungen ableiten, da es an klinischen Studien mangelt und ältere Menschen in Zulassungsstudien unterrepräsentiert sind (Batsis & Zagaria, 2018). Effekte durch Medikamente, die bei jüngeren Menschen erzielt wurden, können aufgrund von Komorbiditäten und Veränderungen der Pharmakokinetik nicht ohne weiteres auf ältere Menschen übertragen werden (Batsis & Zagaria, 2018). Zudem müssen aufgrund der häufig vorliegenden Multimedikation (Polypharmazie) unerwünschte Wechselwirkungen berücksichtigt werden. Einige Medikamente (z. B. Insulin, Psychopharmaka) sind mit Gewichtszunahmen assoziiert. Die Überprüfung und Anpassung der Medikamente und ihrer Dosis ist daher sinnvoll (Mathus-Vliegen, 2012).

Merke

Der Einsatz von Medikamenten in der Therapie von Adipositas muss vor dem Hintergrund der häufigen Multimedikation kritisch erfolgen.

Bariatrische und metabolische Chirurgie

Eine Indikation für eine bariatrische und metabolische Chirurgie besteht bei schwerer Adipositas (BMI ≥ 40 bzw. ≥ 35 kg/m² mit bedeutsamer Komorbidität), wenn die konservative Therapie ausgeschöpft ist. Laut deutscher S3-Leitlinie ändert sich diese Indikationsstellung nicht grundsätzlich für ältere Patientinnen und Patienten (Deutsche Gesellschaft für Allgemein- und Viszeralchirurgie et al., 2018). Dieser Expertenkonsens wird durch systematische Übersichtsarbeiten gestützt, die zu dem Schluss kommen, dass die bariatrische Chirurgie auch in der Patientengruppe älterer Menschen sicher und effektiv ist (u. a. Giordano & Victorzon, 2015). Bezüglich des Operationsverfahrens gibt es Hinweise, dass sich die Schlauchmagenresektion aufgrund des geringeren Komplikationsrisikos gegenüber dem Roux-en-Y-Magenbypass besser für ältere Patienten eignet (Xu et al., 2020). Hinsichtlich der Effekte auf Körpergewicht und Remissionen von Stoffwechselstörungen zeigt sich keine klare Überlegenheit eines der beiden Verfahren. Distale Bypässe als stark malabsorptive Verfahren werden für ältere Patienten nicht empfohlen (Deutsche Gesellschaft für Allgemein- und Viszeralchirurgie et al., 2018). Metaanalysen weisen darauf hin, dass das Frakturrisiko (u. a. Hüftfraktur) nach malabsorptiven Eingriffen verglichen mit restriktiven Eingriffen ansteigt (Saad et al., 2022).

Insgesamt sollten bei der Beurteilung der Evidenz zum Thema folgende Punkte berücksichtigt werden:

- Bei verfügbaren Studien handelt es sich fast ausschließlich um Beobachtungsstudien (häufig retrospektiv). Prospektive und insbesondere randomisiert-kontrollierte Studien mit langer Nachbeobachtung sind hingegen rar.
- Das Durchschnittsalter der Teilnehmenden liegt in der Regel unter 70 Jahren, sodass die aktuelle Evidenz eher junge Ältere repräsentiert.
- Für ältere Menschen relevante Endpunkte wie Muskelmasse, Knochendichte und Funktionsstatus wurden nicht berücksichtigt.

Wenn bei älteren Menschen mit Adipositas ein bariatrischer Eingriff in Erwägung gezogen wird, sollte die Indikationsstellung unter Berücksichtigung von Begleiterkrankungen und sorgfältiger Abwägung des individuellen Risikos und Nutzens durch ein interdisziplinäres Team erfolgen (Deutsche Gesellschaft für Allgemein- und Viszeralchirurgie et al., 2018). Geriater/Geriaterinnen fordern zudem die Einbeziehung eines umfangreichen Geriatrischen Assessments in die Entscheidungsfindung (Batsis & Dolkart, 2015). Diese Forderung wird durch Routinedaten aus den USA gestützt, die zeigen, dass ältere Patienten mit Frailty ein erhöhtes postoperatives Komplikationsrisiko haben (Gondal et al., 2019).

Da ein bariatrischer Eingriff starke Veränderungen der Körperzusammensetzung nach sich zieht, ist bei der postoperativen Therapieplanung durch ausreichende Proteinzufuhr und gezieltes Krafttraining ein besonderes Augenmerk auf den Erhalt der Muskelmasse und Knochendichte zu legen. Der Ernährungszustand ist fortlaufend zu überwachen und der Supplementationsbedarf von (Mikro-)Nährstoffen zu prüfen, um einen Mangel zu vermeiden.

Langfristige Wirkung

Zu Langzeiteffekten von Therapiemaßnahmen bei Adipositas im Alter gibt es nur wenige Daten. Die Look-AHEAD-Studie, eine Lebensstilintervention bei Personen mit Diabetes Typ II und Übergewicht bzw. Adipositas (~ 8 Jahre), konnte die langfristige Effektivität auf Körpergewicht und weitere wichtige Gesundheitsendpunkte nachweisen, allerdings nicht auf Muskelmasse, Knochendichte, Gebrechlichkeit und Frakturen (häufiger in der Interventionsgruppe). Interventions- als auch Kontrollgruppe nahmen in der Nachbeobachtungszeit ab, was darauf hindeutet, dass sich mit zunehmendem Alter gewünschte und unerwünschte Gewichtsverluste mischen und Aussagen über Gesundheitseffekte erschweren (Wing, 2021).

Zusammenfassung

Die Diagnose von Adipositas im Alter erfolgt anhand der gleichen Kriterien und Schwellenwerte wie bei jüngeren

Erwachsenen. Bei Therapieentscheidungen stehen der Erhalt bzw. die Verbesserung der Selbstständigkeit und Lebensqualität im Zentrum; mögliche ungünstige Nebenwirkungen, u. a. auf Muskel- und Knochenmasse, sind zu berücksichtigen. Lebensstilinterventionen, die Ernährungs- (moderate Kalorienrestriktion, ausreichende Proteinzufuhr), Bewegungs- (Multikomponenten-Training mehrmals pro Woche) und Verhaltenskomponenten umfassen, haben sich bei älteren Menschen mit Adipositas als sicher und effektiv erwiesen. Die Übertragbarkeit der Ansätze auf hochbetagte und funktionell stärker eingeschränkte Menschen muss jedoch noch geklärt werden.

Literatur

Alharbi, T. A., Paudel, S., Gasevic, D., et al. (2021). The association of weight change and all-cause mortality in older adults: a systematic review and meta-analysis. *Age Ageing, 50*(3), 697-704. https://doi.org/10.1093/ageing/afaa231

Batsis, J. A., & Dolkart, K. M. (2015). Evaluation of older Adults with obesity for bariatric surgery: Geriatricians' perspective. *Journal of Clinical Gerontology and Geriatrics, 6*(2), 45-53. https://doi.org/https://doi.org/10.1016/j.jcgg.2015.01.001

Batsis, J. A., Gill, L. E., Masutani, R. K., et al. (2017). Weight Loss Interventions in Older Adults with Obesity: A Systematic Review of Randomized Controlled Trials Since 2005. *J Am Geriatr Soc, 65*(2), 257-268. https://doi.org/10.1111/jgs.14514

Batsis, J. A., & Zagaria, A. B. (2018). Addressing Obesity in Aging Patients. *Med Clin North Am, 102*(1), 65-85. https://doi.org/10.1016/j.mcna.2017.08.007

Bull, F. C., Al-Ansari, S. S., Biddle, S., et al. (2020). World Health Organization 2020 guidelines on physical activity and sedentary behaviour. *British Journal of Sports Medicine, 54*(24), 1451-1462. https://doi.org/10.1136/bjsports-2020-102955

Crow, R. S., Lohman, M. C., Titus, A. J., et al. (2019). Association of Obesity and Frailty in Older Adults: NHANES 1999-2004. *J Nutr Health Aging, 23*(2), 138-144. https://doi.org/10.1007/s12603-018-1138-x

Deutsche Gesellschaft für Allgemein- und Viszeralchirurgie, e. V., Deutsche Adipositas-Gesellschaft, e. V., Deutsche Gesellschaft für Ernährungsmedizin, e. V., et al. (2018). S3-Leitlinie: Chirurgie der Adipositas und metabolischer Erkrankungen.

Donini, L. M., Busetto, L., Bischoff, S. C., et al. (2022). Definition and Diagnostic Criteria for Sarcopenic Obesity: ESPEN and EASO Consensus Statement. *Obes Facts, 15*(3), 321-335. https://doi.org/10.1159/000521241

Fischer, B., Sedlmeier, A. M., Hartwig, S., et al. (2020). Anthropometrische Messungen in der NAKO Gesundheitsstudie – mehr als nur Größe und Gewicht. *Bundesgesundheitsblatt Gesundheitsforschung Gesundheitsschutz, 63*(3), 290-300. https://doi.org/10.1007/s00103-020-03096-w

Fonseca, G., & von Haehling, S. (2022). The fatter, the better in old age: the current understanding of a difficult relationship. *Curr Opin Clin Nutr Metab Care, 25*(1), 1-6. https://doi.org/10.1097/mco.0000000000000802

Giordano, S., & Victorzon, M. (2015). Bariatric surgery in elderly patients: a systematic review. *Clin Interv Aging, 10*, 1627-1635. https://doi.org/10.2147/cia.S70313

Goisser, S., Kiesswetter, E., Schoene, D., et al. (2020). Dietary weight-loss interventions for the management of obesity in older adults. *Rev Endocr Metab Disord, 21*(3), 355-368. https://doi.org/10.1007/s11154-020-09577-2

Gondal, A. B., Hsu, C. H., Zeeshan, M., et al. (2019). A frailty index and the impact of frailty on postoperative outcomes in older patients after bariatric surgery. *Surg Obes Relat Dis, 15*(9), 1582-1588. https://doi.org/10.1016/j.soard.2019.06.028

Hajek, A., Lehnert, T., Ernst, A., et al. (2015). Prevalence and determinants of overweight and obesity in old age in Germany. *BMC Geriatr, 15*, 83. https://doi.org/10.1186/s12877-015-0081-5

Harris, J. A., & Castle, N. G. (2019). Obesity and Nursing Home Care in the United States: A Systematic Review. *Gerontologist, 59*(3), e196-e206. https://doi.org/10.1093/geront/gnx128

Harris, J. A., Engberg, J., & Castle, N. G. (2020). Organizational and Geographic Nursing Home Characteristics Associated With Increasing Prevalence of Resident Obesity in the United States. *J Appl Gerontol, 39*(9), 991-999. https://doi.org/10.1177/0733464819843045

Heseker, H., Stehle, P., Bai, J. C., et al. (2008). Ernährung älterer Menschen in stationären Einrichtungen (ErnSTES-Studie). In *Ernährungsbericht 2008* (pp. 157-204). Deutsche Gesellschaft für Ernährung e.V.

Jiang, M., Zou, Y., Xin, Q., et al. (2019). Dose-response relationship between body mass index and risks of all-cause mortality and disability among the elderly: A systematic review and meta-analysis. *Clin Nutr, 38*(4), 1511-1523. https://doi.org/10.1016/j.clnu.2018.07.021

Laxy, M., Teuner, C., Holle, R., et al. (2018). The association between BMI and health-related quality of life in the US population: sex, age and ethnicity matters. *International Journal of Obesity, 42*(3), 318-326. https://doi.org/10.1038/ijo.2017.252

Lee, J. J., Hong, D. W., Lee, S. A., et al. (2020). Relationship Between Obesity and Balance in the Community-Dwelling Elderly Population: A Cross-Sectional Analysis. *American Journal of Physical Medicine & Rehabilitation, 99*(1), 65-70. https://doi.org/10.1097/phm.0000000000001292

Mathus-Vliegen, E. M. (2012). Prevalence, pathophysiology, health consequences and treatment options of obesity in the elderly: a guideline. *Obes Facts, 5*(3), 460-483. https://doi.org/10.1159/000341193

Mitchell, R. J., Lord, S. R., Harvey, L. A., et al. (2014). Associations between obesity and overweight and fall risk, health status and quality of life in older people. *Aust N Z J Public Health, 38*(1), 13-18. https://doi.org/10.1111/1753-6405.12152

Neri, S. G. R., Oliveira, S. J., Dario, B. A., et al. (2020). Does Obesity Increase the Risk and Severity of Falls in People Aged 60 Years and Older? A Systematic Review and Meta-analysis of Observational Studies. *J Gerontol A Biol Sci Med Sci, 75*(5), 952-960. https://doi.org/10.1093/gerona/glz272

O'Neil, P. M., Birkenfeld, A. L., McGowan, B., et al. (2018). Efficacy and safety of semaglutide compared with liraglutide and placebo for weight loss in patients with obesity: a randomised, double-blind, placebo and active controlled, dose-ranging, phase 2 trial. *Lancet, 392*(10148), 637-649. https://doi.org/10.1016/s0140-6736(18)31773-2

Pedditizi, E., Peters, R., & Beckett, N. (2016). The risk of overweight/obesity in mid-life and late life for the development of dementia: a systematic review and meta-analysis of longitudinal studies. *Age and Ageing, 45*(1), 14-21. https://doi.org/10.1093/ageing/afv151

Pi-Sunyer, X., Astrup, A., Fujioka, K., et al. (2015). A Randomized, Controlled Trial of 3.0 mg of Liraglutide in Weight Management. *New England Journal of Medicine, 373*(1), 11-22. https://doi.org/10.1056/NEJMoa1411892

Richter, M., Baerlocher, K., Bauer, J. M., et al. (2019). Revised Reference Values for the Intake of Protein. *Ann Nutr Metab, 74*(3), 242-250. https://doi.org/10.1159/000499374

Saad, R. K., Ghezzawi, M., Habli, D., et al. (2022). Fracture risk following bariatric surgery: a systematic review and meta-analysis. *Osteoporos Int, 33*(3), 511-526. https://doi.org/10.1007/s00198-021-06206-9

Spooner, C., Jayasinghe, U. W., Faruqi, N., et al. (2018). Predictors of weight stigma experienced by middle-older aged, general-practice patients with obesity in disadvantaged areas of Australia: a cross-sectional study. *BMC Public Health, 18*(1), 640. https://doi.org/10.1186/s12889-018-5556-9

Steffen, A., Holstiege, J., Akmatov, M. K., et al. (2021). *Trends in der Diagnoseprävalenz der Adipositas in der vertragsärztlichen Versorgung von 2009 bis 2018. Versorgungsatlas-Bericht Nr. 21/10*. https://doi.org/10.20364/VA-21.10

Villareal, D. T., Aguirre, L., Gurney, A. B., et al. (2017). Aerobic or Resistance Exercise, or Both, in Dieting Obese Older Adults. *N Engl J Med, 376*(20), 1943-1955. https://doi.org/10.1056/NEJMoa1616338

Villareal, D. T., Apovian, C. M., Kushner, R. F., et al. (2005). Obesity in older adults: technical review and position statement of the American Society for Nutrition and NAASO, The Obesity Society. *Obes Res, 13*(11), 1849-1863. https://doi.org/10.1038/oby.2005.228

Villareal, D. T., Chode, S., Parimi, N., et al. (2011). Weight loss, exercise, or both and physical function in obese older adults. *N Engl J Med, 364*(13), 1218-1229. https://doi.org/10.1056/NEJMoa1008234

Vincent, H. K., & Mathews, A. (2013). Obesity and Mobility in Advancing Age: Mechanisms and Interventions to Preserve Independent Mobility. *Current Obesity Reports, 2*(3), 275-283. https://doi.org/10.1007/s13679-013-0059-6

Volkert, D., Beck, A. M., Cederholm, T., et al. (2019). ESPEN guideline on clinical nutrition and hydration in geriatrics. *Clin Nutr, 38*(1), 10-47. https://doi.org/10.1016/j.clnu.2018.05.024

Wang, F., Zhao, M., Han, Z., et al. (2017). Association of body mass index with amnestic and non-amnestic mild cognitive impairment risk in elderly. *BMC Psychiatry, 17*(1), 334. https://doi.org/10.1186/s12888-017-1493-x

Ward, Z. J., Bleich, S. N., Cradock, A. L., et al. (2019). Projected U.S. State-Level Prevalence of Adult Obesity and Severe Obesity. *N Engl J Med, 381*(25), 2440-2450. https://doi.org/10.1056/NEJMsa1909301

Wing, R. R. (2021). Does Lifestyle Intervention Improve Health of Adults with Overweight/Obesity and Type 2 Diabetes? Findings from the Look AHEAD Randomized Trial. *Obesity (Silver Spring), 29*(8), 1246-1258. https://doi.org/10.1002/oby.23158

Xu, C., Yan, T., Liu, H., et al. (2020). Comparative Safety and Effectiveness of Roux-en-Y Gastric Bypass and Sleeve Gastrectomy in Obese Elder Patients: a Systematic Review and Meta-analysis. *Obes Surg, 30*(9), 3408-3416. https://doi.org/10.1007/s11695-020-04577-2

4.9 Diabetes

Andrej Zeyfang und Anke Bahrmann

4.9.1 Einführung

Diabetes mellitus gehört zu den häufigsten Alterserkrankungen; knapp ein Viertel der 70–80-Jährigen leidet darunter. Die Behandlung des alten Menschen mit Diabetes mellitus zielt in erster Linie auf die Verbesserung des Befindens, Erhöhung der Lebensqualität und Verlängerung der behinderungsfreien Lebenszeit sowie die Vermeidung von Folgeerkrankungen mit Auswirkung auf die Lebensqualität, wie Schlaganfall oder Beinamputation. Im höheren Lebensalter verändern sich Therapieziele und Vorgehensweisen in der nichtmedikamentösen und pharmakologischen Therapie.

Aktuelle Schätzungen gehen derzeit von 8–10 Mio. Menschen in Deutschland aus, die unter einem Diabetes mellitus leiden. Mehr als die Hälfte davon sind über 65 Jahre alt, geschätzt geht es um 3,5 Mio. geriatrische Patienten mit Diabetes mellitus. Bei der großen Mehrheit handelt es sich um einen Typ-2-Diabetes, meist in Form eines metabolischen Syndroms und somit eigentlich einer generalisierten Gefäßerkrankung, oft mit multiplen Folge- und Begleiterkrankungen. Ein kleinerer Anteil sind alt gewordene Menschen mit Typ-1-Diabetes, aber auch Menschen mit einem LADA-Diabetes (Latent Autoimmune Diabetes in Adults). Die Prävalenz des Diabetes mellitus beträgt in der Altersgruppe der 70–80-Jährigen ca. 22 % (Heidemann et al., 2013) und nimmt in den letzten Jahren weiter zu (Tamayo et al., 2016). Da die Erkrankung starke Auswirkungen auf den Bereich der Funktionen hat und umgekehrt das Vorliegen von geriatrischen Syndromen eine deutliche Auswirkung auf das Selbstmanagement der chronischen Erkrankung Diabetes hat, ist dieses Krankheitsbild ein Muss für alle, die ältere Menschen behandeln.

4.9.2 Diagnose

Immer noch wird bei Älteren die Diagnose Diabetes mellitus eher zufällig im Rahmen einer akuten makrovaskulären Erkrankung wie Schlaganfall oder Herzinfarkt gestellt, die Dunkelziffer ist hoch (Rathmann et al., 2003).

Dennoch zeigt ein unspezifisches Diabetes-Screening im hohen Lebensalter keine Vorteile (Griffin et al., 2011; Simmons et al., 2012).

Merke

Eine Nüchtern-Plasmaglukose > 126 mg/dl oder ein zweimalig erhobener Nicht-Nüchternwert > 200 mg/dl (oder nach 2 Stunden im oralen Glukose-Toleranztest) sowie ein HbA1c ≥ 6,5 % (≥ 48 mmol/mol Hb) ist beweisend für das Vorliegen eines Diabetes mellitus (Müller-Wieland et al., 2016).

Empfehlungen zum Screening nach den Vorgaben der International Diabetes Federation (Sinclair et al., 2013) und S2k-Leitlinie Diabetes im Alter (Bahrmann et al., 2018):

- für funktionell wenig eingeschränkte Patienten: Screening-Intervall von 3 Jahren (Vorsorge-Check-up 35)

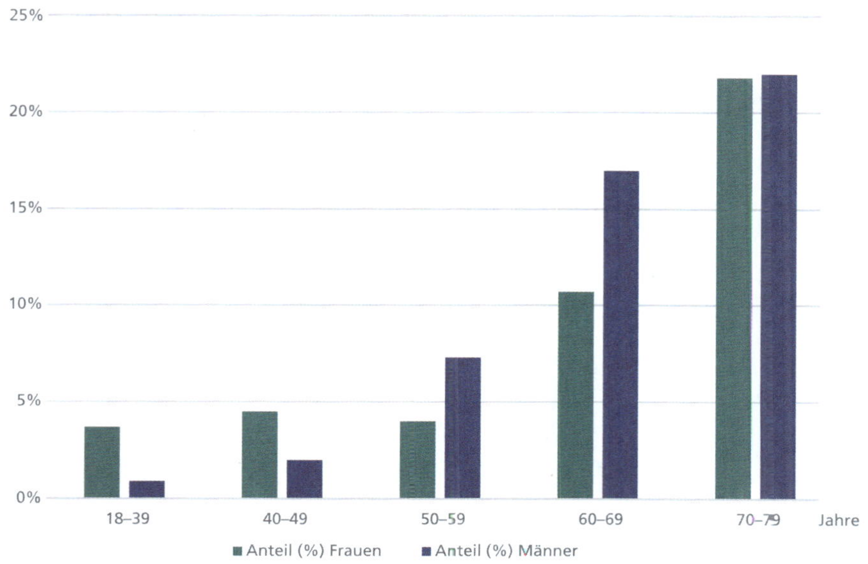

Abb. 4.9.1: Lebenszeitprävalenz des Typ-2-Diabetes nach Altersgruppen (Heidemann et al., 2013)

- für funktionell eingeschränkte Patienten:
  - Blutglukoseuntersuchung beim Hausarzt alle 2 Jahre
  - bei diabetestypischen Symptomen sofort
  - anlassbezogene Blutglukosebestimmungen:
    - bei Start von Kortikoiden
    - bei Diagnose von kognitiven Störungen

Leicht durchzuführende Tests wie die Bestimmung der Plasmaglukose oder des HbA1c sind zu bevorzugen, ein OGTT wird für diese Patientengruppe nicht empfohlen.

4.9.3 Therapieziele

Bis Ende der neunziger Jahre galten die gleichen Behandlungsziele für alle Erwachsenen. Heute wird das differenzierter gesehen. Insbesondere in der Altersgruppe der Hochbetagten, über 80-jährigen Menschen, gehört ein hoher Anteil zu den geriatrischen Patienten, die alterstypische Funktionseinschränkungen aufweisen und für Komplikationen prädestiniert sind. Bei dieser Gruppe ist ein besonderer Pflege- und Therapiebedarf gegeben, der über die Blutzuckerregulierung und die Vermeidung diabetestypischer Risikofaktoren und Komplikationen hinausgeht. Dabei sollte sich eine differenzierte Therapieplanung auf die unterschiedlichen funktionellen Gruppen von Menschen mit Pflege- und Behandlungsbedarf beziehen. Die funktionelle Abhängigkeit oder Unabhängigkeit entscheidet in einem hohen Maße über die Behandlungsziele.

Die S2k-Leitlinie „Diabetes im Alter“ von 2018 sieht mit dem Patienten abgestimmte Ziele vor (partizipative Entscheidungsfindung) und richtet sich nach dem Können und Wollen des Patienten. Die Praxisleitlinie der Deutschen Diabetesgesellschaft (DDG) fasst dies vereinfacht zusammen:

Behandlungsziele bei Diabetes im Alter (Zeyfang et al., 2011)

- Bei älteren und gesund alternden Menschen mit Diabetes (funktionell unabhängig: ältere Menschen mit gutem funktionellem Status, ohne alltagsrelevante Funktionseinschränkungen) leitliniengerechte Therapie unter Berücksichtigung der primär- und sekundärpräventiven Ansätze.
- Bei gebrechlichen älteren Menschen mit funktionellen Defiziten (funktionell abhängig: multimorbide Menschen mit funktionellen und/oder kognitiven Einschränkungen und geriatrischen Syndromen) gelten modifizierte Ziele. Im Vordergrund stehen dann alltagsrelevante Behandlungsziele wie der Erhalt bzw. die Steigerung der Selbstständigkeit und der Lebensqualität sowie die Prävention diabetesbedingter Symptome oder Akutkomplikationen.
- Bei sehr gebrechlichen älteren Menschen mit starken funktionellen Defiziten (funktionell stark/extrem abhängig: multimorbide Menschen, geriatrische Syndrome, Frailty, ausgeprägte funktionelle und kognitive Einschränkungen, Vorliegen von Erkrankungen mit limitierter Lebensprognose, z. B. terminale Herz-, Nieren- oder maligne Erkrankungen) gelten modifizierte Ziele. Im Vordergrund stehen dann alltagsrelevante Behandlungsziele wie der Erhalt bzw. die Steigerung der Selbstständigkeit und der Lebensqualität sowie die Prävention diabetesbedingter Symptome oder Akutkomplikationen.

- Grundsätzlich sollten die Zielwerte für den Blutglukosewert bzw. den HbA1c-Wert zusammen mit dem Patienten definiert werden und sich individuell nach dem Wohlbefinden, dem Alter, dem Funktionsstatus und den primären Therapiezielen des Patienten richten (patientenzentriert und individualisiert; ▸ Abb. 4.9.2).

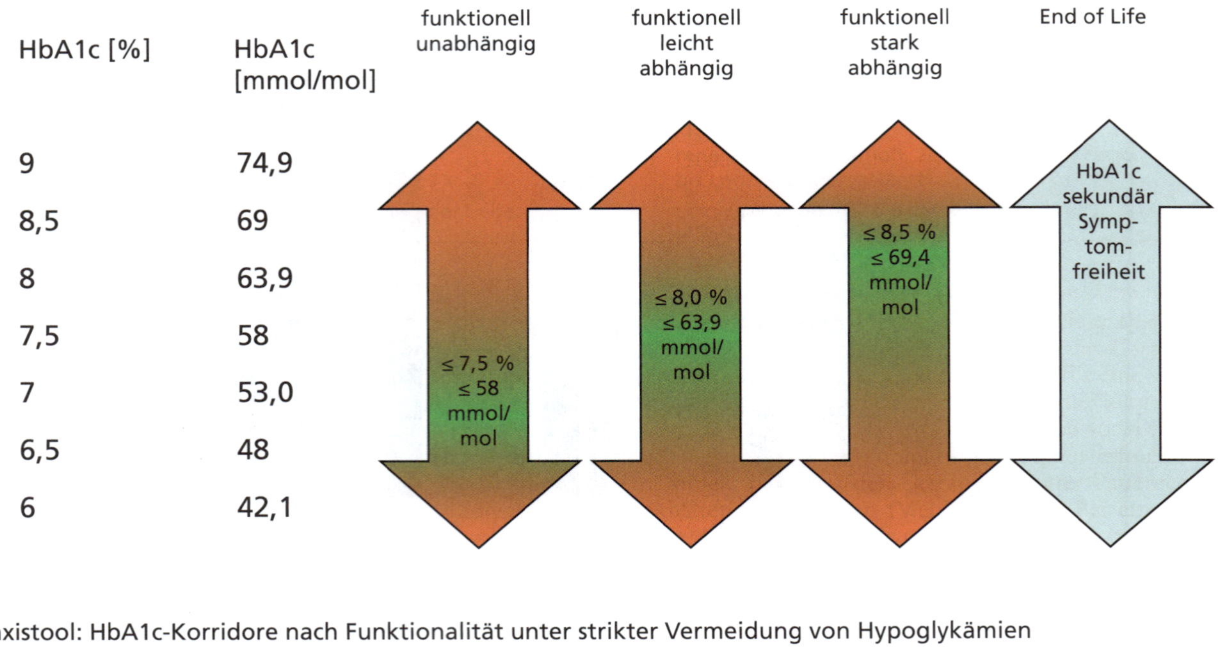

Abb. 4.9.2: HbA1c-Zielkorridore entsprechend den Praxisempfehlungen der Deutschen Diabetesgesellschaft (Zeyfang et al., 2022, S. 227, © Georg Thieme Verlag KG).

- In der Regel sollte der angestrebte HbA1c-Wert unter 8,5 % liegen.
- Kurzfristig können intensivere Therapieformen sinnvoll sein, z. B. bei schweren Akuterkrankungen.
- Bei diabetesassoziierten Beschwerden oder beeinflussbaren geriatrischen Syndromen kann eine straffere Einstellung der Blutglukose sinnvoll sein.
- Bestehen eine oder mehrere Erkrankungen in einem Stadium, die die Prognose quod vitam erheblich reduzieren (End of Life) steht die reine Symptomkontrolle unter Einbeziehung der individuellen Wünsche der Patienten und Angehörigen sowie die strikte Vermeidung von Hypoglykämien im Vordergrund.

Ein höherer HbA1c-Wert ist dabei keine Garantie für eine Hypoglykämie-freie Einstellung (Munshi et al., 2011). Zukünftig kann auch durch kontinuierliche Glukose-Messung (continuous glucose monitoring – CGM oder flash glucose monitoring – FGM) auch bei Älteren eine sicherere Behandlung erreicht werden. Gerade für alt gewordene Menschen mit Typ-1-Diabetes ist dies wichtig.

Die Nationale Versorgungsleitlinie (NVL) Typ-2-Diabetes von 2021 (Bundesärztekammer, 2021) beinhaltet ebenfalls viele Elemente, die für den älteren Menschen relevant sind.

Bausteine von Lebensqualität in der Diabetesbehandlung betagter gebrechlicher Senioren (Zeeh et al., 2017).

1. Vermeidung von Hypoglykämien (Blutglukose < 72 mg/dl bzw. < 4 mmol/l)
2. Vermeidung von diabetesbedingten Krankenhauseinweisungen
3. eine alltagspraktikable, möglichst einfache, bewährte und an das kognitive und körperliche Funktionsniveau des Patienten angepasste Therapiestrategie
4. Vermeidung von Gewichts- und Muskelmasseverlusten, Erhalt einer Basismobilität
5. Erhalt der Lust an Essen und Trinken unter Verzicht auf restriktive Diätvorgaben
6. Vermeidung schwerer Hyperglykämien mit konsekutiver Exsikkose und Folgeproblemen (z. B. orthostatische Hypotonie mit Schwäche, Stürzen und Delir)

Für viele ältere Menschen steht die Angst vor Abhängigkeit durch Pflegebedürftigkeit oder Auftreten von Demenz ganz im Vordergrund.

Merke

Obwohl in der Altersgruppe der über 80-Jährigen unterschiedliche individuelle Lebensziele existieren, besteht doch Einigkeit darüber, dass für die meisten Menschen der Erhalt von Lebensqualität im Alter noch am ehesten mit Schmerzfreiheit und Vermeidung von Funktionseinschränkungen, also geriatrischen Syndromen, verbunden ist.

Alt werden mit Typ-1-Diabetes

Seit der ersten Behandlung mit Insulin 1922 hat sich die fernere Lebenserwartung von Menschen mit Typ-1-Diabetes immer weiter verbessert. Leider besteht dennoch eine globale Übersterblichkeit mit einer etwa 10 Jahre kürzeren

Lebenserwartung gegenüber der Allgemeinbevölkerung. Interessant wird es, wenn man die Überlebenswahrscheinlichkeiten der jeweiligen Altersgruppen mit Typ-1-Diabetes betrachtet. Man findet dann, dass der Unterschied in der Lebenserwartung in der Altersgruppe der 20- bis 25-Jährigen noch 8,3 Jahre beträgt, bei den 75- bis 80-Jährigen sind es nur noch 0,1 Jahre, bei den über 80-Jährigen sogar -0,7 Jahre. Wer es also geschafft hat, mit Typ-1-Diabetes ein Alter von über 80 Jahren zu erreichen, ist möglicherweise in seinem gesundheitsbewussten Verhalten so erfolgreich, dass er sogar statistisch eine höhere weitere Lebenserwartung zeigt, wie ein gleichaltriger Mensch ohne Typ-1-Diabetes.

Trotz dieser leider immer noch vorhandenen Übersterblichkeit erreichen immer mehr Menschen mit Typ-1-Diabetes ein hohes Alter. Von der besonderen Patientengruppe „alt mit T1DM" hört man erst in den letzten Jahren vermehrt, jetzt nimmt sie (erfreulicherweise) zahlenmäßig zu und wird auch wahrgenommen.

Bei ca. 6 Mio. Menschen mit Diabetes in Deutschland lassen sich ungefähr 180.000 ältere Menschen mit Typ-1-Diabetes finden, von denen schätzungsweise die Hälfte, also knapp 100.000 Menschen in Deutschland, „geriatrische" Patienten mit Typ-1-Diabetes sind.

Merke

Geriatrische Syndrome wirken sich negativ auf die Fähigkeiten zum Selbstmanagement in der Diabetes-Therapie aus.

So ist es eine neue Herausforderung an die behandelnden Ärztinnen/Ärzte, im Verlauf einer langen Lebenszeit mit Typ-1-Diabetes den Zeitpunkt festzustellen, an dem eine sichere, selbstständige Diabetes-Therapie vielleicht nicht mehr erfolgen kann. Instrumente des geriatrischen Assessments wie bspw. der Geldzähltest, aber auch andere Funktionsuntersuchungen sind bei der Beurteilung hilfreich (Zeyfang et al., 2012).

Manchmal müssen langjährige Therapieverfahren, wie z. B. eine funktionelle Insulintherapie oder eine Pumpentherapie herabgestuft werden, um dem Pateinten eine sicherere Diabetes-Therapieoption zu bieten. In anderen Fällen ist wiederum mit der Zunahme der Funktionsprobleme, z. B. Ess- und Schluckstörungen, eine sehr viel komplexere Insulin-Therapie erforderlich. Individuelle Vorgehensweisen, aber auch individuelle Schulung der Angehörigen oder Pflegenden, z. B. in der Altenpflege, spielt eine sehr wichtige Rolle. Die zunehmende Einbindung der Berufsgruppe der Pflegenden in die Fort- und Weiterbildungsaktivitäten der DDG ist in diesem Zusammenhang sehr zu begrüßen.

4.9.4 Allgemeinmaßnahmen auch für Ältere

Merke

Ernährung, Bewegung und Schulung sind die wesentlichen Bausteine der Diabetesbehandlung – in jedem Lebensalter.

Vor 10 Jahren wurde die SGS „Fit bleiben und älter werden mit Diabetes" als spezifische Diabetesschulung für geriatrische Patienten entwickelt. Diese wird heute deutschlandweit eingesetzt und ist in verschiedenen Regionen im Disease-Management-Programm (DMP) Typ-2-Diabetes zugelassen für die Schulung geriatrischer Patienten (Braun et al., 2009). Diese steht nicht nur in deutscher Sprache zur Verfügung, sondern ist mit kultursensibel aufbereiteten Schulungsmaterialien auch in den Sprachen russisch, hocharabisch und türkisch erhältlich.

Ernährungsempfehlungen im Alter sind nur sehr zurückhaltend zu geben, da Essen im Alter in hohem Maße Lebensqualität bedeutet. Die Basis stellt eine ausgewogene Mischkost dar. Da im hohen Lebensalter eher Untergewicht, Sarkopenie (Abnahme der Muskelmasse) und Frailty – weniger also das Übergewicht – eine Rolle spielen, sollte auf eine ausreichende Kalorienzufuhr geachtet werden. Richtwerte für die tägliche Energieaufnahme liegen bei ca. 30 kcal, 1 g Protein und 30 ml Flüssigkeit pro kg KG und müssen individuell angepasst werden. Durch Bereitstellung ausreichender Mengen an Energie, Protein, Mikronährstoffen und Flüssigkeit soll der Ernährungszustand älterer Menschen erhalten oder verbessert werden.

Zur Vermeidung einer Exsikkose sollte bei geriatrischen Patienten auf eine ausreichende Trinkmenge geachtet werden, jedoch unter Berücksichtigung der Komorbiditäten (Herzinsuffizienz, terminale Niereninsuffizienz etc.).

Ein Ernährungsscreening und -assessment, z. B. mit dem Mini Nutritional Assessment, ist auch bei gebrechlichen Menschen mit Diabetes sinnvoll. Diätprodukte sollten im hohen Lebensalter generell vermieden werden. Da der Muskel als stoffwechselaktives Organ eine relevante Rolle für die Steuerung des Blutglukosespiegels spielt, besteht eine klinisch bedeutsame Wechselbeziehung zwischen dem Vorliegen einer Sarkopenie oder Frailty und einer diabetischen Stoffwechsellage. Es gibt eine höhere Prävalenz der Sarkopenie bei älteren Personen mit Diabetes gegenüber Kontrollen ohne Diabetes. Bei Vorliegen eines Diabetes fanden sich bei älteren Patienten neben einer verminderten Muskelmasse eine verringerte Muskelqualität, eine verminderte Muskelkraft sowie eine geringere Ganggeschwindigkeit.

Die körperliche Aktivität sollte soweit möglich gesteigert werden. Generell gilt, dass jede körperliche Aktivität besser ist als keine und auch schon ein Spaziergang stoffwechselrelevant ist. Zudem hat die Steigerung der körperlichen Aktivität auch einen positiven Einfluss auf die Lebensqualität, das subjektive Wohlbefinden, die Vermeidung einer demenziellen Entwicklung sowie den Knochen- und Muskelaufbau (Zeyfang et al., 2022). Auch für gebrechliche Ältere kann ein gezieltes Trainingsprogramm eine deutliche Verbesserung bereits nach 16 Wochen bewirken (Rodriguez-Mañas et al., 2019).

4.9.5 Interaktionen mit geriatrischen Syndromen

Demenz

Kognitive Fähigkeiten sind natürlich im Bereich des Diabetes-Selbstmanagements wichtig und machen bei Menschen mit Demenz und Diabetes die Behandlung schwierig und erhöhen Risiken, wie beispielsweise das Auftreten von Hypoglykämien.

In Deutschland leben derzeit ca. 1,7 Mio. Menschen mit Demenz; als progrediente Erkrankung führt diese im Mittel 6–8 Jahre nach Diagnosestellung zum Tod, oft durch das Auftreten von Aspirationspneumonien bei demenzbedingter Dysphagie.

Vaskuläre Demenzen

Ca. 15 % der Menschen mit Demenz leiden unter einer vaskulären Demenz. Weitere 15 % zeigen ein gemischtes Bild aus primär degenerativer Demenz vom Alzheimer-Typ plus zusätzlicher vaskulärer Läsionen. Für dieses Drittel an Demenzerkrankungen gibt es recht klare Zusammenhänge zur Qualität der Diabetesbehandlung, insbesondere zu den Komponenten des metabolischen Syndroms. Frauen mit Diabetes haben ein 2,3-fach erhöhtes und Männer ein 1,7-faches Risiko, eine vaskuläre Demenz zu entwickeln (Chatterjee et al., 2016). Die kognitiven Einschränkungen korrelieren auch ohne Demenz stark mit den Exkursionen zwischen prä- und postprandialem Blutzucker. Die chronische Hyperglykämie, gemessen am HbA1c-Wert, scheint ein Einflussfaktor für die Demenzentwicklung zu sein (Rawshani et al., 2015).

Degenerative Demenzen

Unter den primär degenerativen Demenzen spielt die Demenz vom Alzheimer-Typ mit einem Anteil von ca. 60 % die größte Rolle. Viele Zusammenhänge zum Diabetes sind entdeckt worden, eine monokausale Ursache jedoch noch nicht. Der zerebrale Glukosestoffwechsel scheint bei der Alzheimer-Demenz bereits früh verändert zu sein. Eine periphere Insulinresistenz scheint auch mit einer zerebralen Insulinresistenz verbunden zu sein. Die kognitive Leistung kann bei nicht-diabetischen Probanden, vermutlich auch bei Menschen mit Diabetes, durch nasale Gabe von Insulin verbessert werden.

Weitere Demenz-beeinflussende Faktoren

In den letzten Jahren konnte mehrfach gezeigt werden, dass schwere Hypoglykämien das spätere Auftreten von Demenzen fördern; 2009 fand sich erstmals, dass drei oder mehr schwere Hypoglykämien das fernere Demenzrisiko verdoppeln (Whitmer et al., 2009; ▸ Abb. 4.9.3).

Im Zeitraum von 1980–2002 wurde retrospektiv/prospektiv an n = 16.667 Menschen (Mittelwert 65 Jahre) anhand der ICD-9-Codes auf das Vorliegen von Hypoglykämien untersucht. Ebenfalls anhand der ICD wurden alle Fälle mit Demenz (vom Alzheimer-Typ, vaskulär oder nicht anderweitig spezifiziert) identifiziert und aussortiert. Prospektiv wurden alle von den zum Stichzeitpunkt 31.12.2002 nicht demenzerkrankten Patienten bis zum Jahr 2007 auf das Neuauftreten von Demenz untersucht.

Es zeigte sich hier erstmalig, dass Hypoglykämien auf die spätere Demenz-Entwicklung Einfluss nehmen können.

In einer prospektiven Studie wurde dies von Yaffe und Kollegen (Yaffe et al., 2013) über die Zeitdauer von 12 Jahren bestätigt. In einer Beobachtungsstudie konnte an

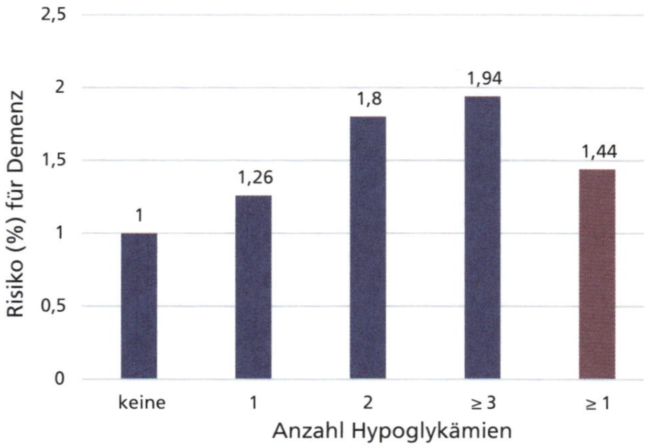

Abb. 4.9.3: Risiko für das Auftreten von Demenz nach vorangegangenen Hypoglykämien (Darstellung auf Grundlage von Whitmer et al., 2009)

360.000 Menschen mit Diabetes dargestellt werden, dass auch chronisch erhöhte HbA1c-Werte das fernere Demenzrisiko deutlich erhöhen (Rawshani et al., 2015). Hochinteressant ist auch der Zusammenhang zwischen Lebensstilfaktoren und Demenzentwicklung. Eine Metaanalyse im Lancet (Norton et al., 2014) ergab, dass fehlende Bewegung einer der wichtigsten Risikofaktoren für die Demenzentwicklung darstellt und rechnerisch für die Entstehung jeder 5. Demenz verantwortlich ist.

Frailty (= Gebrechlichkeit) ist ein multidimensionales Syndrom, das durch verminderte funktionelle Reserven, eine reduzierte Widerstandskraft gegenüber Stressoren und eine erhöhte Vulnerabilität gegenüber negativen gesundheitlichen Ereignissen wie Stürzen, Heimunterbringung und Mortalität gekennzeichnet ist.

Unter einer Sarkopenie versteht man den altersassoziierten Verlust von Muskelmasse und Muskelfunktion, der oft mit Schwäche und Sturzgefahr einhergeht. Beide treten bei älteren Menschen mit Diabetes häufiger auf als in der Bevölkerung ohne Diabetes (Rodriguez-Mañas et al., 2019).

Durch einen multidimensionalen Ansatz mit Intervalltraining an Geräten, Ernährungs- und Schulungsintervention konnte bei über 70-jährigen Menschen mit Typ-2-Diabetes und beginnender Gebrechlichkeit eine signifikante Verbesserung der physischen Performance über ein Jahr erreicht werden (Rodríguez-Mañas et al., 2014).

Häufige Probleme in der Diabetestherapie durch geriatrische Syndrome älterer Patienten sind in ▸ Tab. 4.9.1 aufgeführt.

4.9.6 Medikamentöse Therapie

Merke

Explizit berücksichtigt wird in der Nationalen-Versorgungs-Leitlinie Typ-2-Diabetes (NVL-T2DM) das kardiovaskuläre Risiko bei der Therapieauswahl: Demnach kommt für Menschen mit Typ-2-Diabetes und hohem kardiovaskulärem Risiko oder einer klinisch relevanten Herz-Kreislauf-Erkrankung auch von Anfang an eine medikamentöse Kombination aus Metformin und SGLT-2-Inhibitoren oder GLP-1-Analoga in Frage (BÄK, 2021).

Tab. 4.9.1: Übersicht häufiger Probleme in der Diabetestherapie geriatrischer Patienten (Bahrmann et al., 2012)

Problem	Folgen
Depression	• Therapiefehler • schlechte Stoffwechseleinstellung
kognitive Störungen, Konzentrationsstörungen, Demenz	• unregelmäßige Nahrungsaufnahme • unregelmäßige oder falsche Tabletteneinnahme/Insulininjektion (vergessen/doppelt) • Schulung der Patienten eingeschränkt/nicht möglich
Untergewicht	• erhöhte Mortalität • veränderter Bedarf an Medikamentendosierungen
Veränderungen des Seh-/Geruchs-/Geschmacksvermögens	• Spritzfehler bei Insulininjektion • fehlerhafte Tabletteneinnahme • Stürze bei eingeschränktem Sehen • Untergewicht durch Appetitlosigkeit
schlechter Zahnstatus	• Untergewicht • Zahnfleischentzündungen • Kaustörungen
Mundtrockenheit	Tabletten können nicht oder nur schlecht geschluckt werden
Inkontinenz	verstärkt bei schlechter Stoffwechseleinstellung, erhöhte Sturzgefahr bei nächtlichem Wasserlassen
Polypharmazie	erhöhtes Risiko für Nebenwirkungen, wie z. B. Stürze, Konzentrationsstörungen
schlechtere Feinmotorik	Therapiefehler
Schmerzen	Bewegungstherapie erschwert, depressive Verstimmungen – adäquate Schmerzmedikamente erhöhen die Lebensqualität!
Multimorbidität	z. B. degenerative Gelenkerkrankungen oder die diabetische Polyneuropathie erschweren die Bewegungstherapie und erhöhen die Sturzneigung

Ohne tiefergehend auf Wirkungen der Einzelsubstanzen einzugehen, kann man festhalten, dass einige Wirkstoffe besonders gut für Ältere geeignet sind. Vorteile betreffen beispielsweise die geringe bis fehlende Hypoglykämiegefahr beim Einsatz von Gliptinen, SGLT-2-Hemmern oder GLP-1-Analoga. Mit dem langwirksamen Insulin degludec ist ein Insulin verfügbar, bei dem sich durch die lange Halbwertszeit ein sehr stabiler Verlauf der Wirkung über Tag und Nacht zeigt (Sorli et al., 2013).

Der in den Zulassungsstudien beobachtete Begleiteffekt der Verringerung von Dekompensation einer Herzinsuffizienz oder der Erhalt der Nierenfunktion bei den SGLT-2-Hemmern ist bei Älteren besonders wichtig (Kambara et al., 2018).

Kombinationspräparate fördern die Therapietreue (Adhärenz) der Patienten. Des Weiteren kann die Verabreichungsform eine wichtige Rolle spielen. Fertigspritzen von GLP-1-Analoga, die nur einmal pro Woche gegeben werden müssen, sind bei Älteren mit Steatosis hepatis und Insulinresistenz oft noch sehr gut wirksam, ohne Hypoglykämierisiko und haben pleiotrope Wirkung (Onoviran et al. 2019)

Generell sind katabole Medikamente, wie Metformin, SGLT-2-Hemmer oder GLP-1-Analoga dann kritisch zu sehen und abzusetzen, wenn sich bei älteren Personen eine Situation entwickelt, bei der eine ungewollte Gewichtsabnahme auftritt. Bevor eine Malnutrition oder Gebrechlichkeit (Frailty) entsteht, sollte eher eine anabole Therapie (z. B. Insulin) überdacht werden. Auch sind Patienten über Risiken wie Infektionen bei den SGLT-2-Hemmern individuell aufzuklären und zu schulen, des Weitern sind Empfehlungen zum Pausieren der Medikation in besonderen Fällen („sick days") zu geben (Zeyfang et al., 2021).

Interessanterweise ist der Gewichtsverlust, sowohl bei GLP-1-Analoga als auch etwas schwächer bei den SGLT-2-Inhibitoren, vorwiegend auf die Fettmasse und weniger auf die Muskelmasse wirksam (Sargeant et al., 2019). Dies ist gerade dann wichtig, wenn im Alter bereits eine Sarkopenie oder Frailty besteht.

Einige Besonderheiten bei der Anwendung oraler Antidiabetika im höheren Lebensalter sind in ▶ Tab. 4.9.2 zusammengefasst.

Merke

Eine Insulintherapie wird bei älteren Menschen mit Diabetes mellitus Typ 2 empfohlen, wenn das individuelle Therapieziel durch allgemeine Maßnahmen wie Steigerung der körperlichen Aktivität, eine Ernährungstherapie und/oder orale Antidiabetika nicht erreicht werden kann. Auch bei einem spät manifestierten Diabetes mellitus Typ 1 oder alt gewordenen Menschen mit Typ1-Diabetes ist die Insulintherapie notwendig. Kurzfristig wird die Insulintherapie auch bei akuten Stoffwechselentgleisungen, perioperativ oder bei akuten Ereignissen (z. B. Infekt, Kortisongabe bei Schüben einer rheumatologischen Grunderkrankung usw.) durchgeführt.

Der Neubeginn einer Insulintherapie bedarf einer adäquaten Schulung der älteren Menschen, um ausreichendes Wissen zur Diabetes- und Insulintherapie, insbesondere auch des Handlings der Insulininjektion, Selbstkontrolle und Akutkomplikation Hypoglykämie sicher zu stellen.

Die Arbeitsgemeinschaft Geriatrie und Pflege der DDG hat daher ein spezielles altengerechtes Schulungs- und Behandlungsprogramm für Senioren „Fit bleiben und älter werden mit Diabetes", kurz SGS (strukturierte geriatrische Schulung) genannt, implementiert.

Tab. 4.9.2: Besonderheiten oraler Antidiabetika bei geriatrischen Patienten mit Diabetes mellitus (Bahrmann et al., 2018, © Georg Thieme Verlag KG)

Gruppe	Vorteile/Verbreitung	Zu beachten
Metformin	Mittel der 1. Wahl soweit keine Kontraindikationen vorliegen kann in angepasster Tagesdosis von max. 2 × 500 mg tgl. bis zu einer GFR 30 ml/min gegeben werden	bei älteren Patienten, bei denen das Risiko einer akuten Verschlechterung der glomerulären Filtrationsrate (GFR) besteht, z. B. bei Exsikkose, Operationen, Gabe von Röntgenkontrastmittel, fieberhaften und gastrointestinalen Infekten, sollte Metformin pausiert bzw. abgesetzt werden („sick days")
Sulfonylharnstoffe	noch flächendeckende Verwendung trotz Hypoglykämiegefahr, da lange Marktdauer und kostengünstig	Hypoglykämiegefahr, bei kognitiven Störungen und Demenz mit unregelmäßiger bzw. fehlender Nahrungsaufnahme nicht empfohlen
Glinide	Glinid-Antidiabetika sind nur noch eingeschränkt zu Lasten der GKV verordnungsfähig: Repaglinid nur noch bei niereninsuffizienten Patienten mit einer Kreatininclearance unter 25 ml/min, für die andere OAD nicht infrage kommen und eine Insulintherapie nicht angezeigt ist	keine Wirksamkeitsbelege zur Risikoreduktion klinischer Endpunkte
Alpha-Glukosidase-Hemmer	werden aufgrund von gastrointestinalen Nebenwirkungen bei geriatrischen Patienten kaum eingesetzt	gastrointestinale Nebenwirkungen
DPP-IV-Hemmer	können bis zur terminalen Niereninsuffizienz eingesetzt werden, die kardiovaskuläre Sicherheit wurde für Sita- und Vildagliptin belegt, keine Hypoglykämien	keine Studien zu Risikoreduktion klinischer Endpunkte und zur langfristigen Nutzen-Risiko-Bilanz
Glitazone	aufgrund NW-Profil und fehlender Erstattungsfähigkeit durch die GKV kaum noch im Einsatz	Ödeme, erhöhte Frakturrate, Gefahr der Herzinsuffizienz, erhöhtes Blasenkrebsrisiko.
SGLT-2-Hemmer	zeigen eine Reduktion der kardiovaskulären Mortalität und eine Reduktion der Krankenhausbehandlungen auf Grund von Herzinsuffizienz. Schutz vor Progredienz bei Niereninsuffizienz	erhöhte Rate an Urogenitalinfektionen selten: normoglykämische Ketoazidose, Fournier-Gangrän. absetzen bei „sick days"

Anmerkung: Aufgrund der Vielzahl relevanter Vor- und Nachteile zeigt die Tabelle lediglich eine Übersicht ausgewählter relevanter Vor- und Nachteile und ist nicht auf Vollständigkeit angelegt.

Besteht Unsicherheit, ob ein älterer Mensch mit Diabetes die Insulintherapie zuverlässig selbstständig durchführen kann, ist der Geldzähltest nach Nikolaus (Nikolaus et al., 1995) ein hilfreiches Assessment. Kann der Patient innerhalb von 45 Sekunden die in einem Geldbeutel hinterlegten definierten Münzen und Scheine von 9,80 Euro zählen, wird der Patient mit einer 80%igen Wahrscheinlichkeit nach erfolgter Diabetesschulung die Insulininjektion selbstständig beherrschen können.

Die Form der Insulintherapie (supplementär, konventionell, intensiviert, basal unterstützte orale Therapie) richtet sich nach dem Diabetestyp sowie den individuellen Therapiezielen, Wünschen und Fähigkeiten des Patienten. Bei älteren Menschen spielen jedoch Hypoglykämieängste eine weniger ausgeprägte Rolle. Vielmehr befürchten ältere Menschen mit insulinpflichtigem Diabetes eine Stigmatisierung und Überforderung durch die Insulintherapie (Bahrmann et al., 2014). Der Einsatz von Insulin bei Menschen mit schlechter Stoffwechseleinstellung führt jedoch nicht zu einer Verschlechterung der Lebensqualität. Durch die Verbesserung der Stoffwechselqualität im Rahmen einer strukturierten Schulung kann die Lebensqualität deutlich verbessert werden, da hyperglykämiebedingte Symptome wie z. B. Müdigkeit und Konzentrationsstörungen abnehmen.

4.9.7 Diabetes im Pflegeheim

Die Prävalenz des Diabetes im Pflegeheim liegt bei ca. 25 %, wobei über 40 % der in Pflegeheimen betreuten Diabetespatienten eine Insulintherapie benötigen. Häufig ist der Diabetes dabei nur eine von vielen Grunderkrankungen der Pflegeheimbewohner und wird nicht adäquat beachtet. Die Inzidenz von schweren Hypoglykämien im Pflegeheim ist mit 7,8 % pro Patient/Jahr trotz einer hohen Anzahl von Hausarztkontakten extrem hoch (Bahrmann et al., 2010). Es besteht somit noch ein großer Handlungsbedarf zur Optimierung der Therapie des Diabetes in Pflegeheimen, aber auch in der ambulanten Langzeitpflege. Die Deutsche Diabetes Gesellschaft reagiert auf den steigenden

Bedarf an spezialisiertem Fachpersonal, indem sie sich für die Fortbildung zur Diabetes-Pflegefachkraft DDG (Basisqualifikation, bzw. für die ambulante und stationäre Langzeitpflege) anbietet. Ziel dieser Weiterbildung ist es, das Pflegepersonal zu befähigen, als Mitglied eines interdisziplinären Teams die diabetesbezogenen Pflegerisiken der Patienten zu erkennen und angemessen zu berücksichtigen. Die Diabetes-Pflegefachkraft lässt die notwendigen Therapie- und Behandlungsstrategien in die Pflegeplanung einfließen und trägt so nachhaltig zur Verbesserung der Lebensqualität der ihr anvertrauten Patienten bei. Gerade bei multimorbiden älteren Menschen ist die Zusammenarbeit im interdisziplinären Team wichtig. In diesem Netzwerk sollten An- und Zugehörige und Mitarbeiterinnen aus den Bereichen Medizin, Pflege, Therapie, Sozialdienst und Apotheke und ggf. weitere Professionen, die an der Therapie beteiligt sind, eingebunden sein (Lobmann, 2021).

Merke

Pharmakotherapeutisch sind im hohen Lebensalter Besonderheiten zu beachten, um Multimedikation und Nebenwirkungen zu vermeiden. Insbesondere Veränderungen der Dosierungen sollten in kleinen Schritten erfolgen. Bei Beginn einer Insulintherapie ist auch im hohen Lebensalter eine Diabetesschulung sinnvoll, um die Selbstständigkeit und Lebensqualität der Betroffenen zu erhalten.

Zusammenfassung

- Die Diagnosestellung ist oft zufällig, die Dunkelziffer im Alter ist hoch.
- Die Therapieziele richten sich im Alter vorwiegend nach dem funktionellen Status, der kognitiven Situation und der individuellen Lebenssituation. Erhalt der Lebensqualität steht dabei im Vordergrund. Unter Berücksichtigung von patientenzentrierter und individualisierter Behandlung sollte der HbA1c-Wert in der Regel unter 8,5 % liegen und die Vermeidung von Hypoglykämien im Vordergrund stehen.
- Die heute zunehmend älter werdende Patientengruppe mit Typ-1-Diabetes bietet besondere Herausforderungen bei nachlassenden Selbstmanagement-Fähigkeiten im hohen Lebensalter.
- Ernährung, Bewegung und Schulung sind wesentliche Bausteine der Diabetes-Behandlung auch im Alter.
- Interaktionen mit geriatrischen Syndromen wie beispielsweise Demenz oder Frailty sind wechselseitig und müssen bei der Diabetes Behandlung berücksichtigt werden.
- Bei der Auswahl der medikamentösen Therapie muss die kardiovaskuläre und renale Komorbidität, das Vorliegen von Adipositas und oder Sarkopenie sowie das Risiko von Hypoglykämien besonders berücksichtigt werden.
- Der hohen Prävalenz von Diabetes in Pflegeeinrichtungen steht die noch geringe Anzahl von speziell geschulten Pflegenden entgegen. Eine von der Deutschen Diabetesgesellschaft angebotene Fortbildung zur Diabetes-Pflegefachkraft könnte längerfristig die Versorgungsqualität in den Pflegeeinrichtungen verbessern helfen.

Literatur

Bahrmann, A., Abel, A., Specht-Leible, N., et al. (2010). Behandlungsqualität bei geriatrischen Patienten mit Diabetes mellitus in verschiedenen häuslichen Versorgungsstrukturen. *Zeitschrift für Gerontologie und Geriatrie*, *43*(6), 386-392.

Bahrmann, A., Wernecke, J., Bahrmann, P., et al. (2012). Diabetes mellitus im Alter. Teil 1: Prävalenz, Symptome und aktuelle Leitlinie. Der Diabetologe, 8, 587–600. https://doi.org/10.1007/s11428-012-0978-y

Bahrmann, A., Abel, A., Zeyfang, A., et al. (2014). Psychological insulin resistance in geriatric patients with diabetes mellitus. *Patient Education and Counseling*, *94*(3), 417-422.

Bahrmann, A., Bahrmann, P., Baumann, J., et al. (2018). S2k-Leitlinie Diagnostik, Therapie und Verlaufskontrolle des Diabetes mellitus im Alter. *Diabetologie und Stoffwechsel*, *13*(05), 423-489.

Braun, A. K., Kubiak, T., Kuntsche, J., et al. (2009). SGS: a structured treatment and teaching programme for older patients with diabetes mellitus--a prospective randomised controlled multi-centre trial. *Age Ageing*, *38*(4), 390-396. https://doi.org/10.1093/ageing/afp056

Bundesärztekammer (BÄK), Kassenärztliche Bundesvereinigung (KBV), Arbeitsgemeinschaft der Wissenschaftlichen Medizinischen Fachgesellschaften (AWMF) (2021). Nationale VersorgungsLeitlinie Typ-2-Diabetes – Teilpublikation der Langfassung, 2. Auflage. Version 1. 2021. https://doi.org/10.6101/AZQ/000475

Chatterjee, S., Peters, S. A., Woodward, M., et al. (2016). Type 2 Diabetes as a Risk Factor for Dementia in Women Compared With Men: A Pooled Analysis of 2.3 Million People Comprising More Than 100,000 Cases of Dementia. *Diabetes Care*, *39*(2), 300-307. https://doi.org/10.2337/dc15-1588

Griffin, S. J., Borch-Johnsen, K., Davies, M. J., et al. (2011). Effect of early intensive multifactorial therapy on 5-year cardiovascular outcomes in individuals with type 2 diabetes detected by screening (ADDITION-Europe): a cluster-randomised trial. *Lancet*, *378*(9786), 156-167. https://doi.org/10.1016/s0140-6736(11)60698-3

Heidemann, C., Du, Y., Schubert, I., et al. (2013). [Prevalence and temporal trend of known diabetes mellitus: results of the German Health Interview and Examination Survey for Adults (DEGS1)]. *Bundesgesundheitsblatt Gesundheitsforschung Gesundheitsschutz*, *56*(5-6), 668-677. https://doi.org/10.1007/s00103-012-1662-5 (Prävalenz und zeitliche Entwicklung des bekannten Diabetes mellitus: Ergebnisse der Studie zur Gesundheit Erwachsener in Deutschland (DEGS1).)

Kambara, T., Shibata, R., Osanai, H., et al. (2018). Use of sodium-glucose cotransporter 2 inhibitors in older patients with type 2 diabetes mellitus. *Geriatr Gerontol Int*, *18*(1), 108-114. https://doi.org/10.1111/ggi.13149

Lobmann, R. (2021). *Komplikationen des Diabetes Mellitus: Praxisorientiertes Wissen zu Begleit- und Folgeerkrankungen*. Walter de Gruyter GmbH & Co KG.

Müller-Wieland, D., Petermann, A., Nauck, M., et al. (2016). Definition, Klassifikation und Diagnostik des Diabetes mellitus. *Diabetologie und Stoffwechsel*, *11*(S 02), S78-S81.

Munshi, M. N., Segal, A. R., Suhl, E., et al. (2011). Frequent hypoglycemia among elderly patients with poor glycemic control. *Arch Intern Med*, *171*(4), 362-364. https://doi.org/10.1001/archinternmed.2010.539

Norton, S., Matthews, F. E., Barnes, D. E., et al. (2014). Potential for primary prevention of Alzheimer's disease: an analysis of population-based data. *Lancet Neurol*, *13*(8), 788-794. https://doi.org/10.1016/s1474-4422(14)70136-x

Onoviran, O. F., Li, D., Toombs Smith, S., et al. (2019). Effects of glucagon-like peptide 1 receptor agonists on comorbidities in older patients with diabetes mellitus (2019). *Ther Adv Chro-*

nic Dis. 10 1. Jul 12. https://doi.org/10.1177/2040622319862691

Rathmann, W., Haastert, B., Icks, A., et al. (2003). High prevalence of undiagnosed diabetes mellitus in Southern Germany: target populations for efficient screening. The KORA survey 2000. *Diabetologia*, *46*(2), 182-189. https://doi.org/10.1007/s00125-002-1025-0

Rawshani, A., Svensson, A., & Gudbjornsdottir, S. (2015). Glycaemic control and incidence of dementia in 363,573 patients with type 2 diabetes: an observational study. In Diabetologia, 58, S5–S5. Springer.

Rodríguez-Mañas, L., Bayer, A. J., Kelly, M., et al. (2014). An evaluation of the effectiveness of a multi-modal intervention in frail and pre-frail older people with type 2 diabetes-the MID-Frail study: study protocol for a randomised controlled trial. *Trials*, *15*(1), 1-9. https://doi.org/10.1186/1745-6215-15-34

Rodriguez-Mañas, L., Laosa, O., Vellas, B., et al. (2019). Effectiveness of a multimodal intervention in functionally impaired older people with type 2 diabetes mellitus. *J Cachexia Sarcopenia Muscle*, *10*(4), 721-733. https://doi.org/10.1002/jcsm.12432

Sargeant, J. A., Henson, J., King, J. A., et al. (2019). A Review of the Effects of Glucagon-Like Peptide-1 Receptor Agonists and Sodium-Glucose Cotransporter 2 Inhibitors on Lean Body Mass in Humans. *Endocrinol Metab (Seoul)*, *34*(3), 247-262. https://doi.org/10.3803/EnM.2019.34.3.247

Simmons, R. K., Echouffo-Tcheugui, J. B., Sharp, S. J., et al. (2012). Screening for type 2 diabetes and population mortality over 10 years (ADDITION-Cambridge): a cluster-randomised controlled trial. *Lancet*, *380*(9855), 1741-1748. https://doi.org/10.1016/s0140-6736(12)61422-6

Sinclair, A., Dunning, T., & Colagiuri, S. (2013). IDF Global guideline for managing older people with type 2 diabetes. *International Diabetes Federation, Brussels, Belgium*.

Sorli, C., Warren, M., Oyer, D., et al. (2013). Elderly patients with diabetes experience a lower rate of nocturnal hypoglycaemia with insulin degludec than with insulin glargine: a meta-analysis of phase IIIa trials. *Drugs Aging*, *30*(12), 1009-1018. https://doi.org/10.1007/s40266-013-0128-2

Tamayo, T., Brinks, R., Hoyer, A., et al. (2016). The Prevalence and Incidence of Diabetes in Germany. Dtsch Arztebl Int, 113(11), 177-182. https://doi.org/10.3238/arztebl.2016.0177

Whitmer, R. A., Karter, A. J., Yaffe, K., et al. (2009). Hypoglycemic episodes and risk of dementia in older patients with type 2 diabetes mellitus. *Jama*, *301*(15), 1565-1572. https://doi.org/10.1001/jama.2009.460

Yaffe, K., Falvey, C. M., Hamilton, N., et al. (2013). Association between hypoglycemia and dementia in a biracial cohort of older adults with diabetes mellitus. *JAMA Intern Med*, *173*(14), 1300-1306. https://doi.org/10.1001/jamainternmed.2013.6176

Zeeh, J., Zeyfang, A., & Heppner, H. J. (2017). [Treatment of diabetes in old age – individualisation mandatory!]. *MMW Fortschr Med*, *159*(8), 47-52. https://doi.org/10.1007/s15006-017-9578-5 (5 Faustregeln für die Behandlung betagter Diabetiker.)

Zeyfang, A. (2016). [Individualized diabetes therapy in older persons]. *Internist (Berl)*, *57*(5), 502-507. https://doi.org/10.1007/s00108-016-0039-5 (Individualisierte Diabetestherapie bei älteren Menschen.)

Zeyfang, A., Bahrmann, A., & Wernecke, J. (2011). Diabetes mellitus im Alter. *Diabetologie und Stoffwechsel*, *6*(S 02), 170-175.

Zeyfang, A., Berndt, S., Aurnhammer, G., et al. (2012). A short easy test can detect ability for autonomous insulin injection by the elderly with diabetes mellitus. *Journal of the American Medical Directors Association*, *13*(1), 81. e15-81. e18.

Zeyfang, A., Wernecke, J., & Bahrmann, A. (2022). Diabetes mellitus im Alter. *Diabetologie und Stoffwechsel*, *17*(S 02), 226–236.

Zeyfang, A., Zeeh, J., Bahrmann, A., et al. (2021). Diabetes mellitus in old age. *Z Gerontol Geriatr*, *54*(1), 61-71. https://doi.org/10.1007/s00391-020-01815-1 (Diabetes mellitus im Alter.)

5 Mobilitätsstörungen: Prävention, Auswirkungen und Kompensation

Sektionsherausgeber: Clemens Becker

5.1 Gangstörungen: klinische Bedeutung und Herangehensweise an Bewertung und Management

Markus A. Hobert und Walter Maetzler

5.1.1 Einführung

Die Steuerung des Ganges ist komplex verschaltet und bezieht verschiedene neuronale Strukturen mit ein. Störungen des Gehens treten mit zunehmendem Alter häufiger auf. Gangstörungen können in der klinischen Untersuchung in verschiedene Syndrome und Diagnosen eingeteilt werden (Schlenstedt & Maetzler, 2016).

Der Gangzyklus

Aus biomechanischer Sicht besteht das Gehen aus dem zeitlich versetzten Wechsel von Stand- und Schwungphasen der Beine. Ein Gangzyklus besteht dabei aus einem Doppelschritt (engl. stride), welcher aus einem Einzelschritt (engl. step) jedes Beines besteht. Bei Beginn des Gangzyklus haben in der ersten Zweibeinstandphase beide Füße Kontakt zum Boden. Anschließend entsteht durch die Schwungphase z. B. des rechten Beines eine Einbeinstandphase des linken Beines. Die Schwungphase beginnt mit dem Verlust des Bodenkontaktes (i. d. R. Abheben der Zehen) und endet mit dem erneuten Kontakt des rechten Fußes mit dem Boden (i. d. R. Aufsetzen der Ferse). Anschließend folgt die zweite Doppelstandphase, bis dann das linke Bein vom Boden abgehoben wird und die Schwungphase beginnt und entsprechend die Einbeinstandphase des rechten Beines entsteht (▶ Abb. 5.1.1).

Physiologische und anatomische Grundlagen

Um gehen zu können, werden neben Nervenzellen auch funktionstüchtige Effektorstrukturen wie Knochen, Gelenke, Muskeln, Bänder und Sehnen benötigt. Die Steuerung des Gehens und Gleichgewichtes umfasst komplexe Netzwerke von Nervenzellen, um Bewegungen planen zu können und sie an die Umgebung anzupassen. Dabei werden sensorische Informationen und Informationen aus Feedbackbackmechanismen integriert, um Korrekturen der ursprünglich geplanten Bewegung vorzunehmen. Da Störungen des Gehens und von anderen Bewegungen durch Schädigungen in jeder beteiligten Struktur verursacht sein können, ist die Kenntnis dieser von besonderer Wichtigkeit. Ein einfaches Modell besteht aus drei Ebenen, denen die verschiedenen Gangstörungen zugeordnet werden können: Die untere, die mittlere und die höchste Ebene (engl. „lower, intermediate and higher level gait disorders").

Untere Ebene

Die untere Ebene besteht aus dem muskuloskelettalen System und dem peripheren Nervensystem. Im Bereich der Afferenzen umfasst es die verschiedenen Sensoren (z. B. Muskelspindeln) und die sensiblen Nervenfasern. Im Bereich der Efferenzen zählt das zweite Motoneuron, die motorische Endplatte und der Muskel dazu.

Mittlere Ebene

Die mittlere Ebene besteht aus den neuronalen Verschaltungen ab dem Rückenmark und umfasst den Hirnstamm, das Kleinhirn und die Basalganglien. Im Rückenmark erfolgt zum einen die Umschaltung vom ersten auf das zweite Motoneuron und die Verschaltung von Reflexbögen von Afferenzen auf das zweite Motoneuron auf spinaler Ebene. Zum anderen gibt es zentrale Mustergeneratoren im spinalen Lokomotionszentrum. Dieses besteht aus Interneuronenverbänden und generiert einen spinalen Lokomotionsrhythmus, der für die Regelmäßigkeit der Schritte relevant ist und dabei kontinuierlich Informationen aus den höher gelegenen Zentren integriert (Grillner, 2006). Propriozeptive und Hautrezeptoren-Afferenzen beeinflussen dabei die Aktivität des spinalen Lokomotionszentrums. Im Hirnstamm regulieren die mesenzephale Lokomotorregion (MLR) und die pontine Formatio reticularis (PFR) die Aktivität des spinalen Lokomotionszentrums (Jahn et al., 2008). Die Steuerung des Muskeltonus, der Ganginitiierung und der Aufrechterhaltung des Gangrhythmus erfolgt anteilig in der MLR. In den Basalganglien erfolgt eine automatisierte Regulation des Ganges durch Anpassung von Schrittlänge und -frequenz, Beinkoordination sowie Ganginitiierung und -terminierung. Die Basalganglien sind über Projektionen v. a. aus der Substantia nigra pars reticulata mit dem pedunculopontinen Nucleus (PPN), der MLR und der PFR verschaltet. Im Kleinhirn erfolgt die präzise Anpassung der räumlichen und zeitlichen Muster von Bewegungen. Dabei werden über eine sog. „Feed-forward"-Kontrolle feine und gezielte Bewegungen ermöglicht. Im Kleinhirn werden außerdem verschiedene sensorische Informationen aus den visuellen, auditorischen, vestibulären und somatosensorischen Afferenzen verarbeitet. Die Lokomotorregion im Kleinhirn projiziert in die MLR, die PFR und den Thalamus.

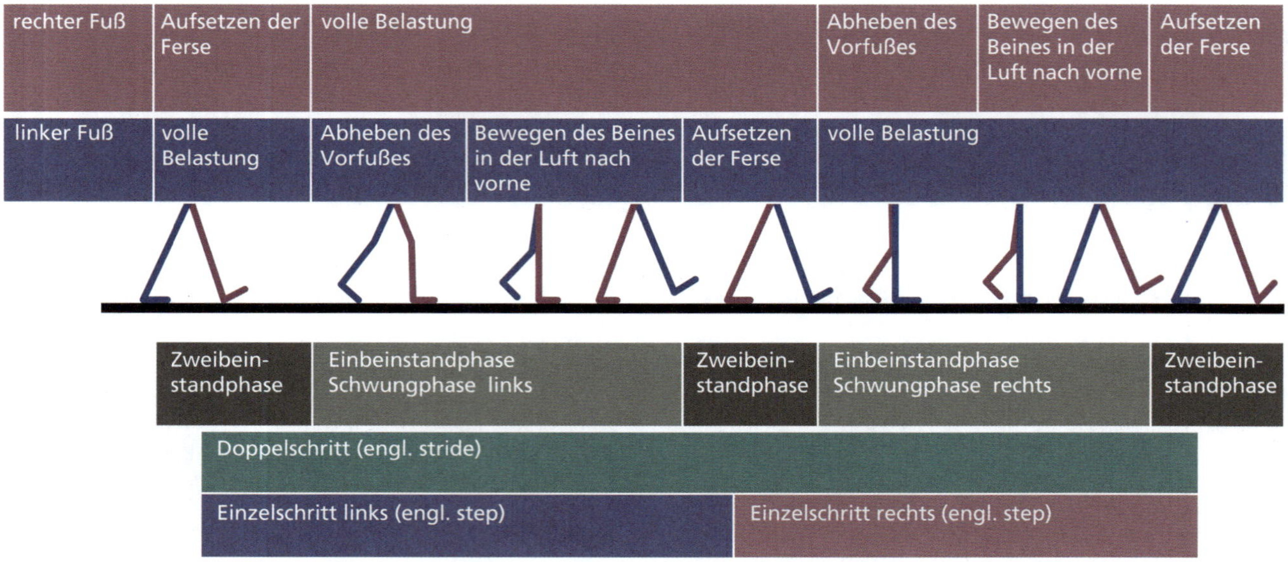

Abb. 5.1.1: Schematische Darstellung der Gangphasen

Höchste Ebene

Die höchste Ebene besteht aus dem Kortex und den subkortikalen Bahnen und deren Verschaltungen (v. a. Assoziationsbahnen wie die Fibrae arcuatae cerebri, Fasciculi longitudinales superior und inferior sowie Fasciculus uncinatus). Sie sind in übergeordneter und vielfältiger Weise an der Gang- und Gleichgewichtsregulation beteiligt und steuern u. a. die Extremitätenbewegungen. Der primäre und der supplementär-motorische Kortex spielen eine wichtige Rolle in der Programmierung und Planung von Gangabläufen, der präfrontale Kortex bei der Anpassung an die Umwelt und bei motivationalen Einflüssen, der parietale Kortex und der Hippocampus bei der Orientierung im Raum. Der frontale Kortex ist wichtig bei komplexeren Gang- und Gleichgewichtssituationen wie z. B. in Multitasking-Situationen (Jahn et al., 2008).

Die Stärke dieser Einteilung ist die neuroanatomisch orientierte Kategorisierung von Gang- und Gleichgewichtsstörungen. Eine Schwäche ist jedoch, dass eine Gangstörung durch Störungen auf mehreren Ebenen bedingt sein kann. Eine direkte klinische Konsequenz ergibt sich daher leider aus dieser Einteilung nicht zwingend. Für den klinischen Alltag ist daher eine Einteilung, die sich stärker an phänomenologischen Aspekten und Krankheitsentitäten orientiert, praktikabler und wird daher im Folgenden verwendet.

5.1.2 Epidemiologie

Die Prävalenz von Gangstörungen nimmt mit zunehmendem Alter zu. Es finden sich Zahlen von 10–15 % bei 60-jährigen Personen, 35 % bei 70-Jährigen und 60–85 % bei Personen über 80 Jahre (Verghese et al., 2006; Mahlknecht et al., 2013).

Insbesondere beim Vorliegen von neurologischen Erkrankungen ist die Häufigkeit von Gang- und Gleichgewichtsstörungen sowie von Stürzen besonders hoch (Stolze et al., 2004, 2005; Bernhard et al., 2018;).

5.1.3 Diagnosestellung

Für die Diagnosestellung und Einteilung von Gangstörungen sind Informationen aus Anamnese ggf. inklusive Fremdanamnese und klinischer Untersuchung relevant. Darüber hinaus liefert das geriatrische Assessment (► Kap. 1.5) weitere wichtige Informationen.

Anamnese und Fremdanamnese

Die Anamnese bei Gangstörungen sollte Informationen zu folgenden Aspekten erheben. Nicht nur bei Patienten mit kognitiven Einschränkungen können die Beobachtungen von Familienangehörigen oder Betreuungspersonen sehr wichtige Informationen liefern, da oft die Häufigkeit und Schwere von Symptomen von Betroffenen und Angehörigen unterschiedlich wahrgenommen werden.

- *Beginn:*
  Akutes Auftreten (innerhalb von Sekunden bis Minuten, z. B. vestibuläre Störungen, Schlaganfall), subakut (innerhalb von Stunden bis wenigen Tagen, z. B. akute inflammatorische demyelinisierende Polyneuropathien, multifaktoriell bei akuten Infekten) oder chronisch/schleichend (Wochen bis Jahre, der Beginn kann oft nur ungefähr angegeben werden, z. B. neurodegenerative Erkrankungen, Normaldruckhydrozephalus [NPH], subkortikale arteriosklerotische Enzephalopathie [SAE], Sarkopenie)
- *Dynamik:*
  Konstant vorhanden (z. B. Folgen von Operationen oder Unfällen), stetig zunehmend (zum Beispiel bei neurodegenerativen Erkrankungen oder chronischen Polyneuropathien), episodenhaft auftretend (z. B. Morbus Menière, Wirkungsfluktuationen bei Behandlung mit L-Dopa oder Freezing-Episoden beim idiopathischen Parkinson-Syndrom [IPS])
- *Ursache der Gangstörung aus Patientensicht:*
  Lässt die Kraft der Beine nach? Kleben die Beine am Boden? Treten Schmerzen auf?

- *Einflussfaktoren, die zu einer Verschlechterung des Gangbildes führen:*
  Unebener Boden, Beobachtung durch andere Leute, bestimmte Schuhe, räumliche Faktoren (z. B. Auftreten an Türen, bei Engstellen, auf großen Plätzen, nur in der Wohnung, nur draußen, bei Ablenkung, in Multitaskingsituationen, bei Dunkelheit), Tageszeit (z. B. abends schlechter), Länge der absolvierten Gehstrecke, bis die Gangstörung relevant wird, bestimmte Alltagssituationen, bei denen das Gehen besonders beeinträchtigt ist
- *Auftreten und Details von Stürzen:*
  Anzahl von Stürzen in einem bestimmten Zeitraum, Veränderung der Sturzhäufigkeit (z. B. nach Beginn eines neues Medikamentes), Sturzrichtung (z. B. immer nach hinten, in alle Richtungen), Sturzfolgen (z. B. Prellungen, Hämatome, Frakturen inkl. Lokalisation), Auslösefaktoren von Stürzen (spezielle Situationen, bei Ablenkungen, durch Stolpern), Erinnerung an den Sturz, Auftreten von Bewusstlosigkeit (Bewusstlosigkeit durch einen Sturz oder Sturz aufgrund einer Bewusstlosigkeit)
- *Welche Vor- und Begleiterkrankungen bestehen und können Einfluss auf das Gehen haben oder Hinweise auf die zugrundeliegende Diagnose haben?*
  Kognitive Defizite, kardiale Erkrankungen, pulmonale Erkrankungen, Stoffwechselerkrankungen (Diabetes, Vitaminmangelzustände), Gelenkerkrankungen, (orthopädische) Operationen, Blasenfunktionsstörungen (Inkontinenz als Teil der Symptomtrias bei NPH, eilige Toilettengänge als Auslöser von Stürzen bei bestehender Gangstörung), Muskelerkrankungen, Suchterkrankungen (akute Intoxikation, Polyneuropathie, zerebelläre Störungen als Folge bei Alkoholabhängigkeit), Schmerzen des muskuloskeletalen Systems, Krebserkrankungen (u. a. Chemotherapie als Ursache einer Polyneuropathie)
- *Eingenommene Medikamente:*
  Einfluss auf das Gehen (z. B. Wirkung von Benzodiazepinen auf die Muskulatur, medikamentös bedingte Blutdruckschwankungen, medikamentös bedingte Wirkungsfluktuationen bei IPS)
- *Verwendung von Hilfsmitteln:*
  Welche Hilfsmittel werden verwendet, wird eine Verbesserung des Gehens durch Hilfsmittel erreicht, führt die Verwendung von Hilfsmitteln zu einer Erhöhung des Sturzrisikos (z. B. durch Hilfsmittel geschaffene Dualtasking-Situationen, Stolpern über den Gehstock), Häufigkeit der Verwendung der Hilfsmittel (immer, in der Wohnung, draußen, bei längeren Strecken)?

Klinische Untersuchung

Bei der klinischen Untersuchung sollte das Gehen auf einer hindernisfreien geraden Strecke, die mindestens 3–5 m (besser 10 m) lang ist, erfolgen. Zusätzlich sollte auch das Aufstehen, das Losgehen, das freie Stehen und das Drehen betrachtet werden. Diese Bewegungsabläufe repräsentieren verschiedene Domänen des Gleichgewichtes und können einzeln, aber auch in Kombination beeinträchtigt sein (Schoneburg et al., 2013). Es sollte zunächst das Gehen mit normaler, selbstgewählter Geschwindigkeit erfolgen, da dies die im Alltag am häufigsten auftretende Situation darstellt. Wenn sich hieraus Auffälligkeiten oder unklare Befunde ergeben, können erschwerte Bedingungen ergänzt werden. Idealerweise sollte diese Untersuchung zunächst ohne Hilfsmittel erfolgen und anschließend unter Verwendung der persönlichen Hilfsmittel des Patienten.

- Da der Patient am Beginn der Untersuchung meist sitzt oder liegt, bietet es sich an, zunächst das Aufstehen zu beobachten und dabei die folgenden Fragen zu beantworten:
  Ist das Aufstehen überhaupt selbstständig möglich? Hierbei ist relevant, ob der Patient die Hände zu Hilfe nimmt oder ohne diese aufstehen kann, ob er bei der Zuhilfenahme der Hände sich an den Armlehnen seitlich abstützt oder ob er sich z. B. an einem Tisch nach vorne hochzieht? Wird mehr als ein Versuch benötigt? Ist der Schwerpunkt zu weit nach hinten verlagert (Hinweis auf Raumorientierungsstörung)? Wie sieht der Bewegungsablauf aus (z. B. sehr schwungvolles Aufstehen, starke Beugung des Oberkörpers nach vorne, um den Schwerpunkt nach vorne zu bewegen, oder zunächst langsam auf der Sitzfläche nach vorne rutschen)? Was machen die Füße beim Aufstehen (z. B. hat die ganze Fußfläche Kontakt mit dem Boden, wie ist der Fußabstand beim Aufstehen)? Wie lange dauert das Aufstehen? Ergeben sich Hinweise auf eine orthostatische Dysregulation (z. B. Angabe von Schwindelgefühlen nach dem Aufstehen)?
- Im Stehen kann der Romberg-Versuch durchgeführt werden, um das „statische" Gleichgewicht zu untersuchen. Dabei wird das Stehen mit möglichst geringem Fußabstand (idealerweise geschlossener Stand) mit offenen und geschlossenen Augen untersucht. Dabei werden die folgenden Fragen beantwortet:
  Tritt ein relevantes Schwanken auf? Besteht eine ungerichtete oder (reproduzierbar) gerichtete Fallneigung in eine bestimmte Richtung? Wird ein Schwanken bei geschlossenen Augen stärker (starke Zunahme des Schwankens bei geschlossenen Augen als Hinweis auf eine afferente Störung)? Wird das Schwanken bei Ablenkung (z. B. Kopfrechnen, Schreiben einer Zahl mit dem Finger auf der Stirn) mehr oder weniger (bei Reduktion Hinweis auf eine funktionelle oder phobische Komponente)?
- Bei der Untersuchung des Gehens per se sollte zunächst auf die Ganginitiierung geachtet werden:
  Wie groß ist der Fußabstand? Wie weit wird die Hüfte vom Schwung- auf das Standbein verlagert? Werden mehrere Versuche zum Losgehen benötigt? Tritt Freezing beim Losgehen auf?
- Beim Gehen auf gerader Strecke sollten folgende Aspekte beobachtet und bewertet werden:
  Gehgeschwindigkeit, Schrittlänge, Schrittfrequenz/Kadenz, Schrittsymmetrie, Gangarrhythmie und Gangirregularitätsaspekte, Abstand zwischen den Füßen (verbreitete Basis oft als Kompensation bei Gangunsicherheit), Aufsatzwinkel beim Fersenkontakt, Fuß-Bodenabstand in der Schwungphase, veränderte Fußposition (starke Außenrotation der Füße, Spitzfuß, Zirkumduktion, Fußheberschwäche/Steppergang), Bewegung des Beckens (insbesondere Absinken in der Schwungphase als Hinweis auf Trendelenburg-Gang), Ausmaß und Symmetrie des Armschwunges, Bewegung des Rumpfes (Duchenne-Zeichen/Schwanken zu einer oder beiden Seite(n)), Haltung des Rumpfes (Beugung nach vorne, Hohlkreuz, Neigung zu einer Seite), Haltung von Hals

und Kopf (Blick nach unten auf die Füße oder geradeaus) sowie der Winkel der Sprunggelenke, Kniegelenke und Hüftgelenke (z. B. stärker gebeugt bei Sehnenverkürzung, Kontrakturen sowie Beugespastik, stark gestreckt bei Streckspastik). Wirkt das Gehen unsicherer am Anfang der Gehstrecke, am Ende, in der Nähe einer Festhaltemöglichkeit? Ist ein Hinken vorhanden? Wirkt das Gehen (zu) vorsichtig?

- Am Ende der Gehstrecke kann direkt auf das Drehen geachtet werden. Dabei sind folgende Aspekte relevant: Anzahl der Schritte, Bewegungsablauf beim Drehen („en bloc" oder sequenziell mit Beginn von Augen und Kopf, gefolgt von Oberkörper und Hüfte; dynamisch auf dem Absatz oder sehr schwerfällig), Schrittlänge, auch im Vergleich zum Geradeausgehen. Gibt es eine besonders ausgeprägte Unsicherheit beim Wechsel vom Geradeausgehen zum Drehen oder umgekehrt (z. B. Unterbrechung oder verstärktes Schwanken als Hinweis auf eine Higher Level Gait Disorder)? Erfolgt das Drehen nach vorne oder mit Schritten nach hinten (was nach Einschätzung der Autoren eine Krankheits-übergreifende Risikosituation für Stürze darstellt) oder wird auf dem Absatz gedreht (▸ Abb. 5.1.2)? Es kann auch sinnvoll sein, bei einer zweiten Drehung die Drehrichtung vorzugeben oder die Drehung auf der Stelle um 360° in beide Richtungen nacheinander durchführen zu lassen.
- Gehübungen unter erschwerten Bedingungen können weitere Informationen zu einer Gangstörung liefern: Leichte Gangstörungen können so stärker zu Tage treten, da sie möglicherweise durch Kompensationsmechanismen verschleiert werden können. Dabei sollte bei entsprechender Anamnese die Gangaufgabe an die Angaben der Anamnese angepasst werden. Besonders gut dafür geeignet sind Dualtaskaufgaben, z. B. Kopfrechnen (fortlaufend minus 3 oder 7 von z. B. 100), Tragen eines Tabletts, die Beantwortung von Fragen während des Gehens (Bleibt der Patient dabei stehen –„Stops Walking when Talking"–, ist dies mit einem erhöhten Risiko zu stürzen assoziiert (Lundin-Olsson et al., 1997)). Darüber hinaus ist auch relevant zu beobachten, wie sich das Gehen verändert (Veränderung der Gehgeschwindigkeit), wird das Gehen unsicherer oder sicherer (was ein Hinweis auf eine funktionelle oder phobische Komponente der Gangstörung sein kann)? Um Priorisierungsaspekte beim Gehen genauer zu untersuchen, eignet sich eine Kopfrechenaufgabe (Hobert et al., 2011). Dabei sollte darauf geachtet werden, dass mit der Instruktion keine implizite Priorisierung vorgegeben wird. Eine Untersuchung des Gehens mit maximaler Geschwindigkeit kann Aspekte zum Vorschein bringen, die bei normalem Gehtempo verborgen sind. Beim Gehen mit Hindernissen (z. B. enge Durchgänge, Gehen durch eine Tür) können etwa Freezing-Episoden provoziert werden oder andere alltagsrelevante Situationen nachgestellt werden. Mit dem Seiltänzergang (auch Tandemgang, „auf einer gedachten Linie", Großzehe des einen Fußes berührt die Ferse des anderen Fußes) kann besonders das Gleichgewicht während des Gehens untersucht werden. Es empfiehlt sich dabei, standardisiert zehn Schritte durchzuführen und die Anzahl der Fehlschritte zu zählen, dies kann dann auch als Verlaufsparameter verwendet werden. Mehr als zwei Fehlschritte sind bei der Fragestellung idiopathisches/atypisches Parkinson-Syndrom hinweisend auf ein atypisches Parkinson-Syndrom (Abdo et al., 2006). Hüpfen auf einem oder beiden Beinen kann auch gering ausgeprägte Paresen bzw. eine Muskelschwäche/Sarkopenie sichtbar machen.
- Darüber hinaus sollten weitere klinische (neurologische) Untersuchungen erfolgen, um Symptome zu identifizieren, die stark mit dem Gehen assoziiert sind und Hinweise auf die Ursache der Gangstörung geben können (▸ Kap. 9.1).

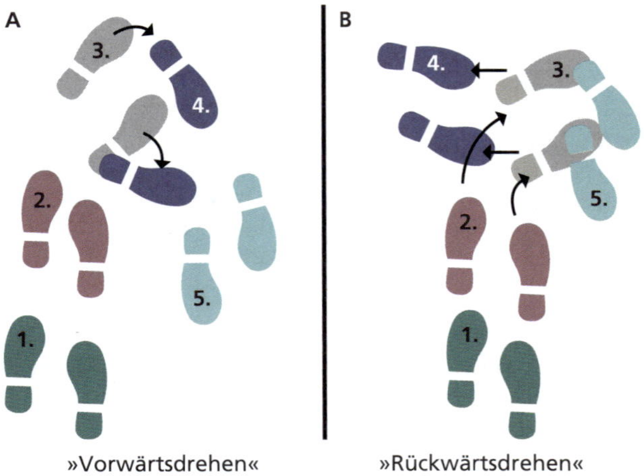

Abb. 5.1.2: Schematische Darstellung des Drehens. A: „Normales" Vorwärtsdrehen, B: „Rückwärtsdrehen". Der Schritt nach hinten (3 → 4) stellt eine Situation dar, die – aus der Sicht der Autoren – mit einem erhöhten Sturzrisiko einhergeht.

Auf der Basis von Anamnese und klinischer Untersuchung lässt sich in aller Regel eine Verdachtsdiagnose in Bezug auf die Ursache der Gangstörung stellen, die ggf. durch apparative Zusatzuntersuchungen gestützt werden kann.

Merke

In der klinischen Untersuchung sollte das Gehen auf einer hindernisfreien, geraden und mindestens 3–5 m (besser 10 m) langen Strecke betrachtet werden.

Geriatrisches Assessment von Gang und Gleichgewicht

Um das Gehen jenseits der klinischen Untersuchung, die eine gewisse Erfahrung des Untersuchers voraussetzt, zu quantifizieren, eignen sich standardisierte geriatrische Assessmenttools der Stufe 2 wie z. B. der Tinetti-Test (auch Performance-Oriented Mobility Assessment, POMA) oder Assessmentinstrumente der Stufe 3. Zu diesen zählen technikunterstützte (sog. instrumentierte) Assessmenttools, mit denen sehr genaue, objektive, quantitative Gangparameter erhoben werden können. Zu den technischen Hilfsmitteln zählen u. a. Ganglabore mit kamerabasierten Systemen, Sensormatten, mobile Oberflächen-EMG-Systeme, Sensorsohlen und tragbare Sensoren (sog. Wearables). Der

Einsatz dieser technischen Systeme erfolgt aktuell vorwiegend im Rahmen von wissenschaftlichen Projekten, eine breite klinische Implementierung steht noch aus. Der Einsatz solcher Systeme kann jedoch die klinische Evaluation nicht ersetzen, sondern nur ergänzen (Hobert & Jamour, 2022) (▸ Kap. 1.5).

Klassifizierung von Gangstörungen

In der klinischen Routine hat sich eine Klassifikation von Gangstörungen durchgesetzt, die auf einer Mischung aus phänomenologischen und ursächlichen Kategorien beruht (Nonnekes et al., 2018). Im folgenden Abschnitt werden die für die geriatrische Behandlung wichtigsten Gangstörungen näher beschrieben.

- Hypokinetische Gangstörung
- Ataktische Gangstörung
- Hyperkinetische und dystone Gangstörung
- Frontale Gangstörung/Higher-Level Gait Disorder
- Funktionelle Gangstörung
- Spastische Gangstörung
- Hypotone und durch periphere Paresen-bedingte Gangstörung
- Schmerzbedingte Gangstörung
- Medikamentös bedingte Gangstörung
- Orthopädisch bedingte Gangstörung
- Phobische/ängstliche Gangstörung

Die Bezeichnungen „altersbedingte" und „senile Gangstörung" sollten vermieden werden, da nicht ein höheres Alter zu einer Gang- und Gleichgewichtsstörung führt (> 20 % der über 88-Jährigen haben keine objektivierbare Einschränkung des Gehens; Bloem et al., 1992), sondern Syndrome und Erkrankungen zugrunde liegen, die im höheren Alter häufiger auftreten (Snijders et al., 2007).

Merke

„Altersbedingte" und „senile Gangstörung" sollten als Beschreibung einer Gangstörung nicht verwendet werden, da diese nicht durch ein höheres Alter entsteht.

Spezifische Gang- und Gleichgewichtsstörungen

Hypokinetische Gangstörung

Beschreibung:
Hypokinetische Gangstörungen sind durch eine Verlangsamung und reduzierte Amplitude der Bewegungen gekennzeichnet. Dabei kann neben dem Gehen auch die Haltung beeinträchtigt sein, und es können episodische Phänomene wie Freezing-Episoden auftreten. Beim Gehen fällt oft eine reduzierte Schrittlänge, eine reduzierte Schrittdauer, oft auch eine reduzierte Schrittweite (engbasiges Gangbild insbesondere beim IPS), eine erhöhte Schrittvariabilität und Irregularität auf. Je nach zugrundeliegendem Krankheitsbild kann eine Asymmetrie in Bezug auf Schrittlänge und -dauer auftreten. Der Armschwung kann, je nach zugrundeliegendem Krankheitsbild, ein- oder beidseitig reduziert, aber auch unverändert oder vermehrt (z. B. beim NPH) sein. Bezüglich der Haltung ist der Rumpf häufig nach vorne gebeugt, die Ellenbogen-, Hüft- und Kniegelenke sind leicht flektiert. Als Kamptokormie wird eine extreme Beugung des Rumpfes nach vorne beschrieben, eine starke Neigung des Rumpfes zur Seite wird als Pisa-Syndrom bezeichnet (Margraf et al., 2016).

Episodenhaft auftretende Probleme bei hypokinetischen Gangstörungen sind Freezing-Episoden und Festinationen. Beim Freezing (auch Freezing of Gait, Gangfreezing) sind die Ganginitiierung oder das Gehen plötzlich unterbrochen. Es tritt meistens in typischen Auslösesituationen auf: Beim Losgehen, bei Drehungen (v. a. in die Richtung der stärker betroffenen Seite), an räumlichen Engpässen (z. B. Gehen durch eine Tür, Gehen durch Menschenmengen), beim oder vor Erreichen eines Zieles (z. B. ein Stuhl, auf den sich der Patient setzen möchte), bei Ablenkungen und in Dualtasking-Situationen (z. B. Sprechen während des Gehens oder Kopfrechnen). Beim Freezing tritt i. d. R. eine deutliche Reduktion der Schrittlänge mit stark reduziertem Bewegungsumfang auf (Nutt et al., 2011).

Festinationen sind plötzliche Beschleunigungen der Schritte mit gleichzeitiger Abnahme der Schrittlänge während des Gehens. I. d. R. bewegt sich dabei der Oberkörper weiter nach vorne, während die Füße zurückbleiben, sodass eine Sturzgefahr entsteht. Festinationen enden häufig in Freezing-Episoden (Okuma & Yanagisawa, 2008).

Ätiologie:
Hypokinetische Gangstörungen treten hauptsächlich bei Parkinson-Syndromen (idiopathisch (IPS), atypisch, medikamentös induziert, vaskulär) und beim NPH auf. Pathophysiologisch liegt eine Störung im Bereich der Basalganglien bzw. des Frontallappens vor, die meist neurodegenerativ oder vaskulär bedingt ist. Die zugrundeliegenden Erkrankungen unterscheiden sich teilweise durch charakteristische Gang- und Gleichgewichtsstörungen und durch deren Auftreten in verschiedenen Phasen des Krankheitsverlaufes. Am Anfang der Erkrankungen bestehen jedoch große Überschneidungen (Stolze et al., 2001).

Ataktische Gangstörung

Beschreibung:
Ataktische Gangstörungen zeichnen sich durch eine große Variabilität der – oft ruckartigen – Bewegungen (erhöhte Variabilität der Schrittlängen, -weiten und -dauer) aus. Klinisch fällt ein breitbasiges Gangbild auf, bei dem während eines Schrittes kaum vorhergesagt werden kann, wo der nächste Fuß platziert wird. Kompensatorisch gehen viele Patienten langsam und mit steif wirkenden Gelenken, um die erhöhte Variabilität zu begrenzen. Ataktische Gangstörungen können aufgrund von zerebellärer, sensibler oder vestibulärer Pathologie auftreten.

Bei zerebellär bedingten Ataxien wirkt das Gehen häufig ausgeprägt ruckartig. In der klinischen Untersuchung zeigen sich meist weitere zerebelläre Zeichen (z. B. Intentionstremor, sakkadierte Blickfolge, Dysdiadochokinese, gestörte fixationsbedingte Inhibition des vestibulo-okulären Reflexes).

Bei Gangataxien aufgrund von afferenten Störungen fällt eine besonders starke visuelle Kompensation auf. Diese tritt v. a. bei Dunkelheit und bei geschlossenen Augen (z. B. vermehrtes Schwanken im Romberg-Stehversuch) auf.

Bei vestibulär bedingten Gangataxien fällt bei einseitiger Schädigung eine Abweichung zur kranken Seite auf, die bei Wegfall der visuellen Kontrolle (Augenschluss, Dunkelheit) weiter zunimmt. Bei bilateralen Vestibulopathien können Oszillopsien im Vordergrund stehen.

Ätiologie:
Zerebelläre Ataxien treten v. a. bei einer Schädigung des medialen Kleinhirnkompartimentes (Vermis, Lobulus flocculonodularis, Nucleus fastigii) auf.

Gangataxien aufgrund von afferenten Störungen entstehen durch eine Schädigung der propriozeptiven Afferenzen durch periphere Nervenläsion (z. B. Polyneuropathie), spinale Störungen (z. B. Myelonkompression/Spinalkanalstenose, funikuläre Myelose, Multiple Sklerose, Tumoren, spinozerebelläre Ataxien) oder selten durch kortikale Läsionen im parietalen Kortex.

Ataxien aufgrund von vestibulären Störungen können z. B. durch einen lange bestehenden bzw. progredienten Morbus Menière, durch Tumoren im Kleinhirnbrückenwinkel, eine bilaterale Vestibulopathie z. B. durch vestibulotoxische Medikamente oder akut z. B. durch eine Neuropathia vestibularis verursacht sein.

Hyperkinetische und dystone Gangstörung

Beschreibung:
Bei hyperkinetischen Gangstörungen wird das Gehen von nicht vorhersehbaren Überbewegungen eines Körperteiles oder des Körpers (Hyper- oder Dyskinesie) beeinträchtigt. Dabei führt die Unvorhersehbarkeit der Überbewegungen oft zu Stürzen. Bei dystonen Gangstörungen besteht eine unwillkürliche (verkrampfte) Stellung eines oder mehrerer Körperteile. Dystonien können in unterschiedlichen Formen bestehen, z. B. Verkrampfungen der Zehen in der Off-Phase beim IPS, aber auch spezifisch nur beim Gehen auftretende Fehlstellungen der Beine oder Füße.

Ätiologie:
Als Ursache von hyperkinetischen und dystonen Gangstörungen kommen z. B. paroxysmale kinesiogene oder nicht kinesiogene Hyperkinesien, durch Medikamente induzierte Dyskinesien (z. B. L-Dopa induziert beim IPS) sowie ballistische/choreatische/athetotische Bewegungsstörungen z. B. bei der Huntington-Krankheit oder anderen choreatiformen Bewegungsstörungen in Frage. Dystonien der Beine und Füße treten bei fokalen, segmentalen und generalisierten Dystonien und in Off-Phasen bei Patienten mit IPS auf.

Frontale Gangstörung/Higher-Level Gait Disorder

Beschreibung:
Bei frontalen Gangstörungen bzw. Higher-Level Gait Disorders (im klinischen Gebrauch häufig verwendet, da die Störung vermutlich genauer beschrieben wird) wirkt das Gehen apraktisch, eine Bewegung wird oft in Einzelkomponenten zerlegt (z. B. beim Wechsel vom Geradeausgehen zum Drehen). Im Liegen kann die Gangbewegung („Radfahren in der Luft") oft ohne Probleme durchgeführt werden. Es können auch Probleme bei der Ganginitiierung (z. B. Festinationen und Freezing) auftreten (Nutt, 2013).

Ätiologie:
Frontale Gangstörungen entstehen durch Schädigungen in höheren zerebralen Strukturen, v. a. in frontalen Regionen und assoziierten Netzwerken (v. a. Assoziationsbahnen). Die Schädigungen sind dabei v. a. vaskulärer Genese (territoriale Infarkte, mikroangiopathisch). Sie können aber auch durch andere Pathologien wie (Kontusions-)Blutungen, Tumoren oder einen Hydrozephalus verursacht werden. Entscheidend ist hier nicht die Art, sondern die Lokalisation der Schädigung (Nutt, 2013).

Funktionelle Gangstörung

Beschreibung:
Funktionelle Gangstörungen sind vermutlich häufiger als bisher angenommen und treten, auch wenn häufiger junge Patienten betroffen sind, in jedem Alter auf. Der historische Begriff „psychogene Bewegungsstörung" wurde weitgehend verlassen, da dieser pathophysiologisch nicht korrekt und für die Therapie nicht hilfreich ist. Es sollte versucht werden, die Diagnose aufgrund der bestehenden Symptome zu stellen und nicht als Ausschlussdiagnose. Eine Schwierigkeit dabei ist, dass funktionelle Gangstörungen häufig im Rahmen von anderen neurologischen/orthopädischen Gangstörungen auftreten können. Klinische Positivkriterien sind eine bizarre und untypische Darstellung der Symptome, Ablenkbarkeit z. B. durch Dualtasking-Aufgaben, Verstärkbarkeit oder Induzierbarkeit durch Lenken der Aufmerksamkeit auf die Symptome und Suggestion, fehlende oder seltene Stürze und Verletzung bei schwerer Gangstörung (Verletzungen können allerdings auch bei dieser Störung auftreten und schließen diese Diagnose nicht aus), plötzlicher Beginn und dann konstante Ausprägung, oft aber nicht zwingend vorhandene Belastungsfaktoren bei Beginn, ähnlich aussehende Gangstörungen im Umfeld, Unbefangenheit gegenüber den Symptomen.

Ätiologie:
Funktionelle Gangstörungen gehen über rein „psychische" Erkrankungen hinaus (können aber in deren Rahmen auftreten). In funktionellen Bildgebungsstudien konnten z. B. vermehrt aktivierte motorische Bahnen (evtl. als Korrelat von motorischen Symptomen), verminderte frontale Aktivitäten (evtl. als Korrelat von emotionaler Unterdrückung der Symptome) und eine vermehrte Aktivität zwischen motorischen und limbischen Arealen (evtl. als Korrelat von motorischer Fehlsteuerung bei emotionalem Stress) gefunden werden (Aybek & Vuilleumier, 2016). Zudem spielt eine erhöhte Introspektion und Aufmerksamkeit auf die Beschwerdesymptomatik eine Rolle.

Spastische Gangstörung

Beschreibung:
Eine spastische Gangstörung ist die Folge einer spastischen Parese der Beine (mit oder ohne spastische Parese der Arme). Eine Spastik ist definiert als geschwindigkeitsabhängige Muskeltonuserhöhung. Dabei besteht im Bereich der Beine häufig eine Streckspastik und/oder Adduktorenspastik und seltener eine Beugespastik (im Bereich der Arme ist die Beugespastik vorherrschend). Die Spastik tritt meist in Form einer spastischen Hemiparese (meist als Folge eines Schlaganfalles im Stromgebiet der A. cerebri media) oder einer spastischen Paraparese (v. a. als Folge einer Schädigung auf spinaler

Ebene) auf. Als Folge einer länger bestehenden Spastik können auch Kontrakturen entstehen. In der klinischen Untersuchung des Gehens wirkt das Gehen bei der Streckspastik oft steif, die Kniegelenke sind i. d. R. durchgestreckt und es besteht oft ein (spastischer) Spitzfuß, teilweise mit Inversion. Durch die Streckung ist das Bein häufig funktionell zu lang und wird daher zirkumduziert (halbkreisartige Bewegung des Beines zunächst nach außen, um es dann weiter nach vorne in die Mitte zu bewegen). Besteht zeitgleich eine Beugespastik im Arm, liegt ein sog. „Wernicke-Mann-Gangbild" vor. Bei der Adduktorenspastik werden die Oberschenkel zu nah beieinander geführt und leicht innenrotiert. Teilweise wird dies durch eine Beugung im Kniegelenk ausgeglichen, oft entsteht jedoch ein Scherengang mit Überkreuzen der Beine. In der Schwungphase wird der Fuß oft nachgezogen oder geschleift. Die Symptomatik ist beim Rennen (soweit dies überhaupt möglich ist) oft deutlicher ausgeprägt als beim Gehen.

Es gibt auch Kombinationen von spastischen und ataktischen bzw. spastischen und dystonen Gangstörungen.

Ätiologie:
Eine spastische Gangstörung ist das Residualstadium einer Läsion der Pyramidenbahn und des retikulospinalen Traktes im Rahmen von verschiedenen zerebralen oder spinalen Erkrankungen. Die häufigste Ursache einer spastischen Gangstörung ist ein stattgehabter Schlaganfall.

Hypotone und durch periphere Paresen-bedingte Gangstörung

Beschreibung:
Hypotone und durch periphere Paresen-bedingte Gangstörungen sind in der klinischen Ausprägung sehr variabel, da sie abhängig von der geschwächten Muskelgruppe sind. So tritt z. B. bei einer Parese des M. gluteus medius (z. B. Wurzel-Läsion L5) ein Trendelenburg-Gang (Absinken des Beckens auf der gesunden Seite während der Standphase des paretischen Beines) auf. Kompensatorisch tritt oft ein Duchenne-Zeichen (Neigung des Rumpfes zur paretischen Standbeinseite) auf. Bei einer Fußheberschwäche (z. B. bei L5- und Peroneusläsionen, schweren Polyneuropathien) bleibt die betroffene Person häufig mit den Zehen hängen und stolpert oder beugt kompensatorisch das Knie über das normale Maß hinaus (sog. Steppergang). Bei einer Schwäche der Beckengürtel- und proximalen Beinmuskulatur (z. B. bei hereditären [v. a. Gliedergürteldystrophien] oder erworbenen [v. a. Einschlusskörpermyositis, Polymyositis]), Muskelerkrankungen und degenerativen Erkrankungen mit Beteiligung des 2. Motoneurons entsteht ein „Watschelgang". Klinisch relevant und nicht immer einfach ist die Unterscheidung einer paretischen Gangstörung und einer schmerzbedingten Minderinnervierung. Zum Teil kann dies nur durch adäquate Schmerzmedikation und neurophysiologische Untersuchungen differenziert werden.

Ätiologie:
Die Ursache hypotoner und durch Paresen-bedingter Gangstörungen sind Schädigungen von Nerven und Muskeln im Bereich der Beine, des Beckens, des Plexus lumbosacralis, einzelner Wurzeln und der LWS. Häufigste Ursachen sind Paresen oder eine orthopädisch bedingte Insuffizienz des M. gluteus medius und Fußheberparesen durch Läsion des N. peronaeus oder der Wurzel L5. Andere wichtige Ursachen sind periphere Nervenschädigungen (z. B. durch Operationen, Verletzungen, Druckläsionen, Polyneuropathien), Bandscheibenvorfälle und angeborene und erworbene Muskelerkrankungen inkl. Sarkopenie.

Schmerzbedingte Gangstörung

Beschreibung:
Schmerzbedingte Gangstörungen können meistens daran erkannt werden, dass das betroffene Körperteil entlastet wird. Bei einseitiger Ausprägung, z. B. Hinken, wird die Standphase auf der betroffenen Seite reduziert. Die klinische Diagnosestellung ist durch die Beobachtung des Gehens mit genauer Schmerzanamnese relativ einfach. Zusätzlich sollte eine Untersuchung der Beine und Füße inkl. von Haut und Gelenken erfolgen.

Ätiologie:
Die verursachenden Schmerzen sind häufig durch degenerative Veränderungen (z. B. Arthrose, chronische Wirbelsäulenschäden) und Operationen im Bereich des Bewegungsapparates (z. B. nach Hüft-Totalendoprothese) bedingt. Aber auch Polyneuropathien, chronische Wunden und Infektionen, Warzen und Nagelveränderungen können Ursache derartiger Schmerzen sein.

Medikamentös bedingte Gangstörung

Beschreibung:
Viele Medikamente können Gangstörungen auslösen oder diese verstärken und das Sturzrisiko erhöhen. Gerade bei geriatrischen Patienten mit Polypharmazie ist dies besonders relevant. Eine genaue Medikamentenanamnese ist daher unumgänglich. Eine Reduktion der Dosis auf die geringste notwendige Dosis kann zu einer Sturzreduktion von bis zu 40 % führen (Snijders et al., 2007).

Ätiologie:
Bei vielen Medikamenten treten unerwünschte Arzneimittelwirkungen auf, die das Sturzrisiko erhöhen können. Dies kann durch direkte Effekte wie das Verursachen einer Bewegungsstörung (z. B. neuroleptikainduziertes Parkinson-Syndrom/Parkinsonoid) oder durch indirekte Effekte wie Sedierung, Aufmerksamkeitsstörung (z. B. Benzodiazepine, Analgetika, Anticholinergika) sowie starke Blutdrucksenkung mit orthostatischer Dysregulation (z. B. Antihypertensiva, L-Dopa, Diuretika) geschehen.

Ein Überblick für in der Geriatrie relevante Wirkstoffgruppen ist in ▸ Tab. 5.1.1 dargestellt.

Orthopädisch bedingte Gangstörung

Beschreibung:
Orthopädische Gangstörungen werden durch Veränderungen von Knochen, Gelenken, Bändern, Sehnen oder Muskeln verursacht als Folge von degenerativen, traumatischen und entzündlichen Prozessen oder angeborenen Fehlstellungen. Das klinische Bild ist sehr variabel, da es von der Art der Schädigung abhängig ist. Typische Muster sind Hinken (z. B. bei Veränderungen im Bereich der Hüfte), eingeschränktes Abrollen des Fußes (z. B. bei Hallux valgus oder bei eingeschränktem Bewegungsumfang im Sprunggelenk) und/oder eine eingeschränkte Kniebeugung (z. B.

Tab. 5.1.1: Medikamentöse Wirkstoffgruppen und mögliche Nebenwirkungen auf Gang und Gleichgewicht. Für alle genannten Gruppen bestehen Hinweise für erhöhtes Sturzrisiko bzw. erhöhte Sturzfrequenz insbesondere für Ältere.

Medikamentengruppe	Nebenwirkung
Sedativa z. B. Benzodiazepine	• Sedierung • Aufmerksamkeitsstörung • Orthostatische Dysregulation • Muskelrelaxation
Analgetika v. a. Opiate	• Sedierung • Aufmerksamkeitsstörung
Neuroleptika typische > atypische	• Parkinsonoid mit hypokinetischer Gangstörung • Aufmerksamkeitsstörung • Dystonie mit Gangstörung
Antidepressiva, trizyklische Antidepressiva, Serotonin-Wiederaufnahmehemmer	• Dystonie • Chorea • Parkinsonoid
Antikonvulsiva v. a. ältere (z. B. Phenobarbital)	• Dystone und choreatische Symptome • Parkinsonoid
Parkinsonmedikation	• Dyskinetische Gang- und Gleichgewichtsstörung • Osthostatische Dysregulation • „On-Freezing" • Aufmerksamkeitsstörung
Antihypertensiva	• Orthostatische Hypotension mit erhöhter Neigung zu Synkopen
Anticholinergika	• Sedierung • Aufmerksamkeitsstörung • Dysregulation

Abnahme des Bewegungsumfanges bei Arthrose) beim Gehen. Es ergeben sich Überschneidungen mit den schmerzbedingten und Parese-bedingten Gangstörungen

Ätiologie:
Die Ursache der orthopädisch bedingten Gangstörungen sind biomechanische Veränderungen des Bewegungsablaufes aufgrund von strukturellen Veränderungen im Bereich der unteren Extremitäten (z. B. Verschleiß, Gelenkfehlstellungen, Gelenkversteifungen, Sehnenverkürzungen, Sehnenabrisse).

Phobische/ängstliche Gangstörung

Beschreibung:
Mit phobischer oder ängstlicher Gangstörung wird ein übermäßig vorsichtiges Gehen infolge der Angst vor Stürzen beschrieben. Dabei spielt es keine Rolle, ob Stürze selbst erfahren wurden oder bei anderen beobachtet wurden und ob die Angst vor Stürzen in Bezug auf das wirkliche Sturzrisiko realistisch ist (Peeters et al., 2020). In der klinischen Untersuchung ist das Gehen oft langsam, die Schrittweite vergrößert, die Kniegelenke leicht gebeugt und der Armschwung oft seitengleich vermindert. Das Gehen verbessert sich häufig, wenn eine Haltemöglichkeit in greifbarer Nähe ist oder eine Person mitgeht. In der Maximalvariante kann sogar eine Immobilität entstehen.

Ätiologie:
Die Ursache der phobischen oder ängstlichen Gangstörung liegt in einer unbewussten oder bewussten Reaktion auf die Angst zu stürzen.

5.1.4 Behandlungskonzept

Die Therapie von Gangstörungen erfolgt auf mehreren Ebenen und ist idealerweise multidisziplinär. Hauptziele der Behandlung von Gangstörungen sind die Verbesserung und der Erhalt von Mobilität und damit indirekt eine Verbesserung der Teilhabe und letztendlich der Lebensqualität. Eng damit verbunden ist die Reduktion des Sturzrisikos und sturzbedingter Verletzungsfolgen. Grundsätzlich ist Physiotherapie bei jeder Art der Gangstörung als symptomatische Behandlung sinnvoll. Eine direkte Absprache innerhalb des behandelnden Teams mit Darstellung von relevanten „Teilstörungen" und potenziellen Ursachen und Wirkmechanismen der Gangstörung ist nach Meinung der Autoren zwingend notwendig. Je nach Ursache(n) der Gangstörung kann darüber hinaus eine kausale Therapie durchgeführt werden. Als symptomatische Therapie kann bei vielen Gangstörungen ein gezielter Einsatz von Hilfsmitteln erfolgen.

5.1.5 Behandlung/Therapie

Physiotherapie

Physiotherapie bei Gangstörungen umfasst verschiedene Bereiche: Muskelaufbau, Training von Gleichgewicht, Koordination und Körperhaltung, Gangschule, Ausdauer und Sturztraining, aber auch passive Techniken. Im Speziellen richtet sie sich nach der Art der Gangstörung. So ist z. B. bei hypokinetischen Gangstörungen ein Training mit großamplitudigen Bewegungen, Rhythmusverbesserung und

Tab. 5.1.2: Beispiele zu kausalen Therapien bei Gangstörungen. Dabei wird zwischen Therapieansätzen unterschieden, die die Grunderkrankung kausal oder sekundärprophylaktisch modulieren (die Gangstörung aber nicht zwingend beeinflussen müssen), und Therapieansätzen, die das für die Gangstörung relevante Symptom kausal behandeln, die Grunderkrankung aber oft nur symptomatisch therapiert.

Art der Gangstörung	Zugrundeliegende Erkrankung (beispielhaft)	Kausal/sekundärprophylaktisch in Bezug auf die Grunderkrankung	Kausal in Bezug auf die Gangstörung
Hypokinetische Gangstörung	M. Parkinson		Anpassung der Medikation, tiefe Hirnstimulation
	Vaskuläres Parkinson-Syndrom	Behandlung kardiovaskulärer Risikofaktoren	
	Parkinsonoid (medikamentös induziert)	Ursächliche Wirkstoffe absetzen	
	Normaldruckhydrozephalus		(wiederholte) Entlastungspunktionen, ventrikuloperitonealer Shunt
Ataktische Gangstörung	Afferente Ataxie bei diabetischer Polyneuropathie	Anpassung der Diabeteseinstellung	
	Kleinhirnataxie nach Schlaganfall	Behandlung kardiovaskulärer Risikofaktoren	
	(Genetisch bedingte) Kleinhirnataxie		Aminopyridin Acetyl-DL-Leucin
Hyperkinetische und dystone Gangstörung	Dyskinesien bei M. Parkinson		Anpassung der Medikation, z. B. Reduktion der dopaminergen Therapie, COMT-Hemmer, tiefe Hirnstimulation, Pumpentherapien
	Dystonien		Injektionen mit Botulinumtoxin, tiefe Hirnstimulation
Frontale Gangstörung/ Higher-Level Gait Disorder	Frontale Gangstörung aufgrund von vaskulärer Schädigung	Behandlung kardiovaskulärer Risikofaktoren	
Funktionelle Gangstörung	Funktionelle Gangstörung nach seelischem Trauma	Psychotherapie	Spezielle Physiotherapie
Spastische Gangstörung	Beinspastik nach zentralnervöser Läsion, z. B. bei Schlaganfall, MS		Antispastische Medikation, z. B. Baclofen (oral, intrathekal), Tizanidin (oral) Injektionen von Botulinumtoxin in spastische Muskeln
Hypotone und durch periphere Paresen-bedingte Gangstörung	Fußheberparese aufgrund eines Bandscheibenvorfalles L5	Operation eines Bandscheibenvorfalles	Orthese
	Fußheberparese aufgrund einer Peroneusläsion	Operative Behandlung einer Druckläsion, eines Neurinoms	Orthese
Schmerzbedingte Gangstörung	Schmerzen bei Coxarthrose	Behandlung der Schmerzursache, z. B. Operation	Schmerzmedikation
Medikamentös bedingte Gangstörung	Gangstörung durch Einnahme von Benzodiazepinen	Reduktion/Absetzen der Benzodiazepine	
Orthopädisch bedingte Gangstörung	Beinlängendifferenz	Operation	Orthopädischer Schuh/Einlegesohle
Phobische/ängstliche Gangstörung	Sturzangst	Psychotherapie	Spezielle Physiotherapie

COMT = Catechol-O-Methyltransferase; MS = Multiple Sklerose

Schnelligkeit von großer Relevanz, aber auch das Anwenden von Tricks wie Cues bei Freezing-Episoden (Fox et al., 2018). Bei einer spastischen Gangstörung kommen neben Kraftübungen, Dehnungsübungen und Koordinationsübungen auch spezielle Massage- und Lockerungstechniken zum Einsatz, auch um Kontrakturen zu vermeiden (Thibaut et al., 2013).

Ergotherapie

Die ergotherapeutische Behandlung bei Gangstörungen zielt insbesondere darauf ab, die Alltagskompetenz zu erhalten oder zu verbessern. Durch Hinzuziehen von ergotherapeutischer Expertise kann oft insbesondere die Brücke von organ- und körperbezogenen Therapien zur Interaktion mit der eigenen Wohnung wie auch der Aufrechterhaltung von sozialer Kompetenz und alltagsrelevanter Mobilität geschlagen werden.

Kausale Therapien

Kausale Therapien sind abhängig von der Art und Ursache der Gangstörung. Dabei kann zum einen eine kausale Therapie der Grunderkrankung (z. B. Operation eines Bandscheibenvorfalles, der durch eine Wurzelkompression eine paretische Gangstörung verursacht; Verlangsamung des Progresses einer diabetischen Polyneuropathie durch Optimierung des Therapieregimes) oder zum anderen eine kausale Therapie in Bezug auf die Gangstörung (z. B. Schmerzmedikation bei einer schmerzbedingten Gangstörung) erfolgen. In ▸ Tab. 5.1.2 sind Beispiele für kausale Therapien von Gangstörungen aufgeführt.

Hilfsmittel

Bei der Hilfsmittelversorgung stehen Gehhilfen, v. a. in Form von Gehstöcken oder Rollatoren im Vordergrund. Sie sollten angewendet werden, wenn dadurch eine Verbesserung des Gehens oder des Sturzrisikos erreicht wird. Das Ziel ist, die eigenständige Mobilität und Teilhabe längstmöglich zu erhalten. Sollte die Gehfähigkeit verloren gehen und über eine längere Dauer ein Rollstuhl notwendig sein, wird das selbstständige Gehen auch mit Hilfsmittel meistens nicht wiedererlangt. Je nach Defizit bringen Varianten der Gehhilfen eine weitere Verbesserung der Mobilität: Drei-/Vier-/Fünftpunkt-Gehstöcke (z. B. bei Patienten mit ataktischen Gangstörungen), Gehstöcke mit zusätzlichem Griff in der Mitte, um das Aufstehen zu unterstützen, Freezing-Gehstöcke (leichte Gehstöcke, bei denen eine Querleiste als visueller Cue ausgeklappt werden kann, um Freezing-Episoden zu überwinden), Gehstöcke mit Beleuchtung, Gehstöcke mit ausklappbarem Sitz, Rollatoren mit Unterarmauflagen, gebremste Rollatoren (z. B. bei Patienten mit Festinationen), Freezing-Rollatoren (mit eingebautem Laser, der eine Linie als visuellen Cue vor die Füße projiziert). Neben Gehhilfen können auch Orthesen, z. B. eine Fußheberorthese bei Peroneusläsion oder eine elektrische Peroneusstimulation bei zentraler Fußheberschwäche, angewendet werden. Gerade bei Patienten mit zusätzlich bestehenden kognitiven Defiziten sollte jedoch darauf geachtet werden, dass durch das Hilfsmittel nicht zu komplexe Multitaskingsituationen entstehen, die wiederrum das Sturzrisiko erhöhen können.

Zusammenfassung

Gangstörungen spielen in der Geriatrie v. a. aufgrund ihrer Häufigkeit, der großen Bedeutung im Alltag und für die Lebensqualität eine große Rolle. Gangstörungen entstehend durch Beeinträchtigung einer oder mehrerer Strukturen des motorischen Systems. Dieses umfasst neben den Zentren und Schaltkreisen im Gehirn und Rückenmark auch die peripheren Nerven, die Muskulatur, wie auch die Sehnen, Bänder, Knochen und Gelenke und die Haut im Bereich der Füße und Beine. In der klinischen Praxis hat sich eine Einteilung bewährt, die eine Kombination aus Beschreibungen und Schädigungsarten darstellt. Es werden dabei hypokinetische, ataktische, hyperkinetische und dystone, frontale (Higher-Level), funktionelle, spastische, hypotone und durch periphere Paresen-bedingte, schmerzbedingte, medikamentös bedingte, orthopädisch bedingte sowie phobische/ängstliche Gangstörungen unterschieden. Die Therapie erfolgt multimodal und multidisziplinär. Dabei kann, je nach Krankheitsbild, eine spezifische (z. T. kausal in Bezug auf die Gangstörung) medikamentöse oder interventionelle Therapie erfolgen. Bei allen Gangstörungen ist Physiotherapie indiziert. Ergotherapie ist bei vielen Gangstörungen zu empfehlen, insbesondere wenn es um die Alltagsfähigkeit geht. Je nach Schwere der Gangstörung kann eine Hilfsmittelversorgung sinnvoll sein.

Literatur

Abdo, W. F., Borm, G. F., Munneke, M., et al. (2006). Ten steps to identify atypical parkinsonism. *Journal of Neurology, Neurosurgery, and Psychiatry*, 77(12), 1367–1369. https://doi.org/10.1136/jnnp.2006.091322

Aybek, S., & Vuilleumier, P. (2016). Imaging studies of functional neurologic disorders. *Handbook of Clinical Neurology*, *139*, 73–84. https://doi.org/10.1016/B978-0-12-801772-2.00007-2

Bernhard, F. P., Sartor, J., Bettecken, K., et al. (2018). Wearables for gait and balance assessment in the neurological ward – study design and first results of a prospective cross-sectional feasibility study with 384 inpatients. *BMC Neurology*, *18*(1). https://doi.org/10.1186/s12883-018-1111-7

Bloem, B. R., Haan, J., Lagaay, A. M., et al. (1992). Investigation of gait in elderly subjects over 88 years of age. *Journal of Geriatric Psychiatry and Neurology*, *5*(2), 78–84.

Fox, S. H., Katzenschlager, R., Lim, S.-Y., et al. (2018). International Parkinson and movement disorder society evidence-based medicine review: Update on treatments for the motor symptoms of Parkinson's disease. *Movement Disorders*. https://doi.org/10.1002/mds.27372

Grillner, S. (2006). Biological Pattern Generation: The Cellular and Computational Logic of Networks in Motion. *Neuron*, *52*(5), 751–766. https://doi.org/10.1016/j.neuron.2006.11.008

Hobert, M. A., & Jamour, M. (2022). Assessment von Mobilität – geriatrisches Assessment zur Erfassung lokomotorischer Mobilitätseinschränkungen und Perspektiven der Instrumentierung. *Zeitschrift Für Gerontologie Und Geriatrie*, 1–7. https://doi.org/10.1007/s00391-022-02040-8

Hobert, M. A., Niebler, R., Meyer, S. I., et al. (2011). Poor Trail Making Test Performance Is Directly Associated with Altered Dual Task Prioritization in the Elderly – Baseline Results from the TREND Study. *PLoS ONE*, *6*(11), e27831. https://doi.org/10.1371/journal.pone.0027831

Jahn, K., Deutschländer, A., Stephan, T., et al. (2008). Supraspinal locomotor control in quadrupeds and humans. In *Progress in brain research* (Vol. 171, pp. 353–362). https://doi.org/10.1016/S0079-6123(08)00652-3

Lundin-Olsson, L., Nyberg, L., & Gustafson, Y. (1997). „Stops walking when talking" as a predictor of falls in elderly people. *The Lancet*, *349*(9052), 617. https://doi.org/10.1016/S0140-6736(97)24009-2

Mahlknecht, P., Kiechl, S., Bloem, B. R., et al. (2013). Prevalence and burden of gait disorders in elderly men and women aged 60-97 years: a population-based study. *PloS One*, *8*(7), e69627. https://doi.org/10.1371/journal.pone.0069627

Margraf, N. G., Wrede, A., Deuschl, G., et al. (2016). Pathophysiological Concepts and Treatment of Camptocormia. *Journal of Parkinson's Disease*, 6(3), 485–501. https://doi.org/10.3233/JPD-160836

Nonnekes, J., Goselink, R. J. M., Růžička, E., et al. (2018). Neurological disorders of gait, balance and posture: a sign-based approach. *Nature Reviews Neurology, 14*(3), 183–189. https://doi.org/10.1038/nrneurol.2017.178
Nutt, J. G. (2013). Higher-level gait disorders: An open frontier. *Movement Disorders, 28*(11), 1560–1565. https://doi.org/10.1002/mds.25673
Nutt, J. G., Bloem, B. R., Giladi, N., et al. (2011). Freezing of gait: moving forward on a mysterious clinical phenomenon. *The Lancet Neurology, 10*(8), 734–744. https://doi.org/10.1016/S1474-4422(11)70143-0
Okuma, Y., & Yanagisawa, N. (2008). The clinical spectrum of freezing of gait in Parkinson's disease. *Mov Disord, 23 Suppl 2*, S426-30. https://doi.org/10.1002/mds.21934
Peeters, G., Bennett, M., Donoghue, O. A., et al. (2020). Understanding the aetiology of fear of falling from the perspective of a fear-avoidance model – A narrative review. *Clinical Psychology Review, 79*, 101862. https://doi.org/10.1016/j.cpr.2020.101862
Schlenstedt, C., & Maetzler, W. (2016). Gait and balance disturbances of common age-associated neurologic diseases. *Deutsche Medizinische Wochenschrift, 141*(20). https://doi.org/10.1055/s-0042-112082
Schoneburg, B., Mancini, M., Horak, F., et al. (2013). Framework for understanding balance dysfunction in Parkinson's disease. *Mov Disord*. https://doi.org/10.1002/mds.25613
Snijders, A. H., van de Warrenburg, B. P., Giladi, N., et al. (2007). Neurological gait disorders in elderly people: clinical approach and classification. *Lancet Neurol, 6*(1), 63–74. https://doi.org/10.1016/S1474-4422(06)70678-0
Stolze, H., Kuhtz-Buschbeck, J. P., Drücke, H., et al. (2001). Comparative analysis of the gait disorder of normal pressure hydrocephalus and Parkinson's disease. *Journal of Neurology, Neurosurgery, and Psychiatry, 70*(3), 289–297. https://doi.org/10.1136/JNNP.70.3.289
Stolze, H., Klebe, S., Baecker, C., et al. (2005). Prevalence of gait disorders in hospitalized neurological patients. *Movement Disorders: Official Journal of the Movement Disorder Society, 20*(1), 89–94. https://doi.org/10.1002/mds.20266
Stolze, H., Klebe, S., Zechlin, C., et al. (2004). Falls in frequent neurological diseases--prevalence, risk factors and aetiology. *Journal of Neurology, 251*(1), 79–84. https://doi.org/10.1007/s00415-004-0276-8
Thibaut, A., Chatelle, C., Ziegler, E., et al. (2013). Spasticity after stroke: Physiology, assessment and treatment. In *Brain Injury* (Vol. 27, Issue 10, pp. 1093–1105). Brain Inj. https://doi.org/10.3109/02699052.2013.804202
Verghese, J., LeValley, A., Hall, C. B., et al. (2006). Epidemiology of gait disorders in community-residing older adults. *Journal of the American Geriatrics Society, 54*(2), 255–261. https://doi.org/10.1111/j.1532-5415.2005.00580.x

5.2 Osteoporose: Diagnostik und Therapie

Elena Tsourdi, Kilian Rapp und Lorenz C. Hofbauer

5.2.1 Einführung

Angesichts der demografischen Entwicklung mit einer zunehmend älter werdenden Bevölkerung in den Industrieländern nimmt die Bedeutung der Erkennung und Therapie der Osteoporose bei geriatrischen Patienten zu. In diesem Zusammenhang spielt die geriatrietypische Multimorbidität der Gebrechlichkeit (englisch: Frailty), eine chronische, altersbedingt herabgesetzte Belastbarkeit mit verminderter Kraft und leichter Erschöpfbarkeit, eine wichtige Rolle, denn mit ihr sind häufig auch Sarkopenie und Osteoporose assoziiert. Klinisch bedingt dieser muskuloskeletale Komplex typischerweise ein erhöhtes Sturz- und Frakturrisiko. Osteoporose-bedingte Frakturen sind ein Charakteristikum des geriatrischen Patientenkollektivs und gehen mit einer erheblichen Beeinträchtigung von Lebensqualität und Autonomie sowie einer deutlich erhöhten Morbidität und Mortalität einher. Neben den unmittelbaren individuellen gesundheitlichen Konsequenzen für die Betroffenen fallen auch enorme sozioökonomische Kosten an. Dieses Kapitel präsentiert pathophysiologische Aspekte des alternden Skeletts und erläutert das diagnostische Vorgehen wie auch das therapeutische Konzept.

5.2.2 Epidemiologie

Die Osteoporose ist eine Volkserkrankung mit einer im Alter deutlich ansteigenden Prävalenz. Es wird geschätzt, dass in Deutschland ca. 8 Millionen Menschen von einer Osteoporose betroffen sind. Die Prävalenz der Osteoporose bei Frauen über 50 Jahre wird auf 24 % und bei Männern auf 6 % geschätzt (Hadji et al., 2013). Bei Frauen über 75 Jahre liegt sie bei knapp 50 % (Hadji et al., 2013). Betrachtet man die absoluten Zahlen der vier größten EU-Staaten (Deutschland, Frankreich, Italien und Spanien), so ist Deutschland am stärksten betroffen (Ström et al., 2011). Allein in der Altersgruppe von 75 bis 84 Jahren leiden bei den Frauen ca. 1,4 Millionen und bei den Männern 280.000 unter einer Osteoporose (Ström et al., 2011). In Deutschland treten dadurch jährlich etwa 765.000 osteoporotische Frakturen auf (Svedblom et al., 2013). Die häufigsten Lokalisationen dieser Frakturen sind die Wirbelkörper am thorakolumbalen Übergang, Femur (vorwiegend hüftgelenksnah als Schenkelhalsfraktur oder pertrochantäre Fraktur), Humerus oder Unterarmknochen, Becken und Rippen. Bei geriatrischen Patienten sind osteoporotische Frakturen häufig Folgen von Stürzen. Etwa 30 % der über 65-Jährigen stürzen jährlich einmal und ca. 10 % erleiden mehr als zwei Stürze pro Jahr (Ganz & Latham, 2000). Jeder 10. Sturz führt zu einer Hospitalisierung und jeder 100. Sturz verursacht eine hüftnahe Fraktur (Ganz & Latham, 2000). Daraus entstehen relevante individuelle Konsequenzen, aber auch langfristige sozioökonomische Kosten, insbesondere für die Pflegeversicherung. Einer Datenanalyse zufolge kostet die Behandlung osteoporotischer Frakturen in Deutschland insgesamt jährlich rund 11 Milliarden Euro (Svedblom et al., 2013).

5.2.3 Pathophysiologie der senilen Osteoporose

Das Skelett besteht aus zwei unterschiedlichen Arten von Knochengewebe, dem kortikalen (80 %) und dem trabekulären (20 %) Knochen. Die Kortikalis stellt die Außenschicht und der Trabekelknochen den inneren schwammartigen Teil des Skeletts dar. Der trabekuläre Knochen ist zellreicher und reagiert sensibler auf hormonelle Stimuli, wie einen Östrogenmangel oder einen Glukokortikoidexzess (Barnsley et al., 2021). Hingegen ist der kortikale Knochen eher von biomechanischen Einflüssen abhängig. Eine Osteoporose resultiert aus einem fortschreitenden Knochenabbau bei reduzierter Knochenneubildung. Dabei zeigt sich eine Verschmälerung der Kortikalis und eine Verminderung der Zahl und Dicke der Spongiosabälkchen im Trabekelnetzwerk (Barnsley et al., 2021). Die Belastbarkeit des Knochens hängt von seiner Masse, Form und Strukturqualität ab, sodass der Knochen mit abnehmender Knochendichte weniger belastbar ist.

Der Knochen ist ein lebendes, dynamisches Gewebe. Der ständige Prozess des Knochenumbaus bzw. das Gleichgewicht von Knochenbildung und -resorption ist eine Voraussetzung für die Knochenhomöostase und damit für einen gesunden Knochen. Als Reaktion auf extrinsische und intrinsische Faktoren, wie mechanische Belastung, Nährstoffe und Hormone, passen Aktionen von Osteoklasten und Osteoblasten koordiniert von Osteozyten die Knochenmasse und -form an die äußeren Bedürfnisse an. Der altersbedingte Funktionsverlust der Osteoblasten und damit der Knochenformation ist die Folge ihrer reduzierten Proliferation und Differenzierung, ihrer erhöhten Apoptose und Seneszenz und einer gestörten Ausreifung von osteoadipogenen Vorläuferzellen, was zu einer verstärkten Adipogenese im Knochenmark führt (Chandra & Rajawat, 2021). Im Alter nimmt die Osteozytendichte (und Lakunendichte) ebenso ab wie die Anzahl der Osteozytenkanälchen (Qiu et al., 2002). Im Gegensatz dazu ist das Altern mit einer größeren Anzahl und erhöhten Aktivität von Osteoklasten verbunden (Koshihara et al., 2002).

Die mechanoadaptive Reaktion des Knochens in den meisten Lebensphasen dient dazu, die Architektur des Knochens an seine tragende Funktion anzupassen. Inwieweit dies in der älteren Lebensphase noch gegeben ist oder wodurch sie eingeschränkt ist, ist Gegenstand aktueller Studien. Mögliche Pathomechanismen sind die inhärenten altersbedingten Veränderungen der Knochenbildungs- und -resorptionsaktivitäten oder eine Beeinträchtigung der Fähigkeit der Knochenzellen, mechanische Reize in biochemische Signale umzuwandeln. Eventuell könnte dieses Versagen durch mikrostrukturelle Veränderungen wie z. B. eine veränderte lakunäre Organisation oder Richtungsorientierung der Osteozyten oder eine veränderte Anzahl/Länge der interkanulären Verbindungsdendriten bedingt sein (Javaheri & Pitsillides, 2019).

Die maximale Knochenmasse (peak bone mass) wird mit etwa 30 bis 40 Jahren erreicht. Anschließend nimmt die Knochenmasse jährlich um etwa 1 % ab, wobei zunächst Frauen und Männer gleichermaßen betroffen sind. Ein rascher Verlust an Knochenmasse ist charakteristisch für Frauen in den ersten 3–5 Jahren nach der Menopause (Karlamangla et al., 2018). Während dieser Phase beträgt die durchschnittliche jährliche Abnahme der Knochenmineraldichte (bone mineral density, BMD) 2,5 % an der Lendenwirbelsäule und 1,8 % pro Jahr am Oberschenkelhals (Karlamangla et al., 2018). Obwohl es bei Männern kein Äquivalent der Menopause gibt, sinkt der Gesamttestosteronspiegel mit zunehmendem Alter. Die Arbeit von Khosla et al. belegte, dass auch bei alternden Männern Östrogen das dominierende Sexualsteroid ist, welches die Knochenresorption reguliert (Khosla, 2013).

Merke

Die kortikale Knochenmineraldichte nimmt im Laufe des Lebens bei Frauen stärker ab (~25 %) als bei Männern (~18 %), was mit dem postmenopausal bedingten Anstieg des Knochenumsatzes und der Knochenporosität zusammenhängt. Die durchschnittliche Abnahme der trabekulären Knochenmineraldichte im Alter von 20–90 Jahren ist bei Frauen (-55 %) größer als bei Männern (-46 %), wobei Männer von höheren Ausgangswerten starten (Khosla, 2013).

Es existieren gemeinsame Risikofaktoren und Überschneidungen in der Pathogenese von Gebrechlichkeit, Sarkopenie und Osteoporose. Gebrechlichkeit gilt als Risikofaktor und Prädiktor von Stürzen sowie Fragilitätsfrakturen. Sarkopenie und Osteoporose treten häufig gemeinsam auf und werden als „Osteosarkopenie" bezeichnet (Hassan & Duque, 2017). Eine weitere ausführliche Diskussion der Sarkopenie und Frailty findet sich in ▸ Kap. 3.6 bzw. ▸ Kap. 3.7. Schließlich gibt es eine Reihe von sekundären Ursachen für Osteoporose, die für ältere Menschen relevant sind (Barnsley et al., 2021). Für eine weitere Diskussion der sekundären Osteoporose wird auf ▸ Tab. 5.2.2 verwiesen.

Die wichtigsten Pathomechanismen der senilen Osteoporose sind in der ▸ Abb. 5.2.1 zusammengefasst.

5.2.4 Assessment und Diagnostik der Osteoporose

Eine sorgfältige Anamnese mit der Erhebung von Risikofaktoren und eine eingehende körperliche Untersuchung stehen zu Beginn einer osteologischen Abklärung an erster Stelle und helfen, das Frakturrisiko einzuschätzen und sekundäre Ursachen zu erkennen. Das *geriatrische Assessment* umfasst die Beurteilung sturzrelevanter Aspekte, wie den Ernährungszustand und die psychische und kognitive Verfassung. Es sollte auf aktuelle Beschwerden und körperliche Veränderungen wie z. B. Größenminderung, Sturzereignisse, Frakturen und mögliche Risikofaktoren einer Osteoporose eingegangen werden. Darüber hinaus sollten die aktuellen körperlichen und kognitiven Funktionen der Patienten sowie mögliche Hilfestellungen durch Familie und Pflegekräfte erfasst werden, um einen rationalen Einsatz der osteologischen Therapieoptionen zu steuern. Neben dem Vorliegen einer Osteoporose ist die Sturzgefahr bei der Einschätzung von individuellem Frakturrisiko und Therapiebedarf (Ganz & Latham, 2020) von entscheidender Bedeutung. Für eine detaillierte Darstellung der Stürze wird auf das ▸ Kap. 3.3 verwiesen.

Bei Frauen über 70 Jahre und Männern über 80 Jahre ist bereits das Alter der Risikofaktor für eine Fraktur. Des-

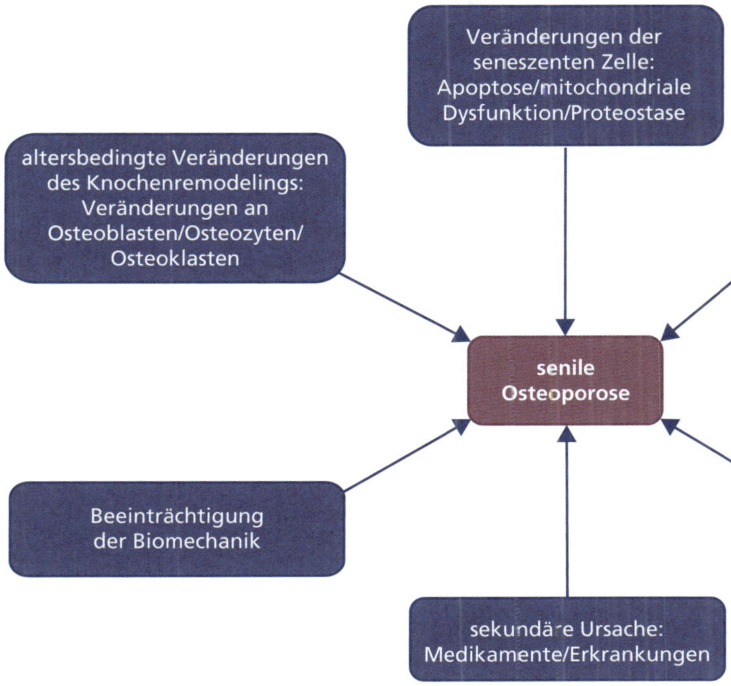

Abb. 5.2.1: Pathomechanismen der senilen Osteoporose

halb wird in dieser Altersgruppe generell eine Osteoporose-Basisdiagnostik empfohlen (DVO, 2017). Goldstandard ist die Osteodensitometrie mittels Dual-Röntgen-Absorptiometrie (DXA-Messung). Die WHO-Definition der Osteoporose basiert auf der DXA im Sinne der Bestimmung der Standardabweichungen (T-Wert) vom mittleren Normwert eines knochengesunden Kollektivs junger Frauen. Dabei gilt ein T-Wert bis ≥ -1,0 als normal, eine Osteopenie liegt bei einem T-Wert zwischen -1,0 und > -2,5 vor und eine Osteoporose bei einem T-Wert ≤ -2,5. Die klinische Relevanz einer Diagnosestellung „Osteoporose" ergibt sich daraus, dass diese häufig die Grundlage für den Beginn einer spezifischen Osteoporosetherapie (Kanis et al., 2019) darstellt.

Kürzlich wurde eine Software entwickelt, die es ermöglicht, mittels DXA nicht nur die BMD zu messen, sondern auch einige der geometrischen Parameter, die mit der Knochenstärke zusammenhängen, z. B. den Trabecular Bone Score (TBS). Berechnet wird der Score anhand von statistischen Graustufenmodellen, die auf der Grundlage einer DXA an der Lendenwirbelsäule (L1–L4) angefertigt wird. Ähnlich wie bei der DXA werden die unterschiedlichen Absorptionseigenschaften von Röntgenstrahlen in verschiedenen Gewebestrukturen erfasst. Dafür werden 3-dimensionale Gewebe in eine 2-dimensionale Projektion mit verschiedenen Graustufen transformiert (Harvey et al., 2015). Der TBS ist kein direktes Maß für die Mikroarchitektur des Knochens, steht aber in Zusammenhang mit 3-dimensionalen Knochenmerkmalen, wie der Trabekelanzahl, dem Trabekelabstand und der Konnektivitätsdichte. Ein erhöhter TBS scheint eine starke, bruchfeste Mikroarchitektur zu repräsentieren, während ein niedriger TBS eine schwache, bruchanfällige Mikroarchitektur reflektiert (Harvey et al., 2015).

Merke

Die Wertigkeit der Dual-Röntgen-Absorptiometrie (DXA) sollte bei geriatrischen Patienten kritisch betrachtet werden und die Methode sollte differenziert eingesetzt werden. Es besteht die Gefahr, dass die Knochendichte dadurch als falsch überhöht interpretiert wird. Fehlmessungen können sich durch begleitende degenerative Veränderungen, extraossäre Verkalkungen an der abdominellen Aorta oder schon vorhandenen Wirbelkörperfrakturen ergeben. Aber auch an der Hüfte können sekundär degenerative Veränderungen, wie z. B. Coxarthrose, zu falsch-positiven Verfälschungen der DXA beitragen. Im Hinblick auf mögliche Pathologien anderer Genese an der LWS/Femur von geriatrischen Patienten ist eine Röntgenaufnahme der Wirbelsäule in zwei Ebenen zu empfehlen (Kanis et al., 2019).

Jede nicht traumatische Fraktur signalisiert eine Fragilität des Skeletts, unabhängig von der BMD, und ist ein deutlicher Hinweis auf die Notwendigkeit einer medikamentösen Behandlung zur Reduktion des Risikos von weiteren Frakturen. Da die meisten LWS-Frakturen asymptomatisch sein können, ist der Einsatz von bildgebenden Verfahren die einzige Möglichkeit, sie zu diagnostizieren. LWS-Frakturen werden nach der semi-quantitativen Methode von Genant definiert. Eine Verringerung der Höhe eines Wirbelkörpers um mehr als 20 % deutet auf eine Fraktur hin. Die Ergänzung der DXA um die Bildgebung der seitlichen Wirbelsäule zur Beurteilung von Wirbelkörperfrakturen (vertebral fracture assessment, VFA) stellt einen großen Fortschritt bei der Diagnostik der Osteoporose dar. Die

Tab. 5.2.1: Indikationen für eine medikamentöse Osteoporosetherapie in Abhängigkeit von Geschlecht, Lebensalter und DXA-Knochendichte (modifiziert nach DVO, 2017)

Lebensalter in Jahren		T-Werte (nur anwendbar auf DXA-Werte)				
Frau	Mann	-2,0 bis -2,5	-2,5 bis -3,0	-3,0 bis -3,5	-3,5 bis 4,0	< -4,0
56–60	60–70	Nein	Nein	Nein	Nein	Ja
60–65	70–75	Nein	Nein	Nein	Ja	Ja
65–70	75–80	Nein	Nein	Ja	Ja	Ja
70–75	80–85	Nein	Ja	Ja	Ja	Ja
> 75	> 85	Ja	Ja	Ja	Ja	Ja

VFA ist ein noch zu wenig genutztes, aber hochwirksames bildgebendes Verfahren zur Verbesserung der Fraktur-Erkennung und Prävention. Mehrere Faktoren machen die VFA zu einer idealen Technologie für die Untersuchung auf vertebrale Frakturen. Dazu gehören die Möglichkeit, das VFA-Bild gleichzeitig mit der Knochendichtemessung zu erhalten, sowie die deutlich geringere Strahlenbelastung im Vergleich zum konventionellen Röntgen und die geringeren Kosten (Zeytinoglu et al., 2017).

Mehrere Studien haben gezeigt, dass die Verringerung der BMD um eine einzige SD einer Erhöhung des Frakturrisikos um das 1,5- bis 3-fache entspricht (Kanis et al., 2001). Allerdings hängt das Frakturrisiko nicht nur von der BMD ab, sodass die T-Werte allein nicht ausreichen, um die Frakturwahrscheinlichkeit zu definieren bzw. um zu bestimmen, wann die Indikation zur spezifischen Therapie besteht. Außerdem treten die meisten Frakturen bei Patienten auf, die eine Osteopenie (T-Werte von -2,5 bis -1,0) (Miller et al., 2004) aufweisen. Die osteoporotischen Frakturen hängen vielmehr sowohl mit der BMD als auch mit mehreren Risikofaktoren zusammen (s. Kasten „Wichtige klinische Osteoporose-Risikofaktoren).

Einige in der Altersmedizin geläufige Medikamente erhöhen das Frakturrisiko. Die wichtigste Klasse von Medikamenten sind Glukokortikoide, die eine schnelle Verringerung der BMD mit erhöhter Fragilität verursachen. Wichtige osteoporosefördernde Medikamente sind hormonablative Verfahren (Aromatasehemmer für Frauen mit Mammakarzinom sowie GnRH-Agonisten bzw. Antiandrogene für Männer mit Hormon-sensitivem Prostatakrebs). Darüber hinaus können Schleifendiuretika, Antikonvulsiva, Antikoagulanzien, selektive Serotonin-Wiederaufnahme-Inhibitoren, Protonenpumpeninhibitoren, Histamin-Rezeptorantagonisten, ein Überschuss an Schilddrüsenhormonen und eine antiretrovirale Behandlung bei HIV-Infektion das Frakturrisiko erhöhen.

Wichtige klinische Osteoporose-Risikofaktoren

- Alter
- weibliches Geschlecht
- niedriges Körpergewicht
- vorherige Fragilitätsfraktur
- Hüftfrakturen bei einem Elternteil
- Glukokortikoidbehandlung (≥ 5 mg Prednisolon täglich oder Äquivalent für drei Monate oder länger)
- aktives Zigarettenrauchen
- Alkoholkonsum von drei oder mehr Einheiten täglich
- vorzeitige Menopause
- Vitamin D-Mangel/Unzureichende Calciumaufnahme
- sekundäre Ursache einer Osteoporose/Osteoporose-fördernde Medikamente

Wie bereits erwähnt ist die BMD der Grundstein für die Diagnose einer Osteoporose. Sie reicht aber nicht allein aus, um eine Therapieindikation zu stellen. Das international am häufigsten verwendete Bewertungsinstrument ist *FRAX®*. Dabei handelt es sich um einen webbasierten Algorithmus (www.shef.ac.uk/FRAX), der die 10-Jahres-Wahrscheinlichkeit einer Major-Osteoporotischen-Fraktur (Hüfte, Wirbelsäule, Humerus oder Radius) und eine 10-Jahres-Wahrscheinlichkeit für eine Femurfraktur berechnet. Diese prozentualen Risiken können als Grundlage für die Festlegung von Schwellenwerten für therapeutische Maßnahmen dienen. Nach aktuellen Empfehlungen soll eine Therapie bei Männern über 50 Jahre und bei Frauen nach der Menopause eingeleitet werden, wenn die 10-Jahres-Wahrscheinlichkeit für eine Femurfraktur mindestens 3 % beträgt oder für eine osteoporotische Fraktur bei mindestens 20 % liegt (Kanis et al., 2008).

Analog zum FRAX empfiehlt die DVO-Leitlinie, die Indikation für eine medikamentöse Osteoporosetherapie nach Risikoprofil in Abhängigkeit von Geschlecht, Lebensalter, DXA-Knochendichte und Risikofaktoren zu stellen (DVO, 2017). Die Therapieindikation beruht auf dem Lebensalter, dem Geschlecht und dem DXA-basierten T-Wert wie in der ▸ Tab. 5.2.1 dargestellt. Eine Therapieindikation ergibt sich jedoch bereits bei einem um 1,0 höheren T-Wert beim Vorliegen eines Typ-1-Diabetes mellitus oder bei drei niedrigtraumatischen Frakturen in den letzten zehn Jahren bzw. bei einer Therapie mit oralen Glukokortikoiden (tägliche Dosis eines Prednisolonäquivalents zwischen 2,5 und 7,5 mg). Liegt eine Therapie mit oralen Glukokortikoiden ≥ 7,5 mg Prednisolonäquivalent täglich für > drei Monate vor, sollte eine medikamentöse Therapie schon bei T-Werten ≤ -1,5 empfohlen werden. Darüber hinaus sollte bei Vorhandensein einer niedrigtraumatischen singulären Wirbelkörperfraktur oder proximaler Femurfraktur schon bei T-Werten < -2,0 behandelt werden (DVO, 2017). Letztlich stellt sich eine medikamentöse Therapieindikation schon bei einem um 0,5 höheren T-Wert, wenn andere Osteoporose-fördernde Risikofaktoren vorliegen. Für eine detaillierte Darstellung sei auf die DVO-Leitlinie 2017 verwiesen.

Zusätzlich sollte bei geriatrischen Patienten zum Ausschluss sekundärer Ursachen einer Osteoporose und vor Beginn einer medikamentösen Therapie ein Basislabor erfolgen (▸ Tab. 5.2.2). Häufige therapierelevante Befunde sind insbesondere eine höhergradige Niereninsuffizienz, ein schwerer Vitamin D-Mangel und eine monoklonale

Tab. 5.2.2: Basislabor

Parameter	Relevanz
25-OH Vitamin D	Osteomalazie/sekundärer Hyperparathyreoidismus
Albumin	Malnutrition/eingeschränkte Lebersynthese
Alkalische Phosphatase	Osteomalazie/Morbus Paget/Knochenmetastasen
Blutbild	Anämie, entzündliche oder maligne Grunderkrankung
Calcium	primärer/sekundärer Hyperparathyreoidismus, Malabsorption
CRP	entzündliche oder inflammatorische Erkrankungen
Gamma-GT	Cholestase/Alkoholabusus
Glukose im Serum, Hb1Ac	Diabetes mellitus
Kreatinin	renale Osteopathie/höhergradige Niereninsuffizienz als Kontraindikation für verschiedene Osteoporosetherapeutika
Natrium	Hyponatriämie als Risikofaktor für Stürze
Phosphat	sekundärer Hyperparathyreoidismus/Malabsorption
Serumelektrophorese/ Immunfixation	monoklonale Gammopathie unklarer Signifikanz/multiples Myelom
TSH	Hyperthyreose als Risikofaktor für Osteoporose

CRP = C-reaktives Protein; TSH = Thyreoidea-stimulierendes Hormon; γGT = Gamma-Glutamyl-Transferase

Gammopathie unklarer Signifikanz. Spezifische Knochenumbaumarker haben ihren Stellenwert vor allem in klinischen Studien und sind im geriatrischen Setting nachrangig.

Wie beschrieben wird die Indikation für eine spezifische, d. h. eine über Vitamin D und Calcium hinausgehende antiosteoporotische Therapie normalerweise in Abhängigkeit vom Ergebnis der Knochendichtemessung und weiteren anamnestischen Faktoren gestellt. Bei bereits eingetretenen Wirbelkörperfrakturen oder auch nach sturzbedingter proximaler Femurfraktur kann in Abhängigkeit von der klinischen Gesamtsituation (z. B. bei geriatrischen Patienten, bei denen die Durchführung einer DXA möglicherweise eine hohe logistische Hürde darstellt) auf solche diagnostisch vorgelagerten Schritte verzichtet werden und, sofern kein Hinweis für eine sekundäre Osteoporose vorliegt, direkt eine spezifische antiosteoporotische Therapie eingeleitet werden.

Aktuell bereichern künstliche Intelligenz-Ansätze das Repertoire zur Erfassung des Risikos einer Fragilitätsfraktur. Dabei haben Machine-Learning- und Deep-Learning-Modelle Anwendung auf dem Gebiet der Osteoporose gefunden (Ferizi et al., 2019). Beispielsweise erlauben Computertomografien (CT) der Wirbelsäule eine differenzialdiagnostische Abgrenzung gegenüber degenerativen Erkrankungen und aus Verlaufsuntersuchungen aufgrund anderer Indikationsstellung können Vorhersagen über das zukünftige Frakturrisiko getroffen werden.

Merke

Bei Frauen über 70 Jahre und Männern über 80 Jahre ist das Alter selbst der dominierende Risikofaktor für eine Fraktur. Eine Dual-Röntgen-Absorptiometrie (DXA) erlaubt die Diagnose einer Osteoporose und ein definiertes Laborprogramm dient der Erfassung sekundärer Osteoporosen und dem Ausschluss von Kontraindikationen für bestimmte Osteoporosemedikamente. Das Frakturrisiko lässt sich anhand speziell entwickelter validierter Scores abschätzen.

5.2.5 Nicht medikamentöse Therapie der Osteoporose

Das komplexgeriatrische Therapieangebot legt besonderen Wert auf die Sturzprävention bzw. „Sturzhygiene des Wohnumfeldes". Für eine detaillierte Darstellung dieser Aspekte sei auf das ▸ Kap. 3.3 verwiesen. Das Bewegungs- und Krafttraining sowie die Förderung von Balance und Koordination sind integrale Bestandteile (▸ Kap. 3.6 und ▸ Kap. 3.7). Je nach klinischer und laborchemischer Konstellation sollte die Ernährungssituation optimiert und eine Mangelernährung behandelt werden. Der ▸ Buchteil 4 dieses Buches befasst sich ausführlich mit diesem Thema.

Eine ausreichende alimentäre Zufuhr von Calcium (1.000 mg/d; Calcium-Supplemente nur bei unzureichender Nahrungszufuhr) und Vitamin D (800–1.000 IE/d) stellen die Basis jeder Osteoporosetherapie dar (DVO, 2017). Für ältere Menschen kann es schwierig sein, eine ausreichende Calciumzufuhr allein über die Ernährung zu garantieren. Hier sollte eine individualisierte Supplementierung erfolgen. So ist beispielsweise Calciumkarbonat nicht bei Menschen mit Dyspepsie oder unter Protonenpumpeninhibitoren zu empfehlen. Für diese Personen sind Calciumzitrat-Präparate besser geeignet (Vandenbroucke et al., 2017).

Die Hauptquelle für Vitamin D ist die durch Ultraviolett B (UVB)-induzierte dermale Synthese von Cholecalciferol, während Nahrungsquellen eher eine geringere Rolle spielen. Weitere Faktoren, welche die Wirkung der Sonnenexposition als Hauptquelle von Vitamin D einschränken, sind die Saisonalität und der Sonnenschutz. Darüber hinaus nimmt die hauteigene Vitamin D-Produktion mit dem Alter im Vergleich zu jungen Menschen um das 4-fache ab (Holick, 1995). Unter hochbetagten Patienten mit Femurfrakturen leiden einer epidemiologischen Studie zufolge mehr als 80 % an einem Vitamin D-Mangel (Bischoff-Ferrari et al., 2008).

Die Vitamin D-Versorgung wird über eine Messung der 25(OH)D-Konzentration im Serum bestimmt. Eine Voraussetzung bei der 25(OH)D-Bestimmung und bei der Definition eines Vitamin D-Mangels ist das Vorhandensein einer standardisierten Messmethode. Für eine detaillierte Darstellung dieser Aspekte sei auf ► Kap. 4.6 verwiesen. Die Empfehlung zur Vitamin D-Substitution für geriatrische Patienten mit erhöhtem Sturz- und Frakturrisiko stützt sich auf den weit verbreiteten Vitamin D-Mangel in dieser Zielgruppe, auf Evidenz einer Senkung des Sturz- und Femurfrakturrisikos um etwa 20–30 % mittels Vitamin D-Supplementierung (800–1.000 IE/d) und auf die Sicherheit einer solchen Empfehlung (Bischoff-Ferrari, 2020a). Die empfohlene Form der Substitution ist Cholecalciferol (Vitamin D3). Krankheitsbilder, bei denen möglicherweise die Verabreichung von Calcifediol gegenüber Cholecalciferol vorzuziehen ist, umfassen eine Nieren- und Leberinsuffizienz, einen chronischen Hypoparathyreoidismus und die Situation nach bariatrischer Chirurgie (Chevalley et al., 2022). Diese stehen allerdings für die geriatrische Population nicht im Vordergrund.

Vitamin D und Frakturrisiko

Ob Vitamin D, Calcium oder beide Präparate zusammen für die Primärprävention von Frakturen wirksam sind, ist noch umstritten. Das Fehlen oder der Nachweis einer positiven Wirkung gegen Frakturen hängt nicht nur von der Vitamin D-Dosis, dem Zusatz von Calcium und der Dauer der Vitamin D-Supplementierung, sondern auch von der untersuchten Population und insbesondere davon ab, ob bei dieser Bevölkerung tatsächlich ein Vitamin D-Mangel vorliegt. Eine Metaanalyse von elf Studien mit mehr als 27.000 Patienten ergab, dass Vitamin D allein nicht zur Senkung des Frakturrisikos führte (Avenell et al., 2014). Die Kombination von Vitamin D und Calcium hingegen senkte die Häufigkeit von Femurfrakturen um 16 %. Die Verringerung des Frakturrisikos (Femurfrakturen und alle Frakturen) wurde insbesondere bei Pflegeheimbewohnern beschrieben, wobei auch bei diesen Patienten die Reduktion der Frakturen abhängig von den Ausgangswerten des 25(OH)D-Spiegels war (Avenell et al., 2014). Kürzlich ergab die Do-HEALTH-Studie, an der 2.157 ältere selbstständig lebende Menschen mit einem Ausgangswert von 25(OH)D von 22 ng/mL eingeschlossen wurden, keine signifikante Senkung von nicht vertebralen Frakturen durch eine tägliche Supplementierung von 2.000 IE Vitamin D über einen Zeitraum von drei Jahren (Bischoff-Ferrari et al., 2020b). Auch in der VITAL-Studie, die an mehr als 25.000 Probanden mit normalen Vitamin D-Spiegeln durchgeführt wurde, gab es keine fraktursenkende Wirkung durch die Gabe von 2.000 IE/Tag Vitamin D (LeBoff et al., 2022). In der viel diskutierten Metaanalyse von Bolland et al., die 81 Studien umfasste, von denen aber nur 6 % der Probanden einen Vitamin D-Mangel hatten, war ebenso die Supplementierung von Vitamin D allein nicht mit einer Verringerung der Inzidenz aller Frakturen und von Femurfrakturen verbunden (Bolland et al., 2018).

Merke

Interventionsstudien bei älteren Menschen mit gesichertem Vitamin D-Mangel zeigen eine fraktursenkende Wirkung einer Supplementierung von Vitamin D (800–1.000 IE/Tag) bzw. Calcium (1.000 mg/d). Selbstständig lebende Erwachsene mit 25(OH)D-Serumspiegeln zwischen 20 und 40 ng/ml profitieren hingegen nicht von einer Vitamin D-Supplementierung.

Vitamin D und Sturzrisiko

Ein Vitamin D-Mangel wird mit einem höheren Sturzrisiko in Verbindung gebracht, wobei Studien zur Vitamin D-Supplementierung widersprüchliche Ergebnisse bezüglich der Senkung des Stutzrisikos zeigten. Gründe dafür sind verschiedene Dosierungen und Dosierungsintervalle, unterschiedliche Beobachtungsdauern und die Nichtberücksichtigung des 25(OH)D-Spiegels bei Studienbeginn und keine saubere Dokumentation des Anstiegs in der Nachuntersuchung. Mehrere randomisierte kontrollierte Studien zeigten eine signifikante Reduktion des Sturzrisikos bei Teilnehmern, die zu Beginn der Studie einen Vitamin D-Mangel aufwiesen und/oder später Serumspiegel von 25(OH)D im Zielbereich während der Intervention erreicht hatten (Prince et al., 2008; Pfeifer et al., 2009; Cangussu et al., 2016). Im Gegensatz dazu haben viele weitere randomisierte kontrollierte Studien keine Verringerung der Sturzgefahr durch eine Vitamin D-Supplementierung gezeigt (Hansen et al., 2015; Bischoff-Ferrari et al., 2022). Diese fehlende Reduktion der Stürze war mutmaßlich darauf zurückzuführen, dass die untersuchten Populationen bereits bei Studienbeginn adäquat mit Vitamin D versorgt waren (Ling et al., 2021).

Sicherheit und therapeutisches Fenster von Vitamin D

Als sichere Obergrenze für die Vitamin D-Zufuhr werden laut dem Institute of Medicine 4.000 IE/Tag empfohlen (IOM 2011). Hohe Bolusdosen (500.000 IE Vitamin D jährlich (Sanders et al., 2010), 100.000 IE monatlich (Ginde et al., 2017) und 60.000 IE monatlich (Bischoff-Ferrari et al., 2016)) erhöhten das Sturzrisiko in allen Interventionsstudien bei älteren sturzgefährdeten Erwachsenen mit Sturzrisiko. Daher sind hohe Bolusgaben von Vitamin D bei geriatrischen Patienten zu vermeiden.

Merke

Das Risiko-Nutzen-Verhältnis der Vitamin D-Supplementierung ist bei Erwachsenen ≥ 70 Jahre mit Vitamin D-Mangel am robustesten (Lacey et al., 2022). Hochdosierte Bolusgaben sollten bei geriatrischen Patienten vermieden werden.

5.2.6 Medikamentöse Therapie der Osteoporose

Für die meisten zugelassenen Osteoporose-Therapeutika konnte auch bei geriatrischen Patienten eine signifikante Frakturreduktion nachgewiesen werden (Barnsley et al., 2021). Die Auswahl des geeigneten Medikaments sollte auf der Grundlage von Wirksamkeits- und Sicherheitsnachweisen, die durch gezielte Studien oder extrapolierte Daten in

Untergruppen von älteren Menschen gewonnen wurden, getroffen werden.

Bisphosphonate

Eine Behandlung mit *Alendronat* (70 mg/Woche oral) für drei Jahre senkte das Risiko einer Wirbelkörperfraktur bei Frauen im Alter von ≥ 75 Jahren um 38 % (Ensrud et al., 1997). Darüber hinaus ist auch bei Patienten mit einem Durchschnittsalter von 82 Jahren ein verringertes Risiko für Hüftfrakturen belegt (Axelsson et al., 2010). Diese Ergebnisse belegen die Wirksamkeit von Alendronat bei älteren Menschen. Die Hip Intervention Program (HIP)-Studie belegte die Effektivität von *Risedronat* (35 mg/Woche oral) auf die Senkung von Femurfrakturen bei postmenopausalen Frauen mit einem Durchschnittsalter von 74 Jahren (McClung et al., 2001). Eine zweite Analyse umfasste 1.392 Frauen im Alter von ≥ 80 Jahren mit Osteoporose (T-Werte < -2,5 oder mindestens eine prävalente Wirbelkörperfraktur). Das Risiko von Wirbelkörperfrakturen war nach einem Jahr um 81 % und nach drei Jahren um 44 % durch Risedronat reduziert, wobei sich keine signifikante Reduktion der nicht vertebralen Frakturen zeigte (Boonen et al., 2004). Zusammenfassend lässt sich ein Unterschied im Nutzen der Therapie mit Risedronat bei vertebralen gegenüber nicht vertebralen Frakturen bei älteren Menschen nachweisen. Trotz nachgewiesener Effektivität ist die Therapieadhärenz bei der Verordnung von oralen Bisphosphonaten ernüchternd. Etwa 50 % der Patienten brechen die Therapie innerhalb des ersten Jahres ab (Vandenbroocke et al., 2017). Mögliche Ursachen sind die Belastung durch Polypharmazie und/oder das gastrointestinale Nebenwirkungsspektrum. Auch scheint bei älteren Patienten die Resorptionsrate für orale Bisphosphonate zu sinken und die Einnahme von Protonenpumpeninhibitoren kann diese noch weiter reduzieren (Vandenbroocke et al., 2017).

Die parenterale Leitsubstanz ist *Zoledronat* (5 mg jährlich intravenös). Für sie konnte in einer Post-hoc-Analyse der Zulassungsstudien über ein bzw. drei Jahre eine signifikante Senkung aller Frakturen nachgewiesen werden (65 % für vertebrale Frakturen bzw. 25 % für nicht vertebrale Frakturen) (Boonen et al., 2010). Darüber hinaus war eine Infusion von Zoledronat innerhalb von 90 Tagen nach der operativen Versorgung einer Femurfraktur mit einer Reduktion der Gesamtmortalität um 28 % assoziiert (Lyles et al., 2007). Nahezu 25 % der Patienten beklagen unmittelbar nach der parenteralen Gabe grippeähnliche Symptome. Diese sind meist transient und lassen sich mit Paracetamol gut beherrschen (Silverman et al., 2011). Allerdings bestehen bei einer Niereninsuffizienz mit einer glomerulären Filtrationsrate < 35 ml/min Einschränkungen. Dies ist aufgrund der hohen Prävalenz einer Niereninsuffizienz und der Einnahme nephrotoxischer Medikamente vor allem im geriatrischen Kontext relevant.

Denosumab

Als weitere Therapieoption steht mit *Denosumab* ein monoklonaler Antikörper gegen RANKL (Receptor Activator of NF-κB Ligand) zur Verfügung (60 mg halbjährlich subkutan). Eine Subgruppeanalyse der FREEDOM-Zulassungsstudie bestätigte eine Reduktion aller Frakturen für Patienten über 75 Jahre (Boonen et al., 2011). Zudem kann Denosumab bis zu einer glomerulären Filtrationsrate von 15 ml/min eingesetzt werden. Die Wirksamkeit der Behandlung mit Denosumab wird nicht durch die Nierenfunktion beeinträchtigt, sodass Denosumab bei älteren Menschen mit eingeschränkter Nierenfunktion ebenso wirksam ist. Insbesondere bei Patienten mit eingeschränkter Nierenfunktion wird allerdings eine hohe Rate an Hypokalziämie (bis zu 42 % der Patienten) beschrieben. Daher ist vor der Gabe von Denosumab eine Kontrolle der Serumcalciumwerte ratsam und ggf. eine Substitution von Calcium und Vitamin D erforderlich. Die Wirksamkeit ist nach Therapieende rasch reversibel, weshalb die Therapie entweder langfristig konzipiert werden sollte oder eine Anschlusstherapie erfolgen sollte (Tsourdi et al., 2020).

Eine seltene unerwünschte Folge von Bisphosphonaten und Denosumab ist die Kiefernekrose mit einer Häufigkeit von etwa 1:2.000 Patientenjahre. Diese spielt in der Geriatrie allerdings kaum eine Rolle. Eine Relevanz besteht vor allem bei hohen kumulativen Dosierungen im Rahmen onkologischer Erkrankungen und monatlicher Gabe. Prophylaktisch werden eine gründliche konsequente Zahnhygiene bereits vor Beginn der Therapie sowie eine mindestens 6-wöchige Pausierung der Antiresorptiva sowie eine konsequente periprozedurale Antibiose vor invasiven Zahneingriffen empfohlen

Teriparatid

Teriparatid ist eine potente osteoanabole Substanz, deren Anwendung zu einer signifikanten Reduktion vertebraler und nicht vertebraler Frakturen führt. Auch für Patienten über 75 Jahre liegen positive Daten zur Fraktursenkung vor (Boonen et al., 2006). In der Post-hoc-Analyse des Fracture Prevention Trial (FPT) bei Frauen im Alter von ≥ 75 Jahren wurde bei den mit Teriparatid behandelten Frauen kein Anstieg der unerwünschten Ereignisse im Vergleich zum Placebo festgestellt (Boonen et al., 2006). Die Applikation erfolgt allerdings täglich subkutan (20 µg), was für ältere Patienten einen beträchtlichen Aufwand darstellt.

Romosozumab

Romosozumab ist ein monoklonaler Antikörper gegen Sklerostin und führt über einen dualen Wirkmechanismus zu einer verstärkten Knochenbildung bei gleichzeitigem Rückgang der Knochenresorption. Er wird als monatliche subkutane Injektion in einer Dosis von 210 mg verabreicht und ist aktuell nur als Therapie der postmenopausalen Osteoporose zugelassen. Die FRAME-Studie war eine randomisierte, doppelblinde Studie, die Romosozumab mit Placebo bei postmenopausalen Frauen mit Osteoporose im Alter von 55–90 Jahren verglichen hat. Anschließend bekamen alle Patientinnen Denosumab alle sechs Monate verabreicht. Die Romosozumab-Behandlungsgruppe wies ein um 75 % geringeres Risiko für neue vertebrale Frakturen nach 24 Monaten ohne signifikanten Unterschied bei den unerwünschten Ereignissen (Cosman et al., 2016) auf. In der zweiten Zulassungsstudie ARCH reduzierte Romosozumab auch das Risiko klinischer Frakturen (vertebrale und nicht vertebrale) im Vergleich zu Alendronat nach zwölf Monaten. In der Zulassungsstudie ARCH zeigte sich zudem ein Anstieg kardiovaskulärer Ereignisse. Im ersten Jahr erlitten 2,5 % der Patientinnen unter Romosozumab ein schwerwiegendes kardiovaskuläres Ereignis (Herzinfarkt, Schlaganfall) vs. 1,9 % unter der Therapie mit Alendronsäure (Saag et al., 2017). Diese Imbalance zeigte sich auch in der offenen Verlängerungsphase der ARCH-Studie bis zum 24. Monat, jedoch nicht in der FRAME-Studie. Um diesem möglichen Risiko Rechnung zu tragen, wurde die Indikation von Romosozumab auf Frauen ohne Herzinfarkte und Schlaganfälle in der Anamnese eingeschränkt.

Merke

Ein kombiniertes Training scheint einen positiven Einfluss auf die Knochendichte zu haben und trägt zum Erhalt der Mobilität und Autonomie bei. Die ausreichende Zufuhr von Calcium und Vitamin D stellt die Basis jeder Osteoporose-Therapie dar. Für die meisten bislang zugelassenen Osteoporose-Therapeutika konnte eine signifikante Reduktion des Frakturrisikos auch bei geriatrischen Patienten nachgewiesen werden, wobei die Evidenz- und Zulassungslage bei Frauen besser ist als bei Männern. Die Auswahl richtet sich nach dem individuellen Risikoprofil, dem Patientenwunsch und den bestehenden Begleiterkrankungen.

5.2.7 Besondere Situationen in der Therapie der Osteoporose

Der hochbetagte Patient über 90 Jahre

Die spezifische Osteoporosetherapie ist eine langfristig angelegte Therapie, bei der mit positiven Effekten auf die Frakturprävention frühestens nach sechs Monaten zu rechnen ist. Zu den grundsätzlichen Überlegungen vor Therapiebeginn gehört auch die Frage, ob der Betroffene die positiven Effekte erleben und daraus einen praktischen Nutzen ziehen kann. Selbstverständlich kann eine Therapie auch bei > 90-Jährigen indiziert werden. Hilfreich bei der Indikationsstellung ist eine Beurteilung der Komorbiditäten und der individuellen Prognose, z. B. per Charlson Comorbidity Index. Aus sozioökonomischer Sicht ist gerade die Therapie bei den Hochrisikopatienten kosteneffektiv mit einer Number needed to treat von < 10 (Conley et al., 2019).

Alltagspraktische Überlegungen bei geriatrischen Patienten

Ein großer Teil der Patienten mit einer Osteoporose ist multimorbide und weist funktionelle Einschränkungen auf. Dies trifft insbesondere auf Patienten in der Alterstraumatologie zu. Dies hat unmittelbare Konsequenzen für die medikamentöse Differenzialtherapie der Osteoporose. Orale Bisphosphonate sind aufgrund der komplexen Einnahmemodalitäten beispielsweise bei Patienten mit kognitiven Einschränkungen problematisch und können zudem bei typisch geriatrischen Problemen wie Dysphagie bei Morbus Parkinson, nach Schlaganfall oder im Rahmen einer Refluxerkrankung nicht eingesetzt werden. Als Alternativen können bei diesen Patienten Denosumab oder Zoledronsäure zum Einsatz kommen. Für Zoledronsäure konnte gezeigt werden, dass die Wirkung einer einmaligen Gabe offenbar weit über ein Jahr hinaus besteht. Dies betrifft sowohl die Knochenumbaumarker (Grey et al., 2012) als auch die Frakturreduktion (Reid et al., 2013). Für viele geriatrische Patienten ist diese Substanz deshalb besonders gut geeignet, selbst wenn aufgrund logistischer Probleme oder fraglicher Compliance nur eine einmalige Gabe, z. B. im Rahmen eines stationären Aufenthalts, erfolgt.

Osteoanabole Therapien werden mit Sicherheit an Bedeutung gewinnen. Ein Myokardinfarkt oder Schlaganfall in der Anamnese ist aber bei geriatrischen Patienten nicht selten und schränkt deshalb die Zielgruppe für Romosozumab ein. Teriparatid als weitere anabole Substanz muss täglich injiziert werden, was für viele Patienten nur mit personeller Hilfe, z. B. einem Pflegedienst, möglich ist. Dieser Aufwand stellt eine Barriere für den Einsatz von Teriparatid insbesondere bei gebrechlichen, auf externe Hilfe angewiesenen, Personen dar.

Um das Risiko einer Kiefernekrose zu minimieren, sollte beim Einsatz von antiresorptiven Substanzen ein sanierter Zahnstatus vorliegen. Um dies zu garantieren, ist die Vorstellung bei einem Zahnarzt erforderlich. Dies ist aber für kognitiv oder motorisch eingeschränkte Patienten eine kaum zu bewältigende Herausforderung und führt in vielen Fällen dazu, dass es letztlich nicht zur Einleitung einer spezifischen Osteoporosetherapie kommt. Deshalb ist es aus unserer Sicht gerechtfertigt, bei gebrechlichen Patienten mit einer Therapie zu beginnen, wenn bei orientierender Inspektion ein ordentlicher Zahnstatus vorliegt und wenn in naher Zukunft keine Zahnbehandlung ansteht.

Therapie der Osteoporose bei Patienten mit Niereninsuffizienz

Chronische Nierenerkrankungen (chronic kidney disease, CKD) sind bei älteren, insbesondere geriatrischen Patienten deutlich erhöht. Diese werden mit der Entwicklung von komplexen Mineralknochenstörungen (mineral bone disease, MBD), Osteoporose und Fragilitätsfrakturen in Verbindung gebracht. Bei CKD-Patienten ist die adynamische Knochenerkrankung oder der geringe Knochenumsatz die häufigste Form der renalen Osteodystrophie. Zu den Folgen der CKD-MBD gehören ein erhöhtes Frakturrisiko, höhere Morbidität und Mortalität. Bei Patienten mit CKD-MBD sollte die Verwendung von DXA oder FRAX zur Abschätzung des Frakturrisikos erwogen werden. Biomarker, wie Ostase und PTH, können bei der Beurteilung des Knochenumsatzes hilfreich sein. Bevor ein antiresorptives oder osteoanaboles Mittel zur Behandlung der Osteoporose bei CKD-Patienten eingesetzt wird, sind Veränderungen der Lebensweise, körperliche Aktivität, Calcium- und Vitamin D-Substitution, Raucherentwöhnung und Vermeidung von übermäßigem Alkoholkonsum wichtig. Die Behandlung einer Hyperphosphatämie bzw. eines sekundären Hyperparathyreoidismus ist ebenfalls zentral.

Bisphosphonate werden in der Regel bei Patienten mit einer eGFR < 35 mL/min oder Anzeichen einer adynamischen Knochenerkrankung nicht empfohlen, um eine übermäßige Unterdrückung des Knochenumbaus zu vermeiden. Denosumab kann bei CKD-assoziierter Osteoporose sicher verabreicht werden. Allerdings sollte das er-

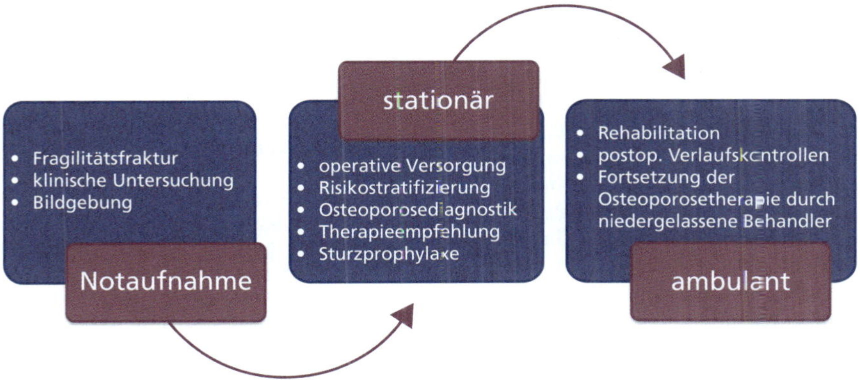

Abb. 5.2.2: Konzeptionsmodell eines Fracture Liaison Service

höhte Risiko einer Hypokalziämie beachtet werden. Die Daten zur Verwendung von Osteoanabolika bei Patienten mit CKD-MBD sind begrenzt. Gezielte Studien sind erforderlich, um die Rolle von Teriparatid bei der adynamischen Knochenerkrankung zu beurteilen. Da Patienten mit Niereninsuffizienz per se ein hohes kardiovaskuläres Risiko aufweisen, sollte Romosozumab hierbei mit Vorsicht angewendet werden (Hsu et al., 2020).

Sequenzschemata in der Behandlung der Osteoporose

Da es sich bei der Osteoporose um eine chronische Erkrankung handelt, die eine langfristige Behandlung erfordert, sollte eine optimale Behandlungsstrategie auf Grundlage einer personalisierten Patientenbetreuung geplant werden. Der Beginn der Behandlung mit einer osteoanabolen Substanz, gefolgt von einem Antiresorptivum, scheint bei Patienten mit schwerer Osteoporose die optimale Behandlungsabfolge zu sein. Die Behandlung mit Osteoanabolika im Anschluss an eine Therapie mit Antiresorptiva scheint hingegen zu suboptimalen Ergebnissen zu führen. Damit ändert sich das Paradigma für den Einsatz von osteoanabolen Substanzen als „Rettungstherapie", wenn alle anderen Behandlungen versagt haben. Dieses neue Paradigma legt wiederum nahe, dass Behandler in der Lage sein müssen, diejenigen Personen zu identifizieren, die am meisten von einer Therapie mit knochenaufbauenden Substanzen profitieren (Curtis et al., 2022).

5.2.8 Ausblick: Fracture Liaison Service

Die Index-Fragilitätsfraktur ist ein entscheidendes Signal für die Notwendigkeit einer Diagnostik und Behandlung der Osteoporose. Nichtsdestotrotz bleibt ein großer Teil und Patienten, welche medizinisch vorgestellt werden, unbehandelt und damit unnötigerweise gefährdet, was folglich zu einer sogenannten „Behandlungslücke" führt (Harvey et al., 2017). Schätzungen deuten darauf hin, dass nur 20 % aller Patienten mit Frakturen angemessen evaluiert und behandelt werden (Harvey et al., 2017). Infolgedessen empfehlen internationale klinische Leitlinien (Kanis et al., 2019) den Einsatz eines Fracture Liaison Service (FLS), um diese Behandlungslücke wirksam zu schließen. Das FLS-Modell ist ein Koordinator-gestützter, sekundärer Frakturpräventionsdienst, der von einem Gesundheitssystem implementiert wird, um sicherzustellen, dass Patienten mit einer Fragilitätsfraktur als osteoporotisch und sturzgefährdet identifiziert und leitliniengerecht behandelt werden (Harvey et al., 2017). Das FLS dient demzufolge zwei Hauptzwecken: Einerseits wird dadurch die „Behandlungslücke" geschlossen und andererseits die Kommunikation zwischen den Akteuren verbessert, indem es einen klar definierten Weg für Patienten mit Fragilitätsfrakturen bahnt. Es besteht aus einem Team von Fachleuten aus dem Gesundheitswesen. Darunter ein FLS-Leiter (in der Regel aus der Inneren Medizin oder Orthopädie) und einem Team aus jüngeren Klinikern, Pflegekräften und Verwaltungspersonal. Durch die Arbeit eines speziellen Fall-Managers (in der Regel eine versierte Pflegefachperson) zielt der Dienst darauf ab, Patienten mit Fragilitätsfrakturen nach vorher festgelegten Protokollen im geografischen Einzugsgebiet des FLS zu identifizieren und zu beurteilen (▶ Abb. 5.2.2).

Ein zunehmend umfangreicher Bestand an Daten unterstützt die Effektivität der FLS. Eine Metaanalyse von Studien aus Kanada, Australien, USA, England, Japan, Taiwan und Schweden zeigte eine Verringerung der Mortalität nach Femurfrakturen um etwa 50 %, eine Reduktion von Sekundärfrakturen um 20 % sowie eine Abnahme der Gesundheitskosten (Wu et al., 2018).

Zusammenfassung

Aufgrund der demografischen Entwicklung wird eine steigende Prävalenz osteoporotischer Frakturen mit einem höheren Versorgungsbedarf erwartet. Trotz der Häufigkeit osteoporotischer Frakturen (ca. 765.000 Fragilitätsfrakturen pro Jahr in Deutschland) und zahlreicher Therapieoptionen erhalten in den meisten Ländern, einschließlich Deutschland, nur etwa 20 % aller Patienten eine Leitlinien-gerechte Behandlung. Zur Einschätzung des Frakturrisikos ist neben der Messung der Knochendichte die Beurteilung des Sturzrisikos von entscheidender Bedeutung. Ein problemorientiertes, geriatrisches Assessment zur Abschätzung des Sturzrisikos sollte neben Muskelkraft, Gehgeschwindigkeit und Ernährungszustand auch die psychische und kognitive Situation umfassen. Bei Frauen über 70 Jahre und Männern über 80 Jahre ist das Alter per se der dominierende Risikofaktor für eine Fraktur. Insbesondere nach osteoporotischen hüftnahen Femurfrakturen kann von einer Messung der Knochendichte abgesehen werden. Die Therapie der Osteoporose zur Prävention von Frakturen stellt gerade bei geriatrischen Patienten eine Herausforderung dar. Die therapeutischen Möglichkeiten sind vielfältig und erleichtern eine individuelle Therapieentscheidung. Aufgrund der Komplexität der Osteoporosebehandlung in dieser Altersgruppe ist ein ganzheitlicher, interdisziplinärer Ansatz notwendig. Zur besseren Behandlung bestehender und der Vermeidung künftiger Frakturen kann ein Fracture Liaison Service beitragen. In Deutschland werden in der aktuellen Entwicklungsphase Fall-Manager zur besseren Koordination der Osteoporosetherapie zwischen Krankenhaus, Hausarzt und Fachärzten eingesetzt. Neben der konsequenten Patientenversorgung und Vermeidung von Folgefrakturen konnte hierfür im angloamerikanischen Raum bereits ein Kosten-Nutzen-Vorteil belegt werden.

Literatur

Avenell, A., Mak, J.C., O'Connell, D. (2014). Vitamin D and vitamin D analogues for preventing fractures in post-menopausal women and older men. *Cochrane Database Syst Rev, 2014*(4):CD000227. https://doi: 10.1002/14651858.CD000227.pub4.

Axelsson, K.F., Wallander, M., Johansson, H., et al. (2017). Hip fracture risk and safety with alendronate treatment in the oldest-old. *Journal of Internal Medicine, 282*(6), 546–559. https://doi.org.10.1111/joim.12678.

Barnsley, J., Buckland, G., Chan, P.E., et al. (2021). Pathophysiology and treatment of osteoporosis: challenges for clinical practice in older people. *Aging Clinical and Experimental Research, 33*(4), 759–773. https://doi.org.10.1007/s40520-021-01817-y.

Bischoff- Ferrari, H.A., Can, U., Staehelin, H.B., et al. (2008). Severe vitamin D deficiency in Swiss hip fracture patients. *Bone, 42*(3), 597–602. https://doi: 10.1016/j.bone.2007.10.026.

Bischoff-Ferrari, H.A., Dawson-Hughes, B., Orav, E.J., et al. (2016). Monthly high-dose vitamin D treatment for the prevention of functional decline: a randomized clinical trial. *JAMA Intern Med, 176*(2), 175–183. https://doi: 10.1001/jamainternmed.2015.7148.

Bischoff- Ferrari, H.A. (2020a). Vitamin D in geriatric patients. *Internist (Berl), 61*(6), 535-540. https://doi: 10.1007/s00108-020-00803-2.

Bischoff-Ferrari, H.A., Vellas, B., Rizzoli, R. et al. (2020b). Effect of vitamin D supplementation, omega-3 fatty acid supplementation, or a strength-training exercise program on clinical outcomes in older adults: the DO-HEALTH Randomized Clinical Trial. *JAMA, 324*(18), 1855–1868. https://doi: 10.1001/jama.2020.16909.

Bischoff-Ferrari, H.A., Freystatter, G., Vellas, B. et al. (2022). Effects of vitamin D, omega-3 fatty acids, and a simple home strength exercise program on fall prevention: the DO-HEALTH randomized clinical trial. *Am J Clin Nutr, 115*(5), 1311–1321. https://doi: 10.1093/ajcn/nqac022.

Bolland, M.J., Grey, A., Avenell, A. (2018). Effects of vitamin D supplementation on musculoskeletal health: a systematic review, meta-analysis, and trial sequential analysis. *Lancet Diabetes Endocrinol, 6*(11), 847–858. https://doi: 10.1016/S2213-8587(18)30265-1.

Boonen S, McClung MR, Eastell R, et al. (2004). Safety and efficacy of risedronate in reducing fracture risk in osteoporotic women aged 80 and older: implications for the use of antiresorptive agents in the old and oldest old. *Journal of the American Geriatrics Society, 52*(11), 1832–1839. https://doi.org.10.1111/j.1532-5415.2004.52506.x.

Boonen, S., Marin, F., Mellstrom, D., et al. (2006). Safety and efficacy of teriparatide in elderly women with established osteoporosis: bone anabolic therapy from a geriatric perspective. *Journal of the American Geriatrics Society, 54*(5), 782–789. https://doi.org.10.1111/j.1532-5415.2006.00695.x.

Boonen, S., Black, D.M., Colon-Emeric, C.S., et al. (2010). Efficacy and safety of a once-yearly intravenous zoledronic acid 5 mg for fracture prevention in elderly postmenopausal women with osteoporosis aged 75 and older. *Journal of the American Geriatrics Society,* 58 (2), 292–299. https://doi.org.10.1111/j.1532-5415.2009.02673.x.

Boonen, S., Adachi, J.D., Man, Z., et al. (2011). Treatment with denosumab reduces the incidence of new vertebral and hip fractures in postmenopausal women at high risk. *Journal of Clinical Endocrinology and Metabolism, 96*(6), 1727–1736. https://doi.org.10.1210/jc.2010-2784.

Cangussu, L.M., Nahas-Neto, J., Orsatti, C.L. et al. (2016). Effect of isolated vitamin D supplementation on the rate of falls and postural balance in postmenopausal women fallers: a randomized, double-blind, placebo-controlled trial. *Menopause, 23*(3), 267–274. https://doi: 10.1097/GME.0000000000000525.

Chandra, A., Rajawat, J. (2021). Skeletal aging and osteoporosis: mechanisms and therapeutics. *International Journal of Molecular Sciences, 22*(7), 3553. https://doi.org.10.3390/ijms22073553.

Chevalley, T., Brandi, M. L., Cashman, K. D., et al. (2022). Role of vitamin D supplementation in the management of musculoskeletal diseases: update from an European Society of Clinical and Economical Aspects of Osteoporosis, Osteoarthritis and Musculoskeletal Diseases (ESCEO) working group. *Aging clinical and experimental research, 34*(11), 2603–2623. https://doi.org/10.1007/s40520-022-02279-6

Conley, R.B., Adib, G., Adler, R.A., et al. (2020). Secondary fracture prevention: consensus clinical recommendations from a multi-stakeholder coalition. *Journal of Bone and Mineral Research, 35*(1), 36–52. https://doi.org.10.1002/jbmr.3877.

Cosman, F., Crittenden, D.B., Adachi, J.D. et al. (2016). Romosozumab treatment in postmenopausal women with osteoporosis. *New England Journal of Medicine, 375* (16), 1532–1543. https://doi.org.10.1056/NEJMoa1607948.

Curtis, E.M., Reginster, J.Y., Al-Daghri, N., et al. (2022). Management of patients at very high risk of osteoporotic fractures through sequential treatments. *Aging Clinical and Experimental Research, 34*(4), 695–714. https://doi.org.10.1007/s40520-022-02100-4.

DVO (2017). Prophylaxe, Diagnostik und Therapie der Osteoporose bei postmenopausalen Frauen und bei Männern Leitlinie des Dachverbands der Deutschsprachigen Wissenschaftlichen Osteologischen Gesellschaften e.V. – Langfassung-AWMF-Register-Nr.: 183/001. https://register.awmf.org/assets/guidelines/183-001l_S3_Osteoporose-Prophylaxe-Diagnostik-Therapie_2019-02.pdf, Zugriff am 17.5.2023

Ensrud, K.E., Black, D.M., Palermo, L., et al. (1997). Treatment with alendronate prevents fractures in women at highest risk: results from the Fracture Intervention Trial. *Archives of Internal Medicine, 157*(22), 2617–2624.

Ferizi, U., Honig, S., Chang, G. (2019). Artificial intelligence, osteoporosis and fragility fractures. *Current Opinions in Rheumatology. 31*(4), 368–375. https://doi.org/10.1097/BOR.0000000000000607.

Ganz, D.A., Latham, N.K. (2020). Prevention of falls in community-dwelling older adults. *New England Journal of Medicine, 382*(8), 734–743. https://doi.org.10.1056/NEJMcp1903252.

Ginde, A.A., Blatchford, P., Breese, K., et al. (2017). High-dose monthly vitamin D for prevention of acute respiratory infection in older long-term care residents: a randomized clinical trial. *J Am Geriatr Soc, 65*(3), 496–503. https://doi: 10.1111/jgs.14679.

Giordano, S., Proietti, A., Bisaccia, T., et al. (2018). Hypovitaminosis D: comparison between patients with hip fracture and patients with vertebral fractures. *Osteoporosis International 29*(9), 2087–2091. https://doi.org.10.1007/s00198-018-4582-x.

Grey, A., Bolland, M. J., Horne, A., et al. (2012). Five years of anti-resorptive activity after a single dose of zoledronate–results from a randomized double-blind placebo-controlled trial. *Bone, 50*(6), 1389–1393. https://doi.org/10.1016/j.bone.2012.03.016

Hadji, P., Klein, S., Gothe, H., et al. (2013). The epidemiology of osteoporosis–Bone Evaluation Study (BEST): an analysis of routine health insurance data. *Deutsches Ärzteblatt International, 110*(4), 52–57. https://doi.org/10.3238/arztebl.2013.0052.

Hansen, K.E., Johnson, R.E., Chambers, K.R. et al. (2015). Treatment of vitamin D insufficiency in postmenopausal women: a randomized clinical trial. *JAMA Intern Med, 175* (10), 1612–1621. https://doi: 10.1001/jamainternmed.2015.3874.

Harvey, N.C., Glüer, C.C., Binkley, N., et al. (2015). Trabecular bone score (TBS) as a new complementary approach for osteoporosis evaluation in clinical practice: a consensus report of a European Society for Clinical and Economic Aspects of Osteoporosis and Osteoarthritis (ESCEO) Working Group. *Bone, 78*, 216–224. https://doi.org./10.1016/j.bone.2015.05.016.

Harvey, N.C., McCloskey, E.V., Mitchell, P.J., et al. (2017). Mind the (treatment) gap: a global perspective on current and future strategies for prevention of fragility fractures. *Osteoporosis International, 28*(5), 1507–1529. https://doi.org/10.1007/s00198-016-3894-y

Hassan, E.B., Duque, G. (2017). Osteosarcopenia: a new geriatric syndrome. *Australian Family Physician, 46*(11), 849–853.

Holick, M.F. (1995). Environmental factors that influence the cutaneous production of vitamin D. *Am J Clin Nutr, 61*(3 Suppl), 638S–645S. https://doi: 10.1093/ajcn/61.3.638S.

Hsu, C.Y., Chen, L.R., Chen, K.H. (2020). Osteoporosis in patients with chronic kidney diseases: a systemic review. *International Journal of Molecular Sciences, 21*(18), 6846. https://doi.org/10.3390/ijms21186846.

IOM (2011). Dietary reference intakes for calcium and vitamin D. National Institute of Medicine, Academies Press, Washington DC.

Jamal, S.A., Ljunggren, O., Stehman-Breen, C., et al. (2011). Effects of denosumab on fracture and bone mineral density by level of kidney function. *Journal of Bone and Mineral Research*, 26(8), 1829–1835. https://doi.org.10.1002/jbmr.403.

Javaheri, B., Pitsillides, A.A. (2019). Aging and mechanoadaptive responsiveness of bone. *Current Osteoporosis Reports, 17*(6), 560–569. https://doi.org.10.1007/s11914-019-00553-7.

Kanis, J., Johnell, O., Oden, A., et al. (2001). Ten year probabilities of osteoporotic fractures according to BMD and diagnostic thresholds. *Osteoporosis International, 12*(12), 989–995. https://doi.org/10.1007/s001980170006.

Kanis, J., Johnell, O., Oden, A., et al. (2008). FRAX and the assessment of fracture probability in men and women from UK. *Osteoporosis International, 19*(4), 385–397. https://doi.org.10.1007/s00198-007-0543-5.

Kanis, J.A., Cooper, C., Rizzoli, R., et al. (2019). Executive summary of the European guidance for the diagnosis and management of osteoporosis in postmenopausal women. *Calcified Tissue International, 104*(3), 235–238. https://doi.org.10.1007/s00223-018-00512-x.

Karlamangla, A.S., Burnett-Bowie, S.M., Crandall, C.J. (2018). Bone health during the menopause transition and beyond. *Obstetrics and Gynecology Clinics of North America, 45*(4), 695–708. https://doi.org/10.1016/j.ogc.2018.07.012.

Khosla, S. (2013). Pathogenesis of age-related bone loss in humans. *The Journals of gerontology, Series A: Biological sciences and medical sciences, 68*(10), 1226–1235. https://doi.org/10.1093/gerona/gls163.

Koshihara, Y., Suematsu, A., Feng, D., et al. (2002). Osteoclastogenic potential of bone marrow cells increases with age in elderly women with fracture. *Mechanisms of Ageing and Development, 123*(10), 1321–1331. https://doi.org./10.1016/S0047-6374(02)00071-4.

Lacey, L.F., Armstrong, D.J., Royle, E., et al. (2022). Cost-effectiveness of vitamin D3 supplementation in older adults with vitamin D deficiency in Ireland. *BMJ Nutr Prev Health, 5*(1), 98–105. https://doi: 10.1136/bmjnph-2021-000382.

LeBoff, M.S., Chou, S.H., Ratliff, K.A. et al. (2022). Supplemental vitamin D and incident fractures in midlife and older adults. *N Engl J Med, 387*(4), 299–309. https://doi: 10.1056/NEJMoa2202106.

Ling, Y., Xu, F., Xia, X., et al. (2021). Vitamin D supplementation reduces the risk of fall in the vitamin D deficient elderly: An updated meta-analysis. *Clin Nutr, 40*(11), 5531–5537. https://doi: 10.1016/j.clnu.2021.09 031.

Lyles, K.W., Colón-Emeric, C.S., Magaziner, J.S., et al. (2007). Zoledronic acid and clinical fractures and mortality after hip fracture. *New England Journal of Medicine, 357*(18), 1799–1809. https://doi.10.1056/NEJMoa074941.

McClung, M.R., Geusens, P., Miller, P.D., et al. (2001). Effect of risedronate on the risk of hip fracture in elderly women. Hip Intervention Program Study Group. *New England Journal of Medicine, 344*(5), 333–340. https://doi.10.1056/NEJM200102013440503.

Miller, P., Barlas, S., Brenneman, S., et al. (2004) An approach to identifying osteopenic women at increased short-term risk of fracture. *Archives of Internal Medicine, 164*(10), 1113–1120. https://doi.org./10.1001/archinte.164.10.1113.

Pfeifer, M., Begerow, B., Minne, H.W. et al. (2009). Effects of a long-term vitamin D and calcium supplementation on falls and parameters of muscle function in community-dwelling older individuals. *Osteoporos Int, 20*(2), 315–322. https://doi: 10.1007/s00198-008-0662-7.

Prince, R.L., Austin, N., Devine, A. et al. (2008). Effects of ergocalciferol added to calcium on the risk of falls in elderly high-risk women. *Arch Intern Med, 168*(1),103–108. https://doi: 10.1001/archinternmed.2007.31.

Qiu, S., Rao, D., Palnitkar, S., et al. (2002). Relationships between osteocyte density and bone formation rate in human cancellous bone. *Bone, 31*(5), 709–711. https://doi.org/10.1016/S8756-3282(02)00907-9.

Reid, I. R., Black, D. M., Eastell, R. et al. (2013). Reduction in the risk of clinical fractures after a single dose of zoledronic Acid 5 milligrams. *The Journal of clinical endocrinology and metabolism*, 98(2), 557–563. https://doi.org/10.1210/jc.2012-2868

Saag, K.G., Petersen, J., Brandi, M.L., et al. (2017). Romosozumab or alendronate for fracture prevention in women with osteoporosis. *New England Journal of Medicine, 377*(15), 1417–1427. https://doi.org.10.1056/NEJMoa1708322.

Sanders, K.M., Stuart, A.L., Williamson, E.J., et al. (2010). Annual high-dose oral vitamin D and falls and fractures in older women: a randomized controlled trial. *JAMA, 303*(18), 1815–1822. https://doi: 10.1001/jama.2010.594.

Silverman, S. L., Kriegman, A., Goncalves, J., et al. (2011). Effect of acetaminophen and fluvastatin on post-dose symptoms following infusion of zoledronic acid. *Osteoporosis international: a journal established as result of cooperation between the European Foundation for Osteoporosis and the National Osteoporosis Foundation of the USA*, 22(8), 2337–2345. https://doi.org/10.1007/s00198-010-1448-2

Ström, O., Borgström, F., Kanis, J.A., et al. (2011). Osteoporosis: burden, health care provision and opportunities in the EU: a report prepared in collaboration with the International Osteoporosis Foundation (IOF) and the European Federation of Pharmaceutical Industry Associations (EFPIA). *Archives of Osteoporosis*, 6, 59–155. https://doi.org/10.1007/s11657-011-0060-1.

Svedblom, A., Hernlund, E., Ivergård, M., et al. (2013). EU Review Panel of IOF. Osteoporosis in the European Union: A compendium of country-specific reports. *Archives of Osteoporosis, 8*(1), 137. https://doi.org/10.1007/s11657-013-0137-0.

Tsourdi, E., Zillikens, M.C., Meier, C., et al. (2020). Fracture risk and management of discontinuation of denosumab therapy: a systematic review and position statement by ECTS. *Journal of Clinical Endocrinology and Metabolism.* https://doi.org/10.1210/clinem/dgaa756.

Vandenbroocke, A., Luyten, F.P., Flamaing, J., et al. (2017). Pharmacological treatment of osteoporosis in the oldest old. *Clinical Interventions in Aging, 12,* 1065–1077. https://doi.org/10.2147/CIA.S131023.

Wu, C.H., Kao, I.J., Hung, W.C., et al. (2018). Economic impact and cost-effectiveness of fracture liaison services: a systematic review of the literature. *Osteoporosis International, 29*(6), 1227–1242. https://doi.org/10.1007/s00198-018-4411-2.

Zeytinoglu, M., Jain, R.K., Vokes, T.J. (2017). Vertebral fracture assessment: Enhancing the diagnosis, prevention, and treatment of osteoporosis. *Bone, 104,* 54–65. https://doi.org/10.1016/j.bone.2017.03.004.

5.3 Häufige Frakturen: Epidemiologie und Behandlung

Kilian Rapp, Markus Gosch, Pascal Martin, Ulrich C. Liener und Carl Neuerburg

5.3.1 Epidemiologie

Die bedeutsamsten osteoporotischen Frakturen treten am Oberarm, Unterarm, den Wirbelkörpern, dem Becken und der Hüfte auf. Sie sind ganz überwiegend ein Problem des höheren und sehr hohen Alters. Allerdings unterscheiden sich die einzelnen Frakturtypen bezüglich ihrer Alters- und Geschlechtsverteilung. So werden z. B. handgelenksnahe Frakturen sehr häufig bei noch relativ jungen Frauen zwischen 50 und 70 Jahren beobachtet, während Frakturen der Hüfte oder des Beckens bei beiden Geschlechtern typische Frakturen des hohen und sehr hohen Alters sind. Dies spiegelt sich auch in den typischen „Frakturbiografien" wider, in denen auf zunächst weniger dramatische Frakturen mit zunehmendem Alter funktionell immer folgenreichere Frakturen auftreten (▸ Abb. 5.3.1). So hatte z. B. mindestens die Hälfte der Personen mit einer Hüftfraktur zuvor eine andere osteoporotische Fraktur erlitten.

Im Jahr 2019 wurden in Deutschland nach der offiziellen Statistik des Bundes etwa 431.000 Personen über 65 Jahre aufgrund einer Fraktur am Oberarm, Unterarm, den Wirbelkörpern, dem Becken und der Hüfte behandelt. Für die meisten Fragilitätsfrakturen steigt das Risiko zwar mit dem Alter kontinuierlich an, aufgrund der Altersverteilung in der Bevölkerung werden aber in deutschen Krankenhäusern Frakturpatienten im Alter zwischen 80 und 90 Jahren mit Abstand am häufigsten behandelt (▸ Abb. 5.3.2). Hüftfrakturen führen am häufigsten zu einer stationären Behandlung. Allerdings werden Frakturen des Unterarmes oder der Wirbelkörper häufig nicht stationär, sondern ambulant behandelt, und deshalb – zieht man nur die Krankenhausstatistik zu Rate – deutlich unterschätzt. Valide Daten für die Krankheitslast aller osteoporotischen Frakturen liegen für Deutschland nicht vor. Für Europa wird geschätzt, dass etwa 30 % der Frakturen auf die Hüfte, 28 % auf den Unterarm, 24 % auf die Wirbelkörper und 12 % auf den Oberarm entfallen (Johnell & Kanis, 2006).

In Deutschland finden sich drei von vier der osteoporotischen Frakturen bei Frauen. Dies liegt zum einen an deren generell erhöhtem Frakturrisiko, zum anderen aber auch an einer höheren Lebenserwartung. Bei Frauen beträgt das Lebenszeitrisiko in Deutschland für eine der hauptsächlichen osteoporotischen Frakturen (Hüfte, Unterarm, Wirbelkörper, proximaler Humerus) im Alter von 50 Jahren circa 35 %, bei Männern 20 %. Die rohe Inzidenz bei Männern und Frauen im Alter von 50 Jahren oder darüber in Deutschland betrug im Jahr 2017 23 pro 1.000 Personen und war damit nach Schweden die zweithöchste in Europa (Borgström et al., 2020).

Da das Frakturrisiko mit dem Alter zunimmt, ist aufgrund der demografischen Alterung unserer Gesellschaft in den nächsten Jahren auch mit einer Zunahme osteoporotischer Frakturen zu rechnen. Wenn man davon ausgeht, dass sich das alters- und geschlechtsspezifische Risiko, eine Fraktur zu erleiden, in den nächsten Jahrzehnten nicht ändert, so ist bis 2030 bzw. 2050 mit einer Zunahme der Frakturen um 21 % bzw. 57 % zu rechnen (eigene Hochrechnung). Bei Hüftfrakturen muss bis 2050 sogar mit einer Zunahme von circa 70 % ausgegangen werden, sollte es nicht gelingen, das Frakturrisiko deutlich zu senken. Das wiegt deshalb besonders schwer, da die Hüfte die Frakturlokalisation ist, die sowohl funktionell als auch finanziell die weitreichendsten Folgen hat. Deshalb soll hier auf diesen Frakturtyp ausführlicher eingegangen werden.

Merke

In den kommenden Jahren ist mit einer erheblichen Zunahme osteoporotischer Frakturen zu rechnen.

5.3.1.1 Hüftfrakturen

Häufigkeit

Die Inzidenz von Hüftfrakturen unterscheidet sich erheblich zwischen unterschiedlichen Ländern und Regionen der Welt und variiert dabei um ein Vielfaches. Die höchsten Raten finden sich in Nordeuropa (u. a. Norwegen, Schweden), gefolgt von Mitteleuropa (u. a. Dänemark, Deutschland, Schweiz), Osteuropa (u. a. Tschechien, Ungarn) und dem Nahen Osten (Oman, Iran) (Cooper et al., 2011; Cauley et al., 2014). Die Ursachen für die großen Unterschiede in der Inzidenz werden nicht vollständig verstanden. Säkulare Trends und Migrationsstudien legen aber nahe, dass eher Umweltfaktoren als genetische Faktoren für die Unterschiede zwischen den Regionen verantwortlich sind. Interessant ist, dass Personen aus städtischen

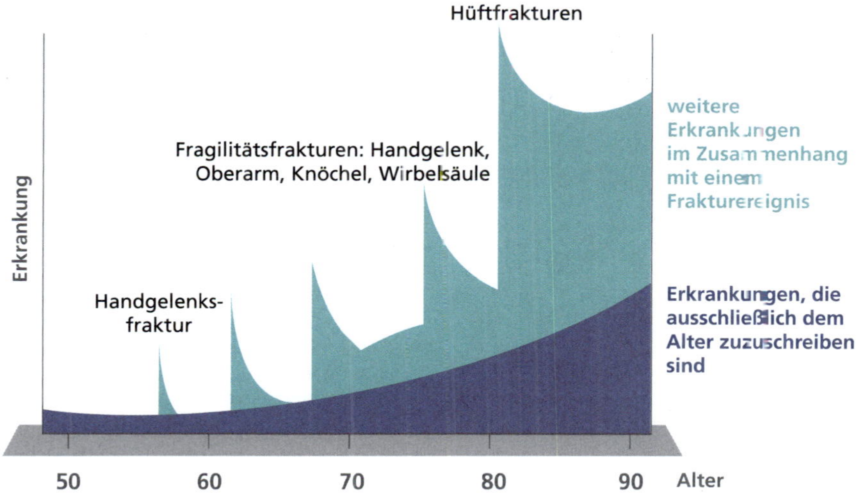

Abb. 5.3.1: „Frakturbiografien" – Funktionsverlust in Abhängigkeit vom Frakturtyp (nach IOF Capture the fracture. A global campaign to break the fragility fracture cycle, 2012_CaptureTheFracture_ThematicReport_English.pdf (osteoporosis.foundation), S. 7)

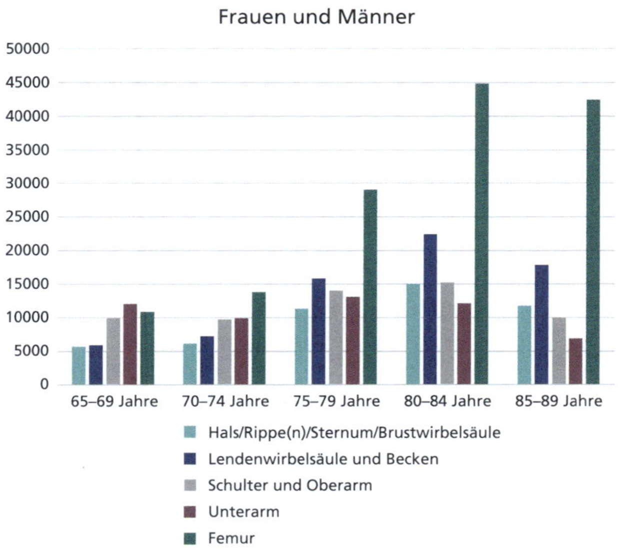

Abb. 5.3.2: Absolute Anzahl an Frakturen in Abhängigkeit vom Alter bei Frauen und Männern, die 2019 in deutschen Krankenhäusern behandelt wurden (Diagramm erstellt nach Daten des Statistischen Bundesamtes, destatis.de)

Gebieten gegenüber der Landbevölkerung ein um 20–60 % höheres Hüftfrakturrisiko aufweisen. Wie bereits erwähnt gilt Deutschland als Land mit einer sehr hohen Inzidenz an Hüftfrakturen (Icks et al., 2008).

In den meisten westlichen Industriestaaten haben sich die Hüftfrakturraten über die Zeit erheblich verändert. So kam es insbesondere bei Frauen bis in die 1980er und 1990er Jahre zu einem steilen Anstieg und danach wieder zu einem Abfall der altersstandardisierten Raten (Ballane et al., 2014). Über die Gründe für die beobachteten Veränderungen kann nur spekuliert werden. So geht der rasche Anstieg mit einer Urbanisierung der Gesellschaft mit Abnahme der körperlichen Aktivität, mehr versiegeltem Boden und weniger Sonnenexposition einher. Eine Zunahme der Lebenserwartung gebrechlicher Personen mit hohem Sturzrisiko und verminderter Knochendichte mag ebenfalls zur Entwicklung beigetragen haben. Für die beobachtete Abnahme wird eine „Kompression der Morbidität" einhergehend mit mehr körperlicher Aktivität, geringeren Sturzraten, höhere Raten an Übergewicht und die Einführung antiresorptiver Medikamente verantwortlich gemacht. Außerdem gibt es Hinweise, dass auch ein Kohorteneffekt, z. B. über nutritive Einflüsse in der Fetalzeit und frühen Kindheit, einen Einfluss auf die erhebliche Änderung der Frakturraten in einem so kurzen Zeitraum haben könnte. In Deutschland ist es im Gegensatz zu anderen Industrieländern zu Beginn des 21. Jahrhunderts noch zu keinem Rückgang der altersspezifischen Frakturraten gekommen (Icks et al., 2013). Dies mag aber an divergierenden Trends in den alten und neuen Bundesländern liegen.

Das individuelle Frakturrisiko kann sich aber auch innerhalb kurzer Zeit stark ändern. So weiß man, dass unmittelbar nach einer Fraktur ein besonders hohes Risiko besteht, eine erneute Fraktur zu erleiden (Johansson et al., 2017). Aber auch ein Ortswechsel wie z. B. die Neuaufnahme in ein Pflegeheim (▸ Abb. 5.3.3) oder die Entlassung nach Hause nach einem Krankenhausaufenthalt ist mit einem erhöhten Frakturrisiko assoziiert (Rapp et al., 2009, 2013).

Merke

Es bestehen große regionale Unterschiede in der Inzidenz von Hüftfrakturen. Außerdem kann sich das Hüftfrakturrisiko innerhalb einer Population in wenigen Jahren deutlich verändern.

Risikofaktoren

Mehr als 90 % der Hüftfrakturen werden durch einen Sturz verursacht (Youm et al., 1999), und zwei Drittel der

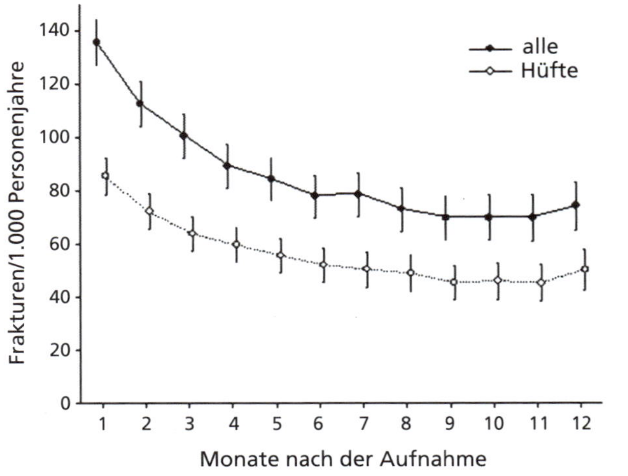

Abb. 5.3.3: Inzidenzrate von allen Frakturen und von Hüftfrakturen in Abhängigkeit von der Zeit nach Aufnahme in ein Pflegeheim (nach Rapp et al., 2009)

Patienten mit einer Hüftfraktur leiden unter einer Osteoporose. Risikofaktoren für das Auftreten von Hüftfrakturen oder anderen Fragilitätsfrakturen wirken deshalb über eine Beeinflussung des Sturzrisikos oder der Knochendichte. Neben Alter und weiblichem Geschlecht sind eine Frakturanamnese der Eltern oder der Person selbst, Muskelschwäche oder Untergewicht als Risikofaktoren etabliert (Marks, 2010). Erkrankungen wie ein Hyperparathyreoidismus, ein Diabetes mellitus Typ 1, eine Demenz, eine Parkinson-Erkrankung oder ein Schlaganfall erhöhen ebenfalls das Frakturrisiko. Medikamente wie Glukokortikoide oder Aromatasehemmer beeinflussen zudem die Knochendichte, Benzodiazepine und Antidepressiva das Sturzrisiko.

Ein besonders hohes Risiko für Hüftfrakturen haben Personen, die bereits pflegebedürftig sind, unabhängig davon, ob sie zuhause oder im Pflegeheim leben. So verursachen 12 % der Personen über 65 Jahre, die Leistungen der Pflegeversicherung erhalten, etwa die Hälfte aller in Deutschland auftretenden Hüftfrakturen (Rapp et al., 2012). In Pflegeheimen sind jährlich drei bis vier Hüftfrakturen pro 100 Bewohnerplätze zu erwarten.

Folgen

Die Folgen einer Hüftfraktur sind noch immer erheblich. Die modernen Osteosyntheseverfahren und die damit einhergehende frühe Mobilisierbarkeit der Patienten führten zwar in der Vergangenheit zu einem deutlichen Rückgang der Mortalität. Allerdings versterben noch immer bis zu 36 % der Patienten innerhalb der ersten zwölf Monate nach einer Hüftfraktur (Abrahamsen et al., 2009). Männer haben ein höheres Sterberisiko. Für Deutschland liegt die 6-Monate-Sterberate bei etwa 15 und 20 % für Frauen und Männer (Benzinger et al., 2019). Dabei muss allerdings berücksichtigt werden, dass es sich bei diesen Patienten um häufig sehr gebrechliche Personen mit einem ohnehin erhöhten Mortalitätsrisiko handelt. Es wird geschätzt, dass 20–30 % der Todesfälle kausal auf die Hüftfraktur zurückzuführen sind (Kanis et al., 2003).

Die funktionellen Folgen einer Hüftfraktur wie z. B. eine eingeschränkte Geh- oder Selbstpflegefähigkeit sind für die weitere Lebensplanung der Patienten ganz erheblich. So werden z. B. in Deutschland 30 % der Frauen und 27 % der Männer, die das Krankenhaus nach einer Hüftfraktur lebend verlassen, im Rahmen der Pflegeversicherung innerhalb von sechs Monaten erstmalig als pflegebedürftig eingestuft (eigene Daten). Nur etwa die Hälfte erlangt ein ähnliches Mobilitätslevel wie vor der Fraktur und 20–60 % der Patienten benötigen nach einem Jahr Unterstützung bei Aktivitäten des täglichen Lebens (Magaziner et al., 2000; Dyer et al., 2016).

Eine Aufnahme ins Pflegeheim erfolgt innerhalb von sechs Monaten bei immerhin 15 % aller weiblichen und 12 % aller männlichen Hüftfrakturpatienten (Rapp et al., 2015). Aber auch nach anderen Fragilitätsfrakturen werden hohe Institutionalisierungsraten beobachtet. So erfolgt auch nach einer Wirbelkörper- oder Beckenfraktur bei 10–15 % der Männer innerhalb von sechs Monaten die Aufnahme ins Pflegeheim (Benzinger et al., 2019).

Merke

Hüftfrakturen, aber auch Wirbelkörper- oder Beckenfrakturen erhöhen das Risiko von funktionellen Einschränkungen, Institutionalisierung und Tod.

5.3.2 Behandlung von Frakturen

5.3.2.1 Besonderheiten des alterstraumatologischen Patienten

Niedrig energetische Frakturen bzw. Insuffizienzfrakturen bei älteren Patienten können oft nur schwer oder überhaupt nicht im konventionellen Röntgen diagnostiziert werden. Deshalb sollte bei alterstraumatologischen Patienten zur sicheren Beurteilung einer fraglichen Fraktur frühzeitig eine Schnittbildgebung mittels CT oder MRT erwogen werden. In Fällen, in denen radiologische Schnittbildverfahren keine ausreichenden Informationen über die Stabilität einer bestimmten Region des Skelettes wie beispielsweise der Wirbelsäule liefern, können Funktionsanalysen weitere Informationen liefern. Auch können beispielsweise Belastungsaufnahmen im Stehen wichtige Informationen über die Stabilität von Frakturen im Bereich der Wirbelsäule und Extremitäten liefern.

In der operativen und weiteren Therapiefindung nimmt die Gebrechlichkeit (Frailty), gemäß der Definition von Linda Fried, einen wichtigen Stellenwert ein. Gebrechlichkeit wird hierbei als Symptomkomplex mit mindestens drei der folgenden Kriterien definiert: unbeabsichtigter Gewichtsverlust, zunehmende Erschöpfung, Einschränkung der maximalen Handkraft, reduzierte Ganggeschwindigkeit und eingeschränkte körperliche Aktivität (Fried et al., 2001). Die körperliche Aktivität älterer Patienten wird dabei oftmals von einer Sarkopenie (Muskelschwund) beeinträchtigt. Zwischen 5 und 13 % der über 60-Jährigen leiden an einer Sarkopenie, bei über 80-Jährigen steigt die Prävalenz auf bis zu 50 % (Morley et al., 2014). Dies erschwert zusätzlich die Rehabilitation alterstraumatologischer Patienten und bedarf einer standardisierten, interdisziplinären Behandlung, in der auch die häufigen Komorbiditäten dieser Patienten Berücksichtigung finden (▸ Abb. 5.3.4). Eine posttraumatische Immobilisierung muss zwingend vermieden werden, um einen weiteren Verlust von Muskelmasse sowie mit Immobilisierung assoziierte Komplikationen wie Infektionen, Delir oder Thrombosen zu vermeiden. Daten aus der Literatur bestätigen, dass ältere Hüftfraktur-Patienten, die erst verzögert nach 2-wöchiger Immobilisation im Bett mobilisiert wurden, nach sechs Monaten eine signifikant höhere Mortalität gegenüber unmittelbar postoperativ mobilisierten Patienten aufweisen (Siu et al., 2006). Älteren Patienten ist es oftmals nicht möglich, eine postoperative Teilbelastung einzuhalten. Die Anordnung einer solchen führt letztendlich zu einer unnötigen Verzögerung der Mobilisation (Pfeufer et al., 2019). Trotz der durch Osteoporose reduzierten Knochenqualität, welche oftmals eine chirurgische Herausforderung darstellt, ist eine belastungsstabile Frakturversorgung gerade bei diesen älteren unfallchirurgischen Patienten von übergeordneter Bedeutung, um eine rasche vollbelastende Mobilisation zu erreichen.

5.3.2.2 Behandlung häufiger osteoporotischer Frakturentitäten

Proximale Femurfraktur

Pertrochantäre Femurfrakturen und Schenkelhalsfrakturen sind die häufigsten Frakturen am proximalen Femur und treten überwiegend bei älteren Patienten mit osteoporotischem Knochen auf. Mit einer 1-Jahres-Mortalität von bis zu 30 % sind proximale Femurfrakturen zudem eine häufige Todesursache im Alter. Aufgrund der besonderen Bedeutung der interdisziplinären Versorgung bei Hüftfrakturpatienten hat der Gemeinsame Bundesausschuss im November 2019 eigens eine Richtlinie über Maßnahmen zur Qualitätssicherung zur Versorgung von Patienten mit einer hüftgelenknahen Femurfraktur beschlossen, welche seit dem 1.1.2021 verbindlich ist. Mit Standards zu Struktur, Personal und Verfahrensabläufen soll vor allem sichergestellt werden, dass die betroffenen Patienten in der Regel innerhalb von 24 Stunden nach Aufnahme operiert werden können, sofern ihr Allgemeinzustand dies zulässt. Pertrochantäre Femurfrakturen werden in der Regel osteosynthetisch versorgt. Die intramedulläre Versorgung mit einer Marknagelosteosynthese ist hierbei die häufigste operative Methode. Die biomechanischen Vorteile einer Marknagelversorgung können gerade bei reduzierter Knochenqualität auch durch die Möglichkeit der Zementaugmentation der Klinge im Kopfhalsfragment weiter unterstützt werden. Schenkelhalsfrakturen werden bei älteren Patienten zunehmend primär endoprothetisch versorgt aufgrund des ca. 20%igen Risikos einer sekundären Komplikation, welches bei einer primär endoprothetischen Versorgung deutlich geringer ist. Dies ist oftmals durch das Risiko einer sekundären Frakturdislokation, Hüftkopfnekrose oder Infektion begründet, weshalb es gerade bei älteren Patienten das übergeordnete Ziel ist, mit einer „Single-shot Surgery“ einer unmittelbaren vollbelastenden Mobilisierung gerecht zu werden (Kammerlander et al., 2013). Man unterscheidet zwischen der hemiprothetischen Versorgung mittels Duokopfprothese, bei der lediglich der Hüftkopf durch eine Prothesenkomponente ersetzt wird, und der totalendoprothetischen (TEP) Versorgung. Während die Hemiprothese den Vorteil einer kürzeren OP-Dauer mit geringerem OP-Trauma hat, weist die Totalendoprothese bessere Langzeitergebnisse auf (Inngul et al., 2013). Auch hier kann eine Zementaugmentation zur Anwendung kommen. Bedacht werden muss jedoch, dass bei Revisionseingriffen eine Zementaugmentation für den Operateur ein größeres Hindernis im Rahmen der Implantatentfernung darstellen kann.

> **Merke**
>
> Hüftkopferhaltende, osteosynthetische Versorgungen von älteren Schenkelhalsfrakturpatienten haben ein bis zu 20%iges Risiko einer sekundären Komplikation. Eine primär endoprothetische Versorgung derartiger Hüftfrakturen geht im Sinne einer „Single-shot Surgery“ mit einem signifikant niedrigeren Komplikationsrisiko einher und begünstigt eine rasche vollbelastende Mobilisation.

Proximale Humerusfraktur

Proximale Humerusfrakturen stellen im Alter eine klassische Indikatorfraktur einer zugrundeliegenden Osteoporose dar. Je nach Ausmaß der Dislokation können solche Verletzungen konservativ mit frühfunktioneller Beübung, mittels offener Reposition und interner Fixierung mit Marknägeln oder winkelstabilen Plattensystemen oder gar gelenkersetzend behandelt werden (Kaya et al., 2017). Das durch ein konservatives Verfahren höheres Maß an Dislokation und Fehlstellung ist bei schwer vorerkrankten und kognitiv stark eingeschränkten Patienten tolerabel. Zwar kann dies nach der Heilung ggf. in einer eingeschränkten Funktion der Schulter resultieren, erspart den Patienten aber einen Krankenhausaufenthalt und eine Operation. Bei der Rekonstruktion und winkelstabilen Plattenosteosynthese stehen heute außerdem zusätzliche Systeme zur Verfügung, die über perforierte Schrauben eine Zementaugmentation ermöglichen und so auch im osteoporotischen Knochen einen größeren Halt bieten, das Risiko der sekundären Dislokation minimieren und eine sichere Verankerung gewährleisten (Katthagen et al., 2018). Auch muss die Abhängigkeit der Patienten von Hilfsmitteln wie Rollatoren zur Mobilisation individuell bedacht werden, weshalb die Funktionalität der oberen Extremität oftmals tatsächlich bedeutender ist als angenommen. Bei höhergradiger Beteiligung der Gelenkfläche ist die primäre Implantation eines Gelenkersatzes einer Rekonstruktion vorzuziehen. Unter Berücksichtigung der gegenwärtigen Literatur zeigt sich, dass der primäre Gelenkersatz nach einer Fraktur dem sekundären Gelenkersatz überlegen ist, was wiederum im Sinne der „Single-shot Surgery“ insbesondere bei älteren Patienten bedeutsam ist (Dezfuli et al., 2016).

Wirbelkörperfraktur

Wirbelkörperfrakturen gehören neben den proximalen Femur- und Humerusfrakturen zu den häufigsten Frakturentitäten des älteren Menschen. Der durch eine Osteoporose bedingte Verlust der Trabekelstruktur führt zu einem sukzessiven Einbrechen des Knochens. Durch den schleichenden Prozess des Einbruches sind solche Frakturen nur in seltenen Fällen mit neurologischen Ausfällen assoziiert. Im Röntgenbild zeigt sich eine solche Fraktur je nach Ausprägung als Keil-, Fisch- oder Plattwirbel. In der Praxis hat sich für osteoporotische Wirbelkörperfrakturen inzwischen eine eigene Frakturklassifikation etabliert. Aus der sog. OF-Klassifikation (osteoporotische Frakturen-Klassifikation) lässt sich zudem auch eine therapeutische Konsequenz ableiten (Schnake et al., 2018). Bei der operativen Therapie kommen

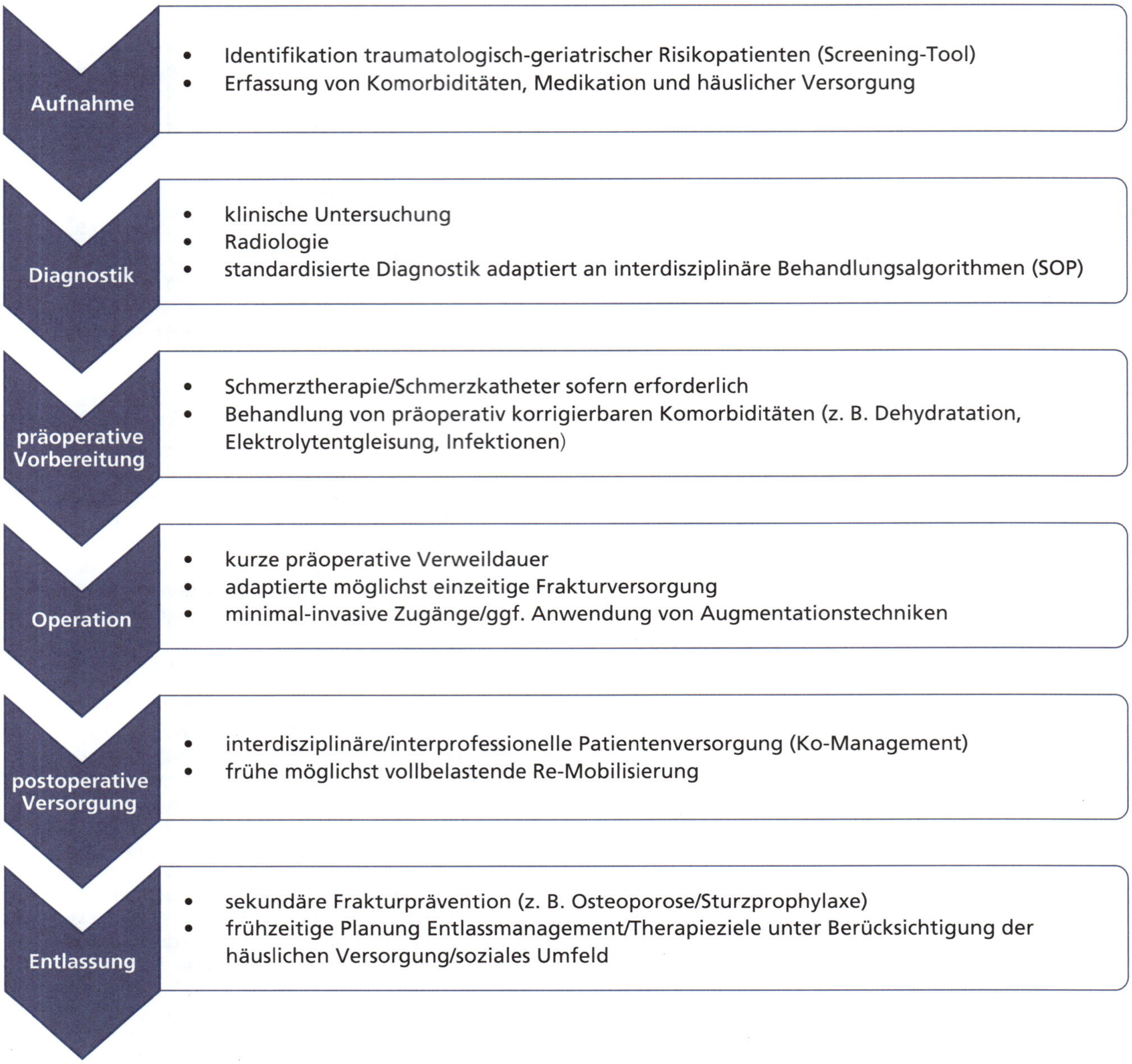
Aufnahme
• Identifikation traumatologisch-geriatrischer Risikopatienten (Screening-Tool)
• Erfassung von Komorbiditäten, Medikation und häuslicher Versorgung
Diagnostik
• klinische Untersuchung
• Radiologie
• standardisierte Diagnostik adaptiert an interdisziplinäre Behandlungsalgorithmen (SOP)
präoperative Vorbereitung
• Schmerztherapie/Schmerzkatheter sofern erforderlich
• Behandlung von präoperativ korrigierbaren Komorbiditäten (z. B. Dehydratation, Elektrolytentgleisung, Infektionen)
Operation
• kurze präoperative Verweildauer
• adaptierte möglichst einzeitige Frakturversorgung
• minimal-invasive Zugänge/ggf. Anwendung von Augmentationstechniken
postoperative Versorgung
• interdisziplinäre/interprofessionelle Patientenversorgung (Ko-Management)
• frühe möglichst vollbelastende Re-Mobilisierung
Entlassung
• sekundäre Frakturprävention (z. B. Osteoporose/Sturzprophylaxe)
• frühzeitige Planung Entlassmanagement/Therapieziele unter Berücksichtigung der häuslichen Versorgung/soziales Umfeld

Abb. 5.3.4: Kurzzusammenfassung der wichtigsten Behandlungselemente einer interdisziplinären alterstraumatologischen Versorgung

dabei häufig Augmentationstechniken mit Polymethylmethacrylat (PMMA)-Zementen sowie minimalinvasive Therapieoptionen zur Anwendung. Die Versorgung instabiler Wirbelkörperfrakturen erfolgt meist durch eine dorsale Stabilisierung. Gerade bei osteoporotischem Knochen kann es jedoch zu einer Schraubenlockerung kommen, welche durch eine Zementaugmentation erfolgreich reduziert werden kann (Elder et al., 2015). Bei der Vertebroplastie werden PMMA-Zemente perkutan in die geschädigten Wirbelkörper eingebracht. Eine zu vermeidende Komplikation der Vertebroplastie ist jedoch der Zementaustritt. Tritt dieser in den Spinalkanal aus, kann dies neurologische Schäden nach sich ziehen und schlimmstenfalls zu einer Paraplegie führen. Auch Zementembolien durch einen intravasalen Zementaustritt können begünstigt werden, bleiben jedoch im überwiegenden Teil der Fälle asymptomatisch (Bopparaju et al., 2013). Die Kyphoplastie stellt eine Weiterentwicklung der Vertebroplastie dar. Unter Verwendung eines Ballons werden frische Frakturen zunächst wieder aufgerichtet. Ein Zementaustritt kann durch die Schaffung eines Augmentationshohlraumes durch den Ballon reduziert werden. Durch größere Durchmesser der Nadeln sowie niedrige Applikationsdrücke wird das Risiko eines Zementaustrittes weiter vermindert.

Distale Radiusfraktur

Bei der distalen Radiusfraktur weist die verzögerte operative Versorgung auf dem Boden einer sekundären Frakturdislokation nach zunächst eingeleiteter konservativer Therapie schlechtere Ergebnisse auf (Sirniö et al., 2019). Bei älteren Patienten kommt es daher zunehmend zu einem Paradigmenwechsel hin zur vermehrten operativen Versorgung der distalen Radiusfraktur mit einer palmaren Plattenosteosynthese. Dies ist in einer früher freifunktionellen Behandlung und der Möglichkeit der unmittelbaren Belastung für die Aktivitäten des täglichen Lebens begründet. Die häufig noch akzeptierte, unmittelbar postoperative Immobilisation des Handgelenkes mit einer starren Handgelenkorthese geht in der frühen postoperativen Phase mit einer deutlichen Funktionseinschränkung einher und es besteht gerade bei osteoporotischen Frakturen das Risiko einer sekundären Frakturdislokation, weswegen die Ruhigstellung in einem Gips oder Cast individuell kritisch hinterfragt werden sollte (Zeckey et al., 2020).

Beckeninsuffizienzfraktur

Beckeninsuffizienzfrakturen (Fragility Fractures of the Pelvis, FFP) stellen eine weitere typische Frakturentität bei alten und hochbetagten Patienten dar und weisen insbesondere seit der 2013 etablierten FFP-Klassifikation nach Rommens und Hofmann sowie aufgrund der demografischen Entwicklung unserer alternden Gesellschaft eine zunehmende Bedeutung auf. FFP I- und II-Frakturen führen konservativ behandelt meist zu guten funktionellen Ergebnissen. FFP III- und IV-Frakturen sollten hingegen operativ versorgt werden. Dabei kommen je nach Instabilität der Fraktur und Allgemeinzustand des Patienten Schrauben- und Plattenosteosynthesen (SI-Verschraubung und Symphysenplatten) oder Schrauben-Stab-Systeme (Fixateur externe oder interne) zur Anwendung (Rommens & Hofmann, 2013).

Merke

Typische Indikatorfrakturen für eine zugrundeliegende Osteoporose sind Hüftfrakturen, proximale Humerus- und distale Radiusfrakturen sowie Wirbelkörperfrakturen. Letztere können wie auch die zunehmend häufigeren Beckeninsuffizienzfrakturen ohne ein erinnerliches Trauma auftreten.

5.3.3 Implantate und Augmentationstechniken

Prinzipiell muss in der chirurgischen Therapie osteoporotischer Frakturen zwischen rekonstruktiven Osteosynthesen und einer endoprothetischen Versorgung mit den jeweiligen Risiken abgewogen werden. Im Falle einer rekonstruktiven Osteosynthese wird eine offene oder geschlossene anatomische Reposition der Fraktur durchgeführt, sofern möglich unter Anwendung eines minimal-invasiven Verfahrens. Insbesondere bei intraartikulären Frakturen ist das Ziel, eine anatomisch exakte und stufenfreie Wiederherstellung des Gelenkes zu erreichen, um eine sekundäre Arthrose zu vermeiden. Bei den Implantaten wird zwischen extramedullären und intramedullären Osteosynthesen unterschieden. Bei den extramedullären Verfahren kommen insbesondere Plattenosteosynthesen zum Einsatz. Dabei gibt es inzwischen eine Vielzahl an Frakturform und Körperregion angepasster Platten. Bei der winkelstabilen Plattenosteosynthese, welche sich erst zu Beginn dieses Jahrtausends durchgesetzt hat, werden die Schrauben durch das Gewinde im Schraubenkopf an der Platte winkelstabil fixiert. Bei axialer Belastung fungiert die Platte somit als ein die frakturüberbrückender Kraftträger. Ziel ist die Ermöglichung der Knochenheilung, die eine geringfügige interfragmentäre Bewegung in der Frakturzone erlaubt, um eine mechanische Stimulation der Knochenheilung zu liefern. Es kommt zu einer sekundären Frakturheilung durch Kallusbildung (Rußow et al., 2019). Zunehmend werden auch polyaxial winkelstabile Platten verwendet. Hier lassen sich die Schrauben um ihre senkrechte Hauptachse schwenken und in weiteren Positionen verblocken. Bei der Marknagelosteosynthese, auch als intramedulläre Schienung bezeichnet, werden lange Nägel minimalinvasiv in die Markhöhle des Knochens eingebracht und führen so zu einer Stabilisierung der Fraktur. Dieses Verfahren kommt vor allem bei langen Röhrenknochen (Humerus und Femur) zum Einsatz. Endoprothesen sind Implantate, die dauerhaft ein Gelenk ersetzen. Die Indikation wird insbesondere bei älteren Patienten mit mehrfragmentären, intraartikulären Frakturen gestellt, bei denen durch ein osteosynthetisches Verfahren keine ausreichende Rekonstruktion erreicht werden kann. Endoprothesen haben jedoch nur eine begrenzte Lebensdauer, bei Hüftgelenksendoprothesen liegt diese unter normalen Bedingungen zwischen 15 und 20 Jahren, wobei die Standzeiten zunehmend länger werden aufgrund optimierter Implantatdesigns und Verankerungstechniken. Komplikationen wie eine Prothesenlockerung und ein Prothesenabrieb können im Verlauf zu einem Revisionseingriff führen.

Neben der Einführung winkelstabiler Plattenosteosynthesen adressiert die Augmentation der Implantate mit verschiedenen Biomaterialien das Problem eines Mangels trabekulärer Knochenstruktur. Augmentation versteht man am ehesten als Vergrößerung der Kontaktfläche von Implantat und Knochen. Die Anwendung von Zement als Knochenersatzmaterial kann auch als die Vermehrung der knöchernen bzw. knochenähnlichen Substanz bezeichnet werden. Ziel der Implantatlager-Augmentation ist die Vermeidung von Repositionsverlust, „cut-out“ von Osteosynthesematerial und anderweitiger Implantatdislokationen. Aktuelle Anwendungsgebiete der Zementaugmentation sind insbesondere metaphysäre Frakturen (vornehmlich proximale Humerus- und Femurfrakturen), Vertebro- und Kyphoplastien und die Augmentation von Pedikelschrauben im Rahmen dorsaler Stabilisierungen an der Wirbelsäule. Je nach Anwendungsgebiet sind verschiedene Knochenzemente auf dem Markt verfügbar. Die Liste geeigneter Stoffe erstreckt sich von Calcium-Derivaten über bioaktive Polymere bis hin zum weit verbreiteten PMMA. Aufgrund der durch eine Augmentation verbesserten Stabilität treten die o. g. Osteosynthese-spezifischen Komplikationen seltener auf und sichern eine frühestmögliche vollbelastende Mobilisation ab. Die Entscheidung für oder gegen eine Augmentation bleibt jedoch immer eine Individualentscheidung unter Berücksichtigung der Grunderkrankungen und intraoperativen Knochenqualität. Mögliche Komplikationen, wie eine Leckage des Zementes, gilt es dringend zu vermeiden. Durch die Verwendung wasserlöslicher Kontrastmittel unter Durchleuchtung vor Injektion des Augmentes lässt sich ein Zementmittelaustritt in Gelenke oder den Spinalkanal antizipieren.

Merke

Zur knöchernen Rekonstruktion osteoporotischer Frakturen stehen vielfältige extra- oder intramedulläre Implantate zur Verfügung, deren Knochen-Implantatverankerung u. a. mit PMMA-Knochenzementen augmentiert werden kann. Endoprothetische Frakturversorgungen werden insbesondere dann favorisiert, wenn durch ein osteosynthetisches Verfahren keine ausreichende Rekonstruktion erreicht werden kann.

5.3.4 Sekundäre Frakturprävention und Chancen eines interdisziplinären Behandlungskonzeptes

Neben der Akutversorgung hat auch die Sekundärprävention einen entscheidenden Stellenwert in der Behandlung osteoporotischer Frakturen bei alterstraumatologischen Patienten mit dem Ziel, Folgefrakturen und Komplikationen zu minimieren. Das Vorliegen einer Fragilitätsfraktur ist der größte Risikofaktor für weitere Frakturen, mit wiederum hohen Morbiditäts- und Mortalitätsraten (Edwards et al., 2011). Die Abklärung und ggf. Einleitung einer Osteoporose-Therapie hat daher im klinischen Alltag einen hohen Stellenwert. In der Regel sollte eine Osteoporose-Basistherapie nach Durchführung eines spezifischen Labors bereits während des stationären Aufenthaltes begonnen werden. Daten zeigen, dass bei ausreichend hohem Vitamin D-Spiegel eine signifikant bessere Frakturheilung und eine signifikante Reduktion weiterer Frakturen erreicht werden kann (de Jong et al., 2013). Ebenso ist eine calciumreiche Ernährung z. B. durch milchhaltige Produkte sicherzustellen. Gemäß der aktuellen Leitlinie schließt sich in der Diagnostik der Osteoporose eine Knochendichtemessung mittels Dual Energy X-ray Absorptiometry (DXA) an. Bestenfalls kann bei Bedarf im Verlauf die Einleitung einer spezifischen Osteoporose-Therapie erfolgen. Zur Koordination der Osteoporose-Therapie alterstraumatologischer Patienten wurde in einigen Kliniken ein sog. Fracture Liaison Service (FLS) initiiert. Bei einem FLS handelt es sich um eine durch einen Koordinator organisierte Netzwerkstruktur, welche die individuelle Sicherung der Diagnostik und Behandlung einer Osteoporose über den stationären Aufenthalt hinaus sichern soll.

Der Kerngedanke der alterstraumatologischen Behandlung von älteren Patienten mit osteoporotischen Frakturen ist daher eine individualisierte, interdisziplinäre Versorgung, um eine möglichst ganzheitliche Versorgung zu erreichen und den Erhalt von Alltagsaktivitäten, Gesundheit und Selbstständigkeit dieser Patienten zu sichern. Um eine rasche interdisziplinäre Versorgung der Patienten effektiv umzusetzen, wurden bereits diverse Standard Operating Procedures (SOPs) bzw. Behandlungspfade veröffentlicht. In Deutschland wurde für eine effektive Umsetzung die Initiative „AlterSTraumaZentrum DGU“ durch die AG Alterstraumatologie der Deutschen Gesellschaft für Unfallchirurgie (DGU) ins Leben gerufen. Grundlage der Initiative sind die im „Kriterienkatalog AltersTraumaZentrum DGU“ eindeutig festgelegten qualitätsorientierten Kriterien. Die Anwendung eines derartigen Kataloges im Zertifizierungsverfahren hat zum Ziel, unfallchirurgisch-geriatrische Interdisziplinarität bei der Behandlung des Alterstraumas zu fördern, die Behandlungsqualität und -ergebnisse zu verbessern und mit dem AltersTraumaRegister DGU Daten für die Versorgungsforschung zur Verfügung zu stellen. Neben der chirurgischen Therapie ist eine interdisziplinäre Zusammenarbeit im Sinne eines Co-Management-Modelles unumgänglich. In einem interdisziplinären Team von Chirurgen, Geriatern, Physiotherapeuten, Pflegefachpersonen, Sozialdienstmitarbeitern und weiteren Berufsgruppen können die vielschichtigen Herausforderungen älterer Patienten bestmöglich identifiziert und Folgekomplikation reduziert werden.

Zusammenfassung

Aufgrund unserer immer älter werdenden Bevölkerung wird auch die Zahl an Osteoporose-assoziierten Frakturen zunehmen. Die durch eine Osteoporose reduzierte Knochenqualität impliziert einerseits ein erhöhtes Frakturrisiko, kann andererseits jedoch auch mit einer verzögerten Frakturheilung einhergehen. Zu den häufigsten Frakturentitäten gehören die proximale Femurfraktur, die proximale Humerusfraktur sowie Wirbelkörperfrakturen. Die Therapieansätze bei osteoporotischen Frakturen reichen von einem konservativen Vorgehen über diverse rekonstruktive Verfahren bis hin zum endoprothetischen Gelenkersatz. Durch eine Augmentation mit Knochenzement kann eine erhöhte Stabilität im osteoporotischen Knochen erreicht werden. Neben der Akutversorgung hat auch die sekundäre Frakturprävention mittels Einleitung einer spezifischen Osteoporose-Therapie einen hohen Stellenwert in der Behandlung alterstraumatologischer Patienten. Weiterhin ist eine interdisziplinäre Zusammenarbeit unumgänglich, um eine rasche vollbelastende Mobilisation der Patienten zu erreichen.

Literatur

Abrahamsen, B., van Staa, T., Ariely, R., et al. (2009). Excess mortality following hip fracture: a systematic epidemiological review. *Osteoporosis international: a journal established as result of cooperation between the European Foundation for Osteoporosis and the National Osteoporosis Foundation of the USA*, *20*(10), 1633–1650. https://doi.org/10.1007/s00198-009-0920-3

Ballane, G., Cauley, J. A., Luckey, M. M., et al. (2014). Secular trends in hip fractures worldwide: opposing trends East versus West. *Journal of bone and mineral research: the official journal of the American Society for Bone and Mineral Research*, *29*(8), 1745–1755. https://doi.org/10.1002/jbmr.2218

Benzinger, P., Riem, S., Bauer, J., et al. (2019). Risk of institutionalization following fragility fractures in older people. *Osteoporosis international: a journal established as result of cooperation between the European Foundation for Osteoporosis and the National Osteoporosis Foundation of the USA*, *30*(7), 1363–1370. https://doi.org/10.1007/s00198-019-04922-x

Bopparaju, S., Varon, J., & Surani, S. (2013). Pulmonary embolism with vertebral augmentation procedures. *Case reports in pulmonology*, *2013*, 785307. https://doi.org/10.1155/2013/785307

Borgström, F., Karlsson, L., Ortsäter, G., et al. (2020). Fragility fractures in Europe: burden, management and opportunities. *Archives of osteoporosis*, *15*(1), 59. https://doi.org/10.1007/s11657-020-0706-y

Cauley, J. A., Chalhoub, D., Kassem, A. M., et al. (2014). Geographic and ethnic disparities in osteoporotic fractures. *Nature reviews. Endocrinology*, *10*(6), 338–351. https://doi.org/10.1038/nrendo.2014.51

Cooper, C., Cole, Z. A., Holroyd, C. R., et al. (2011). Secular trends in the incidence of hip and other osteoporotic fractures. *Osteoporosis international: a journal established as result of cooperation between the European Foundation for Osteoporosis and the National Osteoporosis Foundation of the USA*, *22*(5), 1277–1288. https://doi.org/10.1007/s00198-011-1601-6

de Jong, A., Woods, K., Van Gestel, L., et al. (2013). Vitamin D insufficiency in osteoporotic hip fracture patients: rapid substitution therapy with high dose oral cholecalciferol (vitamin D3). *Acta orthopaedica Belgica*, *79*(5), 578–586.

Dezfuli, B., King, J. J., Farmer, K. W., et al. (2016). Outcomes of reverse total shoulder arthroplasty as primary versus revision procedure for proximal humerus fractures. *Journal of shoulder and elbow surgery*, *25*(7), 1133–1137. https://doi.org/10.1016/j.jse.2015.12.002

Dyer, S. M., Crotty, M., Fairhall, N., et al. (2016). A critical review of the long-term disability outcomes following hip fracture. *BMC geriatrics*, *16*(1), 158. https://doi.org/10.1186/s12877-016-0332-0

Edwards, B. J., Koval, K., Bunta, A. D., et al. (2011). Addressing secondary prevention of osteoporosis in fracture care: follow-up to „own the bone“. *The Journal of bone and joint surgery. American volume*, *93*(15), e87. https://doi.org/10.2106/JBJS.I.00540

Elder, B. D., Lo, S. F., Holmes, C., et al. (2015). The biomechanics of pedicle screw augmentation with cement. *The spine journal: official journal of the North American Spine Society*, *15*(6), 1432–1445. https://doi.org/10.1016/j.spinee.2015.03.016

Fried, L. P., Tangen, C. M., Walston, J., et al. (2001). Frailty in older adults: evidence for a phenotype. *The journals of gerontology. Series A, Biological sciences and medical sciences*, *56*(3), M146–M156. https://doi.org/10.1093/gerona/56.3.m146

Icks, A., Haastert, B., Wildner, M., et al. (2008). Trend of hip fracture incidence in Germany 1995-2004: a population-based study. *Osteoporosis international: a journal established as result of cooperation between the European Foundation for Osteoporosis and the National Osteoporosis Foundation of the USA*, *19*(8), 1139–1145. https://doi.org/10.1007/s00198-007-0534-6

Icks, A., Arend, W., Becker, C., et al. (2013). Incidence of hip fractures in Germany, 1995-2010. *Archives of osteoporosis*, *8*, 140. https://doi.org/10.1007/s11657-013-0140-5

Inngul, C., Hedbeck, C. J., Blomfeldt, R., et al. (2013). Unipolar hemiarthroplasty versus bipolar hemiarthroplasty in patients with displaced femoral neck fractures: a four-year follow-up of a randomised controlled trial. *International orthopaedics*, *37*(12), 2457–2464. https://doi.org/10.1007/s00264-013-2117-9

Johansson, H., Siggeirsdóttir, K., Harvey, N. C., et al. (2017). Imminent risk of fracture after fracture. *Osteoporosis international: a journal established as result of cooperation between the European Foundation for Osteoporosis and the National Osteoporosis Foundation of the USA*, *28*(3), 775–780. https://doi.org/10.1007/s00198-016-3868-0

Johnell, O., & Kanis, J. A. (2006). An estimate of the worldwide prevalence and disability associated with osteoporotic fractures. *Osteoporosis international: a journal established as result of cooperation between the European Foundation for Osteoporosis and the National Osteoporosis Foundation of the USA*, *17*(12), 1726–1733. https://doi.org/10.1007/s00198-006-0172-4

Kammerlander, C., Erhart, S., Doshi, H., et al. (2013). Principles of osteoporotic fracture treatment. *Best practice & research. Clinical rheumatology*, *27*(6), 757–769. https://doi.org/10.1016/j.berh.2014.02.005

Kanis, J. A., Oden, A., Johnell, O., et al. (2003). The components of excess mortality after hip fracture. *Bone*, *32*(5), 468–473. https://doi.org/10.1016/s8756-3282(03)00061-9

Katthagen, J. C., Lutz, O., Voigt, C., et al. (2018). Cement augmentation of humeral head screws reduces early implant-related complications after locked plating of proximal humeral fractures. *Obere extremitat*, *13*(2), 123–129. https://doi.org/10.1007/s11678-018-0440-x

Kaya, N., Märdian, S., Schwabe, P., et al. (2017). Treatment of Geriatric Proximal Humerus Fractures: Indications and Outcome. Léčení geriatrických zlomenin proximálního humeru: indikace a výsledky. *Acta chirurgiae orthopaedicae et traumatologiae Cechoslovaca*, *84*(6), 418–423.

Magaziner, J., Hawkes, W., Hebel, J. R., et al. (2000). Recovery from hip fracture in eight areas of function. *The journals of gerontology. Series A, Biological sciences and medical sciences*, *55*(9), M498–M507. https://doi.org/10.1093/gerona/55.9.m498

Marks R. (2010). Hip fracture epidemiological trends, outcomes, and risk factors, 1970-2009. *International journal of general medicine*, *3*, 1–17.

Morley, J. E., Anker, S. D., & von Haehling, S. (2014). Prevalence, incidence, and clinical impact of sarcopenia: facts, numbers, and epidemiology-update 2014. *Journal of cachexia, sarcopenia and muscle*, *5*(4), 253–259. https://doi.org/10.1007/s13539-014-0161-y

Pfeufer, D., Zeller, A., Mehaffey, S., et al. (2019). Weight-bearing restrictions reduce postoperative mobility in elderly hip fracture patients. *Archives of orthopaedic and trauma surgery*, *139*(9), 1253–1259. https://doi.org/10.1007/s00402-019-03193-9

Rapp, K., Lamb, S. E., Klenk, J., et al. (2009). Fractures after nursing home admission: incidence and potential consequences. *Osteoporosis international: a journal established as result of cooperation between the European Foundation for Osteoporosis and the National Osteoporosis Foundation of the USA*, *20*(10), 1775–1783. https://doi.org/10.1007/s00198-009-0852-y

Rapp, K., Becker, C., Cameron, I. D., et al. (2012). Femoral fracture rates in people with and without disability. *Age and ageing*, *41*(5), 653–658. https://doi.org/10.1093/ageing/afs044

Rapp, K., Cameron, I. D., Becker, C., et al. (2013). Femoral fracture rates after discharge from the hospital to the community. *Journal of bone and mineral research: the official journal of the American Society for Bone and Mineral Research*, *28*(4), 821–827. https://doi.org/10.1002/jbmr.1809

Rapp, K., Rothenbacher, D., Magaziner, J., et al. (2015). Risk of Nursing Home Admission After Femoral Fracture Compared With Stroke, Myocardial Infarction, and Pneumonia. *Journal of the American Medical Directors Association*, *16*(8), 715.e7–715.e12. https://doi.org/10.1016/j.jamda.2015.05.013

Rommens, P. M., & Hofmann, A. (2013). Comprehensive classification of fragility fractures of the pelvic ring: Recommendations for surgical treatment. *Injury*, *44*(12), 1733–1744. https://doi.org/10.1016/j.injury.2013.06.023

Rußow, G., Schütz, M., & Berner, A. (2019). Winkelstabile Plattenosteosynthese. *OP-JOURNAL*, *35*(01), 20-26.

Schnake, K. J., Blattert, T. R., Hahn, P., et al. (2018). Classification of Osteoporotic Thoracolumbar Spine Fractures: Recommendations of the Spine Section of the German Society for Orthopaedics and Trauma (DGOU). *Global spine journal*, *8*(2 Suppl), 46S–49S. https://doi.org/10.1177/2192568217717972

Sirniö, K., Leppilahti, J., Ohtonen, P., et al. (2019). Early palmar plate fixation of distal radius fractures may benefit patients aged 50 years or older: a randomized trial comparing 2 different treatment protocols. *Acta orthopaedica*, *90*(2), 123–128. https://doi.org/10.1080/17453674.2018.1561614

Siu, A. L., Penrod, J. D., Boockvar, K. S., et al. (2006). Early ambulation after hip fracture: effects on function and mortality. *Archives of internal medicine*, *166*(7), 766–771. https://doi.org/10.1001/archinte.166.7.766

Youm, T., Koval, K. J., Kummer F. J., et al. (1999). Do all hip fractures result from a fall? *American journal of orthopedics (Belle Mead, N.J.)*, *28*(3), 190–194.

Zeckey, C., Späth, A., Kieslich, S., et al. (2020). Early Mobilization Versus Splinting After Surgical Management of Distal Radius Fractures. *Deutsches Ärzteblatt international*, *117*(26), 445–451. https://doi.org/10.3238/arztebl.2020.0445

5.4 Arthrose

Karsten Dreinhöfer

5.4.1 Einführung

Weltweit sind Muskel- und Skeletterkrankungen die führende Ursache für körperliche Funktionseinschränkungen, chronische Schmerzen und Verlust an Lebensqualität. Insbesondere die älter werdende Bevölkerung leidet an einer oder sogar mehreren muskuloskelettalen Erkrankungen (MSK), hier liegen die höchsten Prävalenzen mit 63,7 % bei Frauen und 45,8 % bei Männern in der Altersgruppe 75 Jahre und älter. Im Vordergrund der Beschwerden stehen degenerative Gelenkerkrankungen, Rückenschmerzen und Osteoporose (Briggs et al., 2018; Hawker & King, 2022; ▸ Abb. 5.4.1).

Die Arthrose ist eine chronische Erkrankung und betrifft vor allem Knie, Hüft- und Schultergelenke sowie Finger- und Wirbelgelenke. Manche Betroffene haben über viele Jahre nur in einem Gelenk Beschwerden, viele andere in mehreren Gelenken. Die Arthrose verläuft häufig wellenförmig: sogenannte „Aktivierungen" mit vermehrten Schmerzen und Anschwellen werden gefolgt von einer spontanen vorübergehenden Verbesserung. Insgesamt ist der Verlauf allerdings schleichend progredient und geht mit unterschiedlich ausgeprägten Gelenkschmerzen, Funktionsstörung und verminderter Lebensqualität einher (Katz et al., 2021).

Das typische pathologische Korrelat ist der Knorpelverlust im Gelenk mit den knöchernen Veränderungen (Osteophyten, Zysten) und der Verhärtung am subchondralen Knochen. Tatsächlich liegt aber eine Erkrankung des gesamten Gelenkes vor, so sind die Synovialschleimhaut, die Gelenkkapsel, aber auch die Bänder, Menisken und periartikulären Muskeln verändert (Katz et al., 2021).

Der größte biologische Risikofaktor ist das Alter. Veränderungen im Kollagennetzwerk, eine vermehrte Glykosylierung von Proteinen, eine reduzierte Zellregeneration und eine vermehrte Apoptose können zur Versteifung des Gewebes und zu reduzierter Funktionalität führen. Zudem spielen Entzündungsprozesse eine wesentliche Rolle. Möglicherweise getriggert durch Mikrotraumen kommt es durch gelöste Kristall-, Knorpel- und Meniskusanteile zu einer ausgeprägten Synovitis. Diese wiederum führt zu Gelenkerguss, Schwellung und vor allem nächtlichen Schmerzen. Möglicherweise sind entzündungshemmende Reaktionen wie eine vermehrte Interleukin-10-Produktion im Alter nicht mehr ausreichend aktiv (Hawker & King, 2022).

Merke

Die Arthrose ist eine multifaktorielle Erkrankung, ursächlich sind vor allem biologische und biomechanische Faktoren.

Im biomechanischen Bereich stehen vor allem Fehl- und Überbelastungen im Vordergrund: Der bedeutendste beinflussbare Faktor ist die Überlastung der Gelenke aufgrund von Adipositas. Das Lebenszeitrisiko, eine symptomatische Kniegelenksarthrose zu bekommen, ist um den Faktor 3 bzw. 5 erhöht, sofern der BMI statt 25 kg/m^2 größer als 30 bzw. 35 kg/m^2 beträgt. In letzter Zeit konnten auch vermehrte Assoziationen zwischen Adipositas und Arthrose der Hüfte und der Hände festgestellt werden. Dies weist auf eine additive entzündliche Komponente des Risikofaktors Adipositas hin, möglicherweise aufgrund erhöhter Leptinwerte (Krasselt et al., 2022).

Ausgeprägte Beinfehlformen (O- und X- Bein) führen zu einer vermehrten Belastung in einem kleineren Areal des Kniegelenkes, eine Pfannendysplasie bedingt das gleiche Problem an der Hüfte. Traumatische intraartikuläre Veränderungen (z. B. Fraktur, Meniskus- oder Labrumschaden, Kreuzbandruptur, Knorpelkontusionen) können zu Inkongruenzen und Fehlbelastungen führen, schwere körperliche Arbeit oder übermäßiger Sport können zu einer Überlastung führen. Im fortgeschrittenen Alter kommt es häufig zu Muskelatrophie bzw. Sarkopenie. Die verminderte Muskelmasse führt zu einer vermehrten Gelenkinstabilität, häufig begleitet von Bandinstabilität und im Alter reduzierter Propriorezeption. Diese Kombination kann wiederum zu Mikrotraumen führen, die erneut die Kaskade auslösen (Kurth, 2021).

5.4.2 Epidemiologie und Verlauf

Die Arthrose gilt weltweit als häufigste Gelenkerkrankung. Der Gelenkverschleiß ist vor allem eine Erkrankung der zweiten Lebenshälfte und tritt bei Frauen häufiger als bei Männern auf (Dreinhöfer & Becker, 2021).

Die weltweite Prävalenz liegt bei 3.700/100.000 Einwohnern und die Inzidenz bei 181/100.000 Einwohnern. Aufgrund des demografischen Wandels hat die Häufigkeit deutlich zugenommen, in den letzten 30 Jahren allein um 9,3 bzw. 8,2 % (Safiri et al., 2020).

In Europa wurden 2019 mehr als 63 Millionen Europäer aufgrund einer Arthrose ärztlich behandelt, 40 Millionen am Knie, 21 Millionen an der Hand, 6.7 Millionen im Bereich der Hüfte und weitere 8 Millionen in anderen Regionen. Die jährliche Inzidenz liegt bei 4.8 Millionen (Dreinhöfer & Watfa Watfa, 2022). In Deutschland ist bei den über 65-Jährigen fast jede zweite Frau und fast jeder dritte Mann betroffen (Fuchs et al., 2017).

Die Weltgesundheitsorganisation (WHO) berechnet die Krankheitslast auf Bevölkerungsebene unter anderem nach den mit einer Behinderung bzw. Einschränkung verbrachten Jahren (years lived with disability, YLD). In Deutschland dominieren die Erkrankungen und Verletzungen der Haltungs- und Bewegungsorgane bei diesem Maß der chronischen Krankheiten, die mit erheblichen Einschränkungen, aber nicht tödlich verlaufen. Die Gruppe der MSK-Erkrankungen allein ist in der Gesamtbevölkerung für ein Drittel aller YLDs verantwortlich, Verletzungen für weitere ca. 10 % (Dreinhöfer & Becker, 2021) (▸ Tab. 5.4.1).

In Deutschland gaben im Telefonsurvey DEGS1 20,3 % der Personen zwischen 18 und 79 Jahren an, dass eine Arthrose ärztlich festgestellt worden war, das entspricht

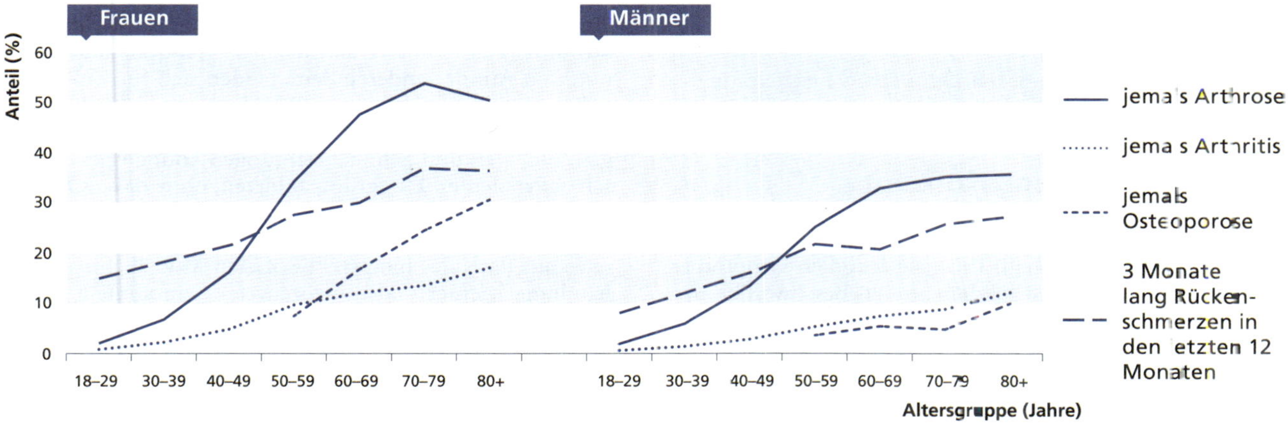

Abb. 5.4.1: Prävalenz häufiger muskuloskelettaler Erkrankungen in Deutschland (RKI, 2015, S. 70)

Tab. 5.4.1: Krankheitslast – years lived with disability (YLD) in Deutschland (eigene Berechnungen nach Global Health Estimates, 2020)

	Frauen			Männer			Gesamt		
	50–59	60–69	70+	50–59	60–69	70+	50–59	60–69	70+
Muskuloskelettale Erkrankungen	237,8	227,6	319,7	168,8	146,9	172,8	406,5	374,5	492,5
Sinnesorgane	54,2	77,1	283,9	60,9	77,5	196,7	115,1	154,7	480,6
Neurologische Erkrankungen	79,1	59,8	275,6	48,3	40,3	144,1	127,3	100,2	419,7
Kardiovaskuläre Erkrankungen	25,8	47,4	188,0	33,4	60,4	154,7	59,1	107,8	342,7
Diabetes mellitus	64,1	92,8	188,0	81,3	101,6	151,6	145,3	194,3	339,6
Stürze	42,1	47,4	190,4	48,5	44,3	89,8	90,6	91,7	280,2
Psychische und Verhaltensstörungen	200,7	147,1	172,0	177,5	117,7	103,2	378,2	264,8	275,1
Atemwegserkrankungen	46,3	51,3	145,7	39,5	47,2	107,7	85,7	98,6	253,4
Krebserkrankungen	22,6	29,7	64,7	20,8	39,1	80,5	43,3	68,7	145,1

etwa 12 Millionen Personen. Etwa jede vierte Frau und jeder sechste Mann erkrankt im Laufe des Lebens an einer Arthrose. Bis zum 50. Lebensjahr sind nur relativ wenige betroffen, 15 % der Frauen und 13 % der Männer. Nach dem 60. Lebensjahr gibt bereits jede dritte Frau und jeder vierte Mann eine Arthrose an, bei den 70-79-Jährigen 50 % der Frauen und 33 % der Männer. Am häufigsten (50 %) sind bei den Männern und Frauen das Knie betroffen, bei 25 % das Hüftgelenk. Die Knie- und Fingergelenke sind bei Frauen wesentlich häufiger als bei Männern erkrankt, die Hüftgelenke sind bei beiden Geschlechtern etwa gleich häufig betroffen (Fuchs et al., 2017).

Vor allem Arthrosen der Hüft- und Kniegelenke führen zu einer Einschränkung der Gehfähigkeit: In der EU-27 haben basierend auf Untersuchungen von EUROSTAT nahezu ein Viertel aller Frauen und 15 % der Männer über 65 Jahre erhebliche Beschwerden und Einschränkungen (Dreinhöfer & Becker, 2021).

Merke

In der EU haben ein Viertel aller Frauen und 15 % der Männer über 65 Jahre aufgrund einer Arthrose erhebliche Beschwerden und Einschränkungen der Gehfähigkeit.

Diese eingeschränkte physische Aktivität hat sicherlich auch eine große Bedeutung für die Entwicklung und Ausprägung weiterer Erkrankungen. Hierbei stehen kardiometabolische und psychische Krankheiten im Vordergrund. So ist das Risiko für die Entwicklung von Diabetes mellitus Typ 2 bei Patienten mit Osteoarthrose um 40 % erhöht, das Risiko, eine kardiovaskuläre Todesursache zu haben, um 21 % erhöht. Im psychischen Bereich sind Depressionen und Ängste bei Patienten mit Osteoarthrose 20 % häufiger und ausgeprägter, sicherlich zum Teil durch die Befürchtung, die Selbstständigkeit zu verlieren (Hawker & King, 2022).

5.4.3 Diagnosestellung

Es gibt nicht ein klassisches Diagnosekriterium, die Diagnose basiert vielmehr auf dem klinischen Erscheinungsbild und den pathognomonischen radiologischen Befunden (Gelenkspaltverschmälerung, subchondrale Sklerose, Osteophyten und Zysten). Mit komplexeren Methoden wie MRT oder sogar Arthroskopie lassen sich weitere Veränderungen differenzierter untersuchen und beschreiben – sie haben aber zumeist keine wesentliche additive Information für die Festlegung des weiteren Procederes.

Merke

Die Diagnose basiert auf dem klinischen Erscheinungsbild und den radiologischen Befunden.

5.4.4 Behandlungskonzept

Eine krankheitsmodifizierende Therapie der Arthrose gibt es bis heute nicht. Deshalb kann sie lediglich symptomatisch sein und sollte sich folglich an den Beschwerden des individuellen Patienten und seinen Anforderungen orientieren – unter Berücksichtigung der potenziellen Komplikationen gerade beim Älteren.

Als Behandlungsziele stehen Schmerzreduktion, Erhalt oder Wiedergewinnung von Mobilität und Funktionsfähigkeit und damit verbesserte Partizipation im Vordergrund. Es existieren gute evidenzbasierte internationale und nationale Leitlinien, die im Wesentlichen ein therapeutisches Stufenkonzept anraten (Katz et al., 2021).

Merke

Ein stufenweises Behandlungskonzept orientiert sich an Beschwerden und Anforderungen des individuellen Patienten. Behandlungsziele sind Schmerzreduktion, Mobilität und Funktionsfähigkeit.

5.4.5 Behandlung

Im Wesentlichen unterscheidet man zwischen vier verschiedenen Therapieoptionen. Internationale (AAOS, ACR, OARSI) (Bannuru et al., 2019; Kolasinski et al., 2020; Brophy et al., 2022) und nationale Leitlinien der Deutschen Gesellschaft für Orthopädie und Unfallchirurgie (DGOU, 2018, 2019) haben in den letzten Jahren dazu relativ eindeutig Stellung bezogen:

1. Konservativ

Insbesondere bei den das Körpergewicht tragenden Gelenken der unteren Extremität steht die Gewichtsabnahme im Vordergrund. Eine Reduktion des Körpergewichtes um 5 % kann sich bereits positiv auswirken, langfristig sollte mindestens eine Reduktion um 10 % angestrebt werden. Eine 20%-ige Reduktion kann zu einer weiteren Schmerzreduktion und Verbesserung der Gelenkfunktion sowie einer Steigerung der Lebensqualität führen (Messier et al., 2018).

Körperliche Aktivität hat einen sehr positiven Effekt auf die Funktionsfähigkeit der Gelenke. Insbesondere eine Kombination aus Kraft- und Ausdauertraining ist zu empfehlen, solange sie gelenkentlastend durchgeführt wird. Dafür bietet sich insbesondere die Wassergymnastik an, alternativ Radfahren, Nordic Walking und Skilanglauf. Auch Tai Chi, Yoga und Gleichgewichtstraining haben gute Effekte gezeigt. Die Durchführung unter professioneller Anleitung von Physiotherapeuten, Ergotherapeuten und Sportwissenschaftlern bietet sicherlich Vorteile (Uthmann et al., 2013).

Die deutschen Leitlinien verweisen auf positive Effekte von transkutaner elektrischer Nervenstimulation (TENS), Lasertherapie in Kombination mit Bewegungstherapie, Stromtherapie, Stoßwellentherapie, Traktion und Akupunktur. Auf der anderen Seite fanden sich für viele Maßnahmen keine Evidenzen, z. B. Vibrations- oder Infrarottherapie (DGOU, 2018). Hilfsmittel wie Orthesen, Bandagen, Einlagen und Schuhzurichtungen können bei spezifischen Problemen Linderung anbieten, ohne dass es hierfür eindeutige Evidenzen gibt (Nehrer et al., 2021).

Grundsätzlich scheinen sich multimodale Therapieansätze auf Basis des bio-psycho-sozialen Modells für die Behandlung leichter und mittelschwerer Symptome anzubieten. Hierzu gehören auch Maßnahmen zur Verhaltensänderung, zum Gewichtsmanagement und zum Selbstmanagement. Diese können ggf. im ambulanten oder stationären Setting einer Rehabilitationsklinik wahrgenommen werden.

Merke

Konservative Behandlungsansätze sind multimodal und umfassen u. a. Gewichtsmanagement, körperliche Aktivität, physiotherapeutische und physikalische Maßnahmen unterstützt durch analgetische und antiphlogistische Medikamente.

2. Pharmakologisch

Bei Schmerzen und ggf. Schwellung werden am häufigsten und zumeist sehr effizient nichtsteroidale Antirheumatika (NSAR) eingesetzt, die sowohl antiphlogistisch als auch analgetisch wirken (Machado et al., 2021). Allerdings ist gerade beim Älteren insbesondere bei langfristiger oraler Einnahme mit erheblichen Nebenwirkungen (kardiovaskulär, renal, hepatisch und gastrointestinal) zu rechnen (FORTA-Klassifikation Kategorie D). Jede dritte Krankenhausaufnahme aufgrund einer unerwünschten Arzneimittelwirkung (UAW) beim Älteren scheint aufgrund von NSAR-Einnahmen zu erfolgen (Gosch et al., 2021).

Aus diesem Grund werden insbesondere bei Knieschmerzen oder bei Arthrose in kleinen Gelenken der oberen oder unteren Extremität topische NSAR empfohlen, die eine überlegene Wirksamkeit bei zumeist überschaubarem Nebenwirkungsprofil haben (Zeng et al., 2018).

Sofern dies nicht ausreichend ist, kann die orale Applikation von NSAR oder Cox-2-Hemmern erwogen werden, die in etwa ein vergleichbares Risk-Benefit-Profil haben. Allerdings sollte sich die Applikation auf die akute Phase beschränken, eine Dauertherapie sollte vermieden werden (Machado et al., 2021).

Als Alternative kann Paracetamol eingesetzt werden, das allerdings weniger effektiv als NSAR ist und bei Lebererkrankungen vermieden werden soll. Während einige internationale Leitlinien diese Option anbieten, sehen die deutschen hierzu keine Indikation (Katz et al., 2021).

Die Wirkung von Opiaten ist bei der Indikation Arthrose offenbar nur gering besser als Placebo und nicht besser als bei NSAR. Dennoch erhalten 20 % der Arthrosepatienten diese Medikamente, am häufigsten Tramadol. Die S2k-Leitlinie zur Gonarthrose stellt fest, dass der kurzfristige Einsatz von schwachen Opioiden bei nicht operablen Patienten oder bei Patienten, die für kurze Zeit bis zu einer Operation begleitet werden, sinnvoll sein kann (DGOU, 2018)- In der LONTS-Leitlinie wird die Anwendung opioidhaltiger Analgetika bei Patienten mit Arthroseschmerzen auf sechs Monate und auf folgende klinische Konstellationen beschränkt: Gelenkersatz nicht möglich oder von Patienten nicht gewünscht, Versagen nichtmedikamentöser Therapien sowie Wirkungslosigkeit bzw. Kontraindikationen anderer Analgetika (Häuser et al., 2020).

Bei starken Schmerzen und ausgeprägter Schwellung kann eine intraartikuläre Glukokortikoid-Injektion eine deutliche Linderung bringen. Dies sollte aber je Gelenk auf maximal drei Injektionen pro Jahr begrenzt sein (Katz et al., 2021; Brophy et al., 2022).

Alternativ kann die Injektion von Hyaluronsäure erwogen werden, deren symptomatischer Nutzen für einige Wochen bis Monate ohne die bekannten Nebenwirkungen der intraartikulären Glukokortikoide einhergeht (Altmann et al., 2019).

Frei verkäufliche Nahrungsergänzungsmittel werden in großer Breite angeboten. Hierzu ist die Evidenzlage eingeschränkt, gewinnt aber in den letzten Jahren an Substanz. Chondroitinsulfat wird als symptommodifizierendes Substrat eingeordnet, Glucosamin und Diacerin als strukturmodifizierendes Präparat. Weitere hochfrequent eingesetzte und frei verkäufliche Präparate mit lediglich eingeschränkter Evidenz sind Vitamin D, Curcuma, Ingwer und Harpgophytum (Teufelskralle). Aufgrund der Nicht-Berücksichtigung in den Leitlinien wird auf eine weitere Diskussion verzichtet (Kurth, 2021).

3. Alternative Behandlungsmethoden

Die nachfolgend genannten Behandlungsmethoden sind relativ weit verbreitet, das Evidenzlevel noch relativ gering und die Berücksichtigung in den Leitlinien eingeschränkt. Hierzu zählen die Autologe Chondrozyten- Transplantation (ACT) bei Knorpeldefekten im Kniegelenk, die Injektion von Autologen Mesenchymalen Stammzellen (MSC) und/oder von Plättchenreichem Plasma (PRP). Ein Einsatz beim älteren Patienten wird gegenwärtig überwiegend skeptisch beurteilt (Katz et al., 2021; Brophy et al., 2022).

4. Operativ

Sollten Schmerzen und Funktionseinschränkungen trotz adäquater konservativer Therapie über einen längeren Zeitraum weiterhin erhebliche Probleme für den Patienten bringen, bietet es sich an, eine operative Versorgung zu überlegen. Gelenkerhaltene Maßnahmen wir Arthroskopien oder Umstellungsoperationen, die bei Jüngeren ggf. zur Diskussion stehen, sind im geriatrischen Bereich sehr selten indiziert.

Heutzutage ist der Einbau von künstlichen Hüft- und Kniegelenken ein sehr häufig durchgeführter Routineeingriff: im Jahr 2021 wurden mehr als 230.000 Hüft- und 170.000 Knieprothesen eingebaut. Mehr als 90 % der Hüft-Totalendoprothese (HTEP)- und mehr als 80 % der Knie-Totalendoprothese (KTEP)-Patienten sind nach Abschluss der Heilung und der Rehabilitation beschwerdefrei, für die allerdings drei bis sechs Monate eingerechnet werden sollten. Damit gehören diese Eingriffe zu den effektivsten und kosteneffektivsten operativen Eingriffen. Mehr als 85 % der Hüftendoprothesen und mehr als 90 % der Knieendoprothesen verbleiben länger als 20 Jahre im Körper, nur bei einer geringen Zahl ist eine Wechseloperation notwendig.

Die Operationsrisiken sind gering – die Letalität liegt weit unter 1 %, die Komplikationsrate beträgt in den ersten drei Monaten postoperativ 3–5 % (Günther et al., 2021).

Entscheidend für eine möglichst hohe Patientenzufriedenheit ist die richtige Indikationsstellung. Hierzu haben die wissenschaftlichen Fachgesellschaften in einem umfassenden Prozess unter Einbeziehung verschiedenster Experten und Patienten „Evidenz- und konsensbasierte Indikationskriterien (EKIT)“ entwickelt:

Grundsätzlich sollte die Entscheidung zur Operation von Patient und Operateur gemeinsam getroffen werden, wenn der zu erwartende Nutzen der Therapie die möglichen Risiken überwiegt.

Eine HTEP-Operation soll nur bei radiologisch nachgewiesener fortgeschrittener Coxarthrose, nach vorangegangener konservativer Therapie über mindestens drei Monate sowie bei hohem subjektivem Leidensdruck aufgrund der hüftbezogenen Beschwerden vorgenommen werden. Mögliche Kontraindikationen sind nicht ausgeheilte Infektionen, akute oder chronische Begleiterkrankungen und ein Body-Mass-Index (BMI) ≥ 40 kg/m² (Günther et al., 2021).

Für die KTEP-Operation sind folgende Indikationskriterien definiert: Knieschmerz, Nachweis eines Strukturschadens, Versagen leitliniengerechter konservativer Therapiemaßnahmen über mindestens drei Monate, auf die Kniegelenkerkrankung bezogene Einschränkung der Lebensqualität und subjektiver Leidensdruck. Als relative Kontraindikationen wurden eine deutlich verkürzte Lebenserwartung aufgrund von Begleiterkrankungen und ein BMI ≥ 40, als absolute Kontraindikationen eine floride Infektion sowie allgemeine Kontraindikationen gegen einen operativen Eingriff konsentiert (Lützner et al., 2018).

Zudem wird empfohlen, mindestens einen Monat vor der Operation den Nikotinkonsum zu beenden. Bei Patienten mit Diabetes mellitus sollte präoperativ ein HbA1c-Wert von < 8 % angestrebt werden. Es wird empfohlen, das Gewicht auf einen BMI < 30 kg/m² zu reduzieren

Grundsätzlich wird eine partizipative Entscheidungsfindung empfohlen, wobei die individuellen Therapieziele der Patienten im Hinblick auf die Operation, den postoperativen Verlauf und das Behandlungsergebnis durch den Operateur erfragt, hinsichtlich Realisierbarkeit besprochen und anschließend dokumentiert werden sollten.

Merke

Evidenz- und konsensbasierte Indikationskriterien zur Operation werden empfohlen

Zusammenfassung

Die Arthrose ist eine sehr häufige chronische, multifaktorielle Erkrankung, die vor allem Ältere betrifft. Überproportional sind ältere Frauen und Personen mit Übergewicht betroffen. Zudem haben die Betroffenen überdurchschnittlich häufig Diabetes mellitus Typ 2, kardiovaskuläre Erkrankungen und Depressionen. Die wesentlichen Symptome sind Schmerz und Funktionseinschränkung. Dadurch kommt es zu einer Einschränkung der Beteiligung am öffentlichen und privaten Leben, zu einer Beeinträchtigung der Schlafqualität, zu depressiven Verstimmungen und damit zu einer Einschränkung der Lebensqualität und der Möglichkeit, die Komorbiditäten adäquat anzugehen.

Ein stufenweises Behandlungskonzept orientiert sich an den Beschwerden und Erwartungen der Betroffenen. In frühen Phasen sind vor allem Bewegungstherapie, leichte Schmerzmittel und physikalische Maßnahmen die Therapie der Wahl. Bei ausgeprägten Symptomen können für einen kurzen bis mittelfristigen Zeitraum stärkere Schmerzmittel eingesetzt werden. Bei länger anhaltenden Beschwerden, die zu wesentlichen Einschränkungen führen, ist eine operative Maßnahme die Therapie der Wahl. Künstliche Gelenkersätze (Endoprothesen) sind sehr effektive Maßnahmen, um die Grundlagen für eine schmerzfreie Funktionsfähigkeit über einen langen Zeitraum wiederherzustellen.

Literatur

Altman, R., Bedi, A., Manjoo, A., et al. (2019). Anti-Inflammatory Effects of Intra-Articular Hyaluronic Acid: A Systematic Review. *Cartilage*, *10*(1), 43–52. https://doi.org/10.1177/1947603517749919

Bannuru, R. R., Osani, M. C., Vaysbrot, E. E., et al. (2019). OARSI guidelines for the non-surgical management of knee, hip, and polyarticular osteoarthritis. *Osteoarthritis and cartilage*, *27*(11), 1578–1589. https://doi.org/10.1016/j.joca.2019.06.011

Briggs, A. M., Woolf, A. D., Dreinhöfer, K., et al. (2018). Reducing the global burden of musculoskeletal conditions. *Bulletin of the World Health Organization*, *96*(5), 366–368. https://doi.org/10.2471/BLT.17.204891

Brophy, R. H., & Fillingham, Y. A. (2022). AAOS Clinical Practice Guideline Summary: Management of Osteoarthritis of the Knee (Nonarthroplasty), Third Edition. *The Journal of the American Academy of Orthopaedic Surgeons*, *30*(9), e721–e729. https://doi.org/10.5435/JAAOS-D-21-01233

Deutsche Gesellschaft für Orthopädie und Unfallchirurgie (DGOU), (2018). S2k-Leitlinie Gonarthrose (Registernummer 187-050). https://register.awmf.org/assets/guidelines/033-004l_S2k_Gonarthrose_2018-01_1-verlaengert_01.pdf, Zugriff am 3.1.2023

Deutsche Gesellschaft für Orthopädie und Unfallchirurgie (DGOU), (2019). S2k-Leitlinie Coxarthrose (Registernummer 187-049). https://register.awmf.org/assets/guidelines/033-001l_S2k_Koxarthrose_2019-07_1_01.pdf, Zugriff am 3.1.2023

Dreinhöfer, K.E., & Becker, C. (2021) Herausforderungen in der Betreuung orthogeriatrischer Patienten. In: Liener, U.; Becker, C.; Rapp et al. *Weißbuch Alterstraumatologie und Orthogeriatrie*. Kohlhammer Verlag pp. 53–61.

Dreinhöfer, K.E., & Watfa, N. W. (2021). The Burden. In: Verhaar, J.A.N., Kjærsgaard-Andersen, P., Limb, D., et al. (ed.): *The EFORT White Book: „Orthopaedics and Traumatology in Europe"*. Lowestoft (UK), Dennis Barber Ltd.

Fuchs, J., Kuhnert, R., & Scheidt-Nave, C. (2017). 12-Monats-Prävalenz von Arthrose in Deutschland. *Journal of Health Monitoring*, *2*(3), 55–60.

Global Health Estimates (2020). Disease burden by Cause, Age, Sex, by Country and by Region, 2000–2019. Geneva, World Health Organization.

Gosch, M., Pils, K., Venkat, S., et al. (2021). Aspekte der multimodalen Schmerztherapie im Alter [Aspects of multimodal pain therapy in old age]. *Zeitschrift fur Gerontologie und Geriatrie*, *54*(8), 823–832. https://doi.org/10.1007/s00391-021-01952-1

Günther, K. P., Deckert, S., Lützner, C., et al. (2021). Hüfttotalendoprothese bei Coxarthrose—Evidenzbasierte und Patientenorientierte Indikationsstellung. *Dtsch Arztebl Int*, *118*, 737738.

Häuser, W., Bock, F., Hüppe, M., et al. (2020). Empfehlungen der zweiten Aktualisierung der Leitlinie LONTS: Langzeitanwendung von Opioiden bei chronischen nicht-tumorbedingten Schmerzen [Recommendations of the second update of the LONTS guidelines: Long-term opioid therapy for chronic noncancer pain]. *Schmerz (Berlin, Germany)*, *34*(3), 204–244. https://doi.org/10.1007/s00482-020-00472-y

Hawker, G. A., & King, L. K. (2022). The Burden of Osteoarthritis in Older Adults. *Clinics in geriatric medicine*, *38*(2), 181–192. https://doi.org/10.1016/j.cger.2021.11.005

Katz, J. N., Arant, K. R., & Loeser, R. F. (2021). Diagnosis and Treatment of Hip and Knee Osteoarthritis: A Review. *JAMA*, *325*(6), 568–578. https://doi.org/10.1001/jama.2020.22171

Kolasinski, S. L., Neogi, T., Hochberg, M. C., et al. (2020). 2019 American College of Rheumatology/Arthritis Foundation Guideline for the Management of Osteoarthritis of the Hand, Hip, and Knee. *Arthritis & rheumatology (Hoboken, N.J.)*, *72*(2), 220–233. https://doi.org/10.1002/art.41142

Krasselt, M., & Baerwald, C. (2022). Arthrose–neue therapeutische Ansätze. *DMW-Deutsche Medizinische Wochenschrift*, *147*(06), 344-348.

Kurth, A. A. (2021). Arthrose–Ursachen und Therapie 2021. *Osteologie*, *30*(01), 33–48.

Lützner, J., Lange, T., Schmitt, J., et al. (2018). S2k-Leitlinie: Indikation Knieendoprothese: Evidenz- und konsensbasierte Indikationsstellung in der Knie-Endoprothetik (EKIT-Knie) [The S2k guideline: Indications for knee endoprosthesis: Evidence and consent-based indications for total knee arthroplasty]. *Der Orthopade*, *47*(9), 777–781. https://doi.org/10.1007/s00132-018-3612-x

Machado, G. C., Abdel-Shaheed, C., Underwood, M., et al. (2021). Non-steroidal anti-inflammatory drugs (NSAIDs) for musculoskeletal pain. *BMJ (Clinical research ed.)*, *372*, n104. https://doi.org/10.1136/bmj.n104

Messier, S. P., Resnik, A. E., Beavers, D. P., et al. (2018). Intentional Weight Loss in Overweight and Obese Patients With Knee Osteoarthritis: Is More Better?. *Arthritis care & research*, *70*(11), 1569–1575. https://doi.org/10.1002/acr.23608

Nehrer, S., & Neubauer, M. (2021). Möglichkeiten und Grenzen der konservativen Therapie der Arthrose: Sportberatung, Trainingstherapie, Orthesen und Knorpeltherapeutika [Possibilities and limits of conservative treatment for osteoarthritis : Sport advice, training therapy, orthotics and cartilage therapeutics]. *Der Orthopade*, *50*(5), 346–355. https://doi.org/10.1007/s00132-021-04100-0

RKI – Robert Koch-Institut (Hrsg.) (2015). Gesundheit in Deutschland. Kapitel 8. Wie gesund sind die älteren Menschen? Berlin: RKI. https://www.rki.de/DE/Content/Gesundheitsmonitoring/Gesundheitsberichterstattung/GesInDtld/gesundheit_in_deutschland_2015.pdf?__blob=publicationFile, Zugriff am 12.4.2023

Safiri, S., Kolahi, A. A., Smith, E., et al. (2020). Global, regional and national burden of osteoarthritis 1990-2017: a systematic analysis of the Global Burden of Disease Study 2017. *Annals of the rheumatic diseases*, *79*(6), 819–828. https://doi.org/10.1136/annrheumdis-2019-216515

Uthman, O. A., van der Windt, D. A., Jordan, J. L., et al. (2013). Exercise for lower limb osteoarthritis: systematic review incorporating trial sequential analysis and network meta-analysis. *BMJ (Clinical research ed.)*, *347*, f5555. https://doi.org/10.1136/bmj.f5555

Zeng, C., Wei, J., Persson, M. S. M., et al. (2018). Relative efficacy and safety of topical non-steroidal anti-inflammatory drugs for osteoarthritis: a systematic review and network meta-analysis of randomised controlled trials and observational studies. *British journal of sports medicine*, *52*(10), 642–650. https://doi.org/10.1136/bjsports-2017-098043

5.5 Schmerzen im unteren Rückenbereich: von roten Fahnen bis zur funktionellen Rehabilitation

Luis Becker, Albert Lukas und Matthias Pumberger

5.5.1 Einleitung

Rückenbeschwerden zählen zu den häufigsten Ursachen für eine ärztliche Konsultation. Nahezu jeder Patient wird im Laufe seines Lebens zeitweise oder längerfristig unter Rückenbeschwerden unterschiedlicher Intensität leiden. Dabei findet der Erstkontakt, die Akutversorgung sowie die langfristige Therapie im Alter nicht nur durch Orthopäden, sondern ebenso durch Allgemeinmediziner, Geriater sowie Schmerztherapeuten statt. Um für Patienten die bestmögliche Versorgung zu gewährleisten, ist eine Kategorisierung der Beschwerden in nicht spezifische und spezifische Rückenschmerzen von hoher Relevanz. Nicht spezifische Rückenschmerzen sind dadurch gekennzeichnet, dass man in der Regel kein ursächliches patho-morphologisches Korrelat für die aktuelle Schmerzepisode findet (Casser et al., 2016). Um eine Chronifizierung der Schmerzen zu vermeiden, sollten sie entsprechend analgetisch behandelt werden. In bis zu 85 % der Fälle mit nicht spezifischen Rückenschmerzen kann so eine vollständige Remission erreicht werden. Dem gegenüber stehen Kreuzschmerzen, die aufgrund einer spezifischen Ursache resultieren und einer weiteren klinischen und röntgenologischen Diagnostik zugeführt werden sollten, um eine spezifische Ursache zu detektieren und eine gezielte Therapie initiieren zu können. Insbesondere langanhaltende und intensive Kreuzschmerzen können die Alltagsaktivität (Activity of Daily Living, ADL) älterer Menschen negativ beeinflussen und gehen mit einer Abnahme der Lebensqualität und einem erhöhten Risiko für psychische Erkrankungen (z. B. Depressionen, Angststörungen) einher. Dabei kann aus der damit häufig einhergehenden Mobilitätseinschränkung bei älteren Patienten ein zunehmender Verlust des Gehvermögens resultieren. Dementsprechend ist für den primären Behandler die Einordnung in nicht spezifische oder spezifische Rückenschmerzen sowie das Erkennen von Warnhinweisen auf Risikofaktoren für eine mögliche Chronifizierung sowie schwerwiegende Verläufe relevant und wurde in die jeweiligen Leitlinien zur Therapie des nicht spezifischen als auch spezifischen Rückenschmerzes inkludiert (BÄK & AWMF, 2017).

5.5.2 Epidemiologie

Die Lebenszeitprävalenz von Kreuzschmerzen liegt bei ca. 85 %. Dabei sind Frauen im Vergleich zu Männern um ca. 8 % häufiger von Kreuzschmerzen betroffen. Die Wahrscheinlichkeit, an Kreuzschmerzen, sowohl spezifischer wie auch nicht spezifischer Natur, zu leiden, nimmt mit dem Alter zu. Während die 1-Jahres-Prävalenz bei unter 30-Jährigen bei lediglich 11 % liegt, steigt die Prävalenz bei über 60-jährigen Patienten auf 30 % an. Lediglich bei ca. 15 % der Patienten gelingt der bildmorphologische Nachweis einer ursächlichen Pathologie für den Rückenschmerz (Casser et al., 2016). Die Prävalenz von Kreuzschmerzen nimmt mit dem Alter zu und weist ihren Peak zwischen 80–89 Jahren auf. Die Behandlung von Rückenschmerzen spielt somit in der geriatrischen Versorgung eine relevante Rolle.

Neben der Einteilung der Kreuzschmerzen in spezifisch und unspezifisch können die Beschwerden auch nach ihrem zeitlichen Verlauf in akut (< 6 Wochen), subakut (6–12 Wochen) und chronisch (> 12 Wochen) eingeteilt werden.

Der spezifische Kreuzschmerz kann mit einer Schmerzausstrahlung in die Beine als radikuläres, also Dermatom betreffendes Schmerzsyndrom oder pseudoradikuläres Schmerzsyndrom vergesellschaftet sein.

Bei ca. 15 % der Patienten mit Kreuzschmerzen liegen in der allgemeinen Bevölkerung spezifische Ursachen zugrunde (Deyo & Weinstein, 2001). Aufgrund zunehmender Wirbelsäulendegenerationen im Alter verschiebt sich dieses Verhältnis mit zunehmendem Alter in Richtung spezifischer Rückenschmerzen. Dabei zeigt die Literatur einen Anstieg der Häufigkeit für degenerative Spinalkanalstenosen von 6 % auf 13,1 % bei über 60-Jährigen (Wong et al., 2017), eine Prävalenz für osteoporotische Deckplattenfrakturen für Frauen im Alter über 80 von bis zu 40 % (Old & Calvert, 2004). Für das Auftreten von degenerativen Lumbalskoliosen aufgrund von Verschleißerscheinungen und Bandscheibendegenerationen wird im Alter über 60 eine Prävalenz von bis zu 68 % in der Literatur berichtet (Schwab et al., 2005).

Findet sich trotz der zunehmenden Verschleißerscheinungen mit dem Alter keine somatisch pathologische Ursache für die Beschwerde so liegt ein nicht spezifischer Kreuzschmerz vor. Mögliche Ursachen für die Beschwerden sind hier weiterhin Gegenstand der klinischen Forschung und werden häufig interdisziplinär zwischen psychosozialer und funktioneller Genese verortet.

5.5.3 Anamnese und Diagnostik

Rückenschmerzen sind ein Krankheitssymptom, das im Rahmen mannigfaltiger internistischer Erkrankungen als Begleitsymptomatik auftreten kann, hier kann exemplarisch der Myokardinfarkt, die Pankreatitis oder die Nephrolithiasis genannt werden, ebenso wie die zugrundeliegenden orthopädisch-unfallchirurgischen Ursachen ein weites Feld an Erkrankungen umfassen. Darüber hinaus können Kreuzschmerzen als eigenes Krankheitsbild ohne erkennbare zugrundeliegende Pathologie als nicht spezifische Kreuzschmerzen auftreten. Dementsprechend muss zu Beginn der Diagnostik eine sorgfältige Anamnese und körperliche Untersuchung erfolgen. Bei Patientenerstkontakt oder erstmaligem Auftreten sollte gezielt nach möglichen Hinweisen durch Unfallmechanismen, den zeitlichen Verlauf und die Dauer sowie weiteren Symptomen auf Ursachen der Beschwerden gesucht werden. Nach dem differenzialdiagnostischen Ausschluss internistischer Erkrankungen sollte eine Unterteilung der Beschwerden in spezifische und nicht spezifische Kreuzschmerzen erfolgen. Diese Einteilung dient im weiteren Verlauf als Grundlage für diagnostische und therapeutische Schritte.

Tab. 5.5.1: Als „Red Flags" werden Begleitsymptome und Vorerkrankungen bezeichnet, die bei vorliegenden Rückenschmerzen eine zeitnahe bis notfallmäßige Diagnostik und Therapie erfordern.

Verdacht auf Fraktur	Verdacht auf Neoplasie	Verdacht auf Infektion	Verdacht auf Radikulopathie
• Schwerwiegendes Trauma (Sturz, Autounfall) • Bagatelltrauma (z. B. Husten, Niesen, schweres Heben) bei fortgeschrittenem Alter/mögliche Osteoporose • Systemische Steroidtherapie	• Fortgeschrittenes Alter (> 50 Jahre) • Zurückliegendes Tumorleiden • B-Symptomatik • Starke Schmerzen in der Nacht • Schmerzzunahme in Rückenlage	• B-Symptomatik • Starke Schmerzen in der Nacht • Infiltrationsbehandlung der Wirbelsäule • i. v.-Drogenabusus • Immunsuppression	• Dermatom-bezogene Schmerzen und Parästhesien • Funktions-defizit/Parese (Kraftgrad < 4) • Konus-Kauda- Syndrom • Plötzlich einsetzende Blasen-/Mastdarmstörung • Gefühlsstörung (perianal/perineal) • Schmerzabnahme bei zunehmender Lähmung

Darüber hinaus ist das Ziel der Erstversorgung die akute Schmerzlinderung sowie

- das Erkennen von gefährlichen Erkrankungen und Notfällen (Red Flags) (▸ Tab. 5.5.1),
- die Risikoeinschätzung für eine Chronifizierung anhand von psychosozialen Faktoren (Yellow Flags) (▸ Tab. 5.5.2) sowie
- die Planung weiterführender Untersuchungen und der Therapie.

Besonderer Wert sollte auf die Schmerzanamnese gelegt werden; zu erfragen sind Schmerzcharakter, Lokalisation, Ausstrahlung, Verlauf und auslösende wie auch lindernde Faktoren. Für die Einordnung der Schmerzintensität akuter Kreuzschmerzen kann bei kognitiv unbeeinträchtigten älteren Menschen die Numerische Rating-Skala herangezogen werden. Bei leicht bis mittelgradig kognitiven Einschränkungen sollte wegen des einfacheren Handlings auf die Verbale Rating Skala (kein – leicht – moderater – starker Schmerz) zurückgegriffen werden (Lukas et al., 2013).

Zur klinischen Basisuntersuchung bei akuten Kreuzschmerzen gehört:

- Inspektion, Allgemeinzustand, Haltung, Gangbild, Asymmetrien, Deformitäten
- Druck- und Klopfschmerz über den Dornfortsätzen
- Tonus und Schmerzhaftigkeit bei Palpation lokaler Muskulatur
- Nervendehnungstest (Lasègue in Bauch- und Rückenlage)
- Orientierende Prüfung der Sensibilität und Motorik (Hypo-, Hypersensibilität, Allodynien, Kraftgrade, Reflexe)

Merke

Bei Patienten mit Rückenschmerzen sollte die körperliche Untersuchung und Anamnese die Erfassung der sogenannten „Red Flags" umfassen, die hinweisend auf einen etwaig gefährlichen Verlauf und spezifische Ursachen von Rückenschmerzen sein können. Bei Vorliegen von Risikofaktoren sollte eine zeitnahe weiterführende bildgebende Diagnostik und die Vorstellung bei einem Fachspezialisten erfolgen.

5.5.3.1 Spezifischer Kreuzschmerz

Finden sich in der Untersuchung mögliche somatische Auslöser für die Beschwerden, liegen spezifische Kreuzschmerzen vor. In diesem Fall sollte eine Vorstellung des Patienten beim Fachspezialisten erfolgen, ggf. auch unter konsiliarischer Einbeziehung weiterer Fachärzte. Im Falle des Vorliegens von „Red Flags" ist unverzüglich eine weiterführende Diagnostik einzuleiten; eine Vorstellung in einem operativen Zentrum sollte in Erwägung gezogen werden. Die Verdachtsdiagnose entscheidet dabei über die Art der weiteren Diagnostik (▸ Tab. 5.5.3).

5.5.3.2 Nicht spezifische Kreuzschmerzen

Die Diagnose der nicht spezifischen Kreuzschmerzen lässt sich in der Regel nach stattgefundener Anamnese und körperlicher Untersuchung stellen, insofern keine somato-pathologischen Ursachen für die Beschwerden erkenntlich sind. Eine weitere fakultative Diagnostik wie Bildgebung sollte möglichst unterlassen werden, da diese nachweislich über keinen Mehrwert verfügt. Bestehen nach sechs Wochen trotz leitliniengerechter Therapie weiterhin aktivitätseinschränkende oder progrediente Kreuzschmerzen, ist eine Bildgebung jedoch indiziert. Eine Wiederholung der Bildgebung ohne Veränderung des klinischen Bildes stellt einen Risikofaktor für die Chronifizierung dar und sollte somit möglichst vermieden werden.

Merke

Bei fehlendem Hinweis auf somato-pathologische Ursachen der Kreuzschmerzen und fehlenden Risikofaktoren sollte keine initiale Bildgebung erfolgen. Bei fehlender Befundbesserung trotz sechs Wochen leitliniengerechter Therapie sollte jedoch eine Bildgebung ergänzt werden.

Tab. 5.5.2: Als „Yellow Flags" werden psychische Risikofaktoren für die Chronifizierung von nicht spezifischen Rückenschmerzen bezeichnet.

Starke Evidenz	Moderate Evidenz
• Depressivität, Distress • Schmerzbezogene Kognitionen (z. B. Katastrophisieren, Angst-Vermeidungsverhalten) • Passives Schmerzverhalten (z. B. Schon- und Vermeidungsverhalten)	• Neigung zur Somatisierung • Überaktives/suppressives Schmerzverhalten • Schmerzbezogene Reaktionen

Tab. 5.5.3: Möglichkeiten der weiteren Diagnostik bei spezifischen Kreuzschmerzen

Diagnostikschritte	Diagnostikum	Beispiele für Erkrankungen
Basisdiagnostik	Röntgen in zwei Ebenen	• V. a. Frakturen, degenerative Veränderungen, Z. n. Trauma
weiterführende Diagnostik	MRT	• V. a. Fraktur, Infekt, Radikulopathien, Spinalkanalstenose, Spondylolisthesis, Tumoren • Nativ, mit Kontrastmittel bei V. a. Infekt, Tumoren
	CT	• V. a. Fraktur, Knochentumoren
	interventionell	• Myelografie bei V. a. Spinalkanalstenose und Kontraindikationen für MRT, Punktion zum Infektausschluss/Erregerdiagnostik
	Labor	• V. a. Infekt

5.5.4 Therapie

Grundlegendes Ziel der Behandlung ist die Schmerzreduktion sowie die schnelle Wiederherstellung von Funktionalität und Mobilität des Patienten.

5.5.4.1 Nicht spezifische Kreuzschmerzen

Die Therapie der nicht spezifischen Kreuzschmerzen erfolgt konservativ. Ziel ist dabei eine langfristige Schmerzreduktion sowie eine funktionelle Rehabilitation des Patienten. Die primäre Therapie erfolgt nicht medikamentös und besteht aus Patientenedukation und verhaltenstherapeutischen Maßnahmen. Im Rahmen der Patientenedukation sollte dem Patienten die relative Gutartigkeit der Beschwerden als reversible Funktionsstörung vermittelt werden. Dem Patienten sollte bewusst sein, dass ein rezidivierender Verlauf möglich ist, dass aber Beschwerden und Folgeerscheinungen eigenständig beeinflusst werden können. Im Rahmen dessen ist der Beibehalt der üblichen Alltagsaktivität wichtig. Eine Mobilisationstherapie zur Stärkung der Rumpf- und Rückenmuskulatur ist ebenfalls gut geeignet, wobei die Auswahl der genauen Therapieform mit den Präferenzen und der Fitness des Patienten abgestimmt werden sollte. Bei chronischen Beschwerden sind zudem Rehabilitationssport, Funktionstraining sowie die Anleitung zur progressiven Muskelrelaxation empfohlen. Eine Schonung oder gar Bettruhe sollte strikt vermieden werden, da diese keinen Beitrag zur Heilung leistet, diese sogar verzögern und eine weitere Mobilitätseinschränkung resultieren kann (BÄK & AWMF, 2017).

Eine Indikation für eine medikamentöse Therapie besteht, wenn die Mobilität schmerzbedingt eingeschränkt ist oder trotz nicht medikamentöser Therapie weiterhin ausgeprägte Schmerzen bestehen. Sie dient ausschließlich der symptomatischen Behandlung. Aufgrund der gesundheitlichen Risiken, besonders bei Langzeitanwendung, sollte immer eine Abwägung der Nutzen und Risiken sowie eine Aufklärung des Patienten erfolgen.

Orale nichtsteroidale Antirheumatika (NSAR) werden wegen erheblicher organtoxischer Nebenwirkungen (Magenulzerationen, Nephrotoxizität und kardiale Risiken) in der Altersmedizin äußerst kritisch gesehen. Wenn sie unvermeidbar sind, etwa wegen ihrer zusätzlichen entzündungshemmenden Wirkung, sollten sie mit geringster wirksamer Dosis und möglichst kurz (wenige Tage bis maximal vier Wochen) sowie nur in Kombination mit einem Protonenpumpenhemmer zur Anwendung kommen. Ibuprofen scheint dabei gegenüber Diclofenac etwas besser verträglich. In der Altersmedizin hat sich insbesondere Metamizol als starkes peripheres Analgetikum bewährt. Das Agranulozytoserisiko ist mit 1:1 Millionen sehr gering, dennoch sollten Blutbildkontrollen erfolgen. Nebenwirkungen, wie sie bei den NSAR gesehen werden, finden sich bei Metamizol nicht. Bei Kontraindikation für Nicht-Opioid-Analgetika sowie nichtbeherrschbaren akuten Schmerzsituationen können auch orale Opioid-Analgetika eingesetzt werden. Sie haben den Vorteil der fehlenden Organtoxizität. Allgemein gilt die geriatrische Regel „start low and go slow". Eine Verschlechterung der kognitiven Leistungsfähigkeit oder das Entstehen eines Delirs sowie eine Erhöhung des Sturzrisikos kann so in der Regel vermieden werden. Eine Evaluation der Opioidtherapie sollte bei akuten Kreuzschmerzen spätestens nach vier Wochen, bei chronischen nach drei Monaten erfolgen.

Die Gabe von zentralen Muskelrelaxantien sowie Antidepressiva zur primären medikamentösen Behandlung ist nicht empfohlen. Ebenso ist eine invasive Therapie bei nicht spezifischen Rückenschmerzen kontraindiziert.

Bei Therapieresistenz und anamnestisch positiven psychosozialen Risikofaktoren („Yellow Flags") (▸ Tab. 5.5.2) sollte bereits in den ersten 4–6 Wochen eine interdisziplinäre Beurteilung erfolgen, um ggf. ein multimodales Therapieprogramm einzuleiten.

Merke

Für die analgetische Therapie im geriatrischen Patientenkollektiv sollte Metamizol gegenüber NSAR aufgrund des günstigeren Nebenwirkungsprofils der Vorzug gegeben werden. Falls ohne Opioid-Analgetika keine ausreichende Analgesie zu erreichen ist, sollte nach dem Prinzip „start low and go slow" vorgegangen und die Indikation in regelmäßigen Abständen reevaluiert werden.

5.5.4.2 Spezifischer Kreuzschmerz

Nach Sicherung der Diagnose mithilfe von weiterführender Diagnostik wird eine individuelle Entscheidung über den weiteren Therapieverlauf getroffen. Im Vordergrund steht hierbei die Behandlung der zugrundeliegenden Pathologie durch den Spezialisten, um so die Funktionalität des Patienten bestmöglich wiederherzustellen.

5.5.5 Prävention

Präventive Maßnahmen dienen der Verhinderung von nicht spezifischen Kreuzschmerzen und deren Chronifizierung. Körperliche Betätigung sollte sowohl vor, zwischen als auch während der Kreuzschmerzepisoden erfolgen. Besonders wirksam ist Bewegung als Prävention, wenn diese sich nach den individuellen Präferenzen und Möglichkeiten der Patienten richtet. Besonders bei älteren Patienten ist es wichtig, die Motivation für ausreichende Bewegung zu schaffen und in Zusammenarbeit zwischen Ärztin/Arzt und Patient alters- und leistungsgerechte Bewegungsangebote zu finden, um der im Allgemeinen reduzierten Mobilität im Alter entgegenzuwirken.

Zusammenfassung

Rückenschmerzen stellen einen maßgeblichen Konsultationsgrund in der Altersmedizin dar. Zur Differenzierung zwischen nicht spezifischen und spezifischen Rückenschmerzen mit etwaig gefährlichen Verläufen sollten die „Red Flags" erfasst werden und bei Vorliegen von Risikofaktoren eine Bildgebung indiziert und der Fachspezialist in die Behandlung inkludiert werden. Dabei sollte im geriatrischen Patientenkollektiv bei einer Häufung von Osteoporosepatienten mit erhöhten Raten an Insuffizienzfrakturen eine niederschwellige Indikation zur Bildgebung erfolgen.

Bei nicht spezifischen sowie spezifischen Kreuzschmerzen ohne chirurgischen Handlungsbedarf sollte die Analgesie aufgrund des Nebenwirkungsprofils mit Metamizol anstelle von NSAR unter regelmäßiger laborchemischer Kontrolle erfolgen. Opioid-Analgetika sollten entsprechend des Grundsatzes „start low and go slow" zur Vermeidung von Nebenwirkungen eingesetzt und regelmäßig in ihrer Indikation überprüft werden.

Literatur

Bundesärztekammer (BÄK), K. B. K., Arbeitsgemeinschaft der Wissenschaftlichen Medizinischen Fachgesellschaften (AWMF). (2017). Nationale VersorgungsLeitlinie Nicht-spezifischer Kreuzschmerz – Langfassung, 2. Auflage. Version 1. 2017 [cited: 2022 01 19]. https://doi.org/10.6101/AZQ/000353

Casser, H. R., Seddigh, S., & Rauschmann, M. (2016). Acute Lumbar Back Pain. *Dtsch Arztebl Int*, *113*(13), 223–234. https://doi.org/10.3238/arztebl.2016.0223

Deyo, R. A., & Weinstein, J. N. (2001). Low back pain. *N Engl J Med*, *344*(5), 363–370. https://doi.org/10.1056/NEJM200102013440508

Lukas, A., Niederecker, T., Gunther, I. et al. (2013). Self- and proxy report for the assessment of pain in patients with and without cognitive impairment: experiences gained in a geriatric hospital. *Z Gerontol Geriatr*, *46*(3), 214–221. https://doi.org/10.1007/s00391-013-0475-y

Old, J. L., & Calvert, M. (2004). Vertebral compression fractures in the elderly. *Am Fam Physician*, *69*(1), 111–116. https://www.ncbi.nlm.nih.gov/pubmed/14727827

Schwab, F., Dubey, A., Gamez, L. et al. (2005). Adult scoliosis: prevalence, SF-36, and nutritional parameters in an elderly volunteer population. *Spine (Phila Pa 1976)*, *30*(9), 1082–1085. https://doi.org/10.1097/01.brs.0000160842.43482.cd

Wong, A. Y. L., Karppinen, J., & Samartzis, D. (2017). Low back pain in older adults: risk factors, management options and future directions. *Scoliosis Spinal Disord*, *12*, 14. https://doi.org/10.1186/s13013-017-0121-3

5.6 Vaskulitiden

Björn Bühring, Martin Fruth und Jürgen Braun

5.6.1 Einführung

Vaskulitiden sind seltene entzündlich-rheumatische Erkrankungen, die das Gefäßsystem betreffen und potenziell organschädigend und lebensgefährlich sind. Der Verdacht auf das Vorliegen einer Vaskulitis ist deshalb prinzipiell als rheumatologischer Notfall anzusehen. Die umgehende Einweisung in eine spezialisierte rheumatologische Einrichtung kann lebensrettend sein.

Merke

Vaskulitiden sind oft potenziell lebensgefährlich und sollten deshalb als Notfall gesehen und schnellst-möglich rheumatologisch vorgestellt werden.

Vaskulitiden werden anhand der Größe der beteiligten Gefäße unterschieden (Jennette et al., 2013; Holl-Ulrich,

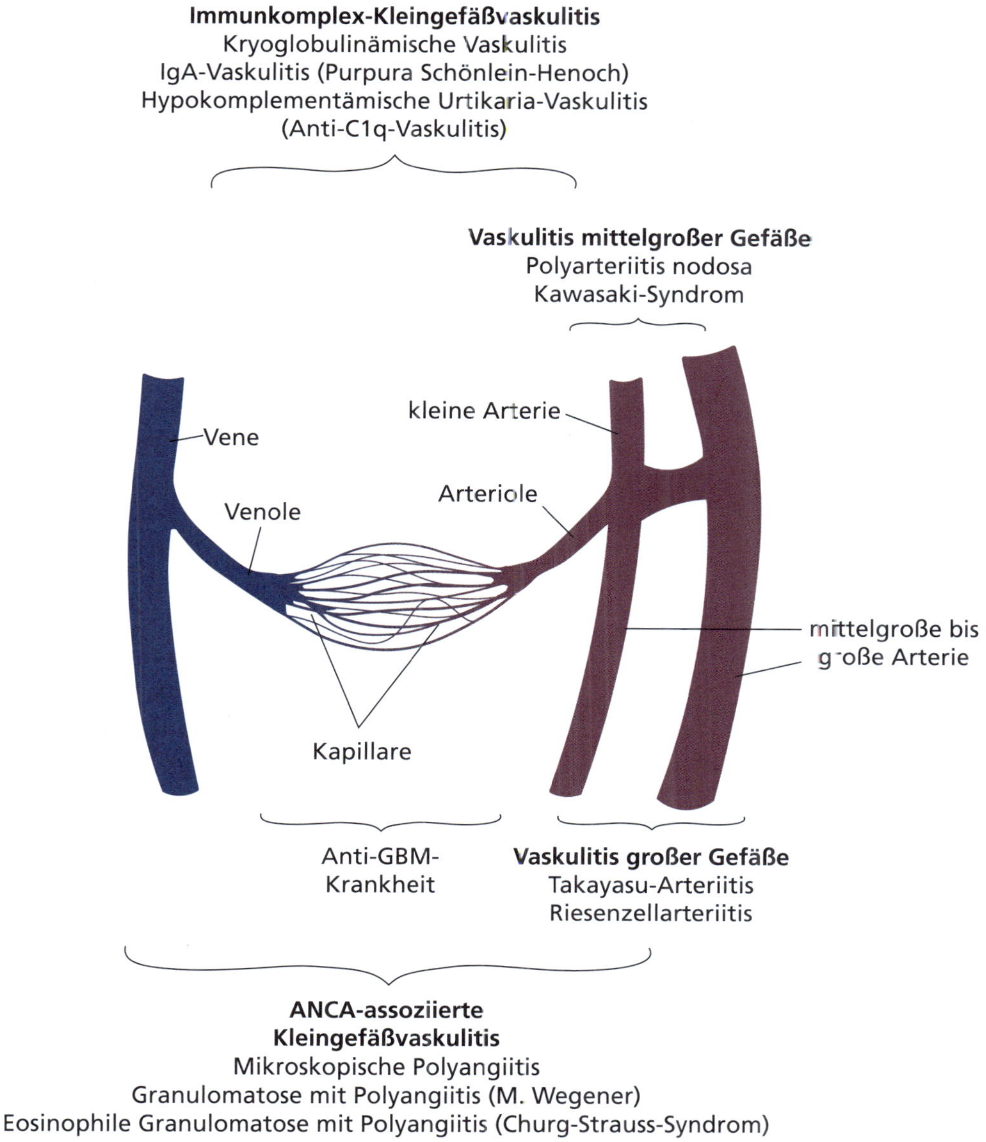

Abb. 5.6.1: Einteilung der Vaskulitiden laut Chapel-Hill-Konferenz

2014). Dabei wurden die Vaskulitiden in Großgefäßvaskulitis, Vaskulitis mittelgroßer Gefäße, Kleingefäßvaskulitis, Einzelorganvaskulitis und Vaskulitiden mit variabler Gefäßgröße unterteilt (▸ Abb. 5.6.1). Darüber hinaus werden Immunkomplexvaskulitiden, Vaskulitiden bei Systemerkrankungen (Rheumatoide Arthritis [RA], Kollagenosen) und undifferenzierte Vaskulitiden unterschieden.

Interessanterweise gibt es bei einigen dieser Gefäßerkrankungen eine deutliche Altersabhängigkeit. So ist die Arteriitis temporalis (Riesenzellarteriitis, RZA, engl. giant cell arteriitis) eine Erkrankung, die vorzugsweise ältere Menschen betrifft – im Gegensatz zu der Takayasu-Arteriitis, die vor allem jüngere (weibliche) Erwachsene betrifft (Khasnis & Langford, 2009). Viele Vaskulitiden sind chronische Erkrankungen, für die keine „heilenden" Therapien existieren, die aber dank moderner Medikamente klinisch in Remission gebracht werden können. So ist es mittlerweile auch nicht mehr ungewöhnlich, mit einer in Remission gebrachten Vaskulitis ein höheres Lebensalter zu erreichen. Dieser erfreuliche Wandel bei einer früher oft tödlichen Krankheit bringt aber neue Herausforderungen mit sich. Häufig sind es jetzt die Nebenwirkungen der Medikamente und nicht mehr die Krankheit selbst, die im Verlauf Probleme bereiten. Besonders hervorzuheben sind hier das erhöhte Infektionsrisiko der Immunsuppressiva und die unerwünschten Wirkungen der Glukokortikoide (GK). Bei älteren Menschen führen entzündlich-rheumatische Erkrankungen wie Vaskulitiden, aber auch die zur Behandlung eingesetzten Medikamente zu einem höheren Risiko für Gebrechlichkeit, Sarkopenie, Polypharmazie und Multimorbidität. Deshalb ist die enge Zusammenarbeit zwischen Geriatern und Rheumatologen essentiell für die Betreuung älterer Menschen mit Vaskulitiden (van Onna & Boonen, 2022).

Der Fokus dieses Kapitels liegt auf der Diagnose und Therapie der Riesenzellarteriitis. Mit der RZA wird hier

Tab. 5.6.1: Übersicht über die verschiedenen Formen der Vaskulitiden

	Großgefäßvaskulitis	Vaskulitis mittelgroßer Gefäße	Kleingefäßvaskulitis			Vaskulitis variabler Gefäße
	Riesenzellarteriitis (RZA)	Polyarteriitis nodosa (PAN)	Mikroskopische Polyangiitis	Granulomatose mit Polyangiitis (GPA)	Eosinophile Granulomatose mit Polyangiitis (EPGA)	Morbus Behçet
Konstitutionelle Symptome	++ Gewichtsverlust, Müdigkeit	++ Gewichtsverlust, Müdigkeit	++ Gewichtsverlust, Müdigkeit	++ Gewichtsverlust, Müdigkeit	++ Gewichtsverlust, Müdigkeit	++ Gewichtsverlust, Müdigkeit
ZNS	++ Kopfschmerzen	+ Ischämie/ Hypoperfusion	–	+ Meningitis	+ Ischämie/ Hypoperfusion	+ Thrombosen, ZNS-Läsionen
Augen	++ Sehstörungen, AION	+ Sehstörungen	+ (Epi-)skleritis	+ (Epi-)skleritis, Orbitagranulome	+ Sehstörungen	++ Uveitis, Hypopyon
HNO	–	–	–	++ Sinusitis, subgl. Stenose	++ Sinusitis, Polypen	++ Aphthen
Lunge	+ Husten	+ Infiltrate, Knoten	++ Husten, Dypnoe, Hämoptyse	++ Husten, Dypnoe, Hämoptyse	++ Asthma	+ Hämoptyse, pulmonal-arterielle Aneurysmen
Herz/Kreislauf	+ Aortenbeteiligung	+ Ischämie, Perikarditis	+ Angina, Ischämie	+ Angina, Ischämie	++ Angina, Ischämie	+ Ischämie, Perikarditis
Gastrointestinal	–	++ Bauschschmerzen, Durchfall	+ Bauschschmerzen	+ Bauschschmerzen	++ Bauschschmerzen, Durchfall	+ Bauschschmerzen, Durchfall
Niere	–	++ Hypertonie, Infarkte	++ Glomerulonephritis	++ Glomerulonephritis	+ Glomerulonephritis	+ Proteinurie
Urogenital	–	+ Orchitis	–	–	–	++ Aphthen
Haut	–	++ Purpura, Ulzerationen, Livedo retucularis	+ Purpura	+ Purpura	++ Subkutane Knoten, Purpura	++ Akne, Panniculitis, Purpura, Thrombophlebitis
Gelenke	++ PMR-Symptome	++ Arthralgien	++ Arthralgien	++ Arthralgien	++ Arthralgien	++ Arthritis
Muskel	++ PMR-Symptome	++ Myalgien, Myositis	+ Myalgien, Myositis	+ Myalgien, Myositis	++ Myalgien, Myositis	+ Myalgien
PNS	–	++ Mononeuritis multiplex	+ Mononeuritis multiplex	+ Mononeuritis multiplex	++ Mononeuritis multiplex	–

Diagnostik	„Halo"-Zeichen im Ultraschall	Aneurysmata und Stenosen der Nierenarterien sowie abdominalen Viszeralarterien	ANCA-Ak (MPO), Pulmonale Milchglas-Infiltrate, Pulmonale Fibrose	ANCA-Ak (PR-3), Granulome, Kavernen in der Lunge	Eosinophilie, ANCA-Ak (nur ca. 30 % der Fälle)	HLA-B51-assoziiert, Pathergie-Test
Kommentar	Claudicatio beim Kauen, Schmerzen der Kopfhaut, sehr gutes Ansprechen auf Glukokortikoide	Hepatitis B-assoziiert, oft wird eine Biopsie benötigt	erhöhtes Thromboserisiko	erhöhtes Thromboserisiko	Prodromale, eosinophile und vaskulitische Phase, erhöhtes Thromboserisiko	erhöhtes Thromboserisiko, erhöhtes Risiko für AA-Amyloidose

AION = Anteriore ischämische Optikusneuropathie; PMR = Polymyalgia Rheumatica auch die Polymyalgia rheumatica (PMR) diskutiert, da diese Erkrankungen ein gemeinsames Krankheitsspektrum haben. Auf die anderen Vaskulitiden, auch auf die wichtige Gruppe der antineutrophilen zytoplasmatischen Antikörper (ANCA)-assoziierten Vaskulitiden, kann hier nicht im Detail eingegangen werden. Hier wird auf Lehrbücher der Rheumatologie und aktuelle Übersichtsartikel verwiesen. ▶ Tab. 5.6.1 gibt eine Übersicht über die Symptome einiger Vaskulitiden, um diese differenzialdiagnostisch besser einordnen zu können.

Merke

Die Symptome sind oft unspezifisch (Fieber, Gewichtsverlust, Müdigkeit), aber auch abhängig von den betroffenen Gefäßterritorien.

5.6.2 Epidemiologie und Verlauf

Bei RZA und PMR bestehen wichtige klinische, diagnostische und therapeutische Überlappungen. Bei beiden handelt es sich um systemische Entzündungskrankheiten, bei denen Patienten nur von einer der beiden Krankheiten betroffen sein können oder Symptome beider Krankheiten aufweisen können. PMR-Symptome bestehen bei mehr als der Hälfte der Patienten mit RZA. Die PMR tritt bei Patienten ab 50 Jahren auf, zu mehr als 90 % bei den über 60-Jährigen. Sie ist nach der rheumatoiden Arthritis die häufigste entzündlich-rheumatische Erkrankung in dieser Altersgruppe. Frauen sind häufiger betroffen als Männer. Das Lebenszeitrisiko, eine PMR zu entwickeln, liegt zwischen 2–3 % bei Frauen und 1–2 % bei Männern und ist etwa dreimal so hoch wie das für die RZA (Weyand & Goronzy, 2014; Buttgereit et al., 2016; Dejaco et al., 2017; Schmidt, 2020; Kraemer et al., 2021).

Die Ätiologie der PMR und RZA ist bisher nicht ausreichend erforscht. Bei PMR wurden Kombinationen aus nicht erosiver Synovitis, Bursitis, Tenosynovitis und Muskelödemen gefunden. Die entzündlichen Veränderungen betreffen vor allem bestimmte Sehnenansatzstellen und perikapsuläre Strukturen im Schulter- und Beckenbereich, was die generalisierten Schmerzen der Patienten an diesen Stellen erklärt. Hierdurch unterscheidet sich die PMR auch in der Bildgebung von anderen entzündlich-rheumatischen Erkrankungen. Bei der RZA geht man davon aus, dass der Entzündungsprozess in der Adventitia der Arterien beginnt und sich eine granulomatöse Reaktion in der Gefäßwand entwickelt. Eine sekundäre Proliferation der glatten Muskulatur und der Matrix kann dann zum Gefäßverschluss beitragen. Wichtige Signalwege sind die Interleukin-17-, Interleukin-6- und Interferon-γ-Achsen (Weyand & Goronzy, 2014; Buttgereit et al., 2016; Dejaco et al., 2017; Kraemer et al., 2021).

5.6.3 Diagnosestellung

Die PMR geht typischerweise mit Morgensteifigkeit sowie Schulter/Nacken- und Beckengürtelschmerzen einher. Im Labor findet man bei den Patienten regelhaft eine systemische Entzündungsreaktion und in Ultraschall, MRT und PET-CT entzündliche Veränderungen in der Schulter- und Beckengürtelregion. Das nahezu immer überzeugende Ansprechen auf 15–20 mg Prednisolon innerhalb eines Tages und fehlende Hinweise auf andere Ursachen einer systemischen Erkrankung stellen ebenfalls wichtige Bausteine für die Diagnosestellung dar. Viele dieser Parameter sind Teil der EULAR/ACR-Klassifikationskriterien für PMR (▶ Tab. 5.6.2) (Dasgupta et al., 2012; Schmidt, 2020). Trotzdem sollten die Klassifikationskriterien nicht für die Diagnosestellung in der klinischen Routine verwendet werden, da diese nicht für individuelle Patienten, sondern für größere Gruppen entwickelt wurden.

Konstitutionelle Symptome wie Fieber, Unwohlsein, Nachtschweiß und Gewichtsverlust treten bei einem Drittel der Patienten auf, hohes Fieber ist ungewöhnlich. Eine gründliche körperliche Untersuchung, eine detaillierte Anamnese und eine umfassende Überprüfung aller Organsysteme sind unerlässlich, um Erkrankungen auszuschließen, die mit ähnlichen Beschwerden einhergehen können. Hervorzuheben sind hier andere entzündlich-rheumatische Erkrankungen, Myopathien, Neoplasien, chronische Infektionen andere muskuloskelettale Erkrankungen wie z. B. dem komplexen regionalen Schmerzsyndrom. Weiterhin wichtig ist, dass die PMR auch als paraneoplastisches Syndrom auftreten kann. Eine leichte, symmetrische, nicht erosive Polyarthritis der Hände, Handgelenke und Knie kann bei bis zu einem Drittel der Patienten mit PMR auftreten und ist schwer von einer beginnenden später einsetzenden RA zu unterscheiden. Das RS3PE-Syndrom (remitting seronegative symmetrical synovitis with pitting edema) kommt differenzialdiagnostisch ebenfalls in Frage (Dasgupta et al., 2012; Weyand & Goronzy, 2014; Buttgereit et al., 2016; Dejaco et al., 2017; Schmidt, 2020).

RZA-Patienten weisen neben der PMR-Symptomatik klinische Befunde auf, die auf eine Entzündung der Arterien zurückzuführen sind. Zu den am häufigsten auftretenden Symptomen gehören Kopfschmerzen im Bereich der Schläfen- oder Hinterhauptsarterien, Sehstörungen und Visusverlust, Schluck- und Zungenbeschwerden sowie Kieferklaudikationssymptome. Weitere Manifestationen können Husten, Tinnitus und eine zerebrale Ischämie sein (Dasgupta et al., 2012; Weyand & Goronzy, 2014; Buttgereit et al., 2016; Dejaco et al., 2017; Schirmer et al., 2020; Schmidt, 2020).

Merke

Die RZA ist die häufigste autoimmune Vaskulitis bei älteren Menschen und verursacht oft Kopfschmerzen, Kau-Claudikatio, PMR-Symptome, aber auch plötzliche Erblindung.

Durch den gezielten Einsatz von verschiedenen bildgebenden Verfahren hat sich die Diagnostik der RZA in den letzten Jahren, zumindest in Europa, stark verändert. Die Duplexsonografie der Temporal- und Axillargefäße ist inzwischen Standard und hat die Biopsie der Arteria temporalis, den historischen Goldstandard, weitgehend abgelöst. Das ist in den USA zum Teil noch anders (Weyand & Goronzy, 2014; Buttgereit et al., 2016; Dejaco et al., 2017; Kraemer et al., 2021; Maz et al., 2021; Schmidt, 2020). Da bei der RZA nicht nur extrakranielle Arterien des Schädels, sondern auch die Aorta und ihre supraaortalen Äste betroffen sein können (▶ Abb. 5.6.2), sollte bei entsprechendem Verdacht mit Hilfe von Schnittbildgebung (CT, PET-CT, MRT)

Tab. 5.6.2: PMR-Klassifikationskriterien (Schmidt, 2020). Für die Klassifikation erforderlich sind: neu aufgetretene bilaterale Schultergürtelschmerzen, Alter ≥ 50 Jahre, Erhöhung von BSG und/oder CRP, zusätzlich mindestens 4 Punkte (von 6) oder 5 Punkte (von 8).[1]Bursitis subdeltoidea, Tenosynovitis der langen Bizepssehne und/oder Erguss im Glenohumeralgelenk. [2]Bursitis trochanterica und/oder Erguss im Hüftgelenk.

Befund	Punkte 4 von 6	Punkte 5 von 8
Morgensteifigkeit > 45 Minuten	2	2
Rheumafaktoren und/oder CCP-AK negativ	2	2
Beckengürtelschmerz und/oder eingeschränkte Hüftgelenkbeweglichkeit	1	1
kein anderes Gelenk betroffen	1	1
Sonografie: entzündliche Veränderungen beider Schultern[1]		1
Sonografie: entzündliche Veränderungen an ≥ 1 Schulter und ≥ 1 Hüfte[2]		1

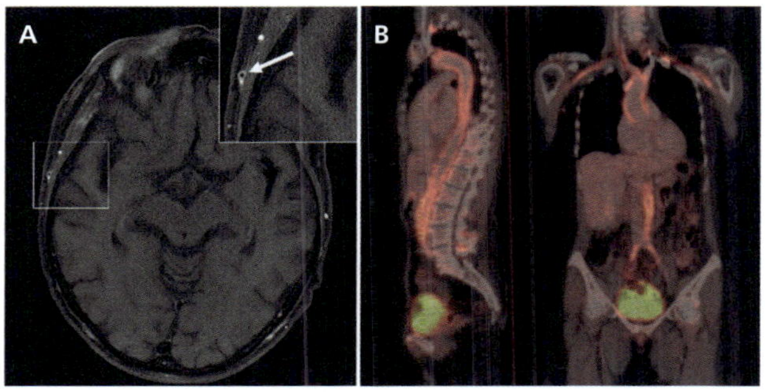

Abb. 5.6.2: A: 81-jährige Patientin mit Kopfschmerzen und Claudicatio masticatoria seit vier Wochen, klinisch V. a. Riesenzellarteriitis. Die hochaufgelöste kontrastmittelverstärkte MRT zeigt eine Wandverdickung und Kontrastmittelanreicherung der rechten A. temporalis superficialis als Korrelat einer Riesenzellarteriitis (weißer Pfeil Ausschnittvergrößerung oben rechts). Diese MRT-Technik weist eine sehr hohe Detailsauflösung von ca. 200 µm auf und erlaubt die genaue Differenzierung der Arterienwand (mit freundlicher Genehmigung der evidia Radiologie am Rheumazentrum Ruhrgebiet). B: 62-jährige Patientin mit kortikosteroid-sensibler Polyarthralgie und erhöhten Entzündungsparametern seit drei Monaten, klinisch V. a. Großgefäßvaskulitis. Die FDG-PET/CT bestätigt den Verdacht und zeigt die ausgedehnte Stoffwechselaktivitätssteigerung der Wand der Aorta thoracalis und abdominalis sowie der supraaortalen Arterien und Beckenarterien (mit freundlicher Genehmigung der evidia Radiologie am Rheumazentrum Ruhrgebiet).

nach Gefäßentzündungen in diesen Gebieten gesucht werden (Weyand & Goronzy, 2014; Buttgereit et al., 2016; Dejaco et al., 2017; Dejaco et al., 2018; Schirmer et al., 2020; Schmidt, 2020; Maz et al., 2021). Die PMR bleibt dagegen weiterhin vor allem eine klinische Diagnose, aber auch hier zeigen aktuelle Studien, dass moderne Bildgebung, z. B. mit MRT, hilfreich sein kann.

Neben der Ultraschalluntersuchung des Schultergürtels, durch die die subakromiale Bursitis und Tenosynovitis der langen Bizepssehne bei PMR schnell und einfach zu evaluieren sind, können auch mittels PET-CT und Kontrastmittel-verstärkter MRT des Beckengürtels charakteristische Inflammationsmuster dargestellt werden (Dasgupta et al., 2012; Dejaco et al., 2015; Mackie et al., 2015; Buttgereit & Matteson, 2016; Braun et al., 2018; Fruth et al., 2018, 2020).

5.6.4 Behandlungskonzept

Gerade bei der RZA ist eine frühe Diagnose essenziell, da es sonst zu irreversiblen Organschäden wie z. B. Blindheit durch eine entzündlich bedingte anteriore ischämische Optikusneuropathie (AION) kommen kann. Daher ist es unerlässlich, dass Ärztinnen/Ärzte, die die Patienten mit den oben erwähnten Symptomen initial sehen, die Verdachtsdiagnose stellen und dafür sorgen, dass diese so schnell wie möglich abgeklärt wird. Dies erfordert zunächst eine ophthalmologische Notfalluntersuchung und Bestimmung des Labors (insbesondere der Entzündungsparameter BSG und CRP). Bei hinreichendem Verdacht, vor allem aber bei positivem Befund in der Fundoskopie (z. B. unscharf begrenzter blasser Sehnervenkopf infolge eines Ödems mit kleinen Blutungsherden) sollte sofort mit einer hohen Dosis GK behandelt werden (üblich sind 250 mg bis zu 1 g i. v.). Bei solch hohen Glukokortikoid-Dosierungen muss besonders engmaschig auf Blutzucker- und Blutdruckentgleisungen geachtet werden. Wenn Verdacht besteht und die ophthalmologische Abklärung nicht sofort erfolgen kann, muss auch im Zweifelsfall behandelt werden! Das macht die Diagnostik nicht einfacher, verhindert aber eventuell die Erblindung. In diesem Zusammenhang ist zu beachten, dass durch eine bereits vor der rheumatologischen Vorstellung begonnene GK-Therapie die Entzündungsparameter evtl. schon wieder abgefallen oder normal sein können. Ein normales CRP ohne vorherige GK-Therapie macht die Diagnose einer RZA oder PMR dagegen unwahrscheinlich. Da der Ultraschallbefund (man sieht bei RZA ein Halo-Phänomen an der Gefäßwand der Art. temporalis und evtl. einen reduzierten Blutfluss in der Duplex-Untersuchung) und Biopsie-Befund bei mit GK-behandelten Patienten meist nur für mehrere Tage positiv bleibt, muss die rheumatologische Vorstellung unverzüglich erfolgen. Hierzu haben viele rheumatologische Zentren eine Frühsichtung (Braun et al., 2019; Schmidt, 2020). Regelmäßige rheumatologische Vorstellungen nach der Diagnosesicherung sind erforderlich, um den Verlauf der Erkrankung zu beurteilen, ggf. die Richtigkeit der Diagnose zu sichern, die Therapie zu überwachen und sowohl eventuelle Schübe/Rezidive als auch Komorbiditäten/Komplikationen frühzeitig zu diagnostizieren und zu behandeln (Schirmer et al., 2020).

5.6.5 Behandlung/Therapie

Die Behandlung mit GK ist weiterhin Grundlage jeder PMR- und RZA-Therapie. Allerdings zeigen aktuelle Studien, dass die Dosis und Dauer dieser Therapie nicht mehr so hoch und lang sein muss, wie dies in der Vergangenheit oft durchgeführt worden ist. Alternativen bzw. ergänzende Therapien zu den GK bzw. zur Einsparung von GK bei Vaskulitiden in Form der „üblichen" Basistherapeutika (DMARDs) wie MTX und Azathioprin werden schon lang eingesetzt. Ihre Wirksamkeit ist allerdings nicht sehr überzeugend. Inzwischen gibt es für die RZA mit dem IL-6-Antagonisten Tocilizumab eine zugelassene Biologika-Therapie. Die Wirksamkeit von anderen Signalwegen (z. B. IL-17 oder JAK/STAT) werden zurzeit bei der PMR und RZA untersucht, erste Ergebnisse sind durchaus positiv.

Die initiale GK-Behandlung der PMR erfolgt mit einer Prednisolon-Dosis von 15–20 mg/Tag und die Therapie der RZA wird meist mit einer Dosis von 1 mg/kg Körpergewicht bzw. 60 mg/Tag durchgeführt. Bei der RZA wie gesagt durchaus höher, wenn ein Visusverlust befürchtet wird. Je nach Ansprechen wird die GK-Dosis dann über Monate reduziert. Ein Versuch, die GK abzusetzen, ist nach länger anhaltender Remission unter niedrigen GK-Dosierungen über 6–12 Monate sinnvoll. Ein mögliches Reduktionsschema wie in der „GiACTA"-Studie (Supplement der Veröffentlichung unter https://www.nejm.org/doi/full/10.1056/nejmoa1613849, Zugriff am 24.2.2023) besteht in einer initialen Prednisolondosis von 60 mg/Tag, die auf 20 mg/Tag innerhalb von sieben Wochen reduziert wird, und dann innerhalb von sechs Wochen von 20 mg/Tag auf 10 mg/Tag. Danach wird alle vier Wochen um 1 mg bis zum Absetzen reduziert (Buttgereit et al., 2016; Buttgereit et al., 2018; Dejaco et al., 2017; Dejaco et al., 2015; Dua et al., 2021; Horvath & Hellmich, 2020; Kraemer et al., 2021; Maz et al., 2021; Schirmer et al., 2020; Schmidt, 2020; Stone et al., 2017; Weyand & Goronzy, 2014).

Der frühe Einsatz von Tocilizumab führt zu einer signifikanten Reduktion der benötigten GK-Kumulativdosis. Die Indikationsstellung, Therapieaufklärung und Überwachung einer Therapie mit MTX und Biologika sollte durch internistische Rheumatologen erfolgen (Schirmer et al., 2020). Nach Absetzen der GK kann MTX und Tocilizumab als Monotherapie angewendet werden. Eine Monotherapie sollte aber nicht zur Behandlung akuter Rezidive angewendet werden. Aufgrund der chronischen Natur der RZA sollte eine Behandlung über 52 Wochen hinaus auf Grundlage der Krankheitsaktivität des Patienten, der individuellen Einschätzung der Ärztin/des Arztes und dem Wunsch des Patienten entschieden werden.

In Übereinstimmung mit den EULAR-Empfehlungen kann eine Gabe von niedrigdosierter Acetylsalicylsäure (ASS) (88–150 mg/Tag) erwogen werden, insbesondere wenn andere Risikofaktoren für kardiovaskuläre Ereignisse vorliegen.

Merke

Glukokortikoide sind die Therapie der Wahl bei der Riesenzellarteriitis, aber DMARDs (Tocilizumab) werden vermehrt zusätzlich eingesetzt, um Glukokortikoid-Nebenwirkungen zu reduzieren.

Betreuung älterer Menschen mit Vaskulitiden

Akute Schübe einer entzündlich-rheumatischen Erkrankung können zu erheblichen, negativen Gesundheitsfolgen führen, aber auch die unerwünschten Wirkungen der vorhandenen Therapien sind zu beachten. Deshalb ist es wichtig, dass Patienten mit chronisch verlaufenden entzündlich-rheumatischen Erkrankungen wie z. B. den Vaskulitiden engmaschig fachärztlich betreut werden. Dabei sind das erhöhte Risiko für kardiovaskuläre, gastrointestinale und infektiöse Erkrankungen sowie das Sturz- und Osteoporose-Risiko, mögliche Blutbildveränderungen, Nieren- und Leberschädigungen sowie psychische Erkrankungen besonders hervorzuheben. Aus diesem Grund müssen bei Patienten mit entzündlich-rheumatischen Erkrankungen regelmäßige Laborkontrollen (Blutbild, Nieren- und Leberwerte, Entzündungsparameter, Blutzucker, HbA1, Lipide) durchgeführt werden. Darüber hinaus sind Blutdruckkontrollen, diätetische Beratung (z. B. mediterrane Diät), Überprüfung und Auffrischung des Impfstatus, Empfehlung der Nikotin- und Alkoholkarenz, Ermunterung zu körperlicher Aktivität, ggf. Verschreiben von Reha-Sport und Krankengymnastik sowie Screening, Prophylaxe und ggf. Therapie einer Osteoporose erforderlich. Bei hohen GK-Dosierungen sollte auch eine Prophylaxe gegen Pneumozystis-Pneumonie erfolgen. Für all dies ist eine enge Zusammenarbeit zwischen Hausärzten/Geriatern und Rheumatologen erforderlich (Schirmer et al., 2020).

Zusammenfassung

Vaskulitiden werden anhand der Größe der beteiligten Gefäße unterschieden. Je nachdem, welche Gefäße betroffen sind, kann es zu sehr unterschiedlichen Manifestationen kommen. Zu spät diagnostiziert bzw. unbehandelt können Vaskulitiden nicht selten organschädigend oder sogar lebensgefährlich sein.

Die häufigste im Alter auftretende Vaskulitis ist die Riesenzellarteriitis. Diese Großgefäßvaskulitis betrifft vor allem Menschen nach dem 50. Lebensjahr und manifestiert sich klassischerweise mit Kopfschmerzen, Claudicatio beim Kauen und symmetrischen Schulter/Nacken- und Becken/Oberschenkelschmerzen (Symptome der PMR). Nicht selten verursachen Großgefäßvaskulitiden unspezifische Symptome wie Müdigkeit, Gewichtsverlust und Fieber. Die plötzliche Erblindung auf einem Auge aufgrund einer AION ist eine gefürchtete Komplikation, die umgehend mit hochdosierten GK behandelt werden muss.

In Europa hat die Dopplersonografie der Arteria temporalis die Biopsie dieses Gefäßes als Methode der ersten Wahl abgelöst. Neben den charakteristischen Zeichen (z. B. das „Halo“-Zeichen) im Ultraschall finden sich erhöhte Entzündungsparameter im Blut. Moderne, aber auch aufwändigere Verfahren wie die MRT und PET-CT können auch zentralere entzündete Gefäße wie die Aorta darstellen.

Die Therapie mit GK spielt sowohl bei RZA als auch bei PMR eine wesentliche Rolle. Generell wird die RZA mit höheren Dosierungen als die PMR behandelt. Basistherapeutika wie MTX und das Biologikum Tocilizumab werden zur Einsparung von GK und bei refraktären Verläufen der RZA eingesetzt.

Um Komplikationen der Erkrankung selbst, aber auch der eingesetzten Therapie zu minimieren, müssen diese Patienten ganzheitlich behandelt werden. Besonders auf kardiovaskuläre, gastrointestinale, infektiöse und metabolische (Osteoporose) Komplikationen bzw. Nebenwirkungen ist zu achten.

Literatur

Braun, J., Baraliakos, X., & Fruth, M. (2018). The role of 18F-FDG positron emission tomography for the diagnosis of vasculitides. *Clin Exp Rheumatol, 36 Suppl 114*(5), 108–114. https://www.ncbi.nlm.nih.gov/pubmed/30296989

Braun, J., Kiltz, U., Andreica, I., et al. (2019). [Rheumatological care in the Rheumazentrum Ruhrgebiet Rheumatism Center- a model for conurbations]. *Z Rheumatol, 78*(8), 753–764. https://doi.org/10.1007/s00393-019-0663-2 (Rheumatologische Versorgung im Rheumazentrum Ruhrgebiet – ein Modell fur Ballungszentren.)

Buttgereit, F., Dejaco, C., Matteson, E. L., et al. (2016). Polymyalgia Rheumatica and Giant Cell Arteritis: A Systematic Review. *JAMA, 315*(22), 2442–2458. https://doi.org/10.1001/jama.2016.5444

Buttgereit, F., Brabant, T., Dinges, H., et al. (2018). S3 guidelines on treatment of polymyalgia rheumatica : Evidence-based guidelines of the German Society of Rheumatology (DGRh), the Austrian Society of Rheumatology and Rehabilitation (OGR) and the Swiss Society of Rheumatology (SGT) and participating medical scientific specialist societies and other organizations. *Z Rheumatol, 77*(5), 429–441. https://doi.org/10.1007/s00393-018-0476-8 (S3-Leitlinie zur Behandlung der Polymyalgia rheumatica : Evidenzbasierte Leitlinie der Deutschen Gesellschaft fur Rheumatologie (DGRh), der Osterreichischen Gesellschaft fur Rheumatologie und Rehabilitation (OGR) und der Schweizerischen Gesellschaft fur Rheumatologie (SGR) und der beteiligten medizinisch-wissenschaftlichen Fachgesellschaften und weiterer Organisationen.)

Buttgereit, F., & Matteson, E. L. (2016). Imaging: Whole-body MRI undresses polymyalgia rheumatica. *Nat Rev Rheumatol, 12*(3), 140–141. https://doi.org/10.1038/nrrheum.2015.163

Dasgupta, B., Cimmino, M. A., Maradit-Kremers, H., et al. (2012). 2012 provisional classification criteria for polymyalgia rheumatica: a European League Against Rheumatism/American College of Rheumatology collaborative initiative. *Ann Rheum Dis, 71*(4), 484–492. https://doi.org/10.1136/annrheumdis-2011-200329

Dejaco, C., Duftner, C., Buttgereit, F., et al. (2017). The spectrum of giant cell arteritis and polymyalgia rheumatica: revisiting the concept of the disease. *Rheumatology (Oxford), 56*(4), 506–515. https://doi.org/10.1093/rheumatology/kew273

Dejaco, C., Ramiro, S., Duftner, C., et al. (2018). EULAR recommendations for the use of imaging in large vessel vasculitis in clinical practice. *Ann Rheum Dis.* https://doi.org/10.1136/annrheumdis-2017-212649

Dejaco, C., Singh, Y. P., Perel, P. et al. (2015). 2015 Recommendations for the management of polymyalgia rheumatica: a European League Against Rheumatism/American College of Rheumatology collaborative initiative. *Ann Rheum Dis, 74*(10), 1799–1807. https://doi.org/10.1136/annrheumdis-2015-207492

Dua, A. B., Husainat, N. M., Kalot, M. A., et al. (2021). Giant Cell Arteritis: A Systematic Review and Meta-Analysis of Test Accuracy and Benefits and Harms of Common Treatments. *ACR Open Rheumatol, 3*(7), 429–441. https://doi.org/10.1002/acr2.11226

Fruth, M., Buehring, B., Baraliakos, X., et al. (2018). Use of contrast-enhanced magnetic resonance imaging of the pelvis to describe changes at different anatomic sites which are potentially specific for polymyalgia rheumatica. *Clin Exp Rheumatol, 36 Suppl 114*(5), 86–95. https://www.ncbi.nlm.nih.gov/pubmed/30296970

Fruth M, Seggewiss A, Kozik J, et al. (2020). Diagnostic capability of contrast-enhanced pelvic girdle magnetic resonance imaging in polymyalgia rheumatica. *Rheumatology (Oxford), 59*(10), 2864–2871. doi: 10.1093/rheumatology/keaa014. PMID: 32077962.

Holl-Ulrich, K. (2014). [Vasculitis: New nomenclature of the Chapel Hill consensus conference 2012]. *Z Rheumatol, 73*(9), 823–833; quiz 834–825. https://doi.org/10.1007/s00393-014-1477-x (Vaskulitis: Neue Nomenklatur der Chapel-Hill-Konsensuskonferenz 2012.)

Horvath, L., & Hellmich, B. (2020). [Treatment of giant cell arteritis and polymyalgia rheumatica]. *Z Rheumatol, 79* 2), 175–185. https://doi.org/10.1007/s00393-020-00754-x (Therapie der Riesenzellarteriitis und Polymyalgia rheumatica.)

Jayne, D. R. W., Merkel, P. A., Schall, T. J., et al. (2021). Avacopan for the Treatment of ANCA-Associated Vasculitis. *N Engl J Med, 384*(7), 599–609. https://doi.org/10.1056/NEJMoa2023386

Jennette, J. C., Falk, R. J., Bacon, P. A., et al. (2013). 2012 revised International Chapel Hill Consensus Conference Nomenclature of Vasculitides. *Arthritis Rheum, 65*(1), 1–11. https://doi.org/10.1002/art.37715

Khasnis, A., & Langford, C. A. (2009). Update on vasculitis. *J Allergy Clin Immunol, 123*(6), 1226–1236. https://doi.org/10.1016/j.jaci.2009.04.024

Kraemer, M., Becker, J., Bley, T. A., et al. (2021). [Diagnostics and treatment of giant cell arteritis]. *Nervenarzt.* https://doi.org/10.1007/s00115-021-01216-8 (Diagnostik und Therapie der Riesenzellarteriitis.)

Mackie, S. L., Koduri, G., Hill, C. L., et al. (2015). Accuracy of musculoskeletal imaging for the diagnosis of polymyalgia rheumatica: systematic review. *RMD Open, 1*(1), e000100. https://doi.org/10.1136/rmdopen-2015-000100

Maz, M., Chung, S. A., Abril, A., et al. (2021). 2021 American College of Rheumatology/Vasculitis Foundation Guideline for the Management of Giant Cell Arteritis and Takayasu Arteritis. *Arthritis Rheumatol, 73*(8), 1349–1365. https://doi.org/10.1002/art.41774

Schirmer, J. H., Aries, P. M., Balzer, K., et al. (2020). [S2k guidelines (executive summary): management of large-vessel vasculitis]. *Z Rheumatol, 79*(9), 937–942. https://doi.org/10.1007/s00393-020-00894-0 (S2k-Leitlinie (Kurzfassung): Management der Grossgefassvaskulitiden.)

Schmidt, W. A. (2020). [Inflammatory Muscle Pain: Polymyalgia Rheumatica with or without Large Vessel Vasculitis]. *Dtsch Med Wochenschr, 145*(13), 895–902. https://doi.org/10.1055/a-1074-7685 (Polymyalgia rheumatica mit und ohne Grossgefassvaskulitis.)

Stone, J. H., Tuckwell, K., Dimonaco, S., et al. (2017). Trial of Tocilizumab in Giant-Cell Arteritis. *N Engl J Med*, *377*(4), 317–328. https://doi.org/10.1056/NEJMoa1613849

van Onna, M., & Boonen, A. (2022). Challenges in the management of older patients with inflammatory rheumatic diseases. *Nat Rev Rheumatol*. https://doi.org/10.1038/s41584-022-00768-6

Weyand, C. M., & Goronzy, J. J. (2014). Clinical practice. Giant-cell arteritis and polymyalgia rheumatica. *N Engl J Med*, *371*(1), 50–57. https://doi.org/10.1056/NEJMcp1214825

5.7 Arthralgien und Arthritis

Björn Bühring, Martin Fruth und Jürgen Braun

5.7.1 Einführung

Gelenkschmerzen (Arthralgien) sind bei älteren Menschen häufig. Ein Großteil dieser Beschwerden lässt sich auf degenerative Veränderungen an Gelenken und der Wirbelsäule zurückführen (▸ Kap. 5.4 „Arthrose"). Da sich die Prognose und Therapie dieser im Vergleich häufigeren Erkrankungen von nicht degenerativen, entzündlichen Arthritiden sehr unterscheiden können, ist es wichtig, diese früh zu erkennen und voneinander abzugrenzen. Bereits an dieser Stelle sei allerdings erwähnt, dass auch bei Arthrosen meist transiente entzündliche Zustände in Gelenken, z. B. bedingt durch zu starke körperliche Aktivität, vorkommen können. Im anglo-amerikanischen Raum spricht man, nicht zuletzt deshalb, ja auch von Osteoarthritis, wenn Arthrose gemeint ist. Im klinischen Alltag ist die Differenzialdiagnose oft nicht einfach, da mehrere Ursachen für Gelenkschmerzen in Frage kommen (s. Kasten „Differenzialdiagnose nicht traumatischer Arthralgien beim älteren Menschen"). Für eine solide Diagnosestellung sind deshalb vor allem der klinische Blick, die Anamnese sowie Wissen und Erfahrung entscheidend, darüber hinaus ist die laborchemische und bildgebende Diagnostik oft hilfreich (Villa-Blanco & Calvo-Alen, 2009; Wollenhaupt, 2009).

Merke

Das Erkennen einer Gelenkentzündung (Arthritis) und die schnelle Diagnosestellung (z. B. infektiös, autoimmun) sind essenziell, um Komplikationen zu vermeiden.

Differenzialdiagnose nicht traumatischer Arthralgien beim älteren Menschen:

- Adulter Morbus Still
- Arthritis im Rahmen von Kollagenosen, Vaskulitiden und anderen entzündlich systemischen rheumatischen Erkrankungen
- Chondrocalcinose/Pseudo-Gicht
- Fibromyalgie und andere chronische Schmerzsyndrome
- Gicht
- Hypertrophe Osteoarthropathie
- Infektiöse/postinfektiöse Arthritiden (z. B. viral, bakteriell, Borreliose)
- Karpaltunnelsyndrom
- Komplexes regionales Schmerzsyndrom (früher M. Sudeck)
- Osteoarthrose
- Paraneoplastische und durch Chemotherapie verursachte Arthritiden
- Polymyalgia Rheumatica
- Rheumatoide Arthritis
- RS3PE-Syndrom (remitting seronegative symmetrical synovitis with pitting edema)
- Sarkoidose
- Spondyloarthritiden (inklusive der axialen Spondyloarthritis, der Psoriasisarthritis, Arthritiden bei chronisch entzündlichen Darmerkrankungen und reaktiven Arthritiden)
- Tenovaginitis

Die Differenzierung von chronischen Schmerzen der Fingergelenke ist bei älteren Patienten im Vergleich zu jüngeren Menschen schwieriger, da bei älteren die Prävalenz von Fingerpolyarthrose und Chondrocalcinose, aber auch von paraneoplastisch bedingten Arthritiden höher ist als bei jüngeren. Sehr häufig ist auch die Polymyalgia rheumatica, die ebenfalls mit ähnlichen Symptomen wie bei einer rheumatoiden Arthritis einher gehen kann. Eine Fingerpolyarthrose kann akute Schmerzen und Schwellungen der Gelenke verursachen und auch Gelenkdestruktionen hervorrufen. Eine Chondrocalcinose als sog. Pseudo-Gicht wiederum kann nicht nur akute Schübe in einem oder mehreren Gelenken verursachen, sondern auch eine rheumatoide Arthritis imitieren („Pseudo-RA"), bei der nicht selten auch die Metacarpophalangealgelenke (MCP) der Hand betroffen sind. Erschwerend kommt hinzu, dass sich der späte Beginn einer rheumatoiden Arthritis, auch Late-onset rheumatoid arthritis (LORA) genannt, nicht unbedingt mit sonst klassischen Symptomen einer rheumatoiden Arthritis manifestiert. Eine spät beginnende rheumatoide Arthritis kann sich auch auf eine bestehende Polyarthrose der Hand „aufpfropfen", die sogenannte Pfropfarthritis (Yazici & Paget, 2000; Villa-Blanco & Calvo-Alen, 2009; Wollenhaupt, 2009; Bauhammer & Fiehn, 2018).

Bevor in diesem Kapitel im Detail auf die rheumatoide Arthritis eingegangen wird, werden erst einmal andere

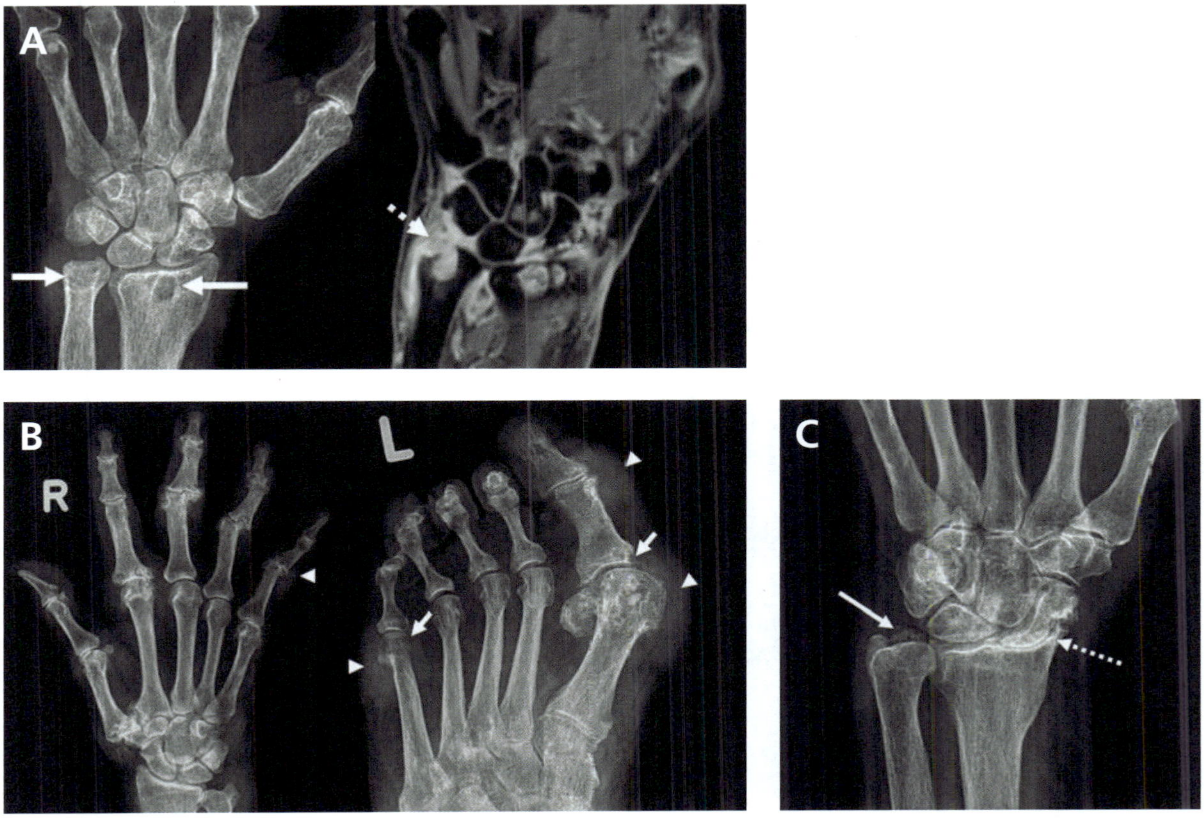

Abb. 5.7.1: A: 70-jährige Patientin mit rheumatoider Pfropfarthritis (RF+/CCP+). Die Radiografie (links) zeigt bereits einen erodierten Proc. styloideus ulnae, große Erosionen des Ulnaköpfchens und des distalen Radius (weiße Pfeile) sowie eine synovitische Weichteilschwellung um das Ulnaköpfchen. Die kontrastmittelverstärkte MRT (rechts) bestätigt nicht nur die aktive hypertrophe Synovitis (gepunkteter Pfeil) und Erosionen, sondern deckt auch die präerosive Osteitiden auf. B: 71-jährige Patientin mit bekannter Gicht-Arthropathie. Es bestehen große periartikuläre Urattophi (gepunktete Pfeile) insbesondere am linken Fuß (exemplarisch Meta-Tarso-Phalangeal-Gelenk, digitus 1 und digitus 5) sowie typische Erosionen mit überhängenden Knochenrändern (weiße Pfeile). Das Läsionsmuster der Hand entspricht einer erosiv verlaufenden Polyarthrose. C: 79-jährige Patientin mit zunehmender Bewegungseinschränkung, Schmerzen sowie Überwärmung der Handgelenke. Die Radiografie des linken Karpus zeigt eine schwere radiokarpale Schleifarthrose (Pfeilspitzen) und beginnende mediokarpale Arthrose bei karpalem Kollaps im Rahmen einer CPPD-Arthropathie, zugrundeliegende Chondrocalcinose des Discus triangularis (weißer Pfeil). A–C: mit freundlicher Genehmigung der evidia Radiologie am Rheumazentrum Ruhrgebiet.

häufige rheumatische Erkrankungen, die bei älteren Menschen Arthritiden verursachen können, erläutert. Wie ▸ Tab. 5.7.1 verdeutlicht, können durch Anamnese, klinische Untersuchung, Laborparameter, inklusive Analyse der Gelenkflüssigkeit und einfache Bildgebung mit Röntgen und Arthrosonografie der involvierten Gelenke, diese Erkrankungen recht gut voneinander unterschieden und dann auch gezielt behandelt werden. Die Arthrosonografie spielt eine zunehmend wichtige Rolle in der Diagnostik von Gelenkerkrankungen auch bei älteren Menschen.

Wenn bei der klinischen Untersuchung ein geschwollenes Gelenk festgestellt wird und die Ursache zunächst noch unklar ist, sollte zuerst eine Ultraschalluntersuchung erfolgen, um den Erguss zu bestätigen und dessen Menge abzuschätzen. Wenn die Ergussmenge als ausreichend für eine Gelenkpunktion eingeschätzt wird, sollte das Gelenk punktiert werden und eine Analyse des Punktates inklusive Anlage einer Kultur und Polarisationsmikroskopie erfolgen. Dies ist unerlässlich, solange eine bakterielle Arthritis differenzialdiagnostisch möglich ist. Von der entnommenen Synovialflüssigkeit wird zuerst das Volumen, der Aspekt und die Viskosität dokumentiert. Normale Synovia ist stroh-gelb und klar und hat eine hohe Viskosität (Fadenbildung von mehr als 3 cm im Fadentest). Ein Entnahmevolumen von mehr als 3–4 ml spricht gegen einen Normalbefund. Schon bei der Inspektion des Punktats kann sich also – natürlich immer in Zusammenschau mit der Klinik –bereits der Verdacht auf eine entzündliche (trübe Flüssigkeit, sichtbarer Eiter, milchig-farbener Tophus, hohes Volumen, geringe Viskosität) oder traumatische (blutig-rote Farbe) Ursache ergeben. Als erstes wird der Eiweißgehalt und die Anzahl der Leukozyten ermittelt. Generell werden Zellzahlen < 1.000 Leukozyten/µl und ein Eiweißgehalt < 3,5 g/dl als nicht entzündlich angesehen. Bakterielle Arthritiden, aber auch eine akute Gicht können hohe Zellzahlen > 60.000 Leukozyten/µl aufweisen, die meist einen hohen Anteil neutrophiler Granulozyten enthalten. Bei Verdacht auf eine Infektion wird immer auch etwas Flüssigkeit zur mikrobiologischen Untersuchung in Kultur gebracht und in eine mikrobiologische Einrichtung geschickt. Bei konkreten Fragestellungen

Tab. 5.7.1: Vergleich unterschiedlicher Arthritiden

Krankheit	Anamnese	Untersuchung	Labor	Bildgebung	Synoviaanalyse	Therapie	Kommentar
Rheumatoide Arthritis („klassisch“)	Arthralgien/Schwellung in vielen kleinen Gelenken, Morgensteifigkeit, chronischer Verlauf	prall-elastische Weichteilschwellung der Gelenkkapsel, Faustschlussdefizit, positiver „Querdruckschmerz“ an den MTPs	erhöhte Entzündungswerte (CRP, BSG), positive RF und ACPA-Autoantikörper	Röntgen: arthritische Direktzeichen (konzentrische Gelenkspaltverschmälerung, marginale Erosionen, Mutilation, Ankylose), synovitische Weichteilzeichen, gelenknahe Osteopenie MRT: Erosionen, Knochenmarködem, hypertrophe Synovialitis, Tenosynovitis Arthrosonografie: Erosionen, Erguss, vermehrter Blutfluss im Bereich des Gelenkes im Powerdoppler	entzündliches Punktat, Leukozytenzahl moderat erhöht, Neutrophile Granulozyten vermehrt, Viskosität vermindert	initial NSAR, Glukokortikoide (nach Diagnosestellung), Basistherapie mit DMARDs frühzeitig beginnen	Wirbelsäule nicht beteiligt mit der Ausnahme von HWS (HWK 1/2)
Rheumatoide Arthritis („Late-onset“, LORA)	Arthralgien/Schwellung in einigen, auch größeren Gelenken, polymyalgische Beschwerden (Schulter-/Becken-/Oberschenkelschmerzen), vermehrt schubartiger Verlauf	prall-elastische Weichteilschwellung der Gelenkkapsel, eher größere Gelenke betroffen	erhöhte Entzündungswerte (CRP, BSG), in Schüben deutliche Erhöhung, weniger häufig positive RF und ACPA-Autoantikörper	Röntgen/MRT: wie bei klassischer RA (s. o.), aber erosive/präerosive Komponente geringer ausgeprägt Arthrosonografie: Erosionen, Erguss, vermehrter Blutfluss im Bereich des Gelenkes im Powerdoppler	entzündliches Punktat, Leukozytenzahl moderat erhöht, Neutrophile Granulozyten vermehrt, Viskosität vermindert	initial Glukokortikoide (nach Diagnosestellung), Basistherapie mit DMARDs frühzeitig beginnen	DMARDs inklusive bDMARDs genauso effektiv wie bei klassischer RA
Pfropfarthritis	Arthralgien/Schwellung in vielen kleinen Gelenken, Morgensteifigkeit, chronischer Verlauf	Zeichen der Fingerpolyarthrose (Heberden- und Bouchardarthrose), Fingerdeformitäten, zusätzlich aber auch Weichteilschwellung der Gelenkkapsel, Faustschlussdefizit	erhöhte Entzündungswerte (CRP, BSG), positive RF und ACPA-Autoantikörper	Röntgen/MRT: Koinzidenz vorbestehende Arthrose + Zeichen wie bei klassischer RA (s. o.) Arthrosonografie: Erguss, vermehrter Blutfluss im Bereich des Gelenkes im Powerdoppler, degenerative und erosive Veränderungen	entzündliches Punktat, Leukozytenzahl moderat erhöht, Neutrophile Granulozyten vermehrt, Viskosität vermindert	initial NSAR ggf. Glukokortikoide (nach Diagnosestellung), ggf. Basistherapie mit DMARDs beginnen	bei der Behandlung der Pfropfarthritis ist es wichtig, abzuschätzen, ob die Schmerzen und Funktionseinschränkungen eher aufgrund der Fingerpolyarthrose oder der durch die RA-verursachte Entzündung entstehen. Dementsprechend muss eine Basistherapie eingeleitet werden.

Calcium-Pyrophosphat-Arthritis (Chondrocalcinose, CPPD)	vermehrt bei älteren Menschen, kann nach Trauma auftreten, verschiedene Präsentationen möglich, Pseudo-Gicht, Pseudo-RA, Pseudo-Osteoarthrose	abhängig von Präsentation, akut entzündliche Mono- oder Oligoarthritis mit Rötung, Überwärmung, starker Schwellung wie Gicht, chronische Polyarthritis der kleinen Gelenke wie RA (oft sind MCP 2 und 3 betroffen), nur leichte Entzündung wie Pfropfarthritis	erhöhte Entzündungswerte (CRP, BSG), keine Autoantikörper, sekundäre Ursachen mit Laborauffälligkeiten (siehe Kommentar)	Röntgen/CT: Kalzifikationen in fibrokartilaginärem Knorpel und Bändern (z. B. Menisken, Discus triangularis, peridentale Bänder → „crowned dens"), dysproportionale degenerative Veränderungen, karpaler Kollaps durch scapholunäre Bandruptur (sog. „SLAC-wrist") Arthrosonografie: Erosionen, Erguss, vermehrter Blutfluss im Bereich des Gelenkes im Powerdoppler, runde oder linienförmige, intrakartilaginäre, echoreiche Ablagerungen	entzündliches Punktat, Leukozytenzahl moderat bis deutlich erhöht (im Schub), Neutrophile Granulozyten vermehrt, Viskosität vermindert, Calcium-Pyrophosphat-Kristalle (romboide, schwach doppelbrechende Kristalle in der Polarisationsmikroskopie)	NSAR, Colchicin, Glukokortikoide (intraartikulär/systemisch)	sekundäre Ursachen – „die 5 H's": Hyperparathyreodismus, Hypothyreose, Hämochromatose, Hypophosphatasie, Hypomagnesämie
Gicht	akute, stärkste Gelenkschmerzen, oft nur ein Gelenk, klassischer Weise MTP 1 betroffen, Auftreten oft nachts (selbst die Bettdecke verursacht stärkste Schmerzen), Gicht-Attacke kann durch Lebensmittel, Alkohol ausgelöst werden	initial meist akute Monoarthritis, später auch Oligoarthritis, begleitende Entzündung periartikulär (z. B. Vorfuß/Mittelfuß), Tophusablagerungen in den Weichteilen	erhöhte Entzündungswerte (CRP, BSG), keine Autoantikörper, erhöhte Harnsäurewerte (im akuten Schub oft nicht oder nur wenig erhöht)	Röntgen: unterschiedlich mineralisierte periartikuläre Weichteilverschattung durch Urat-Tophi, Osteolysen durch intraossäre Tophi, randsklerosierte (sub-)marginale Erosionen mit überhängenden Knochenrändern, Tophusstachel, Gelenkdestruktionen Arthrosonografie: Erosionen, Erguss, vermehrter Blutfluss im Bereich des Gelenkes im Powerdoppler, linienförmige, echoreiche Strukturen parallel zum Knorpel (sog. Doppelkontur-Zeichen) Dual-energy CT (DECT) kann Urat-Tophi spezifisch detektieren	entzündliches Punktat, oft hohes Punktatvolumen, Leukozytenzahl oft deutlich erhöht, Neutrophile Granulozyten deutlich vermehrt, Viskosität vermindert, Harnsäure-Kristalle (Nadel-förmige, stark doppelbrechende Kristalle in der Polarisationsmikroskopie)	NSAR, Colchicin, Glukokortikoide (intraartikulär/systemisch), IL-1-Antagonisten zur Behandlung des akuten Schubes, Urikolytika und Urikusurika zur Schub-Prophylaxe	Differenzialdiagnostisch sollte bei der Gicht immer an eine bakterielle Arthritis gedacht werden, auch Harnsäure senkende Medikamente können Schübe verursachen, eine Hyperurikämie ohne Gichtschübe muss in den meisten Fällen nicht behandelt werden, siehe DGRh-Gicht-Leitlinie.

Tab. 5.7.1: Vergleich unterschiedlicher Arthritiden – Fortsetzung

Krankheit	Anamnese	Untersuchung	Labor	Bildgebung	Synoviaanalyse	Therapie	Kommentar
Remitting Seronegative Symmetrical Synovitis with Pitting Edema (RS3PE)-Syndrom	meistens ältere Menschen, Gelenkschmerzen und Schwellung vor allem an den Fingergelenken (MCPs) mit starker Schwellung des Weichteilgewebes des Handrückens (pitting edema), symmetrischer Befall, schubförmig	prall-elastische Weichteilschwellung der Gelenkkapseln und eindrückbare Ödeme der Handrücken, Faustschlussdefizite	erhöhte Entzündungswerte (CRP, BSG), keine Autoantikörper	Röntgen: keine knöchernen Auffälligkeiten, diffuses Handrückenödem Arthrosonografie: deutliche Tenovaginitis, allenfalls milder Erguss und vermehrter Blutfluss im Bereich des Gelenkes im Powerdoppler MRT: subkutanes Handrückenödem, milde polyartikuläre Synovialitis + periartikuläre/peritendinöse Entzündung	meistens keine punktablen Gelenkergüsse, wenn ja dann wie bei RA	sehr gutes Ansprechen auf Glukokortikoide	Das RS3PE-Syndrom kann als paraneoplastischer Prozess auftreten.
Polymyalgia Rheumatica (PMR)	symmetrische Schultergürtel und Beckengürtelschmerzen, Myalgien, konstitutionelle Symptomatik, teilweise auch mit nicht erosiver Arthritis in den peripheren Gelenken	schmerzhafte Untersuchung von Schulter- und Beckengürtel, schmerzbedingter Kraftverlust, oft reduzierter Allgemeinzustand	erhöhte Entzündungswerte (CRP, BSG), keine Autoantikörper	Röntgen: keine knöchernen Auffälligkeiten, geringe periartikuläre Schwellungen bei peripherer Beteiligung Arthrosonografie: deutliche Tenovaginitis, allenfalls milder Erguss und vermehrter Blutfluss im Bereich des Gelenkes im Powerdoppler MRT und FDG-PET/CT: peritendinöse und perikapsuläre Entzündungen	meistens keine punktablen Gelenkergüsse, wenn ja dann wie bei RA	sehr gutes Ansprechen auf Glukokortikoide, diese sollten langsam ausgeschlichen werden, bei Rezidiven, Schüben und schwieriger Glukokortikoid-Reduktion kann eine Basistherapie mit MTX erwogen werden	Bei Verdacht auf PMR muss immer an eine Riesenzellarteriitis gedacht werden. Deshalb muss nach Kopfschmerz, Sehverlust usw. gefragt werden. PMR kann auch als paraneoplastisches Syndrom auftreten.

Infektiöse Arthritis							
• viral	Gelenkschmerzen und Schwellungen in kleinen Gelenken ähnlich den Symptomen der klassischen RA, konstitutionelle Symptome sind häufig, abhängig von der Virusart sind weitere Symptome (z. B. pneumologisch, gastroenterologisch) möglich	prall-elastische Weichteilschwellung der Gelenkkapsel wie bei RA, abhängig von Virusart weitere Manifestationen möglich (z. B. Hautausschlag, Lymphadenopathie)	erhöhte Entzündungswerte (CRP, BSG); Viren, die häufig Arthritiden verursachen, sind Hepatitis B und C, EBV, Parvo B19, Alpha-Viren und der Dengue-Virus	Röntgen: meistens keine knöchernen Auffälligkeiten, periartikuläre synovitische Schwellungen Arthrosonografie: Erguss und vermehrter Blutfluss im Bereich des Gelenkes im Powerdoppler MRT: artikuläre und tenovaginale Synovialitis	Entzündliches Punktat, Leukozytenzahl moderat erhöht, Neutrophile Granulozyten vermehrt, Viskosität vermindert	NSAR, Behandlung der Grunderkrankung (Virusinfektion) wenn möglich	Arthritiden können aufgrund von direkter Invasion der Gelenke oder aufgrund von Immunkomplex-Ablagerungen entstehen. Viren, die häufig Arthritiden verursachen, sind Hepatitis B und C, EBV, Parvo B19, Alpha-Viren, Dengue-Virus. Virale Arthritiden führen meistens nicht zu chronischen, persistierenden Arthritiden, sondern klingen nach 6–12 Wochen ab.
• akut bakteriell (septisch)	akute Gelenkschmerzen, oft nur ein Gelenk, häufig konstitutionelle Symptome inkl Fieber	meist akute Monoarthritis mit Rötung, Überwärmung, Schwellung, Druckschmerz und Funktionseinschränkung, begleitende Entzündung periartikulär (z. B. Vorfuß/Mittelfuß), Tophusablagerungen in den Weichteilen	erhöhte Entzündungswerte (CRP, BSG), Auftreten von Autoantikörpern im Rahmen der Aktivierung des Immunsystems möglich (z. B. Rheumafaktor bei Hepatitis) C), positive Virus-Serologie	Röntgen: Initial periartikuläre synovitische Schwellung und gelenknahe Osteopenie, unbehandelt können Gelenkdestruktionen sehr rasch auftreten Arthrosonografie: Erguss und vermehrter Blutfluss im Bereich des Gelenkes im Powerdoppler MRT: Synovialitis, Osteitis, Osteomyelitis, Abszess	entzündliches Punktat, oft hohes Punktatvolumen, Leukozytenzahl oft deutlich erhöht, Neutrophile Granulozyten deutlich vermehrt, Viskosität vermindert, in der Gram-Färbung Bakteriennachweis möglich	empirische Antibiose nach Gelenkpunktion, sobald Mikrobiologie der Synoviaflüssigkeit befundet wurde nach Antibiogramm	Akute bakterielle Arthritiden, besonders polyartikuläre, sind mit einer hohen Mortalität verbunden. Es muss die Ursache der bakteriellen Arthritis geklärt werden, Infektionen können hämatogen oder lokal-traumatisch entstehen. Abgegrenzt werden sollten subakute, chronische und post-infektöse bakterielle Arthriden (z. B. Borreliose, Tuberkulose, reaktive Arthritis).

ACPA = anti-citrullinierte Protein-Antikörper; bDMARD=biologisches DMARD; BSG = Blutsenkungsgeschwindigkeit; CRP = C-reaktives Protein; DMARD = disease-modifying antirheumatic drugs; HWK = Halswirbelkörper; HWS = Halswirbelsäule; MCP = Metacarpophalangealgelenk; MTP = Metatarsophalangealgelenk; MTX = Metothrexat; NSAR = Nichtsteroidale Antirheumatika; RF = Rheumafaktor; RS3PE = Remitting Seronegative Symmetrical Synovitis with Pitting Edema; SLAC=Scaphoid Lunate Advanced Collapse wie die nach Gonokokken oder Mykobakterien sind besondere Materialien zum Versand erforderlich (Partsch et al., 2021). Die Gelenkflüssigkeit wird dann später auch noch polarisationsmikroskopisch auf Kristalle, vor allem auf Harnsäure- und Calcium-Pyrophosphatkristalle, hin untersucht. Harnsäurekristalle, die für einen Gichtanfall verantwortlich sind, werden vorwiegend intrazellulär gefunden.

Hinsichtlich der Bildgebung kommt nach der Arthrosonografie zunächst dem konventionellen Röntgen der höchste Stellenwert zu, weil damit osteodegenerative Gelenkveränderungen und Kristallablagerungen, vor allem in fortgeschritteneren Stadien, zuverlässig erkannt werden.

Bei der Frage nach dem Vorliegen einer Arthritis hat neben der Arthrosonografie auch die Kontrastmittel-verstärkte Magnetresonanztomografie (MRT) eine Bedeutung für die Entdeckung einer entzündlichen Gelenkveränderung, allerdings überlappen sich Bildbefunde primärer Arthritiden mit sekundären Reizungen im Rahmen degenerativer Erkrankungen erheblich und erfordern Erfahrung in der Interpretation und eine interdisziplinarische Einordnung in den klinischen Kontext. Die dedizierte MRT ist der Radiografie in der Identifizierung von Erosionen zum Teil überlegen und kann potenziell präerosive Knochenmarködeme erkennen. Szintigrafie und Positronenemissionstomografische (PET)-CT-Untersuchungen sind bei Arthralgien nicht indiziert. Bei Verdacht auf eine Großgefäßvaskulitis wie Arteriitis temporalis wird zunächst eine Duplexsonografie der betroffenen Gefäße durchgeführt, bei Unklarheit oder vermuteter Ausdehnung des Gefäßbefalles wie bei Aortitis kann eine MRT- oder FDG-PET/CT weiterhelfen. Ggf. kann auch ein vermuteter neoplastischer Prozess mit diesen Techniken weiter evaluiert werden. Bei systematischem Einsatz dieses stufenweisen diagnostischen Vorgehens kann ein großer Teil der in eine spezialisierte Rheumaklinik eingewiesenen Patienten einem definierten Krankheitsbild zugeordnet und entsprechend gezielt behandelt werden (Wollenhaupt, 2009; Mackie et al., 2015; Ochi et al., 2015; Filippou et al., 2017; Kubota et al., 2017; Ottaviani et al., 2020; Sakellariou et al., 2020; Schneider et al., 2020;).

In einer Arbeitsgruppe der EULAR wurden hinsichtlich der Prognose von Arthralgien folgende Symptome als besonders stark auf eine beginnende rheumatoide Arthritis hinweisend identifiziert:

- Symptomdauer < 1 Jahr,
- Symptome der Metacarpophalangealgelenke (MCP),
- Dauer der Morgensteifigkeit ≥ 60 min,
- schwerste Symptome am frühen Morgen,
- Verwandte ersten Grades mit RA,
- Schwierigkeiten, eine Faust zu machen sowie
- positiver Squeeze-Test der MCP-Gelenke.

Liegen mindestens drei dieser Parameter vor, ist eine beginnende RA wahrscheinlich.

5.7.2 Epidemiologie und Verlauf

Die rheumatoide Arthritis (RA) ist mit einer Prävalenz von ca. 0,5 bis 1,0 % die häufigste entzündlich-rheumatische Erkrankung. In Nordeuropa treten etwa 20–50 neue Erkrankungen pro 100.000 Einwohner pro Jahr auf. Frauen, die häufiger betroffen sind als Männer (ca. 3:1), erkranken früher (Häufigkeitsgipfel bei Frauen bei ca. 60 Jahren, bei Männern bei ca. 70 Jahren). Die RA ist eine heterogene Erkrankung mit milden, selten selbst-limitierenden Verläufen bis zu schwersten Formen mit Gelenkdestruktion und extra-artikulären, systemischen Manifestationen wie einer pulmonalen Beteiligung (ca. 20 %) oder einer Vaskulitis (1 %) (Smolen et al., 2016; Schneider et al., 2020).

Faktoren, die mit einem ungünstigen Verlauf einer RA verbunden sind (Schneider et al., 2020):

- Rauchen
- höheres Alter bei Erstmanifestation
- weibliches Geschlecht
- positive Autoantikörper (Rheumafaktor, RF, und Antikörper gegen citrullinierte Proteine, ACPA)
- Erosionen und Knochenmarködem bei Erstdiagnose
- verzögerter Therapiebeginn mit einer Basistherapie (Disease-modifying anti-rheumatic drugs, DMARDs)
- niedriges Bildungsniveau, schlechte ökonomische Bedingungen, fehlende soziale Bezugssysteme

Autoantikörper, vor allem Rheumafaktoren (RF), können bei 50–70 % aller Patienten mit RA nachgewiesen werden. RF sind Antikörper der Immunglobulinklassen IgM, IgG, IgA oder IgE, die gegen das körpereigene Immunglobulin G gerichtet sind. RF finden sich in niedriger Konzentration auch bei ca. 5 % aller gesunden Menschen (10 % bei Menschen über 60 Jahre). Antikörper gegen citrullinierte Proteine (ACPA) haben eine höhere Sensitivität und Spezifität für die Diagnose RA.

Bei der RA besteht eine deutliche genetische Komponente, die für ca. 50 % der Pathogenese verantwortlich gemacht wird. Hierbei spielen HLA-DR-Allele eine bedeutende Rolle, denn einige Subtypen von HLA-DR4 und HLA-Allele von DR1, DR10, DR11 und DR14 sind mit der RA assoziiert. Alle RA-assoziierten HLA-DR-Allele kodieren für bestimmte Aminosäuresequenzen, die als „Shared Epitope" (SE) bezeichnet werden. Während diese bei ca. 90 % der RA-Patienten nachweisbar sind, liegt die Prävalenz bei Gesunden „nur" bei 20–30 % (Smolen et al., 2016). Entsprechend haben Menschen mit einer positiven Familienanamnese ein höheres Risiko, an RA zu erkranken, dies gilt vor allem für die seropositive RA.

Die Pathogenese der RA ist komplex, aktuell wird folgendes Erklärungsmodell präferiert: bei genetisch prädisponierten Menschen, die bestimmten Umweltfaktoren ausgesetzt wurden (z. B. durch Rauchen oder Bakterien im Rahmen einer Zahnfleischentzündung), kommt es zu epigenetischen und post-translationalen Modifikationen wie der eigentlich physiologischen Citrullinierung, die aber im pathologischen Fall zur Entwicklung von Autoantikörpern wie RF und ACPA führt. Diese können sowohl lokal zu gelenkschädigenden Prozessen als auch zur Aktivierung des angeborenen (innate) und erworbenen (adaptive) Immunsystems führen, was letztlich die Gelenkentzündung bedingt. In den letzten Jahren wurden zunehmend Botenstoffe (Cytokine), Signalwege, Schlüsselzellen und Zellinteraktionen identifiziert und daraus Therapeutika entwickelt (McInnes & Schett, 2011; Smolen et al., 2016). Dies hat in den beiden letzten Jahrzehnten zu einer Revolution in der Therapie der RA geführt, die weiter unten näher beschrieben wird.

Da die mit der Krankheit verbundenen Schmerzen und die Gelenksteifigkeit unbehandelt zu gravierenden Funktionseinschränkungen führen und daraus Defizite in der All-

Tab. 5.7.2: ACR/EULAR-Kriterien der rheumatoiden Arthritis (Fiehn, 2011). Die Klassifikationskriterien sind anzuwenden, wenn eine eindeutige klinische Synovitis in mindestens einem Gelenk festgestellt wurde und die Synovitis nicht besser durch eine andere Erkrankung erklärt ist.

Gelenkbeteiligung	Punkte
1 mittleres/großes Gelenk betroffen	0
2–10 mittlere/große Gelenke betroffen	1
1–3 kleine Gelenke betroffen	2
4–10 kleine Gelenke betroffen	3
Mehr als 10 kleine Gelenke betroffen	5
Serologie	
Negativer RF und ACPA	0
Positiver RF und/oder ACPA in niedriger Konzentration (≤ 3-Faches der Norm)	1
Positiver RF und/oder ACPA in hoher Konzentration (≥ 3-Faches der Norm)	3
Dauer der Synovitis	
< 6 Wochen	0
≥ 6 Wochen	1
Entzündungsparameter	
CRP und BSG normal	0
CRP und/oder BSG-Wert erhöht (über Normbereich)	1

ACPA = Antikörper gegen citrullinierte Peptide (Anti-CCP, Anti-MCV); BSG = Blutsenkungsgeschwindigkeit; CRP = C-reaktives Protein; RF = Rheumafaktor

tagsfunktion resultieren können, die nicht selten auch zu Einschränkungen der Arbeitsfähigkeit, zunehmender Immobilität und sozialer Isolation führen, ist eine frühzeitige Diagnose und effektive Therapie besonders wichtig. Die chronische Entzündung führt wie auch bei vielen anderen entzündlich-rheumatischen Erkrankungen zu einem erhöhten Risiko von kardiovaskulären Erkrankungen wie Myokardinfarkt und Schlaganfall, einem erhöhten Krebsrisiko, insbesondere von Lymphomen, und zu Osteoporose und Frakturen (Smolen et al., 2016).

5.7.3 Diagnosestellung

Die RA manifestiert sich klassischerweise als symmetrische, chronische Polyarthritis vor allem der Finger-, Zehen- und Handgelenke, wobei die distalen Interphalangealgelenke (DIP) – im Gegensatz zur Psoriasisarthritis – nicht betroffen sind. Es können aber auch größere Gelenke wie Schultern, Knie- und Sprunggelenke betroffen sein. Die RA kann sich auch als Arthritis im Atlantoaxialgelenk in der Halswirbelsäule manifestieren. Die lokale synoviale Pannusbildung führt nicht selten zu Erosionen und atlantoaxialer Instabilität, was im ungünstigen Fall eine Kompressionsmyelopathie bedingen kann. Neben konstitutionellen Symptomen wie Müdigkeit, Abgeschlagenheit und Leistungsknick wird oft eine anhaltende Morgensteifigkeit beklagt. Im Jahr 2010 wurden von ACR und EULAR gemeinsam aktualisierte Klassifikationskriterien publiziert (▶ Tab. 5.7.2). Auch wenn Klassifikationskriterien in der klinischen Routine nicht primär zur Diagnosestellung verwendet werden sollten, enthalten sie doch hilfreiche Hinweise auf die wichtigsten Symptome und Befunde, die erfragt und untersucht werden sollten. Klassifikationskriterien werden vielmehr entwickelt, um Patientenpopulationen für klinische Studien zu homogenisieren. Die Diagnose ist eine individuelle ärztliche Leistung. Die Sensitivität und Spezifität von Klassifikationskriterien liegen meist in der Größenordnung von 80–85 % (mit der Diagnose des Experten als Goldstandard, gegen den getestet wurde).

Wie eingangs erwähnt ist die Diagnose der RA im Alter oft schwerer, da andere entzündliche Gelenkerkrankungen im Alter häufiger vorkommen und sich die RA auch mit anderen Symptomen manifestieren kann. Wie häufig dies vorkommt und ob deshalb eine eigene Unterkategorie der RA (LORA oder Elderly-onset rheumatoid arthritis, EORA) gerechtfertigt ist, wird immer noch wissenschaftlich diskutiert. Den Vertretern dieser Hypothese nach manifestiert sich die LORA im Vergleich zur klassischen RA (dann als Young-onset rheumatoid arthritis, YORA bezeichnet)

- eher mit einer Oligoarthritis der großen Gelenke als mit einer Polyarthritis der kleinen Gelenke,
- eher schubartig als mit schleichendem Beginn,
- eher mit einer Gleichverteilung des Geschlechteranteiles als einer Häufung beim weiblichen Geschlecht,
- eher als seronegative RA (ohne RF oder ACPA) statt als seropositive,
- oft auch mit Muskelschmerzen (polymyalgische Symptomatik) statt nur mit Gelenkschmerzen und
- eher mit deutlich als moderat erhöhten Entzündungsparametern (C-reaktives Protein, CRP sowie Blutsenkungsgeschwindigkeit, BSG) (Villa-Blanco & Calvo-Alen, 2009; Wollenhaupt, 2009; Yazici & Paget, 2000)

Es wird deutlich, dass für die Diagnose RA mehrere Parameter wichtig sind. Dies wird auch in den aktuellen deutschsprachigen Leitlinien betont (Fiehn et al., 2018; Schneider et al., 2020). Zu diesen Parametern gehören:

- Anamnese (Lokalisation der Gelenkschmerzen/-schwellung, Steifigkeit, Länge der Symptome, Risikofaktoren, Familienanamnese, Parameter für einen ungünstigen Verlauf, ▶ Kap. 5.7.2)

- Klinische Untersuchung (insbesondere die Identifizierung von geschwollenen, entzündeten Gelenken)
- Laboruntersuchungen (insbesondere Entzündungsparameter wie CRP und BSG und Autoantikörper wie RF und ACPA)
- Bildgebung (Röntgen der Hände und Füße und Arthrosonografie möglichst mit Power-Doppler)

Nach einem gängigen Prädiktionsmodell haben Patienten mit Synovitiden in mehr als zwei Gelenkregionen, Symptomen für mehr als sechs Wochen, Morgensteifigkeit von mehr als 60 Minuten und positiven Autoantikörpern eine sehr hohe Wahrscheinlichkeit (mehr als 80–90 %), eine chronische, persistierende Arthritis, oft auch erosiv, zu entwickeln (Schneider et al., 2020).

Merke

Die rheumatoide Arthritis kann sich bei älteren Menschen anders als bei jüngeren manifestieren, sollte aber genauso behandelt werden.

Die grundsätzliche Notwendigkeit einer individuellen psychosozialen Anamnese wird gerade auch bei Patienten mit entzündlich-rheumatischen Erkrankungen hiermit betont. Dazu gehören vor allem auch die essenziellen Aspekte Aktivität und Partizipation sowie Umgebungsfaktoren. Das beinhaltet auch das Ausmaß regelmäßiger körperlicher Aktivität.

Um eine möglichst frühe Diagnose zu gewährleisten, hat die Deutsche Gesellschaft für Rheumatologie (DGRh) 2020 Empfehlungen zum „Management der frühen rheumatoiden Arthritis" veröffentlicht (Schneider et al., 2020). Diese Empfehlungen können hier nicht im Detail wiedergegeben werden, deshalb wird auf die Originalpublikation verwiesen, in der der „Diagnostische Algorithmus neue ‚Gelenkschwellung'" vorgestellt wird.

Bei Patienten mit neu aufgetretener Gelenkschwellung oder Arthralgien ohne Schwellung, aber Risikofaktoren für eine RA soll eine weitere Labordiagnostik durchgeführt und andere Ursachen für Arthritis geprüft bzw. ausgeschlossen werden. Oft erfordert die frühe Diagnose eine Vorstellung bei dem internistischen Rheumatologen. Empfohlen wird, dass, wenn bei einer neu aufgetretenen Gelenkschwellung innerhalb von sechs Wochen keine Diagnose gesichert werden kann, der Patient möglichst innerhalb von zwei Wochen bei einem Rheumatologen vorgestellt wird. Viele rheumatologische Zentren haben hierfür extra Sprechstunden eingerichtet (Braun et al., 2019; Schneider et al., 2020).

Die bereits erwähnte Beteiligung des Atlantoaxialgelenkes tritt nur extrem selten als Erstmanifestation einer RA auf. Die anteriore atlanto-axiale Subluxation entsteht durch die entzündlich bedingte Laxität der primären und sekundären Bänder dieses Gelenkes. Mögliche Symptome der Patienten mit atlanto-axialer Instabilität sind Nackenschmerzen und okzipitale Kopfschmerzen. Zu den myelopathischen Symptomen gehören: Schwäche, Gangstörungen, Parästhesien und Verlust der Geschicklichkeit (z. B. Schwierigkeiten beim Zuknöpfen von Kleidung). Bei vorliegendem Verdacht ist zunächst eine seitliche Röntgenfunktionsaufnahme in Inklination erforderlich. Beträgt die atlanto-dentale Distanz mehr als 5 mm, ist von einer Zerstörung der das Atlantoaxialgelenk stabilisierenden Ligamente auszugehen. Bei neurologischen Symptomen sollte die Beweglichkeit der HWS mit einer Orthese (z. B. Schanz-Krawatte) eingeschränkt werden, eine MRT zügig veranlasst und ein in diesem Bereich tätiger Chirurg einbezogen werden.

5.7.4 Behandlungskonzept

Das moderne Behandlungskonzept der RA basiert auf zwei wichtigen Säulen: Erstens die möglichst frühe Diagnosestellung und zweitens ein Behandlungsalgorithmus, der eine Remission der Erkrankung bzw. niedrige Krankheitsaktivität zum klar definierten Ziel hat. Dabei ist zum einen essenziell, dass ein Ziel formuliert wird, und zum anderen, dass regelmäßig überprüft wird, ob dieses Ziel auch erreicht wird. Im Falle des Nicht-Erreichens des festgelegten Zieles ist eine Therapieänderung obligat. Dies wird als „Treat to Target" (T2T)-Strategie bezeichnet.

Das T2T-Konzept wird auch in den Empfehlungen zum „Management der frühen rheumatoiden Arthritis" und in den 2018 von der DGRh veröffentlichten S2e-Leitlinie „Therapie der rheumatoiden Arthritis mit krankheitsmodifizierenden Medikamenten" betont (Fiehn et al., 2018). Grundlage der T2T-Strategie bei der RA ist das Festlegen eines Therapiezieles (Remission bzw. niedrige Krankheitsaktivität) und die engmaschige Überwachung, ob dieses Ziel erreicht wird. Um dies möglichst objektiv beurteilen zu können, haben sich verschiedene zusammengesetzte „Composite Scores" für die Messung der Krankheitsaktivität etabliert. Am häufigsten benutzt werden der DAS-28 (Disease Activity Score von 28 Gelenken), der CDAI (Clinical Disease Activity Index) und der SDAI (Simplified Disease Activity Index). Eine Kontrolle dieser Scores wird mindestens alle zwölf Wochen empfohlen. Zusätzlich sollte auch geprüft werden, ob und in welchem Ausmaß Einschränkungen der Alltagsfunktion vorliegen, hierfür wird im deutschsprachigen Raum der Funktionsfragebogen Hannover (FFbH), seltener der „Health Assessment Questionnaire" (HAQ) eingesetzt.

Wenn es nach einer begonnenen Therapie innerhalb des gewählten Untersuchungsintervalles (z. B. zwölf Wochen) nicht zu der anvisierten Remission/niedrigen Krankheitsaktivität kommt, muss die Therapie überdacht und ggf. eskaliert werden. Seltener ist es erforderlich, noch einmal die Diagnose zu hinterfragen und ggf. weitere Untersuchungen anzuberaumen. Wie eine solcher Therapiealgorithmus aussehen kann, wird im nächsten Abschnitt diskutiert.

Vorher sei aber nochmal ausdrücklich darauf hingewiesen, dass zur Behandlung der RA ein multi-modales Therapiekonzept erforderlich ist. In den Leitlinien wird ausdrücklich auf die Wichtigkeit von Physiotherapie, Ergotherapie, physikalischer Anwendung, Patienteninformation und -schulung, Selbsthilfegruppen, körperlicher Aktivität, Hilfsmittelversorgung wie orthopädische Schuhe und ggf. psychologischen Interventionen hingewiesen (Fiehn et al., 2018; Schneider et al., 2020).

5.7.5 Behandlung/Therapie

Für die Behandlung der RA stehen kurz- und langwirksame Präparate zur Verfügung. Zu ersteren gehören vor allem die nichtsteroidalen Antirheumatika (NSAR) und die Glukokortikoide (GK). Zu den letzteren gehören die sogenannten Disease modifying antirheumatic drugs (DMARDs). Der Terminus wurde eingeführt, nachdem nachgewiesen wurde, dass Methotrexat (MTX) die Röntgenprogression, d. h. die Gelenkzerstörung, bei Patienten mit RA aufhalten bzw. verzögern kann. Inzwischen wird zwischen konventionellen synthetischen (cs) DMARDs, biologischen originalen (bo) und biosimilaren (bs) DMARDs wie z. B. den TNF-Blockern sowie targeted synthetic (ts) DMARDs wie den JAK-Inhibitoren unterschieden.

Die in den letzten Jahrzehnten zu beobachtende Revolution in der medikamentösen Therapie rheumatischer Erkrankungen beruht auf vielen technischen Fortschritten wie der Herstellung monoklonaler Antikörper. Das hat dazu geführt, dass viele neue Medikamente zur Behandlung der RA zugelassen wurden, Originalpräparate und zuletzt auch zunehmend Biosimilars. All diese hier zu diskutieren ist nicht möglich. Daher sei auch hier auf die aktuellen Leitlinien hingewiesen (Fiehn et al., 2018; Schneider et al., 2020).

Grundsätzlich lässt sich aber festhalten, dass eine DMARD-Therapie für RA-Patienten mit aktiver Erkrankung immer zu empfehlen ist. Als Überbrückungstherapie bis zur Diagnosesicherung können NSAR eingesetzt werden, vor einer Einleitung von GK und/oder DMARDs vor Diagnosesicherung durch den Rheumatologen wird eher abgeraten. Dies ist aber aus pragmatischen Gründen (Terminschwierigkeiten) manchmal nicht zu vermeiden. Wenn die Diagnose gestellt wurde, sollten DMARDs sofort bzw. frühzeitig begonnen werden. Eine auf ein paar Wochen begrenzte Behandlung mit GK ist hilfreich, da die Wirkung schneller einsetzt als bei den meisten DMARDs. Bei MTX (Dosis 7,5–20 mg/Woche!) dauert es in der Regel einige Wochen, bis die Wirkung klinisch überzeugend einsetzt. Prednisolon wird in Abhängigkeit von Krankheitsaktivität und Komorbiditäten in Dosierungen zwischen 10 und 30 mg täglich begonnen. Diese Dosis sollte innerhalb von acht Wochen auf < 5–7,5 mg reduziert werden und nach Erreichen einer Remission möglichst komplett ausgeschlichen werden (Fiehn et al., 2018; Schneider et al., 2020). Stehen einzelne Gelenke im Vordergrund, erfolgt, natürlich unter sterilen Bedingungen, eine lokale Injektion von GK, wenn keine Kontraindikationen vorliegen.

Merke

Eine Basistherapie mit DMARDs ist fast immer erforderlich und sollte nach dem „Treat to Target"-Prinzip eingesetzt werden. Glukokortikoide sollten nur temporär zur Behandlung von akuter Krankheitsaktivität eingesetzt werden, dann schnell reduziert und wenn möglich komplett ausgeschlichen werden.

In den DGRh-Therapiealgorithmen für die Behandlung der RA werden die verschiedenen Eskalationshasen der T2T-Strategie der DGRh-Leitlinie dargestellt (Fiehn et al., 2018).

Solange keine Kontraindikationen wie bspw. eine stark eingeschränkte Nierenfunktion bestehen, wird zuerst eine csDMARD-Therapie mit Methotrexat in Kombination mit GK empfohlen. Wenn damit das Therapieziel Remission erreicht wird, können die GK reduziert und versuchsweise ganz ausgeschlichen werden, die MTX-Therapie wird dagegen fortgesetzt. Wenn das Ziel unter MTX in therapeutischer Dosis nicht erreicht wird, wird die Therapie eskaliert. In Abhängigkeit vom Vorhandensein bestimmter Prognosefaktoren und/oder hoher Krankheitsaktivität wird nach adäquater Aufklärung und Einverständnis des Patienten entschieden, ob ein weiteres csDMARD wie z. B. Leflunomid oder ein bo/bsDMARD oder ein tsDMARD ausgewählt wird. Welches DMARD als nächstes eingesetzt wird, ist auf Basis der vorhandenen Komorbiditäten und der laufenden Medikation des Patienten, bereits stattgehabten RA-Therapien und Patientenpräferenzen (Tablette, Spritze, Injektion, Infusion, Intervall) zu entscheiden. Diese oft nicht einfachen Entscheidungen sollten durch internistische Rheumatologen getroffen werden, die sich mit allen Vor- und Nachteilen dieser Medikamente auskennen und die in der Lage sind, diese Therapien Leitlinien-gerecht zu überwachen und die Verantwortung für diese Behandlung zu übernehmen. Im Idealfall wird mit der T2T-Strategie eine Remission erreicht, in der der Patient zwar die Medikamente weiter regelmäßig einnehmen muss, diese aber verträgt, von der Krankheit (fast) nichts mehr spürt und nicht funktionell eingeschränkt ist. In diesen Fällen schreitet die RA auch nicht mehr fort, d. h. es treten keine weiteren Gelenkschäden auf. In solchen Fällen kann dann nach einer gewissen Zeit (mindestens sechs, besser zwölf Monate) eine Deeskalation der DMARD-Therapie erwogen werden (Fiehn et al., 2018).

An dieser Stelle ist zu erwähnen, dass DMARDs, insbesondere die Biologika, auch bei älteren Menschen effektiv sind und daher in dieser Patientenpopulation ebenso wie bei jüngeren eingesetzt werden können. Eine moderate oder hohe Krankheitsaktivität und eine dauerhafte GK-Therapie, d. h. diese kann wegen persistierender Krankheitsaktivität nicht abgesetzt werden, bewirken mit großer Wahrscheinlichkeit mehr Schaden und Nachteile für die Patienten als die Therapie mit DMARDs, die sich nicht durch erhebliche Nebenwirkungen auszeichnen. Das vergleichsweise größte Problem sind Infektionen, aber auch diese treten unter einer GK-Therapie ebenfalls gehäuft auf. JAK-Inhibitoren (tsDMARDs) sollten bei älteren Menschen nur mit Vorsicht eingesetzt werden, zumal bei diesen das Risiko für Herpes Zoster eindeutig erhöht ist (Villa-Blanco & Calvo-Alen, 2009; Wollenhaupt, 2009; Bauhammer & Fiehn, 2018; Lakomek & Schulz, 2018; Dalal et al., 2019; Ochi et al., 2021). Deshalb sind Impfungen zum Schutz der Patienten unbedingt zu empfehlen.

Betreuung älterer Menschen mit Arthritis

Neben der Betreuung von älteren Menschen im Akutstadium einer entzündlich-rheumatischen Erkrankung, wobei es im Wesentlichen um die Reduktion von Schmerz und Entzündung und die Wiederherstellung bzw. Erhaltung von Funktionen und Mobilität geht, gibt es auch wichtige Aufgaben in der mittel- und langfristigen Betreuung dieser Erkrankungen. Bei vielen, aber nicht allen Patienten mit entzündlich-rheumatischen Erkrankungen ist eine relativ engmaschige Versorgung erforderlich und wünschenswert. Aus organisatorischen Gründen werden heute in der Regel Drei-Monats-Intervalle gewählt, dies reicht aber oft nicht. Das gilt insbesondere bei besonders aktiven Patienten und bei denen mit

Risikofaktoren und Komorbiditäten. Hervorzuheben sind hier das erhöhte kardiovaskuläre, Gastritis-, Infektions-, Sturz- und Osteoporose-Risiko, mögliche Blutbild-, Nieren- und Leberschädigungen, Auswirkungen der Erkrankung auf den Arbeitsplatz und psychische Erkrankungen. Grundsätzlich benötigen Patienten mit entzündlich-rheumatischen Erkrankungen regelmäßige Labor- (Blutbild, Nieren- und Leberwerte, Entzündungsparameter, Lipide) und Blutdruckkontrollen, diätische Beratung (z. B. mediterrane Diät), Überprüfung und Auffrischung des Impfstatus, Empfehlung der Nikotin- und Alkoholkarenz, Verschreibung von körperlicher Aktivität (inklusive Reha-Sport und Krankengymnastik) und Screening, Prophylaxe und ggf. Therapie einer Osteoporose (Wollenhaupt, 2009; Lakomek & Schulz, 2018; Bühring et al., 2022). Da dies in der Routineversorgung oft nicht ausreichend möglich ist, sollte dies in enger Zusammenarbeit zwischen Hausärzten/Geriatern und Rheumatologen erfolgen. Bei Beginn einer MTX-Therapie sind kurzfristige Laborkontrollen (ca. alle zwei Wochen) erforderlich (vor allem Blutbild, Leberwerte, Kreatinin). Nach Einleitung einer GK-Therapie sollten Kontrollen des Blutzuckerspiegels und ggf. des HbA_1-Wertes erfolgen, da es bei einigen Patienten zur Manifestation eines vorher noch latenten Diabetes mellitus kommen kann. Dies erfordert zum Teil diätetische und medikamentöse Maßnahmen.

Zusammenfassung

Gelenkschmerzen sind bei älteren Menschen häufig und beeinflussen Alltagsfunktion und Lebensqualität. Differenzialdiagnostisch müssen entzündliche Arthritiden von degenerativen Arthrosen unterschieden werden. Wichtige Hinweise auf eine Entzündung sind z. B. Gelenkschwellung, Überwärmung und Morgensteifigkeit. Die weitere Differenzierung der Arthritiden kann bei älteren Menschen anspruchsvoll sein, da neben den klassischen Autoimmunerkrankungen wie der rheumatoiden Arthritis (RA) auch Kristallarthritiden wie Gicht und Chondrocalcinose, paraneoplastische Arthritiden oder infektiöse Ursachen möglich sind.

Neben der Anamnese und körperlichen Untersuchung, bei der besonders die Verteilung und Anzahl der betroffenen Gelenke sehr hilfreich zur Diagnosefindung sein können, sind Laboruntersuchungen und bildgebende Verfahren wichtige Bestandteile der initialen Abklärung. Gerade bei Mono- und Oligoarthritiden sollte auch immer eine diagnostische Gelenkpunktion erwogen werden, um bakterielle Arthritiden auszuschließen.

Die RA manifestiert sich bei älteren Menschen nicht immer mit symmetrischen Arthritiden der kleinen Gelenke der Finger und Zehen. Möglich sind auch polymyalgische Symptome oder Entzündungen von wenigen größeren Gelenken. Gerade bei seronegativen Formen ist die Abgrenzung zur PMR, aber auch zur Chondrocalcinose oft nicht einfach, aber nötig. Marginale erosive Veränderungen in der Bildgebung sprechen dann eher für eine RA.

Die Therapiemöglichkeiten der RA haben sich in den letzten Jahrzehnten dank neuer Medikamente und Behandlungsstrategien sehr verbessert. Ziel jeder Therapie sollte das Erreichen einer niedrigen Krankheitsaktivität bzw. Remission sein. Hierfür ist es wichtig, regelmäßig die Krankheitsaktivität einzuschätzen, was leicht über validierte Scoring-Systeme möglich ist. Erstes Basistherapeutikum ist meistens Methotrexat. Sollte es hierunter nicht möglich sein, die Krankheitsaktivität wie gewünscht zu kontrollieren, muss die Therapie umgestellt/eskaliert werden. Glukokortikoide können zur Kontrolle von akuter und hoher Krankheitsaktivität eingesetzt werden, sollten aber nicht Teil der Dauertherapie sein.

Entzündliche-rheumatische Erkrankungen, aber auch ihre Therapien sind mit Komplikationen, Komorbiditäten und Nebenwirkungen assoziiert. Diese sind bei älteren Menschen häufiger und können auch schwerer verlaufen. Besonders auf kardiovaskuläre, gastrointestinale, infektiöse und metabolische (Osteoporose) Komplikationen ist zu achten.

Literatur

Bauhammer, J., & Fiehn, C. (2018). Getting older with rheumatoid arthritis-is there a burnout of the disease?. *Z Rheumatol*, *77*(5), 355–362. https://doi.org/10.1007/s00393-018-0465-y

Braun, J., Kiltz, U., Andreica, I., et al. (2019). Rheumatological care in the Rheumazentrum Ruhrgebiet Rheumatism Center-a model for conurbations. *Z Rheumatol*, *78*(8), 753–764. https://doi.org/10.1007/s00393-019-0663-2

Buehring, B., Al-Azem, N., Kiltz, U., et al. (2022). High Prevalence of Foot Insufficiency Fractures in Patients With Inflammatory Rheumatic Musculoskeletal Diseases. *J Rheumatol*. jrheum.220758. doi: 10.3899/jrheum.220758. Epub ahead of print. PMID: 36521920.

Dalal, D. S., Duran, J., Brar, T., et al. (2019). Efficacy and safety of biological agents in the older rheumatoid arthritis patients compared to Young: A systematic review and meta-analysis. *Semin Arthritis Rheum*, *48*(5), 799–807. https://doi.org/10.1016/j.semarthrit.2018.07.009

Fiehn, C. (2011). Rheumatoid arthritis: milestones in classification and treatment. *Dtsch Med Wochenschr*, *136*(5), 203–205. https://doi.org/10.1055/s-0031-1272510

Fiehn, C., Holle, J., Iking-Konert, C., et al. (2018). S2e guideline: treatment of rheumatoid arthritis with disease-modifying drugs. *Z Rheumatol*, *77*(Suppl 2), 35–53. https://doi.org/10.1007/s00393-018-0481-y

Filippou, G., Scire, C. A., Damjanov, N., et al. (2017). Definition and Reliability Assessment of Elementary Ultrasonographic Findings in Calcium Pyrophosphate Deposition Disease: A Study by the OMERACT Calcium Pyrophosphate Deposition Disease Ultrasound Subtask Force. *J Rheumatol*, *44*(11), 1744–1749. https://doi.org/10.3899/jrheum.161057

Kubota, K., Yamashita, H., & Mimori, A. (2017). Clinical Value of FDG-PET/CT for the Evaluation of Rheumatic Diseases: Rheumatoid Arthritis, Polymyalgia Rheumatica, and Relapsing Polychondritis. *Semin Nucl Med*, *47*(4), 408–424. https://doi.org/10.1053/j.semnuclmed.2017.02.005

Lakomek, H. J., & Schulz, C. (2018). Characteristics of pharmacotherapy in older patients with rheumatism. *Z Rheumatol*, *77*(5), 369-378. https://doi.org/10.1007/s00393-018-0460-3

Mackie, S. L., Koduri, G., Hill, C. L., et al. (2015). Accuracy of musculoskeletal imaging for the diagnosis of polymyalgia rheumatica: systematic review. *RMD Open*, *1*(1), e000100. https://doi.org/10.1136/rmdopen-2015-000100

McInnes, I. B., & Schett, G. (2011). The pathogenesis of rheumatoid arthritis. *N Engl J Med*, *365*(23), 2205–2219. https://doi.org/10.1056/NEJMra1004965

Ochi, J., Nozaki, T., Okada, M., et al. (2015). MRI findings of the shoulder and hip joint in patients with polymyalgia rheumatica. *Mod Rheumatol*, *25*(5), 761–767. https://doi.org/10.3109/14397595.2015.1008725

Ochi, S., Mizoguchi, F., Nakano, K., et al. (2021). Similarity of Response to Biologics Between Elderly-onset Rheumatoid Arthritis (EORA) and Non-EORA Elderly Patients: From the FIRST Registry. *J Rheumatol*, *48*(11), 1655–1662. https://doi.org/10.3899/jrheum.201135

Ottaviani, S., Goossens, J., Demaria, L., et al. (2020). Ultrasound shoulder assessment of calcium pyrophosphate disease with suspected polymyalgia rheumatica. *Clin Exp Rheumatol*, *38*(6), 1170–1175. https://www.ncbi.nlm.nih.gov/pubmed/32141428

Partsch, G., Franz, M., Gruber, R., et al. (2021). Synovialflüssigkeit. In L. Thomas (Ed.), *Labor und Diagnose* (2020 ed.). https://www.labor-und-diagnose-2020.de/index.html

Sakellariou, G., Scire, C. A., Adinolfi, A., et al. (2020). Differential Diagnosis of Inflammatory Arthropathies by Musculoskeletal Ultrasonography: A Systematic Literature Review. *Front Med (Lausanne)*, 7, 141. https://doi.org/10.3389/fmed.2020.00141

Schneider, M., Baseler, G., Funken, O., et al. (2020). Management of early rheumatoid arthritis: Interdisciplinary guideline. *Z Rheumatol*, *79*(Suppl 1), 1–38. https://doi.org/10.1007/s00393-020-00775-6

Smolen, J. S., Aletaha, D., & McInnes, I. B. (2016). Rheumatoid arthritis. *Lancet*, *388*(10055), 2023–2038. https://doi.org/10.1016/S0140-6736(16)30173-8

Villa-Blanco, J. I., & Calvo-Alen, J. (2009). Elderly onset rheumatoid arthritis: differential diagnosis and choice of first-line and subsequent therapy. *Drugs Aging*, *26*(9), 739–750. https://doi.org/10.2165/11316740-000000000-00000

Wollenhaupt, J. (2009). Gerontorheumatology. Aspects of diagnosis, course and therapy of inflammatory rheumatic disease in advanced age. *Z Rheumatol*, *68*(5), 397–403; quiz 404. https://doi.org/10.1007/s00393-009-0476-9

Yazici, Y., & Paget, S. A. (2000). Elderly-onset rheumatoid arthritis. *Rheum Dis Clin North Am*, *26*(3), 517–526. https://doi.org/10.1016/s0889-857x(05)70154-x

5.8 Fußprobleme

Jörn Dohle

5.8.1 Relevanz des Themas

Form und Funktion des Fußes sind von zentraler Bedeutung bei der Entwicklung des aufrechten Ganges des Menschen. Fußschmerzen führen zu einer signifikanten Reduktion von Mobilität und Gesundheitsstatus mit verminderter Ganggeschwindigkeit und Einschränkungen bei den Aktivitäten des täglichen Lebens (Activity of Daily Living) (Benvenuti et al., 1995; Menz, 2016).

5.8.2 Epidemiologie

Die Häufigkeit von Fußschmerzen bei älteren Patienten wird anhand einer Metaanalyse auf ca. 24 % geschätzt (Thomas et al., 2011). Als Risikofaktoren konnten Übergewicht, Depression, Diabetes und Arthrose identifiziert werden. Frauen waren häufiger betroffen als Männer.

Merke

Die Prävalenz von Fußschmerzen bei älteren Patienten liegt bei 24 %. Risikofaktoren sind Übergewicht, Depression, Diabetes und Arthrose.

5.8.3 Klinische Untersuchung

Die klinische Untersuchung des Fußes erfolgt idealerweise am halb entkleideten Patienten. Sie beginnt mit der Betrachtung des Gangbildes. Es wird auf Schrittlänge, Schrittgeschwindigkeit und auf den symmetrischen Einsatz beider Extremitäten geachtet. Liegt kein symmetrischer Gebrauch der Beine vor, stellt sich die Frage, auf welcher Seite die Standphase bzw. die Schwungphase des Beines verändert ist und ob es sich dabei um eine Verlängerung oder Verkürzung gegenüber dem normalen Gangbild handelt. Hier hilft ggf. eine isolierte Betrachtung jeder Körperhälfte mit Fokussierung auf das jeweilige Bein und dessen Einsatz bzw. den belasteten und unbelasteten Abschnitt der Bewegung.

Eine häufige Pathologie besteht z. B. in einer verminderten Belastbarkeit eines Beines, z. B. durch eine Pathologie des Fußes, die zu einer Verkürzung der Standphase des betroffenen Beines mit verlängerter Standphase der Gegenseite führt.

Typische Probleme der Schwungphase sind z. B. eine unzureichende Fußhebung, die Anlass für Stolpern und Sturz sein kann. Patienten berichten, dass sie „an der Teppichkante hängengeblieben sind" (Götz-Neumann, 2003).

Eine orientierende Überprüfung der Gesamtfunktion des Fußes kann durch einen Funktionstest in Form von Zehenspitzenstand/Gang, Fersenstand/Gang und einbeinigem Zehenspitzenstand erreicht werden.

Je nach Gesamtzustand des Patienten ist eine sichernde Unterstützung durch den Untersucher oder eine Begleitperson geboten.

Für eine dynamische Fortbewegung sind eine funktionierende Achillessehne, ein intaktes oberes Sprunggelenk (OSG) und ein stabiler Rückfuß/Fuß erforderlich.

Der dynamische Zug der Achillessehne wird über den Fuß als stabiler Hebel in einen Abruck des Fußes über den Vorfuß umgesetzt. Die Betrachtung der Statik des Fußes erfolgt im beidbeinigen entspannten Stand des Patienten

Die Betrachtung von hinten erlaubt die Beurteilung der Fersenachse. Ein leichter Knickfuß mit einem Fersenvalgus von 7° wird als physiologisch eingeschätzt. Im einbeinigen Zehenspitzenstand muss es aus Gründen der Biomechanik des Rückfußes zu einer „Verkippung" der Fersenachse zur Innenseite, also im Sinne eines Varus kommen.

Die Betrachtung des Fußes von der Seite im Stand erlaubt eine Beurteilung der Fußwölbung. Währen der Fuß auf der Innenseite eine Wölbung aufweist, hat die Außenseite keine Wölbung. Der Fußaußenrand liegt dem Boden an. Eine vermehrte Fußwölbung wird als Hohlfuß, eine verminderte Fußwölbung als Senkfuß bezeichnet, wobei Normwerte klinisch nicht definiert sind. Ein vollständiger Verlust der medialen Fußwölbung führt meist zu einer schmerzhaften pathologischen Beschwielung auf der Innenseite der Fußsohle unter den fehlbelasteten Arealen und in der Regel zu einem Stabilitätsverlust des Fußes, so dass ein dynamischer Abdruck über den Fuß nicht mehr möglich ist (Dohle, 2012). Aus der Lokalisation der Beschwerden kann häufig bereits auf typische pathologische Veränderungen geschlossen werden (▶ Abb. 5.8.1).

Die häufigste Pathologie im Bereich des Vorfußes ist der Hallux valgus, eine Abweichung der Großzehe zur Außenseite, die in der Regel mit einer Abweichung des ersten Mittelfußknochens zur Innenseite vergesellschaftet ist (Metatarsus primus varus). Die zweithäufigste Pathologie des Großzehengrundgelenkes ist die Arthrose, die nach ihrem kardinalen Symptom, der Bewegungseinschränkung der Großzehe, Hallux rigidus genannt wird.

Bei der Untersuchung der Kleinzehen werden Fehlstellungen als Hammerzehen oder Krallenzehen beschrieben.

Die fußchirurgische Untersuchung beinhaltet abschließend eine Überprüfung der peripheren Durchblutung anhand des Pulsstatus und der kapillären Reperfusion nach Kompression sowie eine Überprüfung der Sensibilität inkl. einer orientierenden Untersuchung mit dem 10 g Monofilament.

Merke

Eine Minderung der medialen Fußwölbung wird als Senkfuß, ein vermehrter Fersenvalgus wird als Knickfuß, eine Verbreiterung der Vorfußes wird als Spreizfuß bezeichnet.

Es sei an dieser Stelle erwähnt, dass die radiologische Basisdiagnostik von Fuß und Sprunggelenk aus fußchirurgischer Sicht aus einer Röntgenaufnahme des Fußes in zwei Ebenen im Stand und einer Röntgenaufnahme des OSG in zwei Ebenen im Stand besteht. Röntgenaufnahmen des unbelasteten Fußes sind im Rahmen der traumatologischen Diagnostik indiziert und erlauben keine Beurteilung der Statik des Fußes.

Merke

Eine radiologische Basisdiagnostik besteht aus Röntgenaufnahmen des Fußes im beidbeinigen Stand in zwei Ebenen.

5.8.4 Konservative Behandlung

Einlagen

Einlagen lassen sich anhand ihrer Wirkungsweise unterteilen. Einlagen können stützen, betten, korrigieren wie auch aktivieren.

Bei der Verordnung von Einlagen müssen die Funktion und Form der Einlage sowie das Therapieziel angegeben werden. Langsohlige Einlagen haben sich mittlerweile als Standard etabliert, da sie im Schuh nicht verrutschen können und zusätzlich eine Weichbettung des Vorfußes erlauben. Das zum Einsatz kommende Material muss auf der Verordnung nicht mehr genannt werden (z. B. Kork-Ledereinlage). Unter praktischen Gründen ist die Wirksamkeit der Einlage nach ca. vier Wochen Gebrauch zu überprüfen. Danach sollte eine 2. Einlage als Wechselpaar rezeptiert werden. Aktuell werden von der gesetzlichen Krankenkasse zwei Paar Einlagen pro Jahr finanziert (Angaben ohne Gewähr/Stand 2022).

Die häufigsten Indikationen, die Anlass für die Verordnung von Einlagen sind, sind in folgendem Praxis-Tipp aufgeführt.

Praxis-Tipp: Verordnungstexte für Einlagen (Greitemann et al., 2020)

- *Metatarsalgie (Mittelfußschmerzen)*
  Bettungseinlagen mit retrokapitaler Pelotte/Stufe und (spezieller) Weichbettung der Metatarsalia nach Abdruck. Wichtig ist bei der Metatarsalgie die Adressierung der Rückfußfehlstellung ggfs. mittels Supinations- oder Pronationskeil.
- *Hallux rigidus (Arthrose des Großzehengrundgelenkes)*
  Stützende/Bettende Einlage mit Weichbettung der Großzehenballen und Rigidusfeder nach Abdruck. Empfehlung: Kombination mit Ballenrolle.
- *Plantarfasciitis (Fersensporn)*
  Bettungseinlagen mit Hohllegung und Bettung der Plantarfaszie nach Abdruck. Wichtig ist bei der Plantarfasciitis die Adressierung der Rückfußfehlstellung ggfs. mittels Supinations- oder Pronationskeil.
- *Schlaffer Knick-Senkfuß*
  Stützende Einlagen nach Abdruck zur Stellungsverbesserung des Fußes. Zusatz: Bspw. Supinationskeil.
- *Rheumatischer Knickplattfuß*
  Einlage in Sonderanfertigung mit stützenden/bettenden Elementen, schalenförmiger Fersenfassung und Korrektur nach 3-D-Abdruck.
- *Varusgonarthrose (Genu varum)*
  Bettungseinlagen nach Abdruck mit 2–5 mm Außenranderhöhung.

Schuhtechnische Versorgung

Unter einer orthopädischen Schuhzurichtung wird eine Umarbeitung eines Konfektionsschuhes verstanden. Es werden feste Bestandteile des Schuhes verändert oder neue Elemente eingebracht. Diese Elemente/Veränderungen sind im Gegensatz zur Einlage mit dem Schuh fest verbunden. Ziele dabei sind, den Schuh dem Fuß anzupassen, die Stellung des Fußes im Schuh zu verändern und den Bewegungsablauf des Fußes zu beeinflussen (▶ Tab. 5.8.1).

Häufige Schuhzurichtungen sind die Ballenrolle, Schmetterlingsrolle, Mittelfußrolle, Schuhinnenrand-/Schuhaußenranderhöhungen, der Abrollabsatz, Pufferabsatz sowie Flügelabsatz.

Durch eine Ballenrolle wird die Bewegung in den Zehengrundgelenken bei der Abrollbewegung des Fußes reduziert (▶ Abb. 5.8.2 A). Die Ballenrolle kommt bei Arthrose der Großzehe (Hallux rigidus) zum Einsatz. Bei Arthrose des Mittelfußes muss die Position/der Scheitelpunkt der Rolle unter den Mittelfuß verlagert werden (▶ Abb. 5.8.2 B). So können degenerativ veränderte Gelenke des Mittelfußes entlastet werden. Die Schmetter-

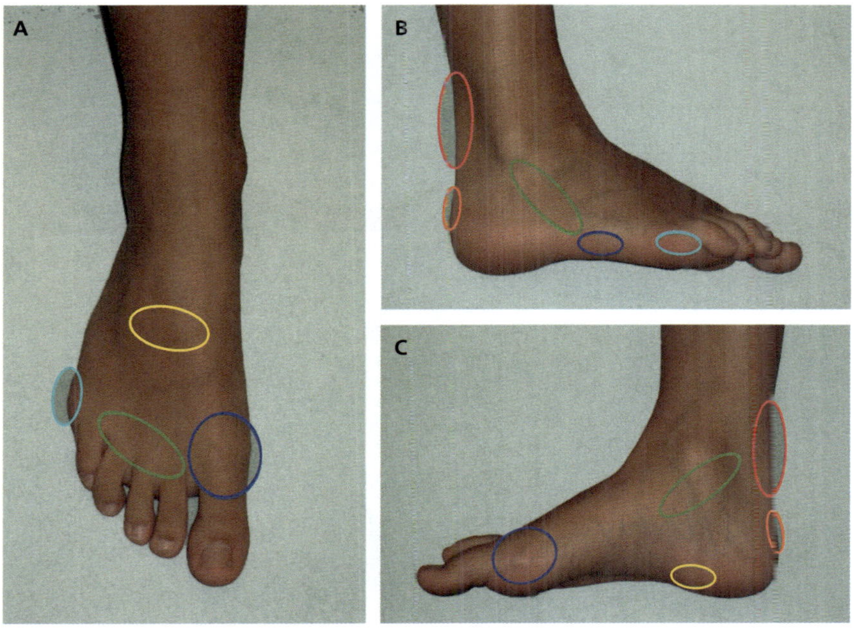

Abb. 5.8.1: Fuß mit typischer Lokalisation von Beschwerden. A: Dorsale Ansicht. Blau: Arthrose Großzehengrundgelenk oder Hallux valgus. Grün: Metatarsalgie (Beschwerden überwiegend unter der Fußsohle). Hellblau: Prominentes 5. Mittelfußköpfchen. Gelb: Mittelfußarthrose. B: Laterale Ansicht. Rot: Reizung oder Verschleiß der Achillessehne. Orange: Ansatzreizung der Achillessehne. Grün: Überlastung oder Verschleiß der Peronealsehnen. Blau: Ansatzreizung der Peronealsehnen oder Überlastung der MFK-5-Basis. Hellblau: Prominentes 5. Mittelfußköpfchen. C: Mediale Ansicht. Rot: Reizung oder Verschleiß der Achillessehne. Orange: Ansatzreizung der Achillessehne. Grün: Überlastung oder Verschleiß der Tibialis-posterior-Sehne. Blau: Arthrose Großzehengrundgelenk oder Hallux valgus. Gelb: Plantarfasziitis/Fersensporn.

Tab. 5.8.1: Indikationen für Schuhzurichtungen

Schuhzurichtung	Indikation	Wirkmechanismus	Anmerkung
Ballenrolle	Arthrose des Großzehengrundgelenkes (Hallux rigidus)	Reduzierung der Abrollbewegung im Großzehengrundgelenk	Ggf. mit Einlage mit Hallux rigidus-Feder kombinieren
Schmetterlingsrolle	Schmerzen unter dem zentralen Vorfuß (Metatarsalgie)	Entlastung des (überlasteten) Vorfußes	Mit Einlage mit Stufenentlastung des Vorfußes oder Pelotte kombinieren
Mittelfußrolle	Arthrose des Mittelfußes	Reduzierung der Abrollbewegung im Mittelfuß	
Absatz (Schuherhöhung)	Beinverkürzung	Vermeidung eines Beckenschiefstandes mit daraus resultierender Fehlbelastung der Wirbelsäule	Ausgleich nur bei flexibler Wirbelsäulenfehlstellung sinnvoll. Verstärkung der WS-Beschwerden möglich, wenn die WS nicht mehr flexibel ist. Im Zweifelsfall Status quo beibehalten, d. h. keine Veränderung der Ausgleichshöhe!
Pufferabsatz	Arthrose des Hüft- oder Kniegelenkes	Reduktion der Stoßbelastung bei Auftritt	Mit Handstock kombinieren

lingsrolle führt zu einer Entlastung des zentralen Vorfußes. Ihr Name leitet sich aus dem Erscheinungsbild bei Betrachtung von unten ab. Sie wird vor allem bei der Metatarsalgie eingesetzt (▸ Abb. 5.8.2 C). Schuhzurichtungen werden aktuell von den gesetzlichen Krankenkassen an drei Paar Schuhen pro Jahr erstattet.

(Langzeit-)Therapieschuhe

Therapieschuhe sind Schuhe, die z. B. in der Frühphase nach einer operativen Versorgung zum Einsatz kommen. Es handelt sich meist um Schuhe mit stabiler Sohle und Klettverschluss, die Platz für den Fuß mit Verband haben.

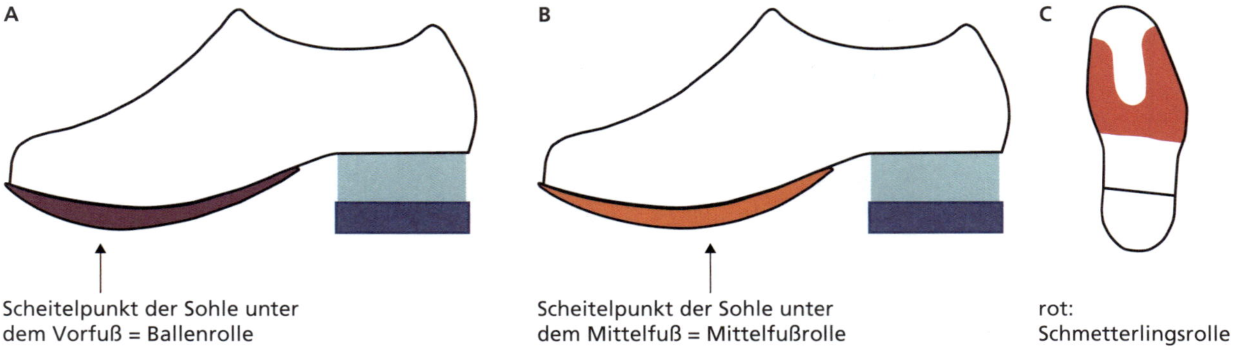

Abb. 5.8.2: Schuhzurichtungen. A: Ballenrolle. B: Mittelfußrolle. Hellblau: Absatzerhöhung. Dunkelblau: Pufferabsatz. C: Schmetterlingsrolle.

Orthopädische Maßschuhe

Ist die Form des Fußes, z. B. durch eine anlagebedingte Fehlstellung oder als Folge eines Unfalles, so verändert, dass im Handel verfügbare Schuhe (Kaufschuhe) vom Patienten nicht genutzt werden können, ist die Anfertigung eines orthopädischen Maßschuhes indiziert (Grifka, 2005). Eine Kostenübernahme durch die gesetzliche Krankenkasse erfolgt nach Kostenvoranschlag durch den Orthopädieschuhmacher auf Basis des ausgestellten Rezeptes und Genehmigung durch die Krankenkasse. Für den orthopädischen Maßschuh wird eine Gebrauchsdauer von zwei Jahren angenommen. Patienten haben in Deutschland im Fall einer positiven Genehmigung durch die gesetzliche Krankenkasse z. Z. Anspruch auf ein Wechselpaar sowie ein Paar Hausschuhe (Gebrauchsdauer vier Jahre).

Schuh- und Einlagenversorgung bei Diabetikern

Besondere Bedeutung kommt der schuhtechnischen Versorgung bei Diabetes mellitus zu, insbesondere bei der Entwicklung einer Polyneuropathie. Durch Verlust der Sensibilität verliert der Fuß seine „Schutzreflexe" und reagiert auf übermäßige Belastung/Druck nicht mehr mit Schmerz und reflektorischer Entlastung. Stattdessen kann es zu Fehlbelastungen und Ulzerationen der Haut kommen.

Eine auf Diabetes adaptierte Fußbettung muss exakt mit dem benutzten Schuh abgestimmt werden. Ggf. ist das Belastungsmuster des Fußes mit einer Pedobarografie zu überprüfen und die Versorgung entsprechend zu modifizieren.

5.8.5 Operative Behandlung

Eine operative Behandlung des Fußes orientiert sich grundsätzlich an der zugrundeliegenden Pathologie des Fußes. Ziel ist eine schmerzfrei uneingeschränkte Belastbarkeit des Fußes in einem konventionellen Schuh. Insbesondere bei geriatrischen Patienten ist eine rasche Rehabilitation von hoher Bedeutung, was bei der Auswahl des Operationsverfahrens berücksichtigt werden muss.

Vorfußdeformitäten

Hallux valgus

Unter einem Hallux valgus wird eine Abweichung der Großzehe von der Körpermittelachse weg zur Außenseite des Fußes verstanden (▶ Abb. 5.8.3 A und B). Es handelt sich um die häufigste Fehlstellung des Fußes, die operativ korrigiert werden muss. Bevorzugt sind Frauen im mittleren Lebensalter betroffen. Der Hallux valgus ist in der Regel mit einer Abweichung des ersten Metatarsale nach medial kombiniert, was als Metatarsus primus varus bezeichnet wird. Durch die Dezentrierung der Streck- und Beugesehnen kommt es zu einer chronischen Progredienz, die von außen nicht beeinflusst werden kann. Eine konservative Behandlung besteht aus einer Modifizierung des Schuhes, so dass der Konflikt zwischen prominenter medialer Pseudoexostose und Schuh gemindert wird. Einlagen oder Schienen (Orthesen) haben keine Wirkung auf den Hallux valgus bzw. ihre Wirksamkeit ist weder statistisch belegt noch biomechanisch nachvollziehbar.

Eine operative Behandlung besteht aus einer Korrektur des Weichteiles des Großzehengrundgelenkes in Kombination mit einer Korrekturosteotomie des ersten Metatarsalknochens. Bei geriatrischen Patienten kann alternativ eine Versteifung des Großzehengrundgelenkes in korrigierter d. h. gerader Stellung der Großzehe durchgeführt werden. Nach einer solchen Arthrodese des Großzehengrundgelenkes kann der Fuß aller Regel nach sofort in einem Verbandsschuh mit steifer Sohle belastet werden.

Die früher häufig durchgeführte Resektionsarthroplastik nach Keller-Brandes gilt heute als obsolet, da sie zu einem schweren Funktionsdefizit der Großzehe führt (Dohle, 2021).

Merke

Die Hallux valgus-Deformität ist die häufigste Fehlstellung des Fußes, die operativ korrigiert werden muss. Ein Erhalt des Großzehengrundgelenkes ist vor allem bei jüngeren Patienten erstrebenswert. Bei geriatrischen Patienten ist eine Arthrodese des Großzehengrundgelenkes von Vorteil. Die Resektionsarthroplastik nach Keller-Brandes gilt heute als obsolet.

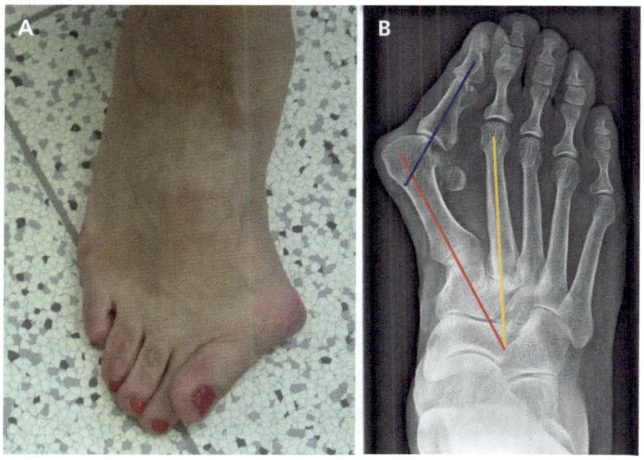

Abb. 5.8.3: Hallux valgus. A: Klinisches Bild eines ausgeprägten Hallux valgus mit Metatarsus primus varus. B: Röntgenbild mit Hallux valgus und Metatarsus primus varus. Quantifizierung der Fehlstellung anhand der Winkel zwischen Längsachse MFK1 (rot), Längsachse MFK2 (gelb) und Längsachse der Großzehe (blau).

Hallux rigidus

Die Arthrose des Großzehengrundgelenkes wird nach ihrem führenden Symptom, der Bewegungseinschränkung des Großzehengrundgelenkes, als Hallux rigidus benannt (▸ Abb. 5.8.4 A und B). Es handelt sich um die häufigste Arthrose des Fußes. Schmerzen können durch die Bewegung des degenerativ veränderten Gelenkes entstehen oder durch reaktive Osteophyten, also knöcherne Ausziehungen, die zu einem schmerzhaften Konflikt zwischen Schuh und Großzehe führen.

Somit besteht die konservative Behandlung zunächst in einer Reduktion der Bewegung des Großzehengrundgelenkes durch eine Versteifung der Schuhsohle und Auswahl eines Schuhes mit geräumiger Zehenkappe.

Bei zunehmenden Problemen ist eine operative Versteifung des Großzehengrundgelenkes sinnvoll. Die funktionellen Einschränkungen nach einer solchen Versteifung sind sehr gering, da die Abrollbewegung des Fußes dann über das nächste distal lokalisierte Gelenk erfolgen kann. Einschränkungen bestehen lediglich in der Wahl der Absatzhöhe, d. h. der Gebrauch von „hochhackigen Pumps" ist nicht mehr möglich (Schemmann, 2021).

Merke

Die Arthrose des Großzehengrundgelenkes ist die häufigste Arthrose des Fußes (Hallux rigidus). Arthrosen des Sprunggelenkes sind selten.

Minimalinvasive Abtragung von Osteophyten

Störende Exostosen oder Osteophyten, sei es im Bereich der Großzehe (bei Hallux rigidus) oder an den Kleinzehen, können in minimalinvasiver Technik in Lokalanästhesie abgetragen werden.

Kleinzehenfehlstellungen

Fehlstellungen der Kleinzehen gehören ebenfalls zu den häufigen Problemen des Fußes. Die Kleinzehe ist im Gegensatz zur Großzehe 3-gliedrig, so dass in jedem Gelenk eine Fehlstellung entstehen kann. Dies führt zu erheblichen Problemen bei einer konsistenten Nomenklatur von Kleinzehendeformitäten. Der Begriff der Hammerzehe wird häufig pauschal für jegliche Fehlstellung der Kleinzehen benutzt, wird den verschiedenen Deformitäten allerdings nicht ausreichend gerecht. Ist die Fehlstellung manuell redressierbar, wird sie als flexibel bezeichnet, ist eine Redression in die Neutralstellung nicht mehr möglich, spricht man von einer kontrakten Deformität. Unter funktionellen Gesichtspunkten sind die Kleinzehen zu vernachlässigen. Sie dienen allenfalls als taktiles Organ im Stand und helfen bei der Balancierung des Fußes.

Pathologien der Kleinzehen können dagegen zu erheblichen Schmerzen führen. Eine differenzierte Analyse, welche Fehlstellung an welcher Stelle Ursache für die Beschwerden ist, ist für eine zielgerichtete Therapie, konservativ oder operativ, unverzichtbar.

Ein schmerzhafter Konflikt zwischen Zehe und Schuh oder zwischen Zehe und benachbarter Zehe kann durch Silikonpolster abgefangen werden.

Eine Pathologie des Zehengrundgelenkes kann zum klinischen Bild der Metatarsalgie führen und ist häufig mit einer Zehenfehlstellung verbunden. Als Metatarsalgie werden Schmerzen unter dem zentralen/mittigen Vorfuß verstanden. Sie resultieren häufig aus einer Überlastung des Vorfußes. Die konservative Therapie besteht aus einer Versorgung mit einer Einlage mit Vorfußweichbettung. Die klassischen Operationsverfahren werden heute zunehmend durch minimalinvasive Verfahren verdrängt.

Als sinnvolle Kombination hat sich die Stabilisierung des ersten Vorfußstrahles durch eine Arthrodese des Großzehengrundgelenkes mit einer minimalinvasiven Korrektur der Kleinzehen herausgestellt (▸ Abb. 5.8.5 A–D). Nach einer solchen Operation kann der Fuß in aller Regel in einem Verbandsschuh sofort belastet werden, so dass eine rasche Mobilisation des Patienten bereits am Operationstag realisiert werden kann (Dohle & Gabel, 2021).

Rückfußdeformitäten

Während Arthrosen von Hüft- und Kniegelenk zu den häufigen degenerativen Gelenkveränderungen des älteren

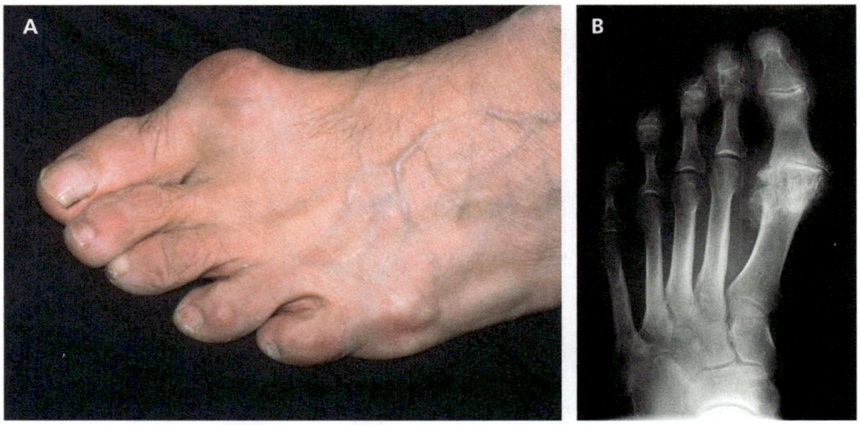

Abb. 5.8.4: Hallux rigidus. A: Klinisches Bild mit ausgeprägter Exostose des MFK-1-Köpfchens bei Hallux rigidus. B: Im Röntgenbild radiologischer Gelenkspalt vollständig aufgehoben als Zeichen des Knorpelverlustes.

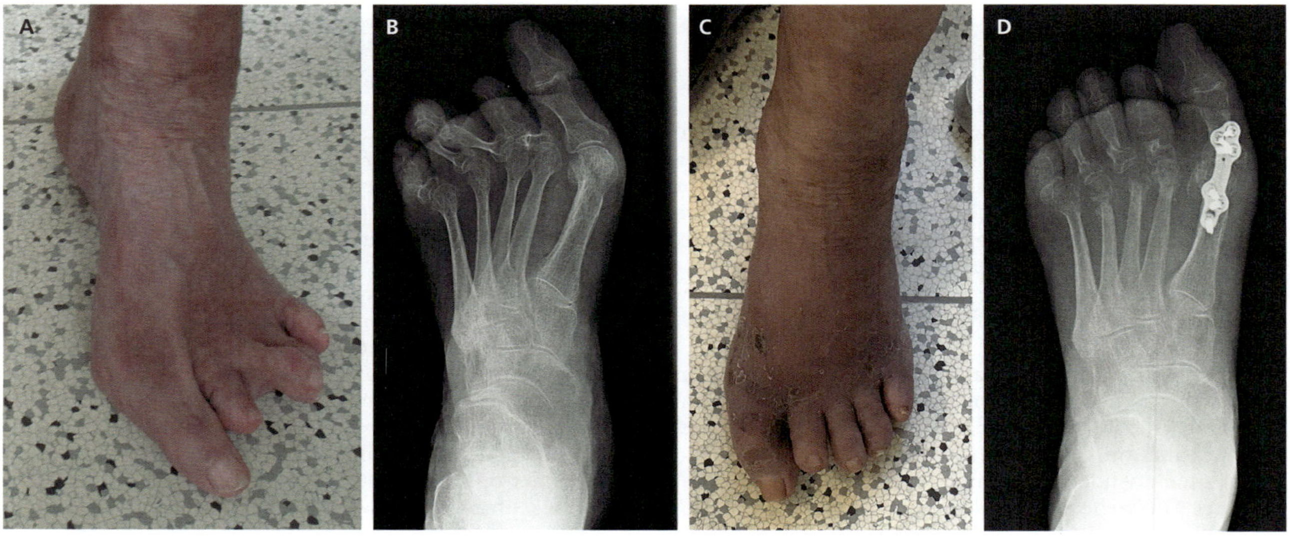

Abb. 5.8.5: Komplexe Vorfußdeformität mit operativer Korrektur. A: Klinisches Bild bei komplexer Vorfußdeformität. Beschwerden vor allem durch die Metatarsalgie. B: Im Röntgenbild ausgeprägte Hallux valgus-Deformität, Fehlstellung der Kleinzehen mit Subluxation in den Kleinzehengrundgelenken. C: Klinisches Bild sechs Wochen nach operativer Korrektur. Fuß schmerzfrei voll belastbar. D: Röntgenbild sechs Wochen nach Arthrodese des Großzehengrundgelenkes und minimalinvasiver Korrektur der Kleinzehen.

Menschen gehören, sind Arthrosen des Sprunggelenkes eher selten. Die meisten Arthrosen des oberen Sprunggelenkes sind Spätfolgen einer Fraktur des Sprunggelenkes. Kommt es zu einer Arthrose, ist die subjektive Beeinträchtigung aufgrund der hohen Nervendichte des Fußes meistens groß.

Die konservative Therapie der Sprunggelenksarthrose besteht aus einer symptomatischen analgetischen Medikation und einer Stabilisierung des Sprunggelenkes durch knöchelübergreifende Schuhe, durch die die schmerzhafte Beweglichkeit des Sprunggelenkes reduziert wird.

Eine endoprothetische Versorgung des Sprunggelenkes ist mittlerweile etabliert, wobei auch mit der neuesten Generation von OSG-Endoprothesen keine Standzeiten erreicht werden, wie es nach Implantation von Hüft- oder Kniegelenken erwartet werden kann. Als Alternative ist deshalb immer eine Arthrodese des oberen Sprunggelenkes zu diskutieren, die zu einer dauerhaft stabilen Belastbarkeit des Fußes mit geringen funktionellen Beeinträchtigungen führt.

Unter anatomischen und biomechanischen Gesichtspunkten ist zwischen oberem Sprunggelenk und unterem Sprunggelenk zu unterscheiden. Das obere Sprunggelenk erlaubt die Abrollbewegung des Fußes durch Dorsalextension und Plantarflektion. Die Pronation und Supination des Fußes dagegen ist eine Bewegung, die überwiegend im unteren Sprunggelenk stattfindet. Unter funktionellen Gesichtspunkten wandelt sich der Fuß vom mobilen Adapter in der frühen Standphase zum stabilen Hebel in der späten Standphase. Dieser Funktionswechsel wird aus dem unteren Sprunggelenk durch die Aktivität des M. tibialis posterior gesteuert. Ist die Kraftübertragung des Muskels durch Schädigung der Tibialis posterior-Sehne gemindert oder unterbunden, resultiert ein progredienter Knick-Senkfuß

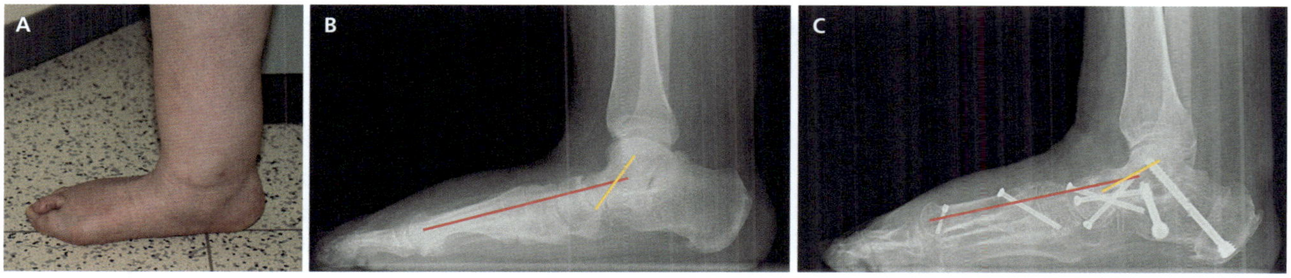

Abb. 5.8.6: Schwerer Knick-Senkfuß bei Tibialis posterior-Dysfunktion (TPD) mit operativer Stabilisierung. A: Schwerer Knick-Senkfuß bei TPD. Vollständiger Verlust der medialen Fußwölbung. B: Im Röntgenbild Quantifizierung der Fehlstellung durch Winkelmessung zwischen Längsachse des Talus (gelb) und Längsachse MFK1 (rot). Die genannten Längsachsen liegen normalweise in einer Fluchtlinie. C: Röntgenbild drei Monate nach operativer Stabilisierung durch eine Double-Arthrodese. Längsachse des Talus (gelb) und Längsachse MFK1 (rot) jetzt nahezu normal, d. h. in einer Fluchtlinie.

mit reduzierter Dynamik von Fuß und Gang (▸ Abb. 5.8.6 A–C).

Die konservative Behandlung besteht aus einer Stabilisierung des Fußes durch Einlagen. Entwickelt sich ein erhebliches Funktionsdefizit, ist eine operative Stabilisierung des Rückfußes erforderlich.

Merke

Die Behandlung eines Knick-Senkfußes erfolgt zunächst durch Einlagen. Kommt es zu einer zunehmenden Einschränkung der dynamischen Belastbarkeit des Fußes, ist eine operative Stabilisierung in Erwägung zu ziehen. Dabei handelt es sich um eine relativ aufwändige Operation mit langwieriger Nachbehandlung. Die funktionellen Endergebnisse sind allerdings in der Regel gut.

Traumatologie

Frakturen des Sprunggelenkes gehören zu den häufigen komplexen Verletzungen des Bewegungsapparates. Die Behandlung ist heutzutage überwiegend operativ, da nur eine exakte Wiederherstellung der Knöchelgabel die spätere Entstehung einer sekundären Arthrose des Sprunggelenkes verhindern kann. Die bei geriatrischen Patienten häufig zu beobachtende Osteoporose führt einerseits zu komplexen Verletzungen trotz mäßigem Trauma, andererseits zu erheblichen technischen Problemen intraoperativ, da eine stabile Verankerung von Platten und Schrauben im osteoporotischen Knochen oft nicht möglich ist. Weiterhin ist der betagte Patient oft nicht in der Lage, das Sprunggelenk unter Gebrauch von Gehstützen bis zur Knochenheilung zu entlasten. Beim geriatrischen Patienten muss deshalb mit einer erhöhten Rate an sekundären Fehlstellungen nach operativer Versorgung von Sprunggelenksfrakturen gerechnet werden (Kadakia et al. 2017a, b).

Zusammenfassung

Probleme im Bereich von Fuß- und Sprunggelenk gehören zu den häufigen Pathologien, die bei geriatrischen Patienten vorgefunden werden. In der Regel ist eine qualifizierte schuhtechnische Versorgung ausreichend, um eine adäquate schmerzfreie Belastbarkeit zu erreichen, die eine entsprechende Mobilität des Patienten ermöglicht.

In Ausnahmefällen sind operative Korrekturen erforderlich, die wenn möglich minimalinvasiv durchgeführt werden sollten. Außerdem sind Verfahren zu bevorzugen, die eine sofortige postoperative Belastung des Fußes erlauben.

Literatur

Benvenuti, F., Ferrucci, L., Guralnik, J. M., et al. (1995). Foot Pain and Disability in Older Persons: An Epidemiologic Survey. *Journal of the American Geriatrics Society, 43*(5), 479-484. https://doi.org/https://doi.org/10.1111/j.1532-5415.1995.tb06092.x

Dohle, J. (2012). Klinische Untersuchung. In D. Sabo (Ed.), *Vorfußchirurgie* (pp. 21-27). Springer Berlin Heidelberg. https://doi.org/10.1007/978-3-642-25376-3_3

Dohle, J. (2021). Hallux valgus. In J. Dohle & S. Rammelt (Eds.), *Expertise Orthopädie und Unfallchirurgie – Fuß und Sprunggelenk* (1 ed., pp. 310-342). Georg Thieme Verlag.

Dohle, J., & Gabel, M. (2021). Vorfuß. In S. Rammelt (Ed.), *Fuß- und Sprunggelenkchirurgie – Das Kursbuch* (2 ed., pp. 99-150). Georg Thieme Verlag.

Götz-Neumann, K. (2003). *Gehen verstehen – Ganganalyse in der Physiotherapie*. Georg Thieme Verlag.

Greitemann, B., Stinus, H., & Schievink, F. (2020). Die Verordnung Orthopädische Einlagen für Konfektionsschuhe, Neuauflage Verordnungsbroschüre der PEG 08. In B. f. O. u. Unfallchirurgie (Ed.).

Grifka, J. (2005). *Einlagen, Schuhzurichtungen, orthopädische Schuhe: Indikation, Verordnung, Ausführung* (4. ed.). Georg Thieme Verlag KG.

Kadakia, R. J., Ahearn, B. M., Schwartz, A. M., et al. (2017a). Ankle fractures in the elderly: risks and management challenges. *Orthop Res Rev, 9*, 45-50. https://doi.org/10.2147/orr.S112684

Kadakia, R. J., Ahearn, B. M., Tenenbaum, S., et al. (2017b). Costs Associated With Geriatric Ankle Fractures. *Foot Ankle Spec, 10*(1), 26-30. https://doi.org/10.1177/1938640016666919

Menz, H. B. (2016). Chronic foot pain in older people. *Maturitas, 91*, 110-114. https://doi.org/10.1016/j.maturitas.2016.06.011

Schemmann, F. (2021). Hallux rigidus. In J. Dohle & S. Rammelt (Eds.), *Expertise Orthopädie und Unfallchirurgie – Fuß und Sprunggelenk* (1 ed., pp. 345-357). Georg Thieme Verlag.

Thomas, M. J., Roddy, E., Zhang, W., et al. (2011). The population prevalence of foot and ankle pain in middle and old age: a systematic review. *PAIN, 152*(12), 2870-2880. https://doi.org/10.1016/j.pain.2011.09.019

5.9 Optimierung der körperlichen Aktivität über die Lebensspanne

Christian Werner, Jochen Klenk und Carl-Philipp Jansen

Die körperliche Aktivität ist eine der wichtigsten Komponenten in der Salutogenese und aufgrund ihrer pleiotropen Wirkung ein elementarer Aspekt in der Gesundheitsprävention über die gesamte Lebensspanne. Dies kumuliert schließlich in der letzten Lebensphase und macht die körperliche Aktivität und deren Optimierung zu einem zentralen Thema für die geriatrische Medizin. In diesem Kapitel werden zunächst wesentliche Begriffe zur körperlichen Aktivität definiert, um dann ihre Wechselwirkungen mit Gesundheit genauer zu betrachten. Anschließend werden Empfehlungen der Fachgesellschaften zur körperlichen Aktivität vorgestellt, um abschließend effektive Optimierungspotenziale aufzuzeigen. ▶ Abb. 5.9.1 stellt zusammenfassend alle diskutierten Aspekte und Auswirkungen körperlicher Aktivität dar.

5.9.1 Begriffsbestimmungen

Körperliche Aktivität beschreibt jede von der Skelettmuskulatur ausgeübte Bewegung, die den Energieverbrauch über den Grundumsatz erhöht (Caspersen et al., 1985). Sie umfasst somit alle Formen des Aktivitäts- und Bewegungsverhaltens, die im Alltag des Menschen eine Rolle spielen, wie z. B. Stehen, Gehen, Treppensteigen oder auch sitzende Tätigkeiten. Körperliche Aktivität wird in einem bestimmten Kontext ausgeführt und häufig durch diesen erst induziert. Anhand dieses Kontextes kann eine qualitative Unterscheidung in vier Typen der körperlichen Aktivität vorgenommen werden (Pettee et al., 2012; USDHHS, 2018)

1. *Berufs- oder schulbezogene* körperliche Aktivität, die im direkten Zusammenhang mit der beruflichen Ausübung (z. B. Akten ablegen, LKW fahren, Forstarbeit) oder der Schule (z. B. bewegte Pausen, Schulsport) steht.
2. *Haushaltsbezogene* körperliche Aktivität, die im Zusammenhang mit der Organisation und Führung des Haushaltes (z. B. Putzen, Kochen, Gartenarbeit) ausgeübt wird.
3. *Freizeitbezogene* körperliche Aktivität, die in der Freizeit unternommen und vorwiegend aufgrund persönlicher Interessen sowie sozialer, gesundheits- oder fitnessorientierter, ästhetischer oder anderer Motive betrieben wird (z. B. Spazierengehen, Museumsbesuch, Musizieren). Insofern körperliches Training und Sport nicht beruflich ausgeübt werden, sondern die Verbesserung, Aufrechterhaltung oder Wiederherstellung der Gesundheit bzw. körperlichen Fitness oder der Wettkampf im Vordergrund steht, zählen sie ebenfalls zur freizeitbezogenen körperlichen Aktivität.
4. *Transportbezogene* körperliche Aktivität, die im Zusammenhang mit der Fortbewegung von A nach B und dem Erreichen einer bestimmten Örtlichkeit steht (z. B. Gehen zur Haltestelle, mit der Bahn zur Arbeit, mit dem Fahrrad zum Supermarkt).

Die Beschreibung der quantitativen Eigenschaften körperlicher Aktivität erfolgt anhand ihrer Dauer, Frequenz und Intensität. Die Dauer ist der Zeitraum, über den eine Aktivität ausgeübt wird (z. B. in Minuten oder Stunden). Die Frequenz umfasst die Anzahl der zusammenhängenden Aktivitäts- bzw. Bewegungseinheiten pro Zeiteinheit (Tage, Wochen, Monat oder Jahr). Die Intensität bezieht sich auf den Anstrengungsgrad der Aktivität und lässt sich als absolute oder relative Größe beschreiben. Die relative Intensität quantifiziert die Beanspruchung in Bezug zur individuellen körperlichen Leistungsfähigkeit (z. B. Prozent der maximalen Herzfrequenz bzw. Sauerstoffaufnahmefähigkeit) oder zum subjektiv wahrgenommenen Anstrengungsgrad. Die absolute Intensität beschreibt hingegen den aktuellen Energieumsatz des Körpers und wird mit Hilfe des metabolischen Äquivalents (engl. metabolic equivalent of task, MET) quantifiziert. Ein MET entspricht dem Energieumsatz in Ruhe und ist definiert als ein Kalorienverbrauch von etwa 1 kcal pro kg Körpergewicht pro Stunde bzw. eine Sauerstoffaufnahme von etwa 3,5 ml pro kg Körpergewicht pro Minute (Ainsworth et al., 2011). Die absolute Intensität einer Aktivität kann in METs somit als ein Vielfaches des Energieumsatzes in Ruhe beschrieben werden (z. B. entspricht langsames Gehen etwa 3 METs = 3-facher Energieumsatz in Ruhe). Für die Klassifizierung unterschiedlicher Intensitätsbereiche von körperlicher Aktivität hat sich die in ▶ Abb. 5.9.2 dargestellte Einteilung etabliert (Pate et al., 1995; Sedentary Behaviour Research Network, 2012). Eine umfassende Liste von MET-Angaben zu mehr als 800 verschiedenen körperlichen Aktivitäten findet sich im „Kompendium der körperlichen Aktivitäten" von Ainsworth et al. (2011). Neben der körperlichen Aktivität sind in diesem Zusammenhang auch willkürliche (z. B. TV schauen oder Buch lesen in der Freizeit) und unwillkürliche (z. B. Sitzen bei der Arbeit oder in der Schule) Inaktivität (sedentäres Verhalten) sowie Schlaf zu betrachten. Ein Tag ist immer die Summe dieser drei grundsätzlichen Aktivitätsformen (Aktivität + sedentäres Verhalten + Schlaf). Bei sedentärem Verhalten und Schlaf liegt die Intensität dabei bei $\leq$ 1,5 METs.

Merke

- Körperliche Aktivität wird definiert als jede von der Skelettmuskulatur ausgeübte Bewegung, die den Energieverbrauch über den Grundumsatz erhöht.
- Körperliche Aktivität kann in vier unterschiedlichen Kontexten stattfinden: (1) Beruf und Schule, (2) Haushalt, (3) Freizeit und (4) Transport.
- Körperliche Aktivität lässt sich anhand ihrer Dauer (z. B. Minuten), Frequenz (Häufigkeit pro Zeiteinheit) und Intensität (metabolisches Äquivalent) beschreiben.

5.9.2 Einflussfaktoren von körperlicher Aktivität

Eine wesentliche Grundlage für eine erfolgreiche Optimierung der körperlichen Aktivität stellt das Verständnis zu-

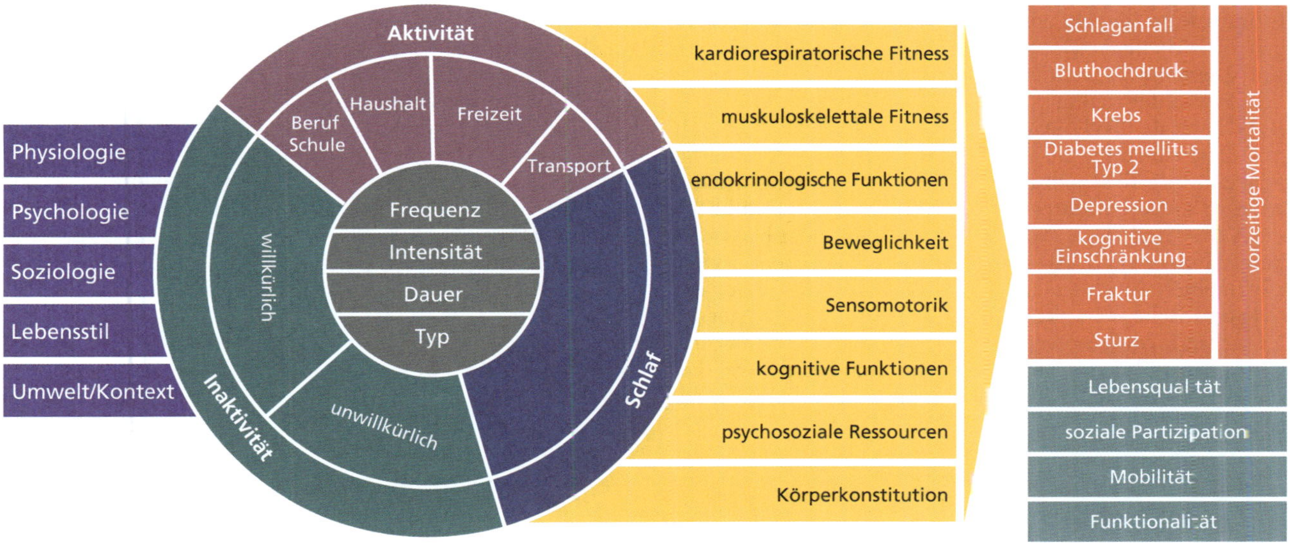

Abb. 5.9.1: Einflussfaktoren (lila), Typen (rot, blau, grün) und Eigenschaften (grau), Wirkmechanismen (gelb) sowie Auswirkungen von körperlicher Aktivität auf negative (orange) und positive (grün) Gesundheitsparameter

sedentäres Verhalten	leicht-intensive körperliche Aktivität	moderat-intensive körperliche Aktivität	hoch-intensive körperliche Aktivität
≤ 1,5 METs	1,6 < 3,0 METs	3,0 < 6,0 METs	≥ 6,0 METs
• Liegen • Stehen • Autofahren • Arbeit am Computer • TV sehen	• langsames Gehen (< 4 km/h) • Klavier spielen • leichte Hausarbeit (kochen, abwaschen) • Einkaufen	• zügiges Gehen (4–7 km/h) • langsames Radfahren (< 16 km/h) • leichte Gartenarbeit • Treppensteigen • langsames Schwimmen • kegeln, golfen oder tanzen	• sehr schnelles Gehen (> 7 km/h) • schnelles Radfahren (> 16 km/h) • schwere körperliche Arbeit (Holzhacken, Schaufelarbeiten) • sportliches Schwimmen • Tennis (Einzel)

Energieumsatz [METs]

Abb. 5.9.2: Intensitätsbereiche von körperlicher (In-)Aktivität. MET = metabolic equivalent of task

grundeliegender Einflussfaktoren körperlichen Aktivitätsverhaltens dar. Über dieses Wissen können zielgerichtete Interventionsansätze zur Aktivitätsförderung entwickelt werden. Übergreifend können hier physiologische, psychologische, soziologische, Lebensstil-bedingte und kontextuelle Einflussfaktoren von körperlicher Aktivität unterschieden werden (Pettee et al., 2012).

Bei der Identifizierung dieser Einflussfaktoren muss zunächst differenziert werden zwischen (i) Korrelaten, die in unklarer Wechselbeziehung mit körperlicher Aktivität in Zusammenhang stehen und in der Regel aus Querschnittstudien hervorgehen, und (ii) Determinanten, die in einer kausalen Beziehung mit körperlicher Aktivität stehen und basierend auf Längsschnittstudien identifiziert werden (Rhodes et al., 2017). Die aktuelle Studienlage zu möglichen Einflussfaktoren körperlicher Aktivität stützt sich dabei oftmals auf Querschnittstudien, wohingegen Erkenntnisse aus längsschnittlichen Studien limitiert sind.

In der Literatur zeigt sich, dass körperliche Aktivität zunächst abhängig ist vom Alter und Land, in dem eine Person lebt. Öffentliche Transportmittel, klimatische Bedingungen, Industrialisierungsgrad – dies alles sind kontextuelle Faktoren, welche unmittelbar mit dem Aktivitätsverhalten in Zusammenhang stehen. Daher ist die Benennung von Einflussfaktoren nicht auf alle Menschen und Regionen undifferenziert anwendbar. Zu beachten ist, dass die meisten wissenschaftlichen Arbeiten in industrialisierten Nationen erfolgten und die Generalisierbarkeit für andere Regionen eingeschränkt ist.

Im Kindesalter sind vornehmlich eine negative Selbstwirksamkeit für körperliche Aktivität, mangelnde Bewegungs- und Spielmöglichkeiten im Außenbereich, eine schlecht entwickelte Grobmotorik, aber auch das weibliche Geschlecht als negative Korrelate für körperliche Aktivität identifiziert worden (Bauman et al., 2012; Tonge et al., 2016).

Im Erwachsenenalter ist die Datenlage differenzierter. Gute Gesundheit, positive Selbstwirksamkeit, frühere hohe körperliche Aktivität, hohe Bildung und soziale Unterstützung wurden in vielen Arbeiten als positive Korrelate identifiziert (Bauman et al., 2012; Rhodes et al., 2017). Umwelt-lich-bauliche Faktoren wie ein aktivitätsförderndes und bewegungsfreundliches Wohnumfeld („walkability"), die gefühlte Sicherheit in der Umgebung, eine gehfreundliche

Infrastruktur, Zugang zu Erholungs- und Parkeinrichtungen, öffentliche Freiflächen und sogenannte „green spaces" sind ebenfalls als positive Korrelate – insbesondere im hohen Erwachsenenalter – zu nennen (Barnett et al., 2017; Rhodes et al., 2017). Aus den wenigen Arbeiten, die sich mit Determinanten auseinandersetzten, lassen sich lediglich eine positive Selbstwirksamkeit, die Intention, aktiv zu sein, sowie ein guter aktueller Gesundheitszustand für die Aufrechterhaltung von körperlicher Aktivität hervorheben (Bauman et al., 2012; Rhodes et al., 2017). Jenseits der allgemeinen Einflussfaktoren existieren auch solche, die bei spezifischen Krankheitsbildern mehr oder weniger relevant sind. Auf eine vertiefte Darstellung dieser Faktoren wird aufgrund der präventionsorientierten Perspektive dieses Kapitels verzichtet und auf Rhodes et al. (2017) verwiesen.

Merke

Körperliche Aktivität ist ein komplexes und multidimensionales Verhalten. Die Einflussfaktoren sind vielfältig und können physiologischer, psychologischer, soziologischer, lebensstilbezogener oder kontextueller Natur sein.

5.9.3 Auswirkungen von körperlicher Aktivität auf die Gesundheit

Die aktuelle Studienlage zeigt eindeutig die positiven Effekte ausreichender körperlicher Aktivität auf die Gesundheit. Dabei hat sie zunächst eine stark präventive Wirkung. Insbesondere bei der Betrachtung geriatrischer Patienten spielt das Aktivitätsverhalten über die bisherige Lebensspanne eine wichtige Rolle. Die körperliche Aktivität zeigt aber auch wichtige therapeutische und rehabilitative Effekte. Über physiologische, psychosoziale und/oder kognitive Wirkmechanismen kann körperliche Aktivität positive Auswirkungen auf verschiedene Gesundheitsparameter haben (▸ Abb. 5.9.1). Im Folgenden werden die Auswirkungen von körperlicher Aktivität auf die für ältere Personen wichtigsten Zielgrößen Mortalität, Morbidität sowie Teilhabe und Partizipation beschrieben.

Mortalität

Die zur Verfügung stehende Lebenszeit ist eine der wichtigsten Gesundheitsfaktoren. Bereits frühe epidemiologische Studien zeigten, dass körperliche Aktivität mit einer geringeren Mortalität assoziiert ist (Morris et al., 1953). Dieser Zusammenhang wurde zwischenzeitlich durch viele Studien und Metaanalysen bestätigt (Posadzki et al., 2020). Lange Zeit blieb jedoch unklar, ob es sich dabei um eine lineare Dosis-Wirkungs-Beziehung handelt, bei der ein Mehr an Aktivität auch mit einem immer geringeren Mortalitätsrisiko verbunden ist, oder ob der Zusammenhang eine Grenze zeigt, ab der ein Plateau erreicht wird, oder mehr körperliche Aktivität möglicherweise sogar das Risiko erhöht. Eine großangelegte Metaanalyse untersuchte den Zusammenhang zwischen der Anzahl der täglich gegangenen Schritte und der Mortalität. Es zeigte sich tatsächlich ein Plateau, das allerdings altersabhängig ist. Ab 60 Jahren sinkt das Mortalitätsrisiko linear bis zu einer täglichen Schrittzahl zwischen 6.000 und 8.000 Schritten (Paluch et al., 2022). Die Risikoreduktion beträgt dabei ungefähr 30 % pro 1.000 Schritte. Bei einer täglichen Schrittzähl über 8.000 Schritten bleibt das Risiko gleich niedrig. Für jüngere Menschen ist das Muster ähnlich, allerdings liegt die Grenze zum Plateau zwischen 8.000 und 10.000 Schritten. Bezüglich der Intensität der Aktivität gibt es starke Hinweise, dass bereits leicht-intensive körperliche Aktivität einen starken positiven Effekt auf das Mortalitätsrisiko hat (Woodcock et al., 2011).

Morbidität

Das Krankheitsbild älterer Patienten ist vielfältig mit hohen Prävalenzen bei kardiometabolischen Erkrankungen (z. B. Bluthochdruck, Diabetes), Herzkreislauferkrankungen mit Herzinfarkt und Schlaganfall, Erkrankungen des Muskel-Skelettsystems (Arthrose, Osteoporose, Stürze mit Frakturen) und Krebserkrankungen (RKI, 2015). Körperliche Aktivität kann hier über verschiedene Wirkmechanismen einen positiven Einfluss auf die Gesundheit nehmen (Rhodes et al., 2017; Posadzki et al., 2020). Bereits einfaches Gehen hat signifikante Effekte auf eine große Bandbreite von Gesundheitsparametern (Hanson & Jones, 2015). ▸ Tab. 5.9.1 zeigt beispielhaft die beobachteten Effektgrößen für den Vergleich körperlich aktiver gegenüber inaktiver Personen (Rhodes et al., 2017).

Tab. 5.9.1: Risikoreduktion für Erkrankungen durch körperliche Aktivität (Rhodes et al., 2017)

Erkrankung	Risikoreduktion
Kardiovaskuläre Erkrankungen	33 %
Schlaganfall	31 %
Bluthochdruck	32 %
Darmkrebs	30 %
Brustkrebs	20 %
Diabetes mellitus Typ 2	40 %

Es gibt zudem Hinweise, dass körperliche Aktivität die Knochengesundheit stärkt und Osteoporose reduziert (Pinheiro et al., 2020). Körperliche Aktivität wirkt sich auch auf psychosoziologische Ressourcen und kognitive Funktionen aus. Beispielsweise konnten positive Effekte der körperlichen Aktivität auf Depression und Kognition gefunden werden (Sofi et al., 2011; Schuch et al., 2018).

Teilhabe und Lebensqualität

Durch den reduzierenden Effekt auf die Morbidität, die Stärkung der Funktionalität und Verbesserung der Mobilität hat körperliche Aktivität über die Gesundheit auch einen indirekten positiven Effekt auf die Selbstständigkeit, Lebensqualität und Teilhabe. Im Sinne der Internationalen Klassifikation der Funktionsfähigkeit, Behinderung und Gesundheit (ICF) der WHO spielen hier neben den positiven Auswirkungen auf die oben genannten Zielgrößen auch die äußeren Faktoren wie das soziale Umfeld und die direkte Umwelt eine wesentliche Rolle. Metaanalysen zeigen insgesamt einen signifikanten positiven Effekt von Studien zur Steigerung der körperlichen Aktivität auf die Lebensqualität (Posadzki et al., 2020).

Merke

- Körperliche Aktivität reduziert das Morbiditäts- und Mortalitätsrisiko und hat einen positiven Effekt auf Selbstständigkeit, Lebensqualität und Partizipation.
- Bereits ab 6.000 Schritten pro Tag ist das Mortalitätsrisiko bei über 60-jährigen Erwachsenen deutlich reduziert.
- Bei inaktiven Älteren kann eine Steigerung von 1.000 Schritten pro Tag das Mortalitätsrisiko um ca. 30 % reduzieren.

5.9.4 Empfehlungen zur körperlichen Aktivität über die Lebensspanne

Hintergrund der Aktivitätsempfehlungen

Es existieren zahlreiche Empfehlungen zur körperlichen Aktivität von verschiedenen Fachgesellschaften. Diese liefern Richtwerte für verschiedene Altersgruppen unter Berücksichtigung der vorliegenden Evidenz zu den gesundheitsförderlichen Effekten bzw. zur Reduktion von Gesundheitsrisiken durch Steigerung der körperlichen Aktivität.

Die bekanntesten und am umfangreichsten aufgearbeiteten Empfehlungen sind jene der WHO (2020) und des US-amerikanischen Gesundheitsministeriums (USDHHS, 2018). Die Empfehlungen sind altersgruppenspezifisch und haben Gültigkeitsanspruch unabhängig von Geschlecht sowie kulturellen und sozioökonomischen Faktoren. Die Empfehlungen richten sich aber auch an Zielgruppen mit besonderen Anforderungen wie Schwangere oder Personen mit Einschränkungen oder chronischen Erkrankungen. Neu ist die Berücksichtigung von körperlicher Inaktivität als unmittelbarer, eigener Faktor in den Empfehlungen. Dessen Reduktion hat in den letzten Jahren mehr Aufmerksamkeit erhalten und als Interventionsziel an Bedeutung gewonnen. Die Verkürzung und Unterbrechung sitzender oder liegender Tätigkeiten werden mittlerweile als wichtige Eckpfeiler von Public Health und Prävention genannt (Ross et al., 2020).

Aktivitätsempfehlungen für unterschiedliche Altersgruppen

Im Folgenden sind die Empfehlungen für die jeweiligen Altersgruppen zusammengefasst (USDHHS, 2018; WHO, 2020):

- *Kinder und Jugendliche (5–17 Jahre)* sollten sich täglich für mindestens 60 Minuten moderat-intensiv mit einem Fokus auf aerobe (d. h. leichte) Ausdaueraktivität bewegen. An drei Tagen werden zudem hoch-intensive, insbesondere Muskulatur- und Knochen-kräftigende Aktivitäten empfohlen, die im Optimalfall zusätzlich zu den 60 Minuten durchgeführt werden. Gerade bei Kindern ist eine graduelle Steigerung zur Hinführung an die Empfehlungen, die Verbesserung grundlegender motorischen Fähigkeiten, die Förderung des Bewegungserlebens und der Spaß an der Bewegung wichtig. Ebenso wird auf die Reduktion von sitzender (Bildschirm-)Zeit hingewiesen.
- *Erwachsene (18–64 Jahre)* sollten pro Woche die oft zitierte Schwelle von 150 Minuten mindestens moderat-intensiver oder 75 Minuten hoch-intensiver körperlicher Aktivität erreichen. Zwar steht aerobe Ausdaueraktivität im Vordergrund, doch auch die Kombination verschiedener Aktivitätsformen wird betont, insbesondere die Kräftigung der großen Muskelgruppen an mindestens zwei Tagen pro Woche. Auf weitere gesundheitsförderliche Effekte bei Überschreitung der genannten Schwellen bis hin zu 300 Minuten (moderat-intensiv) oder 150 Minuten (hoch-intensiv) wird hingewiesen.
- Für *ältere Erwachsene (65 Jahre und älter)* gelten dieselben Empfehlungen wie jene für Erwachsene zwischen 18 und 64 Jahren. Hervorgehoben werden hier jedoch funktionelle Kräftigungs- und Gleichgewichtsübungen, die im Rahmen der wöchentlichen körperlichen Aktivität an mindestens drei Tagen pro Woche durchgeführt werden sollten, um die funktionelle Kapazität zu verbessern und Stürze zu vermeiden. Diese Empfehlungen sind zunächst unabhängig von eventuell vorliegenden Einschränkungen und chronischen Erkrankungen. Etwaige medizinische Kontraindikationen müssen jedoch zuvor abgeklärt werden. Eine graduelle Steigerung der Dauer und Intensität der Aktivität ist einer sprunghaften Steigerung vorzuziehen. Therapeutische Unterstützung kann je nach Situation vonnöten sein.

Altersgruppenübergreifend besagten frühere Empfehlungen, dass körperliche Aktivität in Einheiten von mindestens 10 Minuten stattfinden sollte (WHO, 2010). Inzwischen wird jedoch die Bedeutung der sogenannten „beiläufigen“ (engl. incidental) körperlichen Aktivität hervorgehoben (Stamatakis et al., 2019; WHO, 2020), wonach im Sinne des „jede Bewegung zählt“-Paradigmas jegliche Aktivitätsdauer ohne Mindestgrenze mit gesundheitsförderlichen Effekten verbunden ist (Ekelund et al., 2019).

Erfüllung der Aktivitätsempfehlungen

Internationale Daten zeigen, dass über drei Viertel (81 %) der Jugendlichen und mehr als ein Viertel (27,5 %) der Erwachsenen die Aktivitätsempfehlungen nicht erreichen (Guthold et al., 2018, 2020). In Deutschland ist das Problem der unzureichenden körperlichen Aktivität noch ausgeprägter. Hier erreichen weniger als die Hälfte (45,3 %) der Erwachsenen das empfohlene Maß an Ausdaueraktivität und weniger als ein Drittel (29,4 %) die Empfehlungen zur muskelkräftigenden Aktivität. Beide Empfehlungen zusammen erreichen weniger als ein Viertel der Erwachsenen (22,6 %); bei Personen über 65 Jahre sind es lediglich 17,4 % (Frauen) bzw. 23,6 % (Männer) (Finger et al., 2017).

Abschließende Betrachtung der Aktivitätsempfehlungen

Die Aktivitätsempfehlungen liefern Richtwerte für die Zielsetzungen von Maßnahmen zur Prävention bzw. Verbesserung der Gesundheit in der Bevölkerung. Sie unterscheiden sich nach Altersgruppen und basieren auf moderater Evidenz. Insbesondere in der älteren Bevölkerung nehmen altersbedingte Erkrankungen und Einschränkungen zu, die eine generische Empfehlung mit zunehmendem Schweregrad schwieriger macht. Für Personen über 65 Jahre ist deren individuelle Situation stärker zu berücksichtigen und die Empfehlungen realistisch anzupassen. Eine klare Trennlinie zwischen Prävention und therapeutischer Intervention ist gerade in dieser Zielgruppe nicht immer klar erkennbar und bedarf individueller Betrachtung. Dennoch gelten die Aktivitätsempfehlungen für den Großteil der Bevölkerung und können auch im medizinischen Alltag als „Richtschnur" verwendet werden. Die Tatsache, dass weniger als ein Viertel der deutschen Bevölkerung die Aktivitätsempfehlungen umsetzt, unterstreicht die Wichtigkeit der Optimierung der körperlichen Aktivität als zentrale Präventionsmaßnahme.

Merke

- Aktivitätsempfehlungen zur Steigerung und Aufrechterhaltung der Gesundheit älterer Erwachsener beinhalten:
  - Mindestens 150 Minuten pro Woche moderat-intensive (3–6 METs) oder 75 Minuten pro Woche hoch-intensive (> 6 METs) körperliche Aktivität (> 6 METs) sowie
  - an mindestens drei Tagen pro Woche funktionelle Kräftigungs- und Gleichgewichtsübungen.
- Aber: Bereits eine geringe Reduktion sedentären Verhaltens kann mit gesundheitsförderlichen Effekten verbunden sein („jede Bewegung zählt").

5.9.5 Optimierung von körperlicher Aktivität

Die Optimierung körperlicher Aktivität zielt darauf ab, gesundheitsförderliche Effekte eines körperlich aktiven Lebensstiles auszunutzen. Interventionen zur Förderung der körperlichen Aktivität sind nicht per se auf die Verbesserung einzelner Krankheitsbilder ausgerichtet. Sie beinhalten keine spezifischen Interventionsinhalte wie z. B. bestimmte Übungen zur Verbesserung der motorischen Fähigkeiten. Vielmehr stellt sich die allgemeine Frage, mit welchen Maßnahmen Personen zu mehr Alltagsaktivität motiviert werden können. Diese beinhalten supervidierte und nicht supervidierte körperliche Bewegungsmaßnahmen, persönliche oder telefonische Unterstützung, Aushändigen von Informationsmaterial, häusliche oder außerhäusliche Bewegungsmaßnahmen, den Einsatz von Verhaltensänderungstechniken (engl. behavior change techniques), wie z. B. Rückmeldung oder Selbstmonitoring und Lebensstil-integrierte Übungen. Diese Maßnahmen sollten überdies sicher ausführbar und nachhaltig sein, d. h. sowohl langfristige Effekte und hohe Teilnahmeraten erzielen als auch für ein breites Spektrum an Personen geeignet und zugänglich sein.

Die Übersichtsarbeiten zur Förderung körperlicher Aktivität unterscheiden sich nach Zielgruppe (Kinder, [ältere] Erwachsene, klinische Populationen), Interventionsformen (analog, digital) und Erhebungsmethoden (Fragebogen, digitales Monitoring) der körperlichen Aktivität. Die Heterogenität der Vorgehensweisen der vorhandenen Studien spiegelt sich auch in den Ergebnissen wider.

Zubala et al. (2017) kommen zum Schluss, dass multimodale und aus mehreren Komponenten bestehende Interventionsprogramme die körperliche Aktivität älterer, zu Hause lebender Menschen ab 50 Jahren verbessern können. Die Ergebnisse zeigten kleine bis moderate Effektstärken und sind uneindeutig mit Blick auf langfristige Effekte von über zwölf Monaten. Teils unzureichende methodische Qualität und hohes Bias-Risiko der eingeschlossenen Studien sind hier hervorzuheben. Grande et al. (2020) betrachteten ausschließlich randomisiert kontrollierte Studien mit zu Hause lebenden Personen über 60 Jahre, in denen körperliche Aktivität im Alltag objektiv (z. B. Akzelerometer, Pedometer) erfasst wurde. Hier zeigte sich, dass Interventionen zur Förderung körperlicher Aktivität kurz- und mittelfristig effektiv sind. Die langfristige Wirkung über zwölf Monate blieb jedoch ebenfalls unklar. Die große Heterogenität der Untersuchungsmethoden und -qualität schränkten auch hier die Aussagekraft stark ein.

Foster et al. (2005) untersuchten die Effekte von Interventionen zur Aktivitätsförderung in der Zielgruppe von Personen ab 16 Jahren. Auch sie heben das hohe Maß an Heterogenität in den betrachteten Studien hervor und stimmen mit oben genannten Arbeiten darin überein, dass moderate Effektstärken kurz- und mittelfristig anzunehmen sind, Langzeiteffekte jedoch unklar sind. In einer ähnlichen Zielgruppe wurden die Effekte von mHealth-Interventionen betrachtet, d. h. unter Einsatz technischer mobiler Endgeräte wie Tablets oder Smartphones (Davis et al., 2020). Trotz der begrenzten Anzahl verfügbarer Studien ziehen die Autoren ein vorsichtiges positives Fazit hinsichtlich der Effektivität von mHealth-Interventionen. Insbesondere deren große Reichweite scheint hier attraktiv. Für gemeindebezogene Interventionen, welche auf die Allgemeinheit und nicht auf spezifische Zielgruppen oder Subpopulationen ausgerichtet sind, findet sich bisher keine Evidenz zur Förderung körperlicher Aktivität (Baker et al., 2015).

Mit Blick auf die Praxis gehen die Empfehlungen dahin, bei der Aufnahme körperlicher Aktivität professionelle Unterstützung zu geben und im Anschluss zumindest telefonischen oder auch persönlichen Support anzubieten. Dies sichere ein höheres Maß an Aufrechterhaltung und somit eine gute Aussicht auf langfristige Effekterhaltung (Foster et al., 2005). MHealth-Interventionen bieten hier sicherlich großes Potenzial. Einzelne Komponenten, welche besonders vielversprechend sein könnten, gehen aus den betrachteten Übersichtsarbeiten jedoch nicht hervor.

Merke

- Die Evidenz zur Wirksamkeit von Programmen für die (nachhaltige) Förderung der körperlichen Aktivität ist bislang nur moderat.
- Vielversprechende Ansätze beinhalten professionell unterstützte körperliche Bewegungsmaßnahmen mit begleitendem oder anschließendem telefonischem oder persönlichem Support.

Zusammenfassung

Die positiven Wirkungen körperlicher Aktivität sind unstrittig und über die Lebensspanne hinweg vielfältig.

Während im Kindes- und Jugendalter die Freude an der Bewegung und die gute Ausbildung der motorischen Fähigkeiten im Vordergrund steht, sollte körperliche Aktivität im jüngeren und höheren Erwachsenenalter so optimiert werden, dass die individuellen Anforderungen des Alltages bewältigt und positive Gesundheitswirkungen erzielt werden. Im Kindesalter ist die Anbahnung körperlicher Aktivität das Ziel, was im Jugendalter etabliert werden muss. Die individuelle „Aktivitätsbiografie" ist eine wesentliche Größe in der lebenslangen Aufrechterhaltung körperlich aktiven Verhaltens. Bei bestehenden Erkrankungen und Einschränkungen kommt der körperlichen Aktivität im Rahmen rehabilitativer Maßnahmen eine hohe Bedeutung zu, die allerdings nur nach medizinischer Abklärung erfolgen sollte. Für die Optimierung der körperlichen Aktivität existieren evidenzbasierte Empfehlungen, die als sinnvolle Zielvorgabe dienen können. Der Großteil der Bevölkerung in Deutschland erfüllt diese Empfehlungen nicht. Aktuelle Forschungsergebnisse zeigen, dass Aktivitätsempfehlungen altersabhängig gemacht werden müssen und insbesondere bei älteren Menschen für Faktoren wie Mortalität kein linearer Zusammenhang besteht. Im höheren Lebensalter ist eine individualisierte Korrektur der Empfehlungsvorgaben sinnvoll, um eine erreichbare Zielsetzung zu formulieren. Allerdings ist für eine realistische Zielvorgabe (Soll-Wert) die Kenntnis des Ist-Wertes (bspw. Schritte pro Tag) vonnöten, die in der Praxis bisher nur grob durch Befragung erhoben wird. Die digitale Messung des Bewegungsverhaltens bietet hier ein hohes Potenzial für die Zukunft. Dennoch müssen nachgeschaltete Interventionen diese Zielerreichung ermöglichen. Die Studienlage legt beispielsweise nahe, dass sich bereits eine Steigerung leicht-intensiver körperlicher Aktivität wie des Gehens positiv auf die Gesundheit älterer Menschen auswirkt. Dies ist eine einfache, frei verfügbare und kostengünstige Public Health-Maßnahme ohne wesentliche Risiken. Die Evidenz zur Effektivität von Programmen zur Aktivitätsförderung ist aktuell allerdings nur moderat. Die Vermittlungsform bzw. Implementierung mündet selten in eine langfristige Aufrechterhaltung der körperlichen Aktivität. Zudem müssen kontextuelle Faktoren (z. B. wohnlich-bauliche Umwelt, soziales Umfeld etc.) gerade bei älteren Menschen stärker in Interventions- und Forschungsbemühung integriert werden, um eine nachhaltige Optimierung der körperlichen Aktivität erreichen zu können. Insgesamt besteht auf Implementierungs- wie auch auf wissenschaftlicher Evaluationsebene noch deutliches Verbesserungspotenzial.

Literatur

Ainsworth, B.E., Haskell, W.L., Herrmann, S.D., et al. (2011). 2011 Compendium of Physical Activities: a second update of codes and MET values. *Med Sci Sports Exerc, 43*(8), 1575–1581.

Baker, P.R., Francis, D.P., Soares, J., et al. (2015). Community wide interventions for increasing physical activity. *Cochrane Database Syst Rev, 1*, Cd008366.

Barnett, D.W., Barnett, A., Nathan, A., et al. (2017). Built environmental correlates of older adults' total physical activity and walking: a systematic review and meta-analysis. *Int J Behav Nutr Phys Act, 14*(1), 103.

Bauman, A.E., Reis, R.S., Sallis, J.F., et al. (2012). Correlates of physical activity: why are some people physically active and others not? *Lancet, 380*(9838), 258–271.

Caspersen, C.J., Powell, K.E., & Christenson, G.M. (1985). Physical activity, exercise, and physical fitness: definitions and distinctions for health-related research. *Public Health Rep, 100*(2), 126–131.

Davis, A., Sweigart, R., & Ellis, R. (2020). A systematic review of tailored mHealth interventions for physical activity promotion among adults. *Transl Behav Med, 10*(5), 1221–1232.

Ekelund, U., Tarp, J., Steene-Johannessen, J., et al. (2019). Dose-response associations between accelerometry measured physical activity and sedentary time and all cause mortality: systematic review and harmonised meta-analysis. *BMJ, 366*, l4570.

Finger, J.D., Mensink, G.B.M., Lange, C.D., et al. (2017). Gesundheitsfördernde körperliche Aktivität in der Freizeit bei Erwachsenen in Deutschland. *J Health Monit, 2*(2), 37–44.

Foster, C., Hillsdon, M., Thorogood, M., et al. (2005). Interventions for promoting physical activity. *Cochrane Database Syst Rev, 25*(1):CD003180.

Grande, G.D., Oliveira, C.B., Morelhão, P.K., et al. (2020). Interventions Promoting Physical Activity Among Older Adults: A Systematic Review and Meta-Analysis. *Gerontologist, 60*(8), 583–599.

Guthold, R., Stevens, G.A., Riley, L.M., et al. (2018). Worldwide trends in insufficient physical activity from 2001 to 2016: a pooled analysis of 358 population-based surveys with 1·9 million participants. *Lancet Glob Health, 6*(10), e1077–e1086.

Guthold, R., Stevens, G.A., Riley, L.M., et al. (2020). Global trends in insufficient physical activity among adolescents: a pooled analysis of 298 population-based surveys with 1·6 million participants. *Lancet Child Adolesc Health, 4*(1), 23–35.

Hanson, S., & Jones, A. (2015). Is there evidence that walking groups have health benefits? A systematic review and meta-analysis. *Br J Sports Med, 49*(11), 710–715.

Morris, J.N., Heady, J.A., Raffle, P.A., et al. (1953). Coronary heart-disease and physical activity of work. *Lancet, 262*(6795), 1053–1057.

Paluch, A.E., Bajpai, S., Bassett, D.R., et al. (2022). Daily steps and all-cause mortality: a meta-analysis of 15 international cohorts. *Lancet Public Health, 7*(3), e219–e228.

Pate, R.R., Pratt, M., Blair, S.N., et al. (1995). Physical activity and public health. A recommendation from the Centers for Disease Control and Prevention and the American College of Sports Medicine. *JAMA, 273*(5) 402–407.

Pettee G, K.K., Morrow, J.R., Jr., & Woolsey, A.L. (2012) Framework for physical activity as a complex and multidimensional behavior. *J Phys Act Health, 9*(Suppl 1), S11–18.

Pinheiro, M.B., Oliveira, J., Bauman, A., et al. (2020). Evidence on physical activity and osteoporosis prevention for people aged 65+ years: a systematic review to inform the WHO guidelines on physical activity and sedentary behaviour. *Int J Behav Nutr Phys Act, 17*(1), 150.

Posadzki, P., Pieper, D., Bajpai, R., et al. (2020). Exercise/physical activity and health outcomes: an overview of Cochrane systematic reviews. *BMC Public Health, 20*(1), 1724.

Rhodes, R.E., Janssen, I., Bredin, S.S.D., et al. (2017). Physical activity: Health impact, prevalence, correlates and interventions. *Psychol Health, 32*(8), 942–975.

RKI (2015). Wie gesund sind die älteren Menschen? In: Robert Koch-Institut, Epidemiologie und Gesundheitsberichterstattung.

Ross, R., Chaput, J.P., Giangregorio, L.M., et al. (2020). Canadian 24-Hour Movement Guidelines for Adults aged 18-64 years and Adults aged 65 years or older: an integration of physical activity, sedentary behaviour, and sleep. *Appl Physiol Nutr Metab, 45*(10 (Suppl. 2)), S57–s102.

Schuch, F.B., Vancampfort, D., Firth, J., et al. (2018). Physical Activity and Incident Depression: A Meta-Analysis of Prospective Cohort Studies. *Am J Psychiatry, 175*(7), 631–648.

Sedentary Behaviour Research Network. (2012). Letter to the editor: standardized use of the terms „sedentary“ and „sedentary behaviours“. *Appl Physiol Nutr Metab, 37*(3), 540–542.

Sofi, F., Valecchi, D., Bacci, D., et al. (2011). Physical activity and risk of cognitive decline: a meta-analysis of prospective studies. *J Intern Med, 269*(1), 107–117.

Stamatakis, E., Johnson, N.A., Powell, L., et al. (2019). Short and sporadic bouts in the 2018 US physical activity guidelines: is high-intensity incidental physical activity the new HIIT? *Br J Sports Med, 53*(18), 1137–1139.

Tonge, K.L., Jones, R.A., & Okely, A.D. (2016). Correlates of children's objectively measured physical activity and sedentary behavior in early childhood education and care services: A systematic review. *Prev Med, 89*, 129–139.

USDHHS (2018). *Physical Activity Guidelines for Americans* (2nd ed.). Washington, DC: U.S. Department of Health and Human Services.

WHO (2010). *Global recommendations on physical activity for health*. Geneva: World Health Organization.

WHO (2020). *WHO guidelines on physical activity and sedentary behaviour*. Geneva: World Health Organization.

Woodcock, J., Franco, O.H., Orsini, N., et al. (2011). Non-vigorous physical activity and all-cause mortality: systematic review and meta-analysis of cohort studies. *Int J Epidemiol, 40*(1), 121–138.

Zubala, A., MacGillivray, S., Frost, H., et al. (2017). Promotion of physical activity interventions for community dwelling older adults: A systematic review of reviews. *PLoS One, 12*(7), e0180902.

6 Infektionen: Epidemiologie, Pathophysiologie, Diagnose und Management

Sektionsherausgebende: Anja Kwetkat, Hans Jürgen Heppner und Rainer Wirth

6.1 Infektionskrankheiten

Anja Kwetkat und Hans Jürgen Heppner

6.1.1 Einführung

Infektionskrankheiten entstehen durch den Eintritt unterschiedlicher Mikroorganismen in den Organismus, wo sie sich ansiedeln und vermehren. Durch altersassoziierte Veränderungen oder auch vorbestehende Erkrankungen kann das Eindringen begünstigt werden, weshalb Ältere eine erhöhte Infektanfälligkeit aufweisen.

Die Relevanz von Infektionskrankheiten für Ältere zeigt sich z. B. in der altersabhängigen Inzidenz der ambulant erworbenen Pneumonie: sie steigt von 91,6 pro 100.000 Personen für Menschen im Alter von 45 Jahren und jünger auf 1012,3 pro 100.000 Personen für Menschen im Alter von 65 Jahren und älter (Huang & Guo, 2022). Die Sterblichkeit durch Pneumonie steigt sogar um mehr als das 250-fache, wenn das Alter von 15–34 Jahren auf 75 Jahre und älter ansteigt und für denselben Altersvergleich um das 17-fache für Niereninfektionen (Huang & Guo, 2022).

Merke

Die große Relevanz dieser Erkrankungen ergibt sich jedoch nicht ausschließlich aus der höheren Mortalität, sondern auch durch die Begünstigung anderer negativer Verläufe wie verlängerten Krankenhausaufenthalten (Yahav et al., 2016), einer über die Infektion hinaus anhaltenden funktionellen Verschlechterung (Bula et al., 2004; Gozalo et al., 2012; Marzahn et al., 2018) bis zu einem vermehrten Neueinzug in Einrichtungen der Langzeitversorgung (Yahav et al., 2016).

Relevant ist die Unterscheidung von ambulant erworbenen Infektionen und nosokomialen Infektionen, die im Zusammenhang mit einer medizinischen Maßnahme erworben werden, also zum Beispiel in Krankenhäusern, Pflegeeinrichtungen oder auch in ambulanten Praxen. Während eines stationären Krankenhausaufenthaltes gelten Infektionen als nosokomial, wenn Infektionszeichen mehr als 48 Stunden nach der Krankenhausaufnahme auftreten. In diesen Fällen muss ein anderes Erregerspektrum berücksichtigt werden wie z. B. auch multiresistente Erreger. Insbesondere Patienten mit funktionellen Einschränkungen sind von nosokomialen Infektionen betroffen (Maziere et al., 2013). Etwa ein Drittel aller nosokomialen Infektionen betrifft die Gruppe der 75-Jährigen und Älteren (Gavazzi & Krause, 2002).

6.1.2 Epidemiologie, Risikofaktoren und Verlauf

Weltweit sind Infektionskrankheiten als Todesursache mit 41% am häufigsten, noch deutlich vor Herz-Kreislauf-Erkrankungen mit 20 % oder Krebserkrankungen mit 13 % (Darai et al., 2012). In Deutschland und anderen hochentwickelten Ländern wurden Infektionserkrankungen durch verbesserte Lebensbedingungen, Hygiene und Impfungen zurückgedrängt. Dennoch findet sich laut Statistischem Bundesamt auch in Deutschland die Pneumonie nach wie vor unter den zehn häufigsten Todesursachen. Dabei entfallen über 90 % der Pneumonie-bedingten Todesfälle auf Menschen ab 60 Jahren.

Als besonders vulnerable Gruppe zeigen insbesondere Pflegeheimbewohner, gekennzeichnet durch funktionelle Defizite und Multimorbidität, eine hohe Infektionsinzidenz mit fünf Infektionsereignissen pro 1.000 Bewohnertagen (Heudorf & Schulte, 2009). Am häufigsten sind dabei gastrointestinale Infektionen mit 1,9/1.000 Tage zu finden, gefolgt von Atemwegsinfekten mit 0,95/1.000 Tage, Haut-/Dekubitusinfektionen (0,59/1.000 Tage) und Harnwegsinfektionen (0,44/1.000 Tage).

Merke

Bei älteren Menschen verlaufen Infektionen häufiger oligosymptomatisch, was eine spätere Diagnosestellung begünstigt (Yahav et al., 2016), weshalb Komplikationen vermehrt auftreten (Gavazzi & Krause, 2002; Yahav et al., 2016).

Dies führt schließlich dazu, dass ca. 30 % aller Krankenhauseinweisungen auf Infektionserkrankungen zurückzuführen sind (Gavazzi & Krause, 2002) und die Mortalität in den höheren Altersgruppen steigt.

Ursächlich für die erhöhte Infektanfälligkeit der Älteren sind vor allem die Immunseneszenz und Multimorbidität sowie funktionelle Defizite und Frailty.

Immunseneszenz

Die Alterung des Immunsystems, die Immunseneszenz, betrifft alle Bereiche des Immunsystems, also sowohl die äußeren Barrieren als auch das angeborene sowie das erworbene Immunsystem. Sie führt zu einer reduzierten Effektivität der Infektabwehr, die bei Männern bereits ab 30 Jahren, bei Frauen erst ab 55 Jahren klinisch relevant wird, wie aus dem steigenden Alter der an Infektionserkrankungen Verstorbenen abgeleitet werden kann (Grosskopf & Simm, 2022). Des Weiteren ist ebenfalls mit dem steigenden Alter ein Anstieg der Blutkonzentration von proinflammatorischen Zytokinen bei gesunden Probanden verbunden, woraus der Begriff des „Inflammaging" abgeleitet wurde (Franceschi et al., 2018).

Epithelbarriere

Haut und Schleimhäute stellen die äußere Barriere des menschlichen Körpers gegen seine Umwelt dar. Sie schützen damit den Organismus vor dem Eindringen von Pathogenen und dienen somit dem Infektionsschutz des menschlichen Körpers. Im Rahmen der Hautalterung verändern sich der pH-Wert der Hautoberfläche und die Lipidzusammensetzung in der Haut, die Stärke des Stratum corneums nimmt durch die rückläufige Hydratation ab (Grosskopf & Simm, 2022). Auch die Elastizität, das subkutane Fettgewebe und die Durchblutung nehmen ab. Durch Begleiterkrankungen wie Inkontinenz kann es zur Mazeration der Haut kommen. Letztlich wird durch all diese Veränderungen die Barrierefunktion der Haut geschwächt. Ähnlich verhält es sich mit den Schleimhäuten. Altersassoziiert kommt es zur vermehrten Trockenheit im Nasen-Rachen-Raum, die durch Begleiterkrankungen oder Medikamente weiter aggraviert werden kann, wodurch auch dort die Barrierefunktion beeinträchtigt wird (Grosskopf & Simm, 2022). Auch der mukoziliäre Transport durch das Flimmerepithel im Respirationstrakt ist reduziert, was mit einer Abnahme der Reinigungsfunktion einhergeht und somit ebenfalls das Eindringen von Pathogenen begünstigt. Weitere Beispiele sind dem Kasten zu entnehmen.

Gestörte Barrierefunktion von Haut und Schleimhäuten:

- Hautveränderungen
  - Epidermis, Elastizität, Subkutangewebe, Durchblutung ↓
- Respirationstrakt
  - Hustenreflex, elastisches Gewebe, mukoziliärer Transport, IgA ↓
- GI-Trakt
  - Magensäure, Motilität ↓
- Urogenitaltrakt
  - Östrogen-Effekt ↓, Prostatagröße ↑
- Funktionelle Störungen
- Multimorbidität
  - Diabetes mellitus, Herzinsuffizienz, pAVK, COPD, neurologische Erkrankungen, Malnutrition
- (Poly-)Medikation

Angeborenes Immunsystem

Nach der Epithelbarriere stellt das angeborene Immunsystem im Sinne der Erstabwehr die nächste Ebene des Infektionsschutzes dar, mit dem Ziel der Elimination der bereits in den menschlichen Körper eingedrungenen Pathogene.

Komponenten des angeborenen Immunsystems

- Humorale Komponente:
  - Komplementsystem
- Zelluläre Komponenten:
  - Monozyten, Makrophagen
  - Dendritische Zellen
  - Granulozyten
  - Natürliche Killerzellen

Das Komplementsystem als humoraler Bestandteil umfasst mindestens 30 verschiedene Plasmaeiweiße wie Proteasen und Zytokine, die im Blut und anderen Körperflüssigkeiten vorkommen und im Sinne von Enzymkaskaden gesteuert werden. Es ist beteiligt an der Erkennung von Pathogenen und deren Aufnahme durch phagozytierende Zellen. Im Alter nimmt die Konzentration und die Aktivität einzelner Komponenten des Komplementsystems etwas zu (Grosskopf & Simm, 2022).

Die zellulären Komponenten des angeborenen Immunsystems leisten einen Beitrag zur Elimination der eingedrungenen Pathogene: Durch Phagozytose werden einerseits die Pathogene direkt eliminiert, andererseits erfolgt darüber die Antigenpräsentation, die für die Aktivierung des erworbenen Immunsystems erforderlich ist. Auch wenn die Anzahl z. B. der natürlichen Killerzellen während der Alterung zunimmt, ist deren Zytotoxizität reduziert. Details zu den Veränderungen der zellulären Komponenten sind in ► Tab. 6.1.1 zusammengefasst. Insgesamt führen die Veränderungen zu einer Reduktion der Wirksamkeit des angeborenen Immunsystems.

Erworbenes Immunsystem

Das erworbene oder adaptive Immunsystem kommt als letzte Ebene der Infektabwehr zum Tragen, wenn durch die angeborene Immunantwort keine vollständige Elimination des eingedrungenen Pathogens erreicht wurde. Es umfasst als zelluläre Komponenten B- und T-Zellen sowie als humoralen Bestandteil die Antikörper. Es stellt somit den dritten und im Gegensatz zu den vorgenannten einen spezifischen Schutzwall dar. Diese Spezifität muss erst erworben werden.

Die im Knochenmark heranreifenden B-Zellen bilden zunächst Antigen-unabhängig Antigenrezeptoren in der Zellmembran aus. Dies sind vor allem membranständige IgM- und IgD-Moleküle. Über den Antigenkontakt zu einem eingedrungenen Pathogen kommt es zur Differenzierung der B-Zellen in Plasmazellen, die nun lösliche IgM-Moleküle sezernieren. Die im Thymus gereiften T-Zellen erkennen über ihre T-Zell-Rezeptoren Antigene der eingedrungenen Pathogene, die ihnen von Antigen-präsentierenden Zellen z. B. des angeborenen Immunsystems über den Major Histocompatibility Complex II (MHC-II) als Peptide variabler Länge dargeboten werden. Dies führt zur Differenzierung in T-Helferzellen, die ihrerseits bei den Plasmazellen zum Antikörperklassenwechsel führen, die in der Folge Antigen-spezifische IgG-Antikörper bilden. Die Antigenpräsentation über den MHC-I auf verschiedenen Körperzellen führt zur Differenzierung der T-Zellen zu Antigen-spezifischen zytotoxischen T-Zellen, die infizierte Zellen im Körper erkennen und abtöten können. Ein Teil der so differenzierten Zellen reift zu Gedächtniszellen he-

Tab. 6.1.1: Auswirkungen des Alterns auf die zellulären Bestandteile des angeborenen Immunsystems (Fulop et al., 2016; Hutt et al., 2010; Solana et al., 2006)

Zelltyp	Reduktion	Steigerung
Dendritische Zellen (DC)	• intrazelluläre Fehlregulation der Zytokin-Produktion als Reaktion auf TLR1/2, TLR2/6 • oberflächliche und intrazelluläre Expression von TLR-Proteinen und TLR-Genexpression • Stimulation Antigen-spezifischer T-Zellen • Wanderung in regionäre Lymphknoten	
Makrophagen	• oxidativer Burst • Phagozytose • Chemotaxis • Superoxidproduktion • Signaltransduktion • Apoptose • Toll-Like-Rezeptor (TLR)-Expression und -Funktion • Expression der Major Histocompatibility Complex (MHC)-Klasse II • Zytokinproduktion	• Prostaglandin E2-Produktion
Natürliche Killerzellen	• proliferative Reaktion auf Interleukin-2 • Zytotoxizität	• Gesamtzahl
Neutrophile	• Phagozytose • oxidativer Burst • Chemotaxis • Superoxidproduktion • Bakterizide Aktivität • Signaltransduktion • Apoptose	

Tab. 6.1.2: Auswirkungen des Alterns auf die zellulären Bestandteile des erworbenen Immunsystems (Fulop et al., 2016; Hutt et al., 2010; Solana et al., 2006)

Zelltyp	Reduktion	Steigerung
B-Zellen	• Bildung von B-Zell-Vorläufern • Anzahl naiver B-Zellen • Vielfalt der B-Zellen • Bildung costimulierender Moleküle (CD27, CD40) • Affinität der Antikörper • Antikörperklassenwechsel	• Autoantikörper
T-Zellen	• Anzahl naiver T-Zellen • Aktivität der naiven T-Zellen • Vielfalt der T-Zellen • Bildung costimulierender Moleküle (CD28, CD27, CD40L) • Proliferationskapazität	• Anzahl von Memory- und Effektor-Zellen • Freisetzung proinflammatorischer Zytokine (IL-4, IL-6, IL-10)

ran, die bei einem erneuten Kontakt zum Erreger eine schnelle und effektive Immunantwort ermöglichen.

Die relevanteste Veränderung in diesem System während der Alterung betrifft die T-Zellen, da durch die Degeneration des Thymus im weiteren Verlauf des Lebens keine neuen Antigen-naiven T-Zellen nachgebildet werden können. Dies hat ein eingeschränktes Repertoire an T-Zellrezeptoren zur Folge, die zu einer Einschränkung der Diversität und damit Reagibilität auf neue Antigene führt. Auch bei den B-Zellen sinkt die Anzahl an naiven Zellen. Ferner nimmt die Affinität der Antikörper zu ihrem Antigen ab, jedoch steigt der Anteil an Autoantikörpern (► Tab. 6.1.2).

Merke

In Summe führen diese Veränderungen einerseits zu einer gesteigerten Entzündungsaktivität (Inflammaging) und dem vermehrten Auftreten von Autoimmun- und auch Tumorerkrankungen, andererseits zu einer erhöhten Infektanfälligkeit bei einer gleichzeitig reduzierten Fähigkeit der Erregerelimination.

Damit verbunden ist darüber hinaus eine abnehmende Immunantwort auf Impfungen. Vor diesem Hintergrund sind mittlerweile stärker immunogene Impfstoffe für die Älteren entwickelt und zugelassen worden (► Kap. 6.2).

6.1.3 Diagnosestellung

Die große Herausforderung ist es, den an einer Infektion erkrankten Patienten rasch zu erkennen, um die notwendigen Erstmaßnahmen und die Disposition zu veranlassen.

Neben der obligatorischen Erhebung der Vitalparamenter, der situativen Anamnese und dem Basismonitoring ist es entscheidend, die erhaltenen Werte unter dem Blick der geriatrischen Besonderheiten zu bewerten. Die Messung der Körpertemperatur und der Atemfrequenz müssen beim geriatrischen Patienten anders bewertet werden, da die Regulation der Körpertemperatur beim alten Menschen ebenfalls verändert ist.

Die Körpergrundtemperatur ist niedriger und steigt im Rahmen einer Infektion nicht zwangsläufig auf 38 °C oder mehr an. Bei Patienten über 75 Jahre ist schon bei einer erhöhten Temperatur von 37,4 °C in diesem Zusammenhang von Fieber auszugehen (Blatteis, 2012; Singler et al., 2013). Zudem findet sich bei älteren Patienten eine verminderte Produktion endogener Pyrogene und zusätzlich eine oftmals inadäquate Reaktion auf endogene Pyrogene.

Bei der Beurteilung der Kreislaufparameter ist zu berücksichtigen, dass geriatrische Patienten häufig mit Antihypertensiva und/oder frequenzmodulierenden Medikamenten behandelt werden. Dadurch ist die Interpretation dieser Messwerte hinsichtlich einer Infektion bzw. Sepsis durchaus schwierig. Das führende Symptom beim geriatrischen Patienten im Rahmen einer Infektion ist das Delir. Die akute und neu aufgetretene Verwirrtheit (Delir), begründet in der septischen Enzephalopathie, ist meist das einzige und führende Symptom (Singler & Heppner, 2017) (▸ Kap. 3.2).

Deshalb ist es auch wichtig, zur Diagnosestellung entsprechende Laborparameter zu bestimmen. Neben dem C-reaktiven Protein ist das Procalcitonin ein zuverlässiger diagnostischer Parameter, insbesondere bei bakteriellen Atemwegsinfektionen geriatrischer Patienten (Kim et al., 2013).

Merke

So finden sich bei der Ersteinschätzung der Patienten eher unspezifische Symptome wie Gangunsicherheit, Stürze, kognitive Veränderung, Antriebslosigkeit und eine allgemeine funktionelle Verschlechterung. Dies ist in der Literatur als „non-specific complaints“ (NSC) beschrieben (Nemec et al., 2010; Kellett & Nickel, 2018).

Besonders deutlich hat sich das auch in der COVID-19-Pandemie gezeigt. So kristallisierten sich aus den Triage-Daten einer Notaufnahme Delir (64 %), Stürze (49 %), Hüftschmerzen (36 %) oder ein Herz-Kreislauf-Stillstand (35 %) als Hauptbeschwerden heraus (Mandal et al., 2021). Bis zu 20 % der älteren Patienten geben im Akutfall unspezifische Beschwerden an (Nemec et al., 2010). Es muss jedoch bedacht werden, dass 51–59 % dieser älteren Patienten mit unspezifischen Beschwerden durchaus ein akut behandlungsbedürftiges Problem haben können (Karakoumis et al., 2015). Wenn dies nicht richtig eingeordnet wird, ist die Sterblichkeit der betroffenen Patienten durchaus hoch (Kemp et al., 2020).

Das bedeutet auch, dass diese Besonderheiten bei der Ersteinschätzung in den Triage-Systemen berücksichtigt werden müssen, ansonsten besteht das Risiko der Untertriage, was das Verkennen von Hochrisiko-Konstellationen zur Folge haben kann (Grossmann et al., 2012). Dies wiederum kann dazu führen, dass risikobehaftete, akut erkrankte geriatrische Patienten häufig erst mit einer zeitlichen Verzögerung der Behandlung zugeführt werden (LaMantia et al., 2014).

Auch die Charakteristika bei verschiedenen Infektionen unterscheiden sich bei geriatrischen Patienten von denen jüngerer Erwachsener. Eine entsprechende Gegenüberstellung zeigt ▸ Tab. 6.1.3.

Die Besonderheiten der Älteren im Zusammenhang mit Infektionen kann man in diesen Merksätzen zusammenfassen:

- Ältere Menschen tendieren dazu, eine Vielfalt medizinischer Probleme zu haben.
- Ältere Menschen sind anders und können sich oft untypisch präsentieren.
- Ältere Menschen sind anfälliger für Infektionen.
- Ältere Menschen haben ein höheres Risiko, im Verlauf der Infektion eine Sepsis zu erleiden.
- Ältere Menschen zeigen bei Infektionen eine akute Verwirrtheit als führendes Symptom.
- Ältere Menschen haben weniger Reserven und müssen rasch behandelt werden.

Die Multimorbidität, also das gleichzeitige Vorliegen mehrerer, chronischer, behandlungsbedürftiger Erkrankungen, erschwert beim geriatrischen Patienten zum einen die Diagnose und steigert zum anderen das Komplikationsrisiko. Eine unspezifische Symptomatik führt, wie bereits beschrieben, dazu, dass sich eine komplexe Erkrankungssituation wie eine Infektion anders präsentiert oder durch atypische oder vermindert ausgeprägte Symptome wenig eindrucksvoll erscheint. Das Vermischen von Beschwerden bereits vorbestehender Erkrankungen oder eine mögliche Bagatellisierung durch die verzerrte Priorisierung durch den Patienten selbst lässt die eigenanamnestischen Angaben nicht immer geordnet erscheinen.

Auch die geriatrischen Syndrome wie Malnutrition erschweren sowohl die Diagnostik als auch die Therapie und führen nicht selten zu schweren und komplizierten Verläufen (Verschoor et al., 2017).

Ein Proteinmangel, aber auch ein Vitamin E-Mangel, ist beispielsweise assoziiert mit einer verminderten Immunantwort auf Impfungen (Sundaram et al., 2014). Weiterhin ist sehr gut untersucht, dass Immunabwehrzellen einen Vitamin D-Rezeptor exprimieren und aktiviertes Vitamin D Monozyten, Makrophagen und dendritische Zellen in ihrer Funktion beeinflusst (Zitt et al., 2012). Damit kann ein Vitamin D-Mangel durchaus zu einer erhöhten Infektanfälligkeit führen. Gleiches gilt auch für die Frailty (▸ Kap. 3.7). So beeinflusst einerseits die Frailty die Infektanfälligkeit, eine stattgehabte Infektion kann andererseits den Status der Frailty deutlich verschlechtern (Yao et al., 2011). ▸ Tab. 6.1.4 fasst weitere relevante Begleiterkrankungen und ihre Auswirkungen auf Infektionen zusammen.

6.1.4 Behandlungskonzepte

Die frühe und wirkungsvolle Antibiotikatherapie (▸ Kap. 6.11) ist für den weiteren Krankheitsverlauf entscheidend. Wenn der begründete Verdacht auf eine bakterielle Infektion besteht, muss unmittelbar nach der diagnostischen Probengewinnung mit der entsprechenden Therapie begonnen werden.

Tab. 6.1.3: Charakteristika von ausgewählten Infektionen bei älteren Menschen (Esme et al., 2019)

Art der Infektion	Prädisponierende Faktoren im Alter	Unterschied zu jungen Erwachsenen
Bakteriämie und Sepsis	Immunseneszenz, verminderte Hautbarriere, erhöhte Infektanfälligkeit	Zunahme der Häufigkeit, höhere Morbidität und Mortalität
Clostridioides difficile-Infektion	Steigender pH-Wert im Magen, atrophische Gastritis, reduzierte Darmmotilität, Veränderungen im intestinalen Mikrobiom, erhöhte Anfälligkeit des Mikrobioms durch Antibiotikatherapie, verzögerte Rekonvaleszenz	Höhere Morbidität und Mortalität, erhöhte Anzahl an Rezidiven, schwerere Verläufe
Haut- und Weichteilinfektionen	Malnutrition, kataboler Stoffwechsel, Verlust Unterhautfettgewebe, verminderte derma-ephiteliale Bindung, verminderte Flüssigkeitsbindungskapazität des Stratum corneum	Verzögerte Wundheilung, vermehrtes Auftreten von Dekubitus

Tab. 6.1.4: Auswahl relevanter Komorbiditäten (Kwetkat & Heppner, 2020)

Organsystem	Auswirkungen
Chronisch obstruktive Lungenerkrankungen	Chronische Inflammation, signifikant geringere Immunantwort nach Impfung, reduzierte T-Zellfunktion
Herz-Kreislauf-Erkrankungen	Kardiovaskuläre Erkrankungen erhöhen die Infektionsanfälligkeit, chronische Inflammation
Immunsuppression und hämatologische Erkrankungen	Immunsuppressive Medikation, chronische Leukämie, myeloproliferative und myelodysplastische Syndrome, (Non-) Hodgkin-Lymphome führen zu einer erhöhten Infektanfälligkeit
Niereninsuffizienz	Schwergradige Niereninsuffizienz begünstigt Infektionen und hat suppressive Wirkung auf das Immunsystem, zudem ein hohes Risiko für komplikative Erkrankungsverläufe

Neben der kalkulierten, auf das Krankheitsbild bezogenen Antibiotikatherapie bei bakteriellen Infektionen (▶ Kap. 6.11), die im Verlauf ggf. erregerbezogen angepasst werden muss, gibt es noch eine Reihe anderer Interventionen, die beim geriatrischen Patienten zum Tragen kommen.

Bei älteren Patienten sind engmaschigere Kontrollen der Vitalparameter und des Volumenstatus vonnöten. Auch ist die Medikamentenaufnahme und -resorption nicht immer gewährleistet, da sowohl eine abnehmende Lebergröße und -durchblutung den Metabolismus einschränken können als auch eine verminderte Nierenfunktion zur Kumulation von Medikamenten führen kann. Daher sind regelmäßige Laborkontrollen wichtig. Es ist auf eine ausreichende Flüssigkeitszufuhr zur Vermeidung einer Exsikkose mit oder ohne begleitende Elektrolytentgleisung zu achten. Gleiches gilt für eine ausreichend ausgewogene und proteinreiche Ernährung, um einer Malnutrition in der Akutphase vorzubeugen (▶ Kap. 4.3).

Eine ganz besondere Bedeutung kommt in diesem Zusammenhang der frühfunktionellen Therapie zu. Eine Infektionserkrankung kann zu einer erheblichen Reduktion der Funktionalität und damit sekundär zur Reduktion der Lebensqualität führen. Die Literatur berichtet von bis zu 20 % irreversibler Beeinträchtigung. Besonders ausgeprägt ist dies nach einer Pneumonie bei dem sogenannten „post-CAP-Syndrom" (▶ Kap. 6.3), welches mit dem Verlust von Selbsthilfefähigkeit, ADL-Fähigkeiten und kognitiven Beeinträchtigungen über einen längeren Zeitraum einhergehen kann (Davydow et al., 2013). Dem kann durch die frührehabilitative geriatrische Komplextherapie früh entgegengewirkt werden (▶ Kap. 2.3).

Aber auch hier gilt, die Entscheidung, ob Heilung, Lebensverlängerung oder Linderung angestrebt werden sollen, ist von der prognostischen Einschätzung und den Präferenzen des Patienten für Lebensqualität bzw. Lebensdauer geleitet. Auch wenn in den meisten Studien eine funktionelle Verbesserung der Patienten durch die frührehabilitativen Maßnahmen erzielt werden kann, hat auch hier die Sichtweise des Patienten auf seine Lebensqualität und seine persönlichen Wünsche Auswirkungen auf die Therapieentscheidungen.

6.1.5 Prävention

Merke

„Die beste Infektionskrankheit ist die, die man nicht bekommt." Daher sind Präventionsmaßnahmen wichtig, um, nicht nur im hohen Lebensalter, Infektionen zu vermeiden bzw. das Risiko für einen komplizierten Verlauf zu minimieren.

Zur Erhaltung von Mobilität und Selbstständigkeit ist es wichtig, die Muskelmasse und das Körpergewicht zu erhalten. Das bedeutet ausgewogene, proteinreiche Ernährung, ausreichende Vitaminzufuhr, ausgeglichener Flüssigkeitshaushalt und genügend körperliche Aktivität.

Auf eine ausreichend gute persönliche Hygiene ist ebenfalls zu achten. Da auch die Einnahme von Medikamenten den Immunstatus beeinflussen kann, sollte ein regelmäßiger Polymedikationscheck unter diesen Aspekten erfolgen (▶ Kap. 1.9). So sollte z. B. auf die strenge Indikationsstellung für Protonenpumpenhemmern geachtet werden. Ferner erhöhen das Einbringen und dauerhafte Belassen von Fremdkörpern, wie Blasenkathetern, PEG-Sonden etc., das Risiko der Infektanfälligkeit. Daher sollte hierbei auf eine besonders strenge Indikationsstellung in dieser vulnerablen Patientengruppe geachtet werden. Die Pflege der Epithelbarriere durch z. B. adäquate Hautpflege (▶ Kap. 6.7) ist hier ebenfalls zu berücksichtigen.

Nicht zuletzt gibt es eine Reihe von impfpräventablen Infektionskrankheiten. Die Möglichkeit der Impfung (▶ Kap. 6.2) sollte also unbedingt genutzt werden, denn auch wenn die Immunseneszenz die Wirksamkeit reduziert, tragen sie dennoch substanziell zur Vermeidung schwerer Verläufe bei. Auch hier sind die speziellen Empfehlungen für ältere Erwachsene zu beachten.

Zusammenfassung

Infektionskrankheiten haben im höheren Lebensalter eine erhebliche Relevanz sowohl für die Prognose und die Lebensqualität des Einzelnen als auch im gesundheitspolitischen Kontext, denn sie verursachen durch die erhöhte Infektanfälligkeit im Alter eine Zunahme der Morbidität und Mortalität der Patienten. Dies führt zu einer erheblichen Belastung des Gesundheitssystems durch häufigere komplizierte Verläufe mit der Notwendigkeit zur Hospitalisation und verlängerten Verweildauern sowie über die Infektion hinaus anhaltenden funktionellen Beeinträchtigungen. Ursächlich für die erhöhte Infektanfälligkeit im Alter ist vor allem die Immunseneszenz, zu der auch im weiteren Sinn die gestörte Barrierefunktion der Haut und Schleimhäute zu zählen sind. Jedoch begünstigen auch Multimorbidität, Polymedikation, funktionelle Einschränkungen und geriatrische Syndrome die Infektanfälligkeit. Darüber hinaus erschweren sie die Diagnostik durch sich überlagernde Symptome. So sind letztlich unspezifische Symptome wie die akute Verwirrtheit als typisch für Infektionen anzusehen. Neben den Spezifika der Therapie der jeweiligen Infektionskrankheit bildet die adäquate Therapie der Begleiterkrankungen sowie die Förderung der Mobilisation die Basis einer jeden Infektionsbehandlung. Zur Prävention sind die verfügbaren Impfungen konsequent zu nutzen. Details sind in den jeweiligen Kapiteln nachzulesen.

Literatur

Blatteis, C. M. (2012). Age-dependent changes in temperature regulation – a mini review. *Gerontology, 58*(4), 289–295. https://doi.org/10.1159/000333148

Bula, C. J., Ghilardi, G., Wietlisbach, V., et al. (2004). Infections and functional impairment in nursing home residents: A reciprocal relationship. *Journal of the American Geriatrics Society, 52*(5), 700–706. https://doi.org/DOI 10.1111/j.1532-5415.2004.52205.x

Darai, G., Handermann, M., Sonntag, H.-G., et al. (2012). *Lexikon der Infektionskrankheiten des Menschen: Erreger, Symptome, Diagnose, Therapie und Prophylaxe* (4th 2012. ed.). Springer Berlin Heidelberg: Imprint: Springer. https://discover.gcu.ac.uk/discovery/openurl?institution=44GLCU_INST&vid=44GLCU_INST:44GLCU_VU2&?u.ignore_date_coverage=true&rft.mms_id=991002610894703836; https://eu01.alma.exlibrisgroup.com/view/uresolver/44NLS_INST/openurl?u.ignore_date_coverage=true&portfolio_pid=53638512330004341&Force_direct=true; https://link.springer.com/10.1007/978-3-642-17158-1

Davydow, D. S., Hough, C. L., Levine, D. A., et al. (2013). Functional disability, cognitive impairment, and depression after hospitalization for pneumonia. *Am J Med, 126*(7), 615–624 e615. https://doi.org/10.1016/j.amjmed.2012.12.006

Esme, M., Topeli, A., Yavuz, B. B., et al. (2019). Infections in the Elderly Critically-Ill Patients. *Front Med (Lausanne), 6*, 118. https://doi.org/10.3389/fmed.2019.00118

Franceschi, C., Garagnani, P., Parini, P., et al. (2018). Inflammaging: a new immune-metabolic viewpoint for age-related diseases. *Nat Rev Endocrinol, 14*(10), 576–590. https://doi.org/10.1038/s41574-018-0059-4

Fulop, T., Dupuis, G., Witkowski, J. M., et al. (2016). The Role of Immunosenescence in the Development of Age-Related Diseases. *Revista De Investigacion Clinica-Clinical and Translational Investigation, 68*(2), 84–91.

Gavazzi, G., & Krause, K. H. (2002). Ageing and infection. *Lancet Infect Dis, 2*(11), 659–666. https://doi.org/S1473309902004371 [pii]

Gozalo, P. L., Pop-Vicas, A., Feng, Z., et al. (2012). Effect of influenza on functional decline. *J Am Geriatr Soc, 60*(7), 1260–1267. https://doi.org/10.1111/j.1532-5415.2012.04048.x

Grosskopf, A., & Simm, A. (2022). [Aging of the immune system]. *Z Gerontol Geriatr, 55*(7), 553–557. https://doi.org/10.1007/s00391-022-02107-6

Grossmann, F. F., Zumbrunn, T., Frauchiger, A., et al. (2012). At risk of undertriage? Testing the performance and accuracy of the emergency severity index in older emergency department patients. *Ann Emerg Med, 60*(3), 317–325 e313. https://doi.org/10.1016/j.annemergmed.2011.12.013

Heudorf, U., & Schulte, D. (2009). Surveillance of nosocomial infections in a long-term care facility. Incidence and risk factors. *Bundesgesundheitsblatt Gesundheitsforschung Gesundheitsschutz, 52*(7), 732–743. https://doi.org/10.1007/s00103-009-0869-6

Huang, G., & Guo, F. (2022). Loss of life expectancy due to respiratory infectious diseases: findings from the global burden of disease study in 195 countries and territories 1990-2017. *J Popul Res (Canberra), 39*(1), 1–43. https://doi.org/10.1007/s12546-021-09271-3

Hutt, H. J., Bennerscheidt, P., Thiel, B., et al. (2010). Immunosenescence and Vaccinations in the Elderly. *Medizinische Klinik, 105*(11), 802–807. https://doi.org/10.1007/s00063-010-1137-0

Karakoumis, J., Nickel, C. H., Kirsch, M., et al. (2015). Emergency Presentations With Nonspecific Complaints-the Burden of Morbidity and the Spectrum of Underlying Disease: Nonspecific Complaints and Underlying Disease. *Medicine (Baltimore), 94*(26), e840. https://doi.org/10.1097/MD.0000000000000840

Kellett, J., & Nickel, C. H. (2018). What are nonspecific complaints and what are their causes and outcomes? The common unknown unknowns of medicine. *Eur J Intern Med, 47*, e12–e13. https://doi.org/10.1016/j.ejim.2017.09.032

Kemp, K., Mertanen, R., Laaperi, M., et al. (2020). Nonspecific complaints in the emergency department – a systematic review. *Scand J Trauma Resusc Emerg Med, 28*(1), 6. https://doi.org/10.1186/s13049-020-0699-y

Kim, J. H., Seo, J. W., Mok, J. H., et al. (2013). Usefulness of plasma procalcitonin to predict severity in elderly patients with community-acquired pneumonia. *Tuberc Respir Dis (Seoul), 74*(5), 207–214. https://doi.org/10.4046/trd.2013.74.5.207

Kwetkat, A., & Heppner, H. J. (2020). Comorbidities in the Elderly and Their Possible Influence on Vaccine Response. *In-*

terdiscip Top Gerontol Geriatr, 43, 73–85. https://doi.org/10.1159/000504491

LaMantia, M. A., Messina, F. C., Hobgood, C. D., et al. (2014). Screening for Delirium in the Emergency Department: A Systematic Review. *Annals of Emergency Medicine, 63*(5), 551–560. https://doi.org/10.1016/j.annemergmed.2013.11.010

Mandal, A. K. J., Kho, J., Gan, J., et al. (2021). COVID-19 in older adults: Typically atypical. *Geriatr Gerontol Int, 21*(1), 119–120. https://doi.org/10.1111/ggi.14106

Marzahn, D., Pfister, W., & Kwetkat, A. (2018). [Influence of nosocomial infections on activities of daily living in acute geriatric inpatients]. *Z Gerontol Geriatr, 51*(4), 440–445. https://doi.org/10.1007/s00391-017-1310-7

Maziere, S., Couturier, P., & Gavazzi, G. (2013). Impact of functional status on the onset of nosocomial infections in an acute care for elders unit. *J Nutr Health Aging, 17*(10), 903–907. https://doi.org/10.1007/s12603-013-0370-7

Nemec, M., Koller, M. T., Nickel, C. H., et al. (2010). Patients presenting to the emergency department with non-specific complaints: the Basel Non-specific Complaints (BANC) study. *Acad Emerg Med, 17*(3), 284–292. https://doi.org/10.1111/j.1553-2712.2009.00658.x

Singler, K., Bertsch, T., Heppner, H. J., et al. (2013). Diagnostic accuracy of three different methods of temperature measurement in acutely ill geriatric patients. *Age Ageing, 42*(6), 740–746. https://doi.org/10.1093/ageing/aft121

Singler, K., & Heppner, H. J. (2017). [Acute and emergency care of geriatric patients : Old ways – new paths]. *Z Gerontol Geriatr, 50*(8), 669–671. https://doi.org/10.1007/s00391-017-1305-4

Solana, R., Pawelec, G., & Tarazona, R. (2006). Aging and innate immunity. *Immunity, 24*(5), 491–494. 10.1016/j.immuni.2006.05.003

Sundaram, M. E., Meydani, S. N., Vandermause, M., et al. (2014). Vitamin E, vitamin A, and zinc status are not related to serologic response to influenza vaccine in older adults: an observational prospective cohort study. *Nutrition Research, 34*(2), 149–154. https://doi.org/10.1016/j.nutres.2013.12.004

Verschoor, C. P., Lelic, A., Parsons, R., et al. (2017). Serum C-Reactive Protein and Congestive Heart Failure as Significant Predictors of Herpes Zoster Vaccine Response in Elderly Nursing Home Residents. *Journal of Infectious Diseases, 216*(2), 191–197. https://doi.org/10.1093/infdis/jix257

Yahav, D., Eliakim-Raz, N., Leibovici, L., et al. (2016). Bloodstream infections in older patients. *Virulence*, 7(3), 341–352. https://doi.org/10.1080/21505594.2015.1132142

Yao, X., Hamilton, R. G., Weng, N. P., et al. (2011). Frailty is associated with impairment of vaccine-induced antibody response and increase in post-vaccination influenza infection in community-dwelling older adults. *Vaccine 29*(31), 5015–5021. https://doi.org/10.1016/j.vaccine.2011.04.077

Zitt, E., Sprenger-Mahr, H., Knoll, F., et al. (2012). Vitamin D deficiency is associated with poor response to active hepatitis B immunisation in patients with chronic kidney. *Vaccine, 30*(5), 931–935. https://doi.org/10.1016/j.vaccine.2011.11.086

6.2 Impfungen im höheren Erwachsenenalter

Anja Kwetkat

Obwohl nach Angaben der Weltgesundheitsorganisation (WHO) in der Todesursachenstatistik Infektionskrankheiten weltweit insgesamt zurückgehen, sind Pneumonien und andere Infekte der tiefen Atemwege auch im Jahr 2019 immer noch auf Platz 4 der Todesursachenstatistik zu finden und bleiben auch in Ländern mit hohem Einkommen wie in Deutschland unter den Top 10 (https://www.who.int/news-room/fact-sheets/detail/the-top-10-causes-of-death, Zugriff am 22.3.2023). Verantwortlich dafür sind vor allem auch impfpräventable Infektionen durch Pneumokokken und Influenzaviren sowie mittlerweile auch durch SARS-CoV-2. Dies unterstreicht einerseits die Relevanz von Impfungen als hochwirksame präventive Maßnahme im Kampf gegen Infektionen, zeigt jedoch andererseits auch das zunehmende Gefährdungspotenzial durch Impfskepsis, definiert als verzögerte Akzeptanz von Impfungen bis hin zur Ablehnung von Impfprogrammen (MacDonald & Hesitancy, 2015).

Merke

Die WHO zählt die Impfskepsis seit 2019 zu den zehn größten Gefahren für die globale Gesundheit.

Dieses Kapitel soll daher auch ein Beitrag sein, dieser Gefahr zu begegnen.

6.2.1 Grundlagen und Begriffsdefinitionen

Die Grundlage des Impfens beruht auf der Beobachtung, dass das Überstehen bestimmter Infektionskrankheiten vor einem erneuten Auftreten der gleichartigen Erkrankung schützt (Stewart & Devlin, 2006). Der Grundstein der heutigen Vakzination einschließlich der Namensgebung wurde durch Edward Jenner 1796 gelegt, als er die Wirksamkeit der niedrig pathogenen Kuhpocken (lat. vacca = Kuh) gegenüber den echten Pocken nachwies (Lombard et al., 2007).

Aktive und passive Immunisierung

Zu unterscheiden sind dabei grundsätzlich die passive und die aktive Immunisierung.

Bei der passiven Immunisierung werden direkt erregerspezifische Antikörper appliziert. Dies führt zu einem sofortigen Impfschutz, der jedoch nur begrenzt anhält, abhängig von der Halbwertszeit der Antikörper meist etwa drei Monate. Derartige Antikörper werden monoklonal hergestellt oder auch aus Blutspenden gewonnen. Die sicher bekannteste Anwendung dieses Wirkprinzips ist die Postexpositionsprophylaxe gegen Tetanus (STIKO, 2023a).

Bei der aktiven Immunisierung hingegen erfolgt die Applikation spezifischer Antigene der Pathogene, die das körpereigene Immunsystem stimulieren und so die schützende spezifische Immunantwort induzieren. Die Schutzwirkung wird zwar erst nach einigen Tagen oder Wochen erreicht, hält dafür aber auch Jahre bis Jahrzehnte an.

Unterschiedliche Impfstoffe

Bei den eingesetzten Impfstoffen werden Lebend- von Totimpfstoffen unterschieden. Lebendimpfstoffe beinhalten funktionsfähige (lebende) Erreger mit reduzierter Virulenz, sog. attenuierte Erreger. Sie induzieren in der Regel eine starke Immunantwort aufgrund der erhaltenen Immunogenität der attenuierten Erreger. Jedoch besteht auch grundsätzlich das Risiko einer Infektion mit dem Impferreger, vor allem bei Immunsupprimierten. Daher werden Lebendimpfstoffe bei relevanter Immunsuppression in der Regel nicht empfohlen.

Unter dem Begriff der Totimpfstoffe werden allgemein alle Impfstoffe zusammengefasst, die keine vermehrungsfähigen Erreger beinhalten und daher auch die jeweilige Erkrankung nicht auslösen können. Früher waren das vor allem Impfstoffe aus abgetöteten Erregern. Durch die Weiterentwicklung der Impfstoffherstellung stehen mittlerweile auch Spalt- oder Subunitimpfstoffe zur Verfügung sowie Toxoid-, Konjugat- oder rekombinante Impfstoffe (Wendt et al., 2021).

Eine neue Kategorie stellen Gen-basierte Impfstoffe dar, zu denen die Vektor- und mRNA-Impfstoffe zählen. Dabei werden Antigen-kodierende Abschnitte aus dem Erbgut des Erregers genutzt, die über ein Vektorvirus oder eine mRNA in die Körperzellen eingebracht werden. Dort wird dann das jeweilige Antigen des Erregers produziert und so die Immunantwort ausgelöst. Auch Gen-basierte Impfstoffe können die jeweilige Infektion nicht verursachen, weshalb sie auch als Totimpfstoffe im weiteren Sinne betrachtet werden können. Jüngste Beispiele dafür sind die SARS-CoV-2-Vakzine (Wendt et al., 2021). Beispiele sind ▸ Tab. 6.2.1 zu entnehmen.

Kombinationsimpfstoffe beinhalten Antigene verschiedener Infektionserreger.

Merke

Aufgrund der Immunseneszenz und der damit einhergehenden Abnahme der Wirksamkeit von Impfungen wurden verschiedene Strategien zur Steigerung der Immunogenität entwickelt.

So kann durch eine Anpassung der Impfempfehlung mit einer Verkürzung des Abstandes der Auffrischungsimpfung wie z. B. bei der FSME-Auffrischungsimpfung oder der SARS-CoV-2-Boosterung die Immunantwort gestärkt werden. Auch alternative Applikationswege wie die intradermale Applikation z. B. bei der Influenzaimpfung führen zu einer verbesserten Immunantwort durch Einbeziehung der intradermalen Immunzellen (Ansaldi, 2012; Arnou et al., 2009). Des Weiteren kommen Zusatzstoffe als Wirkverstärker zum Einsatz: z. B. MF59, eine Squalen-haltige Öl-in-Wasser-Emulsion in einer Influenza-Vakzine, AS01, eine Kombination aus MPL (3-O-desacyl-4'-monophosphoryl Lipid A) und Saponin QS21-Liposomen, im Herpes Zoster-Impfstoff (Wagner & Hildt, 2019) oder Matrix-M aus Fraktion-A und Fraktion-C von Quillaja-saponaria-Molina-Extrakt im SARS-CoV-2-Proteinimpfstoff (STIKO, 2022a). Ein weiterer Ansatz ist die Erhöhung der Antigendosis, wie im Beispiel des Hochdosis-Influenzaimpfstoffes mit einer vierfach höheren Antigendosis pro Virusstamm im Vergleich zur Standarddosis. Weitere Ansätze zur verbesserten Immunogenität sind die Herstellung in Zellkulturen, rekombinante Impfstoffe, die mRNA- oder Vektortechnologie sowie die Kombination verschiedener Ansätze (Cao et al., 2011; Cunningham et al., 2021).

6.2.2 Grundsätzliches zur Durchführung von Impfungen

Merke

Die Sicherung eines ausreichenden Impfschutzes der Patienten zählt zu den ärztlichen Aufgaben. So sind sowohl die Standardimpfungen als auch die regelmäßigen Auffrischungsimpfungen im Erwachsenenalter zu gewährleisten.

Dabei umfasst die Impfleistung weit mehr als nur die eigentliche Impfung (STIKO, 2023a), wie in ▸ Tab. 6.2.2 dargestellt.

Merke

Unabhängig von der eigenen persönlichen Auffassung ist der Patient zusätzlich auch über die Folgen einer unterlassenen Impfung zu informieren (STIKO, 2023a).

Im Alltag stellen fehlende Impfdokumente oft ein Problem dar. Bei unbekanntem Impfstatus oder fehlenden Impfdokumenten ist im Interesse der betroffenen Person regelhaft von einer fehlenden Impfung auszugehen. Das Risiko der fehlenden Impfung ist dabei höher einzuschätzen als das der „Überimpfung", also von zusätzlich verabreichten Impfstoffdosen. Vor diesem Hintergrund ist es auch möglich, zur Reduktion der erforderlichen Injektionen Kombinationsimpfstoffe zu verwenden, auch wenn nicht alle Impfstoffkomponenten erforderlich sind. Nur in seltenen Fällen kann es nach wiederholter Gabe von Totimpfstoffen zu Nebenwirkungen wie einer ausgeprägten lokalen Unverträglichkeitsreaktion mit schmerzhafter Schwellung und Rötung der betroffenen Extremität kommen (STIKO, 2023a). Diese Reaktion ist jedoch selbstlimitierend und tritt am ehesten bei hohen vorbestehenden Serum-Antikörperkonzentrationen wie auch nach sehr häufigen Impfungen mit Tetanus- und/oder Diphtherietoxoid auf (STIKO, 2023a). Nach dem Auftreten einer solchen Reaktion ist vor weiteren Impfungen mit Td (Impfstoff gegen Tetanus und Diphtherie mit reduzierter Diphtherie-Impfstoffdosis) eine Antikörperbestimmung durchzuführen (STIKO, 2023a).

Merke

Auch im hohen Alter gilt der Grundsatz „Jede Impfung zählt!". Daher kann auch eine vor Jahren begonnene Grundimmunisierung mit den noch fehlenden Impfungen vervollständigt werden. Ein Neustart der Impfserie ist nicht erforderlich (STIKO, 2023a).

Tab. 6.2.1: Beispiele für Lebend-, Tot- und Gen-basierte Impfstoffe und Grundregeln zu deren Verabfolgung (modifiziert nach STIKO, 2023a; Wendt et al., 2021))

Impfstoffart	Beispiele	Grundregeln
Lebendimpfstoffe	• Gelbfieber, Masern, Mumps, Röteln, Varizellen, Typhus, Cholera	Gleichzeitige Koadministration möglich, ansonsten Abstand von mindestens vier Wochen; Abstand zu Totimpfstoffen nicht erforderlich (Details unter https://dtg.org/index.php/empfehlungen-und-leitlinien/empfehlungen/impfungen/hinweise-zu-impfungen.html#Impfplan, Zugriff am 22.3.2023)
Totimpfstoffe	• Ganzpartikelimpfstoffe: z. B. Frühsommer-Meningoenzephalitis (FSME) • Spaltimpfstoffe: z. B. Influenza • Subunit-Impfstoffe: z. B. Hepatitis B, Influenza • Toxoidimpfstoffe: z. B. Tetanus, Diphtherie • Polysaccharidimpfstoffe: z. B. Pneumokokken, Meningokokken • Konjugatimpfstoffe: z. B. Pneumokokken • Rekombinante Impfstoffe: z. B. Herpes Zoster, Influenza	Koadministration möglich, grundsätzlich keine Zeitabstände erforderlich, weder zu anderen Tot- noch Lebendimpfstoffen
Gen-basierte Impfstoffe	• Vektorimpfstoffe: z. B. SARS-CoV-2, Ebola • mRNA-Impfstoffe: SARS-CoV-2	Gleichzeitige Applikation von anderen Totimpfstoffen wie Influenzaimpfung möglich; zu Lebendimpfstoffen Abstand von 14 Tagen

Tab. 6.2.2: Bestandteile der ärztlichen Impfleistung (STIKO, 2023a)

Leistung	Inhalte	Delegation
Aufklärung	• Informationen zu der zu verhütenden Krankheit und deren Behandlung • Nutzen der Impfung • Kontraindikationen der Impfung • Durchführung der Impfung • Beginn und Dauer des Impfschutzes • Verhalten nach der Impfung • mögliche unerwünschte Wirkungen und Impfkomplikationen • Notwendigkeit und Termine von Folge-/Auffrischungsimpfungen	nein, unterstützend einsetzbar sind Aufklärungsbögen, kostenlos erhältlich unter www.forum-impfen.de Kostenlose Bereitstellung von übersetzten Aufklärungs- und Einverständnisbögen über das RKI unter www.rki.de/impfen > Informationsmaterialien
Erhebung der Anamnese, Impfanamnese, möglicher Kontraindikationen		ja, delegierbare Aufgabe
Ausschluss akuter Erkrankungen		nein, explizit ärztliche Aufgabe
Impfung		ja, an qualifizierte med. Fachangestellte nach ärztlicher Indikation unter Aufsicht
Dokumentation der Impfung im Ausweis, Ausstellung einer Impfbescheinigung		nein, nur vorbereitende Tätigkeiten delegierbar

Zur Prüfung des Impfstatus und Identifikation möglicher Impflücken kann jeder Arztkontakt genutzt werden. Jedoch sollte mindestens einmal im Jahr der Impfstatus strukturiert evaluiert werden. Die jährliche Grippeimpfung kann dazu ein geeigneter Anlass sein.

Nach Klärung der Indikation sind mögliche Kontraindikationen zu prüfen. Dabei sind echte von falschen Kontraindikationen zu unterscheiden (▸ Tab. 6.2.3).

Auch die Blutungsneigung z. B. unter oraler Antikoagulation stellt keine Kontraindikation dar, da viele Impfstoffe alternativ auch subkutan statt intramuskulär appliziert werden können. Sollte keine Zulassung für die subkutane Verabreichung bestehen, kann die intramuskuläre Injektion dennoch erfolgen, wenn eine sehr feine Injektionskanüle verwendet und direkt im Anschluss über mindestens zwei Minuten fest komprimiert wird, wenn die individuelle Risiko-Nutzen-Abwägung für die Impfung spricht (STIKO, 2023a).

Impfen bei Immundefizienz

Die Darstellung der Details zum Impfen bei Immundefizienz würde den Rahmen dieser Darstellung sprengen. Es

Tab. 6.2.3: Echte und falsche Kontraindikationen für Impfungen (STIKO, 2023a)

Echte Kontraindikationen	Falsche Kontraindikationen
• akute schwere Erkrankungen • unerwünschte Arzneimittelwirkungen im zeitlichen Zusammenhang mit einer Impfung mit dem gleichen Impfstoff • Allergien gegen Bestandteile des Impfstoffes • Patienten mit Immundefekten: Lebendimpfstoffe nicht ohne Rücksprache mit der/dem den Immundefekt behandelnden Ärztin/Arzt	• banale Infekte, auch wenn sie mit subfebrilen Temperaturen (< 38,5 °C) einhergehen • ein möglicher Kontakt der zu impfenden Person zu Personen mit ansteckenden Krankheiten • Krampfanfälle in der Familie • Ekzem, u. a. Dermatosen, lokalisierte Hautinfektionen • Behandlung mit Antibiotika • Behandlung mit niedrigen Dosen von Kortikosteroiden oder lokal angewendeten steroidhaltigen Präparaten • angeborene oder erworbene Immundefekte bei Impfung mit Totimpfstoffen

sei daher auf die Veröffentlichungsreihe der Ständigen Impfkommission (STIKO) im Bundesgesundheitsblatt zu dieser Thematik verwiesen (Niehues et al., 2017; Ehl, 2018; Wagner et al., 2019; Laws et al., 2020).

6.2.3 Aktuelle Impfempfehlungen der STIKO

Um eine ausreichende Immunantwort zu generieren, ist eine Grundimmunisierung erforderlich, die abhängig von der Infektionskrankheit und dem jeweiligen Impfstoff eine ein- oder mehrmalige Applikation der Vakzine in bestimmten Zeitabständen umfasst. Zur Aufrechterhaltung des Impfschutzes über die Jahre sind zum Teil zusätzliche Auffrischungsimpfungen erforderlich, auch Boosterung genannt. Informationen zu den jeweiligen zeitlichen Mindestabständen oder einer möglichen Koadministration verschiedener Impfstoffe zum selben Zeitpunkt ergeben sich aus der Fachinformation der jeweiligen Impfstoffe.

Die STIKO gibt auf Grundlage des Infektionsschutzgesetzes jährlich aktualisierte Empfehlungen zur Durchführung von Schutzimpfungen heraus, die dem Gemeinsamen Bundesausschuss als Grundlage für die Entscheidung dienen, ob eine Impfung als Pflichtleistung von der gesetzlichen Krankenkasse übernommen wird (STIKO, 2022b). Sie werden derzeit jeweils zu Beginn eines Jahres im Epidemiologischen Bulletin veröffentlicht und sind im Impfkalender zusammengefasst. Die aktuellen Empfehlungen ebenso wie unterjährige Aktualisierungen und weitere relevante Informationen zum Thema Impfen stellt die STIKO auch über die kostenlose STIKO-App bzw. die Web-Version der App zur schnellen und einfachen Nutzung zur Verfügung. Grundlage der Empfehlungen ist im Wesentlichen eine medizinisch-epidemiologische Nutzen-Risiko-Bewertung der verfügbaren Daten.

In den Empfehlungen wird zwischen Standardimpfungen zur allgemeinen Anwendung in der jeweiligen Altersgruppe und Indikationsimpfungen für Risikogruppen mit individuell erhöhtem Risiko der Exposition, der Erkrankung oder für Komplikationen sowie zum Schutz Dritter unterschieden (STIKO, 2023a). Davon abgegrenzt legt die STIKO weitere Empfehlungen für berufliche Risiken oder für Reisen vor.

Die aktuellen Empfehlungen der Standardimpfungen für die Gruppe der 60-Jährigen und Älteren sind ▸ Tab. 6.2.4 zu entnehmen.

Aus der Zulassung der jeweiligen Impfstoffe können sich auch außerhalb der STIKO-Empfehlungen für einzelne Personen Impfindikationen ergeben. Eine fehlende STIKO-Empfehlung stellt somit kein Hindernis für eine begründete Impfung dar (STIKO, 2023a). Jedoch zählen Impfungen außerhalb der STIKO-Empfehlung nicht zu den Pflichtleistungen der gesetzlichen Krankenversicherung.

6.2.4 Vorstellung der im Alter empfohlenen Standardimpfungen

Merke

Auch wenn die Impfeffektivität im Alter abnimmt, so stellen Impfungen immer noch die beste Möglichkeit zur Vermeidung zumindest schwerer Krankheitsverläufe dar. Daher stellt die regelmäßige Prüfung des Impfstatus und das Schließen von Impflücken eine wesentliche ärztliche Aufgabe dar.

Tetanus/Diphtherie/Pertussis, ggf. Polio

Fälle von Tetanuserkrankungen sind in Deutschland selten, betreffen dann aber gerade ältere Menschen mit unzureichendem Impfschutz. Die Erkrankung endet in diesen Fällen in der Regel letal. Die STIKO weist ausdrücklich darauf hin, eine fehlende oder unvollständige Grundimmunisierung in jedem Fall zu ergänzen und die Auffrischungsimpfungen konsequent durchzuführen (STIKO, 2023a). Im Verletzungsfall ist bei sauberen oder geringfügigen Wunden bei drei oder mehr vorangegangenen Tetanus-Immunisierungen eine erneute Immunisierung nur dann empfohlen, wenn die letzte Impfung zehn oder mehr Jahre zurückliegt. Bei allen anderen Wunden gilt eine Grenze von fünf und mehr Jahren (STIKO, 2018). Pertussis führt bei Senioren vermehrt zu komplizierten Verläufen, die durch eine Impfung verhindert werden können (Kandeil et al., 2019). Erwachsene sollen daher einmalig gegen Pertussis geimpft werden. Zur Verbesserung der Impfquoten sowohl für Pertussis als auch für Diphtherie sind Auffrischungsimpfungen mit dem 3-fach-Kombinationsimpfstoff Tetanus/Diphtherie/Pertussis (Tdap) empfohlen (STIKO, 2023a). Bei entsprechender Indikation wie auch ggf. bei unvollständiger Grundimmunisierung oder fehlender einmaliger Auffrischungsimpfung für Poliomyelitis ist der Einsatz des 4-fach-

Tab. 6.2.4: Empfehlungen 2023 zu Standardimpfungen der ≥ 60-Jährigen (modifiziert nach STIKO, 2023a)

Impfung	Empfehlung	Wiederholungsimpfung
COVID-19	Basisimmunität aus drei Antigenkontakten (Impfung oder Infektion, aber mit mind. zwei Impfstoffdosen) Wiederholungsimpfung: Auffrischungsimpfungen – i. d. R. im Abstand von ≥ 12 Monaten zum letzten Antigenkontakt, vorzugsweise im Herbst.	
Herpes Zoster	zweimalige Impfung mit dem adjuvantierten Herpes-Zoster-Totimpfstoff im Abstand von mindestens zwei bis maximal sechs Monaten	derzeit keine Wiederholung empfohlen
Influenza	Impfung im Herbst mit einem inaktivierten quadrivalenten Hochdosis-Impfstoff mit aktueller von der WHO empfohlener Antigenkombination	jährlich
Pertussis	einmalig bei der nächsten fälligen Td-Impfung als Tdap-bzw. bei entsprechender Indikation als Tdap-IPV-Kombinationsimpfung	derzeit keine Wiederholung empfohlen
Pneumokokken	Standardimpfung mit dem 20-valenten Konjugatimpfstoff (PCV20)	derzeit keine Wiederholung empfohlen
Tetanus	Grundimmunisierung, falls nicht vorhanden	Auffrischungsimpfungen in 10-jährigem Intervall mit Td-Kombinationsimpfstoff
Diphtherie	Grundimmunisierung, falls nicht vorhanden	

IPV = inaktivierte Polio-Vakzine; Td = Impfstoff gegen Tetanus und Diphtherie mit reduzierter Impfstoffdosis; Tdap = Kombinationsimpfstoff mit Tetanustoxoid, reduziertem Diphtherietoxoid-Gehalt, reduziertem Pertussis-Antigengehalt

Kombinationsimpfstoffes Tetanus/Diphtherie/Pertussis/Poliomyelitis (Tdap-IPV) zur Vermeidung solcher Impflücken empfohlen (STIKO, 2023a).

Influenza

Seit November 2017 empfiehlt die STIKO quadrivalente Impfstoffe. Sie enthalten die Antigene von zwei Influenza A-Stämmen (A(H3/N2) und A(H1/N1)) sowie von zwei Influenza B-Stämmen (Victoria- und Yamagata-Linie). Abhängig von den in der letzten Saison zirkulierenden Stämmen empfiehlt die WHO jeweils einmal jährlich für die Nord- und die Südhalbkugel die Zusammensetzung der Influenzaimpfstoffe. Wegen der in Eiern und Zellkulturen unterschiedlichen Vermehrungsfähigkeit können sich die Empfehlungen der Zusammensetzung für ei- und für zellkulturbasierte Impfstoffe unterscheiden.

Die Wirksamkeit ist u. a. von der Übereinstimmung der eingesetzten Impfstämme mit den zirkulierenden Virusstämmen abhängig. Infolge der Immunseneszenz ist bei älteren Menschen jedoch die Gesamtimpfeffektivität auf 50–60 % reduziert, im Vergleich zu 70–90 % bei unter 65-Jährigen (Nichol, 2003; Stervbo et al., 2017). Daher wurden verschiedene, stärker immunogene Vakzine speziell für die Älteren entwickelt und zugelassen (▶ Tab. 6.2.5).

Die STIKO hat auf der Grundlage eines durch das European Centre of Disease Prevention and Control (ECDC) veröffentlichten systematischen Reviews zur Wirksamkeit und Sicherheit dieser weiterentwickelten, stärker immunogenen Impfstoffe im Vergleich zu konventionellen Influenzavakzinen in der Verhinderung einer laborbestätigten saisonalen Influenza (ECDC, 2020) und einer eigenen Literaturrecherche im Januar 2021 ihre Empfehlung zur Influenzaimpfung für über 60-Jährige aktualisiert. Aufgrund einer wenn auch geringfügigen, aber signifikanten besseren Wirksamkeit des hochdosierten Impfstoffes empfiehlt die STIKO seit der Saison 2021/2022 allen Personen ab einem Alter von 60 Jahren im Herbst eine jährliche Impfung gegen die saisonale Influenza mit einem inaktivierten quadrivalenten Influenza-Hochdosis-Impfstoff (STIKO, 2021, 2023a).

Pneumokokken

Die Impfung der Kinder mit PCV13 führte zu einem deutlichen Rückgang der invasiven Pneumokokken-Infektionen auch bei über 65-Jährigen. Der Anteil der Infektionen durch Serotypen, die nicht durch PCV13 erfasst werden, hat sich in den letzten Jahren erhöht, was als Replacement bezeichnet wird (Briles et al., 2019). Da Konjugatimpfstoffe deutlich stärker immunogen sind als Polysaccharid-Impfstoffe, ist ihr Einsatz gerade für die Älteren interessant.

So wurden in der EU Anfang 2022 ein 15-valenter und ein 20-valenter Pneumokokken-Konjugatimpfstoff zur Pneumokokken-Impfung zugelassen. Sie schützen gegen den Großteil der zirkulierenden pathogenen Pneumokokken-Stämme. Hierdurch wird ein deutlich breiterer und besserer Schutz gegen Pneumokokken-Infektionen einschließlich Pneumonien und Meningitiden ermöglicht. Da Konjugatimpfstoffe eine bessere und länger anhaltende Immunantwort auslösen, ist durch die neuen Impfstoffe ein stärkerer Schutz vor Pneumokokken-Infektionen möglich als mit dem bisher verfügbaren 23-valenten Polysaccharid-Impfstoff (PPSV23).

Die STIKO hat daher am 28.9.2023 ihre Pneumokokken-Impfempfehlung angepasst: Die Standardimpfung für alle Menschen über 60 Jahren sowie die Indikationsimpfung für Personen ab 18 Jahren soll nun mit dem 20-valenten Konjugatimpfstoff (PCV20) erfolgen, um eine mög-

Tab. 6.2.5: Influenza-Vakzine mit erhöhter Immunogenität für Ältere

Vakzine	Erläuterung
Hochdosierte eibasierte Spaltvakzine (Efluelda®)	• Antigengehalt von 60 µg statt 15 µg pro enthaltenem Virusstamm • aktuell in Deutschland empfohlener Impfstoff für Senioren • in der Europäischen Union ab dem 60. Lebensjahr zugelassen
Adjuvantierte eibasierte Subunit-Vakzine (Fluad Tetra®)	• enthält MF 59 als Adjuvans • zugelassen ab 65 Jahren • trivalente Form schon eingesetzt, verbesserte Wirksamkeit in Studien (Domnich, 2017; Boikos, 2021)
Säugezellkulturbasierte Subunit-Vakzine (Flucelvax Tetra®)	• durch optimierte Zellkulturtechniken Vermeidung möglicher negativer Veränderungen der Antigene durch Ei-Adaptation • zugelassen ab 9 Jahren
Insektenzellkulturbasierte rekombinante Impfstoffe mit Baculovirusvektor (Supemtec®)	• rekombinanter Impfstoff (Vermehrung eines rekombinanten Baculovirusvektors in Insektenzellkultur) • nutzt ausschließlich HA-Antigen der Influenza-Viren mit 45 µg Antigengehalt pro Virusstamm • zugelassen ab 18 Jahren

lichst breite Schutzwirkung mit guter Immunantwort zu erreichen (STIKO, 2023c).

Bisher hat die STIKO dazu den 23-valenten Polysaccharid-Impfstoff (PPSV23) empfohlen. Für Patienten mit Immunsuppression, mit einer Liquorfistel oder einem Cochlea-Implantat wurde die sequenzielle Impfung – zuerst mit dem 13-valenten Pneumokokken-Konjugatimpfstoff (PCV13), nach 6–24 Monaten zusätzlich mit PPSV23 – empfohlen (STIKO, 2022b). Personen, die daher in der Vergangenheit bereits eine Impfung mit PPSV23 oder eine sequenzielle Impfung mit PCV13 und PPSV23 erhalten haben, sollen nun mit einem Mindestabstand von sechs Jahren nach der PPSV23-Impfung mit PCV20 geimpft werden. Bei einer ausgeprägten Immundefizienz kann dieser Abstand auf ein Jahr verkürzt werden (STIKO, 2023c).

Herpes Zoster

Seit Dezember 2018 empfiehlt die STIKO die Impfung mit dem Herpes-Zoster-Subunit-Totimpfstoff als Standardimpfung für alle Personen ab 60 Jahren. Ferner ist sie als Indikationsimpfung für Personen mit schwerer Grundkrankheit wie u. a. Diabetes mellitus oder Niereninsuffizienz ab 50 Jahren empfohlen (STIKO, 2018, 2022b). Zugelassen ist der Totimpfstoff bereits ab dem 18. Lebensjahr für Patienten mit erhöhtem Risiko für Herpes Zoster (HZ) wie u. a. Patienten mit HIV, Immunsuppression oder schweren chronischen Erkrankungen. Durch die Impfung wird die durch T-Zellen vermittelte Immunabwehr gegenüber Varizella-Zoster-Viren (VZV) gesteigert und so die Reaktivierung der latent in den Nervenganglien verbliebenen VZV verhindert. Die Impfserie für den HZ-Totimpfstoff besteht aus zwei Impfstoffdosen, die intramuskulär in einem Abstand von mindestens zwei bis maximal sechs Monaten verabreicht werden (STIKO, 2022b). Wenn der maximale Abstand von sechs Monaten z. B. aufgrund von Impfstoffknappheit nicht eingehalten werden kann, ist die zweite Impfung umgehend bei Wiederverfügbarkeit des Impfstoffes nachzuholen. Wegen des Adjuvans muss das Vakzin strikt intramuskulär appliziert werden, da bei einer subkutanen Gabe vermehrt starke Lokalreaktionen auftreten können. Die gute klinische Wirksamkeit der Impfung bleibt auch im höheren Alter und sogar bei Frailty mit ca. 90 % erhalten (Cunningham et al., 2016; Curran et al., 2020).

COVID-19

Die Entwicklung der Impfstoffkandidaten gegen SARS-CoV-2 beruht auf dem Wissen über das Middle East Respiratory Syndrome (MERS) sowie über das Severe Acute Respiratory Syndrome (SARS), Verursacher der Epidemien im Jahr 2003 (Dong et al., 2020). So war die Rolle des Spike-Proteins bekannt, das mit der Bindung an den funktionalen Rezeptor Angiotensin-konvertierendes Enzym 2 die Infektion hervorruft und impfpräventabel ist (Wang et al., 2014; Dong et al., 2020;).

Für die Impfung gegen COVID-19 empfiehlt die STIKO aktuell in Deutschland zehn verschiedene Impfstoffe zur Grundimmunisierung bzw. Auffrischungsimpfung.

Die unterschiedlichen Altersgrenzen ergeben sich aus den aktuellen Erkenntnissen zu relevanten Impfkomplikationen wie z. B. einer Myo-/Perikarditis nach Einsatz von Spikevax vor allem bei jungen Männern oder seltenen Fällen von Thrombosen in Kombination mit Thrombozytopenien überwiegend bei Frauen im Alter von 55 Jahren und jünger (STIKO, 2022a). Seit dem Herbst 2023 wird die COVID-19-Impfung den 60-Jährigen und Älteren als Standardimpfung empfohlen. Nach Erreichen der Basisimmunität soll vorzugsweise im Herbst mit einem Mindestabstand von 12 Monaten zum letzten Antigenkontakt eine Auffrischungsimpfung erfolgen. Diese ist u. a. auch für medizinisches Personal und betreuende Angehörige empfohlen.

Merke

Da sich die Empfehlungen derzeit aufgrund immer neuer Erkenntnisse häufig ändern, sei in Bezug auf die COVID-19-Impfstoffe auf die jeweils aktuellen Empfehlungen der STIKO verwiesen, die immer aktuell besonders nutzerfreundlich über die STIKO-App zur Verfügung gestellt werden.

6.2.5 Impfquoten und Impfskepsis

Um den Nutzen von Impfungen bestmöglich ausschöpfen zu können, sind hohe Impfquoten entscheidend. So konnte 1978 die Eradikation der Menschenpocken erreicht werden, was 1980 zur Einstellung der entsprechenden Pflichtimpfung führte (Mayr, 2006). Für die Ausrottung der Masern ist eine Impfquote von 95 % erforderlich. Hingegen werden Erkrankungen wie die Influenza nicht auszurotten sein. Gründe dafür sind u. a., dass der Mensch nicht der einzige Wirt ist und die Viren sehr leicht mutieren (Mayr, 2006). Jedoch haben die WHO und die EU eine Durchimpfungsquote von 75 % als Ziel für ältere Menschen und chronisch Erkrankte festgelegt, um vor allem schwere Verläufe und Todesfälle zu reduzieren. Ähnliches wird auch für die COVID-19-Impfung diskutiert.

Ein OECD-Vergleich von 31 Industriestaaten zeigt, dass sich die Quoten zur Influenzaimpfung bei Personen ab 65 Jahren weltweit stark unterscheiden. Geringe Quoten verzeichnen z. B. die Türkei (7 %) und Lettland (8 %). Deutschland liegt danach mit einer Impfquote von 35 % im Mittelfeld hinter unter anderem Frankreich (51 %) und Italien (53 %). Am höchsten ist der Anteil in den Vereinigten Staaten (69 %), dem Vereinigten Königreich (72 %) und der Republik Korea (85 %) (OECD, 2023). Abrechnungsdaten der kassenärztlichen Vereinigung zeigten für die Saison 2018/19 bundesweit sehr unterschiedliche Impfquoten für die über 60-Jährigen wie z. B. in Baden-Württemberg nur 24 %, hingegen in Sachsen-Anhalt 63 % (Rieck et al., 2019).

Auch die berufsbezogene Impfempfehlung der STIKO zur Influenzaimpfung wird nur unzureichend umgesetzt. Dabei zeigt die Gruppe des Pflegepersonals eine besondere Impfskepsis. Dies führt in Krankenhäusern zu Durchimpfungsraten von unter 30 % (Schaffner et al., 2018).

Gründe für die Impfskepsis sind vielfältig. Vor allem die nicht überzeugende Wirksamkeit und damit das fehlende Vertrauen in die Impfung werden häufig als Gründe angegeben (Cummings et al., 2020). Die Wirksamkeit wird dabei in der Regel auf die Impfeffektivität, also die Wirksamkeit im Sinne der Vermeidung der Infektion bewertet. Die Reduktion der Krankheitsschwere als bereits relevante Impfwirkung wird erst seit der SARS-CoV-2-Pandemie allgemein thematisiert. Die Abschwächung der Krankheitsschwere ist jedoch auch bei vielen anderen Impfungen wie z. B. Influenza und Pneumokokken hinreichend bekannt. Die Wirksamkeit über die Verhinderung der jeweiligen Infektion hinaus wie z. B. die Reduktion der kardiovaskulären Morbidität und Mortalität ist gut belegt (Macias et al., 2020), jedoch in der Bevölkerung kaum bekannt. Aktuell wird darüber hinaus auch die Wirkung auf die Abnahme des Demenzrisikos diskutiert (Veronese, 2022). Die bessere Kenntnis über diese zusätzlichen positiven Wirkungen von Impfungen könnten die Impfskepsis möglicherweise reduzieren.

Merke

Zu den unterschiedlichen Gründen der Impfskepsis zählen neben der Unterschätzung der Wirksamkeit vor allem hartnäckige Mythen zu Nebenwirkungen wie die Auslösung der Erkrankung durch die Impfung auch bei Totimpfstoffen sowie mangelnde Risikowahrnehmung der Erkrankung.

Diese Argumentation wiederholt sich aktuell auch bei der Empfehlung der SARS-CoV-2-Impfung (Troiano & Nardi, 2021). In Ländern mit hoher Impfquote wird Impfen als soziale Verantwortung wahrgenommen. Nur so kann eine „Gemeinschaftsimmunität" erreicht werden, die dann auch den Schutz derer ermöglicht, die nicht geimpft werden können. Konsequente Aufklärung und niederschwellige Angebote spielen eine entscheidende Rolle. Das Schließen von Impflücken nach den alljährlich aktualisierten Empfehlungen der STIKO ist eine der wichtigsten Maßnahmen in ärztlicher Hand.

Zusammenfassung

Selbst in industrialisierten Ländern wie Deutschland spielen impfpräventable Erkrankungen bei Älteren immer noch eine relevante Rolle auch in der Todesursachenstatistik. Dabei hat die Impfskepsis weltweit so zugenommen, dass sie selbst seit 2019 von der WHO zu den zehn größten Gefahren für die globale Gesundheit gezählt wird. In Deutschland stellt die STIKO jährlich aktualisierte Empfehlungen zu den empfohlenen Standard- und Indikationsimpfungen zusammen, die zu Beginn eines Jahres im Epidemiologischen Bulletin veröffentlicht bzw. über die STIKO-App kostenlos bereitgestellt werden. Bei Älteren bedingt die Immunseneszenz eine abnehmende Impfeffektivität, weshalb vermehrt stärker immunogene Impfstoffe entwickelt wurden. So wird derzeit z. B. für die Influenza eine Hochdosis-Vakzine empfohlen. Der Totimpfstoff gegen Herpes Zoster wird über ein Adjuvans wirkverstärkt. Die mRNA-COVID-Impfstoffe nutzen eine andere Technologie zur erhöhten Wirksamkeit.

Literatur

Ansaldi, C. P., Ceravolo, A., Valle, L., et al. (2012). Intanza® 15 mcg intradermal influenza vaccine elicits cross-reactive antibody responses against heterologous A(H3N2) influenza viruses. *Vaccine*, *30*(18). https://doi.org/10.1016/j.vaccine.2012.02.003

Arnou, R., Icardi, G., De Decker, M., et al. (2009). Intradermal influenza vaccine for older adults: a randomized controlled multicenter phase III study. *Vaccine*, *27*(52), 7304–7312. https://doi.org/S0264-410X(09)01561-8

Briles, D. E., Paton, J. C., Mukerji, R., et al. (2019). Pneumococcal Vaccines. *Microbiol Spectr*, *7*(6). https://doi.org/10.1128/microbiolspec.GPP3-0028-2018

Brombacher, F., Sanftenberg, L., Klug, S. J., et al. (2021). [Vaccination against influenza: International inventory and perspectives for Germany]. *Z Evid Fortbild Qual Gesundhwes*, *161*, 42–49. https://doi.org/10.1016/j.zefq.2021.01.007

Cao, W., Kim, J. H., Chirkova, T., et al. (2011). Improving immunogenicity and effectiveness of influenza vaccine in older adults. *Expert Rev Vaccines*, *10*(11), 1529–1537. https://doi.org/10.1586/erv.11.137

Cummings, C. L., Kong, W. Y., & Orminski, J. (2020). A typology of beliefs and misperceptions about the influenza disease and vaccine among older adults in Singapore. *PLoS One*, *15*(5), e0232472. https://doi.org/10.1371/journal.pone.0232472

Cunningham, A. L., Lal, H., Kovac, M., et al. (2016). Efficacy of the Herpes Zoster Subunit Vaccine in Adults 70 Years of Age or Older. *New England Journal of Medicine*, *375*(11), 1019–1032. https://doi.org/10.1056/Nejmoa1603800

Cunningham, A. L., McIntyre, P., Subbarao, K., et al. (2021). Vaccines for older adults. *BMJ*, *372*, n188. https://doi.org/10.1136/bmj.n188

Curran, D., Kim, J. H., Matthews, S., et al. (2020). Recombinant Zoster Vaccine Is Efficacious and Safe in Frail Individuals. *Journal of the American Geriatrics Society.* https://doi.org/10.1111/jgs.16917

Dong, Y., Dai, T., Wei, Y., et al. (2020). A systematic review of SARS-CoV-2 vaccine candidates. *Signal Transduct Target Ther*, *5*(1), 237. https://doi.org/10.1038/s41392-020-00352-y

ECDC. (2020). ECDC Technical Report: Systematic review of the efficacy, effectiveness and safety of newer and enhanced seasonal influenza vaccines for the prevention of laboratory-confirmed influenza in individuals aged 18 years and over. Stockholm: ECDC; 2020. Stockholm, October 2020 PDF ISBN 978-92-9498-467-8 doi: 10.2900/751620 Catalogue number TQ-02-20-772-EN-N

Ehl, S. B., Niehues, T., Burchard, G., et al. (2018). Impfen bei Immundefizienz Anwendungshinweise zu den von der Ständigen Impfkommission empfohlenen Impfungen. (II) Impfen bei 1. Primären Immundefekterkrankungen und 2. HIV-Infektion. *Bundesgesundheitsblatt Gesundheitsforschung Gesundheitsschutz*, *61*(8), 1034–1051. https://doi.org/10.1007/s00103-018-2761-8

Kandeil, W., Atanasov, P., Avramioti, D., et al. (2019). The burden of pertussis in older adults: what is the role of vaccination? A systematic literature review. *Expert Rev Vaccines*, *18*(5), 439–455. https://doi.org/10.1080/14760584.2019.1588727

Laws, H. J., Baumann, U., Bogdan, C., et al. (2020). Impfen bei Immundefizienz : Anwendungshinweise zu den von der Ständigen Impfkommission empfohlenen Impfungen. (III) Impfen bei hämatologischen und onkologischen Erkrankungen (antineoplastische Therapie, Stammzelltransplantation), Organtransplantation und Asplenie. *Bundesgesundheitsblatt Gesundheitsforschung Gesundheitsschutz*, *63*(5), 588–644. https://doi.org/10.1007/s00103-020-03123-w

Lombard, M., Pastoret, P. P., & Moulin, A. M. (2007). A brief history of vaccines and vaccination. *Rev Sci Tech*, *26*(1), 29–48. https://doi.org/10.20506/rst.26.1.1724

MacDonald, N. E., & Hesitancy, S. W. G. o. V. (2015). Vaccine hesitancy: Definition, scope and determinants. *Vaccine*, *33*(34), 4161–4164. https://doi.org/10.1016/j.vaccine.2015.04.036

Macias, A. E., McElhaney, J. E., Chaves, S. S., et al. (2021). The disease burden of influenza beyond respiratory illness. *Vaccine*, *39 Suppl 1*, A6–A14. https://doi.org/10.1016/j.vaccine.2020.09.048

Mayr, A. (2006). Eradication and elimination of epidemics. *Dtsch Arztebl*, *103*(46), 3115–3118.

Nichol, K. L. (2003). The efficacy, effectiveness and cost-effectiveness of inactivated influenza virus vaccines. *Vaccine*, *21*(16), 1769–1775. http://www.ncbi.nlm.nih.gov/pubmed/12686092

Niehues, T., Bogdan, C., Hecht, J., et al. (2017). Impfen bei Immundefizienz : Anwendungshinweise zu den von der Ständigen Impfkommission empfohlenen Impfungen(I) Grundlagenpapier. *Bundesgesundheitsblatt Gesundheitsforschung Gesundheitsschutz*, *60*(6), 674–684. https://doi.org/10.1007/s00103-017-2555-4

OECD. (2023). Influenza vaccination rates (indicator). doi: 10.1787/e452582e-en (Accessed on 03 May 2021) https://doi.org/

Rieck, T., Matysiak-Klose, D., Hellenbrand, W., et al. (2019). [Compliance with adult measles and pertussis vaccination recommendations : Analysis of data from the national monitoring system KV-Impfsurveillance]. *Bundesgesundheitsblatt Gesundheitsforschung Gesundheitsschutz*, *62*(4), 422–432. https://doi.org/10.1007/s00103-019-02902-4

Schaffner, W., van Buynder, P., McNeil, S., et al. (2018). Seasonal influenza immunisation: Strategies for older adults. *Int J Clin Pract*, *72*(10), e13249. https://doi.org/10.1111/ijcp.13249

Schmid, P., Rauber, D., Betsch, C., et al. (2017). Barriers of Influenza Vaccination Intention and Behavior – A Systematic Review of Influenza Vaccine Hesitancy, 2005–2016. *PLoS One*, *12*(1), e0170550. https://doi.org/10.1371/journal.pone.0170550

Stervbo, U., Pohlmann, D., Baron, U., et al. (2017). Age dependent differences in the kinetics of gammadelta T cells after influenza vaccination. *PLoS One*, *12*(7), e0181161. https://doi.org/10.1371/journal.pone.0181161

Stewart, A. J., & Devlin, P. M. (2006). The history of the smallpox vaccine. *J Infect*, *52*(5), 329–334. https://doi.org/10.1016/j.jinf.2005.07.021

STIKO. (2018). Mitteilung der Ständigen Impfkommission (STIKO) beim RKI: Wissenschaftliche Begründung zur Empfehlung einer Impfung mit dem Herpes zoster-subunit-Totimpfstoff. *Epid Bull*, *50*(2018).

STIKO. (2018). Mitteilung der Ständigen Impfkommission beim Robert Koch-Institut (RKI) Empfehlungen der Ständigen Impfkommission (STIKO) beim Robert Koch-Institut – 2018/2019. *Epid Bull*, *34*(2018).

STIKO. (2021). Aktualisierung der Influenza-Impfempfehlung für Personen im Alter von ≥ 60 Jahren. *Epid Bull*(1), 3–25.

STIKO. (2022a). 18. Aktualisierung der COVID-19-Impfempfehlung. *Epid Bull*(7), 3–58.

STIKO. (2022b). Mitteilung der Ständigen Impfkommission (STIKO) beim Robert Koch-Institut (RKI) Empfehlungen der Ständigen Impfkommission beim Robert Koch-Institut 2022. *Epid Bull*, *4*, 1–66.

STIKO. (2023a). Ständige Impfkommission: Empfehlungen der Ständigen Impfkommission (STIKO) beim Robert Koch-Institut 2023. *Epid Bull*, *2023*(4), 3–68. https://doi.org/10.25646/10829.2

STIKO. (2023b). STIKO: 25. Aktualisierung der COVID-19-Impfempfehlung. *Epid Bull 2023*(8), 39–44. https://doi.org/10.25646/11164

STIKO. (2023c). Aktualisierung der Empfehlungen der STIKO zur Standardimpfung von Personen ≥60 Jahre sowie zur Indikationsimpfung von Risikogruppen gegen Pneumokokken. *Epid Bull*, 39, 3–44.

Troiano, G., & Nardi, A. (2021). Vaccine hesitancy in the era of COVID-19. *Public Health*, *194*, 245–251. https://doi.org/10.1016/j.puhe.2021.02.025

Veronese, N., Demurtas, J., Smith, L., et al. (2022). Influenza vaccination reduces dementia risk: A systematic review and meta-analysis. *Ageing research reviews*, *73*, 101534. https://doi.org/10.1016/j.arr.2021.101534

Wagner, N., Assmus, F., Arendt, G., et al. (2019). *Bundesgesundheitsblatt Gesundheitsforschung Gesundheitsschutz*, *62*(4), 494–515. https://doi.org/10.1007/s00103-019-02905-1

Wagner, R., & Hildt, E. (2019). [Composition and mode of action of adjuvants in licensed viral vaccines]. *Bundesgesundheitsblatt Gesundheitsforschung Gesundheitsschutz*, *62*(4), 462–471. https://doi.org/10.1007/s00103-019-02921-1

Wang, S. F., Tseng, S. P., Yen, C. H., et al. (2014). Antibody-dependent SARS coronavirus infection is mediated by antibodies against spike proteins. *Biochem Biophys Res Commun*, *451*(2), 208–214. https://doi.org/10.1016/j.bbrc.2014.07.090

Wendt, S., Trawinski, H., Pietsch, C., et al. (2021). [Vaccinations]. *Internist (Berl)*, *62*(12), 1295–1309. https://doi.org/10.1007/s00108-021-01193-9

6.3 Pneumonie

Hans Jürgen Heppner

6.3.1 Einführung

Die Lungenentzündung ist eine akut oder chronisch verlaufende Entzündung des Lungenparenchyms, die durch allergische, physikalisch-chemische oder infektiöse Ursachen hervorgerufen wird. Sie ist eine der häufigsten akuten Infektionserkrankungen mit einer hohen Sterblichkeit weltweit (GBD, 2017). Typischerweise ist die Lungenentzündung eine Erkrankung älterer und alter Menschen mit unterschiedlichen Ursachen. Zusätzlich müssen bei geriatrischen Patienten Besonderheiten hinsichtlich Symptomatik, laborchemischer Parameter und Schweregradeinschätzung beachtet werden.

Mit jeder Lebensdekade steigt die Inzidenz der Pneumonie (Kolditz & Ewig, 2017) und es kommt zeitgleich, alterskorreliert, zu einer höheren Mortalität (Ewig et al., 2009).

Sir William Osler (1849–1919) postulierte damals, dass die Pneumonie die todbringende Erkrankung für den Menschen ist:

> „Pneumonia may well be called the friend of the aged. Taken off by it in an acute, short, not often painful illness, the old man escapes those ‚cold gradations of decay' so distressing to himself and to his friends." (Osler, 1909, S. 165)

Dies hat sich in der heutigen Zeit, dank guter Diagnostik, kalkulierter Antibiotikatherapie und verbesserten Präventionsstandards sehr verändert. Trotzdem gehört die Pneumonie zu den häufigsten Infektionskrankheiten und ist mit einer hohen Sterblichkeit, vor allem bei zunehmendem Lebensalter und eingeschränkter Funktionalität, assoziiert (Welte et al., 2004). Bei der Pneumonie gilt es, aufgrund der verschiedenen Entitäten, die einzelnen Formen nach dem Infektionsort zu unterscheiden. Durch die unterschiedlichen auslösenden Erreger hat dies maßgeblichen Einfluss auf die initiale antibiotische Therapie und mögliche Präventionsmaßnahmen.

6.3.2 Epidemiologie und Verlauf

Die ambulant erworbene Pneumonie (Community Acquired Pneumonia, CAP), definiert als Lungenentzündung des immunkompetenten Patienten, die außerhalb des Krankenhauses erworben wurde, ist in der Inzidenz bei jüngeren Menschen deutlich niedriger als bei den über 75-jährigen (Ewig et al., 2009).

Hiervon zu unterscheiden sind die nosokomial erworbene Pneumonie (Hospital-Acquired Pneumonia, HAP), wenn die Symptome > 48 Stunden nach einer stationären Aufnahme auftreten oder innerhalb von drei Monaten nach einer Hospitalisation, und die Pneumonie, die in einer anderen Gesundheitseinrichtung erworben wurde (Healthcare-Acquired Pneumonia, HCAP). Auch die Aspirationspneumonie spielt beim älteren und alten Menschen eine bedeutende Rolle. Diese sind auch durch das mögliche Vorliegen multiresistenter Keime noch mehr gefährdet. Grundsätzlich abzugrenzen und gesondert zu betrachten ist die Pneumonie bei schwerer Immunsuppression bei hämatoonkologischen Erkrankungen, Neutropenie, Stammzell- oder Organtransplantation sowie angeborenen Immundefekten. Auch die regelmäßige Einnahme systemisch wirksamer Steroide (> 20 mg/d Prednisolonäquivalent über mehr als 14 Tage oder eine kumulative Dosis von > 700 mg) stellt ein erhöhtes Risiko dar.

Mit zunehmendem Alter mehren sich die Faktoren für ein gesteigertes Risiko, an einer Pneumonie zu erkranken. Neben dem Nachlassen der mukoziliären Clearance im Nasen-Rachen-Raum kann auch die altersbedingte Abschwächung der humoralen und zellulären Immunantwort (Immunseneszenz) schneller zu Atemwegsinfektionen führen. Ein weiterer großer Risikofaktor ist das Vorliegen einer Dysphagie. Neben der schweren Aspiration ist auch die stille Aspiration von Bedeutung. Die geriatrietypische Multimorbidität trägt auch einen großen Teil zur Infektanfälligkeit bei. Stoffwechselerkrankungen wie Diabetes mellitus, kardiovaskuläre und zerebrovaskuläre Erkrankungen sind hier ebenfalls zu nennen wie auch Malnutrition und Vitaminmangel sowie vorbestehende chronische Atemwegserkrankungen.

> **Merke**
>
> Mit zunehmendem Alter mehren sich die Faktoren für ein gesteigertes Risiko, an einer Pneumonie zu erkranken.

Die Multimorbidität mit einer oftmals daraus resultierenden Multimedikation, die Malnutrition und das altersphysiologisch veränderte Immunsystem (Immunseneszenz) fördern die Anfälligkeit für die Pneumonie beim älteren und alten Menschen. So kann es durch die Einnahme unterschiedlicher Medikamente mit anticholinerger Wirkung zu einer reduzierten Speichelproduktion kommen. Dadurch verringert sich die Selbstreinigungsfähigkeit des Oropharynx und es kann zu einer vermehrten bakteriellen Kolonisation mit (fakultativ) pathogenen Erregern kommen. So können Neuroleptika durchaus die Koordination zwischen Atem- und Schluckfunktion so beeinträchtigen, sodass hier das Aspirationsrisiko zunimmt.

Selbstverständlich spielt auch das Rauchen und seine Folgeerkrankungen wie die chronisch obstruktiven Lungenerkrankungen (COPD) als Risikofaktor für die ambulant erworbene Pneumonie eine Rolle (Torres et al., 2014).

Auch die Immundsyfunktion bei Stoffwechselerkrankungen wie Diabetes mellitus darf nicht unterschätzt werden. Diabetes mellitus beeinflusst das Immunsystem zusätzlich zur Immunseneszenz negativ. Neben der generellen Infektanfälligkeit zeigt sich ein erhöhtes Risiko für bakteriämische Verläufe und die Kombination Diabetes und Pneumonie weist eine 1,4-fach erhöhte 1-Jahres-Sterblichkeit auf.

Mit der demografischen Entwicklung ist auch von einem weiteren Anstieg der Krankheitsfälle auszugehen. Mit einer Krankenhaussterblichkeit von bis zu 14 % und einer 1,65-fach höheren 10-Jahres-Mortalität, verglichen mit Kontrollpatienten ohne Pneumonie, ist die Lungenentzündung mit einer hohen Mortalität, akut wie postpneumonisch, behaftet. Aufgrund der Bedeutung liegt im Weiteren der Fokus auf der ambulant erworbenen Pneumonie.

Die ambulant erworbene Pneumonie gehört zu den häufigsten Infektionskrankheiten und verursacht in Deutschland zwischen 3,7 und 10 Fälle pro 1.000 Einwohner und hat die höchste Sterblichkeit unter den Infektionskrankheiten (Jain et al., 2015). Alter und chronische Erkrankungen sind Risikofaktoren für das Entstehen einer Pneumonie. Mit höherem Lebensalter steigt auch die Pneumonie-assoziierte Mortalität an. Die Entstehung der ambulant erworbenen Pneumonie beim geriatrischen Patienten unterscheidet sich im Erregerspektrum nicht wesentlich von der bei jüngeren Erwachsenen. Der häufigste Erreger ist auch beim älteren und alten Menschen *Streptococcus pneumoniae*, die sogenannten atypischen Erreger, insbesondere Mykoplasmen-Infektionen, kommen eher selten vor. In diesem Zusammenhang müssen auch virale Pneumonien, z. B. durch Influenza-Viren, bedacht werden. Eine Übersicht zu den häufigsten Erregern zeigt ▸ Tab. 6.3.1.

Merke

Die ambulant erworbene Pneumonie gehört zu den häufigsten Infektionskrankheiten beim älteren und alten Menschen.

Die geschätzte Inzidenz der CAP liegt in Deutschland bei 370–100 Fälle/100.000 Patientenjahre (Schnorr et al., 2007). Die deutschen CAPNETZ-Daten belegen in einer Studie mit 7.400 Patienten ebenfalls, dass Pneumokokken der häufigste Erreger der CAP sind, die 30- und 180- Tages-Letalität beträgt dabei 4,9 bzw. 7,5 % (World Health Organization, 2012). In Abhängigkeit von den bestehenden Komorbiditäten kann es allerdings zu einem veränderten Erregerspektrum kommen. ▸ Tab. 6.3.2 gibt beispielhafte Risikokonstellationen wieder.

Ein weiterer Aspekt der Pneumonie beim geriatrischen Patienten ist die Aspirationspneumonie. Schätzungen zufolge leiden etwa 5 Millionen Menschen in Deutschland an Schluckstörungen. Rund 14 % der selbstständig lebenden älteren Patienten, über 50 % der in Alten- und Pflegeheimen lebenden älteren Patienten und fast 70 % der geriatrischen Krankenhauspatienten sind von einer Schluckstörung betroffen (Turley & Cohen, 2009). Mit zunehmendem Alter besteht aufgrund der Abnahme der Sensibilität der Rachenschleimhaut vermehrt das Risiko einer Aspiration (Presbyphagie). Eine Demenz, ein Schlaganfall oder neurodegenerative Erkrankungen können ebenfalls zu Veränderungen des Schluckreflexes, der Boluskontrolle oder der Ösophagussphinkteraktivität führen.

6.3.3 Diagnosestellung

Die Erkrankung beginnt abrupt mit hohem Fieber, oft auch Schüttelfrost, Husten und schmerzhafter Atmung. Für die Diagnosestellung einer Pneumonie gelten die in dem untenstehenden Kasten beschriebenen Kriterien. So müssen neben einem neuen Infiltrat zu den klinischen Zeichen mindestens zwei Zusatzsymptome nachgewiesen werden. Im Alter treten diese typischen Symptome seltener auf, was die Diagnostik erschwert.

Tab. 6.3.1: Übersicht von Erregern für ambulant erworbene Pneumonie beim geriatrischen Patienten

Erreger	Häufigkeit
Streptococcus pneumoniae	40–70 %
Haemophilus influenzae *Mykoplasma pneumoniae* respiratorische Viren	5–10 %
Staphylococcus aureus *Legionella species* *Clamydia pneumoniae*	< 5 %

Tab. 6.3.2: Risikofaktoren für Erreger in Abhängigkeit von der Komorbidität

Komorbidität	Erreger
Bettlägerigkeit, PEG-Sonde	*S. aureus* (MSSA) Enterobakterien (z. B. *Klebsiella pneumoniae, Escherichia coli*) *P. aeruginosa*
chronische Herzinsuffizienz	Enterobakterien (z. B. *Klebsiella pneumoniae, Escherichia coli*)
schwere COPD (GOLD IV und/oder häufige Exazerbationen), Bronchiektasen	*P. aeruginosa*
ZNS-Erkrankungen (mit Schluckstörungen)	*S. aureus* (MSSA) Enterobakterien (z. B. *Klebsiella pneumoniae, Escherichia coli*) Anaerobier

COPD = Chronic Obstructive Pulmonary Disease; GOLD = Global Initiative for Chronic Obstructive Lung Disease; MSSA = Methicillin-sensibler Staphylococcus aureus; PEG = perkutane endoskopische Gastrostomie; ZNS = zentrales Nervensystem

Diagnose der Pneumonie

- **neu** aufgetretenes oder progredientes **Infiltrat** im Röntgenbild
- **zusätzlich** folgende klinische Zeichen:
  - Fieber > 38 °C (oder selten < 36 °C) *und/oder*
  - Leukozytose > 10.000/µl *und/oder*
  - Linksverschiebung > 5 % *und/oder*
  - CRP > 5 mg/dl
- ***und*** mindestens **zwei** der folgenden Kriterien:
  - produktiver Husten
  - purulenter Auswurf
  - Dyspnoe/Tachypnoe
  - Schüttelfrost
  - atemabhängige Thoraxschmerzen
  - feinblasige RGs

Merke

Beim geriatrischen Patienten ist das Delir oft das erste und einzige Symptom einer Pneumonie.

Tab. 6.3.3: C(U)RB-65-Wertung und Risikobeschreibung (Lim et al., 2003)

		Punkte	Summe	Sterblichkeit
C onfusion	neue Verwirrtheit	1	0	0,7
U *rea*	*Harnstoff > 42 mg/dL*	*1*	*1*	*2,1*
R espiratory rate	Atemfrequenz > 30/min	1	2	9,2
B lood pressure	Blutdruck syst. < 90 mmHg oder diast. < 60 mmHg	1	3	14,5
65 age	Alter 65 und älter	1	4 und mehr	40 % und höher

Tab. 6.3.4: Einteilung der ambulant erworbenen Pneumonie. Bei einem initialen Therapieversagen in den Gruppen 1a und 1b ist eine Reevaluation des Therapiezieles erforderlich.

Gruppe	Merkmale	Therapieziel
1a	gute bis ausreichende Funktionalität (Bettlägerigkeit < 50 % des Tages)	kurativ
1b	Pflegeeinrichtung und/oder schlechte Funktionalität (Bettlägerigkeit ≥ 50 % des Tages)	kurativ
2	schwere Komorbidität mit infauster Prognose	palliativ

Sollte die Thoraxröntgenaufnahme einen unauffälligen Befund ergeben, ist bei begründetem klinischem Verdacht dennoch von einer Pneumonie auszugehen und die Röntgenaufnahme kann, wenn nötig, nach 24–48 Stunden erneut durchgeführt werden. Eine routinemäßige Kontrollröntgenaufnahme ist nicht erforderlich. Entscheidend für den weiteren Therapieverlauf sind das Erreichen stabiler Vitalwerte (Herzfrequenz, Blutdruck, Atemfrequenz, Körpertemperatur, periphere Sauerstoffsättigung) und die klinische Besserung. Das CRP, als Präzipitationsreaktion des Serums von Pneumonie-Patienten mit dem C-Polysaccharid der Pneumokokken, ist eines der wichtigsten Proteine, die in der Akut-Phase-Reaktion ansteigen (Bertsch et al., 2015). Noch sensitiver ist das Procalcitonin als empfindlicher Marker für eine bakterielle Infektion. Zusätzlich findet sich in der Regel eine Leukozytose (Welte, 2011). Eine mikrobiologische Diagnostik bei Patienten mit ambulant erworbener Pneumonie wird nicht empfohlen. Untersuchungen haben gezeigt, dass der Nachweis einer Besiedelung mit Pneumokokken im Mund-Rachen-Bereich nur in wenigen Fällen geführt werden kann (Jomrich et al., 2015). Alternativ kann bei Notwendigkeit der Pneumokokken-Antigentest im Urin durchgeführt werden. Allerdings ist hierbei zu bedenken, dass ein positives Testergebnis die Therapieentscheidung erleichtert, aber das negative Testergebnis eine Pneumokokkenpneumonie nicht ausschließt.

Bei älteren und alten Menschen zeigt sich eine Lungenentzündung allerdings häufig nur mit geringfügigem Husten und wenig Auswurf, einer erhöhten Atemfrequenz, Abgeschlagenheit, Schwäche, Gewichtsverlust oder dem Delir als einziges initiales Symptom. Mitunter besteht kein oder kaum Fieber (Welte, 2011). Klassische Symptome schließen respiratorische Beschwerden wie Husten, Dyspnoe sowie systemische Infektzeichen wie Fieber, Delir, Muskelschwäche, Kopf- und Gliederschmerzen ein, aber beim älteren und alten Menschen ist die Symptomatik meist verändert und manche typischen klinischen Zeichen können gänzlich fehlen.

Die Weiterentwicklung radiologischer Verfahren wie Computertomografie (CT) und Magnetresonanztomografie (MRT) und deren Verfügbarkeit konnten die Diagnostik, besonders bei Risikogruppen, stetig verbessern (Wielpütz et al., 2015). Der thorakale Ultraschall ist eine für den Patienten nicht belastende Untersuchung, die rasch und bettseitig durchgeführt werden kann. Die sonografische Diagnostik einer Pneumonie ist mit einer hohen Sensitivität und Spezifität möglich und besitzt im Zusammenhang mit der klinischen Untersuchung (vor allem der Auskultation) einen sehr guten Vorhersagewert. Zusätzlich ist es möglich, mit dieser diagnostischen Untersuchung pleurale Prozesse (Pleuraerguss, Empyem) zu erfassen und im Verlauf zu beurteilen.

6.3.4 Behandlungskonzept, Behandlungsziele und spezielle Bedürfnisse

Initial sollte eine Risikoabschätzung durchgeführt werden, um den Schweregrad der Pneumonie zu erfassen. Zur Entscheidungsfindung, ob eine Einweisung ins Krankenhaus notwendig ist, bietet sich die Risikoanalyse nach CRB-65 an. Bei zwei oder mehr Punkten ist eine stationäre Behandlung zu empfehlen. Eine Übersicht hierzu zeigt ▸ Tab. 6.3.3.

Zusätzlich können noch die periphere Sauerstoffsättigung (< 90 %), die Dekompensation einer oder mehrerer Komorbiditäten und ein eingeschränkter funktioneller Status (insbesondere Bettlägerigkeit > 50 %) als Parameter zur Risikoabschätzung herangezogen werden. Alternativ kann der Fine-Score (Pneumonia Severity Index, PSI) verwendet werden. Hier werden mehr die Komorbiditäten und die Lebensumstände berücksichtigt. Der C(U)RB-65-Score hat eine starke Gewichtung auf Vitalfunktionen, ist daher besser in der Erkennung schwerer Pneumonien, aber weniger gut in der Erfassung von Komorbiditäten. Der PSI hingegen hat eine starke Gewichtung auf Alter und Komorbiditäten. Er erkennt besser die Niedrig-Risiko-Patienten, ist aber weniger gut geeignet, den Schweregrad der Pneumonie bei jüngeren Patienten ohne Komorbiditäten abzuschätzen. Besonders bei geriatrischen Patienten mit schweren Komorbiditäten oder hochgradigen Einschränkungen in der Funktionalität zur Alltagsbewältigung und der Selbsthilfefähigkeit kann eine Pneumonie eine terminale Erkrankung sein. Daher ist neben der akuten Risikoeinschätzung im Rahmen der Behand-

Tab. 6.3.5: Therapieregime bei ambulant erworbener Pneumonie (Ewig et al., 2021: S3-Leitline CAP). Da sich die Resistenzlage stetig verändern kann, sei an dieser Stelle auf die jeweils aktuelle Version der S3-Leitlinie verwiesen.

Schweregrad	Initialtherapie	Aditiv	Alternativtherapie
leichte Pneumonie ohne Komorbidität (orale Therapie)	Amoxicillin		Doxycyclin Azithromycin Clarithroymycin Moxifloxacin Levofloxacin
leichte Pneumonie mit definierter, stabiler Komorbidität (orale Therapie) chronische Herzinsuffizienz ZNS-Erkrankungen mit Schluckstörungen schwere COPD, Bronchiektasen Bettlägerigkeit, PEG	Amoxicillin-Clavulansäure		Moxifloxacin Levofloxacin
mittelschwere Pneumonie mit erhöhtem Letalitätsrisiko (in der Regel Sequenztherapie)	Amoxicillin- Clavulansäure Ampicillin/Sulbactam Cefuroxim Ceftriaxon Cefotaxim	Jeweils +/– Makrolid für drei Tage	Moxifloxacin Levofloxacin
schwere Pneumonie (Beginn immer i. v., Sequenztherapie im Verlauf prinzipiell möglich)	Piperacillin/Tazobactam Ceftriaxon Cefotaxim	Jeweils +/– Makrolid für drei Tage	Moxifloxacin Levofloxacin (keine Monotherapie bei septischem Schock)

COPD = Chronic Obstructive Pulmonary Disease; PEG = perkutane endoskopische Gastrostomie

Tab. 6.3.6: Klinische Stabilitätskriterien. Die labordiagnostischen Entzündungsparameter (C-reaktives Protein [CRP] oder Procalcitonin [PCT]) im Serum sollten bei Aufnahme und im Verlauf nach 3–4 Tagen erhoben werden. Bei einem Ansprechen der Therapie fallen diese im Verlauf ab. Bei einem fehlenden Abfall des CRP (< 25–50 % des Ausgangswertes) oder des PCT sollte ein Therapieversagen in Betracht gezogen werden.

Messung	Klinischer Wert
Atemfrequenz	≤ 24/min
Bewusstseinszustand	normal bzw. Wiedererreichen des vorbestehenden Zustandes bei ZNS-Erkrankungen
gesicherte Nahrungsaufnahme	oral oder sichere Zugänge
Herzfrequenz	≤ 100/min
Körpertemperatur	≤ 37,6 °C
periphere Sauerstoffsättigung	keine Hypoxie, pO2 ≥ 60 mmHg bzw. SaO2 ≥ 90 % unter Raumluft bzw. (bei Patienten mit Sauerstoffpflichtigkeit) unter Sauerstoffgabe
systolischer Blutdruck	≥ 90 mmHg

Tab. 6.3.7: PCT-gesteuerte Therapiedauer (Martin-Salvador, 2015)

Pneumonie-Schweregrad	Durchführung	Stop-Empfehlung	Ergebnis
leicht, ambulant behandelt	PCT-Bestimmung an Tag 1, kurzfristige Kontrolle binnen 6–24 h sowie an den Tagen 4, 6, 8	Therapieende bei Spiegeln ≤ 0,25 µg/l	Verkürzung der Therapiedauer von 7 auf 5 Tage, kein Unterschied im Therapieergebnis
leicht bis mittelschwer hospitalisiert	PCT-Bestimmung an Tag 1, kurzfristige Kontrolle binnen 6–24 h sowie an den Tagen 4, 6, 8	Therapieende bei Spiegeln ≤ 0,25 µg/l, bei hohen Spiegeln Abfall ≥ 90 %	Verkürzung der Therapiedauer von 12 auf 5 Tage, kein Unterschied im Therapieergebnis
schwer	PCT-Bestimmung täglich	Therapieende bei Spiegeln < 0,5 µg/l oder bei Spiegelabfall > 80 % des höchsten Spiegels	Verkürzung der Therapiedauer von 10,5 auf 5,5 Tage, kein Unterschied im Therapieergebnis

lungsentscheidung immer auch der Patientenwille zu berücksichtigen. Daneben fasst die ▶ Tab. 6.3.4 eine weitere Möglichkeit zur Risikoevaluierung zusammen.

Bei typisch geriatrischen Patienten sind *Streptococcus pneumoniae* und *Haemophilus influenza* die führenden Pneumonieerreger (Falcone et al., 2012). In Deutschland verursachen Pneumokokken-Infektionen jährlich etwa 12.000 Todesfälle. Von den Verstorbenen sind 80–90 % über 60 Jahre alt. Daher sollten Senioren nach den aktuellen Empfehlungen der Ständigen Impfkommission (STIKO) geimpft werden. Leider sind trotz der schon lange bestehenden Impfempfehlung nur 20–51 % der über 60-Jährigen in Deutschland gegen Pneumokokken geimpft. Ein höheres Lebensalter gilt als Risikofaktor für eine Pneumonie, wobei immer beachtet werden muss, dass die Komorbiditäten, die den geriatrischen Patienten ja kennzeichnen, von großer Bedeutung sind. Etwa 50 % der über 55-Jährigen und 80 % der über 80-Jährigen leiden unter zwei oder mehr chronischen Erkrankungen; 24 % der über 80-Jährigen an fünf oder mehr chronischen Erkrankungen. Besonders kritisch stellt sich die Situation bei den über 65-Jährigen und den geriatrischen Patienten dar. Dieses Kollektiv stellt 80 % der hospitalisierten CAP-Fälle und wird von einer hohen Letalität begleitet, die bei funktionell eingeschränkten Bewohnern und Langzeitpflegeeinrichtungen noch höher liegt (Pletz et al., 2012). Aber nicht nur die Sterblichkeit darf bei den geriatrischen Patienten betrachtet werden, es muss auch ein besonderes Augenmerk auf das funktionelle Outcome gelegt werde. Die Pneumonie führt zu einer erheblichen Reduktion der Funktionalität und der körperlichen Aktivität, die bis zu 20 % irreversibel ist (Covinsky et al., 2003). Die aus der durchgemachten Pneumonie resultierenden Verluste von Selbsthilfefähigkeit in den Aktivitäten des täglichen Lebens und die auftretenden kognitiven Beeinträchtigungen schränken die weitere Alltagskompetenz und damit Lebensqualität geriatrischer Patienten deutlich ein (Martin-Salvador et al., 2015).

6.3.5 Behandlung/Therapie

Die Behandlung einer Lungenentzündung richtet sich nach ihrer Ursache bzw. dem Erregertyp und den dadurch ausgelösten Beschwerden. Bei einer CAP sind die Medikamente aus der Gruppe der Beta-Lactam-Antibiotika das Mittel der ersten Wahl. Das Therapieregime der CAP ist in ▶ Tab. 6.3.5 zusammengestellt. Die Behandlung mit Antibiotika beschränkt sich auf Pneumonien, die durch Bakterien verursacht werden. Eine durch Viren ausgelöste Lungenentzündung kann in ihrem Verlauf medikamentös eigentlich nicht beeinflusst werden. Allerdings kann sich hier eine bakterielle Superinfektion entwickeln, die dann eine Antibiotika-Gabe erforderlich macht.

Auf die Gabe oraler Cephalosporine sollte aufgrund der geringen Bioverfügbarkeit, des Selektionsdrucks von Extended-Spectrum-Betalaktamase (ESBL)-Keimen sowie des hohen Risikos für eine *Clostridioides difficile*-assoziierte Diarrhoe bei geriatrischen Patienten möglichst verzichtet werden.

Die Verordnung einer Antibiotikatherapie (rechtfertigende (Verdachts-)Diagnose, generischer Antibiotikanamen, Dosisintervall, Applikationsform, voraussichtliche Dauer) muss immer schriftlich dokumentiert werden. Eine Reevaluierung nach 48 bzw. 72 Stunden der klinischen Symptome und des Krankheitsverlaufes sind unerlässlich. Die Wechselbeziehungen in der antibiotischen Therapie, wie in ▶ Abb. 6.3.1 dargestellt, dürfen nicht außer Acht gelassen werden. Die klinischen Stabilitätsparameter (▶ Tab. 6.3.6) und die Nierenfunktionsparameter müssen während der gesamten Therapie erhoben werden. Diese Parameter können, zusammen mit labordiagnostischen Ergebnissen (▶ Tab. 6.3.7), zur Festlegung des Therapieendes verwendet werden (Heppner et al., 2018).

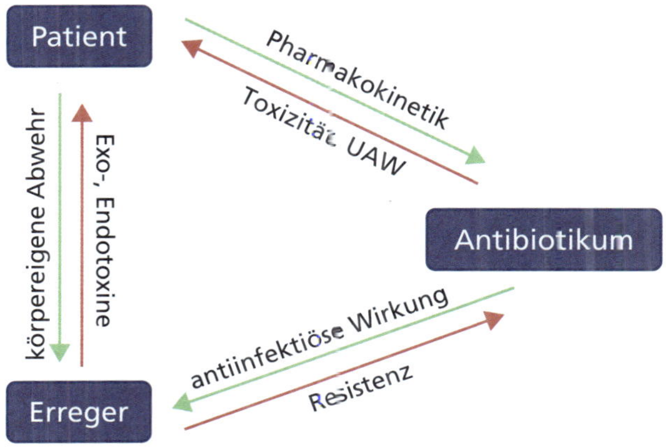

Abb. 6.3.1: Wechselbeziehungen und Wirkungsparameter bei antibiotischer Therapie. UAW = unerwünschte Arzneimittelwirkung

> **Merke**
>
> Die Beendigung der Antibiotikatherapie sollte nach den klinischen Stabilitätskriterien erfolgen.

> **Zusammenfassung**
>
> Die ambulant erworbene Pneumonie ist unverändert die häufigste zur Hospitalisierung führende Infektionserkrankung und bleibt mit einer erheblichen Morbidität und Letalität verbunden. Über 65-Jährige erkranken viermal häufiger als jüngere Menschen, die Mortalität ist bis zu dreimal höher als bei unter 65-Jährigen. Bei den über 85-Jährigen ist die Pneumonie in 15–20 % unmittelbare Todesursache.
>
> Das Alter ist der bedeutendste unabhängige Prädiktor für Pneumonien. Unter diesem Aspekt gewinnen akkurate Diagnostik und rascher Therapiebeginn eine wichtige Bedeutung (Breitling et al., 2016). Die Pneumonie hat eine große Relevanz für die medizinische Versorgung älterer und alter Menschen, sowohl ambulant als auch institutionalisiert und zeigt sich in dieser vulnerablen Patientengruppe oft mit atypischen Symptomen, was die Diagnose erschweren kann.
>
> Die Pneumonie kann bei geriatrischen Patienten zu einer erheblichen Reduktion der Funktionalität und Lebensqualität führen, was in bis zu 20 % irreversibel ist. Das sogenannte „post-CAP“-Syndrom, also der kurzzeitige Verlust der Selbsthilfefähigkeit wie auch von Aktivitäten des täglichen Lebens (Activities of Daily Living, ADL) und auch der anhaltende Verlust von ADL-Fähigkeiten, und kognitive Beeinträchtigungen sind eine typische Komplikation bei geriatrischen Patienten (Covinsky et al., 2003; Davydow et al., 2013).

Fazit für die Praxis:

- Die Diagnosestellung einer Pneumonie bei geriatrischen Patienten ist eine Herausforderung und erfordert eine hohe klinische Aufmerksamkeit.
- Eine Hilfestellung bei der Entscheidung, ob eine ambulante oder stationäre Behandlung indiziert ist, bietet der C(U)RB-Score.
- Die antibiotische Therapie erfolgt in Abhängigkeit vom Schweregrad der Pneumonie und dem zu erwartenden Erregerspektrum.
- Die antibiotische Therapie erfolgt gemäß den Empfehlungen der aktuellen Leitlinien und unter Beachtung der lokalen Resistenzstatistik.
- Bei einer ambulanten oder stationären Behandlung sollte die klinische Situation nach 48–72 erneut bewertet werden.
- Entscheidend für den geriatrischen Patienten neben der antibiotischen Behandlung ist der Erhalt der Funktionalität und Lebensqualität.

Literatur

Bertsch, T., Triebel, J., Bollheimer, C., et al. (2015). C-reactive protein and the acute phase reaction in geriatric patients. *Z Gerontol Geriat, 48*, 595–600. https://doi.org/10.1007/s00391-015-0938-4

Breitling, L. P., Saum, K. U., Schöttker, B., et al. (2016). Pneumonia in the Noninstitutionalized Older Population. *Deutsches Ärzteblatt international, 113*(37), 607–614. https://doi.org/10.3238/arztebl.2016.0607

Covinsky, K. E., Palmer, R. M., Fortinsky, R. H., et al. (2003). Loss of independence in activities of daily living in older adults hospitalized with medical illnesses: increased vulnerability with age. *Journal of the American Geriatrics Society, 51*(4), 451–458. https://doi.org/10.1046/j.1532-5415.2003.51152.x

Davydow, D. S., Hough, C. L., Levine, D. A., et al. (2013). Functional disability, cognitive impairment, and depression after hospitalization for pneumonia. *The American journal of medicine, 126*(7), 615–24.e5. https://doi.org/10.1016/j.amjmed.2012.12.006

Ewig, S., Birkner, N., Strauss, R., et al. (2009). New perspectives on community-acquired pneumonia in 388 406 patients. Results from a nationwide mandatory performance measurement programme in healthcare quality. *Thorax, 64*(12), 1062–1069. https://doi.org/10.1136/thx.2008.109785

Ewig, S., Kolditz, M., Pletz, M., et al. (2021). Leitlinie Behandlung von erwachsenen Patienten mit ambulant erworbener Pneumonie. https://register.awmf.org/assets/guidelines/020-020l_S3_Behandlung-von-erwachsenen-Patienten-mit-ambulant-erworbener-Pneumonie__2021-05.pdf, Zugriff am 23.3.2023

Falcone, M., Blasi, F., Menichetti, F., et al. (2012). Pneumonia in frail older patients: an up to date. *Internal and emergency medicine*, 7(5), 415–424. https://doi.org/10.1007/s11739-012-0796-7

GBD 2017 Causes of Death Collaborators (2018). Global, regional, and national age-sex-specific mortality for 282 causes of death in 195 countries and territories, 1980-2017: a systematic analysis for the Global Burden of Disease Study 2017. *Lancet (London, England), 392*(10159), 1736–1788. https://doi.org/10.1016/S0140-6736(18)32203-7

Heppner, H. J., & Walger, P. (2018). Sinnvoller Antibiotikaeinsatz beim älteren Menschen [Specifics in antibiotic therapy for older adults]. *Deutsche medizinische Wochenschrift* (1946), *143*(15), 1070–1074. https://doi.org/10.1055/a-0551-2695

Jain, S., Self, W. H., Wunderink, R. G., et al. (2015). Community-Acquired Pneumonia Requiring Hospitalization among U.S. Adults. The New England journal of medicine, *373*(5), 415–427. https://doi.org/10.1056/NEJMoa1500245

Jomrich, N., Kellner, S., Djukic, M., et al. (2015). Absence of Streptococcus pneumoniae in pharyngeal swabs of geriatric inpatients. *Infectious diseases (London, England), 47*(7), 504–509. https://doi.org/10.3109/00365548.2015.1007476

Kolditz, M., & Ewig, S. (2017). Community-Acquired Pneumonia in Adults. *Deutsches Arzteblatt international, 114*(49), 838–848. https://doi.org/10.3238/arztebl.2017.0838

Lim, W. S., van der Eerden, M. M., Laing, R., et al. (2003). Defining community acquired pneumonia severity on presentation to hospital: an international derivation and validation study. *Thorax, 58*(5), 377–382. https://doi.org/10.1136/thorax.58.5.377

Martín-Salvador, A., Torres-Sánchez, I., Sáez-Roca, G., et al. (2015). Age group analysis of psychological, physical and functional deterioration in patients hospitalized for pneumonia. *Archivos de bronconeumologia, 51*(10), 496–501. https://doi.org/10.1016/j.arbres.2014.11.009

Osler, W. (1909). The principles and practice of medicine. 7th ed. New York, NY: D. Appleton; p:165.

Pletz, M. W., von Baum, H., van der Linden, M., et al. (2012). The burden of pneumococcal pneumonia – experience of the German competence network CAPNETZ. Pneumologie (Stuttgart, Germany), *66*(8), 470–475. https://doi.org/10.1055/s-0032-1310103

Schnoor, M., Hedicke, J., Dalhoff, K., et al. (2007). Approaches to estimate the population-based incidence of community acquired pneumonia. *The Journal of infection, 55*(3), 233–239. https://doi.org/10.1016/j.jinf.2007.04.355

Torres, A., Blasi, F., Peetermans, W. E., et al. (2014). The aetiology and antibiotic management of community-acquired pneumonia in adults in Europe: a literature review. *European journal of clinical microbiology & infectious diseases: official publication of the European Society of Clinical Microbiology, 33*(7), 1065–1079. https://doi.org/10.1007/s10096-014-2067-1

Turley, R., & Cohen, S. (2009). Impact of voice and swallowing problems in the elderly. *Otolaryngology--head and neck surgery: official journal of American Academy of Otolaryngology-Head and Neck Surgery, 140*(1), 33–36. https://doi.org/10.1016/j.otohns.2008.10.010

Welte, T., Suttorp, N., & Marre, R. (2004). CAPNETZ-community-acquired pneumonia competence network. Infection, *32*(4), 234–238. https://doi.org/10.1007/s15010-004-3107-z

Welte, T. (2011). Ambulant erworbene Pneumonie: Eine Erkrankung des älteren Menschen [Community-acquired pneumonia: a disease of the elderly]. *Zeitschrift fur Gerontologie und Geriatrie, 44*(4), 221–228. https://doi.org/10.1007/s00391-011-0183-4

Wielpütz, M. O., Heußel, C. P., Herth, F. J., et al. (2014). Radiological diagnosis in lung disease: factoring treatment options into the choice of diagnostic modality. *Deutsches Arzteblatt international, 111*(11), 181–187. https://doi.org/10.3238/arztebl.2014.0181

World Health Organization (2012). Pneumococcal vaccines WHO position paper. Wkly Epidemiol Rec, *87*, 129–144 PMID: 24340399

6.4 Infektiöse Endokarditis

Ursula Müller-Werdan und Adrian Rosada

6.4.1 Einführung

Die infektiöse Endokarditis (IE) des alten Patienten ist eine meistens bakteriell bedingte Infektion des Endokards von Nativklappen – meistens der Aortenklappe – und von Klappenprothesen, selten auch des Endokards von Septumdefekten oder des muralen Endokards. Als „kardiale Device-Endokarditis" wird eine Infektion von Herzklappenprothesen und aktiver Herzrhythmusimplantate wie Herzschrittmacher und Defibrillatoren bezeichnet (Werdan et al., 2014; Müller-Werdan & Werdan, 2018). Bei der IE gelangen pathogene Keime durch medizinische und zahnmedizinische Maßnahmen sowie durch Verletzungen vorübergehend in die Blutbahn. Von dort können sie sich innerhalb von Minuten auf Thrombozyten- und Fibrinablagerungen auf mechanisch geschädigten Klappenoberflächen, aber auch auf entzündeten Klappenoberflächen ohne vorbestehende Klappenerkrankung festsetzen. Manche pathogenen Keime wie *Staphylococcus aureus* können sich darüber hinaus auch Zugang in das Zellinnere des Klappenendothels verschaffen, was das Ausmaß der Entzündung und die Aggressivität der Gewebezerstörung erhöht. Die Vermehrung der Bakterien auf und im Klappenendothel führt zur Ausbildung der typischen Klappenvegetationen, welche embolisieren und damit zur hämatogenen Streuung führen können. Diese Embolisation ist mit den bekannten Endokarditis-Komplikationen wie ischämischer Schlaganfall, zerebrale Blutung, Meningitis/meningeale Reaktionen, Hirnabszess und mykotisches Aneurysma assoziiert (Werdan et al., 2014).

Merke: Endokarditis – das Wichtigste in Kürze

- Mehr als 50 % aller Endokarditispatienten sind älter als 60 Jahre und zumindest jeder Vierte älter als 70 Jahre.
- Die Inzidenz (pro 100.000 Personen und Jahr) nimmt mit steigendem Lebensalter zu (0–54 Jahre: 1–3; 55–59 Jahre: 4; 60–74 Jahre: 6–8; 75–79 Jahre: 10).
- Es gibt keine altersspezifische IE-Therapie mit Anti-Infektiva. Allerdings ist folgendes zu beachten:
  - Vermeidung nephrotoxischer Effekte bei häufig stärker eingeschränkter Nierenfunktion des älteren Patienten durch sorgfältiges Dosieren und Monitoring.
  - Bei geplanter Verkürzung des Krankenhausaufenthaltes bei klinisch stabilen IE-Patienten sollte die ambulante Antibiotika-Therapie möglichst intravenös weitergeführt werden, auch wenn Studienergebnisse für eine nicht unterlegene orale Fortführung vorliegen (Iversen et al., 2019).
- Höheres Lebensalter (≥ 70 Jahre) ist kein Risikofaktor für das Auftreten von neurologischen IE-Komplikationen.
- Höheres Lebensalter per se ist keine Kontraindikation für eine Klappenchirurgie.
- Es sollte unverzüglich die Konsultation eines Herzchirurgen bzw. des Endokarditis-Teams gesucht werden, falls
  - der Patient eine Herzinsuffizienz entwickelt;
  - die Infektion unkontrolliert ist;
  - große Klappenvegetationen (> 10 mm) vorhanden sind, die das Risiko (zerebraler) Embolien mit sich bringen;
  - der Patient neurologische Komplikationen zeigt (stumme zerebrale Embolie, transitorische ischämische Attacke, Apoplex).

6.4.2 Epidemiologie und Verlauf

Die Inzidenz der IE liegt bei 1–10/100.000/Jahr mit einer 2:1-Verteilung von Frauen und Männern. Die Inzidenz der Prothesen-Endokarditis liegt bei 0,3–0,6 %/Patientenjahr und die der kardialen Device-Endokarditis bei 1/1.000 Device-Jahre (Müller-Werdan et al., 2014; Werdan et al., 2014). Trotz antibiotischer und klappenchirurgischer Therapie beträgt die Dauer der Krankenhausbehandlung der überlebenden Patienten etwa 40 Tage. Die Krankenhaussterblichkeit erreicht 15–20 % und die Sterblichkeit nach einem Jahr bis zu 40 %.

6.4.3 Diagnosestellung

Bei jeder zweiten IE ist eine vorbestehende Herzklappenerkrankung bekannt. Aufgrund der oft nur unspezifischen Symptome wird die IE-Diagnose häufig erst nach einer Latenz von 3–4 Wochen gestellt.

Klinik: Die IE präsentiert sich entweder als akute, rasch progressive Infektion oder als subakute oder chronische Erkrankung mit geringem Fieber und unspezifischen Symptomen. Auch beim alten Patienten finden sich spezifische Symptome wie Fieber (90 %, typischerweise abends), neu auftretende oder veränderte Herzgeräusche, Embolien (28 %, davon zerebral [10 %], pulmonal [8 %] oder peripher [1 %]), Splenomegalie (8 %), Herzinsuffizienz NYHA III-IV (30 %), Verschlechterung der Nierenfunktion (26 %), Osler-Knötchen (1 %) und Anämie (26 %) (Di Salvo et al., 2003).

Labor: Die wichtigsten Laborveränderungen sind eine Erhöhung des C-reaktiven Proteins (CRP) > 5 mg/l (85 %) und eine Leukozytose > 10.000/µl. Diese können, müssen aber nicht obligat vorliegen.

Eckpfeiler der Diagnostik (▶ Abb. 6.4.1) sind die Echokardiografie und Blutkulturen (Habib et al., 2015). Die modifizierten Duke-Kriterien können die Diagnosestellung unterstützen, allerdings ist deren Sensitivität im Falle negativer Blutkulturen und bei Prothesen- und Rechtsherzendokarditis sowie bei Infektionen von Schrittmacherkabeln gering.

Die *transthorakale bzw. transösophageale Echokardiografie* (TTE, TEE) besitzt fundamentale Bedeutung bei der IE-Diagnostik, Behandlung und Nachsorge. Die Sensitivität der TTE wird mit 40–63 % und die der TEE mit 90–100 % angegeben. Hauptkriterien sind „Vegetationen" (> 2 mm), „Abszess" und „neu aufgetretene Dehiszenz einer Klappen-Prothese". Bei Verdacht auf eine Endokarditis muss bei unauffälligem TTE-Befund eine TEE zur weiteren Abklärung durchgeführt werden.

Mikrobiologie: Drei Blutkultur-Sets – im Abstand von 30 min und unabhängig von Fieberschüben abgenommen – liefern bei der IE mit üblicherweise konstanter Bakteriämie in bis zu 98 % den verursachenden Keim. Ist nur eine Blutkultur positiv, so ist dies zur Diagnosesicherung mit Vorsicht zu bewerten, vor allem wenn es sich um Kontaminationskeime wie Koagulase-negative Staphylokokken oder Corynebakterien handelt. Ohne ungünstige Auswirkung auf die Prognose finden sich bei etwa 20 % aller IE-Patienten ≥ 65 Jahre negative Blutkulturen, meistens als Folge einer vorausgegangenen Antibiotika-Therapie. Das mikrobiologische Spektrum bei älteren IE-Patienten umfasst zu 45 % Streptokokken, zu 40 % Enterokokken und *S. bovis* und zu 17 % *S. aureus*.

IE-Prädispositionen: Klassische Risikofaktoren bei vorbestehender Klappenerkrankung sind fortgeschrittenes Lebensalter, Diabetes mellitus wie auch Nieren- und Herzinsuffizienz. Aber nicht nur vorbestehende mechanische Klappenläsionen können zur IE führen, sondern auch entzündliche Läsionen des Klappenendothels ohne vorbestehendes Vitium, welche sich bei chronisch entzündlichen, klinisch „stummen" Zuständen finden wie wiederholte Gefäßinjektionen bei Hämodialyse, Chemotherapie und Drogenkonsum sowie in Gegenwart von intravaskulärem Fremdmaterial wie Portsystemen, Schrittmachern und Defibrillatoren. Prototyp eines Keims für diese Form der IE ist *S. aureus*.

Eine sog. *„Healthcare-associated Infective Endocarditis" (HCIE)*, also eine mit der Krankenversorgung assoziierte IE, findet sich heutzutage bei einem Drittel aller IE-Fälle. Sie ist mit einer doppelt so hohen Letalität wie bei Non-HCIE assoziiert. Bei der HCIE wurde über einen hohen Anteil an Mitralklappen-IE (51 %) berichtet, höher als der Anteil an Aortenklappen-IE (36 %) und Trikuspidalklappen-IE (13 %). Auslöser einer HCIE sind weniger Zahnbehandlungen (8 %) als invasive Prozeduren (42 %).

6.4.4 Behandlungskonzept

Die initialen Behandlungsmaßnahmen sind in ▸ Abb. 6.4.1 dargestellt. Geriater sollten bei der IE-Behandlung frühzeitig und eng mit Infektiologen, Kardiologen und Herzchirurgen zusammenarbeiten. Im Idealfall verfügt die Klinik über ein Endokarditis-Team (Habib et al., 2015). Der adäquate Behandlungserfolg spiegelt sich v. a. als Erholung des körperlichen und physischen Wohlbefindens wider sowie durch die Normalisierung der Körpertemperatur und der Entzündungsmarker wie des CRP. Auch bei guter Erholung sollten die empfohlenen Behandlungszeiten auf jeden Fall eingehalten werden. Ein antibiotischer Behandlungsmisserfolg zeigt sich als neuerliche Verschlechterung des körperlichen Status und zunehmende Entzündungszeichen. In diesem Fall ist die herzchirurgische Sanierung in Betracht zu ziehen. Die Behandlungsdauer zählt ab dem ersten Tag einer effektiven Antibiotika-Therapie. Im Falle der Klappenchirurgie soll ein neuer Behandlungszyklus nur bei positiven Klappenkulturen begonnen werden. Als IE-Rezidiv wird eine neuerliche IE-Episode innerhalb von sechs Monaten mit dem ursprünglichen IE-Keim definiert. Es tritt bei etwa 2,6 % der Behandlungsfälle auf. Bei IE-Rezidiv wird eine nochmalige 4–6-wöchige optimale Antibiotika-Behandlung empfohlen. Bei persistierendem Fokus – z. B. Klappenabszess – muss üblicherweise herzchirurgisch saniert werden. Als IE-Reinfektion wird eine neue Klappeninfektion mit einem unterschiedlichen Keim bezeichnet.

IE-Prävention: Hinsichtlich der leitliniengerechten IE-Prävention von potenziellen Risikopatienten und bei Risikokonstellationen hat sich ein Paradigmenwandel (Habib et al., 2015) ergeben, weg von der generellen Anwendung bei allen Vitien-Patienten hin zur Fokussierung auf Vitien-Patienten mit dem höchsten IE-Risiko (▸ Kap. 6.4.6) und weg von der generellen Anwendung vor der Zahnbehandlung hin zu allgemeinen Präventionsmaßnahmen vor Health-Care-Prozeduren, vor allem durch eine Asepsis bei allen invasiven Maßnahmen. Die Empfehlung der englischen NICE-Leitlinie, vollständig auf die IE-Antibiotika-Prophylaxe zu verzichten, wird von der europäischen Endokarditis-Leitlinie (Habib et al., 2015) nicht berücksichtigt.

6.4.5 Therapie

Antibiotika-Therapie

Die Empfehlungen dieses Beitrags beschränken sich im Wesentlichen auf die Antibiotika-Therapie der Nativklappen-IE des älteren Patienten ohne Allergie (Habib et al., 2015). Die Therapie sollte generell auf der Basis aktueller Leitlinien erfolgen.

- Streptokokken-IE
  - Bei voll Penicillin-empfindlichen Stämmen (MIC ≤ 0,125 mg/l) liegt der Therapieerfolg bei > 95 %. Penicillin G (12–18 Mill. U/Tag i. v. in 4–6 Tagesdosen oder kontinuierlich) für vier Wochen ist das bevorzugte Therapieregime.
  - Bei Stämmen mit relativer Penizillinresistenz (MIC 0,250–2 mg/l) kann mit der Kombination von Penicillin G (24 Mill. U/Tag i. v. in 4–6 Tagesdosen oder kontinuierlich) und Gentamycin (3 mg/kg/Tag i. v. oder i. m. als tägliche Einzeldosis für zwei Wochen) in 85 % ein Therapieerfolg erzielt werden.
- *S. aureus*-IE und IE durch Koagulase-negative Staphylokokken
  - Methicillin-empfindliche Staphylokokken werden mit (Flu)cloxacillin oder Oxacillin behandelt (12 g/Tag i. v. in 4–6 Dosen für 4–6 Wochen).
  - Methicillin-resistente Staphylokokken können mit Vancomycin (30–60 mg/kg/Tag in 2–3 Dosen für 4–6 Wochen) behandelt werden.
- Enterokokken-IE
  - Betalactam- und Gentamycin-empfindliche Stämme: Amoxicillin oder Ampicillin 200 mg/kg/Tag i. v. in 4–6 Dosen für 4–6 Wochen, kombiniert mit Gentamycin 3 mg/kg/Tag i. v. oder i. m. als Einzeldosis für 2–6 Wochen. Die sechswöchige Behandlung ist für Patienten mit einer Symptomdauer von mehr als drei Monaten vorgesehen.
- Initiale empirische Antibiotika-Therapie
  - Bei akut schwerkranken Patienten mit ambulant-erworbener Nativklappen-IE kann vor der Keimidenti-

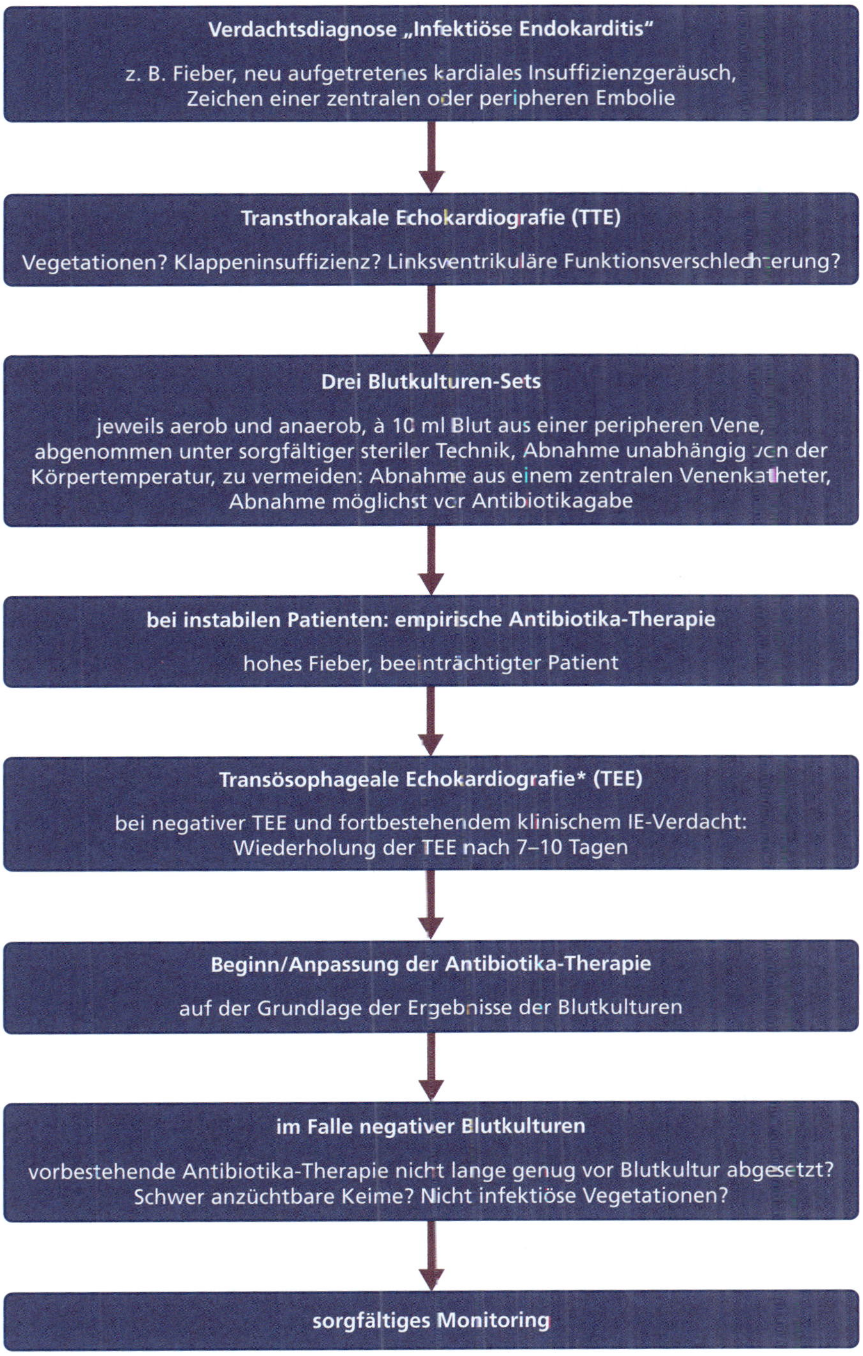

Abb. 6.4.1: Diagnostik und initiale therapeutische Maßnahmen. *TEE ist nicht obligat bei isolierter Nativklappen-Rechtsherzendokarditis bei guter Qualität der TTE-Untersuchung und eindeutigen echokardiografischen Befunden (Müller-Werdan & Werdan, 2018).

fizierung Ampicillin (12 g/Tag i. v. in 4–6 Dosen) in Kombination mit (Flu)cloxacillin (12 g/Tag i. v. in 4–6 Dosen) und Gentamcyin (3 mg/kg/Tag i. v. oder i. m. als Einzeldosis) gegeben werden.

- Ambulante Fortführung der Antibiotika-Therapie, eventuelle Oralisierung
  - Bei stabilen Patienten kann nach einer intravenösen Therapie von zwei Wochen im Krankenhaus die Behandlung laut ESC-Leitlinie ambulant fortgesetzt werden; durch eine ambulante antibiotische Weiterbehandlung kann ein Klinikaufenthalt relevant verkürzt werden. In bestimmten Konstellationen kann – auf Grundlage der POET-Studie (Iversen et al., 2019) – nach einer obligaten initialen intravenösen Therapie von mindestens zehn Tagen eine Oralisierung der Antibiose möglich sein. Hierzu empfiehlt

sich eine enge Rücksprache mit der Infektiologie/einem Antibiotic-Steward.

Herzchirurgische Behandlung

Die primäre Indikation einer kardiochirurgischen Intervention ist die radikale Eliminierung der Infektion und die Wiederherstellung der funktionellen Klappenmorphologie. Die operative Letalität scheint unabhängig davon zu sein, ob die Klappe ersetzt oder rekonstruiert wird und ob eine biologische oder eine mechanische Klappenprothese implantiert wird. Bei der linksseitigen IE wird in 50–60 % eine herzchirurgische Behandlung durchgeführt (Krankenhausletalität 15 %). Indikationen sind Herzinsuffizienz (60 %), große Vegetationen (48 %), refraktäre Sepsis (40 %) und embolische Komplikationen (18 %) (Chu et al., 2015).

IE-Komplikationen

Während weniger als 10 % der Patienten mit unkomplizierter IE versterben, kann die Letalität bei komplizierter IE um ein Mehrfaches höher sein (Werdan et al., 2014).

Risikofaktoren für einen komplizierten Verlauf sind *S. aureus*-IE, Persistenz von Bakteriämie und Inflammation, große (> 15 mm) Vegetationen, Herzinsuffizienz, kardiogener Schock, Multiples Organdysfunktionssyndrom (MODS), schwere Sepsis und septischer Schock, intrakranielle Blutung, HCIE, insulinabhängiger Diabetes mellitus und Immunsuppression. Das Risiko nimmt mit dem Alter zu; Patienten ≥ 70 Jahre haben ein 1,6-fach erhöhtes Risiko (Werdan et al., 2014).

Zerebrale Embolien sind nicht selten das erste Zeichen einer IE. Diese verlaufen häufig klinisch stumm. Ihr Nachweis gelingt durch das MRT. Ein Drittel der zerebralen Embolien ereignen sich vor Einleitung der Antibiotika-Therapie und fast alle während der ersten Woche.

Neurologische Komplikationen treten bei 25 % der IE-Patienten auf und verdoppeln die Letalität (45 % vs. 24 %). Risikofaktoren hierfür sind große Vegetationen (≥ 3 cm), *S. aureus*-IE, Mitralklappenbeteiligung und Antikaogulationsbehandlung. Ein höheres Lebensalter ≥ 70 Jahre scheint hier kein Risikofaktor zu sein.

6.4.6 Prävention

Die Endokarditis-Prophylaxe mittels Antibiotika sollte auf Patientengruppen mit dem höchsten IE-Risiko und bestimmte Risikointerventionen beschränkt werden:

- Patienten mit künstlichen Herzklappen nach prothetischem Herzklappenersatz (mechanisch oder Bioklappe) oder nach Transkatheter-Aortenklappen-Implantation (TAVI)
- Patienten mit stattgehabter IE
- Patienten mit spezifischen angeborenen Herzfehlern

Die Antibiotika-Prophylaxe sollte auf Prozeduren mit dem höchsten IE-Risiko beschränkt werden. Bei endoskopischen Untersuchungen ist regulär keine Antibiotika-IE-Prophylaxe erforderlich.

Merke: Erhöhte Inzidenz der infektiösen Endokarditis bei Älteren

Hohe Prävalenz an Aortenklappenerkrankungen

- Bei > 50 % der IE-Patienten ≥ 60 Jahre findet sich eine degenerative und häufig hochgradig kalzifizierte Aortenklappenstenose.

Zunehmende Zahl an Transkatheter-Aortenklappen-Implantationen (TAVI) bei Über-75-Jährigen mit dem Risiko einer TAVI-infektiösen Endokarditis (TAVI-IE)

- 2019 sind in Deutschland 22.922 TAVIs durchgeführt worden. Das mittlere Patientenalter betrug 81 Jahre (Gaede et al., 2021).
- *Infektiöse Endokarditis nach TAVI:* In einer monozentrischen Studie (Tabata et al., 2020) mit 1.448 TAVI-Patienten trat eine TAVI-IE bei 17 Patienten (1,2 %) im Mittel nach 294 Tagen (133–608 Tage) auf, die Krankenhaussterblichkeit lag bei 41,2 %. Jeder vierte Patient wurde chirurgisch behandelt. Am häufigsten fanden sich Koagulase-negative Staphylokokken (n = 5 von 17), Enterokokken (n = 4 von 17) und *S. aureus* (n = 2 von 17).

Hohe Prävalenz an nosokomialer und non-nosokomialer „Healthcare-associated Infective Endocarditis" (HCIE)

- IE-Symptome/Zeichen entwickeln sich nach Krankenhausaufnahme.
- IE-Symptome/Zeichen entwickeln sich während einer der folgenden Krankenversorgungen: Heimpflege, intravenöse Therapie, Hämodialyse, i. v. Chemotherapie < 30 Tage vor IE-Verdacht.

Zunehmende kardiovaskuläre Komorbidität

- Kardiovaskuläre Komorbidität führt zur Implantation von Herzschrittmachern, Defibrillatoren und ventrikulärer Unterstützungssysteme mit entsprechend assoziierter IE.

Mit Streptococcus gallolyticus (früher: Streptococcus bovis Typ I) assoziierte gastrointestinale Tumoren und IE

- Infektionen mit *S. gallolyticus* sind mit dem Risiko gastrointestinaler Tumoren (Odds Ratio 7) und IE (Odds Ratio 17) korreliert (Boleij & Tjalsma, 2013).

Immunseneszenz (Moutschen et al., 2018)

Zusammenfassung

Die infektiöse Endokarditis (IE) betrifft zur Hälfte Patienten mit vorbestehenden Klappenvitien. Eine große Bedeutung, vor allem bei geriatrischen Patienten, besitzt auch die Healthcare-assoziierte IE infolge von Infektionen, Portsystemen und anderen invasiven medizinischen Maßnahmen. Auch bei den im Durchschnitt 80 Jahre alten Patienten mit TAVI muss bei 1 % mit einer TAVI-Endokarditis gerechnet werden. Eine Verdachtsdiagnose sollte rasch mittels Echokardiografie-Befund, Blutkultur-Ergebnis und positiver modifizierter Duke-Kriterien erhärtet werden. Die konservative und ggf. operative Therapie muss in enger Absprache mit Infektiologen, Kardiologen und Herzchirurgen erfolgen. Die Endokarditis-Prophylaxe kann auf die Patienten mit künstlichen Herzklappen inkl. TAVI und mit durchgemachter IE bei spezifischen Zahnbehandlungen beschränkt werden.

Literatur

Benedetto, U., Avtaar Singh, S. S., Spadaccio, C., et al. (2020). A narrative review of the interpretation of guidelines for the treatment of infective endocarditis. *Annals of translational medicine*, *8*(23), 1623. https://doi.org/10.21037/atm-20-3739

Boleij, A., & Tjalsma, H. (2013). The itinerary of Streptococcus gallolyticus infection in patients with colonic malignant disease. *The Lancet. Infectious diseases*, *13*(8), 719–724. https://doi.org/10.1016/S1473-3099(13)70107-5

Brunkhorst, F. M., Weigand, M. A., Pletz, M., et al. (2020). S3-Leitlinie Sepsis – Prävention, Diagnose, Therapie und Nachsorge: Langfassung [S3 Guideline Sepsis-prevention, diagnosis, therapy, and aftercare: Long version]. *Medizinische Klinik, Intensivmedizin und Notfallmedizin*, *115*(Suppl 2), 37–109. https://doi.org/10.1007/s00063-020-00685-0

Bundgaard, H. (2019). *"Partial Oral Treatment of Left-Sided Infectious Endocarditis – The POET Trial – Long Term Follow-up.* American College of Cardiology (ACC).

Chee, Q. Z., Tan, Y. Q., Ngiam, J. N., et al. (2015). The SHARPEN clinical risk score predicts mortality in patients with infective endocarditis: An 11-year study. *International journal of cardiology*, *191*, 273–276. https://doi.org/10.1016/j.ijcard.2015.04.236

Chu, V. H., Park, L. P., Athan, E., et al. (2015). Association between surgical indications, operative risk, and clinical outcome in infective endocarditis: a prospective study from the International Collaboration on Endocarditis. *Circulation*, *131*(2), 131–140. https://doi.org/10.1161/CIRCULATIONAHA.114.012461

Di Salvo, G., Thuny, F., Rosenberg, V., et al. (2003). Endocarditis in the elderly: clinical, echocardiographic, and prognostic features. *European heart journal*, *24*(17), 1576–1583. https://doi.org/10.1016/s0195-668x(03)00309-9

Dietz, S., Lemm, H., Bushnaq, H., et al. (2013). Infektiöse Endokarditis: Notfallbehandlung und Langzeitbetreuung [Infective endocarditis: emergency treatment and long-term surveillance]. *Der Internist*, *54*(1), 51–62. https://doi.org/10.1007/s00108-012-3090-x

ESC Pocket Guidelines (European Society of Cardiology (ESC). Deutsche Gesellschaft für Kardiologie (DGK). (2015). Infektiöse Endokarditis. Börm Bruckmeier Verlag GmbH.

Frantz, S., Buerke, M., Horstkotte, D., et al. (2016). Kommentar zu den 2015-Leitlinien der Europäischen Gesellschaft für Kardiologie zur Infektiösen Endokarditis. *Kardiologe*, *10*, 142–148.

Gaede, L., Blumenstein, J., Husser, O., et al. (2021). Aortic valve replacement in Germany in 2019. *Clinical research in cardiology: official journal of the German Cardiac Society*, *110*(3), 460–465. https://doi.org/10.1007/s00392-020-01788-6

Habib, G., Lancellotti, P., Antunes, M. J., et al. (2015). 2015 ESC Guidelines for the management of infective endocarditis: The Task Force for the Management of Infective Endocarditis of the European Society of Cardiology (ESC). Endorsed by: European Association for Cardio-Thoracic Surgery (EACTS), the European Association of Nuclear Medicine (EANM). *European heart journal*, *36*(44), 3075–3128. https://doi.org/10.1093/eurheartj/ehv319

Iversen, K., Ihlemann, N., Gill, S. U., et al. (2019). Partial Oral versus Intravenous Antibiotic Treatment of Endocarditis. *The New England journal of medicine*, *380*(5), 415–424. https://doi.org/10.1056/NEJMoa1808312

Kang, D. H., Kim, Y. J., Kim, S. H., et al. (2012). Early surgery versus conventional treatment for infective endocarditis. *The New England journal of medicine*, *366*(26), 2466–2473. https://doi.org/10.1056/NEJMoa1112843

Moutschen, M., Martens, H., & Greenen V. (2018). Chapter 79 Immunosenescence and infectious diseases. In J. P. Michel, B. L. Beattie, F. B. C. Martin, et al. (Hrsg.), *Oxford Textbook of Geriatric Medicine* (3rd ed., pp. 607–612). Oxford University Press.

Müller-Werdan, U., & Werdan, K. (2018). Chapter 84 Infective endocarditis. In J. P. Michel, B. L. Beattie, F. B. C. Martin, et al. (Hrsg.), *Oxford Textbook of Geriatric Medicine* (3rd ed., pp 643–650). Oxford University Press.

Tabata, N., Al-Kassou, B., Sugiura, A., et al. (2020). Predictive factors and long-term prognosis of transcatheter aortic valve implantation-associated endocarditis. *Clinical research in cardiology: official journal of the German Cardiac Society*, *109*(9), 1165–1176. https://doi.org/10.1007/s00392-020-01609-w

Werdan, K., Dietz, S., Löffler, B., et al. (2014). Mechanisms of infective endocarditis: pathogen-host interaction and risk states. *Nature reviews. Cardiology*, *11*(1), 35–50. https://doi.org/10.1038/nrcardio.2013.174

6.5 Durchfallerkrankungen

Anne-Sophie Endres

6.5.1 Einführung

Infektiöse Durchfallerkrankungen sind eine der häufigsten Ursachen für Morbidität und Mortalität in der Weltbevölkerung (WHO, 2017). Insbesondere alte Menschen sind gefährdet, da 51 % aller Durchfall-verursachten Todesfälle bei Menschen über 74 Jahren auftreten (Lew, 1991; Mandell, 2005).

In der Vergangenheit waren Dehydratation und Flüssigkeitsverlust die Hauptursachen von Todesfällen infolge von Diarrhoe. Aktuell führen Septikämien infolge bakterieller Infektionen die Liste an. Bei alten Menschen und Menschen mit Vorerkrankungen ist eine hohe Komplikationsrate zu erwarten (Covino et al., 2022; Peng, 2022)

Beim geriatrischen Patienten ist die infektiöse Genese von anderen häufigen Ursachen abzugrenzen wie der ischämischen Kolitis, Arzneimittelnebenwirkungen, Koprostase und Erkrankungen der Galle/Bauchspeicheldrüse sowie Stoffwechselerkrankungen (Roeb & Kempf, 2019; von Schassen et al., 2021). Die *Clostridioides difficile*-Colitis ist die häufigste

Ursache für eine gastrointestinale Infektion weltweit und tritt bei Menschen über 65 Jahren in mehr als 80 % der Fälle auf.

Merke

Salmonellen und Campylobacter sind mit je mehreren Zehntausend gemeldeten Infektionen pro Jahr die häufigste Ursache für eine bakterielle Enteritis in Deutschland. Die entsprechenden Infektionszahlen für enterohämorrhagische *Escherichia coli* (EHEC)-Infektionen liegen bei ca. 2.000 pro Jahr.

6.5.2 Epidemiologie und Verlauf

Diarrhoe ist in der Regel ein Symptom einer Infektion im Darmtrakt, die durch eine Vielzahl von Viren, Bakterien und Parasiten hervorgerufen werden kann. Die Erreger der Gastroenteritis sind zur Hälfte Viren und je zu einem Viertel Bakterien und Protozoen. Klinisch besteht das Leitsymptom aus zu vielen, zu häufigen und zu flüssigen Stuhlgängen. Übelkeit, Erbrechen, Bauchschmerzen und Fieber können begleitend hinzukommen. Auch in Deutschland wird die Infektion vorwiegend durch kontaminierte Lebensmittel, Trinkwasser oder von Mensch zu Mensch infolge mangelnder Hygiene verbreitet. Meist liegt eine fäkal-orale Übertragung vor, bei Viren ist auch eine Tröpfchen-Übertragung möglich (Mori et al., 2017). Die Inkubationszeit variiert abhängig vom Erreger von wenigen Stunden bis zu zwei Tagen (▸ Tab. 6.5.2). Die Häufigkeit von meldepflichtigen Infektionserkrankungen kann in Deutschland der Homepage des RKI entnommen werden (https://survstat.rki.de/Content/Query/Create.aspx). Die Prävalenz einer akuten Gastroenteritis in Deutschland liegt bei 0,95 Episoden pro Person und Jahr, was ungefähr 65 Millionen Durchfallepisoden pro Jahr ergibt. 37,9 % aller Fälle können ambulant betreut werden. Die durchschnittliche Erkrankungsdauer liegt bei knapp vier Tagen (Wilking, 2013). Im Jahr 2016 war Durchfall die achthäufigste Ursache für Tod innerhalb aller gemeldeten Fälle weltweit (Collaborators, 2018). Eine hohe Dunkelziffer ist anzunehmen.

Durchfälle können in verschiedene Formen je nach Pathogenese unterteilt werden: dem Sekretionstyp, dem Penetrationstyp und dem Invasionstyp. Dabei verursachen verschiedene Erreger verschiedene Formen einer Gastroenteritis (▸ Tab. 6.5.1).

Tab. 6.5.1: Die drei Gruppen der Gastroenteritiden bezüglich ihrer Pathogenese

Form der Gastroenteritis	Erreger
Sekretionstyp	*Vibrio cholerae*, enterohämorrhagische, enteropathogene, enteroaggregative sowie enterotoxische *Escherichia coli*, *Staphylococcus aureus* und *Bacillus cereus*
Penetrationstyp	*Yersinia enterocolitica*, *peudotuberculosis* sowie *pseudotuberculosis* und *Salmonella enterica*
Invasionstyp	*Shigella*, *Campylobacter spp.* und Entamoeba histolytica

Bei alten Menschen mit einer chronischen Diarrhoe können weitere Formen wie die Steatorrhoe und eine osmotische Diarrhoe hinzugezählt werden (Schiller, 2019).

Mögliche Auffälligkeiten in der klinischen Untersuchung sind:

- Dehydratation
  - Lethargie
  - Bewusstseinstrübung
  - Trockene Schleimhäute
  - Tiefliegende Augen, reduzierter Hautturgor
  - Verzögerte Kapillarnachfüllung
- Reduzierter Ernährungszustand
  - Unterernährung
  - Reduzierte Muskel-/Fettmasse
  - Peripheres Ödem
- Klinische Angaben und Präsentation des Patienten
  - Bauchschmerzen/Krämpfe
  - Borborygmus (Darmgeräusche)
  - Perianales Erythem

Komplizierend kommt es bei alten Menschen zu Elektrolytentgleisungen, Delir, Stürzen mit Frakturen infolge orthostatischer Hypotension sowie verlängerten Infektionsverläufen aufgrund einer häufig vorliegenden Fehl- und Mangelernährung. Begleitende Erkrankungen wie Atherosklerose, kardiale Erkrankungen, chronische Niereninsuffizienz und auch zerebrovaskuläre Schädigungen tragen zu dem aggravierten klinischen Verlauf einer Durchfallerkrankung bei einem alten Menschen bei. Dehydrierte Patienten klagen oft über Schwindel, Benommenheit und Durst. Niedriger Blutdruck und Herzrasen, verzögerte kapillare Wiederfüllung nach Kompression und verminderte Harnproduktion sind entsprechende klinische Symptome. Prolongierte Verläufe sieht man oft bei Giardiasis, Rekurrenzen sind häufig bei den *Clostridioides difficile*-Infektionen (CDI) (Trinh C et al., 2007). Komplizierend können ein hypovolämischer Schock, Hypoglykämie, Darmperforation oder eine Sepsis hinzukommen. *Clostridioides difficile* ist ein anaerob wachsendes, grampositives Stäbchenbakterium. Es kann aerotolerante Sporen bilden, die dem Erreger eine Toleranz gegen Wärme und Austrocknung sowie gegen eine Reihe verschiedener chemischer Substanzen, einschließlich vieler Desinfektionsmittel verleihen, so dass hier ein Händewaschen zu den hygienischen Maßnahmen notwendig ist (RKI, 2018).

CDI zeigen nicht nur ein 9-fach höheres Risiko für Rekurrenz, sondern auch eine – im Vergleich zu den Patienten mit infektiösem Durchfall anderer Genese – drastisch erhöhte Gesamtsterblichkeit. Die Sterblichkeit vor Entlassung betrug bei den CDI-Patienten 20 % vs. 7 % bei den Diarrhoe-Patienten ohne CDI. Die Gesamtsterblichkeit vor Entlassung betrug bei Norovirus 11 %, bei Campylobacter 2 % und bei Adenovirus 5 % (Schmid et al., 2014).

Merke

Je nach Erreger unterscheiden sich die klinischen Verläufe, die Inkubationszeit und die notwendigen hygienischen Maßnahmen (Brandstetter, 2019).

In Deutschland konnten unter den Bakterien *Campylobacter*-Species am häufigsten nachgewiesen werden (Schielke et al., 2014). Differenzialdiagnostisch spielt eine Infektion mit Tropheryma whipplei eine Rolle. Hier ist die Inzidenz nicht bekannt. Die gastrotintestinale Symptomatik wird begleitet von Polyarthritis, Fieber, Endokarditis und zerebralen Manifestationen (Marth & Feurle, 2002). Für die Diagnosestellung und kalkulierte Diagnose und Therapie spielt hier die Anamnese die führende Rolle.

Bei einer Diarrhoe unter einer Immunsuppression ist ein anderes Keimspektrum vorhanden. Bei Durchfällen nach einer Organtransplantation konnten in einer Zusammenstellung aus dem Jahr 2019 folgende Erreger ätiologisch festgehalten werden (Angarone et al., 2019):

- Bakterien
  - *Clostridioides difficile*
  - *Campylobacter spp.*
  - *Salmonella spp.*
- Bakterielle Überwucherung
- *Aeromonas spp.*
- *Escherichia coli*
- Parasiten
  - Giardia
  - Cryptosporidium
  - Cystoisosopora
  - Cyclospora
  - Microsporidium
  - Entameoba
- Viren
  - CMV
  - Norovirus
  - Sapovirus
  - Rotavirus
  - Adenovirus
  - Enterovirus

In einer über 18 Monate andauernden Untersuchung konnte eine Häufigkeitsverteilung der ätiologischen Erreger festgestellt werden (Echenique und Mitarbeiter):

- *C. difficile*-Infektion (13,1 %)
- Norovirus (3,9 %)
- CMV (3,5 %)
- Bakterielle und parasitäre Ursachen: (< 1 % der Fälle)

In Krankenhäusern beobachtet man insbesondere nosokomiale Ausbrüche mit *Clostridioides difficile* als häufigste und teuerste Infektion. Der Ribotyp 027 hat sich insbesondere in Deutschland verbreitet und weist eine hohe Pathogenität auf (Mandell & Bennett, 2005; Marujo & Arvand, 2020). In vollstationären Pflegeeinrichtungen werden hingegen häufig virale Erreger als ursächlich beschreiben (Portal et al., 2022). In den letzten Jahren haben in Deutschland auch die CDI und die Prävalenz ohne Symptomatik von *Clostridiodes difficile* zugenommen (Arvand et al., 2012).

Durchfälle können auch durch die Toxine von Bakterien hervorgerufen werden. Hierzu gehören:

- *Staphylococcus aureus*
- *Bacillus cereus*
- *Clostridium perfringens*

Unter den Viren gehören folgende Spezies zu den Durchfallerregern:

- Rotaviren
- Adenoviren
- Noroviren
- Saproviren
- SARS-CoV-2 (Zhan et al., 2021)

Laut Angaben des RKIs sind die weltweit verbreiteten Noroviren bei über 70-jährigen Menschen die häufigste Ursache von Ausbrüchen einer akuten Gastroenteritis in Gemeinschaftseinrichtungen, Krankenhäusern und Altenheimen (RKI, 2019).

Tab. 6.5.2: Inkubationszeit verschiedener Erreger infektöser Gastroenteritiden

Inkubationszeit	Erreger
< 6 Stunden	Toxine von *Staphylococcus aureus* und *Bacillus cereus*
6–24 Stunden	Toxine von *Clostridium perfringens* und *Bacillus cereus*
16–24 Stunden	Cyclospora, Cryptospoidien, Shiga-Toxin-bildende *Escherichia coli* (STEC), Giardia lamblia, Shigellen, Campylobacter, Yersinien, Norovirus, Enterotoxin-bildende *Escherichia coli* (ETEC), Vibrio, Salmonellen

6.5.3 Diagnosestellung

Bei Diagnosestellung ist die Evaluation einer Dehydratation und deren Behandlung umgehend notwendig. Die Anamnese des Patienten umfasst auch Antibiotikaexposition, Gewichtsverlust, vorliegende weitere Erkrankungen, möglicher Kontakt zu anderen kranken Menschen und Reiseanamnese (Mandell, 2005). Der Kontakt zu Kindertagesstätten (häufigste Erreger Rotavirus, Astrovirus, Calicivirus, *Campylobacter* spp., *Shigella* spp., Giardia lamblia, Dünndarmparasiten (Protozoen) und *Cryptosporidium* spp.) kann bereits eine Verdachtsdiagnose erlauben. Der Kontakt zu Gewässern (Seen, Meeresumwelt, Schwimmbäder), Camping (möglicher Kontakt zu kontaminierten Wasserquellen), eine mögliche Tierexposition (Junghunde, Katzen: *Campylobacter* spp.; Schildkröten: Salmonella spp.) und der Immunstatus sind weitere wichtige anamnestische Angaben, die die Diagnosestellung erleichtern und Rückschlüsse auf den Erreger erlauben (Roeb & Kempf, 2019).

Der Patient muss klinisch untersucht werden einschließlich Erfassung der Körpertemperatur und eines abdominellen Tast- und Auskultationsbefundes. Eine rektale Untersuchung sollte durchgeführt werden.

Die Stuhlcharakteristika inklusive Konsistenz, Farbe, Volumen und Frequenz sind zu erfassen. So kann die Form des Durchfalles festgehalten und eine Verdachtsdiagnose erstellt werden. Das Vorhandensein von zusätzlichen Symptomen wie Übelkeit, Erbrechen, Fieber und Bauchschmerzen sollte erhoben werden.

Zur Erreger-Diagnostik sollten ein bis zwei Stuhlproben verwendet werden. Bei Fieber sollten mehrere Blutkulturen entnommen werden. Für den mikrobiologischen Nachweis von Durchfallerregern sind Stuhlproben in einer Menge von 3–5 ml ausreichend. Für den Nachweis einer Parasitose sollten mindestens drei Stuhlproben untersucht werden (Mandell, 2005; Roeb & Kempf, 2019; Layer et al., 2021). Die mikrobiologische Stuhldiagnostik umfasst die Anzucht enteropathogener Keime zur Identifizierung und Resistenzprüfung, die Durchführung einer Mikroskopie bei dem Verdacht auf einen Wurm- oder Parasitenbefall und den Direktnachweis erregerspezifischer Antigene im Stuhl mittels ELISA-Technologie (Enzyme-linked Immunosorbent Assay). Es liegen auch Nukleinsäureamplifikationstechniken zum Erregernachweis vor. Hier stehen kommerzielle Multiplex Panels zur Verfügung. So können mögliche Koinfektionen nachgewiesen werden (Brandstetter, 2019).

Die Nierenfunktion, das Blutbild und die Entzündungsparameter sollten bestimmt werden zur Beurteilung möglicher Komplikationen.

6.5.4 Behandlungskonzept

Primär muss eine Rehydratation erfolgen. Ein Elektrolytmangel sollte ausgeglichen werden. Hier sind orale Gaben von Trinklösungen, die aus Glukose, Natriumchlorid, Kaliumchlorid und Natriumcitrat bestehen, hilfreich (Riddle et al., 2017a, 2017b).

Motilitätshemmer wie Loperamid können zu einer Abnahme der Stuhlfrequenzen führen (Roeb & Kempf, 2019), ohne die Ausscheidung der Erreger signifikant zu verlängern (Bergström et al., 1986).

Merke

Bei dem Verdacht auf eine ambulant erworbene infektiöse Gastroenteritis sollte primär keine antimikrobielle Therapie erfolgen. Diese kann erwogen werden, wenn bei dem Patienten eine Immunsuppression vorliegt, bei Zeichen einer systemischen Infektion wie Fieber von mehr als 38,5 °C und bei blutiger Diarrhoe. Je nach Erreger sind verschiedene antimikrobielle Strategien notwendig (Booth, 2022).

6.5.5 Behandlung/Therapie

Die Dehydratation steht im Vordergrund der Behandlung. Bei einem Erregernachweis kann in o. g. Fällen antibiotisch behandelt werden. Bei dem Nachweis von Campylobacter steht Azithromycin 500 mg täglich für drei Tage oder eine Einmaldosis in Höhe von 1.000 mg zur Verfügung. Alternativ ist auch Ciprofloxacin möglich. Gyrasehemmer sollten wegen potenzieller Nebenwirkungen bei alten Menschen nicht gegeben werden.

Bei *Clostridioides difficile*-Infektionen führt bei 15–23 % der Patienten bereits das Beenden der Antibiotikatherapie (wenn aus klinischer Sicht vertretbar) zum Sistieren des Durchfalles innerhalb von 2–3 Tagen. Eine antibiotische Behandlung von *Clostridioides difficile*-Infektionen sollte erfolgen bei

- schweren oder fortbestehenden Symptomen,
- älteren und/oder Patienten mit Grundleiden oder
- in Situationen, in denen die aktuelle Antibiotikabehandlung fortgesetzt werden muss.

Nach der aktuellen Leitlinie der European Society of Clinical Microbiology and Infectious Diseases (ESCMID) ist Metronidazol nicht mehr Mittel der Wahl, wenn Fidaxomicin oder Vancomycin zur Verfügung stehen. Fidaxomicin wird initial in einer Dosierung von zweimal täglich 200 mg über zehn Tage eingesetzt. Zweite Wahl ist Vancomycin, das viermal täglich mit 125 mg über zehn Tage verabreicht wird (Joffrey van Prehn et al., 2021). Beim ersten Rezidiv nach Vancomycin wird Fidaxomicin empfohlen. Wurde dieses als Erstmedikament eingesetzt, wird danach zusätzlich zur Standardantibiose der Antikörper Bezlotoxumab empfohlen. Diese Kombination oder der fäkale Stuhltransfer (FMT) wird darüber hinaus auch ab dem zweiten Rezidiv empfohlen. Sollten diese Präparate nicht verfügbar, empfiehlt die ESCMID weiterhin Metronidazol über zehn Tage in einer Dosierung von dreimal täglich 500 mg oder Vancomycin. Antiperistaltika sollten hier gemieden werden.

Bei nicht typhösen gastrointestinalen Salmonelleninfektionen ist eine antimikrobielle Therapie nur bei schweren, fieberhaften Verläufen (V. a. extraintestinale Erregerausbreitung) sowie bei intestinalen Verlaufsformen bei Immunsupprimierten, bei Patienten mit Anomalien an Herzklappen und Gefäßen und bei älteren Patienten indiziert. Als Mittel der Wahl bei geriatrischen Patienten gelten Cotrimoxazol (2-mal 960 mg/d p. o.), Ciprofloxacin (2-mal 500 mg/d p. o.) oder Ceftriaxon (1-mal 2 g/d i. v.), jeweils für ≥ 14 Tage (übliche Dauer bei nicht immunsupprimierten Jungen: 5–7 Tage).

Eine Infektion mit Giardia lamblia ist im Allgemeinen nicht selbstlimitierend, weswegen in diesem Fall eine Therapie mit Metronidazol (3-mal 250 mg/d p. o.) über 5–7 Tage empfohlen wird.

Für verschiedene virale und bakterielle Durchfallerreger wird derzeit nach einer Vakzine gesucht. Hier sind Immunisierungsversuche gegen das Rotavirus schon durchgeführt worden. In der Zukunft sind hier Fortschritte zu erwarten (Soares-Weiser et al. 2019; Yandle et al., 2021).

Zusammenfassung

Infektiöse Durchfallerkrankungen sind mit einer hohen Mortalität und Morbidität bei alten Menschen verbunden. Die Diagnosestellung erfolgt mittels Anamnese, körperlicher Untersuchung, Stuhlvisite, laborchemischen Untersuchungen und mikrobiologischen Untersuchungen von ein bis zwei Stuhlproben. Blutkulturen sollten bei systemischen Infektionszeichen entnommen werden.

Die Therapie erfolgt vorrangig mittels Rehydratation und Ausgleich von Elektrolyten über zunächst orale Rehydratationslösungen. Eine antibiotische Therapie ist in Abhängigkeit von dem Erreger bei schweren Verläufen zu wählen. Eine präventive Therapie mittels Vakzine ist in Zukunft zu erwarten.

Literatur

Angarone, M., Snydman, D. R., & AST ID Community of Practice (2019). Diagnosis and management of diarrhea in solid-organ transplant recipients: Guidelines from the American Society of Transplantation Infectious Diseases Community of

Practice. *Clinical transplantation*, *33*(9), e13550. https://doi.org/10.1111/ctr.13550

Arvand, M., Moser, V., Schwehn, C., et al. (2012). High prevalence of Clostridium difficile colonization among nursing home residents in Hesse, Germany. *PloS one*, *7*(1), e30183. https://doi.org/10.1371/journal.pone.0030183

Bergström, T., Alestig, K., Thorén, K., et al. (1986). Symptomatic treatment of acute infectious diarrhoea: loperamide versus placebo in a double-blind trial. *The Journal of infection*, *12*(1), 35–38. https://doi.org/10.1016/s0163-4453(86)94833-4 Booth, U. v. (2022). Digitales Kursbuch Infektiologie Refresher 2022. *Infektiologie Refresher München Akute Gastroenteritis* In F. f. m. F. FomF (Ed.).

Brandstetter, T. S. M. (2019). Infektiöse Gastroenteritis – Diagnostik, Therapie, Prävention. *Krankenhaushygiene up2date 2019, 14*(1). doi:10.1055/a-0639-4873

Cohen, R., Finn, T., Babushkin, F., et al. (2018). Streptococcus pyogenes bacteremia and toxic shock syndrome related to Strongyloides stercoralis hyperinfection: a case report. *Journal of medical case reports*, *12*(1), 346. https://doi.org/10.1186/s13256-018-1885-7

Connor, B. A. (2020). Travelers' Diarrhea. In: CDC yellow book.; https://wwwnc.cdc.gov/travel/yellowbook/2020/preparing-international-travelers/travelers-diarrhea

Covino, M., Gallo, A., Pero, E., et al. (2022). Early Prognostic Stratification of *Clostridioides difficile* Infection in the Emergency Department: The Role of Age and Comorbidities. *Journal of personalized medicine*, *12*(10), 1573. https://doi.org/10.3390/jpm12101573

Echenique, I. A., Penugonda, S., Stosor, V., et al. (2015). Diagnostic yields in solid organ transplant recipients admitted with diarrhea. *Clinical infectious diseases : an official publication of the Infectious Diseases Society of America*, *60*(5), 729–737. https://doi.org/10.1093/cid/ciu880

Fleckenstein, J. M., & Kuhlmann, F. M. (2019). Enterotoxigenic Escherichia coli Infections. *Current infectious disease reports*, *21*(3), 9. https://doi.org/10.1007/s11908-019-0665-x

Fleckenstein, J. M., Matthew Kuhlmann, F., & Sheikh, A. (2021). Acute Bacterial Gastroenteritis. *Gastroenterology clinics of North America*, *50*(2), 283–304. https://doi.org/10.1016/j.gtc.2021.02.002

GBD 2016 Diarrhoeal Disease Collaborators (2018). Estimates of the global, regional, and national morbidity, mortality, and aetiologies of diarrhoea in 195 countries: a systematic analysis for the Global Burden of Disease Study 2016. *The Lancet. Infectious diseases*, *18*(11), 1211–1228. https://doi.org/10.1016/S1473-3099(18)30362-1

Horwitz, M. A., Marr, J. S., Merson, M. H., et al. (1975). A continuing common-source outbreak of botulism in a family. *Lancet (London, England)*, *2*(7940), 861–863. https://doi.org/10.1016/s0140-6736(75)90246-9

Johnson, S., Lavergne, V., Skinner, A. M., et al. (2021). Clinical Practice Guideline by the Infectious Diseases Society of America (IDSA) and Society for Healthcare Epidemiology of America (SHEA): 2021 Focused Update Guidelines on Management of Clostridioides difficile Infection in Adults. *Clinical infectious diseases : an official publication of the Infectious Diseases Society of America*, *73*(5), e1029–e1044. https://doi.org/10.1093/cid/ciab549

Kedia, S., Limdi, J. K., & Ahuja, V. (2018). Management of inflammatory bowel disease in older persons: evolving paradigms. *Intestinal research*, *16*(2), 194–208. https://doi.org/10.5217/ir.2018.16.2.194

Kelly, C. P., & LaMont, J. T. (2008). Clostridium difficile–more difficult than ever. *The New England journal of medicine*, *359*(18), 1932–1940. https://doi.org/10.1056/NEJMra0707500

Khalil, I. A., Troeger, C., Blacker, B. F., et al. (2018). Morbidity and mortality due to shigella and enterotoxigenic Escherichia coli diarrhoea: the Global Burden of Disease Study 1990-2016. *The Lancet. Infectious diseases*, *18*(11), 1229–1240. https://doi.org/10.1016/S1473-3099(18)30475-4

Layer, P., Andresen, V., Allescher, H., et al. (MAGDA) (2021). Update S3-Leitlinie Reizdarmsyndrom: Definition, Pathophysiologie, Diagnostik und Therapie. Gemeinsame Leitlinie der Deutschen Gesellschaft für Gastroenterologie, Verdauungs- und Stoffwechselkrankheiten (DGVS) und der Deutschen Gesellschaft für Neurogastroenterologie und Motilität (DGNM) – Juni 2021 – AWMF-Registriernummer: 021/016. *Zeitschrift fur Gastroenterologie*, *59*(12), 1323–1415. https://doi.org/10.1055/a-1591-4794

Lew, J. F., Glass, R. I., Gangarosa, R. E., et al. (1991) Diarrheal deaths in the United States, 1979 through 1987. A special problem for the elderly. *JAMA*, *265*(24), 3280–3284.

Mandell, D., & Bennett, D. (2005). Principles an Practice of Infectious Diseases. In T. Hartmann (Ed.), *Principles an Practice of INFECTIOUS DISEASES* (Vol. 6, pp. 3521). Philadelphia, Pennsylvania, USA: ELSEVIER Churchill Livingston.

Marth, M., & Feurle, G. E. (2002). Infektion mit Tropheryma whipplei. Deutsches Ärzteblatt, 99(48)

Marujo, V., & Arvand, M. (2020). The largely unnoticed spread of *Clostridioides difficile* PCR ribotype 027 in Germany after 2010. *Infection prevention in practice*, *2*(4), 100102. https://doi.org/10.1016/j.infpip.2020.100102

McDonald, L. C., Gerding, D. N. Johnson, S., et al. (2018). Clinical Practice Guidelines for Clostridium difficile Infection in Adults and Children: 2017 Update by the Infectious Diseases Society of America (IDSA) and Society for Healthcare Epidemiology of America (SHEA). *Clinical infectious diseases : an official publication of the Infectious Diseases Society of America*, *66*(7), e1–e48. https://doi.org/10.1093/cid/cix1085

Mikolajetz, U., Rosner, B., Luber, P. (2021). Gemeinsamer nationaler Bericht des BVL und RKI zu lebensmittelbedingten Krankheitsausbrüchen in Deutschland 2021. © 2022 Bundesamt für Verbraucherschutz und Lebensmittelsicherheit (BVL). Jahresbericht2021.pdf;jsessionid=5DDFAD0991237C768F3CB993AB1A6C99.internet962 (bund.de), Zugriff am 23.3.2023

Mori, K., Onuki, A., Kanou, F., et al. (2017). Feasibility of viral dust infection via air movement and dispersion of dried viral particles from the floor. *Journal of medical virology*, *89*(5), 931–935. https://doi.org/10.1002/jmv.24710

Ottino, L., Buonfrate, D., Paradies, P., et al. (2020). Autochthonous Human and Canine *Strongyloides stercoralis* Infection in Europe: Report of a Human Case in An Italian Teen and Systematic Review of the Literature. *Pathogens (Basel, Switzerland)*, *9*(6), 439. https://doi.org/10.3390/pathogens9060439

Peng, Y., Liu, F., Qiao, Y., et al. (2022). Association of abnormal bowel health with major chronic diseases and risk of mortality. *Annals of epidemiology*, *75*, 39–46. https://doi.org/10.1016/j.annepidem.2022.09.002

Portal, T. M., Vanmechelen, B., Van Espen, L., et al. (2022). Molecular characterization of the gastrointestinal eukaryotic virome in elderly people in Belem, Para, Brazil. *Infection, genetics and evolution: journal of molecular epidemiology and evolutionary genetics in infectious diseases*, *99*, 105241. https://doi.org/10.1016/j.meegid.2022.105241 https://survstat.rki.de/Content/Query/Create.aspx. *SurvStat@RKI 2.0. Web-basierte Abfrage der Meldedaten gemäß Infektionsschutzgesetz (IfSG).*

Roeb, E., & Kempf, V. A. K. (2019). Leitsymptom Diarrhö. Walter De Gruyter GmbH.

Riddle, M. S., Connor, B. A., Beeching, N. J., et al. (2017a). Guidelines for the prevention and treatment of travelers' diarrhea: a graded expert panel report. *Journal of travel medicine*, *24*(suppl_1), S57–S74. https://doi.org/10.1093/jtm/tax026

Riddle, M. S., Martin, G. J., Murray, C. K., et al. (2017b). Management of Acute Diarrheal Illness During Deployment: A

Deployment Health Guideline and Expert Panel Report. *Military medicine*, *182*(S2), 34–52. https://doi.org/10.7205/MILMED-D-17-00077RKI (2018). RKI-Ratgeber Clostridioides (früher Clostridium) difficile. https://www.rki.de/DE/Content/Infekt/EpidBull/Merkblaetter/Ratgeber_Clostridium.html, Zugriff am 23.3.2023

RKI (2019). RKI-Ratgeber Norovirus-Gastroenteritis. https://www.rki.de/DE/Content/Infekt/EpidBull/Merkblaetter/Ratgeber_Noroviren.html#doc2374562bodyText2, Zugriff am 23.3.2023

Schär, F., Trostdorf, U., Giardina, F., et al. (2013). Strongyloides stercoralis: Global Distribution and Risk Factors. *PLoS neglected tropical diseases*, 7(7), e2288. https://doi.org/10.1371/journal.pntd.0002288

Schielke, A., Rosner, B. M., & Stark, K. (2014). Epidemiology of campylobacteriosis in Germany – insights from 10 years of surveillance. *BMC infectious diseases*, *14*, 30. https://doi.org/10.1186/1471-2334-14-30

Schiller L. R. (2019). Chronic Diarrhea Evaluation in the Elderly: IBS or Something Else?. *Current gastroenterology reports*, *21*(9), 45. https://doi.org/10.1007/s11894-019-0714-5

Schmid, D., Kuo, H. W., Simons, E., et al. (2014). All-cause mortality in hospitalized patients with infectious diarrhea: Clostridium difficile versus other enteric pathogens in Austria from 2008 to 2010. *Journal of infection and public health*, 7(2), 133–144. https://doi.org/10.1016/j.jiph.2013.07.010

Soares-Weiser, K., Bergman, H., Henschke, N., et al. (2019). Vaccines for preventing rotavirus diarrhoea: vaccines in use. *The Cochrane database of systematic reviews*, *2019*(10), CD008521. https://doi.org/10.1002/14651858.CD008521.pub5

von Schassen, H., Andresen, V., & Layer, P. (2021). Die neue Leitlinie zum Reizdarmsyndrom: Was ändert sich? [The new guideline on irritable bowel syndrome: what is new?]. *Deutsche medizinische Wochenschrift (1946)*, *146*(19), 1243–1248. https://doi.org/10.1055/a-1331-6478WHO (2017). Diarrhoeal disease. *Fact sheets.* https://www.who.int/news-room/fact-sheets/detail/diarrhoeal-disease, Zugriff am 23.3.2023

Wilking, H., Spitznagel, H., Werber, D., et al. (2013). Acute gastrointestinal illness in adults in Germany: a population-based telephone survey. *Epidemiology and infection*, *141*(11), 2365–2375. https://doi.org/10.1017/S0950268813000046

Yandle, Z., Coughlan, S., Dean, J., et al. (2021). Indirect impact of rotavirus vaccination on viral causes of acute gastroenteritis in the elderly. *Journal of clinical virology: the official publication of the Pan American Society for Clinical Virology*, *137*, 104780. https://doi.org/10.1016/j.jcv.2021.104780

Yoon, S. Y., Jung, S. A., Na, S. K., et al. (2015). What's the Clinical Features of Colitis in Elderly People in Long-Term Care Facilities?. *Intestinal research*, *13*(2), 128–134. https://doi.org/10.5217/ir.2015.13.2.128

Zhan, T., Tang, Y., Han, Z., et al. (2021). Clinical Characteristics of 195 Cases of COVID-19 with Gastrointestinal Symptoms COVID-19 with Gastrointestinal Symptoms. *The Turkish journal of gastroenterology: the official journal of Turkish Society of Gastroenterology*, *32*(2), 148–154. https://doi.org/10.5152/tjg.2021.20379

6.6 Infektionen der ableitenden Harnwege

Klaus Becher

6.6.1 Einführung

Harnwegsinfektionen (HWI) sind bei älteren Menschen häufig und manifestieren sich in unterschiedlicher Art und Weise. Klinisch wird die asymptomatische Bakteriurie bis hin zu einer HWI-assoziierten Sepsis unterschieden (▶ Tab. 6.6.1), die einen Krankenhausaufenthalt mit eventueller intensivmedizinischer Behandlung erfordert (Mody, 2014; Lehmann, 2017). Der Nachweis von Bakterien ohne Symptome (d. h. eine asymptomatische Bakteriurie) ist am häufigsten im klinischen Alltag vorzufinden und stellt eine Kolonisation dar (Gavazzi, 2013). Die asymptomatische Bakteriurie hat eine Prävalenz von 1–5 % bei gesunden prämenopausalen Frauen, von 4–19 % bei ansonsten gesunden älteren Frauen und Männern und von 15–50 % bei institutionalisierten älteren Menschen (Arinzon, 2012). Eine asymptomatische Bakteriurie kann auch als protektive Kolonisation gegen eine superinfizierende symptomatische Harnwegsinfektion schützen. Die antimikrobielle Behandlung ist in der Regel dann nicht indiziert und kann sich sogar negativ auswirken (Gavazzi, 2013; Veimer, 2021).

6.6.2 Epidemiologie und Verlauf

Harnwegsinfektionen sind mit einem Anteil von rund 25 % nach der Pneumonie die zweithäufigste Infektion alter Menschen (Foxman, 2002) und sind gefolgt von Atemwegsinfekten der häufigste Grund für eine antibiotische Behandlung bei Heimbewohnern (Blix, 2010). Gegenüber selbstständig wohnenden Altersgruppen wird der Harnwegsinfekt bei Altenheimbewohnern doppelt so häufig gesehen und behandelt. In Folge treten zunehmend komplizierte Harnwegsinfekte auf. Eine unkomplizierte Harnwegsinfektion kann meist nur bei jüngeren prämenopausalen Frauen postuliert werden oder bei postmenopausalen Frauen dann, wenn keine wesentliche Begleitmorbidität und ein guter funktioneller Status postuliert werden können.

In einer niederländischen prospektiven Kohortenstudie von über 85-jährigen Bewohnern der Stadt Leiden (Leiden 85+, Follow-Up) betrug die jährliche Inzidenz von diagnostizierten Harnwegsinfekten 12,8/100 Personenjahre (95 % CI 10,4–15,2) für Frauen und 7,8/100 Personenjahre (95 % CI 5,1–10,6) für Männer. Bei fast der Hälfte der Erkrankten traten rezidivierende HWI auf (Caljouw, 2011). Dies führt sowohl in der ambulanten wie auch in der stationären Versorgung häufig zu einer Unsicherheit, wie angemessen und korrekt behandelt werden sollte. Durch chronische Begleiterkrankungen, zunehmende Funktionseinschränkungen und eine zusätzlich vorhandene Polymedikation sind die Handlungsspielräume für eine differenzierte Abklärung erschwert. Zusätzlich findet sich auch hier häufig eine maskierte Symptomatik und damit eine atypische Symptompräsentation. Die asymptomatische Bakteriurie (ABU) hat

Tab. 6.6.1: Klinische Unterteilung der Infektionen im Harntrakt nach Symptomen und Bakteriennachweis (modifiziert nach Mody & Juthani-Mehta, 2014 und Lehmann et al., 2017)

	Definition	Typische Klinik und Empfehlung
asymptomatische Bakteriurie	Nachweis von mindestens 10^5 pathogenen Keimen pro ml Probe aus zwei unabhängigen Mittelstrahl-Urinuntersuchungen bei Frauen ohne Symptomatik; Nachweis von mindestens 10^5 pathogenen Keimen pro ml Probe in einer Mittelstrahl-Urinuntersuchung bei Männern ohne Symptomatik; Nachweis von 10^2 Keimen pro ml im Katheter-Urin bei Männern und Frauen	keine Beschwerden; keine Behandlung, außer in speziellen Ausnahmen: Schwangere und Patienten vor invasiven urologischen Eingriffen (z. B. Zystoskopie) (Lehmann 2017)
unkomplizierte, akute, untere Harnwegsinfektion	Nachweis von $\geq 10^5$ pathogenen Keimen und Leukozyturie mit Symptomatik	Dysurie, Pollakisurie, imperativer Harndrang, suprapubischer Schmerz,
unkomplizierte, akute, obere Harnwegsinfektion	Nachweis von $\geq 10^5$ pathogenen Keimen und Leukozyturie mit Symptomatik	Symptome der unteren Harnwegsinfektion, zusätzlich Fieber, Flankenschmerz
komplizierte Harnwegsinfektion	Nachweis von $\geq 10^5$ pathogenen Keimen und Leukozyturie mit Symptomatik	wie unkomplizierte Harnwegsinfektion, zusätzlich anatomische Veränderungen (z. B. Restharn), Z. n. Instrumentation, Vorliegen systemischer Erkrankungen (Diabetes, Niereninsuffizienz, Immunsuppression)
rezidivierende Harnwegsinfektion	wie untere/obere akute Harnwegsinfektion	Nachweis des identischen Keimes beim Rezidiv
Pyelonephritis	wie obere Harnwegsinfektion in Verbindung mit oder ohne Harnabflussstörung/Harnstauung	Sonografie und Desobstruktion bei Aufstau erforderlich
akute Prostatitis	akute Prostataentzündung; meist kanalikulär durch Harnwegsinfektion entstanden	starke Dysurie, Strangurie, Fieber, PSA-Anstieg, Gefahr der Abszedierung

eine im Alter zunehmende Prävalenz. Bei Heimbewohnern liegt sie mit 15–40 % bei Männern und mit 25–50 % bei Frauen sehr hoch. Bei den älteren und hochbetagten Menschen, die noch im eigenen häuslichen Umfeld leben, wird die Prävalenz mit knapp 20 % bei Frauen und ca. 6 % bei Männern angegeben. Bei Menschen mit persistierender ABU scheint es häufiger zu erneuten Kolonisationen zu kommen. Innerhalb von 18 Monaten fand sich bei 60 % der Betroffenen ein Keimwechsel (Rodhe, 2007).

6.6.3 Diagnosestellung

Typische Symptome von HWI sind:

- akut auftretende Schmerzen bei der Miktion (Dysurie),
- neu aufgetretener häufiger (Pollakisurie) und/oder imperativer Harndrang sowie
- neu aufgetretene Schmerzen im Unterbauch.

Geriatrische Patienten klagen wie so oft nicht über die typischen Symptome. Daher muss nach unspezifischen, neu aufgetretenen Beschwerden, wie Veränderungen des Allgemeinzustandes, unklarem Fieber oder subfebrilen Zuständen, Bauchschmerzen, neu aufgetretenen Kontinenzproblemen oder eine Nykturie gefragt und gesucht werden, die auf einen HWI hinweisen können.

Merke

Die Diagnose einer symptomatischen Harnwegsinfektion bei älteren Erwachsenen erfordert im Allgemeinen das Vorhandensein eines lokalisierten Symptoms im Bereich des Urogenitalsystems, eine Pyurie und eine positive Urinkultur mit einem typischen Erreger der Harnwege (Mody, 2014; Dicheva, 2015). Eine körperliche Untersuchung ist bei Vorliegen eines Verdachts auf eine Harnwegsinfektion bei geriatrischen Patienten daher immer durchzuführen.

Der Urin-Streifentest und die Gewinnung der Urinkultur

Die Technik der Uringewinnung für einen Streifentest oder eine Urinkultur sollte einfach und zuverlässig sein und dabei gleichzeitig nur ein geringes Kontaminations- und auch Schadensrisiko für die Probe und den Patienten aufweisen. Dabei besteht für ältere Patienten die folgende gängige Empfehlung mit dem Ziel der Reduktion von Kontaminationen bei der Gewinnung von Mittelstrahlurin: das Spreizen der Labien sowie die sorgfältige Reinigung des Meatus urethrae der Frau bzw. der Glans penis des Mannes mit Wasser.

Die Kass-Zahl (10^5 koloniebildende Einheiten [KBE]/ml) als Therapiekriterium (▶ Tab. 6.6.1) ist in Zusammenhang mit der klinischen Ausprägung, einem geriatrischen Assessment und der individuellen Patientensituation zu bewerten.

Andere Einschätzungsinstrumente für die Entscheidung zur Diagnoseabsicherung eines Harnwegsinfektes bei älteren Menschen können aus dem Kapitel „Geriatrische Patienten“ der S3-Leilinie „Brennen beim Wasserlassen“ entnommen werden. (https://register.awmf.org/assets/guidelines/053-001l_S3_Brennen_beim_Wasserlassen_2018-09-verlaengert_01.pdf, Zugriff am 2.6.2023). Ebenso kann der Quelle ein Diagnostik-Algorithmus entnommen werden,

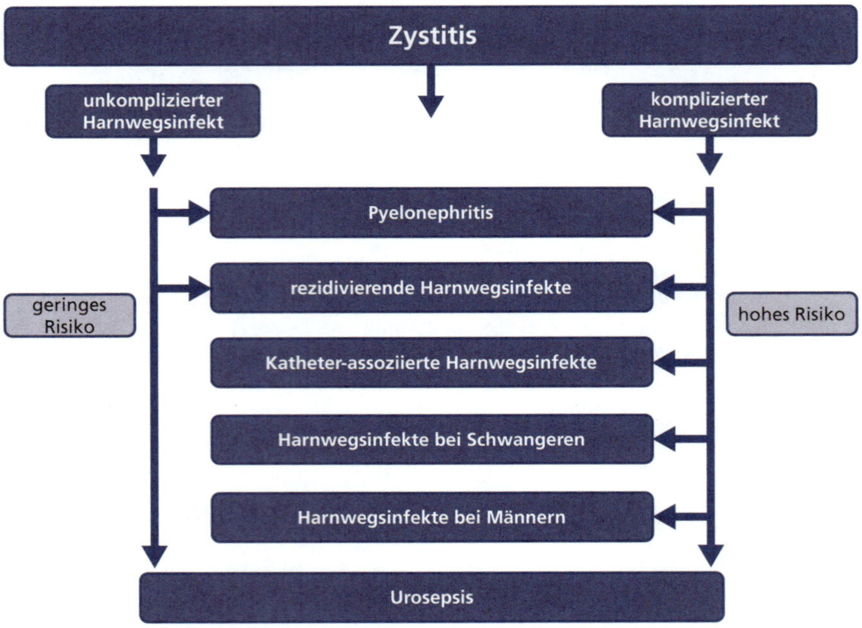

Abb. 6.6.1: Unkomplizierte und komplizierte Harnwegsinfektionen (UTI) mit und ohne erhöhtem Risiko (modifiziert nach EAU Guidelines Office, 2023)

wenn zunächst von einem unkomplizierten Harnwegsinfekt ausgegangen werden kann.

6.6.4 Behandlungskonzept

Das von verschiedenen Fachgesellschaften wie der Europäischen Vereinigung der Urologen (EAU) und in nationalen sowie internationalen Leitlinie vorgeschlagene Behandlungskonzept für Harnwegsinfekte beruht auf der Einteilung der Infektionen in unkomplizierte Harnwegsinfekte mit geringem Risiko und komplizierten Harnwegsinfektionen mit hohem Risiko für schwerwiegende Verläufe in Zusammenhang mit Vorhandensein oder Fehlen bestimmter Risikofaktoren (▸ Abb. 6.6.1) (Naber, 2020). Grundsätzlich wird unterschieden zwischen komplizierten, unkomplizierten, rezidivierenden, Katheter-assoziierten Harnwegsinfektionen sowie Urosepsis und Pyelonephritis. Die Infektionen bei Männern umfassen weiterhin noch die akute und chronische Prostatitis und Epididymitis, wie in ▸ Abb. 6.6.1 zusammengefasst. Zum Personenkreis mit einem höheren Risiko für eine komplizierte Harnwegsinfektion gehören postmenopausale Frauen, Patienten mit veränderten und/oder rekonstruierten unteren Harnwegen und mit Harnblasenkathetern sowie alle älteren Männer und ältere in Institutionen lebende Menschen.

6.6.5 Therapeutische Prinzipien

Eine antimikrobielle Therapie ist nur bei symptomatischen Harnwegsinfektionen indiziert (Gavazzi, 2013).

Für die Behandlung unkomplizierter Harnwegsinfektionen stehen bakteriostatische Antibiotika, wie Nitrofurantoin, Sulfonamide oder Trimethoprim (▸ Tab. 6.6.2), oder eine Urinansäuerung mit z. B. L-Methionin zur Verfügung. Auch eine Verbesserung der Scheidenvorhofflora in der postmenopausalen Periode mit einer lokalen Östrogenisierung kann helfen, ein Infektrezidiv zu vermeiden.

Mikrobiologische Besonderheiten gibt es in der Regel bei älteren Menschen nicht. Das Erregerspektrum bei Harnwegsinfekten zeigt nur geringe Altersunterschiede. Es dominieren bei älteren wie auch bei jüngeren Patienten *E. coli* (Manseck, 2022), *K. pneumoniae*, Koagulase-negative Staphylokokken, Streptokokken der Gruppe B und Enterokokken in absteigender Häufigkeit. Die asymptomatische Bakteriurie ist meist durch *Enterobakteriaceae* gekennzeichnet (Becher, 2015; Manseck, 2022). Uropathogene E. coli-Stämme sind für 80–95 % der ambulant erworbenen Harnwegsinfekte und ca. 27 % der Sepsis-Fälle verantwortlich. Aufgrund weiterhin zunehmender „Multi-Drug-Resistent (MDR)-Stämme“, die aktuell auch nicht mehr mit ß-Lactam und ß-Lactamase-Inhibitor-Kombinationen sowie Cephalosporine und Fosfomycin behandelt werden können, sind viele MDR-E. coli-Stämme auf Carbapeneme angewiesen (Walker, 2022).

> **Merke**
>
> Allgemeine Empfehlungen zur antibiotischen Behandlung von Harnwegsinfekten ergeben sich aus den Nebenwirkungen, der Begleitmorbidität, den medikamentösen Interaktionen sowie der Nierenfunktion älterer Patienten.

Die antibiotischen Therapieempfehlungen bei komplizierten Harnwegsinfekten und Pyelonephritis ergeben sich aus dem Erregerspektrum und der parenteralen Verfügbarkeit. Die empfohlenen Gyrasehemmer sollten aber bei geriatrischen Patienten aufgrund der hohen Nebenwirkungsraten nur in Einzelfällen routinemäßig eingesetzt werden. Hier

Tab. 6.6.2: Überblick zu den Antibiotikatherapien bei unkomplizierten Harnwegsinfektionen (DEGAM, 2018)

Substanz	Tagesdosierung	Dauer	Eradikationsrate bei sensiblen Erregern	Empfindlichkeit	Kollateralschäden	Sicherheit/geringe Nebenwirkungen (UAW)
Fosfomycin-Trometamol (Falagas et al., 2010; Iarikov et al., 2015)	3.000 mg 1×	1 Tag	++	+++	+++	+++
Nitrofurantoin (Goettsch et al., 2000; van Pienbroek et al., 1993)	50 mg 4× täglich	7 Tage	+++	+++	+++	++
Nitrofurantoin RT (Spencer et al., 1994) Retardform (= makrokristalline Form)	100 mg 2× täglich	5 Tage	+++	+++	+++	++
Nitroxolin (Naber et al., 2014)	250 mg 3× täglich	5 Tage	+++	+++	+++	+++
Pivmecillinam (Nicolle et al., 2002; Pinart et al., 2017)	400 mg 2–3× täglich	3 Tage	+++	+++	+++	+++
Trimethoprim soll nicht als Mittel der ersten Wahl eingesetzt werden, wenn die lokale Resistenzsituation von Escherichia coli > 20 % liegt.						
Trimethoprim (Katchman et al., 2005)	200 mg 2× täglich	3 Tage	+++	+(+)	++	++(+)

Zeichenerklärung:

+++
- Eradikation: > 90 %
- Empfindlichkeit: > 90 %
- Kollateralschaden: wenig Selektion multiresistenter Erreger, wenig Resistenzentwicklung gegenüber der eigenen Antibiotikaklasse
- Sicherheit/geringe Nebenwirkungen (UAW): hohe Sicherheit, geringe UAW

++
- Eradikation: 80–90 %
- Empfindlichkeit: 80–90 %
- Kollateralschaden: wenig Selektion multiresistenter Erreger, Resistenzentwicklung gegenüber der eigenen Antibiotikaklasse
- Sicherheit/geringe Nebenwirkungen (UAW): schwere UAW möglich

+
- Eradikation: < 80 %
- Empfindlichkeit: < 80 %
- Kollateralschaden: Selektion multiresistenter Erreger, Resistenzentwicklung gegenüber der eigenen Antibiotikaklasse
- Sicherheit/geringe Nebenwirkungen (UAW): n. a.

sind QT-Zeitverlängerung, psychiatrische Krankheitsbilder, Myopathien, akutes Nierenversagen und Sehnenrupturen zu erwähnen. Der Einsatz von Cephalosporinen der 2. und 3. Generation ist wirkungsvoll und hat nach bewussterem Einsetzen dieser Medikamentengruppe zu einer deutlichen Reduktion von begleitenden Clostridioides-Infektionen geführt. Fluorchinolone, Cephalosporine und Aminopenicilline in Kombination mit einem Betalaktamaseinhibitor sollten nur bei komplizierten Harnwegsinfekten und nur dann rein empirisch eingesetzt werden, wenn die bekannte lokale Resistenzsituation dies zulässt (E. coli-Resistenzrate < 20 %). Ansonsten ist soweit möglich ein Antibiogramm mit Resistenztestung abzuwarten. Liegt bei geriatrischen Patienten die Indikation zu einer Antibiotikatherapie wegen einer Katheter-assoziierten symptomatischen Harnwegsinfektion vor, sollte diese erregergezielt gemäß eines Antibiogramms aus einer Urinkultur vorgenommen werden. Die Entnahme dieser Kultur, z. B. aus dem Ablaufschlauch, erlaubt es zwar, Urin aus dem System Urinbeutel zu entnehmen, aber keinen Urin aus der Blase selbst. Dies sollte bedacht werden und grundsätzlich nur aus neu gelegten Harnblasenkathetern eine Urinkultur zur Diagnostik verwendet werden.

Präventive Maßnahmen können bei rezidivierenden Harnwegsinfektionen ergriffen werden. So sollte bei der rezidivierenden Zystitis der Frau vor jeder medikamentösen Langzeitprävention eine ausführliche Beratung der Patientin zur Vermeidung von Risikoverhalten erfolgen. Eine Unterkühlung, ausgewogenes Trinkverhalten mit dem Ziel einer Urinmenge von ca. 1,5 l/Tag, übertriebene oder falsche Intimhygiene und ein BMI > 30 erhöhen das Risiko für Harnwegsinfektionen. Wurden diesbezügliche Maßnahmen umgesetzt und bestehen weiterhin rezidivierende Harnwegsinfektionen, sollte vor Beginn einer antibiotischen Langzeitprävention das Immunprophylaktikum UroVaxom® (OM-89) oral über drei Monate eingesetzt werden, ebenfalls kann das Immunprophylaktikum StroVac® (vormals Solco-Urovac®) parenteral mit drei Injektionen in wöchentlichen Abständen verwendet werden. Studien dazu in älteren, multimorbiden Kollektiven fehlen jedoch.

Zusammenfassung

Unkomplizierte und komplizierte, bakterielle, stationäre und ambulant erworbene Harnwegsinfektionen müssen bei geriatrischen Patienten unterschieden werden. Eine asymptomatische Bakteriurie muss nicht zwangsläufig behandelt werden. Die antibiotische Therapie übt aufgrund ihrer Häufigkeit einen enormen Antibiotikaselektionsdruck auf die beteiligten Bakterien, aber auch auf die Begleitflora und das Darmmikrobiom aus, woraus die Selektion antibiotikaresistenter Bakterien resultiert. Ein umsichtiger Umgang mit Antibiotika ist deswegen wichtig, um auf lange Sicht die Nachhaltigkeit der antibiotischen Therapie zu sichern. Die Kass-Zahl ist ein Instrument zur Einschätzung einer relevanten Bakteriurie. Die häufig atypische Symptomkonstellation bei älteren Patienten muss beachtet werden. Das Erregerspektrum ist dem Spektrum jüngerer Patienten ähnlich.

Literatur

Arinzon, Z., Shabat, S., Peisakh, A., et al. (2012). Clinical presentation of urinary tract infection (UTI) differs with aging in women. *Archives of gerontology and geriatrics*, *55*(1), 145–147. https://doi.org/10.1016/j.archger.2011.07.012

Becher, K. F., Klempien, I., & Wiedemann, A. (2015). Harnwegsinfekte im Alter [Urinary tract infections in the elderly]. *Zeitschrift fur Gerontologie und Geriatrie*, *48*(7), 588–594. https://doi.org/10.1007/s00391-015-0947-3

Blix, H. S., Bergman, J., & Schjøtt, J. (2010). How are antibacterials used in nursing homes? Results from a point-prevalence prescription study in 44 Norwegian nursing homes. *Pharmacoepidemiology and drug safety*, *19*(10), 1025–1030. https://doi.org/10.1002/pds.1980

Caljouw, M. A., den Elzen, W. P., Cools, H. J., et al. (2011). Predictive factors of urinary tract infections among the oldest old in the general population. A population-based prospective follow-up study. *BMC medicine*, *9*, 57. https://doi.org/10.1186/1741-7015-9-57

Deutsche Gesellschaft für Allgemeinmedizin und Familienmedizin (DEGAM) (2018). Brennen beim Wasserlassen. S3-Leitlinie und Anwenderversion der S3-Leitlinie Harnwegsinfektionen. AWMF-Register-Nr. 053-001 DEGAM-Leitlinie Nr. 1. https://register.awmf.org/assets/guidelines/053-001l_S3_Brennen_beim_Wasserlassen_2018-09-verlaengert_01.pdf, Zugriff am 15.6.2023

Dicheva, S. (2015). Harnwegsinfekte bei Frauen. In Barmer (Hrsg.), *GEK Arzneimittelreport* (1st ed., pp. 107-137). Asgard Verlag.

EAU Guidelines Office (2023). EAU Guidelines on Urological Infections. Edn. presented at the EAU Annual Congress Milan, Italy 2023. ISBN 978-94-92671-19-6

Falagas, M. E., Vouloumanou, E. K., Togias, A. G., et al. (2010). Fosfomycin versus other antibiotics for the treatment of cystitis: a meta-analysis of randomized controlled trials. *The Journal of antimicrobial chemotherapy*, *65*(9), 1862–1877. https://doi.org/10.1093/jac/dkq237

Foxman B. (2002). Epidemiology of urinary tract infections: incidence, morbidity, and economic costs. *The American journal of medicine*, *113 Suppl 1A*, 5S–13S. https://doi.org/10.1016/s0002-9343(02)01054-9

Gavazzi, G., Delerce, E., Cambau, E., et al. (2013). Diagnostic criteria for urinary tract infection in hospitalized elderly patients over 75 years of age: a multicenter cross-sectional study. *Medecine et maladies infectieuses*, *43*(5), 189–194. https://doi.org/10.1016/j.medmal.2013.02.006

Goettsch, W., van Pelt, W., Nagelkerke, N., et al. (2000). Increasing resistance to fluoroquinolones in escherichia coli from urinary tract infections in the netherlands. *The Journal of antimicrobial chemotherapy*, *46*(2), 223–228. https://doi.org/10.1093/jac/46.2.223

Iarikov, D., Wassel, R., Farley, J., et al. (2015). Adverse Events Associated with Fosfomycin Use: Review of the Literature and Analyses of the FDA Adverse Event Reporting System Database. *Infectious diseases and therapy*, *4*(4), 433–458. https://doi.org/10.1007/s40121-015-0092-8

Katchman, E. A., Milo, G., Paul, M., et al. (2005). Three-day vs longer duration of antibiotic treatment for cystitis in women: systematic review and meta-analysis. *The American journal of medicine*, *118*(11), 1196–1207. https://doi.org/10.1016/j.amjmed.2005.02.005

Lehmann, C., Berner, R., Bogner, J. R., et al. (2017). The „Choosing Wisely" initiative in infectious diseases. *Infection*, *45*(3), 263–268. https://doi.org/10.1007/s15010-017-0997-0

Manseck, A. S., Otto, W., Schnabel, M., et al. (2022). Geriatric Patients and Symptomatic Urinary Tract Infections: Analysis of Bacterial Range and Resistance Rates at a 3rd Level of Care Hospital in Germany. *Urologia internationalis*, *106*(3), 298–303. https://doi.org/10.1159/000516677

Mody, L., & Juthani-Mehta, M. (2014). Urinary tract infections in older women: a clinical review. *JAMA*, *311*(8), 844–854. https://doi.org/10.1001/jama.2014.303

Naber, K. G., Bonkat, G., & Wagenlehner, F. M. E. (2020). The EAU and AUA/CUA/SUFU Guidelines on Recurrent Urinary Tract Infections: What is the Difference?. *European urology*, *78*(5), 645–646. https://doi.org/10.1016/j.eururo.2020.06.032

Naber, K. G., Niggemann, H., Stein, G., et al. (2014). Review of the literature and individual patients' data meta-analysis on efficacy and tolerance of nitroxoline in the treatment of uncomplicated urinary tract infections. *BMC infectious diseases*, *14*, 628. https://doi.org/10.1186/s12879-014-0628-7

Nicolle, L. E., Madsen, K. S., Debeeck, G. O., et al. (2002). Three days of pivmecillinam or norfloxacin for treatment of acute uncomplicated urinary infection in women. *Scandinavian journal of infectious diseases*, *34*(7), 487–492. https://doi.org/10.1080/00365540110080728

Pinart, M., Kranz, J., Jensen, K., et al. (2017). Optimal dosage and duration of pivmecillinam treatment for uncomplicated lower urinary tract infections: a systematic review and meta-analysis. *International journal of infectious diseases : IJID : official publication of the International Society for Infectious Diseases*, *58*, 96–109. https://doi.org/10.1016/j.ijid.2017.03.012

Rodhe, N., Löfgren, S., Matussek, A., et al. (2008). Asymptomatic bacteriuria in the elderly: high prevalence and high turnover of strains. *Scandinavian journal of infectious diseases*, *40*(10), 804–810. https://doi.org/10.1080/00365540802195242

Spencer, R. C., Moseley, D. J., & Greensmith, M. J. (1994). Nitrofurantoin modified release versus trimethoprim or co-trimoxazole in the treatment of uncomplicated urinary tract infection in general practice. *The Journal of antimicrobial chemotherapy*, *33 Suppl A*, 121–129. https://doi.org/10.1093/jac/33.suppl_a.121

Van Pienbroek, E., Hermans, J., Kaptein, A. A., et al. (1993). Fosfomycin trometamol in a single dose versus seven days nitrofurantoin in the treatment of acute uncomplicated urinary tract infections in women. *Pharmacy world & science : PWS*, *15*(6), 257–262. https://doi.org/10.1007/BF01871127

Veimer Jensen, M. L., Aabenhus, R. M., Holzknecht, B. J., et al. (2021). Antibiotic prescribing in Danish general practice in the elderly population from 2010 to 2017. *Scandinavian journal of primary health care*, *39*(4), 498–505. https://doi.org/10.1080/02813432.2021.2004754

Walker, M. M., Roberts, J. A., Rogers, B. A., et al. (2022). Current and Emerging Treatment Options for Multidrug Resistant *Escherichia coli* Urosepsis: A Review. *Antibiotics (Basel, Switzerland)*, *11*(12), 1821. https://doi.org/10.3390/antibiotics11121821

6.7 Haut- und Weichteilinfektionen

Ralf-Joachim Schulz und Stefan Langenfeld

6.7.1 Einführung

Das Erysipel und die Phlegmone treten gehäuft im Alter auf. Neben den bakteriellen Infektionen nehmen auch virale Infektionen wie Herpes Zoster im höheren Alter zu. Ihr Auftreten ist signifikant verbunden mit der Komorbidität der Patienten einerseits und offensichtlich diversen Ko-Faktoren, die beim multimorbiden Patienten und einer deutlichen Frailty-Konstellation hinzukommen. Was ist also die Genese?

Der multimorbide Patient und das Auftreten von Hautinfektionen sind verbunden mit verschiedenen altersbedingten Ursachen:

- Einschränkungen der Perfusion in den Extremitäten
- Erhöhter Gewebedruck bei Stauungssymptomatik
- Eintrittspforten durch Dermatitis atrophicans
- Hautrisse bei Hornhaut
- Reduzierte Pflege der Füße mit erhöhter Keimbesiedlung im Rahmen der zunehmenden Immobilität und Schwierigkeit der eigenen Versorgung der unteren Extremitäten
- Zunahme der Nagelbettinfektionen mit Nagelmykosen und Dermatomykosen
- Geschädigter bzw. unvollständiger Hydro-Lipid-Film mit pH 4–6

Aber auch Erkrankungen wie eingewachsene Fußnägel und Panaritien bilden die Grundlage für Infektionen der unteren Extremitäten, gelegentlich der oberen Extremitäten.

Vergegenwärtigt man sich die Krankheitsbilder des frailen Patienten, so sind sekundäre Faktoren, wie geringe Betätigung der Muskelpumpe bei reduzierter Bewegung und Immobilität im Rahmen von Schmerzsyndromen oder Sarkopenie, zusätzlich relevant.

Ein entscheidender Faktor und bis heute noch schlecht verstandene Tatsache ist die Immunoseneszenz des betagten Individuums. Oft ist dieser geschwächte Immunstatus vergesellschaftet mit dem Tatbestand eines bestehenden geriatrischen Syndroms der Mangelernährung, die sich durch Hypalbuminämien darstellt, aber auch Vitaminmangelzustände speziell Folsäuremangelzustände beinhaltet. Ist doch hinlänglich bekannt, dass Vitaminmangelzustände die Immunkompetenz und Funktion des Immunsystems einschränken. Aber auch die Hypalbuminämie, die zu einem geringeren intravasalen onkotischen Druck führt, ist für die Ödembildung mit konsekutiver Einschränkung der Gewebeperfusion begünstigend.

Merke

Die Entzündung des Fußes und des Unterschenkels ist einer multifaktoriellen Genese unterworfen, die aus einer Frailty-Situation entsteht. Die multifaktorielle Genese macht auch eine multidisziplinäre Sichtweise mit diversifizierten Therapieansätzen notwendig. Entgegen der früheren Ansicht, dass die Therapie aus einer alleinigen Antibiose besteht, sollte aus moderner geriatrischer Sicht die Therapie aus drei Maßnahmen bestehen:

1. Präventionsmaßnahmen
2. Multidisziplinäre Therapie
   a. Physio-/Physikalische Therapie
   b. Pflegemaßnahmen
   c. Medizinische Interventionen
3. Nachsorge

Zur Prävention sowohl des Erysipels als auch anderer Infektionen des Weichteilgewebes in den Extremitäten gehört die Erfassung eines Mangelernährungszustandes. Die Therapie der Mangelernährung, zusätzlich regelmäßige Fußpflege und Hautpflege sind essenziell. Diese wird besonders bei Patienten mit Dermatitis atrophicans und chronischer Stauungsdermatitis in den Fokus gestellt. Ebenso zählt als Präventionsmaßnahme eine effektive Therapie der Herzinsuffizienz und der peripheren arteriellen Verschlusskrankheit (pAVK).

Versteht man die oben genannten Erkrankungen als Stressoren des gealterten Hautintegumentes, so fokussieren sich diese auf die Eintrittspforte für Bakterien und Pilze. Die Haut bildet eine wichtige Barriere, sie ist aber auch ein wichtiges Immunorgan, das eine Vielzahl von Komponenten des Immunsystems beinhaltet. Die Immunoseneszenz (▶ Kap. 6.1.2) stellt dabei offensichtlich einen wesentlichen Faktor dar, den es zukünftig noch mehr in den Fokus zu stellen gilt. So weiß man, dass die Degeneration des Immunsystems die erhöhte Prävalenz und die schweren Verläufe von Infektionserkrankungen im Alter begünstigt. Frailty zeigt sich auch in der abnehmenden Fähigkeit, sich der physischen Umgebung, also dem wechselnden Keimspektrum, anzupassen. Das adaptive Immunsystem reagiert pathogenspezifisch und wird durch den Alterungsprozess negativ beeinflusst (Nikolich-Zugich & Rudd, 2010).

Man geht dabei in der Haut von einem zunehmenden Verlust der klonalen Vielfalt im Bestand der Lymphozyten aus. Hinzu kommt eine quantitativ und funktionelle Abnahme der Langerhansschen Zellen in der Haut. In einem Tiermodell wurde eine altersbedingte erhöhte Suszeptibilität gegenüber Infektionen mit *Streptococcus pyogenes* festgestellt (Goldmann et al., 2010). Dabei wurde mittels M-CSF eine Wiederherstellung der Makrophagen-Aktivität gezeigt, was auf eine Möglichkeit der M-CSF-abhängigen Immunoseneszenz hindeutet.

Merke

Bei allen erwähnten Faktoren ist bezüglich des Krankheitsverlaufs und des Erregerspektrums die unterschiedliche Tiefe der Infektion von entscheidender Bedeutung: Während die Impetigo contagiosa die Epidermis affektiert, erreicht die Infektion bei einem Erysipel die oberen Hautschichten bis zur Dermis, bei einer Phlegmone kann sich die Entzündung bis zur Subkutis ausdehnen.

6.7.2 Epidemiologie

Bei einer Inzidenz des Erysipels von 100/100.000 Menschen in Deutschland pro Jahr sind Männer häufiger betroffen als Frauen. Ungefähr zwei Drittel der Infektionen finden sich im Bereich der Unterschenkel, ungefähr jede Zehnte im Bereich des Gesichts (Pallin et al., 2009).

Neben dem Problem des defekten Hautintegumentes mit bakteriellen Infektionen und Mykosen als Folge kommt es im Alter vermehrt zu viralen Erkrankungen wie Herpes Zoster.

Der Herpes Zoster ist im Rahmen der Immunoseneszenz zu sehen. Die jährliche Erkrankungsrate liegt im Alter von 50 Jahren bei ca. 6 von 1.000 Personen und steigt bis zum Alter von 90 Jahren auf 13/1.000 Fälle mit komplikationsreichen Verläufen an (Ultsch et al., 2011). Nach diesen Daten entwickeln etwa fünf Prozent der Erkrankten eine Komplikation in Form einer postherpetischen Neuralgie. Basierend auf Versichertendaten lag der Anteil der Erkrankten mit postherpetischer Neuralgie sogar zwischen 12 % (50–54 Jahre) und über 20 % (ab 80 Jahren) (Hillebrand et al., 2015). Im Folgenden werden das Erysipel, die Phlegmone und der Herpes Zoster, drei wichtige Erkrankungen der Haut im Alter vorgestellt.

6.7.3 Diagnosestellung

Erysipel

Von besonderer Bedeutung bei der Diagnosestellung ist die Abgrenzung der Phlegmone. Das Erysipel ist eine akute bakterielle, nicht eitrige Infektion der Dermis, welche die Lymphspalten und Lymphgefäße miteinbezieht (▸ Abb. 6.7.1). Es betrifft hauptsächlich die unteren Extremitäten, selten die oberen Extremitäten oder das Gesicht. Es handelt sich um eine lokale Infektion, so dass ein beiderseitiges Auftreten stets an eine systemische Differenzialdiagnose denken lassen muss.

Komplizierend kommt eine hämorrhagisch, nekrotische oder blasige Manifestation auch im Gesicht vor. Die Klinik äußert sich in Form eines akut überwärmten, teilweise schmerzhaften hellroten Erythems mit glänzender Oberfläche, scharf begrenzten Rändern und zungenförmigen Ausläufern. Es kommt zu einem starken Krankheitsgefühl mit Fieber und eventuell Schüttelfrost. Häufig ist eine regionäre Lymphadenopathie und Schmerzhaftigkeit zu beschreiben.

Risikofaktoren

Über Hautdefekte wie Wunden, Rhagaden und Interdigitalmykosen können die hämolysierenden Streptokokken in tiefere Hautschichten eindringen und dort durch bakteriell produzierte lysierende Enzyme das Gewebe schädigen. Erhöht wird das Risiko für eine solche Infektion durch chronische Erkrankungen, wie chronische Wunden, Immunsuppression, chronische Lymphödeme, chronisch-venöse Insuffizienz (CVI), Adipositas und periphere arterielle Verschlusskrankheit (pAVK).

Erreger

Beim Erysipel treten Beta-hämolysierende Streptokokken der Gruppe A (*Streptococcus pyogenes*), selten Gruppe B, C oder G auf.

Diagnostik

Die Diagnose eines Erysipels muss klinisch gestellt werden. Serologisch findet sich eine deutliche Erhöhung des C-reaktiven Proteins (CRP) und des Procalcitonins, welches ansonsten eher bei der Sepsis und akuten Infektionen der Atemwege eine wichtige Rolle spielt. Durch diese Besonderheit bietet sich zudem eine Möglichkeit der Differenzialdiagnose zur begrenzten Phlegmone, die ohne Erhöhung des Procalcitonins einhergeht. Es gehört regelhaft die Untersuchung des Differenzialblutbildes mit Neutrophilie sowie bei schweren Verläufen Blutkulturen von mindestens zwei Sets dazu.

Phlegmone

Die Phlegmone ist eine tiefe einschmelzende Infektion aller Hautschichten, die meist auf dem Boden einer vorangegangen Operation oder einer massiven Gewebeschädigung entstanden ist. Bei einer Phlegmone kann sich die Entzündung bis zur Subkutis ausdehnen. Die Einteilung erfolgt hierbei entweder in eine begrenzte oder eine schwere Phlegmone.

Unter der begrenzten Phlegmone versteht man die Infektion der Dermis und der Subkutis, was häufig durch *Staphylococcus aureus* verursacht wird. Zusätzlich gibt es schwere Phlegmonen, die invasive und grenzüberschreitende, meist eitrige Infektionen mit der Notwendigkeit einer dringenden chirurgischen Versorgung bedürfen. Die

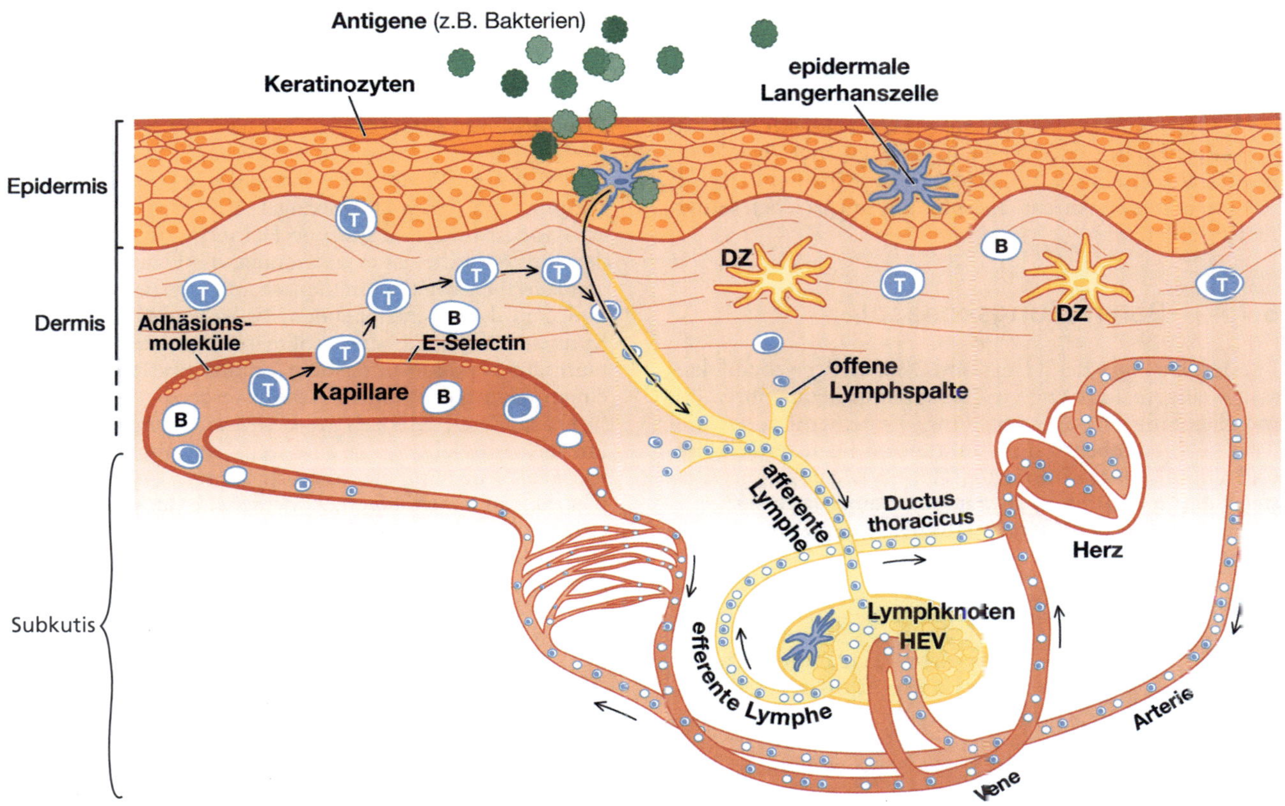

Abb. 6.7.1: Hautaufbau und Immunsystem der Haut (Matthias Emde/EMDE GRAFIK)

Wunden zeigen dabei Zeichen einer systemischen Reaktion, die auch Faszien- und Muskelgruppen betreffen können.

Risikofaktoren

Häufig entstehen die Phlegmonen aus Wunden bei Patienten mit schlecht eingestelltem Diabetes mellitus bzw. OP-Wunden, die durch Kleidung oder Manipulationen von Patientenhänden kontaminiert werden.

Erreger

Bei immunkompetenten Patienten befindet sich häufig ein *Staphylococcus aureus* in der Wunde. Zusätzlich gibt es gerade bei den tiefergehenden Infektionen Beta-hämolysierende Streptokokken, seltener gramnegative Stäbchen. Klinisch stellt sich das Bild im Anfangsstadium wie bei einem Erysipel.

Diagnostik

Die Diagnose wird durch eine entsprechende visuelle Kontrolle und das klinische Erscheinungsbild bestimmt. Die Hautregionen sind überwärmt, ödematös und haben eine schmerzhafte dunkle Rötung. Die Schwellung beinhaltet meist Eiteransammlungen und zum Teil auch Nekrosen. Führendes Symptom bzgl. des Schweregrades ist die Entwicklung von hohem Fieber und besteht meistens bei größeren Wunden. Als weitere Diagnostik ist die Gewinnung von Blutkulturen in mindestens zwei Sets sowie ggf. Gewebeproben aus den tieferen Wunden, Abstriche vom Wundgrund und den -rändern notwendig.

Herpes Zoster

Risikofaktoren

Die Infektion durch Varizella Zoster ist ein endogenes Rezidiv, das nach durchgemachter Windpockeninfektion und Verbleib des Virus in den Ganglien der Nervenzellen wieder aufflammt. Dies geschieht insbesondere im Rahmen von supprimierter Immunkompetenz, wie sie auch per se im Alter in Form der Immunoseneszenz vorkommt. Bei dieser viralen Erkrankung sind die
T-Zellen für die Abwehrantwort verantwortlich. Hier fällt das Phänomen der fehlenden oder reduzierten Anzahl von T-Zellen besonders ins Gewicht.

Erreger

Der Erreger ist das Varizella Zoster-Virus (VZV).

Diagnostik

Der Herpes Zoster ist durch unilaterale Bildung von Bläschen innerhalb eines Dermatoms mit zum Teil starken Schmerzen gekennzeichnet. Auch hier handelt es sich um eine klinische Diagnose bei typischem Erscheinungsbild.

Im Zweifelsfall muss eine VZV-PCR aus dem entsprechenden Bläschensekret bestimmt werden. Die Patienten sollten körperlich eingehend untersucht werden, ob hämorrhagische oder nekrotische Läsionen, Satellitenläsionen oder aberrierende Bläschen zu finden sind oder ob ein multisegmentaler oder generalisierter kutaner Befall vorliegt. Darüber hinaus sollte der Allgemeinzustand eingeschätzt und der Patient auf Meningismuszeichen untersucht werden.

6.7.4 Behandlungskonzept

Bei der Therapie des Haut- und Weichteilgewebeinfektes sollten allgemeine Dinge wie Bewegungstherapie bzw. Immobilisierung und Ruhigstellung der Extremität generell dazu gehören, ebenso die unmittelbare begleitende Haut- und Fußpflege des infizierten Gewebes. Im Vordergrund steht der medizinische Ansatz mit einer erregerspezifischen Antibiose und einem Ausgleich der Mangelernährungszustände.

Merke

Ganz wesentlich gehört beim hochbetagten, multimorbiden Patienten neben der primären medizinischen Versorgung mittels Antibiotikatherapie auch die chirurgische Ko-Therapie, die Therapie der Begleiterkrankungen wie der Stauungsdermatitis bei Herzinsuffizienz, der chronisch-venösen Insuffizienz und der Eiweißmangelödeme dazu.

Erysipel

Das Behandlungskonzept des Erysipels folgt dem Ansatz der Prävention, der multidisziplinären Therapie in Kooperation mit der physikalischen Therapie, der Pflege und dem Arzt sowie der adäquaten Nachsorge.

Prävention

Grundlage der Präventionskonzepte, aber auch der weiteren Therapiekonzepte sollte eine ausreichende Stabilisierung der metabolischen Situation und des Flüssigkeitshaushaltes sein. Ebenso sollte eine regelmäßige Fußpflege insbesondere bei Begleiterkrankungen wie Diabetes mellitus und Immobilisierung dazu gehören. Eine der wichtigsten Präventionsmaßnahmen ist eine regelmäßige Pflege speziell bei ausgeprägter Dermatitis atrophicans und chronischer Stauungsdermatitis mit Hautpflegelotionen, die den natürlichen Säuremantel als wesentliche Schutzfunktion nicht nur erhalten, sondern auch aufbauen bzw. schützen kann. Ebenso gehört als Prävention eine effektive Therapie der Herzinsuffizienz und der pAVK dazu. All dies läuft in Summe darauf hinaus, dass eine mögliche Eintrittspforte durch Verletzung des Hautinteguments vermieden wird.

Therapie

Bewegungstherapie

Die Bewegungstherapie des geriatrischen Patienten sollte zu diesem Zeitpunkt auf das Notwendigste reduziert werden. Kernpunkt ist hier die physikalische Therapie mit Kühlen, Hochlagern und Ruhigstellen der betroffenen Extremität.

Pflegerischer Ansatz

Neben der Aufklärung des Patienten, dass eine Stauungssymptomatik durch Herabhängen der Extremität ein Risikofaktor ist und eine sitzende Haltung möglichst vermieden werden sollte, ist es notwendig, die Haut mittels Pflegematerialien wie Polyurethanschaum von Hyperkeratosen und dem daraus entstehenden Risiko von Brüchen in der Kutis zu pflegen. Ebenso sollte speziell der Interdigitalraum auf Mykosen untersucht werden und ggf. lokal mit einem Antimykotikum therapiert werden.

Die äußeren Grenzen werden mit einem wasserfesten Stift gekennzeichnet, um eine weitere Ausbreitung des Infektareals frühzeitig erkennen zu können bzw. den Therapieerfolg zu kontrollieren. Zudem sollte die Eintrittspforte eruiert und ggf. chirurgisch saniert werden.

Medizinischer Ansatz

Es sollte eine kalkulierte Therapie begonnen werden. Unterschieden werden hierbei folgende Behandlungsformen:

1. *Ambulante Behandlung*
   Hierzu gehören Patienten, die einen geringen Frailty-Grad haben und ein unkompliziertes Erysipel ohne Gesichtslokalisation aufweisen. Erste Wahl der Therapie ist Penicillin V 3 × 1,5 ME bzw. 4 × 1 ME pro Tag peroral. Zweite Wahl ist bei einer Penicillin-Allergie Clindamycin 3 × 600 mg pro Tag peroral. Die Therapiedauer sollte 7–10 Tage bzw. 1–2 Tage über den Rückgang der klinischen Symptome hinaus gehen.
2. *Stationäre Behandlung*
   Ein kompliziertes Erysipel im Sinne eines hämorrhagischen, nekrotisierenden oder blasigen Erysipels und/oder einer Lokalisation im Gesicht sowie bei sonstigen Indikationen für eine parenterale Antibiotikagabe (z. B. venöse oder arterielle Durchblutungsstörung, gastrointestinale Resorptionsstörungen) erfordert eine stationäre Behandlung. Bei dem komplizierten Erysipel wird die Therapie in der ersten Wahl mit Penicillin G 4 × 5 ME intravenös für 7–10 Tage oder für etwa 5–7 Tage mit nachfolgender oraler Gabe von Penicillin V (1,2 bis 1,5 ME TID) 1–2 Tage über den Rückgang der klinischen Symptome hinaus erfolgen.

Mittel der zweiten Wahl ist Cefuroxim 3 × 1,5 g intravenös. Bei fehlendem Ansprechen der Penicillin-Therapie nach spätestens drei Tagen sollte ein Staphylokokken wirksames Antibiotikum verabreicht werden. Empfohlen wird hier Flucloxacillin 1 g intravenös QID für 7–10 Tage. Bei Penicillin-Allergie ist das Mittel der ersten Wahl Clindamycin 3 × 600 mg intravenös mit Oralisierung bei klinischer Besserung (Zidane et al., 2022).

Nachsorge

Da die Entstehung des Erysipels stark mit Faktoren der zusätzlich bestehenden chronischen Begleiterkrankung einhergeht, sollten im Fokus der Behandlung die Therapie der Begleiterkrankungen und ihrer möglichen Eintrittspforten stehen. Eine entsprechende Langzeitdokumentation im ambulanten Bereich und eine Sicherstellung der Pflege bei erhöhtem Rezidivrisiko ist dringend angezeigt.

Phlegmone

Prävention

Gerade Patienten mit kognitiven Einschränkungen neigen dazu, Wundverbände selbst zu entfernen und mit den Händen Wunden zu kontaminieren. Zusätzlich gilt nicht rechtzeitig gezogenes Nahtmaterial mit manueller, mechanischer Irritation als Risikofaktor, der eine entsprechende Wundinfektion verursachen kann. Da die Phlegmone gerade beim hochbetagten Patienten (Z. n. Oberschenkelhalsfraktur) sehr komplizierte Verläufe mit chirurgischem Debridement verursacht, kommt der Prävention von Wunden und schlechten Pflegezuständen (Panaritien und schwere Durchblutungsstörungen) besonders postoperativ eine besondere Bedeutung zu. Grundsätzlich ist präventiv eine regelmäßige Visitierung der zu identifizierenden Eintrittspforten notwendig.

Therapie

Bewegungstherapie

Die Extremität mit der Phlegmone muss wie beim Erysipel ruhig gestellt werden und evtl. gekühlt werden.

Pflegerischer Ansatz

Die Versorgung der Wundregion erfolgt wie beim Erysipel mit regelmäßigen Wundkontrollen, Verbandwechsel und Desinfektion der Wundränder.

Medizinischer Ansatz

In dem multidisziplinären Teamansatz ist der Chirurg mit regelmäßiger Wundvisite ein fester Bestandteil.

Geht man von einer begrenzten Phlegmone aus, in der nur die Dermis oder die Subkutis infiziert ist, kann eine orale Therapie erwogen werden. Dies sollte bei fehlendem Fieber und sanierbarem Lokalbefund ohne wesentliche systemische Entzündungszeichen oder Schüttelfrost mit Fieber möglich sein.

Medikament der ersten Wahl ist ein Ansatz mit Amoxicillin/Clavulansäure 3 × 875 mg/125 mg peroral. Medikament der zweiten Wahl bei Penicillin-Allergie und möglichen Resistenzen gemäß Antibiogramm ist Clindamycin mit 3 × 600 mg peroral über einen Zeitraum von fünf Tagen.

Besteht eine schwere Phlegmone mit invasiven, grenzüberschreitenden Infektionszeichen, sollte neben der chirurgischen Sanierung und der Behandlung der Eintrittspforte mit Hochlagerung der Extremität eine Antibiose in erster Wahl mit Ampicillin/Sulbactam 3–4 × 3 g intravenös bzw. Amoxicillin/Clavulansäure 3 × 2,2 g pro Tag intravenös erfolgen. Gleichwertig wird Cefuroxim 3 × 1,5 g intravenös gemäß Antibiogramm bewertet.

Medikament der zweiten Wahl und bei Penicillin-Allergie ist hier ebenfalls Clindamycin mit 4 × 600 mg intravenös für mindestens 7–10 Tagen vorgesehen. Grundsätzlich gilt, dass bei diesen Wunden eine Komplikation mit einem Pseudomonas berücksichtigt werden sollte. In diesem Fall sollte eine Antibiose mit Meropenem 3× 0,5 bis 1 g intravenös durchgeführt werden (Paul-Ehrlich-Gesellschaft für Chemotherapie, 2019).

Nachsorge

Ist die Wunde frei von Entzündungszeichen und geschlossen sollte unverzüglich eine Mobilisierung der Extremität erfolgen. Bei erneutem Auftreten von Entzündungszeichen sollte differenzialdiagnostisch eine gedeckte Infektion in Betracht gezogen werden.

Herpes Zoster

Prävention

Seit Dezember 2018 empfiehlt die Ständige Impfkommission (STIKO) die Impfung zur Verhinderung von Herpes Zoster und postherpetischer Neuralgie allen Personen ab einem Alter von 60 Jahren (Robert-Koch-Institut, 2018).

Therapie

Bewegungstherapie

Der Patient sollte schmerzadaptiert so früh wie möglich mobilisiert werden. Die physikalische Therapie sollte sich auf einen kühlenden, hautberuhigenden Schwerpunkt konzentrieren.

Pflegerischer Ansatz

Im Gegensatz zur Erstmanifestation ist das Sekret der Bläschen weniger infektiös, wobei die Infektiosität durch Abdecken noch weiter deutlich gesenkt werden kann.

Medizinischer Ansatz

Das Behandlungsziel im Falle des Herpes Zoster ist neben der virusstatischen Therapie die Vermeidung der Chronifizierung der Postzoster-Neuralgie. Bei multimorbiden Patienten wird eine systemische virusstatische Therapie empfohlen. Der Zoster kann in selten Fällen auch generalisiert auftreten, jeder Zehnte im Bereich des Auges (Zoster Ophthalmicus) oder im Bereich des Ohres (Zoster Oticus). Hierbei sollte ein Augenarzt respektive Hals-Nasen-Ohren-Arzt mit in die Behandlung einbezogen werden. Bei einer Affektion des Nervus fascialis können sich periphere Paresen ausbilden, die sich in der Regel unter der Therapie des Herpes Zoster wieder zurückbilden. In den betroffenen Zoster-Arealen kann es durch die Hautdefekte zu bakteriellen Superinfektionen kommen, die meist durch *Staphylococcus pyogenes* oder *Staphylococcus aureus* bedingt werden.

Die Therapieempfehlung der peroralen Darreichung bezieht sich auf einen unkomplizierten Verlauf der Infektion. Hier wird Valaciclovir 1.000 mg TID alternativ Famciclovir 500 mg TID jeweils für sieben Tage empfohlen. Aciclovir 800 mg muss 5-mal pro Tag verabreicht werden, während Blivodin 125 mg lediglich SID verabreicht werden muss und so die Compliance steigern kann. Eine intravenöse Verabreichung virusstatischer Substanzen wird bei kompli-

Zusammenfassung

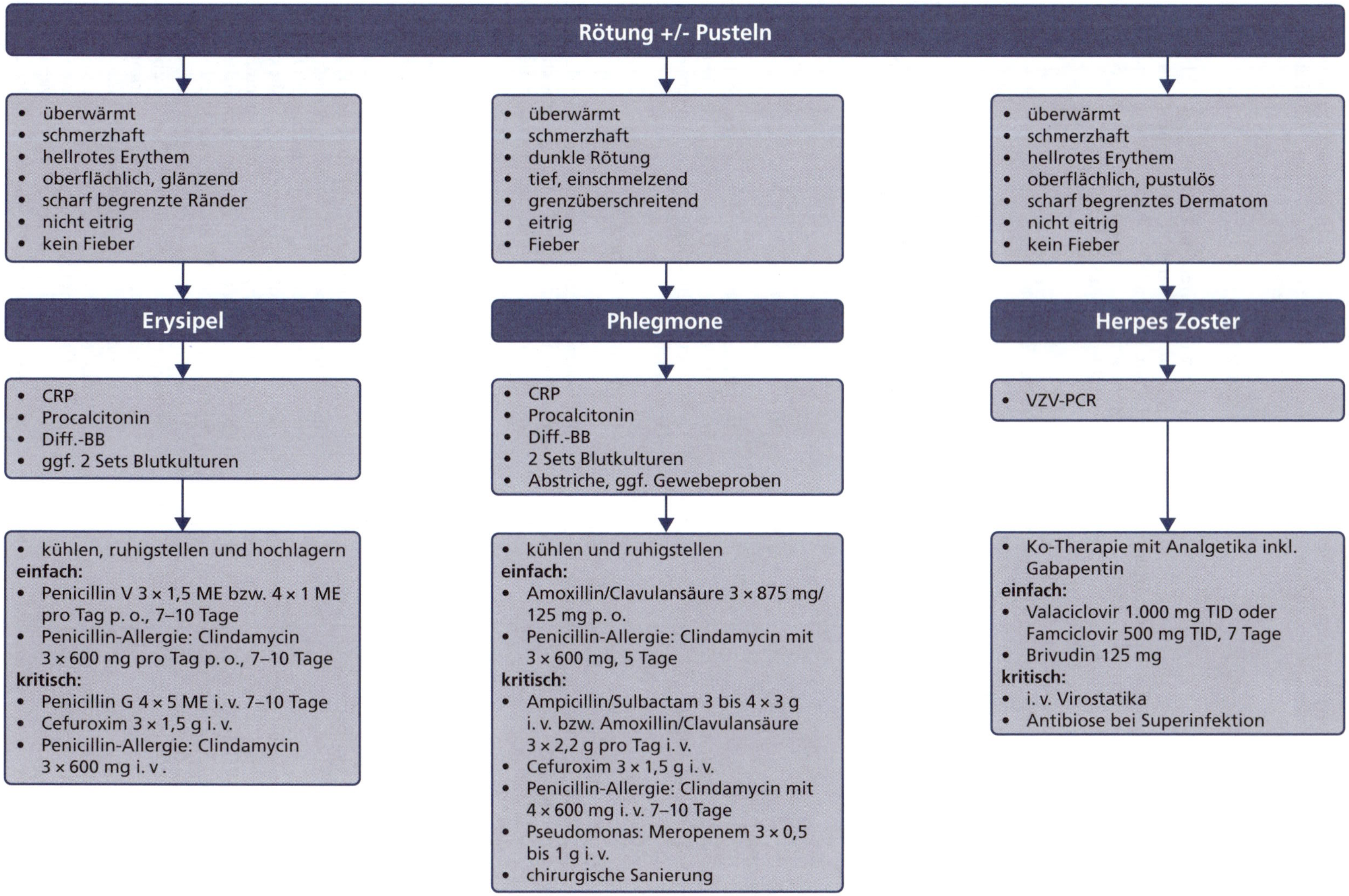

Abb. 6.7.2: Zusammenfassung der diagnostischen und therapeutischen Abläufe

ziertem Verlauf oder erhöhtem Risiko empfohlen. Ein erhöhtes Risiko findet sich bei Zoster im Bereich vom Kopf und Hals, insbesondere bei älteren Patienten, bei hämorrhagischen oder nekrotisierenden Läsionen, bei multisegmentalem Befall, Schleimhautbefall, generalisiertem Zoster bei immunsupprimierten Patienten und bei Zeichen einer viszeralen oder zentralvenösen Beteiligung (inkl. Vaskulitis).

Eine Ko-Therapie mit Analgetika sollte gemäß dem WHO-Schema inkl. Gapapentin erfolgen (Gross et al., 2019).

Nachsorge

Patienten mit Herpes Zoster neigen zu Rezidiven und benötigen oftmals eine Langzeitschmerztherapie. Die Nachsorge einer Augenbeteiligung sollte über einen Virostatika-Einsatz hinaus mit dem Ophthalmologen vereinbart werden.

Literatur

Goldmann, O., Hertzén, E., Hecht, A., et al. (2010). Inducible cyclooxygenase released prostaglandin E2 modulates the severity of infection caused by Streptococcus pyogenes. *Journal of immunology (Baltimore, Md.: 1950)*, *185*(4), 2372–2381. https://doi.org/10.4049/jimmunol.1000838

Gross, G. E., Eisert, L., Doerr, H. W., et al. (2020). S2k-Leitlinie zur Diagnostik und Therapie des Zoster und der Postzosterneuralgie. *Journal der Deutschen Dermatologischen Gesellschaft = Journal of the German Society of Dermatology : JDDG*, *18*(1), 55–79. https://doi.org/10.1111/ddg.14013_g

Hillebrand, K., Bricout, H., Schulze-Rath, R., et al. (2015). Incidence of herpes zoster and its complications in Germany, 2005-2009. *The Journal of infection*, *70*(2), 178–186. https://doi.org/10.1016/j.jinf.2014.08.018

Nikolich-Zugich, J., & Rudd, B. D. (2010). Immune memory and aging: an infinite or finite resource?. *Current opinion in immunology*, *22*(4), 535–540. https://doi.org/10.1016/j.coi.2010.06.011

Pallin, D. J., Espinola, J. A., Leung, D. Y., et al. (2009). Epidemiology of dermatitis and skin infections in United States physicians' offices, 1993-2005. *Clinical infectious diseases : an official publication of the Infectious Diseases Society of America*, *49*(6), 901–907. https://doi.org/10.1086/605434

Paul-Ehrlich-Gesellschaft für Chemotherapie e.V. (PEG) (2019). S2k Leitlinie Kalkulierte parenterale Initialtherapie bakterieller Erkrankungen bei Erwachsenen – Update 2018, Paul-Ehrlich-Gesellschaft für Chemotherapie e.V.: Rheinbach. http://archiv.p-e-g.org/econtext/Leitlinien, Zugriff am 13.4.2023

Robert-Koch-Institut (2018). Wissenschaftliche Begründung zur Empfehlung einer Impfung mit dem Herpes zoster-subunit-Totimpfstoff. Robert-Koch-Institut: Berlin. https://www.rki.de/DE/Content/Infekt/EpidBull/Archiv/2018/Ausgaben/50_18.pdf?__blob=publicationFile, Zugriff am 13.4.2023

Ultsch, B., Siedler, A., Rieck, T., et al. (2011). Herpes zoster in Germany: quantifying the burden of disease. *BMC infectious diseases*, *11*, 173. https://doi.org/10.1186/1471-2334-11-173

Zidane, M., Jungkunz, H., Kahle, B., et al. (2022). S1-Leitlinie „Differentialdiagnose akuter und chronischer Rötungen im Bereich der Unterschenkel". *Journal oft he German Society of Dermatology*, *20*(7), 1041–1048. https://doi:10.1111/ddg.14816_g

6.8 Knochen- und periprothetische Gelenkinfektionen

Rüdiger Neef

6.8.1 Einführung

Vielfach sind Infektionen am Skelettsystem eine direkte Komplikation nach invasiven Behandlungen (Punktionen, Injektionen) oder Operationen in der Unfallchirurgie und Orthopädie. Aber auch ohne medizinische Vorbehandlungen können Gelenk- oder Knochenentzündungen, vorwiegend über hämatogene Streuung, auftreten und werden dann als sekundäre oder endogene Infektionen bezeichnet. Auch auf diesem Weg können Metallimplantate noch nach Jahren mikrobiell besiedelt werden. Die Ausbildung eines Biofilms stellt eine besondere diagnostische und therapeutische Herausforderung dar (Trampuz, 2021).

Zu den wichtigsten Entzündungen zählen Gelenkempyeme/septische Arthritis, Osteitis/Osteomyelitis mit der Sonderform der Spondylodiszitis sowie periprothetische und periimplantäre Infektionen. Alle Formen können sowohl primär-exogen als auch sekundär-endogen entstehen und als akute oder chronische Formen auftreten und durch Bakterien oder Pilze verursacht werden.

Therapeutisch und prognostisch wichtig ist die Unterscheidung in Frühinfektionen (wenige Wochen bis drei Monate), verzögerte Infektionen (bis maximal 24 Monate) und Spätinfektionen (> 24 Monate) (Lehner, 2020).

Klinische und laborchemische Zeichen einer Infektion können bei älteren Patienten schwächer ausfallen oder gänzlich fehlen und somit die Diagnostik verschleiern und verzögern (Großkopf, 2022). Beim geriatrischen Patienten scheint die Synthese des C-reaktiven Proteins (CRP) als Antwort auf einen inflammatorischen Stimulus infolge der Immunseneszenz eingeschränkt zu sein (Bertsch, 2015).

Kognitive Einschränkungen erschweren die patientenseitige Beschwerdeangabe und stellen besondere Anforderungen an eine umfassende Krankenbeobachtung durch das medizinische Team und Angehörige. Entzündungsbedingte Schmerzen werden häufig als degenerativ fehlgedeutet.

Merke

Wie auch bei Entzündungen an anderen Organsystemen kann ein Delir als erstes Symptom einer Knocheninfektion bei geriatrischen Patienten auffallen.

Tab. 6.8.1: Diagnostik von Gelenkempyem/septischer Arthritis

Diagnostische Methode	Inhalt	Hinweise
Klinik	schmerzbedingte Bewegungseinschränkung, lokale Überwärmung, Schwellung/Rötung des Gelenkes Fieber Lymphadenitis oder Lymphangitis	ausgeprägte periartikuläre Weichteile bei Adipositas lassen die lokalen Symptome erst spät sichtbar werden.
Labor	Leukozyten, CRP	serologische Diagnostik (Borrelien, Lues) nur bei gezieltem Verdacht
Bildgebung	Sonografie, Röntgen, CT, MRT	
Blutkulturen	bei Fieber	
Gelenkpunktion	Farbe, Transparenz, Viskosität und Zellzahl dienen der Differenzierung von degenerativem Reizerguss, infektiöser Arthritis, Pyarthros und Hämarthros. Der analytische Nachweis einer Zellzahl > 50.000/ml sowie eines pH-Wertes > 7 mmol/l ist nahezu gleichbedeutend mit der Diagnose Gelenkinfektion.	Sofern die OP-Indikation nicht bereits durch die übrige Diagnostik gestellt wurde, wird das Punktat zur mikrobiologischen Untersuchung eingesandt.

6.8.2 Gelenkempyem/septische Arthritis

Gelenkinfektionen entstehen mit einer Prävalenz von 4–10/100.000 Einwohner und einer Mortalität von bis zu 10 % am häufigsten durch eine sekundäre hämatogene Streuung von anderen primären Infektionsherden. Die potenziellen Streuherde legen nahe, dass die vorgenannte Prävalenz überwiegend durch ein älteres Patientenkollektiv gebildet wird. Typische Infektionsherde sind Harnwege, Mundhöhle, Haut- und Weichteile, Darmtrakt oder Herzklappen sowie vorhandene Fremdkörper wie Herzschrittmacher, venöse Katheter- und Portsysteme oder Metallimplantate. In ca. 1/3 der Fälle bleibt die Ausgangsquelle unklar.

Seltener sind Ursachen mit einem direkten Keimeintrag durch Operationen (0,04–0,8 %), Punktionen und Injektionen (0,003–0,34 %) oder über offene Gelenkverletzungen. Die Anzahl der Voroperationen und der Zusatz von Kortisonpräparaten bei Injektionen stellen unabhängig von der altersbedingten Immunreduktion und vorbestehenden Nebenerkrankungen ein eigenes Risikoprofil dar.

Erreger

Altersunabhängig sind die häufigsten Erreger im Erwachsenenalter *Staphylococcus aureus* und *epidermidis*, hämolysierende Streptokokken der Gruppe A, Pneumokokken, *Pseudomonas aeruginosa*, *Proteus mirabilis*, *Escherichia coli*, *Haemophilus influenzae*, Propioniebakterien und Salmonellen, sehr selten Gonokokken. In Einzelfällen können auch Pilze zur Gelenkinfektion führen.

Diagnostik

Die diagnostischen Säulen bestehen in der Erfassung der klinischen Symptome, dem Nachweis erhöhter Entzündungsparameter, der Bildgebung und dem direkten Erregernachweis (▶ Tab. 6.8.1). Akute Gelenkinfektionen sind aufgrund einer stärkeren Befundausprägung oft leichter zu diagnostizieren als chronische Prozesse.

Immunsupprimierende Erkrankungen, Antibiotika und entzündungshemmende Systemtherapien können die klinischen Zeichen verschleiern. Wichtig ist die differenzialdiagnostische Unterscheidung der septischen Arthritis zu anderen schmerzhaften oder entzündlichen Erkrankungen wie reaktiver Arthritis, Chondrokalzinose oder dem Complex Regional Pain Syndrom (CPRS). Hierbei sollte immer die zeitgleiche Suche nach primären Infektionsherden unter der Annahme einer hämatogenen Ausbreitung beachtet werden.

Therapie

Die Therapie großer Gelenke besteht im Frühinfekt im arthroskopischen Debridement, einschließlich Synovektomie. Arthroskopischer und radiologischer Befund ermöglichen die Stadieneinteilung der Gelenkinfektion nach Gächter. Es erfolgt die Abschätzung für weitere arthroskopische Etappenlavagen oder die Eskalation auf ein offenes Debridement im fortgeschrittenen Stadium (Osti, 2022). Ist das Gelenk bereits im Röntgenbild destruiert, wird primär die offene Arthrotomie mit Entknorpelung oder die Gelenkflächenresektion und Einlage von antibiotikabeladenen Spacern aus Knochenzement (PMMA) oder Antibiotikaketten angewendet. Hierbei ist die Gewinnung von mehreren Gewebeproben aus verschiedenen Gelenkregionen für weitere mikrobiologische und histologische Untersuchungen essenziell. Nach erfolgreicher Infektsanierung bestehen die Möglichkeiten des endoprothetischen Gelenkersatzes oder von Gelenkversteifungsoperationen (Arthrodesen). Bei vulnerablen Patienten kann nach einer Resektionsarthroplastik an Hüfte oder Schulter auch eine Girdlestone-Situation unter Inkaufnahme des Funktionsverlustes verbleiben. Nur in Einzelfällen soll in palliativen Situationen eine intraartikuläre Dauerdrainage zum permanenten Sekretabfluss gelegt werden.

Die kalkulierte antibiotische Therapie sollte immer erst nach mikrobiologischer Probengewinnung durch Punktion und/oder operativen Eingriff beginnen. Die Langzeitbebrütung von mindestens zehn Tagen ist obligat, um auch schwer nachweisbare Erreger mit geringer Keimdichte, zum Beispiel Propionen, zu detektieren. Nach erfolgtem Erregernachweis und Antibiogramm ist die antibiotische Therapie anzupassen.

6.8.3 Osteomyelitis

Bei einer akuten Infektion treten die Symptome spätestens zwei Wochen nach dem Erregereintritt auf. Vergehen jedoch mehrere Wochen bis Monate bis zum Symptombeginn, handelt es sich um eine chronische Osteomyelitis. Erfolglos behandelte, akute lokale Infektionskomplikationen sind die häufigste Ursache der chronischen Osteomyelitis (▶ Abb. 6.8.1). Nach periprothetischen (PPI) und implantatassoziierten Infektionen (IAI) durch Osteosynthesen geht die resultierende akute Osteitis in 10–30 % in eine chronische Osteomyelitis über (exogene Form). Die Erreger entsprechen hierbei denen des akuten Infektionsstadiums (Schwarzmann, 2016). Die endogene Form macht 20 % der Osteomyelitiden aus, entsteht auf dem Boden einer hämatogenen Aussaat und ist meist monomikrobiell.

Chronische Osteomelitiden zeigen oft das typische Bild einer Totenlade (Involucrum) um einen Sequester. Dieses avitale Knochengewebe wird analog zu medizinischen Fremdkörpern mit einem Biofilm besiedelt, was die körpereigene Immunabwehr und die antimikrobielle Therapie stark einschränkt.

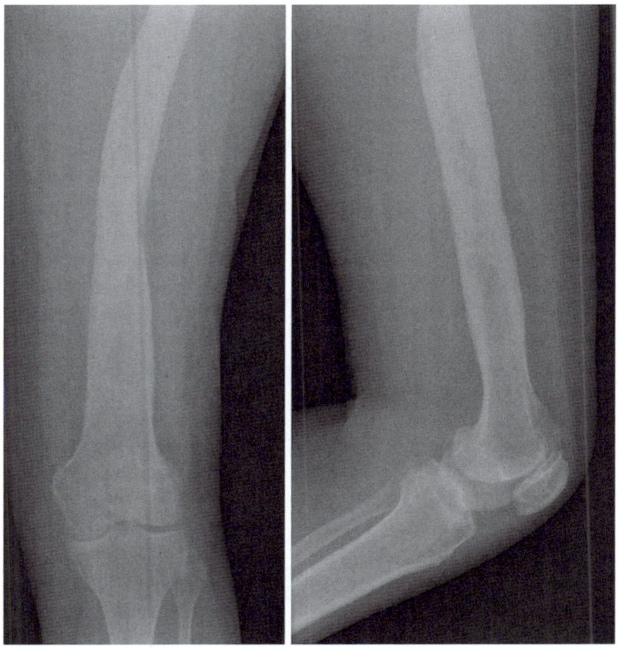

Abb. 6.8.1: Typisches Röntgenbild einer chronischen Osteomyelitis des Femurs in zwei Ebenen

Diagnostik

Die genaue Anamnese ist aufgrund der oft wenig ergiebigen klinischen Untersuchung von besonderer Bedeutung. Oft wird ein typischer dumpfer Schmerz in der betroffenen Extremität beklagt. Beweisend ist eine Fistel mit putrider Sekretion. Letztere kann im chronischen Verlauf auch in ein Fistelkarzinom übergehen. Hochbetagte Personen mit einer Immunsuppression oder mit Polyneuropathie sind besonders symptomarm. Die klassischen Infektionszeichen Rubor, Calor, Dolor, Tumor und Functio laesa sind bei der chronischen Osteomyelitis meist nur mild ausgeprägt oder können im Alter ganz fehlen.

Leukozytenzahl und CRP sind meist nur leicht erhöht, insbesondere wenn eine Fistel den Abfluss ermöglicht. Die Röntgenaufnahmen in zwei Ebenen weisen oft ein typisches „buntes Bild“ mit Osteolysen und reparativen Vorgängen auf. Große Sequester können zur Darstellung kommen, die klassische Struktur von Markraum und homogener Kortikalis ist gestört. Kontrastmittel-CT und MRT zeigen die wahre Ausdehnung des Infektionsfokus im Markraum und ggf. umgebende Abszessformationen auf. Vor Beginn einer antimikrobiellen Systemtherapie soll der Erregernachweis über mehrere Blutkulturen, Punktionen und Biopsien erfolgen.

Therapie

Die Osteomyelitis ist ein potenziell bedrohliches septisches Krankheitsbild bis hin zum Multiorganversagen. Vielfach droht (gesteigerte) Pflegebedürftigkeit. Das Therapiekonzept hängt vom Gesamtzustand und dem funktionellen Anspruch des geriatrischen Patienten ab.

Eine kurative Sanierung besteht in einem meist sehr langwierigen chirurgischen Stufenkonzept mit ausgedehnten Knochen- und Weichteilresektionen. In der Radikalität ist es analog zu Tumorresektionen. Zusätzlich werden temporär lokale Antibiotikaträger implantiert. Diese zwingen zu langwöchigen Immobilisationen bei fehlendem Entlastungsvermögen. Der Infekteradikation folgt die Phase der knöchernen Defektrekonstruktion, zusätzlich oft aufwendige plastische Weichteildeckungen und Gelenkendoprothesen oder Arthrodesen. Ferner besteht dauerhaft eine erhöhte lokale und systemische Rezidivgefahr.

Einen ebenfalls kurativen Ansatz verfolgt die primäre Majoramputation, die bestenfalls mit einem Operationsschritt die chirurgische Sanierung herbeiführt und somit den gesamten Behandlungsprozess um Monate abkürzt. Dem damit verbundenen primären Funktionsverlust stehen die oft auch ernüchternden Ergebnisse nach rekonstruktiven Stufenkonzepten gegenüber. Oft besteht nach der Amputation patientenseitig ein besserer konditioneller Zustand für die anschließende Rehabilitation.

Befindet sich der geriatrische Patient bereits primär in einem sehr reduzierten Zustand, besteht mit der Anlage einer Dauerdrainage eine palliative Therapieoption. Der permanente Abfluss bietet in Kombination mit einer langdauernden oder wiederholten antibiotischen Therapie die Chance, die lokale Infektion auf niedrigem Niveau zu halten und eine Sepsis zu verhindern.

Jede Form der chirurgischen Behandlung muss mit einer adaptierten Antibiotikatherapie kombiniert sein. Flankierend sind eine adäquate Schmerztherapie und angepasste Physiotherapie notwendig.

6.8.4 Spondylitis/Spondylodiszitis

Die Spondylitis stellt die Sonderform der Osteitis an der Wirbelsäule dar. Die Infektion geht von den Grund- oder Deckplatten der Wirbelkörper aus. Am häufigsten ist die Lendenwirbelsäule betroffen. Bei der Spondylodiszitis ist zusätzlich das Bandscheibengewebe infiziert. Beide Begriffe werden im klinischen Sprachgebrauch oft synonym verwendet.

Unspezifische Spondylitis/Spondylodiszitis

Der Alterspeak liegt zwischen dem 50. und 70. Lebensjahr. Sie wird zu gleichen Teilen von *Staphylococcus aureus* (seltener *Staph. epidermidis*) und gramnegativen Bakterien (*Escherichia coli, Pseudomonas aeruginosa, Eikenella corrodens, Proteus mirabilis*) hervorgerufen. Streptokokken bilden mit knapp 20 % die dritte Erregergruppe. Sehr selten sind Pilze der Infektionserreger. Die unspezifische Spondylitis kann sowohl sekundär hämatogen (arteriell und venös) als auch primär (Injektionen, postoperativ) entstehen. Auch die lymphogene Ausbreitung oder per continuitatem sind möglich.

Spezifische Spondylitis/Spondylodiszitis

An der Wirbelsäule manifestieren sich die Hälfte aller Skeletttuberkulosen, wobei der reduzierte Immunstatus bei HIV eine entscheidende Rolle spielt. HIV-negative Patienten erleiden nur in 3–5 % eine Skelettbeteiligung, bei HIV-positiven Patienten steigt der Anteil auf 60 %. Hier gibt es nur den Weg der endogenen Infektionsausbreitung. Aktuelle Migration aus den mediterranen Ländern und dem mittleren Osten führen zu einer Zunahme der Brucellose.

Diagnostik

Die Detektion der primären Entzündungsquelle (z. B. Endokarditis) bei hämatogener Streuung und ihrer Therapie dienen sowohl dem Behandlungserfolg der Spondylitis, der Rezidivprophylaxe als auch der Sanierung des Streufokus. Die Diagnosestellung erfolgt aufgrund zunächst unspezifischer Symptome meist erst nach 3–6 Monaten. Zu diesem Zeitpunkt ist der primäre Infektionsherd oft nicht mehr nachweisbar (s. Kasten „Diagnostik der Spondylitis/Spondylodiszitis").

Diagnostik der Spondylitis/Spondylodiszitis

Anamnese

- Nacht- und/oder Ruheschmerz im WS-Segment
- Progredienz der Schmerzen unter Belastung
- Vorerkrankungen (rheumatoide Arthritis, Diabetes mellitus)
- Wirbelsäulenoperationen oder -infiltrationen
- invasive Prozeduren (Katheterisierung, Punktion, andere Operationen)

Klinik

- geringer oder fehlender lokaler Druckschmerz
- Fersenfall-, Stauchungs- und lokaler Klopfschmerz
- schmerzhafte Inklination und Aufrichtung der Wirbelsäule
- Schonhaltung

Labor

- Leukozyten/CRP
  - Akutphase: meist stark erhöht
  - chronischer Verlauf oft (fast) normal
  - Leukozytose kann im Alter weniger ausgeprägt sein
- BSG
  - unspezifisch; wird immer seltener durchgeführt

Bildgebung

- Röntgen
  - Basisdiagnositk: in frühen Stadien keine Auffälligkeiten; Abgrenzung zu degenerativen Veränderungen schwierig; richtungsweisend sind ventral betonte, knöcherne Defektzonen an den Endplatten; dient der Verlaufsbeurteilung
- KM-MRT
  - Untersuchungstechnik der Wahl: sehr hohe Sensitivität und Spezifität; gesamte WS untersuchen, um weitere Lokalisationen zu erkennen; Ausbreitungen der Infektion (Psoasabszess!, Bandscheiben, intraspinal); Detektion knöcherner Arrosionen und Defekte
- KM-CT
  - wenn MRT nicht durchführbar: gute Darstellung knöcherner Veränderungen und Weichteilabszesse
- Mehrphasenskelettszintigrafie
  - fehlende Unterscheidung zwischen aktivierter Osteochondrose und Entzündung: eine unauffällige Szintigrafie schließt eine knöcherne Infektion weitgehend aus
- Entzündungsszintigrafie mit markierten Leukozyten oder Tc-99m-markierten Antikörpern
  - Darstellung inflammatorischer Veränderungen im Wirbelkörper: schwierige Unterscheidung bei gleichzeitiger Markierung des blutbildenden Knochenmarks
- PET-CT und PET-MRT (F-18-FDG-PET)
  - sehr sensitive Abbildung der Hot Spots
  - herabgesetzte Spezifität durch die ebenfalls mögliche Anreicherung in Tumorzellen
  - Cave Diabetiker! Nüchternblutzucker nicht über 150 mg/dl resp. 8,3 mmol/l

Grundlage der antibiotischen Therapie ist der mikrobiologische Erregernachweis mit Resistogramm. Dieser gelingt im akuten Stadium treffsicherer als im chronischen Verlauf. Ein Resistogramm sollte dem Therapiebeginn immer vorausgehen, ggf. ist sogar bei bereits eingeleiteter Therapie unter engmaschiger klinischer Kontrolle eine mehrtägige Antibiotikapause zu erwägen (▸ Tab. 6.8.2).

Bei negativen mikrobiologischen Ergebnissen kann die molekularbiologische Diagnostik mit der Polymerasekettenreaktion (PCR) doch noch zum Erregernachweis führen. Dies trifft vor allem bei antibiotisch vorbehandelten Patienten zu (Herren, 2017). Mit dem Einsatz der Spezies-spezifischen PCR lässt sich die Sensitivität nochmals steigern. Mit dieser Methode gelingt jedoch keine Aussage zur Erregerresistenz. Für alle Gewebeproben gilt, dass Granulome auf spezifische Erreger hinweisen und der Erregernachweis im Weichgewebe 2,3-fach höher ist als im Knochengewebe.

Tab. 6.8.2: Probengewinnung bei Spondylitis/Spondylodiszitis

Probe	Durchführung	Hinweise
Blutkultur	mind. 2–3 Blutkulturpaare entnehmen	innerhalb 24 h sowohl in der febrilen als auch in der fieberfreien Phase entnehmen
Biopsie	perkutane Stanze	unter Anästhesie
	CT- (Sonografie-) gestützte Feinnadelpunktion	nachteilig ist die geringe Menge an Gewebe zur Untersuchung; Option zur gleichzeitigen Anlage einer entlastenden Drainage
intraoperative Probenentnahme	3–6 Proben	relativ viel Untersuchungsmaterial notwendig; sicherste Methode zum Erregernachweis

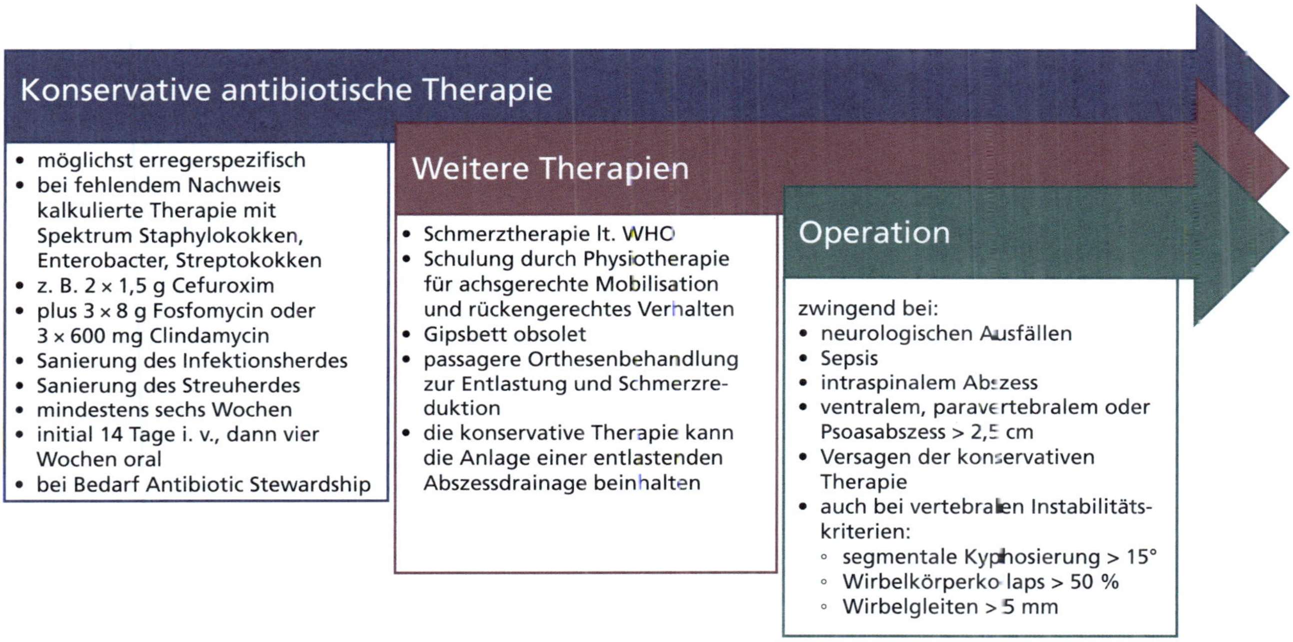
Konservative antibiotische Therapie
• möglichst erregerspezifisch
• bei fehlendem Nachweis kalkulierte Therapie mit Spektrum Staphylokokken, Enterobacter, Streptokokken
• z. B. 2 × 1,5 g Cefuroxim
• plus 3 × 8 g Fosfomycin oder 3 × 600 mg Clindamycin
• Sanierung des Infektionsherdes
• Sanierung des Streuherdes
• mindestens sechs Wochen
• initial 14 Tage i. v., dann vier Wochen oral
• bei Bedarf Antibiotic Stewardship
Weitere Therapien
• Schmerztherapie lt. WHO
• Schulung durch Physiotherapie für achsgerechte Mobilisation und rückengerechtes Verhalten
• Gipsbett obsolet
• passagere Orthesenbehandlung zur Entlastung und Schmerzreduktion
• die konservative Therapie kann die Anlage einer entlastenden Abszessdrainage beinhalten
Operation
zwingend bei:
• neurologischen Ausfällen
• Sepsis
• intraspinalem Abszess
• ventralem, paravertebralem oder Psoasabszess > 2,5 cm
• Versagen der konservativen Therapie
• auch bei vertebralen Instabilitätskriterien:
◦ segmentale Kyphosierung > 15°
◦ Wirbelkörperkollaps > 50 %
◦ Wirbelgleiten > 5 mm

Abb. 6.8.2: Therapiegrundsätze bei Spondylitis/Spondylodiszitis

Therapie

Merke

Ein Alter von über 75 Jahren und Infektionen mit *Staphylococcus aureus* sind Risikofaktoren für das Versagen einer konservativen Therapie.

Die Therapie beruht auf drei Säulen (▸ Abb. 6.8.2).

Merke

Infektionen mit MRSA, undrainierte paravertebrale und Psoasabszesse sowie eine hochgradige Niereninsuffizienz sind weitere unabhängige Risikofaktoren, die oft einer längeren antibiotischen Therapie > sechs Wochen bedürfen.

6.8.5 Periprothetische (PPI) und implantatassoziierte (IAI) Infektionen

Die nachgewiesenen positiven Effekte einer möglichst früh einsetzenden Rehabilitation führt, vornehmlich in den Alterstraumazentren, vielfach schon wenige Tage postoperativ zu einer Behandlungsübernahme durch Geriaterinnen und Geriater. Somit sind diese auch in der Beurteilung von frischen Operationswunden gefordert und müssen die Zeichen einer drohenden Wundinfektion erkennen (s. Kasten „Diagnostik von Frühinfektionen nach orthopädisch-unfallchirurgischen Operationen“). Ebenso muss eine hämatogene Streuung anderer typischer Infektionsherde (kardiovaskulär, Urogenitaltrakt, Zähne, HNO-Bereich) überprüft werden (Mühlhofer, 2021)!

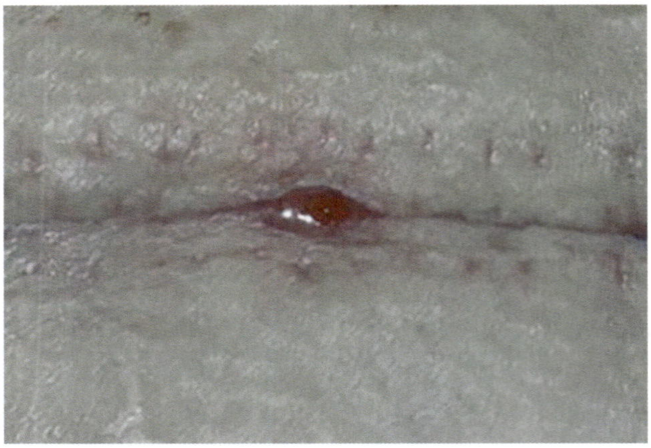

Abb. 6.8.3: Postoperative Fistelbildung

Merke

Jeder Verdacht auf eine postoperative Infektion/Surgical Site Infection (SSI) stellt einen Notfall dar und erfordert die sofortige Einleitung einer Diagnostik. Das gemeinsame Vorgehen muss zwischen Geriatrie und Chirurgie unverzüglich abgestimmt werden.

Diagnostik von Frühinfektionen nach orthopädisch-unfallchirurgischen Operationen

Anamnese

- Nacht- oder Ruheschmerz, anhaltende Wundsekretion, Verschlechterung eines initial regelrechten Verlaufes, vorhergehende Revisionseingriffe und antibiotische Behandlungen

Klinik

- sichere Zeichen:
  - freiliegende Implantate
  - Fistelgang (▶ Abb. 6.8.3): „probe-to-implant"
- unsichere Zeichen:
  - Schmerzen, Schwellung, Rötung, Wundsekretion, Funktionseinschränkung, Fieber

Labor (Verlaufsbeurteilung wichtig)

- Leukozyten
  - posttraumatisch und postoperativ oft erhöht
  - Leukozytose kann im Alter weniger ausgeprägt sein
- CRP
  - posttraumatisch und postoperativ oft erhöht
  - zeitverzögert zu Leukozyten
- BSG
  - frühpostoperativ multifaktoriell beeinflusst
- Procalcitonin
  - kein Cut-off-Wert
  - hilfreich bei Rheumatikern, die krankheitsbedingte von infektionsbedingter Entzündungsaktivität zu unterscheiden

Mikrobiologie

- Gewebeproben
  - mindestens fünf Proben aus unterschiedlichen Regionen des OP-Situs mit jeweils neuen Instrumenten
  - positiver Nachweis in ≥ 2 Proben
  - bei hochvirulenten Erregern ist ein positiver Nachweis ausreichend
- Punktat
  - Zellzahl und Zelldifferenzierung
  - 2.000 Leukozyten/µl ODER > 70 % Granulozyten
  - bei Rheuma, Luxationen, periprothetischer Fraktur, Fistel und sechs Wochen postoperativ nicht verwertbar
- Sonikat
  - bei Revision mit (Teil-) Wechsel von Prothesen und Implantaten
  - ≥ 50 Kolonien/ml
  - unter Antibiotika, bei *Staphylococcus aureus* und bei Anaerobiern können bereits ≤ 50 Kolonien/ml relevant sein
- PCR
  - Punktate, Gewebe, Biopsien
  - qualitativer Nachweis von bakterieller DNA

Histologie

- akute Entzündung im periimplantären Gewebe
- beweisend sind ≥ 5 Granulozyten/Gesichtsfeld in fünf Feldern in 400-facher Vergrößerung
- alternativ ≥ 23 Granulozyten/10 HPF (High-Power Fields)

Biomarker

- Synovasure alpha-Defensin-Test
  - Bedside-Schnelltestverfahren mit Gelenkpunktaten (Lateral Flow): qualitative Screeningmethode
- ELISA-Test
  - Cut-off-Wert ≥ 1 gilt als infiziert
- unabhängig von chronisch-inflammatorischen Systemerkrankungen und Antibiotika; Einschränkungen bei Prothesenabrieb und Metalllose im Gelenk

Bildgebung

- Infektionsnachweis mit keinem Verfahren möglich, aber wichtig zur OP-Planung
- Röntgen: wenig geeignet
- MRT
  - 3-Tesla: Metallartefakt-reduziert: gute Spezifität
- Kontrastmittel-CT
  - Enhancement im Weichgewebe/Flüssigkeitsverhalt
- Nuklearmedizin: ungeeignet

Merke

Die Therapieoptionen von periprothetischen Infektionen müssen sich nach dem Stadium der Infektion (Savov, 2022), dem Funktionsanspruch und den individuellen körperlichen und kognitiv-psychischen Reserven des geriatrischen Patienten richten (▶ Tab. 6.8.3).

Tab. 6.8.3: Chirurgische Therapieoptionen bei periprothetischen Infektionen (PPI)

Therapieoption	Ziel		Situation	Therapeutischer Ansatz
	Infektion	Funktion		
Prothesenerhalt (PED)	Sanierung	Gelenkfunktion erhalten	Frühinfektion	kurativ[a]
Prothesenwechsel (PW)	Sanierung	Gelenkfunktion erhalten	Spätinfektion oder gescheiterter PED	kurativ[a]
Arthrodese	Sanierung	belastungsfähige Extremität	Spätinfektion oder gescheiterter PW	kurativ[a]
Resektionsarthroplastik	Sanierung	(sub-)totaler Funktionsverlust	primär bei Frailty+++; sekundär bei rezidivierender PPI	kurativ/palliativ[b]
Majoramputation		belastungsfähige Extremität (+); partieller Funktionserhalt	Notwendigkeit/ Wunsch der radikalen Infektionssanierung; Versorgung mit individueller Expoprothese	kurativ/palliativ[b]
		eingeschränkter Mobilitätserhalt	Notwendigkeit/Wunsch der radikalen Infektionssanierung; Unterarm- oder Achselstützen, Rollstuhl	
		Pflegefähigkeit	Mobilität im Bett	
lokales Debridement	temporäre Beruhigung	Gelenkfunktion erhalten	integrierte Prothese + reduzierte Lebenserwartung	palliativ[c]
Dauerdrainage	Kontrolle der Infektion	Gelenkfunktion erhalten	bei stark reduzierter Lebenserwartung	palliativ[d]

[a] Kombination mit mindestens sechswöchiger antibiotischer Therapie; [b] Antibiotikatherapie sehr individuell; [c] Individuelle Kombination mit lokaler und/oder systemischer antibiotischer Therapie; [d] ggf. individuell in Kombination mit rezidivierenden systemischen Antibiotikagaben

Bei den implantatassoziierten Infektionen (IAI) nach interner Osteosynthese im Rahmen der Frakturversorgung (Roßlenbroich, 2020) gelten teilweise andere chirurgische Behandlungsansätze als bei den PPI. Neben der Infektion müssen das Stadium der Frakturheilung, die lokale Weichteil- und Durchblutungssituation der Fragmente und die septische Bedrohung der Extremität und des Gesamtorganismus eingeschätzt und gegeneinander abgewogen werden.

Mit Wundrevisionen (einschließlich Implantatwechsel) kann Zeit bis zur Konsolidierung der Fraktur (mindestens sechs Wochen) gewonnen werden, um anschließend mit einer frühzeitigen Materialentfernung die Infektion zur Ausheilung zu bringen. Alternativ besteht je nach Lokalisation die Rückzugsoption auf einen Fixateur externe und die Entfernung der infizierten internen Osteosynthese (Militz, 2021).

Zusammenfassung

Jede Frühinfektion von Gelenken, Endoprothesen und Osteosyntheseimplantaten stellt einen Notfall dar. Die Diagnose einer akuten postoperativen Wundinfektion setzt sich aus Anamnese, den klinischen Infektionszeichen, dem Entzündungslabor sowie den mikrobiologischen und histologischen Befunden (Spickermann, 2022) zusammen. Das gemeinsame Vorgehen muss zwischen Operateur und Geriater unverzüglich abgestimmt werden!

Andere potenzielle Infektionsherde müssen zeitgleich untersucht werden, eine nacheinander geschaltete Ausschlussdiagnostik bedeutet einen unwiederbringlichen Zeitverlust.

Vor Beginn einer kalkulierten Antibiose sollten alle potenziellen mikrobiologischen Proben gewonnen sein.

Je vulnerabler ein geriatrischer Patient ist, umso radikaler soll das einzeitige chirurgische Vorgehen gegenüber einem langwierigen Stufenkonzept sein. Die Minimierung der Anzahl operativer Eingriffe geschieht unter Inkaufnahme von funktionellen Einbußen.

Literatur

Bertsch, T., Triebel, J., Bollheimer C., et al. (2015). C-reactive protein and the acute phase reaction in geriatric patients. *Zeitschrift fur Gerontologie und Geriatrie*, *48*(7), 595–600. https://doi.org/10.1007/s00391-015-0938-4 Gerlach, U.-J., Grimme, C; Schoop, R. et al. (2016). Behandlungsstrategien bei Gelenkinfektionen. *Trauma Berufskrankh* [Suppl 1], *18*, 73–77. DOI 10.1007/s10039-015-0040-6

Großkopf, A., & Simm, A. (2022). Alterung des Immunsystems. *Z Gerontol Geriat 55*: 553–557

Herren, C., Jung, N., Pishnamaz, M., et al. (2017). Spondylodiscitis: Diagnosis and treatment options—a systematic review. *Dtsch Arztebl Int*, *114*, 875–82. DOI: 10.3238/arztebl.2017.0875

Lehner, B., Omlor, G.-W., Schwarze, M. (2020). Periprothetische Früh- und Spätinfektionen. *Orthopäde*, *49*, 648–659. https://doi.org/10.1007/s00132-020-03950-4

Militz, M., & Ellenrieder, M. (2021). Management bei Verdacht auf frühe Infektion nach Osteosynthese. *Chirurg*, *92*, 963–972. https://doi.org/10.1007/s00104-021-01377-x

Mühlhofer, H., Renz, N. Zahar, A., et al. (2021). Diagnostik der periprothetischen Infektion. *Orthopäde, 50*, 312–325. https://doi.org/10.1007/s00132-020-03940-6

Osti, M., Simkovic, M., Haffner, N. (2022). Optionen und Grenzen der arthroskopischen Behandlung von Gelenkempyemen. *Unfallchirurg, 125*, 26–32. https://doi.org/10.1007/s00113-021-01111-6

Roßlenbroich, S., Stolberg-Stolberg, J., Kreis, C., et al. (2021). Implantatassoziierte Infektionen. *Knie J. 2*, 121–132. https://doi.org/10.1007/s43205-020-00057-w

Savov, P., Ettinger, M., Windhagen, H., et al. (2022). Strategisches Vorgehen bei chronischen Infektionen von Endoprothesen. *Unfallchirurg, 125, 59–65*. https://doi.org/10.1007/s00113-021-01113-4

Schwarzmann, P., Ohlendorf, D., Groneberg, D.A., et al. (2016). Osteomyelitis. *Zbl Arbeitsmed, 66, 57–65*. DOI 10.1007/s40664-015-0076-2

Spickermann, J., Bai, H., Steinmann, J., et al. (2022). Mikrobiologische Diagnostik bei implantatassoziierten Infektionen. *Orthopäde*. https://doi.org/10.1007/s00132-022-04212-1

Trampuz, A., & Perka, C. (2021). Diagnose und Therapie von periprothetischen Gelenkinfektionen: Herausforderung Implantat-Biofilme. *Orthopädie & Rheuma, 24*(3), 33–39. DOI: 10.1007/s15002-021-3265-8

6.9 SARS-CoV-2 und COVID-19-Erkrankungen

Markus Gosch

6.9.1 Einführung

Im Dezember 2019 erfolgten erste Berichte aus der Provinz Wuhan in China über Pneumonien durch einen bis dahin unbekannten Erreger. Als Auslöser konnte rasch SARS-CoV-2 (Severe Acute Respiratory Syndrome Coronavirus 2) identifiziert werden. Aktuell kennt man sieben humanpathogene Corona-Viren (RKI, 2022b). Diese verursachen vorwiegend milde Erkältungskrankheiten, können aber auch schwere Pneumonien hervorrufen.

In den ersten zwei Jahren der Pandemie ist es bereits zu zahlreichen Mutationen gekommen. Die Ende 2021 vermutlich aus Südafrika stammende Omicron-Variante steigerte die Infektiösität etwa um den Faktor 3 gegenüber Delta und setzte sich rasch zur weltweit dominanten Variante durch (RKI, 2022b). Gleichzeitig kam es zu einer zunehmenden Immunevasion, d. h. der Immunschutz durch vorhergehende Infektionen und Impfungen nahm deutlich ab. Hauptinfektionsquelle sind infizierte Personen. Übertragen wird SARS-CoV-2 primär über Tröpfchen und direkte Kontakte von Mensch zu Mensch. Besondere Bedeutung in der Übertragung haben Aerosole. Diese spielen vor allem eine Rolle bei fehlendem Abstand zwischen Personen und in geschlossenen Räumen.

6.9.2 Epidemiologie

Ende 2022 wurden in Deutschland über 36 Millionen Infektionen und 158.000 Todesfälle registriert (RKI, 2022a). Neben den verschiedenen neuen Virusvarianten prägen auch die saisonale Komponente, gesellschaftliche Maßnahmen wie Lockdowns und natürlich die Impfungen ganz wesentlich den Verlauf der Pandemie. Bereits in der ersten Welle der Pandemie zeigte sich, dass ältere und hochbetagte Menschen das höchste Risiko aufweisen, an COVID-19 zu versterben. In der Altersgruppe 80+ lag die Case-Fatality-Rate bei 13,4 %, die Infection Fatality Rate bei 9,3 % (Salzberger et al., 2020). Unter der älteren Bevölkerung wiederum werden Bewohner von Langzeitpflegeeinrichtungen (LPE) als vulnerabelste Risikogruppe angesehen. Schätzungen aus verschiedenen Staaten legen nahe, dass 30–66 % aller an COVID-19 Verstorbenen Bewohner von LPE waren, wovon 80 % wiederum in ihrer Einrichtung verstorben sind (ECDC, 2020). In Deutschland waren etwa 65 % der COVID-19-Todesfälle älter als 80 Jahre (Statista, 2022). Trotz einer gegenüber der jüngeren Altersgruppe hohen Impfquote und weiterer Schutzmaßnahmen in den LPE sind auch nach zwei Jahren Pandemie die über 80-Jährigen weiterhin am stärksten von schweren Krankheitsverläufen betroffen.

> **Merke**
>
> Besonders betroffen von der Pandemie waren die älteren Bevölkerungsgruppen. Bis zu 66 % der Verstorbenen waren Bewohner von Langzeitpflegeeinrichtungen.

Unspezifischer Verlauf

Ähnlich wie in jüngeren Kohorten findet man eine hohe Variabilität in der Symptomatik der Infektion mit SARS-CoV-2. Schätzungen aus kleineren Kohortenstudien gehen von einem Anteil von ca. 40 % oligo- und asymptomatischer Verläufe aus (Salzberger et al., 2020). Bewohner von LPE dürften auch eine signifikant längere präsymptomatische Phase im Vergleich zu den Mitarbeitern haben (van den Besselaar et al., 2021). Dies wiederum führt in der Konsequenz zu einer späteren Diagnose der Infektion.

> **Merke**
>
> Bei älteren Patienten sehen wir oft einen sehr raschen Wechsel eines oligosymptomatischen Beschwerdebildes hin zu einem schweren symptomatischen Verlauf mit begrenzten Therapieoptionen und oft letalem Ausgang. Gerade bei Älteren mit eingeschränkter Mobilität dürfte hier die sogenannte „silent hypoxia" eine besondere Rolle spielen (Tobin et al., 2020).

Die zugrundeliegenden pathophysiologischen Mechanismen dafür sind noch weitgehend unklar. Diskutiert werden unter anderem ein direkter Effekt von SARS-CoV-2 auf das Atemkontrollsystem oder ein Weg über den ACE2-Rezeptor im Glomus caroticum. Eine Studie an Pflegeheimpatienten zeigte an führenden Symptomen Fieber ≥ 38,8 °C (50 %), Atemnot (11 %), Hypoxie definiert durch eine Sauerstoffsättigung < 92 % oder eine Abnahme von 3 % gegenüber dem Normalwert (19 %) und Tachykardie (17 %) (Panagiotou et al., 2021). Obwohl bei jedem fünften Patienten eine relevante Hypoxie bestand, beklagte lediglich jeder Zehnte Atemnot.

Eine besondere Bedeutung kommt im klinischen Verlauf auch dem Delir zu. So entwickelt etwa jeder dritte COVID-19-Patient ein Delir. Gleichzeitig verschlechtert das Delir signifikant die Prognose und führt zu einer um Faktor 3 erhöhten Mortalität (Shao et al., 2021). Das Delir kann auch das führende Symptom einer COVID-19-Erkrankung sein (Zazzara et al., 2021).

Multimorbidität

Ein Faktor, der immer wieder für die hohe Letalität und die schweren Verläufe in dieser Altersgruppe herangezogen wird, ist die Multimorbidität. Komorbiditäten erhöhen signifikant das Mortalitätsrisiko. Bereits zwei Begleiterkrankungen führen zu einer um den Faktor 2,6 erhöhten Mortalität. Relevante Komorbiditäten sind chronische Niereninsuffizienz, Diabetes mellitus, Adipositas und kardiovaskuläre Erkrankungen, aber auch kognitive Beeinträchtigungen (https://www.cdc.gov/coronavirus/2019-ncov/hcp/clinical-care/underlyingconditions.html#anchor_1644597791955, Zugriff am 24.3.2023). Eine italienische Arbeitsgruppe hat in einer Gruppe von hospitalisierten Patienten die Verstorbenen mit den regulär entlassenen Patienten verglichen. In dieser Untersuchung waren nahezu alle der bereits erwähnten Komorbiditäten signifikant mit einem letalen Verlauf assoziiert. Zusätzlich zeigten sich hier auch kardiovaskuläre und neurologische Erkrankungen sowie die COPD als signifikante Risikofaktoren (Vena et al., 2020). Auch die Demenz stellt einen besonderen Risikofaktor bei hospitalisierten Patienten dar und erhöht die Letalität um den Faktor 8 (Becerra-Munoz et al., 2021). In der bereits erwähnten Untersuchung von SARS-CoV-2 positiv getesteten Bewohnern von Pflegeheimen zeigte lediglich die chronische Niereninsuffizienz und Diabetes mellitus eine positive Korrelation zur Mortalität (Panagiotou et al., 2021). Dies auf den ersten Blick etwas überraschende Ergebnis dürfte mit großer Wahrscheinlichkeit auf die allgemein hohe Prävalenz einer ausgeprägten Multimorbidität zurückzuführen sein.

Ein in der Geriatrie weit verbreitetes Tool zur Erfassung und Einschätzung der Multimorbidität ist der Charlson Comorbidity Index. In der erwähnten Untersuchung korrelierte der Score signifikant mit der Letalität (Vena et al., 2020).

> **Merke**
>
> Die für den geriatrischen Patienten typische Multimorbidität ist ein entscheidender Risikofaktor für einen schweren Verlauf.

Funktionalität

Neben der Multimorbidität haben auch funktionelle Aspekte einen Einfluss auf das Outcome. Neben einer verminderten Kognition sind auch Defizite in den Alltagsaktivitäten mit einer erhöhten Letalität assoziiert (Panagiotou et al., 2021). Bereits gut etabliert im klinischen Alltag ist die Clinical Frailty Scale. So konnte gezeigt werden, dass die Letalität ab einer Clinical Frailty Scale von 6 und höher signifikant ansteigt (Aw et al., 2020). Diese Ergebnisse konnten auch in einer Multicenter-Studie bestätigt werden. Das Mortalitätsrisiko für Patienten mit einem Score von 8 war um das 3-fache erhöht (Geriatric Medicine Research et al., 2021).

> **Merke**
>
> Neben der Multimorbidität konnten auch funktionelle Beeinträchtigungen, wie Frailty oder Demenz, als zusätzlicher Risikofaktor nachgewiesen werden.

Immunseneszenz

Die im Rahmen der Immunseneszenz erhöhte Freisetzung von proinflammatorischen Zytokinen könnte den Verlauf der SARS-CoV-2-Infektion im Alter negativ beeinflussen. Auch die geschlechtsspezifischen Unterscheide in der Letalität dürften vorwiegend auf das Immunsystem zurückzuführen sein.

Soziale Faktoren

Letztendlich muss man davon ausgehen, dass mit steigenden Inzidenzzahlen eine Eintragung des Virus in Risikobereiche, wie den Langzeitpflegebereich oder Krankenhäuser, nur eine Frage der Zeit ist. Besuchsverbote, wie im Rahmen der ersten Welle, sind sehr kritisch zu sehen und ihre Wirkung ist zu hinterfragen. Die Eintragung des Virus dürfte mit großer Wahrscheinlichkeit vorwiegend über das Personal erfolgen. Der besondere Schutz dieser vulnerablen Bevölkerungsgruppe wird zwar immer wieder von verschiedensten Seiten thematisiert. Abgesehen von der Einhaltung der entsprechenden Hygienemaßnahmen und einer verstärkten Teststrategie fehlen allerdings konkrete Vorschläge. Besonders schmerzlich vermisst wird hier die fehlende Evidenz bzw. eine entsprechende wissenschaftliche Begleitung der Maßnahmen.

> **Merke**
>
> Langzeitpflegeheime waren und sind einem besonders hohen Risiko ausgesetzt. Es hat sich gezeigt, dass man diese nicht als abgeschlossene Systeme betrachten darf und ein Übergreifen auf diese geschützten Bereiche stark von der allgemeinen Infektionslage abhängig ist.

Daten aus der kanadischen Provinz Ontario zeigten für die erste Phase der Pandemie, dass 43 % der dortigen Pflegeheime SARS-CoV-2-positive Bewohner oder Mitarbeiter hatten. Das Risiko eines Bewohners, an COVID-19 zu versterben, war gegenüber der Gesamtpopulation der Provinz Ontario um den Faktor 90 erhöht (Fisman et al., 2020). Das Risiko steigt auch in dieser Arbeit mit der Dauer der Pandemie an. Neben den individuellen Risikofaktoren der Bewohner konnten auch relevante Merkmale auf Seiten der Pflegeheime identifiziert werden. In einer Untersuchung aus Italien waren Pflegeheime mit mehr als 60 Bewohnern, einer häufigeren Verordnung von Psychopharmaka und der Anwendung von Fixierungen mit einem signifikant höheren Risiko für einen SARS-CoV-2-Ausbruch verbunden (Lombardo et al., 2020). Noch stärker beeinflusste die geografische Lage die Häufigkeit eines Ausbruchs. Dies bestätigt wiederum die Annahme, dass ein effektiver Schutz von Pflegeheimbewohnern in einer geografischen „Hotspot"-Region nur bedingt möglich ist. Ebenfalls eine Arbeitsgruppe aus Kanada konnte zeigen, dass die Inzidenz von SARS-CoV-2-Infektionen signifikant mit der Belegung bzw. Ausstattung der Pflegeheime korreliert. Zugrunde gelegt wurde den Daten ein „Crowding Index", welcher sich auf die Anzahl der Bewohner und der zur Verfügung stehenden Zimmer und Nassräume bezog. Ab einem Crowding Index von mehr als 2 kam es zu einem signifikanten Anstieg der Infektionen (Brown et al., 2020).

6.9.3 Präventive Maßnahmen

Im Fokus steht weiterhin die Prävention. Hier zu nennen sind Maßnahmen der Hygiene (AHAL-Regeln, also Abstand halten, Händehygiene, im Alltag Maske tragen sowie Lüften), Impfungen sowie Testkonzepte, um Infektionsketten frühzeitig zu unterbrechen.

Merke

Allgemeine präventive Maßnahmen sind im Pflegebereich schwer bis gar nicht umsetzbar. Pflege erfordert Nähe.

Gerade die AHAL-Regeln stellen in der Versorgung älterer Menschen eine große Herausforderung dar. Abstand halten ist bei pflegerischen Maßnahmen nicht möglich und das Social Distancing führt letztendlich zu einer Vereinsamung der älteren Menschen. Das Tragen der Maske erschwert die Kommunikation, vor allem Patienten mit Beeinträchtigung der Sinnesfunktionen, aber auch bei Menschen mit Demenz. Letztere haben verständlicherweise auch große Probleme, Maßnahmen zum Infektionsschutz umzusetzen. Dies bedeutet nicht nur ein größeres Risiko für die Betroffenen selbst, sondern auch für die Mitarbeiter.

Ohne auf Details zu den zur Verfügung stehenden Impfstoffen einzugehen, belegen die Daten, dass alle in der EU zugelassenen Impfstoffe schwere Verläufe und Todesfälle zu einem hohen Prozentsatz verhindern können. Leider konnte die erhoffte sterile Immunität durch die bis jetzt zugelassenen Impfstoffe nicht erzielt werden. Klar formuliertes Ziel ist daher, eine hohe Impfquote in den höheren Altersgruppen sowie bei Risikogruppen und Mitarbeitern im Gesundheits- und Pflegebereich zu erreichen.

6.9.4 Therapeutische Überlegungen

Inzwischen stehen verschiedene Therapieansätze zur Verfügung. Ein Ansatz in der Frühphase besteht darin, das Virus in seiner Replikation zu hemmen, ein anderer in der späteren Phase, immunmodulatorisch einzugreifen. Für die Frühphase der Infektion stehen Virustatika und monoklonale Antikörper zur Verfügung. Eine Indikation ergibt sich für Risikopatienten in der Frühphase der Erkrankung und hier insbesondere für Patienten ohne vollständigen Impfschutz. Immunmodulatorische Substanzen kommen in der weiteren Phase der Erkrankung und bei schweren Verläufen zum Einsatz.

Merke

Die aktuellen Therapiekonzepte werden laufend angepasst. Es empfiehlt sich somit immer, auf die aktuell zur Verfügung stehenden Leitlinien und Empfehlungen zurückzugreifen.

Als wichtige Begleitmaßnahme hat sich die Gabe von niedermolekularen Heparinen entsprechend den Empfehlungen zur Thromboseprophylaxe etabliert. Für Acetylsalizylsäure, Zink und Vitamin D3 gibt es keine eindeutige Evidenz, dennoch können diese Maßnahmen in Einzelfällen bzw. bei nachgewiesenem Mangel gegeben werden.

Advance Care Planning

Die Pandemie hat die Bedeutung des Konzeptes der Behandlungsplanung im Voraus (Advance Care Planning, ACP) deutlich vor Augen geführt. Zukünftig sollte auch für andere Indikationen vorab geklärt werden, wie ältere, multimorbide Patienten bei schweren gesundheitlichen Krisen und am Lebensende behandelt werden möchten (Gosch et al., 2021).

Merke

Die Pandemie hat gezeigt, wie wichtig für Betroffene, aber auch für das medizinische Team Advance Care Planning ist.

ACP ist eine gute Möglichkeit, den Patientenwillen am Lebensende nachhaltig umzusetzen und sowohl den Betroffenen als auch dem medizinischen Team Sicherheit zu geben, Entscheidungen im Sinne des Patienten zu treffen. Rückblickend hat sich gezeigt, dass palliative Betreuungskonzepte insbesondere in Langzeitpflegeeinrichtungen ausgebaut werden müssen. Dies betrifft nicht nur den personellen Bereich, sondern auch die baulichen Maßnahmen (zum Beispiel Sauerstoffversorgung).

Post-COVID

Die Pandemie hat den Gesundheitszustand der älteren Bevölkerung in vielfältiger Weise verändert. Einige waren in dieser Zeit selbst erkrankt, andere haben den Verlust einer vertrauten Person zu beklagen. Aufgrund der langandauernd eingeschränkten sozialen Kontakte besteht die Gefahr einer Verschlechterung der Kognition und der emotionalen Stimmungslage. Es gilt nun, den aktuellen Zustand von Älteren standardisiert zu erfassen, um eine Veränderung zum Zustand vor der Pandemie zu erkennen, aber vor allem, um eine Grundlage für eine weiterführende multiprofessionelle Behandlungsstrategie zu schaffen.

Gerade bei älteren, vorerkrankten Personen kann es sehr schwierig zu erkennen sein, ob es sich nach einer Infektion mit SARS-CoV-2 um ein sogenanntes Long-COVID oder um eine Verschlechterung der Grunderkrankungen handelt. Die Prävalenz von Post-COVID schwankt in der Literatur zwischen 2 und 60 %. Letztendlich bedarf es immer einer individuellen Betrachtung jedes Falles, um einen erfolgsversprechenden Ansatz zu liefern, zusätzlich müssen weitere Studien zum Thema abgewartet werden.

Merke

Die Unterscheidung von Post- und Long-COVID-Symptomen und dem Fortschreiten einer bestehenden Multimorbidität wird uns vor große Herausforderungen stellen.

Zusammenfassung

Die Pandemie hat allen die besondere Vulnerabilität der älteren Bevölkerung drastisch vor Augen geführt. Vieles war eigentlich bekannt, trotzdem war es in dieser Dimension neu. Die Pandemie zeigt uns jeden Tag, dass die Dinge komplex sind und eindimensionale Betrachtungen zu kurz greifen. Praxisnahe Lösungen für komplexe Fragestellungen zu finden, ist eine der Kernkompetenzen der klinischen Geriatrie. Zum Wohle unserer Patienten sowie deren Angehörigen ist der Einbezug geriatrischer Kompetenz in der öffentlichen Diskussion wünschenswert.

Literatur

Aw, D., Woodrow, L., Ogliari, G., & Harwood, R. (2020). Association of frailty with mortality in older inpatients with Covid-19: a cohort study. *Age Ageing, 49*(6), 915-922. doi:10.1093/ageing/afaa184

Becerra-Munoz, V. M., Nunez-Gil, I. J., Eid, C. M., et al. (2021). Clinical profile and predictors of in-hospital mortality among older patients hospitalised for COVID-19. *Age Ageing, 50*(2), 326–334. doi:10.1093/ageing/afaa258

Brown, K. A., Jones, A., Daneman, N., et al. (2020). Association Between Nursing Home Crowding and COVID-19 Infection and Mortality in Ontario, Canada. *JAMA Intern Med.* doi:10.1001/jamainternmed.2020.6466

ECDC (2020). Increase in fatal cases of COVID-19 among long-term care faciltiy residents in the EU/EEA and the UK. https://www.ecdc.europa.eu/sites/default/files/documents/Increase-fatal-cases-of-COVID-19-among-long-term-care-facility-residents.pdf, Zugriff am 23.3.2023

Fisman, D. N., Bogoch, I., Lapointe-Shaw, L., et al. (2020). Risk Factors Associated With Mortality Among Residents With Coronavirus Disease 2019 (COVID-19) in Long-term Care Facilities in Ontario, Canada. *JAMA Netw Open, 3*(7) e2015957. doi:10.1001/jamanetworkopen.2020.15957

Geriatric Medicine Research, C., Covid, C., & Welch, C. (2021). Age and frailty are independently associated with increased COVID-19 mortality and increased care needs in survivors: results of an international multi-centre study. *Age Ageing, 50*(3), 617–630. doi:10.1093/ageing/afab026

Gosch, M., Altrichter, D., Pflugner, M., et al. (2021). [Long-term care facilities during the COVID-19 pandemic : Considerations on the way back to normality]. *Z Gerontol Geriatr 54*(4), 377–383. doi:10.1007/s00391-021-01922-7

Lombardo, F. L., Salvi, E., Lacorte, E., et al. (2020). Adverse Events in Italian Nursing Homes During the COVID-19 Epidemic: A National Survey. *Front Psychiatry, 11*, 578465. doi:10.3389/fpsyt.2020.578465

Panagiotou, O. A., Kosar, C. M., White, E. M., et al. (2021). Risk Factors Associated With All-Cause 30-Day Mortality in Nursing Home Residents With COVID-19. *JAMA Intern Med.* doi:10.1001/jamainternmed.2020.7968

RKI (2022a). Covid-19: Fallzahlen in Deutschland. https://www.rki.de/DE/Content/InfAZ/N/Neuartiges_Coronavirus/Fallzahlen.html, Zugriff am 23.3.2023

RKI (2022b). SARS-CoV: Virologische Basisdaten sowie Virusvarianten. https://www.rki.de/DE/Content/InfAZ/N/Neuartiges_Coronavirus/Virologische_Basisdaten.html, Zugriff am 23.3.2023

Salzberger, B., Buder, F., Lampl, B., et al. (2020). Epidemiology of SARS-CoV-2 infection and COVID-19. *Internist (Berl), 61*(8), 782–788. doi:10.1007/s00108-020-00834-9

Shao, S. C., Lai, C. C., Chen, Y. H., et al. (2021). Prevalence, incidence and mortality of delirium in patients with COVID-19: a systematic review and meta-analysis. *Age Ageing, 50*(5), 1445–1453. doi:10.1093/ageing/afab103

Statista. (2022). Todesfälle in Zusammenhang mit dem Coronavirus (COVID-10) in Deutschland nach Alter und Geschlecht. https://de.statista.com/statistik/daten/studie/1104173/umfrage/todesfaelle-aufgrund-des-coronavirus-in-deutschland-nach-geschlecht/, Zugriff am 23.3.2023

Tobin, M. J., Laghi, F., & Jubran, A. (2020). Why COVID-19 Silent Hypoxemia Is Baffling to Physicians. *Am J Respir Crit Care Med, 202*(3), 356–360. doi:10.1164/rccm.202006-2157CP

van den Besselaar, J. H., Sikkema, R. S., Koene, F., et al. (2021). Are presymptomatic SARS-CoV-2 infections in nursing home residents unrecognised symptomatic infections? Sequence and metadata from weekly testing in an extensive nursing home outbreak. *Age Ageing, 50*(5), 1454–1463. doi:10.1093/ageing/afab081

Vena, A., Giacobbe, D. R., Di Biagio, A., et al. (2020). Clinical characteristics, management and in-hospital mortality of patients with coronavirus disease 2019 in Genoa, Italy. *Clin Microbiol Infect, 26*(11), 1537–1544. doi:10.1016/j.cmi.2020.07.049

Zazzara, M. B., Penfold, R. S., Roberts, A. L., et al. (2021). Probable delirium is a presenting symptom of COVID-19 in frail, older adults: a cohort study of 322 hospitalised and 535 community-based older adults. *Age Ageing, 50*(1), 40–48. doi:10.1093/ageing/afaa223

6.10 Altern mit HIV

Katrin Singler und Johannes Bogner

6.10.1 Einführung: Von der Infektion zur chronischen Erkrankung

1981 wurde erstmals ein neuartiges Krankheitsbild beschrieben, das „Acquired Immunodeficiency Syndrom" (AIDS). Im Jahr 1983 gelang es dann erstmalig, einen Erreger, das Human Immunodeficiency Virus-1 (HIV), aus einem Patienten zu identifizieren,1986 folgte die Isolierung von HIV-2 (Barre-Sinoussi et al., 1983). Es wird davon ausgegangen, dass es sich bei der Infektion mit HIV ursprünglich um eine Zoonose handelt. Im Jahr 1959 wurde bei einem afrikanischen Patienten erstmalig gesichert eine HIV-Infektion beschrieben (RKI, 2022).

Die Infektion mit HIViren erfolgt in mehreren Phasen (akute Phase, chronische Phase, späte Phase/AIDS) und bewirkt eine fortschreitende Defizienz des zellulären Immunsystems, insbesondere der $CD4^+$-T-Helferzellen.

Unbehandelt führt die Infektion im Mittel nach zehn Jahren zu einem lebensbedrohlichen Immundefekt, bei dem die $CD4^+$-T-Helferzellzahl in der Regel unter 200 absolut/µl liegt. Man spricht dann von AIDS, verbunden mit dem Auftreten opportunistischer Infektionen oder maligner Erkrankungen, welche in der Folge zum Tod führen. Das Alter zum Zeitpunkt der HIV-Erstinfektion war früher ein wichtiger prognostischer Parameter und bei älteren Patienten mit einer rascheren Progression der Erkrankung assoziiert (Operskalski et al., 1995).

Mit den nun bestehenden Behandlungsmöglichkeiten mittels hochaktiver antiretroviraler Therapie (HAART) hat sich dieser Verlauf grundlegend gewandelt.

Durch den kombinierten Einsatz mehrerer Wirkstoffklassen (HAART) konnte 1996 erstmals eine dauerhafte maximale Virussuppression erreicht werden. Durch den frühzeitigen Therapieeinsatz kann die Progression zu einer schweren Störung des Immunsystems und Ausbildung einer AIDS-Erkrankung verhindert werden. HIV wird zu einer chronischen Infektionskrankheit.

Merke

Man geht heute bei frühzeitiger Behandlung der HIV-Infektion von einer normalen Lebenserwartung aus, allerdings spielt auch die Therapieadhärenz eine entscheidende Rolle.

6.10.2 Epidemiologie und Verlauf

Weltweit lebten 2020 nach Schätzungen des Joint United Nations Programme on HIV and AIDS (UNAIDS) circa 37,7 Millionen Menschen mit einer HIV-Infektion (people living with HIV, PLWH), > 95 % davon in Entwicklungsländern (1,7 Millionen Kinder). Die Zahl der HIV-Neuinfektionen lag bei 1,5 Millionen Menschen und zeigt seit 2010 einen deutlichen Abfall. 2021 hatten insgesamt ca. 28,2 Millionen (73 %) PLWH Zugriff zu einer antiretroviralen Therapie; 20,4 Millionen mehr als im Jahr 2010.

In Deutschland (Menschen deutscher Herkunft) lag nach Schätzungen des Robert Koch-Instituts (RKI) die Zahl der HIV-Neuinfektionen 2020 bei ca. 2.000 Personen (Übertragungswege: 1.100 Männer, die Sex mit Männern haben [MSM], 530 heterosexuelle Kontakte, 370 durch intravenösen Drogenkonsum, < 10 Mutter-Kind-Transmission vor/nach Geburt). Somit ist ein Abfall gegenüber den Vorjahren zu verzeichnen.

Die Gesamtzahl der PLWH stieg seit 2014 auf 91.400, 90 % davon diagnostiziert. Die HIV-Behandlungsleitlinien empfehlen eine umgehende antiretrovirale Therapie jeder neu diagnostizierten HIV-Infektion. Der Anteil von diagnostizierten PLWH, die eine antiretrovirale Therapie erhalten, liegt bei 97 %, bei > 95 % konnte eine Absenkung der Viruslast unter 200 absolut/ml Blut erreicht werden (RKI, 2021). Somit konnte in Deutschland 2020 das von UNAIDS formulierte Ziel einer erfolgreichen HIV-Therapie unter dem Motto „90-90-90" erstmals erreicht werden: 90 % aller Infizierten kennen ihren HIV-Status, 90 % erhalten eine antiretrovirale Therapie und bei wiederum 90 % davon liegt die Viruslast im Blut unter der Nachweisgrenze. Diese Entwicklung hat Auswirkungen auf das mittlere Alter von PLWH. Das Durchschnittsalter der Patienten in der Infektionsambulanz der LMU München (1986–2006) ist beispielsweise von 33 auf 43 Jahre angestiegen (J. Bogner, pers. Kommunikation). Im Kontext von HIV wird bereits ab einem Alter von 50 Jahren von „älteren Patienten" gesprochen wird (Bogner, 2020).

Ursache für Komplikationen sind altersassoziierte Komorbiditäten, häufig in Form geriatrischer Syndrome. Hierzu gehören neben Sarkopenie und Frailty auch kardiovaskuläre Erkrankungen, Nierenerkrankungen, kognitive Einschränkungen und Tumorerkrankungen.

6.10.3 Diagnosestellung

HIV-Indikatorerkrankungen

Merke

Die Erstdiagnose einer HIV-Infektion im höheren Lebensalter ist zwar selten, allerdings sollte insbesondere beim Auftreten sogenannter Indikatorerkrankungen an HIV als mögliche Differenzialdiagnose gedacht werden.

Eine frühzeitige Diagnosestellung verringert neben dem Risiko einer Virusübertragung auch die HIV-assoziierte Morbidität und Mortalität.

Bei älteren Patienten wird leider nur selten eine Sexualanamnese erhoben. Allerdings kann diese neben einer Erweiterung möglicher Differenzialdiagnosen auch hilfreich in der Abschätzung des Transmissionsrisikos sein oder sogar dazu veranlassen, über die Einleitung einer HIV- Präexpositionsprophylaxe (PrEP) nachzudenken.

Als HIV-Indikatorerkrankungen werden definiert:

- PLWH mit AIDS-definierenden Erkrankungen (HIV-Test empfohlen)
- Krankheiten mit einer nicht diagnostizierten HIV-Prävalenz von > 0,1 % (HIV-Test empfohlen)
- Gesundheitliche Zustände mit wahrscheinlicher nicht diagnostizierter HIV-Prävalenz > 0,1 % (HIV-Test vorgeschlagen)
- Erkrankungen, bei denen die Nicht-Identifizierung einer HIV-Infektion erheblich nachteilige Auswirkungen auf die klinische Behandlung haben kann (HIV-Test vorgeschlagen)

Beispiele für HIV-Indikatorerkrankungen sind (vollständige Liste unter Initiative EuroTEST: https://www.eurotest.org/media/ofqn5mi3/2012-014_chip_losark-tysk_v2.pdf, Zugriff am 29.3.2023):

- Analdysplasie/-karzinom
- Candidämie
- Hepatitis B oder C (akut oder chronisch)
- Herpes Zoster (besonders bei mehrfachem Auftreten)
- Invasive Pneumokokken-Erkrankung
- Leuko-/Thrombozytopenie > 4 Wochen
- Mononukleose-ähnliche Erkrankung
- Periphere Neuropathie
- Psoriasis mit schwerem oder atypischem Verlauf
- Seborrhoische Dermatitis/Exanthem
- Ungeklärte chronische Diarrhoe
- Ungeklärter Gewichtsverlust
- Ungeklärtes Fieber

Besonders bei fehlender differenzialdiagnostischer Ursache bzw. bei atypischen Verläufen sollte an die Möglichkeit einer HIV-Infektion gedacht werden.

Diagnostische Schritte zur Abklärung einer HIV-Infektion

Zuerst sollte ein HIV-Screening (HIV-Test der vierten Generation Antigen- und Antikörpertest, „Combotest") durchgeführt werden. Diese Tests haben eine hohe Sensitivität und weisen neben HIV-spezifischen Antikörpern gegen alle HIV-Typen (HIV-1 und HIV-2) auch das HIV-1-spezifische p24-Antigen nach. Im Falle eines positiven Screenings ist das Ergebnis durch einen Bestätigungstest (Immunoblot oder Line-Immunoessay, LIA) aus derselben Blutprobe zu verifizieren. Dieser weist Antikörper gegen mehrere für HIV typische Eiweiße nach. Fällt auch dieser Test positiv aus, kann die Diagnose einer HIV-Infektion gestellt werden. Zum Ausschluss einer Laborverwechslung wird die Durchführung eines weiteren Tests aus einer unabhängigen Blutprobe empfohlen (AWMF-Leitlinie, 2020).

Ist der Bestätigungstest negativ und liegt der Risikokontakt < 6 Wochen zurück, ist die Bestimmung einer HIV-PCR oder eine Verlaufskontrolle nach sechs Wochen erforderlich. Bei Verwendung von HIV-Schnell-/Selbsttests ist ein diagnostisches Fenster von zwölf Wochen, bei HIV-Antigen-Antikörpertests von sechs Wochen zu beachten.

Patienten mit HIV-Infektion sollten durch spezialisierte Ärztinnen/Ärzte im Rahmen von HIV-Schwerpunktpraxen bzw. HIV-Ambulanzen an Universitätskliniken betreut werden.

Um das Ausmaß der Immundefizienz einschätzen zu können, erfolgt nach Diagnosestellung eine Bestimmung der absoluten und prozentualen $CD4^{+}$-T-Helferzellzahl und der $CD4^{+}$/$CD8^{+}$-Ratio (Normwert > 1). Zudem sollte die Viruslast (quantitative HIV-RNA) zur Abschätzung einer Progression und als Ausgangswert vor einer ART bestimmt werden (Monitoring während ART).

Merke

Bei einer Viruslast unter der Nachweisgrenze gilt die Person als nicht mehr infektiös.

Bei der Erstdiagnose sollte eine genotypische Resistenztestung erfolgen, da der Anteil in Deutschland bei 10–15 % liegt. Ko-Infektionen (Hepatitis A/B/C, ggf. D und E, sexuell übertragbare Erkrankungen, Tuberkulose) sollten ausgeschlossen sowie der Impfstatus, das kardiovaskuläre Risikoprofil, der Augenhintergrund und der neurokognitive Status überprüft werden.

Auch sollte der HIV-Status eines etwaigen Partners, Methoden des Safer Sex und die Frage nach einer Offenlegung des HIV-Status thematisiert werden.

Unabhängig vom Alter ist die Diagnose einer HIV-Infektion häufig mit Unsicherheiten zu Therapie, Prognose und psychosozialer Gesamtsituation verbunden. Dies sollte bereits bei Diagnosestellung thematisiert werden. Von der Deutschen AIDS-Hilfe (DAH) wurde eine Übersicht über kostenfreie Beratungsangebote erstellt (https://www.aidshilfe.de/adressen).

6.10.4 Behandlungskonzept

Die antiretrovirale Therapie (ART)

Merke

Selbst bei noch kompensiertem Immunsystem ($CD4^{+}$-T-Helferzellen > 500 absolut/µl) geht die erfolgreiche ART mit einem Vorteil hinsichtlich des Auftretens AIDS-definierender Erkrankungen und Malignome einher und sollte daher umgehend nach Diagnosestellung begonnen werden (Lundgren et al., 2015).

Gesamtzustand, Komorbiditäten, Fähigkeiten und Präferenzen der Betroffenen sind in die Therapieplanung einzubeziehen. Neben der Resistenzlage stellen bei älteren PLWH die oftmals vorhandenen Komorbiditäten und die damit einhergehende Polypharmakotherapie besondere Herausforderungen dar.

Die empfohlene Erstlinientherapie besteht aus einer Dreifachkombination antiretroviraler Medikation mit mindestens zwei verschiedenen Wirkstoffklassen (Integraseinhibitor-basierte, nicht nukleosidischer reverse Transkriptase-Inhibitor [NNRTI]-basierte oder geboosterte Proteaseinhibitor-basierte Ein- und Mehrtabletten-Regime). Ziel der dauerhaften antiretroviralen Therapie ist auch bei älteren und geriatrischen Patienten neben einer Verhinderung infektionsbedingter Symptome eine Progression, idealerweise durch eine Virussuppression unter die Nachweisgrenze (Virusreplikation von < 50 Kopien HIV-RNA/ml). Der Betroffene gilt dann als nicht infektiös. Die Suppression bewirkt einen Anstieg der CD4⁺-T-Helferzellen (Immunrekonstitution). Dieser erfolgt bei älteren Patienten trotz guter Suppression teilweise verlangsamt oder führt zu keiner Normalisierung der CD4⁺-T-Helferzellen (Manfredi et al., 2003). Die Rate der „Immune Nonresponse“ ist bei älteren PLWH erhöht, im virologischen Ansprechen zeigen sich keine Unterschiede zwischen jungen und älteren PLWH. Auch zeigt sich bei älteren PLWH eine höhere Therapieadhärenz (Wellons et al., 2002).

Antiretrovirale Medikamente zählen zu den Substanzen mit dem höchsten Risiko für Arzneimittelinteraktionen. Hierzu gehören unter anderem direkte, orale Antikoagulanzien (DOAK) (Rivaroxaban, Apixaban), Johanniskraut, Midazolam, Lercanidipin und Kortikosteroide. Bei Einsatz geboosterter Protease-Inhibitoren kann es zur Vervielfachung einer Steroidwirkung mit Blutzucker- und Blutdruckentgleisungen kommen (www.hiv-druginteractions.org).

Altern mit HIV

Während der ART sind quartalsmäßige Vorsorge- und Kontrolluntersuchungen empfohlen, die neben HIV-spezifischen Aspekten auch weitere häufig bei PLWH auftretende Gesundheitsstörungen berücksichtigen: arterieller Hypertonus, metabolisches Syndrom, kardiovaskuläre Erkrankungen, Störungen des Knochenstoffwechsels, Mangelerscheinungen (Eisen, Vitamin D/B12, Folsäure), chronische Niereninsuffizienz, Neoplasien und die Entwicklung einer Demenz (Schouten et al., 2014). Diese treten bei PLWH teilweise häufiger und früher auf (https://www.eacsociety.org/files/guidelines-10.0_final_german.pdf, Zugriff am 29.3.2023).

Aufgrund eines bei PLWH auch unter ART bestehenden erhöhten Risikos, an bspw. einer invasiven Pneumokokken-Infektion zu erkranken, sollte der Impfstatus jährlich überprüft und den Empfehlungen der Ständigen Impfkommission (STIKO) gefolgt werden. Während Tot-Impfstoffe bei HIV-infizierten Personen generell angewendet werden können, ist bei der Impfung mit Lebendimpfstoffen auf eine stabile CD4⁺-T-Helferzellzahl von > 200/µl zu achten.

Da eine HIV-Infektion mit Störungen des Calciumstoffwechsels und dem vermehrten Auftreten eines subklinischen Hyperparathyreoidismus assoziiert ist, sollte der Knochenstoffwechsel regelmäßig kontrolliert werden.

Die Einnahme einer ART kann den Lipidstoffwechsel negativ beeinflussen. Zum Beispiel kann es unter geboosterten Therapieregimen mit Protease-Inhibitoren zu einer Erhöhung der Triglyceride und des LDL-Cholesterins kommen.

> **Merke**
>
> Der Alterungsprozess selbst verläuft bei PLWH früher und beschleunigt. Ursächlich hierfür wird die auch unter erfolgreicher ART persistierende Immunaktivierung gesehen.

Bedingt durch die Auswirkungen der mittlerweile langjährigen HIV-Infektionen und deren Therapie sind geriatrische Syndrome bei PLWH häufig und bereits in Altersgruppen zu finden, die nicht der Definition des geriatrischen Patienten entsprechen. Hierzu gehören Frailty, Sarkopenie, Stürze, Urininkontinenz und eine demenzielle Entwicklung (Kooij et al., 2016). Anzahl der Komorbiditäten und Dauer der Immunsuppression korrelieren mit dem Auftreten geriatrischer Syndrome. Auch bei älteren PLWH mit erfolgreicher Suppression der Virusreplikation konnten bei > 20 % Mobilitätseinschränkungen, bei 25 % Einschränkungen in den ADLs und bei > 40 % eine Depression diagnostiziert werden (Greene et al., 2015).

Die Leitlinie der European AIDS Clinical Society geht gesondert auf das Thema Frailty ein und betont die Durchführung eines umfassenden geriatrischen Assessments bei älteren HIV-Patienten (European AIDS Clinical Society, 2019).

Auch kognitive Einschränkungen kommen bei älteren PLWH gehäuft vor. In Zusammenhang mit einer HIV-Infektion auftretende neurologische, kognitive und motorische Einschränkungen werden als HIV-assoziierte neurokognitive Störung (HAND) bezeichnet. Hierbei unterscheidet man zwischen ANI (asymptomatic neurocognitive impairments), MNDs (mild neurocognitive disorders) und HIV-D (HIV-associated dementia). Bis zu 45 % aller PLWH mit längerem Verlauf zeigen eine MND, wohingegen mit verbesserten Therapiemöglichkeiten das Auftreten einer HIV-D nur noch selten gesehen wird (Bathia et al., 2016).

In einigen wenigen europäischen Ländern gibt es bereits vielversprechende multidisziplinäre Angebote, welche eine geriatrische Mitbetreuung älterer HIV-Patienten vorsehen (Levett et al., 2020; Jones et al., 2021). Hierzu benötigt es allerdings auch von Seiten der Geriater spezifisches Wissen hinsichtlich HIV.

> **Zusammenfassung**
>
> Mit den aktuell bestehenden Behandlungsmöglichkeiten geht man heute bei HIV-Infektionen von einer normalen Lebenserwartung aus.
>
> Bedingt durch die Auswirkungen der mittlerweile langjährigen HIV-Infektionen und die Nebenwirkungen der Therapie sind geriatrische Syndrome bei älteren HIV-Patienten häufig. Hierzu gehören neben Frailty und Sarkopenie auch Einschränkungen der Mobilität inklusive Sturzsyndrom und kognitiver Dysfunktionen. Um geriatrisches Wissen bestmöglich in die Versorgung älterer HIV-Patienten zu integrieren, ist eine Auseinandersetzung von geriatrischer Seite mit dem Themenkomplex HIV im Alter erforderlich.

Literatur

Barré-Sinoussi, F., Chermann, J. C., Rey, F. et al. (1983). Isolation of a T-lymphotropic retrovirus from a patient at risk for acquired immune deficiency syndrome (AIDS). *Science, 220*(4599), 868–871. https://doi.org/10.1126/science.6189183

Bhatia, N. S. & Chow, F. C. (2016). Neurologic Complications in Treated HIV-1 Infection. *Current neurology and neuroscience reports, 16*(7), 62. https://doi.org/10.1007/s11910-016-0666-1

Bogner, J. R. (2020). „Human-immunodeficiency-virus“-infektion“ im Alter, *Z Gerontol Geriat, 53*, 179–191. https://doi.org/10.1007/s00391-019-01669-2

Deutsche Aids-Gesellschaft e. V. (DAIG) (Hrsg.) (2021). AWMF-Leitlinie: Deutsch-Österreichische Leitlinie zur antiretroviralen Therapie der HIV-1 Infektion. AWMF-Registernummer 055-001(2020), https://www.awmf.org/uploads/tx_szleitlinien/055-001l_Antiretrovirale_Therapie_der_HIV_Infektion__2021-06.pdf, Zugriff am 24.3.2023

Greene, M., Covinsky, K. E., Valcour, V. et al. (2015). Geriatric Syndromes in Older HIV-Infected Adults. *Journal of acquired immune deficiency syndromes (1999)*, *69*(2), 161–167. https://doi.org/10.1097/QAI.0000000000000556

INSIGHT START Study Group, Lundgren, J. D., Babiker, A. G. et al. (2015). Initiation of Antiretroviral Therapy in Early Asymptomatic HIV Infection. *The New England journal of medicine*, *373*(9), 795–807. https://doi.org/10.1056/NEJMoa1506816

Jones, H. T., Samji, A., Cope, N. et al. (2022). What problems associated with ageing are seen in a specialist service for older people living with HIV? *HIV medicine*, *23*(3), 259–267. https://doi.org/10.1111/hiv.13193

Kooij, K. W., Wit, F. W., Schouten, J. et al. (2016). HIV infection is independently associated with frailty in middle-aged HIV type 1-infected individuals compared with similar but uninfected controls. *AIDS*, *30*(2), 241–250. https://doi.org/10.1097/QAD.0000000000000910

Levett, T., Alford, K., Roberts, J. et al. (2020). Evaluation of a Combined HIV and Geriatrics Clinic for Older People Living with HIV: The Silver Clinic in Brighton, UK. *Geriatrics*, *5*(4), 81. https://doi.org/10.3390/geriatrics5040081

Manfredi, R., Calza, L. & Chiodo, F. (2003). HIV-infected immigrants from non-European Union countries and antiretroviral treatment: comparison of epidemiologic, clinical, and therapeutic variables according to patient sex. *Journal of acquired immune deficiency syndromes (1999)*, *33*(3), 408–410. https://doi.org/10.1097/00126334-200307010-00018

Operskalski, E. A., Stram, D. O., Lee, H., et al. (1995). Human immunodeficiency virus type 1 infection: relationship of risk group and age to rate of progression to AIDS. Transfusion Safety Study Group. *The Journal of infectious diseases*, *172*(3), 648–655. https://doi.org/10.1093/infdis/172.3.648

RKI (Hrsg.) (2021). Schätzung der Zahl der HIV-Neuinfektionen im Jahr 2020 und der Gesamtzahl von Menschen, die Ende 2020 mit HIV in Deutschland leben. *Epidemiologisches Bulletin, 47*, 3–17.

RKI (2022). HIV-Infektion/AIDS. RKI-Ratgeber. https://www.rki.de/DE/Content/Infekt/EpidBull/Merkblaetter/Ratgeber_HIV_AIDS.html, Zugriff am 24.3.2023

Wellons, M. F., Sanders, L., Edwards, L. J. et al. (2002). HIV infection: treatment outcomes in older and younger adults. *Journal of the American Geriatrics Society*, *50*(4), 603–607. https://doi.org/10.1046/j.1532-5415.2002.50152.x

6.11 Besonderheiten der Antibiotikatherapie

Stefan Hagel

6.11.1 Einführung

Aufgrund der Infektanfälligkeit im Alter ist es wenig überraschend, dass Antibiotika zu den am häufigsten neu verordneten Medikamenten bei älteren Patienten, insbesondere bei Bewohnern von Pflegeheimen oder Langzeitpflegeeinrichtungen, gehören (Falcone et al., 2020) und dass im Krankenhaus ältere Patienten (> 75 Jahre) signifikant häufiger ein Antibiotikum bekommen als jüngere Patienten (18–64 Jahre) (Zarb et al., 2012). Multimorbidität, Veränderungen in der Pharmakokinetik (PK) von Medikamenten und eine Polypharmazie mit dem damit verbundenen Risiko von unerwünschten Arzneimittelwirkungen und Wechselwirkungen machen die Wahl des optimalen Antibiotikums bei älteren Patienten jedoch zu einer großen Herausforderung. Zum Beispiel kann eine gleichzeitige Verschreibung von Makrolid-Antibiotika mit Statinen zu einer Rhabdomyolyse und akuter Nierenschädigung führen und die gleichzeitige Verschreibung von Antibiotika der Gruppe der Fluorchinolone und Sulfonylharnstoffe ist mit schweren hypoglykämischen Episoden assoziiert worden (Pea, 2018).

6.11.2 Veränderungen der Pharmakokinetik

Das Altern ist durch signifikante Veränderungen in der Zusammensetzung des Körpergewebes und durch einen fortschreitenden physiologischen Rückgang mehrerer Organfunktionen gekennzeichnet. Diese Veränderungen können einen erheblichen Einfluss auf die Pharmakokinetik von Antiinfektiva haben, was eindrücklich in einer italienischen Studie für Linezolid gezeigt werden konnte. In der Studie konnte pro Lebensjahrzehnt ein 30%iger Anstieg der Serum-Linezolid-Talspiegel beobachtet werden. So hatten zum Beispiel Patienten unter 50 Jahren einen Serum-Linezolid-Talspiegel von 5,8 ± 5,6 mg/l und Patienten über 90 Jahre einen Spiegel von 16,6 ± 10,0 mg/l. Nahezu 30 %, 50 % und 65 % der Patienten im Alter von unter 65 Jahren, zwischen 65–80 Jahren bzw. über 80 Jahre hatten supratherapeutische Linezolidkonzentrationen, welche mit einer erhöhten Rate an Knochenmarktoxizität und Polyneuropathie einhergehen können (Cattaneo et al., 2021). Dementsprechend könnte postuliert werden, dass bei älteren Menschen eine Dosisanpassung von Linezolid erforderlich sein könnte, auch wenn entsprechende Empfehlungen noch nicht vorliegen. Umso wichtiger ist eine engmaschige Kontrolle, um das Auftreten von Nebenwirkungen frühzeitig zu erkennen.

Die Pharmakokinetik von hydrophilen Substanzen (z. B. ß-Laktam-Antibiotika, Vancomycin) wird vor allem durch die Nierenfunktion beeinflusst. Folglich ist die Clearance von hydrophilen Antibiotika bei älteren Patienten mit Nierenfunktionsstörung im Vergleich zu jungen Erwachsenen signifikant verringert. Dosisanpassungen in Bezug auf die geschätzte Kreatinin-Clearance, beziehungsweise der glomerulären Filtrationsrate (GFR), sind bei diesen Substanzen entsprechend den Empfehlungen der Fachinformation, auch bei schweren Infektionen (z. B. Sepsis), empfohlen. Unter den verschiedenen verfügbaren Formeln zur Schätzung der Nierenfunktion scheinen die Berechnung nach CKD-EPI und/oder Cockcroft und Gault, obwohl sie nicht spezifisch für diese Patientenpopulation sind, die zuverlässigsten zu sein (Pea, 2018). Vor allem bei Substanzen mit einer geringen therapeutischen Breite (z. B. Vancomycin, Aminoglykoside) sollte die Möglichkeit einer gezielten Dosisanpassung mittels engmaschigem therapeutischem Drug Monitoring (TDM) genutzt werden. Idealerweise sollte man jedoch bei älteren Patienten komplett auf die Gabe von Antibiotika mit einem hohen nephrotoxischen Potenzial (v. a. Vancomycin, Teicoplanin oder Aminoglykoside) verzichten, auch bei noch vermeintlich normaler Nierenfunktion, um eine Schädigung der vulnerablen Nieren zu verhindern. Zum Beispiel kann bei einer Endokarditis mit E. faecalis anstatt Ampicillin plus Gentamicin die Kombination aus Ampicillin und Ceftriaxon, und bei einer Prothesenklappen-Endokarditis in der empirischen Situation anstatt der hochgradig nephrotoxischen Kombination aus Gentamicin und Vancomycin als Alternative Daptomycin in Kombination mit intravenösem Fosfomycin verabreicht werden.

Ferner ist mit dem Altern ein deutlicher Anstieg des Anteils des Fettgewebes verbunden, insbesondere bei Frauen. Die Folge davon ist ein erhöhtes Verteilungsvolumen von lipophilen Arzneimitteln bei älteren Menschen. Darüber hinaus konnte gezeigt werden, dass die Aktivität der Cytochrom P450 (CYP450)-Oxidasen bei Menschen ab 70 Jahren im Vergleich zu jungen Erwachsenen um etwa 30 % abnehmen kann. Dies kann insbesondere die CYP3A4-Isoform betreffen und zu einer signifikanten Verringerung der Eliminationsrate von CYP3A4-Substraten führen. Studien konnten zeigen, dass die Clearance von CYP3A4-Substraten (z. B. Makrolidantibiotika, Ciprofloxacin, Fluconazol) bei älteren Menschen über 65 Jahren im Vergleich zu jungen Erwachsenen um 30–50 % sinken kann. Bei Anwendung dieser Substanzen sollte ein besonderes Augenmerk auf damit assoziierte Nebenwirkungen gerichtet werden (z. B. QT-Zeit-Verlängerung unter Makrolidtherapie).

Merke

Aufgrund der physiologischen Veränderungen beim Altern und damit einhergehender veränderter Pharmakokinetik muss ein besonderes Augenmerk auf Antibiotika-assoziierte Nebenwirkungen gerichtet werden.

6.11.3 Antibiotic Stewardship

Neben diesen pharmakokinetischen Aspekten müssen selbstredend auch bei älteren Patienten die Grundsätze des Antibiotic Stewardship (ABS) beachtet werden. Die AWMF-S3-Leitlinie
„Strategien zur Sicherung rationaler Antibiotika-Anwendung im Krankenhaus“ gibt Empfehlungen zu einem rationalen Umgang mit Antibiotika, die natürlich auch außerhalb des stationären Bereiches Gültigkeit haben. Eine der zentralen Strategien zur Therapieoptimierung ist die De-Eskalation. Unter einer De-Eskalation versteht man eine Therapieanpassung im Sinne einer gezielten Therapie bei Erregersicherung, die Umstellung einer Kombinations- auf eine Monotherapie oder die Umstellung einer ungezielten Breitspektrumtherapie auf eine Schmalspektrumtherapie. In mehreren Studien konnte für unterschiedliche Infektionen gezeigt werden, dass De-Eskalationsmaßnahmen sich nicht nachteilig auf die Sterblichkeit und den Krankheitsverlauf auswirken, sie können also mit Sicherheit für den Patienten angewandt werden. In einer Vielzahl von Studien wurde gezeigt, dass eine Re-Evaluierung der Therapie und somit eine Therapieoptimierung bereits nach 48–72 Stunden möglich ist (de With et al., 2018).

Neben dem klinischen Verlauf und der Entwicklung der Laborparameter (z. B. Leukozyten, C-reaktives Protein [CRP], Procalcitonin [PCT]) müssen die mikrobiologischen Befunde evaluiert werden. Wichtig bei der Interpretation der mikrobiologischen Befunde ist die Differenzierung zwischen Kontamination, Kolonisation und Infektion. Nicht nur Keime der physiologischen Flora, auch potenziell pathogene Keime können in Material, das nicht durch Punktion/Biopsie gewonnenen wurde wie respiratorische Sekrete, Wundabstrich oder Urin als Besiedelungen auftreten (z. B. Enterokokken oder Candida spp. in respiratorischem Material) und indizieren keine Antibiotikatherapie. Die „Therapie“ von Besiedelungen ist sinnlos und schädlich im Hinblick auf die Selektion resistenter Erreger. Wenn sich der initiale Infektionsverdacht nach klinischen und/oder mikrobiologischen Kriterien im Verlauf nicht erhärtet, sollte die antimikrobielle Therapie umgehend eingestellt werden. Wurde eine Infektion bestätigt und ein Erreger identifiziert, wird eine konsequente De-Eskalation, auch wenn es sich hierbei nur um wenige Tage handelt, empfohlen. Dies reduziert die Selektion von resistenten Erregern und *Clostridioides difficile* und reduziert Toxizitäten und Medikamenteninteraktionen.

Bei fehlendem Ansprechen nach 48–72 h (Therapieversagen) können verschiedene Ursachen vorliegen:

- Der Erreger wurde durch die begonnene Therapie nicht erfasst. Dabei müssen neben resistenten Bakterien auch andere Pathogene (z. B. Pilze, Parasiten oder Viren) bedacht werden.
- Die gewählte Dosierung war unzureichend.
- Es liegt eine unzureichende Konzentration des Antiinfektivums am Infektionsort vor (Abszess, Empyem, nekrotisches oder schlecht durchblutetes Gewebe).
- Der zugrundeliegende Fokus ist durch Antibiotika nicht sanierbar. Dies gilt v. a. für größere Abszesse, infizierte Fremdkörper und persistierende intra-abdominelle Leckagen. In solchen Fällen sollte auch eine erneute bildgebende Untersuchung erfolgen sowie niederschwellig eine operative Exploration („second look“) in Betracht gezogen werden.
- Während der Therapie ist es zu einem Erregerwechsel/Superinfektion gekommen.
- Es liegt keine Infektion, sondern eine Inflammation nicht infektiöser Genese vor (z. B. Thrombose statt Erysipel, Pyoderma gangraenosum statt Wundinfektion, interstitielle Lungenerkrankung oder -embolie statt Pneumonie, zentrales Fieber oder Drug Fever).

Ein großes Problem bei der Behandlung mit Antiinfektiva ist die zu lange Behandlungsdauer. Die häufig geäußerte Sorge, dass eine zu kurze Antibiotikatherapie die Entwicklung von Antibiotikaresistenzen begünstigt, ist völlig unbegründet. Die jahrzehntelang intensiv propagierte Regel, die Patienten unbedingt befolgen sollten, dass eine einmal begonnene Therapie mit Antibiotika so lange fortzuführen ist, bis die Packung aufgebraucht ist, ist überholt! Genau das Gegenteil ist der Fall. Jede einzelne Dosis eines Antibiotikums erhöht den Selektionsdruck für die Bakterien, die wir auf und in uns tragen, hin zu antibiotikaresistenten Mikroorganismen. Zudem steigt mit jedem Tag die Rate an Nebenwirkungen, wie zum Beispiel C. difficile-assoziierte Diarrhoe. In den vergangenen Jahren wurden eine Vielzahl randomisiert kontrollierter Studien hochrangig publiziert, die zeigen konnten, dass in den meisten Infektionen eine kurze Therapiedauer einer längeren nicht unterlegen ist. So ist zum Beispiel eine 3–5-tägige Therapie einer ambulant erworbenen Pneumonie einer 10–14-tägigen Therapie nicht unterlegen und eine 7-tägige Therapie bei einer E. coli-Blutstrominfektion, bei saniertem Fokus, ausreichend (von Dach et al., 2020; Spellberg & Rice, 2022). Eine erhöhte Relapsrate bei zu kurzer Therapie findet sich lediglich bei Erregern mit langer Replikationsdauer (Mykobakterien, Pilze) und Biofilm-assoziierten Infektionen (Endokarditis, Osteomyelitis, septische Arthritis, septische Thrombophlebitis, nicht entfernbare Fremdkörper). In Zukunft muss somit für die Dauer einer Antibiotikatherapie die Regel gelten: „So lange wie nötig, so kurz wie möglich."

Merke

Grundsatz der Antibiotikatherapie: „So lange wie nötig, so kurz wie möglich."

Eine weitere empfohlene Maßnahme ist die Oralisierung der Antibiotikatherapie nach klinischer Stabilisierung sofern keine sonstigen Kontraindikationen (wie z. B. gastrointestinale Resorptionsstörungen, Schluckstörungen oder mangelnde Compliance) bestehen und Substanzen mit guter oraler Bioverfügbarkeit (z. B. Trimethoprim/Sulfamethoxazol, Cephalexin, Fluorchinolone, Doxycyclin, Metronidazol) ausgewählt werden. Die Oralisierung weist einige Vorteile auf: Die Mobilität ist besser, eine Entlassung ist oft früher möglich, das Risiko für infusionsbedingte unerwünschte Ereignisse ist kleiner und der Aufwand für das Pflegepersonal ist in der Regel geringer. Die Sicherheit der Umstellung wurde in ebenfalls großen randomisierten Studien untersucht und wird in Zukunft zunehmend an Stellenwert gewinnen, auch für Infektionen, für die bisher eine Oralisierung kategorisch abgelehnt wurde, z. B. die Endokarditis (Spellberg et al., 2020). Eine weitere wichtige ABS-Maßnahme, insbesondere bei älteren Patienten, ist die Reduktion bestimmter Substanzen/-klassen, um die Häufigkeit von C. difficile-Infektionen zu senken. Substanzielle Verordnungsbeschränkungen besonders von Drittgenerations-Cephalosporinen und Fluorchinolonen, aber auch von Makroliden und Clindamycin führten in Vorher-Nachher-Untersuchungen zu einer Reduktion der C. difficile-Erkrankungsinzidenz um etwa 50 %, teilweise auch mehr (de With et al., 2018). In einer Metaanalyse von Feazel et al. (2014) konnte gezeigt werden, dass die Einrichtung eines Antibiotic Stewardship-Programmes, mit Fokus auf Restriktion des Cephalosporin- und Fluorchinolon-Verbrauches, zu einer 56%igen Reduzierung des Risikos für eine C. difficile-Infektion führte und der Effekt deutlich höher war als bei jüngeren Patienten (minus 52 %).

Aufgrund der Tatsache, dass die Verschreibung von Antibiotika bei älteren Patienten weit verbreitet ist und genau diese Patientengruppe am häufigsten mit den damit verbundenen Nebenwirkungen konfrontiert ist, besteht somit die dringende Notwendigkeit, sowohl im stationären als auch ambulanten Bereich einen kritischen Umgang mit Antibiotika zu üben.

Zusammenfassung

Antibiotika gehören zu den am häufigsten neu verordneten Medikamenten bei älteren Patienten, insbesondere bei Bewohnern von Pflegeheimen oder Langzeitpflegeeinrichtungen. Physiologische Veränderungen beim Altern, z. B. Veränderungen in der Zusammensetzung des Körpergewebes und Einschränkungen von Organfunktionen, können jedoch einen erheblichen Einfluss auf die Pharmakokinetik von Antiinfektiva haben. Ein besonderes Augenmerk muss daher auf Antiinfektiva-assoziierte Nebenwirkungen gelegt werden. Bei der Therapie von Infektionen beim älteren Patienten sollten die allgemein empfohlenen Grundsätze des Antibiotic Stewardship angewendet werden. Diese beinhalten eine Re-Evaluierung der Therapie nach 48–72 Stunden, eine konsequente De-Eskalation, wenn möglich eine Oralisierung und eine adäquate Therapiedauer, die so lange wie nötig, aber so kurz wie möglich sein sollte.

Literatur

Cattaneo, D., Fusi, M., Cozzi, V., et al. (2021). Supra-therapeutic Linezolid Trough Concentrations in Elderly Patients: A Call for Action? *Clinical Pharmacokinetics*, *60*(5), 603–609. https://doi.org/10.1007/s40262-020-00964-1

de With, K., Wilke, K., Kern, W. V., et al. (2018). S3- Leitlinie Strategien zur Sicherung rationaler Antibiotika-Anwendung im Krankenhaus, AWMF-Registernummer 092/001 – update 2018. https://www.awmf.org/leitlinien/detail/ll/092-001.html, Zugriff am 23.3.2023

El Chakhtoura, N. G., Bonomo, R. A., & Jump, R. L. P. (2017). Influence of Aging and Environment on Presentation of Infection in Older Adults. *Infectious Disease Clinics of North America*, *31*(4), 593–608. https://doi.org/10.1016/j.idc.2017.07.017

Falcone, M., Paul, M., Tiseo, G., et al. (ESGIE). (2020). Considerations for the optimal management of antibiotic therapy in elderly patients. *Journal of Global Antimicrobial Resistance*, *22*, 325–333. https://doi.org/10.1016/j.jgar.2020.02.022

Feazel, L. M., Malhotra, A., Perencevich, E. N., et al. (2014). Effect of antibiotic stewardship programmes on Clostridium difficile incidence: A systematic review and meta-analysis. *The Journal of Antimicrobial Chemotherapy*, *69*(7), 1748–1754. https://doi.org/10.1093/jac/dku046

Gavazzi, G., & Krause, K.-H. (2002). Ageing and infection. *The Lancet. Infectious Diseases*, *2*(11), 659–666. https://doi.org/10.1016/s1473-3099(02)00437-1

Pea, F. (2018). Pharmacokinetics and drug metabolism of antibiotics in the elderly. *Expert Opinion on Drug Metabolism & Toxicology*, *14*(10), 1087–1100. https://doi.org/10.1080/17425255.2018.1528226

Spellberg, B., Chambers, H. F., Musher, D. M., et al. (2020). Evaluation of a Paradigm Shift From Intravenous Antibiotics to Oral Step-Down Therapy for the Treatment of Infective Endocarditis: A Narrative Review. *JAMA Internal Medicine*, *180*(5), 769. https://doi.org/10.1001/jamainternmed.2020.0555

Spellberg, B., & Rice, L. B. (2022). The Shorter Is Better movement: Past, present, future. *Clinical Microbiology and Infection: The Official Publication of the European Society of Clinical Microbiology and Infectious Diseases*, S1198-743X(22)00209-9. https://doi.org/10.1016/j.cmi.2022.04.005

von Dach, E., Albrich, W. C., Brunel, A.-S., et al. (2020). Effect of C-Reactive Protein-Guided Antibiotic Treatment Duration, 7-Day Treatment, or 14-Day Treatment on 30-Day Clinical Failure Rate in Patients With Uncomplicated Gram-Negative Bacteremia: A Randomized Clinical Trial. *JAMA*, *323*(21), 2160–2169. https://doi.org/10.1001/jama.2020.6348

Zarb, P., Amadeo, B., Muller, A., et al. (2012). Antimicrobial Prescribing in Hospitalized Adults Stratified by Age. *Drugs & Aging*, *29*(1), 53–62. https://doi.org/10.2165/11597870-000000000-00000

7 Krebs: Biologie, Epidemiologie, Diagnostik und Management

Sektionsherausgebende: Valentin Goede und Jürgen M. Bauer

7.1 Karzinogenese und tumorbiologische Besonderheiten im Alter

Valentin Goede

7.1.1 Einführung

Krebsgeschwulste sind pathologische Gewebsneubildungen infolge einer autonomen Proliferation maligne entarteter Zellen. Grob unterschieden wird in hämatologische und solide Neoplasien. Bei den soliden Tumoren handelt es sich in der Mehrzahl um Karzinome, d. h. Neoplasien, die sich aus einem epithelialen Zellverband heraus entwickeln. Die Entstehung, Entwicklung und Ausbreitung von Krebsgeschwülsten wird Karzinogenese genannt. Dieser Begriff wird dabei nicht nur für Karzinome, sondern allgemein für Malignome verwendet, also ebenfalls für Neoplasien mit anderen Ursprungsgeweben wie z. B. Leukämien, Lymphome, Sarkome, Melanome, Astrozytome usw. Onkogenese ist ein synonym verwendeter Ausdruck. Der Karzino- bzw. Onkogenese zugrunde liegen universelle tumorbiologische Prozesse, welche sich auf Molekül-, Zell-, Gewebe- sowie auch Organ- und Organismusebene abspielen (Hanahan & Weinberg, 2000; Hanahan, 2022).

Merke

Auf molekularer und zellulärer Ebene sind Tumorbiologie und Altersbiologie auf vielschichtige Weise miteinander verflochten. Die Verknüpfungen umfassen dabei sowohl gleich- als auch gegenläufige Mechanismen.

In diesem Kapitel werden die wichtigsten mechanistischen Wechselbeziehungen zwischen Tumor- und Altersbiologie skizziert und deren Bedeutung bei der Onkogenese sowie auch für die Tumortherapie im Alter erläutert.

7.1.2 Onkogenese und Alter(n)

Karzinogenese ist ein mehrstufiger Vorgang und konzeptionell untergliedert in Initiation (Auslösung einer Mutation im Zellgenom durch ein Karzinogen mit anschließend ausbleibender Genreparatur oder Zellapoptose), Promotion (Zellproliferation durch weitere Wachstumssignale), Transformation und Progression mit Invasion und Dissemination (Erwerb weiterer Mutationen mit Funktionszugewinn bzw. -verlust in Protoonko- bzw. Tumorsuppressorgenen wie z. B. ras, myc, p53 oder p16, autonome Zellproliferation, Überschreiten oder Verlassen des Zellverbandes). Physikalische Noxen (v. a. ionisierende Strahlung), chemische Noxen (z. B. Tabak, Benzol) oder biologische Noxen (z. B. HPV-Viren) fungieren dabei traditionellen Konzepten zufolge als Karzinogene bzw. Mutagene.

Das Risiko, schon im Kindes-, Jugend- oder im frühen bis mittleren Erwachsenenalter an einem Krebsgeschwulst manifest zu erkranken, ist insgesamt sehr viel geringer als im fortgeschrittenen Lebensalter (► Kap. 7.2). Biologisch begründet wird dieses Phänomen u. a. damit, dass während des Lebens die Expositionsdauer für Karzinogene immer weiter zunimmt und so auch die Wahrscheinlichkeit einer karzinogenen Mutation im Genom einer Zelle im Laufe der Zeit stetig ansteigt, bis diese im hohen Lebensalter schließlich sehr hoch ist. Für den im höheren Alter in der Tat bei vielen Krebsentitäten beobachteten steilen Inzidenzanstieg gilt dieses simple Modell einer Akkumulation mutagener Reize allein jedoch als nicht hinreichend erklärend. Stattdessen wird von einer deutlich komplexeren biologischen Grundlage ausgegangen. Hiernach wird neoplastisches Wachstum im Alter insbesondere auch deshalb häufiger, weil normale Altersprozesse im Tumorgewebe ein günstiges Milieu für Karzinogenese-Vorgänge schaffen oder aber von Tumorzellen unterlaufen werden (Berben et al., 2021; Laconi et al., 2021). ► Abb. 7.1.1. fasst schematisch zusammen, wie zentrale biologische Charakteristika und erworbene Kompetenzen maligner Geschwülste, sogenannte „Hallmarks of Cancer" (Hanahan & Weinberg, 2000; Hanahan, 2022) mit Altersprozessen auf der Molekül-, Zell- und Gewebeebene interagieren.

Einige dieser Interaktionen werden im Folgenden näher beschrieben:

Somatische Mutationen und klonale Expansion – Erst mittels moderner Genom-Sequenzierungs-Techniken konnte jüngst gezeigt werden, dass sich auch schon im mittleren Erwachsenenalter in gesunden Geweben (z. B. im Haut- oder Schleimhautepithel oder in hämatopoetischen Zellen des Knochenmarks) in bemerkenswertem Ausmaß somatische Mutationen anhäufen, ohne dass diese Gewebe weiter erkranken (Martincorena, 2019; Steensma & Ebert, 2020). Anstatt eines früher angenommenen dauerhaft genetisch homogenen Zellverbandes entsteht so klonale Heterogenität als Teil noch normalen Alterns. Beobachtet wurden dabei in gesunden Geweben selbst Zellklone mit zum Teil multiplen Treibermutationen in zellteilungs- bzw. zellreifungsregulierenden Genen (z. B. notch, p53). Solche Zellklone expandieren und regredieren dann zeitabhängig in dynamischer und kompetitiver Weise, ohne dass dies notwendigerweise Krankheitswert erlangen muss. Fortlaufende somatische Mutationen und klonale Expansion im Rahmen der Alterung gesunder Gewebe können aber natürlich auch Nährboden für die Selektion solcher wachs-

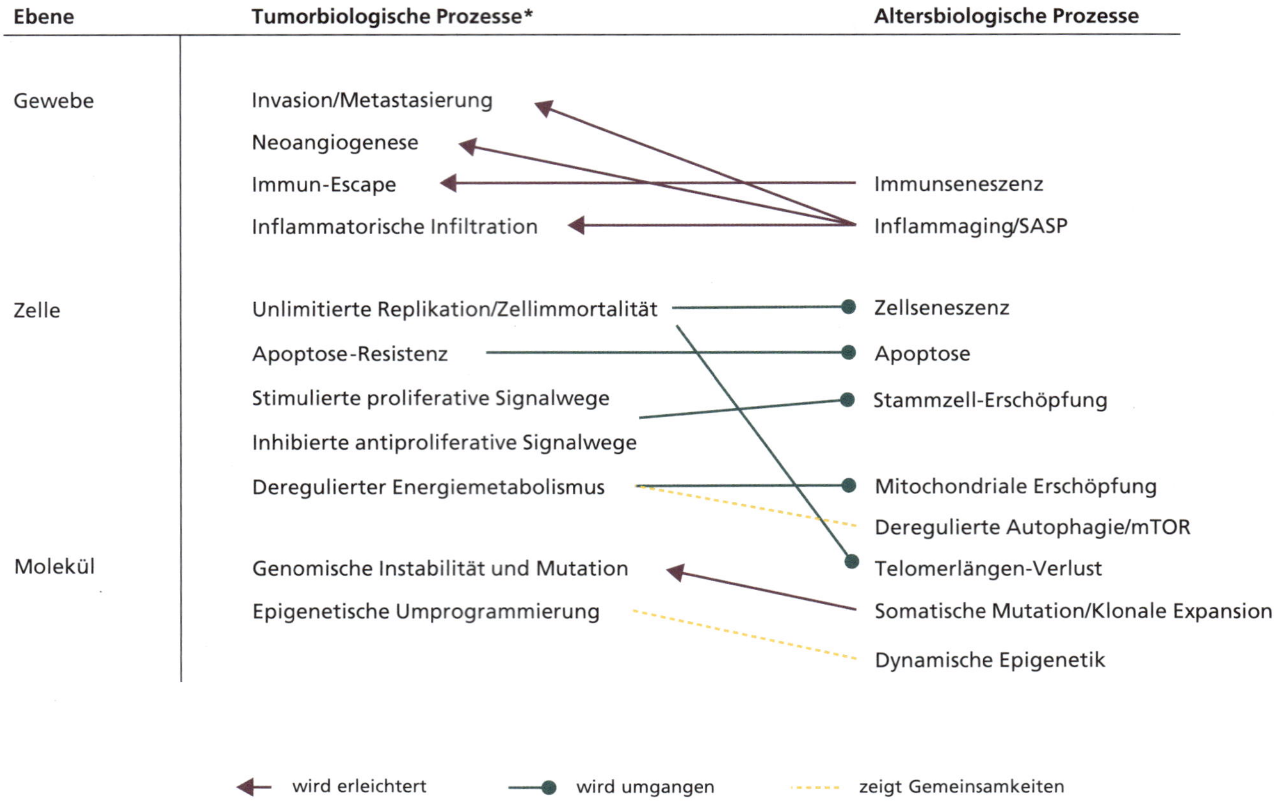

Abb. 7.1.1: Beispiele für altersbiologisch stimulierte tumorbiologische Prozesse bzw. tumorbiologisch inhibierte altersbiologische Prozesse bei der Onkogenese. * Liste sog. Hallmarks of Cancer (Auswahl nach Hanahan & Weinberg, 2000; Hanahan, 2022). mTOR = Mammalian Target of Rapamycin; SASP = Senescence Associated Secretory Phenotype.

tumsbevorteilter Zellklone sein (▸ Abb. 7.1.1), welche schließlich noch weitere Malignitätsmerkmale akquirieren und dann doch jenseits einer noch physiologischen klonalen Expansion eindeutig pathologische Bedeutung erlangen, indem die Karzinogenese-Stufen der späten Transformation und Progression mit Invasion und Dissemination erreicht werden.

Telomere und Zellseneszenz – Dass Zellen nach einer bestimmten Anzahl von Mitosen und Ausreifungszyklen sich nicht weiter replizieren, sondern entweder in einen Ruhezustand gelangen (Seneszenz) oder dem programmierten Zelltod (Apoptose) unterliegen, wird unter anderem einem mit jeder Zellteilung einhergehenden und schließlich kritisch werdenden Längenverlust repetitiver DNA-Abschnitte an den Chromosomenenden (Telomeren) zugeschrieben. Die Abnahme der Telomerenlänge gilt als Teil normaler Zellalterung. Maligne transformierte Zellen unterwandern den natürlichen Telomerlängenverlust, indem sie Telomerasen bilden. Auch andere molekulare bzw. genetische Regulatoren natürlicher (Stamm-)Zellseneszenz (z. B. p16, p53) bzw. Apoptose sind in solchen Zellen deaktiviert (Finkel et al., 2007; Berber et al., 2021).

Merke

Die Entstehung immortalisierter und nicht mehr zur Seneszenz fähiger Tumorzellen kann durchaus als gescheiterter Alternsprozess in einer Zelle verstanden werden (▸ Abb. 7.1.2).

Inflammaging und Zellseneszenz – Nicht mehr teilungsaktive seneszente Zellen können residieren und einen sekretorischen Phänotyp annehmen (Senescence-Associated Secretory Phenotype, SASP), bei dem inflammatorische Zytokine, aber auch degradierende Enzyme sowie Wachstumsfaktoren sezerniert und parakrin wirksam werden (z. B. IL-1α, IL-6, IFNγ, MMP, VEGF). Dieser Vorgang trägt zur im Alter beobachteten subklinischen Entzündung bei (so genanntes Inflammaging), welche mit der Pathogenese zahlreicher alternsassoziierter Krankheiten verknüpft ist (z. B. Arteriosklerose).

Merke

Alternsassoziierte (seneszenzbedingte) Inflammation im Mikromilieu eines Tumorgewebes kann auf vielfältige Weise Tumorprogression, -invasion und -metastasierung fördern, z. B. über begünstigte Angiogenese und Gewebedegradation mit Aufhebung von Migrationsbarrieren (▸ Abb. 7.1.1).

Eine durch Tumorwachstum selbst ausgelöste Entzündungsreaktion kann wiederum Inflammaging befördern und so biologisches Altern beschleunigen.

Immunseneszenz – Altersbedingte molekulare und zelluläre Veränderungen des Immunsystems bzw. einzelner Immunzellpopulationen (so genannte Immunseneszenz) führt nach gegenwärtigem Verständnis mit fortschreiten-

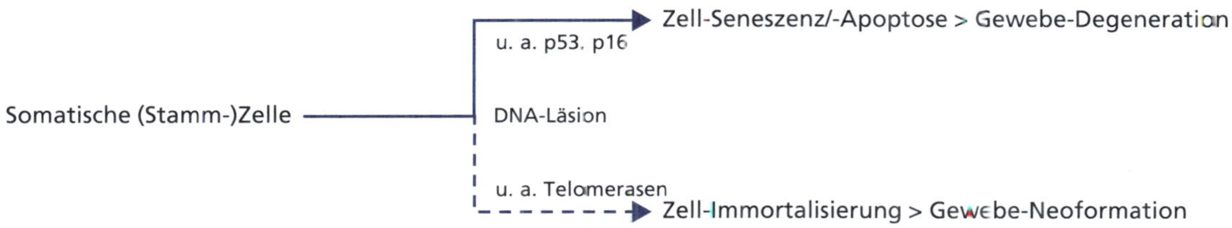

Abb. 7.1.2: Divergentes Schicksal einer genomisch instabil gewordenen (Stamm-)Zelle mit „physiologischer Zellalterung" versus „pathologischer Zellentartung"

dem Alter zu einer nachlassenden Immunsurveillance mit abnehmender Infektabwehr sowie auch fehlender rechtzeitiger Erkennung entarteter Zellen oder einer unzureichenden Immunantwort mit insuffizienter Elimination entarteter Zellen (Berber et al., 2021; Kaiser et al., 2021). Zusätzlich können Tumorzellen Oberflächenproteine exprimieren (z. B. PD-L1), welche an von (ggf. schon alten) Immunzellen präsentierten Molekülen zur Steuerung der Eigentoleranz (Immun-Checkpoints, z. B. PD-1) binden und dadurch eine antitumoröse Immunantwort verhindern.

Merke

Tumore können Immunantworten gegen neoplastisches Wachstum entgehen bzw. abschwächen. Immunseneszenz im Alter bevorteilt diesen tumorbiologischen Prozess (▸ Abb. 7.1.1).

Die beschriebenen, neoplastisches Wachstum befördernden Wechselwirkungen zwischen Tumor- und Altersbiologie liefern nicht nur eine Erklärung für die epidemiologisch darstellbare häufigere Entstehung und Diagnosestellung von Krebsgeschwülsten im fortgeschrittenen Lebensalter (▸ Kap. 7.2), sondern lassen bei Betroffenen in diesem Lebensabschnitt im Vergleich zu Jüngeren eigentlich auch einen aggressiveren bzw. infausteren Krankheitsverlauf erwarten. Es gibt jedoch interessanterweise keine konsistente Evidenzlage, aus der geschlossen werden könnte, dass es altersabhängig bedeutsame und verallgemeinerbare Unterschiede in der Verlaufsdynamik von Krebserkrankungen gibt. Auch für die manchmal formulierte umgekehrte Hypothese, dass Tumore im Alter langsamer wachsen und seltener metastasieren, gibt es keine konsistente Evidenz. Gegen beide Annahmen spricht nicht nur die klinische Erfahrung (denn in der Versorgung werden bei alten Patienten mit gleicher Tumorentität und -stadium sowohl fulminante als auch indolente Verläufe beobachtet), sondern z. B. auch präklinische Studien. So findet man z. B. bei jungen versus alten Mäusen für verschiedene Zelllinien in Tumor-Xenografts ein völlig heterogenes Proliferations- und Expansionsverhalten, ohne dass eine klare Tendenz zu höheren oder geringeren Tumorwachstumsraten bei alten Tieren ausmachbar wäre (Maggiorani & Beausejour, 2021).

7.1.3 Tumortherapie und Alter(n)

Bei der Chemotherapie entfalten viele Zytostatika (z. B. Alkylanzien, Antimetabolite, Spindelgifte) ihre Wirkung durch Störung der Mitosemaschinerie von Tumorzellen. Strahlentherapie wirkt u. a. über DNA-Strangbrüche. Bei beiden Behandlungsmodalitäten werden aber auch Läsionen in normalen Zellen gesetzt (van den Boogaard et al., 2022). So können durch Chemotherapie z. B. Seneszenz-Signalwege aktiviert werden. Eine zytostatische Behandlung kann auf diesem Weg den Stammzellpool gesunder Gewebe reduzieren und über diesen Mechanismus zu einem beschleunigten Altern des Organismus beitragen.

Merke

Ein nicht selten bei Tumorpatienten klinisch beobachtetes fortgeschrittenes biologisches Alter mit Frailty-assoziierten Merkmalen wie Sarkopenie, Kachexie oder Fatigue ist neben tumorbiologischen Faktoren (Cytokine, konsumierender Metabolismus) auch Tumortherapie-induzierten molekularen und zellulären Alternsmechanismen wie Seneszenz-Induktion und Stammzellverlust zuschreibbar.

Die Qualität und Quantität von Treibermutationen in Tumorgeweben allgemein zeigt eine Altersabhängigkeit (d. h. mit fortschreitendem Alter sind dort meist mehr Treibermutationen nachweisbar) (Li et al., 2022). Die klassische medikamentöse Tumortherapie (Chemo- und Hormontherapie) wurde in den vergangenen zwei Jahrzehnten durch eine Vielzahl von Kinase-Inhibitoren (meist Tyrosinkinase-Inhibitoren, TKI) erweitert. Therapeutische Zielstruktur dieser Medikamente sind durch Treibermutationen aktivierte Wachstumssignalwege in Tumorzellen. Inwieweit auch solche therapierelevanten Treibermutationen wie z. B. im EGFR-Gen im Alter häufiger oder seltener sind, ist eine noch nicht abschließend beantwortete Frage. Für EGFR-Mutationen oder auch ALK/ROS1-Fusionen wird derzeit z. B. angenommen, dass diese Läsionen tatsächlich bei Älteren häufiger als bei Jüngeren vorkommen.

Immuncheckpoint-Inhibitoren (ICI) haben jüngst die medikamentöse Tumortherapie weiter revolutioniert. Dabei handelt es sich zumeist um monoklonale Antikörper, mit denen Interaktionen zwischen Tumorzellen und Immunzellen (v. a. T-Zellen) blockiert werden (z. B. PD-L1/PD-1, CD80/86/CTLA-4) und so eine durch die Immun-Checkpoint-Interaktion zuvor unterbundene antitumoröse Immunantwort wieder rekonstituiert wird. Es handelt sich also um eine echte Immuntherapie, bei der das Immunsystem wieder zur Erkennung und Bekämpfung von Tumorzellen befähigt wird. Im fortgeschrittenen Alter unterliegen Immunzellen aber dem natürlichen Altern mit Immunseneszenz und verminderter Immunsurveillance und -antwort (▸ Kap. 7.1.2). Ob die Immuntherapie von Tumoren mit ICI deshalb bei älteren im Vergleich zu jüngeren

Patienten weniger wirksam sein könnte, ist Gegenstand der aktuellen Forschung. Klinische Daten lieferten bis jetzt keine klaren Signale, dass die Wirksamkeit von ICI bei Älteren tatsächlich schlechter ist als bei Jüngeren (Ciccarese et al., 2020). Die biologische Erklärung hierfür bleibt aber unzureichend verstanden und weitere Forschung ist notwendig, um zu abschließenden Beurteilungen zu gelangen.

Merke

Natürliche alternsassoziierte Immunseneszenz scheint nach aktueller Datenlage den therapeutischen Nutzen der Immuntherapie mit Immuncheckpoint-Inhibitoren nicht oder kaum zu schmälern.

Zusammenfassung

Tumor- und altersbiologische Prozesse vollziehen sich nicht separat voneinander, sondern sind auf mannigfaltige Weise miteinander verwoben. Diese Verzahnungen sind biologische Grundlage dafür, dass Krebsgeschwülste gehäuft im späteren Leben auftreten und Tumore zu den so genannten „alternsassoziierten Erkrankungen" gezählt werden. Ein tieferes Verständnis der biologischen Zusammenhänge auf molekularer und zellulärer Ebene eröffnet neue Wege, um aktuelle Behandlungsverfahren zu verbessern und neue Ansätze für zukünftige Tumortherapien im Alter zu finden.

Literatur

Berben, L., Floris, G., Wildiers, H., et al. (2021). Cancer and Aging: Two Tightly Interconnected Biological Processes. *Cancers*, *13*(6), 1400. https://doi.org/10.3390/cancers13061400

Ciccarese, C., Iacovelli, R., Bria, E., et al. (2020). The Anticancer Efficacy of Immune Checkpoint Inhibitors According to Patients' Age: A Systematic Review and Meta-Analysis. *Journal of immunotherapy (Hagerstown, Md.: 1997)*, *43*(3), 95–103. https://doi.org/10.1097/CJI.0000000000000312

Finkel, T., Serrano, M., & Blasco, M. A. (2007). The common biology of cancer and ageing. *Nature*, *448*(7155), 767–774. https://doi.org/10.1038/nature05985

Hanahan, D., & Weinberg, R. A. (2000). The hallmarks of cancer. *Cell*, *100*(1), 57–70. https://doi.org/10.1016/s0092-8674(00)81683-9

Hanahan D. (2022). Hallmarks of Cancer: New Dimensions. *Cancer discovery*, *12*(1), 31–46. https://doi.org/10.1158/2159-8290.CD-21-1059

Kaiser, M., Semeraro, M. D., Herrmann, M., et al. (2021). Immune Aging and Immunotherapy in Cancer. *International journal of molecular sciences*, *22*(13), 7016. https://doi.org/10.3390/ijms22137016

Laconi, E., Cheri, S., Fanti, M., et al. (2021). Aging and Cancer: The Waning of Community Bonds. *Cells*, *10*(9), 2269. https://doi.org/10.3390/cells10092269

Li, C. H., Haider, S., & Boutros, P. C. (2022). Age influences on the molecular presentation of tumours. *Nature communications*, *13*(1), 208. https://doi.org/10.1038/s41467-021-27889-y

Maggiorani, D., & Beauséjour, C. (2021). Senescence and Aging: Does It Impact Cancer Immunotherapies?. *Cells*, *10*(7), 1568. https://doi.org/10.3390/cells10071568

Martincorena I. (2019). Somatic mutation and clonal expansions in human tissues. *Genome medicine*, *11*(1), 35. https://doi.org/10.1186/s13073-019-0648-4

Steensma, D. P., & Ebert, B. L. (2020). Clonal hematopoiesis as a model for premalignant changes during aging. *Experimental hematology*, *83*, 48–56. https://doi.org/10.1016/j.exphem.2019.12.001

van den Boogaard, W. M. C., Komninos, D. S. J., & Vermeij, W. P. (2022). Chemotherapy Side-Effects: Not All DNA Damage Is Equal. *Cancers*, *14*(3), 627. https://doi.org/10.3390/cancers14030627

7.2 Altersdemografie, Krebsepidemiologie und -screening

Valentin Goede

7.2.1 Einführung

Die Anzahl der in Deutschland jährlich neu diagnostizierten Krebsfälle hat sich zwischen 1970 und 2020 verdoppelt. Inzwischen wird hierzulande pro Jahr bei etwa 500.000 Betroffenen eine Krebsdiagnose neu gestellt. Als Hauptgrund für die im genannten Zeitraum beobachtete Fallzunahme gilt der altersdemografische Wandel mit einem wachsenden Anteil älterer Menschen an der Bevölkerung und fortgeschrittenes Lebensalter als wichtigster Risikofaktor für die Krebsentstehung (▶ Kap. 7.1). Andere Einflüsse wie z. B. Fortschritte in der Diagnostik haben hingegen nur untergeordnete Bedeutung für den beschriebenen Fallanstieg.

Zunehmend gesündere Lebensgewohnheiten (insbesondere Rauchverzicht) wirken der Neuerkrankungsrate in der Bevölkerung messbar entgegen. Altersdemografie-bedingt bleibt die absolute Fallzahl aber weiter hoch. Früherkennung (z. B. beim Mammakarzinom) trägt wirksam zur Mortalitätssenkung bei.

In diesem Kapitel sind die wichtigsten Daten zur Krebshäufigkeit, -vermeidung und -früherkennung speziell im fortgeschrittenen Alter bzw. bei geriatrischen Patienten zusammengestellt.

7.2.2 Krebsepidemiologie und Alter

Tumorerkrankungen können in jedem Lebensalter auftreten. Das Lebenszeitrisiko beträgt ca. 40 % bei Frauen und 50 % bei Männern (Robert Koch-Institut, 2021). Bis zum mittleren Erwachsenenalter (55 Jahre) liegt das Risiko, innerhalb von zehn Jahren an Krebs zu erkranken, unter 10 %. Erst ab 65–75 Jahren verdoppelt bis verdreifacht sich dieses Risiko. Entsprechend zeigt die Gesamtinzidenz bei Krebs für beide Geschlechter einen deutlichen Anstieg im

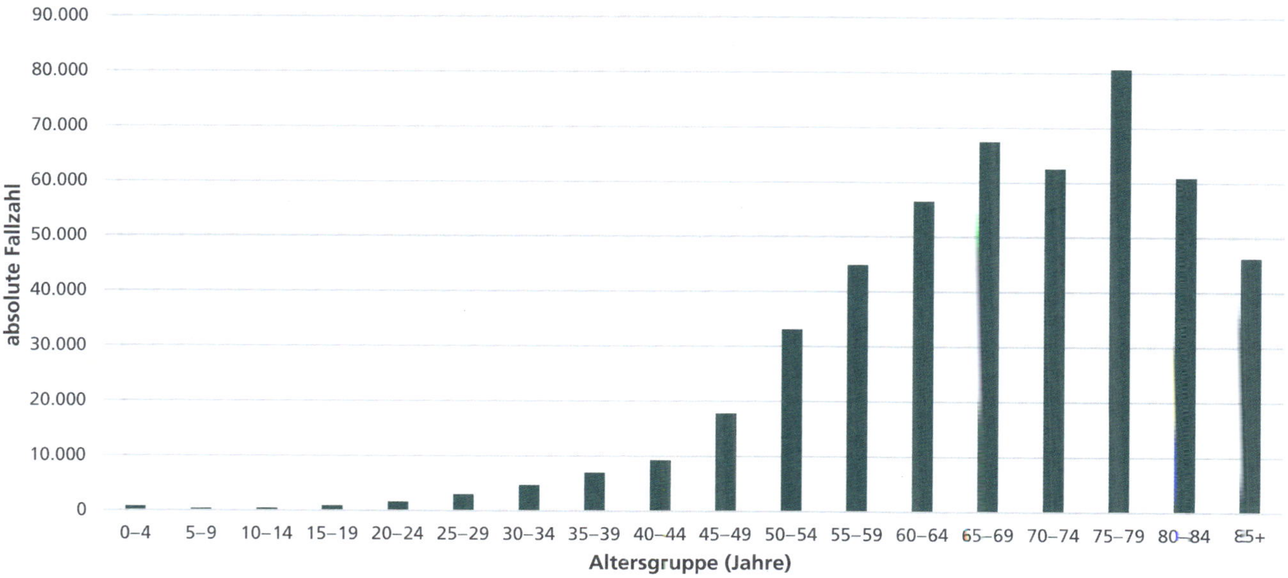

Abb. 7.2.1: Grafische Darstellung neuer Krebsfälle im Jahr 2018 in Deutschland pro Altersgruppe (Datenquelle: Robert Koch-Institut, 2021, Zentrum für Krebsregisterdaten).

Seniorenalter. Bis zum 50. Lebensjahr bleibt sie unter ca. 500 Fällen pro 100.000 Einwohner und Jahr. Bei über 80-jährigen Frauen bzw. Männern liegt sie hingegen bei über 1.500 bzw. 2.500 Fällen pro 100.000 Einwohner und Jahr. Biologische Erklärungen für diesen altersabhängigen Inzidenzanstieg werden im ▸ Kap. 7.1 erörtert.

Merke

Über alle Krebsentitäten gemittelt findet man ein medianes Erkrankungsalter von 69–70 Jahren.

▸ Abb. 7.2.1 zeigt, wie sich neue Erkrankungsfälle auf einzelne Altersgruppen verteilen (Robert Koch-Institut, 2021). Demnach ist in Deutschland jedes Jahr mit fast 150.000 neuen zwischen 70- und 79-jährigen und mehr als 100.000 neuen über 80-jährigen Krebspatienten zu rechnen. Onkologische Versorgungseinrichtungen (d. h. Krankenhäuser, Praxen etc.) müssen sich somit darauf einstellen, dass beim Patientenklientel ca. jeder zweite Betroffene ein betagter oder hochbetagter Mensch ist und dort sowohl Tumordiagnostik als auch -management an die besonderen Bedürfnisse und Risiken dieser Personengruppe anzupassen sind. Von der Tumorerkrankung unabhängige oder weiter beförderte Gebrechlichkeitsmerkmale wie z. B. Sturzneigung, Sarkopenie, Mangelernährung, Demenz, Komorbidität oder Polypharmazie stellen bei diesen Patienten nicht selten Hemmnisse für diagnostische und therapeutische Prozeduren dar. Für Frailty wurden bei älteren Krebserkrankten eine durchschnittliche Prävalenz von 42 % (Spanne 6–86 %) berichtet (Handforth et al., 2015).

Für Fortschritte in der Krebsbehandlung alter Menschen sind u. a. klinische Studien, insbesondere randomisiert-kontrollierte (Zulassungs-)Studien (Randomized Controlled Trials, RCT), essenziell. In RCT-Populationen sind ältere Patienten aber unterrepräsentiert (Hurria et al., 2014). Während z. B. in der realen Versorgungswelt über 75-Jährige etwa 40 % aller Krebskranken ausmachen, sind bei klinischen Studienteilnehmern nur ca. 10 % über 75 Jahre alt. Über 80-Jährige sind in RCT meist eine sehr kleine Minderheit, das heißt Einzelfälle. Und unter älteren Patienten, die in RCT eingeschlossen werden, haben die meisten eine gute Fitness und nahezu nie schwergradige Begleiterkrankungen oder Gebrechlichkeit.

Merke

Aus RCT gezogene Schlüsse zur Wirksamkeit und Verträglichkeit von Krebsbehandlungsverfahren sind auf ältere Patienten nur bedingt und auf geriatrische Patienten mit Gebrechlichkeitsmerkmalen eigentlich so gut wie gar nicht extrapolierbar.

In der Gesamtbevölkerung sind Karzinome der Mamma (ca. 30 %), der Prostata (ca. 25 %), der Lunge und des Darmes (jeweils mehr als 10 %) mit Abstand die häufigsten Krebsentitäten (Robert Koch-Institut, 2021). Bei Frauen bzw. Männern sind Melanome am viert- bzw. fünfhäufigsten (5 %). Hämatologische Neoplasien mit Lymphomen und Leukämien stellen zusammen eine ähnlich häufige Gruppe dar (ca. 5 %). Diagnostik und Management dieser Krebserkrankungen im Alter werden daher detaillierter in Folgekapiteln besprochen. Insbesondere bei älteren Menschen kommen zudem Pankreas-, Nieren- und Harnblasenkarzinome nicht selten vor.

7.2.3 Krebsprävention und Alter

Die Vermeidung einer Exposition mit physikalischen, chemischen und biologischen Kanzerogenen trägt wirksam dazu bei, das individuelle Lebenszeitrisiko für eine Krebserkrankung zu senken. Über 30 % aller Krebsfälle sind Schätzungen zufolge durch vermeidbare Risiken erklärbar

(Robert Koch-Institut, 2021). Die wichtigsten konkreten Maßnahmen der Krebsprävention umfassen:

- Tabakverzicht (insbesondere zur Vermeidung von Lungenkarzinomen und Kopf-Hals-Tumoren sowie zahlreichen anderen Krebsentitäten)
- Alkoholverzicht (insbesondere zur Vermeidung von Ösophagus- und hepatozellulären Karzinomen sowie Kopf-Hals-Tumoren)
- Schutz vor ultravioletter Strahlung (insbesondere zur Vermeidung von Hauttumoren)
- Schutz vor Kanzerogenen am Arbeitsplatz (z. B. Asbest, chemische Stoffe, Radioaktivität)
- Schutz durch Impfung im Kindes- bzw. Jugendalter (gegen HPV und HBV)
- Darüber hinaus kann ein Fettleibigkeit-vermeidender Lebensstil mit gesunder Ernährung (z. B. Vermeidung von rotem Fleisch) und sportlicher Betätigung zur Risikosenkung beitragen.

Merke

Eine obere Altersgrenze, ab der von den etablierten Empfehlungen kein präventiver Nutzen mehr erwartet werden kann, ist nicht definiert, so dass Krebsprävention prinzipiell auch im fortgeschrittenen Lebensalter weiter betrieben werden sollte.

Dabei wird nicht nur das Risiko für Tumorerkrankungen, sondern auch Risiken für andere Alterserkrankungen (z. B. Arteriosklerose) günstig mit beeinflusst. Bei Betagten und Hochbetagten mit inzwischen manifestierter, chronifizierter Gebrechlichkeit aufgrund anderer Krankheitsleiden ist allerdings wegen daraus erwachsener konkurrierender Risiken und limitierter Gesamtprognose von ggf. zuvor noch streng verfolgten Präventionszielen eher abzurücken. Die Prävention von Frailty-assoziierten Risiken (Stürze, Delir, Mangelernährung etc.) erhält dann Vorrang und ist prognostisch wesentlich relevanter als eine Krebsprävention.

Eine gezielte Aufnahme von ganz bestimmten Nahrungsmitteln oder von besonderen Nahrungsergänzungsmitteln zur Vermeidung von Krebs wird für keinen Altersabschnitt explizit empfohlen. Allerdings wurde in einer jüngst abgeschlossenen europäischen RCT beobachtet, dass die Kombination aus Vitamin D (2.000 IE/Tag), Omega-3-Fettsäuren (1 g/Tag) und einem Sportprogramm (3× wöchentlich) bei sonst gesunden Senioren über 70 Jahre die Auftretenswahrscheinlichkeit einer Krebserkrankung innerhalb eines Zeitraumes von drei Jahren in relevantem Ausmaß senkte (Bischoff-Ferrari et al., 2022). Sofern sich diese Evidenz weiter verdichtet, könnten bisherige Empfehlungen zur Krebsprävention gerade im Seniorenalter weitere Ergänzungen erfahren.

7.2.4 Krebsscreening und Alter

Krebsfrüherkennung verfolgt das Ziel, Tumore in frühen statt späten Stadien zu entdecken, um damit die Behandlungs- und insbesondere die Heilungschancen zu erhöhen. In Deutschland etablierte Krebsscreenings sind in ▸ Tab. 7.2.1 zusammengefasst. Der generelle Nutzen solcher Screenings hinsichtlich Reduktion der Mortalität ist nicht für alle Entitäten gleich gut belegt. Dem Nutzen steht insgesamt eine geringe Schadenswahrscheinlichkeit gegenüber, aber Risiken sind dennoch vorhanden (z. B. prozedurale bei einer Koloskopie mit Kurznarkose, psychologische mit Sorgen und Ängsten, Überdiagnostik oder -therapie).

Merke

Für Menschen im fortgeschrittenen Alter stellt sich die Frage, inwieweit und wie lange Krebsscreenings noch fortgesetzt werden.

Die Evidenzlage hierzu ist sehr begrenzt, weil Betagte bzw. Hochbetagte oder gar multimorbide geriatrische Patienten in Krebsscreening-Studien nicht oder nur wenig eingeschlossen wurden. Eine starre Altersgrenze, ab der Früherkennungsmaßnahmen allgemein oder für eine bestimmte Entität einzustellen sind, ist aus vorhandenen Daten nicht ableitbar (Kotwal & Walter, 2020). Zur Entscheidungsfindung muss aktuellen S3-Leitlinien zufolge auch der allgemeine Gesundheitszustand und die Fitness mit beachtet werden (▸ Tab. 7.2.1). Im Vergleich zu Jüngeren nimmt bei über 70-jährigen Frauen die Teilnahmerate an Früherkennungsuntersuchungen ab, während sie bei über 70-jährigen Männern zunimmt (Starker & Saß, 2013).

Zusammenfassung

Viele Krebserkrankte sind bereits betagt oder hochbetagt. Das mediane Erkrankungsalter liegt bei ca. 70 Jahren. Knapp die Hälfte dieser Patienten zeigt Gebrechlichkeit (Frailty). In onkologischen Therapieoptimierungsstudien sind ältere Patienten und insbesondere solche mit Frailty unterrepräsentiert, so dass Studienergebnisse nicht ohne weiteres auf diese Patientengruppe extrapolierbar sind. Durch Vermeidung von Risikofaktoren lässt sich wahrscheinlich auch noch im Alter das individuelle Erkrankungsrisiko senken. Bis wann im höheren Alter Krebsfrüherkennung betrieben wird, sollte nicht anhand einer starren oberen Altersgrenze entschieden, sondern vor allem am sonstigen Gesundheitszustand sowie an der individuellen Restlebenserwartung festgemacht werden.

Literatur

Bischoff-Ferrari, H. A., Willett, W. C., Manson, J. E., et al. (2022). Combined Vitamin D, Omega-3 Fatty Acids, and a Simple Home Exercise Program May Reduce Cancer Risk Among Active Adults Aged 70 and Older: A Randomized Clinical Trial. *Frontiers in aging, 3*, 852643. https://doi.org/10.3389/fragi.2022.852643

Handforth, C., Clegg, A., Young, C., et al. (2015). The prevalence and outcomes of frailty in older cancer patients: a systematic review. *Annals of oncology : official journal of the European Society for Medical Oncology, 26*(6), 1091–1101. https://doi.org/10.1093/annonc/mdu540

Hurria, A., Dale, W., Mooney, M., et al. (2014). Designing therapeutic clinical trials for older and frail adults with cancer: U13 conference recommendations. *Journal of clinical oncology: official journal of the American Society of Clinical Oncology, 32*(24), 2587–2594. https://doi.org/10.1200/JCO.2013.55.0418

Tab. 7.2.1: Altersspezifische Empfehlungen zur Krebsfrüherkennung in Deutschland

Entität	Beginn	Abstand	Diagnostik	S3-Leitlinienempfehlung zur Vorgehensweise im Alter
Mamma	ab 30 Jahre ab 50–69 Jahre	jährlich alle 2 Jahre	Palpation der Mamma Mammografie	Weiterführung ab 70 Jahre bei individueller Lebenserwartung > 10 Jahre
Zervix	ab 20 Jahre ab 35 Jahre	jährlich alle 3 Jahre	PAP-Abstrich HPV-Test plus PAP	keine obere Altersgrenze
Prostata	ab 45 Jahre	jährlich	Inspektion/Palpation der Hoden, Palpation der Prostata, PSA	keine Empfehlung ab Alter > 70 Jahre mit PSA-Wert < 1 ng/ml
Kolon	ab 50–54 Jahre ab 55 Jahre ab 50/55 Jahre	jährlich alle 2 Jahre alle 10 Jahre	Hämoccult-Test Hämoccult-Test Koloskopie	Evidenzlücke ab Alter > 75 Jahre, keine Empfehlung ab Alter > 85 Jahre
Haut	ab 35 Jahre	alle 2 Jahre	Hautinspektion	nicht weiter spezifiziert

HPV = Humanes Papilloma-Virus; PAP = Papanicolaou; PSA = Prostata-spezifisches Antigen

Kotwal, A. A., & Walter, L. C. (2020). Cancer Screening in Older Adults: Individualized Decision-Making and Communication Strategies. *The Medical clinics of North America*, *104*(6), 989–1006. https://doi.org/10.1016/j.mcna.2020.08.002

Robert Koch-Institut (2021). Krebs in Deutschland für 2017/2018. https://www.krebsdaten.de/Krebs/DE/Content/Publikationen/Krebs_in_Deutschland/kid_2021/krebs_in_deutschland_2021.pdf;jsessionid=808C43C293277FE8CE730325F6420260.internet121?__blob=publicationFile, Zugriff am 20.4.2023

Starker, A, & Saß, A. C. (2013). Inanspruchnahme von Krebsfrüherkennungsuntersuchungen in Deutschland – Ausgewählte Ergebnisse aus DEGS1. *UIMD*, 4, 38–45.

7.3 Geriatrisch-onkologische Risikostratifizierung: Rationale und Instrumente

Ulrich Wedding und Valentin Goede

7.3.1 Einführung

Wenn bei Krebserkrankten über das Behandlungsvorgehen entschieden wird, müssen unabhängig vom Lebensalter zahlreiche Variablen wie vorliegende Tumorentität, verfügbare Therapieoptionen, erreichbare Therapieziele und geäußerte Patientenwünsche bei der Entscheidungsfindung mit beachtet werden. Nicht immer können dabei alle wünschenswerten Behandlungsziele wie die Verlängerung der Lebenszeit oder die Verbesserung von Lebensqualität gleichrangig realisiert werden. Stattdessen sind bestimmte Zugewinne manchmal nur zum Preis von Kosten an anderer Stelle verwirklichbar (► Abb. 7.3.1).

Grundsätzlich sollen sowohl eine onkologische Über- als auch Untertherapie vermieden werden. Im geriatrisch-onkologischen Kontext wurden hierfür folgende Definitionen vorgeschlagen (DuMontier et al., 2021):

- Unterbehandlung: Einsatz einer weniger intensiven Tumortherapie bei fitten alten Patienten, welche von einer intensiveren Behandlung einen größeren Nettonutzen gehabt hätten und/oder Verzicht auf geriatrische Interventionen, obwohl geriatrische Defizite im Assessment objektiviert wurden (unabhängig davon, ob eine onkologische Therapie erfolgt oder nicht).
- Überbehandlung: Therapie einer Krebserkrankung im hohen Lebensalter, welche in der verbleibenden Lebenszeit wahrscheinlich nicht zu Symptomen geführt hätte oder intensive Tumortherapie bei vulnerablen alten Patienten, welche von einer weniger intensiven Behandlung einen größeren Nettonutzen gehabt hätten.

Vermeidung von Über- und Untertherapie setzt eine sorgfältige Analyse und Abwägung der individuellen Risiken voraus. Im Vergleich zu jüngeren Betroffenen sind beim

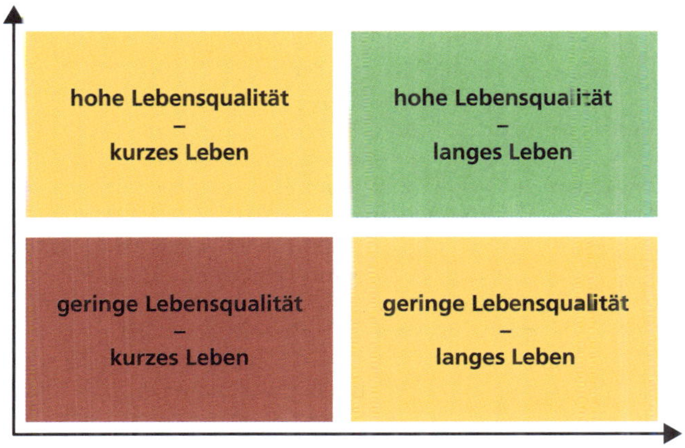

Abb. 7.3.1: Lebenszeitverlängerung und Lebensqualitätsverbesserung als Hauptziele onkologischer Therapien

betagten bzw. hochbetagten Krebserkrankten nicht nur Tumor-assoziierte Risiken, sondern vor allem auch Frailty-assoziierte Risiken zu betrachten.

Tumor-assoziierte Risiken werden durch diagnostisch erfassbare Eigenschaften des vorliegenden Tumors determiniert. Relevant sind dabei neben der Tumorentität insbesondere das Ausbreitungsstadium, der histologische Subtyp sowie molekulare Charakteristika des Tumorgewebes einschließlich Treibermutationen. Anhand solcher Parameter kann häufig eine Aussage über die Wahrscheinlichkeit eines raschen Fortschreitens der Erkrankung (Progressionsrisiko) oder eines baldigen Versterbens an der Krebserkrankung (tumorspezifisches Mortalitätsrisiko), aber auch zu Heilungschancen (kurative Option) getroffen werden. Das Beziffern dieser Risiken ist wichtig, um zu ermitteln, ob aus rein onkologischer Perspektive mit kurativer oder palliativer Intention behandelt bzw. wie aggressiv und komplex behandelt werden müsste.

Frailty-assoziierte Risiken sind Tumor-assoziierten Risiken gegenüberzustellen und erwachsen aus der altersbedingten Vulnerabilität betroffener Patienten. Reduzierte Organfunktionsreserve, Komorbiditäten und Komedikation oder geriatrische Störungsbilder im fortgeschrittenen Lebensalter erhöhen dabei das Toxizitätsrisiko der geplanten onkologischen Behandlung (z. B. einer Chemotherapie), aber auch die Wahrscheinlichkeit für interkurrente, therapieunabhängig auftretende alterstypische Komplikationen (z. B. Sturz mit hüftnaher Fraktur), welche dann eine Unterbrechung oder gar den Abbruch der onkologischen Behandlung nach sich ziehen könnten. Sie determinieren auch die durchschnittlich verbleibende Restlebenszeit, welche ein Patient ohne Vorhandensein der Krebserkrankung zu erwarten hätte. Das Beziffern solche Risiken ist essenziell, um zu entscheiden, ob ein betagter bzw. hochbetagter Krebspatient der onkologischen Standardbehandlung oder aber einem angepassten und damit weniger belastenden Behandlungsvorgehen bzw. vielleicht sogar überhaupt keiner tumorspezifischen Behandlung mehr ausgesetzt werden sollte (► Abb. 7.3.2).

In diesem Kapitel werden ausgewählte diagnostische Instrumente vorgestellt, welche gezielt zum Zweck einer geriatrisch-onkologischen Risikostratifizierung entwickelt wurden. Beleuchtet wird auch, wie sich das Instrumentarium bei onkologischen Versorgern in die klinische Routine sinnvoll integrieren lässt.

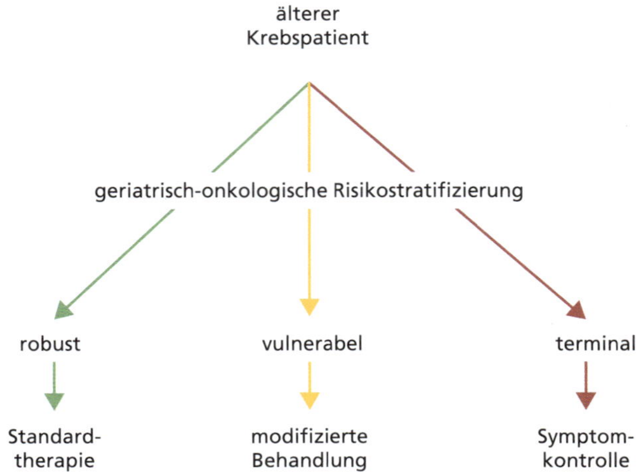

Abb. 7.3.2: Allgemeines Risikostratifizierungsprinzip bei älteren Krebspatienten

Tab. 7.3.1: Eastern Cooperative Oncology Group Performance Score (ECOG-PS) (nach Oken et al., 1982)

Score	Kennzeichen
0	Normale Leistungsfähigkeit und Aktivität, leichte und auch schwerere körperliche Arbeit möglich
1	Eingeschränkte Leistungsfähigkeit, aber gehfähig, leichte körperliche und nicht körperliche Arbeit möglich
2	Eingeschränkte Leistungsfähigkeit, nicht arbeitsfähig, aber selbstversorgend, Aufstehen/Gehen > 50 % der Wachzeit
3	Eingeschränkte Leistungsfähigkeit, nur begrenzt selbstversorgend, Aufstehen/Gehen < 50 % der Wachzeit
4	Stark eingeschränkte Leistungsfähigkeit, völlig pflegebedürftig, faktisch bettlägerig
5	Tod

7.3.2 Spezielles Instrumentarium

Performance Status

Der Eastern Cooperative Oncology Group Performance Status (ECOG-PS) ist der in Deutschland von Onkologen am häufigsten genutzte Score, um das allgemeine Aktivitäts- bzw. Leistungsniveau von Krebspatienten zu beziffern (► Tab. 7.3.1). Etwas weniger oft, aber ebenfalls manchmal verwendet wird der Karnofsky Performance Status (KPS).

Patienten mit einem ECOG-PS von 3 oder 4 gelten allgemein als (ambulant) nicht chemotherapiefähig. Zur Risikostratifizierung älterer Krebspatienten eignet sich der ECOG-PS dennoch nur sehr bedingt, denn die Korrelation mit dem Chemotoxizitätsrisiko ist insgesamt schwach (Hurria et al., 2011). Hohe Werte können dem akuten Krebsgeschehen statt altersbedingten Vulnerabilitätsfaktoren geschuldet sein, so dass eine (stationär) eingeleitete onkologische Behandlung unter Umständen doch wieder einen besseren ECOG-PS bewirken kann. Bei Patienten, denen ein niedriger ECOG-PS (0 oder 1) attestiert wird, kommt es umgekehrt häufig zum Übersehen wichtiger Vulnerabilitätsfaktoren (z. B. von Sturzneigung oder kognitiver Leistungseinbuße) und das wahre onkologische Behandlungsrisiko ist dann doch höher als durch den Performance Score suggeriert (Jolly et al., 2015).

Merke

ECOG-PS und KPS eignen sich zur groben Bezifferung des aktuellen Aktivitäts- bzw. Leistungsniveaus älterer Krebspatienten, aber sind als Surrogat für deren Vulnerabilität (Frailty) nicht ausreichend.

Screening-Tools und geriatrisches Assessment

Zur Erfassung der Vulnerabilität betagter bzw. hochbetagter Krebspatienten und zur geriatrisch-onkologischen Risi-

Tab. 7.3.2: G8-Screening (nach Bellera et al., 2012)

Item	Punkte
Lebensalter	0: > 85 1: 80–85: < 80
Selbsteinschätzung des Zustandes	0: Nicht gut 0,5: Weiß nicht 1: Gleich gut 2: Besser
Mobilitätsstatus	0: Nur Bett oder Stuhl 1: Aufstehen/Gehen innerhalb der Wohnung 2: Aufstehen/Gehen außerhalb der Wohnung
Body-Mass-Index	0: < 19 1: 19–20 2: 21–22 3: ≥ 23
Gewichtsverlust in den letzten drei Monaten	0: > 3 kg 1: Unbekannt 2: 1–3 kg 3: Keiner
Nahrungsaufnahme in den letzten drei Monaten	0: Schwer eingeschränkt 1: Mäßig eingeschränkt 2: Normal
Neuropsychologische Probleme	0: Schwere Demenz/Depression 1: Milde Demenz/Depression 2: Keine neuropsychologischen Defizite
Medikamentenanzahl	0: > 3/Tag 1: ≤ 3/Tag
Unter 15 Punkten ist das G8-Screening pathologisch	

kostratifizierung wird von mehreren medizinischen Fachgesellschaften als erste Maßnahme ein Screening empfohlen (Decoster et al., 2015; Mohile et al., 2018; Kolb et al., 2020). Das am häufigsten für den geriatrisch-onkologischen Kontext propagierte Instrument ist dabei das G8-Screening (Bellera et al., 2012), mit dem sich auf einfache und schnelle Weise Mobilität, Nutrition, Kognition und Emotion sowie Polypharmazie als wichtige geriatrische Dimensionen nach Defiziten abprüfen lassen (▸ Tab. 7.3.2).

Ein G8-Screening-Ergebnis unter 15 Punkten ging in klinischen Studien mit einer erhöhten Wahrscheinlichkeit von Therapietoxizität bzw. kürzerer Überlebenszeit einher und kennzeichnet Patienten als vulnerabler (Decoster et al., 2015). Andere, vor allem in der Geriatrie verbreitete Screenings wie z. B. nach Lachs, Identification of Seniors at Risk (ISAR) oder Clinical Frailty Scale (CFS) wurden im geriatrisch-onkologischen Kontext im Gegensatz zum G8-Screening bisher nur wenig untersucht.

> **Merke**
>
> Ältere Krebspatienten sollten vor Beginn einer tumorspezifischen Therapie ein G8-Screening erhalten.

Internationalen und nationalen Empfehlungen zufolge sollten alle Patienten mit einem pathologischen Screening-Resultat einem umfassenderen geriatrischen Assessment (GA) zugeführt werden. Dabei sollten im Screening erkannte Defizite, aber auch Ressourcen genauer untersucht und in ihrem Ausmaß quantifiziert werden. Die für das GA jeweils vorgeschlagenen Assessment-Instrumente unterscheiden sich zwischen den Fachgesellschaften nur in Nuancen (▸ Tab. 7.3.3). Allen gemeinsam ist, dass beim GA die Dimensionen Autonomie, Mobilität, Nutrition, Kognition, Emotion und Komorbidität (sowie Sozialstatus) erfasst werden sollen (Wildiers et al., 2014; Mohile et al., 2018; Kolb et al., 2020). Pathologische GA-Ergebnisse bei älteren Krebspatienten sprechen für erhöhte Vulnerabilität, welche somit ggf. Anpassungen des Behandlungsvorgehens notwendig machen (Hamaker et al., 2022).

Tab. 7.3.3: Empfehlungen medizinischer Fachgesellschaften zum GA bei älteren Krebspatienten (nach Wildiers et al., 2014; Mohile et al., 2018; Kolb et al., 2020)

Dimension	SIOG	ASCO	DGHO (AK GO)
Autonomie	IADL ADL	IADL ADL	IADL ADL
Mobilität	TUG	TUG SPPB und andere	TUG SPPB POMA und andere
Nutrition	MNA	MNA BMI	MNA
Kognition	MMSE MOCA	MINI-COG BOMC MMSE MOCA	MMSE MINI-COG MOCA DEMTECT
Emotion	GDS	GDS	GDS PHQ-9
Komorbidität	CIRS-G ACE-27	CCI CIRS	CCI CIRS

ACE = Adult Comorbidity Evaluation; ADL = Activities of Daily Living (z. B. nach Katz oder Barthel); ASCO = American Society of Clinical Oncology; BMI = Body-Mass-Index; BOMC = Blessed Orientation Memory Concentration; CCI = Charlson Comorbidity Index; CIRS-G = Cumulative Illness Rating Scale for Geriatrics; DEMTECT = Dementia Detection Test; DGHO = Deutsche Gesellschaft für Hämatologie und Onkologie (Arbeitskreis Geriatrische Onkologie); GDS = Geriatric Depression Scale; IADL = Instrumental Activities of Daily Living (z. B. nach Lawton); MMSE = Mini Mental State Exam; MNA = Mini Nutrition Assessment; MOCA = Montreal Cognitive Assessment; PHQ-9 = Patient Health Questionnaire; POMA = Performance Oriented Mobility Assessment (nach Tinetti); SIOG = International Society of Geriatric Oncology; SPPB = Short Physical Performance Battery; TUG = Timed Up & Go

Chemotoxizitätskalkulatoren

Die Verträglichkeit einer Chemotherapie hängt bei betagten bzw. hochbetagten Krebspatienten sowohl von der Art und Dosis der verwendeten Zytostatika als auch von individuellen altersbedingten Vulnerabilitätsfaktoren ab. Zur Prädiktion der Chemotherapietoxizität in dieser Patientengruppe stehen Kalkulatoren zur Verfügung, in deren Algorithmus solche Vulnerabilitätsfaktoren mit einfließen. Ein validiertes und von der Cancer & Aging Research Group (CARG) online bereitgestelltes Tool ist der CARG Chemo-

Toxicity Calculator (Hurria et al., 2011; Hurria et al., 2016, www.mycarg.org). Das Instrument berücksichtigt neben dem Lebensalter mehrere geriatrische Domänen (insbesondere Aktivitäten des täglichen Lebens, Mobilität) und soll dabei helfen, die Wahrscheinlichkeit einer Toxizität vom Grad 3–5 während der Chemotherapie zu ermitteln. Patienten mit einem Score-Wert ab 10 Punkten haben ein deutlich erhöhtes Risiko (> 70–80 %) und sind als hochgradig vulnerabel zu klassifizieren (▸ Tab. 7.3.4).

Merke

Das Chemotoxizitätsrisiko älterer Krebspatienten kann mit dem CARG-Score beziffert werden.

Ebenfalls online verfügbar ist der CRASH-Kalkulator (Chemotherapy Risk Assessment Scale for High Age Patients) (Extermann et al., 2011, www.moffit.org). Die Verwendung dieses Kalkulators setzt die vorherige Durchführung eines Mini Mental State Exams (MMSE) sowie Mini Nutrition Assessments (MNA) voraus und ist deshalb etwas aufwendiger in der Handhabung als der CARG-Kalkulator.

Tab. 7.3.4: CARG-Chemotoxizitätskalkulator für ältere Krebspatienten (nach Hurria et al., 2011 und 2016)

Item	Punkte
Lebensalter	2: ≥ 72 Jahre 0: < 72 Jahre
Tumorentität	2: Gastrointestinal/Urogenital 0: Andere
Geplante Zytostatikadosis	2: Standarddosis 0: Reduzierte Dosis
Geplantes Zytostatikaregime	2: Polychemotherapie 0: Monochemotherapie
Hämoglobinkonzentration	3: < 11g/dL 0 ≥ 11 g/dL
Kreatininclearance	3: < 34 ml/min 0 ≥ 34 ml/min
Gehör	2: Mäßig/Schlecht/Taubheit 0: Gut/Ausgezeichnet
Stürze in den letzten sechs Monaten	3: ≥ Einer 0: Keiner
Medikamenteneinnahme	1: Mit etwas oder vollständiger Hilfe 0: Ohne jede Hilfe
Gehen über 200 Meter	2: Etwas oder nur stark eingeschränkt möglich 0: Völlig uneingeschränkt möglich
Soziale Aktivität	1: Etwas, meistens oder immer eingeschränkt 0: Kaum oder gar nicht eingeschränkt
Risiko für Grad 3–5 Toxizität während der Chemotherapie: 0–3 Punkte: 25 % 4–5 Punkte: 32 % 6–7 Punkte: 50 % 8–9 Punkte: 54 % 10–11 Punkte: 77 % 12–19 Punkte: 89 %	

7.3.3 Praktische Implementierung

Eine geriatrisch-onkologische Risikostratifizierung bei betagten bzw. hochbetagten Krebspatienten ist nur zweckdienlich, wenn die mit dem vorgestellten Instrumentarium erhobenen Untersuchungsergebnisse bei Therapieplanungen regelhaft den Behandlungsentscheidern zur Kenntnis gebracht und hieraus therapeutische Konsequenzen gezogen werden. Ein geeignetes Forum dafür können insbesondere interdisziplinäre Tumorkonferenzen sein (Kolb et al., 2020). Die gewonnenen Informationen sollen vor allem dabei unterstützen, den onkologischen Therapieplan angemessen an die individuelle Vulnerabilität des betroffenen Patienten zu adaptieren (z. B. durch präemptive Dosisreduktion), aber auch identifizierte Vulnerabilitätsfaktoren (z. B. inadäquate Polypharmazie, Mangelernährung, Sturzneigung) durch geeignete Frailty-Interventionen zurückzudrängen (z. B. mittels Medikamentenhygiene, Diätberatung, Anti-Sturz-Training, Verordnung einer Gehhilfe). In randomisiert-klinischen Studien führte ein solches, auf die geriatrisch-onkologische Risikostratifizierung folgendes komplexes Therapie- einschließlich Frailty-Management bei älteren Krebspatienten zu einem günstigeren Outcome mit z. B. besserer Chemotherapie-Verträglichkeit bzw. -Durchführbarkeit sowie gesteigerter Lebensqualität (Hamaker et al., 2022, ▸ Kap. 7.10). Auch im tumorchirurgischen oder strahlentherapeutischen Kontext sind Patientennutzen zu erwarten (z. B. durch Prehabilitation) (Goede & von Bergwelt, 2021).

Merke

In Tumorkonferenzen sollten bei der Beratung über das Behandlungsvorgehen bei älteren Krebspatienten neben den Tumor-assoziierten auch mittels geriatrisch-onkologischer Risikostratifizierung ermittelte Frailty-assoziierte Risiken aktiv beleuchtet und in den Tumorboard-Empfehlungen mitberücksichtigt werden.

Zur geordneten geriatrisch-onkologischen Risikostratifizierung sollte in onkologischen Praxen und Kliniken deshalb die in ▸ Abb. 7.3.3 skizzierte Ablaufstruktur etabliert sein. In der Versorgungsrealität stehen der Umsetzung infrastrukturelle Barrieren (u. a. begrenzte Zeit- und Personalressourcen, Qualifizierungsengpässe, Budgetlimitierungen) entgegen, so dass eine systematische geriatrisch-onkologische Risikostratifzierung bisher bei nur wenigen onkologischen Versorgern umfassender verwirklicht ist (Chapman et al., 2021). Auch von der Art der Einrichtung (z. B. Praxis, Ambulanz, Krankenhausabteilung, universitärer Maximalversorger) hängt ab, welches Interdisziplinaritätsausmaß am jeweiligen Standort tatsächlich möglich ist (z. B. Implementierung eines geriatrischen Konsildienstes, Zusammenarbeit mit einem altersmedizinischen Versorger unter Bereitstellung eines multidisziplinären geriatrischen Teams, Übernahme von Tätigkeiten durch geriatrisch geschulte Palliativteams u. v. m.).

Zusammenfassung

Eine systematische geriatrisch-onkologische Risikostratifizierung bei betagten bzw. hochbetagten Patienten soll Betroffene mit altersbedingt erhöhter Vulnerabilität für Therapiekomplikationen identifizieren und Behandler zur angemessenen Anpassung des Behandlungsplans

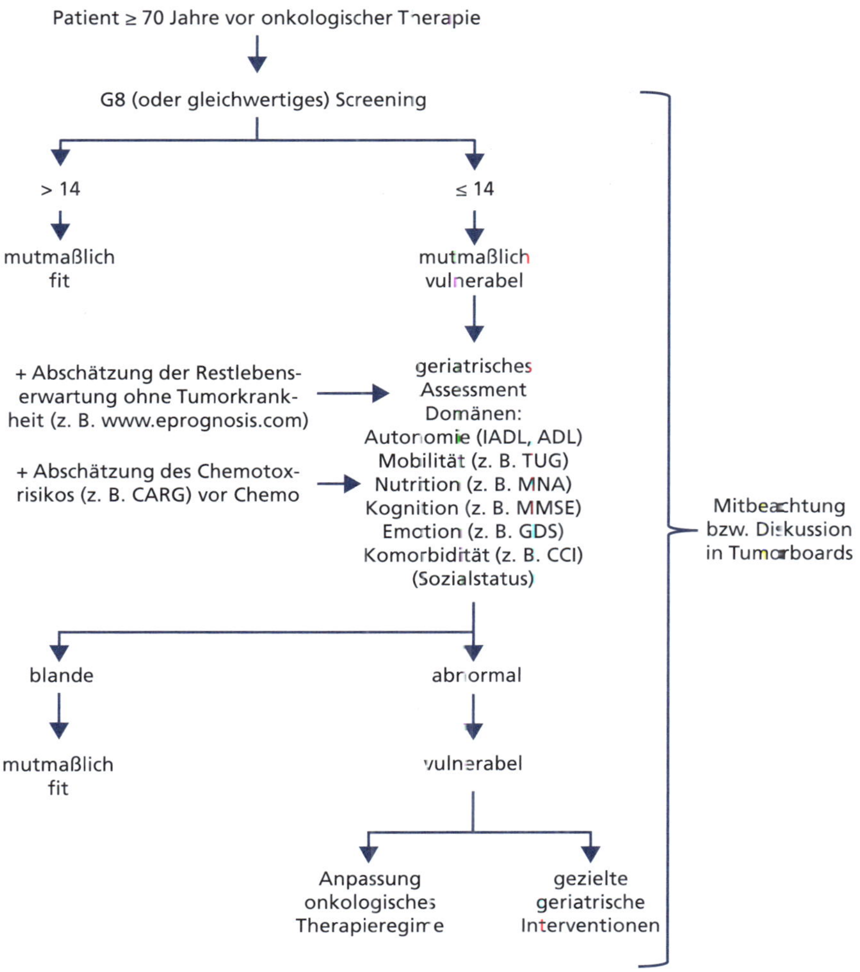

Abb. 7.3.3: Allgemeines Risikostratifizierungsprinzip bei älteren Krebspatienten
Anzustrebender Ablauf einer geriatrisch-onkologischen Risikostratifizierung in Klinik und Praxis (erstellt in Anlehnung an DuMontier et al., 2021; Wedding & Honecker, 2015). ADL = Activities of Daily Living (z. B. nach Katz oder Barthel); CARG = Cancer & Aging Research Group Chemotoxizitätskalkulator; CCI = Charlson Comorbidity Index; GDS = Geriatric Depression Scale; IADL = Instrumental Activities of Daily Living (z. B. nach Lawton); MMSE = Mini Mental State Exam; MNA = Mini Nutrition Assessment; TUG = Timed-Up&Go.

einschließlich Modifikation der onkologischen Therapie und Initiierung geriatrischer Interventionen befähigen. Das Instrumentarium umfasst ein Screening (G8), ggf. ein detailliertes GA sowie z. B. ein Chemotoxizitätskalkulator (CARG) bei zytostatisch behandelten Patienten. Outcomes wie Therapieverträglichkeit und -durchführbarkeit lassen sich in dieser Patientengruppe mit dieser Vorgehensweise nachweislich verbessern.

Literatur

Bellera, C. A., Rainfray, M., Mathoulin-Pélissier, S., et al. (2012). Screening older cancer patients: first evaluation of the G-8 geriatric screening tool. *Annals of oncology: official journal of the European Society for Medical Oncology, 23*(8), 2166–2172. https://doi.org/10.1093/annonc/mdr587

Chapman, A. E., Elias, R., Plotkin, E., et al. (2021). Models of Care in Geriatric Oncology. *Journal of clinical oncology : official journal of the American Society of Clinical Oncology, 39*(19), 2195–2204. https://doi.org/10.1200/JCO.21.00118

Decoster, L., Van Puyvelde, K., Mohile, S., et al. (2015). Screening tools for multidimensional health problems warranting a geriatric assessment in older cancer patients: an update on SIOG recommendations†. *Annals of oncology: official journal of the European Society for Medical Oncology, 26*(2), 288–300. https://doi.org/10.1093/annonc/mdu210

DuMontier, C., Loh, K. P., Soto-Perez-de-Celis, E., et al. (2021). Decision Making in Older Adults With Cancer. *Journal of clinical oncology: official journal of the American Society of Clinical Oncology, 39*(19), 2164–2174. https://doi.org/10.1200/JCO.21.00165

Extermann, M., Boler, I., Reich, R. R., et al. (2012). Predicting the risk of chemotherapy toxicity in older patients: the Chemotherapy Risk Assessment Scale for High-Age Patients (CRASH) score. *Cancer, 118*(13), 3377–3386. https://doi.org/10.1002/cncr.26646

Goede, V., & von Bergwelt-Baildon, M. (2021). Onkologische Erkrankungen im Alter [Malignant Diseases in the Elderly]

Deutsche medizinische Wochenschrift (1946), *146*(17), 1140–1151. https://doi.org/10.1055/a-1224-2390

Hamaker, M., Lund, C., Te Molder, M., et al. (2022). Geriatric assessment in the management of older patients with cancer – A systematic review (update). *Journal of geriatric oncology*, *13*(6), 761–777. https://doi.org/10.1016/j.jgo.2022.04.008

Hurria, A., Togawa, K., Mohile, S. G., et al. (2011). Predicting chemotherapy toxicity in older adults with cancer: a prospective multicenter study. *Journal of clinical oncology: official journal of the American Society of Clinical Oncology*, *29*(25), 3457–3465. https://doi.org/10.1200/JCO.2011.34.7625

Hurria, A., Mohile, S., Gajra, A., et al. (2016). Validation of a Prediction Tool for Chemotherapy Toxicity in Older Adults With Cancer. *Journal of clinical oncology: official journal of the American Society of Clinical Oncology*, *34*(20), 2366–2371. https://doi.org/10.1200/JCO.2015.65.4327

Jolly, T. A., Deal, A. M., Nyrop, K. A., et al. (2015). Geriatric assessment-identified deficits in older cancer patients with normal performance status. *The oncologist*, *20*(4), 379–385. https://doi.org/10.1634/theoncologist.2014-0247

Kolb, G., Bokemeyer, C., & Wedding, U. (2020). Geriatrisches Assessment: Integration ins Tumorboard. *Dtsch Arztebl*, *117*(27–28): A-1382/B-1182

Mohile, S. G., Dale, W., Somerfield, M. R., et al. (2018). Practical Assessment and Management of Vulnerabilities in Older Patients Receiving Chemotherapy: ASCO Guideline for Geriatric Oncology. *Journal of clinical oncology: official journal of the American Society of Clinical Oncology*, *36*(22), 2326–2347. https://doi.org/10.1200/JCO.2018.78.8687

Oken, M. M., Creech, R. H., Tormey, D. C., et al. (1982). Toxicity and response criteria of the Eastern Cooperative Oncology Group. *American journal of clinical oncology*, *5*(6), 649–655.

Wedding, U., & Honecker, F. (2015). Geriatrisches Assessment. Was bringt ein Screening? *Der Onkologe*, Ausgabe 6.

Wildiers, H., Heeren, P., Puts, M., et al. (2014). International Society of Geriatric Oncology consensus on geriatric assessment in older patients with cancer. *Journal of clinical oncology: official journal of the American Society of Clinical Oncology*, *32*(24), 2595–2603. https://doi.org/10.1200/JCO.2013.54.8347

7.4 Hämatologische Tumoren

Nina Neuendorff und Valentin Goede

7.4.1 Einführung

Viele hämatologische Neoplasien treten bevorzugt im höheren Lebensalter auf. Altersbedingte Komorbiditäten und Gebrechlichkeit erschweren dort die oftmals intensiven und toxischen Therapien. Im Alter finden sich bei diesen Neoplasien auch häufiger ungünstige biologische Risikomerkmale, beispielsweise bei der akuten myeloischen Leukämie. Andererseits lassen sich einige hämatologische Malignome kurativ behandeln. Die Betreuung älterer hämatologischer Patienten setzt deshalb immer eine sorgfältige Auseinandersetzung mit der Resilienz und Frailty Betroffener, der Biologie der Erkrankung und den verfügbaren Therapieoptionen voraus, um eine Über- oder Untertherapie zu vermeiden.

7.4.2 Chronische lymphatische Leukämie

Die chronische lymphatische Leukämie (CLL) ist eine indolente B-Zell-Neoplasie und die häufigste Leukämie im Alter (Goede et al., 2021). Ungefähr 70 % aller CLL-Patienten sind älter als 65 Jahre. Trotz eines häufig indolenten Verlaufes ist die Lebenserwartung reduziert. Ältere Personen mit CLL sterben also nicht überwiegend mit, sondern durchaus an der CLL (Stauder et al., 2017). Dies liegt insbesondere an der kompromittierten Immunlage und daraus resultierenden Infekten.

Klinisch äußert sich die CLL durch Lymphozytose, Lymphadenopathie, (Hepato-)Splenomegalie, Infektneigung und teilweise Zytopenien, welche auch autoimmunologisch bedingt sein können. Für die Diagnosestellung ist keine Knochenmarkpunktion, sondern nur die Untersuchung des peripheren Blutes mittels Durchflusszytometrie erforderlich. Oft kann die Erkrankung dann über einen längeren Zeitraum lediglich beobachtet werden. Zu Therapieindikationen gehören zunehmende Thrombozytopenie sowie Anämie und jegliche beeinträchtigende krankheitsassoziierte Symptomatik (z. B. Einflussstauung durch venöse Kompression, quälende B-Symptomatik etc.). Die Wahl der Therapie wird durch das molekulare Risikoprofil der Erkrankung sowie die Fitness des Patienten bestimmt und reicht bei Älteren von einer intravenösen Immunchemo- bis hin zu einer rein oral verabreichbaren molekular-gezielten Therapie (insbesondere Ibrutinib, ein Inhibitor der Bruton-Tyrosin-Kinase). Als praktikabel zur Einschätzung der Patientenfitness hat sich eine Stratifizierung in fit und unfit (vulnerabel) mittels Cumulative Illness Rating Scale (CIRS) als Surrogat der Komorbidität erwiesen. Nebenwirkungen gängiger CLL-Therapien sind in ▶ Abb. 7.4.2 genannt.

Häufige Nebenwirkungen einer oralen Therapie mit dem Bruton-Tyrosin-Kinase-Inhibitor Ibrutinib sind Vorhofflimmern und ein erhöhtes Blutungsrisiko, wobei bis zu 7 % aller Patienten im ersten Jahr der Therapie eine klinisch relevante Blutung erleiden (Essa et al., 2021). Bezüglich einer Antikoagulation kann auf direkte orale Antikoagulanzien (DOAK) oder niedermolekulare Heparine zurückgegriffen werden. Für den gleichzeitigen Gebrauch von Warfarin und Ibrutinib zeigte sich bei Non-Hodgkin-Lymphomen ein erhöhtes Risiko für intrazerebrale Blutungen. Zur Frequenzkontrolle werden Betablocker empfohlen. Amiodaron interagiert über CYP3A4 und Digoxin über ein P-Glykoprotein mit Ibrutinib, so dass Digoxin mit einem Abstand von sechs Stunden zu Ibrutinib eingenommen werden sollte, da sonst der Digoxin-Wirkspiegel erheblich erhöht werden kann. Amiodaron erhöht den Wirkspiegel von Ibrutinib mit nachfolgend gesteigertem Toxizitätsrisiko.

Im hausärztlichen Bereich sollte bei älteren CLL-Patienten eine Immunisierung gegen Pneumokokken, Influenza sowie Herpes Zoster angestrebt werden (Rieger et al., 2021). In Einzelfällen ist die Substitution von Immunglobulinen bei rezidivierenden Infekten zu erwägen.

7.4.3 Multiples Myelom

Das multiple Myelom (MM) ist eine Plasmazellneoplasie, welche durch die Vermehrung klonaler Plasmazellen im Knochenmark und konsekutiver vermehrter Produktion des Paraproteins (monoklonales Immunglobulin) oder auch nur dessen Leichtketten charakterisiert ist. Die Präkanzerose des MM ist die monoklonale Gammopathie unklarer Signifikanz (MGUS), aus welcher sich, teilweise über das sogenannte „schwelende Myelom", ein symptomatisches MM entwickeln kann.

Symptome bei Erstmanifestation eines MM sind teilweise sehr variabel. Häufig sind Knochen- oder Ganzkörperschmerzen, pathologische Frakturen, Müdigkeit, Niereninsuffizienz durch Hyperkalzämie oder Myelomniere, Polyneuropathien oder auch Zytopenien. Durch wirksame moderne Therapeutika lassen sich auch bei älteren Patienten stabile Krankheitssituationen bei dauerhaft guter Verträglichkeit erreichen, so dass das MM zunehmend den Status einer chronischen Erkrankung erhält (Grant et al., 2021). Daher ist eine frühzeitige Diagnose essenziell, um Folgeschäden wie instabile Osteolysen, pathologische Frakturen oder auch die Entwicklung einer Niereninsuffizienz zu vermeiden. Bei älteren Patienten mit neuaufgetretener Niereninsuffizienz, vermeintlicher Osteoporose oder Hyperkalzämie sollte differenzialdiagnostisch unbedingt auch an ein MM gedacht werden. Häufig sind im hohen Lebensalter zufällig entdeckte Osteolysen bei Abklärung von Rückenschmerzen oder bei Durchführung einer cCT Verdachtsmomente (Goede, 2021). Zur Diagnostik ist eine Serumelektrophorese mit Immunfixation und die Bestimmung freier Leichtketten im Serum und Urin sowie eine Ganzkörper-CT und eine Knochenmarkpunktion notwendig.

Eine Therapieindikation besteht bei vorhandenen SLiM-CRAB-Kriterien (d. h. Vorliegen Myelom-definierender Biomarker, Hyperkalzämie, Niereninsuffizienz, Anämie, Knochenbeteiligung). Zur Abschätzung des Risikos der Mortalität sowie Therapie-assoziierten Toxizität stehen für ältere Menschen der Revised Myeloma Comorbidity Index (R-MCI) (Engelhardt et al., 2017) sowie der International Myeloma Working Group Frailty Score (IMWG-FS) (Palumbo et al., 2015) zur Verfügung. Beide erlauben eine Einteilung in fitte, vulnerable oder gebrechliche Patienten. Dies kann bei der Entscheidung über die Therapieintensität helfen, wenngleich eine gezielte Therapieauswahl anhand dieser Scores noch nicht validiert ist. Der R-MCI umfasst im Gegensatz zum IMWG-FS neben den geriatrischen Parametern auch biologische, MM-assoziierte Risikomerkmale. Bei fitten Patienten ohne schwerwiegende Komorbidität bis zum Alter von ca. 75 Jahren kann nach einer Induktionschemotherapie eine autologe Stammzelltransplantation zur Verlängerung des remissionsfreien Überlebens durchgeführt werden. In der klinischen Realität sind jedoch viele ältere Patienten nicht für eine Transplantation geeignet. Für diese stehen mehrere gut verträgliche medikamentöse (Dauer-)Therapien zur Verfügung (ggf. in Kombination mit Bestrahlung), die i. d. R. eine Krankheitskontrolle über mehrere Jahre ermöglichen.

Die Nebenwirkungen gängiger Therapeutika sind in ▸ Abb. 7.4.1 skizziert. Wichtig bei älteren Myelompatienten ist die Berücksichtigung der vielfältigen Knochenmanifestationen. Bei der Verordnung von Physiotherapie sollte immer eine Stellungnahme bezüglich möglicher Instabilitäten erfolgen, um entsprechende Frakturen/Querschnittssyndrome zu vermeiden, aber auch, damit aus Sorge vor solchen Komplikationen ein adäquates Training nicht vorenthalten wird.

> **Merke**
>
> Bei vielen osteolytischen Knochenmanifestationen des multiplen Myeloms besteht eine relevante Frakturgefahr mit einem potenziell drohenden Querschnitt bzw. anderen Sekundärschäden. Dies sollte bei der Verordnung von Physiotherapie immer beachtet und kommuniziert werden.

7.4.4 Diffuses großzelliges B-Zell-Lymphom

Das zu den aggressiven Non-Hodgkin-Lymphomen zählende diffuse großzellige B-Zell Lymphom (DLBCL) ist mit einer Inzidenz von ~20/100.000 Einwohnern pro Jahr bei einem medianen Erkrankungsalter von 67 Jahren (Cordoba et al., 2021) eine häufige Erkrankung des älteren Menschen. Rasch wachsende Lymphompakete und extranodale Manifestationen können eine Vielzahl von Symptomen verursachen, u. a. durch Kompression von Organstrukturen (z. B. Harnstau, venöse Einflussstauung). Häufig besteht eine quälende B-Symptomatik und ein ausgeprägtes Krankheitsgefühl mit raschem Funktionsabbau im Alltag. Letzteres ist nach Beginn einer Steroidvorphasetherapie aber oft rasch wieder rückläufig, so dass eine zunächst womöglich angezweifelte allgemeine Therapiefähigkeit beim DLBCL immer nach einigen Tagen Vorphasetherapie re-evaluiert werden sollte. Wichtig ist, dass die Gabe eines Kortikosteroides zu einer kurzfristigen kompletten Remission des Lymphoms führen kann und deshalb möglichst so lange vermieden werden sollte, bis die Diagnose gesichert ist.

Ein unbehandeltes DLBCL kann innerhalb kürzester Zeit zum Tod führen, so dass eine Immunchemotherapie ungeachtet des Alters in der Regel mit kurativer Absicht angestrebt wird. Die Standardtherapie für ausreichend fitte, auch ältere Patienten besteht aus 6–8 Zyklen Immunchemotherapie nach dem R-CHOP-Schema (Rituximab, Cyclophosphamid, Doxorubicin, Vincristin, Prednisolon). Nach jedem Zyklus ist eine Panzytopenie zu erwarten mit Risiko für ein neutropenes Fieber und neutropener Sepsis. Das Risiko ist bei älteren und vorerkrankten Patienten deutlich erhöht und eine potenziell tödliche Komplikation. Das Anthrazyklin Doxorubicin hat den Nachteil der Kardiotoxizität und schließt Patienten mit einer Herzinsuffizienz aus. Vincristin kann eine Polyneuropathie verursachen. Prednisolon wird verhältnismäßig hoch dosiert eingesetzt, so dass hierunter häufig Hyperglykämien insbesondere bei vorbestehendem Diabetes mellitus auftreten.

Die Behandlung ist andererseits potenziell kurativ und führt, je nach International Prognostic Index (IPI), zu einem 4-Jahresüberleben von 55 % (revised (R)-IPI ≥ 3) bis

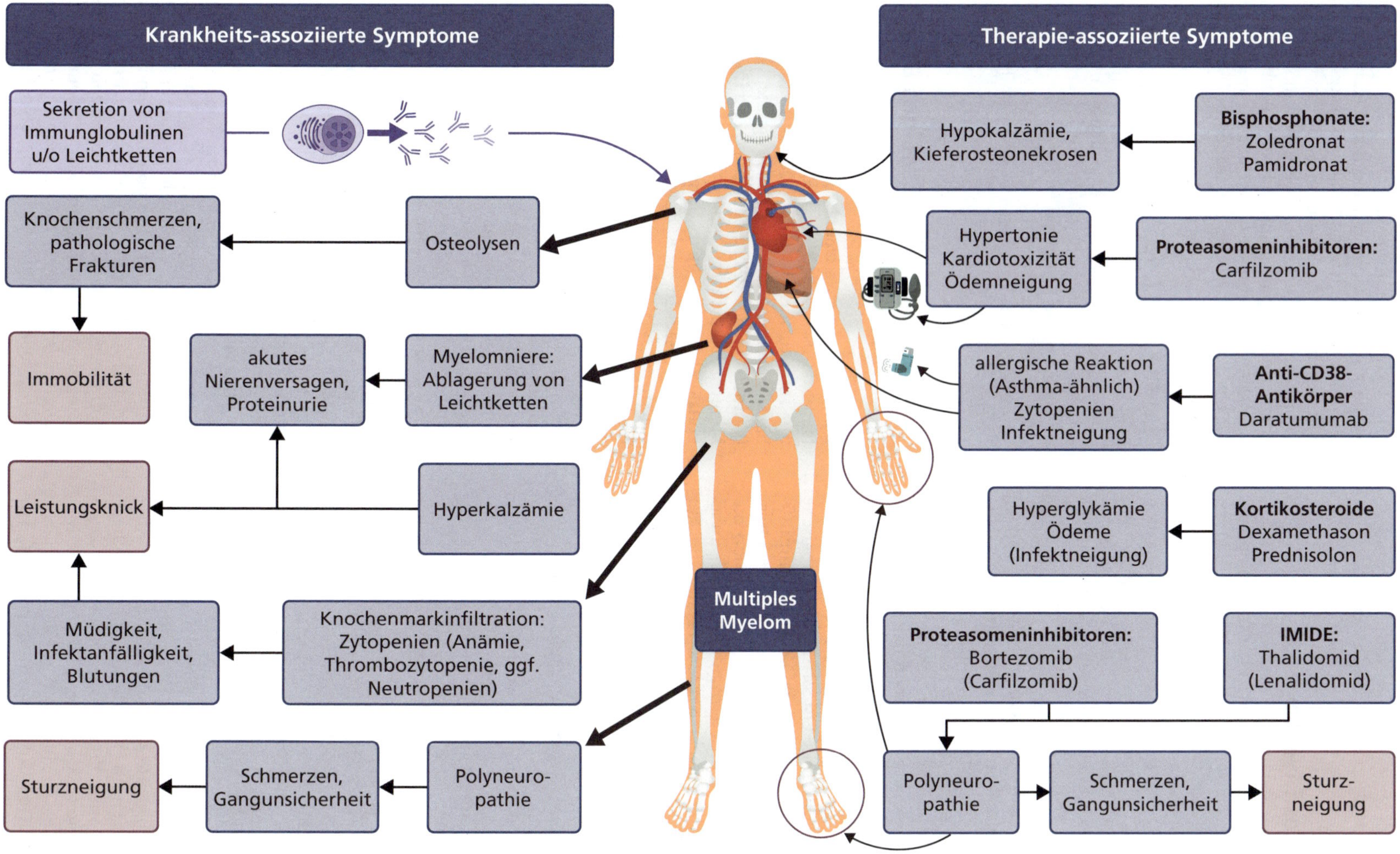

Abb. 7.4.1: Krankheits- und therapieassoziierte Symptome beim multiplen Myelom (© Freepik | macrovector; Asthmaspray: © flaticon | Smashicons; Blutdruckgerät: © Freepik | studio4rt)

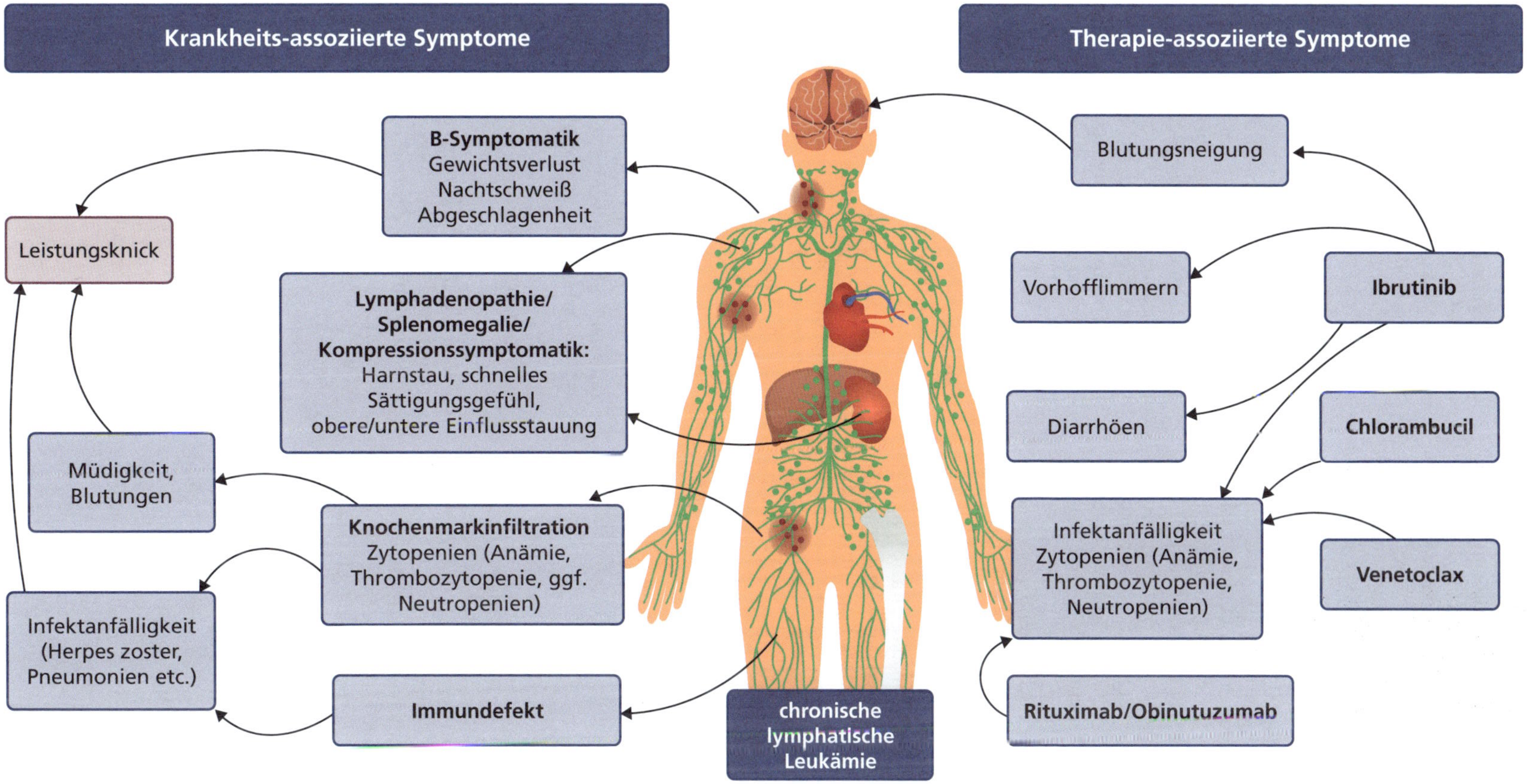

Abb. 7.4.2: Krankheits- und therapieassoziierte Symptome bei der chronischen lymphatischen Leukämie (© Freepik | macrovector)

94 % (R-IPI = 0) insgesamt (Sehn et al., 2007). Das 3-Jahresüberleben von 65–79 Jahre alten Patienten beträgt ca. 57 % und für ≥ 80-Jährige 32 % (Hounsome et al., 2022). Ältere Patienten (insbesondere solche mit limitierenden Komorbiditäten) tolerieren häufig ein dosisreduziertes R-CHOP-Schema („R-MiniCHOP"). Dieses ist selbst bei ausgewählten Patienten über 80 Jahre noch anwendbar und dort ebenfalls potenziell kurativ. Ein Algorithmus zur Therapieentscheidung bei betagteren Patienten hat die italienische Lymphomstudiengruppe (Fondazione Italiana Linfomi, FIL) entwickelt. Berücksichtigt werden die Activities of Daily Living (ADL), die Instrumental Activities of Daily Living (IADL), CIRS sowie Albumin und Hämoglobin. Dieser Elderly Prognostic Index (EPI) stratifiziert in fitte, vulnerable und gebrechliche Patienten. Auch als vulnerabel klassifizierte ältere Patienten scheinen von einer dosisreduzierten Therapie zu profitieren. Das 3-Jahresüberleben beträgt 87 % bei fitten, 69 % bei vulnerablen und 42 % bei gebrechlichen Patienten (Merli et al., 2021). Bei schon sehr gebrechlichen älteren Personen sollte eine Übertherapie unbedingt vermieden werden. Hier ist z. B. eine Palliation mittels Kortikosteroid und Vincristin sinnvoll, insbesondere um eine quälende B-Symptomatik zu lindern.

Eine B-Zell-depletierende Therapie mit Rituximab kann zu einer langanhaltenden Hypogammaglobulinämie führen. Diese kann zu einer klinisch relevanten Infektneigung führen (Sacco & Abraham, 2018) und auch die Impfantwort kann deutlich reduziert sein, was sich jüngst z. B. für eine SARS-CoV-2-Vakzinierung gezeigt hat (Perry et al., 2021).

Merke

Der bei zahlreichen hämatologischen Neoplasien übliche Einsatz des monoklonalen Antikörpers Rituximab führt zu einer länger andauernden Immunsuppression und schwächeren Impfantwort.

7.4.5 Akute Leukämien

Akute Leukämien sind definiert über die Vermehrung unreifer Vorläuferzellen (Blasten) auf ≥ 20 % im Knochenmark. Blasten zeichnen sich durch eine Reifungsblockade mit gleichzeitiger unkontrollierter Proliferation aus. Leukämien können sowohl mit einer deutlichen Leukozytose als auch mit einer Zytopenie einhergehen. Unbehandelt führen sie gewöhnlicherweise über die reduzierte physiologische Hämatopoese oder auch Hyperleukozytosen rasch durch Immunschwäche mit schweren Infektionen, Blutungsereignissen oder Leukostase (respiratorisches Versagen, Gerinnungsversagen, Myokardinfarkte) zum Tod. Intensive Polychemotherapien mit ggf. anschließender allogener Stammzelltransplantation sind potenziell kurative Therapieoptionen, aber bei den meisten älteren Menschen aufgrund limitierender Komorbiditäten und einer allgemeinen Gebrechlichkeit nicht durchführbar oder mit einer inakzeptabel hohen Therapie-assoziierten Mortalität verbunden. Für die akute myeloische Leukämie (AML) steht eine für viele ältere Patienten tolerierbare Kombinationstherapie aus einer hypomethylierenden Substanz und dem (auch in der CLL-Therapie gut etablierten) BCL2-Inhibitor Venetoclax zur Verfügung. Hiermit können in dieser Altersgruppe bei guter Lebensqualität und ambulanter Therapie teilweise beachtliche Remissionen erreicht werden (DiNardo et al., 2020; Neuendorff et al., 2023).

Ähnliches gilt für eine molekulare Subentität der akuten lymphatischen Leukämie (ALL), welche bei Vorliegen eines Philadelphia-Chromosoms oft gut auf eine Kombination aus einem Tyrosinkinaseinhibitor und milder Polychemotherapie anspricht. Dort kann bei gebrechlichen Patienten sogar eine Therapie mit einem Tyrosinkinaseinhibitor allein erwogen werden, was zwar kein kurativer Ansatz ist, aber zur passageren Remission mit suffizienter Symptomkontrolle führen kann.

Neben den drastischen Auswirkungen einer akuten Leukämie auf die Lebenserwartung Betroffener sollte immer bedacht werden, dass die Lebensqualität bei diesen hämatologischen Neoplasien maßgeblich von der Krankheitskontrolle abhängt (Loh et al., 2019). Deshalb ist selbst bei hochbetagten und gebrechlichen Patienten eine teilweise aufwendige und teure Diagnostik zu rechtfertigen und dort eine entsprechende Therapie eher noch einzuleiten, statt sich auf ein rein symptomorientiertes Vorgehen zu beschränken.

7.4.6 Myelodysplastische Neoplasien

Die myelodysplastischen Neoplasien (MDN) umfassen eine Vielzahl von Subentitäten, welche gekennzeichnet sind durch Zytopenien bis hin zur Vermehrung unreifer Vorläuferzellen und schließlich dem Übergang in eine AML. Auch wenn die MDN ohne allogene Stammzelltransplantation, die für viele ältere Patienten nicht durchführbar ist, nicht heilbar sind, lässt sich eine durch Zytopenien entstehende Symptomatik mittels Transfusionen und Wachstumsfaktorgabe oft gut kontrollieren. Daher sollte mit Blick auf die von guter Symptomkontrolle abhängige Lebensqualität auch bei alten, gebrechlichen Patienten mit Verdacht auf MDN eine Diagnostik angestrebt werden. Der Verdacht kann zumindest bei Vorliegen einer Bi-/Panzytopenie nach Ausschluss eines Vitamin-B12- und Folsäuremangels gestellt werden, weiterhin bei erhöhtem Monozytenanteil im Differenzialblutbild.

Zusammenfassung

Wenngleich viele hämatologische Neoplasien im Alter einen meist großen Einfluss auf die Lebenserwartung mit oft kurzem Zeitraum zwischen Diagnose und Tod haben, sollte auch bei hochbetagten Menschen bei entsprechendem Verdacht eine hämatologische Diagnostik initiiert werden. Wann immer möglich sollten krankheitsspezifische geriatrische Risikoindices zur Einschätzung Therapie-assoziierter Toxizität und Gesamtmortalität eingesetzt werden. Selbst wenn im Konsens mit dem Patienten schlussendlich keine Therapie mehr oder nur noch eine vorübergehend stabilisierende Therapie eingeleitet wird, ist in Kenntnis der genauen Diagnose die differenzierte Planung der palliativen Versorgung und Symptomkontrolle so besser möglich.

Literatur

Cordoba, R., Luminari, S., & Eyre, T. A. (2021). The use of frailty assessments in treating older adults with aggressive lymphomas. *British journal of haematology, 194*(4), 677–685. https://doi.org/10.1111/bjh.17384

DiNardo, C. D., Jonas, B. A., Pullarkat, V., et al. (2020). Azacitidine and Venetoclax in Previously Untreated Acute Myeloid Leukemia. *The New England journal of medicine*, *383*(7), 617–629. https://doi.org/10.1056/NEJMoa2012971

Engelhardt, M., Domm, A. S., Dold, S. M., et al. (2017). A concise revised Myeloma Comorbidity Index as a valid prognostic instrument in a large cohort of 801 multiple myeloma patients. *Haematologica*, *102*(5), 910–921. https://doi.org/10.3324/haematol.2016.162693

Essa, H., Lodhi, T., Dobson, R., et al. (2021). How to Manage Atrial Fibrillation Secondary to Ibrutinib. *JACC. CardioOncology*, *3*(1), 140–144. https://doi.org/10.1016/j.jaccao.2020.11.016

Goede V. (2020). Multiples Myelom bei Älteren: Praxiswissen für Geriater und Allgemeinmediziner [Multiple myeloma in old people: Practical skills for geriatricians and general practitioners]. *Zeitschrift fur Gerontologie und Geriatrie*, *53*(3), 263–272. https://doi.org/10.1007/s00391-020-01701-w

Goede, V., Neuendorff, N. R., Schulz, R. J., et al. (2021). Frailty assessment in the care of older people with haematological malignancies. *The lancet. Healthy longevity*, *2*(11), e736–e745. https://doi.org/10.1016/S2666-7568(21)00184-7

Grant, S. J., Mian, H. S., Giri, S., et al. (2021). Transplant-ineligible newly diagnosed multiple myeloma: Current and future approaches to clinical care: A Young International Society of Geriatric Oncology Review Paper. *Journal of geriatric oncology*, *12*(4), 499–507. https://doi.org/10.1016/j.jgo.2020.12.001

Hounsome, L., Eyre, T. A., Ireland, R., et al. (2022). Diffuse large B cell lymphoma (DLBCL) in patients older than 65 years: analysis of 3 year Real World data of practice patterns and outcomes in England. *British journal of cancer*, *126*(1), 134–143. https://doi.org/10.1038/s41416-021-01525-4

Loh, K. P., Abdallah, M., Kumar, A. J., et al. (2019). Health-Related Quality of Life and Treatment of Older Adults with Acute Myeloid Leukemia: a Young International Society of Geriatric Oncology Review Paper. *Current hematologic malignancy reports*, *14*(6), 523–535. https://doi.org/10.1007/s11899-019-00552-6

Merli, F., Luminari, S., Tucci, A., et al. (2021). Simplified Geriatric Assessment in Older Patients With Diffuse Large B-Cell Lymphoma: The Prospective Elderly Project of the Fondazione Italiana Linfomi. *Journal of clinical oncology: official journal of the American Society of Clinical Oncology*, *39*(11), 1214–1222. https://doi.org/10.1200/JCO.20.02465

Neuendorff, N. R., Gagelmann, N., Singhal, S., et al. (2023). Hypomethylating agent-based therapies in older adults with acute myeloid leukemia – A joint review by the Young International Society of Geriatric Oncology and European Society for Blood and Marrow Transplantation Trainee Committee. *Journal of geriatric oncology*, *14*(3), 101406. https://doi.org/10.1016/j.jgo.2022.11.005

Palumbo, A., Bringhen, S., Mateos, M. V., et al. (2015). Geriatric assessment predicts survival and toxicities in elderly myeloma patients: an International Myeloma Working Group report. *Blood*, *125*(13), 2068–2074. https://doi.org/10.1182/blood-2014-12-615187

Perry, C., Luttwak, E., Balaban, R., et al. (2021). Efficacy of the BNT162b2 mRNA COVID-19 vaccine in patients with B-cell non-Hodgkin lymphoma. *Blood advances*, *5*(16), 3053–3061. https://doi.org/10.1182/bloodadvances.2021005094

Rieger, C. T., Liss, B., Mellinghoff, S., et al. (2018). Anti-infective vaccination strategies in patients with hematologic malignancies or solid tumors-Guideline of the Infectious Diseases Working Party (AGIHO) of the German Society for Hematology and Medical Oncology (DGHO). *Annals of oncology: official journal of the European Society for Medical Oncology*, *29*(6), 1354–1365. https://doi.org/10.1093/annonc/mdy117

Sacco, K. A., & Abraham, R. S. (2018). Consequences of B-cell-depleting therapy: hypogammaglobulinemia and impaired B-cell reconstitution. *Immunotherapy*, *10*(8), 713–728. https://doi.org/10.2217/imt-2017-0178

Sehn, L. H., Berry, B., Chhanabhai, M., et al. (2007). The revised International Prognostic Index (R-IPI) is a better predictor of outcome than the standard IPI for patients with diffuse large B-cell lymphoma treated with R-CHOP. *Blood*, *109*(5), 1857–1861. https://doi.org/10.1182/blood-2006-08-038257

Stauder, R., Eichhorst, B., Hamaker, M. E., et al. (2017). Management of chronic lymphocytic leukemia (CLL) in the elderly: a position paper from an international Society of Geriatric Oncology (SIOG) Task Force. *Annals of oncology: official journal of the European Society for Medical Oncology*, *28*(2), 218–227. https://doi.org/10.1093/annonc/mdw547

7.5 Lungenkarzinom

Jonas Kuon

7.5.1 Einführung

Lungenkarzinome sind führende Krebstodesursachen weltweit und betreffen etwa zur Hälfte ältere Menschen. Zum Diagnosezeitpunkt präsentiert sich mehr als die Hälfte der Betroffenen in einem fortgeschrittenen Stadium. Lokal begrenzte Stadien sind seltener. Moderne Behandlungsverfahren eröffnen Therapiemöglichkeiten auch für ältere Patienten. Diese Patientengruppe ist in klinischen Studien jedoch unterrepräsentiert.

7.5.2 Epidemiologie und Verlauf

Etwa 50 % der Patienten ist bei Diagnosestellung 70 Jahre alt oder älter, ca. 15 % sind über 80 Jahre alt. Die höchste Mortalität (ca. 30 %) besteht in den Altersgruppen 65–75 bzw. 75–84 Jahre. Mehr als 50 % der Patienten verstirbt innerhalb eines Jahres nach Diagnosestellung (National Cancer Institute, 2022).

Hauptsächlicher und vermeidbarer Risikofaktor ist das Rauchen. Bei alten Patienten ist aber auch die Anamnese hinsichtlich vorausgegangener beruflicher Karzinogenexposition relevant (z. B. Asbest), da deren Berufsausübung oft zum Teil vor Einführung strenger Arbeitsschutzbestimmungen stattfand.

Verlauf und Prognose hängen neben dem Ausbreitungsstadium vor allem vom histo- und molekularpathologischen Subtyp sowie der individuellen Gebrechlichkeit (Frailty) ab. In einer Metaanalyse wurde Frailty bei 45 % der Patienten mit Lungenkarzinom gefunden. Das Vorliegen von Frailty ging mit einer 3-fach erhöhten Mortalität einher (Komici et al., 2022).

7.5.3 Diagnosestellung

Symptome eines Lungenkarzinoms können lokalen Ursprungs (Husten, Hämoptysen, Dyspnoe, Horner-Syndrom), metastasenbedingt (Schmerzen, fokal-neurologische Symptome), paraneoplastisch (z. B. Schwartz-Bartter-Syndrom, Lambert-Eaton-Syndrom) oder allgemeiner Natur sein (z. B. Gewichtsverlust). Bildgebende Verfahren mit insbesondere der Computertomografie dienen der Erhärtung eines klinischen Verdachts sowie der Ausbreitungsdiagnostik. Auch im hohen Lebensalter sind eine histologische Sicherung bzw. Typisierung (z. B. mittels Bronchoskopie) und eine molekularpathologische Diagnostik unabdingbare Voraussetzung zur Planung der Behandlung. Die Unterteilung in nichtkleinzellige Lungenkarzinome (non-small cell lung cancer, NSCLC) und kleinzellige Lungenkarzinome (small cell lung cancer, SCLC) hat weiter Bestand. Typische molekulare Zielstrukturen, die beim Lungenkarzinom regelhaft untersucht werden und auch bei älteren Patienten große Behandlungsrelevanz haben (z. B. Vermeidung von Chemotherapie), sind in ▸ Tab. 7.5.1 aufgeführt.

Der Stellenwert eines geriatrischen Assessments wird beim Lungenkarzinom untersucht. In einer randomisierten Studie konnte mittels Assessment-basierter (statt rein klinisch entschiedener) Auswahl des Chemotherapieregimes bzw. der Behandlungsintensität Toxizität eingespart werden (Corre et al., 2016). Bei älteren Patienten nach einem geriatrischen Assessment eingesetzte geriatrische Interventionen führten in einer randomisiert-kontrollierten Studie zu einer signifikanten Verbesserung der Behandlungsverträglichkeit (Presley et al., 2022).

7.5.4 Behandlungskonzepte

Die Behandlung des Lungenkarzinoms erfolgt auch im Alter in Abhängigkeit des histo- und molekularpathologischen Subtyps sowie des Stadiums. In lokalen und teilweise auch noch regional fortgeschrittenen Stadien besteht altersunabhängig eine kurative Option. Die Behandlung bei disseminierter Tumorerkrankung ist nicht mehr kurativ, zielt aber auch bei älteren Patienten noch auf Lebenszeitverlängerung und -qualität. Neue Behandlungsansätze wie immuntherapeutische oder zielgerichtete Tumormedikamente versprechen im Vergleich zur Chemotherapie eine niedrigere Toxizität bei höherer Wirksamkeit und sind daher für ältere Patienten besonders attraktiv.

7.5.5 Behandlung/Therapie

Therapie des NSCLC im frühen Stadium

Für NSCLC im Stadium I–II ist die primäre Resektion in allen Altersgruppen der Goldstandard (Leitlinienprogramm Onkologie, 2018). Gut ausgewählte ältere Patienten haben keine erhöhte postoperative Komplikationsrate im Vergleich zu jüngeren Patienten (Bastian et al., 2022). Auch bei ausgewählten Patienten über 80 Jahre mit Komorbiditäten ist eine operative Maßnahme durchführbar (Stamenovic et al., 2018).

Laut S3-Leitlinie Lungenkarzinom und der Leitlinie der European Society of Medical Oncology (ESMO) wird basierend auf Daten multizentrischer Studien (IALT, ANITA, JBR10, CALGB) für tumorresezierte NSCLC-Patienten im Stadium II-IIIA eine adjuvante Chemotherapie innerhalb von 6–8 Wochen nach der Operation empfohlen. Dabei liegt der 5-Jahres-Überlebensvorteil bei 5,4 %. Auch für ältere Patienten konnte ein Überlebensvorteil bei vergleichbarer Toxizitätsrate gezeigt werden, allerdings nur für Patienten < 80 Jahre im Stadium II-IIIA (Gu et al., 2011) und < 75 Jahre im Stadium Ib (Malhotra et al., 2015). Deshalb wird eine adjuvante Chemotherapie bei Patienten über 75 Jahre nicht generell empfohlen (Postmus et al., 2017). Neue Ansätze empfehlen bei Mutation des Epidermal Growth Factor Receptor (EGFR)-Gens eine adjuvante Therapie mit dem EGFR-Tyrosinkinase-Inhibitor Osimertinib über drei Jahre. In einer Subgruppenanalyse sprachen Patienten > 65 Jahre ebenfalls sehr gut auf Osimertinib an (Wu et al., 2020).

Bei funktioneller Inoperabilität bietet sich die stereotaktische Strahlentherapie als lokal-ablatives Verfahren mit wenigen hohen Einzeldosen beim NSCLC für alte bzw. multimorbide Patienten an.

Merke

Das Alter eines Patienten mit NSCLC im frühen Stadium sollte nicht für oder gegen eine Resektion entscheidend sein.

Therapie des SCLC im frühen Stadium (limited disease)

Für das nicht metastasierte, auf den Thorax begrenzte SCLC ist Chemotherapie gefolgt von thorakaler Radiotherapie der Therapiestandard. Bei älteren, komorbiden Patienten, die nicht für eine platinhaltige Doubletten-Chemotherapie geeignet sind, können weniger toxische Chemotherapien wie z. B. Vincristin-Etoposid eingesetzt werden.

Therapie des NSCLC in regional fortgeschrittenen Stadien

Für ältere NSCLC-Patienten (> 75 Jahre) im Stadium III belegt eine Auswertung des niederländischen Krebsregisters aus den Jahren 2001 bis 2008 das kurative Potenzial einer alleinigen, volldosierten Radiotherapie (Wanders et al., 2011). Die Kombination der Radiotherapie mit platinhaltiger Doubletten-Chemotherapie verbessert bei Patienten in gutem Allgemeinzustand und ohne schwere Komorbiditäten das Gesamtüberleben. Nach definitiver Radio-Chemotherapie folgt Durvalumab als konsolidierende Immuntherapie bei Patienten ohne Krankheitsprogress und Pneumonitis und mit einer PD-L1-Expression ≥ 1 %. In einer Subgruppenanalyse wurde der Benefit von Durvalumab als Konsolidierung auch bei älteren Patienten (> 65 Jahre) beobachtet (Antonia et al., 2017).

Therapie des NSCLC in disseminiert fortgeschrittenen Stadien

Ausgenommen der kleineren Gruppe von NSCLC mit Treibermutationen (ca. 20–25% aller Patienten) ist der aktuelle Behandlungsstandard eine Kombination von Che-

Tab. 7.5.1: Molekularpathologische Befunde und deren Behandlungskonsequenz beim Lungenkarzinom

Molekularpathologischer Befund	Zielgerichtete molekulare Therapie
EGFR-Mutationen	Osimertinib, Afatinib, Erlotinib (+ Bevacizumab) u. a.
ALK-Translokationen	Alectinib, Brigatinib, Lorlatinib u. a.
BRAF-V600-Mutationen	Dabrafenib + Trametinib
NTRK-Fusionen	Entrectinib, Larotrectinib
RET-Translokationen	Selpercatinib, Pralsetinib
ROS-Translokationen	Crizotinib, Entrectinib
KRAS-Mutationen	Sotorasib
MET-Exon-14 skipping-Mutationen, -Amplifikationen, -Fusionen	Capmatinib, Tepotinib
PD-L1-Expression	Atezolizumab, Pembrolizumab, Cemiplimab u. a.

motherapie und Immuntherapie in Form eines Checkpoint-Inhibitors unabhängig des PD-L1-Status. Bei Patienten mit PD-L1-Expression ≥ 50 % kann eine alleinige anti-PD1-Therapie eingesetzt werden.

Ältere Patienten mit gutem Performance Status und ohne höhergradige Komorbiditäten profitieren von einer Chemotherapie im Vergleich zu alleinigem „best supportive care“. Die ELVIS-Studie zeigte z. B. Überlegenheit einer Mono-Chemotherapie gegenüber Placebo (Gridelli et al., 2001). Die IFCT-0501-Studie demonstrierte wiederum einen Überlebensvorteil der Platin-Doublette gegenüber einer Monotherapie mit Vinorelbine oder Gemcitabine (Quoix et al., 2011). Die Neutropenierate ist aber bei einer Monotherapie deutlich niedriger als bei der Kombinationsbehandlung (12 % vs. 48 %), was sich dann auch in eine geringere Therapieletalität überträgt (1,3 % vs. 4,4 %) (Quoix et al., 2011).

Merke

Verglichen mit anderen Tumorerkrankungen zeichnet sich das Lungenkarzinom, insbesondere das Adenokarzinom der Lunge, durch eine hohe Rate an genetischen Alterationen (Treibermutationen) aus.

Aktuell besteht bei etwa 20 % aller Patienten mit Adenokarzinom der Lunge die Möglichkeit einer zielgerichteten medikamentösen Behandlung. Empfohlen wird daher eine initiale Panel-Testung, am besten als Next-Generation-Sequencing (NGS). Bei Nachweis des entsprechenden molekularen Targets im Tumorgewebe zeigen nahezu alle Tyrosinkinase-Inhibitoren gegenüber der Chemotherapie ein besseres Ansprechen sowie eine Verlängerung des progressionsfreien Überlebens (PFS) und Gesamtüberlebens bei gleichzeitig verbesserter Lebensqualität und günstigerem Nebenwirkungsprofil. Die oral verabreichbare Therapie bietet sich gerade für ältere, gebrechliche Patienten an. Am häufigsten sind Veränderungen im EGF-Rezeptor, aber auch Alterationen in ALK-, ROS1-, BRAF-, RET-, MET- oder KRAS-Genen können mittels Tyrosinkinase-Inhibitoren behandelt werden (▸ Tab. 7.5.1). So zeigte z. B. der EGFR-Inhibitor Gefitinib auch bei älteren Patienten (> 75 Jahre) gute Wirksamkeit (Maemondo et al., 2012). Die EGFR-Inhibition führte sogar bei Patienten mit reduziertem Performance Status bei 68 % der Patienten zu einer funktionellen Verbesserung (Inoue et al., 2009). Typische Nebenwirkungen dieser Medikamente sind Fatigue, Appetitverlust, Diarrhö, Rash, Paronychia, Pruritus, orale Mukositis, Nausea und Fieber. Mitbehandler (z. B. Hausärzte, Geriater) von älteren und ggf. vielfach kranken Patienten, die unter oraler Therapie eines Lungenkarzinoms mit Tyrosinkinase-Inhibitoren stehen, sollten das Nebenwirkungsspektrum kennen und Toxizität nicht mit Symptomen anderer alterstypischer Erkrankungen verwechseln.

Immuntherapien mit Immun-Checkpoint-Inhibitoren gegen PD1 oder PD-L1 oder CTLA4 versprechen beim fortgeschrittenen Lungenkarzinom als Monotherapie ein insgesamt günstiges Nebenwirkungsprofil (im Vergleich zur Chemotherapie). Bei der Toxizität beachtenswert, aber selten sind immunvermittelte Reaktionen. Bei Patienten mit PD-L1-Expression ≥ 50 % zeigte eine alleinige Immuntherapie gute Wirksamkeit (medianes Überleben 30 Monate). Bei älteren Patienten bietet sich diese Behandlung an (Reck et al., 2016), denn der Benefit bestand in der Subgruppe älterer Pateinten z. B. durch eine gepoolte Analyse zu Pembrolizumab (Nosaki et al., 2019). Bei Patienten mit einer PD-L1-Expression < 50 % ist die Kombination einer Chemotherapie mit Immun-Checkpoint-Inhibitor der aktuelle Behandlungsstandard. Allerdings ist Chemo-Immuntherapie mit erhöhten Nebenwirkungsraten behaftet (Grad 3–5 72 % vs. 67 %) und nicht für alle älteren Patienten geeignet (Gandhi et al., 2018). Grundsätzlich scheint die Immunmonotherapie denselben Benefit bei älteren Patienten im Vergleich zu jüngeren Patienten zu zeigen. Allerdings ist die Definition „ältere Patienten“ in den untersuchten Studien uneinheitlich: Manche verwendeten als Cut-off 65 Jahre, andere 70 oder 75 Jahre. Es ist davon auszugehen, dass gebrechliche ältere Patienten in den betrachteten Subgruppen eine Minderheit darstellten. Sicherheit und Wirksamkeit werden gegenwärtig weiter in klinischen Studien untersucht (Kuon et al., 2020). Die Chemo-Immuntherapie zeigte auch beim metastasierten SCLC (extensive disease) Überlebensvorteile im Gegensatz zur alleinigen Chemotherapie (Paz-Ares et al., 2019).

Merke

Bei älteren Patienten mit Treibermutationen oder hoher PD-L1-Expression kann Chemotherapie vermieden und stattdessen mit Tyrosinkinase- bzw. mit Immuncheckpoint-Inhibitoren behandelt werden. Gerade bei alten Patienten mit deutlich reduziertem Performance Status sollten diese Optionen sorgsam überprüft und nicht voreilig ein tumorunspezifisches „best supportive care“-Vorgehen eingeschlagen werden.

Zusammenfassung

Die Therapie des NSCLC und SCLC erfolgt auch beim alten Menschen stadienabhängig und beinhaltet neben Operation, Bestrahlung und Zytostatika die Behandlung mit Immun-Checkpoint- sowie Tyrosinkinase-Inhibitoren. Insbesondere mittels letztgenannter Optionen lassen sich auch in dieser Patientengruppe die Prognose und Verträglichkeit sowie teilweise die Praktikabilität der Therapie (orale Verabreichung) verbessern. Ein therapeutischer Nihilismus bei Patienten mit NSCLC bzw. SCLC und hohem Lebensalter ist nicht angemessen.

Literatur

Antonia, S. J., Villegas, A., Daniel, D., et al. (2017). Durvalumab after Chemoradiotherapy in Stage III Non-Small-Cell Lung Cancer. *The New England journal of medicine*, *377*(20), 1919–1929. https://doi.org/10.1056/NEJMoa1709937

Bastian, K. M., Koryllos, A., Alkhatam, A. et al. (2022). Thoraxchirurgische Resektion des Lungenkarzinoms beim alten Menschen – bedingt der demografische Wandel ein Umdenken? *Pneumologie*, *76*, 85–91.

Corre, R., Greillier, L., Le Caër, et al. (2016). Use of a Comprehensive Geriatric Assessment for the Management of Elderly Patients With Advanced Non-Small-Cell Lung Cancer: The Phase III Randomized ESOGIA-GFPC-GECP 08-02 Study. *Journal of clinical oncology: official journal of the American Society of Clinical Oncology*, *34*(13), 1476–1483. https://doi.org/10.1200/JCO.2015.63.5839

Quoix, E., Zalcman, G., Oster, J. P., et al. (2011). Carboplatin and weekly paclitaxel doublet chemotherapy compared with monotherapy in elderly patients with advanced non-small-cell lung cancer: IFCT-0501 randomised, phase 3 trial. *Lancet (London, England)*, *378*(9796), 1079–1088. https://doi.org/10.1016/S0140-6736(11)60780-0

Gandhi, L., Rodríguez-Abreu, D., Gadgeel, S., et al. (2018). Pembrolizumab plus Chemotherapy in Metastatic Non-Small-Cell Lung Cancer. *The New England journal of medicine*, *378*(22), 2078–2092. https://doi.org/10.1056/NEJMoa1801005

Gridelli C. (2001). The ELVIS trial: a phase III study of single-agent vinorelbine as first-line treatment in elderly patients with advanced non-small cell lung cancer. Elderly Lung Cancer Vinorelbine Italian Study. *The oncologist*, *6 Suppl 1*, 4–7. https://doi.org/10.1634/theoncologist.6-suppl_1-4

Gu, F., Strauss, G. M., Wisnivesky, J. P. (2011). Platinum-based adjuvant chemotherapy (ACT) in elderly patients with non-small cell lung cancer (NSCLC) in the SEER-Medicare database: Comparison between carboplatin- and cisplatin-based regimens. *J Clin Oncol*, 29, 7014. DOI: 10.1200/jco.2011.29.15_suppl.7014 Journal of Clinical Oncology 29, no. 15_suppl (May 20, 2011)

Inoue, A., Kobayashi, K., Usui, K., et al. (2009). First-line gefitinib for patients with advanced non-small-cell lung cancer harboring epidermal growth factor receptor mutations without indication for chemotherapy. *Journal of clinical oncology: official journal of the American Society of Clinical Oncology*, *27*(9), 1394–1400. https://doi.org/10.1200/JCO.208.18.7658

Komici, K., Bencivenga, L., Navani, N., et al. (2022). Frailty in Patients With Lung Cancer: A Systematic Review and Meta-Analysis. *Chest*, *162*(2), 485–497. https://doi.org/10.1016/j.chest.2022.02.027

Kuon, J., Hommertgen, A., Krisam, J., et al. (2020). Durvalumab in frail and elderly patients with stage four non-small cell lung cancer: Study protocol of the randomized phase II DURATION trial. *Trials*, *21*(1), 352. https://doi.org/10.1186/s13063-020-04280-8

Leitlinienprogramm Onkologie (Deutsche Krebsgesellschaft, Deutsche Krebshilfe, AWMF). (2018). Prävention, Diagnostik, Therapie und Nachsorge des Lungenkarzinoms, Langversion 1.0, 2018, AWMF-Register-Nr.:020/007OL.2018. http://leitlinienprogramm-onkologie.de

Maemondo, M., Minegishi, Y., Inoue, A., et al. (2012). First-line gefitinib in patients aged 75 or older with advanced non-small cell lung cancer harboring epidermal growth factor receptor mutations: NEJ 003 study. *Journal of thoracic oncology: official publication of the International Association for the Study of Lung Cancer*, *7*(9), 1417–1422. https://doi.org/10.1097/JTO.0b013e318260de8b

Malhotra, J., Mhango, G., Gomez, J. E., et al. (2015). Adjuvant chemotherapy for elderly patients with stage I non-small-cell lung cancer ≥4 cm in size: an SEER-Medicare analysis. *Annals of oncology: official journal of the European Society for Medical Oncology*, *26*(4), 768–773. https://doi.org/10.1093/annonc/mdv008

National Cancer Institute. (2022). Cancer Stat Facts: Lung and Bronchus Cancer (April 2022). https://seer.cancer.gov/statfacts/html/lungb.html., Zugriff am 20.4.2023

Nosaki, K., Saka, H., Hosomi, Y., et al. (2019). Safety and efficacy of pembrolizumab monotherapy in elderly patients with PD-L1-positive advanced non-small-cell lung cancer: Pooled analysis from the KEYNOTE-010, KEYNOTE-024, and KEYNOTE-042 studies. *Lung cancer (Amsterdam, Netherlands)*, *135*, 188–195. https://doi.org/10.1016/j.lungcan.2019.07.004

Paz-Ares, L., Dvorkin, M., Chen, Y., et al. (2019). Durvalumab plus platinum-etoposide versus platinum-etoposide in first-line treatment of extensive-stage small-cell lung cancer (CASPIAN): a randomised, controlled, open-label, phase 3 trial. *Lancet (London, England)*, *394*(10212), 1929–1939. https://doi.org/10.1016/S0140-6736(19)32222-6

Postmus, P. E., Kerr, K. M., Oudkerk, M., et al. (2017). Early and locally advanced non-small-cell lung cancer (NSCLC): ESMO Clinical Practice Guidelines for diagnosis, treatment and follow-up. *Annals of oncology: official journal of the European Society for Medical Oncology*, *28*(suppl_4), iv1–iv21. https://doi.org/10.1093/annonc/mdx222

Presley, C. J., Mohamed, M. R., Culakova, E., et al. (2022). A Geriatric Assessment Intervention to Reduce Treatment Toxicity Among Older Adults With Advanced Lung Cancer: A Subgroup Analysis From a Cluster Randomized Controlled Trial. *Frontiers in oncology*, *12*, 835582. https://doi.org/10.3389/fonc.2022.835582

Reck, M., Rodríguez-Abreu, D., Robinson, A. G., et al. (2016). Pembrolizumab versus Chemotherapy for PD-L1-Positive Non-Small-Cell Lung Cancer. *The New England journal of medicine*, *375*(19), 1823–1833. https://doi.org/10.1056/NEJMoa1606774

Stamenovic, D., Messerschmidt, A., & Schneider, T. (2018). Surgery for lung tumors in the elderly: A retrospective cohort study on the influence of advanced age (over 80 years) on the development of complications by using a multivariate risk model. *International journal of surgery (London, England)*, *52*, 141–148. https://doi.org/10.1016/j.ijsu.2018.02.008

Wanders, R., Steevens, J., Botterweck, A., et al. (2011). Treatment with curative intent of stage III non-small cell lung cancer patients of 75 years: a prospective population-based study. *European journal of cancer (Oxford, England: 1990)*, *47*(18), 2691–2697. https://doi.org/10.1016/j.ejca.2011.06.023

Wu, Y. L., Tsuboi, M., He, J., et al. (2020). Osimertinib in Resected *EGFR*-Mutated Non-Small-Cell Lung Cancer. *The New England journal of medicine*, *383*(18), 1711–1723. https://doi.org/10.1056/NEJMoa2027071

7.6 Kolorektales Karzinom

Benjamin Kobitzsch und Ulrich Hacker

7.6.1 Einführung

Kolorektale Karzinome (KRK) gehören mit etwa 60.000 Neuerkrankungen pro Jahr in Deutschland zu den häufigsten Tumorerkrankungen. Ältere Patienten erkranken überproportional häufig und weisen oft Begleiterkrankungen auf oder sind gebrechlich. Es erkranken aber auch zunehmend rüstige Ältere. Beide Patientengruppen sind in klinischen Studien unterrepräsentiert.

7.6.2 Epidemiologie und Verlauf

Etwa 60 % der Neuerkrankungen treten nach dem 70. Lebensjahr auf (Robert Koch-Institut, 2021). Die Sterblichkeit nimmt im höheren Erkrankungsalter zu. Bei Erstdiagnose finden sich bei älteren im Vergleich zu jüngeren Patienten häufiger Primärtumore im rechten Hemikolon, ein höheres T-Stadium bei geringerem Anteil von Lymphknoten-positiven Stadien (N+) sowie mehr Tumore mit einer Defizienz in der DNA-Reparatur (defiziente „mismatch-repair“, dMMR) (Itatani et al., 2018). Komorbiditäten und Frailty tragen zur verschlechterten Prognose im Alter maßgeblich bei (▸ Tab. 7.6.1).

7.6.3 Diagnosestellung

Zur Früherkennung hat die Screening-Koloskopie einen hohen Stellenwert. Seit ihrer Einführung hat sich die Mortalität verringert. Die deutsche S3-Leitlinie gibt keine obere Altersbegrenzung für das Koloskopie-Screening an, sondern empfiehlt eine „individuelle Entscheidung unter Berücksichtigung der Begleiterkrankungen“ (Leitlinienprogramm Onkologie, 2019). Gerade Patienten im Alter von 76–85 Jahren ohne vorherige Koloskopie profitieren amerikanischen Daten zufolge besonders von einer erstmaligen Untersuchung. Bei Patienten im Alter > 85 Jahre wird aber von einer Vorsorgekoloskopie abgeraten, da in dieser Altersgruppe das Eingriffsrisiko ansteigt und ein Fortschreiten von Vorstufen zu einem malignen Befund innerhalb der kürzeren Restlebenserwartung unwahrscheinlicher wird (Patel et al., 2022).

Stuhlunregelmäßigkeiten, Blut im Stuhl, Anämie sowie abdominelle Schmerzen oder Gewichtsverlust sind häufige Symptome. Zur Diagnosestellung gehören mindestens eine Koloskopie mit Biopsiegewinnung, eine Oberbauch-Sonografie und eine Röntgen-Thorax-Aufnahme. Häufig wird zur Ausbreitungsdiagnostik eine Schnittbildgebung mittels Computertomografie durchgeführt. Beim Rektumkarzinom sollten eine Kernspintomografie und die transrektale Endosonografie zur Bestimmung der lokalen Tumorausdehnung erfolgen. Molekularpathologische Untersuchungen mit Relevanz für die Therapiesteuerung sind auch im hohen Alter obligat (RAS- und BRAF-Mutationen, dMMR).

7.6.4 Behandlungskonzepte

Stadienabhängig können beim KRK Krankheitsszenarien unterschieden werden, deren Behandlung oft multimodal ist:

1. Lokalisierte, frühe Stadien (Stadium I sowie Stadium II ohne Risikofaktoren):
   - Alleinige Operation
   - Ziel: Kuration
2. Stadium II mit klinischen Risikofaktoren und lokal fortgeschrittene Stadien ohne Fernmetastasen (Stadium III):
   - Operation gefolgt von einer adjuvanten Chemotherapie
   - Ziel: Kuration
3. Metastasiertes Stadium IV mit Möglichkeit zur kompletten Resektion des Primärtumors und Resektion oder Ablation aller Metastasen:
   - Operation, ggf. in Verbindung mit einer (neoadjuvanten oder adjuvanten) Systemtherapie
   - Ziel: Kuration
4. Metastasiertes Stadium IV ohne Option zur kompletten Resektion/Ablation der Tumormanifestationen
   - Palliative Systemtherapie
   - Ziel: Verbesserung der Lebensqualität, Verlängerung des Überlebens

Beim lokal fortgeschrittenen Rektumkarzinom (Lokalisation 0–12 cm ab ano) spielt (im Gegensatz zum weiter proximal lokalisierten Kolonkarzinom) die präoperative, neoadjuvante Radiotherapie oder Radiochemotherapie eine Rolle (Ziel: Verbesserung der Lokalrezidivrate, Sphinktererhalt). Das Konzept der „Totalen Neoadjuvanten Therapie“ (TNT) bei lokal fortgeschrittenen Hochrisiko-Rektumkarzinomen bleibt nur sehr rüstigen alten Patienten vorbehalten. Bei Patienten, die nicht operiert werden können (z. B. bei hohem Operationsrisiko oder bei lokoregionär ausgedehntem Befall), die aber lokale Beschwerden haben, dienen strahlentherapeutische Maßnahmen (perkutane Bestrahlung, Brachytherapie) der lokalen Palliation.

7.6.5 Behandlung/Therapie

Operation

Bei onkologischen Resektionen muss auf das perioperative Risiko geachtet werden. Beim KRK zeigten mehrere Studien einen Zusammenhang zwischen Frailty und postoperativer Morbidität und Mortalität (Maturana et al., 2021). ▸ Tab. 7.6.2 zeigt exemplarisch den Risikozuwachs für bestimmte postoperative Komplikationen bei Vorliegen von Frailty (ISAR- bzw. G8-Screening positiv).

Die Operationsvolumina bei älteren Patienten steigen deutlich an. Daraus ergibt sich ein Bedarf für ein präoperatives geriatrisches Assessment und, wenn zeitlich möglich, ggf. einer Prähabilitation/Konditionierung (Saur et al.,

Tab. 7.6.1: Mortalitätsrisiko beim kolorektalen Karzinom (KRK) in Abhängigkeit von Komorbidität und Frailty (Metaanalyse-Daten, Boakye et al., 2018)

Ausmaß Komorbidität/Frailty	Gesamtmortalität	KRK-spezifische Mortalität
milde/mäßige Komorbidität	HR = 1,41; 95 % KI: 1,23–1,62	HR = 1,06; 95 % KI: 1,02–1,10
schwere Komorbidität	HR = 2,03; 95 % KI: 1,76–2,34	HR = 1,14; 95 % KI: 1,04–1,23
manifeste Frailty	HRs zwischen 2,60–3,39	nicht angegeben

HR = Hazard Ratio; KI = Konfidenzintervall

Tab. 7.6.2: Zunahme von postoperativen Komplikationsrisiken beim kolorektalen Karzinom in Abhängigkeit von Frailty (Souwer et al., 2018)

Komplikationsereignis	Relativer Risikoanstieg bei Frailty
30-Tage-Komplikationsrate	OR = 2,4; 95 % KI: 1,1–5,4
kardiopulmonale Komplikation	OR = 5,9; 95 % KI: 1,6–22,6
Re-Hospitalisierung	OR = 3,4; 95 % KI: 1,1–11,0
postoperative 6-Monats-Mortalität	OR = 4,9; 95 % KI: 1,1–23,4

KI = Konfidenzintervall; OR = Odds Ratio

2020). Diese umfasst ein Kraft- und Ausdauertrainingsprogramm, Diätplanung mit Optimierung der Proteinzufuhr, Blutzucker- und Blutdruckeinstellung, Korrektur einer Anämie und Rauchstopp sowie mentale Unterstützung. Für eine Prähabilitation vor operativer Entfernung des kolorektalen Karzinoms ist ein Zeitraum von ca. 3–4 Wochen einzuplanen. Prähabilitationsprogramme finden ambulant statt und gehören bisher nicht zur Flächenversorgung. Eine „Fast Track Rehabilitation“ (z. B. Re-Mobilisierung noch am OP-Tag, Vermeidung einer längeren Nahrungskarenz vor der Operation und ein schneller oraler Kostbeginn postoperativ, schnelle De-Eskalation der perioperativen Analgesie innerhalb von 1–3 Tagen) ist nach laparoskopischer Operation auch bei älteren Patienten gut machbar (Wang et al., 2012). Auf einem geriatrischen Assessment basierende geriatrische Interventionen (mit Etablierung sozialmedizinischer Leistungen, Trainingsangeboten bzw. Physiotherapie, Ergotherapie, Ernährungsoptimierung, Medikationsüberprüfung und ggf. -optimierung der Medikation) können beim KRK nach der Resektion die Durchführbarkeit einer Chemotherapie erleichtern (Lund et al., 2021).

Adjuvante Chemotherapie

Eine generelle Indikation besteht im Hochrisiko-Stadium II (T4-Tumor, Notfall-OP, Tumoreinriss/Perforation, < 12 Lymphknoten im Präparat) und im Stadium III (Befall von regionalen Lymphkoten). Retrospektive Daten aus dem ColoPredict Register zeigen einen deutlichen Vorteil für die adjuvante Chemotherapie auch bei Patienten > 70 Jahre und nach Adjustierung für Komorbiditäten (Nopel-Dunnebacke et al., 2022). Bei diesen Patienten empfiehlt die Leitlinie eine Fluoropyrimidin-Monotherapie. Ab 75 Jahre ist die Evidenz für eine adjuvante Chemotherapie gering und es sollte zumeist darauf verzichtet werden.

Merke

Bei Patienten > 70 Jahre wird in der adjuvanten Therapie in der Regel eine Fluoropyrimidin-Monotherapie eingesetzt (vgl. S3-Leitlinie).

Palliative Systemtherapie

Beim metastasierenden KRK stehen zur Chemotherapie 5-Fluorouracil (5-FU) sowie das orale Prodrug Capecitabin zur Verfügung. Schluckstörungen sprechen gegen den Einsatz von Capecitabin. 5-FU-Infusionen laufen über lange Zeiträume (24–48h) und erfordern dazu ein venöses Portsystem. Die Monotherapie ist auch bei alten Patienten meist gut verträglich. Eine Testung auf Mutationen im Dihydropyrimidin-Dehydrogenase-Gen (DPD) ist auch im Alter obligat, da entsprechende Mutationen zu einer erhöhten Toxizität führen, der durch eine Dosisreduktion begegnet werden kann. 5-FU-Bolus-Regime sind obsolet. Kombinationen von 5-FU oder Capecitabin mit Oxaliplatin oder Irinotecan können bei rüstigen älteren Patienten ebenfalls sicher eingesetzt werden. Die Effektivität ist verglichen zur Monotherapie etwas höher, die spezifischen Nebenwirkungen (z. B. Oxaliplatin: Polyneuropathie; Irinotecan: verzögert auftretende Durchfälle) müssen aber bedacht werden.

Als zielgerichtete Therapien kommen in Kombination mit der Chemotherapie Antikörper (AK) zur Anwendung, die gegen den Epidermalen Wachstumsfaktorrezeptor (EGFR) gerichtet sind (Cetuximab, Panitumumab). Diese EGFR-AK sind auch als Monotherapie einsetzbar und eröffnen so eine Chemotherapie-freie Behandlungsoption. Voraussetzung ist eine Wildtyp-RAS-Situation und eine linksseitige Lokalisation (distal der linken Kolonflexur) des Primärtumors. Es treten jedoch häufig Hautnebenwirkungen auf, die einer guten supportiven Behandlung bedürfen. Es werden auch AK (Bevacizumab, Ramucirumab) bzw. AK-Konstrukte (Aflibercept) zur Hemmung der Tumorangiogenese mit Chemotherapie kombiniert. Die Effektivität der Therapie wird dadurch erhöht. Wundheilungsstörungen, Blutdruckanstieg und eine leicht erhöhte Rate an thromboembolischen Ereignissen sind spezifische Nebenwirkungen.

Speziell bei älteren Patienten > 70 Jahre hat sich in der ersten Therapielinie eine Kombination von Capecitabin und Bevacizumab als effektiv und gut verträglich erwiesen (Cunningham et al., 2013). Patienten mit einer dMMR (5 % der metastasierten KRK, Frequenz im Alter höher) können in der ersten Therapielinie mit dem dafür zugelassenen Immun-Checkpoint-Inhibitor Pembrolizumab sehr effektiv behandelt werden. Die Wirksamkeit und Verträglichkeit ist nicht nur bei jüngeren, sondern auch bei älteren Menschen > 65 Jahre gut (Daste et al., 2017). Immunvermittelte Nebenwirkungen müssen aber beachtet werden und verlangen eine gute Kooperationsfähigkeit der Patienten und Erfahrung des Behandlers.

Merke

Beim metastasierten KRK mit dMMR ist eine Erstlinien-Therapie mit Immun-Checkpoint-Inhibitoren im Alter effektiv und sicher anwendbar.

Für Patienten mit Nachweis einer prognostisch ungünstigen BRAF-V600E-Mutation besteht in der zweiten Therapielinie die Indikation zur rein zielgerichteten Behandlung mit dem oralen BRAF-Inhibitor Encorafenib und Cetuximab.

Bei rüstigen älteren Patienten, welche die Systemtherapie gut vertragen, erfolgt die Behandlung bei Progress über mehrere Therapielinien, wobei im Verlauf möglichst alle verfügbaren Substanzen zum Einsatz kommen, um eine maximale Lebensverlängerung zu erzielen. Während einer palliativen Chemotherapie sollte bei allen Patienten und ganz besonders bei komorbiden oder gebrechlichen geriatrischen Patienten aber fortlaufend eine individuelle Abschätzung von Nutzen und Belastung/Risiko erfolgen. Rein symptomorientierte Palliativmaßnahmen sind dann gegebenenfalls angemessener als das Ausreizen aller möglichen Therapielinien.

Zusammenfassung

Die Therapie des KRK erfordert im Alter ein angepasstes Vorgehen und oft eine De-Eskalation im Vergleich zur Standardtherapie. Neue immunonkologische und zielgerichtete Behandlungsansätze für molekular definierte Subgruppen verbessern aber auch bei älteren Patienten das Ansprechen und die Prognose.

Literatur

Boakye, D., Rillmann, B., Walter, V., et al. (2018). Impact of comorbidity and frailty on prognosis in colorectal cancer patients: A systematic review and meta-analysis. *Cancer treatment reviews*, *64*, 30–39. https://doi.org/10.1016/j.ctrv.2018.02.003

Cunningham, D., Lang, I., Marcuello, E., et al. (2013). Bevacizumab plus capecitabine versus capecitabine alone in elderly patients with previously untreated metastatic colorectal cancer (AVEX): an open-label, randomised phase 3 trial. *The Lancet. Oncology*, *14*(11), 1077–1085. https://doi.org/10.1016/S1470-2045(13)70154-2

Daste, A., Domblides, C., Gross-Goupil, M., et al. (2017). Immune checkpoint inhibitors and elderly people: A review. *European journal of cancer (Oxford, England: 1990)*, *82*, 155–166. https://doi.org/10.1016/j.ejca.2017.05.044

Itatani, Y., Kawada, K., & Sakai, Y. (2018). Treatment of Elderly Patients with Colorectal Cancer. *BioMed research international*, *2018*, 2176056. https://doi.org/10.1155/2018/2176056

Leitlinienprogramm Onkologie (Deutsche Krebsgesellschaft, AWMF) (2019). S3-Leitlinie Kolorektales Karzinom, Langversion 2.1, 2019, AWMF Registrierungsnummer: 021/007OL, https://www.leitlinienprogramm-onkologie.de/leitlinien/kolorektales-karzinom/, Zugriff am 20.4.2023

Lund, C. M., Vistisen, K. K., Olsen, A. P., et al. (2021). The effect of geriatric intervention in frail older patients receiving chemotherapy for colorectal cancer: a randomised trial (GERICO). *British journal of cancer*, *124*(12), 1949–1958. https://doi.org/10.1038/s41416-021-01367-0

Michaud Maturana, M., English, W. J., Nandakumar, M., et al. (2021). The impact of frailty on clinical outcomes in colorectal cancer surgery: a systematic literature review. *ANZ journal of surgery*, *91*(11), 2322–2329. https://doi.org/10.1111/ans.16941

Nöpel-Dünnebacke, S., Jütte, H., Denz, R., et al. (2022). Causes of mortality in elderly UICC stage III colon cancer (CC) patients–Tumor-related death and competing risks from the German AIO colorectal study group Colopredict Plus (CPP) registry. *Cancer medicine*, *11*(8), 1735–1744. https://doi.org/10.1002/cam4.4540

Patel, S. G., May, F. P., Anderson, J. C., et al. (2022). Updates on Age to Start and Stop Colorectal Cancer Screening: Recommendations From the U.S. Multi-Society Task Force on Colorectal Cancer. *Gastroenterology*, *162*(1), 285–299. https://doi.org/10.1053/j.gastro.2021.10.007

Robert Koch-Institut (2021). Krebs in Deutschland für 2017/2018. doi: 10.25646/8353; https://edoc.rki.de/handle/176904/9042;jsessionid=AE3CE59363F3E4D558E58A5493467532, Zugriff am 20.04.23

Saur, N. M., Montroni, I., Shahrokni, A., et al. (2020). Care of the Geriatric Colorectal Surgical Patient and Framework for Creating a Geriatric Program: A Compendium From the 2019 American Society of Colon and Rectal Surgeons Annual Meeting. *Diseases of the colon and rectum*, *63*(11), 1489–1495. https://doi.org/10.1097/DCR.0000000000001793

Souwer, E. T. D., Verweij, N. M., van den Bos, F., et al. (2018). Risk stratification for surgical outcomes in older colorectal cancer patients using ISAR-HP and G8 screening tools. *Journal of geriatric oncology*, *9*(2), 110–114. https://doi.org/10.1016/j.jgo.2017.09.003

Wang, Q., Suo, J., Jiang, J., et al. (2012). Effectiveness of fast-track rehabilitation vs conventional care in laparoscopic colorectal resection for elderly patients: a randomized trial. *Colorectal disease: the official journal of the Association of Coloproctology of Great Britain and Ireland*, *14*(8), 1009–1013. https://doi.org/10.1111/j.1463-1318.2011.02855.x

7.7 Prostatakarzinom

Andreas Wiedemann

7.7.1 Einführung

Das Prostatakarzinom ist mit 25,4 % aller diagnostizierten Krebsfälle das häufigste Karzinom bei Männern in Deutschland. Während bei jüngeren Männern eine Prostata-spezifisches Antigen (PSA)-gestützte Vorsorge mit einer Prostatabiopsie oberhalb eines PSA-Wertes von 4 ng/ml und damit eine frühe Detektion mit kurativem Therapieansatz im Vordergrund steht, spielt eine gezielte Suche und Diagnostik mittels Prostatabiopsie nach einem Prostatakarzinom bei geriatrischen Patienten nur bei lokalen Symptomen wie Hämaturien, obstruktiven Miktionsbeschwerden oder Symptomen durch Metastasen eine Rolle.

7.7.2 Epidemiologie und Verlauf

Es stirbt nur jeder 4. Mann an seinem Prostatakarzinom (Bill-Axelson et al., 2014). Der Grund hierfür liegt in der biologischen Diversität des Tumors, bei dem nur bei einem aggressiven Karzinom der Tod am Prostatakarzinom die Häufigkeit des Todes an den Komorbiditäten überwiegt (▸ Abb. 7.7.1). Eine solch aggressive Tumorbiologie weisen aber nur rund 15 % aller Prostatakarzinome auf (Zakaria et al., 2018).

Die S3-Leitlinie zur Früherkennung, Diagnose und Therapie des Prostatakarzinoms empfiehlt daher, einen kurativen Ansatz mit der radikalen Prostatektomie nur dann zu verfolgen, wenn die Lebenserwartung des Patienten mehr als zehn Jahre beträgt (https://register.awmf.org/de/leitlinien/detail/043-022OL, Zugriff am 21.4.2023).

Merke

Im natürlichen Verlauf sind bis auf wenige Ausnahmen die Komorbiditäten eines Patienten für seine Lebenserwartung entscheidender als das (unbehandelte) Prostatakarzinom.

7.7.3 Behandlungskonzepte

Kurative Therapie

Zur kurativen Therapie gehören die radikale Prostatektomie, die kurativ intendierte, perkutane Strahlentherapie und die „Active Surveillance" (aktive Überwachung inkl. regelmäßiger Kontrollbiopsien bestimmter hochdifferenzierter Prostatakarzinome mit Switch zu einer kurativen Therapie bei Veränderungen der Karzinomcharakteristik). Diese Therapieformen kommen bei geriatrischen Patienten in aller Regel nicht in Betracht und werden daher hier nicht besprochen. Auch die Entität des sog. „biochemischen Rezidivs" (PSA-Anstieg nach kurativ intendierter Therapie) stellt einen Sonderfall dar, der bei geriatrischen Patienten – weil diese eher nicht primär kurativ behandelt werden – nicht zum Tragen kommt.

Palliative Therapie

Seitdem C. Huggins 1941 die Testosteron-Abhängigkeit des Prostatakarzinoms entdeckte, können zur palliativen Therapie des Prostatakarzinoms LH-RH-Analoga, LH-RH-Antagonisten, die Antiandrogene Cyproteronacetat, Bicalutamid, Flutamid, Abiraterone, Enzalutamid, Apalutamid und Darolutamid sowie die Taxane Docetaxel und Cabazitaxel mit verschiedenen Zulassungsbedingungen (▸ Tab. 7.7.1) eingesetzt werden.

LH-RH-Analoga und -Antagonisten

Beide Substanzgruppen führen entweder durch eine Überstimulation (Agonisten) oder eine Antagonisierung des hypothalamischen LH-Releasing-Hormons zu einem Abfall des Testosterons in den Kastrationsbereich gefolgt von einem programmierten Zelltod von Prostatakarzinomzellen und haben die früher obligat durchgeführte bilaterale Orchiektomie abgelöst. Durch die Selektion hormoninsensibler Tumorzellen kann es im weiteren Verlauf zu einer Kastrationsresistenz kommen. Während LH-RH-Analoga, die am häufigsten 3-monatlich s. c. appliziert werden, zu einem initialen „flare-up" von Testosteron führen, der die passagere, flankierende Gabe von peripheren Antiandrogenen erforderlich macht, ist dies bei den beiden zur Verfügung stehenden LH-RH-Antagonisten Abarelix und Degarelix nicht der Fall. Beide Substanzen müssen alle vier Wochen s. c. bzw. i. m. appliziert werden.

Periphere, einfache Antiandrogene (Bicalutamid, Cyproteronacetat und Flutamid)

Sowohl steroidale (Cyproteronacetat) als auch nichtsteroidale (Flutamid, Bicalutamid) Antiandrogene verdrängen Testosteron vom Androgenrezeptor der Tumorzelle. Erstere senken wegen ihrer steroidähnlichen Struktur über den hypothalamischen Rückkoppelungsmechanismus auch die Testosteronserumspiegel auf etwa 25 % des Ausgangswertes. Dies hat zur Folge, dass die Nebenwirkungen des Androgenentzuges wie Hitzewallungen, Libidoverlust, erektile Dysfunktion und Veränderungen der Knochendichte meist nicht so stark ausgeprägt sind. Die Indikationen für alle antiandrogen wirksamen Substanzen sind in ▸ Tab. 7.7.1 zusammengefasst.

Selektive, multimodal wirkende Antiandrogene

Abiraterone

Abiraterone supprimiert die testikuläre und extratestikuläre Androgenproduktion auf einer frühen Stufe der Steroidbiosynthese. Es kommt daher auch zu einer verringerten Bildung von Glukokortikoiden und durch einen Ausweichmechanismus zu einer Mehrproduktion von Mineralokortikoiden. Deshalb muss die Einnahme von Abiraterone durch die Gabe von 5 mg Prednison alle zwölf Stunden ergänzt

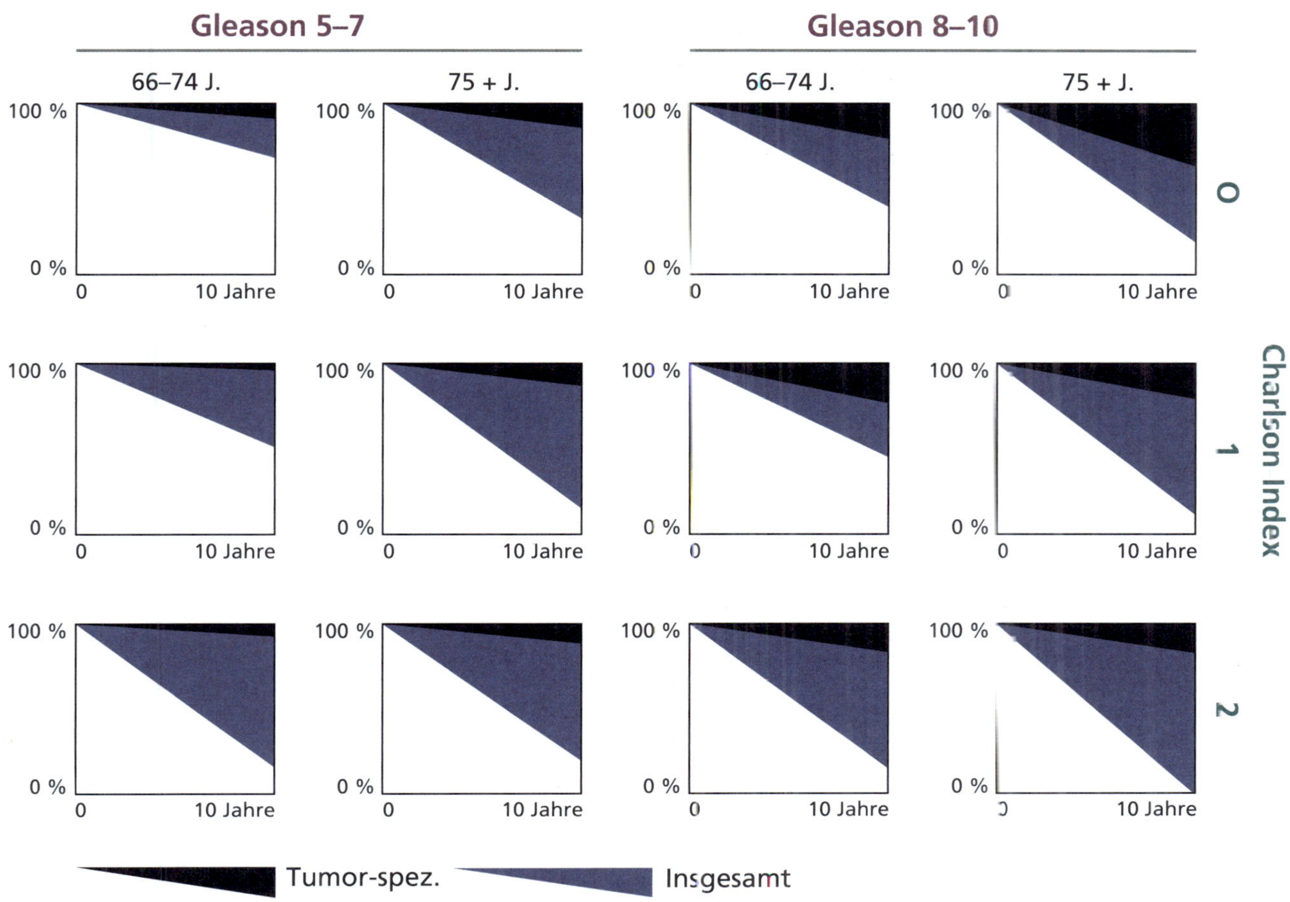

Abb. 7.7.1: Todesursachen bei 330 Männern mit Prostatakarzinom, behandelt mit Active Surveillance oder antiandrogener Therapie (ADT), Alter bei Diagnosestellung 70–74 Jahre; Gleason Score: Gleason 2–6 = G1, Gleason 7 = G2, Gleason 8–10 = G3 (modifiziert nach Albertsen et al., 1998)

und mineralokortikoide Nebenwirkungen (Hypokaliämie, Hypertonie, Ödeme, Niereninsuffizienz) beachtet werden. Es existieren Warnhinweise bezüglich der erhöhten Resorption in Zusammenhang mit einer Nahrungsaufnahme, einer Hepatotoxizität, der starken Hemmung des CYP-P450-2D6 und -2C8 mit einem verzögerten Abbau der von diesen Zytochromen metabolisierten Substrate und hier besonders derjenigen mit geringer therapeutischer Breite (Metoprolol, Propranolol, Desipramin, Venlafaxin, Haloperidol, Risperidon, Propaphenon und andere).

Enzalutamid

Enzalutamid blockiert die Androgen-Rezeptor-Interaktion auf mehreren Ebenen (Verhinderung der Andockung von Dihydrotestosteron, Translokation des Testosteron-Rezeptorkomplexes in den Zellkern und RNA-Bindung an die DNA). Enzalutamid ist ein Zytochrominduktor (CYP 2C8 und 3A4/5); dies kann zu veränderten Plasmaspiegeln z. B. der neuen oralen Antikoagulanzien (NOAKs) führen.

Apalutamid und Darolutamid

Die selektiven Androgenrezeptor-Antagonisten Apalutamid und Darolutamid sind ausschließlich bei einem nicht metastasierten kastrationsresistenten Prostatakarzinom zugelassen. Sie führen bei einer zusätzlichen Gabe zur einfachen Androgendeprivation bei Patienten mit einer schnellen PSA-Verdopplungszeit, zu einer Verlängerung der Zeit bis zum Auftreten von Metastasen und zum Auftreten eines symptomatischen Progresses, ohne das Gesamtüberleben zu beeinflussen (Rexer & Hammerer, 2016).

Taxan-Chemotherapeutika

Docetaxel gehört wie Cabacitaxel zur Gruppe der Taxan-Chemotherapeutika. Cabacitaxel wird (bei höherer Knochenmarkstoxizität) bei klinischem Progress unter Docetaxel eingesetzt. Indiziert sind Taxane nach Versagen einer antiandrogenen Therapie oder primär bei einem hormonsensitiven Prostatakarzinom mit hoher Tumorlast. Die er-

Tab. 7.7.1: Antiandrogene Therapie des Prostatakarzinoms

Substanz	Substanzklasse	Indikation
Abarelix, Degarelix	LH-RH-Antagonisten	lokal fortgeschrittenes oder mHSPC
Abiraterone	selektives Antiandrogen	1. neu diagnostiziertes mHSPC mit hoher Tumorlast 2. mCRPC, das während oder nach einer Docetaxel-haltigen Chemotherapie fortschreitet 3. mCRPC nach dem Versagen einer Hormonentzugstherapie, wenn eine Chemotherapie noch nicht indiziert ist
Apalutamid, Darolutamid	selektives Antiandrogen	nmCRPC
Bicalutamid, Flutamid	nichtsteroidale, periphere Antiandrogene	1. lokal fortgeschrittenes oder mHSPC in Kombination mit LH-RH-Analoga oder -Antagonisten (sog. maximale Androgenblockade) 2. flankierend zur Erstgabe eines LH-RH-Analogons (flare-up-Prophylaxe) 3. Bicalutamid als Monotherapie (150 mg) zur Behandlung eines lokal fortgeschrittenen nmHSPC
Cyproteronacetat	steroidales, peripheres Antiandrogen	1. lokal fortgeschrittenes oder mHSPC in Kombination mit LH-RH-Analoga oder -Antagonisten (sog. maximale Androgenblockade) 2. flankierend zur Erstgabe eines LH-RH-Analogons (flare-up-Prophylaxe) 3. Hitzewallungen unter anderweitiger antiandrogener Therapie
Enzalutamid	selektives Antiandrogen	siehe Abiraterone
Leuprorelin, Buserelin, Goserelin u. a.	LH-RH-Analoga	lokal fortgeschrittenes oder mHSPC

mHSPC/mCRPC = metastasiertes, hormonsensibles bzw. kastrationsrefraktäres Prostatakarzinom; nmHSPC/mCRPC = nicht metastasiertes, hormonsensibles bzw. kastrationsrefraktäres Prostatakarzinom; LH-RH = Releasing Hormon des Luteinisierenden Hormons

heblichen hämatologischen Nebenwirkungen, die Einschränkungen bei einer schlechten Nierenfunktion und die Bedingung, dass der Patient in gutem Zustand sein muss (ECOG PS 0–1), schließen einen Einsatz bei geriatrischen Patienten nahezu immer aus.

7.7.4 Antiandrogene Nebenwirkungen aus uro-geriatrischer Sicht

Neben Libidoverlust und erektiler Dysfunktion zählen Hitzewellen und Nachtschweiß zu den typischen Nebenwirkungen einer antiandrogenen Therapie (ADT) (Hunter & Stefanopoulou, 2016). Sie sind – obwohl die Lebensqualität und Therapieadhärenz verschlechternd – in den meisten Fällen folgenlos. Problematischer ist die erhöhte Inzidenz von kardiovaskulären Ereignissen (Hazard Ratio [HR] 1,37), von Depressionen (HR 1,86), von Diabetes (HR 1,30), Störungen der Magensäureregulation (HR 1,48), einer Hyperlipidämie (HR 1,18), einer Osteoporose (HR 1,65) und Autoimmunreaktionen (HR 1,47) im Vergleich mit einer altersgleichen Kontrollgruppe (Ng et al., 2018). Unter ADT ist das Risiko, eine kognitive Dysfunktion zu erleiden, signifikant und von anderen Risikofaktoren unabhängig erhöht (Wu et al., 2013, 2016; Yang et al., 2015; Tae et al., 2019). Das Risiko einer Demenz ist doppelt so hoch (Nead et al., 2017). Der entstehende „Cocktail" aus Sarkopenie, Anämie, Osteoporose und kognitiven Defiziten führt zu einer Sturzgefährdung. So wird das Sturzrisiko für gebrechliche Patienten unter ADT um mehr als dreifach erhöht angegeben (Winters-Stone et al., 2017). Die Inzidenz von Stürzen auf 1.000 Personenjahre beträgt 13,37 für Männer unter ADT im Vergleich mit einer Inzidenz von 6,44 für Männer ohne ADT (Wu et al., 2015). Die Fachinformation von Apalutamid gibt z. B. die Inzidenz von Frakturen (darunter Wirbelkörper-, Hüft- und Oberarmfrakturen) mit 11 % an.

Merke

Bei einer palliativen, in der Regel antiandrogenen Therapie eines Prostatakarzinoms bei einem geriatrischen Patienten gilt es, die Nebenwirkungen mit ihren Risiken für die Lebensqualität und den Erhalt des Selbsthilfestatus gegen die Risiken des natürlichen Verlaufs des Prostatakarzinoms vor dem Hintergrund der Lebenserwartung und der Komorbiditäten zu betrachten und eine Therapieentscheidung sorgsam abzuwägen.

Zusammenfassung

Bei einem geriatrischen Patienten erfolgt eine gezielte Suche und darauffolgend eine palliative Therapie eines Prostatakarzinoms leitliniengerecht nur bei einer lokalen Symptomatik oder im Rahmen einer Tumorsuche. Die palliative ADT stellt eine erhebliche Gefährdung durch einen tiefgreifenden Eingriff in viele Organsysteme dar. Dies rechtfertigt ihren Einsatz nur dann, wenn die Vorteile einer solchen palliativen Therapie z. B. durch die Vermeidung von metastasenbedingten Komplikationen (pathologische Frakturen, Lymphödemen, obere Einflussstauung) oder Symptomkontrolle (Schmerzen, Hämaturien durch das Prostatakarzinom) die potenziellen Risiken überwiegen. Die Therapiesteuerung sollte daher in einem interdisziplinären Ansatz unter Einbezug geriatrischer Kompetenz über die in Tumorkonferenzen üblicherweise diskutierten, tumorassoziierten Aspekte hinaus erfolgen.

Literatur

Albertsen, P. C., Hanley, J. A., Gleason, D. F., et al. (1998). Competing risk analysis of men aged 55 to 74 years at diagnosis managed conservatively for clinically localized prostate cancer. *JAMA*, *280*(11), 975–980. https://doi.org/10.1001/jama.280.11.975

Bill-Axelson, A., Holmberg, L., Garmo, H., et al. (2014). Radical prostatectomy or watchful waiting in early prostate cancer. *The New England journal of medicine*, *370*(10), 932–942. https://doi.org/10.1056/NEJMoa1311593

Hunter, M. S., & Stefanopoulou, E. (2016). Vasomotor symptoms in prostate cancer survivors undergoing androgen deprivation therapy. *Climacteric: the journal of the International Menopause Society*, *19*(1), 91–97. https://doi.org/10.3109/13697137.2015.1125460

Nead, K. T., Gaskin, G., Chester, C., et al. (2017). Association Between Androgen Deprivation Therapy and Risk of Dementia. *JAMA oncology*, *3*(1), 49–55. https://doi.org/10.1001/jamaoncol.2016.3662

Ng, H. S., Koczwara, B., Roder, D., et al. (2018). Development of comorbidities in men with prostate cancer treated with androgen deprivation therapy: an Australian population-based cohort study. *Prostate cancer and prostatic diseases*, *21*(3), 403–410. https://doi.org/10.1038/s41391-018-0036-y

Rexer, H., & Hammerer, P. (2016). Multizentrische, randomisierte, doppelblinde, placebokontrollierte Phase-III-Studie zu ARN-509 bei Männern mit nicht metastasiertem (M0) kastrationsresistentem Prostatakarzinom (SPARTAN): Studie AP 82/14 der AUO [A multicentric, randomized, double-blind, placebo-controlled Phase III study of ARN-509 in men with non-metastatic (M0) castration-resistant prostate cancer (SPARTAN): AUO study AP 82/14]. *Der Urologe. Ausg. A*, *55*(3), 395–397. https://doi.org/10.1007/s00120-016-0032-6

Tae, B. S., Jeon, B. J., Shin, S. H., et al. (2019). Correlation of Androgen Deprivation Therapy with Cognitive Dysfunction in Patients with Prostate Cancer: A Nationwide Population-Based Study Using the National Health Insurance Service Database. *Cancer research and treatment*, *51*(2), 593–602. https://doi.org/10.4143/crt.2018.119

Winters-Stone, K. M., Moe, E., Graff, J. N., et al. (2017). Falls and Frailty in Prostate Cancer Survivors: Current, Past, and Never Users of Androgen Deprivation Therapy. *Journal of the American Geriatrics Society*, *65*(7), 1414–1419. https://doi.org/10.1111/jgs.14795

Wu, C. T., Yang, Y. H., Chen, P. C., et al. (2015). Androgen deprivation increases the risk of fracture in prostate cancer patients: a population-based study in Chinese patients. *Osteoporosis international: a journal established as result of cooperation between the European Foundation for Osteoporosis and the National Osteoporosis Foundation of the USA*, *26*(9), 2281–2290. https://doi.org/10.1007/s00198-015-3135-9

Wu, L. M., Diefenbach, M. A., Gordon, W. A., et al. (2013). Cognitive problems in patients on androgen deprivation therapy: a qualitative pilot study. *Urologic oncology*, *31*(8), 1533–1538. https://doi.org/10.1016/j.urolonc.2012.07.003

Wu, L. M., Tanenbaum, M. L., Dijkers, M. P., et al. (2016). Cognitive and neurobehavioral symptoms in patients with non-metastatic prostate cancer treated with androgen deprivation therapy or observation: A mixed methods study. *Social science & medicine (1982)*, *156*, 80–89. https://doi.org/10.1016/j.socscimed.2016.03.016

Yang, J., Zhong, F., Qiu, J., et al. (2015). Cognitive function in Chinese prostate cancer patients on androgen-deprivation therapy: A cross-sectional study. *Asia-Pacific journal of clinical oncology*, *11*(4), 277–281. https://doi.org/10.1111/ajco.12347

Zakaria, A. S., Dragomir, A., Brimo, F., et al. (2018). Changes in the outcome of prostate biopsies after preventive task force recommendation against prostate-specific antigen screening. *BMC urology*, *18*(1), 69. https://doi.org/10.1186/s12894-018-0384-x

7.8 Mammakarzinom

Anke R. Mothes und Thalia Erbes

7.8.1 Einführung

Das Mammakarzinom ist die häufigste Krebsart der Frau und eine heterogene Erkrankung, deren Therapie standardisiert anhand molekularer Tumorcharakteristika und -stadien erfolgt. Um die Morbidität im Alter durch eine operative oder systemische onkologische Therapie nicht zu erhöhen, sollten nach Nutzen-Risiko-Abwägung auch unter Verwendung eines umfassenden geriatrischen Assessments (Comprehensive Geriatric Assessment, CGA) und von Toxizitäts-Scores individualisierte Therapieentscheidungen gefällt werden.

7.8.2 Epidemiologie

Während die Inzidenz des Mammakarzinoms in Westeuropa 70–120/100.000 Frauen per annum erreicht, sind 18 % aller Mammakarzinom-Patientinnen ≥ 75 Jahre alt (DeSantis et al., 2019). Mehr als die Hälfte aller Überlebenden nach der Ersterkrankung an einem Mammakarzinom haben das 65. Lebensjahr überschritten. Dennoch sind geriatrische Patientinnen in Studien zum Mammakarzinom weiter unterrepräsentiert.

7.8.3 Diagnosestellung

Das Mammografie-Screening erfolgt in Deutschland in der Zielgruppe zwischen dem 50. und 69. Lebensjahr im Rahmen des gesetzlichen Früherkennungsprogrammes. Bei Symptomen wie palpablen Knoten sind die Sonografie, die Mammografie, die minimalinvasive Stanzbiopsie und ggf. ergänzende MRT auch bei älteren Patientinnen die Diagnostika der Wahl. Ob eine leitlinienkonkordante Therapie im Alter durchgeführt werden kann, hängt insbesondere vom Performance Status, sozialen Faktoren, ökonomischen Ressourcen sowie der Mobilität jeder einzelnen älteren Patientin ab. Eine Studie zu 1.282 Patientinnen zwischen dem 65. und 90. Lebensjahr zeigte, dass die leitlinienkonkordante Behandlung seltener bei älteren, komorbiden und unverheirateten Patientinnen durchgeführt werden konnte (Vyas et al., 2021). In der Beurteilung des biologischen versus numerischen Alters zur Vorhersage der Toxizität einer Systemtherapie nimmt die Determinierung der funktionellen Reserve durch ein CGA eine Schlüsselrolle ein. Es ermöglicht unter Einbezug von Faktoren wie soziale Situation, Depressionen, Alltagsdefizite, Sturzgefahr, Ernährungssituation, Polypharmazie sowie kognitive Defizite prädiktive Aussagen zum wahrscheinlichen Verlauf einer leitliniengerechten onkologischen Standardtherapie. Für die Vorhersage schwerer systemtherapeutischer Komplikationen bei geriatrischen Mammakarzinom-Patientinnen wurde der CARG-BC (Cancer and Aging Research Group – Breast Cancer)-Score entwickelt und an 473 Patientinnen (Stadium I–III; 24 % triple-negativ, 28 % Human Epidermal Growth Factor Receptor 2 [HER2]-positiv) validiert (Hurria et al., 2016). In 76 % korrelierte ein hoher Risikoscore mit einer CTCAE (Common Terminology Criteria for Adverse Events) ≥ Grad 3-Toxizität (Magnuson et al., 2021). Dieser Score übertrifft den Karnofsky-Index in der Vorhersage unerwünschter Chemotherapie-Nebenwirkungen.

Merke

Informationen aus dem CARG-BC Chemotherapietoxizitäts-Score sollten bei älteren Patientinnen in die Entscheidung über alternative Chemotherapie-Protokolle, eine evtl. Dosisreduktion und ein engmaschiges Therapiemonitoring einfließen.

7.8.4 Behandlungskonzepte und Therapie

Operative Therapie

Um bei geriatrischen Patientinnen eine Untertherapie zu vermeiden, unterscheidet sich die operative Therapie grundsätzlich nicht von der Behandlung jüngerer Betroffener, was insbesondere auf die rüstige ältere Patientin zutrifft. Es ist jedoch auch zu berücksichtigen, dass Gebrechlichkeit im Alter beim Mammakarzinom einen unabhängigen Risikofaktor für postoperative Morbidität, Komplikationen und einen verlängerten stationären Aufenthalt darstellt (Lin et al., 2016). Daher sollte bei gebrechlichen älteren Patientinnen eine weniger intensive operative Therapie, z. B. mit Verzicht der axillären Intervention, oder eine alternative Radiatio bis hin zum Ersatz der Brustkrebsoperation durch eine primär endokrine Therapie in Betracht gezogen werden. Bei der rüstigen älteren Patientin kann bei sehr günstigem Risikoprofil und guter endokriner Therapieadhärenz über einen Verzicht der adjuvanten Radiatio nach brusterhaltendem Vorgehen nachgedacht werden (LoE 1b, https://www.ago-online.de/fileadmin/ago-online/downloads/_leitlinien/kommission_mamma/2023/AGO_2023D_Gesamtdatei.pdf, Zugriff am 7.6.2023).

Hormonrezeptor-positives (HR+) Mammakarzinom

Bei dem Hormonrezeptor-positiven (HR+) Mammakarzinom ist die endokrine Therapie mit vergleichbar niedriger Toxizität die präferierte Therapie der Wahl.

Merke

Eine endokrine Therapie des Mammakarzinoms ist auch im Alter leitlinienkonform durchführbar, wenngleich spezifische Risiken wie Thrombosen und Embolien bei Tamoxifen sowie Frakturen bei Aromatasehemmern beachtet werden müssen.

Für das metastasierte HR+ HER2- Karzinom liegen bezüglich der vulnerablen älteren Population kaum Daten vor, obwohl die fortgeschrittene Erkrankung bei Patientinnen > 70 Jahre häufig ist. Eine laufende prospektive französische Studie (PalomAge; Caillet et al., 2021) untersucht die Therapie mit dem CDK4/6-Inhibitor Palbociclib in Kombination mit einer endokrinen Therapie bei über 70-Jährigen. Vorläufige Ergebnisse suggerieren keinen Einfluss von hohem Alter und Gebrechlichkeit auf die systemtherapeutische Sicherheit, wenngleich nur 76 % der Patientinnen „upfront" in voller Dosis (125 mg) behandelt werden konnten und Daten zur Effektivität noch ausstehen.

HER2-positives (HER2+) Mammakarzinom

Analog zur Standardtherapie wird beim HER2+ Mammakarzinom Trastuzumab in Kombination mit einer sequenziellen Anthrazyklin-Taxan-haltigen Chemotherapie empfohlen. Es muss jedoch altersbedingt mit erhöhter Kardio- und Myelotoxizität gerechnet werden (https://www.ago-online.de/fileadmin/ago-online/downloads/_leitlinien/kommission_mamma/2023/AGO_2023D_Gesamtdatei.pdf, Zugriff am 7.6.2023, Leitlinienprogramm Onkologie, 2021). Die bekannte Kardiotoxizität sollte mit der Ko-Morbidität älterer Patientinnen abgeglichen werden. Alternativ stehen auch bei Älteren einsetzbar Carboplatin-Docetaxel oder Docetaxel/Cyclophosphamid als anthrazyklinfreie effektive Schemata zur Verfügung. Hier sollte zur Prophylaxe von Myelotoxizität der Granulozyten-Kolonie-stimulierende Faktor (G-CSF) eingesetzt werden.

Frühes Mammakarzinom

In der kurativen Situation kann die Schätzung der allgemeinen Lebenserwartung einer älteren Patientin in die Therapieentscheidung einfließen. Von der American Society of Clinical Oncology (ASCO) wird dafür der Lee-Schonberg-Index empfohlen (Mohile et al., 2018), der sich online (https://eprognosis.ucsf.edu/leeschonberg.php, Zugriff am 17.5.2023) berechnen lässt und auch in den AGO-Leitlinien 2023 empfohlen wird (https://www.ago-online.de/fileadmin/ago-online/downloads/_leitlinien/kommission_mamma/2023/AGO_2023D_Gesamtdatei.pdf, Zugriff am 7.6.2023).

Die ELDA-Studie zeigte schwere Toxizität von Docetaxel (vs. Cyclophosphamid, Methotrexat, 5-Fluorouracil, CMF) bei älteren Patientinnen mit erhöhter Ko-Morbidität und reduzierter physischer Alltagsreserve (Perrone et al., 2015). Informierte ältere Patientinnen bevorzugen unter Risiko-Nutzen-Abwägung eine Therapie mit einem geringen negativen Einfluss auf ihren funktionellen und kognitiven Status.

Primär metastasiertes Mammakarzinom

Hohes Alter und eine regional bedingte schwierige Erreichbarkeit einer onkologischen Versorgung sind beim metastasierten Mammakarzinom Faktoren für eine Untertherapie. Ca. 20 % aller Patientinnen ≥ 65 Jahre erhalten keine leitlinienkonforme Behandlung. Vyas et al. (2021) beobachten, dass nur 75 % der > 60-Jährigen eine unmodifizierte Systemtherapie erhielten. Die Mammakarzinom-spezifische Mortalität, die Inanspruchnahme von Gesundheitsleistungen und die Kosten waren höher bei Patientinnen, die keine leitlinienkonforme Therapie erhielten.

Triple-negatives Mammakarzinom (TNBC)

Das triple-negative Mammakarzinom (TNBC) ist klinisch durch schnelles Wachstum, eine hohe nodale Metastasierungs- und Rezidivrate sowie molekulare Heterogenität gekennzeichnet. Während seine Inzidenz bei älteren Patientinnen abnimmt, liegt bei 10 % dieser vulnerablen Gruppe ein erhöhtes Risiko für Chemotherapie-assoziierte Toxizität vor. Patientinnen ab dem 65. Lebensjahr sind in Interventionsstudien zur Frage der Neoadjuvanz bei TNBC regelhaft unterrepräsentiert: Bei der Gepar-Sixto-Studie zu Carboplatin in der Neoadjuvanz waren nur 6 % der Patientinnen über 70 und es fand keine therapeutische Sicherheits- und Effizienzanalyse für diese Altersgruppe statt (Hahnen et al., 2017). In der Phase-3-Studie KEYNOTE-522 zum Checkpoint-Inhibitor Pembrolizumab in der Neoadjuvanz bei PD-L1-exprimierenden Karzinomen waren nur 11 % ≥ 65 Jahre alt (Schmid et al., 2020) und bei Gepar-Nuevo, einer Placebo-kontrollierten Phase II-Studie zur neoadjuvanten Gabe von Durvalumab, waren nur 1 % ≥ 70 Jahre alt (Loibl et al., 2019). Die Rolle der Neoadjuvanz bei geriatrischen Patientinnen mit TNBC ist deshalb ungeklärt. Ältere Patientinnen mit einer Immun-Checkpoint-Inhibitoren-Therapie sollten auf ein frühzeitiges Toxizitätsmonitoring hingewiesen werden. Bei über 70-Jährigen manifestiert sich in 50 % aller BRCA-Mutationsträgerinnen ein Mammakarzinom. Zur Therapie mit PARP-Inhibitoren bei BRCA-Keimbahn-Mutationsträgerinnen liegen keine Daten für geriatrische Patientinnen vor. Zur Frage der adjuvanten Chemotherapie bei TNBC unterstützen eine Reihe von Studien deren Einsatz auch im höheren Alter. Zwei populationsbasierte Studien mit 16.062 (Crozier et al., 2020) bzw. 1.130 (Janeva et al., 2020) Patientinnen ≥ 70 Jahre zeigten einen 5-Jahres-Überlebensvorteil unter Chemotherapie verglichen mit Patientinnen ohne adjuvante Chemotherapie. Welche der bekannten Standard-Protokolle zur Anwendung kommen, sollte von der Zustandsbeurteilung und individuellen Ko-Morbidität abhängig gemacht werden.

Merke

Die Therapie des triple-negativen Mammakarzinoms ist bei älteren und insbesondere gebrechlichen Patientinnen eine Herausforderung. Bei PD-L1-Expression bzw. BRCA-Keimbahn-Mutationsträgerinnen kommen Immun-Checkpoint-Inhibitoren bzw. PARP-Inhibitoren zum Einsatz.

Wenn als rüstig identifizierte Patientinnen (z. B. unterstützt durch CARG-BC-Score) einer neoadjuvanten Chemotherapie ausgesetzt werden sollen, so sollte bei der Wahl eines anthrazyklin- und taxanhaltigen Protokolls und der Dosierung insbesondere die Anthrazyklin-assoziierte Kardiotoxizität (bis zu 38 %) und Taxan-assoziierte Neurotoxizität mit beachtet werden (Pinder et al., 2007).

7.8.5 Survivorship

Das Überleben nach der Erkrankung an einem Mammakarzinom hat sich in den letzten Dekaden durch Screening und hocheffektive Therapiealgorithmen signifikant verbessert. Beim frühen Mammakarzinom liegt das 5-Jahres-Überleben heute bei nahezu 100 %, über alle Stadien bei 90 % (Bodai et al., 2015; Siegel et al., 2021). Chronische Aktivitäts- und soziale Partizipationseinschränkungen prägen oft das Bild der hochaltrigen Mammakarzinom-„Survivor“, von denen ein Fünftel über 85 Jahre alt ist. Die Bedürfnisse dieser Menschen führen häufig zur Inanspruchnahme sozialer und medizinischer Leistungen und damit zu erheblichen Kosten im Gesundheitssektor. Hier sind gezielte Maßnahmen mit positiven Auswirkungen auf die Lebensqualität notwendig. Zum Beispiel ist der Effekt körperlicher Aktivität in Kohorten von ≥ 65-Jährigen gut untersucht. Sie wirkt dort dem Rückgang der physischen Reserve entgegen, stärkt die emotionale Gesundheit und verlängert das Überleben.

Zusammenfassung

Das Mammakarzinom ist eine häufige, aber tumorbiologisch sehr heterogene Erkrankung, die bei älteren Patientinnen nach CGA und unter Verwendung eines Chemotherapie-Toxizitäts-Scores (CARG-BC) möglichst leitlinienkonkordant behandelt werden sollte, um eine Unter- bzw. eine morbiditätssteigernde Übertherapie zu vermeiden. Die Behandlung ist auch bei Älteren oft noch multidisziplinär und umfasst die Operation, Bestrahlung, ggf. eine antihormonelle Therapie und Chemotherapie sowie ggf. weitere zielgerichtete Medikamente einschließlich HER2-Blocker, Immun-Checkpoint-, PARP- und CDK4/6-Inhibitoren.

Literatur

Bodai, B. I., & Tuso, P. (2015). Breast cancer survivorship: a comprehensive review of long-term medical issues and lifestyle recommendations. *The Permanente journal*, *19*(2), 48–79. https://doi.org/10.7812/TPP/14-241

Caillet, P., Pulido, M., Brain, E., et al. (2021). PALOMAGE, a French real-world cohort of elderly women beyond age 70 with advanced breast cancer receiving Palbociclib: Baseline characteristics and safety evaluation. *ASCO Annual Meeting*, Abstract 1012

Crozier, J. A., Pezzi, T. A., Hodge, C., et al. (2020). Addition of chemotherapy to local therapy in women aged 70 years or older with triple-negative breast cancer: a propensity-matched analysis. *The Lancet. Oncology*, *21*(12), 1611–1619. https://doi.org/10.1016/S1470-2045(20)30538-6

DeSantis, C. E., Ma, J., Gaudet, M. M., et al. (2019). Breast cancer statistics, 2019. *CA: a cancer journal for clinicians*, *69*(6), 438–451. https://doi.org/10.3322/caac.21583

Hahnen, E., Lederer, B., Hauke, J., et al. (2017). Germline Mutation Status, Pathological Complete Response, and Disease-Free Survival in Triple-Negative Breast Cancer: Secondary

Analysis of the GeparSixto Randomized Clinical Trial. *JAMA oncology, 3*(10), 1378–1385. https://doi.org/10.1001/jamaoncol.2017.1007

Hurria, A., Mohile, S., Gajra, A., et al. (2016). Validation of a Prediction Tool for Chemotherapy Toxicity in Older Adults With Cancer. *Journal of clinical oncology: official journal of the American Society of Clinical Oncology, 34*(20), 2366–2371. https://doi.org/10.1200/JCO.2015.65.4327

Leitlinienprogramm Onkologie (Deutsche Krebsgesellschaft, Deutsche Krebshilfe, AWMF) (2021). S3-Leitlinie Früherkennung, Diagnose, Therapie und Nachsorge des Mammakarzinoms, Version 4.4, 2021, AWMF Registernummer: 032-045OL, http://www.leitlinienprogramm-onkologie.de/leitlinien/mammakarzinom/, Zugriff am 21.4.2023

Janeva, S., Zhang, C., Kovács, A., et al. (2020). Adjuvant chemotherapy and survival in women aged 70 years and older with triple-negative breast cancer: a Swedish population-based propensity score-matched analysis. *The lancet. Healthy longevity, 1*(3), e117–e124. https://doi.org/10.1016/S2666-7568(20)30018-0

Lin, H. S., Watts, J. N., Peel, N. M., et al. (2016). Frailty and post-operative outcomes in older surgical patients: a systematic review. *BMC geriatrics, 16*(1), 157. https://doi.org/10.1186/s12877-016-0329-8

Loibl, S., Untch, M., Burchardi, N., et al. (2019). A randomised phase II study investigating durvalumab in addition to an anthracycline taxane-based neoadjuvant therapy in early triple-negative breast cancer: clinical results and biomarker analysis of GeparNuevo study. *Annals of oncology: official journal of the European Society for Medical Oncology, 30*(8), 1279–1288. https://doi.org/10.1093/annonc/mdz158

Magnuson, A., Sedrak, M. S., Gross, C. P., et al. (2021). Development and Validation of a Risk Tool for Predicting Severe Toxicity in Older Adults Receiving Chemotherapy for Early-Stage Breast Cancer. *Journal of clinical oncology: official journal of the American Society of Clinical Oncology, 39*(6), 608–618. https://doi.org/10.1200/JCO.20.02063

Mohile SG, Dale W, Somerfield MR, et al. (2018). Practical Assessment and Management of Vulnerabilities in Older Patients Receiving Chemotherapy: ASCO Guideline for Geriatric Oncology. *Journal of Clinical Oncology: official journal of the American Society of Clinical Oncology.* 36(22), 2326-2347. doi: 10.1200/JCO.2018.78.8687.

Perrone, F., Nuzzo, F., Di Rella, F., et al. (2015). Weekly docetaxel versus CMF as adjuvant chemotherapy for older women with early breast cancer: final results of the randomized phase III ELDA trial. *Annals of oncology: official journal of the European Society for Medical Oncology, 26*(4), 675–682. https://doi.org/10.1093/annonc/mdu564

Pinder, M. C., Duan, Z., Goodwin, J. S., et al. (2007). Congestive heart failure in older women treated with adjuvant anthracycline chemotherapy for breast cancer. *Journal of clinical oncology: official journal of the American Society of Clinical Oncology, 25*(25), 3808–3815. https://doi.org/10.1200/JCO.206.10.4976

Schmid, P., Cortes, J., Pusztai, L., et al. (2020). Pembrolizumab for Early Triple-Negative Breast Cancer. *The New England journal of medicine, 382*(9), 810–821. https://doi.org/10.1056/NEJMoa1910549

Siegel, R. L., Miller, K. D., Fuchs, H. E., et al. (2022). Cancer statistics, 2022. *CA: a cancer journal for clinicians, 72*(1), 7–33. https://doi.org/10.3322/caac.21708

Vyas, A., Mantaian, T., Kamat, S., et al. (2021). Association of guideline-concordant initial systemic treatment with clinical and economic outcomes among older women with metastatic breast cancer in the United States. *Journal of geriatric oncology, 12*(7), 1092–1099. https://doi.org/10.1016/j.jgo.2021.05.012

7.9 Melanom

Cindy Franklin

7.9.1 Einführung

Die jährliche Inzidenz des Melanoms liegt in Deutschland über 22.800 mit circa 3.000 melanombedingten Todesfällen (Robert Koch-Institut, 2021). Die globale Inzidenz beträgt 15–25/100.000 Personen. Das Melanom ist für 90 % aller Todesfälle durch Hauttumoren verantwortlich. Im Gegensatz zu nicht melanozytären Hauttumoren, wie Basalzellkarzinomen und Plattenepithelkarzinomen, tritt das Melanom häufig bei jüngeren Patienten auf. Mit steigender Inzidenz nimmt jedoch auch die Prävalenz bei älteren Patienten zu. Das mittlere Erkrankungsalter in Deutschland beträgt 62 Jahre für Frauen und 68 Jahre für Männer. Risikofaktoren sind insbesondere hohe UV-Exposition (vor allem im jungen Alter), heller Hauttyp, Vorliegen von sehr vielen oder sehr großen Nävuszellnävi sowie positive Eigen- oder Familienanamnese. Höheres Alter ist ein negativer prognostischer Faktor. Melanome werden bei älteren Patienten oft erst in späteren Stadien erkannt und Komorbiditäten sowie reduzierte physiologische Reserve tragen zu einem schlechteren therapeutischen Outcome bei.

In den letzten zehn Jahren hat sich die Prognose des Melanoms signifikant verbessert – zum einen durch die frühere Erkennung nach Einführung des Hautkrebsscreenings, zum anderen durch neue Therapien. In den Leitlinien empfohlene Nachsorge- und Therapieoptionen gelten allgemein für geriatrische Patienten ebenso wie für jüngere. Dennoch sollten die Empfehlungen insbesondere bei älteren Patienten individuell umgesetzt und zielorientiert sein.

7.9.2 Epidemiologie, Verlauf und Stadieneinteilung

Etwa 70 % aller Melanome werden im nicht metastasierten Frühstadium entdeckt. Unterschieden werden das superfiziell-spreitende, das noduläre, das akrolentiginöse sowie das Lentigo maligna-Melanom. Seltener sind das amelanotische Melanom, nicht kutane Melanome der Schleimhaut und der Augen sowie Melanome mit unbekanntem Primärtumor. Das Lentigo maligna-Melanom tritt fast ausschließlich bei älteren Menschen auf UV-geschädigter Haut auf. Es wächst meist langsam, weist eine geringe Tumordicke auf und hat daher eine gute Prognose. Noduläre und akrolentiginöse Melanome haben – aufgrund der höheren Tumordicke bei Erstdiagnose – eine schlechtere Prognose als superfiziell-spreitende Melanome. Wichtige Prognosefaktoren beim Melanom sind die vertikale Tumordicke nach Breslow sowie das Vorliegen einer Ulzeration des Primärtumors. Das Risiko einer Metastasierung nimmt bei zunehmender Tumordicke und dem Vorliegen einer Ulzeration zu.

Eine Metastasierung erfolgt meist zunächst lymphogen in lokoregionäre Lymphknoten. Daneben können Hautmetastasten um den Primärtumor (Satellitenmetastasen) oder zwischen Primärtumor und erster abführender Lymphknotenstation auftreten (In transit-Metastasen). In Lymphknoten kann ein Einbruch in Blutgefäße mit nachfolgender hämatogener Fernmetastasierung stattfinden. Bei einigen Patienten kommt es direkt zu einer hämatogenen Metastasierung ohne vorherige lokoregionäre Metastasen. Studien konnten zeigen, dass ältere Melanompatienten seltener Lymphknotenmetastasen entwickeln, jedoch trotzdem ein schlechteres melanomspezifisches Überleben aufweisen (Balch et al., 2013, Lasithiotakis et al., 2008). Dies kann unter anderem an altersbedingten strukturellen Veränderungen der extrazellulären Matrix der Haut und des Lymphknotenstromas liegen, die zu einer verminderten Rate an Lymphknotenmetastasen bei vermehrter Fernmetastasierung von älteren Patienten führen (Ecker et al., 2019, Kaur et al., 2019).

Die Stadieneinteilung erfolgt gemäß TNM- und AJCC-Klassifikation. Hier werden Primärtumordicke nach Breslow und der Ulzerationsstatus des Primärtumors (Stadium I und II), Vorliegen von Lymphknoten- und lokoregionären Hautmetastasen (Stadium III) sowie von Fernmetastasen (Stadium IV) differenziert.

7.9.3 Diagnosestellung

Das von den gesetzlichen Krankenkassen übernommene Hautkrebs-Screening hat einen hohen Stellenwert. Seit Einführung im Jahr 2008 ist die Inzidenz des Melanoms sprunghaft angestiegen. Dabei handelt es sich vor allem um dünne Melanome im Frühstadium.

Bei Melanomverdacht sollte auch bei älteren Patienten eine Exzision erfolgen. Nach histologischer Bestätigung wird ab 1 mm Tumordicke die Entnahme des Wächterlymphknotens (Sentinel-Lymphknotenbiopsie, SLNB) empfohlen. Bei Befall des Wächterlymphknotens besteht ein erhöhtes Metastasenrisiko und es wird eine Bildgebung mittels CT-Thorax und CT-Abdomen sowie MRT-Schädel empfohlen. Die S3-Leitlinie empfiehlt dann zudem eine Lymphknotendissektion (CLND) der entsprechenden Region. Diese Empfehlung wird zurückhaltend gehandhabt, da Studien zeigen konnten, dass die sofortige CLND im Vergleich zu einer späteren CLND erst nach Rezidiv zu einem vergleichbaren melanomspezifischen Überleben führt (Morton et al., 2014; Leiter et al., 2016; Faries et al., 2017). Ausnahmen sind Makrometastasen, d. h. Lymphknotenmetastasen, die bereits klinisch und/oder im Rahmen von bildgebenden Verfahren sichtbar sind. In diesem Fall ist eine CLND ohne vorherige SLNB indiziert. Bei Patienten mit sehr hohem Metastasierungsrisiko aufgrund hoher Tumordicke (> 4 mm) und Vorliegen einer Ulzeration wird bereits vor SLNB eine Fernmetastasierung mittels CT und MRT ausgeschlossen.

7.9.4 Behandlungskonzepte

Stadienabhängig werden unterschiedliche Krankheitsszenarien unterschieden und verschiedene Therapieziele angestrebt (▸ Tab. 7.9.1).

7.9.5 Behandlung/Therapie

Resektion

Die Resektion des Primärtumors und von kutanen Metastasen wird üblicherweise in Lokalanästhesie durchgeführt. Sie ist daher auch im Alter gut durchführbar. Eine SLNB wird oft ebenfalls in Lokalanästhesie durchgeführt. Eine CLND erfolgt regelhaft in Intubationsnarkose, was für alte Patienten mit zahlreichen Komorbiditäten belastender ist.

Eine Verbesserung des melanomspezifischen Überlebens durch die SLNB konnte in einer Phase-III-Studie nur für die Subgruppe von Patienten mit intermediärer Tumordicke und nodaler Metastasierung gezeigt werden (Morton et al., 2006). Die CLND nach Resektion einer Wächterlymphknotenmetastase zeigte keinen Vorteil bezüglich des melanomspezifischen Überlebens im Vergleich zur Resektion eines möglichen Tumorrezidivs im Verlauf (Leiter et al., 2016; Faries et al., 2017).

Merke

Die Notwendigkeit einer SLNB sollte mit sehr alten und multimorbiden Patienten, insbesondere aufgrund der niedrigen Rate befallener Lymphknoten bei älteren Patienten, individuell diskutiert werden. Die Indikation für eine CLND sollte insgesamt, jedoch besonders bei älteren Patienten, sehr zurückhaltend gestellt werden.

Adjuvante Therapie

Eine adjuvante Therapie ist im Stadium III nach erfolgter Resektion aller Tumormanifestationen mit den PD-1-Antikörpern Nivolumab oder Pembrolizumab sowie bei Vorliegen einer aktivierenden BRAF-V600-Mutation mit den BRAF- und MEK-Inhibitoren Dabrafenib und Trametinib möglich (Long et al., 2017; Weber et al., 2017; Eggermont et al., 2018). Die Therapiedauer beträgt ein Jahr. Während die Zulassungsstudien für das Stadium IIIB und IIIC eine signifikante Verbesserung des rezidivfreien Überlebens zeigen konnten, ist eine Aussage über die Wirksamkeit im Stadium IIIA nur eingeschränkt möglich, da nur in zwei der Zulassungsstudien Patienten mit Stadium IIIA eingeschlossen wurden und auch nur solche, deren Metastasendurchmesser im Lymphknoten mindestens 1 mm betrug. Weil im Stadium IIIA ohnehin eine gute Prognose besteht, wird die Indikation einer adjuvanten Therapie im Stadium IIIA zurückhaltend gestellt. Seit 2022 besteht zudem eine Zulassung des PD-1-Antikörpers Pembrolizumab auch für das Stadium IIB und IIC (Luke et al., 2022).

Insgesamt kommt es unter den PD-1-Antikörpern weniger häufig zu höhergradigen Therapie-assoziierten Nebenwirkungen als mit BRAF- und MEK-Inhibitoren. Jedoch können die immunvermittelten Nebenwirkungen

Tab. 7.9.1: Stadiengerechte Melanomtherapie im Alter

Stadium	Therapie	Ziel
lokalisiert, niedriges Metastasierungsrisiko (I)	alleinige Resektion mit Sicherheitsabstand	Kuration
lokalisiert, mittel bis hohes Metastasierungsrisiko (II)	Resektion mit Sicherheitsabstand, Ausschluss lokoregionäre und Fernmetastasierung mittels Sonografie der Lymphknoten, SLNB und stadienabhängig Schnittbildgebung, ggf. adjuvante Therapie	Kuration
lokoregionär metastasiert, resektabel (III)	Resektion des Primärtumors mit Sicherheitsabstand, Resektion der Lymphknotenmetastase(n) mit SLNB und/oder CLND, Resektion von kutanen/subkutanen Metastasen, Ausschluss Fernmetastasierung mittels Schnittbildgebung, meist Empfehlung einer adjuvanten Therapie	Kuration
nicht resektabel (III) oder fernmetastasiert (IV)	kurative Resektion, Radiatio und/oder Systemtherapie, palliative Systemtherapie, palliative Supportivtherapie	Kuration (bei niedriger Tumorlast), Palliation

CLND = komplettierende Lymphknotendissektion; SLNB = Sentinel-Lymphknotenbiopsie

durch Immun-Checkpoint-Inhibitoren zu bleibenden Schäden und auch Todesfällen führen, während die Nebenwirkungen durch BRAF- und MEK-Inhibitoren in der Regel nach Dosisanpassung oder Absetzen der Therapie reversibel sind. MEK-Inhibitoren können die linksventrikuläre Ejektionsfraktion verringern und sind daher bei älteren Patienten mit einer Linksherzinsuffizienz kontraindiziert. Zudem bestehen zahlreiche Interaktionen von BRAF-Inhibitoren mit anderen Medikamenten, die von CYP2C8 und CYP3A4 metabolisiert werden oder diese induzieren bzw. inhibieren. Außerdem induziert Dabrafenib weitere arzneimittelmetabolisierende Enzyme. Die Resorption von BRAF- und MEK-Inhibitoren kann durch Protonenpumpeninhibitoren reduziert werden.

Merke

Bei der Einnahme von BRAF- und MEK-Inhibitoren ist bei älteren, polypharmazierten Patienten eine Interaktion mit der Co-Medikation auszuschließen. Bei der Einnahme von MEK-Inhibitoren ist eine Linksherzinsuffizienz eine Kontraindikation.

Eine adjuvante Radiatio der Wächterlymphknotenregion ist nur bei Vorliegen besonderer Risikofaktoren für ein Lokalrezidiv indiziert (mindestens drei befallene Lymphknoten, Lymphknotenmetastase > 3 cm, lymphogenes Rezidiv, Kapseldurchbruch).

Palliative Systemtherapie

Beim nicht resektablen, metastasierten und lokal fortgeschrittenen Melanom stehen die Immun-Checkpoint-Inhibitoren Ipilimumab und Nivolumab (Robert et al., 2015) als Kombinationstherapie (Ipi+Nivo) (Larkin et al., 2015) sowie als Einzelsubstanzen und der PD-1-Antikörper Pembrolizumab zur Verfügung. Eine Monotherapie mit Ipilimumab ist aufgrund geringerer Effektivität im Vergleich zu einer PD-1-Monotherapie (Robert et al., 2015) und Ipi+Nivo kein Goldstandard mehr. Immun-Checkpoint-Inhibitoren werden als intravenöse Therapien in mehrwöchigen Abständen verabreicht. Die BRAF- und MEK-Inhibitorkombinationen Dabrafenib+Trametinib, Vemurafenib+Cobimetinib und Encorafenib+Binimetinib mit täglicher oraler Einnahme sind ebenfalls zugelassen (Grob et al., 2015; Long et al., 2015; Dummer et al., 2018). Alle Therapieoptionen haben in Zulassungsstudien zu einem verbesserten progressionsfreien und Gesamtüberleben im Vergleich zur Chemotherapie geführt. Subgruppenanalysen (mit kleinen Patientengruppen) zeigten eine vergleichbare Wirksamkeit bei älteren und jüngeren Patienten. In allen Stadien wird beim Vorliegen einzelner Hirnmetastasen eine ergänzende stereotaktische Bestrahlung durchgeführt. Bei sehr vielen und v. a. symptomatischen Hirnmetastasen kann eine ergänzende Ganzhirnbestrahlung zur Anwendung kommen. Für Patienten mit zahlreichen kutanen/subkutanen und einzelnen oberflächlichen Lymphknotenmetastasen besteht die Möglichkeit der intraläsionalen Therapie mit dem onkolytischen Virus Talimogen laherparepvec (T-VEC). Chemotherapien kommen heute nur noch als letzte palliative Therapieoption und dann in der Regel als Monochemotherapie mit Dacarbazin zur Anwendung.

Immun-Checkpoint-Inhibitoren können zu immunvermittelten Nebenwirkungen führen, wie zum Beispiel Dermatitis, Kolitis, Hepatitis, Thyreoiditis, Hypophysitis oder Pneumonitis. Sie werden dann oft hochdosiert mit Steroiden behandelt und bedürfen gelegentlich weiterer Immunsuppressiva. Unter Kombinationstherapie (Ipi+Nivo) treten solche Nebenwirkungen im Vergleich zur Monotherapie mit einem PD-1-Antikörper häufiger auf. Toxizitätsbedingte Kolitiden mit mehr als zehn Diarrhöen pro Tag können sehr beeinträchtigend sein und bedürfen daher einer entsprechenden körperlichen Reserve. Ipi+Nivo zeigte in der Checkmate-067-Studie eine höhere Ansprechrate und ein numerisch leicht verbessertes Gesamtüberleben als Nivolumab mono. In einer Subgruppenanalyse betraf der Benefit vor allem jüngere Patienten. Trotzdem wird Ipi+Nivo auch bei Älteren bei bestimmten Krankheitskonstellationen bevorzugt eingesetzt, z. B. bei Patienten mit Hirnmetastasen, erhöhter Tumorlast und/oder erhöhter Serum-LDH. Insgesamt sollte Ipi+Nivo aber eher rüstigen älteren Patienten angeboten werden und eine individuelle Therapieentscheidung gemeinsam mit jedem Patienten unter Erläuterung möglicher Nebenwirkungen und ihrer Häufigkeit getroffen werden.

BRAF- und MEK-Inhibitoren führen zu Nebenwirkungen wie Pyrexien, Transaminasenerhöhung, Erhöhung der Serum-Kreatininkinase, Pannikulitiden, Phototoxizität, Erniedrigung der linksventrikulären Ejektionsfraktion und seröser Netzhautablösung. Diese sind nach Pausierung der Substanzen in der Regel rasch reversibel. Kardiale Nebenwirkungen und die Interaktion mit anderen Medikamenten sind zu beachten, wenn diese Substanzen älteren, multimorbiden Patienten angeboten werden (s. Abschnitt „Adjuvante Therapie").

Ansprechraten von Immun-Checkpoint-Inhibitoren sind nach Resistenzbildung unter einer zielgerichteten Therapie mit BRAF- und MEK-Inhibitoren niedrig (Weber et al., 2015). Die Erstlinientherapie mit Immun-Checkpoint-Inhibitoren gefolgt von einer zielgerichteten Therapie ist der umgekehrten Sequenz daher hinsichtlich des Gesamtüberlebens überlegen (Ascierto et al., 2023; Atkins et al., 2023; Franklin et al., 2023). Daher wird die Erstlinientherapie bevorzugt mit Immun-Checkpoint-Inhibitoren durchgeführt. Eine zielgerichtete Therapie in der Erstlinie bietet sich jedoch bei sehr hoher Tumorlast und raschem Tumorprogress an, weil die Wirkung schneller als bei Immun-Checkpoint-Inhibitoren einsetzt.

T-VEC ist als intraläsional applizierbare Substanz, die (außer Schüttelfrost und grippeartigen Symptomen im Rahmen der ersten Applikationen) kaum systemische Nebenwirkungen hat, eine palliative Therapiemöglichkeit für Patienten, welche eine reine kutane/subkutane oder oberflächlich lymphonodale Metastasierung ohne Befall weiterer Organsysteme aufweisen (Andtbacka et al., 2015). Aufgrund der geringen Nebenwirkungen bietet sich T-VEC daher auch sehr gut für ältere Patienten an.

Merke

Grundsätzlich sind alle für das Melanom zugelassenen Therapieoptionen auch im Alter wirksam und einsetzbar und zeigen bisher eine vergleichbare Wirksamkeit bei älteren und jüngeren Patienten.

Allerdings wurden in die entsprechenden Zulassungsstudien nur wenige sehr alte Patienten eingeschlossen, und Patienten mit bestimmten Komorbiditäten und Komedikationen sowie kognitiv eingeschränkte Personen waren ausgeschlossen. Daher ist bei geriatrischen Patienten unter Beachtung ihrer Rüstigkeit und Begleiterkrankungen individuell zu entscheiden, welches Therapieziel angestrebt wird und welche Nebenwirkungen der Patient aufgrund seines Gesundheits- und Allgemeinzustandes in Kauf nehmen kann und will.

Zusammenfassung

Die Therapie des Melanoms erfolgt in den früheren Stadien durch operative Resektion der Tumormanifestationen und in späteren Stadien durch eine systemische Therapie. Therapieempfehlungen des Melanoms im Alter unterscheiden sich zunächst nicht von denen für jüngere Patienten. In Abhängigkeit von Begleiterkrankungen, Begleitmedikationen und der Rüstigkeit des Patienten sollte das Vorgehen jedoch individuell angepasst werden. Neue immunonkologische und zielgerichtete Behandlungsansätze für molekular definierte Subgruppen konnten auch bei älteren Patienten mit einem Melanom im fortgeschrittenen Stadium die Prognose verbessern.

Literatur

Andtbacka, R. H., Kaufman, H. L., Collichio, F., et al. (2015). Talimogene Laherparepvec Improves Durable Response Rate in Patients With Advanced Melanoma. *Journal of clinical oncology: official journal of the American Society of Clinical Oncology*, *33*(25), 2780–2788. https://doi.org/10.1200/JCO.2014.58.3377

Ascierto, P. A., Mandalà, M., Ferrucci, P. F., et al. (2023). Sequencing of Ipilimumab Plus Nivolumab and Encorafenib Plus Binimetinib for Untreated *BRAF*-Mutated Metastatic Melanoma (SECOMBIT): A Randomized, Three-Arm, Open-Label Phase II Trial. *Journal of clinical oncology: official journal of the American Society of Clinical Oncology*, *41*(2), 212–221. https://doi.org/10.1200/JCO.21.02961

Atkins, M. B., Lee, S. J., Chmielowski, B., et al. (2023). Combination Dabrafenib and Trametinib Versus Combination Nivolumab and Ipilimumab for Patients With Advanced *BRAF*-Mutant Melanoma: The DREAMseq Trial-ECOG-ACRIN EA6134. *Journal of clinical oncology: official journal of the American Society of Clinical Oncology*, *41*(2), 186–197. https://doi.org/10.1200/JCO.22.01763

Balch, C. M., Soong, S. J., Gershenwald, J. E., et al. (2013). Age as a prognostic factor in patients with localized melanoma and regional metastases. *Annals of surgical oncology*, *20*(12), 3961–3968. https://doi.org/10.1245/s10434-013-3100-9

Dummer, R., Ascierto, P. A., Gogas, H. J., et al. (2018). Overall survival in patients with BRAF-mutant melanoma receiving encorafenib plus binimetinib versus vemurafenib or encorafenib (COLUMBUS): a multicentre, open-label, randomised, phase 3 trial. *The Lancet. Oncology*, *19*(10), 1315–1327. https://doi.org/10.1016/S1470-2045(18)30497-2

Ecker, B. L., Kaur, A., Douglass, S. M., et al. (2019). Age-Related Changes in HAPLN1 Increase Lymphatic Permeability and Affect Routes of Melanoma Metastasis. *Cancer discovery*, *9*(1), 82–95. https://doi.org/10.1158/2159-8290.CD-18-0168

Eggermont, A. M. M., Blank, C. U., Mandala, M., et al. (2018). Adjuvant Pembrolizumab versus Placebo in Resected Stage III Melanoma. *The New England journal of medicine*, *378*(19), 1789–1801. https://doi.org/10.1056/NEJMoa1802357

Faries, M. B., Thompson, J. F., Cochran, A. J., et al. (2017). Completion Dissection or Observation for Sentinel-Node Metastasis in Melanoma. *The New England journal of medicine*, *376*(23), 2211–2222. https://doi.org/10.1056/NEJMoa1613210

Franklin, C., Mohr, P., Bluhm, L., et al. (2023). Brain metastasis and survival outcomes after first-line therapy in metastatic melanoma: a multicenter DeCOG study on 1704 patients from the prospective skin cancer registry ADOREG. *Journal for immunotherapy of cancer*, *11*(4), e005828. https://doi.org/10.1136/jitc-2022-005828

Grob, J. J., Amonkar, M. M., Karaszewska, B., et al. (2015). Comparison of dabrafenib and trametinib combination therapy with vemurafenib monotherapy on health-related quality of life in patients with unresectable or metastatic cutaneous BRAF Val600-mutation-positive melanoma (COMBI-v): results of a phase 3, open-label, randomised trial. *The Lancet. Oncology*, *16*(13), 1389–1398. https://doi.org/10.1016/S1470-2045(15)00087-X

Kaur, A., Ecker, B. L., Douglass, S. M., et al. (2019). Remodeling of the Collagen Matrix in Aging Skin Promotes Melanoma Metastasis and Affects Immune Cell Motility. *Cancer discovery*, *9*(1), 64–81. https://doi.org/10.1158/2159-8290.CD-18-0193

Larkin, J., Chiarion-Sileni, V., Gonzalez, R., et al. (2015). Combined Nivolumab and Ipilimumab or Monotherapy in Untreated Melanoma. *The New England journal of medicine*, *373*(1), 23–34. https://doi.org/10.1056/NEJMoa1504030
Lasithiotakis, K., Leiter, U., Meier, F., et al. (2008). Age and gender are significant independent predictors of survival in primary cutaneous melanoma. *Cancer*, *112*(8), 1795–1804. https://doi.org/10.1002/cncr.23359
Leiter, U., Stadler, R., Mauch, C., et al. (DeCOG) (2016). Complete lymph node dissection versus no dissection in patients with sentinel lymph node biopsy positive melanoma (DeCOG-SLT): a multicentre, randomised, phase 3 trial. *The Lancet. Oncology*, *17*(6), 757–767. https://doi.org/10.1016/S1470-2045(16)00141-8
Long, G. V., Hauschild, A., Santinami, M., et al. (2017). Adjuvant Dabrafenib plus Trametinib in Stage III BRAF-Mutated Melanoma. *The New England journal of medicine*, *377*(19), 1813–1823. https://doi.org/10.1056/NEJMoa1708539
Long, G. V., Stroyakovskiy, D., Gogas, H., et al. (2015). Dabrafenib and trametinib versus dabrafenib and placebo for Val600 BRAF-mutant melanoma: a multicentre, double-blind, phase 3 randomised controlled trial. *Lancet (London, England)*, *386*(9992), 444–451. https://doi.org/10.1016/S0140-6736(15)60898-4
Luke, J. J., Rutkowski, P., Queirolo, P., et al. (2022). Pembrolizumab versus placebo as adjuvant therapy in completely resected stage IIB or IIC melanoma (KEYNOTE-716): a randomised, double-blind, phase 3 trial. *Lancet (London, England)*, *399*(10336), 1718–1729. https://doi.org/10.1016/S0140-6736(22)00562-1
Morton, D. L., Thompson, J. F., Cochran, A. J., et al. (2006). Sentinel-node biopsy or nodal observation in melanoma. *The New England journal of medicine*, *355*(13), 1307–1317. https://doi.org/10.1056/NEJMoa060992
Morton, D. L., Thompson, J. F., Cochran, A. J., et al. (2014). Final trial report of sentinel-node biopsy versus nodal observation in melanoma. *The New England journal of medicine*, *370*(7), 599–609. https://doi.org/10.1056/NEJMoa1310460
Robert, C., Long, G. V., Brady, B., et al. (2015). Nivolumab in previously untreated melanoma without BRAF mutation. *The New England journal of medicine*, *372*(4), 320–330. https://doi.org/10.1056/NEJMoa1412082
Robert, C., Schachter, J., Long, G. V., et al. (2015). Pembrolizumab versus Ipilimumab in Advanced Melanoma. *The New England journal of medicine*, *372*(26), 2521–2532. https://doi.org/10.1056/NEJMoa1503093
Robert Koch-Institut (2021). Krebs in Deutschland für 2017/2018. (2021). https://www.krebsdaten.de/Krebs/DE/Content/Publikationen/Krebs_in_Deutschland/kid_2021/krebs_in_deutschland_2021.pdf;jsessionid=808C4BC293277FE8CE730325F6420260.internet121?__blob=publicationFile, Zugriff am 21.4.2023
Weber, J., Mandala, M., Del Vecchio, M., et al. (2017). Adjuvant Nivolumab versus Ipilimumab in Resected Stage III or IV Melanoma. *The New England journal of medicine*, *377*(19), 1824–1835. https://doi.org/10.1056/NEJMoa1709030
Weber, J. S., D'Angelo, S. P., Minor, D., et al. (2015). Nivolumab versus chemotherapy in patients with advanced melanoma who progressed after anti-CTLA-4 treatment (CheckMate 037): a randomised, controlled, open-label, phase 3 trial. *The Lancet. Oncology*, *16*(4), 375–384. https://doi.org/10.1016/S1470-2045(15)70076-8

7.10 Supportive Therapie und geriatrisch-onkologisches Ko-Management

Valentin Goede, Michael Denkinger und Gerald Kolb

7.10.1 Einführung

Unter supportiver Therapie werden in der Krebsmedizin solche Maßnahmen verstanden, die Komplikationen der Krebsbehandlung und -erkrankung verhindern oder abmildern sollen, ohne unmittelbar zur Beseitigung oder Zurückdrängung des Tumors selbst beizutragen. Im engeren Sinne sind vor allem gezielte Maßnahmen gemeint, welche Nebenwirkungen der Krebsbehandlung entgegenwirken und so die tumorspezifische Therapie aktiv unterstützen oder sogar erst ermöglichen. Insbesondere bei der Chemo- und Strahlentherapie besitzen solche Ansätze einen großen Stellenwert. Wichtige Komplikationen dieser Therapiemodalitäten, denen mit supportiven Maßnahmen wirksam begegnet werden kann, sind:

- Neutropenie
- Anämie
- Nausea und Emesis
- Diarrhö
- Mukositis
- Neurotoxizität
- Hauttoxizität
- Osteoporose
- Paravasate

Therapeutische Maßnahmen wie Tumoranalgesie, Osteoprotektion bei Knochenmetastasen, Psychoonkologie oder Palliativmedizin werden gelegentlich ebenfalls zur supportiven Therapie gerechnet. Weil damit aber nicht vordringlich die Komplikationen oder Symptome der Krebstherapie, sondern eher der Krebskrankheit selbst behandelt werden (z. B. Tumorschmerzen, Skelettmetastasen, Depressivität bei infauster Prognose), sind solche Maßnahmen in der S3-Leitlinie „Supportive Therapie bei onkologischen PatientInnen" der Deutschen Krebsgesellschaft und Krebshilfe (Leitlinienprogramm Onkologie, 2020) überwiegend ausgeklammert.

Gerade bei der Behandlung von betagten bzw. hochbetagten Krebspatienten sind supportive Maßnahmen aus mehreren Gründen von herausragender Bedeutung (Koll et al., 2016). Altersbedingt verminderte Funktionsreserven von Organen (z. B. eine verminderte hämatopoetische Regenerationskapazität des Knochenmarks) und alterstypische chronische Begleiterkrankungen (z. B. ein myelodysplastisches Syndrom) machen diese Patienten vulnerabel und können so der Entwicklung von Tumortherapie-induzierten Komplikationen (z. B. einer Anämie) leichter Vorschub leisten als bei jüngeren Betroffenen. Vorbestehende chronische Krankheiten (z. B. eine diabetische Polyneuropathie) können auch dazu beitragen, dass Nebenwirkungen der Krebsbehandlung (z. B. Neurotoxizität einer Chemotherapie) im fortgeschrittenen Lebensalter schwergradiger ausfallen oder nur protrahiert abklingen. Umgekehrt können Nebenwirkungen der Krebsbehandlung vorbestehende Alterskrankheiten und Alterssyndrome verschlimmern und zur Dekompensation bringen (z. B., wenn aus einer toxizitätsbedingten Anämie die Dekompensation einer chronischen Herzinsuffizienz folgt oder wenn durch eine Chemotherapie-assoziierte Neuropathie bei schon vorab unsicherem Stand und Gang manifeste Stürze ausgelöst werden).

Die oben genannte, für den deutschsprachigen Raum vorliegende S3-Leitlinie unterscheidet bei den Empfehlungen nicht zwischen bestimmten Altersgruppen. Auch die erst in jüngster Zeit gewonnene Erkenntnis, dass ein multidimensionales geriatrisches Assessment mit anschließendem multiprofessionellen geriatrischen Ko-Management bei älteren Patienten vor oder während einer Krebstherapie wirksam dazu beiträgt, Behandlungskomplikationen zu verhindern, hat in der S3-Leitlinie noch keinen Eingang gefunden. In diesem Kapitel werden deshalb die Besonderheiten toxizitätsspezifischer Supportivmaßnahmen bei der Tumortherapie von betagten bzw. hochbetagten Menschen benannt und auch die Relevanz eines geriatrischen Ko-Managements als wichtige Supportivmaßnahme in dieser Patientengruppe genauer beleuchtet.

7.10.2 Prophylaxe und Therapie ausgewählter Tumortherapie-Toxizitäten im Alter

Knochenmarktoxizität

Myelosuppressive Chemotherapien bergen das Risiko einer (meist vorübergehenden) Schädigung des Knochenmarkes und damit der Hämatopoese. In Abhängigkeit der eingesetzten Zytostatika und gewählten Dosen resultieren bei zahlreichen Chemotherapie-Regimen passagere Zytopenien mit Leuko- bzw. Neutropenie, Anämie oder Thrombopenie.

Merke

Auch Tumormedikamente, die nicht zu den Chemotherapeutika gezählt werden (z. B. Kinaseinhibitoren, Immunmodulatoren), können solche Zytopenien auslösen.

Ein Abfall der neutrophilen Granulozytenzahl unter 500–1.000 G/l bedroht Betroffene durch die damit verbundene Gefahr einer schweren Infektion (febrile Neutropenie, neutropenische Sepsis). Die Wahrscheinlichkeit einer febrilen Neutropenie hängt dabei unter anderem vom Lebensalter ab. Formal gilt das Risiko ab einem Alter von 65 Jahren als erhöht, aber auch dann, wenn ein herabgesetzter funktioneller Status oder Komorbiditäten wie z. B. eine HIV-Infektion oder Autoimmunerkrankungen vorliegen. Andere, bei älteren Menschen häufiger anzutreffende Merkmale wie z. B. eine schon länger zurückliegende Erst-Chemotherapie im Rahmen einer vorausgegangenen anderen Krebserkrankung gelten ebenfalls als Risikofaktoren.

Merke

Gemäß S3-Leitlinien-Empfehlungen erhalten ältere Patienten ab einem febrilen Neutropenie-Risiko von 20 % kurz nach der Verabreichung der Chemotherapie prophylaktisch einen Granulozyten-Kolonie-stimulierenden Faktor (G-CSF).

Diese supportive Maßnahme betrifft in der Praxis vor allem ältere Patienten mit immunchemotherapierten Non-Hodgkin-Lymphomen oder mit polychemotherapierten soliden Tumoren. Es existieren Listen von Chemotherapie-Regimen mit Angabe des jeweiligen Neutropenie-Risikos in %. Die Gabe von G-CSF erfolgt von hämato-onkologisch fachärztlicher Seite im Rahmen des Chemotherapie-Protokolls. Von einer geringeren Wirksamkeit oder Verträglichkeit bei Älteren im Vergleich zu Jüngeren wird nicht ausgegangen. Kurzzeitig kann sich nach Stimulation der Granulopoese durch G-CSF eine ausgeprägte Leukozytose ausbilden, die von anderen Behandlern nicht als Ausdruck einer schweren Infektion fehlgedeutet werden sollte und deren spontanes Abklingen einfach abgewartet werden kann. Der automatische Einsatz von G-CSF zur Behandlung einer nach Chemotherapie eingetretenen Neutropenie mit oder ohne Fieber ist in keiner Altersgruppe Standard und sollte deshalb nie regulär, sondern nur in Einzelfällen gut begründet erfolgen. Wichtigster supportiver Behandlungsschritt bei febriler Neutropenie ist altersunabhängig eine zeitnahe intravenöse Behandlung mit einem Breitspektrumantibiotikum.

Anämien finden sich bei Krebskranken häufig auch schon vor tumortherapeutischen Einflüssen. Dabei handelt es sich oft um eine Anämie bei chronischer Erkrankung (anemia of chronic disease), welche durch inflammatorische Zytokine vermittelt wird. Diese Anämieform entsteht oft im Rahmen einer Tumorkrankheit, kann bei multimorbiden älteren Menschen aber zusätzlich auch durch andere chronisch-entzündliche Pathologien (z. B. COPD), Malnutrition, fortgeschrittene Niereninsuffizienz oder chronische subklinische gastrointestinale Blutungen mitbedingt sein. Chemotherapie-induzierte Anämien können sich dann auf solche Störungen der Erythropoese aufpfropfen. Die Wahrscheinlichkeit, dass eine Tumor(therapie)-induzierte Anämie jenseits messbarer Laborabnormalitäten zur Symptomlast beiträgt, ist im fortgeschrittenen Alter und bei Vorliegen von Komorbiditäten (z. B. COPD, Herzinsuffizienz) höher als bei sonst gesunden, jüngeren Krebskranken. Bei Hochbetagten kann eine Chemotherapie-induzierte Anämie zudem Alterssyndrome wie Stürze, ein Delir oder eine Verschlechterung einer Demenz provozieren.

Merke

Der prophylaktische oder therapeutische Einsatz von Erythropoese-stimulierenden Agenzien (ESA) wie Erythropoetin oder Darbepoetin ist bei Tumor(therapie)-induzierten Anämien kein Standard.

Dem gewünschten Anstieg der Hämoglobinkonzentration und Senkung der Transfusionsfrequenz steht dabei das bei älteren Menschen ohnehin erhöhte Risiko thromboembolischer Komplikationen und hypertensiver Entgleisungen gegenüber. Eine intravenöse oder orale Eisengabe zur Korrektur Chemotherapie-induzierter Anämien ohne vorherige genaue Überprüfung der Speichervorräte sowie des Ausmaßes der erythropoetischen Eisendefizienz wird ebenfalls nicht empfohlen. Zur schnellen Anämiekorrektur eignen sich Erythrozytentransfusionen. Eine Hämoglobingrenze, ab der zwingend transfundiert werden sollte (Transfusionstrigger), ist allerdings nicht definiert. Ein hohes Lebensalter allein rechtfertigt keine großzügigere Indikationsstellung. Transfusionen von Erythrozyten bei betagten bzw. hochbetagten Patienten mit Tumor(therapie)-induzierter Anämie sind gemäß S3-Leitlinienempfehlung gut vertretbar bei Hämoglobinwerten < 6 g/dL oder auch schon darüber, wenn die Anämie klinisch nicht gut kompensiert wirkt (z. B. bei anämischer Hypoxie, Dyspnoe, Tachykardie). Bei Hämoglobinwerten > 8 g/dL sollte auch bei Hochbetagten mit Transfusionen restriktiv umgegangen werden.

Gastrointestinale Toxizität

Übelkeit und Erbrechen sind häufig beobachtete und subjektiv als meist belastend empfundene Nebenwirkungen einer medikamentösen Tumortherapie. Die Emetogenität einzelner Tumormedikamente schwankt und ist z. B. ausgeprägt bei platinhaltiger Chemotherapie, aber auch bei einigen Kinaseinhibitoren gesteigert (z. B. Imatinib).

> **Merke**
>
> Hohes Lebensalter gilt nicht als Risikofaktor für Tumortherapie-induzierte Nausea und Emesis.

In Abhängigkeit der Behandlungsemetogenität kommen zur Prophylaxe vor allem antiemetische Pharmaka wie NK_1- und HT_3-Rezeptorantagonisten (z. B. Aprepitant, Ondansetron, Granisetron) sowie Dexamethason zum Einsatz. Bei Auftreten von Übelkeit und Erbrechen nach Verabreichung einer Chemotherapie und trotz antiemetischer Prophylaxe können antiemetische Therapieversuche u. a. mit H2-Blockern (Dimenhydrinat) oder Dopamin-Rezeptor-Antagonisten (Metoclopramid, Olanzapin und Haloperidol – beide allerdings ohne Zulassung für diese Indikation) unternommen werden. Die genannten Substanzen sind im fortgeschrittenen Lebensalter zum Teil nicht unproblematisch. Dimenhydrinat, Olanzapin und Haloperidol werden auf der PRISCUS-Liste geführt. Einige Prophylaktika sind Substrate des hepatischen Cytochrom-P450-Isoenzym-Systems, so dass bei entsprechend ungünstiger Ko-Medikation Wechselwirkungen möglich sind, auch wenn diese im klinischen Alltag meist keine großen Probleme verursachen. Auch andere pharmakologische Interaktionen ohne Enzymvermittlung sind im hohen Lebensalter ungewollt schneller provoziert, z. B. das Serotonin-Syndrom bei Einsatz von Setronen und vorbestehend antidepressiver Medikation mit Serotonin-Wiederaufnahmehemmern, MAO-Hemmern oder serotonerg wirksamen Opioiden. Eine Aggravation alterstypischer Komorbiditäten ist ebenfalls möglich und zu beachten (z. B. QT-Zeit-Verlängerung durch Setrone, extrapyramidale Störungen durch Dopamin-Rezeptor-Antagonisten). Dexamethason-Gaben können ungünstig mit alterstypischen Begleiterkrankungen wie Diabetes mellitus oder hydroper Herzinsuffizienz interagieren.

Diarrhö ist eine häufige Nebenwirkung von Chemotherapeutika und vielen zielgerichteten Tumormedikamenten.

> **Merke**
>
> Höheres Lebensalter und manche Zustände, die bei Älteren häufiger als bei Jüngeren angetroffen werden (z. B. vorausgegangene Magen-Darm-Operationen, Stoma), gelten als risikoerhöhend für eine Tumortherapie-induzierte Diarrhö.

Diarrhö-bedingte Flüssigkeits- und Elektrolytverluste können insbesondere bei Hochbetagten mit schon vorbestehender Trinkschwäche durch z. B. Depression oder beginnende Demenz oder mit diuretischer Medikation rasch bedrohlich werden. Ein prophylaktischer Nutzen durch Gabe von z. B. lokalwirksamen Steroiden oder Synbiotika vor oder nach der Verabreichung der medikamentösen Tumortherapie ist nicht belegt. Bei manifester Diarrhö können insbesondere Loperamid, Octreotid (ohne Zulassung) und Tinctura opii, aber auch Quellstoffe (z. B. Flohsamenschale) als symptomatischer Behandlungsansatz versucht werden. Infektiöse Diarrhö-Ursachen sollten differenzialdiagnostisch ausgeschlossen sein.

> **Merke**
>
> Das Risiko für Chemotherapie-vermittelte orale Mukositiden hängt im Wesentlichen von den verwendeten Zytostatika und Faktoren wie bspw. Mundgesundheit, aber kaum vom Lebensalter ab.

Wichtigste Prophylaxen sind Mundhygiene und -spülungen (z. B. mit Wasser). Epitheliale Wachstumsfaktoren kommen allenfalls bei hochintensiven Chemotherapien mit Transplantationsmanövern zum Einsatz und spielen somit bei hochbetagten Krebspatienten keine Rolle.

Neurotoxizität

Chemotherapie-induzierte periphere Neuropathien manifestieren sich gehäuft bei Platin-, Taxan- oder Vinca-Alkaloid-haltigen Regimen und können neben Dysästhesien und neuropathischen Schmerzen auch zur Beeinträchtigung der Propriozeption mit Sturzgefahr führen.

> **Merke**
>
> Einige Alterskrankheiten wie Diabetes mellitus und Niereninsuffizienz sind Risikofaktoren, welche sowohl die Auftretenswahrscheinlichkeit als auch den Ausprägungsgrad von Neuropathien bei einer Chemotherapie erhöhen.

Altersunabhängig kann körperliches Funktionstraining zur Prävention und Therapie erfolgen; eine wirksame medikamentöse Prophylaxe existiert nicht. Bei der Pharmakotherapie von Symptomen können auch im fortgeschrittenen Lebensalter Antiepileptika (Pregabalin, Gabapentin) versucht werden. Bei einem Therapieversuch mit Amitryptilin

Tab. 7.10.1: Ausgewählte randomisiert-kontrollierte Studien zum geriatrischen Ko-Management bei ambulanten Chemotherapie-Patienten mit fortgeschrittenem Lebensalter

Studie	Setting	N	Interventionsarm	Benefits
GAP-70 (Mohile et al., 2021)	40 Onkologie-Praxen, solide Tumore und Lymphome	718	geriatrisches Assessment → Empfehlungen zu gezielten Interventionen übermittelt an Onkologen	weniger Chemotoxizität (50 % vs. 70 %), weniger Stürze und Polypharmazie
GAIN (Li et al., 2021)	multizentrisch, solide Tumore	605	geriatrisches Assessment durch multiprofessionelles Team → Geriatrische Interventionen	weniger Chemotoxizität (51 % vs. 61 %)
GERICO (Lund et al., 2021)	unizentrisch, Kolonkarzinom postoperativ	141	geriatrisches Assessment → Geriatrische Interventionen durch multiprofessionelles Team	mehr regelhaft nach Plan beendete Chemotherapien (45 % vs 28 %), bessere Lebensqualität und Mobilität

(PRISCUS-Medikament) muss der erhoffte symptomlindernde Nutzen u. a. gegen das Risiko anticholinerger Nebenwirkungen abgewogen werden.

Hauttoxizität

Bei älteren Krebspatienten unter einer Tumortherapie auftretende Hautveränderungen sollten von anderen Behandlern nicht als sonstiges Arzneimittelexanthem oder genuine Hautkrankheiten fehlinterpretiert werden. Dazu gehören z. B. das akneiforme Exanthem bei Einnahme von Medikamenten, die den Epidermal-Growth-Faktor-Rezeptor (EGFR) blockieren, oder das ebenfalls mit Kinaseinhibition verbundene Hand-Fuß-Syndrom. Prophylaktische systemische und topische Maßnahmen sind teilweise verfügbar und werden altersunabhängig eingesetzt. Neben der Alopezie gehört auch Pruritus zu den häufigeren Hauttoxizitäten einer Chemotherapie; therapeutisch können topisch, oral und parenteral Antihistaminika sowie topisch Kortikoide versucht werden.

Osteotoxizität

Einige Tumortherapeutika führen zu einer Abnahme der Knochendichte und erhöhen das Risiko für die Entwicklung einer Osteoporose bzw. osteoporotische Frakturen. Vor allem sind dies endokrin ansetzende Medikamente, die zur Behandlung des Mamma- bzw. Prostatakarzinoms verwendet werden und bei denen eine Antagonisierung von Hormonen, die eigentlich osteoprotektiv wirken, das Tumorwachstum bremsen soll. Auch alte Patienten werden z. B. mit Aromataseinhibitoren oder Androgendeprivatoren langzeitbehandelt. In supportiver Intention, d. h. zur Vermeidung von Osteotoxizität und Abbau von gesundem Knochen, sollten diese Patienten osteoprotektiv mit Bisphosphonaten oder Denosumab behandelt werden.

7.10.3 Geriatrisches Ko-Management zur Prophylaxe von Tumortherapie-Toxizität im Alter

Erst in jüngster Zeit wurde durch randomisiert-kontrollierte Studien gezeigt, dass die Gesamtverträglichkeit und Durchführbarkeit onkologisch-internistischer bzw. -chirurgischer Behandlungen bei älteren Patienten durch ein geriatrisches Ko-Management verbessert werden kann (▶ Tab. 7.10.1). Überzeugende Studienergebnisse liegen vor allem für das ambulante palliative und adjuvante Chemotherapie-Setting vor. In zwei großen US-amerikanischen Untersuchungen (Li et al., 2021; Mohile et al., 2021) an älteren Patienten mit fortgeschrittenen Tumoren erfolgte ein geriatrisches Assessment mit Betrachtung üblicher geriatrischer Domänen (u. a. Mobilität, Nutrition, Kognition, Emotion, Polypharmazie) und anschließend daraus abgeleitete, individuelle geriatrische Interventionen (z. B. Hilfsmittelversorgung, Ernährungsoptimierung, Sturz- und Delirprophylaxe, Physio- und Ergotherapie, Medikamentenhygiene). Die Umsetzung bzw. Organisation dieser multimodalen Maßnahmen oblag in diesen Studien dem onkologischen Behandlungspersonal. In beiden Untersuchungen konnte die Toxizität der Chemotherapie im klinisch relevanten Ausmaß gesenkt werden. In einer Studie mit älteren Patienten, die im Anschluss an eine Resektion eines kolorektalen Karzinoms in adjuvanter oder palliativer Intention chemotherapiert werden sollten (Lund et al., 2021), führte ein geriatrisches Ko-Management während der Chemotherapie zu einer höheren Rate regulär komplettierter Behandlungen.

Merke

Aus Studiendaten kann also abgeleitet werden, dass bei älteren Krebspatienten, die eine ambulante Chemotherapie erhalten und ein erhöhtes Toxizitätsrisiko haben, ein geriatrisches Assessment und davon abgeleitetes geriatrisches Ko-Management Teil der regulären supportiven Therapie und damit der Standardversorgung sein sollte (Kolb et al., 2020; Mohile et al., 2021).

In Deutschland fehlen in onkologischen Praxen, Ambulanzen und medizinischen Versorgungszentren aber regelhaft die dafür erforderliche Expertise und Ressourcen. Die hausärztliche und ambulante geriatrische Medizin ist ebenfalls nicht ausreichend aufgestellt, um die vorhandene Studienevidenz bei dieser Patientengruppe angemessen umzusetzen.

Merke

Passende Versorgungsmodelle zur breiten Verwirklichung eines ambulanten geriatrischen Ko-Managements als nachgewiesen wirksame Supportivmaßnahme müssen erst noch gefunden werden.

In Tumorkonferenzen sollte dann nicht nur über tumorspezifische Therapien entschieden, sondern auch auf einem geriatrischen Assessment basierende, supportiv wirksame geriatrische Interventionen benannt werden (Kolb et al., 2020).

Zusammenfassung

Supportivmaßnahmen zur Prophylaxe und Therapie von Komplikationen einer medikamentösen oder nicht medikamentösen Krebsbehandlung sind bei betagten und hochbetagten Krebspatienten unverzichtbarer Bestandteil des onkologischen Vorgehens. Bei der Prophylaxe und Therapie einzelner Toxizitäten sind manche altersspezifische Besonderheiten zu beachten. Ein Assessment-basiertes geriatrisches Ko-Management hat „Supportivcharakter" und trägt maßgeblich dazu bei, dass Chemotherapie im fortgeschrittenen Lebensalter besser verträglich und durchführbar ist.

Literatur

Kolb, G., Bokemeyer, C., Wedding, U. (2020). Geriatrisches Assessment: Integration ins Tumorboard. Dtsch Arztebl, *117*(27-28), A-1382/B-1182.

Koll, T., Pergolotti, M., Holmes, H. M., et al. (2016). Supportive Care in Older Adults with Cancer: Across the Continuum. *Current oncology reports*, *18*(8), 51. https://doi.org/10.1007/s11912-016-0535-8

Leitlinienprogramm Onkologie (Deutsche Krebsgesellschaft, Deutsche Krebshilfe, AWMF) (2020). Supportive Therapie bei onkologischen PatientInnen – Langversion 1.3, AWMF Registernummer: 032/054OL, https://www.leitlinienprogramm-Leitlinionkologie.de/leitlinien/supportive-therapie/, Zugriff am 21.4.2023 Li, D., Sun, C. L., Kim, H., et al. (2021). Geriatric Assessment-Driven Intervention (GAIN) on Chemotherapy-Related Toxic Effects in Older Adults With Cancer: A Randomized Clinical Trial. *JAMA oncology*, 7(11), e214158. https://doi.org/10.1001/jamaoncol.2021.4158

Lund, C. M., Vistisen, K. K., Olsen, A. P., et al. (2021). The effect of geriatric intervention in frail older patients receiving chemotherapy for colorectal cancer: a randomised trial (GERICO). *British journal of cancer*, *124*(12), 1949–1958. https://doi.org/10.1038/s41416-021-01367-0

Mohile, S. G., Mohamed, M. R., Xu, H., et al. (2021). Evaluation of geriatric assessment and management on the toxic effects of cancer treatment (GAP70+): a cluster-randomised study. *Lancet (London, England)*, *398*(10314), 1894–1904. https://doi.org/10.1016/S0140-6736(21)01789-X

8 Kardiovaskuläre Erkrankungen und Gefäßerkrankungen: Epidemiologie, Pathophysiologie, Diagnose und Management

Sektionsherausgebende: Ursula Müller-Werdan und Rainer Wirth

8.1 Biologische Alterungsmechanismen im Herz-Kreislauf-System

Ursula Müller-Werdan, Anne Großkopf und Andreas Simm

8.1.1 Einführung

In den letzten 150 Jahren hat sich mit der steigenden Lebenserwartung das Spektrum der auftretenden Erkrankungen und der daraus resultierenden Todesursachen stark verändert. Seit über 20 Jahren sind chronische Erkrankungen und hier insbesondere Herz-Kreislauf-Erkrankungen eine der häufigsten Todesursachen weltweit. Diese Erkrankungen bilden auch die häufigste Todesursache in Deutschland. In Deutschland waren im Jahr 2021 Krankheiten des Kreislaufsystems zum Beispiel ursächlich für 33,3 % aller Todesfälle. Der Anteil der Tode durch bösartige Neubildungen betrug zum Vergleich 23,2 % (Destatis, 2023). Für Herz-Kreislauf-Erkrankungen ist das Alter ein bedeutender, unabhängiger Risikofaktor. Aus diesem Grund müssen das Alter und die dafür verantwortlichen Mechanismen als Teil der Präventions- und Interventionsstrategien bei der Versorgung älterer Menschen mitgedacht werden. Zu den zentralen Faktoren molekularen, biologischen Alterns gehören unter anderem die genomische Instabilität, die Telomerverkürzung, Stammzellenerschöpfung, die Akkumulation makromolekularer Schäden, epigenetische Veränderungen, eine gestörte Proteostase und auch eine gestörte, zelluläre Kommunikation. Diese mit dem Alter einhergehenden Veränderungen führen organübergreifend zum Verlust der funktionellen Reserve. Damit reduzieren sich die Resilienz und Resistenz des Herzens und der Gefäße gegenüber Stress, was zu Funktionseinschränkungen und Erkrankungen führt und letztendlich zum Tod.

Edward Lakatta und Daniel Levy haben schon im Jahr 2003 Parameter beschrieben, die in der Baltimore Longitudinal Study und der Framingham Heart Study bei der Untersuchung kardiovaskulären Alterns identifiziert wurden (Lakatta, 2003; Lakatta & Levy, 2003a, 2003b). Hierbei gibt es das Problem der kategorischen Unterscheidung zwischen „physiologischen“ und „pathologischen“ Alterungsprozessen. Es kommt bereits in jungen Jahren im Herz und den Gefäßen zu schleichenden Veränderungen, die, solange es keine diagnostizierbaren Auswirkungen gibt, als physiologisches Altern betrachtet werden. Wird der Alternsprozess symptomatisch, „überspringt“ man eine „klinische Schwelle“ und die Veränderungen werden als pathologisches Altern deklariert. Diese erzwungene Einteilung von Alternsveränderungen in unterhalb oder oberhalb einer Krankheitsschwelle sollte aufgegeben werden, da es sich um einen kontinuierlichen Vorgang von der Geburt bis zum Tode handelt (Lakatta, 2003; Lakatta & Levy, 2003a, 2003b).

Funktionelle Veränderungen der Gefäße und des Herzens gehen dabei Hand in Hand und sind ähnlichen Mechanismen unterworfen. Allgemeine Kennzeichen der Alterung sind weitgehend unveränderte Ruhefunktionsparameter bei sich verstärkender Belastungsintoleranz, z. B. vermindert adaptierbare Herzfrequenz/Herzzeitvolumen, beeinträchtigte Blutdruckregulation und maximale Sauerstoffaufnahme. Damit sinkt die funktionelle Reserve, also die Differenz zwischen basaler und maximaler Funktion. Dies führt zu einer reduzierten Belastbarkeit bzw. Resilienz – eine typische Altersveränderung in vielen Organen.

Die Veränderungen am gesunden Herzen sind stark mit der Erhöhung der Nachlast durch die reduzierte Windkesselfunktion der Aorta verbunden. Der Phänotyp des gesunden Altersherzens ist außerdem gekennzeichnet durch eine Zunahme der ventrikulären Masse, der Wanddicke und der Größe. Da sich die Kardiomyozyten beim Erwachsenen nicht mehr teilen und nur in geringer Zahl aus Stammzellen ersetzt werden, beruht die Zunahme vor allem auf der Hypertrophie vorhandener Herzmuskelzellen. Auch im Gefäßsystem, insbesondere in den Arterien, kommt es zu strukturellen Änderungen. Mit dem Alter steigt der Durchmesser der Gefäße und die Intima- und Media-Dicke nimmt zu.

Zusätzlich kommt es zu einer Zunahme der extrazellulären Matrix, insbesondere der Kollagene, die durch eine veränderte Zahl und Funktion von Fibroblasten erklärt werden kann. Das hat parallel dazu eine Abnahme der Kapillardichte zur Folge. Diese strukturellen Veränderungen führen zu einer sukzessiven Zunahme der Steifigkeit und damit im Herzen zu einer reduzierten Wiederbefüllung der Ventrikel in der Diastole bis hin zu einer altersassoziierten diastolischen Herzinsuffizienz bzw. Herzinsuffizienz mit erhaltener Auswurffraktion. In Gefäßen führen ähnliche Prozesse zu gesteigerten Blut- und Pulsdrücken und einer Zunahme der Pulswellengeschwindigkeit. Im Alter kommt es zusätzlich zu einem Verlust an Schrittmacherzellen im Sinusknoten, was für Herzrhythmusstörungen prädisponiert (Khan et al., 2017). Sehr häufig kommt es zur Kalzifizierung des Gewebes, was zu einer Dysfunktion der Aortenklappe und Arteriosklerose führen kann. Weiterhin nimmt die Endothelfunktion ab. Auch hier kommt es zu einer reduzierten Regulationsfähigkeit bei plötzlichen Belastungen aus der Ruhe heraus (Lakatta, 2003; Lakatta & Levy, 2003a, 2003b).

8.1.2 Molekulare Mechanismen

Neben den biologischen Faktoren gibt es eine Reihe sozialer Faktoren, die einen ebenso großen Einfluss haben und unter den „Social hallmarks of aging“ zusammengefasst werden (Crimmins, 2020). Wir konzentrieren uns aller-

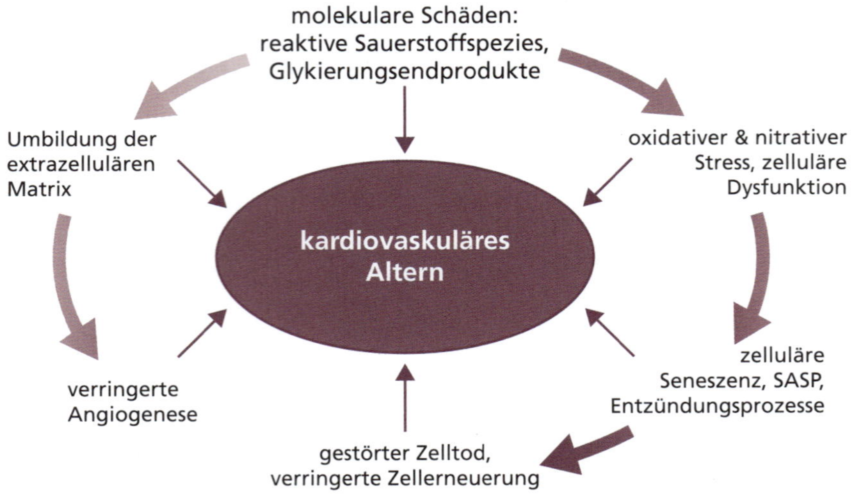

Abb. 8.1.1: Molekulare Einflussfaktoren kardiovaskulären Alterns (modifiziert nach Chiao et al., 2016; Grosskopf et al., 2022). Ausgewählte Prozesse, die vaskuläres und kardiales Altern vorantreiben. SASP = Seneszenz-assoziierter, sekretorischer Phänotyp

dings auf die molekulare/biologische Ebene. So altern Biomoleküle, wie Nukleinsäuren, Lipide oder Proteine, durch stochastisch auftretende molekulare Schäden. Diese Schäden wiederum führen zu zellulärer und folgender Gewebsdysfunktion. In letzter Folge werden dadurch Herz und Gefäße funktionell beeinträchtigt (Chen et al., 2022).

Die wichtigsten molekularen Alterns-Mechanismen werden als Kennzeichen („Hallmarks") oder Pfeiler („Pillars") des Alterns zusammengefasst (Cohen et al., 2020; Kennedy et al., 2014; López-Otín et al., 2013). Dabei treten die einzelnen Pfeiler allerdings nie isoliert auf, sondern sind eng miteinander verknüpft.

Zu den primären/ursächlichen Mechanismen zählen makromolekulare Schäden, epigenetische Veränderungen und eine gestörte Proteostase. Mechanistisch daraus ableitbar sind u. a. ein veränderter Zellmetabolismus, mitochondriale Dysfunktion, Telomerverkürzungen sowie einsetzende zelluläre Seneszenz und Entzündungsreaktionen. Das führt in Summe zu gestörter, zellulärer Kommunikation und Veränderungen in der Stammzellnische (Kennedy et al., 2014; López-Otín et al., 2013).

Alle diese molekularen Prozesse sind auch an der kardiovaskulären Alterung grundsätzlich beteiligt. Besonderes Interesse kommt hierbei den Veränderungen zu, die zu kardiovaskulären Krankheitsbildern, wie Stenosen, Fibrosen, Vorhofflimmern, Herzversagen, Bluthochdruck und Arteriosklerose beitragen (► Abb. 8.1.1). In Folge sollen diese molekulare Mechanismen noch einmal näher beleuchtet werden.

8.1.3 Akkumulation molekularer Schäden: AGE-Bildung und Auswirkungen reaktiver Sauerstoffspezies

Auf Grund der Funktionalität des kardiovaskulären Systems spielen vor allem zwei eng verbundene Schadensprozesse eine Rolle: Die Vernetzung von Proteinen und der extrazellulären Matrix sowie intrazelluläre Signalkaskaden durch fortgeschrittene Glykierungsendprodukte (AGEs) und zelluläre Schäden hervorgerufen durch oxidativen Stress (Basta et al., 2004; Simm, 2013).

AGEs sind Endprodukte einer nichtenzymatischen Reaktion von Zuckern oder Dicarbonylen mit Makromolekülen wie DNA, Lipiden und Proteinen. In Körperflüssigkeiten können die Zucker- oder Dicarbonylkonzentrationen durch reduzierte Aufnahme in Zellen (z. B. bei Diabetes mellitus) oder durch reduzierte renale Ausscheidung erhöht sein. Stellt man eine solche Situation im Tiermodell nach, sind Aorta und Herz am stärksten von der Modifizierung mit AGEs betroffen (Kumari & Sahib, 1993).

Durch die irreversible Bildung von AGEs kann es zu strukturellen Veränderungen der Proteine und in Folge zu Funktionseinschränkungen kommen. Ebenso tragen AGEs zur Vernetzung von Proteinen mit langer Halbwertszeit, z. B. Kollagenen und Elastin in der extrazellulären Matrix bei. Dadurch entstehen stabile Komplexe, die eine zunehmende Versteifung der Gefäße hervorrufen (Simm, 2013). Lösliche AGEs können über Bindung an ihren Rezeptor RAGE (Rezeptor für AGEs) die Freisetzung proinflammatorischer Cytokine induzieren und somit die Basis für entzündliche systemische Prozesse darstellen (Bierhaus et al., 1998).

Neben Schäden durch AGEs ist das Herz auf Grund seines Sauerstoff- und Energiebedarfs ebenfalls stark von oxidativem Stress bedroht. Mit 0,1 ml O_2/g/min hat das Herz im Ruhezustand den höchsten Sauerstoffbedarf im menschlichen Körper und gleichzeitig mit den Kardiomyozyten die Zellen mit der größten Mitochondriendichte (Goffart et al., 2004). Diese Mitochondrien stellen durch die Atmungskette 90 % der kontinuierlich benötigten Energie in Form von ATP bereit. Die Atmungskette ist gleichzeitig aber auch der Ort in einer Zelle, an dem es primär zur Bildung von reaktiven Sauerstoffspezies (ROS) kommt. In der Folge ist das kardiovaskuläre System besonders anfällig für diese Art von Stress (Zhou & Gao, 2010). Insbesondere bei den zwischen den Myofibrillen gelegenen Mitochondrien und mit zunehmendem Alter kommt es zu degenerativen Veränderungen und der verstärkten

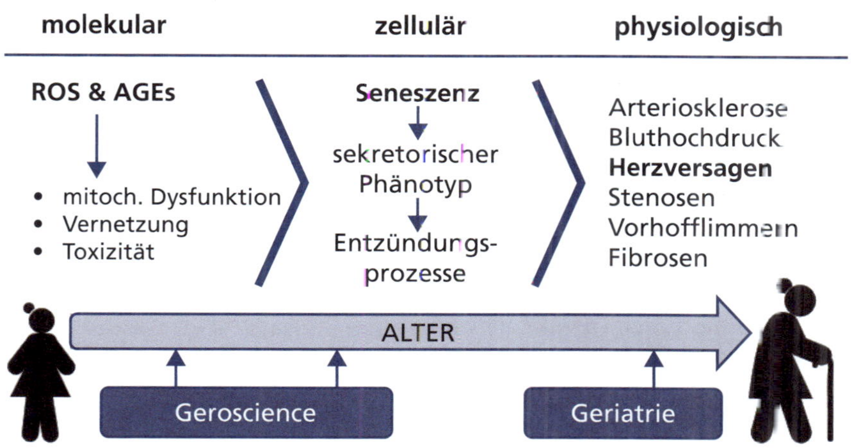

Abb. 8.1.2: Molekulare und zelluläre Alterungsmechanismen und ihre physiologischen Auswirkungen. Molekulare Schäden lösen zelluläre Seneszenz und andere Prozesse aus, die zu typischen Alterungserscheinungen und Erkrankungen im kardiovaskulären System führen. Alle Prozesse stehen im Zusammenhang mit dem biologischen Alter. AGEs = fortgeschrittene Glykierungsendprodukte; ROS = reaktive Sauerstoffspezies

Freisetzung von ROS (Lesnefsky et al., 2016). ROS können sowohl DNA als auch Proteine und ganze Zellorganellen beschädigen. Dadurch kann letztendlich ein apoptotischer Zelltod induziert werden. Oxidativer Stress führt auch zu epigenetisch aktiven Modifikationen im Zellkern und auf diesem Wege zu zellulärer Seneszenz (Lyu et al., 2018).

8.1.4 Zelluläre Seneszenz, sekretorischer Phänotyp und Entzündungsprozesse

Im vaskulären System sowie auch im Herzen kommt es in der Folge von molekularen Schäden zu zellulärer Seneszenz (▸ Abb. 8.1.2; Ungvari et al., 2018; Yan et al., 2021). Diese ist gekennzeichnet durch eine erhöhte Expression von Zellzyklusinhibitoren wie p16, p21 und p53 und damit verbunden einem Verlust der Zellteilungsfähigkeit. Außerdem entwickeln die Zellen einen Zelltyp und Seneszenztyp spezifischen, Seneszenz-assoziierten, sekretorischen Phänotyp (SASP). Da seneszente Zellen weiterhin metabolisch aktiv und gegen Apoptose geschützt sind, kommt es zur Anreicherung über die Zeit. Insbesondere in Geweben mit pathologischen Veränderungen wie arteriosklerotischen Plaques oder nach Eingriffen wie einer Herztransplantation (Malavolta et al., 2022) sind diese in größerer Zahl nachweisbar.

Die Seneszenz endothelialer Zellen trägt langfristig zur Arteriosklerose und Plaque-Instabilität bei und führt zu einer gesteigerten Entzündlichkeit der Gefäße (Honda et al., 2021). Dabei sekretieren die seneszenten Endothelzellen pro-entzündliche Cytokine, Immunmodulatoren, miRNAs, Proteasen und Wachstumsfaktoren wie z. B. auch FGF, das profibrotisch wirkt. MiRNAs und andere sezernierte Faktoren aus seneszenten Zellen können die Proliferation von bisher nicht betroffenen Zellen inhibieren und über diesen Weg eine sich erweiternde Seneszenz-Population erzeugen (Dellago et al., 2013).

In post-mitotischen Kardiomyozyten, die sich nicht mehr teilen, wird die Seneszenz unter anderem durch Schäden an den Telomeren vorangetrieben. Auch in diesen Zellen kommt es, wenn auch zu einem untypischen SASP aus nur drei Proteinen. Nichts destotrotz konnte gezeigt werden, das auch diese Sekretion einen Seneszenz auslösenden Einfluss auf benachbarte Zellen haben kann (Anderson et al., 2019).

8.1.5 Geschlechtsspezifische Ausprägungen molekularer Alterungsmechanismen

Bei Männern und Frauen treten kardiovaskuläre Erkrankungen bekanntermaßen mit unterschiedlichen Häufigkeiten auf und es bestehen geschlechtsspezifische Risikoprofile. Dies liegt in Faktoren begründet, die das Risiko beeinflussen und sich direkt aus dem biologischen Geschlecht ergeben, z. B. die Ausschüttung von Sexualhormonen. Prämenopausal sind Frauen beispielsweise vor Herzerkrankungen besser geschützt als gleichaltrige Männer, entwickeln dafür aber im späteren Leben verstärkt Gefäßsteifigkeit (Colafella & Denton, 2018; Dela Justina et al., 2021). Der höhere Östrogenspiegel schützt Frauen auf molekularer Ebene vor oxidativem Stress und vor der ROS-Produktion im Herzen. Bei männlichen Versuchstieren dagegen konnte eine verringerte anti-oxidative Abwehr nachgewiesen werden (Ji et al., 2022).

Gefäße von Frauen zeigen dagegen eine erhöhte ROS-Produktion und ebenso verstärkten oxidativen Stress, der zu endothelialer Dysfunktion führt. Diese geschlechtsspezifischen Unterschiede in molekularen Mechanismen führen im Lauf des Lebens ebenfalls zu geschlechtsspezifischen, organischen Veränderungen. Während bei Frauen z. B. häufiger eine diastolische Funktionsbeeinträchtigung entsteht, sind Männer häufiger von systolischer Dysfunktion betroffen (Ji et al., 2022).

8.1.6 Ausblick

Ein neues, Geroscience genanntes, interdisziplinäres Konzept wurde auf Basis des beschriebenen Wissens um die identifizierten biologischen Alterungsmechanismen und die daraus resultierenden degenerativen Alternserkrankungen entwickelt (Sierra, 2016). Indem therapeutisch auf die zugrundeliegenden Alterungsmechanismen abgezielt wird, könnten mehrere Alternserkrankungen gleichzeitig behandelt oder sogar verhindert werden. Dadurch könnte unter anderem die, durch die organspezifisch ausgelegte Medizin induzierte Polypharmazie reduziert werden. Ob dieses Konzept im medizinischen Alltag praktisch umsetzbar ist, muss allerdings die Zukunft zeigen.

Zusammenfassung

Die Auswirkungen der biologischen Alterungsmechanismen an Herz und am Kreislaufsystem sind pathophysiologisch wesentlich durch Fibrose und Arteriosklerose sowie ihre typischen Folgeerkrankungen geprägt. Zu den zentralen, molekularen Mechanismen der Alterung zählen makromolekulare Schäden, epigenetische Veränderungen und eine gestörte Proteostase. Diese führen zu Telomer-Verkürzung, mitochondrialer Dysfunktion, einem veränderten Zellmetabolismus und darauffolgend zu zellulärer Seneszenz und systemischer Inflammation. Die größte Rolle im kardiovaskulären System spielen dabei auf Grund der zellulären Funktionalität AGEs und ROS als Auslöser molekularer Schäden und Induktoren des Alterungsprozesses. Alle beschriebenen Alterungsmechanismen treten in der Regel gemeinsam auf und tragen letztendlich zur Entwicklung altersassoziierter kardiovaskulärer Erkrankungen bei. Molekulare Unterschiede sind hierbei ursächlich für unterschiedliche, geschlechtsspezifische organische Veränderung bei Männern und Frauen.

Literatur

Anderson, R., Lagnado, A., Maggiorani, D., et al. (2019). Length-independent telomere damage drives post-mitotic cardiomyocyte senescence. *The EMBO Journal, 38*(5), e100492. https://doi.org/https://doi.org/10.15252/embj.2018100492

Basta, G., Schmidt, A. M., & De Caterina, R. (2004). Advanced glycation end products and vascular inflammation: implications for accelerated atherosclerosis in diabetes. *Cardiovascular Research, 63*(4), 582-592. https://doi.org/10.1016/j.cardiores.2004.05.001

Bierhaus, A., Hofmann, M. A., Ziegler, R., et al. (1998). AGEs and their interaction with AGE-receptors in vascular disease and diabetes mellitus. I. The AGE concept. *Cardiovascular Research, 37*(3), 586-600. https://doi.org/10.1016/s0008-6363(97)00233-2

Chen, M. S., Lee, R. T., & Garbern, J. C. (2022). Senescence mechanisms and targets in the heart. *Cardiovasc Res, 118*(5), 1173-1187. https://doi.org/10.1093/cvr/cvab161

Chiao, Y. A., Lakatta, E., Ungvari, Z., et al. (2016). Cardiovascular Disease and Aging. In F. Sierra & R. Kohanski (Eds.), *Advances in Geroscience* (pp. 121-160). Springer International Publishing. https://doi.org/10.1007/978-3-319-23246-1_5

Cohen, A. A., Legault, V., & Fulop, T. (2020). What if there's no such thing as „aging"? *Mech Ageing Dev, 192*, 111344. https://doi.org/10.1016/j.mad.2020.111344

Colafella, K. M. M., & Denton, K. M. (2018). Sex-specific differences in hypertension and associated cardiovascular disease. *Nat Rev Nephrol, 14*(3), 185-201. https://doi.org/10.1038/nrneph.2017.189

Crimmins, E. M. (2020). Social hallmarks of aging: Suggestions for geroscience research. *Ageing Res Rev, 63*, 101136. https://doi.org/10.1016/j.arr.2020.101136

Dela Justina, V., Miguez, J. S. G., Priviero, F., et al. (2021). Sex Differences in Molecular Mechanisms of Cardiovascular Aging. *Frontiers in Aging, 2*. https://doi.org/10.3389/fragi.2021.725884

Dellago, H., Preschitz-Kammerhofer, B., Terlecki-Zaniewicz, L., et al. (2013). High levels of oncomiR-21 contribute to the senescence-induced growth arrest in normal human cells and its knock-down increases the replicative lifespan. *Aging Cell, 12*(3), 446-458. https://doi.org/10.1111/acel.12069

Destatis (2023). *Gestorbene: Deutschland, Jahre, Todesursachen, Geschlecht*. Statistisches Bundesamt. https://www-genesis.destatis.de/genesis/online, Zugriff am 12.5.2023

Goffart, S., von Kleist-Retzow, J.-C., & Wiesner, R. J. (2004). Regulation of mitochondrial proliferation in the heart: power-plant failure contributes to cardiac failure in hypertrophy. *Cardiovascular Research, 64*(2), 198-207. https://doi.org/10.1016/j.cardiores.2004.06.030

Grosskopf, A., Saemann, L., Szabo, G., et al. (2022). [Biological mechanisms of aging in the cardiovascular system]. *Z Gerontol Geriatr, 55*(6), 455-460. https://doi.org/10.1007/s00391-022-02094-8 (Biologische Alterungsmechanismen im Herz-Kreislauf-System.)

Honda, S., Ikeda, K., Urata, R., et al. (2021). Cellular senescence promotes endothelial activation through epigenetic alteration, and consequently accelerates atherosclerosis. *Scientific Reports, 11*(1), 14608. https://doi.org/10.1038/s41598-021-94097-5

Ji, H., Kwan, A. C., Chen, M. T., et al. (2022). Sex Differences in Myocardial and Vascular Aging. *Circulation Research, 130*(4), 566-577. https://doi.org/doi:10.1161/CIRCRESAHA.121.319902

Kennedy, B. K., Berger, S. L., Brunet, A., et al. (2014). Geroscience: linking aging to chronic disease. *Cell, 159*(4), 709-713. https://doi.org/10.1016/j.cell.2014.10.039

Khan, S. S., Singer, B. D., & Vaughan, D. E. (2017). Molecular and physiological manifestations and measurement of aging in humans. *Aging Cell, 16*(4), 624-633. https://doi.org/10.1111/acel.12601

Kumari, K., & Sahib, M. K. (1993). Susceptibility of different rat tissues to non-enzymatic protein glycosylation in experimental diabetes. *Indian J Exp Biol, 31*(2), 194-195.

Lakatta, E. G. (2003). Arterial and cardiac aging: major shareholders in cardiovascular disease enterprises: Part III: cellular and molecular clues to heart and arterial aging. *Circulation, 107*(3), 490-497. https://doi.org/10.1161/01.cir.0000048894.99865.02

Lakatta, E. G., & Levy, D. (2003a). Arterial and cardiac aging: major shareholders in cardiovascular disease enterprises: Part I: aging arteries: a „set up" for vascular disease. *Circulation, 107*(1), 139-146. https://doi.org/10.1161/01.cir.0000048892.83521.58

Lakatta, E. G., & Levy, D. (2003b). Arterial and cardiac aging: major shareholders in cardiovascular disease enterprises: Part II: the aging heart in health: links to heart disease. *Circulation, 107*(2), 346-354. https://doi.org/10.1161/01.cir.0000048893.62841.f7

Lesnefsky, E. J., Chen, Q., & Hoppel, C. L. (2016). Mitochondrial Metabolism in Aging Heart. *Circ Res, 118*(10), 1593-1611. https://doi.org/10.1161/circresaha.116.307505

López-Otín, C., Blasco, M. A., Partridge, L., et al. (2013). The hallmarks of aging. *Cell, 153*(6), 1194-1217. https://doi.org/10.1016/j.cell.2013.05.039

Lyu, G., Guan, Y., Zhang, C., et al. (2018). TGF-β signaling alters H4K20me3 status via miR-29 and contributes to cellular senescence and cardiac aging. *Nature Communications*, *9*(1), 2560. https://doi.org/10.1038/s41467-018-04994-z

Malavolta, M., Giacconi, R., Piacenza, F., et al. (2022). Simple Detection of Unstained Live Senescent Cells with Imaging Flow Cytometry. *Cells*, *11*(16). https://doi.org/10.3390/cells11162506

Sierra, F. (2016). The Emergence of Geroscience as an Interdisciplinary Approach to the Enhancement of Health Span and Life Span. *Cold Spring Harbor perspectives in medicine*, *6*(4), a025163-a025163. https://doi.org/10.1101/cshperspect.a025163

Simm, A. (2013). Protein glycation during aging and in cardiovascular disease. *J Proteomics*, *92*, 248-259. https://doi.org/10.1016/j.jprot.2013.05.012

Ungvari, Z., Tarantini, S., Donato, A. J., et al. (2018). Mechanisms of Vascular Aging. *Circ Res*, *123*(7), 849-867 https://doi.org/10.1161/CIRCRESAHA.118.311378

Yan, M., Sun, S., Xu, K., et al. (2021). Cardiac Aging: From Basic Research to Therapeutics. *Oxid Med Cell Longev*, *2021*, 9570325. https://doi.org/10.1155/2021/9570325

Zhou, T.-J., & Gao, Y. (2010). Molecular mechanisms of cardiac aging. „*J Geriatr Cardiol*", 7(4), 184. http://jgc301.com/en/article/id/2011012012

8.2 Dyslipidämien und andere kardiovaskuläre Risikofaktoren

Stephan Gielen, Thorsten Kaiser und Oliver Weingärtner

8.2.1 Einführung

Die Primär- und Sekundärprävention kardiovaskulärer Erkrankungen spielt für die Verlängerung der Lebenserwartung eine zentrale Rolle: Allein die weitverbreitete Anwendung der Statine hat die durchschnittliche Lebenserwartung in den letzten 30 Jahren um ca. 2,5 Jahre verlängert – mehr als die Summe aller akutmedizinischen Interventionen (Capewell & O'Flaherty, 2008).

Umso mehr überrascht es, dass die Prävention in der Praxis der geriatrischen Medizin eine immer noch untergeordnete Rolle zu spielen scheint. Häufig werden Lipidwerte beim alten Menschen nicht kontrolliert, noch häufiger nicht leitliniengerecht therapiert. Die oft formulierte Begründung, Prävention würde sich beim alten Menschen ohnehin nicht mehr lohnen, entbehrt jeder wissenschaftlichen Grundlage. Ein 80-jähriger Mensch hat eine mittlere weitere Lebenserwartung von ca. 8 Jahren. Durch konsequente medikamentöse Prävention lassen sich daher auch beim geriatrischen Patienten prognostisch relevante Effekte erreichen. Zudem ist die Vorstellung, eine lipidsenkende Therapie würde erst über Jahre zu einer messbaren Reduktion kardiovaskulärer Ereignisse führen, falsch: In einer Subanalyse der PRISM-Studie halbierte die Statintherapie die Ereignisrate innerhalb der ersten 30 Tage nach akutem Koronarsyndrom (ACS). Umgekehrt verdreifachte ein Absetzen der Statine die Ereignisrate nach ACS im gleichen Zeitraum (Heeschen et al., 2002).

Obwohl beim alten Menschen die Zahl der Medikamente immer kritisch überprüft werden sollte, besteht daher beim Dyslipidämie-Management eher die Gefahr einer Unter- als einer Übertherapie. Im Zentrum steht die individuelle Abwägung der Therapieziele vor dem Hintergrund der Lebenserwartung, Komorbiditäten und des Patientenwunschs (Visseren et al., 2021).

8.2.2 Epidemiologie der Hyper- und Dyslipidämie im Alter

In der populationsbasierten Berlin Aging Study II (BASE II) wurde bei 2.151 älteren Menschen (mittleres Alter 69 Jahre) die Prävalenz von Hyperlipidämien prospektiv untersucht (Rosada et al., 2020). Insgesamt lag bei ¾ aller Probanden (76 %) eine Hyperlipidämie vor. Mit 64 % war dabei die Hypercholesterinämie am häufigsten. Nur 37 % der älteren Menschen war die Hyperlipidämie bekannt, nur 17 % wurden mit einer lipidsenkenden Medikation behandelt und bei dieser Minderheit wurde nur bei 16,5 % der Behandelten das Behandlungsziel laut der ESC-Leitlinien erreicht. (Rosada et al., 2020)

Die Ursachen für die ansteigende Prävalenz der Hyperlipidämie im Alter sind vielschichtig:

- altersabhängige Reduktion der hepatischen LDL-Rezeptoren
- höherer Body Mass Index (BMI) im Alter
- höhere Prävalenz eines metabolischen Syndroms mit Typ-II-Diabetes im Alter
- Abnahme körperlicher Aktivität
- reduzierte Geschlechtshormon-Konzentrationen im Serum

Da mit dem Alter auch das kardiovaskuläre Gesamtrisiko (engl. total cardiovascular risk) kontinuierlich ansteigt, liegt laut Leitlinien auch bei 88–97 % der von einer Hyperlipidämie betroffenen älteren Menschen eine klare Behandlungsindikation mit einer lipidreduzierenden Therapie – in der Regel einem Statin – vor.

8.2.3 Lebenslange Lipidexposition und Progression atherosklerotischer Erkrankungen

Aufgrund der Daten großer bevölkerungsbasierter Studien (z. B. die UK Biobank Studie entscheidet die kumulative Lebenszeitexposition (engl. lifetime exposure) gegenüber hohen Lipidwerten darüber, in welchem Alter die Schwelle zur manifesten atherosklerotischen Erkrankung überschritten wird.

Die Erkenntnis, dass bei einem LDL-Zeit-Produkt von ca. 5.000 mg/dl Jahren die Manifestationsschwelle erreicht wird, hat auch zu neuen Konzepten der lebenslangen Prä-

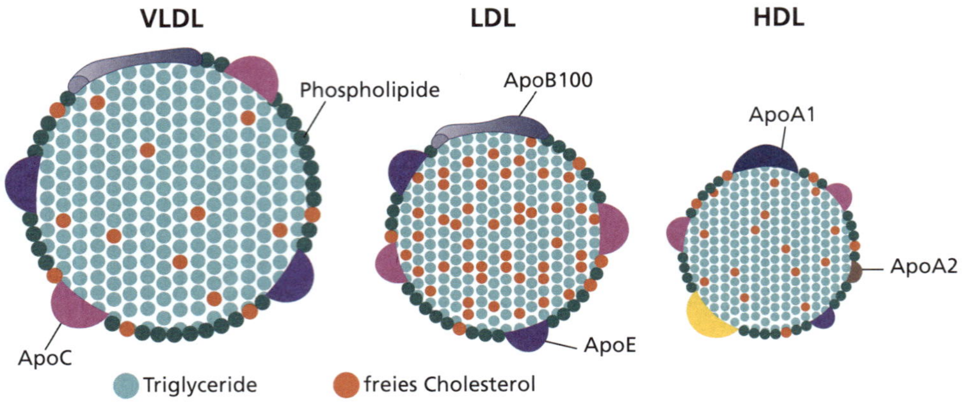

Abb. 8.2.1: Die wesentlichen Komponenten der cholesterintragenden Partikel im Blut: Very-low-density-Lipoprotein (VLDL), Low-density-Lipoprotein (LDL) und High-density-Lipoprotein (HDL). Die Lipoproteine und Oberflächenproteine der einzelnen Partikel sind hier dargestellt (auf Grundlage von Helkin et al., 2016).

ventionstherapie bei Dyslipidämien geführt (Ference et al., 2018): Bei hoher LDL-C-Exposition aber noch niedrigem kardiovaskulären Gesamtrisiko sollte eine LDL-senkende Therapie initiiert werden. Eine einmal jährliche Inclisiran-Injektion beginnend ab dem 30. Lebensjahr kann so zu einer 52 %igen Reduktion der Inzidenz atherosklerotischer Erkrankungen führen (Ference, 2021).

Eine Übersicht über die Komponenten der cholesterintragenden Blutbestandteile sowie über den LDL-Stoffwechsel geben ▸ Abb. 8.2.1 und ▸ Abb. 8.2.2.

8.2.4 Management der Dyslipidämien beim älteren Menschen

Behandlungsindikation bei Dyslipidämien

Grundsätzlich lassen sich – in Anlehnung an die aktuelle ESC-Leitlinie zur kardiovaskulären Prävention (Visseren et al., 2021) – zwei Behandlungssituation unterscheiden:

- die Behandlung eines augenscheinlich gesunden Menschen ohne bekanntes kardiovaskuläres Ereignis und ohne Hochrisikofaktoren
- die Behandlung eines Patienten mit manifester koronarer Herzkrankheit, pAVK oder abgelaufenem kardiovaskulären Ereignis oder mit einem der Hochrisikofaktoren wie art. Hypertonie, Diabetes mellitus, chronischer Niereninsuffizienz, familiärer Hypercholesterinämie etc.

Behandlungsindikation bei augenscheinlich gesunden Menschen > 70 Jahre:

Bei Menschen ohne bekanntes kardiovaskuläres Ereignis und ohne einen Hochrisikofaktor in der Anamnese erfolgt auf der Basis des Geschlechts, des Raucherstatus, des systolischen Blutdrucks und des Gesamtcholesterins die Einordnung in SCORE2 bzw. SCORE2-OP (older people – Menschen > 70 Jahre, ▸ Abb. 8.2.3).

Die Zahl in dem dadurch eingegrenzten Feld gibt das individuelle Risiko an, innerhalb der nächsten 10 Jahre an einer kardiovaskulären Erkrankung zu erkranken oder zu versterben. Die Farbe gibt die individuelle altersadjustierte Risikokategorie an. Die Risikokategorie ist altersabhängig (▸ Tab. 8.2.1).

Tab. 8.2.1: Altersabhängige Risikokategorien für kardiovaskuläres Ereignis

Risiko	Alter < 50 Jahre	Alter 50–69 Jahre	Alter ≥ 70 Jahre	Farbe
gering	< 2,5 %	< 5%	< 7,5 %	grün
moderat	2,5 bis < 7,5 %	5 bis < 10 %	7,5 bis < 15 %	orange
hoch	≥ 7,5 %	≥ 10 %	≥ 15 %	rot

Für alle Personen gilt natürlich zunächst die Empfehlung eines risikooptimierten Lebensstils. Für Menschen in der Hochrisikokategorie wird die Einleitung einer medikamentösen Risikofaktorbehandlung – insbesondere eine Statintherapie – empfohlen. Dabei liegt das Ziel-LDL für alle Menschen im Schritt eins altersunabhängig bei < 100 mg/dl. Während man sich damit bei älteren Menschen ≥ 70 Jahren zufrieden gibt, wird bei < 70-Jährigen auf individueller Entscheidungsebene im Schritt zwei eine aggressivere LDL-C-Senkung bei Menschen mit hohem Risiko auf Werte < 70 mg/dl empfohlen (Klasse IIa). Zusätzlich empfehlen die Leitlinien-Autoren, „das Statin mit einer niedrigen Dosis zu beginnen, wenn eine erhebliche Nierenfunktionsstörung vorliegt und/oder Wechselwirkungen mit anderen Medikamenten auftreten können" (Klasse IC).

Auf ein grundsätzliches Problem aller Risikoscores beim älteren Menschen wiesen Kleipool et al. (2020) hin: „Traditional risk estimation tools do not adjust for competing risks, and consequently, tend to overestimate an older patient's actual 10-year risk of CVD." Unter competing risks werden alle nicht kardiovaskulären prognoserelevanten Erkrankungen zusammengefasst, die bei älteren Menschen natürlicherweise gehäuft vorkommen: Maligne Erkrankungen, Infektionserkrankungen, Sturzereignisse mit Komplikationen etc. Grundsätzlich ist es möglich, unter Einbeziehung der competing risks den individuellen abso-

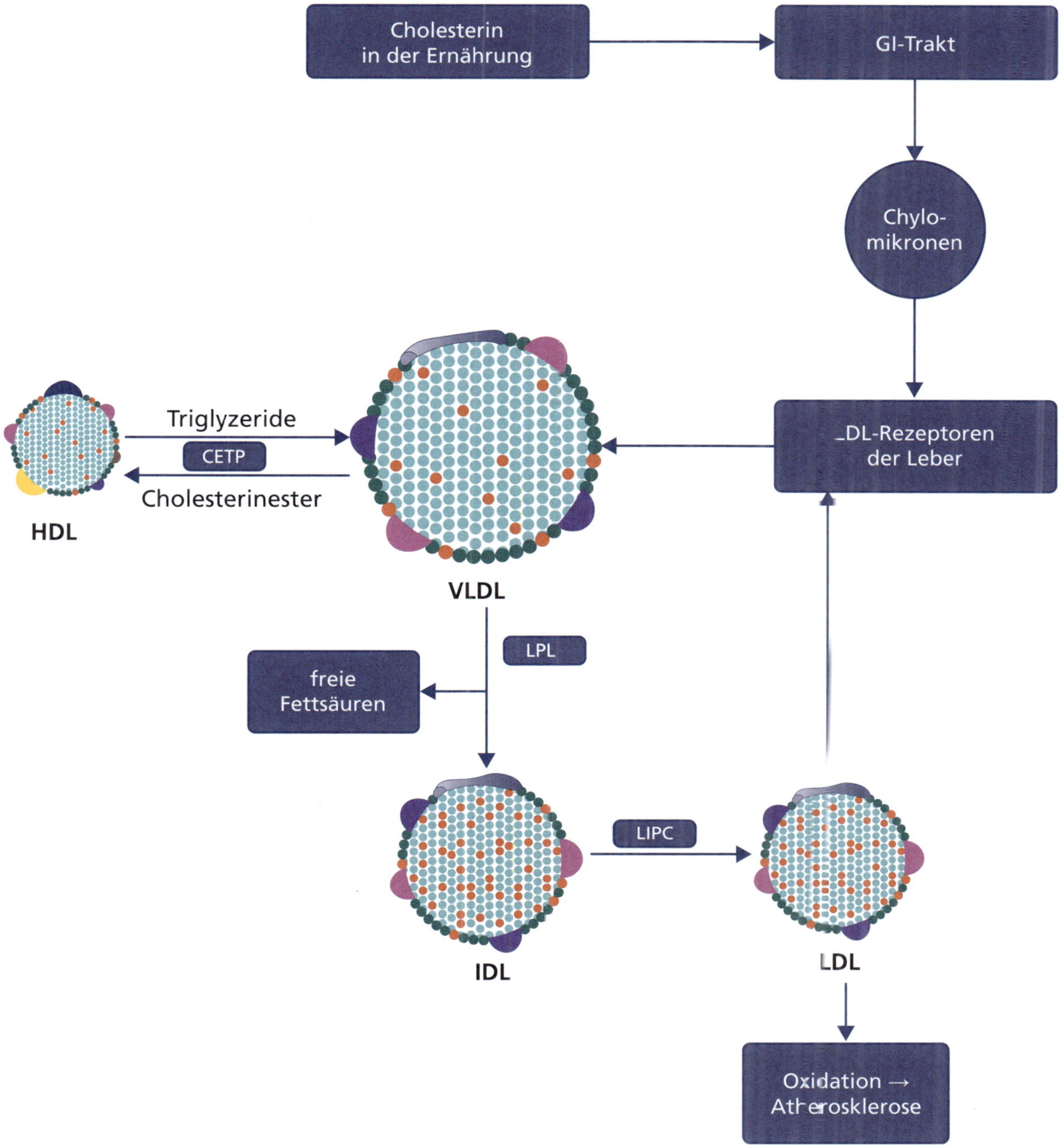

Abb. 8.2.2: Der Stoffwechsel des Low-Density-Lipoproteins (LDL) beginnt in der Leber mit der Synthese des Very-low-density-Lipoproteins (VLDL). Mit Hilfe des Cholesterolester-Transportproteins kommt es zum Austausch von Cholesterol und Triglyceriden mit nativen High-density-lipoprotein(HDL)-Partikeln. Die hepatische Lipoproteinlipase (LIPC) entfernt freie Fettsäuren (FFAs) und erhöht dadurch die Dichte der VLDL-Partikel zu Intermediate-density-Lipoproteinen (IDLs) und schließlich zu den LDLs. LDLs werden an der Leberoberfläche durch LDL-Rezeptoren erkannt und abgebaut. Demgegenüber werden oxidierte LDLs in Gefäßwänden eingelagert, wo sie durch Makrophagen aufgenommen werden und ein lokale Entzündungsreaktion induzieren, die längerfristig zur Entwicklung atherosklerotischer Plaques führt (auf Grundlage von Helkin et al., 2016).

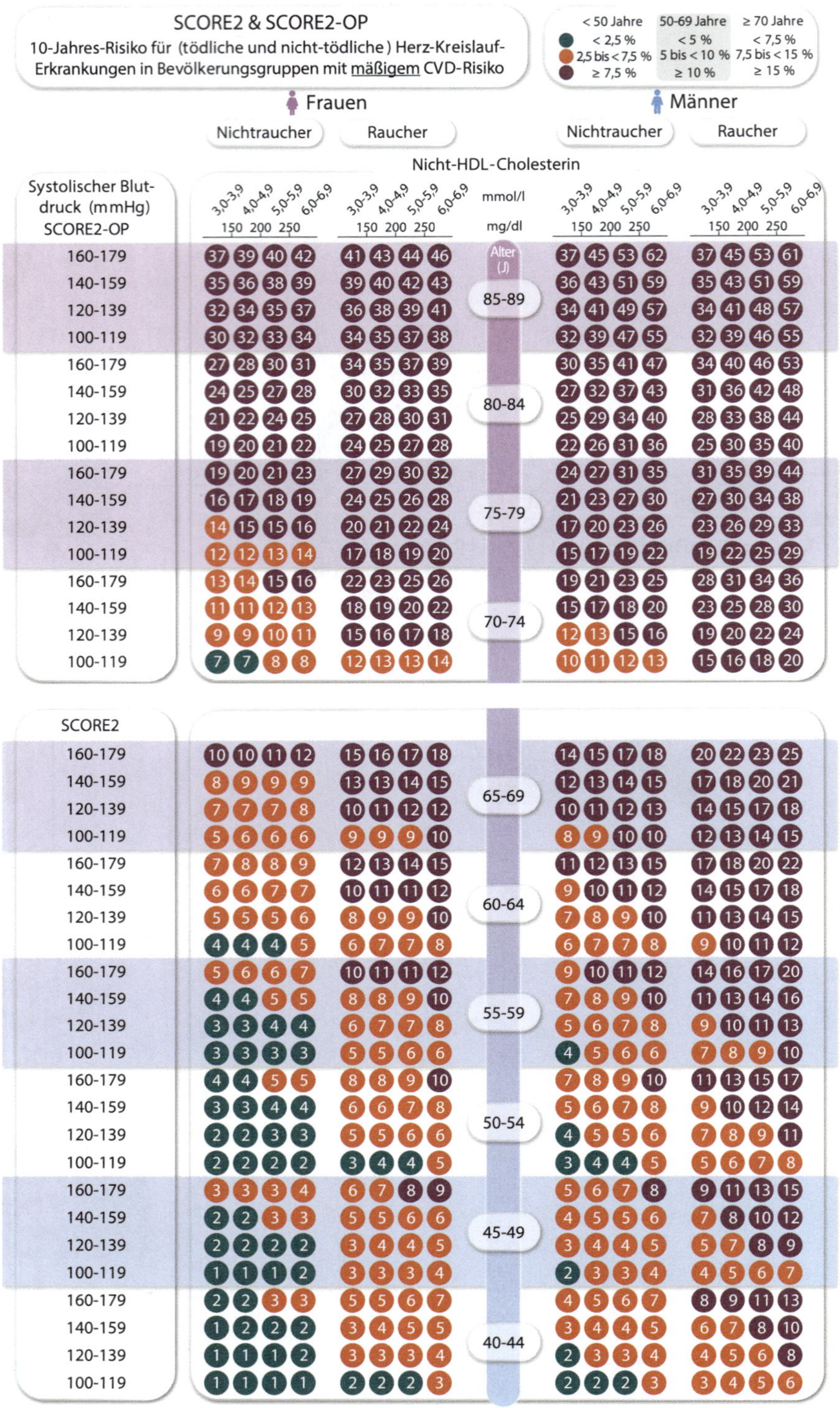

Abb. 8.2.3: Systematische Risikoeinschätzung nach der neuen ESC-Präventionsleitlinie von 2021 (Visseren et al., 2021) auf der Basis von SCORE2 und SCORE2-OP (older people) in Ländern mit mäßigem/moderatem Risiko – zu denen Deutschland zählt (Deutsche Gesellschaft für Kardiologie – Herz- und Kreislaufforschung e. V., 2022. ESC Pocket Guidelines. Prävention von Herz-Kreislauf-Erkrankungen, Version 2021. Börm Bruckmeier Verlag GmbH, Grünwald. Kurzfassung der „2021 ESC Guidelines on cardiovascular disease prevention in clinical practice" (European Heart Journal; 2021 – doi/ 10.1093/eurheartj/ehab484)

luten Nettonutzen einer Lipidsenkung unter Kosteneffektivitätsgesichtspunkten zu berechnen und zur Entscheidungsgrundlage für einen Therapiebeginn mit Statinen bei Patienten ohne kardiovaskuläre Erkrankung zu machen (Stam-Slob et al., 2017). Allerdings hat dieses Adjustierungsverfahren bisher keinen Eingang in gängige Leitlinien gefunden, da die Adjustierung natürlich länderspezifisch erfolgen müsste und damit sehr aufwendig ist.

Behandlungsindikationen bei Patienten mit manifester atherosklerotischer Erkrankung oder Hochrisikoerkrankungen

Zu den *Patienten mit hohem Risiko* aufgrund von Vor- oder Begleiterkrankungen zählen insbesondere:

- Patienten mit moderater chronischer Niereninsuffizienz (moderate CKD [eGFR 30–44 ml/min/1,73 m² und ACR < 30 mg/g oder eGFR 45–59 ml/min/1,73 m² und ACR 30 mg/g–300 mg/g oder eGFR ≥ 60 ml/min/1,73 m² und ACR > 300 mg/g])
- Patienten mit deutlich erhöhten Cholesterinwerten im Rahmen einer familiären Hypercholesterolämie
- Patienten mit schlecht eingestelltem Diabetes mellitus (DM) oder zusätzlichen Risikofaktoren ohne manifeste atherosklerotische Erkrankung

Zu den *Patienten mit sehr hohem Risiko* aufgrund von Vor- oder Begleiterkrankungen zählen insbesondere:

- Alle DM-Patienten mit nachgewiesener atherosklerotischer Erkrankung und/oder schwerer Endorganschädigung:
  - eGFR < 45 ml/min/1,73 m² unabhängig von der Albuminurie
  - eGFR 45–59 ml/min/1,73 m² und Mikroalbuminurie (ACR 30 mg/g–300 mg/g)
  - Proteinurie (ACR > 300 mg/g)
  - Vorliegen einer mikrovaskulären Erkrankung an mindestens drei verschiedenen Stellen (z. B. Mikroalbuminurie plus Retinopathie plus Neuropathie)
- Nachgewiesene atherosklerotische Erkrankung, klinisch oder eindeutig durch Bildgebung. Eine dokumentierte klinische ASCVD umfasst einen früheren AMI, ein ACS, koronare Revaskularisation und andere arterielle Revaskularisationsverfahren, Schlaganfall und TIA, Aortenaneurysma und pAVK. Zweifelsfrei dokumentierte ASCVD in der Bildgebung umfasst Plaque in der Koronarangiografie oder im Karotis-Ultraschall oder in der CTA.

Für Patienten mit sehr hohem Risiko und Alter < 70 Jahren ist als LDL-C-Ziel ein Wert von < 55 mg/dl empfohlen (Klasse 2a, ▸ Abb. 8.2.4; Deutsche Gesellschaft für Kardiologie – Herz- und Kreislaufforschung, 2022).

Alle Patienten mit einer dokumentierten atherosklerotischen Erkrankung oder nach kardiovaskulärem Ereignis fallen unter die Empfehlungen in ▸ Abb. 8.2.5.

Therapieziele beim alten Menschen und Rolle der Leitlinien

Während im mittleren Lebensalter die Regel gilt, dass jede Reduktion des LDL-C um 1 mmol/l mit einer Reduktion der Gesamtmortalität bei Männern um 22 %, bei Frauen um 16 % einhergeht (Cholesterol Treatment Trialists' (CTT) Collaboration et al., 2015), ist der Zusammenhang im höheren Alter nicht unumstritten: Es gibt vereinzelte Querschnittsstudien, die bei sehr alten Menschen eine sog. „reverse epidemiology" postulieren. Dies bedeutet, dass ein höheres Gesamtcholesterin und LDL-Cholesterin bei sehr alten Menschen evtl. mit einer höheren Überlebensrate assoziiert sein könnten (Lv et al., 2015; Volpato et al., 2001). In anderen prospektiven Beobachtungsstudien konnte dieser Zusammenhang nicht reproduziert werden: Strandberg fand auch bei sehr alten Patienten eine signifikante Reduktion der kardiovaskulären und der Gesamtmortalität in der niedrigsten LDL-C-Quartile (Strandberg et al., 2006). Vor dem Hintergrund des altersabhängigen Anstiegs des LDL-C (▸ Abb. 8.2.6) und der gegenläufigen Frequenz einer Statintherapie (▸ Abb. 8.2.7) ist diese Aussage besonders wichtig.

Strandberg postulierte bereits 2006, dass insbesondere Menschen über 75 Jahren von einem Cholesterinresorptionshemmer besonders profitieren (Strandberg et al., 2006); Ergebnisse die später in IMPROVE-IT und EWTOPIA auch hinsichtlich harter kardiovaskulärer Outcome-Daten verifiziert wurden (Bach et al., 2019; Ouchi et al., 2019). Die Ergebnisse dieser beiden großen Outcome-Studien sind in den aktuellen Leitlinien jedoch noch nicht berücksichtigt worden.

In den aktuellen Leitlinien der ESC und DGK findet sich daher auch bei Patienten > 70 Jahren keine grundsätzlich andere Therapieempfehlung als bei jüngeren Patienten. Allerdings ist die Empfehlungsstärke für eine aggressive Reduktion des LDL-C schwächer als bei jüngeren Patienten.

> **Merke**
>
> Die ESC-Leitlinien zur Prävention/zum Lipidmanagement gelten auch für geriatrische Patienten. Im Einzelfall können – entsprechend dem 2-Step-Approach – die Behandlungsoptionen in Würdigung von Komorbidität, Lebenserwartung und Therapiewunsch individuell besprochen werden.

Medikamentöse Therapie

Statine

Bereits in der klassischen Scandinavian Simvastatin Survival Study (4S) wurde bei 1.021 eingeschlossenen Patienten in der Altersgruppe 65–70 Jahre über die Nachbeobachtungszeit von 5,4 Jahren eine signifikante Reduktion der Gesamtmortalität um 34 % der koronaren Mortalität um 43 %, der kardiovaskulären Ereignisse um 34% und der Revaskularisierungsinterventionen um 41 % dokumentiert (Miettinen et al., 1997). Damit waren die Therapieeffekte der Statintherapie bei älteren Patienten doppelt so groß wie bei Patienten < 65 Jahre. Weitere große prospektiv-randomisierte Studien wie CARE, LIPID und WOSCOPS bestätigten diese Befunde.

In der Heart Protection Study (HPS) hatten Patienten in der Altersgruppe zwischen 70 und 80 Jahren die gleiche relative Risikoreduktion durch Statintherapie wie Patienten unter 65 Jahren (5,1 % versus 5,2 %). In der ältesten

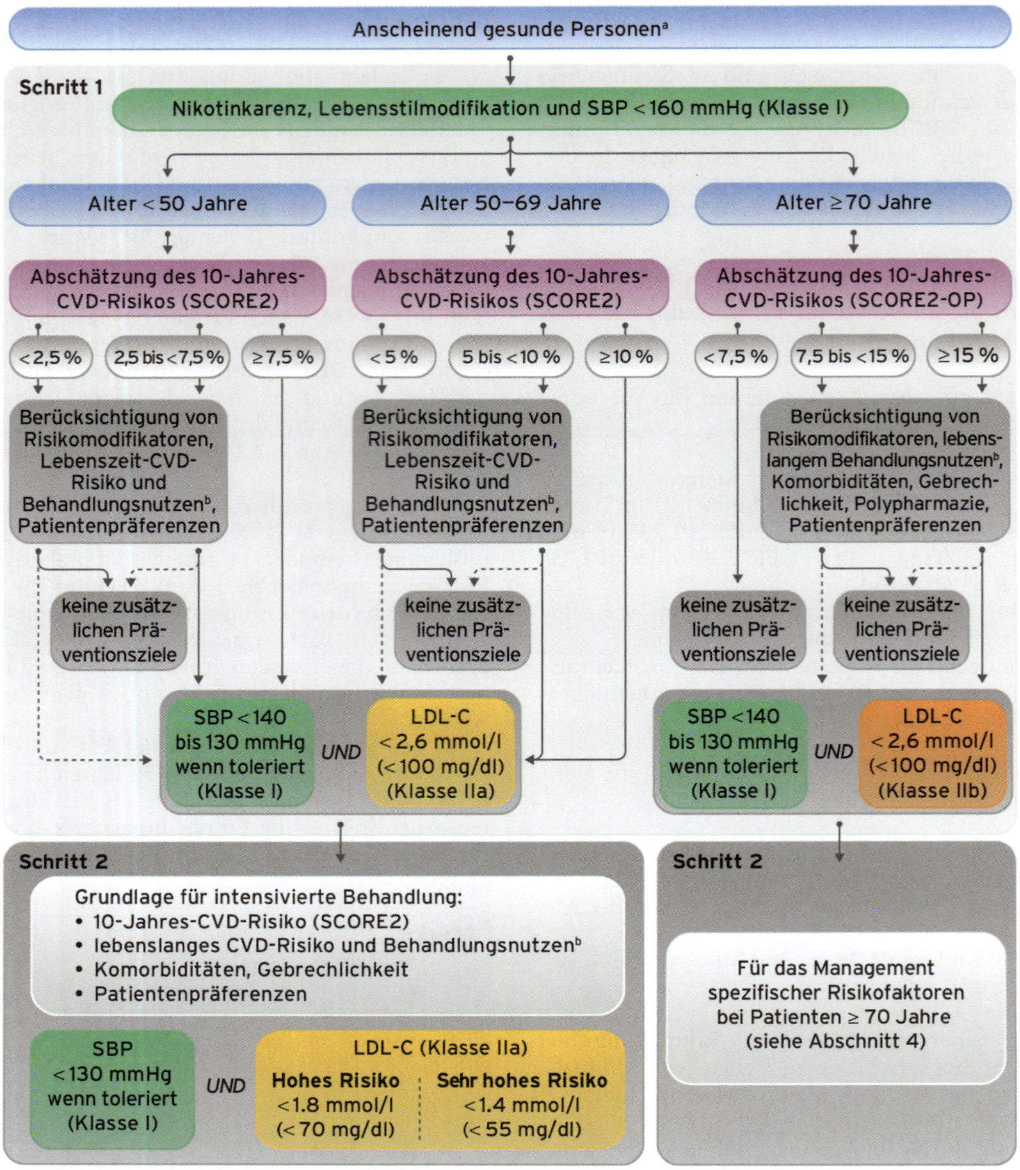

Abb. 8.2.4: Behandlung kardiovaskulärer Risikofaktoren bei anscheinend gesunden Personen abhängig von Altersgruppe und SCORE2/SCORE2-OP-Wert. Beachten Sie die Altersschwelle von 70 Jahren, die mit einer Abschwächung der Empfehlungsstärke für medikamentöse Präventionsmaßnahmen von I bzw. IIa auf IIb (kann durchgeführt werden) verbunden ist (Deutsche Gesellschaft für Kardiologie – Herz- und Kreislaufforschung e. V., 2022. ESC Pocket Guidelines. Prävention von Herz-Kreislauf-Erkrankungen, Version 2021. Börm Bruckmeier Verlag GmbH, Grünwald. Kurzfassung der „2021 ESC Guidelines on cardiovascular disease prevention in clinical practice" (European Heart Journal; 2021 – doi/10.1093/eurheartj/ehab484)

Subgruppe mussten nur 20 Patienten behandelt werden, um einen kardiovaskulären Todesfall oder Myokardinfarkt zu verhindern (Heart Protection Study Collaborative Group, 2002). Die in einer Metaanalyse bei 19.569 Patienten zwischen 65 und 82 Jahren ermittelten Reduktionen klinischer Ereignisse beim älteren Menschen sind in ▸ Abb. 8.2.5 dargestellt. In der großen Metaanalyse der Cholesterol Treatment Trialists' Collaboration zur Effektivität und Sicherheit einer Statintherapie beim älteren Menschen zeigte sich bei > 75-jährigen Patienten (n = 14.483 Patienten aus 28 Studien) eine 21 %ige relative Risikoreduktion kardiovaskulärer Ereignisse pro 1,0 mmol/l LDL-C-Reduktion während der Follow-up-Zeit von 4,9 Jahren. Der Nutzen der Statintherapie nahm mit zunehmendem Lebensalter leicht ab, blieb aber auch in der Gruppe der ältesten Patienten signifikant (Cholesterol Treatment Trialists' Collaboration, 2019). Der klinische Nutzen der Statintherapie scheint bei den „jüngeren Alten" zwischen 65–75 Jahren am größten.

Generell werden heute hochpotente Statine wie Atorvastatin oder Rosuvastatin empfohlen, die eine mindestens 50 %ige LDL-C-Senkung ermöglichen (▸ Abb. 8.2.8). Die

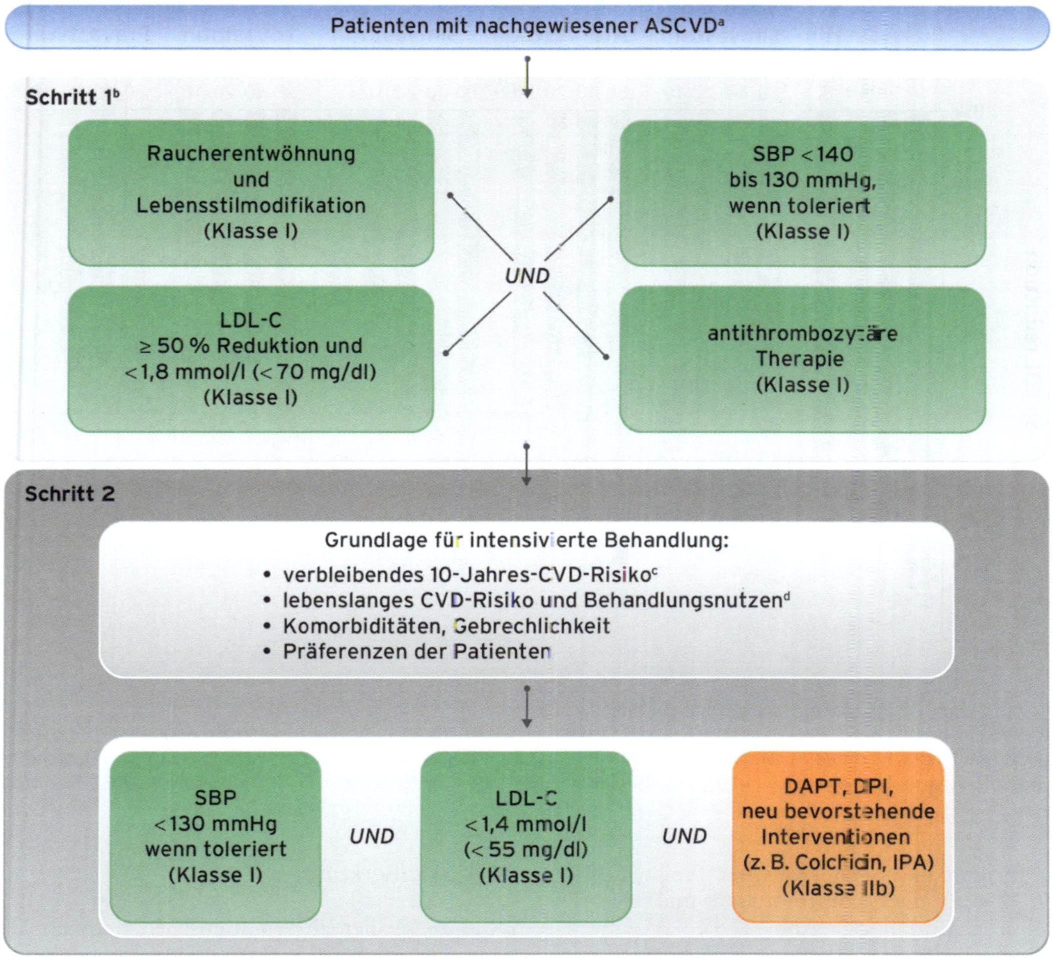

Abb. 8.2.5: Kardiovaskuläres Risiko und Behandlung von Risikofaktoren bei Patienten mit etablierter atherosklerotischer Herz-Kreislauf-Erkrankung (Deutsche Gesellschaft für Kardiologie – Herz- und Kreislaufforschung e. V., 2022. ESC Pocket Guidelines. Prävention von Herz-Kreislauf-Erkrankungen, Version 2021. Börm Bruckmeier Verlag GmbH, Grünwald. Kurzfassung der „2021 ESC Guidelines on cardiovascular disease prevention in clinical practice" (European Heart Journal; 2021 – doi/10.1093/eurheartj/ehab484)

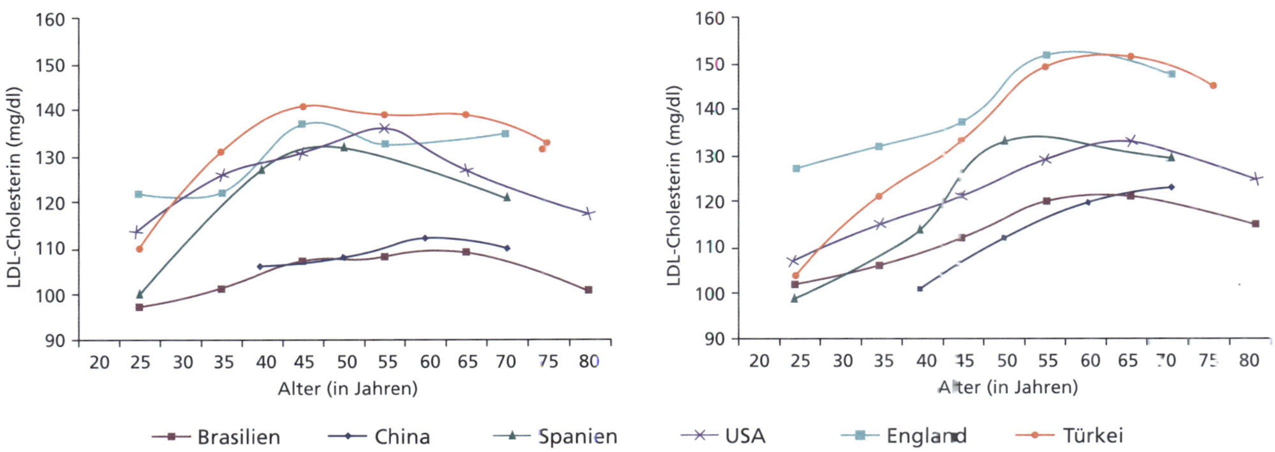

Abb. 8.2.6: Anstieg des LDL-Cholesterins mit zunehmendem Lebensalter in verschiedenen Ländern (Felix-Redondo et al., 2013)

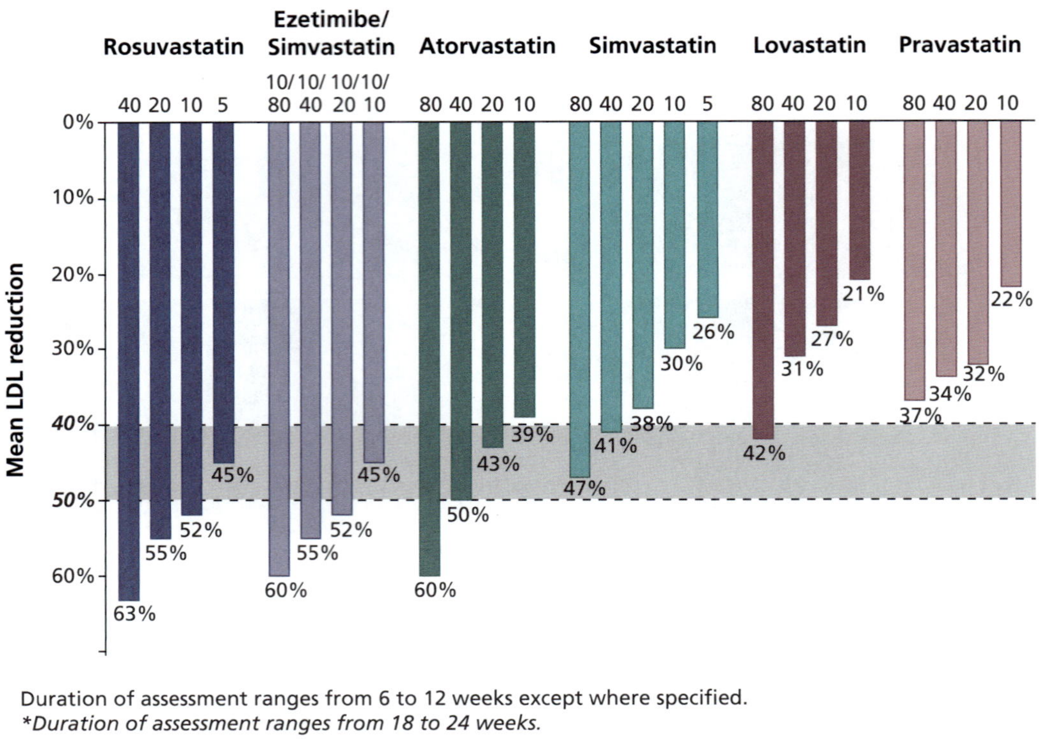

Abb. 8.2.7: Relative Reduktion des Ausgangs-LDL-C mit verschiedenen Statinen (Alexander et al., Journal of Cardiovascular Pharmacology and Therapeutics (14/1), pp. 49–58, © 2009 by SAGE Reprinted by Permission of SAGE Publications)

erreichbaren Risikoreduktionen klinischer Ereignisse liegen zwischen 22 % für die Gesamtmortalität und 30 % für die kardiovaskuläre Mortalität (► Abb. 8.2.9).

Nebenwirkungen der Statintherapie sind beim älteren Menschen ein wichtiges Thema, da mehrere Bedingungen zusammenkommen, die das Risiko unerwünschter Effekte erhöhen:

- häufige Komorbiditäten
- Polypharmazie
- Pharmakokinetik – altersbedingte Änderungen der Medikamentenelimination (bes. renal)
- Pharmakodynamik – altersbedingte Änderungen der Medikamentenwirkung

Zu den häufigsten Nebenwirkungen zählen:

- Muskuläre Beschwerden (Schmerzen, Myalgien bis hin zu klinisch manifesten Myopathien und Rhabdomyolyse)
- Verschlechterung der Glukosetoleranz (bei entsprechender Prädisposition diabetogene Wirkung)
- Dyspepsien, Flatulenz
- Kopfschmerzen
- Leberfunktionsstörungen

Bis auf die Rhabdomyolyse ist keine der o. g. Nebenwirkungen lebensbedrohlich. Statine zählen insgesamt zu den sicheren Medikamenten.

Wechselwirkungen

Ca. 26 % aller älteren Menschen nehmen Medikamente ein, die potenziell mit Statinen interagieren (z. B. Erythromycin, Omeprazol, Cimetidin und Clarithromycin; Pasternak et al., 2002). Die hepatische Exkretion der Statine wird durch Verapamil, Diltiazem, Gemfibrozil oder Amiodaron beeinflusst.

Die Medikamenteninteraktionen der Statine können zu einer erhöhten Wirkstoffkonzentration im Blut und damit zu einer Erhöhung Statin-typischer Nebenwirkungen führen. Während Myalgien mit ca. 5 % relativ häufig sind, ist die gefürchtete Rhabdomyolyse mit 3,4/100.000 Patientenjahre ein sehr seltenes Ereignis. Die gleichzeitige Gabe anderer Medikamente, die über das Cytochrom-P-450-System entgiftet werden, erhöht das Risiko von Nebenwirkungen der Statine. Das Verbot von Cerivastatin war 2001 auf eine höhere Rate von Rhabdomyolysen bei älteren Patienten zurückzuführen, die parallel Gemfibrozil einnahmen. Diese Ereignisse führten zur Empfehlung des ACC/AHA/NHLBI Clinical Advisory on the Use and Safety of Statins, dass „generell eine Statintherapie bei älteren Personen vorsichtiger angewendet werden sollte, besonders bei älteren dünnen oder gebrechlichen Frauen, aber sie ist bei diesen oder anderen Hochrisikopatienten nicht kontraindiziert" (Pasternak et al., 2002).

Generell ist die Medikamentenadhärenz bei älteren Menschen aufgrund von mangelndem Krankheitsverständnis, kognitiven Einschränkungen, Polypharmazie, wech-

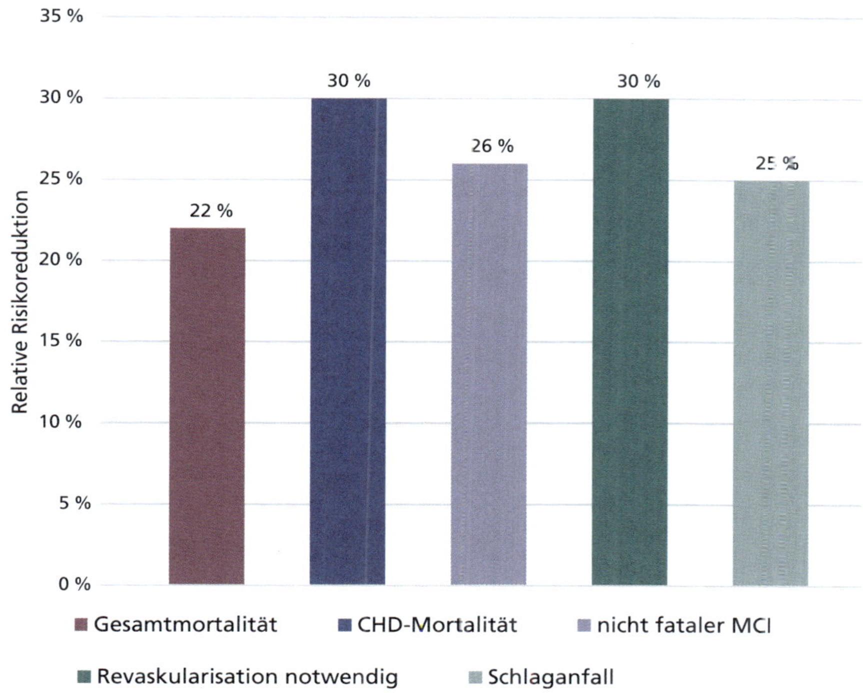

Abb. 8.2.8: Kardiovaskuläre Ereignisreduktion durch Statine bei älteren Patienten > 65 Jahre. (aus Alexander et al., 2009, basierend auf Daten von Afilalo et al., 2008).

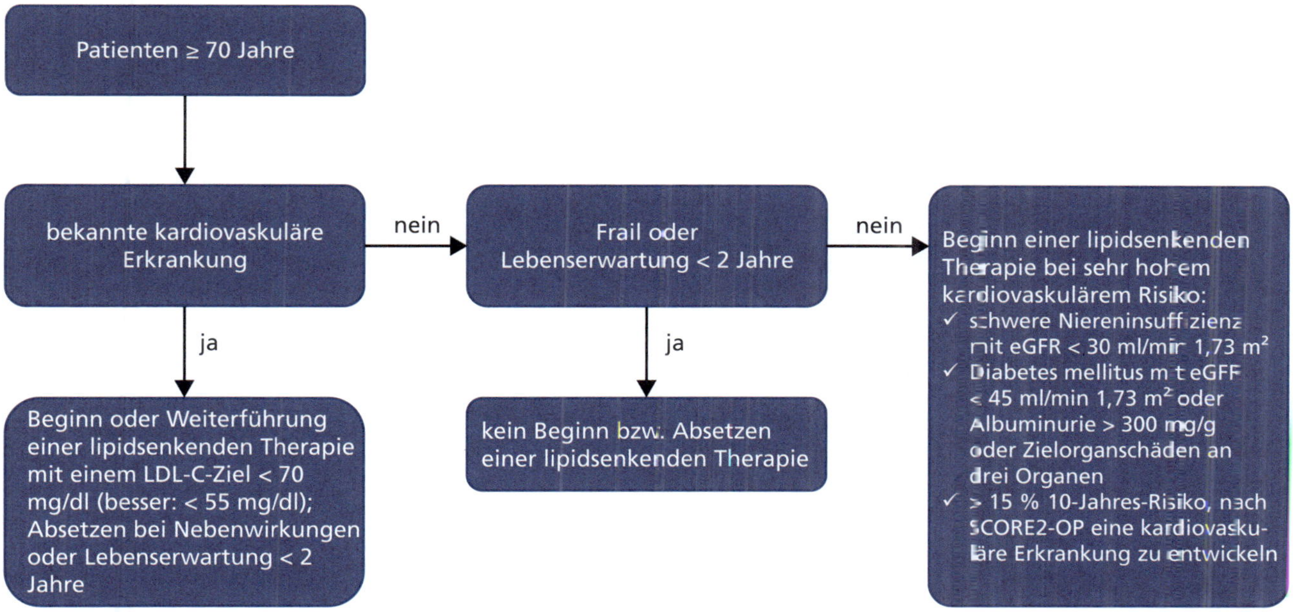

Abb. 8.2.9: Behandlungsalgorithmus für geriatrische Patienten mit Dyslipidämien (in Anlehnung an Kleipool et al., 2020; unter Einbindung der Empfehlungen der aktuellen ESC-Präventionsleitlinien von 2021, Visseren et al., 2021; https://creativecommons.org/licenses/by/4.0/)

selnden Ärztinnen/Ärzten und budgetären Beschränkungen eingeschränkt. Das Fehlen eines Medikationsplans oder besprochener Therapieziele in Bezug auf die Medikation wirkt sich ungünstig auf die Adhärenz aus. Daher sollte der Nutzen der Statintherapie inklusive der angestrebten LDL-C-Werte klar bei jedem Arztbesuch kommuniziert werden. Regelmäßige LDL-C-Kontrollen dienen ebenfalls der Überprüfung der Adhärenz und helfen, ggf. durch Dosissteigerung oder Ergänzung weiterer LDL-senkender Komedikationen das LDL-Ziel zu erreichen.

Exogene Ursachen für sekundäre Dyslipoproteinämien (Renz, 2018)
Erhöhung des LDL-Cholesterins

- akute intermittierende Porphyrie, Cholestase
- Anorexia nervosa
- benigne monoklonale Gammopathie
- Glykogenosen Typ I, III und VI
- Hypothyreose
- hohe Zufuhr von gesättigten Fetten und Cholesterin
- Hepatom
- idiopathische Hyperkalzämie
- Lymphom
- Morbus Cushing
- Niereninsuffizienz
- nephrotisches Syndrom
- Plasmozytom
- Progerie (Werner-Syndrom)
- Systemischer Lupus erythematodes
- Medikamente
  - Amiodaron
  - Androgene
  - Beta-Rezeptoren-Blocker
  - Chlorpromazin
  - Chlorthalidon
  - Cyclosporin A
  - Kortikosteroide
  - Gestagene
  - Piretanid
  - Thiazide

Erhöhung der Triglyzeride

- Adipositas
- Alkohol
- chronische Niereninsuffizienz
- Diabetes mellitus Typ II
- Dysgammaglobulinämien
- Glykogenosen Typ I, III und VI
- Hohe Zufuhr an rasch resorbierbaren Kohlenhydraten
- Hypothyreose (schwer und lange verlaufend)
- idiopathische Hyperkalziämie
- Morbus Addison
- Morbus Cushing
- Morbus Gaucher
- Nephrotisches Syndrom
- Progerie (Werner-Syndrom)
- Sepsis
- Medikamente
  - Acitretin
  - Beta-Blocker
  - Chlorthalidon
  - Kortikosteroide
  - Furosemid
  - Indapamid
  - Interferon
  - Isotretinoin
  - Östrogene
  - Phenothiazine
  - Piretanid
  - Spironolakton
  - Tamoxifen

Weitere medikamentöse Optionen bei fehlender Zielwerterreichung

Selbst in einer universitären Lipidambulanz erreichen nur 27 % der „very high risk" Patienten nach der ESC-Klassifikation die angestrebten LDL-Zielwerte. Die primäre Kombination mit Ezetimib erhöht die Zielerreichung aber auf 48 % (Barkas et al., 2015). Es ist daher sinnvoll, bei Patienten in der ESC-Kategorie „very high risk" mit einem hochpotenten Statin in mittlerer Dosierung (z. B. Atorvastatin 40 mg) + Ezetimib zu beginnen. Hochpotente Statine haben im Vergleich zu niedrigpotenten auch weniger Nebenwirkungen. Eine Übersicht über die meistverwendeten Statine gibt ► Abb. 8.2.7. Eine LDL-C-Senkung > 50 % sollte immer angestrebt werden.

Ezetimib

Falls sich mit der Maximaldosis eines Statins allein der LDL-Zielwert von < 55 mg/dl nicht erreichen läßt, würde man als nächstes Präparat Ezetimib verschreiben, das zu einer weiteren Reduktion des LDL-C um 15 % beiträgt.

PCSK9-Inhibitor

Falls der Zielwert immer noch deutlich verfehlt wird (LDL > 70–100 mg/dl) ist die beste zusätzliche Option die Therapie mit einem PCSK9-Inhibitor (Alirocumab oder Evolucumab), der durch Inhibition des von der Leber synthetisierten Proteins PCSK9 zum Recycling der LDL-Rezeptoren an der Leberoberfläche führt und dadurch die LDL-Aufnahme durch die Leber deutlich steigert. In zwei großen Outcomestudien (Odyssey Outcome und Fourrier) wurde der prognostische Nutzen einer zusätzlichen PCSK9-Inhibitor-Therapie belegt (Sabatine et al., 2017; Schwartz et al., 2018). Problematisch sind aktuell noch hohe Jahrestherapiekosten von ca. 6.000 €, sodass die Behandlung zurzeit noch eher bei jüngeren Patienten mit sehr hohem Risiko und unzureichendem Ansprechen unter Statinen bzw. Statinintoleranz zum Einsatz kommt. Die zu erwartende zusätzliche LDL-C-Senkung liegt bei ca. 60 %. Das ORION-Studienprogramm zeigt auch für den intrazellulären Wirkansatz der siRNA Inclisiran vergleichbar effektive LDL-C-Senkungen von bis zu 60 % durch eine lediglich zweimalige Applikation pro Jahr. Prognosestudien mit harten klinischen Endpunkten liegen für Inclisiran jedoch nicht vor und werden erst 2025 (ORION-4) erwartet.

Bempedoinsäure

Mit geringeren Zusatzkosten bei einer ca. 20–25 %igen zusätzlichen LDL-C-Reduktion bietet sich als perorale Alternative zu den parenteral zu verabreichenden PCSK9-Inhibitoren Bempedoinsäure an. Hierbei handelt es sich um einen neu entwickelten Inhibitor der ATP-Citratlyase im hepatischen Cholesterinsyntheseweg, für den nun auch Prognosedaten vorliegen (Nissen et al., 2023).

Merke

Therapieeskalation zur LDL-Zielwerterreichung:

1. hochpotentes Statin (Atorvastatin oder Rosuvastatin)
2. + Ezetimib

3. + Bempedoinsäure
4. + PCSK9-Inhibitor

Pharmakologische Möglichkeiten der Therapie der Hypertriglyzeridämien

Die prognostische Risikoreduktion bei Hypertriglyzeridämie durch eine Therapie mit Fibraten ist über alle Patienten- und Altersgruppen hinweg gut belegt, wie die Metaanalyse von 6 großen Fibratstudien zeigt (Lee et al., 2011). Allerdings sind nur in einer der betrachteten Studien Patienten > 75 Jahre eingeschlossen worden. In dieser hatten Patienten > 65 Jahre in der Behandlungsgruppe eine höhere Ereignisrate als in der Placebogruppe (ACCORD Study Group et al., 2010). Man tut sich daher schwer, Fibrate bei geriatrischen Patienten mit Hypertriglyzeridämie generell zu empfehlen. Neben der eher schlecht belegten prognostischen Wirksamkeit haben die unerwünschten Wechselwirkungen mit Statinen dazu geführt, dass die Fibrattherapie insgesamt eher rückläufig ist und die LDL-C-Absenkung mit den besser verträglichen Statinen im Vordergrund steht.

Große Hoffnungen haben hingegen die Daten der REDUCE-IT Studie 2019 mit der mehrfach ungesättigten Fettsäure Eicosapentaensäure (EPA) geweckt, in der eine 2 × tägliche Gabe von 2,0 g EPA bei Hochrisikopatienten mit erhöhten Triglyzeridwerten (135–499 mg/dl) zu einer deutlichen 25 %igen Senkung des Risikos kardiovaskulärer Ereignisse über 5 Jahre führte (Bhatt et al., 2019). Auch in der nicht verblindeten Japan EPALipid Intervention Study (JELIS, Yokoyama et al., 2007) mit EPA 1,8 g/d wurde über eine mediane Nachbeobachtungszeit von 4,6 Jahren bei 18.645 Patienten eine 19 %igen Reduktion des Risikos kardiovaskulärer Ereignisse beschrieben.

Allerdings konnten diese Ergebnisse in der nachfolgenden STRENGTH-Studie mit einem Gemisch von Eicosapentaensäure und Docosahexaensäure (DHA) nicht bestätigt werden: Die Kombination der Omega-3-Fettsäuren EPA und DHA hatte bei 13.078 statinbehandelten Hochrisikopatienten mit Hypertriglyzeridämie keinen Effekt auf die kardiovaskuläre Ereignisrate (Nicholls et al., 2020).

8.2.5 Offene Fragen und Perspektiven für künftige Studien

Die Behandlung der Hyper- und Dyslipidämien im Alter ist generell eher von einer Unter- als von einer Übertherapie gekennzeichnet. Arzt und Patient neigen beide dazu, die weitere Lebenserwartung älterer Menschen zu unterschätzen und Nebenwirkungen von Medikamenten zu überschätzen – besonders in Bezug auf Statine. Obwohl 80 % der über 80-Jährigen eine manifeste atherosklerotische Erkrankung haben, erhalten kaum 20 % von ihnen eine Statintherapie. Tatsächlich gehören Statine zu den bestverträglichen Medikamenten überhaupt und entfalten z. B. nach akutem Koronarsyndrom schon kurzfristig nach 30 Tagen ihren prognostischen Nutzen. Als Vorschlag für ein pragmatisches an den ESC-Leitlinien orientiertes therapeutisches Vorgehen dient ▶ Abb. 8.2.10.

Trotzdem ist die Studienlage in Bezug auf geriatrische Patienten immer noch verbesserungsbedürftig:

- Es fehlen valide große Registerstudien zur Häufigkeit von Neben- und Wechselwirkungen lipidsenkender Medikamente bei geriatrischen Patienten in der Praxis.
- Bis heute wurde nur in einer einzigen randomisierten kontrollierten Studie (PROspective Study of Pravastatin in the Elderly at Risk – PROSPER) gezielt der Effekt einer Statintherapie bei älteren Patienten ≥ 70 Jahre mit/ohne kardiovaskuläre Erkrankung untersucht (Shepherd et al., 2002). Während KHK-Patienten mit einer MACE-Reduktion von 22 % ähnlich profitierten wie jüngere Patienten war in der Subgruppe ohne kardiovaskuläre Erkrankung die MACE-Reduktion mit 6 % nicht signifikant und deutlich kleiner als bei jüngeren Patienten. Es fehlen prospektive randomisierte Studien, die herausarbeiten, welche Risikogruppen ≥ 70 Jahren ohne manifeste kardiovaskuläre Erkrankung den größten prognostischen Nutzen einer lipidsenkenden Therapie haben.
- Bei älteren Patienten mit KHK jenseits des 80. Lebensjahres fehlen Prognosedaten für den Statineinsatz. Aktuelle Empfehlungen für individuelle Therapieziele in Primär- und Sekundärprävention – z. B. in den ESC-Präventionsleitlinien (Visseren et al., 2021) – benennen zwar Komorbidität und Gebrechlichkeit als Kriterien, lassen aber mangels solider Datenbasis spezifische Empfehlungen vermissen.

Zusammenfassung

Altersabhängige Veränderungen wie die reduzierte LDL-Rezeptordichte, höherer Body Mass Index (BMI), höhere Diabetesprävalenz und Abnahme körperlicher Aktivität führen dazu, dass bei ca. ¾ aller älteren Menschen eine Hyperlipidämie vorliegt. Nur bei 1/3 ist diese bekannt, nur 1/6 erhält eine lipidsenkenden Medikation.

Da der prognostische Nutzen einer lipidsenkenden Therapie im Alter nicht reduziert ist, sollten alle älteren Menschen ohne manifeste atherosklerotische Erkrankung mit dem ESC SCORE-OP (old people) hinsichtlich des kardiovaskulären Gesamtrisikos gescreent und bei > 15 % Risiko leitliniengerecht behandelt werden. Alle Patienten mit manifester KHK/pAVK oder Diabetes mit Endorganschäden sind ohnehin in der sehr hohen Risikokategorie und brauchen eine LDL-C Senkung auf < 55 mg/dl.

Bei der Statinbehandlung ist auf potenzielle Medikamentenwechselwirkungen zu achten: Erythromycin, Omeprazol, Cimetidin und Clarithromycin können durch Erhöhung der Statinwirkstoffkonzentration im Blut Nebenwirkungen erhöhen. Die hepatische Exkretion der Statine wird durch Verapamil, Diltiazem, Gemfibrozil oder Amiodaron oder CYP-450-metabolisierte Pharmaka beeinflusst.

Literatur

ACCORD Study Group, Ginsberg, H. N., Elam, M. B. et al. (2010). Effects of combination lipid therapy in type 2 diabetes mellitus. *The New England Journal of Medicine*, *362*(17), 1563–1574. https://doi.org/10.1056/NEJMoa1001282

Afilalo, J., Duque, G., Steele, R., et al. (2008). Statins for secondary prevention in elderly patients: A hierarchical bayesian meta-analysis. *Journal of the American College of Cardiology*, *51*(1), 37–45. https://doi.org/10.1016/j.jacc.2007.06.063

Alexander, K. P., Blazing, M. A., Rosenson, R. S., et al. (2009). Management of hyperlipidemia in older adults. *Journal of Cardiovascular Pharmacology and Therapeutics*, *14*(1), 49–58. https://doi.org/10.1177/1074248408328927

Bach, R. G., Cannon, C. P., Giugliano, R. P., et al. (2019). Effect of Simvastatin-Ezetimibe Compared With Simvastatin Monotherapy After Acute Coronary Syndrome Among Patients 75 Years or Older: A Secondary Analysis of a Randomized Clinical Trial. *JAMA Cardiology*, *4*(9), 846–854. https://doi.org/10.1001/jamacardio.2019.2306

Barkas, F., Liberopoulos, E., Klouras, E., et al. (2015). Attainment of multifactorial treatment targets among the elderly in a lipid clinic. *Journal of Geriatric Cardiology: JGC*, *12*(3), 239–245. https://doi.org/10.11909/j.issn.1671-5411.2015.03.004

Bhatt, D. L., Steg, P. G., Miller, M., et al. (2019). Cardiovascular Risk Reduction with Icosapent Ethyl for Hypertriglyceridemia. *The New England Journal of Medicine*, *380*(1), 11–22. https://doi.org/10.1056/NEJMoa1812792

Capewell, S., & O'Flaherty, M. (2008). What explains declining coronary mortality? Lessons and warnings. *Heart (British Cardiac Society)*, *94*(9), 1105–1108. https://doi.org/10.1136/hrt.2008.149930

Cholesterol Treatment Trialists' Collaboration. (2019). Efficacy and safety of statin therapy in older people: A meta-analysis of individual participant data from 28 randomised controlled trials. *Lancet (London, England)*, *393*(10170), 407–415. https://doi.org/10.1016/S0140-6736(18)31942-1

Cholesterol Treatment Trialists' (CTT) Collaboration, Fulcher, J., O'Connell, R., et al. (2015). Efficacy and safety of LDL-lowering therapy among men and women: Meta-analysis of individual data from 174,000 participants in 27 randomised trials. *Lancet (London, England)*, *385*(9976), 1397–1405. https://doi.org/10.1016/S0140-6736(14)61368-4

Deutsche Gesellschaft für Kardiologie – Herz- und Kreislaufforschung (Hrsg.). (2022). *ESC Pocket Guidelines. Prävention von Herz-Kreislauf-Erkrankungen, Version 2021*. Björn Bruckmeier Verlag GmbH.

Félix-Redondo, F. J., Grau, M., & Fernández-Bergés, D. (2013). Cholesterol and cardiovascular disease in the elderly. Facts and gaps. *Aging and disease*, *4*(3), 154–169.

Ference, B. A. (2021). NATURE-PCSK9. ESC Congress 2021.

Ference, B. A., Graham, I., Tokgozoglu, L., et al. (2018). Impact of Lipids on Cardiovascular Health: JACC Health Promotion Series. *Journal of the American College of Cardiology*, *72*(10), 1141–1156. https://doi.org/10.1016/j.jacc.2018.06.046

Heart Protection Study Collaborative Group (2002). MRC/BHF Heart Protection Study of cholesterol lowering with simvastatin in 20,536 high-risk individuals: A randomised placebo-controlled trial. *Lancet (London, England)*, *360*(9326), 7–22. https://doi.org/10.1016/S0140-6736(02)09327-3

Heeschen, C., Hamm, C. W., Laufs, U., et al. (2002). Withdrawal of statins increases event rates in patients with acute coronary syndromes. *Circulation*, *105*(12), 1446–1452. https://doi.org/10.1161/01.cir.0000012530.68333.c8

Helkin, A., Stein, J. J., Lin, S., et al. (2016). Dyslipidemia Part 1—Review of Lipid Metabolism and Vascular Cell Physiology. *Vascular and Endovascular Surgery*, *50*(2), 107–118. https://doi.org/10.1177/1538574416628654

Kleipool, E. E., Dorresteijn, J. A., Smulders, Y. M., et al. (2020). Treatment of hypercholesterolaemia in older adults calls for a patient-centred approach. *Heart (British Cardiac Society)*, *106*(4), 261–266. https://doi.org/10.1136/heartjnl-2019-315600

Lee, M., Saver, J. L., Towfighi, A., et al. (2011). Efficacy of fibrates for cardiovascular risk reduction in persons with atherogenic dyslipidemia: A meta-analysis. *Atherosclerosis*, *217*(2), 492–498. https://doi.org/10.1016/j.atherosclerosis.2011.04.020

Lv, Y.-B., Yin, Z.-X., Chei, C.-L., et al. (2015). Low-density lipoprotein cholesterol was inversely associated with 3-year all-cause mortality among Chinese oldest old: Data from the Chinese Longitudinal Healthy Longevity Survey. *Atherosclerosis*, *239*(1), 137–142. https://doi.org/10.1016/j.atherosclerosis.2015.01.002

Miettinen, T. A., Pyörälä, K., Olsson, A. G., et al. (1997). Cholesterol-lowering therapy in women and elderly patients with myocardial infarction or angina pectoris: Findings from the Scandinavian Simvastatin Survival Study (4S). *Circulation*, *96*(12), 4211–4218. https://doi.org/10.1161/01.cir.96.12.4211

Nicholls, S. J., Lincoff, A. M., Garcia, M., et al. (2020). Effect of High-Dose Omega-3 Fatty Acids vs Corn Oil on Major Adverse Cardiovascular Events in Patients at High Cardiovascular Risk: The STRENGTH Randomized Clinical Trial. *JAMA*, *324*(22), 2268–2280. https://doi.org/10.1001/jama.2020.22258

Nissen, S. E., Lincoff, A. M., Brennan, D., et al. (2023). Bempedoic Acid and Cardiovascular Outcomes in Statin-Intolerant Patients. *The New England Journal of Medicine*. https://doi.org/10.1056/NEJMoa2215024

Ouchi, Y., Sasaki, J., Arai, H., et al. (2019). Ezetimibe Lipid-Lowering Trial on Prevention of Atherosclerotic Cardiovascular Disease in 75 or Older (EWTOPIA 75): A Randomized, Controlled Trial. *Circulation*, *140*(12), 992–1003. https://doi.org/10.1161/CIRCULATIONAHA.118.039415

Pasternak, R. C., Smith, S. C., Bairey-Merz, C. N., et al. (2002). ACC/AHA/NHLBI clinical advisory on the use and safety of statins. *Journal of the American College of Cardiology*, *40*(3), 567–572. https://doi.org/10.1016/s0735-1097(02)02030-2

Renz, H. (2018). *Praktische Labordiagnostik: Lehrbuch zur Laboratoriumsmedizin, klinischen Chemie und Hämatologie*. De Gruyter.

Rosada, A., Kassner, U., Weidemann, F., et al. (2020). Hyperlipidemias in elderly patients: Results from the Berlin Aging Study II (BASEII), a cross-sectional study. *Lipids in Health and Disease*, *19*(1), 92. https://doi.org/10.1186/s12944-020-01277-9

Sabatine, M. S., Giugliano, R. P., Keech, A. C., et al. (2017). Evolocumab and Clinical Outcomes in Patients with Cardiovascular Disease. *The New England Journal of Medicine*, *376*(18), 1713–1722. https://doi.org/10.1056/NEJMoa1615664

Schwartz, G. G., Steg, P. G., Szarek, M., et al. (2018). Alirocumab and Cardiovascular Outcomes after Acute Coronary Syndrome. *The New England Journal of Medicine*, *379*(22), 2097–2107. https://doi.org/10.1056/NEJMoa1801174

Shepherd, J., Blauw, G. J., Murphy, M. B., et al. (2002). Pravastatin in elderly individuals at risk of vascular disease (PROSPER): A randomised controlled trial. *Lancet*, *360*(9346), 1623–1630.

Stam-Slob, M. C., Visseren, F. L. J., Wouter Jukema, J., vet al. (2017). Personalized absolute benefit of statin treatment for primary or secondary prevention of vascular disease in individual elderly patients. *Clinical Research in Cardiology: Official Journal of the German Cardiac Society*, *106*(1), 58–68. https://doi.org/10.1007/s00392-016-1023-8

Strandberg, T. E., Tilvis, R. S., Pitkala, K. H., et al. (2006). Cholesterol and Glucose Metabolism and Recurrent Cardiovascular Events Among the Elderly. *Journal of the American College of Cardiology*, *48*(4), 708–714. https://doi.org/10.1016/j.jacc.2006.04.081

Visseren, F. L. J., Mach, F., Smulders, Y. M., et al. (2021). 2021 ESC Guidelines on cardiovascular disease prevention in clinical practice. *European Heart Journal*, *42*(34), 3227–3337. https://doi.org/10.1093/eurheartj/ehab484

Volpato, S., Leveille, S. G., Corti, M. C., et al. (2001). The value of serum albumin and high-density lipoprotein cholesterol in defining mortality risk in older persons with low serum cholesterol. *Journal of the American Geriatrics Society, 49*(9), 1142–1147. https://doi.org/10.1046/j.1532-5415.2001.49229.x

Yokoyama, M., Origasa, H., Matsuzaki, M., et al. (2007). Effects of eicosapentaenoic acid on major coronary events in hypercholesterolaemic patients (JELIS): A randomised open-label, blinded endpoint analysis. *Lancet (London, England), 369*(9567), 1090–1098. https://doi.org/10.1016/S0140-6736(07)60527-3

8.3 Gefäßerkrankungen (Schwerpunkt Aortenaneurysma und periphere Gefäßerkrankungen)

Sigrid Nikol

8.3.1 Einführung

Im Alter können Gefäßerkrankungen einerseits Stenosen und Verschlüsse (periphere arterielle Gefäßerkrankungen), andererseits aber auch Gefäßerweiterungen (Aneurysmen) verursachen. Neben den klassischen kardiovaskulären Risikofaktoren spielen auch inflammatorische Prozesse in der Anamnese eine Rolle.

8.3.2 Aortenaneurysma

Die Erkrankung ist bei älteren Menschen wesentlich häufiger als bei jungen Menschen zu finden. Etwa 95 % der Aortenaneurysmen sind infrarenal und 5 % thorakal oder suprarenal lokalisiert, nicht selten bestehen Aneurysmen in verschiedenen Gefäßen (Aneurysmose). Die häufigeren spindelförmigen Aneurysmen haben ein geringeres Rupturrisiko als die sackförmigen (► Abb. 8.3.1). In etwa 20 % bestehen auch aneurysmatische Gefäßerweiterung der Beckenarterien, und auch Manifestationen an den Poplitealarterien sind häufig zu finden. Wird ein Aneurysma diagnostiziert, muss auch nach den anderen Manifestationen an Aorta, Becken- und Beinarterien gefahndet werden.

Prävalenz und Inzidenz

Fortgeschrittenes Alter, männliches Geschlecht, familiäre Disposition, Hypertonie und Nikotinkonsum gehören zu den Risikofaktoren für ein Aortenaneurysma (AA; Singh, 2001). Hingegen besteht eine negative Korrelation zwischen Diabetes mellitus und der Entwicklung von abdominellen Aortenaneurysmen (BAAs). In einer Metaanalyse an 1.006.360 Patienten konnte nun auch eine statistisch signifikante inverse Assoziation zwischen Diabetes mellitus und thorakalen Aortenaneurysmen (TAAs) gezeigt werden, ganz ähnlich wie sie bereits für die BAAs bekannt war (D'Cruz, 2019).

Der Häufigkeitsgipfel für ein AA liegt jenseits des 6. Lebensjahrzehnts. Männer sind häufiger und früher von einem BAA betroffen als Frauen (Verhältnis 7:1): die Prävalenz beträgt für Männer zwischen 45 und 54 Jahren 1,3 %, für Männer zwischen 75 und 84 Jahren hingegen bis zu 12,5 %. Bei Frauen finden sich in den entsprechenden Altersgruppen Prävalenzen von 0 % bzw. 5,2 % (Hirsch, 2006; Sakalihasan, 2005; Singh, 2001; Zankl, 2007). Frauen haben aber ein höheres Rupturrisiko als Männer (Boscar, 2019). In einer aktuellen Analyse wurde gezeigt, dass bei TAAs das Aneurysmawachstum bei Frauen fast doppelt so schnell ist verglichen mit dem von Männern (Paige, 2019).

Das Risiko für eine Ruptur nimmt mit dem Durchmesser zu, wobei 5,5 cm und mehr als kritisch einzustufen sind (Riambau, 2017; Czerny, 2019; Wanhainen, 2019,). Die Letalität beträgt bei einer Ruptur über 50 %, die Hälfte der Todesfälle tritt vor Erreichen der Klinik auf (Prance, 1999). In spezialisierten Zentren können jedoch bei sofortiger Behandlung wesentlich bessere Überlebensraten erzielt werden. Insgesamt sind 1–3 % der Todesfälle bei 65- bis 85-jährigen Männern auf ein rupturiertes BAA zurückzuführen (Lederle, 2002; Sakalihasan, 2005).

Rolle von Fluoroquinolonen

Mit steigendem Alter steigt auch die Häufigkeit einer antibiotischen Therapie. Daten des US „Food and Drug Administration Adverse Event Reporting System" (FAERS) aus 3.721 Berichten über Nebenwirkungen von 2004 bis 2016 zeigten erst vor Kurzem, dass das Risiko für AAs für alle drei Fluoroquinolone (Ciprofloxacin, Levofloxacin und Moxifloxacin) erhöht ist, ebenso wie das Risiko für Aortendissektionen bei Levofloxacin (Meng, 2019). Insgesamt war das Risiko, ein AA zu entwickeln höher als das Risiko einer Aortendissektion. Fluoroquinolone verdoppelten dabei das Risiko, ein AA oder eine Aortendissektion innerhalb von 60 Tagen nach Medikation zu entwickeln (Rawla, 2019; Noman, 2019). Das wurde in einer Metaanalyse bestätigt, in der sich der negative Einfluss auf drei kollagenassoziierte Erkrankungen (AA oder Aortendissektion, Retinaablösung, Sehnenerkrankungen) bestätigte (Yu, 2019). Bei Patienten mit einem erhöhten Risiko für diese Erkrankungen sollten deshalb Fluoroquinolone nur dann eingesetzt werden, wenn andere Optionen nicht verfügbar sind.

Rolle der Aortitis

Großgefäß-Arteritiden wie die Riesenzellarteriitis treten gehäuft im höheren Alter auf, meist jenseits des 50. Lebensjahres. In 20–40 % der Fälle kommt es dabei auch zu einer Riesenzellaortitis (► Abb. 8.3.2) (Kermani, 2013).

Neben Stenosen der Aorta sowie Becken-, Bein- und Armarterien sind AAs und Aortendissektionen gefürchtete Spätkomplikationen (Scovell, 2015), teils erst nach vielen Jahren oder gar Jahrzehnten (Kermani, 2013). Aortale Be-

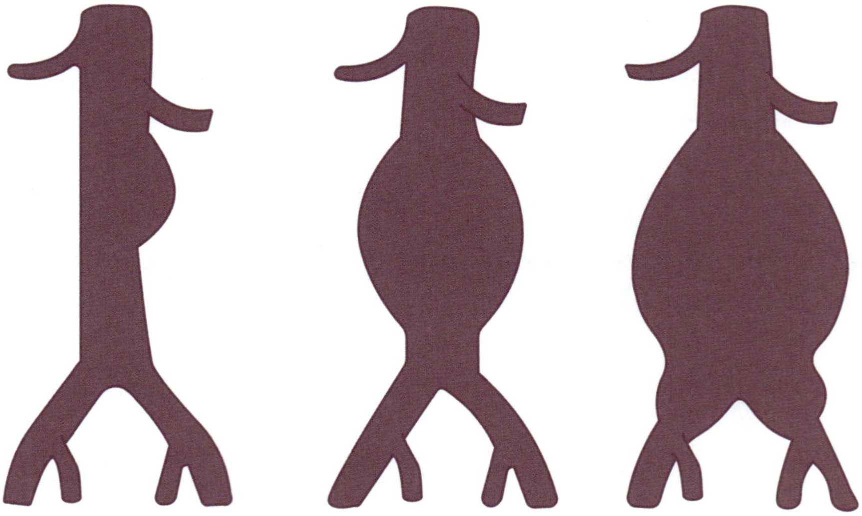

Abb. 8.3.1: Bauchaortenaneurysma-Typen. Links: sackförmig; Mitte: spindelförmig; Rechts: aortoiliakal.

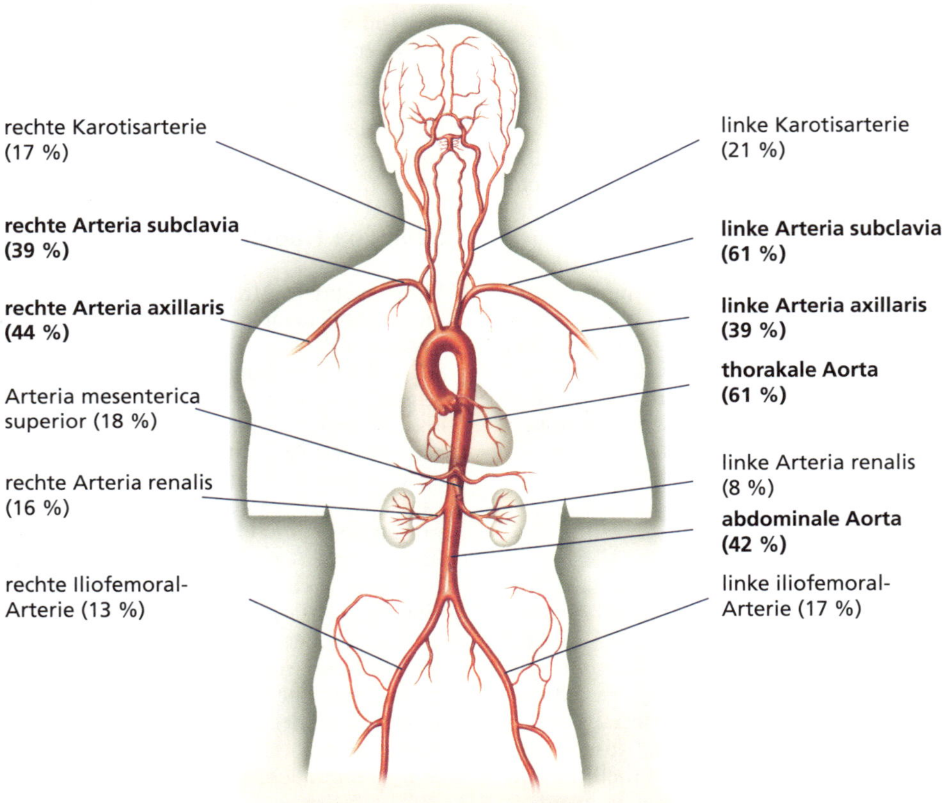

Abb. 8.3.2: Häufigkeit der Beteiligung bei Großgefäßarteriitis (© iStockphoto.com/JFalcetti)

teiligungen wurden dabei thorakal in 45–65 % und abdominal in 27–54 % nachgewiesen (Lensen, 2016) und reduzieren die Lebenserwartung erheblich (Kermani, 2013). Patienten mit einer Riesenzellaortitis haben ein 17,3fach erhöhtes Risiko für ein TAA und 2,4fach erhöhtes Risiko für ein BAA verglichen mit der normalen Bevölkerung (Nuenninghoff, 2003). Auch wenn alle Abschnitte der Aorta befallen werden können, führt die thorakale Beteiligung am ehesten zu Komplikationen. In bis zu 50 % der Patienten kommt es zur Dissektion der thorakalen Aorta und eine Aortenruptur führt bei 1–12 % der betroffenen Patienten zum Tode (Kermani, 2013). Eine Sonderform ist die nekrotisierende Aortitis, bei der es zu einer Nekrose der Tunica media kommt. Typisch sind die beiden Altersgipfel unter

Tab. 8.3.1: Leitlinien-Empfehlungen zum Einsatz des kortikoideinsparenden Tocilizumabs bei Großgefäßvaskulitiden

Empfehlungen	Leitlinie
Bei bestimmten an Riesenzellarteriitis Erkrankten (insbesondere refraktäre oder rezidivierende Erkrankung, Vorhandensein von oder erhöhtes Risiko für Glukokortikoid-assoziierte Folgeschäden) sollte nach individueller Abwägung eine Glukokortikoid-einsparende Therapie mit Tocilizumab durchgeführt werden. Methotrexat kann als Alternative eingesetzt werden.	Großgefäßvaskulitis S2k LL 2020 (Schirmer, 2020, S. 88)
Unter einer Therapie mit Tocilizumab bei Riesenzellarteriitis sollte eine schnellere Reduktion der Glukokortikoid-Dosis verglichen mit der Glukokortikoid-Monotherapie erfolgen. Auch unter Therapie mit Methotrexat bei Riesenzellarteriitis sollte eine raschere Glukokortikoid-Dosisreduktion angestrebt werden.	Großgefäßvaskulitis S2k LL 2020 (Schirmer, 2020, S. 88)
Bei einem schweren Rezidiv einer Großgefäßvaskulitis soll erneut eine Glukokortikoid-Therapie begonnen, bzw. eine bestehende Glukokortikoid-Therapie intensiviert werden (Initialdosierung wie bei einer neu diagnostizierten Großgefäßvaskulitis). Bei einem leichten Rezidiv sollte die Glukokortikoid-Dosis auf mindestens die letzte wirksame Dosis erhöht werden. Eine Glukokortikoid-sparende Therapie sollte bei rezidivierender Erkrankung begonnen oder angepasst werden.	Großgefäßvaskulitis S2k LL 2020 (Schirmer, 2020, S. 88)

60 Jahre und über 65 Jahren mit einem hohen Frauenanteil in der älteren Gruppe (Caspary, 2011).

Mit dem Einsatz des kortikoideinsparenden Tocilizumabs konnte inzwischen eine bessere Rezidivfreiheit beim Management der Riesenzellaortitis erreicht werden verglichen mit Kortikoiden alleine, was auch Berücksichtigung in der aktuellen S2k-Leitlinie 2020 für Großgefäßvaskulitiden fand (Schirmer, 2020; ▶ Tab. 8.3.1)

Merke

Die Riesenzellarteriitis als Ursache von vor allem thorakalen Aortenaneurysmen wird unterschätzt, zumal diese erst nach mehreren Jahren auftreten. Rezidivraten unter Kortison alleine sind häufig. Unter dem kortisonsparenden Tocilizumab werden deutlich weniger Rezidive beobachtet.

Diagnostik

Screening für TAAs aller Zonen der thorakalen Aorta wird in den aktuellen Leitlinien nicht empfohlen. Allerdings haben 18 % der Patienten mit einem BAA auch ein TAA (Dombrowski, 2019). Die Autoren empfehlen deshalb in allen Patienten mit einem BAA die Durchführung einer Computertomografie (CT) des Thorax. Um Doppeluntersuchungen zu vermeiden, sollte bei duplexsonografisch erfolgtem Nachweis eines relevanten Aortenaneurysmas idealerweise eine CT-Angiografie der ganzen Aorta vom Aortenbogen bis zu den Leistenarterien (Zugangsgefäßen) in 1 mm Schichten erfolgen, damit ggf. auch die Planung des endovaskulären Eingriffs erfolgen kann. Ferner sollte die Untersuchung mit einer Duplexsonografie der Popliteaalarterien ergänzt werden.

Der wichtigste Risikofaktor für die Ruptur ist der maximale Aneurysma-Durchmesser. In der Literatur wird das Rupturrisiko bei mehr als 5 cm mit ca. 4 %, bei mehr als 6 cm mit ca. 7 % und bei mehr als 7 cm mit ca. 20 % angegeben (Hirsch, 2006). In verschiedenen Untersuchungen konnte gezeigt werden, dass ab einem Querdurchmesser von 5,5 cm das Risiko einer Ruptur das Operationsrisiko übersteigt (Lederle, 2002; UK Small Aneurysm Trail Participants, 1998). Ein weiterer wichtiger Risikoprediktor ist eine rasche Zunahme des Querdurchmessers um mehr als 1 cm pro Jahr (Glimaker, 1991; Limet, 1991). Darüber hinaus kommt es bei familiärer Disposition für Aneurysmen 4-mal häufiger und in einem früheren Lebensalter zu einer Ruptur (Verloes, 1995). Bei einem Querdurchmesser von weniger als 4,0 cm wird daher eine sonografische Verlaufskontrolle in 2-jährlichen Abständen empfohlen, bei einem Durchmesser zwischen 4,0 und 5,4 cm alle 6 bis 12 Monate (Hirsch, 2006; Sakalihasan, 2005; Zankl, 2007). Leitlinien-Empfehlungen zum Screening für BAAs und zur Kontrolle von kleineren BAAs ▶ Tab. 8.3.2 und ▶ Tab. 8.3.3.

Hierbei ist kritisch anzumerken, dass zwar die Inzidenz des BAAs bei Frauen deutlich geringer als bei Männern ist, jedoch die Aneurysmen früher und 4-mal häufiger als bei Männern rupturieren (Verloes, 1995; Skibba, 2015; Heikkinen, 2002).

Therapie

Das Risiko einer Ruptur eines kleinen BAAs (mit einem Durchmesser von < 5,5 cm) beträgt bei Männern unter regelmäßiger Ultraschall-Beobachtung < 0,5 % pro Jahr (Oliver-Williams, 2019). Interessanterweise kommt es bei den BAAs häufiger zu Rupturen im Herbst und Winter verglichen mit Frühling und Sommer (Choong, 2019). Das wichtigste Ziel bei Patienten mit AAs ist, eine Progression oder gar Ruptur zu vermeiden. Dies gelingt einerseits durch eine konsequente Therapie der behandelbaren Risikofaktoren, andererseits durch die präventive Ausschaltung des Aneurysmas. Eine Nikotinkarenz reduziert bei Rauchern mit AAs das Rupturrisiko deutlich. Eine zentrale Rolle scheint auch die konsequente Einstellung des Blutdrucks bei arteriellem Hypertonus zu spielen.

Ab einem Querdurchmesser von 5,5 cm liegt eine klare Indikation für die Ausschaltung des BAAs vor, die Grenzwerte für die thorakalen Aneurysmen und Aortendissektionen sind ganz ähnlich (▶ Tab. 8.3.4; Riambau, 2017; Czerny, 2019; Wanhainen, 2019). Bei den Dissektionen sind weitere Kriterien für eine eventuelle frühzeitige Therapie innerhalb der ersten 100 Tage wichtig, wie ischämische Symptome oder der Durchmesser des Falschlumens und Größe des Entrys (Torsello, 2018).

Tab. 8.3.2: Leitlinien-Empfehlungen zum Screening für BAAs

Empfehlung	Klasse	Evidenzgrad	Leitlinie
Für 65-jährige Männer ist ein bevölkerungsweites BAA-Screening mit einer einzigen Ultraschalluntersuchung empfohlen.	I	A	ESVS 2019 (Wanhainen, 2019, S. 21)
Alle Männer und Frauen ab 50 Jahren, die einen Verwandten ersten Grades mit einem BAA haben, können für ein BAA-Screening alle 10 Jahre in Betracht gezogen werden.	IIb	C	ESVS 2019 (Wanhainen, 2019, S. 22)
Ein BAA-Bevölkerungsscreening bei Frauen ist nicht empfohlen.	III	B	ESVS 2019 (Wanhainen, 2019, S. 21)

Tab. 8.3.3: Leitlinien-Empfehlungen zu Kontrollen von kleineren BAAs

Empfehlung	Klasse	Evidenzgrad	Leitlinie
Bei Männern mit einem Aortendurchmesser von 2,5–2,9 cm bei der Erstuntersuchung kann eine erneute Untersuchung nach 5–10 Jahren erwogen werden.	IIb	C	ESVS 2019 (Wanhainen, 2019, S. 21)
Zur Überwachung von Aneurysmen wird eine Ultraschalluntersuchung empfohlen: • alle 3 Jahre bei Aneurysmen mit einem Durchmesser von 3–3,9 cm, • jährlich bei Aneurysmen mit einem Durchmesser von 4,0–4,9 cm, • alle 3–6 Monate bei Aneurysmen mit einem Durchmesser von ≥ 5,0 cm.	I	B	ESVS 2019 (Wanhainen, 2019, S. 22)
Ein BAA-Screening für alle Männer und Frauen mit einem echten peripheren arteriellen Aneurysma in Abständen von 5–10 Jahren kann erwogen werden.	IIb	C	ESVS 2019 (Wanhainen, 2019, S. 22)

Geschlechtsspezifische Unterschiede

Bei kleineren Aneurysmen kann im Falle von Risikofaktoren für eine Ruptur im Einzelfall unter Abwägen des individuellen Risikos eine elektive Behandlung diskutiert werden. Bei Frauen rupturieren Aneurysmata häufiger und früher, siehe Abschnitt „Diagnostik". Ihnen werden aufgrund der ungünstigeren Anatomie endovaskuläre Verfahren seltener angeboten (Ulug, 2017; Sweet, 2011), wohl weil die Verläufe nach Ruptur bei endovaskulären und offen chirurgischen Verfahren schlechter als bei Männern sind (Ulug, 2017; Deery, 2017; Lo, 2013; Lo, 2014; Lo, 2016).

Auch sind sie, wie so oft in der kardiovaskulären Medizin, in den Studien deutlich unterrepräsentiert (Powell, 2017). Darüber hinaus gibt es nur wenige Aortenprothesen, die speziell für die Bedürfnisse von Frauen entwickelt wurden, wie die Endologix Ovation Prothese. Hier waren die Ergebnisse nach „Standard Endovascular Aortic Repair (EVAR) von BAAs in der LUCY (Evaluation of Females who are Underrepresented Candidates for Abdominal Aortic Aneurysm Repair)-Studie tatsächlich für Frauen und Männer ähnlich gut, auch im Langzeit-Verlauf über 4 Jahre, trotz deutlich ungünstigerer Zugangsgefäße und Aneurysmahälsen bei den Frauen (Ash, 2020). Die Leitlinienempfehlungen zur Therapie für Frauen mit BAAs basieren fast ausschließlich auf den schlechten Daten für Frauen aus Studien, in denen herkömmliche Aortenendoprothesen eingesetzt wurden.

Auch bei fenestrierten (FEVAR) und gebranchten (BEVAR) Aortenendoprothesen sind die Prozeduren bei den Frauen komplexer und weniger oft erfolgreich (Edman, 2021).

> **Merke**
>
> Bei Frauen rupturieren Aneurysmen früher. Die Prozeduren sind oft komplexer und die Verläufe sind schlechter. Gründe dafür sind kleine Zugangsgefäße, die oft fortgeschrittene Pathologie der Aorta und das für Frauen oft weniger geeignete Prothesenmaterial.

Vorbereitung vor der Therapie von Aortenaneurysmen

Patienten mit AAs sind typischerweise älter und mit vielen Komorbiditäten behaftet. Aus diesem Grunde ist eine gute Vorbereitung auf die endovaskulären und offen chirurgischen Reparatur-Eingriffe Voraussetzung für einen günstigen postinterventionellen und postoperativen Verlauf. Auch hierfür gibt es inzwischen Leitlinienempfehlungen für die Versorgung von BAAs (▸ Tab. 8.3.5; Wanhainen, 2019).

Nachkontrollen

Gefürchtet sind Endoleckagen nach Implantation von Aortenendoprothesen, weshalb lebenslange Kontrollen erforderlich sind (▸ Abb. 8.3.3).

Tab. 8.3.4: Leitlinien- und Konsensus-Empfehlungen zur Therapie von Aortenaneurysmen und -dissektionen

Empfehlung	Klasse	Evidenzgrad	Leitlinie
Eine Behandlung isolierter Aortenbogenaneurysmen ab einem Durchmesser von 55 mm sollte erwogen werden.	IIa	B	EACTS/ESVS 2019 (Czerny, 2019, S. 14)
Ein Durchmesser der Aorta descendens zwischen 56 und 59 mm kann bei Patienten mit chronischer Aortendissektion und vertretbarem Operationsrisiko als Indikation für eine Behandlung angesehen werden.	IIb	C	ESVS 2017 (Riambau, 2017, S. 23)
Ein Durchmesser der Aorta descendens ab 60 mm sollte bei Patienten mit chronischer Aortendissektion und vertretbarem Operationsrisiko als Indikation für eine Behandlung angesehen werden.	IIa	C	ESVS 2017 (Riambau, 2017, S: 23)
Bei Patienten mit chronischer Aortendissektion im thorakoabdominellen Bereich und vertretbarem Operationsrisiko sollte ein Aortendurchmesser von mehr als 60 mm als Behandlungsindikation angesehen werden.	IIa	C	ESVS 2017 (Riambau, 2017, S. 23)
Bei fitten und nicht fitten Patienten mit günstiger Anatomie kann bei Descendensaneurysmen von 56–59 mm eine endovaskuläre Stentgraftimplantation in Betracht gezogen werden.	IIb	B	ESVS 2017 (Riambau, 2017, S. 28)
Bei fitten und nicht fitten Patienten mit günstiger Anatomie sollte bei Descendensaneurysmen ab 60 mm eine endovaskuläre Stentgraftimplantation in Betracht gezogen werden.	IIa	B	ESVS 2017 (Riambau, 2017)
Eine offene oder endovaskuläre Reparatur sollte bei Patienten mit geringem bis mittlerem Operationsrisiko in Betracht gezogen werden, die ein atherosklerotisches oder degeneratives thorakoabdominelles Aortenaneurysma mit einem Durchmesser von 60 mm oder mehr bzw. eine rasche Aneurysmavergrößerung (> 10 mm/Jahr) haben oder mit dem Aneurysma verbundene Symptome aufweisen.	IIa	C	ESVS 2017 (Riambau, 2017, S. 29)
Bei Männern ist als Grenzwert für die elektive Behandlung eines BAA ein Durchmesser von ≥ 5,5 cm empfohlen.	I	A	ESVS 2019 (Wanhainen, 2019, S. 24)
Bei Frauen mit akzeptablem chirurgischem Risiko kann der Grenzwert für die elektive Behandlung eines BAA bei einem Durchmesser von ≥ 5,0 cm angesetzt werden.	IIb	C	ESVS 2019 (Wanhainen, 2019, S. 24)
Empfohlen wird eine rasche Überweisung mit zusätzlicher Bildgebung zur Therapie, wenn ein schnelles Wachstum des BAA beobachtet wird (≥ 1 cm/Jahr).	IIa	C	ESVS 2019 (Wanhainen, 2019, S 24)
Alle Patienten mit symptomatischen entzündlichen Bauchaortenaneurysmen sollten für eine medikamentöse entzündungshemmende Behandlung in Betracht gezogen werden, bei Patienten mit einem Grenzdurchmesser von 5,5 cm und geeigneter Anatomie sollte eine endovaskuläre Therapie als erste Option in Betracht gezogen werden.	IIa	C	ESVS 2019 (Wanhainen, 2019, S. 63)

Die Inzidenz von Typ-Ib-Endoleak ein Jahr nach thorakaler Aortenendoprothese (TEVAR) liegt zwischen 1,0 % und 15,0 % (Belvroy, 2020), und Typ Ia und Typ Ib nach EVAR sogar in bis zu 10 % der Fälle (Veith, 2002), wobei eine stark elongierte Aorta ein Prädiktor für Endoleaks ist. Typ-II-Endoleaks sind mit 20–30 % deutlich häufiger, aber nur in wenigen Fällen behandlungsbedürftig. Gerade die Typ-I-Endoleaks sind mit einer erhöhten Rupturrate behaftet, weshalb eine Nachbeobachtung nach EVAR und TEVAR zwingend notwendig ist.

In der ESVS-Leitlinie von 2019 (Wanhainen, 2019) wird ein detaillierter Algorithmus für die Nachkontrollen beschrieben. Relevant sind bei den Kontrollen ein eventuelles Fehlen des Schrumpfens des Aneurysmasacks sowie der Nachweis von Endoleaks. Insbesondere bei Patienten unter einer Antikoagulation, meist bei Vorhofflimmern, können Endoleaks häufiger aufzutreten (Bobadilla, 2010), da hierdurch das Austhrombosieren des Aneurysmasacks gehemmt wird. Inwieweit ein Vorhofohrverschluss mit konsekutivem Absetzen der Antikoagulanzien die Verläufe nach abdominellen und thorakalen Aortenendoprothesen verbessert, muss noch untersucht werden.

Typ-II-Endoleaks nach abdominellen Aortenendoprothesen, einschließlich FEVARs, sind häufig, wobei insbesondere die Arteria mesenterica inferior und die unteren Lumbalarterien eine Rolle spielen. Neben den klassischen Embolisationen der Arteria mesenterica inferior über die Arteria mesenterica superior und der Lumbalarterien über die Arteria iliaca interna nach EVAR gibt es erste vielversprechende Ergebnisse mittels fusionimage-guided translumbalen und transcavalen direkten Punktionen des abdominellen Aneurysma-Sacks (Rhee, 2019).

Merke

Eine regelmäßige Nachkontrolle nach Aortenprozeduren ist zwingend notwendig, um das langfristige Überleben zu verbessern.

Tab. 8.3.5: Leitlinien-Empfehlungen für die Vorbereitung vor BAA-Prozeduren

Empfehlung	Klasse	Evidenzgrad	Leitlinie
Routine-Zuweisung zur kardialen Abklärung, Koronarangiografie und kardiopulmonalem Belastungstest vor der Behandlung eines BAAs wird nicht empfohlen.	III	C	ESVS 2019 (Wanhainen, 2019, S. 26)
In Patienten mit eingeschränkter Funktionskapazität (definiert als ≤ 4 metabolische Äquivalente MET) oder mit signifikanten klinischen Risikofaktoren (wie instabile Angina, dekompensierte Herzinsuffizienz, schwere Herzklappenerkrankung, und signifikanten Arrhythmien), wird eine kardiale Abklärung und Optimierung vor elektiver Behandlung von BAAs empfohlen.	I	C	ESVS 2019 (Wanhainen, 2019, S. 26)
In Patienten mit stabiler koronarer Herzerkrankung wird eine routinemäßige koronare Revaskularisation vor elektiver Behandlung von BAAs nicht empfohlen.	III	B	ESVS 2019 (Wanhainen, 2019, S. 26)
In Patienten mit schwerer Aortenklappenstenose, wird eine Evaluation für einen Aortenklappenersatz vor elektiver Versorgung des BAAs empfohlen.	I	B	ESVS 2019 (Wanhainen, 2019, S. 27)
Bei Patienten mit BAAs und innerhalb der letzten 6 Monate symptomatischen Karotisstenosen sollte eine Karotisintervention vor Versorgung des Aneurysmas erwogen werden.	IIa	A	ESVS 2019 (Wanhainen 2019, S. 28)
Eine routinemäßige prophylaktische Karotisintervention bei asymptomatischen Karotisstenosen vor Behandlung von BAAs wird nicht empfohlen.	III	C	ESVS 2019 (Wanhainen 2019, S. 28)
Statine werden, wenn möglich, mindestens 4 Wochen vor elektiver Chirurgie von BAAs empfohlen, um die kardiovaskuläre Morbidität zu reduzieren.	I	A	ESVS 2019 (Wanhainen 2019, 2019)
Patienten mit Niereninsuffizienz sollten vor elektiver Versorgung von BAAs ausreichend hydriert werden. Die glomeruläre Filtrationsrate (GFR), Flüssigkeitszufuhr und Urinausscheidung sollten nach der Therapie der BAAs einem Monitoring unterzogen werden, um eine Einschränkung der Nierenfunktion erkennen und behandeln zu können.	I	C	ESVS 2019 (Wanhainen 2019, S. 28)

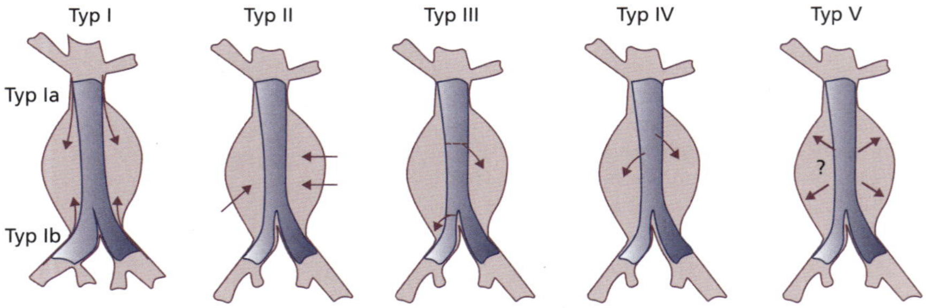

Abb. 8.3.3: Endoleckage-Typen

8.3.3 Periphere Gefäßerkrankungen

Prävalenz und Inzidenz

Zahlreiche epidemiologische Studien haben eine Inzidenz von 3–10 % für die periphere arterielle Verschlusskrankheit (pAVK) innerhalb der Bevölkerung gezeigt. Diese Studien basierten auf objektiven Nachweismethoden, in der Regel der Messung des Knöchel-Arm-Index (Ankle-brachial Index, ABI). Die Prävalenz der symptomatischen Claudicatio intermittens steigt von 3 % bei den 40-jährigen Patienten auf 6 % bei Patienten mit einem Alter zwischen 60 und 65 Jahren sowie auf 15–20 % bei einem Alter über 70 Jahren (Criqui, 1985, Diehm, 2004). Im Jahre 2010 wurde in einem systematischen Review von weltweit 202 Millionen Menschen die Prävalenz für die pAVK (ABI < 0,9) untersucht: in Europa stieg dabei im Zeitintervall von 2000–2010 die Inzidenz um 28,7 % in den Ländern mit niedrigen und mittleren Einkommen und um 13,1 % in den Ländern mit hohem Einkommen (Fowkes, 2013). Die Ratio von asymptomatischen und symptomatischen Patienten mit einer Claudicatio betrug dabei ungefähr 4:1, unabhängig vom Alter (Fowkes, 1991).

In der prospektiven nationalen GetABI-Studie fand sich bei etwa jedem fünften Probanden (21 %) mit 65 Jahren oder älter die klinische Manifestation einer pAVK (ABI < 0,9; Darius, 2008). Die Heinz-Nixdorf-Recall-Studie untersuchte Patienten zwischen 45 und 75 Jahren in der Allgemeinbevölkerung und identifizierte einen ABI < 0,9 in 6,4 % der Männer und 5,1 % der Frauen. Einschließlich der asymptomatischen pAVK-Patienten betrug die Inzidenz sogar 8,2 % beziehungsweise 5,5 % (Kröger, 2006). Das

Tab. 8.3.6: Leitlinien-Empfehlungen für die Kontrollen nach Versorgung von Aortenaneurysmen

Empfehlung	Klasse	Evidenzgrad	Leitlinie
Die MRT sollte als erste Option für die Überwachung von Patienten mit Aortenendoprothesen angesehen werden.	IIa	C	ESVS 2017 (Riambau, 2017, S. 40)
Bei Patienten, bei denen eine Typ-B-Dissektion, ein penetrierendes Ulcus der Aorta (PAU) oder ein intramurales Hämatom diagnostiziert wurden, sollte eine routinemäßige Überwachung in Betracht gezogen werden, die eine körperliche Untersuchung, eine Echokardiografe und eine Bildgebung mittels MR- oder CT-Aortografie umfasst.	IIa	C	ESVS 2017 (Riambau, 2017, S. 40)
Bei Patienten, die endovaskulär versorgt wurden, sollte eine lebenslange bildgebende Überwachung mit MR- oder CT-Aortografie in Betracht gezogen werden.	IIa	C	ESVS 2017 (Riambau, 2017, S. 40)
Bei jeder frühen oder späten Endoleckage vom Typ I oder III nach einer Stentgraftimplantation in die Aorta descendens ist eine umgehende Behandlung empfohlen.	I	C	ESVS 2017 (Riambau, 2017, S. 40)
Bei Patienten mit einer Pathologie der Aorta descendens, die offen-chirurgisch behandelt wurde, wird eine CT-Nachuntersuchung nach 6 Monaten empfohlen.	I	C	ESVS 2017 (Riambau, 2017, S. 40)
Eine frühzeitige (innerhalb von 30 Tagen) postoperative Nachuntersuchung nach einer endovaskulären Stentgraftimplantation in die Aorta abdominalis einschließlich Bildgebung des Stentgrafts zur Beurteilung des Vorhandenseins von Endoleaks, der Komponentenüberlappung und der Länge der Dichtungszone ist empfohlen.	I	B	ESVS 2019 (Wanhainen, 2019, S. 53)
Bei Patienten, bei denen nach der ersten postoperativen CT-Angiografie der Aorta abdominalis ein geringes Risiko für ein Versagen der endovaskulären Therapie besteht, kann eine Stratifizierung für weniger häufige bildgebende Nachuntersuchungen in Betracht gezogen werden.	IIb	C	ESVS 2019 (Wanhainen, 2019, S. 53)

„PAD Awareness, Risk, and Treatment: New Resources for Survival“ (PARTNERS)-Programm konzentrierte sich auf ältere Patienten mit Risikofaktoren. Es handelt sich hierbei um Patienten ≤ 70 Jahre sowie um 50–69 Jahre alte Raucher oder Diabetiker. In der gesamten Studienpopulation fand sich in 29 % ein erniedrigter ABI oder manifeste pAVK. Alleine differenzialdiagnostisch an die pAVK zu denken erhöhte dabei die Diagnosestellung für eine pAVK (Hirsch, 2001). In Diabetes-Patienten fand sich in der „Prevention Of Progression Of Arterial Disease And Diabetes“ (POPADAD)-Studie bei Patienten über 40 Jahren für die pAVK eine Inzidenz von 20 % (Belch, 2006).

Polyvaskuläre Manifestationen

Eine polyvaskuläre Erkrankung, bei der auch andere Gefäßregionen betroffen sind, ist bei der pAVK die Regel (Aboyans, 2018). So war in Patienten mit einer pAVK mit einem ABI < 0,9 eine koronare Herzkrankheit (KHK) in 25–70 %, eine Karotisstenose mit einem Stenosegrad über 70 % in 14–19 % der Fälle sowie eine Nierenarterienstenose mit einem Stenosegrad über 75 % in 10–23 % der Fälle vorhanden. In Patienten mit Karotisstenose war umgekehrt eine pAVK in 18–20 % der Fälle nachweisbar, während Patienten mit einer KHK in 7–16 % gleichzeitig eine pAVK hatten (Aboyans, 2018). Verglichen mit Patienten ohne pAVK ist die Prävalenz einer KHK in pAVK-Patienten 2–4-mal höher und die Zunahme des Schweregrades der pAVK korreliert dabei mit einer höheren Prävalenz der KHK. Umgekehrt sind Hauptstammstenosen und Mehrgefäßerkrankungen der KHK unabhängige Prädiktoren für eine pAVK. Generell haben Patienten mit einer pAVK eher eine bereits weiter fortgeschrittene KHK, weshalb die Kombination von pAVK und KHK auch mit einer schlechteren Prognose der betroffenen Patienten assoziiert ist.

Merke

PAVK-Patienten sind häufig polyvaskulär, weshalb auch nach anderen Gefäßmanifestationen gesucht werden muss.

Neben der KHK gibt es weitere Herzerkrankungen, die mit einer pAVK assoziiert sind (Aboyans, 2018). So findet sich bei pAVK, verglichen mit der Allgemeinbevölkerung, ein mindestens 2fach erhöhtes Risiko für eine linksventrikuläre Dysfunktion. Das Risiko für das Auftreten eines Herzversagens beträgt 6 % bei einem ABI < 1,0 verglichen mit 8 % bei der KHK, 15 % bei der Hochdruckerkrankung und 14 % bei Diabetes (Gupta, 2014). Hierdurch kommt es auch zu vermehrten Hospitalisationen und Todesfällen. Ferner haben Patienten mit einer pAVK ein erhöhtes Risiko für das Auftreten von Vorhofflimmern. Dies betrifft insbesondere die pAVK mit höheren Schweregraden, die mit einer erhöhten kardiovaskulären Morbidität und Mortalität assoziiert sind.

Geschlechtsspezifische Unterschiede und Prognose

Claudicatio findet sich häufiger bei jüngeren Männern, in höheren Altersgruppen hingegen gibt es praktisch keine geschlechtsspezifischen Unterschiede mehr. Tatsächlich fand die GetABI-Studie, dass die pAVK-Prävalenz bei

Frauen über 75 Jahren sogar höher als bei Männern ist (Diehm, 2004). Zum Zeitpunkt der Diagnose sind Frauen dabei in der Regel älter, häufiger übergewichtig und Diabetikerinnen. Sie präsentieren sich öfter als Männer bereits mit einer kritischen Fußischämie und Gefäßverschlüssen. Männer mit pAVK hingegen sind häufiger Raucher als Frauen (Vouyouka, 2010; Gallagher, 2011). Ferner gibt es Hinweise für eine geschlechtsspezifische Verteilung der Gefäßmanifestation bei der pAVK, mit mehr femoropoplitealem und Mehretagen-Befall bei den Frauen und häufigeren infrapoplitealen Manifestationen bei Männern (Ortmann, 2012).

Ein systematisches Review von Risikofaktoren für die pAVK auf der Basis von 34 Studien, die seit 1997 durchgeführt wurden, wurde das relative Risiko für eine pAVK aufgrund eines Diabetes mellitus mit einer Odds Ratio von 1,9 geschätzt (Fowkes, 2013). Insbesondere erhöhte der Diabetes das Risiko für das Auftreten einer distalen Erkrankung bei der pAVK und einer koronaren Mehrgefäßerkrankung, was auch in einer höheren Wahrscheinlichkeit für koronare oder periphere Bypassoperationen resultierte (Ryden, 2014). Pro 1 % Anstieg des HbA1c steigt beim Typ-2-Diabetes die Wahrscheinlichkeit für eine pAVK mit einem relativen Risiko von 1,3. Hat sich einmal im Rahmen eines diabetischen Fußsyndroms eine kritische Fußischämie entwickelt, beträgt die 1-Jahres-Sterblichkeit 20 % (Wolfe, 1986). Im französischen „Cohorte des Patients Artériopathes“ (COPART)-Register betrug die 1-Jahres-Sterblichkeit bei Patienten mit einer stabilen Claudicatio intermittens nur etwa 5,7 % verglichen mit 21,1 % in Patienten mit einer kritischen Fußischämie, beziehungsweise sogar 28,7 % unter den Patienten, die bereits Ulzerationen an den Füßen aufwiesen (Cambou, 2010).

Das „Reduction of Atherothrombosis for Continued Health“ (REACH)-Register ist das größte atherothrombotische Register mit ca. 68.000 Patienten aus 44 Ländern (Stang, 2017). Nach einem Jahr Nachbeobachtung zeigte sich für die Patienten mit symptomatischer pAVK eine signifikant höhere Mortalitätsrate verglichen mit Patienten mit einer KHK oder zerebrovaskulären Erkrankungen: 2,4 % für pAVK-Patienten versus 1,8 % bei der KHK. PAVK-Patienten hatten ein besonders hohes Risiko, wenn sie polyvaskulär, herzinsuffizient, niereninsuffizient oder Diabetiker waren (Stang, 2017). Bei den pAVK-Patienten betrug die jährliche Amputationsrate 1,3 % und die jährliche Rate von Gefäßinterventionen 10 % (Steg, 2007).

Merke

Frauen haben bei der pAVK aufgeholt, vor allem im höheren Lebensalter. Die Mortalität fortgeschrittener pAVK-Patienten ist ähnlich hoch wie bei Tumorerkrankungen.

Diagnostik

Die Diagnostik erfolgt zunächst nichtinvasiv mittels Knöchel-Druckmessung (ABI). Alle Patienten mit Diabetes mellitus haben ein erhöhtes Risiko, ein diabetisches Fußsyndrom zu entwickeln und sollten regelmäßig neben einer ABI-Messung auch zusätzlich einer Großzehendruck-Index (TBI)-Messung unterzogen werden (Deutsche Diabetes Gesellschaft, 2018; Hinchcliffe, 2020). Auch Patienten ohne diagnostizierten Diabetes mellitus mit erhöhtem ABI sollten grundsätzlich zusätzlich eine Zehendruckmessung erhalten und auch solche Patienten, bei denen Beschwerden und Ergebnis der ABI-Messung nicht zusammenpassen. Aufgrund einer Mediasklerose können falsch hohe (oder falsch normale) Knöcheldruckwerte gemessen werden (Suominen, 2008). Siehe hierzu die aktuellen Leitlinien-Empfehlungen (▸ Tab. 8.3.7; Frank, 2019).

Merke

Die Knöchel-Arm-Druckmessung ist angesichts der stetig steigenden Inzidenz des Diabetes mellitus für den Ausschluß einer pAVK nicht ausreichend, weshalb routinemäßig auch eine Großzehen-Druckmessung erfolgen sollte. Der Diabetes wurde bei vielen symptomatischen pAVK-Patienten noch nicht diagnostiziert oder es liegt eine Glukoseintoleranz vor, die ebenfalls bereits Gefäßkomplikationen verursachen kann.

Durch die Druckmessungen lässt sich sehr einfach eine pAVK nachweisen beziehungsweise ausschließen. Ergänzt wird die Druckmessung durch die Duplex-Sonografie. Diese dient im Wesentlichen dazu, Gefäßverkalkungen nachzuweisen sowie die Lokalisation und den Stenosegrad von hämodynamisch wirksamen Gefäßläsionen zu bestimmen und dabei Stenosen von Gefäßverschlüssen zu differenzieren. Dieses ist insbesondere für die weitere Planung und Eingriffs-Strategie von primär endovaskulären oder operativen Eingriffen erforderlich. Vor der perkutanen Angioplastie ist in den meisten Fällen dann keine weitere Bildgebung für die Planung des Eingriffs erforderlich. Sollte der Ultraschall-Befund aber komplex und nicht ausreichend beurteilbar sein, kann die MR-Angiografie Engstellen und Gefäßverschlüsse lokalisieren helfen. Auf eine CT-Bildgebung mit jodhaltigem Kontrastmittel sollte soweit möglich bei den älteren Patienten verzichtet werden, da repetitive Kontrastmittelgaben zum Nierenversagen führen können, insbesondere bei vorbestehender Niereninsuffizienz (Munter, 2003). Lediglich bei Aneurysmen und Thromben ist die CT-Angiografie der MR-Angiografie überlegen.

Therapie

Patienten, die Gefäßeingriffe benötigen, haben oft multiple Komorbiditäten. Damit steigen für diese Eingriffe auch Mortalität und Morbidität (Conte, 2001). Minimalinvasive, sichere und schnelle interventionelle Verfahren werden daher bevorzugt, dies gilt besonders bei Patienten mit kritischer Beinischämie und solchen mit multiplen Komorbiditäten. Gerade dies trifft insbesondere auf den älteren Patienten zu. Eine Altersbeschränkung gibt es für die endovaskulären Verfahren grundsätzlich nicht, die meisten dieser Eingriffe sind im Rahmen von kurzstationären Aufenthalten bis ins hohe Alter möglich.

Aufgrund der Komorbiditäten weisen die Patienten oft Begleitmedikationen auf, die vor endovaskulären und operativen Eingriffen pausiert werden müssen. Metformin muss für jeweils 48 Stunden vor und nach Kontrastmittelgaben pausiert werden und neue orale Antikoagulanzien

Tab. 8.3.7: Leitlinien-Empfehlungen zur Diagnostik der pAVK

Empfehlung	Klasse	Evidenzgrad	Leitlinie
Bei nicht plausiblen ABI-Werten müssen ergänzende Methoden wie Großzehen-Arm-Index (TBI) und die Kalkulation des Pulsatilitäts-Index eingesetzt werden.	IIb	B	ESVM 2019 (Frank, 2019, S. 19)
Bei Patienten mit trophischen Störungen, Diabetes mellitus und in all denjenigen mit einem ABI > 1,3, wird die Bestimmung des Großzehendruckes und die Kalkulation des Großzehen-Arm-Index (TBI) zur Detektion einer pAVK empfohlen (wegen bereits nachgewiesener oder vermuteter Mediasklerose der Beinarterien).	I	B	ESVM 2019 (Frank, 2019, S. 19)

Tab. 8.3.8: Leitliniengerechte Senkung des kardiovaskulären Risikos bei pAVK-Patienten

Empfehlungen	Klasse	Evidenzgrad	Leitlinie
Kombinationstherapie von Aspirin 100 mg einmal täglich und Rivaroxaban 2,5 mg zweimal täglich bei pAVK-Patienten	II	B	ESVM 2019 (Frank, 2019) ESC-EASD 2019 (Cosentino, 2020) Global Vascular und ESVS 2019 (Conte, 2019)
intensivierte Lipidsenkung mit Statinen mit Zielwerten von < 70 mg/dl für Hochrisikopatienten und < 55 mg/dl für Patienten mit sehr hohem Risiko	I	A/B	ESVM 2019 (Frank, 2019) ESC-EASD 2019 (Cosentino, 2020) Global Vascular und ESVS 2019 (Conte, 2019) ESC-EAS 2019 (Mach, 2020)
intensivierte Lipidsenkung mit Statinen mit LDL-C-Zielwerten von < 40 mg/dl bei Rezidivereignissen	IIb	B	ESC-EAS 2019 (Mach, 2020)
eine hohe Dosis eines potenten Statins ist in der Regel indiziert, sofern diese vertragen wird, (z. B. 20–40 mg Rosuvastatin, 40–80 mg und mehr Atorvastatin oder vergleichbare Dosierungen eines potenten anderen Statins)	I	B	ESVM 2019 (Frank, 2019, S. 28)
ein PCSK9-Inhibitor kann in pAVK-Patienten erwogen werden, die unter einer maximalen Statintherapie plus Ezetimib nicht den Zielwert für LDL-Cholesterin erreichen	I	B	ESVM 2019 (Frank, 2019) ESC-EAS 2019 (Mach, 2020)
Ziel-HbA1c < 7 %	II	B	Global Vascular und ESVS 2019 (Conte, 2019)
Bei Typ-2-Diabetikern Gabe von Empaglifozin und/oder Liraglutid zusätzlich zu Metformin	I	B	ESVM 2019 (Frank, 2019, S. 30)
Empagliflozin, Canagliflozin oder Dapagliflozin sowie Liraglutide, Semaglutide oder Dulaglutide werden für Patienten mit Typ-2-Diabetes mit kardiovaskulärer Erkrankung oder mit einem hohen/sehr hohen kardiovaskulären Risiko empfohlen, um das kardiovaskuläre Risiko zu reduzieren	I	A	ESC-EASD 2019 (Cosentino, 2020)
Empaglifozin und Liraglutide werden für Patienten mit Typ-2-Diabetes und kardiovaskulärer Erkrankung empfohlen, um die Mortalität zu reduzieren.	I	B	ESC-EASD 2019 (Cosentino, 2020)

(NOAKs) für 24–48 Stunden vor dem Eingriff, je nach Vorliegen einer Niereninsuffizienz.

Besteht eine kritische Fußischämie mit Ulzerationen und Nekrosen ist eine gleichzeitige Wundbehandlung durch einen entsprechend geschultes Wund-Team erforderlich, wobei die qualifizierte Wundbetreuung auch über den stationären Aufenthalt hinaus gewährleistet sein muss. Dies ist durch ambulante Wundpflegedienste, kombiniert mit einer regelmäßigen Anbindung an die Wundambulanz des Gefäßzentrums, möglich, bis eine komplette Wundheilung erreicht ist.

Die Therapie des pAVK-Patienten stützt sich sowohl auf die Behandlung der pAVK als auch auf die Kontrolle der kardiovaskulären Risikofaktoren. Obwohl pAVK-Patienten immer noch unterbehandelt sind, zeigte das nationale Swedvasc-Register von 2008–2013 an 18.742 revaskularisierten pAVK-Patienten eine inzwischen deutlich verbesserte Verwendung von Plättchenhemmern, Statinen, ACE-Hemmern/Angiotensin-Rezeptor-Antagonisten und Betablockern zum Zeitpunkt der stationären Aufnahme zur Revaskularisation. Best medical Treatment, definiert als ein Plättchenhemmer oder Antikoagulanz kombiniert mit einer Statintherapie, wurde dabei 65 % der Claudicatio-Patienten und 45 % der Patienten mit kritischer Beinischämie vorordnet (Sigvant, 2016). Immerhin zeigte sich dann auch in den Jahren 2005–2009 eine Reduktion der jährlichen Mayor-Amputationsraten von 4,6 % auf 3,5 %. Die Krankenhaus-Sterblichkeit bei den Claudicatio-Patienten blieb dabei stabil bei 2,2 %, sank jedoch bei den Patienten mit kritischer Beinischämie im gleichen Zeitintervall von 9,8 auf 8,4 % (Malyar, 2013).

Hier gab es erfreulicherweise in den letzten Jahren gleich mehrere Meilenstein-Studien bei denen auch pAVK-Patienten eingeschlossen worden waren: COMPASS, VOYAGER, FOURIER, EMPA-REG-Outcome, LEADER und andere (als Übersicht siehe Nikol & Tschöpe, 2021). Diese führten zur Zulassung neuer Therapien, wie der dualen antithrombotischen Therapie (ASS 100 mg + 2 × 2,5 mg Rivaroxaban), PCSK9-Inhibitoren sowie SGLT-2 Inhibitoren und GLP-1- Rezeptorantagonisten als neue Antidiabetika. In all diesen Studien gab es positive Ergebnisse in Bezug auf die kardiovaskulären Endpunkte, weshalb diese neuen Therapien auch Eingang in die aktuellen Leitlinien für die pAVK gefunden haben (▶ Tab. 8.3.8; Frank, 2019; Cosentino, 2020; Conte, 2019; Mach, 2020).

Merke

Durch eine konsequente Kontrolle der kardiovaskulären Risikofaktoren läßt sich bei pAVK-Patienten die Prognose deutlich verbessern.

Zusammenfassung

PAVK und Aneurysmen weisen eine mit dem Alter steigende Prävalenz auf und sind häufig mit andere kardiovaskulären und metabolischen Komorbiditäten assoziiert. Um eine frühzeitige Detektion dieser Erkrankungen zu ermöglichen, werden für Risikopopulationen die ABI-Messung und die Sonografie als Screening-Untersuchungen empfohlen. Als Basistherapie erfolgt eine bestmögliche Kontrolle der kardiovaskulären Risikofaktoren. Die Möglichkeiten hierzu haben sich durch zahlreiche Innovationen im Bereich der medikamentösen Therapie in den letzten Jahren deutlich verbessert. Auch im Bereich der interventionellen Therapien haben zahlreiche Entwicklungen im Bereich der endovaskulären Interventionen auch die interventionelle Therapie hochaltriger multimorbider Patienten deutlich verbessert.

Literatur

Aboyans, V., Ricco, J. B., Bartelink, M. E. L., et al. (2018). 2017 ESC Guidelines on the Diagnosis and Treatment of Peripheral Arterial Diseases, in collaboration with the European Society for Vascular Surgery (ESVS): Document covering atherosclerotic disease of extracranial carotid and vertebral, mesenteric, renal, upper and lower extremity arteriesEndorsed by: the European Stroke Organization (ESO)The Task Force for the Diagnosis and Treatment of Peripheral Arterial Diseases of the European Society of Cardiology (ESC) and of the European Society for Vascular Surgery (ESVS). *European heart journal*, *39*(9), 763–816. https://doi.org/10.1093/eurheartj/ehx095

Ash, J., Chandra, V., Rzucidlo, E., et al. (2020). LUCY results show females have equivalent outcomes to males following endovascular abdominal aortic aneurysm repair despite more complex aortic morphology. *Journal of vascular surgery*, *72*(2), 566–575.e4. https://doi.org/10.1016/j.jvs.2019.10.080

Belch, J., MacCuish, A., Campbell, I., et al. (2008). The prevention of progression of arterial disease and diabetes (POPADAD) trial: factorial randomised placebo controlled trial of aspirin and antioxidants in patients with diabetes and asymptomatic peripheral arterial disease. *BMJ (Clinical research ed.)*, *337*, a1840. https://doi.org/10.1136/bmj.a1840

Belvroy, V. M., de Beaufort, H. W. L., van Herwaarden, J. A., et al. (2020). Type 1b Endoleaks After Thoracic Endovascular Aortic Repair are Inadequately Reported: A Systematic Review. *Annals of vascular surgery*, *62*, 474–483. https://doi.org/10.1016/j.avsg.2019.06.030

Bobadilla, J. L., Hoch, J. R., Leverson, G. E., et al. (2010). The effect of warfarin therapy on endoleak development after endovascular aneurysm repair (EVAR) of the abdominal aorta. *Journal of vascular surgery*, *52*(2), 267–271. https://doi.org/10.1016/j.jvs.2010.02.290

Boczar, K. E., Cheung, K., Boodhwani, M., et al. (2019). Sex Differences in Thoracic Aortic Aneurysm Growth. *Hypertension (Dallas, Tex. : 1979)*, *73*(1), 190–196. https://doi.org/10.1161/HYPERTENSIONAHA.118.11851

Cambou, J. P., Aboyans, V., Constans, J., et al. (2010). Characteristics and outcome of patients hospitalised for lower extremity peripheral artery disease in France: the COPART Registry. *European journal of vascular and endovascular surgery: the official journal of the European Society for Vascular Surgery*, *39*(5), 577–585. https://doi.org/10.1016/j.ejvs.2010.02.009

Caspary, L. (2011). Vasculitides of large vessels. *VASA. Zeitschrift fur Gefasskrankheiten*, *40*(2), 89–98. https://doi.org/10.1024/0301-1526/a000078

Choong, A. M. T. L., Marjot, J., Wee, I. J. Y., et al. (2019). Forecasting aortic aneurysm rupture: A systematic review of seasonal and atmospheric associations. *Journal of vascular surgery*, *69*(5), 1615–1632.e17. https://doi.org/10.1016/j.jvs.2018.09.030

Conte, M. S., Belkin, M., Upchurch, G. R., et al. (2001). Impact of increasing comorbidity on infrainguinal reconstruction: a 20-year perspective. *Annals of surgery*, *233*(3), 445–452. https://doi.org/10.1097/00000658-200103000-00021

Conte, M. S., Bradbury, A. W., Kolh, P., et al. (2019). Global Vascular Guidelines on the Management of Chronic Limb-Threatening Ischemia [published correction appears in Eur J

Vasc Endovasc Surg. 2020 Mar;59(3):492-493]. *Eur J Vasc Endovasc Surg. 58*(1S):S1-S109.e33.

Cosentino, F., Grant, P. J., Aboyans, V., et al. (2020). 2019 ESC Guidelines on diabetes, pre-diabetes, and cardiovascular diseases developed in collaboration with the EASD. *European heart journal, 41*(2), 255–323. https://doi.org/10.1093/eurheartj/ehz486

Criqui, M. H., Fronek, A., Barrett-Connor, E., et al. (1985). The prevalence of peripheral arterial disease in a defined population. *Circulation, 71*(3), 510–515. https://doi.org/10.1161/01.cir.71.3.510

Czerny, M., Schmidli, J., Adler, S., et al. (2019). Current options and recommendations for the treatment of thoracic aortic pathologies involving the aortic arch: an expert consensus document of the European Association for Cardio-Thoracic surgery (EACTS) and the European Society for Vascular Surgery (ESVS). *European journal of cardio-thoracic surgery: official journal of the European Association for Cardio-thoracic Surgery, 55*(1), 133–162. https://doi.org/10.1093/ejcts/ezy313

Darius, H., Trampisch, H. J., Pittrow, D., et al. (2008). Risiken der Koronaräquivalente Diabetes mellitus und Periphere Arterielle Verschlusskrankheit im Vergleich [Comparison of two coronary risk equivalents: diabetes mellitus and peripheral arterial disease]. *Deutsche medizinische Wochenschrift (1946), 133*(45), 2317–2322. https://doi.org/10.1055/s-0028-1100921

D'cruz, R. T., Wee, I. J. Y., Syn, N. L., et al. (2019). The association between diabetes and thoracic aortic aneurysms. *Journal of vascular surgery, 69*(1), 263–268.e1. https://doi.org/10.1016/j.jvs.2018.07.031

Deery, S. E., Soden, P. A., Zettervall, S. L., et al. (2017). Sex differences in mortality and morbidity following repair of intact abdominal aortic aneurysms. *Journal of vascular surgery, 65*(4), 1006–1013. https://doi.org/10.1016/j.jvs.2016.08.100

Deutsche Diabetes Gesellschaft (Hrsg.) (2018). S2k-Leitlinie Diagnostik, Therapie und Verlaufskontrolle des Diabetes mellitus im Alter, 2. Auflage (awmf.org), S. 30. https://register.awmf.org/assets/guidelines/057-017l_S2k_Diabetes_mellitus_im_Alter_2018-09.pdf

Diehm, C., Schuster, A., Allenberg, J. R., et al. (2004). High prevalence of peripheral arterial disease and co-morbidity in 6880 primary care patients: cross-sectional study. *Atherosclerosis, 172*(1), 95–105. https://doi.org/10.1016/s0021-9150(03)00204-1

Dombrowski, D., Long, G. W., Chan, J., et al. (2020). Screening Chest Computed Tomography is Indicated in All Patients with Abdominal Aortic Aneurysm. *Annals of vascular surgery, 65*, 190–195. https://doi.org/10.1016/j.avsg.2019.11.029

Edman NI, Schanzer A, Crawford A, et al.; U.S. Fenestrated and Branched Aortic Research Consortium. Sex-related outcomes after fenestrated-branched endovascular aneurysm repair for thoracoabdominal aortic aneurysms in the U.S. Fenestrated and Branched Aortic Research Consortium. J Vasc Surg. 2021 Sep;74(3):861-870. doi: 10.1016/j.jvs.2021.02.046.

Fowkes, F. G., Housley, E., Cawood, E. H., et al. (1991). Edinburgh Artery Study: prevalence of asymptomatic and symptomatic peripheral arterial disease in the general population. *International journal of epidemiology, 20*(2), 384–392. https://doi.org/10.1093/ije/20.2.384

Fowkes, F. G., Rudan, D., Rudan, I., et al. (2013). Comparison of global estimates of prevalence and risk factors for peripheral artery disease in 2000 and 2010: a systematic review and analysis. *Lancet (London, England), 382*(9901), 1329–1340. https://doi.org/10.1016/S0140-6736(13)61249-0

Frank, U., Nikol, S., Belch, J., et al. (2019). ESVM Guideline on peripheral arterial disease. *VASA. Zeitschrift fur Gefasskrankheiten, 48*(Suppl 102), 1–79. https://doi.org/10.1024/0301-1526/a000834

Gallagher, K. A., Meltzer, A. J., Ravin, R. A., Graham, A., Connolly, P., Escobar, G., Shrikhande, G., & McKinsey, J. F. (2011). Gender differences in outcomes of endovascular treatment of infrainguinal peripheral artery disease. *Vascular and endovascular surgery, 45*(8), 703–711. https://doi.org/10.1177/1538574411418008

Glimåker, H., Holmberg, L., Elvin, A., Nybacka, O., Almgren, B., Björck, C. G., & Eriksson, I. (1991). Natural history of patients with abdominal aortic aneurysm. *European journal of vascular surgery, 5*(2), 125–130. https://doi.org/10.1016/s0950-821x(05)80675-9

Gupta, D. K., Skali, H., Claggett, B. et al. (2014). Heart failure risk across the spectrum of ankle-brachial index: the ARIC study (Atherosclerosis Risk In Communities). *JACC. Heart failure, 2*(5), 447–454. https://doi.org/10.1016/j.jchf.2014.05.008

Heikkinen, M., Salenius, J. P., & Auvinen, O. (2002). Ruptured abdominal aortic aneurysm in a well-defined geographic area. *Journal of vascular surgery, 36*(2), 291–296. https://doi.org/10.1067/mva.2002.125479

Hinchliffe, R. J., Forsythe, R. O., Apelqvist, J., et al. (2020). Guidelines on diagnosis, prognosis, and management of peripheral artery disease in patients with foot ulcers and diabetes (IWGDF 2019 update). *Diabetes/metabolism research and reviews, 36 Suppl 1*, e3276. https://doi.org/10.1002/dmrr.3276

Hirsch, A. T., Criqui, M. H., Treat-Jacobson, D., et al. (2001). Peripheral arterial disease detection, awareness, and treatment in primary care. *JAMA, 286*(11), 1317–1324. https://doi.org/10.1001/jama.286.11.1317

Hirsch, A. T., Haskal, Z. J., Hertzer, N. R., et al. (2006). ACC/AHA 2005 Practice Guidelines for the management of patients with peripheral arterial disease (lower extremity, renal, mesenteric, and abdominal aortic): a collaborative report from the American Association for Vascular Surgery/Society for Vascular Surgery, Society for Cardiovascular Angiography and Interventions, Society for Vascular Medicine and Biology, Society of Interventional Radiology, and the ACC/AHA Task Force on Practice Guidelines (Writing Committee to Develop Guidelines for the Management of Patients With Peripheral Arterial Disease): endorsed by the American Association of Cardiovascular and Pulmonary Rehabilitation; National Heart, Lung, and Blood Institute; Society for Vascular Nursing; TransAtlantic Inter-Society Consensus; and Vascular Disease Foundation. *Circulation, 113*(11), e463–e654. https://doi.org/10.1161/CIRCULATIONAHA.106.174526

Kermani, T. A., Warrington, K. J., Crowson, C. S., Ytterberg, S. R., Hunder, G. G., Gabriel, S. E., & Matteson, E. L. (2013). Large-vessel involvement in giant cell arteritis: a population-based cohort study of the incidence-trends and prognosis. *Annals of the rheumatic diseases, 72*(12), 1989–1994. https://doi.org/10.1136/annrheumdis-2012-202408

Kröger, K., Stang, A., Kondratieva, J., et al. (2006). Prevalence of peripheral arterial disease – results of the Heinz Nixdorf recall study. *European journal of epidemiology, 21*(4), 279–285. https://doi.org/10.1007/s10654-006-0015-9

Lederle, F. A., Wilson, S. E., Johnson, G. R., et al. (2002). Immediate repair compared with surveillance of small abdominal aortic aneurysms. *The New England journal of medicine, 346*(19), 1437–1444. https://doi.org/10.1056/NEJMoa012573

Lensen, K. D., Voskuyl, A. E., Comans, E. F., et al. (2016). Extracranial giant cell arteritis: A narrative review. *The Netherlands journal of medicine, 74*(5), 182–192.

Limet, R., Sakalihassan, N., & Albert, A. (1991). Determination of the expansion rate and incidence of rupture of abdominal aortic aneurysms. *Journal of vascular surgery, 14*(4) 540–548. https://doi.org/10.1067/mva.1991.30047

Lo, R. C., Bensley, R. P., Hamdan, A. D., et al. (2013). Gender differences in abdominal aortic aneurysm presentation, repair, and mortality in the Vascular Study Group of New England. *Journal of vascular surgery, 57*(5), 1261–1268.e12685. https://doi.org/10.1016/j.jvs.2012.11.039

Lo, R. C., Lu, B., Fokkema, M. T., et al. (2014). Relative importance of aneurysm diameter and body size for predicting abdominal aortic aneurysm rupture in men and women. *Journal of vascular surgery, 59*(5), 1209–1216. https://doi.org/10.1016/j.jvs.2013.10.104

Lo, R. C., & Schermerhorn, M. L. (2016). Abdominal aortic aneurysms in women. *Journal of vascular surgery, 63*(3), 839–844. https://doi.org/10.1016/j.jvs.2015.10.087

Mach, F., Baigent, C., Catapano, A. L., et al. (2020). 2019 ESC/EAS Guidelines for the management of dyslipidaemias: lipid modification to reduce cardiovascular risk. *European heart journal, 41*(1), 111–188. https://doi.org/10.1093/eurheartj/ehz455

Malyar, N., Fürstenberg, T., Wellmann, J., Meyborg, M., Lüders, F., Gebauer, K., Bunzemeier, H., Roeder, N., & Reinecke, H. (2013). Recent trends in morbidity and in-hospital outcomes of in-patients with peripheral arterial disease: a nationwide population-based analysis. *European heart journal, 34*(34), 2706–2714. https://doi.org/10.1093/eurheartj/eht288

Meng, L., Huang, J., Jia, Y., et al. (2019). Assessing fluoroquinolone-associated aortic aneurysm and dissection: Data mining of the public version of the FDA adverse event reporting system. *International journal of clinical practice, 73*(5), e13331. https://doi.org/10.1111/ijcp.13331

Muntner, P., Coresh, J., Klag, M. J., Whelton, P. K., & Perneger, T. V. (2003). Exposure to radiologic contrast media and an increased risk of treated end-stage renal disease. *The American journal of the medical sciences, 326*(6), 353–359. https://doi.org/10.1097/00000441-200312000-00011

Nikol, S., & Tschöpe, D. (2021). Leitlinienempfehlungen zur kardiovaskulären Risikoreduktion bei Patienten mit pAVK. *Hamburger Ärzteblatt 05/2021*, S. 28-31

Noman, A. T., Qazi, A. H., Alqasrawi, M., et al. (2019). Fluoroquinolones and the risk of aortopathy: A systematic review and meta-analysis. *International journal of cardiology, 274*, 299–302. https://doi.org/10.1016/j.ijcard.2018.09.067

Nuenninghoff, D. M., Warrington, K. J., & Matteson, E. L. (2003). Concomitant giant cell aortitis, thoracic aortic aneurysm, and aortic arch syndrome: occurrence in a patient and significance. *Arthritis and rheumatism, 49*(6), 858–861. https://doi.org/10.1002/art.11453

Oliver-Williams, C., Sweeting, M. J., Jacomelli, J., et al. (2019). Safety of Men With Small and Medium Abdominal Aortic Aneurysms Under Surveillance in the NAAASP. *Circulation, 139*(11), 1371–1380. https://doi.org/10.1161/CIRCULATIONAHA.118.036966

Ortmann, J., Nüesch, E., Traupe, T., Diehm, N., & Baumgartner, I. (2012). Gender is an independent risk factor for distribution pattern and lesion morphology in chronic critical limb ischemia. *Journal of vascular surgery, 55*(1), 98–104. https://doi.org/10.1016/j.jvs.2011.07.074

Paige, E., Clément, M., Lareyre, F., Sweeting, M., Raffort, J., Grenier, C., Finigan, A., Harrison, J., Peters, J. E., Sun, B. B., Butterworth, A. S., Harrison, S. C., Bown, M. J., Lindholt, J. S., Badger, S. A., Kullo, I. J., Powell, J., Norman, P. E., Scott, D. J. A., Bailey, M. A., … Mallat, Z. (2019). Interleukin-6 Receptor Signaling and Abdominal Aortic Aneurysm Growth Rates. *Circulation. Genomic and precision medicine, 12*(2), e002413. https://doi.org/10.1161/CIRCGEN.118.002413

Powell, J. T., Sweeting, M. J., Ulug, P., et al. (2017). Meta-analysis of individual-patient data from EVAR-1, DREAM, OVER and ACE trials comparing outcomes of endovascular or open repair for abdominal aortic aneurysm over 5 years. *The British journal of surgery, 104*(3), 166–178. https://doi.org/10.1002/bjs.10430

Prance, S. E., Wilson, Y. G., Cosgrove, C. M., et al. (1999). Ruptured abdominal aortic aneurysms: selecting patients for surgery. *European journal of vascular and endovascular surgery : the official journal of the European Society for Vascular Surgery, 17*(2), 129–132. https://doi.org/10.1053/ejvs.1998.0718

Rawla, P., El Helou, M. L., et al. (2019). Fluoroquinolones and the Risk of Aortic Aneurysm or Aortic Dissection: A Systematic Review and Meta-Analysis. *Cardiovascular & hematological agents in medicinal chemistry, 17*(1), 3–10. https://doi.org/10.2174/1871525717666190402121958

Rhee, R., Oderich, G., Hertault, A., et al. (2020). Multicenter experience in translumbar type II endoleak treatment in the hybrid room with needle trajectory planning and fusion guidance. *Journal of vascular surgery, 72*(3), 1043–1049. https://doi.org/10.1016/j.jvs.2019.10.076

Riambau, V., Böckler, D., Brunkwall, J., et al. (2017). Editor's Choice – Management of Descending Thoracic Aorta Diseases: Clinical Practice Guidelines of the European Society for Vascular Surgery (ESVS). *European journal of vascular and endovascular surgery : the official journal of the European Society for Vascular Surgery, 53*(1), 4–52. https://doi.org/10.1016/j.ejvs.2016.06.005

Rydén, L., Grant, P. J., Anker, S. D., et al. (2014). ESC guidelines on diabetes, pre-diabetes, and cardiovascular diseases developed in collaboration with the EASD – summary. *Diabetes & vascular disease research, 11*(3), 133–173. https://doi.org/10.1177/1479164114525548

Sakalihasan, N., Limet, R., & Defawe, O. D. (2005). Abdominal aortic aneurysm. *Lancet (London, England), 365*(9470), 1577–1589. https://doi.org/10.1016/S0140-6736(05)66459-8

Schirmer, J. H., Aries, P. M., Balzer, K., et al. (2020). S2k-Leitlinie: Management der Großgefäßvaskulitiden [S2k guidelines: management of large-vessel vasculitis]. *Zeitschrift fur Rheumatologie, 79*(Suppl 3), 67–95. https://doi.org/10.1007/s00393-020-00893-1

Scovell, S. D. (2015). Giant cell and Takayasu arteritis. *Sci Am Vasc Endovasc Surg 3*; 1-15. doi: 10.2310/7800.3031.

Sigvant, B., Kragsterman, B., Falkenberg, M., et al. (2016). Contemporary cardiovascular risk and secondary preventive drug treatment patterns in peripheral artery disease patients undergoing revascularization. *Journal of vascular surgery, 64*(4), 1009–1017.e3. https://doi.org/10.1016/j.jvs.2016.03.429

Singh, K., Bønaa, K. H., Jacobsen, B. K., et al. (2001). Prevalence of and risk factors for abdominal aortic aneurysms in a population-based study : The Tromsø Study. *American journal of epidemiology, 154*(3), 236–244. https://doi.org/10.1093/aje/154.3.236

Skibba, A. A., Evans, J. R., Hopkins, S. P., et al. (2015). Reconsidering gender relative to risk of rupture in the contemporary management of abdominal aortic aneurysms. *Journal of vascular surgery, 62*(6), 1429–1436. https://doi.org/10.1016/j.jvs.2015.07.079

Stang, D. L. G., Leese, G. P. (2016). The Scottish Diabetes Foot Action Group 2016 update of the Diabetic Foot Risk Stratification and Triage System. *The Diabetic Foot Journal 19*, 182–6

Steg, P. G., Bhatt, D. L., Wilson, P. W., et al. (2007). One-year cardiovascular event rates in outpatients with atherothrombosis. *JAMA, 297*(11), 1197–1206. https://doi.org/10.1001/jama.297.11.1197

Suominen, V., Rantanen, T., Venermo, M., et al. (2008). Prevalence and risk factors of PAD among patients with elevated ABI. *European journal of vascular and endovascular surgery : the official journal of the European Society for Vascular Surgery, 35*(6), 709–714. https://doi.org/10.1016/j.ejvs.2008.01.013

Sweet, M. P., Fillinger, M. F., Morrison, T. M., et al. (2011). The influence of gender and aortic aneurysm size on eligibility for endovascular abdominal aortic aneurysm repair. *Journal of vascular surgery, 54*(4), 931–937. https://doi.org/10.1016/j.jvs.2011.02.054

Oberhuber, A., Maßmann, A., Betge, S. (2018). Leitlinie – S2L Typ B Aortehndissektion 004-034. https://register.awmf.org/

assets/guidelines/004-034l_S2k_Typ_B_Aortendissektion_2022-05.pdf
UK Small Aneurysm Trail Participants. Mortality results for randomized controlled trial of early elective surgery or ultrasonographic surveillance for small abdominal aortic aneurysms. Lancet. 1998;352: 1649–1655
Ulug, P., Sweeting, M. J., von Allmen, R. S., et al. (2017). Morphological suitability for endovascular repair, non-intervention rates, and operative mortality in women and men assessed for intact abdominal aortic aneurysm repair: systematic reviews with meta-analysis. *Lancet (London, England)*, *389*(10088), 2482–2491. https://doi.org/10.1016/S0140-6736(17)30639-6
Veith, F. J., Baum, R. A., Ohki, T., et al. (2002). Nature and significance of endoleaks and endotension: summary of opinions expressed at an international conference. *Journal of vascular surgery*, *35*(5), 1029–1035. https://doi.org/10.1067/mva.2002.123095
Verloes, A., Sakalihasan, N., Koulischer, L., et al. (1995). Aneurysms of the abdominal aorta: familial and genetic aspects in three hundred thirteen pedigrees. *Journal of vascular surgery*, *21*(4), 646–655. https://doi.org/10.1016/s0741-5214(95)70196-6
Vouyouka, A. G., Egorova, N. N., Salloum, A., et al. (2010). Lessons learned from the analysis of gender effect on risk factors and procedural outcomes of lower extremity arterial disease. *Journal of vascular surgery*, *52*(5), 1196–1202. https://doi.org/10.1016/j.jvs.2010.05.106
Wanhainen, A., Verzini, F., Van Herzeele, I., et al. (2019). Editor's Choice – European Society for Vascular Surgery (ESVS) 2019 Clinical Practice Guidelines on the Management of Abdominal Aorto-iliac Artery Aneurysms. *European journal of vascular and endovascular surgery : the official journal of the European Society for Vascular Surgery*, *57*(1), 8–93. https://doi.org/10.1016/j.ejvs.2018.09.020
Wolfe, J. H. N. (1986). Defining the outcome of critical ischemia: a one year prospective study. *Br J Surg*, *73*:321
Yu, X., Jiang, D. S., Wang, J., et al. (2019). Fluoroquinolone Use and the Risk of Collagen-Associated Adverse Events: A Systematic Review and Meta-Analysis. *Drug safety*, *42*(9), 1025–1033. https://doi.org/10.1007/s40264-019-00828-z
Zankl, A. R., Schumacher, H., Krumsdorf, U., et al. (2007). Pathology, natural history and treatment of abdominal aortic aneurysms. *Clinical research in cardiology : official journal of the German Cardiac Society*, *96*(3), 140–151. https://doi.org/10.1007/s00392-007-0472-5

8.4 Beinvenenthrombose und Lungenembolie

Petra Wacker und Rüdiger Wacker

8.4.1 Einführung

Die akute Lungenembolie (LE) ist definiert als akuter Verschluss einer oder mehrerer Lungenarterien durch meist embolisch verschlepptes Material, das in der Regel losgelösten Thromben aus dem venösen System entstammt, und zwar am häufigsten aus den unteren Extremitäten. Venenthrombosen der oberen Extremitäten haben jedoch zunehmende Bedeutung bei steigender Prävalenz von Tumorerkrankungen und -behandlungen sowie häufigen Port-, ZVK-, Herzschrittmacher- und ICD-Implantationen in der älter werdenden Bevölkerung. LE und tiefe Venenthrombose (TVT) bilden gemeinsam die Krankheitsentität der venösen Thromboembolie (VTE).

Aufgrund der hohen lokalen Konzentration an Urokinase im Lungengefäßsystem entstehen Thromben vor Ort nur selten bzw. werden sofort wieder aufgelöst. Diese über Jahrzehnte gültige Lehrmeinung bedarf insbesondere im Zuge der COVID-19-Pandemie einer Ergänzung: Im Fall einer extrem starken Gerinnungsaktivierung, wie dies bei sehr schweren Verläufen der COVID-19-Infektion der Fall ist mit insbesondere überschießender Immunantwort und ACE-2-Hemmung mit Aktivierung der Gerinnungskaskade über diverse Systeme, können auch in beachtlicher Häufigkeit multiple Mikrothromben vor Ort entstehen. Dies scheint auch bei schwerer Sepsis eine Rolle zu spielen (Manolis et al., 2021).

8.4.2 Epidemiologie und Verlauf

Die TVT wird etwa 2–4-mal häufiger diagnostiziert als die LE. Die Häufigkeit beider Krankheitsbilder steigt mit dem Alter exponentiell an (Konstantinides et al., 2020b; Spencer et al., 2009). Entsprechend stiegen die Inzidenzraten in Deutschland und Europa parallel zur Alterung der Gesellschaft (Konstantinides et al., 2020b). Kleine TVTs können aszendieren oder deszendieren, initiale oberflächliche und Perforansvenenthrombosen können transfaszial in das tiefe Venensystem wachsen. LE mit Rechtsherzbelastung (RHB) und tödlichem Ausgang sowie das postthrombotische Syndrom sind die wesentlichen Komplikationen der TVT.

Es ist davon auszugehen, dass nahezu alle TVTs mit einer LE einhergehen, wenn auch klinisch oft inapparent. Es gibt unterschiedliche Verlaufsformen der VTE: zum einen die progrediente Verlaufsform mit repetitiven, sich summierenden Einzelereignissen, zum anderen die rapide Verlaufsform mit schwergradiger RHB bis hin zum Schock bzw. Tod (Wacker et al., 2009).

Im RIETE-Register mit über 15.000 Patienten, davon über 2.000 Patienten über 80 Jahre, zeigten sich ein erhöhtes Rezidiv- und Blutungsrisiko sowie eine erhöhte Rate an tödlichen LEs und tödlichen Blutungen bei sehr alten Betroffenen. Der hochaltrige Patient präsentiert sich nach diesen Daten erwartungsgemäß häufiger multimorbid und mit einer schwereren Form der VTE und hat eine höhere Sterblichkeit (López-Jiménez et al., 2006).

In Deutschland war die LE im Jahr 2009 bei ca. 7.000 Personen und 2021 bei ca. 5.000 Personen ausschlaggebende Todesursache. Im Zeitraum 2009 bis 2021 ist trotz steigender Todeszahl von ca. 850.000 auf 1.023.687 und steigender Bevölkerungszahl sowie steigender Anzahl betagter Menschen und der Covid-19-Pandemie die Sterblichkeit an LE als ausschlaggebender Todesursache bemerkenswerterweise kontinuierlich gesunken (Statistisches Bundesamt, Stand Mai 2023). Die Deutsche Gesellschaft für Angiologie geht allerdings von jährlich ca. 100.000 an LE Verstorbenen aus. Die Inkonsistenz der Todeszahlen dürfte darin begründet sein, dass die Kausalkette „tödliches Rechtsherzversagen – LE – zugrunde liegende thrombophile Grunderkrankung" nicht in jedem Fall herausgearbeitet werden konnte.

In Registerdaten ist die Sterblichkeit mit 9–11 % innerhalb von 30 Tagen und 8,6–17 % innerhalb von 3 Monaten bei LE hoch (Konstantinides et al., 2020b). Im nicht selektionierten Patientengut und speziell in der Geriatrie ist mit einer höheren Sterblichkeit zu rechnen.

Bei Patienten mit hohem Risiko mit Hypotonie bis hin zum Schock liegt die Akutmortalität bei > 15 %, bei Patienten mit intermediärem Risiko, die eine mehr oder weniger ausgeprägte RHB haben, zwischen 1–15 %, bei Fehlen jeglicher RHB bei < 1 %. Im Setting des Krankenhauses präsentieren sich < 5 % der Patienten mit LE als Hochrisiko-Patienten (Konstantinides et al., 2020b).

Hospitalisierung und Versorgung im Pflegeheim stellen eigenständige Risikofaktoren für das Auftreten einer VTE dar (Heit, 2008). Die VTE ist somit ganz wesentlich eine Erkrankung des alten Menschen und gerade des geriatrischen Patienten. Das Alter, nicht jedoch die geriatrietypische Multimorbidität, wird als Risikofaktor im PESI (Pulmonary Embolism Severitiy Score) und sPESI (simplified Pulmonary Embolism Severitiy Score) gewürdigt (Jiménez et al., 2010), die in europäischen und deutschen Leitlinien implementiert sind.

Die COVID-19-Erkrankung verlief in den ersten Wellen wegen der häufig auftretenden LEs gerade bei sehr alten geriatrischen Kranken oftmals letal, und man muss davon ausgehen, dass die meisten COVID-19-Erkrankten nicht etwa mit, sondern wegen COVID-19 und im Besonderen wegen der hierdurch hervorgerufenen Gerinnungsaktivierung versterben (Edler et al., 2020).

Merke

- Die VTE ist ganz wesentlich eine Erkrankung des alten und gerade des geriatrischen Patienten.
- Das Alter stellt einen unabhängigen Risikofaktor für TVT und LE dar.

8.4.3 Diagnosestellung

Klinische Wahrscheinlichkeit

Wenn die klinische Präsentation an eine VTE denken lässt, sollte zunächst die klinische Wahrscheinlichkeit einer TVT und LE ermittelt werden.

Hierfür stehen zur Verfügung (Konstantinides et al., 2020a; Konstantinides et al., 2020b; Linnemann et al., 2023):

- Wells-Scores für TVT und LE
- Geneva-Score für LE
- YEARS-Score für LE
- Constans-Score für tiefe Thrombosen der oberen Extremitäten
- Caprini-Score für TVT und LE bei chirurgischen Patienten
- PERC-Score (kontrovers diskutiert)

Zu bedenken ist, dass diese Scores nicht am stationären geriatrischen Patientengut validiert wurden. Sie sind daher nicht ohne weiteres auf wenig mobile oder gar bettlägerige geriatrische Kranke übertragbar. Die für eine TVT typischen Symptome (Schweregefühl der Beine, krampfartige Schmerzen in Fußsohle und Wade, subfebrile Temperaturen, einseitiges Beinödem, Zyanose beim Stehen, Beinschmerzen, einseitige Konsistenzvermehrung der Beinmuskulatur bei subfaszialem Ödem, oberflächliche Venenerweiterung als Warnvenen) und die Leitsymptome einer LE (plötzlich einsetzende Luftnot, atemabhängiger Brustschmerz, Synkope) können teilweise fehlen oder nur diskret vorhanden sein.

D-Dimere

Bei hoher Wahrscheinlichkeit einer VTE sollte keine D-Dimer-Bestimmung, sondern sofort eine bildgebende Diagnostik erfolgen.

Die Bestimmung der D-Dimere wird nur bei mittlerer bis niedriger Wahrscheinlichkeit einer VTE empfohlen. Liegt hierbei ein negatives Testergebnis vor, ist die Situation einfach: Eine TVT und/oder LE ist mit so hoher Sicherheit ausgeschlossen, dass keine weitere Abklärung erforderlich ist (Linnemann et al., 2023).

Im Gegensatz dazu sind erhöhte D-Dimere bei niedriger und mittlerer klinischer Wahrscheinlichkeit beim älteren bzw. geriatrischen Patienten schwierig zu interpretieren. Erhöhte D-Dimere sind bei jeder Aktivierung des Gerinnungssystems zu finden, z. B. Entzündung, Sepsis, Trauma, Operation, aktive Blutung, Hämatombildung, Herzinfarkt, Vorhofflimmern, aktive Tumorerkrankung. Diese Konstellationen sind beim älteren oft multimorbiden Patinenten naturgemäß viel häufiger vorhanden, womit ein erhöhter D-Dimer-Spiegel nicht selten auch außerhalb eines thromboembolischen Ereignisses beobachtet wird. Dies schränkt die klinische Aussagekraft des Tests erheblich ein.

Mit dem üblichen D-Dimer-Grenzwert von 500 µg/l ist die Sensitivität mit > 97 % sehr hoch. Allerdings fällt die Spezifität des Tests mit diesem Grenzwert mit steigendem Alter stark ab, und zwar von 67 % bei unter 50-jährigen mit steigendem Alter kontinuierlich auf < 15 % bei über 80-jährigen Patienten (Schouten et al., 2013). Statt des fixen Dimer-Schwellenwertes wird die Anwendung eines alters- (Alter in Jahren × 10 µg/l) oder an die klinische Wahrscheinlichkeit (Grenzwert 500 vs. 1000 µg/l bei hoher vs. niedriger Wahrscheinlichkeit) angepassten Schwellenwertes empfohlen (Klasse-IIa-Empfehlung, Konstantinides et al., 2020b). Allerdings bleibt auch bei altersbezogener Normierung die Spezifität bei über 80-jährigen Patienten mit 35 % niedrig (Schouten et al., 2013). Der D-Dimer-Test ist im ambulanten Setting geprüft und aufgrund der Multimorbidität der Patienten im geriatrischen Setting problematisch, erst recht unter stationären Bedingungen.

Wir sind mit einem diagnostischen Dilemma konfrontiert: Einerseits ist die Prävalenz einer VTE bei alten und sehr alten Multimorbiden besonders hoch, sodass häufig daran gedacht werden muss. Andererseits führt die hohe Zahl an falsch positiven D-Dimer-Testergebnissen zu einer hohen Zahl an diagnostischen Maßnahmen, und zwar meist CT-Pulmonalisangiografien. Diese sind bei alten multimorbiden Patienten besonders belastend und können fatale Folgen haben, wie z. B. akutes Nierenversagen als Folge der Kontrastmittelapplikation insbesondere bei bereits vorbestehender Niereninsuffizienz, Verschlechterung einer vorbestehenden Herzinsuffizienz oder weitere Zunahme des Rechtsherzversagens bei LE.

Merke

- Die Bestimmung der D-Dimere sollte nur bei mittlerer bis niedriger Wahrscheinlichkeit einer VTE erfolgen. Bei hoher klinischer Wahrscheinlichkeit ist eine sofortige bildgebende Diagnostik erforderlich.
- Die Spezifität des D-Dimer-Tests ist altersabhängig und nimmt mit zunehmendem Lebensalter stark ab. Die Anwendung eines altersangepassten Schwellenwertes wird empfohlen.

Bildgebende Diagnostik

Für die bildgebende Diagnostik stehen Computertomografie (CTPA), Lungenszintigrafie, Pulmonalisangiografie, Magnetresonanztomografie, Echokardiografie, Pleurasonografie und Kompressionssonografie prinzipiell zur Verfügung. Diagnostische Methode der Wahl zum Ausschluss bzw. Nachweis einer TVT ist die Kompressionssonografie der Bein- und Beckenvenen (ggf. auch der Venen der oberen Extremitäten), ergänzt um die Farbduplexsonografie. Im Vordergrund der Diagnostik bei LE steht bei hämodynamisch stabilen Patienten die CTPA (sehr hohe Sensitivität und Spezifität). Wird bei V. a. LE eine TVT nachgewiesen, gilt die LE als bewiesen. Dies ist gerade bei geriatrischen Patienten im Hinblick auf risikobehaftete CTPAs wichtig. Nur im Falle einer hämodynamischen Instabilität gilt bei echokardiografischem Nachweis einer RHB die Diagnose LE als ausreichend gesichert (Linnemann et al., 2023).

Mit der Multislice-CTPA werden zunehmend subsegmentale Emboli zufällig entdeckt. Die Spezifität der CTPA ist im Subsegmentbereich insbesondere bei sehr hoher Auflösung reduziert. Die klinische und therapeutische Relevanz dieser Befunde ist unklar (Kearon et al., 2016; Konstantinides et al., 2020a; Linnemann et al., 2023; Stevens et al., 2021).

Die Diagnostik ist bei älteren Patienten oft besonders schwierig. Unruhezustände, Demenzerkrankungen und Erkrankungen des Bewegungsapparates erschweren ein ausreichendes Stillhalten und die erforderliche Lagerung der Patienten. Eine klinisch relevante Niereninsuffizienz verbietet nicht selten die intravenöse Applikation eines Kontrastmittels. Kardiopulmonale Begleiterkrankungen erschweren den Patiententransport. Ausschlusskriterien für die MRT-Untersuchung (als Alternative für eine kontraindizierte CTPA) sind bei älteren Patienten häufiger, insbesondere nicht MR-taugliche Implantate. Somit ist in der Patientengruppe, die die höchste Wahrscheinlichkeit einer LE hat, nicht nur die klinische Einschätzung am schwierigsten, sondern auch die erforderliche Diagnostik!

Merke

- Im Vordergrund der Diagnostik bei Verdacht auf TVT steht die Kompressionssonografie der Venen der unteren Extremitäten, bei Verdacht auf LE die CTPA.
- Wird bei V. a. LE eine TVT nachgewiesen, gilt die LE als bewiesen.
- Die bei geriatrischen Patienten oftmals erschwerten Untersuchungsbedingungen dürfen nicht als Argument für eine Verzögerung oder gar Unterlassung der VTE-Diagnostik angeführt werden.

Die ESC/ERS-Leitlinie von 2019 (Konstantinides et al., 2020b) betont die bei Patienten mit LE rasch zu treffende Unterscheidung zwischen hämodynamisch stabilen und hämodynamisch instabilen Patienten.

Hämodynamische Stabilität ist bei stabilen Kreislaufparametern und fehlenden oder geringen Zeichen einer RHB gegeben, wir sprechen von einer Nicht-Hochrisiko-LE. Eine solche liegt bei den meisten Patienten vor. Hämodynamisch instabile Patienten sind diejenigen mit einer Hochrisiko-LE mit Herzstillstand oder obstruktivem Schock (systolischer Blutdruck < 90 mmHg oder Bedarf an Vasopressoren und Endorgan-Hypoperfusion oder persistierende Hypotonie < 90 mmHg über mehr als 15 min, nicht durch neu aufgetretene Hypovolämie oder Sepsis verursacht). Diese Patienten müssen intensivmedizinisch überwacht und behandelt werden. Ein intermediäres Risiko kann mit dem PESI und außerdem mit Echokardiografie, EKG und den Biomarkern aufgezeigt werden (Konstantinides et al., 2020a; Konstantinides et al., 2019; Linnemann et al., 2023).

Biomarker

Erhöhte Werte der Biomarker Troponin und NT-pro-BNP charakterisieren eine erhöhte Risikokonstellation. Allerdings besteht beim geriatrischen Patienten nicht selten Unsicherheit, ob erhöhte Biomarker Ausdruck einer akuten LE oder vorbestehend bei chronischer Herz- bzw. Niereninsuffizienz sind.

Quantitativ erfasste Rechtsherzbelastung

Bei Patienten mit akuter LE kann die mit dem echokardiographischen Rechtsherz-Score R-S quantitativ erfassbare Rechtsherzbelastung als wertvolles diagnostisches Tool dienen. Der R-S lässt sich bettseitig rasch und einfach aus den vier Parametern Größe des rechten Ventrikels, Kontraktionsverhalten der freien rechtsventrikulären Wand, Bewegungsablauf des Septum interventriculare und Größe des rechten Atriums ermitteln (Wacker et al., 2003). Eine bedeutsame RHB, kenntlich an einem R-S ≥ 2,25, geht mit einer signifikant höheren 30-Tage-Mortalität und ebenso 1-Jahres-Mortalität einher, als dies bei Patienten mit R-S < 2,25 der Fall ist (22,5 % vs. 1,8 % bzw. 31 % vs. 9 %; Wacker et al., 2011), was unmittelbar therapeutische Konsequenzen haben kann.

8.4.4 Behandlungskonzept

Wichtigstes Ziel ist die Verhütung einer klinisch und hämodynamisch relevanten, womöglich letalen durch Thrombemboli verursachten RHB. Um dies erreichen zu können, muss bei jedem hinreichenden Verdacht auf TVT oder LE eine Antikoagulation eingeleitet werden, und zwar bereits vor der endgültigen Bestätigung der Diagnose. Es gilt, eine Thrombuspropagation und Rezidiv-LEs zu verhindern. Die diagnostischen Maßnahmen sind ohne Zeitverlust vorzunehmen.

Beim geriatrischen Patientenkollektiv erweisen sich die oben aufgeführten Erschwernisse als Verlauf und Ausgang besonders belastend. Wesentlich und mitentscheidend sind große klinische Erfahrung, engmaschige Patientenbeobachtung und äußerste Sorgfalt. Bei der Antikoagulation sind die individuellen Blutungsrisiken zu beachten.

Aufgrund von Multimorbidität und damit verbunden erhöhter Überwachungsintensität kommt eine ambulante Therapie bei TVT bei geriatrischen Patienten selten und bei LE nur ausnahmsweise in Betracht.

8.4.5 Behandlung

Akuttherapie

Hämodynamisch stabile VTE

Standard für die Antikoagulation war über lange Zeit die Heparintherapie mit unfraktioniertem Heparin (UHF) und später mit fraktioniertem (niedermolekularem) Heparin (NMH) überlappend mit einem oralen Vitamin-K-Antagonisten. Inzwischen setzen sich bereits in der Akutphase bei klinisch stabilen Patienten zunehmend die direkten oralen Antikoagulanzien (DOAK), Synonym neue orale Antikoagulanzien (NOAK) durch und sind inzwischen Klasse-IA-Indikation (Kakkos et al., 2021; Konstantinides et al., 2020b; Linnemann et al., 2023).

Zu beachten ist das Risiko einer Blutung unter Antikoagulation. Es muss mit einer Verdopplung der Rate an tödlichen Blutungen und mit einem Anstieg an schweren Blutungen um den Faktor 1,7 unter Therapie mit Antikoagulanzien bei Patienten ≥ 80 Jahren gerechnet werden (López-Jiménez et al., 2006). Das Risiko einer tödlichen LE ist jedoch auch bei sehr alten Patienten eindeutig wesentlich höher als das Blutungsrisiko unter Therapie (3,7 vs. 0,8 %; López-Jiménez et al., 2006), sodass gerade bei sehr alten Patienten die berechtigte Sorge um mögliche Blutungen nicht von der Therapie der LE abhalten darf. Eine sorgfältige Therapiekontrolle und insbesondere ggf. eine Dosisanpassung der Antikoagulation sind wichtig.

Da gerade bei Älteren Blutungskomplikationen unter Antikoagulation auftreten, muss bei isolierter subsegmentaler LE die Entscheidung für eine Antikoagulation sorgfältig abgewogen werden. Die ACCP-Guideline (Kearon et al., 2016) und das ACCP-Update (Stevens et al., 2021) empfehlen, Patienten mit isolierter subsegmentaler LE ohne Nachweis einer TVT und mit niedrigem Rezidivrisiko nicht zu therapieren, sondern nur zu beobachten. Patienten mit hohem Rezidivrisiko hingegen sollten antikoaguliert werden.

LE mit hämodynamischer Instabilität

In dieser Hochrisiko-Situation (und in Ausnahmefällen bei schwerer RHB) ist eine Thrombolyse-Therapie angezeigt (Kearon et al., 2016; Konstantinides et al., 2020b; Linnemann et al., 2023). Diese ist bei geriatrischen Patienten mit einem erhöhten Blutungsrisiko behaftet und bedarf deshalb einer besonders sorgfältigen Abwägung. Insbesondere das Risiko intrazerebraler Blutungen steigt mit zunehmendem Lebensalter ganz erheblich (Chatterjee et al., 2014; Stein et al., 2012). In entsprechend ausgestatteten Zentren kommen alternativ katheterbasierte rekanalisierende Verfahren (mit lokaler Lysetherapie) und ggf. die operative Embolektomie sowie ergänzend eine mechanische Kreislaufunterstützung in Betracht (Linnemann et al., 2023).

Erhaltungstherapie

Bei VTE wird die Antikoagulation, sofern keine Kontraindikationen vorliegen, für mindestens drei Monate durchgeführt. Nach Ablauf von drei Monaten ist über Fortführung bzw. Beendigung der Antikoagulation zu befinden. Bei durch befristete Risiken (z. B. Operation, passagere schwere internistische Erkrankung) provozierter erstmaliger VTE ist eine dreimonatige Antikoagulation in der Regel ausreichend. Bei nicht durch befristete Risiken provozierter VTE wird längerfristig antikoaguliert, insbesondere, wenn die VTE als paraneoplastisch eingestuft werden muss.

VTE-Rezidivrisiko und Blutungsrisiko unter Antikoagulation müssen gegeneinander abgewogen werden. Bei nichtprovozierter VTE kann ein umschriebenes Tumorsuchprogramm entsprechend den allgemeinen Leitlinien auch außerhalb einer VTE sinnvoll sein. Sowohl der diagnostische Aufwand als auch die Therapiedauer müssen mit den Erkrankten besprochen werden. Geriatrische Multimorbidität inklusive Blutungsrisiko, Sturzrisiko und Notwendigkeit anderweitiger gerinnungsaktiver Therapie sind zu bedenken. In der Langzeittherapie ist eine reduzierte Dosierung in vielen Fällen möglich und sinnvoll (Konstantinides et al., 2020b; Linnemann et al., 2023).

Anhaltende Luftnot kann ein Hinweis auf eine unzureichende pulmonalarterielle Thrombusresolution sein. Erste diagnostische Maßnahme mit der Frage nach pulmonaler Hypertonie bzw. CTEPH ist die Echokardiografie (Linnemann et al., 2023).

Merke

- Zur Antikoagulation kommen bei klinisch stabilen Patienten bereits in der Akutphase die direkten oralen Antikoagulanzien (DOAK) zur Anwendung. Dosierungsanpassungen und Anwendungsbeschränkungen (insbesondere bei Niereninsuffizienz) sind zu beachten.
- Ein besonderes Augenmerk ist bei geriatrischen Patienten auf das erheblich erhöhte Blutungsrisiko unter Therapie mit Antikoagulanzien zu richten.
- Die Dauer der antikoagulatorischen Erhaltungstherapie nach stattgehabter VTE ist bei geriatrischen Patienten unter Abwägung von VTE-Rezidivrisiko versus Blutungsrisiko individuell festzulegen.

Zusammenfassung

Das geriatrische Patientenkollektiv ist in den Studien zu TVT und LE unterrepräsentiert. Die Inzidenz der VTE ist bei geriatrischen Patienten größer als im jüngeren und mittleren Lebensalter, während die Prognose der

LE mit zunehmendem Lebensalter schlechter wird. In den Empfehlungen zu Diagnostik, Therapie und Überwachungsintensität sollten das Patientenalter und die geriatrische Multimorbidität als eigenständige Risikofaktoren besonders berücksichtigt werden.

Literatur

Chatterjee, S., Chakraborty, A., Weinberg, I., et al. (2014). Thrombolysis for pulmonary embolism and risk of all-cause mortality, major bleeding, and intracranial hemorrhage: a meta-analysis. *JAMA*, *311*(23), 2414–2421. https://doi.org/10.1001/jama.2014.5990

Edler, C., Schröder, A. S., Aepfelbacher, M., et al. (2020). Dying with SARS-CoV-2 infection-an autopsy study of the first consecutive 80 cases in Hamburg, Germany. *International journal of legal medicine*, *134*(4), 1275–1284. https://doi.org/10.1007/s00414-020-02317-w

Heit J. A. (2008). The epidemiology of venous thromboembolism in the community. *Arteriosclerosis, thrombosis, and vascular biology*, *28*(3), 370–372. https://doi.org/10.1161/ATVBAHA.108.162545

Jiménez, D., Aujesky, D., Moores, L., et al. (2010). Simplification of the pulmonary embolism severity index for prognostication in patients with acute symptomatic pulmonary embolism. *Archives of internal medicine*, *170*(15), 1383–1389. https://doi.org/10.1001/archinternmed.2010.199

Kakkos, S. K., Gohel, M., Baekgaard, N., et al. (2021). Editor's Choice – European Society for Vascular Surgery (ESVS. 2021 Clinical Practice Guidelines on the Management of Venous Thrombosis. *European journal of vascular and endovascular surgery : the official journal of the European Society for Vascular Surgery*, *61*(1), 9–82. https://doi.org/10.1016/j.ejvs.2020.09.023

Kearon, C., Akl, E. A., Ornelas, J., et al. (2016). Antithrombotic Therapy for VTE Disease: CHEST Guideline and Expert Panel Report. *Chest*, *149*(2), 315–352. https://doi.org/10.1016/j.chest.2015.11.026

Konstantinides, S. V., Lankeit, M., Erbel, C., et al. (2020a). Kommentar zu den Leitlinien (2019) der European Society of Cardiology zum Management der akuten Lungenembolie unter Mitwirkung der European Respiratory Society (ERS). *Kardiologe*, *14*, 248–255. https://doi.org/10.1007/s12181-020-00389-x

Konstantinides, S. V., Meyer, G., Becattini, C., et al. (2020b). 2019 ESC Guidelines for the diagnosis and management of acute pulmonary embolism developed in collaboration with the European Respiratory Society (ERS). *European heart journal*, *41*(4), 543–603. https://doi.org/10.1093/eurheartj/ehz405

Linnemann, B., Blank, W., Doenst, T., et al. (2023). *Diagnostik und Therapie der tiefen Venenthrombose und Lungenembolie – AWMF-S2k-Leitlinie*. https://register.awmf.org/de/leitlinien/detail/065-002, Zugriff am 29.6.2023.

López-Jiménez, L., Montero, M., González-Fajardo, J. A., et al. (2006). Venous thromboembolism in very elderly patients: findings from a prospective registry (RIETE). *Haematologica*, *91*(8), 1046–1051.

Manolis, A. S., Manolis, T. A., Manolis, A. A., et al. (2021). COVID-19 Infection: Viral Macro- and Micro-Vascular Coagulopathy and Thromboembolism/Prophylactic and Therapeutic Management. *Journal of cardiovascular pharmacology and therapeutics*, *26*(1), 12–24. https://doi.org/10.1177/1074248420958973

Schouten, H. J., Geersing, G. J., Koek, H. L., et al. (2013). Diagnostic accuracy of conventional or age adjusted D-dimer cut-off values in older patients with suspected venous thromboembolism: systematic review and meta-analysis. *BMJ (Clinical research ed.)*, *346*, f2492. https://doi.org/10.1136/bmj.f2492

Spencer, F. A., Emery, C., Joffe, S. W., et al. (2009). Incidence rates, clinical profile, and outcomes of patients with venous thromboembolism. The Worcester VTE study. *Journal of thrombosis and thrombolysis*, *28*(4), 401–409. https://doi.org/10.1007/s11239-009-0378-3

Statistisches Bundesamt (2023). www.destatis.de/DE/ZahlenFakten/Todesursachen, Tabellen verfügbar in GBE Gesundheitsberichterstattung des Bundes, Todesursachen und Todesursachen, Lungenembolie. Die Angaben für das Jahr 2021 wurden am 16.12.2022 ergänzt, Zugriff am 23.5.2023.

Stein, P. D., Matta, F., Steinberger, D. S., et al. (2012). Intracerebral hemorrhage with thrombolytic therapy for acute pulmonary embolism. *The American journal of medicine*, *125*(1), 50–56. https://doi.org/10.1016/j.amjmed.2011.06.026

Stevens, S. M., Woller, S. C., Kreuziger, L. B., et al. (2021). Antithrombotic Therapy for VTE Disease: Second Update of the CHEST Guideline and Expert Panel Report. *Chest*, *160*(6), e545–e608. https://doi.org/10.1016/j.chest.2021.07.055

Wacker, P., Wacker, R., Golnik, R., et al. (2003). Akute Lungenembolie – Ein neuer Score zur Quantifizierung der akuten Rechtsherzbelastung. *Intensivmedizin*, (40), 130–137.

Wacker, P., Wacker, R., Hahnemann, T., et al. (2011). Akute Lungenembolie: Die im Rechtsherz-Score quantifizierte Rechtsherzbelastung ist wesentlich für die 1-Jahres-Mortalität. Ergebnisse einer Multizenter-Studie. *Clinical Research in Cardiology*, *100*(Suppl 2), P 204.

Wacker, P., Wacker, R., Werdan, K., et al. (2009). Acute Pulmonary Embolism: Right Heart Strain, Age, Clinical Course, Blood Pressure, and Presence of Left Heart Failure are Predictors of Mortality. Results of a Multicentre Registry. *Clinical Research in Cardiology*, *98*(Suppl 1).

8.5 Arterielle Hypertonie

Dhayana Dallmeier und Michael Denkinger

8.5.1 Einführung

Die arterielle Hypertonie, im Folgenden nur noch als Hypertonie bezeichnet, ist laut Daten der Weltgesundheitsorganisation (WHO) weiterhin der wichtigste modifizierbare Risikofaktor für Mortalität (Cohen et al., 2014). Die Anpassungen der Behandlungsempfehlungen im Alter zeigen, wie sich unser Verständnis für die Medizin des Alters im Laufe der Zeit entwickelt hat. Während anfangs der Fokus auf das chronologische Alter gelegt wurde, wird heutzutage in den meisten Empfehlungen u. a. die Gebrechlichkeit als Syndrom (im Folgenden Frailty) berücksichtigt auch wenn dafür immer wieder unterschiedliche Definitionen gewählt werden.

8.5.2 Epidemiologie und Verlauf

Nach der WHO besteht eine Hypertonie, wenn bei wiederholten Messungen durchgängig Werte von 140/90 mmHg oder höher festgestellt werden. Die Hypertonie hängt mit einem erhöhten Risiko für zerebrovaskuläre Erkrankungen (Schlaganfall, vaskuläre Demenz), koronare Herzerkrankungen, Erkrankungen des linken Ventrikels bis zur manifesten Herzinsuffizienz, Arrhythmien, periphere arterielle Verschlusskrankheit (pAVK, aber auch abdominelle und/oder thorakale Aortenaneurysmen), chronische Niereninsuffizienz, Augenerkrankungen (hypertensive Retinopathie, Verschluss der Zentralarterie, altersassoziierte Makuladegeneration) und mit verminderter Lebensqualität zusammen (Aronow et al., 2011). Die Prävalenz nimmt bis zum 70. Lebensjahr nahezu linear zu und erreicht mit ungefähr 85 % bei den über 80-Jährigen ihren Höhepunkt (Zhou et al., 2021). Aktuelle und vergleichbare Daten liefert das Zentralinstitut der Kassenärztlichen Vereinigungen. In der 2020 erschienenen Analyse wird besonders die im Vergleich zu Westdeutschland höhere Prävalenz in Ostdeutschland deutlich, die vor allem den verschiedenen Altersstrukturen zuzuschreiben ist (Holstiege et al., o. J.).

Die Hypertonie kann in eine isolierte systolische Hypertonie (ISH), eine isolierte diastolische Hypertonie und die kombinierte systolisch-diastolische Hypertonie unterschieden werden. Im Durchschnitt wird über die Jahre eine Zunahme diastolischer und systolischer Werte beobachtet, wobei der diastolische Wert ab einem Alter von etwa 55 Jahren wieder zu sinken beginnt und die Prävalenz einer ISH, definiert als ein systolischer Blutdruck > 140 mmHg bei einem diastolischen Blutdruck < 90 mmHg, steigt. Während in der Altersgruppe der 30–39-Jährigen maximal 20 % eine ISH aufweisen, sind es bei den über 80-Jährigen bereits nahezu 80 % (Franklin et al., 2001).

8.5.3 Pathophysiologie

Während bei jüngeren Menschen hauptsächlich ein erhöhter peripherer Widerstand im Vordergrund steht, tragen im Alter folgende Veränderungen zur Entstehung einer Hypertonie bei:

- Zunehmende Gefäßsklerose und -steifigkeit mit Reduktion der Windkesselfunktion der Aorta und Grundelastizität der Gefäße während der Diastole.
  Folge: Reduktion des diastolischen Blutdrucks mit einer entsprechenden Zunahme des Pulsdrucks und der pulsatilen Belastung an der arteriellen Wand und damit dem Phänomen der Zunahme der ISH.
- Degenerative Veränderungen mehrerer Regulationsmechanismen, insbesondere der Nieren und damit des Renin-Angiotensin-Aldosteron-Systems (RAAS).
  Folge: Geringere Korrekturfähigkeit von Elektrolytstörungen inkl. einer höheren Kochsalzsensitivität und damit einem überdurchschnittlichen Anstieg des Blutdrucks nach Natriumüberladung.
- Endotheliale Dysfunktion, charakterisiert durch eine verringerte Vasodilatation, was die Pufferung eines gesteigerten systolischen Blutdrucks, z. B. bei anstrengender körperlicher Aktivität, verschlechtert.
  Folge: Ausgeprägte hypotensive Reaktion auf Diuretika.
- Zunehmende autonome Dysregulation i. S. einer Reduktion der Baroreflexe.
  Folge: Kann zusammen mit einer venösen Insuffizienz zu einer erhöhten Prävalenz einer orthostatischen Hypotension führen.

Würden die o. g. Veränderungen bereits als Krankheitsbilder per se betrachtet, wäre jede Hypertonie im Alter bereits als sekundäre Hypertonie zu klassifizieren. Dies findet allerdings erst bei eindeutigen zu Grunde liegenden Krankheitsbildern statt. Somit ist jede Hypertonie ohne eine der in ▸ Tab. 8.5.1 dargestellten sekundären Ursachen eine primäre, auch essenzielle oder idiopathische Hypertonie. Bei den sekundären Ursachen unterscheiden sich die Prävalenzen im Vergleich zu jüngeren Patienten zum Teil erheblich. Als die häufigste invasiv behandelbare Ursache im Alter findet man eine arteriosklerotisch induzierte Nierenarterienstenose. Gleichzeitig und aufgrund der Komorbiditäten gibt es Hinweise für eine wichtigere Rolle der medikamenten-assoziierten sekundären Hypertonie. Endokrine Ursachen nehmen dagegen im mittleren Lebensalter wieder ab (Viera & Neutze, 2010).

Merke

Ältere Menschen haben, bedingt durch den biologischen Alterungsprozess, ein hohes absolutes Risiko für kardiovaskuläre Erkrankungen. Eine Blutdrucksenkung ist in diesem Zusammenhang von hohem Nutzen. Ein therapeutischer Nihilismus aufgrund des Alters ist nicht angebracht.

8.5.4 Diagnosestellung

Spezifische Blutdruckdiagnostik

Die Blutdruckmessung soll immer durch eine Anamnese, inkl. Angaben zur Dauer der Hypertonie, der Familienanamnese, eine körperliche Untersuchung, Labordiagnostik und ein geriatrisches Screening (oder besser gleich ein umfassendes geriatrisches Assessment, CGA) ergänzt werden, um oben genannte sekundäre Ursachen, weitere kardiovaskuläre Risikofaktoren bzw. Erkrankungen und mögliche Bluthochdruck bedingte Endorganschäden zu erkennen und die Therapie anzupassen.

Die aktuellen Leitlinien der Europäischen Gesellschaft für Kardiologie (ESC) unterstützen die ambulante Blutdruckmessung in Arztpraxen als Screening (Williams et al., 2018). Die Diagnose Bluthochdruck darf bei einem einmaligen systolischen Blutdruckwert ≥180 mmHg und/oder einem diastolischen Blutdruckwert ≥ 110 mmHg (Grad 3 der arteriellen Hypertonie) mit klaren Hinweisen für Bluthochdruck bedingte Schäden formal gestellt werden. Ansonsten sollte die Diagnose auf Messungen bei mindestens zwei unterschiedlichen Terminen basieren.

Messung des Blutdrucks in der Arztpraxis

Nach der aktuellen Leitlinie der Deutschen Hochdruckliga (DHL) sollen Messungen in der Praxis im Sitzen nach einer fünfminütigen Ruhephase mit einer an den Armumfang angepassten Standardmanschette durchgeführt wer-

Tab. 8.5.1: Sekundäre Ursachen für arterielle Hypertonie im Alter

Gruppe	Bemerkungen
Medikamente	rezeptpflichtige Medikamente: • Antidepressiva (Serotonin-Wiederaufnahmehemmer [SSRI], trizyklische Antidepressiva) • Glukokortikoide • nichtsteroidale Antirheumatika (NSAR; inkl. Cox-2-Hemmer) frei verkäufliche Medikamente: • NSAR • Johanniskraut
Nierenerkrankungen	atherosklerotische Erkrankungen (insbesondere Nierenarterienstenose) Erkrankungen des Nierenparenchyms
endokrine Störungen	Schilddrüsenerkrankungen Hyperaldosteronismus Cushing-Syndrom
obstruktives Schlafapnoe-Syndrom	therapierbar, aber Adhärenz für BIPAP im Alter eher schlecht
Pseudohypertonie	normaler intraarterieller Druck bei erhöhtem Manschettendruck

den. Dabei soll der Blutdruck zweimal im Abstand von 1 bis 2 Minuten gemessen und der niedrigste Wert herangezogen werden, was dem sogenannten Praxisblutdruck entspricht (Krämer et al., 2017). Die europäischen Leitlinien empfehlen mindestens drei Blutdruckmessungen pro Vorstellung bei zwei unterschiedlichen Terminen. Dabei wird der Mittelwert der letzten zwei Messungen pro Untersuchungstag als der Patientenblutdruck ermittelt. Zusätzlich soll der Blutdruck beidseitig gemessen werden, um anatomische Besonderheiten und damit unterschiedlich hohe Werte zu identifizieren. Hier sollte der höhere Blutdruckwert als Referenzwert für die Behandlung genommen werden (Williams et al., 2018).

Relevant im Alter bei einer zunehmenden Gefäßsklerose ist die Evaluation einer Pseudohypertonie. Dabei wird mit Hilfe des Osler-Manövers der Manschettendruck über den gemessenen systolischen Druck erhöht. Bleibt die A. radialis am selben Arm palpabel, gilt die Untersuchung als positiv und es wird von einer ausgeprägten Mediasklerose ausgegangen. Dabei sind Blutdruckdifferenzen bis zu 60 mmHg zu intraarteriell gemessenen Werten möglich (Messerli et al., 1985). Inwieweit das Feststellen der Pseudohypertonie die Blutdruckziele verändert, ist umstritten.

Bei der Messung in der Arztpraxis sollten folgende zwei Phänomene berücksichtigt werden: a) der sog. Weißkitteleffekt, der bei > 50 % der Älteren beobachtet wird, und b) die maskierte Hypertonie, mit Blutdruckwerten im Normbereich in der Praxis, aber höheren Werten zu Hause. Die Relevanz des Weißkitteleffekts wurde im Rahmen der SPRINT (Systolic blood pressure intervention trial)-Studie noch deutlicher. Dabei wurden bei einer automatisierten Messung des Blutdrucks in ungestörten Räumen niedrigere Werte (bis zu 15 mmHg systolisch) festgestellt. Die maskierte Hypertonie, welche bei etwa 10 bis 25 % der normotonen Patienten zu finden ist, ist auf der anderen Seite mit einem erhöhten kardiovaskulären Risiko (Mortalität, kardiovaskuläre Ereignisse) assoziiert. Sie wird häufiger bei älteren Männern, Rauchern, Alkoholikern und Diabetikern beobachtet.

Ambulante Messung des Blutdrucks

Die ambulante Messung des Blutdrucks hat eine bessere prognostische Wertigkeit in Bezug auf Endorganschädigungen und Mortalität verglichen mit Blutdruckmessungen in der Arztpraxis (Shimbo et al., 2020). Eine Durchführung wird v. a. für die Anpassung der medikamentösen Therapie empfohlen. Hierfür sollen Patienten den Blutdruck im Sitzen zweimal täglich für mindestens 4 Tage hintereinander in der Wohnumgebung messen (Krämer et al., 2017).

Dazu soll erwähnt werden, dass das Angebot von Blutdruckmessgeräten für die ambulante Messung in den letzten Jahren stark zugenommen hat. Leider wird aber immer wieder über Ungenauigkeiten berichtet. Nur etwa 20 % der vorhandenen Blutdruckgeräte sind nach den Leitlinien des European Society of Hypertension International Protocols (ESH-IP) validiert (Stergiou et al., 2018). Die Aufklärung der Patienten darüber in der Arztpraxis sowie die entsprechende Überprüfung der ambulant angewendeten Geräte gewinnt damit für die Erstellung der Diagnose und die Überwachung der Blutdruckwerte an Wichtigkeit.

Zu den ambulanten Verfahren gehört auch die Messung über 24 Stunden als sogenannte Langzeitmessung. Sie hat den großen Vorteil, dass physiologische, zirkadiane Veränderungen abgebildet werden können. Auch im höheren Alter ist ein fehlender Abfall oder eine nächtliche Erhöhung des Blutdrucks mit einem erhöhten Risiko für kardiovaskuläre Ereignisse assoziiert (Fan et al., 2010). Die ambulante 24-h-Messung des Blutdrucks wird deshalb für folgende Szenarien empfohlen: a) Screening und Evaluation der maskierten Hypertonie sowie des Weißkitteleffekts, b) Verdacht auf episodische Hypertonie (z. B. bei Phäochromozytom), c) Verdacht auf medikamentös bedingte episodische Hypotonie, und d) Evaluation des nächtlichen Blutdrucks. Laut den aktuellen europäischen Leitlinien für die arterielle Hypertonie wird ein 24-Stunden-Durchschnittswert < 130/80 mmHg als normal bewertet – allerdings wird hier eine Differenzierung nach Alter oder Frailty bislang vermisst (s. u.; Williams et al., 2018).

Diagnostik der orthostatischen Hypo- und Hypertonie

Die klassische orthostatische Hypotonie wird definiert durch eine Abnahme des systolischen Blutdrucks ≥ 20 mmHg oder

Tab. 8.5.2: Empfehlungen zur Diagnostik von Organschäden (auf Grundlage von ESC/ESH 2018, Williams et al., 2018)

Empfehlung	Empfehlungsgrad	Evidenzgrad
EKG zur Abklärung einer linksventrikulären Hypertrophie, einer linksatrialen Dilatation, Arrhythmien oder anderer bestehender Herzerkrankungen	I	B
Ultraschalluntersuchung der hirnversorgenden Arterien	I	B
Ermittlung des Knöchel-Arm-Index oder Messung der Pulsgeschwindigkeit	IIb	B
Bestimmung der glomerulären Filtrationsrate und Urinproteinausscheidung	I	B
Zusätzliche Durchführung eines Nierenultraschalls inkl. Doppler soll bei Patienten mit sich verschlechternder Nierenfunktion, Albuminurie oder V. a. sekundäre Hypertonie erfolgen	IIa	C
Durchführung einer Augenuntersuchung	I	C
In Patienten mit neurologischen Symptomen und/oder kognitiver Verschlechterung soll die Durchführung eines Schädel-MRI oder -CT zum Ausschluss u. a. von Infarkten und Mikroblutungen erwogen werden	IIa	B

des diastolischen Blutdrucks ≥ 10 mmHg in den ersten drei Minuten nach dem Aufstehen (früher sog. „Schellong-Test). Ein Zusammenhang mit kognitiver Einschränkung, Stürzen und erhöhter Sterblichkeit ist beschrieben (Wolters et al., 2016). Ergebnisse einer aktuellen Metaanalyse zeigen eine Prävalenz von jeweils 18,4 und 22,2 % für zuhause lebende und institutionalisierte Erwachsene älter als 60 Jahre (Saedon et al., 2020). In den aktuellen europäischen und NICE-Leitlinien wird eine Abklärung bei allen älteren Menschen empfohlen. Eine sinnvolle Bestimmung der Orthostase gelingt durch Messungen direkt nach dem Aufstehen und nach 1 und 3 Minuten. Hierdurch kann auch eine verzögerte Hypotonie diagnostiziert werden (> 1 min nach dem Aufstehen). Eine initiale Hypotonie (bis 15 Sekunden nach dem Aufstehen dagegen) ist nur mit Beat-to-beat-Messungen bestimmbar und klinisch bislang nicht sicher relevant. Wird eine orthostatische Hypotonie diagnostiziert, sollen bei Anpassung der antihypertensiven Therapie immer auch die Werte im Stehen berücksichtigt werden. Ebenso kann in diesem Zusammenhang eine altersassoziierte orthostatische Hypertonie diagnostiziert werden, die oft ebenfalls mit einem ausgeprägten Schwindel nach dem Aufstehen einhergeht. Hierbei kommt es zu einer kompensatorischen Zunahme der alpha-adrenergen Aktivität mit Anstieg des systolischen Blutdrucks um mehr als 20 mmHg, wobei bislang keine breit konsentierte Definition existiert (Jordan et al., 2020). Man geht von einer mit zunehmendem Alter steigenden Prävalenz zwischen 5 und 30 % aus. Dezidierte Behandlungsempfehlungen bestehen bislang nicht.

Diagnostik von Organschäden

Zur Abklärung der noch häufig asymptomatischen Endorganschäden werden die in ▸ Tab. 8.5.2 aufgeführten Untersuchungen bei der European Society of Cardiology und die European Society of Hypertension empfohlen.

8.5.5 Behandlungskonzept

Therapeutische Prinzipien und Zielwerte

Die Anerkennung der Heterogenität im Alter hat dazu geführt, Zielwerte für ältere Menschen differenziert zu betrachten. Laut Empfehlung der DHL sollen alle nicht nur noch rein palliativ therapierten über 60-Jährigen ab einem systolischen Blutdruck ≥ 160 mmHg behandelt werden. Eine Blutdrucksenkung auf Werte von 150–140 mmHg erhält dabei den Empfehlungsgrad I, Evidenzgrad A. Bei hohem kardiovaskulären Risiko oder hoher „Leistungsfähigkeit" sollten Werte kleiner 140 mmHg angestrebt werden. Die DHL sowie das National Institute for Health and Care Excellence (NICE) aus der UK sehen 80 Jahre als eine sinnvolle Altersgrenze zur weiteren Differenzierung der Therapie (National Institute for Health and Care Excellence, 2019). Bei leistungsfähigen über 80-Jährigen sollten systolische Blutdruckwerte zwischen 140 und 150 mmHg erreicht werden (Empfehlungsgrad I, Evidenzgrad B). Ein Therapiebeginn erst ab 160 mmHg wird in der aktuell vorgestellten Europäischen Leitlinie für über 80-Jährige erneut bestätigt, allerdings werden hier niedrigere systolische Zielwerte (130–139 mmHg) angegeben. Diese allgemeine Empfehlung ohne Berücksichtigung der Funktionalität und Verträglichkeit ist sicherlich diskussionswürdig. Bezüglich eines unteren Grenzwertes für den systolischen Blutdruck und unter Berücksichtigung der beobachteten J-Kurve für die Assoziation mit kardiovaskulären Ereignissen wird eine Senkung des systolischen Blutdruck unter 120 mmHg nicht empfohlen (Williams et al., 2018). Diastolisch soll eine Senkung < 60 mmHg verhindert werden, da vor allem bei Patienten mit kardiovaskulären Vorerkrankungen ein signifikanter Anstieg von Myokardinfarkten und anderen kardiovaskulären Ereignissen beobachtet wird (Messerli et al., 2006). Es wird empfohlen, auch die minimalen diastolischen Werte zu beachten und gerade bei Patienten mit kardiovaskulären Erkrankungen (KHK, pAVK) diastolische Werte < 70 mmHg möglichst nicht zu unterschreiten; eine Empfehlung, die bei älteren Patienten mit einer ISH schwierig zu erreichen ist. Wichtiger scheint die Gewährleistung der Organperfusion durch Erhalt eines mittleren arteriellen Blutdrucks ≥ 60 mmHg, berechnet als „(diastolischer Blutdruck + 1/3 × (systolischer Druck – diastolischer Druck)". ▸ Tab. 8.5.3 zeigt eine Zusammenfassung aktuell geltender Leitlinien.

Frailty und eingeschränkte Funktionalität

Bei gebrechlichen, funktionell stark eingeschränkten älteren Menschen mit geringerer Lebenserwartung ist die Stu-

Tab. 8.5.3: Zusammenfassung der relevanten Aspekte zur Behandlung der arteriellen Hypertonie im Alter in den aktuellen Leitlinien

Leitlinien	American College of Cardiology	Deutsche Hochdruckliga (DHL)		European Society of Cardiology (ESC)	National Institute for Health and Care Excellence (NICE)	
Jahr der Publikation	2017	2017		2018	2019	
Zielwerte	< 130 mmHg	< 80 Jahre < 140 mmHg	≥ 80 Jahre 140–150 mmHg	130–139 mmHg	< 80 Jahre < 135/85 mmHg	≥ 80 Jahre < 145/35 mmHg
Differenzierung im Alter	nach Alter, Morbiditäten und Institutionalisierung	nach Alter (< 80 versus ≥ 80) und Leistungsfähigkeit		zwischen leistungsfähigen und gebrechlichen Patienten	nach Alter (< 80 versus ≥ 80 Jahre), Frailty und Komorbiditäten	
Bemerkungen				Evaluation der orthostatischen Hypotonie	Evaluation der orthostatischen Hypotonie	
Medikamente				**< 80 Jahre:** Kombinationspräparate bevorzugen. **≥ 80 Jahre oder Frailty:** Beginn mit einer Monotherapie	Beginn mit einer Monotherapie	

dienlage weiterhin schwach. Die Evidenz aus randomisierten Studien mit zumeist deutlich fitteren Patienten unterscheidet sich deutlich von Beobachtungsstudien mit mehr funktionell eingeschränkten Menschen und längerer Beobachtungsdauer.

Die wichtigsten randomisierten Studien bei älteren Menschen unter Berücksichtigung der Frailty sind HYVET, SPRINT, STEP und OPTIMISE. In HYVET konnte bei über 80-Jährigen bis zu einem Frailty Index < 0,4 für einen Zielblutdruck von weniger als 150/80 mmHg eine Reduktion kardiovaskulärer Ereignisse gezeigt werden. Bezüglich Gesamtmortalität waren die Ergebnisse allerdings nicht signifikant. SPRINT hatte bei über 75-Jährigen gezeigt, dass eine intensive Senkung des systolischen Blutdrucks mit Werten bis < 120 mmHg verglichen zu einer Standardbehandlung (< 140 mmHg) das Auftreten eines kombinierten Endpunktes aus nicht tödlichem Herzinfarkt, KHK, nicht tödlichem Schlaganfall, dekompensierter Herzinsuffizienz und Tod aufgrund kardiovaskulärer Erkrankungen reduzieren kann. Eine von Frailty unabhängige signifikante Reduktion konnte nur bei kardiovaskulären Ereignissen, nicht aber in Bezug auf die Gesamtmortalität beobachtet werden (Williamson et al., 2016). STEP, eine chinesische Studie, die eine starke Senkung des Blutdrucks auf 110–130 mmHg hinsichtlich der Reduktion eines kombinierten kardiovaskulären Endpunkts bei 60–80-Jährigen (ohne Schlaganfall in der Anamnese) untersuchte, zeigte eine signifikante Reduktion des kombinierten primären Endpunkts. Bei Betrachtung der einzelnen Endpunkte zeigte sich allerdings der Haupteffekt bei Schlaganfällen, KHK oder dekompensierter Herzinsuffizienz, allerdings nicht bei koronarer Revaskularisation, Vorhofflimmern, kardiovaskulärer und gesamter Mortalität. Im Allgemeinen waren die Teilnehmer in HYVET, SPRINT und STEP, wie zu erwarten, gesünder und funktionell fitter als altersadjustierte vergleichbare Populationen in Praxen oder Kliniken und im Hinblick auf Frailty kaum untersucht, was den Nachweis einer Effektmodifikation deutlich erschwert. Damit ist eine Übertragung dieser Ergebnisse in geriatrischen Populationen nur bedingt möglich (Beckett et al., 2008; Cohen & Townsend, 2016; JATOS Study Group, 2008; Tulner et al., 2009). Als eine der wenigen randomisierten Studien mit gebrechlichen älteren Menschen konnte dagegen in der OPTIMISE-Studie bei zu Hause lebenden, über 80 Jahre alten Menschen gezeigt werden, dass bei guter Blutdruckeinstellung (Zielwert hier < 150mmHg) und mindestens 2 Blutdruck-Medikamenten, eines der Medikamente ohne relevante Unterschiede bei den unerwünschten Wirkungen abgesetzt werden konnte und der Blutdruck im Mittel nur um 3 mmHg anstieg (Sheppard et al., 2020). Dies muss wiederum sehr kritisch gesehen werden, wenn man die letzten Ergebnisse einer Deprescribing-Studie zu Blutdruckmedikamenten bei Menschen mit Demenz im Pflegeheim betrachtet, die Ende 2022 von Bogaerts und Kollegen bei Kongressen vorgestellt wurde und aufgrund einer signifikant erhöhten Mortalität in der Verumgruppe frühzeitig beendet werden musste (Bogaerts et al., 2022).

Daten aus Beobachtungsstudien zeigen dagegen ein erhöhtes Mortalitätsrisiko bei über 80-Jährigen mit einem systolischen Blutdruckwert < 120 mmHg unabhängig davon, ob diese medikamentös behandelt worden waren (Odden et al., 2020; Ravindrarajah et al., 2017). Eine Beobachtungsstudie in französischen Pflegeheimen zeigte, dass eine mit zwei oder mehr Tabletten zu strenge Senkung des Blutdrucks (systolisch < 130 mmHg) mit einem hohen Mortalitätsrisiko assoziiert sein kann (Benetos et al., 2015), während die Behandlung mit weniger als zwei aktiven Blutdruckmedikamenten dagegen keine höhere Mortalität aufwies. Wir konnten in einer populationsbasierten Kohorte älterer Menschen, der ActiFE-Studie, ebenfalls zeigen, dass Frailty den Zusammenhang zwischen systolischem Blutdruck und Gesamtmortalität stark beeinflussen kann. Unsere Ergebnisse zeigten den typischen J-Verlauf bei fitten Älteren, während bei Gebrechlichen systolische Blutdruckwerte über 130 mmHg mit einer Risikoreduktion assoziiert waren (Kremer et al., 2022). Nach Anwendung der SPRINT-Einschlusskriterien konnte keine Effektmodifikation durch Frailty mehr gesehen werden, was ein wichtiger Hinweis auf typische Verzerrungen (Selection-Bias) bei Analysen mit hoch-selektierten Studienpopulationen ist. Der beobachtete Zusammenhang könnte aber auch durch den typischen Blutdruckabfall, welcher Monate vor dem Tod auftritt, bedingt sein. Somit könnte der eintretende Sterbeprozess das erhöhte Risiko niedriger systolischer Werte in Beobachtungsstudien erklären (Ravindrarajah et al., 2017). Sind Sensitivitätsanalysen zum Ausschluss einer Kausalumkehr in epidemiologischen Studien nicht vorhanden, sollten diese Ergebnisse kritisch betrachtet werden.

Allgemeine Aspekte der Blutdrucktherapie im Alter

Nach den aktuellen europäischen Leitlinien zur Prävention kardiovaskulärer Erkrankungen soll bei jedem Menschen über 70 das 10-Jahres-Risiko für kardiovaskuläre Erkrankungen unter Anwendung des SCORE2-OP berechnet werden. Ist das Risiko < 7,5 %, sind keine dringenden präventiven Maßnahmen notwendig. Bei einem Risiko ≥ 15 % soll eine medikamentöse Behandlung begonnen werden. Dabei sollte eine vorhandene Dyslipidämie mitbehandelt werden. Bei intermediärem Risiko (≥ 7,5 aber < 15 %) soll nach Berücksichtigung von weiteren Komorbiditäten, Frailty, Polypharmazie, und Patientenpräferenzen neben den nicht-medikamentösen Maßnahmen eine medikamentöse Therapie in Erwägung gezogen werden (Visseren et al., 2021). ▶ Abb. 8.5.1 stellt, basierend auf der vorhandenen Evidenz, Vorschläge für die Zielwerte im Rahmen einer differenzierten Blutdrucktherapie stratifiziert nach Alter und Frailty vor.

Ältere Patienten haben, neben dem oben beschriebenen erhöhten peripheren Widerstand und damit erhöhten Pulsdruckwerten, im Vergleich zu jüngeren meist auch ein geringeres Herzzeitvolumen, ein geringeres intravaskuläres Volumen und somit eine geringere Nierenperfusion. Dies könnte u. a. erklären, warum die als Firstline-Maßnahme oft empfohlene Reduktion der Kochsalzzufuhr auf < 5 g pro Tag keinen großen Erfolg verspricht. Eine Beschränkung des Alkoholkonsums (< 20–30 g/Tag bei Männern, und < 10–20 g/Tag bei Frauen), regelmäßige körperliche Aktivität für mindestens 30 Minuten an 5 oder mehr Tagen pro Woche und mit dem Rauchen aufzuhören sollte empfohlen werden.

Angelehnt an die europäischen Leitlinien soll die medikamentöse Behandlung bei Beginn für über 80-Jährige sowie für über 65-Jährige ab zumindest Pre-Frailty mit einer Monotherapie beginnen (Williams et al., 2018). Die Einleitung der Therapie sollte im Alter stets unter der Maxime „start low, go slow“ stattfinden. Das heißt, mit halb so hohen Initialdosen und, wegen der verzögerten Adaptation der Barorezeptoren sowie des sympathischen Systems, einer langsame Einstellung der Blutdruckwerte über Wochen. Hauptrisiko einer zu raschen Steigerung der Dosis sind Stürze oder Sturz assoziierte Frakturen aufgrund von orthostatischen Symptomen. Klinische Verlaufskontrollen sollten deshalb bei über 80-Jährigen in kürzeren Intervallen als den in der ESC-Leitlinie empfohlenen 2 Monaten stattfinden (z. B. vier Wochen nach Therapieänderung). Dabei sollten mögliche Nebenwirkungen wie eine orthostatische Hypotonie (Messung im Sitzen und im Stehen), Verschlechterung der Nierenfunktion (Überprüfung der Retentionsparameter), der kognitiven Leistungsfähigkeit und der Adhärenz eine Rolle spielen.

Merke

Aus geriatrischer Sicht sollten auf jeden Fall vor jeder Therapieentscheidung im Alter folgende Aspekte mitberücksichtigt werden:

- Funktionalität/Gebrechlichkeit: insbesondere für die Definition des Therapieziels
- Blutdruck im Stehen: bei Zeichen der orthostatischen Hypotonie soll man sich nach dem systolischen Wert im Stehen richten
- bei fitten Menschen über 80 sollen systolisch < 140 mmHg weiterhin angestrebt werden
- bei Frailty (nicht Pre-Frailty) können auch systolisch < 150 mmHg toleriert werden

Komorbidität, Funktionalität und Medikamente

Es gibt wohl nur sehr selten ältere Patienten, die sich isoliert mit einer Blutdruckerhöhung vorstellen. Um die Therapie differenziert anpassen zu können, wird eine breite geriatrische Anamnese, Untersuchung und im besten Fall eine CGA empfohlen. Bezüglich erhöhter Sturzrisiken während der Blutdruckeinstellung ist zudem die Expertise assoziierter Fachgruppen (Physiotherapie, ggf. Pflege) von Nutzen. Bei wenig Zeit, kann auch nur die habituelle Gehgeschwindigkeit über 4 m einen sehr guten Eindruck der körperlichen Frailty geben, welcher zusätzlich eine kontinuierliche Verlaufsmessung erlaubt.

Warum dies für die Therapie und Prävention/Aufklärung wichtig sein kann zeigen Studien, die auf ein erhöhtes Hüftfrakturrisiko nach Beginn einer antihypertensiven Behandlung bei gebrechlichen älteren Menschen hinweisen. Dies scheint auch von der Wahl der Initialtherapie abzuhängen und bei Calcium-Antagonisten am höchsten, bei ACE-Hemmern am niedrigsten zu sein (Hargrove et al., 2017).

Zu den typischen Therapie-Entscheidungen aus Sicht der Wirkstoff-Erkrankungsinteraktion gehört die Frage nach dem richtigen Diuretikum. Bei Vorliegen einer Niereninsuffizienz ab Stadium 4 sind Thiazide nicht mehr indiziert, es sei denn in Kombination mit einem Schleifendiuretikum, ebenso bei gleichzeitiger Gichterkrankung oder Neigung zu Hyponatriämie. Bei Osteoporose ist dagegen ein Thiazid aufgrund der geringeren Calciumexkretion vorzuziehen. Bezüglich der Anwendung von Diuretika soll auf die Gefahr einer Exsikkose bei einer verminderten Flüssigkeitszufuhr speziell in den warmen bis heißen Sommermonaten hingewiesen werden. Daraufhin wird eine möglichst gleichbleibende Trinkmenge von z. B. 1,5 l/Tag und regelmäßiges Wiegen sowie Elektrolytkontrollen empfohlen. Betablocker sind nur noch bei begleitender Herzinsuffizienz laut der Europäischen Leitlinie empfohlen. Zentrale oder primär peripher wirkende Antihypertensiva sind infolge der erhöhten Nebenwirkungen im Alter (Orthostase assoziierte Stürze, Delir) zu vermeiden (insbesondere Nitroglycerin, Alpha-Methyldopa, Clonidin, Prazosin; Perlmuter et al., 2013). Bei therapieresistenter Hypertonie scheint Dihydralazin noch das vorteilhafteste Nutzen-Risiko-Profil aufzuweisen, v. a. dann, wenn eine RAAS-Inhibition mit v. a. Spironolacton aufgrund der Nierenfunktion ausscheidet.

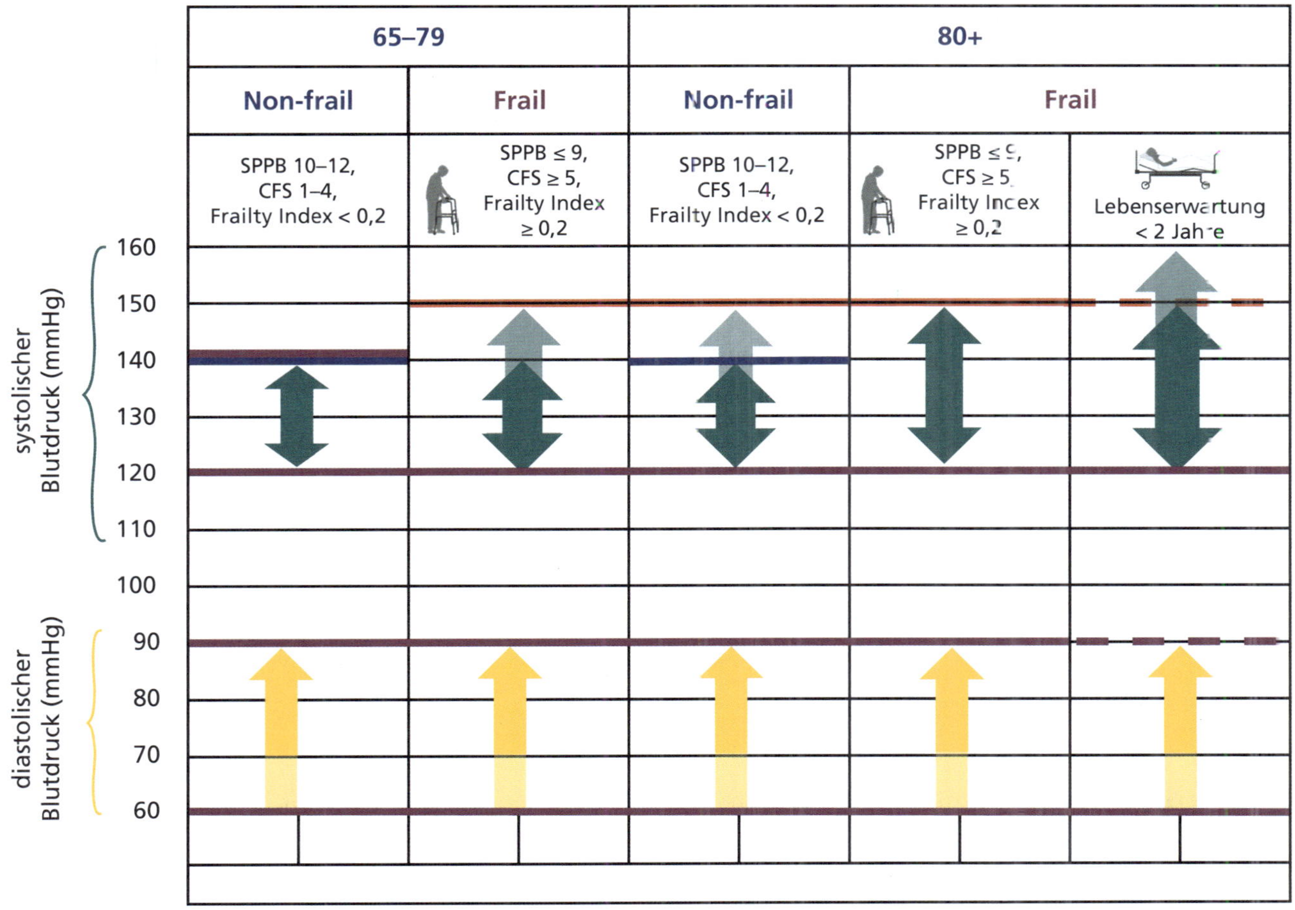

Abb. 8.5.1: Vorschläge für differenzierte Zielwerte im Rahmen der Blutdrucktherapie stratifiziert nach Alter und Frailty. Die Vorschläge basieren auf der vorhandenen Evidenz. Die transparenten Anteile der Pfeile zeigen einen gewissen Spielraum bei der Blutdruckeinstellung unter Berücksichtigung der körperlichen und medikamentösen Verträglichkeit. Die roten Grenzen sollten nicht überschritten werden, mit möglichen Ausnahmen bei palliativer Situation. Die blauen Linien entsprechen den ESC-Empfehlungen. Diastolisch soll allgemein eine Senkung < 60 mmHg verhindert werden. Bei Patienten mit kardiovaskulären Erkrankungen (KHK, pAVK) sollen diastolische Werte < 70 mmHg möglichst vermieden werden. Ein mittlerer arterieller Blutdruck von 60 mmHg sollte ebenfalls zur Gewährleistung der Organperfusion nicht unterschritten werden.

Bei fehlender Kontraindikation sollten deshalb, wegen der guten Verträglichkeit und der wohl geringeren Sturzgefahr eher ACE-Hemmer oder Sartane als Firstline-Therapie und eher Thiazide als Schleifendiuretika gewählt werden (Hargrove et al., 2017). Bei den Thiaziden gibt es indirekte Hinweise, dass länger wirksame Substanzen wie die Thiazid-Analoga Indapamid (HYVET-Studie) oder Chlorthalidon (Hygroton®) möglicherweise besser verträglich sein können als Hydrochlorothiazid (HCT), eine aktuelle Arbeit dazu hatte allerdings keinen klinisch relevanten Unterschied gefunden (Ishani et al., 2022). Alternativ und bei Kontraindikation für ACE-Hemmer (Niereninsuffizienz mit überdurchschnittlichem Anstieg der Retentionsparameter) oder als ersten Kombinationspartner sind langwirksame Calcium-Antagonisten vom Dihydropyridine-Typ zu empfehlen. Wie ACE-Hemmer und Sartane sind diese in FORTA mit „A" klassifiziert. ▸ Tab. 8.5.4 versucht zusammenzufassen, welche Komorbiditäten möglicherweise differenzialtherapeutische Entscheidungen triggern könnten.

Arzneimittel-Interaktionen

Zur abschließenden Beurteilung der optimalen Therapie sollte zudem eine vollständige Medikamentenliste vorliegen – nicht selten eine der schwierigsten Aufgaben in der ambulanten und stationären Betreuung. Wirkstoff-Wirkstoff-Interaktionen mit Antihypertensiva sind allerdings eher selten. Ausnahmen sind die CYP3A4-Interaktionen der klassischen Calcium-Antagonisten, wie Verapamil, die allerdings praktisch nicht mehr zur Therapie des Bluthochdrucks eingesetzt werden. Eine problematische Interaktion wird von Telmisartan und Digoxin berichtet, wobei die Plasmaspiegel von Digoxin ansteigen, ohne dass der Mechanismus bekannt wäre. Abschließend müssen zudem neue Interaktionen durch SGLT-2-Inhibitoren (und Sacubitril/Valsartan) berücksichtigt werden. Bei SGLT-2-Inhibition, einer vielversprechenden neuen Therapieoption bei Diabetes und Herzinsuffizienz, sollte eine Blutdrucksenkung und erweiterte Diurese zur Anpassung einer beste-

Tab. 8.5.4: Empfohlene Antihypertensiva je nach vorhandener Komorbidität

Komorbidität	Empfehlung
Herzinsuffizienz, v. a. bei HFrEF nach Infarkt oder bei KHK	BB ACE-I/ARB und MRAs (z. B. Spironolacton und Eplerenon) empfohlen, vorsichtig mit CCB. Cave: bei HFpEF bislang keine guten Daten, ggf. SGLT-2i
Niereninsuffizienz	RAS-Blocker in erster Linie, Steigerung durch Kombination mit CCB oder Thiazid/Thiazid-ähnlichen Diuretika
Osteoporose	wenn möglich keine Schleifendiuretika
Gicht	Vorsicht mit Thiaziden, da Harnsäure ansteigen kann
Asthma/COPD	auf BB verzichten, falls nicht möglich nur kardioselektive anwenden
pAVK	CCB in erster Linie, falls notwendig kardioselektive BB, da häufig in Kombination mit Herzinsuffizenz/KHK
Aortenstenose	Vorsicht mit Nitrolingual-Spray und CCB; ACE-I und ARB möglich
Diabetes/Fettstoffwechselstörung	Vorsicht mit BB, eher einer Kombination eines RAAS-Blockers mit einem CCB oder Thiazid/Thiazid-ähnlichen Diuretika
Hyponatriämie	Vorsicht mit Diuretika, besonders Thiazide in Kombination mit SSRI
kognitive Störungen	besser zentral wirksame ACE-Hemmer (z. B. Ramipril, Lisinopril) oder ARB
Stürze/Frailty	Vorsicht mit zur starker Senkung des RR, insbesondere keine zentral wirksamen RR-Medikamente, sowie Schleifendiuretika.

HFrEF = Herzinsuffizienz mit reduzierter systolischer Funktion; HFpEF = Herzinsuffizienz mit erhaltener systolischer Funktion; BB = Betablocker; ACEI = ACE-Inhibitoren; ARB = Angiotensinrezeptor-Blocker; CCB = Calciumkanalblocker; SSRI = Selektive Serotonin-Reuptake Inhibitioren; RR = Blutdruck; MRA = Mineralokortikoidrezeptorantagonist

henden Diuretika-Therapie und zu regelmäßigen Kontrollen des Blutdrucks führen.

Merke: Grundregeln der Blutdrucktherapie im Alter

- Der Beginn der Behandlung wird als Monotherapie empfohlen, unter dem Motto „start slow, go slow", aber mit weiterer Anpassung im Abstand von wenigen Wochen.
- Adhärenz und soziale Unterstützung sind insbesondere bei Polypharmazie und z. B. Entscheidung für/gegen eine Polypill wichtig.
- Komplexität der Polypharmazie: Prüfung der Wirkstoff-Wirkstoff-Interaktionen (bei Blutdruckmedikamenten allerdings wenig relevante Interaktionen bekannt).
- Komorbidität: Prüfung der Arzneimittel-Erkrankung-Interaktionen, besonders wichtig bei der Blutdrucktherapie.
- Bei Anpassung blutdruckwirksamer Medikamente sind engere Kontrollintervalle sinnvoll.

Therapieresistente Hypertonie

Bei weiterhin nicht erreichten Blutdruck-Zielwerten trotz medikamentöser Behandlung sollte bei älteren Menschen primär eine schlechte Therapieadhärenz oder eine unangemessen niedrige Dosierung der Medikamente bedacht werden. Ebenso sollten die oben beschriebenen sekundären Hypertonieformen ausgeschlossen sein. Insbesondere bei Therapieeskalation auf mehr als zwei Antihypertensiva, gleichzeitig orthostatischen Symptomen und weiterhin erhöhten Blutdruckwerten sowohl im Liegen als auch im Stehen, sollte die oben beschrieben Pseudohypertonie als Ursache in Betracht gezogen und eine Therapieeskalation vermieden werden (Zweifler & Shahab, 1993).

Zusammenfassung

Auch im Alter sollte ein Bluthochdruck behandelt werden, allerdings nach einer differenzierten klinischen Untersuchung und Geriatrischem Assessment. Die aktuellen Leitlinien berücksichtigen zwar das Alter, zu wenig jedoch die Frailty. Mit zunehmender Frailty und reduzierter Verträglichkeit sollte die Therapie zurückhaltender gewählt werden. Wichtig ist auch die Bestimmung der Blutdruckwerte im Stehen, um eine relevante orthostatische Hypotonie auszuschließen. Sollte diese vorhanden sein, werden die Therapieziele an die Werte im Stehen angepasst. Kontrollintervalle zur Verträglichkeitsüberprüfung nach Therapieanpassungen sollten kürzer sein, je gebrechlicher der Patient ist. Insbesondere bei Frailty und höherem Alter soll mit einer Monotherapie begonnen werden. Bei der Auswahl der Antihypertensiva müssen vor allem die Komorbiditäten aufgrund relevanter Drug-Disease-Interaktionen berücksichtigt werden. Grundsätzlich ist eine Behandlung älterer Patienten mit arterieller Hypertonie, auch mit Frailty, unter Berücksichtigung der Funktionalität, Komorbiditäten und einer orthostatischen Dysregulation gut möglich.

Literatur

Aronow, W. S., Fleg, J. L., Pepine, C. J., et al. (2011). ACCF/AHA 2011 expert consensus document on hypertension in the elderly: A report of the American College of Cardiology Foundation Task Force on Clinical Expert Consensus documents developed in collaboration with the American Academy of Neurology, American Geriatrics Society, American Society for Preventive Cardiology, American Society of Hypertension, American Society of Nephrology, Association of Black Cardiologists, and European Society of Hypertension. *Journal of the American College of Cardiology, 57*(20), 2037–2114. https://doi.org/10.1016/j.jacc.2011.01.008

Beckett, N. S., Peters, R., Fletcher, A. E., et al. (2008). Treatment of hypertension in patients 80 years of age or older. *The New*

England Journal of Medicine, *358*(18), 1887–1898. https://doi.org/10.1056/NEJMoa0801369

Benetos, A., Labat, C., Rossignol, P., et al. (2015). Treatment With Multiple Blood Pressure Medications, Achieved Blood Pressure, and Mortality in Older Nursing Home Residents: The PARTAGE Study. *JAMA Internal Medicine*, *175*(6), 6. https://doi.org/10.1001/jamainternmed.2014.8012

Bogaerts, J., Gussekloo, J., De Jong-Schmit, B., et al. (2022). The DANTON Study: Discontinuation of Antihypertensive Treatment in Older people with dementia living in a Nursing home—Results of a Randomized Controlled Trial. *Journal of Hypertension*, *40*(Suppl 1), e1. https://doi.org/10.1097/01.hjh.0000835304.61321.dc

Cohen, D. L., & Townsend, R. R. (2016). Which Patients Does the SPRINT Study Not Apply To and What Are the Appropriate Blood Pressure Goals in These Populations? *Journal of Clinical Hypertension (Greenwich, Conn.)*, *18*(5), 477–478. https://doi.org/10.1111/jch.12766

Cohen, D. L., Townsend, R. R., Angell, S. Y., et al. (2014). The World Health Organization recognizes noncommunicable diseases and raised blood pressure as global health priority for 2025. *Journal of Clinical Hypertension (Greenwich, Conn.)*, *16*(9), 624. https://doi.org/10.1111/jch.12384

Fan, H.-Q., Li, Y., Thijs, L., et al. (2010). Prognostic value of isolated nocturnal hypertension on ambulatory measurement in 8711 individuals from 10 populations. *Journal of Hypertension*, *28*(10), 2036–2045. https://doi.org/10.1097/HJH.0b013e32833b49fe

Franklin, S. S., Jacobs, M. J., Wong, N. D., et al. (2001). Predominance of isolated systolic hypertension among middle-aged and elderly US hypertensives: Analysis based on National Health and Nutrition Examination Survey (NHANES) III. *Hypertension (Dallas, Tex.: 1979)*, *37*(3), 869–874. https://doi.org/10.1161/01.hyp.37.3.869

Hargrove, J. L., Golightly, Y. M., Pate, V., et al. (2017). Initiation of antihypertensive monotherapy and incident fractures among Medicare beneficiaries. *Injury Epidemiology*, *4*(1), 27. https://doi.org/10.1186/s40621-017-0125-8

Holstiege, J., Akmatov, M. K., Steffen, A., et al. (o. J.). *Diagnoseprävalenz der Hypertonie in der vertragsärztlichen Versorgung – aktuelle deutschlandweite Kennzahlen*. https://doi.org/10.20364/VA-20.01

Ishani, A., Cushman, W. C., Leatherman, S. M., et al. (2022). Chlorthalidone vs. Hydrochlorothiazide for Hypertension-Cardiovascular Events. *The New England journal of medicine*, 387(26), 2401–2410. https://doi.org/10.1056/NEJMoa2212270

JATOS Study Group. (2008). Principal results of the Japanese trial to assess optimal systolic blood pressure in elderly hypertensive patients (JATOS). *Hypertension Research: Official Journal of the Japanese Society of Hypertension*, *31*(12), 2115–2127. https://doi.org/10.1291/hypres.31.2115

Jordan, J., Ricci, F., Hoffmann, F., et al. (2020). Orthostatic Hypertension. *Hypertension*, *75*(5), 1151–1158. https://doi.org/10.1161/HYPERTENSIONAHA.120.14340

Krämer, B. K., Hausberg, M., Sanner, B., et al. (2017). Blutdruckmessung und Zielblutdruck. *DMW – Deutsche Medizinische Wochenschrift*, *142*(19), 1446–1447. https://doi.org/10.1055/s-0043-117070

Kremer, K.-M., Braisch, U., Rothenbacher, D., et al. (2022). Systolic Blood Pressure and Mortality in Community-Dwelling Older Adults: Frailty as an Effect Modifier. *Hypertension*, *79*(1), 24–32. https://doi.org/10.1161/HYPERTENSIONAHA.121.17530

Messerli, F. H., Mancia, G., Conti, C. R., et al. (2006). Dogma disputed: Can aggressively lowering blood pressure in hypertensive patients with coronary artery disease be dangerous? *Annals of Internal Medicine*, *144*(12), 884–893.

Messerli, F. H., Ventura, H. O., & Amodeo, C. (1985). Osler's Maneuver and Pseudohypertension. *New England Journal of Medicine*, *312*(24), 1548–1551. https://doi.org/10.1056/NEJM198506133122405

National Institute for Health and Care Excellence. (2019). Hypertension in adults: Diagnosis and management. *NICE Guidelines*, *NG 136*, 51.

Odden, M. C., Rawlings, A. M., Arnold, A. M., et al. (2020). Patterns of Cardiovascular Risk Factors in Old Age and Survival and Health Status at 90. *The journals of gerontology. Series A, Biological sciences and medical sciences*, 75(11), 2207–2214. https://doi.org/10.1093/gerona/glaa043

Perlmuter, L. C., Sarda, G., Casavant, V., et al. (2013). A review of the etiology, associated comorbidities, and treatment of orthostatic hypotension. *American Journal of Therapeutics*, *20*(3), 279–291. https://doi.org/10.1097/MJT.0b013e31828bfb7f

Ravindrarajah, R., Hazra, N. C., Hamada, S., et al. (2017). Systolic Blood Pressure Trajectory, Frailty and All-Cause Mortality Over 80 Years of Age. Cohort Study Using Electronic Health Records. *Circulation*, *135*(24), 2357–2368. https://doi.org/10.1161/CIRCULATIONAHA.116.026687

Saedon, N. I., Pin Tan, M., & Frith, J. (2020). The Prevalence of Orthostatic Hypotension: A Systematic Review and Meta-Analysis. *The Journals of Gerontology. Series A, Biological Sciences and Medical Sciences*, *75*(1), 117–122. https://doi.org/10.1093/gerona/gly188

Sheppard, J. P., Burt, J., Lown, M., et al. (2020). Effect of Antihypertensive Medication Reduction vs Usual Care on Short-term Blood Pressure Control in Patients With Hypertension Aged 80 Years and Older: The OPTIMISE Randomized Clinical Trial. *JAMA*, *323*(20), 2039–2051. https://doi.org/10.1001/jama.2020.4871

Shimbo, D., Artinian, N. T., Basile, J. N., et al. (2020). Self-Measured Blood Pressure Monitoring at Home: A Joint Policy Statement From the American Heart Association and American Medical Association. *Circulation*, *142*(4). https://doi.org/10.1161/CIR.0000000000000803

Stergiou, G. S., Alpert, B. S., Mieke, S., et al. (2018). Validation protocols for blood pressure measuring devices in the 21st century. *Journal of Clinical Hypertension (Greenwich, Conn.)*, *20*(7), 1096–1099. https://doi.org/10.1111/jch.13294

Tulner, L. R., Kuper, I. M. J. A., van Campen, J. P. C. M., et al. (2009). Treatment of hypertension in an elderly outpatient population in the Netherlands. *The American Journal of Geriatric Pharmacotherapy*, 7(4), 204–209. https://doi.org/10.1016/j.amjopharm.2009.08.002

Viera, A. J., & Neutze, D. M. (2010). Diagnosis of secondary hypertension: An age-based approach. *American Family Physician*, *82*(12), 1471–1478.

Visseren, F. L. J., Mach, F., Smulders, Y. M., et al. (2021). 2021 ESC Guidelines on cardiovascular disease prevention in clinical practice. *European Heart Journal*, *42*(34), 3227–3337. https://doi.org/10.1093/eurheartj/ehab484

Williams, B., Mancia, G., Spiering, W., et al. (2018). 2018 ESC/ESH Guidelines for the management of arterial hypertension. *European Heart Journal*, *39*(33), 33. https://doi.org/10.1093/eurheartj/ehy339

Williamson, J. D., Supiano, M. A., Applegate, W. B., et al. (2016). Intensive vs Standard Blood Pressure Control and Cardiovascular Disease Outcomes in Adults Aged ≥75 Years: A Randomized Clinical Trial. *JAMA*, *315*(24), 2673–2682. https://doi.org/10.1001/jama.2016.7050

Wolters, F. J., Mattace-Raso, F. U. S., Koudstaal, P. J., et al. (2016). Orthostatic Hypotension and the Long-Term Risk of Dementia: A Population-Based Study. *PLOS Medicine*, *13*(10), e1002143. https://doi.org/10.1371/journal.pmed.1002143

Zhou, B., Carrillo-Larco, R. M., Danaei, G., et al. (2021). Worldwide trends in hypertension prevalence and progress in treatment and control from 1990 to 2019: A pooled analysis of 1201 population-representative studies with 104 million participants. *The Lancet*, *398*(10304), 957–980. https://doi.org/10.1016/S0140-6736(21)01330-1

Zweifler, A. J., & Shahab, S. T. (1993). Pseudohypertension: A new assessment. *Journal of Hypertension*, *11*(1), 1–6. https://doi.org/10.1097/00004872-199301000-00001

8.6 Synkope im Alter

Ursula Müller-Werdan, Michael Denkinger und Martin Möckel

8.6.1 Einführung

Zu Diagnostik und Management von Synkopen liegen aktuelle Leitlinien der AWMF (Diehl et al., 2019; S1-Leitlinie, mit Federführung der Deutschen Gesellschaft für Neurologie) und der kardiologischen Fachgesellschaften (European Society of Cardiology/ESC, 2018; ESC Pocket Guidelines der Deutschen Gesellschaft für Kardiologie/DGK, 2019) vor. An der vom ESC veröffentlichten Leitlinie waren Vertreter zahlreicher Disziplinen, auch der Geriatrie (European Union Geriatric Medicine Society/EUGMS), beteiligt: die ESC-Leitlinie sowie die deutsche Zusammenfassung der DGK nimmt explizit Bezug auf ältere Patienten mit Komorbiditäten und Gebrechlichkeit/Frailty und nennt Empfehlungen, die in dieses Kapitel einfließen.

8.6.2 Definition und Pathophysiologie der Synkope

Die Synkope ist definiert als ein vorübergehender Bewusstseinsverlust (transient loss of consciousness/TLOC) infolge einer zerebralen Hypoperfusion, gekennzeichnet durch rasches Einsetzen, kurze Dauer und spontane, vollständige Erholung. Es gibt eine breite Differenzialdiagnose zur Synkope, da ein vorübergehender Bewusstseinsverlust – gekennzeichnet durch Amnesie für die Dauer der Bewusstlosigkeit, motorische Erscheinungen, Verlust der Ansprechbarkeit und kurze Dauer – auch traumatisch, durch epileptische Anfälle, psychogen oder durch weitere, seltene Erkrankungen bedingt sein kann.

Die Synkope kann durch drei führende pathophysiologische Mechanismen bedingt sein:

- Reflexsynkope (auch neurokardiogene Synkope, nerval vermittelt)
  - situativ/vasovagal
  - Carotis-Sinus-Syndrom
- orthostatische Synkope
  - medikamenteninduziert
  - Volumenmangel
  - Dysfunktion des autonomen Nervensystems (Diabetes mellitus, neurodegenerative Erkrankungen wie M. Parkinson u. a.)
- kardiale Synkope (auch kardioinhibitorische Synkope)
  - Rhythmusstörungen
  - strukturelle Erkrankungen (Aortenstenose, Infarkt)
  - Lungenarterienembolie

Merke

Es existieren unterschiedliche Einteilungen der Synkope, die häufigste differenziert zwischen Reflexsynkopen (neurokardiogen), kardialen (kardioinhibitorischen) und orthostatischen Synkopen.

8.6.3 Synkopenabklärung nach Sturz im Alter

Gerade beim geriatrischen Patienten ist die Abgrenzung einer Synkope von einem lokomotorisch-posturalen Sturz in der Notaufnahmesituation oft nicht eindeutig möglich. Die 2022 veröffentlichen „World guidelines for falls prevention and management in older adults“ (Montero-Odasso et al., 2022) empfehlen eine Synkopenabklärung beim Hochrisikopatienten nach Sturz, gekennzeichnet durch eines oder mehrere der folgenden Charakteristika:

- begleitende Verletzung
- mehrere Stürze (≥ 2 Stürze) in den vorausgehenden 12 Monaten
- bekannte Frailty
- Unfähigkeit, nach dem Sturz ohne Hilfe aufzustehen, anhaltend für mindestens 1 Stunde
- begleitende oder vermutete TLOC

Die initiale Abklärung der Synkope umfasst neben Anamnese und körperlicher Untersuchung ein 12-Kanal-EKG sowie Blutdruckmessung im Liegen und Stehen. Die Leitlinie der ESC/DGK beschreibt ausführlich einen diagnostischen Leitfaden zur Abgrenzung möglicher Synkopenursachen und Risikostratifizierung, die dann darüber entscheidet, ob eine stationäre Aufnahme erforderlich ist (Clasen et al., 2019). Auch bei älteren Menschen können Kipptischuntersuchungen zur pathogenetischen Abklärung eingesetzt werden (Torabi et al., 2022), allerdings ist die Differenzierung zwischen einer kardioinhibitorischen und neurokardiogenen Ursache fraglich prognostisch und damit auch wenig therapeutisch bedeutsam (Kulkarni et al., 2020). Gleichzeitig sind orthostatische Ereignisse sowohl mit Kipptisch als auch mit dem Aufstehtest („Schellong-Test“) nicht konstant reproduzierbar und häufiger nachmittags als morgens (Weiss et al., 2002, Lee et al., 2017). Ebenso scheinen strengere Kriterien, wie die der Amerikanischen Neurologischen Gesellschaften, die mindestens einen RR-Abfall von 30 mmHg oder, bei der sogenannten initialen Hypotonie, einen Abfall von mind. 20 mmHg in den ersten 15–30 Sekunden nach

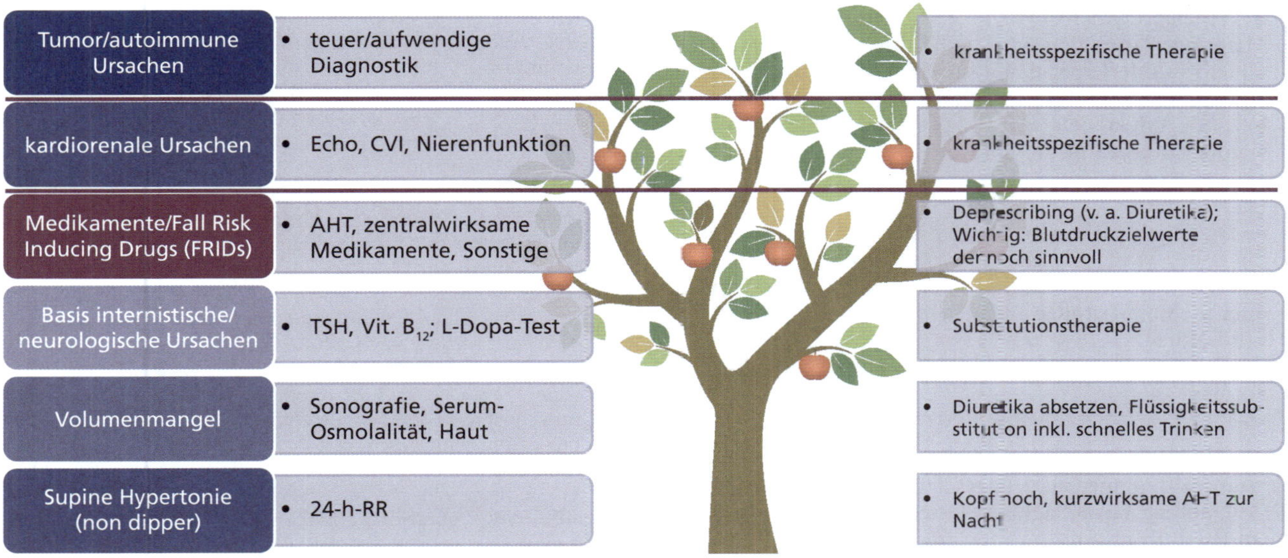

Abb. 8.6.1: Low- versus high-hanging fruits mit Hinweisen zur Diagnostik (2. Spalte) und entsprechenden Therapieempfehlungen (3. Spalte; © iStockphoto.com/rolandtopor). Echo = Echokardiografie; CVI = chronisch venöse Insuffizienz; AHT = arterielle Hypotonie; Zentrale M. = zentralwirksame Medikamente; TSH = Thyroid-Stimulierendes Hormon

dem Aufstehen fordern, prädiktiver für Stürze zu sein, als wenn die Kriterien der klassischen Orthostase (20 mmHg systolisch/10 mmHg diastolischer Abfall bis zu 3 min nach dem Aufstehen) herangezogen werden. (McDonald et al., 2017). Somit kann man aktuell davon ausgehen, dass weniger der Kipptisch, mehr aber eine sogenannte Beat-to-Beat-Messung zur Erkennung initialer Hypotonien entscheidend sein könnte. Kipptisch oder Stehversuch sollten daher beim älteren Patienten eher mit Beat-to-Beat-Blutdruckmessung gemacht werden.

Merke

Der Nachweis einer Orthostasereaktion im Aufstehtest oder mit einem Kipptisch ist sehr variabel und wenig prädiktiv für Stürze. Menschen, die höhere systolische Blutdruckabfälle mit mehr als 30 mmHg oder initiale Hypotonien in den ersten 30 Sekunden nach dem Aufstehen (Beat-to-beat-Messung notwendig) aufweisen, sind prädiktiver.

Unabhängig von der o. g. Einteilung sollten wichtige und vor allem auch therapierbare Ursachen überprüft und dann ggf. auch therapiert werden. Bei Erstsynkopen und ansonsten unauffälligen Befunden sollte unbedingt auch eine Lungenarterienembolie ausgeschlossen werden (Prandoni et al., 2016).

Für die ansonsten häufigsten Differenzialursachen kann eine Einteilung in sogenannte low- versus high-hanging fruits helfen, die wichtigsten therapierelevanten Ursachen ohne erheblichen Aufwand auszuschließen bzw. Therapieansätze zu entwickeln (▸ Abb. 8.6.1).

Die Prognoseabschätzung ist besonders bei älteren Menschen mit Synkope relevant und Gegenstand rezenter Studien, die allerdings von den untersuchten Scores keinen mit ausreichender Validität für die klinische Praxis geeignet fanden (Kiradoh et al., 2023; Voigt et al., 2022).

8.6.4 Empfehlungen bei Komorbidität und Gebrechlichkeit

Für synkopierte ältere Menschen sind explizit Empfehlungen bei Komorbidität und Gebrechlichkeit genannt, die von klinisch-praktischer Bedeutung sind, etwa hinsichtlich der Anpassung oder des Absetzens blutdrucksenkender Medikamente.

Empfehlungen der ESC/DGK hinsichtlich Synkope bei Patientinnen und Patienten mit Komorbidität und Gebrechlichkeit:

- Eine multifaktorielle Beurteilung und Intervention wird empfohlen bei älteren Patienten, weil mehr als nur ein möglicher Grund für eine Synkope und einen ungeklärten Sturz vorliegen kann (Empfehlungsgrad I, Evidenzgrad B).
- Eine kognitive Bewertung und körperliche Leistungstests sind indiziert bei älteren Patienten mit Synkope oder ungeklärtem Sturz (Empfehlungsgrad I, Evidenzgrad C).
- Die Anpassung oder das Absetzen möglicher auslösender Medikamente, insbesondere blutdrucksenkender und psychotroper Substanzen, sollte bei älteren Patienten mit Synkope oder ungeklärtem Sturz erwogen werden (Empfehlungsgrad IIa, Evidenzgrad B).
- Für Patienten mit ungeklärtem Sturz sollte dieselbe Beurteilung erwogen werden wie bei ungeklärter Synkope (Empfehlungsgrad IIa, Evidenzgrad C).

Empfehlungsgrade:
I: Evidenz und/oder allgemeine Übereinkunft, dass eine Therapieform oder eine diagnostische Maßnahme effektiv, nützlich oder heilsam ist; wird empfohlen/ist indiziert

II: Widersprüchliche Evidenz und/oder unterschiedliche Meinungen über den Nutzen/die Effektivität einer Therapieform oder einer diagnostischen Maßnahme
IIa: Evidenzen/Meinungen favorisieren den Nutzen bzw. die Effektivität einer Maßnahme; sollte erwogen werden; IIb, kann erwogen werden

Evidenzgrade:
A: Daten aus mehreren, randomisierten klinischen Studien oder Metaanalysen
B: Daten aus einer randomisierten klinischen Studie oder mehreren großen nicht randomisierten, prospektiven Studien
C: Konsensusmeinung von Experten und/oder kleine Studien

Die Blutdruckziele sind auch für ältere Menschen in den letzten Jahren niedriger angesetzt worden (Ewen et al., 2019), auf der Grundlage von Daten großer klinischer Studien (Blood pressure lowering treatment trialists' collaboration, 2021). Die Evidenz wird jedoch gerade für hochbetagte, gebrechliche Personen noch mit schwachen Empfehlungsgraden beurteilt (Deutsche Gesellschaft für Kardiologie – Herz- und Kreislaufforschung e. V., 2019/Deutsche Hochdruckliga e. V. ESC/ESH Pocket Guidelines. Management der arteriellen Hypertonie, Version 2018; Mühlbauer et. al., 2018). Auf der anderen Seite gilt eine unkontrollierte Hypertension ebenfalls als relevanter Risikofaktor für eine orthostatische Synkope, sodass der Reflex, Medikamente abzusetzen, nicht immer der richtige ist. Bei genauerer Betrachtung bleiben auch bei den sogenannten FRIDs (Fall risk inducing drugs) wenige übrig, wo auch in gut kontrollierten Studien Effekte gesehen wurden. Am konstantesten ist der Zusammenhang für Diuretika nachgewiesen (Kahlaee et al., 2018; Albasri et al., 2021).

Zusammenfassung

Die Synkope älterer Menschen muss von geriatrischen Stürzen abgegrenzt werden. Dies erfordert oftmals umfängliche diagnostische Bemühungen einschließlich der Fremdanamnese. Orthostatische Synkopen sind häufig, das Absetzen antihypertensiver Medikamente sollte allerdings mit Bedacht geschehen, da auch der Bluthochdruck selbst ein Risikofaktor ist. Eine kardiale Synkope sollte nicht übersehen werden, da hier wirksame Therapien (z. B. Schrittmacherimplantation) die Lebensqualität deutlich verbessern können.

Literatur

Blood Pressure Lowering Treatment Trialists' Collaboration (2021). Age-stratified and blood-pressure-stratified effects of blood-pressure-lowering pharmacotherapy for the prevention of cardiovascular disease and death: an individual participant-level data meta-analysis. *Lancet*, *398*(10305), 1053–1064. https://doi.org/10.1016/S0140-6736(21)01921-8

Clasen, L., Makimoto, H., & von Scheidt, W. (2019). Update ESC-Leitlinie Synkope 2018 [Update ESC Guideline Syncope 2018]. *Dtsch Med Wochenschr*, *144*,1040–1043. https://doi.org/10.1055/a-0663-1390

Deutsche Gesellschaft für Kardiologie – Herz- und Kreislaufforschung e. V. (2019), & Deutsche Hochdruckliga e.V. DHL® (2018). *ESC/ESH Pocket Guidelines. Management der arteriellen Hypertonie*, Version 2018. Börm Bruckmeier Verlag GmbH, Grünwald

Deutsche Gesellschaft für Kardiologie – Herz- und Kreislaufforschung e. V. (2019). *ESC Pocket Guidelines. Diagnose und Management von Synkopen*, Version 2018. Börm Bruckmeier Verlag GmbH, Grünwald

Diehl, R. et al. (2020). Synkopen, S1-Leitlinie, In: Deutsche Gesellschaft für Neurologie (Hrsg.), Leitlinien für Diagnostik und Therapie in der Neurologie. Online: www.dgn.org/leitlinien, Zugriff am 12.1.2023

Ewen, S., Mahfoud, F., & Böhm, M. (2019). Blood pressure targets in the elderly: many guidelines, much confusion. *European heart journal*, *40*(25), 2029–2031. https://doi.org/10.1093/eurheartj/ehz150

Kiradoh, S. A., Craven, T. E., Rangel, M. O., et al. (2023). Predicting short-term adverse outcomes in the geriatric population presenting with syncope: a comparison of existing syncope rules and beyond. Journal of geriatric cardiology. *JGC*, *20*(1), 11–22. https://doi.org/10.26599/1671-5411.2023.01.008

Mühlbauer V., Dallmeier D., Brefka S., et. al. (2019) The Pharmacological Treatment of Arterial Hypertension in Frail, Older Patients—a Systematic Review. *Deutsches Arzteblatt International*, 116, Nr. 3: 23–30. https://doi.org/10.3238/arztebl.2019.0023.

Montero-Odasso, M., van der Velde, N., Martin, F. C., et al. (2022). World guidelines for falls prevention and management for older adults: a global initiative. *Age and ageing*, *51*(9), afac205. https://doi.org/10.1093/ageing/afac205

Torabi, P., Rivasi, G., Hamrefors, V., et al. (2022). Early and late-onset syncope: insight into mechanisms. *European heart journal*, *43*(22), 2116–2123. https://doi.org/10.1093/eurheartj/ehac017

Voigt, R. D., Alsayed, M., Bellolio, F., et al. (2022). Prognostic accuracy of syncope clinical prediction rules in older adults in the emergency department. *Journal of the American College of Emergency Physicians, open*, *3*(5), e12820. https://doi.org/10.1002/emp2.12820

Prandoni, P., Anthonie W. A., Lensing, M. H. et al. (2016). „Prevalence of Pulmonary Embolism among Patients Hospitalized for Syncope". *New England Journal of Medicine*, 375, Nr. 16: 1524–31. https://doi.org/10.1056/NEJMoa1602172.

Kulkarni, Nitin, Purav Mody, & Benjamin D. Levine (2020). „Abolish the Tilt Table Test for the Workup of Syncope!" *Circulation*, *141*, Nr. 5: 335–37. https://doi.org/10.1161/CIRCULATIONAHA.119.043259.

McDonald, C., Pearce, M., Kerr, S. R. et al. (2017). „A Prospective Study of the Association between Orthostatic Hypotension and Falls: Definition Matters". *Age and Ageing*, 46, Nr. 3, 439–45. https://doi.org/10.1093/ageing/afw227.

Weiss, A., Grossman, E., Beloosesky, Y. et al. (2002). „Orthostatic Hypotension in Acute Geriatric Ward: Is It a Consistent Finding?" *Archives of Internal Medicine*, *162*, Nr. 20, 2369–74. https://doi.org/10.1001/archinte.162.20.2369.

Lee, H., Low, P. A., & Kim, H. A. (2017). „Patients with Orthostatic Intolerance: Relationship to Autonomic Function Tests Results and Reproducibility of Symptoms on Tilt". *Scientific Reports*, *7*, Nr. 1, 5706. https://doi.org/10.1038/s41598-017-05668-4.

Kahlaee, Hamid Reza, Mark D Latt, und Carl R Schneider. „Association Between Chronic or Acute Use of Antihypertensive Class of Medications and Falls in Older Adults. A Systematic Review and Meta-Analysis". *American Journal of Hypertension*, *31*, Nr. 4 (10. März 2018): 467–79. https://doi.org/10.1093/ajh/hpx189.

Albasri, A., Hattle, M., Koshiaris, C., et al. (2021). „Association between Antihypertensive Treatment and Adverse Events: Systematic Review and Meta-Analysis". *BMJ*, *n189*. https://doi.org/10.1136/bmj.n189.

8.7 Management von Vorhofflimmern und Antikoagulanzien-Therapien

Philipp Attanasio, Nikolaus Buchmann und Roland Hardt

8.7.1 Einführung

Vorhofflimmern (VHF) ist eine supraventrikuläre Herzrhythmusstörung (Arrhythmie), die durch eine schnelle und ungerichtete elektrische Erregungsausbreitung in den Vorhöfen des Herzens mit variabler Überleitung auf die Herzkammern gekennzeichnet ist (Association et al., 2010).

Mit zunehmendem Alter, auch im Rahmen eines vermeintlich „gesunden" Alterungsprozesses („healthy aging"), steigt generell das Risiko für Störungen des Herz-Kreislauf-Systems und auch für Arrhythmien. Im Laufe des Lebens verändert sich die Zusammensetzung der atrialen Gewebestruktur. Ein hiermit verbundener fibrotischer Umbau des Muskelgewebes ist pathophysiologisch vor allem bei älteren Patienten mitverantwortlich für die Entstehung und die Aufrechterhaltung von VHF (Kuck et al., 2019; Wasmer et al., 2017). Zudem weisen wesentliche Risikofaktoren für die Manifestation eines VHF, wie zum Beispiel die arterielle Hypertonie, mit steigendem Lebensalter eine erhöhte Prävalenz auf (Norby et al., 2016).

Im höheren Lebensalter steigt außerdem das Risiko für negative Folgen des VHF überproportional an, insbesondere das Schlaganfallrisiko (Freedman et al., 2016). Nichtsdestotrotz sind ältere Patienten in der Mehrzahl der relevanten klinischen Studien zur Vorhofflimmertherapie unterrepräsentiert. Dieser Mangel an belastbaren wissenschaftlichen Daten erfordert neben der häufig gleichzeitig bestehenden Polypharmazie, vermehrten Komorbiditäten, kognitiven Einschränkungen und einem erhöhten Sturzrisiko individuelle Therapieansätze für diese Patientengruppe.

8.7.2 Epidemiologie und Verlauf

„Ältere Menschen" umfassen eine sehr heterogene Personengruppe, die von unabhängigen und robusten bis hin zu abhängigen und sehr gebrechlichen Personen reicht. Auch wenn oft ein klarer Unterschied zwischen dem chronologischen und dem biologischen Alter eines individuellen Patienten besteht, so zeigt sich aus epidemiologischer Sicht doch ein eindeutiger, nicht-linearer Anstieg der VHF-Prävalenz ab dem 60.–65. Lebensjahr. Die Prävalenz von VHF in der Allgemeinbevölkerung beträgt im Alter zwischen 35–44 Jahren weniger als 1 % und steigt bis zum 55–65. Lebensjahr bereits auf ca. 2 % an (Wilke et al., 2012). Im 75. Lebensjahr konnte in einer Untersuchung an einer deutschen Bevölkerungskohorte bereits ein ca. 10,6%iges Risiko für VHF bei Männern und ein 4,9%iges Risiko bei Frauen beobachtet werden (Schnabel et al., 2012). Im sehr hohen Lebensalter (> 90 Jahre) erreicht die Prävalenz von VHF bis zu 20 %. Ein genereller Anstieg der VHF-Prävalenz ist auf Grund des demografischen Wandels daher wahrscheinlich.

Die Symptomatik des VHFs reicht von völliger Beschwerdefreiheit über Schlafstörungen, eingeschränkte Belastbarkeit, Schwindel und Bewusstlosigkeit bis zur Herzinsuffizienz in unterschiedlicher Ausprägung. Der Schweregrad dieser Symptome nimmt nach aktuellen Erkenntnissen im Alter eher zu. Mehr als 60 % der Patienten mit VHF berichten über eine eingeschränkte Lebensqualität. Diese Rate ist im höheren Lebensalter auf Grund geringerer Kompensationsmechanismen besonders hoch (Bencivenga et al., 2020).

Neben der Prävalenz sind auch die mit VHF assoziierten Komplikationen (z. B. Apoplex, Blutung unter Antikoagulation, Medikamentennebenwirkungen) altersabhängig erhöht (Freedman et al., 2016). Zudem mehren sich Daten aus Beobachtungsstudien, dass mehrjähriges VHF mit einem erhöhten Demenzrisiko assoziiert ist. Bei Menschen über 75 Jahren ist VHF mit einem Anteil von 20–30 % die häufigste Ursache für einen ischämischen Schlaganfall und birgt generell ein 1,5–3,5-fach erhöhtes Mortalitätsrisiko (Statistisches Bundesamt; www.destatis.de).

Am Beispiel des Schlaganfallrisikos steigt bei > 75-Jährigen mit VHF – ohne weitere Risikofaktoren – das jährliche Schlaganfallrisiko auf 2,2 % und ist somit im Vergleich zu gleichaltrigen Personen ohne VHF nahezu verdoppelt. Das chronologische Alter als Risikofaktor an sich nimmt folglich bei der Bewertung des Schlaganfallrisikos einen besonderen Stellenwert ein und wird bei der Entscheidung zur oralen Antikoagulation stark gewichtet (Gage et al., 2001). Das Risiko eines ischämischen Schlaganfalls steigt zusätzlich bei ebenfalls bestehenden Erkrankungen des höheren Lebensalters, wie beispielsweise Bluthochdruck oder Diabetes.

8.7.3 Diagnosestellung

Idealerweise erfolgt der Nachweis eines VHFs mittels 12-Kanal-Elektrokardiogramm (EKG). Im EKG sprechen folgende Kriterien für das Vorliegen eines VHFs:

- fehlende P-Wellen, stattdessen unregelmäßige atriale Aktivierung („Flimmerwellen")
- unregelmäßiger R-R-Abstand (bei bestehender AV-Überleitung)

Sollte nur eine 1-Kanal Aufzeichnung vorliegen, ist für die Diagnosestellung eine Dauer der Vorhofflimmerepisode von mindestens 30 Sekunden gefordert.

▶ Abb. 8.7.1 zeigt einen Diagnose-Algorithmus für VHF auf. Ein Screening durch Pulskontrolle oder EKG wird bei Patienten > 65 Jahren generell empfohlen (IB). Bei Patienten > 75 Jahren oder hohem Schlaganfallrisiko sollte nach Vorgaben der aktuellen ESC-Leitlinien (2020) ein systematisches Screening erwogen werden (IIA). Das individuelle Screening-Konzept bei diesen Hochrisikopatienten wird in den aktuellen Leitlinien nicht vorgegeben und kann individuell festgelegt werden (Hindricks et al., 2021).

Eine besondere Herausforderung besteht in der Diagnosefindung bei asymptomatischem VHF.

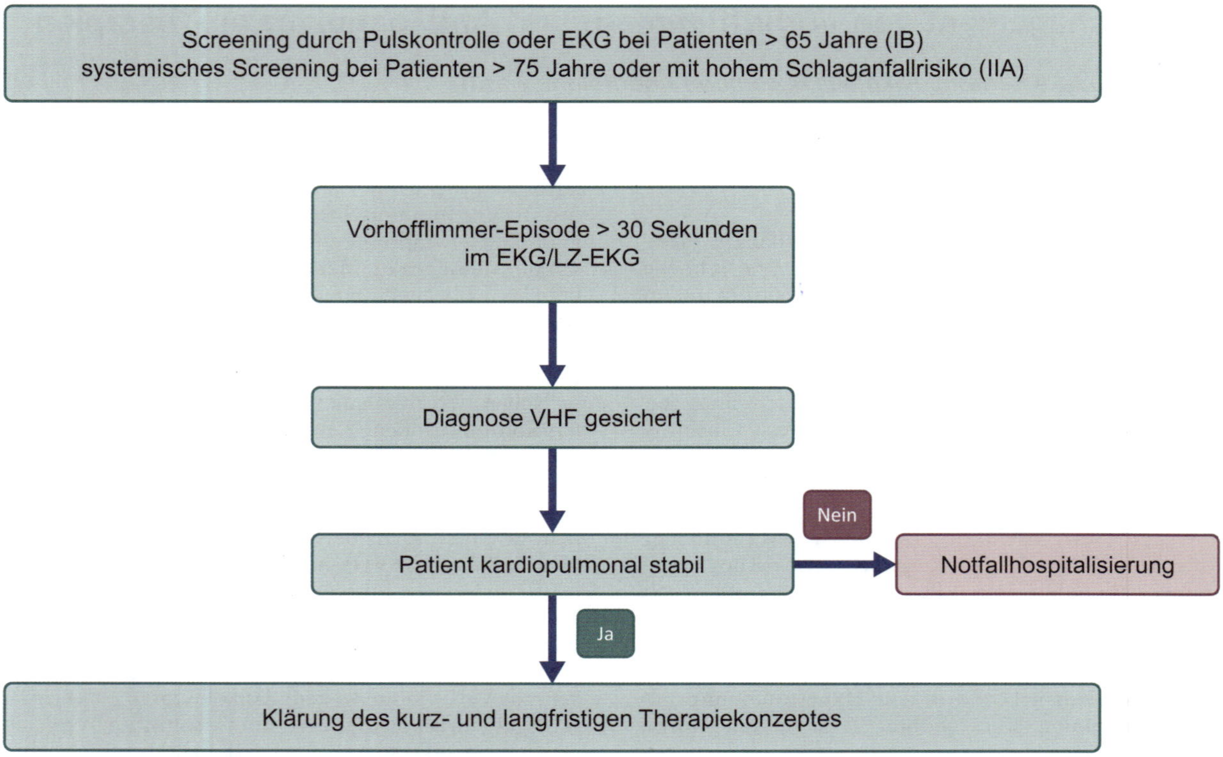

Abb. 8.7.1: Diagnose-Algorithmus bei VHF im höheren Lebensalter

> **Merke**
>
> Es wird geschätzt, dass bei mehr als 10 % der Bevölkerung im Alter von 65 Jahren undiagnostiziertes, weitgehend asymptomatisches VHF besteht (Turakhia et al., 2018).

Spezielle Detektionsmethoden wie implantierbare Ereignisrecorder oder der Einsatz von so genannten „Wearables", wie beispielsweise Smart Watches mit der Fähigkeit zur EKG-Aufzeichnung, können im Einzelfall zur Diagnosebestätigung bei vermutetem VHF sinnvoll sein. In wissenschaftlichen Untersuchungen konnte gezeigt werden, dass durch ein intensives Screening mit dieser Art von Devices mehr VHF detektiert werden kann, als mit traditionellen Methoden wie z. B. Langzeit-EKG-Untersuchungen. Dieses Vorgehen wurde kürzlich in zwei Studien bei Patienten im höheren Lebensalter untersucht (Svendsen et al., 2021; Svennberg et al., 2021). In der „LOOP-Study" und der „STROKESTOP"-Studie konnte die Detektionsrate von VHF deutlich erhöht werden. Auch wenn diese Studien zu unterschiedlichen Ergebnissen bei der Prävention von mit VHF assoziierten Komplikationen kamen, ist anzunehmen, dass ältere Patienten mit Komorbiditäten – insbesondere arterieller Hypertonie – und hoher Vorhofflimmer-Last durch solche Methoden zuverlässig detektiert werden können.

8.7.4 Behandlungskonzept

Ältere Patienten mit VHF haben in der klinischen Praxis eine generell höhere Krankheitslast und sind häufiger von funktionellen Einschränkungen und Demenz betroffen. Multimorbidität, Polypharmazie, Gebrechlichkeit und kognitive Beeinträchtigungen stellen bei der Therapie von Erkrankungen eine Herausforderung dar. Altersbedingte Veränderungen der Körperzusammensetzung (erhöhte Fettmasse, erniedrigte Muskel-/Knochenmasse, erniedrigte Wassermenge) und Veränderungen von Körperfunktionen (Erniedrigung der GFR, Verschlechterung der Leberfunktion mit verminderter Funktion von z. B. Cytochrom P450 etc.) modifizieren pharmakokinetische Effekte von Arzneimitteln mit folglich erhöhtem Risiko für Arzneimittelwechselwirkungen.

Mit dem für alle Altersklassen definierten „ABC pathway" („Atrial fibrillation Better Care") werden in den aktuellen Leitlinien zu VHF die drei wesentlichen Säulen der Behandlung von VHF beschrieben (Kuck et al., 2019). Das „A" (Anticoagulation/Avoid stroke) steht hierbei für die Initiierung einer Antikoagulation bei Patienten mit erhöhtem Schlaganfallrisiko bei VHF (▸ Abb. 8.7.2). „B" (Better symptom management) beschreibt die Kontrolle von VHF-assoziierten Symptomen durch eine frequenzkontrollierende oder rhythmuserhaltende Therapie mittels Medikamenten oder Interventionen wie der elektrischen Kardioversion oder Katheterablation. Frequenzkontrolle meint hier, dass die Wiederherstellung des Sinusrhythmus nicht versucht wird, stattdessen wird nur eine Kontrolle der Herzfrequenz angestrebt. Die rhythmuserhaltende Therapie hat das Ziel, den Sinusrhythmus dauerhaft und stabil wiederherzustellen. „C" (Cardiovascular and Comorbidity optimisation) befasst sich mit der Kontrolle von Risikofaktoren für VHF.

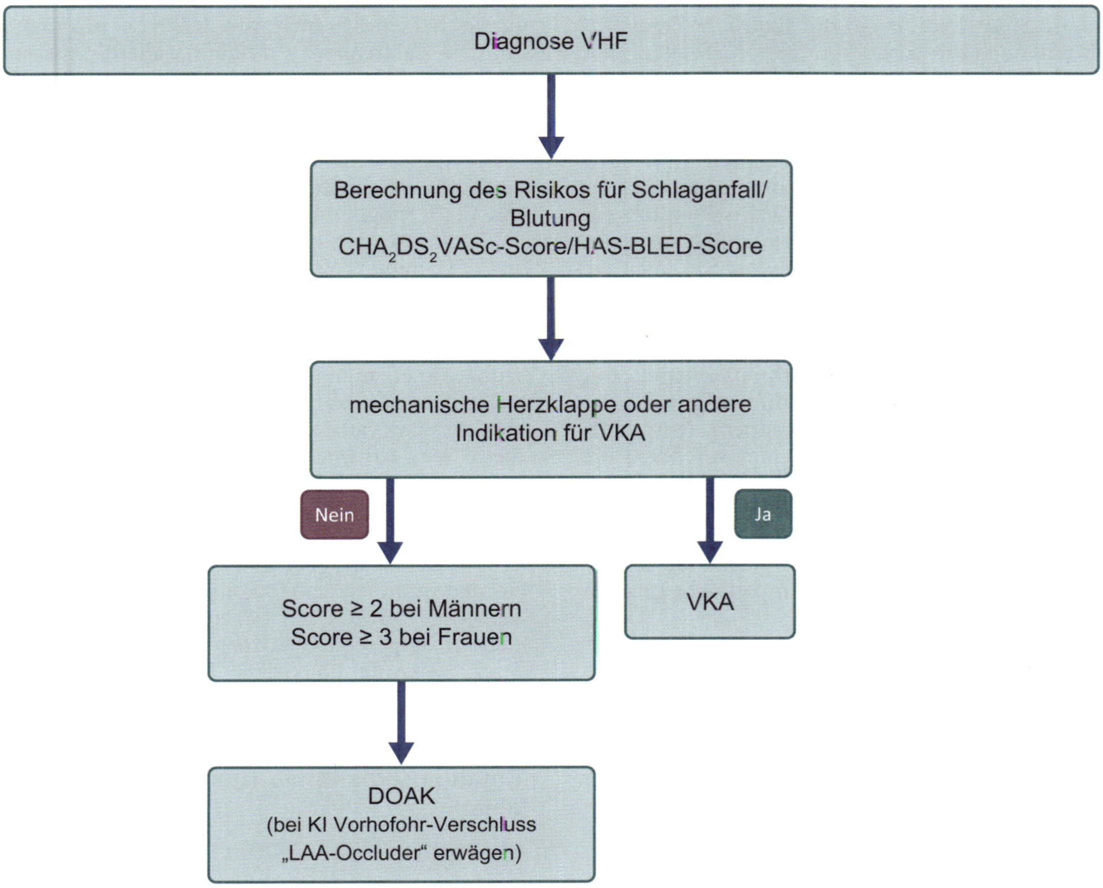

Abb. 8.7.2: Antikoagulation im höheren Lebensalter (modifiziert nach Hindricks et al., 2020). VKA = Vitamin-K-Antagonisten; DOAK = direkte orale Antikoagulanzien

8.7.5 Therapeutische Behandlungsoptionen des Vorhofflimmerns

Risikofaktoren und deren Beherrschung

Die Identifikation und Modifikation von Risikofaktoren, die die Entstehung und Aufrechterhaltung eines VHF begünstigen können, wird auch in den aktuellen ESC-Leitlinien zu VHF empfohlen (Hindricks et al., 2021). Unter anderem befasste sich die Atherosclerosis Risk in Communities (ARIC)-Studie mit den Risiken von Vorhofflimmern (Norby et al., 2016).

> **Merke**
>
> Neben erhöhtem Alter stellte sich hier die arterielle Hypertonie als Hauptrisikofaktor für Vorhofflimmern heraus. Weitere modifizierbare Risikofaktoren sind unter anderem Adipositas, körperliche Inaktivität, Diabetes mellitus, Alkoholkonsum und Rauchen.

Mit Ausnahme des Rauchens steigt die Prävalenz dieser Risikofaktoren altersabhängig; so besteht z. B. bei 63,8 % der Frauen und 65,1 % der Männer ab dem 65. Lebensjahr eine arterielle Hypertonie (Neuhauser et al., 2017). Neben einer Lebensstilberatung (Verzicht auf Nikotin; Alkoholkonsums von < 20 mg/Tag bei Männer und < 10 mg/Tag bei Frauen; moderate körperliche Aktivität von 150–200 Minuten/Woche) ist die Therapie von Erkrankungen wie Diabetes oder arterielle Hypertonie entscheidend (Brandes et al., 2018). Hierfür sollten die jeweiligen krankheitsspezifischen Leitlinien herangezogen werden. Eine patientenorientierte Primär-/Sekundärprävention ist neben Rhythmus- und Frequenzkontrollierenden Ansätzen ein zentraler Baustein bei der Verbesserung der Vorhofflimmerhäufigkeit und -symptomatik.

Medikamentöse Rhythmus- oder Frequenzkontrolle sowie Kardioversion

Es gibt bislang keine eindeutigen Hinweise, dass eine Aufrechterhaltung des Sinusrhythmus gegenüber der Frequenzkontrolle, insbesondere bei Patienten im höheren Lebensalter, einen Vorteil im Hinblick auf die Überlebensrate zeigt (Wyse, 2002). Diskutiert wird dieser Effekt bei ebenfalls bestehender Herzinsuffizienz bzw. bei früher Rhythmuskontrolle (innerhalb eines Jahres nach der Erstdiagnose; Marrouche et al., 2018; Kirchhof et al., 2020). Nichtsdestotrotz gibt es auch bei älteren Patienten Gründe, warum eine Wiederherstellung des Sinusrhythmus angestrebt wird. Im Sinusrhythmus ist die natürliche Frequenzvariabilität und auch die Vorhofkontraktion erhalten, dies führt dazu, dass insbesondere aktive Patienten von einem dauerhaften Sinusrhythmus profitieren können. Letztlich ist die Entscheidung für bzw. wider eine Wiederherstellung des Sinusrhythmus daher für jeden Patienten individuell zu treffen. Hier spielt natürlich neben der potenziellen zu erreichenden Lebensqualität auch die Wahrscheinlichkeit, dass die jeweilige Therapie dauerhaft erfolgreich sein kann eine Rolle. Insbesondere bei älteren Patienten ist auch die Vermeidung potenzieller zukünftiger Krankenhausaufenthalte in die Therapieentscheidung mit einzubeziehen.

Prinzipiell ist bei symptomatischem paroxysmalem VHF in den meisten Fällen eine Rhythmuskontrolle mit dem Ziel der Reduktion der Vorhofflimmer-Episoden zu empfehlen. Bei erst seit kurzem bestehendem, symptomatisch persistierenden Vorhofflimmern sind vor allem die Risiken für ein zukünftiges Rezidiv zu beurteilen. Hierbei kann die echokardiografische Einschätzung der linksatrialen Dilatation helfen. Zudem müssen auch die o. g. Nebenerkrankungen, die erwiesenermaßen das Risiko für Vorhofflimmerrezidive erhöhen können, mit in Betracht gezogen werden.

Ist für diese Patienten die Entscheidung zur Wiederherstellung des Sinusrhythmus gefallen, dann kann eine elektrische oder medikamentöse Kardioversion erfolgen. Was die Erfolgsraten betrifft, so ist die elektrische Kardioversion der medikamentösen deutlich überlegen, muss jedoch im Gegensatz zur medikamentösen Kardioversion mit einer Kurznarkose durchgeführt werden (Hindricks et al., 2021). Beide Kardioversionsformen können unter bestimmten Voraussetzungen auch bis ins hohe Lebensalter sicher durchgeführt werden. Es gilt für alle Altersgruppen gleichermaßen, dass vor einer Kardioversion ein Thrombenausschluss, meist mittels transösophagealer echokardiografischer Kontrolle durchgeführt werden muss. Darauf kann nur verzichtet werden, wenn nachweislich eine durchgehende orale Antikoagulation für mindestens 3 Wochen bestand (Hindricks et al., 2021). Für die Durchführung der elektrischen Kardioversion an sich gibt es keine altersspezifischen Empfehlungen, es versteht sich von selbst, dass die Dosierung der Medikamente für die Kurznarkose an den Bedarf und das individuelle Risiko des Patienten angepasst werden muss.

Zur medikamentösen Kontrolle des Herzrhythmus oder der Herzfrequenz werden in Deutschland zumeist Betablocker, Antiarrhythmika (Flecainid, Amiodaron, Dronedaron, Propafenon) und Digitoxin eingesetzt. Aufgrund bestehender EKG-Veränderungen mit AV-Blockierungen oder Schenkelblockierungen, Polypharmazie und Veränderung von Resorption, Verteilung und somit pharmakologischer Wirkung im höheren Lebensalter ist bei diesen Medikamentengruppen eine besondere Vorsicht geboten, da eine Überdosierung lebensbedrohliche Folgen haben kann.

Zur Rhythmuskontrolle wird bei älteren Patienten häufig Amiodaron den Vorzug vor Klasse-I-Antiarrhythmika bekommen, da es auch bei bestehender struktureller Herzerkrankung eingesetzt werden kann. Zudem haben die unter der Amiodarontherapie auftretenden Langzeitnebenwirkungen in dieser Patientengruppe eine nachrangige Bedeutung.

Wird eine Frequenzlimitierung als Therapiestrategie angestrebt, ist das Mittel der ersten Wahl eine Therapie mit einem Betablocker. Die Zielherzfrequenzen unter Therapie unterscheiden sich nicht von denen bei jüngeren Patienten (initiale Zielfrequenz < 110/min), allerdings kommt es bei älteren Patienten unter der frequenzlimitierenden Therapie aufgrund des vorgeschädigten Reizleitungssystems häufiger zu symptomatischen Bradykardien. In solchen Fällen kann eine zusätzliche Herzschrittmacherimplantation dennoch eine dauerhafte medikamentöse Frequenzlimitierung des VHFs möglich machen.

Aufgrund der geringen therapeutischen Breite sind nach Therapiebeginn oder -umstellung kurzfristige Verlaufskontrollen mittels 12-Kanal- und Langzeit-EKG zu empfehlen, um je nach verwendetem Medikament Überleitungsstörungen bzw. Erregungsrückbildungsstörungen frühzeitig erkennen zu können.

Bei der Medikamentenauswahl kann neben der Möglichkeit von digitalen Angeboten zur Kontrolle auf potenzielle Medikamenteninteraktionen auf Hilfsmittel, wie z. B. die PRISCUS-Liste oder die Beers-Liste, zurückgegriffen werden, um die potenziell beste Therapie für hochbetagte Patienten zu wählen (Holt et al., 2010; Panel et al., 2019). Neben möglichen Nebenwirkungen beim Einsatz werden in diesen Listen von potenziell inadäquaten Medikamenten im höheren Lebensalter alltagstaugliche Alternativen aufgezeigt, wie man z. B. mit einer niedrigeren Start-Dosierung potenzielle Nebenwirkungen vermeiden kann.

Rhythmuserhaltende Therapie mittels Katheterablation

Merke

Die interventionelle Isolation der Pulmonalvenen ist der medikamentösen Therapie zur rhythmuserhaltenden Therapie und damit zur Verbesserung der Symptomatik des paroxysmalen VHFs überlegen (Wazni et al., 2020).

Für Patienten mit persistierendem VHF ist dies weniger klar belegt. Ein Überlebensvorteil durch die Ablation konnte in der Castle-AF-Studie bei Patienten mit gleichzeitig bestehender Linksherzinsuffizienz gezeigt werden, bei Patienten ohne Herzinsuffizienz konnte dieser Vorteil nicht nachgewiesen werden (Marrouche et al., 2018; Packer et al., 2018).

Bei diesen Interventionsstudien ist die Diskrepanz zwischen dem Alter der eingeschlossenen Patienten (Alter im Mittel 60–68 Jahre) und den im klinischen Alltag tatsächlich behandelten Patienten besonders deutlich und die genannten Ergebnisse können nicht ohne weiteres auf Patienten über 75–80 Jahre übertragen werden. Studien zu den interventionellen Verfahren bei VHF in dieser Altersgruppe sind vorwiegend Beobachtungsstudien einzelner Zentren. In einer Metaanalyse dieser Studien fand sich kein signifikanter Unterschied zwischen den Erfolgsraten im Vergleich zu jüngeren Patienten, es zeigten sich jedoch Hinweise auf eine Erhöhung der Komplikationsraten (Prasitlumkum, 2022). Zu beachten ist, dass die eingeschlossenen Untersuchungen mit hoher Wahrscheinlichkeit einer Stichprobenverzerrung unterliegen.

Wie oben erwähnt, ist aber auch die medikamentöse antiarrhythmische Therapie bei älteren Patienten mit einem erhöhten Nebenwirkungsrisiko assoziiert. Patienten im höheren Lebensalter sollten daher nicht grundsätzlich von interventionellen Verfahren ausgeschlossen werden. Voraussetzung hierfür ist jedoch eine gute Vorselektion, die vor allem die mögliche zu gewinnende Lebensqualität gegen das möglicherweise erhöhte periinterventionelle Risiko abwägt. Diese Abwägung kann nur gemeinsam mit dem Patienten und nach ausführlicher Aufklärung erfolgen.

„Pace-and-ablate"-Konzept

Bei älteren Patienten, bei denen die Rhythmuskontrolle nicht erfolgreich war und trotz maximal verträglicher Dosis an frequenzlimitierender Medikation die Zielherzfrequenz nicht erreicht werden kann, ist das sogenannte Pace-and-ablate-Konzept eine Alternative. Hierbei erfolgt eine Ablation des AV-Knotens, sodass hierüber keine elektrische Überleitung mehr stattfindet. Ein zuvor implantierter Herzschrittmacher gibt dann die Ventrikelfrequenz vor.

Dieses Konzept ist vor allem auch für Patienten mit bereits implantierten biventrikulären Herzschrittmachersystemen zur kardialen Resynchronisation geeignet. Die kürzlich veröffentlichte randomisierte APAF-CRT-Studie zeigte sogar einen möglichen Mortalitätsvorteil für die Patientengruppe mit Ablation und CRT-Implantation vs. der medikamentös therapierten Patienten. In dieser Studie lag das mittlere Alter der eingeschlossenen Patienten bei 73 Jahren (Brignole et al., 2021).

Antikoagulation

Allgemein

Mit der steigenden Prävalenz des VHFs im fortgeschrittenen Lebensalter geht eine deutliche Steigerung der Schlaganfallinzidenz einher. Dabei gewinnt das VHF in der Schlaganfallätiologie eine zunehmende Bedeutung: Jenseits des 80. Lebensjahres sind bis zu 50 % der Schlaganfallereignisse auf arrhythmiebedingte, kardioembolische Ereignisse zurückzuführen.

Die erwartete deutliche Zunahme der Schlaganfallinzidenz bis zum Jahr 2050 stellt sich damit vorwiegend als demografisches Problem dar, in dem die geburtenstarken Jahrgänge („Babyboomer") zunehmend in das Hochrisikoalter jenseits des 80. Lebensjahres hineinwachsen.

Umgekehrt bedeutet dies, dass ein wesentlicher präventiver Effekt hinsichtlich einer Stabilisierung oder gar Senkung der Schlaganfallinzidenz nur gelingen kann, wenn alte und hochaltrige Patienten mit VHF in den Fokus genommen werden. Während bereits zu Beginn des Jahrtausends große Metaanalysen bezüglich des schlaganfallpräventiven Effektes einer wirksamen Antikoagulation bei Patienten mit VHF vorlagen, waren Daten für Patienten jenseits des 75. oder 80. Lebensjahres noch relativ rar. Eine Ursache könnte darin liegen, dass diese Studien nahezu ausnahmslos mit Vitamin-K-Antagonisten durchgeführt wurden, eine therapeutischen Intervention die häufig für alte Menschen als zu risikobehaftet angesehen wurde, obwohl entsprechende Registerdaten oder im Rahmen der Versorgungsforschung gewonnene Erkenntnisse das Gegenteil belegten.

Erst im Jahr 2007 wurde die BAFTA-Studie publiziert, bei der Patienten über 75 Jahre mit VHF prospektiv entweder mit ASS (75 mg/d) oder Warfarin (Ziel-INR 2–3) behandelt wurden (Mant et al., 2007). Das Studiendesign war doppelblind, randomisiert und kontrolliert. Nach einem durchschnittlichen Follow-up von 2,7 Jahren fand sich in der Warfaringruppe ein um 52 % reduziertes relatives Risiko für einen Schlaganfall gegenüber ASS, ohne dass dies mit einem statistisch signifikant erhöhten Blutungsrisiko einherging.

Ein Durchbruch wurde schließlich mit den großen Zulassungsstudien für die NOAK („Neue orale Antikoagulantien") oder DOAK („Direkte orale Antikoagulanzien") erzielt. In diesen Studien mit bis zu 20.000 Teilnehmenden fanden sich teilweise ausreichend große Subgruppen im fortgeschrittenen Lebensalter, sodass erstmals prospektiv im Rahmen randomisierter, kontrollierter klinischer Studien erhobene Daten für ein hochaltriges Patientengut zur Verfügung standen. Entsprechende Analysen wurden zum Beispiel für Edoxaban und Apixaban publiziert (Halvorsen et al., 2014). In einer Subgruppenanalyse der ARISTOTLE-Studie konnten die Ergebnisse von 5.678 Patienten im Alter > 75 Jahren analysiert werden. Im Vergleich zu Warfarin zeigte sich gerade für die ältesten Studienteilnehmer ein deutlicher Vorteil hinsichtlich des primären Endpunktes (Schlaganfall oder systemische Embolie). Gleichzeitig war der Vorteil hinsichtlich der Verhinderung relevanter Blutungsereignisse (Major bleeding) im Vergleich zu Warfarin bei den ältesten Studienteilnehmern besonders groß, ein Effekt, der besonders im Hinblick auf die Verhinderung intrakranieller Blutungsereignisse am ausgeprägtesten war. Auch die Daten aus großen europäischen Registern konnten den besonderen Nutzen einer wirksamen Antikoagulation bei Patienten mit VHF mit steigendem Lebensalter belegen (Kirchhof et al., 2014).

Bezüglich eines kombinierten Endpunktes bestehend aus ischämischem Schlaganfall, systemischer Embolie, Myokardinfarkt, hämorrhagischem Schlaganfall und relevanter Blutung (Major bleeding) konnte mit einer wirksamen Antikoagulation (OAK oder NOAK) bei den unter 85-Jährigen eine absolute Risikoreduktion von 1,9 %, bei den über 85-Jährigen eine absolute Risikoreduktion von 2,8 %, bei den über 90-Jährigen jedoch eine absolute Risikoreduktion von 8,0 % pro Jahr erzielt werden, was einer Number needed to treat (NNT) von ca. 12 pro Jahr entspricht.

Auch unter Berücksichtigung eines im fortgeschrittenen Alter sicher erhöhten Blutungsrisikos ergibt sich also ein steigender Nettonutzen einer indikationsgerechten Antikoagulanzientherapie mit steigenden Lebensjahren. Obwohl also der Nutzen einer Antikoagulanzienbehandlung auch und gerade hochaltriger Vorhofflimmerpatienten wissenschaftlich eindeutig belegt ist, was inzwischen auch durch große Registerstudien und Versichertendatenbanken mit teilweise mehreren 100.000 Datensätzen eindeutig gestützt wird, ist die Versorgungsrealität teilweise doch äußerst ernüchternd.

So ergab eine Datenanalyse aus dem „Get with the guidelines stroke program" in den USA für den Zeitraum 2012 bis 2015 folgendes Bild (Song et al., 2016):

In 1.622 Zentren wurden 94.474 Patienten (mittleres Alter 79,9 Jahre) mit einem ischämischen Schlaganfall und anamnestisch bekanntem VHF aufgenommen. Von diesen Patienten hatten 8.290 ein NOAK erhalten (8,8 %) und

Tab. 8.7.1: Anpassung der DOAK an GFR (in Anlehnung an Bauersachs & Herold, 2020)

Kreatinin-Clearance	Apixaban*	Rivaroxaban	Edoxaban	Dabigatran
30–50 ml/min	2 × 5 mg/d	1 × 15 mg/d	1 × 60 mg/d	1 × 110 mg/d
15–29 ml/min	2 × 2,5 mg/d	1 × 15 mg/d	1 × 30 mg/d	KI
≤ 15 ml/min	KI	KI	KI	

* Dosisreduktion bei Erfüllung von zwei der folgenden drei Kriterien: Alter ≥ 80 Jahre, Serumkreatinin ≥ 1,5mg/dl (133 μmol/l), Körpergewicht ≤ 60 kg. KI = Kontraindikation

7.176 Patienten hatten eine wirksame Warfarindosis mit einer Ziel-INR über 2 erhalten (7,6 %). Ohne eine wirksame Antikoagulation waren 79.008 Patienten entsprechend 83,6 % geblieben (13,5 % mit Warfarin in subtherapeutischer Dosis, 39,9 % mit Thrombozytenaggregationshemmung und 30,3 % ohne jegliche Antikoagulation).

Zwar darf davon ausgegangen werden, dass sich die Lage der älteren und hochaltrigen Vorhofflimmerpatienten bezüglich einer wirksamen Antikoagulanzientherapie im Europa des Jahres 2022 verbessert hat. Es besteht jedoch immer noch deutlicher Handlungsbedarf.

Dabei kann über die Gründe für eine trotz eindeutiger Leitlinienempfehlung unterlassene wirksame Antikoagulation nur spekuliert werden. Eine Rolle spielt sicher eine übertriebene Furcht vor hämorrhagischen Komplikationen, insbesondere im Rahmen von Sturzereignissen und eine Unsicherheit hinsichtlich der zuverlässigen Medikamenteneinnahme (Adhärenz) insbesondere im Rahmen einer demenziellen Entwicklung. Dabei ist jedoch unter Berücksichtigung des CHADS2VASC–Scores jenseits des 75. Lebensjahres beim Vorliegen von VHF in jedem Fall eine Indikation zur Antikoagulation gegeben (CHADS2VASC-Score ≥ 2). Darüber hinaus bedingt die hohe Prävalenz weiterer relevanter Erkrankungen wie der arteriellen Hypertonie, einer Herzinsuffizienz, eines stattgehabten atherosklerotischen Ereignisses (z. B. Myokardinfarkt), eines Diabetes mellitus oder bereits durchgemachte zerebrale Ereignisse (TIA oder Schlaganfall), nicht selten einen Score im Hochrisikobereich (4–5 oder mehr Punkte). Bezüglich der praktischen Vorgehensweise empfiehlt es sich also, bei Patienten mit VHF im fortgeschrittenen Lebensalter zunächst generell von einer Behandlungsindikation mit oralen Antikoagulanzien auszugehen.

Wahl der Antikoagulanzien

Unter den Antikoagulanzien haben sich in den letzten Jahren die DOAKs im Vergleich zu Vitamin-K-Antagonisten (VKA) aufgrund eines besseren Risikoprofils und einfacherer Handhabung bei älteren Patienten etabliert.

Merke

Die Therapie mit DOAKs ist, sofern keine harte Indikation für VKA besteht (z. B. mechanischer Klappenersatz, ▸ Abb. 8.7.2) aktuell zu bevorzugen.

Aktuelle Forschungsprojekte wie die EUROSAF-Studie werden neue Erkenntnisse bei älteren Patienten generieren (Veronese et al., 2018). RCTs legen aktuell nahe, dass auch ältere Patienten mit bestehenden Komorbiditäten wie kognitiver Beeinträchtigung/Demenz, Niereninsuffizienz, Leberfunktionsstörung oder maligner Grunderkrankung auf Grund des erhöhten Schlaganfallrisikos von DOAK profitieren können.

Bezüglich eines erhöhten Lebensalters, eingeschränkter Nierenfunktion oder verringertem BMI ergibt sich jedoch bei den DOAK häufig die Notwendigkeit einer Dosisanpassung. Diese Parameter müssen somit im Rahmen der medikamentösen Antikoagulation in regelmäßigen Abständen kontrolliert werden, um die Dosierung der OAK regelmäßig zu prüfen (▸ Tab. 8.7.1).

Mehrere DOAK-Rankings und Expertenmeinungen wurden veröffentlicht, um Ärztinnen/Ärzte bei der Auswahl der DOAK nach den individuellen Patientenmerkmalen zu unterstützen. Apixaban hat nachweislich ein ausgezeichnetes Sicherheits-Wirkungs-Verhältnis und wird als vernünftige erste Wahl entweder bei älteren Patienten oder bei Patienten mit chronischer Niereninsuffizienz vorgeschlagen.

Die kürzlich aktualisierten Beers-Kriterien der American Geriatrics Society von 2019 empfehlen eine vorsichtige Anwendung von Dabigatran und Rivaroxaban bei VHF-Patienten im Alter von ≥ 75 Jahren aufgrund des höheren Risikos für gastrointestinale Blutungen. In einem kürzlich veröffentlichten Bericht der **Fit-for-The-Aged** (FORTA)-Klassifikation (Bewertung von Nutzen, Risiko und Angemessenheit von Medikamenten für ältere Patienten im klinischen Alltag) wurde Apixaban mit der Bewertung „A" (Stufen A bis D) unter den OAK als das Medikament mit dem günstigsten Nutzen-Risiko-Verhältnis bei älteren Patienten eingestuft.

Komplizierter stellt sich die Entscheidung zur oralen Antikoagulation bei sehr alten Patienten (> 90 Jahre) dar. Eine Analyse der „Anticoagulation and Risk Factors in Atrial Fibrillation-Cardiovascular Research Network" (ATRIA-CVRN)-Kohorte legte zuletzt nahe, dass eine orale Antikoagulation im sehr hohen Lebensalter individuell entschieden werden sollte (Shah et al., 2019). Es wurde eine Gruppe von 14.946 Teilnehmern, die 75 Jahre oder älter waren untersucht und in einer differenzierten Analyse konnte gezeigt werden, dass der Nutzen einer oralen Antikoagulation im sehr hohen Lebensalter abnimmt. Komorbiditäten oder andere lebenslimitierenden Erkrankungen können den Nutzen einer oralen Antikoagulation generell einschränken. Die Ergebnisse der ATRIA-CVRN Kohorte ergaben, dass am Beispiel von Apixaban bei der Hälfte der 92-Jährigen mit VHF möglicherweise kein Benefit erreicht werden kann. Es bleibt somit insbesondere im sehr hohen Lebensalter eine individuelle klinische Entscheidung unter Berücksichtigung von Komorbiditäten und genereller Lebenserwartung, ob der Nutzen von Antikoagulanzien eingeschränkt ist.

Zusammenfassung

Ziel der Therapie des VHFs sollte generell der Erhalt der alltäglichen Kompetenzen der Patienten und eine

Reduktion des Risikos potenziell negativer Folgen des VHFs sein. Die Diagnostik erfolgt unabhängig vom Lebensalter mittels EKG. Das Management von VHF sollte sich nach dem in den aktuellen Leitlinien empfohlenen „ABC pathway" („Atrial fibrillation Better Care") richten. Hierbei ist die Antikoagulation zur Verhinderung von Schlaganfällen im höheren Lebensalter neben der Symptomkontrolle besonders hervorzuheben. Patienten mit einem ChadsVasc-Score ≥ 3 (bei Männern bereits ≥ 2) sollten in der Regel eine orale Antikoagulation erhalten, DOAKs sind hierbei zu bevorzugen. Zur Symptomkontrolle stehen im höheren Lebensalter frequenzkontrollierende oder rhythmuserhaltende Therapien zur Verfügung. Sollte ein frequenzlimitierendes Konzept bevorzugt werden, stellen Betablocker die Substanzgruppe der Wahl dar. Auf Grund eines veränderten Reizleitungssystems ist jedoch auf symptomatische Bradykardien zu achten. Dies gilt auch bei einer rhythmuskontrollierenden Therapie mittels Amiodaron. Bei der Medikamentenauswahl kann auf Hilfsmittel wie z. B. die PRISCUS-Liste oder die Beers-Liste zurückgegriffen werden, um die potenziell beste Therapie für hochbetagte Patienten zu wählen.

Patienten im höheren Lebensalter sollten zwar nicht grundsätzlich von interventionellen Verfahren ausgeschlossen werden, Voraussetzung ist hierbei jedoch eine individuelle Abschätzung eines möglichen Gewinns an Lebensqualität gegen das möglicherweise erhöhte periinterventionelle Risiko. Sollte eine Rhythmus- und Frequenzkontrolle trotz maximal verträglicher Dosis an frequenzlimitierender Medikation oder interventioneller Methoden nicht gelingen, ist ein Pace-and-ablate-Konzept zu erwägen. Insgesamt ist bei der Wahl des Behandlungskonzeptes mit steigendem Alter ein immer individuellerer Therapieansatz und eine enge Absprache mit dem Patienten zu empfehlen.

Literatur

American Geriatrics Society Beers Criteria® Update Expert Panel (2019). American Geriatrics Society 2019 Updated AGS Beers Criteria® for Potentially Inappropriate Medication Use in Older Adults. *Journal of the American Geriatrics Society, 67*(4), 674–694. https://doi.org/10.1111/jgs.15767

Bencivenga, L., Komici, K., Nocella, P., et al. (2020). Atrial fibrillation in the elderly: a risk factor beyond stroke. *Ageing research reviews, 61*, 101092. https://doi.org/10.1016/j.arr.2020.101092

Brandes, A., Smit, M. D., Nguyen, B. O., et al. (2018). Risk Factor Management in Atrial Fibrillation. *Arrhythmia & electrophysiology review, 7*(2), 118–127. https://doi.org/10.15420/aer.2018.18.2

Brignole, M., Pentimalli, F., Palmisano, P., et al. (2021). AV junction ablation and cardiac resynchronization for patients with permanent atrial fibrillation and narrow QRS: the APAF-CRT mortality trial. *European heart journal, 42*(46), 4731–4739. https://doi.org/10.1093/eurheartj/ehab569

European Heart Rhythm Association, European Association for Cardio-Thoracic Surgery, Camm, A. J., et al. (2010). Guidelines for the management of atrial fibrillation: the Task Force for the Management of Atrial Fibrillation of the European Society of Cardiology (ESC). *European heart journal, 31*(19), 2369–2429. https://doi.org/10.1093/eurheartj/ehq278

Freedman, B., Potpara, T. S., & Lip, G. Y. (2016). Stroke prevention in atrial fibrillation. *Lancet (London, England), 388*(10046), 806–817. https://doi.org/10.1016/S0140-6736(16)31257-0

Gage, B. F., Waterman, A. D., Shannon, W., et al. (2001). Validation of clinical classification schemes for predicting stroke: results from the National Registry of Atrial Fibrillation. *JAMA, 285*(22), 2864–2870. https://doi.org/10.1001/jama.285.22.2864

Halvorsen, S., Atar, D., Yang, H., et al. (2014). Efficacy and safety of apixaban compared with warfarin according to age for stroke prevention in atrial fibrillation: observations from the ARISTOTLE trial. *European heart journal, 35*(28), 1864–1872. https://doi.org/10.1093/eurheartj/ehu046

Hindricks, G., Potpara, T., Dagres, N., et al. (2021). 2020 ESC Guidelines for the diagnosis and management of atrial fibrillation developed in collaboration with the European Association for Cardio-Thoracic Surgery (EACTS): The Task Force for the diagnosis and management of atrial fibrillation of the European Society of Cardiology (ESC) Developed with the special contribution of the European Heart Rhythm Association (EHRA) of the ESC. *European heart journal, 42*(5), 373–498. https://doi.org/10.1093/eurheartj/ehaa612

Holt, S., Schmiedl, S., & Thürmann, P. A. (2010). Potentially inappropriate medications in the elderly: the PRISCUS list. *Deutsches Arzteblatt international, 107*(31-32), 543–551. https://doi.org/10.3238/arztebl.2010.0543

Kirchhof, P., Ammentorp, B., Darius, H., et al. (2014). Management of atrial fibrillation in seven European countries after the publication of the 2010 ESC Guidelines on atrial fibrillation: primary results of the PREvention oF thromboemolic events–European Registry in Atrial Fibrillation (PREFER in AF). *Europace : European pacing, arrhythmias, and cardiac electrophysiology : journal of the working groups on cardiac pacing, arrhythmias, and cardiac cellular electrophysiology of the European Society of Cardiology, 16*(1), 6–14. https://doi.org/10.1093/europace/eut263

Kirchhof, P., Camm, A. J., Goette, A., et al. (2020). Early Rhythm-Control Therapy in Patients with Atrial Fibrillation. *The New England journal of medicine, 383*(14), 1305–1316. https://doi.org/10.1056/NEJMoa2019422

Kuck, K. H., Phan, H. L., & Tilz, R. R. (2019). [New ESC guidelines 2019 for the treatment of supraventricular tachycardia]. *Herz, 44*(8), 701–711. https://doi.org/10.1007/s00059-019-04866-2

Mant, J., Hobbs, F. D., Fletcher, K., et al. (2007). Warfarin versus aspirin for stroke prevention in an elderly community population with atrial fibrillation (the Birmingham Atrial Fibrillation Treatment of the Aged Study, BAFTA): a randomised controlled trial. *Lancet (London, England), 370*(9586), 493–503. https://doi.org/10.1016/S0140-6736(07)61233-1

Marrouche, N. F., Brachmann, J., Andresen, D., et al. (2018). Catheter Ablation for Atrial Fibrillation with Heart Failure. *The New England journal of medicine, 378*(5), 417–427. https://doi.org/10.1056/NEJMoa1707855

Neuhauser, H., Kuhnert, R., & Born, S. (2017). 12-Month prevalence of hypertension in Germany. *Journal of health monitoring, 2*(1), 51–57. https://doi.org/10.17886/RKI-GBE-2017-016

Norby, F. L., Soliman, E. Z., Chen, L. Y., et al. (2016). Trajectories of Cardiovascular Risk Factors and Incidence of Atrial Fibrillation Over a 25-Year Follow-Up: The ARIC Study (Atherosclerosis Risk in Communities). *Circulation, 134*(8), 599–610. https://doi.org/10.1161/CIRCULATIONAHA.115.020090

Packer, D. L., Mark, D. B., Robb, R. A., et al. (2018). Catheter Ablation versus Antiarrhythmic Drug Therapy for Atrial Fibrillation (CABANA) Trial: Study Rationale and Design. *American heart journal, 199*, 192–199. https://doi.org/10.1016/j.ahj.2018.02.015

Prasitlumkum, N., Tokavanich, N., Trongtorsak, A., et al. (2022). Catheter ablation for atrial fibrillation in the elderly > 75 years old: Systematic review and meta-analysis. *Journal of cardiovascular electrophysiology*, *33*(7), 1435–1449. https://doi.org/10.1111/jce.15549

Schnabel, R. B., Wilde, S., Wild, P. S., et al. (2012). Atrial fibrillation: its prevalence and risk factor profile in the German general population. *Deutsches Arzteblatt international*, *109*(16), 293–299. https://doi.org/10.3238/arztebl.2012.0293

Shah, S. J., Singer, D. E., Fang, M. C., et al. (2019). Net Clinical Benefit of Oral Anticoagulation Among Older Adults With Atrial Fibrillation. *Circulation. Cardiovascular quality and outcomes*, *12*(11), e006212. https://doi.org/10.1161/CIRCOUTCOMES.119.006212

Song, S., Fonarow, G. C., Olson, D. M., et al. (2016). Association of Get With The Guidelines-Stroke Program Participation and Clinical Outcomes for Medicare Beneficiaries With Ischemic Stroke. *Stroke*, *47*(5), 1294–1302. https://doi.org/10.1161/STROKEAHA.115.011874

Statistisches Bundesamt; www.destatis.de, Zugriff am 9.9.2021

Svendsen, J. H., Diederichsen, S. Z., Højberg, S., et al. (2021). Implantable loop recorder detection of atrial fibrillation to prevent stroke (The LOOP Study): a randomised controlled trial. *Lancet (London, England)*, *398*(10310), 1507–1516. https://doi.org/10.1016/S0140-6736(21)01698-6

Svennberg, E., Friberg, L., Frykman, V., et al. (2021). Clinical outcomes in systematic screening for atrial fibrillation (STROKESTOP): a multicentre, parallel group, unmasked, randomised controlled trial. *Lancet (London, England)*, *398*(10310), 1498–1506. https://doi.org/10.1016/S0140-6736(21)01637-8

Turakhia, M. P., Shafrin, J., Bognar, K., et al. (2018). Estimated prevalence of undiagnosed atrial fibrillation in the United States. *PloS one*, *13*(4), e0195088. https://doi.org/10.1371/journal.pone.0195088

Veronese, N., Argusti, A., Canepa, E., et al. (2018). Evaluating the effectiveness and risks of oral anticoagulant treatments in multimorbid frail older subjects with atrial fibrillation using the multidimensional prognostic index: the EURopean study of older subjects with atrial fibrillation-EUROSAF. *European geriatric medicine*, *9*(2), 149–154. https://doi.org/10.1007/s41999-018-0026-6

Wasmer, K., Eckardt, L., & Breithardt, G. (2017). Predisposing factors for atrial fibrillation in the elderly. *Journal of geriatric cardiology : JGC*, *14*(3), 179–184. https://doi.org/10.11909/j.issn.1671-5411.2017.03.010

Wazni, O. M., Dandamudi, G., Sood, N., et al. (2021). Cryoballoon Ablation as Initial Therapy for Atrial Fibrillation. *The New England journal of medicine*, *384*(4), 316–324. https://doi.org/10.1056/NEJMoa2029554

Wilke, T., Groth, A., Mueller, S., et al. (2013). Incidence and prevalence of atrial fibrillation: an analysis based on 8.3 million patients. *Europace : European pacing, arrhythmias, and cardiac electrophysiology : journal of the working groups on cardiac pacing, arrhythmias, and cardiac cellular electrophysiology of the European Society of Cardiology*, *15*(4), 486–493. https://doi.org/10.1093/europace/eus333

Wyse, D. G., Waldo, A. L., DiMarco, J. P., et al. (2002). A comparison of rate control and rhythm control in patients with atrial fibrillation. *The New England journal of medicine*, *347*(23), 1825–1833. https://doi.org/10.1056/NEJMoa021328

8.8 Ischämische Herzerkrankung

Harald Rittger und David Leistner

8.8.1 Einführung (Epidemiologie)

Die Atherosklerose ist die Ursache der koronaren Herzerkrankung und beginnt bereits in frühen Lebensabschnitten. Sie ist nahezu omnipräsent in Patienten über 65 Jahren. Dabei ist das Alter der wichtigste und – nicht beeinflussbare Risikofaktor für die Entwicklung der Atherosklerose und anderer Erkrankungen des Herzens. Die Folge ist, dass der demografische Wandel hin zu einer älteren Bevölkerung dramatische klinische und ökonomische, aber auch ethische Herausforderungen bedingt, um diesem Bevölkerungsteil eine adäquate medizinische Versorgung zukommen zu lassen. Wichtig für die klinische Sichtbarkeit der Atherosklerose ist der sogenannte „disease burden", relevant sind aber auch, als Beispiel diene die Pathophysiologie des akuten Koronarsyndroms mit der initialen Plaqueruptur einer nicht stenosierenden Plaque, jegliche subklinische Manifestationen und relevante Risikofaktoren, von denen das Alter einer der gewichtigsten ist. Sogenannte „life style modifications" sowohl im Hinblick auf Sekundär- aber auch Primärprävention verhindern auch im Alter das Fortschreiten der Erkrankung. Die übrigen Risikofaktoren sind die gleichen wie bei jüngeren Patienten: arterielle Hypertonie, Dyslipidämie, Diabetes mellitus, körperliche Inaktivität, Übergewicht und Nikotinabusus. Es gibt mittlerweile eine starke Evidenz, die zeigt, dass eine Änderung des Lebensstils und eine pharmakologische Therapie auch im Alter effektiv sind. Die pharmakologische Behandlung vermag gerade im Alter eine suffiziente Therapie dieser Risikofaktoren einzuleiten. Dabei ist die, durch die hohe Komorbiditätslast bedingte, Polypharmazie ein häufiges Problem.

8.8.2 Pathophysiologie

Die Kenntnis (patho)-physiologischer Veränderungen des Herzens, welche im Laufe des Lebens auftreten, und die Auswirkungen auf koronare und strukturelle Interventionen ist essenziell für das Verständnis altersabhängiger koronarer Alterationen der koronaren Anatomie und Physiologie, insbesondere bei Vorhandensein von Atherosklerose (welche im Alter, zumindest subklinisch, pathognomonisch ist).

Nach Cheitlin et al. müssen diese physiologischen Veränderungen von häufig auch altersabhängig auftretenden pathologischen Veränderungen – wie der koronaren Herzkrankheit (KHK) – differenziert werden. Die physiologischen Veränderungen treten ubiquitär bei allen Menschen auf, jedoch in unterschiedlicher Ausprägung und erheblicher Variation und Differenz zwischen chronologischem und physiologischem oder besser biologischem Alter (Cheitlin, 2003).

Altersbedingte Veränderungen schließen nach Ferrari (Ferrari et al., 2003) unter anderem Änderungen des Herzgewichtes, die Zahl und Funktion der Myozyten, Fibroseeinlagerungen, welche die diastolische Funktionsstörung und den Verlust der lusitropen Eigenschaften mitbedingen sowie Veränderungen in der Gefäßperipherie mit ein.

Pathophysiologisch kommt es am Herzen selbst zu Änderungen des Schlagvolumens, der früh- und spätdiastolischen Füllungseigenschaften und des „cardiac output" und der chronotropen und inotropen Antwort des Herzens auf ß-adrenderge Stimulation sowie auf das Freisetzen von natriuretischem Peptid.

Physiologisches Altern ist ein komplexer Prozess, der in prädefinierten Änderungen der kardiovaskulären Strukturen vonstattengeht. Dabei stehen die Veränderungen am Herzmuskel selbst am Beginn: Entwicklung einer Hypertrophie, welche weniger stark auf sympathische, nicht jedoch auf parasympathische Stimulation reagiert. Diese Hypertrophie ist nicht zwingend an das Vorhandensein einer arteriellen Hypertonie gekoppelt, sondern durch eine zunehmende Fibrose, Apoptose und den Verlust an Myozyten verursacht. Aus diesem Grunde sind im Alter in ansteigendem Maße zusätzliche Mechanismen wie der „Frank-Starling-Mechanismus oder die zunehmende Utilisierung der Vorhofkontraktion zur ventrikulären Füllung notwendig. Die Bedeutung der Vorhofkontraktion, welche bei jüngerem und gesunden Herzen nur wenige Prozent beträgt, nimmt mit dem Ausmaß der Änderung der Ventrikelfunktion, sei es durch eine systolische oder diastolische Funktionseinschränkung, bis zu 50–70 % zur Ventrikelfüllung zu (Roeder et al., 2017). Dieses Phänomen scheint der primäre Faktor für die Entwicklung einer Herzinsuffizienz bei erhaltender Ventrikelfunktion bei älteren Patienten, insbesondere z. B. beim Auftreten von Vorhofflimmern oder auch nach längeren interventionellen Maßnahmen mit erheblicher Kontrastmittel- und Volumenbelastung zu sein.

Die zweite Hauptursache liegt in der abnehmenden Elastizität der großen Arterien, welche die Aorta und die großen Arterien, zu denen auch die Koronararterien zählen, strukturell verändert und steifer werden lässt. Dadurch kommt es zu einer zunehmenden und die normale Physiologie übersteigenden antegraden und retrograden Pulswellenreflexion mit einer konsekutiven Erhöhung des systolischen und diastolischen Blutdrucks. Dieses Phänomen koinzidiert mit einer endothelialen Dysfunktion und abnormalen biochemischen Veränderungen, welche letztlich für die Entstehung der Atherosklerose mitverantwortlich sind. Als Folge davon kommt es zu einer zunehmenden Torquierung und Kalzifizierung der Gefäße mit einem höheren Risiko für Dissektionen und Perforationen während interventioneller Eingriffe. Jedoch sind nicht nur die Zugangs- und Koronargefäße betroffen. Da diese Veränderungen zerebrale und renale Arterien in gleicher Weise betreffen, besteht für ältere Patienten während koronarer und struktureller Interventionen ein höheres Risiko für zerebrovaskuläre Ereignisse und Nierenversagen. Dies ist nicht nur durch die Kontrastmittelgabe bedingt, sondern kann auch durch atherosklerotische und Cholesterinembolisationen nach einer Katheterintervention bedingt sein.

Darüber hinaus sind altersbedingte Veränderungen der neurogenen kardiovaskulären Kontrolle verantwortlich für inadäquate Reaktionen der Barorezeptoren und Blutdruckregulationsstörungen, welche sich in starken Blutdruckschwankungen mit begleitender hoher Blutdruckvariabilität äußern können.

Die Antwort auf eine ß-adrenderge Stimulation ist im Alter reduziert und sowohl der durch Katecholamine als auch der durch körperliche Belastung induzierte Anstieg der Herzfrequenz und der myokardialen Kontraktilität ist vermindert (Mc Lean et al., 1983). Aus diesem Grunde benötigt das ältere Herz, wie bereits erwähnt, zusätzliche Mechanismen, um die kontraktile Reserve des Herzens zur Aufrechterhaltung eines stabilen Herzzeitvolumens ausnutzen zu können. Julius et al. (1976) verglichen das alternde Herz mit einem jungen, welches mit ß-Blockern behandelten wurde.

Darüber hinaus führen Fibrose und Kalzifizierung des fibrösen Herzskelettes zu einer Kalzifizierung des Anulus der Mitralklappe sowie der Aortentaschen und der Mitralklappensegel. Ein Verlust der atrialen Schrittmacherzellen resultiert in einer Abnahme der Herzfrequenz, konsekutiv kann es im Rahmen dieser Fibrosierung zu einer Schädigung des His-Bündels kommen. Die reduzierte Antwort auf beta-adrenerge Rezeptorstimulation, eine verminderte Reaktivität der Baro- und Chemorezeptoren sowie eine Erhöhung der zirkulierenden Katecholamine sind die Basis für das Entstehen einer isolierten Hypertension, einer diastolischen Dysfunktion, von AV-Leitungsdefekten und der Kalzifizierung von Gefäßen und Herzklappen (Cheitlin, 2003). Begleitet wird dieser Vorgang durch gleichzeitig stattfindende Veränderungen in anderen Organen, beispielsweise in Nieren und der Blutgerinnung. All diese Veränderungen sind Folge des alternden Organismus, sie variieren in erheblichem Maße zwischen einzelnen Individuen, zwischen chronologischem und biologischem Alter.

8.8.3 Frailty

Mit der ansteigenden Zahl an Patienten über 80 Jahren, welche aufgrund einer KHK interventionell behandelt werden müssen, steigt auch die Anzahl der Patienten, welche gleichzeitig an Frailty (▶ Kap. 3.7), Komorbidität und „disability" leiden.

Diese Begriffe beschreiben sehr genau die Gegebenheiten mit denen sich (interventionelle) Kardiologen und Herzchirurgen auseinandersetzen müssen, wenn sie ältere Patienten behandeln.

Die Fragen, die sich für den behandelnden Arzt stellen, sind folgendermaßen:

1. In welchem Ausmaß beeinflussen diese Faktoren die Behandlung, egal ob medikamentös, interventionell oder chirurgisch?
2. Wenn es einen Einfluss dieser Faktoren gibt, dann ist eine Kenntnis dieser Besonderheiten von essenzieller Bedeutung, um Risikopatienten identifizieren zu können und eine ständige Reflexion und Re-Evaluation der Behandlungsstrategie zu ermöglichen.
3. Drittens und am wichtigsten: Welche Auswirkung hat welche Therapie oder das Vorenthalten einer solchen Therapie auf das Outcome eines individuellen Patienten?

„Do not cause harm" ist die oberste Maxime unseres ärztlichen Handelns. Gleichwohl sind diese Fragen, auch aufgrund der immer noch geringen Evidenz, welche die Behandlung dieser Patienten leitet, bislang nicht zu beantworten.

Dies erscheint umso wichtiger in Anbetracht der Tatsache, dass wir die an jüngeren Patientenpopulationen gewonnene Evidenz auf ältere Patientengruppen übertragen, obwohl es sich – auch aufgrund der genannten Tatsachen, um ein völlig unterschiedliches Patientengut handelt. Häufig findet sich eine Koinzidenz von Frailty, Komorbidität und Disability, die sich gegenseitig bedingen können, aber auch völlig eigenständig auftreten können.

Von großer Bedeutung ist, dass Frailty bei Vorhandensein einer KHK einen prognostischen Einfluss auf das Outcome hat, unabhängig von der gewählten Behandlung. Frailty führt zu einem 2–3-fachen Anstieg der KHK-Prävalenz mit einem 2-fach erhöhten Mortalitätsrisiko und ist Mortalitätsprädiktor bei KHK-Patienten (Afilalo et al., 2004).

Die bestehende Datenlage darf so interpretiert werden: Patienten mit Frailty werden weniger aggressiv behandelt und weniger oft einem interventionellen Verfahren zugeführt. Werden sie dennoch invasiv oder operativ behandelt, dann weisen diese Patienten ein schlechteres Outcome und ein höheres Komplikationsrisiko auf. Deshalb sollte ein Risikoassessment die Basis einer jeglichen Therapieentscheidung sein, unabhängig von Alter und Erkrankung. Jedoch stellt sich die Risikoprädiktion im Alter viel komplexer als bei jüngeren Patienten dar.

Merke

Ein Frailtyassessment identifiziert die Gruppe älterer Patienten mit einem hohen Risiko für unerwünschte Ereignisse peri- und postinterventionell und sollte vor der Behandlung durchgeführt werden. Ein vollständiges Risikoassessment erfordert jedoch die Inklusion weiterer geriatrischer Faktoren wie Komorbidität sowie des funktionellen Status, um eine adäquate Therapiewahl und ein suffizientes „Follow-up“ durchführen zu können. Die Evaluation des funktionellen Outcomes wird der Parameter der Zukunft sein, um beurteilen zu können, ob eine gewählte Therapie für den individuellen Patienten geeignet ist. Letztlich muss eine Therapieentscheidung jedoch immer in Einklang mit dem Patientenwunsch oder, bei entsprechender kognitiver Beeinträchtigung des Patienten, mit dem mutmaßlichen Patientenwillen sowie mit den Angehörigen des Patienten getroffen werden.

8.8.4 Akutes Koronarsyndrom (ACS)

Ältere Patienten stellen einen zunehmenden Anteil aller aufgrund eines akuten Koronarsyndroms hospitalisierten Patienten dar, dabei ist das Alter ein wichtiger Risikofaktor für Tod oder erneuten Myokardinfarkt im Rahmen eines ACS (Gilat et al., 1993). Der Anteil der Patienten, die einer invasiven Therapie zugeführt werden, nimmt mit zunehmendem Alter ab. Mutmaßlich ist die Angst vor Komplikationen in Kombination mit der Unsicherheit über den Therapieerfolg für diese Zurückhaltung verantwortlich (Alexander et al., 2007; Antman et al., 2007; Fox et al., 2007; Granger et al., 2003; Lee et al., 2001; Yusuf et al., 1998). Konsekutiv werden ältere Patienten bei Auftreten eines ACS häufiger konservativ behandelt, trotz der zunehmenden Evidenz, dass diese Patienten häufiger schwerere Koronarbefunde aufweisen und möglicherweise den größten Benefit von einer invasiven Behandlung davontragen (Alexander et al., 2007, Fox et al., 2007). Erst in letzter Zeit hat das Bewusstsein, dass ältere Patienten das Potenzial für den größten Nutzen durch eine interventionelle Behandlung aufweisen, die Hemmschwelle für eine interventionelle Therapie herabgesetzt (Antmann et al., 2008).

Im Falle eines ST-Hebungsinfarktes (STEMI) wird, angesichts einer vollständig verschlossenen Koronararterie, auch aufgrund mangelnder spezifischer Evidenz für diese Patientengruppe die gleiche Behandlungs- und Interventionsstrategie wie für jüngere Patienten empfohlen, nämlich die sofortige Wiedereröffnung der verschlossenen Koronararterie (Windecker et al., 2014).

Beim NSTEMI-ACS stellt sich die Situation komplexer dar. Mit zunehmendem Alter nimmt die Inzidenz des STEMI-ACS ab und relativ mehr Patienten als in jüngeren Jahren kommen mit einem Nicht-ST-Hebungsinfarkt (NSTEMI) zur stationären Aufnahme. Diese Patienten sind häufig älter, leiden an multiplen Begleiterkrankungen und einer diffusen KHK, häufig ohne die Möglichkeit die auslösende (kulpride) Läsion, welche für den NSTEMI verantwortlich ist, angiografisch identifizieren zu können. Die höhere Komplikationsrate bei älteren Patienten erschwert zusätzlich die Entscheidung zum interventionellen Vorgehen.

Als Folge wird bestimmten Patienten eine interventionelle Therapie vorenthalten, während andere einer solchen Therapie zugeführt werden. Mittlerweile existiert eine starke Evidenz (Neumann et al., 2019), die zeigt, dass ältere Patienten am meisten von einer solchen Intervention profitieren. Trotzdem gibt es eine ebenso starke Evidenzlücke, da nur 9 % der Patienten in klinischen Studien und max. 50 % der Registerpatienten über 75 Jahre alt gewesen sind (Lee et al., 2001). Die Angst vor Komplikationen in Kombination mit der Unsicherheit über den Interventionserfolg ist mutmaßlich die Ursache für die Zurückhaltung, diese Patienten einem invasiven Verfahren zuzuführen.

Merke

Für die Behandlungsentscheidung bei älteren Patienten mit ACS sind folgende Punkte zu beachten:

- Durchführung eines adäquaten Risikoassessments zur Identifizierung von Patienten, welche am meisten von der gewählten Behandlung profitieren
- Identifizierung des adäquaten Zeitpunktes für die Intervention (Rekompensation, Hydration, Behandlung einer Niereninsuffizienz, respiratorische Stabilisierung)
- Möglichkeit der Evaluation des kurzfristigen (optimalerweise des mittel- und langfristigen) Outcomes von Patienten (insbesondere des funktionellen Outcomes)

Datenlage zur Therapie des ACS

Trotz der begrenzten Evidenz aus randomisierten Studien, zeigt sich schon seit längerem ein behutsamer Wandel hin zu evidenzbasierten Therapiemaßnahmen auch bei älteren Patienten. Für die Therapiewahl kommt jedoch erschwerend hinzu, dass bei älteren Patienten häufig eine atypische Beschwerdesymptomatik vorliegt und dass auch das EKG häufig nicht richtungsweisend ist. Die Einführung des Troponins als Marker der kardialen Schädigung hat in der Vergangenheit erheblich zur diagnostischen Sicherheit beim ACS bei älteren Patienten beitragen können. Auf der Basis der Evidenz von randomisierten Studien, welche vorwiegend bei jüngeren Patienten durchgeführt worden waren, empfehlen die aktuellen Leitlinien ein frühes invasives Vorgehen bei Hochrisikopatienten (Neumann et al., 2019). Zu den Parametern zählen ein rascher Anstieg des Troponins, dynamische EKG-Veränderungen, hämodynamische Instabilität sowie das Auftreten von Rhythmusstörungen.

In Anbetracht der mangelnden Evidenz muss jedoch für jeden einzelnen betagten Patienten eine individuelle Entscheidung getroffen werden, ob dieser von einem frühen invasiven Vorgehen profitiert, oder ob der Patient von einem abwartenden Verhalten mit der Möglichkeit der kardialen Rekompensation, der Therapie einer bestehenden Niereninsuffizienz, einer Blutdruckeinstellung oder von einer vorangehenden Rhythmuseinstellung mehr profitiert.

In einem großen deutschen multizentrischen Register wurden substanzielle altersabhängige Differenzen identifiziert. Die Ergebnisse bestätigen, dass ältere Patienten einen zunehmenden Anteil von Patienten darstellen, die aufgrund eines ACS inhospital behandelt werden müssen (Avezum et al., 2005; Mehta et al., 2001; Vogt et al., 1997). Im Register der deutschen Arbeitsgemeinschaft leitender Krankenhauskardiologen (ALKK) war die Anzahl älterer Patienten mit 28,1 % insgesamt 2,4 % höher als im GRACE-Register, in welches 24.165 Patienten eingeschlossen worden waren und von denen 25,7 % über 75 Jahre gewesen waren (Vogt et al., 1997). Vergleichbar erhielten im GRACE-Register nur 55 % der älteren vs. 67 % der jüngeren Patienten eine Intervention (Avezum et al., 2005).

In einer früheren Registerstudie von Patienten mit NSTEMI-ACS, von den mehr als 35 % > 75 Jahren waren, konnte gezeigt werden, dass doch zunehmend auch ältere Patienten einem invasiven Verfahren zugeführt wurden (39 % bei der älteren vs. 56 % der jüngeren Patientenkohorte). Allerdings war die Mortalität in der älteren Patientengruppe im Vergleich zur jüngeren 4-fach höher (De Servi et al., 2004).

Rittger et al. (2012) fanden in einer retrospektiven Studie von 1.001 Patienten mit NSTEMI > 75 Jahre, dass das Alter der stärkste Prädiktor für ein konservatives Vorgehen war. Der zweitwichtigste Parameter, der eine interventionelle Therapie verhinderte, war eine höhere Killip-Klasse und das Vorhandensein einer Mehrgefäßerkrankung.

Eine vorbestehende Niereninsuffizienz ist ein weiter wichtiger Faktor, der Therapeuten dazu veranlasst, eine invasive Strategie zu favorisieren. Trotzdem konnten Morici et al. (2014) nachweisen, dass ein interventionelles Vorgehen für alle Stadien der Niereninsuffizienz einen Mortalitätsbenefit aufweist (HR 0,405; 95 % KI 0,174–0,940; p = 0,035). Patienten mit einer eingeschränkten Nierenfunktion hatten jedoch eine höhere 1-Jahres-Mortalität (22,9 % vs. 4,9 %).

Die Post-hoc-Analyse der TACTICS-TIMI-18-Studie zeigte, dass eine frühe invasive Strategie das Outcome signifikant verbessern kann. Der Mortalitätsbenefit war für die Endpunkte Mortalität sowie die kombinierten Endpunkte klar auf der Seite der > 75-jährigen Patienten, sodass der Benefit klar in der Patientengruppe mit der gleichzeitig höchsten Komplikationsrate liegt (Bach et al., 2004). Dieses „therapeutische Paradox" trifft besonders auf ältere Patienten zu. Diejenigen Patienten mit dem höchsten Risiko haben von einer Intervention, gleich welcher Art, ob medikamentös, interventionell oder auch operativ, den höchsten Benefit.

Die Durchführung von klinischen Studien stellt nicht nur beim ACS bei dieser Patientengruppe eine besondere Herausforderung dar: Eine wichtige Limitation ist dabei die Heterogenität des Patientengutes, was zum einen die Messbarkeit erschwert, zum anderen die Durchführung insbesondere von randomisierten Studien in erheblichem Maße limitiert. Nicht nur die Patientenrekrutierung ist dadurch im Vergleich zu jüngeren deutlich erschwert und schränkt die für randomisierte Studien so wichtige Vergleichbarkeit der eingeschlossenen Patienten ganz erheblich ein. Ein „Follow-Up" ist durch sich schnell verändernde Lebensumstände, wie z. B. progrediente kognitive Defizite, zunehmende Gebrechlichkeit mit Bettlägerigkeit sowie Veränderung der Wohnsituation etc., in vielen Fällen unmöglich.

Die vorliegende, begrenzte Evidenz durch randomisierte Studien in der geriatrischen Kardiologie ist notwendigerweise bestehenden strengen Ein- und Ausschlusskriterien geschuldet, deshalb auch häufig an relativ gesunden, alten Menschen generiert worden. Als Beispiel dient die „After-Eighty-Study", welche die Auswirkungen einer interventionellen Therapie bei Patienten über 80 Jahren mit einem NSTEMI untersuchte. Hier waren extrem strenge Ausschlusskriterien angewendet worden, sodass am Ende von 4.187 gescreenten > 80-Jährigen 457 Patienten randomisiert werden konnten. Bei dieser hochselektionierten Patientengruppe war der Benefit eindeutig zugunsten der intervenierten Patienten zu verzeichnen (Tegn et al., 2016).

Merke

Zusammenfassend kommt wahrscheinlich dem funktionellen Zustand des Patienten für die Therapiewahl sowie für das Outcome eine überragende Bedeutung zu. Deshalb ist es notwendig, adäquate „Outcome Measures" zu identifizieren. Hier werden die konventionellen kardialen Endpunkte wie Tod, Myokardinfarkt, Schlaganfall und Revaskularisation nicht ausreichen, sondern müssen um eine mögliche funktionelle Verschlechterung („functional decline") ergänzt werden. Aufgabe der Zukunft wird es sein, effektive „assessment tools" zu entwickeln, die für eine adäquate Einschätzung des funktionellen Zustandes nicht nur Frailty sondern auch andere altersspezifische Gegebenheiten miteinschließen.

Da ein geriatrisches Assessment ein zeitintensives Instrument darstellen kann, welches für eine rasche Therapieentscheidung in einer Notfallsituation ggf. ungeeignet ist, wäre ein in dieser Situation schnell zu erhebender Score wünschenswert, welcher dazu beiträgt, die Patienten, welche von einem invasiven Vorgehen profitieren, zu identifizieren. Zusätzlich müssen die Erwartungen des einzelnen Patienten an ein Verfahren Berücksichtigung finden.

8.8.5 Chronisches Koronarsyndrom (früher stabile Angina pectoris [CCS])

Im Gegensatz zu den im Vorabschnitt beschriebenen Vorteilen eines invasiven Vorgehens beim ACS, gibt es bei der stabilen Angina pectoris keine eindeutige Evidenz für dieses Vorgehen in dieser Patientengruppe, auch und insbesondere aufgrund der Tatsache, dass bis heute in vielen großen Studien ältere Menschen von der Teilnahme ausgeschlossen wurden (Lee et al., 2001; Gurwitz et al., 1992).

Die Indikation für eine PCI-Maßnahme bei älteren Patienten unterscheidet sich im Vergleich zu jüngeren. Dies liegt zum einen an einem niedrigeren Belastungslevel, dem sich ältere Patienten aussetzen können, häufig auch aufgrund der begleitenden Komorbiditätslast z. B. aufgrund von orthopädischen Problemen. Zudem ist, im Vergleich mit einem jüngeren Patientengut in einem älteren Organismus eine niedrigere Schmerzempfindlichkeit bekannt, d. h., die Indikation zur Verbesserung der Schmerzsymptomatik scheint bei vorgerücktem Alter eine weniger bedeutende Rolle zu spielen (▶ Abb. 8.8.1). Eine Mortaliätsreduktion durch PCI-Maßnahmen in der stabilen Situation ist schon für die Gesamtpopulation nicht nachweisbar, umso mehr sollten gerade bei der älteren Bevölkerung alternative Therapieziele wie eine funktionelle Verbesserung nach einer invasiven Maßnahme angestrebt werden.

Wie bereits erwähnt, sind im Gegensatz zum akuten Koronarsyndrom mit einer signifikanten Mortalitätsreduktion und einer „number needed to treat" (NNT), welche deutlich niedriger ist als bei jüngeren Patienten, bei der stabilen Angina pectoris die Therapieziele für die ältere Population nicht klar definiert. Wie zu erwarten sind auch hier die periinterventionellen Komplikationsraten höher und das Outcome ist in dieser Population schlechter, was einer höheren Rate an 3-Gefäßerkankungen, einer höheren Komplexizität der Koronarläsionen mit häufig starker Kalzifizierung, einer höheren Komorbiditätslast und den übrigen, bereits genannten altersspezifischen Veränderungen geschuldet ist. Die Folge ist eine nicht immer gerechtfertigte Hemmschwelle, ältere Patienten einem invasiven Verfahren zuzuführen (Singh et al., 2009; Singh et al., 2002; Holmes et al., 2000).

Die einzige randomisierte Studie, welche die Auswirkungen einer invasiven Therapie bei der stabilen Angina pectoris bei älteren Patienten evaluiert hat, ist die TIME (Trial of invasive vs. medical therapy in elderly patients)-Studie. Die TIME-Studie untersuchte bei > 75-Jährigen mit stabiler Angina pectoris den Effekt einer interventionellen Therapie im Vergleich zum konservativen Vorgehen und zeigte nach einem Jahr einen Vorteil für die invasive Therapie hinsichtlich Symptomatik, Lebensqualität und Tod im Vergleich zur alleinigen medikamentösen Therapie. Nach 4 Jahren fanden sich vergleichbare Behandlungsergebnisse in beiden Gruppen. Der invasive Studienarm zeigte ein erhöhtes periinterventionelles Risiko, während der konservative Arm ein erhöhtes Risiko für eine Hospitalisation oder eine Revaskularisation aufwies. Limitierend ist jedoch, dass diese Studie in den 1990er-Jahren durchgeführt wurde. Aus diesem Grunde muss für eine rationale Bewertung die Weiterentwicklung der interventionellen Techniken sowie der pharmakologischen Möglichkeiten wie der Thienopyridine oder der GP-IIb/IIIa-Antagonisten mit berücksichtigt werden. Die Hauptlimitation der TIME-Studie ist jedoch die niedrige Patientenzahl, welche nicht die statistische Power hatte, signifikante Unterschiede hinsichtlich der Endpunkte Mortalität und Myokardinfarkt aufzudecken und auch die genannten alterspezifischen Besonderheiten wie Frailty und Komorbidität außer Acht gelassen hat (TIME Investigators, 2001, Pfisterer et al., 2004).

Der mangelhaften Evidenz geschuldet, gibt es derzeit keine suffiziente Risikoanalyse, ob eine Intervention bei stabiler AP für den alten Patienten nützlich oder schädlich ist. Möglicherweise kann ein geriatrisches Assessment in der Vorhersage des Outcomes nach einer Intervention von Vorteil sein, da es kognitive, funktionelle und Verhaltensdefizite dieser Patientengruppe analysieren kann. Wahrscheinlich, und diese Faktoren sollten Gegenstand der zukünftigen Forschung sein, ist es für die Risikoeinschätzung von größerer Bedeutung, ob ein Patient auf Hilfe angewiesen ist, wie schnell er aufstehen und loslaufen kann, als die bekannten Parameter der geläufigen Scores wie der Euro-, GRACE- oder STS-Score, welche die linksventrikuläre Auswurffraktion, das Ausmaß einer pulmonalen Hypertonie oder eine Niereninsuffizienz als Parameter enthalten. Das Konzept der Aktivitäten des täglichen Lebens (ADL) stellt ein bedeutsames Instrument zur Einschätzung des funktionellen Status vor einer Intervention dar.

Obwohl eine rezente Metaanalyse für Patienten mit stabiler Angina, auch bei älteren Patienten keinen Mortalitätsbenefit zeigen konnte (Chako et al., 2020), müssen wir uns die Entwicklung der existenten Datenlage vor Augen führen.

Betrachtet man unabhängig von der TIME-Studie die Datenlage, so zeigt sich, dass in der Vor-Stent-Ära die beobachteten Komplikations- und Mortalitätsraten bis zu 7 % betrugen, insbesondere in der älteren Population (Thompson et al., 1996; Thompson et al., 1991; Redotto et al., 1991). Die Erfolgsraten stiegen im Gefolge der Weiterentwicklung von Material und Techniken auf über 90 % an. Thompson et al. berichteten von einem 50%igen Abfall der Mortalitätsraten in einem Vergleich von 982 mit alleiniger Ballonangioplastie in den 1980er-Jahren behandelten Patienten mit 786 Patienten zwischen 1990 und 1992. Obwohl alle interventionsbezogenen und inhospitalen Outcomedaten eine Verbesserung zeigten, fand sich hinsichtlich des mittelfristigen Überlebens keine Verbesserung.

Mit der Einführung der Stents in die interventionelle Kardiologie, nach der Weiterentwicklung der antithrombotischen Medikation, auch im Gefolge der Einführung der periinterventionellen ACT-Messung, sanken die inhospitalen Mortalitätsraten auf 1,1 % und es kam zu einer steten Verbesserung des Langzeitoutcomes (Feldman et al., 2006).

Eine weitere Analyse basiert auf den Daten des deutschen ALKK-Registers. Von 35.534 konsekutiven Patienten, bei welchen eine PCI-Maßnahme durchgeführt wurde, waren 27.145 (76,4 %) < 75 Jahre, 7.645 (21,5 %) zwischen 75 and 84 Jahren und 744 (2,1 %) Patienten waren > 85 Jahre alt. Das mittlere Alter war 68,5 Jahre (60,9–74,5 Jahre) und 25.784 (72,6 %) waren männlich. Insgesamt waren die intraprozeduralen Ereignisse sehr niedrig (1,1 %) und zeigten keinen signifikanten Unterschied zwischen den drei Altersgruppen (< 75 Jahre [1,1 %]; 75–< 85 Jahre [1,2 %]; > 85 Jahre [0,5 %]; p = ns). Die inhospitalen Ereignisraten Tod, Schlaganfall und TIA, sowie der kombinierte Endpunkt waren ebenfalls sehr niedrig (0,6 % vs. 0,9 % vs. 0,9 %; $p < 0{,}001$) aber signifikant höher bei älteren Patienten.

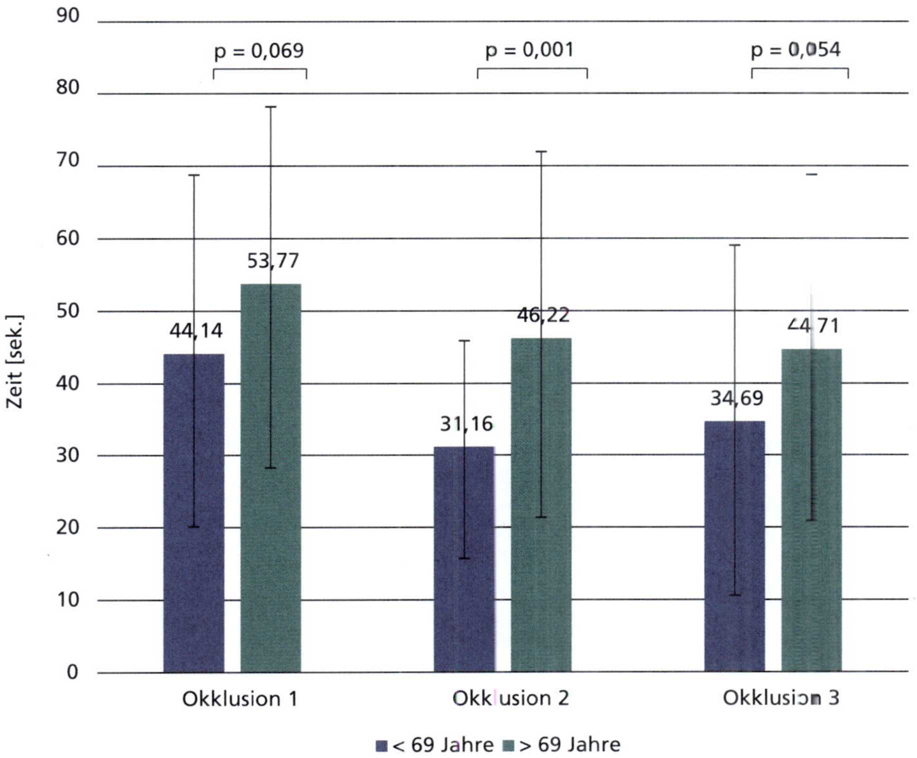

Abb. 8.8.1: Schmerzbeginn während einer kontrollierten Ischämie ausgelöst durch repetitive koronare Okklusionen während einer PCI-Maßnahme bei jüngeren (< 69 Jahre, weiße Säule) und älteren Patienten (> 69 Jahre, graue Säule). Die Grafik zeigt einen signifikant späteren Schmerzbeginn bei älteren Patienten zwischen Okklusion Nr. 2 (p < 0,001) und Okklusion Nr. 3 (p = 0,05) (Rittger et al., 2011)

Eine höhere Zahl an Patienten war der CCS-Klasse-III zugehörig, mit niedrigeren Raten an objektiven Ischämiezeichen während der Belastung. Dabei hatten ältere Patienten signifikant öfter schwere Dyspnoe, Symptome der Herzinsuffizienz oder ein CCS-Stadium-III, häufiger eine Niereninsuffizienz und eine eingeschränkte linksventrikuläre Funktion sowie komplexere Koronarläsionen. Diese Unterschiede waren jedoch nicht so stark ausgeprägt, als dass sie bedeutsame Unterschiede im Outcome zur Folge gehabt hätten. Überraschenderweise fanden sich dabei keine Differenzen bei den Erfolgsraten mit nur geringen Unterschieden in den Ereignis- und Mortalitätsraten. Es zeigte sich insgesamt eine Zunahme der Ereignisraten hin zur älteren Patientengruppe, ohne Unterschied von der älteren zu der „sehr älteren" Gruppe (Rittger et al., 2014).

Nach wie vor, auch trotz der großen Fortschritte in Medikation, Material und Interventionstechniken weisen ältere Patienten ein höheres Komplikationsrisiko auf – unabhängig von der Art der Behandlung, ob interventionell oder medikamentös –, insbesondere für Blutungen, für welche das Alter einer der stärksten Prädiktoren ist (Cavender et al., 2008).

Aus diesem Grunde ist große Sorgfalt bei der Dosierung, insbesondere der rheologisch wirksamen Medikation essenziell. In einer Subgruppenanalyse der PROTECT-TIMI-30-Studie zeigte sich, dass Patienten, welche bei bestehender Niereninsuffzienz Eptifibatide erhielten, bei einer Dosisadjustierung signifikant seltener eine Blutung erlitten oder aufgrund dessen transfundiert werden mussten (Kirtane et al., 2006).

Deshalb erscheint nicht nur eine sorgfältige Dosisadjustierung der rheologisch wirksamen Medikation, sondern ebenso der Kontrastmittel notwendig. Viele Risikofaktoren für eine kontrastmittelinduzierte Nephropathie (CIN) wurden definiert, Alter per se ist bislang jedoch noch nicht als sicherer Risikofaktor identifiziert worden. Von den Patienten des „Minnesota Registry of Interventional Cardiac Procedures" wurde bei 22 % der Patienten mit einem Serumkreatinin von > 2 mg/dL und bei 30 % der Patienten mit einem Serumkreatinin von > 3 mg/dL eine CIN diagnostiziert (Rihal et al., 2002). Folgende Risikofaktoren für eine CIN wurden definiert: Diabetes, höheres Alter, die Menge des Kontrastmittels, die Art der Kontrastmittelapplikation (intraarteriell vs. intravenös), kongestive Herzinsuffizienz, Hypertonus, periprozeduraler Schock, postprozeduraler HB-Abfall, Nephrotoxine, nichtsteroidale Antirheumatika, erhöhte Herzenzyme sowie eine notwendig werdende aortokoronare Bypassoperation (Kagan & Sheikh-Hamad, 2010).

Mehran et al. haben diesbezüglich einen einfachen Risikoscore, welcher prä- und periprozedurale Risikofaktoren enthält, vorgeschlagen. Dieser beinhaltet eine kongestive Herzinsuffizienz, Hypotension, den Einsatz einer intraaortalen Ballonpumpe, Alter > 75 Jahre, Anämie, Diabetes, Kontrastmittelmenge und eine reduzierte glomeruläre Filtrationsrate (GFR) (Mehran et al., 2004). Ein ähnlicher

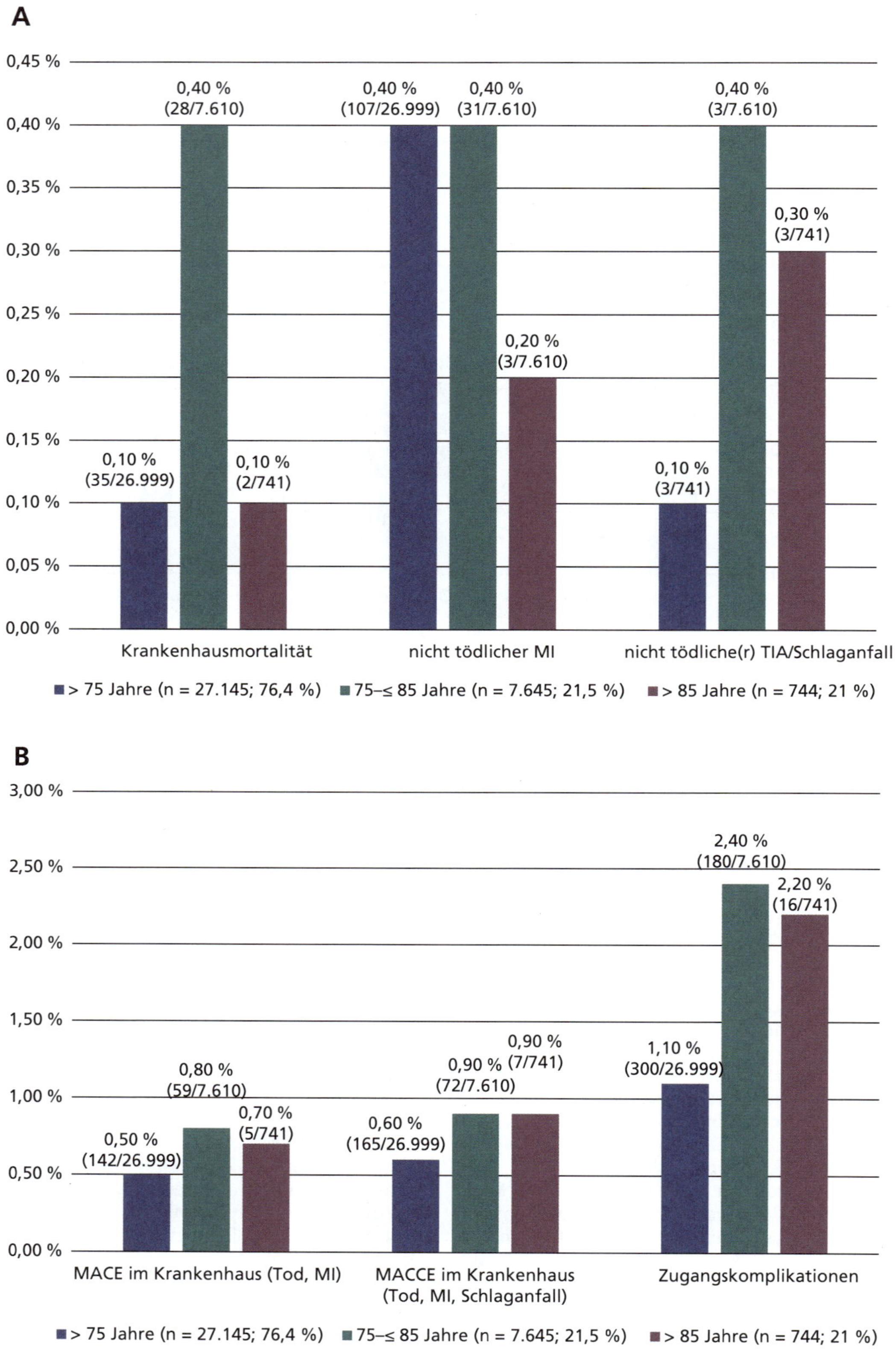

Abb. 8.8.2: Inhospitale MACE-Raten in Abhängigkeit vom Alter. A: altersabhängiger inhospitaler Tod, nicht tödlicher Myokardinfarkt und nicht tödlicher Schlaganfall, B: altersabhängige Raten an inhospitalen Ereignissen sowie Zungangskomplikationen (Rittger et al., 2014). MACE = major adverse cardiac event; MACCE = major adverse cardiac and cerebral event; MI = Myokardinfarkt

Score von Brown et al., der nur periprozedurale Faktoren einschließt, beschreibt, dass Serumkreatinin, Herzinsuffizienz und Diabetes zu > 75 % zur Prädiktion in diesem Modell beitrugen (Brown et al., 2008, Brown & Thompson, 2010).

Am Ende ist noch auf die Bedeutung des Zugangsweges hinzuweisen. Der radiale Zugang reduziert bei älteren Patienten signifikant Komplikationen. Hu et al. zeigten bei 268 älteren Patienten, dass der radiale Zugang ein unabhängiger negativer Prädiktor für postprozedurale Komplikationen war (OR = 0,25, KI = 0,09–0,75; Hu et al., 2012)

Die RIFLE-STEACS (Radial Versus Femoral Randomized Investigation in ST-Elevation Acute Coronary Syndrome)-Studie konnte bei > 1.000 Patienten mit STEMI zeigen, dass der radiale Zugang mit einer niedrigeren Morbidität und Mortalität assoziiert ist (Romagnoli et al., 2012).

Deshalb sollte insbesondere in der älteren Patientengruppe der radiale Zugang der bevorzugte Zugangsweg sein.

Merke

Zusammenfassend ist festzuhalten, dass eine PCI bei älteren Patienten insbesondere aufgrund der rezenten Fortschritte bei den interventionellen Techniken mit einer hohen Erfolgsrate und akzeptablen Komplikationsraten durchführbar ist. Die Risikofaktoren für periprozedurale Komplikationen bei älteren Patienten sind ähnlich denen wie bei jüngeren Patientengruppen, jedoch treten diese häufiger auf. Die Hauptgründe für das schlechte Outcome in den historischen Kohorten waren pathophysiologische Alterationen, Komorbidität und suboptimale Medikation. Die Verbesserungen sind der Weiterentwicklung der Begleitmedikation, der interventionellen „Devices“ und Techniken geschuldet. Jedoch bleibt das Alter ein bedeutsamer Risikofaktor für die inhospitale Mortalität und Komplikationen auch bei elektiven Untersuchungen.

8.8.6 Bypass-Versorgung (CABG)

Über 80-Jährige stellen eine wachsende Gruppe von Patienten dar, welche aufgrund einer notwendig werdenden Revaskularisation entweder einer koronaren Intervention oder einem operativen Verfahren zugeführt werden müssen. Die Spitze der „Baby-Boomer“-Generation wird in 20 Jahren zu einem dramatischen Zuwachs der Patienten mit einer Mehrgefäßerkrankung führen. Ungefähr 40 % der über 80-Jährigen leiden an einer KHK, welche für > 50 % der Todesfälle in dieser Altersklasse verantwortlich ist (National center for health statistics, 1986).

Wie bereits mehrfach erwähnt, gibt es für die Therapie einer KHK drei Optionen: medikamentös, interventionell oder operativ. Die häufig hohe Komorbiditätslast und die niedrigere physiologische Reserve unterscheiden diese Patienten von jüngeren mit Konsequenzen für die Behandlung, da für alle drei Behandlungsarme höhere Morbiditäts- und Mortalitätsraten beschrieben sind. Darüber hinaus und wie bereits mehrfach in diesem Abschnitt skizziert sind alle drei Behandlungsarme für diese Patientengruppe unzureichend evaluiert.

Tatsächlich werden in der täglichen Praxis ältere Patienten häufig direkt einer perkutanen Intervention zugeführt aufgrund der Annahme, dass die PCI ein niedrigeres Risiko aufweist wie ein operatives Vorgehen. Insgesamt zeigen PCI und CABG Vorteile gegenüber der medikamentösen Therapie. Die PCI weist niedrigere inhospitale Komplikationsraten auf, während die Bypassoperation langfristig mit niedrigeren Re-Interventionsraten und einer niedrigeren Langzeitmortalität dem interventionellen Vorgehen überlegen ist, allerdings auf Kosten einer höheren Schlaganfallrate. Eine der Hauptfragen bei der Behandlung von Patienten der älteren und sehr alten Patientengruppe ist, wie relevant ein Langzeitoutcome für diese Patienten ist. Deshalb ist es ein weiteres Mal die Herausforderung an die ärztliche Kunst, die Patienten in diesem Fall richtig zu beraten.

8.8.7 Unterschiede zu jüngeren Patienten

Häufiger berichten ältere Patienten bei Vorliegen einer KHK nicht von pektanginösen Beschwerden, sondern, sie stellen sich mit Atemnot als Anginaäquivalent, Zeichen der Herzinsuffizienz sowie einer verminderten Belastbarkeit vor, teilweise auch, insbesondere im Rahmen eines ACS als akute Verwirrung oder Delir. Obwohl die Inzidenz der KHK mit steigendem Alter zunimmt, zeigen nur 15–30 % der Patienten > 65 Jahren klinische Zeichen einer KHK. Diese Diskrepanz unterstreicht, dass die KHK in dieser Altersgruppe häufig stumm ist und damit unentdeckt bleibt. In einer Studie von 101 Patienten, welche sich einer PCI-Maßnahme unterziehen mussten, konnte bei Patienten > 69 Jahren eine signifikante Reduktion des Schmerzempfindens nachgewiesen werden (Rittger et al., 2011). Eine andere Studie von Ambepitiya et al. (1994) untersuchte nichtinvasiv durch einen Vergleich des Zeitverzuges zwischen dem Beginn der Angina pectoris (AP) und den ST-Veränderungen während Belastung die Schmerzempfindung während einer koronaren Ischämie zwischen älteren und jüngeren Patienten. Die Autoren konnten einen signifikanten Unterschied mit einem Zeitverzug von 49 Sekunden bei Patienten zwischen 70 und 82 Jahren und 30 Sekunden bei Patienten zwischen 42 und 59 Jahren feststellen. Diese Ergebnisse zeigen, dass ein signifikanter Unterschied in der Schmerzwahrnehmung zwischen älteren und jüngeren Patienten naheliegt, welcher unabhängig von Schmerzsensitivität, elektrokardiografischen Ischämiezeichen oder einer ischämischen Präkonditionierung ist. Die Gründe hierfür sind bislang unklar. Neben Änderungen in der zentralen Schmerzwahrnehmung werden unterschiedliche Level endogener Opioide sowie eine erhöhte Opioidrezeptorsensitivität bei Jüngeren postuliert (Ellestadt & Kaun, 1984).

8.8.8 Revaskularisierung interventionell (PCI) vs. herzchirurgisch (CABG)

Insgesamt kann man postulieren, dass alle Studien, welche unterschiedliche Behandlungsstrategien vergleichen, für die PCI ein besseres kurzfristiges Outcome nachweisen konnten, bezüglich des Langzeitoutcomes ist die Operation im Vorteil. Im Vergleich zur jüngeren Bevölkerungsgruppe werden für die Bypassoperation bei älteren Patienten Komplikationsraten zwischen 2,2 % und 9,7 % angegeben. Die Weiterentwicklung chirurgischer Techniken („offcap“, häufigere Verwendung arterieller grafts) hat zu einem kontinuierlichen Abfall der Komplikationsraten geführt. Das verbesserte Langzeitoutcome zugunsten des operativen Vorgehens, insbesondere bei der Mehrgefäßerkrankung, wurde der höheren Effektivität bei kompletter Revaskularisation zugeschrieben. Nichtsdestotrotz ist, insbesondere bei der älteren Bevölkerung, die Suche nach Alternativen aufgrund der alterstypischen Veränderungen gerechtfertigt. Viele dieser Patienten haben ein höheres Risiko für perioperative Komplikationen wie perioperativer Myokardinfarkt, verlängerte mechanische Beatmung, Pneumonie und insbesondere neurologische Komplikationen wie Schlaganfall etc.

Für einen hohen Prozentsatz dieser Patienten scheint die Indikationsstellung in Anbetracht der höheren postoperativen Morbiditätsraten schwierig, insbesondere hinsichtlich der Tatsache, dass für diese Patientengruppe jegliche randomisierte Evidenz für eine Entscheidungsfindung PCI vs. CABG fehlt. Zudem ist bekannt, dass die vorhandenen Risikoscores wie der Euro-Score und der STS-Score im Hochrisikobereich das Outcome nicht zuverlässig vorhersagen und für ältere Patienten wichtige Parameter, welche für das funktionelle Outcome notwendig sind, außer Acht lassen. Aus dieser Tatsache heraus ergibt sich die Notwendigkeit für neue Risikoscores, welche Frailty und Komorbidität in die Risikokalkulation miteinbeziehen.

Der BARI-trial (Bypass Angioplasty Revascularization Investigation) zeigte in einer Gesamtpopulation äquivalente Mortalitätsraten nach 30 Tagen auf Kosten einer höheren Revaskularisationsrate bei den PCI-Patienten (52 % vs. 6 % bei ACVB-Patienten nach 5 Jahren) und einer höheren Schlaganfallrate bei operierten Patienten. Jedoch war die kardiale Mortalität nach 5 Jahren bei Patienten mit Mehrgefäßerkrankung signifikant höher bei intervenierten Patienten. Diese Differenz war manifest bei Diabetikern, für den kombinierten Endpunkt kardiale Mortalität oder Myokardinfarkt sowie für Nichtdiabetiker unabhängig von Symptomatik, linksventrikulärer Funktion, Anzahl stenosierter Gefäße oder dem Vorhandensein einer proximalen LAD-Stenose (Chaitman et al., 1997).

Durch die Einführung von Stenttechniken und moderner antithrombozytärer Therapie haben sich in den vergangenen Jahren die Voraussetzungen für eine erfolgreiche interventionelle Therapie um ein Vielfaches verbessert, sodass zunehmend komplexe Interventionen vorgenommen werden konnten. Von den einfachen Läsionen über Bifurkationen, können nun erfolgreich auch komplexe Hauptstammläsionen primär erfolgreich und mit gutem Langzeiterfolg interventionell behandelt werden.

Die „Alberta Provincial Project for outcomes Assessment in Coronary Heart Disease“ (APPROACH)-Studie untersuchte eine große Kohorte von Patienten > 70 Jahren mit KHK, die sich entweder einem medikamentösen, interventionellen oder operativen Vorgehen unterzogen. Die Teilnehmer wurden in drei Alterskategorien eingeteilt: < 70 Jahre, 70–79 Jahre und > 80 Jahre. Bei 15.392 Patienten betrug die 4-Jahres-Überlebensrate für CABG, PCI und medikamentöse Therapie 95,0 %, 93,8 % und 90,5 %. Bei den 5.198 Patienten zwischen 70 und 79 Jahren betrugen die Überlebensraten 87,3 %, 83,9 % und 79,1 %, bei den 983 Patienten > 80 Jahren bezifferte sich die Überlebensrate auf 77,4 % für CABG, 71,6 % für PCI und 60,3 % für das medikamentöse Vorgehen. Wichtig ist dabei, festzuhalten, dass die absoluten Risikodifferenzen im Vergleich zur medikamentösen Therapie für CABG (17,0 %) und für die PCI (11,3 %) betrugen und dabei der Benefit für die über 80-Jährigen ausgeprägter war. Nach 4 Jahren hatten die über 80-Jährigen das schlechteste Überleben, die sich einem medikamentösen Vorgehen unterziehen mussten (60,3 %, PCI 71,6 % und CABG 77,4 %). In dieser Studie war zum ersten Mal das sog. Risiko-Paradoxon beschrieben worden, nämlich dass ältere Patienten paradoxerweise die höchsten absoluten Risikoreduktionen, welche mit einer interventionellen oder operative Maßnahme verbunden waren, hatten (Graham et al., 2002).

Nichtsdestotrotz muss man in Anbetracht fehlender randomisierter Daten bei der Bewertung dieser Daten im Auge behalten, dass wahrscheinlich die fittesten und am wenigsten gebrechlichen Patienten für ein invasives oder operatives Vorgehen ausgewählt wurden, und die Patienten mit einem schlechteren Allgemeinzustand einem medikamentösen Verfahren zugeführt worden waren.

In der SYNTAX-Studie wurden Patienten jeglichen Alters mit einer 3-Gefäßerkrankung oder einer Hauptstammstenose zu einem operativen oder interventionellen Vorgehen randomisiert. Im Gegensatz zu den vorherigen Studien erhielten alle Patienten einen „drug-eluting“-Stent (DES). Nach 3 Jahren zeigte sich (Neumann et al., 2019) hinsichtlich der Endpunkte Tod, Myokardinfarkt und Schlaganfall kein signifikanter Unterschied, die Revaskularisationsrate war jedoch in der PCI-Gruppe signifikant höher (Kappetein et al., 2011).

Mit dieser Studie wurde der SYNTAX-Score als anatomische und morphologische Schweregradeinteilung für die Komplexizität von Koronarstenosen in die interventionelle Kardiologie eingeführt. Dieser Score, mit einem Cut-off von 33 – ab hier profitieren Patienten nicht mehr von einem interventionellen Vorgehen – ist imstande, Reinterventionen vorherzusagen, jedoch nicht das klinische Outcome von Patienten mit einer koronaren Mehrgefäßerkrankung.

Das zeigt die Notwendigkeiten für eine zukünftige Risikoevaluation für ältere Patienten auf: Für eine umfassende Risikoevaluation wird ein Score notwendig sein, der sowohl anatomisch-morphologische, klinische und typisch geriatrische Komponenten wie die Möglichkeit der Durchführung der Aktivitäten des täglichen Lebens (ADL), Frailty und Komorbidität miteinschließt, um den Nutzen einer Therapie, sei sie medikamentös, interventionell oder operativ, für den Patienten vorhersagen zu können.

Gleichzeitig müssen die Endpunkte für ältere Patienten neu definiert werden. In eine jegliche Datenerhebung bei älteren Patienten, ob randomisiert oder als Register, muss das funktionelle Outcome miteinbezogen werden, d. h. was kann der Patient nach einem Intervall mehr als er vor dem Eingriff konnte. In Anbetracht der allgemeinen Sterblichkeit älterer Patienten sollten die Nachverfolgungsbewertungen nicht in einem Abstand von > 5 Jahren liegen, hier erscheinen 12 Monate als vernünftiger Nachfolgezeitraum. Dafür ist ein suffizientes geriatrisches Assessment vor und nach dem Eingriff unabdingbar. Wünschenswert und anzustreben ist die Entwicklung eines spezifischen, für diese kardiovaskuläre Risikoeinschätzung speziell entwickelten Risikoscores, welcher spezifisch die Risikokonstellation bei älteren KHK-Patienten abprüft, da wir wissen, dass die bestehenden Risikoscores wie STS- und Euro-Score das Risko – und wir reden hier nur vom Mortalitätsrisiko, das funktionelle Outcome wird von diesen Scores überhaupt nicht abgebildet – im Hochrisikobereich nur unzureichend abbilden.

In der Nachfolge von SYNTAX konnte die EXCEL-Studie zeigen, dass mit der Verwendung von modernen Stentsystemen – die SYNTAX-Studie war mit dem nicht mehr auf dem Markt verfügbaren, mit Paclitaxel beschichteten TAXUS-Stent durchgeführt worden – nach 3 Jahren für den kombinierten Endpunkt Tod, Myokardinfarkt und Schlaganfall kein signifikanter Unterschied besteht. Die 30-Tage-MACE-Rate war zugunsten der PCI, Langzeit-Revaskularisationsraten zugunsten des operativen Vorgehens (Stone et al., 2016). Trotz der z. T. widersprüchlichen Ergebnisse mit einer weiteren randomisierten Studie (Makikallio et al., 2016), zeigte eine rezente Metaanalyse einen vergleichbaren Effekt von PCI und CABG hinsichtlich der Gesamtmortalität bis zu 5 Jahren, in wohlgemerkt selektierten Patienten jeglichen Alters aus randomisierten Studien (Head et al., 2018).

Nochmals bleibt jedoch zu betonen, dass die letztgenannten Studien nicht in einer älteren Patientenpopulation durchgeführt wurden, was die Notwendigkeit der Durchführung von randomisierten Studien bei alten Patienten mit chronischem Koronarsyndrom, beim akuten Koronarsyndrom und bei der Behandlung der Mehrgefäßerkrankung (operativ vs. interventionell vs. medikamentös) unterstreicht.

Zusammenfassung

Die Beantwortung der Frage, wie in Anbetracht des epidemiologischen Wandels mit einer raschen erheblichen Zunahme älterer Patienten, welche eine medizinische Versorgung benötigen und schwindender ökonomischer Ressourcen, mit dieser neuen Herausforderung umzugehen ist, wird eine große Aufgabe für die Zukunft sein. Die bestehende Datenlage zeigt Vorteile für ein interventionelles und operatives Vorgehen im Vergleich zur alleinigen medikamentösen Therapie für ältere Patienten. Sehr alte Patienten leiden jedoch häufig unter einer hohen Komorbiditätslast mit COPD, Niereninsuffizienz und neurologischen Erkrankungen – für diese Patienten braucht es definitiv individuelle Entscheidungen; bis eine entsprechende Datenbasis geschaffen ist. So muss es bis auf Weiteres der ärztlichen Kunst überlassen bleiben; zu entscheiden, welche der genannten Alternativen die am besten geeignete für den individuellen Patienten ist.

Die Hauptfragen sind dabei: Was sind die Hauptselektionskriterien einen Patienten einem bestimmten Therapieverfahren zuzuführen? Gibt es für ein bestimmtes Verfahren bei bestimmten Patienten ein erhöhtes Risiko und – rechtfertigt die Besserung der Beschwerden und der funktionellen Kapazität das erhöhte Komplikationsrisiko? Wie nachhaltig ist die Verbesserung und – was sind die Erwartungen der älteren Patienten an das Verfahren und letztlich, ist die Lebensqualität, die Frailty oder die Verbesserung des funktionellen Status das Ziel, welches mit der Behandlung angestrebt werden sollte.

Literatur

Afilalo, J., Alexander, K. P., Mack, M. J., et al. (2014). Frailty assessment in the cardiovascular care of older adults. *Journal of the American College of Cardiology, 63*(8), 747–762 https://doi.org/10.1016/j.jacc.2013.09.070

Alexander, K. P., Newby, L. K., Armstrong, P. W., et al. (2007). Acute coronary care in the elderly, part II: ST-segment-elevation myocardial infarction: a scientific statement for healthcare professionals from the American Heart Association Council on Clinical Cardiology: in collaboration with the Society of Geriatric Cardiology. *Circulation, 115*(19), 2570–2589. https://doi.org/10.1161/CIRCULATIONAHA.107.182616

Alexander, K. P., Newby, L. K., Cannon, C. P., et al. (2007). Acute coronary care in the elderly, part I: Non-ST-segment-elevation acute coronary syndromes: a scientific statement for healthcare professionals from the American Heart Association Council on Clinical Cardiology: in collaboration with the Society of Geriatric Cardiology. *Circulation, 115*(19), 2549–2569. https://doi.org/10.1161/CIRCULATIONAHA.107.182615

Ambepitiya, G., Roberts, M., Ranjadayalan, K., et al. (1994). Silent exertional myocardial ischemia in the elderly: a quantitative analysis of anginal perceptual threshold and the influence of autonomic function. *Journal of the American Geriatrics Society, 42*(7), 732–737. https://doi.org/10.1111/j.1532-5415.1994.tb06533.x

Antman, E. M., Hand, M., Armstrong, P. W., et al. (2008). 2007 Focused Update of the ACC/AHA 2004 Guidelines for the Management of Patients With ST-Elevation Myocardial Infarction: a report of the American College of Cardiology/American Heart Association Task Force on Practice Guidelines: developed in collaboration With the Canadian Cardiovascular Society endorsed by the American Academy of Family Physicians: 2007 Writing Group to Review New Evidence and Update the ACC/AHA 2004 Guidelines for the Management of Patients With ST-Elevation Myocardial Infarction, Writing on Behalf of the 2004 Writing Committee. *Circulation, 117*(2), 296–329. https://doi.org/10.1161/CIRCULATIONAHA.107.188209

Avezum, A., Makdisse, M., Spencer, F., et al. (2005). Impact of age on management and outcome of acute coronary syndrome: observations from the Global Registry of Acute Coronary Events (GRACE). *American heart journal, 149*(1), 67–73. https://doi.org/10.1016/j.ahj.2004.06.003

Bach, R. G., Cannon, C. P., Weintraub, W. S., et al. (2004). The effect of routine, early invasive management on outcome for elderly patients with non-ST-segment elevation acute coronary syndromes. *Annals of internal medicine, 141*(3), 186–195. https://doi.org/10.7326/0003-4819-141-3-200408030-00007

Bedotto, J. B., Rutherford, B. D., McConahay, D. R., et al. (1991). Results of multivessel percutaneous transluminal coronary angioplasty in persons aged 65 years and older. *The American journal of cardiology, 67*(13), 1051–1055. https://doi.org/10.1016/0002-9149(91)90864-h

Brown, J. R., & Thompson, C. A. (2010). Contrast-induced acute kidney injury: the at-risk patient and protective measures. *Current cardiology reports, 12*(5), 440–445. https://doi.org/10.1007/s11886-010-0129-2

Brown, J. R., DeVries, J. T., Piper, W. D., et al. (2008). Serious renal dysfunction after percutaneous coronary interventions can be predicted. *American heart journal, 155*(2), 260–266. https://doi.org/10.1016/j.ahj.2007.10.007

Cavender, M. A., Rao, S. V., & Ohman, E. M. (2008). Major bleeding: management and risk reduction in acute coronary syndromes. *Expert opinion on pharmacotherapy, 9*(11), 1869–1883. https://doi.org/10.1517/14656566.9.11.1869

Chacko, L., P Howard, J., Rajkumar, C., et al. (2020). Effects of Percutaneous Coronary Intervention on Death and Myocardial Infarction Stratified by Stable and Unstable Coronary Artery Disease: A Meta-Analysis of Randomized Controlled Trials. *Circulation. Cardiovascular quality and outcomes*, *13*(2), e006363. https://doi.org/10.1161/CIRCOUTCOMES.119.006363

Chaitman, B. R., Rosen, A. D., Williams, D. O., et al. (1997). Myocardial infarction and cardiac mortality in the Bypass Angioplasty Revascularization Investigation (BARI) randomized trial. *Circulation*, *96*(7), 2162–2170. https://doi.org/10.1161/01.cir.96.7.2162

Cheitlin M. D. (2003). Cardiovascular physiology-changes with aging. *The American journal of geriatric cardiology*, *12*(1), 9–13. https://doi.org/10.1111/j.1076-7460.2003.01751.x

De Servi, S., Cavallini, C., Dellavalle, A., et al. (2004). Non-ST-elevation acute coronary syndrome in the elderly: treatment strategies and 30-day outcome. *American heart journal*, *147*(5), 830–836. https://doi.org/10.1016/j.ahj.2003.12.016

Ellestad, M. H., & Kuan, P. (1984). Naloxone and asymptomatic ischemia: failure to induce angina during exercise testing. *The American journal of cardiology*, *54*(8), 982–984. https://doi.org/10.1016/s0002-9149(84)80129-0

Feldman, D. N., Gade, C. L., Slotwiner, A. J., et al. (2006). Comparison of outcomes of percutaneous coronary interventions in patients of three age groups (<60, 60 to 80, and >80 years) (from the New York State Angioplasty Registry). *The American journal of cardiology*, *98*(10), 1334–1339. https://doi.org/10.1016/j.amjcard.2006.06.026

Ferrari, A. U., Radaelli, A., & Centola, M. (2003). Invited review: aging and the cardiovascular system. *Journal of applied physiology (Bethesda, Md.: 1985)*, *95*(6), 2591–2597. https://doi.org/10.1152/japplphysiol.00601.2003

Fox, K. A., Anderson, F. A., Jr, Dabbous, O. H., et al. (2007). Intervention in acute coronary syndromes: do patients undergo intervention on the basis of their risk characteristics? The Global Registry of Acute Coronary Events (GRACE). *Heart (British Cardiac Society)*, *93*(2), 177–182. https://doi.org/10.1136/hrt.2005.084830

Gilat, D., Goldbourt, U., Reicher-Reiss, H., et al. (1993). Prognosis of acute myocardial infarct in the elderly – SPRINT Study Group. *Harefuah*, *124*(10), 601–668.

Graham, M. M., Ghali, W. A., Faris, P. D., et al. (2002). Survival after coronary revascularization in the elderly. *Circulation*, *105*(20), 2378–2384. https://doi.org/10.1161/01.cir.0000016640.99114.3d

Granger, C. B., Goldberg, R. J., Dabbous, O., et al. (2003). Predictors of hospital mortality in the global registry of acute coronary events. *Archives of internal medicine*, *163*(19), 2345–2353. https://doi.org/10.1001/archinte.163.19.2345

Gurwitz, J. H., Col, N. F., & Avorn, J. (1992). The exclusion of the elderly and women from clinical trials in acute myocardial infarction. *JAMA*, *268*(11), 1417–1422.

Head, S. J., Milojevic, M., Daemen, J., et al. (2018). Mortality after coronary artery bypass grafting versus percutaneous coronary intervention with stenting for coronary artery disease: a pooled analysis of individual patient data. *Lancet (London, England)*, *391*(10124), 939–948. https://doi.org/10.1016/S0140-6736(18)30423-9

Holmes, D. R., Jr, Berger, P. B., Garratt, K. N., et al. (2000). Application of the New York State PTCA mortality model in patients undergoing stent implantation. *Circulation*, *102*(5), 517–522. https://doi.org/10.1161/01.cir.102.5.517

Hu, F., Yang, Y., Qiao, S., et al. (2012). Comparison between radial and femoral approach for percutaneous coronary intervention in patients aged 80 years or older. *Journal of interventional cardiology*, *25*(5), 513–517. https://doi.org/10.1111/j.1540-8183.2012.00732.x

Julius, S., Amery, A., Whitlock, L. S., et al. (1967). Influence of age on the hemodynamic response to exercise. *Circulation*, *36*(2), 222–230. https://doi.org/10.1161/01.cir.36.2.222

Kagan, A., & Sheikh-Hamad, D. (2010). Contrast-induced kidney injury: focus on modifiable risk factors and prophylactic strategies. *Clinical cardiology*, *33*(2), 62–66. https://doi.org/10.1002/clc.20687

Kappetein, A. P., Feldman, T. E., Mack, M. J., et al. (2011). Comparison of coronary bypass surgery with drug-eluting stenting for the treatment of left main and/or three-vessel disease: 3-year follow-up of the SYNTAX trial. *European heart journal*, *32*(17), 2125–2134. https://doi.org/10.1093/eurheartj/ehr213

Kirtane, A. J., Piazza, G., Murphy, S. A., et al. (2006). Correlates of bleeding events among moderate- to high-risk patients undergoing percutaneous coronary intervention and treated with eptifibatide: observations from the PROTECT-TIMI-30 trial. *Journal of the American College of Cardiology*, *47*(12), 2374–2379. https://doi.org/10.1016/j.jacc.2005.09.080

Lee, P. Y., Alexander, K. P., Hammill, B. G., et al. (2001). Representation of elderly persons and women in published randomized trials of acute coronary syndromes. *JAMA*, *286*(6), 708–713. https://doi.org/10.1001/jama.286.6.708

Mäkikallio, T., Holm, N. R., Lindsay, M., et al. (2016). Percutaneous coronary angioplasty versus coronary artery bypass grafting in treatment of unprotected left main stenosis (NOBLE): a prospective, randomised, open-label, non-inferiority trial. *Lancet (London, England)*, *388*(10061), 2743–2752. https://doi.org/10.1016/S0140-6736(16)32052-9

McLean, M. R., Goldberg, P. B., & Roberts, J. (1983). An ultrastructural study of the effects of age on sympathetic innervation and atrial tissue in the rat. *Journal of molecular and cellular cardiology*, *15*(2), 75–92. https://doi.org/10.1016/0022-2828(83)90284-5

Mehran, R., Aymong, E. D., Nikolsky, E., et al. (2004). A simple risk score for prediction of contrast-induced nephropathy after percutaneous coronary intervention: development and initial validation. *Journal of the American College of Cardiology*, *44*(7), 1393–1399. https://doi.org/10.1016/j.jacc.2004.06.068

Mehta, R. H., Rathore, S. S., Radford, M. J., et al. (2001). Acute myocardial infarction in the elderly: differences by age. *Journal of the American College of Cardiology*, *38*(3), 736–741. https://doi.org/10.1016/s0735-1097(01)01432-2

Morici, N., De Servi, S., Toso, A., et al. (2015). Renal dysfunction, coronary revascularization and mortality among elderly patients with non ST elevation acute coronary syndrome. *European heart journal. Acute cardiovascular care*, *4*(5), 453–460. https://doi.org/10.1177/2048872614557221

National center for health statistics. (1986). *National health interview survey 1983-1985*. The Center.

Neumann, F. J., Sousa-Uva, M., Ahlsson, A., et al. (2019). 2018 ESC/EACTS Guidelines on myocardial revascularization. *European heart journal*, *40*(2), 87–165. https://doi.org/10.1093/eurheartj/ehy394

Pfisterer, M., & Trial of Invasive versus Medical therapy in Elderly patients Investigators (2004). Long-term outcome in elderly patients with chronic angina managed invasively versus by optimized medical therapy: four-year follow-up of the randomized Trial of Invasive versus Medical therapy in Elderly patients (TIME). *Circulation*, *110*(10), 1213–1218. https://doi.org/10.1161/01.CIR.0000140983.69571.BA

Rihal, C. S., Textor, S. C., Grill, D. E., et al. (2002). Incidence and prognostic importance of acute renal failure after percutaneous coronary intervention. *Circulation*, *105*(19), 2259–2264. https://doi.org/10.1161/01.cir.0000016043.87291.33

Rittger, H., Hochadel, M., Behrens, S., et al. (2014). Interventional treatment and outcome in elderly patients with stable coronary artery disease. Results from the German ALKK registry. *Herz*, *39*(2), 212–218. https://doi.org/10.1007/s00059-013-3822-2

Rittger, H., Rieber, J., Breithardt, O. A., et al. (2011). Influence of age on pain perception in acute myocardial ischemia: a possible cause for delayed treatment in elderly patients. *International journal of cardiology*, *149*(1), 63–67. https://doi.org/10.1016/j.ijcard.2009.11.046

Rittger, H., Schnupp, S., Sinha, A. M., et al. (2012). Predictors of treatment in acute coronary syndromes in the elderly: impact on decision making and clinical outcome after interventional versus conservative treatment. *Catheterization and cardiovascular interventions : official journal of the Society for Cardiac Angiography & Interventions*, *80*(5), 735–743. https://doi.org/10.1002/ccd.23426

Romagnoli, E., Biondi-Zoccai, G., Sciahbasi, A., et al. (2012). Radial versus femoral randomized investigation in ST-segment elevation acute coronary syndrome: the RIFLE-STEACS (Radial Versus Femoral Randomized Investigation in ST-Elevation Acute Coronary Syndrome) study. *Journal of the American College of Cardiology*, *60*(24), 2481–2489. https://doi.org/10.1016/j.jacc.2012.06.017

Singh, M., Lennon, R. J., Holmes, D. R., Jr, et al. (2002). Correlates of procedural complications and a simple integer risk score for percutaneous coronary intervention. *Journal of the American College of Cardiology*, *40*(3), 387–393. https://doi.org/10.1016/s0735-1097(02)01980-0

Singh, M., Peterson, E. D., Roe, M. T., et al. (2009). Trends in the association between age and in-hospital mortality after percutaneous coronary intervention: National Cardiovascular Data Registry experience. *Circulation. Cardiovascular interventions*, *2*(1), 20–26. https://doi.org/10.1161/CIRCINTERVENTIONS.108.826172

Stone, G. W., Sabik, J. F., Serruys, P. W., et al. (2016). Everolimus-Eluting Stents or Bypass Surgery for Left Main Coronary Artery Disease. *The New England journal of medicine*, *375*(23), 2223–2235. https://doi.org/10.1056/NEJMoa1610227

Tegn, N., Abdelnoor, M., Aaberge, L., et al. (2016). Invasive versus conservative strategy in patients aged 80 years or older with non-ST-elevation myocardial infarction or unstable angina pectoris (After Eighty study): an open-label randomised controlled trial. *Lancet (London, England)*, *387*(10023), 1057–1065. https://doi.org/10.1016/S0140-6736(15)01166-6

Thompson, R. C., Holmes, D. R., Jr, Gersh, B. J., et al. (1991). Percutaneous transluminal coronary angioplasty in the elderly: early and long-term results. *Journal of the American College of Cardiology*, *17*(6), 1245–1250. https://doi.org/10.1016/s0735-1097(10)80130-5

Thompson, R. C., Holmes, D. R., Jr, Grill, D. E., et al. (1996). Changing outcome of angioplasty in the elderly. *Journal of the American College of Cardiology*, 27(1), 8–14. https://doi.org/10.1016/0735-1097(95)00436-X

TIME Investigators (2001). Trial of invasive versus medical therapy in elderly patients with chronic symptomatic coronary-artery disease (TIME): a randomised trial. *Lancet (London, England)*, *358*(9286), 951–957. https://doi.org/10.1016/S0140-6736(01)06100-1

Vogt, A., Bonzel, T., Harmjanz, D., et al. (1997). PTCA registry of German community hospitals. Arbeitsgemeinschaft Leitender Kardiologischer Krankenhausärzte (ALKK) Study Group. *European heart journal*, *18*(7), 1110–1114. https://doi.org/10.1093/oxfordjournals.eurheartj.a015405

von Roeder, M., Rommel, K. P., Kowallick, J. T., et al. (2017). Influence of Left Atrial Function on Exercise Capacity and Left Ventricular Function in Patients With Heart Failure and Preserved Ejection Fraction. *Circulation. Cardiovascular imaging*, *10*(4), e005467. https://doi.org/10.1161/CIRCIMAGING.116.005467

Windecker, S., Kolh, P., Alfonso, F., et al. (2014). 2014 ESC/EACTS Guidelines on myocardial revascularization: The Task Force on Myocardial Revascularization of the European Society of Cardiology (ESC) and the European Association for Cardio-Thoracic Surgery (EACTS)Developed with the special contribution of the European Association of Percutaneous Cardiovascular Interventions (EAPCI). *European heart journal*, *35*(37), 2541–2619. https://doi.org/10.1093/eurheartj/ehu278

Yusuf, S., Flather, M., Pogue, J., et al. (1998). Variations between countries in invasive cardiac procedures and outcomes in patients with suspected unstable angina or myocardial infarction without initial ST elevation. OASIS (Organisation to Assess Strategies for Ischaemic Syndromes) Registry Investigators. *Lancet (London, England)*, *352*(9127), 507–514. https://doi.org/10.1016/s0140-6736(97)11162-x

8.9 Diagnostik und Therapie bei akuter und chronischer Herzinsuffizienz

Markus Wolfgang Ferrari

8.9.1 Einführung

Die Herzinsuffizienz stellt in internistischen Notaufnahmen die häufigste Diagnose dar. Entsprechend dem Bericht der Deutschen Herzstiftung liegt die Prävalenz der klinisch manifesten Herzinsuffizienz bei rund 3 Millionen mit einer steigenden Tendenz von ca. 200.000 neuen Betroffenen pro Jahr. Da auch das Lebensalter ein Risikofaktor für die Entwicklung einer Herzinsuffizienz darstellt, ist die Prävalenz bei geriatrischen Patienten höher als in der allgemeinen Bevölkerung. Entsprechend ist bei der Behandlung älterer Menschen immer auf eine latente Herzinsuffizienz zu achten, die oft als „Altersschwäche" verkannt wird. Das mittlere Alter der Patienten mit Herzinsuffizienz beträgt 74 Jahre, bei den über 80-Jährigen liegt die klinische Prävalenz bei über 10 %. Die akute Herzinsuffizienz im Rahmen eines Myokardinfarktes mit kardiogenem Schock ist selbst bei jüngeren Patienten mit einer Mortalität von bis zu 40 % assoziiert. Bei älteren Menschen stellt entsprechend die akut dekompensierte Herzinsuffizienz – schon bevor es zur Manifestation eines Schocks kommt – eine akut lebensbedrohliche Situation dar, welche einer individuellen Abwägung der Risiken und Therapiemöglichkeiten bedarf. Bei der Diagnostik und Therapie der Herzinsuffizienz ist bei geriatrischen Patienten auf die physiologischen Veränderungen der Kreislaufregulation mit steigendem Lebensalter zu achten.

Merke

Jüngere Menschen passen den Kreislauf eher über die Pulsfrequenz dem jeweiligen Bedarf an, während ältere

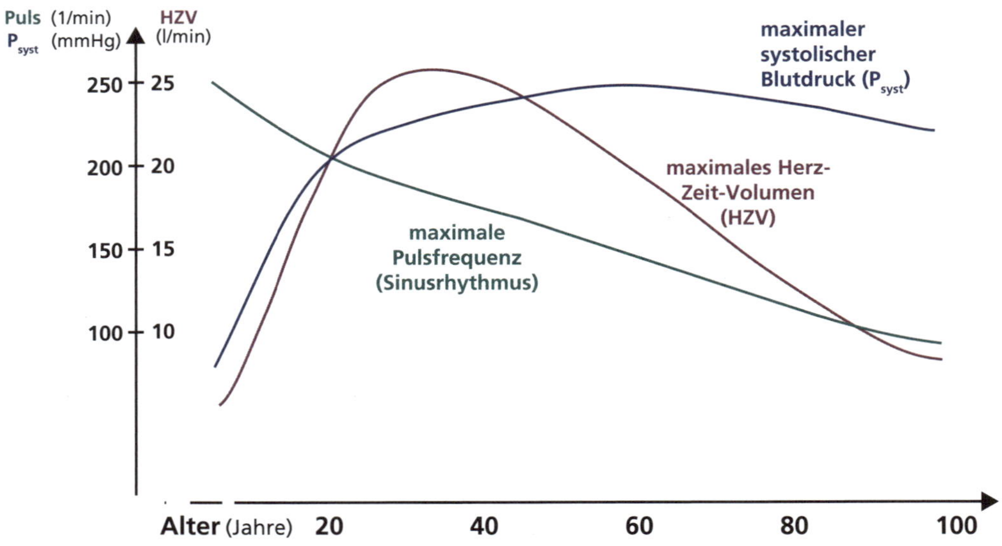

Abb. 8.9.1: Altersabhängigkeit der Kreislaufregulationsmechanismen. Während jüngere Menschen überwiegend durch eine höhere Pulsfrequenz das Herzzeitvolumen unter Belastung steigern können, reagieren ältere Menschen mit einem stärkeren Blutdruckanstieg. P_{syst} = systolischer Blutdruck; HZV = Herz-Zeit-Volumen.

Menschen die Organperfusion über den Blutdruck regeln (► Abb. 8.9.1).

8.9.2 Definition der Herzinsuffizienz

Eine Herzinsuffizienz liegt vor, wenn das geförderte Herzzeitvolumen (HZV) nicht ausreicht, alle Organe ausreichend mit Blut zu versorgen. Die Minderperfusion kann vorrangig durch eine Insuffizienz der rechten Kammer oder der linken Herzkammer bedingt sein. In den meisten Fällen findet sich eine Kombination, die als globale Herzinsuffizienz bezeichnet wird. Das sogenannte Vorwärtsversagen mit vermindertem HZV wird auch als kongestive Herzinsuffizienz bezeichnet. Davon abzugrenzen ist das Rückwärtsversagen mit venösem Stau.

Weiterhin wird zwischen einer kompensierten Herzinsuffizienz, welche nur unter Belastung in Erscheinung tritt, und einer dekompensierten Herzinsuffizienz unterschieden, die auch in Ruhe symptomatisch ist.

8.9.3 Pathophysiologie der Herzinsuffizienz

Da die Herzinsuffizienz pathophysiologisch das Resultat einer Summe verschiedener Funktionsstörungen sein kann, ist auch die Kausalität sehr heterogen: Neben Störungen der Kardiomyozytenfunktion infolge von Entzündung oder gestörtem Metabolismus können Vitien der Herzklappen, Rhythmusstörungen und Reizleitungsstörungen sowie Durchblutungsstörungen zur Manifestation einer Herzinsuffizienz führen. Extrakardiale Ursachen einer Herzinsuffizienz umfassen unter anderem systemische Entzündungen (Fieber, Inflammation), Schilddrüsenfunktionsstörungen mit Hypo- oder Hyperthyreoidismus, Niereninsuffizienz, Anämie, Hypoxämie bei Lungenerkrankungen, Intoxikationen, Medikamentennebenwirkungen und Alkohol. Die Herzinsuffizienz als klinisches Syndrom manifestiert sich jedoch meist durch eine Kombination aus mehreren Faktoren. So führt z. B. eine Tachyarrhythmie unbehandelt nach wenigen Tagen zu einer schweren Pumpfunktionsstörung und sekundär diffusen Myokardischämie. Das beim älteren Menschen häufig auftretende Vorhofflimmern ist darüber hinaus oft mit Insuffizienzen der Segelklappen assoziiert.

Merke

Während Patienten mit einer chronischen Herzinsuffizienz meist sekundär dekompensieren und einer kontinuierlichen Anpassung ihrer Therapie bedürfen, liegt der akuten Herzinsuffizienz oft eine akut auftretende, strukturelle Störung, wie z. B. ein akuter Myokardinfarkt oder eine Myokarditis zugrunde.

Ältere Menschen weisen in der Regel eine chronische Herzinsuffizienz auf, welche durch ein Akutereignis wie z. B. Infekt, Operationen oder außergewöhnliche Belastungen zur Dekompensation aggraviert. Neben der eigentlichen Herzerkrankung sind gerade bei älteren Menschen sekundäre Organschäden wie z. B. eine chronische Niereninsuffizienz oder eine vorbestehende Lungenerkrankung mit pulmonaler Hypertonie für die Schwere des klinischen Verlaufs und die mittelbare Prognose maßgeblich von Bedeutung. Entsprechend muss bei geriatrischen Patienten der Nutzen einer akuten therapeutischen Maßnahme (z. B. Herzkatheteruntersuchung oder kardiochirurgischer Eingriff) den Risiken einer invasiven Maßnahme gegenübergestellt werden. Gleiches gilt auch für eine Pharmakotherapie, bei der das Risiko für Nebenwirkungen mit reduzierter Nierenfunktion oder eingeschränkter metabolischer Kapazität der Leber relevant ansteigt (Osmanska & Jhund, 2019).

Bei der Klassifikation der Herzinsuffizienz werden heute gemäß den Vorgaben der Europäischen Gesellschaft

Tab. 8.9.1: Formen der Herzinsuffizienz gemäß Leitlinien der Europäischen Gesellschaft für Kardiologie (ESC) nach linksventrikulärer Ejektionsfunktion (LVEF; auf Grundlage von McDonagh et al., 2021). Für die Diagnosestellung werden gefordert: Kriterien 1 und 2 immer. Bei LVEF > 40 % zusätzlich Kriterium 3a sowie 3b oder 3c.

Kriterien		Herzinsuffizienz mit reduzierter LVEF (HFrEF)	Herzinsuffizienz mit mäßig reduzierter LVEF (HFmrEF)	Herzinsuffizienz mit erhaltener LVEF (HFpEF)
1. Klinische Symptome		Schwäche, Dyspnoe, pulmonaler Stau, periphere Ödeme		
2. LVEF		< 40 %	40 %–49 %	≥ 50 %
3. a:	BNP-Spiegel		erhöht	erhöht
b:	strukturelle Herzerkrankung	Ø	Linkshypertrophie +/- Vorhofvergrößerung	Linkshypertrophie +/- Vorhofvergrößerung
c:	diastolische Dysfunktion		diastolische Dysfunktion	diastolische Dysfunktion

Tab. 8.9.2: Vergleich der Pathophysiologie bei Herzinsuffizienz zwischen jüngeren und älteren Menschen in Hinblick auf das überwiegende Auftreten der Funktionsstörungen

	jüngere Patienten (< 80 Jahre)	ältere Patienten (≥ 80 Jahre)
Form der Herzinsuffizienz	meist systolische Funktionsstörung mit eingeschränkter LVEF (HFrEF)	höhere Anteil von überwiegend diastolischer Funktionsstörung, meist bei Frauen (HFpEF)
Manifestation	akutes Geschehen	chronisch schleichender Beginn
Anamnese	erstes Ereignis einer akuten Dekompensation	rezidivierende Dekompensationen
Lokalisation	überwiegend linksventrikulär	beidseitig oder rechtsprävalierend
Zugrundeliegende Myokarderkrankung	akuter Myokardinfarkt, Myokarditis, kongenitale Vitien	Lungenembolie, Klappenvitien, senile Speichererkrankungen
Rhythmusstörungen	ventrikuläre Arrhythmien	Vorhofflimmern
Klappenvitien	kongenital, Endokarditis	degenerativ, sekundär

Tab. 8.9.3: Symptome einer Herzinsuffizienz in der Differenzialdiagnose bei älteren Menschen

Herzinsuffizienz	altersbedingte Einschränkungen	häufige Komorbiditäten
• Dyspnoe • Angina pectoris • Synkopen • Nykturie • Ödeme	• Trainingsmangel • degenerative Skeletterkrankungen • Gleichgewichtsstörungen • gestörtes Trinkverhalten • Eiweißmangel, Malnutrition	• Lungenerkrankungen • Interkostalneuralgie, Herpes zoster • zerebrale Durchblutungsstörungen • urologische Erkrankungen • Niereninsuffizienz

für Kardiologie (ESC) drei Typen unterschieden: Herzinsuffizienz mit reduzierter (HFrEF), geringgradig eingeschränkter (HFmrEF) sowie erhaltener linksventrikulärer Ejektionsfraktion (HFpEF) (▸ Tab. 8.9.1).

8.9.4 Symptomatik der Herzinsuffizienz

Bei geriatrischen Patienten manifestiert sich eine Herzinsuffizienz meist auf dem Boden einer chronisch vorbestehenden Insuffizienz, welche durch ein akutes Ereignis wie Myokardinfarkt, Tachyarrhythmie, hypertensive Krise oder systemische Inflammation aggraviert wird. Somit müssen die Symptome des auslösenden Ereignisses (z. B. plötzliche Brustschmerzen oder Palpitationen) zusammen mit den Symptomen der Herzinsuffizienz betrachtet werden (▸ Tab. 8.9.2). Bei einer überwiegenden Insuffizienz der rechten Herzkammer kommt es zum venösen Stau und peripheren Wassereinlagerungen. Die Patienten weisen Unterschenkelödeme, Aszites, Anasarka, einen positiven hepatojugulären Reflux oder eine sekundäre Zirrhose der Leber und bei angehobenem Oberkörper sichtbar gestaute Jugularvenen auf. Oft zeigen sich auch Pleuraergüsse im Rahmen der Rechtsherzinsuffizienz. Sekundär resultiert eine mangelnde Füllung der linken Herzkammer, wodurch das Herzminutenvolumen abnimmt. Steht die Linksherzinsuffizienz im Vordergrund, so kommt es zum pulmonalen Rückstau mit interstitiellem Lungenödem bei akuten Fällen sowie peripherer Hypoperfusion mit den Zeichen der Zentralisierung (kalte Extremitäten) und Organdysfunktion (Somnolenz, Niereninsuffizienz, Darmischämie und allgemeiner Schwäche). Die chronische Herzinsuffizienz wird klassisch nach Ausmaß der Dyspnoe in 4 Schweregrade eingeteilt: Die New York Heart Association unterscheidet im Allgemeinen beschwerdefreie Patienten (NYHA I), belastungsabhängige Symptome wie Dyspnoe (II: ausgeprägte Belastung, III: leichte Belastung) sowie Symptome bereits in Ruhe (NYHA IV). Bei der Einteilung der akuten Herzinsuffizienz wurde in Analogie zur NYHA früher die Killip-Klassifikation verwendet, wobei die Killip-Klasse IV für den manifesten kardiogenen Schock mit lebensbedrohlicher Organhypoperfusion steht. ▶ Tab. 8.9.3 stellt die klassischen Symptome einer Herzinsuffizienz altersbedingten Einschränkungen und häufigen geriatrischen Krankheitsbildern gegenüber.

8.9.5 Diagnostik der Herzinsuffizienz

Die Diagnostik der Herzinsuffizienz basiert auf den Empfehlungen der ESC, die in Ihren Leitlinien einen klaren Algorithmus darstellt (McDonagh et al., 2021). Dieser gilt für alle Patienten in gleicher Weise, wobei die Evidenz für Menschen im Alter über 80 Jahren aufgrund der eingeschränkten Studienlage sehr limitiert ist.

a) Symptomatologie und Anamnese

Die ärztliche Konsultation bei Herzinsuffizienz erfolgt meist aufgrund von Dyspnoe, Kraftlosigkeit oder Flüssigkeitsretention. In der Anamneseerhebung müssen Symptome der sogenannten Altersschwäche von der Herzinsuffizienz sorgfältig differenziert werden. Während bei jüngeren Patienten die familiäre Prädisposition und akute Ereignisse wie Myokarditis genauer eruiert werden sollten, bilden bei älteren Menschen meist multiple Vorerkrankungen, eine Polypharmakotherapie und vorausgegangene Eingriffe am Herzen den Schwerpunkt der Anamneseerhebung.

b) Klinische Untersuchung

Bei der klinischen Untersuchung sollte auf Zeichen der Organminderperfusion und des gestörten Kreislaufs, Pulsfrequenz und Blutdruck fokussiert werden: Periphere Ödeme, Aszites, pulmonaler Stau, jugulärer Stau, Stauungszirrhose und natürlich Klappenvitien sowie periphere Perfusionsdefizite.

c) Labordiagnostik

Eine laborchemische Basisdiagnostik ist bei allen Patienten mit Herzinsuffizienz empfohlen und sollte Elektrolyte, Nierenfunktionsparameter, Glukose, Lipidstatus, Ferritin, Blutbild, Schilddrüsenhormone, C-reaktives Protein, Gerinnungsstatus, Troponin als Marker einer Schädigung der Kardiomyozyten und bei Rechtsherzinsuffizienz auch Transaminasen, Cholinesterase und Bilirubin umfassen. Bei erhöhtem Kreatinin-Spiegel sollte in jedem Falle ein Urinstatus (Proteinurie) erhoben werden.

Besonderes Augenmerk ist auf die diuretischen Peptide (BNP, NT-proBNP) zur Bestätigung bzw. zum Ausschluss einer Herzinsuffizienz entsprechend der ESC-Leitlinien zu richten. Dabei ist jedoch zu beachten, dass es altersspezifische Schwellenwerte insbesondere für das NT-proBNP gibt: Ein Spiegel bis 50 pg/ml schließt bei unter 50-jährigen Patienten eine Herzinsuffizienz mit einer hohen Sensitivität und Spezifität weitgehend aus. Bei Menschen im Alter von 50–75 Jahren gilt eine Obergrenze von 75 pg/ml und bei über 75-Jährigen von 250 pg/ml für einen „normalen NT-proBNP-Spiegel". Für Menschen im Alter über 80 Jahre gibt es keine klare Grenze. So konnte eine Arbeitsgruppe aus Dänemark an einer Studie von 238 Probanden im Alter von 100 Jahren und älter zeigen, dass in dieser Altersgruppe die BNP-Spiegel nicht mit der Klinik einer Herzinsuffizienz oder der echokardiografisch gemessenen linksventrikulären Pumpfunktion korrelieren (Rasmussen et al., 2019). Auch das Troponin weist aufgrund der renalen Elimination bei geriatrischen Patienten eine limitierte Sensitivität für akute Myokardischämien auf (▶ Tab. 8.9.4).

Merke

NT-proBNP und Troponin sind bei hochbetagten Patienten diagnostisch nur eingeschränkt verwertbar.

d) Apparative Diagnostik

Bei der apparativen Diagnostik wird zunächst ein 12-Kanal-Elektrokardiogramm (EKG) empfohlen. Dabei können Herzrhythmusstörungen, gestörte Herzfrequenz, Erregungsausbreitungs- und Erregungsrückbildungsstörungen nachgewiesen werden. Neben dem EKG wird die Echokardiografie als zentrale apparative Diagnostik für alle Patienten mit Herzinsuffizienz empfohlen. Die Einteilung nach der LVEF basiert auf dieser Technik. Klappenvitien, regionale Wandbewegungsstörungen, Hypertrophie, Belastung der rechten oder der linken Kammer, kardiale Kompression durch Erguss und auch seltenere Myokarderkrankungen, wie z. B. die Amyloidose, können so schnell und wenig belastend nachgewiesen werden. Die Qualität der Echokardiografie hängt wesentlich von der Lagerbarkeit des Patienten und der Schallbarkeit (mögliche Einschränkungen z. B. durch chronische Lungenerkrankungen mit Emphysem) ab, was bei älteren Patienten im Einzelfall zu Limitationen führen kann. Bei akuter Herzinsuffizienz kann ein Röntgenbild des Thorax, welches idealerweise bei tiefer Inspiration im Stehen aufgenommen werden sollte, ergänzende Hinweise geben. Degenerative Veränderungen des Skeletts und die eingeschränkte Mobilität älterer Menschen können diese Bildgebung erschweren.

8.9.6 Therapie der Herzinsuffizienz

In Analogie zur Diagnostik gibt die ESC in ihren Leitlinien klare Handlungsempfehlungen, wie die Herzinsuffizienz zu therapieren ist (McDonagh et al., 2021). Viele Zulassungsstudien für Devices und zur medikamentösen Therapie haben keine Patienten im Alter über 80 Jahren eingeschlossen, weshalb die derzeit verfügbare Evidenz für geriatrische Patienten relativ eingeschränkt ist. Dennoch sind die Therapieprinzipien oft in gleicher Weise wie bei jüngeren Patienten anwendbar, wobei die Dosierung einzelner Pharmaka dem reduzierten Metabolismus des älteren Menschen Rechnung tragen sollte. Die nationale Versorgungsleitlinie empfiehlt entsprechend im Abstand von 3–6 Monaten regelmäßige Kontrollen der Elektrolyte, Nierenwerte sowie des aktuellen Medikationsplanes (BÄK et al., 2021). Grundsätzlich sollte die Therapie jedoch auf eine kausale Behandlung abzielen. Bei geriatrischen Patienten muss die individuelle Indikationsstellung für operative

Tab. 8.9.4: Diagnostische Maßnahmen bei Herzinsuffizienz (HI) gemäß Leitlinien der ESC, angepasst auf ältere Menschen (auf Grundlage von McDonagh et al., 2021)

	jüngere Patienten (< 80 Jahre)	ältere Patienten (≥ 80 Jahre)
Labordiagnostik		
• NT-proBNP	korreliert gut mit HI	nicht validiert
• Troponin	Indikator für Myokardischämie	oft durch chronische Niereninsuffizienz verfälscht
Echokardiografie	gute Schallbarkeit	z. T. eingeschränkte Schallbarkeit
	sehr hohe diagnostische Relevanz	
Röntgen	im Stehen gute Darstellbarkeit von Stau oder Ergüssen	aufgrund eingeschränkter Mobilität bedingt indiziert
		Alternative: Pleurasonografie

und invasive Maßnahmen aufgrund von Komorbiditäten unter Abwägung von Nutzen und Risiko erfolgen. So ist z. B. gegenüber einem operativen Eingriff mit Eröffnung des Brustkorbs an der Herz-Lungen-Maschine, wie er für jüngere Patienten mit begleitendem Diabetes mellitus empfohlen wird, bei geriatrischen Patienten ein minimal-invasives Vorgehen in Lokalanästhesie individuell zu bevorzugen, auch wenn die vollständige Revaskularisation oder der Ersatz mehrerer Herzklappen nicht in einem Eingriff komplett abzubilden sind.

Nach der kausalen Therapie wird in allen Leitlinien auf eine entsprechende Schulung, Modifikation des Lebensstils und regelmäßiges körperliches Training zur Verbesserung der Prognose und Lebensqualität bei Herzinsuffizienz abgehoben. In jüngster Zeit wurden telemedizinische Maßnahmen zur Überwachung und Therapiesteuerung bei chronischer Herzinsuffizienz ergänzt. Meiden von Noxen wie z. B. Beendigung des Tabakkonsums oder Begrenzung des Alkoholkonsums wie auch die Normalisierung des Körpergewichts tragen zur Verbesserung von Lebensqualität und Prognose bei chronischer Herzinsuffizienz bei. Dem Patienten sollten hierfür Hilfsangebote gemacht werden. Eine engmaschige Kontrolle durch den behandelnden Hausarzt und Facharzt unterstützen diese Allgemeinmaßnahmen.

Merke

Die medikamentöse Therapie zielt auf eine Verbesserung der Lebensqualität, Reduktion von Symptomen und auch bei älteren Menschen auf eine Verbesserung der Prognose ab.

Die apparative und operative Therapie, welche in den Leitlinien entsprechende Schrittmachersysteme, Kunstherz-Implantation oder gar Herztransplantation vorsieht, findet bei geriatrischen Patienten aus pragmatischen und ethischen Überlegungen nur sehr eingeschränkt Anwendung. Rehabilitative Maßnahmen sind bei akuter Dekompensation einer chronischen Herzinsuffizienz grundsätzlich zur Wiederherstellung der körperlichen Leistungsfähigkeit und Verbesserung der Prognose auch bei geriatrischen Patienten indiziert (Kitzman et al., 2021). Unter Berücksichtigung des Patientenwillens und der Begleiterkrankungen sollte auch hier eine individuelle Indikationsstellung erfolgen, wenn z. B. infolge einer Demenz der Rehabilitationserfolg infrage gestellt werden muss.

8.9.7 Therapie der akuten Herzinsuffizienz

Bei der Behandlung der akuten Herzinsuffizienz, insbesondere des akuten kardiogenen Schocks gilt es, durch eine rasche Stabilisierung der Hämodynamik sekundäre Organschäden infolge Minderperfusion zu vermeiden. Auch hier hat sich bei Vorliegen eines akuten Myokardinfarktes die raschest mögliche Revaskularisation als Maßnahme zur Prognoseverbesserung etabliert und ist für alle Patienten unabhängig vom Alter zu empfehlen.

Bei akuter Herzinsuffizienz mit Pumpfunktionsstörung können durch die Gabe von Katecholaminen und Vasopressoren (bevorzugt Dobutamin und Noradrenalin) die Pumpfunktion kurzfristig verbessert und der Blutdruck normalisiert werden. Im Falle einer hypertensiven Entgleisung und bei pulmonalem Stau helfen Vasodilatatoren und Schleifendiuretika. Bei Vorliegen einer schweren Niereninsuffizienz kommen Nierenersatzverfahren zum Einsatz, wobei im Falle einer hämodynamischen Instabilität kontinuierliche Filtrationsverfahren den intermittierenden vorzuziehen sind. Die mechanische Kreislaufunterstützung ist bei geriatrischen Patienten nur in einzelnen Fällen gerechtfertigt (▸ Tab. 8.9.5). Im Falle eines Kreislaufstillstandes kommen Wiederbelebungsmaßnahmen in gleicher Weise nur begrenzt zum Einsatz. Diese werden in ▸ Kap. 8.11 weitergehend diskutiert.

8.9.8 Medikamentöse Therapie der chronischen Herzinsuffizienz

Bei der medikamentösen Therapie der akuten und chronischen Herzinsuffizienz sollte durch die Kombination mehrerer Substanzen eine gute Lebensqualität wiederhergestellt werden. Da die in den Zulassungsstudien verwendeten Zieldosierungen von geriatrischen Patienten oft nicht vertragen werden, müssen individuelle Anpassungen und Limitationen akzeptiert werden. Auch bei der Pharmakotherapie wird primär auf eine kausale Behandlung und erst sekundär auf eine Symptomlinderung abgezielt.

Bei arterieller Hypertonie mit Linksherzhypertrophie sollte der Blutdruck optimal eingestellt werden. Hierfür bieten sich Betablocker, Calcium-Antagonisten, ACE-Hemmer bzw. Angiotensin-Rezeptorblocker und Diuretika in unterschiedlicher Kombination an. Betablocker helfen bei

Tab. 8.9.5: Therapiemöglichkeiten bei akuter Herzinsuffizienz

	Rechtsherzinsuffizienz	Linksherzinsuffizienz	Akutes Lungenödem	Kardiogener Schock
Inotropika	+	++	+/-	++
Vasopressoren	-	+/-	-	+
Vasodilatatoren	+/-	+	+++	-
Schleifendiuretika	++	++	+++	-
Dialyseverfahren	+	+	+++	+
Mechanische Kreislaufunterstützung	+/-	++	+/-	+++

Vorhofflimmern, die Herzfrequenz zu normalisieren und so die Pumpfunktion zu ökonomisieren.

Folgende Substanzen werden von den ESC-Leitlinien zur Therapie der chronischen Herzinsuffizienz empfohlen: Schleifendiuretika (insbesondere Torasemid) reduzieren das intravasale Flüssigkeitsvolumen und führen zur Ausschwemmung von Ödemen. Ältere Menschen weisen oft eine chronische Niereninsuffizienz auf, weshalb bei einer solchen Therapie Laborkontrollen in 3–4-monatigen Abständen empfohlen werden. Leider kommt es bei hydropischer Dekompensation zu einer Ödembildung des Gastrointestinaltraktes, wodurch die Resorption dieser Pharmaka und damit ihre Wirksamkeit erheblich reduziert wird. In diesem Falle ist eine intravenöse Diuretikagabe zur Rekompensation notwendig. Bei chronischer Herzinsuffizienz kommt es zu einer dauerhaften ß-adrenergen Stimulation, welche sekundär zur chronischen Entzündung, Fibrose, Myokardhypertrophie und zu proarrhythmogenen Nebenwirkungen führen kann. Durch die Gabe von Betablockern werden diese Effekte vermindert und über eine Reduktion der Pulsfrequenz der Herzzyklus ökonomisiert. Inhibitoren des Angiotensin-Konvertierungs-Enzym (ACE-Hemmer) reduzieren am Herzen die Hypertrophie und Fibrose. Sie senken die Nachlast, wodurch das insuffiziente Herz besser arbeiten kann. Außerdem haben sie in mehreren Studien eine Nephroprotektion nachweisen können. Ältere Menschen sollten aufgrund der Gefahr einer akzidentiellen Hyperkaliämie unter ACE-Hemmern in regelmäßigen Abständen kontrolliert werden. Bei Unverträglichkeit von ACE-Hemmern sind bei klinisch manifester Herzinsuffizienz alternativ Angiotensin-Rezeptorblocker (sogenannte Sartane) empfohlen. Die Kombination von Saccubitril mit Valsartan bietet zusätzlich zu dem Effekt der Blockade des Angiotensin-Rezeptors eine Hemmung von Neprilysin, welches für den Abbau atrialer natriuretischer und vasoaktiver Peptide verantwortlich ist. In der Zulassungsstudie zeigte sich für die Subgruppe der über 75 Jahre alten Patienten im Gegensatz zu jüngeren Patienten nur ein geringer, statistisch nicht signifikanter Effekt (McMurray et al., 2014). Gleichzeitig besteht bei der Gruppe der geriatrischen Patienten ein erhöhtes Risiko für Niereninsuffizienz. Die Hemmung des Natrium-Glukose-Kotransporters Typ 2 (SGLT2-Inhibitoren) in der Niere bewirkt einen diuretischen Effekt mit Ausscheidung von Kochsalz und Glukose über den Urin. Eine Prognoseverbesserung auch bei Patienten mit erhaltener linksventrikulärer systolischer Funktion (HFpEF) war in der Gruppe der über 70-Jährigen bei der Zulassungsstudie deutlich ausgeprägter als bei Jüngeren (Anker et al., 2021). Bei der Gabe eines SGLT2-Inhibitors besteht neben dem Risiko von urogenitalen Infekten, getriggert über die verstärkte Glukosurie, in seltenen Fällen die Gefahr einer euglykämischen Ketoazidose. Insbesondere beim älteren Patienten mit Typ-2-Diabetes sollten deshalb regelmäßige Laborkontrollen eingeplant werden. Die Gabe von Mineralokortikoid-Antagonisten (Spironolacton, Eplerenon) führt ebenfalls zur Reduktion von Natrium und Wasser. Sie reduzieren die kardiale Kollagensynthese und damit den fibrotischen Umbau im Bereich der Kardiomyozyten. Im Falle einer chronischen Niereninsuffizienz können sie eine Hyperkaliämie induzieren. Ältere Menschen weisen oft einen chronischen Eisenmangel z. B. infolge von Malnutrition oder einer Schleimhautatrophie des oberen Gastrointestinaltraktes auf. Die parenterale Gabe von Eisen bei Patienten mit chronischer Herzinsuffizienz führt nachweislich zu einer Verbesserung der Lebensqualität und Belastbarkeit (Anker et al., 2009). Diese wird in den Leitlinien grundsätzlich empfohlen und ist selbstverständlich auch bei hochbetagten Patienten indiziert (▸ Tab. 8.9.6).

Eine besondere Therapie hat sich für ältere Patienten mit kardialer Beteiligung einer Amyloidose vom ATTR-Typ etabliert, bei der aus Transthyretin (TTR), dem Transportprotein von Thyroxin sowie Retinol-bindendem Protein/Vitamin A, Fragmente aus dem TTR-Tetramer durch Proteasen pathologisch abgespalten werden. Die Folge ist eine Destabilisierung und Fehlfaltung der Monomere mit Ablagerung im Myokardgewebe. Durch einen oralen Inhibitor der Thyroxin-Bindungsstelle (Tafamidis) kann die TTR-Tetramerdissoziation verhindert und so die Herzinsuffizienz in ihrer Progression gestoppt werden (Maurer et al., 2018).

8.9.9 Erweiterte Therapie der Herzinsuffizienz in der Geriatrie

Erweiterte therapeutische Maßnahmen bei der Therapie der Herzinsuffizienz, wie z. B. die Versorgung mit einem Kunstherzsystem oder die Herztransplantation, kommen bei älteren Menschen in der Regel nicht mehr zur Anwendung. Dafür sind palliative Maßnahmen individuell abgestimmt in Betracht zu ziehen. Die Versorgung mit Schrittmachersystemen, welche bei Vorliegen einer Asynchronie zwischen linker und rechter Herzkammer bei Linksschenkelblock die Systole ökonomisieren, sollte grundsätzlich auch bei geriatrischen Patienten in Betracht gezogen werden. Diese ist grundsätzlich indiziert, wenn die linksventrikuläre Ejektionsfraktion unter 35 % und die QRS-Breite über 130 ms beträgt. Da der operative Eingriff minimal

Tab. 8.9.6: Pharmakotherapie der chronischen Herzinsuffizienz mit reduzierter Pumpfunktion gemäß Leitlinien der ESC mit einer Klasse-1-Empfehlung (auf Grundlage von McDonagh et al., 2021)

Substanzgruppe	Therapeutischer Effekt	Besonderheiten älterer Patienten
Schleifen-Diuretika	Flüssigkeitsreduktion bei Kongestion zur Reduktion der Hospitalisierungsrate und Symptomverbesserung	höhere Dosen bei chronischer Niereninsuffizienz
ß-Blocker	Reduktion der betaadrenergen Stimulation (Reduktion von Entzündung, Fibrose, Myokardhypertrophie und proarrhythmogenen Effekten)	Gefahr der Bradykardie und von AV-Blockierungen
ACE-Inhibitor	Nachlastsenkung, Reduktion der Linksherzhypertrophie und der myokardialen Fibrose, Nephroprotektion	regelmäßige Kontrolle der Elektrolyte, empfohlene Zieldosis in der Auftitration wird oft nicht vertragen
Angiotensinrezeptor-Blocker*	bei Unverträglichkeit von ACE-Inhibitor (NYHA II – IV)	
Saccubitril/Valsartan	*/zusätzlich Hemmung des Enzyms Neprilysin und damit des Abbau der atrialen natriuretischen Peptide sowie vasoaktiver Polypeptide	Gefahr der akuten Niereninsuffizienz, regelmäßige Laborkontrollen notwendig
Mineralokortikoid-Antagonist	Hemmung der Aldosteron getriggerten Natrium- und Wasserretention sowie der kardialen Kollagen-Synthese	Gefahr der Hyperkaliämie bei Niereninsuffizienz
SGLT2-Inhibitor	Hemmung der Natrium und Glucose Reabsorption in der Niere	Risiko: euglykämische Ketoazidose
Eisensubstitution	i.v. Gabe bei Ferritin < 100 ng/ml, Transferrinsättigung < 20 %	guter Effekt bei älteren Patienten (öfter chronischer Eisenmangel)

invasiv in Lokalanästhesie möglich ist, kann diese sogenannte kardiale Resynchronisationstherapie (CRT) auch hochbetagten Patienten individuell angeboten werden (Köbe et al., 2017).

Zusammenfassung

Entsprechend den Leitlinien ist die Diagnostik und Therapie der akuten und chronischen Herzinsuffizienz auch bei hochbetagten Menschen indiziert. Altersbedingte Veränderungen von Laborparametern, erhebliche Risiken und Belastung durch diagnostische und therapeutische Maßnahmen sowie die erhöhte Rate an Nebenwirkung bei der empfohlenen Therapiedosis bedürfen einer individualisierten medizinischen Betreuung geriatrischer Patienten. Ethische Aspekte bis hin zum Angebot einer palliativmedizinischen Betreuung müssen dabei immer berücksichtigt werden. Aufgrund der Komorbiditäten älterer Patienten sind regelmäßige Kontrollen der Laborparameter und des klinischen Status unter einer Herzinsuffizienztherapie unabdingbar. Dann kann auch diese Altersgruppe mit einer guten Lebensqualität behandelt werden.

Literatur

Anker, S. D., Butler, J., Filippatos, G., et al. (2021). Empagliflozin in Heart Failure with a Preserved Ejection Fraction. *N Engl J Med*, *385*(16), 1451-1461. https://doi.org/10.1056/NEJMoa2107038

Anker, S. D., Comin Colet, J., Filippatos, G., et al. (2009). Ferric carboxymaltose in patients with heart failure and iron deficiency. *N Engl J Med*, *361*(25), 2436-2448. https://doi.org/10.1056/NEJMoa0908355

BÄK, KBV, & AWMF (2021). Nationale VersorgungsLeitlinie Chronische Herzinsuffizienz 3. *Auflage*(Version 3), 1-166. https://doi.org/10.6101/AZQ/000483

Kitzman, D. W., Whellan, D. J., Duncan, P., et al. (2021). Physical Rehabilitation for Older Patients Hospitalized for Heart Failure. *N Engl J Med*, *385*(3), 203-216. https://doi.org/10.1056/NEJMoa2026141

Köbe, J., Andresen, D., Maier, S., et al. (2017). Complications and 1-year benefit of cardiac resynchronization therapy in patients over 75 years of age – Insights from the German Device Registry. *Int J Cardiol*, *228*, 784-789. https://doi.org/10.1016/j.ijcard.2016.11.212

Maurer, M. S., Schwartz, J. H., Gundapaneni, B., et al. (2018). Tafamidis Treatment for Patients with Transthyretin Amyloid Cardiomyopathy. *N Engl J Med*, *379*(11), 1007-1016. https://doi.org/10.1056/NEJMoa1805689

McDonagh, T. A., Metra, M., Adamo, M., et al. (2021). 2021 ESC Guidelines for the diagnosis and treatment of acute and chronic heart failure. *Eur Heart J*, *42*(36), 3599-3726. https://doi.org/10.1093/eurheartj/ehab368

McMurray, J. J. V., Packer, M., Desai, A. S., et al. (2014). Angiotensin–Neprilysin Inhibition versus Enalapril in Heart Failure. *New England Journal of Medicine*, *371*(11), 993-1004. https://doi.org/10.1056/NEJMoa1409077

Osmanska, J., & Jhund, P. S. (2019). Contemporary Management of Heart Failure in the Elderly. *Drugs Aging*, *36*(2), 137-146. https://doi.org/10.1007/s40266-018-0625-4

Rasmussen, S. H., Andersen-Ranberg, K., Dahl, J. S., et al. (2019). Diagnosing heart failure in centenarians. *J Geriatr Cardiol*, *16*(1), 1-11. https://doi.org/10.11909/j.issn.1671-5411.2019.01.008

8.10 Herzklappenerkrankungen: Stand der Technik und Behandlungsperspektiven

Raffi Bekeredjian

8.10.1 Einführung

Kaum ein Bereich konnte in den letzten 15 Jahren die Therapie geriatrischer Patienten so stark revolutionieren wie die Behandlung der Klappenerkrankungen. Der Grund für diese ungewöhnliche Entwicklung sind die neuen Methoden zur kathetergestützten Behandlung von Klappenvitien, die eine Vermeidung der Herzchirurgie und damit indirekt eine Vermeidung einer konservativen (nicht-)Therapie ermöglichen. Traditionell war es üblich, noch bis zum ersten Jahrzehnt des 21. Jahrhunderts, geriatrische Patienten mit therapiebedürftiger Aortenklappenstenose, Mitralklappeninsuffizienz oder Trikuspidalklappeninsuffizienz im Wesentlichen unbehandelt zu lassen (Iung et al., 2005). Die Alternative einer offen herzchirurgischen Therapie wurde in der Regel wegen eines zu hohen Operationsrisikos abgelehnt. Wenn bedacht wird, dass diese Erkrankungen mit z. T. dramatisch hohen Mortalitäten verbunden sind, war das frühere Vorgehen ein rein palliatives. Erst die Einführung der kathetergestützten Verfahren konnte durch die prozedurale Risikoreduktion bis in das höchste Alter Klappentherapien ermöglichen und führte damit zu einer neuen Fokussierung auf Klappenerkrankungen in der geriatrischen Kardiologie. Dabei gilt für nahezu alle Klappenerkrankungen eine Zunahme der Prävalenz mit steigendem Alter, entweder wegen einer Zunahme degenerativer Veränderungen, die zu primären Klappenvitien führen, oder wegen einer Zunahme der Herzinsuffizienz im Alter, die wiederum zu sekundären Mitral- oder Trikuspidalklappeninsuffizienzen beitragen.

8.10.2 Aortenklappenstenose

Fallbeispiel: Dyspnoe und Synkope bei Belastung

Ein 84-jähriger Patient klagt bereits seit Monaten über eine zunehmende Einschränkung der Belastbarkeit. Diese fing zunächst mit einer Belastungsdyspnoe an. In den letzten Wochen klagte er zusätzlich über ein belastungsabhängiges Druckgefühl auf der Brust. Bei einem Spaziergang mit der Familie kommt es auf einer Steigung zu einer Synkope. Der Patient wird mit einem Notarzt in die Klinik gebracht. Dort zeigt sich eine hochgradige Aortenklappenstenose mit einer Klappenöffnungsfläche von 0,5 cm². Bei einer invasiven Diagnostik kann eine koronare Herzerkrankung ausgeschlossen werden. Es wird die Indikation zur TAVI gestellt, die wenige Tage später erfolgreich durchgeführt wird. Eine Woche später wird der Patient entlassen und kann sich wieder deutlich besser belasten. Sportliche Aktivitäten und Wanderungen werden mit Freude erneut aufgenommen.

Die Aortenklappenstenose ist die häufigste Klappenerkrankung bei Erwachsenen (Iung et al., 2019). Es handelt sich fast immer um degenerative Veränderungen, die zu einer Verdickung und Verkalkung der Aortenklappentaschen führen, welche die Separation, aber auch die Abdichtung zunehmend einschränken, weshalb bei späten Stadien der Erkrankung meistens ein kombiniertes Vitium mit überwiegender Stenose vorliegt.

8.10.2.2 Pathophysiologie und Verlauf

Die mangelnde Separation der Aortenklappentaschen führt für den linken Ventrikel zu einem steigenden Widerstand an der Aortenklappe. Daher ist ein höherer Druck notwendig, den der linke Ventrikel aufbauen muss, was wiederum zu einer linksventrikulären Hypertrophie führt. Die Hypertrophie, verbunden mit einer steigenden Wandspannung, kann dann zu einer mangelnden Myokardperfusion und damit Ischämie führen. Daher sind die zwei typischen Symptome Dyspnoe und Angina pectoris unter Belastung pathophysiologisch erklärbar. Das dritte Symptom der Aortenklappenstenose ist die Synkope, welche durch die Notwendigkeit einer optimalen Vorlast für den linken Ventrikel ebenfalls pathophysiologisch nachvollzogen werden kann. Ein plötzlicher Vorlastabfall kann dann zu einer Hypotonie mit Bewusstlosigkeit führen. Das wiederum erklärt, weshalb plötzliche Vorlastsenkungen für Patienten mit hochgradiger Aortenklappenstenose lebensbedrohlich werden können, wie sie z. B. im Rahmen einer Diarrhoe, durch die Applikation von Nitroglyzerin-Spray, einer hohen (nicht gewohnten) Dosis eines Schleifendiuretikums, nach starker körperlicher Belastung oder auch bei einer Dialyse mit schnellem Volumenzug auftreten können. Außerdem muss bedacht werden, dass ein Herz mit hochgradiger Aortenklappenstenose während der Systole Zeit benötigt, um gegen den hohen Widerstand ausreichen Blut auszuwerfen, weshalb eine Tachykardie von Patienten mit dieser Erkrankung schlecht toleriert wird.

Wenn ein Patient eine Aortenklappenstenose III° entwickelt und zumindest eines der drei typischen Symptome Dsypnoe, Angina pectoris oder Synkopen zeigt, dann wird die nicht therapierte Aortenklappenstenose zu einer „malignen" Erkrankung, dessen 1-Jahres-Mortalität bei geriatrischen Patienten bei über 50 % liegt (Ross & Braunwald, 1968; Leon et al., 2010). Zudem ist eine progrediente Reduktion der Lebensqualität zu beobachten.

8.10.2.3 Diagnosestellung

Neben der Auskultation, die ein spindelförmiges Systolikum über der Aortenklappe zeigt, ist die transthorakale Echokardiografie das wichtigste diagnostische Instrument. Es kann sowohl eine morphologische Beurteilung der Aortenklappe ermöglichen, bei der Sklerosegrad und Separationsfähigkeit beschrieben werden, als auch die erhöhte Flussgeschwindigkeit gemessen werden, die bei der Aortenklappenstenose vorzufinden ist. Die Flussgeschwindigkeit kann wiederum in einen Gradienten und über die

Tab. 8.10.1: Vereinfachte Echokardiografie-Kriterien für die Definition einer hochgradigen Aortenklappenstenose

Kriterium	Messung
maximale Flussgeschwindigkeit	≥ 4,0 m/s
mittlerer Gradient	≥ 40 mmHg
Klappenöffnungsfläche	< 1,0 cm²
Klappenöffnungsflächenindex (bezogen auf Körperoberfläche)	< 0,6 cm²/m²

Kontinuitätsgleichung in eine Klappenöffnungsfläche umgerechnet werden. ▸ Tab. 8.10.1 zeigt die vereinfachten Kriterien für die Graduierung einer hochgradige Aortenklappenstenose (Baumgartner et al., 2017). Zu bedenken ist, dass der Gradient von der Ejektionsfraktion und dem Schlagvolumen abhängt. Daher gibt es auch höhergradige Aortenklappenstenosen, bei denen die Flussgeschwindigkeit von 4m/s nicht erreicht wird, nämlich die Low-flow-low-gradient-Aortenklappenstenose und die paradoxical Low-flow-low-gradient-Aortenklappenstenose. Bei grenzwertigen Befunden kann zur weiteren Differenzierung eine Stress-Echokardiografie oder eine Computertomografie mit Bestimmung des Verkalkungsgrades der Aortenklappe durchgeführt werden.

8.10.2.4 Behandlungskonzept

Eine medikamentöse Therapie, die entweder die Beweglichkeit der Taschen wieder verbessert oder den Krankheitsprozess verlangsamt, existiert nicht. Daher kann diese Erkrankung nur durch Einsatz einer neuen Klappenprothese behandelt werden.

8.10.2.5 Therapie

Als wichtigste Therapieindikation gilt das Vorliegen einer Aortenklappenstenose III° in Kombination mit zumindest einem der drei typischen Symptome Dsypnoe, Angina pectoris oder Synkopen. Neben der hohen Mortalität ist gerade bei geriatrischen Patienten die progrediente Reduktion der Lebensqualität in der Therapieentscheidung sehr relevant. Für viele Patienten, denen eine Lebensverlängerung nicht wichtig ist, kann mit der zu erwartenden Verbesserung der Lebensqualität (Bekeredjian et al., 2010) trotzdem eine Therapie gerechtfertigt sein, sofern diese Patienten immer noch aktiv sind und ihr Leben genießen können.

Die Therapie der Wahl bei geriatrischen Patienten (und zunehmend auch bei jüngeren Patienten) ist die transfemorale Aortenklappenimplantation (TAVI = transcatheter aortic valve implantation; Vahanian et al., 2021). Zahlreiche randomisierte Studien haben einen sehr klaren Überlebensvorteil für die TAVI im Vergleich zur konservativen Therapie (Leon et al., 2010) und ebenso für die TAVI im Vergleich zum chirurgischen Aortenklappenersatz gezeigt (Adams et al., 2014). Der große Vorteil bei einer transfemoralen TAVI liegt in der Vermeidung einer offenen Operation, einer Herz-Lungen-Maschine und einer Vollnarkose, da dieser Eingriff in Analgosedierung durchgeführt werden kann. Die aktuellen Leitlinien empfehlen daher bei Patienten im Alter ≥ 75 Jahren oder bei Vorliegen eines hohen Operationsrisikos die TAVI gegenüber einem chirurgischen Aortenklappenersatz (Vahanian et al., 2021). Im Wesentlichen verfügen wir heute über zwei Typen von Klappenprothesen: Ballon-expandierende Klappen und selbst-expandierende Klappen. Beide Typen entsprechen einer biologischen Klappenprothese, die keine Antikoagulation erforderlich macht. Patienten, die ansonsten keine Antikoagulationsindikation haben, benötigen nach der Implantation lediglich eine Thrombozytenaggregationshemmung mit 100 mg/d Acetylsalicylsäure (Brouwer et al., 2020). Patienten, die eine Antikoagulationsindikation haben (z. B. Vorhofflimmern), führen lediglich ihre bisherige Antikoagulation weiter fort.

Eine Sonderform der Aortenklappenerkrankung liegt bei einer degenerierten chirurgischen Bioprothese vor. Patienten, die ehemals einen chirurgischen Aortenklappenersatz erhielten, und bei denen die Bioprothese degeneriert ist, kommen meist wegen des fortgeschrittenen Alters und zusätzlicher Komorbiditäten nicht für eine Re-Operation in Frage. Hier lässt sich eine TAVI Prothese auch in die degenerierte ursprüngliche Bioprothese einsetzen (Valve-in-valve-Implantation).

Merke

Die symptomatische, hochgradige Aortenklappenstenose ist unbehandelt mit einer 1-Jahres-Mortalität von ca. 50 % verbunden und reduziert zunehmend die Lebensqualität. Eine TAVI ist beim geriatrischen Patienten grundsätzlich in jedem Alter möglich und stellt heute die empfohlene Therapieform dar.

8.10.3 Mitralklappeninsuffizienz

Die Mitralklappeninsuffizienz ist die zweithäufigste Klappenerkrankung beim Erwachsenen. Die Klappe ist anatomisch sehr viel komplizierter aufgebaut als die Aortenklappe und entsprechend vielseitiger sind die Pathologien, welche zu einer Mitralinsuffizienz führen. Im Wesentlichen wird die primäre Mitralinsuffizienz als degenerative Erkrankung von der sekundären Mitralinsuffizienz, als Folge einer Herzinsuffizienz, unterschieden. Beide Pathomechanismen nehmen mit zunehmendem Alter zu, sodass mit steigender Lebenserwartung die Inzidenz ebenfalls steigen wird.

8.10.3.1 Pathophysiologie und Verlauf

Primäre Mitralklappeninsuffizienz

Durch den komplexen Aufbau der Mitralklappe mit Segeln, Papillarsehnen und Papillarmuskeln, können unterschiedliche Bestandteile der Mitralklappe degenerative Veränderungen aufweisen, die zu einer Insuffizienz beitragen. Häufige Ursachen sind die Degeneration der Segel mit Verkalkungen, Einrissen oder myxomatösen Veränderungen, sowie partielle Sehnenfadenabrisse, die zu einem starken Prolaps führen. Insbesondere Sehnenfadenabrisse können zu plötzlichen klinischen Verschlechterungen beitragen.

Durch die insuffiziente Mitralklappe gelangt ein Teil des Schlagvolumens des linken Ventrikels in der Systole zurück in den linken Vorhof. Dieses führt zu einer Volumenbelastung des linken Ventrikels aufgrund eines größeren Pendelvolumens, welches bei längerem Bestehen zu einer Einschränkung der linksventrikulären Pumpfunktion führen kann. Zusätzlich kommt es zu einer Volumen- und Druckbelastung des linken Vorhofs mit konsekutiver Dilatation des Vorhofs. Der erhöhte Druck im linken Vorhof kann wiederum durch Rückstau in den Lungenkreislauf zu einer postkapillären pulmonalen Hypertonie führen, welche im weiteren Verlauf zu einer sekundären Einschränkung der rechtsventrikulären Funktion beiträgt. Die Vergrößerung des linken Vorhofs erhöht zudem das Risiko eines Vorhofflimmerns. Oft bemerken die Patienten mit erstmaligem Eintreten des Vorhofflimmerns eine akute weitere Verschlechterung ihrer Belastbarkeit. Hauptsymptom der Mitralinsuffizienz ist die Dyspnoe.

Mit Einschränkung der linksventrikulären Funktion als Folge der Mitralinsuffizienz gewinnt die Erkrankung zusätzlich eine prognostische Bedeutung mit reduzierter Lebenserwartung.

Sekundäre Mitralklappeninsuffizienz

Der Annulus der Mitralklappe ist Teil des linken Vorhofs und der Basis des linken Ventrikels. Bei einer Vergrößerung des linken Ventrikels, z. B. im Rahmen einer dilatativen oder ischämischen Kardiomyopathie, vergrößert sich auch der Annulus. Da aber die Segel nicht an Länge zunehmen, führt die Annulusdilatation unweigerlich zu einer fehlenden Koaptation der Segel mit fehlender Abdichtung. Dieser Effekt wird zusätzlich verstärkt, wenn der linke Ventrikel elongiert. Hierbei nimmt der Zug durch die Sehnenfäden weiter zu, da diese ebenfalls nicht mit der Vergrößerung des linken Ventrikels wachsen. Dieses sogenannte „Tethering“ hält die Segel in der Systole offen und verstärkt die Insuffizienz.

Die Folgeerscheinungen der sekundären Mitralinsuffizienz sind sehr ähnlich wie bei der primären Form, wobei hier eine Differenzierung zwischen den direkten Folgen der Kardiomypathie und der Mitralinsuffizienz schwierig sind. Ohne Zweifel nimmt aber die Herzinsuffizienzsymptomatik durch eine sekundäre Mitralinsuffizienz weiter zu. Verschiedene Studien hatten in der Vergangenheit darauf hingewiesen, dass die sekundäre Mitrainsuffizienz einen unabhängiger Prädiktor einer erhöhten Mortalität darstellt (Trichon et al., 2003). Neuere randomisierte Studien zur interventionellen Therapie der sekundären Mitralinsuffizienz haben diese Hypothese bestätigen können (Stone et al., 2018).

8.10.3.2 Diagnosestellung

Neben der Auskultation, die ein Systolikum über der Mitralklappe zeigt, sind die transthorakale und transösophageale Echokardiografie die wichtigsten diagnostischen Instrumente. Wenn eine höhergradige Mitralinsuffizienz in der transthorakalen Echokardiografie vermutet wird, ist eine transösophageale Echokardiografie für die weitere Graduierung nötig. Dabei kann sowohl eine detaillierte morphologische Beurteilung der Mitralklappe und des Mitralklappenhalteapparates als auch die relativ komplexe Stadieneinteilung erfolgen. Eine Rechts- und Linksherzkatheteruntersuchung kann zur weiteren Beurteilung mit herangezogen werden.

8.10.3.3 Behandlungskonzept

Eine medikamentöse Therapie der primären Mitralinsuffizienz, die zu einer Verbesserung der degenerativen Veränderungen führt oder den Krankheitsprozess verlangsamt, existiert nicht. Daher kann die primäre Mitralinsuffizienz nur durch eine operative oder interventionelle Therapie behandelt werden. Eine diuretische Therapie kann die Symptome lindern.

Bei der sekundären Mitralinsuffizienz muss vor einer möglichen operativen oder interventionellen Therapie immer zunächst die Behandlung der Kardiomyopathie stehen. Durch eine adäquate Herzinsuffizienztherapie, einschließlich einer koronaren Revaskularisierung (wenn sinnvoll) oder einer kardialen Resynchronisation (wenn indiziert), kann bei Zunahme der linkventrikulären Pumpfunktion die sekundäre Mitralinsuffizienz wieder abnehmen. Anders sieht es beim bereits austherapierten Patienten aus. Hier wird mit der Zeit die Mitrainsuffizienz eher schlechter und rechtfertigt daher eine strukturelle Therapie.

8.10.3.4 Therapie

Primäre Mitralinsuffizienz

Bei der primären Mitralinsuffizienz gilt als wesentliche Therapieindikation das Vorhandensein einer hochgradigen Mitralinsuffizienz und Symptomatik. Weitere Kriterien, die eine Therapie indizieren, sind Abnahme der linksventrikulären Pumpfunktion, das Auftreten eines Vorhofflimmerns, die Entwicklung einer pulmonalen Hypertonie und die Dilatation des linken Vorhofs (Vahanian et al. 2021). Hierbei ist grundsätzlich die Therapie der Wahl eine chirurgische Mitralklappenrekonstruktion. Eher in Ausnahmefällen ist ein Mitralklappenersatz notwendig. Bei geriatrischen Patienten wird aber mit zunehmendem Alter und zunehmenden Komorbiditäten die Operation als zu riskant betrachtet. In diesen Fällen können heute die überwiegende Zahl der primären Mitralinsuffizienzen auch interventionell mit einem Edge-to-edge-Verfahren (siehe unten) behandelt werden.

Sekundäre Mitralinsuffizienz

Die Therapieleitlinien bei der sekundären Mitralinsuffizienz beinhalten immer zunächst die vollständige Behandlung der zugrundeliegenden Kardiomyopathie, wie oben beschrieben. Erst bei einer therapierefraktären, hochgradigen, sekundären Mitralinsuffizienz ist eine operative oder interventionelle Vorgehensweise möglich. Die alleinige chirurgische Mitraklappenrekonstruktion ist hierbei mit einer IIb-Empfehlung zurückhaltender als die interventionelle Edge-to-edge-Therapie (siehe unten), welche bei geeigneten Vorgaben mit einer IIa-Empfehlung indiziert ist (Vahanian et al., 2021). Diese Leitlinienempfehlung kommt insbesondere geriatrischen Patienten zugute, da das interventionelle Verfahren mit sehr geringem Risiko verbunden ist und daher auch bei höherem Alter und bei relevanten Komorbiditäten in Frage kommt.

Edge-to-Edge-Therapie der Mitralklappe

Unter den verschiedenen nicht-chirurgischen, interventionellen Therapieoptionen ist die kathetergestützte Edge-to-edge-Therapie (TEER = transcatheter edge-to-edge repair) am meisten etabliert. Hierfür stehen aktuell zwei Systeme zur Verfügung (MitraClip™ und Pascal™). Das Konzept basiert auf eine einfache chirurgische Rekonstruktionsmethode, bei der die zwei Klappensegel an der Stelle der Undichtigkeit zusammengenäht werden. Bei der TEER wird das durch eine kleine Klammer mittels Katheters angebracht. Für diesen Eingriff wird über eine Punktion der Vena femoralis ein Katheter zunächst in den rechten Vorhof und dann transseptal über den linken Vorhof in den linken Ventrikel vorgebracht. Mit der Klammer werden dann die Segel eingefangen, im Bereich der Insuffizienz miteinander fixiert und dann vom Katheter abgelöst (▸ Abb. 8.10.1). Diese Intervention wird durch eine transösophageale Echokardiografie (TEE) gesteuert. Schon frühe Studien zeigten, dass dieser Eingriff mit sehr geringem Risiko verbunden ist, weshalb er insbesondere für geriatrische Patienten sehr gut geeignet ist. Die TEER kann grundsätzlich sowohl bei primärer Mitralinsuffizienz als auch bei sekundärer Mitralinsuffizienz eingesetzt werden, wenn die Anatomie und Pathologie der Klappe geeignet sind. Während dieses Verfahren zunächst für die primäre Mitralinsuffizienz entwickelt wurde, wird es heute insbesondere für die sekundäre Mitralinsuffizienz eingesetzt. Randomisierte Studien haben dabei ein gemischtes Bild ergeben. Bei eher medikamentös nicht austherapierten Herzinsuffizienzpatienten mit zu schlechter linksventrikulärer Funktion, ist kein prognostischer Effekt zu sehen (Obadia et al., 2018). Umgekehrt kann bei streng austherapierten Patienten mit noch geeigneter Pumpfunktion die Lebenserwartung, Lebensqualität und weitere Hospitalisierungen reduziert werden (Stone et al., 2018). Eine komplexe, interdisziplinäre Entscheidungsfindung in einem erfahrenen Zentrum ist daher sehr wichtig.

Merke

Die primäre hochgradige Mitralklappeninsuffizienz kann bei geriatrischen Patienten meistens mit einer interventionellen Edge-to-edge-Therapie behandelt werden. Bei der sekundären hochgradigen Mitralklappeninsuffizienz steht eine leitliniengerechte medikamentöse Herzinsuffizienztherapie vor einem interventionellen Verfahren. Wenn trotz einer adäquaten Herzinsuffizienztherapie die Mitralinsuffizienz persistiert, dann kann ein Edge-to-edge-Verfahren weitere Hospitalisierungen und die Mortalität reduzieren.

8.10.4 Trikuspidalklappeninsuffizienz

Die Trikuspidalklappeninsuffizienz hat zwar eine hohe Prävalenz, insbesondere bei geriatrischen Patienten, aber sie war bis vor wenigen Jahren kaum im Fokus der Klappentherapie. Der wichtigste Anlass, eine Trikuspidalklappe zu behandeln, war das zusätzliche Vorhandensein einer hochgradigen Trikuspidalinsuffizienz bei anderweitiger herzchirurgischer Operationsindikation (z. B. Mitralklappenoperation oder Bypass-Operation). Bei isolierter Trikuspidalinsuffizienz oder bei geriatrischen Patienten mit zu hohem Operationsrisiko, wurde die Trikuspidalklappe lediglich diuretisch therapiert. Das ändert sich aktuell durch neue interventionelle Techniken, die eine nicht-chirurgische Behandlung mit geringem Risiko erlauben (siehe unten).

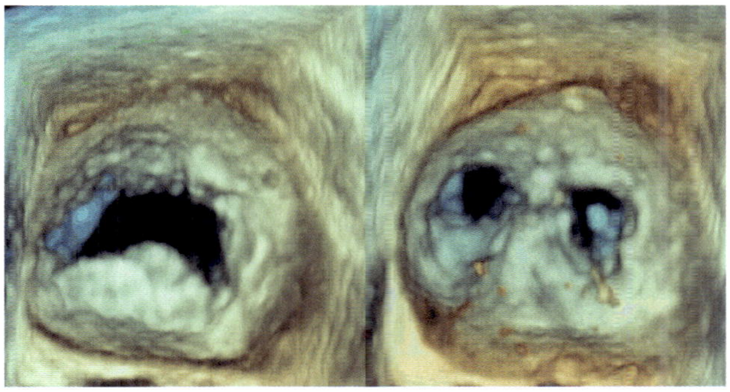

Abb. 8.10.1: Beispiel einer Edge-to-edge-Therapie an der Mitralklappe. Links: 3-D-TEE einer Mitralklappe vor der Edge-to-edge-Therapie; anteriores und posteriores Segel sind frei. Rechts: 3-D-TEE einer Mitralklappe nach der Edge-to-edge-Therapie; das anteriore und posteriore Segel werden durch einen MitraClip™ im A2-P2-Segment zusammengehalten.

8.10.4.1 Pathophysiologie und Verlauf

Die hochgradige Trikuspidalinsuffizienz ist fast immer eine sekundäre Klappenerkrankung. Ursachen können eine isolierte, primäre Funktionsstörung des rechten Ventrikels oder eine sekundäre Funktionsstörung des rechten Ventrikels auf der Basis einer prä- oder postkapillären pulmonalen Hypertonie sein. Daher ist die Trikuspidalinsuffizienz ein häufiges Begleitphänomen bei Klappen- oder Myokarderkrankungen des linken Ventrikels. Die Trikuspidalinsuffizienz kann die rechtsventrikuläre Funktion weiter beeinträchtigen und imponiert insbesondere durch den Rückstau in das venöse System. Symptome sind daher Dyspnoe, periphere Ödeme, Aszites, Niereninsuffizienz (als Kombination aus venöser Kongestion und steigendem Diuretika-Bedarf) und Malabsorption des Darms. Während früher die Trikuspidalinsuffizienz eher banalisiert wurde, wissen wir heute, dass sie unbehandelt mit einer erhöhten Sterblichkeit einhergeht (Wang et al., 2019; Benfari et al., 2019).

8.10.4.2 Diagnosestellung

Neben klinischen Zeichen, wie periphere Ödeme oder gestaute Halsvenen, ist die transthorakale Echokardiografe das wichtigste Instrument, um die Diagnose zu sichern. Neben der klassischen dreiteiligen Stadieneinteilung wurde auch eine fünfteilige Graduierung empfohlen, die die besonders extremen Formen einer Trikuspidalinsuffizienz charakterisieren (Stadium IV = massiv; Stadium V = sintflutartig; Hahn et al., 2019). Diese Stadien könnten an der Mitral- oder Aortenklappe nicht lange überlebt werden.

8.10.4.3 Behandlungskonzept

Die diuretische Therapie steht bei den meisten Patienten im Vordergrund. Damit lassen sich Symptome oft für lange Zeit deutlich reduzieren. Bei extremen Formen der Trikuspidalinsuffizienz und dann begleitender, zunehmender Niereninsuffizienz, ist die diuretische Therapie nicht mehr ausreichend. Bis vor wenigen Jahren wurden diese Patienten nur palliativ versorgt, weil die isolierte Trikuspidalklappenchirurgie selten empfohlen wurde. Mittlerweile gibt es interventionelle Verfahren, die eine Therapie der Trikuspidalklappe mit geringem Risiko erlauben und somit gezielt eingesetzt werden können.

8.10.4.4 Therapie

Neben den oben erwähnten chirurgischen Möglichkeiten und der Bedeutung der diuretischen Therapie, könnten in Zukunft interventionelle Verfahren eine größere Rolle spielen. So kann das Edge-to-edge-Verfahren, welches bei der Mitralklappe schon etabliert ist, mittlerweile auch an der Trikuspidalklappe angewandt werden (Nickenig et al., 2019). Die TEER an der Trikuspidalklappe wird ähnlich wie bei der Mitralklappe durchgeführt. Durch die komplexe Anatomie der Trikuspidalklappe, ist dieses Verfahren anspruchsvoller. Erste randomisierte Daten zeigen zumindest eine signifikante Verbesserung der Lebensqualität (Sorajja et al., 2023). Die Leitlinien empfehlen bereits mit eine IIb-Indikation in ausgewählten Fällen eine TEER (Vahanian et al., 2021).

8.10.5 Mitralklappenstenose

Die Mitralklappenstenose ist unter den Klappenerkrankungen seltener. Sie kann das Schlagvolumen des linken Ventrikels reduzieren, einen Rückstau in den Lungenkreislauf mit pulmonaler Hypertonie erzeugen, begünstigt Vorhofflimmern und linksatriale Thromben und toleriert, wie alle stenotischen Klappenvitien, keine Tachykardie. Bei jüngeren Patienten mit Mitralstenose sind die Segel meistens nicht verkalkt, sodass man diese mit einer Ballonvalvuloplastie aufsprengen kann. Bei geriatrischen Patienten ist eine Mitralstenose fast immer mit Verkalkungen assoziiert, weshalb die Klappensprengung nicht in Frage kommt. Die wichtigste Therapie ist hier der chirurgische Mitralklappenersatz, der wiederum bei geriatrischen Patienten oft wegen des Operationsrisikos nicht empfohlen wird. Neue Verfahren zum interventionellen Mitralklappenersatz könnten in Zukunft als risikoarme Therapieoption in Frage kommen.

8.10.6 Aortenklappeninsuffizienz

Die Aortenklappeninsuffizienz gehört ebenfalls zu den selteneren Klappenvitien. Sie ist eher eine Erkrankung des jüngeren Alters und meistens Verbunden mit einer Erkrankung der Aorta ascendens. Geriatrische Patienten haben nur sehr selten eine reine, hochgradige Aorteninsuffizienz. Durch den Rückfluss des ausgeworfenen Blutvolumens von der Aorta zurück in den linken Ventrikel kommt es zu einer Volumen- und Druckbelastung des linken Ventrikels und im weiteren Verlauf zu einer zunehmenden Funktionseinschränkung und Ischämie (bei geringer werdendem Perfusionsgradienten der Koronararterien) des linken Ventrikels (Bekeredjian & Grayburn, 2005). Eine TAVI, wie bei der Aortenstenose, ist nur in Ausnahmefällen möglich, wenn die Aortenklappe nicht zu sehr dilatiert ist und eine ausreichende Verkalkung für die Verankerung der TAVI-Prothese besteht. Bei der klassischen Aorteninsuffizienz sind diese Kriterien nicht erfüllt. Dann kann nur eine chirurgische Therapie erfolgen, falls der Patient dafür in Frage kommt. Medikamentös kann eine diuretische Therapie die Symptome lindern. Eine Bradykardie sollte vermieden werden, damit die Diastole, in der der Rückfluss stattfindet, nicht zu lang wird.

8.10.7 Weitere Klappenerkrankungen und Prothesen

Die Trikuspidalklappenstenose ist eine äußerst seltene Erkrankung, die in den meisten Fällen chirurgisch behandelt werden muss. Die Pulmonalklappe spielt beim Erwachsenen kaum eine Rolle. Die Pulmonalklappeninsuffizienz wird meistens lange gut toleriert. Die Pulmonalklappenstenose erzeugt eine Belastungsdyspnoe und kann bei einer verkalkten Pulmonalklappe, ähnlich einer TAVI, mit einer kathetergestützten Klappenimplantation behandelt werden.

Ehemals implantierte Bioprothesen (z. B. in Aorten- oder Mitralposition) können über die Jahre degenerative Veränderungen aufweisen und zu relevanten Stenosierungen oder Insuffizienzen führen. In diesem Fall ist eine kathetergestützte Klappenimplantation in der Regel möglich und auf eine Re-Operation kann insbesondere bei geriatrischen Patienten verzichtet werden (sogenannte Valve-in-valve-Implantation).

Eine Endokarditis stellt beim geriatrischen Patienten stets eine besondere Herausforderung dar. Hier muss interdisziplinär zwischen einem kurativen Ansatz, der fast immer einen chirurgischen Klappersatz erfordert, und einem palliativen Ansatz abgewogen werden. Wenn die Klappendestruktion nicht zu weit vorangeschritten ist und geeignete orale Antibiotika zur Verfügung stehen, kann bei Inoperabilität eine dauerhafte Antibiotikatherapie diskutiert werden.

Zusammenfassung

Primäre und sekundäre Klappenerkrankungen zeigen in höherem Alter eine steigende Inzidenz. Nahezu jede hochgradige, symptomatische Klappenerkrankung geht mit einer Reduktion der Lebensqualität und einer erhöhten Mortalität einher. Hauptsymptom ist die Belastungsdyspnoe. Die häufigsten Klappenerkrankungen bei geriatrischen Patienten sind die Aortenklappenstenose, gefolgt von der Mitralklappeninsuffizienz und der

Trikuspidalklappeninsuffizienz. Eine medikamentöse Therapie primärer Klappenerkrankungen existiert nicht. Bei der sekundären Mitral- und Trikuspidalklappeninsuffizienz sollte zunächst eine Herzinsuffizienztherapie etabliert werden, worunter die Klappeninsuffizienz abnehmen kann. Für die meisten primären Klappenerkrankungen, sowie für die therapierefraktäre sekundäre Mitral- und Trikuspidalinsuffizienz, können geriatrischen Patienten in jedem Alter interventionelle Verfahren angeboten werden. Für die kathetergestützte Aortenklappenimplantation (TAVI) bei der Aortenklappenstenose und für die kathetergestützte Edge-to-edge-Therapie bei der sekundären Mitraklappeninsuffizienz wurde eine Reduktion der Mortalität gegenüber einer konservativen Therapie gezeigt.

Literatur

Adams, D. H., Popma, J. J., Reardon, M. J., et al. (2014). Transcatheter aortic-valve replacement with a self-expanding prosthesis. *New England Journal of Medicine*, *370*(19):1790-1798. https://doi.org/10.1056/nejmoa1400590

Baumgartner, H., Hung, J., Bermejo, J., et al. (2017). Recommendations on the Echocardiographic Assessment of Aortic Valve Stenosis: A Focused Update from the European Association of Cardiovascular Imaging and the American Society of Echocardiography. *Journal of the American Society of Echocardiography, 30*(4), 372–392. https://doi.org/10.1016/j.echo.2017.02.009

Bekeredjian, R., & Grayburn, P. A. (2005). Valvular heart disease: aortic regurgitation. *Circulation*, 112(1), 125–134. https://doi.org/10.1161/circulationaha.104.488825

Bekeredjian, R., Krumsdorf, U., Chorianopoulos, E., et al. (2010). Usefulness of percutaneous aortic valve implantation to improve quality of life in patients >80 years of age. *American Journal of Cardiology, 106*(12), 1777–1781. https://doi.org/10.1016/j.amjcard.2010.08.017

Benfari, G., Antoine, C., Miller, W. L., et al. (2019). Excess Mortality Associated With Functional Tricuspid Regurgitation Complicating Heart Failure With Reduced Ejection Fraction. *Circulation*, *140*(3):196-206. https://doi.org/10.1161/circulationaha.118.038946

Brouwer, J., Nijenhuis, V. J., Delewi, R., et al. (2020). Aspirin with or without Clopidogrel after Transcatheter Aortic-Valve Implantation. *New England Journal of Medicine*, *383*(15), 1447-1457. https://doi.org/10.1056/nejmoa2017815

Hahn, R. T., Thomas, J. D., Khalique, O. K., et al. (2019). *JACC Cardiovascular Imaging*, *12*(3) 469-490. https://doi.org/10.1016/j.jcmg.2018.07.033

Iung, B., Cachier, A., Baron, G., et al. (2005). Decision-making in elderly patients with severe aortic stenosis: why are so many denied surgery? *European Heart Journal*, *26*(24), 2714–2720. https://doi.org/10.1093/eurheartj/ehi471

Iung, B., Delgado, V., Rosenhek, R., et al. (2019). Contemporary presentation and management of valvular heart disease: The EURObservational Research Programme Valvular Heart Disease II Survey. *Circulation*, *140*, 1156-1169. https://doi.org/10.1161/circulationaha.119.041080

Leon, M. B., Smith, C. R., Mack, M., et al. (2010). Transcatheter aortic-valve implantation for aortic stenosis in patients who cannot undergo surgery. *New England Journal of Medicine*, 21; 363(17), 1597–1607. https://doi.org/10.1056/nejmoa1008232

Nickenig, G., Weber, M., Schueler, R., et al. (2019). 6-Month Outcomes of Tricuspid Valve Reconstruction for Patients With Severe Tricuspid Regurgitation. *Journal of the American College of Cardiology*, *73*(15), 1905–1915. https://doi.org/10.1016/s0140-6736(19)32600-5

Obadia, J. F., Messika-Zeitoun, D., Leurent, G., et al. (2018). Percutaneous Repair or Medical Treatment for Secondary Mitral Regurgitation. *New England Journal of Medicine*, *379*(24), 2297–2306. https://doi.org/10.1056/nejmoa1805374

Ross, J. Jr., & Braunwald, E. (1968). Aortic stenosis. *Circulation*, *38*(1 Suppl), 61–67. https://doi.org/10.1161/01.CIR.38.1S5.V-61

Sorajja. P., Whisenant. B., Hamid. N., et al. (2023). Transcatheter Repair for Patients with Tricuspid Regurgitation. *New England Journal of Medicine*, doi: 10 1056/NEJMoa2300525.

Stone, G. W., Lindenfeld, J., Abraham, W. T., et al. (2018). Transcatheter Mitral-Valve Repair in Patients with Heart Failure. *New England Journal of Medicine* 379(24), 2307–2318. https://doi.org/10.1056/nejmoa1806640

Trichon, B. H., Felker, G. M., Shaw, L. K., et al. (2003). Relation of frequency and severity of mitral regurgitation to survival among patients with left ventricular systolic dysfunction and heart failure. *American Journal of Cardiology*, 91(5), 538–453. https://doi.org/10.1016/s0002-9149(02)03301-5

Vahanian, A., Beyersdorf, F., Praz, F., et al. (2021). 2021 ESC/EACTS Guidelines for the management of valvular heart disease. European Heart Journal, 43(7), 561–632. https://doi.org/10.1093/eurheartj/ehab395

Wang, N., Fulcher, J., Abeysuriya, N., et al. (2019). Tricuspid regurgitation is associated with increased mortality independent of pulmonary pressures and right heart failure: a systematic review and meta-analysis. *European Heart Journal* 40(5), 476–484. https://doi.org/10.1093/eurheartj/ehy641

8.11 Herz-Lungen-Wiederbelebung: Ergebnisse und Entscheidungsprozesse

Guido Michels

8.11.1 Einführung

Die kardiopulmonale Reanimation (CPR) ist eine Basiskompetenz in der Akutmedizin. Nicht nur jüngere sondern oftmals sind es ältere Patienten, welche basierend auf einem Kreislaufstillstand in die Klinik aufgenommen werden. Die aktuellen Leitlinien des European Resuscitation Council (ERC) zur kardiopulmonalen Reanimation berücksichtigen neben vielen medizinischen Aspekten auch die Medizinethik und geben eine Hilfestellung im Rahmen der Entscheidungsfindung. Auf den geriatrischen oder älteren Patienten wird jedoch im Speziellen nicht eingegangen, was Ziel dieses Buchkapitels ist.

Der Herz-Kreislauf-Stillstand ist die dritthäufigste Todesursache in Europa (Michels et al., 2021). Die jährliche Inzidenz in Europa liegt zwischen 67 und 170 pro 100.000 Einwohnern im Falle des außerklinischen (out-of-hospital cardiac arrest, OHCA) und zwischen 1,5 und 2,8 pro 1.000

Krankenhauseinweisungen im Rahmen des innerklinischen Herzkreislaufstillstandes (*in-hospital cardiac arrest*, IHCA) (Gräsner et al., 2021). Eine kardiale Erkrankung wird in ca. 60 % ursächlich für einen Kreislaufstillstand bzw. Cardiac Arrest angenommen (Hawkes et al., 2017; Fischer et al., 2021). In ca. 20–30 % der Fälle wird eine extrakardiale Genese für den Cardiac Arrest verantwortlich gemacht (Hess et al., 2007; Fischer et al., 2021). Die Überlebensrate von Patienten mit einem günstigen neurologischen Outcome (*cerebral performance category*, CPC 1–2) ist sowohl beim IHCA als auch beim OHCA unter kardiopulmonaler Reanimation (CPR) weiterhin niedrig (ca. 8 % [OHCA] vs. ca. 15 % [IHCA]; Sandroni et al., 2007; Karam et al., 2017; Perkins et al., 2021).

8.11.2 Datenlage zum Herz-Kreislauf-Stillstand bei älteren Patienten

In einer retrospektiven Studie über prähospitale CPR (2011–2018) des Deutschen Reanimationsregisters wurden erste Ergebnisse zu älteren Patienten erhoben (Günther et al., 2020). Insgesamt wurden 2.900 Patienten mit einem Alter über 65 Jahre und Einsatzort in einer Pflegeeinrichtung – damit OHCA-Fälle – untersucht. Das Durchschnittsalter betrug 83,7± 7,5 Jahre; 1.766 (60,9 %) waren weiblich und 1.134 (39,1 %) männlich. Lebend entlassen wurden 118 (4,0 %) Patienten; davon 64 (2,2 %) mit einem günstigen neurologischen Outcome (CPC 1-2); 30 (1,0 %) mit unbekannter CPC und 24 (0,8 %) mit CPC 3 oder 4. In der Klinik verstarben 902 (31,1 %) Patienten, davon fünf (0,2 %) nach Tag 30; 279 (9,6 %) nach 24 Stunden bis Tag 30 und 618 (21,3 %) innerhalb von 24 Stunden nach CPR; am Einsatzort verstarben 1.880 (64,8 %) Patienten. In 36,4 % der Fälle wurde eine CPR vor Ankunft des Rettungsdienstes begonnen. In 63,6 % der CPR-Fälle wurde nicht durch die Pflegefachkräfte begonnen, aber der Rettungsdienst verständigt, der dann zeitverzögert die CPR begann. Dieser hohe Anteil von verzögert begonnenen CPR untermauert die Unsicherheiten des Pflegepersonals bezüglich des gebotenen Vorgehens und weist damit auf ein Potenzial für sog. *vorausschauende* Therapieplanung bzw. *Advance Care Planning* (ACP) hin (▸ Kap. 13.7). Da bei älteren CPR-Patienten in Pflegeeinrichtungen nur in ca. 2 % ein neurologisch gutes Outcome erreicht werden konnte (Günther et al., 2020), sollte insbesondere bei pflegebedürftigen Patienten mit fortgeschrittenen Erkrankungen (z. B. terminale Herzinsuffizienz) das Thema *Advance Care Planning* frühzeitig angesprochen werden. Das Bestreben bei diesem Patientenkollektiv ein ACP oder zumindest einen Notfallbogen als Ergänzung zur Patientenverfügung und Vorsorgevollmacht zu implementieren, sollte bei steigenden Zahlen der älteren Bevölkerung in naher Zukunft flächendeckend umgesetzt werden.

Merke

Die Thematik Advance Care Planning sollte idealerweise bei allen älteren und multimorbiden Patienten aufgenommen werden.

Bei über 90-Jährigen mit Herz-Kreislauf-Stillstand wurde jüngst eine deutsche Analyse durchgeführt (Roedl, 2021). Patienten im fortgeschrittenen Alter (> 80 Jahre) machen etwa 15–20 % aller behandelten Patienten in der Akutmedizin aus. 48 von 600 Patienten im Alter von über 90 Jahren hatten einen Kreislaufstillstand und wurden auf Intensivstation aufgenommen. Das mediane Alter lag bei 91,7 (90,7–92,6) Jahren. Mehr als die Hälfte der Patienten (52 %) lebten vor dem Krankenhausaufenthalt ohne bzw. mit nur geringer Unterstützung im Alltag zu Hause. Trotz fortgeschrittenem Alter lag bei nur 23 % der Patienten eine Patientenverfügung vor, was wiederum die dringende Notwendigkeit von ACP bzw. einer Notfallplanung unterstreicht. Der größte Anteil der Patienten (85 %) erlitt einen IHCA. Eine primäre kardiale Ursache lag bei 40 % der CPR-Fälle vor. Die mediane Zeit bis zur Rückkehr eines Spontankreislaufs (return of spontaneous circulation, ROSC) betrug 4 (1,6–9,5) Minuten. Überlebende hatten tendenziell eine höhere Rate an schockbaren Initialrhythmen (25 %), eine kürzere Zeit bis ROSC (3 vs. 8 min, $p < 0,05$) und eine geringere Schwere der Erkrankung (SAPS-II-Score 44 vs. 58, $p < 0,05$). Zudem fand sich bei den Überlebenden nach CPR ein signifikant höherer pH-Wert (7,29 vs. 7,23; $p < 0,05$) und ein niedrigeres Serum-Laktat (2,8 vs. 6,2 mmol/l, $p < 0,001$). CPR-Patienten, die nicht überlebten, benötigten öfters eine mechanische Beatmung (68 vs. 92 %, $p < 0,05$) und häufiger Bluttransfusionen (18 vs. 50 %, $p < 0,05$). Insgesamt überlebten 46 % der über 90-Jährigen nach Kreislauf-Stillstand den Aufenthalt auf der Intensivstation; 1 Jahr post-CPR waren 23 % der Patienten noch am Leben. Bezüglich des neurologischen Outcomes konnte in dieser Studie beeindruckend demonstriert werden, dass bei 86 % der überlebenden IHCA-Patienten ein günstiges neurologisches Outcome vorlag. Zusammenfassend lässt sich feststellen, dass bei Patienten mit IHCA das Patientenalter nicht als alleiniges Kriterium zur Entscheidung für oder gegen die Einleitung von Reanimationsmaßnahmen fungieren sollte. Die Entscheidungsfindung sollte sich bei älteren Menschen auf weitere Faktoren, wie den funktionalen Aktivitätszustand (Gebrechlichkeit bzw. Frailty), die Prognose der Erkrankung und den Grad der Komorbidität stützen (Michels et al., 2019).

In einer belgischen Studie zu CPR-Patienten im Alter von ≥ 70 Jahren wurden 11 IHCA und 19 OHCA-Studien herangezogen (Zanders et al., 2021). Die Überlebensrate bis zur Krankenhausentlassung nahm mit zunehmendem Alter sowohl für den IHCA als auch für den OHCA ab (▸ Tab. 8.11.1). Ein günstiges neurologisches Outcome (CPC 1–2) wurde bei 11,5–22,7 % der IHCA-Patienten und bis zu 10,5 % der OHCA-Patienten festgestellt (▸ Tab. 8.11.1). Neben dem Alter wurden weitere Risikofaktoren identifiziert, darunter Pflegeheimaufenthalt, Komorbidität, nicht schockbarer Rhythmus, nicht beobachteter Kreislaufstillstand. Obwohl sich in dieser Studie eine Altersabhängigkeit zeigt, sollte das Alter nicht als alleiniges Entscheidungskriterium für die Einleitung einer CPR herangezogen werden. Der Grad der Gebrechlichkeit wurde in den eingeschlossenen Studien leider nicht als Prädiktor für das Ergebnis des Kreislaufstillstandes berücksichtigt.

Erste retrospektive Studien demonstrieren, dass im Falle des Vorliegens einer Gebrechlichkeit bzw. Frailty mit einer Klinischen Frailty-Skala (*Clinical Frailty Scale*, CFS) von ≥ 5, eine Reanimation praktisch aussichtslos ist (Fernando et al., 2020; Ibitoye et al., 2021). Ein höheres Maß an Gebrechlichkeit wird mit einer erhöhten Sterblichkeit nach einer CPR im Krankenhaus assoziiert (Hu et al., 2022).

Tab. 8.11.1: Metaanalyse von Studien zum Outcome von IHCA und OHCA (auf Grundlage von Zanders et al., 2021)

	70–79 Jahre	80–89 Jahre	≥ 90 Jahre
Überlebensrate			
IHCA	20,1–27,9 %	15,3–21,5 %	11–15,1 %
OHCA	4,3–12 %	2,8–8 %	2,7–3,9 %
Neurologisches Outcome (CPC 1–2)			
IHCA	22,7 %	16,5 %	11,5 %
OHCA	10,5 %	0,9 %	0,5–1,8 %

Zukünftige prospektive und großangelegte Studien sollten die Gebrechlichkeit bzw. die Funktionalität als unabhängiger Prädiktor im Rahmen der CPR-Entscheidungsfindung weiter untersuchen (Zanders et al., 2021).

Merke

Bezüglich der Entscheidungsfindung im Rahmen der kardiopulmonalen Reanimation sollten bei älteren Menschen mehrere Faktoren, insbesondere die Gebrechlichkeit bzw. Frailty, die Prognose der Erkrankung und der Grad der Komorbidität, und nicht alleinig das Lebensalter berücksichtigt werden.

8.11.3 Ad-hoc-Entscheidungsfindung

Die Entscheidungsfindung bezüglich der Einleitung oder Nichteinleitung einer kardiopulmonalen Reanimation sollte idealerweise strukturiert und von erfahrenden Akutmedizinern erfolgen. Leider sind diese Voraussetzungen nicht immer gegeben, sodass vor kurzem eine Ad-hoc-Entscheidungshilfe für akutmedizinische Situationen etabliert wurde (Michels et al., 2022). Insbesondere in Notaufnahmen sind tagtäglich Entscheidungen mit enormer medizinischer und ethischer Tragweite erforderlich. Eine Strukturierung anhand standardisierter Vorgehensweisen kann bei der ethischen Ad-hoc-Entscheidungsfindung hilfreich sein, vorausgesetzt, dass sie interdisziplinär und multiprofessionell trainiert und vorgelebt werden. Im Gegensatz zur präklinischen Notfallmedizin können meistens in der Notaufnahme mehrere Kollegen/-innen zur Therapieentscheidung hinzugezogen werden. Im Positionspapier zur Ad-hoc-Entscheidungshilfe zur Evaluierung der Therapieentscheidung wird ein sog. „Ethical team time out" empfohlen, in dessen Rahmen der Patientenwille und die medizinische Indikation strukturiert überprüft werden.

Auch die internationalen ERC-Leitlinien zur CPR gehen auf die „Ethik der Reanimation und Entscheidungen am Lebensende" ein (Mentzelopoulos et al., 2021). Für dieses Kapitel wurden, wie auch für die anderen Kapitel, fünf Kernaussagen formuliert.

Kernaussagen des Kapitels „Ethik der Reanimation und Entscheidungen am Lebensende" (Mentzelopoulos et al., 2021)

1. Vorausschauende Behandlungspläne helfen Patienten und deren Familien, den Reanimationserfolg zu erreichen, ermöglichen Ärztinnen/Ärzten und Patienten, an einer gemeinsamen Entscheidungsfindung teilzuhaben und sollen Do-Not-Attempt-CPR (DNACPR)-Entscheidungen in notfallmedizinische Behandlungspläne integrieren.
2. Patienten und die Öffentlichkeit sollen bezüglich Überleben und neurologischem Outcome nach kardiopulmonaler Reanimation geschult werden
3. Medizinisches Personal soll bezüglich vorausschauender Behandlungsplanung, gemeinsamer Entscheidungsfindung und Kommunikation geschult werden.
4. Wann soll eine Wiederbelebung beginnen und wann beendet werden?
5. Die Forschung zu Ethik und Reanimation soll gefördert werden.

Die gemeinsame Entscheidungsfindung soll folgende Punkte berücksichtigen (Mentzelopoulos et al., 2021):

1. Geben Sie in klarer und ehrlicher Weise Informationen über den Status und die Prognose des Patienten.
2. Informieren Sie sich über die Ziele, die Wertvorstellungen und Behandlungspräferenzen des Patienten.
3. Beziehen Sie die Patienten bzw. Familienmitglieder in die Gespräche über vorausschauende Behandlungspläne ein.
4. Kommunizieren Sie empathisch, machen Sie klar, dass Sie den Patienten nicht aufgeben, seine Beschwerden weiter behandeln und ihn bei seinen Entscheidungen weiter unterstützen werden.
5. Bieten Sie die Möglichkeit spiritueller bzw. religiöser Unterstützung an.
6. Wenn angemessen, erklären und verwenden Sie standardisierte patientenzentrierte Verfahren für die Therapiezieländerung, bei gleichzeitiger Unterstützung symptomorientierter Maßnahmen und psychologischer Patienten- und Familienbetreuung.
7. Erwägen Sie die Aufzeichnung von Besprechungen mit der Familie zum Zweck der Nachvollziehbarkeit bzw. der Qualitätsverbesserung.

Merke

Die Akutmedizin ist auf der einen Seite der medizinische Bereich mit dem höchsten Bedarf an Kommunikation und auf der anderen Seite oftmals der Ort mit den größten Hindernissen für eine reibungslose Kommunikation. Aus diesen Gründen sollte die Kommunikation gerade in diesem Bereich ausreichend trainiert werden.

Bezüglich des Nichteinleitens der CPR oder der Therapiezieländerung gibt das Kapitel „Ethik der Reanimation und Entscheidungen am Lebensende“ ebenfalls eine Hilfestellung. Eindeutige Kriterien diesbezüglich sind: a) wenn die Sicherheit der Helfer nicht adäquat gewährleistet werden kann; b) wenn offensichtlich tödliche Verletzungen oder der irreversible Tod vorliegen, und c) wenn eine gültige und relevante (sofern auf die Situation anwendbar) Patientenverfügung vorliegt, die von der Durchführung von Reanimationsmaßnahmen abrät. Weitere vordefinierte Kriterien sind: a) Eine anhaltende Asystolie trotz 20-minütiger erweiterter lebensrettender Maßnahmen und ohne Vorliegen einer reversiblen Ursache. b) Ein nicht beobachteter Kreislaufstillstand mit einem anfänglich nicht schockbaren Rhythmus, bei dem das Risiko einer Schädigung des Patienten durch anhaltende Reanimation wahrscheinlich den Nutzen überwiegt, z. B. Ausbleiben von ROSC oder bei vorbestehender schwerer chronischer Komorbidität bzw. sehr reduzierter Lebensqualität (Frailty). c) Andere starke Hinweise darauf, dass eine weitere Reanimation nicht mit den Wertvorstellungen und Präferenzen der Patienten oder nicht mit deren Interesse vereinbar wäre. Folgende Kriterien sollen nicht allein die Entscheidungsfindung beeinflussen: z. B. Pupillengröße, Dauer der Reanimation, endtidaler Kohlendioxidgehalt, Begleiterkrankungen, initialer Laktatwert oder Selbstmordversuch. Die Gründe für das Nichteinleiten der CPR oder der Therapiezieländerung sollen im Rahmen der Entscheidungsfindung klar dokumentiert werden (Mentzelopoulos et al., 2021).

Zusammenfassung

Mit zunehmendem Patientenalter nehmen sowohl das Überleben als auch das neurologische Outcome im Rahmen der Wiederbelebung bei Patienten mit innerklinischem und außerklinischem Kreislaufstillstand ab. Obwohl in einigen Studien eine Altersabhängigkeit nachgewiesen werden kann, sollte das Alter nicht als alleiniges Pro- oder Kontrakriterium bezüglich der Einleitung bzw. Nichteinleitung einer CPR herangezogen werden. Weitere Faktoren, wie z. B. Pflegebedürftigkeit, nicht schockbarer Rhythmus, nicht beobachteter Kreislaufstillstand, Prognose der Erkrankung, Grad der Komorbidität und Gebrechlichkeit sollten im Rahmen der Entscheidungsfindung unbedingt mitberücksichtigt werden. Eine flächendeckende Umsetzung von Advance Care Planning oder Notfallbögen sollte Gegenstand zukünftiger gesellschaftlicher und politischer Diskussionen sein.

Literatur

Fernando, S. M., McIsaac, D. I., Rochwerk, B., et al. (2020). Frailty and associated outcomes and resource utilization following in-hospital cardiac arrest. *Resuscitation, 146*, 138–144

Fischer, M., Wnent, J., Gräsner, J. T., et al. (2021). Öffentlicher Jahresbericht 2020 des Deutschen Reanimationsregisters: Außerklinische Reanimation 2020. www.reanimationsregister.de/berichte, Zugriff am 14.1.2021

Gräsner, J. T., Herlitz, J., Tjelmeland, I. B. M., et al. (2021). European Resuscitation Council Guidelines 2021: Epidemiology of cardiac arrest in Europe. *Resuscitation, 161*, 61–79

Günther, A., Schildmann, J., in der Schmitten, J., et al. (2020). Opportunities and risks of resuscitation attempts in nursing homes—facts for nursing home residents and caregivers. *Dtsch Arztebl Int, 117*, 757–763

Hawkes, C., Booth, S., Ji, C., et al. (2017). Epidemiology and outcomes from out-of-hospital cardiac arrests in England. *Resuscitation, 110*, 133–140

Hess, E. P., Campbell, R. L., & White, R. D. (2007). Epidemiology, trends, and outcome of out-of-hospital cardiac arrest of non-cardiac origin. *Resuscitation, 72*(2), 200–206

Hu, F. Y., Streiter, S., O'Mara, L., et al. (2022). Frailty and Survival After In-Hospital Cardiopulmonary Resuscitation. *J Gen Intern Med, 37*(14), 3554–3561

Ibitoye, S. E., Rawlinson, S., Cavanagh, A., et al. (2021). Frailty status predicts futility of cardiopulmonary resuscitation in older adults. *Age and Ageing, 50*, 147–152

Karam, N., Marijon, E., Dumas, F., et al. (2017). Characteristics and outcomes of out-of-hospital sudden cardiac arrest according to the time of occurrence. *Resuscitation, 116*, 16–21

Mentzelopoulos, S. D., Couper, K., Voorde, P. V., et al. (2021). European Resuscitation Council Guidelines 2021: Ethics of resuscitation and end of life decisions. *Resuscitation*, 161, 408–432

Michels, G., Dutzmann, J., Duttge, G., et al. (2022). [Ad hoc ethical decision-making in clinical acute and emergency medicine : Position paper of the Ethics Section of the German Interdisciplinary Association of Critical Care and Emergency Medicine (DIVI) in collaboration with the Ethics Section of the German Society of Medical Intensive Care and Emergency Medicine (DGIIN)]. *Med Klin Intensivmed Notfmed, 117*(2), 85–90

Michels, G., Pöss, J., & Thiele, H. (2021). [ERC guidelines 2021 on cardiopulmonary resuscitation]. *Herz, 47*(1), 4–11

Michels, G., Sieber, C. C., Marx, G., et al. (2019). [Geriatric intensive care: Consensus paper of DGIIN, DIVI, DGAI, DGGG, ÖGGG, ÖGIAIN, DGP, DGEM, DGD, DGNI, DGIM, DGKliPha and DGG]. *Z Gerontol Geriatr, 52*(5), 440–456

Perkins, G. D., Gräsner, J. T., Semeraro, F., et al. (2021). European Resuscitation Council Guidelines 2021: Executive summary. *Resuscitation*, 161, 1–60

Roedl, K. (2021). [Cardiac arrest in patients aged over 90 years-neurological outcome and intensive care treatment]. *Med klein Intensivmed Notfmed, 116*(6), 535–536

Sandroni, C., Nolan, J., Cavallaro, F., et al. (2007) In-hospital cardiac arrest: Incidence, prognosis and possible measures to improve survival. *Intensive Care Med*, 33, 237–245

Zanders, R., Druwé, P., Van Den Noortgate, N., et al. (2021). The outcome of in- and out-hospital cardiopulmonary arrest in the older population: a scoping review. *Eur Geriatr Med, 12*(4), 695–723

9 Neurologisch-geriatrische Störungen: Epidemiologie, Pathophysiologie, Diagnose und Management

Sektionsherausgebende: Walter Maetzler und Clemens Becker

9.1 Neurologische Untersuchung des geriatrischen Patienten

Alexander Rösler und Walter Maetzler

9.1.1 Einführung

Für Einzelheiten der neurologischen Untersuchung sei auf die entsprechenden Lehrbücher verwiesen. Hier werden Grundzüge der neurologischen Untersuchung für die in der Geriatrie überwiegend tätigen „Nicht-Neurologen" dargestellt, sowie spezielle, altersbezogene Aspekte der neurologischen Untersuchung genannt.

Merke

Der Beginn der Untersuchung ist oft schon die Betrachtung der Mobilität beim Betreten des Untersuchungsraumes.

Hier kann z. B. die Körperhaltung und -position (gebeugt, Kamptokormie, Skoliose, dystone Aspekte, Tonus, z. B. Spastik oder andere hypertone Aspekte der Muskulatur; Kopf(schief)haltung, Scapulae alatae?) und Körperbewegung inklusive des Gangbildes (▶ Kap. 12.10) beurteilt werden. Bestehen Überbewegungen wie z. B. Zittern, Myoklonien, choreatische/athetotische Bewegungen (z. B. bei Dyskinesien)? Besteht eine Ataxie (Finger-Finger-Versuch: Trifft die Person die eigene Nase und dann den Finger des Untersuchers, immer hin und her, dabei Untersucherfinger rasch repositionieren – bei pathologischem Finger-Finger-Versuch Überschießen der Korrekturbewegung).

Sollte eine eingeschränkte Mobilität bestehen, z. B. nur Sitz-Stand, Mobilisation aus dem Bett möglich, sollte hinsichtlich Koordinationsfähigkeit auf Folgendes geachtet werden: Ist freies Sitzen möglich? Wenn nicht, besteht Retropulsion (oft Raumorientierungsstörung i. R. von neurodegenerativen Erkrankungen, starke Sarkopenie), Seitwärtsneigung (oft bei akuten zerebralen Läsionen inkl. Schlaganfall, „Pushen")? Bestehen Hinweise auf Apraxie beim „Organisieren" der Extremitäten für die Aufstehbewegung, inkl. der Beine, Füße? Falls Stehen möglich ist (Mobilisierung durch Untersucherin persönlich ist zu empfehlen: Durch das Halten der Person an den Händen kann taktile Information zu Korrekturbewegungen/Kraft gesammelt werden): Werden die Beine durchgestreckt? Kann die Person auf Hacken/Vorfüßen stehen? Kann sie „auf der Stelle gehen"? Wie ist die Position des aufrechten Körpers im Raum?

Merke

Im Anamnesegespräch lassen sich weitere, auf Dysfunktion des neurologischen Systems hinweisende Aspekte erfassen.

Dazu gehören in erster Linie psychische und kognitive Auffälligkeiten. Es lassen sich speziell folgende Fragen beantworten: Liegen formale (z. B. Zerfahrenheit, Gedankenabbruch, Einengung) oder inhaltliche (z. B. Wahngedanken) Denkstörungen vor? Gibt es Anhalt für Ich-Störungen (z. B. Depersonalisation? Fremdbeeinflussungserlebnisse?). Wie sind Affekt und Antrieb?

Kognitive Auffälligkeiten, die in einem derartigen Gespräch oft gut erfasst werden können, sind z. B. Aufmerksamkeit (inkl. Aufmerksamkeitsspanne, Ablenkbarkeit), Reaktionsfähigkeit und generelle Aufnahmefähigkeit (z. B. wird Humor verstanden?). Kann sich die Person komplexere Sätze merken und sie richtig interpretieren? Ist das Wortverständnis gegeben? Letzteres kann mit zunehmend komplexen Sätzen („Können Sie bitte zur Lichtquelle im diesem Zimmer zeigen?") geprüft werden. Sprachliche Aspekte, auf die zu achten sind: generelle Sprachverarmung, z. B. „Haus" statt „Appartement", Wortfindungsstörungen, Konfabulieren und Wortneuschöpfungen, sowie (semantische, z. B. „Blau" statt „Himmel" und phonematische, „Hummel statt „Himmel") Paraphasien. Merkfähigkeit kann z. B. durch Abfragen einer Information zum Schluss des Gesprächs, welche am Anfang des Gesprächs vermittelt wurde, getestet werden.

Im Rahmen der neurologischen Untersuchung sollten folgende Tests vorrangig Berücksichtigung finden:

Ein Uhrentest kann einfach in die neurologische Aufnahmeuntersuchung integriert werden. Die unten erwähnten Frontalhirnzeichen können im Kontext auch zur Beurteilung kognitiver Störungen mit herangezogen werden.

Merke

Ein einfacher und hilfreicher Test ist z. B. die „Luria-Handsequenz" (Dubois, 2000). Der Patient wird dafür gebeten, auf eine vorgegebene Bewegungssequenz zu achten und sie nachzumachen: Auf der ausgestreckten linken Handfläche des Untersuchers macht dieser nacheinander im Sekundenabstand eine Faust, einen Handkantenschlag und eine Klatschbewegung und bittet den Patienten, diese dreimal zu wiederholen.

Der Test gibt Information über Aufmerksamkeit, Gedächtnis, Exekutivfunktionen, räumliches Verständnis und Praxie. Besondere Fehler, wie z. B. Perseverationen, sollten notiert werden.

Bei Einschränkungen sollte auch eine Prüfung der Praxie erfolgen. Unter einer Apraxie im klassischen Sinne wird

v. a. die Ideomotorische Apraxie verstanden, bei der es durch Läsionen der dominanten Hemisphäre zu Störungen der Handlungsplanung kommt. Geprüft wird dies durch die Imitation bedeutungsloser Gesten. Leitsymptom sind Parapraxien mit nur teilweiser oder fehlerhafter Ausführung der Bewegung.

Die folgenden Frontalhirnzeichen weisen auf eine Einschränkung der Exekutivfunktionen/inhibitorischen Kontrolle hin.

- Palmomentalreflex: Bestreichen des Daumenballens von proximal nach distal führt zu Kontraktion des gleichseitigen M. depressor angulis oris
- Schnauzreflex: Beklopfen des Mundes führt zu Schürzen der Lippen
- Saugreflex: Bestreichen der perioralen Haut führt zu Mundöffnung und z. B. Saugbewegungen

9.1.2 Hirnnerven

Hier werden relevante Hirnnerven, deren Läsionsmuster und assoziierte Aspekte vorgestellt (▸ Tab. 9.1.1).

Exkurs: Vestibulookulärer Reflex

Der vestibulookuläre Reflex (VOR) dient der Stabilisierung des Blickes bei raschen Kopfbewegungen. Er lässt sich mit dem Kopfimpulstest untersuchen. Zur Prüfung des horizontalen VOR hält man den Kopf des Patienten zwischen beiden Händen, bittet diesen ein Ziel (i. d. R. die Nase/Nasenwurzel des Untersuchers) zu fixieren, und führt schnelle horizontale Kopfdrehungen von ca. 15-20° nach rechts und links durch. Beim Gesunden bleiben die Augen auf das Ziel gerichtet, bei Schädigung des Labyrinths muss der Patient eine kompensatorische Rückstellsakkade machen, um das Ziel wieder fixieren zu können. Cave: Es kommt v. a. auf die Geschwindigkeit des Impulses an (> 300°/sec), nicht auf die Auslenkung. Zur Vermeidung von möglichen Gefäßdissektionen im Halsbereich zuerst Exkursion des Kopfes testen durch Aufforderung den Kopf aktiv nach links und rechts zu drehen, dann den Impuls aus dem (wenig) gedrehten Kopf in die Neutral-Nullstellung des Kopfes machen.

Exkurs: Nystagmus

Merke

Ein Nystagmus ist eine i. d. R. unwillkürliche, sägezahnartige Augenbewegung mit einer langsamen, pathologischen Phase und einer raschen Refixationssakkade. Die Richtung wird aus Patientensicht und anhand der schnellen Komponente angegeben.

Selten können Nystagmen auch pendelförmige Bewegungen machen (z. B. angeborener, zentraler Nystagmus).

Vorgehen (nach Strupp, 2018):

1. Blick geradeaus mit und ohne Frenzelbrille = Spontannystagmus. Durch Fixation nicht unterdrückbar: eher zentral, durch Fixation unterdrückbar: eher peripher. Diese Unterdrückbarkeit nimmt bei Benutzung der Frenzelbrille wieder ab.
2. Blick zur Seite, nach oben und unten: tritt der Nystagmus erst beim Blick in eine Richtung auf: Blickrichtungsnystagmus. Dieser wechselt oft die Richtung beim Blick in eine andere Richtung. Läsionsorte sind zentral, z. B. Hirnstamm, Mittelhirn, Kleinhirn. Abzugrenzen ist ein physiologischer Nystagmus in Blickendstellung (erschöpflich, endet nach etwa 5–7 Schlägen).
3. Lagerungsmanöver: für den posterioren Bogengang mit 45° Kopfneigung (zu untersuchendes Ohr zum Untersucher) und Lagerung zur Gegenseite: zum untenliegenden Ohr schlagender Nystagmus. Befreiung anschließend über das Semont-Plus-Manöver (Strupp et al., 2021). Für den horizontalen Bogengang Patient in Rückenlage, Kopfdrehung nach rechts und nach links. Betroffen ist die Seite mit der höheren Nystagmusintensität. Therapeutisch: sog. Barbecue-Manöver (Beginn auf der „schlechten" Seite, dann in 90° Schritten über je 30s zur Gegenseite drehen). Cave: Jede Auslenkung eines Körperteils vor Durchführung durch den Patienten/die Patientin selbst ausführen lassen, um die bestehende Auslenkung zu kennen und diese nicht zu überschreiten.

9.1.3 Sensibilität

Die Sensibilität ist, im Gegensatz zu den Reflexen, nicht objektivierbar und man ist auf die aufmerksame Mitarbeit des Patienten/der Patientin angewiesen. Insofern stößt die Untersuchung der Sensibilität in der Geriatrie oft an Grenzen. Ein beidseitiges Bestreichen von Gesicht, Armen und Beinen mit der Frage nach gestörtem Berührungsempfingen bringt rasche Orientierung. Dezidierte Fragestellungen sollten nach Schmerzempfinden mit z. B. einem abgebrochenen Holzspatel erfolgen, immer von der vermeintlich gestörten Stelle zur vermeintlich gesunden. Die Untersuchung der Pallästhesie (Vibration) erfolgt mit der C128-Hz-Stimmgabel und der Angabe in Achteln. Hier sollte eine altersassoziierte Herabsetzung mitberücksichtigt werden. Im Alter von > 80 gelten Vibrationswerte von ≥ 3/8 am Malleolus medialis als normal (Kaye et al., 1994).

Die wichtigsten segmentalen Zuordnungen sind: Daumen C6, Mittelfinger C7, kleiner Finger C8, Unterschenkelinnenseite L4, Großzehe L5 und Kleinzehe/Fußaußenrand S1.

Der Knie-Hacke-Versuch kann Hinweise auf eine Ataxie geben. Bei konkret angegebenen Störungen des Berührungs- oder Schmerzempfindens ist eine detaillierte Untersuchung angezeigt.

Parästhesien bezeichnen spontane Missempfindungen, meist ein Kribbeln oder Brennen. Eine Allodynie bezeichnet eine als schmerzhaft wahrgenommene Berührung, die normalerweise nicht schmerzhaft ist, eine Dysästhesie eine Missempfindung bei Berührung.

9.1.4 Kraft

Die Kraft bei 80-Jährigen ist bereits „physiologisch" um 21–35 % verringert gegenüber 20-Jährigen (Potvin et al., 1980). Zur Untersuchung von Paresen bietet sich folgendes

Tab. 9.1.1: Relevante Hirnnerven, Läsionsmuster und assoziierte Aspekte

System	Testung	Pathologie, Bemerkung
olfaktorisch	einfache Riechproben kommerziell: Sniffin' sticks	ab einem Alter von 50 Jahren haben ein Viertel der Bevölkerung ein eingeschränktes Riechvermögen (Presbyosmie). Dieses kann einer neurodegenerativen Erkrankung (M. Parkinson, Lewy-Körper-Demenz, M. Alzheimer) um Jahre vorausgehen (Adams, 2018)
visuell	Pupillenweite, Isokorie, Visus, Augenhintergrund	Anisokorie in > 80 % der > 85-Jährigen, in 19 % fehlende Pupillenreaktion (Odenheimer, 1994). Prüfung der Konvergenzreaktion im Alter nicht sinnvoll. Visus an der Sehprobentafel, z. B. auf Rückseite des eigenen Namensschildes.
	Gesichtsfeld im Vis-a-vis-Verfahren und simultaner Reizapplikation („Wo bewegen sich meine Finger?"): erfasst auch visuelle Neglectaspekte.	Gesichtsfeld: prüft v. a. Sehbahn, nicht Hirnnerv. Wichtig z. B. zur Detektion von A.-cerebri-posterior-Infarkten (homonyme Hemianopsie)
okulomotorisch	langsame und schnelle Augenfolgebewegungen, Beurteilung des Auges bei Fixierung (am besten mit Taschenlampenlicht; hier kann mit dem Lichtreflex auf der Pupille (Raum eher abdunkeln) auch beurteilt werden, ob parallele Augenstellung/-bewegung vorliegt)	Blickparese nach oben nicht pathognomonisch, nach unten v. a. Progressive Supranukleäre Blickparese. Ptose (im Verlauf) hinweisend auf Myasthenie. Okulomotorische Auffälligkeiten gehen mit altersassoziierten (peripheren Gleichgewichts-) Störungen einher, wie benigner paroxysmaler Lagerungsschwindel, Neuropathia vestibularis und Mb. Menière, aber auch mit Hirnstamm- und Kleinhirnläsionen. Für eine detaillierte Darstellung siehe Spezialliteratur und Exkurs in diesem Kapitel: Nystagmus und vestibulookulärer Reflex.
faziale Parese (zentral vs. Facialisparese)	fester Augenschluss Backen aufblasen Mund spitzen Stirn runzeln (Aufblick)	zentrale Parese, wenn Augenschluss und Stirn nicht betroffen
Hören/Gleichgewichtsorgan	kursorische Prüfung durch Reiben der Finger wechselnd vor den Ohren Kopfimpulstest (s. u.)	für Presbyakusistestung nicht relevant, dafür evtl. „Flüstertest"
orale und pharyngeale Muskulatur	Gaumenhebung bei „Ahh" symmetrisch? Kulissenphänomen (Verschiebung zur nicht paretischen Seite)? Zungenkraft (Druck gegen Wange und darüberliegendem Finger des Untersuchers	Zungenkraft hochrelevant für das Schlucken (▸ Kap. 3.8). Atrophie und Fibrillieren z. B. bei Amyotropher Lateralsklerose. Herausstrecken der Zunge wenig aussagekräftig, wenn nicht schwere Paresen und Atrophien vorliegen

Vorgehen an: Zur orientierenden Untersuchung auf Paresen der Arme kann der Armhalteversuch durchgeführt werden: Vorhalten der Arme, Handflächen nach oben, Finger spreizen, Augen zu. Falls eine Pronation/Pronation mit Absinken (Absinken alleine ist nicht pathologisch, V. a. funktionelle Störung) auftritt, spricht das für das Vorliegen einer (latenten) Parese. Für die Testung von alltagsrelevanten manifesten Paresen bietet sich an pragmatischen Untersuchungen das Testen der Kraft beim Fingerspreizen für Paresen der oberen Extremitäten an (kann von allen Untersuchenden sicher überwunden, und damit valide getestet werden. Auch ist die Beurteilung hinsichtlich Seitenunterschieden gut möglich). Für die Testung der Kraft der unteren Extremitäten bietet sich beim mobilen Patienten das Stehen und Gehen auf Hacken/Vorfüßen an. Eine Testung der unteren Extremitäten im Bett bei mobilen Patienten ist nicht zielführend (Muskulatur zu stark für objektive Einschätzung). Einen Überblick über die wichtigsten Muskeln bei lokalisierten Paresen gibt ▸ Tab. 9.1.2.

Exkurs: Tremor

Bei Tremor handelt es sich um unwillkürliche, rhythmische und regelmäßige Bewegungen. Sie sind im Alter häufig und von anderen unwillkürlichen Bewegungen abzugrenzen (z. B. Myoklonus: blitzartige, kurze, meist unrhythmische Bewegung; Asterixis: intermittierender Tonusverlust im Armhalteversuch, zumeist bei hepatischer Enzephalopathie).

Tab. 9.1.2: Überblick über die wichtigsten Muskeln bei lokalisierten Paresen, auf Hand- und Fingermuskeln wurde hier weitgehend verzichtet

Muskel	Funktion/Testung	Nerv/Segment
M. deltoideus	Armabduktion > 20°	N. axillaris, C5–6
M. supraspinatus	Armabduktion bis 20°	N. suprascapularis, C4–6
M. infraspinatus (+ M. teres minor)	Unterarm 90° angewinkelt, Rotation nach außen	N. suprascapularis und N. axillaris, C4–6
M. biceps brachii	Beugung Ellenbogengelenk Supinationsstellung	N. musculocutaneus, C5–6
M. brachioradialis	Beugung Ellenbogengelenk (Daumen nach oben)	N. radialis, C5–6
M. triceps brachii	Streckung Ellenbogengelenk	N. radialis, C6–8
M. iliopsoas	Beugung Hüftgelenk	N. femoralis, L1–3
M. biceps femoris	Kniebeugung (+ semitendinosus/-membranosus)	N. ischiadicus L5–S1
Mm. gluteus medius und minimus	Abduktion im Hüftgelenk; Schwäche: Trendelenburg-Zeichen	N. gluteus superior, L4–S1
M. quadriceps femoris	Beinstreckung Kniegelenk	N. femoralis, L2–4
M. tibialis anterior	Dorsalflexion Fußgelenk	N. peron. profundus L4–5
M. tibialis posterior	Fußinversion	N. tibialis L5–S1
M. triceps surae	Fußextension, Zehenstand	N. tibialis S1–2
Daumenmotorik	Daumenstrecker	N. radialis
	Daumenabduktion	N. medianus
	Daumenadduktion	N. ulnaris

Merke: Tremores werden unterteilt nach

1. Frequenz und Amplitude (niedrigfrequent < 4Hz, mittelfrequent 4–7 Hz, hochfrequent > 7 Hz)
2. Situation des Auftretens und der Aktivierung (Ruhe, Aktion, Intention)
3. regionale Verteilung (z. B. Hand, Kopf, Stimmbänder)

Ruhetremor der Hände kann gut im Sitzen mit Händen im Schoß, an den Beinen bei übereinandergeschlagenen Beinen beurteilt werden. Haltetremor kann bei ausgestreckten Armen und Händen oder bei abduzierten Oberarmen und maximal gebeugten Ellenbogen (Handspitzen zeigen aufeinander) beurteilt werden.

Die wichtigsten Tremorformen im Alter sind:

1. Essenzieller Tremor (symmetrisch, 4–10 Hz, im Alter oft langsamer als in der Jugend): Er betrifft neben den Händen zu etwa einem Drittel auch Kopf und nicht selten die Stimmbänder. Unterstützende Kriterien sind die positive Familienanamnese und Besserung auf Alkoholkonsum.
2. verstärkter physiologischer Tremor, ca. 8–12 Hz
3. Tremor bei M. Parkinson: 4–7 Hz, Beginn meist einseitig, Entwicklung meist auch seitenbetont
4. Zerebellärer Tremor: Meist 3–5 Hz, besteht ein Tremor bei Bewegung des Körperteils (und nimmt oft ein wenig zu bei Zielansteuerung), handelt es sich um einen Aktionstremor. Eine starke Zunahme des Tremors vor und insbesondere bei Zielerreichung spricht für einen Intentionstremor.
5. Orthostatischer Tremor: 13–18 Hz (pathognomonisch); selten, aber hoch alltagsrelevant und oft therapierbar. Tritt praktisch nur im Stehen auf und führt hier zu „Wegsacken" der Beine. Diagnose kann oft durch Umfassen der Oberschenkel gestellt werden: „motorische Aktivität im Oberschenkel".

9.1.5 Reflexe

Merke

Einer Seitendifferenz der Muskeleigenreflexe folgt immer die Frage nach der Ursache: sind die lebhafteren Reflexe gesteigert und liegt auf dieser Seite eine zentrale Störung vor, oder liegt auf der Seite des abgeschwächten Reflexes eine periphere Störung vor.

Dazu braucht es ein zweites Zeichen, beispielsweise eine Parese oder Sensibilitätsstörungen. ▸ Tab. 9.1.3 für eine Übersicht der Muskeleigenreflexe und deren Zuordnung zu den einzelnen Segmenten.

Pathologische (Pyramidenbahn-) Zeichen: Das Babinski-Phänomen entsteht aufsummierend durch wiederholtes Streichen der Fußaußenkante. Es besteht aus einer Dorsalextension der Großzehe und einer Spreizung der Zehen. Er deutet darauf hin, dass eine Schädigung im Bereich des 1. Motoneurons besteht.

9.1.6 Vegetativum

Vegetative Funktionsstörungen werden vor allem erfragt. Wichtig ist, auf Zeichen der Urin- oder Stuhlinkontinenz zu achten. Ergeben sich Hinweise, sollte genital und rektal untersucht werden und, bei Verdacht auf Überlaufblase, sollte versucht werden die Harnblase zu tasten. Erektionsstörungen sollten beim Mann bei Verdacht auf Multisystematrophie erfragt werden (unspezifisch). Weitere Hinweise auf vegetative Funktionsstörungen können Schweißsekretionsstörungen geben, wobei periphere Störungen der sympathischen Bahnen alle Formen der Schweißsekretion stören, zentrale Störungen nur das thermoregulatorische Schwitzen.

Tab. 9.1.3: Zuordnung der Muskeleigenreflexe zu den einzelnen Segmenten. Als Unterstützung folgende Auflistung: *S1–2, L3–4, C5–6, C7–8* für ASR, PSR, BSR und TSR

Reflex	Nerv	Segment
Bizepssehne	N. musculocutaneus	C5–6
Trizepssehne	N. radialis	C6–8
Brachioradialis (= Radiusperiost)	N. radialis	C5–6
Quadrizeps (= Patellasehne	N. femoralis	L2–4
Adduktoren	N. obturatorius	L2–L4
Triceps surae = Achillessehnen	N. tibialis	S1–2

Zusammenfassung

Bereits während der Anamneseerhebung können wichtige Befunde hinsichtlich Kognition, Psyche und Sprache erhoben werden, die dann gezielt weiter untersucht werden sollten. Wesentliche Informationen über neurologische Einschränkungen lassen sich durch genaue Beobachtung von freiem Sitz, Stand und Gang erhalten. Die Hirnnervenuntersuchung kann gut mit wichtigen funktionellen übergeordneten Aspekten kombiniert werden: Visus, Okulomotorik und Gesichtsfeld? Hören? Orale und pharyngeale Strukturen und Schlucken? Kraft und Muskeleigenreflexe sollten im Seitenvergleich unter Kenntnis der Innervation geprüft werden. Besondere Aufmerksamkeit bei der neurologischen Untersuchung des alten Menschen ist bei den Themenkomplexen Schwindel/Nystagmus/VOR sowie bei der Beurteilung von Tremor notwendig (s. o.).

Literatur

Adams, D.R., Kern, D.W., Wroblewski, K.E., et al. (2018). Olfactory Dysfunction Predicts Subsequent Dementia in Older U.S. Adults. *J Am Geriatr Soc. 2018* Jan;66(1):140-144. https://doi.org/10.1111/jgs.15048

Dubois, B., Slachevsky, A., Litvan, I., et al. (2000). The FAB: a frontal assessment battery at bedside. *Neurology, 55*(11), 1621-1626. https://doi.org/10.1212/wnl.55.11.1621

Kaye, J.A., Oken, B.S., Howieson, D.B., et al. (1994) Neurologic evaluation of the optimally healthy oldest old. *Arch Neurol.;51*(12):1205-11. https://doi.org/10.1001/archneur.1994.00540240049015

Odenheimer, G., Funkenstein, H.H., Beckett, L., et al. (1994). Comparison of neurologic changes in ‚successfully aging' persons vs the total aging population. *Arch Neurol.;51*(6):573-80. https://doi.org/10.1001/archneur. 1994.00540180051013

Potvin, A.R., Syndulko, K., Tourtellotte, W.W., et al. (1980). Human neurologic function and the aging process. *J Am Geriatr Soc.;28*(1):1-9. https://doi.org/10.1111/j.1532-5415.1980.tb00115.x

Strupp, M. (2018) Nystagmus – Schritt für Schritt. *Neurologie up2date; 1*: 1-12. https://doi.org/10.1055/a-0655-8273

Strupp, M., Goldschagg, N., Vinck, A.S., et al. (2021). BPPV: Comparison of the SémontPLUS With the Sémont Maneuver: A Prospective Randomized Trial. *Frontiers in Neurology; 12*. https://doi.org/10.3389/fneur.2021.652573

9.2 Schlaganfall: Akutbehandlung beim älteren Menschen

Andreas H. Jacobs und Jan Sobesky[1]

9.2.1 Einführung

Der Schlaganfall ist die häufigste neurologische Erkrankung und die häufigste Ursache für körperliche Behinderung und Tod im Alter in den Industrieländern. Die Inzidenz steigt exponentiell mit dem Lebensalter an (▶ Abb. 9.2.1). Neben neurodegenerativen Erkrankungen, Herzinsuffizienz und Frakturen ist ein Schlaganfall die häufigste Ursache funktioneller Einschränkungen im Alter (Plass et al., 2014).

Durch einen Schlaganfall werden insbesondere Motorik, Kognition und Stimmung sowie Sehen, Sprache und Schlucken als zentrale Geriatrie-relevante Funktionen beeinträchtigt mit konsekutiven Auswirkungen auf Alltagsfunktionen und Sturzgefahr (Montero-Odasso et al., 2022). Die Schlaganfallnarbe (die sofort in der Bildgebung sichtbar wird und sich mehrere Monate nach dem Ereignis funktionell auswirken kann) ist die häufigste Ursache für eine Epilepsie im Alter. Aus altersmedizinischer Perspektive ist zu bedenken, dass bei der Entwicklung der Frailty insbesondere vaskuläre Alterungsprozesse eine zentrale Rolle spielen und Frailty mit dem funktionellen Outcome nach Schlaganfall negativ assoziiert ist. Daher ist das Verständnis von Ursachen, Therapie sowie Vorbeugung und Nachsorge des Schlaganfalls für jeden Geriater von grundlegender Bedeutung. Die Schwerpunkte der Schlaganfall-

1 Dieses Kapitel ist unserem langjährigen Lehrer und Mentor, Herrn em. Prof. Dr. W. D. Heiss, Neurologische Universitätsklinik und MPI für neurologische Forschung, Köln, gewidmet.

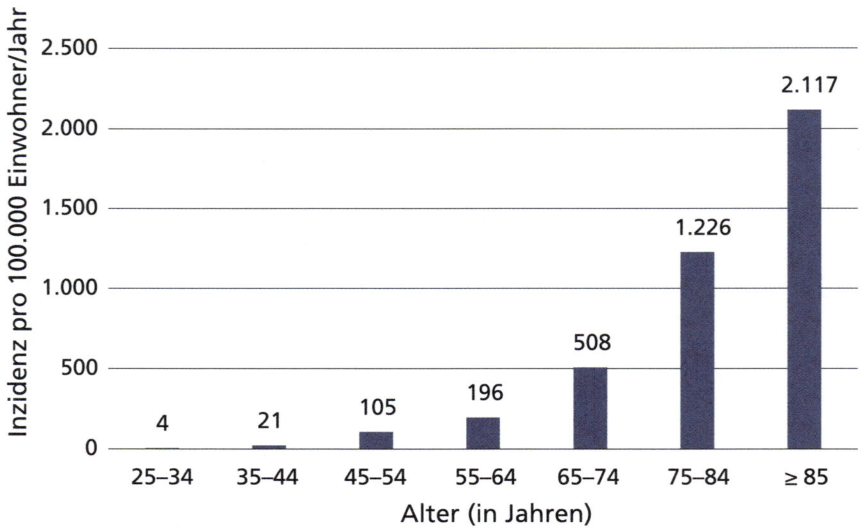

Abb. 9.2.1: Altersabhängige Inzidenz des ischämisches Schlaganfalls (nach von Büdingen, 2022)

behandlung sind eine sorgfältige Aufklärung über Vermeidung von Risikofaktoren, das Erkennen von Warnsymptomen, die rasche Versorgung und – wenn möglich – spezifische Therapie im Akutereignis und die früh einsetzende Rehabilitation. Eine ausführliche Erläuterung von Epidemiologie, Risikofaktoren, Ursachen und klinischen Syndromen findet sich bei Jacobs et al. (1995). In der aktuellen Darstellung sollen spezifische altersmedizinische Aspekte (Frailty) sowie die therapeutischen Entwicklungen der letzten Jahre unter besonderer Berücksichtigung der aktuellen Schlaganfallleitlinien (Ringleb et al., 2022) im Mittelpunkt stehen.

Merke

Im Alter ist der Schlaganfall die häufigste Ursache funktioneller Einschränkungen.
Die Schlaganfallnarbe ist die häufigste Ursache für Epilepsie im Alter.

9.2.2 Definition

Der Schlaganfall (synonym: Apoplex, Stroke) bezeichnet ein akut einsetzendes fokal-neurologisches Defizit über die Dauer von 24 Stunden (z. B. Doppelbilder, Schwindel, Hemianopsie, Halbseitenlähmung, Störungen von Feinmotorik, Sensibilität oder Sprache) ohne eine nachweisbare nicht vaskuläre Ursache. In ca. 80 % findet sich eine umschriebene Minderdurchblutung des Gehirns (Ischämie), in ca. 20 % eine Einblutung (ICB: intrazerebrale Blutung; SAB: Subarachnoidalblutung; SDH: Subduralhämatom).

Als transitorische ischämische Attacke (TIA) wird ein vorübergehendes klinisches Defizit verstanden, das zumeist wenige Minuten bis zu einer Stunde andauert. Häufig findet sich keine Läsion in der diffusionsgewichteten Sequenz (DWI) der Magnet-Resonanz-Tomografie (MRT; Amarenco, 2020; Ringleb et al., 2022). Die Diagnose „TIA" hat sich von einer klinischen Diagnose (Symptomdauer < 24 h in der früheren Definition) gewandelt zu einer MRT-basierten Diagnose (kein Nachweis einer DWI-Läsion in der neueren Definition). Klinische TIAs mit einer Dauer von mehr als 1 Stunde zeigen häufig DWI-Veränderungen und sind dann bereits als „minor stroke" zu diagnostizieren (Amarenco, 2020). Das Risiko eines Schlaganfalls nach vorangegangener TIA beträgt bis zu 10 % in den ersten 10 Tagen, 20 % in 3 Monaten und 33 % in 5 Jahren. Rasche Diagnostik und Einleitung einer Sekundärprävention reduzieren das Schlaganfallrisiko um bis zu 80 % in den ersten 3 Monaten. Darüber hinaus finden sich in 20–25 % der ischämischen Schlaganfälle im Vorfeld (1–2 Wochen) eine TIA als Warnsymptom (Amarenco, 2020). Gerade in der Altersmedizin kommt dem Erkennen und Einordnen von TIA-Symptomen eine hohe Bedeutung zu, um einen manifesten ischämischen Schlaganfalls zu verhindern. Aufgrund der hohen Rezidivrate zerebraler Ischämien in den ersten Tagen nach einer TIA, sollte die TIA mit der gleichen zeitlichen Dringlichkeit abgeklärt und behandelt werden wie ein manifester Schlaganfall. Dies ist von besonderer Bedeutung im fortgeschrittenen Lebensalter, da hier mit einfachen diagnostischen Maßnahmen ein drohender Schlaganfall und damit eine relevante Verringerung der Aktivitäten des täglichen Lebens (ADL) vermieden werden kann.

Merke

Das Erkennen von TIAs mit frühzeitiger diagnostischer Abklärung ist wichtig, um einen manifesten Schlaganfall zu verhindern.

9.2.3 Schlaganfall und Frailty

Vaskuläre Alterungsprozesse sind eng assoziiert mit der Entwicklung von Frailty (Evans et al., 2022). Bei bis zu 66 % der Schlaganfallpatienten finden sich die Zeichen von Pre-Frailty und Frailty (Burton et al., 2022; Hanlon et al., 2023). Ein zusätzliches Schlaganfall-induziertes Funktionsdefizit verschlechtert den Frailty-Status. Frailty ist assoziiert mit einem schlechteren Outcome, erhöhter Morbidität (z. B. Post-Stroke-Demenz und Delir) und Mortalität (Burton et al., 2022; Evans et al., 2022), verlängertem Krankhausaufenthalt und erhöhter Schlaganfallrezidivrate (Hanlon et al., 2023; ▶ Abb. 9.2.2).

Darüber hinaus weisen bis zu 40 % der Patienten mit Vorhofflimmern (VHF) die Kriterien für Frailty auf. Diese haben wiederum ein höheres Risiko für Schlaganfall, Blutung und Tod als nicht-fraile Patienten mit VHF (Proietti et al., 2022). Diese Beispiele zeigen, dass Schlaganfall und VHF im Alter eng mit Frailty als zentrale Problemkonstellation der Alterung verknüpft sind. Das rasche und gezielte Management des Schlaganfalls und seiner Komorbiditäten soll der Frailty-Progression entgegenwirken.

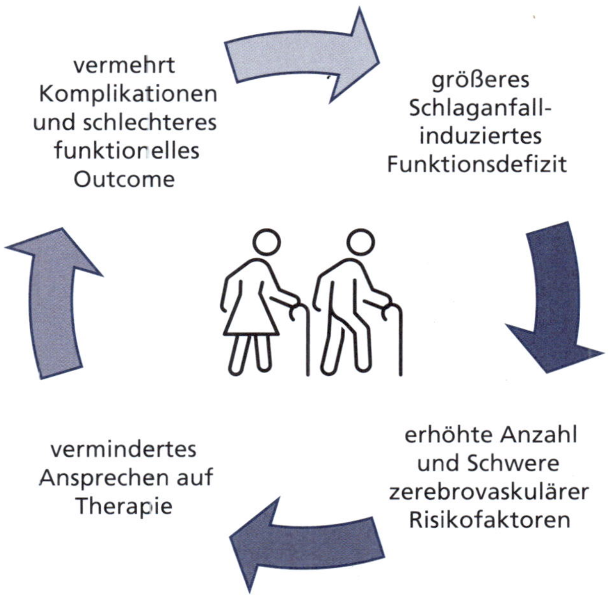
vermehrt Komplikationen und schlechteres funktionelles Outcome
größeres Schlaganfall-induziertes Funktionsdefizit
erhöhte Anzahl und Schwere zerebrovaskulärer Risikofaktoren
vermindertes Ansprechen auf Therapie

Abb. 9.2.2: Auswirkungen des Alterns und der Frailty auf Schlaganfallschwere, Therapieansprechen, Komplikationen und Outcome (modifiziert und übersetzt nach Evans et al., 2022, https://creativecommons.org/licenses/by/4.0/)

9.2.4 Pathophysiologie

Die zerebrale Ischämie ist eine plötzlich einsetzende Minderversorgung des Gehirns mit Blut, Sauerstoff und Glukose. Sinkt der zerebrale Blutfluss (CBF) auf < 20–25 ml/100g/min kommt es zu neurologischen Funktionsausfällen, die reversibel sind, sofern der CBF in einem bestimmten Zeitfenster wieder über die kritische Marke angehoben werden kann (▶ Abb. 9.2.3).

Dieses ischämische Gewebe ist minderdurchblutet und funktionsgestört, ist aber therapeutisch rettbar ist und wird als „Penumbra“ (Halbschatten) bezeichnet. Die Penumbra ist das Zielgewebe für bildgebende Verfahren und therapeutische Interventionen (Jacobs, 1995; Heiss, 2000; Sobesky et al., 2005). Sinkt der CBF auf < 12 ml/100g/min sterben die nachgeschalten Neurone innerhalb weniger Minuten ab. Dies ist in der Regel im Infarktkern (Core) der Fall. Das Gewebe des Infarktkerns ist aktuellen Therapiestrategien nicht zugänglich. Da zu Beginn der Ischämie in den meisten Fällen der Infarktkern klein und die Penumbra groß ist, ist der Therapieerfolg umso größer, je rascher die CBF-rekonstituierenden Therapien (Thrombolyse, Thrombektomie, Allgemeine Maßnahmen) erfolgen („time is brain“).

Ursächlich für die Minderversorgung sind ein Gefäßverschluss einer gehirnversorgenden Arterie durch kardio-, aorto- oder arterio-arterielle Emboli oder eine Lokalthrombose an einer vorbestehenden Gefäßstenose (▶ Abb. 9.2.4).

Auch eine kritische Hypoperfusion bei vorgeschalteter hochgradiger Gefäßstenose kann ursächlich eine Rolle spielen (hämodynamischer Schlaganfall). Ein Beispiel für die großen Gefäße ist die symptomatische hochgradige Karotisstenose, die zu einem typischen Infarktmuster führen kann (Grenzzoneninfarkte). Ein Beispiel für die kleinen Gefäße ist die subkortikale arteriosklerotische Enzephalopathie (SAE), bei der es durch Lipohyalinose der kleinen Arteriolen zu Lokalverschlüssen der kleinen Arteriolen mit Entwicklung einer chronischen subkortikalen Ischämie kommt. Die SAE ist der bedeutendste Risikofaktor für die Entwicklung einer „higher level gait disorder“ als Sturzursache im Alter und für Kognitionseinschränkungen i. S. einer vaskulären Demenz. Sie wird daher auch als „brain frailty“ bezeichnet (Appleton et al., 2020; Wardlaw et al., 2021; Jacobs, 2022; ▶ Abb. 9.2.5). Der wichtigste Risikofaktor für die Entwicklung einer SAE ist die arterielle Hypertonie.

> **Merke**
>
> Die subkortikale arteriosklerotische Enzephalopathie (SAE) wird als „brain frailty“ bezeichnet.

9.2.5 Ursachen

Die Ursachen der zerebralen Ischämie sind in ▶ Abb. 9.2.4 zusammengefasst. Die häufigste Schlaganfallursache im Alter ist das nicht valvuläre Vorhofflimmern (VHF) mit kardio-arterieller Embolie (ca. 20–25 %; Seiffge et al., 2019). Gelingt der Ursachennachweis beim Schlaganfall im fortgeschrittenen Lebensalter nicht und liegt ein typisches Infarktmuster vor (Läsionen in unterschiedlichen Gefäßversorgungsgebieten), muss das Vorliegen eines intermittierenden VHF vermutet werden. Nach diesem sollte mittels wiederholter Langzeit(LZ)-EKGs gefahndet werden. Weitere Ursachen für eine zerebrale Ischämie sind die Makroangiopathie bzw. Arteriosklerose (ca. 20–25 %; im Bereich des Aortenbogen und der gehirnversorgende Arterien) und die zerebrale Mikroangiopathie (20–25 %, im Bereich der kleinsten Hirngefäße). Bei einem Teil bleibt die Ursache ungeklärt. Seltenere Ursachen beinhalten Vaskulitiden, Koagulopathien und andere hämatologische Grunderkrankungen (Jacobs et al., 1997).

Die häufigsten Ursachen für eine intrakranielle Blutung (ICB) im Alter ist die arterielle Hypertonie mit Einblutung im Stammgangliengebiet (loco typico) oder die Amyloidangiopathie mit atypisch lokalisierten Einblutungen an unterschiedlichen Lokalisationen. Subarachnoidalblutungen im fortgeschrittenen Lebensalter sind meist traumatisch und seltener aneurysmatisch bedingt (Jacobs et al., 1997).

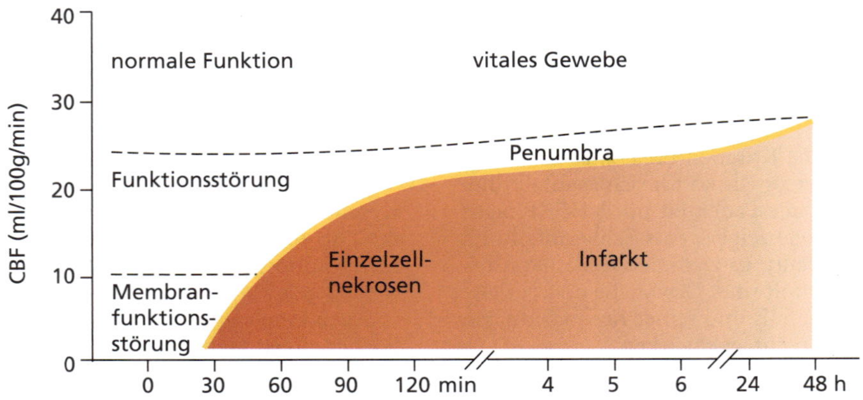

Abb. 9.2.3: Zeitlicher Verlauf des rettbaren, funktionsgestörten Gewebes (Penumbra) in Abhängigkeit von der Zeit und der Schwere der Durchblutungsstörung (CBF; mit freundlicher Genehmigung von Prof. W.-D. Heiss)

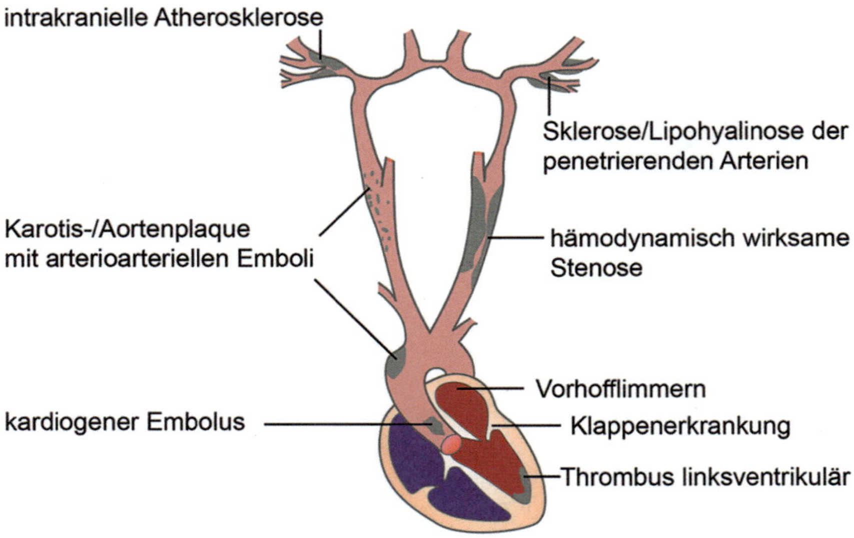

Abb. 9.2.4: Schlaganfallursachen. Im Alter nimmt der relative Anteil der durch VHF verursachten zerebralen Ischämien zu (auf Grundlage von Jacobs et al., 1997).

9.2.6 Klinik

Die klinischen Symptome im Sinne eines fokal neurologischen Defizits werden durch das betroffene Gefäßgebiet bestimmt wie folgt:

- Amaurose (A. ophthalmica)
- Doppelbilder, Schwindel, Nystagmus, Dysarthrie, Übelkeit, Erbrechen, Gesichtslähmung, Hemiataxie (A. basilaris, A. vertebralis)
- Hemianopsie (A. cerebri posterior [ACP])
- beinbetonte Hemiparese (A. cerebri anterior [ACA])
- armbetonte Hemiparese, Feinmotorikstörung, Hemihypästhesie (A. cerebri media [ACM])
- Aphasie, d. h. Störungen von Wortfindung, Wortverständnis und Sprache (ACM der sprachdominanten Seite, zumeist links)

Die Schwergradeinteilung des fokal neurologischen Defizits und seiner Alltagsrelevanz erfolgt mittels verschiedener Skalen:

- NIH Stroke Scale (NIHSS) (Lyden et al. 1994)
- Modified Rankin-Skala (mRS) (Duncan et al., 2000)

Auf der NIHSS-Skala können 0 bis 42 Punkte erreicht werden. Ein niedriger Punktwert zeigt milde Symptome an. Der Schweregrad wird unterteilt in „behindernd" (disabling) und „nicht behindernd" (non-disabling) in Bezug auf die ADL. Die Skalen werden vor und im Verlauf der Akuttherapie und der weiteren (Früh-)Rehabilitation wiederholt erhoben, um das Ausmaß des Funktionsdefizits, den Therapieerfolg und die Prognose besser abschätzen zu können. Die Alltagsrelevanz wird mittels mRS quantifiziert, mit Punktwerten zwischen 0 (keine Ausfälle) und 6 (Tod;

Duncan et al., 2000; Mishra et al., 2010; Broderick et al., 2017). Der Wert der mRS 3 Monate nach Schlaganfall wird in den meisten großen Schlaganfallstudien als klinischer Endpunkt benutzt.

Ein Screening auf Dysphagie sollte bei allen Schlaganfallpatienten so früh wie möglich (< 24 h nach Aufnahme) und vor einer Oralisierung erfolgen (Ringleb et al., 2022). Auch ein Screening auf Symptome eines Delirs sollte in der Frühphase engmaschig erfolgen (z. B. CAM-ICU; Confusion Assessment Method for the Intensive Care Unit; Ringleb et al., 2022).

Merke

Ein Screening für Dysphagie und Delir ist wichtig zur Vermeidung von Sekundärkomplikationen.

9.2.7 Diagnostik

Die Diagnostik muss rasch und zielgerichtet erfolgen. Bei Zeichen eines Schlaganfalls sollte der diagnostische Prozess eine ICB als Differenzialdiagnose und Kontraindikation für eine systemische Lyse und/oder Thrombektomie rasch ausschließen, um innerhalb eines möglichst kurzen Zeitfensters („time is brain"; < 4,5 Stunden) eine Rekanalisation und Reperfusion mit Rekonstitution des CBF in Gebieten der Penumbra durchzuführen (▶ Abb. 9.2.3). Für den altersmedizinischen Bereich bedeutet das, dass ein fokal neurologisches Defizit – und sei es auch nur von sehr kurzer Dauer (< 1 Minute) – ernst genommen und als mögliche zerebrale Ischämie interpretiert werden sollte. Die weitere Versorgung soll dann auf einer Stroke Unit erfolgen.

Klinisches Screening

Für die Einordnung eines akut aufgetretenen fokal neurologischen Defizits wird außerhalb eines Stroke-Unit-Teams (ambulanter Sektor, geriatrische Normalstation) die Durchführung eines Screenings mithilfe einer einfachen Skala empfohlen (z. B. FAST; Face-Arm-Speech-Time-Test; Harbison et al., 2003; Mader et al., 2020; Duvecot et al., 2021; Ringleb et al., 2022), um die Treffsicherheit zu erhöhen und um eine rasche Weiterversorgung zu gewährleisten.

Bildgebung

Zur Differenzierung zwischen zerebraler Ischämie und ICB ist eine Bildgebung des Hirnschädels mittels Computertomografie (CT) oder MRT unerlässlich. Daher soll bei allen Patienten mit V. a. Schlaganfall eine sofortige Bildgebung des Gehirns mit CT oder MRT erfolgen (Ringleb et al., 2022). Patienten, die die Voraussetzungen für eine endovaskuläre Schlaganfalltherapie erfüllen, sollen unmittelbar bei der initialen Parenchymdiagnostik auch eine nicht invasive Gefäßdiagnostik mittels CT- oder MR-Angiografie (CTA, MRA) erhalten. Bei Patienten im späten Zeitfenster, d. h. von 4,5 bis 24 Stunden, sollte eine erweiterte multimodale Bildgebung erfolgen (z. B. MRT oder CT mit Perfusion), wenn nach klinischen Kriterien eine Rekanalisationsindikation (Lyse oder Thrombektomie) besteht (Ringleb et al., 2022).

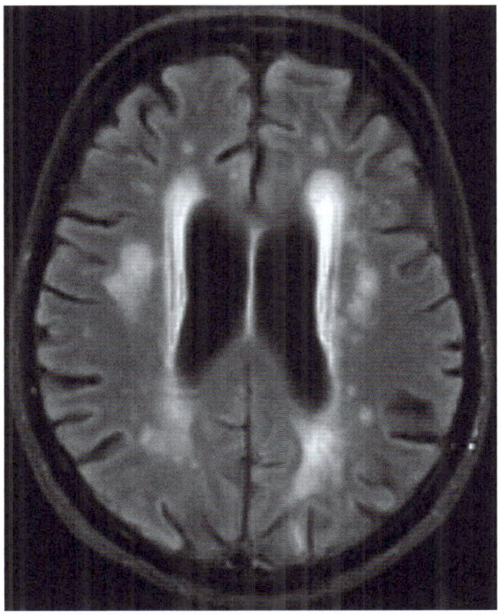

Abb. 9.2.5: Subkortikale zerebrale Mikroangiopathie (SAE). FLAIR MRT eines 78-jährigen Patienten nach Sturz mit den klinischen Zeichen einer „higher level gait disorder" und kognitiven Einschränkungen als Hinweis auf das Vorliegen einer vaskulären Demenz. Die hyperintensen Flecken (weiss) weisen auf das Vorliegen einer SAE. Größter Risikofaktor für die Entwicklung einer SAE ist die arterielle Hypertonie. Die SAE wird zusammen mit Mikroblutungen und post-ischämischen Lakunen als wichtigste bildgebende Parameter der „brain frailty" angesehen (auf Grundlage von Wardlaw et al. 2021; Jacobs, 2022, mit freundlicher Genehmigung von Prof. K. Wilhelm).

Merke

MRT gilt als wichtigste Untersuchung in der Abklärung von TIA und Stroke.

Die multimodale Bildgebungsanalyse basierend auf CT, CTA, MRT und MRA ermöglicht

- Differenzierung zwischen Ischämie und ICB
- Berechnung der Gewebsperfusion mit Differenzierung zwischen abgestorbenem Infarkt-Kern und noch rettbarer minderperfundierter Penumbra
- Nachweis des infarzierten Hirngewebes in der Schlaganfallfrühphase (MRT, CT)
- Abschätzung des Infarktalters bei unklarem Onset durch Vergleich von DWI und FLAIR (fluid attenuated inversion recovery)-Sequenzen (MRT)
- Abschätzung des Therapierisikos (z. B. Blutungsrisiko durch Thrombektomie bei sehr großem initialen Infarkt)
- Nachweis von Gefäßpathologien (Stenose, Verschluss, Dissektion)

Im initialen nativen CT kann der Alberta Stroke Program Early Computed Tomography Score (ASPECTS) unterstützen. Er quantifiziert mit Werten zwischen 0 bis 10 die ischämischen frühen Veränderungen und kann so die Therapieplanung und Risikoabschätzung verbessern (Barber et al., 2000).

Stroke-Unit-Monitoring

Eines der Ziele der Behandlung auf einer Stroke Unit ist die Vermeidung bzw. das rechtzeitige Erkennen von Schlaganfallprogression, -rezidiv und anderen Komplikationen. Dazu werden folgende Parameter kontinuierlich bzw. mindestens 4–6-stündlich überwacht:

- Blutdruck (RR)
- Herzfrequenz (P)
- 3-Kanal-EKG
- Sauerstoffsättigung (O_2-Sat.)
- Temperatur (T)
- Blutzucker (BZ)
- Überwachung und Dokumentation von
  - Vigilanz
  - neurologischem Befund
  - Atmung
  - Hydratation und Ernährung

Die kontinuierliche Überwachung physiologischer Parameter während der ersten 2–3 Tage auf der Stroke Unit verbessert das Outcome und verhindert Komplikationen (Ciccone et al., 2013). Das kardiale Monitoring zielt auf das Erkennen eines intermittierenden VHF und anderer potenziell schwerwiegender Herzrhythmusstörungen. Da bei Schlaganfallpatienten nahezu unabhängig von der spezifischen Ätiologie das Risiko einer sekundären klinischen Verschlechterung oder von medizinischen Komplikationen besteht, wird ein klinisches Monitoring (z. B. alle 6–8 Stunden) für sinnvoll erachtet (Ringleb et al., 2022).

Merke

Die Stroke-Unit-Behandlung verbessert signifikant das funktionelle Outcome.

Weitere Diagnostik

Die weitere Diagnostik zielt auf die Erkennung der häufigen Schlaganfallursachen und umfasst:

- Routine-Labor inklusive Glukose, Gerinnung, BSG, CRP, Vaskulitisparameter, Blutfette, Schilddrüsen-, Leber- und Nierenfunktionswerte
- Ultraschall der gehirnversorgenden Gefäße
- Elektroenzephalografie (EEG)
- Echokardiografie (transthorakal TTE, ggf. transösophageal TEE)
- LZ-EKG, LZ-RR

Bei Patienten mit TIA/Schlaganfall sollte so früh wie möglich (innert 24–48 h) eine nicht invasive Diagnostik der extra- und intrakraniellen Gefäße durchgeführt werden, um frühzeitig die Schlaganfallätiologie (z. B. symptomatische ACI-Stenose) zu bestimmen und im Falle einer relevanten Pathologie eine adäquate Prävention in die Wege leiten zu können (Ringleb et al., 2022). Zur primären Diagnostik der extra- und intrakraniellen Arterien kommen je nach Erfahrung der Untersucher und Befunder, lokaler Verfügbarkeit, Alter und Vorerkrankungen der Patienten die Duplexsonografie, CTA oder MRA als weitgehend gleichwertige Verfahren in Betracht. MRA und CTA sind bei der Stenosegraduierung der ACI der Duplexsonografie überlegen (Netuka et al., 2016). Die Duplexsonografie ist bei der Diagnostik geringgradiger Stenosen der hirnversorgenden Gefäße überlegen, weil sich diese Stenosen in der CTA und MRA, die sich v. a. an der Lumeneinengung orientieren, nicht oder schlecht darstellen. Im Ultraschall hingegen fällt die Plaque als Wandverdickung auf, selbst wenn sie echoarm ist und/oder keine wesentliche Lumeneinengung verursacht (Ringleb et al., 2022). Beim Nachweis von Dissektionen ist die MRT durch den direkten Nachweis des Wandhämatoms insbesondere bei intrakraniell gelegenen oder nicht hämodynamisch relevanten Dissektionen dem Ultraschall überlegen (Jacobs et al., 1997). Bei unklarem Befund oder insuffizienter Gefäßdarstellung sollte zur Optimierung der diagnostischen Genauigkeit ein komplementäres Verfahren hinzugezogen werden (Ringleb et al., 2022).

Neben der neurovaskulären Diagnostik soll bei Patienten mit TIA/Schlaganfall, bei denen die Ätiologie nach Durchführung der Routinediagnostik (zerebrale Bildgebung, Darstellung der extra- und intrakraniellen Gefäße, EKG, LZ-EKG und TTE) kryptogen bleibt, zur Klärung der individuellen Schlaganfallursache altersadaptiert eine TEE erhalten, insbesondere bei V. a. Herzklappen-, Linksatrium- und Aortenbogenpathologie (Holmes et al., 2014; Ringleb et al., 2022).

Merke

Die kardiovaskuläre Diagnostik ist wichtig in der Detektion des VHF und anderer kardiovaskulär bedingter Schlaganfallursachen.

Insbesondere die Frühdiagnose einer Klappenendokarditis ist von therapeutischer Relevanz. Die EKG-Diagnostik zielt im fortgeschrittenen Lebensalter auf die Detektion eines bislang nicht bekannten VHF oder anderer kardialer Erkrankungen. In Ergänzung zum Basis-EKG ist in der Regel ein mehrtägiges EKG-Monitoring erforderlich (Schnabel et al., 2019). Bei ungeklärter Ursache sollte ein verlängertes und qualitativ hochwertiges EKG-Monitoring erfolgen, wenn das Basis-EKG-Monitoring unauffällig ist, aber weiterhin der Verdacht besteht, dass ein intermittierendes VHF die Ursache der Hirnischämie war und der Patient prinzipiell eine orale Antikoagulation erhalten kann (Häusler et al., 2018; Schnabel et al., 2019; Ringleb et al., 2022).

Merke

Bei fehlender Schlaganfallursache sollte durch wiederholte LZ-EKGs nach VHF gefahndet werden.

Eine ergänzende kardiale CT/MRT in der Akutsituation oder Frühphase kann diagnostische Vorteile bei der Klärung der Schlaganfallätiologie bieten und die frühzeitige Entscheidungsfindung zur Einleitung einer Sekundärprophylaxe verbessern, sowie die diagnostische Ausbeute hinsichtlich der Schlaganfallursache erhöhen (Ringleb et al., 2022).

9.2.8 Therapie

Die Schlaganfall-Therapie wird maßgeblich bestimmt durch Dauer und Schwere der Symptome und durch die bildgebenden Befunde zum Zeitpunkt der Vorstellung (Powers, 2018). Alle akuttherapeutischen Maßnahmen wirken besser, je früher und zielgerichteter sie angewendet werden, da die Relation zwischen Infarktkern (nicht rettbar) und Penumbra (rettbar) noch günstig ist. Mit anhaltender Ischämiedauer nimmt die Größe der Penumbra und damit die Wahrscheinlichkeit der klinischen Besserung ab und die Größe des Infarktkerns zu.

Alle Patienten mit akutem Schlaganfall und TIA-Symptomatik innerhalb der letzten 48 Stunden sollen unabhängig von Schlaganfalltyp, Schweregrad und Alter auf einer Stroke Unit behandelt werden (Nabavi et al., 2015; Langhorne et al., 2020; Ringleb et al., 2022). Stroke Units (SU; Schlaganfallspezialstationen) sind stationäre Einrichtungen, in denen ein integratives Behandlungskonzept für Schlaganfallpatienten im Akutstadium realisiert ist. Das SU-Behandlungskonzept des Schlaganfalls umfasst die Früherkennung, die präklinische Notfallversorgung, die zügige Überweisung der Patienten in SU-Zentren, die dortige Notfallaufnahme, die neuroradiologische und sonstige apparative Sofortdiagnostik, die Einbeziehung einer Intensivstation sowie die Weiterverlegung der Patienten auf Allgemeinstationen verschiedener Fachrichtungen, in (früh)rehabilitative Einrichtungen oder in institutionalisierte oder häusliche Pflege (Nabavi et al., 2015; Ringleb et al., 2022). Die organisierte Versorgung i. R. einer SU-Behandlung reduziert signifikant das Risiko für schlechtes Outcomes (OR 0,77), Letalität (OR 0,76), die Wahrscheinlichkeit von Tod oder stationärer Pflege (OR 0,76) und Tod oder Abhängigkeit (OR 0,75; Langhorne et al., 2020).

Patienten mit TIA im Zeitraum 2–14 Tagen sollten bei Risikofaktoren, hohem ABCD²-Score (≥ 4 Punkte), bekanntem VHF, bekannten Stenosen hirnversorgender Arterien oder früheren kardiovaskulären Erkrankungen oder anderen schweren Begleiterkrankungen auf einer SU behandelt werden. Im ABCD²-Score werden Alter, Blutdruck, klinische Störungen (motorische Schwäche, Sprachstörung), Dauer der Symptome und Diabetes abgefragt und Punktwerte von 0–7 erreicht. Ein hoher ABCD²-Score deutet auf ein hohes Schlaganfallrisiko (Johnston et al., 2007). Bei Patienten, deren Symptomatik länger als 14 Tage zurückliegt, ist in der Regel eine ambulante Abklärung ausreichend, die schnellstmöglich (innerhalb 4 Wochen nach Symptombeginn) komplettiert werden sollte (Ringleb et al., 2022).

Allgemeine therapeutische Maßnahmen

Merke

Allgemeine therapeutische Maßnahmen sollten unmittelbar eingeleitet werden.

Sauerstoff-Gabe

Bei jedem Patienten mit V. a. Schlaganfall sollte die Sauerstoffsättigung quantifiziert werden. Bei einer Sauerstoffsättigung < 95 % sollte Sauerstoff verabreicht werden, um eine Normoxämie zu erreichen. Eine routinemäßige Sauerstoffgabe bei normoxischen Patienten hat keinen Einfluss auf das Outcome und sollte daher nicht erfolgen (Roffe et al., 2017; Ringleb et al., 2022).

Glukose-Management

Bei der zerebralen Ischämie kann die Ischämie-bedingte Zellschädigung durch das Auftreten einer Laktazidose im Gewebe verschlechtert werden. Daher soll bei allen Schlaganfallpatienten in den ersten 72 Stunden nach Aufnahme der Blutzuckerspiegel überwacht, und unabhängig vom diabetischen Status, eine geeignete Therapie zur Behandlung einer Hyperglykämie (Glukosespiegel > 180 mg/dl) eingeleitet werden (Ringleb et al., 2022). Der Blutzucker soll im Zielbereich von 100–200 mg/dl liegen. Die Insulinapplikation sollte bevorzugt subkutan (s. c.) erfolgen (Johnston et al., 2019). Eine Hypoglykämie (< 60 mg/dl) sollte vermieden und umgehend ausgeglichen werden, z. B. mit 20–60 ml Glucose 40 %.

Körpertemperatur

Bei der zerebralen Ischämie kann die Ischämie-bedingte Zellschädigung durch das Auftreten einer Hyperthermie im Gewebe verschlechtert werden. Daher wird die Messung der Körpertemperatur als Teil der Vitalparameter-Überwachung im Abstand von 4 Stunden für die ersten 48 Stunden empfohlen. Bei Temperaturerhöhung (> 37,5 °C) sollte nach der Ursache gesucht und es kann mit einem Antipyretikum (z. B. Paracetamol) symptomatisch behandelt werden (Ntaios et al., 2015; Ringleb et al., 2022).

Blutdruck-Management

Die zerebrale Autoregulation bewirkt, dass der CBF unabhängig vom Blutdruck auf einem konstanten Niveau um 50–60 ml/100g/min gehalten wird. Im fortgeschrittenen Lebensalter und insbesondere bei der akuten zerebralen Ischämie können die Mechanismen der zerebralen Autoregulation gestört sein, sodass die Durchblutung (CBF) in Abhängigkeit vom Blutdruck absinken kann. Dies kann das Ausmaß der zerebralen Ischämie und die Ausdehnung von Penumbra und Infarktkern negativ beeinflussen. Bei Patienten mit vermutetem Schlaganfall soll daher der Blutdruck im Abstand von höchstens 4 Stunden für die ersten 48 Stunden gemessen werden (Ringleb et al. 2022). Die Messintervalle sollten verkürzt werden bei erhöhten oder erniedrigten Blutdruckwerten, bei auffälligen Blutdruckschwankungen oder nach einer rekanalisierenden Therapie. Das ideale Blutdruckniveau, das in der hyperakuten Phase erreicht und aufrechterhalten werden soll, ist derzeit unbekannt und variiert möglicherweise patientenindividuell aufgrund der klinischen Konstellation. Pharmakologische Wirkstoffe und Verabreichungswege sollten so gewählt werden, dass ein plötzlicher Blutdruckabfall vermieden wird. Bei einem Wert < 120 mmHg systolisch und Hinweisen auf eine Exsikkose sollten kristalloide Infusionslösungen verabreicht werden (Ringleb et al., 2022). Im Alter kann es bei systemischer Flüssigkeitszufuhr allerdings rasch zur kardialen Dekompensation kommen. Blutdruckwerte ≥ 220 mmHg systolisch oder ≥ 120 mmHg diastolisch können behandelt werden, um den Blutdruck in den ersten 24 Stunden moderat (< 25 %) zu senken und danach allmählich auf das Ziel einer langfristigen Schlaganfallsekundärprävention zu reduzieren (Ringleb et al., 2022). Bei Patienten mit erhöhtem Blutdruck, die für eine systemische Thrombolyse oder endovaskuläre Schlaganfalltherapie in Betracht kommen, sollte der Blutdruck ≤ 180/105 mmHg gesenkt werden, bevor eine rekanalisierende Therapie eingeleitet wird (Ringleb et al., 2022). Bei Patienten mit Blutdruck < 220/120 mmHg, die keine systemische Thrombolyse oder endovaskuläre Schlaganfalltherapie erhalten und keine behandlungsindizierende Begleiterkrankung haben, ist die Einleitung oder der Wiederbeginn einer antihypertensiven Behandlung innerhalb der ersten 48–72 Stunden nach einem akuten ischämischen Schlaganfall nicht wirksam, um Tod oder Abhängigkeit zu verhindern.

Thrombose-Prophylaxe

Folgende Komorbiditäten bedingen ein hohes Thromboembolierisiko: höhergradige Beinparese (NIHSS ≥ 3), Unfähigkeit sich unabhängig zu mobilisieren, venöse Thromboembolie in der Anamnese, Dehydrierung, Malignom. Eine intermittierende pneumatische Kompression (IPC) sollte bei immobilen Patienten mit Hirninfarkt angewendet werden (Ringleb et al., 2022). Mit zunehmendem Lebensalter ist die IPC kritisch einzusetzen. Sie sollte nicht bei Patienten mit offenen Wunden an den Beinen, mit bestehender TVT, Herzinsuffizienz, schweren peripheren Gefäßerkrankungen oder Verwirrtheit angewendet werden, bei denen Mobilisierungsversuche ohne Aufsicht zu Stürzen und Verletzungen führen könnten. Eine prophylaktische Antikoagulation mit unfraktioniertem Heparin (UFH); 5.000 I.U. 2–3 × täglich) oder niedermolekularem Heparin (LMWH) oder Heparinoid kann bei immobilen Patienten mit ischämischem Schlaganfall erfolgen, wenn der Nutzen einer Verringerung des Risikos venöser Thromboembolien hoch genug ist, um die mit ihrer Anwendung verbundenen erhöhten Risiken intra- und extrakranieller Blutungen auszugleichen. Kompressionsstrümpfe sollten bei Patienten mit ischämischem Schlaganfall nicht verwendet werden (Dennis et al., 2016; Ringleb et al., 2022).

Dysphagie-Management

Ein formalisiertes Screening auf Dysphagie sollte bei allen Schlaganfallpatienten so früh wie möglich (< 24 h nach Aufnahme) und vor einer Oralisierung erfolgen (Ringleb et al. 2022). Alle Mitglieder des Behandlungsteams sollten interdisziplinär darin geschult sein, das Schluck-Screening durchzuführen, um sicherzustellen, dass alle Patienten rechtzeitig untersucht werden. Bei Patienten mit Schluckbeschwerden und/oder pathologischem Screening-Befund sollte ein weiterführendes Assessment der Schluckfunktion erfolgen. Patienten mit normalem Screening-Befund, bei denen jedoch andere klinische Prädiktoren für das Vorliegen einer Dysphagie bzw. deren Komplikationen vorhanden sind (z. B. schweres neurologisches Defizit, eine Dysarthrie, eine Aphasie oder eine ausgeprägte faziale Parese), sollten ebenfalls ein weiterführendes Assessment erhalten. Bei Patienten, bei denen eine Aspiration vermutet wird, sollte eine apparative Untersuchung erfolgen, um auf mögliche Aspiration zu prüfen, die physiologischen Gründe für eine Dysphagie festzustellen und den Behandlungsplan zu erstellen. Zu diesem Zweck können sowohl eine FEES (Flexible Endoskopische Evaluation des Schluckens) als auch die VFSS (Videofluoroskopie) eingesetzt werden. Schlaganfallpatienten mit Dysphagie sollten Nahrung und Flüssigkeit in einer Form verabreicht werden, die nach qualifizierter Beurteilung des Schluckens ohne Aspiration geschluckt werden kann. Schlaganfallpatienten mit schwerer Dysphagie, die vermutlich länger als 7 Tage andauert, sollten frühzeitig (< 72 h) enterale Sondennahrung per nasogastraler Sonde erhalten, ebenso kritisch kranke Schlaganfallpatienten mit vermindertem Bewusstsein, die eine mechanische Beatmung benötigen. Wenn eine enterale Ernährung wahrscheinlich über einen längeren Zeitraum (> 28 Tage) notwendig ist, sollte eine PEG gewählt und in einer klinisch stabilen Phase (nach 14–28 Tagen) gelegt werden. Im Alter sind Ausschlusskriterien (z. B. fortgeschrittene Demenz) zu berücksichtigen. Alle Schlaganfallpatienten sollten bei der Aufnahme und während des Krankenhausaufenthalts fortlaufend (mindestens wöchentlich) auf Unterernährung untersucht werden (Smith et al., 2018; Ringleb et al., 2022).

Infektions-Management

Die ischämische Zellschädigung kann durch systemische Entzündungsvorgänge vergrößert werden. Daher ist eine konsequente Behandlung von komplizierender Harnwegsinfektion oder Pneumonie indiziert. Eine prophylaktische Antibiotikatherapie sollte nicht erfolgen (Ringleb et al. 2022).

Epilepsie-Management

Die ischämische Zellschädigung kann durch das Auftreten eines generalisierten epileptischen Anfalls vergrößert werden. Die ischämische Triggerung eines epileptischen Anfalls stellt eher die Ausnahme dar. Ein einzelner, selbstlimitierender Anfall, der zu Beginn oder innerhalb von 24 Stunden nach einem ischämischen Schlaganfall auftritt, gilt als „unmittelbarer" Anfall nach Schlaganfall und sollte nicht langfristig mit einem Antiepileptikum behandelt werden (Ringleb et al., 2022). Wahrscheinlicher ist die Entwicklung einer symptomatischen Epilepsie auf der Basis der Schlaganfallnarbe ca. 6 Monate nach dem Akutereignis. Eine generelle antiepileptische Prophylaxe bei Patienten mit ischämischem Schlaganfall ist allerdings nicht empfohlen (Ringleb et al., 2022). Wiederkehrende Anfälle bei Patienten mit ischämischem Schlaganfall werden gemäß den Empfehlungen für Anfälle bei anderen neurologischen Erkrankungen behandelt.

Delir-Management

Als Post-Stroke-Delir (PSD) werden akute Hirnfunktionsstörungen nach einem Schlaganfall bezeichnet, die mit einer Störung der Aufmerksamkeit und des Bewusstseins einhergehen, die sich über einen kurzen Zeitraum entwickeln, fluktuieren und eine Änderung der Wahrnehmung beinhalten (Ringleb et al., 2022). Ein Delir liegt vor, wenn diese Störungen nicht vollständig durch den Schlaganfall erklärt werden können. Die Häufigkeit eines PSD liegt zwischen 10–48 % (Mansutti et al., 2019; Shaw et al., 2019). Bei einem PSD ist die Letalität (akut, 1 Jahr) erhöht, die Krankenhausaufenthaltsdauer verlängert und die Wahrscheinlichkeit der Entlassung in ein Pflegeheim erhöht. Daher soll bei allen Schlaganfallpatienten regelmäßig ein gezieltes Screening auf delirante Symptome durchgeführt werden (z. B. CAM-ICU). Zur Vermeidung und Behandlung eines PSDs sollte ein mehrdimensionaler Ansatz mit nicht-medikamentösen und medikamentösen Maßnahmen zur Anwendung kommen (Ringleb et al., 2022). Eine nich pharmakologische Delir-Prävention soll bei allen überwachungspflichtigen Patienten durchgeführt werden. Tagsüber mit stimulierenden Maßnahmen: frühe Mobilisation und Reorientierung (z. B. mit Sehhilfen, Hörgeräten, Kommunikation und Tageslicht). Nachts mit schlaffördernden Maßnahmen: Licht- und Lärm-Reduktion, Angebot von Ohrstöpseln und Schlafbrillen. Die Behandlung von produktiv psychotischen Symptomen soll mit Neuroleptika erfolgen. Eine medikamentöse Behandlung des Delirs kann, wenn nicht medikamentöse Verfahren nicht ausreichen, je nach Symptomausprägung niedrig dosiert mit Risperidon oder Quetiapin erfolgen. Die Behandlungsindikation sollte täglich überprüft werden.

Spezifische Schlaganfalltherapie

Systemische Lyse

Die systemische Thrombolyse ist eine hochwirksame Methode zur Rekanalisierung eines embolisch verschlossenen Gehirngefäßes, sodass es zur Rekanalisierung, Reperfusion und potenziellen Rettung der ischämischen Penumbra kommt (Hacke et al., 1995; Grond et al., 1998). Die Thrombolyse verringert signifikant die Anzahl von Patienten mit Behinderung (disability; Emberson et al., 2014). Dies gilt auch für Patienten > 80 Jahre (► Abb. 9.2.6; Emberson et al. 2014).

Patienten mit ischämischem Schlaganfall, die innerhalb von 4,5 Stunden nach Symptombeginn bzw. dem Zeitpunkt, an dem sie zuletzt gesund gesehen wurden, behandelt werden können und keine Kontraindikationen aufweisen, sollen mit einer systemischen Thrombolyse mit Alteplase (0,9 mg/kg, Maximaldosis 90 mg über 60 Minuten, initial 10 % der Dosis als Bolus über 1 Minute) behandelt werden (Ringleb et al., 2022). Die systemische Thrombolyse im 4,5-Stunden-Zeitfenster erwachsener Patienten soll unabhängig vom Alter und Schweregrad der Symptome (NIHSS) erfolgen (Bluhmki et al., 2020).

> **Merke**
>
> Systemische Lysetherapie ist unabhängig vom Lebensalter indiziert.

Da der Effekt der systemischen Thrombolyse zeitabhängig ist, soll die Behandlung so schnell wie möglich erfolgen („time is brain“). Als Parenchymdiagnostik vor einer systemischen Thrombolyse im 4,5-Stunden-Zeitfenster ist ein Nativ-CT ausreichend. Es wird jedoch empfohlen, bei allen Patienten mit Thrombolyseindikation umgehend eine nicht invasive Gefäßdiagnostik (CTA, MRA) inklusive des Aortenbogens anzufertigen, um ggfs. die Indikation zu einer endovaskulären Schlaganfalltherapie stellen zu können (Ringleb et al., 2022). Bei Patienten mit akutem ischämischem Schlaganfall im unklaren Zeitfenster oder nach dem Erwachen (Wake-up-Stroke), die mehr als 4,5 Stunden zuvor zuletzt gesund gesehen wurden, sich aber innerhalb von 4,5 Stunden nach Erkennen der Symptome in der Klinik vorstellen, und bei denen ein DWI/FLAIR-Mismatch in der MRT vorliegt, soll ebenfalls eine intravenöse Thrombolyse mit Alteplase erfolgen (Thomalla et al., 2018; Ringleb et al., 2022). Bei Patienten im verlängerten oder unklaren Zeitfenster ohne Mismatch in der Bildgebung ist keine systemische Thrombolysetherapie indiziert.

Vor, während und nach einer systemischen Thrombolyse soll der Blutdruck auf Werte ≤ 180/105 mmHg gesenkt werden (Teng et al., 2019). Aufgrund potenziell gestörter zerebraler Autoregulation soll eine Blutdrucksenkung auf normotensive Werte nicht erfolgen (Ringleb et al., 2022).

Thrombektomie

Neben der systemischen Lysetherapie stellt die mechanische Thrombektomie von Verschlüssen großer hirnversorgender Arterien einen Meilenstein in der Versorgung von Schlaganfallpatienten dar (Ringleb et al., 2022). Mit Weiterentwicklungen der Materialien und der nicht invasiven Bildgebungstechnologien sowie unter geeigneter Patientenselektion kam es nach den überzeugenden positiven Ergebnissen unterschiedlicher Studien seit 2015 zu einer raschen Verbreitung der endovaskulären Schlaganfalltherapie und sie gehört heute zum Standard jeder überregionalen Stroke Unit (Fiehler et al., 2015; Ringleb et al., 2022).

Bei Patienten mit ischämischem Schlaganfall, klinisch relevantem neurologischem Defizit und Verschluss einer großen Arterie im vorderen Kreislauf soll, wenn innerhalb von 6 Stunden (Zeit zwischen Symptombeginn und Leistenpunktion) möglich, eine mechanische Thrombektomie erfolgen, um das funktionelle Ergebnis zu verbessern (Goyal et al., 2016; Turc et al., 2019; Ringleb et al. 2022). Die beste Evidenz für die endovaskuläre Schlaganfalltherapie besteht für Patienten mit prä-mRS 0–1, ursächlichem Verschluss der ACI und/oder des ACM-Hauptstamms (M1-Segment), Alter ≥ 18 Jahre, NIHSS ≥ 6 und ASPECTS ≥ 6. Eine mechanische Thrombektomie sollte auch erfolgen, wenn ein oder mehrere M2-Segmente betroffen sind und kann auch bei Verschlüssen der ACA oder der ACP von Vorteil sein. Im Zeitfenster 6–24 Stunden soll eine mechanische Thrombektomie relevanter Verschlüsse im vorderen Kreislauf erfolgen, wenn durch erweiterte Bildgebung (z. B. Darstellung eines kleinen Infarktkerns, Mismatch, Kollateraldarstellung) im Kontext der klinischen Symptomatik zu vermuten ist, dass rettbare Penumbra vorliegt (Ringleb et al., 2022). Um einen möglichst großen Nutzen zu erzielen, soll eine Reperfusion so früh wie möglich innerhalb des therapeutischen Zeitfensters angestrebt werden („time is brain“; Saver et al., 2016).

Patienten im Alter von > 80 Jahren mit akutem ischämischem Schlaganfall werden grundsätzlich behandelt wie jüngere Schlaganfallpatienten.

> **Merke**
>
> Thrombektomie ist unabhängig vom Lebensalter indiziert und erweitert den möglichen Behandlungszeitraum auf bis zu 6 Stunden.
> Unabhängig davon sollten Thrombolyse und Thrombektomie so rasch wie möglich durchgeführt werden – „time is brain“.

Bei Verschluss eines großen Gefäßes soll im 6-h-Zeitfenster mit einer mechanischen Thrombektomie plus bestmöglicher medizinischer Behandlung, einschließlich intravenö-

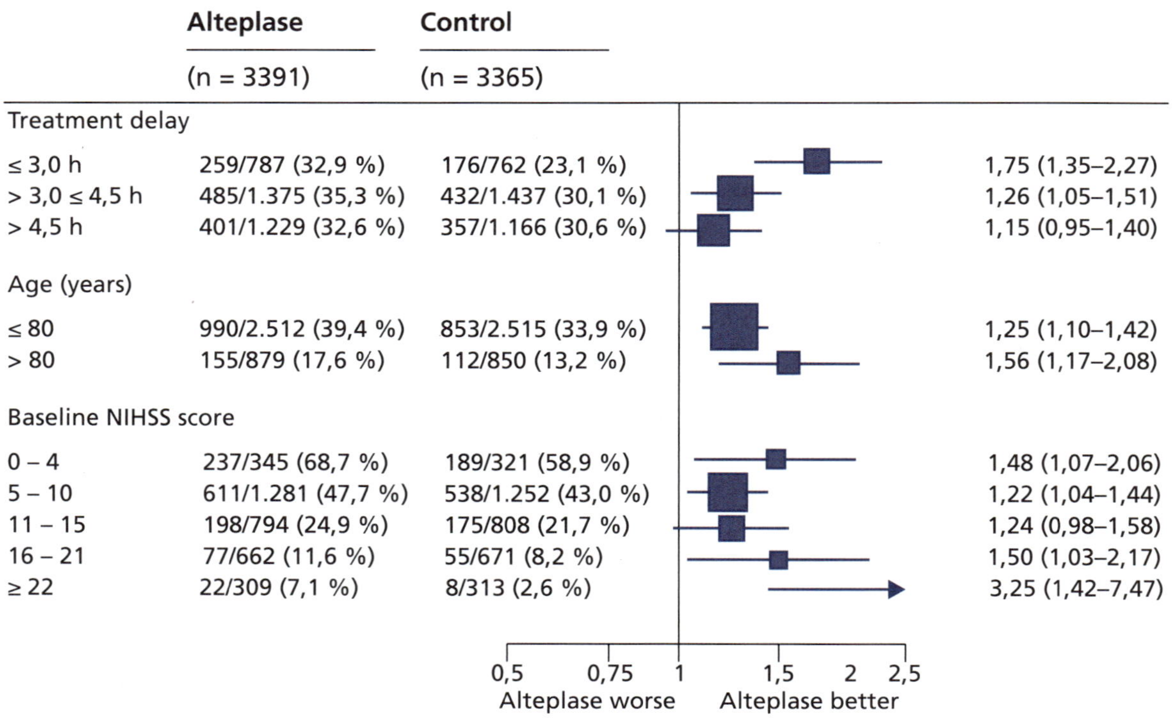

Abb. 9.2.6: Effekte der Thrombolyse auf einen guten Outcome (mRS 0–1) in Abhängigkeit des Therapiezeitfensters (Treatment delay), des Alters (Age) und der Schwere des Schlaganfalls (baseline NIHSS; Reprinted from The Lancet, 384, Emberson et al., Effect of treatment delay, age, and stroke severity on the effects of intravenous thrombolysis with alteplase for acute ischaemic stroke: a meta-analysis of individual patient data from randomised trials, 1929–1935, © 2014, with permission from Elsevier)

ser Thrombolyse, wann immer indiziert, behandelt werden (Ringleb et al., 2022). Die Anwendung einer oberen Altersgrenze für die mechanische Thrombektomie wird als nicht gerechtfertigt angesehen, weswegen kein Unterschied zu jüngeren Patienten gemacht wird (Goyal et al., 2016; Turc et al., 2019; Hendrix et al., 2022).

Bridging-Therapie

Patienten, die für eine endovaskuläre Schlaganfalltherapie in Betracht kommen und keine Kontraindikation für eine systemische Thrombolyse haben, sollen so früh wie möglich auch mit Alteplase behandelt werden, wobei keine der beiden Behandlungen die andere verzögern darf (Turc et al., 2019; Ringleb et al., 2022). Bei Patienten mit einem akuten ischämischen Schlaganfall durch einen vertebro-basilären Gefäßverschluss sollte möglichst frühzeitig eine mechanische Thrombektomie erfolgen (wenn möglich in Kombination mit einer systemischen Thrombolyse), sofern nicht klinische Zeichen, wie länger bestehendes Koma (z. B. > 4 Stunden) bzw. ausgefallene Hirnstammreflexe, oder radiologische Befunde, wie ausgedehnte irreversible Infarktzeichen, dagegen sprechen (Ringleb et al., 2022).

Hemikraniektomie

Die Hemikraniektomie ist eine Therapieoption bei jüngeren Schlaganfallpatienten, um den Tod durch einen raumfordernden ACM-Infarkt zu verhindern. Bei Patienten ≤ 60 Jahre mit großem, raumforderndem Hirninfarkt im ACM-Stromgebiet soll zur Verbesserung der Überlebenschance unabhängig von der betroffenen Hirnseite eine Hemikraniektomie innerhalb von 48 Stunden nach Beginn der Schlaganfallsymptome zusätzlich zum konservativen intensivmedizinischen Management erfolgen. Bei Patienten im Alter von > 60 Jahren kann das gleiche Prozedere durchgeführt werden (Ringleb et al., 2022). Allerdings sollte im Vorfeld eine abwägende Diskussion erfolgen, da nach Hemikraniektomie das Risiko eines Überlebens mit schwerer Behinderung (mRS 5) erhöht ist. Besonders in der Altersgruppe > 60 Jahren sollen Informationen, welche das biologische Alter des Patienten abschätzen lassen (z. B. prämorbider neurologischer und allgemeiner gesundheitlicher Status), und Informationen zum Rehabilitationspotenzial und den Behandlungspräferenzen des Patienten (z. B. Patientenverfügung, Familienstruktur) zur Entscheidungsfindung beitragen (Ringleb et al., 2022). Die Hemikraniektomie ist keine Therapieoption des geriatrischen Patienten im engeren Sinne (Alter > 70. Lebensjahr, funktionelle Einschränkungen, Multimorbidität, Polymedikation).

Frühe Sekundärprophylaxe

Thrombozytenaggregationshemmer (TAH)

Patienten mit ischämischem Schlaganfall sollen innerhalb von 24–48 h 100–300 mg ASS erhalten (per os, wenn nicht dysphagisch; rektal, i. v. oder per Magensonde, wenn dysphagisch; Chen et al., 2000; Ringleb et al., 2022). ASS

(100 mg/d) soll dann auf unbestimmte Zeit oder bis zum Beginn eines alternativen antithrombotischen Regimes fortgesetzt werden. Patienten, die mit Alteplase behandelt wurden, sollen eine TAH erst nach Ausschluss einer intrakraniellen Blutung im Kontroll-CT erhalten, in der Regel frühestens 24 Stunden nach der Lysetherapie. Bei Allergie oder Unverträglichkeit gegen ASS, können alternative TAH (Clopidogrel 75 mg oder Ticagrelor 2 × 90 mg) verabreicht werden.

Ausgewählte Patienten mit einem leichten nicht-kardioembolischen ischämischem Schlaganfall oder einer TIA mit hohem Rezidivrisiko ($ABCD^2$-Score > 4), die nicht mit intravenöser Thrombolyse oder endovaskulärer Schlaganfalltherapie behandelt wurden, können innerhalb von 24 Stunden nach Symptombeginn mit einer dualen Plättchenhemmung behandelt werden (z. B. ASS plus Clopidogrel; Hao et al., 2018; Prasad et al., 2018; Pan et al., 2019; Ringleb et al., 2022). Die Startdosis für Clopidogrel beträgt 300 mg. Die Therapiedauer der dualen Plättchenhemmung ist auf 21 Tage begrenzt. Eine routinemäßige duale Plättchenhemmung bei Patienten mit TIA/Schlaganfall ist aufgrund des erhöhten Blutungsrisikos nicht indiziert. Bei Patienten mit erhöhtem intra- oder extrakraniellem Blutungsrisiko (z. B. ausgeprägte SAE) sollte keine duale TAH-Therapie zur frühen Schlaganfallsekundärprävention erfolgen (Ringleb et al., 2022).

Antikoagulation

Eine Antikoagulation ist indiziert, sobald VHF als Ursache der zerebralen Ischämie diagnostiziert wird.

> **Merke**
>
> Bei VHF ist die Indikation zur DOAK gegeben.

Das Risiko für ein erneutes Schlaganfallereignis ist am höchsten direkt nach dem Ereignis und beträgt nach VHF-induzierter Ischämie bis zu 1,3 % pro Tag (Seiffge et al., 2019). Bei großen Infarktarealen steigt die Gefahr der Einblutung mit hämorrhagischer Transformation in bis zu 9 % der Patienten (D'Amelio et al., 2014). Dabei spielen Alter des Patienten, Infarktgröße, Thrombolyse, Blutdruckkontrolle unter Reperfusion, sowie das Vorliegen von Mikroblutungen eine Rolle (von Kummer et al., 2015; Wilson et al., 2019). Daher müssen Beginn, Modus und Höhe der notwendigen Antikoagulation in den ersten 4 Wochen nach VHF-induziertem Schlaganfallereignis sorgfältig abgewogen werden. Im Intervall werden CHA_2DS_2VASc und HAS-BLED Scores angewendet, um das Risiko von VHF-induzierter zerebraler Ischämie und Antikoagulations-induzierter Blutung abzuschätzen (Lip et al., 2010; Pisters et al., 2010). In der Akutsituation spielen diese Scores eine untergeordnete Rolle. Die aktuelle S2-Leitlinie nimmt hierzu (noch) keine Stellung. Die AHA/ASA-Leitlinie empfiehlt den Beginn einer oralen Antikoagulation 4–14 Tage nach Ereignis unter Berücksichtigung bildgebender Kriterien für hämorrhagische Transformation (Powers et al., 2018). Die ESC/ERHA-Leitlinie empfiehlt den Beginn der oralen Antikoagulation nach einem 1-3-6-12-Schema: Tag 1 nach TIA, Tag 3 nach „minor" Stroke (NIHSS < 8), Tag 6 nach „mildem" Stroke (NIHSS 8–15), Tag 12 nach „schwerem" Stroke (NIHSS > 15). Kleinere Studien legen eine frühe (innerhalb von 3–5 Tagen nach Ereignis) direkte orale Antikoagulation (DOAK) bei kleinen bis moderaten Infarktgrößen als sicher und wirksam dar (Seiffge et al., 2019). Weitere prospektive Studien mit den neuen DOAKs werden zu dieser Fragestellung aktuell durchgeführt.

Frühe Rehabilitation

Zentraler Bestandteil der frühen Rehabilitation auf der Stroke Unit ist die aktivierende Pflege durch spezialisiertes Pflegepersonal. Ergotherapie, Logopädie und Physiotherapie erfolgen bei medizinischem Bedarf innerhalb von 24 Stunden nach Aufnahme (Ringleb et al., 2022).

> **Merke**
>
> Frührehabilitation ist wichtig für ein verbessertes funktionelles Outcome.

Alle Schlaganfallpatienten sollten innerhalb von 48 Stunden nach Schlaganfallbeginn mit der Mobilisierung (Out-of-Bed-Aktivität) beginnen. Ausnahmen stellen schwer betroffene Schlaganfallpatienten (NIHSS > 16) und Patienten mit intrakranieller Blutung dar (Ringleb et al., 2022). Bei Patienten mit leichtem und mittelschwerem Schlaganfall sollten häufige, kurze Sitzungen mit Aktivitäten außerhalb des Bettes vorgesehen werden, aber der optimale Zeitpunkt innerhalb der ersten 48 Stunden nach dem Schlaganfall ist unklar. Eine Dauer von 30–60 Minuten pro Tag, durchgeführt an 5–7 Tagen pro Woche, ist wirksam.

> **Zusammenfassung**
>
> Der Schlaganfall ist die häufigste neurologische Erkrankung im Alter und von großer Bedeutung für funktionelle Einschränkungen im Bereich Motorik, Kognition, Sprache, Schlucken und Kontinenz. Die Primärprävention der zerebrovaskulären Risikofaktoren hat im jüngeren Lebensalter oberste Priorität. In der Akutsituation führen unabhängig vom Alter Thrombolyse und Thrombektomie zum Erhalt funktionell relevanter Gehirnbereiche. Mit dem MRT des Gehirns und der Duplexsonografie der A. carotis stehen bildgebende Verfahren zur Verfügung, die unter anderem wichtige Einblicke in die Gefäßalterung (Makro- und Mikroangiopathie), schlaganfallbedingte Narben und Ausmaß der altersassoziierten Neurodegeneration geben. Dabei ist das Ausmaß der SAE mit Geriatrie-typischen funktionellen Einschränkungen assoziiert und wird auch als „brain frailty" bezeichnet. Darüber hinaus gibt die SAE indirekt Hinweis auf eine gealterte Blut-Hirn-Schranke mit dem erhöhten Risiko zentralnervöser Medikamentennebenwirkungen („fall-inducing drugs") und auf eingeschränkte Mechanismen der zerebralen Autoregulation. Daher liegen die unteren Grenzwerte für Blutdruck und Blutzucker im Alter höher als in der jüngeren Lebensphase. Genaue Kenntnisse der Schlaganfalldiagnostik und -behandlung sind wichtig, um funktionelle Defizite im Alter zu limitieren.

Literatur

Amarenco, P. (2020). Transient Ischemic Attack. *N Engl J Med*, *382*(20),1933–1941. https://doi.org/10.1056/NEJMcp1908837

Appleton, J. P., Woodhouse, L. J., Adami, A., et al. (2020). ENOS Investigators. Imaging markers of small vessel disease and brain frailty, and outcomes in acute stroke. *Neurology, 94*(5), e439-e452. https://doi.org/10.1212/WNL.0000000000008881

Barber, P. A., Demchuk, A. M., Zhang, J., et al. (2000). Validity and reliability of a quantitative computed tomography score in predicting outcome of hyperacute stroke before thrombolytic therapy. *Lancet, 355*, 1670–1674. https://doi.org/10.1016/s0140-6736(00)02237-6

Bluhmki, E., Danays, T., Biegert, G., et al. (2020). Alteplase for Acute Ischemic Stroke in Patients Aged >80 Years: Pooled Analyses of Individual Patient Data. *Stroke, 51*(8), 2322–2331. https://doi.org/10.1161/STROKEAHA.119.028396

Broderick, J. P., Adeoye, O., Elm, J. (2017). Evolution of the modified Rankin Scale and its use in future stroke trials. *Stroke, 48*, 2007–2012. https://doi.org/10.1161/STROKEAHA.117.017866

Burton, J. K., Stewart, J., Blair, M., et al. (2022). Prevalence and implications of frailty in acute stroke: systematic review & meta-analysis. *Age Ageing, 51*(3), afac064. https://doi.org/10.1093/ageing/afac064

Chen, Z. M., Sandercock, P., Pan, H. C., et al. (2000). Indications for early aspirin use in acute ischemic stroke: a combined analysis of 40 000 randomized patients from the Chinese Acute Stroke Trial and the International Stroke Trial. *Stroke, 31*, 1240–1249. https://doi.org/10.1161/01.str.31.6.1240

Ciccone, A., Celani, M. G., Chiaramonte, R., et al. (2013). Continuous versus intermittent physiological monitoring for acute stroke. *Cochrane Database of Systematic Reviews*, (5), CD008444. https://doi.org/10.1002/14651858.CD008444.pub2

D'Amelio, M., Terruso, V., Famoso, G., et al. (2014). Early and late mortality of spontaneous hemorrhagic transformation of ischemic stroke. *J Stroke Cerebrovasc Dis, 23*, 649–54. https://doi.org/10.1016/j.jstrokecerebrovasdis.2013.06.005

Dennis, M., Caso, V., Kappelle, L.J., et al. (2016). European Stroke Organisation (ESO) guidelines for prophylaxis for venous thromboembolism in immobile patients with acute ischaemic stroke. *Eur Stroke J, 1*(1), 6-19. https://doi.org/10.1177/2396987316628384

Duncan, P. W., Jorgensen, H. S., Wade, D. T. (2000). Outcome measures in acute stroke trials: a systematic review and some recommendations to improve practice. *Stroke, 31*, 1429–1438. https://doi.org/10.1161/01.str.31.6.1429

Duvekot, M. H. C., Venema, E., Rozeman, A. D., et al. (2021). Comparison of eight prehospital stroke scales to detect intracranial large-vessel occlusion in suspected stroke (PRESTO): a prospective observational study. *Lancet Neurol, 20*(3), 213–221. https://doi.org/10.1016/S1474-4422(20)30439-7

Emberson, J., Lees, K. R., Lyden, P., et al. (2014). Effect of treatment delay, age, and stroke severity on the effects of intravenous thrombolysis with alteplase for acute ischaemic stroke: a meta-analysis of individual patient data from randomised trials. *Lancet, 384*, 1929–1935. https://doi.org/10.1016/S0140-6736(14)60584-5

Evans, N. R., Todd, O. M., Minhas, J. S., et al. (2022) Frailty and cerebrovascular disease: Concepts and clinical implications for stroke medicine. *Int J Stroke, 17*(3), 251–259. https://doi.org/10.1177/17474930211034331

Fiehler, J., Gerloff, C. (2015). Mechanische Thrombektomie bei Schlaganfall. *Dtsch Arztebl Int, 112*(49), 830–836. https://doi.org/10.3238/arztebl.2015.0830

Goyal, M., Menon, B.K., van Zwam, W.H., et al. (2016). HERMES. Endovascular thrombectomy after large-vessel ischaemic stroke: a meta-analysis of individual patient data from five randomised trials. *Lancet, 387*(10029), 1723–1731. https://doi.org/10.1016/S0140-6736(16)00163-X

Grond, M., Rudolf, J., Schmülling, S., et al. (1998). Early intravenous thrombolysis with recombinant tissue-type plasminogen activator in vertebrobasilar ischemic stroke. *Arch Neurol, 55*(4), 466–469. https://doi.org/10.1001/archneur.55.4.466

Hacke, W., Kaste, M., Fieschi, C., et al. (1995). Intravenous Thrombolysis With Recombinant Tissue Plasminogen Activator for Acute Stroke. *JAMA, 274*(13), 1017–1025.

Hanlon, P., Burton, J.K., Quinn, T.J., et al. (2023). Prevalence, measurement and implications of frailty in stroke survivors: an analysis of three global aging cohorts. *Int J Stroke*, 17474930231151847. Advance online publication. https://doi.org/10.1177/17474930231151847

Harbison, J., Hossain, O., Jenkinson, D., et al. (2003). Diagnostic accuracy of stroke referrals from primary care, emergency room physicians, and ambulance staff using the face arm speech test. *Stroke, 34*(1), 71–76. https://doi.org/10.1161/01.str.0000044170.46643.5e

Häusler, K.G., Gröschel, K., Köhrmann, M., et al. (2018). Expert opinion paper on atrial fibrillation detection after ischemic stroke. *Clin Res Cardiol, 107*(10), 871–880. https://doi.org/10.1007/s00392-018-1256-9

Hao, Q., Tampi, M., O'Donnell, M., et al. (2018). Clopidogrel plus aspirin versus aspirin alone for acute minor ischaemic stroke or high risk transient ischaemic attack: systematic review and meta-analysis. *BMJ*, 363, k5108. https://doi.org/10.1136/bmj.k5108

Heiss, W. D. (2000). Ischemic penumbra: evidence from functional imaging in man. *J Cereb Blood Flow Metab., 20*(9):1276–1293. https://doi.org/10.1097/00004647-200009000-00002

Hendrix, P., Killer-Oberpfalzer, M., Broussalis, E., et al. (2022). Outcome Following Mechanical Thrombectomy for Anterior Circulation Large Vessel Occlusion Stroke in the Elderly. *Clin Neuroradiol, 32*(2):369–374. https://doi.org/10.1007/s00062-021-01063-9

Holmes, M., Rathbone, J., Littlewood, C., et al. (2014). Routine echocardiography in the management of stroke and transient ischaemic attack: a systematic review and economic evaluation. *Health technology assessment* (Winchester, England), *18*(16), 1–176. https://doi.org/10.3310/hta18160

Jacobs, A. H. (1995). Amino acid uptake in ischemically compromised brain tissue. *Stroke, 26*(10), 1859–1866. https://doi.org/10.1161/01.str.26.10.1859

Jacobs, A. H. (2022). Early and differential diagnosis of dementia. *MMW Fortschr Med, 164*(10), 32–39. https://doi.org/10.1007/s15006-022-1027-4

Jacobs, A. H., Herholz, K., Heiss, W. D. (1997). Der zerebrale Insult. In: Platt, D. (Ed.) *Altersmedizin – Lehrbuch für Klinik und Praxis*. Schattauer Verlag, 484–519.

Jacobs, A. H., Lanfermann, H., Neveling, M., et al. (1997). MRI- and MRA-guided therapy of carotid and vertebral artery dissections. *J Neurol Sci, 147*(1), 27–34. https://doi.org/10.1016/s0022-510x(96)05300-2

Johnston, S. C., Rothwell, P. M., Nguyen-Huynh, M. N., et al. (2007). Validation and refinement of scores to predict very early stroke risk after transient ischaemic attack. *Lancet, 369*, 283–292. https://doi.org/10.1016/S0140-6736(07)60150-0

Johnston, K.C., Bruno, A., Pauls, Q. et al. (2019). Intensive vs Standard Treatment of Hyperglycemia and Functional Outcome in Patients With Acute Ischemic Stroke: The SHINE Randomized Clinical Trial. *JAMA, 322*(4), 326–335. https://doi.org/10.1001/jama.2019.9346

Langhorne, P., Ramachandra, S. (2020). Organised inpatient (stroke unit) care for stroke: network meta-analysis. *Cochrane Database of Systematic Reviews*, (4.):CD000197. https://doi.org/10.1002/14651858.CD000197.pub4

Lip, G. Y., Nieuwlaat, R., Pisters, R., et al. (2010). Refining clinical risk stratification for predicting stroke and thromboembolism in atrial fibrillation using a novel risk factor-based approach: the euro heart survey on atrial fibrillation. *Chest*, 137, 263–272. https://doi.org/10.1378/chest.09-1584

Lyden, P., Brott, T., Tilley, B., et al. (1994). Improved reliability of the NIH Stroke Scale using video training. *Stroke, 25*, 2220–2226. https://doi.org/10.1161/01.str.25.11.2220

Mader, F. M., Schwenke, R. (2020). S3-Leitlinie Schlaganfall. AWMF-Register-Nr. 053-011. DEGAM-Leitlinie Nr. 8, Zugriff am 15.1.2023

Mansutti, I., Saiani, L., Palese, A. (2019). Detecting delirium in patients with acute stroke: a systematic review of test accuracy. *BMC Neurology, 19*(1), 310–321. https://doi.org/10.1186/s12883-019-1547-4

Mishra, N. K., Ahmed, N., Andersen, G., et al. (2010). Thrombolysis in very elderly people: controlled comparison of SITS International Stroke Thrombolysis Registry and Virtual International Stroke Trials Archive. *BMJ, 341*, c6046. https://doi.org/10.1136/bmj.c6046

Montero-Odasso, M., van der Velde, N., Martin, F.C. et al. (2022). Task Force on Global Guidelines for Falls in Older Adults. World guidelines for falls prevention and management for older adults: a global initiative. *Age Ageing*, 51(9):afac205

Nabavi, D. G., Ossenbrink, M., Schinkel, M. et al. (2015). Aktualisierte Zertifizierungskriterien für regionale und überregionale Stroke-Units in Deutschland. *Der Nervenarzt, 86*(8), 978–988. https://doi.org/10.1007/s00115-015-4395-5

Netuka, D., Belsan, T., Broulikova, K., et al. (2016). Detection of carotid artery stenosis using histological specimens: a comparison of CT angiography, magnetic resonance angiography, digital subtraction angiography and Doppler ultrasonography. *Acta Neurochir (Wien), 158*(8),1505–1514. https://doi.org/10.1007/s00701-016-2842-0

Ntaios, G., Dziedzic, T., Michel, P., et al. (2015). European Stroke Organisation (ESO) guidelines for the management of temperature in patients with acute ischemic stroke. *Int J Stroke, 10*(6), 941–949. https://doi.org/10.1111/ijs.12579

Pan, Y., Elm, J. J., Li, H., et al. (2019). Outcomes associated with clopidogrel-aspirin use in minor stroke or transient ischemic attack: a pooled analysis of Clopidogrel in High-Risk Patients with Acute Non-Disabling Cerebrovascular Events (CHANCE) and Platelet-Oriented Inhibition in New TIA and Minor Ischemic Stroke (POINT) trials. *JAMA Neurol, 76*, 1466–1473. https://doi.org/10.1001/jamaneurol.2019.2531

Plass, D., Vos, T., Hornberg, C., et al. (2014) Trends in disease burden in Germany: results, implications and limitations of the Global Burden of Disease study. *Dtsch Arztebl Int.*, 111(38), 629-38.

Pisters, R., Lane, D. A., Nieuwlaat, R., et al. (2010). A novel user-friendly score (HAS-BLED) to assess 1-year risk of major bleeding in patients with atrial fibrillation: the Euro Heart Survey. *Chest, 138*, 1093–1100. https://doi.org/10.1378/chest.10-0134

Powers, W. J., Rabinstein, A. A., Ackerson, T. et al. (2018). 2018 Guidelines for the early management of patients with acute ischemic stroke:a guideline for healthcare professionals from the American Heart Association/American Stroke Association. *Stroke, 49*, e46–110. https://doi.org/10.1161/STR.0000000000000158

Prasad, K., Siemieniuk, R., Hao, Q., et al. (2018). Dual antiplatelet therapy with aspirin and clopidogrel for acute high risk transient ischaemic attack and minor ischaemic stroke: a clinical practice guideline. *BMJ, 363*, k5130. https://doi.org/10.1136/bmj.k5130

Proietti, M., Romiti, G. F., Raparelli, V., et al. (2022). Frailty prevalence and impact on outcomes in patients with atrial fibrillation: A systematic review and meta-analysis of 1,187,000 patients. *Ageing Res Rev, 79*, 101652. https://doi.org/10.1016/j.arr.2022.101652

Ringleb, P., Köhrmann, M., Jansen, O., et al. (2022). Akuttherapie des ischämischen Schlaganfalls, S2e-Leitlinie, Version 1.1, in: Deutsche Gesellschaft für Neurologie (Hrsg.), Leitlinien für Diagnostik und Therapie in der Neurologie. Online: www.dgn.org/leitlinien, Zugriff am 15.1.2023

Roffe, C., Nevatte, T., Sim, J., et al. (2017). Effect of Routine Low-Dose Oxygen Supplementation on Death and Disability in Adults With Acute Stroke: The Stroke Oxygen Study Randomized Clinical Trial. *JAMA, 318*(12), 1125–1235. https://doi.org/10.1001/jama.2017.11463

Saver, J. L., Goyal, M., van der Lugt, A. et al. (2016). Time to treatment with endovascular thrombectomy and outcomes from ischemic stroke: a meta-analysis. *JAMA*, 316, 1279–1288. https://doi.org/10.1001/jama.2016.13647

Schnabel, R. B., Haeusler, K. G., Healey, J. S., et al. (2019). Searching for Atrial Fibrillation Poststroke: A White Paper of the AF-SCREEN International Collaboration. *Circulation, 140*(22), 1834–1850. https://doi.org/10.1161/CIRCULATIONAHA.119.040267

Seiffge, D.J., Werring, D.J., Paciaroni, M., et al. (2019). Timing of anticoagulation after recent ischaemic stroke in patients with atrial fibrillation. *Lancet Neurol, 18*(1), 117–126. https://doi.org/10.1016/S1474-4422(18)30356-9

Shaw, R. C., Walker, G., Elliott, E., et al. (2019). Occurrence Rate of Delirium in Acute Stroke Settings: Systematic Review and Meta-Analysis. *Stroke, 50*(11), 3028–3036. https://doi.org/10.1161/STROKEAHA.119.025015

Smith, E. E., Kent, D. M., Bulsara, K. R., et al. (2018). Effect of Dysphagia Screening Strategies on Clinical Outcomes After Stroke: A Systematic Review for the 2018 Guidelines for the Early Management of Patients With Acute Ischemic Stroke. *Stroke, 49*(3), e123-e8. https://doi.org/10.1161/STR.0000000000000159

Sobesky, J., Zaro Weber, O., Lehnhardt, F. G., et al. (2005). Does the mismatch match the penumbra? Magnetic resonance imaging and positron emission tomography in early ischemic stroke. *Stroke, 36*(5), 980–985. https://doi.org/10.1161/01.STR.0000160751.79241.a3

Teng, R. S. Y., Tan, B. Y. Q., Miny, S., et al. (2019). Effect of Pretreatment Blood Pressure on Outcomes in Thrombolysed Acute Ischemic Stroke Patients: A Systematic Review and Meta-analysis. *J Stroke Cerebrovasc Dis, 28*(4), 906–919. https://doi.org/10.1016/j.jstrokecerebrovasdis.2018.12.008

Thomalla, G., Simonsen, C. Z., Boutitie, F., et al. (2018). MRI-Guided Thrombolysis for Stroke with Unknown Time of Onset. *N Engl J Med, 379*(7):611–622. https://doi.org/10.1056/NEJMoa1804355

Turc, G., Bhogal, P., Fischer, U., et al. (2019). European Stroke Organisation (ESO) – European Society for Minimally Invasive Neurological Therapy (ESMINT). Guidelines on Mechanical Thrombectomy in Acute Ischaemic StrokeEndorsed by Stroke Alliance for Europe (SAFE). *Eur Stroke J, 4*(1), 6–12. https://doi.org/10.1177/2396987319832140

Von Büdingen, H. J. (2022). Schlaganfall – Zahlen, Daten, Fakten. https://schlaganfallbegleitung.de/wissen/schlaganfall-fakten, Zugriff am 15.1.2023

von Kummer, R., Broderick, J.P., Campbell, B.C. et al. (2015). The Heidelberg bleeding classification: classification of bleeding events after ischemic stroke and reperfusion therapy. *Stroke*, 46, 2981–2986. https://doi.org/10.1161/STROKEAHA.115.010049

Wardlaw, J.M., Debette, S., Jokinen, H. et al. (2021). ESO Guideline on covert cerebral small vessel disease. *Eur Stroke J, 6*(2), CXI-CLXII. https://doi.org/10.1177/23969873211012132

Wilson, D., Ambler, G., Lee, K. J., et al. (2019). Cerebral microbleeds and stroke risk after ischaemic stroke or transient ischaemic attack: a pooled analysis of individual patient data from cohort studies. *Lancet Neurol, 18*, 653–665. https://doi.org/10.1016/S1474-4422(19)30197-8

9.3 Schlaganfall: Primäre bis tertiäre Prävention

Marija Djukic und Roland Nau

9.3.1 Einführung

Unter dem Oberbegriff „Schlaganfall" werden verschiedene „schlagartig" (plötzlich) auftretende neurologische Erkrankungen subsumiert. Hierzu zählen neben dem Hirninfarkt und der transitorischen ischämischen Attacke (TIA), die über 80 % aller Schlaganfallereignisse ausmachen, die spontane intrazerebrale Blutung, die spontane Subarachnoidalblutung, die septisch-embolische Herdenzephalitis bei Endokarditis oder bei anderen septischen Herden und kardialem oder pulmonalem Rechts-Links-Shunt sowie die seltenen spontanen subduralen Hämatome und Schübe von Vaskulitiden. Demgegenüber verläuft die klinische Symptomatik bei der Hirnvenenthrombose in der Regel langsamer als beim typischen Schlaganfall.

Die Migräne mit Aura und die postiktale Toddsche Parese stellen wichtige Differenzialdiagnosen zum Schlaganfall dar. Die Migräne mit Aura manifestiert sich selten erstmalig im Alter. Die Sekundärprophylaxe erfolgt mit einem adrenergen β-Blocker (am wirksamsten ist das ZNS-gängige Propranolol). Postiktale Todd'sche Paresen können erhebliche differenzialdiagnostische Probleme aufwerfen, insbesondere wenn der vorangehende epileptische Anfall nicht bemerkt wird. Die Sekundärprophylaxe besteht in der adäquaten Therapie der Epilepsie mit einem Antiepileptikum.

Dieses Kapitel fokussiert auf die beiden häufigsten Erkrankungen, den Hirninfarkt (einschließlich der transitorischen ischämischen Attacke) sowie die spontane intrazerebrale Blutung. Aufgrund der gemeinsamen ischämischen Pathophysiologie werden Hirninfarkt und transitorische ischämische Attacke einschließlich der spontanen bzw. therapieinduzierten sekundären hämorrhagischen Transformation eines Hirninfarkts gemeinsam betrachtet.

9.3.2 Epidemiologie und Pathophysiologie

Hirninfarkt und transitorische ischämische Attacke

Die Inzidenz des Hirninfarkts und der transitorischen ischämischen Attacke (TIA) steigt mit zunehmendem Alter steil an. Der wichtigste Risikofaktor eines Hirninfarkts ist weltweit die unzureichend behandelte Hypertonie, gefolgt von Diabetes mellitus, hohem LDL-Cholesterin-Spiegel, hoher Feinstaubbelastung der Umgebung, Übergewicht und Rauchen (Feigin et al., 2021, Münzel et al., 2021).

Nach der Pathophysiologie lassen sich der Hirninfarkt und die TIA in 5 Subtypen einteilen:

a) Arteriosklerose der großen Arterien (einschließlich A.-carotis-interna-Stenose),
b) kardiale Embolie,
c) Verschluss einer kleinen Arterie/Arteriole,
d) andere determinierte Ätiologie,
e) undeterminierte Ätiologie (mehrere mögliche Ätiologien, unvollständige Evaluation bzw. trotz vollständiger Evaluation keine Ätiologie gefunden; TOAST-Klassifikation; Adams et al., 1993).

Kennzeichnend für ältere Menschen ist, dass die Häufigkeit von kardialen Embolien und von zerebralen Ischämien mit mehreren möglichen Ätiologien sowohl absolut als auch relativ stark zunehmen, während die Bedeutung der A.-carotis-interna-Stenose als Ursache einer zerebralen Ischämie relativ abnimmt. Insbesondere beim Vorhofflimmern und -flattern (VHF), als der wichtigsten Schlaganfall-Ursache im Alter, steigt die Prävalenz in der Gesamtbevölkerung mit zunehmendem Lebensalter stark an: während die unter 60-Jährigen in weniger als 1 % betroffen sind, liegt die Prävalenz bei über 85-jährigen Männern und Frauen zwischen 15 und 20 %. Die Prävalenz liegt bei Männern etwas höher als bei Frauen (Heeringa et al., 2006). Bei stationär in einer geriatrischen Klinik behandelten Patienten liegt die Prävalenz des VHF zwischen 30 und 40 % (Djukic et al., 2015, 2018). Innerhalb der Europäischen Union litten im Jahr 2016 etwa 7,6 Mio. ältere Menschen an VHF. Bis zum Jahr 2060 schätzt man einen Anstieg um fast 90 % auf etwa 14,4 Mio. (Di Carlo et al., 2019).

VHF lässt sich nach seiner Dauer einteilen in

a) paroxysmales VHF, das nach dem Auftreten spontan in einen Sinusrhythmus konvertiert,
b) persistierendes VHF (länger als 7 Tage andauerndes Vorhofflimmern),
c) lang anhaltend persistierendes VHF (> 1 Jahr) und
d) permanentes VHF (dauerhaft bestehendes VHF).

Diese Einteilung ist für die rhythmisierende bzw. Sinus-Rhythmus-erhaltende Therapie bedeutsam. Die häufigste Ursache des VHF ist eine durch eine hypertensive Kardiomyopathie oder koronare Herzerkrankung mit Myokardischämien hervorgerufene Erweiterung des linken Ventrikels, die zu einer Dilatation des Mitralklappen-Rings mit konsekutiver Mitralinsuffizienz führt. Hierdurch fließt während der Systole Blut retrograd in den linken Vorhof, der dilatiert und zu flattern oder flimmern beginnt. Diese Form des VHF beginnt oft als paroxysmales VHF und schreitet bis zum permanenten VHF fort, wobei eine differenzierte Therapie dieses Fortschreiten verlangsamen kann. Andere Ursachen des VHF, insbesondere eine Hyperthyreose bzw. Hypokaliämie als gut therapierbare Ursachen, müssen ausgeschlossen bzw. adäquat behandelt werden.

Intrazerebrale Blutung (ICB)

Der altersabhängige Anstieg ist bei der spontanen intrazerebralen Blutung weniger steil als beim Hirninfarkt. Der wichtigste Risikofaktor einer ICB ist weltweit die unzureichend behandelte Hypertonie, gefolgt von Übergewicht, hoher Feinstaubbelastung der Umgebung, Diabetes mellitus, Rauchen und kochsalzreicher Diät (Feigin et al., 2021).

9.3.3 Primärprävention

Im Rahmen der Primärprävention beeinflussen mehrere Maßnahmen, insbesondere die Behandlung des erhöhten Blutdrucks, sowohl das Risiko eines Hirninfarkts/einer TIA als auch einer intrakraniellen Blutung.

Körperliche Aktivität und Ernährung

Jede Form der körperlichen Aktivität ist auch beim alten Menschen zur Verbesserung des kardiovaskulären Risikoprofils vorteilhaft, sofern keine Kontraindikationen bestehen. Ideal zur Primärprophylaxe sind wöchentlich mindestens 150 Minuten mäßige körperliche Aktivität kombiniert mit wöchentlich mindestens zweimal Krafttraining aller großen Muskelgruppen. Bei sturzgefährdeten Personen werden zusätzlich Balance- und Koordinationsübungen empfohlen. Die Auswahl der Formen der körperlichen Aktivität sollte sich nach den Vorlieben und Fähigkeiten des jeweiligen Patienten richten (Mader & Schwenke, 2020).

Personen mit einem erhöhten Schlaganfallrisiko sollten ihre Ernährung abwechslungsreich gestalten und sich an den Empfehlungen der mediterranen (Obst, Gemüse, Nüsse, Müsli, Olivenöl, Fisch und Geflügel) oder nordischen Kost (Vollkorn-Getreideprodukte, heimische Beeren, Obst und Gemüse, Fisch, fettarme oder -freie Milchprodukte, Rapsöl und Margarine auf der Basis von pflanzlichen Ölen) orientieren. Der Kochsalzkonsum sollte ≤ 6 g/Tag betragen (Mader & Schwenke, 2020).

Ausnahmen von diesen Regeln ergeben sich bei mangelernährten und/oder appetitarmen Patienten. Hier hat die ausreichende Kalorienzufuhr Vorrang gegenüber einer gesunden Ernährung. Patienten über 80 Jahren wird aufgrund des drohenden Verlusts an Muskelmasse eine Gewichtsreduktion ohne ein intensives Trainingsprogramm und eine adäquate Proteinzufuhr nicht empfohlen (Villareal et al., 2017). Bei Patienten, die mehrere die renale NaCl-Ausscheidung stimulierende Medikamente erhalten (z. B. ACE-Hemmer/Sartan + Schleifendiuretikum + Spironolacton oder Thiaziddiuretikum), sind nicht selten NaCl-Mengen > 6 g/Tag erforderlich, um eine Hyponatriämie mit damit verbundener orthostatischer Dysregulation mit erhöhtem Risiko von Stürzen und kognitivem Abbau zu vermeiden (Benetos et al., 2019).

Rauchen

Rauchen erhöht das Schlaganfallrisiko und das Risiko für andere kardiovaskuläre Ereignisse (Feigin et al., 2021). Starkes Rauchen (> 20 Zigaretten/Tag) geht mit einem 2–4 × erhöhtem Risiko, einen Schlaganfall zu erleiden, einher. Das Aufgeben des Rauchens verringert das relative Risiko für eine kardiovaskuläre Erkrankung um ⅓ bis ½. Es ist damit effektiver als pharmakologische Interventionen.

Hypertonie

In Europa ist die Hypertonie weiterhin als Blutdruckwerte ≥ 140/90 mmHg definiert. Etwa die Hälfte aller Hirninfarkte ist auf einen Hypertonus zurückzuführen. Die Hypertonie ist darüber hinaus der wichtigste Risikofaktor für eine intrazerebrale Blutung. Wenn eine Änderung des Lebensstils nicht zum Erfolg führt, was meistens der Fall ist, ist eine medikamentöse Behandlung mit dem Ziel der Blutdrucksenkung auf Werte von 120–139/70–80 indiziert. Unter 120/70 mmHg soll der arterielle Blutdruck nicht gesenkt werden, weil bei niedrigen RR-Werten die Sterblichkeit ansteigt. Bei Patienten ≥ 80 Jahren mit bisher nicht diagnostizierter Hypertonie soll zur Vermeidung von Nebenwirkungen mit einer medikamentösen Behandlung erst ab systolischen Blutdruckwerten von ≥ 160 mmHg begonnen werden. Auch bei Patienten ≥ 80 Jahren in einem guten Allgemeinzustand soll der Blutdruck auf Werte < 140/80 mmHg gesenkt werden, um Komplikationen der Hypertonie zu vermeiden, aber nicht auf systolische Werte < 130 mmHg. Der Einfluss der Blutdrucksenkung auf das Wohlbefinden des Patienten soll engmaschig überwacht werden wegen des erhöhten Risikos von Nebenwirkungen, insbesondere von Stürzen sowie Verschlechterungen des kognitiven Status (Williams et al., 2018, Benetos et al., 2019).

Zur Minimierung der Nebenwirkungen wird bei alten, nicht herzinsuffizienten, nicht tachykarden Patienten zur Blutdrucksenkung ein ACE-Hemmer (z. B. Ramipril oder Enalapril) bzw. Sartan (z. B. Candesartan oder Valsartan) oder ein langwirksamer Calcium-Antagonist (z. B. Amlodipin oder Lercanidipin) empfohlen (Pazan et al., 2021). Wir beginnen die Behandlung, wenn keine Kontraindikationen vorliegen, mit einem ACE-Hemmer oder Sartan, weil diese Substanzklassen moderat das Risiko reduzieren, dass Patienten ein Vorhofflimmern entwickeln (Yu et al., 2021). Wenn sich mit einem ACE-Hemmer/Sartan und einem Calcium-Antagonist der Blutdruck nicht einstellen lässt, sind Diuretika oder adrenerge β-Blocker geeignete Kombinationspartner. Weitere Substanzklassen sollen nur verwendet werden, wenn mit den 4 Substanzklassen ACE-Hemmer/Sartan, langwirksamer Calcium-Antagonist, Diuretikum und adrenerger β-Blocker die adäquate Blutdruckeinstellung nicht gelingt.

Thrombozytenaggregationshemmung

Für die allgemeine Bevölkerung, einschließlich der über 70-Jährigen, wird eine Primärprävention von Schlaganfällen mittels Thrombozytenaggregationshemmern nicht empfohlen, weil hierdurch keine Risikoreduktion erzielbar ist bzw. häufigere Blutungsereignisse (einschließlich intrakranieller Blutungen) positive Effekte auf das Risiko kardialer und zerebraler Ischämien aufheben (Mader & Schwenke, 2020).

Merke

Eine Primärprävention von Schlaganfällen mittels Thrombozytenaggregationshemmern wird nicht empfohlen.

Hyperlipidämie

Bei Personen < 70 Jahre werden Statine zur Primärprävention empfohlen, in Abhängigkeit vom Risiko, eine kardiovaskuläre Erkrankung zu entwickeln. Bei Personen ≥ 70 Jahren kann eine Primärprävention mit einem Statin erwogen werden, wenn das Risiko einer kardiovaskulären Erkrankung hoch (10-Jahres-Risiko 7,5 bis < 15 %) oder sehr hoch (10-Jahres-Risiko ≥ 15 %) ist. Eine gleichzeitig bestehende Gebrechlichkeit, Begleiterkrankungen, die fernere Lebenserwartung und Patientenwünsche müssen berücksichtigt werden. Bei Niereninsuffizienz oder der Gefahr von Medikamenteninteraktionen soll das Statin mit einer niedrigen Dosis begonnen werden (Visseren et al., 2021). Im klinischen Alltag einer geriatrischen Klinik (durchschnittliches Patientenalter > 80 Jahre) erscheint es uns wenig sinnvoll, ohne intensive Diskussion mit Patienten, Familie und Hausarzt eine Primärprophylaxe mit einem Statin zu beginnen.

Entgegen früherer Berichte geht die Therapie mit einem Statin in der Primärprophylaxe nicht mit einem erhöhten Risiko intrakranieller Blutungen einher (Newman et al., 2019).

Vorhofflimmern und -flattern (VHF)

Antikoagulation

VHF in allen seinen Formen (s. o.) stellt bei über 80-Jährigen den wichtigsten Risikofaktor für einen Hirninfarkt dar (Nacu et al., 2016). Zur Abschätzung des Risikos einer Ischämie wird der CHA_2DS_2-VASc-Score gebildet, der Werte von 0 bis 9 annehmen kann. Bei einer typischen geriatrischen Patientin mit einem CHA_2DS_2-VASc-Score von 5 (Frau, Alter ≥ 75 Jahre, Hypertonie, Diabetes mellitus) liegt das Risiko, binnen 12 Monaten einen Schlaganfall, eine Embolie in Extremitäten oder inneren Organen oder eine Lungenembolie zu erleiden, die eine Krankenhausaufnahme nötig macht oder zum Tode führt, bei etwa 15 % (Olesen et al., 2011). Dieses Risiko lässt sich mittels oraler Antikoagulation um etwa 2/3 reduzieren (absolute Risikoreduktion im dargestellten Fall von etwa 15 % auf 5 %).

Um das Risiko von Blutungskomplikationen unter einer oralen Antikoagulation zu quantifizieren, wird der HAS-BLED-Score benutzt (Pisters et al., 2010). Der Nutzen dieses Scores ist begrenzt, weil z. T. dieselben Bedingungen (z. B. vorheriger Schlaganfall, Hypertonie, Alter) sowohl beim CHA_2DS_2-VASc-Score als auch beim HAS-BLED-Score zu hohen Punktezahlen und damit zu einem hohen Risiko führen. Wichtige Schlüsse aus dem HAS-BLED-Score sind, dass Patienten mit einer unkontrollierten Hypertonie oder exzessivem Alkoholkonsum bei VHF nicht antikoaguliert werden sollten.

Die antikoagulationsinduzierten Blutungskomplikationen nehmen mit dem Alter zu. Dennoch erwies sich die Antikoagulation mit Warfarin zur Primär- und Sekundärprävention des kombinierten Endpunkts „tödlicher oder nicht tödlicher Schlaganfall (ischämisch oder hämorrhagisch), andere intrakranielle Blutung oder arterielle Embolie" in einer randomisierten Studie als wirksam im Vergleich zu ASS bei Patienten ≥ 75 Jahre (Mant et al., 2007). Bei einem CHA_2DS_2-VASc-Score ≥ 2 bei einem Mann und ≥ 3 bei einer Frau empfehlen die Leitlinien die orale Antikoagulation bei allen Formen des VHF unabhängig vom Alter des Patienten (Hindricks et al., 2021, ▸ Abb. 8.7.2) Weil ein Alter ≥ 75 Jahre mit 2 Punkten im CHA_2DS_2-VASc-Score bewertet wird, haben somit fast alle geriatrischen Patienten mit VHF prinzipiell eine Indikation zur therapeutischen Antikoagulation.

Nach derzeitigem Kenntnisstand profitieren auch über 90-Jährige von der Antikoagulation. In einer prospektiven europäischen Registerstudie bei Personen ≥ 75 Jahre mit VHF war die Therapie mit einem NOAK im Vergleich zu einem Vitamin-K-Antagonist assoziiert mit einem niedrigeren Risiko für schwere Blutungen und ischämische Ereignisse (Patti et al., 2019). Eine retrospektive Analyse von ≥ 90-Jährigen mit VHF der Taiwan National Health Insurance Research Database im Hinblick auf den kombinierten Endpunkt „Hirninfarkt, intrazerebrale Blutung, schwere Blutung oder Tod" (737 Personen mit NOAKs, 670 mit Warfarin, 4.955 ohne orale Antikoagulation) ergab ein erniedrigtes Risiko für mit NOAKs behandelte Patienten, während Warfarin im Vergleich zur nicht antikoagulierten Kontrollgruppe mit einem erhöhten Risiko vergesellschaftet war (Chao et al., 2021). Bei Patienten mit VHF ohne mechanische Herzklappe oder Mitralstenose (nicht-valvuläres VHF) reduzierten die neuen oralen Antikoagulanzien (NOAK) im Vergleich zu Warfarin die Inzidenz von Schlaganfällen und systemischen embolischen Ereignissen um 19 %, vorwiegend infolge der Reduktion hämorrhagischer Schlaganfälle auf etwa die Hälfte. Die NOAKs reduzierten auch die Gesamtsterblichkeit (Metaanalyse aller randomisierten Phase 3-Studien vom 1.1.2009 bis 19.11.2013; Ruff et al., 2014). Lediglich bei den gastrointestinalen Blutungen schnitten die NOAKs schlechter ab als Warfarin (Ruff et al., 2014). Deshalb werden zur Primär- und Sekundärprophylaxe von Schlaganfällen bei nicht-valvulärem VHF NOAKs unabhängig vom Alter des Patienten gegenüber Warfarin (und Phenprocoumon) bevorzugt eingesetzt (Hindricks et al., 2021). Metaanalysen der Zulassungsstudien belegen, dass insbesondere ältere Patienten von der Antikoagulation mit einem NOAK profitieren (z. B. Halvorsen et al., 2014).

Demgegenüber ergab eine retrospektive deutsche Studie an Personen mit VHF und einem Durchschnittsalter von 78,2 Jahren unter Benutzung von AOK-Daten eine geringere Wirksamkeit und Sicherheit von NOAKs im Vergleich zu Vitamin-K-Antagonisten. Auffällig in dieser Untersuchung war die geringe Compliance und die hohe Zahl der Patienten, die ein NOAK in einer niedrigen Dosierung erhielt, obwohl keine Niereninsuffizienz dokumentiert war (Mueller et al., 2018). Diese Untersuchung weist darauf hin, dass NOAKs nur dann effektiv und sicher sind, wenn sie adäquat dosiert werden und die Patienten engmaschig betreut werden, um ihre Compliance sicherzustellen.

Auch Patienten mit VHF und hohem Blutungsrisiko sollen nicht ASS statt eines NOAKs erhalten, denn das Blutungsrisiko bei diesen Patienten war unter der Therapie mit ASS und Apixaban annähernd gleich, während Apixaban erheblich wirksamer war als ASS (Connolly et al., 2011). Bei sehr hohem Blutungsrisiko (ca. 10 % aller geriatrischen Patienten; Djukic et al., 2018) sollte weder ASS noch NOAK oder Warfarin/Phenprocoumon in üblicher Dosierung gegeben werden (▸ Abb. 9.3.1). Bei diesen Patienten könnte die niedrigdosierte Gabe von Edoxaban eine Alternative zum Verzicht auf Antikoagulation darstellen: die 1 × tägliche Gabe von 15 mg Edoxaban führte bei ≥ 80-Jährigen, die für eine Primär- oder Sekundärprophylaxe mit üblichen NOAK-Dosen für ungeeignet befunden wurden, zu einer Reduktion der jährlichen Inzidenz von Schlaganfall oder systemischer Embolie von 6,7 % in der Placebo-Gruppe auf 2,3 % in der niedrigdosierten Edoxaban-Gruppe bei einem nicht statistisch signifikanten Anstieg schwerer Blutungen (Okumura et al., 2020).

Das Risiko von Stürzen, bei begleitender Therapie mit oralen Antikoagulanzien Hirnblutungen zu induzieren, wird im Allgemeinen überschätzt. In einer prospektiven Beobachtungsstudie war ein hohes Sturzrisiko in der multivariaten Analyse nicht statistisch signifikant mit dem Risiko einer schweren Blutung assoziiert. Nur drei schwere Blutungen traten direkt nach einem Sturz auf (Inzidenz 0,6/100 Patienten-Jahre; Donze et al., 2012). Auch hier scheinen NOAKs gegenüber Vitamin-K-Antagonisten ein günstigeres Sicherheitsprofil zu besitzen: in einer Re-Analyse der ARISTOTLE-Studie hatten Patienten mit einer Sturz-Vorgeschichte ein höheres Risiko für schwere Blutungen als Patienten ohne Sturzanamnese. Subdurale Hämatome traten bei 5/367 mit Warfarin und 0/386 mit Apixaban behandelten Patienten auf (Rao et al., 2018). Eine hohe Sturzgefahr ist per se keine Kontraindikation für eine Antikoagulation (Mader & Schwenke, 2021).

Eine Demenz geht mit einem erhöhten Risiko zerebraler Ischämien und schwerer Blutungen unter oraler Antikoagulation einher (Flaker et al., 2010). Eine orale Antikoagulation bei Patienten mit kognitiven Einschränkungen oder einer Demenz und Vorhofflimmern ist gemäß Expertenkonsens gerechtfertigt, solange die regelmäßige Medikamenteneinnahme und Kontrolle gewährleistet ist (Mader & Schwenke, 2021).

Zerebrale Mikroblutungen im Rahmen einer Amyloid-Angiopathie stellen wahrscheinlich keine Kontraindikation zu einer Behandlung mit NOAKs dar. In einer Kohortenstudie an 308 Patienten mit VHF und zerebralen Mikroblutungen (antikoaguliert mit a) Warfarin, b) NOAKs, c) nicht antikoaguliert) gab es keine Differenzen hinsichtlich des Auftretens ischämischer und hämorrhagischer Schlaganfälle. Mit NOAKs behandelte Patienten hatten aber eine signifikant niedrige Wahrscheinlichkeit, zu versterben (Badi et al., 2019).

Für Patienten mit VHF, deren Blutungsrisiko unter einer dauerhaften Antikoagulation als zu hoch erachtet wird, stehen nicht pharmakologische perkutane Optionen zur Verfügung, insbesondere die Okklusion des linken Herzohrs, die nur eine kurzzeitige postprozedurale Antikoagulation erfordern (Kotalczyk et al., 2021).

Rhythmuskontrolle versus Frequenzkontrolle des VHF

Über Jahrzehnte waren Rhythmus- und Frequenzkontrolle annähernd gleichwertig in Bezug auf Überleben, Schlaganfall und Verschlechterung einer Herzinsuffizienz (van Gelder et al., 2002, Wyse et al., 2002, Roy et al., 2008), die Häufigkeit von Medikamenten-Nebenwirkungen war häufiger in der Rhythmuskontroll-Gruppe (Wyse et al., 2002). Auf der Grundlage dieser Daten beschränkte sich der Geriater in der Regel auf die Frequenzkontrolle bei allen Formen der absoluten Arrhythmie, es sei denn, Patienten litten unter dem Wechsel zwischen absoluter Arhythmie und Sinusrhythmus. In einer 2020 publizierten, randomisierten unverblindeten Untersuchung an Patienten mit einer ersten Episode einer absoluten Arrhythmie ≤ 1 Jahr vor Studienbeginn und dem primären Endpunkt Tod durch kardiovaskuläre Ursachen, Schlaganfall oder Krankenhausaufnahme wegen Verschlechterung einer Herzinsuffizienz oder akutem Koronarsyndrom, profitierten Patienten von der frühen Rhythmuskontrolle (antiarrhythmische Medikation, Vorhofablation, Kardioversion; Kirchhof et al., 2020). Das mittlere Alter der eingeschlossenen Patienten betrug 70,2 bzw. 70,4 Jahre. Eine Subgruppenanalyse > 75- oder 80-jähriger Patienten fand nicht statt. Die Prüfung der Übertragbarkeit dieser Daten auf geriatrische Patienten sollte Gegenstand zukünftiger Studien sein.

Asymptomatische Arteria-carotis-interna-Stenose

Die aktualisierte deutsche S3-Leitlinie „Extrakranielle Carotisstenose“ (Eckstein et al., 2020) empfiehlt, dass alle Patienten mit einer > 50 %igen asymptomatischen arteriosklerotischen A.-carotis-interna-Stenose 100 mg Acetylsalicylsäure/Tag einnehmen sollten, „sofern ihr Blutungsrisiko niedrig ist“. Alle Patienten mit einer > 50 %igen asymptomatischen A.-carotis interna-Stenose sollen außerdem zur Prävention kardiovaskulärer Ereignisse ein Statin einnehmen (zur Risiko-adaptierten LDL-Cholesterin-Senkung s. Leitlinie). Patienten mit einer asymptomatischen A.-carotis interna-Stenose < 60 % profitieren von einer invasiven Therapie nicht und sollen deshalb nur konservativ behandelt werden. Bei einer 60–99 %igen asymptomatischen A.-carotis-interna-Stenose sollte eine Thrombendarteriektomie „erwogen werden, sofern kein erhöhtes OP-Risiko vorliegt und eines oder mehrere klinische oder bildgebende Befunde vorliegen, die mit einem erhöhten Risiko eines Carotis-bedingten Schlaganfalls im Follow-up assoziiert sind [...]. Die periprozedurale Schlaganfallrate/Letalität soll bei der CEA oder CAS (Thrombendarteriektomie oder endovaskuläre Stent-Implantation, d. Verf.) einer asymptomatischen Stenose so gering wie möglich sein. Die Schlaganfallrate/Letalität soll fach-neurologisch kontrolliert werden und maximal 2 % während des stationären Aufenthalts betragen“. Laut der Leitlinie der European Society for Vascular Surgery (Naylor et al., 2018) sollte eine Thrombendarteriektomie erwogen werden, wenn das perioperative Schlaganfall-/Letalitätsrisiko < 3 % und die Lebenserwartung des Patienten > 5 Jahre beträgt. Aufgrund dieser strikten Vorgaben ist bei geriatrischen Patienten eine Thrombendarteriektomie oder endovaskuläre Stent-Implantation zur Schlaganfallprophylaxe bei asymptomatischer A.-carotis interna-Stenose in aller Regel nicht indiziert.

9.3.4 Sekundärprävention

Die Sekundärprävention setzt nach einem durchgemachten zerebrovaskulären Ereignis und der abgeschlossenen Akuttherapie ein. Nach zerebraler Ischämie werden die in der Primärprophylaxe erfolgreichen Maßnahmen (Nikotinverzicht, Ernährung, Blutdruckeinstellung, Antikoagulation bei Vorhofflimmern/-flattern, wenn sie vor dem zerebrovaskulären Ereignis noch nicht implementiert waren), jetzt begonnen. Eine stattgehabte zerebrale Ischämie bei VHF erhöht den CHA_2DS_2-VASc-Score um 2 Punkte und gibt hierdurch das hohe Wiederholungsrisiko einer zerebralen Embolie wieder. In einer schwedischen Registerstudie an über 20.000 Patienten im Alter von 80–100 Jahren mit VHF und einem kürzlich durchgemachten Hirninfarkt wurde der Nutzen der OAK sowohl für die Gruppe der 80–90-Jährigen als auch für die Gruppe der über 90-Jährigen gezeigt, auch wenn gerade bei den über 90-Jährigen die Rate an Blutungskomplikationen anstieg. In dieser Untersuchung wurden allerdings nur 27 % aller Patienten mit Antikoagulanzien, meist mit Warfarin, behandelt (Appelros et al., 2017).

Zusätzlich zu den bereits in der Primärprävention dargestellten werden jetzt die folgenden Maßnahmen eingeleitet:

Symptomatische A.-carotis-interna-Stenose

Die detaillierte „S3-Leitlinie zur Diagnostik, Therapie und Nachsorge der extracraniellen Carotisstenose" gibt folgende Empfehlungen (CEA = Thrombendarteriektomie; CAS = endovaskuläre Stent-Implantation): „Bei Patienten mit einer 70–99 %igen Stenose nach retinaler Ischämie, TIA oder nicht behinderndem Schlaganfall soll eine CEA durchgeführt werden. Eine CEA sollte auch bei Patienten mit einer symptomatischen Stenose von 50–69 % durchgeführt werden, wenn kein erhöhtes OP-Risiko vorliegt. Männer mit kürzlich zurückliegenden hemisphäralen Symptomen (retinale Ischämie, TIA, Hirninfarkt mRS < 3; mRS = modified Rankin Scale, d. Verf.) profitierten am ehesten. […] Bei symptomatischen Patienten mit einer 50–99 %igen Carotisstenose und normalem OP-Risiko kann CAS erwogen werden. […] CAS sollte bei symptomatischen Patienten mit hohem chirurgischen OP-Risiko als eine Alternative zur CEA in Betracht gezogen werden" (Eckstein et al., 2020). Auch wenn lokale Erfahrungen und Komplikationsraten der beiden Methoden berücksichtigt werden sollten, scheint bei älteren Patienten (> 70 Jahre) die CEA vermutlich mit einem besseren Ergebnis assoziiert als die CAS, insbesondere dann, wenn ungünstige anatomische Verhältnisse für eine endovaskuläre Therapie vorliegen. „Ab einem Lebensalter von ca. 70 Jahren steigt das Behandlungsrisiko von CAS im Vergleich zur CEA an, bei < 70-jährigen Patienten zeigt sich keine Über- oder Unterlegenheit einer der beiden Methoden" (Expertenkonsens; Eckstein et al., 2020).

Aufgrund des erhöhten Operationsrisikos wird man bei geriatrischen Patienten bei symptomatischen Stenosen von 50–69 % in der Regel auf einen invasiven Eingriff verzichten und sie mit bester medikamentöser Therapie behandeln. Bei multimorbiden hochaltrigen Patienten nach retinaler oder zerebraler Ischämie mit einer wahrscheinlich geringen ferneren Lebenserwartung muss das erhöhte Risiko eines erneuten Hirninfarkts bei Verzicht auf interventionelle Behandlung der A.-carotis-interna-Stenose gegen das erhöhte periinterventionelle Risiko abgewogen werden.

Thrombozytenaggregationshemmung

Alle Patienten nach Hirninfarkt oder TIA, die keine Indikation für eine Antikoagulation besitzen, werden mit einem Thrombozytenaggregationshemmer behandelt (in bestimmten Fällen bis 3 Wochen nach dem Akutereignis mit zwei Thrombozytenaggregationshemmern, s. Akutbehandlung). In der Regel wird ASS in einer Dosis von 100 mg/d verabreicht. Clopidogrel 75mg/d ist bei Betrachtung des kombinierten Endpunkts „Hirninfarkt, Herzinfarkt oder Tod durch Gefäßerkrankung" etwas wirksamer als ASS (5,32 % versus 5,83 %, mittleres Follow-up 1,91 Jahre) bei einem ähnlichen Sicherheitsprofil (Gent et al., 1996).

Statin

Patienten nach einem Hirninfarkt oder einer TIA soll zur Sekundärprävention ein Statin angeboten werden (Mader & Schwenke, 2021). Bei Hochrisikopatienten soll ein hochpotentes Statin angewendet werden. Wenn hierdurch der LDL-Zielwert < 70 mg/dl bei hohem kardiovaskulären Risiko bzw. unter 55 bei sehr hohem kardiovaskulären Risiko nicht erreicht wird, sollte die Dosierung maximiert und bei nicht ausreichendem Effekt die zusätzliche Gabe von Ezetimib (10 mg/d) erwogen werden (Mader & Schwenke, 2021). Auch ≥ 80-Jährige profitieren nach Hirninfarkt von der Statin-Therapie: in einer retrospektiven Untersuchung verminderte die zweijährige Statingabe den kombinierten Endpunkt „erneuter Schlaganfall, Herzinfarkt und kardiovaskulärer Tod" sowie die Sterblichkeit insgesamt (Lefeber et al., 2021).

Sekundärprophylaxe ICB

Entscheidend für die Verhütung eines Zweitereignisses einer ICB ist die adäquate Blutdruckeinstellung (≤ 130/80 mmHg; Hemphill et al., 2015). Anders als früher angenommen, erhöhen Statine nicht das Risiko einer intrazerebralen Blutung bei Patienten mit vorherigem Schlaganfall (Ribe et al., 2020).

Es gibt Hinweise, dass bei adäquater Blutdruckeinstellung Patienten mit einem hohen kardioembolischen Risiko (VHF, hoher CHA_2DS_2-VASc-Score) auch nach stattgehabter intrakranieller Blutung von einer OAK profitieren könnten (▶ Abb. 9.3.1; Mader & Schwenke, 2021). Bei Patienten mit einer künstlichen Herzklappe ist die Wiederaufnahme einer oralen Antikoagulation mit Warfarin oder Phenprocoumon auch bei hohem Blutungsrisiko nicht zu vermeiden, eine Überdosierung muss hier unbedingt vermieden werden.

> **Merke**
>
> Alle Patienten nach Hirninfarkt oder TIA, die keine Indikation für eine Antikoagulation besitzen, werden mit einem Thrombozytenaggregationshemmer behandelt. Zusätzlich soll zur Sekundärprävention ein Statin angeboten werden mit dem LDL-Zielwert < 70 mg/dl bei hohem kardiovaskulären Risiko bzw. < 55 bei sehr hohem kardiovaskulären Risiko. Patienten mit VHF und hohem Blutungsrisiko sollen nicht ASS statt eines NOAKs erhalten. NOAKs sind nur dann effektiv und sicher, wenn sie adäquat dosiert werden.

9.3.5 Tertiärprävention

Die Tertiärprävention zielt darauf ab, Folgeschäden zerebrovaskulärer Erkrankungen zu begrenzen. Hierunter fallen stationäre, teilstationäre und ambulante Rehabilitationsmaßnahmen mit multiprofessionellen Teams. Die Wirksamkeit zahlreicher nicht-pharmakologischer Einzel-Maßnahmen zur Verbesserung der Aktivitäten des täglichen Le-

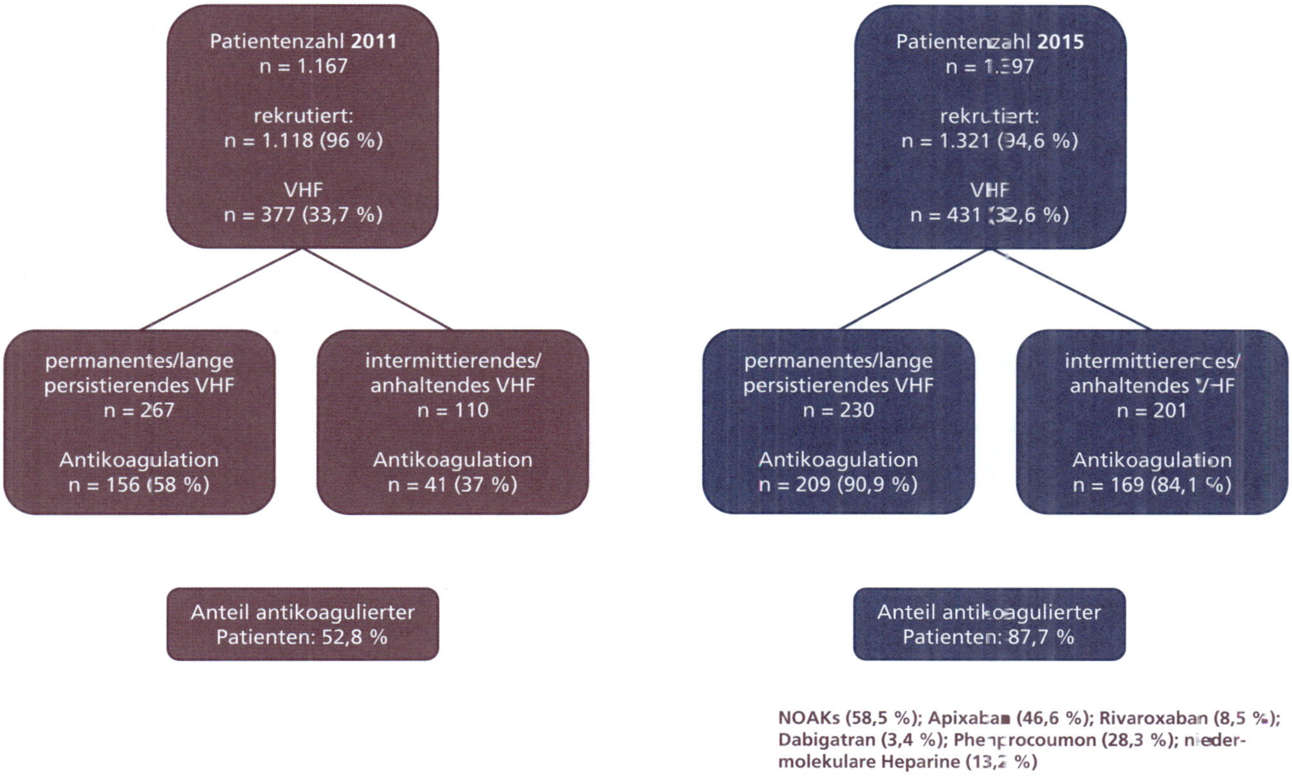

Abb. 9.3.1: Einfluss der Einführung der neuen oralen Antikoagulanzien (NOAKs) auf die adäquate Primär- und Sekundärprävention von Hirninfarkten bei geriatrischen Patienten mit Vorhofflimmern oder -flattern (VHF) (Djukic et al., 2015 & 2018). Binnen 4 Jahren nach der Einführung der NOAKs gelang es, den Anteil adäquat therapierter geriatrischer Patienten von etwas über 50 auf fast 90 % zu steigern.

bens sowie der Dysarthrie und Steigerung der Unabhängigkeit bleiben unbewiesen (Longley et al., 2021; Mitchell et al., 2017). An der Wirksamkeit multiprofessioneller Rehabilitationsmaßnahmen insgesamt gibt es keinen Zweifel (Mader & Schwenke, 2021). Beobachtungsstudien legen nahe, dass sich mit intensiven Rehabilitationsmaßnahmen erhebliche funktionale Verbesserungen bei allen Überlebenden eines Schlaganfalls unabhängig vom Alter des Patienten erzielen lassen (Zucchella et al., 2019). Randomisierte Studien, in denen einem Teil der Patienten Rehabilitationsmaßnahmen verweigert werden, sind deshalb ethisch nicht vertretbar.

Medikamentöse Maßnahmen zur Therapie der Spastik, des neuropathischen Schmerzes sowie der Post-Schlaganfall-Depression umfassen die Verordnung von den Muskeltonus senkenden Medikamenten (bei geriatrischen Patienten vorzugsweise Tizanidin), von Antiepileptika (vorzugsweise Gabapentin oder Pregabalin) sowie von Antidepressiva (vorzugsweise Sertralin, Citalopram oder Mirtazapin; Mader & Schwenke, 2021; Pazan et al., 2021).

Zusammenfassung

Die wichtigsten primär- und sekundärprophylaktischen Maßnahmen zur Verringerung der Häufigkeit und Schwere von Schlaganfällen (Hirninfarkt sowie intrazerebrale Blutung) sind die adäquate Behandlung der Hypertonie sowie (nur beim Hirninfarkt: bei absoluter Arrhythmie oder mechanischer Herzklappe) eine effektive Antikoagulation bzw. (nur beim Hirninfarkt, alle Konditionen ohne Indikation für eine Antikoagulation) die Thrombozytenaggregationshemmung. Beim VHF sind NOAKs den Vitamin-K-Antagonisten überlegen aufgrund der um ca. 50 % geringeren Häufigkeit von intrakraniellen Blutungen. Bei Patienten mit mechanischen Herzklappen sind NOAKs kontraindiziert. Als Thrombozytenaggregationshemmer ist Clopidogrel gegenüber ASS mindestens gleichwertig bei einem ähnlichen Sicherheitsprofil.

Literatur

Adams, H. P., Jr, Bendixen, B. H., Kappelle, L. J., et al. (1993). Classification of subtype of acute ischemic stroke. Definitions for use in a multicenter clinical trial. TOAST. Trial of Org 10172 in Acute Stroke Treatment. *Stroke*, *24*(1), 35–41. https://doi.org/10.1161/01.str.24.1.35

Appelros, P., Farahmand, B., Terént, A., et al. (2017). To Treat or Not to Treat: Anticoagulants as Secondary Preventives to the Oldest Old With Atrial Fibrillation. *Stroke*, *48*(6), 1617–1623. https://doi.org/10.1161/STROKEAHA.117.016902

Badi, M. K., Vilanilam, G. K., Gupta, V., et al. (2019). Pharmacotherapy for Patients with Atrial Fibrillation and Cerebral Microbleeds. *Journal of stroke and cerebrovascular diseases: the official journal of National Stroke Association*, *28*(8), 2159–2167. https://doi.org/10.1016/j.jstrokecerebrovasdis.2019.04.027

Benetos, A., Petrovic, M., & Strandberg, T. (2019). Hypertension Management in Older and Frail Older Patients. *Circulation research*, *124*(7), 1045–1060. https://doi.org/10.1161/CIRCRESAHA.118.313236

CAPRIE Steering Committee (1996). A randomised, blinded, trial of clopidogrel versus aspirin in patients at risk of ischaemic events (CAPRIE). CAPRIE Steering Committee. *Lancet (London, England)*, *348*(9038), 1329–1339. https://doi.org/10.1016/s0140-6736(96)09457-3

Chao, T. F., Chiang, C. E., Chan, Y. H., et al. (2021). Oral anticoagulants in extremely-high-risk, very elderly (>90 years) patients with atrial fibrillation. *Heart rhythm*, *18*(6), 871–877. https://doi.org/10.1016/j.hrthm.2021.02.018

Connolly, S. J., Eikelboom, J., Joyner, C., et al. (2011). Apixaban in patients with atrial fibrillation. *The New England journal of medicine*, *364*(9), 806–817. https://doi.org/10.1056/NEJMoa1007432

Di Carlo, A., Bellino, L., Consoli, D., et al. (2019). Prevalence of atrial fibrillation in the Italian elderly population and projections from 2020 to 2060 for Italy and the European Union: the FAI Project. *Europace: European pacing, arrhythmias, and cardiac electrophysiology: journal of the working groups on cardiac pacing, arrhythmias, and cardiac cellular electrophysiology of the European Society of Cardiology*, *21*(10), 1468–1475. https://doi.org/10.1093/europace/euz141

Djukic, M., Bergmann, D., Jacobshagen, C., et al. (2015). Hospitalisierte geriatrische Patienten mit Vorhofflimmern sind nicht ausreichend mit Antikoagulanzien behandelt [Insufficient use of anticoagulants in geriatric in-patients with atrial fibrillation and flutter (corrected)]. *Deutsche medizinische Wochenschrift (1946)*, *140*(19), e195–e200. https://doi.org/10.1055/s-0041-105782

Djukic, M., Braun, L. M., Unkel, S., et al. (2018). Introduction of Non-Vitamin K Antagonist Anticoagulants Strongly Increased the Rate of Anticoagulation in Hospitalized Geriatric Patients with Atrial Fibrillation. *Drugs & aging*, *35*(9), 859–869. https://doi.org/10.1007/s40266-018-0571-1

Donzé, J., Clair, C., Hug, B., et al. (2012). Risk of falls and major bleeds in patients on oral anticoagulation therapy. *The American journal of medicine*, *125*(8), 773–778. https://doi.org/10.1016/j.amjmed.2012.01.033

Eckstein, H. H., Kühnl, A., Berkefeld, J., et al. (2020). *S3-Leitlinie zur Diagnostik, Therapie und Nachsorge der extracraniellen Carotisstenose. AWMF-Registernummer: 004-028*. https://www.awmf.org/uploads/tx_szleitlinien/004-028l_extracranielle-Carotisstenose-Diagnostik-Therapie-Nachsorge_2020-02_03.pdf, Zugriff am 28.6.2023

Flaker, G. C., Pogue, J., Yusuf, S., et al. (2010). Cognitive function and anticoagulation control in patients with atrial fibrillation. *Circulation. Cardiovascular quality and outcomes*, *3*(3), 277–283. https://doi.org/10.1161/CIRCOUTCOMES.109.884171

GBD 2019 Stroke Collaborators (2021). Global, regional, and national burden of stroke and its risk factors, 1990-2019: a systematic analysis for the Global Burden of Disease Study 2019. *The Lancet. Neurology*, *20*(10), 795–820. https://doi.org/10.1016/S1474-4422(21)00252-0

Halvorsen, S., Atar, D., Yang, H., et al. (2014). Efficacy and safety of apixaban compared with warfarin according to age for stroke prevention in atrial fibrillation: observations from the ARISTOTLE trial. *European heart journal*, *35*(28), 1864–1872. https://doi.org/10.1093/eurheartj/ehu046

Heeringa, J., van der Kuip, D. A., Hofman, A., et al. (2006). Prevalence, incidence and lifetime risk of atrial fibrillation: the Rotterdam study. *European heart journal*, *27*(8), 949–953. https://doi.org/10.1093/eurheartj/ehi825

Hemphill, J. C., 3rd, Greenberg, S. M., Anderson, C. S., et al. (2015). Guidelines for the Management of Spontaneous Intracerebral Hemorrhage: A Guideline for Healthcare Professionals From the American Heart Association/American Stroke Association. *Stroke*, *46*(7), 2032–2060. https://doi.org/10.1161/STR.0000000000000069

Hindricks, G., Potpara, T., Dagres, N., et al. (2021). 2020 ESC Guidelines for the diagnosis and management of atrial fibrillation developed in collaboration with the European Association for Cardio-Thoracic Surgery (EACTS): The Task Force for the diagnosis and management of atrial fibrillation of the European Society of Cardiology (ESC) Developed with the special contribution of the European Heart Rhythm Association (EHRA) of the ESC. *European heart journal*, *42*(5), 373–498. https://doi.org/10.1093/eurheartj/ehaa612

Kirchhof, P., Camm, A. J., Goette, A., et al. (2020). Early Rhythm-Control Therapy in Patients with Atrial Fibrillation. *The New England journal of medicine*, *383*(14), 1305–1316. https://doi.org/10.1056/NEJMoa2019422

Kotalczyk, A., Mazurek, M., Kalarus, Z., et al. (2021). Stroke prevention strategies in high-risk patients with atrial fibrillation. *Nature reviews. Cardiology*, *18*(4), 276–290. https://doi.org/10.1038/s41569-020-00459-3

Lefeber, G. J., Knol, W., Souverein, P. C., et al. (2021). Statins After Ischemic Stroke in the Oldest: A Cohort Study Using the Clinical Practice Research Datalink Database. *Stroke*, *52*(4), 1244–1252. https://doi.org/10.1161/STROKEAHA.120.030755

Longley, V., Hazelton, C., Heal, C., et al. (2021). Non-pharmacological interventions for spatial neglect or inattention following stroke and other non-progressive brain injury. *The Cochrane database of systematic reviews*, *7*(7), CD003586. https://doi.org/10.1002/14651858.CD003586.pub4

Mader, F. M., & Schwenke, R. (2021). *DEGAM-Leitlinie Schlaganfall. S3-Leitlinie. AWMF-Register-Nr. 053-011*. https://www.awmf.org/uploads/tx_szleitlinien/053-011l_S3_Schlaganfall_2021-03.pdf, Zugriff am 28.6.2023

Mant, J., Hobbs, F. D., Fletcher, K., et al. (2007). Warfarin versus aspirin for stroke prevention in an elderly community population with atrial fibrillation (the Birmingham Atrial Fibrillation Treatment of the Aged Study, BAFTA): a randomised controlled trial. *Lancet (London, England)*, *370*(9586), 493–503. https://doi.org/10.1016/S0140-6736(07)61233-1

Mitchell, C., Bowen, A., Tyson, S., et al. (2017). Interventions for dysarthria due to stroke and other adult-acquired, non-progressive brain injury. *The Cochrane database of systematic reviews*, *1*(1), CD002088. https://doi.org/10.1002/14651858.CD002088.pub3

Mueller, S., Groth, A., Spitzer, S. G., et al. (2018). Real-world effectiveness and safety of oral anticoagulation strategies in atrial fibrillation: a cohort study based on a German claims dataset. *Pragmatic and observational research*, *9*, 1–10. https://doi.org/10.2147/POR.S156521

Münzel, T., Hahad, O., Daiber, A., et al. (2021). Luftverschmutzung und Herz-Kreislauf-Erkrankungen [Air pollution and cardiovascular diseases]. *Herz*, *46*(2), 120–128. https://doi.org/10.1007/s00059-020-05016-9

Nacu, A., Fromm, A., Sand, K. M., et al. (2016). Age dependency of ischaemic stroke subtypes and vascular risk factors in western Norway: the Bergen Norwegian Stroke Cooperation Study. *Acta neurologica Scandinavica*, *133*(3), 202–207. https://doi.org/10.1111/ane.12446

Naylor, A. R., Ricco, J. B., de Borst, G. J., et al. (2018). Editor's Choice – Management of Atherosclerotic Carotid and Vertebral Artery Disease: 2017 Clinical Practice Guidelines of the European Society for Vascular Surgery (ESVS). *European journal of vascular and endovascular surgery: the official journal of the European Society for Vascular Surgery*, *55*(1), 3–81. https://doi.org/10.1016/j.ejvs.2017.06.021

Newman, C. B., Preiss, D., Tobert, J. A., et al. (2019). Statin Safety and Associated Adverse Events: A Scientific Statement From the American Heart Association. *Arteriosclerosis, throm-*

bosis, and vascular biology, *39*(2), e38–e81. https://doi.org/10.1161/ATV.0000000000000073
Okumura, K., Akao, M., Yoshida, T., et al. (2020). Low-Dose Edoxaban in Very Elderly Patients with Atrial Fibrillation. *The New England journal of medicine*, *383*(18), 1735–1745. https://doi.org/10.1056/NEJMoa2012883
Olesen, J. B., Lip, G. Y., Hansen, M. L., et al. (2011). Validation of risk stratification schemes for predicting stroke and thromboembolism in patients with atrial fibrillation: nationwide cohort study. *BMJ (Clinical research ed.)*, *342*, d124. https://doi.org/10.1136/bmj.d124
Patti, G., Pecen, L., Lucerna, M., et al. (2019). Net Clinical Benefit of Non-Vitamin K Antagonist vs Vitamin K Antagonist Anticoagulants in Elderly Patients with Atrial Fibrillation. *The American journal of medicine*, *132*(6), 749–757.e5. https://doi.org/10.1016/j.amjmed.2018.12.036
Pazan, F., Weiß, C., & Wehling, M. (2021). *Die FORTA – Liste Fit for The Aged". Expert Consensus Validation 2021*. https://www.umm.uni-heidelberg.de/index.php?eID=tx_nawsecuredl&u=0&g=0&t=1641164081&hash=0ccf930ba8b814b8bcf81a53f419e3f1ae7e4c64&file=fileadmin/medma/Lehrstuehle/Wehling/FORTA-Liste_2021_mit_Kommentaren_und_Statistiken.pdf, Zugriff am 28.6.2023
Pisters, R., Lane, D. A., Nieuwlaat, R., et al. (2010). A novel user-friendly score (HAS-BLED) to assess 1-year risk of major bleeding in patients with atrial fibrillation: the Euro Heart Survey. *Chest*, *138*(5), 1093–1100. https://doi.org/10.1378/chest.10-0134
Rao, M. P., Vinereanu, D., Wojdyla, D. M., et al. (2018). Clinical Outcomes and History of Fall in Patients with Atrial Fibrillation Treated with Oral Anticoagulation: Insights From the ARISTOTLE Trial. *The American journal of medicine*, *131*(3), 269–275.e2. https://doi.org/10.1016/j.amjmed.2017.10.036
Ribe, A. R., Vestergaard, C. H., Vestergaard, M., et al. (2020). Statins and Risk of Intracerebral Hemorrhage in Individuals With a History of Stroke. *Stroke*, *51*(4), 1111–1119. https://doi.org/10.1161/STROKEAHA.119.027301
Roy, D., Talajic, M., Nattel, S., et al. (2008). Rhythm control versus rate control for atrial fibrillation and heart failure. *The New England journal of medicine*, *358*(25), 2667–2677. https://doi.org/10.1056/NEJMoa0708789
Ruff, C. T., Giugliano, R. P., Braunwald, E., et al. (2014). Comparison of the efficacy and safety of new oral anticoagulants with warfarin in patients with atrial fibrillation: a meta-analysis of randomised trials. *Lancet (London, England)*, *383*(9921), 955–962. https://doi.org/10.1016/S0140-6736(13)62343-0
Van Gelder, I. C., Hagens, V. E., Bosker, H. A., et al. (2002). A comparison of rate control and rhythm control in patients with recurrent persistent atrial fibrillation. *The New England journal of medicine*, *347*(23), 1834–1840. https://doi.org/10.1056/NEJMoa021375
Villareal, D. T., Aguirre, L., Gurney, A. B., et al. (2017). Aerobic or Resistance Exercise, or Both, in Dieting Obese Older Adults. *The New England journal of medicine*, *376*(20), 1943–1955. https://doi.org/10.1056/NEJMoa1616338
Visseren, F. L. J., Mach, F., Smulders, Y. M., et al. (2021). 2021 ESC Guidelines on cardiovascular disease prevention in clinical practice. *European heart journal*, *42*(34), 3227–3337. https://doi.org/10.1093/eurheart /ehab484
Williams, B., Mancia, G., Spiering, W., et al. (2018). 2018 ESC/ESH Guidelines for the management of arterial hypertension. *European heart journal*, *39*(33), 3021–3104. https://doi.org/10.1093/eurheartj/ehy339
Wyse, D. G., Waldo, A. L., DiMarco, J. P., et al. (2002). A comparison of rate control and rhythm control in patients with atrial fibrillation. *The New England journal of medicine*, *347*(23), 1825–1833. https://doi.org/10.1056/NEJMoa021328
Yu, Z., Zhang, D., Ji, Q., & Yi, F. (2021). Inhibition of the renin-angiotensin-aldosterone system prevents and cures atrial fibrillation: An overview of systematic reviews. *Medicine*, *100*(18), e25559. https://doi.org/10.1097/MD.0000000000025559
Zucchella, C., Consilvio, M., Iacoviello, L., et al. (2019). Rehabilitation in oldest-old stroke patients: a comparison within over 65 population. *European journal of physical and rehabilitation medicine*, *55*(2), 148–155. https://doi.org/10.23736/S1973-9087.18.05297-8

9.4 Neurodegenerativ bedingte Basalganglienerkrankungen

Richard Dodel

9.4.1 Einführung

Die Basalganglien sind ein wesentlicher und integraler Bestandteil des motorischen Systems, welches für die Bewegungsausführung, für Rumpfstabilität und Körperhaltung, aber auch bei Bewegungsplanung, -ablauf und -geschwindigkeit eine wichtige Rolle spielt. Bei Schädigung der Basalganglien und ihren Verschaltungen kommt es zu einer Störung der Bewegungsabläufe, entweder mit verminderter Beweglichkeit (Parkinson-Syndrome) oder überschießenden Bewegungen (Chorea Huntington) sowie zu Veränderungen des Muskeltonus mit Rigor oder muskulärer Hypotonie. Zu den Basalganglien werden folgende Strukturen gezählt: Substantia nigra, Striatum, Pallidum, Nucleus subthalamicus, Nucl. pedunculopontinus. Zur weiteren Beschreibung der Funktionen und der involvierten Neurotransmitter sei auf die Spezialliteratur verwiesen (Deuschl et al., 2020a).

9.4.2 Parkinson-Syndrome

Die Parkinson-Syndrome können nach ihrer Art oder nach der zugrundeliegenden Proteinaggregation eingeteilt werden („Synukleinopathien", „Tauopathien"). Bei den Synukleinopathien handelt es sich um pathologische Konformationen des synaptischen Proteins α-Synuklein mit der Bildung von Oligomeren, Fibrillen und intraneuronalen Aggregaten. Hierzu gehören die Parkinson-Krankheit, die Demenz mit Lewy-Körpern (sowie die Parkinson-Krankheit mit Demenz), die Multi-System-Atrophie (MSA, mit intraglialen Ablagerungen), das primäre autonome Versagen sowie die idiopathische REM-Schlaf-Verhaltensstörung. Tauopathien sind Erkrankungen, die geprägt sind von der Akkumulation von pathologischen Spezies des Mikrotubuli-assoziierten Proteins Tau (MAPT) in Gehirnzellen. Hierzu werden u. a. die kortikobasale Degeneration sowie die progressive supranukleäre Blickparese (PSP) gerechnet.

Die Parkinson-Syndrome werden in drei verschiedene Gruppen unterteilt:

1. **Primäres Parkinson-Syndrom** (Synonym: idiopathisches Parkinson-Syndrom (IPS), Parkinson-Krankheit, Morbus Parkinson): Es wird als genetisch oder sporadisch auftretende Multisystemerkrankung des Nervensystems verstanden, deren Korrelat die Bildung von α-Synucleinaggregaten ist und die nach einer mehrjährigen zunächst asymptomatischen und dann prodromalen Phase zur klinischen Manifestation führt (Postuma et al., 2015).
2. **Sekundäre Parkinson-Syndrome** (symptomatische PS): Dabei handelt es sich um Erkrankungen, die durch erkennbare metabolische, toxische oder strukturelle Ursachen bedingt sind. Im höheren Alter sind hier am häufigsten die Medikamenten-induzierten (z. B. Neuroleptika) und die vaskulären PS zu nennen.
3. **Atypische Parkinson-Syndrome** sind Erkrankungen, bei denen Parkinson-Symptome im Rahmen anderer neurodegenerativer Erkrankungen auftreten. Man unterscheidet die Demenz mit Lewy-Körpern (DLK); die Multi-System-Erkrankung (MSA), die progressive supranukleäre Blickparese (PSP) und die kortikobasale Degeneration (CBD).

Erkrankungen, die vor dem 40. Lebensjahr auftreten, werden als „früh beginnende Parkinson-Erkrankung“, und solche, die vor dem 21. Lebensjahr beginnen, als „juvenile Parkinson-Erkrankung“ bezeichnet.

Idiopathisches Parkinson-Syndrom

Motorische Symptome

Die klinische Diagnose des IPS fußt weiterhin auf dem Nachweis der motorischen Parkinson-Symptome (Postuma et al., 2015):

1. Bradykinese
2. Rigor
3. Tremor

Unter Bradykinese versteht man die Verlangsamung der Bewegungsgeschwindigkeit. Akinese bezeichnet die gestörte Bewegungsinitiation und Bewegungsblockade, während Hypokinese die reduzierte Bewegungsamplitude und verminderte Spontanbewegungen beschreibt. Untersucht werden an den oberen Extremitäten Supinations- oder Pronationsbewegungen (z. B. „Einschrauben einer Glühbirne“), Faust-Öffnung oder Faustschluss oder repetitive Zeigefinger-Daumen-Kontakte. Typisch dabei ist, dass während der Bewegung eine langsame Abnahme der Bewegungsamplitude eintritt. Da die Bradykinese am deutlichsten zur Gesamtbehinderung von Parkinson-Kranken beiträgt, ist sie in der Regel erstes Zielsymptom der Therapie.

Der Rigor bezeichnet eine Tonuserhöhung, die während des gesamten Bewegungsumfanges auftritt. Ein Tremor kann sich dem Rigor überlagern, dann spricht man vom sogenannten „Zahnradphänomen“.

Der Tremor ist beim IPS typischerweise ein in Ruhe auftretender Tremor mit einer Frequenz von 4–6 Hz, der bei entspannter Haltung der Arme und bei „geistiger Tätigkeit“ sichtbar wird. Oftmals zeigt er sich im Erscheinungsbild eines „Pillendrehertremors“. Neben diesem kann (seltener) ein Haltetremor und ein schnellerer Aktionstremor (8–12 Hz) auftreten. Diese Tremores können auch parallel auftreten und sprechen unterschiedlich auf eine Therapie an.

Die Variabilität der Symptomausprägung wird in der Einteilung der drei Typen Rechnung getragen: (1) Tremor-Dominanztyp, (2) Mischtyp, (3) akinetisch-rigider Typ. Der Tremor-dominante Verlaufstyp hat meist eine bessere Prognose als der akinetisch-rigide Typ, spricht aber oftmals schlechter auf eine dopaminerge Therapie an.

Beim IPS findet sich typischerweise immer eine seitenbetonte Symptomausprägung zu Beginn der Erkrankung, die in der Regel bei den atypischen Formen der Erkrankung nicht auftritt. Die charakteristische Körperhaltung wird bestimmt durch eine Flexionshaltung des Oberkörpers sowie Beugung in Ellbogen, Hüfte und Kniegelenk oftmals vergesellschaftet mit einem kleinschrittigen Gangbild.

In der früheren Literatur wurde noch die Störung posturaler Reflexe als wichtiges Symptom berücksichtigt. Es tritt meist erst im mittleren Stadium der Erkrankung auf. Klinisch kann es durch den „Pull-Test“ („Retropulsionstest“) nachgewiesen werden: der Patient wird vom hinter ihm (oder vor ihm) stehenden Untersucher abrupt und fest an den Schultern nach hinten (vorne) gezogen (Cave: die unkorrigierte Fallneigung nach hinten oder nach vorne muss vom Untersucher aufgefangen werden). Benötigt der Patient mehr als drei Stabilisierungsschritte nach hinten, muss eine posturale Störung angenommen werden. Die posturale Instabilität gehört aufgrund der damit verbundenen Sturzgefahr mit Verletzungsrisiko zu den folgenschwersten Symptomen der Erkrankung

Zur strukturierten Beschreibung motorischer und nicht-motorischer Symptome des IPS hat sich die Movement Disorders Society Unified Parkinson's Disease Ranking Scale (MDS-UPDRS) etabliert, die aus vier Teilen besteht (Goetz et al., 2008):
Teil I: nicht motorische Aktivitäten des täglichen Lebens; *Teil II:* motorische Aktivitäten des täglichen Lebens; *Teil III:* motorischer Gesamtbefund; *Teil IV:* Komplikationen der Therapie.

Für eine globale Beschreibung der Krankheitsschwere wird trotz Kritik (Goetz et al., 2004), weiterhin das Hoehn-und-Yahr-Stadium verwendet (▸ Tab. 9.4.1).

Nicht motorische Symptome

Die Parkinson-Krankheit wird durch ihre motorischen Kardinalsymptome definiert, dennoch sind die nicht motorischen Symptome wesentlicher Bestandteil des klinischen Spektrums (Chaudhuri et al. 2006). Die unterschiedlichen Störungen sind in ▸ Tab. 9.4.2 aufgelistet. Mit fortschreitender Erkrankung werden nicht motorische Symptome häufiger und sind dann oft ein wesentlicher Faktor für die Progression der Behinderung, bestimmend für die Lebensqualität des Patienten, stellen einen wesentlichen Grund für die Pflegeheimeinweisung dar und beeinflussen die Lebenserwartung (Forsaa et al., 2010; Goetz & Stebbins, 1993). In ihren unterschiedlich auftretenden Kombinationen stellen die nicht motorischen Symptome eine der größten therapeutischen Herausforderungen für die Behandlung dieser Erkrankung (s. u.) dar. Dies gilt insbeson-

Tab. 9.4.1: Hoehn-und-Yahr-Skala zur Einteilung des Schweregrades einer Parkinson-Erkrankung

Stadium	Klinik	Dauer der Erkrankung (im Mittel)
I	streng einseitige Symptomatik; keine oder allenfalls geringe funktioneller Beeinträchtigung	-
II	beidseitige Symptomatik; keine Haltungsinstabilität	5–6 Jahre
III	beidseitige Symptomatik; leichte bis mäßige Behinderung mit leichter Haltungsinstabilität; körperlich noch selbstständig; Arbeitsfähigkeit (in Abhängigkeit vom Beruf) zum Teil noch erhalten	7 Jahre
IV	Vollbild mit starker Behinderung; Patient kann aber noch ohne Hilfe gehen und stehen	9 Jahre
V	Patient ist ohne Hilfe von Dritten an den Rollstuhl gebunden oder bettlägerig	14 Jahre

Tab. 9.4.2: Nicht motorische Symptome der Erkrankung (Auswahl)

Symptome	Ausprägung
psychische und Verhaltenssymptome	Depression Apathie, Anhedonie Psychose Demenz frontal-exekutive Störung Impulskontrollstörung dopaminerges Dysregulationssyndrom
Schlafstörungen	Schlaffragmentation Insomnie REM-Schlaf-Verhaltensstörung Restless-Legs-Syndrom bzw. periodische Beinbewegungen im Schlaf pathologische Tagesmüdigkeit
autonome Dysfunktion	orthostatische Hypotension urogenitale Störungen
Gastrointestinale Störungen	Speichelfluss Dysphagie Obstipation Inkontinenz
sensorische Störungen/Schmerz	Hyposmie Farbdiskriminationsstörung Schmerzen
Weitere Störungen	Fatigue Seborrhoe Gewichtsverlust

dere in der Behandlung von geriatrischen Patienten mit IPS. Eine validierte Skala zur strukturierten Erhebung liegt für den deutschsprachigen Raum vor (Jost et al., 2010)

Merke

Nicht motorische Symptome müssen bei Parkinson-Patienten immer mit berücksichtigt werden.

Psychische und Verhaltenssymptome

Psychische und Verhaltenssymptome können bereits zum Zeitpunkt der Diagnose der Parkinson-Krankheit vorhanden sein. Die häufigsten Symptome sind Depressionen, Halluzinationen und Apathie, und oftmals sind mehr als ein Symptom vorhanden, was die Komplexität und Herausforderung sowohl für die Patienten als auch für ihre betreuenden Personen erhöht. Sie sind ein wichtiger Aspekt des klinischen Spektrums der Parkinson-Krankheit und müssen ständig überprüft werden. Wichtig ist, dass dopaminerge Medikamente die neuropsychiatrischen Symptome verbessern, aber auch verschlechtern können. Daher ist die Überprüfung des Anti-Parkinson-Medikation ein wichtiger Schritt vor dem Beginn einer weitergehenden Behandlung. Weiter sollten nicht-medikamentöse Maßnahmen wie psychosoziale Interventionen ausgeschöpft werden, bevor medikamentöse Interventionen in Erwägung gezogen werden.

Depression

Störungen im Antrieb und der Affektivität sind bei mindestens einem Drittel der Patienten bereits zu Beginn der Erkrankung vorhanden und gehen nicht selten der Manifestation der motorischen Kardinalsymptome voraus. Die Häufigkeiten variieren stark in den unterschiedlichen Studien, in einer Metaanalyse wurden bei 35 % der Patienten klinisch signifikante depressive Symptome und bei 17 % eine schwere depressive Störung festgestellt. Interessen-

und Antriebsverlust sowie Anhedonie sind zentrale Symptome des depressiven Syndroms beim IPS; weitere Merkmale sind Schlafstörungen, Appetit- und Gewichtsveränderungen, Konzentrationsschwäche, Verlangsamung des Denkens sowie ein „abgestumpfter Affekt". Diese Symptome können sich jedoch mit den Symptomen der Parkinson-Krankheit (z. B. Bradyphrenie) überschneiden, insbesondere im fortgeschrittenen Stadium, sodass die Unterscheidung zwischen den beiden Erkrankungen schwierig sein kann.

Depressionen bei Morbus Parkinson gehen mit einer erhöhten Belastung der Pflegekräfte und einer höheren Sterblichkeitsrate einher sowie mit einer verminderten Funktionsfähigkeit und Lebensqualität der Patienten und möglicherweise mit einer kognitiven Leistungseinbuße.

Es stehen validierte Bewertungsskalen für das Screening und die Schweregradbewertung von Depressionen zur Verfügung (Martinez-Martin et al., 2016); hierzu gehören u. a. das Beck Depression Inventory (BDI), die Geriatric Depression Scale (GDS), die Hospital Anxiety and Depression Scale (HADS-D), die Montgomery and Asberg Depression Rating Scale (MADRS), der Patient Health Questionnaire (PHQ-9), der World Health Organisation-Five Well-being Index (WHO-5). Die GDS-15, die im geriatrischen Assessment integriert ist, zeigt bei einem Schwellenwert von 5 Punkten eine Sensitivität von > 91 % und kann für die tägliche Anwendung empfohlen werden (Goodarzi et al., 2016)

Zu den pharmakologischen Optionen gehört zunächst die Optimierung der Anti-Parkinson-Medikation.

Depressionen können mit motorischen Fluktuationen assoziiert sein und können sich in gedrückter Stimmung, Angst, Apathie oder Müdigkeit äußern; etwa 75 % der Patienten mit motorischen Fluktuationen weisen auch ausgeprägte depressive Symptome außerhalb der Fluktuationszeiten auf. Wenn die Symptome mit dem Abklingen der Levodopa-Therapie oder einer Unterbehandlung zusammenhängen, besteht der erste Schritt in der Optimierung der dopaminergen Medikation (der Dopaminagonist Pramipexol zeigt eine leichte antidepressive Wirkung).

Bei Depressionen, die nicht mit Fluktuationen zusammenhängen, sollten zunächst nichtpharmakologische Optionen in Betracht gezogen werden, wobei die Wirksamkeit der kognitiven Verhaltenstherapie (CBT) in randomisierten kontrollierten Studien (RCT) gut belegt ist (Zhang et al., 2020).

Zur medikamentösen Behandlung sind in einem kürzlich veröffentlichten Übersichtsartikel als „klinisch nutzbar" („clinically useful") der Dopaminagonist Pramipexol sowie der selektive Serotonin-Noradrenalin-Wiederaufnahmehemmer (SSNRI) Venlafaxin beschrieben worden (Seppi et al., 2019). Weitere sieben Antidepressiva sind als möglicherweise nutzbar („possibly useful") aufgeführt (Nortriptylin, Desipramin, Amitriptylin, Citalopram, Sertralin, Paroxetin, Fluoxetin). Nichtpharmakologische Interventionen, wie die rTMS sowie die kognitive Verhaltenstherapie sind als möglicherweise nutzbar eingeschätzt worden.

Bei der Einnahme von Antidepressiva sollten stets Wechselwirkungen mit oder die Verstärkung von Nebenwirkungen von Begleitmedikamenten (z. B. erhöhtes Risiko eines Serotonin-Syndroms) sowie die Möglichkeit einer synergistischen Verstärkung anderer Parkinson-Symptome (z. B. Erhöhung der orthostatischen Hypotonie) berücksichtigt werden.

Apathie

Verlust der Motivation, ein vermindertes zielgerichtetes Verhalten, eine verminderte kognitive Aktivität und eine verminderte emotionale Reaktionsfähigkeit, die zu einer Beeinträchtigung oder einem Leidensdruck führen, sind Kriterien einer Apathie (Drijgers et al., 2010). Apathie bei IPS muss von Depressionen, Fatigue, Psychosen, hypoaktivem Delir und unerwünschten Medikamentenwirkungen unterschieden werden, da dies für die Planung einer angemessenen Behandlung und die Vermeidung unnötiger Medikamente von entscheidender Bedeutung ist. Trotz der klinischen Überschneidung kann Apathie zuverlässig von Fatigue unterschieden werden, da die körperlichen Aspekte der Fatigue fehlen. Die Prävalenz von Apathie bei Morbus Parkinson reicht von 13,9 bis 70 % mit einer mittleren Prävalenz von etwa 35 % (Santangelo et al., 2013).

Zur Evaluation der Apathie bei PD eignet sich insbesondere die 14-item Apathy Scale von Starkstein und die Lille Apathy Rating Scale (Carrazzino et al., 2019).

Es gibt derzeit keine Therapieoption, die für die Behandlung von Apathie beim IPS zugelassen ist. Es gibt einige Hinweise darauf, dass Levodopa und Dopaminagonisten bei nicht dementen und nicht depressiven apathischen Parkinson-Patienten die subjektiv eingeschätzte Motivation verbessern können (Leentjens et al. 2008; Starkstein et al., 1992). Darüber hinaus gibt es einige Hinweise aus kleinen RCTs bei nicht dementen Patienten mit Morbus Parkinson, dass Rivastigmin (Devos et al. 2014) und der selektive D2/D3-Dopaminagonist Piribedil (Thobois et al., 2013) die Apathie-Scores verbessern können (Seppi et al., 2019).

Kognitive Leistungseinbußen

Kognitive Störungen sind eine der häufigsten nicht motorischen Symptome, und Menschen mit IPS haben im Vergleich zur Allgemeinbevölkerung ein deutlich erhöhtes Risiko, an Demenz zu erkranken. Die Mehrheit der Patienten mit Morbus Parkinson entwickelt eine Demenz, wenn der Krankheitsverlauf 10 Jahre oder länger nach der Erstdiagnose dauert. Zu den Risikofaktoren für kognitive Leistungseinbußen zählen akinetisch-rigide Parkinson-Symptome, ein höheres Alter, das Vorhandensein von visuellen Halluzinationen und reduzierte $A\beta_{1-42}$-Spiegel im Liquor. Es werden zwei Krankheitsbilder unterschieden. Die Parkinson-Krankheit mit Demenz (PKD) und die Demenz mit Lewy-Körpern (▸ Kap. 10.5). Wenn sich die Demenz im weiteren Verlauf der Parkinson-Krankheit einstellt, sprechen wir von der PKD, wenn sich die Demenz innerhalb des ersten Jahres nach Beginn der motorischen Symptome einstellt, sprechen wir von einer Demenz mit Lewy-Körpern („1-Jahres-Regel").

Für die Diagnose einer möglichen Parkinsonkrankheit mit Demenz wird die einer Parkinson-Erkrankung sowie eine kognitive Beeinträchtigung in mehr als einer kognitiven Domäne, die schwer genug ist, um die Aktivitäten des täglichen Lebens zu beeinträchtigen, gefordert (Emre et al., 2007). Für die Diagnose einer wahrscheinlichen PKD muss ein typisches kognitives Profil mit Beeinträchtigungen in mindestens zwei der folgenden Bereiche vorliegen: (1) Aufmerksamkeit (kann im Laufe des Tages oder von Tag zu Tag schwanken), (2) Exekutivfunktionen, (3) visuell-räumliche Funktionen und (4) Gedächtnis (insbesondere der freie Abruf, der sich in der Regel mit Hinweisen („Cues") verbessern lässt).

Analog zur Alzheimer-Erkrankung ist ein Syndrom des Minimal Cognitive Impairment (MCI) der Parkinson-Krankheit definiert worden (25–30 %).

Eine umfassende neuropsychometrische Testung ist immer noch der Goldstandard in der Evaluation von kognitiven Leistungseinbußen; kognitive Bewertungsskalen sind aber in der klinischen Praxis für das Screening und die Verlaufskontrollen hilfreich: die Montreal Cognitive Assessment Battery (MoCA), die Mattis Dementia Rating Scale Second Edition und die Parkinson's Disease-Cognitive Rating Scale wurden als sinnvoll bewertet (Skorvanek et al., 2018). Die am besten geeignete Skala für den klinischen Bereich ist aufgrund der einfachen Anwendung (Dauer ca. 10 min) der MoCA, der auch die Veränderungen im Laufe der Zeit gut erfasst (Dalrymple-Alford et al., 2010). Empfohlene Grenzwerte sind < 26 für PD-MCI und < 21 für PKD. Skalen, die traditionell bei der Alzheimer-Demenz verwendet werden, wie die Mini-Mental State Examination (MMSE) und die Adenbrooks's Cognitive Examination werden nicht empfohlen, da die MMSE in erster Linie kortikal-bedingte Aspekte der Kognition untersucht, die bei der Parkinson-Krankheit zu Beginn häufig erhalten sind, auf Kosten einer unzureichenden Prüfung der visuell-räumlichen und exekutiven Dysfunktion. Dies ist bei der Verwendung der MMSE im geriatrischen Assessment zu berücksichtigen.

Für die Behandlung stehen derzeit keine krankheitsmodifizierenden Therapieoptionen, die sich auf die Kognition beim IPS auswirken, zur Verfügung. Evidenzbasierte symptomatische Therapien stehen zur Verfügung: Cholinesterasehemmer sind etablierte Therapieoptionen (Rivastigmin und Donepezil) mit positiven, wenn auch geringen Effekten auf die Kognition; Effekte auf die Aktivitäten des täglichen Lebens und die Behandlung von Verhaltensstörungen werden ebenfalls berichtet. Rivastigmin ist der einzige Cholinesterasehemmer, der in Deutschland für die Behandlung der PKD zugelassen ist.

Der partielle NMDA-Antagonist Memantin, der bei der Alzheimer-Krankheit im moderaten Stadium in Deutschland zugelassen ist, ist derzeit keine Therapieoption bei der PKD.

Psychose

Halluzinationen und Wahn treten häufig auf und finden sich bei PD-Patienten ohne (14 %; 7 %) und mit Demenz (54 %; 29 %). Im Frühstadium der Parkinson-Krankheit sind die Symptome vor allem Illusionen (ein reales Objekt wird fälschlicherweise als etwas anderes wahrgenommen), später treten insbesondere visuelle Halluzinationen (typischerweise von Personen oder Tieren – meist kleine Tiere oder Insekten) auf. Zu Beginn bleibt die Einsicht in die halluzinatorische Natur der Wahrnehmungen erhalten, in späteren Stadien kann die Einsichtsfähigkeit beeinträchtigt sein, sodass die Erlebnisse nicht mehr als Halluzinationen erkannt werden und paranoide Deutungen und Angstzustände hinzutreten können. Es können auch andere Halluzinationsmodalitäten (visuelle Halluzinationen bei 22 bis 38 %; auditorische und taktile Halluzinationen 0–22 %) auftreten, entweder als separate Halluzinationen oder als multimodale Halluzinationen.

Als Risikofaktoren für eine Psychose gelten: Parkinson-Medikamente, hohes Alter, Demenz, kognitive Dysfunktion, Schwere und Dauer der PK, Depression, Angst, vermehrte Tagesmüdigkeit, Schlafstörungen und Polypharmazie (Weintraub & Hurtig, 2007).

Das Auftreten einer Psychose ist ein wesentlicher Risikofaktor für die Pflegeheimeinweisung von Parkinson-Patienten (Goetz & Stebbins, 1993).

Im Vordergrund der Behandlung steht die medikamentöse Anpassung der dopaminergen und anticholinergen Therapie (▶ Abb. 9.4.1). Sollte eine Dosisreduktion wegen der Verschlechterung der motorischen Symptome nicht möglich sein oder die psychotischen Symptome sich nicht bessern, so sollten atypische Neuroleptika, vorzugsweise Clozapin oder Quetiapin verabreicht werden. Quetiapin wurde trotz der insuffizienten Evidenz als „möglicherweise nutzbar" bewertet (Seppi et al., 2019): Beginn mit 25–50 mg und Aufdosierung bis maximal 2 × 125 mg.

Clozapin hingegen wurde als „klinisch nutzbar" eingestuft. Die Dosis sollte sehr niedrig begonnen werden, z. B. mit 6,25 mg–12,5 mg und langsam gesteigert werden (bis 100 mg). 2/3 der Dosis sollte zur Nacht gegeben werden. Zu beachten sind die Voraussetzungen zur Verschreibung von Clozapin (wöchentl. Blutbildkontrollen wegen Agranulozytose-Risiko).

Pimavanserin, ein inverser Agonist am Serotonin-5-HT2A-Rezeptor ist ebenfalls „klinisch nutzbar" zum Einsatz beim IPS; die Zulassung in Deutschland steht allerdings noch aus.

Im Allgemeinen sollten alle atypischen Antipsychotika mit großer Vorsicht verwendet werden, wegen des Risikos des erhöhten Auftretens von UE, Stürzen, kognitiver Verschlechterung, Lungenentzündung, kardiovaskulären Effekten, Schlaganfall und Tod. Spätestens nach 3 Monaten sollte die Indikation zur Gabe überprüft werden.

Impulskontrollstörungen und Dopamin-Dysregulations-Syndrom

Kaufsucht, pathologisches Spielen, aber auch übertriebenes Durchführen von primär sinnvollen Aktivitäten wie Putzen, Dinge sammeln, zitieren, nachrechnen (komplexe, nicht zielgerichtete Handlungen, sog. „punding", häufig auch nachts), Hyperphagie oder Hypersexualität können als Medikamentennebenwirkung auftreten, insbesondere unter der Therapie mit Dopaminagonisten (nach Absetzen meist reversibel). Wichtig ist hier das aktive Erfragen von Symptomen, die vom Patienten oder den Angehörigen oft gar nicht als Krankheitssymptome aufgefasst werden bzw. aus Scham verschwiegen werden. Diese Störungen treten bei etwa 10–20 % der Parkinson-Patienten im Verlauf der Krankheit auf und können sowohl für die Patienten als auch für ihre Familie und Freunde erhebliche Auswirkungen haben. In der Literatur werden Prävalenzraten von 1,7–7 % für zwanghaftes Spielen, 3,5 % für zwanghaftes Sexualverhalten und 0,4–3 % für zwanghaftes Kaufen berichtet.

Zur Evaluation eignet sich der QUIP (Questionnaire for Impulsive Compulsive Disorders in Parkinson's Disease-Rating Scale), der ein Selbst-Befragungsinstrument für zwanghafte Störungen und andere zwanghafte Verhaltensweisen ist; eine QUIPS-Kurzform wurde für den routinemäßigen Einsatz empfohlen. Der QUIP hat eine ausgezeichnete Sensitivität (100 %) und eine Spezifität von 75 % (Papay et al., 2011).

Evidenzbasierte medikamentöse Therapieoptionen stehen nicht zur Verfügung, eine Verhaltenstherapie wurde

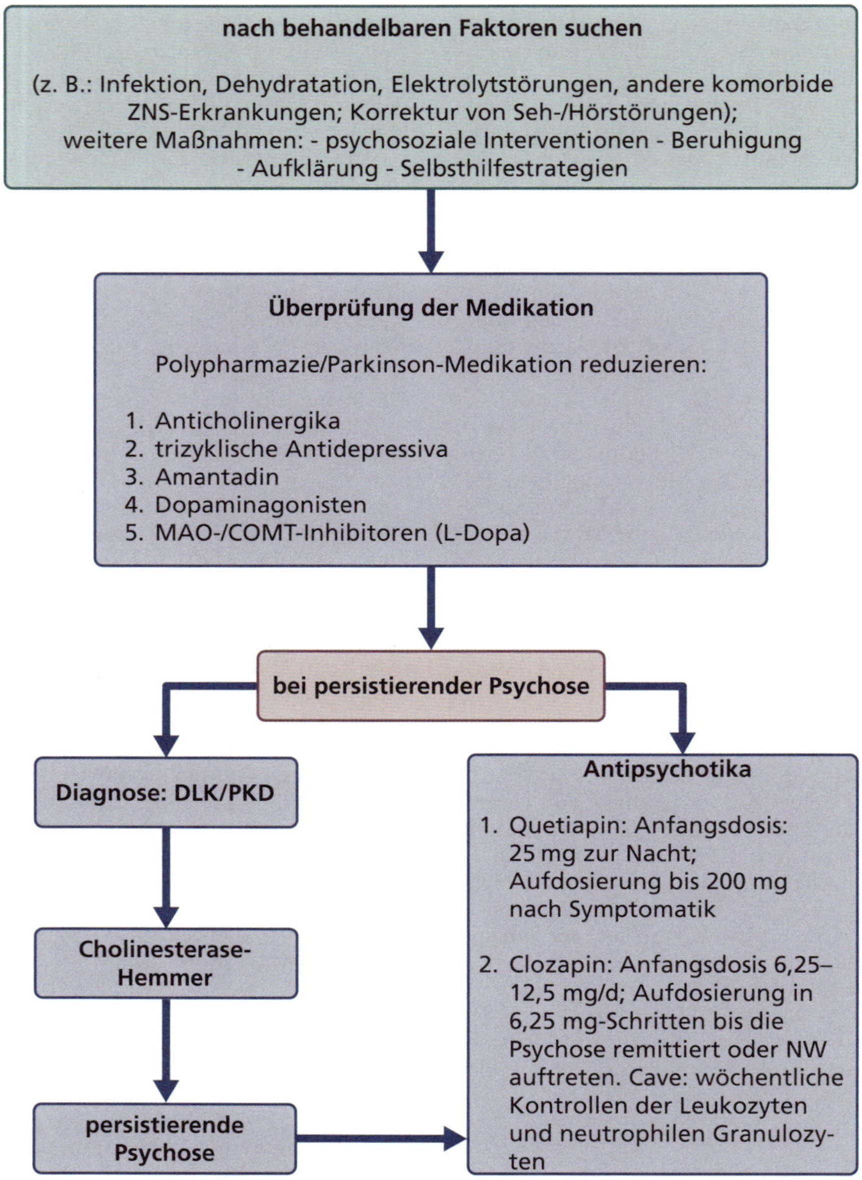

Abb. 9.4.1: Algorithmus zur Behandlung der Psychose bei Patienten mit Parkinson-Syndrom

als „möglicherweise nutzbar" eingestuft (Seppi et al., 2019).

Angststörungen

Angststörungen sind bei Patienten mit Parkinson häufiger als in der Allgemeinbevölkerung oder bei Patienten mit anderen chronischen Erkrankungen anzutreffen; etwa bei einem Drittel liegt eine diagnostizierbare Angststörung vor. Am häufigsten sind generalisierte Angststörungen mit den typischen Symptomen einer anhaltenden Anspannung, irrationaler Besorgnis und körperlicher Anspannung; Phobien, insbesondere soziale Phobien und Panikstörungen können auftreten.

Ähnlich wie bei der Depression ist eine umfassende Untersuchung erforderlich, um andere potenzielle Ursachen für Angstzustände (z. B. metabolische Ursachen) oder Substanzabusus auszuschließen. Insbesondere sollte festgestellt werden, ob die Angst in einer „Off"-Phase auftritt und das Ergebnis nicht motorischer Fluktuationen ist und durch eine Anpassung der dopaminergen Medikation gemildert werden kann.

Gängige Skalen zur Bewertung (Hospital Anxiety and Depression Scales, die Hamilton Anxiety Rating Scale, Beck Anxiety Inventory) sind meist zur Evaluation von PD-Patienten nicht geeignet, zuverlässig eignen sich das Geriatric Anxiety Inventory und die Parkinson's Anxiety Scale (Dissanayaka et al., 2015).

Die kognitive Verhaltenstherapie ist eine bewährte Behandlungsmethode für Angststörungen und ist auch bei Parkinson-Patienten wirksam (Roper et al., 2022). Bei leichteren Fällen sollte die Selbsthilfe gefördert werden.

Zur Wirkung von Antidepressiva bei Angstzuständen stehen keine kontrollierten Studien zur Verfügung, aber aus Studien zur medikamentösen antidepressiven Therapie bei Morbus Parkinson wird ein sekundärer Nutzen berichtet. Fallstudien deuten auf einen Nutzen von Citalopram, Sertralin und Paroxetin hin, aber in einer randomisierten kontrollierten Studie wurden für Paroxetin und Venlafaxin keine positiven Auswirkungen auf sekundäre Ängste bei Depressionen nachgewiesen.

Bei Personen, die durch die Angstzustände stark belastet sind, kann eine Kurzzeitbehandlung mit Benzodiazepinen für bis zu 4 Wochen eingeleitet werden. Dabei sind die Begleitwirkungen wie die körperliche Abhängigkeit zu berücksichtigen sowie die Beeinträchtigung der Kognition, der Wachsamkeit und der Gehfähigkeit, die das Sturzrisiko erhöht.

Autonome Dysfunktion

Autonome Funktionsstörungen wie orthostatische Kreislaufdysregulation, urogenitale Störungen und chronische Obstipation betreffen in der Spätphase der Erkrankung mehr als die Hälfte der Patienten. Die Prävalenz der orthostatischen Hypotension wird mit mindestens 30 %, von Blasenfunktionsstörungen mit 32 % und der chronischen Obstipation mit 36 % angegeben (Magalhaes et al., 1995).

Orthostatische Hypotonie wird als anhaltender Abfall des systolischen Blutdrucks um mindestens 20 mmHg oder des diastolischen Blutdrucks um 10 mmHg innerhalb von 3 Minuten nach dem Aufstehen aus liegender Position oder durch Kippen des Körpers in einen Winkel von mindestens 60° auf einem Kipptisch definiert (Freeman et al., 2011; Lahrmann et al., 2006). Die so definierte orthostatische Hypotension kann asymptomatisch sein. Die symptomatische orthostatische Hypotension bei der Parkinson-Krankheit manifestiert sich durch Benommenheit, Sehstörungen, Schwindelgefühl, allgemeine Schwäche, Müdigkeit, Verlangsamung der kognitiven Fähigkeiten, Einknicken der Knie, Schmerzen im Nacken und in den Schultern und allmählicher oder plötzlicher Bewusstseinsverlust. Stürze mit Verletzungen können die Folge sein. Detaillierte Angaben zur Diagnostik finden sich bei Lahrmann et al. (Lahrmann et al., 2006).

Störungen der Blasenentleerung bei der Parkinson-Krankheit umfassen vermehrten Harndrang mit häufigen Blasenentleerungen, inkomplette Blasenentleerung mit Restharnbildung sowie Dranginkontinenz. In urodynamischen Studien ist am häufigsten eine Detrusorhyperreflexie nachzuweisen.

Obstipation gehört aus Sicht der Patienten zu den zehn unangenehmsten Aspekten im Zusammenhang mit der Parkinson-Krankheit; die Gesamtprävalenz liegt bei 45 % (Knudsen et al., 2017; Politis et al., 2010).

Sexuelle Funktionsstörungen manifestieren sich bei männlichen Patienten als erektile und ejakulatorische Dysfunktion, bei weiblichen Patienten zumeist als gestörte vaginale Lubrifikation.

Für die detaillierte Diagnostik und die vielfältigen Therapieansätze der verschiedenen autonomen Störungen sei auf die Spezialliteratur verwiesen (Rukavina et al., 2022).

Schlafstörungen

Schlafstörungen sind ein häufiges und wesentliches nicht motorisches Merkmal der Parkinson-Krankheit und treten bei bis zu 90 % der Patienten in jedem Krankheitsstadium auf. Das Spektrum der Schlafstörungen umfasst Insomnie (Schlafinitiations- und/oder Schlaferhaltungsinsomnie), REM-Schlafverhaltensstörung (RBD), exzessive Tagesschläfrigkeit (EDS), Restless-Legs-Syndrom, periodische Gliederbewegungen, obstruktive Schlafapnoe sowie medikamenteninduzierte Schlafstörungen.

Eine detaillierte Darstellung der verschiedenen Schlafstörungen im Rahmen der Parkinson-Krankheit würde den Rahmen sprengen, deshalb sei auf die einschlägige Literatur verwiesen (Rukavina et al., 2022; Schutz et al., 2022).

Atypische Parkinson-Syndrome

Zu den atypischen PS gehören die Multi-Systematrophie, die progressive supranukleäre Blickparese (PSP), die kortiko-basalen Syndrome (CBS) und die Demenz mit Lewy-Körpern (DLK). Sie sind durch einen rascheren Verlauf der Krankheitsentwicklung, ein nur unvollständiges oder fehlendes Ansprechen auf dopaminerge Therapie und dem Auftreten von klinischen Zeichen und Symptomen gekennzeichnet, die beim IPS zumindest in den frühen Stadien nicht vorkommen. In der Tabelle sind diese im Vergleich zur Parkinson-Krankheit dargestellt (▶ Tab. 9.4.3). Mit Ausnahme der Demenz mit Lewy-Körpern ist der typische Erkrankungsbeginn bei diesen Erkrankungen bevorzugt in der 5. und 6. Lebensdekade zu beobachten. Aus diesem Grund werden wir diese Erkrankungen aussparen und dürfen auf die Literatur verweisen (Armstrong et al., 2013; Deuschl et al., 2020b; Gilman et al., 2008; Hoglinger et al., 2017). Eine kurze Darstellung der verschiedenen Befunde und Symptome der DLK finden sich in ▶ Kap. 10.5 (Dodel et al., 2020).

9.4.3 Epidemiologie und Verlauf

Die Parkinson-Syndrome (PS) treten mit einer durchschnittlichen Prävalenz von 315/100.000 auf; die Prävalenz steigt altersabhängig an und beträgt bei den 70–79-Jährigen 1.602/100.000 (♂: 932/100.000; ♀: 813) und bei den über 80-Jährigen 2.953/100.000 (♂: 2.101/100.000; ♀: 1.517; Pringsheim et al., 2014; Hirsch et al., 2016). Männer sind häufiger betroffen als Frauen (1,5–2-fach häufiger).

Die häufigste Erkrankung ist das IPS. Die atypischen PS sind deutlich seltener (< 10/100.000) (Lo et al., 2021).

Die Erkrankungen verlaufen unterschiedlich schnell hinsichtlich ihrer motorischen und nicht motorischen Symptome und verlaufen immer chronisch-progredient. Im geriatrischen Kontext spielen im Wesentlichen das IPS und die DLK (Prävalenz: ~480/100.000; Desai et al. 2022) eine Rolle, da die anderen Erkrankungen deutlich seltener auftreten und eher im „jüngeren“ Alter (50–70 LJ.) beobachtet werden können, dennoch sollten die wesentlichen klinischen Symptome und Befunde dem klinisch tätigen Geriater geläufig sein (▶ Tab. 9.4.4).

Bei zunehmender Prävalenz im höheren Lebensalter und progredienten Symptomen im Rahmen des langjährigen Erkrankungsverlaufs sind die PS, insbesondere im fortgeschrittenen Stadium im hohen Alter, eine häufige Ursache für Immobilität und Instabilität.

9.4.4 Diagnosestellung

Entsprechend der S3-Leitlinie „Idiopathisches Parkinson-Syndrom“ sollte jeder Patient mit der Verdachtsdiagnose

Tab. 9.4.3: Symptome und Befunde bei IPS und atypischen Parkinson-Syndromen

	IPS	MSA	PSP	DLK	CBD
Bradykinese	++	+++	+++	++	++
Tremor	+	-	(+)	(+)	(+)
Rigor	+	+++	+++	++	+++
autonome Störungen	(+)	+++	++	++	++
kognitive Störungen	(+)	+	++	+++	++
supranukleäre Blickparese	-	-	+++	-	(+)
Halluzinationen	(+)	+	+	+++	++
REM-Schlaf-Verhaltensstörung	++	+	+	++	+
fluktuierende Bewusstseinslage	(+)			+++	
rasche Progredienz	(+)	++	++	++	
Alien limb Phänomen	-	-	-	-	+++
L-Dopa-Ansprechen	+++	(+)	(+)	(+)	(+)
Stimulus-sensitiver Myoklonus	-	-	-	-	+++

- = sehr selten nachweisbar; (+) = selten oder im späteren Verlauf der Erkrankung; + = vorhanden; ++ = sehr häufig vorhanden oder starke Ausprägung

eines IPS eine Bildgebung (bevorzugt cMRT) sowie eine Basis-Laboruntersuchung erhalten, um sekundäre Ursachen auszuschließen. In der Bildgebung sollten eine vaskuläre Enzephalopathie, ein Normaldruckhydrozephalus, und u. a. Raumforderungen ausgeschlossen werden (Oertel et al., 2015). In den letzten Jahren haben sich in der cMRT-Bildgebung verschiedene Zeichen entwickelt, die den verschiedenen atypischen PS zugeordnet werden können („Colibri-Zeichen", „Hot-Cross-Bun-Zeichen", „Mickey-Mouse-Zeichen", „Schwalbenschwanzphänomen" etc.). Für eine detaillierte Beschreibung sei auf die Spezialliteratur verwiesen (Aludin & Schmill, 2021).

Bei einem Patienten mit gutem Ansprechen auf L-Dopa und der klassischen klinischen Symptomatik müssen keine weiteren Untersuchungen durchgeführt werden. Nur bei Patienten, die inadäquat auf eine ausreichende dopaminerge Stimulation ansprechen oder bei denen Warnhinweise, sog. „Red Flags" nachgewiesen werden, sollten weitere Untersuchungen durchgeführt werden. Hierzu können Feinschichtungen im cMRT gehören oder nuklearmedizinische Untersuchungen wie die FDG-PET oder FP-CIT SPECT oder MIBG-Szintigrafie.

9.4.5 Behandlungskonzept

Die Behandlung der Parkinson-Krankheit (PD) stellt sowohl Patienten als auch das medizinische Fachpersonal vor Herausforderungen. Im Mittelpunt steht immer noch die medikamentöse Therapie. Die medikamentöse Behandlung zielt allerdings hauptsächlich auf Beeinträchtigungen, die auf dopaminerge Störungen zurückzuführen sind, und sind daher bei Beeinträchtigungen, die weitgehend auf nicht-dopaminerge Läsionen zurückzuführen sind, nur bedingt oder gar nicht wirksam (z. B. Gleichgewichtsstörungen oder Demenz). Eine adäquate und zeitgemäße Therapie des IPS integriert deshalb die Physiotherapie, Logopädie und Ergotherapie als Teil des multidisziplinären Behandlungsteams und zielt dabei darauf, Menschen zu unterstützen, mit den Folgen ihrer Krankheit im Alltag besser umgehen zu können. Der Einsatz orientiert sich an den entsprechenden Defiziten (s. ICF; Maetzler et al., 2018), die dem Patienten auf seiner Reise begegnen und sollten so früh wie notwendig initiiert werden.

Medikamentöse Therapie

Im Mittelpunkt der medikamentösen Therapie der motorischen Störungen steht die Stimulation dopaminerger Rezeptoren im Striatum; die postsynaptisch lokalisierten Rezeptoren werden entsprechend ihren pharmakologischen Eigenschaften in D1-ähnliche (D1–D5) und D2-ähnliche (D2, D3, D4) Rezeptoren unterteilt. Nach erfolgter Ausschüttung des Dopamin wird es entweder über den präsynaptischen Dopamintransporter rasch wieder in präsynaptische Nervenendigungen aufgenommen oder durch die COMT (Catechol-O- Methyltransferase) oder die glial lokalisierte MAO-B (Monoaminoxidase) abgebaut. Entsprechend werden zur medikamentösen Therapie folgende Substanzen eingesetzt (▸ Tab. 9.4.4):

1. Dopaminvorläufer L-Dopa in fester Kombination mit einem peripheren Decarboxylase-Hemmer (Aromatische-L-Aminosäure-Dekarboxylase: Carbidopa oder Benserazid; im weiteren Text wird diese Kombination als L-Dopa bezeichnet)
2. direkt wirkende Dopaminagonisten
3. Hemmer von Dopamin abbauenden Enzymen

9.4.6 Behandlung/Therapie

Für die Therapie der motorischen Probleme wird L-Dopa als direkte Vorstufe des Dopamins eingesetzt. Es passiert die Blut-Hirn-Schranke und kann dann nach Verstoffwechselung in Neuronen zu Dopamin seine Wirkung entfalten. Die Wirkung setzt ca. 30–60 min nach oraler Nüchterneinnahme ein. In der Frühphase der Erkrankung kann die Wirkung des Medikaments über den ganzen Tag anhalten (bei einer HWZ von 90 min); in der Spätphase der Erkrankung besteht eine Abnahme der Speicherkapazität der

Tab. 9.4.4: Medikamentöse Therapieoptionen beim IPS nach Schulz et al. (2023, S. 1055) und Deuschl et al. (2020b)

Substanz	Tages-Dosis (mg)	Applikationsart	Dopaminrezeptor-affinität	Bioverfügbar-keit (%)	Zeit bis max. Plasmakonz. (Std.)	Plasma-Halbwertszeit (Std)	Ausscheidung
L-Dopa							
L-Dopa, Standard	200–1.000	oral		90–100	1,0	0,5–2	l/r
L-Dopa, dispersibel	200–1.000	oral		90–100	0,4	0,5–2	
L-Dopa, retardiert	300–1.200	oral		70	1,6–2,6	0,5–2	
L-Dopa, jejunale Infusion		intrajejunal		vergleichbar mit L-Dopa/Carbidopa	~ 0,5	~ 1,5	r
Dopaminagonisten *Nicht-Ergoline*							
Pramipexol	0,7–3,15	oral	D2	> 90	1–3	8–12	r
Ropinirol	3–24(–40)	oral	D2	55	1,5	6–8	r
Piribedil	150–250	oral	D2	10	3-6	12	l/r
Rotigotin	4–16	transdermal	D2 > D1	37	24–48	5–7	r
Apomorphin	5–60	subkutan (intermittierend oder kontinuierlich	D2 > D1	100	0,1–0,3	0,5	l
MAO-B-Hemmer							
Selegilin	5 10	oral	-	entfällt (irreversible Hemmung)	entfällt	entfällt	l/f (15%)
Rasagilin	1	oral	-	entfällt (irreversible Hemmung)	entfällt	entfällt	r (62%)/f(7%)
Safinamid	1 × 50–1 × 100	oral	-	95 %	1,8–2,8	20–30	r
COMT-Hemmer			-				
Entacapon	3 × 200–10 × 200	oral	-	35 %	1,8–2,8	0,5	Biliär (80-90%)/r (10-20%)
Opicapon	1 × 50	oral	-	30 %	1–2,5	0,7–3,2	biliär
Tolcapon	3 × 100–3 × 200	oral	-	65 %	2	2	r/billiär
Amantadin							
Amantadin- Hydrochlorid	200–300	oral	-	100	1–4 (kann je nach Präparat variieren und auch 6-10Std. betragen)	15	r
Amantandin-Sulfat	200–600	intravenös	-	100	?	?	r
Antipsychotika							
Clozapin	6,25–125	oral		27	1,1–3,6	9–17	r
Quetiapin	50–225	oral		100	1,5–1,6	5,8–6,8	l/r (73%)/f (21%)

r = renale Ausscheidung; f = fäkale Ausscheidung; l = hepatisch noch verbliebenen Neurone und die Wirkdauer nimmt deutlich ab und kann nur noch wenige Minuten betragen; es treten dann entsprechende Fluktuationen der motorischen Beweglichkeit auf. Da L-Dopa ein Protein darstellt, konkurriert es im Darm um die Aufnahme mit anderen Proteinen; deshalb sollten L-Dopa Präparate in ausreichendem Abstand zu proteinreichen Mahlzeiten eingenommen werden (als Faustregel: „eine halbe Stunde vor dem Essen oder 1,5 Stunden nach dem Essen“).

Neben den Standardpräparationen des L-Dopa stehen Präparate mit raschem Wirkungseintritt, L-Dopa-Retard-Präparationen und L-Dopa-Infusionstherapien zur Verfügung. Präparate mit raschem Wirkungseintritt erreichen die Plasmakonzentration früher als die Standardpräparate und eignen sich daher als Zusatz- oder Notfallmedikation, wenn ein zu langsamer Wirkungseintritt besteht oder die Patienten unter frühmorgendlicher oder nachmittäglicher Akinese leiden. Retard-Präparationen (Madopar CR oder Sinemet CR) sind ursprünglich für die Therapie motorischer Wirkungsfluktuationen entwickelt worden, werden aber heute überwiegend bei nächtlichen Akinesien eingesetzt. Die intrajejunale Infusionstherapie wird im fortgeschrittenen Stadium zur Behandlung ausgeprägter Wirkungsfluktuationen eingesetzt. Durch die kontinuierliche Gabe von L-Dopa durch eine perkutan ins Jejunum gelegte Sonde werden gleichmäßige Spiegel im Blut erreicht und Wirkungsfluktuationen vermieden oder zumindest deutlich reduziert. Diese Therapie sollte aber nur in entsprechenden Zentren durchgeführt werden.

L-Dopa kann als Monotherapeutikum oder in Kombination mit allen anderen verfügbaren Anti-Parkinson-Medikamenten eingesetzt werden. Es hat den stärksten symptomatischen Effekt auf die motorischen Symptome. Der wichtigste limitierende Faktor einer Langzeit-Therapie mit L-Dopa-Präparaten ist das Auftreten von Wirkungsfluktuationen und Dyskinesien. Diese treten in Abhängigkeit von der L-Dopa-Dosis sowie der Krankheitsdauer auf. Bei einer Dosis von 400 mg L-Dopa konnten nach 3 Jahren bei ca. 12 % Wirkungsfluktuationen beobachtet werden, bei einer Dosis von ≥ 600 mg waren 56 % betroffen (Olanow et al., 2013). Die Klassifikation der verschiedenen motorischen Fluktuationen und Dyskinesien sind in ▸ Abb. 9.4.2 kurz dargestellt. Nebenwirkungen der Therapie mit L-Dopa-Präparaten können sein: Übelkeit, Brechreiz, Blutdrucksenkung und Tagesmüdigkeit, die insbesondere bei der Neu-Ersteinstellung auftreten können.

Für die Initiierung der Therapie mit L-Dopa wird folgendes Dosierungsschema im ambulanten Setting empfohlen: Beginn mit 50 mg L-Dopa morgens; Steigerung um 50 mg alle 3 Tage; die Zieldosis sollte zu Beginn etwa 300–400 mg betragen. Unter stationären Bedingungen ist eine raschere Aufdosierung möglich. Tritt keine befriedigende Besserung der motorischen Symptomatik ein, sollte zunächst die Diagnose und das Ansprechen des Gehirns auf Dopamimetika (L-Dopa-Test oder Apomorphin-Test) überprüft werden. Es muss aber erwähnt werden, dass das Ansprechen auf dopaminerge Therapien bei geriatrischen Patienten deutlich schlechter ausfallen kann als dies in den Lehrbüchern für meist nicht multimorbide Parkinson-Patienten beschrieben ist.

Bei älteren und multimorbiden Patienten sollte primär eine Monotherapie mit L-Dopa erfolgen und fortgesetzt werden, solange keine Wirkungsfluktuationen oder andere Therapiekomplikationen auftreten (▸ Tab. 9.4.4). Bei der medikamentösen Therapie gilt (anders als bei jüngeren Patienten), dass man zunächst einer Monotherapie mit L-Dopa gegenüber den Dopaminagonisten den Vorzug geben sollte, Anticholinergika sind mit Ausnahme bei schwer therapierbaren Formen des Tremors nicht mehr indiziert. Sollte eine zusätzliche Therapie nötig werden, so können MAO-B-Hemmer, COMT-Hemmer oder Dopaminagonisten erwogen werden. Alternativ kann eine Therapie auch mit einem Non-Ergot-Dopaminagonisten (Lisurid, Pramipexol, Ropinirol, Rotigotin), einem MAO-B-Inhibitor (Rasagilin) oder Amantadin initiiert werden. Die Wahl der verschiedenen Therapieoptionen ist abhängig von der klinischen Ausprägung, dem Wunsch des Patienten, Alter des Patienten, Komorbiditäten etc. Beim geriatrischen Patienten ist bei Gabe von Dopaminagonisten immer auch an kognitive Störungen und Halluzinationen als häufige Nebenwirkungen insbesondere bei diesem Patientenklientel zu denken. Sollten bei Patienten Halluzinationen auftreten, sollte eine rasche Abdosierung nach dem in ▸ Abb. 9.4.1 beschriebenen Algorithmus stattfinden.

Zum genauen Einsatz der verschiedenen Medikamente und ihrer Kombinationen sei auf die Spezialliteratur verwiesen (Deuschl et al., 2020b; Schulz & Gasser, 2018)

Dopaminagonisten

Eine Monotherapie mit Dopaminagonisten hat im Vergleich zu L-Dopa ein geringeres (jedoch trotzdem ein gewisses) Risiko für das Auftreten von Dyskinesien und motorischen Fluktuationen. Heutzutage kommen nur noch Non-Ergot-Derivate zum Einsatz, da unter den Ergot-derivaten (Bromocriptin, Pergolid, Cabergolin etc.) das Risiko für das Entstehen von pleuropulmonalen und kardiovaskulären Fibrosen erhöht ist. Dopaminagonisten müssen nicht wie L-Dopa enzymatisch in eine wirksame Form verstoffwechselt werden, sondern wirken direkt auf striatale Dopamin-Rezeptoren. Die Dopaminrezeptoren unterscheiden sich in ihrer 1) Wirkdauer (HWZ), 2) in ihrer Pharmakokinetik (Ausscheidung hepatisch oder renal), 3) in ihrer Affinität zu den Dopaminrezeptoren und 4) in ihrem Nebenwirkungsprofil (▸ Tab. 9.4.4).

Für die transdermale Applikation steht Rotigotin zur Verfügung. Vorteile sind die Möglichkeit der kontinuierlichen parenteralen Medikamentenzufuhr (bei eingeschränkter gastrointestinaler Resorption oder bei Unfähigkeit der Tablettenaufnahme). Als wichtigste Nebenwirkung ist bei 10–15 % eine Hautreaktion durch das Pflaster zu nennen, die reversibel ist, aber bei 5 % zum Therapieabbruch führt.

Für die subkutane Injektion eignet sich der Dopaminagonist Apomorphin. Es wurde bereits 1845 aus Morphin synthetisiert, indem Morphin mit einem leichten Überschuss an Schwefelsäure erhitzt wurde (Auffret et al., 2018). Der Name „apo“ soll die Distanz zum Morphin zum Ausdruck bringen.

Apomorphin wird als subkutane Applikation (Bedarfs-Pen-Injektion) oder als Dauerinfusion bei schwer zu behandelnden Wirkungsfluktuationen (als Minipumpe) appliziert. Der Wirkungseintritt (wenige Minuten) ist rasch bei kurzer Wirkdauer (HWZ: ca. 30 min). Die lang andauernde Therapie kann zu Hautveränderungen führen (u. a. Rötungen, Empfindlichkeit/Spannung, Jucken und/oder Hautknoten bzw. Hautverhärtungen an der Einstichstelle). Diese Reaktionen bilden sich in den meisten Fällen mit der Zeit zurück.

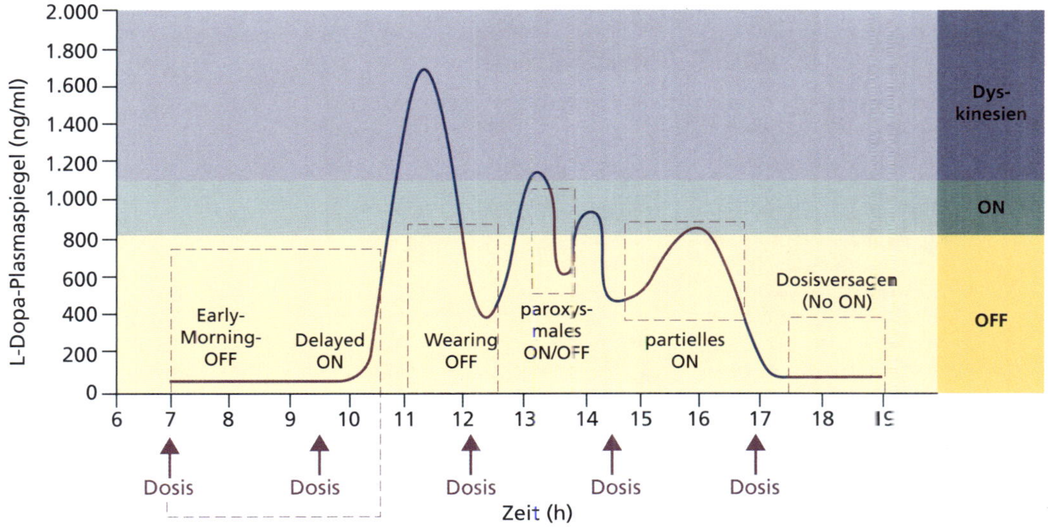

Abb. 9.4.2: Klassifikation motorischer Fluktuationen unter L-Dopa-Medikation (nach Deuschl et al., 2020b; © Georg Thieme Verlag KG)

Rotigotin und Apomorphin eignen sich insbesondere bei Patienten, bei denen eine orale Therapie mit dopaminerger Therapie nicht möglich ist bzw. eine gastrointestinale Resorption eingeschränkt ist oder in peri-/postoperativen Situationen.

MAO-B-Inhibitoren/COMT-Inhibitoren

Durch MAO-B-Inhibitoren/COMT-Inhibitoren wird die Bioverfügbarkeit von L-Dopa erhöht. In Europa sind jeweils drei Substanzen zugelassen: Selegilin, Rasagilin und Safinamid als MAO-B-Hemmer und Entacapon, Tolcapon und Opicapon als COMT-Hemmer.

Für Entacapon steht eine feste Kombination von L-Dopa, Carbidopa und Entacapon mit verschiedenen L-Dopa-Einzeldosisstärken zur Verfügung.

Tolcapon hat im Vergleich zu Entacapon eine höhere Verfügbarkeit und Halbwertszeit, ist aber aufgrund eines Risikos für eine Hepatotoxizität nur Mittel der 2. Wahl. Opicapon hat eine längere Wirkung als die beiden anderen Substanzen und eignet sich somit für die Einmalgabe. Es wird eine Dosis von 50 mg als Einmalgabe am Abend auf nüchternen Magen und in mind. einstündigem Abstand zu L-Dopa empfohlen.

Als Nebenwirkungen können auftreten: Zunahme von L-Dopa-induzierten Dyskinesien, orangefarbene Verfärbung des Urins bei Entacapone und Tolcapon sowie Diarrhöe.

MAO-B-Hemmer bewirken eine Verlängerung der striatalen Verfügbarkeit von L-Dopa. Rasagilin ist ein irreversibler MAO-B-Hemmer mit einer kurzen Plasmahalbwertszeit. Eine einmalige Tagesdosis mit 1 mg ist ausreichend. Safinamid eignet sich aufgrund seiner langen HWZ zur einmaligen Dosierung (50–100 mg).

Nebenwirkungen bei gemeinsamer Gabe mit tyraminhaltigen Lebensmitteln (z. B. Käse) werden nur selten beobachtet. Die Kombination mit serotonergen Antidepressiva kann zu einem Serotoninsyndrom führen und sollte unter strengen Kautelen erfolgen; eine Kombination mit Fluoxetin und Fluvoxamin ist kontraindiziert.

Sonstige Therapieoptionen und besondere Behandlungsindikationen

Amantadin

Es besitzt eine nicht-kompetitive Hemmung von NMDA-Rezeptoren und eine anticholinerge Wirkkomponente. Es wird insbesondere bei L-Dopa-induzierten Dyskinesien eingesetzt. Bei Patienten, die keine orale Therapie erhalten können und keine Halluzinationen/Psychosen zeigen, kann dieses Medikament ebenfalls eingesetzt werden.

Amantadin steht als Hydrochlorid und als Sulfat zur Verfügung. Hydrochlorid wird schneller resorbiert und erreicht höhere Spitzenkonzentrationen.

Die Therapie des Spätstadiums des IPS und deren alternative Behandlungsoptionen, wie der Tiefen Hirnstimulation, der jejunalen Dopamininfusionen und der kontinuierlichen Apomorphin-Therapie (Antonini & Jost, 2018), werden in diesem Kapitel nicht beschrieben, da sie in der Hand des mit der Anwendung dieser Therapieoptionen erfahrenen Neurologen verbleiben sollten (Deuschl et al., 2022).

Jedoch sollte jeder Geriater den Umgang mit den verschiedenen Pumpen beherrschen. Entsprechend dem Medizinproduktegesetz ist eine Einweisung vor Bedienung Vorschrift. Alle Firmen bieten diese auf Anforderung zeitnah an.

Therapie der akinetischen Krise

Bei der akinetischen Krise handelt es sich um einen lebensbedrohlichen Zustand, der durch einen Mangel an L-Dopa (mit)verursacht ist und meist eine intensivmedizinische Überwachung erfordert. Im Mittelpunkt steht die Identifikation und die konsequente Behandlung von auslösenden Faktoren (Delir, Infektionen, Elektrolytentgleisungen etc.); weiter muss eine L-Dopa-Substitution rasch erfolgen. Die L-Dopa-Wirkung kann verzögert sein; bei Schluckbeschwerden kann dispersibles L-Dopa oral oder über eine Gastroduodenalsonde verabreicht werden Bei Vorliegen gastrointestinaler Resorptionshindernisse steht die parente-

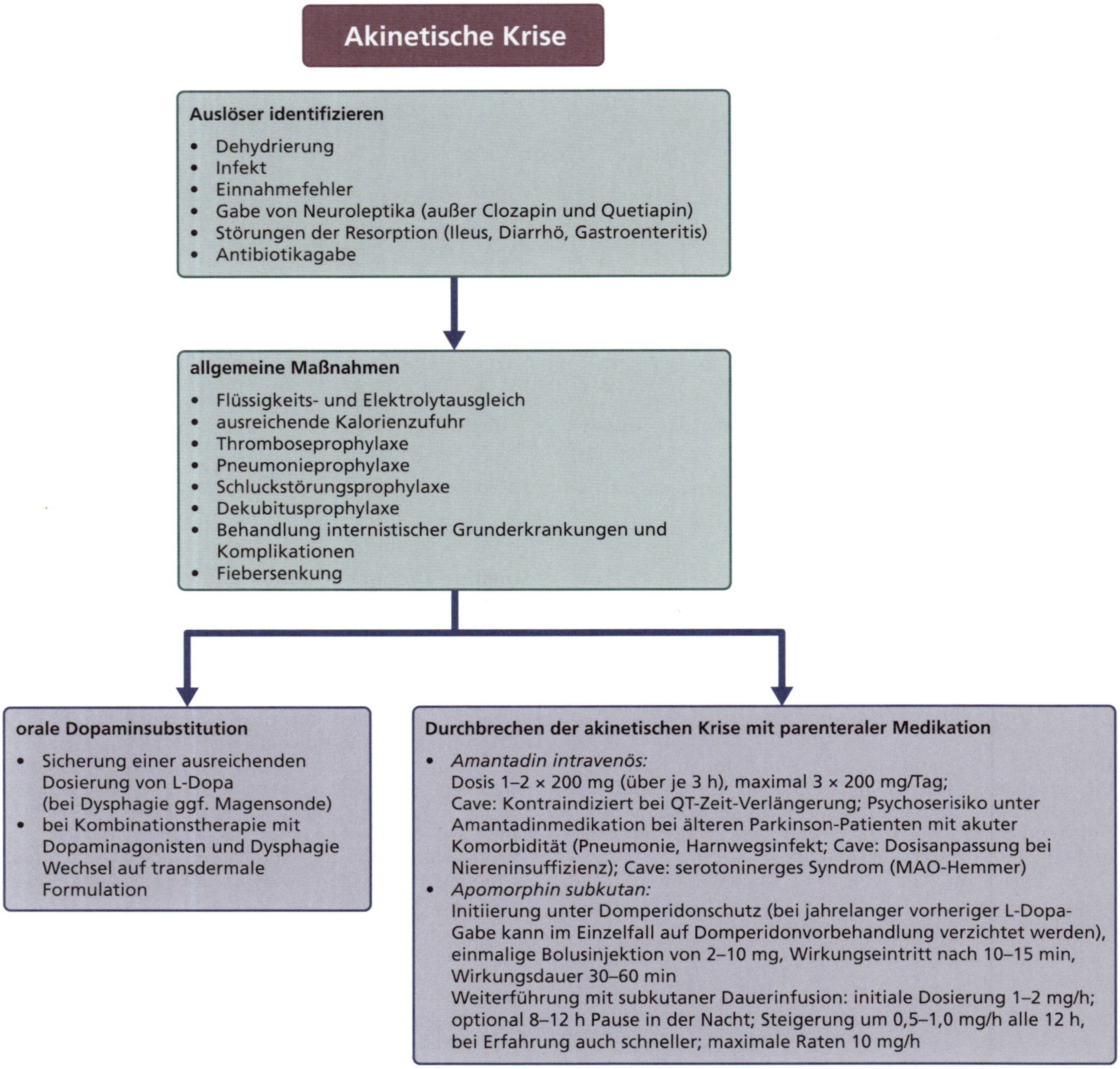

Abb. 9.4.3: Behandlung akinetischer Krisen bei der Parkinson-Krankheit (nach Deuschl et al., 2020b)

rale Medikamentengabe in Form subkutaner Injektionen oder Infusion von Apomorphin und intravenöser Infusion von Amantadin zur Verfügung. Eine detaillierte Vorgehensweise ist in ▶ Abb. 9.4.1 zusammengestellt.

Merke

Die akinetische Krise ist ein klinischer Notfall und muss umgehend behandelt werden

Physiotherapie, Logopädie, Ergotherapie

Physiotherapie und Ergotherapie sind Teil des multidisziplinären Behandlungsteams und zielen darauf ab, Menschen mit Behinderung dabei zu unterstützen, funktionelle Unabhängigkeit und Teilhabe zu verbessern (Ceballos-Baumann & Ebersbach, 2022). Obwohl sie eng miteinander verbunden sind, ist der Schwerpunkt dieser beiden Berufsgruppen unterschiedlich. Bei der Physiotherapie liegt der Schwerpunkt auf mobilitätsbezogene Aktivitätseinschränkungen, einschließlich der folgenden Kernelemente: physische Kapazität, Transfer, manuelle Tätigkeiten, Gleichgewicht und Gangart. Die Physiotherapie zielt darauf ab, Bewegungsqualität, funktionelle Unabhängigkeit und Unabhängigkeit und allgemeine Fitness zu steigern und gleichzeitig Sekundärkomplikationen zu verhindern (oder zu minimieren) und die Gang- und Standsicherheit zu optimieren. Die Ergotherapeuten konzentrieren sich auf die Ermöglichung von Leistung und

Engagement bei sinnvollen Aktivitäten und Rollen zu Hause und in der Gemeinschaft.

Es sei noch angemerkt, dass eine Kombination der geriatrischen frührehabilitativen Komplexbehandlung (OPS8-550) mit der multimodalen Komplexbehandlung bei Morbus Parkinson und atypischem Parkinson-Syndrom (OPS8-97) möglich ist.

Eine detaillierte Darstellung der verschiedenen zur Verfügung stehenden Anwendungsmöglichkeiten in der Physiotherapie und Ergotherapie würden den Rahmen dieser Arbeit sprengen, deshalb sei auf die Literatur verwiesen (Welsby et al., 2019; Pang, 2021). Eine Darstellung evidenzbasierter Anwendungen sind im Kasten dargestellt.

Interventionen zur Behandlung des IPS mit den entsprechenden Evidenzgraden (nach Pang et al. 2021)

1. Nutzen durch die Intervention

Evidenz: Systematischer Review (von multiplen RCTs):

- aerobes Training
- Widerstandstraining (Extremitäten)
- Training auf dem Laufband
- Tanzen
- Gleichgewichtstraining
- Handlungsbeobachtungstraining
- Robotergestütztes Gehtraining
- Cueing und Bewegungsstrategietraining
- Wassergymnastik
- virtuelle Realität[a], Dual-Tast-Training
- Telerehabilitation, Tai-Chi
- rTMS (hochfrequente Stimulation von M1)

Evidenz: mehrere hochwertige RCTs:

- kombiniertes Bewegungstraining

Evidenz: einzelne hochwertige RCTs oder mehrere RCTs von geringer Qualität:

- Ai Chi
- Qigong

2. Unsichere Effekte

Evidenz: systematischer Review (von multiplen RCTs):

- Yoga
- Nordic Walking
- Training der Atemmuskulatur
- tDCS als Ergänzung zum Gehtraining
- tDCS (anodale Stimulation von M1)

Evidenz: einzelne hochwertige RCTs oder mehrere RCTs von geringer Qualität:

- virtuelle Realität[b]

RCT = randomisierte kontrollierte Studien; M1 = primärer motorischer Kortex; rTMS = repetitive transkranielle Magnetstimulation; tDCS = transkranielle Gleichstromstimulation; [a]Zentrumsbasiert, beaufsichtigt.
[b] heimbasiert, minimal beaufsichtigt.

Häufig sind der Zeitpunkt und die Dauer der Anwendung zu diskutieren. Hier stehen Empfehlungen und Übersichtsarbeiten zur Verfügung, die sinnvolle Überweisungskriterien enthalten, wann, warum und wie lange Ärztinnen/Ärzte die Überweisung von Patienten mit IPS in Betracht ziehen sollten (Domingos et al., 2018; Okada et al., 2021).

Die logopädische Evaluation ist wichtig für die Behandlung von Sprech- und Schluckstörungen und sollte ebenfalls frühzeitig initiiert werden, z. B. Lee Silverman Voice Treatment (Pu et al., 2021, Gandhi & Steele, 2022).

Zusammenfassung

Die Parkinson-Syndrome definieren sich durch die motorischen Symptome – Bradykinese, Rigor und Tremor –, die in unterschiedlichen Ausprägungen zum Tragen kommen und mit weiteren Symptomen assoziiert sein können und somit die atypischen Parkinson-Syndrome definieren. Der Verlauf der Krankheit ist chronisch progredient und zeigt eine stadienartige Progression, die mit verschiedenen motorischen, kognitiven und psychosozialen Beeinträchtigungen verbunden ist (▶ Abb. 9.4.2). Derzeit stehen keine krankheitsmodifizierenden Substanzen zur Verfügung, die den Verlauf dieser Erkrankungen beeinflussen können. Die symptomatische, aber effektive Therapie motorischer Störungen fußt weiterhin auf dem Einsatz von Substanzen, die den dopaminergen Verlust im Striatum kompensieren (L-Dopa, Dopaminagonisten, MAO-B/COMT-Hemmer). Neben den motorischen Symptomen haben die nicht motorischen Symptome einen wesentlichen Einfluss auf die Krankheitslast für den Patienten und ihre Betreuer. Insgesamt ist die Behandlung von Parkinson-Patienten eine sehr individuelle, auf die Bedürfnisse des einzelnen Patienten abgestimmte Therapiemelange, die immer wieder neu adaptiert werden muss. Für den klinisch tätigen Geriater, der oft mit multimorbiden, polypharmazeutisch vorbehandelten Patienten konfrontiert wird, ist die Behandlung von Parkinson-Patienten herausfordernd, da die dopaminerge Wirkweise und -stärke meist nicht dem Lehrbuchwissen entspricht und die Therapieoptionen aufgrund der erhöhten Wahrscheinlichkeit von Neben- und Wechselwirkungen von Medikamenten oft eingeschränkt sind (Psychose, Demenz, Hypotonie, Stürze, Polypharmazie). Präventive Maßnahmen (körperliche Aktivität, soziale Aktivitäten, Kontrolle der Seh-/Hörstörungen etc.), Ergotherapie, Logopädie und Krankengymnastik sind wichtige therapeutische Maßnahmen, die jede Therapie beim Patienten mit IPS flankieren sollten. Die Einbindung des Betreuers in alle Schritte der Diagnostik und Betreuung, insbesondere in den späteren Stadien der Erkrankung ist unerlässlich, um die konsequente Einnahme der medikamentösen Behandlung zu gewährleisten und die Last der Erkrankung über den gesamten Krankheitsverlauf zu lindern und die Lebensqualität zu erhalten.

Literatur

Aludin, S., & Schmill, L. A. (2021). MRI Signs of Parkinson's Disease and Atypical Parkinsonism. *Rofo*, *193*(12), 1403-1410. https://doi.org/10.1055/a-1460-8795

Antonini, A., & Jost, W. H. (2018). [Duodenale levodopa and apomorphine infusion for motor complications in advanced Parkinson's disease]. *Fortschr Neurol Psychiatr*, *86*(S 01), S5-S9. https://doi.org/10.1055/a-0646-4164

Armstrong, M. J., Litvan, I., Lang, A. E., et al. (2013). Criteria for the diagnosis of corticobasal degeneration. *Neurology*, *80*(5), 496-503. https://doi.org/10.1212/WNL.0b013e31827f0fd1

Auffret, M., Drapier, S., & Verin, M. (2018). The Many Faces of Apomorphine: Lessons from the Past and Challenges for the Future. *Drugs R D*, *18*(2), 91-107. https://doi.org/10.1007/s40268-018-0230-3

Carrozzino, D. (2019). Clinimetric approach to rating scales for the assessment of apathy in Parkinson's disease: A systematic review. *Prog Neuropsychopharmacol Biol Psychiatry*, *94*, 109641. https://doi.org/10.1016/j.pnpbp.2019.109641.

Ceballos-Baumann, A., & Ebersbach, G. (2022). *Aktivierende Therapien bei Parkinson-Syndromen*. Thieme.

Chaudhuri, K. R., Healy, D. G., Schapira, A. H.et al. (2006). Non-motor symptoms of Parkinson's disease: diagnosis and management. *Lancet Neurol.* *5*(3), 235–245. https://doi.org/10.1016/S1474-4422(06)70373-8.

Dalrymple-Alford, J. C., MacAskill, M. R., Nakas, C. T., et al. (2010). The MoCA: well-suited screen for cognitive impairment in Parkinson disease. *Neurology*, *75*(19), 1717-1725. https://doi.org/10.1212/WNL.0b013e3181fc29c9

Desai, U., Chandler, J., Kirson, N., et al. (2022). Epidemiology and economic burden of Lewy body dementia in the United States. *Curr Med Res Opin*. 38(7):1177-1188. doi: 10.1080/03007995.2022.2059978.

Deuschl, G., Antonini, A., Costa, J., et al. (2022). European Academy of Neurology/Movement Disorder Society-European Section Guideline on the Treatment of Parkinson's Disease: I. Invasive Therapies. *Mov Disord*, *37*(7), 1360-1374. https://doi.org/10.1002/mds.29066

Deuschl, G., Oertel, W. H., & Poewe, W. (2020a). Grundlagen In W. H. Oertel, G. Deuschl, & W. Poewe (Eds.), *Parkinsonsyndrome und andere Bewegungsstörungen*. Thieme.

Deuschl, G., Oertel, W. H., & Poewe, W. (2020b). *Parkinsonsyndrome und andere Bewegungsstörungen*. Thieme.

Dodel R, Deuschl G (2020) Demenz mit Lewy Körpern, und Parkinson-Krankheit mit Demenz, In W. H. Oertel, G. Deuschl, & W. Poewe (Eds.), *Parkinsonsyndrome und andere Bewegungsstörungen*. Thieme.

Dissanayaka, N. N., Torbey, E., & Pachana, N. A. (2015). Anxiety rating scales in Parkinson's disease: a critical review updating recent literature. *Int Psychogeriatr*, *27*(11), 1777-1784. https://doi.org/10.1017/S1041610215000885

Domingos, J., Keus, S. H. J., Dean, J., et al. (2018). The European Physiotherapy Guideline for Parkinson's Disease: Implications for Neurologists. *J Parkinsons Dis*, *8*(4), 499-502. https://doi.org/10.3233/JPD-181383

Drijgers, R. L., Dujardin, K., Reijnders, J. S., et al. (2010). Validation of diagnostic criteria for apathy in Parkinson's disease. *Parkinsonism Relat Disord*, *16*(10), 656-660. https://doi.org/10.1016/j.parkreldis.2010.08.015

Emre, M., Aarsland, D., Brown, R., et al. (2007). Clinical diagnostic criteria for dementia associated with Parkinson's disease. *Mov Disord*, *22*(12), 1689-1707; quiz 1837. https://doi.org/10.1002/mds.21507

Forsaa, E. B., Larsen, J. P., Wentzel-Larsen, T., et al. (2010). What predicts mortality in Parkinson disease?: a prospective population-based long-term study. *Neurology*, *75*(14), 1270-1276. https://doi.org/10.1212/WNL.0b013e3181f61311

Freeman, R., Wieling, W., Axelrod, F. B., et al. (2011). Consensus statement on the definition of orthostatic hypotension, neurally mediated syncope and the postural tachycardia syndrome. *Clin Auton Res*, *21*(2), 69-72. https://doi.org/10.1007/s10286-011-0119-5

Gandhi, P., & Steele, C. M. (2022). Effectiveness of Interventions for Dysphagia in Parkinson Disease: A Systematic Review. *Am J Speech Lang Pathol*, *31*(1), 463-485. https://doi.org/10.1044/2021_AJSLP-21-00145

Gilman, S., Wenning, G. K., Low, P. A., et al. (2008). Second consensus statement on the diagnosis of multiple system atrophy. *Neurology*, *71*(9), 670-676. https://doi.org/10.1212/01.wnl.0000324625.00404.15

Goetz, C. G., Poewe, W., Rascol, O., et al. (2004). Movement Disorder Society Task Force report on the Hoehn and Yahr staging scale: status and recommendations. *Mov Disord*, *19*(9), 1020-1028. https://doi.org/10.1002/mds.20213

Goetz, C. G., & Stebbins, G. T. (1993). Risk factors for nursing home placement in advanced Parkinson's disease. *Neurology*, *43*(11), 2227-2229. https://doi.org/10.1212/wnl.43.11.2227

Goetz, C. G., Tilley, B. C., Shaftman, S. R., et al. (2008). Movement Disorder Society-sponsored revision of the Unified Parkinson's Disease Rating Scale (MDS-UPDRS): scale presentation and clinimetric testing results. *Mov Disord*, *23*(15), 2129-2170. https://doi.org/10.1002/mds.22340

Goodarzi, Z., Mrklas, K. J., Roberts, D. J., et al. (2016). Detecting depression in Parkinson disease: A systematic review and meta-analysis. *Neurology*, *87*(4), 426-437. https://doi.org/10.1212/WNL.0000000000002898

Hirsch, L., Jette, N., Frolkis, A., et al. (2016). The Incidence of Parkinson's Disease: A Systematic Review and Meta-Analysis. *Neuroepidemiology*, *46*(4), 292-300. https://doi.org/10.1159/000445751

Hoglinger, G. U., Respondek, G., Stamelou, M., et al. (2017). Clinical diagnosis of progressive supranuclear palsy: The movement disorder society criteria. *Mov Disord*, *32*(6), 853-864. https://doi.org/10.1002/mds.26987

Knudsen, K., Krogh, K., Ostergaard, K., et al. (2017). Constipation in parkinson's disease: Subjective symptoms, objective markers, and new perspectives. *Mov Disord*, *32*(1), 94-105. https://doi.org/10.1002/mds.26866

Lahrmann, H., Cortelli, P., Hilz, M., et al. (2006). EFNS guidelines on the diagnosis and management of orthostatic hypotension. *Eur J Neurol*, *13*(9), 930-936. https://doi.org/10.1111/j.1468-1331.2006.01512.x

Lo, R.Y. (2021) Epidemiology of atypical parkinsonian syndromes. *Tzu Chi Med J*. 34(2):169-181. doi: 10.4103/tcmj.tcmj_218_20. Maetzler, W., Dodel, R., & Jacobs, A. H. (2018). *Neurogeriatrie: ICF-basierte Diagnose und Behandlung*. Springer.

Magalhaes, M., Wenning, G. K., Daniel, S. E., et al. (1995). Autonomic dysfunction in pathologically confirmed multiple system atrophy and idiopathic Parkinson's disease--a retrospective comparison. *Acta Neurol Scand*, *91*(2), 98-102. https://doi.org/10.1111/j.1600-0404.1995.tb00414.x

Martinez-Martin, P., Leentjens, A. F., de Pedro-Cuesta, J., et al. (2016). Accuracy of screening instruments for detection of neuropsychiatric syndromes in Parkinson's disease. *Mov Disord*, *31*(3), 270-279. https://doi.org/10.1002/mds.26522

Nikolov, P., Groiss, S. J., & Schnitzler, A. (2021). [Deep brain stimulation for Parkinson's disease]. *Fortschr Neurol Psychiatr*, *89*(1-02), 56-65. https://doi.org/10.1055/a-1260-0401

Oertel, W. H., Reichmann, H., & Deuschl, G. (2015). *S3-Leitlinie Idiopathisches Parkinson-Syndrom*. AWMF.

Okada, Y., Ohtsuka, H., Kamata, N., et al. (2021). Effectiveness of Long-Term Physiotherapy in Parkinson's Disease: A Systematic Review and Meta-Analysis. *J Parkinsons Dis*, *11*(4), 1619-1630. https://doi.org/10.3233/JPD-212782

Olanow, W. C., Kieburtz, K., Rascol, O., et al. (2013). Factors predictive of the development of Levodopa-induced dyskinesia and wearing-off in Parkinson's disease. *Mov Disord*, *28*(8), 1064-1071. https://doi.org/10.1002/mds.25364

Pang, M. Y. (2021). Physiotherapy management of Parkinson's disease. *J Physiother*, *67*(3), 163-176. https://doi.org/10.1016/j.jphys.2021.06.004

Papay, K., Mamikonyan, E., Siderowf, A. D., et al. (2011). Patient versus informant reporting of ICD symptoms in Parkinson's disease using the QUIP: validity and variability. *Parkinsonism Relat Disord*, *17*(3), 153-155. https://doi.org/10.1016/j.parkreldis.2010.11.015

Politis, M., Wu, K., Molloy, S., et al. (2010). Parkinson's disease symptoms: the patient's perspective. *Mov Disord*, *25*(11), 1646-1651. https://doi.org/10.1002/mds.23135

Postuma, R. B., Berg, D., Stern, M., et al. (2015). MDS clinical diagnostic criteria for Parkinson's disease. *Mov Disord*, *30*(12), 1591-1601. https://doi.org/10.1002/mds.26424

Pringsheim, T., Jette, N., Frolkis, A., et al. (2014). The prevalence of Parkinson's disease: a systematic review and meta-analysis. *Mov Disord*, *29*(13), 1583-1590. https://doi.org/10.1002/mds.25945

Pu, T., Huang, M., Kong, X., et al. (2021). Lee Silverman Voice Treatment to Improve Speech in Parkinson's Disease: A Systemic Review and Meta-Analysis. *Parkinsons Dis*, *2021*, 3366870. https://doi.org/10.1155/2021/3366870

Radder, D. L. M., Sturkenboom, I. H., van Nimwegen, M., et al. (2017). Physical therapy and occupational therapy in Parkinson's disease. *Int J Neurosci*, *127*(10), 930-943. https://doi.org/10.1080/00207454.2016.1275617

Roper, A., Pacas Fronza, G., Dobkin, R. D., Beaudreau, S. A., Mitchell, L. K., Pachana, N. A., . . . Dissanayaka, N. N. (2022). A Systematic Review of Psychotherapy Approaches for Anxiety in Parkinson's Disease. *Clin Gerontol*, 1-27. https://doi.org/10.1080/07317115.2022.2074814

Rukavina, K., Batzu, L., Leta, V., et al. (2022). New approaches to treatments for sleep, pain and autonomic failure in Parkinson's disease – Pharmacological therapies. *Neuropharmacology*, *208*, 108959. https://doi.org/10.1016/j.neuropharm.2022.108959

Santangelo, G., Trojano, L., Barone, P., et al. (2013). Apathy in Parkinson's disease: diagnosis, neuropsychological correlates, pathophysiology and treatment. *Behav Neurol*, *27*(4), 501-513. https://doi.org/10.3233/BEN-129025

Schulz, B., & Gasser, T. (2018). Parkinson-Syndrome. In H.-C. Diener, C. Gerloff, & M. Dieterich (Eds.), *Therapie und Verlauf neurologischer Erkrankungen*. 7. Auflage, Kohlhammer.

Schulz, B., Timmermann, L., Gasser, T. (2023). Parkinson-Syndrome. In H.-C. Diener, C. Gerloff, M. Dieterich, M. Endres (Hrsg.), *Therapie und Verlauf neurologischer Erkrankungen, 8. Auflage*. Kohlhammer

Schutz, L., Sixel-Doring, F., & Hermann, W. (2022). Management of Sleep Disturbances in Parkinson's Disease. *J Parkinsons Dis*. https://doi.org/10.3233/JPD-212749

Seppi, K., Ray Chaudhuri, K., Coelho, M., et al. (2019). Update on treatments for nonmotor symptoms of Parkinson's disease-an evidence-based medicine review. *Mov Disord*, *34*(2), 180-198. https://doi.org/10.1002/mds.27602

Skorvanek, M., Goldman, J. G., Jahanshahi, M., et al. (2018). Global scales for cognitive screening in Parkinson's disease: Critique and recommendations. *Mov Disord*, *33*(2), 208-218. https://doi.org/10.1002/mds.27233

Storch, A., Odin, P., Trender-Gerhard, I., et al. (2010). Non-motor Symptoms Questionnaire und Scale für das idiopathische Parkinson-Syndrom. Interkulturell adaptierte Versionen in deutscher Sprache. *Der Nervenarzt*, *81*(8), 980–985 https://doi.org/10.1007/s00115-010-3010-z

Weintraub, D., & Hurtig, H. I. (2007). Presentation and management of psychosis in Parkinson's disease and dementia with Lewy bodies. *Am J Psychiatry*, *164*(10), 1491-1498. https://doi.org/10.1176/appi.ajp.2007.07040715

Welsby, E., Berrigan, S., & Laver, K. (2019). Effectiveness of occupational therapy intervention for people with Parkinson's disease: Systematic review. *Aust Occup Ther J*, *66*(6), 731-738. https://doi.org/10.1111/1440-1630.12615

Zhang, Q., Yang, X., Song, H., et al. (2020). Cognitive behavioral therapy for depression and anxiety of Parkinson's disease: A systematic review and meta-analysis. *Complement Ther Clin Pract*, *39*, 101111. https://doi.org/10.1016/j.ctcp.2020.101111

9.5 Idiopathischer Normaldruckydrozephalus (iNPH)

Tino Prell

9.5.1 Einführung

Der idiopathische Normaldruckhydrozephalus (iNPH) ist ein potenziell reversibles Syndrom, das klinisch in unterschiedlichem Ausmaß durch eine Gangstörung, kognitive Beeinträchtigung und Harninkontinenz gekennzeichnet ist. Das Konzept des iNPH ist immer wieder Gegenstand von Diskussionen. Oft wird zwischen dem iNPH, der vorwiegend im höheren Lebensalter auftritt und dem sekundären NPH (bspw. nach Subarachnoidalblutung, Meningitis, Hirntumor, Schädel-Hirn-Trauma, Radiatio, postoperativ), der in jedem Alter auftritt, unterschieden. Darüber hinaus gibt es noch diverse andere Formen des chronischem Hydrozephalus bei Erwachsenen (► Abb. 9.5.1; Nakajima et al., 2021). Der iNPH ist eine behandelbare Ursache für ein demenzielles Syndrom (Muangpaisan et al., 2012). Die Pathogenese und Pathophysiologie des iNPH sind weitestgehend unklar und es gibt wenig evidenzbasierte Daten und keine randomisierten placebokontrollierten Studien.

9.5.2 Epidemiologie und Klinik

Die Angaben zur Prävalenz schwanken zwischen 0,04 % (> 60 LJ) und 5,9 % (> 80 LJ) (Alvi et al., 2021; Zaccaria et al., 2020). Der iNPH ist ursächlich für 1,5–5 % der demenziellen Syndrome. Aus einer initialen Gangunsicherheit entwickelt sich im Verlauf eine Gangstörung mit verlangsamtem, breitbasigen und kleinschrittigem Gangbild. Die Füße haften am Boden und ein Fuß-vor-Fuß-Gehen ist in der Regel nicht möglich. Im Liegen besteht meist eine gute Beweglichkeit der Beine. Teilweise kann auch eine Starthemmung bis hin zum Freezing beobachtet werden (Willi-

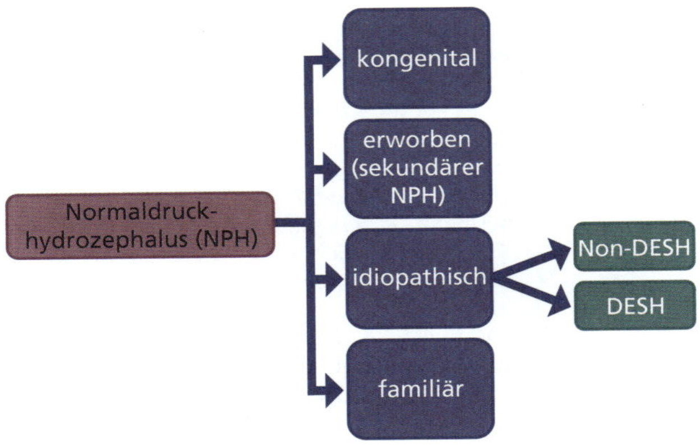

Abb. 9.5.1: Formen des Normaldruckhydrozephalus bei Erwachsenen

ams & Malm, 2016). Dabei macht es oft einen Unterschied, ob die Gangstörung im Ganglabor unter kontrollierten Bedingungen oder mittels tragbarer Sensoren unter realen Bedingungen (Home-Monitoring) gemessen wird (Kuruvithadam et al., 2021). Seltener können auch ein Tremor, eine Muskeltonuserhöhung und posturale Instabilität auftreten oder die Arme beteiligt sein. Mittels neuropsychologischer Testung lässt sich bei fast allen Betroffenen ein kognitives Defizit mit einem subkortikal-frontalen Störungsmuster feststellen. Dabei sind typischerweise das psychomotorische Tempo, die Aufmerksamkeits- und Konzentrationsleistung vermindert und es finden sich Einschränkungen im Arbeitsgedächtnis sowie der Visuokonstruktion und Exekutivfunktion. Im fortgeschrittenen Stadium können auch psychiatrische Symptome (Apathie, Agitiertheit, Halluzinationen, Depressivität, Verwirrtheit) auftreten. Charakteristisch ist zudem eine Drang/Urge-Symptomatik oder Inkontinenz infolge einer Überaktivität des M. detrusor vesicae (Krzastek et al., 2017).

Zusammengefasst tritt die Gangstörung am häufigsten (94–100 %) auf, gefolgt von kognitiven Störungen (78–98 %) und Harnblasenfunktionsstörung (60–92 %) (Nakajima et al., 2021). Treten alle drei Kardinalsymptome gemeinsam auf, spricht man von der Hakim-Trias. Die Symptomschwere lässt sich mittels der iNPH-Grading-Scale quantifizieren (Kubo et al., 2008).

9.5.3 Diagnosestellung

Die Diagnose stützt sich auf die o. g. Klinik mit den typischen Kardinalsymptomen, die Bildgebung und dem Liquorablass (Tap-Test). Es liegen Diagnosekriterien vor, die eine Einteilung in einen möglichen, wahrscheinlichen und definitiven iNPH erlauben (Nakajima et al., 2021; Relkin et al., 2005). Für die Diagnosestellung müssen nicht alle drei Kardinalsymptome gleichzeitig vorhanden sein. Differenzialdiagnostisch sind je nachdem wie viele Kardinalsymptome vorhanden sind, unterschiedliche Erkrankungen auszuschließen (▸ Tab. 9.5.1; Williams & Malm, 2016).

Merke

Die Diagnose stützt sich auf typische klinische Symptome (Gangstörung, kognitive Störung, Harnblasenfunktionsstörung) und eine typische zerebrale Bildgebung mit disproportionaler Erweiterung der äußeren Subarachnoidalräume.

Neuroradiologisch zeigen sich meist folgende Merkmale (Damasceno, 2015):

- Ausschluss eines Liquorabflusshindernisses
- disproportionale Erweiterung der äußeren Subarachnoidalräume erkennbar an a) Ventrikelvergrößerung mit einem Evans-Index > 0,3 (Verhältnis zwischen der maximalen Weite der Vorderhörner der Seitenventrikel auf einem axialen Schnittbild (CT oder MRT) und dem maximalen inneren Durchmesser des Schädels auf derselben Schicht) und b) Erweiterung der Sylvischen Fissur in Kombination mit engen, hochkonvexen Subarachnoidalräumen (sog. Disproportionately Enlarged Subarachnoid space Hydrocephalus, DESH).
- Corpus-callosum-Winkel < 90° (Winkel im koronaren Schnitt senkrecht zur ac-pc-Ebene auf Höhe der hinteren Kommissur)
- periventrikuläre Hypodensitäten/T2w-Hyperintensitäten

Unklar ist bislang, wie Patienten mit Verdacht auf iNPH zu behandeln sind, die einen Evans-Index < 0,3 aufweisen oder die keine hochkonvexe Verengung zeigen. Diese Fälle sind nur schwer von einer reinen Hirnatrophie zu unterscheiden und werden daher als Non-DESH behandelt (Nakajima et al., 2021; ▸ Abb. 9.5.1). Differenzialdiagnostisch sollten besonders bei langjährigem Verlauf, wenn keine Trias vorliegt oder wenn die kognitive Beeinträchtigung dominiert, koinzidente Erkrankungen wie Morbus Alzheimer, Morbus Parkinson oder subkortikale arteriosklerotische Enzephalopathie (SAE) ausgeschlossen werden. Overlap-Syndrome sind möglich, eventuell sogar häufig (Espay et al., 2017).

Der Liquorablass dient einerseits dazu, Differenzialdiagnosen auszuschließen (bspw. Meningeosis, M. Alzheimer) und andererseits die Indikation für eine Shunt-Operation zu stellen. Meist liegt der Liquoröffnungsdruck unter 20 cm Wassersäule. Es werden 30–50 ml Liquor mit einer großlumigen Nadel entnommen. Die Besserung des Gangs sollte nach ca. 24 Stunden standardisiert (gleiches Schuhwerk, gleicher Untersucher, gleiche Umgebung) erfasst werden. Ein fehlendes Ansprechen auf den Liquorablass schließt aber insbesondere in fortgeschrittenen Stadien den iNPH nicht aus (Paulus & Krauss, 2018). Wenn sich keine Besserung der Symptome innerhalb von 2–4 Tagen einstellt, sollte der Liquorablass wiederholt werden. Als pragmatisch und effizient hat sich auch ein im stationären Rahmen wiederholter Liquorablass über 3 Tage erwiesen (ohne Gangtestung zwischen den Liquorablässen). Bei nicht konklusivem Liquorablass kann auch eine Dauerableitung des Liquors über mehrere Tage (meist drei Tage, 150–300 ml/Tag) über eine Lumbaldrainage vorgenommen werden (Paulus & Krauss, 2018). Für die Ganguntersuchung über eine definierte Gehstrecke vor und nach Punktion ist insbesondere die Schrittzahl relevant, weil sich nach Liquorablass insbesondere die Schrittlänge ändert (Stolze et al., 2000). Eine Verbesserung der Ganggeschwindigkeit bei maximal schnellem Gehen um 20 % gilt als signifikante Verbesserung. Da die maximalen Änderungen meist nach 24 bis 48 Stunden auftreten, muss bei fehlender Besserung am Tag nach der Punktion, die

Tab. 9.5.1: Differenzialdiagnosen: Erkrankungen mit einem oder mehreren Kardinalsymptomen des idiopathischen Normaldruckhydrozephalus (nach Williams & Malm, 2016)

	Gangstörung	Demenzielles Syndrom	Harnblasenprobleme
Hypothyreose		X	
Lewy-Body-Demenz	X	X	X
lumbale Spinalkanalstenose	X		X
Medikamentennebenwirkungen	X	X	X
M. Alzheimer		X	
M. Parkinson	X	X	X
Neurosyphilis	X	X	X
Osteoarthrose	X		
Polyneuropathie	X		X
Prostataveränderungen			X
vaskuläre Demenz	X	X	X
Vitamin-B_{12}-Mangel	X	X	
zervikale Spinalkanalstenose	X		X
Zystitis			X

Gangtestung am darauffolgenden Tag (48 h nach Punktion) wiederholt werden (Paulus & Krauss, 2018). Auch der Tinetti-Gait-Score bzw. Tinetti-Balance-Score können zur Dokumentation benutzt werden (Gallagher et al., 2018). Auch tragbare Ganganalysesysteme stellen wahrscheinlich eine Möglichkeit dar, den Effekt nach Liquorablass zu quantifzieren. So zeigte sich nach Liquorablass, dass sich die Ganggeschwindigkeit und die Schrittlänge am stärksten veränderten, während die Kadenz und Gleichgewicht unbeeinflusst blieben (Ferrari et al., 2020; Panciani et al., 2018; Stolze et al., 2000). Um Verbesserungen der Kognition zu erfassen, ist der Mini-Mental-Status-Test (MMST) bei Menschen mit höheren MMST-Werten (> 24 Punkte) weniger geeignet (Peterson et al., 2016). Es sollten gezielt Veränderungen in subkortikalfrontalen Bereichen erfasst werden (bspw. Trail-Making Test A oder B) (Peterson et al., 2016). Um ein Re-Test-Phänomen zu vermeiden, sollten Parallelversionen einer neuropsychologischen Testbatterie (bspw. Montreal Cognitive Assessment, MoCA) verwendet werden.

Merke

Strukturierte Assessments des Ganges und der Kognition sind entscheidend, um einen Effekt durch einen Liquorablass zu detektieren.

Die Sensitivität des Liquorablasses liegt bei 26–61 % (Marmarou et al., 2005). Asymptomatische Patienten mit einer Ventrikulomegalie als Zufallsbefund in der Bildgebung, aber ohne klinische Hinweise auf ein iNPH, sollten eine klinische Verlaufskontrolle in 1–2 Jahren erhalten; ein Liquorablass ist hier nicht notwendig (Williams & Malm, 2016).

9.5.4 Behandlungskonzept

Es gibt keine effiziente Pharmakotherapie des iNPH. Die intermittierende therapeutische Liquorpunktion (ca. alle 3 Monate) kann bei multimorbiden Patienten mit hohem perioperativen Risiko erwogen werden (Paulus & Krauss, 2018). Die häufigste operative Therapie ist die Implantation eines ventrikuloperitonealen Shunt-Systems (Ableitung vom Seitenventrikel in die Peritonealhöhle). Das Ergebnis einer Shunt-Operation hängt entscheidend davon ab, dass die geeigneten Patienten hierfür ausgewählt wurden. Die Prädiktoren für ein gutes Ergebnis nach Shunt-Operation sind: vordergründig bestehende Gangstörung, keine oder nur leichte Demenz, erst seit Kurzem bestehende kognitive Störung, deutliche Besserung der Gangstörung im Liquorablass, kleinerer Corpus-callosum-Winkel (50° bis 80°), hoher DESH-Index, keine kortikale Atrophie, keine Mikroangiopathie, keine Alzheimer-Pathologie (Hadjiathanasiou et al., 2020; Paulus & Krauss, 2018). Für die Prognose ist neben der richtigen Auswahl der Patienten für eine Shunt-OP auch die regelmäßige Shunt-Nachsorge mit entsprechenden klinischen Kontrollen durch den Neurologen oder Neurochirurgen wichtig.

Zusammenfassung

Aufgrund der Häufigkeit des iNPH, der insgesamt doch klaren klinischen Symptome, der einfach und preisgünstig durchzuführenden Bildgebung sowie der in vielen Fällen effektiven Behandlungsmöglichkeiten sollte die Indikation zur entsprechenden Abklärung insbesondere von den niedergelassenen Kolleginnen/Kollegen und insbesondere bei (neuro)geriatrischen Patienten großzügig gestellt werden. Der Ausschluss konkurrierender Ursachen und die standardisierte Erfassung des Ansprechens auf einen Liquorablass sind entscheidend für die Therapieentscheidung und die Prognose.

Literatur

Alvi, M. A., Brown, D., Yolcu, Y., et al. (2021). Prevalence and Trends in Management of Idiopathic Normal Pressure Hydrocephalus in the United States: Insights from the National Inpatient Sample. *World Neurosurgery, 145*, e38–e52. https://doi.org/10.1016/j.wneu.2020.09.012

Damasceno, B. P. (2015). Neuroimaging in normal pressure hydrocephalus. *Dementia & Neuropsychologia, 9*(4), 350–355. https://doi.org/10.1590/1980-57642015DN94000350

Espay, A. J., Da Prat, G. A., Dwivedi, A. K., et al. (2017). Deconstructing normal pressure hydrocephalus: Ventriculomegaly as early sign of neurodegeneration. *Annals of Neurology, 82*(4), 503–513. https://doi.org/10.1002/ana.25046

Ferrari, A., Milletti, D., Giannini, G., et al. (2020). The effects of cerebrospinal fluid tap-test on idiopathic normal pressure hydrocephalus: An inertial sensors based assessment. *Journal of Neuroengineering and Rehabilitation, 17*(1), 7. https://doi.org/10.1186/s12984-019-0638-1

Gallagher, R., Marquez, J., & Osmotherly, P. (2018). Gait and Balance Measures Can Identify Change From a Cerebrospinal Fluid Tap Test in Idiopathic Normal Pressure Hydrocephalus. *Archives of Physical Medicine and Rehabilitation, 99*(11), 2244–2250. https://doi.org/10.1016/j.apmr.2018.03.018

Hadjiathanasiou, A., Kilinc, F., Behmanesh, B., et al. (2020). Impact of Comorbidities and Frailty on Early Shunt Failure in Geriatric Patients With Normal Pressure Hydrocephalus. *Frontiers in Medicine, 7*, 596270. https://doi.org/10.3389/fmed.2020.596270

Krzastek, S. C., Bruch, W. M., Robinson, S. P., et al. (2017). Characterization of lower urinary tract symptoms in patients with idiopathic normal pressure hydrocephalus. *Neurourology and Urodynamics, 36*(4), 1167–1173. https://doi.org/10.1002/nau.23084

Kubo, Y., Kazui, H., Yoshida, T., et al. (2008). Validation of grading scale for evaluating symptoms of idiopathic normal-pressure hydrocephalus. *Dementia and Geriatric Cognitive Disorders, 25*(1), 37–45. https://doi.org/10.1159/000111149

Kuruvithadam, K., Menner, M., Taylor, W. R., et al. (2021). Data-Driven Investigation of Gait Patterns in Individuals Affected by Normal Pressure Hydrocephalus. *Sensors (Basel, Switzerland), 21*(19), 6451. https://doi.org/10.3390/s21196451

Marmarou, A., Black, P., Bergsneider, M., et al. (2005). Guidelines for management of idiopathic normal pressure hydrocephalus: Progress to date. *Acta Neurochirurgica. Supplement, 95*, 237–240. https://doi.org/10.1007/3-211-32318-x_48

Muangpaisan, W., Petcharat, C., & Srinonprasert, V. (2012). Prevalence of potentially reversible conditions in dementia and mild cognitive impairment in a geriatric clinic. *Geriatrics & Gerontology International, 12*(1), 59–64. https://doi.org/10.1111/j.1447-0594.2011.00728.x

Nakajima, M., Yamada, S., Miyajima, M., et al. (2021). Guidelines for Management of Idiopathic Normal Pressure Hydrocephalus (Third Edition): Endorsed by the Japanese Society of Normal Pressure Hydrocephalus. *Neurologia Medico-Chirurgica, 61*(2), 63–97. https://doi.org/10.2176/nmc.st.2020-0292

Panciani, P. P., Migliorati, K., Muratori, A., et al. (2018). Computerized gait analysis with inertial sensor in the management of idiopathic normal pressure hydrocephalus. *European Journal of Physical and Rehabilitation Medicine, 54*(5), 724–729. https://doi.org/10.23736/S1973-9087.18.04949-3

Paulus, W., & Krauss, J. K. (2018). *S1-Leitlinie Normaldruckhydrozephalus. 2018. Leitlinien für Diagnostik und Therapie in der Neurologie. Deutsche Gesellschaft für Neurologie.*

Peterson, K. A., Savulich, G., Jackson, D., et al. (2016). The effect of shunt surgery on neuropsychological performance in normal pressure hydrocephalus: A systematic review and meta-analysis. *Journal of Neurology, 263*, 1669–1677. https://doi.org/10.1007/s00415-016-8097-0

Relkin, N., Marmarou, A., Klinge, P., et al. (2005). Diagnosing idiopathic normal-pressure hydrocephalus. *Neurosurgery, 57*(3 Suppl), S4-16; discussion ii-v. https://doi.org/10.1227/01.neu.0000168185.29659.c5

Stolze, H., Kuhtz-Buschbeck, J. P., Drücke, H., et al. (2000). Gait analysis in idiopathic normal pressure hydrocephalus—Which parameters respond to the CSF tap test? *Clinical Neurophysiology: Official Journal of the International Federation of Clinical Neurophysiology, 111*(9), 1678–1686. https://doi.org/10.1016/s1388-2457(00)00362-x

Williams, M. A., & Malm, J. (2016). Diagnosis and Treatment of Idiopathic Normal Pressure Hydrocephalus. *Continuum (Minneapolis, Minn.), 22*(2 Dementia), 579–599. https://doi.org/10.1212/CON.0000000000000305

Zaccaria, V., Bacigalupo, I., Gervasi, G., et al. (2020). A systematic review on the epidemiology of normal pressure hydrocephalus. *Acta Neurologica Scandinavica, 141*(2), 101–114. https://doi.org/10.1111/ane.13182

9.6 Epilepsien

Josua Kegele, Justus Marquetand und Holger Lerche

9.6.1 Einführung, Epidemiologie, Klassifikation

Unter dem Begriff Epilepsie wird eine heterogene Gruppe von Erkrankungen des zentralen Nervensystems zusammengefasst, die durch rezidivierende, unprovozierte epileptische Anfälle charakterisiert sind. Zugrunde liegen paroxysmale, abnorme elektrische Entladungen von unterschiedlichen Gruppen von Neuronen. Die Phänomenologie epileptischer Anfälle, die sogenannte Anfallssemiologie, ist je nach Beginn und Ausbreitung über bestimmte Hirnareale oder das gesamte Gehirn unterschiedlich. Beispielsweise können lokal begrenze Entladungen des visuellen Kortex mit visuellen Phänomenen einhergehen, Entladungen des Frontallappens mit teilweise bizarr anmutenden motorischen Symptomen. Der im Klinikjargon häufig verwendete Begriff „Krampfanfall" wird dementsprechend der Gesamtheit der verschiedenen Anfallstypen nicht gerecht und Behandler können leicht dem Fehlschluss unterliegen, dass Patienten mit Epilepsie stets motorische Symptome hätten. Dieser Fehlschluss scheint insbesondere für Patienten mit Epilepsie im Alter (d. h. > 65 Jahren) relevant, da hier tendenziell weniger bilateral tonisch-klonische Anfälle im Vergleich zu jungen Erwachsenen auftreten, jedoch sind Studien zur Anfallssemiologie im Alter kaum vorhanden (Silveira et al., 2011); wichtig erscheint der Hinweis, dass kurze Verwirrtheitszustände häufig Ausdruck epileptischer Anfälle sein können, und dass diese im Alter unter Umständen als Symptome einer beginnenden Demenz fehlgedeutet werden.

Die Diagnose einer Epilepsie ist dann zu stellen, wenn entweder zwei unprovozierte epileptische Anfälle im Abstand von mehr als 24 Stunden vorliegen, ein unprovozier-

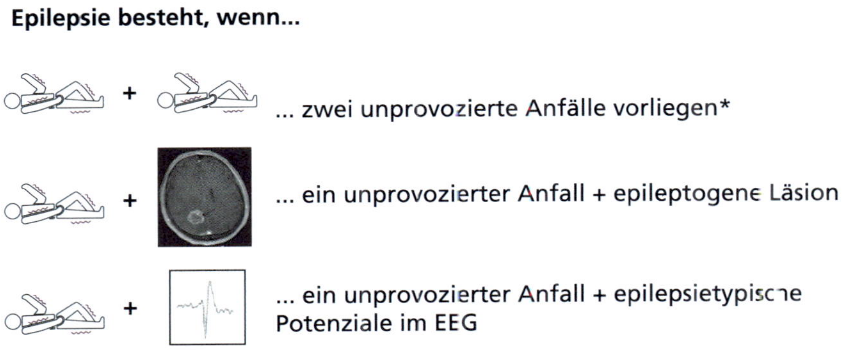

Abb. 9.6.1: Stark vereinfachte und pragmatisch orientierte Darstellung der Diagnosekriterien einer Epilepsie.
* zwei unprovozierte Anfälle müssen im Abstand von mehr als 24 Stunden aufgetreten sein.

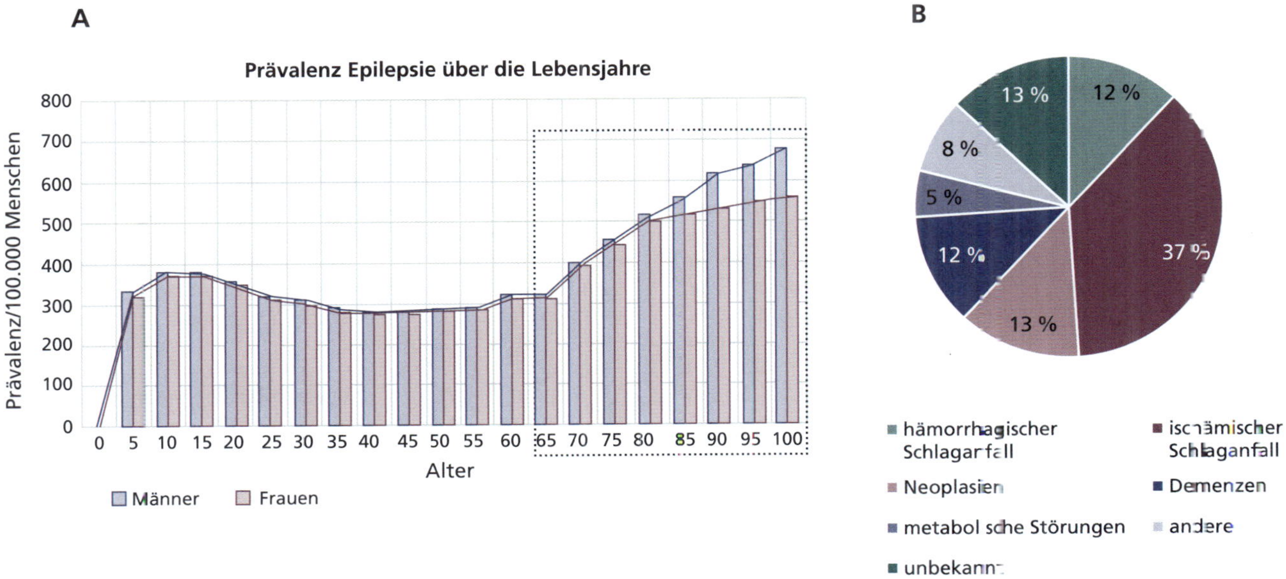

Abb. 9.6.2: Epidemiologie der Epilepsie im Alter hinsichtlich Prävalenz (A) (modifiziert nach Beghi et al., 2019, https://creativecommons.org/licenses/by/4.0/) und Ursache (B) (auf Grundlage von Assis et al., 2015). A: Die Prävalenz der Epilepsie nimmt ab dem 65. bzw. 70. Lebensjahr sprunghaft zu. B: Die Ätiologie der Epilepsie im Alter umfasst zu fast 50 % abgelaufene neurovaskuläre Erkrankungen (Ischämien, Blutungen), daneben sind vor allem Neoplasien und Demenzen häufige Ursachen

ter Anfall und eine epileptogene Läsion in der kranialen MRT (z. B. kortikale Narbe nach Schlaganfall) nachgewiesen werden oder ein unprovozierter Anfall auftritt und dazu passende epilepsietypische Potenziale im EEG abgeleitet werden (▶ Abb. 9.6.1).

Daneben sind Epilepsien im Alter wesentlich häufiger als im jungen Erwachsenenalter (▶ Abb. 9.6.2). Aufgrund des breiten Spektrums an Differenzialdiagnosen (▶ Abb. 9.6.3), häufiger Diagnosesicherheit-einschränkender Komorbiditäten (z. B. Demenz) und sozialer Bedingungen (z. B. soziale Isolation) muss zudem von einer hohen Dunkelziffer ausgegangen werden.

Die Klassifikation der Epilepsien wurde im Jahr 2017 revidiert und basiert auf dem Positions-Papier der Internationalen Liga gegen Epilepsie (ILAE) (Fisher et al., 2017; Scheffer et al., 2017). Zunächst wird die Anfallsform bestimmt (fokal vs. generalisierter Beginn vs. unklassifiziert), dann die Art der Epilepsie (fokal, generalisiert, kombiniert fokal und generalisiert, unklassifiziert). Die Art der Epilepsie ist von praktischer Relevanz, da bestimmte Antianfallsmedikamente entweder nur für fokale oder nur generalisierte Anfälle zugelassen sind (z. B. Lacosamid ist nur für fokale Epilepsien als Monotherapie zugelassen). Bei den Epilepsien im Alter, insbesondere bei den Neudiagnosen, handelt es sich gemäß den Ursachen meist um fokale Epilepsien. Zusätzlich können bestimmte elektro-klinische Epilepsiesyndrome diagnostiziert werden. Sie spielen bei Epilepsien, die im höheren Alter beginnen, aber eine untergeordnete Rolle, da der Großteil der klassischen Epilepsiesyndrome (z. B. Dravet-Syndrom, Kindliche Absencen-Epilepsie, Juvenile Myoklonus-Epilepsie) im Säuglings-, Kindes- oder frühen Erwachsenenalter beginnen. Parallel werden die ätiologischen Gruppen der strukturellen, genetischen, infektiösen, metabolischen, immunvermittelten und Epilepsien unbekannter Ätiologie unterschieden. Mehrfachnennungen sind möglich. Für eine weitere Vertiefung im Bereich Klassifikation der Epilepsien empfehlen wir die deutschsprachigen Übersetzungen der Positionspapiere zu den Anfalls- und Epilepsieklassifikationen (zu finden auf: https://www.epi.ch/ueber-epilepsie/fuer-fachpersonen/diagnose-und-behandlung/#klassifikation).

9.6.2 Diagnosestellung

Die Diagnosestellung beruht auf einer sorgfältigen Eigen- und – Fremdanamnese, einer neurologischen und internistischen Untersuchung, einer zerebralen Bildgebung (sofern möglich kraniale MRT (cMRT)) und einem EEG.

Merke

Die Diagnosestellung beruht auf einer sorgfältigen Eigen- und – Fremdanamnese, einer neurologischen und internistischen Untersuchung, einer zerebralen Bildgebung und einem EEG. Der Fremdanamnese kommt meist die wichtigste Bedeutung zu, selbst dann, wenn sich der Patient an das Ereignis (vermeintlich) erinnert.

Eine möglichst präzise Anfallsbeschreibung (Beschreibung der Anfallssemiologie) ist die Grundlage für die Diagnose eines epileptischen Anfalls bzw. einer Epilepsie. Dafür wird der Patient zunächst gefragt, was er selbst an anfallsverdächtigen Symptomen wahrgenommen hat und ob ein ähnliches Ereignis schon einmal in der Vergangenheit aufgetreten ist. Das initiale Symptom kann dabei auch Hinweise auf den Anfallsursprung im Gehirn liefern. So sind z. B. einfache visuelle Phänomene wie statische, blinkende oder sich bewegende Lichter und Punkte zu Beginn eines Anfalles charakteristisch für die Aktivierung des primären visuellen Kortex, oder komplexere visuelle Phänomene für die Aktivierung der angrenzenden visuellen Assoziationsbereiche. Komplexere visuell-sensorische Anfälle mit initialer Wahrnehmung von Menschen, Szenen, Objekten und Illusionen deuten auf die Aktivierung des temporo-okzipitalen Übergangs oder des basalen temporalen Kortex hin. Beziehen sich die Sehstörungen auf eine Gesichtsfeldhälfte, so sind diese hoch-suggestiv für einen Anfallsursprung im kontralateralen Okzipitallappen (Foldvary-Schaefer & Unnwongse, 2011).

Nicht selten werden epileptische Anfälle durch den Betroffenen gar nicht oder nur sehr diffus wahrgenommen, sodass wichtige Informationen zur Einordnung des anfallsverdächtigen Ereignisses oft nur fremdanamnestisch eingeholt werden können. Augenzeugen (z. B. Angehörige, Passanten oder medizinisches Personal) sollen dann den Hergang genau schildern oder auch versuchen, den Anfall des Patienten nachzuahmen. Hierbei lohnt es sich, falls noch nicht berichtet, nach motorischen Entäußerungen (rhythmische Kloni, Starre, Verkrampfung, einseitig, beidseitig, beinbetont, armbetont) nach der Augenstellung, Dauer des Anfalls sowie Verhaltensauffälligkeiten vor, während und direkt im Anschluss des anfallsverdächtigen Ereignisses zu fragen. Sehr nützlich sind Videos, z. B. aufgenommen mit dem Smartphone. Eine Auflistung anfallstypischer Symptome inklusive differenzialdiagnostischer Erwägungen finden sich in ▸ Tab. 9.6.1a und ▸ Tab. 9.6.1b.

Ältere Menschen leben oft allein, sodass epileptische Anfälle nicht fremdbeobachtet werden können. Insbesondere Menschen mit Gedächtnisstörungen, aber auch Menschen ohne neurokognitive Störungen, können sich häufig nicht an den Anfall erinnern, was die Diagnosefindung in dieser Patientengruppe zusätzlich erschwert (Sen et al., 2020). Zudem besteht häufig eine subtilere Symptomausprägung bei älteren Betroffenen verglichen mit jüngeren Patienten. Die Studienlage hierzu ist jedoch begrenzt: Vorhandene Daten sind eingeschränkt anwendbar, da z. B. nicht einwilligungsfähige Patienten nicht in die Studie eingeschlossen wurden, der Anfallstyp nicht Gegenstand der primären Fragestellung war (Rowan et al., 2005) oder das Patientengut vorselektiert war (Kellinghaus et al., 2004). Allerdings ist ein epileptischer Anfall eine wichtige Differenzialdiagnose zu vielen Erkrankungen oder Symptomen, die gehäuft im Alter auftreten (z. B. Delir, Schlaganfall, insbesondere auch transitorische ischämische Attacken, transiente globale Amnesie (Altersgipfel 50–70 Jahre), akuter Verwirrtheitszustand unbekannter Genese, metabolische Enzephalopathien etc.) und sollte daher niederschwellig in Betracht gezogen werden (▸ Abb. 9.6.3).

Die klinisch neurologische Untersuchung kann Hinweise für das Vorliegen einer zerebralen Schädigung oder strukturellen Veränderung und somit auf eine epileptogene Läsion liefern, doch insbesondere in der Akutsituation oder direkt im Anschluss eines Anfallsereignisses kann sie wichtige Informationen hinsichtlich Differenzialdiagnose und Anfallsursprung erbringen. So ist das Vorliegen eines lateralen Zungenbisses ein starker Hinweis für einen stattgehabten epileptischen Anfall. Eine passagere Parese nach einem epileptischen Anfall (Toddsche Parese) spricht nach Ausschluss konkurrierender Ursachen für einen fokalen epileptischen Anfall mit Ursprung in der gegenüberliegenden Hemisphäre (Gallmetzer et al., 2004). Sie stellt im klinischen Alltag eine wichtige Differenzialdiagnose zur neu aufgetretenen Hemiparese bei Verdacht auf Schlaganfall dar.

Bei schlüssiger Anamnese und Untersuchung kann dann mit oder ohne entsprechende Befunde in MRT und/oder EEG die Diagnose einer Epilepsie gestellt werden (▸ Abb. 9.6.1).

Bleiben Ereignisse trotz aller diagnostischer Schritte unklar, so ist eine Überweisung in ein spezialisiertes Zentrum hilfreich. Hier können Langzeit-EEGs ergänzt oder auch bei entsprechend häufigen Ereignissen mittels kontinuierlicher Video-EEG-Überwachung gezielt Anfälle aufgezeichnet werden.

Bei einem ungeklärten Anfallsereignis sollte stets, neben einem 12-Kanal-EKG, ein Basislabor u. a. zum Ausschluss einer Elektrolytentgleisung, Blutzucker-Entgleisung oder einer Infektkonstellation durchgeführt werden. Eine Erhöhung der Creatinkinase > 1.000 U/l 24-48h nach dem Anfallsereignis ist bei (berichteten) motorischen Entäußerungen zusätzlich hinweisend für einen stattgehabten epileptischen Anfall (Elger et al., 2017).

Die Diagnose einer Epilepsie sollte nur dann gestellt werden, wenn dafür eine ausreichende Evidenz vorliegt, da sie für den Betroffenen weitreichende Konsequenzen haben kann (u. a. Fahrtauglichkeit, Freizeitaktivitäten, Medikamenteninteraktionen, psychiatrische oder neurologische Nebenwirkungen durch Antianfallsmedikamente).

Besonderheiten

Akut-symptomatische Anfälle sind epileptische Anfälle, die in enger zeitlicher Beziehung zu systemischen Veränderun-

Tab. 9.6.1a: Semiologie bei fokalen epileptischen Anfällen (Auswahl) (angelehnt an Fisher et al., 2017; Smith, 2021)

	Symptome	
Allgemein	• Anfallssemiologie: bestimmt durch die symptomatogene Zone • charakteristisch ist ein individuell mono- oder oligomorpher Ablauf	
Motorisch	*orale oder manuelle Automatismen*, tonische, atonische, klonische, myoklonische Symptome*, hyperkinetische Anfälle *bilateral tonisch-klonischer Anfall:* typischer Verlauf zuerst tonisch, dann klonisch; lateraler Zungenbiss; postiktal: Kopfschmerzen, Muskelkater, laborchemisch CK-Erhöhung	
Nicht motorisch	sensorisch	*visuell, olfaktorisch,* gustatorisch, sensibel, akustisch, Schwindelgefühl
	autonom	halbseitige Cutis anserina (Gänsehaut), aufsteigende Übelkeit oder Wärmegefühl aus der Magengegend, früher *epigastrische Aura* (wird auch tlw. als sensorischer Anfall eingestuft, beides möglich)
	kognitiv	*speech arrest, Déjà-vu,* Jamais-vu, Illusionen, Halluzinationen
	emotional	Angst, Freude, gelastisch (Lachen), dacrystisch (Weinen)
	sonstige unspezifische oder unklassifizierte Anfälle	z. B. „Komisches Gefühl" im Kopf

* kursiv hervorgehoben sind Symptome, die aus Sicht der Autoren häufig bei Epilepsien auftreten und auf ein epileptisches Ereignis hinweisen

Tab. 9.6.1b: Differenzialdiagnose Bewusstseinsverlust (angelehnt an Elger et al., 2017; Smith, 2021)

	Epileptischer Anfall	Psychogener Anfall	Synkope
Augen	offen, starr, leer oder verdreht	meist geschlossen („wie schlafend") oder „zugekniffen", Widerstand beim Öffnen durch Untersucher	zunächst offen und nach oben verdreht, dann im Verlauf geschlossen
Dauer	< 2 (–5) Minuten*	> 2 Minuten	< 1 Minute, beim älteren Patienten auch länger
Erholung nach Ereignis	variabel, nach bilateral tonisch-klonischem Anfall häufig langsame Erholung (Verwirrtheit, Desorientierung, Agitation)	oft verzögerte Reorientierung	rasche Reorientierung
Motorische Phänomene (falls vorhanden)	individuell meist konstant von Anfall zu Anfall, interindividuell höchst unterschiedlich	variabel, oft wechselnde Symptomatik	asynchrone Myoklonien, variable Abläufe, wenn konvulsiv oft Armbeugung, Beinstreckung
Prodromi	je nach Art bewusst erlebter Anfälle	häufig (Angst, Panik, veränderter mentaler Status)	häufig (z. B. Schwarzwerden vor Augen, Weichwerden in den Knien)
Erinnerung an Ereignis	häufig eingeschränkte oder keine Erinnerung (nicht bewusst erlebte Anfälle)	meist Erinnerungslücke oder verzögerte Erinnerung	häufig Erinnerung an präsynkopale Symptome
Auftreten in bestimmten Situationen	jederzeit möglich	häufig situationsgebunden	beim Aufstehen oder im Stehen, seltener im Sitzen (orthostatische Synkope), unter Anstrengung (kardiogen Synkope)
Inkontinenz	gelegentlich	selten	selten

* Cave: Status Epilepticus

gen (z. B. toxisch oder metabolisch) oder einer direkten ZNS-Schädigung auftreten. Sogenannte Frühanfälle bei Schlaganfällen sind zeitlich definiert als epileptische Anfälle, die sich innerhalb von sieben Tagen nach dem Schlaganfall manifestieren, wobei ca. 50 % innerhalb der ersten 24 Stunden auftreten (Beghi et al., 2010; Serles, 2021). Die Gabe von Antianfallsmedikamenten nach einem akut symptomatischen Anfall wird generell nicht empfohlen, da das Rezidivrisiko für einen neuerlichen Anfall gering ist (10–20 %). Im klinischen Alltag wird dennoch häufig eine Therapie mit Antianfallsmedikamenten durchgeführt, die nach der Akutphase unbedingt wieder abgesetzt werden sollte (in der Regel 4 Wochen bis 3 Monate nach dem Anfallsereignis) (Holtkamp et al., 2017).

Eine primärprophylaktische Behandlung mit Antianfallsmedikamenten nach einem Schlaganfall wird nicht

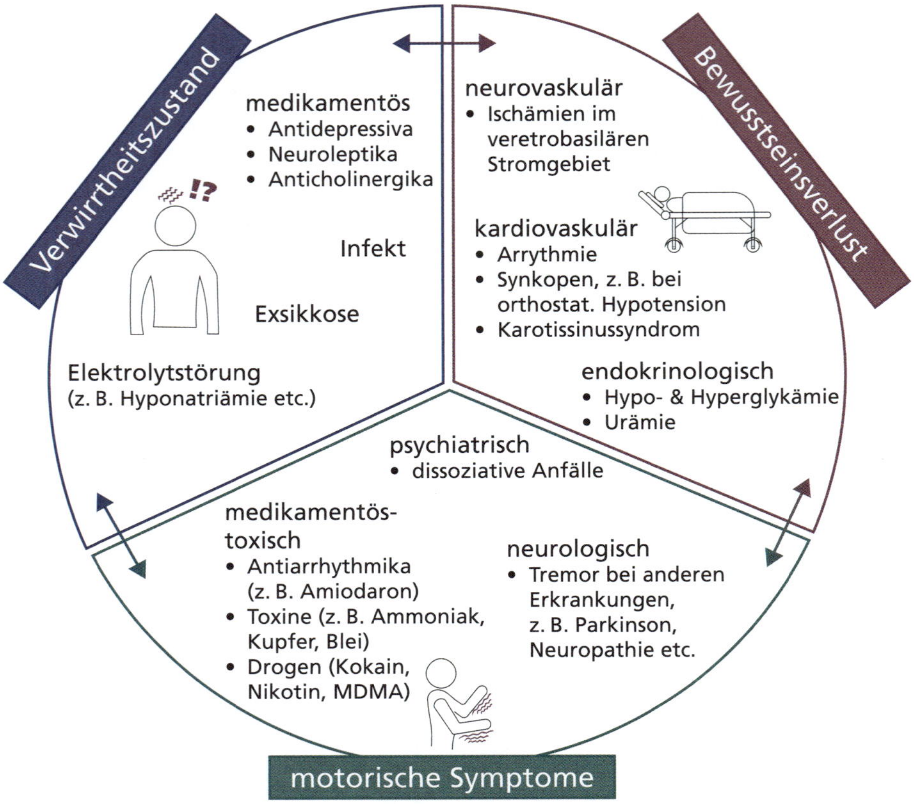

Abb. 9.6.3: Relevante Differenzialdiagnosen für epileptische Anfälle unterteilt in drei große Leitsymptome (Verwirrtheitszustand, Bewusstseinsverlust und Motorische Symptome)

empfohlen, da das Risiko eines unprovozierten Anfalles nach einem Schlaganfall innerhalb der nächsten 5 Jahre insgesamt nur bei 8–12 % liegt (Galovic et al., 2018; Haapaniemi et al., 2014).

9.6.3 Behandlungskonzept

Das Behandlungsziel ist die Anfallsfreiheit ohne (oder mit nur geringen, gut tolerablen) Nebenwirkungen. Etwa 50 % der Patienten werden mit dem ersten Antianfallsmedikament in adäquater Dosis anfallsfrei, weitere 15 % mit dem zweiten Medikament (Kwan & Brodie, 2000). Bei einem Drittel aller Patienten wird keine Anfallsfreiheit erreicht. In diesen Fällen sollte zumindest eine Anfallsfreiheit hinsichtlich fokal zu bilateralen oder generalisierten tonisch-klonischen Anfällen angestrebt werden, da diese, vor allem bei nächtlichem Auftreten, mit einem erhöhten SUDEP-Risiko verbunden sind (Sudden unexpected death in epilepsy) (Hesdorffer et al., 2012; Sveinsson et al., 2020). Weitere zu beachtende Risiken, die mit fehlender Anfallsfreiheit einhergehen, sind ein Verletzungsrisiko vor allem bei motorischen Anfällen (v. a. Sturzgefahr), die vom Anfallstyp abhängige reduzierte Reagibilität (z. B. beim Autofahren, Cave Fahrtauglichkeit) und die Ertrinkungsgefahr während eines Anfalles.

Grundsätzlich besteht bei fokalen Epilepsien und Therapieresistenz gegenüber mindestens zwei adäquat verabreichten Antianfallsmedikamenten die Möglichkeit einer epilepsiechirurgischen Behandlung. Im hohen Alter spielt die epilepsiechirurgische Therapie jedoch aufgrund häufiger Komorbiditäten, allgemein erhöhtem Operationsrisiko und häufig gutem Therapieansprechen auf die Antianfallsmedikation (Hernández-Ronquillo et al., 2018) eher eine untergeordnete Rolle. Dieses Thema wird daher hier nicht weiter vertieft.

Gerade bei älteren Menschen sollte auf das Interaktionspotenzial von Antianfallsmedikamenten geachtet werden. Es sind Medikamente ohne oder mit geringen Interaktionen (z. B. Lamotrigin, Levetiracetam, Gabapentin, Pregabalin) denen mit ausgeprägterem Interaktionspotenzial (z. B. Enzyminduktoren: Carbamazepin, Phenytoin, Phenobarbital, Primidon; Enzymhemmung: Valproinsäure) vorzuziehen. Dies gilt vor allem bei Neueinstellung oder Umstellung. Patienten, die mit einem Medikament mit hohem Interaktionspotenzial seit vielen Jahren anfallsfrei sind und keine Nebenwirkungen darunter haben, benötigen, sofern keine anderweitigen Beweggründe vorliegen, keine Umstellung auf ein Medikament mit geringerem Interaktionspotenzial.

Die Antianfallsmedikation sollte nach Möglichkeit den Komorbiditäten des Patienten angepasst werden. Bestimmte Medikamente sind auch für andere Erkrankungen zugelassen (z. B. Pregabalin bei Angststörungen und bei neuropathischem Schmerz; auch sinnvoll bei zusätzlich bestehenden Schlafstörungen). Bei manchen Medikamenten können deren (häufig auftretenden) „Nebenwirkungen" gezielt genutzt werden (z. B. Gewichtsverlust unter Topiramat oder Zonisamid). Eine Auflistung der häufigsten Nebenwirkungen von Antianfallsmedikamenten finden Sie in ▸ Tab. 9.6.2.

9.6.4 Behandlung/Therapie

Aufgrund des günstigen Nebenwirkungsprofils und des geringen Interaktionspotenzials wird vor allem bei älteren Patienten Lamotrigin oder Levetiracetam empfohlen. In einer Studie (Werhahn et al., 2015) konnte beim Vergleich von Lamotrigin, Levetiracetam und Carbamazepin in retardierter Form gezeigt werden, dass Carbamazepin bei neu diagnostizierter Epilepsie im Alter (≥ 60 Jahre) den anderen beiden Wirkstoffen in der Verträglichkeit über ein Jahr unterlegen war (bei gleich guter Wirksamkeit). Ähnlich konnte dies zuvor für Gabapentin gegen Carbamazepin unretardiert gezeigt werden (Gabapentin besser) (Marson et al., 2007). Die SANAD-II-Studie zeigte altersunabhängig (5–91 Jahre, aktuell keine Subgruppenanalyse verfügbar), dass Levetiracetam bzgl. Anfallsfreiheit und Nebenwirkungen nach 12 Monaten Lamotrigin unterlegen war (Marson et al., 2021)

Anhand der vorhandenen Daten wird somit Lamotrigin von allen verfügbaren Antianfallsmedikamenten am besten vertragen. Der Nachteil ist jedoch, dass das Medikament, je nach Zieldosis, über mindestens 5–7 Wochen eindosiert werden muss (aufgrund des sonst erhöhten Risikos eines allergischen Hautexanthems). Es eignet sich daher vor allem für Patienten mit niedriger Anfallsfrequenz. Levetiracetam ist unmittelbar nach Einnahme wirksam. Die häufigsten und alltagsrelevantesten Nebenwirkungen sind (dosisabhängige) psychiatrische Nebenwirkungen (z. B. Stimmungsschwankungen, Aggressivität, Psychosen; gehäuft bei Patienten mit psychiatrischer Vorgeschichte (Weintraub et al., 2007)) und Müdigkeit. Bei Unverträglichkeit oder Unwirksamkeit von Levetiracetam kann überlappend auf Lamotrigin umgestellt werden und umgekehrt. Bei Umstellung von Lamotrigin auf Levetiracetam, sollte zunächst Levetiracetam wöchentlich um 500 mg bis zu einer ersten Zieldosis von 500 mg 1–0–1 eindosiert werden. Im Anschluss wird Lamotrigin wöchentlich um 50–100 mg reduziert und abgesetzt. Bei Umstellung von Levetiracetam auf Lamotrigin wird zunächst Lamotrigin eindosiert (z. B. Tag 1–14: 25 mg 0–0–1, Tag 15–28: 50 mg 0–0–1, dann Dosissteigerung alle ein bis zwei Wochen um maximal 50–100 mg, übliche Erhaltungsdosis 100–200 mg (▸ Tab. 9.6.2). Nach Erreichen der Erhaltungsdosis von Lamotrigin wird Levetiracetam um 500 mg pro Woche schrittweise reduziert werden. Häufig wird als letzter Schritt vor dem Absetzen von Levetiracetam 250 mg 1–0–1 verschrieben.

Vor Therapiebeginn sollten Blutbild, Elektrolytwerte, Nierenfunktion und die Lebersyntheseleistung untersucht werden, um zum einen höhergradige Einschränkungen des Medikamentenstoffwechsels vor der Behandlung zu erkennen, zum anderen aber um Leberwerterhöhungen, Elektrolyt- oder Blutbildveränderungen als Nebenwirkung im Verlauf von anderen Ursachen abgrenzen zu können.

Fallbeispiel: Unklare Gangstörung mit Folgen

Die 67-jährige Frau E. leidet seit ihrem 29. Lebensjahr an einer fokalen strukturellen Epilepsie mit fokal zu bilateral-tonisch klonischen Anfällen infolge eines rechts frontalen Parenchymdefekts bei eitriger Meningitis im Kindesalter. Sie ist seit Beginn der Erkrankung mit Carbamazepin 2 × 400 mg behandelt und anfallsfrei. In den letzten Wochen und Monaten bemerkte Frau E. eine zunehmende Müdigkeit, sowie starken Dauerschwindel mit Gangunsicherheit. Vor drei Tagen stürzte sie die Treppe hinunter und zog sich eine Oberschenkelhalsfraktur zu. Im Rahmen der Akutversorgung in der Unfallklinik erfolgte ein neurologisches Konsil mit der Frage nach Ursache der Gangunsicherheit. Es stellte sich heraus, dass die Patientin zur Gewichtskontrolle bei neu diagnostiziertem Diabetes Mellitus Typ 2 bewusst 15 kg innerhalb von 3 Monaten abnahm. Der Untersuchungsbefund ergab eine deutlich sakkadierte Blickfolge, eine leichte Dysmetrie im Finger-Nase-Versuch als auch im Knie-Hacke-Versuch beidseits und eine leichtgradige ataktische Gangstörung. Der Carbamazepinspiegel war stark erhöht. Es wurde von einer Carbamazepinintoxikation infolge der Gewichtsabnahme bei gleichbleibender Dosis ausgegangen. Die Knochendichtemessung ergab eine reduzierte Knochendichte, möglicherweise ebenfalls als Folge der Carbamazepintherapie und prädisponierender Faktor für die Oberschenkelhalsfraktur.

Es erfolgte die überlappende Umstellung auf Levetiracetam 2 × 500 mg, wodurch der Schwindel rasch regredient war. Die Patientin wurde über mögliche Nebenwirkungen (v. a. Müdigkeit und Gereiztheit) aufgeklärt, welche allerdings in den ersten Behandlungswochen nicht beobachtet werden konnten. Abschließend wurde der Patientin die Substitution von Vitamin D und Calcium sowie eine Knochendichte-Verlaufsmessung in 6 Monaten empfohlen.

Idealerweise erfolgt vor Therapiebeginn eine kurze neuropsychologische Diagnostik (z. B. Epitrack (Lutz & Helmstaedter, 2005), MOCA), insbesondere bei potenziell kognitiv beeinträchtigenden Medikamenten, wie Topiramat, und bei Verdacht auf bereits bestehende kognitive Defizite, um neurokognitive Nebenwirkungen besser von anderen Ursachen abgrenzen zu können.

Bei ausbleibender Anfallskontrolle und/oder nicht tolerablen Nebenwirkungen nach Therapieversuchen mit Lamotrigin und Levetiracetam stehen dem Behandler eine Vielzahl an weiteren Antianfallsmedikamenten zur Verfügung (▸ Tab. 9.6.2). Häufig ist bei dann bestehender Therapieresistenz eine Vorstellung in einem Epilepsie-Zentrum oder einer Schwerpunktpraxis sinnvoll.

Merke

Lamotrigin und Levetiracetam sind bei neu diagnostizierter fokaler Epilepsie im Alter die Therapie der Wahl.

Bei fokalen Epilepsien, die im Alter den überwiegenden Anteil der Epilepsien abdecken (▸ Abb. 9.6.2), wird in der Regel eine lebenslange Behandlung empfohlen, da das Risiko für erneute epileptische Anfälle nach dem Absetzen der Antianfallsmedikation hoch ist. Ein Absetzen bei langjähriger Anfallsfreiheit sollte nur dann in Erwägung gezogen werden, wenn der Patient dies ausdrücklich wünscht und/oder relevante Nebenwirkungen hat, die nicht durch eine Medikamentenumstellung behoben werden können. Ferner ist der Patient über die möglichen gesundheitlichen und sozialen Risiken (Verlust der Fahrtauglichkeit) im Falle eines erneuten epileptischen Anfalles aufzuklären. Idealerweise wird der Patient bei dieser Fragestellung durch einen erfahrene/n Epileptologen/Epileptologin beraten.

Tab. 9.6.2: Übersicht geläufiger Antianfallsmedikamente und deren Nebenwirkungen

Präparat & zugelassene Tagesdosis*	Wirkmechanismus§	Indikation (Zulassung)	Typische und häufige Nebenwirkungen	Hinweis
Brivaracetam (BRV) 50–200 mg	Bindung an SV2A-Protein	M-FA	Müdigkeit, Gereiztheit, Schwindel	nicht als Monotherapie zugelassen
Carbamazepin (CBZ) 400–1.200 mg	Na^+-Kanal-Blockade	M-FA	Müdigkeit, Exantheme (ca. 10 %), Schwindel, Hyponatriämie (seltener als Oxcarbazepin, Eslicarbazepin), Osteopathie (Vitamin-D-Mangel), Blutbildveränderungen, Sehstörungen**	Enzyminduktor, Anfallsprovokation bei generalisierter Epilepsie
Cenobamat (CBM) 200–400 mg	Na^+-Kanal-Blockade und GABA-Agonist	Add-on FA	Müdigkeit, Schwindel	Als Add-on-Therapie zugelassen bei fokalen Anfällen mit fehlender Anfallskontrolle trotz einer vorangegangenen Behandlung mit mindestens zwei Antianfallsmedikamenten.
Eslicarbazepin (ESL) 800–1.600 mg	Na^+-Kanal-Blockade	M-FA	Schwindel, Müdigkeit, Kopfschmerzen, Übelkeit, Exanthem, Sehstörungen**	Hyponatriämie vor allem im Alter (häufiger als unter CBZ, gleich häufig wie OXC)
Gabapentin (GBP) 900–3.600 mg	Bindung an Ca^{2+}-Kanalprotein	M-FA	Müdigkeit, Benommenheit, Schwindel,	Einsatz bei entsprechenden Komorbiditäten? (z. B. neuropathischer Schmerz)
Lamotrigin (LTG) 100–400 mg	Na^+-Kanal-Blockade	M-FA & M-GA	(toxisch-)allergische Hautreaktion, Schlaflosigkeit, Kopfschmerzen, Schwindel, Sehstörungen**, Ataxie	Erstlinientherapie, Einsatz bei entsprechenden Komorbiditäten (z. B. zur Stimmungsstabilisierung, bei neuropathischen Schmerzen)
Lacosamid (LCM) 200–600 mg	Na^+-Kanal-Blockade (slow inactivation)	M-FA	Müdigkeit, Schwindel, Benommenheit, ggf. Reizleitungsstörungen (EKG-Kontrolle zu Therapiebeginn und im Verlauf empfohlen)	
Levetiracetam (LEV) 1.000–3.000 mg	Bindung an SV2A-Protein	M-FA, Add-on bei GA (JME, IGE mit GTKA)	Müdigkeit, Reizbarkeit, Depression, Stimmungsschwankungen, psychotische Episoden	Erstlinientherapie
Oxcarbazepin (OXC) 900–2.400 mg	Na^+-Kanal-Blockade	M-FA	Müdigkeit, Schwindel, Kopfschmerzen, Tremor, Sehstörungen**, allergische Reaktionen	Hyponatriämie, vor allem im Alter (cave bei zusätzlicher Diuretika-Einnahme), Kreuzallergierate nach allergischer Reaktion auf CBZ ca. 25 %.
Perampanel (PER) 4–12 mg	AMPA-Rezeptor-Blockade	Add-on bei FA, Add-on bei GA (GTKA)	Müdigkeit, Schwindel, Reizbarkeit	nicht als Monotherapie zugelassen
Pregabalin (PGB) 300–600 mg	Bindung an Ca^{2+}-Kanalprotein	Add-on bei FA	Müdigkeit, Gewichtszunahme, Schwindel, Myoklonien im Alter, Obstipation Libidoverlust, Sehstörungen**	Einsatz bei Komorbiditäten (Angststörung, neuropathische Schmerzen, Schlafstörungen); bei Epilepsie nicht als Monotherapie zugelassen (aber bei anderen Indikationen)
Valproat (VPA) 750–2.000 mg	Na^+- und Ca^{2+}-Kanal-Blockade, Hemmung des GABA-Abbaus, exakter Mechanismus jedoch unbekannt	M-FA, M-GA	Tremor (v. a. im Alter), Appetitsteigerung/Gewichtszunahme, Haarausfall, PCO, Gerinnungsstörungen, Leberversagen, Blutbildveränderungen (insbesondere Thrombozytopenie), Pankreatitis, akute und chronische Enzephalopathie, (Teratogenität)	Einsatz bei Komorbiditäten (z. B. Migräne, Stimmungsstabilisierung)

Topiramat (TPM) 50–500 mg	AMPA-Rezeptor-Blockade, GABAerg, Carboanhydrase-Hemmung, Na^+-Kanal-Blockade	M-FA, M-GA	Denk- und Sprachstörungen, Schwindel, Müdigkeit, Appetitminderung, Gewichtsabnahme, Parästhesien, Glaukom, Psychose, Nierensteine	Einsatz bei Komorbiditäten (Gewichtskontrolle, Migräne)
Zonisamid (ZNS) 200–500 mg/dl	Na^+- und Ca^{2+}-Kanal-Blockade, Carboanhydrase-Hemmung	M-FA	Schwindel, Übelkeit, Appetitminderung, Gewichtsabnahme, Psychiatrische Symptome, insbesondere depressive Symptome, Sehstörungen**, Nierensteine	Einsatz bei Komorbiditäten (Gewichtskontrolle)
Medikamente der ferneren Wahl		Phenytoin, Phenobarbital/Primidon, Tiagabin, Vigabatrin, Felbamat, Clobazam, Acetazolamid		
Spezielle Hinweise		• Kombinationstherapien generell: Nach Wirkmechanismen und Nebenwirkungsspektrum kombinieren, z. B. Kombination von zwei Natriumkanalblockern erhöht Rate von Schwindel/Gangunsicherheit/Doppelbildern, deshalb günstiger: Natriumkanalblocker mit z. B. LEV/BRV • Valproat und Lamotrigin in Kombination: Lamotriginspiegel steigt, synergistisch erhöhte Wirksamkeit nachgewiesen, aber: Nebenwirkungsrate erhöht (im Alter v. a. Tremor) • bei Nebenwirkungen Begleitmedikation überprüfen und ggf. reduzieren		

Auswahl an Medikamenten, Nebenwirkungen und Einsatzbereichen; M-FA = Monotherapie bei fokalen Anfällen; M-GA = Monotherapie bei generalisierten Anfällen
* im Einzelfall Unter- oder Überschreitung off-label sinnvoll; ** Sehstörungen im Sinne von Verschwommensehen und/oder Diplopie; § Wirkmechanismen modifiziert nach (Kay et al., 2019)

Besonderheiten

Generika

Der Einsatz generischer Antianfallsmedikamente ist prinzipiell unbedenklich, allerdings wird ein erhöhtes Rezidivrisiko durch einen Herstellerwechsel diskutiert. Neuere Untersuchungen zeigen, dass das Risiko der non-Bioäquivalenz zwischen den unterschiedlichen Generika gering ist und dass somit der Wechsel von einem auf das andere Generikum mutmaßlich keinen relevanten Einfluss auf die Plasmakonzentration hat (Gabapentin ausgeschlossen) (Odi et al., 2021). Allerdings beeinflussen unabhängig davon andere Faktoren das Risiko eines Anfallsrezidivs: Zum einen kann der Wechsel unter laufender (erfolgreicher) Therapie zu Verunsicherung bei Patienten führen, wodurch die Adhärenz negativ beeinflusst wird, insbesondere beim älteren Patienten. Zum anderen steigt durch den Medikamentenwechsel das Risiko für Einnahmefehler. Die deutsche Gesellschaft für Epileptologie empfiehlt daher in ihrem letzten Positionsschreiben den Wechsel auf ein (anderes) Generikum zu meiden, insbesondere beim anfallsfreien Patienten (Hamer & Mayer, 2019).

Epilepsie im Alter und Demenz

Eine Studie aus dem deutschsprachigen Raum zeigte, dass fast die Hälfte der älteren Patienten mit neu diagnostizierter Epilepsie eingeschränkte Exekutivfunktionen aufweisen (Witt et al., 2014). Dies sollte bei der Diagnosefindung und Auswahl der Antianfallsmedikation beachtet werden. Patienten mit Demenzen (v. a. vaskuläre und Alzheimer-Demenz) haben zudem verglichen mit Patienten, die nicht an einer Demenz leiden, ein stark erhöhtes Risiko an einer Epilepsie zu erkranken (Imfeld et al., 2013). Daher sollte in dieser Patientengruppe besonders auf das Auftreten von epileptischen Anfällen geachtet werden.

Post-Stroke-Epilepsie

Der Schlaganfall ist die häufigste Ursache für Epilepsie beim älteren Menschen (Lühdorf et al., 1986). Etwa 6 % aller Patienten mit Schlaganfall entwickeln eine Epilepsie (Seshadri & Wolf, 2007). Die Wahl des Antianfallsmedikaments beruht auf den oben genannten Empfehlungen. In manchen Fällen (wie auch bei den meisten anderen Epilepsieursachen) können Gründe vorliegen, die einen Aufschub der Behandlung nach dem ersten Anfall rechtfertigen, wie z. B. Patienten, die unter ständiger Supervision sind, immobil sind, nur sehr milde Anfälle haben oder bereits eine Polypharmazie haben (Zelano, 2016).

Antikörper-assoziierte Epilepsien

In den letzten beiden Jahrzehnten haben sich autoimmune Enzephalitiden als wichtige Differenzialdiagnose bei neu und akut einsetzenden epileptischen Anfällen etabliert (insbesondere bei initial hoher Anfallsfrequenz und Therapieresistenz, subakut auftretenden Gedächtnisstörungen, Änderungen des Bewusstseinszustandes, Persönlichkeitsveränderungen, psychiatrischen Symptomen und/oder fokal-neurologischen Defiziten), die vermehrt im mittleren und höheren Lebensalter auftreten. Diagnostisch wegweisend sind der Nachweis von entzündlichen Liquorveränderungen (die allerdings auch fehlen können!), MRT-Signalintensitätsanhebungen v. a. in limbischen Strukturen und Nachweis von entsprechenden Auto-Antikörpern. Die Therapie basiert auf der Behandlung der Grunderkrankung (Immunsuppression/-modulation, im Falle eines Tumornachweises Tumorbehandlung) und der symptomatischen Therapie (Antianfallsbehandlung, antipsychotische Therapie, Ergo-, Physiotherapie oder Logopädie) (Graus et al., 2016).

Status Epilepticus

Der Status Epilepticus ist definiert durch das Fortbestehen eines epileptischen Anfalles für die Dauer von > 5 Minuten beim bilateral tonisch klonischen Anfall und > 10 Minuten beim fokalen epileptischen Anfall mit oder ohne Bewusstseinsbeeinträchtigung. Ein Status epilepticus tritt auch ohne vorbestehende Epilepsie auf und präsentiert sich beim Älteren oft in Form eines nicht-konvulsiven Status epilepticus mit oder ohne Koma. Die Inzidenz ist beim Menschen ≥ 60 Jahre wesentlich höher als beim Menschen < 60 Jahre (79,9 vs. 18,8/100.000 Erwachsene pro Jahr). Der Status epilepticus ist ein akuter neurologischer Notfall mit hoher Morbidität und Mortalität (Rohracher & Trinka, 2021). Benzodiazepine sind die Therapie der 1. Wahl (z. B. Tavor 0,1 mg/kgKG maximal 4 mg/Bolusgabe, ggf. nach 5 Minuten wiederholen), bei fehlendem Ansprechen auf Benzodiazepine werden Valproat 40 mg/kg, max. 3.000 mg über 10 Minuten mit anschließendem Zielspiegel von 100–120 µg/ml oder Levetiracetam 60 mg/kg, max. 4.500 mg über 10 Minuten empfohlen (Rosenow et al., 2020).

Merke

Der Status epilepticus ist ein akuter neurologischer Notfall mit hoher Morbidität und Mortalität.

Zusammenfassung

Unter dem Begriff Epilepsie fasst man eine heterogene Gruppe von Erkrankungen des zentralen Nervensystems zusammen, die durch rezidivierende, unprovozierte epileptische Anfälle charakterisiert sind. Fast 50 % aller Epilepsien im Alter sind durch abgelaufene neurovaskuläre Erkrankungen bedingt. Anfälle können v. a. im Alter sehr symptomarm sein. Soziale Isolation und vorbestehende neurokognitive Defizite erschweren zusätzlich die Diagnosestellung, da epileptische Anfälle dann nicht beobachtet oder vom Patienten nicht adäquat wiedergegeben werden können. Die Diagnosestellung beruht auf der (Fremd-)Anamnese, der neurologischen Untersuchung, einem kranialen MRT und einem EEG. Basierend auf den erhobenen Informationen und Befunden liegt eine Epilepsie vor, wenn

1. zwei unprovozierte epileptische Anfälle im Abstand von mehr als 24 h aufgetreten sind oder
2. ein unprovozierter epileptischer Anfall und eine epileptogene Läsion im kranialen MRT oder epilepsietypische Potenziale im EEG nachgewiesen wurden.

Das Behandlungsziel ist die Anfallsfreiheit bei guter Verträglichkeit der medikamentösen Therapie. Im Alter ist besonders auf häufiger auftretende Nebenwirkungen, Interaktionen mit anderen Medikamenten und Komorbiditäten zu achten. Aufgrund der guten Verträglichkeit und des geringen Interaktionspotenzials sind Lamotrigin oder Levetiracetam die Medikamente der Wahl.

Literatur

Assis, T. R., Bacellar, A., Costa, G., et al. (2015). Etiological prevalence of epilepsy and epileptic seizures in hospitalized elderly in a Brazilian tertiary center – Salvador—Brazil. *Arquivos de Neuro-Psiquiatria*, *73*(2), 83–89. https://doi.org/10.1590/0004-282X20140217

Beghi, E., Carpio, A., Forsgren, L., et al. (2010). Recommendation for a definition of acute symptomatic seizure. *Epilepsia*, *51*(4), 671–675. https://doi.org/10.1111/j.1528-1167.2009.02285.x

Beghi, E., Giussani, G., Nichols, E., et al. (2019). Global, regional, and national burden of epilepsy, 1990–2016: A systematic analysis for the Global Burden of Disease Study 2016. *The Lancet Neurology*, *18*(4), 357–375. https://doi.org/10.1016/S1474-4422(18)30454-X

Elger, C. E., Berkenfeld, R., (geteilte Erstautorenschaft) et al. (2017). *S1-Leitlinie Erster epileptischer Anfall und Epilepsien im Erwachsenenalter.* In: Deutsche Gesellschaft für Neurologie, Hrsg. Leitlinien für Diagnostik und Therapie in der Neurologie. Online: www.dgn.org/leitlinien, Zugriff am 26.4.2023

Fisher, R. S., Cross, J. H., French, J. A., et al. (2017). Operational classification of seizure types by the International League Against Epilepsy: Position Paper of the ILAE Commission for Classification and Terminology. *Epilepsia*, *58*(4), 522–530. https://doi.org/10.1111/epi.13670

Foldvary-Schaefer, N., & Unnwongse, K. (2011). Localizing and lateralizing features of auras and seizures. *Epilepsy & Behavior*, *20*(2), 160–166. https://doi.org/10.1016/j.yebeh.2010.08.034

Gallmetzer, P., Leutmezer, F., Serles, W., et al. (2004). Postictal paresis in focal epilepsies--incidence, duration, and causes: A video-EEG monitoring study. *Neurology*, *62*(12), 2160–2164. https://doi.org/10.1212/wnl.62.12.2160

Galovic, M., Döhler, N., Erdélyi-Canavese, B., et al. (2018). Prediction of late seizures after ischaemic stroke with a novel prognostic model (the SeLECT score): A multivariable prediction model development and validation study. *The Lancet Neurology*, *17*(2), 143–152. https://doi.org/10.1016/S1474-4422(17)30404-0

Graus, F., Titulaer, M. J., Balu, R., et al. (2016). A clinical approach to diagnosis of autoimmune encephalitis. *The Lancet Neurology*, *15*(4), 391–404. https://doi.org/10.1016/S1474-4422(15)00401-9

Haapaniemi, E., Strbian, D., Rossi, C., et al. (2014). The CAVE Score for Predicting Late Seizures After Intracerebral Hemorrhage. *Stroke*, *45*(7), 1971–1976. https://doi.org/10.1161/STROKEAHA.114.004686

Hamer, H., & Mayer, T. (2019, January). *Empfehlungen der DGfE in Bezug auf Herstellerwechsel von Antikonvulsiva*. http://www.dgfe.org/home/showdoc,id,435,aid,7473.html

Hernández-Ronquillo, L., Adams, S., Ballendine, S., et al. (2018). Epilepsy in an elderly population: Classification, etiology and drug resistance. *Epilepsy Research*, *140*, 90–94. https://doi.org/10.1016/j.eplepsyres.2017.12.016

Hesdorffer, D. C., Tomson, T., Benn, E., et al. (2012). Do antiepileptic drugs or generalized tonic–clonic seizure frequency increase SUDEP risk? A combined analysis. *Epilepsia*, *53*(2), 249–252. https://doi.org/10.1111/j.1528-1167.2011.03354.x

Holtkamp, M., Beghi, E., Benninger, F., et al. (2017). European Stroke Organisation guidelines for the management of post-stroke seizures and epilepsy. *European Stroke Journal*, *2*(2), 103–115. https://doi.org/10.1177/2396987317705536

Imfeld, P., Bodmer, M., Schuerch, M., et al. (2013). Seizures in patients with Alzheimer's disease or vascular dementia: A population-based nested case–control analysis. *Epilepsia*, *54*(4), 700–707. https://doi.org/10.1111/epi.12045

Kay, L., Bauer, S., Rosenow, F., et al. (2019). Medikamentöse Therapie von epileptischen Anfällen und Epilepsien. Nervenheilkunde 38(12): 887-901. https://doi.org/10.1055/a-0987-8517

Kellinghaus, C., Loddenkemper, T., Dinner, D. S., et al. (2004). Seizure Semiology in the Elderly: A Video Analysis. *Epilepsia*, *45*(3), 263–267. https://doi.org/10.1111/j.0013-9580.2004.29003.x

Kwan, P., & Brodie, M. J. (2000). Early Identification of Refractory Epilepsy. *New England Journal of Medicine*, *342*(5), 314–319. https://doi.org/10.1056/NEJM200002033420503

Lühdorf, K., Jensen, L. K., & Plesner, A. M. (1986). Etiology of Seizures in the Elderly. *Epilepsia*, *27*(4), 458–463 https://doi.org/10.1111/j.1528-1157.1986.tb03567.x

Lutz, M. T., & Helmstaedter, C. (2005). EpiTrack: Tracking cognitive side effects of medication on attention and executive functions in patients with epilepsy. *Epilepsy & Behavior*, *7*(4), 708–714. https://doi.org/10.1016/j.yebeh.2005.08.015

Marson, A., Burnside, G., Appleton, R., et al. (2021). The SANAD II study of the effectiveness and cost-effectiveness of levetiracetam, zonisamide, or lamotrigine for newly diagnosed focal epilepsy: An open-label, non-inferiority, multicentre, phase 4, randomised controlled trial. *Lancet (London, England)*, *397*(10282), 1363–1374. https://doi.org/10.1016/S0140-6736(21)00247-6

Marson, A. G., Al-Kharusi, A. M., Alwaidh, M., et al. (2007). The SANAD study of effectiveness of carbamazepine, gabapentin, lamotrigine, oxcarbazepine, or topiramate for treatment of partial epilepsy: An unblinded randomised controlled trial. *Lancet (London, England)*, *369*(9566), 1000–1015. https://doi.org/10.1016/S0140-6736(07)60460-7

Odi, R., Franco, V., Perucca, E., et al (2021). Bioequivalence and switchability of generic antiseizure medications (ASMs): A re-appraisal based on analysis of generic ASM products approved in Europe. *Epilepsia*, *62*(2), 285–302. https://doi.org/10.1111/epi.16802

Rohracher, A., & Trinka, E. (2021). Altersepilepsie. *Zeitschrift Fur Gerontologie Und Geriatrie*, *54*(4), 395–408. https://doi.org/10.1007/s00391-021-01882-y

Rosenow, F., Weber, D. J., et. al. (2020). *Status epilepticus im Erwachsenenalter, S2k-Leitlinie*. In: Deutsche Gesellschaft für Neurologie (Hrsg.), Leitlinien für Diagnostik und Therapie in der Neurologie. Online: www.dgn.org/leitlinien (abgerufen am 26.4.2023)

Rowan, A. J., Ramsay, R. E., Collins, J. F., Et al. (2005). New onset geriatric epilepsy: A randomized study of gabapentin, lamotrigine, and carbamazepine. *Neurology*, *64*(11), 1868–1873. https://doi.org/10.1212/01.WNL.0000167384.68207.3E

Scheffer, I. E., Berkovic, S., Capovilla, G., et al. (2017). ILAE classification of the epilepsies: Position paper of the ILAE Commission for Classification and Terminology. *Epilepsia*, *58*(4), 512–521. https://doi.org/10.1111/epi.13709

Sen, A., Jette, N., Husain, M., et al. (2020). Epilepsy in older people. *Lancet (London, England)*, *395*(10225), 735–748. https://doi.org/10.1016/S0140-6736(19)33064-8

Serles, W. (2021). Akut symptomatische Anfälle vs. Beginnende Epilepsie nach Schlaganfall bei Erwachsenen und Kindern. *Zeitschrift für Epileptologie*, *34*(4), 355–359. https://doi.org/10.1007/s10309-021-00442-z

Seshadri, S., & Wolf, P. A. (2007). Lifetime risk of stroke and dementia: Current concepts, and estimates from the Framingham Study. *The Lancet. Neurology, 6*(12), 1106–1114. https://doi.org/10.1016/S1474-4422(07)70291-0

Silveira, D. C., Jehi, L., Chapin, J., et al. (2011). Seizure semiology and aging. *Epilepsy & Behavior: E&B, 20*(2), 375–377. https://doi.org/10.1016/j.yebeh.2010.12.033

Smith, P. E. M. (2021). Initial Management of Seizure in Adults. *New England Journal of Medicine, 385*(3), 251–263. https://doi.org/10.1056/NEJMcp2024526

Steinhoff, B., & Bast, T. (2020). *Vademecum Antiepilepticum* (26th ed.). https://www.desitin.de/wp-content/uploads/2019/09/Vademecum-2021-2022.pdf

Sveinsson, O., Andersson, T., Mattsson, P., et al. (2020). Clinical risk factors in SUDEP: A nationwide population-based case-control study. *Neurology, 94*(4), e419–e429. https://doi.org/10.1212/WNL.0000000000008741

Weintraub, D., Buchsbaum, R., Resor, S. R., et al. (2007). Psychiatric and behavioral side effects of the newer antiepileptic drugs in adults with epilepsy. *Epilepsy & Behavior, 10*(1), 105–110. https://doi.org/10.1016/j.yebeh.2006.08.008

Werhahn, K. J., Trinka, E., Dobesberger, J., et al. (2015). A randomized, double-blind comparison of antiepileptic drug treatment in the elderly with new-onset focal epilepsy. *Epilepsia, 56*(3), 450–459. https://doi.org/10.1111/epi.12926

Witt, J.-A., Werhahn, K. J., Krämer, G., et al. (2014). Cognitive-behavioral screening in elderly patients with new-onset epilepsy before treatment. *Acta Neurologica Scandinavica, 130*(3), 172–177. https://doi.org/10.1111/ane.12260

Zelano, J. (2016). Poststroke epilepsy: Update and future directions. *Therapeutic Advances in Neurological Disorders, 9*(5), 424–435. https://doi.org/10.1177/1756285616654423

9.7 Kopf- und Gesichtsschmerz

Janne Gierthmühlen und Ralf Baron

9.7.1 Einführung

Kopf- und Gesichtsschmerzen stellen eine erhebliche psychische Belastung und Einschränkung der Lebensqualität dar (Saylor & Steiner, 2018). Der Übergang zwischen Kopf- und Gesichtsschmerzen ist hierbei fließend. Wichtig ist die Unterscheidung zwischen primären Ursachen, welche eigenständige Krankheitsbilder darstellen, und sekundären Kopf- und Gesichtsschmerzen, welche zum Teil lebensbedrohliche Ursachen haben können (► Tab. 9.7.1; Sendel, 2020). Dies ist insbesondere in höherem Lebensalter wichtig, da die sekundären Ursachen in dieser Lebensspanne zunehmen. Für die Behandlung ist darüber hinaus entscheidend, ob es sich um neuropathische oder nozizeptive Schmerzen handelt, um die richtige Therapie einzuleiten. Diese verschiedenen Aspekte sollen im Folgenden näher erläutert werden.

9.7.2 Epidemiologie und Verlauf

Die 1-Jahres-Prävelanz für Kopfschmerzen in der Allgemeinbevölkerung liegt bei etwa 60 % mit der höchsten Prävalenz zwischen 20–59 Jahren (Straube et al., 2013). Insgesamt steigt die Prävalenz von Kopfschmerzen bis zum 45. Lebensjahr an und fällt dann langsam ab mit einem steileren Abfall ab etwa 65 Jahren (Muller et al., 2019). Hierbei nimmt der Anteil der primären Kopfschmerzen (Migräne, Kopfschmerzen vom Spannungstyp, trigemino-autonome Kopfschmerzen und seltene primäre Kopfschmerzen) im Alter ab, während der Anteil der symptomatischen Kopfschmerzen relativ zunimmt. Frauen sind insgesamt bis zu 2,7-mal häufiger von Kopfschmerzen betroffen als Männer. Während die Frequenz der Kopfschmerzen sich über die verschiedenen Lebensabschnitte bei Männern nicht ändert – die meisten leiden an weniger als 4 Tagen/Monat an Kopfschmerzen – nimmt bei Frauen die Frequenz mit dem Alter zu, so dass bei den über 75-jährigen fast 50 % an mindestens 4 Tagen/Monat an Kopfschmerzen leiden (Muller et al., 2019). Trotz der zunehmenden Frequenz in höherem Lebensalter bei Frauen wird die Auswirkung der Kopfschmerzen auf das tägliche Leben in allen Lebensspannen gleichbleibend angegeben (Muller et al., 2019). Interessanterweise steigt der Anteil an Patienten mit einem möglichen Analgetikaübergebrauch ab dem 55. Lebensjahr an. Gerade vor dem Hintergrund der Nebenwirkungen verschiedener OTC-Nicht-Opioid-Analgetika (Bluthochdruck, Nierenversagen, kardiovaskuläres Risiko) ist dies im Alter kritisch zu sehen. Darüber hinaus steigt mit zunehmender Analgetikaeinnahme das Risiko eines Medikamentenübergebrauchkopfschmerzes (MOH).

Zur Epidemiologie von Gesichtsschmerzen in höherem Lebensalter gibt es wenig Daten: 22 % der über 60-Jährigen geben orale Schmerzen an (Lester et al., 1998), 37,2 % der über 50-Jährigen orale Schmerzen oder Gesichtsschmerzen (Locker, 1992). Typische Gesichtsschmerzen, die auch in höherem Lebensalter auftreten, sind in ► Tab. 9.7.1 aufgelistet. Viele dieser Erkrankungen nehmen in höherem Lebensalter durch altersbedingte Komorbiditäten wie kardiovaskuläre und neurologische Vorerkrankungen, degenerative Veränderungen und ein schwächeres Immunsystem zu. So steigt die Prävalenz des Burning-Mouth-Syndromes (BMS) (Lipton et al., 1993; Cox, 2000; Su et al., 2021), das z. T. mit einer Small-fiber-Neuropathie assoziiert wird (Puhakka et al., 2016), der Trigeminusneuralgie (Maarbjerg & Benoliel, 2021), des akuten Herpes Zoster (Kawai et al., 2014) und das Risiko einer postherpetischen Neuralgie (PHN) (Zhou et al., 2021).

Merke

Häufige Ursachen sekundärer Kopfschmerzen im Alter sind die Arteriitis temporalis, vaskuläre intrakranielle Ursachen (ischämischer/hämorrhagischer Schlaganfall, Epidural-/Subduralblutung nach Stürzen, intrakranielle hypertensive Blutung, reversibles zerebrales Vasokonstriktionssyndrom), intrakranielle Hypo- oder Hypertension (z. B. bei Neoplasmen), hypertone Krisen und der zervikogene Kopfschmerz durch muskuloskelettale degenerative Veränderungen.

Tab. 9.7.1: Typische Ursachen von Kopf- und Gesichtsschmerzen

Ursache	Ausprägung
neuropathisch	Trigeminusneuralgie (auch einzelne Äste) Trigeminusneuropathie Glossopharyngeusneuralgie posttraumatischer trigeminaler Schmerz Postherpetische Neuralgie Atypische Odontalgie zentrales Schmerzsyndrom (Schlaganfall, Tumor, intrakranielle Blutung) Burning-Mouth-Syndrome anhaltender idiopathischer Gesichtsschmerz Zahnerkrankungen (mit Wurzelbeteiligung)
nozizeptiv	**muskuloskelettal/unbekannt** anhaltender idiopathischer Gesichtsschmerz Schmerzen bei CMD/Störungen des Kauapparats Fehlhaltungen des Muskel-/Skelettsystems/ zervikogener Kopfschmerz organbezogen Sinusitis Erkrankungen von Hals-/Nasen-/Rachenraum Sehstörungen/Augenerkrankungen (z. B. Glaukom) Bluthochdruck Zahnerkrankungen Vaskulitis (Arteriitis temporalis) Meningitis/Encephalitis vaskulär (Intrakranielle Blutung, Sinusvenenthrombose) traumatisch (SHT, Subdural-/Epiduralhämatom) Intrakranielle Hypo-/Hypertension (auch bei Tumoren/Metastasen) Schlafapnoe Störung der Homöostase (Na, Ca, Hypoxie etc.) Dialyse-Kopfschmerz **substanzbezogen** Kopfschmerz bei Medikamentenübergebrauch erhöhter Koffeinkonsum/-entzug Glutamat
Medikamente (unabhängig vom Übergebrauch)	Vasodilatatoren (z. B. Sildenafil, Isosorbitdinitrat, Dipyridamol) Serotoninerge Wirkstoffe (SSRI, Duloxetin, Bupropion) Hormone (Progesteron, Östrogen, GnRH-Analoga) mit Histaminfreisetzung (Opioide) Dopaminagonisten (Bromokriptin, Cabergolin) TNF-Inhibitoren (Etanercept, Infliximab, Adalimumab) Immunomodulatoren (Interferone, Cyclophosphamid, Rituximab)
primäre Kopfschmerzen	Migräne Spannungskopfschmerz trigemino-autonome Kopfschmerzerkrankungen schlafgebundener Kopfschmerz (Hypnic headache)
Symptom bei psychiatrischen Erkrankungen	

Nicht nur die Prävalenz und Ursache von Kopfschmerzen, sondern auch die Symptomatik von primären Kopfschmerzen kann sich im Alter ändern (Straube, 2021): So werden z. B. Kopfschmerzen bei Migräne bei Älteren eher dumpf und beidseitig empfunden, das Kopfschmerzmaximum wird häufiger in den Nacken und nicht mehr temporal lokalisiert und Übelkeit und Erbrechen werden seltener berichtet, sodass der Kopfschmerz mehr dem klinischen Bild eines Spannungskopfschmerzes ähnelt (Straube & Andreou, 2019). Beim Clusterkopfschmerz sind autonome Zeichen weniger ausgeprägt (Straube, 2021).

Eine Sonderform des primären Kopfschmerzes, der vor allem bei älteren Frauen ab dem 50. Lebensjahr zu beobachten ist, ist der primär schlafgebundene Kopfschmerz oder Hypnic headache (Silva-Neto et al., 2019). Dieser Kopfschmerz ist gekennzeichnet durch wiederkehrende Kopfschmerzattacken mit holozephalem, drückenden Kopfschmerz mittlerer Intensität, die ausschließlich im Schlaf beginnen, den Patienten aufwecken und 15 Minuten bis zu 4 Stunden lang anhalten, ohne charakteristische Begleitsymptome auftreten und keiner anderen Erkrankung zuzuschreiben sind.

9.7.3 Diagnosestellung

Während primäre Kopfschmerzen wie Migräne, Spannungskopfschmerz und trigemino-autonome Kopfschmerzerkrankungen Zeit für Anamnese und eine zielgerichtete Therapie erfordern, benötigen sekundäre Kopf- und Gesichtsschmerzen eine rasche Diagnostik.

Bei der Anamnese sollten zunächst der zeitliche Beginn (akut, langsam beginnend über Minuten/Stunden/Tage/

Monate, Progredienz?) der Kopfschmerzen, die Dauer (sek/min/Stunden/Tage), die Häufigkeit des Auftretens, die Lokalisation (beidseitig, einseitig, in einem Nerventerritorium), die Intensität (Bezug zu Alltagsaktivitäten!), der Schmerzcharakter (stechend, hämmernd, drückend etc.), auslösende/ verstärkende/lindernde Faktoren und mögliche Begleitsymptome (Übelkeit, Erbrechen, Licht-/Lärmempfindlichkeit, trigemino-autonome Symptome) neben vorliegenden Befunden und Medikation, Vorerkrankungen und Familienanamnese erfragt werden.

Die Untersuchung sollte einen neurologischen Status inklusive detaillierter Untersuchung der Hirnnerven, die Beweglichkeit der HWS und Druckschmerzhaftigkeit der perikraniellen Muskulatur, eine Beurteilung der Schleimhäute, des Zahnstatus und der Kieferokklusion, das Ertasten der A. temporalis superficialis sowie eine Erhebung der Vitalparameter (Blutdruck, Puls, O_2-Sättigung) und eine Labordiagnostik (BSG, CRP, BB, Elektrolyte, Schilddrüsenparameter) beinhalten.

Merke

Eine kranielle Bildgebung bei der Abklärung von Kopfschmerzen sollte immer sofort erfolgen, wenn neurologische Symptome vorliegen.

Bei regelrechtem neurologischen Befund sollte eine kranielle Bildgebung erfolgen, wenn Kopfschmerzen nach dem 55. Lebensjahr beginnen, die Kopfschmerzen schlagartig und neu aufgetreten sind, sich der Charakter der Schmerzen geändert hat, sie therapierefraktär sind oder es sich um einen neuen (sub-)akuten Kopfschmerz mit zunehmender Intensität handelt, bei einem vorangegangenen Trauma, unter Antikoagulation sowie bei Kopfschmerzen mit Fieber, Meningismus, Übelkeit und Erbrechen, bei bekannten Malignomen oder HIV sowie in Verbindung mit einer (druck)schmerzhaften A. temporalis superficialis.

Aus Anamnese und Untersuchung ergeben sich Hinweise auf eine mögliche Ursache und es ist oft bereits eine Abgrenzung neuropathischer von nozizeptiven Schmerzen möglich, sodass – ggf. schnell – eine weitere gezielte Diagnostik und Therapie eingeleitet werden kann.

9.7.4 Behandlungskonzept

Schmerz ist in einem biopsychosozialen Kontext zu sehen, d. h., es geht bei der Behandlung nicht nur um eine reine Schmerzreduktion, sondern auch um die Erfassung der Schmerzen in Ihrer Gesamtheit, d. h. die Klärung der aktuellen psychosozialen Situation und die durch die Schmerzerkrankung auftretenden Einschränkungen der physischen und psychischen Körperfunktionen, täglichen Aktivitäten und Teilhabe am Leben, da letztere ohnehin häufig schon durch Erkrankungen des muskuloskelettalen Systems im Alter eingeschränkt ist. Darüber hinaus sollten ggf. bestehende kognitive Einschränkungen bedacht werden. Ein strukturiertes Interview zur Erfassung von Schmerzen bei geriatrischen Patienten sowie Erfassungsbögen von Schmerzen bei Patienten mit kognitiver Einschränkung inklusive der Demenz können auf der Internetseite der Deutschen Schmerzgesellschaft heruntergeladen werden (www.schmerzgesellschaft.de).

Zu berücksichtigen bei der Therapie älterer Menschen ist auch, dass es im Alter zu einer Veränderung der Funktion des Gastrointestinaltraktes, der Plasmaeiweißbindung, und einem veränderten Verteilungsvolumen durch Änderung der Gewebszusammensetzung kommt, vermehrt Vorerkrankungen (kardiovaskuläre Erkrankungen, Niereninsuffizienz, ggf. Leberinsuffizienz) und eine Polypharmakotherapie zu berücksichtigen sind und die Kompensationsfähigkeit für zentralwirksame Medikamente durch die im Alter häufiger werdenden Erkrankungen mit ZNS-Beteiligung reduziert ist (Böhme, 2011). Darüber hinaus fehlen Therapiestudien mit dem Fokus auf ältere Menschen (Straube et al., 2012), sodass diese Gruppe auch in den Leitlinien häufig nur unzureichend abgebildet wird.

9.7.5 Medikamentöse Therapie

Symptomatische Kopfschmerzen sollten je nach Intensität und Vorerkrankungen des Patienten nach dem WHO-Stufenschema therapiert werden (▸ Abb. 9.7.1). Hierbei ist die Gefahr einer Hypotension sowie die verstärkte zentral dämpfende Wirkung von Opioiden bei gleichzeitiger Gabe von Alkohol, Benzodiazepinen, Antipsychotika, Antihistaminika und Muskelrelaxanzien zu beachten. Zudem ist bei der Auswahl des Opioids zu unterscheiden, ob dieses an eine Nieren- oder Leberinsuffizienz angepasst werden muss (▸ Tab. 9.7.2, Benrath et al., 2020; Pinter et al., 2021). Insgesamt sollten langwirksame Opioide nach festem Schema bevorzugt werden, um das Risiko einer Abhängigkeit zu minimieren.

Ergibt sich aus der Anamnese der Verdacht auf das Vorliegen neuropathischer Schmerzen, sollten therapeutisch sogenannte Co-Analgetika zur Anwendung kommen (▸ Abb. 9.7.1, ▸ Tab. 9.7.2; Schlereth et al., 2019). Bei der Diagnose orofazialer neuropathischer Schmerzen ist daran zu denken, dass auch einzelne, kleinste Äste des N. trigeminus bei Schädigung faziale Schmerzsyndrome in ihrem Innervationsgebiet verursachen können (z. B. Artikulotemporalisneuralgie, Nasociliarisneuralgie etc.). Gerade bei höherem Alter mit schon bestehender Gangunsicherheit und Schwindel und bestehender Multipharmakotherapie können lokale Therapeutika von Vorteil sein – hierzu zählt auch die lokale Injektion von Botulinumtoxin, die allerdings aufgrund der fehlenden Zulassung in der Schmerztherapie gesondert beantragt werden muss.

Red Flags neuropathischer Schmerzen sind

1. brennende Spontanschmerzen,
2. einschießende, elektrisierende Schmerzattacken,
3. Schmerzen, die sich durch verschiedene mechanische und thermische Stimuli auslösen lassen und
4. sensorische Auffälligkeiten (z. B. Taubheit) im Schmerzgebiet.

Mittel der ersten Wahl für die Therapie neuropathischer Schmerzen sind Gabapentin oder Pregabalin, trizyklische Antidepressiva und selektive Serotonin- und Noradrenalin-Reuptake-Inhibitoren, wobei deren Zulassungsstatus berücksichtigt werden muss.

Primäre Kopfschmerzen sollten nach den entsprechenden Empfehlungen therapiert werden (May, 2015; Straube,

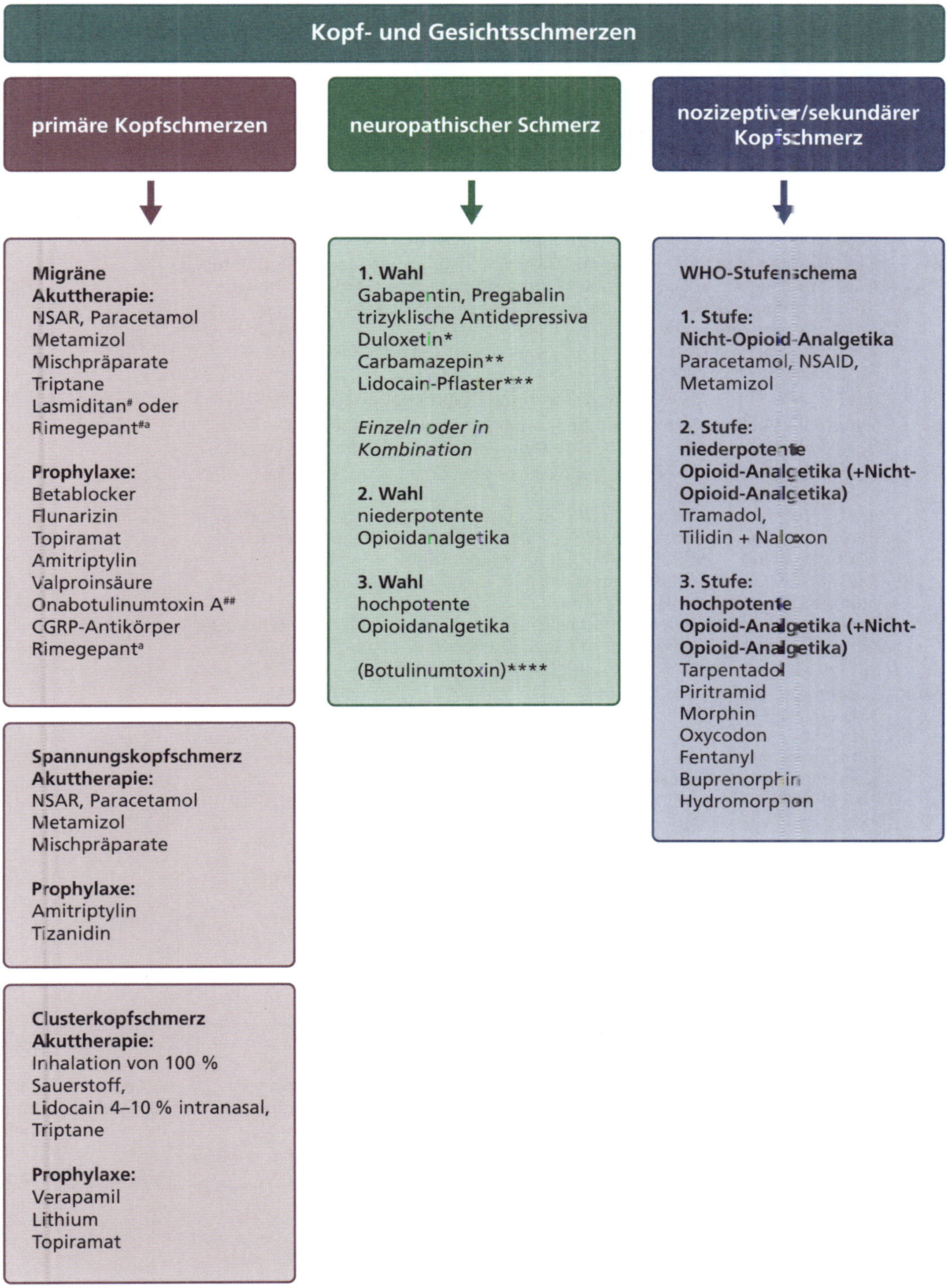

Abb. 9.7.1: Therapie von Kopf- und Gesichtsschmerzen. Die Abbildung zeigt Therapieoptionen der verschiedenen Kopf- und Gesichtsschmerzen. Ergänzend wird auf die verfügbaren Leitlinien verwiesen. * nur zugelassen für die diabetische Neuropathie; ** Mittel der 1. Wahl bei Trigeminusneuralgie; *** darf nicht im Bereich von Mund und Augen angewendet werden; **** off-label, nur nach entsprechendem Antrag bei der Krankenkasse; # bei KI gegen Triptane oder Unwirksamkeit von Analgetika/NSARs/Triptanen; [a] Präparat zugelassen, April 2023 noch nicht verfügbar; ## bei chronischer Migräne

Tab. 9.7.2: Häufige Nebenwirkungen und Besonderheiten im Alter bei Medikamenten zur Therapie von Kopf- und Gesichtsschmerzen

Medikament	**Nebenwirkungen/Besonderheiten im Alter**	**Anpassung bei Niereninsuffizienz (Clearance < 30 ml/min)**	**Anpassung bei schweren Leberschäden**
Symptomatische Kopfschmerzen/Nozizeptiver Schmerz			
Paracetamol	bei Kombination mit *Carbamazepin*, Alkohol, Phenytoin, Rifampicin, INH, Zidovudin erhöhtes Risiko mit Leberzellnekrosen in Kombination mit *Cumarinen* Verlängerung der INR möglich	+	kontra-indiziert
NSAID/COX-Hemmer	Verschlechterung einer Hypertonie, Gastrointenstinale Blutungen (v. a. unter Antikoagulanzien, Kortikosteroiden oder SSRI), erhöhtes kardiovaskuläres Risiko, antihypertensive Wirkung *von ACE-Hemmern, Betablockern und Diuretika* wird vermindert kontraindiziert bei Herzinsuffizienz, ischämischer Herzerkrankung, pAVK, zerebrovaskulärer Erkrankung	kontra-indiziert	
Ibuprofen	hindert ASS an der irreversiblen Thrombozytenaggregation		
Metamizol	Hypotonie, Agranulozytose, v. a. bei Kombination mit Clozapin, MTX; V. a. Wirkabschwächung der Thrombozytenaggregationshemmung von *ASS*	(+)	+*
Tramadol	*Gefahr des Serotoninsyndroms* bei gleichzeitiger Gabe von SNRI, SSRI, MAO-Hemmern, Trizyklika verstärkte *zentral-dämpfende Wirkung* bei gleichzeitiger Gabe von Alkohol, Benzodiazepinen, Antipsychotika, Antihistaminika, Muskelrelaxanzien Kontrolle des *INR* (Interaktion mit Vit-K-Antagonisten) *Enzyminteraktion* möglich (abgeschwächte Wirkung z. B. durch Carbamazepin, Oxcarbazepin) *Senkung der Krampfschwelle* bei gleichzeitiger Gabe von Medikamenten, die die Krampfschwelle senken können (z.B. Theophyllin, Alkohol, Antipsychotika, Lithium, Bupropion)	+	+
Tilidin/Naloxon	*Gefahr des Serotoninsyndroms* bei gleichzeitiger Gabe von SNRI, SSRI, MAO-Hemmern, Trizyklika verstärkte *zentral-dämpfende* Wirkung bei gleichzeitiger Gabe von Alkohol, Benzodiazepinen, Antipsychotika, Antihistaminika, Muskelrelaxanzien Kontrolle des *INR* (Interaktion mit Vit-K-Antagonisten) *Enzyminteraktion* möglich (abgeschwächte Wirkung z. B. durch Carbamazepin, Oxcarbazepin)		anderes Analgetikum verwenden
Tapentadol			+
Oxycodon	bei gleichzeitiger Gabe von *Anticholinergika* verstärkte anticholinerge Wirkung, Mundtrockenheit, Tachykardie, Delir etc.	+	+
Fentanyl		+	+
Morphin		+	+
Buprenorphin			+
Hydromorphon		(+)	(+)
Piritramid			+
Neuropathischer Schmerz			
Trizyklika, z. B. Amitriptylin	anticholinerge Nebenwirkungen mit AV-Überleitungsstörungen, Glaukom und akutem Harnverhalt (Prostatahyperplasie), kognitive Funktionsstörungen, Obstipation, Tachykardie, Sedierung, psychotische Reaktionen, Müdigkeit, Hypotonie	+ (Cave: Harnverhalt)	+ (Cave: erhöhte Krampf-neigung)
Duloxetin	Blutdrucksteigerung, gastrointestinale Beschwerden (Übelkeit), nur zugelassen zur Behandlung der diabetischen Neuropathie	kontra-indiziert	kontra-indiziert
Venlafaxin	nicht zugelassen zur Behandlung neuropathischer Schmerzen	+	+
Pregabalin		+	
Gabapentin		+	
Carbamazepin	Enzyminduktion, Hyponatriämie, zugelassen nur für die Behandlung der Trigeminus- und Glossopharyngeusneuralgie und der schmerzhaften diabetischen Neuropathie	+	+
Oxcarbazepin	bessere kognitive Verträglichkeit als Carbamazepin, keine Enzyminduktion, aber Hyponatriämie; Unruhe, Verwirrungszustände möglich; nicht zugelassen zur Behandlung neuropathischer Schmerzen und der Trigeminusneuralgie	+	+
Lidocain-Pflaster	nicht im Bereich von Mund und Augen, nur zugelassen zur Behandlung der postherpetischen Neuralgie		

+ = Dosisreduktion notwendig (Einzelheiten siehe Beipackzettel der jeweiligen Medikamente); nach Benrath et al., 2020 und Pinter et al., 2021; * in neueren Studien Hinweise auf möglichen Leberschaden durch Metamizol, daher zurückhaltender Einsatz bei Leberschaden

2015; ▶ Abb. 9.7.1), wobei auch Triptane bei älteren kardiovaskulär gesunden Patienten mit Migräne oder Cluster-Kopfschmerz in der Attacke gegeben werden können (Straube, 2021; Roberto et al., 2015). Bei KHK, pAVK, kardialer oder zerebraler Ischämie in der Anamnese und unbehandelter Hypertonie sollten Triptane wegen der vasokonstriktiven Wirkung zurückhaltend eingesetzt werden. Auch ist bei gleichzeitiger Gabe von SSRI und SSNRI an die Möglichkeit eines Serotonin-Syndroms zu denken. Wenn Analgetika oder Triptane nicht wirksam sind oder nicht vertragen werden können alternativ auch sogenannte Ditane (spezifischere Agonisten am Serotonin-Rezeptor, zum Zeitpunkt des Druckes als einziges zugelassenes Präparat Lasmiditan), oder Gepante (CGRP-Rezeptorantagonist, zum Zeitpunkt des Druckes als einziges zugelassenes Präparat Rimegepant), die beide keine Vasokonstriktion verursachen sollen (Cohen & Schenck, 1999, Diener et al., 2022), eingesetzt werden. Lasmiditan ist in indirekten Vergleichen ähnlich wirksam wie die Triptane und besser wirksam als Rimegepant, welches nach der aktuellen Studienlage weniger wirksam als Triptane zu sein scheint (Diener et al., 2022). Bei Lasmiditan ist die relativ häufig auftretende Müdigkeit bis hin zur Benommenheit nach Einnahme gerade bei älteren Menschen kritisch zu beachten. Rimegepant sollte bei schwerer Leberfunktionsstörung und terminaler Niereninsuffizienz nicht eingesetzt werden (Diener et al., 2022). Auch ist die Frage nach der kardio- bzw. zerebrovaskulären Sicherheit noch nicht abschließend geklärt, da Patienten mit kardiovaskulären Erkrankungen aus den Studien mit Rimegepant ausgeschlossen wurden.

Bei der Auswahl der prophylaktischen Therapie ist zu berücksichtigen, dass Betablocker bei Diabetes mellitus und Asthma kontraindiziert sind und für Flunarizin die Gefahr eines Parkinsonoids besteht. Aufgrund der nicht ausreichenden Datenlage sollten Gepante wie Rimegepant derzeit bei Patienten mit hohem kardiovaskulärem Risiko oder kardiovaskulären Erkrankungen nicht zur Migräneprophylaxe einsetzt werden. Gepante eignen sich für Patienten, bei denen die „klassischen“ Migräneprophylaktika nicht wirksam sind, nicht vertragen wurden oder wenn Kontraindikationen bestehen (vermutlich geringere Wirkung als die anderen Prophylaktika, aber niedrige Rate an Nebenwirkungen). Amitriptylin ist durch seine anticholinergen Nebenwirkungen und der möglichen kognitiven Verschlechterungen eingeschränkt anwendbar. Ähnliches gilt für das in der Therapie des Spannungskopfschmerzes häufig eingesetzte Tizanidin. Die neuen Antikörper gegen CGRP bzw. den Rezeptor von CGRP lassen auch bei älteren Patienten keine besonderen Nebenwirkungen erkennen, sollten jedoch zu Beginn der Therapie in niedriger Dosierung eingesetzt werden und eine Dosiserhöhung langsam und schrittweise erfolgen (Straube, 2021).

Bei der Clusterkopfschmerz-Therapie ist daran zu denken, dass eine Sauerstoff-Therapie bei COPD kontraindiziert ist, Verapamil ein Inhibitor von CYP3A4 und P-Glykoprotein ist und es somit zu zahlreichen Interaktionen mit anderen Medikamenten kommen kann (z. B. erhöhte Wirkspiegel von CYP3A4-Substrate wie z. B. Antiarrhythmika, einige CSE-Hemmer, Midazolam, Immunsuppressiva) und Lithium renal eliminiert wird und die Schilddrüse beeinflussen kann, sodass regelmäßige Kreatinin-Clearance- und Schilddrüsenparameter-Bestimmungen unter der Therapie erfolgen sollten.

Bei der therapeutischen Entscheidung zu einem Medikament sind somit Vorerkrankungen, Nebenwirkungen und Interaktionen mit anderen Medikamenten zu berücksichtigen (▶ Tab. 9.7.2; Straube et al. 2012). Zudem ist zu berücksichtigen, dass die Nebenwirkungen zentralnervöser Medikamente (z. B. Schwindel) eine Gangunsicherheit verstärken können, womit sich die Sturzgefahr im Alter erhöht. Als Grundprinzip für die Pharmakotherapie im Alter gilt daher „start low, go slow“, d. h., es sollte mit der kleinsten Dosierung begonnen werden und diese langsam gesteigert werden (Pinter et al., 2021).

Zusammenfassung

Viele Erkrankungen können sich durch Kopf- oder Gesichtsschmerzen äußern. Eine genaue Schmerzanamnese und eine gründliche klinische Untersuchung sind wichtig, um den Patienten gezielte diagnostische Maßnahmen und eine erfolgversprechende Therapie anbieten zu können. Hierbei ist besonders die Abgrenzung sekundärer Kopfschmerzursachen und die Unterscheidung nozizeptiver und neuropathischer Schmerzen wichtig.

Literatur

Benrath, J., Hatzenbühler, M., Fresenius, M., et al. (2020). Opioidtherapie bei Nieren- und Leberinsuffizienz Repetitorium Schmerztherapie: Zur Vorbereitung auf die Prüfung Spezielle Schmerztherapie (pp. 71-73). Berlin, Heidelberg: Springer Berlin Heidelberg.

Böhme, K. (2011). Alte Menschen. In K. W. Baron R, Strumpf M, Willweber-Strumpf A (Ed.), Praktische Schmerztherapie (Vol. 2. Auflage, pp. 445-458). Heidelberg: Springer Medizin.

Cohen, M. L., & Schenck, K. (1999). 5-Hydroxytryptamine(1F) receptors do not participate in vasoconstriction: lack of vasoconstriction to LY344864, a selective serotonin(1F) receptor agonist in rabbit saphenous vein. *J Pharmacol Exp Ther, 290*(3), 935–939

Cox, M. O. (2000). The issues and challenges of orofacial pain in the elderly. *Spec Care Dentist, 20*(6), 245-249. doi:10.1111/j.1754-4505.2000.tb01158.x

Diener H.-C., et al. (2022). Therapie der Migräneattacke und Prophylaxe der Migräne, S1-Leitlinie, 2022, DGN und DMKG, in: Deutsche Gesellschaft für Neurologie (Hrsg.), Leitlinien für Diagnostik und Therapie in der Neurologie. Online: www.dgn.org/leitlinien, Zugriff am 24.4.2023

Kawai, K., Gebremeskel, B. G., & Acosta, C. J. (2014). Systematic review of incidence and complications of herpes zoster: towards a global perspective. *BMJ Open, 4*(6), e004833. https://doi.org/10.1136/bmjopen-2014-004833

Lester, V., Ashley, F. P., & Gibbons, D. E. (1998). The relationship between socio-dental indices of handicap, felt need for dental treatment and dental state in a group of frail and functionally dependent older adults. Community *Dent Oral Epidemiol, 26*(3), 155-159. https://doi.org/10.1111/j.1600-0528.1998.tb01943.x

Lipton, J. A., Ship, J. A., & Larach-Robinson, D. (1993). Estimated prevalence and distribution of reported orofacial pain in the United States. *J Am Dent Assoc, 124*(10), 115-121. https://doi.org/10.14219/jada.archive.1993.0200

Locker, D. (1992). The burden of oral disorders in a population of older adults. *Community Dent Health, 9*(2), 109-124

Maarbjerg, S., & Benoliel, R. (2021). The changing face of trigeminal neuralgia-A narrative review. *Headache, 61*(6), 817-837. https://doi.org/10.1111/head.14144

May, A. e. a. (2015). Clusterkopfschmerz und trigeminoautonome Kopfschmerzen. In: Deutsche Gesellschaft für Neurologie (Hrsg.) Leitlinien für Diagnostik und Therapie in der Neurologie. Online: www.dgn.org/leitlinien, Zugriff am 24.4.2023

Muller, B., Dresler, T., Gaul, C., et al. (2019). More Attacks and Analgesic Use in Old Age: Self-Reported Headache Across the Lifespan in a German Sample. *Front Neurol, 10*, 1000. https://doi.org/10.3389/fneur.2019.01000

Pinter, G., Stromer, W., Donnerer, J., et al. (2021). [Pain treatment in old age: special features and recommendations]. *Z Gerontol Geriatr, 54*(6), 605-610. https://doi.org/10.1007/s00391-020-01766-7

Puhakka, A., Forssell, H., Soinila, S., et al. (2016). Peripheral nervous system involvement in primary burning mouth syndrome--results of a pilot study. *Oral Dis, 22*(4), 338-344. https://doi.org/10.1111/odi.12454

Roberto, G., Raschi, E., Piccinni, C., et al. (2015). Adverse cardiovascular events associated with triptans and ergotamines for treatment of migraine: systematic review of observational studies. *Cephalalgia, 35*(2), 118-131. https://doi.org/10.1177/0333102414550416

Saylor, D., & Steiner, T. J. (2018). The Global Burden of Headache. *Semin Neurol, 38*(2), 182-190. https://doi.org/10.1055/s-0038-1646946

Schlereth, T. et al. (2019). Diagnose und nicht interventionelle Therapie neuropathischer Schmerzen, S2k-Leitlinie. In: Deutsche Gesellschaft für Neurologie (Hrsg.), Leitlinien für Diagnostik und Therapie in der Neurologie. Online: www.dgn.org/leitlinien. Zugriff am 24.4.2023

Sendel, M. Baron, R., Gierthmühlen, J. (2020). Differenzialdiagnose von Kopf- und Gesichtsschmerzen. *DGNeurologie, 3*(6), 537–551

Silva-Neto, R. P., Santos, P., & Peres, M. F. P. (2019). Hypnic headache: A review of 348 cases published from 1988 to 2018. *J Neurol Sci, 401*, 103-109. https://doi.org/10.1016/j.jns.2019.04.028

Straube, A. (2021). Kopfschmerzen im Alter. *MMW Fortschr Med, 163* (9), 58-61

Straube, A., Aicher, B., Forderreuther, S., et al. (2013). Period prevalence of self-reported headache in the general population in Germany from 1995-2005 and 2009: results from annual nationwide population-based cross-sectional surveys. *J Headache Pain, 14*, 11. https://doi.org/10.1186/1129-2377-14-11

Straube, A., & Andreou, A. (2019). Primary headaches during lifespan. *J Headache Pain, 20*(1), 35. https://doi.org/10.1186/s10194-019-0985-0

Straube, A., et al. (2015). Therapie des episodischen und chronischen Kopfschmerzes vom Spannungstyp und anderer chronischer täglicher Kopfschmerzen, S1-Leitlinie, in: Deutsche Gesellschaft für Neurologie (Hrsg.), Leitlinien für Diagnostik und Therapie in der Neurologie. Online: www.dgn.org/leitlinien, Zugriff am 24.4.2023

Straube, A. H., P; Kropp, P; Förderreuther, S; et al. (2012). Kopf- und Gesichtsschmerzen im Alter. *Nervenheilkunde, 10*, 733-747

Su, N. Y., Wang, Y. H., & Chang, Y. C. (2021). A nationwide register-based study of the prevalence of burning mouth syndrome in Taiwan from 2004 to 2013. *J Dent Sci, 16*(4), 1074-1079. https://doi.org/10.1016/j.jds.2021.06.020

Zhou, H., Wang, Z., Jin, H., et al. (2021). A systematic review and meta-analysis of independent risk factors for postherpetic neuralgia. *Ann Palliat Med, 10*(12), 12181-12189. https://doi.org/10.21037/apm-21-3028

9.8 Erkrankungen des peripheren Nervensystems

Alexander Grimm

9.8.1 Einführung, Epidemiologie, Klassifikation

Erkrankungen des peripheren Nervensystems sind ein sehr häufiges Problem des älter werdenden Menschen (Heuß et al., 2019; Lehmann et al., 2020). Allerdings kommen diese in unterschiedlicher Häufigkeit bereits in jungen Lebensjahren vor. Während beim jungen Menschen eher Nervenverletzungen und Bandscheibenprotrusionen prädominieren, kommen bei älteren Individuen vor allem Polyneuropathien und degenerative Wirbelsäulenerkrankungen, z. B. Spinalkanalstenosen vor. Ein weiteres, häufiges und vielen Fachdisziplinen geläufiges Erkrankungsbild sind Engpass-Syndrome, allen voran das Karpaltunnelsyndrom und das Kubitaltunnelsyndrom. Im Folgenden soll chronologisch auf verschiedene Themen eingegangen werden: Nervenverletzungen und Engpass-Syndrome, Polyneuropathien und Nervenentzündungen sowie Wirbelsäulenerkrankungen (Müller-Vahl et al., 2014)

Grundsätzlich manifestieren sich Erkrankungen des peripheren Nervensystems mit Plus- und Minussymptomen, d. h. etwas ist da, was nicht da sein sollte (Schmerz, Brennen, Elektrisieren, Kribbeln, Gleichgewichtsstörungen, Muskelzuckungen, Krampi) oder etwas fehlt, was da sein sollte (Lähmungen, Taubheitsgefühle, Minderwahrnehmungen). Neben Schädigungen der Afferenzen (sensiblen Fasern) und Efferenzen (motorischen Fasern) dürfen Schädigungen des autonomen Nervensystems keinesfalls übersehen werden, i. e. Affektion des vegetativen Nervensystems von u. a. GI-Trakt, Herz-Kreislaufsystem, da vor allem diese mit teilweise erheblicher Krankheitslast einhergehen (Lücking et al., 2022).

9.8.2 Diagnostik

Neben der klinischen Untersuchung, die bereits den entscheidenden Schritt in die richtige Richtung vorgibt, zählen elektrophysiologische Untersuchungsmethoden (Neurografie, Myografie, evozierte Potenziale) sowie Laboruntersuchungen (ggfs. inkl. Liquor) zum Gold-Standard der Diagnostik (Heuß et al., 2019; Lücking et al., 2022). In den letzten Jahren zunehmend in den Fokus geraten sind bildgebende Verfahren: während MRT der Wirbelsäule bereits seit Dekaden zur Diagnostik spinaler und radikulärer Erkrankungen beiträgt, sind MR-Neurografie und Nervenultraschall eher neuere Methoden (Grimm et al., 2018; Telemann et al., 2018). V. a. letztere ist als rasch verfügbare, kosteneffiziente und technisch hochwertige Untersuchungs-

Tab. 9.8.1: Grundbestandteile der klinischen Diagnostik

	Anamnese, körperliche Untersuchung
allgemein	• Anamnese hinsichtlich Vorerkrankungen, Medikation, Familienanamnese, Substanzanamnese • neurologischer Gesamtbefund
motorisch	• Untersuchung auf Paresen und Atrophien (fokal, generalisiert) • Faszikulationen, Krampi • Muskeleigenreflexe (schlaff – periphere motorische Störung, gesteigert – zentrale Efferenzstörung)
sensorisch	• Bestimmung von sensiblen Ausfällen, Testung der Pallästhesie, Thermästhesie, Algesie • Lagesinntestung
autonom	• Frage nach Herz-Kreislauf-Störungen (v. a. orthostatischen Reaktionen), GI-Beschwerden (i. e. Diarrhoen, Obstipation), erektiler Dysfunktion

methode nicht mehr aus dem Praxisalltag wegzudenken und hat ihren Einzug in diverse Leitlinien erhalten. Neben diesen Untersuchungsmethoden ist in einigen Fällen an eine Nervenbiopsie oder auch Fettgewebs- und Endokardbiopsie zu denken (v. a. Wildtyp-Transthyretin-Amyloidose). In selten Fällen kann auch bei älteren Menschen eine genetische Testung auf das Vorliegen einer erblichen Neuropathie sinnvoll sein (Winter et al., 2022).

9.8.2.1 Klinische Untersuchung (▸ Tab. 9.8.1)

Die Schwierigkeiten der klinischen Untersuchung in der Geriatrie stellen neben den Vorerkrankungen des Patienten (und somit Symptomvermischung), die Kooperationsfähigkeit der Betroffenen und die Gefahr einer Überinterpretation zu erwartender altersbedingter Einschränkungen dar (i. e. Kraft eines älteren Menschen, Schmerzempfinden).

9.8.2.2 Klinische Neurophysiologie, Elektrophysiologie

Wenn die körperliche Untersuchung den Verdacht auf eine Nervenerkrankung ergibt, dann sollten im Anschluss Nervenmessungen erfolgen (Lehmann & Grisold, 2022; England et al., 2009).

Da diese Methoden teilweise schmerzhaft sind, muss (1) darüber aufgeklärt werden, (2) die Methodik so gezielt wie möglich angewandt werden und (3) mögliche Kontraindikationen erfragt werden (Bischoff & Dengler, 2018).

Neurografien

Neurografien können praktisch bei jedem Menschen durchgeführt werden. Es werden sowohl sensible als auch motorische Neurografien durchgeführt. Die technischen Details hierzu sind in den anerkannten Standardwerken nachzuvollziehen (Bischoff & Dengler, 2018, Preston & Shapiro, 2012). Über die Messung mehrerer Nerven ist die Unterscheidung in axonale und demyelinisierende Läsionen möglich. Bei V. a. Polyneuropathie ist auf die Messung mehrerer Nerven, bestmöglich von Armen und Beinen zu achten (▸ Abb. 9.8.1). Sehr vereinfacht gilt folgende Regel: eine Reduktion der Amplitude bei gleichzeitig nur wenig veränderter Nervenleitgeschwindigkeit (NLG) spricht für einen axonalen Schaden (Eselsbrücke: „Axonal = Amplitudenreduktion"), eine deutliche Reduktion der NLG bei (weitgehend) erhaltener Amplitude für eine Demyelinisierung. Allerdings ist diese Vereinfachung nicht als generell gültig zu verstehen. Zur genaueren Interpretation darf wieder auf o. g. Standardwerke verwiesen werden.

Bei Mononeuropathien, i. e. Verletzungen, Einengungen oder Entzündungen eines Nervs, ist darauf zu achten, dass Nerven immer im Gesamtkontext von Vorerkrankungen und im Seitenvergleich gemessen werden.

Eine weitere wichtige Untersuchung ist das EMG, die Elektromyografie. Durch eine konzentrische Nadelelektrode werden Ruhe- und Willküraktivität abgeleitet. Ein neurogen oder auch myogen geschädigter Muskel zeigt in Ruhe floride Denervierung i. S. von positiv scharfen Wellen und Fibrillationen. Faszikulationen hingegen sind immer neurogenen Ursprungs. Die Willküraktivität gibt Aufschluss über das Ausmaß und die Chronizität der Schädigung und hilft myogene von neurogenen Schäden zu unterscheiden.

9.8.2.3 Bildgebende Verfahren

Die Rolle des MRTs in der Darstellung von neuroforaminalen Pathologien oder des Spinalkanals soll hier nicht geschildert werden, da dies vorrangig in das Aufgabenfeld von Radiologen oder Neuroradiologen fällt.

Spannend aus neurologischer Sicht ist hingegen die Darstellung peripherer Nerven mittels Ultraschall (▸ Abb. 9.8.2). Besonders geeignet sind hierfür Breitbandlinearschallköpfe > 12 MHz. Die Darstellung des Nervs geschieht möglichst in seinem Gesamtverlauf im Längs- und Querschnitt sowie ggfs. im Seitenvergleich. Prinzipiell stellen sich Pathologien oft in Form von Nervenvergrößerungen, Veränderungen der Echogenität und deutlichen Kalibersprüngen dar. Hier ist es mittlerweile durchaus möglich, gezielt fokal begrenzte Pathologien einzelner Faszikel, des Epineuriums oder des perineuralen Gewebes darzustellen.

Nicht nur bei Nervenverletzungen und Nerventumoren kommt diese Diagnostik zur Anwendung, sondern auch bei Polyneuropathien, da vor allem immunvermittelte Neuropathien zu regionalen Nervenschwellungen führen können.

9.8.2.4 Nervenverletzungen und Nervenengpass-Syndrome

Nervenengpässe sind bei älteren Menschen sehr häufig (Müller-Vahl et al., 2019). Führend sind hier das Karpaltun-

Rechts Medianus Motor			
	Lat	Amp	NLG
	ms	mV	m/s
Hdgl. - APB	**7.61**	7.4	
Ellbg.-Hdgl.	14.4	6.6	**32.4**

Rechts Ulnaris Motor			
	Lat	Amp	NLG
	ms	mV	m/s
Hdgl. - ADM	3.49	2.6	
un Ellbg.-Hdgl.	7.97	1.62	53.6

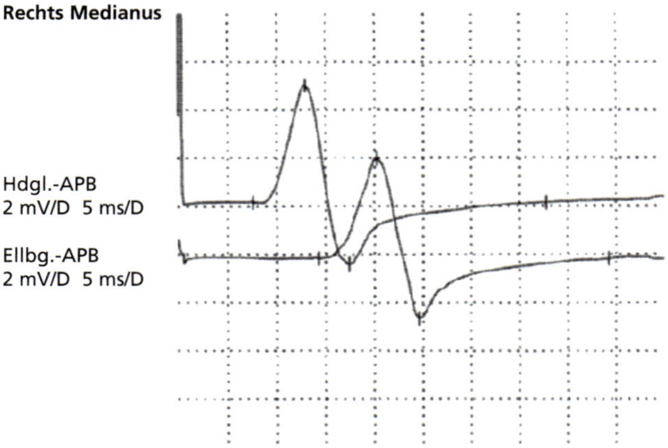

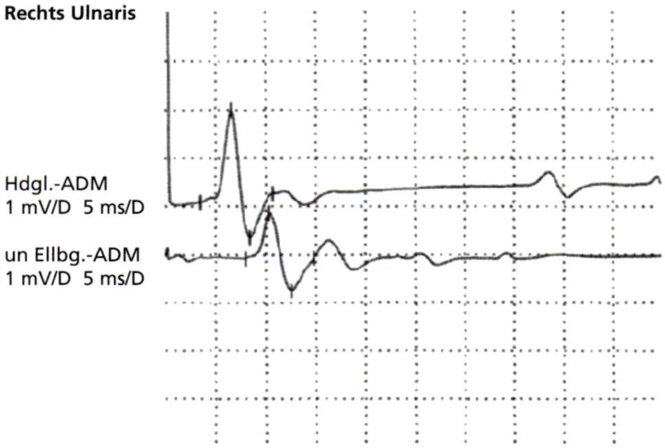

Abb. 9.8.1: Beispiele für Neurografien. Die linke Abbildung zeigt den N. medianus mit einer Verlängerung der distal motorischen Leitungszeit. Fälschlicherweise könnte man hier an ein Karpaltunnelsyndrom denken. Allerdings ist auch die Nervenleitgeschwindigkeit am Unterarm mit 32 m/s (Grenzwert 50 m/s) deutlich reduziert, sodass hier eine multilokuläre Demyelinisierung vorliegt. In diesem Fall lag eine generalisierte Polyneuropathie mit Myelinisierungsstörung vor, i. e. eine Charcot-Marie-Tooth Typ 1a erbliche Polyneuropathie.
Die rechte Abbildung zeigt den N. ulnaris mit einer axonalen Schädigung: die Amplitude ist reduziert bei regelrechter Nervenleitgeschwindigkeit und Amplitudenkonfiguration. Ursache war hier eine axonale Polyneuropathie bei fortgeschrittenem Diabetes mellitus Typ 2.

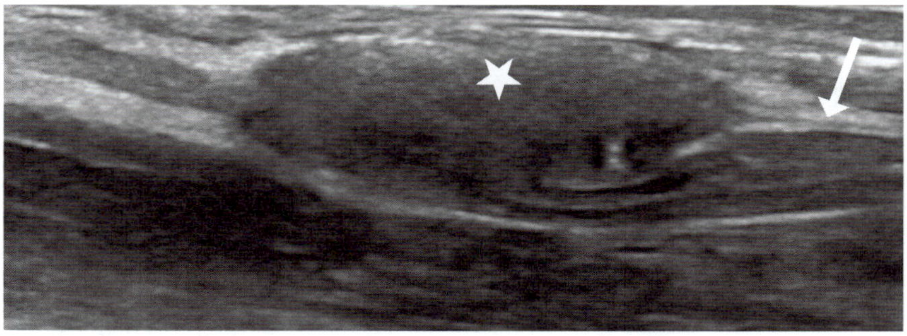

Abb. 9.8.2: Nervenpathologien. Diese Abbildung zeigt einen Nervus radialis einer 78-jährigen Patientin nach Humerusschaftfraktur mit kompletter Fallhand. Postoperativ zeigt sich nach einigen Wochen folgender Befund: der Nerv von proximal kommend (Pfeil) zeigt erst seine reguläre Struktur, bis ein Teil „blind" in einer kugeligen Raumforderung endet (Stern). Hier handelt es sich um ein partielles Stumpfneurom. Einige Fasern ziehen noch am Neurom vorbei.

nelsyndrom und das Kubitaltunnelsyndrom (KUTS; hier vier verschiedene Stellen von Mitte Oberarm – Struthers Arkade bis Mitte Unterarm möglich). Klassische Kennzeichen sind die Beschwerden im Innervationsgebietes eines Nervs, ein oft nächtlicher Schmerz (Brachialgia nocturna) und fokale Atrophien (Damenballen beim CTS, Kleinfingerballen und Daumen-Zeigefinger-Zwischenraum beim KUTS). Aber auch rein sensible oder (sehr selten!!) rein motorische Syndrome kommen vor. So kann beispielsweise ein Loge-de-Guyon-Syndrom Typ 3 eine reine Kompression des N. ulnaris profundus und somit eine reine Parese der ulnarisinnervierten Daumenballenmuskeln verursachen. Hier ist dann oft die Differenzialdiagnose (DD) zu degenerativen Erkrankungen (i. e. amyotrophe Lateralsklerose) nicht ganz einfach. Hier sind dann EMG, Neurografien und Sonografie mit Darstellung der Kompressionsstelle entscheidend (Bischoff & Dengler, 2018; Preston & Shapiro, 2012; Winter et al., 2018) (Cave! Eine derartige Diagnostik setzt ausreichend Erfahrung voraus, um unnötige Fehloperationen, aber auch falsche fatale Diagnosen frühzeitig zu vermeiden). Ein wichtiges Diagnostikum bei Engpässen ist das sogenannte Hoffmann-Tinel-Zeichen, welches bei Perkussion der komprimierten Stelle, i. e. am Handgelenk oder am Ellenbogen in der „Ulnarisrinne" zu

Tab. 9.8.2: Einteilung von Nervenverletzung (Sunderland, 1951)

Einteilungsgrad	Grad der Nervenverletzung
Sunderland °1	Neurapraxie (konservative Behandlung nach Ausschluss anhaltender Kompression, z. B. Bluterguss etc.)
Sunderland °2	axonale Läsion mit Erhalt des Endoneuriums (konservative Behandlung analog °1)
Sunderland °3	axonale Läsion mit geschädigtem Endo-, aber erhaltenen Perineurium (konservative Behandlung möglich, aber engmaschige Beobachtung)
Sunderland °4	axonale Läsion mit Schädigung des Perineuriums (keine konservative Behandlung erfolgsversprechend)
Sunderland °5	Neurotmesis (keine konservative Behandlung erfolgsversprechend)

einem elektrisierenden Schmerz führt. Andere häufige Engpässe sind das Supinatorlogensyndrom (rein motorische Fallfinger – DD rheumatische Sehnenrupturen) oder – gerade bei kachektischen Patienten – das Fibulaköpfchensyndrom mit Schädigung des N. fibularis. Zahlreiche andere Engpässe sollen hier nicht weiter aufgeführt werden mit Verweis auf bekannte Standardwerke (Müller-Vahl et al., 2014). Viel seltener als vermutet ist das sogenannte Tarsaltunnelsyndrom (Einengung des N. tibialis hinter dem Malleolus medialis).

Kompressionen/Engpässe können neben idiopathischen Ursachen multipel bedingt sein, u. a. iatrogen infolge von Lagerungen in Narkose oder im Zustand des eingetrübten Bewusstseins.

Merke

Engpasssyndrome sind gerade bei älteren Patienten oft nicht einfach zu diagnostizieren und werden gerne übersehen. Gerade hier ist die Anwendung von Elektrophysiologie und Sonografie in Kombination essenziell.

Nervenverletzungen kann man nach verschiedenen Kategorien unterteilen. Der Autor präferiert die Einteilung nach Sunderland (▸ Tab. 9.8.2).

Analog den Engpässen sind auch hier NLG, EMG und Ultraschall die „drei Musketiere" der Diagnostik. Wichtig zu wissen ist, dass Neurografien anfangs immer auch bei kompletter Schädigung „nur" einen Leitungsblock (Reduktion oder Verlust der Nervenreizantwort auf Höhe und oberhalb der Läsion bei regulärer Reizantwort unterhalb der Schädigung) zeigen, dies aber keine Unterscheidung zwischen Sunderland°1 und °5 zulässt. Erst nach 5–10 Tagen kommt es auch zu einem Rückgang/Verlust der Amplitude unterhalb der Läsion. Das EMG zeigt oft sogar erst nach 14–21 Tagen floride Denervierung als Hinweis auf Sunderland°2 oder mehr. Dennoch ist – auch aus medizinischen und forensischen Gründen – eine initiale Neurografie und Sonografie/MRT meist indiziert.

9.8.2.5 Polyneuropathien

Polyneuropathien sind Systemerkrankungen, die typischerweise mehr als einen Nerv betreffen und zu allen oben genannten Symptomen in verschiedener Ausprägung oder isoliert eine Qualität betreffend führen können (Callaghan et al., 2015, England et al., 2009). Unterteilt werden können Polyneuropathien nach Ihrer Dynamik (akut, subakut, chronisch – schubweise, progredient), Ihrer Verteilung (distal, proximal – symmetrisch, asymmetrisch) oder Ihrem Schädigungstyp (axonal, demyelinisierend). Je nach betroffenem Fasertypus unterteilt man noch Neuropathien der großen (large-fiber) und kleinen, wenig oder unmyelinisierten Fasern (small fiber). Zu guter Letzt gibt es erworbene und angeborene Neuropathien (Heuß et al., 2019). Die Symptomatik kann sensibel, motorisch, autonom sein. Die häufigste Polyneuropathie der Industrie- und Schwellenländer ist die diabetische, welche nach o. g. Kriterien meist als distal symmetrische axonale, chronisch progrediente sensomotorische und autonome Neuropathie der großen und kleinen Nervenfasern verläuft. Andere häufige Ursachen sind inkl. Ihrer Charakteristika in ▸ Tab. 9.8.3 aufgelistet.

Wichtig zu bedenken ist, dass ältere Menschen oft mehrere Ursachen einer Polyneuropathie haben können: so kann ein chronischer Diabetiker eine entzündliche Neuropathie entwickeln, ein Mensch mit erblicher Polyneuropathie kann einen Vitamin-B_{12}-Mangel entwickeln. Zusätzlich schädigende Medikamente (i. e. Platinderivate, Statine, manche Antibiotika, Proteasominhibitoren etc.) können verschlimmernd einwirken. Red Flags sollten stets folgende Symptome sein: eine rasch progrediente Klinik (i. e. entzündlich, paraneoplastisch, amyloidotisch, vaskulitisch), asymmetrische Verteilung, rein motorische Klinik (DD immunvermittelte multifokale motorische Neuropathie; DD Myopathie, z. B. Einschlusskörperchenmyopathie; DD Motoneuronerkrankung), veränderte Dynamik (proximale Paresen bei distal symmetrischer Polyneuropathie, z. B. immunvermittelte Genese).

Folgende Laboruntersuchungen sollten bei klinisch und elektrophysiologisch gesicherter Polyneuropathie stets zumindest einmalig erfolgen:

- Blutbild
- Natrium, Kalium, Calcium, Phosphat
- Leberwerte
- Kreatinin
- CK
- Vitamin B_{12}
- Folsäure
- HbA1c, ggfs. oraler Glukosetoleranztest
- TSH
- Immunfixation
- Cholesterine
- BSG, CRP

Eventuell kann eine erweiterte Diagnostik auf Vitamin-B_1-Mangel, -B_6-Veränderungen, Pathologien des Kupferstoffwechsels, Vaskulitisparameter oder eine Paraneoplasiesuche sinnvoll sein (Heuß et al., 2020). Sehr selten benötigt man eine spezifischere Diagnostik, hier wird auf spezialisierte Literatur verwiesen (Lehmann & Grisold, 2022).

Tab. 9.8.3: Ursachen von einigen ausgewählten Neuropathien (nach Hufschmidt et al., 2020)

	Verteilung/Symptome*	Elektrophysiologie/Bildgebung	Labor und andere Zusatzdiagnostik
Diabetes mellitus	distal-symmetrisch sensibel und autonom betont	axonal/Nervenschwellungen an Engstellen	HbA1c erhöht, freies Kupfer oft erniedrigt
CIDP**	distal symmetrisch sensibel und proximal motorisch	demyelinisierend/multilokuläre proximal betonte, z. T. deutliche Nervenschwellungen	Liquoreiweiß erhöht (Sonderform Paranodopathien mit Antikörpern
Transthyretin -Amyloidose	distal, anfangs asymmetrisch, rasch progredient, schmerzhaft, begleitend CTS	meist axonal, asymmetrische Verteilung, Beteiligung der kleinen Nervenfasern	Transthyretin-Amyloid in Biopsien (Wildtyp und erblich) oder Genetik (erblich)
Vitamin-B_{12}-Mangel	distal symmetrisch, oft sensomotorisch peroneal betont, Hinterstrangbeteiligung	axonal/keine Nervenschwellungen	Vitamin-B_{12} < 300 pg/ml, Methylmalonsäure erhöht, Holo-Transcobolamin erniedrigt (Cave: Kupfermangel kann sehr ähnlich verlaufen)

* prädominant, aber auch andere Verteilung möglich; ** chronisch inflammatorische demyelinisierende Polyradikuloneuritis

Bei weiterhin unklarer Ursache ist zum Ausschluss einer entzündlichen Genese bzw. radikulären Beteiligung eine Liquoruntersuchung zu empfehlen. Eine Genetik ist bei älteren Menschen oft nicht nötig (Fridman et al., 2015), kann jedoch in Einzelfällen durchaus sinnvoll sein und auch zur Therapiefindung – i. e. Transthyretin-Amyloidose, M. Fabry – beitragen.

Ein essenzieller Bestandteil kann die Bildgebung sein, die bei entzündlichen Polyneuropathien multifokale Nervenschwellungen, bei erblichen demyelinisierenden hingegen generalisierte Verdickungen und bei axonalen Neuropathien meist nur keine bis wenige Auffälligkeiten zeigt (Grimm et al., 2018, Winter et al., 2022). Die Sensitivität und Spezifität dieser Untersuchungsmethode hat sich als sehr hoch erwiesen und der zusätzliche Nutzen konnte in größeren Fallserien gezeigt werden (Teleman et al., 2018). Eine definitive Etablierung im klinischen Alltag steht noch aus und ist Aufgabe der Ausbildungseinheiten der Neurologie.

Besonders schwierig ist die Diagnosestellung einer Small-Fiber-Polyneuropathie (Gwathmey, 2016). Hier prädominieren oft wenig objektivierbare Symptome (z. B. Brennschmerzen, Verdauungsstörungen, Schwindel, Kopfschmerzen, Sehstörungen, verändertes Schwitzen) oder oft im Kontext anderer Erkrankungen beobachtbare Befunde (Raynaud-Symptome, Haarverlust der Extremitäten, Diarrhoen, Herzrhythmusstörungen, trockene Haut und Augen). Hier sind elektrophysiologische und sonografische Befunde meist unauffällig. Oft werden Patienten als „Somatisierungsstörung" oder Fibromyalgie diagnostiziert. Die Diagnostik kann erfolgreich gelingen mittels einer quantitativ sensorischen Testung (QST) oder einer Hautbiopsie aus Unter- und Oberschenkel. Neben den oben genannten Ursachen können auch erbliche Ursachen bestehen, z. B. Mutationen der spannungsabhängigen Natriumkanäle SCN9-11A.

9.8.2.6 Erkrankungen der Wirbelsäule

Wirbelsäulenerkrankungen sind vielfältig und treten in jedem Lebensalter auf. Während akute Bandscheibenprotrusionen eher Menschen im Alter zwischen 30 und 50 Jahren betreffen, kommen bei älteren Menschen vor allem Spinalkanalstenosen (lumbal > zervikal) und chronische neuroforaminale Stenosen vor. Oft bestehen in der medizinischen Historie zurückliegende Bandscheibenerkrankungen (Müller-Vahl et al., 2014). Eine neuroforaminale Enge führt ähnlich einem Bandscheibenvorfall zu monoradikulären Ausfällen, häufig im Bereich L5 oder S1 mit dann klassischer Klinik. Hier hilft die Diagnostik mittels MRT, EMG (Kennmuskeln distal und paravertebral) sowie die Neurografie. Im Ultraschall des Muskels kann man oft Begleitödeme und/oder Fibrose sowie Atrophie der betroffenen Muskeln beurteilen.

9.8.2.7 Weitere Aspekte

Neben Polyneuropathien und traumatischen Mononeuropathien gibt es fokale Plexusschädigungen, die vor allem den Plexus brachialis, aber gerade bei älteren Menschen auch den Plexus lumbosacralis betreffen. Neben kompressiven (Pancoast-Tumor, Halsrippe) oder traumatischen Plexusschädigungen (Hochrasanztraumata, operative Interventionen), dominiert vor allem die idiopathische Plexusneuritis (Ijspert et al, 2021, Pinto et al., 2021). Unter dem Begriff neuralgische (Schulter)Amyotrophie ist diese den meisten geläufig. Hierbei ist fast immer ein starker tiefsitzender schwer lokalisierbarer Schmerz Ausgangspunkt der Beschwerden mit anschließend auftretender oft motorisch isolierter oder zumindest betonter Parese in verschiedenen Nervengebieten. An den Armen betrifft dies vor allem die Nn. suprascapularis, axillaris, N. interosseus anterior des N. medianus und radialis profundus des N. radialis. An den Beinen sind vor allem die Nn. femorales (diabetische Plexopathie, Bruns-Garland-Syndrom) oder der N. ischiadikus betroffen. Neben der oft klassischen Anamnese helfen hier Bildgebung und Elektrophysiologie (▸ Abb. 9.8.3). Therapien sind nicht leitlinienbasiert, nach Meinung der Autoren sind (wiederholte) Steroidstöße gerechtfertigt. Ursachen sind oft parainfektiöser Natur, beobachtet bei z. B. Infektionen mit Hepatitis E, SARS-CoV-2 oder Pravovirus B19. Auch direkt erregerbedingte Ursachen müssen ausgeschlossen werden (z. B. Varizellen, Borrelien, FSME). Vor

Tab. 9.8.4: Übersicht geläufiger Antineuralgika und deren Nebenwirkungen

Präparat & zugelassene Tagesdosis*	Wirkmechanismus§	Indikation (Zulassung)	Typische und häufige Nebenwirkungen	Hinweis
Carbamazepin (CBZ) 400–1.200 mg	Na^+-Kanal-Blockade	neuropathische Schmerzen	Müdigkeit, Exantheme (ca. 10 %), Schwindel, Hyponatriämie (seltener als Oxcarbazepin, Eslicarbazepin), Osteopathie (Vitamin-D-Mangel), Blutbildveränderungen, Sehstörungen**	Enzyminduktor
Gabapentin (GBP) 900–3.600 mg	Bindung an Ca^{2+}-Kanalprotein	neuropathische Schmerzen	Müdigkeit, Benommenheit, Schwindel	Insgesamt günstiges Nebenwirkungsverhältnis, auch bei Epilepsien zugelassen (▸ Kap. 9.6)
Lacosamid (LCM) 200–600 mg	Na^+-Kanal-Blockade (slow inactivation)	Off-label	Müdigkeit, Schwindel, Benommenheit, ggf. Reizleitungsstörungen (EKG-Kontrolle zu Therapiebeginn und im Verlauf empfohlen)	Daten zu SCN-Neuropathien vorhanden
Lamotrigin (LTG) 100–400 mg	Na^+-Kanal-Blockade	Off-label	(toxisch-)allergische Hautreaktion, Schlaflosigkeit, Kopfschmerzen, Schwindel, Sehstörungen**, Ataxie	gut geeignet für Myalgien, sehr langsamer Wirkeintritt, cave: Steigerung nur um 25 mg alle 2 Wochen
Pregabalin (PGB) 300–600 mg	Bindung an Ca^{2+}-Kanalprotein	neuropathische Schmerzen	Müdigkeit, Gewichtszunahme, Schwindel, Myoklonien im Alter, Obstipation, Ödeme, Sehstörungen**	Einsatz bei Komorbiditäten (Angststörung, neuropathische Schmerzen, Schlafstörungen); bei Epilepsie nicht als Monotherapie zugelassen (aber bei anderen Indikationen)

* Auswahl an Medikamenten, Nebenwirkungen; § Wirkmechanismen modifiziert nach (Kay et al., 2019)

allem die lumbale Variante tritt bei Menschen mit Diabetes mellitus häufiger auf. Eine wichtige Differenzialdiagnose ist die Radikulopathie. Hier hilft die Elektrophysiologie zur Unterscheidung. Der Erkrankungsverlauf ist hartnäckig und mitunter nur partiell reversibel. In Fällen schlechter oder geringer Verbesserung sollten nach einigen Wochen sogenannte Faszikelkonstriktionen oder Torsionen ausgeschlossen werden, die in bis zu 10–15 % der Fälle auftreten können und auch plexusferne Anteile, v. a. die Nn. interosseus anterior und posterior am Oberarm betreffen können (Parsonage-Turner-Syndrom). Dies gelingt mittels MRT und Sonografie (Aranyi et al., 2017).

Eine besondere, sehr schmerzhafte Erkrankung des peripheren Nervs ist das sogenannte Morton-Neurom (Müller-Vahl et al., 2014). Hier handelt es sich nicht um ein Neurom im eigentlichen Sinne, welches nach Nerventrauma entsteht, sondern um eine schmerzhafte Nervenkompression von Endästen des N. plantaris medialis (seltener lateralis), meist zwischen 2. und 3. Os metatarsale. Meist werden starke stechende Schmerzen beim Auftreten mit Ausstrahlen in die Zehen (je chronischer, desto diffuser) wahrgenommen. Durch Druck in den Interdigitalraum und von der Seite kann man hier oft einen klassischen „klickenden" Schmerz provozieren (sogenanntes Mulders-Zeichen). Die Diagnose kann klinisch und mittels Ultraschall und MRT gestellt werden. Oft wird hier fälschlich eine Neuropathie diagnostiziert.

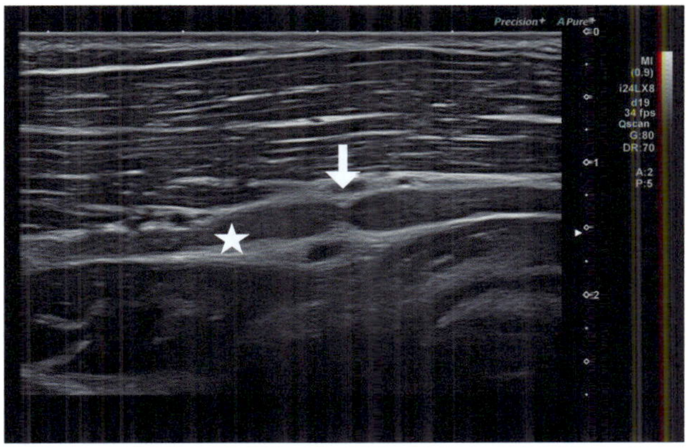

Abb. 9.8.3: Darstellung des N. radialis am Oberarm (Stern) mit fokaler Konstriktion. Der Patient erlitt 6 Wochen zuvor einen starken Schulterschmerz, nach Besserung des Schmerzes auf Steroide entwickelte er unter anderem eine Fallhand. Im Ultraschall fand sich diese und weitere Einschnürungen, welche neurolysiert wurden. Hierunter besserte sich die Klinik langsam.

9.8.3 Behandlung/Therapie

Die Behandlung von Nervenengpass und Nervenverletzungen ist vor allem eine interdisziplinäre (Müller-Vahl et al., 2014; Bischoff und Dengler, 2018). Eine Kooperation von Handchirurgen/Nervenchirurgen, Neurologen, Physio- und Ergotherapeuten ist hier essenziell. Vor einer möglichen Operation kommt eine fundierte Diagnostik. Falls eine Operation notwendig ist, müssen im Anschluss eine korrekte Nachsorge und eine korrekte Begleittherapie erfolgen.

In der Regel versucht man primär Engpässe durch konservative Verfahren (Druckvermeidung, Nachtlagerungsschiene, Bandage und Ergotherapie) zu behandeln. In manchen Fällen können temporär Antineuralgika oder Antiphlogistika nötig sein. Bei fehlender Besserung nach max. 12 Wochen oder bereits sonografisch sichtbarer klarer Kompression ist eine Operation nötig, dies trifft vor allem auf Karpalsyndrom und KUTS zu.

Gerade zur Vermeidung einer chronischen Schmerzerkrankung ist manchmal eine Therapie mit Antineuralgika unumgänglich. Allerdings muss hier vor allem auf zentralnervöse Nebenwirkungen hingewiesen und geachtet werden (▸ Tab. 9.8.4).

Die Behandlung von Polyneuropathien ist ursachenabhängig (Heuß et al., 2019; Lehmann et al., 2019, 2020). Während man immunvermittelte Neuropathien mit Steroiden, Immunglobulinen, Austauschverfahren (Plasmapharese, Immunadsorption) oder auch individuell mit Anti-CD20-Antikörpern behandeln muss, so stehen bei erregerbedingten Neuropathien, z. B. der Borreliose, Antibiotikatherapien im Vordergrund. Die Transthyretin-Amyloidose kann mittlerweile mittels Tetramerstabilisatoren (Tafamidis), Oligonukleotiden (Inotersen) oder small molecules (Patisiran, Vutisiran) behandelt werden (Dohrn et al., 2021). Andere Neuropathien müssen durch Substitution eines möglichen Mangels (Vitamine, Spurenelemente) oder Optimierung möglicher Risikofaktoren (Gewichtsreduktion, Blutzuckerkontrolle, Alkoholabstinenz) therapiert werden.

Spinalkanalstenosen und radikuläre Läsionen sollten primär konservativ therapiert werden, stufenweise je nach Symptomen mit NSAR, Opioiden, Antineuralgika oder temporär auch mit Steroiden (Dvorin et al., 2020; Müller-Vahl et al., 2014). Gezielte Infiltrationen – am besten unter Durchleuchtung – sind oft sehr erfolgsversprechend. In einigen Fällen – vor allem mit florider Denervierung im EMG und (schweren) Paresen – sind Operationen oft unumgänglich (Zuckermann et al., 2020; Clark et al., 2020). Daher ist gerade hier eine enge Kooperation mit Wirbelsäulenchirurgien sehr wichtig.

Die Therapie der Plexusneuritiden/neuralgischen Amyotrophien besteht aus der Gabe von Steroiden (per os 1 mg/kgKG über 14 Tage oder i. v. 1 g über 5 Tage) unter Beachtung der bekannten Nebenwirkungen. Wir präferieren die Steroidstoßgabe, manchmal im individuellen Heilversuch wiederholt nach 4 Wochen. Hier fehlen aber evidenzbasierte Studiendaten. Die erwähnten Torsionen oder Konstriktionen bedürfen meist einer nervenchirurgischen Therapie (Aranyi et al., 2017)

Ein wichtiger Bestandteil jeder Nervenerkrankung ist eine vernünftige Physio- und Ergotherapie. Menschen mit Polyneuropathie sollten trotz körperlicher Einschränkungen auf ausreichend Bewegung achten.

Fallbeispiel: Doch nur eine diabetische Polyneuropathie?

Eine 85-jährige Patientin, leicht adipös, beklagt eine zuletzt rasch progrediente Sensibilitätsstörung beider Beine mit zunehmender Fußheber- und -senkerschwäche. Ein MRT auswärts zeigte eine leichte spinale Enge, eine operative Versorgung wurde diskutiert. An Vorerkrankungen besteht ein Diabetes mellitus Typ 2, HbA1c 7,0 %, eine arterielle Hypertonie und zusätzlich eine zunehmende Kardiomyopathie. In der klinischen Untersuchung zeigen sich fehlende Achillessehnen- und Patellarsehnenreflexe sowie eine distal symmetrische Pallanästhesie bis zum Knie. Die Fußsenker und Fußheber sind deutlich paretisch (können noch von Boden abgehoben werden, keine Kraft gegen Widerstand), die proximalen Muskeln zeigen sich unauffällig. In der Elektrophysiologie konnte sowohl der motorische Anteil des N. peroneus als auch der N. suralis (sensibel) nicht evoziert werden, der N. tibialis (motorisch) zeigte bds. eine Amplitude von knapp 1,5 mV (deutlich erniedrigt) ohne Leitungsblock bei einer Nervenleitgeschwindigkeit von 35 m/s (verlangsamt). Es wurde die Diagnose einer axonalen Polyneuropathie gestellt. Auf Grund des raschen Fortschreitens erfolgte eine Liquorpunktion, welche keinen wegweisenden Befund erbrachte, sowie eine Nervensonografie, welche multilokuläre Nervenschwellungen zeigte. Da dieser Befund nicht mit einer klassischen diabetischen Neuropathie vereinbar war, erfolgte eine diagnostische Nervenbiopsie, welche einen axonalen Schaden zeigte. Es wurde die Diagnose einer idiopathischen axonalen Polyneuropathie gestellt. Innerhalb der folgenden drei Monate nahmen die Paresen deutlich zu, die Patientin entwickelte Beinödeme, Kurzatmigkeit und Schmerzen der Hände. Die Polyneuropathie war elektrophysiologisch progredient. Auf Grund der Kombination aus Kardiomyopathie und axonaler Polyneuropathie erfolgte eine Fettgewebsbiopsie. Hier ließ sich in der Kongorotfärbung Transthyretin-Amyloid nachweisen: es wurde die Diagnose Wildtyp-Transthyretin-Amyloidose gestellt und eine Behandlung mit Tafamidis eingeleitet. Hierunter stabilisierte sich die Symptomatik.

Merke

Die Kombination aus axonaler, progredienter Polyneuropathie und Kardiomyopathie sollte immer an eine erworbene Wildtyp-Amyloidose mit Polyneuropathie denken lassen. Die Diagnosesicherung gelingt oft erst durch wiederholte Biopsien mehrerer Gewebe (Fett, Nerv, Endokard). Bei jüngeren Patienten sollte primär eine Genetik auf erbliche Transthyretin-Amyloidose erfolgen. Hier liegt aber fast immer zusätzlich die Anamnese oder Klinik eines beidseitigen Karpaltunnels je Genotyp vor.

Zusammenfassung

Erkrankungen des peripheren Nervs kommen gerade bei älteren Menschen sehr häufig vor. Neben den wesentlich seltener als in jungen Jahren auftretenden Nervenverletzungen und Nerventumoren spielen hier vor allem systemische Erkrankungen (Polyneuropathien) und Engpass-Syndrome eine führende Rolle. Besonders muss hier auf Vorerkrankungen und Begleitmedikation geachtet werden. Oft liegen Kombinationen mehrerer Erkrankungen vor, z. B. medikamentös-toxische, diabetische Neuropathie und Spinalkanalstenose/neuroforaminale Engen. Eine korrekte klinische Untersuchung, die richtige Anwendung und Interpretation von Zusatzdiagnostik und die stufenweise gezielte Labordiagnostik sind hier besonders entscheidend.

Literatur

Aranyi, Z., Csillik, A., DéVay, K., et al. (2017). Ultrasonography in neuralgic amyotrophy: Sensitivity, spectrum of findings, and clinical correlations. *Muscle Nerve*, 56(6), 1054–1062. https://doi.org/10.1002/mus.25708

Bischoff, C. & Dengler, R. (2018). *NLG und EMG*. Thieme.

Callaghan, B.C., Price, R.S., Feldman, E.L. (2015). Distal symmetric Polyneuropathy: A Review. *JAMA*, 314(20), 2172–2181. https://doi.org/10.1001/jama.2015.13611

Clark, R., Weber, R.P., Kahwati, L. (2019). Surgical Management of Lumbar Radiculopathy: a Systematic Review. *Gen Intern Med*, 35(3), 855–864. https://doi.org/10.1007/s11606-019-05476-8

Dohrn, M. F., Auer-Grumbach, M., Baron, R. et al. (2020). Chance or challenge, spoilt for choice? New recommendations on diagnostic and therapeutic considerations for hereditary transthyretin amyloidosis with polyneuropathy: the German/Austrian position and review of the literature. *J Neurology* 2268, 3610–3625. https://doi.org/10.1007/s00415-020-09962-6

Dvorin, E. L. & Ebell, M. H. (2020). Short-Term Systemic Corticosteroids: Appropriate Use in Primary Care. *Am Fam Physician*, 101(2), 89–94.

England, J. D., Ronseth, G. S., Franklin, G. et al. (2009). Practice parameter: Evaluation of distal symmetric polyneuropathy: Role of laboratory and genetic testing (an evidence-based review). Report of the American Academy of Neurology, American Association of Neuromuscular and Electrodiagnostic Medicine, and American Academy of Physical Medicine and Rehabilitation. *Neurology*, 72(2), 185–192. https://doi.org/10.1212/01.wnl.0000336370.51010.a1

Fridman, V., Bundy, B., Reilly, M. M. et al. (2015). CMT subtypes and disease burden in patients enrolled in the inherited neuropathies consortium natural history study: A cross-sectional analysis. *Journal of Neurology, Neurosurgery, and Psychiatry*, 86(8), 873–878. https://doi.org/10.1136/jnnp-2014-308826

Grimm, A., Axer, H., Heiling, B. et al. (2018). Nerve ultrasound normal values – Readjustment of the ultrasound pattern sum score UPSS. *Clin Neurophysiol* 129, 1403–1409. https://doi.org/10.1016/j.clinph.2018.03.036

Grimm, A., Vittore, D., Schubert, V. et al. (2016). Ultrasound pattern sum score, homogeneity score and regional nerve enlargement index for differentiation of demyelinating inflammatory and hereditary neuropathies. *Clin Neurophysiol*. 127(7), 2618–24. https://doi.org/10.1016/j.clinph.2016.04.009

Gwathmey, K. G. (2016) Sensory neuronopathies. *Muscle & Nerve*, 53(1), 8–19. https://doi.org/ 10.1002/mus.24943

Heuß, D. (2019). *Diagnostik bei Polyneuropathien*, S1-Leitlinie, in Leitlinien für Diagnostik und Therapie in der Neurologie. 2019 Online: www.dgn.org/leitlinien

Hufschmidt, A., Lücking, C. H., Rauer, S. et al. (2017). *Neurologie compact*. Thieme.

IJspeert, J., Janssen, R. M. J., & van Alfen, N. (2021). Neuralgic amyotrophy. Current opinion in neurology, 34(5), 605–612. https://doi.org/10.1097/WCO.0000000000000968

Joint Task Force of the EFNS and the PNS (2010). European Federation of Neurological Societies/Peripheral Nerve Society Guideline on management of chronic inflammatory demyelinating polyradiculoneuropathy: report of a joint task force of the European Federation of Neurological Societies and the Peripheral Nerve Society–First Revision. J Peripher Nerv Syst, 15(1), 1–9. https://doi.org/10.1111/j.1529-8027.2010.00245.x

Kay, L., Bauer, S., Rosenow, F., et al. (2019). Medikamentöse Therapie von epileptischen Anfällen und Epilepsien. Nervenheilkunde 38(12): 887-901. https://doi.org/10.1055/a-0987-8517

Lehmann, H. C. & Grisold, W. (2022). *Polyneuropathie – Diagnostik und Therapie*. Kohlhammer.

Lehmann, H. C., Burke, D., & Kuwabara, S. (2019). Chronic inflammatory demyelinating polyneuropathy: update on diagnosis, immunopathogenesis and treatment. *Journal of neurology, neurosurgery, and psychiatry*, 90(9), 981–987. https://doi.org/10.1136/jnnp-2019-320314

Müller-Vahl, H., Tegenthoff, M. et al. (2014). *Läsionen peripherer Nerven und radikuläre Syndrome*. Thieme.

Overell J. R. (2011). Peripheral neuropathy: pattern recognition for the pragmatist. *Practical neurology*, 11(2), 62–70. https://doi.org/10.1136/jnnp.2011.241612

Pinto, M. V., Ng, P. S., Howe, B. M. et al. (2021). Lumbosacral Radiculoplexus Neuropathy: Neurologic Outcomes and Survival in a Population-Based Study. *Neurology*, 96(16), e2098–e2108. https://doi.org/10.1212/WNL.0000000000011799Preston, D. & Shapiro, Bb. (2012), *Electromyography and Neuromuscular Disorders*, Expert Consult, Elsevier.

Poncelet A. N. (1998). An algorithm for the evaluation of peripheral neuropathy. *American family physician*, 57(4), 755–764.

Rudolph, T., & Farbu, E. (2007). Hospital-referred polyneuropathies–causes, prevalences, clinical- and neurophysiological findings. *European journal of neurology*, 14(6), 603–608. https://doi.org/10.1111/j.1468-1331.2007.01758.x

Singer, M. A., Vernino, S. A., & Wolfe, G. I. (2012). Idiopathic neuropathy: new paradigms, new promise. *J Peripher Nerv Syst*, 17 Suppl 2, 43–49. https://doi.org/10.1111/j.1529-8027.2012.00395.x

Sunderland, S. A. (1951). A classification of peripheral nerve injuries producing loss of function. Brain : a journal of neurology, 74(4), 491–516. https://doi.org/10.1093/brain/74.4.491

Telleman, J. A., Grimm, A., Goedee, S. et al. (2018). Nerve ultrasound in polyneuropathies. *Muscle & nerve*, 57(5), 716–728. https://doi.org/10.1002/mus.26029

Vavra, M. W., & Rubin, D. I. (2011). The peripheral neuropathy evaluation in an office-based neurology setting. *Seminars in neurology*, 31(1), 102–114. https://doi.org/10.1055/s-0031-1271305

Verghese, J., Bieri, P. L., Gellido, C. et al. (2001). Peripheral neuropathy in young-old and old-old patients. *Muscle & nerve*, 24(11), 1476–1481. https://doi.org/10.1002/mus.1171

Winter, N., Dammeier, N., Schäffer, E. et al. (2019). Nerve Ultrasonography as an Additive Tool to Clinical Examination and Electrodiagnostics in Sporadic Mononeuritis – Imaging is the Key. Ultraschall Med, 40(4), 465–472. https://doi.org/10.1055/a-0919-4768

Winter, N., Vittore, D., Gess, B. et al. (2021). New Keys to Early Diagnosis: Muscle Echogenicity, Nerve Ultrasound Patterns, Electrodiagnostic, and Clinical Parameters in 150 Patients with Hereditary Polyneuropathies. *Neurotherapeutics : the journal of the American Society for Experimental NeuroTherapeutics*, 18(4), 2425–2435. https://doi.org/10.1007/s13311-021-01141-3

Zuckerman, S. L., & Devin, C. J. (2020). Outcomes and value in elective cervical spine surgery: an introductory and practical narrative review. *J Spine Surg*, 6(1), 89–105. https://doi.org/10.21037/jss.2020.01.11.

9.9 Neurochirurgie: Neuroonkologie, degenerative Wirbelsäule, Schädel-Hirn-Trauma

Michael Synowitz

9.9.1 Einführung

Neurochirurgen haben sich schon immer um ältere Patienten gekümmert, aber die Definition des Begriffs „älter" hat sich im Laufe der Jahre geändert. Für die 167 Patienten, die 1907 in einem Aufsatz beschrieben wurden, wurde ein Schwellenwert von 50 Jahren gewählt (Smith, 1907). Aktuelle Ergebnisse der Bevölkerungsfortschreibung zeigen, dass in Deutschland bis 2035 ein Wachstum der Zahl der Menschen im Alter ab 65 Jahren auf mindestens 23,3 Millionen zu erwarten ist. Da jüngere Geburtsjahrgänge zugleich sinkende Personenzahlen aufweisen, werden die ab 65-Jährigen im Zeitverlauf einen immer größeren Anteil an der Gesamtbevölkerung darstellen. Eine besonders stark wachsende Gruppe älterer Menschen sind die Hochbetagten. Zu den Hochbetagten ab 85 Jahren zählten 2020 knapp 2,5 Millionen. Sie wächst relativ betrachtet deutlich stärker als die der älteren Menschen ab 65 Jahren insgesamt. Zu einer erfolgreichen Neurochirurgie bei geriatrischen Patienten gehört mehr als nur die Durchführung eines neurochirurgischen Eingriffs. Um eine optimale, auf den Patienten ausgerichtete Versorgung zu erreichen, ist eine interdisziplinäre Zusammenarbeit erforderlich, um die präoperative Beurteilung zu optimieren, die chirurgischen Ziele individuell anzupassen und die postoperative Versorgung zum kurz- und langfristigen Nutzen des Patienten und seiner Familie zu verbessern. Die geriatrische Neurochirurgie entwickelt sich aktuell zu einer neuen Subspezialität, die den Bedürfnissen und Anforderungen dieses ständig wachsenden neurochirurgischen Gesundheitsproblems versucht gerecht zu werden.

Besonderheiten bei älteren Patienten

Neurochirurgisch relevante Erkrankungen und Unfallfolgen sind in einem hohen Maße von neurologischen Ausfällen begleitet. Dies trifft auch für die Altersgruppe der alten und sehr alten Patienten zu. Eine Zuordnung der klinischen Zeichen und den subjektiv geäußerten Symptomen kann häufig gravierende Probleme bereiten. Es stellt sich wiederholt die Frage, ob das klinische Bild des Patienten Ausdruck altersbedingter Beeinträchtigung ist oder aber Krankheitszeichen widerspiegelt. Aktuelle Studien zeigen auf, dass „39,2 % der 70- bis 79-Jährigen eine objektiv nachweisbare Funktionsstörung in einer, 20,1 % in zwei und circa 6 % in drei der Sinnesmodalitäten" aufweist (Volter et al., 2017). Bekannt sind auch in der Neuzeit die Beispiele der falschen, dem Alter zugeordnete Hörstörung, die aber durch einen Tumor im Kleinhirnbrückenwinkel verursacht war. Die Gefahr der Fehlinterpretation einer geklagten Riechstörung ist auch gegeben. Weist doch ab dem 80. Lebensjahr wenigstens ein Drittel der Älteren einen Riechverlust auf. Aber genauso kann ein Tumor der vorderen Schädelbasis ausschließlich mit einer Anosmie in Erscheinung treten. Hieraus leitet sich die Forderung ab, dass in dieser Altersgruppe vermehrt differenzialdiagnostische Überlegungen erforderlich sind und gezielt die Diagnosestellung mit der Bildgebung bestätigt oder ausgeschlossen wird. Für alle zu treffenden Entscheidungen, insbesondere diese Altersgruppe betreffend, nehmen bestehende Begleiterkrankungen und die Begleitmedikation einen besonderen Stellenwert ein.

9.9.2 Neuroonkologie

Mehr als die Hälfte der Menschen mit einer neu diagnostizierten neuroonkologischen Erkrankung sind über 65 Jahre alt (RKI, 2022). In dieser Altersgruppe ist die Tumorbehandlung mit anderen Herausforderungen verbunden als bei Betroffenen im jüngeren Lebensalter.

Merke

Die Diagnostik und Therapie neuroonkologischer Erkrankungen im hohen bzw. sehr hohen Lebensalter gestaltet sich häufig schwieriger als bei jüngeren Betroffenen aufgrund des Altersphänomens „Frailty" (Clegg et al., 2013).

In Folge von Fortschritten und Weiterentwicklungen in der Tumorchirurgie, Radio- und medikamentösen Therapie können Betroffenen heute auch im hohen Lebensalter noch Behandlungsoptionen unterbreitet werden – selbst dann, wenn bereits weitere Frailty-Merkmale vorliegen. Ferner gilt es zu berücksichtigen, dass bei älteren Patienten aufgrund des geringeren Hirnvolumens und einer geringeren Tendenz zur Bildung eines läsionsbedingten Hirnödems, Hirntumore auf ein größeres Volumen anwachsen können, bevor sie entdeckt werden, als bei vergleichbar jüngeren Patienten. Kognitive Veränderungen werden bei älteren Patienten mitunter eher als Alterserscheinungen oder altersbedingt neurodegenerative oder Gefäßkrankheiten interpretiert. Verspätete Diagnosen sind besonders häufig bei Patienten mit einem vorbestehenden Schlaganfall, einer Alzheimer-Erkrankung oder einer anderen demenziellen Erkrankung zu finden.

Klassifikation und Prognose von Hirntumoren

Tumoren des zentralen Nervensystems (ZNS) können primär aus Zellen des ZNS oder sekundär von Krebserkrankungen entstehen und klassifiziert werden. Sekundäre ZNS-Tumoren, d. h. Hirn- und leptomeningeale Metastasen, sind wahrscheinlich fünf- bis zehnmal häufiger als primäre ZNS-Tumoren. Gliome sind die häufigsten bösartigen primären Hirntumoren bei Erwachsenen. Ihre diagnostische Bewertung wurde in der 2016 veröffentlichten WHO-Klassifikation (Louis et al., 2016) verbessert und 2021 durch ein Expertengremium weiter verfeinert (Louis et al., 2021).

Merke

Neben den morphologischen und immunhistochemischen Parametern werden weitere molekulargenetische Alterationen in die diagnostischen und prädiktiven Aussagen einbezogen.

Mutationen der Isocitrat-Dehydrogenase (IDH) gehören zu den frühesten onkogenen Treibermutationen bei Gliomen. Sie treten bei Gliomen überwiegend als IDH1R132H-Mutation auf und führen zu einer malignen Transformation. Die Expression des MGMT (O^6-Methylguanin-DNS-Methyltransferase)-Genprodukts geht einher mit der Kapazität, die DNA am zellulären 6-O-Methylguanin und anderen Positionen zu reparieren und dementsprechend sind Tumorzellen mit wenig oder gar keiner MGMT-Expression empfindlicher auf alkylierende Substanzen. Der prädiktive Wert einer „MGMT-Promoter-Methylierung“ ist für nicht IDH-mutierte (Wildtyp) Glioblastome und Temozolomid nachgewiesen (Hegi et al., 2005). Eine vollständige 1p/19q-Ko-Deletion in Kombination mit einer IDH-Mutation gilt als prädiktiver Marker für den Benefit einer PCV-(Procarbazin, CCNU, Vincristin)haltigen Chemotherapie zusätzlich zur Strahlentherapie bei Oligodendrogliomen Grad 3 (Cairncross et al., 2013). Genetische Alterationen im Epidermal Growth Factor Receptor (EGFR) treten bei bis zu 50 % der Glioblastome auf. Die Variante EGFRvIII kommt in 25–30 % der primären GBM vor. Patienten und Patienten in Therapiestudien wurden auf eine EGFR-Amplifikation oder immunhistochemisch auf eine EGFRvIII-Positivität geprüft, eine Phase-III-Studie war aber bezüglich der Gesamtüberlebenszeit negativ (Weller et al., 2017). Höheres Alter allein ist ein wichtiger negativer prognostischer Faktor bei Patienten mit diffusen Gliomen der WHO-Grade II–IV. Tatsächlich verliert sogar das Grading seine prognostische Bedeutung bei älteren Menschen, da auch Gliome der WHO-Grade II und III bei älteren Menschen typischerweise mit einem schlechten Outcome assoziiert sind. Die Gründe für die starke Assoziation des Alters mit dem Outcome sind noch nicht vollständig geklärt. Isocitrat-Dehydrogenase-Mutationen, die eine weniger aggressive Gruppe von Gliomen definieren, sind bei älteren Patienten praktisch nicht existent. Bisherige Anstrengungen zur Definition weiterer molekularer Signaturen, die für Gliome bei älteren Menschen charakteristisch sind und auf ein schlechtes Outcome hinweisen, waren bisher nicht erfolgreich.

Merke

Das Alter wird weiterhin als ein wichtiger Faktor bei der Auswahl der am besten geeigneten Behandlung für Patienten mit einem Gliom angesehen.

Behandlungsmöglichkeiten für primäre und sekundäre Tumoren des ZNS

Die Standardbehandlung des Glioms umfasst die maximal sichere Resektion gefolgt von einer gleichzeitigen Temozolomid(TMZ)-basierten Chemo- und Strahlentherapie, ein Schema, das mit einer mit einer medianen Überlebenszeit von 16 Monaten verbunden ist (Stupp et al., 2005). Das Spektrum der angebotenen Behandlungsoptionen für Patienten mit einem Gliom (Alter ≥ 65 Jahre) ist leider unverändert variabel, mit einer Tendenz zu konservativen Ansätzen, die nicht evidenzbasiert sind (Iwamoto et al., 2009). Ältere Patienten sind in vielen klinischen GBM-Studien unterrepräsentiert. Zahlreiche der aktuellen Behandlungsstrategien stammen aus Untersuchungen, die aus Tumoren jüngerer Populationen gewonnen wurden, die sich jedoch grundsätzlich von denen älterer Patienten unterscheiden (Iwamoto et al., 2009; Ostrom et al., 2021; Vuorinen et al., 2003). Derzeit sind die besten verfügbaren Erkenntnisse für die Behandlung von neu diagnostizierten Gliomen bei älteren Patienten die Resektion nur der kontrastverstärkenden Läsion (Molinaro et al., 2020) und eine kürzere, hypofraktionierte Radiotherapiebehandlung mit (40 Gy in 15 Fraktionen über 3 Wochen) in Kombination mit einer Standard-Chemotherapie mit TMZ (Perry et al., 2017). Dies ermöglicht eine bessere Therapietreue und verbessert das Gesamtüberleben bei gleichbleibender Lebensqualität (Malmstrom et al., 2012).

Merke

Ein fortgeschrittenes Alter allein sollte nicht zwingend eine optimale Resektion ausschließen, gefolgt von adjuvanter Strahlen- und Temozolomidtherapie plus Temozolomiderhaltungstherapie (Ius et al., 2020; Weller et al., 2017).

Meningiome sind die häufigsten intrakraniellen Tumoren und das Risiko für die Entwicklung eines Meningioms ist stark altersabhängig, mit einer deutlichen Prävalenz für Frauen in allen Altersgruppen (Ostrom et al., 2021). Der frequentere Einsatz von kranialer Bildgebung (MRT oder CT) bei älteren Menschen könnte zu dem Eindruck einer erhöhten Prävalenzrate von Meningeomen geführt haben. Die meisten Meningeome sind neuropathologisch gutartig, werden dem WHO-Grad I zugeordnet und können allein durch eine mikrochirurgische Resektion kurativ therapiert werden. Ein kleinerer Anteil der Meningeome wird als atypisch (WHO-Grad II) oder anaplastisch (WHO-Grad III) klassifiziert, mit einer assoziiert höheren Rezidivrate und verkürzten Gesamtüberlebenszeit (Louis et al., 2016). Im Gegensatz zu Gliomen sind „Watch & Wait“-Strategien bei älteren Patienten häufig indiziert, insbesondere wenn Meningeome als Zufallsbefunde im Rahmen einer diagnostischen Abklärung eines Schlaganfalls oder einer Demenz entdeckt wurden (Goldbrunner et al., 2021).

Merke

Die Rate perioperativer Komplikationen (kardio-pulmonal, neurologisch, Wundinfektionen und Nachblutungen) im Rahmen der operativen Behandlung von Meningeomen sind bei älteren Patienten höher als bei jungen Patienten und sollten bei der Entscheidungsfindung einer Behandlungsstrategie in dieser Patientengruppe berücksichtigt werden (Rafiq et al., 2021).

Primäre Lymphome des ZNS sind eine weitere Gruppe bösartiger primärer Hirntumore, bei denen das Alter für das Outcome von elementarer Bedeutung ist. Der Tumor ist potenziell heilbar mit einer hochdosierten Methotrexat-Chemotherapie ohne oder mit Stammzelltransplantation.

Dies trifft aber nur für jüngere Patienten zu. Ältere Patienten vertragen diese aggressive Therapie weniger gut. Es scheint aber zusätzlich biologische Merkmale dieser Tumoren zu geben, die eine anhaltende Krankheitskontrolle bei dieser Tumorart schwierig machen (Roth et al., 2012).

Bis zu 30 % der Patienten mit systemischen Krebserkrankungen entwickeln *ZNS-Metastasen*, die insgesamt gesehen die häufigsten Hirntumore sind. Das Risiko von ZNS-Metastasen ist bei Melanomen, kleinzelligem Bronchial-Karzinom, Mamma-Karzinom und Nierenzell-Karzinom (Hypernephrom) am höchsten und dieses Risiko scheint nicht altersabhängig zu sein.

Merke

ZNS-Metastasen sind in der Regel ein Zeichen für eine schlechte Prognose, sprechen aber im Allgemeinen nicht schlechter auf Radio- oder Chemotherapie als Organmetastasen in anderen Bereichen an.

Ein zunehmend genutzter Prognoseindex, das Graded Prognostic Assessment (GPA), identifiziert das Alter der Patienten über 60 Jahre als einen der vier prognosebestimmenden Faktoren, die mit einer geringeren Überlebensrate verbunden sind (Sperduto et al., 2008). Das Alter allein stellt jedoch keine Einschränkung für tumorspezifische Behandlungsansätze bei Patienten mit ZNS-Metastasen dar. Eine Besonderheit ist einem größeren Prozentsatz der Hirnmetastasen eigen: Der Primärtumor, für die Aussaat verantwortlich, ist nicht immer bekannt. Auch im Bereich der knöchernen Wirbelsäule, des Rückenmarks, der Dura und den abgehenden Nerven sind Tumoren unterschiedlichster Genese anzutreffen. Metastasen und Entzündungsprozesse definieren dann mit den genannten Tumoren den „raumfordernden intraspinalen Prozess". Mit wenigen Ausnahmen kommt nur die operative Entfernung als Behandlungsmethode in Frage.

Zusammenfassung

Die zunehmende Forschung und der Erkenntnisgewinn auf dem Gebiet der geriatrischen Neuroonkologie hat dazu geführt, dass auch bei der ältesten Patientengruppe personalisierte Behandlungsschemata eingeführt werden. Das Lebensalter wird nicht mehr allein als primäre Determinante bei der Festlegung von Behandlungsplänen betrachtet, sondern das Konzept des „physiologischen Alters". Die Entscheidungsfindung bei der neurochirurgischen Behandlung stützt sich nun mehr auf den funktionellen Status und die Leistungswerte, um ältere Patienten auszuwählen, die vergleichbare Ergebnisse wie jüngere Patienten erzielen können.

9.9.3 Degenerative Erkrankungen der Wirbelsäule

Merke

Die chronische Abnutzung der Wirbelsäule mit dem Alter ist kein neues Konzept in der Medizin. Ein vorhersehbares Muster für die Degeneration der Wirbelsäule wurde bereits 1978 beschrieben (Kirkaldy-Willis et al., 1978).

Kirkaldy-Willis und Kollegen schlugen vor, dass es eine direkte Wechselwirkung zwischen der Bandscheibe und den Facettengelenken gibt, die zu einer vorhersagbaren Abfolge von Schäden und Veränderungen, die sowohl an der Bandscheibe als auch an den Facettengelenken auftreten, führen und die seitdem als degenerative Kaskade bezeichnet wird. Diese Degeneration der Wirbelsäule ist ein unvermeidlicher Verlauf, der zusätzlich durch Umwelt- und genetische Faktoren beeinflusst werden kann (Singh & Phillips, 2005). Seit Mitte der 1990er-Jahre ist eine genetische Grundlage für die Degeneration der Wirbelsäule nachgewiesen. So können z. B. Mutationen in den Genen für den Vitamin-D-Rezeptor, das Kollagen-IX-Gen (COL9A2/COL9A3), das Proteoglykan „Aggrecan"-Gen, das Kollagen-I-Gen (COL1A1), das Matrix-Metalloproteinase-3-Gen und das Knorpel-Zwischenschichtprotein allesamt zur Bandscheibendegeneration beitragen (Ravichandran et al., 2022). Die Bandscheibendegeneration führt zu einer Instabilität der Wirbelsäule, was wiederum zu einer Zunahme des anormalen Bewegungsumfangs innerhalb der Wirbelsäule führt. Diese Bewegungsänderungen erzeugen schließlich unterschiedliche Kraftmuster, die die Degeneration der Facetten und die Arthrose beschleunigen. Obwohl bestimmte Aspekte und Segmente der Wirbelsäule im Laufe der Zeit degenerieren, unterliegt auch der Knochen, aus dem die Wirbelsäule besteht, im Alter erheblichen Veränderungen. Die Architektur der Wirbelknochen verändert sich mit zunehmendem Alter drastisch. Es wird behauptet, dass die Wirbelkörper ihre Stärke und Struktur bis zum Alter von 50 Jahren beibehalten können. Danach nehmen jedoch sowohl das Volumen des trabekulären Knochens als auch die Anzahl der Trabekel innerhalb des Knochens deutlich ab (Cvijanovic et al., 2004). Diese Veränderungen führen zu einer verminderten strukturellen Integrität der Wirbel und ermöglichen die Entwicklung von Fehlbildungen und Frakturen innerhalb der Wirbelsäule. Seit mehr als 30 Jahren wissen wir, dass bei einem hohen Anteil asymptomatischer Personen in der bildgebenden Diagnostik (MRT, CT) der Wirbelsäule degenerative Veränderungen als pathologisch imponieren und diese Veränderungen ohne primären Krankheitswert mit dem Alter zunehmen. Diese bildgebenden Befunde müssen im Zusammenhang mit dem klinischen Zustand des Patienten interpretiert werden (Boden et al., 1990; Brinjikji et al., 2015).

Merke

Die Behandlung älterer Patienten mit degenerativen Erkrankungen der Halswirbelsäule unterscheidet sich von derjenigen jüngerer Patienten mit ähnlichen Erkrankungen.

Bedenken hinsichtlich der Knochenqualität und der physiologischen Fähigkeit, einen größeren rekonstruktiven Eingriff zu verkraften, spielen bei der Entscheidungsfindung eine wichtige Rolle. Bei der überwiegenden Mehrheit der degenerativen Erkrankungen der Halswirbelsäule bei älteren Menschen ist ein neurochirurgischer Eingriff nur dann gerechtfertigt, wenn zuvor eine angemessene konservative Behandlung durchgeführt wurde. Häufige Ursachen von Zervikobrachialgien sind zervikale Bandscheibenvorfälle oder degenerative Veränderungen wie Spondylose, Spondylarthrose und Unkovertebralarthrose. Eine Indikation zur Operation besteht bei progredienten Paresen (Medical Research Council (MRC)-Kraftgrad < 3/5) oder Versagen der konservativen Therapie mit passendem bildgebendem Befund. Operationsmethoden sind minimal-invasive Verfahren wie die Diskektomie, die Foraminotomie und die perkutane Nukleotomie. Mit diesen Behandlungsansätzen lassen sich zufriedenstellende klinische Ergebnisse erzielen und gleichzeitig erhebliche Komplikationen vermeiden. Die zervikale spondylotische Myelopathie ist die häufigste Myelopathie des höheren Lebensalters. Bei einem prädisponierenden, konstitutionell engen Spinalkanal können degenerative spondylotische Veränderungen an Wirbelkörpern und Bandscheiben zu einer zunehmenden Kompression der zervikalen Nervenwurzeln, des zervikalen Myelons sowie dessen Blutgefäßen führen. Die Häufigkeit nimmt ab dem 55. Lebensjahr zu und Männer sind frühzeitiger und doppelt so häufig betroffen wie Frauen. Die begrenzten Angaben zum Spontanverlauf und das Fehlen kontrollierter Studien zu operativ oder konservativ behandelten Patienten erschweren die Beurteilung der Prognose. Bei relevant neurologischem Defizit (Japanese Orthopedic Association (JOA) score <12), Beschwerdeprogredienz oder therapierefraktären Schmerzen unter konservativen Maßnahmen ist die Indikation zur Operation zu stellen. Ziel der operativen Behandlung ist die Dekompression des Rückenmarks, wodurch in der Regel eine Besserung/Stabilisierung des Befundes in 80–90 % der Fälle erzielt werden kann (AWMF, 2021). Für den Operationserfolg sind die Operationsmethode (ventral, dorsal, kombiniert) und die Dauer der Erkrankung zum Zeitpunkt der Operation mitentscheidend.

Patienten höheren Lebensalters sind ebenfalls von einer lumbalen Spinalkanalstenose betroffen. Durch eine konstitutionelle oder durch Degeneration/Trauma/Infektion/operativen Eingriff im Bewegungssegment entstandene knöchern-ligamentäre Stenose der Recessus laterales und/oder des Spinalkanals stellen sich bewegungs- und belastungsabhängige, meist multisegmentale Schmerzen bzw. sensomotorische Defizite ein, die klinisch im Stadium eins als Claudicatio-intermittens-spinalis-Symptomatik mit schmerzbedingt verkürzter Gehstrecke imponieren. Nach Ausschluss einer Claudicatio intermittens bei pAVK, einer neurogenen Claudicatio oder einer belastungsabhängigen Ischämie der Cauda equina durch eine Stenose der A. iliaca oder ihrer Äste, stellt die operative Therapie bei Scheitern eines konservativen Ansatzes eine Behandlungsmöglichkeit dar (Weinstein et al., 2008; Zaina et al., 2016).

Merke

Als operative Methode der Wahl hat sich die mikrochirurgische Dekompression über unilaterale „Cross-over"-Zugänge durchgesetzt.

Die degenerative Spondylolisthesis der Lendenwirbelsäule tritt fast ausschließlich bei Patienten auf, die älter als 40 Jahre sind, und Studien deuten darauf hin, dass sie bei Männern 4–6 × häufiger auftritt als bei Frauen. Die Ebenen LWK4/5 sind 6–10 × häufiger betroffen als die darüber oder darunter liegenden Ebenen. Prospektiv randomisierte Kontrollstudien unterstützen die Sinnhaftigkeit der Behandlung von Patienten mit degenerativer lumbaler Spondylolisthesis mit Laminektomie und dorsaler Fusion (Weinstein et al., 2009). Mehrere Studien haben gezeigt, dass die Fusionsraten mit einer Pedikelschrauben-Instrumentierung höher sind und weitere Studien haben bessere klinische Ergebnisse bei Patienten gezeigt, die eine solide Arthrodese erreichen (Kornblum et al., 2004). Kurzfristig haben Patienten mit nicht instrumentierten Fusionen gleichwertige Ergebnisse mit weniger Komplikationen im Vergleich zu Patienten mit posteriorer Wirbelsäulenfusion. Studien zeigen Fusionsraten von 45 %–48 % für nicht instrumentierte Operationsverfahren.

Bei der degenerativen Skoliose handelt es sich im Gegensatz zur idiopathischen Skoliose um eine erworbene Erkrankung erwachsener Patienten (d. h. um eine De-novo-Skoliose). Die Patienten zeigen häufig ähnliche Symptome wie bei der degenerativen Lendenwirbelstenose, obwohl bei einigen Patienten die Deformität selbst zum Problem wird. Zu den nichtoperativen Behandlungsmethoden gehören Physiotherapie, Muskelrelaxantien und entzündungshemmende Medikamente (NSAIDs). Zu den chirurgischen Optionen gehört die mikrochirurgische Dekompression durch Laminotomie oder Laminektomie. Eine Wirbelsäulenversteifung kann je nach Zustand des Patienten und seinem Gesundheitszustand angebracht sein oder nicht (Matsuyama, 2017). Es gibt widersprüchliche Berichte über die Notwendigkeit einer Wirbelsäulenstabilisierung nach einer Dekompression bei degenerativer Skoliose. Patienten ohne seitliche Gleitwirbel zwischen benachbarten Wirbeln können mit einer Laminektomie ohne Versteifung angemessen behandelt werden. Patienten im fortgeschrittenen Alter mit ausgeprägten skoliotischen Krümmungen sind möglicherweise keine geeigneten Kandidaten für die großen rekonstruktiven Fusionsverfahren, die zur Behandlung ihrer Wirbelsäulendeformität erforderlich sind. Sorgfältig ausgewählte Nervenwurzelblockaden mit isolierten unilateralen Foraminotomien können bei solchen Patienten mit begrenztem Risiko eines Fortschreitens der Deformität mit gutem Erfolg eingesetzt werden. Ältere Patienten, bei denen eine Stabilisierung erforderlich ist, profitieren von Bemühungen, den Umfang der Operationen zu begrenzen, einschließlich der Verwendung von hinteren oder transforaminalen lumbalen interkorporellen Fusionen zugunsten von ventralen Zugängen.

Wirbelsäulentrauma

Merke

Bei geriatrischen Patienten ist der Sturz mit 65 % Prozent die häufigste Ursache für eine Hospitalisierung und bereits leichte Stürze gehen oftmals mit erheblichen Verletzungsfolgen einher.

Statistisch gesehen stürzt etwa ein Drittel aller Menschen im Alter > 70 Jahre mindestens einmal pro Jahr, wobei 10–20 % der Stürze zu ernsthaften Verletzungen führen (Sambrook et al., 2007). Hierbei zählen Wirbelkörperfrakturen mit zu den häufigsten Verletzungen (Rau et al., 2014). Die Ursachen für Frakturen im Alter können mannigfaltig sein. Ursächlich sind extrinsische (unangepasste Wohnverhältnisse, Umweltfaktoren wie Glatteis und Nässe, soziale Faktoren und akute Erkrankungen) und intrinsische Faktoren (Vorerkrankungen, Allgemeinzustand, Kognition). In etwa 90 % der Fälle sind Stürze multifaktoriell bedingt. Geriatrische Traumapatienten, die unter einer kardialen Insuffizienz leiden, zeigen eine 5- bis 10-fach erhöhte Mortalität (Ferraris et al., 2010). Mit der Multimorbidität geht auch häufig eine Polypharmazie mit entsprechenden Substanzwechselwirkungen einher (Safran et al., 2005). Trotz der Polypharmazie der Patienten und auch nach sogenannten Indikatorfrakturen wird eine Osteoporose im Alter häufig nicht adäquat diagnostiziert und therapiert. Insgesamt erhalten nur 25 % der Patienten mit diagnostizierter Osteoporose in Deutschland eine medikamentöse Therapie (Strom et al., 2011). Durch die Abnahme der Knochenmasse und durch eine zusätzliche Abnahme des Muskelgewebes und Zunahme des Fettgewebes (sogenannte Sarkopenie) kommt es bei geriatrischen Traumapatienten eher zu Wirbelkörperfrakturen auch bei sogenannten Niedrigenergietraumata. Rund 50 % der Frauen > 80 Jahre weisen Wirbelkörperfrakturen auf.

Patienten mit Wirbelkörperfrakturen zeigen häufig einen Klopfschmerz im Bereich des betroffenen Segments. Anamnestisch lässt sich vielfach kein adäquates Ereignis eruieren. Die Schwierigkeit besteht oftmals in der Inkongruenz der Beschwerden mit den radiologischen Befunden. Oft liegen alte und frische multisegmentale Frakturen nebeneinander vor. Wirbelkörperfrakturen können eine Kaskade aus frakturbedingter Kyphosierung, zunehmenden Rückenschmerzen, Einschränkung der Lungenfunktion, zunehmender Kraftlosigkeit, früh eintretendem Sättigungsgefühl mit Gewichtverlust sowie durch Inaktivität zunehmende Osteoporose auslösen. Mehrsegmentale Deformitäten führen bei ca. ⅓ der Frakturen zu chronischen Schmerzen. Zur frühestmöglichen Identifikation dieser multimorbiden, geriatrischen Patienten hat sich das sogenannte Identification of Seniors at Risk (ISAR)-Screening etabliert.

Im Bereich der Halswirbelsäule treten Frakturen des 1. und 2. Halswirbelkörpers vor allem nach Stürzen aus dem Stand mit direktem Kopfanprall auf, zumeist dann in Kombination mit einem Schädel-Hirn-Trauma (SHT). Frakturen der Halswirbelsäule können asymptomatisch sein. Eine klinische und radiologische Untersuchung der Halswirbelsäule sollte daher bei jedem Kopfanprall erfolgen. Aufgrund der häufigen Inzidenz zervikaler Verletzungen im Zusammenhang mit Stolperstürzen ist die frühestmögliche Immobilisation der HWS durch eine Zervikalorthese von übergeordneter Bedeutung. Nach der Anamnese und klinischen Untersuchung schließt sich üblicherweise eine bildgebende Diagnostik mittels Computertomografiediagnostik an. Aufgrund ihrer hohen Sensitivität hat die CT-Diagnostik gerade bei älteren Patienten mit V. a. zervikale Verletzung einen hohen Stellenwert. Frakturen im Bereich des HWK-1 (Atlas) werden als Jefferson-Fraktur (Typ I–V) bezeichnet, bei den häufigen HWK-2-Frakturen wird in einen Frakturverlauf im Bereich des Dens axis (Einteilung nach Anderson und D'Alonzo Typ I–III) (Anderson & D'Alonzo, 1974) sowie eine Affektion des Wirbelkörpers und der angrenzenden diskoligamentären Strukturen (Effendi-Klassifikation; Effendi et al., 1981) unterschieden.

> **Merke**
>
> Die Differenzierung zwischen einer frischen und einer älteren Wirbelkörperfraktur kann den Untersucher im Bereich der Brust- und Lendenwirbelsäule (BWS/LWS) vor eine Herausforderung stellen, da bei älteren Patienten oftmals bereits atraumatische Wirbelkörperfrakturen auf dem Boden einer Osteoporose vorliegen.

Hinzu kommt, dass schmerzbedingt viele Untersuchungen nicht im Stehen durchgeführt werden können und daher die radiologische Untersuchung im Liegen durchgeführt werden muss, wobei sich Wirbelkörperfrakturen unter Entlastung oft anders darstellen als unter Belastung. Zur Unterscheidung zwischen einer frischen und einer älteren Wirbelkörperfraktur sollte daher im Anschluss an die native Röntgen- und/oder CT-Untersuchung gegebenenfalls eine MRT-Diagnostik erwogen werden. Okkulte Wirbelkörperfrakturen lassen sich besonders gut in der T2-Wichtung sowie in der sogenannten STIR-Sequenz (Short-Tau Inversion Recovery) darstellen. Ebenso können diskoligamentäre Verletzungen, welche auf eine Instabilität des Wirbelsäulensegmentes hinweisen, in der Regel gut darstellt werden. Trotz dreidimensionaler radiologischer Darstellung kann eine Instabilität nicht immer mit Sicherheit ausgeschlossen werden. In diesen Fällen eignet sich eine radiologische Funktionsaufnahme der Wirbelsäule, welche weitere Erkenntnisse hinsichtlich der Stabilität des Wirbelkörpersegmentes liefern kann. Die im Bereich der BWS/LWS gebräuchlichste Frakturklassifikation ist die AO-Klassifikation. Dabei wird im Bereich der Wirbelsäule der Entstehungsmechanismus der Verletzung berücksichtigt, um zu unterscheiden zwischen einer stabilen A-Fraktur (Kompressionsfraktur), einer B-Verletzung (Distraktionsfraktur) sowie einer C-Verletzung (Rotationsfraktur) (Reinhold et al., 2013). Eine optimale Therapie gestaltet sich aufgrund der Komplexität oft schwierig. Die operative sowie konservative Therapie der HWS-Verletzungen unterscheidet sich neben der Behandlung der Komorbiditäten und Berücksichtigung der hohen Osteoporoseprävalenz des älteren Patienten bislang nicht von der Therapie des jüngeren Patienten (Wang et al., 2013). Jedoch werden im Alter fortgeschrittene knöcherne Degenerationen der Halswirbelsäule beobachtet. Insbesondere Frakturen bei ankylosierenden Spondyloarthropathien gehen oftmals mit einer hohen Instabilität einher, welche eine operative dorsoventrale Stabilisierung der HWS erforderlich machen kann. Im Bereich der Halswirbelsäule können stabile Frakturen konservativ mittels starrer Halskrawatte für 6 Wochen therapiert werden. Bei neurologischen Ausfällen, instabilen Frakturen oder deutlicher Dislokation besteht die Indikation zur operativen Therapie. Diese kann in Form einer ventralen oder dorsalen Schraubenosteosynthese durchgeführt werden. Bei Frakturen der unteren Halswirbelsäule erfolgt die operative Stabilisierung mittels ventraler Plattenosteosynthese oder dorsalem Schrauben-Stab-System. Verletzungen der throrakolumbalen Wirbelsäule ohne starke Kompression oder Instabilität können konservativ durch Analgesie und Physiotherapie therapiert werden. Sollte es jedoch zu bleibenden Schmerzen mit Einschränkungen der Mobilität kommen, kann zur Schmerzlinderung eine Kyphoplastie des betroffenen Wirbelkörpers durchgeführt werden. Bei schweren Kompressionsverletzungen oder Instabilität erfolgt eine Kombination aus dorsaler Stabilisierung und Kyphoplastie, wobei zur Verbesserung der Stabilität eine Zementaugmentation der Pedikelschrauben durchgeführt werden kann. Entscheidend ist ein Erhalt der sagittalen Balance, da eine zunehmende Kyphosierung der Wirbelsäule mit persistierenden immobilisierenden Rückenschmerzen einhergeht.

Zusammenfassung

Wirbelsäuleneingriffe bei älteren Patienten unterscheiden sich nicht von jenen von jüngeren Patienten. Allerdings scheint die Komplikationsrate mit zunehmender Komplexität des Wirbelsäuleneingriffs und fortschreitendem Alter anzusteigen, wobei auch ältere (> 65 Jahre) und hochbetagte (> 80 Jahre) Patienten unabhängig vom Ausmaß des operativen Eingriffs eindeutig von der chirurgischen Behandlung profitieren.

9.9.4 Schädel-Hirn-Trauma

Merke

Schädel-Hirn-Traumata (SHT) des geriatrischen Patienten zeigen eine höhere Rate an notwendigen chirurgischen Interventionen, ein schlechteres neurologisches Langzeitergebnis und eine erhöhte Mortalität.

Die häufigsten Verletzungen sind Kontusionsblutungen und subdurale Hämatome. Durch den altersbedingten Volumenverlust des Gehirns treten Symptome bei diesen Verletzungen verzögert oder abgeschwächt auf. Störungen der Gerinnung durch Leberfunktionsstörungen, hämatologische Erkrankungen oder medikamentöse Antikoagulation sind typisch bei geriatrischen Patienten. Dies führt zu einem höheren Risiko für intrakranielle Blutungen auch bei Niedrigenergietraumata. Auch bei einem unauffälligen neurologischen Status sollten antikoagulierte Patienten mit Schädel-Hirn-Trauma engmaschig kontrolliert werden. Durch Abnahme von Koordination, Muskelkraft und Reflexen kommt es im Rahmen von Stürzen beim geriatrischen Patienten oft zum direkten Kopfanprall. Die regelhaft verwendete Glasgow Coma Scale (GCS) ist beim geriatrischen Patienten nicht zuverlässig. Bei initialer Bewusstlosigkeit oder Abweichungen im GCS sollte eine CT-Diagnostik großzügig durchgeführt werden, um intrakranielle Blutungen auszuschließen, vor allem bei antikoagulierten Patienten. Im Fokus muss immer eine Optimierung der Gerinnung stehen, um eine Zunahme der Blutung weiter zu vermeiden. Dies sollte immer im internistischen Konsens geschehen, da auch das Thromboembolierisiko bei diesen Patienten nicht vernachlässigt werden darf. Ältere Patienten unter Antikoagulation haben bei traumatischer Hirnblutung eine Krankenhausmortalität von 30 % und eine 1-Jahres-Mortalität von 56 %. Die Entwicklung der Leitlinien zur Behandlung des SHT erfolgte bisher mit dem Fokus auf jüngere Patienten. Es existieren daher keine speziellen Therapieempfehlungen für ältere Patienten mit Schädel-Hirn-Trauma. Der Fokus sollte weiter auf der Aufrechterhaltung eines adäquaten zerebralen Perfusionsdrucks von 60–70 mmHg durch Kontrolle des Blutdrucks und des intrakraniellen Drucks stehen und, bei Indikation, auf eine chirurgische Evakuation raumfordernder Blutungen (epidural, subdural, intraparenchymatös) gerichtet sein. Ob die dekompressive Hemikraniektomie als Rescue-Therapie nach Ausschöpfen aller anderer Therapieoptionen beim schweren Schädel-Hirn-Trauma älterer Patienten einen ähnlichen Effekt wie bei jüngeren Patienten aufweist (deutliche Senkung der Mortalität), bleibt unklar, wobei die Erkenntnisse aus den DESTINY-Studien zur dekompressiven Hemikraniektomie bei malignem Mediainfarkt zeigen, dass auch ältere Patienten, wenn auch in geringerem Maße, von der Therapie profitieren und somit ein Effekt auch im Kontext des schweren Schädel-Hirn-Traumas denkbar ist (Juttler et al., 2011; Juttler et al., 2007). Speziell in der Therapie des Schädel-Hirn-Traumas bei älteren Patienten ist zu bedenken, dass ältere Patienten mit einem Schädel-Hirn-Trauma, das eine intensivmedizinische Behandlung notwendig macht, mit 25 % zwar insgesamt eine deutlich höhere 6-Monats-Mortalität als jüngere Patienten mit vergleichbaren Verletzungen (7 %) aufweisen, dass jedoch etwa die Hälfte dieser Patienten über 65 Jahre bei maximaler intensivmedizinischer Therapie nach 6 Monaten ein zufriedenstellendes neurologisches Outcome im Sinne eines Glasgow Outcome Score Extended (GOSE) von 5 Punkten oder besser erreicht (Merzo et al., 2016). Selbst in der Gruppe der intensivmedizinisch versorgten Patienten über 65 Jahre, bei denen eine Operation notwendig ist, haben knapp ein Viertel der Patienten nach 6 Monaten ein gutes neurologisches Outcome. Die initiale Vigilanz lässt bei intensivmedizinisch zu betreuenden Patienten über 65 Jahren mit einem Schädel-Hirn-Trauma im Gegensatz zu den Patienten unter 65 Jahren keinerlei Einschätzung des neurologischen Outcomes zu. Stets sollte man bei älteren Patienten mit der anamnestischen Angabe „leicht am Kopf gestoßen" an das Vorliegen eines chronischen Subduralhämatoms denken.

9.9.5 Normaldruckhydrozephalus

Eine detaillierte Diskussion findet sich in ▸ Kap. 9.5. Der Normaldruckhydrozephalus (NPH, „normal pressure hydrocephalus") zeichnet sich durch eine Symptomtrias aus hypokinetischer Gangstörung, subkortikaler Demenz und Urininkontinenz aus. Das typische Erkrankungsalter liegt bei über 60 Jahren. Grundsätzlich müssen beim NPH zwei Formen unterschieden werden: Bei der idiopathischen Form, die etwa die Hälfte der Patienten aufweisen, findet sich keine Ursache der Erkrankung. Bei den übrigen Formen spricht man von einem sekundären symptomatischen NPH, der z. B. durch Subarachnoidalblutungen, Schädel-Hirn-Traumata, neurochirurgische Eingriffe oder Meningitiden und in selteneren Fällen durch zerebrale Strahlentherapien, intrathekale Chemotherapien, vaskuläre Malformationen, Epiphysentumoren sowie Sarkoidose und Neurofibromatose (hier wahrscheinlich durch stark erhöhte Eiweißwerte) begründet sein kann. Die exakte Pathophysiologie des NPH ist trotz verschiedener Erklärungsansätze weiterhin unklar und Überschneidungen mit der Alzheimer-Erkrankung werden beschrieben, da es auch beim NPH zur Ablagerung von Amyloidkomplexen kommt. Die Diagnosestellung erfolgt anhand typischer klinischer Symptome, der Anamnese, der zerebralen Bildgebung und dem Ergebnis einer Probeliquorentlastungspunktion. Nach Ablassen von 30–50 ml Liquor kommt es zu einer Symptombesserung, vor allem der Gangstörung (Schrittweite, Geschwindigkeit; Messung mittels Tinetti Gait Score bzw. Tinetti Balance Score). Auch bei neuropsychologischen Kurztests kann eine Symptombesserung nachweisbar sein. Zumeist wird in der Therapie des NPH ein ventrikuloperitonealer Shunt eingesetzt. Alternativ steht auch der ventrikuloatrialer Shunt zur Verfügung. Der Erfolgt der Shunt-Operation wird mit bis zu 90% beziffert, wobei vor allem die richtige Auswahl der Patienten von entscheidender Bedeutung für einen Therapieerfolg ist.

Zusammenfassung

Es liegt auf der Hand, dass zu einer erfolgreichen Neurochirurgie bei geriatrischen Patienten mehr gehört als nur die Durchführung eines neurochirurgischen Eingriffs. Dies mag zwar intuitiv erscheinen, wird aber in der Praxis nicht immer umgesetzt. Um eine optimale, auf den einzelnen Patienten ausgerichtete Versorgung zu erreichen, bedarf es einer medizinisch-chirurgischen, interdisziplinären Zusammenarbeit, um die präoperative Beurteilung zu optimieren, die chirurgischen Ziele anzupassen und die postoperative Versorgung zum kurz- und langfristigen Nutzen des Patienten und seiner Familie zu verbessern. Dies erfordert das kombinierte Fachwissen und die Fähigkeiten von Neurochirurgen und Anästhesisten, die vor, während und nach dem chirurgischen Eingriff von Gerontologen und anderen verwandten Gesundheitsdienstleistern unterstützt werden. Die geriatrische Neurochirurgie entwickelt sich zu einer neuen Subspezialität, die den Bedürfnissen und Anforderungen dieses ständig wachsenden neurochirurgischen Gesundheitsproblems gerecht wird, und die Beiträge in dieser Ausgabe stellen einen wichtigen, aber keineswegs endgültigen Schritt in diesem Prozess dar.

Literatur

Anderson, L. D., & D'Alonzo, R. T. (1974). Fractures of the odontoid process of the axis. *J Bone Joint Surg Am, 56*(8), 1663-1674. https://www.ncbi.nlm.nih.gov/pubmed/4434035

Boden, S. D., Davis, D. O., Dina, T. S., et al. (1990). Abnormal magnetic-resonance scans of the lumbar spine in asymptomatic subjects. A prospective investigation. *J Bone Joint Surg Am, 72*(3), 403-408. https://www.ncbi.nlm.nih.gov/pubmed/2312537

Brinjikji, W., Luetmer, P. H., Comstock, B., et al. (2015). Systematic literature review of imaging features of spinal degeneration in asymptomatic populations. *AJNR Am J Neuroradiol, 36*(4), 811-816. https://doi.org/10.3174/ajnr.A4173

Cairncross, G., Wang, M., Shaw, E., et al. (2013). Phase III trial of chemoradiotherapy for anaplastic oligodendroglioma: long-term results of RTOG 9402. *J Clin Oncol, 31*(3), 337-343. https://doi.org/10.1200/JCO.2012.43.2674

Clegg, A., Young, J., Iliffe, S., et al. (2013). Frailty in elderly people. *Lancet, 381*(9868), 752-762. https://doi.org/10.1016/S0140-6736(12)62167-9

Cvijanovic, O., Bobinac, D., Zoricic, S., et al. (2004). Age- and region-dependent changes in human lumbar vertebral bone: a histomorphometric study. *Spine (Phila Pa 1976), 29*(21), 2370-2375. https://doi.org/10.1097/01.brs.0000143620.95267.39

Effendi, B., Roy, D., Cornish, B., et al. (1981). Fractures of the ring of the axis. A classification based on the analysis of 131 cases. *The Journal of bone and joint surgery. British volume, 63-B*(3), 319-327. https://doi.org/10.1302/0301-620X.63B3.7263741

Ferraris, V. A., Ferraris, S. P., & Saha, S. P. (2010). The relationship between mortality and preexisting cardiac disease in 5,971 trauma patients. *J Trauma, 69*(3), 645-652. https://doi.org/10.1097/TA.0b013e3181d8941d

Goldbrunner, R., Stavrinou, P., Jenkinson, M. D., et al. (2021). EANO guideline on the diagnosis and management of meningiomas. *Neuro Oncol, 23*(11), 1821-1834. https://doi.org/10.1093/neuonc/noab150

Hegi, M. E., Diserens, A. C., Gorlia, T., et al. (2005). MGMT gene silencing and benefit from temozolomide in glioblastoma. *N Engl J Med, 352*(10), 997-1003. https://doi.org/10.1056/NEJMoa043331

Ius, T., Somma, T., Altieri, R., et al. (2020). Is age an additional factor in the treatment of elderly patients with glioblastoma? A new stratification model: an Italian Multicenter Study. Neurosurg Focus, 49(4), E13. https://doi.org/10.3171/2020.7.FOCUS20420

Iwamoto, F. M., Reiner, A. S., Nayak, L., et al. (2009). Prognosis and patterns of care in elderly patients with glioma. *Cancer, 115*(23), 5534-5540. https://doi.org/10.1002/cncr.24612

Juttler, E., Bosel, J., Amiri, H., et al. (2011). DESTINY II: DEcompressive Surgery for the Treatment of malignant INfarction of the middle cerebral arterY II. *Int J Stroke, 6*(1), 79-86. https://doi.org/10.1111/j.1747-4949.2010.00544.x

Juttler, E., Schwab, S., Schmiedek, P., et al. (2007). Decompressive Surgery for the Treatment of Malignant Infarction of the Middle Cerebral Artery (DESTINY): a randomized, controlled trial. *Stroke, 38*(9), 2518-2525. https://doi.org/10.1161/STROKEAHA.107.485649

Kirkaldy-Willis, W. H., Wedge, J. H., Yong-Hing, K., et al. (1978). Pathology and pathogenesis of lumbar spondylosis and stenosis. *Spine (Phila Pa 1976), 3*(4), 319-328. https://doi.org/10.1097/00007632-197812000-00004

Kornblum, M. B., Fischgrund, J. S., Herkowitz, H. N., et al. (2004). Degenerative lumbar spondylolisthesis with spinal stenosis: a prospective long-term study comparing fusion and pseudarthrosis. *Spine (Phila Pa 1976), 29*(7), 726-733; discussion 733-724. https://doi.org/10.1097/01.brs.0000119398.22620.92

Louis, D. N., Perry, A., Reifenberger, G., et al. (2016). The 2016 World Health Organization Classification of Tumors of the Central Nervous System: a summary. *Acta Neuropathol, 131*(6), 803-820. https://doi.org/10.1007/s00401-016-1545-1

Louis, D. N., Perry, A., Wesseling, P., et al. (2021). The 2021 WHO Classification of Tumors of the Central Nervous System: a summary. *Neuro Oncol, 23*(8), 1231-1251. https://doi.org/10.1093/neuonc/noab106

Ludolph A. C., et al. (2017) S1-Leitlinie Zervikale spondylotische Myelopathie. In: Deutsche Gesellschaft für Neurologie, Hrsg. Leitlinien für Diagnostik und Therapie in der Neurologie. Online: www.dgn.org/leitlinien, Zugriff am 18.4.2023

Malmstrom, A., Gronberg, B. H., Marosi, C., et al. (2012). Temozolomide versus standard 6-week radiotherapy versus hypofractionated radiotherapy in patients older than 60 years with glioblastoma: the Nordic randomised, phase 3 trial. *Lancet Oncol, 13*(9), 916-926. https://doi.org/10.1016/S1470-2045(12)70265-6

Matsuyama, Y. (2017). Surgical treatment for adult spinal deformity: Conceptual approach and surgical strategy. *Spine Surg Relat Res, 1*(2), 56-60. https://doi.org/10.22603/ssrr.1.2016-0036

Merzo, A., Lenell, S., Nyholm, L., et al. (2016). Promising clinical outcome of elderly with TBI after modern neurointensive care. *Acta Neurochir (Wien), 158*(1), 125-133. https://doi.org/10.1007/s00701-015-2639-6

Molinaro, A. M., Hervey-Jumper, S., Morshed, R. A., et al. (2020). Association of Maximal Extent of Resection of Contrast-Enhanced and Non-Contrast-Enhanced Tumor With Survival Within Molecular Subgroups of Patients With Newly Diagnosed Glioblastoma. *JAMA Oncol, 6*(4), 495-503. https://doi.org/10.1001/jamaoncol.2019.6143

Ostrom, Q. T., Cioffi, G., Waite, K., et al. (2021). CBTRUS Statistical Report: Primary Brain and Other Central Nervous System Tumors Diagnosed in the United States in 2014-2018. *Neuro Oncol, 23*(12 Suppl 2), iii1-iii105. https://doi.org/10.1093/neuonc/noab200

Perry, J. R., Laperriere, N., O'Callaghan, C. J., et al. (2017). Short-Course Radiation plus Temozolomide in Elderly Patients with Glioblastoma. *N Engl J Med, 376*(11), 1027-1037. https://doi.org/10.1056/NEJMoa1611977

Rafiq, R., Katiyar, V., Garg, K., et al. (2021). Comparison of outcomes of surgery for intracranial meningioma in elderly and young patients – A systematic review and meta-analysis. *Clin Neurol Neurosurg, 207*, 106772. https://doi.org/10.1016/j.clineuro.2021.106772

Rau, C. S., Lin, T. S., Wu, S. C., et al. (2014). Geriatric hospitalizations in fall-related injuries. *Scand J Trauma Resusc Emerg Med, 22*, 63. https://doi.org/10.1186/s13049-014-0063-1

Ravichandran, D., Pillai, J., & Krishnamurthy, K. (2022). Genetics of intervertebral disc disease: A review. *Clin Anat, 35*(1), 116-120. https://doi.org/10.1002/ca.23803

Reinhold, M., Audige, L., Schnake, K. J., et al. (2013). AO spine injury classification system: a revision proposal for the thoracic and lumbar spine. *European spine journal*: official publication of the European Spine Society, the European Spinal Deformity Society, and the European Section of the Cervical Spine Research Society, 22(10), 2184-2201. https://doi.org/10.1007/s00586-013-2738-0

Robert Koch-Institut (RKI) (2022). Zentrum für Krebsregisterdaten.

Roth, P., Martus, P., Kiewe, P., et al. (2012). Outcome of elderly patients with primary CNS lymphoma in the G-PCNSL-SG-1 trial. *Neurology, 79*(9), 890-896. https://doi.org/10.1212/WNL.0b013e318266fcb2

Safran, D. G., Neuman, P., Schoen, C., et al. (2005). Prescription drug coverage and seniors: findings from a 2003 national survey. Health Aff (Millwood), Suppl Web Exclusives, W5-152-W155-166. https://doi.org/10.1377/hlthaff.w5.152

Sambrook, P. N., Cameron, I. D., Chen, J. S., et al. (2007). Influence of fall related factors and bone strength on fracture risk in the frail elderly. *Osteoporos Int, 18*(5), 603-610. https://doi.org/10.1007/s00198-006-0290-z

Singh, K., & Phillips, F. M. (2005). The Biomechanics and Biology of the Spinal Degenerative Cascade. *Seminars in Spine Surgery, 17*(3), 128-136. https://doi.org/https://doi.org/10.1053/j.semss.2005.06.001

Smith, O. C. (1907). Advanced age as a contraindication to operation. *Med Rec (NY)*, 72, 642 – 644.

Sperduto, C. M., Watanabe, Y., Mullan, J., et al. (2008). A validation study of a new prognostic index for patients with brain metastases: the Graded Prognostic Assessment. *J Neurosurg, 109* Suppl, 87-89. https://doi.org/10.3171/JNS/2008/109/12/S14

Strom, O., Borgstrom, F., Kanis, J. A., et al. (2011). Osteoporosis: burden, health care provision and opportunities in the EU: a report prepared in collaboration with the International Osteoporosis Foundation (IOF) and the European Federation of Pharmaceutical Industry Associations (EFPIA). *Arch Osteoporos, 6*, 59-155. https://doi.org/10.1007/s11657-011-0060-1

Stupp, R., Mason, W. P., van den Bent, M. J., et al. (2005) Radiotherapy plus concomitant and adjuvant temozolomide for glioblastoma. *N Engl J Med, 352*(10), 987-996. https://doi.org/10.1056/NEJMoa043330

Volter, C., Gotze, L., Falkenstein, M., et al. (2017). Application of a computer-based neurocognitive assessment battery in the elderly with and without hearing loss. *Clin Interv Aging, 12*, 1681-1690. https://doi.org/10.2147/CIA.S142541

Vuorinen, V., Hinkka, S., Farkkila, M., et al. (2003). Debulking or biopsy of malignant glioma in elderly people – a randomised study. *Acta Neurochir (Wien), 145*(1), 5-10. https://doi.org/10.1007/s00701-002-1030-6

Wang, H., Coppola, M., Robinson, R. D., et al. (2013). Geriatric Trauma Patients With Cervical Spine Fractures due to Ground Level Fall: Five Years Experience in a Level One Trauma Center. *J Clin Med Res, 5*(2), 75-83. https://doi.org/10.4021/jocmr1227w

Weinstein, J. N., Lurie, J. D., Tosteson, T. D., et al. (2009). Surgical compared with nonoperative treatment for lumbar degenerative spondylolisthesis. four-year results in the Spine Patient Outcomes Research Trial (SPORT) randomized and observational cohorts. *J Bone Joint Surg Am, 91*(6), 1295-1304. https://doi.org/10.2106/JBJS.H.00913

Weinstein, J. N., Tosteson, T. D., Lurie, J. D., et al. (2008). Surgical versus nonsurgical therapy for lumbar spinal stenosis. *N Engl J Med, 358*(8), 794-810. https://doi.org/10.1056/NEJMoa0707136

Weller, M., Butowski, N., Tran, D. D., et al. (2017). Rindopepimut with temozolomide for patients with newly diagnosed, EGFRvIII-expressing glioblastoma (ACT IV): a randomised, double-blind, international phase 3 trial. *Lancet Oncol, 18*(10), 1373-1385. https://doi.org/10.1016/S1470-2045(17)30517-X

Weller, M., van den Bent, M., Tonn, J. C., et al. (2017). European Association for Neuro-Oncology (EANO) guideline on the diagnosis and treatment of adult astrocytic and oligodendroglial gliomas. *Lancet Oncol, 18*(6), e315-e329. https://doi.org/10.1016/S1470-2045(17)30194-8

Zaina, F., Tomkins-Lane, C., Carragee, E., et al. (2016). Surgical versus non-surgical treatment for lumbar spinal stenosis. Cochrane Database Syst Rev(1), CD010264. https://doi.org/10.1002/14651858.CD010264.pub2

9.10 Altersbedingte Veränderungen der multisensorischen Integration

Julian Keil und Walter Maetzler

9.10.1 Einführung

Über alle Sinne erhalten wir Informationen über unsere Umgebung. Um komplexe Aufgaben zu bewältigen, müssen wir sie gewichten und sinnvoll zusammenfügen. Diese multisensorische Integration (MSI) ist ein weitgehend automatischer Vorgang, der aber durch unterschiedliche Prozesse beeinflusst werden kann (Holmes, 2009). Das Wissen über die Veränderung der MSI im Alter ist relevant um Wahrnehmungs- und Verhaltensdefizite zu beheben, die durch Verschlechterungen der sensorischen Fähigkeiten oder unter ungünstigen Bedingungen im Alter vermehrt auftreten, und so zu einem aktiven und selbstständigen Leben beizutragen (Murray et al., 2016).

Prinzipien der MSI

Multisensorische Integration (MSI) beschreibt die Zuordnung unterschiedlicher Informationen zu einem gemeinsamen Objekt, und wird beeinflusst durch:

Eigenschaften der Reize

- räumliche Kongruenz: MSI ist am stärksten, wenn Informationen aus dem *gleichen Ort im Raum* kommen.
- zeitliche Kongruenz: MSI ist am stärksten, wenn Informationen innerhalb eines *Zeitfensters der Integration* auftreten.
- inverse Effizienz: MSI ist am stärksten, wenn die *einzelnen Informationen schwach oder ungenau* sind.

Eigenschaften der Person

- geeignete Modalität: MSI hängt davon ab, welche Information die größte Relevanz hat. Die Gewichtung ist *subjektiv*, und hängt von Vorwissen, den Eigenschaften der Sinne, und der Qualität der Information ab.

9.10.1.1 Vorteile der MSI

Unsere sensorischen Systeme liefern uns spezifische Informationen über unsere Umwelt. Diese ergänzen sich, und ermöglichen uns ein möglichst genaues und exaktes Handeln. So werden die meisten Wahrnehmungen durch mehrere Sinne transportiert. Um die Qualität eines Apfels zu beurteilen, können wir die Farbe, die Festigkeit und den Geruch integrieren. Wir haben die erstaunliche Fähigkeit, auch komplexe oder widersprüchliche Informationen zu einer sinnvollen Wahrnehmung zu kombinieren. Dies stellt sicher, dass relevante Inhalte verstärkt, und irrelevante Störungen ausgeblendet werden können, um so bedeutsame Informationen hervorzuheben (Freiherr et al., 2013).

Alltägliche und experimentelle Befunde zeigen, dass MSI mehrerer Sinne unsere Wahrnehmung im Vergleich zur Verarbeitung von einzelnen Sinnen verbessert. Typischerweise reagieren wir auf zeitgleiche Reize aus unterschiedlichen Sinnen schneller, als auf nur einen Reiz, obwohl diese zusätzlichen Reize keine zusätzlichen Informationen liefern (Shaw et al., 2020). Dieser Redundanz-Effekt lässt sich im Alltag beobachten, wenn wir auf ein Telefon schneller und zuverlässiger reagieren, wenn es klingelt, vibriert, und leuchtet (Pomper et al., 2014). Ebenso hilft MSI, Gegenstände im Raum zu finden: Suchen wir einen bestimmten Gegenstand unter vielen ähnlichen Objekten, dann kann ein Ton, der gleichzeitig zum Auftreten des gesuchten Gegenstandes abgespielt wird, die Suchdauer reduzieren (Van der Burg et al., 2008). Auch in unübersichtlichen Situationen kann uns MSI helfen: Das Sprachverständnis in lauten Umgebungen wird besser, wenn wir gleichzeitig die Lippen unseres Gegenübers sehen können (Zion-Golumbic et al., 2013). Diese Beispiele zeigen, dass sowohl komplementäre als auch redundante Informationen unsere Wahrnehmung verbessern können.

9.10.1.2 Neuronale Grundlagen

Tierversuche zeigen, dass Informationen aus unterschiedlichen Sinnen bereits an einzelnen Zellen, z. B. in den tiefen Schichten der Colliculi superiores zusammenfließen. Hier rufen räumlich und zeitlich gleiche Reize eine stärkere Reaktion hervor als die einzelnen Reize (Meredith & Stein, 1986). Im menschlichen Neokortex wurde MSI im superioren Temporallappen, dem intraparietalen Sulcus, sowie im Frontal- und Präfrontallappen beschrieben (Ghazanfar & Schroeder, 2006). Neuere Forschung zeigt, dass es bereits bedeutsame anatomische Verbindungen zwischen den frühen sensorischen Verarbeitungsgebieten des Neokortex gibt. Eine besondere Bedeutung für die Kommunikation zwischen diesen Verarbeitungsgebieten und damit für die MSI spielen außerdem funktionelle Verbindungen. Anhand dieser lassen sich je nach Situation oder Aufgabe die Verarbeitung und Kombination unterschiedlicher Sinne anpassen (Keil & Senkowski, 2018). Die MSI scheint also eine Grundeigenschaft unserer Wahrnehmung zu sein, die sich flexibel an unterschiedliche Anforderungen anpassen lässt.

9.10.2 Veränderungen im Alter

Zu Beginn unseres Lebens können wir bereits einfache zeitliche und räumliche Kongruenz wahrnehmen, aber noch keine komplexen Objekte identifizieren. Diese frühe Entwicklungsstufe zeichnet sich durch eine große Bandbreite multisensorischer Integration entsprechend der räumlich-zeitlichen Eigenschaften, unabhängig der Objekteigenschaften, aus. Im Laufe der Entwicklung findet eine Einengung der Wahrnehmung bei gleichzeitiger Entwicklung von Wahrnehmungs-Schemata statt, sodass Objekte in der Umwelt aufgrund gemeinsamer Eigenschaften gruppiert werden. Im Alter verlassen wir uns vermehrt auf gelernte Zusammenhänge (Murray et al., 2016). Entsprechend der inversen Effizienz führt mit fortschreitendem Alter die reduzierte Qualität der Informationen aus einzelnen Sinnen zu einer verstärkten MSI.

Im Alter nehmen die Sehschärfe und die Empfindlichkeit der chemischen Sinne ab, und die Hörschwelle steigt an. Auch verlangsamen sich motorische Reaktionen, und generelle kognitive Fähigkeiten nehmen ab. Diese Veränderungen gehen einher mit einer Reduktion des Gehirnvolumens und der grauen Substanz (Völter et al., 2021). Diese Veränderungen führen vermutlich auch zu einer Kompensation durch kognitive Hilfsstrategien, z. B. durch verstärktes Zurückgreifen auf bereits gelernte Schemata und Vorerfahrungen, und zu einer Verstärkung der MSI (oder zumindest von Teilen davon) (Chan et al., 2021). Parameter dieser Adaptationen bzw. Kompensationsstrategien können damit auch potenzielle Indikatoren für nachlassende sensorische oder kognitive Fähigkeiten sein.

Merke

Veränderungen im Alter (z. B. Abnahme der Sehschärfe, der Empfindlichkeit der chemischen Sinne etc.) führen vermutlich zu einer Kompensation durch kognitive Hilfsstrategien und zu einer Verstärkung von Teilen der MSI.

Als Beispiele für diese Veränderung der MSI mit dem Alter dienen zwei Befunde: Die Vergrößerung des Zeitfensters der Integration und die erhöhte Anfälligkeit für multisensorische Illusionen.

Vergleicht man ältere und jüngere Personen, werden die Reaktionen auf multiple Reize im Alter sowohl langsamer als auch variabler (Mozolic et al., 2012). Soll entschieden werden, ob zeitlich versetzte auditorische und visuelle Reize gleichzeitig auftreten, geben ältere Versuchsteilnehmer über ein längeres Intervall hin an, dass beide gleichzeitig auftreten (Noel et al., 2016). Außerdem benötigen ältere Personen einen größeren zeitlichen Abstand zwischen den Reizen, um zu entscheiden, welcher zuerst auftrat (Bedard & Barnett-Cowan, 2016). Allerdings zeigen ältere Personen durch multisensorische Reize einen größeren Reaktionszeit-Zugewinn im Vergleich zu den einzelnen Reizen als jüngere (Laurienti et al., 2006).

Studien mit gleichen und ungleichen auditorischen und visuellen Reizen zeigen, dass zunehmendes Alter zu verstärkter MSI führt. Die Kombination mehrerer auditorischer mit einem visuellen Reiz kann zu einer Illusion mehrerer visueller Reize führen. Die Wahrscheinlichkeit dieser Doppelblitz-Illusion steigt mit dem Alter, und dieser Zusammenhang wird durch reduzierte Sehschärfe und Hörfähigkeit verstärkt (Hirst et al., 2019). Werden gleiche visuelle und auditorische Reize präsentiert, so kann eine intakte Hörfähigkeit die reduzierte Sehschärfe ausgleichen. Dies spricht dafür, dass wir unsere Sinne entsprechend ihrer Zuverlässigkeit gewichten, und uns im Alter verstärkt auf unsere Vorerfahrungen verlassen (Chan et al., 2021). Je nach Situation und Aufgabe können diese altersassoziierten Veränderungen der MSI vor- oder nachteilig für Wahrnehmung und Reaktionen sein (Brooks et al., 2018).

9.10.3 Klinische Relevanz

Merke

Veränderungen der MSI haben offensichtlich große Auswirkungen auf das alltägliche Leben alter Menschen, und bei multimorbiden Personen dürften diese Auswirkungen noch ausgeprägter sein.

Es ist bis dato wenig erforscht, bis wann die Kompensation der MSI für nachlassende (periphere) Sensorik funktioniert, und wann sie entweder per se zu einer alltagsrelevanten „Überkompensation“ führt (z. B., wenn Illusionen alltagsrelevante Aspekte der Wahrnehmung dominieren), oder die MSI selbst ihre Leistungsgrenze erreicht und an Qualität verliert (z. B. durch Alterungs- und zerebrale pathologische Prozesse).

Studien deuten darauf hin, dass insbesondere Einschränkungen der MSI die Wahrscheinlichkeit des Auftretens von Stürzen, und damit von schweren körperlichen Verletzungen, erhöhen. Diese Assoziation liegt nahe, da insbesondere Gleichgewicht durch das Zusammenspiel (und Integration) verschiedener Sinnesmodalitäten aufrechterhalten wird. Gleichgewicht wird durch MSI des Sehens, des Gleichgewichtssinnes und somatosensorischer Informationen aufrechterhalten. Ältere Menschen mit schlechter Balance tendieren offensichtlich dazu, die o. g., für das Gleichgewicht relevanten Sinne, relativ ungewichtet zu integrieren, während jene mit guter Gleichgewichtsfähigkeit die unterschiedlichen Informationen sinnvoll und differenziert gewichten (Zhang et al., 2020). Diese Befunde können vollkommen neue Therapieoptionen eröffnen, was sich in der nachfolgenden Darstellung zu Gleichgewichtsstudien erahnen lässt.

9.10.3.1 Ansätze zu Therapie-Optionen

Eine sinnvolle MSI kann hilfreich sein, um der Qualitätsabnahme sensorischer Information entgegenzuwirken (Freiherr et al., 2013). So kann gezieltes Gleichgewichtstraining die Haltungskontrolle möglicherweise über Verbesserung der MSI-„Leistung“ verbessern und die Anfälligkeit für Illusionen reduzieren. Dies zeigte sich z. B. nach kurzzeitiger körperlicher Aktivität (O'Brien et al., 2017). Auch konnte bei älteren Studienkollektiven bereits wiederholt ein Zusammenhang zwischen „genauerer“ MSI und reduzierter Sturzwahrscheinlichkeit (Mahoney et al., 2019) bzw. besserer Gleichgewichtsfähigkeit nachgewiesen werden (Merriman et al., 2015).

Es scheint also ein Zusammenhang zwischen einer guten Haltungskontrolle und einer sinnvollen MSI zu bestehen. Auch liegt nahe, dass Haltungskontrolle bei Älteren nicht nur durch Training der (peripheren) Sensorik, sondern auch durch MSI-Training verbessert werden kann. Dieser Zusammenhang gilt sehr wahrscheinlich nicht nur für Haltungskontrolle, sondern für jegliche MSI-Leistung.

Zusammenfassung

MSI beschreibt die Fähigkeit, unterschiedliche Sinne zu einer sinnvollen Wahrnehmung zusammenzuführen, und ermöglicht schnellere und genauere Reaktion auf unsere Umwelt. Im Alter nimmt die Qualität der einzelnen Sinne ab, und die Integration der unterschiedlichen Informationen zu. Wird diese MSI aber nicht sinnvoll gewichtet, kann es zu sensorischen oder motorischen Fehlern, wie z. B. Stürzen kommen. Gezieltes Training multisensorischer Fähigkeiten kann potenziell ein sicheres und selbstständiges Leben im Alter erleichtern, wobei die wissenschaftliche Evidenz dazu aktuell noch dünn ist.

Literatur

Bedard, G., & Barnett-Cowan, M. (2016). Impaired timing of audiovisual events in the elderly. *Experimental Brain Research*, *234*(1), 331–340. http://doi.org/10.1007/s00221-015-4466-7

Brooks, C. J., Chan, Y. M., Anderson, A. J., et al. (2018). Audiovisual Temporal Perception in Aging: The Role of Multisensory Integration and Age-Related Sensory Loss. *Frontiers in Human Neuroscience*, *12*, 192. http://doi.org/10.3389/fnhum.2018.00192

Chan, J. S., Wibral, M., Stawowsky, C., et al. (2021). Predictive Coding Over the Lifespan: Increased Reliance on Perceptual Priors in Older Adults-A Magnetoencephalography and Dynamic Causal Modeling Study. *Frontiers in Aging Neuroscience*, *13*, 631599. http://doi.org/10.3389/fnagi.2021.631599

Freiherr, J., Lundström, J. N., Habel, U., et al. (2013). Multisensory integration mechanisms during aging. *Frontiers in Human Neuroscience*, *7*, 863. http://doi.org/10.3389/fnhum.2013.00863

Ghazanfar, A. A., & Schroeder, C. E. (2006). Is neocortex essentially multisensory? *Trends in Cognitive Sciences*, *10*(6), 278–285. http://doi.org/10.1016/j.tics.2006.04.008

Hirst, R. J., Setti, A., Kenny, R. A., et al. (2019). Age-related sensory decline mediates the Sound-Induced Flash Illusion: Evidence for reliability weighting models of multisensory perception. *Scientific Reports*, 1–12. http://doi.org/10.1038/s41598-019-55901-5

Holmes, N. P. (2009). The Principle of Inverse Effectiveness in Multisensory Integration: Some Statistical Considerations. *Brain Topography*, *21*(3-4), 168–176. http://doi.org/10.1007/s10548-009-0097-2

Keil, J., & Senkowski, D. (2018). Neural Oscillations Orchestrate Multisensory Processing. *The Neuroscientist*, *24*(6), 609–626. http://doi.org/10.1177/1073858418755352

Laurienti, P. J., Burdette, J. H., Maldjian, J. A., et al. (2006). Enhanced multisensory integration in older adults. *Neurobiology of Aging*, *27*(8), 1155–1163. http://doi.org/10.1016/j.neurobiolaging.2005.05.024

Mahoney, J. R., Cotton, K., & Verghese, J. (2019). Multisensory Integration Predicts Balance and Falls in Older Adults. *The Journals of Gerontology. Series a, Biological Sciences and Medical Sciences*, *74*(9), 1429–1435. http://doi.org/10.1093/gerona/gly245

Meredith, M. A., & Stein, B. E. (1986). Visual, auditory, and somatosensory convergence on cells in superior colliculus results in multisensory integration. *Journal of Neurophysiology*, *56*(3), 640–662.

Merriman, N. A., Whyatt, C., Setti, A., et al. (2015). Successful balance training is associated with improved multisensory function in fall-prone older adults. *Computers in Human Behavior*, *45*(C), 192–203. http://doi.org/10.1016/j.chb.2014.12.017

Mozolic, J. L., Hugenschmidt, C. E., Pfeiffer, A. M., et al. (2012). Multisensory Integration and Aging. In M. T. Wallace & M. M. Murray (Eds.), *The Neural Bases of Multisensory Processes* (pp. 1–12). Boca Raton (FL).

Murray, M. M., Lewkowicz, D. J., Amedi, A., et al. (2016). Multisensory Processes: A Balancing Act across the Lifespan. *TRENDS in Neurosciences*, *39*(8), 567–579. http://doi.org/10.1016/j.tins.2016.05.003

Noel, J.-P., De Niear, M., Van der Burg, E., et al. (2016). Audiovisual Simultaneity Judgment and Rapid Recalibration throughout the Lifespan. *PloS One*, *11*(8), e0161698. http://doi.org/10.1371/journal.pone.0161698

O'Brien, J., Ottoboni, G., Tessari, A., et al. (2017). One bout of open skill exercise improves cross-modal perception and immediate memory in healthy older adults who habitually exercise. *PloS One*, *12*(6), e0178739–16. http://doi.org/10.1371/journal.pone.0178739

Pomper, U., Brincker, J., Harwood, J., et al. (2014). Taking a call is facilitated by the multisensory processing of smartphone vibrations, sounds, and flashes. *PloS One*, *9*(8), e103238. http://doi.org/10.1371/journal.pone.0103238

Shaw, L. H., Freedman, E. G., Crosse, M. J., et al. (2020). Operating in a multisensory context: Assessing the interplay between multisensory reaction time facilitation and inter-sensory task-switching effects. *Neuroscience*, 1–36. http://doi.org/10.1016/j.neuroscience.2020.04.013

Van der Burg, E., Olivers, C. N. L., Bronkhorst, A. W., et al. (2008). Pip and pop: nonspatial auditory signals improve spatial visual search. *Journal of Experimental Psychology Human Perception and Performance*, *34*(5), 1053–1065. http://doi.org/10.1037/0096-1523.34.5.1053

Völter, C., Thomas, J. P., Maetzler, W., et al. (2021). Sensory Dysfunction in Old Age. *Deutsches Aerzteblatt Online*, *118*(29-30), 512–520. http://doi.org/10.3238/arztebl.m2021.0212

Zhang, S., Xu, W., Zhu, Y., et al. (2020). Impaired Multisensory Integration Predisposes the Elderly People to Fall: A Systematic Review. *Frontiers in Neuroscience*, *14*, 411. http://doi.org/10.3389/fnins.2020.00411

Zion Golumbic, E., Cogan, G. B., Schroeder, C. E., et al. (2013). Visual input enhances selective speech envelope tracking in auditory cortex at a „cocktail party". *The Journal of Neuroscience*, *33*(4), 1417–1426. http://doi.org/10.1523/JNEUROSCI.3675-12.2013

10 Kognitive Beeinträchtigung und Demenz: Epidemiologie, Pathophysiologie, Diagnose und Management

Sektionsherausgebende: Christine A. F. von Arnim und Michael Denkinger

10.1 Neuropsychologische und klinische Bewertung der Kognition

Lucrezia Hausner und Claudia Bartels

10.1.1 Einführung

Im Zuge des normalen, physiologischen Alterungsprozesses nehmen kognitive Leistungen ab. Dies betrifft v. a. geschwindigkeitsassoziierte Leistungen, die Informationsverarbeitungsgeschwindigkeit, höhere Aufmerksamkeitsleistungen, aber auch die kognitive Flexibilität, das Abstraktionsvermögen und bestimmte (deklarative/explizite) Gedächtnisfunktionen (Harada et al., 2013). Kognitive Prozesse laufen langsamer und umständlicher ab. Insgesamt können ältere Menschen diese Veränderungen dann als eine Vergesslichkeit im Alltag wahrnehmen. So können Gesprächsinhalte oder kurz zurückliegende Ereignisse nicht mehr zuverlässig erinnert werden, Handlungsintentionen werden vergessen und Alltagsgegenstände werden verlegt. Zur Objektivierung und Differenzierung altersassoziierter kognitiver Beschwerden kommen neuropsychologische Testverfahren zum Einsatz, welche immer im klinischen Kontext interpretiert werden müssen.

Zusammen mit selbst- und fremdanamnestischen Beurteilungsverfahren, der klinischen Befunderhebung und Kontextualisierung der Defizite nimmt die neuropsychologische Bewertung der Kognition somit eine Schlüsselrolle in der Früh- und Differenzialdiagnostik ein, v. a. bei Demenzen, deren Frühformen und der Abgrenzung von altersassoziierten Veränderungen der Kognition.

10.1.2 Vorgehen/Prozedere: Mehrstufiger und multidiagnostischer Ansatz

Die neuropsychologische Bewertung der Kognition erfolgt über objektive, valide und reliable psychometrische Testverfahren. Bei der klinischen Interpretation der Testergebnisse sind die Besonderheiten der geriatrischen Patientenklientel mit häufig unzureichend kompensierter Multimorbidität, Medikationseffekten, Erkrankungen des Bewegungsapparates, verminderter Belastbarkeit („Frailty") und sensorischen Defiziten (v. a. Seh- und Hörminderung) zu berücksichtigen. Auch psychopathologische (z. B. Depression, Wahn, Delir) und neurologische Auffälligkeiten (z. B. fokal-neurologische Defizite, Koordinationsstörungen) können die Kooperationsfähigkeit der Patienten einschränken bzw. Ergebnisse zur kognitiven Leistungsfähigkeit negativ verzerren.

Neuropsychologische Diagnostik erfordert ein mehrstufiges Vorgehen (► Abb. 10.1.1), zunächst ein kognitives Screening, danach eine störungsspezifische Testbatterie (z. B. CERAD-plus) und ggf. eine ausführliche neuropsychologische Untersuchung. Weil Testverfahren nur operationalisierte Domänen bzw. Funktionen der jeweiligen Skala erfassen und nicht zur Testbatterie gehörige Symptome auslassen, ist eine integrative Bewertung der Gesamtheit der Symptomveränderung durch sie allein nicht möglich. Ergänzende psychometrische Verfahren zur Erfassung der Alltagsrelevanz, d. h., der Einschränkungen in der Alltagskompetenz durch bestehende kognitive Symptome, sowie weitere neuro-psychiatrische Begleitsymptome und insbesondere klinische Befunde sind immer für eine globale Schweregradeinschätzung notwendig.

Merke

- Neuropsychologische Diagnostik dient der Objektivierung kognitiver Defizite und deren diagnostischer Einordnung.
- Kognitive Verfahren sollten ergänzt werden durch psychometrische Verfahren zu Alltagsfunktionen und weiteren psychischen und Verhaltensauffälligkeiten.
- Weitere Informationen aus Eigen- und Fremdanamnese, dem psychopathologischen, neurologischen und somatischen Befund sowie Befunden aus apparativen Zusatzuntersuchungen (Bildgebung, Labordiagnostik, Gefäß- und neurophysiologische Diagnostik) sind notwendig, um eine valide klinische Einordnung der neuropsychologischen Befunde zu ermöglichen.

10.1.3 Klinische Untersuchung

10.1.3.1 Eigen- und Fremdanamnese

Die klinische Untersuchung des Patienten sollte im Erstkontakt emotional zugewandt und mit Einfühlungsvermögen erfolgen. Kognitive Defizite können die Untersuchung per se erschweren, welche dazu oft schambesetzt sind. Die Untersuchung wird von Patienten als Stress erlebt (Tabert et al., 2002). Deshalb dissimulieren, kompensieren oder bagatellisieren Patienten ihre Beschwerden, was die Interpretation der Ergebnisse erschwert. Eine tragfähige Behandler-Patienten-Beziehung, die durch Vertrauen und Kooperationswillen des Patienten geprägt ist, ist für eine gute Behandlung somit essenziell.

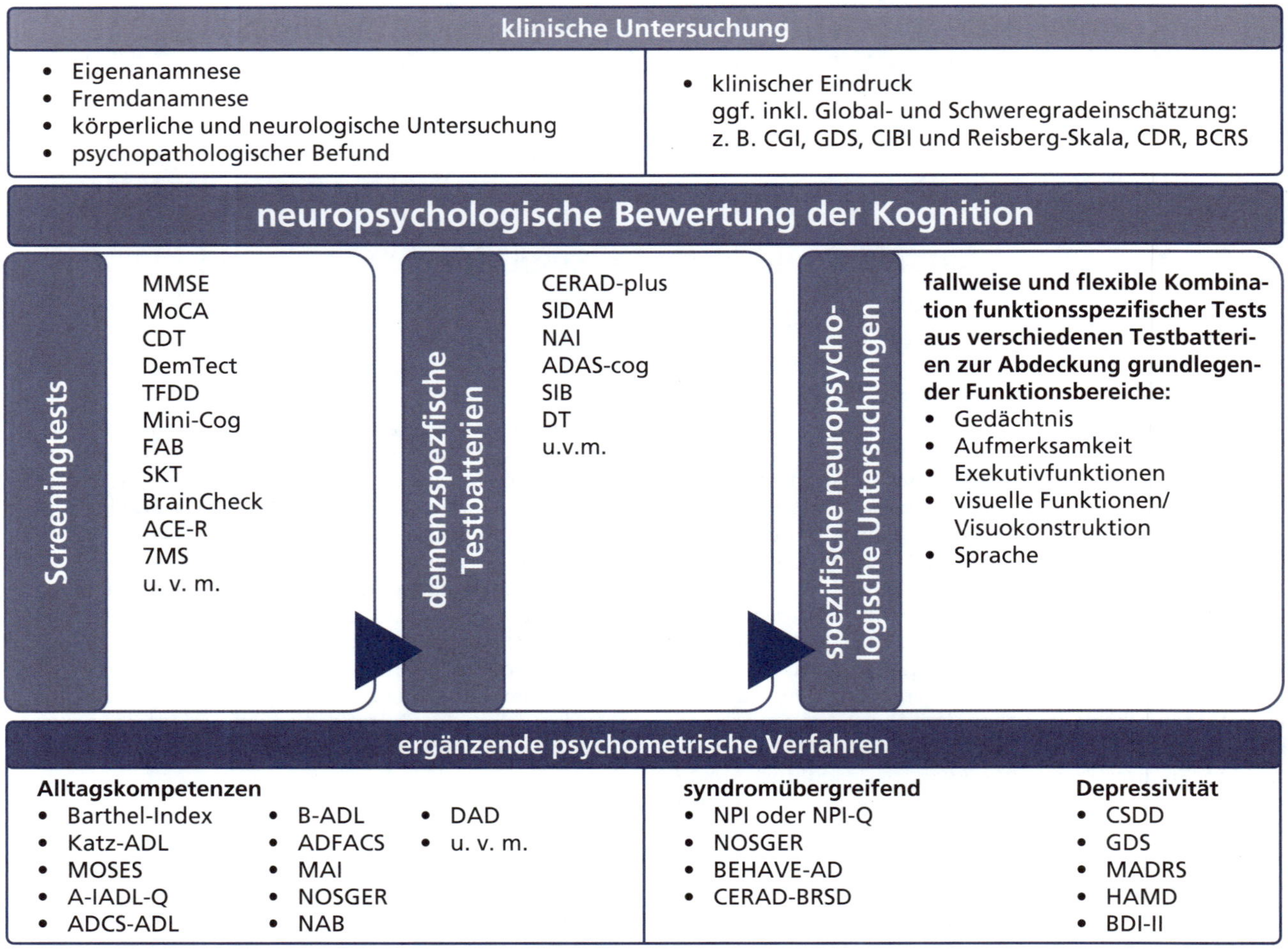

Abb. 10.1.1: Übersicht über das mehrstufige Vorgehen in der neuropsychologischen und klinischen Bewertung der Kognition. CGI= Clinical Global Impression; GDS = Global Deterioration Scale; CIBI = Clinical Interview-Based Impression; CDR = Clinical Dementia Rating; BCRS = Brief Cognitive Rating Scale; MMSE = Mini-Mental Status Examination; MoCA = Montreal Cognitive Assessment; CDT = Clock Drawing Test; DemTect = Demenz Detection; TFDD = Test zur Früherkennung von Demenzen mit Depressionsabgrenzung; FAB = Frontal Assessment Battery; SKT = Syndrom-Kurz-Test; ACE-R = Addenbrooke's Cognitive Examination - Revised; 7MS = Seven-Minute Screen; CERAD = Consortium to Establish a Registry for Alzheimer's Disease; SIDAM = Strukturiertes Interview für die Diagnose einer Demenz vom Alzheimer Typ, der Multiinfarkt- (oder vaskulären) Demenz und Demenzen anderer Ätiologie nach DSM-III-TR, DSM-IV und ICD-10; NAI = Nürnberger Alters-Inventar; ADAS-cog = Alzheimer's Disease Assessment Scale – Cognitive subscale; SIB = Severe Impairment Battery; DT = Demenztest; ADL = Activities of daily living; MOSES = Multidimensional Observation Scale for Elderly Subjects; A-IADL-Q = Amsterdam Instrumental ADL Questionnaire; ADCS-ADL = Alzheimer's Disease Cooperative Study – ADL; B-ADL = Bayer ADL; ADFACS = Alzheimer's Disease Functional Assessment and Change Scale; MAI = Multilevel Assessment Instrument; NOSGER = Nurses' Observation Scale for Geriatric Patients; NAB = Nürnberger-Alters-Beobachtungs-Skala; DAD = Disability Assessment for Dementia; NPI = Neuropsychiatric Inventory; NPI-Q = Neuropsychiatric Inventory – Questionnaire; BEHAVE-AD = Behavioral Pathology in Alzheimer's Disease; BRSD = Behavior Rating Scale for Dementia; CSDD = Cornell Scale for Depression in Dementia; GDS = Geriatric Depression Scale; MADRS = Montgomery-Asperg Depression Rating Scale; HAMD = Hamilton Rating Scale for Depression; BDI-II = Beck Depressions-Inventar Revision.

Die Eigenanamnese dient der symptomorientierten Erfassung der Hauptbeschwerden und der Symptomentwicklung unter Berücksichtigung der psychiatrisch-neurologischen und somatischen Vorgeschichte. Zusätzlich werden relevante biografische, soziale und familiäre Aspekte erfasst. Die Anamnese dient ebenfalls der Erfassung des Ausgangsniveaus (u. a. prämorbide kognitive Fähigkeiten, frühere Kompetenz in der praktischen Lebensbewältigung) zur verlässlichen Einschätzung der klinischen Relevanz aktueller Defizite sowie des Krankheitsprozesses.

Darüber hinaus kommt in der Diagnostik kognitiver Störungen der Fremdanamnese durch eine vertraute Bezugsperson eine wesentliche Rolle zu: Häufig unterscheiden sich 1) Eigen- und Fremdwahrnehmung kognitiver Defizite und deren Ausprägung und 2) ergänzt die Fremdanamnese den klinischen Eindruck um Symptome, die der

Patient selbst nicht (mehr) wahrnehmen kann. In fortgeschrittenen Demenzstadien sind die Patienten selbst nicht mehr in der Lage, Beschwerden umfassend zu schildern und Symptome abstrahiert anzugeben. Die Fremdanamnese kann auch in Abwesenheit des Patienten erfolgen, um konflikthafte oder schambesetzte Symptome zu erfassen.

10.1.3.2 Verhaltensbeobachtung, psychopathologischer Befund und Dokumentationssysteme

Ein Teil der Symptome des Patienten ist nur über eine Verhaltensbeobachtung durch den Untersucher zu erfassen. In standardisierter Form fließt diese in den psychopathologischen Befund (PPB) ein. Der PPB dokumentiert deskriptiv und strukturiert den geistigen und seelischen Zustand zum Untersuchungszeitpunkt unter Berücksichtigung des beobachteten Patientenverhaltens, überprüfbarer Leistungen (z. B. Orientierung) und des Patientenerlebens in der Wahrnehmung des Untersuchers. Er umfasst äußere Erscheinung und Interaktion des Patienten mit dem Untersucher, Bewusstseinslage, Wahrnehmung, kognitive Funktionen, inhaltliches und formales Denken, Störungen des Ich-Erlebens, Halluzinationen, Stimmung und Affektivität sowie spezifische Ängste und Zwänge, Antrieb, Psychomotorik, Vegetativsymptome und Substanzkonsum. In der Diagnostik kognitiver Störungen sollen gesondert Krankheits- und Therapieeinsicht, Urteils- und Steuerungsfähigkeit sowie Suizidalität erfasst werden. Der Erfassung relevanter depressiver Symptome kommt vor einer neuropsychologischen Untersuchung eine besondere Bedeutung zu, da depressive Symptome selbst 1) kognitive Störungen verursachen können und 2) vorbestehende kognitive Defizite verschlechtern können. Eine valide neuropsychologische Untersuchung kognitiver Funktionen ist daher manchmal erst nach ausreichender Remission depressiver Symptome möglich. Damit können aus dem PPB auch direkt Behandlungsmaßnahmen, wie z. B. eine antidepressive Therapie, abgeleitet werden.

Im deutschsprachigen Raum steht das aus dem AMDP-System (AMDP, 2000) abgeleitete Dokumentationssystem der Arbeitsgemeinschaft für Gerontopsychiatrie (AGP; Gutzman et al., 2000) als Dokumentationssystem mit spezifischem Manual zur Verfügung.

10.1.4 Psychometrische Objektivierung kognitiver Funktionen: Instrumente zur Einschätzung des Schweregrades kognitiver Störungen und differenzialdiagnostischer Einordnung

Die psychometrische Objektivierung kognitiver Funktionen soll die klinische diagnostische Einordnung unterstützen und präzisieren, den Krankheitsverlauf dokumentieren und Restfunktionen des Patienten erfassen. Symptome in den Domänen Kognition, Funktion, Verhalten, Lebensqualität, Depression bei Demenz, Pflegeperson-Belastung und Schweregradeinschätzung der Demenzerkrankung können psychometrisch objektiviert und quantifiziert werden. Konzeptuell stehen Selbstbeurteilungs- und Fremdbeurteilungsverfahren sowie Leistungsprüfungsverfahren zur Verfügung.

10.1.4.1 Psychometrische orientierende Kurztests für kognitive Störungen („Screeningtests")

Kognitive Screeningtests (orientierende Verfahren, Kurztests) erfordern in der Regel nur ein kurzes Training des Untersuchers. Sie erfassen verschiedene kognitive Domänen mit kurzen Aufgaben, ermöglichen eine erste Objektivierung der Verteilung und Ausprägung vorhandener Defizite und erlauben zudem eine quantifizierende Verlaufsbeurteilung. Ein anlassloses Screening auf kognitive Beeinträchtigung bei Personen ohne kognitive Beschwerden und ohne Hinweis auf kognitive Störungen durch andere mittels kognitiver Kurztests wird nicht empfohlen (s. DGN & DGPPN, 2023). Sie sollten vielmehr bei Hinweisen auf kognitive Einschränkungen in der Eigen- und Fremdanamnese oder im klinischen Eindruck sowie bei Vorliegen von Demenzrisikofaktoren oder positiver Familienanamnese für Demenzerkrankungen durchgeführt werden. Als neuropsychologische Basis einer Demenzdiagnose sind sie unzureichend. Aufgrund von Deckeneffekten, insbesondere bei Patienten mit hohem Bildungsniveau bzw. mit guter kognitiver Reserve, sind kognitive Screeningtests häufig nicht sensitiv genug in der Abbildung früher bzw. leichter kognitiver Symptome (leichte kognitive Störung bzw. Mild Cognitive Impairment und leichte Demenz bzw. Frühstadium einer Demenz; z. B. Arevalo-Rodriguez et al., 2015)

In ▸ Tab. 10.1.1 werden die gängigsten Kurztests für altersbezogene kognitive Störungen im deutschsprachigen Raum kurz erläutert. Vor ihrer Anwendung sind akute reversible kognitive Störungen (z. B. Delir oder Intoxikation) klinisch stets auszuschließen.

> **Merke**
>
> Screeningverfahren erlauben eine grobe Einschätzung, sind jedoch – allein für sich genommen – für eine Demenz-Früherkennung unzureichend. Sie dienen v. a. der Ersteinschätzung und, je nach Differenzierung der Skala, auch als Verlaufskontrolle.

10.1.4.2 Störungsspezifische Testbatterien zur kognitiven Diagnostik

In störungsspezifischen Testbatterien werden einzelne kognitive Tests zusammengefügt, von denen angenommen wird, dass sie bei der vermuteten Störung die betroffenen Domänen besonders gut abbilden. Demenzspezifische Testbatterien sind entsprechend auf typische kognitive Defizite bei Demenz mit einem Schwerpunkt auf Gedächtnisleistungen ausgerichtet. Die Auswertung erfolgt in der Regel alters- und teils auch bildungsnormiert. In einem multidimensionalen Ansatz werden aber auch weitere kognitive Funktionen erfasst, sodass sie – wenn auch

Tab. 10.1.1: Auswahl der gängigsten orientierenden Kurztests zur Erfassung kognitiver Störungen

Test	Dauer	Erfasste Funktionen	Merkmale/Besonderheiten
Mini Mental State Examination (MMSE)	5–10 min	• Orientierung (Zeit, Ort, Situation) • unmittelbare Merkfähig- und Erinnerungsfähigkeit • Aufmerksamkeit und Rechenfähigkeit • Sprache (Wortfindung, Verständnis, Schreiben) • Praxie • Visuokonstruktion	• weltweit häufigster angewendeter psychometrischer Kurztest für demenzielle Erkrankungen • Gesamtscore 0–30 Punkte • Sensitivität und Spezifität schwanken stark in Abhängigkeit des verwendeten Cut-offs • kein etablierter Cut-off für das Vorliegen einer Demenz (Creavin et al., 2016), i. d. R. jedoch Empfehlung bei Werten ≤ 26 zur Einleitung einer weiterführenden Abklärung
Montreal Cognitive Assessment (MoCA)	10 min	• Orientierung (Zeit, Ort, Situation) • Aufmerksamkeit und Konzentrationg • exekutive Funktionen • Gedächtnis • Sprache • Visuokonstruktion • konzeptuelles Denken • Rechnen	• Alternative zum MMSE, gut im klinischen Alltag etabliert • Gesamtscore 0–30 Punkte • In der Erfassung des Mild Cognitive Impairment (MCI) mit 90 % sensitiver als der MMSE (18 %; Nasredinne et al., 2005), aber auch zur Demenz-Erfassung geeignet • Werte < 26 können als krankheitsbedingte kognitive Störung gewertet werden • aufgrund der zusätzlich erfassten Exekutivfunktionen ebenfalls gut bei vaskulär bedingten Störungen geeignet • seit 2019 Training und Zertifizierung zur Durchführung erforderlich
Clock drawing test (CDT): Einzeichnen eines Ziffernblatts einer mechanischen Uhr in einen leeren Kreis und der Uhrzeit „10 nach 11" mit korrekter Zeigerstellung	5 min	• Visuokonstruktion • Abstraktionsvermögen • (semantisches Gedächtnis/Wissen: Erinnern einer Uhr)	• gute Sensitivität und geringe Spezifität • wenig beeinflusst von Faktoren wie Alter, Sprache, Kultur oder Bildung • vor Anwendung zur Erhaltung der Reliabilität mögliche Hilfsmittel (z. B. Armbanduhr) entfernen oder deren Verwendung verhindern • Gesamtscore 1–6 Punkte: verschiedene Scoring-Algorithmen (Brodaty & Moore, 1997) bilden die Defizite ab (analog zum Schulnotensystem): 1) perfekte Uhr; 2) leichte visuell-räumliche Fehler; 3) korrekte Uhr, aber fehlerhafte oder keine Uhrzeit; 4) mittelgradige visuell-räumliche Fehler, sodass ein korrektes Uhrzeiteinzeichnen unmöglich ist; 5) schwere visuell-räumliche Fehler (ausgeprägter wie 4); und 6) keine Uhr wird dargestellt • Bewertung mit ≥ 3 nach den Shulman-Kriterien = auffällig/pathologisch • isolierte Durchführung beim Demenzscreening nicht bewährt, häufig in Kombination mit dem MMSE angewandt (im MoCA ist der CDT als visuokonstruktiver Untertest integriert).
Demenz-Detektions-Test (DemTect)	10 min	• unmittelbare Merkfähigkeit • Aufmerksamkeit • semantische Wortflüssigkeit • Arbeitsgedächtnis • Erinnerungsfähigkeit	• Gesamtscore 0–18 Punkte • Auswertung unter Berücksichtigung des Alters (separate Werte für über und unter 60-Jährige) • Ergebnis unterscheidet zwischen „altersentsprechender Leistung", „leichter kognitiver Störung" und „Demenz-Verdacht" • Sensitivität und Spezifität gelten als dem MMSE insbesondere bei leichteren kognitiven Auffälligkeiten überlegen (Kohn et al., 2007) • Nachteil: Vernachlässigung visuokonstruktiver Fertigkeiten, Ergänzung bspw. mit dem CDT ratsam
Test zur Früherkennung von Demenzen mit Depressionsabgrenzung (TFDD)	5–10 min	„Demenz"-Teil: • direkter und verzögerter Gedächtnisabruf • Umsetzen von Anweisungen • semantische Wortflüssigkeit • zeitliche Orientierung • Uhrentest/CDT „Depressions"-Teil: • klinisches Rating von Depressivität (Skala von 0–10) • Selbstrating von Depressivität (Skala von 0–10)	• entwickelt, um kognitive Defizite bedingt durch einen demenziellen Prozess von depressionsbedingten abzugrenzen, da beide Störungsbilder kognitive Defizite verursachen und auch zusammen auftreten können • Gliederung in „Demenz"- und „Depressions"-Teil • „Demenz"-Teil: Gesamtscore 0–50 Punkte, Cut-off von < 35 als Hinweis auf eine Demenz, Tests zur Erfassung kognitiver Defizite, die als besonders sensitiv für einen beginnenden demenziellen Prozess gelten • „Depressions"-Teil: Gesamtscore 0–20 Punkte, Cut-off von ≥ 8 Punkten als Hinweis für kognitive Einbußen durch Depression • hohe Werte zur Sensitivität und Spezifität (Ihl et al., 2000)

in begrenztem Umfang – von differenzialdiagnostischem Nutzen sind. Im Rahmen einer Demenzfrühdiagnostik im Stadium eines Mild Cognitive Impairment (MCI) kann damit zwischen verschiedenen Formen des MCI unterschieden werden: 1) amnestic vs. non-amnestic MCI (mit vs. ohne Gedächtnisstörungen) und 2) *single* vs. *multiple domain* MCI (eine oder mehrere kognitive Domänen betroffen). Insbesondere das *amnestic* MCI ist mit einem erhöhten Risiko verbunden, sich im weiteren Verlauf zu einer Alzheimer-Demenz zu entwickeln und kann somit als Demenz-Frühstadium angesehen werden (Winblad et al., 2004), wodurch eine entsprechende Einordnung prognostisch relevant wird.

Im deutschsprachigen Raum hat sich die *CERAD-Plus-Testbatterie* (Consortium to Establish a Registry for Alzheimer's Disease) durchgesetzt. Diese liefert auch differenzialdiagnostische Hinweise zur ätiologischen Einordung demenzieller Syndrome.

Durch die Fokussierung auf besonders relevante Funktionen stellen demenzspezifische Testbatterien außerdem einen guten Kompromiss zwischen Validität und Ökonomie dar (z. B. Morris et al., 1988). Ihr Einsatz erfordert jedoch mehr Zeit als Screeningtests (ca. 30–45 min) und geschultes Fachpersonal, insbesondere für die Interpretation der Ergebnisse.

10.1.4.3 Ausführliche neuropsychologische Untersuchung

Durch *eine ausführliche neuropsychologische Untersuchung* (Dauer 90–120 Minuten, einschließlich Anamnese) ist eine noch validere differenzialdiagnostische/ätiologische Einordnung der kognitiven Defizite möglich. Dabei können individualisiert einzelne funktionsspezifische Tests aus verschiedenen Testbatterien durchgeführt (Sprache, Aufmerksamkeit, Exekutivfunktionen, Visuokonstruktion und Gedächtnis, bei Bedarf auch Intelligenz, soziale Kognition und Motorik) und diese um weitere psychometrische Verfahren (Selbst- oder Fremdbeurteilungsskalen, Interviews) ergänzt werden (flexible battery approach).

Merke

Demenzspezifische Testbatterien und ausführliche neuropsychologische Untersuchungen ermitteln den Schweregrad kognitiver Störungen (Normalbefund vs. leichte kognitive Störung vs. Demenz) und ermöglichen anhand des Leistungsprofils eine ätiologische Einordnung im klinischen Gesamtkontext.

10.1.5 Beurteilung der Alltagskompetenz

Demenzerkrankungen sind durch einen Verlust der Alltagsfunktionen charakterisiert. Daher ist die Erfassung der Alltagskompetenz obligat für eine Demenzdiagnose. Störungen der Motorik und der Wahrnehmung sollten in die operationalisierte Bewertung der Alltagskompetenz nicht einfließen.

Zur Erfassung der Alltagskompetenz stehen eine Reihe von Fragebögen-, Rating- oder Interviewverfahren zur Verfügung, die eine Befragung (betreuender/pflegender) Bezugspersonen und der Patienten selbst beinhalten. Dabei soll eingeschätzt werden, was der Patient real im Alltag selbst ausführt und nicht, was der Patient nach Vermutung Dritter ausführen könnte. Ihre Durchführung erfordert erfahrenes Fachpersonal, da immer ein klinisches Urteil in die Bewertung mit einfließt. Die kognitive Fähigkeit eines Patienten, zu erkennen, dass eine Aufgabe erledigt werden muss, ohne aufgefordert zu werden, muss unterschieden werden von der physischen und/oder kognitiven Fähigkeit, diese Aufgabe zu vervollständigen.

Unterschieden wird zwischen basalen (Activities of Daily Living, ADL) und komplexen instrumentellen (Instrumental Activities of Daily Living, IADL) Alltagsfunktionen. ADL dienen der Selbstversorgung (z. B. Essen, Ankleiden), werden früh im Leben erworben und sind im Krankheitsverlauf erst später betroffen. IADL sind komplexere Alltagsfunktionen, die ein selbstständiges Leben in der Gemeinschaft ermöglichen und sind bereits in frühen Stadien von Demenzerkrankungen für Störungen anfällig (Boyle et al., 2002). Ob sie bereits im Stadium des MCI beeinträchtigt sind, ist umstritten. ADL- und IADL-Skalen ermöglichen eine Einschätzung der Schwere der Demenz auch bei gering gebildeten Personen, da sie nicht z. B. durch die prämorbide Intelligenz beeinflusst sind (Juvea et al., 1997). Jedoch müssen bei deren Bewertung geschlechts- und kulturspezifische Faktoren/Einflüsse berücksichtigt werden.

Aus einer Vielzahl sind die gängigsten Bewertungsskalen im deutschsprachigen Raum in ▸ Tab. 10.1.2 aufgeführt.

10.1.6 Erfassung weiterer behavorialer und psychologischer Symptome von Demenz (BPSD)

Neben kognitiven Symptomen präsentieren Patienten mit Demenz im Rahmen v. a. zerebraler neurodegenerativer Erkrankungen weitere neuropsychiatrische Symptome im Sinne von *behavorialen und psychologischen Symptomen von Demenz (BPSD)*. Sie umfassen Apathie, Unruhe, Angst, Erregbarkeit und Irritabilität, Aggressivität, Schlafstörungen, Halluzinationen und Wahn, Veränderungen des Essverhaltens, abweichendes motorisches Verhalten, Enthemmungsphänomene, pathologische Euphorie und Depression. BPSD können bereits in frühen Erkrankungsstadien auftreten und variieren im Verlauf häufig in der Art der Symptomatik. Sie nehmen in der Regel mit zunehmender Demenzschwere an Ausprägung zu. Sie können auch charakteristisch für einzelne Demenzsyndrome sein. Die strukturierte und umfassende Erfassung von BPSD dient klinisch 1) der Ermittlung deren Häufigkeit und Schwere, 2) der daraus resultierenden Belastung für Pflegende und Bezugspersonen, 3) der Indikationsstellung leitliniengerechter Pharmakotherapie von BPSD und 4) als Grundlage für die Evaluation von Krankheits- und Therapieverläufen. Die Erfassung erfolgt in der Regel über eine Befragung der Bezugspersonen (in Fragebogen- oder Interviewform). Klinisch hat sich insbesondere das Neuropsychiatrische Inventar (NPI) von Cummings etabliert.

Tab. 10.1.2: Ausgewählte Verfahren zur Alltagskompetenz, neuropsychiatrischen Symptomen und Schweregradeinschätzung in der Demenzdiagnostik

Test	Dauer	Erfasste Funktionen	Merkmale/Besonderheiten
Alltagskompetenz			
Barthel-Index (BI)	5 min	Unabhängigkeit bzw. Unterstützungsausmaß bei 10 ADL	klinisches Rating, basierend auf Aussagen von Patient und Bezugsperson
Katz-Activities of Daily Living (Katz-ADL-Score)	5 min	Beurteilung von 6 ADL und der Abhängigkeit bzw. Pflegebedürftigkeit	klinisches Rating, basierend auf Aussagen von Patient und Bezugsperson
Multidimensional Observation Scale for Elderly Subjects (MOSES)	25 min	Beurteilung von 40 IADL-Funktionen und BPSD	Beurteilung durch Bezugsperson/Pflegefachperson
Amsterdam IADL Questionnaire (A-IADL-Q)	20–25 min (lang) 10–15 min (kurz)	Beurteilung von 70 (Original) bzw. 30 IADL-Funktionen (Kurzversion)	computerbasierter, adaptiver Fragebogen (basierend auf Angaben von Bezugsperson), zeit- und rollengerechtes Konzept, inkl. neuerer IADL (z. B. Internetgebrauch)
Alzheimer's Disease Cooperative Study Activities of Daily Living Inventory (ADCS-ADL)	20 min	Beurteilung von 19 (mäßige bis schwere Demenz) bzw. 23 ADL- und IADL-Funktionen (leichte bis mäßige Demenz)	Interview (klinisches Rating, basierend auf Aussagen von Bezugsperson)
Bayer-ADL-Skala (B-ADL)	10 min	Beurteilung von 25 ADL- und IADL-Funktionen bzgl. Schwierigkeiten auf 10-stufiger Skala	Fragebogen, Beurteilung durch Bezugsperson
Activities of Daily Life (ADL) und Instrumental Activities of Daily Life (IADL)	10 min	Beurteilung von 6 ADL- (Katz-ADL-Score) und 8 IADL-Funktionen zu Abhängigkeit bzw. Selbstständigkeit	geschlechtsabhängige IADL-Bewertung erforderlich, separate Durchführung für ADL vs. IADL möglich
Alzheimer's Disease Functional Assessment and Change Scale (ADFACS)	20 min	Beurteilung von 8 ADL- und 10 IADL-Funktionen zu Grad der Beeinträchtigung bzw. Unabhängigkeit	klinisches Rating, basierend auf Aussagen von Bezugsperson
Multilevel Assessment Instrument (MAI)	50 min	147 Items zu 7 Bereichen und 14 Subskalen, 81 Items zur Anamnese	basierend auf Aussagen von Patient und Bezugsperson, erfasst neben (I)ADL weitere Bereiche
Nurses' Observation Scale for Geriatric Patients (NOSGER)	20 min	30 Items zu ADL, IADL, Gedächtnis, Stimmung, sozialer Interaktion, störendem Verhalten, Beurteilung der Auftretenshäufigkeit	erfasst neben ADL/IADL weitere Bereiche (z. B. Kognition, BPSD)
Nürnberger Alters-Beobachtungs-Skala (NAB)	8 min	15 Items zu 5 ADL-/IADL-Bereichen bzgl. Abhängigkeit bzw. Selbstständigkeit	basierend auf Aussagen von Bezugsperson
Disability Assessment for Dementia (DAD)	20 min	40 Items zu ADL- und IADL-Funktionen und Hobbies	basierend auf Aussagen von Bezugsperson, Berücksichtigung exekutiver Leistungen (u. a. Planung, Organisation)
BPSD			
Neuropsychiatrisches Inventar (NPI)	15 min	Beurteilung von 12 BPSD anhand von Leitfragen und bei positiver Antwort von vertiefenden Fragen (Beurteilung von Schwere und Häufigkeit)	basierend auf Aussagen von Bezugsperson, auch als Fragebogenversion verfügbar (NPI-Q)

Tab. 10.1.2: Ausgewählte Verfahren zur Alltagskompetenz, neuropsychiatrischen Symptomen und Schweregradeinschätzung in der Demenzdiagnostik – Fortsetzung

Test	Dauer	Erfasste Funktionen	Merkmale/Besonderheiten
Depressivität			
Cornell Scale for Depression in Dementia (CSDD)	20–30 min	19 Items mit 3-stufiger Skalierung zu depressiven Symptomen	Kombination aus Patienten- und Bezugspersoninterview sowie klinischem Rating, Kurzversion verfügbar
Geriatric Depression Scale (GDS)	5–15 min	30 (Langform) bzw. 15 (Kurzform) Items zu depressiven Symptomen, ja/nein-Antwortmöglichkeit	Selbstbeurteilungsbogen (Patient), weitere Kurzversionen (10/4/1 Items) verfügbar, häufig in Interviewform, Voraussetzung: MMSE ≥ 10 Punkte
Montgomery-Åsberg Depression Rating Scale (MADRS)	10–15 min	10 Items zu depressiven Symptomen, Beurteilung auf 7-stufiger Skala nach Schweregrad	klinisches Rating, besonders änderungssensitiv, Interviewleitfaden und Fragebogenversion verfügbar
Schweregradeinschätzung			
Reisberg-Skala	15 min	7-stufiges Globalurteil, Unterteilung der Schweregrade anhand von Leitsymptomen (Klasse II: Kognition, III-IV: IADL, V-VI: ADL, VIIa-f: Sprache/Motorik	klinisches Rating, basierend auf Aussagen und Verhalten des Patienten
Global Detoriation Scale (GDS)	15 min	7-stufiges Globalurteil auf Basis eines Interviews (1: kognitiv gesund bis 7: schwerste Defizite), Berücksichtigung kognitiver, psychischer und behavioraler Veränderungen, Alltagsfertigkeiten und Funktionsniveau	klinisches Rating, Einbezug von Aussagen von Patient und Bezugsperson (zu Kognition, BPSD und (I)ADL) zu einem Globalurteil
Clinical Dementia Rating (CDR)	30–45 min	semistrukturiertes Interview zu Gedächtnis, Orientierung, Urteilsvermögen/Problemlösung, Leben in der Gemeinschaft, Haushalt/Hobbies, Körperpflege, inkl. Aufgaben zu Gedächtnis, Orientierung und Abstraktionsvermögen (Werte 0: keine bis 3: schwere Demenz); gewichteter Gesamtscore zum Schweregrad	Kombination aus Patienten- und Bezugspersoninterview sowie klinischem Rating
Clinical Interview-Based Impression (CIBI)	40 min	semistrukturiertes Interview zu vier Kategorien: Vorgeschichte (inkl. Beobachtung), Kognition, Verhalten, (I)ADL/soziale Funktion; weitere Unterteilung in Domänen, 7-stufiger Gesamtscore (1: unauffällig bis 7: schwerst krank)	Kombination aus Patienten- und Bezugspersoninterview sowie klinischem Rating, Veränderungsbeurteilung nach 3–6 Monaten möglich
Brief Cognitive Rating Scale (BCRS)	20 min	Bewertung von 7 Demenzstadien anhand von 10 Skalen (5 Hauptskalen [Kognition, (I)ADL], 5 Nebenskalen [Sprache, Motorik, BPSD, Visuokonstruktion, Rechnen])	klinisches Rating, Einbezug aller klinischen Informationen, Hauptskalen: Bestimmung des Schweregrads, Nebenskalen: differenzierte Erfassung der (I)ADL mit dem Functional Assessment Staging (FAST)

ADL = Activities of daily living; IADL = Instrumental activities of daily living; BPSD = behaviorale und psychologische Symptome von Demenz

Eine der häufigsten BPSD ist Depression, auch in subsyndromaler Ausprägung. Sie kann Ursache und/oder Folge der kognitiven Störung sein (Contador et al., 2014) und wirkt sich ungünstig auf die Lebensqualität wie auch den weiteren Krankheitsverlauf aus. Die Abgrenzung zu einer Altersdepression ist daher eine der häufigsten differenzialdiagnostischen Fragestellungen in der Demenzdiagnostik. Zur gesonderten und objektiven (Verlaufs-)Beurteilung behandlungsbedürftiger Depressivität stehen zahlreiche spezifische psychometrische Verfahren in Form von Selbstbeurteilungsskalen, Fragebögen und klinische Ratings zur Verfügung (▶ Tab. 10.1.2).

Für die Erfassung von Apathie und Agitation existieren separate Fremdbeurteilungsbögen.

10.1.7 Instrumente zur Einschätzung des globalen Schweregrades einer Demenz

Aufgrund des stadienhaften Verlaufes progredienter, v. a. neurodegenerativer zerebraler Erkrankungen und der therapeutischen Implikationen ist die kategoriale *Einschätzung des Schweregrades einer Demenz* klinisch sehr relevant. Sie erfolgt auf der Grundlage der Ausprägung alltagsrelevanter Defizite in den Bereichen Gedächtnis und Orientierung, Problemlöseverhalten und Beurteilen, Umgang mit Finanzen, Heim/Hobbies und Selbstversorgung. Im Wesentlichen resultieren diese Einschränkungen aus der Schwere der Gedächtnisstörung und anderer kognitiver Defizite (z. B. Urteilsfähigkeit, Denkvermögen, Informationsverarbeitung, Abstraktionsvermögen), aber auch anderer psychopathologischer Symptome.

Grundsätzlich werden drei Demenzstadien unterschieden:

1. *Leichte Demenz:* Die Patienten können *unabhängig* leben. Die Abnahme kognitiver Fähigkeiten beeinträchtigt jedoch die Alltagskompetenz.
2. *Moderate Demenz:* Die Abnahme kognitiver Fähigkeiten beeinträchtigt relevant die Alltagskompetenz und stellt eine ernsthafte Behinderung dar. Die Patienten sind von der Hilfe durch andere *abhängig* und können nur so am täglichen Leben teilhaben.
3. *Schwere Demenz:* Schwerer Gedächtnisverlust mit nur fragmentarischem Erhalt von früher Gelerntem und/oder kognitiver Abbau mit (nahezu) Fehlen von nachvollziehbaren Gedankengängen resultieren in *vollständiger pflegerischer Abhängigkeit* der Patienten.

Die Beurteilung des Demenzschwere muss durch einen erfahrenen Untersucher unter Berücksichtigung des gesamten möglichen Spektrums demenzieller Syndrome erfolgen. Dafür etablierte psychometrische Skalen finden sich in ▶ Tab. 10.1.2.

10.1.8 Klinisches Globalurteil

Das *klinische Globalurteil* dient der dimensionalen Bewertung des Schweregrads psychischer Erkrankungen unter Berücksichtigung einer Vielzahl von Beobachtungsebenen sowie der Untersuchungsbefunde und Informationen durch mögliche Bezugspersonen. Auch bei Demenzerkrankungen dient es zur Beurteilung von Symptomausprägung, Behandlungseffekten und der Therapieeffektivität. In der Erhebung werden nur durch Ausstehende beobachtbare und damit alltagsrelevante Effekte berücksichtigt. In der Beurteilung von Demenzpatienten überschneidet es sich in einigen Teilen mit der kategorialen (leicht-mittel-schwer) Beurteilung der Demenzausprägung.

Die ganzheitliche Patientenbeurteilung ist der Betrachtung von einzelnen Funktionen prinzipiell überlegen. Es ist jedoch schwierig, die in das Globalurteil einbezogenen Teilleistungen zu operationalisieren und diese streng objektiv in der Endbeurteilung des Untersuchers zu gewichten. Häufig werden Teilleistungen unter- bzw. überbewertet. Damit ist das klinische Globalurteil stärker anfällig für subjektive Einflüsse. Erschwerend besteht in gleichen Demenzstadien eine große interindividuelle Varianz von Symptomen und Krankheitsdynamik, Therapieeffekte sind in verschiedenen Funktionsbereichen bei unterschiedlichen Patienten erkennbar. Somit bedarf es eines hohen Maßes an klinischer Erfahrung des Untersuchers in Diagnostik und Therapie von Demenzen als Bezugsgröße, damit dieser die beobachteten Effekte durch klinische Konzepte und Erfahrung filtern und mit Hinblick auf Relevanz für den Patienten beurteilen kann. Für eine Testauswahl ▶ Tab. 10.1.2.

Wie alle psychometrischen Verfahren kann das klinische Globalurteil die Kommunikation über aktuelle Befunde und Therapieeffekte zwischen den einzelnen behandelnden Berufsgruppen, Patienten und Bezugspersonen erleichtern. Damit wird das Gesamtverständnis über die Demenzerkrankung vergrößert und die Patientenzufriedenheit steigt.

Zusammenfassung

Die Eigen- und Fremdanamnese, der psychopathologische und neurologische Befund sowie die Verhaltensbeobachtung sind essenzielle Bausteine in der Diagnostik kognitiver Störungen. Die neuropsychologische Bewertung der Kognition soll immer im Kontext der klinischen Diagnostik interpretiert werden. Sie dient der Objektivierung subjektiver Beschwerden und erfolgt in der Regel in einem mehrstufigen Prozess, beginnend mit der Indikationsstellung und einem kognitiven Screening. Bei Auffälligkeiten oder starker Diskrepanz zum Selbstbericht können weitere kognitive Tests durchgeführt werden (störungsspezifische Testbatterien, ausführliche neuropsychologische Untersuchung).

Die Ergebnisse kognitiver Tests dienen v. a. der Bestimmung des Schweregrades kognitiver Störungen und geben Hinweise zur ätiologischen Einordnung. Psychometrisch sollten Alltagsfunktionen, psychische Symptome und Verhaltensauffälligkeiten bestimmt bzw. abgegrenzt werden.

Literatur

AMDP (2000). *Das AMDP-System* (7. unveränderte Auflage). Hogrefe, Göttingen.

Arevalo-Rodriguez, I., Smailagic, N., Roqué I Figuls, M., et al. (2015). Mini-Mental State Examination (MMSE) for the detection of Alzheimer's disease and other dementias in people with mild cognitive impairment (MCI). *The Cochrane database of systematic reviews*, *2015*(3), CD010783. https://doi.org/10.1002/14651858.CD010783.pub2

Boyle, P. A., Cohen, R. A., Paul, R., et al. (2002). Cognitive and motor impairments predict functional declines in patients with vascular dementia. *International journal of geriatric psychiatry*, *17*(2), 164–169. https://doi.org/10.1002/gps.539

Brodaty, H., & Moore, C. M. (1997). The Clock Drawing Test for dementia of the Alzheimer's type: A comparison of three scoring methods in a memory disorders clinic. *International journal of geriatric psychiatry*, *12*(6), 619–627.

Contador, I., Bermejo-Pareja, F., Mitchell, A. J., et al. (2014). Cause of death in mild cognitive impairment: a prospective study (NEDICES). *European journal of neurology*, *21*(2), 253–e9. https://doi.org/10.1111/ene.12278

Creavin, S. T., Wisniewski, S., Noel-Storr, A. H., et al. (2016). Mini-Mental State Examination (MMSE) for the detection of dementia in clinically unevaluated people aged 65 and over in community and primary care populations. *The Cochrane database of systematic reviews*, *2016*(1), CD011145. https://doi.org/10.1002/14651858.CD011145.pub2

DGN e. V. & DGPPN e. V. (Hrsg.) (2023). S3-Leitlinie Demenzen, Version 4.0, 28.11.2023. https://register.awmf.org/de/leitlinien/detail/038-013, Zugriff am 18.1.2024

Gutzmann, H., Rösler, M., Kühl, K. P., et al. (1997). *Das AGP-System in der Gerontopsychiatrie*. In: Haug HJ und Stieglitz RD (eds.). *Das AMDP-System in der klinischen Anwendung und Forschung* (S. 81–87). Hogrefe, Göttingen.

Harada, C. N., Natelson Love, M. C., & Triebel, K. L. (2013). Normal cognitive aging. *Clinics in geriatric medicine*, *29*(4), 737–752. https://doi.org/10.1016/j.cger.2013.07.002

Ihl, R., Grass-Kapanke, B., Lahrem, P., et al. (2000). Entwicklung und Validierung eines Tests zur Früherkennung der Demenz mit Depressionsabgrenzung (TFDD) [Development and validation of a test for early diagnosis of dementia with differentiation from depression (TFDD)]. *Fortschritte der Neurologie-Psychiatrie*, *68*(9), 413–422. https://doi.org/10.1055/s-2000-11799

Juva, K., Sulkava, R., Erkinjuntti, T., et al. (1994). Staging the severity of dementia: comparison of clinical (CDR, DSM-III-R), functional (ADL, IADL) and cognitive (MMSE) scales. *Acta neurologica Scandinavica*, *90*(4), 293–298. https://doi.org/10.1111/j.1600-0404.1994.tb02724.x

Kohn, N., Kalbe, E., & Kessler, H. G. J. (2007). Vergleich MMST und DemTect: Spezifität und Sensitivität bei primär kognitiven Störungen. *Aktuelle Neurologie*, 34, 672

Morris, J. C., Mohs, R. C., Rogers, H., et al. (1988). Consortium to establish a registry for Alzheimer's disease (CERAD) clinical and neuropsychological assessment of Alzheimer's disease. *Psychopharmacology bulletin* 24(4), 641–652.

Nasreddine, Z. S., Phillips, N. A., Bédirian, V., et al. (2005). The Montreal Cognitive Assessment, MoCA: a brief screening tool for mild cognitive impairment. *Journal of the American Geriatrics Society*, *53*(4), 695–699. https://doi.org/10.1111/j.1532-5415.2005.53221.x

Reise, S. P., & Waller, N. G. (2009). Item response theory and clinical measurement. *Annual review of clinical psychology*, *5*, 27–48. https://doi.org/10.1146/annurev.clinpsy.032408.153553

Thomas, P., Hazif-Thomas, C., Faugeron, P. et al. (2004) Utilisation de l'échelle NOSGER en psychogériatrie. *La Revue Francophone de Gériatrie et de Gérontologie*, 11(38), 6–91

Winblad, B., Palmer, K., Kivipelto, M., et al. (2004). Mild cognitive impairment–beyond controversies, towards a consensus: report of the International Working Group on Mild Cognitive Impairment. *Journal of internal medicine*, *256*(3), 240–246. https://doi.org/10.1111/j.1365-2796.2004.01380.x

10.2 Kognition im Alter: Biologische Grundlagen und der Einfluss des Lebensstils

Patrick Fissler, Franka Glöckner, Verena Nold, Matthias Mack, Frank Jessen und Iris-Tatjana Kolassa

10.2.1 Kognitive Veränderungen im Alter

Fluide und kristalline Intelligenz

Im Folgenden werden die Veränderungen der kognitiven Fähigkeiten im Alter erläutert. Diese Veränderungen sind nicht ausschließlich von einer Abnahme geprägt. Die kristalline Intelligenz nimmt bis zur 6. bis 7. Altersdekade zu. Erst danach tritt eine langsame Abnahme ein (▶ Abb. 10.2.1).

Kristalline versus fluide Intelligenz nach Cattell (1963)

- Kristalline Intelligenz beinhaltet das gespeicherte Weltwissen (z. B. Fakten und Wortschatz) sowie das prozedurale Wissen (Fertigkeiten). Dieses Wissen kristallisiert sich aus Erfahrungen heraus.
- Fluide Intelligenz umfasst kognitive Fähigkeiten, die notwendig sind, um Probleme zu lösen und logisch zu denken. Dazu gehören z. B. die Verarbeitungsgeschwindigkeit, das Gedächtnis, visuell-räumliche Fähigkeiten und die exekutiven Funktionen. Diese Fähigkeiten können fluide in verschiedenen Aufgaben eingesetzt werden.

Die verschiedenen Fähigkeiten der fluiden Intelligenz nehmen hingegen meist ab dem jungen Erwachsenenalter kurvilinear ab (▶ Abb. 10.2.1). Dies betrifft unter anderem die Verarbeitungsgeschwindigkeit, fronto-striatale kognitive Funktionen (z. B. kognitive Kontrolle, Exekutivfunktionen, schlussfolgerndes Denken) und hippocampale Funktionen (z. B. Lernen und episodisches Gedächtnis). Das heißt, mit zunehmendem Alter gibt es Hinweise, dass die Abnahme der fluiden Intelligenz beschleunigt wird. Insgesamt zeigen sich zwischen Individuen jedoch sehr heterogene Verläufe, die von Umwelteinflüssen, der Genetik und deren Interaktion abhängen. Auch diese Heterogenität der Verläufe nimmt mit dem Alter zu.

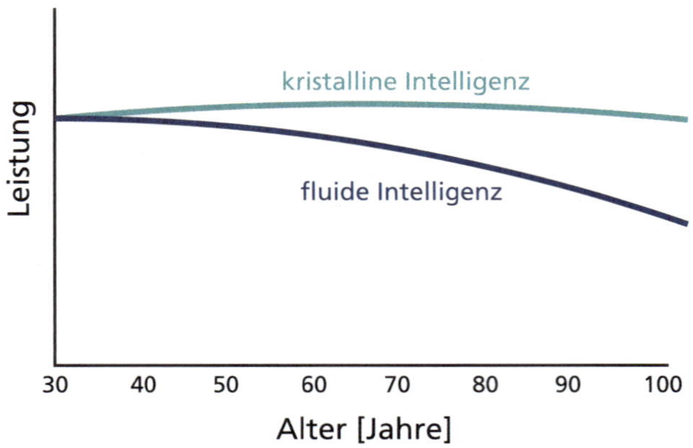

Abb. 10.2.1: Altersassoziierte Veränderungen fluider und kristalliner Intelligenz. Die Fähigkeiten der fluiden Intelligenz nehmen ca. ab dem 30. Lebensjahr kurvilinear ab (dunkelblaue Linie). Die kristalline Intelligenz (türkisfarbene Linie) steigt ca. bis zum 65. Lebensjahr an und fällt dann wieder ab (Tucker-Drob et al., 2022; Cattell, 1963).

Kognitive Plastizität

Im Gegensatz zu pathologischen Veränderungen im höheren Alter – z. B. bei der Alzheimer-Erkrankung – bleiben die kognitiven Prozesse während eines normalen Alterungsprozesses noch relativ anpassungsfähig bzw. plastisch. Das heißt, dass trainingsinduzierte Verbesserung der kognitiven Leistung vor allem bei älteren Menschen ohne kognitive Störungen möglich sind (Bamidis et al., 2015). Über die Lebensspanne hinweg sinkt aber auch diese sogenannte kognitive Plastizität. Allerdings sind auch hier nicht alle Formen der kognitiven Plastizität gleichermaßen von Alterungsprozessen betroffen (Thurm et al., 2016).

Basis- versus Entwicklungsplastizität

Die *kognitive Plastizität* ist das Potenzial, als Reaktion auf sich verändernde Umweltanforderungen die eigenen kognitiven Fähigkeiten anzupassen bzw. zu verbessern oder neue kognitive Strategien zu erwerben.

- Die *Basisplastizität* bezeichnet dabei die Kapazität zur Leistungsanpassung mittels Hilfestellungen aus der Umwelt (z. B. explizite Instruktionen, altersadäquate Optimierung von Aufgabenstellungen und -stimuli). Diese Fähigkeit scheint weniger von alterungsbedingten Abbauprozessen betroffen zu sein.
- Die *Entwicklungsplastizität* bezieht sich hingegen auf die Fähigkeit, Leistung durch Übung und selbstständige Implementierung neuer Strategien zu steigern. Hierbei zeigen sich im höheren Alter zunehmende Defizite.

Vor allem die Plastizität von fronto-striatalen Exekutiv- und fronto-parietalen Arbeitsgedächtnisfunktionen scheint im normalen Alterungsprozess relativ gut erhalten zu bleiben (Karbach & Verhaeghen, 2014). Bei der Untersuchung möglicher Zusammenhänge von Alter und kognitiver Plastizität bei kognitiven Trainings werden verschiedene Formen von Effekten unterschieden. Neben direkten Trainingseffekten in den trainierten Aufgaben werden Transfereffekte auf nicht-trainierte, aber strukturell ähnliche Aufgaben (naher Transfer) oder auf nicht-trainierte, strukturell unähnliche Aufgaben (weiter Transfer) untersucht. Nach einem kognitiven Training zeichnen sich im allgemeinen geringere Transfereffekte bei Erwachsenen im höheren Lebensalter (65–80 Jahre) im Vergleich zu jungen Erwachsenen (20–31 Jahre) ab, vor allem im Bereich des weiten Transfers, das heißt bei strukturell unähnlichen Transferaufgaben (Schmiedek et al., 2010).

Merke

Nicht alle kognitiven Veränderungen nehmen im Erwachsenalter ab. Die kristalline Intelligenz nimmt sogar ca. bis zum 65. Lebensjahr zu bis sie anschließend bis zum ca. 95. Lebensjahr wieder auf das Niveau von ca. 35-Jährigen sinkt. Die durch Trainings induzierte Plastizität exekutiver und Arbeitsgedächtnisfunktionen ist bei gesunden älteren Erwachsenen relativ gut erhalten, vor allem bei strukturell ähnlichen Transferaufgaben (naher Transfer).

10.2.2 Lebensstil als Schutzfaktor kognitiven Abbaus im Alter

Zusammengefasst nehmen vor allem die Fähigkeiten der fluiden Intelligenz im Verlauf des Erwachsenenlebens ab. Jedoch gibt es mit zunehmendem Alter auch eine zunehmend größere Heterogenität der individuellen Entwicklungsverläufe. Während manche Menschen einen schnellen Abbau in einigen oder mehreren kognitiven Domänen und dadurch einen früheren Verlust ihrer Selbstständigkeit im Alltag erfahren, können andere bis ins hohe Alter ein vergleichsweise hohes Leistungsniveau aufrechterhalten. Das Konzept der „kognitiven Reserve“ wurde eingeführt, um diese interindividuellen Unterschiede im kognitiven Alterungsprozess zu erklären. Die kognitive Reserve bezieht sich auf besser erhaltene kognitive Fähigkeiten, als man angesichts bestimmter pathologischer Veränderungen im Gehirn erwarten würde. Sogenannte protektive Faktoren kognitiven Abbaus erhöhen die kognitive Reserve. Protektive Faktoren werden per Definition in korrelativen Beobachtungsstudien untersucht, sodass eine Kausalität vorhanden sein könnte, dies jedoch zunächst in Interventionsstudien nachgewiesen werden muss. Im Folgenden wird ein Studienergebnis des protektiven Faktors „Sinn im Leben“ beispielhaft vorgestellt: Menschen mit einem hohen Sinn im Leben, zeigten bessere kognitive Fähigkeiten als Personen mit einem geringen Sinn im Leben (Boyle et al., 2012). Dieser Unterschied zeigte sich umso mehr, je höher die Alzheimer-Pathologie im Gehirn ausgeprägt war. Aufgrund von Metaanalysen solcher Studien wird angenommen, dass ein hoher Sinn im Leben einen protektiven Lebensstilfaktor kognitiven Abbaus darstellt.

Protektive Faktoren werden häufig in sogenannte „Säulen“ eingeteilt, um deren Vielzahl zu gliedern. Die Säulen entsprechen Faktoren, auf denen die kognitive Gesundheit basiert. Hier gliedern wir sie folgendermaßen (▸ Abb. 10.2.2; vgl. Livingston et al., 2020): Säule 1 umfasst eine hohe kognitive Aktivität. Dazu gehören ein hoher Bildungsstand und hohe kognitive Herausforderungen im Beruf und in der Freizeit, wie zum Beispiel durch das Sprechen einer Fremdsprache. Eine hohe körperliche Aktivität einschließlich Kraft-, Ausdauer- und Koordinationstrainings stellt Säule 2 dar. Eine hohe soziale Aktivität inklusive einer hohen Beziehungsqualität, geringem Einsamkeitserleben und häufiger sozialer Interaktion kennzeichnet die Säule 3. Säule 4 besteht in einem guten Stress-Management zum Beispiel durch Achtsamkeitsübungen und Säule 5 im Einhalten einer gesunden Ernährung (z. B. eine Mittelmeerdiät). Wirkmechanismen der Mittelmeerdiät scheinen die Zusammensetzung der Fettsäuren (ausgewogene Balance zwischen pro- und anti-inflammatorischen Omega-6- und Omega-3-Fettsäuren) und ein hoher Anteil von Obst und Gemüse, die reich an Antioxidantien sind und das Mikrobiom positiv beeinflussen, darzustellen. So konnten in einer randomisiert kontrollierten Studie jene Teilnehmer mit erhöhtem kardiovaskulären Risiko kognitiv profitieren, die eine Anleitung zu einer mediterranen Diät und zusätzlich entweder Olivenöl (1 Liter/Woche) oder gemischte Nüsse (30g/Tag) geschenkt bekommen hatten, im Vergleich zu einer Kontrollgruppe, die Anweisungen für eine Fett-Reduktions-Diät erhielt (Valls-Pedret et al., 2015). Die 6. Säule stellt die Behandlung bzw. Vermeidung negativer Einflüsse auf das Gehirn dar. Sie umfasst unter anderem die Behandlung von Hörschädigungen, Substanzkonsumstörungen, Schlafstörungen, Diabetes, Bluthochdruck, Hypercholesterinämie und psychischen Erkrankungen und die Vermeidung von Gehirnverletzungen (Schädel-Hirn-Traumata), Rauchen, übermäßigem Alkoholkonsum, Übergewicht und Luftschadstoffexposition. Das Erleben von „Sinn im Leben" stellt die 7. Säule protektiver Faktoren dar.

Es wird angenommen, dass sich die Effekte der sieben Säulen über die Lebenszeit hinweg akkumulieren. Eine frühzeitige Erhöhung protektiver Faktoren ist deshalb entscheidend für eine effektive Prävention kognitiven Abbaus. Durch die frühzeitige Anpassung dieser modifizierbaren Lebensstilfaktoren könnten laut Schätzungen 40 % der Demenzen verhindert werden (Livingston et al., 2020). Im weiteren Verlauf des Kapitels werden normale, nicht-pathologische Alterungsprozesse auf biologischer Ebene beleuchtet. Molekulare, strukturelle und funktionelle Veränderungen stehen dabei im Mittelpunkt.

Merke

Es gibt viele verschiedene protektive Faktoren, die mit einer besseren Entwicklung der kognitiven Fähigkeiten im Alter verbunden sind. Die sieben Säulen sind kognitive, körperliche und soziale Aktivität, Stress-Management (Entspannung), mediterrane Diät, die medizinische Behandlung und Vermeidung verschiedener negativer biopsychosozialer Einflüsse (z. B. Diabetes, Bluthochdruck, Hörschädigungen, Schlafstörungen, Schädel-Hirn-Trauma) sowie ein hoher Sinn im Leben. Es wird geschätzt, dass ca. 40 % der Demenzen durch Beachtung dieser modifizierbaren Faktoren verhindert werden könnten.

10.2.3 Gehirnveränderungen im Alter

Im Folgenden beschreiben wir die altersassoziierten Veränderungen der Gehirnstruktur und der Gehirnfunktion. Im Rahmen funktioneller Veränderungen werden Aktivierungsmuster des Gehirns, aber auch die Reizweiterleitung und die neuronale Plastizität betrachtet.

Strukturelle Veränderungen des Gehirns

Untersuchungen mittels Magnetresonanztomografie (MRT) bilden strukturelle Veränderungen des Gehirns ab. Die kortikale Dicke bzw. die Dicke der grauen Substanz steigt während der frühen Entwicklung am schnellsten, nimmt aber bereits vor dem 6. Lebensjahr ab (▸ Abb. 10.2.3). Das Volumen der weißen Substanz wächst am langsamsten und baut erst ca. ab dem 30. Lebensjahr kontinuierlich ab. Eine Abnahme findet man zudem im Volumen der grauen Substanz sowie in der Integrität der weißen Substanz (z. B. bedingt durch die Veränderungen der Myelinisierung oder Schädigungen axonaler Verbindungen). Der Abbau ist in globalen Maßen dieser Parameter (d. h. gemittelt über das gesamte Gehirn) zu beobachten, jedoch gibt es regionsspezifische Unterschiede. Zum Beispiel zeigen sich deutlichere Volumenverminderungen in frontalen, parietotemporalen und hippocampalen Regionen im Gegensatz zu stabilen Entwicklungsverläufen in primär sensorischen und motorischen Arealen.

Veränderungen von Aktivierungsmustern

Über die Lebensspanne sind auch altersassoziierte Veränderungen der funktionellen Aktivierungsmuster spezifischer Gehirnareale nachweisbar. Häufig ist das höhere Alter mit geringeren aufgabenspezifischen Modulationen der Aktivierungsmuster verbunden (neuronale Dedifferenzierung). Dies könnte mit einem reduzierten Signal-Rausch-Verhältnis in der neuronalen Verarbeitung im höheren Alter in Verbindung stehen (z. B. Li & Rieckmann, 2014). Sind die veränderten Aktivierungsmuster des Gehirns mit besserer Leistung im höheren Alter verbunden, so spricht man von einem kompensatorischen Effekt. In diesem Fall dienen die funktionellen Reorganisationsprozesse im alternden Gehirn womöglich dazu, alterungsassoziierte kognitive Defizite auszugleichen (Nyberg et al., 2012). In funktionellen Magnetresonanztomografie (fMRT)-Studien zeigen sich häufig folgende zwei Kompensationsphänomene: das PASA- und HAROLD-Phänomen.

Das PASA- und HAROLD-Phänomen

In fMRT-Studien wurden insbesondere die folgenden zwei Phänomene beschrieben: Zum einen zeigte sich bei älteren Erwachsenen häufig eine erhöhte frontale Aktivierung in Kombination mit einer reduzierten okzipitalen Aktivierung. Diese Verschiebung der Aktivierungsmuster entlang der posterior-anterioren Achse im älteren im Vergleich zu jüngeren Erwachsenen ist auch als PASA-Phänomen (Davis et al., 2008) bekannt (engl. posterior-anterior shift in aging). Empirische Befunde deuten darauf hin, dass alterungsbedingte sensorische Defizite durch die zusätzliche Aktivierung frontaler Areale kompensiert werden. Kognitive Leistungsunterschiede bei älteren Erwachsenen könnten demnach auf inter-individuelle Unterschiede in der Fähigkeit zurückzuführen sein, zusätzliche frontale Hirnareale kompensatorisch zu involvieren.

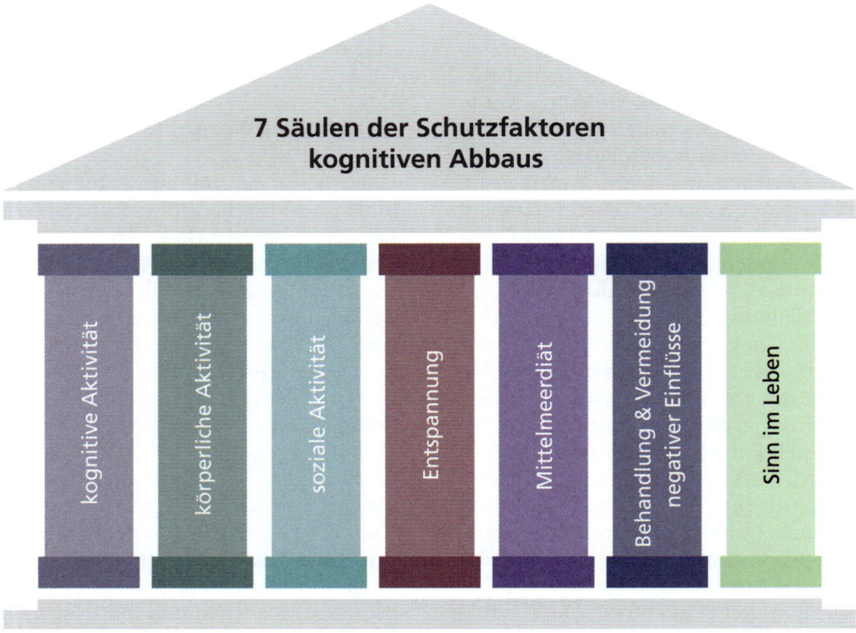
7 Säulen der Schutzfaktoren kognitiven Abbaus
kognitive Aktivität
körperliche Aktivität
soziale Aktivität
Entspannung
Mittelmeerdiät
Behandlung & Vermeidung negativer Einflüsse
Sinn im Leben

Abb. 10.2.2: Eine mögliche Gliederung der Schutzfaktoren kognitiven Abbaus. Protektive Lebensstilfaktoren sind mit besseren kognitiven Fähigkeiten im Alter verbunden. Besonders modifizierbare Faktoren sind für die Prävention kognitiven Abbaus von Bedeutung. Eine Erhöhung verschiedener protektiver Faktoren in Interventionsstudien konnte eine kognitive Verbesserung bewirken.

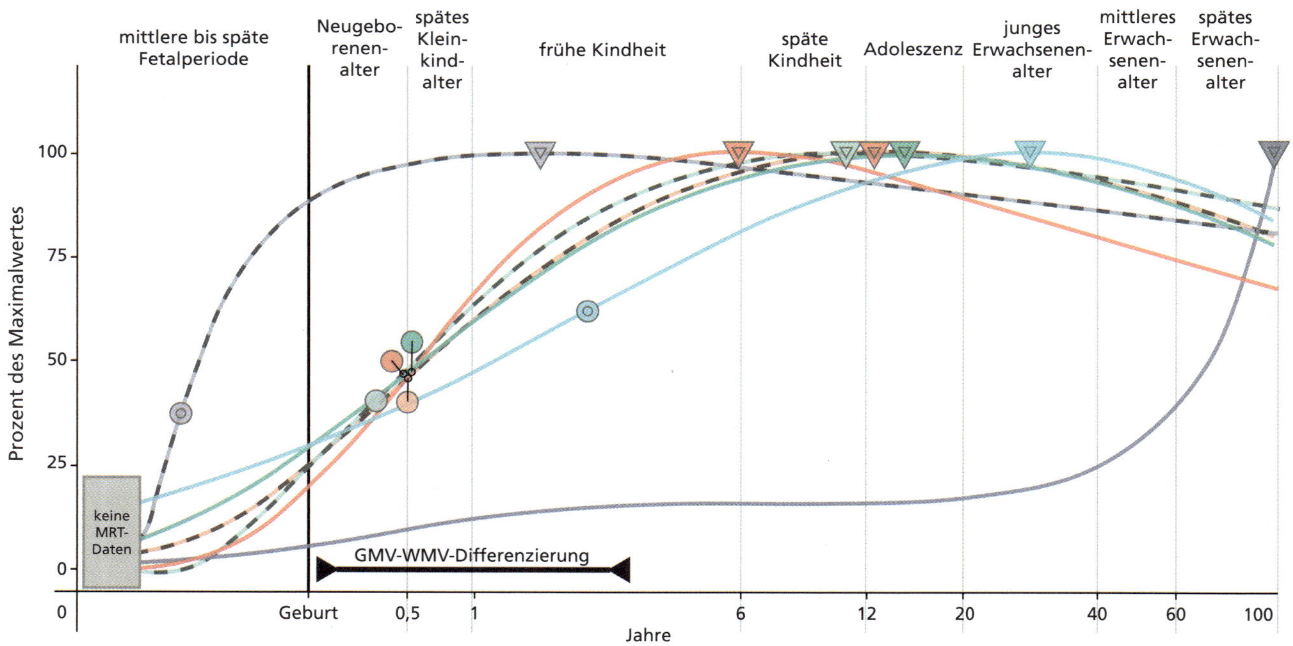

Abb. 10.2.3: Entwicklung der Gehirnstruktur über die Lebensspanne. Bei ca. 100-jährigen sinkt z. B. die kortikale Dicke ca. auf das vorgeburtliche Niveau, die graue Substanz ca. auf den Wert von 1-Jährigen und die weiße Substanz auf das Level von 12-Jährigen. Rot = Volumen der grauen Substanz (GMV); blau = Volumen der weißen Substanz (WMV); grün = subkortikales Volumen; grau = ventrikuläres Volumen; rot-schwarz = Gesamt-Gehirnvolumen; grau-schwarz = durchschnittliche kortikale Dicke; grün-schwarz = Gesamtgröße der Oberfläche; Dreiecke markieren den Zeitpunkt des höchsten Werts; Kreise den Zeitpunkt des schnellsten Wachstums. Die GMV-WMV-Differenzierung markiert den Beginn der Trajektorie von GMW und WMV (▶ ab dem 298. Tag nach der Empfängnis) bis zum Zeitpunkt der maximalen Differenz zwischen GMV und WMV (◀ bis zum 1395. Tag nach der Empfängnis). (Adaptiert und übersetzt nach Bethlehem et al., 2022, http://creativecommons.org/licenses/by/4.0/).

Weitere Studien haben bei älteren im Vergleich zu jüngeren Erwachsenen eine vermehrte bilaterale Aktivierung präfrontaler Areale in verschiedenen kognitiven Domänen berichtet, was auch als HAROLD-Phänomen (Cabeza, 2002) (engl. hemispheric asymmetry reduction for older adults) bekannt ist. Junge Erwachsene zeigen bei episodischen Gedächtnisaufgaben häufig eine klare hemisphärische Asymmetrie der frontalen Aktivierungsmuster mit einer linkspräfrontalen Aktivierung während der Enkodierung und einer rechtpräfrontalen Aktivierung während des Gedächtnisabrufs. Ältere Erwachsene mit normalen Abbauprozessen zeigen hingegen insbesondere bei der Enkodierung episodischer Gedächtniseinträge eine bilaterale Aktivierung frontaler Hirnregionen. Auch dieses alterungsassoziierte Aktivierungsmuster wurde mit kompensatorischen Mechanismen in Verbindung gebracht. Eine alternative Erklärung wäre, dass bilaterale Aktivierungsmuster im höheren Alter auf einer verringerten Kapazität basieren, aufgabenspezialisierte neurale Ressourcen einzubinden.

Veränderungen der Reizweiterleitung

Tier- und Humanstudien weisen nicht nur auf altersassoziierte Veränderungen funktioneller neuronaler Netzwerke hin (Burke & Barnes, 2006), sondern auch auf Veränderungen der Effizienz der Signalübertragung innerhalb von Neuronenverbänden. Im Folgenden beleuchten wir diese Veränderungen beispielhaft in Bezug auf das Dopamin-System. Andere Systeme wie das serotoninerge, GABAerge, glutamaterge und noradrenerge System zeigen jedoch auch altersassoziierte Veränderungen.

Im Dopaminsystem zeigte sich ein alterungsassoziierter Abbau der dopaminergen Rezeptorfunktion beginnend ab einem Alter zwischen 20 bis 30 Jahren um circa 10 % pro Dekade in verschiedenen Hirnarealen, wobei der Abbau von posterior zu anterior zunimmt (Li & Rieckmann, 2014). Fronto-striatale Dopamintransmission ist besonders relevant für Exekutiv- und Arbeitsgedächtnisfunktionen. Ältere Erwachsene zeigen eine signifikant reduzierte Dopamin-D1-Rezeptordichte im Nucleus Caudatus des Striatums und eine durch verringerte D1-Rezeptordichte assoziierte Abnahme der funktionellen Konnektivität im fronto-parietalen Arbeitsgedächtnisnetzwerk (Rieckmann et al., 2011). Dopamin spielt außerdem eine zentrale Rolle bei der Regulation des Signal-Rausch-Verhältnisses während der neuralen Informationsverarbeitung. Komputationale Modelle deuten darauf hin, dass die Zunahme zufälliger Schwankungen im Aktivierungsmuster (Rauschen) bei der neuralen Informationsverarbeitung mit weniger präzisen neuralen Repräsentationen und unspezifischen Koaktivierungen von funktionell irrelevanten bzw. nicht verbundenen Neuronenverbänden einhergehen. Dies kann sich phänotypisch in Beeinträchtigungen der Verarbeitungs- und Arbeitsgedächtniskapazität, episodischen Gedächtnisfunktionen und Entscheidungsprozessen zeigen (Li & Rieckmann, 2014).

Veränderungen der neuronalen Plastizität

Die molekularen Veränderungen bei der Reizweiterleitung im höheren Alter haben auch Konsequenzen für die neuronale Plastizität. Dabei spielt die sogenannten Langzeitpotenzierung (LTP) eine zentrale Rolle. LTP bezeichnet das Phänomen einer längerfristigen Verstärkung der synaptischen Signalübertragung. Mit jeder synaptischen Reizweiterleitung wird das neuronale Netzwerk – abhängig von Stärke und zeitlicher Synchronisation der Aktivierung – angepasst, um effizienter zu kommunizieren und Informationen zu lernen bzw. im Gedächtnis abzuspeichern. Koaktivierungen zweier Neurone führen dabei zu LTP und damit einer Stärkung der Verbindung. Tierstudien haben gezeigt, dass ältere Ratten zwar ebenso wie jüngere Ratten LTP bilden und die synaptische Effizienz steigern können, dafür jedoch eine stärkere Stimulation benötigen oder andere Defizite bei der LTP-Induktion zeigen und LTP weniger lange aufrechterhalten können (Burke & Barnes, 2006).

Merke

Die Gehirnstruktur (Volumen, kortikale Dicke, Integrität der weißen Substanz) nimmt im höheren Alter kontinuierlich, aber diskret und regionsspezifisch ab. Zudem verschlechtern sich auch die Reizweiterleitung und die neuronale Plastizität. Es existieren aber auch Hinweise auf kompensatorische funktionale Mechanismen (z. B. mehr frontale Aktivität).

10.2.4 Veränderungen des Energiemetabolismus-Systems im Alter

Mit zunehmendem Alter wird eine reduzierte Expression von Genen der mitochondrialen Atmungskette sowie eine deutlich reduzierte Funktion der Proteinkomplexe 1 und 4 der Atmungskette beobachtet, welche wichtig für die Energieproduktion sind (Holper et al., 2019). Diese Reduktion im Alter wurde nicht nur in Neuronen, sondern in vielen verschiedenen Zellen des Körper gefunden. Im Folgenden gehen wir darauf ein, welche Konsequenzen diese systemischen Veränderungen des Energiemetabolismus für die kognitiven Fähigkeiten und für andere bereits vorher behandelte Gehirnveränderungen im Alter haben.

Bedeutung des Energiemetabolismus für die Reizweiterleitung

Die Reizweiterleitung zwischen Neuronen erfolgt durch Veränderungen im Membranpotenzial. Für die Reizweiterleitung werden energieverbrauchende Pumpprozesse zur Wiederherstellung des Ruhemembranpotenzials benötigt. Die Energie wird hauptsächlich durch Mitochondrien, die sogenannten „Kraftwerke der Zelle", bereitgestellt. Eine geringere Kapazität der zellulären Energieversorgung im Alter kann daher die synaptische Reizweiterleitung im Gehirn negativ beeinflussen.

Die Rolle von Stress im Energiemetabolismus

Im Gegensatz zum chronologischen Alter wird das biologische Alter von zahlreichen endogenen sowie Umwelt- und Lebensstilfaktoren beeinflusst (Kushner, 2001). Mit fortschreitender Lebenszeit widerfahren einem Menschen Stres-

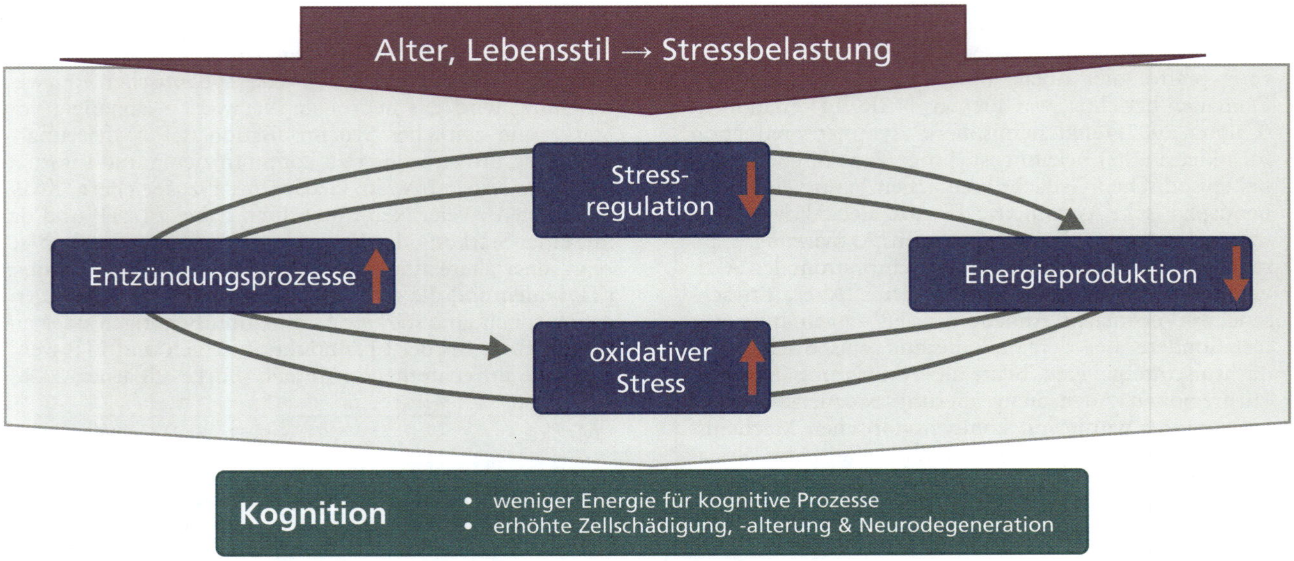

Abb. 10.2.4: Modell Alters-, Lebensstil- und Stress-assoziierter zellulärer Prozesse. Hypothetische Zusammenhänge einer erhöhten subjektiven Stressbelastung mit der zellulären Energieproduktion, Entzündungsprozessen und oxidativem Stress und deren Wechselwirkung.

soren unterschiedlichster Art und Intensität, wodurch sich sein biologisches Alter relativ zum chronologischen Alter erhöhen kann. Hierbei gibt es eine Vielzahl von biologischen Veränderungen auf systemischer und zellulärer Ebene, bei denen die Weiterleitung und Regulation von Stresssignalen eine entscheidende Rolle spielen. Daher werden wir im Folgenden auf altersbedingte Veränderungen der Stressregulation und der damit verbundenen Entzündungsprozesse eingehen. Dabei wird der Zusammenhang zum zellulären Energiestoffwechsel, zellschädigenden Prozessen, neuronalem und kognitivem Abbau berücksichtigt.

Stresssignale werden von der Hypothalamus-Hypophysen-Nebennieren-Achse über Glukokortikoide vermittelt. Im Alter zunehmende systemische Entzündungsprozesse beeinflussen neben der Signalwirkung von Glukokortikoiden auch die Reizweiterleitung im Gehirn und reduzieren die neuronale Plastizität, einschließlich der Bildung von Wachstumsfaktoren und neuer Neurone (Garré et al., 2017). Ein Gen, das die Wirkung von Glukokortikoiden moduliert, Entzündungsprozesse reguliert und im Alter eine veränderte Expression aufweist sowie mit beschleunigter Neurodegeneration in Verbindung gebracht wurde ist FKBP5. Diese Effekte können durch die Gen-Umwelt-Interaktion zwischen der verstärkt induzierbaren FKBP5-Variante rs1360780-AT mit Stressbelastung potenziert werden. Im Mausmodell wurde eine verminderte Stressadaptation, verringerte neuronale Aktivität und veränderte Mitochondrienfunktion festgestellt (Nold et al., 2021). Da in Stresssituationen mehr Energie benötigt wird, ist das Stress- und Entzündungssystem eng mit der Funktion der Mitochondrien verbunden.

Energiemetabolismus und andere systemische Faktoren

Neben der Expression und Aktivität von Komponenten der mitochondriellen Atmungskette hat auch die Verfügbarkeit von Nährstoffen einen Einfluss auf die Bereitstellung von Energie. Mit zunehmendem Alter sinkt der Wirkungsgrad der mitochondrialen Energieproduktion durch eine Unterversorgung mit Nährstoffen (Kaliszewska et al., 2021). Entzündungsprozesse beeinflussen zudem die Nährstoffaufnahme. Da das menschliche Gehirn relativ zu seiner Masse im Vergleich zu anderen Organen am meisten Energie benötigt, erscheint es plausibel, dass eine systemische Abnahme des Energiestoffwechsels kognitive Funktionen beeinträchtigt.

Darüber hinaus nehmen zellschädigende Prozesse (u. a. oxidativer Stress) mit verminderter Mitochondrien-Effizienz zu. Wie in ▸ Abb. 10.2.4 grafisch zusammengefasst gibt es Evidenz, dass das Alter und verschiedene Lebensstilfaktoren und die damit verbundene Stressbelastung mit verschiedenen biochemischen Prozessen im gesamten Organismus zusammenhängen, die untereinander wechselwirken und sich negativ auf kognitive Prozesse auswirken können.

10.2.5 Ausblick

Systemische, Zell-fokussierte versus Gehirn-fokussierte Perspektive

Es wurde in den letzten Jahren zunehmend deutlich, dass die biologische Grundlage kognitiven Abbaus im Alter nicht ausschließlich im Gehirn zu suchen ist, sondern eine ganzkörperliche, systemische Betrachtungsweise benötigt. Das heißt, dass auf Zellebene nicht nur das Gehirn, sondern auch andere Organsysteme beeinträchtigt sind und für den kognitiven Abbau im Alter mitverantwortlich zu sein scheinen. Diese systemischen Veränderungen innerhalb jeder Körperzelle (z. B. durch die Dysregulation der Mitochondrien) können nicht nur einen kognitiven Abbau, sondern auch depressive und andere psychische Symptome zur Folge haben. Daraus ergibt sich der nächste Perspektivenwechsel auf den altersassoziierten

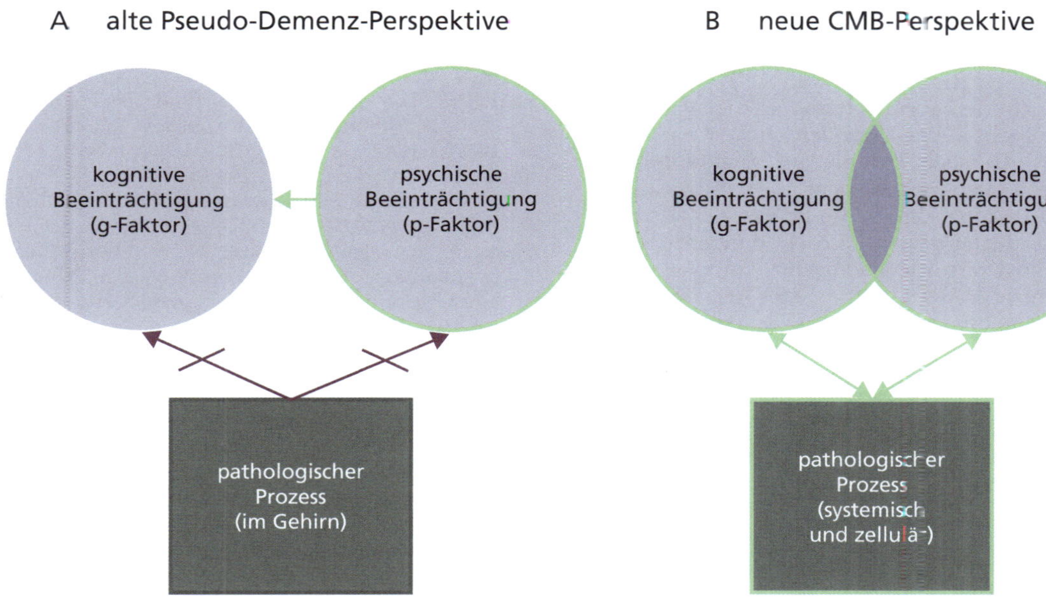

Abb. 10.2.5: Unterschiedliche therapeutische Ansatzpunkte bei der Pseudo-Demenz-Perspektive im Vergleich zur „c factor mito-bioenergetic" (CMB)-Perspektive. A: Laut der alten Pseudo-Demenz-Perspektive spricht eine psychische Beeinträchtigung dafür, dass dies die primäre Ursache der kognitiven Beeinträchtigung ist (grüner Pfeil), eher keine oder geringe pathologische Prozesse im Gehirn vorliegen (rote durchgestrichene Pfeile) und dementsprechend die Verbesserung des psychischen Zustands der therapeutische Ansatzpunkt (siehe grüner Rand) ist. Der Begriff der Pseudo-Demenz ist veraltet, wobei die Kausalitäts-Annahme (psychische Störung ist die primäre Ursache der kognitiven Störung) auch heute weit verbreitet ist. B: Laut der CMB-Perspektive liegt beim Vorliegen einer komorbiden psychischen Beeinträchtigung ein beiden Faktoren (kognitiv; psychisch) gemeinsam zugrunde liegender pathologischer Prozess vor. Dieser Prozess stellt ein Korrelat bzw. ein Spiegelbild der beobachtbaren bzw. subjektiven Symptomatik dar (grüne Pfeile in beide Richtungen). Dieses Korrelat könnte potenziell einer Dysregulation des Energiemetabolismus entsprechen, welches sich in einer kombinierten psychischen und kognitiven Symptomatik darstellt. Therapeutische Zielpunkte (siehe grüner Rand) sind nach diesem Modell alle drei Bereiche (psychische und kognitive Symptomatik sowie die bioenergetische Dysregulation).

Funktionsverlust im Alltag. Es deutet sich an, dass die psychische Gesundheit ein ähnlich wichtiger Faktor für den altersbedingten Funktionsverlust im Alltag darstellt, wie die kognitive Gesundheit.

Kognitive und psychische Gesundheit

Es ist bekannt, dass bei Alzheimer-Patienten oft eine Verschlechterung der psychischen Gesundheit eintritt bzw. neuropsychiatrische Symptome wie z. B. Apathie, Agitiertheit und motorische Unruhe zunehmen. Neuere Befunde zeigen aber auch, dass betroffene Menschen bereits viele Jahre vor der Demenzdiagnose Einschränkungen der psychischen Gesundheit zeigen. Zum Beispiel steigt die Prävalenz von Depression viele Jahre vor einer Demenzdiagnose deutlich an (Singh-Manoux et al., 2017). Zudem haben Patienten mit kognitiven Defiziten und Depression ein höheres Risiko für einen kognitiven Abbau und eine pathologische Gehirnentwicklung als ein Patient mit kognitiven Defiziten ohne Depression.

Für die Demenzdiagnostik kann dies entscheidende Folgen haben. Bisher wurde vor allem unterschieden, ob entweder eine Depression als Ursache für kognitive Defizite (früher bezeichnet als Pseudo-Demenz) oder ob eine Gehirnpathologie mit kognitiver Funktionseinschränkung vorliegt (▸ Abb. 10.2.5 A: alte Pseudo-Demenz-Perspektive). Im Fall von psychischen Beeinträchtigungen würde man auf einen geringeren pathologischen Prozess schließen und (lediglich) die psychischen Probleme therapieren. Möglicherweise wird in Zukunft eher die Frage gestellt, ob neben einer kognitiven Beeinträchtigung zusätzlich noch eine psychische Störung vorliegt und zu welchem Grad beide Pathologien auf eine gemeinsame Ursache zurückzuführen sind. Diese Perspektive wird im „c factor mito-bioenergetic" (CMB)-Modell erläutert (Fissler et al., 2022, ▸ Abb. 10.2.5 B: neue CMB-Perspektive). Neuere Befunde deuten darauf hin, dass eine Dysregulation des Energiemetabolismus (z. B. mitochondriale Dysfunktion, systemische Entzündungsprozesse) eine solche überlappende Ätiologie psychischer und kognitiver Beeinträchtigungen begründen könnte.

Zusammenfassung

Die kognitiven Veränderungen im Alter sind nicht nur negativ im Sinne der Abnahme der fluiden Intelligenz und der Reduktion der Anpassungsfähigkeit des Gehirns. Die kristalline Intelligenz nimmt zum Beispiel bis zu einem Plateau im Alter von ca. 65 Jahren zu. Darüber hinaus bestehen im höheren Alter große interindividuelle Unterschiede hinsichtlich des Abbaus und Erhalts der kognitiven Leistungsfähigkeit. Biologische Marker für Neurotransmitterausschüttung, strukturelle

Gehirnmarker zu Volumen, kortikaler Dicke und der Integrität der weißen Substanz nehmen bereits vor dem 35. Lebensjahr über das Alter hinweg ab. Es ist zu beachten, dass auch hierbei eine große Heterogenität zwischen Individuen in diesen Verläufen existiert und dass sowohl lineare als auch kurvilineare Veränderungen (stärkerer Abbau mit zunehmendem Alter) in bestimmten Arealen beobachtet werden. Im Bereich der Gehirnfunktion sind die altersassoziierte Dedifferenzierung neuronaler Aktivität sowie die beiden kompensatorischen Phänomene HAROLD und PASA der Hauptbefund. Die Debatte um kompensatorische versus dedifferenzierte Aktivierung, insbesondere in frontalen und medial-temporalen Regionen, und deren Zusammenhänge mit kognitiver Leistung im höheren Alter ist jedoch noch nicht hinreichend geklärt.

Neue Befunde zeigen, dass der Energiemetabolismus im Alter abbaut, und dass dieser wiederum eine wichtige Rolle bei der normalen kognitiven Alterung spielen könnte. Da bei psychischen und kognitiven Störungen eine Dysregulation des Energiemetabolismus nachweisbar ist und kognitive mit psychischen Symptomen kovariieren, sollte bei primär psychischen Beschwerden auch eine kognitive Diagnostik und bei primär kognitiven Beschwerden auch eine psychische Diagnostik erfolgen. Da die psychische und kognitive Gesundheit entscheidend für die Alltagsfunktionalität bzw. den Erhalt der Unabhängigkeit und damit für die Demenzdiagnose ist, könnte die psychische Gesundheit noch weiter in den Fokus einer ganzheitlichen Demenzprävention und der Frühdiagnostik eines demenziellen Prozesses rücken. Die nächsten Jahrzehnte könnten durch einen weitreichenden Perspektivenwechsel geprägt werden. Ein Wandel weg von einer Gehirn- und Kognitionszentrierung, hin zu einer systemisch, zellulären Ganzkörperperspektive auf Kognition und Psyche könnte zu neuen und frühzeitigeren Präventions- und Therapieansätzen führen.

Literatur

Bamidis, P. D., Fissler, P., Papageorgiou, S. G., et al. (2015). Gains in cognition through combined cognitive and physical training: The role of training dosage and severity of neurocognitive disorder. *Frontiers in Aging Neuroscience, 7.* https://doi.org/10.3389/fnagi.2015.00152

Bethlehem, R. A. I., Seidlitz, J., White, S. R., et al. (2022). Brain charts for the human lifespan. *Nature*. Retrieved from https://doi.org/10.1038/s41586-022-04554-y

Boyle, P. A., Buchman, A. S., Wilson, R. S., et al. (2012). Effect of Purpose in Life on the Relation Between Alzheimer Disease Pathologic Changes on Cognitive Function in Advanced Age. *Archives of General Psychiatry, 69*(5), 499-504. https://doi.org/10.1001/archgenpsychiatry.2011.1487

Burke, S. N., & Barnes, C. A. (2006). Neural plasticity in the ageing brain. *Nature Review Neuroscience*, 7(1), 30-40. https://doi.org/10.1038/nrn1809

Cabeza, R. (2002). Hemispheric asymmetry reduction in older adults: the HAROLD model. *Psychology and Aging, 17*(1), 85. https://doi.org/10.1037//0882-7974.17.1.85

Cattell, R. B. (1963). Theory of fluid and crystallized intelligence: A critical experiment. *Journal of Educational Psychology, 54*(1), 1-22. https://doi.org/10.1037/h0046743

Davis, S. W., Dennis, N. A., Daselaar, S. M., et al. (2008). Que PASA? The posterior–anterior shift in aging. *Cerebral Cortex, 18*(5), 1201-1209. https://doi.org/10.1093/cercor/bhm155

Fissler, P., Mavioglu, R., Wenzel, M., et al. (2022). The link between mitochondria, psychopathology, and intelligence: A bioenergetic model of cerebral function. *PsyArXiv.* https://doi.org/10.31234/osf.io/b3qf5

Holper, L., Ben-Shachar, D., & Mann, J. J. (2019). Multivariate meta-analyses of mitochondrial complex I and IV in major depressive disorder, bipolar disorder, schizophrenia, Alzheimer disease, and Parkinson disease. *Neuropsychopharmacology, 44*(5), 837-849. https://doi.org/10.1038/s41386-018-0090-0

Karbach, J., & Verhaeghen, P. (2014). Making working memory work: A meta-analysis of executive-control and working memory training in older adults. *Psychological Science*, 25(11), 2027-2037. https://doi.org/10.1177/0956797614548725

Kushner, I. (2001). C-reactive protein elevation can be caused by conditions other than inflammation and may reflect biologic aging. *Cleveland Clinic Journal of Medicine, 68*(6), 535-537. https://doi.org/10.3949/ccjm.68.6.535

Li, S.-C., & Rieckmann, A. (2014). Neuromodulation and aging: implications of aging neuronal gain control on cognition. *Current Opinion in Neurobiology, 29*, 148-158. https://doi.org/10.1016/j.conb.2014.07.009

Livingston, G., Huntley, J., Sommerlad, A., et al. (2020). Dementia prevention, intervention, and care: 2020 report of the Lancet Commission. *The Lancet, 396*(10248), 413-446. https://doi.org/10.1016/S0140-6736(20)30367-6

Nyberg, L., Lövdén, M., Riklund, K., et al. (2012). Memory aging and brain maintenance. *Trends in Cognitive Sciences, 16*(5), 292-305. https://doi.org/10.1016/j.tics.2012.04.005

Rieckmann, A., Karlsson, S., Fischer, H., et al. (2011). Caudate dopamine D1 receptor density is associated with individual differences in frontoparietal connectivity during working memory. *Journal of Neuroscience, 31*(40), 14284-14290. https://doi.org/10.1523/JNEUROSCI.3114-11.2011

Schmiedek, F., Lövdén, M., & Lindenberger, U. (2010). Hundred days of cognitive training enhance broad cognitive abilities in adulthood: Findings from the COGITO study. *Frontiers in Aging Neuroscience, 2*, 1-10. https://doi.org/10.3389/fnagi.2010.00027

Singh-Manoux, A., Dugravot, A., Fournier, A., et al. (2017). Trajectories of depressive symptoms before diagnosis of dementia: A 28-year follow-up study. *JAMA Psychiatry.* https://doi.org/10.1001/jamapsychiatry.2017.0660

Thurm, F., Schuck, N. W., Fauser, M., et al. (2016). Dopamine modulation of spatial navigation memory in Parkinson's disease. *Neurobiology of Aging, 38*, 93-103. https://doi.org/10.1016/j.neurobiolaging.2015.10.019

Tucker-Drob, E. M., de la Fuente, J., Köhncke, Y., et al. (2022). A strong dependency between changes in fluid and crystallized abilities in human cognitive aging. *Science Advances*, 8(5), eabj2422. https://doi.org/10.1126/sciadv.abj2422

Valls-Pedret, C., Sala-Vila, A., Serra-Mir, M., et al. (2015). Mediterranean Diet and Age-Related Cognitive Decline: A Randomized Clinical Trial. *JAMA Internal Medicine*, 175(7), 1094–1103. https://doi.org/10.1001/jamainternmed.2015.1668

10.3 Definition und Epidemiologie der Demenzen und der leichten kognitiven Beeinträchtigung (MCI)

Oliver Peters und Johannes Pantel

10.3.1 Einleitung

Die Bedeutung des Wortes Demenz lässt sich aus der lateinischen Sprache herleiten. Der Wortstamm setzt sich zusammen aus „de" und „mens", was im wörtlich übertragenen Sinne als „ohne Verstand", „ohne Geist" oder „weg vom Geist" übersetzt werden kann. Eine Demenz entsteht in den meisten Fällen auf dem Boden vormaliger geistiger Gesundheit. Demenz ist also die Folge einer Erkrankung und explizit keine natürliche Begleiterscheinung oder direkte Folge des Alterns. Insofern ist der Begriff der Altersdemenz irreführend und sollte vermieden werden. Alter per se bedingt keine Demenz. Die Wahrscheinlichkeit des Auftretens einer Demenz steigt jedoch mit dem Lebensalter kontinuierlich an. Das Alter ist der bedeutendste Risikofaktor für Demenz (Launer et al., 1999). Aus diesem Grund haben Demenzerkrankungen besonders in Ländern und Regionen mit einem hohen Altersdurchschnitt eine erhebliche Bedeutung.

Eine Demenz kann viele Krankheitsursachen haben. Man kann, hinsichtlich möglicher Ursachen, zwischen primären und sekundären Demenzen unterscheiden. Bei einer primären Demenz, z. B. im Rahmen einer chronisch neurodegenerativen Erkrankung, ist die Demenz unmittelbare Folge des Verlustes von Gehirnzellen. Bei einer sekundären Demenz ist die kognitive Störung Folge einer anderen Grunderkrankung, einer Stoffwechselstörung oder einer Intoxikation (z. B. durch Medikamente). Primäre Demenzen sind mit ca. 90 % deutlich häufiger als sekundäre Demenzen mit ca. 10 %. Demenz tritt in den meisten Fällen nicht schlagartig auf, sondern ist die Konsequenz eines anhaltenden Prozesses. Während die primäre Demenz nicht reversibel ist, kann die sekundäre Demenz entsprechend ihrer Ursache und deren Behandlungsmöglichkeiten heilbar, partiell umkehrbar oder im Fortschreiten potenziell aufzuhalten sein.

10.3.2 Primäre und sekundäre Demenzen

Die primäre Demenz entsteht als Folge einer kontinuierlichen Entwicklung, welche zunächst geprägt ist von einer progredienten Abnahme kognitiver Fähigkeiten, häufig beginnend mit diskreten Anzeichen von Vergesslichkeit, Wortfindungs- und Orientierungsstörungen, die weder den Betroffenen noch dem sozialen Umfeld auffällig erscheinen müssen, weil sie in begrenztem Ausmaß ohne pathologischen Wert sein können und lediglich temporär auftreten. In den Anfangsstadien einer demenziellen Erkrankung kann die Abgrenzung gegenüber dem physiologischen Altern mitunter schwierig sein (▸ Kap. 10.2), insbesondere, weil Defizite bzw. Fähigkeiten über die Zeit fluktuieren. Mit der über längere Zeiträume kumulierenden, anhaltenden Zunahme kognitiver Defizite kommt es jedoch auch zu einem Verlust alltagspraktischer Fertigkeiten. An diesem Punkt ist der Übergang von der leichten kognitiven Störung (▸ Kap. 10.3.3) zum leichten Demenzsyndrom erreicht. Das Demenzsyndrom macht sich zunächst bei komplexen Tätigkeiten, wie der Bedienung von technischen Geräten (▸ Kap. 10.1) im Alltag bemerkbar und erfasst nach interindividuell sehr unterschiedlichen zeitlichen Verläufen auch einfache Fertigkeiten. Nach einem erneut in der Regel Jahre anhaltenden Prozess kommt es schließlich zu einer schweren Demenz und zur vollständigen Pflegebedürftigkeit. Im Kontext spricht man bei den chronisch-neurodegenerativen Demenzen von einem fließenden Kontinuum.

Chronisch neurodegenerative Erkrankungen, allen voran die Alzheimer-Krankheit, gehören zu den häufigsten Ursachen von primärer Demenz. Das Wissen um die multifaktorielle Entstehung von Demenzen hat in den vergangenen Jahren erheblich zugenommen und es kommen stetig neue Erkenntnisse hinzu, sodass die folgende Beschreibung eine Momentaufnahme darstellt, die die mehrheitlich getroffenen Konventionen zum Zeitpunkt der Erstellung dieses Buchartikels reflektiert.

Nach dem Krankheitsklassifikationssystem ICD-10 ist Demenz ein Syndrom als Folge einer meist chronischen oder fortschreitenden Krankheit des Gehirns mit Störung vieler höherer kortikaler Funktionen, einschließlich Gedächtnis, Denken, Orientierung, Auffassung, Rechnen, Lernfähigkeit, Sprache und Urteilsvermögen. Das Bewusstsein ist nicht getrübt. Die kognitiven Beeinträchtigungen werden gewöhnlich von Veränderungen der emotionalen Kontrolle, des Sozialverhaltens oder der Motivation begleitet, gelegentlich treten diese auch eher auf. Für die Diagnose einer Demenz müssen die Symptome nach ICD mindestens sechs Monate bestehen. Der ICD-10 unterscheidet Demenz bei Alzheimer-Krankheit, vaskuläre Demenz und Demenz bei andernorts klassifizierten Krankheiten, wobei man primäre und sekundäre Ursachen unterscheiden kann. Diese sehr grobe nosologische Einteilung mag für den klinischen Gebrauch sinnvoll erscheinen, da sie die überwiegende Zahl aller Demenzerkrankungen abdeckt. Auf die differenziertere Diagnose und Differenzialdiagnose der Demenz wird vertiefend in ▸ Kap. 10.7 eingegangen.

Interessanter Weise hat das amerikanische Klassifikationssystem DSM in seiner aktuell gültigen Version 5 (DSM-V) den Terminus der Demenz verlassen und durch die Terminologie „major neurocognitive disorder" ersetzt, welche dann in einem zweiten Schritt einer bestimmten Ätiologie zugeordnet wird. Durch diese Veränderung wird der syndromale, nosologisch unspezifische Charakter des Demenzbegriffs betont und zudem dem Umstand Rechnung getragen, dass es häufig einen fließenden Übergang oder auch ein Kontinuum zwischen der minor und dem major neurocognitive disorder gibt (Maier & Barnikol, 2014).

> **Merke**
>
> Die Feststellung einer Demenz ist zunächst nur eine rein syndromale klinische Einordnung. Diese ersetzt nicht die stets erforderliche ätiologische Differenzialdiagnose.

10.3.3 Die leichte kognitive Beeinträchtigung (mild cognitive impairment, MCI)

Die Definition der leichten kognitiven Beeinträchtigung, respektive Störung, ist im Sprachgebrauch nicht einheitlich und erfordert an dieser Stelle eine Präzisierung. Die Terminologie wird (1) rein deskriptiv ohne Bezug zu einem Krankheitsklassifikationssystem oder einem umschriebenen Konzept verwendet, (2) mit Bezug zur ICD-10-Kodierung (ICD-10: F06.7), (3) im Sinne der DSM-5-Diagnose des minor neurocognitive disorder (DSM-5 331.83), (4) in Anlehnung an die Definition des mild cognitive impairment (MCI) nach Petersen et al. (1999), (5) im Forschungskontext mittels den IWG-Empfehlungen (Dubois et al., 2021) und verwandten Kriterien-Sets verwendet (vgl. Schröder & Pantel, 2011). Das MCI-Konzept nach Petersen hat sich im Kontext der klinischen Forschung bzgl. der frühen Stadien einer primären Demenz entwickelt. Die Grundidee dieser Konzeptualisierung war, dass sich insbesondere eine neurodegenerative Demenz nicht übergangslos aus dem Stadium der kognitiven Gesundheit heraus einstellt, sondern am Ende eines über Monate und Jahre sich hinziehenden Prozesses von temporär fluktuierenden, aber über längere Zeiträume hinweg in Summe zunehmenden, Beeinträchtigungen der kognitiven Leistungsfähigkeit steht (Petersen et al., 1999). Das MCI nach Petersen beschreibt das Zwischenstadium einer kognitiven Beeinträchtigung im Übergang zwischen gesundem Altern und einer Demenz. Nach den betroffenen Domänen lassen sich MCI-Subtypen abgrenzen: (1) der amnestische MCI-Subtyp mit vorwiegendem Defizit bei der Gedächtnisleistung (2) den nicht amnestischen MCI-Subtyp ohne Einschränkung der Gedächtnisleistung und (3) das multiple-domain MCI, welches mehrere kognitive Domänen mit oder ohne Einbezug der Gedächtnisleistung umfasst. Häufig geht dem Zustand des objektivierbaren MCI eine subjektive Beeinträchtigung voraus, welche per definitionem nicht mit neuropsychologischen Testverfahren objektiviert werden kann, aber von Betroffenen konsistent angegeben wird. Man spricht auch von einer subjektiven kognitiven Störung (sogenanntes subjective cognitive impairment oder SCI, Jessen, 2019).

Bereits an dieser Stelle soll jedoch betont werden, dass sich nicht aus jedem SCI bzw. MCI-Syndrom zwangsläufig in der Folgezeit eine Demenz entwickelt. Die Verläufe können durchaus variabel sein und von rascher Progredienz, über langjährige stabile Persistenz bis hin zu einer vollständigen Rückbildung der Symptome reichen (vgl. 10.2.5.1).

Merke

Nicht jede leichte kognitive Beeinträchtigung mündet zwangsläufig in eine Demenz

10.3.4 Epidemiologie der Demenzen: Prävalenz und Inzidenz

Der wichtigste Risikofaktor für Demenzen ist das Lebensalter. Je älter ein Mensch ist, desto größer ist sein Risiko, an einer Demenz zu erkranken. Dies gilt weltweit, so auch in Deutschland. Dabei sind Demenzerkrankungen bei den 65- bis 69-Jährigen mit 1,3 % Betroffenen noch vergleichsweise selten. Ab dem 70. Lebensjahr verdoppelt sich die altersgruppenbezogene Prävalenz etwa alle 5 Jahre (▶ Abb. 10.3.1). Sie nimmt damit einen exponentiellen Verlauf, um bei den 85- bis 89-Jährigen bereits ca. 22 %, und bei den über 90-Jährigen über 40 % zu betragen (Ziegler & Doblhammer, 2009). Unter Berücksichtigung der aktuellen Lebenserwartung bedeutet dies, dass jeder dritte Mann und jede zweite Frau, der/die heute das 60. Lebensjahr erreicht, im weiteren Verlauf seines/ihres Lebens eine Demenz entwickeln könnte (Rothgang et al., 2010).

Über die tatsächliche Zahl der Menschen mit Demenz liegen nur Schätzungen vor, bei denen die Ergebnisse von möglichst repräsentativen Feldstudien auf die Gesamtbevölkerung hochgerechnet werden. Nach Angaben von Weltgesundheitsorganisation und Alzheimer's Disease International leiden weltweit etwa 50 Millionen Menschen unter einer Demenz (Bickel, 2020). Für Deutschland wird die Zahl der Menschen mit Demenz bereits heute auf ca. 1,8 Millionen geschätzt (Deutsche Alzheimer Gesellschaft, 2022). Mehr als zwei Drittel der Erkrankten sind Frauen (▶ Abb. 10.3.2), was in erster Linie auf die höhere Lebenserwartung der Frauen zurückgeführt wird. Nach einer konservativen Schätzung der Deutschen Alzheimer Gesellschaft könnte die Gesamtzahl der Menschen mit Demenz in Deutschland bis zum Jahr 2050 allein aufgrund der demografischen Entwicklung auf mindestens 2,3 Millionen ansteigen (▶ Abb. 10.3.3).

10.3.4.1 Prävalenz der Demenzen in unterschiedlichen Versorgungssettings

Die bisher genannten Zahlen beziehen sich auf die Allgemeinbevölkerung. Demnach litten Ende 2018 ca. 2 % aller Menschen in Deutschland und 8,6 % der über 65-jährigen Personen unter einer Demenz (▶ Abb. 10.3.1; Statista, 2022). Betrachtet man allerdings Populationen in unterschiedlichen Versorgungssituationen, dann liegt der Anteil der Menschen mit Demenz hier deutlich höher. Im Vergleich zur Allgemeinbevölkerung unterliegen insbesondere multimorbide Patienten einem erhöhten Risiko, unter kognitiven Störungen zu leiden oder im Krankheitsverlauf Beeinträchtigungen der kognitiven Leistungsfähigkeit zu entwickeln (Vassilaki et al., 2015; Wei et al., 2020).

Entsprechend wurde eine Punktprävalenz für Demenz bei stationär behandelten über 65-jährigen Patienten in einer randomisiert ausgewählten Stichprobe von 33 süddeutschen Allgemeinkrankenhäusern von 18,4 % ermittelt (Bickel et al., 2018). Lediglich bei etwa einem Drittel der betroffenen Krankenhauspatienten war eine Demenzdiagnose in den medizinischen Akten bereits dokumentiert. Weitere 21,6 % litten unter milderen kognitiven Einschränkungen im Sinne einer leichten kognitiven Beeinträchtigung. Diese Zahlen verweisen auf den großen Bedarf an gezielter Diagnostik und speziellen Versorgungsangeboten für kognitiv eingeschränkte Patienten auch in somatischen Kliniken.

Ähnliche Prävalenzwerte ergeben sich auch für ältere Patienten in der Hausarztpraxis. So wurden in der Delphi-MV-Studie alle über 70-jährigen Patienten in 110 Hausarztpraxen mithilfe des Screening-Instrumentes DemTect un-

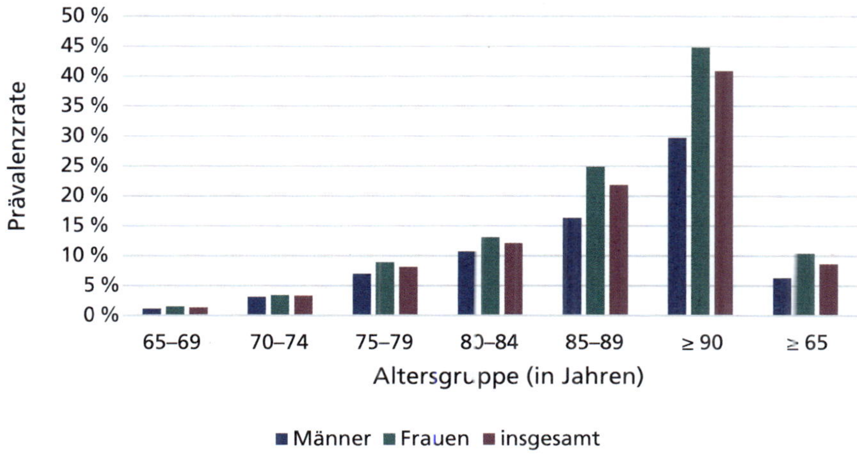

Abb. 10.3.1: Prävalenzrate von Demenzerkrankungen in Deutschland nach Alter und Geschlecht im Jahr 2018 (Statista, 2022).

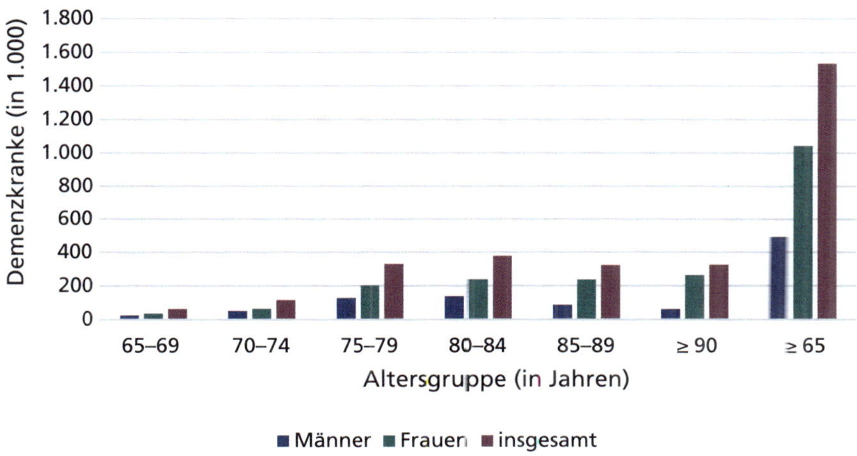

Abb. 10.3.2: Anzahl der Menschen mit Demenz in Deutschland nach Alter und Geschlecht im Jahr 2018 (Statista, 2022)

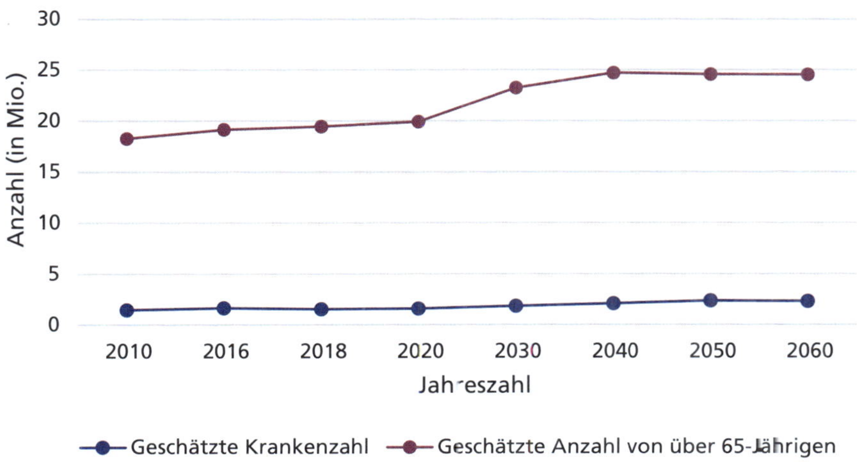

Abb. 10.3.3: Prognostizierte Entwicklung der Anzahl von Menschen mit Demenz im Vergleich zu den über 65-Jährigen in Deutschland von 2010–2060 (Statista, 2022)

tersucht (Eichler et al., 2015). Dabei ergaben sich bei 17 % der Untersuchten Hinweise auf eine manifeste Demenz. Bei etwa 60 % der positiv getesteten Patienten war keine entsprechende Diagnose in der Patientenakte vermerkt, was auch hier auf eine eklatante Unterdiagnostik hinweist.

Betrachtet man Pflegeheimpopulationen, dann ist die Demenzprävalenz hier mit durchschnittlich ca. 68 % sogar noch deutlich höher anzusetzen (Schäufele et al., 2013). Dies verwundert nicht, da Menschen mit Demenz mit ca. 40 % allgemein einen großen Anteil an allen Pflegebedürftigen ausmachen und umgekehrt betrachtet annähernd zwei Drittel aller Pflegebedürftigen an einer Demenz leiden (Pantel, 2018). Auch hieraus ergibt sich die Notwendigkeit, spezielle Betreuungskonzepte für Menschen mit Demenz in den Einrichtungen der Langzeitpflege gezielt auszuweiten und weiterzuentwickeln.

Merke

Je nach betrachteter Population und Versorgungsetting kann die Prävalenz der Demenz erheblich variieren.

10.3.4.2 Inzidenz der Demenzen

Im Gegensatz zur Prävalenz betrachtet die Inzidenz nicht die Gesamtzahl der zu einem gegebenen Zeitraum Erkrankten, sondern die Zahl oder die Rate der Neuerkrankten innerhalb eines bestimmten Zeitraums. Die Inzidenz ist daher ein wichtiger Parameter, um die zukünftige Entwicklung der Prävalenz einzuschätzen. Anhand von Daten aus 18 europäischen Längsschnittstudien wurde für die über 65-jährige Bevölkerung eine mittlere Demenz-Inzidenzrate von 2 % pro Jahr ermittelt (Bickel, 2020). Auch hier fand sich der deutliche Einfluss des Lebensalters wieder, da die Rate von 0,53 % bei den 65–69-Jährigen auf über 12 % bei den über 90-Jährigen annähernd exponentiell anstieg. Überträgt man diese Werte auf Deutschland, so ist hier bereits heute mit einer Gesamtzahl von über 300.000 Neuerkrankungen pro Jahr bei den über 65-Jährigen zu rechnen – mit steigender Tendenz, wenn man die demografisch bedingte Alterung der Bevölkerung berücksichtigt.

Aus zahlreichen epidemiologischen Studien der vergangenen Jahre (so u. a. aus Schweden, UK und den USA) ergeben sich allerdings Hinweise, dass die altersgruppenbezogenen Inzidenz- und Prävalenzraten für Demenzerkrankungen geringfügig zurückgehen könnten (Stephan et al., 2018, Bickel, 2020). Unter Berücksichtigung von Routinedaten der gesetzlichen Krankenversicherungen lässt sich auch für Deutschland ein solcher Trend aufzeigen (Nerius et al., 2020). Ob sich dieser Trend fortsetzen wird und wie stark er sich ggf. auf die Zahl der Erkrankten auswirken könnte, ist Gegenstand weiterer Untersuchungen (Bickel, 2020). Unbenommen davon wird die Gesamtzahl aller Menschen mit Demenz allein aufgrund der demografisch bedingten Alterung der Gesellschaft weiter deutlich ansteigen.

Merke

Allein aufgrund des demografischen Wandels wird die Prävalenz der Demenzen in den kommenden Jahren deutlich ansteigen. Dies gilt selbst unter der Annahme, dass die Inzidenz z. B. infolge günstigerer Lebensbedingungen oder einer besseren medizinischen Versorgung leicht zurückgehen könnte.

10.3.5 Prävalenz und Inzidenz der leichten kognitiven Beeinträchtigung

Informationen über die altersgruppenbezogene Prävalenz der leichten kognitiven Beeinträchtigung (mild cognitive impairment, MCI) stehen aus verschiedenen repräsentativen bevölkerungsbasierten Studien zur Verfügung. Beispielhaft sollen hier zunächst die Ergebnisse der Cardiovascular Health Study Cognition Study betrachtet werden (Lopez et al., 2003, 2007; Schröder & Pantel, 2011): Im Rahmen dieser primär zur Untersuchung kardiovaskulärer Erkrankungen bei über 65-Jährigen konzipierten Studie wurde in einer Teilstichprobe von 3.608 Personen eine Gesamtprävalenz von MCI in Höhe von 18,8 % ermittelt. Über die verschiedenen Altersgruppen betrachtet fand sich ein deutlicher altersabhängiger Anstieg von 14,7 % bei den 75–79-jährigen, 22,6 % bei den 80–84-jährigen sowie 28,9 % bei den über 85-jährigen Untersuchten. Ein vergleichbarer Alterseffekt wurde von Manly et al. (2005) in einer ebenfalls nach repräsentativen Gesichtspunkten rekrutierten Stichprobe von 1.315 Probanden beschrieben. War ein MCI in der Gesamtstichprobe bei 28,3 % der Teilnehmer gegeben, so lauteten die entsprechenden Werte bei den 65–75-Jährigen bzw. den über 75-Jährigen 24,0 % versus 32,6 %. Dieser Effekt zeigte sich auch in der „Leipzig longitudinal Study of the Aged“ (LEILA 75+) (Busse et al. 2003), in der die kognitive Leistung von 929 Probanden über 36 Monate beobachtet wurde. In diesem Zeitraum stieg die Prävalenzrate des MCI von 16,9 % bei 75–79-Jährigen, über 19,1 % bei 80–84-Jährigen auf 25,8 % bei den über 85-Jährigen an, wobei rein subjektive Beschwerden unberücksichtigt blieben.

Die bisher dargestellten Prävalenzwerte beziehen sich in erster Linie auf die weit gefasste Definition der leichten kognitiven Beeinträchtigung, dem multiple-domain MCI. Demgegenüber wird die Prävalenz des rein amnestischen Subtyps über die Altersgruppen hinweg in den zitierten Studien relativ konstant beschrieben. Busse et al. (2003) fanden Prävalenzen von 4,7 % bei 75–79-Jährigen, 5,6 % bei 80–84-Jährigen, bzw. 5,2 % bei den über 85-Jährigen; Manly et al. (2005) ermittelten 4,8 % und 8 % bei 65–75-Jährigen bzw. über 75-Jährigen. Vergleichbare Unterschiede mit einer erheblich geringeren Prävalenz der amnestischen gegenüber der breiter gefassten MCI-Definition wurden auch von der Arbeitsgruppe um Lopez et al. (2003) mit Werten von 6,0 % bzw. 21,7 % angegeben. Auch der Monongahela Valley Independent Elders Survey (MoVIES/Ganguli et al., 2004), in dessen Rahmen 1.248 Probanden 10 Jahre im Längsschnitt untersucht wurden, ergab für die amnestische Beeinträchtigung über den Altersverlauf hinweg relativ stabile Prävalenzwerte zwischen 3,2 % und 4 %.

Zusammenfassend lässt sich feststellen, dass die Prävalenz der multiple-domain MCI vor dem 60. Lebensjahr noch relativ selten ist, in der 7. und 8. Lebensdekade auf 15 % bzw. 25 %–30 % ansteigt, um in der weiteren Altersentwicklung eher zu stagnieren (Schröder & Pantel, 2011).

Letzteres mag einerseits darauf zurückzuführen sein, dass ein bedeutender Anteil der Betroffenen zur Demenz konvertiert, andererseits auf die Tatsache, dass die leichte kognitive Störung mit einer erhöhten Mortalität verbunden ist. Schließlich ist aber auch zu berücksichtigen, dass ein MCI, je nach Ursache, remittieren kann (Schönknecht et al., 2005).

Prävalenzen können von Studie zu Studie deutlich variieren, was teilweise auf unterschiedliche Konzepte bei der Definition, teilweise auf den Einsatz unterschiedlicher neuropsychologischer Instrumente bei der Erhebung der kognitiven Defizite zurückgeführt werden kann. Dies gilt auch für die veröffentlichten Zahlen zur Inzidenz der leichten kognitiven Beeinträchtigung, die von Luck et al. (2010) in einem systematischen Review zusammengefasst worden sind: Demnach entwickeln pro Jahr 5,1 bis 7,6 % der über 65-Jährigen ein MCI, davon 1–4 % einen amnestischen und 2,6–3,6 % einen nicht amnestischen Subtyp. Als wesentliche Risikofaktoren hierfür können ein hohes Lebensalter, ein niedriger Bildungsstand und das Vorliegen einer arteriellen Hypertonie genannt werden (Luck et al., 2010).

10.3.5.1 Verlauf der leichten kognitiven Beeinträchtigung und Konversion zur Demenz

Den Verlauf der leichten kognitiven Beeinträchtigung und das Konversionsrisiko, also das Risiko des Entstehens einer Demenz, haben Längsschnittstudien untersucht. Die Mehrzahl der Studien bezog sich auf mutmaßlich repräsentative Stichproben, der Beobachtungszeitraum bewegte sich zwischen 3 und teilweise mehr als 10 Jahren, wobei die Probanden nach ihrem 70. Lebensjahr eingeschlossen wurden. Beispielhaft für eine Studie in der eine ältere Jahrgangskohorte in mehreren Erhebungswellen über einen Zeitraum von mehr als einer Dekade verfolgt wurden, sollen im folgenden Daten aus der Interdisziplinären Längsschnittstudie des Erwachsenenalters (ILSE) dargestellt werden (vgl. Schröder & Pantel, 2011):

Die ILSE ergab zum ersten Untersuchungszeitpunkt, also bei den damals (Anfang der 1990er-Jahre) noch Anfang 60-jährigen Probanden eine Prävalenz der MCI von 13,4 %. Dabei wurde das neuropsychologisch weit gefasste Konzept des age-associated cognitive decline (AACD, entsprechend MCI amnestic und/oder amnestic multiple domain) zugrunde gelegt. Zusätzliche 5,8 % litten unter symptomatischen kognitiven Defiziten vor dem Hintergrund einer schweren Allgemeinerkrankung, meist Herz- oder Krebserkrankungen. Bei diesen Probanden wurde eine leichte kognitive Beeinträchtigung gemäß ICD-10 diagnostiziert. Im 4-Jahresverlauf konnten 437 Probanden nachuntersucht werden. Von den zum zweiten Untersuchungszeitpunkt erneut untersuchten Probanden zeigten nun 24,1 % (n = 106) ein MCI. Manifeste Demenzen waren zu diesen Untersuchungszeitpunkten – die Probanden gehörten mit ca. 65 Jahren noch zu den „jungen" Alten – erwartungsgemäß nicht zu diagnostizieren. Im 14-Jahresverlauf konnten 381 Probanden ein drittes Mal untersucht werden. Der Anteil von Probanden mit MCI stieg auf 28,3 %. Zusätzlich litten 6,8 % der Probanden an einer manifesten Alzheimer Demenz, von denen fast alle bereits zum zweiten Untersuchungszeitpunkt ein MCI gezeigt hatten. Allerdings konnte der Verlauf durchaus variabel sein und nicht jedes MCI ging notwendigerweise in eine Demenz über. Bei manchen Studienteilnehmern erwiesen sich die leichten kognitiven Beeinträchtigungen als stabil, oder bildeten sich sogar wieder zurück (Schönknecht et al. 2005). Festzuhalten ist gleichwohl, dass das Vorliegen eines MCI das Konversionsrisiko zur Demenz deutlich erhöhte. So entwickelten zwischen der zweiten und dritten Untersuchungswelle, d. h. vom 65. bis zum 77. Lebensjahr, 21 % der Probanden mit leichter kognitiver Beeinträchtigung eine Demenz. Bei 50 % der Betroffenen bestand die leichte kognitive Beeinträchtigung unverändert fort.

Das in Längsschnittstudien ermittelte Konversionsrisiko ist unter anderem abhängig vom Lebensalter der Probanden und von der Beobachtungsdauer. Das erklärt, warum die in der ILSE ermittelten Konversionsraten sogar noch vergleichsweise niedrig sind. So entwickelten in der bereits vorgestellten Cardiovascular Health Study Cognition Study 51 % der bei Studienbeginn durchschnittlich 80 Jahre alten MCI-Patienten im Katamnesezeitraum von 3,2 Jahren eine Demenz (Lopez et al., 2007). Untersuchungen von jüngeren MCI-Populationen kamen zu geringeren Konversionsrisiken: Innerhalb des populationsbasierten Projekts „Monongahela Valley Independent Elders Survey" (MoVIES) wurden zunächst 1.248 nach Alter stratifizierte Personen untersucht (Ganguli, 2004). Einbezogen wurden 551 im Mittel ca. 75 Jahre alte Probanden, die nach 10 Jahren zum sechsten Mal untersucht wurden. Von den Patienten, die zu Beginn mit dem amnestischen MCI-Subtyp diagnostiziert wurden, erhielten 27,5 % innerhalb der folgenden zehn Jahre eine Demenzdiagnose und hatten somit ein um den Faktor 3,9 (CI = 2,1–7,2) erhöhtes Risiko an einer Demenz zu erkranken. Eine Alzheimer-Demenz entwickelten 22,5 % (Odds Ratio = 4,2; CI = 2,2–8,0). Die Stabilität des MCI lag in 2-Jahresintervallraten zwischen 11 und 21 %. In einer Untersuchung von Larrieu et al. (2002) wurden 2.084 zunächst nicht demenziell beeinträchtigte Personen über fünf Jahre begleitet. Auch hier wurde das amnestische MCI untersucht. 18,9 % der Patienten, die nach zwei Jahren als MCI klassifiziert wurden, entwickelten nach weiteren drei Jahren eine Alzheimer-Demenz. Weitere 5,4 % erhielten erneut eine MCI-Diagnose, während 43,2 % als kognitiv gesund eingestuft wurden.

Nach diesen Ergebnissen ist die leichte kognitive Beeinträchtigung mit einem deutlich erhöhten Risiko hinsichtlich der Entwicklung einer Alzheimer-Demenz verbunden. Andere Demenzformen werden seltener beobachtet, in der ILSE waren zum dritten Untersuchungszeitpunkt von den inzwischen Mitte Siebzigjährigen kaum mehr als 1 % von einer vaskulären Demenz betroffen. Versuche, den nicht amnestischen Typ der MCI mit einem erhöhten Risiko gegenüber vaskulären und anderen Demenzformen zu verbinden, blieben zumeist ohne konsistente Ergebnisse (Fischer et al., 2007). Das neuropsychologisch weiter gefasste MCI-Syndrom (z. B. MCI amnestic multiple-domain oder AACD) besitzt eine gute zeitliche Stabilität, auch wenn bei einem fassbaren Teil der Betroffenen die Symptomatik katamnestisch nicht mehr nachweisbar ist. Der Anteil dieser Verläufe variiert zwischen 15,7 % (ILSE) und 21,5 % (Fischer et al., 2007). Da der amnestische Subtyp der MCI jedoch ebenfalls mit einem erhöhten Risiko für die Entwicklung einer Alzheimer-Demenz einhergeht, könnte er auch einem transienten Stadium entsprechen, das relativ rasch durchschritten wird und in ein komplexeres Störungsbild (multiple-domain MCI) übergeht.

Als Faustregel kann festgehalten werden, dass die Hälfte der Patienten mit MCI über einen Zeitraum von ca. 5 Jahren eine Demenz entwickelt. Dies gilt zumindest für Personen, die beim ersten Auftreten der Symptome das 75. Lebensjahr bereits überschritten haben. Dies verweist erneut auf das Lebensalter als wichtigen Prädiktor für eine drohende Konversion. Weitere Indikatoren für ein hohes Konversionsrisiko sind: ein niedriges Bildungsniveau, eine rasche Verlaufsdynamik der kognitiven Defizite (nachgewiesen z. B. durch serielle Testuntersuchungen im Abstand von 6 Monaten), Ausmaß und Multiplizität der kognitiven Defizite, somatische Komorbidität und Gebrechlichkeit (Frailty), atrophische und/oder mikroangiopathische Veränderungen in der zerebralen Bildgebung, alzheimertypische Liquorbefunde (niedriges Amyloid-β und hohes Tau-Protein) und der Nachweis der positiven Familienanamnese insbesondere des Apolipoprotein-E4-Polymorphismus (Förstl et al., 2008).

Zusammenfassung

Die leichte kognitive Beeinträchtigung und die Demenz stellen nach heutigem Verständnis im Rahmen von insbesondere chronisch neurodegenerativen Erkrankungen des Gehirnes, zwei Stadien innerhalb eines Krankheitskontinuums dar. Das Syndrom der kognitiven Beeinträchtigung muss, ebenso wie die Demenz, im Rahmen der Diagnosestellung einer Ätiologie zugeordnet werden. Die Progredienz der Defizite ist, soweit vorhanden, definiert durch die zugrundeliegende Neuropathologie, wobei nicht jede kognitive Beeinträchtigung in eine Demenz münden muss. Die Prävalenz der Demenz ist in erheblichem Maße vom Versorgungsetting abhängig. Demenzen werden auf Grund der demografischen Entwicklung trotz einer Verbesserung der medizinischen Versorgung und erfolgreichen Ansätzen in der Prävention mutmaßlich weiter zunehmen.

Literatur

Bickel, H., Hendlmeier, I., Heßler, J. B., et al. (2018). The Prevalence of Dementia and Cognitive Impairment in Hospitals. *Deutsches Arzteblatt international*, *115*(44), 733–740. https://doi.org/10.3238/arztebl.2018.0733

Bickel, H. (2020). Die Häufigkeit von Demenzerkrankungen. https://www.deutsche-alzheimer.de/fileadmin/Alz/pdf/factsheets/infoblatt1_haeufigkeit_demenzerkrankungen_dalzg.pdf, Zugriff am 29.6.2023

Busse, A., Bischkopf, J., Riedel-Heller, S. G., et al. (2003). Mild cognitive impairment: prevalence and incidence according to different diagnostic criteria. Results of the Leipzig Longitudinal Study of the Aged (LEILA75+). *The British journal of psychiatry: the journal of mental science*, *182*, 449–454.

Deutsche Alzheimer Gesellschaft (2022). Infoblatt 1. https://www.deutsche-alzheimer.de/artikel/deutsche-alzheimer-gesellschaft-stellt-neue-zahlen-zur-demenz-vor-deutlich-mehr-erkrankte-unter-65-jahren-als-bisher-angenommen, Zugriff am 29.6.2023

Dubois, B., Villain, N., Frisoni, G. B., et al. (2021). Clinical diagnosis of Alzheimer's disease: recommendations of the International Working Group. *The Lancet. Neurology*, *20*(6), 484–496. https://doi.org/10.1016/S1474-4422(21)00066-1

Eichler, T., Thyrian, J. R., Hertel, J., et al. (2015). Subjective memory impairment: No suitable criteria for case-finding of dementia in primary care. *Alzheimer's & dementia (Amsterdam, Netherlands)*, *1*(2), 179–186. https://doi.org/10.1016/j.dadm.2015.02.004

Fischer, P., Jungwirth, S., Zehetmayer, S., et al. (2007). Conversion from subtypes of mild cognitive impairment to Alzheimer dementia. *Neurology*, *68*(4), 288–291. https://doi.org/10.1212/01.wnl.0000252358.03285.9d

Förstl, H., Bickel, H., Frölich, L., et al. (2008). Leichte kognitive Beeinträchtigung mit Vorzeichen rascher Verschlechterung [Mild cognitive impairment with predictors of rapid decline]. *Deutsche medizinische Wochenschrift (1946)*, *133*(9), 431–436. https://doi.org/10.1055/s-2008-1046730

Ganguli, M., Chang, C. C., Snitz, B. E., et al. (2010). Prevalence of mild cognitive impairment by multiple classifications: The Monongahela-Youghiogheny Healthy Aging Team (MYHAT) project. *The American journal of geriatric psychiatry: official journal of the American Association for Geriatric Psychiatry*, *18*(8), 674–683. https://doi.org/10.1097/JGP.0b013e3181cdee4f

Jessen, F. (2019). Erratum zu: Früherkennung der Alzheimer-Krankheit und Ansätze der Prävention. *Bundesgesundheitsblatt, Gesundheitsforschung, Gesundheitsschutz*, *62*(3), 255–260. https://doi.org/10.1007/s00103-019-02922-0

Larrieu, S., Letenneur, L., Orgogozo, J. M., et al. (2002). Incidence and outcome of mild cognitive impairment in a population-based prospective cohort. *Neurology*, *59*(10), 1594–1599. https://doi.org/10.1212/01.wnl.0000034176.07159.f8

Launer, L. J., Andersen, K., Dewey, M. E., et al. (1999). Rates and risk factors for dementia and Alzheimer's disease: results from EURODEM pooled analyses. EURODEM Incidence Research Group and Work Groups. European Studies of Dementia. *Neurology*, *52*(1), 78–84. https://doi.org/10.1212/wnl.52.1.78

Lopez, O. L., Jagust, W. J., DeKosky, S. T., et al. (2003). Prevalence and classification of mild cognitive impairment in the Cardiovascular Health Study Cognition Study: part 1. *Archives of neurology*, *60*(10), 1385–1389. https://doi.org/10.1001/archneur.60.10.1385

Lopez, O. L., Kuller, L. H., Becker, J. T., et al. (2007). Incidence of dementia in mild cognitive impairment in the cardiovascular health study cognition study. *Archives of neurology*, *64*(3), 416–420. https://doi.org/10.1001/archneur.64.3.416

Luck, T., Luppa, M., Briel, S., et al. (2010). Incidence of mild cognitive impairment: a systematic review. *Dementia and geriatric cognitive disorders*, *29*(2), 164–175. https://doi.org/10.1159/000272424

Maier, W., & Barnikol, U. B. (2014). Neurokognitive Störungen im DSM-5: Durchgreifende Änderungen in der Demenzdiagnostik [Neurocognitive disorders in DSM-5: pervasive changes in the diagnostics of dementia]. *Der Nervenarzt*, *85*(5), 564–570. https://doi.org/10.1007/s00115-013-3984-4

Manly, J. J., Bell-McGinty, S., Tang, M. X., et al. (2005). Implementing diagnostic criteria and estimating frequency of mild cognitive impairment in an urban community. *Archives of neurology*, *62*(11), 1739–1746. https://doi.org/10.1001/archneur.62.11.1739

Nerius, M., Ziegler, U., Doblhammer, G., et al. (2020). Trends in der Prävalenz von Demenz und Parkinson – Eine Analyse auf Basis aller gesetzlich versicherten Personen im Alter 65+ in Deutschland zwischen 2009 und 2012 [Trends in the Prevalence of Dementia and Parkinson's Disease: An Analysis Based on Health Claims Data from all German Statutory Health Insurance Funds for Persons aged 65+ in Germany 2009-2012]. *Gesundheitswesen (Bundesverband der Ärzte des Öffentlichen Gesundheitsdienstes (Germany))*, *82*(10), 761–769. https://doi.org/10.1055/a-0829-6494

Pantel, J. (2018). Pflegeheimversorgung. In F. Jessen (Hrsg.), *Handbuch Alzheimer-Krankheit: Grundlagen – Diagnostik – Therapie – Versorgung – Prävention* (pp. 591-602). De Gruyter.

Petersen, R. C., Smith, G. E., Waring, S. C., et al. (1999). Mild cognitive impairment: clinical characterization and outcome. *Archives of neurology, 56*(3), 303–308. https://doi.org/10.1001/archneur.56.3.303

Rothgang, H., Iwansky, S., Müller, R., et al. (2010). *Barmer GEK Pflegereport 2010. Schriftenreihe zur Gesundheitsanalyse*. Barmer GEK.

Schäufele, M., Köhler, L., Hendlmeier, I., et al. (2013). Prävalenz von Demenzen und ärztliche Versorgung in deutschen Pflegeheimen: eine bundesweite repräsentative Studie [Prevalence of dementia and medical care in German nursing homes: a nationally representative survey]. *Psychiatrische Praxis, 40*(4), 200–206. https://doi.org/10.1055/s-0033-1343141

Schönknecht, P., Pantel, J., Kruse, A., et al. (2005). Prevalence and natural course of aging-associated cognitive decline in a population-based sample of young-old subjects. *The American journal of psychiatry, 162*(11), 2071–2077. https://doi.org/10.1176/appi.ajp.162.11.2071

Schröder, J., & Pantel, J. (2011). *Die leichte kognitive Beeinträchtigung. Klinik, Diagnostik, Therapie und Prävention im Vorfeld der Alzheimer-Demenz*. Schattauer Verlag.

Stephan, B. C. M., Birdi, R., Tang, E. Y. H., et al. (2018). Secular Trends in Dementia Prevalence and Incidence Worldwide: A Systematic Review. *Journal of Alzheimer's disease: JAD, 66*(2), 653–680. https://doi.org/10.3233/JAD-180375

Vassilaki, M., Aakre, J. A., Cha, R. H., et al. (2015). Multimorbidity and Risk of Mild Cognitive Impairment. *Journal of the American Geriatrics Society, 63*(9), 1783–1790. https://doi.org/10.1111/jgs.13612

Wei, M. Y., Levine, D. A., Zahodne, L. B., et al. (2020). Multimorbidity and Cognitive Decline Over 14 Years in Older Americans. *The journals of gerontology. Series A, Biological sciences and medical sciences, 75*(6), 1206–1213. https://doi.org/10.1093/gerona/glz147

Ziegler, U., & Doblhammer, G. (2009). Prävalenz und Inzidenz von Demenz in Deutschland–Eine Studie auf Basis von Daten der gesetzlichen Krankenversicherungen von 2002 [Prevalence and incidence of dementia in Germany--a study based on data from the public sick funds in 2002]. *Gesundheitswesen (Bundesverband der Ärzte des Öffentlichen Gesundheitsdienstes (Germany)), 71*(5), 281–290. https://doi.org/10.1055/s-0023-1119384

10.4 Kognitive Beeinträchtigung – Risikofaktoren und Prävention

M. Cristina Polidori und Emrah Düzel

10.4.1 Einführung

Komplexe kognitive Prozesse wie Wahrnehmung, Handlungsplanung, Lernen, Gedächtnis, räumliche Orientierung, Aufmerksamkeit, exekutive Kontrolle, Kommunikation und Praxis erfordern eine koordinierte Aktivität von Neuronen in miteinander verbundenen Netzwerken des Gehirns. Kognitive Beeinträchtigungen können durch den Verlust von Neuronen und des Neuropils (von Arnim et al., 2019) oder als Folge gestörter Netzwerkfunktionen im Gehirn auftreten. Der pathologische Verlust von Neuronen und des Neuropils wird als Neurodegeneration bezeichnet und ist häufig Folge einer Proteinopathie, wie z. B. bei der Alzheimererkrankung (Busche & Hyman, 2020). Daneben können eine Reihe von akuten, subakuten und chronischen Beeinträchtigungen neuronaler Funktionen zu kognitiven Defiziten führen. Diese Störungen wiederum können sowohl primär zentralnervöse als auch extrazerebrale, systemische Ursachen haben. Das bedeutet, obwohl Kognition eine primär zentralnervöse Leistung ist, können extrazerebrale Ursachen eine wichtige Rolle bei der Pathophysiologie kognitiver Störungen spielen (Kovacs, 2019). Einige der o. g. Pathophysiologien kognitiver Störungen können durch iatrogene Maßnahmen wie Narkosen, Sedierungen, Immobilisierungen oder Medikamentennebenwirkungen getriggert oder potenziert werden. Schließlich spielen Umweltfaktoren wie soziale Teilhabe, Lebensstil, Mobilität sowie mentale und motivationale Stimulation eine wichtige modifizierende Rolle. Da die lange Prädemenzphase der Alzheimererkrankung ätiologisch oft unerkannt bleibt, ist davon auszugehen, dass sich die Kontrolle dieser Risikofaktoren auch positiv auf die Kognition von älteren Menschen auswirken kann, die noch keine Demenz haben, also präklinisch betroffen sind.

Schwerpunkt dieses Kapitels sind Risikofaktoren für kognitive Störungen und deren Prävention mit Blick auf die Wechselwirkung zerebraler, extrazerebraler und iatrogener Faktoren aus einer multidisziplinären und fachübergreifenden Perspektive. Im Vordergrund stehen kognitive Störungen, welche bei Personen auftreten können, die noch nicht an einer Demenz erkrankt sind, also „risikofaktorassoziierte kognitive Störungen". Daher kann auf eine Reihe von primär neurologischen und psychiatrischen Ursachen kognitiver Störungen wie z. B. eine manifeste Demenz, Schlaganfall, Enzephalitis, Hydrozephalus oder Depression nicht eingegangen werden. Allerdings können sich Risikofaktoren für kognitive Störungen auf dem Boden einer subklinischen neurodegenerativen Erkrankung negativer auf die Kognition auswirken als bei Patienten ohne eine derartige Erkrankung. Daher wird auf die Interaktion von prädementieller Neurodegeneration, wie z. B. bei der Alzheimererkrankung, und kognitiven Störungen eingegangen.

Merke

Die kognitive Beeinträchtigung mit zunehmendem Alter ist ein komplexes multifaktorielles Syndrom, das häufig aus einer lebenslangen Anhäufung von lebensstilbedingten Risikofaktoren resultiert und durch iatrogene Maßnahmen wie Narkosen, Sedierungen, Immobilisierungen und Medikamentennebenwirkungen getriggert oder potenziert werden kann.

10.4.2 Epidemiologie und Verlauf

In der epidemiologischen Betrachtung kognitiver Störungen ist insbesondere die Epidemiologie von Demenzerkrankungen von großer Bedeutung. Die große Mehrheit der Patienten mit Demenz sind 75 Jahre alt und älter, jeder dritte Senior ist über 85 Jahre alt und die schärfste Eskalation der Inzidenzrate tritt im Alter von 75 Jahren auf und steigt um das 5-fache im Vergleich zur Altersspanne von 64–75 Jahren. Die Demenz-Inzidenzrate steigt um 150 % zwischen 45–54 und 85 Jahren (Prince et al., 2016).

Aus epidemiologischer Sicht ist ebenfalls von Bedeutung, dass iatrogene Risiken für kognitive Störungen altersabhängig zunehmen. Ein Beispiel hierfür ist die postoperative kognitive Dysfunktion (POCD). Die Zahl der Menschen im fortgeschrittenen Alter, die sich entweder aufgrund altersbedingter Erkrankungen wie z. B. des Kreislaufsystems oder aufgrund eines erhöhten Risikos für altersbedingte Unfälle einer Operation unterziehen müssen, steigt stetig an. In England wurden in den Jahren 2014 und 2015 2,5 Millionen Menschen über 75 Jahre operiert. In den Jahren 2006 und 2007 lag ihre Zahl noch bei knapp 1,5 Millionen (Evered et al., 2018). Ein weiteres Beispiel sind die neurotoxischen Nebenwirkungen einer Krebsbehandlung, die eine kognitive Beeinträchtigung (Cancer-related Cognitive Impairment, CRCI) hervorrufen können. Dieses Thema wird aufgrund der steigenden Lebenserwartung von Krebspatienten insbesondere im Alter an Relevanz zunehmen. Auch die Inzidenz somatischer Erkrankungen, die ein kognitives Risiko beherbergen, wie z. B. Nieren und Lebererkrankungen, nimmt mit dem Alter zu.

10.4.3 Risikofaktoren

Altern gilt als Hauptrisikofaktor für kognitive Störungen und Demenzerkrankungen. Eine Reihe von altersassoziierten zentralnervösen und somatischen Veränderungen spielen auch in der Pathophysiologie kognitiver Störungen und neurodegenerativer Prozesse eine Rolle. Dazu gehören u. a. oxidativer Stress, Neuroinflammation, ein gestörter Glukosehypometabolismus, Exzitotoxizität/Neurotoxizität und vaskuläre Dysfunktion (Lopez-Otin et al., 2013). Nach Gonzales et al. können hier ergänzend die Gliadysfunktion, der Verlust oder die Überfunktion von Neurotransmittern und die mitochondriale Dysfunktion genannt werden (2022).

Dieser multifaktorielle und multidimensionale Prozess ist auch durch frühe Lebensereignisse, Persönlichkeitsprofil, Bildung, Resilienz, persönliche und soziale Ressourcen, Lebensstil, Schicksal, Gene und Risikofaktorexposition gekennzeichnet. Im Folgenden wird selektiv auf einige relevante lebensstilassoziierte, iatrogene und somatische Risikofaktoren eingegangen und ein Überblick über geriatrische Syndrome gegeben, die mit kognitiven Risiken assoziiert sind.

Lebensstilassoziierte Risikofaktoren

Bluthochdruck, Übergewicht, Hörstörungen, Rauchen, Diabetes mellitus

Die Risikofaktoren Bluthochdruck, Übergewicht, Hörstörungen, Rauchen und Diabetes mellitus sind altersabhängig signifikant mit einem erhöhten Alzheimer-Risiko assoziiert (Livingston et al., 2017; Frölich et al., 2022). Die „population attributable fraction", also der Anteil in der Bevölkerung, bei dem eine Alzheimererkrankung verhindert werden könnte, wenn der jeweilige Risikofaktor eliminiert werden würde (Livingston et al., 2017), ist für jeden dieser Risikofaktoren unterschiedlich (Hörstörungen 23 %, Rauchen 14 %, Depression 10 %, Bluthochdruck 5 %, Diabetes mellitus 3 %, Übergewicht 2 %) (Frölich et al., 2022) (▶ Abb. 10.4.1).

Bewegungsmangel

Das Risiko für einen kognitiven Abbau und eine Demenz ist bei Bewegungsmangel erhöht (Kivimaki et al., 2019). Weniger als eine halbe Stunde schnelles Gehen, Jogging oder Laufen pro Woche, kein oder wenig Sport mit gelegentlichen Spaziergängen oder Sport an wenigen Tagen im Jahr sind mit einem erhöhten Demenzrisiko assoziiert (Kivimaki et al., 2019). Kürzlich wurde in einer großen prospektiven Studie mit knapp 80.000 Teilnehmern beschrieben, dass bei weniger aktiven Menschen bereits 3.800 Schritte pro Tag das Demenzrisiko um 25 % senken können (Del Pozo Cruz et al., 2022). Dabei scheinen 9.800 Schritte die optimale Menge zu sein, um das Demenzrisiko um 50 % zu senken. In dieser Kohorte sank pro 2.000 Schritte das Risiko eines vorzeitigen Todes schrittweise um 8–11 % bis zur Marke von etwa 10.000 Schritten pro Tag.

Drei Monate intensives Lauftraining kann bei Älteren zu einer verbesserten Durchblutung mit assoziierter Volumenzunahme im Hippocampus führen (Duzel et al., 2016). Es besteht die Möglichkeit, dass Sport über konvergierende neurale und somatische Mechanismen Neurogenese, Neurotrophie und Angiogenese im Hippocampus induzieren kann (Duzel et al., 2016). Sport kann zudem zu einer Senkung antiinflammatorischer Biomarker wie des C-reaktiven Proteins (CRP), des Tumornekrosefaktors alpha (TNF-α) und verschiedener Interleukine führen (Tsui et al., 2018) und die Entstehung von freien Sauerstoffradikalen und damit oxidativen Stress verringern. Sportliche Aktivität hat zudem eine modulierende Wirkung auf die Zusammensetzung des Darmmikrobioms und damit möglicherweise auch auf neurodegenerative Prozesse (Schlegel et al., 2019). Schließlich kann körperliche Aktivität durch Gewichtsreduktion, Blutdrucksenkung, erhöhte Blutdruckstabilität und bessere Leistungsfähigkeit die Risikofaktoren für demenzielle Erkrankungen modifizieren. Hier scheint vor allem eine aerobe Aktivität von Bedeutung zu sein.

Ernährungsbedingte Risiken

Wie Bewegungsmangel beeinflusst auch die Ernährung verschiedene metabolische Risikofaktoren für kognitive Störungen und Demenzen, wie z. B. Adipositas, Hypertonie, Diabetes mellitus, Atherosklerose und Angiopathie, Herz-Kreislaufrisiken, Nieren- und Leberfunktionsstörungen und Darmmikrobiota. Adipositas und kalorienreiche Diäten können Alterungsprozesse des Gehirns durch Inflammation schneller fortschreiten lassen. Es gibt Hinweise, dass Vitamin- und polyphenolreiche Diäten mit geringer Aufnahme an gesättigten Fettsäuren vor kognitivem Abbau schützen können, wie z. B. die häufig in der Literatur erwähnte mediterrane Diät (Polidori et al., 2021). Neuere Ergebnisse weisen allerdings auf eine regionale Kompo-

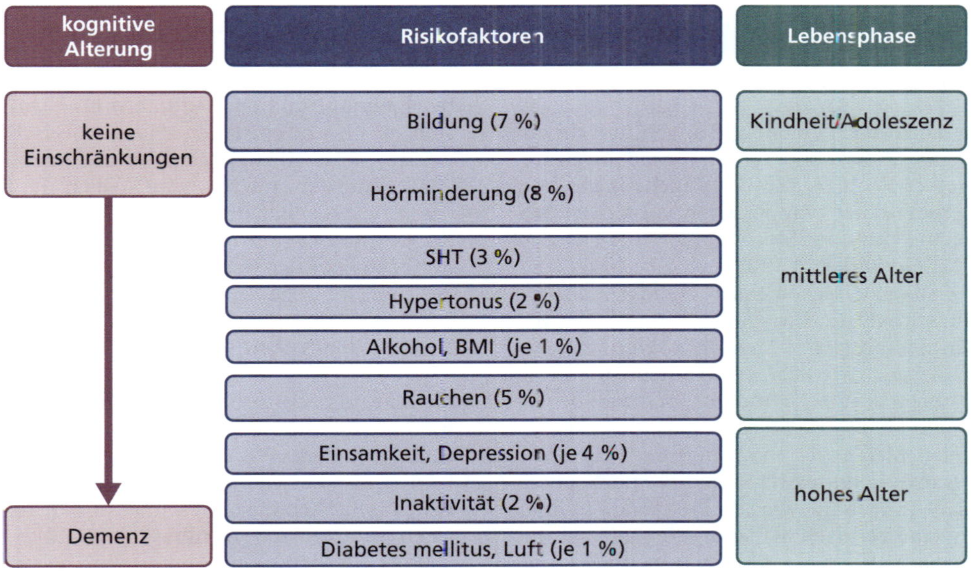

Abb. 10.4.1: Lebenslaufmodell der potenziell modifizierbaren Risikofaktoren für eine Demenz. Angaben in Prozent des populationsattribuierbaren Risikos (PAR); dies entspricht dem Anteil der Demenzerkrankungen in der Bevölkerung, der vermieden werden könnte, wenn der Risikofaktor vermieden werden könnte (modifiziert nach Frölich et al., 2022).

nente hin. In skandinavischen Ländern scheint die nordische Diät mit lokal vorhandenen Lebensmitteln (Vollkorngetreide, Beeren, Wurzelgemüse, fettreiche Fische, fettarme Milchprodukte wie Skyr-Joghurt oder Hülsenfrüchte) besser geeignet zu sein, einen kognitiven Abbau zu verhindern. Grund hierfür könnte eine genetisch bedingte unterschiedliche Verstoffwechselung und Bioverfügbarkeit von Nährstoffen sein.

Auch pflanzenbetonte Diäten wie Mediterranean-DASH diet Intervention for Neurodegenerative Delay (MIND), Dietary Approach to Stop Hypertension (DASH) und sogenannte „entzündungshemmende Diäten“ können insbesondere bei Personen mit einem erhöhten Risiko für Herz-Kreislauf-Erkrankungen kognitiv protektiv sein (Chen et al., 2019). Unabhängig von ihren spezifischen Eigenschaften handelt es sich in der Regel um gesunde, ausgewogene Diäten mit hohem Gemüse- und Vitamingehalt. Interessanterweise wurde kürzlich gezeigt, dass spezifische Carotinoide – lipophile Mikronährstoffe, die auch bei kognitiv gesunden Personen stark mit der Gehirnfunktion assoziiert sind – mit Kognitionsmessungen vor einer einjährigen körperlichen Anstrengungsintervention und mit körperlichen Fitnessmaßnahmen danach korrelieren (Polidori et al., 2009; Weigert et al., 2022). Dies deutet darauf hin, dass gesundes Verhalten insgesamt die Mikronährstoffschutzfunktionen im Organismus in hohem Ausmaß umverteilen könnte.

Soziale Isolation und kognitive Deprivation

Personen mit einer längeren Teilhabe am Arbeits- und Sozialleben zeigen eine deutlich bessere kognitive Funktion gegenüber Personen mit einem weniger sozialaktiven Lebensstil. Hierbei könnten das gemeinschaftliche „Wir“-Gefühl und der soziale Rückhalt entscheidende Faktoren für die unterschiedliche Entwicklung der Kognition darstellen. Erschwerte Kommunikation ist einer der wesentlichen Faktoren, die durch soziale Isolation zu kognitivem Funktionsverlust führen können (Kleineidam et al., 2022). Personen ohne Hörbeeinträchtigung zeigen eine bessere Aufrechterhaltung der kognitiven Fähigkeiten (Frölich et al., 2022).

Kognitives Training kann sich positiv auf die Performance in Intelligenztests auswirken, vor allem in Bezug auf die kognitive Gesamtfunktion (Chiu et al., 2017), die Denkgeschwindigkeit und das Arbeitsgedächtnis. Es gibt allerdings wenig Evidenz dafür, dass die Vorteile von kognitivem Training über eine Verbesserung in der Trainingsaufgabe hinaus einen positiven Effekt auf die Kognition haben (Lindenberger et al., 2017).

Multi-Domain-Interventionen

Derzeit laufen eine Reihe von internationalen Studien zu Multi-Domain-Interventionen zum Erhalt kognitiver Fähigkeiten (Sport, soziale Teilhabe, Ernährung, kognitives Training) und zur Sekundärprävention der Alzheimerdemenz („Fingerstudie“, „World Wide Fingers“) (Frisoni et al., 2020). Eine Subanalyse der ersten Fingerstudie hat gezeigt, dass der Effekt der 2-jährigen Intervention auf den Erhalt kognitiver Funktionen bei Patienten mit nachweisbarer Amyloid-Belastung stärker war als bei Teilnehmern ohne Amyloid-Belastung (Frisoni et al., 2020). Der dahinterliegende biologische Mechanismus ist jedoch noch unklar.

Merke

Bewegungsmangel, unausgewogene Ernährung, Hörbeeinträchtigung, vaskuläre Risikofaktoren und Komorbiditäten, soziale Deprivation, Depression, Kopfverletzungen und Luftverschmutzung sind relevante vermeidbare Risikofaktoren für Demenz. Entsprechend könnten bis zu 40 % der Demenzfälle durch Präventionsmaßnahmen reduziert werden.

Iatrogene Risikofaktoren

Postoperative kognitive Dysfunktion

Ältere Patienten haben nach einem operativen Eingriff ein erhöhtes Risiko einer POCD oder eines postoperativen Delirs (POD) (Evered et al., 2018). Ein wichtiger Risikofaktor ist das Vorhandensein einer präoperativen kognitiven Störung wie eine leichte kognitive Störung oder eine Demenz (Chen et al., 2022; Deeken et al., 2022).

Einige der reversiblen Ursachen einer kognitiven Störung können präoperativ modifiziert werden, z. B. durch die Vermeidung der Verschreibung von kognitiv beeinträchtigenden oder Delir-fördernden Medikamenten anhand der PRISCUS-Liste (Heinrich et al., 2021). Andere, potenziell behandelbare Risiken einer kognitiven Störung wie bspw. eine Depression oder eine Schlafapnoe müssen in ihrer Bedeutung für eine postoperative kognitive Dysfunktion noch untersucht werden. Manche Sedativa, wie z. B. Dexmedetomidine, haben möglicherweise geringere Risiken für eine POCD als herkömmliche Sedativa (Qu et al., 2023). Serum- und Liquor-Biomarker für neuronale Schädigungen, wie z. B. Gesamt-Tau, Neurofilament Light Chain, neuronenspezifische Enolase und Biomarker für Amyloidpathologie, zeigten sich nach größeren orthopädischen Operationen erhöht, kompatibel mit einer neuronalen Schädigung, allerdings war dies nicht mit einer verlässlich messbaren langfristigen kognitiven Störung assoziiert (Danielson et al., 2021). Genomweite Assoziationsstudien zu POCD ergaben keine signifikante Assoziation (siehe Heinrich et al., 2021). Im Hinblick auf die Narkosetechnik ergibt sich aus bisherigen Studien kein klarer Zusammenhang zwischen spezifischen Narkoseverfahren und einer POCD (Sohle & Coburn, 2021).

Chemotherapie bei onkologischen Erkrankungen

Ein Cancer-related Cognitive Impairment (CRCI) zeichnet sich durch leichte bis mittelschwere kognitive Defizite aus, darunter Beeinträchtigungen der Verarbeitungsgeschwindigkeit, des Gedächtnisses, der exekutiven Funktionen und der Aufmerksamkeit. Bis zu 75 % der Patienten, die mit Chemotherapie gegen Krebserkrankungen außerhalb des Nervensystems behandelt werden, sind von kognitiven Defiziten betroffen. Es gibt keine von der FDA zugelassenen Medikamente, die diese Defizite abmildern könnten. CRCI ist z. B. eine der wichtigsten neurotoxischen Wirkungen des platinhaltigen Medikamentes Cisplatin, das bei der Behandlung zahlreicher Krebsarten eingesetzt wird (Squillace et al., 2022). Je nach Wirkmechanismus existieren unterschiedliche experimentelle Ansätze, wie eine CRCI reduziert werden kann, und klinische Studien, z. B. mit Lithium (Huehnchen et al., 2022), werden derzeit durchgeführt.

Somatische Risikofaktoren

Heart-Brain-Syndrom

Wie in ▶ Abb. 10.4.1 dargestellt, lässt sich ein relevanter Teil aller Demenzen auf kardiovaskuläre Risikofaktoren zurückführen. Personen mit altersassoziierten Herz- und Kreislauf-Erkrankungen entwickeln neurokognitive Störungen, die auf eine zerebrale Durchblutungsstörung zurückzuführen sind. Neurokognitive Störungen treten u. a. bei Patienten mit arterieller Hypertonie, Herzinsuffizienz, Vorhofflimmern oder, Schlaganfall gehäuft auf. Der kausale Zusammenhang liegt in vielen Fällen bei der Senkung der Ejektionsfraktion, dadurch nimmt die zerebrale Perfusion ab und es entstehen chronische Ischämien, die wiederum die kognitiven Defizite bedingen (Polidori et al., 2012). Auf der anderen Seite spielen die Komplexität der Alterungsprozesse, die altersphysiologische Dysregulation des Blutdrucks und neurovaskuläre sowie iatrogene Komponenten bei der Entstehung kognitiver Beeinträchtigungen eine wichtige Rolle.

Kidney-Brain-Syndrom

Nierenfunktionsstörungen sind ein potenzieller Risikofaktor für kognitive Störungen und Demenz (Bugnicourt et al., 2013). Diese Assoziation kann inzidentell sein, da die Nieren und das Gehirn gleichermaßen anfällig für atherosklerotische Erkrankungen und kardiovaskuläre Risikofaktoren im Alter sind. Darüber hinaus gibt es auch mögliche kausale Mechanismen. Urämische Toxine können direkte neuronale Schäden verursachen (Albumin/Kreatinin-Verhältnis). Einige mit Plastizität zusammenhängende Proteine werden in der Niere synthetisiert wie z. B. Klotho und Kibra (KIdney and BRAin related protein). Diese Zusammenhänge rechtfertigen es, von einer Niere-Gehirn-Achse zu sprechen (Bugnicourt et al., 2013). Eine abnehmende glomeruläre Filtrationsrate und eine Albuminurie sind als Ausdruck einer gestörten Nierenfunktion mit einem erhöhten Demenzrisiko assoziiert. Bei Patienten mit Hämodialyse wird die Inzidenz kognitiver Beeinträchtigungen auf 30–70 % geschätzt und ist damit mindestens doppelt so hoch wie bei gleichaltrigen Kontrollpersonen (Murray et al., 2006). Defizite in verbalen Fähigkeiten, logischem Denken und Kurzzeitgedächtnis stehen im Vordergrund.

Leberdysfunktion und glykämische Kontrolle

Die hepathische Enzephalopathie (HE) hat ein weites Spektrum von subklinischen neurokognitiven Defiziten, die in neuropsychologischen Tests zutage treten bis hin zu Desorientierung und Somnolenz. Ursächlich ist der gestörte Metabolismus von Substanzen aus dem Darm und evtl. ein Umgehen der Leberpassage durch portale Hypertension und/oder eine Shuntoperation. Die Prävalenz der HE hängt von der Sensitivität der angewandten psychometrischen Verfahren ab (z. B. 20,3 %–37 % bei Patienten mit Leberzirrhose mit dem Psychometric Hepatic Encephalopathy Score, PHES) und wird durch begleitende Komorbiditäten und iatrogene Faktoren beeinflusst (Louissaint et al., 2022).

Diabetes mellitus und schlechte glykämische Kontrolle sind ein Risikofaktor für HE bei Leberzirrhose (Louissaint et al., 2022). Neben den direkten neurokognitiven Auswirkungen von Diabetes mellitus, wie z. B. eine zerebrale Insulinresistenz, tragen Diabetes mellitus-assoziierte autonome Störungen der Darmmotorik und Störungen der Nierenfunktion (Störung des Ammoniak-Metabolismus zu Glutamin) zu einer Erhöhung des HE-Risikos bei. Andere Risikofaktoren sind Adipositas, Sarkopenie und Alter. Durch einen steigenden Alkoholkonsum in den letzten Jahren (Louissaint et al., 2022) ist auch ein Anstieg von alkoholbedingten Leberfunktionsstörungen zu erwarten, bei denen wiederum eine Wechselwirkung der neurokognitiven Folgen von langjährigem Alkoholkonsum mit HE relevant ist. Zudem steigt bei zuneh-

Tab. 10.4.1: Kognition-beeinflussende geriatrische Syndrome und Komorbiditäten mit den entsprechenden Komponenten der geriatrischen Komplexbehandlung und den verantwortlichen Berufsgruppen

Geriatrisches Syndrom/Komplexmerkmal/ Komorbidität	Maßnahme innerhalb der geriatrischen Komplexbehandlung	Berufsgruppen (neben Geriatern/ Grundversorgern)
Dehydratation, Elektrolytstörungen, Urämie	Ernährungsberatung, Identifizierung der Störung und Anpassung	Ernährungsmediziner, Zahnärzte, Gastroenterologen, Nephrologen
depressive Stimmung	weiterführende Diagnostik und ggf. Behandlung	Neuropsychologen
Instabilität, Immobilität	Identifizierung der Ursachen der Inaktivität und des Funktionsverlustes	Physiotherapeuten, Ergotherapeuten, Pflegefachpersonen
Isolation und Rückzug	Einbezug der Familie, Aktivierung von sozialen Interventionen	Sozialarbeiter
kardiovaskuläre Komorbidität und Risikofaktoren	Identifikation und Behandlung	Kardiologen
Mangelernährung	weiterführende Diagnostik, Identifizierung der Presbyphagie, diätetische Maßnahmen	Ernährungsmediziner, Zahnärzte, Gastroenterologen, Pflegefachpersonen
Parkinsonismus	weiterführende Diagnostik und ggf. Behandlung	Neurologen
sensorische Beeinträchtigung	weiterführende Diagnostik, Identifizierung der Presbyakusis, der Presbyopie und anderer sensorischer Störungen	Audiologen und Augenärzte
unangemessene Medikation und Polypharmazie	Medikamentenabstimmung	Apotheker

mender Adipositas auch die Inzidenz der nichtalkoholischen Steatohepatitis (NASH). Langjähriger Alkoholkonsum wird mit der Entwicklung von einer Wernicke-Enzephalopathie, dem Korsakow-Syndrom und alkoholbedingter Demenz in Verbindung gebracht (Davis & Bajaj, 2018). Schließlich können auch Alkoholkonsum-assoziierte Elektrolytentgleisungen wie bspw. eine Hypokaliämie und Hyponatriämie eine HE verstärken (Palmer & Clegg, 2017). Auch iatrogene Faktoren, wie z. B. der Einsatz von Protonenpumpen-Inhibitoren (Tapper et al., 2019) oder Opiaten, können das Risiko einer HE erhöhen. Wichtig ist in diesem Zusammenhang zu erwähnen, dass eine Wernicke-Enzephalopathie bei geriatrischen Patienten auch nicht alkoholische Ursachen haben kann, wie z. B. Glukosegabe, Malnutrition, Dialyse oder Infekte, und oft übersehen wird (Kohnke & Meek, 2021).

Geriatrische Risikokonstellationen

Zu den häufigen Risikofaktoren für eine kognitive Verschlechterung im fortgeschrittenen Alter, die durch ein Comprehensive Geriatric Assessment (CGA) erkannt und somit verhindert werden können, gehören viele der wichtigsten geriatrischen Komplexmerkmale.

▶ Tab. 10.4.1 zeigt einige Beispiele der Kognition-beeinflussenden Faktoren, die durch ein CGA identifiziert werden können, wie auch einige wirksame Interventionen, die typischerweise die multidisziplinäre geriatrische (früh)rehabilitative Komplexbehandlung beinhaltet.

10.4.4 Diagnosestellung

Neben dem gut etablierten CGA, welches patientenzentrierte klinische Entscheidungen auch in der Prävention von kognitiven Beeinträchtigungen oder deren Progression ermöglicht (Polidori, 2018), orientieren sich auch die Labor- und apparative Diagnostik an der ersten Verdachtsdiagnose (hormonelle, metabolische, renale, hepatische, entzündliche, infektiöse Erkrankungen und Vitaminmangelzustände). Grundsätzlich ist bei kognitiven Störungen eine MRT-Bildgebung sinnvoll. Bei Verdacht auf vaskulär bedingte kognitive Störungen sollte in der MRT-Bildgebung nach mikrovaskulären Veränderungen (STRIVE-Kriterien; STandards for ReportIng Vascular changes on nEuroimaging) mit Mikro- und Makroblutungen, kortikalen Siderosen, subkortikalen Infarkten, Erweiterungen der perivaskulären Räume, Lakunen und Marklagerläsionen Ausschau gehalten werden (Wardlaw et al., 2013).

Die ätiologische Zuordnung einer kognitiven Beeinträchtigung ist im höheren Alter eine große Herausforderung. Zum einen sind viele Risikofaktoren vor allem auf dem Boden einer bereits existierenden kognitiven Störung, z. B. MCI, mit zusätzlichen relevanten Einbußen assoziiert. Zum anderen sind bislang keine spezifischen kognitiven Profile für spezifische Risikofaktoren bekannt, die ätiologisch wegweisend sein könnten. Schließlich erfordert die Erkennung von risikofaktorassoziierten kognitiven Defiziten ein engmaschiges, multidimensionales und lebensnahes Monitoring von kognitiven Funktionen, Lebensstil, somatischen Erkrankungen und Risiken und iatrogenen Faktoren. Derartige Technologien sind noch in der Entwicklung. Ein zeitlich hochfrequentes kognitives Monitoring durch Smartphone-basierte Apps stehen seit kurzem zur Verfügung und könnten eine diagnostisch sinnvolle Rolle spielen (Ohman et al.,, 2021).

10.4.5 Präventionskonzepte

Die erstmals 2019 von der WHO veröffentlichte Leitlinie zur Risikoreduktion des kognitiven Abbaus (WHO

2019) gliedert die Empfehlung nach Evidenzqualität sowie in die Kategorien „modifizierbare Lifestyle-Faktoren" und „chronische Erkrankungen" (siehe nachfolgender Kasten).

WHO-Leitlinien zur Verringerung des Risikos einer Demenzerkrankung (WHO, 2019)

Lifestyle-Faktoren

- körperliche Aktivität
- Raucherentwöhnung
- Ernährungsgewohnheiten
- Alkoholentzug
- kognitives Training
- soziale Aktivität

Chronische Erkrankungen

- Adipositas
- Bluthochdruck
- Diabetes mellitus
- Dyslipidämien
- Depression
- Schwerhörigkeit

Die WHO-Leitlinie und die Empfehlungen der Alzheimer's Association bestätigen, dass die Prävention eines kognitiven Abbaus auf der Kontrolle von vaskularen Risikofaktoren und Erkrankungen sowie auf den vier Hauptdomänen des Lebensstils „Ernährung, körperliche Aktivität, soziale Aktivität und kognitives Training" basieren sollte:

Ernährung

- Die Gesundheitskompetenz der Patienten sollte im Hinblick auf Ernährung, Lebensmittel und deren Zubereitung gesteigert werden.
- Eine ausgewogene Ernährung sollte auf den Patienten und seine Herkunft individuell abgestimmt sein.
- Nährstoffsupplementation kann eine natürliche und vollwertige Ernährung nicht ersetzen.
- Erste Symptome einer Mangelernährung sollten möglichst früh erkannt und korrigiert werden. Bei mangelernährten Personen sollte eine Verbesserung der Nahrungsaufnahme forciert werden, statt eine Nährstoffsupplementierung anzustreben.
- Aktuell gibt es keine Empfehlung zur Nährstoffsupplementation mit sogenannten Nutraceuticals (WHO, 2019).

Körperliche Aktivität

- Patienten sollten zu jeglicher Art der körperlichen Aktivität motiviert werden.

Soziale Aktivität

- Eine Beeinträchtigung des Hörens und der Kommunikation sollte frühzeitig behandelt werden.

Kognitives Training

- In den aktuellen WHO-Leitlinien findet sich eine schwache Empfehlung zu kognitivem Training (WHO, 2019).
- Patienten sollten wissen, dass es bisher unklar ist, ob und welche Effekte kognitives Training bestimmter Domänen (wie Gedächtnis oder Aufmerksamkeit) auf die allgemeine Leistungsfähigkeit dieser Domänen hat.

Die S3-Leitline Demenzen empfiehlt, eine Hypertonie auch mit dem Ziel einer Senkung des Risikos für Demenz zu behandeln und potenziell modifizierbare Risikofaktoren für eine Demenz bei der Beratung zur Demenzprävention zu berücksichtigen (DGN & DGPPN, 2023). In der Übersichtsarbeit der Lancet Commission werden folgende potenziell modifizierbare Risikofaktoren genannt (Livingston et al., 2020): niedrige Bildung, Hörstörungen, Kopfverletzungen, Hypertonie, Übergewicht, Diabetes, Bewegungsmangel, Depression, soziale Isolation, > 21 Einheiten Alkohol pro Woche, Rauchen, Luftverschmutzung.

Zusammenfassung

Die Prävention von kognitiven Störungen ist besonders im Hinblick auf die demografische Entwicklung notwendiger denn je. Digitale Technologien, die kognitive Leistungsfähigkeit, Lifestyle und physiologische Parameter lebensnah und hochfrequent erfassen, sind in der Entwicklung und könnten die Prävention und Erkennung von kognitiven Störungen grundlegend verbessern. Das multidimensionale geriatrische Basisassessment (CGA) kann eine Reihe an modifizierbaren Faktoren und Risiken für kognitive Störungen aufdecken. Diese Syndrome können in der oft DRG- und Organzentrierten Diagnostik leicht übersehen werden. Auch wenn eine personalisierte Prävention und Behandlung kognitiver Störungen noch erforscht und entwickelt werden muss, gibt es schon heute eine Reihe von Maßnahmen, die niederschwellig und empfehlenswert sind. Es ist zu erwarten, dass diese Personalisierung durch Fortschritte in der prädemenziellen Früherkennung der Alzheimererkrankung verbessert werden wird.

Literatur

Bugnicourt, J. M., Godefroy, O., Chillon, J. M., et al. (2013). Cognitive disorders and dementia in CKD: the neglected kidney-brain axis. *Journal of the American Society of Nephrology: JASN*, *24*(3), 353–363. https://doi.org/10.1681/ASN.2012050536

Busche, M. A., & Hyman, B. T. (2020). Synergy between amyloid-β and tau in Alzheimer's disease. *Nature neuroscience*, *23*(10), 1183–1193. https://doi.org/10.1038/s41593-020-0687-6

Chen, L., Au, E., Saripella, A., et al. (2022). Postoperative outcomes in older surgical patients with preoperative cognitive impairment: A systematic review and meta-analysis. *Journal of clinical anesthesia*, *80*, 110883. https://doi.org/10.1016/j.jclinane.2022.110883

Chen, X., Maguire, B., Brodaty, H., et al. (2019). Dietary Patterns and Cognitive Health in Older Adults: A Systematic Review.

Journal of Alzheimer's disease: JAD, *67*(2), 583–619. https://doi.org/10.3233/JAD-180468

Chiu, H. L., Chu, H., Tsai, J. C., et al. (2017). The effect of cognitive-based training for the healthy older people: A meta-analysis of randomized controlled trials. *PloS one*, *12*(5), e0176742. https://doi.org/10.1371/journal.pone.0176742

Danielson, M., Wiklund, A., Granath, F., et al. (2021). Association between cerebrospinal fluid biomarkers of neuronal injury or amyloidosis and cognitive decline after major surgery. *British journal of anaesthesia*, *126*(2), 467–476. https://doi.org/10.1016/j.bja.2020.09.043

Davis, B. C., & Bajaj, J. S. (2018). Effects of Alcohol on the Brain in Cirrhosis: Beyond Hepatic Encephalopathy. *Alcoholism, clinical and experimental research*, *42*(4), 660–667. https://doi.org/10.1111/acer.13605

Deeken, F., Sánchez, A., Rapp, M. A., et al. (2022). Outcomes of a Delirium Prevention Program in Older Persons After Elective Surgery: A Stepped-Wedge Cluster Randomized Clinical Trial. *JAMA surgery*, *157*(2), e216370. https://doi.org/10.1001/jamasurg.2021.6370

Del Pozo Cruz, B., Ahmadi, M., Naismith, S. L., et al. (2022). Association of Daily Step Count and Intensity With Incident Dementia in 78 430 Adults Living in the UK. *JAMA neurology*, *79*(10), 1059–1063. https://doi.org/10.1001/jamaneurol.2022.2672

DGN e. V. & DGPPN e. V. (Hrsg.) (2023). S3-Leitlinie Demenzen, Version 4.0, 28.11.2023. https://register.awmf.org/de/leitlinien/detail/038-013, Zugriff am 30.1.2024

Duzel, E., van Praag, H., & Sendtner, M. (2016). Can physical exercise in old age improve memory and hippocampal function?. *Brain: a journal of neurology*, *139*(Pt 3), 662–673. https://doi.org/10.1093/brain/awv407

Evered, L., Silbert, B., Knopman, D. S., et al. (2018). Recommendations for the Nomenclature of Cognitive Change Associated with Anaesthesia and Surgery-2018. *Anesthesiology*, *129*(5), 872–879. https://doi.org/10.1097/ALN.0000000000002334

Frisoni, G. B., Molinuevo, J. L., Altomare, D., et al. (2020). Precision prevention of Alzheimer's and other dementias: Anticipating future needs in the control of risk factors and implementation of disease-modifying therapies. *Alzheimer's & dementia: the journal of the Alzheimer's Association*, *16*(10), 1457–1468. https://doi.org/10.1002/alz.12132

Frölich, L., von Arnim, C., Bohlken, J., et al. (2022). Leichte kognitive Beeinträchtigung (MCI) in der altersmedizinischen Praxis: Patientenorientierung, Diagnostik, Behandlung und Ethik [Mild cognitive impairment in geriatric practice: patient orientation, diagnostics, treatment and ethics]. *Zeitschrift fur Gerontologie und Geriatrie*, 10.1007/s00391-022-02098-4. Advance online publication. https://doi.org/10.1007/s00391-022-02098-4

Gonzales, M. M., Garbarino, V. R., Pollet, E., et al. (2022). Biological aging processes underlying cognitive decline and neurodegenerative disease. *The Journal of clinical investigation*, *132*(10), e158453. https://doi.org/10.1172/JCI158453

Heinrich, M., Nottbrock, A., Borchers, F., et al. (2021). Preoperative medication use and development of postoperative delirium and cognitive dysfunction. *Clinical and translational science*, *14*(5), 1830–1840. https://doi.org/10.1111/cts.13031

Heinrich, M., Sieg, M., Kruppa, J., et al. (2021). Association between genetic variants of the cholinergic system and postoperative delirium and cognitive dysfunction in elderly patients. *BMC medical genomics*, *14*(1), 248. https://doi.org/10.1186/s12920-021-01071-1

Huehnchen, P., Bangemann, N., Lischewski, S., et al. (2022). Rationale and design of the prevention of paclitaxel-related neurological side effects with lithium trial – Protocol of a multicenter, randomized, double-blind, placebo- controlled proof-of-concept phase-2 clinical trial. *Frontiers in medicine*, *9*, 967964. https://doi.org/10.3389/fmed.2022.967964

Kivimäki, M., Singh-Manoux, A., Pentti, J., et al. (2019). Physical inactivity, cardiometabolic disease, and risk of dementia: an individual-participant meta-analysis. *BMJ (Clinical research ed.)*, *365*, l1495. https://doi.org/10.1136/bmj.l1495

Kleineidam, L., Wolfsgruber, S., Weyrauch, A. S., et al. (2022). Midlife occupational cognitive requirements protect cognitive function in old age by increasing cognitive reserve. *Frontiers in psychology*, *13*, 957308. https://doi.org/10.3389/fpsyg.2022.957308

Kohnke, S., & Meek, C. L. (2021). Don't seek, don't find: The diagnostic challenge of Wernicke's encephalopathy. *Annals of clinical biochemistry*, *58*(1), 38–46. https://doi.org/10.1177/0004563220939604

Kovacs G. G. (2019). Molecular pathology of neurodegenerative diseases: principles and practice. *Journal of clinical pathology*, 72(11), 725–735. https://doi.org/10.1136/jclinpath-2019-205952

Lindenberger, U., Wenger, E., & Lövdén, M. (2017). Towards a stronger science of human plasticity. *Nature reviews. Neuroscience*, *18*(5), 261–262. https://doi.org/10.1038/nrn.2017.44

Livingston, G., Huntley, J., Sommerlad, A., et al. (2020). Dementia prevention, intervention, and care: 2020 report of the Lancet Commission. *Lancet (London, England)*, *396*(10248), 413–446. https://doi.org/10.1016/S0140-6736(20)30367-6

Livingston, G., Sommerlad, A., Orgeta, V., et al. (2017). Dementia prevention, intervention, and care. *Lancet (London, England)*, *390*(10113), 2673–2734. https://doi.org/10.1016/S0140-6736(17)31363-6

López-Otín, C., Blasco, M. A., Partridge, L., et al. (2013). The hallmarks of aging. *Cell*, *153*(6), 1194–1217. https://doi.org/10.1016/j.cell.2013.05.039

Louissaint, J., Deutsch-Link, S., & Tapper, E. B. (2022). Changing Epidemiology of Cirrhosis and Hepatic Encephalopathy. *Clinical gastroenterology and hepatology: the official clinical practice journal of the American Gastroenterological Association*, *20*(8S), S1–S8. https://doi.org/10.1016/j.cgh.2022.04.036

Murray, A. M., Tupper, D. E., Knopman, D. S., et al. (2006). Cognitive impairment in hemodialysis patients is common. *Neurology*, *67*(2), 216–223. https://doi.org/10.1212/01.wnl.0000225182.15532.40

Öhman, F., Hassenstab, J., Berron, D., et al. (2021). Current advances in digital cognitive assessment for preclinical Alzheimer's disease. *Alzheimer's & dementia (Amsterdam, Netherlands)*, *13*(1), e12217. https://doi.org/10.1002/dad2.12217

Palmer, B. F., & Clegg, D. J. (2017). Electrolyte Disturbances in Patients with Chronic Alcohol-Use Disorder. *The New England journal of medicine*, 377(14), 1368–1377. https://doi.org/10.1056/NEJMra1704724

Polidori, M. C. (2018). Comprehensive Geriatric Assessment in cognitive impairment. In R. Roller-Wirnsberger, K. Singler, & M. C. Polidori (Hrsg.), *Comprehensive Geriatric Assessment* (pp. 159–167). Springer.

Polidori, M. C., Pientka, L., & Mecocci, P. (2012). A review of the major vascular risk factors related to Alzheimer's disease. *Journal of Alzheimer's disease: JAD*, *32*(3), 521–530. https://doi.org/10.3233/JAD-2012-120871

Polidori, M. C., Praticó, D., Mangialasche, F., et al. (2009). High fruit and vegetable intake is positively correlated with antioxidant status and cognitive performance in healthy subjects. *Journal of Alzheimer's disease: JAD*, *17*(4), 921–927. https://doi.org/10.3233/JAD-2009-1114

Polidori, M. C., Stahl, W., & Griffiths, H. R. (2021). Nutritional cognitive neuroscience of aging: Focus on carotenoids and cognitive frailty. *Redox biology*, *44*, 101996. https://doi.org/10.1016/j.redox.2021.101996

Prince, M., Ali, G. C., Guerchet, M., et al. (2016). Recent global trends in the prevalence and incidence of dementia, and survival with dementia. *Alzheimer's research & therapy*, *8*(1), 23. https://doi.org/10.1186/s13195-016-0188-8

Qu, J. Z., Mueller, A., McKay, T. B., et al. (2022). Nighttime dexmedetomidine for delirium prevention in non-mechanically ventilated patients after cardiac surgery (MINDDS): A single-centre, parallel-arm, randomised, placebo-controlled superiority trial. *EClinicalMedicine*, *56*, 101796. https://doi.org/10.1016/j.eclinm.2022.101796

Schlegel, P., Novotny, M., Klimova, B., et al. (2019). „Muscle-Gut-Brain Axis": Can Physical Activity Help Patients with Alzheimer's Disease Due to Microbiome Modulation?. *Journal of Alzheimer's disease: JAD*, *71*(3), 861–878. https://doi.org/10.3233/JAD-190460

Sohle, M., & Coburn, M. (2021). [Perioperative Medicine in Visceral Surgery in the Elderly Patient from an Anaesthesiological Perspective]. *Zentralblatt für Chirurgie*, *146*(3), 296–305. doi:10.1055/a-1447-1051

Squillace, S., Niehoff, M. L., Doyle, T. M., et al. (2022). Sphingosine-1-phosphate receptor 1 activation in the central nervous system drives cisplatin-induced cognitive impairment. *The Journal of clinical investigation*, *132*(17), e157738. https://doi.org/10.1172/JCI157738

Tapper, E. B., Henderson, J. B., Parikh, N. D., et al. (2019). Incidence of and Risk Factors for Hepatic Encephalopathy in a Population-Based Cohort of Americans With Cirrhosis. *Hepatology communications*, *3*(11), 1510–1519. https://doi.org/10.1002/hep4.1425

Tsui, A., Richards, M., & Davis, D. (2018). Systemic inflammation and modifiable risk factors for cognitive impairment in older persons: Findings from a British birth cohort. *Aging medicine (Milton (N.S.W))*, *1*(3), 243–248. https://doi.org/10.1002/agm2.12044

von Arnim, C. A. F., Bartsch, T., Jacobs, A. H., et al. (2019). Diagnosis and treatment of cognitive impairment. Diagnose und Behandlung kognitiver Störungen. *Zeitschrift fur Gerontologie und Geriatrie*, *52*(4), 309–315. https://doi.org/10.1007/s00391-019-01560-0

Wardlaw, J. M., Smith, E. E., Biessels, G. J., et al. (2013). Neuroimaging standards for research into small vessel disease and its contribution to ageing and neurodegeneration. *The Lancet. Neurology*, *12*(8), 822–838. https://doi.org/10.1016/S1474-4422(13)70124-8

Weigert, H., Stuckenschneider, T., Pickert, L., et al. (2022). Influence of a 12-Month Structured Exercise Program on the Micronutrient-Cognitive Fitness-Physical Association Profiles in Mild Cognitive Impairment. *Journal of Alzheimer's disease reports*, *6*(1), 711–722. https://doi.org/10.3233/ADR-220039

World Health Organization (2019). Risk Reduction of Cognitive Decline and Dementia. WHO Guidelines. ISBN 978-92-4-155054-3. https://apps.who.int/iris/bitstream/handle/10665/312180/9789241550543-eng.pdf, Zugriff am 28.6.2023

10.5 Diagnose und Differenzialdiagnose der Demenz

Kathrin Reetz, Emily Feneberg und Richard Dodel

Einteilung auf Syndromebene

Die leichte kognitive Störung und die Demenz sind klinische Syndrome, die durch eine erworbene Beeinträchtigung des Gedächtnisses in Kombination mit dem Abbau weiterer Hirnleistungen charakterisiert sind.

Auf Syndromebene wird auch die Entwicklung der Alzheimer-Krankheit (engl. Alzheimer's disease, AD) und auch zunehmend anderer neurodegenerativer Erkrankungen mit Kognitionseinbußen entlang eines Kontinuums betrachtet, das von einer normalen Gedächtnisleistung, einer subjektiven kognitiven Störung (eng. SCD, kognitive Störung nicht objektivierbar), einer leichten kognitiven Störung (engl. MCI, ohne Alltagsrelevanz) bis hin zu einer Einschränkung alltagsrelevanter Aufgaben als klinisch manifestes Stadium einer Demenz reicht, die je nach Schweregrad in leicht, moderat und schwer eingeteilt werden kann (▸ Kap. 10.3).

Es gibt viele verschiedene Formen der leichten kognitiven Störung und Demenz. Hinsichtlich der Ursache werden primäre und sekundäre Demenzen unterschieden. Zu den primären Demenzen zählen die neurodegenerativen und vaskulären Demenzen, während bei den sekundären Demenzen die Ursache meist eine andere Grunderkrankung ist und in der Folge sich eine Demenz entwickelt wie z. B. Stoffwechselerkrankungen, Alkohol oder Medikamente. Die Alzheimer-Krankheit ist die häufigste Form und kann zu 60–70 % der Fälle beitragen. Weitere wichtige Formen sind die vaskuläre Demenz (ca. 16 %), die Demenz mit Lewy-Körpern (ca. 5–8 %) und eine Gruppe von Krankheiten, die zur frontotemporalen Demenz (Degeneration des Frontal- und Temporallappens des Gehirns) beitragen. Demenz kann auch nach einem Schlaganfall oder sekundär im Zusammenhang mit bestimmten Infektionen wie HIV, schädlichem Alkoholkonsum, wiederholten körperlichen Verletzungen des Gehirns (sogenannte chronisch-traumatische Enzephalopathie) oder Ernährungsmängeln auftreten. Die Grenzen zwischen den verschiedenen Formen der Demenz sind fließend und häufig treten Mischformen auf. Diese Mischformen können gerade zunehmend mit dem Alter beobachtet werden.

Allgemeine Diagnostik bei kognitiven Störungen und Demenzen

Die Diagnostik umfasst eine ausführliche Anamnese, Fremdanamnese, eine neurologische Untersuchung, eine orientierende internistische und psychopathologische Untersuchung sowie eine kognitive Testdiagnostik. Die weiterführende Diagnostik umfasst eine Laboruntersuchung, eine zerebrale Bildgebung (bestenfalls ein MRT) und eine Liquordiagnostik mit Neurodegenerationsmarkern (Deuschl et al., 2016; ▶ Abb. 10.5.1).

Anamnese und Fremdanamnese

Eine genaue Erhebung der Eigen-, Fremd-, Familien- und Sozialanamnese unter Einschluss der vegetativen und Medikamentenanamnese im Hinblick auf besondere Problembereiche, Alltagsbewältigung und der bisherige Verlauf sind für eine ätiologische Zuordnung und Schweregradeinteilung wichtig.

Neurologische, orientierende internistische und psychopathologische Untersuchung

Da eine Vielzahl an Erkrankungen zu dem klinischen Syndrom einer leichten kognitiven Störung oder Demenz führen können, sind eine internistische, neurologische und psychopathologische Untersuchung unabdingbar. Besondere Achtsamkeit gilt hinsichtlich kardiovaskulärer, metabolischer und endokrinologischer Erkrankungen, einer Parkinson-Symptomatik, Depressionen, psychische oder Verhaltenssymptome, da diese Hinweise auf die zugrundeliegende Krankheit geben können. Für Demenz-assoziierte psychische und Verhaltenssymptome stehen verschiedene validierte Skalen zur Verfügung wie zum Beispiel für die Depression die Geriatrische Depressionsskala (GDS) oder das Beck-Depressions-Inventar (BDI; Beck et al., 1996), oder syndromübergreifend das Neuropsychiatrische Inventar (NPI; Cummings, 1997).

Kognitiver Kurztest und neuropsychologische Untersuchung

Zur orientierenden Einschätzung von kognitiven Störungen und der Schweregradeinteilung sind zum Beispiel der Mini-Mental-Status-Test (MMST; Folstein et al., 1975) und der Montreal Cognitive Assessment Test (MoCA; Nasreddine et al., 2005) zu nennen (▶ Kap. 10.1). Hinsichtlich der Schweregradeinteilung einer Demenz wird im Falle der Alzheimer-Krankheit der MMST herangezogen (Deuschl, 2016):

> **Schweregradeinteilung der Alzheimer-Demenz anhand des MMST**
>
> MMST 20–26 Punkte: leichte Alzheimer-Erkrankung
> MMST 10–19 Punkte: moderate/mittelschwere Alzheimer-Erkrankung
> MMST < 10 Punkte: schwere Alzheimer-Erkrankung

Für die klinische Diagnostik und Differenzialdiagnostik sind neuropsychologische Testverfahren und standardisierte diagnostische Interviews entwickelt worden (Hutchinson & Mathias, 2007; ▶ Kap. 10.1). Zu diesen Verfahren zählen u. a. die im deutschen Raum häufig verwendete neuropsychologische Testbatterie des amerikanischen „Consortium to Establish a Registry for Alzheimer's Disease" (CERAD; Aebi, 2002; Morris et al., 1989; und die „Clinical Dementia Rating Scale" (CDR; Morris, 1993). Ausführliche neuropsychologische Untersuchungen helfen bei Verdacht auf eine kognitive Störung zur Objektivierung und zur weiteren differenzialdiagnostischen Abklärung. Im Rahmen der vertieften neuropsychologischen Früh- und Differenzialdiagnostik sollten möglichst unter Zuhilfenahme von standardisierten Instrumenten u. a. die kognitiven Bereiche Lernen und Gedächtnis, Orientierung, Raumkognition, Aufmerksamkeit, Praxie, Sprache und Handlungsplanung untersucht werden. Die dadurch entstehenden neuropsychologischen Profile helfen klinisch bei der ersten Einordnung, während typisch für eine Alzheimer-Krankheit Defizite im Bereich der kognitiven Domänen Lernen und Gedächtnis sowie Visuokonstruktion sind, sind bei einer affektiven Genese eher die kognitiven Domänen der Aufmerksamkeit und Exekutive betroffen (▶ Kap. 10.1).

Labordiagnostik

Serologische und biochemische Diagnostik im Blut

Im Rahmen der Basisdiagnostik werden folgende Blutuntersuchungen empfohlen: Blutbild, Elektrolyte (Na, K, Ca), Nüchtern-Blutzucker, TSH, Blutsenkung oder CRP, GOT, Gamma-GT, Kreatinin, Harnstoff, Vitamin B_{12} (bei Verdacht ggf. auch noch weiterführende Diagnostik mit Holo-Transocobalamin und Methylmalonsäure) (Deuschl, 2016). Dies kann bei entsprechend vorliegenden Erkrankungen erweitert werden: im Falle klinisch unklarer Situation (z. B. atypische Symptomausprägung, rasche Progredienz) oder spezifischen klinischen Verdachtsdiagnosen sollen gezielt weitergehende Laboruntersuchungen durchgeführt werden. Beispiele hierfür sind: Differenzial-Blutbild, Blutgas-Analyse (BGA), Drogenscreening, Urinuntersuchungen, Lues-Serologie, HIV-Serologie, Konzentrationsmessungen von Phosphat, HBA1c, Homocystein, fT3, fT4, SD-Antikörper, Kortisol, Parathormon, Coeruloplasmin, Vitamin B_6, Borrelien-Serologie, Pb, Hg, Cu, Folsäure (Deuschl et al., 2016). Auch wenn die aktuellen wissenschaftlichen Studien zur Messung der Neurodegenerationsmarker im Blut sehr vielversprechend sind (Simren et al., 2020), so finden sie derzeit noch keinen Eingang in die klinische Diagnostik.

> **Klinischer Hinweis**
>
> Bei einer Malnutrition und ggf. auch noch Alkoholabusus immer auch an eine Wernicke-Enzephalopathie/Vitamin-B_1(Thiamin)-Mangel denken und niedrigschwellig mit einer Behandlung mit Thiamin beginnen.

Liquordiagnostik

Die Liquordiagnostik dient der Diagnose oder dem Ausschluß neurodegenerativer Erkrankungen, insbesondere der Alzheimer-Krankheit; aber auch anderen Erkrankungen (z. B. entzündliche ZNS-Erkrankungen). Im Liquor sind Korrelate der neuropathologischen Veränderungen, die die Alzheimer-Krankheit definieren, messbar. Die aktu-

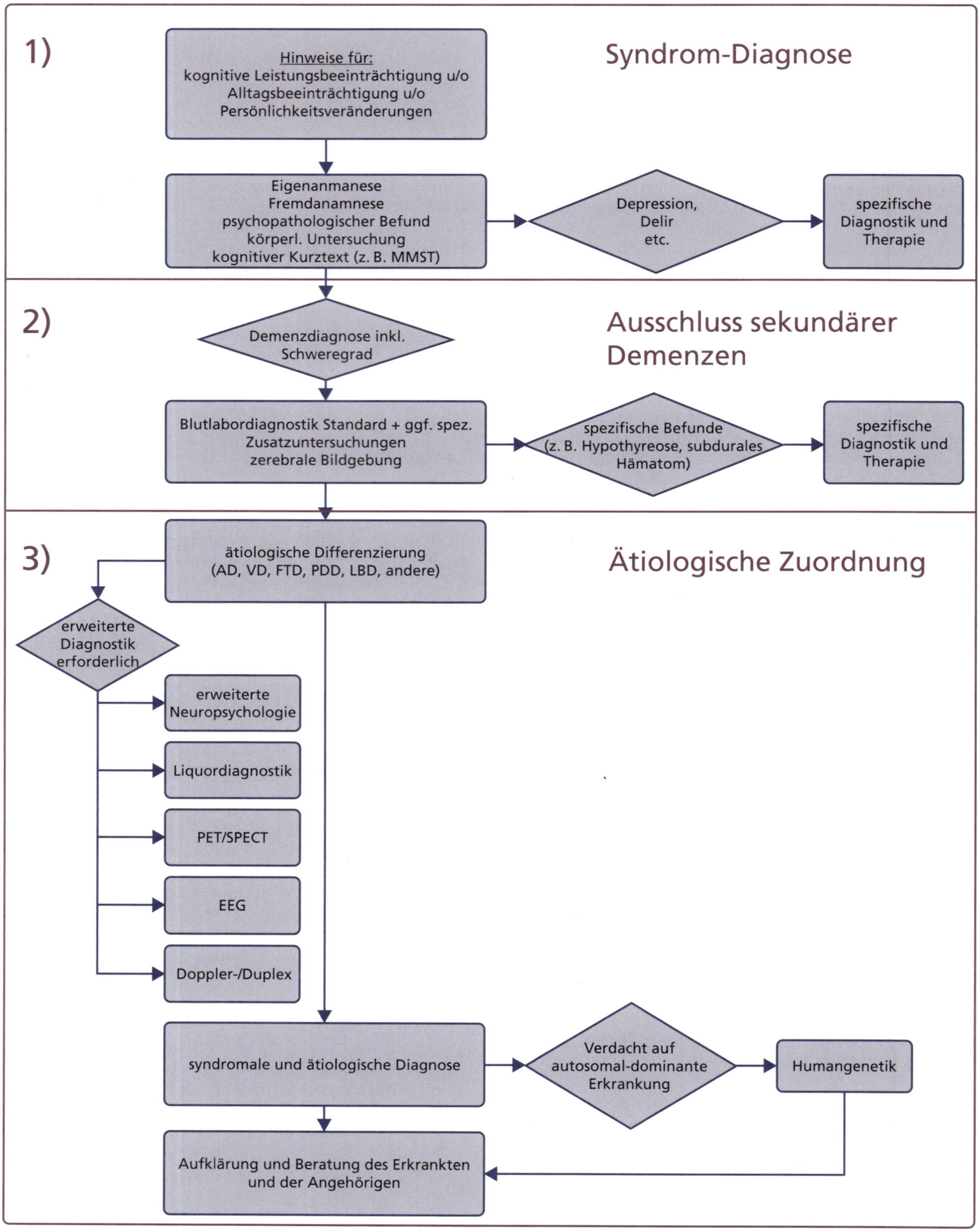

Abb. 10.5.1: Schematische Darstellung des diagnostischen Prozesses (adaptiert nach S3-Leitlinie, Deuschl G, Maier W et al. S3-Leitlinie Demenzen. 2016. In: Deutsche Gesellschaft für Neurologie, Hrsg. Leitlinien für Diagnostik und Therapie in der Neurologie. Online: www.dgn.org/leitlinien)

ell klinisch relevanten Parameter, die immer gemeinsam untersucht werden sollten, sind β-Amyloid-1-42, β-Amyloid-1-40, β-Amyloid-Ratio (das Aβ42/Aβ40-Verhältnis), Gesamt-Tau und Phospho-Tau (pTau) (ggf. auch Neurofilament [NfL]) (Deuschl, 2016). Das typische Muster besteht aus einer Erniedrigung des β-Amyloid 1-42, der β-Amyloid-Ratio und einer Erhöhung von pTau. Die β-Amyloid-Ratio kann früher erniedrigt sein als die anderen Liquorparameter.

Merke

Die Liquordiagnostik ist wichtig, um den biologisch-basierten Nachweis zu erbringen, ob eine Alzheimer-Krankheit vorliegt.

Zerebrale Bildgebung

Die zerebrale Bildgebung, bestenfalls eine kraniale Magnetresonanztomografie (cMRT; alternativ kann ein cCT durchgeführt werden), wird zur Identifikation behandelbarer Ursachen kognitiver Störungen (z. B. Normaldruckhydrozephalus, entzündliche ZNS-Erkrankungen) und zur ätiologischen Differenzierung primärer Demenzerkrankungen eingesetzt. Ebenso sind vaskuläre Läsionen mit der cMRT gut sichtbar. Nuklearmedizinische Verfahren wie zum Beispiel funktionelle Messungen des Glukosemetabolismus (18[F]FDG-PET) und der zerebralen Perfusion (HMPAO-SPECT) können bei Unsicherheit in der Differenzialdiagnostik von Demenzen (Alzheimer-Krankheit, frontotemporale Degeneration oder vaskuläre Demenz) zur Klärung beitragen (Deuschl et al. 2016). Das Amyloid-PET oder auch Tau-PET werden derzeit meist nur in der Forschung bzw. in klinischen Studien eingesetzt.

Merke

Jeder Patient soll bei bestehendem Demenzsyndrom eine zerebrale strukturelle Bildgebung (idealerweise ein cMRT) erhalten.

Des Weiteren kann bei unklaren Fällen oder z. B. bei Verdacht auf eine Creutzfeld-Jakob-Erkrankung (▸ Kap. 10.5.5) mit der Frage nach triphasischen Wellen oder z. B. bei Delir oder komplex-fokalen Anfällen eine Elektroenzephalografie (EEG) und bei Verdacht auf insbesondere vaskuläre Ursachen eine Sonografie der gehirnversorgenden Gefäße mit der Frage nach Stenosen und/oder Verschlüssen erfolgen.

10.5.1 Alzheimer-Krankheit

Diagnosekriterien der Alzheimer-Krankheit

Im Jahr 2011 wurden die Diagnosekriterien der Alzheimer-Krankheit erstmals wieder überarbeitet (McKhann et al., 2011). Es war beabsichtigt, Kriterien für die Alzheimer-Krankheit und andere Demenzen sowie MCI zu schaffen, die zum einen die Fortschritte der Biomarkerforschung miteinschließen, aber auch eine Diagnose ohne Zugang zu ausführlichen neuropsychologischen Testbatterien, Liquormessungen oder Bildgebung ermöglichen. Dadurch entstanden zwei separate Diagnoseempfehlungen: eine klinisch-diagnostische Einteilung und eine biologisch-wissenschaftliche Einteilung.

Biologisch-basierte Forschungskriterien der Alzheimer-Krankheit

Im Jahr 2016 veröffentlichten das National Institute on Aging (NIA) und die Alzheimer's Association erneut überarbeitete Richtlinien (NIA-AA) zur Modernisierung der Diagnose der Alzheimer-Krankheit. In dieser Neukonzeption der Alzheimer-Krankheit-Biomarker unterscheidet man zwischen Biomarkern für die Amyloid-Pathologie (A), die Tau-Pathologie (T) und die Neurodegeneration (N). Studien, die seit 2011 veröffentlicht wurden, hatten die Idee bekräftigt, dass bestimmte Bildgebungs- und Liquor-Biomarker für neuropathologische Veränderungen der Alzheimer-Krankheit bestimmend sind. Vergleichsstudien zwischen Bildgebung und Autopsie haben gezeigt, dass die Amyloid-PET in vivo die postmortalen Amyloid-Ablagerungen mit hoher Sensitivität (88–98 %) und Spezifität (80–95 %) darstellen kann (Ikonomovic et al., 2008). Diese Amyloid-PET-Daten zeigen wiederum eine gute Übereinstimmung mit dem im Nervenwasser gemessenem β-Amyloid-1-42 bzw. der β-Amyloid-Ratio (das Aβ42/Aβ40-Verhältnis). Eine weitere Entwicklung war die Einführung von PET-Liganden für pathologisches Tau-Protein. Es gibt inzwischen auch erste Hinweise, dass die Tau-PET-Bildgebung frühe kognitive Veränderungen in der präklinischen AD sogar schon vor dem Amyloid-PET detektieren kann (Blennow et al., 2015).

Die AT(N)-Biomarker fanden 2018 auch Anwendung in den forschungsorientierten NIA-AA-Biomarker Kriterien für die Alzheimer-Krankheit (Jack et al., 2018). Im NIA-AA-Forschungsrahmen wird die AD rein biologisch definiert und basiert auf dem Vorhandensein einer charakteristischen Biomarker-Signatur, z. B. in Nervenwasser oder kranialer funktioneller Bildgebung. Klinische Symptome oder objektivierbare neuropsychologische Defizite finden in diesem Konzept keine Anwendung; kommen aber sekundär in der Einschätzung zum Tragen. Es handelt sich dabei um eine binäre Klassifikation bei der jeder AT(N)-Biomarker als pathologisch (+) oder nicht pathologisch (-) klassifiziert wird. Der Begriff „Alzheimer Kontinuum" umfasst dabei alle Patienten mit Amyloidpathologie (A+). Alle, die Amyloid negativ sind (A-), werden als „Nicht-AD pathologische Veränderung" bezeichnet. Während die Amyloidpathologie (A) und Taupathologie (T) als spezifisch für die AD gelten, ist die Neurodegeneration (N) als unspezifisch zu werten. Diese Biomarker-Matrix soll offen sein für eine ATX(N)-System-Erweiterung, wobei X neuartige Biomarkerkandidaten für zusätzliche pathophysiologische Mechanismen wie neuroimmune Dysregulation, synaptische Dysfunktion und Veränderungen der Blut-Hirn-Schranke darstellen können (Hampel et al., 2021).

Klinische Diagnose der Alzheimer-Krankheit

Während die Definition der Alzheimer-Krankheit, die sich ausschließlich auf biologische Marker stützt, in der Forschung bisher großen Anklang gefunden hat, deuten neue Studien darauf hin, dass die Biomarker-Definition für die Anwendung im klinischen Umfeld, insbesondere bei atypischen Phänotypen, und für die Diagnose von Personen ohne kognitive Beeinträchtigung nicht immer gut geeignet ist. Dennoch bleiben die ATN-Biomarker auch im klinischen Setting sehr hilfreich und sind heutzutage bei der Früh- und Differenzialdiagnostik kaum noch wegzudenken. Die Erkenntnisse über den natürlichen Verlauf der asymptomatischen Risikopatienten mit positiven biologischen Markern sind weiterhin unzureichend, um den späteren kognitiven Abbau und die Demenz vorherzusagen. Es wird daher von der International Working Group (IWG) empfohlen, dass die Diagnose der Alzheimer-Krankheit im klinischen Umfeld weiterhin an das klinische Erscheinungsbild gebunden bleibt (Dubois et al., 2021).

10.5.2 Vaskuläre Demenzen (VaD)

Der Begriff vaskuläre kognitive Beeinträchtigung (engl. vascular cognitive impairment [VCI], vascular dementia [VaD]) bezeichnet die Konstellation einer Demenz in Verbindung mit einer, als ursächlich angenommenen, vaskulären Hirnschädigung. Anders als bei der Alzheimer-Krankheit sind Verlauf und Profil kognitiver Defizite sowie die begleitenden neurologischen bzw. psychiatrischen Symptome bei vaskulären Demenzformen nach Art und Ort der Schädigung häufig sehr variabel.

In der Vergangenheit wurde die vaskuläre Demenz als Multi-Infarkt-Demenz bezeichnet, da man davon ausging, dass der kumulative Gewebeverlust im Zusammenhang mit einem rezidivierenden ischämischen Schlaganfall der primäre Mechanismus ist. Klassische Beispiele sind große ischämische Hirninfarkte oder Hirnblutungen, aber auch kleine strategische Infarkte wie z. B. im Thalamus, die zu kognitiven Störungen oder einer Demenz führen können. Die heterogene Natur der vaskulären Demenz hat dazu geführt, dass verschiedene Kriterien vorgeschlagen wurden (Wetterling et al., 1996). Es bleibt festzuhalten, dass die vaskuläre Demenz keine Erkrankung und auch kein Syndrom im engeren Sinne ist, sondern ein Oberbegriff. Grundlage der diagnostischen Einordnung und Therapie vaskulärer Demenzen ist die Zuordnung zu einer der pathophysiologisch abgrenzbaren Unterformen vaskulärer Demenzursachen. Entsprechend den Kriterien der Vascular Impairment of Cognition Classification Consensus Study (VICCCS) wird zwischen einer „Mild“ und einer „Major“ VCI unterschieden (Skrobot et al., 2018). Die „major“ vaskuläre kognitive Beeinträchtigung entspricht der vaskulären Demenz und ist definiert durch klinisch signifikante Defizite von ausreichendem Schweregrad in mindestens einem kognitiven Bereich (Defizite können in mehreren Bereichen vorhanden sein) und einer schwerwiegenden Beeinträchtigung von Aktivitäten des täglichen Lebens (IADLs/ADLs; unabhängig von den motorischen/sensorischen Folgen des vaskulären Ereignisses).

Klinisch findet sich bei der vaskulären leichten kognitiven Störung oder Demenz in der Regel ein variables Spektrum von (neuro-)psychiatrischen und somatischen Begleitsymptomen. Meist lässt sich, anders als bei der Alzheimer-Erkrankung, kein typischer klinischer Phänotyp abgrenzen, auch wenn häufig von einer emotionalen Labilität berichtet wird. Je nach Ursache und kardiovaskulärem Risikoprofil kann der Verlauf von einer kontinuierlichen, aber auch stufenweise Verschlechterung kognitiver Funktionen, einem stabilen demenziellen Defektsyndrom bis hin zu einer klinischen Verbesserung reichen.

Multi-Infarkt-Demenz

Der Begriff „Multi-Infarkt-Demenz“ wird verwendet, um das Vorhandensein mehrerer großer kortikaler Infarkte und deren wahrscheinlichem Beitrag zu der kognitiven Störung, zu benennen. Bei Verdacht auf eine Demenz sollte daher immer eine zerebrale bildgebende Untersuchung erfolgen. Sofern keine Kontraindikationen vorliegen, sollte bevorzugt eine cMRT-Untersuchung zur Erfassung kleinerer ischämischer Läsionen mit folgenden Sequenzen durchgeführt werden: T1, T2, T2*/SWI und FLAIR (auch koronar und transversal anguliert zur Beurteilung der Hippocampusformation), ggf. ergänzt durch eine MRA. Für den Nachweis von zerebralen Mikroblutungen sind T2*-gradient-recalled echo- [GRE] oder SWI-Sequenzen notwendig. Zerebrale Mikroblutungen gehen vorwiegend mit zwei Arten sporadischer Mikroangiopathie einher: hypertoner Arteriopathie oder zerebraler Amyloidangiopathie; sie sind in der älteren Bevölkerung sehr häufig und stehen neben der Alzheimer-Krankheit mit einer Reihe von Erkrankungen in Zusammenhang, darunter ischämischer Schlaganfall, spontane intrazerebrale Blutung, vaskuläre kognitive Beeinträchtigung sowie eine Vielzahl anderer, seltenerer Krankheitsbilder.

Es existieren keine spezifischen serologischen oder biochemischen Marker mit diagnostischer Wertigkeit bei der vaskulären kognitiven Störung. Laboranalysen dienen in erster Linie dem Ausschluss behandelbarer Ursachen kognitiver Störungen. Eine Liquoruntersuchung wird nicht generell empfohlen, kann jedoch zur Abgrenzung gegen eine Alzheimer-Erkrankung oder bei entzündlich/immunologischen Erkrankungen (z. B. Vaskulitis, Autoimmun-Enzephalitis) angezeigt sein. Eine genetische Testung sollte nur gezielt und bei begründetem Verdacht erfolgen (z. B. CADASIL-Erkrankung).

Zerebrale Amyloidangiopathie (CAA)

Die zerebrale Amyloidangiopathie (CAA) ist eine altersbedingte Erkrankung der kleinen Gefäße, die pathologisch gekennzeichnet ist durch fortschreitende Ablagerung von Amyloid-β in der zerebrovaskulären Wand. Die zerebrale Amyloidangiopathie ist die Hauptursache für lobäre intrazerebrale Blutungen und ein unabhängiger Faktor für altersbedingte kognitive Beeinträchtigung. Die Boston-Kriterien v2.0 enthalten neue MRT-Marker für CAA, um die Sensitivität zu erhöhen, die eine spontane intrazerebrale Blutung, kognitive Beeinträchtigungen oder vorübergehende fokale neurologische Episoden aufweisen (Charidimou et al., 2022).

10.5.3 Frontotemporale Demenz (FTD)

Die frontotemporale Demenz (FTD) bezeichnet eine Gruppe neurodegenerativer Erkrankungen, die mit einer frontotemporalen Lobärdegeneration (FTLD) einherge-

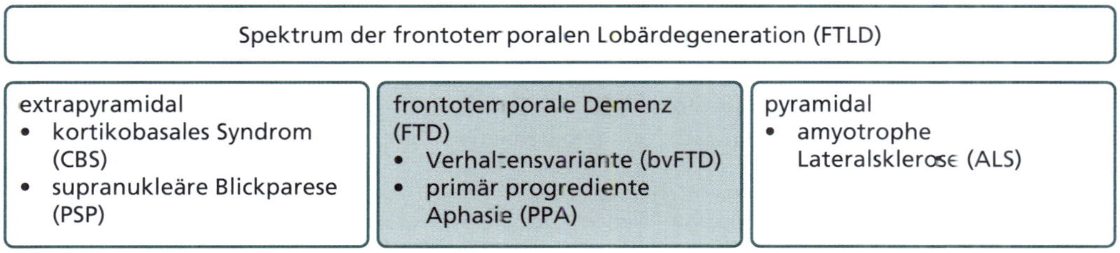

Abb. 10.5.2: Spektrum der frontotemporalen Lobärdegeneration

hen. Die FTD ist die zweithäufigste Ursache früher Demenzerkrankungen (30–50 %) vor dem 65. Lebensjahr (Kertesz & Munoz, 1998). Die FTD ist charakterisiert durch eine fortschreitende Veränderung der Persönlichkeit und sozialer Kontaktfähigkeit, sowie im Verlauf Beeinträchtigungen von Intellekt, Gedächtnis und Sprachfunktionen mit Apathie, Euphorie und gelegentlich auch extrapyramidalen Phänomenen. Bei der FTLD kommt es je nach Schädigungsmuster zu einem Spektrum von Krankheiten, die die FTD, motorische Manifestationen, als auch extrapyramidale Erkrankungen beinhalten können (▸ Abb. 10.5.2).

Bei der FTD unterscheidet man eine behaviorale Variante der FTD (bvFTD, (Rascovsky et al., 2011)) von der wesentlich selteneren vorkommenden primär progressiven Aphasie (PPA) mit drei Varianten (nicht-flüssige, agrammatische PPA; semantische PPA und die logopenische PPA; Gorno-Tempini et al., 2011). Patienten mit bvFTD und semantische PPA sind bei Beginn der Erkrankung meist jünger (< 60 Jahre) als Patienten mit nicht-flüssiger PPA (63 Jahre; Johnson et al., 2005), doch sollte die Diagnose auch bei älteren Patienten mit zunehmender Wesensänderung in Betracht gezogen werden (Cipriani et al., 2020). Bei einer bvFTD muss zur Diagnose eine fortschreitende Zunahme von Verhaltens- und/oder von kognitiven Defiziten, die durch Beobachtung oder Fremdanamnese belegbar ist, vorliegen (Rascovsky et al., 2011). Die Prävalenz für die FTD liegt bei ca. 10/100.000 (Coyle-Gilchrist et al., 2016).

Nach den Rascovsky-Kriterien kann durch rein klinische Kriterien eine „mögliche“ bvFTD diagnostiziert werden, wenn drei der folgenden Merkmale vorliegen: *Disinhibition, Apathie, Verlust von Sympathie oder Empathie im Sozialverhalten, Perseveration oder zwanghafte Verhaltensweisen, Hyperoralität und Störung exekutiver Funktionen in der Neuropsychologie*. Eine „wahrscheinliche“ bvFTD kann bei typischer Bildgebung mit frontal und/oder anterior temporaler Atrophie im MRT/CT oder Hypoperfusion/Hypometabolismus im PET/SPECT gestellt werden. Von einer „sicheren“ bvFTD kann nur gesprochen werden, wenn eine pathologische Genmutation oder eine histopathologische post mortem Diagnose einer FTLD vorliegt (Rascovsky et al., 2011). In 30–50 % ist die FTD eine familiäre Erkrankung (Woollacott & Rohrer, 2016). Bei bis zu 40 % aller Patienten lässt sich eine autosomal-dominante Mutation nachweisen, die häufigsten betroffenen Gene sind: Progranulin (GRN), eine repetitive Hexanucleotid-Sequenz in einer nicht-kodierenden Genregion auf Chromsom 9 (C9ORF72) und das Mikrotubuli-assoziierte Protein Tau (MAPT). Seltene Genmutationen bei der FTD sind Valosin-containing protein (VCP) oder CHMP2B.

Das prominenteste klinische Merkmal einer PPA sind Schwierigkeiten mit der Sprache; diese Defizite sind die Hauptursache für eine Einschränkung in den Aktivitäten des täglichen Lebens und die Aphasie sollte bei Symptomerstmanifestation und in der initialen Phase der Erkrankung das Hauptdefizit darstellen (Gorno-Tempini et al., 2011). Steht die Diagnose einer PPA, sollte diese nach den aktuellen Gorno-Tempini-Kriterien in eine semantische, nicht-flüssige und logopenische Variante unterteilt werden (Gorno-Tempini et al., 2011) (▸ Tab. 10.5.1). Wichtig ist, dass die logopenische Variante einer Aphasie häufig mit einer Alzheimer-Pathologie assoziiert ist und daher nicht zur FTD gezählt wird. Dennoch sind Patienten mit logopenischer PPA im Durchschnitt jünger (73 Jahre) als Alzheimer-Patienten (81 Jahre; Mouton et al., 2022).

Auf der Suche nach weiteren Biomarkern hat keines der bisher untersuchten Liquor-Tau-Fragmente sich bislang als valider Tau-basierter FTD-Biomarker erwiesen. Die Neurofilament leichte Kette (NfL), ein axonales Strukturprotein, könnte jedoch ein vielversprechender v. a. prognostischer Biomarker sein. So konnte gezeigt werden, dass ein Anstieg des Liquor-NfL mit einer klinischen Verschlechterung in relevanten kognitiven Bereichen bei Patienten mit FTD assoziiert ist (Zhang et al., 2021). Insgesamt lassen sich somit klinische, laborchemische sowie bildgebende Veränderungen frühzeitig bei der FTD nachweisen, wobei aufgrund von Heterogenität und fehlender Spezifität derzeit die bildgebenden Marker am vielversprechendsten erscheinen.

Bei der FTLD kann es zu weiteren klinischen Syndromen kommen, die mit motorischen Symptomen einhergehen. Man kann dabei pyramidal von extrapyramidal motorischen Syndromen unterscheiden. Zu letzterem gehören das kortikobasale Syndrom (CBS) und die progressive supranukleäre Blickparese (PSP). Die Diagnose eines CBS sollte man in Erwägung ziehen, wenn eine Kombination aus asymmetrischem Rigor (in über 73 %), Apraxie, Dystonie einer Extremität und manchmal ein Fremdheitsgefühl oder unwillkürliche Bewegungen der eigenen Extremität („alien-limb phenomena“) bestehen (Bluett et al., 2021). In der Bildgebung zeigt sich eine asymmetrische frontoparietale Atrophie. Typische Charakteristika einer PSP sind neben dem symmetrischen axial betonten Rigor die vertikale Blickparese, sowie eine posturale Instabilität, die häufig mit Stürzen in der Anamnese einhergeht. Bildgebend kommt es zu einer Mittelhirnatrophie, die sich wie ein „Kolibri“ darstellt. Gemeinsam haben CBS und PSP, dass sie schlechter auf eine Dopamin-Therapie ansprechen und initial nur von höheren Dosen profitieren. Ein wichtiges Merkmal der FTD ist, dass es in 10–15 % der Fälle zu einer Motoneuronerkrankung der amyotrophen Lateralsklerose (FTD-ALS) kommen kann, was differenzialdiagnostisch bei zunehmender Immobilisation durch Muskelschwäche

Tab. 10.5.1: Einteilung der primär progressiven Aphasien

Primär progressive Aphasie		
Nicht flüssige Aphasie	***Semantische Aphasie***	***Logopenische Aphasie***
Agrammatismus angestrengt, stockende Sprache mit inkonstant falscher Lautaussprache (Sprachapraxie) Beeinträchtigung im Verstehen syntaktisch anspruchsvoller Sätze normales Wortverständnis normales Wissen über die Bedeutung von Dingen	Beeinträchtigung im Benennen von Dingen Wortverständnisstörung Verlust von Wissen über die Bedeutung von Dingen, vor allem für selten vorkommende oder wenig vertraute Objekte Lesestörung und/oder Schreibstörung normales Wiederholen/Nachsprechen von Worten normale Sprachproduktion (Grammatik und Artikulation)	Beeinträchtigung in der spontanen Abrufbarkeit einzelner Worte oder beim Benennen von Dingen Beeinträchtigung in der Wiederholung/Nachsprechen von Sätzen oder Satzteilen phonologische Störungen (Laute betreffend) der Spontansprache oder beim Benennen normales Wortverständnis oder Wissen über die Bedeutung von Dingen normale Artikulation Fehlen umfassender Agrammatismen

erwogen werden sollte. Auch bei der rein motorischen Erkrankung der ALS kann es in bis zu 45 % der Fälle zu einem frontotemporalen Syndrom kommen. Dem ALS-FTD-Spektrum liegt eine TDP-43-Proteinopathie, sowie häufig eine C9orf72 oder TBK1-Genmutation zugrunde (van Es et al., 2017; Vejlegaard et al., 2017; Van Mossevelde et al., 2016).

10.5.4 Lewy-Körper assoziierte Demenzen

Kognitive Störungen im Rahmen von Synucleinopathien sind nach den vaskulären kognitiven Beeinträchtigungen die dritthäufigste Form von Demenzen. Hierzu gehören: die (1) Demenz bei der Parkinson-Krankheit („Parkinson disease with dementia“, PDD), die sich im Verlauf einer über Jahre bestehenden Parkinson-Krankheit entwickelt, die (2) Demenz mit Lewy-Körpern (DLK), bei der die kognitiven Störungen vor oder nahezu gleichzeitig mit der Entwicklung der motorischen Parkinson-Symptomatik, zumindest aber nicht später als ein Jahr nach Erstmanifestation des motorischen Parkinson-Syndroms („1-Jahres-Regel“) auftreten sowie die (3) Lewy-Körper-Variante der Alzheimer-Demenz (bis zu 50 %). Die Abgrenzung der Demenz mit Lewy-Körpern von der Alzheimer-Erkrankung ist im Frühstadium klinisch, insbesondere, wenn Kernmerkmale der Erkrankung nicht oder nur ungenügend ausgeprägt sind, nicht einfach – denn bei ca. 25 % der Patienten lassen sich gar keine Parkinsonsymptome erheben. Im frühen Stadium der Erkrankung („Prodromalphase“) können eine (1) leichte kognitive Beeinträchtigung, (2) das Auftreten eines Delirs und (3) psychiatrische Zustände beobachtet werden (McKeith et al., 2020).

Der Begriff Demenz bei der Parkinson-Krankheit sollte verwendet werden, um eine Demenz zu beschreiben, die im Rahmen einer lange bestehenden Parkinson-Krankheit auftritt. Die Movement Disorder Task Force hat wissenschaftliche Konsensuskriterien vorgelegt, die die Demenz bei der Parkinson-Krankheit detaillierter charakterisieren (Goetz et al., 2008; Emre et al., 2007). Es werden vier Symptomcluster unterschieden, aufgrund derer zwischen einer möglichen und einer wahrscheinlichen Diagnose einer Demenz bei der Parkinson-Krankheit unterschieden werden kann (Dubois et al., 2007). Basierend auf diesen Kriterien ist ein Algorithmus zur Diagnosefindung vorgeschlagen worden, der in einem zweistufigen Verfahren erfolgt. Die Stufe I dient primär dem Screening und dem Ausschluss von Demenz und Depression mit entsprechenden Kurztests und ist von einem Kliniker ohne Expertise in der neuropsychologischen Testung durchführbar. Bei Unsicherheit nach Stufe I-Diagnostik kann die erweiterte Stufe-II-Diagnostik erfolgen, die der Erhebung des neuropsychologischen Profils dient. Es werden hauptsächlich vier Domänen abgefragt: (1) globales kognitives Niveau; (2) frontosubkortikale Domänen; (3) instrumentelle Funktionen und (4) neuropsychiatrische Symptome. Derzeit gibt es keine verlässlichen Unterscheidungskriterien, die auf neuropsychologischer Basis eine klare Unterscheidung der Demenz bei der Parkinson-Krankheit von der Demenz mit Lewy-Körpern erlauben (Troster, 2008).

Eine manifeste Demenz mit Lewy-Körpern zeichnet sich nach den klinisch-diagnostischen Konsensuskriterien (McKeith et al., 2017) durch das zentrale Merkmal einer progressiven Demenz aus, die mit normalen sozialen oder beruflichen Funktionen oder mit üblichen Tagesaktivitäten interferiert. Darüber hinaus werden vier Kernmerkmale für die Diagnose der Demenz mit Lewy-Körpern beschrieben:

1. Fluktuierende Bewusstseinslage
   Störungen der Bewusstseinslage treten weitaus häufiger bei der Demenz mit Lewy-Körpern (80–90 %) als bei der Alzheimer-Krankheit (20 %) oder der vaskulären Demenz (35–50 %) auf (Walker et al., 2000). Zwischen einer Demenz mit Lewy-Körpern und einer Demenz bei der Parkinson-Krankheit bestehen praktisch keine Unterschiede in der Häufigkeit von kognitiven Fluktuationen. Die Häufigkeit, das Auftreten und das Ausmaß der Fluktuationen können bei den verschiedenen Patienten, aber auch im Verlauf bei einem Patienten, stark variieren. Eine Periodizität oder Tagesabhängigkeit konnte bisher nicht identifiziert werden. Im Extremfall tritt ein Koma-artiger Zustand der Nicht-Erweckbarkeit auf. Betroffen sind insbesondere die Aufmerksamkeitsspanne und die Wachheit, die bisweilen stark beeinträchtigt sein können und eine Abgrenzung zum Delir schwierig machen. Bei manchen Patienten kann auch eine exzessive Tagesmüdigkeit beobachtet werden.

2. Halluzinationen
   Halluzinationen und Wahn treten in weit höherem Maße bei der Demenz mit Lewy-Körpern (76 % und 57 %) als bei der Demenz bei der Parkinson-Krankheit (54 %, 29 %) und Parkinson ohne Demenz (14 %, 7 %) auf (Aarsland et al., 2001). Die Halluzinationen sind meist visueller Natur (72 %), aber auch andere Modalitäten können betroffen sein: Parkinson-Patienten ohne kognitive Störungen können sich meist von den Halluzinationen distanzieren, bei kognitiv beeinträchtigten Patienten kann die Einsichtsfähigkeit in zunehmenden Maßen gestört sein bzw. fluktuieren.
3. REM-Schlafverhaltensstörung
   Sie ist gekennzeichnet durch eine motorische Hyperaktivität der Patienten im REM-Schlaf; sie ist häufig bei Demenz mit Lewy-Körpern-Patienten (74 % vs. 4 % bei nicht Demenz mit Lewy-Körpern-Patienten) und ist meist Jahre vor dem klinischen Stadium nachweisbar. Da eine Abgrenzung gegenüber anderen Schlafstörungen schwierig ist, empfiehlt sich die Verwendung von spezifischen Evaluationsskalen bzw. eine Schlafuntersuchung.
4. Parkinson-Symptomatik
   Die Bradykinese und der Rigor sind meist symmetrisch. Insgesamt muss für die Diagnosefindung nur ein klinisches Zeichen vorhanden sein, um die Diagnose stellen zu können. Zu beachten ist aber auch, dass etwa 25 % der Demenz mit Lewy-Körpern-Patienten keine Parkinson-Symptome entwickeln.

Derzeit stehen keine Biomarker aus dem Blut oder dem Liquor zur Verfügung, die eine scharfe Abgrenzung der Demenz mit Lewy-Körpern zur Alzheimer-Krankheit oder anderen demenziellen Erkrankungen im klinischen Alltag zulassen Auch eine Differenzierung zwischen Demenz bei der Parkinson-Krankheit und Demenz mit Lewy-Körpern anhand von Liquor- oder Blutmarkern ist derzeit nicht möglich. Inwiefern neuere Arbeiten zur Aggregation von α-Synuclein im Blut oder Liquor zu einer differenzialdiagnostischen Klärung beitragen können, bleibt abzuwarten (Okuzumi et al. 2023; Siderowf et al. 2023)

Wie bei allen Demenzen sollten bei Demenz bei der Parkinson-Krankheit und Demenz mit Lewy-Körpern Laboruntersuchungen entsprechend den Leitlinien zum Ausschluss anderer Ursachen für das demenzielle Syndrom durchgeführt werden.

Die strukturelle Bildgebung dient dem Ausschluss nicht-neurodegenerativer Demenzen und kann, da der hippocampale Volumenverlust geringer als bei der Alzheimer-Demenz ist, bei der Differenzierung dieser Entitäten helfen.

Nuklearmedizinische Untersuchungen können als hinweisende/unterstützende Biomarker hilfreich in die Diagnosestellung einfließen (McKeith et al., 2017). Von besonderer Bedeutung ist, dass die für die Klassifikation als Parkinsonsyndrom typische Affektion des nigrostriatalen Systems mittels Dopamin-Transporter-SPECT nachgewiesen werden kann (Surendranathan & O'Brien, 2018). Auch eine verminderte Tracer-Aufnahme im ^{123}Iod im MIBG-Szintigramm des Myokards oder eine reduzierte okzipitale Aktivität ± „cingulate island"-Zeichen in der FDG-PET-Bildgebung können zur Diagnosefindung beitragen.

10.5.5 Weitere Differenzialdiagnosen

Differenzialdiagnosen der relevanten kognitiven Störungen und Demenzen:

Neurodegenerativ

- Alzheimer-Krankheit (AD)
- Demenz mit Lewy-Körpern (DLB)
- Parkinson-Erkrankung mit Demenz (PDD)
- frontotemporale Lobärdegenerationen (FTLD)
- progressive supranukleäre Blicklähmung (PSP)
- spinozerebelläre Ataxien (SCAs)
- Multi-System-Atrophien (MSA)
- kortikobasales Syndrom (CBS)
- Demenz mit Neuroserpin-Einschlüssen
- Huntington-Krankheit (HD), DRPLA, weitere Chorea-Syndrome
- adulte Zeroidlipofuszinose
- Neurodegeneration mit zerebraler Eisenablagerung (NBIA, »Hallervorden-Spatz-Krankheit«, PKAN u. a.)
- Dentatorubrale-Pallidolsiale Atrophie
- lysosomale Speichererkrankungen, Polyglukosankörper-Krankheit
- Nasu-Hakola-Krankheit (PLOSL)
- Niemann-Pick-Krankheit Typ C
- Fragiles-X-Syndrom
- M. Wilson
- progressive myoklonische Epilepsien (Lafora-Erkrankung, Unverricht-Lundberg-Syndrom)

Zerebrovaskulär

- Post-Stroke-Demenz
- gemischte Demenzerkrankungen (Alzheimer-Krankheit und vaskuläre Demenz)
- subkortikale ischämische vaskuläre Demenz
- Multi-Infarkt-Demenz
- CADASIL (CARASIL)
- Vaskulitiden
- Zerebrale Amyloidangiopathien (CAA)
- nach intrazerebraler Blutung

Intrakraniell raumfordernd

- chronisch subdurales Hämatom
- Hirnabszess
- Hirntumoren (wie frontobasales Meningeom und Balkengliom)
- ZNS-Lymphome
- diffuse Gliomatose

Infektiös/Entzündlich/Immunogen/ Paraneoplastisch

- Neurosyphilis
- HIV-Infektion
- Tuberkulöse Meningitis
- Herpes-Enzephalitis
- Lyme-Borreliose
- Morbus Whipple
- progressive multifokale Leukenzephalopathie
- Sarkoidose
- Multiple Sklerose

- Post-COVID-19-Syndrom (PCS)
- limbische Enzephalitis

Endokrin/Metabolisch/Toxisch

- Hypo-, Hyperthyreose
- Hypo-, Hyperparathyreoidismus
- Enzephalopathie bei Hashimoto-Thyreoiditis
- Hypokortisolismus (M. Addison)
- Porphyrie

Elektrolytentgleisungen Hypo-, Hypernatriäme, Hypo-, Hyperkaliämie, Hyperkalzämie)

- chronische Lebererkrankungen (z. B. M. Wilson, Hämochromatose, Leberzirrhose, hepatische Enzephalopathie)
- chronische Nierenerkrankungen (z. B. Dialyse-Enzephalopathie, urämische Enzephalopathie)
- zerebrale Hypoxie
- mitochondriale Erkrankungen (z. B. MELAS, M. Leigh)
- Nebenwirkungen von Chemotherapeutika, Neuroleptika
- Mangelzustände (z. B. Vitamin B_{12}, Vitamin B_1, Vitamin B_3, Vitamin B_6, Vitamin B_7, Vitamin D, Folsäure, Hypalbuminänmie)
- Intoxikationen (z. B. Kohlenmonoxid, Quecksilber, Lithium, Blei, Perchlorethylen, Methyl-Intoxikation)
- Medikamente (z. B. Benzodiazepine, anticholinergisch wirksame Medikamente)
- Alkohol und andere Suchtmittel (z. B. Wernicke-Enzephalopathie, extrapontine Myelinolyse)

Andere Ursachen

- Zustand nach akuten Schädel-Hirn-Traumen (SHT)
- chronische traumatische Enzephalopathien
- Normaldruckhydrozephalus (NPH)
- Prion-Krankheiten
- Leukodystrophien
- mitochondriale Erkrankungen
- Dystrophia myotonica
- Depression (Pseudodemenz)
- Schizophrenien
- systemische Entzündungen

Die Creutzfeld-Jakob-Krankheit ist eine rasch progrediente Demenz, die nicht selten mit Verhaltensauffälligkeiten beginnen kann. Sie wird durch übertragbare, fehlgefaltete, proteinähnliche Infektionspartikel, den sogenannten Prionen verursacht. Typische neurologische Symptome sind rasch fortschreitende Demenz, zerebelläre und extrapyramidale Symptome, Myoklonus und visuelle Symptome. Die Krankheitsdauer liegt bei etwa einem Jahr (Uttley et al., 2020). Bildgebend zeigen sich im cMRT Diffusionsstörungen in mindestens zwei kortikalen Regionen oder/und im Nucleus Caudatus, Putamen und Thalamus. Im Liquor findet sich ein stark erhöhtes Tau-Protein. Eine spezielle Liquordiagnostik mittels real-time quaking induced conversion (RT-QuIC) und der Nachweis des 14-3-3-Proteins kann in Referenzzentren (z. B. www.cjd-goettingen.de) erfolgen, jedoch gilt als Bestätigungstest der Nachweis des missgefalteten Prionproteins (PrP^{sc}) mittels RT-QuIC; Hermann et al., 2021).

Auf einen idiopathischen Normaldruckhydrozephalus weisen klinisch eine unsichere Gangstörung, kognitive Defizite und eine Harninkontinenz hin (Kazui et al., 2015; Moriguchi et al., 2015). In der Bildgebung zeigt sich im cMRT/cCT eine Vergrößerung der Ventrikel (Evans-Index > 0,3), ein steiler intraventrikulärer Winkel, sowie verengte Subarachnoidal-Räume. Der Liquordruck ist in der Regel normal und es sollte ein Liquorabflussversuch durchgeführt werden, um die Verbesserung der Gehstrecke im Vor- und Nachher-Versuch zu überprüfen. Die Anlage eines ventrikuloperitonealen Shunts sollte bei Verbesserung der klinischen Symptomatik, vor allem der Gangstörung, eruiert werden (Marmarou et al., 2005). Differenzialdiagnostisch muss bei der oben genannten Trias vor allem bei im Vordergrund stehender Demenz auch an eine Alzheimer-Demenz, die bis in 36 % auch als Komorbidität vorliegen kann, und an ein atypisches Parkinson-Syndrom (z. B. Multisystematrophie (MSA)) gedacht werden.

Vitaminosen und Hormonerkrankungen

Ein Vitamin-B_{12}-Mangel kann zu hämatologischen sowie neurologischen Symptomen wie Stimmungs- und Verhaltensauffälligkeiten und kognitiven Störungen führen (Green et al., 2017). Zudem können peripher neurologische Symptome wie distale Parästhesien und eine sensible Ataxie hinzukommen. Häufigste Ursache ist das Fehlen des intrinsischen Faktors im Magen z. B. durch eine atrophische Gastritis, Magen-/Dünndarm-OPs, verminderte Magensäureproduktion oder Mangelernährung. Es sollte nach erniedrigten Blutspiegeln des Vitamin B_{12} und insbesondere Holo-Transcobalamin (Holo-TC) gescreent werden, sowie erhöhte Spiegel der Methylmalonsäure, die jedoch ebenso bei Niereninsuffizienz erhöht vorliegt und daher immer im Zusammenhang mit der GFR interpretiert werden sollte; Green et al., 2017). Eine Substitution von Cobalamin hochdosiert (1000 µg), sowie Folat sollte erfolgen.

Ein Vitamin-B_1-(Thiamin)Mangel führt zur Wernicke-Enzephalopathie mit der klassischen Trias Verwirrtheit, Augenbewegungsstörungen und Ataxie, wobei monosymptomatische Verläufe nicht selten sind. Bei längerfristig bestehendem Mangel (z. B. bei Malnutrition nicht nur i. R. von C2-Abusus, Dialyse) führt dies zum klassischen (Wernicke-)Korsakow-Syndrom mit antero- und retrograder Amnesie, Konfabulationen, Antriebsminderung, diffusen kognitiven Defiziten und ggf. Frontalhirnsyndrom, die Substitution von Thiamin sollte daher niederschwellig bereits bei Verdacht erfolgen (Djukic & von Arnim, 2021). Ein niedriger TSH-Wert und hohes freies Thyroxin (fT4) können mit kognitiven Störungen einhergehen, bis hin zur Entwicklung einer Demenz. Es ist nicht geklärt, ob erhöhte Schilddrüsenwerte direkt (z. B. durch oxidativen Stress) oder indirekt (Erhöhung kardiovaskulärer Risikofaktoren) neurotoxisch wirken (Chaker et al., 2016).

Enzephalitiden

Enzephalitiden werden meist bei jüngeren Patienten mit kognitiven Störungen beobachtet und der Verlauf ist häufig akut bis subakut (Kelley et al., 2008; Anuja et al., 2018).

Es gibt infektiöse und Autoantikörper vermittelte Enzephalitiden gegen extra- und intrazelluläre neuronale Proteine, die meist im Liquor und/oder Serum nachgewiesen werden können (Venkatesan et al., 2019; Graus et al., 2016; Vincent et al., 2011). Bei älteren Menschen kommen auch paraneoplastische Antikörper vor und sollten dann mit einem Tumorausschluss einhergehen (Gultekin et al., 2000). Atypische Symptome wie fokal neurologische Symptome, epileptische Anfälle, Myoklonien und irreguläre Verläufe sollten besonders an eine Enzephalitis denken lassen (Giannoccaro et al., 2021).

Zusammenfassung

- Zu den häufigsten primären Demenzen zählen die Alzheimer-Krankheit, die vaskulären Demenzen, die Demenz mit Lewy-Körpern und die frontotemporale Demenz. Für alle Erkrankungen liegen klinisch validierte Kriterien vor, die die Erkrankung weiter einordnen lassen.
- Der diagnostische Prozess bei einem Patienten mit kognitiven Störungen lässt sich in Anlehnung an die S3-Leitlinie Demenzen in drei Schritten zusammenfassen (▸ Abb. 10.5.1).
- Zur Basisdiagnostik gehören eine Anamnese mit Fremdanamnese, eine klinische Untersuchung, eine Laboruntersuchung zur Abgrenzung von sekundären Demenzen, eine neuropsychometrische Untersuchung sowie eine strukturelle zerebrale Bildgebung. Davon abhängig können noch weitere Untersuchungen wie die Liquoruntersuchung, nuklearmedizinische Untersuchungen, etc. (▸ Abb. 10.5.1) herangezogen werden.
- Die neuen forschungs- und biologisch orientierten Kriterien der Alzheimer-Krankheit kategorisieren die Erkrankung entsprechend dem Nachweis von Veränderungen der Biomarker β-Amyloid (A), Tau (T) und neurodegenerativen Veränderungen (N).
- Bei den vaskulären Demenzen wird eine vaskuläre Hirnschädigung als primärer Mechanismus angesehen. Die zerebrale Bildgebung mittels cMRT hat hier die höchste Sensitivität. Im hohen Alter (insbesondere bei Patienten > 85 Jahren) ist die gemischte Demenz (Alzheimer-typische + vaskuläre Veränderungen) der häufigste Krankheitstypus.
- Die Demenz mit Lewy-Körpern ist mit ca. 5–8 % der Demenzen eine seltenere Form, wird aber aufgrund seiner vielfältigen klinischen Symptomatik oftmals fehldiagnostiziert.
- Bei der frontotemporalen Demenz unterscheiden wir eine behaviorale Variante der FTD (bvFTD), von der wesentlich selteneren vorkommenden primär progressiven Aphasie (PPA) mit drei Varianten (nichtflüssige, agrammatische PPA; semantische PPA und die logopenische PPA).

Literatur

Aarsland, D., Ballard, C., Larsen, J. P., et al. (2001). A comparative study of psychiatric symptoms in dementia with Lewy bodies and Parkinson's disease with and without dementia. *Int J Geriatr Psychiatry, 16*(5), 528-536. https://www.ncbi.nlm.nih.gov/pubmed/11376470

Aebi, C. (2002). Validierung der Neuropsychologischen Testbatterie CERAD-NP: Eine Multi-Center Studie; PhD thesis, Universität Basel. Basel

Anuja, P., Venugopalan, V., Darakhshan, N., et al. (2018). Rapidly progressive dementia: An eight year (2008-2016) retrospective study. *PLoS One, 13*(1), e0189832. https://doi.org/10.1371/journal.pone.0189832

Beck, A. T., Steer, R. A., Ball, R., et al. (1996). Comparison of Beck Depression Inventories -IA and -II in psychiatric outpatients. *J Pers Assess, 67*(3), 588-597. https://doi.org/10.1207/s15327752jpa6703_13

Blennow, K., Mattsson, N., Scholl, M., et al. (2015). Amyloid biomarkers in Alzheimer's disease. *Trends Pharmacol Sci, 36*(5), 297-309. https://doi.org/10.1016/j.tips.2015.03.002

Bluett, B., Pantelyat, A. Y., Litvan, I., et al. (2021). Best Practices in the Clinical Management of Progressive Supranuclear Palsy and Corticobasal Syndrome: A Consensus Statement of the CurePSP Centers of Care. *Front Neurol, 12*, 694872. https://doi.org/10.3389/fneur.2021.694872

Chaker, L., Wolters, F. J., Bos, D., et al. (2016). Thyroid function and the risk of dementia: The Rotterdam Study. *Neurology, 87*(16), 1688-1695. https://doi.org/10.1212/WNL.0000000000003227

Charidimou, A., Boulouis, G., Frosch, M. P., et al. (2022). The Boston criteria version 2.0 for cerebral amyloid angiopathy: a multicentre, retrospective, MRI-neuropathology diagnostic accuracy study. *Lancet Neurol, 21*(8), 714-725. https://doi.org/10.1016/S1474-4422(22)00208-3

Cipriani, G., Danti, S., Nuti, A., et al. (2020). Is that schizophrenia or frontotemporal dementia? Supporting clinicians in making the right diagnosis. *Acta Neurol Belg, 120*(4), 799-804. https://doi.org/10.1007/s13760-020-01352-z

Coyle-Gilchrist, I. T., Dick, K. M., Patterson, K., et al. (2016). Prevalence, characteristics, and survival of frontotemporal lobar degeneration syndromes. *Neurology, 86*(18), 1736-1743. https://doi.org/10.1212/WNL.0000000000002638

Cummings, J. L. (1997). The Neuropsychiatric Inventory: assessing psychopathology in dementia patients. *Neurology, 48*(5 Suppl 6), S10-16. https://doi.org/10.1212/wnl.48.5_suppl_6.10s

Deuschl, G., Maier, W., et al. (2016) S3-Leitlinie Demenzen. In: Deutsche Gesellschaft für Neurologie, Hrsg. Leitlinien für Diagnostik und Therapie in der Neurologie. Online: www.dgn.org/leitlinien, Zugriff am 30.5.2023

Djukic, M., & von Arnim, C. A. F. (2021). B-Vitamine in der Geriatrie – was bestimmen, was ersetzen?. *Dtsch Med Wochenschr, 146*(3), e56. https://doi.org/10.1055/a-1512-4827

Dubois, B., Burn, D., Goetz, C., et al. (2007). Diagnostic procedures for Parkinson's disease dementia: recommendations from the movement disorder society task force. *Mov Disord, 22*(16), 2314-2324. https://doi.org/10.1002/mds.21844

Dubois, B., Villain, N., Frisoni, G. B., et al. (2021). Clinical diagnosis of Alzheimer's disease: recommendations of the International Working Group. *Lancet Neurol, 20*(6), 484-496. https://doi.org/10.1016/S1474-4422(21)00066-1

Emre, M., Aarsland, D., Brown, R., et al. (2007). Clinical diagnostic criteria for dementia associated with Parkinson's disease. *Mov Disord, 22*(12), 1689-1707; quiz 1837. https://doi.org/10.1002/mds.21507

Folstein, M. F., Folstein, S. E., & McHugh, P. R. (1975). „Mini-mental state". A practical method for grading the cognitive state of patients for the clinician. *J Psychiatr Res, 12*(3), 189-198. https://doi.org/10.1016/0022-3956(75)90026-6

Giannoccaro, M. P., Gastaldi, M., Rizzo, G., et al. (2021). Antibodies to neuronal surface antigens in patients with a clinical diagnosis of neurodegenerative disorder. Brain Behav Immun, 96, 106-112. https://doi.org/10.1016/j.bbi.2021.05.017

Goetz, C. G., Emre, M., & Dubois, B. (2008). Parkinson's disease dementia: definitions, guidelines, and research perspectives in diagnosis. *Ann Neurol, 64* Suppl 2, S81-92. https://doi.org/10.1002/ana.21455

Gorno-Tempini, M. L., Hillis, A. E., Weintraub, S., et al. (2011). Classification of primary progressive aphasia and its variants. *Neurology, 76*(11), 1006-1014. https://doi.org/10.1212/WNL.0b013e31821103e6

Graus, F., Titulaer, M. J., Balu, R., et al. (2016). A clinical approach to diagnosis of autoimmune encephalitis. *Lancet Neurol, 15*(4), 391-404. https://doi.org/10.1016/S1474-4422(15)00401-9

Green, R., Allen, L. H., Bjorke-Monsen, A. L., et al. (2017). Vitamin B(12) deficiency. *Nat Rev Dis Primers, 3*, 17040. https://doi.org/10.1038/nrdp.2017.40

Gultekin, S. H., Rosenfeld, M. R., Voltz, R., et al. (2000). Paraneoplastic limbic encephalitis: neurological symptoms, immunological findings and tumour association in 50 patients. *Brain, 123* (Pt 7), 1481-1494. https://doi.org/10.1093/brain/123.7.1481

Hampel, H., Cummings, J., Blennow, K., et al. (2021). Developing the ATX(N) classification for use across the Alzheimer disease continuum. *Nat Rev Neurol, 17*(9), 580-589. https://doi.org/10.1038/s41582-021-00520-w

Hermann, P., Appleby, B., Brandel, J. P., et al. (2021). Biomarkers and diagnostic guidelines for sporadic Creutzfeldt-Jakob disease. *Lancet Neurol, 20*(3), 235-246. https://doi.org/10.1016/S1474-4422(20)30477-4

Hutchinson, A. D., & Mathias, J. L. (2007). Neuropsychological deficits in frontotemporal dementia and Alzheimer's disease: a meta-analytic review. *J Neurol Neurosurg Psychiatry, 78*(9), 917-928. https://doi.org/10.1136/jnnp.2006.100669

Ikonomovic, M. D., Klunk, W. E., Abrahamson, E. E., et al. (2008). Post-mortem correlates of in vivo PiB-PET amyloid imaging in a typical case of Alzheimer's disease. *Brain, 131*(Pt 6), 1630-1645. https://doi.org/10.1093/brain/awn016

Jack, C. R., Jr., Bennett, D. A., Blennow, K., et al. (2018). NIA-AA Research Framework: Toward a biological definition of Alzheimer's disease. *Alzheimers Dement, 14*(4), 535-562. https://doi.org/10.1016/j.jalz.2018.02.018

Johnson, J. K., Diehl, J., Mendez, M. F., et al. (2005). Frontotemporal lobar degeneration: demographic characteristics of 353 patients. Arch Neurol, 62(6), 925-930. https://doi.org/10.1001/archneur.62.6.925

Kazui, H., Miyajima, M., Mori, E., et al. (2015). Lumboperitoneal shunt surgery for idiopathic normal pressure hydrocephalus (SINPHONI-2): an open-label randomised trial. Lancet Neurol, 14(6), 585-594. https://doi.org/10.1016/S1474-4422(15)00046-0

Kelley, B. J., Boeve, B. F., & Josephs, K. A. (2008). Young-onset dementia: demographic and etiologic characteristics of 235 patients. *Arch Neurol, 65*(11), 1502-1508. https://doi.org/10.1001/archneur.65.11.1502

Kertesz, A., & Munoz, D. (1998). Pick's disease, frontotemporal dementia, and Pick complex: emerging concepts. *Arch Neurol, 55*(3), 302-304. https://doi.org/10.1001/archneur.55.3.302

Marmarou, A., Young, H. F., Aygok, G. A., et al. (2005). Diagnosis and management of idiopathic normal-pressure hydrocephalus: a prospective study in 151 patients. *J Neurosurg, 102*(6), 987-997. https://doi.org/10.3171/jns.2005.102.6.0987

McKeith, I. G., Boeve, B. F., Dickson, D. W., et al. (2017). Diagnosis and management of dementia with Lewy bodies: Fourth consensus report of the DLB Consortium. *Neurology, 89*(1), 88-100. https://doi.org/10.1212/WNL.0000000000004058

McKeith, I. G., Ferman, T. J., Thomas, A. J., et al. (2020). Research criteria for the diagnosis of prodromal dementia with Lewy bodies. *Neurology, 94*(17), 743-755. https://doi.org/10.1212/WNL.0000000000009323

McKhann, G. M., Knopman, D. S., Chertkow, H., et al. (2011). The diagnosis of dementia due to Alzheimer's disease: recommendations from the National Institute on Aging-Alzheimer's Association workgroups on diagnostic guidelines for Alzheimer's disease. *Alzheimers Dement, 7*(3), 263-269. https://doi.org/10.1016/j.jalz.2011.03.005

Moriguchi, K., Kaida, K., Togashi, N., et al. (2015). Neuromyelitis optica overlapping systemic sclerosis with anti-centromere antibodies. *J Neurol Sci, 353*(1-2), 191-192. https://doi.org/10.1016/j.jns.2015.04.027

Morris, J. C. (1993). The Clinical Dementia Rating (CDR): current version and scoring rules. *Neurology, 43*(11), 2412-2414. https://doi.org/10.1212/wnl.43.11.2412-a

Morris, J. C., Heyman, A., Mohs, R. C., et al. (1989). The Consortium to Establish a Registry for Alzheimer's Disease (CERAD). Part I. Clinical and neuropsychological assessment of Alzheimer's disease. *Neurology, 39*(9), 1159-1165. https://doi.org/10.1212/wnl.39.9.1159

Mouton, A., Plonka, A., Fabre, R., et al. (2022). The course of primary progressive aphasia diagnosis: a cross-sectional study. *Alzheimers Res Ther, 14*(1), 64. https://doi.org/10.1186/s13195-022-01007-6

Nasreddine, Z. S., Phillips, N. A., Bedirian, V., et al. (2005). The Montreal Cognitive Assessment, MoCA: a brief screening tool for mild cognitive impairment. *J Am Geriatr Soc, 53*(4), 695-699. https://doi.org/10.1111/j.1532-5415.2005.53221.x

Okuzumi A, Hatano T, Matsumotov G., et al. (2023) Propagative α-synuclein seeds in the serum of patients with synucleinopathies, Nature Medicine 29 (6), 1-8. https://doi.org/10.1038/s41591-023-02358-9

Rascovsky, K., Hodges, J. R., Knopman, D., et al.. (2011). Sensitivity of revised diagnostic criteria for the behavioural variant of frontotemporal dementia. *Brain, 134*(Pt 9), 2456-2477. https://doi.org/10.1093/brain/awr179

Siderowf A, Concha-Marambio L, Lafontant DE, etal. Assessment of heterogeneity among participants in the Parkinson's Progression Markers Initiative cohort using α-synuclein seed amplification: a cross-sectional study.Lancet Neurol. 2023 May;22(5):407-417. https://doi.org/10.1016/S1474-4422(23)00109-6

Simren, J., Ashton, N. J., Blennow, K., et al. (2020). An update on fluid biomarkers for neurodegenerative diseases: recent success and challenges ahead. *Curr Opin Neurobiol, 61*, 29-39. https://doi.org/10.1016/j.conb.2019.11.019

Skrobot, O. A., Black, S. E., Chen, C., et al. (2018). Progress toward standardized diagnosis of vascular cognitive impairment: Guidelines from the Vascular Impairment of Cognition Classification Consensus Study. *Alzheimers Dement, 14*(3), 280-292. https://doi.org/10.1016/j.jalz.2017.09.007

Surendranathan, A., & O'Brien, J. T. (2018). Clinical imaging in dementia with Lewy bodies. *Evid Based Ment Health, 21*(2), 61-65. https://doi.org/10.1136/eb-2017-102848

Troster, A. I. (2008). Neuropsychological characteristics of dementia with Lewy bodies and Parkinson's disease with dementia: differentiation, early detection, and implications for „mild cognitive impairment" and biomarkers. *Neuropsychol Rev, 18*(1), 103-119. https://doi.org/10.1007/s11065-008-9055-0

Uttley, L., Carroll, C., Wong, R., et al. (2020). Creutzfeldt-Jakob disease: a systematic review of global incidence, prevalence, infectivity, and incubation. Lancet Infect Dis, 20(1), e2-e10. https://doi.org/10.1016/S1473-3099(19)30615-2

van Es, M. A., Hardiman, O., Chio, A., et al. (2017). Amyotrophic lateral sclerosis. *Lancet, 390*(10107), 2084-2098. https://doi.org/10.1016/S0140-6736(17)31287-4

Van Mossevelde, S., van der Zee, J., Gijselinck, I., et al. (2016). Clinical features of TBK1 carriers compared with C9orf72, GRN and non-mutation carriers in a Belgian cohort. *Brain, 139*(Pt 2), 452-467. https://doi.org/10.1093/brain/awv358

Vejlegaard, K., Paul, S., Kosbar, T., et al. (2017). Oligodeoxynucleotides containing 2'-amino-LNA nucleotides as constrained morpholino phosphoramidate and phosphorodiamidate monomers. *Bioorg Med Chem Lett, 27*(14), 3173-3176. https://doi.org/10.1016/j.bmcl.2017.05.023
Venkatesan, A., Michael, B. D., Probasco, J. C., et al. (2019). Acute encephalitis in immunocompetent adults. *Lancet, 393*(10172), 702-716. https://doi.org/10.1016/S0140-6736(18)32526-1
Vincent, A., Bien, C. G., Irani, S. R., et al. (2011). Autoantibodies associated with diseases of the CNS: new developments and future challenges. *Lancet Neurol, 10*(8), 759-772. https://doi.org/10.1016/S1474-4422(11)70096-5
Walker, M. P., Ayre, G. A., Perry, E. K., et al. (2000). Quantification and characterization of fluctuating cognition in dementia with Lewy bodies and Alzheimer's disease. *Dement Geriatr Cogn Disord, 11*(6), 327-335. https://doi.org/10.1159/000017262
Wetterling, T., Kanitz, R. D., & Borgis, K. J. (1996). Comparison of different diagnostic criteria for vascular dementia (ADDTC, DSM-IV, ICD-10, NINDS-AIREN). *Stroke, 27*(1), 30-36. https://doi.org/10.1161/01.str.27.1.30
Woollacott, I. O., & Rohrer, J. D. (2016). The clinical spectrum of sporadic and familial forms of frontotemporal dementia. *J Neurochem, 138* Suppl 1, 6-31. https://doi.org/10.1111/jnc.13654
Zhang, J. V., Irwin, D. J., Blennow, K., et al. (2021). Neurofilament Light Chain Related to Longitudinal Decline in Frontotemporal Lobar Degeneration. *Neurol Clin Pract, 11*(2), 105-116. https://doi.org/10.1212/CPJ.0000000000000959

10.6 Sucht und Demenz

Dirk K. Wolter

Mit dem DSM-5 und der ICD-11 kommt ein erweitertes Verständnis von Demenzen im Sinne des Konzeptes der neurokognitiven Störungen (Neurocognitive Disorders, NCD) zum Tragen. Störungen der Gedächtnisfunktionen sind nicht mehr unabdingbare Voraussetzungen für eine Demenzdiagnose, so dass jetzt z. B. die bei Suchterkrankungen häufigen Wesensänderungen oder Frontalhirnsyndrome diesem Bereich zugeordnet werden können, wo sie gleichberechtigt neben den „klassischen" Demenzerkrankungen stehen.

Kognitive Beeinträchtigungen kommen während des regelmäßigen Konsums von Suchtmitteln häufig vor, sie können auch unter Abstinenzbedingungen noch längere Zeit fortbestehen, sind aber zum großen Teil reversibel. Das Vollbild einer klassischen Demenz i. S. der ICD-10 ist selten; dies betrifft neuropsychologische Leistungsminderungen ebenso wie strukturelle Hirnschädigungen. Je höher das Lebensalter, umso häufiger führen mehrere Noxen gemeinsam zu einer Demenz (zerebrale Multimorbidität).

Merke

Alkoholmissbrauch in der Anamnese bedeutet nicht automatisch, dass es sich hierbei um die maßgebliche Demenzursache handelte.

Wenn man von Alkohol absieht, bestehen die größten Risiken für die Ausbildung dauerhafter struktureller Hirnschäden bei Kokain, Amphetaminen und Ecstasy, am geringsten ist die Gefahr bei Benzodiazepinen (BZD) und Opioiden (Dowling et al., 2008; Wolter, 2011, 2017b; Dregan & Gulliford, 2012; Cadet et al., 2014).

Besondere Beachtung erfordert die Wernicke-Enzephalopathie (WE). Sie verläuft häufig oligosymptomatisch bzw. mit „atypischen" Symptomen, wird deshalb oft nicht erkannt und mündet dann unbemerkt in ein Korsakow-Syndrom (KS). Wiederholte, auch subklinische Episoden mit Kumulationseffekt sind möglich, es wird auch die Bezeichnung Wernicke-Korsakow-Syndrom (WKS) verwendet. Beim KS handelt es sich um ein amnestisches Syndrom, d. h. nicht um ein globales kognitives Defizit wie bei einer klassischen Demenz, sondern um eine Beeinträchtigung des Neugedächtnisses, der Lern- bzw. Merkfähigkeit. Aufgrund der Ätiologie (Mangel an Vitamin B_1 = Thiamin) sind von der WE nicht nur Alkoholiker bedroht, sondern insbesondere auch multimorbide, kachektische alte Menschen. Viele Fälle von „plötzlicher Verschlechterung" einer Demenz dürften auf das Konto klinisch unentdeckter WE gehen. Alkoholmissbrauch und schwere Allgemeinerkrankungen (z. B. Infekte) erhöhen den Thiaminbedarf, Alkoholmissbrauch reduziert auch die Thiaminaufnahme bzw. -verwertung. Gleichwohl führt Thiaminmangel nicht immer zu einer WE, auch die individuelle Prädisposition spielt eine Rolle (Sechi & Serra, 2007; Galvin et al., 2010; Wolter, 2011).

Beim alkoholischen KS werden die Neugedächtniseinbußen von Frontalhirnsymptomen (Störungen von Arbeitsgedächtnis, Exekutivfunktionen, Urteilsvermögen, Kreativität und Krankheitseinsicht) und der pathognomonischen Konfabulationsneigung begleitet (Maharasingam et al., 2013).

Merke

Die gängige Annahme, dass die alkoholische Wernicke-Enzephalopathie eine ausgeprägtere Symptomatik zeigt und schlechter auf die Therapie ansprechen würde als eine Wernicke-Enzephalopathie anderer Genese, wird neuerdings in Frage gestellt (Arts et al., 2017).

Die Grenzen zwischen KS einerseits und alkoholassoziierten demenziellen Syndromen andererseits sind fließend, Kombinationen häufig. Thiaminmangel hat auch unterhalb der Schwelle zur WE negative Effekte. Hinzu kommen die Auswirkungen anderer Noxen, die bei Alkoholmissbrauch gehäuft auftreten (Mangelernährung, Hypertonie, Schädel-Hirn-Traumata usw.). Weiterhin werden mit zunehmendem Alter degenerative Hirnerkrankungen (z. B. Alzheimererkrankung) häufiger, die sich unabhängig vom Alkoholmissbrauch entwickeln, die aber in ihrer Symptomatik durch die Folgen des Alkoholmissbrauchs verschlimmert bzw. früher sichtbar werden; dabei spielen auch die bei chronischem Alkoholmissbrauch häufig feststellbaren Persönlichkeitsverformungen und Wesensänderungen sowie die soziale Deprivation eine Rolle (Wolter, 2011). Alkoholmissbrauch ist also häufig nur ein Kofaktor in einem Ursachenbündel. So sind die klinischen Bilder überdauernder kognitiv-mental-psychischer Veränderungen bei chronischem Alkoholmissbrauch variabel und vielgestaltig, eine „typische Alkoholdemenz" gibt es nicht. Dementsprechend ist eine bunte Vielfalt von Begriffen zur Bezeichnung von alkoholassoziierten kognitiven Beeinträchtigungen in Gebrauch (Schmidtke, 2002; Wolter, 2011), zunehmend wird die Bezeichnung Alcohol-related Brain Damage als Oberbegriff für dieses Kontinuum verwendet (Ridley et al., 2013; Rao & Draper, 2015). Alkoholassoziierte kognitive Beeinträchtigungen sind im höheren Alter i. d. R. ausgeprägter und weniger gut rückbildungsfähig (Ridley et al., 2013), wobei eine vollständige Remission der neuropsychologischen Auffälligkeiten auch bei jüngeren Patienten ein Jahr Abstinenz erfordert (Stavro et al., 2013). Obwohl verschiedene pathogenetische Mechanismen der alkoholassoziierten Neurotoxizität beschrieben sind (Übersicht in Wolter, 2021), wird bezweifelt, ob Alkoholmissbrauch allein zu irreversiblen morphologischen Hirnschäden führt, was diese potenzielle Reversibilität verständlich macht; irreversible morphologische Hirnschäden treten danach nur im Rahmen des WKS bzw. als Folge anderer Komorbiditäten auf (Arts et al., 2017).

Demenzielle Syndrome, bei denen Alkohol über die verschiedenen zuvor aufgeführten Mechanismen kausal beteiligt ist (alkoholassoziierte Demenzen, Alcohol-related Dementia), sind zahlenmäßig bedeutsam bei Demenzen mit Beginn vor dem 65. bzw. 70. Lebensjahr, machen aber nur deutlich unter 2 % der Fälle jenseits dieser Altersgrenze aus (Cheng et al., 2017; Schwarzinger et al., 2018).

Verschiedene sedierende Substanzen können bei regelmäßigem Gerbrauch belangvoller Dosen die Lernfähigkeit beeinträchtigen und damit auf Dauer die kognitive Reservekapazität beeinträchtigen, so auch Alkohol und BZD (Crowe & Stranks, 2018; Crowe et al., 2019). Dadurch kann eine sich entwickelnde degenerative Demenzerkrankung früher klinisch manifest werden. Hierin liegt ein Grund für den in einigen (nicht in allen) Studien gefundenen statistischen Zusammenhang zwischen chronischer BZD-Einnahme und Demenzrisiko (Billioti de Gage et al., 2015; Picton et al., 2018); ein weiterer Grund liegt darin, dass Angst oder Schlafstörungen, die als Frühsymptome der klinischen Diagnose einer Demenz viele Jahre vorausgehen können, typischerweise mit BZD behandelt werden (Salzman & Shader, 2015), wobei Schlafstörungen selbst an der Pathogenese der Alzheimer-Demenz beteiligt sein können (Busche et al., 2017; Cedernaes et al., 2017) – die Behandlung mit BZD wäre dann nicht Ursache, sondern Folge bzw. Epiphänomen. Hinweise auf irreversible strukturelle Hirnschäden als Folge der BZD-Einnahme gibt es – anders als beim WKS und anderen Drogen – bisher nicht, obwohl aus Tierversuchen erste Hinweise auf pathogenetische Mechanismen vorliegen (Steigerung der Phosphorylierung des Tau-Proteins durch Midazolam; Beeinträchtigung der synaptischen Plastizität durch Diazepam; Ettcheto et al., 2020). Im Gegenteil zeigen Ergebnisse aus der Grundlagenforschung, dass zwar die chronische Gabe von BZD bei Versuchstieren ohne Stressbelastung zu verminderter Neuroplastizität und ungünstigen Verhaltenseffekten führt, doch bei Verabreichung unter Stressbelastung zeigen sich neuroprotektive Wirkungen (Zhao et al., 2012). Auf ähnlich differenziert zu betrachtende Zusammenhänge deuten auch Daten aus Humanstudien hin, wobei die Effekte offenbar durch den Apo-E-Status moduliert werden (Chung et al., 2016; Burke et al., 2017). Angesichts dieser Komplexität und der großen methodischen Schwierigkeiten bei der Erfassung einer langfristigen BZD-Einnahme (Verdoux et al., 2005) legen sich die Autoren sorgfältiger Reviews nicht auf eine kausale Rolle von BZD in der Demenzentstehung fest (z. B. Picton et al., 2018; Ettcheto et al., 2020).

Die Frage kognitiver Nebenwirkungen von Opioiden ist nicht einfach zu beantworten, bei dürftiger Studienlage sind die Ergebnisse heterogen (Kendall et al., 2010; Højsted et al., 2012). Gemeinhin gilt, dass eine suffiziente Schmerzbehandlung durch die Reduzierung der Stressbelastung eher zu einer Verbesserung der kognitiven Leistungsfähigkeit führt als zu einer Verschlechterung (Wolter 2011, 2017a). Andererseits wurden nach langfristiger Opioidexposition – sowohl in Form von Drogenkonsum wie auch in Form einer Opioid-Analgetika (OA)-Behandlung – Beeinträchtigungen in verschiedenen neuropsychologischen Domänen, v. a. Störungen der Exekutivfunktionen, beschrieben (Fernández-Serrano et al., 2011; van Holst & Schilt, 2011; Baldacchino et al., 2012; Schiltenwolf et al., 2014); für die illegale Opiatabhängigkeit liegen korrespondierende Befunde über neuropathologische Veränderungen (Cadet et al., 2014) bzw. Befunde aus der funktionellen Bildgebung vor (Geibprasert et al., 2010). Bei den neuropsychologischen Auffälligkeiten sind neben den Substanzwirkungen auch psychische Faktoren und Persönlichkeitsmerkmale zu berücksichtigen, die eine wichtige Rolle spielen (Brown et al., 2006).

In einer aktuellen prospektiven Kohortenstudie an älteren Menschen (Durchschnittsalter 74 Jahre, Follow-up durchschnittlich 7,3 Jahre) fand sich bei hoch dosierter OA-Behandlung eine leicht erhöhte Demenzprävalenz. Ob sich daraus eine kausale Beziehung herleiten lässt, ist unklar, zumal das statistische Risiko auch bei hochdosierter Behandlung mit nichtsteroidalen Antirheumatika ähnlich erhöht war (Dublin et al., 2015).

Selbst wenn die neuropsychologischen Leistungseinbußen im mittleren Erwachsenenalter diskret erscheinen und im Alltag kaum bemerkbar sein mögen, so bedeuten sie doch eine Reduzierung der kognitiven Reservekapazität, was im höheren Alter und beim Hinzutreten weiterer Noxen zu relevanten kognitiven Beeinträchtigungen führen kann. Es ist unstrittig, dass bei multimorbiden und kognitiv vorgeschädigten Patienten Sedierung und kognitive Beeinträchtigungen, aber auch die Delirgefahr bedeutsame Risiken von OA darstellen (Brouquet et al., 2010; Rughooputh & Griffiths, 2015; Schuler & Grießinger, 2015). Kognitive Beeinträchtigungen und/oder Sedierung zählen zu den häufigsten Gründen für einen Abbruch der Therapie mit OA (Dhingra et al., 2015). Die hohe OA-Verordnungsrate bei Menschen mit Demenz und in Heimen wird vor diesem Hintergrund mit Besorgnis betrachtet (Jensen-Dahm et al., 2014).

Auch durch Rauchen wird die geistige Leistungsfähigkeit beeinträchtigt (Sabia et al., 2012). Ein Rauchstopp über 18 Monate führt auch im höheren Alter zu einer Verbesserung der kognitiven Leistungsfähigkeit. Raucher haben ein erhöhtes Demenzrisiko (Zhong et al., 2015), das gilt auch für ältere Raucher (Anstey et al., 2007). Auch Passivrauchen scheint das Risiko für kognitive Beeinträchtigungen und Demenz zu erhöhen (Stirland et al., 2017).

Zusammenfassung

Alkoholmissbrauch kann über verschiedene Mechanismen die geistige Leistungsfähigkeit beeinträchtigen, es gibt keine „typische Alkoholdemenz". Frontalhirnsymptome und ein Beginn vor dem 65. Lebensjahr sprechen für eine ätiologische Relevanz des Alkoholmissbrauchs. Die kognitive Leistungsfähigkeit ist unter der Einnahme von Benzodiazepinen häufig reduziert. Ob Benzodiazepine langfristig einen kausalen Risikofaktor für Demenzerkrankungen darstellen, ist trotz statischer Korrelationen unsicher. Opioide können die kognitive Leistungsfähigkeit akut beeinträchtigen und bei chronischem Gebrauch unter Umständen die kognitive Reservekapazität verringern; beim illegalen Drogenkonsum sind unter Opioiden hirnstrukturelle Veränderungen beschrieben, im Alter ist die Delirgefahr zu berücksichtigen. Raucher haben ein erhöhtes Demenzrisiko.

Literatur

Anstey, K. J., von Sanden, C., Salim, A., et al. (2007). Smoking as a risk factor for dementia and cognitive decline: a meta-analysis of prospective studies. *American journal of epidemiology, 166*(4), 367–378. https://doi.org/10.1093/aje/kwm116

Arts, N. J., Walvoort, S. J., & Kessels, R. P. (2017). Korsakoff's syndrome: a critical review. *Neuropsychiatric disease and treatment, 13*, 2875–2890. https://doi.org/10.2147/NDT.S130078

Baldacchino, A., Balfour, D. J., Passetti, F., et al. (2012). Neuropsychological consequences of chronic opioid use: a quantitative review and meta-analysis. *Neuroscience and biobehavioral reviews, 36*(9), 2056–2068. https://doi.org/10.1016/j.neubiorev.2012.06.006

Billioti de Gage, S., Pariente, A., & Bégaud, B. (2015). Is there really a link between benzodiazepine use and the risk of dementia?. *Expert opinion on drug safety, 14*(5), 733–747. https://doi.org/10.1517/14740338.2015.1014796

Brouquet, A., Cudennec, T., Benoist, S., et al. (2010). Impaired mobility, ASA status and administration of tramadol are risk factors for postoperative delirium in patients aged 75 years or more after major abdominal surgery. *Annals of surgery, 251*(4), 759–765. https://doi.org/10.1097/SLA.0b013e3181c1cfc9

Brown, R. T., Zuelsdorff, M., & Fleming, M. (2006). Adverse effects and cognitive function among primary care patients taking opioids for chronic nonmalignant pain. *Journal of opioid management, 2*(3), 137–146. https://doi.org/10.5055/jom.2006.0023

Burke, S. L., O'Driscoll, J., Alcide, A., et al. (2017). Moderating risk of Alzheimer's disease through the use of anxiolytic agents. *International journal of geriatric psychiatry, 32*(12), 1312–1321. https://doi.org/10.1002/gps.4614

Busche, M. A., Kekuš, M., & Förstl, H. (2017). Wie Schlaf und Alzheimer-Krankheit zusammenhängen: Insomnie, Amnesie und Amyloid [Connections between sleep and Alzheimer's disease: Insomnia, amnesia and amyloid]. *Der Nervenarzt, 88*(3), 215–221. https://doi.org/10.1007/s00115-016-0122-0

Cadet, J. L., Bisagno, V., & Milroy, C. M. (2014). Neuropathology of substance use disorders. *Acta neuropathologica, 127*(1), 91–107. https://doi.org/10.1007/s00401-013-1221-7

Cedernaes, J., Osorio, R. S., Varga, A. W., et al. (2017). Candidate mechanisms underlying the association between sleep-wake disruptions and Alzheimer's disease. *Sleep medicine reviews, 31*, 102–111. https://doi.org/10.1016/j.smrv.2016.02.002

Cheng, C., Huang, C. L., Tsai, C. J., et al. (2017). Alcohol-Related Dementia: A Systemic Review of Epidemiological Studies. *Psychosomatics, 58*(4), 331–342. https://doi.org/10.1016/j.psym.2017.02.012

Chung, J. K., Nakajima, S., Shinagawa, S., et al. (2016). Benzodiazepine Use Attenuates Cortical β-Amyloid and is Not Associated with Progressive Cognitive Decline in Nondemented Elderly Adults: A Pilot Study Using F[18]-Florbetapir Positron Emission Tomography. *The American journal of geriatric psychiatry: official journal of the American Association for Geriatric Psychiatry, 24*(11), 1028–1039. https://doi.org/10.1016/j.jagp.2016.04.013

Crowe, S. F., & Stranks, E. K. (2018). The Residual Medium and Long-term Cognitive Effects of Benzodiazepine Use: An Updated Meta-analysis. *Archives of clinical neuropsychology: the official journal of the National Academy of Neuropsychologists, 33*(7), 901–911. https://doi.org/10.1093/arclin/acx120

Crowe, S. F., Cammisuli, D. M., & Stranks, E. K. (2019). Widespread Cognitive Deficits in Alcoholism Persistent Following Prolonged Abstinence: An Updated Meta-analysis of Studies That Used Standardised Neuropsychological Assessment Tools. *Archives of clinical neuropsychology: the official journal of the National Academy of Neuropsychologists, 35*(1), 31–45. https://doi.org/10.1093/arclin/acy106

Dhingra, L., Ahmed, E., Shin, J., et al. (2015). Cognitive Effects and Sedation. *Pain medicine (Malden, Mass.), 16 Suppl 1*, S37–S43. https://doi.org/10.1111/pme.12912

Dowling, G. J., Weiss, S. R., & Condon, T. P. (2008). Drugs of abuse and the aging brain. *Neuropsychopharmacology: official publication of the American College of Neuropsychopharmacology, 33*(2), 209–218. https://doi.org/10.1038/sj.npp.1301412

Dregan, A., & Gulliford, M. C. (2012). Is illicit drug use harmful to cognitive functioning in the midadult years? A cohort-based investigation. *American journal of epidemiology, 175*(3), 218–227. https://doi.org/10.1093/aje/kwr315

Dublin, S., Walker, R. L., Gray, S. L., et al. (2015). Prescription Opioids and Risk of Dementia or Cognitive Decline: A Prospective Cohort Study. *Journal of the American Geriatrics Society, 63*(8), 1519–1526. https://doi.org/10.1111/jgs.13562

Ettcheto, M., Olloquequi, J., Sánchez-López, E., et al. (2020). Benzodiazepines and Related Drugs as a Risk Factor in Alzheimer's Disease Dementia. *Frontiers in aging neuroscience, 11*, 344. https://doi.org/10.3389/fnagi.2019.00344

Fernández-Serrano, M. J., Pérez-García, M., & Verdejo-García, A. (2011). What are the specific vs. generalized effects of drugs of abuse on neuropsychological performance?. *Neuroscience and biobehavioral reviews, 35*(3), 377–406. https://doi.org/10.1016/j.neubiorev.2010.04.008

Galvin, R., Bråthen, G., Ivashynka, A., et al. (2010). EFNS guidelines for diagnosis, therapy and prevention of Wernicke encephalopathy. *European journal of neurology, 17*(12), 1408–1418. https://doi.org/10.1111/j.1468-1331.2010.03153.x

Geibprasert, S., Gallucci, M., & Krings, T. (2010). Addictive illegal drugs: structural neuroimaging. *AJNR. American journal of neuroradiology, 31*(5), 803–808. https://doi.org/10.3174/ajnr.A1811

Højsted, J., Kurita, G. P., Kendall, S., et al. (2012). Non-analgesic effects of opioids: the cognitive effects of opioids in chronic pain of malignant and non-malignant origin. An update. *Cur-*

rent pharmaceutical design, *18*(37), 6116–6122. https://doi.org/10.2174/138161212803582522

Jensen-Dahm, C., Gasse, C., Astrup, A., et al. (2015). Frequent use of opioids in patients with dementia and nursing home residents: A study of the entire elderly population of Denmark. *Alzheimer's & dementia: the journal of the Alzheimer's Association*, *11*(6), 691–699. https://doi.org/10.1016/j.jalz.2014.06.013

Kendall, S. E., Sjøgren, P., Pimenta, C. A. M., et al. (2010). The cognitive effects of opioids in chronic non-cancer pain. *Pain*, *150*(2), 225–230. https://doi.org/10.1016/j.pain.2010.05.012

Maharasingam, M., Macniven, J. A., & Mason, O. J. (2013). Executive functioning in chronic alcoholism and Korsakoff syndrome. *Journal of clinical and experimental neuropsychology*, *35*(5), 501–508. https://doi.org/10.1080/13803395.2013.795527

Picton, J. D., Marino, A. B., & Nealy, K. L. (2018). Benzodiazepine use and cognitive decline in the elderly. *American journal of health-system pharmacy: AJHP: official journal of the American Society of Health-System Pharmacists*, *75*(1), e6–e12. https://doi.org/10.2146/ajhp160381

Rao, R., & Draper, B. (2015). Alcohol-related brain damage in older people. *The lancet. Psychiatry*, *2*(8), 674–675. https://doi.org/10.1016/S2215-0366(15)00215-1

Ridley, N. J., Draper, B., & Withall, A. (2013). Alcohol-related dementia: an update of the evidence. *Alzheimer's research & therapy*, *5*(1), 3. https://doi.org/10.1186/alzrt157

Rughooputh, N., & Griffiths, R. (2015). Tramadol and delirium. *Anaesthesia*, *70*(5), 632–633. https://doi.org/10.1111/anae.13090

Sabia, S., Elbaz, A., Dugravot, A., et al. (2012). Impact of smoking on cognitive decline in early old age: the Whitehall II cohort study. *Archives of general psychiatry*, *69*(6), 627–635. https://doi.org/10.1001/archgenpsychiatry.2011.2016

Salzman, C., & Shader, R. I. (2015). Benzodiazepine use and risk for Alzheimer disease. *Journal of clinical psychopharmacology*, *35*(1), 1–3. https://doi.org/10.1097/JCP.0000000000000247

Schiltenwolf, M., Akbar, M., Hug, A., et al. (2014). Evidence of specific cognitive deficits in patients with chronic low back pain under long-term substitution treatment of opioids. *Pain physician*, *17*(1), 9–20.

Schmidtke, K. (2002). Alkoholinduzierte kognitive Defizite. In K. Beyreuther, K. M. Einhäupl, H. Förstl, et al. (Hrsg.), *Demenzen. Grundlagen und Klinik* (1st ed., pp. 354–364). Thieme.

Schuler, M., & Grießinger, N. (2015). Opioide bei Nichttumorschmerz im höheren Lebensalter [Opioids for noncancer pain in the elderly]. *Schmerz (Berlin, Germany)*, *29*(4), 380–401. https://doi.org/10.1007/s00482-015-0029-x

Schwarzinger, M., Pollock, B. G., Hasan, O. S. M., et al. (2018). Contribution of alcohol use disorders to the burden of dementia in France 2008-13: a nationwide retrospective cohort study. *The Lancet. Public health*, *3*(3), e124–e132. https://doi.org/10.1016/S2468-2667(18)30022-7

Sechi, G., & Serra, A. (2007). Wernicke's encephalopathy: new clinical settings and recent advances in diagnosis and management. *The Lancet. Neurology*, *6*(5), 442–455. https://doi.org/10.1016/S1474-4422(07)70104-7

Stavro, K., Pelletier, J., & Potvin, S. (2013). Widespread and sustained cognitive deficits in alcoholism: a meta-analysis. *Addiction biology*, *18*(2), 203–213. https://doi.org/10.1111/j.1369-1600.2011.00418.x

Stirland, L. E., O'Shea, C. I., & Russ, T. C. (2018). Passive smoking as a risk factor for dementia and cognitive impairment: systematic review of observational studies. *International psychogeriatrics*, *30*(8), 1177–1187. https://doi.org/10.1017/S1041610217002824

van Holst, R. J., & Schilt, T. (2011). Drug-related decrease in neuropsychological functions of abstinent drug users. *Current drug abuse reviews*, *4*(1), 42–56. https://doi.org/10.2174/1874473711104010042

Wolter, D.K. (2011). *Sucht im Alter – Altern und Sucht*. Kohlhammer.

Wolter DK (2017a) Schmerzen und Schmerzmittelabhängigkeit im Alter. Die gerontopsychiatrische Perspektive. Stuttgart, Kohlhammer

Wolter, D.K. (2017b). Suchtpotenzial und andere Risiken von Benzodiazepinen und Z-Drugs im Alter. *SUCHT*, *63*(2), 81–97.

Wolter, D.K. (2021). Substanzmissbrauch und Sucht. In J. Pantel, C. Bollheimer, A. Krause, et al. (Hrsg.), *Praxishandbuch Altersmedizin* (2nd ed., pp. 438-469). Kohlhammer.

Zhao, Y., Wang, Z., Dai, J., et al. (2012). Beneficial effects of benzodiazepine diazepam on chronic stress-induced impairment of hippocampal structural plasticity and depression-like behavior in mice. *Behavioural brain research*, *228*(2), 339–350. https://doi.org/10.1016/j.bbr.2011.12.013

Zhong, G., Wang, Y., Zhang, Y., et al. (2015). Smoking is associated with an increased risk of dementia: a meta-analysis of prospective cohort studies with investigation of potential effect modifiers. *PloS one*, *10*(3), e0118333. https://doi.org/10.1371/journal.pone.0118333

10.7 Pharmakotherapie und nicht medikamentöses Management bei leichter kognitiver Beeinträchtigung und Demenz

Lutz Frölich und Christine A. F. von Arnim

10.7.1 Pharmakotherapie der Demenzen

Eine Modulation des cholinergen bzw. des glutamatergen Neurotransmitter-Systems sind die Wirkmechanismen der Antidementiva Donepezil, Rivastigmin und Galantamin (Acetylcholinesterase-Inhibitoren – AChE-I) sowie Memantin (nichtkompetitiver N-Methyl-D-Aspartat-Rezeptor-Antagonist). Die klinische Wirksamkeit aller Substanzen auf Kognition und Alltagskompetenz ist evidenzbasiert, allerdings ist die Effektstärke mäßig. Alle AChE-I sind für die leichte bis moderate Alzheimer-Demenz (AD) zugelassen. Die Weiterbehandlung von Patienten mit AChE-I bis in schwere Erkrankungsstadien ist sinnvoll und Langzeiteffekte (> 3 Jahre Behandlungsdauer) über Registerstudien belegt. Rivastigmin und Galantamin stehen auch als Lösung zur Verfügung. Memantin ist für die moderate bis schwere AD zugelassen und steht ebenfalls als Lösung zur Verfügung (einfachere Applikation bei schwerkranken Demenzpatienten mit Schluckstörungen). Die Wirksamkeit von Memantin bei leichter Alzheimer-Demenz (MMSE > 18) ist nicht nachgewiesen. Bei moderater bis schwerer AD kann eine Kombinationsbehandlung von Memantin mit Donepezil erwogen werden, für die in Metaanalysen ein zusätzlicher Effekt nachgewiesen wurde.

Alle Substanzen sollen in Abhängigkeit von der Verträglichkeit langsam bis zur zugelassenen Maximaldosis aufdosiert und die Dosis im Verlauf entsprechend der Verträglichkeit angepasst werden. Eine kognitive Verschlechterung im Verlauf rechtfertigt nicht die Annahme eines Wirkungsverlustes, beim (schnellen) Absetzen kommt es häufig zu einer deutlichen kognitiven Verschlechterung. Eine Beendigung der Therapie kommt in Betracht, wenn im Stadium der schweren Demenz eine kontinuierliche Progredienz der Symptomatik eintritt bzw. bei intolerablen Nebenwirkungen. Grenzwerte von psychometrischen Skalen (z. B. MMST) eignen sich nicht als Absetzkriterium.

Merke

Acetylcholinesterase-Hemmer sollen regelhaft bei der leichten bis mittelschweren Alzheimer-Demenz zum Einsatz kommen. Es soll die höchste verträgliche Dosis angestrebt werden und sie sollten fortlaufend gegeben werden (AWMF-S3-Leitlinie, Empfehlungsgrad B/A, Evidenzebene Ia/IIb).
Memantin sollte regelhaft bei Menschen mit moderater bis schwerer Alzheimer-Demenz zum Einsatz kommen (AWMF-S3-Leitlinie, Empfehlungsgrad B, Evidenzebene IIb).
Für Ginkgo-biloba-Extrakt (Egb761) (Dosierung: 240 mg/d) existiert eine Zulassung für die Behandlung der AD, aber die Datenlage zur Wirksamkeit ist uneinheitlich. Auch neue Studien mit Ginkgo biloba an Personen mit leichten kognitiven Einbußen und subjektiven kognitiven Störungen zeigten uneinheitliche Effekte.
Der Einsatz von Ginkgo biloba Egb761 bei Menschen mit leichter bis moderater Demenz und nicht-psychotischen Verhaltenssymptomen kann erwogen werden (AWMF-S3-Leitlinie, Empfehlungsgrad 0, Evidenzebene Ia).

Andere medikamentöse Therapien zur Behandlung demenzieller Erkrankungen (nichtsteroidale Antiphlogistika, Statine, Östrogene, Nootropika, medizinische Ergänzungsnahrung) sind nicht (ausreichend) evidenzbasiert.

AChE-I sind auch in der Therapie der Lewy-Body-Demenz bewährt, wobei für Rivastigmin und Donepezil belastbare Evidenzen vorliegen. Auch bei Demenz bei M. Parkinson ist Rivastigmin wirksam. Generell muss auf eine Zunahme motorischer Symptome geachtet werden. Die gemischte Demenz ist als Komorbidität von Alzheimer und vaskulärer Demenz zu verstehen und wie eine AD zu behandeln. Der Einsatz von AChE-I oder Memantin zur Therapie der vaskulären Demenz ist nur bei genauer Analyse des Einzelfalls gerechtfertigt. AChE-I und Memantin sind bei frontotemporalen Demenzen nicht wirksam. Für eine medikamentöse Therapie mit AChE-I oder Memantin bei leichter kognitiver Störung ohne hinreichende ätiologische Sicherung gibt es keine Evidenz.

Merke

Rivastigmin soll regelhaft bei der leichten bis mittelschweren Parkinson-Demenz zum Einsatz kommen (AWMF-S3-Leitlinie, Empfehlungsgrad B, Evidenzebene Ia).
Der Einsatz von Donepezil und Rivastigmin bei leichter bis moderater Lewy-Body-Demenz kann erwogen werden (AWMF-S3-Leitlinie, Empfehlungsgrad 0, Evidenzebene Ia).
Acetylcholinesterase-Hemmer können im Einzelfall bei der subkortikalen vaskulären Demenz zum Einsatz kommen (AWMF-S3-Leitlinie, Empfehlungsgrad 0, Evidenzebene Ib).
Es ist gerechtfertigt, Patienten mit einer gemischten Demenz entsprechend der Alzheimer-Demenz zu behandeln (AWMF-S3-Leitlinie, Empfehlungsgrad 0, Evidenzebene IV).
Für Patienten mit frontotemporaler Demenz kann keine Behandlungsempfehlung gegeben werden (AWMF-S3-Leitlinie, Empfehlungsgrad B, Evidenzebene IIb).

Aus den Erkenntnissen der molekularen Neurobiologie haben sich neue Therapiestrategien ergeben. Dies sind immuntherapeutische Ansätze, um die Entstehung von pathologischen Amyloid-Peptiden und deren Ablagerung als Amyloid-Plaques zu reduzieren, was zu einer verminderten Progression klinischer Symptome führt. Diese Therapien sind nur für Frühstadien der Alzheimer-Krankheit geeignet, wenn eine Amyloid-Pathologie durch Biomarker-Untersuchungen gesichert wurde. Wegen des Wirkmechanismus, der in zentrale Ereignisse der Pathophysiologie der AD eingreift, gelten diese als krankheitsmodifizierende Therapie. Die Effekte können auf Biomarker-Ebene erfasst werden und haben klinische Konsequenzen: Es sind keine symptomatischen Verbesserungen am einzelnen Patienten zu erwarten, aber die Progression der Symptomatik wird verzögert und die Effekte der Therapie nehmen über die Zeit kontinuierlich zu. Zwei Antiköper sind derzeit (Frühjahr 2023) in den USA, aber (noch) nicht in Europa zugelassen: Aducanumab ist als monatliche i. v. Infusion für die Behandlung der Alzheimer-Krankheit im prodromalen Stadium oder bei leichter Demenz vorläufig zugelassen, wobei in einer zusätzlichen klinischen Studie der klinische Nutzen des Medikaments noch zu belegen ist. Lecanemab ist als 14-tägige i. v. Infusion für dieselbe Indikation zugelassen, wobei eine positiven Phase-3-Studie vorliegt, bei der alle Wirksamkeitsparameter konsistent eine Placebo-Überlegenheit zeigten. In Subgruppenanalysen zeigte sich insbesondere ein gutes Ansprechen von Patienten über 75 Jahre. Eine europäische Zulassung ist Ende 2023 zu erwarten. Als weitere Substanz zeigte auch Donanemab in einer Phase-3-Studie klinische Wirksamkeit.

Die Anwendung dieser Therapien wird aufwändig sein: Die Eingangsdiagnostik erfordert Sicherung der Amyloid-Pathologie über Biomarker-Untersuchungen, und das Frühstadium der Alzheimer-Krankheit muss neuropsychologisch belegt sein. Die Abwesenheit von bestimmten zerebrovaskulären Auffälligkeiten (Amyloid-bedingte Bildgebungsanomalien – ARIA) muss vor Beginn der Therapie über eine MRT nachgewiesen werden. Eine CT ist nicht ausreichend. ARIA sind meist vorübergehende lokale Hirnödeme oder fokale zerebrale Mikroblutungen, die eine häufige Nebenwirkung der Antikörper-Therapie sind und klinisch meist stumm bleiben. In 25 % zeigen sich aber Kopfschmerzen, delirante Symptome oder zerebrale Krampfanfälle. Deshalb sind MRTs auch in angemessenen Abständen im Verlauf der Behandlung durchzuführen, sowie immer bei klinisch verdächtigen Symptomen. Die The-

Tab. 10.7.1: Therapie mit Acetylcholinesterase-Inhibitoren und Memantin

Substanz und Applikation	Dosierung (mg/d) wirksame Zieldosis	Verordnungshäufigkeit (pro Tag)	Acetylcholinesterase-Hemmung	Butyrylcholinesterase-Hemmung	Bindung am nikotinischen Acetylcholin-Rezeptor	Bindung am NMDA-Rezeptor
Donepezil oral	5–10	1 ×	+			
Galantamin oral retard	16–24	2 ×	+		+	
Rivastigmin oral	6–12	2 ×	+	+		
Rivastigmin transdermal	9,5–13,3	1	+	+		
Memantin oral retard	20	1				+
Wirksamkeit	in vielen klinischen Studien und darauf basierenden Metaanalysen belegt, zeitlich begrenzte Verzögerung der Symptomprogression					
Nebenwirkungsprofil und Interaktionspotenzial	Alle AChE-Inhibitoren: Übelkeit, Erbrechen, Gewichtsverlust, Diarrhö, Bradykardie, Bronchokonstriktion, Muskelkrämpfe, Synkopen; Zusätzlich: Rivastigmin transdermal: Pflasterexanthem Donepezil: QTc-Zeit Verlängerung					Schläfrigkeit, Schwindel, Verstopfung, erhöhte LFTs, Halluzinationen, renale Exkretion

rapie ist nebenwirkungsabhängig anzupassen. Bisher bekannte Kontraindikationen sind Gerinnungsstörungen und Antikoagulation, wegen der Gefahr von potenziell tödlich verlaufenden zerebralen Makrohämorrhagien.

Bei demenziellen Erkrankungen kommt es häufig zu Verhaltensauffälligkeiten. Diese sollten möglichst nichtpharmakologisch durch personalisierte Pflege und spezifische therapeutische Interventionen behandelt werden. Nur wenn diese Interventionen nicht ausreichend wirksam waren oder die Patienten sich oder andere gefährden, sind Psychopharmaka indiziert. Gegen Wahnsyndrome, Halluzinationen und persistierende Aggression bei Patienten mit Demenzen kommen in erster Linie atypische Antipsychotika wie Risperidon infrage. Die Behandlung von Depression, Apathie, Schlafstörungen oder sexueller Enthemmung erfolgt zumeist mit Serotonin-Wiederaufnahme-Hemmern. Eine differenzierte und ausführliche Darstellung der Therapie von Verhaltensstörungen findet sich in ▸ Kap. 10.8.

10.7.2 Nicht medikamentöses Management bei leichter kognitiver Beeinträchtigung und Demenz

Da die Wirksamkeit der medikamentösen Therapie limitiert ist, kommt der nicht medikamentösen Behandlung von Demenzen ein hoher Stellenwert zu. Insbesondere bei multimorbiden geriatrischen Patienten kann hier viel erreicht werden. Die Ansätze und Ziele sind meist breiter und diverser als bei pharmakologischen Interventionen. Nicht medikamentöses Management kann Kognition, Selbstständigkeit und Wohlbefinden fördern, aber auch angehörigenrelevante Endpunkte positiv beeinflussen. Soweit belastbare Studien vorliegen, zeigen diese, dass die Effektstärken teilweise über denen der derzeitigen pharmakologischen Therapien liegen.

Gerade die heutzutage früh mögliche Diagnose einer Demenz bzw. ihrer Vorstufe, der leichten kognitiven Beeinträchtigung (MCI), kann zu psychischer Belastung und Stresserleben führen. Psychotherapeutische Verfahren wie die Verhaltenstherapie, die zur Stress-, Depressions- und Angstreduktion beitragen, können sinnvoll sein. Bei MCI sind die Ziele nicht medikamentöser Angebote eine bessere Akzeptanz, Förderung kognitiver Funktionen, Ressourcenaktivierung und Stärkung der Selbstwirksamkeit.

Es sollten Aktivtäten zur Förderung des Wohlbefindens angeboten werden, die auf die individuellen Präferenzen der Person zugeschnitten sind. Therapien zur kognitiven Stimulation sollten bei Menschen mit MCI bis mittelschwerer Demenz zum Einsatz kommen. Kognitive Stimulation beinhaltet die Anregung kognitiver Tätigkeit, z. B. über Aktivierung von Gedächtnisinhalten oder Einbindung in Konversation. Gruppentherapien haben sich hier als besonders hilfreich erwiesen (Deuschl et al., 2016). Neben kognitiver und Alltagsfunktion werden auch Lebensqualität, Kommunikation und soziale Interaktion positiv beeinflusst. Gezieltes kognitives Training, also konkrete Übungen zur Verbesserung kognitiver Funktionen, generalisiert in der Regel nicht auf Alltagsfunktionen.

Merke

Kognitive Stimulation sollte regelhaft bei Menschen mit leicht bis moderater Demenz zum Einsatz kommen (AWMF-S3-Leitlinie, Empfehlungsgrad B, Evidenzebene IIb).

Des Weiteren können bei allen Schweregraden der Demenz Reminiszenztherapien, Realitätsorientierung oder Ergotherapie in Betracht gezogen werden (NICE Guideline

[NG97], 2018). Bei der Reminiszenz-Therapie werden autobiografische, insbesondere emotional positiv besetzte Altgedächtnisinhalte aktiviert. Bei der Realitätsorientierung wird die Orientierung in Zeit und Raum durch Hinweise und Hilfen gefördert, ohne mit Defiziten zu konfrontieren. Ergotherapie hat bei Menschen mit Demenz aller Schwergrade, inkl. MCI, positive Effekte auf multiple Endpunkte gezeigt und wird in der AWMF-S3-Leitlinie empfohlen (Empfehlungsgrad B, Evidenzebene Ib), insbesondere wenn diese im häuslichen Umfeld stattfindet und individuell ausgerichtet ist. Ein Einbezug von Angehörigen kann deren psychische Belastung vermindern. Die zunehmenden digitalen Angebote sind bislang nicht ausreichend evaluiert, aber mit hohem therapeutischen Potenzial.

Körperliche Aktivierung zeigt bei Menschen mit Demenz neben einer Verbesserung von Beweglichkeit und Balance im Sinne einer Sturzprophylaxe auch darüber hinaus Effekte auf Lebensqualität, Alltagsfunktionen und Kognition (Balbim et al., 2022). Zudem werden Effekte auf psychische und Verhaltenssymptome berichtet. Auch hier gibt es zukunftsweisende digitale Konzepte, die für Menschen mit Demenz entwickelt wurden (Schall et al., 2022).

Merke

Körperliche Aktivität sollte im Rahmen der individuellen Möglichkeiten bei allen Schweregraden der Demenz gefördert werden (AWMF-S3-Leitlinie, Empfehlungsgrad B, Evidenzebene IIb).

Künstlerische Therapien bieten über den Zugang zu vorhandenen Ressourcen vielfältige Optionen und können Fähigkeiten, Selbstwert und Wohlbefinden stärken. Bei leichter bis schwerer Demenz sind positive Effekte von rezeptiver und aktiver Musiktherapie beschrieben, u. a. auf depressive Symptome, Verhaltensprobleme, Wohlbefinden, Lebensqualität und Ängstlichkeit (van der Stehen et al., 2018). Auch für Kunsttherapie gibt es Hinweise auf positive Effekte auf Lebensqualität, Wohlbefinden und Verhaltenssymptome.

Bei weiter fortschreitender Demenz kommt der Aktivierung „nicht kognitiver und nicht verbaler Kanäle" über sensorische Verfahren ein zunehmender Stellenwert zu, wobei die Evidenzlage unzureichend ist. In der Aromatherapie werden wohlriechende Öle, wie z. B. Melissen-, Zitronen-, Lavendel-, Orange- und Zedernöl, eingesetzt und Effekte auf Verhaltenssymptome beobachtet (Ball et al., 2020). Als multisensorisches Verfahren werden beim Snoezelen die primären Sinne durch Lichteffekte, taktile Oberflächen, meditative Musik und den Duft entspannender ätherischer Öle stimuliert. Mit individualisierten, biografiebezogenen Stimuli können so positive Effekte auf Freude und Aktivität mit geringer Effektstärke erzielt werden.

Die meisten Menschen mit Demenz werden zu Hause von Angehörigen versorgt. Der Einbezug von Angehörigen ist daher eine zentrale Säule im Demenz-Management. Neben Aufklärung über die Symptome und Behandlung der Demenz und den Krankheitsverlauf ist es notwendig, die Angehörigen beim Entwickeln von individualisierten Strategien und Fähigkeiten zu unterstützen. Dies beinhaltet auch Ratschläge für die Planung angenehmer und sinnvoller gemeinsamer Aktivitäten und Beratung zur Zukunftsplanung. Bereits während eines stationären Aufenthalts in der Geriatrie kann dies nachhaltig z. B. mit dem Konzept der Selbsterhaltungstherapie (SET) gebahnt werden (Romero & Wenz, 2019). Praktisches Pflegetraining, inkl. Kommunikationstraining, sollte in Zusammenarbeit mit Selbsthilfeorganisationen angeboten werden. Informationen über relevante Dienste und wie man sie in Anspruch nehmen kann, sollten vorgehalten werden. Ebenso benötigen Angehörigen Rat und Unterstützung, um ihre eigene körperliche und psychische Gesundheit nicht zu vernachlässigen. Pflegende Angehörige haben selbst ein erhöhtes Risiko für Depressionen. Gruppen-Settings mit psychoedukativen Angeboten und Selbsthilfegruppen haben sich hier bewährt.

Assistive Technologien von technischen Hilfsmitteln bis zur sozial-emotionalen Robotik werden zunehmend entwickelt und eingesetzt. Auf Grund der unzureichenden Studienlage können derzeit noch keine Empfehlungen dazu gegeben werden.

Häufig kommen die nicht-medikamentösen Therapien in Kombination zum Einsatz. Hervorzuheben ist hier die FINGER-Studie, die zeigen konnte, dass sich durch eine multimodale Intervention bei MCI die kognitive Leistungsfähigkeit verbessern lässt (Ngandu et al., 2015).

Zusammenfassung

Zur medikamentösen Therapie der Alzheimer-Demenz, der Lewy-Körperchen-Demenz und der gemischten Demenz stehen moderat wirksame Medikamente zu Verfügung. Acetylcholinesterase-Hemmer sollen regelhaft bei der leichten bis mittelschweren Alzheimer-Demenz zum Einsatz kommen. Bei der moderaten bis schweren Alzheimer-Demenz sollte regelhaft Memantin zum Einsatz kommen. Neue immuntherapeutische Ansätze, um die Entstehung von pathologischen Amyloid-Peptiden und deren Ablagerung als Amyloid-Plaques zu reduzieren, sind in Zulassungsverfahren. Daneben hat das nicht medikamentöse Therapiemanagement einen hohen Stellenwert. Neben kognitiver Stimulation und Reminiszenztherapien, Realitätsorientierung oder Ergotherapie zeigt körperliche Aktivität positive Effekte. Im Gesamtmanagement stellt die Unterstützung und Beratung von Angehörigen eine wesentliche Säule dar.

Literatur

Balbim, G. M., Falck, R. S., Barha, C. K., et al. (2022). Effects of exercise training on the cognitive function of older adults with different types of dementia: a systematic review and meta-analysis. British journal of sports medicine, bjsports-2021-104955. Advance online publication. https://doi.org/10.1136/bjsports-2021-104955

Ball, E. L., Owen-Booth, B., Gray, A., et al. (2020). Aromatherapy for dementia. The Cochrane database of systematic reviews, 8(8), CD003150. https://doi.org/10.1002/14651858.CD003150.pub3

Battle, C. E., Abdul-Rahim, A. H., Shenkin, S. D., et al. (2021). Cholinesterase inhibitors for vascular dementia and other vascular cognitive impairments: a network meta-analysis. The Cochrane database of systematic reviews, 2(2), CD013306. https://doi.org/10.1002/14651858.CD013306.pub2

Deuschl, G., Maier, W. et al. (2016). S3-Leitlinie Demenzen. In: DGN, Hrsg. Leitlinien für Diagnostik und Therapie in der Neurologie. www.dgn.org/leitlinien, Zugriff am am 5.6.2021

Fassbender, K., Frölich, L. (2014). Leitlinien zur „Pharmakotherapie neurodegenerativer Demenzen": Ein Update. *Nervenarzt, 85*(12):1589–600.

Frölich, l., Hausner, L. (2015) Therapie mit Antipsychotika und Antidepressiva bei Demenzen. *Nervenarzt, 86*(4):461

Frölich, L., Hausner, L. (2021). Krankheitsmodifizierende Therapieansätze bei Alzheimer-Krankheit. *Nervenarzt, 92*(12):1239-1248.

Frölich, L., Hausner, L. (2023). Therapie demenzieller Syndrome (ICD-10 F0) In: Vorderholzer, U., Hohagen, F. (Hrsg.) Therapie psychischer Erkrankungen – State of the Art. 18. Aufl. Urban & Fischer. pp12 – 26

Guo, J., Wang, Z., Liu, R., et al. (2020). Memantine, Donepezil, or Combination Therapy-What is the best therapy for Alzheimer's Disease? A Network Meta-Analysis. *Brain and behavior, 10*(11), e01831. https://doi.org/10.1002/brb3.1831

Budd Haeberlein, S., Aisen, P. S., Barkhof, F., et al. (2022). Two Randomized Phase 3 Studies of Aducanumab in Early Alzheimer's Disease. *The journal of prevention of Alzheimer's disease, 9*(2), 197–210. https://doi.org/10.14283/jpad.2022.30

Huang, Y. Y., Teng, T., Shen, X. N., et al. (2022). Pharmacological treatments for psychotic symptoms in dementia: A systematic review with pairwise and network meta-analysis. *Ageing research reviews, 75*, 101568. https://doi.org/10.1016/j.arr.2022.101568

Li, D. D., Zhang, Y. H., Zhang, W., et al. (2019). Meta-Analysis of Randomized Controlled Trials on the Efficacy and Safety of Donepezil, Galantamine, Rivastigmine, and Memantine for the Treatment of Alzheimer's Disease. *Frontiers in neuroscience, 13*, 472. https://doi.org/10.3389/fnins.2019.00472

National Institute for Health Care Excellence (NICE). Dementia: assessment, management and support for people living with dementia and their carers, NICE Guideline [NG97] Published: 20 June 2018, https://www.nice.org.uk/guidance/ng97, Zugriff am 29.5.2022

Ngandu, T., Lehtisalo, J., Solomon, A., et al. (2015). A 2 year multidomain intervention of diet, exercise, cognitive training, and vascular risk monitoring versus control to prevent cognitive decline in at-risk elderly people (FINGER): a randomised controlled trial. *Lancet (London, England), 385*(9984), 2255–2263. https://doi.org/10.1016/S0140-6736(15)60461-5

Parsons, C., Lim, W. Y., Loy, C., et al. (2021). Withdrawal or continuation of cholinesterase inhibitors or memantine or both, in people with dementia. The Cochrane database of systematic reviews, 2(2), CD009081. https://doi.org/10.1002/14651858.CD009081.pub2

Perneczky, R., Jessen, F., Grimmer, T., et al. (2023). Anti-amyloid antibody therapies in Alzheimer's disease. Brain : a journal of neurology, 146(3), 842–849. https://doi.org/10.1093/brain/awad005

Petersen, R. C., Lopez, O., Armstrong, M. J., et al. (2018). Practice guideline update summary: Mild cognitive impairment: Report of the Guideline Development, Dissemination, and Implementation Subcommittee of the American Academy of Neurology. Neurology, 90(3), 126–135. https://doi.org/10.1212/WNL.0000000000004826

Romero, B., & Wenz, M. (2018), Therapeutische Empfehlungen für Menschen mit Demenz. Kohlhammer

Schall A, Tesky VA, Pantel J. Nichtpharmakologische Interventionen bei Demenz [Non-pharmacological interventions in dementia: an overview with special consideration of digital offerings]. *Dtsch Med Wochenschr. 147*(4):165-171. https://doiorg/10.1055/a-1542-6174

van der Steen, J. T., van Soest-Poortvliet, M. C., van der Wouden, J. C., et al. (2017). Music-based therapeutic interventions for people with dementia. The Cochrane database of systematic reviews, 5(5), CD003477. https://doi.org/10.1002/14651858.CD003477.pub3

van Dyck, C. H., Swanson, C. J., Aisen, P., et al. (2023). Lecanemab in Early Alzheimer's Disease. The New England journal of medicine, 388(1), 9–21. https://doi.org/10.1056/NEJMoa2212948

10.8 Pharmakotherapie und nicht medikamentöses Management von Verhaltens- und psychischen Symptomen von Demenz

Moritz Seibert, Jill Holbrook und Christine A. F. von Arnim

10.8.1 Einführung

Verhaltens- und psychische Symptome der Demenz (BPSD) bezeichnen eine heterogene Gruppe von Symptomen, welche zusätzlich zu kognitiven Einschränkungen bei Menschen mit Demenz vorliegen können. Im Laufe der Erkrankung entwickeln bis zu 80 % der Patienten mit Alzheimer-Demenz BPSD (Lyketsos et al., 2002). Diese können bereits im Rahmen der milden kognitiven Beeinträchtigung (MCI) auftreten.

BPSD können in vier Symptomcluster eingeteilt werden (Petrovic et al., 2007):

- *Affektive Symptome* bilden eines der häufigsten neuropsychiatrischen Symptome bei Patienten mit Demenz. Eine Depression bei Menschen mit Demenz ist durch eine gedrückte Stimmung und weitere Kriterien nach ICD-10 definiert. Häufig sind Depressions- und Angstsymptome miteinander vergesellschaftet, können jedoch auch getrennt voneinander vorliegen. Eine bloße Antriebsstörung im Rahmen der Apathie bei Demenz muss abgegrenzt werden.
- *Apathie* ist das am häufigsten auftretende Verhaltenssymptom bei Menschen mit Demenz und ist charakterisiert durch Antriebslosigkeit und reduzierte Initiative. Dies verhindert oftmals die soziale Teilhabe und kann ebenso zu einer mangelnden Nahrungsaufnahme im Sinne von Appetit-/Essstörungen führen.
- *Hyperaktivität* schließt die häufig gemeinsam auftretenden Symptome Agitation, Euphorie, Enthemmung, Irritierbarkeit und auffälliges motorisches Verhalten ein. Häufig treten in diesem Rahmen auch konfrontative Verhaltensweisen und Aggressionen auf und führen zu einer großen Belastung der Pflegenden/Angehörigen. Im Rahmen von Enthemmungen, bspw. im Rahmen sexueller Disinhibition, kann es zu weiteren Belastungen führen.
- *Psychotische Symptome* (Wahn und Halluzinationen) sind insbesondere bei fortgeschritteneren Stadien der De-

menz häufig, differenzialdiagnostisch können diese auch im Rahmen eines Delirs auftreten. Oft entsteht die Beeinträchtigung des Patienten durch die damit einhergehenden Affekte wie Angst oder Wut und kann durch entsprechende Reaktionen ebenfalls zu ausgeprägter Belastung der Pflegenden und Angehörigen führen.

Häufig weisen Patienten mit Demenz mehrere verschiedene BPSD zeitgleich auf. Die Intensität der Symptomatik kann im Verlauf der Erkrankung variieren.

BPSD führen nicht nur zu einer vermehrten Belastung der Pflegenden, sondern sind auch mit einem schnelleren kognitiven Abbau, höherer Institutionalisierung und sogar Tod assoziiert (Cerejeira et al., 2012). Therapeutisch stehen im Allgemeinen nicht pharmakologische Ansätze im Vordergrund; unter anderem, da Patienten mit Demenz häufig gebrechlichen, älteren Patientenkollektiven zuzuordnen sind, die vulnerabler gegenüber einer Therapie mit Psychopharmaka sind. Nur wenn diese Interventionen nicht ausreichend wirksam waren oder die Patienten sich oder andere gefährden, sind Psychopharmaka indiziert.

Merke

Verhaltens- und psychische Symptome der Demenz (BPSD) werden in der Regel durch Missinterpretationen der Umwelt, basierend auf einer Störung der zeitlich-räumlichen Orientierung und des Gedächtnisses, begünstigt.

10.8.2 Diagnosestellung

Auf Grund der hohen Prävalenz und der signifikanten Auswirkungen wird in der aktuelle S3-Leitlinie Demenzen die Erfassung von Demenz-assoziierten Verhaltens- und psychischen Symptomen im Rahmen der allgemeinen Demenz-Diagnostik empfohlen (Deuschl & Maier, 2016). Hierzu gehört ebenso eine Erfassung der aus BPSD resultierenden Belastung für Pflegende. Zur Diagnostik gehört die Anamnese mit dem Patienten und den Pflegenden/Angehörigen, durch beobachtende Verfahren und Gespräche mit den Angehörigen erweitert, als auch standardisierte Assessments. Je nach Störungsart stehen verschiedene validierte neuropsychiatrische Skalen zur Verfügung, einige Beispiele sind im Folgenden aufgeführt.

- Allgemeine Erfassung von BPSD:
  - Neuropsychiatrisches Inventar (NPI; Cummings et al., 1994)
  - Behavioral Pathology in Alzheimer's Disease rating scale (BEHAVE-AD; Reisberg et al., 1987)
  - Nurses' observation scale for geriatric patients (NOSGER; Spiegel et al., 1991)
- Depression:
  - Geriatrische Depressionsskala (GDS; Yesavage et al., 1982)
  - Hamilton Depressionsskala (HAM-D; Hamilton, 1960)
  - Beck's Depressions Inventar (BDI; Beck et al., 1961)
- Apathie
  - Apathie Evaluation Skala (AES; Marin et al., 1991)
- Agitation
  - Cohen Mansfield Agitation Inventar (CMAI; (Cohen-Mansfield et al., 1989)

10.8.3 Behandlungskonzepte

Generell stehen zur Behandlung von BPSD, insbesondere bei leichter Beeinträchtigung, nicht-pharmakologische Interventionen im Vordergrund. Soweit es die klinische Situation erlaubt, sollten alle verfügbaren und einsetzbaren psychosozialen Interventionen ausgeschöpft werden, bevor eine pharmakologische Intervention in Erwägung gezogen wird. Dies kann den Einsatz von Antipsychotika signifikant reduzieren (Fossey et al., 2006). Ansätze und Ziele dieser Verfahren sind wesentlich breiter als die der pharmakologischen Therapien. Gleichzeitig ist aus methodischen Gründen die Qualität der Studien zu den einzelnen Verfahren oft geringer als bei pharmakologischen Prüfungen. Dennoch sind psychosoziale Interventionen zentraler Bestandteil der Behandlung von BPSD und Demenzen im Allgemeinen. Es ist hervorzuheben, dass psychosoziale Maßnahmen nicht nur als Akut-Intervention bei bereits bestehenden BPSD zur Anwendung kommen sollten, sondern auch präventive Effekte bezüglich der Entwicklung von BPSD haben. Daher sollten psychosoziale Maßnahmen generell Bestandteil der Therapie und Betreuung/Pflege von Patienten mit Demenz sein (Deuschl & Maier, 2016).

Merke

Psychosoziale Maßnahmen sollen generell Bestandteil der Therapie und Betreuung/Pflege von Patienten mit Demenz sein.

Bei herausforderndem Verhalten bei Patienten mit Demenz wird validierendes Verhalten, Erinnerungspflege, basale Stimulation mit Snoezelen und körperlicher Berührung sowie Bewegungsförderung empfohlen (Bartholomeyczik et al., 2007). Darüber hinaus sollten Unterstützungs- und Fortbildungsangebote für Pflegende/Angehörige angeboten werden, da nicht nur die BPSD-Symptomatik selbst zu Belastungen führen kann, sondern auch wie Pflegende die Verhaltensweisen empfinden und darauf reagieren. So konnte dadurch die Belastung sowie depressive Symptomatik unter Pflegenden signifikant reduziert werden, was auch zu einer Verbesserung von BPSD bei Patienten führen kann (Jensen et al., 2015; Terayama et al., 2018).

Merke

Vor dem Einsatz von Psychopharmaka bei Verhaltenssymptomen soll ein psychopathologischer Befund erhoben werden. Die medizinischen, personen- und umgebungsbezogenen Bedingungsfaktoren müssen identifiziert und soweit möglich behandelt bzw. modifiziert werden. (AWMF-S3-Leitlinie, Good clinical practice, Expertenkonsens)

Zur weiteren Basistherapie von BPSD gehört die pharmakologische Therapie mit Antidementiva.

Bei nicht ausreichender Wirksamkeit oder schwerer Symptomatik, sowie Eigen- oder Fremdgefährdung ist eine zusätzliche symptom-orientierte Pharmakotherapie nötig. Diese sollte regelmäßig reevaluiert und ggf. angepasst bzw. beendet werden, beim Auftreten von Nebenwirkungen

Tab. 10.8.1: Faktoren, die zur Entstehung oder Verstärkung von BPSD beitragen (auf Grundlage von Burns et al., 2014)

Medizinisch	Pharmakologisch	Umweltbezogen oder psychosozial
• Delir • Schmerzen • Interkurrente Infekte • Obstipation • Harnverhalt • verminderte Nahrungs- oder Flüssigkeitszufuhr • komorbide psychische Erkrankung (Depression, Angsterkrankung) • Beeinträchtigung primär sensorischer Funktionen (Sehen, Hören)	• Polypharmazie • anticholinerge Medikation (z. B. Amitriptilyn) • antiepileptische Medikation (z. B. Levetiracetam, Carbamazepin) • systemische Kortikoidtherapie • sedierende Medikamente (z. B. Opioide, Benzodiazepine, Z-Substanzen, zentral wirksame Antihistaminika) • Parkinsonmedikation • Entzug	• fremde Umgebung, Ortswechsel • Orientierungsschwierigkeiten (z. B. Probleme die Toilette zu finden) • geringe Bewegungsmöglichkeiten • Licht-/Beleuchtungssituation, Spiegel • Über- oder Unterstimulation • fehlende Tagesstruktur • mangelnde Privatsphäre • Beziehungskonstellation (Angehörige, Pflege)

oder nicht ausreichender Besserung der Symptomatik. Generell gilt, die Pharmakotherapie bei BPSD nur bei Therapieversagen der nicht pharmakologischen Interventionen und bei schwerer Ausprägung der BPSD einzusetzen und so kurz wie möglich durchzuführen.

Merke

Generell gilt, die Pharmakotherapie bei BPSD nur bei Therapieversagen der nicht pharmakologischen Interventionen und bei schwerer Ausprägung der BPSD einzusetzen und so kurz wie möglich durchzuführen.

10.8.4 Therapie

Agitation und Aggressivität

Da Agitation und aggressive Symptomatik häufig Ausdruck eines Missempfindens des Patienten sind, bspw. im Rahmen von Angst oder sich nicht ausdrücken zu können, sollte eine Evaluation und Veränderung möglicher Auslöser erfolgen, um eine Verbesserung zu erzielen (▸ Tab. 10.8.1). Zur nicht pharmakologischen Therapie hat sich zudem die personenzentrierte Pflege mit regelhafter Re-Evaluation im Rahmen eines „Dementia Care Mappings“ als wirksam erwiesen. Hierbei werden im Betreuungsprozess positive Merkmale sowie Schwächen detailliert dokumentiert, um so die Pflege und Betreuung zielgerichtet zu verbessern. So können individuelle Aktivitäten identifiziert werden, die Engagement, Freude und Interesse fördern und lenken. Außerdem können musiktherapeutische Therapieverfahren (rezeptive Verfahren, Vorspielen von persönlich bevorzugter Musik) zu einer Reduktion der Symptomatik beitragen. Zudem zeigt auch Aromatherapie eine geringe Wirkung bei agitierten Patienten mit mittelschwerer bis schwerer Demenz. Sollte darunter keine ausreichende Besserung eintreten, kann eine pharmakotherapeutische Intervention erwogen werden.

Bei Aggression und Agitation kann eine kurzzeitige Therapie mit Risperidon erfolgen. Die Zulassung von Risperidon erfolgte gegen die kurzzeitige Behandlung von starker Aggressivität mit Eigen- und Fremdgefährdung von Patienten mit Demenz vom Alzheimer-Typ, die auf nicht medikamentöse Maßnahmen nicht ausreichend anspricht. Die Therapie mit anderen Antipsychotika oder weiteren Substanzen erfolgt off-label. Als Alternativsubstanz kann off-label Aripiprazol verwendet werden (Deuschl & Maier, 2016). Haloperidol zeigt eine geringe Wirksamkeit auf Aggressivität (nicht Agitation) und kann erwogen werden. Eine Anwendung von Antipsychotika bei Menschen mit Demenz ist mit erhöhter Mortalität assoziiert, wobei Typika (bspw. Haloperidol) nochmals erhöhte Mortalitätsrisiken im Vergleich zu Atypika aufweisen (Schneider et al., 2006). Des Weiteren sind eine Zunahme der zerebrovaskulären Ereignisse und eine raschere kognitive Verschlechterung bei Patienten mit Demenz beschrieben. Weitere allgemeine unerwünschte Arzneimittelwirkungen unter antipsychotischer Therapie, wie orthostatische Dysregulation, QT-Zeit-Verlängerungen, extrapyramidal-motorische Störungen usw. sind zu bedenken. Antipsychotische Therapie sollte daher in möglichst niedriger Dosierung so kurz wie möglich angewandt und regelmäßig reevaluiert werden.

Merke

Antipsychotische Therapie sollte in möglichst niedriger Dosierung so kurz wie möglich angewandt und regelmäßig reevaluiert werden.

Der Off-label-Gebrauch von Carbamazepin hat bei geriatrischen Patienten wegen des hohen Interaktionspotenzials und der niedrigen Dosierungsbreite kaum klinische Relevanz. Zudem gibt es Hinweise auf eine Wirksamkeit von Citalopram und eine Therapie kann erwogen werden (Porsteinsson et al., 2014). Es besteht eine Zulassung für Schlafstörungen und psychomotorisches Verhalten für die niederpotenten Neuroleptika Pipamperon und Melperon, die meist aufgrund ihrer sedierenden Eigenschaften, z. B. bei Störungen des Tag-Nacht-Rhythmus zum Einsatz kommen. Andere niederpotente Neuroleptika sollten bei älteren Demenzpatienten nicht zum Einsatz kommen.

Im Rahmen von agitiertem Verhalten sind auch psychomotorische Unruhe und repetitives Verhalten häufig zu beobachtende Phänomene. Oft führt dies zu Sorgen und Belastung der Pflegenden. Dennoch sollte eine Therapie nur durchgeführt werden, wenn auch ein Leidensdruck durch den Patienten gegeben ist oder das Verhalten zu einer schweren Belastung der Pflegenden führt. Hierbei gibt es derzeit keine spezifische nicht pharmakologische Intervention. Ein pharmakologischer Therapieversuch kann kurzzeitig mit Risperidon off-label erfolgen (Deuschl & Maier, 2016).

Angst

Häufig treten Angst-Symptome bei Patienten mit Demenz in Zusammenhang mit einer Depression auf und sollten entsprechend der Therapie bei Depression behandelt werden. Bei isoliertem Auftreten kann eine aktive Musiktherapie eine Linderung der Symptomatik bewirken und kann angeboten werden (Ueda et al., 2013). Bislang gibt es zur medikamentösen Therapie zur Angst-Symptomatik bei Patienten mit Demenz keine belastbare Evidenz. Dennoch ist in Einzelfällen eine Therapie mit Pregabalin oder Antidepressiva vertretbar, da diese Therapeutika bei Patienten mit Angst-Störung ohne Demenz verwendet werden (Deuschl & Maier, 2016). Die Gabe von Benzodiazepinen ist aufgrund des Nebenwirkungsprofils (Sedierung, Sturzgefahr und Verminderung der kognitiven Leistung) nicht empfohlen und nur unter strenger klinischer Überwachung vertretbar.

Apathie

Apathie als häufiges Symptom der Demenz macht die Teilnahme an psychosozialen Interventionen oft schwierig. Hierbei wird die Apathie von den Pflegenden und Angehörigen meist als belastender wahrgenommen als vom Patienten selbst, der dies oft nicht als Belastung wahrnimmt. Auch für die pharmakologische Therapie stehen neben der antidementiven keine evidenz-basierten Therapieoptionen zur Verfügung. Kleinere Studien mit Methylphenidat zeigten zwar in Sub-Scales eine Verbesserung der Apathie, dennoch wird die Anwendung auf Grund der schwachen Evidenz derzeit nicht empfohlen (Deuschl & Maier, 2016).

Depression

Bei depressiver Symptomatik bei noch milder Demenz sind im Rahmen psycho-sozialer Maßnahmen positive Effekte für verhaltenstherapeutische Ansätze sowie für strukturierte Freizeitaktivitäten beschrieben. Auch die Einbeziehung der Pflegenden im Rahmen von Edukations- bzw. Unterstützungsprogrammen kann z. B. durch validierendes Verhalten zu positiven Effekten auf die depressive Symptomatik führen. Metaanalysen und Leitlinien zeigen hinsichtlich der medikamentösen Behandlung depressiver Symptome bei Demenz keine gute Evidenzlage (Seibert et al., 2021). Sollten o. g. Maßnahmen nicht zu einer Verbesserung der Symptomatik führen, auf Grund einer bereits fortgeschritteneren Demenz nicht mehr zielführend sein oder eine Eigengefährdung vorliegen, kann der Einsatz von Antidepressiva erfolgen (► Tab. 10.8.2). Trizyklische Antidepressiva sind auf Grund anticholinerger Nebenwirkungen und konsekutiver kognitiver Verschlechterung zu meiden. Empfohlene Antidepressiva ohne anticholinerge Wirkung sind selektive Serotonin-Wiederaufnahme-Inhibitoren (SSRI) wie Sertralin oder (Es)-Citalopram (Deuschl & Maier, 2016).

Außerdem kann Donepezil auf mittelschwere bis schwere depressive Symptome bei Patienten mit Demenz und Depression einen positiven Effekt haben (Cummings et al., 2008).

Essstörung

Im Verlauf der Demenz kann es zu deutlichem Gewichtsverlust kommen. Insbesondere in fortgeschrittenen Krankheitsstadien ist die selbstständige Nahrungs- und Flüssigkeitsaufnahme stark reduziert. Hier können Edukationsprogramme (verbale Aufforderungen, positive Verstärkung) der Pflegenden und familienähnliche Esssituationen zur verbesserten Nahrungsaufnahme beitragen und somit zu geringerem Gewichtsverlust und gesteigerter Lebensqualität der Patienten führen. Für eine Pharmakotherapie bei verminderter Nahrungsaufnahme gibt es derzeit keine Empfehlung (Deuschl & Maier, 2016).

Psychotische Symptome

Zur Vorbeugung von psychotischen Symptomen wie Wahn und Halluzinationen sollten psychosoziale Basismaßnahmen wie validierendes Verhalten und eine patientenzentrierte Pflege erfolgen. Eine kleine RCT zeigte positive Effekte einer aktiven Musiktherapie auf das Wahnerleben von Patienten mit Demenz (Raglio et al., 2008). Des Weiteren sollte vor dem Beginn einer medikamentösen Therapie mögliche auslösende Faktoren bspw. durch die Dauermedikation (z. B. dopaminerge Medikation) oder im Rahmen eines Delirs evaluiert werden. Sollte trotz psychosozialer Maßnahmen weiterhin eine deutliche Beeinträchtigung bestehen, kann eine medikamentöse Therapie mit Antipsychotika eingeleitet werden unter Berücksichtigung der o. g. Besonderheiten. Zur Therapie von psychotischen Symptomen bei Patienten mit Demenz wird Risperidon empfohlen. Für weitere Atypika liegt derzeit keine ausreichende Evidenz vor. Es gibt Hinweise für eine antipsychotische Wirksamkeit von Aripiprazol– dies stellt jedoch aktuell einen Off-label-Use dar. Quetiapin kann ebenfalls ohne ausreichende Evidenz zum Einsatz kommen. Olanzapin ist nicht zur Behandlung bei älteren Menschen geeignet. Bei Lewy-Body-Demenz und Demenz bei Morbus Parkinson sind o. g. Medikamente kontraindiziert, mögliche (off-label) Therapie-Optionen bestehen in Clozapin oder Quetiapin (► Tab. 10.8.2; Deuschl & Maier, 2016).

Merke

Benzodiazepine sollten möglichst vermieden werden und wegen des erhöhten Risikos von Sedierung und Stürzen, kognitiver Beeinträchtigung, Gewöhnungs- und Abhängigkeitspotenzial sowie Auftreten paradoxer Reaktionen allenfalls kurzfristig zum Einsatz kommen, wenn andere Behandlungsmaßnahmen nicht greifen.

Absetzen von Psychopharmaka

BPSD können sich im Verlauf der Erkrankung ändern oder in ihrer Intensität variieren. Daher sollte die Pharmakotherapie von BPSD regelmäßig reevaluiert werden, um mögliche Nebenwirkungen zu minimieren und den Nutzen – insbesondere die Lebensqualität – für den Patienten zu maximieren. Ebenso sollte bei Auftreten von BPSD die Medikation überprüft werden, da auch andere Medikamente wie Opioide, NSAR und anticholinerge Substanzen wie Trizyklika BPSD auslösen oder verstärken können. Falls

Tab. 10.8.2: Empfohlene Medikamente zur Behandlung von depressiver Symptomatik und psychotischen Symptomen bei Demenz

Wirkstoff/Präparat	Dosierung	Nebenwirkungen/Hinweise
Depressive Symptomatik		
Sertralin	(25)–50–200 mg/d	SSRIs können zu Hyponatriämie führen → Kontrolle des Na^{+}-Wertes unter Therapie
Mirtazapin	Initial 7,5–15 mg/d Aufdosierung bis 45 mg/d möglich Einnahme abends wegen Nebenwirkungen.	Sedierende Wirkung meist schon bei niedrigen Dosierungen (häufiger Einsatz bei Schlafstörungen; bereits mit 7,5 mg wirksam), Restless-Legs-Syndrom und metabolisches Syndrom können verstärkt werden.
Escitalopram Citalopram	Maximaldosis 10 mg/d Maximaldosis 20 mg/d	Bei Patienten über 65 Jahren dosisabhängige QT-Zeit-Verlängerung – Maximaldosis beachten EKG vor Einsatz und Kombination mit anderen QT-Zeit-verlängernden Medikamenten vermeiden
Venlafaxin	Initial 75 mg/d, übliche Dosis 150 mg/Tag	mögliche Hyponatriämie beachten, Dosis reduzieren bei Nierenversagen
Duloxetin	Initial 30 mg/d, übliche Dosis 60 mg/Tag	
Psychotische Symptome		
Risperidon	0,5–2 mg/d, geteilte Dosis morgens und abends	Zugelassen bei Aggression bei Patienten mit mäßiger bis schwerer Alzheimer-Demenz. Kontraindikation bei M. Parkinson und Lewy-Body-Demenz
Aripiprazol	2,5–15 mg/d	Off-label-Use, Kontraindikation bei M. Parkinson und Lewy-Body-Demenz
Quetiapin	Anfangsdosis 25 mg/d, schrittweise Steigerung zur wirksamen Dosis, bei M. Parkinson und LBD oft 12,5 mg am Abend ausreichend	Off-Label-Use; für Quetiapin liegen zur Therapie bei M. Parkinson vielversprechende Daten aus offenen Studien vor. In der Praxis häufig eingesetzt bei M. Parkinson und Lewy-Body-Demenz. Vorsicht bei M. Parkinson und Lewy-Body-Demenz wg. Auftreten eines malignen neuroleptischen Syndroms in einzelnen Fälle
Clozapin	Anfangsdosis 6,25 mg/d, maximal auf 50mg/ erhöhen	Sonderfall Parkinson und Lewy-Body-Demenz: Clozapin ist die einzige Substanz in der Therapie der Parkinson-Psychose, deren Wirksamkeit (bei Fehlen motorischer Nebenwirkungen) in randomisierten, kontrollierten Studien belegt wurde. Das hohe Agranulozytoserisiko unter Clozapin und die erforderlichen Blutbildkontrollen schränken dessen Anwendbarkeit ein.

Zweifel an der Indikation oder Wirksamkeit aufkommen, ist ein Absetzen der BPSD-Medikation zu empfehlen.

- *Acetylcholinesterase-Inhibitoren:* Ein Absetzen von AChEIs kann bei Patienten, welche von der Therapie nicht profitieren oder welche im Krankheitsverlauf zu einer schweren Demenz voranschreiten, erwogen werden. Ein schrittweises Ausschleichen der Medikation ist vernünftig, sowohl um mögliche physiologische Absetz-Phänomene zu reduzieren, aber auch einen raschen Wiederbeginn zu ermögliche, wenn dies der klinische Verlauf nötig macht (bspw. bei einer kognitiven Verschlechterung; Reeve et al., 2019).
- *Antidepressiva:* Für das Absetzen bei Patienten mit Demenz liegt derzeit nur äußerst wenig Evidenz vor. Falls ein Absetzen der Therapie indiziert scheint, werden SSRIs/SNRIs unter Beachtung der jeweiligen Halbwertszeiten in der Regel ausgeschlichen. Die Eliminations-Halbwertszeit aller SSRIs und SNRIs (mit Ausnahme von Fluoxetin und Vortioxetin) ist kürzer als 40 Stunden. Daher sind wöchentliche Dosisanpassungen sinnvoll (van Poelgeest et al., 2021). Langsames Ausschleichen (über Wochen bis Monate) reduziert Entzugssymptome, insbesondere bei Substanzen mit kurzer Halbwertszeit (Kok & Reynolds, 2017).
- *Antipsychotika:* Ein Absetzen der Therapie wird empfohlen, wenn Patienten für mind. 3 Monate behandelt wurden und aktuell stabilisierte Symptome aufweisen oder kein Ansprechen auf die Medikation zeigten. Ein ausschleichendes Vorgehen wird empfohlen, bspw. eine Reduktion um 25–50 % alle 1–2 Wochen (Bjerre et al., 2018). Deprescribing-Studien zeigten keine wesentliche Verschlechterung von BPSD sowie Hinweise auf ein reduziertes Mortalitätsrisiko (Ballard et al., 2009; Van Leeuwen et al., 2018).
- *Antikonvulsiva:* Ausschleichendes Absetzen, bspw. eine Dosisreduktion von 100–200 mg Carbamazepin pro Woche, ist vernünftig, um mögliche Absetz-Phänomene zu vermeiden.

Fallbeispiel: Patient mit leichter Demenz und psychischen Symptomen

Ein 70 Jahre alter Mann mit leichter Demenz wird in der Klinik zur routinemäßigen Verlaufskontrolle einbestellt. Neben einer kognitiven Verschlechterung, welche mit Donepezil behandelt wird, kam es im Verlauf zum Auftreten von Ängsten, dass er ausgeraubt werden könne, weswegen er nun das Haus nicht mehr verlassen wolle. Seine Ehefrau berichtet außerdem gelegentlich von verbal ausfälligem Verhalten ihr gegenüber und vermehrt gedrückter Stimmung (Tränenausbrüche, Gefühl der Wertlosigkeit). Außerdem habe er abends Probleme beim Einschlafen und überprüfe vor dem Zubettgehen noch alle Türschlösser mehrfach. Daraufhin wird eine Therapie mit Mirtazapin begonnen (Startdosis 15 mg 0-0-0-1, nach zwei Wochen Dosiserhöhung auf 30 mg 0-0-0-1). Im Verlauf berichten der Patient und seine Ehefrau von einem gebesserten Schlafverhalten und auch einer Reduktion der Depressions- und Angst-Symptomatik. Außerdem empfinden sie eine verordnete Kurzzeit-Psychotherapie als sehr hilfreich. Des Weiteren nimmt das Ehepaar an einer 3-wöchigen Rehabilitationsmaßnahme teil, bei denen auch die Information und Weiterbildung der Pflegenden und Patienten im Fokus steht. Insbesondere die Ehefrau des Patienten berichtet danach von weniger Stress, da sie nun besser wisse, was auf sie zukomme und wie sie auf krankheitsbedingte Probleme reagieren könne.

Ein Jahr später weist der Patient eine ausgeprägte Apathie auf und hat kein Interesse mehr an früheren Freizeitaktivitäten, welche er außerdem auf Grund der fortschreitenden kognitiven Beeinträchtigung nur noch eingeschränkt ausüben kann; auch alltägliche Aufgaben werden immer schwieriger durchzuführen. Hierbei verneint der Patient Angst oder Verstimmung, gehe aber dennoch zu nahezu keinen außerhäuslichen Aktivitäten mehr. Mirtazapin wird im Folgenden abgesetzt ohne ein Wiederkehren der depressiven Symptomatik. Allerdings stellt sich die Behandlung der Apathie als herausfordernd dar; die Ehefrau des Patienten versucht einen Kompromiss zu finden. So motiviert sie Ihn immer wieder, nötige Termine außerhalb des Hauses wahrzunehmen, akzeptiert jedoch auch, wenn möglich, die Wünsche des Patienten zu Hause zu bleiben. Im Verlauf wird außerdem eine Therapie mit Memantin begonnen. Diese führt zwar zu einer leichten Verbesserung der kognitiven Symptomatik, allerdings zu keiner merklichen Besserung der Apathie.

Zwei Jahre später berichtet die Ehefrau, dass der Patient immer größerer Probleme habe, sich auszudrücken und benötige nun auch zunehmend Hilfe bei der täglichen Körperhygiene. Er wäre außerdem zunehmend körperlich aggressiv gegenüber ihr und einer weiteren Pflegefachperson, die sie unterstütze. Eigentlich wolle sie Ihren Mann gerne zu Hause behalten, müsse aber aktuell auf Grund der Aggression auch über ein Pflegeheim nachdenken. Daraufhin wird Risperidon mit einer Startdosis von 0,25 mg pro Tag begonnen und im Verlauf langsam gesteigert, bis eine Besserung der Aggressivität beobachtet wird. Außerdem wird Donepezil ohne eine klinisch signifikante Verschlechterung der Kognition langsam reduziert und abgesetzt. Nach 3 Monaten wird die Risperidondosis reduziert, was zu einer Rückkehr der aggressiven Symptome führt. Nach nochmaligen 3 Monaten wird Risperidon ohne ein erneutes Auftreten der aggressiven Symptomatik langsam ausgeschlichen.

Zusammenfassung

BPSD sind häufig auftretende Verhaltenssymptome bei Patienten mit Demenz. Diese führen oft zu einer Belastung der Patienten und Pflegenden und sind mit einer erhöhten Institutionalisierung und Mortalität assoziiert. Bei Auftreten von BPSD sollten auslösende Faktoren eruiert und wenn möglich behoben werden. Pflegerische Maßnahme wie die regelhafte Re-Evaluation im Rahmen eines „Dementia Care Mappings“ und bspw. validierendes Verhalten können prophylaktische Effekte auf die Entwicklung möglicher BPSD haben. Des Weiteren sind psychosoziale und umweltbezogene Interventionen als initiale Maßnahmen und auch in der weiteren Behandlung gegenüber einer Pharmakotherapie bei bereits bestehenden BPSD zu bevorzugen. Dazu gehört auch ein kritischer Review der aktuellen Medikation insbesondere hinsichtlich anticholinerg wirksamer Substanzen. Ausnahme bilden schwere Symptome mit möglicher Eigen- oder Fremdgefährdung. Sollte die Ausschöpfung psychosozialer Maßnahmen nicht zu einer ausreichenden Besserung der Symptomatik führen, insbesondere Agitation, Halluzinationen oder Wahnvorstellungen, die die Patienten schwer belasten, kann eine medikamentöse Therapie nötig werden. Hierbei sollte die medikamentöse Therapie immer nur so kurz wie möglich durchgeführt und regelmäßig auf noch bestehende Indikation und mögliche Nebenwirkungen hin untersucht werden. Vor dem Ansetzen zusätzlicher psychoaktiver Substanzen, ist stets ein Absetzversuch der bestehenden psychoaktiven Medikation zu erwägen.

Bei Depression stehen Antidepressiva zur Verfügung. Hierbei sollten Antidepressiva mit anticholinerger Wirkung gemieden werden.

Bei Agitation und Aggression kann eine kurzzeitige Therapie mit Risperidon oder Haloperidol erfolgen (Cave: Lewy-Body-Demenz oder Auftreten von extrapyramidal-motorischen Nebenwirkungen).

Bei psychotischen Symptomen kann eine kurzzeitige Therapie mit Risperidon erfolgen. Bei Lewy-Body-Demenz oder Demenz bei Parkinson besteht ggf. die Möglichkeit einer Off-label-Therapie mit Clozapin oder Quetiapin. Bei antipsychotischer Medikation sind die möglichen Nebenwirkungen und insbesondere die erhöhte Mortalität unter Therapie mit Antipsychotika bei Patienten mit Demenz zu berücksichtigen.

Literatur

Ballard, C., Hanney, M. L., Theodoulou, M., et al. (2009). The dementia antipsychotic withdrawal trial (DART-AD): long-term follow-up of a randomised placebo-controlled trial. *The Lancet.Neurology*, *8*(2), 151-157. https://doi.org/10.1016/S1474-4422(08)70295-3

Bartholomeyczik, S., Halek, M., Riesner, C., et al. (2007). *Rahmenempfehlung zum Umgang mit herausforderndem Verhalten bei Menschen mit Demenz in der stationären Altenhilfe.* https://

www.bundesgesundheitsministerium.de/fileadmin/Dateien/5_Publikationen/Pflege/Berichte/Bericht_Rahmenempfehlungen_zum_Umgang_mit_herausforderndem_Verhalten_bei_Menschen_mit_Demenz_in_der_stationaeren_Altenhilfe.pdf

Beck, A. T., Ward, C. H., Mendelson, M., et al. (1961). An inventory for measuring depression. *Archives of General Psychiatry, 4*, 561-571. https://doi.org/10.1001/archpsyc.1961.01710120031004

Bjerre, L. M., Farrell, B., Hogel, M., et al. (2018). Deprescribing antipsychotics for behavioural and psychological symptoms of dementia and insomnia: Evidence-based clinical practice guideline. *Canadian Family Physician Medecin De Famille Canadien, 64*(1), 17-27.

Burns, K., Jayasinha, R., & Brodaty, H. (2014). *A clinician's field guide to good practice. Managing Behavioural and Psychological Symptoms of Dementia.* https://dementiaresearch.org.au/wp-content/uploads/2020/07/A_Clinicians_Field_Guide_to_Good_Practice_Managing_Behavioural_and_Psychological_Symptoms_of_Dementia.pdf

Cerejeira, J., Lagarto, L., & Mukaetova-Ladinska, E. B. (2012). Behavioral and psychological symptoms of dementia. *Frontiers in Neurology, 3*, 73. https://doi.org/10.3389/fneur.2012.00073

Cohen-Mansfield, J., Marx, M. S., & Rosenthal, A. S. (1989). A description of agitation in a nursing home. *Journal of Gerontology, 44*(3), M77-84. https://doi.org/10.1093/geronj/44.3.m77

Cummings, J. L., Mackell, J., & Kaufer, D. (2008). Behavioral effects of current Alzheimer's disease treatments: a descriptive review. *Alzheimer's & Dementia: The Journal of the Alzheimer's Association, 4*(1), 49-60. https://doi.org/10.1016/j.jalz.2007.10.011

Cummings, J. L., Mega, M., Gray, K., et al. (1994). The Neuropsychiatric Inventory: comprehensive assessment of psychopathology in dementia. *Neurology, 44*(12), 2308-2314.

Deuschl, G., Maier, W., et al. (2016). S3-Leitlinie Demenzen. In: Deutsche Gesellschaft für Neurologie, Hrsg. Leitlinien für Diagnostik und Therapie in der Neurologie. Online: www.dgn.org/leitlinien, Zugriff am 19.1.2022

Fossey, J., Ballard, C., Juszczak, E., et al. (2006). Effect of enhanced psychosocial care on antipsychotic use in nursing home residents with severe dementia: cluster randomised trial. *BMJ (Clinical Research Ed.), 332*(7544), 756-761. https://doi.org/10.1136/bmj.38782.575868.7C

Hamilton, M. (1960). A rating scale for depression. *Journal of Neurology, Neurosurgery, and Psychiatry, 23*, 56-62.

Jensen, M., Agbata, I. N., Canavan, M., et al. (2015). Effectiveness of educational interventions for informal caregivers of individuals with dementia residing in the community: systematic review and meta-analysis of randomised controlled trials. *International Journal of Geriatric Psychiatry, 30*(2), 130-143. https://doi.org/10.1002/gps.4208

Kok, R. M., & Reynolds, C. F. (2017). Management of Depression in Older Adults: A Review. *Jama, 317*(20). https://doi.org/2114-2122. 10.1001/jama.2017.5706

Lyketsos, C. G., Lopez, O., Jones, B., et al. (2002). Prevalence of neuropsychiatric symptoms in dementia and mild cognitive impairment: results from the cardiovascular health study. *Journal of the American Medical Association, 288*(12), 1475-1483. https://doi.org/10.1001/jama.288.12.1475

Marin, R. S., Biedrzycki, R. C., & Firinciogullari, S. (1991). Reliability and validity of the apathy evaluation scale. *Psychiatry Research, 38*(2), 143-162. https://doi.org/10.1016/0165-1781(91)90040-V

Petrovic, M., Hurt, C., Collins, D., et al. (2007). Clustering of behavioural and psychological symptoms in dementia (BPSD): a European Alzheimer's disease consortium (EADC) study. *Acta Clinica Belgica, 62*(6), 426-432. https://doi.org/10.1179/acb.2007.062

Porsteinsson, A. P., Drye, L. T., Pollock, B. G., et al. (2014). Effect of citalopram on agitation in Alzheimer disease: the CitAD randomized clinical trial. *Journal of the American Medical Association, 311*(7), 682-691. https://doi.org/10.1001/jama.2014.93

Raglio, A., Bellelli, G., Traficante, D., et al. (2008). Efficacy of music therapy in the treatment of behavioral and psychiatric symptoms of dementia. *Alzheimer Disease and Associated Disorders, 22*(2), 158-162. https://doi.org/10.1097/WAD.0b013e3181630b6f

Reeve, E., Farrell, B., Thompson, W., et al. (2019). Deprescribing cholinesterase inhibitors and memantine in dementia: guideline summary. *The Medical Journal of Australia, 210*(4), 174-179. https://doi.org/10.5694/mja2.50015

Reisberg, B., Borenstein, J., Salob, S. P., et al. (1987). Behavioral symptoms in Alzheimer's disease: phenomenology and treatment. *The Journal of Clinical Psychiatry, 48 Suppl*, 9-15.

Schneider, L. S., Dagerman, K., & Insel, P. S. (2006). Efficacy and Adverse Effects of Atypical Antipsychotics for Dementia: Meta-analysis of Randomized, Placebo-Controlled Trials. *The American Journal of Geriatric Psychiatry, 14*(3), 191-210. https://doi.org/10.1097/01.JGP.0000200589.01396.6d

Seibert, M., Mühlbauer, V., Holbrook, J., et al. (2021). Efficacy and safety of pharmacotherapy for Alzheimer's disease and for behavioural and psychological symptoms of dementia in older patients with moderate and severe functional impairments: a systematic review of controlled trials. *Alzheimer's Research & Therapy, 13*(1), 131. https://doi.org/10.1186/s13195-021-00867-8

Spiegel, R., Brunner, C., Ermini-Fünfschilling, D., et al. (1991). A new behavioral assessment scale for geriatric out- and inpatients: the NOSGER (Nurses' Observation Scale for Geriatric Patients). *Journal of the American Geriatrics Society, 39*(4), 339-347. https://doi.org/10.1111/j.1532-5415.1991.tb02897.x

Terayama, H., Sakurai, H., Namioka, N., et al. (2018). Caregivers' education decreases depression symptoms and burden in caregivers of patients with dementia. *Psychogeriatrics : The Official Journal of the Japanese Psychogeriatric Society, 18*(5), 327-333. https://doi.org/10.1111/psyg.12337

Ueda, T., Suzukamo, Y., Sato, M., et al. (2013). Effects of music therapy on behavioral and psychological symptoms of dementia: a systematic review and meta-analysis. *Ageing Research Reviews, 12*(2), 628-641. https://doi.org/10.1016/j.arr.2013.02.003

Van Leeuwen, E., Petrovic, M., van Driel, M. L., et al. (2018). Withdrawal versus continuation of long-term antipsychotic drug use for behavioural and psychological symptoms in older people with dementia. *The Cochrane Database of Systematic Reviews, 3*, CD007726. https://doi.org/10.1002/14651858.CD007726.pub3

van Poelgeest, E. P., Pronk, A.,C., Rhebergen,D., et al. (2021). Depression, antidepressants and fall risk: therapeutic dilemmas – a clinical review. *Eur Geriatr Med., 3*, 585-596. https://doi.org/10.1007/s41999-021-00475-7

Yesavage, J. A., Brink, T. L., Rose, T. L., et al. (1982). Development and validation of a geriatric depression screening scale: A preliminary report. *Journal of Psychiatric Research, 17*(1), 37-49. https://doi.org/10.1016/0022-3956(82)90033-4

10.9 Der Beitrag der Pflege zu einer Person-zentrierten Versorgung von Menschen mit Demenz im Krankenhaus

Daniel Purwins, Christina Manietta, Kathrin Schmüdderich und Bernhard Holle

10.9.1 Einführung

Eine Krankenhausaufnahme von Menschen mit Demenz[1] erfolgt häufig aufgrund von akuten Erkrankungen wie Infektionen, Verletzungen, körperlichem Abbau oder Dehydration (Bickel et al., 2018). Demenzerkrankungen stellen nur selten die zur Krankenhausaufnahme führende Hauptdiagnose dar, sodass kognitive Einschränkungen bei älteren Patienten zum Zeitpunkt der Aufnahme häufig nicht erkannt, beachtet oder richtig gedeutet werden (Santos Cid, 2021; Hofmann et al., 2014). Zudem entwickeln Menschen mit einer vorbestehenden Demenz während ihres Krankenhausaufenthaltes häufig ein Delir (Han et al., 2022). Auch viele Patienten über 65 Jahre ohne manifestierte Demenz weisen kognitive Beeinträchtigungen auf und sind aufgrund ihrer akuten Erkrankung und der fremden Umgebung gefährdet, ein Delir zu entwickeln (Santos Cid & Eichler, 2021).

Menschen mit kognitiven Beeinträchtigungen und ihre Zugehörigen im Krankenhaus bedürfen deshalb einer besonderen Aufmerksamkeit und Fürsorge durch die inter- und multidisziplinär zusammenarbeitenden Krankenhausmitarbeitenden. Zum einen, um die in das Krankenhaus führende gesundheitliche Situation bestmöglich adressieren zu können. Zum anderen, um kognitive Beeinträchtigungen während des Krankenhausaufenthaltes frühzeitig erkennen, in der Versorgung berücksichtigen und damit korrespondierende negative Konsequenzen (z. B. Delir) vermeiden zu können. Für eine qualitativ hochwertige Versorgung von Menschen mit Demenz wird in der Literatur die Bezeichnung „Person-zentrierte" Versorgung verwendet (Rosvik et al., 2011; Brooker, 2003).

Das mit diesem Beitrag verfolgte Ziel besteht darin, die Grundidee der Person-zentrierten Versorgung von Menschen mit Demenz zu skizzieren und den möglichen Beitrag der Pflege zu einer Person-zentrierten Versorgung von Menschen mit Demenz im Krankenhaus darzustellen.

10.9.2 Person-zentrierte Versorgung: Grundannahmen

Das Ziel der Person-zentrierten Versorgung besteht darin, das Personsein von Menschen mit Demenz trotz zunehmender kognitiver Beeinträchtigungen zu erhalten (Kitwood, 2016). Den Ausgangspunkt dafür stellt die Abkehr von einem kognitiv geprägten Verständnis des Personseins und die Hinwendung zu einem relationalen Verständnis des Personseins dar, demzufolge das Personsein in Beziehungen zu anderen konstituiert wird. So beschreibt Kitwood (2016, S. 31) das Personsein als einen „… Stand oder Status, der dem einzelnen Menschen im Kontext von Beziehung und sozialem Sein von anderen verliehen wird". Dieses Verständnis liegt den Ansätzen der Person-zentrierten Versorgung von Menschen mit Demenz zugrunde. Die Person-zentrierte Versorgung von Menschen mit Demenz ist Brooker (2003) zufolge durch vier zentrale Merkmale gekennzeichnet: (1) der Wertschätzung jedes Individuums unabhängig von Alter und kognitiven Fähigkeiten; (2) dem Erkennen und dem Anerkennen der Einzigartigkeit jedes Individuums; (3) einer Betrachtung der Welt aus der Perspektive des Menschen mit Demenz; (4) ein bereicherndes soziales Umfeld, das Beeinträchtigungen kompensiert und Möglichkeiten zu einem persönlichen Wachstum fördert

> **Merke**
>
> Der Person-zentrierten Versorgung von Menschen mit Demenz liegt ein relationales Verständnis des Personseins zugrunde.

10.9.3 Der Beitrag der Pflege zu einer Person-zentrierten Versorgung

Der Beitrag der Pflegenden zu einer Person-zentrierten Versorgung von Menschen mit Demenz im Krankenhaus ist abhängig von den Pflegenden selbst (u. a. Qualifikationen, Kompetenzen, Motivation) und den Rahmenbedingungen (u. a. vorherrschende Werte, berufsständische Vertretung der Pflegenden, Stellen- und Aufgabenprofile, finanzielle/zeitliche/personelle Ressourcen) innerhalb des Krankenhauses.

Für eine Person-zentrierte pflegerische Versorgung bedarf es mehrerer Voraussetzungen, insbesondere: Eine Person-zentrierten Haltung aller an der Versorgung beteiligter Akteure (Roes et al., 2019), da die Haltung und Einstellung wesentlich die Art und Weise der Interaktion, der Kommunikation und damit der Beziehungsgestaltung beeinflusst (Roes & Purwins, 2018), eine ausreichende Anzahl an Pflegenden mit den erforderlichen Qualifikationen und Kompetenzen, die über ausreichend Zeit für die Pflege verfügen und ein patientenorientiertes Pflegesystem, das „[…] eine hohe personale Kontinuität der am Pflegeprozess beteiligten Pflegekräfte gegenüber dem jeweiligen Patienten garantiert" (Schiemann & Büscher, 2017, S. 403).

Die Erbringung der Pflege erfolgt im Krankenhaus durch Pflegende mit unterschiedlichen Qualifikationen, die von einer Pflegehelferausbildung über eine Berufsausbildung, bis hin zu einem Hochschulstudium mit Bachelor- oder Master-Abschluss reichen können (Stemmer & Böhme, 2008). Pflegenden kommt eine zentrale und entscheidende Rolle in der interdisziplinären Versorgung von Patienten mit Demenz zu, da sie den meisten täglichen

1 Als Menschen mit Demenz werden in diesem Beitrag sowohl Menschen mit einer diagnostizierten Demenz als auch Menschen mit Anzeichen/Symptomen einer Demenz bezeichnet.

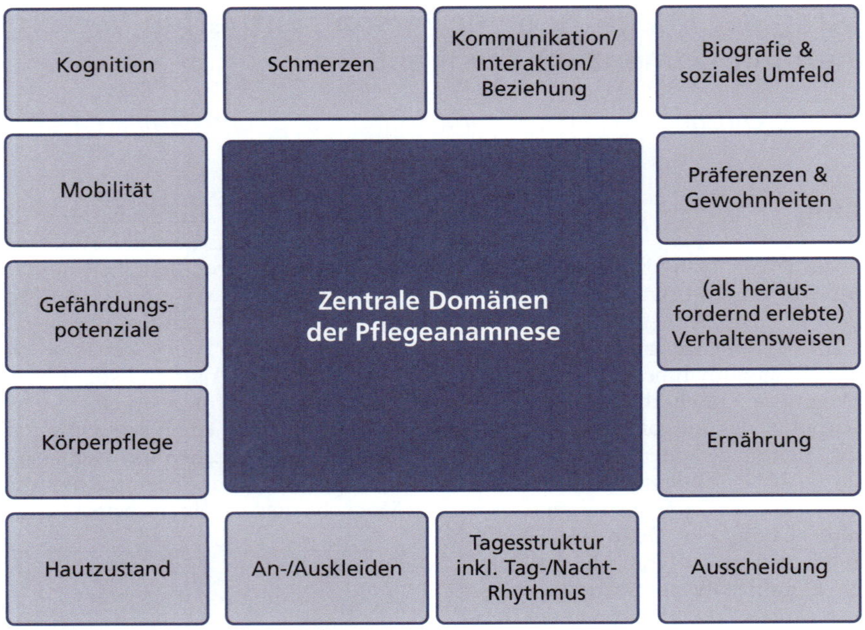
Kognition
Schmerzen
Kommunikation/ Interaktion/ Beziehung
Biografie & soziales Umfeld
Mobilität
Zentrale Domänen der Pflegeanamnese
Präferenzen & Gewohnheiten
Gefährdungs-potenziale
(als heraus-fordernd erlebte) Verhaltensweisen
Körperpflege
Ernährung
Hautzustand
An-/Auskleiden
Tagesstruktur inkl. Tag-/Nacht-Rhythmus
Ausscheidung

Abb. 10.9.1: Pflegeanamnese: Domänen (eigene Darstellung; auf Grundlage von Amadori, 2019; Holle & Holtorf, 2017; Roes et al., 2019; Sirsch, 2020)

Kontakt mit den Patienten und ihren Familien haben (National Academies of Sciences et al., 2021; Thomas & Weller, 2019).

Die Aufgaben, die Pflegende in der Versorgung von Menschen mit Demenz übernehmen, sind sehr heterogen. Zu ihnen zählen insbesondere die Erhebung und Feststellung des individuellen Pflegebedarfs, die Organisation, Gestaltung und Steuerung (hochkomplexer) Pflegeprozesse und die Analyse, Evaluation und Entwicklung der Qualität der Pflege (§ 4 Abs. 2, § 5 Abs. 1 und 3 sowie § 37, Abs. 2 und 3 PflBG).

10.9.3.1 Pflegeprozess

Die professionelle Pflege basiert auf der sog. Pflegeprozessmethode, einem Problemlösungs- und Beziehungsprozess (Schiemann & Büscher, 2017), der im Wesentlichen aus den Schritten Assessment, Planung, Intervention und Evaluation besteht (Brucker et al., 2005).

Assessment: Hier erfolgt eine umfassende, ganzheitliche Informationssammlung durch Erfragen, Beobachten und Beurteilen der Situation des Patienten. Diesbezüglich sind mit fortschreitenden kognitiven Beeinträchtigungen sowohl fremdanamnestische Angaben der Zugehörigen (Amadori, 2019) als auch non- und paraverbale Äußerungen des Patienten von zentraler Bedeutung, die z. B. im Sinne der „verstehenden Diagnostik“ zu erschließen sind (Bundesministerium für Gesundheit, 2006, S. 61). Besonders relevante Domänen für die Pflegeanamnese sind ▸ Abb. 10.9.1 zu entnehmen.

Die von Pflegenden zu Beginn des pflegerischen Auftrags und während des gesamten Krankenhausaufenthaltes gewonnenen Informationen sind für alle an der Versorgung beteiligten Professionen relevant. Teil des Assessments ist zudem die Reflexion der Informationen, um das Verhalten und die Befindlichkeiten aus der Sicht des Patienten mit Demenz so weit wie möglich nachvollziehen zu können (Roes et al., 2019; BMG, 2006).

Planung: Hier erfolgt eine Festlegung von Zielen und daraus abgeleiteten Maßnahmen gemeinsam mit den Patienten und ggf. den Zugehörigen um folgende übergeordnete Ziele zu erreichen: (1) eine bestmögliche Behandlung der in das Krankenhaus führenden gesundheitliche Situation, (2) den Erhalt des Personseins (Kitwood, 2016), der Autonomie und Selbstbestimmung (Lindner, 2019), (3) den Erhalt/die Verbesserung des kognitiven und funktionalen Zustands (Lindner, 2019; Thomas & Weller, 2019), (4) das Verhindern von Risiken und Komplikationen (Göpel, 2021) (5) das Erreichen einer Entlassungsfähigkeit des Patienten (Bartholomeyczik, 2007).

Intervention: Bei der Durchführung von Maßnahmen (z. B. nicht pharmakologischen Interventionen), kommt mit Blick auf eine Person-zentrierte Versorgung der Einbettung in ein Beziehungshandeln eine besondere Bedeutung zu. Denn eine tragfähige Beziehung stellt letztendlich die Voraussetzung für die Durchführung der Maßnahmen dar (Roes et al., 2019).

Evaluation: Die Bewertung des Erfolgs der pflegerischen Maßnahmen erfolgt ausgehend von den definierten Zielen. Sie basiert auf der Resonanz auf das pflegerische Handeln (Roes et al., 2019), der Pflegedokumentation, dem Austausch im interprofessionellen Team unter Einbeziehung des Patienten und seiner Zugehörigen bspw. im Rahmen von Fallbesprechungen, Pflegevisiten oder auch Übergaben am Patientenbett (Schiemann & Büscher, 2017).

Merke

Für ausführliche Informationen zur Bedeutung und Gestaltung von Beziehungen in der Pflege von Menschen sei auf den „Expertenstandard Beziehungsgestaltung in der Pflege von Menschen mit Demenz" (DNQP, 2019) verwiesen.

10.9.3.2 Prozesssteuerung

Ein weiterer mit dem Pflegeprozess korrespondierender Aufgabenbereich von Pflegenden im Krankenhaus kann in der individuellen Prozesssteuerung gesehen werden verbunden mit dem Ziel, Kontinuität und Sicherheit herzustellen (Bartholomeyczik, 2007), was insbesondere für die Versorgung von Patienten mit Demenz wichtig ist (Santos Cid, 2021; Roes et al., 2019). Dabei können Pflegende auch als Fallmanager Verantwortung für den gesamten Versorgungsprozess eines Patienten im Krankenhaus von der Aufnahme bis zur Entlassung und darüber hinaus (§ 11 Abs. 4 SGB V) übernehmen. Drei Aufgaben stehen dabei im Vordergrund: Die Steuerung und Koordination von an der Versorgung beteiligten Berufsgruppen, die Funktion eines Ansprechpartners für Patienten und ihre Zugehörigen sowie die Planung der Entlassung unter Einbeziehung aller relevanten Akteure (Bartholomeyczik, 2007). Um eine Versorgungskontinuität über die verschiedenen Sektoren hinaus sicherstellen zu können, kommt einer qualitativ hochwertigen Übergangspflege, wie sie bspw. das Transitional Care Model (Naylor & Cleave, 2010) oder auch die familiale Pflege (Janßen, 2021) vorsieht, eine besondere Bedeutung zu.

10.9.3.3 Spezifische Qualifikationen und Rollen

In Krankenhäusern werden Pflegende mit einer zusätzlichen Qualifizierung bezogen auf den Bereich Demenz/Delir als fachliche Experten und Multiplikatoren eingesetzt (Göpel, 2021; Hoffmann, 2019). Darüber hinaus wurden ursprünglich im angloamerikanischen Raum und zunehmend auch in Deutschland Pflegende mit einer speziellen zumeist akademisch basierten Expertise ausgebildet, die als „Clinical Nurse Specialists" bzw. „Advanced Practice Nurses" bezogen auf fachliche Fragen für Kollegen zur Verfügung stehen und damit zu einer Verbreitung und Umsetzung des Fachwissens in der pflegerischen Versorgung beitragen (Thomas & Weller, 2019, S. 155).

Auch werden zukünftig Pflegende im Krankenhaus tätig sein, die in ihrer beruflichen oder hochschulischen Ausbildung für die Ausübung heilkundlicher Tätigkeiten qualifiziert wurden, wie bspw. die „[e]rweiterte heilkundliche Verantwortung für Pflege- und Therapieprozesse mit Menschen, die von einer Demenz betroffen sind" (Fachkommission nach § 53 PflBG, 2022, S. 60).

10.9.4 Fazit

Abschließend lässt sich festhalten, dass Pflegende einen wichtigen Beitrag bezogen auf den Versorgungsprozess von Menschen mit Demenz im Krankenhaus leisten. Bei einer entsprechenden konzeptionellen Einbettung, ermöglichenden Rahmenbedingungen und entsprechenden qualifikatorischen Voraussetzungen werden sie zu der zentralen Stelle im Versorgungsprozess. Sie vermitteln zwischen den Anforderungen einer außergewöhnlichen Versorgungssituation und den Bedarfen und Bedürfnissen der Patienten mit Demenz und ihren Zugehörigen. Für eine Person-zentrierten Versorgung von Menschen mit Demenz kommt es neben dem Beitrag der Pflegenden jedoch im Wesentlichen auf eine durch wechselseitige Wertschätzung geprägte Zusammenarbeit aller an der Krankenhausversorgung beteiligter Akteure an.

Zusammenfassung

Pflegende leisten bei einer entsprechenden konzeptionellen Einbettung, ermöglichenden Rahmenbedingungen und entsprechender qualifikatorischer Voraussetzungen einen wichtigen Beitrag zu einer Person-zentrierten Versorgung von Menschen mit Demenz im Krankenhaus.

Literatur

Amadori, K. (2019). Aller Anfang ist schwer: demenzsensible (Not-)Aufnahme und Anamnese. In: M. Horneber; R. Püllen; J. Hübner (Hrsg.) *Das demenzsensible Krankenhaus. Grundlagen und Praxis einer patientenorientierten Betreuung und Versorgung* (S. 111–132). Kohlhammer.

Bartholomeyczik, S. (2007). Kurze Verweildauer im Krankenhaus – die Rolle der Pflegenden. *Pflege und Gesellschaft, 12*(2), 135–149

Bickel, H.; Hendlmeier, I.; Heßler, J. B., et al. (2018). Prävalenz von Demenz und kognitiver Beeinträchtigung in Krankenhäusern. Ergebnisse der General Hospital Study (GHoSt). *Deutsches Ärzteblatt 115*(44): 733–740, https://doi.org/10.3238/arztebl.2018.0733

Brooker, D. (2003) What is person-centred care in dementia? *Reviews in Clinical Gerontology 13*(3) 215–222, https://doi.org/10.1017/S095925980400108X

Brucker, U.; Ziegler, G.; Theis, S., et al. (2005). *Grundsatzstellungnahme Pflegeprozess und Dokumentation. Handlungsempfehlungen zur Professionalisierung und Qualitätssicherung in der Pflege* MDS

Bundesministerium für Gesundheit (2006). *Rahmenempfehlungen zum Umgang mit herausforderndem Verhalten bei Menschen mit Demenz in der stationären Altenhilfe.* https://www.bundesgesundheitsministerium.de/fileadmin/Dateien/5_Publikationen/Pflege/Berichte/Bericht_Rahmenempfehlungen_zum_Umgang_mit_herausforderndem_Verhalten_bei_Menschen_mit_Demenz_in_der_stationaeren_Altenhilfe.pdf

DNQP (2019). *Expertenstandard Beziehungsgestaltung in der Pflege von Menschen mit Demenz einschließlich Kommentierung und Literaturstudie.* DNQP

Fachkommission nach § 53 PflBG (2022). *Standardisierte Module zum Erwerb erweiterter Kompetenzen zur Ausübung heilkundlicher Aufgaben.* Schriften der Fachkommission nach § 53 PflBG

Göpel, C. (2021). Die personenzentrierte Pflege. In: T. Duning; C. Göpel; J. Santos Cid (Hrsg.), *Delirmanagement im Krankenhaus. Risiken erkennen und präventiv handeln* (S. 137–182). Schlütersche

Han, Q., Y., C.; Rodrigues, N. G.; Klainin-Yobas, P., et al. (2022). Prevalence, Risk Factors, and Impact of Delirium on Hospitalized Older Adults With Dementia: A Systematic Review and Meta-Analysis. *JAMDA 23* (1) 23-32, https://doi.org/10.1016/j.jamda.2021.09.008

Hofmann, W. (2019). Was gute Organisation alles möglich macht – ein integratives Konzept. In M. Horneber; R. Püllen; J. Hübner (Ed.) *Das demenzsensible Krankenhaus. Grundlagen und Praxis einer patientenorientierten Betreuung und Versorgung* (S. 159–166). Kohlhammer

Hofmann, W.; Rösler, A.; Vogel, W.; Nehen, H.G. (2014). Spezialstation für akut erkrankte, kognitiv eingeschränkte Patienten in Deutschland. Positionspapier. *Z Gerontol Geriat 47* (2):136–140, https://doi.org/10.1007/s00391-014-0612-2

Holle, D., Holtorf, R. (2017). Bedürfnis- und bedarfsgerechte orale Ernährung für Menschen mit Demenz. *Fachzeitschrift für Geriatrische und Gerontologische Pflege 01*(03): 125-130. https://doi.org/10.1055/s-0043-117780

Janßen, L. (2021). Das Konzept der Angehörigenberatung im Krankenhaus. In T. Duning; C. Göpel; J. Santos Cid (Hrsg.) *Delirmanagement im Krankenhaus. Risiken erkennen und präventiv handeln* (S. 201-208). Schlütersche

Kitwood, T. (2016). *Demenz. Der person-zentrierte Ansatz im Umgang mit verwirrten Menschen*. (7., überarbeitete und ergänzte Auflage). Hogrefe Verlag

Lindner, A. (2019). Demenzsensible Pflege. In M. Horneber; R. Püllen; J. Hübner (Hrsg.) *Das demenzsensible Krankenhaus. Grundlagen und Praxis einer patientenorientierten Betreuung und Versorgung* (S. 204-214). Kohlhammer

National Academies of Sciences, Engineering, & Medicine. (2021). The *future of nursing 2020-2030: Charting a path to achieve health equity*. The National Academies Press

Naylor, M.D., Van Cleave, J. (2010). Transitional Care Model. In A. I. Meleis (Ed.) Transitions Theory Middle-Range and Situation-Specific Theories in Nursing Research and Practices (S. 459-465). Springer

Pflegeberufegesetz (PflBG) vom 17. Juli 2017 (BGBl. I S. 2581), das zuletzt durch Artikel 9a des Gesetzes vom 11. Juli 2021 (BGBl. I S. 2754) geändert worden ist. https://www.gesetze-im-internet.de/pflbg/PflBG.pdf

Roes M., Bieber, A., Burbaum, J., et al. (2019). Der Expertenstandard Beziehungsgestaltung in der Pflege von Menschen mit Demenz. In DNQP (Hrsg.). *Expertenstandard Beziehungsgestaltung in der Pflege von Menschen mit Demenz einschließlich Kommentierung und Literaturstudie*. (S. 24–69). DNQP

Roes, M., Purwins, D. (2018). Ich bin auch noch da! Person-Zentrierung und Beziehungsgestaltung. In: Lerneinheit „Beziehungsgestaltung in der Pflege von Menschen mit Demenz: Expertenstandard". *CNE-Fortbildung 9* (4): 2–13

Rosvik. J., Kirkevold, M., Engedal, K., et al. (2016). A model for using the VIPS framework for person-centred care for persons with dementia in nursing homes: a qualitative evaluative study. *Int J Older People Nurs 6*(3):227–236

Santos Cid, J. (2021). Pflegerische Delirprävention- und Delirmanagement. In: T. Duning; C. Göpel; J. Santos Cid (Ed.) *Delirmanagement im Krankenhaus. Risiken erkennen und präventiv handeln* (S. 76). Schlütersche.

Santos Cid, J., Eichler, K. (2021). Das Konzept zum Delirmanagement am Universitätsklinikum Münster. In T. Duning; C. Göpel; J. Santos Cid (Hrsg.) *Delirmanagement im Krankenhaus. Risiken erkennen und präventiv handeln* (S. 121–132). Schlütersche

Schiemann, D., Büscher, A. (2017). Konzeptionelle Aspekte der Pflegeleistung. In: J. Oswald; B. Schmidt-Rettig; S. Eichhorn (Ed.) *Krankenhaus-Managementlehre. Theorie und Praxis eines integrierten Konzepts*. (2., überarbeitete Auflage, S. 400–422). Kohlhammer

Sirsch, E. (2020). Entscheidungsfindung zum Schmerzassessment bei Menschen mit Demenz im Krankenhaus: vom Problem zum Konzept „See-Pain". Beltz Juventa

Sozialgesetzbuch (SGB) Fünftes Buch (V) – Gesetzliche Krankenversicherung – (Artikel 1 des Gesetzes v. 20. Dezember 1988, BGBl. I S. 2477) das zuletzt durch Artikel 14 des Gesetzes vom 10. Dezember 2021 (BGBl. I S. 5162) geändert worden ist. https://www.gesetze-im-internet.de/sgb_5/SGB_5.pdf

Stemmer, R., Böhme, H. (2008). Aufgabenverteilung im Krankenhaus der Zukunft. Pflege und Gesellschaft 13 (3): 197–215

Thomas, C., Weller, S. (2019). Delirprävention – damit es nicht (noch) schlimmer wird. In: M. Horneber; R. Püllen; J. Hübner (Hrsg.) *Das demenzsensible Krankenhaus. Grundlagen und Praxis einer patientenorientierten Betreuung und Versorgung*. (S. 132-159). Kohlhammer

10.10 Schmerzbeurteilung und -management bei kognitiv uneingeschränkten und eingeschränkten älteren Menschen

Albert Lukas

10.10.1 Einführung

Nach der International Association of the Study of Pain (IASP) ist Schmerz definiert als „eine unangenehme sensorische und emotionale Sinnesempfindung, die mit einer tatsächlichen oder potenziellen Gewebsschädigung einhergeht" (IASP Terminology). Darüber hinaus ist Schmerz eine multidimensionale, vor allem subjektive Erfahrung, die mit sensorischen, kognitiven und emotionalen Dimensionen einhergeht. McCaffery hat es einmal sehr treffend ausgedrückt: „Schmerz ist, was die Person, die es empfindet sagt und es ist vorhanden, wann immer diese Person sagt er ist da" (McCaffery & University of California, 1968). Hier wird bereits der subjektive Charakter von Schmerzen deutlich. Nur der Patient selbst kann uns sagen, ob er Schmerzen hat und wie ausgeprägt seine Schmerzen sind. Im Rahmen von kognitiven Einschränkungen kann diese Selbsteinschätzung an Grenzen geraten. Darüber hinaus wird aber auch die multidimensionale Natur von Schmerzen in den Definitionen deutlich.

In nachfolgender Darstellung sollen die Schmerzerkennung und Schmerztherapie im Alter im Generellen und bezüglich Besonderheiten bei eingeschränkter kognitiver Leistungsfähigkeit älterer Menschen beschrieben werden.

10.10.2 Epidemiologie

Generell im Alter

Schmerzen zählen zu den wichtigsten und häufigsten Beschwerden im Alter. Allerdings ist es nicht so einfach in dieser Altersgruppe Schmerzen zu erkennen. Per Definition gilt die Selbsteinschätzung als Goldstandard im Schmerzmanagement (Horgas, 2017), sie kann aber durch zahlreiche Faktoren beeinflusst werden. So gibt es bei älteren Menschen das Phänomen des sogenannten „Underreporting of Pain“(Prostran et al., 2016). Betroffene ältere Schmerzpatienten berichten nicht von ihren Schmerzen, weil sie beispielsweise denken, dass Schmerzen zum normalen Altern gehören oder sie mögliche Konsequenzen, wie Nebenwirkungen durch ein Analgetikum, befürchten. Auch die behandelnden Ärztinnen/Ärzte denken oftmals, dass Schmerzen zum normalen Altern gehören, weshalb dieses Thema im Rahmen eines Arztbesuches oftmals ausgespart wird. Auch die Schmerzschwelle und Schmerztoleranzschwelle ist bei jedem Menschen individuell unterschiedlich. Einstellungen zu Krankheiten und Verletzungen, kulturelle und/oder religiöse Einflussfaktoren, Angst ein Opioid verschrieben zu bekommen und abhängig zu werden bzw. unter opioidbedingten Nebenwirkungen zu leiden, aber auch die aktuelle Stimmungs- und Gefühlslage, Tagesform und Ablenkbarkeit können Einfluss auf die Schmerzwahrnehmung nehmen und verstärken bzw. vermindern diese (Malec & Shega, 2015; Savvas & Gibson, 2016).

Laut Literatur leiden bis zu 50 % der zu Hause lebenden und bis zu 80 % der in einem Heim lebenden älteren Menschen unter Schmerzen unterschiedlicher Intensität (Savvas & Gibson, 2016; Schofield, 2018; Schofield et al., 2022)

Zu den häufigsten Schmerzursachen im Alter gehören muskuloskelettale Schmerzen, also Schmerzen im Bereich des Rückens, der Gelenke und der Muskulatur. Ausgelöst werden diese durch typische Altersbeschwerden wie Arthrose, Arthritis und Osteoporose. Im Unterschied zu vielen Alterserkrankungen (beispielsweise dem Apoplex), die typischerweise in ihrer Prävalenz mit zunehmendem Alter zunehmen, ist die Prävalenz von Schmerzen im Alter abhängig von der Ursache (neuropathisch, muskuloskelettal) recht unterschiedlich (Savvas & Gibson, 2016). Während der neuropathische Schmerz mit zunehmendem Alter zunimmt, nehmen Angina-pectoris-Beschwerden im Alter typischerweise ab. Muskuloskelettale Schmerzen erreichen im höheren Lebensalter ein Maximum, während generalisierte Schmerzsyndrome eher konstant in ihrer Häufigkeit bleiben (Savvas & Gibson, 2016).

Besonderheiten bei kognitiven Einschränkungen

Eine besondere Situation ergibt sich, wenn zu den Schmerzen gleichzeitig eine kognitive Einschränkung besteht. In Deutschland geht man aktuell von etwa 1,6 Millionen Menschen aus, die an einer Demenz erkrankt sind. Es ist damit davon auszugehen, dass auch die Kombination aus „Schmerz und Demenz“ ein häufiges Ereignis ist. Schätzungen gehen davon aus, dass bis zu 50 % der Menschen mit einer Demenz gleichzeitig auch unter Schmerzen leiden (Lukas et al., 2012). Bei gleichzeitigem Auftreten von „Schmerzen und kognitiven Einschränkungen“ sind sowohl die Schmerzerkennung, die Therapieeinleitung und auch die Therapiekontrolle deutlich erschwert. So wurde in der Vergangenheit immer wieder bestätigt, dass Menschen, die unter einer kognitiven Einschränkung leiden, oftmals immer noch analgetisch schlechter behandelt werden als Menschen, die keine kognitive Einschränkung aufweisen (Morrison & Siu, 2000). Zwar scheint sich hier in den letzten Jahren eine Verbesserung der Behandlungsqualität eingestellt zu haben – aktuelle Studien (Sandvik et al., 2016) scheinen das zumindest zu bestätigen – dennoch ist im Falle einer demenziellen Entwicklung die schmerztherapeutische Versorgung nach wie vor als schwierig zu bezeichnen. Vor dem Hintergrund aktueller Evidenz, nach der die Schmerzschwelle bei Alzheimerpatienten nicht verändert ist, scheint dies besonders gravierend. Hiernach fühlt ein Demenzkranker Schmerzen zum gleichen Zeitpunkt wie ein nicht demenzkranker Mensch (Kunz et al., 2009). Als Gründe für eine Unterversorgung können vor allem zwei verschiede Faktoren genannt werden: Einschränkungen der Schmerzerkennung aufgrund a) kommunikativer Störungen und/oder b) eines degenerativen Prozesses der zugrundeliegenden Erkrankung selbst (Lukas et al., 2020). Oftmals werden verbale und/oder nonverbale Äußerungen des Patienten, die auf Schmerzen hindeuten könnten, nicht richtig erkannt. Ein schmerzverzerrtes Gesicht oder Lautäußerungen wie Stöhnen und Ächzen finden so keine adäquate Beachtung. Nicht selten werden Schmerzen von Menschen mit Demenz auf Nachfrage sogar verneint, obwohl eindeutige Zeichen von Schmerzen beobachtet werden können (Hadjistavropoulos et al., 2014). Schmerzen sind darüber hinaus nicht selten Ursache für ein scheinbar unbegründetes, herausforderndes Verhalten demenzkranker Menschen, das sich in Aggression oder Unruhe zeigt (Atee et al., 2020).

> **Merke**
>
> Schmerzen als Ursache zu erkennen und durch Einsatz eines Analgetikums Abhilfe zu schaffen, kann hier der Schlüssel dafür sein, herausforderndes Verhalten wie Aggression und Unruhe zu beenden.

10.10.3 Anamnese und Diagnosestellung

Generell im Alter

Nur Schmerzen, die auch erkannt werden, können auch behandelt werden (Karcioglu et al., 2018). Deshalb gilt das Schmerzassessment als wesentlicher Schritt für ein erfolgreiches Schmerzmanagement (Horgas, 2017). Aufgrund der multidimensionalen Natur von Schmerzen genügt es in der Regel nicht, nur nach der Schmerzintensität zu fragen. Fragen nach der Lokalisation, dem Charakter (z. B. stechend, schneidend, dumpf), der Art des Schmerzes (neuropathisch oder nozizeptiv), dem Schmerzverlauf (anfallsweise oder dauerhaft, akut oder chronisch [länger als 3 Monate]), sowie nach Faktoren, die den Schmerz exazerbieren lassen oder abmildern (z. B. Gehen, Sitzen, Liegen oder Wärme bzw. Kälte) sind weitere wichtige Fragen der Schmerzanamnese (Lukas et al., 2020). Von Bedeutung ist auch, was der Schmerz affektiv beim Betroffenen bewirkt und zu welchen funktionellen Einschränkungen er führt. Es sollte insbesondere auch auf „Red Flags“ geachtet werden, die auf besondere Schmerzursachen hindeuten könnten (z. B. Gicht, Infektion, Migräne etc.). Viele dieser Fragen sind im Falle einer fehlenden kognitiven Beeinträchtigung gut zu stellen und werden durch die älteren Betroffenen in der Regel auch in ausreichend guter Weise beantwortet. Zur Bestimmung, insbesondere der Schmerzintensität, stehen eine Reihe von Schmerzassessments zur Verfügung, die in Selbsteinschätzungs- und Fremdeinschätzungsinstrumente unterteilt werden können. Aufgabe des Schmerzassessments ist es, zum einen Schmerzen zu erkennen, zum anderen aber auch die Effizienz einer Schmerzbehandlung zu bewerten (Karcioglu et al., 2018).

Generell besteht die Regel „Selbsteinschätzung vor Fremdeinschätzung“ (Horgas, 2017). Es können verschiedene Selbsteinschätzungsinstrumente unterschieden werden. Eines der am häufigsten angewendeten Instrumente ist die Numerische Rating Skala (NRS). Sie besteht aus einer Bewertung zwischen 0 und 10 Punkten, wobei 0 für keine Schmerzen und 10 für stärkste vorstellbare Schmerzen steht. Untersuchungen konnten zeigen, dass aber bereits leichte kognitive Einschränkungen zu einer fehlerhaften Anwendung der NRS durch die Patienten führen. Deutlich stabiler – auch über leichte bis mittelgradige kognitive Einschränkungen hinweg – ist die *Verbale Rating Skala (VRS;* Karcioglu et al., 2018; Lukas et al., 2013). Sie besteht aus Adjektiven (kein – leicht – mäßig – starke Schmerzen), die zur Intensitätsbeschreibung herangezogen werden. Wiederholt haben ältere Menschen und solche mit kognitiven und kommunikativen Einschränkungen die VRS als das einfachste und praktikabelste Schmerzerfassungsinstrument zur Einschätzung ihrer Schmerzintensität gewählt (Hadjistavropoulos et al., 2014; Karcioglu et al., 2018; Lukas et al., 2013).

Daneben gibt es weitere Selbsteinschätzungsskalen wie die Visuelle Analogskala (VAS) oder die Smiley-Skala, die allerdings zu schwierig in der Anwendung für ältere Menschen sind und daher auch nicht empfohlen werden können (Hadjistavropoulos et al., 2014).

Aus klinischer Sicht sollte ein Schmerzassessment immer durchgeführt werden, wenn es als notwendig und hilfreich für die Erreichung einer suffiziente Schmerzkontrolle betrachtet wird. In einem Krankenhaus sollte deshalb 2–3-mal täglich bis zum Erreichen einer suffizienten Schmerzkontrolle (NRS ≤ 4 oder milder Schmerz bei der VRS bzw. 50 % Schmerzreduktion) ein Schmerzassessment durchgeführt werden (Karcioglu et al., 2018). In einem Pflegeheim sollte ebenso in regelmäßigen Abständen ein Schmerzassessment erfolgen. Dabei gibt es bisher keinen Konsensus darüber, wie dieses „regelmäßige Intervall“ definiert ist (täglich, einmal pro Woche, einmal pro Monat oder einmal im Quartal; Sirsch et al., 2020). In jedem Fall sollte nach einem wesentlichen Ereignis, wie das eines Sturzes, ein Assessment erfolgen.

Besonderheiten bei kognitiven Einschränkungen

Lediglich in den Fällen, in denen eine Selbsteinschätzung – insbesondere durch die VRS – nicht mehr möglich ist, kommen Fremdeinschätzungsinstrumente in Betracht. Das ist in der Regel ab einem Mini Mental Status von unter 10 Punkten der Fall (Lukas et al., 2013). Fremdeinschätzungsinstrumente beruhen auf einer strukturierten Beobachtung von verbalen und nonverbalen Merkmalen, die häufig, aber nicht ausschließlich, mit Schmerzen einhergehen können. Eines der in Deutschland und weltweit am häufigsten angewendeten Erfassungsinstrumente (Schofield, 2018) ist die BESD-Skala (Beurteilung von Schmerz bei Demenz, das englische Original heißt PAINAD = Pain Assessment in Advance Dementia; Schuler et al., 2007; Warden et al., 2003). Sie besteht aus 5 Items (Atmung, negative Lautäußerung, Mimik, Körperhaltung und Trost), die systematisch über jeweils 1 Minute in Ruhe und bei Bewegung (z. B. Transfer) beurteilt werden. Hierbei können Werte zwischen 0 und 10 Punkten vergeben werden. Werte größer 2 können auf Schmerzen hindeuten (Zwakhalen et al., 2012). Nach genauer Beobachtung wird die erfasste Punktzahl dokumentiert. Am Ende steht immer die Entscheidung, ob das, was beobachtet wurde, durch einen zugrundeliegenden Schmerz erklärbar ist, oder auch andere Gründe gleiche Beobachtungen auslösen können. Final steht also immer die fachliche Einschätzung. Hierbei werden alle zur Verfügung stehenden Informationen, wie z. B. eine zurückliegende Operation, in die Beurteilung mit einbezogen. Fremdeinschätzungsinstrumente dienen als Hilfsmittel, sie ersetzen nicht die Fachlichkeit. Im Zweifelsfall sollte, wegen der Häufigkeit von Schmerzen, eine Therapie begonnen werden und mittels der Skala der Therapieerfolg beobachtet werden. Ein anderes Fremdeinschätzungsinstrument, das im Rahmen eines europäischen Vernetzungsprojektes entwickelt wurde, ist die *PAIC-15-Skala* (Kunz et al., 2019). Auch hierbei werden insgesamt 15 Items aus den drei Bereichen Mimik, Körpersprache und Lautäußerung bewertet. Im Rahmen eines intensiven Selektionsprozesses hin zu den Items mit der größtmöglichen Aussage hinsichtlich zugrundeliegender Schmerzen wurde dieses Instrument über die letzten Jahre im Rahmen eines europäischen Netzwerkprojektes von führenden Wissenschaftlern auf dem Gebiet „Demenz und Schmerz“ entwickelt. Auch hier sollte eine Behandlung bei Werten > 2 Punkten eingeleitet werden. Im Rahmen einer fortgeschrittenen kognitiven Einschränkung sind Fragen, die über die Klärung, ob Schmerzen vorliegen oder nicht, hinausgehen, oftmals nicht mehr zu beantworten. Wegen des demaskierenden Effektes sollten Schmerzen nicht nur in Ruhe, sondern immer auch bei Bewegung beurteilt werden. Auf diese Weise werden Schmerzen Patienten mit einer fortgeschrittenen Demenz erst wieder ins Bewusstsein gerufen (Hadjistavropoulos et al., 2014).

10.10.4 Behandlung/Therapie

Generell

Bei älteren Schmerzpatienten steht nicht die Schmerzfreiheit, sondern vor allem die Verbesserung der Funktionalität und Lebensqualität als Behandlungsziel im Vordergrund (Schofield et al., 2022; Schuler, 2019). Die Behandlung ihrer Schmerzen erfordert in der Regel einen anderen Ansatz als bei jüngeren Menschen, weil ältere Menschen häufig gleichzeitig unter Gebrechlichkeit, Multimorbidität, Polypharmazie, sensorischen Defiziten und kognitiven Einschränkungen leiden (Ong & Thiam, 2022). Die erhöhte Vulnerabilität älterer Menschen sollte so in die therapeutischen Überlegungen einfließen. So sollte bei jeder therapeutischen Intervention initial eine Risiko-Nutzen-Analyse der eingesetzten therapeutischen Maßnahmen erfolgen. Jede Schmerzlinderung in jeder Lebenssituation (bis zum Tod) hat einen hohen Nutzen. Für ältere Menschen gibt es in dieser Hinsicht keine abweichende Nutzenbewertung. Gleiches gilt für Untergruppen wie gebrechliche ältere Menschen (Frailty) oder demenzkranke ältere Menschen. Anders ist die Bewertung der Risiken im Alter. Hier bedarf es einer differenzierten Betrachtung der einzelnen Untergruppen (Lukas et al., 2020; Ong & Thiam, 2022; Schofield et al., 2022).

Merke

Grundsätzlich wird bei chronischen Schmerzen ein multimodaler Behandlungsansatz aus medikamentösen und nicht medikamentösen Maßnahmen empfohlen.

Ziel eines multimodalen Behandlungsansatzes ist es, die Dosis und Anzahl von Analgetika zu minimieren. Damit einhergehend verringern sich auch die Nebenwirkungen der eingesetzten Analgetika (Ahmed El et al., 2018). Nach dem biopsychosozialen Modell(Engel, 1977) sind bei der Entstehung und Aufrechterhaltung chronischer Schmerzzustände immer sowohl biologische (z. B. Verspannungen) als auch psychologische (z. B. Stress und Überforderung) und soziale Faktoren (z. B. Konflikte) beteiligt. Diese Faktoren beeinflussen sich gegenseitig und letztlich auch den Schmerz. Insofern greift die alleinige medikamentöse Behandlung mit Analgetika bei chronischen Schmerzen zu kurz und sollte immer durch weitere nicht medikamentöse Maßnahmen ergänzt werden (Kamper et al., 2015). Nicht pharmakologische Maßnahmen gehören so zu den initialen Behandlungen im Schmerzmanagement chronischer Schmerzen. Sie werden in der Regel gut vertragen bei geringem Nebenwirkungsrisiko. Grundsätzlich können physikalische Interventionen (wie z. B. Massage, Lagerung, Wärme- und Kälteanwendungen, transkutane elektrische Nervenstimulationen (TENS), Akupunkturen und progressive Muskelrelaxation), psychologische Interventionen (u. a. kognitive Verhaltenstherapie, achtsamkeitsbasierte Stressreduktion, Biofeedbackbehandlungen) sowie sonstige Interventionen, wie z. B. Musiktherapie, unterschieden werden (Ahmed El et al., 2018). Die Evidenzlage hinsichtlich nicht medikamentöser Maßnahmen ist dabei immer noch begrenzt. Dennoch werden sie als unterstützende Maßnahmen empfohlen (Schofield et al., 2022).

Merke

Beim Einsatz eines Analgetikums müssen immer Nutzen und potenzielles Risiko gegeneinander abgewogen werden

Eine angemessene Analgetikaverordnung sollte altersbedingte physiologische Veränderungen, die die Behandlung beeinflussen könnten, berücksichtigen (Ong & Thiam, 2022). Altern ist mit einem reduzierten Gesamtkörperwasser und einem Anstieg an Körperfett verbunden. Lipophile Analgetika, wie z. B. Fentanyl, werden so schlechter eliminiert, während lipophile Substanzen, wie z. B. Morphin, ein geringeres Verteilungsvolumen haben, was zu einem Anstieg der Plasmakonzentration führt (Ong & Thiam, 2022).

Eine orale Medikation sollte immer einer invasiven (i. v. oder i. m.) vorgezogen werden. Neben einer Dauermedikation sollte immer auch ein Bedarf für eventuelle Schmerzdurchbrüche angesetzt werden. Die Wahl des Analgetikums bzw. der WHO-Stufe richtet sich nach der Intensität der Schmerzen. Starke Schmerzen – unabhängig von der Ursache (degenerativ oder onkologisch) –, werden mit einem wirksamen starken Analgetikum behandelt. Weitere wichtige Einflussfaktoren sind bekannte Nebenwirkungen, eine Nieren- oder eine Leberinsuffizienz. Bei Schluckstörungen können transdermale Pflaster hilfreich sein.

Nichtsteroidale Antiphlogistika (NSAR), wie beispielsweise *Ibuprofen* oder *Diclofenac*, sollten wegen ihrer erheblichen Nebenwirkungen und Organtoxizität (Magenulzera, Nephrotoxizität, kardialer Nebenwirkungen) im Alter möglichst vermieden werden (Lukas et al., 2020). Wenn überhaupt sollten sie nur kurz zur Anwendung kommen (< 4 Wochen) und mit einem Protonenpumpenhemmer kombiniert werden. Ggf. können auch topische Anwendungen eines NSAR aufgrund seines erheblich geringeren Nebenwirkungspotenzials bei lokalisierten Schmerzen überdacht werden (Schofield et al., 2022). Alternative Analgetika bzw. nicht pharmakologische Maßnahmen sollten wenn möglich immer priorisiert werden (Cegla & Horlemann, 2018). Häufiger kommt *Metamizol* in der Altersmedizin in Deutschland zur Anwendung. Seine gute analgetische Wirkung bei einem vergleichsweise geringen Nebenwirkungsprofil macht dieses Medikament in Deutschland zu einem häufig eingesetzten Präparat. Betont werden muss aber, dass Metamizol, obwohl in der Praxis häufig anders eingesetzt, keine Zulassung für leichte bis mittelstarke Schmerzen hat. Das Agranulozytoserisiko ist mit einer Häufigkeit von 1:1 Million sicherlich als gering einzuschätzen, insbesondere vor dem Hintergrund, dass Metamizol ein 100fach niedrigeres Risiko für schwere gastrointestinale Komplikationen hat als NSAR (Lampl & Likar, 2014; Reist et al., 2018). Dennoch sollte das Blutbild kontrolliert werden. *Paracetamol* ist das andere WHO-Stufe-1-Analgetikum, das im Alter häufig zur Anwendung kommt. Seine analgetische Potenz ist aber deutlich geringer als die des Metamizols. Ältere Menschen sollten wegen seiner dosisabhängigen lebertoxischen Wirkung nicht mehr als 3 g pro Tag erhalten.

Unter den WHO-Stufe-2-Analgetika ist insbesondere die Kombination *Tilidin/Naloxon* zu nennen. Es hat die stärkste analgetische Wirkung unter den nicht BTM-pflichtigen Opioiden. Im Unterschied zu Tramadol – das andere WHO-Stufe-2-Analgetikum hat Tilidin/Naloxon eine geringere Häufigkeit der Nebenwirkung Übelkeit. Auch bei der häufigen Einschränkung der Nierenfunktion bedarf es bei Tilidin/Naloxon keiner wesentlichen Anpassung.

Hinsichtlich der WHO-Stufe-3-Analgetika sind grundsätzlich alle *Opioide* (Fentanyl, Hydromorphon, Oxycodon, Buprenorphin) anwendbar (Schofield et al., 2022; Veal & Peterson, 2015). Opioide sind nicht organtoxisch, was sie gerade bei älteren multimorbiden Patienten interessant machen. Grundsätzlich gilt aber, dass Opioide nur bei moderaten bis schweren Schmerzen mit erheblichen funktionellen Einschränkungen und/oder Einschränkungen der Lebensqualität eingesetzt werden sollten. Typische Nebenwirkungen der Opioide sind Übelkeit, Erbrechen, Schwindel, Sturz, Sedierung, Obstipation, Atemdepression, Delir, aber auch Abhängigkeit (Hudson et al., 2022). Angemessen eingesetzt scheinen sie ein relativ gutes Nutzen-Risiko-Verhältnis zu haben. Ihr Einsatz bedarf aber der regelmäßigen Kontrolle ihrer Effektivität und Notwendigkeit. Das gilt insbesondere für eine Behandlung länger als 3 Monate (Reinecke & Sorgatz, 2009; Schofield et al., 2022). Morphin ist wegen seiner multiplen Applikationswege (oral, s. c., i. v., rektal) interessant. Allerdings ist auch sein Metabolit (Morphin-6-Glucuronid) analgetisch wirksam und birgt, insbesondere bei einer Niereninsuffizienz, die Gefahr der Kumulation. Es gilt wie immer in der Geriatrie die Regel: „Start low, go slow“, so können eine drohende Verschlechterung der kognitiven Leistungsfähigkeit, die Ausbildung eines Delirs oder ein Anstieg des Sturzrisikos, wie sie unter Opioiden gesehen werden, oftmals vermieden werden (Flo et al., 2014; Lee et al., 2018; Machado-Duque et al., 2018). Wie immer müssen die Vorteile gegenüber möglichen Nachteilen abgewogen werden. Pflaster haben eine träge Pharmakokinetik, weshalb sie für akute Schmerzen nicht geeignet sind. Ihre maximale analgetische Wirkung wird erst nach 24 h erreicht. Hydromorphon hat eine duale Freisetzungsgalenik mit einem frühen Wirkungsmaximum nach 1 h und einer Wirkdauer von 8–12 h. Oxycodon in Kombination mit Naloxon hat eine geringere Obstipationsneigung. Tapentadol hat einen dualen Wirkmechanismus in Form eines Agonisten am Opioidrezeptor und einem selektiven Noradrenalinwiederaufnahmehemmer, der hilfreich im Rahmen von neuropathischen Schmerzen ist.

Eine zusammenfassende Darstellung der Analgetika einschließlich ihrer Bewertung in der Altersmedizin und eventueller Besonderheiten findet sich in den angehängten Tabellen (▸ Tab. 10.10.1–10.10.3).

Während der Behandlung muss immer von Zeit zu Zeit die Fortsetzung einer Opioidtherapie überprüft werden. Die deutsche Leitlinie für die Langzeitbehandlung mit Opioiden empfiehlt nach 3-monatiger Behandlung bei nicht-Krebspatienten eine Kontrolle der Indikation (Deutsche Schmerzgesellschaft, 2015).

Wegen der grundsätzlich bestehenden Obstipationsneigung ist grundsätzlich ein *Laxans* (z. B. Macrogol) indiziert. Häufig muss in den ersten Tagen auch ein *Antiemetikum* verabreicht werden. Aufgrund eines Gewöhnungseffektes verschwindet die Übelkeit in vielen Fällen nach einigen Tagen. Bei neuropathischen Schmerzen kommen Antikonvulsiva (z. B. Gabapentin, Pregabalin) als Ko-Analgetika zum Einsatz. Sie führen zu einer neuronalen Stabilisierung und damit Reduktion der Beschwerden. Unterstützend können *Antidepressiva*, z. B. selektive Serotoninwiederaufnahmehemmer (SSRI) wie z. B. Citalopram oder duale Noradrenalin/Serotoninwiederaufnahmehemmer (SSNRI), wie z. B. Venlafaxin eingesetzt werden. Im Unterschied zu den Trizyklika haben diese neueren Antidepressiva keinen eigenen analgetischen Effekt. Wegen der erheblichen Nebenwirkungen (anticholinerge Wirkung/Delir, Rhythmusstörungen) sollten klassische Antidepressiva wie Amitriptylin in der Altersmedizin eher vermieden werden.

Besonderheiten bei kognitiven Einschränkungen

Grundsätzlich unterscheidet sich die Schmerztherapie von Menschen mit einer kognitiven Einschränkung nicht von der von Menschen ohne kognitiver Einschränkung (Schuler, 2019). Zu rasche Dosissteigerungen und die Verabreichung von rasch löslichen Analgetika, die schnell in den Blutkreislauf gelangen und so eine Verschlechterung der kognitiven Leistungsfähigkeit bewirken, sollten allerdings möglichst vermieden werden. Retard-Präparaten sollte eindeutig der Vorzug gegeben werden. Werden gleichzeitig weitere zentralwirksame Medikamente verabreicht sollte besonders vorsichtig eindosiert werden (Dhingra et al., 2015). Hier ist die Gefahr der Verschlechterung einer kognitiven Leistung groß.

In den letzten Jahren konnte immer wieder ein Zusammenhang zwischen herausfordernden Verhaltensweisen und Schmerz bei kognitiv eingeschränkten Menschen nachgewiesen werden (Rajkumar et al., 2017; Tosato et al., 2012). Scheinbar unerklärliches Verhalten, wie Aggression oder Unruhe, kann so nicht selten einem spezifischen Grund „Schmerz" zugeordnet werden. Studien konnten zeigen, dass eine Behandlung dieses Schmerzes eine Reduktion des aggressiven Verhaltens zur Folge hat (Husebo et al., 2011; Pieper et al., 2017). Deshalb gilt, dass herausfordernde Verhaltensweisen immer auch an einen zugrundeliegenden Schmerz denken lassen sollten (Lukas et al., 2022). Vor diesem Hintergrund könnte so zukünftig, statt einer unspezifischen, risikobehafteten Psychopharmakatherapie – im Falle von Schmerzen – spezifisch ein Analgetikum eingesetzt werden.

Zusammenfassung

Ältere Menschen leiden häufig unter Schmerzen. Deren frühzeitige Erkennung ist Grundlage einer suffizienten Analgetika-Therapie. Ältere Menschen sollten explizit nach Schmerzen befragt werden. Schmerzen werden durchaus auch verneint, obwohl eindeutige „Schmerzzeichen", etwa bei Bewegung, beobachtet werden können. Selbsteinschätzung – als Goldstandard der Schmerzmessung – sollte immer vor einer Fremdeinschätzung versucht werden. Nichtmedikamentöse Maßnahmen sollen immer vor medikamentösen Maßnahmen zum Einsatz kommen. Die Wahl des Analgetikums richtet sich vor allem auch nach der Schmerzintensität. Zur Vermeidung von Nebenwirkungen gilt auch für Analgetika der Grundsatz „Start low, go slow". Bei unklaren herausfordernden Verhaltensweisen sollte immer auch an einen möglicherweise zugrundeliegenden, bisher nicht erkannten, Schmerz als Ursache gedacht werden.

Eine hilfreiche Zusammenfassung in Form eines „pragmatischen Algorithmus zur Behandlung chronischer Schmerzen im Alter" einschließlich der wichtigsten Behandlungshinweise findet sich in ▸ Abb. 10.10.1.

Literatur

Ahmed El, G., Yasser, T., Fathi Al, K., et al. (2018). Non-Pharmacological Pain Management. In A. S. Nabil (Ed.), *Pain Management in Special Circumstances* (pp. Ch. 1). IntechOpen. https://doi.org/10.5772/intechopen.79689

Atee, M., Morris, T., Macfarlane, S., & Cunningham, C. (2020, Oct 14). Pain in Dementia: Prevalence and Association with Neuropsychiatric Behaviours. *J Pain Symptom Manage*. https://doi.org/10.1016/j.jpainsymman.2020.10.011

Cegla, T. H., & Horlemann, J. (2018, Dec). [Pain in old age]. *Z Gerontol Geriatr, 51*(8), 865-870. https://doi.org/10.1007/s00391-018-01477-0 (Schmerz im Alter.)

Deutsche Schmerzgeselschaft. (2015). *145/003 – Langzeitanwendung von Opioiden bei nicht tumorbedingten Schmerz – „LONTS"*. AWMF online. Retrieved 2.1.2019 from https://www.awmf.org/leitlinien/detail/ll/145-003.html

Dhingra, L., Ahmed, E., Shin, J., et al. (2015, Oct). Cognitive Effects and Sedation. *Pain Med, 16 Suppl 1*, S37-43. https://doi.org/10.1111/pme.12912

Engel, G. L. (1977). The need for a new medical model: a challenge for biomedicine. *Science, 196*(4286), 129-136. https://doi.org/10.1126/science.847460

Flo, E., Gulla, C., & Husebo, B. S. (2014). Effective pain management in patients with dementia: benefits beyond pain? *Drugs Aging, 31*(12), 863-871. https://doi.org/10.1007/s40266-014-0222-0

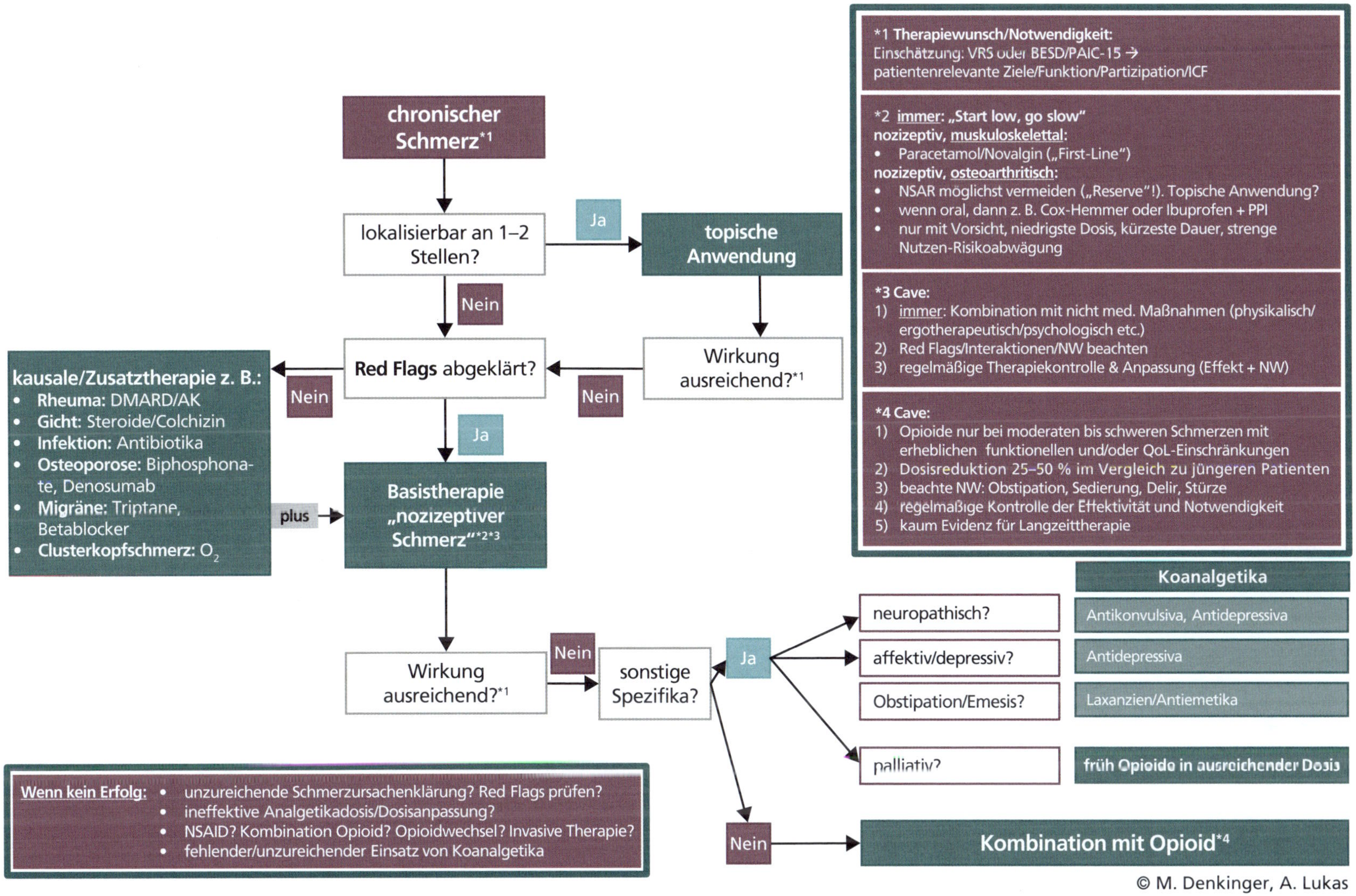

Abb. 10.10.1: Algorithmus zur Behandlung chronischer Schmerzen im Alter

Tab. 10.10.1: WHO-Stufe-1-Analgetika* (Pantel et al., 2021, S. 425)

Wirkstoff	Übliche Dosierungen im Alter**	Nebenwirkungen (Auszug)	Bemerkungen
Acetylsalicylsäure			In der Altersmedizin nicht als Schmerzmittel empfohlen! Thrombozytenaggregationshemmung mit Blutungsrisiko. Relative COX-1-Inhibition.
Ibuprofen	3 × 400 mg im Alter: keine spezielle Dosisanpassung, sorgfältige Überwachung auf NW	Magen-Darm-Ulzera, Perforationen, auch mit letalem Ausgang, Blutungen, Blutbildveränderungen, Ödeme, Verschlechterung der Nierenfunktion, erhöhtes Risiko besonders bei alten Menschen	Stark analgetisch, schwach antiphlogistisch, weniger NW als Diclofenac. In der Altersmedizin dem Diclofenac vorzuziehen. Interaktion mit Acetylsalicylsäure bezüglich Thrombozytenaggregationshemmung. KI bei schwerer Nieren- und Leberfunktionsstörung.
Diclofenac	2 × 50 mg Retardpräparat 100 mg: 1 × tgl. Retardpräparat 75 mg: 2 × tgl. im Alter: keine spezielle Dosisanpassung, sorgfältige Überwachung auf NW		Stark analgetisch und stark antiphlogistisch wirksam. Alte Menschen sollten, wenn überhaupt, möglichst mit geringster Dosis und kurzer Anwendung (< 4 Wochen!) behandelt werden! KI bei schwerer Nieren- und Leberfunktionsstörung, Herzinsuffizienz (NYHA II-IV), ischämischer Herzerkrankung, peripherer Arterienerkrankung und zerebrovaskulärer Erkrankung. Sorgfältige Abwägung bei Patienten mit signifikanten kardiovaskulären Risikofaktoren!
Paracetamol	4 × 500 mg im Alter: keine spezielle Dosisanpassung, sorgfältige Überwachung auf NW Tageshöchstdosis: max. 3.000 mg im Alter	Hepatotoxizität bei Tagesdosen > 6.000 mg, Nephropathie	Gut antipyretisch, schwächer analgetisch nur gering antiphlogistisch wirkend. Weit verbreitet in der Selbstmedikation. GFR < 10 ml/min Dosisintervall vergrößern.
Metamizol	4 × 500 mg im Alter: Dosisreduktion aufgrund häufiger Nieren- und Leberfunktionseinschränkungen	RR-Abfall, Schock, Agranulozytose (sehr selten: < 1 : 10.000, Red-Flag-Symptome: Fieber, Halsschmerzen Stomatitis)	Stark analgetisch, spasmolytisch und gut antipyretisch wirksam. Weitverbreitetes Analgetikum in der Altersmedizin (in Deutschland!). Keine Zulassung bei leichten und mittelstarken Schmerzen! Indikation: Starke Schmerzen, soweit andere Maßnahmen nicht indiziert sind.
Celecoxib **Etoricoxib**	1 × 100 mg 1 × 60 mg im Alter: keine spezielle Dosisanpassung, sorgfältige Überwachung auf NW	Magen-Darm-Ulzera, Muskelkrämpfe, Hypertonie, Ödeme, erhöhtes kardiovask. Risiko, KI: Herzinsuffizienz NYHA II-IV, KHK und/oder zerebrovask. Erkrankung	Guter antiphlogistischer Effekt mit wenigen gastrointestinalen NW, kardiovaskuläres Gefahrenpotenzial (auch bei NSAR), Blutdruckerhöhung. Im Alter: Reservemedikament, möglichst kurze (< 4 Wochen) und vorsichtige Anwendung, engmaschige Überwachung. KI: Kreatinin-Cl < 30 ml/min, schwere Leberschädigung.

NW = Nebenwirkungen; KI = Kontraindikation; Cl = Clearance

* Wichtiger Hinweis für den Benutzer

Die Erkenntnisse in der Medizin unterliegen einem laufenden Wandel durch Forschung und klinische Erfahrungen. Die Autoren dieser Tabellenwerke haben große Sorgfalt darauf verwendet, dass die in diesem Werk gemachten therapeutischen Angaben (insbesondere hinsichtlich Indikation, Dosierung und unerwünschter Wirkungen) dem derzeitigen Wissensstand entsprechen. Das entbindet den Benutzer aber nicht von der Verpflichtung, anhand der Beipackzettel der zu verschreibenden Präparate zu überprüfen, ob die dort gemachten Angaben von denen in diesen Tabellen abweichen, und seine Verordnung in eigener Verantwortung zu treffen.

** Dosisangaben

Alle Dosisangaben beziehen sich auf im Alter übliche Startdosen. Im Einzelfall kann von diesen Dosierungen abgewichen werden. Vorsichtige Dosissteigerung in Abhängigkeit von der Schmerzstärke.

Tab. 10.10.2: WHO-Stufe-2-Analgetika* (Pantel et al., 2021, S. 426)

Wirkstoff	Übliche Dosierungen im Alter**	Nebenwirkungen (Auszug)	Bemerkungen
Tilidin + Naloxon	nicht retardiert: 4 × 20 Tropfen (20 Tropfen entsprechen 50/4 mg) retardiert: 2 × 50/4 mg im Alter: keine spezielle Dosisanpassung, sorgfältige Überwachung auf NW		Stärkste analgetische Wirkung unter nicht-BTM-pflichtigen Opioiden, Naloxon zur Verhinderung eines intravenösen Missbrauchs, Ceiling-Effekt, geringere Maximaldosis bei alten Menschen (300 mg/d), geringere Häufigkeit von Übelkeit, gut bei Niereninsuffizienz. KI bei schwerer Leberinsuffizienz. Tropfen im Gegensatz zu retardierten Formen seit 2013 BTM-pflichtig!
Tramadol	nicht retardiert: 4 × 50 mg retardiert: 2 × 50 mg im Alter: keine spezielle Dosisanpassung, sorgfältige Überwachung auf NW. Bei Leber- und Niereninsuffizienz: verlängerte Elimination, ggf. Verlängerung des Dosisintervalls.	Übelkeit, Erbrechen, Schwindel, Sedierung, Obstipation, Harnverhalt, Atemdepression, Bronchokonstriktion, Abhängigkeit, Krampfanfälle	Häufig Übelkeit, Auslösung von Krampfanfällen, Ceiling-Effekt, geringere Maximaldosis bei alten Menschen (300 mg/Tag), geringere Atemdepression, Obstipation und Abhängigkeitspotenzial als andere Opioide. 20 % Non-Responder (Slow-Metabolizer von CYP 450 2D6).
Dihydrocodein			In der Altersmedizin nicht als Schmerzmittel empfohlen! Obstipationsneigung und Abhängigkeitspotenzial

KI = Kontraindikation

* Wichtiger Hinweis für den Benutzer

Die Erkenntnisse in der Medizin unterliegen einem laufenden Wandel durch Forschung und klinische Erfahrungen. Die Autoren dieser Tabellenwerke haben große Sorgfalt darauf verwendet, dass die in diesem Werk gemachten therapeutischen Angaben (insbesondere hinsichtlich Indikation, Dosierung und unerwünschter Wirkungen) dem derzeitigen Wissensstand entsprechen. Das entbindet den Benutzer aber nicht von der Verpflichtung, anhand der Beipackzettel der zu verschreibenden Präparate zu überprüfen, ob die dort gemachten Angaben von denen in diesen Tabellen abweichen, und seine Verordnung in eigener Verantwortung zu treffen.

** Dosisangaben

Alle Dosisangaben beziehen sich auf im Alter übliche Startdosen. Im Einzelfall kann von diesen Dosierungen abgewichen werden. Vorsichtige Dosissteigerung in Abhängigkeit von der Schmerzstärke.

Tab. 10.10.3: WHO-Stufe-3-Analgetika* (Pantel et al., 2021, S. 427)

Wirkstoff	Übliche Dosierungen im Alter**	Nebenwirkungen (Auszug)	Bemerkungen
Fentanyl	Startdosis: 12–25 µg/h Wechsel nach 72 h (3 Tage)		Pflaster: Träge Pharmakokinetik, deshalb nicht angemessen bei akuten Schmerzen, max. analgetische Spiegel erst nach 24 h, langsamer Spiegelabfall nach Entfernen des Pflasters, geringere Obstipationsneigung, kein aktiver Metabolit.
Morphin	z. B.: 10 mg alle 2–4 Stunden (unretardiert) 10 mg alle 12 Stunden (retardiert)		Für viele Applikationswege (oral, s. c., i. v., rektal) sowie in unterschiedlicher Galenik (= retardiert und unretardiert) verfügbar. Metabolit (Morphin-6-Glucuronid) analgetisch wirksam, Kumulationsgefahr bei Niereninsuffizienz. Häufige Anwendung der subkutanen Applikation als Schmerzmittel im Finalstadium.
Hydromorphon	Startdosis 2 × 2 mg (12-stündlich) 1 × 4 mg (24-stündlich) Bedarf: 1,3 mg		Äquivalenz zu Morphin 1 : 7,5, keine analgetisch aktiven Metabolite, geringere Übelkeit und Sedierung als Morphin.
Oxycodon	Start mit 2 × 5mg (12-stündlich)	Übelkeit, Erbrechen, Schwindel, Sedierung, Obstipation, Harnverhalt, Atemdepression, Bronchokonstriktion, Abhängigkeit	Duale Freisetzungsgalenik: Frühes Wirkmaximum nach 1 h, Wirkdauer 8–12 h, nur als Retardpräparat verfügbar, keine aktiven Metabolite, Äquivalenz zu Morphin 1 : 2.
Oxycodon + Naloxon	Start mit 2 × 5/2,5 mg (12-stündlich)		geringere Obstipationsneigung
Buprenorphin	Pflaster-Startdosis: 35 µg/h mit Wechsel nach 84 h (3,5 Tage) bzw. Pflaster-Startdosis: 5 µg/h mit Wechsel nach 7 Tagen Bedarf: 0,2 mg s. l.		Partieller Agonist, Ceiling-Effekt, keine Dosisanpassung bei Niereninsuffizienz, träge Pharmakokinetik, deshalb nicht angemessen bei akuten Schmerzen. Pflaster: Träge Pharmakokinetik, deshalb nicht angemessen bei akuten Schmerzen. Sublingual: Rasch wirksame Form
Tapentadol	Startdosis: 50 mg alle 12 Stunden (retardiert)		BTM-pflichtig. Dualer Wirkmechanismus: Agonist am µ-Opioidrezeptor und selektiver Noradrenalinwiederaufnahmehemmer. Im Alter üblicherweise keine Dosisanpassung erforderlich. Dosisreduktion bei Leberinsuffizienz. Keine Anwendung bei schwerer Niereninsuffizienz. Langzeiterfahrungen noch eingeschränkt.

* Wichtiger Hinweis für den Benutzer
Die Erkenntnisse in der Medizin unterliegen einem laufenden Wandel durch Forschung und klinische Erfahrungen. Die Autoren dieser Tabellenwerke haben große Sorgfalt darauf verwendet, dass die in diesem Werk gemachten therapeutischen Angaben (insbesondere hinsichtlich Indikation, Dosierung und unerwünschter Wirkungen) dem derzeitigen Wissensstand entsprechen. Das entbindet den Benutzer aber nicht von der Verpflichtung, anhand der Beipackzettel der zu verschreibenden Präparate zu überprüfen, ob die dort gemachten Angaben von denen in diesen Tabellen abweichen, und seine Verordnung in eigener Verantwortung zu treffen.

** Dosisangaben
Alle Dosisangaben beziehen sich auf im Alter übliche Startdosen. Im Einzelfall kann von diesen Dosierungen abgewichen werden. Vorsichtige Dosissteigerung in Abhängigkeit von der Schmerzstärke.

Hadjistavropoulos, T., Herr, K., Prkachin, K. M., et al. (2014). Pain assessment in elderly adults with dementia. *The Lancet Neurology, 13*(12), 1216-1227. https://doi.org/10.1016/S1474-4422(14)70103-6

Horgas, A. L. (2017, Sep). Pain Assessment in Older Adults. *Nurs Clin North Am, 52*(3), 375-385. https://doi.org/10.1016/j.cnur.2017.04.006

Hudson, M. A. J., Koizia, L. J., & Fertleman, M. B. (2022). We Must Consider a Growing Opioid Epidemic in Older People. *Geriatr Orthop Surg Rehabil, 13*, 21514593221083823. https://doi.org/10.1177/21514593221083823

Husebo, B. S., Ballard, C., Sandvik, R., et al. (2011). Efficacy of treating pain to reduce behavioural disturbances in residents of nursing homes with dementia: cluster randomised clinical trial. *BMJ, 343*, d4065. https://doi.org/10.1136/bmj.d4065

IASP Terminology. *Pain Terms*. IASP Press. Retrieved 16.12. from https://www.iasp-pain.org/Education/Content.aspx?ItemNumber=1698

Kamper, S. J., Apeldoorn, A. T., Chiarotto, A., et al. (2015). Multidisciplinary biopsychosocial rehabilitation for chronic low back pain: Cochrane systematic review and meta-analysis. *BMJ, 350*, h444. https://doi.org/10.1136/bmj.h444

Karcioglu, O., Topacoglu, H., & Dikme, O. (2018). A systematic review of the pain scales in adults: Which to use? *Am J Emerg Med, 36*(4), 707-714. https://doi.org/10.1016/j.ajem.2018.01.008

Kunz, M., de Waal, M. W. M., Achterberg, W. P., et al. (2019). The Pain Assessment in Impaired Cognition scale (PAIC15): A multidisciplinary and international approach to develop and test a meta-tool for pain assessment in impaired cognition, especially dementia. *Eur J Pain*. https://doi.org/10.1002/ejp.1477

Kunz, M., Mylius, V., Scharmann, S., et al. (2009, Mar). Influence of dementia on multiple components of pain. *Eur J Pain, 13*(3), 317-325. https://doi.org/10.1016/j.ejpain.2008.05.001

Lampl, C., & Likar, R. (2014). [Metamizole (dipyrone): mode of action, drug-drug interactions, and risk of agranulocytosis]. *Schmerz, 28*(6), 584-590. https://doi.org/10.1007/s00482-014-1490-7 (Metamizol: Wirkmechanismen, Interaktionen und Agranulozytoserisiko.)

Lee, L., Patel, T., Molnar, F., et al. (2018, Sep). Optimizing medications in older adults with cognitive impairment: Considerations for primary care clinicians. *Can Fam Physician, 64*(9), 646-652.

Lukas, A., Achterberg, W. P., & Husebo, B. S. (2020). Pain in Older Persons. In D. Gu & M. E. Dupre (Eds.), *Encyclopedia of Gerontology and Population Aging* (pp. 1-16). Springer International Publishing. https://doi.org/10.1007/978-3-319-69892-2_734-2

Lukas, A., Bienas, M., Mayer, B., et al. (2022). Responsive Behaviors and Pain Management in Hospital Dementia Care: A Before and After Comparison of the „Serial Trial Intervention". *Front Pain Res (Lausanne), 3*, 810804. https://doi.org/10.3389/fpain.2022.810804

Lukas, A., Niederecker, T., Gunther, I., et al. (2013). Self- and proxy report for the assessment of pain in patients with and without cognitive impairment: experiences gained in a geriatric hospital. *Z Gerontol Geriatr, 46*(3), 214-221. https://doi.org/10.1007/s00391-013-0475-y

Lukas, A., Schuler, M., Fischer, T. W., et al. (2012). Pain and dementia: a diagnostic challenge. *Z Gerontol Geriatr, 45*(1), 45-49. https://doi.org/10.1007/s00391-011-0272-4

Machado-Duque, M. E., Castano-Montoya, J. P., Medina-Morales, D. A., et al. (2018). Association between the use of benzodiazepines and opioids with the risk of falls and hip fractures in older adults. *Int Psychogeriatr, 30*(7), 941-946. https://doi.org/10.1017/s1041610217002745

Malec, M., & Shega, J. W. (2015). Pain management in the elderly. *Med Clin North Am, 99*(2), 337-350. https://doi.org/10.1016/j.mcna.2014.11.007

McCaffery, M., & University of California, L. A. C. f. t. H. S. (1968). *Nursing Practice Theories Related to Cognition, Bodily Pain, and Man-environment Interactions*. UCLA Students' Store. http://books.google.de/books?id=UtE-GwAACAAJ

Morrison, R. S., & Siu, A. L. (2000). A comparison of pain and its treatment in advanced dementia and cognitively intact patients with hip fracture. *J Pain Symptom Manage, 19*(4), 240-248. https://doi.org/10.1016/s0885-3924(00)00113-5

Ong, T., & Thiam, C. N. (2022). Special consideration for pain management in the older person. *Clin Med (Lond), 22*(4), 295-297. https://doi.org/10.7861/clinmed.CM-2022-0273

Pantel, J., Bollheimer, C., Kruse, A., et al. (Hrsg.) (2021) Praxishandbuch Altersmedizin. Geriatrie – Gerontopsychiatrie – Gerontologie. Kohlhammer.

Pieper, M. J., van der Steen, J. T., Francke, A. L., et al. (2017). Effects on pain of a stepwise multidisciplinary intervention (STA OP!) that targets pain and behavior in advanced dementia: A cluster randomized controlled trial. *Palliat Med*, 269216316689237. https://doi.org/10.1177/0269216316689237

Prostran, M., Vujovic, K. S., Vuckovic, S., et al. (2016). Pharmacotherapy of Pain in the Older Population: The Place of Opioids. *Front Aging Neurosci, 8*, 144. https://doi.org/10.3389/fnagi.2016.00144

Rajkumar, A. P., Ballard, C., Fossey, J., et al. (2017). Epidemiology of Pain in People With Dementia Living in Care Homes: Longitudinal Course, Prevalence, and Treatment Implications. *J Am Med Dir Assoc, 18*(5), 453 e451-453 e456. https://doi.org/10.1016/j.jamda.2017.01.024

Reinecke, H., & Sorgatz, H. (2009). [S3 guideline LONTS. Long-term administration of opioids for non-tumor pain]. *Schmerz, 23*(5), 440-447. https://doi.org/10.1007/s00482-009-0839-9 (S3-Leitlinie LONTS. Langzeitanwendung von Opioiden bei nicht tumorbedingten Schmerzen.)

Reist, L., Erlenwein, J., Meissner, W., et al. (2018). Dipyrone is the preferred nonopioid analgesic for the treatment of acute and chronic pain. A survey of clinical practice in German-speaking countries. *Eur J Pain, 22*(6), 1103-1112. https://doi.org/10.1002/ejp.1194

Sandvik, R., Selbaek, G., Kirkevold, O., et al. (2016). Analgesic prescribing patterns in Norwegian nursing homes from 2000 to 2011: trend analyses of four data samples. *Age Ageing, 45*(1), 54-60. https://doi.org/10.1093/ageing/afv184

Savvas, S. M., & Gibson, S. J. (2016). Overview of Pain Management in Older Adults. *Clin Geriatr Med, 32*(4), 635-650. https://doi.org/10.1016/j.cger.2016.06.005

Schofield, P. (2018). The Assessment of Pain in Older People: UK National Guidelines. *Age Ageing, 47*(suppl_1), i1-i22. https://doi.org/10.1093/ageing/afx192

Schofield, P., Dunham, M., Martin, D., et al. (2022). Evidence-based clinical practice guidelines on the management of pain in older people – a summary report. *Br J Pain, 16*(1), 6-13. https://doi.org/10.1177/2049463720976155

Schuler, M. (2019). [Treatment of pain in people with dementia]. *Z Gerontol Geriatr, 52*(6), 607-622. https://doi.org/10.1007/s00391-019-01578-4 (Schmerzbehandlung bei Menschen mit Demenz.)

Schuler, M. S., Becker, S., Kaspar, R., et al. (2007). Psychometric properties of the German „Pain Assessment in Advanced Dementia Scale" (PAINAD-G) in nursing home residents. *J Am Med Dir Assoc, 8*(6), 388-395. https://doi.org/10.1016/j.jamda.2007.03.002

Sirsch, E., Lukas, A., Drebenstedt, C., et al. (2020). Pain Assessment for Older Persons in Nursing Home Care: An Evidence-

Based Practice Guideline. *J Am Med Dir Assoc, 21*(2), 149-163. https://doi.org/10.1016/j.jamda.2019.08.002

Tosato, M., Lukas, A., van der Roest, H. G., et al. (2012). Association of pain with behavioral and psychiatric symptoms among nursing home residents with cognitive impairment: results from the SHELTER study. *Pain, 153*(2), 305-310. https://doi.org/10.1016/j.pain.2011.10.007

Veal, F. C., & Peterson, G. M. (2015). Pain in the Frail or Elderly Patient: Does Tapentadol Have a Role? *Drugs Aging, 32*(6), 419-426. https://doi.org/10.1007/s40266-015-0268-7

Warden, V., Hurley, A. C., & Volicer, L. (2003). Development and psychometric evaluation of the Pain Assessment in Advanced Dementia (PAINAD) scale. *J Am Med Dir Assoc, 4*(1), 9-15. https://doi.org/10.1097/01.jam.0000043422.31640.f7

Zwakhalen, S. M., van der Steen, J. T., & Najim, M. D. (2012). Which score most likely represents pain on the observational PAINAD pain scale for patients with dementia? *J Am Med Dir Assoc, 13*(4), 384-389. https://doi.org/10.1016/j.jamda.2011.04.002

10.11 Neue Versorgungsmodelle für Menschen mit Demenz

Jochen René Thyrian und Andreas Fellgiebel

10.11.1 Ausgangslage und Herausforderungen der Demenzversorgung

Im medizinischen Versorgungssystem stellen problematische Schnittstellen und Versorgungsabbrüche keine Ausnahme dar. Auch treten seit langem – neben vielen Behandlungserfolgen auf der spezialisierten Fachebene – die Nachteile einer immer spezialisierteren, auf die Behandlung einzelner Erkrankungen beschränkten Medizin zu Tage. Die Patientin/der Patient als Person oder „als Mensch" gerät aus dem Blick: ihre/seine Wünsche, Sorgen, Lebensqualität und Lebensperspektive, sprich die Würdigung und Einbeziehung der komplexen medizinischen und psychosozialen Aspekte ihrer/seiner Lebenssituation. Während Spezialisierungsdruck und Finanzierungssystem eher die Segregation vorantreiben oder aufrechterhalten, wird die nicht patientenzentrierte Fehlversorgung gerade bei den komplexen chronischen Erkrankungen, und hier insbesondere bei der Demenzversorgung, offenkundig.

Demenzielle Erkrankungen stellen wie Multimorbidität große Herausforderungen für die medizinische Versorgung dar. Abgesehen von häufigen Überlappungen dieser Syndrome bei hochaltrigen Patienten zeigen beide Phänomene Chronizität und eine hohe Komplexität medizinischer und psychosozialer Aspekte. Die zentrale Herausforderung des patienten-zentrierten Ansatzes stellt eine kontinuierliche Zusammenführung leitlinienorientierter medizinischer Versorgung und psychosozialer Rahmenbedingungen unter dem Primat der individuellen Wünsche und Ziele sowie der Lebensqualität von Patientinnen und deren Angehörigen dar (Boyd et al., 2005; Tinetti et al., 2012).

Darüber hinaus gestaltet sich die Versorgung zunehmend interdisziplinär und multiprofessionell. Integrative Konzepte zur Überbrückung der Sektorengrenzen werden entwickelt und evaluiert, sowohl für spezifische Settings wie das primärärztliche oder das stationäre Versorgungssystem, aber auch für die Zusammenarbeit in regionalen Netzwerken, z. B. auf regionaler Ebene (Boekholt et al., 2020). Nicht zuletzt werden neue Curricula oder Qualifikationen entwickelt und evaluiert (z. B. Dementia Care Management; Dreyer et al., 2018). Vor diesem Hintergrund und basierend auf der nationalen Demenzstrategie (Bundesministerium für Familie, Senioren, Frauen und Jugend, 2020), die Hinweise für die Weiterentwicklung der regionalen Demenzversorgung zusammenfasst, stellen wir in diesem Kapitel richtungsweisende Entwicklungsperspektiven patientenzentrierter medizinischer und psychosozialer Demenzversorgung im Sinne von wissenschaftlich evaluierten „Best Practice"-Beispielen dar.

Hierbei möchten wir folgende spezifische Versorgungsaspekte besonders herausstellen, durch die sich die Demenzversorgung auch von Versorgungskonzepten chronischer Erkrankungen im somatischen Bereich unterscheidet:

Primäre Einbeziehung der informellen Versorger (Familie, pflegender Angehöriger)

Noch mehr als bei anderen chronischen Erkrankungen erfordert die Demenzversorgung eine kontinuierliche Einbeziehung der nächsten Angehörigen/Lebenspartner von Anfang an. Einerseits für die Rolle als Unterstützer für den an Demenz erkrankten Menschen, da sich mit beginnender demenzieller Entwicklung die Fähigkeiten zur Selbstsorge und Selbstorganisation zunehmend reduzieren. Andererseits auch als Gegenstand medizinischen und psychosozialen Handelns, da die Demenzentwicklung für den Angehörigen eine starke chronische psychosoziale Belastung mit hohen Risiken der eigenen Erschöpfung, Erkrankungsentwicklung und sozialem Rückzug bedeutet. Darüber hinaus wirkt sich die Belastung des Angehörigen negativ auf Wohlbefinden und Versorgungsprognose des Betroffenen aus, wobei auch dyadische Aspekte eine wichtige Rolle spielen (Wuttke-Linnemann et al., 2019).

Unterschiedliche Versorgungsbedarfe interindividuell und entlang des Erkrankungsverlaufes

Die Versorgungsbedarfe stellen sich interindividuell und entlang des Erkrankungsverlaufes der Demenz sehr unterschiedlich dar. Ein regionales Versorgungskonzept sollte das gesamte Spektrum der Bedarfe umfassen, von Prävention über die verschiedenen Schweregrade der Erkrankung bis hin zur palliativen Versorgung von Menschen mit De-

Versorgungsebene	allgemeine Maßnahmen und Prävention	frühes Erkrankungsstadium	fortschreitender Verlauf	am Ende des Lebens
medizinisch	**präventive Beratung** Lebensstil, Risikofaktoren, Resilienz **Schulungen** Ärztinnen/Ärzte, Pflege, MFAs	**frühe Diagnostik,** medizinische Therapie **Sekundär- und Tertiär-Prävention**	**Patienten-zentriert** Behandlung von Ko-Morbiditäten, Komplikationen, Tertiär-Prävention	**Patienten-zentrierte, palliative Versorgung**
psycho-sozial	**Entstigmatisierung,** Vorsorgevollmacht, Patientenverfügung	**Beratung und Begleitung** von Patienten und Angehörigen, dyadisches Stressmanagement, Monitoring Versorgungsbedarf, Stärkung Resilienz	Umgang mit demenzbedingten Belastungen, ressourcenorientierte Aktivierung	Organisation/ Finanzierung von Hilfen zur Unterstützung und Entlastung
regional-öffentlich	**Informationen** über Krankheitsbild und Möglichkeiten von Prävention, Diagnose, Therapie **Inklusion und Teilhabe**	**unterstützende Strukturen und Angebote** Pflegestützpunkte, Case Management, ambulante Dienste, Ehrenamt, Hilfen zur Entlastung, Inklusion und Teilhabe, Wohnen	**unterstützende Strukturen und Angebote** Pflegestützpunkte, Case Management, ambulante Dienste, Ehrenamt, Hilfen zur Entlastung, Inklusion und Teilhabe, Wohnen	**Unterstützung ambulante Palliativversorgung** **Hospizplätze**

Abb. 10.11.1: Versorgungsbedarfe Demenz entlang des Krankheitsverlaufes (Fellgiebel & Löcherbach, 2020)
MFAs = Medizinische Fachangestellte

menz (▸ Abb. 10.11.1). Eine solche Matrix könnte als regionale Blaupause zur Entwicklung einer umfassenden Demenzversorgung herangezogen werden.

Regionalität

> **Merke**
>
> Das Versorgungssystem in Deutschland ist geprägt durch regionale Unterschiede des Zugangs und der Verfügbarkeit demenzspezifischer Hilfen (z. B. städtische Versorgung mit relativ hoher Haus- und Facharztdichte, spezialisierten Einrichtungen vs. ländliche Region mit langen Wegen). Speziell für mobilitätseingeschränkte Menschen mit kognitiven Einschränkungen stellt die Orientierung in dem System eine große Herausforderung dar. Diese regional sehr unterschiedliche Versorgungsvoraussetzungen müssen durch die zu entwickelnden Strukturen die komplexen Bedarfe mit den regional zur Verfügung stehenden Möglichkeiten abgedeckt werden.

Kommunale/politische Verantwortung für die Entwicklung regionaler Versorgungsnetzwerke

Die Versorgung von Menschen mit Demenz stellt eine komplexe gesamtgesellschaftliche Herausforderung dar. Hier müssen alle gesellschaftlichen Kräfte zusammenarbeiten. Ein starkes Gesundheitssystem ist hierfür notwendig, aber nicht ausreichend. Bereits jetzt erfolgt ein signifikanter Anteil der Versorgung durch das Ehrenamt, sei es durch informell Pflegende, aber auch durch Ehrenamtsstrukturen mit dem Fokus der psychosozialen Beratung und Unterstützung (z. B. Alzheimer-Gesellschaften, sorgende Gemeinschaften). Dieses bürgerliche Engagement ist sinnvoll und notwendig. Es ist Ergänzung aber nicht Ersatz professioneller Strukturen, deren Etablierung politisch zu verantworten und organisieren ist durch z. B. Kommunen, Selbstverwaltung, Wohlfahrtsverbände, Kassen und weitere Stakeholder.

Prävention

Obwohl mittlerweile empirisch erwiesen (Livingston et al., 2020), sind präventive Maßnahmen gegenüber kognitivem Abbau und Demenzentwicklung in der medizinischen Grundversorgung und in der Bevölkerung zu wenig bekannt oder werden nicht entsprechend vermittelt oder umgesetzt. Die Tatsache etwa, dass Altersschwerhörigkeit den stärksten isolierten Risikofaktor für eine Demenzentwicklung darstellt (Livingston et al., 2020), findet im Versorgungssystem bislang keinen Widerhall bzgl. Maßnahmen zur Prävention oder Behandlung. Der kognitive Zustand im Alter und damit auch das Demenzrisiko hängen stark von dem Gesundheitszustand im mittleren Lebensalter ab (Lafortune et al., 2016), daher sollte auch die Gesundheitsförderung dieser Bevölkerungsgruppe Demenz-präventiv in den Fokus genommen werden. Da kurative Therapien auch in Zukunft keine realistische Option darstellen werden und Prävention nachweislich gute Effekte zeigt, sollten

Präventionsmaßnahmen in regionale Versorgungskonzepte implementiert werden (Fellgiebel, & Wuttke 2023).

Frühe Diagnostik

In den letzten Jahren wurde bei den wissenschaftlichen Untersuchungen von Patienten mit Mild Cognitive Impairment (MCI, ▸ Kap. 10.3), einem häufigen prodromalen Stadium einer degenerativen Demenz, vermehrt der Fokus auf die klinische Relevanz und sekundär-präventive Behandlungsmöglichleiten gelegt. Es zeigte sich, dass schon im MCI-Stadium Patienten sehr häufig auch nichtkognitive Veränderungen („Verhaltensauffälligkeiten") und komorbide Störungen (v. a. Depressionen und Angststörungen) entwickeln, die die Progredienz der degenerativen Erkrankung vorantreiben (Mourao et al., 2016; Sannemann et al., 2020). Partner/Angehörige von MCI-Patienten sind schon in diesem Stadium einer deutlich erhöhten Stressbelastung ausgesetzt, was sich u. a. daran zeigt, dass die Depressionsprävalenz bei Lebenspartnern von Menschen mit MCI deutlich erhöht ist (Seeher et al., 2013; 23 % vs. ca. 8 % in der entsprechenden Altersgruppe).

Sekundär- und Tertiärprävention

Wichtig werden hier auch zunehmend sekundärpräventive Interventionen, zur Optimierung des Erkrankungsverlaufes und zur Vermeidung von stressbelastungsbedingten Erkrankungen bei pflegenden Angehörigen (Fellgiebel, & Wuttke-Linnemann, 2023; Fellgiebel, 2018; Kunzler et al., 2018).

Zur frühen Behandlung, zur effektiven Sekundär- und Tertiärprävention, möglichst selbstbestimmter Lebensplanung und Unterstützung von Teilhabe und Partizipation sollte eine fachärztliche Frühdiagnostik regional vorgehalten werden.

Bausteine einer guten Demenzversorgung

strukturell

- Berücksichtigung regionaler Besonderheiten
- Multidisziplinarität
- sektorenübergreifende Vernetzung von Kommune, Medizin
- Pflege, Beratung, Selbsthilfe
- kontinuierliche Öffentlichkeitsarbeit (Awareness, Prävention, Teilhabe)

medizinisch

- frühe Diagnostik und Therapie
- patientenzentrierte Versorgung
- Maßnahmen zur Sekundär- und Tertiärprävention
- palliative Versorgung

psychosozial

- Angehörigenarbeit (Schulungen, Selbsthilfe, Prävention, Resilienz)
- Entstigmatisierung
- Möglichkeiten zur Teilhabe und Partizipation
- Stressmanagement für Menschen mit Demenz und Angehörige

10.11.2 Vernetzte Demenzversorgung – Einbindung der Hausärzte

Andreas Fellgiebel

Hausärzte/Hausärztinnen sind mit einer patientenzentrierten medizinischen und psychosozialen Versorgung ihrer Demenzpatienten oft überfordert. Daran haben bisherige Schulungsinitiativen, Modellprojekte oder regionale runde Tische nicht grundsätzlich etwas geändert. Viele Hausärzte sind frustriert, nicht selten findet sich ein therapeutischer Nihilismus oder die Zuständigkeit für die komplexe Problematik wird abgestritten und es wird (zurecht) auf die insuffizienten Rahmenbedingungen hingewiesen (Wangler et al., 2018).

Dabei käme der Hausärztin/dem Hausarzt im Rahmen seines Versorgungsauftrages eine zentrale Rolle in der vernetzten Demenzversorgung zu. Die hausärztlichen Zuständigkeiten reichen hierbei von früher Diagnose und Therapie, der hausärztlichen Rolle als wichtige Schnittstelle zur Einbindung der Angehörigen und Vermittlung psychosozialer Unterstützung, über Management von „Komplikationen" im Erkrankungsverlauf bis hin zur patientenzentrierten Beschränkung von Polypharmazie und Organisation palliativer Begleitung der Betroffenen.

Hierzu wäre eine gute Zusammenarbeit der Hausarztpraxen mit den regionalen Beratungsstellen und komplementären Diensten notwendig als auch ein strukturell besseres Management für die im ambulanten Rahmen typischen und häufigen Versorgungskrisen: (drohende) Erschöpfung der pflegenden Angehörigen, präventiver Umgang mit Verhaltensstörungen und Reduktion herausfordernden Verhaltens, möglichst unter Vermeidung von oft kontraproduktivem Einsatz von Psychopharmaka oder komplikationsträchtigen stationären Einweisungen.

Merke

In Anbetracht der großen Bedeutung, die die Hausärzte für ein gut funktionierendes regionales Versorgungsnetz spielen können, zielen die nachfolgenden Modellprojekte auch auf Strukturentwicklung der ambulanten Versorgung, Unterstützung und Stärkung der Hausärzte, damit diese ihrer Rolle in der Demenzversorgung gerecht werden können.

10.11.2.1 Demenzkompetenz und Vernetzung der Hausarztpraxis

An dem BMG-geförderten Projekt start-modem beteiligten sich 100 Hausärzte, 34 davon nahmen an einer intensivierten Schulung zur leitliniengerechten Demenzdiagnostik und -therapie teil, 66 nahmen als sog. Zuweiser an der Studie teil, d. h., sie wurden für die Demenzdiagnostik sensibilisiert und überwiesen im Untersuchungszeitraum bei Demenzverdacht an ein regionales, kooperierendes Facharztzentrum. Standorte der multizentrischen, kontrollierten Kohortenstudie des rheinland-pfälzischen Projektes waren Mainz und die ländlich geprägten Regionen Andernach und Alzey.

Im ersten Teil des Projektes wurde die hausärztliche Diagnostik nach Schulung über ein Jahr bzgl. der Leitlinientreue mit der Diagnostik in den Facharztzentren sowie mit der Literatur verglichen. Obwohl weiterhin eingeschränkt (v. a. Labor, Bildgebung), zeigte sich die Leitlinientreue auf einem deutlich bessren Niveau als im hausärztlichen Bereich erwartet (Laux et al., 2010).

Im zweiten Teil der Studie wurden diagnostizierte Patienten und Angehörige randomisiert zur psychosozialen Beratung an die zugehörigen Pflegestützpunkte verwiesen, welche ebenfalls im Rahmen des Projektes auf zugehende, präventive Beratung geschult worden waren. Hier zeigte sich in katamnestischen Untersuchungen, dass Angehörige mit initialer Beratung im Pflegestützpunkt nach 18 Monaten signifikant weniger Depressionen entwickelt hatten als Angehörige der Kontrollgruppe, die als Kontrollbedingung nur eine Informationsbroschüre erhalten hatten (Geschke et al., 2012).

Merke

Bessere Schulungen der Hausärzte und bessere Vernetzung der Hausärzte mit komplementären Beratungseinrichtungen (v. a. zugehende Beratung in Pflegestützpunkten) führt sowohl zu einer Verbesserung von leitliniengerechter Diagnostik und Therapie als auch zu weniger Depressionen in dieser Gruppe der pflegenden Angehörigen, was als Ausdruck einer Reduktion der chronischen Belastungssituation interpretiert werden kann.

10.11.2.2 Case Management zur Unterstützung der hausärztlichen Demenzversorgung

Das Modellvorhaben *Ambulante Basisversorgung Demenz im Lotsentandem – LOTTA* unterstützte Hausärzte durch pflegerische Case Manager (CM), mit dem Ziel des Aufbaus einer lückenlosen ambulanten Versorgungskette (Entwicklung Basispfad Demenz; Arnold et al., 2014). Zusätzlich wurde die Einführung eines Patientenpasses (Logbuch Demenz) verankert. Als zentrales Kommunikationsinstrument wurde ein Logbuch eingeführt. Die Evaluation dieses Versorgungsmodells legt nahe, dass positive Effekte zu verzeichnen sind bzgl. einer Förderung von Ressourcen sowie einer Reduktion von Problemlagen und Interventionsbedarfen. Die Autoren kommen zu dem Schluss, dass sich eine eng verzahnte Kooperation zwischen CM und Hausarztpraxen positiv auf die versorgungsspezifischen Effekte bei den Patienten und Angehörigen auswirkt.

Das *Innovationfondsprojekt DemStepCare* basiert auf einem hausarztinduzierten Vorgehen zur Identifikation von Demenzbetroffenen (Fellgiebel, 2019; Bablok et al., 2021). Hierzu wurden Hausärzte sensibilisiert und, zusammen mit Medizinischen Fachangestellten der Praxen, zur eigenständigen Durchführung leitliniengerechter Basisdiagnostik geschult. Die durch Hausärzte oder kooperierende Fachärzte oder Gedächtnisambulanzen untersuchten Patienten erhalten nach Diagnosestellung einen Hausbesuch, bei dem durch ein strukturiertes Interview der aktuelle psychosoziale Versorgungsbedarf bestimmt wird. Ebenso wird das Risiko für Versorgungskrisen ermittelt, z. B. drohende Erschöpfung der pflegenden Angehörigen.

Aus dem CM-Assessment leitet sich bzgl. des Versorgungsbedarfs und Versorgungsrisikos eine Ampelklassifikation ab, aus der die Versorgungsangebote abgeleitet werden (▶ Abb. 10.11.2):

- grün: Versorgung bedarfsgerecht und risikofrei
- gelb: Versorgung nicht bedarfsgerecht oder erhöhtes Risiko für Komplikationen
- rot: Versorgungskrise ist eingetreten oder steht kurz bevor

Betroffene Familien der Grün-Stufe werden über präventive Maßnahmen beraten (Kommunikation, Stressmanagement, Ressourcen-Orientierung) und an die regionalen Anbieter wie Pflegestützpunkte verwiesen. Es erfolgt ein halbjähriges Reassessment durch die Case Managerin.

Patienten der Gelb-Stufe erhalten ein bedarfsorientiertes Angebot über ein klassisches Case Management.

Patienten und pflegende Angehörige der Rot-Stufe werden bis zur Entaktualisierung von einem ambulant aufsuchenden, multiprofessionellen Krisendienst (Facharzt für Psychiatrie und Psychotherapie, spezialisierte Pflegekräfte, Sozialdienst, Psychologin) versorgt analog einer spezialisierten, engmaschisch aufsuchenden PIA-Versorgung.

Primäres Zielkriterium der Untersuchung stellt neben verbesserter Lebensqualität auch eine reduzierte Krankenhauseinweisung dar. Anspruch des Versorgungsansatzes ist, die höheren ambulanten Versorgungskosten durch eingesparte Krankenhausbehandlung zu kompensieren.

Momentan erfolgt eine Finanzierung im Rahmen des Innovationsfonds, eine lokale Ko-Finanzierung des Projektes wird in der Auswertphase durch das Land Rheinland-Pfalz (Wissenschafts- und Gesundheitsministerium) übernommen. Zukünftig ist eine eigene Finanzierungsgrundlage des pflegerischen Case Managements in der Regelversorgung angestrebt und politisch gewollt (s. Gesundheitslotse im derzeitigen Koalitionsvertrag).

10.11.3 Dementia Care Management als intersektorales und regionales Versorgungsangebot

Jochen René Thyrian

Dementia Care Management (DCM) ist ein evidenzbasiertes, in Deutschland auf Wirksamkeit und Kosteneffizienz hin positiv evaluiertes Versorgungskonzept (Thyrian et al., 2017; Michalowsky et al., 2019). Dementia Care Management wurde für Deutschland im Rahmen der DelpHi-Studie (Delphi = Demenz: lebensweltorientiert und personenzentrierte Hilfen) evaluiert und basierend auf diesen Ergebnissen für das Management z. B. kognitiv beeinträchtigter Menschen an der Schnittstelle Krankenhaus – häusliche Versorgung (Nikelski et al., 2019) oder auch Verbesserung der Versorgung von Angehörigen von Menschen mit Demenz (MmD) adaptiert und weiterentwickelt (Klein et al., 2021). Basierend auf dem aktuellen Forschungsstand in Deutschland kann die Tätigkeit DCM folgendermaßen beschrieben werden: Eine in DCM qualifizierte Pflegefachperson ermittelt zumeist in der Häuslichkeit medizinische, pflegerische, psychosoziale (Versorgungs-)Bedarfe von MmD und deren (pflegenden) Angehörigen. Darauf basierend erstellt sie (nach Möglichkeit) in Kooperation mit allen Beteiligten(Mensch mit Demenz, Angehörige, behandelnde Ärztinnen/Ärzte und Therapeuten) einen individu-

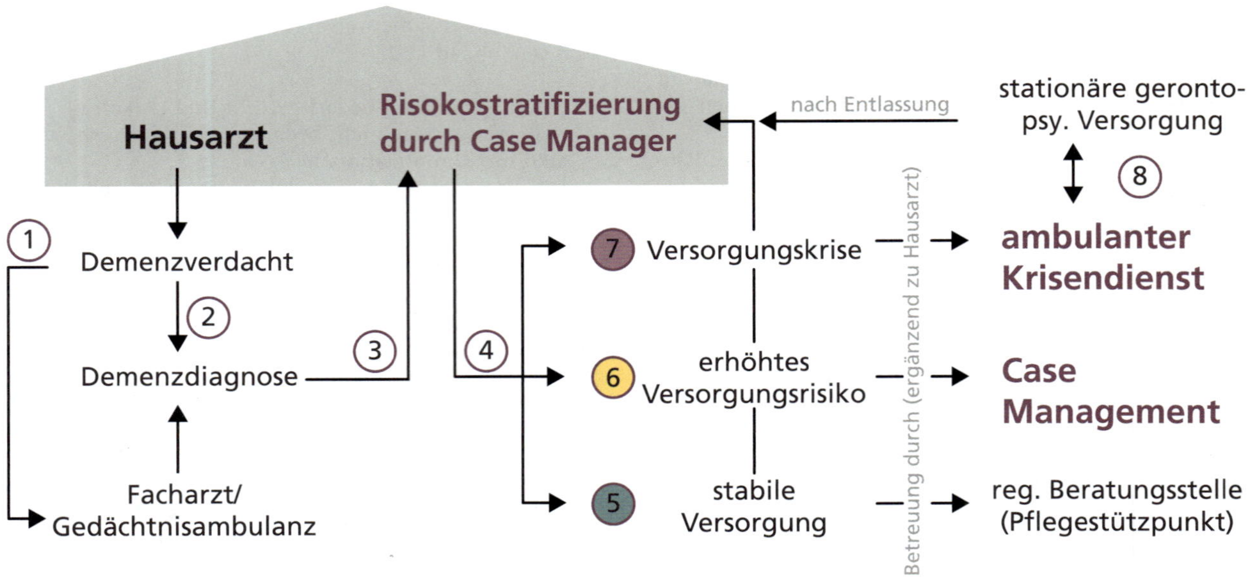

1. Hausarzt stellt Demenzverdacht, motiviert Patienten zur Diagnostik, überweist zum Facharzt, oder:
2. Hausarzt (unterstützt von geschulter MFA) führt leitliniengerechte Basisdiagnostik Demenz durch
3. Diagnoseaufklärung, pharmazeutische Medikationsanalyse, Erwägung Antidementivum. Klärung Ansprechpartner und rechtlicher Status (Vorsorgevollmacht, Patientenverfügung), evtl. Verordnung Ergotherapie und Physiotherapie, Aktivierung Case Management zur Risikostratifizierung
4. Risikostratifizierung der Stabilität der häuslichen Versorgung
5. Stabile Versorgungssituation: Beratung zu regionalen Unterstützungsangeboten
6. Erhöhtes Versorgungsrisiko: Begleitung durch Case Management
7. Versorgungskrise: Herausforderndes Verhalten oder drohende Erschöpfung der pflegenden Angehörigen
8. Gate keeping: Überprüfung stationärer Anmeldungen auf Möglichkeit einer ambulanten Krisenintervention

Abb. 10.11.2: Versorgungsmodell DemStepCare zur Stärkung der Hausarzt-basierten Demenzversorgung (Fellgiebel, 2019)

ellen Versorgungsplan, dessen Umsetzung sie gemeinsam mit den an Demenz erkrankten Menschen und ihren Angehörigen initiiert, koordiniert und überprüft. Dabei arbeitet sie komplementär zur existierenden Versorgungsstruktur, kooperiert mit anderen Leistungserbringern und wird von einem computergestützten Versorgungsmanagementsystem unterstützt (Eichler et al., 2014b). Dieses verarbeitet die erhobenen Daten und schlägt mit Hilfe von vordefinierten Algorithmen Interventionsmaßnahmen vor. DCM wurde bis dato meist im Studienkontext durchgeführt, aktuell wird es in der Region Siegen-Wittgenstein in die Routineversorgung implementiert. Hier wird das DCM durch niedergelassen Ärztinnen/Ärzte, Pflegedienste, das Krankenhaus oder Beratungsstellen der Alzheimer-Gesellschaft initiiert.

Aktuell wird im Rahmen von durch den Innovationsfond des Gemeinsamen Bundesausschusses (G-BA) geförderten Projekten ein Teilaspekt des DCM, nämlich eine Aufgabenteilung zwischen Pflegefachpersonen und niedergelassenen Haus- und Fachärzten in der ambulanten Demenzversorgung näher untersucht. Die AHEAD-Studie (künftige Aufgabenteilung von Pflegefachpersonen und niedergelassenen Haus- und Fachärzten in der ambulanten Demenzversorgung: Aufgaben, Akzeptanz, Qualifikation) hat die Tätigkeiten definiert, die Akzeptanz der Versorger evaluiert und Qualifikationsanforderungen beschrieben (Drewelow et al., 2021). Die Akzeptanz des DCM wurde von den Beteiligten als hoch eingeschätzt, die vorgeschlagene Qualifikation und Tätigkeit als adäquat bewertet. In der durch den Innovationsfonds geförderten InDePendent-Studie (Interprofessionelle Demenzversorgung: Aufgabenneuverteilung zwischen Ärztinnen/Ärzten und qualifizierten Pflegefachpersonen in der häuslichen Versorgung) wird sie nun umgesetzt und routinenah evaluiert. Durch die AHEAD-Studie ist ein Curriculum zur Qualifikation in DCM entstanden, welches in der InDePendent-Studie adaptiert und in die Versorgung überführt wird, ein evidenzbasiertes DCM als Qualifikationsangebot ist verfügbar.

Trotz der Operationalisierung der Intervention (Eichler et al., 2014a) der positiven wissenschaftlichen Evidenz und der Akzeptanz in der Versorgung (Thyrian et al., 2016) hat eine flächendeckende Übertragung und Implementierung von Dementia Care Management in die aktuelle Routineversorgung noch nicht stattgefunden. Einen aktuellen Ansatz auf kommunaler Ebene stellt die Modellregion Siegen dar. Zentrale Fragestellung ist, wie mithilfe digitaler Technologie und telemedizinischer Konzepte Sektoren und Professionen besser vernetzt, Hausärzte entlastet und in Zentren konzentrierte Spezialmedizin besser an die Fläche angeschlossen werden können. Ein Leitprojekt ist das durch das BMG geförderte Projekt *RoutineDeCM*. Dafür haben sich die Universität Siegen, das Kreisklinikum Siegen, die Gesundheitsregion Siegen, der Caritasverband Siegen-Wittgenstein, das DZNE und die Alzheimer-Gesellschaft Siegen-Wittgenstein zusammengeschlossen. In jeder

Einrichtung wurden Fachkräfte zur Dementia Care Managerin qualifiziert. Gemeinsam adaptieren die Partner dann das evidenzbasierte Dementia Care Management auf die Gegebenheiten vor Ort (Seidel et al., 2022). Das Versorgungsnetzwerk wird um einen Großteil der in der Demenzversorgung etablierten Akteuren in der Region ergänzt. Ebenso werden Prozesse der Zusammenarbeit definiert und Zuständigkeiten verabredet. Dies ermöglicht zum Beispiel den Zugang zu einem Dementia Care Management auf verschiedenen Wegen, sei es durch einen Krankenhausaufenthalt, den Kontakt zu der Alzheimer-Gesellschaft oder auch den Besuch beim niedergelassenen Hausarzt. Ebenso ist ein Zugang in verschiedenen Stadien der Erkrankung möglich und die Integration in das demenzspezifische Versorgungssystem gelingt bedarfsorientierter und effizienter. Die Optimierung der stationären als auch ambulanten Versorgung ist interdisziplinär und interprofessionell und transsektoral regionenspezifische stationäre Konzepte (z. B. eine interdisziplinäre Demenz-Station), ambulante Versorgungsformen (Care Management) und ein digital gestütztes Fallmanagement zur Verbesserung einer vernetzten Versorgung werden etabliert und gemeinsam genutzt. Das Projekt soll zeigen, wie die Verbesserung der Versorgung für eine ganze Region erreicht werden kann. Dabei werden sowohl Prozessparameter als auch personenzentrierte Parameter zur Evaluation herangezogen.

Auswahl innovativer Versorgungsprojekte

- Start-Modem – Qualifizierung Hausärzte und Vernetzung mit Pflegestützpunkt
- LOTTA – Ambulante Basisversorgung Demenz im Lotsentandem – Ambulant aufsuchendes Case Management zum Aufbau einer lückenlosen Versorgungskette unter Einsatz eines Logbuches (Arnold et al., 2014)
- DemStepCare – ambulant aufsuchendes, pflegerisches Case Management plus Krisenambulanz (Bablok et al., 2021)
- DelpHi-Studie – Erstellung und Umsetzung eines individuellen Versorgungsplans durch ambulant aufsuchende, qualifizierte Pflegefachperson (Thyrian et al., 2017; Michalowsky et al., 2019)
- InDePendent-Studie – Aufgabenteilung von Pflegefachpersonen und Hausärzten in der ambulanten Demenzversorgung; Curriculum zur Qualifikation in Dementia Care Mangement, DCM (Drewelow et al., 2021)
- intersecCM – sektorenübergreifendes Care Management zur Unterstützung kognitiv beeinträchtigter Menschen während und nach einem Krankenhausaufenthalt (Nikelski et al. 2019)
- RoutineDeCM – DCM implementiert als regionales Versorgungskonzept (Seidel et al., 2022)

Zusammenfassung

Die Geriatrie ist die medizinische Spezialdisziplin, die sich mit körperlichen, geistigen, funktionalen und sozialen Aspekten in der Versorgung von akuten und chronischen Krankheiten, der Rehabilitation einschließlich Frührehabilitation und Prävention alter Patienten sowie deren spezieller Situation am Lebensende befasst. Wegen der komplexen Situation insb. älterer Patienten mit Demenz ist deren Versorgung abhängig von koordinierter, interprofessioneller und fachübergreifender Zusammenarbeit. Das Versorgungssystem ist durch regionale Unterschiede des Zugangs und der Verfügbarkeit z. B. demenzspezifischer Hilfen (z. B. städtische Versorgung mit relativ hoher Haus- und Facharztdichte, spezialisierten Einrichtungen vs. ländliche Region mit langen Wegen) vor unterschiedliche Herausforderungen gestellt. Hausärzte bilden als medizinisch-ärztliche Lotsen gewöhnlich die Basis eines effektiven, patientenzentrierten, regionalen Versorgungsnetzes, weshalb Modellprojekte auf Strukturentwicklung der ambulanten Versorgung, Unterstützung und Stärkung der Hausärzte fokussieren, damit diese ihrer Rolle in der Demenzversorgung gerecht werden können. Durch bessere Schulungen und Vernetzung der Hausärzte mit komplementären Beratungseinrichtungen (v. a. zugehende Beratung in Pflegestützpunkten) kann eine Verbesserung von leitliniengerechter Diagnostik und Therapie und Reduktion der chronischen Belastungssituation führen. Unterstützend oder auch komplementär können geschulte Fachkräfte, die spezifisch bei der Versorgung an Demenz erkrankter Menschen in einem interdisziplinären Team selbstständig Aufgaben und Tätigkeiten übernehmen, zu einer Entlastung führen (z. B. Dementia Care Manager, Demenzlotsen, Navigatoren). Für einen an Demenz erkrankten Menschen wäre so eine vermittelnde und koordinierende, langfristig verlässliche und kompetente Ansprechperson verfügbar

Literatur

Arnold, J., Emme von der Ahe, Hartmut, Hermsen, T., et al. (2014). Effektivität und Effizienz des Case Managements in Effektivität und Effizienz des Case Managements in der ambulanten, sektorübergreifenden Basisversorgung Demenzerkrankter. *Case Management*: 31–38.

Bablok, I., Binder, H., Stelzer, D., et al. (2021). Primary dementia care based on the individual needs of the patient: study protocol of the cluster randomized controlled trial, DemStepCare. *BMC geriatrics 21* (1): 222. https://doi.org/10.1186/s12877-021-02114-z

Boekholt, M., Afrin, D., Cardona, M.I., et al. (2020). Gesundheitsversorgung der Zukunft – Erkenntnisse und Strategie der (Demenz-)Versorgungsforschung. *Zeitschrift fur Gerontologie und Geriatrie 53* (8): 735–741. https://doi.org/10.1007/s00391-020-01802-6

Boyd, C.M., Darer, J., Boult, C., et al. (2005). Clinical practice guidelines and quality of care for older patients with multiple comorbid diseases: implications for pay for performance. *JAMA 294* (6): 716–724. https://doi.org/10.1001/jama.294.6.716

Bundesministerium für Familie, Senioren, Frauen und Jugend (2020). Nationale Demenzstrategie. https://www.nationale-demenzstrategie.de/fileadmin/nds/pdf/2020-07-01_Nationale_Demenzsstrategie.pdf. Accessed 10/31/2021. Zugriff am 12.4.2022.

Drewelow, E., Altiner, A., Biedenweg, B., et al. (2021). Aufgabenteilung in der ambulanten Versorgung von Menschen mit Demenz. Pflege. Hogrefe. https://doi.org/10.1024/1012-5302/a000851

Dreyer, J., Köhler, K., Hochgraeber, I., et al. (2018). Stability of home-based care arrangements for people living with dementia: protocol of a meta-study on mixed research. *BMJ open 8* (7): e021156. https://doi.org/10.1136/bmjopen-2017-021156

Eichler, T., Thyrian, J. R., Dreier, A., et al. (2014a). Dementia care management: going new ways in ambulant dementia care within a GP-based randomized controlled intervention trial. *International psychogeriatrics 26* (2): 247–256. https://doi.org/10.1017/S1041610213001786

Eichler, T., Thyrian, J. R. & Fredrich, D., et al. (2014b). The benefits of implementing a computerized intervention-management-system (IMS). on delivering integrated dementia care in the primary care setting. International psychogeriatrics 26 (8): 1377–1385. https://doi.org/10.1017/S1041610214000830

Fellgiebel, A. (2018). Resilience to mental disorders in old age. *Der Nervenarzt 89* (7): 773–778. https://doi.org/10.1007/s00115-018-0544-y

Fellgiebel, A. (2019). Das rheinland-pfälzische Modell DemStepCare: Medizinisch-pflegerische Demenzversorgung im regionalen Teilhabe- und Versorgungsnetzwerk. Pro Alter (01): 48–51.

Fellgiebel, A., & Löcherbach, P. (2020). Regionale Vernetzung und Case Management in der Demenzverosrgung. Case Management, 4, 215–220.

Fellgiebel, A., & Wuttke-Linnemann, A. (2023). Resilienz und Prävention, in: Hewer, W., Holthoff-Detto, V. (Hrsg.) *Gerontopsychiatrie multiprofessionell: Ein Praxislehrbuch*, Kohlhammer

Geschke, K., Scheurich, A., Schermuly, I., et al. (2012). Effectivity of early psychosocial counselling for family caregivers in general practioner based dementia care. Deutsche medizinische Wochenschrift (1946) 137 (43): 2201–2206. https://doi.org/10.1055/s-0032-1305320

Klein, O.A., Boekholt, M., Afrin, D., et al. (2021). Effectiveness of a digitally supported care management programme to reduce unmet needs of family caregivers of people with dementia: study protocol for a cluster randomised controlled trial (GAIN). *Trials 22* (1): 401. https://doi.org/10.1186/s13063-021-05290-w

Kunzler, A., Skoluda, N., & Nater, U. (2018). The Role of Resilience Factors in Informal Caregivers of Dementia Patients – A Review on Selected Factors. *Psychotherapie, Psychosomatik, medizinische Psychologie 68* (1): 10–21. https://doi.org/10.1055/s-0043-118652

Lafortune, L., Martin, S., Kelly, S., et al. (2016). Behavioural Risk Factors in Mid-Life Associated with Successful Ageing, Disability, Dementia and Frailty in Later Life: A Rapid Systematic Review. *PloS one 11* (2): e0144405. https://doi.org/10.1371/journal.pone.0144405

Laux, N., Melchinger, H., Scheurich, A., et al. (2010). Improving general practitioners guided dementia care: the pilot project start-modem in Rheinland-Pfalz, Germany. *Deutsche medizinische Wochenschrift 135* (44): 2175–2180. https://doi.org/10.1055/s-0030-1267494

Livingston, G., Huntley, J., Sommerlad, A., et al. (2020). Dementia prevention, intervention, and care: 2020 report of the Lancet Commission. *Lancet 396* (10248): 413–446. https://doi.org/10.1016/S0140-6736(20)30367-6

Michalowsky, B., Xie, F., Eichler, T., et al. (2019). Cost-effectiveness of a collaborative dementia care management-Results of a cluster-randomized controlled trial. *Alzheimer's & dementia the journal of the Alzheimer's Association 15* (10): 1296–1308. https://doi.org/10.1016/j.jalz.2019.05.008

Mourao, R. J., Mansur, G., Malloy-Diniz, L. F., et al. (2016). Depressive symptoms increase the risk of progression to dementia in subjects with mild cognitive impairment: systematic review and meta-analysis. *International journal of geriatric psychiatry 31* (8): 905–911. https://doi.org/10.1002/gps.4406

Nikelski, A., Keller, A., Schumacher-Schönert, F., et al. (2019). Supporting elderly people with cognitive impairment during and after hospital stays with intersectoral care management: study protocol for a randomized controlled trial. *Trials 20* (1): 543. https://doi.org/10.1186/s13063-021-05021-1

Sannemann, L., Schild, A.-K., Altenstein, S., et al. (2020). Neuropsychiatric symptoms in at-risk groups for AD dementia and their association with worry and AD biomarkers-results from the DELCODE study. *Alzheimer's research & therapy 12* (1): 131. https://doi.org/10.1186/s13195-020-00701-7

Seeher, K., Low, L.-F., Reppermund, S., et al. (2013). Predictors and outcomes for caregivers of people with mild cognitive impairment: a systematic literature review. *Alzheimer's & dementia the journal of the Alzheimer's Association 9* (3): 346–355. https://doi.org/10.1016/j.jalz.2012.01.012

Seidel, K., Quasdorf, T., Haberstroh, J., et al. (2022). Adapting a Dementia Care Management Intervention for Regional Implementation: A Theory-Based Participatory Barrier Analysis. *Int J Environ Res Public Health. 30*;19(9):5478. https://doi.org/10.3390/ijerph19095478

Thyrian, J. R., Eichler, T., Pooch, A., et al. (2016). Systematic, early identification of dementia and dementia care management are highly appreciated by general physicians in primary care – results within a cluster-randomized-controlled trial (DelpHi). *Journal of multidisciplinary healthcare 9*: 183–190. https://doi.org/10.2147/JMDH.S96055

Thyrian, J.R., Hertel, J., Wucherer, D., et al. (2017). Effectiveness and Safety of Dementia Care Management in Primary Care: A Randomized Clinical Trial. *JAMA psychiatry 74* (10): 996–1004. https://doi.org/10.1001/jamapsychiatry.2017.2124

Tinetti, M. E., Fried, T. R., & Boyd, C.M. (2012). Designing health care for the most common chronic condition--multimorbidity. *JAMA 307* (23): 2493–2494. https://doi.org/10.1001/jama.2012.5265

Wangler, J., Fellgiebel, A., & Jansky, M. (2018). Dementia Diagnosis in General Practitioner Care – Attitudes, Procedures and Challenges from the Perspective of General Practitioners in Rhineland-Palatinate. *Deutsche medizinische Wochenschrift 143* (19): e165-e171. https://doi.org/10.1055/a-0651-1978

Wuttke-Linnemann, A., Baake, R., & Fellgiebel, A. (2019). Dyadic Wind of Change: New Approaches to Improve Biopsychological Stress Regulation in Patients with Dementia and Their Spousal Caregivers. *Journal of Alzheimer's disease JAD 68* (4): 1325–1337. https://doi.org/10.3233/JAD-181025

10.12 Management von Komorbiditäten bei Menschen mit Demenz

Sandra Schütze und Daniel Kopf

10.12.1 Allgemeines und Grundlagen zum Management von Komorbiditäten bei Menschen mit Demenz

Menschen mit Demenz sind vom gesamten Spektrum der Morbiditäten älterer Menschen betroffen. Einige Studien legen aber nahe,

- dass die Last an Komorbiditäten bei Menschen mit Demenz höher ist,
- dass Menschen mit Demenz häufiger als andere ältere Menschen in einer Notaufnahme behandelt werden
- und dass sich das Spektrum der schwerwiegenden Erkrankungen, die in die Notaufnahme führen, etwas verschiebt: weg von Herz-Kreislauf-Erkrankungen, hin zu Infektionen, Stürzen und Frakturen.
- Bei Todesursachen gleichen sich die Differenzen zu Menschen ohne Demenz jedoch wieder an (Heun et al., 2013; LaMantia et al., 2016; Browne et al., 2017).

In diesem Kapitel werden einige im klinischen Alltag besonders relevant erscheinende Komorbiditäten behandelt, dabei wird der Fokus auf die Besonderheiten bei Menschen mit Demenz gelegt und auf die entsprechenden Kapitel des Buches verwiesen.

Jede Akuterkrankung kann bei Menschen mit Demenz – häufiger noch als bei nicht kognitiv eingeschränkten älteren Menschen – ein Delir (▶ Kap. 3.2) und eine persistierende Verschlechterung der Kognition, Selbstständigkeit und Funktionalität auslösen. Falls eine stationäre Behandlung erforderlich sein sollte, profitieren Patienten mit Demenz daher in besonderer Weise von Maßnahmen zur Delirprävention, die in einigen Kliniken im Rahmen des „Demenzsensiblen Krankenhauses" bzw. auf „Spezialstationen für kognitiv eingeschränkte Patienten mit Akuterkrankungen" strukturiert umgesetzt werden (Zieschang et al., 2019; Krämer et al., 2022). Wann immer möglich, sollte eine ambulante Behandlung von Akuterkrankungen bzw. ein möglichst kurzer Krankenhausaufenthalt angestrebt werden.

Delirbegünstigende Medikamente sollten bei Menschen mit Demenz möglichst nicht eingesetzt werden. Die adäquate und regelmäßige Einnahme einer verordneten Medikation sollte bei kognitiv eingeschränkten Personen überprüft und sichergestellt werden.

10.12.2 Infektionskrankheiten bei Menschen mit Demenz

Für Menschen mit Demenz gelten die allgemeinen Regeln für die Diagnostik, Therapie und Prävention von Infektionskrankheiten bei älteren Menschen (▶ Kap. 6.1; Schütze et al., 2021), wobei sich in dieser Patientengruppe einige besondere Herausforderungen bei Diagnostik, Therapie und Prävention von Infektionskrankheiten ergeben.

Infektionskrankheiten treten bei Patienten mit Demenz häufiger auf als bei nicht an einer Demenz erkrankten älteren Menschen. Neurodegenerative Erkrankungen, darunter Demenzerkrankungen, sind mit einem vermehrten Auftreten einer Schluckstörung (Dysphagie; ▶ Kap. 3.8) assoziiert, die wiederum zu einem erhöhten Risiko für Aspirationspneumonien führt. Infektionen im Urogenitalbereich treten infolge von Urin- und Stuhlinkontinenz und oft mangelnder Intimhygiene vermehrt auf. Auch Immobilität bzw. verminderte Mobilität, die im Rahmen von neurodegenerativen Erkrankungen häufig auftritt, ist ein wesentlicher unabhängiger Risikofaktor für Infektionskrankheiten. Zudem haben Menschen mit Demenz häufiger Kontakt zu pflegerischen Einrichtungen und können Hygienemaßnahmen oft nicht adäquat einhalten, wodurch ihr Risiko für nosokomiale Infektionen erhöht ist. Einige Medikamente, die bei Menschen mit Demenz häufig eingesetzt werden, begünstigen das Auftreten von Infektionskrankheiten. Der Gebrauch von Sedativa allgemein ist mit einer höheren Inzidenz von ambulant erworbenen Pneumonien assoziiert. Neuroleptika-Gebrauch erhöht das Risiko für Aspirationspneumonien, für Risperidon wird eine generell immunsuppressive Wirkung diskutiert (Schütze et al., 2021).

Infektionskrankheiten haben bei Menschen mit Demenz häufig schwerwiegende Auswirkungen auf die kognitive Leistungsfähigkeit, die Funktionalität und Selbstständigkeit – mehr noch als bei nicht kognitiv eingeschränkten älteren Menschen. Der neuropsychologische und neurologische Status von Patienten mit neurodegenerativen Erkrankungen verschlechtert sich häufig bei bakteriellen Infektionen. Infektionen gehören zu den typischen Auslösern eines Delirs. Die Vermeidung und adäquate Behandlung von Infektionskrankheiten gehört zu den essenziellen Maßnahmen der Delirprävention und -behandlung.

Akute systemische Infektionen führen bei Patienten mit Alzheimer-Demenz häufig zu einer Verschlechterung der kognitiven Leistungsfähigkeit, die oft auch über die Infektion hinaus bestehen bleibt (Holmes et al., 2009). Eine beschleunigte Progression der Alzheimer-Erkrankung durch chronische Entzündungen, wie z. B. Parodontitis, wird diskutiert. Vermutlich kommt es im Rahmen von Infektionen bei Patienten mit neurodegenerativen Erkrankungen zu einer Akzeleration der Neurodegeneration, wobei hier Mikrogliazellen, die innaten Immunzellen im ZNS, eine wesentliche Rolle spielen (Perry et al., 2003). Durch endogene Substanzen (Proteinaggregate von Beta-Amyloid oder Alpha-Synuklein und Bestandteile untergegangener Nervenzellen) bereits voraktivierte Mikrogliazellen werden bei bakteriellen Infektionen durch Bakterienbestandteile und Zytokine zusätzlich aktiviert und führen zu einer vermehrten neuronalen Schädigung (Schütze et al., 2012).

Die rasche Erkennung von Infektionskrankheiten ist bei Personen mit Demenzerkrankungen besonders wichtig, allerdings im Vergleich zu nicht kognitiv eingeschränkten geriatrischen Personen noch zusätzlich erschwert (Yoshikawa et al., 2017). Menschen mit Demenz können klinische Symptome oft nicht oder nur unzureichend schildern. Eine akute Verschlechterung der Mobilität, Verwirrtheit, Verhaltensänderungen, Wahrnehmungsstörungen, psychomotorische Unruhe, Lethargie oder Abnahme der kognitiven Leistungsfähigkeit können bei Menschen mit Demenz erste Zeichen einer Infektion sein. Bei Auftreten eines Delirs muss bei Menschen mit Demenz daher immer an eine Infektion gedacht und eine schnelle Infektfokussuche eingeleitet werden.

Die frühe antibiotische Therapie von Infektionen bei Patienten mit Demenzerkrankungen erscheint sinnvoll, um Verschlechterungen der neurologischen und neuropsychologischen Symptome zu reduzieren. Bei der Auswahl des Antibiotikums sollte neben den generellen Besonderheiten bei älteren Menschen besonders beachtet werden, dass neuropsychiatrische Nebenwirkungen und Delire auch als unerwünschte Wirkung einer Antibiotikatherapie auftreten können, am häufigsten unter Behandlung mit Fluorchinolonen und Cotrimoxazol. Bei bestehender antidementiver Therapie mit Donepezil sollten Makrolide nur mit Vorsicht eingesetzt werden, da ein erhöhtes Risiko für Sinusbradykardien, Bradyarrhythmien und Synkopen besteht. Zur Vermeidung delirogener intravenöser Zugänge sollte eine orale Antibiotikatherapie bevorzugt werden, wobei die Voraussetzungen hierfür eine ausreichende Vigilanz und Schluckfähigkeit sind.

Eine besondere Situation ist die Therapie von Infektionskrankheiten am Lebensende (▸ Kap. 13.4). Bakterielle Infektionen sind bei Patienten mit fortgeschrittenen Demenzerkrankungen und deutlich eingeschränktem funktionellen Status häufig und tragen oft direkt zum Versterben bei. Insbesondere Pneumonien spielen hier eine Rolle („End-of-life-pneumonia"). Im Pflegeheim lebende Patienten mit fortgeschrittener Demenz erhalten häufig Antibiotika in ihren letzten Lebensmonaten, etwa 40 % werden in den letzten zwei Wochen vor ihrem Tod antibiotisch behandelt, meist wegen respiratorischer Infektionen. Etwa 40 % der Antibiotikagaben erfolgen dabei parenteral. Bei Patienten am Lebensende, mit fortgeschrittener Demenz oder mit deutlich eingeschränkter Lebensqualität, sollte kritisch geprüft werden, ob der Patient von einer Antibiotikatherapie profitiert oder durch diese sogar belastet wird (Schütze et al., 2021).

Dysphagiescreening und -therapie haben eine hohe Relevanz bei der Prävention von Aspirationspneumonien. Die Anlage einer PEG-Sonde verhindert Aspirationen nicht und ist bei Patienten mit fortgeschrittener Demenz zur Behandlung der Malnutrition nicht indiziert. Die Vermeidung von Blasenkathetern (auch bei Urininkontinenz) reduziert das Auftreten von Harnwegsinfektionen, die Vermeidung von intravenösen Zugängen das Auftreten von Thrombophlebitiden und Blutsstrominfektionen. Regelmäßige Mobilisation und gute Hautpflege sind Präventionsmaßnahmen zur Vermeidung von Dekubitalulzera und Weichteilinfektionen.

Maßnahmen zum Eigen- und Fremdschutz vor Pathogenen können von kognitiv eingeschränkten Personen oft nur unzureichend eingehalten werden. Diese Personengruppe profitiert daher in besonderem Maße von der Infektionsprävention durch Impfungen. An Demenz erkrankte ältere Personen werden allerdings seltener gegen Influenza und Pneumokokken geimpft als nicht an Demenz erkrankte ältere Personen, insbesondere wenn sie nicht in einem Pflegeheim leben. Mögliche Hürden für die Impfung kognitiv eingeschränkter Personen stellen die erforderliche Aufklärung und Einwilligung dar. Das Robert Koch-Institut (RKI) gibt Hinweise zur Durchführung der Aufklärung. Bei Vorliegen schwerer kognitiver Einschränkungen sollte idealerweise ein bevollmächtigter Vertreter bzw. der gesetzliche Betreuer die Einwilligung zur Durchführung einer Impfung geben.

Bei einigen Infektionskrankheiten oder Besiedlungen mit multiresistenten Erregern sind in Kliniken und Pflegeheimen Isolationsmaßnahmen erforderlich. Isolationsmaßnahmen sind insbesondere bei kognitiv eingeschränkten Patienten mit Gefahren verbunden und sollten kritisch hinsichtlich Indikation und Dauer evaluiert werden. Sie führen zu vermindertem Kontakt von Pflegenden und Ärztinnen/Ärzten zum Patienten, Verzögerungen von diagnostischen und therapeutischen Maßnahmen und einer Zunahme von nicht-infektionsbedingten schwerwiegenden Ereignissen. Sie sind assoziiert mit einer deutlich erhöhten Prävalenz von Deliren, Angstsymptomen und Depression. Zudem werden isolierte Patienten häufig von Gemeinschaftsaktivitäten und Therapien ausgeschlossen, was sich in vielen Fällen negativ auf ihre Genesung und ihre Funktionalität auswirkt (Schütze et al., 2021).

Merke

- Infektionskrankheiten treten bei Menschen mit Demenz häufiger auf.
- Infektionskrankheiten haben bei Menschen mit Demenz besonders starke Auswirkungen auf die Funktionalität und Selbstständigkeit.
- Infektionen sind häufige Auslöser eines Delirs – bei Auftreten eines Delirs bei einem Menschen mit Demenz muss immer an eine Infektion gedacht und entsprechende Diagnostik eingeleitet werden.
- Die Diagnosestellung von Infektionskrankheiten ist bei Menschen mit Demenz erschwert und erfordert neben einer gründlichen und sorgfältigen klinischen Untersuchung den niedrigschwelligen Einsatz von Labordiagnostik und gerätebasierter Diagnostik.
- Bei Menschen mit Demenz sollten Infektionskrankheiten möglichst rasch antibiotisch behandelt werden, sofern eine Antibiotikatherapie grundsätzlich indiziert ist.
- Isolationsmaßnahmen bei Infektionen stellen für Menschen mit Demenz eine besondere Herausforderung dar und wirken sich oft negativ auf deren kognitive Leistungsfähigkeit und Funktionalität aus.

10.12.3 Epilepsie bei Menschen mit Demenz

Epilepsie ist eine häufige Komorbidität bei Personen mit Demenzerkrankung (▸ Kap. 9.6). Es besteht dabei ein bidirektionaler Zusammenhang bzw. eine wechselseitige Beeinflussung zwischen diesen beiden Erkrankungen, gemeinsame Pathomechanismen werden vermutet (Sen et al., 2018; Tombini et al., 2021).

Personen, die an einer Epilepsie erkrankt sind, haben generell ein höheres Risiko für eine Demenzerkrankung.

Ältere Patienten mit unprovozierten epileptischen Anfällen unklarer Ursache haben ein um den Faktor zwei erhöhtes Risiko, im Verlauf eine Demenz zu entwickeln (Sen et al., 2018).

Epilepsien treten bei Menschen mit neurodegenerativen Demenzen und vaskulären Demenzen häufiger auf als bei nicht an einer Demenz erkrankten älteren Menschen. Neurodegenerative Demenzen sind Ursache für 5–10 % der epileptischen Anfälle/Epilepsien bei Personen > 60 Jahre (Beagle et al., 2017). Die kumulative Wahrscheinlichkeit, bei Vorliegen einer neurodegenerativen Demenz epileptische Anfälle zu entwickeln, liegt bei 11,5 % (Alzheimer-Demenz 13,4 %, Lewy-Körperchen-Demenz 14,7 %, Frontotemporale Demenz 3 %). Im Vergleich zu Kontrollpopulationen ist die Inzidenz epileptischer Anfälle bei Alzheimer-Demenz und Lewy-Körperchen-Demenz etwa um den Faktor 10 und bei Frontotemporaler Demenz etwa um den Faktor 6 erhöht, sie steigt mit der Erkrankungsdauer. Im Durchschnitt treten epileptische Anfälle etwa 4 Jahre nach Beginn der kognitiven oder motorischen Einschränkungen auf (Beagle et al., 2017). Bei über 40 % der Personen mit Alzheimer-Demenz kann bei intensivem neurophysiologischen Monitoring subklinische epileptische Aktivität – also epileptische Aktivität ohne klinisches Anfallsäquivalent – nachgewiesen werden (Horvath et al., 2021).

Epileptische Anfälle bei Menschen mit Demenz werden oft nicht erkannt, insbesondere da sie häufig non-konvulsiv sind und sich unspezifisch als Bewusstseinsstörung, Vigilanzminderung, Verwirrtheitszustand oder zunehmende Gedächtnisstörung äußern können. Weitere uncharakteristische Symptome können Stürze, Sprachstörungen, Sensibilitätsstörungen und Paresen sein, auch hierbei wird in etwa 50 % zunächst eine andere Diagnose vermutet (Beagle et al., 2017).

Sowohl epileptische Anfälle als auch subklinische epileptische Aktivität sind bei Personen mit Alzheimer-Demenz mit einem beschleunigten Abbau der kognitiven Leistungsfähigkeit assoziiert (Horvath et al., 2021), möglicherweise durch die vermehrte Produktion von Beta-Amyloid und Tau-Protein infolge periodisch erhöhter synaptischer Aktivität (Beagle et al., 2017). Epileptische Anfälle können zu Einschränkungen der Kognition, zu Neuroinflammation und Neurodegeneration beitragen (Lehmann et al., 2021).

Eine möglichst rasche dauerhafte antikonvulsive Behandlung nach Auftreten eines epileptischen Anfalls bei Patienten mit Demenz erscheint daher sinnvoll zur Vermeidung einer Progression der kognitiven Defizite und aufgrund der hohen Wahrscheinlichkeit für weitere Anfälle. Der Beginn einer antikonvulsiven Therapie bei Patienten mit subklinischer epileptischer Aktivität wird kontrovers diskutiert und sollte im Einzelfall evaluiert werden (Giorgi et al., 2017).

Bei der Auswahl der antikonvulsiven Therapie bei Patienten mit Demenz müssen Alter, Komorbiditäten, Medikamenteninteraktionen, kognitive und nicht kognitive unerwünschte Wirkungen, Tolerabilität und optimale Dosierung beachtet werden. Häufig gelingt es, durch eine Monotherapie und geringe Dosierungen Anfallsfreiheit zu erreichen.

Zur antikonvulsiven Therapie sollten Medikamente vermieden werden, die sich negativ auf die kognitive Leistungsfähigkeit auswirken. Benzodiazepine haben einen sedierenden Effekt und sind mit einer Verschlechterung der Visuokonstruktion, der Verarbeitungsgeschwindigkeit und der verbalen Lernfähigkeit verbunden (Tombini et al., 2021). Sie sollten daher außerhalb der Akuttherapie bei epileptischem Anfall oder Status epilepticus bei Patienten mit Demenz möglichst nicht eingesetzt werden. Antikonvulsiva der ersten Generation wirken sich meist negativ auf die Aufmerksamkeit, die Vigilanz und die psychomotorische Geschwindigkeit aus, insbesondere Phenobarbital, Phenytoin, Carbamazepin und Valproinsäure. Aufgrund ihres ungünstigen Nebenwirkungsprofils und ihres hohen Interaktionspotenzials sollte ihr Einsatz bei Patienten mit Demenz und multimorbiden älteren Patienten mit Polypharmazie zurückhaltend und nur nach kritischer Prüfung erfolgen. Die neueren Antikonvulsiva, mit Ausnahme von Topiramat und Zonisamid, sind besser verträglich und beeinflussen die Kognition nicht wesentlich negativ. Lacosamid ist ein gut verträgliches Antikonvulsivum mit minimal negativer Wirkung auf Kognition, Schlaf und Verhalten und möglicherweise positiven Effekten auf einige psychiatrische Symptome (Strzelczyk et al., 2022). RCTs zum Einsatz von Lacosamid bei Patienten mit Demenz stehen allerdings aus. Die stärkste Evidenz gibt es bei Patienten mit Alzheimer-Demenz derzeit für Levetiracetam und Lamotrigin (Tombini et al., 2021; Yang et al., 2022), diese beiden Antikonvulsiva werden daher aktuell für die Therapie bei Menschen mit Demenz empfohlen. Einige Studien zeigen eine Verbesserung der kognitiven Leistungsfähigkeit bei Patienten mit Alzheimer-Demenz unter Therapie mit Levetiracetam. Levetiracetam kann allerdings unerwünschte neuropsychiatrische Wirkungen haben, wie z. B. Stimmungsschwankungen, Unruhe, Aggressivität, Konzentrationsstörungen und Müdigkeit, sodass die Anwendung insbesondere bei Vorliegen von Verhaltensauffälligkeiten und psychischen Symptomen mit Vorsicht erfolgen sollte. Lamotrigin hat eine sehr gute Effektivität und Tolerabilität sowie einen häufig positiven Effekt auf die Stimmung. Levetiracetam ist als Saft verfügbar, Lamotrigin-Tabletten können aufgelöst werden, was insbesondere bei Menschen mit Demenz mit Dysphagie vorteilhaft ist. Ein Vorteil von Levetiracetam im Vergleich zu Lamotrigin ist, dass es nicht langsam aufdosiert werden muss. Falls ein rascher Anfallsschutz erforderlich ist, kann in der Aufdosierungsphase von Lamotrigin eine vorübergehende Kombinationstherapie mit Levetiracetam sinnvoll sein.

Die Behandlung mit Acetylcholinesterasehemmern beeinflusst das Risiko für epileptische Anfälle wahrscheinlich nicht, für die Behandlung mit Memantin gibt es diesbezüglich widersprüchliche Ergebnisse aus tierexperimentellen Studien. Krampfschwellensenkende Medikamente wie Neuroleptika, insbesondere typische Neuroleptika, oder das Antidepressivum Buproprion sollten bei Menschen mit Epilepsie nicht oder nur mit Vorsicht eingesetzt werden.

Merke

- Epileptische Anfälle/Epilepsien treten bei Menschen mit Demenz häufiger auf als bei Menschen ohne Demenz.
- Epileptische Anfälle und subklinische epileptische Aktivität sind bei Menschen mit Demenz mit einer Verschlechterung der kognitiven Leistungsfähigkeit assoziiert.

- Bei akuter Verschlechterung der Kognition oder Vigilanz bei Menschen mit Demenz sollte an einen epileptischen Anfall gedacht werden.
- Die Diagnosestellung von epileptischen Anfällen ist bei Menschen mit Demenz erschwert und erfordert neben sorgfältiger Erhebung der Semiologie die niederschwellige Durchführung eines EEGs.
- Eine antikonvulsive Therapie sollte bei Menschen mit Demenz und epileptischen Anfällen niederschwellig begonnen werden.
- Levetiracetam und Lamotrigin erscheinen zum aktuellen Zeitpunkt für die antikonvulsive Therapie bei Menschen mit Demenz am besten geeignet.

10.12.4 Vorhofflimmern bei Menschen mit Demenz

Vorhofflimmern und Demenzerkrankungen haben neben dem höheren Lebensalter weitere gemeinsame (kardiovaskuläre) Risikofaktoren und sind häufige Komorbiditäten (► Kap. 8.7 und ► Kap. 9.3).

Vorhofflimmern erhöht das Risiko für einen Schlaganfall um den Faktor 5 (Diener et al., 2019), seine Behandlung ist daher ein wesentlicher Faktor bei der Schlaganfallprävention. Menschen mit Demenz mit Vorhofflimmern sollten analog zu Personen ohne kognitive Einschränkungen nach ischämischem Schlaganfall oder transitorischer ischämischer Attacke (TIA) antikoaguliert werden. Die regelmäßige Medikamenteneinnahme sollte dabei gewährleistet werden (Hamann et al., 2022). Patienten mit kognitiven Defiziten oder Gebrechlichkeit (Frailty) hatten in einer Datenanalyse aus dem „Outcomes Registry for Better Informed Care in AF" (ORBIT AF) einen ähnlichen Benefit durch eine orale Antikoagulation wie Patienten ohne kognitive Defizite oder Frailty. Die Datenlage zur Effektivität und Sicherheit der Antikoagulation (insbesondere mit DOAC) bei Patienten mit kognitiven Defiziten ist insgesamt limitiert, da in den großen randomisierten Studien Patienten mit Demenz ausgeschlossen wurden. Allerdings deuten einige Beobachtungsstudien darauf hin, dass bei Patienten mit Demenz die Fortsetzung einer oralen Antikoagulation der Beendigung einer oralen Antikoagulation im Nettonutzen überlegen ist (Reduktion thromboembolischer Ereignisse und der Mortalität, keine Erhöhung schwerer Blutungskomplikationen). Es gibt zudem Hinweise, dass die Therapie mit DOAC der Therapie mit VKA überlegen sein könnte (Hamann et al., 2022).

Vorhofflimmern ist assoziiert mit dem Auftreten und Voranschreiten kognitiver Defizite bzw. einer Demenz, sowohl bei Patienten nach ischämischem Schlaganfall – einem wichtigen Risikofaktor für die Entwicklung einer vaskulären Demenz – als auch bei Patienten ohne vorangegangenen ischämischen Schlaganfall (Diener et al., 2019). Die Assoziation von Vorhofflimmern und Demenzerkrankungen ist vermutlich multifaktoriell bedingt, u. a. durch Veränderungen der Durchblutung infolge embolischer Ereignisse, Arrhythmie-bedingte Hypoperfusion, oxidativen Stress und inflammatorische Prozesse (Bunch et al., 2020). Ein direkter kausaler Zusammenhang ist bislang allerdings nicht belegt (Rivard et al., 2022). Ergebnisse verschiedener Beobachtungsstudien deuten darauf hin, dass bei Personen mit Vorhofflimmern durch eine frühe Rhythmuskontrolle das Risiko für das Auftreten einer Demenzerkrankung reduziert wird (Li et al., 2023). Ob eine frühe und effektive Antikoagulation sowie medikamentöse und nicht medikamentöse Maßnahmen zur Herzfrequenz- und Rhythmuskontrolle (einschließlich Katheterablation) die Verschlechterung der kognitiven Leistungsfähigkeit bei Menschen mit Demenz reduzieren können, sollte in RCTs untersucht werden (Rivard et al., 2022).

Merke

- Menschen mit Demenz mit Vorhofflimmern sollten analog zu nicht kognitiv eingeschränkten älteren Menschen zur Prävention von Schlaganfällen antikoaguliert werden, sofern die adäquate und regelmäßige Einnahme der Medikation sichergestellt werden kann.
- Effekte der Antikoagulation sowie medikamentöser und nicht medikamentöser Maßnahmen zur Herzfrequenz- und Rhythmuskontrolle auf die kognitive Leistungsfähigkeit von Menschen mit Demenz mit Vorhofflimmern sollten in RCTs untersucht werden.

10.12.5 Diabetes mellitus bei Menschen mit Demenz

Diabetes mellitus, Adipositas und Hypertonie sind wichtige Risikofaktoren der Demenz (Liang et al., 2020; ► Kap. 4.7–4.9). Wenn bei Menschen mit Diabetes mellitus eine Demenz diagnostiziert wird, tritt allerdings nicht einfach eine weitere Erkrankung hinzu. Vielmehr werden für den Diabetes mellitus neue Behandlungskonzepte und -ziele relevant, zumal sich auch die Pathophysiologie der Stoffwechselstörung durch das Hinzutreten der Demenz ändert.

Die Behandlung des Diabetes beruht in hohem Maße auf einem Selbstmanagement, bei dem der Patient Ernährung, Bewegung und blutzuckersenkende Medikamente den wechselnden Erfordernissen des Alltags entsprechend seiner Kenntnisse aus Schulung und eigenen Erfahrungen selbst anpasst. Dies gilt besonders für diejenigen Patienten, die mit Insulin behandelt werden. Die kognitiven Einschränkungen, die im Rahmen einer Demenz auftreten, erschweren das Selbstmanagement. Das Diabetesmanagement in die Hände von Betreuungspersonen zu legen, fällt jedoch gerade Menschen, die sich bis dahin gewissenhaft und sorgfältig um ihre Stoffwechselführung gekümmert haben, naturgemäß schwer.

Gleichzeitig ändern sich die Rahmenbedingungen des Stoffwechsels mit Auftreten einer Demenz:

- Bereits im Vorfeld einer Demenz tritt in der Regel ein Gewichtsverlust auf, der sich im Laufe des Krankheitsprogresses fortsetzt (Perera et al., 2020). Früher notwendige Dosierungen von Antidiabetika können zu hoch sein und ggf. zu Hypoglykämien führen.
- Bei vielen Patienten mit einer Demenz geht der Geruchssinn langsam verloren. Dadurch gewinnt der über den Geschmackssinn und die Zunge vermittelte Teil des Geschmackserlebens bei der Nahrungsaufnahme eine höhere Bedeutung. In der Folge ändert sich die Geschmackspräferenz dahingehend, dass süße Speisen bevorzugt werden.

- Im Verlauf der Erkrankung ändert sich der Energie- und Nährstoffbedarf. Der Bewegungsdrang wird im Verlauf immer schwerer vorhersehbar, wobei Phasen mit Apathie und wenig Energieumsatz mit Phasen der erheblichen Bewegungsunruhe und des erhöhten Kalorienbedarfs wechseln können.

Mit Diagnosestellung einer Demenz reduziert sich die verbleibende Lebenserwartung. Im Mittel bleiben den Patenten noch etwa 10 Jahre. Damit verschiebt sich der Fokus von der Prävention langfristiger Komplikationen, deren Risiko mit dem HbA1c-Wert gut erfasst werden kann, auf kurzfristige Therapieziele, die für die Lebensqualität im verbleibenden Zeitraum relevant sind. Hierzu gehört die Prävention akuter Stoffwechselentgleisungen mit Hyperosmolalität und Exsikkose sowie konsekutiv erhöhter Infektionsneigung. Noch bedrohlicher sind jedoch Hypoglykämien, da sie die kognitive Leistungsfähigkeit zumindest akut zusätzlich beeinträchtigen und die Kompetenz zum Selbstmanagement nicht mehr vorausgesetzt werden kann.

Für die Diabeteseinstellung sind daher Therapieschemata sinnvoll, die mit einem geringen Risiko für Hypoglykämien einhergehen. Aufgrund der Gewichtsreduktion und der abnehmenden Insulinresistenz bei Demenz ist bei einem Teil der Patienten der Verzicht auf Insulin möglich. Eine Verschlechterung der HbA1c-Werte kann toleriert werden, wenn symptomatische Hyperglykämien nicht beobachtet werden. Da SGLT-2-Inhibitoren und GLP-1-Agonisten die Vorteile einer geringen Hypoglykämieneigung und eines einfachen Therapieschemas mitbringen, kann eine Umstellung auf diese Substanzen in Frage kommen. Allerdings sollten die Risiken urogenitaler Infektionen und eines potenziell unerwünschten Gewichtsverlusts im Einzelfall im Blick behalten werden.

Merke

- Diabetes mellitus und Adipositas sind Risikofaktoren der Demenz.
- Bereits im Vorfeld und dann im Verlauf der Demenzerkrankung nehmen Körpergewicht und damit Insulinresistenz und der Bedarf an blutzuckersenkenden Medikamenten langsam ab. Das Risiko für Hypoglykämien steigt.
- Hypoglykämien führen zu einer weiteren kognitiven Verschlechterung. Die Vermeidung von Hypoglykämien ist damit ein Therapieziel von höchster Priorität bei Menschen mit Diabetes mellitus und Demenz.
- Die nachlassende Fähigkeit zum Selbstmanagement erfordert eine Umstellung auf einfache Therapieschemata. Gleichzeitig macht der Gewichtsverlust eine Deeskalation der Diabetestherapie häufig möglich, ohne Gefahr der Stoffwechselverschlechterung.

10.12.6 Hypertonie und Herz-Kreislauf-Erkrankungen bei Menschen mit Demenz

Auch für den Demenz-Risikofaktor arterielle Hypertonie gilt, dass bereits in den Jahren unmittelbar vor Diagnosestellung einer Demenz das Ausmaß der Hypertonie abnimmt (Perera et al., 2020). Ursächlich könnte auch hierfür die Gewichtsreduktion sein. Dies deckt sich mit der klinischen Erfahrung, dass bei Patienten mit einer Demenz häufig die antihypertensive Medikation deeskaliert werden kann.

Wird dies nicht beachtet, besteht die Gefahr orthostatischer Dysregulationen und Stürzen mit allen typischen Komplikationen. Dies deckt sich mit dem Befund aus der Notfallmedizin, dass kardiovaskuläre Probleme in ihrer Häufigkeit ihre prioritäre Rolle verlieren und gleichzeitig Stürze und Frakturen an Bedeutung gewinnen (Browne et al., 2017).

Problematisch dabei ist aber, dass kardiovaskuläre Todesursachen in dieser Studie nicht seltener sind als bei Menschen, die nicht an Demenz erkrankt sind, obwohl sie in der Notfallmedizin nicht mehr ganz so im Vordergrund stehen. Dies könnte darauf hindeuten, dass kardiovaskuläre Erkrankungen sich nicht mehr so offensichtlich präsentieren. Eine mögliche Ursache für diese Diskrepanz ist, dass kurz zurückliegende intermittierende Beschwerden wegen der Defizite des episodischen Gedächtnisses von Menschen mit Demenz nicht so zuverlässig berichtet werden können. Ähnlich wie bei anderen intermittierenden Schmerzsyndromen kann dies auch auf Angina pectoris zutreffen und zu einer Unterschätzung des Risikos in der Akutmedizin führen.

Eine andere mögliche Ursache dieser Diskrepanz ist aber auch eine Tendenz zur Überdosierung und unzureichenden Dosisreduktion diuretisch wirksamer Substanzen nach kardialer Rekompensation, die der erschwerten Anamneseerhebung bei Menschen mit Demenz geschuldet ist (Wehling et al., 2013). Dies kann ein akutes Nierenversagen, aber auch Elektrolytstörungen zur Folge haben, die unerkannt Herzrhythmusstörungen (Hypokaliämie), Stürze oder kognitive Verschlechterungen begünstigen (Zieschang et al., 2015; Suarez et al., 2020). Besonders häufig hierfür verantwortlich sind Thiaziddiuretika, die deshalb bei Menschen mit Demenz besonders sorgfältig eingesetzt werden sollten (Ravioli et al., 2021).

Klinische Konsequenzen sind im folgenden Kasten zusammengefasst.

Merke

- Im Vorfeld und Verlauf einer Demenzerkrankung nimmt der Blutdruck bei Menschen mit präexistenter Hypertonie ab. Zur Vermeidung einer Übertherapie und orthostatischer Dysregulation mit der Folge von Stürzen muss die antihypertensive Therapie angepasst werden.
- Bei der Diagnose und Verlaufskontrolle einer koronaren Herzkrankheit müssen Gedächtnislücken durch besonders sorgfältige Anamneseerhebung und ggf. Fremdanamnese ergänzt werden.
- Eine diuretische Übertherapie mit der Gefahr von Elektrolytentgleisungen muss durch sorgfältige Dosisanpassung und möglichst Verzicht auf Thiaziddiuretika vermieden werden.

Zusammenfassung

Viele Komorbiditäten bei Menschen mit Demenz treten nicht unabhängig von der Demenzerkrankung auf –

meist besteht eine wechselseitige Beeinflussung, oft sogar ein kausaler Zusammenhang.

Beim Management dieser Komorbiditäten muss beachtet werden, dass sowohl die Erkrankung als auch deren Therapie sich auf den Verlauf der Demenzerkrankung auswirken können. Menschen mit Demenz sind dabei noch vulnerabler hinsichtlich der Verschlechterung ihrer Funktionalität und Selbstständigkeit als ältere Menschen ohne Demenzerkrankung.

Die Diagnosestellung vieler Erkrankungen ist bei Menschen mit Demenz erschwert und erfordert neben einer gründlichen und sorgfältigen klinischen Untersuchung den niedrigschwelligen Einsatz von Labordiagnostik und gerätebasierter Diagnostik.

Häufiges unspezifisches Symptom von Akuterkrankungen bei Patienten mit Demenz ist eine Verschlechterung der kognitiven Leistungsfähigkeit, also das Auftreten eines Delirs.

Akute und chronische Erkrankungen sowie Risikofaktoren sollten bei Menschen mit Demenz in frühen Krankheitsstadien analog zu älteren Menschen ohne Demenzerkrankung behandelt werden, wobei mögliche negative Auswirkungen medikamentöser und nicht medikamentöser Therapien und Maßnahmen auf die kognitive Leistungsfähigkeit besonders beachtet werden sollten. Delirogene Medikamente sollten möglichst vermieden werden, ebenso die Übertherapie einiger Erkrankungen, wie z. B. Hypertonie und Diabetes mellitus.

Mit Fortschreiten einer Demenzerkrankung ändern sich die Therapieziele. Bei Menschen mit Demenz in fortgeschrittenem Stadium liegt der Schwerpunkt der Behandlung von Komorbiditäten auf der Symptomkontrolle und Verbesserung der Lebensqualität und nicht mehr auf der Prävention von langfristigen Komplikationen (z. B. bei Diabetes mellitus).

Literatur

Beagle, A. J., Darwish, S. M., Ranasinghe, K. G., et al. (2017). Relative Incidence of Seizures and Myoclonus in Alzheimer's Disease, Dementia with Lewy Bodies, and Frontotemporal Dementia. *Journal of Alzheimer's Disease, 60*(1), 211-223. https://doi.org/10.3233/JAD-170031.

Browne, J., Edwards, D. A., Rhodes, K. M., et al. (2017). Association of comorbidity and health service usage among patients with dementia in the UK: a population-based study. *BMJ open, 7*(3), e012546. https://doi.org/10.1136/bmjopen-2016-012546

Bunch, T.J. (2020). Atrial fibrillation and dementia. *Circulation, 142*(7), 618–620. https://doi.org/10.1161/ CIRCULATIONAHA. 120.045866.

Diener, H.-C., Hart, R.G., Koudstaal, P.J., et al. (2019). Atrial fibrillation and cognitive function. *Journal of the American College of Cardiology. 73*(5), 612–619. https://doi.org/10.1016/j.jacc.2018.10.077

Giorgi, F. S., Guida, M., Vergallo, A., et al. (2017). Treatment of epilepsy in patients with Alzheimer's disease. *Expert Review of Neurotherapeutics, 17*(3), 309-318. https://doi.org/10.1080/14737175.2017.1243469.

Hamann, G. F., Sander, D., et al. (2022). Deutsche Schlaganfall-Gesellschaft und Deutsche Gesellschaft für Neurologie. *Sekundärprophylaxe ischämischer Schlaganfall und transitorisch ischämische Attacke: Teil 1,* S2k-Leitlinie, in: Deutsche Gesellschaft für Neurologie (Hrsg.), Leitlinien für Diagnostik und Therapie in der Neurologie. Online: www.dgn.org/leitlinien, Zugriff am 16.1.2023

Heun, R., Schoepf, D., Potluri, R., et al. (2013). Alzheimer's disease and co-morbidity: increased prevalence and possible risk factors of excess mortality in a naturalistic 7-year follow-up. *European psychiatry: the journal of the Association of European Psychiatrists, 28*(1), 40–48. https://doi.org/10.1016/j.eurpsy.2011.06.001

Holmes, C., Cunningham, C., Zotova, E., et al. (2009). Systemic inflammation and disease progression in Alzheimer disease. *Neurology, 73*(10), 768–774. doi: 10.1212/WNL.0b013e3181b6bb95.

Horvath, A. A., Papp, A., Zsuffa, J., et al. (2021). Subclinical epileptiform activity accelerates the progression of Alzheimer's disease: A long-term EEG study. *Clinical Neurophysiology, 132*(8), 1982-1989. https://doi.org/10.1016/j.clinph.2021.03.050.

Krämer, J., Nolte, K., Zupanc, L., et al. (2022). Structured Delirium Management in the Hospital. *Deutsches Ärzteblatt International, 119*(11),188-194. https://doi.org/10.3238/arztebl.m2022.0131.

LaMantia, M. A., Stump, T. E., Messina, F. C., et al. (2016). Emergency Department Use Among Older Adults With Dementia. *Alzheimer disease and associated disorders, 30*(1), 35–40. https://doi.org/10.1097/WAD.0000000000000118

Lehmann, L., Lo, A., Knox, K. M., et al. (2021). Alzheimer's disease and epilepsy: a perspective on the opportunities for overlapping therapeutic innovation. *Neurochemical Research, 46*(8), 1895-1912. https://doi.org/10.1007/s11064-021-03332-y.

Li, G.-Y., Chen, Y.-Y., Lin, Y.-J., et al. (2023). Ablation of atrial fibrillation and dementia risk reduction during long-term follow-up: a nationwide population-based study. *Europace,* euad109. https://doi.org/10.1093/europace/euad109.

Liang, J. H., Lu, L., Li, J. Y., et al. (2020). Contributions of Modifiable Risk Factors to Dementia Incidence: A Bayesian Network Analysis. *Journal of the American Medical Directors Association, 21*(11), 1592–1599.e13. https://doi.org/10.1016/j.jamda.2020.04.006

Perera, G., Rijnbeek, P. R., Alexander, M., et al. (2020). Vascular and metabolic risk factor differences prior to dementia diagnosis: a multidatabase case-control study using European electronic health records. *BMJ open, 10*(11), e038753. https://doi.org/10.1136/bmjopen-2020-038753

Perry, V. H., Newman, T. A., Cunningham, C. (2003). The impact of systemic infection on the progression of neurodegenerative disease. *Nature Reviews Neuroscience, 4*(2), 103–112. https://doi.org/10.1038/nrn1032.

Ravioli, S., Bahmad, S., Funk, G. C., Schwarz, C., Exadaktylos, A., & Lindner, G. (2021). Risk of Electrolyte Disorders, Syncope, and Falls in Patients Taking Thiazide Diuretics: Results of a Cross-Sectional Study. *The American journal of medicine, 134*(9), 1148–1154. https://doi.org/10.1016/j.amjmed.2021.04.007

Rivard L, Friberg L, Conen D, et al. (2022). Atrial fibrillation and dementia: a report from the AF-SCREEN International Collaboration. *Circulation, 145*(5), 392-409. doi:10.1161/CIRCULATIONAHA.121.055018

Sen, A., Capelli, V., Husain, M. (2018). Cognition and dementia in older patients with epilepsy. *Brain, 141*(6), 1592-1608. https://doi.org/10.1093/brain/awy022.

Schütze, S. (2021). *Infektionskrankheiten im höheren Lebensalter.* Altersmedizin in der Praxis. Hrsg: Pantel J, Püllen R. Stuttgart: Kohlhammer.

Strzelczyk, A., Schubert-Bast, S. (2022). Psychobehavioural and cognitive adverse events of anti-seizure medications for the treatment of developmental and epileptic encephalopathies. *CNS Drugs, 36*, 1079-1111. doi.org/10.1007/s40263-022-00955-9.

Suárez, V., Norello, D., Sen, E., et al. (2020). Impairment of Neurocognitive Functioning, Motor Performance, and Mood Stability in Hospitalized Patients With Euvolemic Moderate and Profound Hyponatremia. *The American journal of medicine*, *133*(3), 986–993.e5. https://doi.org/10.1016/j.amjmed.2019.12.056

Tombini, M., Assenza, G., Ricci, L., et al. (2021). Temporal lobe epilepsy and Alzheimer's disease: from preclinical to clinical evidence of a strong association. *Journal of Alzheimer's Disease Reports*, *5*(1), 243-261. https://doi.org/10.3233/ADR-200286.

Wehling M. (2013). Morbus diureticus in the elderly: epidemic overuse of a widely applied group of drugs. *Journal of the American Medical Directors Association*, *14*(6), 437–442. https://doi.org/10.1016/j.jamda.2013.02.002

Yang, F., Chen, L., Yu, Y., et al. (2022). Alzheimer's disease and epilepsy: an increasingly recognized comorbidity. *Frontiers in Aging Neuroscience*, *14*, 940515. https://doi.org/10.3389/fnagi.2022.940515.

Yoshikawa, T. T., & Norman, D. C. (2017). Geriatric infectious diseases: current concepts on diagnosis and management. *Journal of the American Geriatrics Society*, *65*(3), 631–641. https://doi.org/10.1111/jgs.14731.

Zieschang, T., Bauer, J., Kopf, D., et al. (2019). Special care units for patients with cognitive impairment: Results of a nationwide survey in geriatric hospitals in Germany. *Zeitschrift für Gerontologie und Geriatrie*, *52*(6):598-606. https://doi.org/10.1007/s00391-018-1439-z.

Zieschang, T., Wolf, M., Vellappallil, T., et al. (2016). The Association of Hyponatremia, Risk of Confusional State, and Mortality. *Deutsches Arzteblatt International*, *113*(50), 855–862. https://doi.org/10.3238/arztebl.2016.0855

11 Psychische Gesundheit und ihre Störungen: Epidemiologie, Pathophysiologie, Diagnose und Management

Sektionsherausgebende: Gerhard W. Eschweiler und Clemens Becker

11.1 Depressive Störungen

Gerhard W. Eschweiler und Kathrin N. Eckstein

11.1.1 Einführung

Depressive Störungen im Alter sind sehr häufig (Prävalenz über 10 %, je nach diagnostischer Schwelle; Luppa et al., 2012) und stellen eine relevante und zunehmende medizinische Herausforderung in Europa dar (BÄK et al., 2022). Kaum eine Erkrankung beeinträchtig die Lebensqualität eines Menschen so sehr wie eine anhaltend negative affektive Störung. Die drei Kernsymptome der depressiven Störung sind laut ICD-10 (F32.* oder F33.*) eine depressive, gedrückte Stimmung, ein Interessenverlust und Freudlosigkeit und eine Antriebsverminderung (Wolter, 2016). Diese sind aber wie die Nebensymptome (▸ Tab. 11.1.1) nicht einfach zu erfassen und werden bei älteren Patienten häufiger durch Symptome körperlicher Erkrankungen wie die Antriebsminderung bei einer Herzinsuffizienz, COPD oder einer onkologischen Erkrankung überlagert.

Bis dato existieren keine validen Biomarker für eine depressive Störung im Blut, Liquor, Bildgebung oder EEG. Die Diagnosestellung beruht somit auf der Fremdeinschätzung der/des Ärztin/Arztes und der Selbsteinschätzung des Patienten, die wiederum von Erfahrung, Empathie und verfügbarer Zeit des Untersuchers und den kognitiven Fähigkeiten, der Selbstreflexion und der Auskunftsbereitschaft des Betroffenen abhängt (Eschweiler, 2017). Depressive Störungen sind oft schambesetzt und können zu (Selbst-)Stigmatisierung führen (Eschweiler, 2017).

Im Alter dominieren oft subsyndromale und chronische Depressionen. Bei wahnhaften Depressionen finden sich Verarmungswahn (z. B. Krankenkasse zahlt nicht), aber auch Schuldwahn und hypochondrische Wahninhalte (▸ Kap. 11.3). Insbesondere Menschen mit wahnhaften Depressionen sind suizidgefährdet (Gournellis et al., 2018) (▸ Kap. 11.4). Zusätzlich zeigte sich in psychologischen Autopsien nach einem Suizid bei bis zu 70 % der Menschen im Vorfeld ein depressives Syndrom (BÄK et al., 2022).

11.1.2 Epidemiologie und Verlauf

Die Prävalenz der Depression im Alter über 75 Jahre schwankt je nach Land und Setting zwischen 5 und 20 %. Eine Metaanalyse aus Deutschland ergab eine gepoolte Prävalenz von 7,2 % (95 % CI 4,4–10,6 %) für die majore (mittelgradige) Depression laut ICD-10 und von 17,1 % (95 % CI 9,7–26,1 %) für alle depressiven Störungen (Luppa et al., 2012). Klinisch bedeutsam ist die Unterscheidung zwischen depressiven Störungen, die erstmalig nach dem 60. Lebensjahr beginnen (Late Onset Depression, LOD), und depressiven Störungen, die bereits im jüngeren Erwachsenenalter begonnen haben und persistieren oder zu einer erneuten Episode (Early Onset Depression, EOD) führen (Rapp, 2013). Neben dem Ersterkrankungsalter ist es klinisch bedeutsam, ob exekutive oder andere kognitive Symptome vorliegen (Alexopoulos, 2019). Patienten mit LOD zeigen häufiger eine subkortikale vaskuläre Enzephalopathie (SAE), früher auch als Morbus Binswanger bezeichnet (Salo et al., 2019). Risikofaktoren sind vor allem ein Diabetes mellitus und eine schlecht eingestellte arterielle Hypertonie. Diese Patienten sind meist psychomotorisch verlangsamt und zeigen eine verminderte kognitive Flexibilität. Dies wird auch als dysexekutives Syndrom bezeichnet. Patienten mit LOD oder vaskulärer Depression zeigen höhere Risiken für die Entwicklung einer Demenz (Diniz et al., 2013). Am häufigsten sind unipolare rezidivierende depressive Verläufe (über 50 %). Bipolare Depressionen wie auch manisch-depressive Störungen (F31) beginnen meist im jungen Erwachsenenalter. Wenn Manien erstmals im Alter auftreten, ist eine hirnorganische Ätiologie häufig und verlangt eine Bildgebung und ggf. eine Liquoruntersuchung (Cave FTD, Huntington-Krankheit, Neurolues, Enzephalitis u. ä.).

11.1.3 Diagnosestellung

Die klinische Diagnose einer depressiven Störung erfolgt in einer somatischen Klinik und einer Arztpraxis auch bei Älteren in der Regel zweistufig. Zunächst wird bei Patienten ohne ausgeprägte kognitive oder sprachliche Defizite ein kurzes affektives Screening durchgeführt (z. B. mittels Patient Health Questionnaire [PHQ; Ell et al., 2005; Li et al., 2007, https://kompetenzzentrum-allgemeinmedizin-mv.de/wp-content/uploads/2018/07/PHQ9-Depressionsfragebogen-2018.pdf], Geriatrischer Depressions-Skala [GDS; Almeida & Almeida, 1999, https://www.kcgeriatrie.de/fileadmin/Kcgeriatrie/Assessments/gds.pdf] oder der Depression im Alter-Skala [DIA-S;Heidenblut & Zank, 2010, https://www.kcgeriatrie.de/fileadmin/Kcgeriatrie/Assessments/dias.pdf]). Zur genauen Erfassung depressiver Störungen ist eine gute Anamnese der Umstände des Beginns und ein klinisches Interview zur Ausprägung wichtig. Gibt es nachvollziehbare ausgeprägte Belastungsfaktoren (wie Tod, schwere Erkrankung oder Konflikte), die ein „Watchful Waiting" nahelegen?

Beispielfragen zum Screening auf die beiden Hauptsymptome Niedergeschlagenheit und Interessenverlust

Tab. 11.1.1: Haupt- und Zusatzsymptome depressiver Episoden nach ICD mit Beispielfragen (BÄK, KBV und AWMF, 2022, Tabelle 8, S. 29)

Symptome	Charakteristika	Beispielfragen
Hauptsymptome		
gedrückte, depressive Stimmung	• Niedergeschlagenheit, Verzweiflung; Gefühllosigkeit gegenüber positiven wie negativen Ereignissen, rasche Irritierbarkeit, Gefühl der Überforderung • häufig in Kombination mit Angstgefühlen/Zukunftsangst und Unsicherheit • Änderung der Stimmung von Tag zu Tag unabhängig von den Lebensumständen • charakteristische Tagesschwankungen, z. B. ausgeprägtes „Morgentief"	• Haben Sie sich in den letzten zwei Wochen niedergeschlagen oder traurig gefühlt? • Gab es Zeiten, an denen Ihre Stimmung besser oder schlechter war?
Interessenverlust, Freudlosigkeit	• kein Interesse und Engagement für Alltagstätigkeiten (Beruf, Haushalt) • kein Interesse und keine Freude an bisherigen Hobbies und Freizeitaktivitäten • Rückgang des Aktivitätsniveaus	• Haben Sie in der letzten Zeit das Interesse oder die Freude an wichtigen Aktivitäten (Beruf, Hobby, Familie) verloren? • Hatten Sie in den letzten zwei Wochen fast ständig das Gefühl, zu nichts mehr Lust zu haben?
Antriebsmangel, erhöhte Ermüdbarkeit[1]	• Vernachlässigung von und schnelle Erschöpfung durch einfache Alltagsaktivitäten (Haushalt, Körperpflege) • kein Interesse an sozialen Kontakten • Rückzug	• Haben Sie Ihre Energie verloren? • Fühlen Sie sich ständig müde und abgeschlagen? • Fällt es Ihnen schwer, die Aufgaben des Alltags wie gewohnt zu bewerkstelligen?
Zusatzsymptome		
verminderte Konzentration und Aufmerksamkeit	• Einschränkung im Denkvermögen • Entscheidungsschwierigkeiten bzw. Entscheidungslosigkeit • wiederkehrende Grübeleien, Selbstzweifel und Ängste	• Haben Sie Schwierigkeiten, sich zu konzentrieren? • Haben Sie Mühe, die Zeitung zu lesen, fernzusehen oder einem Gespräch zu folgen?
vermindertes Selbstwertgefühl und Selbstvertrauen[3]	• Verlust des Vertrauens in die eigenen Kompetenzen, z. B. im Beruf, in sozialen Kontakten, in Freizeitaktivitäten oder in der Haushaltsführung	• Leiden sich an fehlendem Selbstvertrauen und/oder Selbstwertgefühl? • Fühlen Sie sich so selbstsicher wie sonst?
Schuldgefühle	• Selbstvorwürfe • unrealistische/übertriebene Schuldgefühle im beruflichen oder sozialen Kontext	• Machen Sie sich häufig Selbstvorwürfe? • Fühlen Sie sich häufig schuldig für alles, was geschieht?
psychomotorische Agitiertheit oder Hemmung	• innerliche Unruhe, Gefühl des Getriebenseins • Zappeln, Rededrang • Wortkargheit, leise monotone Sprache, langsames Sprechen • verzögerte Reaktionen, langsame Bewegungen, reduzierte Mimik	• Sind Sie innerlich so unruhig, dass Sie nicht stillsitzen können? • Müssen Sie ständig auf und ab gehen, weil Sie so unruhig sind? • Sprechen oder bewegen Sie sich langsamer als sonst?
Hoffnungslosigkeit[3]	• unrealistisch pessimistische Zukunftserwartungen inkl. Gesundheitsprognose • allgemein negative Selbst- und Weltsicht und Gefühl der Aussichtslosigkeit	• Sehen Sie die Zukunft schwärzer als sonst? • Haben Sie Pläne für die Zukunft?
Schlafstörungen	• Schlaflosigkeit • Durchschlafstörungen, Früherwachen, auch Einschlafstörungen • seltener Hypersomnie: vermehrter Schlaf tagsüber, verlängerter Nachtschlaf	• Hat sich an Ihrem Schlaf etwas geändert? • Schlafen Sie mehr/weniger als sonst?
Appetitstörungen	• Gefühl, sich zum Essen zwingen zu müssen • erheblicher Gewichtsverlust	• Hatten Sie weniger Appetit in der letzten Zeit? • Haben Sie ungewollt abgenommen?
Suizidgedanken/ Suizidhandlungen	• Wunsch, rasch an einer unheilbaren Krankheit oder einem Unfall zu sterben • mehr oder minder konkrete Überlegungen für aktive Beendigung des eigenen Lebens • teilweise in Zusammenhang mit Wahnsymptomen und Halluzinationen: z. B. Überzeugung, nur durch den eigenen Tod die Familie retten oder eine große Schuld ausgleichen zu können	• Geht es Ihnen so schlecht, dass Sie über den Tod nachdenken oder daran, dass es besser wäre, tot zu sein? • Hatten Sie oder haben Sie konkrete Pläne, sich etwas anzutun? • Haben Sie versucht, sich etwas anzutun? • Gibt es etwas, was Sie am Leben hält?

1 Antriebsmangel zählt in der ICD-11 nicht zu den Haupt-, sondern zu den Zusatzsymptomen.
2 In der ICD-11 sind Selbstwertgefühl/Selbstvertrauen und Schuld/Wertlosigkeitsgefühle als ein Kriterium zusammengefasst.
3 „Hoffnungslosigkeit" ist als eigenständiges Kriterium nicht enthalten in der ICD-10, in der ICD-11 ist es neu als kognitives Zusatzsymptom.

Tab. 11.1.2: Bestimmung des Schweregrades depressiver Episoden nach ICD-10-GM (BÄK, KBV und AWMF, 2022, Abbildung 3, S. 32)

Hauptsymptome • depressive Stimmung, in einem für die Betroffenen deutlich ungewöhnlichen Ausmaß, die meiste Zeit des Tages, fast jeden Tag, im Wesentlichen unbeeinflusst von den Umständen • Interessen- oder Freudeverlust an Aktivitäten, die normalerweise angenehm sind • Verminderter Antrieb oder gesteigerte Ermüdbarkeit	≥ 2	≥ 2	3
	+	+	+
Zusatzsymptome • Verlust des Selbstvertrauens oder des Selbstwertgefühls • unbegründete Selbstvorwürfe oder ausgeprägte, unangemessene Schuldgefühle • wiederkehrende Gedanken an den Tod oder an Suizid oder suizidales Verhalten • Klagen über oder Nachweis eines verminderten Denk- oder Konzentrationsvermögens, Unschlüssigkeit oder Unentschlossenheit • psychomotorische Agitiertheit oder Hemmung (subjektiv oder objektiv) • Schlafstörungen jeder Art • Appetitverlust oder gesteigerter Appetit mit entsprechender Gewichtsveränderung	≥ 1	≥ 3	≥ 5
Summe der Symptome	4–5	6–7	≥ 8
Dauer der Symptome ≥ 2 Wochen	↓	↓	↓
Schweregrad nach ICD-10-GM	**leicht**	**mittelgradig**	**schwer**
ohne psychotische Symptome	F32/33.0	F32/33.1	F32/33.2
mit psychotischen Symptomen			F32/33.3

können der untenstehenden Tabelle entnommen werden (▸ Tab. 11.1.1) (siehe auch PHQ-2 oder GDS-5). Bei positivem Screen sollten die geschilderten depressiven Symptome durch eine Anamnese und einen erweiterten psychischen Befund mittels Interviews und/oder Fragenkatalog z. B. PHQ-9 oder GDS-15 ergänzt werden. Es müssen laut ICD-10 jeweils mindestens zwei Haupt- und mindestens eines der Zusatzsymptome für eine leichte Episode vorliegen (▸ Tab. 11.1.2).

Eine Differenzierung zwischen erster depressiver Episode ICD-10 F32.* versus rezidivierender depressiver Störung F33.* ist wichtig im Hinblick auf die Häufung vaskulärer und hirnorganischer Veränderungen bei Ersterkrankten im höheren Alter (▸ Tab. 11.1.3), was das Risiko für die Konversion in eine Demenz deutlich erhöht. Bei rezidivierender depressiver Störung ist dieses Risiko geringer, es besteht jedoch ein höherer Bedarf nach Rückfallprävention und dauerhafter Behandlung (meist mittels Antidepressiva oder Psychotherapie, ▸ Kap. 11.1.5).

Merke

Depressionen im Alter zeigen viele unspezifische und körperliche Symptome. Wenn ein älterer Mensch über Wochen hinweg anhaltende depressive Symptome zeigt, ist zunächst mit dem PHQ-2-Fragebogen ein Screening zur anhaltenden Niedergeschlagenheit und Freudlosigkeit durchzuführen.

Falls das Screening positiv ausfällt, sollte ein Assessment mit dem PHQ-9-, GDS-oder MADRS-Fragebogen angeschlossen werden oder ein klinisches Interview nach ICD-10 oder ICD-11 folgen.

Zur Differenzialdiagnose der Spätdepression gehören organisch-bedingte psychische Störungen (F06.3), die als depressives Syndrom imponieren können. Insbesondere zu Beginn und im Vorfeld einer Demenz vom vaskulären Typ oder eines Morbus Parkinson treten häufiger leichte und mittelschwere depressive Symptome auf. Hierbei ist der Übergang von Depression zu Apathie mit Antriebsstörung (ohne gedrückte Stimmung) oder gedrücktem Affekt oft schwer zu differenzieren. Häufig sind auch depressive Störungen nach einem Schlaganfall, insbesondere linksfrontal mit motorisch-aphasischen Syndromen. Auch nach abklingendem Delir sind affektive Störungen mit gedrücktem Affekt oder Antriebsstörungen häufig. Endokrine Störungen wie Schilddrüsenunterfunktionen, aber auch Hypokortisolämien beim M. Addison oder antiöstrogene und antiandrogene Therapien sind mit Depressionen assoziiert.

ICD-10 versus ICD-11

In der ICD-11 werden seit 2022 Depressionen bzw. depressive Störungen unter der Codierung ICD-11 6A7 geführt (▸ Tab. 11.1.4, ▸ Tab. 11.1.5). Eine Unterscheidung nach dem Beginn der ersten depressiven Phase ist auch in der ICD-11 nicht vorgesehen. Die drei Hauptsymptome und sieben Nebensymptome der ICD-10 wurden in drei Cluster gruppiert. Bei älteren Probanden sind psychomotorische Hemmungen bis zum Parkinsonoid auch ohne Medikationseffekte häufig.

Tab. 11.1.3: Häufige klinische Unterschiede bei früher (unter 60 Jahren) und später Erstmanifestation einer depressiven Störung im Alter

	Früher Beginn	Später Beginn
erste Episode	frühes Erwachsenenalter z. B. in 3. oder 4. Dekade	ab dem 60. Lebensjahr
Geschlechterverhältnis	Frauen deutlich häufiger betroffen	Männer und Frauen gleich häufig
vulnerable Phase	bei Frauen bis 1. Jahr postpartal und Menopause	z. B. bei Schwerhörigkeit oder Vereinsamung
Genetik	positive Familienanamnese für Depression und bipolare Störung	Familienanamnese für Diabetes mellitus und arteriellen Hypertonus
medizinische Faktoren	z. B. Schilddrüsenunterfunktion	schlecht eingestellter Diabetes mellitus und arterielle Hypertonie, Vorhofflimmern
Zusatzdiagnostik	Hormone, EKG	Bildgebung, EKG, Gefäßstatus, Kognition z. B. MOCA-Test
Kognition	Aufmerksamkeitsstörung bei Grübeln	dysexekutive Störung
Psychomotorik	zögerlich, ambivalent	verlangsamt, Bradyphrenie
Bildgebung	allenfalls leichte Hippocampus-Atrophie	subkortikale vaskuläre Marklagerläsionen
Verlaufstypen	meist rezidivierender Typ	neigt zur Chronifizierung
therapeutische Ansätze	Psychotherapie und Antidepressiva, je nach Prägnanztyp und Verträglichkeit	Einstellung des Diabetes mellitus und Hypertonus, aktivierende Antidepressiva, z. B. SSRIs
Prognose	bei bis zu 80 % gut reversibel	häufiger Therapieresistenz
Folgen	nur leicht erhöhtes Risiko für Demenzen	erhöhtes Risiko für Demenzen, insbesondere vaskuläre Demenz

Tab. 11.1.4: Klassifizierung depressiver Störungen in der ICD-10 versus ICD-11 (DIMDI et al., 2019; WHO, 2022)

ICD-10 F3*	ICD-11 6A7
F32	6A70 Einzelne depressive Episode
F33	6A71 Rezidivierende depressive Störung
F34.1 (länger als zwei Jahre anhaltend)	6A72 Dysthyme Störung
F41.2	6A73 Gemischte Depressive- und Angststörung
–	6A7Y Andere spezifische depressive Störungen
–	6A7Z Unspezifische depressive Störungen

Merke

Eine (Fremd-)anamnese sollte erfolgen, um zu prüfen, ob eine rezidivierende Störung vorliegt und welche Therapie in einer früheren Episode hilfreich war.

Falls eine Erstmanifestation oder kognitive Auffälligkeiten vorliegen, sollten mittels Assessments (z. B. MOCA-Test) exekutive oder mnestischer Einschränkungen abgeschätzt werden.

11.1.4 Differenzialdiagnosen

Die anhaltende Trauerstörung 6B42 laut ICD-11

Die anhaltende Trauerstörung oder pathologische Trauer (neu im ICD-11) tritt im Alter häufig z. B. beim Tod des Partners oder insbesondere beim Tod eines Kindes oder Enkelkindes auf. Folgende vier Merkmale sind kennzeichnend:

1. anhaltende Beschäftigung mit dem Verstorbenen,
2. begleitet von intensivem Schmerz (z. B. Trauer, Schuld, Wut, Verleugnung, Schuldzuweisung, das Gefühl, den Tod nicht akzeptieren zu können, das Gefühl, einen Teil von sich selbst verloren zu haben),
3. Unfähigkeit, eine positive Stimmung zu erleben,
4. emotionale Taubheit oder Schwierigkeiten, sich an Aktivitäten zu beteiligen.

Die Trauerreaktion hält über einen langen Zeitraum nach dem Verlust (mindestens sechs Monate) an und übersteigt eindeutig die üblichen Normen. Hier sind (reaktive) und fokussierte depressive Symptome wie auch Symptome der posttraumatischen Belastungsstörung (PTBS) gegeben. Somit sind eine Trauerbegleitung, stufenweise Expositionen (z. B. Friedhofsbesuche, Erinnerungsstücke) an den Verlust und/oder eine Psychotherapie angezeigt.

Hierbei sollte eine umgehende Überweisung zum Facharzt bzw. auch eine Einweisung in eine Klinik für Psychiatrie bei akuter Eigengefährdung erfolgen. Bei älteren Menschen bestehen jedoch noch häufig Berührungsängste zu Psychiatern oder Psychotherapeuten, da eine „Depression" stigmatisiert oder auch zur Selbststigmatisierung mit sozialem Rückzug führt. Viele ältere Menschen mit einer Depression werden somit nur vom Hausarzt ohne fachärztliche oder psychotherapeutische Expertise behandelt.

Tab. 11.1.5: Bestimmung des Schweregrades depressiver Episoden nach ICD-11-Kriterien (BÄK, KBV und AWMF, 2022, Abbildung 4, S. 33)

Affektives Cluster • gedrückte, depressive Stimmung • Interessenverlust, Freudlosigkeit			≥ 1
			+
Kognitives Cluster • verminderte Konzentration und Aufmerksamkeit • vermindertes Selbstwertgefühl und Selbstvertrauen, Gefühle von Schuld und Wertlosigkeit • Hoffnungslosigkeit • wiederkehrende Gedanken an den Tod, Suizidgedanken/-handlungen **Neurovegetatives Cluster** • Schlafstörungen • signifikant verminderter oder erhöhter Appetit • psychomotorische Unruhe oder Verlangsamung • Antriebsmangel, erhöhte Ermüdbarkeit			≥ 3
Symptome ≥ 2 Wochen fast jeden Tag			**≥ 5**
Ausprägung der Symptomatik	kein Symptom stärker ausgeprägt	mehrere Symptome stärker ausgeprägt ***oder*** große Anzahl an gering ausgeprägten Symptomen	viele/die meisten Symptome stärker ausgeprägt ***oder*** geringere Anzahl von Symptomen intensiv ausgeprägt
Funktionsfähigkeit (persönlich, familiär, sozial, schulisch, beruflich …)	in einem oder mehreren Bereichen etwas eingeschränkt	in mehreren Bereichen erheblich eingeschränkt	in den meisten Bereichen ernsthaft eingeschränkt
Schweregrad nach ICD-11	**leicht**	**mittelgradig**	**schwer**
ohne psychotische Symptome	6A70/71.0	6A70/71.1	6A70/71.3
mit psychotischen Symptomen	-	6A70/71.2	6A70/71.4

Zur somatischen Basisdiagnostik der Depression gehört ein Labor einschließlich Blutbild, Nierenwerte, Elektrolyte – insbesondere Natrium und TSH, da Hypothyreosen häufiger mit depressiven Störungen assoziiert sind. Weiterhin ist ein EKG indiziert, falls eine antidepressive Therapie geplant ist, zur Erfassung möglicher Rhythmusstörungen, insbesondere die Erfassung der QTc-Zeit. Eine cCT oder MRT erscheint bei spät beginnender Depression angezeigt.

Merke

Essenziell ist die Beachtung potenziell komplikationsträchtiger Zustandsbilder, die eine psychiatrische Mitbehandlung erfordern:

1. Die bipolare Depression mit früheren manischen Episoden enthält ein deutlich erhöhtes Switch-Risiko in die Manie bei einer ausschließlichen Behandlung mit Antidepressiva.
2. die wahnhafte depressive Störung, häufig mit Verarmungswahn (keine Kleidung, kein Geld, „die Krankenkasse zahlt nicht"), Verfolgungswahn (Männer kommen mich abholen), Schuldwahn (Strafe für eine frühere Verfehlung) und hypochondrischem Wahn (mein Darm ist verkrebst) (▶ Kap. 11.3)
3. fehlende Therapieadhärenz
4. bei suizidalen Gedanken oder gar konkreten Suizidabsichten (z. B. Sammeln von Tabletten, Abschiedsbrief)

Depression mit kognitiven Auffälligkeiten

Besonders häufig sind exekutive Störungen (planerisches Denken, Entscheidungsfähigkeit, Dual-Task-Aufgaben, gestörte Inhibition habituellen Verhaltens, aber auch Aufmerksamkeitsstörungen und mnestische Störungen). Hier ist die Differenzialdiagnose zu einer beginnenden Demenz oder zu einem fluktuierenden Delir (F05.x) oder MCI (leichte kognitive Störung, F06.7) wichtig und zugleich schwierig, da dies oft erst im Längsschnitt möglich wird.

Eine Bildgebung (cCT, besser noch MRT) ist angezeigt zur Differenzierung von vaskulären kleinen und großen Läsionen, die meist subkortikal liegen (Klassifikation mit dem Fazekas-Score), oder Atrophien (global versus temporo-parietal betont, letzteres bei der Alzheimer-Demenz) und anderen weniger häufigen zerebralen Läsionen (z. B. chronisch subdurales Hämatom oder frontales Meningeom).

Da die Selbstreflektion der Patienten meistens nicht ausreicht, ist bei einer mittelgradigen kognitiven Einschränkung (z. B. MMSE kleiner als 20 Punkte) eine Fremdbeurteilung der Depression z. B. mittels Montgomery Asberg Rating Scale (MADRS) oder CES-D angezeigt.

Schmerzen sind ein wichtiger Modulator depressiver Störungen, meist ab der Stufe 4–5 auf einer visuellen Analogskala VAS 0–10. Hier ist eine ausreichende Analgesie oder kausale Versorgung wichtig, ggf. auch der Wechsel auf ein Antidepressivum mit Wirkung gegen neuropathische Schmerzen (Duloxetin, Venlafaxin oder Amitriptylin).

11.1.5 Therapie

Bei leichten depressiven Störungen ist ein Abwarten zunächst möglich (Watchful Waiting, siehe auch BÄK et al., 2022), insbesondere wenn nachvollziehbare psychosoziale Auslöser (z. B. Verlusterlebnisse, Konflikte) vorliegen. Es kann aber auch auf Wunsch des Pateinten entweder eine antidepressive Medikation oder eine psychotherapeutische Intervention begonnen werden. Bei mittelgradiger Depression sollte entweder eine Psychotherapie oder medikamentöse Antidepressiva-Therapie initiiert werden. Bei schwerer Depression sollte ein Psychiater involviert werden, ggf. auch eine stationäre Aufnahme in Erwägung gezogen werden. Hier sind eine Psychotherapie und antidepressive Medikation erforderlich (BÄK et al., 2022). Weitere nicht pharmakologische Therapieoptionen sind die Elektrokrampftherapie (EKT), aber auch die transkranielle Magnetstimulation (TMS), Lichttherapie und Wachtherapie, insbesondere bei deutlicher zirkadianer Schwankung.

Merke

Falls ausgeprägte psychotische Symptome, suizidale Absichten, manische Episoden oder eine anhaltende Therapieresistenz vorliegen, sollte ein Psychiater einbezogen werden. Im Rahmen der Therapie sollten Betroffene und Angehörige zunächst psychoedukativ begleitet werden.

Antidepressive Medikation im Alter

Das Mittel erster Wahl in der ambulanten Versorgung ist die Gabe eines SSRIs, z. B. Escitalopram oder Citalopram sowie Sertralin als Tablette morgens nach dem Frühstück. Da Nebenwirkungen sofort auftreten, empfiehlt man zunächst für drei Tage die halbe Dosis (z. B. Citalopram 10 mg oder Escitalopram 5 mg bzw. Sertralin 25 mg, dann verdoppeln). Bei ausgeprägten Schlafstörungen und Appetitlosigkeit hat sich auch Mirtazapin bewährt, zunächst 15 mg, dann 30 mg zur Nacht.

Die Auswahl der Antidepressiva richtet sich nach dem Symptomkomplex (SSRI bei ängstlich-agitiert versus Mirtazapin bei Schlafstörungen und Appetitlosigkeit), vegetativen Symptomen (Schwitzen [Cave SSRIs] oder Mundtrockenheit [Cave TZAs]), nach Komorbiditäten wie Diabetes mellitus, Adipositas (Cave Mirtazapin), Schmerzen, nach der Komedikation bspw. mit Thiaziden oder Antikoagulanzien (Cave SSRIs wegen Blutungsneigung bzw. Hyponatriämie), nach der Patientenpräferenz und nach der Medikamentenanamnese (erfolgreiche Antidepressiva in der Vergangenheit sind zu präferieren).

Die Dosis sollte je nach Verträglichkeit und Nebenwirkungen spätestens nach zwei Wochen angepasst werden. Im höheren Alter sollte die Wirksamkeit jedoch erst nach drei bis vier Wochen eingeschätzt werden. Laut. der Nationalen VersorgungsLeitlinie (NVL) Unipolare Depression ist eine Reduktion eines Depressions-Scores um die Hälfte als gute Response zu werten und auch bei Remission das Medikament zunächst so fortzuführen (BÄK et al., 2022).

Indikation für therapeutische Maßnahmen

Bei Therapieresistenz, d. h. fehlender Besserung der depressiven Störung (Abfall der Skalen um weniger als 30 %), sollte nach vier Wochen eine Reevaluation und ggf. eine Erhöhung der Antidepressiva bei Fehlen oder nur geringen Nebenwirkungen erfolgen. Alternativ ist ein Wechsel in eine andere Behandlungsform zu überlegen. Hier steht bei Älteren insbesondere Bupropion 150 mg (Dopamin und Noradrenalin-Wiederaufnahmehemmer) nach dem Frühstück zur Verfügung. Als Kontraindikation ist ein Anfallsleiden bekannt. Bupropion induziert aufgrund von fehlenden anticholinergen Wirkungen keine sexuellen Störungen oder Blasenentleerungsstörungen. Weitere Option ist ein Glutamatmodulator wie Tianeptin, für das jedoch noch wenige Daten für ältere Patienten vorliegen.

Bei kognitiv fitten Patienten (z. B. MMS über 26) können auch Trizyklika (TZA) in altersgemäßen Dosen gegeben werden wie Amitriptylin retard mit der Hauptdosis zur Nacht, da dieses auch sedierend ist (Cave Blasenentleerung, Herzrhythmusstörungen, Kognitionsdefizite). Meist ist die Verschreibung von Trizyklika in höheren Dosen jedoch den Fachärzten für Psychiatrie vorbehalten.

Eine Alternative wäre das Umsetzen auf Nortriptylin, ein aktiver, aber wenig dämpfender Metabolit des Amitriptylins und ein relativ nebenwirkungsarmes TZA. Nortriptylin kann Plasmaspiegel-gesteuert tagsüber gegeben werden und hat auch bei älteren Patienten (einschließlich Parkinson-Patienten) eine gute antidepressive Wirkung (Klöppel, 2021).

Bei bipolarer Depression oder auch bei massiver Grübelneigung bei unipolarer Depression kann der Stimmungsstabilisierer Quetiapin 25 mg oder Quetiapin Retard 50 mg (Off-label) zusätzlich gegeben werden. Bei wahnhafter Depression ist die Gabe von Risperidon in niedrigen Dosen (Cave extrapyramidal-motorische Nebenwirkungen, EPM) oder auch Aripiprazol (Cave Unruhe) möglich (Pruckner & Holthoff-Detto, 2017).

Serotoninwiederaufnahmehemmer (SSRIs), aber auch TZA und Quetiapin können deutliche QTc-Zeit-Verlängerungen induzieren, was zu einem Rote Handbrief für Citalopram und Escitalopram führte. Unter Antidepressiva-Gabe sollte somit auch ein Kontroll-EKG erfolgen.

Dauer einer AD-Behandlung

In der NVL Unipolare Depression (BÄK et al., 2022) wird altersunabhängig empfohlen, nach Remission einer ersten depressiven Episode das Antidepressivum mindestens sechs Monate in gleicher Dosierung fortzuführen (jedoch Empfehlungsgrad 0). Langsame Absetzversuche mit Symptommonitoring sind also gerechtfertigt, auch wenn die Evidenzlage dünn und in der NVL das Kapitel zu Besonderheiten im Alter noch nicht vorliegt (BÄK et al., 2022). Spezifischer wird im Alter bei Remission unter dem Antidepressivum in der ersten depressiven Episode nach einem Jahr ein langsames Absetzen empfohlen (Kok & Reynolds, 2017). Bei der zweiten Episode ist in den USA ein langsames Absetzen nach einem weiteren Jahr empfohlen (Kok & Reynolds, 2017). Ab der dritten Episode einer rezidivierenden Depression sollte das Antidepressivum mindestens zwei Jahre oder lebenslang gegeben werden (Kok & Reynolds, 2017). Letztlich erfolgt eine individuelle Abwägung von potenziellem Nutzen und Risiken. SSRIs gelten zwar auch im Alter als relativ sicher, erhöhen aber nach Metaanalysen bei älteren Patienten das Risiko für Hyponatriämie (Nagashima et al., 2022), Osteoporose (Kumar et al., 2020), das Frakturrisiko nach Sturz (de Filippis et al., 2022) und das Blutungsrisiko bei gleichzeitiger Behandlung mit NSAIDs (Alam et al., 2022) oder NOAKs (Chang et al., 2022).

Lithiumaugmentation

Laut NVL Unipolare Depression ist eine Lithiumaugmentation Mittel der Wahl bei schweren rezidivierenden Verläufen wie auch zur Rückfallprophylaxe des episodischen Verlaufs bei bipolarer Störung. Die Lithium-Initiierung ist jedoch einem Psychiater vorbehalten. Der Lithium-Spiegel und die Kreatinin-Clearance sollte regelmäßig überwacht werden, da Lithium eine geringe therapeutische Breite hat. Der Lithium-Spiegel bei älteren Menschen sollte 0,4–0,7 mmol/l betragen bei Manien auf bis zu 1,0 mmol/l.

Lithium ist laut Metaanalysen und NVL Unipolare Depression die wichtigste Augmentationsstrategie bei therapieresistenten rezidivierenden Depressionen (mit frühem Beginn, EOD) und kann auch bei älteren nierengesunden und medikamentenadhärenten Patienten vom Psychiater unter einem Monitoring von Schilddrüsen-, Herz- und Nierenfunktion eingesetzt bzw. fortgeführt werden (Schoot et al., 2020). Es hat einen nachgewiesenen antisuizidalen und wahrscheinlich sogar neuroprotektiven Effekt. Schwere Rückfälle in eine Depression sind bei abruptem Absetzen häufig. Dosisabhängige Nebenwirkungen sind Schwitzen, Tremor, Durchfälle, aber auch Polyurie und Polydypsie sowie EKG-Veränderungen. Lithium sollte aufgrund des erhöhten Rückfallrisikos nur nach Konsultation mit dem behandelnden Psychiater dauerhaft und möglichst langsam abgesetzt oder gegen eine andere Augmentationsstrategie ausgetauscht werden.

Bei akzidentellen Überdosierungen oder Intoxikationen erfolgt zunächst ein Aussetzen und eine Reevaluation, ob eine weitere Gabe möglich ist. Es zeigt zahlreiche Interaktionen mit Medikamenten wie NSAIDs, ACE-Inhibitoren und Diuretika. Es sollte im Alter aufgrund der Nebenwirkungen mit Tremor und EPM niedriger dosiert werden (0,4 mmol/l). Bei Überdosierungen oder Intoxikationen sind zunächst Tremor dann Diarrhö, Polydipsie und Polyurie sowie Herzrhythmusstörungen und Delirien zu beobachten, die einen Klinikaufenthalt erfordern.

Nicht pharmakologische biologische Therapien

Elektrokrampftherapie

Laut NVL Unipolare Depression (BÄK et al., 2022) ist die Elektrokrampftherapie (EKT) in Kurznarkose auch bei älteren Patienten die wirksamste antidepressive Behandlungsform, insbesondere wenn eine Pharmakoresistenz oder eine wahnhafte Episode vorliegt. Sie wird in der Regel zunächst rechtsunilateral durchgeführt, um möglichst wenige kognitive Nebenwirkungen zu verursachen. Die EKT wird aber nicht allen Kliniken vorgehalten, da sie mit einem hohen Aufwand und einem negativen Image in der Öffentlichkeit verbunden ist. Diese ist auch im Alter als Erhaltung-EKT wirksam und ähnlich einer Pharmakotherapie kognitiv verträglich (Lisanby et al., 2022).

Repetitive transkranielle Magnetstimulation

Die repetitive transkranielle Magnetstimulation (rTMS) wird in verschiedenen Spulensystemen (Kaster et al., 2018) und Stimulationsfrequenzen (Voigt et al., 2021) angeboten. Ein intensives Magnetfeld durchdringt Haut und Schädel und induziert ein elektrisches Feld, das die Aktivität von darunter gelegenen Neuronenverbänden der Hirnrinde moduliert. Transsynaptisch sollen auch limbische Netzwerke antidepressiv moduliert werden. Laut Leitlinie ist die rTMS auch im Alter (Kaster et al., 2018) wirksam. Sie wird inzwischen vom Medizinischen Dienst für schwere unipolare Depression bei Versagen (= kein Ansprechen oder keine vollständige Symptomremission) zweier medikamentöser Therapielinien anerkannt und wird meist ambulant wie auch stationär finanziert, sodass diese Verfahren auch zunehmend in der Breite verfügbar wird.

Für die transkutane Gleichstromtherapie (tDCS) und die Ketamingabe liegen noch keine ausreichenden Daten vor, um diese Innovationen für ältere Patienten mit Depression außerhalb psychiatrischer Kliniken empfehlen zu können.

Psychotherapie der Depression

Die Wirkung von vier psychotherapeutischen Verfahren ist auch bei der Depression im Alter belegt (BÄK et al., 2022):

1. kognitive Verhaltenstherapie (KVT)
2. interpersonelle Therapie (IPT)
3. Problemlösetraining (PST)
4. Reminiszenztherapie mit Life Review

Als Basis einer Psychotherapie dient immer eine Psychoedukation zu Symptomen und Mechanismen der Depression, die laut geriatrisch-rehabilitativem Basismanagement (GRBM) in Reha-Kliniken einzeln oder in Kleingruppen sowie in den psychiatrischen und psychosomatischen (Tages)-Kliniken angeboten werden können. Diese erfolgen meist zweimal pro Woche durch geschulte Pflegekräfte oder auch Sozialarbeiter (Details siehe Psychoedukation, Modul A, GBRM), meist sechs Stunden, bei kognitiv nicht zu stark eingeschränkten Patienten (z. B. MMS > 22 Punkte).

Merke

Das Prinzip des „Watchful Waiting" kann bei leichter Symptomatik und/oder nachfühlbarer akuter Belastung angewendet werden, bevor eine Pharmakotherapie mit einem möglichst gut verträglichen Antidepressivum (z. B. SSRI oder Mirtazapin) und gleichzeitigem Monitoring potenzieller Nebenwirkungen (EKG und Labor) eingeleitet wird.

Älteren, kognitiv fitten Patienten sollte zudem eine Psychotherapie (z. B. KVT, PST oder IPT) angeboten werden, die aktuell jedoch zu wenig verfügbar ist.

Inzwischen stehen zusätzliche Online-Tools zur Verfügung, die wichtige Inhalte vermitteln, z. B. das IfightDepression-Tool der Deutschen Depressionshilfe (Deutsche Depressionsstiftung), Deprexis® und andere interaktive Tools die auch als digitale Gesundheitsanwendungen (DiGA) zugelassen und verordnungsfähig sind (https://www.diga.de/). Vom Bündnis gegen Depression sind gute (werbungsfreie) Broschüren verfügbar.

Bewährt hat sich die KVT nach Hautzinger, die auch manualisiert vorliegt, sowie das strukturierte Problemlösen (PST) (Gustavson et al., 2016). Letztere adressiert die Stärkung der Selbstwirksamkeit, den Umgang mit Konflikten, die Alltagskompetenz, Akzeptanz, den Rollenwechsel und Aktivitätsziele und kann nach Schulung von allen Berufsgruppen erfolgen.

Supportive Therapien

Hilfreich ist im Alter eine Aktivierungsgruppe ca. einmal pro Woche. Inhalte sind Tages- und Wochen-Rhythmisierung, Schlafhygiene, Morgenspaziergänge, Aktivitäten wie auch Aufbaustärkung des sozialen Netzes. Dies sind auch weitere Basismaßnahmen im sozialen Nahfeld, die auch als „Collaborative Care" bezeichnet werden. Konkrete Tipps für regionale ambulante supportive Therapien wie Nachbarschaftshilfen, Besuchsdienste, Walkinggruppen, Chöre im Sinne der Collaborative Care (Gustavson et al., 2016) sind z. B. vor Ort bei den Beratungsstellen für Ältere zu erfahren.

Zusammenfassung

Depressive Störungen im Alter sind sehr häufig, werden aber oftmals durch führende körperliche Symptome verschleiert. Die Diagnose erfolgt zweistufig, zunächst bei kognitiv fitteren Patienten mittels eines kurzen Screenings (z. B. PHQ, GDS oder DIA-S). Zur genauen Erfassung depressiver Störungen ist eine gute Anamnese der Umstände des Beginns und ein klinisches Interview zur Ausprägung wichtig.

Bei psychotischen Depressionen oder akuter Suizidalität ist eine Zuweisung in eine Klinik oder das Hinzuziehen eines Psychiaters angezeigt.

Die antidepressive Behandlung im Alter erfolgt meiste durch den erfahrenen Haus- oder Facharzt mittels eines SSRIs (z. B. Sertralin oder Escitalopram) unter Monitoring der QTc-Zeit und der Laborwerte, insbesondere des Kreatinins und Natrium. Bei Schlafstörungen und Gewichtsverlust kann auch Mirtazapin zur Nacht unter Kontrolle des Gewichts und einer diabetischen Stoffwechsellage gegeben werden. TZAs sollten bis auf Nortriptylin aufgrund der ausgeprägten anticholinergen Nebenwirkungen im höheren Alter nicht oder nur in geringer Dosis gegeben werden. Bei ausgeprägten exekutiven Störungen ist das Ansprechen auf Antidepressiva verringert und das Risiko für den Übergang in eine vaskuläre Demenz erhöht (Diniz et al., 2013). Bei Patienten mit psychosozialen Belastungen oder Einsamkeit ist eine Psychotherapie, insbesondere Verhaltensaktivierung und Problemlösetraining, angezeigt und auch oft erfolgreich. Als Basismaßnahmen sind ambulante supportive Therapien wie Besuchsdienste im Sinne des Colloborative Care angezeigt.

Literatur

Alam, S. M., Qasswal, M., Ahsan, M. J., et al. (2022). Selective serotonin reuptake inhibitors increase risk of upper gastrointestinal bleeding when used with NSAIDs: a systemic review and meta-analysis. *Scientific reports*, *12*(1), 14452. https://doi.org/10.1038/s41598-022-18654-2

Alexopoulos G. S. (2019). Mechanisms and treatment of late-life depression. *Translational psychiatry*, *9*(1), 188. https://doi.org/10.1038/s41398-019-0514-6

Almeida, O. P., & Almeida, S. A. (1999). Short versions of the geriatric depression scale: a study of their validity for the diagnosis of a major depressive episode according to ICD-10 and DSM-IV. *International journal of geriatric psychiatry*, *14*(10), 858–865. https://doi.org/10.1002/(sici)1099-1166(199910)14:10<858::aid-gps35>3.0.co;2-8

Boyle, L. L., Richardson, T. M., He, H., et al. (2011). How do the PHQ-2, the PHQ-9 perform in aging services clients with cognitive impairment?. *International journal of geriatric psychiatry*, *26*(9), 952–960. https://doi.org/10.1002/gps.2632

Bundesärztekammer (BÄK), Kassenärztliche Bundesvereinigung (KBV), & Arbeitsgemeinschaft der Wissenschaftlichen Medizinischen Fachgesellschaften (AWMF). (2022). *Nationale VersorgungsLeitlinie Unipolare Depression – Langfassung, Version 3.1. 2022.* www.leitlinien.de/depression, Zugriff am 29.6.2023

Burton, L. J., & Tyson, S. (2015). Screening for mood disorders after stroke: a systematic review of psychometric properties and clinical utility. *Psychological medicine*, *45*(1), 29–49. https://doi.org/10.1017/S0033291714000336

Chang, K. H., Chen, C. M., Wang, C. L., et al. (2022). Major Bleeding Risk in Patients With Non-valvular Atrial Fibrillation Concurrently Taking Direct Oral Anticoagulants and Antidepressants. *Frontiers in aging neuroscience*, *14*, 791285. https://doi.org/10.3389/fnagi.2022.791285

de Filippis, R., Mercurio, M., Spina, G., et al. (2022). Antidepressants and Vertebral and Hip Risk Fracture: An Updated Systematic Review and Meta-Analysis. *Healthcare (Basel, Switzerland)*, *10*(5), 803. https://doi.org/10.3390/healthcare10050803

Deutsches Institut für Medizinische Dokumentation und Information (DIMDI) im Auftrag des Bundesministeriums für Gesundheit (BMG) unter Beteiligung der Arbeitsgruppe ICD des Kuratoriums für Fragen der Klassifikation im Gesundheitswesen (KKG). (2019). *ICD-10-GM Version 2020, Systematisches Verzeichnis, Internationale statistische Klassifikation der Krankheiten und verwandter Gesundheitsprobleme, 10. Revision, Stand: 20. September 2019*. www.bfarm.de – Kodiersysteme – Services – Downloads – ICD-10-GM – Version 2020, Zugriff am 29.6.2023

Dilling, H., Mombour, W., Schmidt, M. H., et al. (2016). *Internationale Klassifikationen psychischer Störungen: ICD–10 Kapitel V (F) diagnostische Kriterien für Forschung und Praxis*. Hogrefe.

Diniz, B. S., Butters, M. A., Albert, S. M., et al. (2013). Late-life depression and risk of vascular dementia and Alzheimer's disease: systematic review and meta-analysis of community-based cohort studies. *The British journal of psychiatry: the journal of mental science*, *202*(5), 329–335. https://doi.org/10.1192/bjp.bp.112.118307

Ell, K., Unützer, J., Aranda, M., et al. (2005). Routine PHQ-9 depression screening in home health care: depression, prevalence, clinical and treatment characteristics and screening implementation. *Home health care services quarterly*, *24*(4), 1–19. https://doi.org/10.1300/J027v24n04_01

Eschweiler, G. W. (2017). [Diagnostics and multimodal treatment of depression in old age : New developments]. *Zeitschrift für Gerontologie und Geriatrie*, *50*(2), 99–105. https://doi.org/10.1007/s00391-016-1174-2

Frohnhofen, H. (2021). *Geriatrisches Assessment*. Kohlhammer.

Gauggel, S., & Birkner, B. (1999). Validität und Reliabilität einer deutschen Version der Geriatrischen Depressionsskala (GDS). *Zeitschrift für Klinische Psychologie und Psychotherapie*, *28*, 18–27. http://doi.org/10.1026//0084-5345.28.1.18

Gournellis, R., Tournikioti, K., Touloumi, G., et al. (2018). Psychotic (delusional) depression and suicidal attempts: a systematic review and meta-analysis. *Acta psychiatrica Scandinavica*, *137*(1), 18–29. https://doi.org/10.1111/acps.12826

Gustavson, K. A., Alexopoulos, G. S., Niu, G. C., et al. (2016). Problem-Solving Therapy Reduces Suicidal Ideation In Depressed Older Adults with Executive Dysfunction. *The American journal of geriatric psychiatry: official journal of the American Association for Geriatric Psychiatry, 24*(1), 11–17. https://doi.org/10.1016/j.jagp.2015.07.010

Hautzinger, M. (2021). *Kognitive Verhaltenstherapie bei Depressionen*. Beltz Verlag.

Heidenblut, S., & Zank, S. (2010). Entwicklung eines neuen Depressionsscreenings für den Einsatz in der Geriatrie. Die „Depression-im-Alter-Skala" (DIA-S) [Development of a new screening instrument for geriatric depression. The depression in old age scale (DIA-S)]. *Zeitschrift fur Gerontologie und Geriatrie, 43*(3), 170–176. https://doi.org/10.1007/s00391-009-0067-z

Kaster, T. S., Daskalakis, Z. J., Noda, Y., et al. (2018). Efficacy, tolerability, and cognitive effects of deep transcranial magnetic stimulation for late-life depression: a prospective randomized controlled trial. *Neuropsychopharmacology: official publication of the American College of Neuropsychopharmacology, 43*(11), 2231–2238. https://doi.org/10.1038/s41386-018-0121-x

Klöppel, S., Brieger, P., & Assion, H. J. (2021). Affektive Störungen. In S. Klöppel, & F. Jessen (Hrsg.), Praxishandbuch Gerontopsychiatrie und -psychotherapie. Diagnostik und Therapie im höheren Lebensalter (2nd ed., pp. 251–253). Elsevier.

Kok, R. M., & Reynolds, C. F., 3rd (2017). Management of Depression in Older Adults: A Review. *JAMA, 317*(20), 2114–2122. https://doi.org/10.1001/jama.2017.5706

Kumar, M., Bajpai, R., Shaik, A. R., et al. (2020). Alliance between selective serotonin reuptake inhibitors and fracture risk: an updated systematic review and meta-analysis. *European journal of clinical pharmacology, 76*(10), 1373–1392. https://doi.org/10.1007/s00228-020-02893-1

Li, C., Friedman, B., Conwell, Y., et al. (2007). Validity of the Patient Health Questionnaire 2 (PHQ-2) in identifying major depression in older people. *Journal of the American Geriatrics Society, 55*(4), 596–602. https://doi.org/10.1111/j.1532-5415.2007.01103.x

Lisanby, S. H., McClintock, S. M., McCall, W. V., et al. (2022). Longitudinal Neurocognitive Effects of Combined Electroconvulsive Therapy (ECT) and Pharmacotherapy in Major Depressive Disorder in Older Adults: Phase 2 of the PRIDE Study. *The American journal of geriatric psychiatry: official journal of the American Association for Geriatric Psychiatry, 30*(1), 15–28. https://doi.org/10.1016/j.jagp.2021.04.006

Luppa, M., Sikorski, C., Luck, T., et al. (2012). Age- and gender-specific prevalence of depression in latest-life–systematic review and meta-analysis. *Journal of affective disorders, 136*(3), 212–221. https://doi.org/10.1016/j.jad.2010.11.033

Nagashima, T., Hayakawa, T., Akimoto, H., et al. (2022). Identifying Antidepressants Less Likely to Cause Hyponatremia: Triangulation of Retrospective Cohort, Disproportionality, and Pharmacodynamic Studies. *Clinical pharmacology and therapeutics, 111*(6), 1258–1267. https://doi.org/10.1002/cpt.2573

Pruckner, N., & Holthoff-Detto, V. (2017). Antidepressant pharmacotherapy in old-age depression-a review and clinical approach. *European journal of clinical pharmacology, 73*(6), 661–667. https://doi.org/10.1007/s00228-017-2219-1

Rapp, M. A. (2013). [Neurobiological subtypes of geriatric depression. Their importance for diagnosis and treatment]. *Zeitschrift für Gerontologie und Geriatrie, 46*(2), 106–111. https://doi.org/10.1007/s00391-012-0470-8

Salo, K. I., Scharfen, J., Wilden, I. D., et al. (2019). Confining the Concept of Vascular Depression to Late-Onset Depression: A Meta-Analysis of MRI-Defined Hyperintensity Burden in Major Depressive Disorder and Bipolar Disorder. *Frontiers in psychology, 10*, 1241. https://doi.org/10.3389/fpsyg.2019.01241

Schoot, T. S., Molmans, T. H. J., Grootens, K. P., et al (2020). Systematic review and practical guideline for the prevention and management of the renal side effects of lithium therapy. *European neuropsychopharmacology: the journal of the European College of Neuropsychopharmacology, 31*, 16–32. https://doi.org/10.1016/j.euroneuro.2019.11.006

Voigt, J. D., Leuchter, A. F., & Carpenter, L. L. (2021). Theta burst stimulation for the acute treatment of major depressive disorder: A systematic review and meta-analysis. *Translational psychiatry, 11*(1), 330. https://doi.org/10.1038/s41398-021-01441-4

WHO. (2022). International Classification of Diseases for Mortality and Morbidity Statistics. https://icd.who.int/browse11/l-m/en, Zugriff am 29.6.2023

Wolter, D. K. (2016). [Depression in old age, part 1 : Origin, clinical symptoms, diagnosis and interaction between depression and dementia]. *Zeitschrift für Gerontologie und Geriatrie, 49*(4), 335–348. https://doi.org/10.1007/s00391-015-1019-4 (Depressionen im hoheren Lebensalter, Teil 1: Entstehung, klinische Symptome, Diagnose und Wechselwirkung zwischen Depression und Demenz.)

Yesavage J. A. (1988). Geriatric Depression Scale. *Psychopharmacology bulletin, 24*(4), 709–711.

11.2 Angststörungen

Klaus Pfeiffer und Isabella Wiesmeier

11.2.1 Einführung

Angst gehört zu den primären Emotionen und ist eine Reaktion auf Ereignisse, Situationen oder Vorstellungen, die als bedrohlich, ungewiss oder unkontrollierbar beurteilt oder erlebt werden. Während Angst einem Gefühl unbestimmter Bedrohung entspricht, wird unter Furcht eine gerichtete Angst vor zum Beispiel einer äußeren Gefahr verstanden. Von Panik spricht man, wenn Angst ein solches Ausmaß annimmt, dass der betroffenen Person kein geordnetes Denken und Handeln mehr möglich ist (Morschitzky, 2009, S. 1 ff.). Angstreaktionen und Angsterkrankungen werden durch vielfältige genetische, (neuro)biologische, psychosoziale, aber auch kulturelle Faktoren bestimmt.

Als angemessene Reaktion auf Angst hilft es, Gefahren zu vermeiden oder zu überwinden. Bei pathologischen Ängsten steht die Intensität, Häufigkeit oder Dauer der Angst und Angstreaktionen dagegen in keinem angemessenen Verhältnis zur Bedrohung. Auch eine übermäßige und einseitige Beschäftigung mit Ängsten führt dazu, dass die Betroffenen ihren Bedürfnissen und Zielen nicht mehr im

Tab. 11.2.1: Kurzbeschreibung der Angststörungen nach ICD-10 (ICD-11) (ICD-10-GM Version 2023: BfArM, 2022; ICD-11, Entwurfsfassung: BfArM, 2022)

Klassifikation	Symptomatik
Generalisierte Angststörung ICD-10: F41.1 (ICD-11: 6B00)	Anhaltende Sorgen und ängstliche Erwartungen, die nicht auf bestimmte Umgebungsbedingungen beschränkt sind und sich auf mehrere Alltagsbereiche oder -ereignisse beziehen (z. B. Finanzen, Gesundheit, Familie) oder aber „freischwebend" sind und die Betroffenen nicht angeben können, wovor sie eigentlich Angst haben. Die Angstsymptome treten meist mit variablen vegetativen Symptomen (z. B. Nervosität, Konzentrationsschwierigkeiten, Schlafstörungen) auf.
Panikstörung ICD-10: F41.0 (ICD-11: 6B01)	Wiederkehrende unerwartete Anfälle von Angst und Panik, die nicht auf spezifische Situationen oder Auslöser beschränkt sind. Die Gefühle intensiver Angst treten zusammen mit vegetativen Symptomen (z. B. Herzrasen, Zittern, Kurzatmigkeit) auf. Die Phasen zwischen den Panikattacken sind vielfach durch Angst vor bzw. Verhaltensweisen zur Vermeidung erneuter Panikattacken geprägt. Häufige Komorbidität: Agoraphobie.
Agoraphobie ICD-10: F40.0 (ICD-11: 6B02)	Eine übermäßige Furcht oder Angst vor oder in zahlreichen Situationen, in welchen keine Hilfe verfügbar oder eine Flucht nicht oder nur schwer möglich wäre oder ist (z. B. enge Räume, Menschenmengen). Solche phobischen Situationen werden vermieden oder nur unter bestimmten Bedingungen (z. B. in Begleitung) aufgesucht und ertragen. Häufige Komorbiditäten: Panikstörung, soziale Phobie, depressive oder zwanghafte Symptome.
Spezifische (isolierte) Phobien ICD-10: F40.2 (ICD-11: 6B03)	Eine übermäßige Angst vor bestimmten Objekten (z. B. Blut), Tieren oder Situationen (z. B. Tunnel, geschlossener Raum). Die Angstsymptome können bereits bei der Erwartung des angstauslösenden Reizes auftreten. Das Ertragen der Angstsymptome oder deren Vermeidung führen zu einem ausgeprägten Leidensdruck oder zur Beeinträchtigung wichtiger Alltagsfunktionen.
Soziale Phobie ICD-10: F40.1 (Soziale Angststörung ICD-11: 6B04)	Übermäßige Furcht oder Angst vor sozialen Situationen, in welchen man sich zum Beispiel beobachtet fühlt, mit anderen Menschen in Interaktion treten muss oder im Mittelpunkt steht. Die Furcht, sich peinlich oder ungeschickt zu verhalten oder von anderen negativ bewertet zu werden, ist so stark, dass sie zu starkem Stress bis zu Panikattacken oder einem ausgeprägten Vermeidungsverhalten mit erheblichen Einschränkungen im Alltag führt.
Angst und depressive Störung, gemischt ICD-10: F41.2 (ICD-11: 6A.73)	Gleichzeitiges Vorliegen von Angst- und depressiven Symptomen, die zu einem erheblichen Leidensdruck oder erheblicher Beeinträchtigung wichtiger Alltagsfunktionen führen. Die Symptome sind jedoch jeweils *nicht* so stark ausgeprägt, dass sie die Diagnose einer Depression und/oder einer angstbezogenen Störung rechtfertigen. Es liegen keine manischen oder gemischten Episoden in der Vorgeschichte vor, die auf eine bipolare Störung hindeuten würden.

gewünschten Umfang nachgehen können. Pathologische Angst ist somit von starker Vermeidung der (vermeintlichen) Auslöser gekennzeichnet, wodurch auch die Möglichkeit neuer positiver Lernerfahrungen mit diesen wegfällt.

11.2.2 Epidemiologie

Angsterkrankungen gehören im höheren Lebensalter trotz abnehmender Prävalenz weiterhin zu den häufigsten psychischen Erkrankungen. In einer deutschen Stichprobe wurde für die Altersgruppe der 65–79-Jährigen eine 12-Monats-Prävalenzrate von 11 % für das Vorliegen mindestens einer Angststörung (F40, F41) angegeben (Jacobi et al., 2014). Während Panikstörungen und Agoraphobien im höheren Alter deutlich abnehmen, werden generalisierte Angststörungen oftmals erstmalig bei Menschen über 50 Jahre diagnostiziert (Zhang et al., 2015).

11.2.3 Diagnosestellung

Die Klassifikation von Angststörungen im Alter entspricht der im jüngeren Erwachsenenalter (▸ Tab. 11.2.1). Beim geriatrischen Patienten müssen Angstsymptome jedoch oft von den Folgen komorbider psychischer und somatischer Erkrankungen (z. B. Depression, Schlaganfall) sowie begründeten Ängsten und Befürchtungen (z. B. vor Krankheitsfolgen, Verlusten, Tod) abgegrenzt werden. Auch berichten Patienten oft keine Ängste, sondern körperliche Beschwerden, Schlafstörungen, Erschöpfung oder kognitive Symptome.

Da Angstsymptome meist seltener als z. B. depressive Symptome im Rahmen von Routine-Screenings erfragt werden, zählen Angststörungen zu den Störungsbildern im Alter, die als unterdiagnostiziert gelten (Rupprecht et al., 2015). In der Anamnese kann eine Frage nach aktuellen Stresssituationen und dem Umgang damit ein guter Einstieg in die Thematik sein. Im weiteren Gespräch können aktuelle psychische und somatische Symptome, Strategien zu deren Bewältigung oder Kontrolle (z. B. Vermeidung), die Vorgeschichte mit Behandlungsversuchen und chronologischen Bezügen (z. B. Substanzmissbrauch, körperliche Erkrankungen, Medikation, Absetzen und unregelmäßige Einnahme von Medikamenten) erfragt werden (Lenze & Wetherell, 2011). Mit Einverständnis des Patienten bietet eine Fremdanamnese oft weitere wichtige Informationen, insbesondere auch zu schambesetzten Aspekten der Erkrankung. Auslöser können auch nicht aktiv erinnerte Erlebnisse in der frühen Kindheit sein (z. B. Kriegserlebnisse, Bombenangriffe, Flucht usw.).

Als ökonomisches formales Routine-Screening kann das Generalised Anxiety Disorder Assessment GAD-2 oder GAD-7 mit zwei bzw. sieben Fragen (Spitzer et al., 2006) unter Beachtung möglicherweise niederer Schwellenwerte bei älteren Menschen (GAD-2: ≥ 2; GAD-7: ≥ 5) (Wild et al., 2014) verwendet werden. Eine umfänglichere Symptomerfassung mittels Selbstauskunftsbogen ist mit der Geriatric Anxiety Scale (Gottschling et al., 2016) oder

Tab. 11.2.2: Somatische Differenzialdiagnostik (in Anlehnung an die S3-Leitlinie Behandlung von Angststörungen, Bandelow et al., 2021b)

Fachgebiet	Zusatzuntersuchungen	Differenzialdiagnosen
Allgemeinmedizin/ Innere Medizin	Belastungs-EKG, Herzecho, Langzeit-EKG, Langzeit-Blutdruckmessung, Röntgen-Thorax	u. a. Angina Pectoris, Myokardinfarkt, Herzrhythmusstörungen, Synkope, Lungenerkrankungen
Neurologie	neurologischer Status, EEG, cCT/cMRT, Doppler- und Duplexsonografie, Lumbalpunktion	Epilepsie, entzündliche ZNS-Erkrankungen, Migräne, zerebrale Perfusionsstörungen
HNO	klinische Untersuchung, Videonystagmografie/ Elektronystagmografie, Kalorik	vestibuläre Funktionsstörungen, z. B. bilaterale Vestibulopathie, M. Menière, Vestibularisparoxysmie

cCT = cerebrale Computertomografie; cMRT = cerebrale Magnetresonanztomografie; EKG = Elektrokardiogramm; HNO = Hals-Nasen-Ohrenheilkunde; ZNS = zentrales Nervensystem

bewährten anderen, nicht speziell für ältere Personen entwickelten Angst-Fragebögen möglich (z. B. Rupprecht et al., 2015). Die Diagnosestellung erfolgt mit einem diagnostischen Interview.

Merke: Differenzialdiagnosen

Differenzialdiagnostisch sollten folgende weitere Erkrankungen ausgeschlossen werden: Depression (Kap. 11.1), weitere Angststörung, Zwangsstörung, Anpassungsstörung, posttraumatische Belastungsreaktion, Somatisierungsstörung, emotional instabile Persönlichkeitsstörung, Psychose, Substanzmissbrauch, Medikamenten- oder Drogenentzug.

Bei Menschen mit Demenz sind Symptome der Angst und Demenz (z. B. Konzentrationsschwierigkeiten, Ruhelosigkeit, Erschöpfung) oft nur schwer zu unterscheiden. Es ist davon auszugehen, dass sich die Symptome in dieser Patientengruppe mit zunehmendem Verlust der Wahrnehmung des eigenen geistigen Abbaus von ängstlichen Sorgen zu einem veränderten Verhalten wie Agitation wandeln. Bei Menschen mit Demenz sollte die Chronologie von Angst- und kognitiven Symptomen deshalb immer erfasst werden (ggf. auch über nahestehende Angehörige mit Einverständnis des Patienten). Während bei Menschen mit nur leichter kognitiver Symptomatik in der Regel vorhandene Symptomfragebögen verwendet werden können (Bradford et al., 2013), steht die Entwicklung von validierten Vorgehensweisen bei fortgeschrittener Demenz erst in ihren Anfängen (Goodarzi et al., 2019).

Somatische Differenzialdiagnosen

Merke: Basisdiagnostik zum Ausschluss organischer Ursachen

- Anamnese
- körperliche Untersuchung
- Labor: Blutbild, Blutzucker, Elektrolyte (Natrium, Kalium, Calcium), Schilddrüsenwerte
- EKG mit Rhythmusstreifen
- ggf. weiterführende Diagnostik (▸ Tab. 11.2.2)

11.2.4 Behandlungskonzept (Behandlungsziele, spezielle Bedürfnisse usw.)

Zur Verbesserung der Lebensqualität wird im Rahmen der Angstbehandlung eine Reduktion und ein verbesserter Umgang mit der Angstsymptomatik angestrebt. Neben bereits vorliegenden Behandlungserfahrungen und individuellen Präferenzen sollten bei der Auswahl einer Behandlungsform folgende weitere Aspekte berücksichtigt werden, wie z. B.:

- Kognition
- Suizidrisiko
- Therapiemotivation und Belastbarkeit (z. B. im Hinblick auf Expositionsübungen)
- Verfügbarkeit und Erreichbarkeit nicht pharmakologischer Therapieangebote
- Nutzen-Risiko-Abwägungen bei medikamentösen Therapien, Notwendigkeit von Verlaufsuntersuchungen, Einnahmezuverlässigkeit
- verfügbare Unterstützung durch Angehörige (z. B. Medikamenteneinnahme, Transport, Verhaltensmodifikation)

11.2.5 Therapie

Psychotherapie

Für die Behandlung älterer Menschen mit Angststörungen liegen für die in der S3-Leitlinie (Bandelow et al., 2021b) empfohlene kognitive Verhaltenstherapie (KVT) (▸ Tab. 11.2.3) nur begrenzt Studiendaten vor. Es ist davon auszugehen, dass KVT bei kognitiv nicht beeinträchtigten älteren Personen mit ausreichender Therapiemotivation ebenfalls wirksam ist. Typische Inhalte der KVT im Rahmen der Angsttherapie sind Psychoedukation, Problemlöse-Training, kognitive Therapie, Exposition und Habituation bezüglich angstauslösender Situationen, Erlernen eines akzeptierenden Umgangs mit eigenen Ängsten und Sorgen, Aufbau oder Anpassung von positiven und sinnvoll erlebten Aktivitäten, Schlafhygiene sowie das Erlernen effektiver Entspannungstechniken. Das psychotherapeutische Vorgehen sollte im

Tab. 11.2.3: Psychotherapie zur Behandlung von Angststörungen (Bandelow et al., 2021b)

Behandlungsmethode	Setting	Anwendungsgebiet	Empfehlungsgrad der S3-Leitlinie
kognitive Verhaltenstherapie	Einzel	Generalisierte Angststörung	A+[1]
	Gruppe	Generalisierte Angststörung	KKP+
	Internet-intervention	Generalisierte Angststörung	KKP+ (zur Überbrückung oder Ergänzung, nicht als alleinige Therapie)
	Einzel	Panikstörung/Agoraphobie	A+[1]
	Einzel	Soziale Phobie	A+[1]
	Gruppe	Soziale Phobie	B+ (sollte als Einzeltherapie angeboten werden, ggf. in Kombination)
	Einzel	Spezifische Phobie	A+[1] (unter Nutzung von Expositionstechniken)
psychodynamische Psychotherapie	Einzel	Panikstörung/Agoraphobie	B+[1]
	Einzel	Generalisierte Angststörung	B+[1]
	Einzel	Soziale Phobie	B+[1]

[1]Orientierung an empirisch fundierten Manualen.
Empfehlungsgrad: A+ = Soll-Empfehlung, B+ = Sollte-Empfehlung, KKP+ = Klinischer Konsenspunkt (Empfehlungen im Expertenkonsens bei nicht eindeutiger Evidenzlage).

Vergleich zur Arbeit mit jüngeren Patienten ggf. im Hinblick auf Geschwindigkeit, Wiederholungen, Pausen innerhalb der Therapiestunden, Abstraktionsgrad und einen verstärkten Einbezug der Familie angepasst werden (Lenze & Wetherell, 2011). Da die Konfrontation mit angstauslösenden Reizen meist mit einer starken vegetativen Erregung einhergeht, ist vorab eine ausreichende kardiovaskuläre Belastbarkeit der behandelten Person abzuklären.

Bei subklinischer Symptomatik oder ergänzend zur psychotherapeutischen oder pharmakologischen Therapie ist eine Förderung körperlicher Aktivität in Übungs- oder Trainingsgruppen sinnvoll, da diese bei älteren Personen einen (zusätzlichen) signifikanten positiven Effekt auf Depressivität und Angstsymptome haben kann (Ruiz-Comellas et al., 2022).

Für die Behandlung von Angststörungen bei Menschen mit Demenz oder leichten kognitiven Einschränkungen zeigen die wenigen Daten zur Wirksamkeit bislang nur geringe Effekte für kognitiv behaviorale Ansätze (Orgeta et al., 2022). Ein möglicher Nutzen von psychologischen Interventionen sollte bei der Therapieplanung für Angstpatienten mit leichten bis moderaten kognitiven Einschränkungen dennoch als Behandlungsoption in Erwägung gezogen werden (National Institute for Health and Care Excellence, 2018).

Medikamentöse Behandlung von Angststörungen

Basierend auf den aktuellen Empfehlungen zur medikamentösen Behandlung von Angststörungen (Bandelow, 2020; Bandelow et al., 2021b) sind bei geriatrischen Patienten selektive Serotoninwiederaufnahmehemmer (SSRI) Mittel der ersten Wahl. Vorteile der SSRI sind der durch Studien belegte Wirksamkeitsnachweis und das fehlende Abhängigkeitspotenzial. Nachteile sind die Wirklatenz von 2–4 Wochen sowie die vor allem zu Beginn auftretenden Nebenwirkungen wie Unruhe und Übelkeit, die problematisch für die Therapieadhärenz sein können. Des Weiteren können SSRI das Sturzrisiko erhöhen und zu Hyponatriämie führen (Carrière et al. 2016). In Kombination mit NSAIDs (non-steroidal anti-inflammatory drugs), Thrombozytenaggregationshemmern und oralen Antikoagulanzien kann die Blutungsneigung verstärkt werden. Vor und während der Behandlung mit SSRI sind regelmäßige EKG-Kontrollen mit Bestimmung der QTc-Zeit anzuraten, insbesondere bei kardial vorerkrankten Patienten und/oder der Einnahme mehrerer Medikamente (Polypharmazie). Für die Behandlung aller Formen von Angststörungen zugelassen sind Escitalopram und Paroxetin. Allerdings wird Paroxetin aufgrund von anticholinergen Effekten, Sturzneigung und Sedierung auf der PRISCUS 2.0-Liste (Mann et al., 2023) als potenziell inadäquates Medikament in der Behandlung geriatrischer Patienten eingeordnet. Escitalopram als mögliche Alternative kann die QTc-Zeit verlängern. Sertralin hat das geringste Potenzial für kardiale Nebenwirkungen, ist jedoch nur zur Behandlung der Panikstörung, Agoraphobie und sozialen Phobie zugelassen (Glassman, 2002).

Von den Serotonin-Noradrenalin-Wiederaufnahmehemmern (SNRI) ist Venlafaxin als Retardpräparat für alle Angststörungen und Duloxetin für die generalisierte Angststörung zugelassen. Beide Präparate sollten aufgrund des im Vergleich zu SSRI höheren Nebenwirkungspotenzials nicht als erste Wahl angewandt werden.

Das trizyklische Antidepressivum Clomipramin, zugelassen zur Behandlung von Panikstörung und Phobien, und das trizyklische Anxiolytikum Opipramol (zugelassen bei generalisierter Angststörung) sollten aufgrund ihrer anticholinergen, kardialen und sedierenden Nebenwirkungen mit Sturzgefahr in der Behandlung geriatrischer Patienten nicht angewandt werden.

Pregabalin ist zugelassen zur Behandlung der generalisierten Angststörung und hat einen schnellen Wirkungseintritt mit sedierender Komponente. Allerdings erhöhte Pregabalin das Sturzrisiko und kann in seltenen Fällen eine Herzinsuffizienz hervorrufen. Bei Patienten mit Abhängigkeitserkrankungen, insbesondere Opioid- und Sedativa-Abhängigkeit, sollte Pregabalin aufgrund des Abhängigkeitspotenzials nicht verschrieben werden (Bonnet & Scherbaum, 2017).

Benzodiazepine sollten aufgrund der Sedierung mit Sturzgefahr, des Abhängigkeitspotenzials und der Möglich-

Tab. 11.2.4: Medikamente zur Behandlung von Angststörungen (Bandelow et al., 2021b)

Medikament	Dosierung	Anwendungsgebiet	Cave	Empfehlungsgrad der S3-Leitlinie
SSRI				
Escitalopram	10–20 mg/Tag	generalisierte Angststörung, Panikstörung, Agoraphobie, soziale Phobie	keine Dosisüberschreitung wegen Gefahr der QTc-Verlängerung, > 65 Jahre Maximaldosis 10 mg/Tag	A+
Paroxetin	20–50 mg/Tag	generalisierte Angststörung, Panikstörung, Agoraphobie, soziale Phobie	potenziell inadäquates Medikament im Alter (PRISCUS 2.0-Liste)	A+
Sertralin	50–150 mg/ Tag	Panikstörung, Agoraphobie, soziale Phobie	Hyponatriämie	A+
SNRI				
Duloxetin	60–120 mg/Tag	generalisierte Angststörung	höheres Nebenwirkungspotenzial	A+
Venlafaxin retard	75–225 mg/Tag	generalisierte Angststörung, Panikstörung, Agoraphobie, soziale Phobie	höheres Nebenwirkungspotenzial	A+
TZA				
Clomipramin*	75–250 mg/Tag	Panikstörung, Agoraphobie	anticholinerg, sedierend, Sturzgefahr	B+
Trizyklisches Anxiolytikum				
Opipramol*	50–300 mg/Tag	generalisierte Angststörung	anticholinerg, sedierend, Sturzgefahr	0+
Calciummodulator				
Pregabalin*	150–600 mg/Tag	generalisierte Angststörung	keine Anwendung bei vorbekannter Abhängigkeitserkrankung; sedierend, Sturzgefahr	B+

Empfehlungsgrad A+ = Soll-Empfehlung, B+ = Sollte-Empfehlung, 0+ = Kann-Empfehlung
SNRI = Serotonin-Noradrenalin-Wiederaufnahmehemmer; SSRI = selektive Serotoninwiederaufnahmehemmer; TZA = trizyklisches Antidepressivum
*langsam einschleichend dosieren, Beginn mit niedrigster verfügbarer Dosis, Maximaldosis so niedrig wie möglich

keit einer paradoxen Wirkung mit Zunahme von Agitation und Unruhe in der Behandlung geriatrischer Patienten vermieden werden.

Merke

In der Behandlung einer generalisierten Angststörung, Panikstörung/Agoraphobie oder sozialen Phobie, in der eine Psychotherapie oder Pharmakotherapie nicht wirksam war, soll die jeweils andere Therapieform oder eine Kombination als weiterer Therapieversuch angeboten werden (Bandelow et al., 2021b, S. 144).

11.2.6 Sturzangst

Ängste und Sorgen vor einem Sturz („falls efficacy") oder Gleichgewichtsverlust („balance confidence") treten in der Regel erst im höheren Lebensalter auf und können eine übermäßige Vermeidung angstbesetzter körperlicher Aktivitäten zur Folge haben. Der hierdurch beschleunigte Verlust von Kraft, Balance und Gangsicherheit kann zu einer Abwärtsspirale führen, in der sich Sturzrisiko, Sturzangst und Vermeidungsverhalten weiter verstärken und zu einem zunehmenden Verlust an Unabhängigkeit, sozialen Aktivitäten und Lebensqualität der Betroffenen führen. Wenngleich sich im deutschen Sprachgebrauch der Begriff „Sturzangst" etabliert hat, handelt es sich genau genommen um eine Furcht vor Stürzen („fear of falling").

Merke

Vor dem Hintergrund des realen Sturzrisikos älterer Menschen (▸ Kap. 3.3) kann die Angst vor einem Sturz oder sturzbedingten Verletzungen nicht zwangsläufig als eine unangemessene oder pathologische Reaktion angesehen werden. Problematisch ist vor allem eine Falscheinschätzung des eigenen Sturzrisikos, das sowohl über- als auch unterschätzt werden kann.

Bei der Erhebung von Sturzangst mit einer Einzelfrage berichtet mehr als jede dritte Person, bei der Erhebung mit einem Fragebogen zur „falls efficacy" dagegen mehr als jede zweite Person eine Form der Sturzangst. Sturzängste korrelieren mit höherem Alter, Geschlecht (weiblich), vorangegangenen Stürzen, schlechter körperlicher Funktionsfähigkeit und depressiven Symptomen (MacKay et al., 2021).

Die Erfassung von Sturzangst, für die es keine diagnostischen ICD-10- oder ICD-11-Kriterien gibt, erfolgt über

Einzelfragen oder Fragebögen wie die Falls Efficacy Scale-International (FES-I) (Dias et al., 2006), mit der die Sturzbedenken hinsichtlich verschiedener Alltagsaktivitäten erfasst werden. Für stationäre Settings ist die Kurzversion des FES-I, die sich auf leichtere Alltagsaktivitäten bezieht, besser geeignet. Der Fragebogen sollte im Rehabilitationsprozess nicht zur früh eingesetzt werden, um den Anteil von nicht oder nur hypothetisch beantwortbaren Fragen zu Aktivitäten, die noch nicht ausgeführt werden können, so gering wie möglich zu halten. Summenwerte von > 23 bzw. > 10 (Kurzversion) deuten auf hohe Sturzbedenken hin. Bei Patienten mit einer sturzbedingten Verletzung sollten mögliche akute oder reaktivierte posttraumatische Symptome (▸ Kap. 11.2.7) in der Diagnostik berücksichtigt werden (z. B. bei Patienten, die mehrere Tage mit einer Fraktur in ihrer Wohnung auf Hilfe gewartet haben).

Die bisherige Studienlage deutet darauf hin, dass mit Sturzangstinterventionen, die kognitiv-behaviorale und körperliche Komponenten kombinieren, kleine bis moderate Effekte bei zuhause lebenden, kognitiv nicht eingeschränkten Personen erzielt werden können (Chua et al., 2019). Auch bei Patienten nach einer Hüft- oder Beckenfraktur können Sturzangst und körperliche Funktionen durch eine zusätzliche Intervention verbessert werden (Pfeiffer et al., 2020). Zentrale Interventionskomponenten für Sturzangstinterventionen beider Zielgruppen sind:

- Psychoedukation
- Aufbau von Veränderungsmotivation (z. B. durch motivierende Gesprächsführung)
- Entspannungsübungen
- graduelle Exposition (Achtung: Belastbarkeit)
- realistische Aktivitätsziele
- Veränderung dysfunktionaler sturzbezogener Gedanken
- Verbesserung der Gangsicherheit (z. B. Kraft und Balance, sicherer Umgang mit Hilfsmitteln)
- Strategien zum Umgang mit Stürzen (z. B. Aufstehen vom Boden, Rufen von Hilfe)
- weitere Komponenten der Sturzprävention (▸ Kap. 3.3)
- Einbezug von Angehörigen (z. B. angemessene Unterstützung)

Mit Sturzangstinterventionen soll das reale Sturzrisiko reduziert sowie die Selbstwirksamkeit insgesamt oder in Bezug auf spezifische Sturzphasen (z. B. reaktive Balance bei drohendem Gleichgewichtsverlust, Sturztechniken beim Sturz, Aufstehen oder Hilferuf nach einem Sturz) verbessert werden. Hierfür ist ein auf die Patienten abgestimmtes und in der Regel interdisziplinäres Vorgehen (Physiotherapie, Psychologie, Medizin und ggf. Pflege) erforderlich. Bei stationären Patienten sollte die Intervention in der Häuslichkeit fortgesetzt werden.

11.2.7 Posttraumatische Belastungsstörung mit verzögertem Beginn

Im Gegensatz zu akuten und in Folge oft chronischen posttraumatischen Belastungsstörungen (PTB) treten PTB mit verzögertem Beginn oft erst Jahrzehnte nach einem Trauma erstmalig auf. All die Jahre zuvor konnten mehr oder weniger bewusste Bewältigungsstrategien (z. B. Vermeidung, Ablenkung, „Flucht" in die Arbeit) gefunden werden, um mit dem Wiedererinnern und Wiedererleben der erfahrenen traumatischen Erlebnisse und Situationen umzugehen. Altersbedingte Veränderungen (z. B. Wegfall von beruflichen Verpflichtungen und sozialen Kontakten, körperlicher und geistiger Abbau, abnehmende Aufmerksamkeitskontrolle, verstärkter Lebensrückblick) können bei den Betroffenen jedoch zu einem Verlust von Ressourcen und Bewältigungsstrategien führen, die eine Traumareaktivierung begünstigen. Auch vermehrte Gefühle der Hilflosigkeit, Abhängigkeit oder des Ausgeliefertseins, die den Gefühlen in der zurückliegenden traumatischen Situation ähnlich sind, können zu einer posttraumatischen Spätreaktion mit Intrusionen, Übererregungssymptomen und verstärktem Vermeidungsverhalten beitragen (Bandelow et al., 2021a, S. 299 ff.).

Eine PTB mit verzögertem Beginn ist im Gegensatz zum DSM-5 in der ICD-10 oder ICD-11 innerhalb der PTB-Klassifikation nicht spezifizierbar. Bei der Diagnostik geriatrischer Patienten sollte die Möglichkeit dieser Form der PTB insbesondere dann berücksichtigt werden, wenn diese aufgrund ihres biografischen und zeitgeschichtlichen Hintergrundes verstärkt traumatischen Erlebnissen ausgesetzt waren (z. B. Kriegsteilnehmer, Kriegskinder, Flüchtlinge, Notfallhelfer bei Katastrophen) oder akut einschneidende gesundheitliche Veränderungen (z. B. einen Schlaganfall, schwere Verletzung) erlebt haben, die eine Traumareaktivierung begünstigen. Bei Patienten mit Einschränkungen des episodischen Gedächtnisses ist zu beachten, dass die Erinnerungen an das Trauma oft nur noch bruchstückhaft vorliegen und diese Erinnerungsfragmente unter Umständen von den Betroffenen nicht mehr wirklichkeitsgetreu zusammengefügt und rekonstruiert werden können (Bandelow et al., 2021a, S. 300 ff.).

Gesonderte Empfehlungen für die Behandlung von PTB mit verzögertem Beginn sind in der S3-Leitlinie nicht enthalten (Schäfer et al., 2019), so dass auch bei dieser PTB-Form die traumafokussierte Psychotherapie als Behandlung erster Wahl gilt (Empfehlungsgrad A). Spezielle Behandlungsverfahren mit einem PTB-Fokus wie die Lebensrückblicktherapie, die narrative Expositionstherapie oder die Integrative Testimonial Therapie haben eine stark biografische Ausrichtung, die unter anderem dazu dient, die Patienten bei der Integration des Traumas in ihre Lebensgeschichte zu unterstützen (Maercker, 2015). Wegen der unter Umständen starken vegetativen Erregung und möglicher kardialer Komplikationen bei der Konfrontation mit dem Trauma ist bei der Behandlung von PTB ebenfalls auf mögliche somatische Kontraindikationen zu achten.

Zusammenfassung

Eine Angststörung ist auch im höheren Lebensalter eine häufige psychische (komorbide) Erkrankung, die in der Versorgung häufig nicht erkannt wird. In der Routinediagnostik sollten deshalb auch Angstsymptome erfragt werden. Während viele Angststörungen eine oftmals jahrzehntelange Vorgeschichte haben, tritt die generalisierte Angststörung und die posttraumatische Belastungsreaktion mit verzögertem Beginn oftmals erstmalig im höheren Lebensalter auf. Gut wirksame Behandlungsansätze der kognitiven Verhaltenstherapie für Angstpatienten im mittleren Erwachsenenalter wurden bislang in nur geringem Maße auf ihre Wirksamkeit bei älteren Menschen untersucht. Bei der medikamentösen Therapie ist eine gute Nutzen-Risiko-Abwägung erforderlich. Die Sturzangst tritt dagegen fast ausschließlich bei Menschen im höheren Lebensalter auf und muss immer in Bezug zum individuellen Sturz- und Verletzungsrisiko sowie der vom Patienten angestrebten Autonomie und Selbstständigkeit bewertet werden.

Literatur

Bandelow, B. (2020). Current and Novel Psychopharmacological Drugs for Anxiety Disorders. In Kim, Y.-K. (Hrsg.), *Anxiety Disorders* (Bd. 1191, S. 347–365). Springer Singapore. https://doi.org/10.1007/978-981-32-9705-0_19

Bandelow, B., Pfeiffer, K., Tagay, S., et al. (2021a). Angst- und Zwangsstörungen im Alter. In Klöppel, S., & Jessen, F. (Hrsg.), *Praxishandbuch Gerontopsychiatrie und -psychotherapie* (2. Auflage, S. 285–305). Elsevier.

Bandelow, B., Wiltink, J., Alpers, G. W., et al. (2021b). Deutsche S3-Leitlinie Behandlung von Angststörungen. *Version 2.* https://register.awmf.org/de/leitlinien/detail/051-028, Zugriff am 1.5.2023

BfArM (2022). ICD-10-GM Version 2023. https://www.dimdi.de/static/de/klassifikationen/icd/icd-10-gm/kode-suche/htmlgm2023/, Zugriff am 4.5.2023

BfArM (2022). *ICD-11 in Deutsch—Entwurfsfassung.* https://www.bfarm.de/DE/Kodiersysteme/Klassifikationen/ICD/ICD-11/uebersetzung/_node.html;jsessionid=19D2956C68CF7841FFCD382B03F1F0C2.internet281, Zugriff am 4.5.2023

Bonnet, U., & Scherbaum, N. (2017). How addictive are gabapentin and pregabalin? A systematic review. *European Neuropsychopharmacology*, 27(12), 1185–1215. https://doi.org/10.1016/j.euroneuro.2017.08.430

Bradford, A., Brenes, G. A., Robinson, R. A., et al. (2013). Concordance of self- and proxy-rated worry and anxiety symptoms in older adults with dementia. *Journal of Anxiety Disorders*, 27(1), 125–130. https://doi.org/10.1016/j.janxdis.2012.11.001

Carrière, I., Farré, A., Norton, J., et al. (2016). Patterns of selective serotonin reuptake inhibitor use and risk of falls and fractures in community-dwelling elderly people: the Three-City cohort. *Osteoporosis international: a journal established as result of cooperation between the European Foundation for Osteoporosis and the National Osteoporosis Foundation of the USA*, 27(11), 3187–3195. https://doi.org/10.1007/s00198-016-3667-7

Chua, C. H. M., Jiang, Y., Lim, D. S., et al. (2019). Effectiveness of cognitive behavior therapy-based multicomponent interventions on fear of falling among community-dwelling older adults: A systematic review and meta-analysis. *Journal of Advanced Nursing*. https://doi.org/10.1111/jan.14150

Dias, N., Kempen, G. I. J. M., Todd, C. J., et al. (2006). [The German version of the Falls Efficacy Scale-International Version (FES-I)]. *Zeitschrift Für Gerontologie Und Geriatrie*, 39(4), 297–300. https://doi.org/10.1007/s00391-006-0400-8

Glassman, A. H. (2002). Sertraline Treatment of Major Depression in Patients With Acute MI or Unstable Angina. *JAMA*, *288*(6), 701. https://doi.org/10.1001/jama.288.6.701. Erratum in JAMA 2002 Oct 9;288(14):1720

Goodarzi, Z., Samii, L., Azeem, F., et al. (2019). Detection of anxiety symptoms in persons with dementia: A systematic review. *Alzheimer's & Dementia: Diagnosis, Assessment & Disease Monitoring*, *11*(1), 340–347. https://doi.org/10.1016/j.dadm.2019.02.005

Gottschling, J., Segal, D. L., Häusele, C., et al. (2016). Assessment of Anxiety in Older Adults: Translation and Psychometric Evaluation of the German Version of the Geriatric Anxiety Scale (GAS). *Journal of Psychopathology and Behavioral Assessment*, *38*(1), 136–148. https://doi.org/10.1007/s10862-015-9504-z

Jacobi, F., Höfler, M., Siegert, J., et al. (2014). Twelve-month prevalence, comorbidity and correlates of mental disorders in Germany: The Mental Health Module of the German Health Interview and Examination Survey for Adults (DEGS1-MH). *International Journal of Methods in Psychiatric Research*, *23*(3), 304–319. https://doi.org/10.1002/mpr.1439

Lenze, E. J., & Wetherell, J. L. (2011). A lifespan view of anxiety disorders. *Dialogues in Clinical Neuroscience*, *13*(4), 381–399. https://doi.org/10.31887/DCNS.2011.13.4/elenze

MacKay, S., Ebert, P., Harbidge, C., et al. (2021). Fear of Falling in Older Adults: A Scoping Review of Recent Literature. *Canadian Geriatrics Journal*, *24*(4), 379–394. https://doi.org/10.5770/cgj.24.521

Maercker, A. (2015). Belastungs- und Traumafolgestörungen. In Maercker, A. (Hrsg.), *Alterspsychotherapie und klinische Gerontopsychologie* (2., S. 181–206). Springer.

Mann, N.-K., Mathes, T., Sönnichsen, A., et al. (2023). Potentially inadequate medications in the elderly: PRISCUS 2.0—first update of the PRISCUS list. *Deutsches Ärzteblatt international*. https://doi.org/10.3238/arztebl.m2022.0377

Morschitzky, H. (2009). Normale und krankhafte Ängste. In Morschitzky, H., *Angststörungen* (S. 1–20). Springer Vienna. https://doi.org/10.1007/978-3-211-09449-5_1

National Institute for Health and Care Excellence (Hrsg.). (2018). *Dementia: Assessment, management and support for people living with dementia and their carers.* https://www.nice.org.uk/guidance/ng97/resources/dementia-assessment-management-and-support-for-people-living-with-dementia-and-their-carers-pdf-1837760199109, Zugriff am 4.5.2023

Orgeta, V., Leung, P., del-Pino-Casado, R., et al. (2022). Psychological treatments for depression and anxiety in dementia and mild cognitive impairment. *Cochrane Database of Systematic Reviews*, *2022*(4). https://doi.org/10.1002/14651858.CD009125.pub3

Pfeiffer, K., Kampe, K., Klenk, J., et al. (2020). Effects of an intervention to reduce fear of falling and increase physical activity during hip and pelvic fracture rehabilitation. *Age and ageing*, *49*(5), 771–778. https://doi.org/10.1093/ageing/afaa050

Risch, A. K., & Wilz, G. (2015). Angststörungen. In Maercker, A. (Hrsg.), *Alterspsychotherapie und klinische Gerontopsychologie* (S. 139–158). Springer Berlin Heidelberg. https://doi.org/10.1007/978-3-642-54723-2_7

Ruiz-Comellas, A., Valmaña, G. S. Catalina, Q. M., et al. (2022). Effects of Physical Activity Interventions in the Elderly with Anxiety, Depression, and Low Social Support: A Clinical Multicentre Randomised Trial. *Healthcare*, *10*(11), 2203. https://doi.org/10.3390/healthcare10112203

Rupprecht, R., Gunzelmann, Th., & Oswald, W. D. (2015). Gerontopsychologische Diagnostik. In Maercker, A. (Hrsg.), *Alterspsychotherapie und klinische Gerontopsychologie* (S. 89–105). Springer Berlin Heidelberg. https://doi.org/10.1007/978-3-642-54723-2_4

Schäfer, I., Gast, U., Hofmann, A. et al. (2019). *S3-Leitlinie Posttraumatische Belastungsstörung*. Springer Berlin Heidelberg. https://doi.org/10.1007/978-3-662-59783-5

Spitzer, R. L., Kroenke, K., Williams, J. B. W., et al. (2006) A Brief Measure for Assessing Generalized Anxiety Disorder: The GAD-7. *Archives of Internal Medicine*, *166*(10), 1092. https://doi.org/10.1001/archinte.166.10.1092

Wild, B., Eckl, A., Herzog, W., et al. (2014). Assessing Generalized Anxiety Disorder in Elderly People Using the GAD-7 and GAD-2 Scales: Results of a Validation Study. *The American Journal of Geriatric Psychiatry*, *22*(10), 1029–1038. https://doi.org/10.1016/j.jagp.2013.01.076

Zhang, X., Norton, J., Carrière, I., et al. (2015). Generalized anxiety in community-dwelling elderly: Prevalence and clinical characteristics. *Journal of Affective Disorders*, *172*, 24–29. https://doi.org/10.1016/j.jad.2014.09.036

11.3 Wahnhafte Störungen

Kathrin N. Eckstein und Gerhard W. Eschweiler

11.3.1 Einführung

Der Begriff Wahn beschreibt zunächst ein Symptom, nämlich eine krankhafte Fehlbeurteilung der Realität, die erfahrungsunabhängig („apriorisch“) auftritt und an der mit völliger Gewissheit („hohe subjektive Evidenz“) festgehalten wird, auch wenn diese im Widerspruch zur objektiven Wirklichkeit, der eigenen Lebenserfahrung und zum Urteil gesunder Mitmenschen („Unkorrigierbarkeit“) steht. Die Unkorrigierbarkeit grenzt den Wahn von der überwertigen Idee ab, bei der einer Idee, Vorstellung oder Überzeugung zwar eine überwertige Bedeutung beigemessen wird, die nicht mehr der Realität entspricht, jedoch noch korrigierbar ist. Psychopathologisch gehören der Wahn, die überwertige Idee sowie Zwangsgedanken durch ihre pathologische Abweichung des Denkinhaltes zu den inhaltlichen Denkstörungen (AMDP, 2018).

Eine formale Einteilung des Wahnes unterscheidet den Wahneinfall (wahnhafte Überzeugung, die plötzlich und ohne Stimulus aufkommt, z. B.: „Der Islamische Staat ist hinter mir her.“), die Wahnwahrnehmung (Zuordnung einer unangemessenen, unrealistischen Bedeutung zu einer Sinneswahrnehmung, z. B.: „Die Ampel springt auf Rot, weil diese jemand direkt steuert.“), die Wahnstimmung (unbestimmtes Gefühl, dass „etwas in der Luft“ liegt), die Wahndynamik (affektive Beteiligung am Wahnerleben, z. B.: Verbaler Angriff auf Nachbarn, der Strahlen aussendet) und den systematisierten Wahn (Verknüpfung verschiedener Wahnideen zu einem Wahngebäude, z. B.: „Der Paketdienst kommt so häufig und mit verschiedenen Fahrern, damit es nicht auffällt, mich auszuspionieren.“) (AMDP, 2018).

Das Symptom Wahn findet sich bei verschiedenen Erkrankungen, die sich im frühen Erwachsenenalter manifestieren, u. a. bei Schizophrenien (F2*), affektiven Störungen (F3* Depression, Manie, bipolare Erkrankung), aber auch bei Erkrankungen im höheren Alter wie Demenzen (F0*), Delirien (F05.*) und anderen organischen Erkrankungen (z. B. Autoimmunenzephalitis [G*], zerebrale Ischämien/Blutungen/Tumore, Intoxikationen [F1*]), die altersunabhängig sind sowie als einziges wesentliches Symptom bei wahnhaften Störungen (F22.*) meist im mittleren Alter. Die letztere Erkrankungsgruppe wird in diesem Kapitel ausführlich dargestellt.

11.3.2 Epidemiologie und Verlauf

Die spärlichen Untersuchungsdaten vermuten eine Punktprävalenz von 0,02–0,03 % und eine Lebenszeitprävalenz von 0,18 %. Frauen sind etwas häufiger betroffen als Männer, der Beginn liegt meist im mittleren bis späten Erwachsenenalter. Menschen mit wahnhaften Störungen machen nur einen sehr kleinen Teil der stationären psychiatrischen Behandlungsfälle von etwa 1–2 % aus (Manschreck & Khan, 2006; Perala et al., 2007; Iglewicz et al., 2011). Meist entwickelt sich ein schleichend-chronischer oder episodisch-remittierender Verlauf mit systematisiertem Wahn. Spontanremissionen sind selten (Jager et al., 2004). Meist besteht nur eine sehr geringe Krankheits- und daher auch wenig Behandlungseinsicht bei oft hohem Leidensdruck der Angehörigen bzw. des Umfeldes. Die Erkrankung führt häufig zu zunehmender sozialer Isolierung, die wiederum im Sinne eines Teufelskreises die Symptomatik verstärken kann. Klinisch treffend wurde die soziale Isolation des älteren Menschen mit Einengung des Lebensraumes und Ausbildung wahnhafter Ideen v. a. den eigenen Wohnraum betreffend (Einbrüche, Belästigung, giftige Dämpfe, störende Geräusche) von Janzarik als „Kontaktmangelparanoid“ bezeichnet (Janzarik, 1973). Bis auf die Wahnsymptomatik bleiben die Betroffenen psychopathologisch unauffällig, das soziale Funktionsniveau prinzipiell erhalten. Ein akuter Beginn sowie ein junges Lebensalter sind mit einer günstigeren Prognose assoziiert. Die Störungen bleiben damit oft im Verborgenen. Es sind jedoch akute Exazerbationen und forensische Relevanz (z. B. Suizidalität, Körperverletzungs- oder Tötungsdelikte) möglich.

Psychiatrische Komorbiditäten (v. a. Depressionen, aber auch Suchterkrankungen und Persönlichkeitsstörungen) vor oder im Verlauf einer wahnhaften Störung sind häufig (ca. 72 % Lebenszeitprävalenz) und gehen mit einer schlechteren Prognose einher.

11.3.3 Diagnosestellung

Die Diagnose sollte am besten im Rahmen einer fachärztlichen Abklärung und nach Möglichkeit unter Einbeziehung fremdanamnestischer Angaben gesichert werden. Die Diagnosestellung gemäß der aktuell (noch) gültigen Internationalen Klassifikation psychischer Störungen (ICD-10) erfolgt im Bereich F2 „Schizophrenie, schizotype und wahnhafte Störungen“ als F22 „anhaltende wahnhafte Störungen“. Diese Gruppe ist charakterisiert durch den langandauernden Wahn als einziges oder das auffälligste klinische Charakteristikum, während es keine Hinweise auf eine organische (primäre oder sekundäre Hirnerkrankung, durch psychotrope Substanzen bedingte psychotische Störung), schizophrene oder affektive Genese gibt. Die häufigste Form ist die „wahnhafte Störung“ (F22.0). Sie ist „charakterisiert durch die Entwicklung einer einzelnen Wahnidee oder mehrerer aufeinander bezogener Wahninhalte“, die seit mindestens drei Monaten bestehen und im Allgemeinen viele Jahre anhalten. Im Übrigen sind die Betroffenen meist psychopathologisch unauffällig (Dilling, 2015). Häufige inhaltliche Wahnthemen sind in ▸ Tab. 11.3.1 beschrieben.

Vorübergehende (olfaktorische, taktile oder – v. a. im höheren Lebensalter auch akustische) Halluzinationen schließen die Diagnose nicht aus, stehen jedoch nicht im Vordergrund. Bei zusätzlichen affektiven Symptomen muss die wahnhafte Symptomatik auch nach Abklingen der affektiven Episode fortbestehen. Die Diagnosekriterien für eine Schizophrenie dürfen nicht erfüllt sein. Anhaltende wahnhafte Störungen, die die Diagnosekriterien nicht erfüllen, werden als „sonstige anhaltende wahnhafte Störun-

Tab. 11.3.1: Häufige Wahnthemen mit inhaltlicher Beschreibung

Wahnthema	Häufige Inhalte/Besonderheiten
Beeinträchtigungswahn	ständige absichtliche Benachteiligung und Schädigung
Verfolgungswahn	Bedrohung, Verfolgung, Komplott
Größenwahn	Überschätzung der eigenen Person, Fähigkeit, Bedeutung
Eifersuchtswahn (Othello-Syndrom)	Untreue des Partners, häufiger bei Männern, häufiger bei Alkoholabhängigkeit
Liebeswahn (De Clérambault-Syndrom)	Liebe von einer bekannten oder unbekannten Person, die diese jedoch nicht öffentlich preisgebe, häufiger bei Frauen
Hypochondrischer Wahn	wahnhafte Überzeugung, an einer schweren, lebensbedrohlichen Erkrankung zu leiden, die mit den erfolgten Abklärungsversuchen nicht festgestellt wurde. Somatische Symptome sind möglich, stehen aber nicht allein im Vordergrund.
Dysmorphophober Wahn	Entstellung der Form, Größe, Beschaffenheit des eigenen Körpers bzw. einzelner Körperteile
Eigengeruchswahn	unangenehmer, störender Geruch des eigenen Körpers
Dermatozoenwahn (Ekbom-Syndrom)	Befall der Haut mit kleinen Tierchen/Organismen, Aufbewahren von Proben als Beweis, häufiger bei Frauen
Querulatorischer Wahn	juristisch bzw. formal inkorrekte Behandlung bei Behörden, Ämtern, Verwaltung, Vereinen o. ä., gelegentlich Entwicklung aus paranoider Persönlichkeitsstörung
Doppelgängerwahn (Capgras-Syndrom)	Austausch bekannter Personen durch einen „Doppelgänger" (erkennbar an leichter Veränderungen)
Fregoli-Syndrom	optische Veränderung von Menschen, die sich dann als eine andere Person ausgeben
Diogenes-Syndrom	Vernachlässigung der Körper- und Wohnungshygiene, krankhaftes Sammeln, fehlender sozialer Kontakt
Nihilistischer Wahn (Cotard-Syndrom)	Nichtigkeit, Kleinheit, Fehlen der Lebendigkeit des Körpers oder einzelner Körperteile, Nichtexistenz der Person
Induzierter Wahn (Folie à Deux, Folie à Internet)	Wahngedanke einer primär betroffenen Person wird von weiterer Person bzw. übers Internet geteilt

gen" (F22.8) gruppiert, z. B. bei einzelnen weiteren schizophrenen Symptomen, ohne dass die Diagnosekriterien der Schizophrenie erfüllt wären. Bei einer Dauer von weniger als drei Monaten sollte (vorübergehend) eine „akute vorübergehende psychotische Störung" (F23) diagnostiziert werden. Sollten Informationen fehlen, kann als weitere Restkategorie die Diagnose einer „nicht näher bezeichneten anhaltenden wahnhaften Störung" (F22.9) vergeben werden (Dilling, 2015).

Die Diagnosekriterien der neuen Klassifikation nach ICD-11 „delusional disorder" (6A24) weichen nicht wesentlich von den hier dargestellten Inhalten ab. Die Gruppe wird zukünftig unterteilt in „aktuell symptomatisch" (Diagnosekriterien innerhalb des letzten Monats vollständig erfüllt), in „Teil- bzw. Vollremission" (Diagnosekriterien in Vorgeschichte vollständig erfüllt, im letzten Monat jedoch nicht mehr, aktuell einige bzw. keine klinisch signifikanten Symptome vorhanden) und „nicht näher bezeichnet" (Restkategorie) (World Health Organization, 2019).

Die Diagnosestellung erfolgt rein klinisch. Der Wahn wird differenziert im psychopathologischen Befund nach der Arbeitsgemeinschaft für Methodik und Dokumentation in der Psychiatrie (AMDP) erhoben (AMDP, 2018). Differenzialdiagnosen sollten insbesondere aufgrund der Behandlungsmöglichkeiten sorgfältig ausgeschlossen werden. Hilfreich erscheint bei Erkrankungen mit wahnhaften Symptomen die Unterscheidung in primäre wahnhafte Symptome im Rahmen einer hirneigenen Erkrankung und in sekundäre wahnhafte Symptome durch eine zerebrale Funktionsstörung, deren Ursache außerhalb des Gehirns liegt. Primäre wahnhafte Symptome treten im Rahmen von demenziellen Erkrankungen, der Schizophrenie, der schizoaffektiven Störung sowie affektiven Störungen (Depression, bipolare Störung, Manie) auf. Sekundäre wahnhafte Symptome werden beim Delir, Elektrolytstörungen (Natrium, Kalium, Calcium), globalen zerebralen Funktionsstörungen (z. B. Ischämie/Blutung, Raumforderung, zerebrale Autoimmunerkrankungen, Epilepsie, Trauma), Infekten, neoplastischen Prozessen, Vitaminmangelzuständen, metabolischen Störungen (Porphyrie, M. Wilson) sowie Wirkung/Nebenwirkung von nicht psychotropen Substanzen (z. B. L-Dopa, Kortikosteroide, Schilddrüsenhormon) und von psychotropen Substanzen (u. a. Alkohol, Cannabinoide, Kokain, Stimulanzien, Halluzinogene) beobachtet.

Weitere wichtige Differenzialdiagnosen umfassen psychiatrische bzw. psychosomatische Erkrankungen mit Wahn-ähnlicher Symptomatik. Hierzu zählen die schizotype Störung, die paranoide und schizoide Persönlichkeitsstörung sowie bestimmte Formen der somatoformen Störung.

Die inhaltliche Abgrenzung zu wichtigen psychiatrischen Differenzialdiagnosen ist in ▸ Tab. 11.3.2 aufgeführt.

Risikofaktoren für die Ausbildung anhaltender wahnhafter Störungen im Alter sind u. a. sensorische Deprivation (Seh- und Hörbeeinträchtigung), bestimmte prämorbide Persönlichkeitsmerkmale (schizoide oder schizotype Persönlichkeitszüge) sowie soziale Isolation (Müller-Spahn, 2005).

Besonderes Augenmerk sollte auf die Differenzialdiagnose einer spät beginnenden Schizophrenie gelegt werden. Denn auch wenn das häufigste Erkrankungsalter für eine Schizophrenie zwischen dem 18. und 30. Lebensjahr liegt,

Tab. 11.3.2: Wichtige psychiatrische Differenzialdiagnosen zur anhaltenden wahnhaften Störung

Differenzialdiagnose	Typische Symptomatik/Abgrenzung zur anhaltenden wahnhaften Störung
Schizophrenie	Prominente/persistierende Halluzinationen, Negativsymptome, formale Denkstörungen, kognitive Einschränkungen, Bizarrheit des Wahnes
Schizoaffektive Störung	Gleichzeitiges Auftreten von affektiven und typisch schizophrenen Symptomen mit ähnlicher Zahl, Schwere und/oder Dauer
Depression, bipolare Erkrankung, Manie	Wahn in Zusammenhang mit affektiven Symptomen
Schizotype Störung	Seltsames, exzentrisches oder eigentümliches Verhalten oder Erscheinung, sozialer Rückzug, seltsame Glaubensinhalte und magisches Denken, Misstrauen und paranoide Ideen, ungewöhnliche Wahrnehmungserlebnisse, vorübergehende quasi-psychotische Episoden, zu keinem Zeitpunkt eindeutige schizophrene Symptome
Paranoide Persönlichkeitsstörung	Definitionsgemäß kein Wahn, übertriebene Empfindlichkeit, Misstrauen und anhaltende Tendenz, Erlebtes (als feindlich/verächtlich) zu verdrehen, starke Selbstbezogenheit, häufige Beschäftigung mit unbegründeten Gedanken an Verschwörungen
Schizoide Persönlichkeitsstörung	Definitionsgemäß kein Wahn, Bevorzugung von Aktivitäten alleine, Inanspruchnahme durch Fantasien, Introvertiertheit, kaum Freunde/vertrauensvolle Beziehungen
Somatisierungsstörung	Vielfältige und im Verlauf häufig wechselnde Symptome, z. B. Schmerzen, Übelkeit, Blähungen, Atemnot, Störung der Ausscheidungs- und Genitalfunktionen
Hypochondrische Störung (nicht wahnhaft)	Beharrliche Beschäftigung mit der Möglichkeit, an einer oder mehreren schweren und fortschreitenden körperlichen Erkrankungen zu leiden, aber keine fixierten Wahnvorstellungen über körperliche Funktionen
Dysmorphophobie (nicht wahnhaft)	Hartnäckige Beschäftigung mit einer vermuteten Entstellung, aber keine fixierten Wahnvorstellungen

beginnen doch 15–30 % der Erkrankungen erst jenseits des 45. Lebensjahres und auch sehr spät beginnende Schizophrenien jenseits des 65. Lebensjahres sind bekannt. Die spät beginnenden Manifestationen unterscheiden sich nicht prinzipiell von den früher beginnenden Formen, sie sind jedoch durch einen höheren Frauenanteil, weniger Positivsymptome sowie häufigere Symptompersistenz gekennzeichnet (DGPPN, 2019).

Des Weiteren sollte – insbesondere bei einem späteren Beginn der wahnhaften Symptomatik – an erste Symptome einer beginnenden demenziellen Entwicklung gedacht werden. Diese erscheint unwahrscheinlich, wenn die Wahnthematik schon seit dem frühen oder mittleren Erwachsenenalter besteht. Wenn sie jedoch im höheren Alter neu auftritt, kann sie das erste Symptom – noch vor dem Auftreten kognitiver Defizite – sein. Daher sollte auch im weiteren Verlauf auf die Entwicklung der kognitiven Leistung geachtet werden und ggf. eine Demenz-Abklärung ergänzt werden.

Merke

Nur ein kleiner Teil der Menschen mit einer wahnhaften Störung begibt sich in Behandlung, wenn doch, meist aufgrund von Folgen der Störung oder aufgrund anderer Anliegen.

11.3.4 Behandlungskonzept

Die Behandelbarkeit der wahnhaften Störungen wurde in älteren Arbeiten als sehr limitiert eingeschätzt (Kendler, 1982). Die Therapieadhärenz (praktisch nur für die medikamentöse Therapie untersucht) erscheint insgesamt eingeschränkt, variiert jedoch stark zwischen verschiedenen Studien (zwischen 39 % und 100 %) (Gonzalez-Rodriguez et al., 2018).

Aufgrund der fehlenden oder sehr geringen Krankheitseinsicht begibt sich nur ein sehr kleiner Anteil der Betroffenen in eine längerfristige freiwillige Behandlung. Akute Auslöser für eine Behandlung ist oft der Leidensdruck der Angehörigen oder eine akute Exazerbation, ggf. mit Eigen- und/oder Fremdgefährdung, die eine stationäre Therapie, zum Teil auch (zunächst) gegen den Willen des Betroffenen, unumgänglich macht. Wenn Betroffene aufgrund eines ausgeprägten Wahnes ihre gesundheitlichen Angelegenheiten nicht selbst entscheiden können, muss dies die bevollmächtigte Person übernehmen oder ein gesetzlicher Betreuer bestellt werden. Neben der stationären Behandlung stellt die stationsäquivalente Behandlung (StäB) eine recht neue Möglichkeit dar, Betroffene, für die eine stationäre Behandlungsindikation besteht, zuhause zu behandeln. Bei der StäB werden die Patienten täglich von Mitgliedern aus einem multiprofessionellen Team (mit ärztlichem, psychologischem, ergo- und physiotherapeutischem sowie sozialdienstlichem Behandlungsangebot) besucht. Faktisch werden die Betroffenen am häufigsten ambulant durch den Hausarzt versorgt, ein kleinerer Teil nimmt fachspezifische psychiatrische oder psychotherapeutische Hilfe in Anspruch. Bei diesem heterogenen und relativ seltenen Krankheitsbild fehlen große, systematische Studien zur Wirksamkeit einzelner Therapieelemente, so dass die Evidenz gering und der wissenschaftliche Empfehlungsgrad niedrig ist. Insgesamt erscheint am ehesten eine multimodale Therapie mit (ggf. einer Auswahl aus) den Elementen Psychotherapie, Pharmakotherapie und psychosozialen Interventionen/Soziotherapie geeignet. Bei häufig chronischem Verlauf bestehen die wichtigsten Therapie-

Tab. 11.3.3: Häufige Nebenwirkungen bei der Anwendung von Antipsychotika (modifiziert und erweitert nach Hasan, 2021)

Häufige Nebenwirkungen	Vorrangiges Auftreten bei folgenden Substanzgruppen
Extrapyramidalmotorische Störungen, Früh- und Spätdyskinesien	Haloperidol, Risperidon
Metabolische Störungen (Diabetes mellitus, Gewichtszunahme)	Clozapin, Olanzapin, Quetiapin
Müdigkeit, Sedierung	Clozapin, Olanzapin, Quetiapin
Akathisie	Aripiprazol, Haloperidol
QTc-Zeit-Verlängerung und andere Herzleitungsstörungen	Alle Substanzen
Obstipation	Clozapin, Olanzapin, Quetiapin
Orthostatische Hypotension	Clozapin, Olanzapin, Quetiapin
Blutbildungsstörungen	Clozapin
Prolaktin-Anstieg	Risperidon, Haloperidol

ziele in einer Linderung der Beschwerden sowie Besserung des psychosozialen Funktionsniveaus.

11.3.5 Therapie-Bausteine

Detaillierte Studien zum optimalen Psychotherapie-Konzept bei wahnhaften Störungen fehlen. Kognitive Verhaltenstherapie scheint wirksam zu sein (Mehl et al., 2015; Skelton et al., 2015). Oft kommen die Betroffenen nicht primär wegen des Wahnes, sondern wegen begleitender psychosozialer Probleme oder psychiatrischer Komorbiditäten (z. B. depressive Episode) oder auf Veranlassung von Angehörigen in die Behandlung. Der Beziehungsaufbau ist durch die eingeschränkte Krankheitseinsicht und der sofortigen therapeutischen Dissonanz, wenn das Wahngebilde in Frage gestellt wird, sowie das oft große Misstrauen der Betroffenen deutlich erschwert. Initial erscheinen daher eine klare Information über Ablauf und Inhalt der therapeutischen Gespräche, aktives Zuhören, Empathie für die Belastung durch die Beschwerden sowie eine Fokussierung auf die emotionalen und sozialen Folgen durch die Überzeugung(en) hilfreich (Gonzalez et al., 2020).

Verhaltenstherapeutisch steht die Modifikation der kognitiven Verarbeitung eigener Ideen, äußerer Erfahrungen und sozialer Beziehungen im Vordergrund. Nach Aufbau einer tragfähigen therapeutischen Beziehung ist es das Ziel, die Annahmen und Erfahrungen einer Realitätsprüfung zu unterziehen und dadurch Zweifel an den wahnhaften Überzeugungen anzustoßen und die sich daraus ergebenden Einstellungs- und Handlungskonsequenzen zu hinterfragen (Chadwick & Lowe, 1994; Garety et al., 2000). Auch die spezifische verhaltenstherapeutische Behandlung von Sorgen vermindert sowohl diese als auch die wahnhaften Überzeugungen (Freeman et al., 2015). Die Einbeziehung des sozialen Netzwerkes der Betroffenen, ein transparenter Dialog zwischen allen Beteiligten und flexible Lösungsfindungen für die aktuelle Situation scheinen hilfreich (Bergstrom et al., 2018).

Die Pharmakotherapie ist v. a. für die Akutbehandlung sowie ergänzend zur Psychotherapie sinnvoll. In Frage kommen primär Antipsychotika und wenn notwendig Sedativa. Psychiatrische Komorbiditäten (z. B. depressive Episode) sollten ggf. vorrangig behandelt werden. Prinzipiell sollte der Einsatz von Psychopharmaka in der Gerontopsychiatrie so kurz und niedrig dosiert wie möglich erfolgen. Die Wirkung der Therapie sowie mögliche Nebenwirkungen (▶ Tab. 11.3.3) sollten regelmäßig evaluiert werden. Im längeren Verlauf ist unter fortgeführten Untersuchungen ein Reduktions- bzw. Absetzversuch zu empfehlen. Langzeituntersuchungen zu den anhaltenden wahnhaften Störungen fehlen.

Die Auswahl des Antipsychotikums sollte individuell anhand Erkrankungsbild, Präferenz des Betroffenen, Komorbiditäten bzw. potenziellen Nebenwirkungen der Medikamente erfolgen. Allgemeingültige Kriterien bzw. Überlegenheitsnachweise einzelner Substanzen oder Substanzgruppen existieren nicht (Munoz-Negro et al., 2020).

Es kommen z. B. Risperidon (0,5–3 mg), Quetiapin (25–300 mg), Olanzapin (2,5–15 mg), Aripiprazol (2,5–10 mg), Clozapin (12,5–100 mg) und Haloperidol (0,5–3 mg) zum Einsatz (Alexopoulos et al., 2004; Miola et al., 2020; Munoz-Negro et al., 2020). Eine Therapie-Response (> 30 % Symptomreduktion) wird bei knapp zwei Drittel, ein gutes Therapieansprechen (> 50 % Symptomreduktion) bei ca. einem Drittel der Betroffenen erreicht (Gonzalez-Rodriguez et al., 2016; Munoz-Negro et al., 2020). Geringere Dosen sind bei geriatrischen Patienten ggf. angemessen.

Bezüglich Nebenwirkungen, z. B. Stürze oder Pneumonie, konnte keine klare Überlegenheit einer Substanz oder Substanzgruppe bei älteren Personen herausgearbeitet werden (Chatterjee et al., 2012; Aparasu et al., 2013)

Mögliche Arzneimittelinteraktionen sollten beachtet, potenziell inadäquate Medikamente sowie Polypharmazie sollten soweit möglich vermieden werden (Kratz & Diefenbacher, 2019). Die Anwendung von Antipsychotika führt zu einer Erhöhung kardiovaskulärer Ereignisse und der Gesamtmortalität – auch bei nicht dementen älteren Menschen (Douglas & Smeeth, 2008; Kheirbek et al., 2019). Auf das Vorliegen einer Anwendung außerhalb der Zulassung (Off-label-Gebrauch) muss hingewiesen werden.

Wenn eine sedierende Medikation notwendig erscheint, sollte nach sorgfältiger Abwägung von Nutzen versus Risiko ggf. ein Behandlungsversuch mit niederpotenten Antipsychotika versucht werden. Es kommen aufgrund der fehlenden anticholinergen Komponente sowie des geringen Risikos für extrapyramidal-motorische Störungen v. a. Pipamperon (20–80 mg) und Melperon (25–100 mg) zum Einsatz. Der Einsatz sollte möglichst kurz und möglichst niedrig dosiert erfolgen. Die Verordnung anderer niederpotenter Neuroleptika mit stärkerer anticholinerger Wirkung, z. B. Promethazin oder Levomepromazin, ist nicht zu empfehlen. Benzodiazepine sollten aufgrund möglicher kognitiver Verschlechterung, Sturzneigung, Toleranzentwicklung und gelegentlich paradoxer Reaktion nur in absoluten Ausnahmefällen zum Einsatz kommen.

Die Kombination von kognitiver Verhaltenstherapie plus medikamentöser Therapie scheint (untersucht an einem Patientenkollektiv mit Schizophrenie, schizoaffektiver Störung und wahnhaften Störungen) der alleinigen Psychotherapie überlegen zu sein (Morrison et al., 2018).

Bei dieser Erkrankungsgruppe sind psychosoziale Interventionen/Soziotherapie zur Linderung der Beschwerden und Erhalt des psychosozialen Funktionsniveaus besonders wichtig und hilfreich. Infrage kommen hier z. B. die Beratung und Unterstützung durch Beratungsstellen für Ältere, Nachbarschaftshilfe sowie tagesstrukturierende Maßnahmen (wie z. B. Teestuben, Ausflugsprogramme für Menschen mit psychischen Erkrankungen, Tagesstätten u. ä.) sowie die Information und Beratung von Angehörigen.

Merke

Eine aufmerksame, offene und interessierte Haltung der Behandelnden trägt dazu bei, bei Patienten mit wahnhaften Störungen, die selbst wenig Leidensdruck empfinden und sich häufig aufgrund anderer Anliegen in Behandlung begeben, die wahnhafte Störung zu identifizieren und Behandlungsmöglichkeiten aufzuzeigen.

Zusammenfassung

Das Symptom Wahn beschreibt eine krankhafte Fehlbeurteilung der Realität, die erfahrungsunabhängig („apriorisch") auftritt und an der mit völliger Gewissheit („hohe subjektive Evidenz") festgehalten wird, auch wenn diese im Widerspruch zur objektiven Wirklichkeit, der eigenen Lebenserfahrung und zum Urteil gesunder Mitmenschen („Unkorrigierbarkeit") steht. Die anhaltende wahnhafte Störung ist (nach ICD-10) charakterisiert durch die Entwicklung einer einzelnen Wahnidee oder mehrerer aufeinander bezogener Wahninhalte, die seit mindestens drei Monaten bestehen und im Allgemeinen viele Jahre anhalten. Es bestehen keine Hinweise auf eine organische (primäre oder sekundäre Hirnerkrankung, durch psychotrope Substanzen bedingte psychotische Störung), schizophrene oder affektive Genese. Häufige Wahnthemen sind Verfolgungswahn, Größenwahn, Eifersuchtswahn, Liebeswahn, hypochondrischer Wahn, dysmorphophober- oder Eigengeruchswahn, Dermatozoenwahn und querulatorischer Wahn. Meist besteht keine Krankheitseinsicht, so dass sich nur ein kleiner Teil der Betroffenen in Behandlung begibt. Die Behandlung erfolgt multimodal mit Psychotherapie (v. a. kognitive Verhaltenstherapie), Pharmakotherapie (v. a. niedrig dosierte Antipsychotika) und psychosozialen Interventionen. Auch wenn die Erkrankung, insbesondere unbehandelt, oft chronisch und fortschreitend verläuft, ist therapeutischer Nihilismus nicht angebracht.

Literatur

Alexopoulos, G. S., Streim, J., Carpenter, D., et al. (2004). Using antipsychotic agents in older patients. *J Clin Psychiatry, 65 Suppl 2*, 5-99; discussion 100-102; quiz 103-104.

AMDP (2018). Das AMDP-System – Manual zur Dokumentation psychiatrischer Befunde (Vol. 10. überarbeitete und erweiterte Auflage). Hogrefe.

Aparasu, R. R., Chatterjee, S., Chen, H. (2013). Risk of pneumonia in elderly nursing home residents using typical versus atypical antipsychotics. *Ann Pharmacother, 47*(4), 464–474. https://doi.org/10.1345/aph.1R510

Bergstrom, T., Seikkula, J., Alakare, B., et al. (2018). The family-oriented open dialogue approach in the treatment of first-episode psychosis: Nineteen-year outcomes. *Psychiatry Res, 270*, 168–175. https://doi.org/10.1016/j.psychres.2018.09.039

Chadwick, P. D., Lowe, C. F. (1994). A cognitive approach to measuring and modifying delusions. *Behav Res Ther, 32*(3), 355–367. https://doi.org/10.1016/0005-7967(94)90133-3

Chatterjee, S., Chen, H., Johnson, M. L., et al. (2012). Risk of falls and fractures in older adults using atypical antipsychotic agents: a propensity score-adjusted, retrospective cohort study. *Am J Geriatr Pharmacother, 10*(2), 83–94. https://doi.org/10.1016/j.amjopharm.2011.10.006

DGPPN (2019) *S3-Leitlinie Schizophrenie. Langfassung.* Version 1.0, zuletzt geändert am 15. März 2019, verfügbar unter: https://www.awmf.org/leitlinien/detail/ll/038-009.html

Dilling, H., Mombour, W., Schmidt, M. H. (2015). ICD-10: Internationale Klassifikation psychischer Störungen. ICD-10 Kapitel V (F) – Klinisch-diagnostische Leitlinien (10. ed.). Hogrefe Verlag.

Douglas, I. J., Smeeth, L. (2008). Exposure to antipsychotics and risk of stroke: self controlled case series study. *BMJ, 337*, a1227. https://doi.org/10.1136/bmj.a1227

Freeman, D., Dunn, G., Startup, H., et al. (2015). Effects of cognitive behaviour therapy for worry on persecutory delusions in patients with psychosis (WIT): a parallel, single-blind, randomised controlled trial with a mediation analysis. *Lancet Psychiatry, 2*(4), 305–313. https://doi.org/10.1016/S2215-0366(15)00039-5

Garety, P. A., Fowler, D., Kuipers, E. (2000). Cognitive-behavioral therapy for medication-resistant symptoms. *Schizophr Bull, 26*(1), 73–86. https://doi.org/10.1093/oxfordjournals.schbul.a033447

Gonzalez-Rodriguez, A., Catalan, R., Penades, R., et al. (2016). Antipsychotic response in delusional disorder and schizophrenia: a prospective cohort study. *Actas Esp Psiquiatr, 44*(4), 125–135. https://www.ncbi.nlm.nih.gov/pubmed/27388104

Gonzalez-Rodriguez, A., Estrada, F., Monreal, J. A., et al. (2018). A Systematic Review of Methods for the Measurement of Antipsychotic Adherence in Delusional Disorder. *J Clin Psychopharmacol, 38*(4), 412–414. https://doi.org/10.1097/JCP.0000000000000893

Gonzalez, A. M., Hernandez Pinto, P., Maldonado, S., et al. (2020). Analysis of the care management protocol for COVID pregnant women and detection of improvement proposals applying clinical simulation methodology. *Rev Esp Anestesiol Reanim (Engl Ed), 67*(9), 487–495. https://doi.org/10.1016/j.redar.2020.07.010

Hasan, A., Schmitt, A., Falkai, P. (2021). Psychotische Symptome (Wahn und Halluzinationen). In *Praxishandbuch Altersmedizin: Geriatrie – Gerontopsychiatrie – Gerontologie* (Vol. 2., erweiterte und überarbeitete Edition). W. Kohlhammer GmbH.

Iglewicz, A., Meeks, T. W., Jeste, D. V. (2011). New wine in old bottle: late-life psychosis. *Psychiatr Clin North Am, 34*(2), 295–318, vii. https://doi.org/10.1016/j.psc.2011.02.008

Jager, M., Bottlender, R., Strauss, A., et al. (2004). The classification of functional psychoses: the impact of ICD-10 diagnoses (research diagnostic criteria) for the prediction of the long-term course. *Fortschr Neurol Psychiatr, 72*(2), 70–78. https://doi.org/10.1055/s-2003-812508

Janzarik, W. (1973). Lack-of-contact paranoid in the aged and syndrome character of the schizophrenic sickness. *Nervenarzt, 44*(10), 515–526. https://www.ncbi.nlm.nih.gov/pubmed/4765908

Kendler, K. S. (1982). Demography of paranoid psychosis (delusional disorder): a review and comparison with schizophrenia and affective illness. *Arch Gen Psychiatry, 39*(8), 890–902. https://doi.org/10.1001/archpsyc.1982.04290080012003
Kheirbek, R. E., Fokar, A., Little, J. T., et al. (2019). Association Between Antipsychotics and All-Cause Mortality Among Community-Dwelling Older Adults. *J Gerontol A Biol Sci Med Sci, 74*(12), 1916–1921. https://doi.org/10.1093/gerona/glz045
Kratz, T., Diefenbacher, A. (2019). Psychopharmacological Treatment in Older People: Avoiding Drug Interactions and Polypharmacy. *Dtsch Arztebl Int, 116*(29-30), 508–518. https://doi.org/10.3238/arztebl.2019.0508
Manschreck, T. C., Khan, N. L. (2006). Recent advances in the treatment of delusional disorder. *Can J Psychiatry, 51*(2), 114–119. https://doi.org/10.1177/070674370605100207
Mehl, S., Werner, D., Lincoln, T. M. (2015). Does Cognitive Behavior Therapy for psychosis (CBTp) show a sustainable effect on delusions? A meta-analysis. *Front Psychol, 6*, 1450. https://doi.org/10.3389/fpsyg.2015.01450
Miola, A., Salvati, B., Sambataro, F., et al. (2020). Aripiprazole for the treatment of delusional disorders: A systematic review. *Gen Hosp Psychiatry, 66*, 34–43. https://doi.org/10.1016/j.genhosppsych.2020.06.012
Morrison, A. P., Law, H., Carter, L., et al. (2018). Antipsychotic drugs versus cognitive behavioural therapy versus a combination of both in people with psychosis: a randomised controlled pilot and feasibility study. *Lancet Psychiatry, 5*(5), 411–423. https://doi.org/10.1016/S2215-0366(18)30096-8
Müller-Spahn, F. (2005). Diagnosis and therapy of paranoid syndromes in the elderly. *Fortschr Neurol Psychiatr, 73 Suppl 1*, 103–106. https://doi.org/10.1055/s-2005-915573
Munoz-Negro, J. E., Gomez-Sierra, F. J., Peralta, V., et al. (2020). A systematic review of studies with clinician-rated scales on the pharmacological treatment of delusional disorder. *Int Clin Psychopharmacol, 35*(3), 129–136. https://doi.org/10.1097/YIC.0000000000000306
Perala, J., Suvisaari, J., Saarni, S. I. et al. (2007). Lifetime prevalence of psychotic and bipolar I disorders in a general population. *Arch Gen Psychiatry, 64*(1), 19–28. https://doi.org/10.1001/archpsyc.64.1.19
Skelton, M., Khokhar, W. A., Thacker, S. P. (2015). Treatments for delusional disorder. *Cochrane Database Syst Rev*(5), CD009785. https://doi.org/10.1002/14651858.CD009785.pub2
World Health Organization (2019). International Classification of Diseases, Eleventh Revision (ICD-11). https://icd.who.int/browse11/l-m/en, Zugriff am 9 6.2023

11.4 Suizidalität

Reinhard Lindner

11.4.1 Einführung

Suizidalität ist ein menschliches Phänomen. Die ubiquitäre Möglichkeit eines jeden Menschen, sich selbst das Leben zu nehmen, differenziert sich allerdings hinsichtlich der auslösenden Bedingungen und der meist multifaktoriellen psychosozialen Ursachen, die zu suizidalem Erleben und Verhalten führen. Unter Suizidalität versteht man „alle Gedanken, Gefühle und Handlungen, seien sie bewusst oder unbewusst (und damit in ihrer Bedeutung dem Subjekt primär nicht zugänglich), die auf Selbstzerstörung durch selbst herbeigeführte Beendigung des Lebens ausgerichtet sind“ (Lindner, 2006, S. 39).

Dabei ist ein zentraler Aspekt die im suizidalen Erleben inhärente Ambivalenz. Sehr viele suizidale Menschen wollen nicht unbedingt sterben, sie wissen allerdings nicht, wie sie unter den gegebenen Umständen weiterleben können. Diese Ambivalenz kann sich in Beziehung und Kommunikation Suizidaler direkt zeigen: Einerseits erscheint ihnen ihre Situation hoffnungs- und ausweglos, andererseits besteht aber ein Wunsch nach Veränderung ihrer Lebenssituation, ohne zu wissen, wie dies geschehen könnte. Dies kann dazu führen, dass verzweifelte Menschen einerseits massiv auf Hilfe drängen, andererseits mögliche Hilfe auch entwerten und vermitteln, dass ihnen niemand helfen könne (Fiedler et al., 2019, 2021).

Definitionen

Es gibt eine Reihe von Begrifflichkeiten, die im Kontext der Suizidalität genutzt werden:

Ein übergeordneter Begriff ist der des Todeswunsches, der sehr unterschiedliche Ausprägungen hinsichtlich der Einstellung zum eigenen Sterben haben kann. Todeswünsche können auch ohne den Wunsch, das Leben schneller beenden oder das Lebensende herbeiführen zu wollen, auftreten (Ohnsorge et al., 2014). Eine Unterform ist der „Wish to hasten death“ (Wunsch, das Sterben zu beschleunigen). Dieses Phänomen ist eine Reaktion auf ein Leiden im Kontext einer lebensbedrohenden Erkrankung, bei der der Patient keinen anderen Ausweg sieht als ein beschleunigtes Sterben (Balaguer et al., 2016).

Ob, wann, weshalb und bei welchen Patienten es zu einem Übergang von einem Todeswunsch zu suizidalen Gedanken, Absichten oder Handlungen kommt, ist aktuell noch nicht ausreichend geklärt (Sperling et al., 2009). Erschwerend kommt hinzu, dass weder Todeswunsch noch Suizidalität stabile Phänomene sind. Ihre Präsenz kann sehr schwanken und unterschiedliche Ausprägungen annehmen. So kann der Todeswunsch verbunden sein mit einer (sub-)akuten Absicht, das Leben durch eigenes Tun und Unterlassen zu beenden, oder aber eher phantasmatischer Natur im Sinne des „Vorsorgens“ für eine antizipierte, zukünftige Situation sein (Voltz et al., 2011; Ohnsorge et al., 2014).

Unter Lebenssattheit versteht man die Zufriedenheit mit dem Erlebten und Erreichten, auch dem Sterben gegenüber ohne Groll: „C'est ici que j'attends la mort sans la desirer ny la craindre“ – Es ist hier, wo ich den Tod erwarte, ohne Verlangen und ohne Furcht (François Maynard, 1582–1646) (Bruzen de la Martinière, 1720). Dem gegenüber handelt es sich bei der Lebensmüdigkeit um einen Wunsch, ohne eigene Aktivität zu sterben. Patienten sagen z. B. „Ich möchte abends einschlafen und nicht wieder aufwachen.".

Suizidalität wird in distanzierte, latente und akute Suizidalität unterteilt, wobei der differenzierende Faktor der jeweils zunehmende Handlungsdruck ist. Bei distanzierter Suizidalität auch ohne Behandlung der Suizidalität ist kein lebensbeendender Handlungsdruck zu erwarten. Bei latenter Suizidalität ist ohne Behandlung bei (erneuter) Belastung ein deutlicher Handlungsdruck zu erwarten, bei akuter Suizidalität besteht aktuell ein erheblicher Handlungsdruck.

11.4.2 Epidemiologie und Verlauf

Der Suizid trägt die Handschrift des Alters. Im Jahr 2021 starben in Deutschland 9.215 Menschen durch Suizid, davon 6.805 Männer und 2.410 Frauen. Während die allgemeine Suizidrate 2021 bei 11,1 liegt, ist sie für über 65-Jährige mit 21,3 beinahe doppelt so hoch. Die Altersverteilung der Suizidrate folgt dabei dem „ungarischen Muster", d. h. sie nimmt ab dem 70. Lebensjahr mit zunehmendem Alter massiv zu, besonders bei den Männern. Das mittlere Alter der Suizidenten in Deutschland beträgt für Männer 59,3 Jahre, für Frauen 61,0 Jahre. Jede zweite Frau, die sich in Deutschland das Leben nimmt, ist über 60 Jahre alt. Unter Berücksichtigung der demografischen Entwicklung kann für die Zukunft eine weitere Zunahme der absoluten Zahl von Suiziden älterer Menschen erwartet werden. Bereits seit 1952 nimmt der Anteil an Älteren an der Gesamtheit der Suizide deutlich zu. Ältere wenden überwiegend „harte" Suizidmethoden an, wie z. B. Erhängen, Erschießen und „Sprung aus der Höhe". Die Zahl der Suizidversuche ist im Alter deutlich geringer als in jüngeren Jahren (Schmidtke et al., 2008). Das heißt, suizidale Ältere begehen eher einen Suizid als einen Suizidversuch. Einen Suizidversuch im Alter wiederholen 5,4 % der Betroffenen pro Jahr, 1,5 % sterben pro Jahr durch Suizid (Heikkinnen & Lönnqvist, 1995). Die Erfassung von Suizidgedanken ist schwierig und inkonsistent. Allerdings gibt es Hinweise darauf, dass Ältere höhere Raten an Lebensüberdrussgedanken und an Suizidideen haben (Barnow et al., 2000; Raue et al., 2006).

Merke

Der Suizid trägt die Handschrift des Alters. Die Suizidraten alter Männer sind z. T. fünfmal höher als die der Gesamtbevölkerung.

11.4.3 Diagnosestellung

Eine vollkommene Sicherheit in der Diagnostik der Suizidalität ist weder auf klinischem Weg noch durch empirisch-operationalisierte Instrumente erreichbar. Deshalb ruht das Assessment der Suizidalität Älterer auf einer Verbindung von psychiatrischer Diagnostik und klinisch-interaktioneller „Awareness". Das heißt, die Frage, ob bei einem Patienten Suizidalität vorliegt, hängt nicht allein von seinem Befinden ab, sondern auch von der Fähigkeit der Professionellen, sich überhaupt an die Möglichkeit zu erinnern, dass Suizidalität vorliegen könnte. Auslösende Faktoren, die im Gespräch, auch mit Angehörigen zu erfahren sind, sind Verluste wie Verwitwung, Trennung, Kränkungen, Einschränkungen eigener körperlicher Funktionalität und Mobilität sowie bevorstehende Veränderungen in der psychosozialen Lebensgestaltung (z. B. eine bevorstehende Heimaufnahme).

Das diagnostische Gespräch kann durch operationalisierte Instrumente (wie dem Geriatric Depression Scale [GDS]; Yesavage et al., 1982) und dem Hamilton Anxiety and Depression Scale (HAMD; Zigmond & Snaith, 1983) unterstützt werden. Ein Fragebogen ersetzt jedoch nicht das empathische klinische Gespräch. Andererseits ermöglichen die Screeningfragen, z. B. zu Depressivität, einen Einstieg in ein weiterführendes Gespräch. Wichtig ist allerdings auch die Kommunikation im geriatrischen Team über den Patienten. Psychische Auffälligkeiten, besonders Rückzugstendenzen, jedoch auch aggressive Verstrickungen im pflegerischen, therapeutischen und ärztlichen Kontakt sollten offen ausgetauscht werden, ohne diese vorschnell moralisch zu beurteilen. So wie die Patienten das geriatrische Team „behandeln", so interagieren sie auch mit ihrer sozialen Umgebung außerhalb der Klinik.

Das diagnostische Gespräch

Das Gespräch mit dem Patienten ist die Grundlage für eine vertrauensvolle Beziehung. Ein zielgerichteter Einstieg kann sein: „Haben Sie in letzter Zeit darüber nachgedacht, alles hinzuschmeißen?" Wird dies bejaht, so können sich weitere Fragen bis hin nach konkreten und aktuellen Suizidfantasien und -plänen anschließen. Dabei ist von großer Bedeutung, einerseits auf das Vertrauen zu setzen, das der Patient einem in dieser Situation entgegenbringt; andererseits aber sollte auch immer der professionelle Abstand gewahrt bleiben, der beinhaltet, die suizidalen Äußerungen im Team zu kommunizieren. Es gilt, die Auslöser suizidalen Erlebens zu verstehen, den *Handlungsdruck* bestimmen zu können und Hinweise auf die Ursachen des suizidalen Erlebens zu finden, die oftmals in Beziehungserfahrungen in Kindheit und Jugend und deren lebenslanger Verarbeitung liegen. Vernachlässigung, aber auch Gewalterfahrungen und andere Traumata spielen dabei eine besondere Rolle (Briggs et al., 2012).

Jede geäußerte Suizidalität, vom lebensmüden Todeswunsch bis hin zu akuten und ausgereiften Suizidplänen und -handlungen kommuniziert ein Leiden, auf das professionell reagiert werden sollte. Dabei ist die Verhinderung des Todes nicht die alleinige Hauptzielrichtung, sondern zuvorderst steht ein differenziertes Verständnis der suizidalen Befindlichkeit des Patienten. Daraus können dann Interventionen erwachsen, die auch dem Patienten einen anderen Blick auf sich und sein Leben ermöglichen. Nicht immer gilt es, sofort und aktiv zu handeln.

Eine besondere Quelle von Hinweisen auf Suizidalität sind interaktionelle Aspekte, die in der ärztlichen, pflegerischen oder therapeutischen geriatrischen Arbeit auftauchen und oftmals zu Irritationen führen. Gerade zurückhaltend-zurückgezogene Patienten können sich intensiv mit einem Suizidwunsch befassen (Lindner, 2009). Sind Patient und Professionelle in einem Ringen um Autonomie oder Abhängigkeit, Macht und Unterwerfung verstrickt, so kann dies auch ein Hinweis auf eine latente oder sogar akute Suizidalität sein (Lindner, 2010, 2012). Gerade Patienten, die belasten oder ärgern oder die unscheinbar im Stationsalltag untergehen, können zu einer suizidalen Risikogruppe gehören. Somit ist wichtig, auch aversive Gefühle gegenüber einem Patienten wahrzunehmen, nicht schamhaft zu verleugnen, sondern im Team zu kommunizieren und Unterstützung zu schaffen (Lindner et al., 2020).

Merke

Die Grundlage der Diagnose der Suizidalität ist das ernstnehmende, akzeptierende Gespräch auf Augenhöhe als mögliche Basis einer vertrauensvollen Beziehung. Inhalte sind die Auslöser und Ursachen der Suizidalität wie der aktuelle Handlungsdruck.

Differenzialdiagnose Lebenssattheit und Sterbeprozess

Die Differenzialdiagnostik der Suizidalität umfasst im Alter besonders die Aspekte Lebenssattheit und Lebensmüdigkeit, wie auch verschiedene Sterbephasen.

Der lebenssatte alte Mensch sieht sich nach einem langen und erfüllten Leben in der Situation, abzuschließen, genug erlebt zu haben und ist mit der Vorstellung eines baldigen Todes einverstanden. Im Rahmen der psychophysischen Prozesse des Sterbens kann der Mensch auch im Sinne eines inneren Prozesses durch Gefühle und Vorstellungen gehen, den Tod zu akzeptieren, sich ihm überlassen zu wollen und ihn herbei zu wünschen. Hierbei kann der Patient auch einschränkende Wünsche bezüglich der weiteren Behandlung entwickeln, bis hin zu Wünschen, im Sterben medikamentös Leidenserfahrungen (z. B. Schmerzen oder Dyspnoe) aktiv gemindert zu bekommen und dabei einen früheren Tod in Kauf zu nehmen.

11.4.4 Behandlungskonzept bei Suizidalität

Die Behandlung der Suizidalität im Alter hängt maßgeblich von Handlungsdruck und Akuität ab. Akute Suizidalität erfordert rasches und schnell wirksames Handeln, chronische Suizidalität hingegen das Angebot und die Realisierung einer kontinuierlichen Behandlung.

Merke

Suizidalität sollte proaktiv angesprochen werden, wenn das Lebensende in greifbare Nähe rückt, Patienten unter einer fortschreitenden Erkrankung leiden und psychosoziale Probleme offensichtlich sind, wie Einsamkeit, Depressivität, Konflikte mit Angehörigen oder eine bevorstehende Heimaufnahme.

Allgemein gilt, dass bei Suizidalität die Etablierung einer konstanten und verlässlichen Beziehung notwendig ist, in der Auslöser und Ursachen, wie auch psychiatrische Symptome erkannt werden und Optionen einer weiteren Behandlung und Begleitung vorgeschlagen und befördert werden. Dies gelingt initial, indem proaktiv eine möglicherweise vorliegende Suizidalität angesprochen wird. Liegen Angst und Depressivität vor, so sollte auch im klinischen Kontext immer eruiert werden, wie belastet sich die Person fühlt. Dies kann durch Fragen geschehen wie: „Ist Ihnen manchmal alles zu viel?“ oder „Denken Sie manchmal daran, gar nicht mehr Leben zu wollen?“ (Kremeike et al., 2020).

11.4.5 Therapie der Suizidalität

Akute Suizidalität

Patienten, die unter erheblichem Druck stehen, ihre suizidalen Impulse in die Tat umzusetzen, bedürfen einer intensiven persönlichen Betreuung, die im Zweifelsfall durch andere psychiatrische Maßnahmen unterstützt werden muss. Dazu zählt die Regelung des Nachtschlafes (z. B. durch Zopiclon oder Zolpidem), manchmal auch vorübergehend eine Sedierung mit Benzodiazepinen mit niedriger Halbwertzeit (z. B. Oxazepam). Abgewogen werden muss der Einsatz von Benzodiazepinen mit deren negativem Einfluss auf Stand- und Gangunsicherheit sowie Sturzneigung. Gelingt es nicht, eine tragfähige therapeutische Beziehung herzustellen, in der der Professionelle den Eindruck hat, der Patient bleibt bis zum nächsten Kontakt am Leben (Absprachefähigkeit), kann eine geschlossene Unterbringung in einer psychiatrischen Klinik in Erwägung gezogen werden. Bei der Entscheidungsfindung sollte die Einschätzung im geriatrischen Team kommuniziert und validiert werden. Die fachkonsiliarische Beratung kann dabei hilfreich sein. In die Entscheidung für eine Verlegung in die Psychiatrie sollte immer die Qualität des Kontaktes mit den aktuell Helfenden einfließen. Dies gelingt, indem das Team eruiert, wer welchen ernsthaften „Gesprächsdraht“ zum Patienten hat.

Merke

Auch ein aversiver Kontakt ist eine Verbindung zwischen Personen. Prognostisch schlechter ist die Situation, in der keiner „einen Draht“ zum Patienten hat.

Chronische Suizidalität

Patienten, die im Laufe ihres Lebens bereits oft suizidal waren, Suizidversuche gemacht haben und in der aktuellen Zuspitzung einer körperlichen Erkrankung und funktionellen Einschränkung schon mehrfach suizidal wurden, kommunizieren dies oft auch im geriatrischen Kontext. Nach Klärung der aktuell auslösenden Faktoren und des aktuell bestehenden Handlungsdruckes sollten die suizidale Befindlichkeit und die sie unterhaltenden Faktoren im Rahmen der geriatrischen Behandlung immer wieder angesprochen und auch im Team kommuniziert werden. Hinzu kommt eine psychiatrische Diagnostik, um entsprechende Behandlungsmöglichkeiten einzuleiten. Wichtig ist, zusammen dem Patienten zu erarbeiten, wie er oder sie sich vor der Zuspitzung des suizidalen Handlungsdruckes schützen kann und welche konkreten Hilfen in Anspruch genommen werden können. Hierzu zählen sozialtherapeutische, beraterische und psychotherapeutische Angebote, wie auch die pharmakologische Behandlung psychiatrischer Syndrome.

Behandlung psychiatrischer Syndrome und Erkrankungen

Suizidalität im Alter ist oft mit psychiatrischen Syndromen und Erkrankungen assoziiert. Hierzu zählen besonders affektive Störungen, Abhängigkeitserkrankungen (besonders Alkoholabhängigkeit), Psychosen und Persönlichkeitsstörungen. Ihre Behandlung bedarf der fachärztlich-konsiliarischen Indikationsstellung. Hinsichtlich affektiver Störungen gelten die S3-Leitlinien zur Behandlung unipolarer Depressionen (Härter et al., 2010; DGPPN et al., 2012) auch für ältere Patienten. Demnach bedarf es immer eines zweigleisigen therapeutischen Vorgehens bei allen Schweregraden der Depression mit Psychotherapie und Psychopharmakotherapie.

Bei der Behandlung mit Antidepressiva sollte in der Auswahl der Medikamente besonders auf kardiotoxische Wirkungen (QT-Verlängerungen) geachtet werden. Unter Lithium wurden bei älteren Patienten häufiger neurotoxische Reaktionen, insbesondere in Kombination mit anderen Psychopharmaka (atypischen und klassischen Antipsychotika) beschrieben.

Assistierter Suizid

Eine onlinebasierte Umfrage an 55 Mitgliedern der Deutschen Gesellschaft für Geriatrie (DGG) erbrachte einen Prozentsatz von 35 % der Befragten, die in den letzten zwölf Monaten 1–5-mal mit der Anfrage nach Assistenz beim Suizid konfrontiert wurden (Lindner et al., 2021). Der assistierte Suizid ist demnach ein wichtiges Thema der Geriatrie.

Das Gespräch mit Menschen, die einen Wunsch nach Suizidassistenz haben, bedarf der besonderen Aufmerksamkeit. Im klinischen Alltag sollte über entsprechende Äußerungen nicht hinweg gegangen werden. Eine ungünstige ärztliche Reaktion ist ein Rückzug auf die eigenen persönlichen Werte, die von dem Patienten als Zurückweisung verstanden werden kann. Menschen, die Assistenz beim Suizid wünschen, sind vielmehr meist an einem Gespräch über existenzielle Fragen, Ängste und Nöte interessiert. Die Äußerung „Frau Doktor, haben Sie nicht eine Pille/Spritze für mich?" weist auf eine innere Ambivalenz hin: Ein Leiden soll beendet werden, dies aber in Verbindung mit Hilfe und Beistand. Empathisches Engagement, gerade bei denjenigen, die dem Tod am nächsten sind, fördert die Verbundenheit und die Erforschung von widersprüchlichen Todeswünschen. Es ist ärztlichen Professionellen manchmal fremd, sich als interessierte Gesprächspartner anzubieten, über die Sorgen und Ängste des anderen zu sprechen, ohne sogleich eine Lösung oder ein Hilfskonzept „in der Tasche" zu haben. Das vorbehaltsfreie, zugewandte Gespräch auf Augenhöhe aber ist es, das oftmals hilfreich empfunden wird (Lindner et al., 2021; Briggs et al., 2022).

Kommunikative Fehler mit suizidalen Patienten

Moralische Be- und Verurteilungen sind keine Prämisse in der ärztlichen Kommunikation. Ebenso sollte die eigene Meinung und Haltung zum Suizid nicht Gegenstand des ärztlichen Gespräches sein. Eine weitere unärztliche Reaktion ist es, sich das Versprechen geben zu lassen, in der Institution Krankenhaus nicht suizidal zu handeln, sondern dies auf später zu verschieben. Dies kommt einer Nicht-Beachtung eines gesundheitsrelevanten Symptoms gleich. Suizidale Patienten erleben sich oftmals hoffnungslos und hilflos. Manche kommunizieren dieses innere Erleben weniger durch Worte als unbewusst dadurch, ähnliche Vorstellungen von Nihilismus, Ohnmacht und Verzweiflung im Helfenden auszulösen. Dies sollte bemerkt und nicht mitagiert werden.

Zusammenfassung

Der Suizid ist im Alter besonders häufig. Suizidalität tritt mit großer Vielfalt auf, wobei der Handlungsdruck das zentrale unterscheidende Merkmal ist. Allgemein gilt, dass die Diagnose der Suizidalität von einer „Awareness" der Professionellen abhängt. Zentral ist zudem, bei Depressivität, Hoffnungslosigkeit, Verzweiflung, Rückzug und aggressiver Interaktion proaktiv ein mögliches suizidales Erleben anzusprechen. Die professionelle Beziehung ist gekennzeichnet durch

- ein Interesse an den Auslösern der Suizidalität, ihre lebensgeschichtlichen und interpersonellen Hintergründe,
- ein akzeptierendes und nicht wertendes Gespräch über die geschilderten Problemlagen und Symptome,
- das Angebot an beziehungsorientierten Behandlungen (Beratung, Psychotherapie) sowie
- die optimale somatische und psychosomatisch-psychiatrische Behandlung.

Literatur

Balaguer, A., Monforte-Royo, C., Porta-Sales, J., et al. (2016). An International Consensus Definition of the Wish to Hasten Death and Its Related Factors. *PloS one*, *11*(1), e0146184. https://doi.org/10.1371/journal.pone.0146184

Barnow, S., & Linden, M. (2000). Epidemiology and psychiatric morbidity of suicidal ideation among the elderly. *Crisis*, *21*(4), 171–180. https://doi.org/10.1027//0227-5910.21.4.171

Briggs, S., Goldblatt, M.J., Lindner, R., et al. (2012). Suicide and trauma: a case discussion. *Psychoanalytic Psychotherapy*, *26*(1), 13–33. https://www.tandfonline.com/doi/abs/10.1080/02668734.2011.652657

Briggs, S., Lindner, R., Goldblatt, M. J., et al. (2022). Psychoanalytic understanding of the request for assisted suicide. *The International journal of psycho-analysis*, *103*(1), 71–88. https://doi.org/10.1080/00207578.2021.1999773

Bruzen de la Martinière, A.A. (1720). Nouveau recueil des epigrammatistes francois, anciens et modernes, Tome 1. 1720, Freres Wetstein.

DGPPN, BÄK, KBV, et al. (2012). S3-Leitlinie/Nationale Versorgungsleitlinie unipolare Depression Kurzfassung, Version 1.3. http://www.depression.versorgungsleitlinien.de/, Zugriff am 24.3.2023

Fiedler, G., Lindner, R., Altenhöfer, A., et al. (2020). Das Hamburger Therapie-Zentrum für Suizidgefährdete. Suizidalität, Psychotherapie und gesellschaftliche Intervention. *Forum Psychoanalyse*, *36*, 123–139.

Fiedler, G., Schneider, B., Giegling, I., et al. (2021). Suizidalität und Suizidprävention in Deutschland – Ein Blick auf den gegenwärtigen Stand. In: B. Schneider, Lindner, R., Giegling, I., et al. (Hrsg.) (2021). Suizidprävention Deutschland. Aktueller Stand und Perspektiven (pp. 17–39). *Deutsche Akademie für Suizidprävention.* DOI: 10.17170/kobra-202107014195

Heikkinen, M. E., & Lönnqvist, J. K. (1995). Recent life events in elderly suicide: a nationwide study in Finland. *International psychogeriatrics*, 7(2), 287–300. https://doi.org/10.1017/s1041610295002043

Kremeike, K., Pralong, A., Boström, K., et al. (2021). ‚Desire to Die' in palliative care patients-legal framework and recommendations of the national evidence-based guideline on palliative care in Germany. *Annals of palliative medicine*, *10*(3), 3594–3610. https://doi.org/10.21037/apm-20-381

Leitlinienprogramm Onkologie (Deutsche Krebsgesellschaft – Deutsche Krebshilfe – AWMF) (2015). S3-Leitlinie Palliativmedizin für Patienten mit einer nicht-heilbaren Krebserkrankung. Langversion 1.1, 2015. AWMF-Registernummer: 128/001OL. http://leitlinienprogramm-onkologie.de/Palliativmedizin.80.0.html, Zugriff am 24.3.2023

Lindner, R. (2006). Suizidale Männer in der psychoanalytisch orientierten Psychotherapie. Eine systematische qualitative Studie. *Psychosozial-Verlag.*

Lindner, R., Sperling, U., Drinkmann, A., et al. (2021). Suizidprävention für alte Menschen. In: Schneider, B., Lindner, R., Giegling, I., et al. (Hrsg.) (2021). Suizidprävention Deutschland. Aktueller Stand und Perspektiven (pp. 141–168). *Deutsche Akademie für Suizidprävention.* DOI: 10.17170/kobra-202107014195.

Ohnsorge, K., Gudat, H., & Rehmann-Sutter, C. (2014). What a wish to die can mean: reasons, meanings and functions of wishes to die, reported from 30 qualitative case studies of terminally ill cancer patients in palliative care. *BMC palliative care*, *13*, 38. https://doi.org/10.1186/1472-684X-13-38

Raue, P. J., Meyers, B. S., Rowe, et al. (2006). Suicidal ideation among elderly homecare patients. *International journal of geriatric psychiatry*, *22*(1), 32–37. https://doi.org/10.1002/gps.1649

Schmidtke, A., Sell, R., & Löhr, C. (2008). Epidemiologie von Suizidalität im Alter [Epidemiology of suicide in older persons]. *Zeitschrift fur Gerontologie und Geriatrie*, *41*(1), 3–13. https://doi.org/10.1007/s00391-008-0517-z

Sperling, U., Thüler, C., Burkhardt, H., et al. (2009). Äußerungen eines Todesverlangens – Suizidalität in einer geriatrischen Population. *Suizidprophylaxe*, *36*: 29–35.

Voltz, R., Galushko, M., Walisko, J., et al. (2011). Issues of „life" and „death" for patients receiving palliative care–comments when confronted with a research tool. *Supportive care in cancer: official journal of the Multinational Association of Supportive Care in Cancer*, *19*(6), 771–777. https://doi.org/10.1007/s00520-010-0876-z

Yesavage, J. A., Brink, T. L., Rose, T. L., et al. (1982). Development and validation of a geriatric depression screening scale: a preliminary report. *Journal of psychiatric research*, *17*(1), 37–49. https://doi.org/10.1016/0022-3956(82)90033-4

Zigmond, A. S., & Snaith, R. P. (1983). The hospital anxiety and depression scale. *Acta psychiatrica Scandinavica*, *67*(6), 361–370. https://doi.org/10.1111/j.1600-0447.1983.tb09716.x

11.5 Substanzmissbrauch und stoffgebundene Suchterkrankungen

Dirk K. Wolter

11.5.1 Einführung

Die Übergänge zwischen gelegentlichem Gebrauch, gewohnheitsmäßigem Konsum, Substanzmissbrauch (Abusus) und Substanzabhängigkeit (Sucht) sind fließend und deren Bewertung abhängig vom sozialen Kontext.

Kriterien für eine/n Substanzmissbrauch/-abhängigkeit im DSM-5 (erstellt auf Grundlage von American Psychiatric Association, 2018)

Im DSM-5 wird nicht mehr zwischen Missbrauch und Abhängigkeit unterschieden, vielmehr ist lediglich der Schweregrad der Störung anhand von *elf Kriterien* zu beurteilen.

Vier Kriterien betreffen die Beeinträchtigung der Kontrolle über den Konsum, wozu nicht nur Menge und Häufigkeit gehören, sondern auch die Zeit, die die Beschaffung bzw. die Erholung von den Konsumfolgen erfordert; ebenso der anhaltende Wunsch, den Konsum zu beenden und/oder erfolglose Abstinenzversuche und schließlich das starke Verlangen nach dem Suchtmittel (Craving, „Suchtdruck").

Die zweite Gruppe mit *drei Kriterien* betrifft die sozialen Auswirkungen des Konsums (Versagen bei der Erfüllung bedeutsamer Pflichten in Beruf, Ausbildung oder Haushalt; relevante Aktivitäten in Beruf oder Freizeit werden wegen des Konsums aufgegeben; der Konsum wird fortgesetzt trotz der offensichtlichen negativen Auswirkungen im zwischenmenschlichen und sozialen Bereich).

Zwei weitere Kriterien betreffen die Gefährdungsaspekte (wiederholtes Auftreten von körperlicher Gefährdung durch den Konsum; Fortsetzung des Konsums trotz des Wissens um die daraus resultierenden negativen psychosozialen bzw. somatischen Folgen).

Die letzten beiden (pharmakologischen) Kriterien betreffen die körperliche Abhängigkeit (Toleranzentwicklung mit der Benötigung höherer Dosen zur Erzielung desselben Effektes; Auftreten von Entzugserscheinungen bzw. gezielter Suchtmittelkonsum zu ihrer Vermeidung).

Schweregradeinteilung:

- 2–3 Symptome: mild
- 4–5 Symptome: moderat
- ≥ 6 Symptome: schwer, wobei die letztgenannten pharmakologischen Kriterien bei Konsum ausschließlich unter angemessener ärztlicher Aufsicht, z. B. bei der leitliniengerechten Verordnung von Opioidanalgetika, nicht gewertet werden sollen.

Aus diesem Grund wird mit der aktuellen fünften Revision des amerikanischen Klassifikationssystems Diagnostic and Statistical Manual of Mental Disorders (DSM-5) die kategoriale Unterscheidung von Missbrauch einerseits und Abhängigkeit andererseits aufgegeben zugunsten eines dimensionalen Konzeptes von Substance Use Disorders, bei denen je nach Anzahl der vorliegenden Symptome nur noch hinsichtlich des Schweregrades differenziert wird (s. Kasten „Kriterien für eine/n Substanzmissbrauch/-abhängigkeit im DSM-5"). In der ICD-11 hingegen wird weiterhin eine Unterscheidung in schädlichen Gebrauch (harmful pattern of use) und Abhängigkeit (dependence) vorgenommen.

Merke

Eine Substanzabhängigkeit kann auch bestehen, ohne dass eine körperliche Abhängigkeit vorliegt.

Das Verlangen nach dem Suchtmittel (Craving) und der Verlust der Kontrolle über den Konsum sind Ausdruck einer seelischen Abhängigkeit, Entzugssyndrome belegen eine körperliche Abhängigkeit. Im Verlauf einer Suchterkrankung kommt es meist zu einer Toleranzentwicklung, d. h. es wird eine höhere Dosis zur Erzielung des angestrebten Effektes benötigt, der Organismus „verträgt mehr". Seelische Abhängigkeit, körperliche Abhängigkeit und Toleranzentwicklung verlaufen häufig nicht synchron. Es gibt z. B. Menschen, die dauerhaft erhebliche Mengen Alkohol konsumieren, ohne dass körperliche Entzugssymptome auftreten; gleichwohl sind diese Menschen abhängig, wenn andere der genannten Kriterien zutreffen. Bei der Suchtentwicklung spielt das Suchtgedächtnis eine wichtige Rolle, das dazu führt, dass durch normalerweise neutrale Schlüsselreize ein Automatismus ausgelöst wird, der zum Suchtmittelkonsum führt. In den relevanten zerebralen Funktionssystemen (Verhaltenssteuerungssystem, „Belohnungssystem") kommt es zu gravierenden Umbauten, die bedingen, dass der Abhängige nicht „einfach aufhören" kann. Vielmehr laufen jetzt Verhaltensschablonen ab, der Konsum erfolgt quasi automatisch, die hemmende Kontrolle durch das Frontalhirn ist ausgeschaltet. In fortgeschrittenen Stadien einer Abhängigkeit konsumieren die Erkrankten automatenhaft, ohne noch in irgendeiner Form Genuss zu verspüren (Wanting without Liking) (Wolter, 2017a).

Bei Medikamenten mit Suchtpotenzial wird zwischen Absetzphänomenen (Rebound), dem Wiederauftreten von Symptomen der Anlasserkrankung (Rückfall) sowie eigentlichen Entzugssymptomen unterschieden, wobei die Übergänge fließend sind und die Unterscheidung häufig nicht einfach ist, wie das Beispiel der Benzodiazepine zeigt (▸ Abb. 11.5.1, ▸ Tab. 11.5.1). Reboundphänomene sind streng genommen kein Beleg für eine Abhängigkeit, denn sie involvieren nicht das Belohnungssystem, sondern sind Ausdruck einer Gegenregulation des Organismus. Dementsprechend treten sie auch bei zahlreichen Medikamenten ohne Suchtpotenzial auf, wie z. B. Betablocker oder Phenprocoumon. Bei trizyklischen Antidepressiva können Reboundphänomene die vegetativen Nebenwirkungen betreffen (z. B. Mundtrockenheit und Obstipation unter Medikation, Hypersalivation und Diarrhoe nach dem Absetzen), bei neueren Antidepressiva und Antipsychotika können aber auch psychische Symptome auftreten, bei denen die Einordnung als „Rückfall" nicht immer leicht fällt, so dass in der Psychiatrie die Diskussion um den Suchtbegriff neu entbrannt ist (DGPPN & DG-SUCHT, 2020a; Benkert & Hippius, 2021).

In der Altersmedizin verschwimmen in Publikationen und (fach-)öffentlichen Debatten häufig die Grenzen zwischen dem Problemfeld Abhängigkeit einerseits und dem Problemfeld geriatrische Pharmakotherapie (Polypharmazie, Interaktionen, Nebenwirkungen) andererseits.

Illegale Drogen, insbesondere Cannabis und Kokain/Amphetamine, sind mittlerweile unter „jungen Alten" weit verbreitet, spielen aber im Kernbereich der Geriatrie noch keine bedeutsame Rolle und werden deshalb in diesem Kapitel nicht behandelt.

11.5.2 Epidemiologie und Verlauf

Zugangsmöglichkeiten zu Drogen und soziale Normen sind wichtige Umweltfaktoren, die zu kulturell unterschiedlichen Konsummustern mit unterschiedlichen Prävalenzraten beitragen. Die Übergänge zwischen gelegentlichem Gebrauch, gewohnheitsmäßigem Konsum, Missbrauch und Abhängigkeit sind fließend, die Bewertung abhängig vom sozialen Kontext. Deshalb sind die epidemiologischen Daten inkonsistent. In unserer heutigen Altenbevölkerung sind Alkohol, Schlaf- und Beruhigungsmittel, Opioidanalgetika und das Rauchen zahlenmäßig am bedeutsamsten. Männer weisen bei Alkohol und Rauchen höhere Prävalenzraten auf, Frauen bei Medikamenten. Die Prävalenzraten der nachrückenden Kohorten steigen, weil die Menschen mit dem Altern ihre Gewohnheiten beibehalten (Duncan et al., 2010).

Alkohol

Lebensspannenperspektive: Durchschnittlicher Konsum und Rauschtrinken nehmen ab einem Alter von 55 Jahren allmählich und über 75 Jahre deutlich ab. Abstinenz wird häufiger, wobei in der Regel die Zunahme gesundheitsbezogener Probleme der Reduktion des Alkoholkonsums vorausgeht.

Kohortenperspektive: Der durchschnittliche Konsum und besonders der riskante Konsum nehmen im Vergleich heutiger mit früheren Altenkohorten zu, der Geschlechterunterschied wird kleiner. In Deutschland betreiben von den über 60-Jährigen ca. 26 % der Männer und 8 % der Frauen einen problematischen und 2–3 % der Männer sowie 0,5–1 % der Frauen einen schädlichen bzw. abhängigen Alkoholkonsum; in einer Multicenterstudie an nicht dementen Hausarztpatienten über 75 Jahre fand sich ein riskanter Alkoholkonsum bei 12,1 % der Männer und bei 3,6 % der Frauen (Weyerer et al., 2009; Crome et al., 2015; Weyerer & Schäufele, 2017).

Merke

Die nachrückende Altengeneration trinkt mehr Alkohol als frühere Altengenerationen und der Konsum der Frauen nähert sich dem der Männer an.

Benzodiazepine und verwandte Substanzen

Die Grenze zwischen der missbräuchlichen Einnahme zur Erzielung psychotroper Wirkungen und der Behandlung von Krankheitssymptomen im Sinne von Anxiolyse, Sedierung oder Schlafanbahnung ist unscharf. Nebenwirkungs-

Tab. 11.5.1: Benzodiazepin-Wirkungen bei Therapie, Überdosierung und Entzug (Wolter, 2011)

Entzugssymptome	Erwünschte (therapeutische) Wirkungen	Effekte bei Überdosierung und Langzeitanwendung (schleichende Intoxikation)
Ängstlichkeit, Irritierbarkeit, Palpitationen, Unruhe, Depressivität	Angstlösung, affektive Entkoppelung	Gleichgültigkeit, affektive Verflachung, Interessenverarmung, „Wurstigkeit", Persönlichkeitsnivellierung, Realitätsflucht, Depressivität
Übererregbarkeit des ZNS durch Wegfall der GABAergen Hemmung: • Krampfanfälle • Nervosität, sensorische Überempfindlichkeit • Schlaflosigkeit, Albträume • Muskelkrämpfe, Myoklonien, Ataxie	Verstärkung GABAerger Hemmung im ZNS: • antikonvulsive Wirkung • Beruhigung („Tranquilizer") • Sedierung, Schlafanbahnung • zentrale Muskelrelaxation	ausgeprägte GABAerge Hemmung im ZNS: • Benommenheit • Antriebsverlust, Apathie, kognitive Beeinträchtigungen • Tagesmüdigkeit, Hangover, Koordinationsstörungen, Ataxie • Muskelschwäche, Gangstörungen, Stürze, Atemdepression
Benommenheit, Konzentrationsstörungen, Konfusion, Delir	Amnesie (i. d. Anästhesie)	Fehlhandlungen während der Amnesie, Vergesslichkeit, Lernhemmung, kognitive Beeinträchtigungen

armut und weitgehend fehlende euphorisierende Wirkungen der Benzodiazepine (BZD) stellen eine Besonderheit im Vergleich zu vielen anderen Suchtmitteln dar. V. a. im Alter werden BZD oft zwar über lange Zeit, aber mit ärztlicher Verordnung eingenommen, ohne dass es zu einer Dosissteigerung kommt. Diese „Niedrigdosis-Abhängigkeit" erfüllt trotz dieser Bezeichnung oft nicht die Kriterien einer Suchterkrankung (Wolter, 2017b).

Ca. 3 % der Erwachsenenbevölkerung nehmen BZD und Z-Drugs nicht nur gelegentlich ein, ein chronischer Gebrauch liegt bei knapp der Hälfte der alten Menschen mit BZD-Medikation vor. In vielen Ländern gehen die BZD-Verordnungen zurück, allerdings weniger bei alten und insbesondere hochbetagten Menschen. Dem steht eine Zunahme bei den Z-Drugs – aber auch bei Antidepressiva – gegenüber. Der Verordnungsrückgang betrifft vornehmlich die Anwendung als Hypnotikum, weniger die als Anxiolytikum. In Deutschland werden BZD und Z-Drugs zunehmend auf Privatrezept verordnet, so dass die Daten der gesetzlichen Krankenversicherung zum Verordnungsrückgang nur mit Vorbehalt zu interpretieren sind. Frauen erhalten deutlich häufiger BZD und Z-Drugs als Männer. In Altenheimen ist der chronische Gebrauch besonders verbreitet.

Hochdosisabhängigkeit (ab 20 mg Diazepam-Äquivalent tgl.) ist im Alter sehr selten. BZD-Dauerkonsumenten im mittleren Erwachsenenalter sind etwa zu 50 % abhängig, im Alter ab 65 Jahren nur zu 35 %, die BZD-Einnahme hat bei den Senioren mehr den Charakter einer Gewohnheit und ist weniger intensiv suchtartig ausgeprägt. Das Abhängigkeitsrisiko ist umso größer, wenn der Patient das BZD initial täglich nimmt und die Einnahme nicht nach vier bis sechs Wochen beendet wird. Z-Drugs weisen wahrscheinlich ein etwas geringeres Suchtrisiko auf als BZD. Zolpidem ist problematischer als Zopiclon hinsichtlich des Missbrauchspotenzials, aber auch im Hinblick auf weitere unerwünschte Wirkungen (Wolter, 2017b).

Analgetika

Weltweit hat die Verordnung von Opioidanalgetika (OA) in den letzten 20 Jahren exponentiell zugenommen. Im ambulanten Bereich sind Analgetika die meistverordneten Arzneimittel; Opioide werden mittlerweile häufiger verordnet als Nicht-OA.

Suchtprobleme finden sich bei bis zu einem Drittel der Schmerzpatienten, eine psychiatrische Komorbidität (Depression, Angst- und Persönlichkeitsstörungen) ist häufig. Bei einer längerfristigen Behandlung mit einem OA ist – ähnlich wie bei BZD – die Diagnose einer Substanzabhängigkeit schwer zu stellen, die Prävalenzangaben weisen deshalb eine breite Streuung auf.

Das Missbrauchsrisiko ist gering bei Malignompatienten und bei negativer Suchtanamnese, hoch hingegen bei chronischen nichttumorbedingten Schmerzen (CNTS) und vor allem bei positiver Suchtanamnese, unabhängig vom Suchtmittel. In Nordamerika (USA und Kanada) hat sich ein epidemischer Missbrauch entwickelt, zeitweise war die Zahl der Drogentodesfälle durch OA höher als die durch Heroin und Kokain zusammen. Die vorliegenden Studien deuten darauf hin, dass bei ca. 15–20 % der CNTS-Patienten im mittleren Erwachsenenalter ein Missbrauchs- oder Suchtproblem besteht, im höheren Alter liegt dieser Anteil deutlich niedriger (Wolter, 2017a).

Die Risiken der Opioidanalgetika sind größer als vielfach angenommen: Neben den Überdosierungsfolgen bei Hochdosisbehandlung sind die Gesamtmortalität sowie die Inzidenz von Frakturen und Herzinfarkt erhöht. Außerdem müssen endokrinologische und immunologische Auswirkungen beachtet werden, die Osteoporose, verminderte Insulinsekretion und Hyperglykämie zur Folge haben können (Wolter, 2017a). Das Eingehen solcher Risiken ist nur bei eindeutiger Indikation gerechtfertigt. Dabei ist zu berücksichtigen, dass die Wirksamkeit einer längerfristigen Opioidtherapie bei CNTS begrenzt bis fraglich ist (Wolter, 2017a; LONTS, 2020).

Merke

Bei regelmäßigem Gebrauch von Benzodiazepinen und Opioidanalgetika sind im höheren Alter seltener die Kriterien einer Abhängigkeit erfüllt als bei jüngeren Menschen.

11.5.3 Klinik

Alkohol

Ein alter Alkoholiker, der seit dem frühen Erwachsenenalter mehr oder weniger durchgängig getrunken hat, wird als „Early-onset"-Alkoholiker (EOA) bezeichnet. „Late-onset"-Alkoholiker (LOA) haben erst im Alter einen problematischen Konsum entwickelt, oft im Zusammenhang mit alterstypischen Belastungssituationen. Therapieerfolge sind bei LOA häufiger als bei EOA, die angesichts ihrer langjährigen Suchtkarriere meist belangvolle Persönlichkeitsveränderungen und soziale Desintegration aufweisen und kaum auf ein erfolgreich bewältigtes Leben zurückblicken können. EOA weisen häufiger eine positive Sucht-Familienanamnese und mehr schwere Intoxikationen auf.

LO-Alkoholismus kann auch auf den Wegfall sozialer Kontrollinstanzen bzw. äußerer Abstinenzmotivation (z. B. Berufstätigkeit) zurückzuführen sein; dann ist als Hintergrund eine bis dahin kompensierte psychische Störung zu diskutieren. Alkoholprobleme im Senium entstehen nicht selten dadurch, dass alte Menschen trotz offensichtlich nachlassender Alkoholtoleranz ihren Konsum nicht verringern und es hierdurch zu Komplikationen kommt. Dabei muss man sich vergegenwärtigen, dass es keinen risikolosen, sondern lediglich einen risikoarmen Alkoholkonsum gibt (▶ Exkurs „Hat moderater Alkoholkonsum gesundheitsförderliche Effekte?"). Je höher der Alkoholkonsum im mittleren Lebensabschnitt, umso größer das Risiko eines Alkoholproblems im Alter; stärker gefährdet sind Raucher sowie Personen, die Problemen aus dem Weg gehen, unter Belastung vermehrt trinken und deren Umfeld den Alkoholkonsum fördert. Halt gebende soziale Netzwerke und unterstützende Bezugspersonen wirken protektiv.

Exkurs: Hat moderater Alkoholkonsum gesundheitsförderliche Effekte?

Eine Reihe von epidemiologischen Studien kommt zu dem Ergebnis, dass für Personen mit moderatem Konsum das statistische Risiko für verschiedene Erkrankungen geringer sei als für Abstinenzler, während es bei übermäßigem Konsum immer weiter ansteigt (J-förmige Kurve). Daraus wird häufig die Hypothese einer gesundheitsfördernden bzw. mortalitätssenkenden, protektiven Wirkung von Alkohol abgeleitet, z. B. im Hinblick auf Herz-Kreislauf-Erkrankungen. Diese für manche sehr attraktive Hypothese wird jedoch in den letzten Jahren immer mehr infrage gestellt: so liegt in den meisten Studien ein Bias vor, weil die Gruppe der Abstinenzler nicht differenziert wird (nicht nur Personen, die aus freien Stücken nicht trinken, sondern auch solche, die aufgrund von Gesundheitsstörungen nicht bzw. nicht mehr trinken – also Personen, die a priori einem höheren Risiko unterliegen), und weil in den meisten Studien die Bedeutung von Lifestyle-Faktoren nicht berücksichtigt wird (Knott et al., 2015; Stockwell et al., 2016; John et al., 2021). Positive gesundheitliche Effekte von moderatem Alkoholkonsum sind demnach wohl erheblich geringer als bisher angenommen oder sogar gar nicht vorhanden, und wenn vorhanden, so werden sie durch die negativen Auswirkungen weitgehend aufgehoben (so gibt es z. B. im Hinblick auf die karzinogenen Wirkungen keinen Schwellenwert) (Rehm et al., 2016; GBD, 2018; Wolter, 2018b).

Fazit: Alkoholgenuss in geringen/moderaten Mengen ist zwar nicht besonders gesundheitsschädlich, aber er ist nicht gesundheitsförderlich. Alkohol ist keine Medizin. Alte Menschen, die unter Beachtung der Empfehlungen für risikoarmen Konsum Alkohol trinken und es vertragen, können dies weiter tun. Auf keinen Fall dürfen abstinent lebende Personen dazu aufgefordert werden, „für die Gesundheit" mit dem Trinken zu beginnen (Poli et al., 2013; Wolter, 2015, 2018b; John et al., 2021).

Alkoholprobleme können mit anderen psychischen Störungen in Zusammenhang stehen (z. B. Selbstbehandlungsversuch bei Depression oder Symptom einer Manie). Alt gewordene chronisch-mehrfach geschädigte Alkoholiker, bei denen i. d. R. ausgeprägte hirnorganische Veränderungen vorliegen, stellen ein besonderes Problem dar (▶ Kap. 10.6) (Kuerbis et al., 2014; RCP, 2018; Wolter, 2015, 2018a).

Alkoholentzugssyndrom

Das Alkoholentzugssyndrom ist durch vegetative Symptome (Puls- und Blutdruckerhöhung, Schwitzen usw.) gekennzeichnet, die psychischen Symptome ähneln den „minor symptoms" im BZD-Entzug. Die Übergänge vom schweren Entzugssyndrom über das Prädelir bis hin zum Delirium tremens sind fließend. Das Alkoholentzugsdelir stellt einen Spezialfall des Delirs dar; charakteristisch sind neben den allgemeinen Symptomen optische Halluzinationen von (kleinen) bewegten Objekten und eine ausgeprägte Suggestibilität. Es wird nicht selten von einem Krampfanfall eingeleitet und kann eine Wernicke-Enzephalopathie maskieren. Entzugskrampfanfälle können auch ohne Delir auftreten (ausführlich in Wolter, 2016).

Benzodiazepine

BZD-Wirkungen sind in der Tabelle dargestellt (▶ Tab. 11.5.1). Gegen die antikonvulsive und sedierende bzw. hypnotische Wirkung entwickelt sich rasch eine Toleranz, während die anxiolytische Wirkung wahrscheinlich länger anhält. Bei regelmäßiger Einnahme verliert sich die schlaffördernde Wirkung. Im Alter ist die Toleranzentwicklung geringer ausgeprägt, die Sensibilität der BZD-Rezeptoren erhöht.

Die Eliminationshalbwertszeit (HWZ) der meisten BZD und ihrer aktiven Metabolite ist sehr lang (20–100 h). Veränderungen der Enzymaktivitäten in der Leber führen im Alter zu einer Zunahme der HWZ bis auf das 3- bis 5-fache. Vom Alter unabhängig sind nur die Phase-2-Reaktionen, namentlich die Glucuronidierung. Wenn man unerwünschte Kumulationseffekte sicher vermeiden will, kommen nur die Substanzen in Frage, die nicht zu aktiven Metaboliten verstoffwechselt und ausschließlich nach Glucuronidierung renal ausgeschieden werden: Lorazepam, Oxazepam, Temazepam und mit Einschränkung Lormetazepam; bei allen anderen Substanzen ist die Wirkungsdauer unkalkulierbar (Wolter, 2017b).

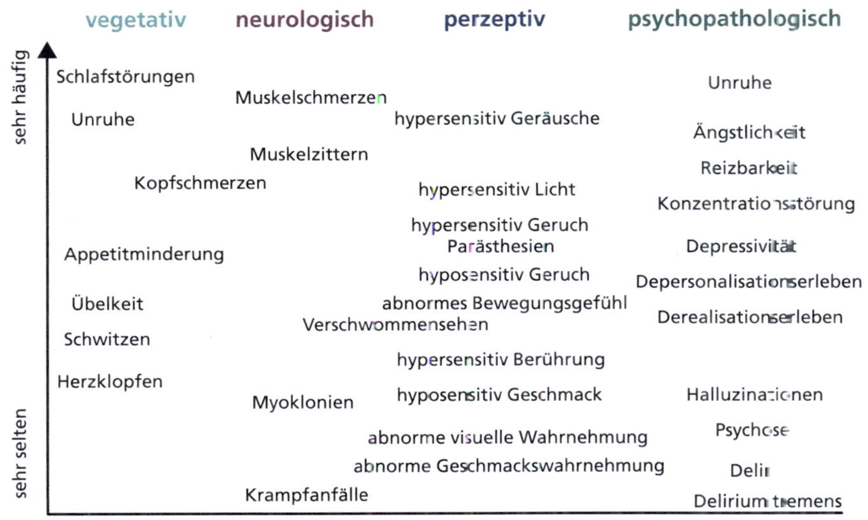

Abb. 11.5.1: Symptome des Benzodiazepin-Entzuges (Darstellung auf Grundlage von Tyrer, 1993, Lader, 2011, und Holzbach, 2012)

Benzodiazepinentzugssyndrom

Bereits nach kurzer Einnahmedauer (ca. vier Wochen) führt das plötzliche Absetzen der BZD-Medikation oft zu einer vegetativen Gegenregulation, die sich vor allem in Unruhe und Schlafstörungen äußert („rebound"). Zu diesen unspezifischen „minor symptoms" gehören auch Angst, Konzentrationsschwäche und vegetative Symptome. Eindeutige Entzugssymptome („major symptoms") sind neben Delirien und zerebralen Krampfanfällen insbesondere die als typisch für den BZD-Entzug geltenden vielfältigen Perzeptionsstörungen, aber auch psychotische Zustandsbilder. Rebound-Phänomene klingen in Abhängigkeit von der HWZ innerhalb weniger Tage ab. Wenn die Patienten über den flüchtigen Charakter der Rebound-Symptome nicht aufgeklärt sind, werden sie hierdurch zur Fortsetzung der Tabletteneinnahme veranlasst. Eine Übersicht über die Symptome des BZD-Entzuges gibt ▶ Abb. 11.5.1. Hiervon abzugrenzen ist das Wiederauftreten von Krankheitssymptomen, die Anlass für die BZD-Verordnung waren (Rezidiv) (Wolter, 2017c).

Analgetika

Ähnlich wie bei BZD ist auch bei Schmerzpatienten die Erkennung einer Abhängigkeit von Opioidanalgetika (OA) unter laufender analgetischer Behandlung schwierig und wird kontrovers diskutiert. OA werden häufig auch von polyvalent Drogenabhängigen konsumiert. Daneben gibt es sozial integrierte Abhängige, z. B. Angehörige medizinischer Berufe.

Initial kommt es bei Opioiden zu Euphorie und Sedierung, rasch entwickelt sich eine körperliche Abhängigkeit mit ausgeprägter Toleranzentwicklung (10- bis 50-fache Dosis!). Bei chronischem Gebrauch entstehen Antriebsmangel und Apathie. Weitere bedeutsame Wirkungen sind Atemdepression, Obstipation, trockene Haut und Schleimhäute, Miosis, bei chronischem Gebrauch Schlafstörungen. Die Entzugssymptome sind den Substanzwirkungen entgegengesetzt: Unruhe, Depressivität, Hyperalgesie, Bauchkrämpfe, Schwitzen, Tränen-/Nasenfluss, Blutdrucksteigerung, Mydriasis.

Die klinische Erfahrung lehrt, dass auch Nicht-OA missbräuchlich eingenommen werden können, selbst wenn sie nicht zu den Medikamenten mit Suchtpotenzial gezählt werden. Spezifische Entzugssyndrome unter Nicht-OA sind jedoch nicht bekannt (Wolter, 2017a).

11.5.4 Diagnostik

BZD- und Alkoholmissbrauch werden häufig übersehen oder fehldiagnostiziert, bei älteren Menschen deutlich häufiger als bei jüngeren. Ein wichtiger Grund dafür liegt in der fehlenden Spezifität der Symptome bzw. Folgeprobleme, die häufig dem „Alter an sich" angelastet werden, z. B. sozialer Rückzug, Depressivität, Schlafstörungen, häufige Stürze und Verletzungen, Vernachlässigung von Hygiene und Körperpflege, Gewichtsverlust, bei Alkoholmissbrauch auch Diarrhö und Hypertonie. Außerdem ist Sucht für die meisten alten Menschen ein peinliches Thema. Wichtig ist deshalb vor allem das „daran Denken" (Kuerbis et al., 2014).

Alkohol

Screening-Fragebögen sind ein Hilfsmittel zur Diagnosestellung. Der kurze CAGE-Fragebogen (dringender Verdacht auf ein Alkoholproblem bei alten Menschen bereits bei einer Ja-Antwort) liegt verschiedenen umfangreicheren Instrumenten zugrunde.

Außerdem sollten die Konsumgewohnheiten und -mengen detailliert erfragt werden; hierzu dient der von der WHO entwickelte Alcohol Use Disorders Identification Test (AUDIT) bzw. die Kurzfassung AUDIT-C mit drei Fragen zur Trinkmenge.

Screening auf Alkoholmissbrauch oder -abhängigkeit (CAGE)

1. Haben Sie schon einmal das Gefühl gehabt, dass Sie Ihren Alkoholkonsum verringern sollten? (Cut down)
2. Hat Sie schon einmal jemand durch Kritisieren Ihres Alkoholtrinkens ärgerlich gemacht? (Annoyed)
3. Haben Sie schon einmal wegen Ihres Alkoholtrinkens ein schlechtes Gewissen gehabt oder sich schuldig gefühlt? (Guilty)
4. Haben Sie schon einmal morgens als erstes Alkohol getrunken, um sich nervlich wieder ins Gleichgewicht zu bringen oder einen Kater loszuwerden? (Eye opener)

Für alte Menschen werden gelegentlich Ergänzungen empfohlen, z. B. die beiden folgenden Fragen:

- Haben Sie das Gefühl, dass Ihr Alkoholkonsum zugenommen hat, nachdem eine nahestehende Person verstorben ist?
- Macht Alkohol Sie so müde, dass Sie öfter einmal in Ihrem Stuhl einschlafen?

Labor: Eine Erhöhung der Transaminasen, insbesondere der Gamma-GT, sowie ein hyperchrom-megalozytär verändertes rotes Blutbild sind häufige, aber nicht sehr spezifische Auffälligkeiten. Spezifischer ist die Erhöhung des carbohydratdefizienten Transferrins (CDT). Das CDT reagiert kurzfristiger auf Alkoholmissbrauch und Alkoholrückfälle, eine Normalisierung stellt sich nach 10–20 Tagen Abstinenz ein (Wolter, 2015; DGPPN & DG-SUCHT, 2020b).

Benzodiazepine

Es wurden verschiedene Screening-Fragebögen zur Abschätzung der BZD-Abhängigkeit bzw. der Intensität des Entzugssyndroms entwickelt, von denen jedoch zumeist keine deutschsprachigen Versionen existieren und die in der Routineversorgung kaum angewandt werden. Eine Ausnahme stellt der „Benzo-Check“ dar (Holzbach et al., 2021; Download von der Homepage der Deutschen Gesellschaft für Gerontopsychiatrie und -psychotherapie: https://dggpp.de/sucht_im_alter.htm, Zugriff am 23.6.2023)

Labor: Es sind verschiedene Kits für den semiquantitativen Nachweis im Urin verfügbar; die Sensitivität für die einzelnen BZD-Substanzen ist sehr unterschiedlich. Auch kann in spezialisierten Laboratorien die Plasmakonzentration bestimmt werden.

Opioidanalgetika

Für die Diagnose einer Abhängigkeit von Opioidanalgetika sind Anamnese und klinische Beobachtung entscheidend. Dabei ist einerseits besonders auf verstärkte Opioid-Nebenwirkungen zu achten, andererseits auf suchtmittelassoziierte Verhaltensauffälligkeiten („aberrant drug-related behaviors“, ADRB), die den Kontrollverlust belegen und deutlich machen, wie sehr trotz adäquater Analgesie die Opioidanalgetika und ihre Beschaffung Gedanken und Lebenswelt dominieren (Wolter, 2017a).

Suchtmittelassoziierte Verhaltensauffälligkeiten – ADRB („aberrant drug-related behaviors“) (Wolter, 2017a)

Schwache Indizien:

- Horten von Tabletten in Phasen geringerer Symptomatik
- Beschaffung ähnlicher Medikamente bei anderen medizinischen Einrichtungen
- vehementes Einfordern höherer Dosen
- unzulässige Anwendung des Medikamentes bei anderen Symptomen
- einzelne eigenmächtige Dosiserhöhungen
- Einfordern ganz bestimmter Präparate
- vom Arzt nicht angestrebte psychotrope Effekte
- Urin-Screening negativ (= Hinweis auf Weitergabe des verordneten Opioids)

Starke Indizien:

- Verkauf/Weitergabe verschreibungspflichtiger Medikamente
- Rezeptfälschung
- gleichzeitiger Konsum verwandter illegaler Drogen
- Nachweis eines nicht verordneten Opioids im Urin
- Nachweis von Stimulanzien im Urin
- wiederholtes „Verlieren“ von Rezepten
- viele eigenmächtige Dosiserhöhungen
- Entwenden oder „Leihen“ von Tabletten von anderen Personen
- Rezeptbeschaffung von nichtmedizinischen Quellen
- Injektion oraler Zubereitungen

11.5.5 Behandlungskonzept

Schwere Formen von Suchterkrankungen können lebensgefährlich sein, insbesondere bei multimorbiden bzw. vulnerablen alten Menschen. Deshalb geht es in der Pyramide der Hierarchie der Therapieziele zunächst um die Sicherung des Überlebens, dann um die Sicherung des möglichst guten Überlebens (Komorbidität usw.). Es folgen Konsumstabilisierung (Vermeidung von Konsumexzessen) und darauf aufbauend eine Dosisreduktion. Erst danach kann Abstinenz als Therapieziel anvisiert werden, wobei die Abstinenz kein Ziel für sich ist, vielmehr geht es darum, ein befriedigendes, „sinnvolles“ Leben ohne Suchtmittel zu führen, in dem die Lücken und die Leere gefüllt werden, die der Suchtmittelkonsum überdeckt bzw. hinterlassen hat. Es handelt sich um einen langwierigen Prozess, der individuell gestaltet werden muss; häufig können nicht alle Stufen der Pyramide erreicht werden. Dabei muss man sich vor Augen halten, dass bereits eine dauerhafte Konsumstabilisierung einen Erfolg darstellt. Diese langfristigen Entwöhnungsbehandlungen sind Aufgabe von Suchthilfeeinrichtungen bzw. der Gerontopsychiatrie, wobei die Versorgungsstrukturen regional sehr unterschiedlich und insgesamt unzureichend sind. Viele Sucht-Fachkliniken verfügen mittlerweile über spezielle Angebote für ältere Alkoholabhängige; deutlich schlechter stellt sich die Situation für Medikamentenabhängige dar, insbesondere bei Opioidanalgetika, wo die Suchtbehandlung ohne suffiziente (multimodale) Schmerzbehandlung nicht gelingen kann (Wolter, 2011, 2017a). Die Anwendung von Grundsätzen der Motivierenden Gesprächsführung ist hilfreich (Miller & Rollnick, 2015). Die Bundeszentrale für gesundheitliche Aufklärung hält Materialien für Kurzinterventionen bereit.

11.5.6 Behandlung/Therapie

Aufgabe der Akutgeriatrie ist in erster Linie die Erkennung und sachgerechte Behandlung von Intoxikationen und Entzugssyndromen, aber auch die Vermeidung von Entzugssyndromen. Ein abruptes Absetzen von Suchtmitteln kann zu dramatischen bis hin zu vital bedrohlichen Symptomen führen, weswegen immer ein schrittweises Absetzen erfolgen sollte (Ausnahme: Rauchen; ▶ Exkurs „Rauchen“)

Behandlung des Alkoholentzugssyndroms

Der Alkoholentzug dauert i. d. R. nur wenige Tage. Im Alter gelten dieselben Grundsätze wie bei jüngeren Patienten; nicht das kalendarische Alter ist für die Gefährdung entscheidend, sondern Komorbiditäten und Allgemeinzustand. Nur bei leichten Entzugssyndromen ist die alleinige Behandlung der vegetativen Symptome mit β-Blockern oder Clonidin ausreichend. Bei schweren Symptomen ist die Gabe von Clomethiazol oder BZD unabdingbar (letztere in Deutschland off-label, international aber Standard). Die psychischen Symptome sollten zusätzlich medikamentös behandelt werden. Bei Halluzinationen empfiehlt sich der zusätzliche Einsatz hochpotenter Neuroleptika (Haloperidol, Risperidon). Bei Unruhe werden Clomethiazol oder BZD (auch prophylaktisch wirksam gegen Entzugskrampfanfälle), ggf. Pipamperon, Melperon oder Prothipendyl empfohlen. Substanzen mit anticholinergen oder erheblichen vegetativen Nebenwirkungen wie z. B. Levomepromazin sollten nicht verordnet werden. Bei allen Substanzen sind die für alte Menschen häufiger zutreffenden UAW/Kontraindikationen zu beachten.

Soll die Entzugsbehandlung scoregestützt nach einem standardisierten Schema durchgeführt werden, ist sicherzustellen, dass die Anwender gut mit dem Instrument vertraut sind; angesichts der im Alter häufigen kardiovaskulären Erkrankungen mit entsprechender Vormedikation, z. B. mit β-Blockern, ist beim Rating der vegetativen Parameter Vorsicht geboten. Wichtig ist die Allgemeinbehandlung (Flüssigkeitszufuhr, Elektrolyte usw.) (ausführlich in Wolter, 2016).

Zur Prophylaxe einer Wernicke-Enzephalopathie (▶ Kap. 10.6) sollte im Alkoholentzug stets Thiamin gegeben werden, je nach Risikostratifizierung oral oder parenteral, zusätzlich das als Kofaktor essenzielle Magnesium. Der Thiaminverbrauch bzw. -bedarf des Organismus ist erhöht bei schweren Allgemeinerkrankungen bzw. Infekten (z. B. Pneumonie), er steigt aber mit der Nahrungs- bzw. Energiezufuhr; Glukoseinfusion bedeutet Thiaminverbrauch (Wolter, 2016; DGPPN & DG-SUCHT, 2020b).

Ein Beispiel für ein Behandlungsschema des Alkoholentzugssyndroms ist untenstehend aufgeführt:

Behandlungsschema für den Alkoholentzug (Beispiel)

- **Dämpfung von Entzugssymptomen:**
  - wenn klinisch der Eindruck besteht, dass behandlungsbedürftige Entzugssymptome vorliegen: Oxazepam (Einzelgabe 10–20 mg) oder Clomethiazol (Einzelgabe 1–2 Kps. oder 5–10 ml), NICHT Diazepam[1]. Bei schweren Entzugssyndromen kann eine vierstündliche Gabe von 30 mg und mehr Oxazepam erforderlich sein.
- **Basisbehandlung:**
  - reichlich Flüssigkeit
  - wenn noch keine Laborwerte vorliegen: Kalium oral[2]
  - immer: 4 × Vitamin B-Komplex[3]
- **Wernicke-Enzephalopathie – Prophylaxe oral (immer!):**
  - 4 × 50 mg Vitamin B_1 Thiamin)[4]
  - 4 × Vitamin B-Komplex[3]
  - 3–4 × 1 Magnesium[5]
  - **Bei klinischem Verdacht auf bzw. bei diagnostizierter Wernicke-Enzephalopathie** ist die parenterale Thiamingabe notwendig, immer begleitet von oraler Magnesiumgabe[4].
  - mind. 300 mg Thiamin/Tag, besser 600 mg. Intramuskulär: Menge begrenzt durch Volumen (100 mg = 2 ml). Bei i. v. Gabe ggf. Trägerlösung mit Magnesium[5] (z. B Ionosteril), sonst entsprechend den einschlägigen Leitlinien 3 × 200 mg als Kurzinfusion in NaCl.
  - Thiamingabe entsprechend den einschlägigen Leitlinien so lange, bis keine weitere Besserung mehr eintritt, mindestens aber drei Tage.
  - keine Glukose-Infusion ohne Thiamin-Zusatz![6]
  - Für die Behandlung einer Wernicke-Enzephalopathie ist es unerlässlich, dass eine anabole Stoffwechselsituation besteht.
- bei psychotischen Symptomen: Haloperidol
- bei Entzugskrampfanfällen in der Anamnese bzw. wenn aktuell ein Anfall aufgetreten ist: Levetiracetam unmittelbar/so schnell wie möglich, dann mind. 2 × 500 mg/Tag, ausschleichend
- ggf. symptomatische Behandlung von Blutdruckerhöhung und Tachykardie (z. B. β-Blocker, Clonidin)

Anmerkungen

[1] Diazepam selbst besitzt eine sehr lange Halbwertzeit (HWZ), die aktiven Metaboliten z. T. eine noch längere (z. B. Nordazepam mit ca. 100 Stunden). Die HWZ kann im Alter oder bei Lebererkrankungen bis auf das Dreifache verlängert sein, so dass eine große Kumulationsgefahr besteht. Außerdem wird Diazepam über das Cytochrom-System abgebaut, so dass auch Interaktionsrisiken zu bedenken sind. Bei Oxazepam hingegen gibt es bei mittlerer HWZ (10–20 Stunden) keine aktiven Metaboliten; Oxazepam wird ohne Beteiligung des Cytochrom-Systems glucuronidiert, das Glucuronid renal ausgeschieden.

[2] Häufig liegt im Alkoholentzug eine Hypokaliämie vor, so dass man bis zum Eintreffen der Laborwerte prophylaktisch etwas tun kann. Die orale Kaliumgabe ist unschädlich.

[3] Der Mangel an B-Vitaminen betrifft bei Alkoholabhängigkeit bzw. -missbrauch meist nicht nur das Thiamin (s. u.), sondern auch andere B-Vitamine. Auch zur Prophylaxe bzw. Behandlung der Wernicke-Enzephalopathie wird neben Thiamin und Magnesium die Gabe weiterer B-Vitamine empfohlen.

[4] Bei der Thiaminresorption handelt es sich um einen aktiven Transportvorgang mit begrenzter Kapazität. Gleichgültig, ob die Einzeldosis 50 oder 200 mg beträgt, werden jeweils nur ca. 5 mg aufgenommen. Deshalb besser mehrere kleine Dosen als eine einzelne große einnehmen.

[5] Magnesium ist als Kofaktor für die biologischen Effekte von Thiamin von großer Bedeutung. Bei Magnesiummangel ist Thiamin weniger oder gar nicht wirksam. Die Bestimmung der Magnesiumkonzentration im Blut ist nicht hilfreich, weil sie keine Auskunft über die intrazelluläre Konzentration gibt.

Merke

Im Alkoholentzug ist die Indikation für die Gabe von Thiamin zur Prophylaxe der Wernicke-Enzephalopathie großzügig zu stellen.

Abdosierung von Benzodiazepinen

Häufig wird argumentiert, dass man alten Menschen mit einer langjährigen BZD-Einnahme eine Abdosierung nicht mehr zumuten sollte. Eine solche defätistische Haltung ist jedoch völlig unangebracht. Allerdings muss die individuelle Situation differenziert betrachtet und es muss geplant vorgegangen werden.

Wichtig ist 1. die Berücksichtigung der pharmakokinetischen Eigenschaften (▶ Kap. 11.5.4 Klinik → Benzodiazepine) und 2. die Einschätzung, ob der Patient den Entzug tolerieren wird und das Umfeld den Versuch unterstützt. Zunächst ist das Ziel zu definieren (vollständiges Absetzen, Dosisreduktion, Konsumstabilisierung, Umstellung auf ein BZD mit geringem Kumulationsrisiko), auch eine Dosisreduktion oder die Umstellung auf ein BZD mit kleinerem Kumulationsrisiko kann als Erfolg betrachtet werden. Eine Checkliste hilft bei der Entscheidung und Vorbereitung (Download von der Homepage der DGGPP: https://dggpp.de/sucht_im_alter.htm, Zugriff am 12.5.2023, www.dggpp.de/Arbeitsmaterial/, Zugriff am 12.5.2023). In der Klinik wird leider häufig qua Automatismus ein Entzug ohne ausreichende Planung begonnen, was genauso problematisch ist, wie eine BZD-Medikation unhinterfragt weiterzuführen. Ein Scheitern ist dann vorprogrammiert, gescheiterte Abdosierungsversuche sind prognostisch ungünstig.

Der Entzug sollte semilogarithmisch-fraktioniert erfolgen. Er kann mit dem vorher eingenommenen BZD erfolgen, es kann aber auch auf ein Standardpräparat umgestellt werden, mit dem der Behandler vertraut ist. Begonnen wird i. d. R. mit 2/3 der zuletzt eingenommen Dosis, bei einem Präparatewechsel muss die Äquivalenzdosis berechnet werden (Äquivalenztabelle auf der Homepage der DGGPP: https://dggpp.de/sucht_im_alter.htm, Zugriff am 12.5.2023). Häufige Praxis bei jüngeren Patienten ist die Umstellung auf ein langwirksames Präparat in Tropfenform, die jedoch bei älteren Patienten wegen der Kumulationsgefahr problematisch ist. Je höher die Dosis, je länger die Einnahme und je älter der Patient, desto vorsichtiger und damit langsamer sollte der Entzug durchgeführt werden. Nach dem endgültigen Absetzen vergehen oft noch etliche Wochen, bis eine leidliche geistig-seelische Stabilisierung erreicht ist, weshalb der Entzug i. d. R. ambulant erfolgt. Bei fehlendem sozialem Netzwerk oder Vorerfahrungen mit komplizierten Entzügen ist zumindest initial die stationäre Aufnahme unumgänglich. Auch ein teilstationärer Entzug in einer gerontopsychiatrischen Tagesklinik ist möglich.

Während in der Klinik unter Beobachtung des Patienten Flexibilität im Abdosierungstempo möglich ist, kommt es beim ambulanten Entzug darauf an, dass das Vorgehen mit dem Patienten sorgfältig abgesprochen ist und dieser den Plan genau kennt. In Einzelfällen erweist sich das Absetzen der letzten geringen Dosen als besonders schwierig.

Häufig wird zur Milderung der Entzugssymptome eine zusätzliche Medikation benötigt: Valproat, Carbamazepin und möglicherweise einige neue Antikonvulsiva wie Pregabalin (cave: Pregabalin besitzt selbst ein Abhängigkeitspotenzial) können eingesetzt werden, ebenso einige (sedierende) Antidepressiva wie Trazodon, aber auch SSRI. Es handelt sich jedoch um einen Off-label-Gebrauch. Propranolol kann bei ausgeprägten vegetativen Symptomen hilfreich sein. Clonidin und Buspiron sind unwirksam. Zu den in der Praxis häufig eingesetzten niederpotenten Neuroleptika fehlen entsprechende Studien (Ashton, 2002; Wolter, 2016, 2017b, c; DGPPN & DG-SUCHT, 2020a).

Merke

Das Abdosieren von Benzodiazepinen erfordert Wochen oder Monate. Eine gute Vorbereitung ist unabdingbar. Bereits die Umstellung auf ein Benzodiazepin mit geringerem Kumulationsrisiko oder eine stabile Dosisreduktion kann als Erfolg gewertet werden.

Exkurs: Rauchen

Die Prävalenz des Tabakkonsums und der Nikotinabhängigkeit nimmt über die Lebensspanne deutlich ab. Ein wesentlicher Grund hierfür ist die Übersterblichkeit der Raucher. Doch es nimmt auch der Anteil der Exraucher in den älteren Kohorten durch erfolgreiche Rauchstoppversuche zu. Rauchen ist zu 40–60 % für die geringere Lebenserwartung von Männern verantwortlich.

Die vielfältigen körperlichen Folgeerscheinungen des Rauchens haben erhebliche Auswirkungen auf das tägliche Leben. Die Schwierigkeiten bei der Bewältigung alltäglicher Anforderungen infolge von Kurzatmigkeit bleiben oft unbemerkt, weil die Betroffenen auf den ersten Blick selbstständig erscheinen, obwohl sie tatsächlich erheblich beeinträchtigt sind. Dramatisch sind Beispiele extrem abhängiger Raucher, die trotz schwerster COPD mit Sauerstoffgabe weiter rauchen, wobei es nicht selten zu schweren Brandverletzungen kommt.

Starke Raucher mit sehr schwerer Abhängigkeit (Hardcore Smokers) neigen zu unmittelbarer Bedürfnisbefriedigung (z. B. der Drang, früh morgens zu rauchen). Mit zunehmendem Alter stellen aktive Raucher eine Selektion dieser Schwerstabhängigen dar. Bei älteren Hardcore Smokers ist im Vergleich zu jüngeren der Wille zum Rauchstopp geringer ausgeprägt; sie sind stärker nikotinabhängig und trauen sich einen Rauchstopp oft nicht zu. Mögliche positive Effekte eines Rauchstopps schätzen sie gering ein.

Die Einstellung, dass ein Rauchstoppversuch im Alter wegen der eingetretenen Folgeschäden keinen Nutzen mehr hätte, ist weit verbreitet. Die meisten alten Raucher sind unzureichend informiert, sowohl über die gesundheitlichen Risiken des Rauchens als auch über die Möglichkeiten zum Rauchstopp, der auch im höheren Alter noch spürbaren gesundheitlichen Nutzen und einen Zugewinn an Lebensqualität bringt.

Programme zur Raucherentwöhnung sind bei alten Menschen mindestens so effektiv wie bei jüngeren, wobei dieselben therapeutischen Prinzipien angewandt werden. Die Motivation zum Rauchstopp entsteht im Alter meist anlässlich gesundheitlicher Probleme; wenn sie dann längere Zeit nicht mehr geraucht haben, bewerten die Ex-Raucher die gesundheitlichen Auswirkungen positiv. In Medizin und Altenhilfe wird das Problem jedoch nicht konsequent angegangen (Appel & Aldrich, 2003; Wolter, 2011; Crome et al., 2015; Wolter, 2018a).

Zusammenfassung

Suchtprobleme alter Menschen werden immer häufiger. Dabei haben Alkohol und Schlaf- und Beruhigungsmittel sowie Opiodanalgetika die größte Bedeutung. Die regelmäßige Einnahme solcher Medikamente erfüllt im Alter häufig nicht die Kriterien einer Suchterkrankung, gleichwohl ist Vorsicht geboten im Hinblick auf unerwünschte Wirkungen, Überdosierungen und Wechselwirkungen.

Die einschlägigen Regeln für eine umsichtige Verordnung zur Vermeidung einer Abhängigkeit sind zu beachten: Verordnung nur bei klarer Indikation, niedrigst mögliche Dosis, Aufklärung über die Risiken, geplante Abdosierungsversuche, Vermeidung einer langfristigen täglichen Einnahme durch Intervallverordnung sowie sachgerechte Behandlung von psychischer Komorbidität.

Für die Alkoholentgiftung gelten dieselben Grundsätze wie bei jüngeren Patienten, Allgemeinzustand und Komorbiditäten sind entscheidende Faktoren bei der Auswahl therapeutischer Optionen. Die Abdosierung von Schlaf- und Beruhigungsmitteln sowie Opioidanalgetika ist ein komplexer und langwieriger Prozess. Ein routinemäßiges Absetzen von Benzodiazepinen bei der Krankenhausaufnahme kann zu Komplikationen führen und prognostisch ungünstig sein. Die Abdosierung erfordert immer eine gute Planung sowie Vorbereitung und ein umsichtiges Vorgehen. Zwischen der unveränderten Fortführung der Medikation einerseits und einem radikalen Absetzen andererseits gibt es zahlreiche Zwischenstufen, die als therapeutischer Erfolg gewertet werden können.

Literatur

American Psychiatric Association (2018). Diagnostisches und statistisches Manual psychischer Störungen DSM-5®. Deutsche Ausgabe herausgegeben von Falkai, P. und Wittchen, H.-U. 2., korrigierte Auflage. Göttingen: Hogrefe.

Appel, D. W., & Aldrich, T. K. (2003). Smoking cessation in the elderly. *Clinics in geriatric medicine*, *19*(1), 77–100. https://doi.org/10.1016/s0749-0690(02)00053-8

Ashton, H. (2002). Benzodiazepine: Wirkungsweise und therapeutischer Entzug. (Das Ashton Handbuch.) https://www.benzo.org.uk/german/index.htm, Zugriff am 21.6.2023

Benkert, O., & Hippius, H. (Hrsg.) (2021). Kompendium der Psychiatrischen Pharmakotherapie. 13. Auflage. Berlin: Springer.

Crome, I., Wu, L.-T., Rao, R. T., et al. (Eds.) (2015). Substance use and older people. Blackwell, Chichester: Wiley.

DGPPN & DG-SUCHT (2020a). Medikamentenbezogene Störungen. AWMF-Register Nr. 038-025. https://register.awmf.org/assets/guidelines/038-025l_S3_Medikamtenbezogene-Stoerungen_2021-01.pdf, Zugriff am 21.6.2023

DGPPN & DG-SUCHT (2020b) Screening, Diagnose und Behandlung alkoholbezogener Störungen. AWMF-Register Nr. 076-001. https://www.dgppn.de/_Resources/Persistent/56ffc9a80acf02b5a8c02010abed4ce1d081eed2/S3-Leitlinie%20Alkohol_AWMF%2076-001.pdf Zugriff am 21.6.2023

Duncan, D. F., Nicholson, T., White, J. B., et al. (2010). The baby boomer effect: changing patterns of substance abuse among adults ages 55 and older. *Journal of aging & social policy*, *22*(3), 237–248. https://doi.org/10.1080/08959420.2010.485511

GBD 2016 Alcohol Collaborators (2018). Alcohol use and burden for 195 countries and territories, 1990-2016: a systematic analysis for the Global Burden of Disease Study 2016. *Lancet (London, England)*, *392*(10152), 1015–1035. https://doi.org/10.1016/S0140-6736(18)31310-2

Holzbach, R., Hunold, P., & Konert, F. (2021). Evaluation des Lippstädter Benzo-Checks als Screening-Instrument für Nebenwirkungen der Langzeiteinnahme von Benzodiazepinen und Z-Substanzen [Evaluation of the Lippstädter Benzo-Check as a Screening Tool for Side Effects of Long-term Use of Benzodiazepines and Z-drugs]. *Fortschritte der Neurologie-Psychiatrie*, *89*(11), 547–551. https://doi.org/10.1055/a-1510-8425

John, U., Rumpf, H. J., Hanke, M., et al. (2021). Alcohol abstinence and mortality in a general population sample of adults in Germany: A cohort study. *PLoS medicine*, *18*(11), e1003819. https://doi.org/10.1371/journal.pmed.1003819

Knott, C. S., Coombs, N., Stamatakis, E., et al. (2015). All cause mortality and the case for age specific alcohol consumption guidelines: pooled analyses of up to 10 population based cohorts. *BMJ (Clinical research ed.)*, *350*, h384. https://doi.org/10.1136/bmj.h384

Kuerbis, A., Sacco, P., Blazer, D. G., et al. (2014). Substance abuse among older adults. *Clinics in geriatric medicine*, *30*(3), 629–654. https://doi.org/10.1016/j.cger.2014.04.008

Lader M. (2011). Benzodiazepines revisited--will we ever learn?. *Addiction (Abingdon, England)*, *106*(12), 2086–2109. https://doi.org/10.1111/j.1360-0443.2011.03563.x

LONTS (2020). Leitlinie Langzeitanwendung von Opioiden bei chronischen nicht-tumorbedingten Schmerzen (LONTS), 2. Aktualisierung, 2020. AWMF Nr. 145/003. https://www.awmf.org/leitlinien/detail/ll/145-003.html, Zugriff am 21.6.2023

Miller, W. R., & Rollnick, S. (2015). Motivierende Gesprächsführung. 3. Auflage. Freiburg: Lambertus.

Poli, A., Marangoni, F., Avogaro, A., et al. (2013). Moderate alcohol use and health: a consensus document. *Nutrition, metabolism, and cardiovascular diseases: NMCD*, *23*(6), 487–504. https://doi.org/10.1016/j.numecd.2013.02.007

RCP (Royal College of Psychiatrists) (2018). Our invisible addicts. Report of the Older Persons' Substance Misuse Working Group of the Royal College of Psychiatrists, 2nd edition. College Report CR211. https://www.rcpsych.ac.uk/docs/default-source/improving-care/better-mh-policy/college-reports/college-report-cr211.pdf?sfvrsn=820fe4bc_2, Zugriff am 21.6.2023; London. March 2018.
Rehm, J., Roerecke, M., & Room, R. (2016). All-Cause Mortality Risks for „Moderate Drinkers": What Are the Implications for Burden-of-Disease Studies and Low Risk-Drinking Guidelines?. *Journal of studies on alcohol and drugs*, *77*(2), 203–207. https://doi.org/10.15288/jsad.2016.77.203
Stockwell, T., Zhao, J., Panwar, S., et al. (2016). Do „Moderate" Drinkers Have Reduced Mortality Risk? A Systematic Review and Meta-Analysis of Alcohol Consumption and All-Cause Mortality. *Journal of studies on alcohol and drugs*, *77*(2), 185–198. https://doi.org/10.15288/jsad.2016.77.185
Verdoux, H., Lagnaoui, R., & Begaud, B. (2005). Is benzodiazepine use a risk factor for cognitive decline and dementia? A literature review of epidemiological studies. *Psychological medicine*, *35*(3), 307–315. https://doi.org/10.1017/s0033291704003897
Weyerer, S., Schäufele, M., Eifflaender-Gorfer, S., et al. (2009). At-risk alcohol drinking in primary care patients aged 75 years and older. *International journal of geriatric psychiatry*, *24*(12), 1376–1385. https://doi.org/10.1002/gps.2274
Weyerer, S., & Schäufele, M. (2017). Epidemiologie des Alkoholkonsums und alkoholbezogener Störungen im höheren Alter. *Sucht*, *63*(2), 69–80.
Wolter, D. K. (2011). Sucht im Alter – Altern und Sucht. Stuttgart: Kohlhammer.
Wolter D. K. (2015). Alkohol im Alter: Trinkgewohnheiten, risikoarmer Konsum und alkoholbezogene Störungen [Alcohol in old age: Drinking habits, low risk drinking and alcohol-related disorders]. *Zeitschrift fur Gerontologie und Geriatrie*, *48*(6), 557–570. https://doi.org/10.1007/s00391-015-0925-9
Wolter, D. K. (2016). Entzugssyndrome und Entzugsdelir. In: Hewer, W., Thomas, C., Drach, L. (Hrsg.): Delir beim alten Menschen. Stuttgart: Kohlhammer. S. 191–208.
Wolter, D. K. (2017a). Schmerzen und Schmerzmittelabhängigkeit im Alter. Die gerontopsychiatrische Perspektive. Stuttgart: Kohlhammer.
Wolter, D. K. (2017b). Suchtpotenzial und andere Risiken von Benzodiazepinen und Z-Drugs im Alter. *SUCHT*, *63*(2), 81–97.
Wolter D. K. (2017c). Benzodiazepine absetzen im Alter: Wann und, wenn ja, wie? [Discontinuation of benzodiazepines in old age: When and if so, how?]. *Zeitschrift fur Gerontologie und Geriatrie*, *50*(2), 115–122. https://doi.org/10.1007/s00391-016-1171-5
Wolter D. K. (2018a). Altgewordene Suchtkranke [Early onset substance abuse disorders and addictive diseases in old age]. *Zeitschrift fur Gerontologie und Geriatrie*, *51*(7), 758–769. https://doi.org/10.1007/s00391-018-1440-6
Wolter D. K. (2018b). Folgeerkrankungen bei Alkoholmissbrauch. *CME*, *15*(12), 47–58.
Wolter, D. K. (2021). Substanzmissbrauch und Sucht. In: Pantel, J. et al. (Hrsg.) Praxishandbuch Altersmedizin. Stuttgart: Kohlhammer. 2. Aufl. S. 439–469.

11.6 Schutz vor Gewalt bei häuslicher Pflege

Nadine Konopik, Klaus Pfeiffer und Frank Oswald

11.6.1 Einführung

Pflege ist „kein Zuckerbäckerwerk", sondern ein „Gemenge aus schlechtem Gewissen, Selfcare und Selbstausbeutung", so von Arnim, die ihren schwer pflegebedürftigen Mann über viele Jahre gepflegt hat (von Arnim, 2021). In der Kriminalstatistik werden Fälle bekannt, die zum Teil auch in den Medien erscheinen, wie der Fall einer unterernährten 93-jährigen Frau, die von ihrem Sohn betreut wurde und zum Todeszeitpunkt nur noch 26 Kilogramm wog (Deutsche Presse-Agentur, 2021). Es gibt aber auch Studien, die aufzeigen, dass Pflegende positive Erfahrungen machen, Zufriedenheit erleben und ihr Leben deshalb durch die Pflege bereichert sehen (u. a. Leipold et al., 2006). Doch gerade wenn An- und Zugehörige über viele Jahre unter großem Einsatz ohne professionelle Unterstützung und mit eigenen gesundheitlichen Einbußen pflegen, wird dies zur Belastungsprobe. Mit den wegfallenden Hilfsangeboten und Kontaktmöglichkeiten aufgrund der COVID-19-Pandemie verschärften sich die Belastungen zumindest temporär oftmals noch deutlich.

11.6.2 Ausgangslage und empirische Evidenz in Deutschland

Der Verbleib in der eigenen Wohnung auch bei Pflegebedarf entspricht den Wünschen vieler älterer Menschen (u. a. Oswald et al., 2013), auch wenn sich in jüngeren Geburtskohorten differenziertere Sichtweisen abzeichnen (Naumann & Oswald, 2020). Zudem ist die häusliche Pflege sozialpolitisch erwünscht, wie im Elften Sozialgesetzbuch § 3: Vorrang der häuslichen Pflege festgehalten ist (Elftes Sozialgesetzbuch, 1994).

In Deutschland sind von den insgesamt 4,96 Mio. Pflegebedürftigen im Sinne des Pflegeversicherungsgesetzes (SGB XI) ca. 79 % (d. h. knapp 3,92 Mio. Menschen) 65 Jahre alt oder älter (Statistisches Bundesamt, 2022). 4,17 Millionen Menschen, die auf Pflege angewiesen sind, leben zu Hause und ca. 790.000 Menschen in institutionellen Kontexten. Weitere ca. 2,55 Millionen Menschen mit Pflegegrad 2 oder höher werden ohne professionelle Hilfe gepflegt (Statistisches Bundesamt, 2022). Hinzu kommen nach Geyer und Schulz (2014) gemäß einer Schätzung auf Basis von EU-SILC-Daten des Jahres 2011 noch ca. 5,4 Millionen Personen mit Pflege- und Hilfebedarf, die nicht die Kriterien der Pflegeversicherung erfüllen und die zum überwiegenden Teil zu Hause durch Angehörige versorgt werden.

Gewalt in der Pflege kann in Anlehnung an die Definition von Elder Abuse der WHO (2008) und der Istanbul Konvention (Bundesgesetzblatt, 2017 II) verstanden werden als

> „[…] eine einmalige oder wiederholte oder fehlende gebotene Handlung innerhalb einer Pflegebeziehung, die bei einer älteren Person und/oder der pflegenden Person zu körperlichen, sexuellen oder psychischen Schäden oder Leiden führt oder führen kann, einschließlich der Androhung solcher Handlungen, der Nötigung und der Freiheitsentziehung." (Konopik et al., 2021, S. 84 adaptiert nach WHO, 2008; Bundesgesetzblatt 2017 II)

Dabei kann die Gewalt sowohl von der Pflegeperson als auch von der gepflegten Person ausgehen. In der Definition werden folgende Gewaltformen unterschieden (u. a. Gröschel et al., 2010):

- *Psychische Gewalt* (z. B. beschimpfen, beleidigen, auslachen, drohen, sozial isolieren, emotional kalter Umgang)
- *Physische Gewalt* (z. B. schlagen, grob anfassen, stoßen, absichtlich zu heiß oder zu kalt duschen, kraftvoll aggressive Abwehr- oder Verweigerungshaltungen)
- *Sexualisierte Gewalt* (z. B. Körperberührungen ohne Erlaubnis, sexuelle Belästigung, Verletzung der Genitalien oder Vergewaltigung). Neuere Ergebnisse von Moser et al. (2021) unterstreichen den Bedarf hinsichtlich des Erkennens und Handelns bezüglich sexuellen Missbrauchs von Pflegebedürftigen.
- *Freiheitsbeschränkende Maßnahmen* (soweit nicht medizinisch indiziert und rechtlich legitimiert, z. B. Essen unter Zwang, Einschränkung der Bewegungsfreiheit, Einsperren in der Wohnung oder im Zimmer, Gabe von sedierenden Medikamenten)
- *Einschränkung des freien Willens* (z. B. Unterbindung der freien Wahl des Wohnortes, Beeinflussung bei der Abfassung des Testamentes, Zwang zu bestimmten Verhaltensweisen, wie z. B. der Auswahl der Kleidung oder der Strukturierung des Tagesablaufes) sowie die Verweigerung und der Missbrauch von Rechten (z. B. Verwehren des Zuganges zu medizinischer und adäquater pflegerischer Behandlung, Missbrauch von Vollmachten durch den gesetzlichen Betreuer)
- *Vernachlässigung elementarer Bedürfnisse* (z. B. Unterlassung notwendiger Hilfen im Alltag oder pflegerischer Versorgungsleistungen, wie nicht waschen, nicht genug zu essen/zu trinken geben, auf Hilfe warten lassen, nicht lagern, Verweigerung der Mundpflege, Ignorieren von Wünschen, Unterlassung medizinischer Versorgungsleistungen und Selbstvernachlässigung durch z. B. Schlafmangel und ständige Verfügbarkeit)

In einer deutschen Untersuchung gaben 40 % der pflegenden Angehörigen an, während der sechs Monate vor der Befragung ein als Gewalt eingestuftes Verhalten gegenüber der von ihnen gepflegten Person gezeigt zu haben. Im Einzelnen wurde psychische Gewalt (32 %), körperliche Gewalt (12 %), Vernachlässigung (11 %) und freiheitsentziehende Maßnahmen (6 %) genannt. Die Prävalenzen aller Gewaltformen waren in der Stichprobe gegenüber Menschen mit Demenz nochmals deutlich höher. Pflegende Angehörige sind jedoch nicht nur Täter, sondern können vielfach zugleich auch Opfer von Gewalt durch (zum Teil krankheitsbedingte) verbale (45 %) und körperliche Übergriffe (11 %) von Seiten der pflegebedürftigen Person sein (Eggert et al., 2018). In einer Untersuchung mit 448 belasteten pflegenden Angehörigen gaben 11 % der Befragten mindestens einmaliges und 2 % regelmäßiges eigenes grobes Verhalten (z. B. schubsen, kneifen, härter anfassen, zu schnelle Nahrungsgabe) gegenüber der pflegebedürftigen Person während der letzten vier Wochen an (Pfeiffer et al., 2021). Es ist davon auszugehen, dass die tatsächlichen Prävalenzen in beide Richtungen höher sind.

> **Merke**
>
> Gewalttätige und persönlichkeitsverletzende Verhaltensweisen von Seiten der Pflegenden erfolgen situativ oder situationsübergreifend überwiegend ohne eine Schädigungsintention und im Rahmen von Pflegehandlungen (Görgen et al., 2012). Seltener und besonders problematisch sind Formen der „situationsübergreifenden Gewalt mit Schädigungsintention" (Görgen et al., 2012, S. 27). Hierzu zählen beispielsweise von Gewalt geprägte Beziehungen (z. B. Ausnutzung pflegebedingter Abhängigkeiten zum Begleichen alter „offener Rechnungen", wechselseitige Gewalt), die Vorenthaltung einer adäquaten Pflege und Versorgung zum Erhalt des Erbes oder andere Formen der finanziellen Schädigung (Görgen et al., 2012). Diese Formen der Gewalt werden nach Görgen überwiegend nicht von den handelnden Personen, sondern eher aus einer beobachtenden Perspektive von Dritten thematisiert (Görgen et al., 2012).

11.6.3 Risikofaktoren und Warnsignale für Gewalt in der familialen Pflege

Die Risikofaktoren für Gewalt in der familialen Pflege stammen vornehmlich aus Studien, die das Phänomen Elder Abuse beleuchten. Diese teilen alte Menschen bzw. Gepflegte als Opfer und An- und Zugehörige bzw. Pflegende als Täter ein. Jedoch zeigt es sich in der Berufspraxis, dass die Risikofaktoren für Opfer und Täter auf beide Gruppen zutreffen können. Die Risikofaktoren werden wie folgt unterteilt (vgl. Pillemer, 2016):

1. Individuelle Risikofaktoren des Opfers
   - Kommunikationsschwierigkeiten, durch welche sich die Person nicht mitteilen kann (z. B. bei Aphasie, spätes Stadium von Demenz) (Powell, 2002).
   - Schlechte körperliche und mentale Gesundheit (Pillemer et al., 2016)
   - Demenzerkrankung (Pillemer et al., 2016)
   - Aggressives Verhalten seitens der pflegebedürftigen Person gegenüber der pflegenden Person (Görgen et al., 2012)
   - Finanzielle Abhängigkeit (Pillemer et al., 2016)

2. Individuelle Risikofaktoren des Täters
   - Überlastung, Überforderung und unzureichende pflegerische Unterstützung (z. B. auf Grund von Mehrfachbelastung durch Care- und Sorge-Arbeit bei gleichzeitiger Berufstätigkeit sowie eigener schlechter körperlicher Gesundheit) (Gröschel et al., 2010)
   - Substanzabhängigkeit oder problematische Bewältigungsversuche der Belastungssituation mittels Substanzmissbrauch (Görgen et al., 2012)
   - Psychische Störung (z. B. Depression) (Pillemer, 2016)
   - Finanzprobleme (Sethi et al., 2011)
3. Risikofaktoren in der Täter-Opfer-Beziehung
   - Langjährige schlechte Beziehungsqualität zwischen pflegender und pflegebedürftiger Person und negatives Pflegemotiv (Sethi et al., 2011; Görgen et al., 2012)
   - Fehlende Distanzierungsmöglichkeiten und Mangel an Privatheit durch das Zusammenleben im gemeinsamen Haushalt (Gröschel et al., 2010)
   - Unrealistische Erwartungen und Ansprüche von pflegebedürftigen Eltern an die pflegenden Kinder (Perring-Chiello, 2012)
   - Probleme und Konflikte durch die Umkehr von Rollen und Abhängigkeiten (z. B. bei Pflege durch die Kinder, die früher von ihren Eltern abhängig waren) (Gröschel et al., 2010)
   - Abhängigkeit der pflegenden Person von der pflegebedürftigen Person (z. B. emotional, finanziell, hierzu kann auch das Wohnen in der Immobilie der pflegebedürftigen Person zählen) (Sethi et al., 2011)
4. Risikofaktoren im sozialen Umfeld (Sethi et al., 2011)
   - Soziale Isolation der zusammenlebenden pflegebedürftigen und pflegenden Person
   - Fehlende soziale Unterstützung

Weitere ggf. zusammentreffende Risikofaktoren und Warnsignale lassen sich aus der Verknüpfung zwischen den Gewaltformen und Symptomen der pflegebedürftigen Person ableiten (z. B. Landesärztekammer Baden-Württemberg, 2010):

- Häufiges Absagen, Versäumen und Verschieben von Arztterminen, häufiger Arztwechsel
- Unerklärliche Verletzungen oder Beschwerden, wiederholt und gleichartig auftretend
- Pflegeperson führt das Arztgespräch, lässt den Patienten nicht zu Wort kommen und möchte nicht, dass der Arzt mit dem Patienten unter vier Augen spricht
- Pflegeperson reagiert auf den Patienten verärgert oder gleichgültig
- Pflegehilfsmittel nicht oder nur unzureichend vorhanden

Hinzu kommen verschiedene körperliche/psychische Symptome als mögliche Warnsignale:

- Dehydration
- Rötungen, Schwellungen und Schürfungen an Hand- und Fußgelenken
- Hämatome unterschiedlichen Alters an nicht sturz- oder stoßtypischen Stellen
- Geformte Blutungen unter der Haut, die unter Umständen die Form oder das Muster des einwirkenden Gegenstandes abbilden
- Knochenverletzungen
- Dekubitus (unter Einbezug von Gesundheitszustand und Pflegebericht)
- Ausgerissene Körperhaare
- Rektale oder vaginale Blutungen ohne krankheitsbedingte Ursache
- Akute oder sich im zeitlichen Verlauf verstärkende psychische Symptome wie akute Belastungsreaktionen (z. B. Niedergeschlagenheit, Angst, Unruhezustände), Anpassungsstörungen (z. B. längere depressive Reaktionen, beeinträchtigte soziale Funktionen), posttraumatische Belastungsreaktionen sowie weitere im Verlauf auftretende Symptome (z. B. Verlust des Selbstwertgefühls, Suizidideen) (Ministerium für Arbeit, Gesundheit und Soziales des Landes NRW & Ministerium für Generationen, Familie, Frauen und Integration des Landes NRW, 2005)

11.6.4 Handlungsempfehlungen

Überwiegend geht es darum, Anzeichen von Gewalt sowie Überlastungs- und Schutzfaktoren pflegender Angehöriger, aber auch die Grenzen häuslicher Pflege zu erkennen, anzusprechen und entsprechend zu handeln. Besonders wichtig ist die Prävention für pflegende Angehörige von Menschen mit neurodegenerativen Erkrankungen, frontotemporalen Schädigungen, mangelnder Impulskontrolle etc. Zeitgleich ist zu berücksichtigen, dass es pflegebedürftigen Personen aufgrund ihrer Erkrankung (z. B. Demenz, Aphasie), aus Scham oder Ängsten (z. B. aufgrund ihrer Abhängigkeit von der pflegenden Person, Angst vor stationärer Pflege, Angst als undankbar zu gelten) meist schwerfällt, von sich aus über eigene Gewalterfahrungen zu sprechen. Sofern die pflegebedürftige Person auskunftsfähig ist, sollte die Abklärung deshalb in einer vertrauensvollen Gesprächsatmosphäre und nicht im Beisein der (möglicherweise) gewaltausübenden Person stattfinden. Nicht nur bei pflegebedürftigen Patienten ohne nahestehende Angehörige sollten frühzeitig Wünsche und Fragen im Hinblick auf die eigene zukünftige Betreuung und Versorgung und die hierfür notwendigen Vorkehrungen (z. B. Vorsorgevollmacht, Betreuungsverfügung, Patientenverfügung) angesprochen werden.

Abklärung

Eine mögliche strukturierte Vorgehensweise von ärztlicher Seite ist in ► Abb. 11.6.1 zusammengefasst. Bei Verdachtsmomenten kann bei Patienten ohne kognitive Einschränkungen (z. B. Mini-Mental-Status-Test > 23) zunächst ein Screening durchgeführt werden, z. B. mit dem von Yaffe et al. (2008) speziell für Hausärzte entwickelten Verdachts-Index Missshandlung im Alter (Elder Abuse Suspicion Index – EASI©; Download der deutschen Version: www.mcgill.ca/familymed/research/projects/elder, Zugriff am 8.3.2023). Wird mindestens eine Frage der Fragen 2 bis 5 von Seiten der pflegebedürftigen Person oder Frage 6 von Seiten des Arztes positiv beantwortet, sollte eine weitergehende differenzierte Abklärung zu möglichem Missbrauch oder Vernachlässigung erfolgen. Eine Übersicht zu Befragungs- und Assessment-Instrumenten geben Grundel et al.

(2012). Die weitergehende Abklärung sollte möglichst verschiedene Faktoren adressieren (Hirsch, 2016):

- Risikofaktoren und Warnsignale (▶ Kap. 11.6.3)
- Beginn, Intensität, Dauer und Auswirkungen des missbräuchlichen Verhaltens bzw. der Vernachlässigung sowie mögliche Verstärker
- Lebens-, Wohn- und finanzielle Situation der betroffenen Person
- Ressourcen (soziales Netzwerk, professionelle Unterstützung, Coping)
- Verhalten „Dritter"
- Strukturelle und kulturelle Faktoren

Merke

Gerade bei alten Menschen ist es oft schwierig, körperliche Symptome wie Hämatome oder andere Verletzungen durch Gewalteinwirkung von Medikamentennebenwirkungen, krankheitsbedingten Symptomen oder altersphysiologischen Veränderungen abzugrenzen. Wenn die Ursache einer Verletzung auch nach dem Gespräch mit Betroffenen und einem kollegialen Austausch nicht geklärt werden kann, gibt es in Deutschland zusätzlich die Möglichkeit, einen Gerichtsmediziner hinzuzuziehen.

Einbezug der pflegenden Angehörigen

Pflegende Angehörige leiden häufig selbst unter der Situation, dem eigenen unkontrollierten Verhalten und den damit einhergehenden Gefühlen von Scham, Schuld oder Versagen. Die Ansprache und Analyse schwieriger Pflegesituationen (z. B. Umgang mit herausfordernden Verhaltensweisen der pflegebedürftigen Person, Vereinbarkeit von Pflege und Beruf) kann wichtige Hinweise auf passende Formen der Unterstützung und auf Grenzen der häuslichen Pflege geben. Hierzu zählen auch der Aufwand und die Belastung, die mit verordneten Therapien und Pflegemaßnahmen einhergehen (z. B. Multimedikation, enterale Ernährung und Unterstützung von Wundbehandlungen). Im Gespräch sollte gleichfalls das im Rahmen der Pflege Geleistete gewürdigt und das Erleben eigener Grenzen und Schwierigkeiten in der Pflege und Betreuung des Angehörigen normalisiert werden. Eine erste Einschätzung der Pflegebelastung kann mit der Kurzform der Häuslichen Pflegeskala erfolgen (Lichte et al., 2018). Entsprechende Empfehlungen sind in der DEGAM-S3-Leitlinie Pflegende Angehörige von Erwachsenen zusammengefasst (Lichte et al., 2018). Für den Notfall sollten pflegende Angehörige und Gepflegte auf niederschwellige Krisentelefone verwiesen werden (www.pflege-gewalt.de/beratung/krisentelefone, Zugriff am 8.3.2023). Wenn sich im weiteren Kontakt der Verdacht auf Gewalt in der häuslichen Pflege bestätigt, so kann ▶ Abb. 11.6.1 Hinweise zu möglichen nächsten Schritten liefern.

Krisenintervention bei unmittelbarer Gefahr

Beim Tatbestand einer Körperverletzung oder zur unmittelbaren Gefahrenabwehr sind kurzfristige Kriseninterventionen notwendig (z. B. Polizeiruf, die Begleitung in eine Gewaltambulanz oder die Einweisung in eine Klinik). Dies gilt insbesondere für den Schutz nicht entscheidungsfähiger Personen, wobei vorhandene Vollmachten sowie die gesetzliche Betreuung einzubeziehen sind. Ist der Täter zugleich der gesetzliche Betreuer, muss das Betreuungsgericht hinzugezogen werden (Zenz, 2014).

Was kann ich in meiner Berufspraxis tun?

- Informieren Sie pflegende An- und Zugehörige über mögliche krankheitsbedingte problematische Verhaltensweisen und den Umgang mit diesen, z. B. durch Informationsseiten der Alzheimer Gesellschaft, des BMG, ZQP (www.zqp.de/gewaltpraevention-pflege/, Zugriff am 8.3.2023) und Podcasts (z. B. Demenz-Podcast von Christine Schön)
- Weisen Sie auf Online-Coaches (z. B. Familiencoach Pflege vom AOK Bundesverband www.familien-coach-pflege.de, Zugriff am 8.3.2023) und Nottelefone (www.pflege-gewalt.de/beratung/krisentelefone, Zugriff am 8.3.2023) als Möglichkeiten der Information und Selbsthilfe hin
- Nutzen Sie Screening- und Assessment-Instrumente als Entscheidungshilfen (z. B. EASI oder Leitfäden und Tools in der Leitlinie Pflegende Angehörige von Erwachsenen)
- Vernetzen Sie sich mit den Stellen für Pflegeberatung (z. B. dem ortsansässigen Pflegestützpunkt)
- Schalten Sie bei unklaren Fällen und zur Beweissicherung lokale Gewaltambulanzen mit ein oder nutzen Sie die dort verfügbare telefonische Beratung zu klinisch-forensischen Fragestellungen
- Nutzen Sie oder regen Sie interne Fortbildungen und Supervision zum Thema an

Planung und Umsetzung der Hilfsmaßnahmen

Für die Auswahl und Kombination passender Hilfen sowie deren Implementierung und Begleitung ist neben dem beschriebenen Einbezug der pflegebedürftigen Personen und deren Angehörigen ein gutes Zusammenspiel lokaler Akteure und Anbieter notwendig. Bei vulnerablen Patienten, die aus der stationären Behandlung entlassen werden, kommt einem guten Entlassungsmanagement, das eine Vernetzung bzw. Zusammenarbeit mit ambulanten Akteuren anbahnt, eine wichtige Rolle zu. Zentrale Akteure der Netzwerkarbeit sind (Graffmann-Weschke et al., 2021):

- Behandler (z. B. Ärztinnen und Ärzte, Pflegefachpersonen, Krankenhaus-Sozialdienst, Gedächtnissprechstunde, Rehabilitationskliniken und deren Entlassungsmanagement)
- Beratende (z. B. Pflegeberatung nach § 7a SGB XI an Pflegestützpunkten oder durch Pflegeberater der Pflegekassen, Beratungsbesuche nach § 37.3 SGB XI, Pflegeschulung nach § 45, kommunale Fachberatungsstellen und Beratungsdienste, sozial- und gerontopsychiatrische Dienste, Selbsthilfe)
- Anbieter von Pflege und Versorgung (z. B. ambulante Pflegedienste, Kurzzeitpflege, niederschwellige Betreuungsangebote)
- Kostenträger und Entscheider (z. B. Pflegekasse, Betreuungsgericht)

Die Umsetzung von Hilfsmaßnahmen sollte durch einen der Akteure begleitet und evaluiert werden (z. B. im Rahmen eines Fall-Managements). Auch bei erfolgreicher Umsetzung sollten vulnerable Pflegebeziehungen dauerhaft begleitet werden. Je nach Problematik kann dies z. B. durch regelmäßige Besuche beim Hausarzt, im Rahmen von Beratungseinsätzen (§ 37a SGB XI), kommunale Instanzen, wie z. B. ambulante pflegebegleitende Sozialarbeit, oder durch Initiativen wie die Pflegebegleiter (www.pflegebegleiter.de, Zugriff am 8.3.2023) erfolgen. Auch in Pflegearrangements mit entscheidungsfähigen pflegebedürftigen Personen, in welchen Hilfen oder alternative Versorgungsformen zunächst abgelehnt werden, ist eine regelmäßige niederschwellige Begleitung mit entsprechender Dokumentation, aber auch Absprachen für Notfälle und weitmöglichster Risikoreduktion sinnvoll und wichtig. Fallkonferenzen können unter Umständen auch in solchen Fällen Ideen für das weitere Vorgehen geben. Gleiches gilt für häusliche Pflegearrangements, in welchen nicht mehr entscheidungsfähige Pflegebedürftige notwendige Hilfen ablehnen. Für die Klärung des Vorgehens muss gegebenenfalls zusätzlich die örtliche Betreuungsstelle oder das Betreuungsgericht einbezogen werden.

11.6.5 Potenziale und Herausforderungen für den Rechtsschutz des familialen Pflegesettings

Eine der wenigen wissenschaftlichen Studien, die gezielt das Recht von Pflegenden und Gepflegten in der familialen Pflege fokussieren, ist das Forschungsprojekt „Menschenwürde und Persönlichkeitsrechte bei Versorgungsabhängigkeit in der häuslichen Pflege – Rechtsschutz für Pflegende und Pflegebedürftige (VERA)“, das auf der Lebensalter-übergreifenden Expertise zum Kindeswohl und Altenwohl aufbaut (z. B. Zenz, 2014). Aus den im Projekt abgeleiteten Handlungsempfehlungen (vollständig nachzulesen in Schwedler & Wellenhofer, 2018) dienen fünf Empfehlungen der konkreten Umsetzung von Schutzmaßnahmen in die Praxis (Empfehlungen 12–15). Die nachfolgende Liste ist aus Gründen der Darstellung leicht angepasst aus dem Forschungsprojekt VERA entnommen (Schwedler & Wellenhofer, 2018, S. 140–150):

- Gesetzlicher Schutzauftrag bei Altenwohlgefährdung: Eine zuständige Stelle müsste – wie das Jugendamt nach § 8a SGB VIII – zur Gefährdungseinschätzung, d. h. zur Sachverhaltsermittlung, berechtigt und verpflichtet sein, sofern gewichtige Anhaltspunkte für eine Altenwohlgefährdung vorliegen. Dazu zählen auch das Erstellen und Umsetzen eines Hilfeplans (hilfeorientierte Maßnahmen).
- Schaffung einer gesetzlichen Grundlage für gerichtliche Maßnahmen: Sind die Ermittlungs- oder angebotenen Hilfsmaßnahmen erfolglos und liegt ein kurzfristiger Schutzbedarf vor, so ist für die zu errichtende zuständige Stelle die Option oder sogar die Pflicht vorgesehen, das zuständige Gericht (Familien- oder Betreuungsgericht) anzurufen.
- Etablierung rechtlich verbindlicher Netzwerkstrukturen: Zwischen allen an der Pflege und Betreuung beteiligten Akteuren und der für den Schutz vor häuslicher Gewalt zuständigen Stelle sind verbindliche Netzwerkwerkstrukturen zu errichten.
- Gesetzliche Befugnis für bestimmte Berufsgruppen: Ärztinnen und Ärzte, Berufspsychologen, staatlich anerkannte Sozialarbeiter bzw. -pädagogen, Pflegefachpersonen, Verfahrenspfleger, gesetzliche Betreuer und Pflegeberater sollten in Verdachtsfällen Daten an die zu errichtende zuständige Stelle weitergeben dürfen.
- Hellfeldstatistik: Daten über Gewalt in der häuslichen Pflege sollten gesammelt werden.

Zusammenfassung und Fazit

Gewalt oder Vernachlässigung in familialen Pflegebeziehungen erfolgt überwiegend ohne eine Schädigungsabsicht aus der Überforderung der pflegenden An- und Zugehörigen. Sowohl das Erkennen von Gewalt in der häuslichen Pflege als auch das Hinwirken auf die Inanspruchnahme von adäquaten Hilfen erfordern eine gute Zusammenarbeit aller professionellen Akteure.

Das Problem der Gewalt gegen familial Pflegende und Gepflegte ist trotz der Befunde zur Prävalenz durch Dunkelfeldstudien und der teils drastischen gesundheitlichen Folgen für alle Beteiligten weithin unterschätzt. In dem vorliegenden Beitrag wurde ein differenziertes Vorgehen bei Verdacht auf Gewalt in der häuslichen Pflege vorgestellt (▸ Abb. 11.6.1). Dennoch braucht es zukünftig weitergehende gesetzliche Grundlagen, u. a. zur Regelung der Informationsweitergabe jenseits der Voraussetzung des rechtfertigenden Notstandes gem. § 34 StGB und zu zuständigen Stellen zum Schutz des Altenwohls, um eine Hilfeplanung, Nachverfolgung und ggf. gerichtliche Maßnahmen systematisch in die Wege zu leiten. Vor allem erfordert es aber die Aufmerksamkeit und das Handeln aller beteiligten Professionen, wenn es den Verdacht auf oder sichtbare Anzeichen für Gewalt in der Pflege gibt. Dazu zählt es, auf die Inanspruchnahme von Hilfe hinzuwirken und ggf. immer wieder Überzeugungsarbeit bei den Betroffenen zu leisten. Um Gewalt zu erkennen und adäquat zu handeln, sollten vorhandene Angebote stärker miteinander verzahnt werden, z. B. in Form von interprofessionellen Formaten wie Fallbesprechungen oder einer direkten Zusammenarbeit von Pflegestützpunkten mit Hausärzten oder dem Entlassmanagement von Kliniken, welche bestenfalls schon in der Ausbildung oder durch Fortbildungen vermittelt werden.

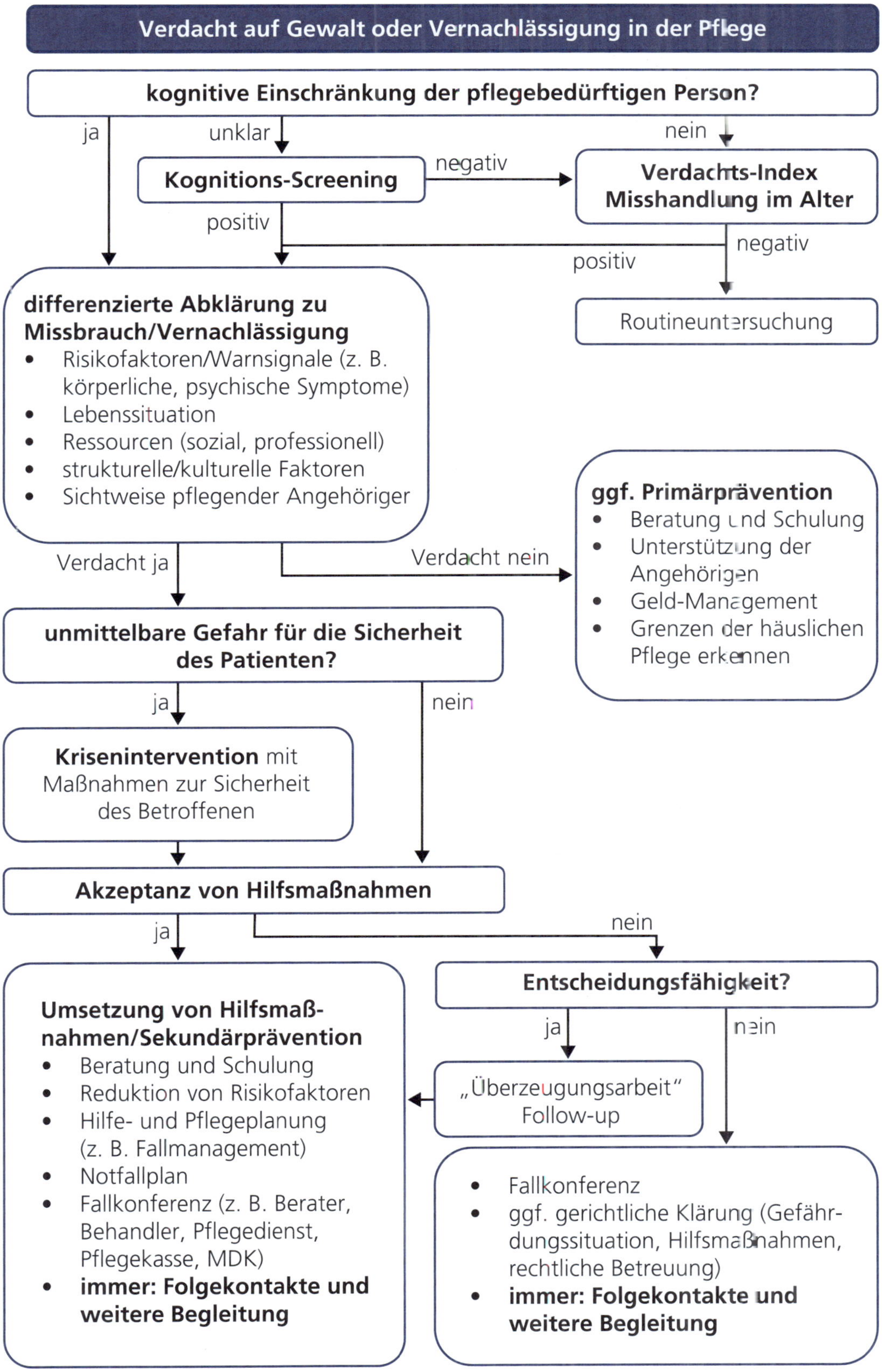

Abb. 11.6.1: Differenziertes Vorgehen bei Verdacht auf Gewalt in der häuslichen Pflege (adaptiert nach Hoover & Polson, 2014; Hirsch, 2016)

Literatur

Arnim, G. v. (2021). Das Leben ist ein vorübergehender Zustand. Rowohlt.

Bundesgesetzblatt (2017). Gesetz zu dem Übereinkommen des Europarats vom 11. Mai 2011 zur Verhütung und Bekämpfung von Gewalt gegen Frauen und häuslicher Gewalt. Bundesgesetzblatt. Teil II. Nummer 19.

Deutsche Presse-Agentur (dpa) (2021). Bewährungsstrafe: 93 Jahre alte Frau stirbt wegen Vernachlässigung durch Sohn. Aktualisiert am 2.2.2021-12:40. In Frankfurter Allgemeine Zeitung (FAZ). https://www.faz.net/aktuell/gesellschaft/kriminalitaet/93-jaehrige-stirbt-unterernaehrt-sohn-erhaelt-bewaehrungsstrafe-17177465.html, Zugriff am 12.4.2023

Eggert, S., Schnapp, P., & Sulmann, D. (2018). Aggression und Gewalt in der informellen Pflege. In Zentrum für Qualität in der Pflege (ZQP). ZQP Analyse. https://www.zqp.de/wp-content/uploads/ZQP_Analyse_Gewalt_informelle_Pflege.pdf, Zugriff am 12.4.2023

Geyer, J., & Schulz, E. (2014). Who cares? Die Bedeutung der informellen Pflege durch Erwerbstätige in Deutschland. *DIW-Wochenbericht, 81*(14), 294–301.

Görgen, T., Herbst, S., Kotlenga, S., et al. (2012). Kriminalitäts- und Gewalterfahrungen im Leben älterer Menschen: Zusammenfassung wesentlicher Ergebnisse einer Studie zu Gefährdungen älterer und pflegebedürftiger Menschen. In Bundesministerium für Familie, Senioren, Frauen und Jugend (BMFSFJ) (Hrsg.).

Graffmann-Weschke, K., Otte, M., Kempchen, A. (2021). Familienbezogene Bedarfslagen in Pflegesituationen. In K. Jacobs, A. Kuhlmey, S. Greß et al. (Hrsg.) Pflege-Report 2021 (S. 103–116). Springer.

Gröschel, C., Strümpel, C., Hackl, C., et al. (2010). Breaking the Taboo. Gewalt gegen ältere Frauen in der Familie: Erkennen und Handeln. Broschüre. Österreichisches Rotes Kreuz (Hrsg.). https://isis-sozialforschung.de/docs/projekt142a.pdf, Zugriff am 12.4.2023

Grundel, A., Liepe, K., Blättner, B., et al. (2012). Gewalt gegen Pflegebedürftige durch Angehörige. Eine systematische Übersicht über Befragungs- und Assessment-Instrumente. *Pflegewissenschaft, 14*(7–8), 399–407.

Hirsch, R. D. (2016). Gewalt gegen alte Menschen. Erkennen-Sensibilisieren–Handeln! *Bundesgesundheitsblatt, Gesundheitsforschung, Gesundheitsschutz, 59*(1), 105–112.

Hoover R. M., Polson M. (2014). Detecting elder abuse and neglect: assessment and intervention. *American Family Physician, 89*(6), 453–460.

Konopik, N., Schwedler, S., Oswald, F., et al. (2021). Menschenrechtsverletzungen bei Pflegebedürftigkeit: Empfehlungen an den Gesetzgeber zum Schutz vor Gewalt aus dem interdisziplinären Forschungsprojekt VERA. *Psychotherapie im Alter, 18*(1), 83–97. https://doi.org/10.30820/1613-2637-2021-1-83

Landesärztekammer Baden-Württemberg (Hrsg.) (2010). Gewalt gegen Alte. Leitfaden für Ärztinnen und Ärzte zum Umgang mit alten Patienten in Heimen und in der häuslichen Pflege, die von Gewalt betroffen sind. https://cdn0.scrvt.com/e90e659c888e3602776417cb5358cb67/fc3619cd0c90653f/cf74430697c3/Gewalt_gegen_alte_Menschen.pdf, Zugriff am 12.4.2023

Leipold, B., Schacke, C., & Zank, S. (2006). Prädiktoren von Persönlichkeitswachstum bei pflegenden Angehörigen demenziell Erkrankter. *Zeitschrift für Gerontologie und Geriatrie, 39*, 227–232. https://doi.org/10.1007/s00391-006-0375-5

Lichte, T., Höppner, C., Mohwinkel, L. M., et al. (2018). Pflegende Angehörige von Erwachsenen. S3-Leitlinie. AWMF-Register-Nr. 053-006. DEGAM-Leitlinie Nr. 6. In Deutsche Gesellschaft für Allgemeinmedizin und Familienmedizin e.V. (DEGAM).

Ministerium für Arbeit, Gesundheit und Soziales des Landes NRW & Ministerium für Generationen, Familie, Frauen und Integration des Landes NRW (2005) Diagnose: Häusliche Gewalt. https://www.aekno.de/fileadmin/user_upload/aekno/downloads/haus-gewalt-leitfaden.pdf, Zugriff am 12.4.2023

Moser, F., Schütz, L. H., Teubner, C., et al. (2021). Sexueller Missbrauch Pflegebedürftiger. In: *Zeitschrift für Gerontologie und Geriatrie*. https://doi.org/10.1007/s00391-021-01841-7

Naumann, D., & Oswald, F. (2020). Wohnen im Alter. In K. Aner & U. Karl (Hrsg.), Handbuch Soziale Arbeit und Alter (2. Auflage, S. 369–377). Springer VS.

Oswald, F., Kaspar, R., Frenzel-Erkert, U., et al. (2013). „Hier will ich wohnen bleiben!" Ergebnisse eines Frankfurter Forschungsprojekts zur Bedeutung des Wohnens in der Nachbarschaft für gesundes Altern. Goethe-Universität Frankfurt am Main und BHF-BANK-Stiftung. Eigenverlag.

Perring-Chiello, P. (2012). Hochaltrigkeit – eine Herausforderung für die familiale Generationensolidarität. Eltern haben oft zu hohe Erwartungen an die Hilfsbereitschaft ihrer Kinder. *Curaviva, 3*(12), 30–33.

Pfeiffer, K., Theurer, C., Büchele, G., et al. (2021). Relieving distressed caregivers (ReDiCare study): Study protocol of a randomized pragmatic trial. *BMC Geriatrics, 21*(1), 4. https://doi.org/10.1186/s12877-020-01941-w

Pillemer, K., Burnes, D., Riffin, C., et al. (2016). Elder Abuse: Global Situation, Risk Factors, and Prevention Strategies. *The Gerontologist, 56*(2), 194–205. https://doi.org/10.1093/geront/gnw004

Powell, J. (2002). Hilfen zur Kommunikation bei Demenz. In Kuratorium Deutsche Altershilfe (KDA) (Hrsg.). Türen öffnen zum Menschen mit Demenz. Moeker Merkur Druck GmbH.

Schwedler, A., & Wellenhofer, M. (2018). Rechtswissenschaftlicher Abschlussbericht zum Forschungsprojekt: Interdisziplinäre Untersuchung zu Rechtsschutzdefiziten und Rechtsschutzpotentialen bei Versorgungsmängeln in der häuslichen Pflege alter Menschen (VERA). https://www.pflegebevollmaechtigter.de/files/upload/pdfs_Veranstaltungen/ReWi_VERA_11.4.19.pdf, Zugriff am 12.4.2023

Sethi, D., Wood, S., Mitis, F., et al. (2011). European report on preventing elder maltreatment. In World Health Organization (WHO) (Hrsg.). WHO Regional Office for Europe. https://www.euro.who.int/__data/assets/pdf_file/0010/144676/e95110.pdf, Zugriff am 12.4.2023

Sozialgesetzbuch – Elftes Buch (1994). Soziale Pflegeversicherung. Artikel 1 des Gesetzes vom 26. Mai 1994. Bürgerliches Gesetzbuch (BGB). http://www.gesetze-im-internet.de/bundesrecht/sgb_11/gesamt.pdf, Zugriff am 12.4.2023

Statistisches Bundesamt (Destatis) (2022). Pflegebedürftige: Deutschland, Stichtag, Geschlecht, Altersgruppen, Art der Versorgung von Pflegebedürftigen. https://www.destatis.de/DE/Themen/Gesellschaft-Umwelt/Gesundheit/Pflege/Tabellen/pflegebeduerftige-pflegestufe.html, Zugriff am 12.4.2023

World Health Organization (WHO) (2008). A Global Response to Elder Abuse and Neglect: Building Primary Health Care Capacity to Deal with the Problem Worldwide. Main Report. http://whqlibdoc.who.int/publications/2008/9789241563581_eng.pdf, Zugriff am 12.4.2023

Yaffe, M. J., Wolfson, C., Lithwick, M., et al. (2008). Development and validation of a tool to improve physician identification of elder abuse: The Elder Abuse Suspicion Index (EASI). *Journal of Elder Abuse and Neglect, 20*(3), 276–300. https://doi.org/10.1080/08946560801973168

Zenz, G. (2014). Grenzen der Pflegeberatung bei Gewalt in der Versorgung pflegebedürftiger alter Menschen. Übertragbare Strukturelemente aus Jugendhilfe und Familienrecht. In T. Gaertner, B. Gansweid, H. Gerber et al. (Hrsg.), Die Pflegeversicherung. Handbuch zur Begutachtung, Qualitätsprüfung, Beratung und Fortbildung (3. Auflage, S. 453–462). De Gruyter.

11.7 Schlaf und Schlafstörungen

Helmut Frohnhofen und Geert Mayer

11.7.1 Einleitung

Etwa ein Drittel seines Lebens verbringt der Mensch schlafend. Qualitativ und quantitativ ausreichender Schlaf ist eine Voraussetzung für Wohlbefinden, gute Lebensqualität, kognitive und physische Leistungsfähigkeit (Bloom et al., 2009; Da Silva et al., 2016). Chronisch gestörter Schlaf hat negative gesundheitliche Langzeitfolgen.

Schlaf kann nicht erzwungen werden. Aber die Rahmenbedingungen für das Auftreten von Schlaf sind beeinflussbar. Diese Rahmenbedingungen werden unter dem Oberbegriff Schlafhygiene zusammengefasst (Hauri, 1977).

> **Merke**
>
> Voraussetzungen für das Management von Schlafstörungen älterer Menschen sind die Abgrenzung altersnormaler Veränderungen des Schlafes von Schlafstörungen sowie die möglichst präzise Beschreibung der berichteten Schlafstörung.

Mit zunehmendem Alter wird der Schlaf weniger tief und fragmentierter, d. h. es kommt zu nächtlichem Erwachen von unterschiedlicher Dauer und Frequenz. Viele ältere Menschen gehen im Allgemeinen früher zu Bett und wachen morgens früher auf. Die Schlafmenge über 24 Stunden beträgt aber auch im höheren Lebensalter etwa sieben Stunden, wobei sich das Einschlafvermögen kaum verändert (Ohayon & Vecchierini, 2005). Allerdings steigt mit dem Alter der Anteil der Menschen, die tagsüber schlafen (sog. Napping). Tagesschlaf von mehr als 30 Minuten – insbesondere am Nachmittag – reduziert den „Schlafdruck" und kann Ein- und Durchschlafstörungen verursachen. Zum besseren Verständnis der schlafmedizinischen Terminologie werden die wichtigsten schlafmedizinischen Standardbegriffe in ▸ Tab. 11.7.1 vorgestellt.

11.7.2 Epidemiologie

Die verschiedenen Schlafstörungen werden in der internationalen Klassifikation der Schlafstörungen (ICSD-3) in sechs Hauptgruppen untergegliedert (Ito und Inoue, 2015):

1. Insomnie
2. Schlafbezogene Atmungsstörungen
3. Zentralnervöse Störungen der Wachheit
4. Zirkadiane Schlaf-Wach-Rhythmusstörungen
5. Parasomnien
6. Schlafbezogene Bewegungsstörungen

ICSD-3, ICD-11 und DSM-5 haben seit einigen Jahren die Klassifikation von Schlafstörungen vereinheitlicht.

Schlafstörungen aus den jeweiligen Gruppen treten singulär oder in Kombination auf. Die klinischen Folgen von Schlafstörungen sind unter anderem Müdigkeit, Schläfrigkeit, Aufmerksamkeit-, Konzentrations- und Gedächtnisstörungen. Aufgrund dieser klinischen Folgen modifizieren sie geriatrische Syndrome wie Sturzneigung, Frailty, Depression oder Hirnleistungsstörungen und gelten gleichzeitig als Risikofaktoren für geriatrische Syndrome wie Sturzneigung oder Demenz (Blackwell et al., 2015). Von einer adäquaten Behandlung einer Schlafstörung kann ein günstiger Einfluss auf diese Syndrome erwartet werden (Dean et al., 2017). Es ist daher wichtig, Schlafstörungen aufgrund ihrer Bedeutung und ihrer Behandelbarkeit als obligate Komponente in ein umfassendes geriatrisches Assessment aufzunehmen.

11.7.3 Diagnostik

Die Abklärung einer Schlafstörung erfolgt schrittweise. Grundlage der Diagnostik sind Anamnese und Fremdanamnese. Ergänzt wird diese Basisdiagnostik durch eine klinische Untersuchung mit dem Fokus auf Komorbiditäten wie Übergewicht, Herz- und Lungenerkrankungen, Schmerzsyndrome, Nykturie, Diabetes mellitus, depressive Episoden und Polypharmazie.

Weiterführende diagnostische Methoden sind spezifische Fragebögen (▸ Tab. 11.7.3), Schlafprotokolle sowie eine apparative Basisdiagnostik z. B. durch ein Aktometer (zur Bestimmung der Schlaf- und Wachphasen) oder durch eine kardiorespiratorische Polygrafie. Diese Geräte ermöglichen die Erfassung nächtlicher Beinbewegungsstörungen oder einer schlafbezogenen Atmungsstörung.

Der letzte diagnostische Schritt ist die kardiorespiratorische Polysomnografie mit Videoaufzeichnung der Nacht im Schlaflabor (Mayer et al., 2011).

Nicht immer sind alle diese Schritte erforderlich. Sehr häufig liefert eine gründliche Anamnese in Verbindung mit validierten Fragebögen eine brauchbare Verdachtsdiagnose.

In ▸ Tab. 11.7.2 sind Fragen zum Schlaf aufgeführt, die von der amerikanischen geriatrischen Gesellschaft konsentiert wurden und eine erste Verdachtsdiagnose erlauben (National High Blood Pressure Education Program Working Group report on primary prevention of hypertension, 1993; Bloom et al. 2009).

> **Merke**
>
> Die Anamnese ist die Basisdiagnostik bei dem Verdacht auf das Vorliegen einer Schlafstörung. Spezifische Fragebögen erhärten eine Verdachtsdiagnose. Erst dann erfolgt eine weitere apparative Diagnostik.

Die ▸ Tab. 11.7.3 zeigt eine Zusammenstallung von schlafmedizinischen Instrumenten zur Diagnostik von Schlafstörungen, die auch bei älteren Menschen angewendet werden können.

Tab. 11.7.1: Schlafmedizinische Standardbegriffe, die helfen, Schlafstörungen von den altersphysiologischen Veränderungen des Schlafes zu unterscheiden. Bei depressiven Störungen wird Früherwachen mit „mehr als zwei Stunden früher als üblich" definiert.

Schlafmedizinische Begriffe	Normwert	Anmerkung
Bettzeit	ca. 22:00 Uhr	Abweichungen von mehr als zwei Stunden weisen auf eine Verlagerung der Schlafphase hin
Aufwachzeit	nach 5:00 Uhr	vor 5 Uhr: Früherwachen
Gesamtschlafzeit	ca. sieben Stunden	nimmt mit dem Alter wenig ab
Wachzeit in der Nacht	bis zu zwei Stunden	noch normal, wenn die Tagesbefindlichkeit nicht beeinträchtigt ist
Mittagsschlaf	ca. 30 Minuten	langer Mittagsschlaf senkt den Schlafdruck
Einschlaflatenz	ca. 30 Minuten	wird erfragt, liegt oft bei 20 Minuten, wenn verlängert, liegt eine Einschlafstörung vor
Schlafeffizienz	ca. 80 %	relativer Anteil der schlafend im Bett verbrachten Zeit
Tagesbefindlichkeit	frisch und ausgeschlafen	Müdigkeit oder Schläfrigkeit am Tage sind auch im Alter nicht normal

Tab. 11.7.2: Konsentierte Basisfragen zur Abklärung einer Schlafstörung im höheren Alter (Bloom et al. 2009). Diese Fragen haben sich im klinischen Alltag bewährt, wurden aber bisher nicht validiert.

Screeningfragen bei vermuteter Schlafstörung im höheren Lebensalter	Mögliche Schlafstörung
Um wie viel Uhr gehen Sie normalerweise zu Bett?	Störung des zirkadianen Rhythmus, Schlafhygiene
Zu welcher Uhrzeit erwachen Sie morgens normalerweise?	Störung des zirkadianen Rhythmus, Früherwachen bei Insomnie (Schlaflosigkeit), Schlafhygiene
Fällt es Ihnen häufig schwer, einzuschlafen?	Insomnie, Einschlafstörung
Wie oft wachen Sie in der Nacht auf?	Insomnie, Durchschlafstörung
Wenn Sie nachts aufwachen, fällt es Ihnen schwer, wieder einzuschlafen?	Insomnie
Schnarchen Sie nachts?	schlafbezogene Atmungsstörung
Haben Sie Atempausen während des Schlafes?	schlafbezogene Atmungsstörung
Agieren Sie nachts im Schlaf Ihre Träume aus oder schlagen und treten Sie im Schlaf um sich? Und können Sie sich, wenn Sie daraus geweckt werden, an den passenden Traum erinnern?	Bewegungsstörungen im Schlaf, REM-Schlaf-Verhaltensstörungen
Wissen Sie, ob Sie im Schlaf essen, umherlaufen, treten oder schreien?	Parasomnien (Bewegungsstörungen im Schlaf)
Fühlen Sie sich tagsüber überwiegend müde oder schläfrig?	Hinweis auf gestörten oder nicht erholsamen Schlaf (Schlafmenge, Schlafqualität)
Schlafen Sie mehrfach tagsüber ein?	Hypersomnolenz (Schläfrigkeit)
Kommt es vor, dass Sie tagsüber einschlafen, ohne dies zu wollen?	Hypersomnolenz (Schläfrigkeit)
Wie viel Schlaf benötigen Sie, um sich wach und leistungsfähig zu fühlen?	individuell empfundener Schlafbedarf
Nehmen Sie Präparate, um Ihren Nachtschlaf zu verbessern?	Hinweis auf Insomnie

Insomnien

Insomnien beruhen nach ICD-11 und DSM-5 allein auf subjektiven Angaben. Es werden akute (Kurzzeit-Insomnie) und chronische Insomnien unterschieden. Eine chronische Insomnie liegt vor, wenn Einschlafstörungen (Schlaflatenz > 30 Minuten), Durchschlafstörungen (Wachzeiten > 1–2 Stunden in der Nacht), Früherwachen (vor 5 Uhr morgens) und/oder unerholsamer Schlaf für wenigstens drei Monate berichtet werden und die Tagesbefindlichkeit beeinträchtigt ist (Gulia & Kumar, 2018). Werden nicht alle diese Kriterien erfüllt, liegen „insomnische Beschwerden" vor.

Die Insomnie ist mit einer Prävalenz von etwa 20–40 % nicht nur im höheren Alter die häufigste Schlafstörung (Gulia & Kumar, 2018). Von der primären Insomnie wird die im Alter häufigere komorbide Insomnie unterschieden. Die Behandlung einer komorbiden Erkrankung oder Störung bessert allerdings nicht unbedingt die Insomnie. Daher sind die Behandlungsprinzipien der primären und der komorbiden Insomnie gleich. Der früher verwendete Begriff der „sekundären Insomnie" wurde verlassen.

Merke

Eine chronische Insomnie liegt dann vor, wenn Symptome mindestens drei Monate andauern, an den meisten Tagen in der Woche bestehen und die Tagesbefindlichkeit gestört ist.

Schlafbezogene Atmungsstörungen

Unter dem Begriff der „schlafbezogenen Atmungsstörungen" werden unter anderem die obstruktive Schlafapnoe (OSA), die zentrale Schlafapnoe (CSA) und Hypoventilationssyndrome zusammengefasst. Grundlage für die Schwere-

Tab. 11.7.3: Zusammenstellung einer Auswahl von schlafmedizinischen Assessmentinstrumenten, die auch bei älteren Menschen und geriatrischen Pateinten angewendet werden können.

Instrument	Indikation	Anmerkungen
Pittsburgh Sleep Quality Index (PSQI)	Suche nach Schlafstörungen und Beurteilung der Schlafqualität	auch für ältere Menschen validiert. Dauer ca. 30 Minuten, erfragt den Schlaf in den letzten vier Wochen, daher für kognitiv eingeschränkte Personen nicht geeignet
Epworth Sleepiness Scale (ESS)	Quantifizierung von Tagesschläfrigkeit	Angabe der Einschlafwahrscheinlichkeit in acht verschiedenen Situationen, ausreichende Introspektionsfähigkeit und Gedächtnisleistung erforderlich (kann aber auch von Pflege- oder Betreuungspersonen ausgefüllt werden)
Observational Nocturnal Sleep Inventory (ONSI)	Identifizierung von obstruktiver Schlafapnoe	Beobachtung des Nachtschlafes bezüglich Wachphasen, Schnarchen, Atempausen; auch für geriatrische und demenzkranke Patienten geeignet
Observational and Interview based Diurnal Sleepiness Inventory (ODSI)	Erfassung von Tagesschläfrigkeit	Selbstbeurteilung der Einschlafwahrscheinlichkeit in verschiedenen Situationen und Angabe von Schlaf am Tag. Patienten müssen über eine ausreichende Introspektionsfähigkeit und Gedächtnisleistung verfügen.
Essener Fragebogen Alter und Schläfrigkeit (EFAS)	Erfassung von Tagesschläfrigkeit	valides Fremdbeurteilungsinstrument, wurde für geriatrische Patienten entwickelt
Insomnia Severity Index (ISI)	Schweregrad einer Insomnie	erfasst nur insomnische Beschwerden, ausreichende Gedächtnisleistung erforderlich
Berlin-Questionnaire (BQ)	Suche nach Patienten mit obstruktiver Schlafapnoe	erfasst Faktoren, die mit einer obstruktiven Schlafapnoe (OSA) assoziiert sind; unterscheidet bei älteren Menschen weniger gut zwischen Patienten mit und ohne OSA
Stop-Bang-Questionnaire	Suche nach Patienten mit obstruktiver Schlafapnoe	erfasst Faktoren, die mit einer obstruktiven Schlafapnoe (OSA) assoziiert sind; unterscheidet bei älteren Menschen weniger gut zwischen Patienten mit und ohne OSA
International Restless Legs Study Group Rating Scale (IRLSG-RS)	Erfassung und Quantifizierung eines Restless-Legs-Syndroms (RLS)	erfasst und quantifiziert die Symptome eines RLS; setzt ausreichendes Erinnerungsvermögen voraus

Tab. 11.7.4: Schweregrade der obstruktiven Schlafapnoe (Mayer et al., 2011)

Schweregrad	Häufigkeit (Anzahl von Atmungsereignissen pro Stunde)
normal	< 5
mild	5–14
moderat	15–29
schwer	> 30

gradeinteilung einer Schlafapnoe ist die Anzahl von Atmungsereignissen (Apnoe/Hypopnoe-Index, AHI) mit einer Dauer von wenigstens zehn Sekunden und einer Häufigkeit von mindestens fünf Ereignissen pro Stunde, oft einhergehend mit kurzen Abfällen der Sauerstoffsättigung (▸ Tab. 11.7.4).

Die Prävalenz einer moderaten obstruktiven Schlafapnoe liegt im höheren Alter bei über 20 % (Heinzer et al. 2015) und ist damit für die Geriatrie relevant. Der kognitive Abbau wird bei Vorliegen einer obstruktiven Schlafapnoe beschleunigt. Eine Schlafapnoe ist eine wichtige Kontraindikation für die Verordnung von Benzodiazepinen oder Z-Substanzen.

Merke

Schlafbezogene Atmungsstörungen sind bei älteren Menschen häufig. Hypnotika sind bei Vorliegen schlafbezogener Atmungsstörungen kontraindiziert.

Hypersomnien zentralnervösen Ursprunges

Zu den Störungen der vermehrten Schläfrigkeit gehören die Narkolepsie, die idiopathische Hypersomnie, das Kleine-Levin-Syndrom und als häufigste Störung das Syndrom des insuffizienten Schlafes, d. h. Tagesschläfrigkeit bei Schlafmangel. Auch wenn diese Störungen – außer der letztgenannten – relativ selten sind, können sie im höheren Lebensalter neu auftreten und werden oft als „altersassoziiert" eingestuft und übersehen (Chakravorty & Rye, 2003). Sichere Zahlen zu Prävalenzen fehlen. Die Ausprägung kann sehr unterschiedlich sein, die Symptome sind aber nicht progredient und werden häufiger durch andere Erkrankungen verursacht (z. B. Narkolepsie-typische Symptome bei hypothalamischen Tumoren oder Entzündungen).

Weniger als ein Drittel der von einer Narkolepsie Betroffenen wird korrekt diagnostiziert. Typisch ist ein imperativer Schlafdrang am Tag mit (Narkolepsie-Typ 1) oder ohne Kataplexie (Narkolepsie-Typ 2), eine passagere Lähmung beim

Einschlafen oder beim morgendlichen Erwachen (REM-Schlaf assoziierte Schlaflähmung) sowie ein Fortbestehen von Trauminhalten nach dem Erwachen (sog. hypnopompe Halluzinationen). Schlaflähmungen und Halluzinationen sind unspezifische Symptome, die auch bei anderen Erkrankungen auftreten können. Klinisch gesichert ist die Diagnose bei Vorliegen von exzessiver Tagesschläfrigkeit und Kataplexien. Die apparative Klärung erfordert eine Polysomnografie und einen multiplen Schlaflatenztest zur Sicherung des typischen vorzeitigen Auftretens von REM-Schlaf innerhalb von 10–15 Minuten nach dem Einschlafen (sog. Sleep-Onset-REM). Wichtig ist es, an diese Erkrankung zu denken und den Patienten bei einem Spezialisten vorzustellen, da eine Narkolepsie behandelt werden kann.

Zirkadiane Schlaf-Wach-Rhythmusstörungen

Mit dem Alter sinkt die physiologische Wachheit am Tag, so dass sich bereits am späten Nachmittag Schläfrigkeit einstellen kann. Dies führt zu einer Vorverlagerung der Schlafphase, die bei vielen älteren Menschen zu beobachten ist. Gleichzeitig wachen ältere Menschen morgens früher auf. Der sog. Chronotyp verändert sich vom Normal- oder Abendtyp zum Morgentyp mit Früherwachen. Diese altersbedingten Veränderungen des Schlafes müssen den Patienten erläutert werden, damit sie sich darauf einstellen können. Die Therapie der Wahl ist bei hohem Leidensdruck eine kognitive Verhaltensmodifikation.

Parasomnien

Als Parasomnien werden auffällige Bewegungsstörungen im Schlaf bezeichnet, die meist nur den Bettpartner stören. Harmlose Formen sind Zähneknirschen, Sprechen oder Schreien im Schlaf. Bedrohlich wirken kann die REM-Schlaf-Verhaltensstörung (REM-Sleep-Behavior-Disorder, RBD) mit einer Prävalenz von etwa 1–5,6 % (Schenck et al., 2013; Haba-Rubio et al., 2018). Durch den Wegfall der physiologischen motorischen Hemmung im REM-Schlaf können die Betroffenen die meist aktionsgeladenen Träume in Form oftmals heftiger Bewegungen ausagieren. Dabei kann es zu Verletzungen der Betroffenen selbst oder der Bettpartner kommen. Neben einer schützenden Umgestaltung der Bettumgebung können medikamentös Melatonin, Clonazepam oder Natriumoxybat zur Nacht eingesetzt werden.

Die idiopathische RBD ist in ca. 95 % ein prodromales Symptom einer Parkinson-Erkrankung, einer Demenz vom Lewy-Körper-Typ oder einer Multisystematrophie. Die Patienten sollten entsprechend früh behandelt und klinisch begleitet werden.

> **Merke**
>
> Es ist wichtig, bei nächtlicher Unruhe auch an das Vorliegen von Parasomnien zu denken, da diese behandelt werden können.

Schlafbezogene Bewegungsstörungen

Mit etwa 1–15 % ist das Restless-Legs-Syndrom (RLS) die häufigste nächtliche Bewegungsstörung (Ohayon et al., 2012). Die Patienten klagen über Missempfindungen in den Beinen und Bewegungsdrang. Ruhe fördert, Bewegung lindert hingegen die Beschwerden. Typisch ist die Zunahme der Beschwerden zum Abend hin. Anhand der charakteristischen Anamnese ist die Diagnose klinisch und ein Behandlungsversuch mit einer dopaminergen Substanz gerechtfertigt. Ein typisches RLS spricht prompt auf diese Therapie an, was als zusätzliches diagnostisches Kriterium gilt.

Differenzialdiagnostisch muss immer an ein sekundäres RLS bei Eisenmangel oder bei Polypharmazie gedacht und entsprechend behandelt werden. Medikamente, die häufig ein RLS auslösen können, sind Neuroleptika und Antidepressiva.

Es ist wichtig, auch bei Menschen mit Demenz an ein RLS zu denken, da sie häufiger Neuroleptika erhalten. Die Patienten reagieren mit Unruhe, Schlaflosigkeit oder Reiben der Beine, da sie ihre Beschwerden oft nicht adäquat beschreiben können. Wird ein RLS nicht erkannt, kann durch Aufdosieren der Neuroleptika ein Teufelskreis entstehen, der durch einen Auslassversuch potenziell auslösender Präparate oder einen probatorischen Behandlungsversuch mit einer dopaminergen Substanz beendet werden kann.

> **Merke**
>
> Die Diagnose von Restless-Legs erfolgt klinisch durch gezieltes Befragen. Ein Behandlungsversuch mit einer dopaminergen Substanz sollte umgehend zu einer Beschwerdelinderung führen. Der Eisenstoffwechsel sollte bei einem RLS immer untersucht und ggf. ausgeglichen werden.

Schlaf und komorbide Erkrankungen

Viele ältere Menschen leiden an mehreren gleichzeitig vorliegenden chronischen Erkrankungen mit Behandlungsbedarf. Die chronischen Erkrankungen selbst und ihre medikamentösen Therapien können den Schlaf beeinflussen. Hieraus ergeben sich im Einzelfall sehr komplexe Szenarien, die eine Individualisierung der Behandlung auf dem Boden der verfügbaren Evidenz erfordern.

Demenz und Schlaf

Ca. 80 % aller demenziell erkrankten Menschen haben Schlafstörungen unterschiedlichster Art, oft auch in Kombination (Guarnieri et al., 2012). Eine Insomnie und/oder eine obstruktive Schlafapnoe finden sich bei 50–70 % der Patienten mit Demenz, Tagesschläfrigkeit zeigen 40–70 % und RBD etwa 20–25 % der Menschen mit Demenz. Die Häufigkeit eines RLS wird für diese Gruppe mit 5 % angegeben, wobei diese Angabe jedoch wahrscheinlich deutlich unterhalb der wirklichen Häufigkeit liegt (Frohnhofen et al., 2021). Klinisch imponieren Tagesschläfrigkeit und/oder Schlaflosigkeit in der Nacht.

Schon lange Jahre bekannte Schlafstörungen können bei einer demenziellen Entwicklung fortbestehen oder aufgrund der Degeneration von neuronalen Regulationsmechanismen des Schlafes neu auftreten (Guarnieri et al., 2012).

Diagnostisch ist bei demenziell Erkrankten die Fremdanamnese des Schlafverhaltens entscheidend, da die etablierten schlafmedizinischen Instrumente meist aufgrund der kognitiven Einschränkungen der Patienten nicht mehr eingesetzt werden können. Die in ▶ Tab. 11.7.2 aufgeführten Fragen sollten daher den Angehörigen oder Betreuern gestellt werden. Zusätzlich sollten diese ein Schlaftagebuch über wenigstens zwei Wochen führen, um Schlafmuster erkennen zu können. Die Schlafprotokolle dienen auch der Überprüfung der Veränderungen des Schlaf-Wachverhaltens durch die entsprechenden therapeutischen Maßnahmen (Frohnhofen et al., 2021).

Als validierte Fremdbeurteilungsinstrumente können der ONSI (Observational Nocturnal Sleep Inventory) zur Erfassung einer obstruktiven Schlafapnoe (Onen et al., 2008) und der EFAS (Essener Fragebogen Schläfrigkeit und Alter) zur Dokumentation von Tagesschläfrigkeit verwendet werden (Frohnhofen et al., 2021).

Die etablierten Therapieverfahren der Schlafmedizin können bei milden bis moderaten Schweregraden einer Demenz angewendet werden. In fortgeschrittenen Stadien sind individualisierte Konzepte erforderlich.

Therapeutisch stehen bei Menschen mit Demenz verhaltenstherapeutische Konzepte im Vordergrund. Diese sind personalintensiv, aber wirksam und nebenwirkungsfrei. Hierzu gehören das tägliche Mobilisieren, ein strukturierter Tagesablauf mit festen Routinen, der Aufenthalt im Freien mit ausreichender Lichtexposition, das Vermeiden von Schlaf am Tag und Gruppenaktivitäten (Frohnhofen et al., 2021).

Die Pharmakotherapie von Schlafstörungen ist bei Menschen mit Demenz kaum untersucht, so dass hier häufig ein empirisch-pragmatischer Weg beschritten wird. Dabei muss berücksichtigt werden, dass alle sedierenden Medikamente mit einer Übersterblichkeit assoziiert sind (Kripke, 2016). Nur für Trazodon und Modafinil liegen Daten aus randomisierten Studien vor (McCleery &u Sharpley, 2020; Frohnhofen et al., 2021).

Herzinsuffizienz und Schlaf

Die Herzinsuffizienz ist eine der häufigsten Erkrankungen im höheren Lebensalter. Viele Menschen mit Herzinsuffizienz klagen über einen nicht erholsamen Schlaf oder Schlaflosigkeit. Insomnische Beschwerden und schlafbezogene Atmungsstörungen – als zentrale oder obstruktive Schlafapnoe – treten signifikant häufiger bei Herzinsuffizienten auf als bei Gleichalterigen ohne Herzinsuffizienz. Die Beziehung ist oft bidirektional. Daher sollte bei entsprechenden Symptomen eines herzinsuffizienten Patienten auch an einen gestörten Schlaf gedacht werden. Der Schlaf verbessert sich oft mit einer Optimierung der Therapie der Herzinsuffizienz (Tamura et al., 2007).

Schmerz und Schlaf

Die Beziehung zwischen Schmerz und Schlaf ist ebenfalls bidirektional. Persistierender Schmerz stört den Schlaf. Andererseits verstärkt gestörter Schlaf das Schmerzempfinden. Daher gehört die Verbesserung des Schlafes in ein umfassendes schmerztherapeutisches Konzept. Die konsequente Schmerzkontrolle verbessert den Schlaf (Frohnhofen, 2018).

Nykturie und Schlaf

Mehr als die Hälfte der älteren Menschen sucht nachts mindestens zweimal die Toilette auf. Dadurch wird das Durchschlafen gestört. Die Ursachen einer Nykturie sind vielfältig und sollten abgeklärt werden. Differenzialdiagnostisch kommen unter anderem eine Herzinsuffizienz, eine Hyperglykämie bei Diabetes mellitus, eine Harnblasenentleerungsstörung, die abendliche Einnahme von Diuretika, Immobilität mit Flüssigkeitseinlagerung in den Extremitäten oder ein nächtliches Polyurie-Syndrom in Frage. Die Therapie richtet sich nach der auslösenden Ursache.

Polypharmazie und Schlaf

Viele Medikamente haben einen ungünstigen Einfluss auf den Nachtschlaf. Gerade bei der häufigen Polypharmazie von alten Menschen muss immer an iatrogen verursachte Schlafstörungen gedacht werden. Klinisch können Antihypertensiva, aktivierende Antidepressiva, Kortikosteroide und Antiepileptika Schlaflosigkeit verursachen sowie Neuroleptika oder Hypnotika zu Tagesschläfrigkeit führen. Lipophile Betablocker können Albträume auslösen, Antidepressiva ein RLS. Hypnotika können durch Verlangsamung der Atemfrequenz eine obstruktive Schlafapnoe auslösen und müssen mit Vorsicht eingesetzt werden. Bei manifester obstruktiver Schlafapnoe sind sie kontraindiziert.

Ein Zusammenhang zwischen gestörtem Schlaf und Medikation kann durch den zeitlichen Zusammenhang von Symptomen mit der Einnahme und dem Abklingen der Symptome bei einem Auslassversuch belegt werden. Das Management einer Polypharmazie verbessert auch das Schlafvermögen (Garfinkel, 2018).

11.7.4 Behandlungskonzepte

Die Notwendigkeit der Behandlung von Schlafstörungen ergibt sich aufgrund der klinischen Folgen des gestörten Schlafes und dem damit verbundenen Leidensdruck. Grundsätzlich muss vor jeder therapeutischen Maßnahme nach auslösenden Faktoren wie depressive Episoden, Schmerzsyndrome, Herzinsuffizienz, COPD, Diabetes oder Demenzen gesucht und diese bestmöglich behandelt werden.

11.7.5 Behandlung und Therapie

Die Behandlung einer Schlafstörung richtet sich nach der jeweils vorliegenden Störung. Für alle Schlafstörungen gilt die Anwendung der Prinzipien der Schlafhygiene (Hauri 1977), wobei den Patienten folgende Hinweise gegeben werden sollten:

- Die Schlafumgebung sollte bequem, ruhig und wohl temperiert sein.
- Gehen Sie zu einer festen Zeit zu Bett und stehen Sie zu einer festen Zeit morgens auf.
- Vermeiden Sie größere Mahlzeiten in den letzten beiden Stunden vor dem Zu-Bett-Gehen.
- Verzichten Sie vor dem Zu-Bett-Gehen auf Genussmittel wie Kaffee, Tee oder Alkohol.
- Vermeiden Sie einen längeren (> 30 Minuten) Mittagsschlaf.

- Bleiben Sie nicht länger als nötig im Bett.
- Vermeiden Sie es, im Bett liegend fernzusehen.
- Vermeiden Sie helles Licht, wenn Sie nachts das Bett verlassen müssen.

Eine *Insomnie* kann pharmakologisch oder verhaltenstherapeutisch behandelt werden. Die kognitive Verhaltenstherapie der Insomnie (KVT-I) ist auch bei älteren Menschen die Methode der Wahl. Allerdings zeigt der klinische Alltag, dass die Verfügbarkeit der KVT-I kaum gegeben ist. Dennoch sollte deren Anwendung angestrebt werden. Unter dem Begriff der kognitiven Verhaltenstherapie bei Insomnie (KVT-I) werden verschiedene Verfahren wie Entspannungstechniken, Stimuluskontrolle oder Schlafrestriktion zusammengefasst (Bloom et al., 2009). Allerdings ist die KVT-I weniger wirksam als die KVT bei Angst- oder Panikstörungen. Zudem kann sie gerade bei geriatrischen Patienten mit Multimorbidität nicht immer angewendet werden.

Eine Pharmakotherapie der Insomnie kann additiv, intermittierend und zeitlich befristet erfolgen. Dabei muss bedacht werden, dass alle Hypnotika und sedierenden Antidepressiva und Psychopharmaka mit einer Übersterblichkeit assoziiert sind (Kripke, 2016). Bei der Verordnung sollte die Wahl auf Präparate ohne Abhängigkeitspotenzial und ohne anticholinerge Effekte fallen. Niedrig dosierte sedierende Antidepressiva wie z. B. Doxepin (5 mg) sind wirksam, jedoch nur in den USA zur Behandlung der Insomnie zugelassen. Bei Patienten mit einem Langzeitkonsum von Benzodiazepinen oder Z-Substanzen ohne Dosissteigerung sollten diese pragmatisch unter Abwägen von Nutzen und Risiko weitergegeben werden, um Absetz- und Entzugsphänomene zu vermeiden. Wird eine Pharmakotherapie einer Insomnie erwogen und stehen Anspannung und Unruhe im Vordergrund, können die gut verträglichen, eher moderat wirkenden pflanzlichen Präparate wie Baldrian, Hopfen oder Melisse verordnet werden. Allerdings ist die Evidenz für die Wirksamkeit nur für Neurexan® (Nx4) belegt. Frei verkäufliche Präparate (sog. over-the-counter OTC-Präparate) wie Doxylamin oder Diphenhydramin haben einen ausgeprägten anticholinergen Effekt mit all den damit assoziierten ungünstigen Folgen. Sie sollten daher kritisch gesehen werden.

Die Domäne der Behandlung einer *obstruktiven Schlafapnoe* ist die nächtliche Überdrucktherapie mittels Nasenmaske oder bei Unverträglichkeit mit einer Unterkieferprotrusionsschiene. Diese Therapie wird von vielen älteren Menschen akzeptiert und auch leicht Demenzkranke können erfolgreich damit behandelt werden (Ancoli-Israel et al., 2008). Wichtig ist die Weiterbildung von Betreuungs- und Pflegepersonen bezüglich der Handhabung der Geräte, da hier noch erheblicher Nachholbedarf besteht. Durch die Weiterbildung kann die Anwendungsfrequenz verbessert werden.

Störungen des zirkadianen Rhythmus sollten verhaltenstherapeutisch behandelt werden. Unterstützend kann zeitlich befristet über etwa sechs Wochen Melatonin in retardierter Form eingesetzt werden.

Eine *Parasomnie* spricht häufig auf abendlich verabreichtes retardiertes Melatonin oder Clonazepam an.

Die Domäne der Behandlung eines *RLS* ist die Normalisierung des Eisenstoffwechsels und das Absetzen von RLS-verursachenden Medikamenten. Die Pharmakotherapie des RLS ist eine symptomatische Dauertherapie mit dopaminergen Medikamenten. Diese Therapie wirkt sofort, kann aber im Laufe weniger Jahre zu einem Wirkungsverlust mit Wiederauftreten und Zunahme der RLS-Symptome führen. Dieses Phänomen wird als Augmentation bezeichnet und tritt insbesondere bei der Gabe von L-Dopa und seltener bei Dopaminagonisten auf. Patienten mit RLS müssen daher klinisch begleitet werden. Bei Wirkungsverlust oder Augmentation kann ein Wechsel der Therapie auf Gabapentin oder Pregabalin erfolgen. Als Drittlinientherapie sind Opiate (Oxycodon) zur Behandlung eines RLS zugelassen.

Zusammenfassung

Schlafstörungen haben einen erheblichen Einfluss auf die Lebensqualität und das klinische Erscheinungsbild geriatrischer Beschwerden und Erkrankungen. Die Einteilung der Schlafstörungen erfolgt in sechs Hauptgruppen, die häufiger auch gleichzeitig auftreten. Die Diagnostik erfolgt in aufeinander aufbauenden Schritten. Valide Assessmentinstrumente zur Diagnostik von Schlafstörungen sind verfügbar und sollten genutzt werden. Für viele Schlafstörungen sind wirksame Behandlungen etabliert. In unklaren Fällen sollte ein Schlafmediziner zu Rate gezogen werden.

Angesichts der Häufigkeit und klinischen Relevanz sollte eine Schlafanamnese obligater Bestandteil eines umfassenden geriatrischen Assessments werden.

Literatur

Ancoli-Israel, S., Palmer, B., Cooke, J., et al. (2008). Cognitive effects of treating obstructive sleep apnea in Alzheimer's disease: a randomized controlled study. *Journal of the American Geriatrics Society, 56*(11), 2076–2081. https://doi.org/10.1111/j.1532-5415.2008.01934.x.

Blackwell, T., Yaffe, K., Laffan, A., et al. (2015). Associations between sleep-disordered breathing, nocturnal hypoxemia, and subsequent cognitive decline in older community-dwelling men. The Osteoporotic Fractures in Men Sleep Study. *Journal of the American Geriatrics Society, 63*(3), 453–461. https://doi.org/10.1111/jgs.13321

Bloom, H., Ahmed, I., Alessi, C., et al. (2009). Evidence-based recommendations for the assessment and management of sleep disorders in older persons. *Journal of the American Geriatrics Society, 57*(5), 761–789.

Chakravorty, S., Rye, D. (2003). Narcolepsy in the older adult: epidemiology, diagnosis and management. In *Drugs & aging, 20*(5), 361–376. https://doi.org/10.2165/00002512-200320050-00005

Da Silva, A., Alves, M., Schaan, C., et al. (2016). Sleep duration and mortality in the elderly: a systematic review with meta-analysis. *BMJ open, 6*(2), e008119. https://doi.org/10.1136/bmjopen-2015-008119

Dean, G., Weiss, C., Morris, J., et al. (2017). Impaired Sleep: A Multifaceted Geriatric Syndrome. *The Nursing clinics of North America, 52*(3), 387–404. https://doi.org/10.1016/j.cnur.2017.04.009

DGSM, AWMF (2016). S3-Leitlinie Nicht erholsamer Schlaf/Schlafstörungen – Schlafbezogene Atmungsstörungen. Kapitel „Insomnie bei Erwachsenen". AWMF-Registernummer 063-003

Frohnhofen, H. (2018). Schmerz und Schlaf: Eine bidirektionale Beziehung. *Zeitschrift fur Gerontologie und Geriatrie, 51*(8), 871–874. https://doi.org/10.1007/s00391-018-01461-8

Frohnhofen, H., Mayer, G., Gronewold, J. (2021). Schlaf und Schlafstörungen bei Demenzerkrankungen. In *Deutsche Medizinische Wochenschrift (1946)*, *146*(11), e56. https://doi.org/10.1055/a-1522-7205.

Garfinkel, D. (2018). Poly-de-prescribing to treat polypharmacy: efficacy and safety. In *Therapeutic advances in drug safety*, *9*(1), 25–43. https://doi.org/10.1177/2042098617736192.

Guarnieri, B., Adorni, F., Musicco, M., et al. (2012). Prevalence of sleep disturbances in mild cognitive impairment and dementing disorders: a multicenter Italian clinical cross-sectional study on 431 patients. *Dementia and geriatric cognitive disorders*, *33*(1), 50–58. https://doi.org/10.1159/000335363.

Gulia, K., Kumar, V. (2018). Sleep disorders in the elderly: a growing challenge. In *Psychogeriatrics : the official journal of the Japanese Psychogeriatric Society*, *18*(3), 155–165. https://doi.org/10.1111/psyg.12319.

Haba-Rubio, J., Frauscher, B., Marques-Vidal, P., et al. (2018). Prevalence and determinants of rapid eye movement sleep behavior disorder in the general population. *Sleep*, *41*(2). https://doi.org/10.1093/sleep/zsx197.

Hauri, P. (1977). Current Concepts: The Sleep Disorders. The Upjohn Company, Kalamazoo, Michigan.

Heinzer, R., Vat, S., Marques-Vidal, P., et al. (2015). Prevalence of sleep-disordered breathing in the general population: the HypnoLaus study. *Lancet. Respiratory medicine*, *3*(4), 310–318. https://doi.org/10.1016/S2213-2600(15)00043-0.

Ito, E., Inoue, Y. (2015). The International Classification of Sleep Disorders, third edition. American Academy of Sleep Medicine. Includes bibliographies and index. In *Nihon rinsho. Japanese journal of clinical medicine*, *73*(6), 916–923.

Kripke, D. (2016). Hypnotic drug risks of mortality, infection, depression, and cancer: but lack of benefit. *F1000Research*, *5*, 918. https://doi.org/10.12688/f1000research.8729.3.

Mayer, G., Fietze, I., Fischer, J., et al. (2011). S3-Leitlinie Nicht erholsamer Schlaf/Schlafstörungen Kurzfassung. Kapitel „Insomnie bei Erwachsenen". AWMF-Reigsternummer 063-003. Berlin, Heidelberg: Springer Berlin Heidelberg; Springer ebooks.

McCleery, J., Sharpley, A. (2020). Pharmacotherapies for sleep disturbances in dementia. *The Cochrane database of systematic reviews*, *11*, CD009178. https://doi.org/10.1002/14651858.CD009178.pub4.

National High Blood Pressure Education Program Working Group report on primary prevention of hypertension (1993). *Archives of internal medicine*, *153*(2),186–208.

Ohayon, M., O'Hara, R., Vitiello, M. (2012). Epidemiology of restless legs syndrome: a synthesis of the literature. *Sleep Medicine Reviews*, *16*(4), 283–295. https://doi.org/10.1016/j.smrv.2011.05.002.

Ohayon, M., Vecchierini, M. (2005). Normative sleep data, cognitive function and daily living activities in older adults in the community. *Sleep*, *28*(8), 981–989.

Onen, S., Dubray, C., Decullier, E., et al. (2008). Observation-based nocturnal sleep inventory: screening tool for sleep apnea in elderly people. *Journal of the American Geriatrics Society*, *56*(10), 1920–1925. https://doi.org/10.1111/j.1532-5415.2008.01862.x.

Schenck, C., Montplaisir, J., Frauscher, B., et al. (2013). Rapid eye movement sleep behavior disorder: devising controlled active treatment studies for symptomatic and neuroprotective therapy–a consensus statement from the International Rapid Eye Movement Sleep Behavior Disorder Study Group. *Sleep Medicine* *14*(8), 795–806. https://doi.org/10.1016/j.sleep.2013.02.016.

Tamura, A., Kawano, Y., Naono, S., et al. (2007). Relationship between beta-blocker treatment and the severity of central sleep apnea in chronic heart failure. *Chest*, *131*(1), 130–135. https://doi.org/10.1378/chest.06-0919.

11.8 Sexualität

Susanne Zank und Thomas Münzer

11.8.1 Einleitung

Die Erforschung menschlicher Sexualität in ihrer Komplexität wird als schwieriges Feld wissenschaftlicher Forschung verstanden. Auffallend ist, dass ältere Menschen nur selten in den groß angelegten Studien zum Sexualverhalten von Männern und Frauen einbezogen werden bzw. proportional zur Gesamtstichprobe in der Regel eine verschwindend geringe Anzahl ausmachen. Auch wenn wir heute einen deutlich offeneren gesellschaftlichen Umgang mit dem Thema Sexualität haben, ist die Sexualität im Alter offensichtlich noch immer ein gewisses Tabu.

In der Literatur wird – ganz im Sinne einer Defizittheorie des Alters – häufig darauf verwiesen, dass das Interesse an sexuellen Aktivitäten mit zunehmendem Alter abnimmt. Studien können diesen Zusammenhang jedoch nicht bestätigen. Vielmehr ist davon auszugehen, dass eine Abnahme der sexuellen Aktivität im Alter mit den individuellen Lebensbedingungen, dem Gesundheitszustand bzw. (chronischen) Erkrankungen, mit der Einnahme von Medikamenten, mit dem Verlust von Partnern sowie mit kulturellen und gesellschaftlichen Erwartungshaltungen an ein adäquates Leben Älterer zu tun hat (vgl. Schmidt, Matthiesen, Dekker & Starke, 2006). Das Interesse verringert sich also nicht per se, sondern vielmehr die tatsächlich gelebte Sexualität.

11.8.2 Altersbedingte Veränderungen der Sexualität

Mit dem Eintritt der Menopause geht für Frauen eine deutliche Veränderung des Hormonhaushaltes einher. Namentlich sind hiervon vor allem die Sexualhormone Östrogen und Progesteron betroffen, die der Körper nach der Menopause nur noch in geringem Maß bildet. Dieser Mangel sorgt für eine reduzierte Elastizität der Scheidenwände, eine Atrophie der Vaginalschleimhäute sowie für eine verringerte Lubrikation der Scheide (Berman, 2005). Hinzu kommen die Verkürzung der Vagina, eine Hypotrophie der Labien und der Abbau des Fettdepots am Schamhügel (Morton, 2017). Die negativen Auswirkungen sind bspw. Schmerzen beim Geschlechtsverkehr, verringertes sexuelles

Verlangen oder reduziertes Lusterleben (Graziottin & Leiblum, 2005). Bezogen auf den sexuellen Reaktionszyklus lässt sich festhalten, dass Frauen grundsätzlich bis ins hohe Alter genussfähig sind. Sie können auch im Alter multiple Orgasmen erleben, allerdings können Dauer und Intensität verringert sein. Neuere, vorwiegend qualitativ ausgerichtete Studien betonen die psychologischen Aspekte, die für das sexuelle Erleben älterer Frauen eine mindestens ebenso wichtige Rolle spielen wie die körperlichen Veränderungen (Bellamy, Gott & Hinchliff, 2013).

Eine klare Altersgrenze für die Sexualität im Alter äquivalent zur Menopause bei Frauen existiert für Männer nicht. Die hormonellen Veränderungen vollziehen sich bei ihnen langsamer und kontinuierlicher. Wie Schiavi et al. (1994) zeigen konnten, steht der Testosteronspiegel in einem engen Zusammenhang mit sexuellem Verlangen, sexueller Erregung und der Aktivität. Mit zunehmendem Alter kann bei Männern die Intensität einer Erektion abnehmen. Es dauert mitunter länger und erfordert mehr direkte Stimulation, um eine vollständige Erektion zu erreichen. Der Orgasmus wird von älteren Männern teilweise als weniger intensiv erlebt, die Ejakulation ist geringer ausgeprägt. Die Refraktärzeit nimmt mit dem Alter erheblich zu.

Die sichtbaren körperlichen Veränderungen durch den Alterungsprozess stellen sowohl für Frauen als auch für Männer eine Herausforderung dar. Die Akzeptanz des eigenen sich verändernden Körpers und eine Neubewertung von Attraktivität sind Aspekte, welche die Sexualität im Alter beeinflussen können. Die sexuelle Aktivität wird oftmals dann aufgegeben, wenn ein Partner vom anderen krankheits- oder pflegebedingt abhängig ist bzw. verstirbt. Insgesamt zeigt sich, dass diejenigen älteren Paare sexuell aktiver bleiben, die einen guten allgemeinen Gesundheitszustand aufweisen, der Sexualität auch in jüngeren Jahren eine wichtige Bedeutung beigemessen haben und sowohl physische als auch emotionale Zufriedenheit hinsichtlich ihrer sexuellen Aktivität empfinden (Zeiss & Burri, 2015).

11.8.3 Epidemiologie

Sexuelles Interesse, sexuelle Bedürfnisse und Wünsche bestehen unabhängig vom Lebensalter fort (Schultz-Zehden, 2013). Vermutlich verlagern sich die Interessen der möglichen Aktivitäten z. B. aufgrund von physiologischen Veränderungen wie etwa Lubrikationsschwierigkeiten bei der Frau oder Erektionsproblemen beim Mann. Während in jüngeren Jahren vor allem partnerschaftlicher Geschlechtsverkehr praktiziert wird, besteht im höheren Alter bei vielen Menschen ein größeres Bedürfnis nach dem Austausch von Zärtlichkeiten wie Streicheln, Berührungen und Küssen. Diese sexuellen Aktivitäten werden jedoch nur selten in epidemiologischen Studien zum Sexualverhalten erfragt.

Merke

Sexuelle Interessen und Bedürfnisse bestehen über die gesamte Lebensspanne und hängen im Alter erheblich von der individuellen Biografie und dem kulturellen Kontext ab.

In allen größeren internationalen Studien zeigt sich, dass Frauen weniger aktiv sind als Männer (vgl. Brose & Zank, 2019). In einer bevölkerungsweiten deutschen Studie zum Zusammenhang von Sexualität und Gesundheit wurden 4.955 Männer und Frauen im Alter zwischen 18 und 75 Jahren untersucht. Die Befragten sollten angeben, ob sie in den letzten vier Wochen sexuell aktiv waren. Sexuelle Aktivität war „definiert als eine oder mehrere der folgenden Handlungen mit einem Partner des anderen oder gleichen Geschlechts: Vaginalverkehr, Oralverkehr, anale Stimulation, Analverkehr, andere genitale Kontakte" (Dekker et al., 2020, S. 646). 50,8 % der Männer und 26,1 % der Frauen zwischen 66 und 75 Jahren bejahten diese Frage. Dieses Ergebnis spiegelt die Schwierigkeit vieler Untersuchungen wider, denn von den befragten Männern lebten 83 % in einer festen Beziehung, aber nur 60 % der Frauen. Sexuelles Interesse und Verhalten ist jedoch nicht an eine Partnerschaft gebunden, so dass Frauen, die im fortgeschrittenen Alter häufiger als Männer alleinstehend sind, aus diesen Studien systematisch ausgeschlossen werden. Die Erhebung anderer Aktivitäten wie bspw. Masturbation könnten hier hilfreich sein, wobei die internationalen Forschungsergebnisse zur Masturbation inkonsistent sind (vgl. Brose & Zank, 2019).

11.8.4 Diagnose

Der sexuelle Reaktionszyklus (Erregung, Plateau, Orgasmus und Rückbildung) kann in jedem Lebensalter gestört werden. Mit zunehmendem Alter sind häufig chronische Krankheiten oder ihre medikamentöse Behandlung Auslöser von sexuellen Dysfunktionen. Im Folgenden werden die möglichen Konsequenzen verbreiteter Krankheiten kurz skizziert. Generell kann man vier Ursachen für die erektive Dysfunktion verantwortlich machen: Vaskulär, aufgrund einer neurologischen Erkrankung, endokrin und aufgrund einer Systemerkrankung (Morton, 2017).

Männer mit diagnostizierter Diabeteserkrankung tragen ein dreimal höheres Risiko für erektile Dysfunktionen als gesunde Männer (Maiorino et al., 2014). Bei Frauen kann sich die Erkrankung in vielfältiger Weise auf die Sexualität auswirken: Vermindertes sexuelles Verlangen kann ebenso auftreten wie Schwierigkeiten bei der Erregbarkeit, Lubrikationsschwierigkeiten, Dyspareunie und Orgasmusstörungen (Hillmann, 2012).

Für Patienten mit kardiovaskulären Erkrankungen spielen sowohl organische als auch psychische Komponenten für die Sexualität eine Rolle. Auf funktioneller Seite kann es bei Frauen zu Orgasmusproblemen kommen, während bei Männern vor allem erektile Dysfunktion und frühzeitige Ejakulation berichtet werden. Für beide Geschlechter kann es zu einem Interesseverlust kommen (Hillmann, 2012).

Krebserkrankungen können das sexuelle Erleben als Begleit- oder Folgeerscheinung beeinträchtigen. Abhängig von der Art der Krebserkrankung und der therapeutischen Behandlung sind sowohl körperliche als auch psychische Faktoren an der Entstehung sexueller Einschränkungen beteiligt. Dies gilt insbesondere für Krebserkrankungen, die direkt die Geschlechtsorgane oder für die Sexualität bedeutende Körperregionen betreffen (Morreale, 2011). Wenngleich eine Krebserkrankung und -behandlung vielfältige Einschränkungen der Sexualität zur Folge haben kann, muss dies nicht zwangsläufig das Ende sexueller Aktivität für die Patienten bedeuten. Wie aus einer Untersuchung von Hill und Kollegen (2011) bekannt ist, wünschten sich 40–68 % aller Patientinnen mit gynäkologischen Krebserkrankungen, über dieses Thema mit einem Experten zu sprechen. Hier kann, wie Zettl (2003) betont, eine sexualmedizinische Beratung wichtige Hilfestellung leisten.

Als sexuelle Verhaltensstörungen bei Demenz werden sowohl sexuelle Enthemmung als auch unangebrachtes sexuelles Verhalten zusammengefasst, wobei Angaben zur Häufigkeit sexueller Enthemmung sehr stark schwanken (Kämpf & Abderhalden, 2012). Ursächlich für die Probleme hinsichtlich der Sexualität scheinen nicht nur die kognitiven Einschränkungen zu sein, sondern auch die Veränderungen in der Beziehung zwischen erkrankter Person und (Ehe-)Partner, ein Mangel an angemessenen Kommunikationsmöglichkeiten über sexuelle Wünsche und Bedürfnisse der Beteiligten sowie auch Nebenwirkungen von Medikamenten. Hypersexualität kann für Angehörige und das Pflegepersonal sehr belastend sein. Grundsätzlich können aber auch Menschen mit kognitiven Einschränkungen durchaus Zärtlichkeit empfinden und ein zufriedenstellendes Sexleben führen. Gerade aber in Langzeitinstitutionen und wenn sich zwei kognitiv eingeschränkte Personen „begegnen“, stellt sich die Frage nach der Urteilsfähigkeit bezüglich Einwilligung zum Sex. Hier empfiehlt sich eine Beurteilung der Situation durch ein interprofessionelles Team (Srinivasan et al., 2019).

Depressionen verlaufen bei alten Patienten häufig chronisch (vgl. Weyerer & Bickel, 2007). Sie wirken sich in der Regel negativ auf die Sexualität aus, wobei sexuelle Probleme (insbesondere bei Männern) auch Ausgangspunkt für die Entwicklung einer Depression sein können. Während depressive Frauen vor allem ein vermindertes sexuelles Verlangen zeigen, stehen bei Männern erektile Dysfunktionen im Vordergrund. Erschwerend kommt hinzu, dass antidepressive Medikamente bei beiden Geschlechtern negativ auf unterschiedliche Aspekte der Sexualität und den sexuellen Reaktionszyklus wirken (Hillmann, 2012). Andererseits scheint regelmäßige sexuelle Aktivität bei beiden Geschlechtern das psychologische Wohlbefinden (gemessen anhand von depressiven Symptomen, Lebensqualität und Zufriedenheit) zu erhalten (Jackson et al., 2019).

Durch die steigende Lebenserwartung gibt es immer mehr hochaltrige Menschen über 80 Jahre. In dieser Altersgruppe steigt die Wahrscheinlichkeit, pflegebedürftig zu werden. Das Fortbestehen sexueller Wünsche und Bedürfnisse gilt jedoch auch für pflegebedürftige Menschen, die zuhause gepflegt werden oder in ein Alten- oder Pflegeheim umziehen (müssen). Obgleich sich in der stationären Pflege das Konzept der personenzentrierten Pflege immer stärker durchsetzt, werden sexuelle Bedürfnisse der pflegebedürftigen Bewohner als ein wichtiger Bestandteil ihres individuellen Wohlbefindens noch immer vernachlässigt bzw. tabuisiert (Bauer et al. 2014). Manche Institutionen lassen mittlerweile entsprechend ausgebildete „Berührerinnen“ zu, die den Bewohnenden zu sexueller Befriedigung verhelfen.

Altersbedingte (chronische) Erkrankungen erfordern in der Regel eine medikamentöse Behandlung. Diese Medikamente können Nebenwirkungen haben, die wiederum die sexuelle Funktionsfähigkeit beeinträchtigen. Dabei können insbesondere Medikamente zur Behandlung von Bluthochdruck, Beruhigungsmittel, Antidepressiva, Opiate und diverse andere Arzneimittel zu sexuellen Dysfunktionen führen. Um diese negativen Auswirkungen auf die Sexualität zu vermeiden, sollte bei anhaltender sexueller Dysfunktion und Leidensdruck des Patienten über eine Dosisreduktion (z. B. sogenannte „drug holiday“ bei Antidepressiva) nachgedacht oder die Umstellung auf eine andere Medikamentengruppe individuell abgewogen werden (Assem-Hilger & Kasper, 2005). Eine Auswahl der häufigeren Medikamente mit unerwünschten Effekten auf die Sexualität bei Frauen findet sich in ▸ Tab. 11.8.1, ähnliche Effekte sind auch für Männer zu erwarten.

11.8.5 Behandlungskonzept

Im klinischen Alltag oder der Praxis wird das Thema Sexualität oder sexuelle Störungen bei alternden Personen kaum angesprochen. Einerseits hoffen die Betroffenen, dass die Ärztin/der Arzt aktiv wird, andererseits sind Wissen und Kompetenz in diesem Bereich selten (Morton, 2017). Beides trägt zur Tabuisierung bei. Darum ist es entscheidend, die Thematik direkt anzusprechen. Gute „Einstiegsmöglichkeiten“ sind Routinebesuche in der Praxis, rund um die Menopause bei der Frau oder wenn Medikamente verordnet werden, die potenziell die Libido oder die sexuelle Funktion beeinträchtigen könnten. Gerade bei älteren Personen braucht die Beratung mehr Zeit, sollte in einer vertraulichen Umgebung stattfinden und das Geschlecht der zu beratenden Person berücksichtigen (z. B. Frau mit Frau) (Taylor & Gosney, 2011).

> **Merke**
>
> Krankheitsbedingte sexuelle Dysfunktionen sollten behutsam im ärztlichen Gespräch exploriert und nach Lösungsmöglichkeiten gesucht werden.

Wie Zeiss und Burri (2015) betonen, sind sexuelle Probleme in der Regel auf eine Kombination von medizinischen (organische Veränderungen oder krankheitsbedingte Einschränkungen) und psychologischen (Beziehungsprobleme, Ängste etc.) Faktoren zurückzuführen. Für die Behandlung ist es daher wichtig, auch psychologische Behandlungsansätze mit einzubeziehen. Besonders etabliert haben sich dabei das kognitiv-verhaltenstherapeutische Modell sowie Ansätze zur Verbesserung der Kommunikation zwischen den (Sexual-)Partnern. Spezielle Übungen (Sensualitätstraining) können Paaren dabei helfen, ihr Lustempfinden besser wahrzunehmen. Eine medikamentöse Therapie konzentriert sich in den vergangenen Jahren vor allem auf den Einsatz von Phosphodiesterase-5 (PDE-5)-Inhibitoren zur Behandlung der erektilen Dysfunktion. Mittlerweile haben sich auch Vakuumsysteme und die direkte Autoinjektion der Schwellkörper etabliert. Im deutschsprachigen Raum existiert zudem eine Leitlinie für die Diagnostik und Behandlung der erektilen Dysfunktion. Für Frauen mit vaginaler Trockenheit kann – ebenfalls leitliniengerecht – die Nutzung einer Östrogencreme Linderung der Schmerzen, meist in Kombination mit Gleitmitteln bringen (awmf.org). Je nach funktioneller Einschränkung der betroffenen Frau muss die Applikationsart (Creme oder Ovula) berücksichtigt werden. Da sich in seltenen Fällen bei Frauen der Verlust der Libido erklären lässt, kann (allerdings off-label) transdermal Testosteron eingesetzt werden. Insgesamt lässt sich festhalten, dass

Tab. 11.8.1: Effekte häufig verschriebener Medikamente auf wichtige Aspekte der Sexualität bei der Frau (nach Faubion & Rullo, 2015)

Substanzgruppe	Negativer Effekt auf Verlangen	Erregung	Orgasmus
Alpha-Blocker (zentral wirksam)	x		
Amphetamine			x
Anticholinergika		x	
Antihistaminika		x	
Antipsychotika	x		x
Benzodiazepine	x		x
Chemotherapeutika	x	x	
Digoxin	x		
Dopaminantagonisten	x		
Lithium	x	x	x
MAO-Hemmer	x		
Spironolacton	x		
SSRIs	x	x	x
Statine	x		
Trizyklische Antidepressiva	x	x	x

MAO = Monoaminoxidase; SSRIs = Selective Serotonin Reuptake Inhibitors

sich die Behandlung sexueller Funktionsstörungen bei älteren Menschen nicht von der Therapie bei jüngeren unterscheidet. Es gibt jedoch je nach medizinischem Kontext auch spezielle Situationen zu berücksichtigen, die einer Beratung bedürfen. Beispielsweise sind nach der Implantation einer Hüfttotalprothese bestimmte Stellungen aufgrund der Luxationsgefahr für bis zu drei Monate postoperativ nicht erlaubt (Neonakis et al., 2020). Zu berücksichtigen sind jedoch Einstellungen und Erfahrungen älterer Kohorten mit dem Thema Sexualität und, darauf aufbauend, die besonderen Bedingungen, unter denen eine Behandlung stattfinden sollte. In der medizinischen Praxis werden Probleme mit der Sexualität häufig nur unzureichend kommuniziert, so dass Patienten teilweise auch aus Angst und Unwissenheit ihre sexuelle Aktivität einstellen. Dabei kann die Sexualität ein wichtiger Baustein der Gesundheit für die Erkrankten sein (Nusbaum et al., 2003).

Zusammenfassung

Bei der Betrachtung der Studienlage zur Sexualität im Alter fällt auf, dass die Mehrzahl der verfügbaren Studien den biologischen oder funktionellen Aspekt in den Vordergrund stellt. Das bedeutet auch, dass sexuelle Aktivität ausschließlich in Häufigkeiten und (nicht immer klar voneinander abgegrenzten) Verhaltensweisen erfasst wird. Aus gerontologischer Perspektive wären hier Untersuchungen zu individuellen sexuellen Bedürfnissen älterer Menschen und zum individuellen Erleben sexueller Kontakte wünschenswert, um einem umfassenden Verständnis von Sexualität im Alter gerecht zu werden (Brose & Zank, 2019).

Wie Befragungen zeigen, wünschen sich viele ältere Patienten mit altersbedingten Erkrankungen, mit einer Fachperson über sexuelle Aspekte sprechen zu können (Zettl, 2003; Hill et al., 2011). Unter Berücksichtigung entsprechender altersspezifischer Bedingungen kann ein beratendes Gespräch für ältere Paare von großer Wichtigkeit sein, um die Veränderungen, die aufgrund körperlicher oder krankheitsbedingter Faktoren vorhanden sind, positiv zu bewältigen.

Literatur

Assem-Hilger, E. & Kasper, S. (2005). Psychopharmaka und sexuelle Dysfunktion. *Journal für Neurologie, Neurochirurgie und Psychiatrie*, 6(2), 30–36.

Bauer, M., Fetherstonhaugh, D., Tarzia, L., Nay, R. & Beattie, E. (2014). Supporting residents' expression of sexuality: the initial construction of a sexuality assessment tool for residential aged care facilities. *BMC Geriatrics*, 14(82), 1–6.

Bellamy, G., Gott, M. & Hinchliff, S. (2013). Women's understandings of sexual problems: findings from an in- depth interview study. *Journal of Clinical Nursing*, 22, 3240–3248. http://doi.org/10.1111/jocn.12081

Berman, J. R. (2005). Physiology of female sexual function and dysfunction. *International Journal of Impotence Research*, 17, 44–51. http://doi.org/10.1038/sj.ijir.3901428

Brose, S & Zank, S. (2019). Sexualität im Alter. In K. Hank, F. Schulz-Nieswandt, M. Wagner & S. Zank (Hrsg.). Alternsforschung. Handbuch für Wissenschaft und Praxis (521-536). Baden-Beaden: Nomos.

Dekker, A., Matthiesen, S., Gerwenka, S., et al. (2020). Gesundheit, sexuelle Aktivität und sexuelle Zufriedenheit. Ausgewählte Ergebnisse aus dem Survey „Gesundheit und Sexualität in Deutschland – GeSiD". Deutsches Ärzteblatt International, 117, 645-652. DOI: 10.3238/arztbl.2020.0645.

Faubion, S. S., & Rullo, J. E. (2015). Sexual Dysfunction in Women: A Practical Approach. *Am Fam Physician*, *92*(4), 281–288.

Graziottin, A. & Leiblum, S. R. (2005). Biological and Psychosocial Pathophysiology of Female Sexual Dysfunction During the Menopausal Transition. *The Journal of Sexual Medicine*, 2(s3), 134–146. http://doi.org/10.1111/j.1743-6109.2005.00129.x

Hill, E. K., Sandbo, S., Abramsohn, E., et al. (2011). Assessing gyneocologic and breast cancer survivors' sexual health care needs. *Cancer*, 117, 2643–2651.

Hillmann, J. (2012). *Sexuality and Aging. Clinical Perspectives.* New York, Heidelberg, Dordrecht, London: Springer.

Jackson, S. E., Firth, J., Veronese, N., et al. (2019). Decline in sexuality and wellbeing in older adults: A population-based study. *J Affect Disord, 245*, 912-917. https://doi.org/10.1016/j.jad.2018.11.091

Kämpf, C. & Abderhalden, C. (2012). Sexuelle Verhaltensstörungen bei Demenz. *Fort Neurol Psychiatr*, 80, 580–588.

Maiorino, M. I., Bellastella, G. & Esposito, K. (2014). Diabetes and sexual dysfunction: Current perspectives. *Diabetes, Metabolic Syndrome and Obesity: Targets and Therapy*, 7, 95–105. http://doi.org/10.2147/DMSO.S36455

Morreale, M. K. (2011). The impact of cancer on sexual function. In R. Balon (Hg.). *Sexual Dysfunction. Beyond the Brain-Body Connection* (Advances i, 72–78). Basel: Karger.

Morton, L. (2017). Sexuality in the Older Adult. *Prim Care, 44*(3), 429-438. https://doi.org/10.1016/j.pop.2017.04.004

Neonakis, E. M., Perna, F., Traina, F., et al. (2020). Total hip arthroplasty and sexual activity: a systematic review. *MUSCULOSKELETAL SURGERY, 104*(1), 17–24. https://doi.org/10.1007/s12306-020-00645-z

Nusbaum, M. R. H., Hamilton, C. & Lenahan, P. (2003). Chronic illness and sexual functioning. *American Family Physician*, 67(2), 347–354.

Schiavi, Raul, C., Mandeli, J. & Schreiner-Engel, P. (1994). Sexual Satisfaction in Healthy Aging Men. *J Sex Marital Ther*, 20(1), 3–13. http://doi.org/10.1080/00926239408403412

Schmidt, G., Matthiesen, S., Dekker, A., et al. (2006). *Spätmoderne Beziehungswelten. Report über Partnerschaft und Sexualität in drei Generationen*. Wiesbaden: VS Verlag für Sozialwissenschaften.

Schultz-Zehden, B. (2013). Sexualität und Älterwerden. Zwischen Vorurteil, Tabu und Realität. *Psychotherapie Im Dialog*, 2013(2), 56–60.

Srinivasan, S., Glover, J., Tampi, R. R., et al. (2019). Sexuality and the Older Adult. *Curr Psychiatry Rep, 21*(10), 97. https://doi.org/10.1007/s11920-019-1090-4

Taylor, A., & Gosney, M. A. (2011) Sexuality in older age: essential considerations for healthcare professionals. *Age Ageing, 40*(5), 538–543. https://doi.org/10.1093/ageing/afr049

Weyerer, S. & Bickel, H. (2007). *Epidemiologie psychischer Erkrankungen im höheren Lebensalter*. (C. Tesch-Römer, H.-W. Wahl, S. Weyerer & S. Zank (Hg.)) (Grundriss). Stuttgart: Kohlhammer Verlag.

Zeiss, A. M. & Burri, A. (2015) Sexuelle Dysfunktionen. In A. Maercker (Hg.). *Alterspsychotherapie und klinische Gerontopsychologie* (2. Auflage, 159–179). Berlin Heidelberg: Springer Medizin Verlag.

Zettl, S. (2003). Es geht nicht nur ums Überleben, sondern auch um die Qualität dieses Lebens. Krebs und Sexualität. In B. Delisle, G. Haselbacher & N. Weissenrieder (Hg.). *Schluss mit Lust und Liebe? Sexualität bei chronischen Krankheiten und Körperbehinderungen* (133–139). München: Ernst Reinhardt Verlag.

12 Häufige Erkrankungen im Alter: Epidemiologie, Diagnose und Management

Sektionsherausgebende: Rupert Püllen und Jürgen M. Bauer

12.1 Chronisch Obstruktive Ventilationsstörung (COPD)

Helmut Frohnhofen und Sven Stieglitz

12.1.1 Einführung

Die chronisch obstruktive Lungen- oder Bronchialerkrankung (Chronic Obstructive Pulmonary Disease, COPD) gehört zu den häufigen Erkrankungen im höheren Lebensalter (Prince et al., 2015). Sie ist von erheblicher Relevanz, da sie mit einer Erhöhung von Morbidität, Mortalität, Abhängigkeit und Pflegebedürftigkeit assoziiert ist (Luckett et al., 2020).

Die Diagnostik und die Behandlung einer COPD erfolgen unabhängig vom Lebensalter gemäß der Nationalen VersorgungsLeitlinie COPD (BÄK et al., 2021). Ältere Menschen zeigen jedoch Besonderheiten hinsichtlich Pathophysiologie, Symptomatik, Symptomwahrnehmung, Diagnostik und Therapie, die das Management dieser Erkrankung beeinflussen und im Einzelfall ein individualisiertes Vorgehen erfordern.

Schätzungen gehen davon aus, dass etwa ein Drittel der älteren Menschen mit relevanter Bronchialobstruktion über keine Symptome klagt, die Symptomatik einer COPD im Kontext der Multimorbidität verborgen bleibt und dass etwa 10–20 % der Patienten mit klinisch relevanter Bronchialobstruktion nicht diagnostiziert und nicht behandelt werden (Bednarek et al., 2008). Die Gründe dafür liegen auch in der Bagatellisierung der Symptome durch Ärztinnen/Ärzte und Patienten (Chan & Welsh, 1998). Dies erklärt auch die immer noch hohe Mortalität der obstruktiven Ventilationsstörungen im fortgeschrittenen Lebensalter (Bednarek et al., 2008).

Gelingt eine umfassende Diagnostik bei mobilen und kognitiv gesunden älteren Menschen in der Regel problemlos, stellen Einschränkungen in den Bereichen Kognition und Funktionalität erhebliche Hürden dar. Gerade diese Patienten mit funktionellen Einbußen können häufig nicht nach den üblichen Kriterien abgeklärt werden. Hier ist ein individualisiertes Management erforderlich, welches bisher jedoch noch nicht klinisch validiert wurde.

In diesen Fällen ist ein pragmatisches und erfahrungsbasiertes Vorgehen mit Erhebung der Fremdanamnese, Krankenbeobachtung unter Verwendung von Fremdbeurteilungsskalen (Campbell et al., 2010), der Bestimmung der Atemfrequenz, der Auskultation der Lunge sowie einer Blutgasanalyse entscheidend. Die so erhaltenen Befunde rechtfertigen gegebenenfalls einen Behandlungsversuch mit klinischer Evaluation im Verlauf. Eine Lungenfunktionsprüfung zur Bestimmung des Schweregrades einer COPD ist bei sehr eingeschränkten Patienten oft nicht mehr möglich. Auch die klinische Schweregradeinteilung der COPD mit Berücksichtigung von Dyspnoe und jährlicher Exazerbationsraten gelingt bei Komorbiditäten wie einer Demenz oder einer Herzinsuffizienz nicht mehr. Umgekehrt kann eine Herzinsuffizienz nicht mehr verlässlich nach NYHA I-IV eingeteilt werden, wenn gleichzeitig eine COPD vorliegt.

12.1.2 Epidemiologie

Die Angaben zur Prävalenz der COPD schwanken, da sie von der untersuchten Bevölkerungsgruppe, dem Lebensalter der Patienten, dem Rauchverhalten und den verwendeten Diagnosekriterien abhängig sind. Für die über 65-Jährigen kann in den westlichen Industrieländern eine Prävalenz der COPD von etwa 20 % angenommen werden – mit den höchsten Werten bei Rauchern und Ex-Rauchern (Rabe & Watz, 2017; Kotaki et al., 2019). Etwa 20 % der COPD-Patienten haben allerdings nie geraucht (Rabe & Watz, 2017).

Die durchschnittliche altersadjustierte stationäre Einweisungsrate für Patienten mit COPD beträgt 200 pro 100.000 Einwohner pro Jahr, wobei Deutschland und Österreich zu den Ländern mit den höchsten Raten gehören (BÄK et al., 2021).

12.1.3 Diagnostik

Die Abklärung pulmonaler Erkrankungen umfasst neben der Anamnese und der körperlichen Untersuchung die Röntgendiagnostik der Thoraxorgane, eine Blutgasanalyse und die Durchführung einer Lungenfunktionsprüfung (Fabbri et al., 2004).

Die Verdachtsdiagnose COPD wird altersunabhängig aufgrund der typischen Anamnese mit Angaben zur Dauer und Häufigkeit der drei Leitsymptome Husten, Auswurf und Atemnot gestellt. Die Raucheranamnese ist unerlässlich. Immer muss auch nach der Häufigkeit jährlicher Exazerbationen gefragt werden. Die bei einer COPD immer zu erfragenden Parameter sind in dem untenstehenden Kasten aufgeführt.

In der neuen Klassifikation der COPD wird deren Ursache durch das Anhängen eines Buchstabens ergänzt. Die Buchstaben beschreiben genetische Ursachen (COPD-G), Entwicklungsstörungen der Lungen (COPD-D), aktives oder passives Zigarettenrauchen (COPD-C), Umweltnoxen (COPD-P), Infektionsfolgen (COPD-I), komorbides Asthma bronchiale (COPD-A) und unbekannte Ursachen (COPD-U).

Erweiternd zum Schweregrad der COPD nach GOLD erfolgt auf dem Boden der Dyspnoesymptomatik und der jährlichen Exazerbationsrate eine Unterscheidung der Gruppen A (keine Dyspnoe, keine Exazerbationen), B (Dyspnoe, keine Exazerbationen), C (keine Dyspnoe, Exazerbationen) und D (Dyspnoe und Exazerbationen). Die Gruppeneinteilung wurde vereinfacht. Die Gruppen C und D wurde zur neuen Gruppe E zusammengeführt. Dies zeigt die Bedeutung der Exazerbationen für die Einteilung der COPD. Die Definition einer Exazerbation erfordert eine Zunahme der klinischen Symptome wie Husten, Dyspnoe und/oder Auswurf über weniger als 14 Tage. Das Kriterium der Therapieintensivierung wurde verlassen.

Obligate Inhalte der Anamnese bei Verdacht auf eine COPD

- *Husten:* Häufigkeit, Intensität, circadiane Rhythmik, saisonale Unterschiede, gestörter Nachtschlaf, Assoziation mit Mahlzeiten
- *Auswurf:* Menge, Farbe, Veränderung von Menge und Farbe
- *Dyspnoe:* beim Bücken, beim Zimmergang, Flurgang, beim Gehen auf ebener Erde, beim bergauf Gehen
- *Raucheranamnese:* Packungen pro Jahr (Pack/Years)
- *Berufsanamnese:* berufliche Reizgas-Inhalation (Berufskrankheit [BK] Nr. 4302), Lackierer (BK-Nr. 1315) und Untertage-Bergbau (BK-Nr. 4111)
- *Exazerbation:* Häufigkeit pro Jahr

Bei Verdacht auf eine Berufserkrankung muss eine Berufskrankheitsanzeige erfolgen, wenn der Patient beruflich in der Bundesrepublik gearbeitet hat (BÄK et al., 2021).

Bei der körperlichen Untersuchung sind die Lungengrenzen oft tiefstehend und kaum atemverschieblich, das Atemgeräusch ist leise. Giemen weist auf eine Bronchialobstruktion hin. Giemen nur bei forcierter Exspiration demaskiert eine Bronchialobstruktion und eignet sich zur qualitativen Diagnostik insbesondere dann, wenn eine Lungenfunktionsprüfung nicht durchführbar ist. Charakteristisch ist die Verlängerung des Exspiriums und der Einsatz der Lippenbremse, was bei klinischer Erfahrung gut erkennbar ist. Die paradoxe Einziehung der unteren Thoraxapertur ist Zeichen einer schweren Lungenüberblähung und besonders gut bei kachektischen Patienten erkennbar.

Eine Röntgenaufnahme der Thoraxorgane ist differenzialdiagnostisch zum Ausschluss anderer Lungenerkrankungen wichtig. Die Lungenfunktionsprüfung nach vorheriger Inhalation eines Betamimetikums beweist die für die COPD typische Irreversibilität der Bronchialobstruktion (BÄK et al., 2021). Die Blutgasanalyse gibt Auskunft über die Oxygenierung und die Qualität der Ventilation.

Die ▸ Abb.12.1.1 zeigt den aktuellen Algorithmus zur Diagnose einer COPD.

Merke

Dyspnoe muss bei älteren Menschen immer als ein sehr ernstes Symptom wahrgenommen werden.

Lungenfunktionsprüfung

Die Basis jeder Lungenfunktionsprüfung bildet die Spirometrie, die bei korrekter Durchführung und Interpretation schon diagnosesichernd ist. Sie ist zum Nachweis einer Bronchialobstruktion bei der Diagnostik einer COPD unverzichtbar. Jedoch müssen Besonderheiten im Alter bei der Durchführung und Interpretation der Werte berücksichtigt werden.

Mit dem Alter sinken die Kraft der Atempumpe sowie die Elastizität von Thoraxwand und Lunge (Chan & Welsh, 1998). Zudem fällt die Einsekundenkapazität (Forced Expiratory Pressure in 1 Second, FEV_1) schneller ab als die Vitalkapazität (Forced Vital Capacity, FVC). Dies führt dazu, dass der als Tiffeneau-Index bekannte Quotient FEV_1/FVC mit dem Alter absinkt, ohne dass eine Bronchialobstruktion vorliegen muss. Daher würde ein Festhalten an einem fixen Grenzwert von 70 % für den Tiffeneau-Index bei älteren Personen in etwa 15 % der Fälle zu der falsch positiven Diagnose einer Bronchialobstruktion führen. Um diese Überdiagnostik zu vermeiden, wird nach der aktuellen Versorgungsleitlinie COPD dann eine Bronchialobstruktion diagnostiziert, wenn die altersadaptierte 5 %-Perzentile des Tiffeneau-Index (Lower Limit of Normal, LLN) unterschritten wird (BÄK et al., 2021).

Eine Spirometrie kann auch mit bettseitig anwendbaren Geräten gerade bei weniger mobilen Patienten erfolgreich durchgeführt werden (z. B. BreathEasy®).

Die Spirometrie ist ein künstliches Atemmanöver und damit abhängig von der Motivation und der Fähigkeit zur Mitarbeit. Die Fähigkeit zur Mitarbeit erfordert ein Grundverständnis für den Untersuchungsgang, eine ausreichende Koordination sowie eine Mindestmobilität. Voraussetzungen für eine valide Untersuchung sind daher genügend Kraft und die Fähigkeit, sitzen zu können. Diese Voraussetzungen sind bei hochbetagten und geriatrischen Patienten nicht immer in ausreichendem Maße vorhanden (Czajkowska-Malinowska et al., 2013).

Mittelschwere und schwere kognitive sowie funktionelle Einschränkungen machen eine verwertbare Spirometrie unmöglich (Bellia et al., 2000).

Ein Zahnersatz sollte bei der Untersuchung getragen werden. Mehrmalige Wiederholungen der Untersuchung sind obligat. Für eine valide Spirometrie werden mindestens drei (maximal acht Versuche gelten als zumutbar) qualitativ akzeptable Messungen gefordert. Eine Spirometrie wird dann akzeptiert, wenn der maximale exspiratorische Spitzenfluss innerhalb von 120 ms erreicht wird, die Exspirationszeit wenigstens sechs Sekunden andauert und die Exspiration erst beendet wird, wenn ein Plateau von mindestens einer Sekunde Dauer endexspiratorisch erreicht wurde (Hankinson et al., 1999).

Merke

Eine Lungenfunktionsprüfung ist bei vielen älteren Menschen und bei geriatrischen Patienten mit zufriedenstellender Qualität durchführbar. Einfach handhabbare und bettseitig einsetzbare Geräte haben die diagnostischen Möglichkeiten in der Alterspneumologie erheblich erweitert.

▸ Tab. 12.1.1 zeigt die differenzialdiagnostisch wichtigen Charakteristika von Asthma bronchiale, COPD und Lungenemphysem. Häufiger sind jedoch Mischbilder dieser drei Krankheitsbilder.

Das Ausmaß der Bronchialobstruktion, die klinische Symptomatik und die Häufigkeit jährlicher Exazerbationen bestimmen den Schweregrad der COPD und sind die Grundlage einer Differenzialtherapie.

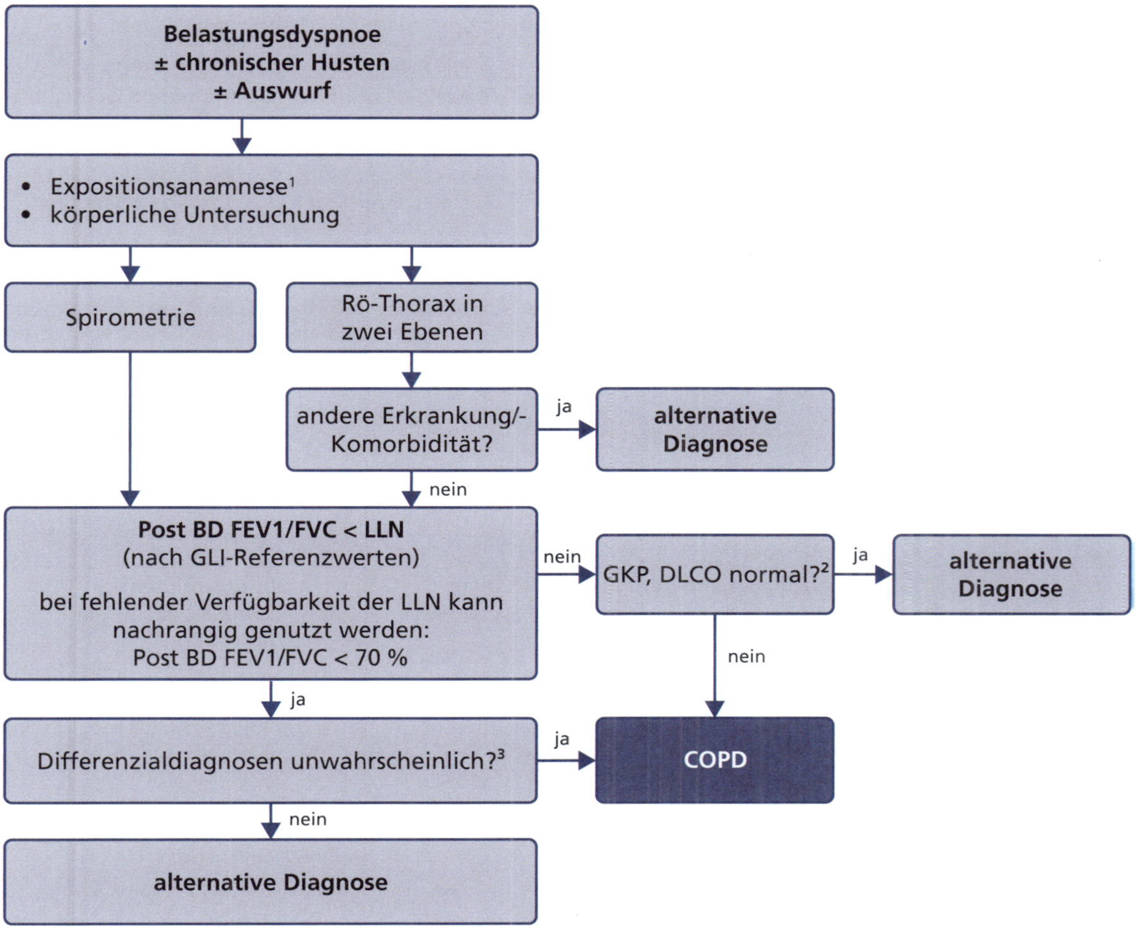

Abb. 12.1.1: Diagnostik-Algorithmus aus der Nationalen VersorgungsLeitlinie COPD. © BÄK, KBV und AWMF 2021 (BÄK et al., 2021). [1] z. B. Tabakanamnese, berufliche Anamnese. [2] Es ist unwahrscheinlich, aber grundsätzlich möglich, dass in Spirometrie und Ganzkörperplethysmografie unauffällige Befunde erhoben werden, sich in der DLCO-Messung aber ein deutlich verminderter Wert ergibt. Das kann einerseits durch ein Emphysem bedingt sein, andererseits z. B. auch durch interstitielle Lungenerkrankungen, eine kardiale Grunderkrankung oder eine pulmonale Hypertonie. Eine restriktive Lungenerkrankung ist bei normalem Tiffeneau-Index und erniedrigter TLC in der Ganzkörperplethysmografie bzw. auch erniedrigter DLCO differenzialdiagnostisch in Betracht zu ziehen. [3] Bei diagnostischen Diskrepanzen, Diskrepanzen zwischen Lungenfunktion und Beschwerden oder nach klinischem Eindruck inadäquatem Therapieansprechen eignet sich die hochauflösende/dünnschichtige Computertomografie für die weiterführende Diagnostik (siehe Empfehlung 2-6). DLCO = Diffusionskapazität für Kohlenmonoxid; FEV1/FVC = Einsekundenkapazität/forcierte Vitalkapazität (Tiffeneau-Index); GKP = Ganzkörperplethysmografie; GLI = Global Lung Initiative; LLN = Lower Limit of Normal; Post BD = post Bronchodilatator; TLC = totale Lungenkapazität.

Für die Gruppe der funktionell oder kognitiv eingeschränkten Menschen bieten sich neue Diagnoseverfahren an, die unabhängig von der Mitarbeit eine Diagnostik ermöglichen. Ein solches Verfahren ist die sogenannte elektronische Nase. Dabei wird durch eine Nasenmaske die exspirierte Atemluft aufgefangen. Sensoren analysieren die organischen Anteile des Atemgases und liefern so Hinweise auf das Vorliegen einer obstruktiven Ventilationsstörung. Die ersten Ergebnisse auch für ältere Menschen sind vielversprechend. Das reizvolle an dieser kostengünstigen Methode sind die Einfachheit und die gute Reproduzierbarkeit bei der Anwendung sowie die weitestgehende Unabhängigkeit von Patientenfaktoren (Incalzi et al., 2012). Aktuell erfolgt der Einsatz der elektronischen Nase in der Forschung.

Eine diagnostische Alternative könnte die oszillometrische Messung des Atemwegswiderstandes sein. Ihr Vorteil ist die geringe Invasivität und die Unabhängigkeit von der forcierten Exspiration (Saadeh et al., 2015). Der oszillometrisch gemessene Atemwegswiderstand (oszillometrisch gemessener Atemwegswiderstand, Raw_{oss}) korreliert hoch mit den Ergebnissen der Spirometrie. Der Raw_{oss} zeigt dabei bei gesunden älteren Probanden keinen Altersbezug (Liu et al., 2017).

Merke

Für die Schweregradeinteilung sind neben den GOLD-Kriterien der Spirometrie die Angabe von Beschwerden – in der Regel Luftnot – und die Anzahl der jährlichen

Tab. 12.1.1: Synopsis der klinischen Zeichen und Symptome von Asthma bronchiale, COPD und Lungenemphysem

Untersuchung	Asthma bronchiale	COPD	Emphysem	Anmerkung
Anamnese	Allergie, attackenweise Luftnot	Rauchen, Schadstoffe, Luftnot, Husten, Auswurf	Rauchen, Luftnot	Symptome werden oft nicht berichtet
Körperliche Untersuchung	Intermittierend unauffällig	Atemgeräusch abgeschwächt, Giemen	leises Atemgeräusch, hypersonorer Klopfschall, tiefstehendes, kaum atemverschiebliches Zwerchfell	Forcierte Exspiration kann Spastik demaskieren
Blutgasanalyse	unauffällig	evtl. Hypoxämie und/oder Hyperkapnie	Hypoxämie in fortgeschrittenen Stadien	Einfache Untersuchung, Mitarbeit nicht erforderlich
Spirometrie	Obstruktion im Anfall, unauffälliger Befund im Intervall	Irreversible Obstruktion	Überblähung, instabiles Bronchialsystem	Basisuntersuchung, Mitarbeit erforderlich, nicht mehr bei jedem Patienten durchführbar

Tab. 12.1.2: Synopsis wichtiger Differenzialdiagnosen zur COPD

Erkrankung	Diagnostik	Anmerkungen
ACE-Hemmer	Anamnese und Bezug zur Medikation	können Husten auslösen
Allergische bronchopulmonale Aspergillose	Husten und Auswurf, Eosinophilie, Antikörper gegen Aspergillen	wichtige Differenzialdiagnose
Aspiration	Anamnese, Schlucktest, FEES	wichtige Differenzialdiagnose, kann chemisch eine COPD triggern
Asthma bronchiale	Anamnese, kein Auswurf, intermittierend normale Lungenfunktion, Allergie, Eosinophilie, im Gegensatz zur COPD Ansprechen auf eine Bronchospamolyse	Neuerkrankung im Alter möglich, Inzidenz bei 70+ 0,5 %
Bronchialkarzinom	Raucheranamnese, Röntgen-Thorax, Thorax-CT	kann klinisch wie eine COPD imponieren, häufige Komorbidität
Bronchiektasen	Masern in der Kindheit, Husten und Auswurf, keine Bronchialobstruktion	Thorax-CT für die Diagnostik entscheidend
COPD	Husten, Auswurf, Atemnot, nicht reversible Obstruktion in der Spirometrie	fehlende Reversibilität der Bronchialobstruktion ist typisch für COPD und differenzialdiagnostisch verwertbar
Exogen allergische Alveolitis	Anamnese, Ziervögel in der Wohnung, Antikörpernachweis im Serum	wichtige Differenzialdiagnose
Stauungsherzinsuffizienz	Auskultation, EKG, Röntgen-Thorax, NT-pBNP, Troponin	wichtige Differenzialdiagnose, hohe Koinzidenz

Exazerbationen entscheidend. Hiernach muss immer gefragt werden.

Zu den Differenzialdiagnosen der COPD gehören die Stauungsherzinsuffizienz, das Asthma bronchiale, Bronchiektasen, Aspirationen, Husten unter einer Behandlung mit ACE-Hemmern, allergische bronchopulmonale Aspergillose und exogen allergische Bronchiolitis.

▸ Tab. 12.1.2 zeigt synoptisch wichtige Differenzialdiagnosen und deren Diagnosekriterien, ohne dass diese hier umfassender diskutiert werden können.

12.1.4 Behandlungskonzepte

Die Behandlung der COPD richtet sich altersunabhängig nach der führenden Symptomatik (Dyspnoe) und der Häufigkeit jährlicher Exazerbationen (Esteban et al., 2009; Nici et al., 2020).

An erster Stelle steht die Schadstoffkarenz, hauptsächlich Nikotin, wodurch auch im Alter die Prognose verbessert wird. Patienten sollten regelmäßig gegen Grippe und Pneumokokken geimpft werden. Ergänzt wird die Therapie durch Ernährungs- und Physiotherapie zur Verhinderung einer Dekonditionierung, das Erlernen von Atemtechniken wie der Lippenbremse und des Kutschersitzes sowie die Vibrationstherapie durch VRP_1, Acapella oder Cornet im Rahmen der Physio- und Ergotherapie, die Anwendung einer Langzeitsauerstofftherapie (LOT, über wenigstens 16 Stunden täglich) und im Einzelfall die nicht invasive Beatmung (BÄK et al., 2021).

Merke

Eine Sauerstofflangzeittherapie sollte kontinuierlich, aber mindestens 16 Stunden pro Tag/Nacht erfolgen. Kürzere Zeiträume haben keinen prognostischen Effekt. Eine Sauerstoffgabe bessert nicht die Dyspnoe.

Die inhalative Applikation von Medikamenten ist die Methode der Wahl, da so im Vergleich zu einer oralen Applikation geringere Dosen ausreichen und der Wirkort direkt erreicht wird (Vincken et al., 2010). Die korrekte Anwendung der verschiedenen Applikationssysteme ist wichtiger als die Art der applizierten Wirkstoffe, denn die Wirksamkeit der Präparate ist abhängig von einer ausreichenden Wirkstoffdeposition in den Atemwegen. Die Bioverfügbarkeit hängt entscheidend von der richtigen Anwendung des Inhalators ab.

Visusminderung, kognitive Probleme und reduzierte Feinmotorik sind Faktoren, die bei der Verordnung unbedingt berücksichtigt werden müssen. Leider gibt es nicht das ideale altersgerechte Inhalationssystem. Die Verordnung erfolgt individualisiert unter Berücksichtigung der individuellen Fähigkeiten (Jarvis et al., 2007). Je mehr Einschränkungen vorliegen, umso höher sind die Anforderungen an den Verordner. Aber für jedes Ausmaß an Einschränkungen sind geeignete Systeme verfügbar (Usmani, 2019).

Für die richtige Auswahl sind die Ergebnisse des Assessments und gute Kenntnisse der einzelnen Inhalationssysteme entscheidend.

Eine nicht optimale Inhalationstechnik führt zu einer schlechteren Kontrolle der Krankheit und zu einem früheren Therapieabbruch durch die Patienten. Je nach verwendetem Device können im Einzelfall bis zu 14 Einzelschritte erforderlich sein. Etwa 60–80 % der älteren Menschen wenden ihre Inhalativa nicht korrekt an (Barbara et al., 2017). Die Handhabung korreliert mit der Exazerbationsrate (Maricoto et al., 2019) und es zeigt sich, wie wichtig die Auswahl eines geeigneten Devices und eine intensive Schulung sind.

Merke

Grundsätzlich muss eine Ärztin/ein Arzt das verordnete Device kennen und sich die korrekte Handhabung des Devices immer vom Patienten vorführen lassen. Nur so kann eine Fehlversorgung verhindert werden.

Bei den verfügbaren Devices können Inhalatoren mit Aerosolproduktion (Metered Dose Inhalers, MDIs) von Pulverinhalatoren (Dry Powder Inhalers, DPIs) unterschieden werden.

Aerosolinhalatoren erfordern ein langsames und tiefes Einatmen des Aerosols mit Luftanhalten am Ende der Inspiration und anschließendem langsamen Ausatmen über die Nase. Bei Pulverinhalatoren muss die Einatmung schnell und kräftig sein, damit der Wirkstoff so zerstäubt wird, dass eine Lungendeposition möglich wird. Beide Behandlungsprinzipien sollten nicht gleichzeitig verordnet werden, um die Patienten nicht zu verunsichern.

Weiterhin stehen Vernebler zur Verfügung, für die allerdings nur nicht retardierte Präparate verfügbar sind, die hinsichtlich der Effektivität den retardierten Präparaten unterlegen sind. Dies bedeutet, dass aufgrund der kurzen Halbwertszeit nicht retardierter Präparate täglich wenigstens viermal inhaliert werden muss. Die Anwendungszeit liegt dabei bei einem Ultraschallvernebler bei etwa 15 Minuten. Dies hat Auswirkungen auf die Compliance. Geeigneter sind sog. Mesh-Vernebler, die ein qualitativ hochwertiges Aerosol mit ca. 50%iger Lungendeposition erzeugen und deren Applikationsdauer etwa drei Minuten beträgt. Zudem sind diese Geräte klein und akkubetrieben, so dass sie problemlos transportiert werden können. Die Handhabbarkeit eines Inhaliersystems ist ein wichtiger Faktor für die Akzeptanz und nachhaltige Nutzung durch den Patienten (Ruessel et al., 2020).

Typische Probleme älterer Patienten bei der Inhalation und geeignete Assessments zeigt ▸ Tab. 12.1.3.

▸ Tab. 12.1.4 stellt die aktuellen Grundprinzipien der Devices mit der Aufzählung der jeweiligen Vor- und Nachteile zusammen.

Die synoptische Beurteilung der individuellen Situation eines Patienten mit Berücksichtigung der Ergebnisse des geriatrischen Assessments und die Kenntnis der Spezifika der einzelnen Devices ermöglichen eine gezielte Verordnung.

12.1.5 Pharmakologische Behandlung

Bronchodilatatoren und anti-entzündliche Medikamente sind die Grundlage der medikamentösen Behandlung einer COPD. Hierzu gehören kurz- (Short-acting Beta Agonists, SABA) und langwirkende (Long-acting Beta Agonists, LABA) Betamimetika, kurz- (Short-acting Muscarinic Antagonists, SAMA) und langwirkende Anticholinergika (Long-acting Muscarinic Antagonists, LAMA) sowie inhalative Kortikosteroide (inhalative Corticosteroide, ICS).

Die Nationale VersorgungsLeitlinie COPD zeigt einen altersunabhängigen Therapiealgorithmus (BÄK et al., 2021). Das Grundprinzip für die Auswahl der geeigneten Substanzen ist die in der Anamnese eruierte führende Symptomatik, nämlich Dyspnoe oder Exazerbationsrate. Therapeutisch werden je nach Klassifikation Antiobstruktiva wie LABAs und LAMAs einzeln oder in Kombination verordnet. Bei Exazerbationen und/oder einer Eosinophilie von > 300 /ml werden ICS zusätzlich verordnet. Die alleinige Kombination aus LABAs und ICS ohne LAMA wird nicht mehr empfohlen (Agusti et al. 2023).

▸ Abb. 12.1.2 zeigt synoptisch den aktuell gültigen Algorithmus zur Behandlung einer COPD (BÄK et al., 2021). Dieser Algorithmus unterscheidet zwei Behandlungspfade, wobei die führende klinische Symptomatik mit Dyspnoe oder rezidivierenden Exazerbationen entscheidend ist.

Pharmakotherapie der COPD

Betamimetika

Betamimetika sind die Erstlinienpräparate bei COPD. Sie erweitern die Bronchien und reduzieren die Dyspnoe. Kurz- (SABAs) und langwirkende (LABAs) Betamimetika sind verfügbar. Die Wirkung setzt – mit Ausnahme von Salmeterol – schnell ein, so dass sie sich auch als Rescue-Medikamente eignen. Betamimetika werden in der Regel gut vertragen, können aber Tremor auslösen und den Kaliumspiegel senken.

Muskarinrezeptorantagonisten

Kurz und langwirkende Anticholinergika führen zu einer Erweiterung der Bronchien und verbessern Symptome der COPD, Lebensqualität und Exazerbationsrate (Vincken et

Tab. 12.1.3: Probleme bei der Handhabung von Devices und Assessments, die auf diese Probleme hinweisen

Problem	Assessment (Beispiele)
geringer Inhalationsfluss	Greifkraft, Check-In
ungenügende Koordination	Pegboard, Geldzähltest, Uhrzeichentest
keine Exhalation vor Inspiration	Beobachtung, Kognition
Gebrechlichkeit	Clinical Frailty Scale
neurokognitive Störungen, Demenz	MMSE, Uhrzeichentest
fehlende Schulbarkeit	MMSE, Uhrzeichentest

MMSE = Mini Mental State Examination

Tab. 12.1.4: Devices und deren Vor- und Nachteile

Device	Vorteil	Nachteil
Dosieraerosole (MDI)	kostengünstig, konstante Wirkstoffmenge pro Sprühstoß, niedrige Inspirationsflussrate reicht aus	gute Koordination erforderlich, große Hohlraumsysteme verbessern die Deposition, werden aber oft nicht eingesetzt, sollten nur mit Inhalierhilfe („Spacer") verordnet werden
Trockenpulverinhalatoren (DPI)	weniger von guter Koordination abhängig, werden eher akzeptiert,	kräftige Inhalation erforderlich, da hohe Inspirationsflussrate zur Deagglomerulation des Pulvers erforderlich ist, weniger geeignet bei Frailty und Sarkopenie, Einzelkapselsysteme erfordern gute Koordination der Finger
Ultraschall-vernebler	einfach in der Applikation, Anwendung bei Ruheatmung, Mischbarkeit der Einzelsubstanzen	Nur etwa 10 % lungengängiges Aerosol, keine retardierten hochpotenten Präparate verfügbar, Dauer pro Sitzung ca. 15 Minuten, 4× tgl. Anwendung erforderlich, relativ großes Gerät
Mesh-Vernebler	Einfach in der Anwendung, leichtes kleines Gerät, akkubetrieben, Dauer der Applikation ca. 3 Minuten, 50 % lungengängiges Aerosol	Keine retardierten, hochpotenten Medikamente verfügbar, Anwendung 4× tgl., Vorbereitung erfordert Koordination, kann aber von Pflegeperson übernommen werden
Respimat	keine Koordination erforderlich, hochwertige, lange verfügbare Aerosolwolke wird generiert	Handhabung muss geübt werden, kann schwierig sein bei Arthritis, aber Vorbereitung durch Pflegeperson möglich

al., 2002). Zu den kurz wirkenden Muskarinrezeptorantagonisten (SAMAs) gehört Ipratropiumbromid, zu den langwirkenden (LAMAs) mit einer Wirkdauer von 12–24 Stunden Tiotopium, Aclidinium, Umeclidineum und Glycopyrronium. Eine einmalig tägliche Applikation reicht in der Regel aus.

LAMAs und LABAs werden auch in Kombination verordnet und wirken additiv bei guter Verträglichkeit (Vincken et al., 2014). Bei Personen mit kardiovaskulärer Erkrankung sollten LAMAs bevorzugt werden. Zu den Nebenwirkungen der LAMAs zählen Kopfschmerzen, Mundtrockenheit und Schlafstörungen.

Kortikosteroide

Hauptindikation der inhalativen Kortikosteroide (ICS) ist die Reduktion der jährlichen Exazerbationsrate. Daher ist die Anamnese für die Differenzialtherapie entscheidend, denn ICS werden zu häufig verordnet und sind zudem mit einem erhöhten Pneumonierisiko assoziiert (Cataldo et al., 2018). Systemische Effekte der ICS sind kaum zu erwarten. Nach der Anwendung sollte der Mund jedoch gespült werden, um einen Soor der Schleimhaut zu verhindern.

Orale Kortikoide sind kurzzeitig während akuter Exazerbationen wirksam und sinnvoll. Eine Langzeittherapie sollte möglichst vermieden, da diese keinen Benefit mehr haben und mit systemischen Nebenwirkungen wie Osteoporose und Blutzuckerentgleisungen assoziiert sind.

Theophyllin

Theophyllin spielt angesichts besserer Alternativen, seiner Nebenwirkungen und seines engen therapeutischen Spektrums keine klinische Rolle mehr.

Roflumilast

Roflumilast ist ein Phosphodiesterasehemmer mit eher geringer bronchodilatatorischer Wirksamkeit. Der Wirkstoff ist für Erwachsene mit schwerer COPD zugelassen, wenn trotz der Behandlung mit einem Betamimetikum die Einsekundenkapazität (FEV_1) weniger als 50 % beträgt sowie häufige Exazerbationen auftreten. Aufgrund der häufigen Nebenwirkungen in Form von Appetitverlust, Übelkeit, Gewichtsabnahme und Schlaflosigkeit muss der Einsatz von Roflumilast bei geriatrischen Patienten kritisch evaluiert werden.

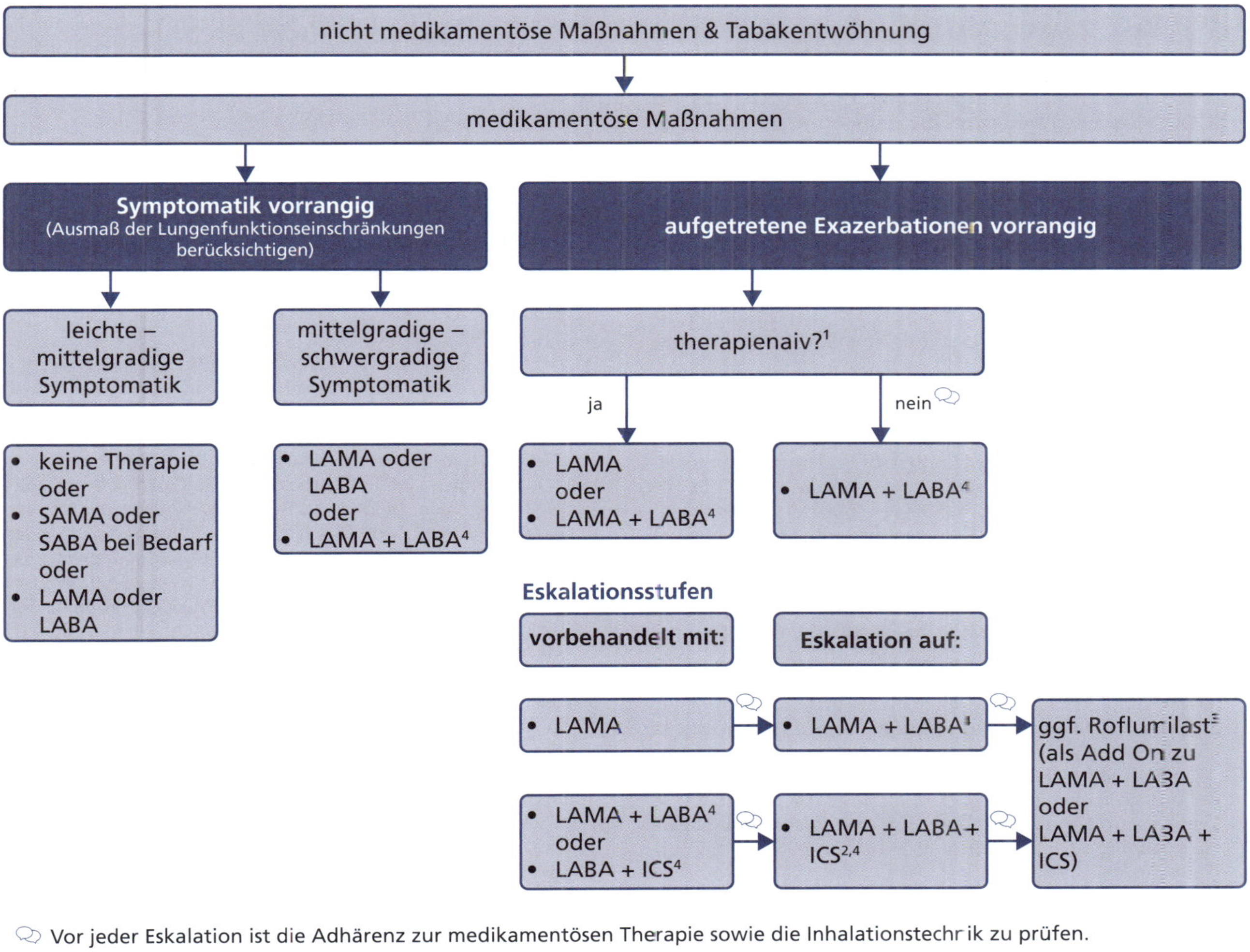

Abb. 12.1.2: Medikamentöse Langzeitbehandlung aus der Nationalen VersorgungsLeitlinie COPD. © BÄK, KBV und AWMF 2021 (BÄK et al., 2021). [1] Bei bereits mit der Kombination LABA/ICS vorbehandelten Patient*innen ist die Überprüfung der Indikation für eine ICS-Gabe zu prüfen. [2] Die Kombination LAMA/LABA/ICS kann bei höheren Eosinophilenwerten zum Einsatz kommen. Vor Eskalation ist generell die Indikation für ein ICS zu prüfen. [3] Die Gabe von Roflumilast ist bei Patient*innen mit COPD möglich, die trotz Therapie wiederholt exazerbieren, dem „chronische Bronchitis"-Phänotyp zuzuordnen sind und eine FEV1 < 50 % haben. Roflumilast kann hierbei als Add On sowohl zusätzlich zu der Kombination LABA/LAMA als auch zu LAMA/LABA/ICS gegeben werden. [4] Wenn Patient*innen mit COPD über einen längeren Zeitraum beschwerdearm oder beschwerdefrei sind; sie von einer Eskalation nicht profitieren oder unerwünschte Nebenwirkungen auftreten, ist die Möglichkeit der Deeskalation medikamentöser Therapiemaßnahmen unter engmaschiger Kontrolle zu prüfen. ICS = Inhalatives Corticosteroid; LABA = Langwirkende Beta-2-Sympathomimetika (long-actingbeta2-agonist); LAMA = Langwirkende Anticholinergika (long-acting muscarinic antagonist); SABA = kurzwirkende Beta-2-Sympathomimetika; SAMA = kurzwirkende Anticholinergika.

Zusammenfassung

- Die klinischen Symptome Husten, Auswurf und Dyspnoe sind charakteristisch für eine COPD.
- Die Behandlung einer COPD sollte immer mit inhalierbaren Medikamenten erfolgen.
- Die Auswahl des besten Devices macht ein geriatrisches Assessment erforderlich.
- Die Handhabung eines Devices muss immer überprüft werden.
- Liegen Symptome wie Husten, Auswurf oder Dyspnoe vor, sollte immer eine Spirometrie angestrebt werden.
- Kognitive und funktionelle Einschränkungen erschweren die Durchführbarkeit einer Spirometrie, dennoch gelingen mit bettseitig einsetzbaren Geräten häufig akzeptable Messergebnisse.
- Bei Menschen mit dauerhafter Schwerpflegebedürftigkeit oder weit fortgeschrittener Demenz ist eine spirometrische Untersuchung nicht mehr valide durchführbar. Für diese besondere Patientengruppe erfolgen Diagnostik und Behandlung individualisiert.

Literatur

Agustí, A., Celli, B. R., Criner, G. J., et al. (2023). Global Initiative for Chronic Obstructive Lung Disease 2023 Report: GOLD Executive Summary. The European respiratory journal, 61(4), 2300239. https://doi.org/10.1183/13993003.00239-2023

Barbara, S., Kritikos, V., & Bosnic-Anticevich, S. (2017). Inhaler technique: does age matter? A systematic review. *European respiratory review: an official journal of the European Respiratory Society, 26*(146), 170055. https://doi.org/10.1183/16000617.0055-2017

Bednarek, M., Maciejewski, J., Wozniak, M., et al. (2008). Prevalence, severity and underdiagnosis of COPD in the primary care setting. *Thorax, 63*(5), 402–407. https://doi.org/10.1136/thx.2007.085456

Bellia, V., Pistelli, R., Catalano, F., et al. (2000). Quality control of spirometry in the elderly. The SA.R.A. study. SAlute Respiration nell'Anziano = Respiratory Health in the Elderly. *American journal of respiratory and critical care medicine, 161*(4 Pt 1), 1094–1100. https://doi.org/10.1164/ajrccm.161.4.9810093

Bundesärztekammer (BÄK), Kassenärztliche Bundesvereinigung (KBV), Arbeitsgemeinschaft der Wissenschaftlichen Medizinischen Fachgesellschaften (AWMF). (2021). Nationale VersorgungsLeitlinie COPD – Teilpublikation der Langfassung, 2. Auflage. Version 1. 2021 [cited: 6.4.2023]. DOI: 10.6101/AZQ/000477. www.leitlinien.de/copd.

Campbell, M. L., Templin, T., & Walch, J. (2010). A Respiratory Distress Observation Scale for patients unable to self-report dyspnea. *Journal of palliative medicine, 13*(3), 285–290. https://doi.org/10.1089/jpm.2009.0229

Cataldo, D., Derom, E., Liistro, G., et al. (2018). Overuse of inhaled corticosteroids in COPD: five questions for withdrawal in daily practice. *International journal of chronic obstructive pulmonary disease, 13*, 2089–2099. https://doi.org/10.2147/COPD.S164259

Chan, E. D., & Welsh, C. H. (1998). Geriatric respiratory medicine. *Chest, 114*(6), 1704–1733. https://doi.org/10.1378/chest.114.6.1704

Czajkowska-Malinowska, M., Tomalak, W., & Radliński, J. (2013). Quality of spirometry in the elderly. *Pneumonologia i alergologia polska, 81*(6), 511–517.

Esteban, C., Quintana, J. M., Egurrola, M., et al. (2009). Classifying the severity of COPD: are the new severity scales better than the old?. *The international journal of tuberculosis and lung disease: the official journal of the International Union against Tuberculosis and Lung Disease, 13*(6), 783–790.

Fabbri, L., Pauwels, R. A., Hurd, S. S., et al. (2004). Global Strategy for the Diagnosis, Management, and Prevention of Chronic Obstructive Pulmonary Disease: GOLD Executive Summary updated 2003. *COPD, 1*(1), 105–104. https://doi.org/10.1081/COPD-120030163

Hankinson, J. L., Odencrantz, J. R., & Fedan, K. B. (1999). Spirometric reference values from a sample of the general U.S. population. *American journal of respiratory and critical care medicine, 159*(1), 179–187. https://doi.org/10.1164/ajrccm.159.1.9712108

Incalzi, R. A., Pennazza, G., Scarlata, S., et al. (2012). Reproducibility and respiratory function correlates of exhaled breath fingerprint in chronic obstructive pulmonary disease. *PloS one*, 7(10), e45396. https://doi.org/10.1371/journal.pone.0045396

Jarvis, S., Ind, P. W., & Shiner, R. J. (2007). Inhaled therapy in elderly COPD patients; time for re-evaluation?. *Age and ageing, 36*(2), 213–218. https://doi.org/10.1093/ageing/afl174

Kotaki, K., Ikeda, H., Fukuda, T., et al. (2019). Trends in the prevalence of COPD in elderly individuals in an air-polluted city in Japan: a cross-sectional study. *International journal of chronic obstructive pulmonary disease, 14*, 791–798. https://doi.org/10.2147/COPD.S189372

Liu, Z., Lin, L., & Liu, X. (2017). Clinical application value of impulse oscillometry in geriatric patients with COPD. *International journal of chronic obstructive pulmonary disease, 12*, 897–905. https://doi.org/10.2147/COPD.S129974

Luckett, T., San Martin, A., Currow, D. C., et al. (2020). A systematic review and meta-analysis of studies comparing burden from lung cancer and chronic obstructive pulmonary disease. *Palliative medicine, 34*(10), 1291–1304. https://doi.org/10.1177/0269216320940153

Maricoto, T., Monteiro, L., Gama, et al. (2019). Inhaler Technique Education and Exacerbation Risk in Older Adults with Asthma or Chronic Obstructive Pulmonary Disease: A Meta-Analysis. *Journal of the American Geriatrics Society, 67*(1), 57–66. https://doi.org/10.1111/jgs.15602

Nici, L., Mammen, M. J., Charbek, E., et al. (2020). Pharmacologic Management of Chronic Obstructive Pulmonary Disease. An Official American Thoracic Society Clinical Practice Guideline. *American journal of respiratory and critical care medicine, 201*(9), e56–e69. https://doi.org/10.1164/rccm.202003-0625ST

Ollenschläger, G.; Kopp, I.; Lelgemann, M. Die Nationale VersorgungsLeitlinie COPD. Ein zusammenfassender Bericht. *Medizinische Klinik* 102 (1), 50–55. DOI: 10.1007/s00063-007-1008-5.

Prince, M. J., Wu, F., Guo, Y., et al. (2015). The burden of disease in older people and implications for health policy and practice. *Lancet (London, England), 385*(9967), 549–562. https://doi.org/10.1016/S0140-6736(14)61347-7

Rabe, K. F., & Watz, H. (2017). Chronic obstructive pulmonary disease. *Lancet (London, England), 389*(10082), 1931–1940. https://doi.org/10.1016/S0140-6736(17)31222-9

Ruessel, K., Luecke, E., & Schreiber, J. (2020). Inhaler Devices in a Geriatric Patient Population: A Prospective Cross-Sectional Study on Patient Preferences. *Patient preference and adherence, 14*, 1811–1822. https://doi.org/10.2147/PPA.S262057

Saadeh, C., Saadeh, C., Cross, B., et al. (2015). Advantage of impulse oscillometry over spirometry to diagnose chronic obstructive pulmonary disease and monitor pulmonary responses to bronchodilators: An observational study. *SAGE open medicine, 3*, 2050312115578957. https://doi.org/10.1177/2050312115578957

Usmani O. S. (2019). Choosing the right inhaler for your asthma or COPD patient. *Therapeutics and clinical risk management, 15*, 461–472. https://doi.org/10.2147/TCRM.S160365

Vincken, W., van Noord, J. A., Greefhorst, A. P., et al. (2002). Improved health outcomes in patients with COPD during 1 yr's treatment with tiotropium. *The European respiratory journal, 19*(2), 209–216. https://doi.org/10.1183/09031936.2.00238702

Vincken, W., Aumann, J., Chen, H., et al. (2014). Efficacy and safety of coadministration of once-daily indacaterol and glycopyrronium versus indacaterol alone in COPD patients: the GLOW6 study. *International journal of chronic obstructive pulmonary disease, 9*, 215–228. https://doi.org/10.2147/COPD.S51592

Vincken, W., Dekhuijzen, P. R., Barnes, P., et al. (2010). The ADMIT series – Issues in inhalation therapy. 4) How to choose inhaler devices for the treatment of COPD. *Primary care respiratory journal: journal of the General Practice Airways Group, 19*(1), 10–20. https://doi.org/10.4104/pcrj.2009.00062

12.2 Nierenkrankheiten und Dialyse

Ute Hoffmann

12.2.1 Einführung

Physiologische alterungsbedingte Veränderungen der Niere

Zur Abgrenzung von Nierenkrankheiten im Alter ist die Kenntnis der physiologischen alterungsbedingten Veränderungen der Niere von großer Bedeutung.

In den Nieren finden sich im Alter folgende histologische Veränderungen:

- im Bereich der Glomeruli eine Abnahme der Anzahl sowie eine zunehmende Sklerosierung
- im Bereich des Tubulointerstitiums eine Abnahme des Tubulusgewebes im Sinne einer Tubulusatrophie sowie eine progrediente interstitielle Fibrose
- im Bereich der Gefäße eine signifikante Arterio-Arteriolosklerose

Makroskopisch nehmen im Alter die Nierengröße und das Volumen der Nierenrinde ab und das Volumen des Rindenmarks zu. Auch kommt es zu einem gehäuften Auftreten von Nierenzysten und von Nierenarterienstenosen durch Atherosklerose oder fibromuskuläre Dysplasie.

Funktionell betrachtet findet sich neben einer verminderten Nierenperfusion eine Abnahme der glomerulären Filtrationsrate sowie eine eingeschränkte Konzentrationsfähigkeit der Nieren.

Die verminderte Regenerationskapazität der alternden Nieren bei akuter oder chronischer Nierenschädigung führt dazu, dass chronische Nierenkrankheiten mit zunehmendem Alter häufiger auftreten (Wu et al., 2020).

Einteilung und Nomenklatur

> **Merke**
>
> In den letzten Jahren wurden die Definitionen und Begriffe der internationalen KDIGO-Leitlinien in die deutschsprachige Nomenklatur integriert.

Generell werden akute Nierenschädigungen (acute kidney injury, AKI) von chronischen Nierenkrankheiten (chronic kidney diseases, CKD) unterschieden.

Bei der akuten Nierenschädigung kommt es zu einem raschen Abfall der glomerulären Filtrationsrate und/oder einer verminderten Urinausscheidung. Die akute Nierenschädigung wird in drei Grade unterteilt (KDIGO Clinical Practice Guideline for Acute Kidney Injury, 2012).

Eine chronische Nierenkrankheit besteht, wenn ein struktureller Nierenschaden und/oder eine glomeruläre Filtrationsrate (GFR) unter 60 ml/min/1,73 m^2 über einen Zeitraum von mindestens drei Monaten dokumentiert ist oder aufgrund der Gesamtkonstellation vermutet werden kann. Die Einteilung erfolgt in fünf Stadien (KDIGO 2012 Clinical Practice Guideline for the Evaluation and Management of Chronic Kidney Disease, 2012).

Geriatrische Syndrome bei älteren CKD-Patienten

Im Vergleich zur gleichaltrigen nierengesunden Population weisen ältere CKD-Patienten eine deutlich höhere Prävalenz von geriatrischen Syndromen auf. Deren Häufigkeit nimmt mit abnehmender Nierenfunktion zu. Sie treten dabei bei Dialysepatienten am häufigsten auf. So finden sich bei über 70 % der älteren Dialysepatienten im Alter über 65 Jahre Merkmale einer Frailty und/oder Sarkopenie, die mit einem erhöhten Risiko für Stürze, einer Abnahme der Lebensqualität sowie gehäuften Krankenhausaufenthalten und einer erhöhten Mortalität einhergehen. Bei Dialysepatienten ergaben sich Prävalenzzahlen von bis zu 87 % für das Vorliegen kognitiver Defizite und von bis zu 46 % für das Vorliegen einer Depression. Bei 76 % der älteren Patienten mit chronischen Nierenkrankheiten finden sich unkontrollierte Schmerzsyndrome und bei 64 % eine Fatigue (Hoffmann, 2016; Chatzipetrou et al., 2022).

12.2.2 Häufige Nierenkrankheiten im Alter

Akute Nierenschädigung (AKI)

Ältere Menschen haben ein deutlich höheres Risiko für die Entwicklung einer AKI als jüngere. Bei den $>$ 80-Jährigen ist dies im Vergleich zu $<$ 50-Jährigen ca. 45-fach erhöht. Zudem spielt die Frailty eine wichtige Rolle als unabhängiger Risikofaktor für die Entwicklung einer AKI und sollte daher bei diagnostisch-therapeutischen Überlegungen mitberücksichtigt werden. Die Mortalität bei älteren Patienten mit AKI im Krankenhaus liegt zwischen 31 und 80 % (Rosner et al., 2018; Vanmassenhove et al., 2020).

Am häufigsten tritt bei älteren Patienten die *prärenale akute Nierenschädigung* auf. Diese wird insbesondere bei multimorbiden und pflegebedürftigen Menschen durch eine eingeschränkte Flüssigkeits- und Nahrungsaufnahme mit Exsikkose verursacht.

Als *intrarenale akute Nierenschädigung* findet sich bei älteren Patienten meistens die akute Tubulusnekrose, die durch länger anhaltende Ischämien im Rahmen von Operationen oder einem Schockgeschehen sowie durch nephrotoxische Faktoren bedingt ist. Zu letzteren gehören eine Reihe von Medikamenten (▸ Tab. 12.2.1), die häufig auch zu einer akuten interstitiellen Nephritis führen können (Kwiatkowska et al., 2021).

Zu den häufigen *Systemerkrankungen mit Nierenbeteiligung* im Alter gehören:

- Anti-Neutrophile cytoplasmatische Antikörper (ANCA)-Vaskulitiden mit nephritischem Syndrom und rapid-progressiver Glomerulonephritis (Geetha & Jefferson, 2020)

Tab. 12.2.1: Auswahl von Medikamenten, die bei älteren Menschen oft verabreicht werden und nephrotoxisch sein können

Risiko für akute Tubulusnekrose	Risiko für akute interstitielle Nephritis
• Aminoglykoside • Jodhaltiges Kontrastmittel • Vancomycin • Zytostatika	• Aciclovir • Allopurinol • Antibiotika: – Penicilline – Cephalosporine – Vancomycin – Rifampicin • Betalaktam-Antibiotika • Nichtsteroidale Antiphlogistika • Omeprazol, Pantoprazol

  - Granulomatose mit Polyangiitis
  - mikroskopische Polyangiitis
- Amyloidosen mit nephrotischem Syndrom (Leung et al., 2021):
  - AL-Amyloidose bei z. B. monoklonaler Gammopathie mit renaler Signifikanz (MGRS), Multiplem Myelom oder systemischem Lymphom
  - AA-Amyloidose bei inflammatorischer Grunderkrankung (z. B. Rheumatoide Arthritis, auto-inflammatorische Syndrome)

Da diese Erkrankungen rasch progredient sein können, ist eine sorgfältige Diagnostik wichtig.

An eine *akute postrenale Nierenschädigung*, die insgesamt deutlich seltener auftritt als die prärenale und intrarenale AKI, muss vor allem bei älteren Männern mit Prostatavergrößerungen gedacht werden.

Chronische Nierenkrankheit (CKD)

Ein Diabetes mellitus und/oder eine arterielle Hypertonie – häufig in Kombination mit Adipositas – stellen bei den älteren CKD-Patienten fast drei Viertel der zur chronischen Nierenkrankheit führenden Ursachen mit ihren begleitenden mikro- und makroangiopathischen Komplikationen und Komorbiditäten dar.

Aufgrund des demografischen Wandels sind in Europa in den letzten Jahren die Dialysepatientenzahlen kontinuierlich, aber anders als erwartet nur leicht angestiegen. Allerdings kam es zu einer überproportionalen Zunahme des Anteils an älteren und multimorbiden Patienten, bei denen erstmals ein Nierenersatzverfahren eingeleitet wurde (▸ untenstehender Kasten).

Prozentuale Altersverteilung deutscher Dialysepatienten bei Beginn einer Dialysetherapie 2020 (KfH-Jahresbericht, 2020)

- ≤ 60 Jahre: 28 %
- > 60 Jahre: 72 %
  - 61–65 Jahre: 9,4 %
  - 66–70 Jahre: 12,4 %
  - 71–75 Jahre: 13,4 %
  - 76–80 Jahre: 14,5 %
  - 81–85 Jahre: 15,3 %
  - 86–90 Jahre: 5,6 %
  - > 90 Jahre: 1,2 %

12.2.3 Diagnosestellung

Klinische Untersuchung

Zur Festlegung der meist reduzierten Trinkmenge bei älteren Patienten mit CKD sowie zur Dosisanpassung von Diuretika oder der Ultrafiltration ist die Beurteilung des Volumenhaushaltes eine der wichtigsten klinischen Untersuchungen. Hierbei können sich bei hydropischer Dekompensation periphere Ödeme bis hin zu Anasarka und bei pulmonal-venöser Stauung und Pleuraergüssen auffällige Auskultationsbefunde zeigen.

Merke

Bei Vorliegen einer Exsikkose erweisen sich bei älteren Patienten viele herkömmliche klinische Zeichen wie ein reduzierter Hautturgor, eine trockene Zunge oder eine Mundtrockenheit als diagnostisch nicht zuverlässig.

Die häusliche Selbstmessung des Blutdrucks sowie das tägliche Wiegen nach dem ersten Toilettengang und vor dem Frühstück gehören zu den klinischen Standardparametern (Hoffmann, 2021b).

Laboruntersuchungen und Interpretation

Im klinischen Alltag eignen sich als Serumparameter die endogenen Biomarker Kreatinin und Cystatin C. Da die Höhe des Kreatinins direkt von der Muskelmasse abhängig ist, führt bei älteren Menschen eine reduzierte Muskelmasse (z. B. bei Sarkopenie, Mangelernährung, körperlicher Inaktivität und nach Amputation) durch eine verminderte Kreatininbildung zur Überschätzung der tatsächlichen glomerulären Filtrationsrate (GFR). Cystatin C ist dagegen unabhängig von der Muskelmasse (Stevens et al., 2009) und erfasst die Nierenfunktion damit bei älteren Menschen genauer. Der Cystatin C-Spiegel wird allerdings unter anderem durch eine Inflammation, die hochdosierte Kortikoidgabe, eine Hyperthyreose, Malignome und eine Adipositas beeinflusst. Für die GFR-Bestimmung stehen validierte GFR-Schätzformeln (estimated GFR, eGFR) zur Verfügung, die in Studien bei älteren Menschen dann am genauesten sind, wenn Kreatinin und Cystatin C darin kombiniert Eingang finden (Ebert & Shlipak, 2020). In der Praxis geht allerdings meistens nur das Kreatinin in die Schätzformeln ein.

Tab. 12.2.2: Laborbestimmungen bei älteren Patienten mit Nierenkrankheiten

Zur Abklärung von	Basisabklärung	Erweiterte Abklärung
Hämaturie	Urinstatus	bei positivem Blut im Urinstatus: Urinsediment (dysmorphe Erythrozyten, Akanthozyten, Zylinder)
bei dysmorphen Erythrozyten und/oder Proteinurie und		
V. a. auf Vaskulitis		Anti-Proteinase 3-Antikörper (c-ANCA), Myeloperoxidase-Antikörper (p-ANCA)
V. a. Glomerulonephritis		Anti-Glomeruläre Basalmembran-Antikörper, Komplement C3 und C4, antinukleäre Antikörper, Phospholipase-A2-Rezeptor-Antikörper
AL-Amyloidose		Serumimmunelektrophorese, freier Leichtkettentest und Immunfixation im Serum
AA-Amyloidose		Serum-Amyloid A
Nierenfunktion	Kreatinin, Cystatin C, eGFR	
Proteinurie	Albumin und Kreatinin im Spontanurin (Albumin/Kreatinin-Ratio)	
renale Anämie	Blutbild, Ferritin, Transferrin, Transferrinsättigung	Differenzialblutbild, Vitamin B_{12}, Folsäure, Hämolyseparameter (LDH, Haptoglobin, Bilirubin, Coombs-Test), Test auf Blut im Stuhl
renale Azidose	venöse Blutgasanalyse	
sekundärer Hyperparathyreoidismus	Calcium, Phosphat, Parathormon	25-OH-Vitamin D

eGFR = errechnete glomeruläre Filtrationsrate; LDH = Laktatdehydrogenase

Die Basis- und die erweiterte Abklärung von Hämaturie, Proteinurie sowie der renalen Begleiterkrankungen sind in der ▸ Tab. 12.2.2 dargestellt.

Sonografie

Die sonografische Beurteilung sollte folgende Organe umfassen:

- Nieren (Größe, Parenchymbreite, Harnstau)
- Harnblase (Füllungsstatus, Restharn)
- Pleura, Perikard (Ergüsse)
- Vena cava inferior (Füllung/Atemvariabilität)

Nierenbiopsie

Trotz einer hohen Prävalenz von unklaren akuten Nierenschädigungen wird die invasive Diagnostik mittels Nierenbiopsie im höheren Alter seltener durchgeführt als bei jüngeren Patienten. Gründe stellen unter anderem individuelle Begleiterkrankungen und deren Medikation dar (z. B. kognitive Störungen, Einnahme von Thrombozytenaggregationshemmern oder Antikoagulanzien). Hinzu treten Bedenken gegenüber den möglichen Komplikationen und den Konsequenzen einer Therapieeinleitung (z. B. durch Immunsuppressiva).

In neueren Studien konnte jedoch belegt werden, dass sich durch Biopsiebefunde auch bei Patienten mit akuter Nierenschädigung im Alter über 80 Jahre bei bis zu 70 % therapeutische Optionen ergaben und die Komplikationsrate der Nierenbiospie gering war (Fedi et al., 2021).

Indikationen zur Nierenbiopsie in höherem Lebensalter sind eine akute Nierenschädigung mit zusätzlich

- aktivem Urinsediment,
- neu aufgetretener Proteinurie > 1 g/g Kreatinin und/oder
- einem relevanten immunserologischen Befund (insbesondere ANCA) sowie
- neu aufgetretener Proteinurie > 3 g/g Kreatinin bei negativer Serologie für eine membranöse Glomerulopatie (Phospholipase-A2-Rezeptor-Antikörper).

Fallbeispiel: Biopsie bei hochaltriger Patientin

Eine 92-jährige, bisher sich selbst versorgende Patientin ohne relevante Vorerkrankungen wurde mit der Diagnose einer kardialen Dekompensation stationär aufgenommen. Sie hatte in den letzten Wochen 15 kg an Gewicht zugenommen und zuletzt unter Beinödemen und Dyspnoe gelitten. Der Kreatininwert lag bei 0,9 mg/dl. Klinisch zeigten sich Anasarka, sonografisch Pleuraergüsse und echokardiographisch bis auf eine leichte diastolische Dysfunktion keine Auffälligkeiten. Die Bestimmung des Eiweiß/Kreatinin-Quotienten erbrachte einen Wert von 12 g Eiweiß/g Kreatinin. Das Urinsediment war bis auf Eiweißzylinder unauffällig, die Phospholipase-A2-Rezeptor-Antikörper negativ. Bei Vorliegen eines nephrotischen Syndroms wurde die Indikation zur Nierenbiopsie gestellt. Histologisch zeigte sich eine Minimal Change Glomerulonephritis. Durch eine Prednisolontherapie sowie Diuretika konnte die Patientin rekompensiert und ein guter Behandlungserfolg gesichert werden. Nach neun Tagen erfolgte die Entlassung nach Hause.

Bei chronisch stabilen Nierenkrankheiten hat das Ergebnis einer Biopsie sehr viel seltener eine Konsequenz für die Therapie. Daher wird sie in diesen Fällen in der Regel nicht empfohlen.

Geriatrisches Assessment

Da CKD-Patienten eine hohe Prävalenz von geriatrischen Syndromen aufweisen und von geriatrisch-rehabilitativen Maßnahmen erheblich profitieren, sollte in dieser Patientengruppe ein sorgfältiges geriatrisches Assessment durchgeführt werden (Swoboda & Grupp, 2022). Dabei sollten die gleichen Assessmentverfahren zur Anwendung kommen wie bei älteren Menschen ohne CKD (▸ Kap. 1.5)

12.2.4 Behandlungskonzept

Prävention und Management der akuten Nierenschädigung im Alter

Checkliste: Prävention und Management der akuten Nierenschädigung im Alter

Da bei allen älteren Menschen ein erhöhtes Risiko für eine akute Nierenschädigung besteht, gelten hier die generellen präventiven Empfehlungen:

- wenn möglich Vermeidung von nephrotoxischen Medikamenten, ▸ Tab. 12.2.1
- Volumen- und Blutdruckkontrolle (Zielwert des mittleren arteriellen Blutdrucks: ≥ 65 mmHg)
- Kontrolle des Serumkreatinins
- Vermeidung von Hyperglykämien
- Alternativen zu Untersuchungen mit jodhaltigem Kontrastmittel erwägen

Beim Auftreten einer akuten Nierenschädigung zusätzlich:

- nicht invasive Differenzialdiagnostik
- sorgsame Abwägung einer invasiven Differenzialdiagnostik
- ACE-Hemmer/AT1-Rezeptorenblocker pausieren
- Anpassung der Medikamentendosis an die aktuelle Nierenfunktion und Absetzen von Medikamenten, die unter einer gewissen GFR nicht mehr zugelassen sind
- ggf. Azidose-/Hyperkaliämiebehandlung

Blutdruckeinstellung

Die häusliche Selbstmessung des Blutdrucks mit Dokumentation desselben sollte jedem älteren CKD-Patienten empfohlen werden. Bei älteren Menschen mit CKD bestand in Studien bei einem systolischen Zielblutdruck < 120 mmHg ein vermindertes Risiko für die kardiovaskuläre Morbidität und Mortalität. Allerdings war bei den niedrigen Werten das Risiko für akute Nierenschädigungen und Elektrolytentgleisungen deutlich erhöht. Deswegen sollte die Empfehlung der neuen KDIGO-Leitlinien nicht generell auf alle älteren CKD-Patienten übertragen werden, zumal die in den Studien gemessenen Blutdruckwerte von < 120 mmHg eher denen von < 130 mmHg in der täglichen Routinemessung entsprechen (Ronco, 2021; Swoboda & Grupp, 2022).

Volumenkontrolle

Um einer Exsikkose, aber auch einer hydropischen Dekompensation vorzubeugen, ist es erforderlich, das Zielgewicht individuell festzulegen und gegebenenfalls anzupassen. Ferner sollte je nach individueller Situation das Körpergewicht täglich oder mehrmals wöchentlich morgens nach dem Toilettengang vor dem Frühstück gemessen und eine feste Trinkmenge verordnet werden. Anhand von dokumentierten Protokollen lässt sich unter diesen Bedingungen die Dosis der erforderlichen Diuretika zuverlässig steuern (Hoffmann, 2021b).

Fallbeispiel: Wiederholter Krankenhausaufenthalt bei hydropischer Dekompensation

Ein 82-jähriger Patient mit chronischer Nierenkrankheit im Stadium G4 kommt innerhalb von sechs Monaten zum dritten Mal wegen einer hydropischen Dekompensation mit Pleuraergüssen und Beinödemen zur stationären Aufnahme. Er habe die Medikamente so wie bei der Entlassung empfohlen eingenommen sowie die Trinkmenge von 1,5 Liter eingehalten, aber trotzdem wieder in den letzten Wochen 8 kg zugenommen. Nach Rekompensation mit Definition eines Zielgewichts von 83 kg wird der Patient angehalten, sich zuhause täglich zu wiegen, das Körpergewicht zu dokumentieren sowie damit wöchentlich den Hausarzt aufzusuchen. Dadurch gelingt eine rechtzeitige Anpassung der Diuretikadosis.

Ernährungsempfehlungen

Ziel bei den älteren CKD-Patienten ist die Vermeidung von Frailty, Sarkopenie und Malnutrition. Von daher sollten restriktive Ernährungsempfehlungen vermieden werden. Prinzipiell wird eine mediterrane Ernährung mit Ersatz von tierischem durch pflanzliches Eiweiß empfohlen. Besteht eine Hyperkaliämie, muss die Zufuhr von frischem Obst und kaliumreichem Gemüse etwas eingeschränkt werden (Kuhlmann & Contzen, 2019).

Lipidmanagement

Aufgrund des hohen kardiovaskulären Risikos haben ältere Patienten mit eingeschränkter Nierenfunktion in vielen Studien von einem guten Lipidmanagement mit Absenkung des LDL-Cholesterins sowohl in der Primär- als auch in der Sekundärprävention profitiert. Da das Risiko unerwünschter Arzneimittelnebenwirkungen gerade unter den neueren lipidsenkenden Substanzen allerdings noch nicht zuverlässig abzuschätzen ist, befindet sich deren Auswahl und der individuelle Ziel-LDL-Cholesterinwert gegenwärtig noch im Ermessen der/des behandelnden Ärztin/Arztes, wobei eine Aufklärung des Patienten zum relativen Nutzen und den assoziierten Risiken erfolgen sollte (Ferro et al., 2018).

Bewegung

Da ältere CKD-Patienten eine hohe Prävalenz von Frailty aufweisen und zudem oft unter Müdigkeit und Kraftlosigkeit leiden, ist die Förderung von körperlichem Training ein wichtiger Bestandteil in der Behandlung. Sporttherapie während der Hämodialyse ist eine wertvolle Möglichkeit, das kardiovaskuläre Risiko zu senken, die körperliche Leistungsfähigkeit zu verbessern und einer depressiven Stimmungslage entgegenzuwirken, um somit auch die Lebensqualität zu verbessern (Graham-Brown et al., 2021).

Pruritus

Ältere CKD-Patienten mit stark eingeschränkter Nierenfunktion und Dialysepatienten leiden insbesondere bei trockener Haut in bis zu 50 % unter chronischem Pruritus. Zur symptomatischen Behandlung steht die pflegend-hydratisierende Rückfettung im Vordergrund. Weiterhin wird bei urämischem Pruritus Gabapentin oder alternativ Pregabalin mit entsprechender Dosisanpassung an die Nierenfunktion empfohlen. Auch eine Phototherapie mit UVB sowie Capsaicincreme kann Anwendung finden (Trachtenberg et al., 2020).

Renale Anämie

Die Prävalenz einer renalen Anämie liegt bei älteren Patienten mit CKD bei Stadium 3 bei 44 %, bei Stadium 4 bei 64 % und bei Stadium 5 bei 73 %.

Die Ursachen einer renalen Anämie bestehen nicht nur in einer gestörten Erythropoese aufgrund eines Erythropoetinmangels, sondern auch in Störungen des Eisenstoffwechsels, einer verkürzten Erythrozytenüberlebenszeit und einer verstärkten Neigung zu latenten intestinalen Blutverlusten. Des Weiteren finden sich bei älteren CKD-Patienten häufig weitere ätiologische Kofaktoren für die Entstehung einer Anämie wie eine chronische Inflammation oder eine Malnutrition.

Die Folgen der renalen Anämie sind eine Erhöhung der kardiovaskulären Morbidität und Mortalität sowie eine erhöhte Hospitalisierungsrate. Eine Anämie geht darüber hinaus mit einer reduzierten physischen und kognitiven Leistungsfähigkeit sowie einer verminderten Lebensqualität einher. Neben einer Eisensubstitution erhalten ältere CKD-Patienten unter der Hämoglobin-Zielempfehlung von 10–11,5 g/dl eine Substitution mit Erythropoese-stimulierenden Agenzien (Mikhail et al., 2017; St Peter et al., 2018; Hanna et al., 2021).

Renale Osteopathie

Erhöhte Phosphatwerte sind bei älteren CKD-Patienten ein Trigger zur Entwicklung der renalen Osteopathie sowie für die Progression einer Atherosklerose. Deswegen gehören Phosphatbinder, die vor den Mahlzeiten eingenommen werden müssen, bei Hyperphosphatämie zur Standardtherapie. Eine Calciumaufnahme von 800–1200 mg/Tag sollte vorzugsweise über die Ernährung sichergestellt werden.

Bei sekundärem Hyperparathyreoidismus und/oder Osteoporose eignet sich bei den älteren CKD-Patienten vor allem das zweifach hydroxylierte und somit aktive Vitamin D Calcitriol. Bei einer eGFR < 30 ml/min wurden Bisphosphonate in Studien nicht ausreichend untersucht und sind deshalb nicht empfohlen. Denusomab ist hier bei manifester Osteoporose eine Alternative, allerdings nur mit begleitender Vitamin D-Therapie sowie bei ausreichender Calciumzufuhr, da das Risiko einer Hypokalzämie bei CKD-Patienten deutlich erhöht ist (Evenepoel et al., 2021).

Interdisziplinäre Zusammenarbeit

Bei älteren Menschen ist eine Überweisung zum Nephrologen unter folgenden Umständen indiziert: bei Hinweisen auf spezifische Nierenkrankheiten, bei diagnostischen Unsicherheiten, bei rezidivierenden hydropischen Dekompensationen, zur Einstellung der renalen Begleiterkrankungen und bei hypertensiven Patienten, bei denen der Blutdruck mit ≥ drei Medikamenten nicht in den Zielbereich gesenkt werden kann. Gerade für die gemeinsame Entscheidungsfindung für oder gegen ein Nierenersatzverfahren ist eine gut abgestimmte, interdisziplinäre Zusammenarbeit zwischen Hausärzten, Geriatern und Nephrologen essenziell.

12.2.5 Nierenersatz und konservativ-palliative Therapie

Indikationen

Ein Nierenersatzverfahren wird bei Therapiewunsch bei zunehmender Urämiesymptomatik (z. B. Appetitlosigkeit, Übelkeit, Tagesschläfrigkeit, Juckreiz) oder hydropischer Dekompensation mit Diuretikaresistenz eingeleitet.

Prognose und Prognosescores

Unter Berücksichtigung der bei älteren CKD-Patienten meistens vorliegenden Multimorbidität und der oftmals vorhandenen eingeschränkten Lebensqualität haben sich in den letzten Jahren zahlreiche Arbeitsgruppen und Studien mit der Prognose nach Dialyseeinleitung beschäftigt. Bei älteren Patienten ohne schwere Begleiterkrankungen verlängert die Einleitung einer Dialysetherapie signifikant das Überleben. Der Überlebensunterschied von Patienten, bei denen eine Dialyse eingeleitet wurde, wurde im Vergleich zu den Patienten ohne Dialyseeinleitung jedoch immer geringer, je älter die Patienten waren und je mehr Komorbiditäten vorlagen. So wurde zwar ein Trend, aber kein signifikanter Überlebensvorteil bei den ≥ 80-Jährigen festgestellt. Bei Patienten mit hohem Komorbiditätsscore, insbesondere bei Patienten mit kardiovaskulären Erkrankungen, war ebenfalls keine signifikante Lebensverlängerung mehr nachweisbar (Verberne et al., 2016; Rohrig et al., 2018).

Um die Überlebenswahrscheinlichkeit bei Patienten mit oder ohne Dialyseeinleitung abschätzen zu können, sind in den letzten Jahren viele Scores entwickelt und an großen Patientenkollektiven retrospektiv validiert worden. Allerdings ist die Zuverlässigkeit der Prädiktion in vielen Scores nicht ausreichend hoch. Zudem fehlen häufig Parameter zur Funktionalität, Selbsthilfefähigkeit und Lebensqualität (Hoffmann, 2020).

Hämodialyse

Die Hämodialysebehandlung in einem ambulanten Dialysezentrum oder teilstationär in Krankenhäusern ist bei geriatrischen Patienten das häufigste Nierenersatzverfahren. Wird diese bei jüngeren Patienten nach relativ starren Schemata dreimal pro Woche und möglichst lange durchgeführt, um eine optimale Entgiftung zu erreichen, findet bei geriatrischen Patienten häufig ein individualisierteres und der Tagesform entsprechendes Dialyseschema mit niedrigerer Dialyseintensität Anwendung.

Peritonealdialyse

Das Patientenüberleben ist bei älteren Patienten zwischen Hämodialyse und Peritonealdialyse vergleichbar. Obwohl die Peritonealdialyse bei älteren Patienten zahlreiche Vorteile und nur wenige Kontraindikationen hat, wird sie in Deutschland leider nur selten durchgeführt. Sie kann selbstständig oder mit Hilfe zuhause (Heimperitonealdialyse) sowie in Pflegeheimen oder Dialysezentren (assistierte Peritonealdialyse) stattfinden. Auch die Peritonealdialyse wird bei älteren Patienten individualisiert und je nach vorhandener renaler Restfunktion mit weniger Beutelwechsel oder an weniger Tagen pro Woche durchgeführt (incremental Peritonealdialyse) (Bechtel & Abu-Tair, 2021; Hoffmann, 2021a).

Nierentransplantation

Generell zeigen ältere nierentransplantierte Patienten ein deutlich besseres Überleben und weniger Komorbiditäten als Patienten, die an der Dialyse verblieben sind. Es gibt keine kalendarische Altersgrenze, ab wann ein Patient nicht mehr transplantiert werden sollte. Im Vordergrund stehen das biologische Alter des Patienten, der Transplantationswunsch und die Operationsfähigkeit.

Damit für ältere Patienten die lange Wartezeit verkürzt wird, wurde 1999 das europäische Seniortransplantationsprogramm (European Senior Programm) etabliert. Bei diesem auch „Old-for-Old" genannten Programm bekommen Empfänger, die über 65 Jahre alt sind, Organe von über 65 Jahre alten Spendern. Die Wartezeit liegt für die älteren Patienten in Deutschland trotzdem im Mittel noch bei fünf Jahren.

Kontraindikationen für eine Nierentransplantation sind unter anderem eine fehlende Medikamentenadhärenz z. B. bei Menschen mit Demenz, fortgeschrittene Tumorerkrankungen und Krankheiten, die mit einer deutlich reduzierten Lebenserwartung einhergehen. Zu letzteren gehören gerade bei den älteren Patienten schwere arteriosklerotische Herz- und Gefäßerkrankungen (Zompolas et al., 2021).

Konservativ-palliative Therapie

Wenn eine Dialyse nicht eingeleitet werden soll, muss ein umfassender Behandlungs- und Versorgungsplan erstellt werden. Hierfür ist ein multidisziplinäres Team notwendig, welchem Nephrologen, Allgemeinmediziner, Angehörige, ein Pflegedienst, der Sozialdienst, ggf. Palliativmediziner und Seelsorger angehören sollten. Die Palliativbetreuung zielt v. a. auf die Minimierung von Urämiesymptomen und die Vermittlung einer psychosozialen Unterstützung sowie auf die Ermöglichung eines Wohlbefindens und einer angemessenen Lebensqualität ab. Des Weiteren steht die Kontrolle der Elektrolyte, des Flüssigkeitsstatus, die Therapie des Pruritus und die Vermeidung von Angstgefühlen sowie die Organisation von notwendigen Versorgungsstrukturen im Fokus. Die Schulung und Begleitung der Angehörigen ist ein zentraler Teil des konservativen Vorgehens. Durch ein nephrologisch-palliativ geschultes Team konnten bei den meisten Patienten die urämiebedingten Symptome kontrolliert oder sogar gemildert werden (Hoffmann, 2021a).

Zusammenfassung

Generell ist bei älteren Menschen das Risiko für die Entwicklung einer akuten Nierenschädigung deutlich höher. Durch eine verminderte Regerationsfähigkeit der Nieren findet sich eine hohe Prävalenz an chronischen Nierenkrankheiten. Durch eine gezielte Diagnostik kann das Ausmaß der Nierenfunktionseinschränkung und deren Ursache oft leicht eingeschätzt werden.

Wichtig sind die Identifizierung und Behandlung von geriatrischen Syndromen, die im Vergleich zur nierengesunden Population bei älteren CKD-Patienten viel häufiger vorliegen.

Zu den weiteren Behandlungskonzepten gehören die Prävention und das Management der akuten Nierenschädigung, die Blutdruckeinstellung, das Lipidmanagement, die Volumenkontrolle, Ernährungsempfehlungen sowie die Therapie der renalen Begleiterkrankungen. Eine gute interdisziplinäre Zusammenarbeit zwischen Hausärzten, Geriatern und Nephrologen trägt wesentlich zum Behandlungserfolg bei.

Während bei älteren noch rüstigen Patienten die Einleitung einer Dialyse mit einer Prognoseverbesserung assoziiert ist, profitieren hochaltrige Patienten mit Multimorbidität nur selten davon. Eine strukturierte Aufklärung der Patienten über alle Möglichkeiten des Nierenersatzes mit Vermittlung aller notwendigen Informationen inklusive der konservativ-palliativen Therapie ist Voraussetzung für eine fundierte gemeinsame Entscheidung.

Literatur

Bechtel, U., & Abu-Tair, M. (2021). Nierenersatzverfahren bei Hochbetagten. *Nephrologe*, 1–7. https://doi.org/10.1007/s11560-021-00518-x

Chatzipetrou, V., Begin, M. J., Hars, M., et al. (2022). Sarcopenia in Chronic Kidney Disease: A Scoping Review of Prevalence, Risk Factors, Association with Outcomes, and Treatment. *Calcif Tissue Int*, *110*(1), 1–31. https://doi.org/10.1007/s00223-021-00898-1

Ebert, N., & Shlipak, M. G. (2020). Cystatin C is ready for clinical use. *Curr Opin Nephrol Hypertens, 29*(6), 591–598. https://doi.org/10.1097/MNH.0000000000000638
Evenepoel, P., Cunningham, J., Ferrari, S., et al. (2021). European Consensus Statement on the diagnosis and management of osteoporosis in chronic kidney disease stages G4-G5D. *Nephrol Dial Transplant, 36*(1), 42–59. https://doi.org/10.1093/ndt/gfaa192
Fedi, M., Bobot, M., Torrents, J., et al. (2021). Kidney biopsy in very elderly patients: indications, therapeutic impact and complications. *BMC. Nephrol, 22*(1), 362. https://doi.org/10.1186/s12882-021-02559-9 [doi];10.1186/s12882-021-02559-9 [pii]
Ferro, C. J., Mark, P. B., Kanbay, M., et al. (2018). Lipid management in patients with chronic kidney disease. *Nat Rev Nephrol, 14*(12), 727–749. https://doi.org/10.1038/s41581-018-0072-9
Geetha, D., & Jefferson, J. A. (2020). ANCA-Associated Vasculitis: Core Curriculum 2020. *Am J Kidney Dis, 75*(1), 124–137. https://doi.org/10.1053/j.ajkd.2019.04.031
Graham-Brown, M. P. M., Herrington, W. G., & Burton, J. O. (2021). Spinning the legs and blood: should intradialytic exercise be routinely offered during maintenance haemodialysis? *Clin Kidney J, 14*(5), 1297–1300. https://doi.org/10.1093/ckj/sfab018
Hanna, R. M., Streja, E., & Kalantar-Zadeh, K. (2021). Burden of Anemia in Chronic Kidney Disease: Beyond Erythropoietin. *Adv Ther, 38*(1), 52–75. https://doi.org/10.1007/s12325-020-01524-6
Hoffmann, U. (2016). [Cognitive disorders in elder patients with chronic kidney disease]. *Dtsch. Med. Wochenschr, 141*(7), 462–464. https://doi.org/10.1055/s-0041-111113
Hoffmann, U. (2020). Assessments zur mutmaßlichen Überlebensprognose bei älteren Patienten mit CKD. *Nieren- und Hochdruckkrankheiten, 49*(8), 360–365.
Hoffmann, U. (2021a). Versorgung des geriatrischen Patienten mit terminaler Niereninsuffizienz. *Z Gerontol Geriat, 54*, 223–228.
Hoffmann, U. (2021b). Volumenmanagement im Alter. *Deutsche Medizinische Wochenschrift, 146*(8), 513–517.
KDIGO 2012 Clinical Practice Guideline for the Evaluation and Management of Chronic Kidney Disease (2012). Retrieved 28.02. from https://kdigo.org/wp-content/uploads/2017/02/KDIGO_2012_CKD_GL.pdf
KDIGO Clinical Practice Guideline for Acute Kidney Injury. (2012). Retrieved 28.02. from https://kdigo.org/wp-content/uploads/2016/10/KDIGO-2012-AKI-Guideline-English.pdf
KfH-Jahresbericht 2020: Alter der KfH-Patienten bei Beginn einer Dialysetherapie (Erstdialyse) 2020. (2021). Retrieved 28.02. from https://www.kfh.de/fileadmin/user_upload/JB-2020_final.pdf
Kuhlmann, M. K., & Contzen, B. (2019). Ernährung bei älteren CKD-Patienten. *Nieren- und Hochdruckkrankheiten, 48*(7), 337–345.
Kwiatkowska, E., Domanski, L., Dziedziejko, V., et al. (2021). The Mechanism of Drug Nephrotoxicity and the Methods for Preventing Kidney Damage. *Int J Mol Sci, 22*(11). https://doi.org/10.3390/ijms22116109
Leung, N., Bridoux, F., & Nasr, S. H. (2021). Monoclonal Gammopathy of Renal Significance. *N Engl J Med, 384*(20), 1931–1941. https://doi.org/10.1056/NEJMra1810907
Mikhail, A., Brown, C., Williams, J. A., et al. (2017). Renal association clinical practice guideline on Anaemia of Chronic Kidney Disease. *BMC Nephrol, 18*(1), 345. https://doi.org/10.1186/s12882-017-0688-1
Rohrig, G., Polidori, M. C., Rascher, K., et al. (2018). Burden of multimorbidity and outcome in ambulatory geriatric hemodialysis patients : Report from the QiN registry in Germany. *Z. Gerontol. Geriatr, 51*(1), 60–66. https://doi.org/10.1007/s00391-016-1149-3 [doi];10.1007/s00391-016-1149-3 [pii]
Ronco, P. (2021). KDIGO 2021 Clinical Practice Guideline for the Management of Blood Pressure in Chronic Kidney Disease. Retrieved 28.2.2022 from https://kdigo.org/wp-content/uploads/2016/10/KDIGO-2021-BP-GL.pdf
Rosner, M. H., La Manna, G., & Ronco, C. (2018). Acute Kidney Injury in the Geriatric Population. *Contrib Nephrol, 193*, 149–160. https://doi.org/10.1159/000484971
St Peter, W. L., Guo, H., Kabadi, S., et al. (2018). Prevalence, treatment patterns, and healthcare resource utilization in Medicare and commercially insured non-dialysis-dependent chronic kidney disease patients with and without anemia in the United States. *BMC Nephrol, 19*(1), 67. https://doi.org/10.1186/s12882-018-0861-1
Swoboda, W., & Grupp, C. (2022). Geriatrische Rehabilitation bei chronisch nierenkranken Patienten. *Der Nephrologe, 2*. https://doi.org/https://doi.org/10.1007/s11560-022-00566-x
Trachtenberg, A. J., Collister, D., & Rigatto, C. (2020). Recent advances in the treatment of uremic pruritus. *Curr Opin Nephrol Hypertens, 29*(5), 465–470. https://doi.org/10.1097/MNH.0000000000000625
Vanmassenhove, J., Van Biesen, W., & Lameire, N. (2020). The interplay and interaction between frailty and acute kidney injury. *Nephrol Dial Transplant, 35*(6), 911–915. https://doi.org/10.1093/ndt/gfz275
Verberne, W. R., Geers, A. B., Jellema, W. T., et al. (2016). Comparative Survival among Older Adults with Advanced Kidney Disease Managed Conservatively Versus with Dialysis. *Clin. J. Am. Soc. Nephrol, 11*(4), 633–640. https://doi.org/CJN.07510715 [pii];10.2215/CJN.07510715 [doi]
Wu, S., Guo, H., Horng, H., et al. (2020). Morphological and functional characteristics of aging kidneys based on two-photon microscopy in vivo. *J. Biophotonics, 13*(2), e201900246. https://doi.org/10.1002/jbio.201900246 [doi]
Zompolas, I., Peters, R., Liefeldt, L., et al. (2021). Outcomes of Deceased Donor Kidney Transplantation in the Eurotransplant Senior Program with A Focus on Recipients >/=75 Years. *J Clin Med, 10*(23). https://doi.org/10.3390/jcm10235633

12.3 Erkrankungen der Mundhöhle und Zähne

Ina Nitschke und Sebastian Hahnel

12.3.1 Einführung

Immer mehr Menschen erreichen ein hohes Alter (Bundesinstitut für Bevölkerungsforschung, 2023), oftmals auch mit eigenen Zähnen (Nitschke & Stark, 2016a, 2016b). Dennoch steigt das Risiko für orale Erkrankungen mit zunehmenden Einschränkungen der Mundhygienefähigkeit an. Vor diesem Hintergrund wird mit zunehmender Gebrechlichkeit aus einem kontrollorientierten oftmals ein beschwerde- oder notfallorientiertes Inanspruchnahmeverhalten zahnmedizinischer Leistungen, sodass die Defizite einer verschlechterten Mundgesundheit nicht selten erst spät auffallen.

Häufig bringen zu spät erkannte Einschränkungen in der oralen Gesundheit neben oralen Erkrankungen auch allgemeinmedizinische Probleme mit sich. Eine kompromittierte Mundgesundheit stellt einen Risikofaktor für die allgemeine Gesundheit des älteren Menschen dar, dessen Reservekapazität und Abwehrkräfte gegen orale Infektionen oft gering sind. In diesem Kontext sind Zusammenhänge etwa zwischen Diabetes und Parodontitis (irreversible Erkrankung des Zahnhalteapparates) gut dokumentiert (Barylo et al., 2018; Coll et al., 2020). Ferner verstärken unversorgte Zahnlücken eine Tendenz zur Malnutrition (Bakker et al., 2018; Watanabe et al., 2020). Erfährt die orale Gesundheit in einer ambulanten Pflegesituation zu wenig Beachtung, zeigt sich dies häufig erst zu einem späteren Zeitpunkt, bei dem eine adäquate zahnärztliche Behandlung oftmals schwierig ist. Dementsprechend haben übliche wiederherstellende Therapiekonzepte, die auf eine gute Mundgesundheit mit guter Kaufähigkeit abzielen, ihre patientenzentrierten Grenzen.

12.3.2 Häufige orale Erkrankungen im Alter

Karies

Karies ist eine häufig auftretende Infektionserkrankung in der Mundhöhle. Durch das Zusammenwirken eines Biofilms (weicher Belag, ehemals als Plaque bezeichnet) mit Mikroorganismen und Nahrungsrückständen auf der Zahnoberfläche können die sich daraus ergebenden Stoffwechselprodukte zur irreversiblen Zerstörung der Zahnoberfläche führen. Dies führt anfangs zu einer weißlich erscheinenden Entmineralisierung des Zahnschmelzes, dann zum Herausbrechen von Schmelzprismen bis schließlich hin zu einem tieferen Einbruch der Oberfläche mit Beteiligung des unter dem Schmelz liegenden Dentins (Zahnbein). Schreitet die Kariesentwicklung ungebremst weiter fort, kann sich die Pulpa im Zahninneren infizieren und eine Pulpitis hervorrufen. Bei älteren Menschen ist insbesondere die Prävalenz der sog. Wurzelkaries erhöht (▸ Abb. 12.3.1). Karies kann neben der Entstehung von Kavitäten im Zahn zu Komplikationen wie Zahnschmerzen und ausbleibender Behandlung zur Pulpennekrose führen, die wiederum, wenn unbehandelt, die Entstehung von Abszessen, Fisteln oder Zysten mit systemischer Ausbreitung des Entzündungsgeschehens bedingen kann.

Gingivitis und Parodontitis

Gingivitis und Parodontitis sind neben der Karies zwei weitere häufig auftretende Infektionserkrankungen der Mundhöhle. Bei insuffizienter häuslicher Zahnreinigung, also dem unzureichenden Entfernen von weichen Zahnbelägen (Biofilm), kann eine Gingivitis (marginale, reversible Zahnfleischentzündung) entstehen. Eine Rötung der blassrosa eingefärbten Gingiva mit Blutung am Zahnfleischrand kennzeichnet eine Gingivitis. Nach gründlicher Zahnreinigung durch den Patienten und ggf. mit Unter-

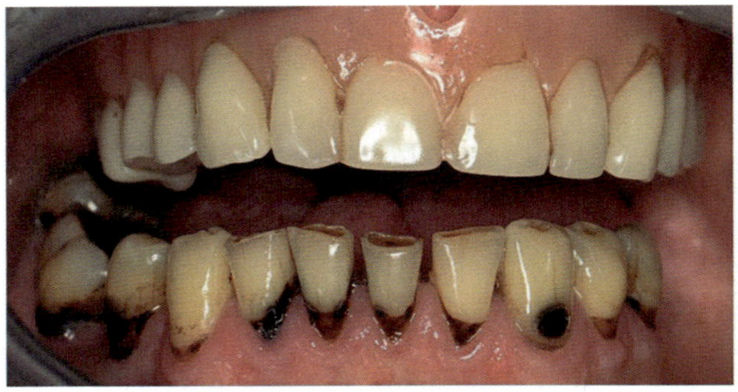

Abb. 12.3.1: Im Oberkiefer zahnloser Patient, der mit einer Totalprothese versorgt ist. Verfärbungen an der Prothese und Abrieb auf den Kauflächen deuten auf eine schon länger getragene Prothese hin. Im bezahnten Unterkiefer weist fast jeder Zahn eine zirkuläre Wurzelkaries auf. Abdruck mit freundlicher Genehmigung von Dr. med. dent. Cordula Merle.

stützung aus dem zahnmedizinischen Team (im Sinne einer Individualprophylaxe oder professionellen Zahnreinigung) heilt eine Gingivitis in der Regel im Sinne einer Restitutio ad integrum wieder aus.

Der Zahnhalteapparat besteht aus der Wurzeloberfläche des Zahnes mit dem Desmodont (Zahnwurzelhaut) und dem Knochen, der diese Wurzel zirkulär umgibt (Alveole mit Alveolarfortsatz). Zwischen Knochen und Zahn befindet sich somit ein kleiner Freiraum, der sog. Parodontalspalt (auch Periodontal- oder Desmodontalspalt genannt). Dieser beinhaltet die Sharpeyschen Fasern, ein elastisches Fasersystem, das zur Zahnwurzelhaut gehört und aus kollagenen Fasern besteht, die sowohl mit dem Wurzelzement der Zahnwurzel als auch mit der Alveole im Kieferknochen verwachsen sind. In Ruhestellung sind die Sharpeyschen Fasern wellenförmig. Bei Belastung werden sie gestrafft, sodass der Zahn abgefedert wird und damit teilweise vor Frakturen geschützt ist.

Entzündungen des Zahnhalteapparates können Schwellungen bedingen, wobei insbesondere das Gewebe im Spalt zwischen Zahnwurzel und Knochenfach anschwillt und somit beim Aufbeißen auf diesen erkrankten Zahn die Empfindung entsteht, dass dieser zu lang bzw. zu hoch sei. Persistiert eine Gingivitis, da sie nicht frühzeitig vom Patienten oder vom unterstützenden Umfeld wahrgenommen wird, kann eine Parodontitis resultieren. Diese ist gekennzeichnet durch eine Entzündung mit Beteiligung des Knochens, der sich infolge der entzündlichen Reaktion abbaut. Dementsprechend ist bei einer Parodontitis keine Restitutio ad integrum möglich. Im fortgeschrittenen Stadium können aufgrund des Knochenabbaus auch Lockerungen und Wanderungen von Zähnen auftreten und lokal kann es zur Eiter- oder Fistelbildung kommen. Bei diesen entzündlichen Prozessen ist der Parodontalspalt in der Regel röntgenologisch sichtbar verbreitert. Parodontale Erkrankungen verlaufen zu Beginn klinisch stumm, was die Bedeutung von regelmäßigen zahnärztlichen Kontrollen unterstreicht. Vor diesem Hintergrund ist die Frage an einen Patienten, ob im Mund alles in Ordnung sei, gut gemeint, aber nicht gut gemacht. Auch wenn nicht jede parodontale Erkrankung mit dem bloßen Auge erkennbar ist, kann auch ein geschulter Geriater eine gesunde, blassrosa erscheinende von einer entzündlich veränderten, aufgequollenen, bläulich-livide verfärbten Gingiva unterscheiden. Da es sich bei der Parodontitis um eine irreversible, chronische Erkrankung handelt, ist eine kontinuierliche zahnmedizinische Begleitung in aller Regel zeitlebens im Sinne eines sogenannten Recalls notwendig.

Periimplantitis

Ist ein Zahn verlorengegangen, besteht oftmals die Möglichkeit, diesen mit Hilfe eines implantatgestützten Zahnersatzes zu ersetzen. Zahnlose Patienten können mit einer auf ein, zwei, vier oder mehr Implantaten abgestützten Prothese oder mit einer festsitzenden Brücke mit vier oder mehr Implantaten versorgt werden. Dabei gibt es sehr vielfältige und unterschiedliche Behandlungsoptionen, die individuell mit dem Zahnarzt besprochen werden sollten.

Die Immunantwort des Körpers etwa auf von bestimmten oralen Mikroorgansimen sezernierte Toxine schädigt die Umgebung eines Implantates in ähnlicher Weise wie bei parodontalen Erkrankungen von Zähnen. Eindeutig sichtbare klinische Anzeichen einer periimplantären Entzündung sind oft nicht erkennbar. Allerdings können Rötungen und/oder Schmerzen an den umliegenden Geweben bei Berührungen am Rand des Implantats auftreten – es handelt sich dann um eine sog. periimplantäre Mukositis (▸ Abb. 12.3.2). Schwellungen mit der Bildung von Pus und Knochenrückgang können ebenso auftreten. Sie sind nicht reversibel und werden als Periimplantitis bezeichnet. Wird eine periimplantäre Mukositis nicht behandelt, kann eine Periimplantitis entstehen, die in aller Regel schwierig zu behandeln ist und im fortgeschrittenen Stadium nicht selten die Explantation des Implantates erforderlich macht. Zentrales Element in der Therapie von periimplantären Infektionen ist eine gründliche Entfernung des Biofilms, der von implantatgestütztem Zahnersatz genauso entfernt werden sollte wie bei den eigenen Zähnen.

Schleimhauterkrankungen

Die Mundschleimhaut kleidet die Mundhöhle aus und erscheint im gesunden Zustand blassrosa und feucht. Veränderungen der Mundschleimhaut können in ihrer Symptomatik und Morphologie sehr vielfältig sein und Erkrankungen derselben können Ausdruck eines lokalen Geschehens (z. B. Ulcus aufgrund einer Prothese), einer übergeordneten Dermatose (z. B. orale Candidose) (▸ Abb. 12.3.2) oder einer systemischen Erkrankung (z. B. Pemphigus vulgaris als Autoimmunerkrankung) sein. Einige maligne Erkrankungen wie das Plattenepithelkarzinom gehören zu den Mundschleimhauterkrankungen wie auch Vorstadien einer malignen Erkrankung, die sog. Präkanzerosen (etwa oraler Lichen planus).

Abnehmbarer Zahnersatz (sog. Teil- oder Totalprothesen) kann in der Mundhöhle protheseninduzierte Schleimhauterkrankungen (z. B. Druckstellen durch schlecht passende Prothesen) (▸ Abb. 12.3.3) oder Prothesenstomatitiden durch unzureichende Prothesenreinigung hervorrufen. Weiterhin können weißliche, abwischbare Schleimhautveränderungen imponieren, die auf eine Infektion mit Pilzen wie *Candida albicans* hindeuten. Auch weißliche, nicht abwischbare Läsionen, die u. U. Präkanzerosen oder Tumoren darstellen, treten im Alter zunehmend häufig auf. Vor dem Hintergrund der Vielzahl möglicher Schleimhautbefunde

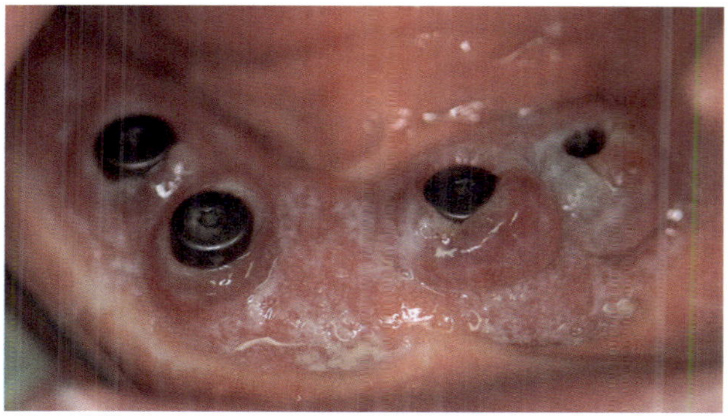

Abb. 12.3.2: Unterkiefer mit vier im Knochen verankerten Implantaten, auf denen jeweils eine Verschlusskappe eingeschraubt ist. Die Mundschleimhaut wirkt weißlich verfärbt, da sie aufgrund einer Candida-Infektion besiedelt ist. Das periimplantäre Gewebe ist stark entzündet (Schwellung, oft schmerzhaft), es hat sich eine Periimplantitis ausgebildet. Abdruck mit freundlicher Genehmigung von Zahnarzt Georg Beierlein.

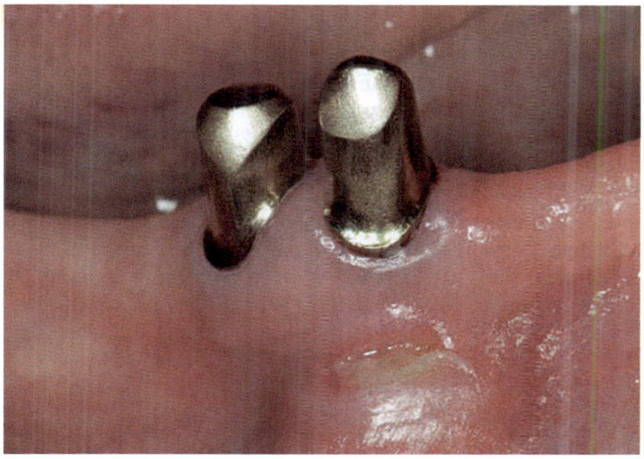

Abb. 12.3.3: Unterkiefer mit zwei parodontal weitgehend gesunden Zähnen, auf denen jeweils ein Primärteil (hier: Innenteleskope) befestigt ist. Die Sekundärteile befinden sich in der abnehmbaren Teilprothese und werden bei der Eingliederung der Prothese auf die Primärteile geschoben. An der Mundschleimhaut ist unterhalb des Zahns ein Ulcus sichtbar. Ursache ist die zu lange Gestaltung der Unterkieferprothese. Durch Reduktion des Kunststoffrandes der Prothese wird es in der Regel zeitnah abheilen. Abdruck mit freundlicher Genehmigung von Dr. med. dent. Christina Huber.

kommt einer Überprüfung der oralen Schleimhäute beim Arztbesuch eine besondere Bedeutung zu. Veränderungen, welche innerhalb von zwei Wochen nicht spontan abheilen, bedürfen einer weitergehenden Abklärung, um ein präkanzeröses Geschehen oder Erkrankungen mit allgemeinmedizinischer Relevanz ausschließen zu können. Bei Unsicherheiten sollte ein Zahnarzt oder ein Arzt für Mund-, Kiefer- und Gesichtschirurgie konsultiert werden.

Merke

Parodontale und periimplantäre Erkrankungen sowie Erkrankungen der Mundschleimhaut können nur im Rahmen einer klinischen oralen Untersuchung detektiert werden.

Medikamentenassoziierte Kiefernekrosen

Eine vergangene oder aktuelle Behandlung mit Bisphosphonaten oder anderen antiresorptiven Medikamenten kann in Kombination mit Entzündungen in der Mundhöhle, aber auch bei therapiebedingten offenen Wunden etwa nach einer Zahnextraktion zu einer medikamentenassoziierten Kiefernekrose führen. Bereits vor dem Beginn einer Therapie mit Bisphosphonaten ist es daher notwendig, dass im Rahmen einer dentalen Sanierung durch einen Zahnarzt nach potenziellen Entzündungsherden im Bereich der Zähne gesucht wird. Mögliche Risiken sollten vor Beginn der Behandlung mit Bisphosphonaten therapiert (zahnmedizinische Sanierungen) werden und somit vorausschauend eine möglichst langfristig entzündungsfreie orale Situation geschaffen werden. Kiefernekrosen können sowohl stumm verlaufen als auch sehr schmerzhaft sein. Ihre Behandlung ist langwierig und häufig mit ausgedehnten kieferchirurgischen Maßnahmen verbunden. Einer Prävention der medikamentenassoziierten Kiefernekrose ist demzufolge eine hohe Bedeutung beizumessen. Dies beinhaltet auch, dass der Patient unter Therapie mit Bisphosphonaten von seinem Arzt die Maßgabe erhält, seine aktuelle und alle später in eine zahnmedizinische Betreuung involvierten Zahnärzte über die aktuelle oder vergangene Einnahme von Bisphosphonaten (Dosierung, Art der Gabe oral vs. intravenös, Dauer der Gabe, Art des Medikamentes) zu informieren. Für den Zahnarzt ist es notwendig zu wissen, ob und in welchem Ausmaß Bisphosphonate oder andere antiresorptive Medikamente verabreicht wurden, um die eigene Therapie (etwa Nachsorge von Druckstellen, Extraktionstherapie, Wurzelkanalbehandlungen, Implantationen) dahingehend anzupassen und notwendige Schutzmaßnahmen (etwa prä- und postoperative Antibiotikagabe, primärer Wundverschluss etc.) zu ergreifen. Generell wird davon ausgegangen, dass eine intravenöse Verabreichung, die Einnahme über mehr als drei Jahre und immunsupprimierende Begleitumstände ein erhöhtes Risiko für Komplikationen und Spontannekrosen bergen (AWMF, 2018; Nicolatou-Galitis et al., 2019; Dunphy et al., 2020). Die professionelle Begleitung des Patienten durch regelmäßige zahnärztliche Kontrollen und oralhygienische Interventionen sind langfristig notwendig.

Merke

Vor der Behandlung mit Bisphosphonaten sind nach Möglichkeit langfristig entzündungsfreie orale Verhältnisse zu schaffen.

12.3.3 Häufige Probleme der Mundgesundheit

Mundtrockenheit

Mundtrockenheit kann verschiedenste Aspekte des Alltags relevant beeinträchtigen. So kann neben der Sprache auch das Schlucken erschwert oder das Geschmacksempfinden verringert sein. Mundtrockenheit tritt im Alter vor allem als Folge von Nebenwirkungen von Medikamenten oder im Nachgang einer Bestrahlung im Kopf-Halsbereich auf. Bei Patienten mit Mundtrockenheit wird ausgedehnter schleimhautgetragener abnehmbarer Zahnersatz häufig schlechter angenommen, da dieser aufgrund des Mangels an Speichel einen schlechteren Halt aufweist. Der Zahnersatz wird durch den Mangel an Speichel zum störenden Fremdkörper, auf den dann schnell verzichtet wird, was wiederum zu einem relevanten unterstützenden Faktor im multifaktoriellen System der Mangelernährung werden kann.

Gerade bei geriatrischen Patienten lässt sich die Mundtrockenheit oft nicht nachhaltig durch eine erhöhte Aufnahme von Flüssigkeit ausgleichen. Das Kariesrisiko ist bei diesen Patienten stark erhöht. Daher sind weitere Maßnahmen wie etwa eine Intensivfluoridierung (z. B. mit 5.000 ppm) (Zimmer & Bizhang, 2020), die Symptomlinderung durch Speichelersatzmittel, die nicht medikamentöse Speichelanregung etwa durch Kaugummis sowie unter Umständen eine medikamentöse Speichelanregung durch Parasympathomimetika und die Prüfung einer etwaigen Umstellung von xerogenen Medikamenten auf andere Präparate durch die jeweilig beteiligten Mediziner anzuraten. In diesem Zusammenhang ist zu beachten, dass xerogene Medikamente, eine erhöhte Frequenz der Nahrungsaufnahme (z. B. beim Einsatz von immer verfügbarem Fingerfood), aber auch der Einsatz von hochkalorischer Trinknahrung aufgrund der ständigen Verfügbarkeit von Kohlenhydraten zu einem erhöhten Kariesrisiko führen können (Stillhart et al., 2021). Vor diesem Hintergrund sollte die Empfehlung Beachtung finden, einmaliges Trinken am Tag mit dem Patienten zusammen durchzuführen. Ferner ist bei der Gabe von Trinknahrung eine gute Mundhygiene sicherzustellen.

Mundgeruch

Bei Patienten mit Mundgeruch zeigen sich oftmals weiche und harte Beläge auf Zähnen, Zunge oder Zahnersatz. Nicht selten ist Mundgeruch auch ein Indiz für eine parodontale Erkrankung. Betroffene Patienten sollten nach profunder zahnärztlicher Befunderhebung entsprechenden zahnärztlichen Behandlungsmaßnahmen zugeführt werden und professionelle Zahn- und Prothesenreinigungen in Anspruch nehmen. In diesem Zusammenhang werden die Patienten individuell zu einer Verbesserung der häuslichen Mundhygiene instruiert und motiviert.

12.3.4 Mundgesundheit älterer Menschen mit und ohne Pflegebedarf

In der Fünften Deutschen Mundgesundheitsstudie (DMS V) (Jordan et al., 2014) wurden im Jahr 2014 zwei Gruppen von Senioren deutschlandweit bevölkerungsrepräsentativ untersucht (jüngere Senioren 65–74 Jahre: n = 1.042, ältere Senioren: 75–100 Jahre, n = 1.133). In der Gruppe der älteren Senioren (äS) waren, der Bevölkerung entsprechend, auch äS mit Pflegebedarf (äSmP) (n = 256) aufgenommen (Nitschke & Micheelis, 2016). Bei der Interpretation der Daten ist zu berücksichtigen, dass sowohl Menschen mit ausgeprägter De-

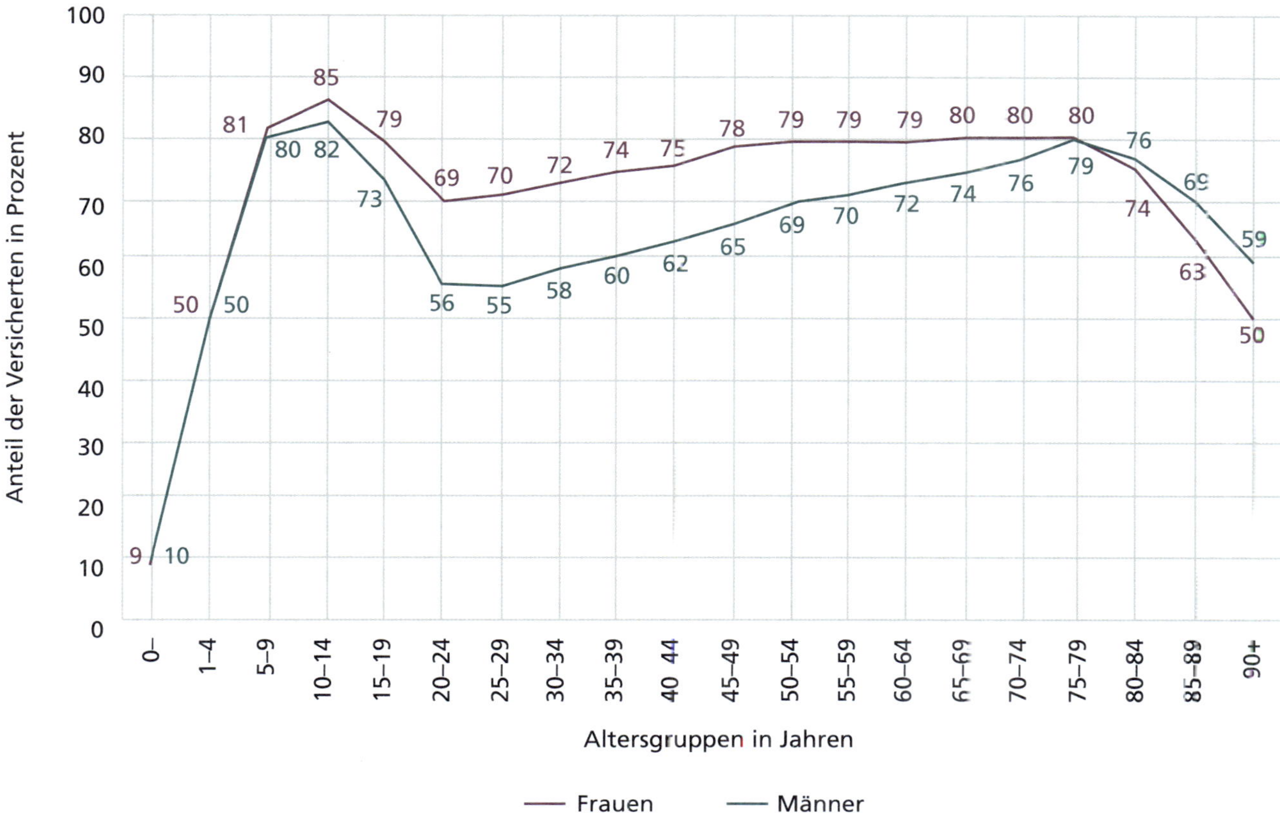

Abb. 12.3.4: Anteil der Versicherten mit Inanspruchnahme vertragszahnärztlicher Leistungen der Teile 1–5 aus dem einheitlichen Bewertungsmaßstab für zahnärztliche Leistungen (BEMA), geschichtet nach Alter und Geschlecht im Jahr 2018 (Barmer Zahnreport, 2021)

menz als auch Menschen in einer Palliativsituation nicht in die Studie eingeschlossen wurden. Die Daten der äSmP innerhalb DMS V dürften somit die Realität etwas beschönigen. Beim Ausschnitt zur Mundgesundheit in Deutschland wird differenziert zwischen Menschen mit und ohne Pflegebedarf, der sich besonders im Besuchsverhalten (kontroll- versus beschwerdeorientiert) und der Ausprägung der Zahnlosigkeit darstellt.

12.3.5 Erkrankungsrisiken für orale Erkrankungen

Bei Erkrankungen der Mundhöhle ist besonders hervorzuheben, dass die Qualität der häuslichen Mundhygiene und das kontrollorientierte Inanspruchnahmeverhalten der zahnärztlichen Dienstleistung (► Abb. 12.3.4) zentrale Aspekte der Prävention darstellen (Nitschke & Hahnel, 2021). Mit zunehmender Gebrechlichkeit verringert sich beides, sodass gerostomatologische Transitionsmodelle strukturiert Anwendung finden sollten (Nitschke et al., 2022). In diesem Zusammenhang liegt die gerostomatologische Transition von einer zahnärztlichen Behandlung, wie bei gesunden Erwachsenen üblich, zu einer zahnmedizinischen Betreuung von Senioren noch nicht ausreichend interdisziplinär strukturiert vor und sollte neben Zahnmedizinern auch Geriater und Pflegende einbeziehen.

Zusammenfassung

Mundgesundheit ist Voraussetzung für gute Ernährung, gutes Sprechen und gesellschaftsfähiges Aussehen. Sie ist Teil der allgemeinen Gesundheit sowie der Lebensqualität und sollte nicht vernachlässigt werden. Ältere Menschen und deren unterstützendes Umfeld sollten sich mit Hilfe der Ärzte und Zahnärzte dafür einsetzen, dass die häusliche Mundhygiene zuverlässig täglich durchgeführt wird und die Senioren Zugang zur zahnärztlichen Behandlung wie auch zur professionellen Zahnreinigung erhalten.

Literatur

AWMF (2018). S3-Leitlinie: Antiresorptiva assoziierte Kiefernekrosen AR-ONJ. https://register.awmf.org/assets/guidelines/007-091l_S3_Antiresorptiva-assoziierte-Kiefernekrosen-AR-ONJ_2018-12.pdf, Zugriff am 11.4.2023

Bakker, M. H., Vissink, A., Spoorenberg, S. L. W., et al. (2018). Are Edentulousness, Oral Health Problems and Poor Health-Related Quality of Life Associated with Malnutrition in Community-Dwelling Elderly (Aged 75 Years and Over)? A Cross-Sectional Study. *Nutrients, 10*(12), 1965. https://doi.org/10.3390/nu10121965

BARMER Zahnreport 2021 (2021) Schriften zur Gesundheitsanalyse, Band 22, Institut für Gesundheitssystemforschung.

https://www.bifg.de/publikationen/reporte/zahnreport-2021, Zugriff am 11.4.2023

Barylo, O. S., Kanishyna, T. M., & Shkilniak, L. I. (2018). The effects of diabetes mellitus on patients' oral health. *Wiadomosci lekarskie (Warsaw, Poland: 1960), 71*(5), 1026–1031.

Bundesinstitut für Bevölkerungsforschung (2023). Anteil der Altersgruppen unter 20 Jahren, ab 65 Jahre und ab 80 Jahre (1871–2060). https://www.bib.bund.de/DE/Fakten/Fakt/B15-Altersgruppen-Bevoelkerung-1871-Vorausberechnung.html, Zugriff am 11.4.2023

Coll, P. P., Lindsay, A., Meng, J., et al. (2020). The Prevention of Infections in Older Adults: Oral Health. *Journal of the American Geriatrics Society, 68*(2), 411–416. https://doi.org/10.1111/jgs.16154

Dunphy, L., Salzano, G., Gerber, B., et al. (2020). Medication-related osteonecrosis (MRONJ) of the mandible and maxilla. *BMJ case reports, 13*(1), e224455. https://doi.org/10.1136/bcr-2018-224455

Jordan, R.A., Bodechtel. C., Hertrampf. K., et al. (2014). The Fifth German Oral Health Study (Fünfte Deutsche Mundgesundheitsstudie, DMS V) -rationale, design, and methods. *BMC Oral Health 14*:161. doi: 10.1186/1472-6831-14-161.

Nicolatou-Galitis, O., Kouri, M., Papadopoulou, E., et al. (2019). Osteonecrosis of the jaw related to non-antiresorptive medications: a systematic review. *Supportive care in cancer: official journal of the Multinational Association of Supportive Care in Cancer, 27*(2), 383–394. https://doi.org/10.1007/s00520-018-4501-x

Nitschke, I., & Hahnel, S. (2021). Zahnmedizinische Versorgung älterer Menschen: Chancen und Herausforderungen [Dental care for older people: opportunities and challenges]. *Bundesgesundheitsblatt, Gesundheitsforschung, Gesundheitsschutz, 64*(7), 802–811. https://doi.org/10.1007/s00103-021-03358-1

Nitschke, I., & Micheelis, W. (2016). Krankheits- und Versorgungsprävalenzen bei Älteren Senioren mit Pflegebedarf. In: Jordan, R. und Micheelis W. (Gesamtbearbeitung), Institut der Deutschen Zahnärzte (IDZ) (Hrsg.) Fünfte Deutsche Mundgesundheitsstudie (DMS V), Deutscher Zahnärzte Verlag DÄV, Köln, S. 557–578, ISBN 978-3-7691-0020-4.

Nitschke, I., Nitschke, S., Haffner, C., et al. (2022). On the Necessity of a Geriatric Oral Health Care Transition Model: Towards an Inclusive and Resource-Oriented Transition Process. *International journal of environmental research and public health, 19*(10), 6148. https://doi.org/10.3390/ijerph19106148

Nitschke, I., & Stark, H. (2016a). Krankheits- und Versorgungsprävalenzen bei Jüngeren Senioren (65- bis 74-Jährige): Zahnverlust und prothetische Versorgung. In: Jordan, R. und Micheelis W. (Gesamtbearbeitung), Institut der Deutschen Zahnärzte (IDZ) (Hrsg.) Fünfte Deutsche Mundgesundheitsstudie (DMS V), Deutscher Zahnärzte Verlag DÄV, Köln, S. 416–451, ISBN 978-3-7691-0020-4.

Nitschke, I., & Stark H. (2016b). Krankheits- und Versorgungsprävalenzen bei Älteren Senioren (75- bis 100-Jährige): Zahnverlust und prothetische Versorgung. In: Jordan, R. und Micheelis W. (Gesamtbearbeitung), Institut der Deutschen Zahnärzte (IDZ) (Hrsg.) Fünfte Deutsche Mundgesundheitsstudie (DMS V), Deutscher Zahnärzte Verlag DÄV, Köln, S. 517–548, ISBN 978-3-7691-0020-4.

Stillhart, A., Wegehaupt, F. J., Nitschke, I. et al. (2021). Cariogenic potential of oral nutritional supplements measured by intraoral plaque pH telemetry. *Clinical nutrition (Edinburgh, Scotland), 40*(5), 3448–3453. https://doi.org/10.1016/j.clnu.2020.11.026

Watanabe, Y., Okada, K., Kondo, M. et al. (2020). Oral health for achieving longevity. *Geriatrics & gerontology international, 20*(6), 526–538. https://doi.org/10.1111/ggi.13921

Zimmer, S., & Bizhang, M. (2020). Fluoridprophylaxe in der Seniorenzahnmedizin. *Zeitschrift für Senioren-Zahnmedizin*, 3/2020:121–127.

12.4 Erkrankungen des Gastrointestinaltraktes

Werner-J. Mayet

12.4.1 Einführung

Das Altern bedingt allgemeine Effekte auf den Gastrointestinaltrakt. An den Organen sind sowohl morphologische als auch funktionelle Veränderungen festzustellen. Gastroenterologische klinische Symptome sind bei älteren Personen oft weniger ausgeprägt, was nicht selten zu einer verzögerten Diagnosestellung führt. Beispiele der häufigsten gastrointestinalen Erkrankungen im Alter sind die gastroösophageale Refluxkrankheit, Motilitätsstörungen und Schleimhauterosionen des Magens sowie Gallensteine. Im Rahmen der im Alter gesteigerten Infektanfälligkeit sind Virushepatitiden häufiger. Die chronische Obstipation und Diarrhöen (▸ Kap. 12.5) sowie maligne Erkrankungen (▸ Kap. 7.6) zählen ebenfalls dazu.

Die besondere Behandlung eines geriatrischen gastroenterologischen Patienten wird durch mehrere Faktoren wie beispielsweise eine verminderte Symptomwahrnehmung im Rahmen einer Multimorbidität und Polypharmazie bestimmt. In diesem Kontext sind auch die altersassoziiert veränderte Durchblutung und neuronale Innervation der Organe von Bedeutung (Kandulsky & Malfertheiner, 2017).

Merke

Der Alterungsprozess beeinflusst wichtige Funktionsabläufe des Magens mit Folgen für die Magenschleimhaut und die Motilität.

12.4.2 Altersbedingte Veränderungen des Magens

Zu den altersbedingten Veränderungen des Magens zählen eine reduzierte Mikrozirkulation sowie eine verminderte Prostaglandinsynthese und Mukussekretion (▸ Tab. 12.4.1). Infolge einer herabgesetzten Magenschleimhautresistenz im Sinne einer beeinträchtigten Mukosabarriere treten häufiger Schleimhautläsionen auf. Die Reparatur- und Regenerationsmechanismen der Schleimhaut sind herabgesetzt.

Veränderte Plasmaspiegel von Ghrelin und Leptin beeinflussen das Sättigungsgefühl (Tarnawski et al., 2014). Diese hormonelle Konstellation ist mit Helicobacter-pylori-induzierten Veränderungen der Magenschleimhaut assoziiert (Salles, 2006).

Tab. 12.4.1: Veränderungen der allgemeinen Magenphysiologie im Alter (Tarnawski et al., 2014)

Magenphysiologie	Veränderung
basale Säuresekretion	konstant
Bikarbonat- und Mukussekretion	vermindert
Compliance des Magenfundus	vermindert
Magenentleerung	verzögert
Mikrozirkulation	vermindert
NO-Produktion	vermindert
Prostaglandinsynthese	vermindert
Reparaturmechanismen	vermindert

Die Magenschleimhaut Älterer weist auch ohne eine H.-pylori-Infektion eine verminderte Mucosaresistenz mit erhöhter Permeabilität auf. Zudem ist mit zunehmendem Alter eine Abnahme der mikrobiellen Diversität des Magens festzustellen (Claesson, 2012).

12.4.3 Motilitätsstörungen des Magens

Auch das physiologische Altern kann zu einer Verminderung der Peristaltik des Magenantrums und zu einer Erschlaffung des Magenfundus führen. Abgesehen von den neuro-gastroenterologischen Störungen der Magenfunktion (Frieling, 2011) können Tumoren zum einen direkt durch raumfordernde Prozesse oder infiltratives Wachstum, aber auch durch paraneoplastische Effekte zu einer Gastroparese führen (z. B. kleinzelliges Bronchialkarzinom, Mammakarzinom, Non-Hodgkin-Lymphom). Weitere Ursachen können neurologische Erkrankungen (z. B. apoplektischer Insult, M. Parkinson), rheumatische Erkrankungen (z. B. Sklerodermie) und psychiatrische Erkrankungen sein (Anorexie, Depression). Auch der Einfluss von Medikamenten ist zu beachten (z. B. Opiate, trizyklische Antidepressiva, Dopaminantagonisten).

Häufige Zeichen einer Störung der Magenentleerung sind Übelkeit, Erbrechen, frühes Sättigungsgefühl und Schmerzen in der Magengegend. Ein nicht beabsichtigter Gewichtsverlust kann ein frühes Symptom sein. Im Rahmen einer diabetischen Neuropathie sind gastrale Motilitätsstörungen nicht selten.

Geeignete Techniken für die Diagnose einer Magenmotilitätsstörung sind die Gastroskopie, die Oberbauch-Sonografie und der C13-Atemtest.

In Hinblick auf eine Therapie einer Gastroparese sollte eine Ernährung mit viel Fett oder Ballaststoffen vermieden werden. Die Nahrungsaufnahme sollte mittels kleinerer über den Tag verteilten Mahlzeiten erfolgen. Therapeutisch können Prokinetika und Phytotherapeutika eingesetzt werden. Außerdem steht mit Erythromycin ein Antibiotikum mit prokinetischem Effekt zur Verfügung.

12.4.4 Gallenwege

Cholezysto- und Choledocholithiasis sowie ihre Komplikationen

Mit zunehmendem Lebensalter nimmt das Vorkommen von Gallensteinen zu. Jeder 4. Erwachsene über 50 Jahre entwickelt Gallensteine. Bei Frauen zwischen dem 70. und 80. Lebensjahr liegt die höchste Prävalenz vor (Völzke et al., 2005). Auch Komplikationen wie die akute Cholezystitis, akute Cholangitis und biliäre Pankreatitis treten im Alter häufiger auf.

Aufgrund einer bei Älteren häufig deutlich weniger ausgeprägten Klinik kann eine symptomatische Cholelithiasis leichter übersehen werden, unter anderem auch aufgrund eines fehlenden Murphy-Zeichens. Der diagnostische Goldstandard ist die Oberbauchsonografie. Ab dem 80. Lebensjahr ist der klinische Verlauf einer Cholelithiasis und ihrer Komplikationen oft schwerwiegender als bei jüngeren Patienten. Hier sind der Verschlussikterus und biliäre Koliken die häufigsten Symptome (Adedeji & Mac Adam, 1996). Als seltene Komplikation muss im Alter auch häufiger mit einem Gallensteinileus gerechnet werden.

In der Regel muss eine Cholezystolithiasis ohne Symptome nicht therapiert werden. Zusätzliche Gallenblasenpolypen können bei entsprechenden Risikofaktoren (solitärer Polyp > 1 cm, Alter > 50 Jahre) eine Indikation für eine Cholezystektomie darstellen (Lammert et al., 2007). Da mit höherem Lebensalter Gallensteinträger ein erhöhtes Risiko eines Gallenblasenkarzinoms haben, hat eine Cholezystektomie allerdings unter Umständen auch präventiven Charakter.

Bei einer symptomatischen Cholezystolithiasis ist die laparoskopische Cholecystektomie auch im höheren Lebensalter indiziert. Sowohl die Morbidität als auch die Mortalität ist damit im Vergleich zu einem konservativen Vorgehen geringer (Arthur et al., 2003). Mit höherem Alter kommen allerdings häufiger Gallengangsverletzungen vor (Downing et al., 2010). Im Falle einer akuten Gallenkolik ist die Kombination von Analgetika mit Spasmolytika indiziert. Ausgeprägte Koliken werden mit Opiatderivaten (z. B. Pethidin intravenös) therapiert.

Bei einer akuten Cholezystitis muss bei Verzicht auf eine operative Sanierung mit einer Letalität von über 10 % gerechnet werden. Aus diesem Grund sollte standardmäßig bei einer leichten und mittelschweren akuten Cholezystitis die frühelektive laparoskopische Cholezystektomie innerhalb von 24 Stunden nach der stationären Aufnahme durchgeführt werden (Asai et al., 2013). Eine Cholezystostomie (perkutane Gallenblasendrainage) ist bei ausgeprägter Cholezystitis und erhöhtem OP-Risiko eine Option. Schon die selektive endoskopische Papillotomie kann die Prognose einer akuten Cholezystitis aufgrund eines verringerten Risikos für septische Verläufe verbessern (weniger septische Verläufe).

Bei Gallengangssteinen sollte eine Papillotomie mit endoskopischer Steinextraktion ohne Rücksicht auf das Alter durchgeführt werden (Mitchell et al., 2003). Bei deutlich erhöhtem OP-Risiko sollte primär eine Endoprothese eingesetzt werden. Die akute Cholangitis (z. B. infolge einer Steinobstruktion) kann sich bei älteren Patienten rasch zu einer lebensbedrohlichen Situation entwickeln. Eine zeitnahe endoskopische Steinextraktion bzw. die Einlage eines Gallengangsstents ist die Therapie der Wahl.

Chronische Cholangitis

Als eine häufige Ursache einer chronischen Cholangitis im Alter sei die primär biliäre Cholangitis (PBC) genannt. Oft tritt diese erst nach dem 75. Lebensjahr auf. Typische Symptome sind erhöhte Werte für die alkalische Phosphatase und Gamma-GT über mehr als ein halbes Jahr. Des Weiteren finden sich antimitochondriale Autoantikörper (AMA) mit dem Subtyp M2. Die Therapie erfolgt mit Ursodeoxycholsäure (Heger & Lammert, 2014).

Merke

Die akute Cholangitis ist bei Hochbetagten eine potenziell lebensbedrohliche Erkrankung.

12.4.5 Gastroösophageale Refluxerkrankung

In den westlichen Industrienationen liegt die Prävalenz der Diagnose einer Refluxerkrankung bei bis zu 30 %. Berücksichtigt werden dabei typische Symptome wie z. B. Sodbrennen oder saures Aufstoßen. Die gastroösophageale Refluxerkrankung (Gastro Esophageal Reflux Disease, GERD) war während der letzten zehn Jahre in den USA die häufigste durch niedergelassene Gastroenterologen gestellte Diagnose (Peery, 2012). Im Alter nimmt die Häufigkeit der gastroösophagealen Refluxerkrankung zu. Frauen sind vermehrt betroffen.

Altersbedingte Veränderungen des Ösophagus

Im Alter ist vermehrt mit axialen Hernien zu rechnen. Die Verschlussfunktion des unteren Ösophagussphinkters ist durch seine häufigere Lokalisation im Brustraum vermindert. Die altersassoziiert verminderte Funktion der Speicheldrüsen führt zu einer verminderten Speichelsekretion. Bei eingeschränkter Ösophagusmotilität im Alter muss die Schleimhaut eine gesteigerte Säureeinwirkung verkraften (Lee, 2007). Das Phänomen einer erhöhten ösophagealen Säureexposition wird durch eine liegende Körperposition und die im Alter öfter auftretenden axialen Hernien wie erwähnt begünstigt (Rohof et al., 2014). Dies beeinträchtigt auch die ösophageale Clearence. Allgemein fördernde Faktoren sind Kaffee, Nikotin, Alkohol, Übergewicht und Stress. Im Verlauf treten vermehrt Schleimhauterosionen bzw. Ulzera, Stenosen und Blutungen auf. Die Ausbildung einer Barrett-Metaplasie ist begünstigt. Ein regelmäßiges endoskopisches Monitoring wird dann erforderlich.

Symptomatik und Diagnostik

Die Refluxkrankheit hat folgende typische Symptome: Sodbrennen (besonders ausgeprägt postprandial bzw. im Liegen), retrosternales Druckgefühl, Aufstoßen von Luft, Dysphagie, chronischer Reizhusten und Halitosis. Diese eher typische Symptomatik wird von älteren Patienten häufig weniger wahrgenommen. Zudem finden sich häufiger atypische Beschwerden wie Appetitlosigkeit, Anämie und Malnutrition. Dies gilt auch für Patienten mit schweren erosiven Ösophagusveränderungen. Die Gefahr schwerer Komplikationen (z. B. Refluxösophagitis, Blutungen, Ösophagusstrikturen) ist dadurch deutlich erhöht.

Merke

Die Refluxkrankheit wird von älteren Patienten häufig weniger wahrgenommen. Die Gefahr schwerer Komplikationen ist dadurch deutlich erhöht.

Auch im höheren Lebensalter bleibt die Ösophago-Gastro-Duodenoskopie der diagnostische Goldstandard. Hiermit sind, falls erforderlich, auch interventionelle Maßnahmen (z. B. Blutstillungen, Bougierungen bei Stenose) möglich. Die endoskopische Diagnostik wird auch bei Hochbetagten gut toleriert (Riphaus et al., 2016).

Therapie

Die Empfehlungen für ältere Patienten entsprechen im Wesentlichen denen für jüngere. Protonenpumpeninhibitoren (PPI) können auch bei älteren Patienten sicher eingesetzt werden (Savarino, 2013). Dabei sind Präparate mit einer Multiple Unit Pellet System (MUPS)-Galenik aufgelöst auch über Magensonden gut applizierbar. Bei der Therapie mit Protonenpumpenhemmern ist die Co-Medikation zu berücksichtigen. Im Vergleich zum jüngeren Patientenkollektiv ist in der Regel ein längeres Therapieintervall mit höheren Dosen erforderlich. Wechselwirkungen mit anderen Medikamenten müssen berücksichtigt werden. Bei einer Heilungsrate von bis zu 90 % ist nach Beenden der Therapie leider mit einer hohen Rezidivrate zu rechnen. Aufgrund der im Alter häufig geringen und teils atypischen Symptome sowie der Neigung zu komplikativen Verläufen sollte bei Vorliegen einer Refluxösophagitis von der Notwendigkeit einer dauerhaften PPI-Verordnung ausgegangen werden. Prokinetika können bei Magenentleerungsstörungen im Einzelfall hilfreich sein.

12.4.6 Gastrointestinale Blutungen

Obere gastrointestinale Blutung

Im Lebensalter über 80 Jahre müssen über 1 % der stationär zu behandelnden Patienten wegen einer gastrointestinalen Blutung aufgenommen werden (Kaplan, 2001). Auch ist eine Verschiebung bezüglich der Ursachen einer gastrointestinalen Blutung mit steigendem Lebensalter zu beobachten. Faktoren wie die individuelle Komorbidität und Medikation spielen eine wesentliche Rolle.

Tab. 12.4.2: Ursachen der oberen gastrointestinalen Blutung (Scheurlen, 2017)

Häufige Ursachen	Seltene Ursachen
• Ösophagitis/Ösophagusulkus • peptisches Ulkus • erosive Gastritis • Varizen im Magen oder Ösophagus • Malignome des oberen GI-Traktes	• portal-hypertensive Gastropathie • Ulkus Dieulafoy • gastrale antrale vaskuläre Ektasie • Hämobilie • Hämosuccus pancreaticus • aortoenterische Fisteln

70 % der oberen gastrointestinalen Blutungen kommen bei Patienten über 70 Jahre vor (El Tawil, 2012). Bei älteren Patienten haben in den letzten Jahrzehnten die Komplikationen der Ulkuskrankheit zugenommen (Kang, 2006).

Im Rahmen der Polypharmazie bei geriatrischen Patienten (z. B. Kalium-, Eisenpräparate und nichtsteroidale Antirheumatika, NSAR) ist ein verstärkter Schädigungseffekt im Ösophagus eine häufigere Blutungsursache (Pilotto, 2006).

Die Therapie der oberen gastrointestinalen Blutung unterscheidet sich nicht wesentlich von der bei jüngeren Patienten, dabei sollte die Ösophago-Gastro-Duodenoskopie innerhalb von zwölf Stunden erfolgen, um so auch die eventuellen Vorteile einer lokalen Therapie zur Blutstillung zu nutzen. Chirurgische Interventionen stellen aufgrund der zu erwarteten sehr hohen Mortalität bei Hochbetagten nur eine absolute Ultima ratio dar (Bulut, 1996).

Merke

Ein verstärkter Schädigungseffekt im Ösophagus ist im Rahmen der Polypharmazie bei geriatrischen Patienten eine häufige Blutungsursache.

Untere gastrointestinale Blutung

Ursachen und klinisches Bild

Bei Hochbetagten ist die okkulte Blutung bei bis zu 10 % der Bevölkerung die häufigste Form einer unteren gastrointestinalen Blutung.

Kolondivertikulose: Die Inzidenz der gastrointestinalen Blutung bei Kolondivertikulose ist altersabhängig, mit 5 % im 40. Lebensjahr und 65 % in fortgeschrittenem Alter (Bokhari, 1996). Ihre Mortalität liegt bei geriatrischen Patienten bei bis zu 20 %. Die Entstehung wird im Alter durch den häufigeren Einsatz von NSAR begünstigt. Klinisch imponiert die Blutung aus Divertikeln im Kolon als akute Hämatochezie. Teerstuhl spricht eher für Blutungen im Bereich rechtsseitiger Divertikel. Die diesbezüglichen Blutungen sistieren meist von selbst.

Angiodysplasien: Diese sind meist im Colon und Dünndarm lokalisiert. Bei über 25 % der Hochbetagten liegen Angiodysplasien im Colon vor. Bei bis zu 40 % der Patienten kommt es im Verlauf zu einer unteren gastrointestinalen Blutung. Diese können akut, subakut und chronisch-rezidivierend auftreten.

Ischämische Kolitis: Bei Älteren kann die Ursache einer unteren gastrointestinalen Blutung in bis zu 9 % eine ischämische Kolitis sein (Melina, 2004). Komorbiditäten wie beispielsweise eine generalisierte Arteriosklerose begünstigen deren Entstehung. Die Blutungsquellen liegen meist im Bereich des rechten Hemikolons und der linken Kolonflexur sowie des Rektums.

Chronisch-entzündliche Darmerkrankung (CED): Auch bei bereits im jüngeren Lebensalter diagnostizierten chronisch-entzündlichen Darmerkrankungen muss im 6.–7. Lebensjahrzehnt mit einem zweiten Altersgipfel gerechnet werden. Nach dem 75. Lebensjahr treten bei 5 % der CED-Patienten die ersten Symptome auf. Massive Blutungen sind im Verlauf selten (Katz & Pardia, 2011).

Polypharmakotherapie: Die bei geriatrischen Patienten oft anzutreffende Polypharmazie stellt ebenfalls ein erhöhtes Risiko für eine gastrointestinale Blutung dar. Hier ist besonders der Einsatz von selektiven Serotonin-Wiederaufnahmehemmern (SSRI), nichtsteroidalen Antirheumatika (NSAR) und Acetysalicylsäure (ASS) zu beachten. So ist das Risiko für gastrointestinale Blutungen bei SSRI 3,6-fach erhöht, bei SSRI plus ASS 5-fach erhöht und bei der gleichzeitigen Verordnung von SSRI und NSAR gar 12-fach erhöht (Oksbjerg, 2003). Unter diagnostischen Gesichtspunkten ist zu erwähnen, dass bei Hochbetagten Symptome im Kontext einer gastrointestinalen Blutung oft deutlich abgeschwächt auftreten. So bleiben Prodromi wie abdominelle Schmerzen unter einer NSAR-Therapie häufig aus.

Therapie

Zu den therapeutischen Möglichkeiten gastrointestinaler Blutungen zählen (Scheurlen, 2017):

- Koloskopie mit Thermokoagulation, Adrenalininjektion, Gummibandligatur, Hämostase-Clips, Sklerosierungsmedien, Fibrinkleber
- Vasopressin-Infusion
- abdominale Angiografie mit Gefäßverschluss
- chirurgische Intervention

Für alle geriatrischen Patienten gilt, dass sie im Falle einer gastrointestinalen Blutung möglichst sofort eine auch die kardiale Situation einbeziehende Volumenersatztherapie erhalten sollten.

12.4.7 Leber

Obwohl die Regenerationsfähigkeit der Leber bis ins hohe Alter erstaunlich gut erhalten ist, muss der Einfluss des Alterns auf den Verlauf und die Prognose von hepatischen Erkrankungen beachtet werden. Zu den relevantesten Veränderungen bei Älteren gehört der progrediente Abbau der Regenerationsfähigkeit. Bei Hochbetagten ist sowohl der intrahepatische Blutfluss als auch die Organmasse vermindert. Die Hepatozytenfunktion ist im Verlauf gestört. Erniedrigte Bilirubinspiegel resultieren aus einer generell reduzierten Muskelmasse (Mayet, 2022).

Virushepatitis

Die Virushepatitis bei Hochbetagten führt in der Regel zu vermehrten Komplikationen infolge einer verminderten Immunantwort, einem verstärkten Anfall von hepatotoxischen Substanzen und generell vermehrt auftretender Stoffwechselstörungen (▶ Tab. 12.4.3).

Hepatitis A

Aufgrund der deutlich zunehmenden Reisefreudigkeit Älterer sind vermehrt Hepatitis A-Infektionen (HAV) in dieser Population zu beobachten. Bei eher unkompliziertem klinischem Verlauf muss mit folgenden Komplikationen gerechnet werden: Aszites, Ikterus, Cholestase, Gerinnungsstörungen und Pankreatitis. Die akute HAV hat bei

Tab. 12.4.3: Unterschiede der Hepatitis A, B, C und E bei jungen und älteren Erwachsenen (übersetzt aus Carrion et al., 2012, S. 695)

	Junge Erwachsene	Ältere Erwachsene
Hepatitis A	• geringere Seroprävalenz (19–33 %) von Anti-HAV-Ig • Krankenhausaufenthalt selten • sehr geringe Mortalitätsrate • Besserung in den meisten Fällen nach akuter Infektion ohne Zwischenfall • Serokonversion nach Impfung: 100 %	• höhere Seroprävalenz (75 %) von Anti-HAV-Ig • bei 42 % der Patienten Krankenhausaufenthalt notwendig • höhere Mortalitätsrate: 2,7–15 % • höhere Inzidenz für andauernde Cholestasis, Pankreatitis und Aszites infolge einer akuten Infektion • Serokonversion nach Impfung: 93 %
Hepatitis B	• geringeres Risiko für chronische Infektionen (~ 5 %) • mehrere klinisch wirksame Substanzen für die Behandlung der chronischen HBV-Hepatitis • Impfung empfohlen für Hochrisiko-Gruppen	• höheres Risiko für chronische Infektionen (bis zu 59 %) • wirksame Werte in der Behandlung der chronischen HBV-Hepatitis extrapoliert von jüngeren Erwachsenen • Impfung erwogen für Bewohner von Pflegeheimen
Hepatitis C	• langsamere Progression der Fibrose • geringe Prävalenz komorbider Umstände, die die Behandlung einschränken • höhere SVR	• schnellere Progression der Fibrose • hohe Prävalenz komorbider Umstände, die die Behandlung einschränken • geringere SVR, bedingt durch die niedrigere Dosierung und die höheren Drop-Out-Raten
Hepatitis E	• geringere Seroprävalenz von Anti-HEV-IgG in endemischen und nichtendemischen Regionen der Welt	• höhere Seroprävalenz von Anti-HEV-IgG in endemischen und nichtendemischen Regionen der Welt

HAV = Hepatitis-A-Virus; HBV = Hepatitis-B-Virus; HCV = Hepatitis-C-Virus; HEV = Hepatitis-E-Virus; Ig = Immunoglobulin; SVR = engl. sustained virological response, dauerhaftes virologisches Ansprechen

Älteren eine erhöhte Hospitalisationsrate. Aufgrund einer im Vergleich zu Jüngeren erhöhten Sterberate (15 % bei HAV-Patienten älter als 75) (Forbes & Williams, 1998) ist ein entsprechender Impfschutz dringend zu empfehlen, wobei auch im Alter hohe Serokonversionsraten zu erwarten sind.

Hepatitis B

Die Klinik der Hepatitis B-Viruserkrankung (HBV) bei Älteren präsentiert sich mit Appetitlosigkeit, Übelkeit und Erbrechen. Bei geriatrischen Patienten ist der Verlauf häufig klinisch wenig auffällig, dennoch kommen vermehrt hochinfektiöse chronische HBs-Antigenträger vor. Im Vergleich zur Altersgruppe 30–39 Jahren findet sich bei Patienten über 60 Jahre eine 4-fach höhere HBeAg-Prävalenz (Yang et al., 2002).

Als Langzeittherapie werden Nukleotid- oder Nukleosidanaloga (z. B. Entecavir, Adefovir, Tenovovir) eingesetzt. Interferon-alpha führt bei Älteren häufiger zu neurologischen Symptomen bis zu komatösen Zuständen und sollte bei den mittlerweile verfügbaren Alternativen nicht mehr eingesetzt werden. Mit höherem Lebensalter muss mit dem vermehrten Auftreten eines hepatozellulären Karzinoms (Hepatocellular carcinoma, HCC) gerechnet werden. Die Inzidenz des HCC ist vom HBV-DNS-Spiegel abhängig, sie steigt aber auch mit dem Alter an. Dabei ergibt sich ab 75 Jahre wieder eine sinkende Inzidenz (Iloeje et al., 2006). Eine Reaktivierung der HBV-Infektion ist eine der möglichen Komplikationen einer eventuellen immunsuppressiven Medikation der Patienten. Dies unterstreicht die Wichtigkeit der HBV-Impfung auch im höheren Alter.

Hepatitis C

Das klinische Bild der akuten Hepatitis C-Viruserkrankung (HCV) ist bei Älteren in der Regel weniger ausgeprägt. Häufige Symptome sind Ikterus, Fieber und abdominelle Schmerzen. Die Alanin-Aminotransferase (ALT)-Spiegel bleiben oft im Normbereich. Als Komplikationen sind das akute Leberversagen, aber in fortgeschrittenem Lebensalter häufig auch der zirrhotische Umbau der Leber und das hepatozelluläre Karzinom bekannt. Patienten mit durch das Hepatitis C-Virus bedingter Zirrhose sind meist über 60 Jahre alt (Mayet, 2012).

Therapeutisch kommen z. B. Telaprevir, Sofosbuvir oder Ledipasvir als direkt wirkende antivirale Substanzen in Frage. Falls Patienten eine direkte antivirale Therapie noch nicht erhalten haben, wird vorzugsweise ein pangenotypisches Regime (Glecaprevir/Pibrentasvir oder Velpatasvir/Sofosbuvir) eingesetzt. Grazoprevir/Elbasvir kann auch im Falle einer HCV-Genotyp-1b-Infektion gegeben werden. Mögliche Wechselwirkungen mit anderen Medikamenten müssen bei Hochbetagten besonders beachtet werden.

Hepatitis E

Die enteral durch einen RNA-Virus hervorgerufene Hepatitis E (HEV) wird durch den Verzehr von ungegartem Fleisch übertragen. Bei Älteren kann eine zunehmende Seroprävalenz festgestellt werden, was durch eine lebenslange Akkummulation des Expositionsrisikos erklärt wird (Schulz et al., 2016). Klinisch ähneln die Symptome denen der Hepatitis A.

Die Therapie ist symptomatisch supportiv.

Autoimmune Hepatitis (AIH)

Klinisch präsentiert sich die autoimmune Hepatitis (AIH) in bis zu 20 % der Fälle im höheren Lebensalter mit schon bestehendem zirrhotischem oder fibrotischem Leberumbau. Generell erschwert die Symptomarmut eine rechtzeitige Diagnostik. Das klinische Bild ähnelt bei akutem Verlauf dem einer Virushepatitis. Im Labor findet man Autoantikörper (z. B. antinukleäre Antikörper (ANA), Antikörper gegen glatte Muskulatur (smooth muscle actin, SMA), „Liver-kidney microsomal" Typ 1 Antikörper (anti-LKM-1)).

Therapeutisch steht der Einsatz von immunsuppressiven Medikamenten wie Prednisolon oder Azathioprin im Vordergrund. Der therapeutische Erfolg unterscheidet sich bei jüngeren und älteren Patienten nicht (Czaja & Carpenter, 2006).

Alkoholische Lebererkrankung

In der Altersgruppe über 65 Jahre steigt der Alkoholkonsum (Kumata et al., 2006). Die absolute Alkoholkonzentration im Blut ist zudem in Folge der altersbedingt veränderten Metabolisierung erhöht. Bei zusätzlicher Multimedikation sind unerwartete Wechselwirkungen häufig. Im Labor finden sich neben erhöhten Serumbilirubinwerten eine erhöhte Aspartat-Aminotransferase. Klinisch zeigen sich unspezifische Symptome wie Übelkeit, abdominelle Schmerzen, Gewichtsverlust, bei fortgeschrittenem Leberschaden Aszites, Ikterus und Ödeme. Die Therapie entspricht der bei jüngeren Patienten. Als häufigste Todesursachen sind gastrointestinale Blutungen sowie das hepatorenale Syndrom bekannt (Oneta et al., 2001).

Medikamenten-toxischer Leberschaden

Infolge hoher Prävalenz einer Polypharmazie ist bei geriatrischen Patienten häufiger mit einem Medikamenten-induzierten Leberschaden zu rechnen. Bei fehlenden klinischen Symptomen finden sich im Labor erhöhte Lebertransaminasen. Pruritus und Ikterus können Symptome eines bereits eingetretenen chronischen Leberschadens auch nach Beenden einer medikamentösen Therapie sein.

Hepatozelluläres Karzinom (HCC)

Im Alter ist die Leberzirrhose infolge einer nicht alkoholischen Fettleber (nicht alkoholische Steatohepatitis, NASH) der wichtigste Risikofaktor für ein hepatozelluläres Karzinom (HCC). Das initiale Stadium verläuft klinisch blande.

Merke

Im Alter ist der wichtigste Risikofaktor für ein hepatozelluläres Karzinom die nicht alkoholische Fettleber (NASH).

Therapeutisch bietet die Leberresektion und mit den bekannten altersbedingten Einschränkungen die Lebertransplantation unter Berücksichtigung der jeweiligen Komorbidität des Patienten auch im fortgeschrittenen Alter akzeptable Ergebnisse.

Zusammenfassung

Das Altern hat allgemeine Effekte auf den Gastrointestinaltrakt, spezielle Störungen von Organsystemen kommen noch dazu. Die Veränderungen sind funktionell und morphologisch.

Im Alter zählen die gastroösophageale Refluxkrankheit, Schleimhauterosionen und Motilitätsstörungen des Magens, gastrointestinale Blutungen, Gallensteine sowie bei erhöhter Infektanfälligkeit Virushepatitiden zu den häufigsten gastrointestinalen Erkrankungen. Die Altersabhängigkeit betrifft auch das vermehrte Auftreten von malignen Tumoren im Gastrointestinaltrakt.

Die adäquate Behandlung in der geriatrischen Gastroenterologie erfordert ein multidisziplinäres Management, diagnostische und therapeutische Abläufe müssen stets interdisziplinär angepasst und abgestimmt werden.

Literatur

Adedeji, O. A., & McAdam, W. A. (1996). Murphy's sign, acute cholecystitis and elderly people. *Journal of the Royal College of Surgeons of Edinburgh*, *41*(2), 88–89.

Arthur, J. D., Edwards, P. R., & Chagla, L. S. (2003). Management of gallstone disease in the elderly. *Annals of the Royal College of Surgeons of England*, *85*(2), 91–96. https://doi.org/10.1308/003588403321219849

Asai, K., Watanabe, M., Kusachi, S., et al. (2013). Changes in the therapeutic strategy for acute cholecystitis after the Tokyo guidelines were published. *Journal of hepato-biliary-pancreatic sciences*, *20*(3), 348–355. https://doi.org/10.1007/s00534-012-0536-4

Bokhari, M., Vernava, A. M., Ure, T., et al. (1996). Diverticular hemorrhage in the elderly–is it well tolerated?. *Diseases of the colon and rectum*, *39*(2), 191–195. https://doi.org/10.1007/BF02068074

Bulut, O. B., Rasmussen, C., & Fischer, A. (1996). Acute surgical treatment of complicated peptic ulcers with special reference to the elderly. *World journal of surgery*, *20*(5), 574–577. https://doi.org/10.1007/s002689900089

Carrion, A. F., & Martin, P. (2012). Viral hepatitis in the elderly. *The American journal of gastroenterology*, *107*(5), 691–697. https://doi.org/10.1038/ajg.2012.7

Claesson, M. J., Jeffery, I. B., Conde, S., et al. (2012). Gut microbiota composition correlates with diet and health in the elderly. *Nature*, *488*(7410), 178–184. https://doi.org/10.1038/nature11319

Dalton, S. O., Johansen, C., Mellemkjaer, L., et al. (2003). Use of selective serotonin reuptake inhibitors and risk of upper gastrointestinal tract bleeding: a population-based cohort study. *Archives of internal medicine*, *163*(1), 59–64. https://doi.org/10.1001/archinte.163.1.59

Downing, S. R., Datoo, G., Oyetunji, T. A., et al. (2010). Asian race/ethnicity as a risk factor for bile duct injury during cholecystectomy. *Archives of surgery (Chicago, Ill.: 1960)*, *145*(8), 785–787. https://doi.org/10.1001/archsurg.2010.131

El-Tawil A. M. (2012). Trends on gastrointestinal bleeding and mortality: where are we standing?. *World journal of gastroenterology*, *18*(11), 1154–1158. https://doi.org/10.3748/wjg.v18.i11.1154

Forbes, A., & Williams, R. (1988). Increasing age–an important adverse prognostic factor in hepatitis A virus infection. *Journal of the Royal College of Physicians of London*, 22(4), 237–239.

Frieling T. (2011). Funktionelle gastrointestinale Erkrankungen und Alter [Age-related functional gastrointestinal disorders]. *Zeitschrift fur Gastroenterologie*, *49*(1), 47–53. https://doi.org/10.1055/s-0029-1245931

Heger, E., Lammert, F., & für die Arbeitsgemeinschaft Geriatrische Gastroenterologie (AGGG) der Deutschen Gesellschaft für Verdauungs- und Stoffwechselkrankheiten (DGVS) (2014). Gallenwegserkrankungen im Alter [Biliary diseases in the elderly]. *Zeitschrift fur Gastroenterologie*, *52*(5), 447–449. https://doi.org/10.1055/s-0034-1366158

Iloeje, U. H., Yang, H. I., Su, J., et al. (2006). Predicting cirrhosis risk based on the level of circulating hepatitis B viral load. *Gastroenterology*, *130*(3), 678–686. https://doi.org/10.1053/j.gastro.2005.11.016

Jäger, M. (2017). Schluckstörungen/Dysphagie. In W. J. Mayet (Hrsg.), *Geriatrische Gastroenterologie* (pp. 108–133). Walter de Gruyter.

Kandulski, A., & Malfertheiner, P. (2017). Effekte des Alterns auf den Gastrointestinaltrakt. In W. J. Mayet (Hrsg.), *Geriatrische Gastroenterologie* (pp. 46–70). Walter de Gruyter.

Kang, J. Y., Elders, A., Majeed, A., et al. (2006). Recent trends in hospital admissions and mortality rates for peptic ulcer in Scotland 1982-2002. *Alimentary pharmacology & therapeutics*, *24*(1), 65–79. https://doi.org/10.1111/j.1365-2036.2006.02960.x

Kaplan, R. C., Heckbert, S. R., Koepsell, T. D., et al. (2001). Risk factors for hospitalized gastrointestinal bleeding among older persons. Cardiovascular Health Study Investigators. *Journal of the American Geriatrics Society*, *49*(2), 126–133. https://doi.org/10.1046/j.1532-5415.2001.49032.x

Katz, S., & Pardi, D. S. (2011). Inflammatory bowel disease of the elderly: frequently asked questions (FAQs). *The American journal of gastroenterology*, *106*(11), 1889–1897. https://doi.org/10.1038/ajg.2011.271

Kumada, T., Toyoda, H., Honda, T., et al. (2006). Treatment of chronic hepatitis C with interferon alone or combined with ribavirin in Japan. *Intervirology*, *49*(1-2), 112–118. https://doi.org/10.1159/000087273

Lammert, F., Neubrand, M. W., Bittner, R., et al. (2007). S3-Leitlinie der Deutschen Gesellschaft für Verdauungs- und Stoffwechselkrankheiten und der Deutschen Gesellschaft für Viszeralchirurgie zur Diagnostik und Behandlung von Gallensteinen [S3-guidelines for diagnosis and treatment of gallstones. German Society for Digestive and Metabolic Diseases and German Society for Surgery of the Alimentary Tract]. *Zeitschrift fur Gastroenterologie*, *45*(9), 971–1001. https://doi.org/10.1055/s-2007-963437

Lee, J., Anggiansah, A., Anggiansah, R., et al. (2007). Effects of age on the gastroesophageal junction, esophageal motility, and reflux disease. *Clinical gastroenterology and hepatology: the official clinical practice journal of the American Gastroenterological Association*, *5*(12), 1392–1398. https://doi.org/10.1016/j.cgh.2007.08.011

Mayet, W. J. (2012). Lebererkrankungen im Alter. *Aktuelle Ernährungsmedizin*, *37*, 232–234.

Mayet, W. J. (2022). Das hepatobiliäre System – Die Leber im Alter. In W. J. Mayet (Hrsg.), *Geriatrische Gastroenterologie* (2nd ed., pp. 185–208). Walter de Gruyter.

Mayet, W. J., & Bünting K. (2020). Verdauungssystem. In V. Schraut, & J. Trögner (Hrsg.), *Pflege Heute – Geriatrische Pflege* (pp. 413–423). Elsevir.

Medina, C., Vilaseca, J., Videla, S., et al. (2004). Outcome of patients with ischemic colitis: review of fifty-three cases. *Diseases of the colon and rectum*, *47*(2), 180–184. https://doi.org/10.1007/s10350-003-0033-6

Mitchell, R. M., O'Connor, F., & Dickey, W. (2003). Endoscopic retrograde cholangiopancreatography is safe and effective in patients 90 years of age and older. *Journal of clinical gastroenterology*, *36*(1), 72–74. https://doi.org/10.1097/00004836-200301000-00019

Muhle, P., Wirth, R., Glahn, J., et al. (2015). Schluckstörungen im Alter, Physiologie und Pathophysiologie [Age-related changes in swallowing. Physiology and pathophysiology]. *Der Nervenarzt*, *86*(4), 440–451. https://doi.org/10.1007/s00115-014-4183-7

Oneta, C. M., Pedrosa, M., Rüttimann, S., et al. (2001). Age and bioavailability of alcohol. *Zeitschrift fur Gastroenterologie*, *39*(9), 783–788. https://doi.org/10.1055/s-2001-17196

Palmer, J. B., Drennan, J. C., & Baba, M. (2000). Evaluation and treatment of swallowing impairments. *American family physician*, *61*(8), 2453–2462.

Peery, A. F., Dellon, E. S., Lund, J., et al. (2012). Burden of gastrointestinal disease in the United States: 2012 update. *Gastroenterology*, *143*(5), 1179–1187.e3. https://doi.org/10.1053/j.gastro.2012.08.002

Pilotto, A., Franceschi, M., Leandro, G., et al. (2006). Clinical features of reflux esophagitis in older people: a study of 840 consecutive patients. *Journal of the American Geriatrics Society*, *54*(10), 1537–1542. https://doi.org/10.1111/j.1532-5415.2006.00899.x

Riphaus, A., Wehrmann, T., Hausmann, J., et al. (2016). Update S3-guideline: „sedation for gastrointestinal endoscopy" 2014 (AWMF-register-no. 021/014). *Zeitschrift fur Gastroenterologie*, *54*(1), 58–95. https://doi.org/10.1055/s-0041-109680

Rittig, T. (2012). Der Dysphagie-Pass. *Forum Logopädie* *3*(26), 18–23.

Rohof, W. O., Bennink, R. J., & Boeckxstaens, G. E. (2014). Proton pump inhibitors reduce the size and acidity of the acid pocket in the stomach. *Clinical gastroenterology and hepatology: the official clinical practice journal of the American Gastroenterological Association*, *12*(7), 1101–1107.e1. https://doi.org/10.1016/j.cgh.2014.04.003

Salles, N., Ménard, A., Georges, A., et al. (2006). Effects of Helicobacter pylori infection on gut appetite peptide (leptin, ghrelin) expression in elderly inpatients. *The journals of gerontology. Series A, Biological sciences and medical sciences*, *61*(11), 1144–1150. https://doi.org/10.1093/gerona/61.11.1144

Savarino, E., Zentilin, P., Mastracci, L., et al. (2013). Microscopic esophagitis distinguishes patients with non-erosive reflux disease from those with functional heartburn. *Journal of gastroenterology*, *48*(4), 473–482. https://doi.org/10.1007/s00535-012-0672-2

Scheurlen, C. (2017). Gastrointestinale Blutung. In W. J. Mayet (Hrsg.), *Geriatrische Gastroenterologie* (pp. 134–143). Walter de Gruyter.

Schulz, M., Beha, D., Plehm, K., et al. (2016). High prevalence of anti-hepatitis E virus antibodies in outpatients with chronic liver disease in a university medical center in Germany. *European journal of gastroenterology & hepatology*, *28*(12), 1431–1436. https://doi.org/10.1097/MEG.0000000000000729

Scottish intercollegiate guidelines network (SIGN). (2010). *Management of patients with stroke: identification and management of dysphagia. SIGN 119.* https://www.guidelines.co.uk/cardiovascular/sign-stroke-and-dysphagia-guideline/455178.article, Zugriff am 29.6.2023

Tarnawski, A. S., Ahluwalia, A., & Jones, M. K. (2014). Increased susceptibility of aging gastric mucosa to injury: the mechanisms and clinical implications. *World journal of gastroenterology*, *20*(16), 4467–4482. https://doi.org/10.3748/wjg.v20.i16.4467

Völzke, H., Baumeister, S. E., Alte, D., et al. (2005). Independent risk factors for gallstone formation in a region with high cholelithiasis prevalence. *Digestion*, *71*(2), 97–105. https://doi.org/10.1159/000084525

Yang, H. I., Lu, S. N., Liaw, Y. F., et al. (2002). Hepatitis B e antigen and the risk of hepatocellular carcinoma. *The New England journal of medicine*, *347*(3), 168–174. https://doi.org/10.1056/NEJMoa013215

12.5 Obstipation und Stuhlinkontinenz

Ahmed Madisch

12.5.1 Chronische Obstipation

Definition und Epidemiologie

Die chronische Obstipation ist ein häufig genanntes Symptom des Magen-Darm-Traktes, das unabhängig von möglichen Komplikationen zu einer deutlichen Einschränkung der Lebensqualität führt. Die Obstipation ist ein subjektiv empfundenes Symptom, das nicht nur mit der Stuhlgangsfrequenz korreliert. Die normale Stuhlgangsfrequenz ist intraindividuell sehr variabel und reicht von zweimal pro Tag bis zu dreimal pro Woche, ohne dass die Kriterien einer krankhaften Obstipation vorliegen.

Nach der deutschen S2k-Leitlinie der DGVS, die auch für Patienten im höheren Lebensalter gilt, liegt eine chronische Obstipation vor, wenn folgende drei Kriterien aktuell seit mindestens drei Monaten bestehen, wobei der initiale Beginn der Symptomatik wenigstens sechs Monate vor Diagnosestellung liegen sollte (Andresen et al., 2022, S. 16):

- ≥ zwei der folgenden Symptome sollten vorhanden sein:
  - klumpiger oder harter Stuhl (Bristol Stool Form Scale 1–2) bei > 25 % der Stuhlentleerungen,
  - starkes Pressen bei > 25 % der Stuhlentleerungen,
  - subjektiv unvollständige Entleerung bei > 25 % der Stuhlentleerungen,
  - subjektive Obstruktion bei > 25 % der Stuhlentleerungen,
  - manuelle Manöver zur Erleichterung der Defäkation bei > 25 % der Stuhlentleerungen (digitale Manipulation, Beckenbodenunterstützung),
  - < drei spontane Stuhlgänge pro Woche
- Weiche Stühle kommen ohne die Einnahme von Laxantien nur selten vor.
- Die Kriterien für ein Reizdarmsyndrom sind nicht erfüllt.

Auch wenn die chronische Obstipation in jedem Alter auftreten kann, so ist die Häufigkeit in der Altersgruppe > 65 Jahre deutlich höher und wird in der Bevölkerung im Zuge des demografischen Wandels weiter zunehmen. Mehr als 50 % der älteren Patienten im Krankenhaus und in Pflegeheimen erhalten Laxanzien zur Therapie einer chronischen Obstipation (Goldacre, 2009; Chu et al., 2014; De Giorgio et al., 2015; Emmanuel et al., 2017).

Grundsätzlich muss bei der Obstipation zwischen einer Passagestörung und einer Entleerungsstörung unterschieden werden (Andresen et al., 2022). Die Entleerungsstörungen bzw. Defäkationsstörungen machen etwa 25 % der Ursachen für eine Obstipation aus. Dabei lassen sich bei den Entleerungsstörungen strukturelle Ursachen (z. B. Rektozele) von funktionellen (Beckenboden-Dyssynergie) unterscheiden. Bei den Passagestörungen zeigen 2/3 der Patienten einen normalen Kolontransit, lediglich 1/3 weist einen verlangsamten Kolontransit auf. Auch zahlreiche Medikamente, die häufig im höheren Patientenalter zum Einsatz kommen, haben einen Einfluss auf den Kolontransit. Die Kenntnis über die zugrundeliegende Störung bei jedem einzelnen Patienten ist entscheidend für die therapeutischen Optionen.

Pathophysiologische Mechanismen

Die Obstipation ist ein gastroenterologisches Symptom, dem unterschiedliche pathophysiologische Mechanismen zu Grunde liegen können. Dabei können die Mechanismen einzeln vorkommen, wobei sie meistens kombiniert vorkommen und so zum Symptom der Obstipation führen. Mit zunehmendem Lebensalter unterliegt auch der Gastrointestinaltrakt einem Alterungsprozess, der über strukturelle Veränderungen zu funktionellen Störungen führen kann. Dabei sind insbesondere für den Darm folgende strukturelle Veränderungen nachgewiesen (Emmanuel et al., 2017):

- Neurodegeneration
  - Abnahme der Nervenzellen im myenterischen und submukösen Plexus (Kolon > Dünndarm > Magen)
  - Absterben von Gliazellen
- Degeneration der sympathischen Innervation
- Abnahme der mukosalen Defense
- hormonelle Veränderungen (CCK ↑, Ghrelin ↓)

Die primären strukturellen Veränderungen können auch sekundär im Rahmen von z. B. neurologischen Erkrankungen (z. B. M. Parkinson oder Multiple Sklerose) vorkommen.

Auch die Parameter, die für den Defäkationsprozess entscheidend sind, verändern sich im Alter: Verminderung des Analsphinkter-Ruhe- und Kneifdruckes, Verminderung der Rektumcompliance und Verminderung der rektalen Empfindung.

Diagnostische Abklärung

Gerade im höheren Patientenalter liegt die Kunst bei der diagnostischen Abklärung und Therapie im Vermeiden überflüssiger Untersuchungen und dem gezielten Einsatz rationaler Therapien. Die Diagnostik der Obstipation wird im Wesentlichen durch den Schweregrad der Symptome, die bestehenden Begleiterkrankungen sowie die zugrundeliegenden Ursachen beeinflusst (▶ Abb. 12.5.1).

Während die kurzfristige habituelle Obstipation meist selbst limitierend ist, bedarf die chronische Obstipation einer konsequenten Diagnostik, wie es auch in der deutschen Leitlinie für Obstipation und Reizdarmsyndrom gefordert wird (Goldacre, 2009; Chu et al., 2014; De Giorgio et al., 2015; Emmanuel et al., 2017; Andresen et al., 2022). Die rationale Diagnostik besteht aus einem Zweistufenschema und stützt sich im Wesentlichen auf eine Basisdiagnostik, die neben der ausführlichen (Medikamenten-)Krankheitsgeschichte vor allem auch die körperliche Untersuchung mit rektal-digitaler Untersuchung und eine

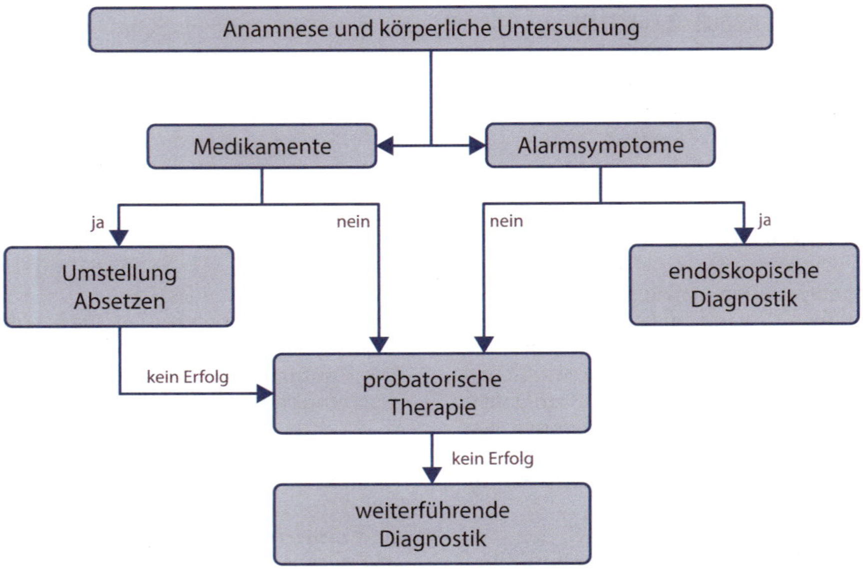

Abb. 12.5.1: Rationaler Diagnostik-Stufenplan für die Obstipation

Symptomerhebung anhand eines Stuhlprotokolls beinhaltet.

Die eingehende Anamneseerhebung ist eine zwingende Voraussetzung für die diagnostische Abklärung. Die exakte Erhebung der Stuhlcharakteristika einschließlich der Erfassung von Begleit- und Vorerkrankungen liefert wichtige Hinweise auf die Ursache der chronischen Obstipation. Da zahlreiche Medikamente auch zur Obstipation führen können, kommt der exakten Medikamentenanamnese gerade im höheren Patientenalter eine wichtige Bedeutung zu. Häufig zur Obstipation führende Medikamente, die gerade im höheren Patientenalter eingenommen werden, sind unter anderem Opiate, Anticholinergika, trizyklische Antidepressiva, Neuroleptika, Antihypertensiva, Diuretika sowie calciumhaltige Antazida.

Zur Laborbasisdiagnostik zählen Blutbild und Blutsenkungsgeschwindigkeit (oder C-reaktives Protein), die Bestimmung der Elektrolyte, der Leber- und Bauchspeicheldrüsenenzyme sowie des Blutzuckers (Andresen et al., 2022).

Bei chronischer Obstipation ist eine gastroenterologische Basisdiagnostik häufig nicht zu umgehen. Sie umfasst vor allem eine hohe Koloskopie zum Ausschluss einer organischen Ursache der Obstipation allen voran des Kolonkarzinoms (Luthra et al., 2019; Andresen et al., 2022). Sollte die Ursache der chronischen Obstipation durch die o. g. Diagnostik nicht gefunden werden, muss in ausgewählten Fällen eine gastroenterologische Spezialdiagnostik angeschlossen werden. So dient der Hinton-Test zur Objektivierung einer Slow-transit-Obstipation und zu einer möglichen Differenzierung zwischen Passagestörung und Defäkationsstörung (Andresen et al., 2022).

Merke

Die Abgrenzung zwischen Obstipation und Defäkationsstörung ist die Grundlage für eine Stufentherapie nach den DGVS-Leitlinien.

In spezialisierten Zentren sind weitere Untersuchungen für die Abklärung einer Defäkationsstörung (anorektale Manometrie, der Ballonexpulsionstest, die MR- oder CT-Defäkografie und die funktionelle Rektoskopie) möglich und sinnvoll.

Symptomatische Therapie

Die Behandlung der Obstipation bei älteren Patienten unterscheidet sich nicht grundsätzlich von der bei jüngeren Patienten (Andresen et al., 2022). Im Vordergrund der Therapie steht die ursächliche Behandlung der Grundkrankheit. Ist dieses nicht oder nur unzureichend möglich, ist bei entsprechender Symptomatik eine symptomatische Therapie der Obstipation indiziert. Dabei folgt die symptomatische Therapie nach den DGVS-Leitlinien einem Stufenschema (Luthra et al., 2019; Andresen et al., 2022). In erster Linie kommen Allgemeinmaßnahmen zum Einsatz, die ein Toilettentraining, eine ausreichende Flüssigkeitszufuhr und eine faserreiche Kost von 25–30 g/Tag beinhalten, wobei lediglich die Effektivität der faserreichen Kost durch Studien abgesichert ist (Christodoulides et al., 2016). Häufig reichen diese Allgemeinmaßnahmen zur Stuhlregulierung allein nicht aus, so dass eine Laxanzientherapie notwendig wird (Paré et al., 2014). Hierbei bieten sich als Laxans der ersten Wahl, da durch kontrollierte Studien und Metaanalysen abgesichert, PEG-(Macrogol)-Elektrolytlösungen an, da sie dosisabhängig effektiv, gut steuerbar und nebenwirkungsarm sind (Luthra et al., 2019). Ballaststoffe können ebenfalls eingesetzt werden, hierbei sind jedoch die wasserlöslichen Gelbildner (z. B. Flohsamenschalen) wegen der geringeren Blähwirkung zu bevorzugen. Zu beachten ist, dass bei Patienten mit einem verlangsamten Kolontransit Ballaststoffe vermieden werden sollten, da diese zu einer Verschlechterung der Symptomatik führen (Christodoulides et al., 2016).

Merke

Laxanzien vom Typ des Macrogols können langfristig und sicher im höheren Lebensalter zur Therapie bei chronischer Obstipation eingesetzt werden.

Zeigen die Therapie mit Allgemeinmaßnahmen und die o. g. Laxanzien keinen Effekt, ist die Therapie mit Prucaloprid angezeigt. Prucaloprid ist ein 5-HT_4-Agonist mit prokinetischer Wirkung im Gastrointestinaltrakt. Zahlreiche randomisierte, kontrollierte Studien auch bei geriatrischen Patienten zeigten gute Effekte einer Prucaloprid-Therapie bei Patienten mit schwerer Obstipation (Camilleri et al., 2009).

Bei Obstipation infolge einer Störung des Beckenbodens im Sinne einer Defäkationsstörung sollten in regelmäßigen Abständen zusätzlich zu Laxanzien lokale Entleerungshilfen wie Klysmen oder Einläufe, Suppositorien und glyzerinhaltige Zäpfchen eingesetzt werden. Dies gilt insbesondere für die Prophylaxe und Therapie der Stuhlimpaktion als schwerwiegende Komplikation der Obstipation im höheren Patientenalter (Andresen et al., 2022).

Merke

Entleerungshilfen kommen v. a. bei Defäkationsstörungen auch zur Verhinderung einer Stuhlimpaktion zum Einsatz.

Eine chirurgische Intervention sowohl bei funktioneller Obstipation als auch bei einer Defäkationsstörung ist nur in Ausnahmefällen und nach Ausschöpfung der kompletten Diagnostik und Therapie indiziert.

12.5.2 Stuhlinkontinenz

Definition und Epidemiologie

Der Begriff der Stuhlkontinenz bezeichnet die Fähigkeit zur Perzeption, Retention und Ausscheidung von Rektuminhalt zum Zeitpunkt und am Ort der Wahl. Die Stuhlinkontinenz beschreibt den unfreiwilligen Abgang von flüssigem oder festem Stuhl, die Analinkontinenz den unwillentlichen Abgang von Gas mit oder ohne Stuhl (Bharucha et al., 2015). Die Stuhlinkontinenz ist ein Symptom, das auf dem subjektiven Empfinden der Patienten basiert und das einfühlsam bei der Anamnese erfragt werden muss. Die Inkontinenz wird von vielen Patienten verschwiegen, so dass die Häufigkeit der Stuhlinkontinenz nur geschätzt werden kann. Aus diesem Grund schwanken die Ergebnisse epidemiologischer Untersuchungen für die allgemeine Prävalenz zwischen 7 und 15 %. Im Krankenhaus finden sich Werte von bis zu 30 % und in Pflegeheimen von bis zu 70 % (Miner, 2004; Nelson et al., 2004). Nach Schätzungen müssen wir in Deutschland davon ausgehen, dass etwa 15–20 % der Bevölkerung im Alter von 25–75 Jahren eine Urininkontinenz, 5–10 % eine Anal- bzw. Stuhlinkontinenz und 1–5 % eine kombinierte Inkontinenz aufweisen. Als direkte Risikofaktoren für eine Stuhlinkontinenz gelten höheres Alter, weibliches Geschlecht und eine Komorbidität. Zu berücksichtigen ist, dass die Verstopfung durch eine Stuhlretention im Rektum häufiger im Sinne einer Überlaufinkontinenz zu einer Anal-Stuhlinkontinenz führt. Dies bedeutet, dass durch die Behandlung der Obstipation auch die Anal-Stuhlinkontinenz gebessert oder beseitigt werden kann. Weiterhin ist klinisch wichtig, dass Patienten mit Stuhlinkontinenz und Stuhlentleerungsstörungen das vermehrte Absetzen von kleinen Stuhlportionen als „Durchfall“ missinterpretieren können.

Merke

Die Stuhlinkontinenz wird von älteren Patienten häufig als Diarrhö missinterpretiert. Eine chronische Diarrhö wiederum kann eine geringgradige Stuhlinkontinenz demaskieren.

Die anale Kontinenz ist das Ergebnis eines komplexen Zusammenspiels zwischen Kolonfunktion, rektaler Sensibilität und Analsphinkter. Hierbei sind die Anatomie des Beckenbodens und des Anorektums, die rektale Sensibilität und die Compliance entscheidende Größen (Rao, 2004; Freeman & Menees, 2016; Guillaume et al., 2017). Störungen einer oder mehrerer Komponenten führen zur Stuhlinkontinenz. In den meisten Fällen sind jedoch mehrere Komponenten beteiligt. Eine allgemeingültige Klassifizierung der Anal-Stuhlinkontinenz existiert nicht, klinisch kann man jedoch drei Grade der Stuhlinkontinenz unterscheiden:

- Grad I: Inkontinenz für Winde
- Grad II: Inkontinenz für geringe Stuhlmengen
- Grad III: Grobinkontinenz

Ein einfacher Test zur Erfassung einer groben Inkontinenz ist der Einlauf mit 100 ml Wasser. Kann dieses aufgehalten werden, ist eine grobe Inkontinenz unwahrscheinlich.

▶ Tab. 12.5.1 zeigt die praktikable Revised Fecal Incontinence Scale (Sansoni et al., 2013), die im klinischen Alltag, aber vor allem im Rahmen von Studien Anwendung findet.

Diagnostische Abklärung

Die diagnostische Abklärung einer Stuhlinkontinenz beginnt immer mit einer Basisdiagnostik, mit der schon viele Störungen ohne umfangreichen apparativen Aufwand erfasst werden können. Die Basisdiagnostik besteht aus einer ausführlichen Anamnese mit prospektiver Erhebung der Symptome anhand eines Stuhlprotokolls sowie die klinische Untersuchung einschließlich einer rektalen-digitalen Untersuchung. Im Rahmen der körperlichen Untersuchung kann die/der proktologisch erfahrene Ärztin/Arzt bereits Narben, Marisken, prolabierende Hämorrhoiden, einen Analprolaps, die Beckenbodensenkung oder einen klaffenden Analsphinkter identifizieren und den Sphinkterruhedruck, die Willkürfunktion, einen Rektumprolaps und Rektozelen qualitativ ertasten (Soh et al., 2015; Keller et al., 2022). Die Basisdiagnostik wird dann um die endoskopischen Untersuchungen erweitert. Sie dienen in erster Linie zum Ausschluss organischer Ursachen der Stuhlinkontinenz (z. B. Nachweis von Entzündungen oder Tumo-

Tab. 12.5.1: Revised Faecal Incontinence Scale (RFIS) mit fünf Fragen (auf Grundlage von Sansoni et al., 2013).

Frage	Antwort	Bewertung
Verlieren Sie Stuhl, haben Sie Inkontinenz-Zwischenfälle oder verlieren Sie festen Stuhl?	• nie	0 Punkte
	• selten (< 1/letzten vier Wochen)	1 Punkt
	• manchmal (< 1/letzte Woche, > 1/letzten vier Wochen)	2 Punkte
	• oft (< 1/Tag, > 1/Woche)	3 Punkte
	• immer (> 1/Tag, bei jedem Stuhlgang)	4 Punkte
Verlieren Sie Stuhl, haben Sie Inkontinenz-Zwischenfälle oder verlieren Sie flüssigen Stuhl?	• nie	0 Punkte
	• selten (< 1/letzten vier Wochen)	1 Punkt
	• manchmal (< 1/letzte Woche, > 1/letzten vier Wochen)	2 Punkte
	• oft (< 1/Tag, > 1/Woche)	3 Punkte
	• immer (> 1/Tag, bei jedem Stuhlgang)	4 Punkte
Verlieren Sie Stuhl, wenn Sie nicht rechtzeitig eine Toilette finden?	• nie	0 Punkte
	• selten (< 1/letzten vier Wochen)	1 Punkt
	• manchmal (< 1/letzte Woche, > 1/letzten vier Wochen)	2 Punkte
	• oft (< 1/Tag, > 1/Woche)	3 Punkte
	• immer (> 1/Tag, bei jedem Stuhlgang)	4 Punkte
Verlieren Sie Stuhl, sodass Sie die Unterwäsche wechseln müssen?	• nie	0 Punkte
	• selten (< 1/letzten vier Wochen)	1 Punkt
	• manchmal (< 1/letzte Woche, > 1/letzten vier Wochen)	2 Punkte
	• oft (< 1/Tag, > 1/Woche)	3 Punkte
	• immer (> 1/Tag, bei jedem Stuhlgang)	4 Punkte
Belastet der unfreiwillige Stuhlabgang Ihre Lebensumstände?	• nie	0 Punkte
	• selten (< 1/letzten vier Wochen)	1 Punkt
	• manchmal (< 1/letzte Woche, > 1/letzten vier Wochen)	2 Punkte
	• oft (< 1/Tag, > 1/Woche)	3 Punkte
	• immer (> 1/Tag, bei jedem Stuhlgang)	4 Punkte

ren). Die Endosonografie liefert den wichtigsten Beitrag in der morphologischen Beurteilung der Integrität des Analsphinkters. Eine weiterführende Funktionsdiagnostik ist nur in Einzelfällen notwendig. Sie beinhaltet die anorektale Manometrie, die Defäkografie und neurophysiologische Untersuchungen, wobei letztere heute eher in den Hintergrund getreten sind. Die Defäkografie, die heute aufgrund der Strahlenbelastung als dynamisches MRT erfolgt, gibt Hinweise auf das Vorliegen eines spastischen Beckenbodens, von Rektozelen, eines Prolaps oder einer Intussuszeption (Keller et al., 2022).

▸ Abb. 12.5.2 gibt das Stufenschema der diagnostischen Abklärung der Stuhlinkontinenz wieder.

Therapeutische Optionen

Die Stuhlinkontinenz ist beim alten Menschen ein ernstzunehmendes Problem. Neben häufig bestehenden Grunderkrankungen wie Diabetes mellitus oder geburtstraumatischen Schädigungen bei Frauen nehmen mit zunehmendem Alter die Sphinkterdrücke und die Reservoirfunktionen durch eine verminderte Compliance ab. Es gibt keine alleinige medikamentöse Therapie der Stuhlinkontinenz. So richtet sich die Therapie nach der jeweiligen Symptomatik und basiert im Wesentlichen auf Allgemeinmaßnahmen (Aufklärung, Ernährungsberatung, Toilettentraining, Beckenbodengymnastik und Sphinktertraining) und der Stuhlregulierung mit Hilfe von Ballaststoffen und Medikamenten bei Diarrhö oder Obstipation (Guillaume et al., 2017).

Merke

Die Verbesserung der Stuhlkonsistenz sowie die Beseitigung einer Obstipation kann helfen, eine Stuhlinkontinenz zu verbessern.

Bei ausgewählten Patienten (z. B. bei spastischem Beckenboden) ist die Biofeedbackmethode effektiv. Eine Sonderform der Stuhlinkontinenz stellt die Stuhlimpaktation im Rektum dar, die weniger als Stuhlinkontinenz, sondern viel mehr als Überlaufsymptom anzusehen ist. In diesen Fällen sollte neben der digitalen Ausräumung der Stuhlmassen eine erneute Impaktierung des Stuhls durch regelmäßige Applikation von Glyzerinzäpfchen vermieden werden. Die Diagnostik und Therapie der Stuhlinkontinenz ist häufig multidisziplinär in Zusammenarbeit mit Gastroenterologen, Chirurgen, Urologen, Gynäkologen und Physiotherapeuten durchzuführen. Die chirurgische Therapie allerdings kommt in erfahrenen Zentren erst nach ausführlicher Diagnostik und Ausschöpfung aller konservativen Möglichkeiten zum Einsatz. In seltenen Fällen kann auch gerade bei geriatrischen, multimorbiden Patienten die Anlage eines Anus präter sinnvoll sein.

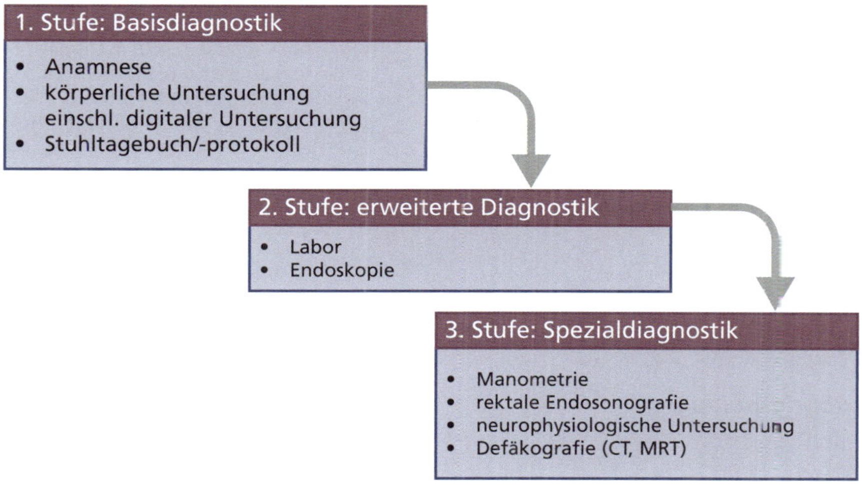

Abb. 12.5.2: Rationale Diagnostik der Stuhlinkontinenz

Merke

Die Indikation zur chirurgischen Therapie sollte erst nach ausführlicher Diagnostik und Ausschöpfung aller konservativen Möglichkeiten in erfahrenen Zentren erfolgen.

Literatur

Andresen, V., Enck, P., Frieling, T., et al. (2013). S2k-Leitlinie Chronische Obstipation: Definition, Pathophysiologie, Diagnostik und Therapie [S2k guideline for chronic constipation: definition, pathophysiology, diagnosis and therapy]. *Zeitschrift fur Gastroenterologie, 51*(7), 651–672. https://doi.org/10.1055/s-0033-1335808

Bharucha, A. E., Dunivan, G., Goode, P. S., et al. (2015). Epidemiology, pathophysiology, and classification of fecal incontinence: state of the science summary for the National Institute of Diabetes and Digestive and Kidney Diseases (NIDDK) workshop. *The American journal of gastroenterology, 110*(1), 127–136. https://doi.org/10.1038/ajg.2014.396

Camilleri, M., Beyens, G., Kerstens, R., et al. (2009). Safety assessment of prucalopride in elderly patients with constipation: a double-blind, placebo-controlled study. *Neurogastroenterology and motility: the official journal of the European Gastrointestinal Motility Society, 21*(12), 1256–e117. https://doi.org/10.1111/j.1365-2982.2009.01398.x

Christodoulides, S., Dimidi, E., Fragkos, K. C., et al. (2016). Systematic review with meta-analysis: effect of fibre supplementation on chronic idiopathic constipation in adults. *Alimentary pharmacology & therapeutics, 44*(2), 103–116. https://doi.org/10.1111/apt.13662

Chu, H., Zhong, L., Li, H., et al. (2014). Epidemiology characteristics of constipation for general population, pediatric population, and elderly population in china. *Gastroenterology research and practice, 2014*, 532734. https://doi.org/10.1155/2014/532734

De Giorgio, R., Ruggeri, E., Stanghellini, V., et al. (2015). Chronic constipation in the elderly: a primer for the gastroenterologist. *BMC gastroenterology, 15*, 130. https://doi.org/10.1186/s12876-015-0366-3

Emmanuel, A., Mattace-Raso, F., Neri, M. C., et al. (2017). Constipation in older people: A consensus statement. *International journal of clinical practice, 71*(1), 10.1111/ijcp.12920. https://doi.org/10.1111/ijcp.12920

Freeman, A., & Menees, S. (2016). Fecal Incontinence and Pelvic Floor Dysfunction in Women: A Review. *Gastroenterology clinics of North America, 45*(2), 217–237. https://doi.org/10.1016/j.gtc.2016.02.002

Goldacre M. J. (2009). Demography of aging and the epidemiology of gastrointestinal disorders in the elderly. *Best practice & research. Clinical gastroenterology, 23*(6), 793–804. https://doi.org/10.1016/j.bpg.2009.10.008

Guillaume, A., Salem, A. E., Garcia, P., et al. (2017). Pathophysiology and Therapeutic Options for Fecal Incontinence. *Journal of clinical gastroenterology, 51*(4), 324–330. https://doi.org/10.1097/MCG.0000000000000797

Keller, J., Wedel, T., Seidl, H., et al. (2022). S3 guideline of the German Society for Digestive and Metabolic Diseases (DGVS) and the German Society for Neurogastroenterology and Motility (DGNM) to the definition, pathophysiology, diagnosis and treatment of intestinal motility. *Zeitschrift fur Gastroenterologie, 60*(2), 192–218.

Layer, P., Andresen, V., Allescher, H., et al. (2021). Update S3-Leitlinie Reizdarmsyndrom: Definition, Pathophysiologie, Diagnostik und Therapie. Gemeinsame Leitlinie der Deutschen Gesellschaft für Gastroenterologie, Verdauungs- und Stoffwechselkrankheiten (DGVS) und der Deutschen Gesellschaft für Neurogastroenterologie und Motilität (DGNM) – Juni 2021 – AWMF-Registriernummer: 021/016. *Zeitschrift fur Gastroenterologie, 59*(12), 1323–1415. https://doi.org/10.1055/a-1591-4794

Luthra, P., Camilleri, M., Burr N. E., et al. (2019). Efficacy of drugs in chronic idiopathic constipation: a systematic review and network meta-analysis. *The lancet. Gastroenterology & hepatology, 4*(11), 831–844. https://doi.org/10.1016/S2468-1253(19)30246-8

Miner P. B., Jr (2004). Economic and personal impact of fecal and urinary incontinence. *Gastroenterology, 126*(1 Suppl 1), S8–S13. https://doi.org/10.1053/j.gastro.2003.10.056

Nelson R. L. (2004). Epidemiology of fecal incontinence. *Gastroenterology, 126*(1 Suppl 1), S3–S7. https://doi.org/10.1053/j.gastro.2003.10.010

Paré, P., & Fedorak, R. N. (2014). Systematic review of stimulant and nonstimulant laxatives for the treatment of functional constipation. *Canadian journal of gastroenterology & hepatology, 28*(10), 549–557. https://doi.org/10.1155/2014/631740

Rao S. S. (2004). Pathophysiology of adult fecal incontinence. *Gastroenterology, 126*(1 Suppl 1), S14–S22. https://doi.org/10.1053/j.gastro.2003.10.013

Sansoni, J., Hawthorne, G., Fleming, G., et al. (2013). The revised faecal incontinence scale: a clinical validation of a new, short measure for assessment and outcomes evaluation. *Diseases of the colon and rectum, 56*(5), 652–659. https://doi.org/10.1097/DCR.0b013e318279c2ac

Soh, J. S., Lee, H. J., Jung, K. W., et al. (2015). The diagnostic value of a digital rectal examination compared with high-resolution anorectal manometry in patients with chronic constipation and fecal incontinence. *The American journal of gastroenterology, 110*(8), 1197–1204. https://doi.org/10.1038/ajg.2015.153

12.6 Anämie

Gabriele Röhrig-Herzog

12.6.1 Einführung

Die umgangssprachlich als „Blutarmut" bezeichnete Anämie ist charakterisiert durch eine unzureichende Organversorgung mit Sauerstoff. Besonders bei vulnerablen geriatrischen Patienten mit eingeschränkten Organreserven ist ein solches Versorgungsdefizit mit erhöhter Morbidität und Mortalität verbunden. Daher setzt sich dieses Kapitel mit den Ursachen und klinisch relevanten Folgestörungen der Anämie im höheren Lebensalter auseinander.

12.6.2 Epidemiologie und klinische Relevanz

Es ist inzwischen allgemein bekannt, dass Anämie unter geriatrischen Patienten als ein häufiger Befund anzusehen ist. In Abhängigkeit vom betrachteten Kollektiv variieren die Prävalenzangaben zwischen 20 % unter selbstständig zu Hause lebenden Senioren (Guralnik et al., 2004) bis hin zu > 50 % unter stationär behandelten akutgeriatrischen Patienten (Stauder et al., 2014). Weniger verbreitet ist dagegen die Ansicht, dass eine Anämie beim älteren Menschen grundsätzlich als ernstzunehmender Befund zu werten ist. Möglicherweise haben die hohe Prävalenz und die meist vorliegende normozytäre, milde Form (Hb ≥ 10 g/dl) dazu beigetragen, dass Anämie leider noch immer häufig fälschlicherweise als ein altersphysiologischer Nebenbefund abgetan wird. Aber Anämie ist nicht altersphysiologisch! Ein Mangel an rotem Blutfarbstoff geht mit einer reduzierten Sauerstoffversorgung des Gewebes einher, wodurch Symptome wie Müdigkeit, Schwäche, Konzentrationsmangel und physische sowie kognitive Funktionseinschränkungen begünstigt werden. Untersuchungen der letzten Jahre konnten zudem zeigen, dass das Vorliegen einer Anämie beim älteren Menschen eng mit der Entwicklung einer Frailty-Symptomatik verknüpft ist, wobei ein um 1 g/dl höheres Hämoglobin das Risiko für Frailty um 14 % mindert (Steinmeyer et al., 2020). Ein pathologisch erniedrigter Hämoglobinwert gilt einer aktuellen Metaanalyse zufolge daher heute als Risikofaktor für die Entwicklung einer Frailty (Mailliez et al., 2020). Darüber hinaus steht die Anämie beim älteren Menschen auch in engem Zusammenhang mit der Entwicklung funktioneller Einschränkungen der Alltagskompetenz (Zilinski et al., 2014), mit häufigerer Hospitalisierung sowie mit einer erhöhten Morbidität und Mortalität (Goodnough & Schrier, 2014). Aufgrund der Verbindung von altersassoziierter hoher Prävalenz und multidimensionalen Folgestörungen wird Anämie heute von einigen Autoren auch als ein geriatrisches Syndrom betrachtet (Röhrig et al., 2018; Katsumi et al., 2021). Anämie beim geriatrischen Patienten ist somit ein klinisch relevanter, ernstzunehmender Befund, der sich auch auf die Ergebnisse des multidimensionalen geriatrischen Assessments (Comprehensive Geriatric Assessment, CGA) auswirken und auf zugrundeliegende, oft behandelbare Komorbiditäten hinweisen kann. Daher sind auch bei milden Formen eine Abklärung und Behandlung geboten. Diese sollten sich in ihrem Ausmaß jedoch immer am individuellen Wunsch des Patienten und der individuellen prognostischen Relevanz orientieren.

Merke

Eine Anämie sollte beim geriatrischen Patienten immer abgeklärt werden.

12.6.3 Formen der Anämie

Hämatologisch betrachtet können Anämien sowohl morphologisch auf Basis der Erythrozytenindizes (mittleres Zellvolumen [MCV] in fl, mittlerer zellulärer Hämoglobingehalt [MCH] in pg sowie mittlere zelluläre Hämoglobinkonzentration [MCHC] in g/dl) eingeteilt werden als auch *pathogenetisch* nach Störungen bei der Erythrozytenbildung auf Knochenmarksebene oder nach den verschiedenen Arten von Erythrozytenverlust (hämolytische Anämien, Blutung). Da Anämie im Alter jedoch multikausal bedingt ist und häufig als Mischform auftritt, kommen die herkömmlichen Einteilungsschemata an ihre Grenzen. Bis heute wird daher zur orientierenden Einteilung der Anämie im Alter auf den III. National Health and Nutrition Examination Survey (NHANES III 1991–1994) zurückgegriffen, der eine Zuordnung zur Gruppe der Anämien *mit* Ernährungsdefizit (Eisen-, Folsäure- oder Vitamin-B_{12}-Mangel) und *ohne* Ernährungsdefizit (Entzündungsanämie, renale Anämie, unerklärbare Anämie) vorsieht (Guralnik et al., 2004). Aufgrund der hohen Prävalenzen für Entzündungsanämie (Anemia of Chronic Inflammation, ACI), (Iron Deficiency Anemia, IDA) und unerklärbare Anämie (Unexplainabel Anemia,

Tab. 12.6.1: Veränderte Referenzwerte ausgewählter Laborparameter im Alter

Laborwert	Gibt es Abweichungen im Alter?	Im Alter gültiger Referenzwert	Literatur
Hämoglobin (Hb)	Nein	Männer > 13 g/dl, Frauen > 12 g/dl	WHO, 1968; Röhrig et al., 2018
MCHC, MCH, Hämatokrit	Nein	Keine Abweichung	Thomas, 2005
Ferritin	Ja, höhere Grenzwerte	Männer ≥ 665 µg/l, Frauen ≥ 651 µg/l	Thomas, 2005
Transferrinsättigung	Möglich, daher immer Berücksichtigung von CRP (< 5 mg/l), Nierenfunktion (Proteinurie) und Ernährungszustand (Eiweißmangel)	16–45 %	Gressner & Arndt, 2019

CRP = C-reaktives Protein; Hb = Hämoglobin; MCH = mean corpuscular hemoglobin; MCHC = mean corpuscular hemoglobin concentration

UA) finden heute im geriatrischen Alltag vor allem diese drei Anämieformen als Akronyme ihre Anwendung.

Entzündungsanämie

Die Entzündungsanämie (ACI) ist die häufigste Anämieform unter geriatrischen Patienten. Pathogenetisch steht sie im Zusammenhang mit einer Aktivierung von Entzündungsmediatoren wie Interleukin 6 (IL-6), IL-1, Tumornekrosefaktor-α (TNF-α) und Interferon γ (IFNγ) (Felli et al., 2005; Libregts et al., 2011), welche auf Knochenmarkebene die Blutbildung zugunsten der Myelopoese und auf Kosten der Erythropoese beeinflussen (Gomes & Gomes, 2016). Hier spielt auch Hepcidin in seiner Doppelfunktion als Schlüsselenzym des Eisenstoffwechsels einerseits und Entzündungsprotein andererseits eine entscheidende Rolle. Während niedrige Hepcidinspiegel eine enterale Eisenresorption ebenso wie eine zelluläre Speichereisenfreisetzung begünstigen, wird diese durch entzündungsbedingt erhöhte Hepcidinspiegel gehemmt (Sangkhae & Nemeth, 2017). Dadurch wird die Entwicklung eines für die ACI typischen funktionellen Eisenmangels, einer Anämie mit gefüllten Eisenspeichern, begünstigt. Die Entwicklung einer ACI im höheren Lebensalter wird in Zusammenhang mit einem altersassoziierten, chronisch subklinischen Entzündungszustand, dem „Inflammaging“, gebracht, welcher durch erhöhte pro-inflammatorische Entzündungsmediatoren charakterisiert wird, die ihrerseits eine Anämieentwicklung begünstigen (Fülöp et al., 2019). Als ursächlich für diesen chronisch-inflammatorischen Zustand gilt die altersbedingte Veränderung der adaptiven Immunabwehr, die zu der oben genannten anämiebegünstigenden Ausschüttung der Entzündungsmediatoren führt (Franceschi et al., 2000).

Eisenmangelanämie

Im Unterschied zur ACI sind bei der Eisenmangelanämie (IDA) die Eisenspeicher leer und die Hepcidinwerte erniedrigt, wodurch eine enterale Eisenresorption begünstigt wird. Ähnlich wie im jüngeren Alter kommen auch im höheren Lebensalter als Ursachen für eine Eisenmangelanämie neben unzureichender Eisenzufuhr über die Nahrung auch Eisenverluste durch Blutungen oder eine gestörte enterale Resorption vor. Allerdings kann die Diagnostik einer IDA beim multimorbiden geriatrischen Patienten durch einen interkurrierenden Infekt oder auch durch den subklinischen Inflammaging-Prozess erschwert werden, da entzündungsaktive eisenrelevante Laborparameter wie z. B. das Ferritin trotz leerer Eisenspeicher normwertig oder auch erhöht sein können. Daher gelten für einige anämierelevante Laborparameter bei älteren Patienten andere Referenzwerte als bei jüngeren (Thomas, 2005).

Unerklärbare Anämie

Bei der unerklärbaren Anämie (UA) wird der Terminus „unerklärbar“ gewöhnlich als temporär betrachtet, da sich im weiteren Verlauf oft eine Ursache identifizieren lässt. Ihr laborchemisches Erscheinungsbild zeichnet sich meist durch nicht eindeutig zuzuordnende Werte oder auch durch einen isoliert erniedrigten Hämoglobinwert aus. Liegt zudem ein erhöhter MCV-Wert bei ausreichendem Vitamin-B_{12}-Status vor, sollte differenzialdiagnostisch an eine frühe Form eines myelodysplastischen Syndroms gedacht werden. Bei einer UA sind Verlaufskontrollen erforderlich.

12.6.4 Diagnosestellung

Auch wenn sich die Diagnostik der Anämie im Alter nicht wesentlich von der Vorgehensweise bei jüngeren Patienten unterscheidet, gilt es dennoch zu berücksichtigen, dass sich im Alter die Referenzwerte einiger Laborparameter ändern (▸ Tab. 12.6.1). Dies gilt insbesondere für Ferritin, welches als Akute Phase Protein im Zusammenhang mit dem vorbeschriebenen altersassoziierten chronischen inflammatorischen Zustand (Inflammaging) ansteigen und damit Werte annehmen kann, die einen ausreichend gefüllten Eisenspeicher simulieren (Thomas, 2005). Auch bei der Transferrinsättigung kann es zu altersassoziierten Veränderungen kommen. Die Transferrinsättigung wird anhand des Anteils des mit Eisen gesättigten negativen Akute Phase Proteins Transferrin berechnet, welches bei inflammatorischen Zuständen absinkt (Gressner & Gressner, 2019). Daher kann trotz Eisenmangel die Transferrinsättigung auch noch normwertig sein. Zudem kann bei Malnutrition und/oder fortgeschrittener Niereninsuffizienz infolge eines Eiweißmangels bzw. als Folge von Eiweißverlusten die diagnostische Aussagekraft der Transferrinsättigung ebenfalls begrenzt sein. Die Bestimmung anderer, entzündungsunabhängiger Parameter wie des löslichen Transferrinrezeptors, des Anteils hypochromer Erythrozyten sowie des retikulozytären Hämoglobins kann in solchen Fällen zu mehr diagnostischer Sicherheit verhelfen (Onkopedia Leitlinie, 2021).

Die Frage nach der Gültigkeit der von der WHO festgelegten Hämoglobingrenzwerte zur Definition der Anämie im Alter wurde lange Zeit kontrovers beurteilt, da das Kollektiv älterer Patienten bei der Definition nicht ausreichend berücksichtigt wurde (WHO, 1968). Inzwischen konnte jedoch gezeigt werden, dass bei deutschen Senioren die WHO-Referenzwerte zur Anämiedefinition herangezogen werden können (Röhrig et al., 2017). Zur korrekten Einschätzung von Hämoglobinwerten ist es jedoch wichtig, neben dem Geschlecht auch grundsätzlich die Kenntnis der ethnischen Zugehörigkeit der untersuchten Patienten zu berücksichtigen, um Fehldiagnosen sowie Über- und Untertherapien zu vermeiden (Ambayya et al., 2014).

Merke

Für die korrekte Einschätzung des Hämoglobinwertes ist nicht das Alter, sondern die ethnische Zugehörigkeit relevant.

12.6.5 Behandlungskonzept

Als Goldstandard gilt bis heute die Eisensubstitution, da sowohl bei der ACI (funktioneller Eisenmangel) als auch der IDA (absoluter Eisenmangel) eine eingeschränkte Verfügbarkeit von Eisen besteht. Ein oraler Substitutionsversuch wird – außer bei Dialysepflichtigkeit – initial empfohlen, wobei jedoch zu berücksichtigen ist, dass nur 5–10 % des oral applizierten Eisens enteral resorbiert werden. Wegen der oft eingeschränkten Verträglichkeit wird eine Anfangsdosis von 50–100 mg (maximal 200 mg/d) einmal am Tag empfohlen. Diese sollte mit einer halben bis einer Stunde Abstand zu den Mahlzeiten eingenommen werden. Da die physiologische Hepcidinausschüttung durch die Eisensubstitution erhöht wird, würde die Substitutionsdauer bei einer Aufteilung der Tagesdosis durch die daraus resultierende Resorptionsblockade verzögert werden. Eine Substitutionsintervall von 48 Stunden erscheint daher auch hinsichtlich der dann besser tolerierten Nebenwirkungen sinnvoll (onkopedia Leitlinie, 2021).

Da bei multimorbiden geriatrischen Patienten die eindeutige Zuordnung einer Anämie aus den oben angeführten Gründen mitunter erschwert sein kann, sollte zur Vermeidung einer insuffizienten Medikation bei häufig bestehender Polymedikation ein oraler Eisensubstitutionsversuch immer unter einem laborchemischen Monitoring erfolgen. So ist bei effektiver Eisensubstitution schon nach wenigen Tagen ein Anstieg des Reitkulozytenhämoglobins (CHr) zu sehen, während der Hämoglobinwert (Hb) nach vier Wochen um mindestens 1 g/dl angestiegen sein sollte. Kommt es nicht zu diesen erwarteten Änderungen und ist eine mangelnde Compliance des Patienten ausgeschlossen, muss von einer eingeschränkten Resorption ausgegangen werden. Hier wäre dann der Wechsel auf eine intravenöse Eisengabe zu erwägen, die heute in Abhängigkeit vom Präparat und der errechneten Substitutionsdosis auch als Bolusgabe erfolgen kann.

Merke

Nach Ausgleich des Hämoglobinwertes sollte die Eisensubstitution auch bis zum Ausgleich des Ferritinwertes weitergeführt werden.

Zusammenfassung

Anämie ist unter geriatrischen Patienten hochprävalent. Meist zeigt sie sich normochrom und normozytär als milde Anämie mit Hämoglobinwerten um 10 g/dl. Unbehandelt steht sie in engem Zusammenhang mit einer Reihe von Folgestörungen sowie erhöhter Morbidität und Mortalität, weswegen sie auch als geriatrisches Syndrom betrachtet wird. Die Diagnostik orientiert sich an den Abläufen für jüngere Patienten, allerdings gilt es, für Ferritin und die Transferrinsättigung besondere Grenzwerte zu beachten. Therapeutisch wird die orale Gabe von zunächst 50–100 mg Eisen/d empfohlen, bei ausreichender Verträglichkeit eine Steigerung der Dosis bis 200 mg/d. Eine abendliche Eisengabe kann die gastrointestinalen Nebenwirkungen oft minimieren, wobei auch ein Einnahmeintervall von 48 Stunden besonders bei starken Nebenwirkungen erwogen werden kann. Nach 4–6 Wochen wird eine Kontrolle des Hämoglobinwertes empfohlen; bei einem Anstieg um mindestens 1 g/dl sollte die Therapie fortgesetzt werden. Das Ziel besteht in der Normalisierung des Hämoglobin- und Ferritinwertes. Zeichnet sich trotz gesicherter Compliance des Patienten kein Hämoglobinanstieg in diesem Zeitraum ab, kann eine intravenöse Eisengabe erwogen werden.

Literatur

Ambayya, A., Su, A. T., Osman, N. H., et al. (2014). Haematological reference intervals in a multiethnic population. *PloS one*, *9*(3), e91968. https://doi.org/10.1371/journal.pone.0091968

Bach, V., Schruckmayer, G., Sam, I., et al. (2014). Prevalence and possible causes of anemia in the elderly: a cross-sectional analysis of a large European university hospital cohort. *Clinical interventions in aging*, *9*, 1187–1196. https://doi.org/10.2147/CIA.S61125

Felli, N., Pedini, F., Zeuner, A., et al. (2005). Multiple members of the TNF superfamily contribute to IFN-gamma-mediated inhibition of erythropoiesis. *Journal of immunology (Baltimore, Md.: 1950)*, *175*(3), 1464–1472. https://doi.org/10.4049/jimmunol.175.3.1464

Franceschi, C., Bonafè, M., Valensin, S., et al. (2000). Inflammaging. An evolutionary perspective on immunosenescence. *Annals of the New York Academy of Sciences*, *908*, 244–254. https://doi.org/10.1111/j.1749-6632.2000.tb06651.x

Fülöp, T., Larbi, A., & Witkowski, J. M. (2019). Human Inflammaging. *Gerontology*, *65*(5), 495–504. https://doi.org/10.1159/000497375

Gomes, A. C., & Gomes, M. S. (2016). Hematopoietic niches, erythropoiesis and anemia of chronic infection. *Experimental hematology, 44*(2), 85–91. https://doi.org/10.1016/j.exphem.2015.11.007

Goodnough, L. T., & Schrier, S. L. (2014). Evaluation and management of anemia in the elderly. *American journal of hematology, 89*(1), 88–96. https://doi.org/10.1002/ajh.23598

Gressner, A. M., & Gressner, O. A. (2019). Anti-Akute-Phase-Proteine. In A. M. Gressner & T. Arndt (Hrsg.), *Springer Reference Medizin. Lexikon der Medizinischen Laboratoriumsdiagnostik* (pp. 137). Springer. https://doi.org/10.1007/978-3-662-48986-4_210

Gressner, A. M., & Arndt, T. (2019). *Springer Reference Medizin. Lexikon der Medizinischen Laboratoriumsdiagnostik*. Springer. https://doi.org/10.1007/978-3-662-48986-4

Guralnik, J. M., Eisenstaedt, R. S., Ferrucci, L., et al. (2004). Prevalence of anemia in persons 65 years and older in the United States: evidence for a high rate of unexplained anemia. *Blood, 104*(8), 2263–2268. https://doi.org/10.1182/blood-2004-05-1812

Katsumi, A., Abe, A., Tamura, S., et al. (2021). Anemia in older adults as a geriatric syndrome: A review. *Geriatrics & gerontology international, 21*(7), 549–554. https://doi.org/10.1111/ggi.14183

Libregts, S. F., Gutiérrez, L., de Bruin, A. M., et al. (2011). Chronic IFN-γ production in mice induces anemia by reducing erythrocyte life span and inhibiting erythropoiesis through an IRF-1/PU.1 axis. *Blood, 118*(9), 2578–2588. https://doi.org/10.1182/blood-2010-10-315218

Mailliez, A., Guilbaud, A., Puisieux, F., et al. (2020). Circulating biomarkers characterizing physical frailty: CRP, hemoglobin, albumin, 25OHD and free testosterone as best biomarkers. Results of a meta-analysis. *Experimental gerontology, 139*, 111014. https://doi.org/10.1016/j.exger.2020.111014

Röhrig, G., Becker, I., Gutensohn, K. & et al. (2018). Red blood cell counts and indices in the elderly German population. *LaboratoriumsMedizin, 42*(4), 131–139. https://doi.org/10.1515/labmed-2017-0080

Röhrig, G., Gütgemann, I., Leischker, A., et al. (2018). Anämie im Alter – ein geriatrisches Syndrom? : Zweites Positionspapier zur Anämie im Alter der AG Anämie der Deutschen Gesellschaft für Geriatrie [Anemia in the aged – a geriatric syndrome? : Second position paper on anemia in the aged by the working group anemia of the German Geriatric Society]. *Zeitschrift fur Gerontologie und Geriatrie, 51*(8), 921–923. https://doi.org/10.1007/s00391-018-1457-x

Sangkhae, V., & Nemeth, E. (2017). Regulation of the Iron Homeostatic Hormone Hepcidin. *Advances in nutrition (Bethesda, Md.), 8*(1), 126–136. https://doi.org/10.3945/an.116.013961

Steinmeyer, Z., Delpierre, C., Soriano, G., et al. (2020). Hemoglobin concentration; a pathway to frailty. *BMC geriatrics, 20*(1), 202. https://doi.org/10.1186/s12877-020-01597-6

Thomas, L. (2005). *Labor und Diagnose: Indikation und Bewertung von Laborbefunden für die medizinische Diagnostik*. TH-Books-Verl.-Ges.

Zilinski, J., Zillmann, R., Becker, I., et al. (2014). Prevalence of anemia among elderly inpatients and its association with multidimensional loss of function. *Annals of hematology, 93*(10), 1645–1654. https://doi.org/10.1007/s00277-014-2110-4

12.7 Schilddrüsenfunktionsstörungen

Gerhard Hintze

In diesem Kapitel wird auf Schilddrüsenfunktionsstörungen bei Personen im höheren Lebensalter eingegangen, wobei die europäische Schilddrüsengesellschaft (European Thyroid Association) für die Altersgruppe der älteren Patienten ein Alter von ≥ 65 Jahren vorschlägt (Biondi et al., 2015).

12.7.1 Euthyreote Stoffwechsellage

Physiologische Veränderungen mit zunehmendem Alter

Als euthyreote Stoffwechsellage wird eine regelrechte Versorgung des Körpers mit Schilddrüsenhormonen bezeichnet, d. h. normale Werte für die Schilddrüsenhormone Thyroxin (T4) und Trijodthyronin (T3) und ein normaler Wert für das Thyreoidea-stimulierende Hormon (TSH), welches im Hypophysenvorderlappen sezerniert wird. T3 und T4 werden im Blut an Transportproteine gebunden, insbesondere das Thyroxin-bindende Globulin (TBG) sowie Albumin. Um Veränderungen der Konzentration dieser Proteine nicht berücksichtigen zu müssen, werden üblicherweise die freien Hormone (freies Thyroxin [FT4] und freies Trijodthyronin [FT3]) bestimmt. Physiologischerweise wird TSH pulsatil und mit einer circardianen Rhythmik sezerniert. Zudem kommt es mit zunehmendem Lebensalter zu einem Anstieg des TSH-Wertes, teilweise auf Werte oberhalb des vom Labor angegebenen Normbereiches (Boucai et al., 2011; Jasmin et al., 2018). Ein normaler TSH-Wert belegt mit wenigen Ausnahmen die euthyreote Stoffwechsellage.

Auch die Schilddrüse selbst unterliegt mit zunehmendem Lebensalter strukturellen Veränderungen. Dies betrifft insbesondere die Ausbildung von Schilddrüsenknoten, wie beispielhaft in der SHIP-Untersuchung (Study of Health in Pomerania) dargestellt wurde (Völzke et al., 2005). Solche Schilddrüsenknoten können hormonell aktiv sein, was in der szintigrafischen Untersuchung als „warm“ oder „heiß“ benannt wird, oder aber hormonell inaktiv („kühl“ oder „kalt“). Sinnvoll ist eine Szintigrafie aber erst bei Knoten, deren Durchmesser 10–15 mm beträgt. Liegt das Schilddrüsenvolumen bei Frauen über 18 ml und bei Männern über 25 ml, so liegt eine Struma vor. Andererseits wird jedoch mit zunehmendem Lebensalter eine gewisse Größenabnahme der Schilddrüse berichtet.

Diagnostik

Neben der Blutuntersuchung, insbesondere einer TSH-Messung, stellt die Sonografie das Verfahren der Wahl da. Liegt ein Knoten vor, sollte er klassifiziert werden. Hierzu

Tab. 12.7.1: Einteilung von Schilddrüsenknoten nach dem EU-TIRADS (European Thyroid Imaging Reporting and Data System) (Russ et al., 2017)

Einteilung	Beschreibung	Feinnadelpunktion	Malignitätsrisiko (%)
EU-TIRADS 1	keine Knoten	–	–
Eu-TIRADS 2	Zysten, auch septiert, spongiforme Binnenstruktur	–	Nahe 0
EU-TIRADS 3 („low-risk")	oval, glatt begrenzt, iso- oder hyperechogen, keine Malignitätskriterien	wenn > 20 mm	2–4
EU-TIRADS 4 („intermediate risk")	oval, glatt begrenzt, leicht verminderte Echogenität	wenn > 15 mm	6–17
EU-TIRADS 5 („high risk")	Knoten mit mindestens einem der folgenden Malignitätskriterien: • stark echoarm • unregelmäßige Begrenzung • nicht oval/höher als breit im Transversalbild • Mikrokalzifikationen	wenn > 10 mm	26–87

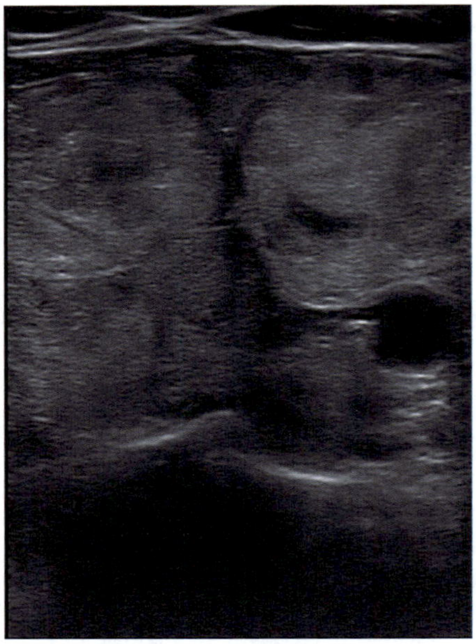

Abb. 12.7.1: Gut abgrenzbare Knoten mit glattem Rand, echoreich, ohne Kriterien einer Malignität, entsprechend TIRADS 3

hat sich das sogenannte European Thyroid Imaging Reporting and Data System (TIRADS) als sinnvoll erwiesen (Seifert et al., 2021). In Europa wird das EU-TIRADS angewendet (► Tab. 12.7.1, ► Abb. 12.7.1). Einmalig sollte bei Knoten eine Kalzitoninmessung erfolgen, um ein medulläres Karzinom nicht zu übersehen

Therapie

Struma bei Personen im höheren Lebensalter

Liegt eine Struma mit und ohne Knotenbildung bei einem älteren Patienten vor, so kann ein medikamentöser Therapieversuch unternommen werden. Hier bietet sich eine Kombinationstherapie aus Levothyroxin und Jod an. Einschränkend muss jedoch hinzugefügt werden, dass die wissenschaftliche Datenlage, die eine Effektivität dieser konservativen Therapie belegt, dürftig ist. Insbesondere gibt es nur wenige Studien, die die Wirksamkeit einer konservativen Therapie auf Knoten beschreiben. Sind gleichzeitig Antikörper, insbesondere gegen die Schilddrüsenperoxidase (TPO-AK) und/oder gegen Thyreoglobulin (Tg-AK) nachweisbar, wird allgemein eine medikamentöse Behandlung mit einer Monotherapie von Levothyroxin empfohlen, sofern eine Therapieindikation gesehen wird.

Merke

Die Effektivität einer medikamentösen Strumatherapie beim älteren Patienten ist unzureichend belegt.

Bestehen neben einer Struma auch lokale Beschwerden wie Schluckbeschwerden oder Globusgefühl und/oder durch die Schilddrüsengröße verursachte Verlagerung und Kompression umgebender Organe, liegt auch bei Patienten im höheren Lebensalter die Indikation einer operativen Therapie vor. Diese sollte in einem kompetenten Zentrum durchgeführt werden. In vielen Fällen genügt bereits eine Hemithyreoidektomie, was mit einem deutlich geringeren Risiko von Operationskomplikationen (insbesondere eine Recurrensparese oder ein Hypoparathyreoidismus) assoziiert ist. Bei Vorliegen einer relevanten Autonomie kann alternativ auch eine Radio-Jod-Therapie erwogen werden, wobei die erzielbare Größenabnahme hier geringer ist als der Effekt einer Operation. Als mögliche Alternativen wurden in den letzten Jahren die Radiofrequenzablation und Laserablation bei benignen Knoten beschrieben (Cesario et al., 2021). Dies sollte jedoch in spezialisierten Zentren vorgenommen werden. Auf das (relativ seltene) Schilddrüsenkarzinom wird hier nicht eingegangen. Dessen Behandlung bleibt spezialisierten Zentren vorbehalten.

12.7.2 Hyperthyreote Stoffwechsellage

Hier ist zunächst zwischen einer latenten oder subklinischen Hyperthyreose und einer manifesten Hyperthyreose zu unterscheiden. Als latente Hyperthyreose bezeichnet man eine verminderte TSH-Konzentration bei normalen

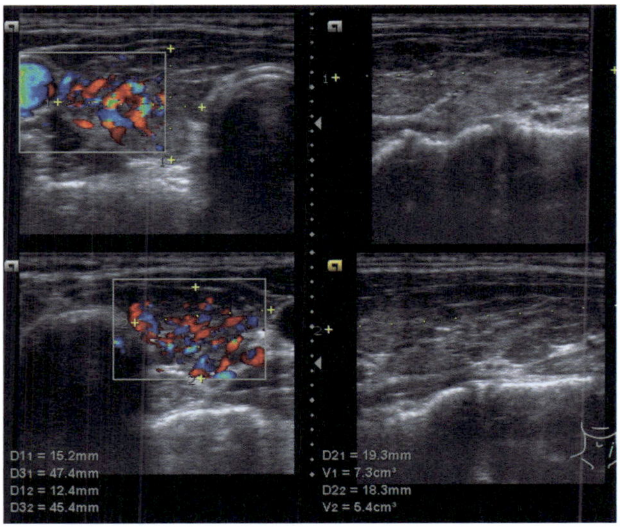

Abb. 12.7.2: Sonografisches Bild einer Autoimmunhyperthyreose

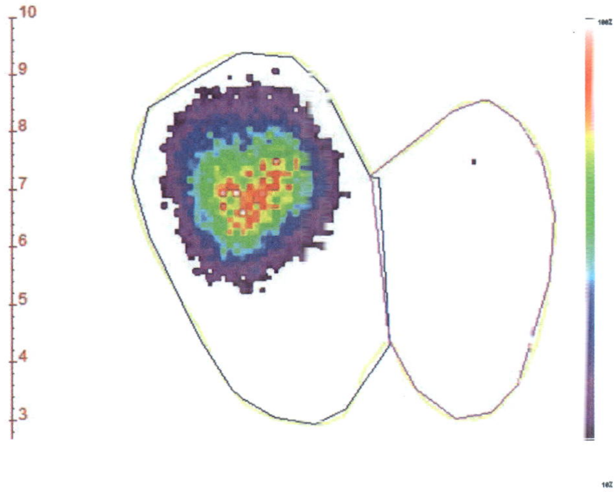

Abb. 12.7.3: Szintigrafisches Bild einer dekompensierten unifokalen Autonomie

Werten für FT3 und/oder FT4. Eine manifeste Hyperthyreose geht mit einer Erhöhung der peripheren Schilddrüsenwerte und einer TSH-Suppression einher. Sowohl die manifeste als auch die latente Hyperthyreose sind unbehandelt mit einer erhöhten Gesamtmortalität assoziiert, insbesondere einem erhöhten Risiko kardiovaskulärer Ereignisse (Selmer et al., 2014).

Manifeste Hyperthyreose

Das klinische Bild einer manifesten Hyperthyreose unterscheidet sich in vielen Symptomen von der Symptomatik bei jüngeren Patienten (Jasmin & Gharib, 2018). Daher wird auch der Terminus der „Altershyperthyreose" verwendet. Häufige Symptome sind insbesondere die absolute Arrhythmie infolge Vorhofflimmerns, aber auch eine Gewichtsabnahme, kardiovaskuläre Ereignisse oder neuropsychiatrische Symptome. Ursächlich liegt bei älteren Patienten vornehmlich eine relevante Schilddrüsenautonomie vor (▸ Abb. 12.7.2), in manchen Fällen nach vorausgegangener Jodkontamination. Eine Autoimmunhyperthyreose vom Typ Morbus Basedow (M. Basedow) tritt hingegen deutlich seltener auf als bei jüngeren Patienten.

Diagnostik

Die Labordiagnostik basiert auf der Bestimmung von FT3, FT4 und TSH. Bei Verdacht auf eine Autoimmunhyperthyreose (M. Basedow) sollten die TSH-Rezeptor-Antikörper (TRAb) bestimmt werden, zumeist zusammen mit TPO-Antikörpern. Nächster diagnostischer Schritt ist die Schilddrüsensonografie. Eine Autoimmunhyperthyreose zeichnet sich typischerweise durch eine Echoarmut und deutlich gesteigerte Vaskularisation in der Duplex-Untersuchung aus (▸ Abb. 12.7.2). Zudem können Knoten sonografisch dargestellt werden. Bestehen Knoten, ist eine Schilddrüsenszintigrafie indiziert, um die funktionelle Aktivität von Schilddrüsenknoten zu definieren (▸ Abb. 12.7.3).

Auch eine Autoimmunthyreoiditis kann zu einer Laborkonstellation der Hyperthyreose führen. In diesen Fällen dominiert eine Erhöhung der TPO-Antikörper bei normalen oder nur gering erhöhten TRAb. Dieses Erkrankungsbild wird durch den die Follikel destruierenden Autoimmunprozess und die damit einhergehende vermehrte Freisetzung von Schilddrüsenhormon verursacht. Sonografisch imponiert eine häufig fleckige Echoarmut, ohne die für eine Autoimmunhyperthyreose (M. Basedow) typische Hypervaskularisation.

Therapie

Die Therapie der Autoimmunhyperthyreose M. Basedow erfolgt zunächst mit Thyreostatika, in der Regel Thiamazol oder Carbimazol (Ross et al., 2016). Carbimazol ist ein Prodrug zu Thiamazol: 15 mg Carbimazol entsprechen rund 10 mg Thiamazol. Die initiale Thiamazoldosis liegt zumeist zwischen 10–30 mg/Tag. Bei vorangegangener Jodkontamination (z. B. durch Kontrastmittel) ist die Dosis deutlich zu erhöhen (z. B. auf 60 mg/Tag). Als alternatives Thyreostatikum ist Propylthiouracil (PTU) verfügbar. Ist eine Umstellung von Thiamazol auf PTU z. B. aufgrund unerwünschter Wirkungen notwendig, so entsprechen 5 mg Thiamazol täglich 2 × 50 mg Propylthiouracil täglich. Zusätzlich wird in vielen Fällen eine Beta-Blocker-Therapie für indiziert erachtet. Hier hat nach wie vor Propranolol, z. B. 3 × 10 mg, einen Stellenwert. Eine Freisetzungshyperthyreose bei einer Autoimmunthyreoiditis Hashimoto wird nicht thyreostatisch behandelt. Bei beiden Autoimmunerkrankungen wurde die Einnahme von Selen (200 µg/Tag) als hilfreich beschrieben (Köhrle, 2021).

> **Merke**
>
> Die medikamentöse Therapie einer Hyperthyreose erfolgt mit den Thionamiden Thiamazol oder Carbimazol. Propylthiouracil wird nur selten eingesetzt.

Vor jeder thyreostatischen Therapie sind die Patienten über mögliche unerwünschte Wirkungen zu informieren, hier ist insbesondere die Agranulozytose und das Auftreten von Leberfunktionsstörungen zu erwähnen. Zwar ist das Risiko bei niedriger Thiamazoldosierung relativ gering, dennoch sollten die Patienten angewiesen werden, bei Auftreten von Fieber oder sonstigen Symptomen stets ein Blutbild und weitere Laborwerte (z. B. Leberwerte) untersuchen zu lassen.

Die Bedeutung von PTU hat wegen unerwünschter Nebenwirkungen deutlich nachgelassen. Von dieser Substanz sind hepatotoxische Effekte bis hin zu Leberversagen beschrieben, weswegen auch hier Kontrollen der Leberwerte unabdingbar sind.

Erfolgt eine thyreostatische Therapie bei M. Basedow, sollten Kontrollen der Laborwerte in ca. 3–4-wöchigen Abständen erfolgen. Dies beinhaltet die Messung von FT3, FT4 und TSH. Normalisieren sich FT3 und FT4 (bei in der Regel noch supprimiertem TSH), kann die Thyreostatikadosis reduziert, z. B. halbiert, werden. Schließlich wird eine niedrige Dosis der Thyreostatika erreicht, die dann über ein bis anderthalb Jahre beibehalten wird. Letztlich muss ein Auslassversuch zeigen, ob die Erkrankung in die Remission geraten ist.

Liegt eine Autonomie als Ursache der Hyperthyreose vor, so ist nach Erreichen einer euthyreoten Stoffwechsellage eine definitive Therapie indiziert. Hier bestünde im Auslassversuch eine hohe Rezidivgefahr, weswegen dies nicht zielführend ist. Ist eine definitive Therapie bei betagten Patienten nicht möglich, kann auch eine niedrig-dosierte thyreostatische Therapie beibehalten werden.

Als definitive Therapie ist eine Radio-Jod-Therapie sowohl bei Patienten mit einer Schilddrüsenautonomie als Ursache der Hyperthyreose als auch bei Patienten mit einem Rezidiv einer Autoimmunhyperthyreose M. Basedow sinnvoll, wenn keine Jodkontamination zuvor erfolgt war. Besteht bei einer immunogenen Hyperthyreose eine Operationsindikation, erfolgt diese in der Regel als totale Thyreoidektomie. Ansonsten, z. B. bei Autonomie, ist meist eine Hemithyreoidektomie ausreichend.

Latente Hyperthyreose

Liegt eine latente Hyperthyreose vor, so wird bei Patienten mit einem supprimierten TSH-Wert von < 0,1 mU/l ebenfalls eine thyreostatische Medikation bzw. eine Radiojodtherapie oder Operation vorgeschlagen, basierend auf Leitlinien der Europäischen Schilddrüsengesellschaft ETA (Biondi et al., 2015). Bei einem verminderten, jedoch nicht supprimierten TSH-Wert kann in vielen Fällen zugewartet werden und nach z. B. 3–6 Monaten eine Kontrolle der Schilddrüsenfunktionslage erfolgen. Insgesamt richtet sich somit die Diagnostik und die Therapie einer latenten Hyperthyreose mit supprimiertem TSH-Wert von < 0,1 mU/l nach den Empfehlungen einer manifesten Hyperthyreose (Biondi & Cooper, 2018). Ist bei Patienten mit einer latenten Hyperthyreose eine Jodkontamination erforderlich (z. B. durch Röntgenkontrastmittel), wird eine Therapie mit Perchlorat sowie Thiamazol (20 mg/täglich) über 7–14 Tage empfohlen, um eine Exazerbation in eine manifeste Hyperthyreose zu vermeiden. Die Perchlorateinnahme sollte 2–4 h vor der Kontrastmittelgabe beginnen (25 Tropfen), 25 Tropfen 2–4 h nach der Kontrastmittelgabe umfassen und in einer Dosis von 3 × 15 Tropfen über 7–14 Tage fortgesetzt werden.

12.7.3 Hypothyreose

Manifeste Hypothyreose

Auch hier wird zunächst eine latente Hypothyreose von der manifesten Erkrankungsform unterschieden. Eine latente Hypothyreose ist definiert durch einen erhöhten TSH-Wert bei normalen Werten für FT3 und FT4. Eine manifeste Hypothyreose zeichnet sich durch eine Verminderung von FT3 und FT4 bei erhöhtem TSH-Wert aus. Ursächlich muss an einen Zustand nach Schilddrüsenresektion oder nach Radiojodtherapie, an eine zu hoch dosierte thyreostatische Therapie und insbesondere an das Vorliegen einer autoimmunen Thyreoiditis (sogenannte Hashimoto-Thyreoiditis) gedacht werden.

Diagnostik

Die Diagnostik besteht aus der Bestimmung von TSH, FT4 und FT3, der Messung von Thyreoglobulin-Antikörpern und insbesondere von Schilddrüsenperoxidase-Antikörpern zum Nachweis einer autoimmunen Hypothyreose. Letztere sind bei rund 70 % der Patienten erhöht nachweisbar. Auch bei dieser Entität ist eine Sonografie durchzuführen. Besteht eine Autoimmunthyreoiditis, so zeichnet sich das sonografische Bild durch eine Echoarmut, häufig stark unregelmäßig, ohne gesteigerte Vaskularisation aus (▸ Abb. 12.7.4). Eine szintigrafische Untersuchung kann bei Vorliegen einer Hypothyreose und fehlendem Nachweis von Schilddrüsenknoten unterbleiben.

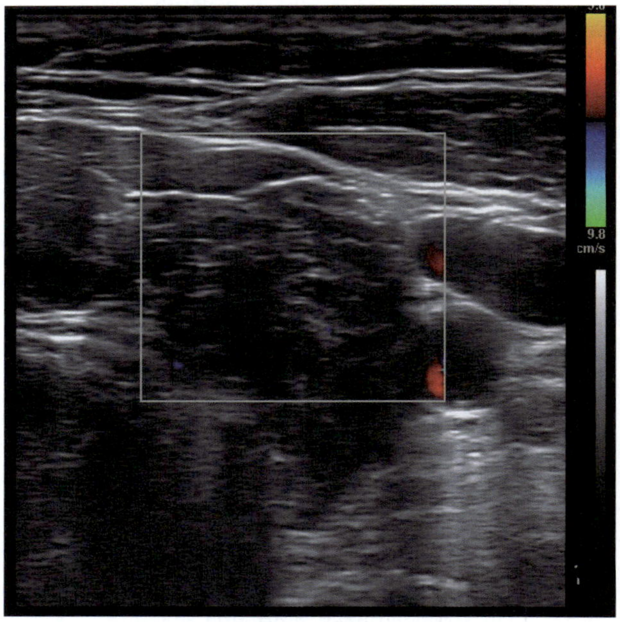

Abb. 12.7.4: Typisches sonografisches Bild einer Autoimmunthyreoiditis

Therapie

Die Therapie einer manifesten Hypothyreose erfolgt durch die Substitution von Levothyroxin (Monotherapie). Kombinationspräparate aus Levothyroxin und Trijodthyronin bieten keine gesicherten Vorteile und werden nicht als Standardtherapie empfohlen. Gleichwohl werden sie bei manchen Patienten gewählt (Jonklaas et al., 2021; Seifert et al., 2021). Therapeutisches Ziel einer Levothyroxin-Substitution bei Patienten im höheren Lebensalter ist ein TSH-Wert im oberen Normbereich oder gering erhöhten Bereich.

Latente Hypothyreose

Bei Vorliegen einer latenten Hypothyreose hat sich während der letzten Jahre eine Änderung in der Indikationsstellung zur Levothyroxin-Therapie ergeben. Basierend auf wissenschaftlichen Studien, die darauf hinweisen, dass ein gering erhöhter TSH-Wert von < 10 mU/l nicht mit einer erhöhten Mortalität oder Morbidität einhergeht, ist bei älteren Patienten erst ab einem TSH-Wert > 10 mU/l eine Indikation zu sehen. Weitere Unterstützung dieser abwartenden Vorgehensweise liefern neuere Resultate, die zeigen, dass sich auch die Lebensqualität von Patienten mit latenter Hypothyreose nach Einleitung einer L-Thyroxin-Substitution nicht positiv verändert (Stott et al., 2017; De Montmollin et al., 2020). Somit bleibt festzuhalten, dass bei Patienten mit einer latenten Hypothyreose ein TSH-Wert von > 10 mU/l als Indikation zur Substitution mit Levothyroxin gesehen wird. Bei Werten zwischen 7–10 mU/l kann jedoch zugewartet werden und individuell mit dem Patienten eine mögliche Therapie besprochen werden. Bei TSH-Werten < 7 mU/l kann in den meisten Fällen ohne Medikation zugewartet werden. Es sind jedoch regelmäßige Kontrollen des TSH-Spiegels zu empfehlen.

Merke

Bei älteren Menschen besteht bei latenter Hypothyreose erst bei einem TSH-Wert > 10 mU/l eine Behandlungsindikation.

Wird die Indikation zur Substitution einer manifesten oder latenten Hypothyreose gesehen, so sollte bei älteren Patienten eine vorsichtige Steigerung der Thyroxindosis vorgenommen werden. Grund hierfür ist die Furcht vor kardialen unerwünschten Effekten bei zu schneller Dosissteigerung. Zumeist wird eine initiale Dosis von 25 µg L-Thyroxin pro Tag vorgenommen. Nach 4–6 Wochen können die Schilddrüsenwerte kontrolliert werden und die Dosis ggf. weiter angepasst werden (Jasmin & Gharib, 2018). Die Einnahme von Levothyroxin sollte auf nüchternem Magen erfolgen, da Ballaststoffe und weitere Nahrungsbestandteile die enterale Resorption ebenso beeinträchtigen können wie zum Beispiel Protonenpumpeninhibitoren, Eisen oder sonstige Medikamente (Burch, 2019).

Zusammenfassung

Schilddrüsenerkrankungen sind bei älteren Personen nicht selten. Bei klinischer Beschwerdefreiheit, fehlendem Karzinomverdacht und euthyreoter Stoffwechsellage kann bei Vorliegen einer Struma kontrolliert zugewartet werden. Eine medikamentöse Strumatherapie hat auf Knoten allenfalls einen geringen Effekt. Eine Hyperthyreose sollte zunächst thyreostatisch behandelt werden. Bei älteren Patienten dominiert als Ursache eine Schilddrüsenautonomie. Nach Erreichen einer Euthyreose ist eine definitive Therapie indiziert. Eine Hypothyreose wird mit Levothyroxin substituiert.

Literatur

Biondi, B., Bartalena, L., Cooper, D. S., et al. (2015). The 2015 European Thyroid Association Guidelines on Diagnosis and Treatment of Endogenous Subclinical Hyperthyroidism. *European thyroid journal*, *4*(3), 149–163. https://doi.org/10.1159/000438750

Biondi, B., & Cooper, D. S. (2018). Subclinical Hyperthyroidism. *The New England journal of medicine*, *378*(25), 2411–2419. https://doi.org/10.1056/NEJMcp1709318

Boucai, L., Hollowell, J. G., & Surks, M. I. (2011). An approach for development of age-, gender-, and ethnicity-specific thyrotropin reference limits. *Thyroid: official journal of the American Thyroid Association*, *21*(1), 5–11. https://doi.org/10.1089/thy.2010.0092

Burch H. B. (2019). Drug Effects on the Thyroid. *The New England journal of medicine*, *381*(8), 749–761. https://doi.org/10.1056/NEJMra1901214

Cesareo, R., Manfrini, S., Pasqualini, V., et al. (2021). Laser Ablation Versus Radiofrequency Ablation for Thyroid Nodules: 12-Month Results of a Randomized Trial (LARA II Study). *The Journal of clinical endocrinology and metabolism*, *106*(6), 1692–1701. https://doi.org/10.1210/clinem/dgab102

de Montmollin, M., Feller, M., Beglinger, S., et al. (2020). L-Thyroxine Therapy for Older Adults With Subclinical Hypothyroidism and Hypothyroid Symptoms: Secondary Analysis of a Randomized Trial. *Annals of internal medicine*, *172*(11), 709–716. https://doi.org/10.7326/M19-3193

Jasim, S., & Gharib, H. (2018). THYROID AND AGING. *Endocrine practice: official journal of the American College of Endocrinology and the American Association of Clinical Endocrinologists*, *24*(4), 369–374. https://doi.org/10.4158/EP171796.RA

Jonklaas, J., Bianco, A. C., Cappola, A. R., et al. (2021). Evidence-Based Use of Levothyroxine/Liothyronine Combinations in Treating Hypothyroidism: A Consensus Document. *Thyroid: official journal of the American Thyroid Association*, *31*(2), 156–182. https://doi.org/10.1089/thy.2020.0720

Köhrle J. (2021). Selenium in Endocrinology-Selenoprotein-Related Diseases, Population Studies, and Epidemiological Evidence. *Endocrinology*, *162*(2), bqaa228. https://doi.org/10.1210/endocr/bqaa228

Ross, D. S., Burch, H. B., Cooper, D. S., et al. (2016). 2016 American Thyroid Association Guidelines for Diagnosis and Management of Hyperthyroidism and Other Causes of Thyrotoxicosis. *Thyroid: official journal of the American Thyroid Association*, *26*(10), 1343–1421. https://doi.org/10.1089/thy.2016.0229

Russ, G., Bonnema, S. J., Erdogan, M. F., et al. (2017). European Thyroid Association Guidelines for Ultrasound Malignancy Risk Stratification of Thyroid Nodules in Adults: The EU-TIRADS. *European thyroid journal*, *6*(5), 225–237. https://doi.org/10.1159/000478927

Seifert, P., Schenke, S., Zimny, M., et al. (2021). Diagnostic Performance of Kwak, EU, ACR, and Korean TIRADS as Well as ATA Guidelines for the Ultrasound Risk Stratification of Non-Autonomously Functioning Thyroid Nodules in a Region with Long History of Iodine Deficiency: A German Multicenter Trial. *Cancers*, *13*(17), 4467. https://doi.org/10.3390/cancers13174467

Selmer, C., Olesen, J. B., Hansen, M. L., et al. (2014). Subclinical and overt thyroid dysfunction and risk of all-cause mortality and cardiovascular events: a large population study. *The Journal of clinical endocrinology and metabolism*, *99*(7), 2372–2382. https://doi.org/10.1210/jc.2013-4184

Stott, D. J., Rodondi, N., Kearney, P. M., et al. (2017). Thyroid Hormone Therapy for Older Adults with Subclinical Hypothyroidism. *The New England journal of medicine*, *376*(26), 2534–2544. https://doi.org/10.1056/NEJMoa1603825

Völzke, H., Schwahn, C., Kohlmann, T., et al. (2005). Risk factors for goiter in a previously iodine-deficient region. *Experimental and clinical endocrinology & diabetes: official journal, German Society of Endocrinology [and] German Diabetes Association*, *113*(9), 507–515. https://doi.org/10.1055/s-2005-865741

Wiersinga, W. M., Duntas, L., Fadeyev, V., et al. (2012). 2012 ETA Guidelines: The Use of L-T4 + L-T3 in the Treatment of Hypothyroidism. *European thyroid journal*, *1*(2), 55–71. https://doi.org/10.1159/000339444

12.8 Sehstörungen und Erkrankungen des Auges

Focke Ziemssen

Sehbehinderung und Blindheit zeigen einen exponentiellen Anstieg mit dem Alter. Einerseits sind Strukturen der zentralen Netzhaut besonders empfindlich bezüglich der Alterungsphänomene (Neurodegeneration, Atrophie des Pigmentepithels), andererseits sind die Schädigung und Abnahme retinaler (Ganglien-)Zellen stark vaskulären Risikofaktoren geschuldet. Altersbedingte Erkrankungen des Auges sind daher häufige Volkserkrankungen. Die Prävalenz der altersabhängigen Makuladegeneration (AMD) steigt bis zu einem Alter von 75 Jahren auf über 30 %. Die Spätformen sind die häufigsten Erblindungsursachen. Danach sind Glaukom (> 6 %) und diabetische Retinopathie am häufigsten anzutreffen. Leider gibt es Hinweise auf Versorgungslücken, insbesondere im Bereich der stationären Pflegeeinrichtungen (Schuster et al., 2018).

Mehrere Faktoren erschweren die Beurteilung von Erkrankungen der Augen und Sehbahn:

- fehlende Spezifität oder Abwesenheit charakteristischer Beschwerden
- Abhängigkeit funktioneller Messmethoden von Kooperation und Motivation
- aufwendige Untersuchungstechniken, Notwendigkeit retinaler Bildgebung
- schwieriger Transport in die fachärztliche Versorgung
- Verwendung unverständlicher Abkürzungen

Symptomatik und Einordnung

Nicht selten stehen konkrete Beschwerden im Vordergrund. Häufige Probleme sind ein rotes Auge oder eine akut bemerkte Sehverschlechterung. Es darf aber nicht vergessen werden, dass häufige Erblindungsursachen oft lange überhaupt keine Beschwerden verursachen (▶ Abb. 12.8.1).

> Erst nach einer fachärztlichen Einordnung kann über die Notwendigkeit, Frequenz und Intervalle weiterer Untersuchungen entschieden werden.

Gerade für Menschen mit eingeschränkter Mobilität bleibt der Erhalt der Sehkraft eine wichtige Möglichkeit, um aktiv am Alltag teilzunehmen und auf Einflüsse der Umgebung reagieren zu können. Abkürzungen, Begrifflichkeiten, Unkenntnis geeigneter Untersuchungstechniken und Kommunikationsbarrieren erschweren anderen Fachrichtungen die Einschätzung, wie es um das für die älteren Menschen wichtigste Sinnesorgan bestellt ist (▶ Abb. 12.8.2).

12.8.1 Makuladegeneration

Als Makula wird der Bereich der zentralen Netzhaut bezeichnet. An der sogenannten Stelle des schärfsten Sehens erlaubt die foveale Architektur das Erreichen einer hohen Auflösung. Die dichte Anordnung der Fotorezeptoren (200.000 pro mm^2) ist für das wichtige Erkennen von Details essenziell (▶ Abb. 12.8.3).

Häufige Beschwerden der Makula-Erkrankungen sind daher:

- Einschränkungen und Verlust der Lesefähigkeit
- Verzerrtsehen (Metamorphospie)
- Einschränkungen bei der Erkennung von Gesichtern
- verringerte Anpassungsfähigkeit (Beleuchtung)
- reduziertes Kontrastsehen
- Blendungsempfindlichkeit

Die altersabhängige Makuladegeneration (AMD) stellt die häufigste Erblindungsursache in den Industrieländern dar. Oxidativer Stress, lokale Ischämie und ein inflammatorisches Milieu werden dafür verantwortlich gemacht, dass Ablagerungen mit steigendem Lebensalter unterhalb des retinalen Pigmentepithels auftreten und eine zunehmende Atrophie beobachtet wird (▶ Tab. 12.8.1; Fleckenstein et al., 2021).

> **Merke**
>
> Wegen der Aktivität und therapeutischen Relevanz ist es wichtig, die Stadien und Formen der AMD zu unterscheiden. Die neovaskuläre AMD erfordert meist eine lebenslange Injektionstherapie und daher engmaschige Verlaufskontrollen.

Das nicht exsudative Spätstadium ist durch den progressiven und irreversiblen Verlust der äußeren Netzhaut, also des Pigmentepithels inklusive der lichtsensiblen Fotorezeptoren definiert. Wegen der Ähnlichkeit zum Umriss einer Land-

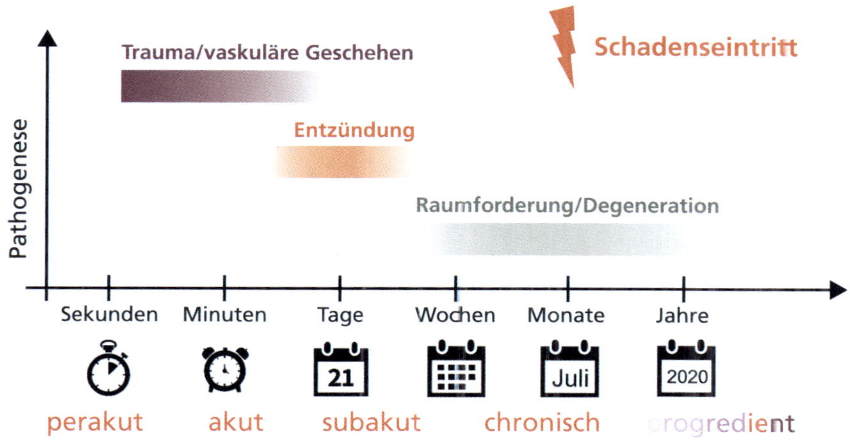

Abb. 12.8.1: Dynamik einer Sehverschlechterung und wahrscheinliche Ursachen

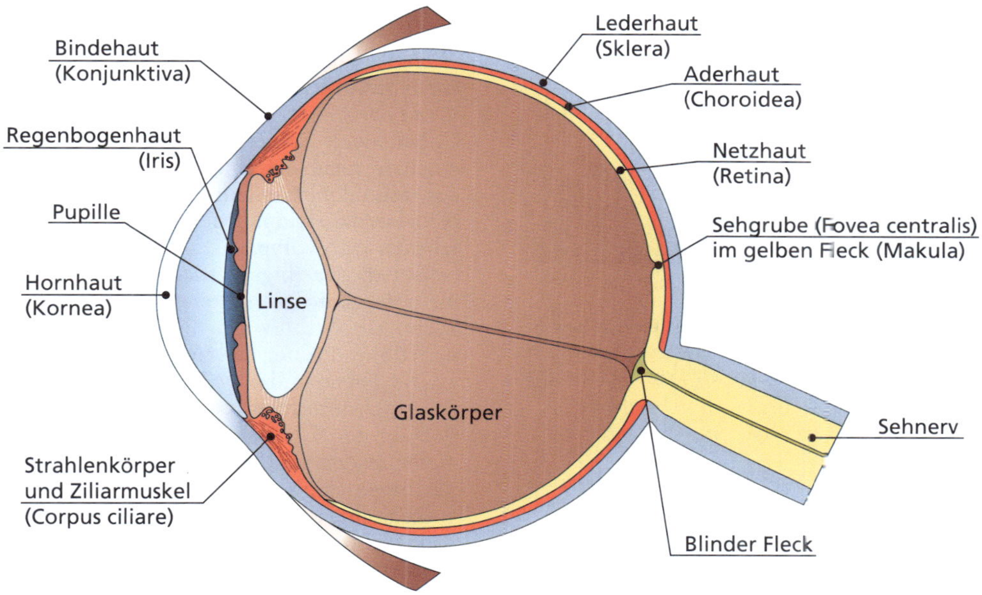

Abb. 12.8.2: Anatomische Strukturen des Bulbus, die in Befundberichten oft abgekürzt werden (© iStockphotos.com/djgunner) (VAA = vorderer Augenabschnitt; Vk = Vorderkammer; HH = Hornhaut; BH = Bindehaut; Pap = Papille; Mak = Makula; CDR = Cup-Disc-Ratio)

Tab. 12.8.1: Stadien und Formen der AMD

Stadium	Form/Ausprägung der AMD	
frühes Stadium	Ablagerung kleiner Drusen einzelne Unregelmäßigkeiten des Pigmentepithels	
Intermediär-Stadium	konfluierende Drusen Hypopigmentierung, Hyperpigmentierung	
spätes Stadium	geografische Atrophie flächige Atrophie	neovaskuläre AMD Fibrose, Blutungen, Netzhautschwellung

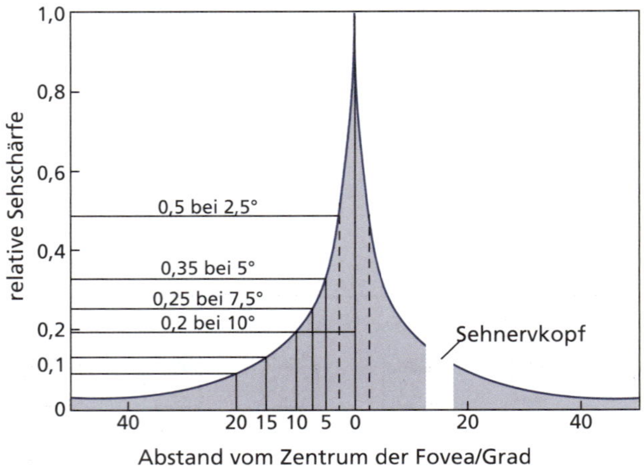

Abb. 12.8.3: Mit zunehmender Exzentrizität von der zentralen Netzhaut lässt die abnehmende Dichte der Zapfen eine abnehmende Trennschärfe zu, (© Institut für Technik der Informationsverarbeitung (ITIV), Karlsruher Institut für Technologie (KIT), https://www.itiv.kit.edu/img/IOL-Test/visus-feldwinkel.jpg).

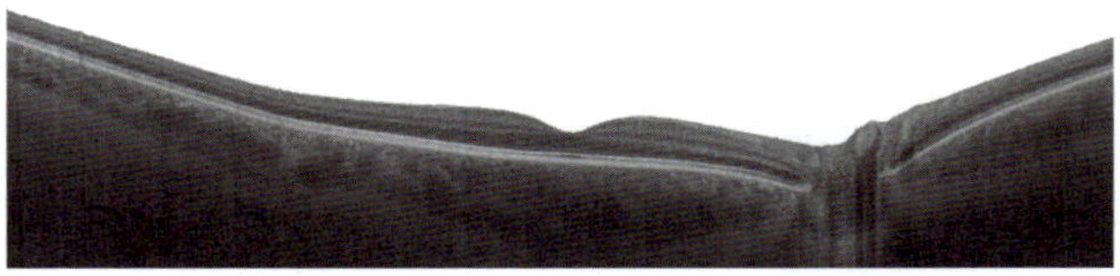

Abb. 12.8.4: Die optische Kohärenztomografie erlaubt eine Darstellung der einzelnen Netzhautschichten, aber auch das Erkennen krankheitsbedingter Flüssigkeit.

karte erklärt sich der Begriff „geografische Atrophie". Überholt sind heute Begriffe wie „trocken" und „feucht": Frühe Stadien mit Drusen als auch die ausgedehnte Atrophie sollten nicht unter einem Begriff firmieren, weil anfangs unnötig Betroffene verunsichert werden, andererseits aber die Differenzierung gegenüber späten Stadien verloren geht.

Prophylaxe und Prävention

Entscheidend für das individuelle Risiko ist die genetische Veranlagung. Unterschiedliche genetische Risikofaktoren und eine variable Penetranz erklären die familiäre Häufung, ohne dass zwingend Angehörige ersten Grades betroffen sind. Bisher haben Gen-Analysen noch keine klinische Relevanz.

Grundsätzlich kann gesundes Verhalten günstige Auswirkungen auf Manifestation und Ausprägung haben. Mediterrane Ernährung, wenig Fleisch und Bewegung wirken sich positiv aus. Rauchen erhöht insbesondere das Risiko der Spätstadien. Nahrungsergänzungsmittel sollten nur in klar definierten Szenarien (Stadien) eingesetzt werden, z. B. bei einer intermediären Form oder der Spätform eines Auges.

Neovaskuläre Makuladegeneration

Unbehandelt führt eine Gefäßneubildung meist schnell zu einer irreversiblen Sehverschlechterung und einem Ausfall des zentralen Gesichtsfelds. Die sogenannte „Makuläre Neovaskularisation" (MNV) wird in drei unterschiedliche Formen (MNV Typ 1–3) eingeteilt.

Neben der Angiografie mit Natrium-Fluoreszein stellt die optische Kohärenztomografie (OCT, ► Abb. 12.8.4) die wichtigste Methode der Bildgebung dar, um Flüssigkeit innerhalb und unter der Netzhaut zu detektieren.

Die Therapie der Wahl stellt die Gabe von Inhibitoren des Wachstumsfaktors vascular endothelial growth factor (VEGF) dar. Die wiederholte Verabreichung der Medikamente in den Glaskörperraum wird als intravitreale operative Injektionstherapie (IVOM) bezeichnet.

Relevanteste Komplikation ist die seltene infektiöse Endophthalmitis. Eine Sehverschlechterung, Rötung oder Schmerzen in den Tagen nach einer Behandlung stellt daher einen dringlichen Notfall dar. Nicht selten sind Betroffene aber nach der Behandlung durch eine Reizung oder seltener durch einer oberflächlichen Verletzung infolge der Desinfektion beeinträchtigt.

Weil es sich um keine kausale Therapie handelt, muss die Behandlung bis zum Ende des Lebens wiederholt werden. Erfreulicherweise konnte die medikamentöse Therapie die Rate an Erblindungen mehr als halbieren. Entscheidend für den Erfolg der Behandlung ist ein frühzeitiger Beginn – also möglichst zu einem Zeitpunkt, bei dem die MNV noch klein ist und/oder keine ausgedehnten Blutungen verursacht hat. Daher bedeuten neu aufgetretene Beschwerden wie eine schnelle Sehverschlechterung einen dringenden Abklärungsbedarf. Die Therapie einer aktiven neovaskuläre Makuladegeneration soll innerhalb von 14 Tagen begonnen werden.

Merke

Für den Fall einer akuten/schnellen Sehverschlechterung muss an die Möglichkeit einer neovaskulären

AMD gedacht werden. Nur eine zeitnahe Abklärung ermöglicht einen rechtzeitigen Start der IVOM-Therapie!

12.8.2 Glaukom

Das Glaukom ist durch den Verlust retinaler Ganglienzellen definiert, sodass die Erkrankung an charakteristischen Veränderungen des Sehnervs sichtbar wird. Während die meisten Verläufe (Offenwinkelglaukom) erhöhte Druckwerte zeigen, kann eine erhöhte Empfindlichkeit der Zellen oder Störung der Mikrozirkulation z. B. aufgrund eines niedrigen Blutdrucks zu einer Verschlechterung bei niedrigem Augendruck beitragen.

Zwischen Beschwerdefreiheit und Erblindung

Einschränkungen des äußeren Gesichtsfelds bleiben oft lange unbemerkt. Die Erkrankung wird meist erst durch die Betroffenen wahrgenommen, wenn bereits irreversible Einschränkungen in zentralere Bereiche des Gesichtsfeldes reichen und die Erblindung droht.

Merke

Angesichts vollständig fehlender Beschwerden bleibt die progrediente Schädigung des Sehnervs meist lange unbemerkt. In späteren Phasen kann eine leichte Verschlechterung der zentralen Ausfälle dann schnell zur Erblindung oder dem Verlust der Lesefähigkeit führen.

Wegen der irreversiblen Einschränkungen sollte die chronische Erkrankung möglichst früh erkannt werden, wenn mittels drucksenkender Medikamente und operativer Maßnahmen Einfluss genommen werden kann. Die Diskussionen über den Sinn und die Kosten der Früherkennung erklären sich nicht zuletzt dadurch, dass sich die diagnostische Genauigkeit mit zunehmenden Veränderungen bzw. steigendem Alter erhöht. Daher raten die wissenschaftlichen Fachgesellschaften zu einem Vorgehen, die Intervalle in Abhängigkeit individueller Risikofaktoren (Familienanamnese, Myopie ab 4 dpt, Personen mit dunkler Hautfarbe oder lateinamerikanischer Abstammung, okulärer Hypertension, grenzwertiger Papillenexkavation, Seitenunterschied der Papillenexkavation, längerer Therapie mit Steroiden) abhängig zu machen (Schuster et al., 2020).

Von Bedeutung ist somit die Unterscheidung zwischen alleiniger Erhöhung des Augendrucks, der okulären Hypertension, dem Glaukomverdacht und dem nachgewiesenen Glaukom mit gesicherter Verschlechterung. Für den Verdachtsfall sollte eine Dokumentation der Papille erfolgen, z. B. mit einem Foto. Neue Verfahren der Bildgebung ermöglichen es, die Nervenfasern rund um den Sehnerv genau zu vermessen und somit eine objektive Verlaufsbeurteilung – unabhängig von den meist anstrengenden Untersuchungen des Gesichtsfelds – zu ermöglichen.

Merke

Insbesondere bei hoher Myopie muss an die Möglichkeit einer schnellen schmerzlosen Verschlechterung infolge einer glaukomatösen Optikusatrophie gedacht werden.

Perimetrie und Augendruck

Die Untersuchung des Gesichtsfelds ist für die Erkennung und Dokumentation funktioneller Veränderungen von Bedeutung. Im Rahmen der Perimetrie werden definierte Lichtpunkte unterschiedlicher Helligkeit an verschiedenen Orten des Gesichtsfeldes präsentiert; die Rückmeldungen ermöglichen es, Ausfälle des Gesichtsfelds zu detektieren. Die Untersuchung ist in der Regel unbeliebt, weil Konzentration und Ausdauer benötigt werden. Gerade bereits bestehende, fortgeschrittene Ausfälle machen die Untersuchung noch anstrengender.

Ein erhöhter Augendruck (außerhalb des Referenzbereichs > 21 mmHg) ist nicht mit der Glaukom-Erkrankung gleichzusetzen. Mit der Höhe der gemessenen Maximalwerte ist von einer zunehmenden Wahrscheinlichkeit einer glaukomatösen Schädigung auszugehen. Eine erhöhte Amplitude der Druckschwankungen im Tagesverlauf kann ein weiterer Hinweis sein.

Drucksenkende Augentropfen

Mit zunehmender Dauer und Anzahl drucksenkender Tropfen steigt das Risiko einer Unverträglichkeit. Noch relevanter ist im klinischen Alltag, dass Betroffene sich Augentropfen nicht verlässlich verabreichen (können). Die Adhärenz ist wegen der lebenslangen Therapie reduziert. Augentropfen werden oft mit einer begrenzten Wirksamkeit assoziiert. Außerdem sind Augentropfen kein fest integrierter Bestandteil der Medikationspläne. Eine Übersicht der Anti-Glaukomatosa zeigt ▸ Tab. 12.8.2.

Für zahlreiche Wirkstoffe der hausärztlichen Therapie ist als Kontraindikation pauschal „Glaukom“ in der Fachinformation genannt. Meist ist hier aber, z. B. bei zahlreichen Neuroleptika, das deutlich seltenere Engwinkelglaukom gemeint. Im konkreten Einzelfall kann oft eine kurze telefonische Rücksprache Klarheit bringen.

Merke

Drucksenkende Augentropfen sollten nach einer stationären Aufnahme oder Versorgung im Rahmen der stationären Pflege nicht einfach abgesetzt werden.

Mittlerweile existieren für zahlreiche Präparate konservierungsmittelfreie Formulierungen, die besser vertragen werden bzw. auch im Laufe der Zeit weniger Benetzungsstörungen verursachen.

Die Gabe von Kortikosteroiden kann den Augendruck erhöhen. Unabhängig davon, ob Kortison-Präparate als Aerosol, Salbe, Tropfen oder Tabletten eingenommen werden, wird ein Anstieg der Druckwerte bei ca. 1/3 der Menschen beobachtet.

Merke

Wenige Tage nach Beginn einer Steroid-Therapie muss an die Möglichkeit eines Steroid-Glaukoms gedacht

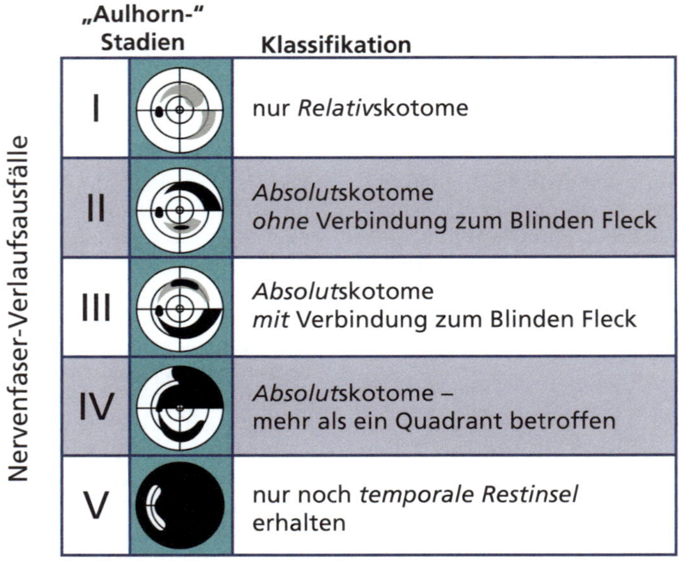

Abb. 12.8.5: Glaukomatöse Ausfälle des Gesichtsfelds entsprechen dem Verlauf der Nervenfasern in der Netzhaut.

Tab. 12.8.2: Anti-Glaukomatosa und ihre Eigenschaften

Wirkstoffgruppe	Beispiele	Mechanismus	Nebenwirkungen
Betablocker	Timolol, Betaxolol, Carteolol, Levounolol 2 × tgl.	reduzierte Kammerwassersekretion	lokale Nebenwirkungen, negativ chronotrop, Bronchokonstriktion, Hypotension Kontraindikation: Asthma
Prostaglandine	Latanoprost, Travoprost, Bimatoprost 1 × tgl.	Verbesserung des uveo-skleralen Abflusses	Rötung, Wimpernwachstum, Hautpigmentierung Kontraindikation: Asthma
Karboanhydrasehemmer	Dorzolamid, Brinzolamid, Azetazolmaid 2–3 × tgl.	reduzierte Kammerwassersekretion	systemisch: metallischer Geschmack, Hypokaliämie, Nierenfunktion Kontraindikation: Sulfonamidallergie
Alpha-Agonisten	Brimonidin, Clonidin 2–3 × tgl.	Verbesserung Kammerwasserabfluss	Hypotonie, Müdigkeit/Sedierung, trockener Mund Kontraindikation: Kinder, Hochaltrige
Cholinergika	Pilocarpin 3–4 × tgl.	Verbesserung Kammerwasserabfluss	Miosis, Myopisierung Asthma
Rhokinase-Inhibitoren	Netarsudil 1 × tgl.	Verbesserung Kammerwasserabfluss	Rötung

werden. Je nach Notwendigkeit und Planung muss sonst über eine Intensivierung/Beginn einer drucksenkenden Therapie nachgedacht werden.

Für eine Übersicht der chirurgischen Interventionen ▸ Tab. 12.8.3. Mit der klassischen Trabekulektomie („Filterkissen") wie auch dem Einsatz neuerer Glaukomimplantate wird versucht, einen zusätzlichen Abfluss für das Kammerwasser zu schaffen. Selbst wenn keine Komplikationen wie eine Überfunktion und nachfolgende Hypotonie des Auges (Makulaödem, Phtisis) eine Sehverschlechterung verursachen, droht eine Vernarbung der Filtrationszone und so eine Abnahme der erwünschten Drucksenkung.

Zyklodestruktive Eingriffe mit Laser (Zyklofotokoagulation) oder Kälte (Zyklokryokoagulation) sind mit einem geringen perioperativen Risiko verbunden.

Nicht allein für das Normaldruckglaukom muss darauf geachtet werden, eine gute Perfusion des Sehnervenkopfes zu erreichen. Neben der Gabe von Magnesium kann das unter anderem bedeuten, ein zu starkes Abfallen des nächtlichen Blutdrucks zu vermeiden. Für ältere Menschen mit geringer Trinkmenge und wenig körperliche Aktivität sind daher auch die Auswirkungen von Antihypertensiva zu berücksichtigen.

Merke

Ein starker Abfall der nächtlichen Blutdruckwerte kann für die Ganglienzellen ungünstig sein.

12.8.3 Diabetische Retinopathie

Steigende Lebenserwartung und Zunahme des Übergewichts führten trotz der Fortschritte der medikamentösen Therapie zu einem absoluten Anstieg des Typ-2-Diabetes.

Tab. 12.8.3: Glaukomchirurgie und Mechanismen

OP-Methode	Mechanismus
Laser	
Laser-Trabekuloplastik	Applikation von Laserherden Verbesserung des Abflusses im Trabekelwerk
Zyklophotokoagulation	Applikation im Bereich des Ziliarkörpers Abnahme der Kammerwasser-Produktion
Iriditotomie	Eröffnung der Iris (akuter Winkelblock, Engwinkelglaukom)
Glaukomchirurgie	
Trabekulektomie mit Mitomycin	Anlage einer Filtration unter die Bindehaut
tiefe Sklerektomie	Verbesserung des uveoskleralen Abflusses (ohne Eröffnung)
Kanaloplastik	Einlegen eines Fadens und Aufweitung des Schlemm'schen Kanals
Trabekulotomie	Eröffnen und Einreißen des Schlemm'schen Kanals (130°)
Drainage-Implantate	Schaffung eines Abflusses über einen Schlauch unter die Bindehaut
minimalinvasive Implantate	subkonjunktivale Drainage, suprachoroidale Drainage, intrakamerale Implantate
chirurgische Iridektomie/Linsenchirurgie	Eröffnung der Iris (akuter Winkelblock, Engwinkelglaukom) Vertiefung der Vorderkammer (Alter ≥ 65 Jahre)

Die mikrovaskulären Komplikationen des Auges werden mit zunehmender Diabetes-Dauer häufiger gesehen.

Die ersten Veränderungen einer diabetischen Retinopathie, z. B. Punktblutungen oder eine Schwellung der Netzhaut, treten ohne Beschwerden auf. Deshalb ist die mangelhafte Inanspruchnahme der Früherkennung ein relevantes Problem. In Stichproben erhalten bis zur Hälfte der Betroffenen 2 Jahre nach der Erstdiagnose eines Diabetes keine Untersuchung der Netzhaut.

Merke

Die Retinopathie verursacht anfangs keine Beschwerden, selbst wenn innerhalb später weniger Wochen die Erblindung droht.

Warnzeichen von Netzhautkomplikationen können unspezifisch – wie eine Verschlechterung der Sehschärfe – sein, also in Leseschwierigkeiten, Verschwommensehen, Farbsehstörungen oder verzerrtem Sehen zum Ausdruck kommen. Das Sehen von kleinen Partikeln, Schlieren oder Trübungen („Rußregen") kann auf eine Glaskörperblutung hindeuten.

Relevante Risikofaktoren

Wesentliche Risikofaktoren für die Entstehung bzw. Progression einer diabetischen Retinopathie und/oder Makulopathie sind:

- die Diabetesdauer,
- der Grad der Hyperglykämie,
- das Vorliegen/der Grad einer arteriellen Hypertonie.

Während die Effektgröße der Blutzuckereinstellung meist eher überschätzt wird, kann die Bedeutung einer konsequenten Blutdruck-Kontrolle nicht genug betont werden. Oft tritt die Retinopathie assoziiert mit einer Nephropathie auf, sodass jeweils wechselseitig an das jeweils andere Organ gedacht werden sollte, wenn erste Veränderungen bemerkt wurden.

Mikrovaskuläre Komplikationen: Makulaödem und proliferative Vitreoretinopathie

Kommt es zu einer lokalisierten oder ausgedehnten Abnahme der Durchblutung, wie sie heute frühzeitig an der Abnahme der perifovealen Kapillardichte beobachtet werden kann, bewirkt die Ischämie eine Schädigung der Netzhaut und kann auch Auslöser krankhafter Gefäßneubildungen sein.

Hauptveränderung der nichtproliferativen Stadien (NPDR) ist die Störung der inneren Blut-Retina-Schranke und der progressive Verschluss von Retinagefäßen. Es werden drei Schweregrade der NPDR unterschieden:

- milde NPDR: nur einzelne Mikroaneurysmen
- mäßige NPDR: weniger Mikroaneurysmen und intraretinale Blutungen als bei der schweren NPDR, in maximal einem Quadranten perlschnurartige Venen
- schwere NPDR: mindestens eine der folgenden Konstellationen liegt vor („4–2–1" Regel):
  - mehr als 20 Mikroaneurysmen, intraretinale Blutungen in jedem der vier Quadranten,
  - perlschnurartige Venen in mindestens zwei Quadranten,
  - intraretinale mikrovaskuläre Anomalien (IRMA) in mindestens einem Quadranten

Die proliferative diabetische Retinopathie (PDR) ist durch die Neubildung von irregulären und stark fragilen Gefäßen gekennzeichnet, die in den Glaskörper ziehen und mit einem erheblichen Blutungsrisiko assoziiert sind. Durch Proliferation von Gefäßbindegewebe und nachfolgender Kontraktion kann es auch zu einer traktiven Netzhautablösung kommen.

Die diabetische Makulopathie entsteht aufgrund einer erheblichen Permeabilitätsstörung und/oder Kapillarokklussion. Ein Makulaödem ist die häufigste Ursache eines Visusverlustes. Die Lokalisation und Ausdehnung des Ödems hat Einfluss auf die Gefährdung: Je näher die Flüssigkeit an der Fovea (500 µm Radius) ist oder je größer die Ausdehnung ist, umso höher ist das Risiko einer Sehverschlechterung (▶ Abb. 12.8.6).

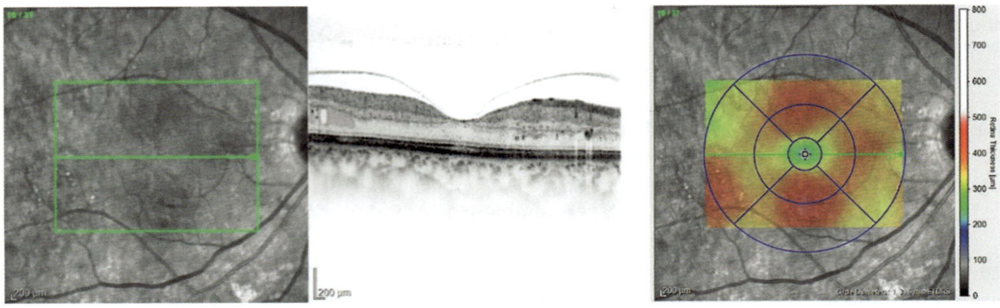

Abb. 12.8.6: Die Ausdehnung eines Ödems und Netzhautdicke sind gut mit der OCT-Untersuchung zu beurteilen

Therapie

Mit einer Retinopathie ist neben der Optimierung der Kontrolle von Blutzucker und Blutdruck eine engmaschige Beobachtung angeraten. Mit zunehmender Dauer und Ausprägung nimmt aber die Gefahr einer irreversiblen Sehverschlechterung zu.

Der größte Anteil an Verbesserung lässt sich mit der Injektionstherapie erreichen. Die VEGF-Inhibitoren haben gegenüber der Gabe von Steroiden den Vorteil, seltener mit Komplikationen wie einem Anstieg des Augendrucks oder einer sekundären Linsentrübung einherzugehen

Eine weitere Option stellt die zielgerichtete Verabreichung von Laserherden dar. Die Lokalisation orientiert sich an Mikroaneurysmen bzw. an zentralen Arealen mit verminderter Perfusion. Allerdings nimmt die Lichtempfindlichkeit in den gelaserten Arealen ab, die Lasernarben können über die Zeit langsam wachsen.

Merke

Weil oft beide Augen betroffen sind, trägt die Intensität der Behandlung in den ersten Jahren oft zu einer hohen Rate von Therapieabbrechern bei.

Die proliferative Retinopathie erfordert meist eine aggressivere Therapie. Gelingt es nicht rechtzeitig, die aktiven Neovaskularisationen zu stoppen, kommt es immer wieder zu Einblutungen oder die Membranen führen zu einer vollständigen Ablösung der Netzhaut. Obwohl die IVOM mit VEGF-Inhibitoren die Resorption einer Glaskörperblutung unterstützen kann, kann eine langfristige Stabilität meist nur nach einer flächigen Laserbehandlung der Peripherie erreicht werden. In fortgeschrittenen Stadien ist eine Glaskörper-Operation (Vitrektomie) mit nachfolgender Füllung des Auges mit Öl erforderlich.

12.8.4 Rotes Auge

Benetzungsstörungen der Augenoberfläche weisen ein breites Spektrum auf, das von harmlosen Reizungen, über lästiges Verschwommensehen bis hin zu Ulzerationen der Hornhaut reicht. Mit fortschreitendem Alter nimmt die sezernierte Tränenflüssigkeit ab. Von Bedeutung ist auch, dass sich die Zusammensetzung des Tränenfilms ändert. Das Fehlen von Lipiden führt zu einer erhöhten Instabilität des Tränenfilms und einer vermehrten Verdunstung der flüssigen Komponente.

Zusätzlich kommt es zu Änderungen des vorderen Augensegments: Lockeres Bindegewebe kann zu einem Nachlassen der Lidspannung beitragen; die Lidkante liegt dem Bulbus nicht mehr gut an. Fehlstellungen der Lider und/oder ein unvollständiger Lidschluss verschlechtern die Benetzung. Wenn die Zahl an Lidschlägen wie z. B. bei Parkinson oder endokriner Orbitopathie zusätzlich reduziert ist, werden häufiger Defekte des Hornhaut-Epithels beobachtet.

Merke

Schnelle Schwankungen des Sehens, insbesondere die Abhängigkeit vom Lidschluss, deuten auf eine Benetzungsstörung hin.

Störungen der Benetzung sind ein häufiger Grund für eine Sehbeeinträchtigung (▶ Abb. 12.8.7). Die intensivierte Gabe von Tränenersatzmitteln ist notwendig, um die trophische Situation zu verbessern und Ulzera zu verhindern. Allerdings ist es für viele Betroffene aufgrund anderer Einschränkungen schwierig bis unmöglich, sich selbstständig Augentropfen zu verabreichen.

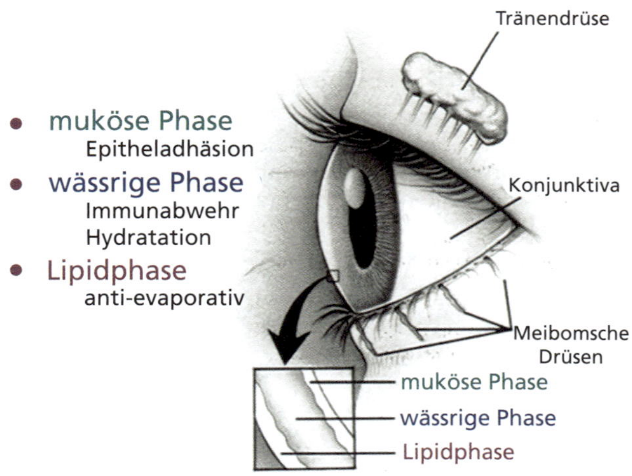

Abb. 12.8.7: Schematischer Aufbau und Struktur des Tränenfilms

Bakterielle versus virale Infektion

Bakterielle Entzündungen der Oberfläche gehen meist von einem lokalisierten Problem, wie der Entzündung einer Lidranddrüse (Hordeolum) oder der abführenden Tränenwege (Dakryozystitis) aus. Eine bakterielle Bindehaut-Entzündung kann auch als Schmierinfektion im Rahmen einer Erkältung oder Sinusitis beobachtet werden. Charakteristisch ist das Verkleben der Lider oder Vorhandensein von Eiter.

Virale Entzündungen wie eine Herpes-Infektion oder eine Infektion mit Adenoviren werden häufiger von schleimig-wässrigem Ausfluss begleitet. Eine Schwellung der Lymphknoten und ein Krankheitsgefühl sind nicht selten. Oft handelt es sich um ein einseitiges oder zumindest asymmetrisch ausgeprägtes Problem, sodass nicht selten auch einseitige Schwellungen beobachtet werden.

Allergische Beschwerden können durch den typischen Juckreiz erkannt werden. Das lockere Bindegewebe erklärt die oft ausgeprägten Schwellungen im Lidbereich, die von Sekret und Ausfluss begleitet werden.

12.8.5 Katarakt

In Deutschland wird eine Linsentrübung in der Regel nicht zu spät operiert. Wirtschaftliche Anreize und eine hohe Erfolgsrate erleichtern den Zugang. Ein Anteil von Zusatzleistungen und Sonderlinsen erschwert die Angabe genauer Zahlen, die vermutlich bei ca. 1 Million operierter Augen pro Jahr liegen dürfte.

Angst und Trägheit der Betroffenen oder eine Amblyopie oder Begleiterkrankungen führen vereinzelt dazu, dass mature Linsentrübungen im hohen Alter beobachtet werden. Obwohl eine zu frühe Operation, bei geringfügiger Trübung und anliegendem Glaskörper, unnötig das Risiko einer Netzhautablösung erhöht, hat die Operation in hohem Alter Risiken:

- Die Kleinschnitt-Chirurgie erlaubt die Operation unter blutverdünnenden Medikamenten. Der perioperative Stress kann eine Belastung des Kreislaufsystems bedeuten. Die vorübergehende Beeinträchtigung eines Auges mit Verband oder Schutzkapsel erhöht zudem das Risiko von Sturzereignissen oder eines Durchgangssyndroms.
- Menschen mit Lagerungsproblemen, tief liegenden Augen oder Tremor können eine andere Form der Anästhesie benötigen. Diese haben dann wiederum ein erhöhtes Komplikationsprofil (Peribulbäranästhesie: Orbitahämatom, Hirnstamm-Anästhesie; Intubationsnarkose: Kreislauf, Delir, Desorientierung).
- Mit zunehmender Härte der Linse und höherem Alter steigt das Risiko okulärer Komplikationen. Ist die natürliche Aufhängung der Linsenkapsel (Zonulafasern) instabil, steigt das Risiko einer Linsenluxation. Kommt es zum Einreißen der Hinterkapsel, nimmt die Gefahr für ein postoperatives Makulaödem und Netzhautkomplikationen zu. Mit dem Alter nimmt zudem die Zahl der Endothelzellen der Hornhaut ab, deren Überleben und Funktion infolge einer Katarakt-Operation beeinträchtigt werden kann.

Erfreulicherweise lässt sich meist die Lebensqualität erheblich verbessern. Mittlerweile gibt es stichhaltige Belege dafür, dass eine Katarakt-Operation (▸ Abb. 12.8.8) eine Demenz vorbeugen kann (Lee et al., 2022).

Für die Planung der Zielrefraktion steht heute eine große Anzahl an Möglichkeiten zur Verfügung. Asphärische, monofokale Linsen versprechen in den meisten Situationen ein postoperatives Ergebnis mit den wenigsten Brechungsfehlern. Die Zielrefraktion sollte mit den Patienten von der früheren Fehlsichtigkeit abhängig gemacht werden (Lesen ohne Brille bei Kurzsichtigkeit) und die Interessen/Hobbys der betroffenen Menschen berücksichtigen.

12.8.6 Vaskuläre Ereignisse

Durch die Variabilität der Ausprägung wird nicht jede Sehverschlechterung infolge eines Schlaganfalls sofort bemerkt und identifiziert. Die Konfiguration der Gesichtsfeldeinschränkung hilft bei der Topodiagnostik. Eine umschriebene Ischämie des Hirnstamms lässt sich in der Bildgebung nicht immer sicher abgrenzen (Abduzensparese, Okulumotoriusparese, supranukleäre Störung). Andererseits kann die Symptomatik eines großen Media-Infarkts sehr vielschichtig sein und zentrale Störungen (z. B. Polypsie, Palinopsie, Dysmorphopsie etc.) einschließen.

Je höher das Alter, umso eher muss auch an eine arteriitische Neuropathie gedacht werden. Die begleitenden Kopfschmerzen, wie Kämm- oder Kauschmerzen, werden dabei nicht immer spontan berichtet. Schon allein der Verdacht einer Arteriitis temporalis rechtfertigt die Gabe hochdosierter Steroide. Unbehandelt ist das Risiko einer beidseitigen Erblindung nicht unerheblich. Auch nach einer probatorischen Gabe sind die diagnostischen Optionen (Labor: CRP, BSG, Duplex-Sonografie, Temporalis-Biopsie) gegeben.

Aneurysmen, Karotis-Dissektionen oder Stenosen der hirnversorgenden Gefäße sind meist mit einer zielgerichteten Diagnostik zu detektieren. Nicht selten deutet die generalisierte oder neurologische Symptomatik auf den Schädigungsort hin.

12.8.7 Praktische Empfehlungen

Trotz der eingeschränkten Aussagekraft einer Untersuchung ohne professionelle Untersuchungseinheit und Refraktionsstrecke kann das Beachten einiger praktischer Tipps im klinischen Alltag weiterhelfen.

1. Seitengetrenntes Überprüfen

Die Fusion des Seheindrucks beider Augen führt oft dazu, dass Beschwerden nicht sicher auf ein Auge bzw. eine Seite lokalisiert werden und/oder selbst eine einseitige Verschlechterung nicht sofort bemerkt wird. Das Abdecken eines Auges mit der Handfläche stellt sicher, dass wirklich nur noch der Seheindrucks einer Seite beurteilt wird. Es sollte darauf geachtet werden, dass kein Druck auf den Augapfel ausgeübt wird. Wenn die Augen abwechselnd abgedeckt werden, werden meist schon feine Unterschiede bezüglich der Farbintensität („Rot gleich kräftig?") oder Gesichtsfeldkonturen berichtet.

So kann nicht nur die Plausibilität der Angaben überprüft werden. Selbst bei Menschen mit reduziertem Allgemeinzustand ist die klare Formulierung einer Fragestellung oft möglich.

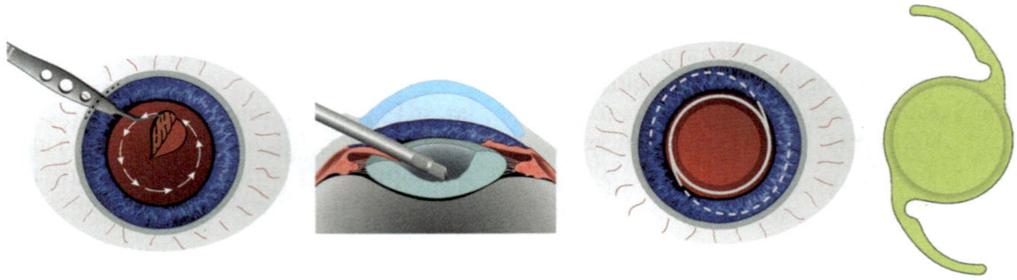

Abb. 12.8.8: Im Rahmen der Katarakt-Operation wird eine Linse aus Kunststoff in der Kapsel platziert, nachdem die eingetrübte natürliche Linse entfernt wurde.

2. Orientierung an Referenz (Präferenz: Nähe)

Die Bestimmung der Refraktion am Krankenbett ist ohne Hilfsmittel nicht trivial. Zudem kann es sein, dass die Brille nicht aktuell ist, einer anderen Person gehört oder aber die Bestimmung (Lesebrille, Fernbrille) nicht immer offensichtlich ist. Um eine orientierende Einschätzung der Sehfunktion zu bekommen, ist es aber meist ausreichend, kleine Schrift in der Nähe lesen zu lassen. Wenn Buchstaben oder Zahlen in der Nähe – egal mit welcher Korrektur und welchem genauen Abstand – identifiziert werden können, schließt das eine große Makulopathie oder ein ausgedehntes Zentralskotom nahezu aus. Andererseits können Schilder und Buchstaben in der Ferne oft noch trotz eines stark verkleinerten Gesichtsfeldrests erkannt werden, sodass die Aussagekraft eines orientierenden Fernvisus geringer ist.

3. Lichtreaktion

Die direkte und indirekte Lichtreaktion kann aussagekräftig sein, selbst wenn Patienten aufgrund einer Demenz oder Bewusstlosigkeit eingeschränkt kooperieren. Der Ausschluss einer relativen afferenten Pupillendifferenz (RAPD) macht sich zunutze, dass in der Regel ein symmetrischer efferenter Impuls zu den Iris-Sphinktern beider Augen geht. Daher ist eine objektive Beurteilung im Seitenvergleich möglich.

Entsprechend wird ein RAPD durch einen Zentralarterienverschluss, eine Makulopathie, eine Netzhautablösung, eine Optikuskompression der betreffenden Seite verursacht, während eine Amblyopie keine RAPD erklärt und eine asymmetrische Linsentrübung sogar eher zu einer RAPD der Gegenseite führen kann. Postchiasmale Prozesse sollten keinen Unterschied zeigen. Die Pupillenreaktion kann selbst dann noch beurteilt werden, wenn eine Pupille erweitert ist (Intoxikation, Pflanzen) bzw. aufgrund vorheriger Verletzungen oder Entzündungen nicht mehr reagiert. Allerdings muss ein asymmetrischer Pupillendurchmesser (Lichteinfall) bezüglich der Interpretation berücksichtigt werden.

Eine Kompression des N. oculomotorius kann zu einer lichtstarren, erweiterten Pupille, z. B. aufgrund des Hirnödems oder Einklemmung (Herniation) auf der Seite der erweiterten Pupille führen. Verengte, noch reagierende Pupillen werden bei einer Schädigung des Diencephalons (z. B. metabolisches Koma) gesehen. Enge, nicht reaktive Pupillen werden bei einer pontinen Schädigung oder Überdosierung von Opiaten gesehen. Beidseits weite Pupillen werden nach einer schweren Hirnschädigung infolge der Anoxie gesehen.

Im Rahmen eines Horner-Syndroms ist vor allem auf die verlangsamte Erweiterung nach der Lichtreaktion zu achten. Darüber ist vor allem die kleinere Lidspalte (Ptosis) richtungsweisend.

Wegen der niedrigen Pupillenweite (Alter, Pseudophakie/Kunstlinse) ist darauf zu achten, dass für die Beurteilung der in-/direkten Lichtreaktion die Umgebungsbeleuchtung möglichst dunkel ist und die Patienten entspannt in die Ferne sehen.

4. Akute Beschwerden sollten immer zeitnah abgeklärt werden!

Wird über eine Sehverschlechterung oder Beschwerden geklagt, sollte sofort der Zeitpunkt des Auftretens erfragt werden. Wird ein Datum oder kürzlicher Zeitpunkt genannt, handelt es sich oft um eine akute Sehverschlechterung.

Wegen des Ursachenspektrum gibt es eine haftungsrechtliche Verantwortung, eine zeitnahe fachärztliche Abklärung zu veranlassen. Charakteristisch ist die Symptomatik einer hinteren Glaskörperabhebung, die mit dem plötzlichen Sehen von Trübungen und Schwebeteilchen – zuweilen in Zusammenhang mit Lichtblitzen (Photopsie) einhergeht. Werden neue „Rußteilchen“ oder Blitze bemerkt, müssen zeitnah Risse der Netzhaut oder eine Netzhautablösung ausgeschlossen werden (Gishti et al., 2019).

5. Der subjektive Eindruck ist relevant

Frühere Studien haben keinen alleinigen Zusammenhang zwischen Sehfunktion und Sturzereignissen gezeigt. Gegenüber Erkrankungen des Bewegungsapparats oder Kreislaufschwankungen trägt eine Sehbehinderung weniger zu Sturzereignissen bei. Das Sturzrisiko ließ sich in Studien durch eine Brillenverordnung oder Augenuntersuchung nicht sicher senken, zumal Mobilisierung und Aktivierung relevante Faktoren sind.

Visuellen Eindrücke dominieren meist den Gleichgewichtssinn. Allerdings zeigen Erfahrungen nach der Katarakt-Operation des ersten Auges oder der Anpassung der ersten Gleitsichtbrille, dass Menschen sich an eine Sehhilfe oder das veränderte Stereosehen erst gewöhnen müssen. Jedes Eingreifen kann kurzfristig das Sturzrisiko sogar erhöhen.

Merke

Vermutlich geht eine Änderung der Refraktion, des Binokularsehens oder der Mobilität mit einem Anstieg des Sturzrisikos einher.

Je besser das Sehvermögen ist, um so aktiver und mobiler interagieren ältere Menschen mit ihrer Umwelt. Daher kann die Passivität infolge eines unkorrigierten Sehfehlers oder unkorrigierter Augenerkrankungen den Bewegungsspielraums einschränken.

Eine wichtige Beobachtung mehrerer Studien war: Es gab eine starke Assoziation zwischen der subjektiven Einschätzung des eigenen Sehvermögens und dem Sturzrisiko. Im Einzelfall kann es daher hilfreich sein, Betroffene nach ihrer eigenen Einschätzung zu fragen.

6. Nicht jede optische Wahrnehmung bedeutet Halluzinationen

Ein Großteil der kognitiven Kapazität ist mit der Verarbeitung visueller Eindrücke gebunden. Wenn infolge der Sehverschlechterung eines Auges weniger Informationen die Areale der Großhirnrinde erreichen, kann es zu unkontrollierter Spontanaktivität in den verarbeitenden Hirnarealen kommen. Betroffene beschreiben das Sehen geografischer Muster, optischer Perseverationen oder Bilder, die objektiv nicht vorhanden sind.

Diese Wahrnehmungen werden nach dem Erstbeschreiber als Charles-Bonnet-Syndrom bezeichnet. In Kohorten mit fortgeschrittener Beeinträchtigung wurde eine Häufigkeit von 7 bis 13 % gefunden (Subhi et al., 2021).

7. Visuelle Rehabilitation ist wichtig

Trotz einer schwerwiegenden Beeinträchtigung ermöglichen moderne Hilfsmittel die Wiederherstellung einer orientierenden Sehfunktion. Die Wahl des geeigneten Hilfsmittels hängt von den Wünschen und Interessen der Betroffenen, dem Vergrößerungsbedarf und erhaltenen Restgesichtsfeld ab.

Die Verordnung der Hilfsmittel sollte sich an den individuellen Bedürfnissen orientieren. Nicht immer sind Lupe, Bildschirmlesegerät oder Vorlesefunktion die richtige Wahl.

Gerade für Menschen im ländlichen Bereich ist die Beurteilung der Fahrtauglichkeit ein relevanter Gesichtspunkt, ihren Alltag unabhängig und autonom gestalten zu können. Die Anforderungen sehen insbesondere Vorgaben an das Kontrastsehen und die Blendungsempfindlichkeit vor. In Einzelfällen kann eine Empfehlung unter notwendigen Auflagen ausgesprochen werden.

Zusammenfassung

Erkrankungen des Sehens erfordern oft eine augenfachärztliche Versorgung im Alter. Im Rahmen der interdisziplinären Versorgung sollten daher beide Augen, die frühere Brillenrefraktion und die Notwendigkeit rehabilitativer Maßnahmen berücksichtigt werden. Das Wissen um häufige Beschwerden und Therapiemöglichkeiten kann vermeidbaren Sehverlust reduzieren.

Literatur

Becker, C., Londemann, U., Rißmann, U., et al. (2007). Sturzprophylaxe. 2. Überarbeitete Auflage. Vincentz Verlag.

Fleckenstein, M., Keenan, T. D. L., Guymer, R. H., et al. (2021). Age-related macular degeneration. Nature reviews. Disease primers, 7(1), 31. https://doi.org/10.1038/s41572-021-00265-2

Gishti, O., van den Nieuwenhof, R., Verhoekx, J., et al. (2019). Symptoms related to posterior vitreous detachment and the risk of developing retinal tears a systematic review. Acta ophthalmologica, 97(4), 347–352. https://doi.org/10.1111/aos.14012

Kreft, D., Doblhammer, G., Guthoff, R. F., et al. (2019). Prevalence, incidence, and risk factors of primary open-angle glaucoma – a cohort study based on longitudinal data from a German public health insurance. BMC public health, 19(1), 851. https://doi.org/10.1186/s12889-019-6935-6

Lee, C. S., Gibbons, L. E., Lee, A. Y., et al. (2022). Association Between Cataract Extraction and Development of Dementia. JAMA internal medicine, 182(2), 134–141. https://doi.org/10.1001/jamainternmed.2021.6990

Schifer, U., Wilhelm, U., Zrenner, E., et al. (2004). Praktische Neuroophthalmologie. Kaden-Verlag.

Schuster, A.K., Pick, J., Saalmann, F., et al. (2018). Inanspruchnahme von augenärztlichen Leistungen bei Versicherten mit Pflegebedarf. Ophthalmologe, 115, 832–841. https://doi.org/10.1007/s00347-018-0694-0

Schuster, A. K., Wagner, F. M., Pfeiffer, N., et al. (2020). Risikofaktoren für das Offenwinkelglaukom und Empfehlungen zur Glaukomfrüherkennung. *Ophthalmologe*, *117*(11), 1149-1160. https://doi.org/10.1007/s00347-020-01251-x

Schuster, A. K., Wolfram, C., Pfeiffer, N., et al. (2019). Augenheilkunde 2019 – Wo stehen wir? : Eine Betrachtung der Versorgungssituation in Deutschland [Ophthalmology 2019-where do we stand? : An analysis of the treatment situation in Germany]. Der Ophthalmologe: Zeitschrift der Deutschen Ophthalmologischen Gesellschaft, 116(9), 829–837. https://doi.org/10.1007/s00347-019-0894-2

Spaide, R. F., Jaffe, G. J., Sarraf, D., et al. (2020). Consensus Nomenclature for Reporting Neovascular Age-Related Macular Degeneration Data: Consensus on Neovascular Age-Related Macular Degeneration Nomenclature Study Group. Ophthalmology, 127(5), 616–636. https://doi.org/10.1016/j.ophtha.2019.11.004

Subhi, Y., Schmidt, D. C., Bach-Holm, D., et al. (2021). Prevalence of Charles Bonnet syndrome in patients with glaucoma: a systematic review with meta-analyses. Acta ophthalmologica, 99(2), 128–133. https://doi.org/10.1111/aos.14567

12.9 Hörstörungen und Erkrankungen des Ohres

Jan Peter Thomas und Christiane Völter

12.9.1 Einführung

Erkrankungen der einzelnen Abschnitte des Ohres (äußeres Ohr, Mittelohr, Innenohr) treten mit unterschiedlicher Häufigkeit in den einzelnen Lebensphasen eines Menschen auf. Neben akuten und chronischen Krankheiten müssen im Alter auch Veränderungen berücksichtigt werden, die Folgen physiologischer Altersprozesse darstellen. Aufgrund ihrer im fortgeschrittenen Lebensalter hohen Prävalenz kommen Hörstörungen wie auch Tumoren der Ohrmuschel eine besondere Bedeutung zu. Auf Einschränkungen des peripheren Gleichgewichtsorgans, die im fortgeschrittenen Lebensalter oftmals mit Defiziten der propriozeptiven, visuellen und somatosensorischen sowie zentralen vestibulären Funktionen einhergehen, wird in ▸ Kap. 12.10 näher eingegangen.

12.9.2 Hörstörungen

Die Wahrscheinlichkeit für das Auftreten einer Hörstörung nimmt mit fortschreitendem Lebensalter zu, auch wenn diese sowohl von den Betroffenen selbst als auch den behandelnden Ärztinnen/Ärzten oft unterschätzt wird. Nach den wenigen in Deutschland vorhandenen Daten beträgt die Prävalenz einer solchen Altersschwerhörigkeit (Presbyakusis) in der 7. Lebensdekade etwa 20 %, bei über 80-Jährigen sind über 70 % hiervon betroffen (von Gablenz et al., 2017).

Ursachen

Unterschieden werden je nach Ursache Schallleitungs- versus Schallempfindungs- oder kombinierte Schwerhörigkeiten. Initial sollte bei Verdacht auf das Vorliegen einer Hörminderung eine Ohrmikroskopie bzw. Otoskopie zur Beurteilung des Gehörgangs und des Trommelfells erfolgen. Dabei sind nach Daten aus den USA mehr als 30 % aller älterer Menschen, insbesondere wenn diese mit einem Hörgerät versorgt sind, von einem das Hörvermögen einschränkenden Cerumen obturans betroffen (Sevy & Singh, 2021). Falls durch die Entfernung desselben keine vollständige Wiederherstellung des Hörvermögens möglich ist, sollte eine seitengetrennte Reintonaudiometrie erfolgen.

Merke

Bei jeder Schwerhörigkeit ist immer eine Ohrmikroskopie/Otoskopie und – falls erforderlich – eine Entfernung von Cerumen durchzuführen.

Schallleitungsschwerhörigkeit

Wenn auch selten, findet sich ebenso im fortgeschrittenen Lebensalter eine Mittelohrschwerhörigkeit, so infolge eines Paukenergusses, einer chronischen Otitis media mesotympanalis bzw. epitympanalis oder einer Stapesfixation. Während ein Paukenerguss temporär im Rahmen eines Infektes der oberen Atemwege auftreten kann, sollte bei Persistenz desselben eine Pathologie im Nasopharynx endoskopisch ausgeschlossen werden. Daneben kann auch eine chronische Mittelohrentzündung mit Trommelfelldefekt zu einer Schallleitungs- oder einer kombinierten Schwerhörigkeit führen, die die Versorgung mit konventionellen Luftleitungshörgeräten erschwert und im Falle einer geschlossenen Hörgeräteversorgung durch die Okklusion des Gehörganges das Risiko einer persistierenden Otorrhoe erhöht. In diesem Fall sollte vor Einleitung einer Hörgeräteversorgung eine sanierende Tympanoplastik diskutiert werden. Demgegenüber stellt das Vorliegen eines Cholesteatoms eine obligate Operationsindikation in jedem Lebensalter dar, um die Entwicklung otogener Komplikationen zu verhindern.

Schallempfindungsschwerhörigkeit

In der überwiegenden Zahl liegt einer Schwerhörigkeit im fortgeschrittenen Lebensalter eine sensorineurale Einschränkung zugrunde, sei es im Rahmen eines Hörsturzes, bei dem meist eine akute, einseitig auftretende cochleäre Störung idiopathischer Genese vorliegt, oder aber bei einer spezifischen Erkrankung der Cochlea, wie im Rahmen einer Zoster oticus-Infektion, nach einem akuten bzw. chronischen Lärmtrauma oder nach Gabe ototoxischer Medikamente (z. B. durch Aminoglykoside). Daneben sind im fortgeschrittenen Lebensalter degenerative Veränderungen, die in einem gewissen Rahmen als physiologische Alterungsprozesse angesehen werden, vorrangig. So kommt es auch bei otologisch Gesunden ab dem 60. Lebensjahr zu einem jährlichen Abfall der Hörschwelle von durchschnittlich 1 dB (Fischer et al., 2016), wie exemplarisch in ▸ Abb. 12.9.1 für otologisch normale, männliche Personen dargestellt.

Merke

Otologisch Gesunde erfahren ab dem 60. Lebensjahr durchschnittlich einen Abfall der Hörschwelle von 1 dB pro Jahr.

Initial finden sich vor allem Veränderungen in den zellulären Strukturen des basalen Anteils der Cochlea, die die hohen Frequenzen kodieren, im weiteren Verlauf dann auch im apikalen Anteil mit den für den Hauptsprachbereich wichtigen mediocochleären Frequenzen zwischen 0,5 und 4 kHz. Neben den äußeren und inneren Haarzellen lassen sich auch Schädigungen an der für den Aufbau des endocochleären Potenzials verantwortlichen Stria vascularis, im Bereich der Basilarmembran sowie der Ganglienzellen histologisch nachweisen (Keithley, 2020).

Klinisch imponiert im Frühstadium meist zunächst eine Einschränkung der Sprachdiskrimination im Störgeräusch

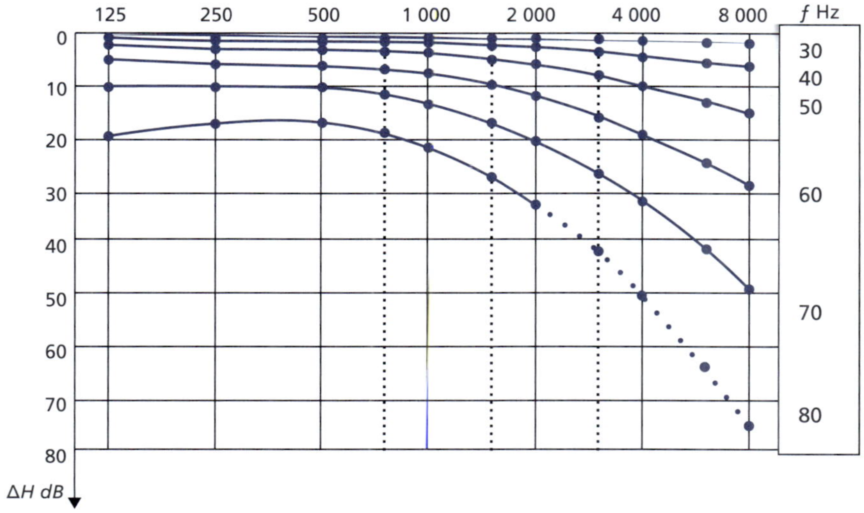

Abb. 12.9.1: Medianwerte der erwarteten Hörschwellenabweichungen für otologisch normale männliche Personen in Abhängigkeit von der Frequenz f und vom Alter gemäß DIN EN ISO 7029. Die Kurven stellen von oben nach unten die Altersgruppen von 30, 40, 50, 60, 70 bzw. 80 Jahren dar. Wiedergegeben mit Erlaubnis von, aber ohne Prüfung durch DIN Deutsches Institut für Normung e. V. Maßgebend für das Anwenden der DIN-Norm ist deren Fassung mit dem neuesten Ausgabedatum, zu beziehen über die Beuth Verlag GmbH, www.beuth.de.

(sog. Cocktail Party-Effekt), zunehmend dann auch in Ruhe. Typisch für eine cochleäre Störung ist dabei ein positives Recruitment mit einem pathologischen Lautheitsempfinden. Im Falle einer deutlichen Seitenasymmetrie der Ausprägung sollten mögliche retrocochleäre Ursachen (z. B. Vestibularisschwannom) elektrophysiologisch oder radiologisch ausgeschlossen werden. Als ursächlich für die im Rahmen einer Presbyakusis interindividuell in unterschiedlichem Ausmaß auftretenden degenerativen Veränderungen werden genetische Ursachen sowie Umwelteinflüsse angesehen. Hierbei gilt bislang die Lärmprävention als einzig mögliche Primär- und Sekundärprävention einer Presbyakusis (Keithley, 2020). Hinweise für den möglichen Nutzen durch antioxidative Substanzen finden sich bislang nur in tierexperimentellen Studien (Tavanai et al., 2017).

Therapie der Presbyakusis

Die Therapie der Presbyakusis besteht in der Versorgung mit digitalen Luftleitungshörgeräten, die je nach ihrer Bauform in Hinter-dem-Ohr (HdO)- sowie Im-Ohr (IO)-Hörgeräte eingeteilt werden. Die HNO-fachärztliche Indikationsstellung orientiert sich dabei an der Heil- und Hilfsmittelrichtlinie des G-BA. Bei der in der Regel symmetrisch auftretenden Altersschwerhörigkeit stellt die beidohrige Hörgeräteversorgung die Regelversorgung dar. Hierbei sollte der tonaudiometrische Hörverlust auf dem besseren Ohr in mindestens einer der Prüffrequenzen zwischen 500 und 4.000 Hz mindestens 30 dB betragen und gleichzeitig das sprachaudiometrisch mit Kopfhörern gemessene Einsilberverstehen bei Verwendung des Freiburger Sprachaudiogramms auf dem besseren Ohr bei 65 dB nicht mehr als 80 % betragen. Nach Anpassung bzw. Optimierung der Hörgeräte sollte der Gewinn durch die Hörhilfe mit dem Freiburger Einsilbertest im freien Schallfeld überprüft und dieser bei gleichem Schalldruckpegel mindestens 20 Prozentpunkte betragen. Für die Versorgung mit aktiven Mittelohrimplantaten oder Knochenleitungshörgeräten gelten Sonderindikationen, der Einsatz bleibt im fortgeschrittenen Lebensalter meist Einzelfällen vorbehalten.

Bei einer hochgradigen, an Taubheit grenzenden Schwerhörigkeit, bei der trotz einer optimierten konventionellen Luftleitungshörgeräteversorgung kein ausreichendes Sprachverstehen erzielt werden kann, sollte auch im fortgeschrittenen Lebensalter die Indikation zur Versorgung mit einem Cochlea-Implantat (Innenohrprothese, CI) in Erwägung gezogen werden. Orientierend gilt hierfür ein Einsilberverstehen in Ruhe mit optimaler Hörgeräteversorgung von maximal 60 % bei der seitengetrennten Testung des Sprachverstehens im Freifeld. Dabei profitieren ältere Menschen von einer CI-Versorgung hinsichtlich der Verbesserung des Sprachverstehens und der Lebensqualität in vergleichbarem Ausmaß wie jüngere (Dazert et al., 2020).

Trotz dieser erfolgreichen Behandlungsoptionen wird eine Presbyakusis auch in Industrienationen bislang nicht ausreichend therapiert. So sind nur knapp 6 % der 60–69-jährigen und nur etwa 33 % der 80-jährigen Schwerhörigen mit Hörgeräten versorgt (von Gablenz & Holube, 2015). Auch die Anzahl älterer, mit einem CI-versorgten Menschen liegt weit unter der Anzahl derer, für die eine solche Indikation besteht. Dies erscheint unter anderem auch deshalb bedeutsam, da in neueren Studien ein signifikanter Zusammenhang zwischen einem altersassoziierten Hörverlust und schlechteren Leistungen bei der Überprüfung verschiedener kognitiver Domänen nachgewiesen werden konnte (Loughrey et al., 2018) und eine Schwerhörigkeit damit einen der möglichen modifizierbaren Faktoren für die Entwicklung einer Demenz darstellt (Livingston et al., 2020). Hinsichtlich der gegenseitigen Beeinflussung von Hörstörungen und kognitiven Veränderungen existieren allerdings bisher noch unterschiedliche, nicht abschließend geklärte Erklärungsansätze. Darüber hinaus finden sich Korrelationen zwischen dem Vorliegen einer Hörstörung und der Entwicklung einer sozialen Isolation sowie einer Depression der Betroffenen (Lawrence et al., 2020). Zudem kommt es bei Schwerhörigen, vermutlich als Folge einer eingeschränkten räumlichen Orientierung, zu einer erhöhten Sturzhäufigkeit und zur Zunahme der allgemeinen Gebrechlichkeit (Jiam & Agrawal, 2016).

Über den eindeutig nachgewiesenen Nutzen einer konventionellen Luftleitungshörgeräteversorgung oder einer Cochlea-Implantation für das Sprachverstehen und die Lebensqualität hinaus ist die aktuelle Datenlage hinsichtlich des Einflusses auf kognitive Leistungen noch unzureichend (Völter et al., 2021), auch wenn sich bei älteren Patienten mit beidseitiger, hochgradiger Schwerhörigkeit Hinweise für einen positiven Einfluss einer CI-Versorgung auf einzelne kognitive Fähigkeiten zeigten (Völter et al., 2022). Demgegenüber scheinen hörrehabilitative Maßnahmen in Form einer Hörgeräteversorgung bei einer manifesten Demenz keinen Einfluss auf bereits eingetretene kognitive Einschränkungen zu haben (Nguyen et al., 2017).

12.9.3 Tumoren der Ohrmuschel

Epidemiologie

Hautveränderungen der Ohrmuschel finden sich insbesondere in Form von Basalzell- sowie Plattenepithelkarzinomen. Das mittlere Lebensalter für das Auftreten dieser Raumforderungen beträgt 71 Jahre, wobei sich Plattenepithel- im Vergleich zu Basalzellkarzinomen meist im weiter fortgeschrittenen Lebensalter entwickeln (Jarell & Mully, 2012). Bei einer Inzidenz für Basaliome des gesamten Körpers von etwa 200 pro 100.000 Einwohnern/Jahr in Deutschland fehlen exakte Angaben zur Inzidenz derselben an der Ohrmuschel. Männer sind hiervon ca. 4- bis 7-mal häufiger als Frauen betroffen (Jarell & Mully, 2012). Hauptprädilektionsstelle ist die Helix der Ohrmuschel.

Geschlechtsunabhängig wird bei Basalzellkarzinomen eine höhere lokale Aggressivität des Tumorwachstums im Bereich der Ohrmuschel im Vergleich zum Auftreten an anderen Körperstellen beschrieben (Jarell & Mully, 2012). Aufgrund der Sonnenexposition dominieren noduläre Basalzellkarzinome im Gegensatz zu den in vornehmlich lichtgeschützten Körperarealen vorherrschenden superfiziellen Basaliomen. Auch beim Plattenepithelkarzinom finden sich im Kopf-/Gesichtsbereich vor allem High-Risk-Karzinome im Gegensatz zu den in den übrigen Körperregionen häufiger anzutreffenden Low-Risk-Subtypen (Ciążyńska et al., 2021).

Diagnosestellung und Therapie

Aufgrund der vermehrten lokalen Aggressivität und des geringen Risikoaufwandes ist auch bei älteren Menschen bei Vorliegen einer entsprechend verdächtigen Läsion umgehend eine Biopsie und eine vollständige, histografisch kontrollierte in-sano-Resektion des Tumors mit plastischer Deckung anzustreben, wobei ein individuell unter Berücksichtigung der Komorbidität älterer Menschen abgestimmtes Vorgehen sinnvoll erscheint (Amin et al., 2017, DDG & DKG, 2018).

Trotz der im höheren Lebensalter bei Plattenepithelkarzinomen im Bereich der Ohrmuschel im Stadium I und II eher geringen Metastasierungsrate wird obligat eine lokoregionäre Stagingdiagnostik der Regio parotidea und des cervikalen Lymphabflussgebietes mittels Sonografie angeraten. Bei ausgedehnteren Tumoren ist gegebenenfalls ergänzend eine radiologische Schnittbilddiagnostik des Primärtumorgebiets erforderlich (Stratigos et al., 2015). Ebenso sollte bei Vorliegen lokoregionärer Metastasen zur Abklärung einer möglichen Fernmetastasierung eine entsprechende Schnittbilddiagnostik erfolgen (DDG & DKG, 2022).

Bei malignomsuspekten parotidealen oder cervikalen Lymphknoten oder bei Vorliegen negativer prognostischer Faktoren (ausgedehnte Tumorgröße, Rezidivsituation, histopathologisch nachgewiesene schlechte Differenzierung) sollte bei Plattenepithelkarzinomen zusätzlich eine Neck dissection gegebenenfalls mit Parotidektomie durchgeführt werden. Bei Inoperabilität, nur knapper in-sano-Resektion sowie intraparotidealem oder cervikalem Lymphknotenbefall ist eine Radiatio als primäre, beziehungsweise adjuvante Therapie anzuraten (DDG & DKG, 2022), bei Plattenepithelkarzinomen des Stadiums IV sollte eine ergänzende Chemotherapie oder die Therapie mit einem EGFR-Inhibitor diskutiert werden (Stratigos et al., 2015).

Zusammenfassung

Eine Presbyakusis weist im fortgeschrittenen Lebensalter eine hohe Prävalenz auf und sollte aufgrund der Gefahr möglicher Folgen frühzeitig diagnostiziert und therapiert werden. Dabei stellt die analog der Heil- und Hilfsmittelrichtlinie indizierte beidseitige Hörgeräteversorgung die Therapie der Wahl bei einer gering- bis mittelgradigen Schallempfindungsschwerhörigkeit dar. Bei einer hochgradigen, an Taubheit grenzenden Schwerhörigkeit, bei der durch eine konventionelle Hörgeräteversorgung kein ausreichendes Sprachverstehen erzielt werden kann, ist auch im höheren und hohen Lebensalter die Versorgung mit einem Cochlea-Implantat anzuraten.

Literatur

Amin, M. B., Greene, F. L., Edge, S. B. et al. (2017). The Eighth Edition AJCC Cancer Staging Manual: Continuing to build a bridge from a population-based to a more „personalized" approach to cancer staging. *CA: a cancer journal for clinicians*, *67*(2), 93–99. https://doi.org/10.3322/caac.21388

Ciążyńska, M., Kamińska-Winciorek, G., Lange, D. et al. (2021). The incidence and clinical analysis of non-melanoma skin cancer. *Scientific reports*, *11*(1), 4337. https://doi.org/10.1038/s41598-021-83502-8

Dazert, S., Thomas, J. P., Loth, A. et al. (2020). Cochlear Implantation. *Deutsches Ärzteblatt international*, *117*(41), 690–700. https://doi.org/10.3238/arztebl.2020.0690

Deutsche Dermatologische Gesellschaft (DDG) und Deutsche Krebsgesellschaft (DKG) AWMF-Leitlinienregister (2018). Basalzellkarzinom der Haut, Version 8.0, AWMF-Registernummer: 032-021 https://register.awmf.org/de/leitlinien/detail/032-021, Zugriff am 12.4.2023

Deutsche Dermatologische Gesellschaft (DDG) und Deutsche Krebsgesellschaft (DKG), AWMF Leitlinienregister (2022). Aktinische Keratose und Plattenepithelkarzinom der Haut, Langversion 2.0, AWMF-Registernummer: 032/022OL https://www.leitlinienprogramm-onkologie.de/leitlinien/aktinische-keratosen-und-plattenepithelkarzinom-der-haut/, Zugriff am 12.4.2023

Fischer, N., Weber, B., Riechelmann, H. (2016). Presbyakusis – Altersschwerhörigkeit. Laryngorhinootologie, 95, 497–510. https://doi.org/ 10.1055/s-0042-106918

Jarell, A. D., & Mully, T. W. (2012). Basal cell carcinoma on the ear is more likely to be of an aggressive phenotype in both men and women. *Journal of the American Academy of Dermatology, 66*(5), 780–784. https://doi.org/10.1016/j.jaad.2011.05.020

Jiam, N. T., Li, C., & Agrawal, Y. (2016). Hearing loss and falls: A systematic review and meta-analysis. *The Laryngoscope, 126*(11), 2587–2596. https://doi.org/10.1002/lary.25927

Keithley E. M. (2020). Pathology and mechanisms of cochlear aging. *Journal of neuroscience research, 98*(9), 1674–1684. https://doi.org/10.1002/jnr.24439

Lawrence, B. J., Jayakody, D. M. P., Bennett, R. J., Eikelboom, R. H., Gasson, N., & Friedland, P. L. (2020). Hearing Loss and Depression in Older Adults: A Systematic Review and Meta-analysis. *The Gerontologist, 60*(3), e137–e154. https://doi.org/10.1093/geront/gnz009

Livingston, G., Huntley, J., Sommerlad, A. et al. (2020). Dementia prevention, intervention, and care: 2020 report of the Lancet Commission. *Lancet (London, England), 396*(10248), 413–446. https://doi.org/10.1016/S0140-6736(20)30367-6

Loughrey, D. G., Kelly, M. E., Kelley, G. A. et al. (2018). Association of Age-Related Hearing Loss With Cognitive Function, Cognitive Impairment, and Dementia: A Systematic Review and Meta-analysis. *JAMA otolaryngology head & neck surgery, 144*(2), 115–126. https://doi.org/10.1001/jamaoto.2017.2513

Nguyen, M. F., Bonnefoy, M., Adrait, A. et al. (2017). Efficacy of Hearing Aids on the Cognitive Status of Patients with Alzheimer's Disease and Hearing Loss: A Multicenter Controlled Randomized Trial. *Journal of Alzheimer's disease: JAD, 58*(1), 123–137. https://doi.org/10.3233/JAD-160793

Sevy, J. O., Hohman, M. H., & Singh, A. (2022). Cerumen Impaction Removal. In *StatPearls*. StatPearls Publishing.

Stratigos, A., Garbe, C., Lebbe, C. et al. (2015). Diagnosis and treatment of invasive squamous cell carcinoma of the skin: European consensus-based interdisciplinary guideline. *European journal of cancer (Oxford, England: 1990), 51*(14), 1989–2007. https://doi.org/10.1016/j.ejca.2015.06.110

Tavanai, E., & Mohammadkhani, G. (2017). Role of antioxidants in prevention of age-related hearing loss: a review of literature. *European archives of oto-rhino-laryngology: official journal of the European Federation of Oto-Rhino-Laryngological Societies (EUFOS): affiliated with the German Society for Oto-Rhino-Laryngology – Head and Neck Surgery, 274*(4), 1821–1834. https://doi.org/10.1007/s00405-016-4378-6

Völter, C., Götze, L., Kamin, S. T. et al. (2022). Can cochlear implantation prevent cognitive decline in the long-term follow-up? *Frontiers in neurology, 13*, 1009087. https://doi.org/10.3389/fneur.2022.1009087

Völter, C., Thomas, J. P., Maetzler, W., et al. (2021). Sensory Dysfunction in Old Age. *Deutsches Arzteblatt international, 118*(29-30), 512–520. https://doi.org/10.3238/arztebl.m2021.0212

von Gablenz, P., & Holube, I. (2015). Prävalenz von Schwerhörigkeit im Nordwesten Deutschlands: Ergebnisse einer epidemiologischen Untersuchung zum Hörstatus (HÖRSTAT) [Prevalence of hearing impairment in northwestern Germany. Results of an epidemiological study on hearing status (HÖRSTAT)]. *HNO, 63*(3), 195–214. https://doi.org/10.1007/s00106-014-2949-7

von Gablenz, P., Hoffmann, E., & Holube, I. (2017). Prävalenz von Schwerhörigkeit in Nord- und Süddeutschland [Prevalence of hearing loss in Northern and Southern Germany. German version]. *HNO, 65*(3), 663–670. https://doi.org/10.1007/s00106-016-0314-8

12.10 Schwindel und Schwindelgefühl

Johannes Trabert

12.10.1 Einführung

Fallbeispiel: Multifaktorieller Schwindel als Sturzursache bei einer geriatrischen Patientin

Anamnese:

- Eine 83-jährige Patientin kommt aufgrund einer sturzbedingten Schenkelhalsfraktur in die Notaufnahme. Vorbestehend ist eine arterielle Hypertonie und ein nicht insulinpflichtiger Diabetes mellitus. In der Aufnahmeuntersuchung berichtet sie, vor dem Sturz Schwindel verspürt zu haben. Auf Nachfrage gibt sie an, regelmäßig unter Schwindel zu leiden. Dieser sei nicht dauerhaft, eher beim Aufstehen und beim Laufen. Sie stolpere auch häufig über die Teppichkante.

Untersuchung:

- Beim Aufrichten in den Stand besteht ein subjektives Schwindelgefühl, auf Nachfrage ein Benommenheitsgefühl (Schwindel 1). Schwindel 1 lässt nach kurzer Zeit nach. Beim Laufen ist ein etwas breitbasiges Gangbild auffällig, bei geschlossenen Augen wird wieder ein Schwindel angegeben. Auf Nachfrage sei dieser jedoch anders als der Schwindel beim Aufstehen, eher ein Gefühl von Unsicherheit (Schwindel 2). Beim Gehen am Rollator bessert sich Schwindel 2. In der körperlichen Untersuchung besteht eine strumpfförmige Hypästhesie der Füße, keine sonstigen Auffälligkeiten.
- In der Messung der Vitalzeichen ist ein etwas niedriger Blutdruck von 120/80 mmHg in liegender Position auffällig. Kurz nach dem Aufstehen fällt der Blutdruck auf 90/50 mmHg.

Beurteilung:

- Schwindel 1: Objektiviert werden kann eine orthostatische Dysregulation in Verbindung mit einer arteriellen Hypotonie, möglicherweise mitbedingt durch eine intensivierte Blutdrucktherapie.

- Schwindel 2: Zusätzlich besteht klinisch eine sensibel betonte Polyneuropathie, a. e. diabetischer Ätiologie. Diese verursacht eine Gangunsicherheit, insbesondere bei geschlossenen Augen. Das anamnestisch angegebene Stolpern ist hierfür auch ein guter Hinweis.
- Anmerkung: Die Polyneuropathie kann durch eine mögliche autonome Beteiligung auch den orthostatischen Schwindel verstärken.

Therapiemaßnahmen:

- Schwindel 1: Anpassung der antihypertensiven Therapie, ggf. mit abendlicher Gabe. Sollte keine antihypertensive Therapie bestehen, kann ein Therapieversuch mit Kompressionsstrümpfen erfolgen.
- Schwindel 2: Kraft- und Gleichgewichtstraining sowie Hilfsmittelversorgung (z. B. Rollator).

Wie das Fallbeispiel veranschaulicht, ist Schwindel ein subjektives Gefühl, welches qualitativ und quantitativ ein sehr breites Spektrum aufweist. Wie viele andere Symptome lässt sich Schwindel nicht durch messbare Parameter objektivieren, insofern ist man auf die anamnestischen Angaben des Patienten angewiesen.

Qualitativ unterscheidet man zum Beispiel einen Drehschwindel von einem Schwankschwindel und einem Benommenheitsschwindel (Strupp et al., 2020). Es muss jedoch beachtet werden, dass insbesondere ältere Menschen Schwindelsymptome selten „klassisch" schildern und zum Beispiel eine Gangstörung subjektiv als Synonym für Schwindel verwendet werden kann.

Quantitativ kann ein Schwindel subjektiv leicht vorhanden sein und den Alltag nur gering beeinträchtigen. Ein subjektiv stark empfundener Schwindel hingegen beeinträchtigt die Lebensqualität und die Selbstständigkeit im Alltag, insbesondere die Mobilität: Ältere Menschen mit starkem Schwindel haben ein höheres Risiko zu stürzen und leiden häufiger unter Sturzangst sowie depressiver Symptomatik (Müller et al., 2014; Kammerlind et al., 2016).

Schwindel ist zudem ein mit dem Alter zunehmend häufigeres Symptom. Die 1-Jahresprävalenz für Schwindel, welcher die Alltagsaktivitäten signifikant beeinträchtigt, wird bei über 70-Jährigen mit 30 % und bei über 90-Jährigen mit 50 % angegeben (Jönsson et al., 2004).

Aufgrund der genannten schwindelbedingten Beeinträchtigungen und der altersspezifischen Häufigkeit ist gerade bei älteren Menschen das gezielte Erfragen von Schwindel in der ärztlichen Untersuchung hochrelevant.

Merke

Schwindel nimmt im Alter zu, beeinträchtigt die Lebensqualität und Selbstständigkeit und ist assoziiert mit Stürzen, Sturzangst sowie depressiver Symptomatik.

12.10.2 Ursachen

Schwindel hat vielfältige Ursachen, häufig gibt es nicht nur eine, sondern mehrere gleichzeitige Auslöser (Lawson et al., 1999; Kammerlind et al., 2016; Müller et al., 2022). Zugrunde liegen in der Regel Störungen der visuellen, vestibulären, propriozeptiven oder orthostatischen Funktionen. Fällt eine oder mehrere dieser Funktionen aus, so muss dies von den anderen Systemen kompensiert werden. Die Kompensationsmechanismen sind jedoch im Alter zunehmend eingeschränkt. In ▸ Tab. 12.10.1 sind die häufigsten Ursachen und deren Symptome aufgeführt.

Merke

Schwindel hat vielfältige Ursachen, häufig gibt es nicht nur eine, sondern mehrere gleichzeitige Auslöser.

Die häufigsten Ursachen im Alter sind die orthostatische Dysregulation, Schwindel im Rahmen einer Gangstörung, insbesondere bei Polyneuropathie, die uni- oder bilaterale Vestibulopathie sowie der benigne paroxysmale Lagerungsschwindel (Lawson et al., 1999; Kammerlind et al., 2016; Müller et al., 2022). Auch die Einnahme verschiedener Medikamente kann Schwindel verursachen oder diesen verstärken. Hierzu zählen insbesondere Antihypertensiva, sedierende Medikamente, Antikonvulsiva und Antidepressiva (Kao et al., 2001; Kammerlind et al., 2016).

Neben kausalen Schwindelursachen können verschiedene Faktoren Schwindelgefühle negativ beeinflussen. In mehreren Studien wurde das Vorliegen einer Depression, eine Sehstörung, die Einnahme vieler Medikamente, eine Multimorbidität oder auch ein Myokardinfarkt in der Vorgeschichte als Einflussfaktoren beschrieben (Lawson et al., 1999; Kao et al., 2001; Kammerlind et al., 2016).

12.10.3 Diagnosestellung

Die Schwindelursache kann in den meisten Fällen durch eine sorgfältige Anamnese vorläufig eingegrenzt werden. Hierbei sollte darauf geachtet werden, ob möglicherweise unterschiedliche Schwindelqualitäten beschrieben werden. Zum Beispiel kann ein orthostatischer Schwindel gleichzeitig mit einem Lagerungsschwindel vorliegen. Die jeweiligen Schwindelformen sollten gezielt identifiziert und voneinander differenziert werden. Ein Vorschlag für eine strukturierte Schwindelanamnese ist in dem untenstehenden Kasten zu finden.

Strukturierte Schwindelanamnese (abgeleitet von Strupp et al., 2020)

1. Frage: Leiden Sie häufiger unter Schwindel?
2. Frage: Wie lange leiden Sie bereits unter Schwindel?
3. Frage: Was genau meinen Sie mit Schwindel? Handelt es sich z. B. um einen Dreh-, Schwank- oder Benommenheitsschwindel? (auch mehrere Nennungen möglich)
4. Frage: Ist der Schwindel immer oder nur ab und zu vorhanden?
5. Frage: Wenn der Schwindel nur ab und zu da ist, gibt es etwas, wodurch der Schwindel ausgelöst wird? Z. B. eine Drehung im Bett, rasches Aufstehen oder Laufen? Spielt Dunkelheit eine Rolle?
6. Frage: Gibt es Begleitsymptome, wenn Sie den Schwindel bemerken?

Tab. 12.10.1: Schwindelursachen, typische Symptome, klinische Untersuchung und Therapieoptionen

Schwindel	Art	Auftreten	Einflussfaktoren	Dauer	Klinische Untersuchung	Empfohlene Therapie, Evidenz belegt für Endpunkt „Besserung Schwindel"
benigner paroxysmaler Lagerungsschwindel	Drehschwindel (sehr stark)	bei Lageänderung/Drehung	Lageänderung	sehr kurz!	Lagerungsprüfung (z. B. nach Dix Hallpike)	Lagerungsmanöver (z. B. nach Sémont) (Regauer et al., 2020); allgemein sinnvoll: Physiotherapie mit Kraft- und Gleichgewichtstraining, vestibuläres Training, ggf. Tai Chi zur Verbesserung der Balance (Quigley et al., 2014; Regauer et al., 2020)
bilaterale Vestibulopathie	Schwankschwindel	beim Gehen	verstärkt bei Dunkelheit	siehe Spalte „Auftreten"	Kopfimpulstest (Halmagy), ungerichtete Fallneigung	vestibuläres Training, Nintendo Wii (Jahn et al., 2018)
unilaterale Vestibulopathie	Drehschwindel	dauerhaft	keine	dauerhaft	Kopfimpulstest (Halmagy), Spontannystagmus, gerichtete Fallneigung	vestibuläres Training (Tokle et al., 2020)
orthostatischer Schwindel	eher Schwank- oder Benommenheitsschwindel	beim Aufrichten	Antihypertensiva, Polyneuropathie	Sekunden bis Minuten	Schellong-Test	Deprescribing (Ibrahim et al., 2021)
Polyneuropathie	Schwankschwindel	beim Gehen	verstärkt bei Dunkelheit	Dauer des Gehens	Romberg-Stehversuch, Sensibilitätsprüfung (z. B. Stimmgabel oder Monofilament)	Tai Chi, Kraft- und Gleichgewichtstraining (Quigley et al., 2014)
medikamentös verursachter Schwindel	a. e. Benommenheitsschwindel	dauerhaft oder verstärkt bzw. ausgelöst beim Aufrichten	Schwindelbegünstigende Medikamente	siehe Spalte „Auftreten"	kritische Überprüfung der Medikation, ggf. Schellong-Test	Deprescribing (Ibrahim et al., 2021)

Nach der anamnestischen Einordnung des Schwindels ist eine gezielte körperliche Untersuchung durchzuführen. Zunächst sollte überprüft werden, ob eine bestimmte Körperposition bzw. eine Veränderung der Position den Schwindel auslöst. Zu unterscheiden ist hierbei z. B. der Schwindel beim Aufstehen passend zu einem orthostatischen Schwindel gegenüber dem Schwindel bei Körperdrehung in liegender Position, dem Lagerungsschwindel. Bei Hinweisen auf einen Lagerungsschwindel sollte eine Lagerung z. B. nach Dix-Hallpike erfolgen, hier wäre ein Nystagmus provozierbar (Strupp et al., 2020). Zudem sollte in aufrechter Position auf einen Nystagmus in Ruhe oder beim Blick zur Seite geachtet werden. In Verbindung mit dem Kopf-Impuls-Test, dem sogenannten Halmagyi-Manöver, ist dies hinweisend auf eine uni- oder bilaterale Vestibulopathie. Hinweisend auf eine klinisch relevante Polyneuropathie ist neben der strumpfförmigen Sensibilitätsstörung der Füße insbesondere ein pathologischer Romberg-Stehversuch mit geschlossenen Augen sowie ein breitbasiges Gangbild.

Neben der Anamnese, der klinischen Untersuchung und der Kenntnis der Vitalparameter sollte immer ein kritischer Blick auf die Dauermedikation zur Schwindelabklärung gehören. Ergänzend sollten gegebenenfalls auch ein Schellong-Test und eine Langzeit-Blutdruckmessung erfolgen.

Merke

Zur Schwindelabklärung gehört eine Schwindel-bezogene Anamnese, eine gezielte körperliche Untersuchung, die Sichtung der Dauermedikation und der Vitalparameter sowie gegebenenfalls auch ein Schellong-Test und eine Langzeit-Blutdruckmessung.

12.10.4 Therapiemaßnahmen

Aufgrund der komplexen und unterschiedlichen Ursachen von Schwindelgefühlen sollten auch die entsprechenden Maßnahmen multifaktoriell und individuell spezifisch erfolgen. An erster Stelle steht wie bereits erwähnt die genaue Einordnung des Schwindels. In ▸ Tab. 12.10.1 sind gezielte und allgemeine Maßnahmen aufgeführt. Bedingt durch die Heterogenität von Schwindelgefühlen ist leider jedoch die Evidenz für allgemeine Therapiemaßnahmen entsprechend heterogen, so auch bei randomisiert-kontrollierten Studien, die zum einen eine multidisziplinäre Schwindelabklärung und Therapie befürworten (Menant et al., 2018) und zum anderen diese als wirkungslos und zu kompliziert bewerten (Stam et al., 2018).

Der Fokus sollte daher aus Autorensicht sowohl auf allgemeinem Kraft- und Gleichgewichtstraining, ggf. in Verbindung mit Tai Chi (Quigley et al., 2014), als auch auf erkrankungsspezifischen Interventionen (z. B. Befreiungsmanöver beim benignen paroxysmalen Lagerungsschwindel) liegen.

Betont werden sollte zudem die Überprüfung potenziell Schwindel-auslösender Medikamente, insbesondere Antihypertensiva. Bei relevanter arterieller Hypotonie verbunden mit orthostatischem Schwindel sollte eine Anpassung der Medikation erfolgen.

Zwar existieren keine überzeugenden Daten, welche eine Verbesserung des orthostatischen Schwindels hierdurch belegen (Ibrahim et al., 2021), die klinische Erfahrung zeigt jedoch insbesondere für Betablocker und zentral-wirksame Antihypertensiva wie Alpha-Agonisten einen Schwindel-begünstigenden Effekt. Entsprechend sollten diese Substanzen sehr kritisch in der Indikation überprüft werden.

Ein Ansporn sollte insbesondere die Tatsache sein, dass eine Chronifizierung von Schwindel mit einer Verschlechterung des subjektiven Gesundheitsgefühls und somit der Lebensqualität einhergeht (Tinetti et al., 2000). Dies kann mitunter durch einfache Maßnahmen wie Lagerungsmanöver oder eine Medikamentenanpassung vermieden bzw. behoben werden.

Merke

Die Therapie von Schwindel ist individuell spezifisch und multifaktoriell. Essenziell ist die vorherige ätiologische Einordnung des Schwindels.

Zusammenfassung

Schwindel und Schwindelgefühle im Alter sind eine komplexe und oft multifaktoriell bedingte Symptomatik. Die Häufigkeit und die Schwindel-bedingte Alltagsbeeinträchtigung nimmt im Alter zu. Aus diesem Grund ist die Kenntnis der differenzialdiagnostischen Schwindelabklärung für den Geriater essenziell. Therapeutische Maßnahmen sollten gezielt erfolgen und auch multiple Schwindelursachen adressieren, welche parallel vorhanden sein können. Grundsätzlich sinnvoll sind allgemeines Kraft- und Gleichgewichtstraining.

Literatur

Ibrahim, K., Cox, N. J., Stevenson, J. M., et al. (2021). A systematic review of the evidence for deprescribing interventions among older people living with frailty. *BMC geriatrics*, *21*(1), 258. https://doi.org/10.1186/s12877-021-02208-8

Jahn, K., Saul, A. K., Elstner, M., et al. (2018). Vestibular rehabilitation therapy and Nintendo Wii balance board training both improve postural control in bilateral vestibulopathy. *Journal of neurology*, *265*(Suppl 1), 70–73. https://doi.org/10.1007/s00415-018-8882-z

Jönsson, R., Sixt, E., Landahl, S., & Rosenhall, U. (2004). Prevalence of dizziness and vertigo in an urban elderly population. *Journal of vestibular research: equilibrium & orientation*, *14*(1), 47–52.

Kammerlind, A. S., Ernsth Bravell, M., & Fransson, E. I. (2016). Prevalence of and factors related to mild and substantial dizziness in community-dwelling older adults: a cross-sectional study. *BMC geriatrics*, *16*(1), 159. https://doi.org/10.1186/s12877-016-0335-x

Kao, A. C., Nanda, A., Williams, C. S., et al. (2001). Validation of dizziness as a possible geriatric syndrome. *Journal of the American Geriatrics Society*, *49*(1), 72–75. https://doi.org/10.1046/j.1532-5415.2001.49012.x

Lawson, J., Fitzgerald, J., Birchall, J. et al. (1999). Diagnosis of geriatric patients with severe dizziness. *Journal of the American Geriatrics Society*, *47*(1), 12–17. https://doi.org/10.1111/j.1532-5415.1999.tb01895.x

Menant, J. C., Migliaccio, A. A., Sturnieks, D. L, et al. (2018). Reducing the burden of dizziness in middle-aged and older people: A multifactorial, tailored, single-blind randomized controlled trial. *PLoS medicine*, *15*(7), e1002620. https://doi.org/10.1371/journal.pmed.1002620

Müller, K. J., Becker-Bense, S., Strobl, R., et al. (2022). Chronic vestibular syndromes in the elderly: Presbyvestibulopathy-an isolated clinical entity?. European journal of neurology, *29*(6), 1825–1835. https://doi.org/10.1111/ene.15308

Müller, M., Strobl, R., Jahn, K et al. (2014). Burden of disability attributable to vertigo and dizziness in the aged: results from the KORA-Age study. *European journal of public health*, *24*(5), 802–807. https://doi.org/10.1093/eurpub/ckt171

Quigley, P. A., Bulat, T., Schulz, B., et al. (2014). Exercise interventions, gait, and balance in older subjects with distal symmetric polyneuropathy: a three-group randomized clinical trial. *American journal of physical medicine & rehabilitation*, *93*(1), 1–16. https://doi.org/10.1097/PHM.0000000000000052

Regauer, V., Seckler, E., Müller, M., et al.(2020). Physical therapy interventions for older people with vertigo, dizziness and balance disorders addressing mobility and participation: a systematic review. *BMC geriatrics*, *20*(1), 494. https://doi.org/10.1186/s12877-020-01899-9

Stam, H., van der Wouden, J. C., Hugtenburg, J. G., et al. (2018). Effectiveness of a multifactorial intervention for dizziness in older people in primary care: A cluster randomised controlled trial. *PloS one*, *13*(10), e0204876. https://doi.org/10.1371/journal.pone.0204876

Strupp, M., Dlugaiczyk, J., Ertl-Wagner, B. B., et al. (2020). *Vestibular Disorders. Deutsches Arzteblatt international*, *117*(17), 300–310. https://doi.org/10.3238/arztebl.2020.0300

Tinetti, M. E., Williams, C. S., & Gill, T. M. (2000). Health, functional, and psychological outcomes among older persons with chronic dizziness. *Journal of the American Geriatrics Society*, *48*(4), 417–421. https://doi.org/10.1111/j.1532-5415.2000.tb04700.x

Tokle, G., Mørkved, S., Bråthen G., et al. (2020). Efficacy of Vestibular Rehabilitation Following Acute Vestibular Neuritis: A Randomized Controlled Trial. *Otology & neurotology: official publication of the American Otological Society, American Neurotology Society [and] European Academy of Otology and Neurotology*, *41*(1), 78–85. https://doi.org/10.1097/MAO.0000000000002443

13 Palliativmedizin und Pflege am Lebensende

Sektionsherausgebende: Tania Zieschang und Rainer Wirth

13.1 Todesursachen und Sterbeorte bei älteren Menschen

Michael Freitag und Burkhard Dasch

13.1.1 Sterbefälle

Jährlich verstirbt in Deutschland etwas mehr als ein Prozent der über 83 Millionen zählenden Gesamtbevölkerung. Die Angabe des Statistischen Bundesamtes weist für das Jahr 2021 insgesamt 1.023.687 Sterbefälle auf (Statistisches Bundesamt, 2023). Hierbei war die Anzahl der Sterbefälle im Vergleich der Geschlechter annähernd gleichverteilt (Frauen: 508.128; Männer: 515.559). In 91,3 % der Fälle lag das Sterbealter bei 60 Jahren und älter. Am häufigsten verstarben Frauen in der Altersspanne zwischen 85 und 90 Jahren, Männer im Alter zwischen 80 und 85 Jahren. Statistische Modellberechnungen sagen für die nächsten Jahrzehnte aufgrund der demografischen Entwicklung mit einer zunehmenden Lebenserwartung einen Anstieg der absoluten Zahl von Sterbefällen in Deutschland voraus (Simon et al., 2012).

13.1.2 Todesursachen

Die häufigsten Todesursachen hängen vom Lebensalter zum Zeitpunkt des Todes ab. In jüngeren Lebensjahren überwiegen Unfälle als Todesursache, im mittleren Lebensalter Krebserkrankungen und bei älteren Menschen Herz-Kreislauf-Erkrankungen.

Aktuelle europäische Daten zu den Todesursachen können bei Eurostat eingesehen werden (https://ec.europa.eu/eurostat/de/). In Europa betrafen im Jahr 2020 84,9 % aller Todesfälle Personen über 65 Jahre. Etwa ein Drittel (35,0 %) der Todesfälle bei älteren Personen war durch Herz-Kreislauf-Erkrankungen bedingt, ein knappes Drittel davon durch die koronare Herzerkrankung. Die zweithäufigste Ursache waren Krebserkrankungen (20,5 %) und an dritter Stelle folgte bereits COVID-19 mit 9,1 %.

Merke

In Deutschland sterben 2/3 der Bevölkerung im Alter über 75 Jahre. In dieser Gruppe stellen die onkologischen Erkrankungen nicht mehr die Haupttodesursache dar. Vielmehr treten chronische Herz-Kreislauf-Erkrankungen, pulmologische Erkrankungen sowie Frailty und Demenz in den Vordergrund.

Bei Herz-Kreislauf-Erkrankungen waren Frauen etwas häufiger betroffen als Männer (37,5 % vs. 32,1 %), während bei Krebserkrankungen (17,3 % bei Frauen und 24,1 % bei Männern), COVID-19 (8,2 % bei Frauen und 10,0 % bei Männern) und respiratorischen Erkrankungen (6,3 % vs. 8,0 %) Männer jeweils häufiger betroffen waren als Frauen (► Abb.13.1.1).

Bei älteren Männern haben sich die spezifischen Mortalitäten durch die häufigsten Erkrankungen in den letzten zehn Jahren insgesamt reduziert (► Abb. 13.1.2), während bei Frauen die Mortalität durch Lungenkrebs anstieg (► Abb. 13.1.3).

Anhand von aktuellen Daten aus Nordrhein-Westfalen lässt sich nachvollziehen, wie sich die häufigsten Todesursachen mit zunehmendem Alter verschieben. Im mittleren Alter gewinnen Krebserkrankungen und im höheren Alter Herz-Kreislauf-Erkrankungen an Gewicht, bei Frauen noch ausgeprägter als bei Männern. Bei Männern beginnt die Zunahme der Herz-Kreislauf-bedingten Todesfälle bereits im mittleren Lebensalter (► Abb. 13.1.4, ► Abb. 13.1.5).

Die Todesursachenstatistik basiert allerdings auf Todesbescheinigungen, die nur eine eingeschränkte Aussagekraft haben. In vielen Fällen ist anhand der Fremdanamnese und des angenommenen bzw. miterlebten Ablaufs des Todes durch Angehörige oder Pflegekräfte auch bei natürlichen Todesarten die Todesursache nicht eindeutig festzustellen. Nur in seltenen Fällen werden in Deutschland Autopsien durchgeführt. Bei fast der Hälfte der Fälle stellen sich dabei andere Todesursachen als die bei der Leichenschau dokumentierten Ursachen heraus (Madea & Rothschild, 2010). Auf den Todesbescheinigungen sollen sowohl die angenommene unmittelbare Todesursache angegeben werden als auch die vorangegangenen Ursachen, d. h. Krankheiten, die die unmittelbare Todesursache herbeigeführt haben, mit dem Grundleiden an letzter Stelle.

Die Todesursachenstatistik erfasst für jeden Sterbefall allerdings nur eine einzige Todesursache. Da insbesondere bei älteren Personen oftmals mehrere Krankheiten eine Rolle spielen (Multimorbidität), gehen dadurch Informationen zum tatsächlichen Geschehen und zu den Zusammenhängen verloren.

Ein Review untersuchte Inzidenz, Prävalenz und Mortalität von Krebserkrankungen bei älteren Personen über 85 Jahre. Inzidenz und Prävalenz von Krebserkrankungen nehmen bei über 85-Jährigen im Vergleich zu jüngeren Altersgruppen ab. Die Mortalität durch Krebs nimmt allerdings auch in diesem Alter weiter zu (Nolen et al., 2017).

Eine Studie aus England untersuchte Todesursachen bei über Hundertjährigen im Vergleich zu 80–99-jährigen Personen in den Jahren 2001 bis 2010. Daten von 35.867 Verstorbenen wurden dafür ausgewertet. Dabei kamen als Todesursachen bei diesen hochaltrigen Personen häufiger

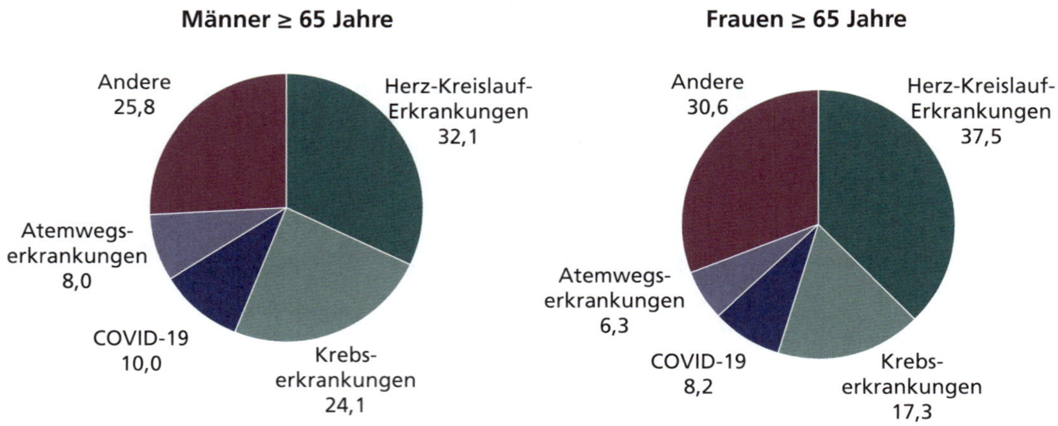

Abb. 13.1.1: Häufigkeit der Haupttodesursachen nach Alter und Geschlecht in der EU im Jahr 2020 (Eurostat, 2023)

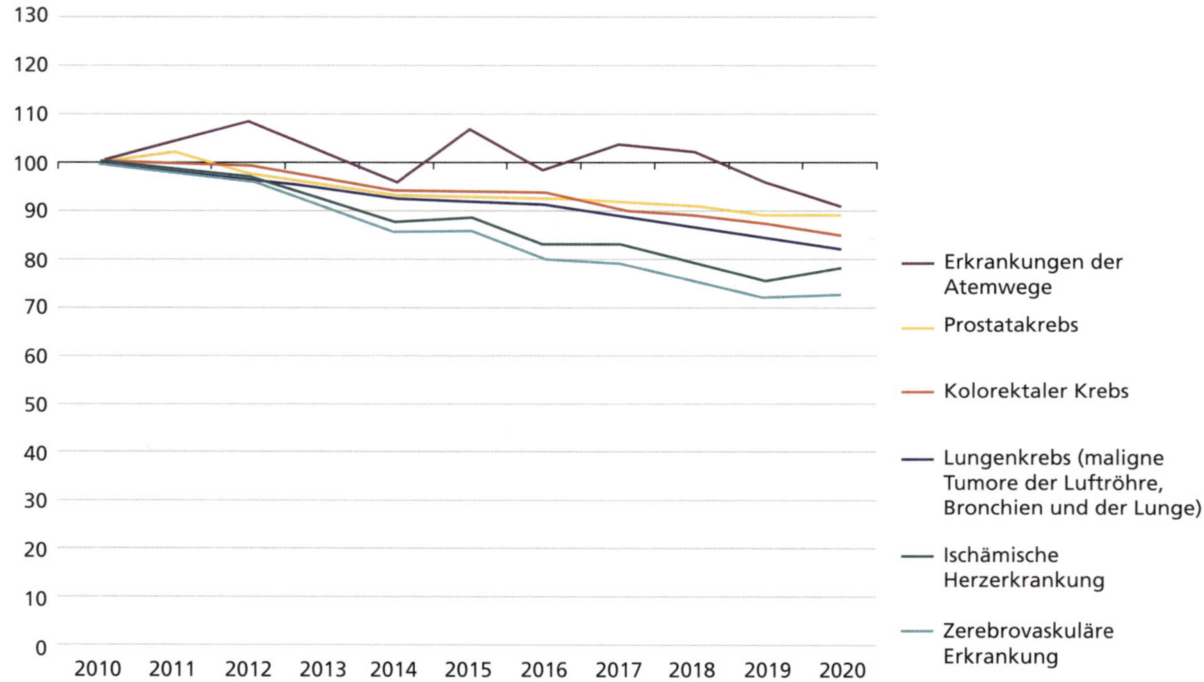

Abb. 13.1.2: Todesursachen bei Männern ≥ 65 Jahre in der EU in den Jahren 2010–2020 (Eurostat, 2023). Index auf Grundlage der standardisierten Sterbeziffern pro 100.000 Einwohner, 2010 = 100. Beachte: 2010 geschätzt, 2018 und 2019 provisorisch.

Pneumonien (18 % vs. 6 % bei 80–84-Jährigen) und Frailty (28 % vs. 0,9 % bei 80–84-Jährigen) vor, die Herz-Kreislauf- und Krebserkrankungen somit als häufigste Todesursache ablösten (Evans et al., 2014).

Die Relevanz der Demenz für Morbidität und Mortalität wurde in einem Review von Küppers et al. untersucht (2021). Bei demenzerkrankten Patienten gibt es seltener lineare Todesursachen bzw. Sterbenstypen, sondern häufiger sogenannte konvergierende, divergierende oder komplexe Todesursachen bzw. Sterbenstypen (Leiss, 1982) (▶ Abb. 13.1.6). Aktuelle Studien aus den USA geben Hinweise darauf, dass Demenz noch häufiger eine Rolle bei der Mortalität spielt als bislang angenommen (James et al., 2014). In einer Studie bei älteren Personen > 70 Jahre war Demenz bei 13,6 % die Todesursache (Stokes et al., 2020).

Offensichtlich gibt es in den letzten Jahren einen Trend, dass bei Patienten mit Demenz auch häufiger Demenz als Todesursache angegeben wird. Die Abnahme von Herz-Kreislauf-Erkrankungen als Todesursache könnte mit der Reduktion von kardiovaskulären Risikofaktoren zusammenhängen. Das Phänomen, dass Patienten mit Demenz im Vergleich zu Personen ohne Demenz auch weniger Krebserkrankungen als Todesursache haben, könnte auch damit zusammenhängen, dass bei Patienten mit Demenz weniger Erkrankungen diagnostiziert werden, weil weniger entsprechende Untersuchungen durchgeführt werden (Taudorf et al., 2021).

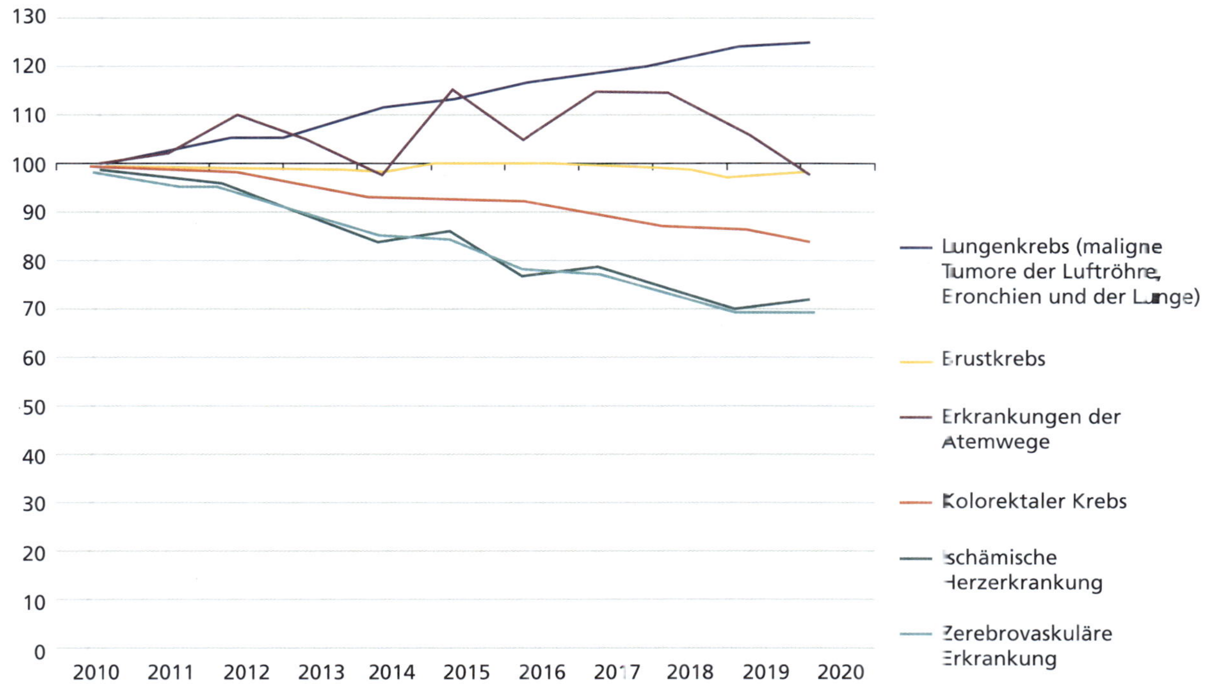

Abb. 13.1.3: Todesursachen bei Frauen ≥ 65 Jahre in der EU in den Jahren 2010–2020 (Eurostat, 2023). Index auf Grundlage der standardisierten Sterbeziffern pro 100.000 Einwohner, 2010 = 100. Beachte: 2010 geschätzt, 2018 und 2019 provisorisch.

> **Merke**
>
> Bei multimorbiden Patienten, insbesondere bei Patienten mit Demenz, sind lineare Todesursachen selten. Eine Darstellung der Komplexität in den Todesbescheinigungen wäre von hoher Relevanz für gesundheitspolitische Entscheidungen.

13.1.3 Wo sterben ältere Menschen?

Untersuchungen zum gewünschten Sterbeort

Befragungen zum präferierten Sterbeort legen dar, dass das häusliche Umfeld von den meisten Menschen als Ort des Sterbens gegenüber einem Sterben in Institutionen deutlich vorgezogen wird (Gomes et al., 2012, 2013; Billingham et al., 2013; Fereidouni et al., 2021). Hier beruht der Wunsch nach einem Versterben Zuhause auf dem Bedürfnis, am Ende des Lebens vertraute Menschen um sich zu haben sowie die Privatsphäre, Autonomie und Normalität zu erhalten.

In Deutschland führte das Institut für Demoskopie Allensbach im Rahmen des DAK-Pflegereports 2016 eine repräsentative Umfrage bei 1.466 Personen im Alter ab 16 Jahren durch (Klie et al., 2016) (► Tab. 13.1.1). Die Befragten teilten den gewünschten Sterbeort in folgender Rangordnung ein: 60 % häusliches Umfeld, 16 % Hospiz, 4 % Krankenhaus, 2 % Alten- oder Pflegeheim. 18 % ließen die Frage nach dem Sterbeort unbeantwortet. Ältere, kinderlose Interviewpartner gaben in 20 % an, in einem Hospiz versterben zu wollen. Eine weitere Befragung wurde im Auftrag des Deutschen Hospiz- und PalliativVerbandes e. V. (DHPV) bei deutschsprachigen Personen im Alter ab 18 Jahren im Jahr 2012 durchgeführt und fünf Jahre später wiederholt (Deutscher Hospiz und PalliativVerband, 2017). Abermals bestätigte sich das häusliche Umfeld als bevorzugter Sterbeort, andererseits wurden Hospize bzw. Palliativstationen zunehmend häufiger als gewünschter Sterbeort angegeben (2012/2017): Zuhause: 66 %/57 %, Palliativstation oder Hospiz: 18 %/27 %, Krankenhaus: 3 %/4 %, Pflegeheim: 1 %/1 %, keine Angaben: 12 %/10 %.

Die vorgestellten Befragungen müssen jedoch einem kritischen Blick unterzogen werden, stehen sie jeweils inhaltlich im Kontext der befragten Personen. So verweisen einige Autoren (Thönnes, 2013; Pollock, 2015) zurecht darauf, dass Jugendliche eher unbedarft ein häusliches Versterben bevorzugen, hingegen ältere Menschen und insbesondere Personen mit einer gesundheitlichen Beeinträchtigung ein Sterben in Institutionen präferieren, um fachkundige medizinische und/oder pflegerische Versorgung am Lebensende erhalten zu können. Auch möchten Bewohner von Alten- und Pflegeheimen nicht selten eher in „ihrem Zuhause" sterben als anderswo (van Oorschot et al., 2019).

Nationale Studien zum Sterbeort

Der Sterbeort wird in Deutschland offiziell vom Leichenschauarzt im nichtvertraulichen Teil der Todesbescheinigung dokumentiert. Hierbei wird der Sterbeort jedoch nicht in offiziellen Statistiken aufgeführt, da die Information aus der Todesbescheinigung vom zuständigen Standesamt nicht weiter ausgewertet wird.

Die drei umfangreichsten Sterbeortstudien in Deutschland basieren auf ausgewerteten Todesbescheinigungen und wurden in ausgewählten Regionen in Rheinland-Pfalz

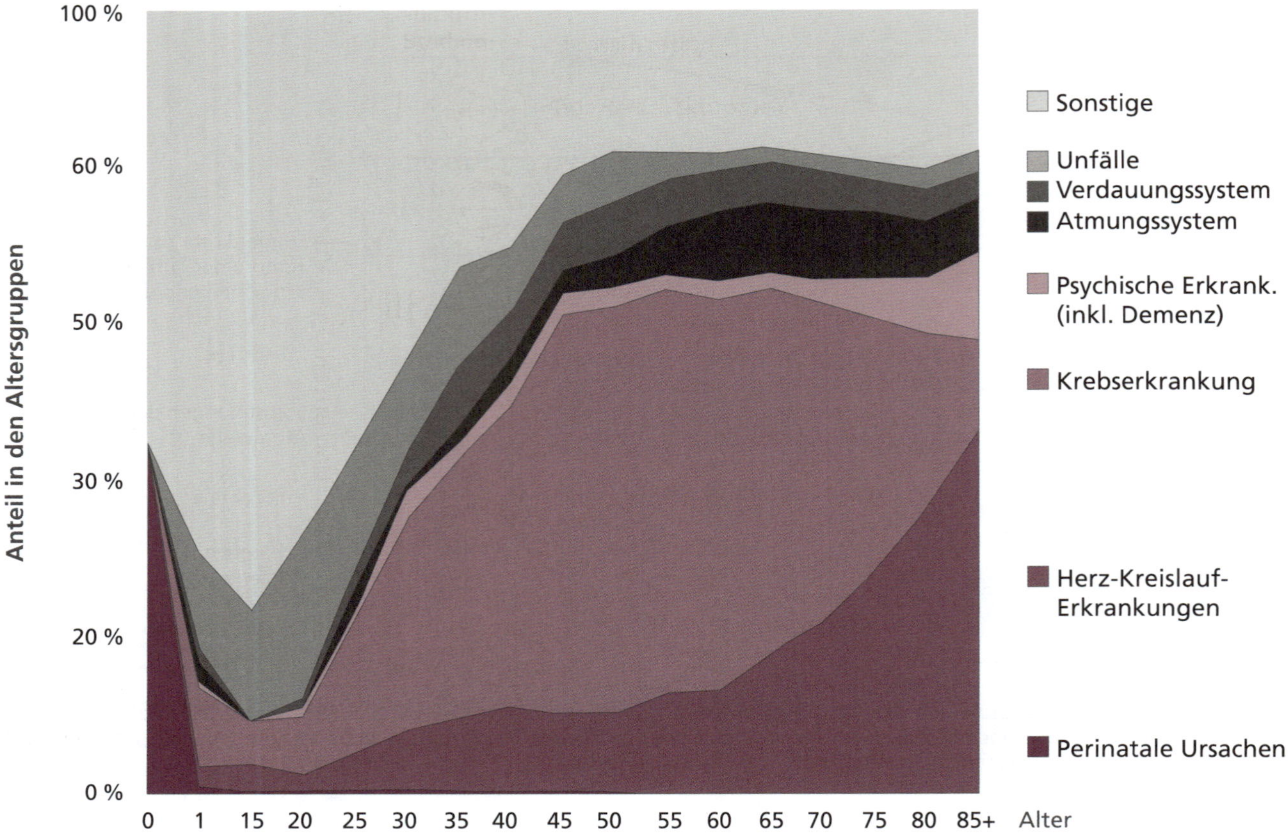

Abb. 13.1.4: Anteil der häufigsten Todesursachen (ICD-10-Kodierung) nach Alter bei Frauen aus Nordrhein-Westfalen im Jahr 2017 (Landeszentrum Gesundheit Nordrhein-Westfalen, IT.NRW, LZG.NRW, https://www.lzg.nrw.de/ges_bericht/factsheets/lebenserwartung/trends/index.html)

(1995) (Ochsmann et al., 1997), in der Stadt München (2010–2016) (Gleich et al., 2018, 2021) und in den westfälischen Städten Bochum und Münster sowie den westfälischen Landkreisen Borken und Coesfeld (2001, 2011, 2017, 2021) (Dasch et al., 2015, 2021) durchgeführt. Informationen zum Sterbeorttrend liefert hier die westfälische Sterbeortstudie mit einem überblickten Beobachtungszeitraum von 20 Jahren. Hierbei wurden aus den Jahren 2001, 2011 und 2017 sämtliche Totenscheine aus allen vier Regionen analysiert und 2021 eine nochmalige Follow-Up-Erhebung durchgeführt, jedoch ausschließlich in der Stadt Münster.

Ochsman et al. (1997) analysierten 12.217 Todesbescheinigungen des Jahres 1995, wobei 10.661 Personen (87,3 %) in einem Alter von 60 Jahren und älter verstorben waren. Von diesen verstarben 43,2 % im Krankenhaus, 40,0 % Zuhause, 14,5 % im Pflegeheim und 2,3 % an einem sonstigen Ort. Personen ≥ 90 Jahre verstarben mit 43,0 % am häufigsten Zuhause, gefolgt vom Pflegeheim (29,8 %), Krankenhaus (25,0 %) und einem sonstigen Ort (2,2 %). Gleich et al. (2021) analysierten sämtliche Sterbefälle der Stadt München der Jahre 2013 und 2014 (n = 26.303). Hierbei interessierte sich die Forschergruppe besonders für verstorbene Altenheimbewohner (n = 4.740) und verglich diese spezielle Personengruppe mit einem Kontrollkollektiv Verstorbener ≥ 75 Jahre (n = 11.929), deren Wohnanschrift nicht einem Altenheim zuzuordnen war. Hierbei zeigte sich, dass Altenheimbewohner in der überwiegenden Mehrheit (75,7 %) auch in ihrer stationären Pflegeeinrichtung verstorbenen waren, gefolgt vom Krankenhaus mit 23,8 %. Im Kontrollkollektiv nahm das Krankenhaus mit 67,8 % den ersten Platz in der Sterbeortrangordnung ein, gefolgt vom häuslichen Umfeld (29,3 %), Palliativstation (7,7 %), Hospiz (2,5 %) und einem sonstigen Ort (0,3 %). Der Anteil von älteren Menschen, die auf einer Intensivstation verstorben waren, betrug bei Altenheimbewohnern 4,4 % und im Kontrollkollektiv 16,7 %. Dasch et al. (2015, 2021) werteten insgesamt 38.954 Todesbescheinigungen der Jahre 2001, 2011 und 2017 in vier Regionen Westfalens aus. Hierbei nahm die absolute Zahl an Todesfällen von 2011 bis 2017 um 17,7 % zu. Das mittlere Sterbealter stieg von 2001 bis 2017 bei Frauen um 2,6, bei Männern um 4,7 Jahre an. Parallel erhöhte sich der Anteil Verstorbener ≥ 60 Jahre um 4,3 %. Diese Zahlen verdeutlichen den demografischen Wandel in der Gesellschaft, hin zu einer zunehmenden Alterung der Bevölkerung. Der Sterbeort für Personen im Alter von 60 Jahren und älter stellte sich zusammenfassend wie folgt dar: Krankenhaus 52,5 %, Zuhause 23,2 %, Palliativstation 2,5 %, Hospiz 3,5 %, Pflegeheim 19,8 %, sonstiger Ort 0,6 %. Die Studie erfasste auch 281 Personen im Alter von 100 Jahren und älter. Etwas mehr als die Hälfte (52,0 %) dieser hochbetagten Menschen verstarb in einer stationären Pflegeeinrichtung, 24,2 % Zuhause und 21,7 % im Krankenhaus (► Tab. 13.1.2).

Im zeitlichen Trend ließ sich in der westfälischen Sterbeortstudie beobachten, dass ältere Personen (≥ 60 Jahre)

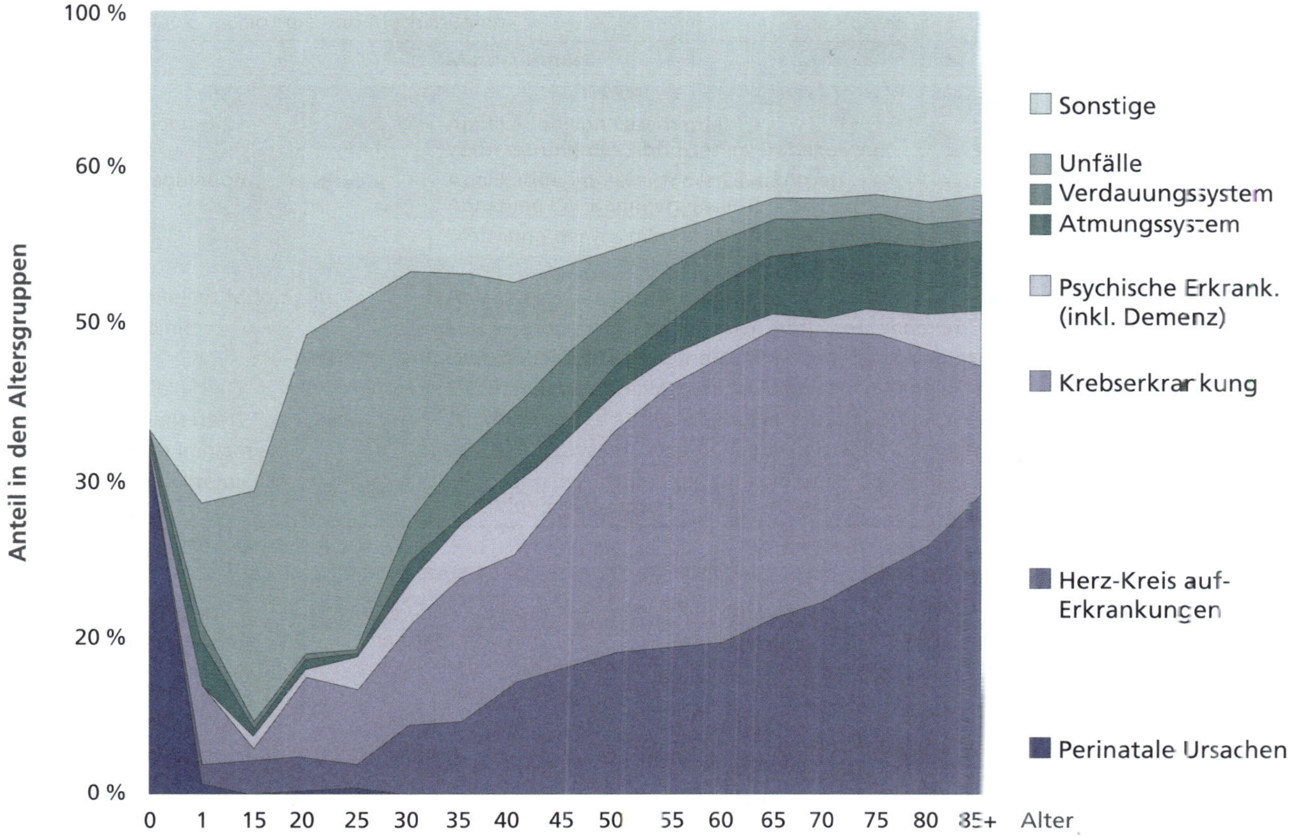

Abb. 13.1.5: Anteil der häufigsten Todesursachen (ICD-10-Kodierung) nach Alter bei Männern aus Nordrhein-Westfalen im Jahr 2017 (Landeszentrum Gesundheit Nordrhein-Westfalen, IT.NRW, LZG.NRW, https://www.lzg.nrw.de/ges_bericht/factsheets/lebenserwartung/trends/index.html)

zwischen 2001 und 2017 tendenziell seltener Zuhause und im Krankenhaus, jedoch zunehmend häufiger im Pflegeheim, auf einer Palliativstation oder in einem Hospiz verstorben waren (▸ Abb. 13.1.7).

Merke

Ältere Menschen versterben überwiegend in einer Institution und vergleichsweise selten Zuhause. Hier nimmt das Krankenhaus (1. Platz in der Sterbeortrangfolge) eine zentrale Rolle ein. Die Bedeutung der Klinik als Sterbeort nimmt jedoch bei Menschen mit einem hohen Alter ≥ 85 Jahre zugunsten des Pflegeheims ab. Stationäre Einrichtungen, die auf die Betreuung und Begleitung Sterbender spezialisiert sind (Palliativstationen, Hospize), reihen sich hinter dem Pflegeheim in der Sterbeortrangfolge ein.

Im zeitlichen Trend nehmen gerade stationäre Pflegeeinrichtungen bei älteren Menschen stark an Bedeutung als Sterbeort zu, das häusliche Umfeld jedoch kontinuierlich ab.

Zusammenfassung

In Deutschland und Europa erreichen über 90 % der Menschen ein Lebensalter von über 60 Jahren. Die häufigsten Todesursachen verschieben sich über die Altersgruppen von Unfällen in den ersten Lebensjahrzehnten über Krebserkrankungen zu Herz-Kreislauf-Erkrankungen. Die Bedeutung von Demenz, Multimorbidität und Frailty wurde in den letzten Jahren deutlicher und lässt sich über Todesbescheinigungen nur eingeschränkt quantifizieren.

Ältere Menschen versterben überwiegend in einer Institution und immer seltener zuhause. Hier nimmt das Krankenhaus eine zentrale Rolle ein. Mit steigendem Alter gewinnen stationäre Pflegeeinrichtungen als Sterbeort zunehmend an Bedeutung.

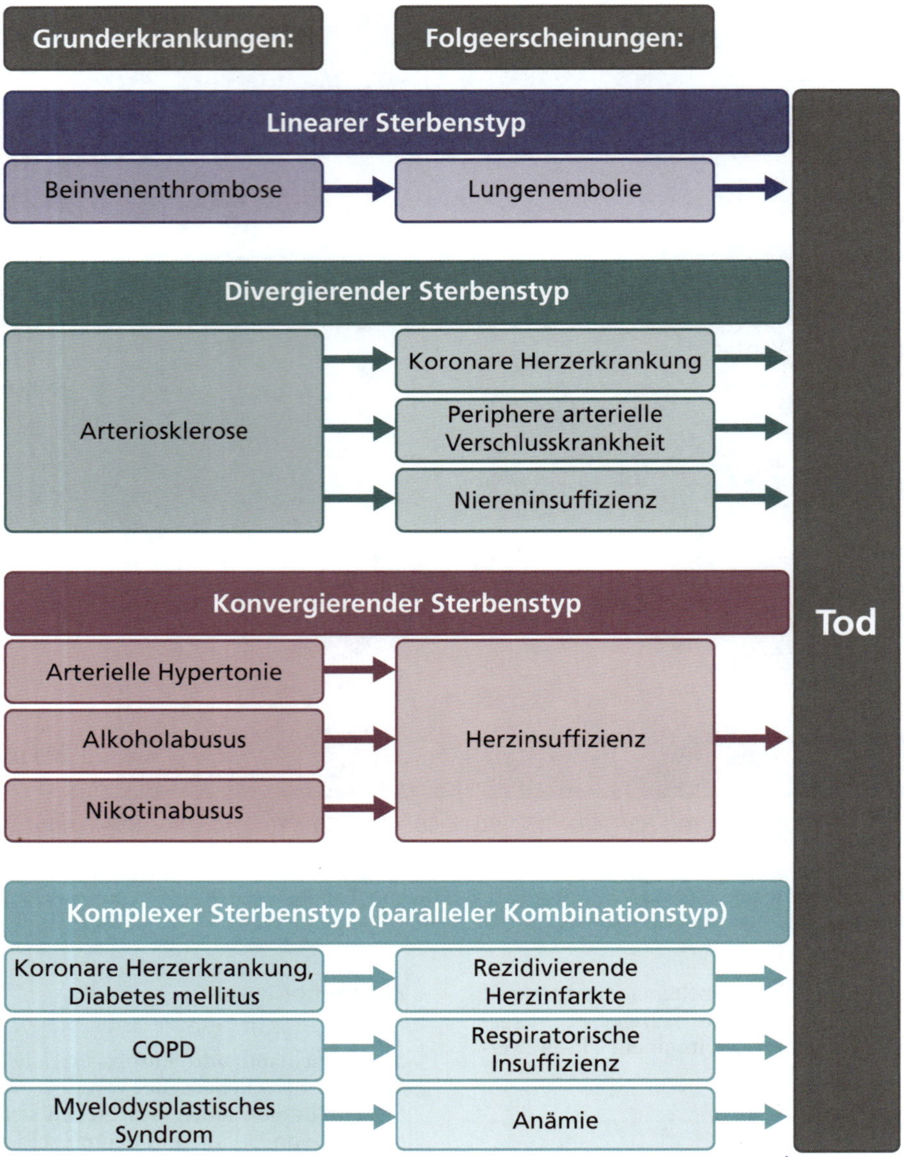

Abb. 13.1.6: Darstellung der vier Sterbenstypen (modifiziert nach Leiss, 1982)

Tab. 13.1.1: Repräsentative Befragungen in Deutschland zum gewünschten Sterbeort

	DAK-Pflegereport 2016	DHPV 2012	DHPV 2017
Erhebungszeitraum	07/2016	06/2012	06/2017
Erhebungsinstrument	face-to-face-Interview	Telefoninterview	Telefoninterview
befragte Personen	Deutsche ≥ 16 Jahre	Deutsche ≥ 18 Jahre	Deutsche ≥ 18 Jahre
Anzahl (n)	1.466	1.044	1.015
Zuhause	60 %	66 %	57 %
Krankenhaus	4 %	3 %	4 %
Palliativstation/Hospiz	16 %	18 %	27 %
Pflegeheim	2 %	1 %	1 %
keine Antwort	18 %	12 %	10 %

DAK = Deutsche Angestellten Krankenkasse; DHPV = Deutscher Hospiz- und PalliativVerband e. V.

Tab. 13.1.2: Relevante Sterbeortstudien in Deutschland – fokussiert auf ältere Menschen

	Ochsmann et al., 1997		**Gleich et al., 2021**		**Dasch et al., 2015, 2021**	
Region	sieben ausgewählte Regionen in Rheinland-Pfalz		Stadt München		vier ausgewählte Regionen in Westfalen	
Untersuchungszeit	1995		2013, 2014		2001, 2011, 2017	
Todesbescheinigungen	n = 12.217		n = 26.303		n = 38.954	
Populationen (Gruppe 1)	Verstorbene ≥ 60 Jahre		verstorbene Altenheimbewohner (mittleres Sterbealter 85,8 Jahre, Spannweite: 20–109 Jahre)		Verstorbene ≥ 60 Jahre	
Populationen (Gruppe 2)	Verstorbene ≥ 90 Jahre		Verstorbene ≥ 75 Jahre (nicht in einem Altenheim wohnend)		Verstorbene ≥ 100 Jahre	
	Gr 1	Gr. 2	Gr. 1	Gr. 2	Gr. 1	Gr. 2
Anzahl (n)	10.661	1.398	4.740	11.929	33.970	281
Zuhause	**40,0 %**	**43,0 %**	**0,5 %**	**29,3 %**	**23,2 %**	**24,2 %**
Krankenhaus	43,2 %	25,0 %	23,8 %	67,8 %	52,5 %	21,7 %
• Intensivstation	–	–	4,4 %	16,7 %	–	–
• Palliativstation	–	–	1,4 %	7,7 %	2,5 %	0,4 %
Hospiz	**–**	**–**	**0,1 %**	**2,5 %**	**3,5 %**	**1,4 %**
Pflegeheim	14,5 %	29,8 %	75,7 %	0,0 %	19,8 %	52,0 %
sonstiger Ort	**2,3 %**	**2,2 %**	**0,0 %**	**0,3 %**	**0,6 %**	**0,0 %**

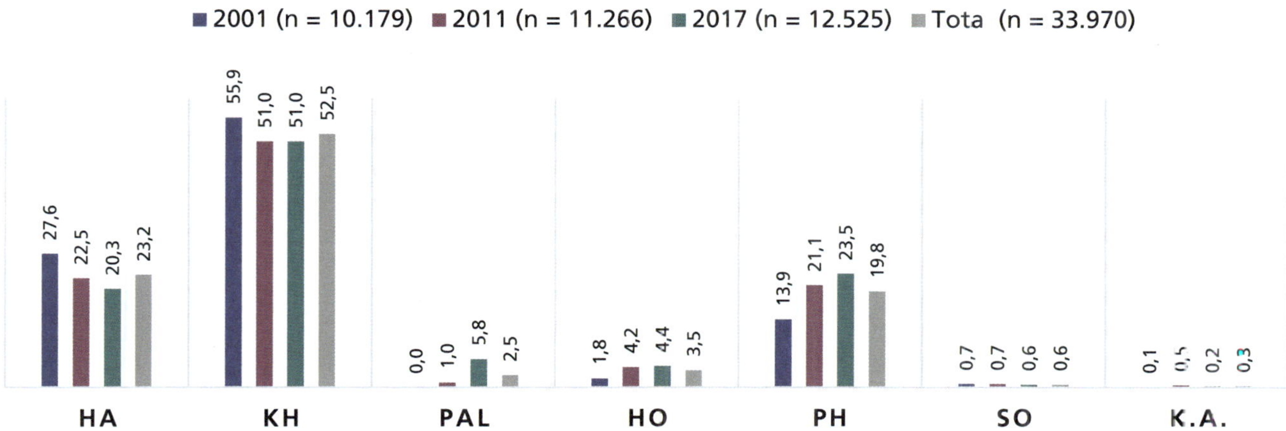

Abb. 13.1.7: Zeitlicher Trend der Sterbeortverteilung älterer Menschen ≥ 60 Jahre – westfälische Sterbeortstudie (Dasch et al., 2021). HA = häusliches Umfeld; HO = Hospiz; k. A. = keine Angabe; KH = Krankenhaus; PAL = Palliativstation; PH = Pflegeheim; SO = sonstiger Ort.

Literatur

Billingham, M. J., & Billingham, S. J. (2013). Congruence between preferred and actual place of death according to the presence of malignant or non-malignant disease: a systematic review and meta-analysis. *BMJ supportive & palliative care*, *3*(2), 144–154. https://doi.org/10.1136/bmjspcare-2012-000292

Bundesministerium für Gesundheit (BMG). (2021). *Siebter Pflegebericht. Berichtszeitraum: 2016-2019*. https://www.bundesregierung.de/breg-de/suche/siebter-pflegebericht-1915564, Zugriff am 29.6.2023

Dasch, B., & Zahn, P. K. (2021). Place of Death Trends and Utilization of Outpatient Palliative Care at the End of Life—Analysis of Death Certificates (2001, 2011, 2017) and Pseudonymized Data From Selected Palliative Medicine Consultation Services (2017) in Westphalia, Germany. *Deutsches Arzteblatt international*, *118*(19), 331–338. https://doi.org/10.3238/arztebl.m2021.0124

Dasch, B., Blum, K., Gude, F., et al. (2015). Place of Death: Trends Over the Course of a Decade: A Population-Based Study of Death Certificates From the Years 2001 and 2011. *Deutsches Arzteblatt international*, *112*(29-30), 496–504. https://doi.org/10.3238/arztebl.2015.0496

Deutscher Hospiz und PalliativVerband e.V. (DHPV). (2017). *Sterben in Deutschland – Wissen und Einstellungen zum Sterben*. https://www.dhpv.de/forschung/sterben-in-deutschland_wissen-und-einstellungen-zum-sterben_2017.html, Zugriff am 29.6.2023

Eurostat (2023). Causes of death statistics by age group. https://ec.europa.eu/eurostat/statistics-explained/index.php?title=Causes_of_death_statistics_by_age_group#Analyses_by_sex_and_age_of_the_most_frequent_causes_of_death_in_the_EU_in_2020, Zugriff am 5.7.2023

Evans, C. J., Ho, Y., Daveson, B. A., et al. (2014). Place and cause of death in centenarians: a population-based observational study in England, 2001 to 2010. *PLoS medicine*, *11*(6), e1001653. https://doi.org/10.1371/journal.pmed.1001653
Fereidouni, A., Rassouli, M., Salesi, M., et al. (2021). Preferred Place of Death in Adult Cancer Patients: A Systematic Review and Meta-Analysis. *Frontiers in psychology*, *12*, 704590. https://doi.org/10.3389/fpsyg.2021.704590
Gleich, S., & Graw, M. (2021). Sterbefälle Münchener Altenheimbewohner und betagter Allgemeinbevölkerung – ein Vergleich ausgestellter Todesbescheinigungen. *Rechtsmedizin*, *31*, 26–34.
Gleich, S., Viehöver, S., Peschel, O., et al. (2018). Woher stammen die Informationen zum Verstorbenen bei der ärztlichen Leichenschau in München? *Rechtsmedizin*, *28*, 10–18.
Gomes, B., Calanzani, N., Gysels, M., et al. (2013). Heterogeneity and changes in preferences for dying at home: a systematic review. *BMC palliative care*, *12*, 7. https://doi.org/10.1186/1472-684X-12-7
Gomes, B., Higginson, I. J., Calanzani, N., et al. (2012). Preferences for place of death if faced with advanced cancer: a population survey in England, Flanders, Germany, Italy, the Netherlands, Portugal and Spain. *Annals of oncology : official journal of the European Society for Medical Oncology*, *23*(8), 2006–2015. https://doi.org/10.1093/annonc/mdr602
James, B. D., Leurgans, S. E., Hebert, L. E., et al. (2014). Contribution of Alzheimer disease to mortality in the United States. *Neurology*, *82*(12), 1045–1050. https://doi.org/10.1212/WNL.0000000000000240
Klie, T. (2016). *Pflegereport 2016 – Palliativversorgung: Wunsch, Wirklichkeit und Perspektiven*. https://www.dak.de/dak/gesundheit/pflege-das-sollten-sie-wissen-2124258.html#/, Zugriff am 29.6.2023
Küppers, L., Ritz-Timme, S., & Hartung, B. (2021). Verstorben an oder mit Demenz? Die Beziehung zwischen demenzieller Erkrankung und Todesursache [Died from or with dementia? The relationship between dementia and cause of death]. *Deutsche medizinische Wochenschrift (1946)*, *146*(10), 677–682. https://doi.org/10.1055/a-1380-1436
Landeszentrum Gesundheit Nordrhein-Westfalen (2023). Entwicklung der Sterblichkeit und der häufigsten Todesursachen. https://www.lzg.nrw.de/ges_bericht/factsheets/lebenserwartung/trends/index.html. Zugriff am 29.6.2023
Leiss J. (1982). Die Todesursache unter individual-pathologischen Geisichtspunkten [The cause of death from an individual pathological viewpoint]. *Deutsche medizinische Wochenschrift (1946)*, *107*(27), 1069–1072. https://doi.org/10.1055/s-0029-1236771
Madea, B., & Rothschild, M. (2010). Ärztliche Leichenschau. Feststellung der Todesursache und Qualifikation der Todesart. *Deutsches Ärzteblatt International*, *107*(33), 575–588.
Nolen, S. C., Evans, M. A., Fischer, A., et al. (2017). Cancer-Incidence, prevalence and mortality in the oldest-old. A comprehensive review. *Mechanisms of ageing and development*, *164*, 113–126. https://doi.org/10.1016/j.mad.2017.05.002
Ochsmann, R., Slangen, K., & Feith, G. (1997). *Sterbeorte in Rheinland-Pfalz. Zur Demographie des Todes. Interdisziplinärer Arbeitskreis Thanatologie*. Yumpu.
Pollock K. (2015). Is home always the best and preferred place of death?. *BMJ (Clinical research ed.)*, *351*, h4855. https://doi.org/10.1136/bmj.h4855
Robert KochInstitut. (2011). *Sterblichkeit, Todesursachen und regionale Unterschiede. Gesundheitsberichterstattung des Bundes*. RKI.
Simon, S. T., Gomes, B., Koeskeroglu, P., et al. (2012). Population, mortality and place of death in Germany (1950-2050) – implications for end-of-life care in the future. *Public health*, *126*(11), 937–946. https://doi.org/10.1016/j.puhe.2012.06.014
Statistisches Bundesamt. (2023). *Gestorbene: Deutschland, Jahre, Geschlecht, Altersjahre*. https://www-genesis.destatis.de/genesis/online?sequenz=tabelleErgebnis&selectionname=12613-0003&zeitscheiben=5#abreadcrumb, Zugriff am 29.6.2023
Stokes, A. C., Weiss, J., Lundberg, D. J., et al. (2020). Estimates of the Association of Dementia With US Mortality Levels Using Linked Survey and Mortality Records. *JAMA neurology*, *77*(12), 1543–1550. https://doi.org/10.1001/jamaneurol.2020.2831
Taudorf, L., Nørgaard, A., Islamoska, S., et al. (2021). Causes of Death in People with Dementia from 2002 to 2015: A Nationwide Study. *Journal of Alzheimer's disease: JAD*, *82*(4), 1609–1618. https://doi.org/10.3233/JAD-201400
Thönnes, M. (2013). *Sterbeorte in Deutschland: Eine soziologische Studie*. Peter Lang Verlag.
Umwelt Bundesamt (UBA)- (2022). *Bevölkerungsentwicklung und Struktur privater Haushalte*. https://www.umweltbundesamt.de/daten/private-haushalte-konsum/strukturdaten-privater-haushalte/bevoelkerungsentwicklung-struktur-privater#83-millionen-menschen, Zugriff am 29.6.2023
van Oorschot, B., Mücke, K., Cirak, A., et al. (2019). Gewünschter Sterbeort, Patientenverfügungen und Versorgungswünsche am Lebensende: erste Ergebnisse einer Befragung von Pflegeheimbewohnern [Desired place of death, living will and desired care at end of life: initial results of a survey of nursing home residents]. *Zeitschrift fur Gerontologie und Geriatrie*, *52*(6), 582–588. https://doi.org/10.1007/s00391-018-1432-6

13.2 Einschätzung der Prognose, Erkennung der Präfinalphase und des Sterbens[1]

Ulrich Wedding

„Das Sterben eines Menschen bleibt als wichtige Erinnerung zurück bei denen, die weiterleben. Aus Rücksicht auf sie, aber auch aus Rücksicht auf den Sterbenden, ist es unsere Aufgabe, einerseits zu wissen, was Schmerz und Leiden verursacht, andererseits zu wissen, wie wir diese Beschwerden effektiv behandeln können. Was immer in den letzten Stunden geschieht, kann viele Wunden heilen, aber auch in unerträglicher Erinnerung verbleiben, die den Weg durch die Trauer verhindert." Cicely Saunders (Husebø & Husebø, 2023)

1 Teile des Beitrages finden sich in ähnlicher Weise in: Wedding, Fuxius, Elsevier Essentials Palliativmedizin, 1. Auflage 2023 © Elsevier GmbH, Urban & Fischer, München

13.2.1 Einführung

In Deutschland sterben pro Jahr ca. 1 Mio. Menschen, manche von ihnen plötzlich, die meisten absehbar. Insbesondere das Sterben alter Menschen ist meist absehbar. Zu erkennen, dass das Sterben in absehbarer Zeit von Stunden, Tagen, Wochen oder Monaten bevorsteht, ist das Stellen einer Prognose. Sie hat wesentlichen Einfluss auf das realistisch zu erreichende Therapieziel. Das Stellen einer Prognose ist damit Teil der medizinischen Indikationsstellung. Indikation und Patientenwillen sind Rechtfertigung medizinischen Handelns. Die prognostische Beurteilung verbunden mit der Identifikation realistischer Therapieziele ist damit auch Voraussetzung dafür, dass in dieser Situation eine gute Begleitung und Behandlung erfolgen kann. In der Sterbephase sind Behandlungsziele eine möglichst gute Behandlung von im Sterbeprozess auftretenden Symptomen, eine gute Kommunikation über die Situation und den zu erwartenden Verlauf, der Verzicht auf Diagnostik und Therapie, die nicht dem Ziel der Lebensqualität dienen, die Einbeziehung von Angehörigen, insgesamt die Schaffung einer Situation, die vom Sterbenden als Sterben in Würde beschrieben würde.

13.2.2 Todesursachen

In Deutschland gibt es jährlich ca. 1 Mio. Todesfälle. Näheres zu Todesursachen und Sterbeorten ist in ▶ Kap. 13.1 wiedergegeben. 80 % der Todesfälle betreffen die Altersgruppe 70 Jahre und älter, 60 % die Altersgruppe 80 Jahre und älter und bei 20 % handelt es sich um Menschen im Alter von über 90 Jahren. Manche dieser Erkrankungen, Unfälle und Vergiftungen sind mit einem plötzlichen Tod verbunden, die meisten nicht. Die Verteilung der Todesursachen entspricht nicht der Häufigkeit, mit der aktuell spezialisierte palliative Versorgung am Lebensende stattfindet (Kasdorf et al., 2022). Weiterhin sind die häufigsten Erkrankungen, die zu einer palliativen Mitbetreuung am Lebensende führen, Krebserkrankungen. Krebserkrankungen sind bei Menschen, die in der Alterspanne 50–80 Jahre sterben, die häufigste Todesursache. In der Altersgruppe 80+ sind Herz-Kreislauf-Erkrankungen die führende Todesursache. 68 % aller auf Krebserkrankungen und 88 % aller auf Herz-Kreislauf-Erkrankungen zurückzuführenden Todesfälle betreffen Menschen im Alter von 70 Jahren und älter. Bei den 80 Jahre und älteren sind es 40 % bzw. 71 %. Strukturen und Prozesse guter palliativer Versorgung sollten daher wesentliche Bestandteile einer professionellen geriatrischen Versorgung sein.

Auch wenn unterschiedliche Ursachen zum Sterben führen, gibt es bezüglich der Symptome, die dem Sterben in der Finalphase vorausgehen, und der palliativmedizinisch zu adressierenden Aufgaben und Themen viele Gemeinsamkeiten zwischen den unterschiedlichen Todesursachen. Letztlich ist die Endstrecke vieler zum Sterben führender Erkrankungen ähnlich.

13.2.3 Prognose, Indikation und Patientenwille

Prognose, Indikation und Patientenwille sind miteinander verwobene Themen der Rechtfertigung ärztlichen Handelns, auch am Lebensende.

Prognose

Die Einschätzung der Prognose ist eine urärztliche und dennoch ungerne wahrgenommene ärztliche Aufgabe (Bernacki et al., 2014). Bereits Hippokrates schrieb über die Aufgabe der Prognoseeinschätzung in seinem Buch „Prognostikon“:

> „Zuerst beobachte man das Gesicht des Kranken, ob es so wie bei Gesunden ist, besonders ob es so wie sonst aussieht, denn in diesem Fall stünde es am besten; ist es aber ganz gegenteiliger Art wie sonst, dann steht es am schlimmsten. Das wäre folgender Fall: Spitze Nase, tiefliegende Augen, eingesunkene Schläfen, kalte und geschrumpfte Ohren, zurückgebogene Ohrläppchen, spröde, gespannte und trockene Gesichtshaut, gelbe oder dunkle, bläuliche oder bleierne Farbe des ganzen Gesichts. Wenn nun das Gesicht im Beginn der Krankheit so aussieht und es nach den sonstigen Anzeichen noch nicht derart zu vermuten ist, so muss man fragen, ob der Kranke schlaflos war oder ob die Darmentleerungen sehr flüssig waren oder ob er etwas Hunger leide. Bejaht er irgendetwas davon, so hat man den Zustand für weniger schlimm zu halten, denn wenn das Gesicht infolge dieser Ursachen so aussieht, so entscheidet es sich binnen Tag und Nacht zum Besseren. Falls er hingegen all das verneint und die Krankheit auch in der genannten Zeit nicht zum Stillstand kommt, so muss man wissen, dass der Kranke dem Tode nahe ist.“

Die Hippokrates zugeschriebene Beschreibung nennt keine Erkrankungen. Heutzutage verlangt u. a. die ärztliche Feststellung des Todes die Angabe von Erkrankungen als Todesursachen (▶ Kap. 13.2.2).

Die Prognose, wie ist der unbehandelte Krankheitsverlauf und wie lässt er sich in einer realistischen Einschätzung durch medizinische Maßnahmen beeinflussen, ist eine der wichtigsten ärztlichen Aufgaben. Gleichzeitig wissen wir, dass zeitliche Festlegungen zur verbleibenden Lebenszeit immer mit einer gewissen Unsicherheit verbunden sind. Erfahrung verbessert die Fähigkeit zur Prognoseabschätzung, der Grad der persönlichen Beziehung verschlechtert sie (enge Beziehung bedeutet schlechte Fähigkeit). Tendenziell wird die Überlebenszeit durch Ärztinnen/Ärzte eher überschätzt als unterschätzt (Christakis & Lamont, 2000).

Auf Scores, die zu einer besseren Prognoseabschätzung beitragen können als die alleinige klinische oder ärztliche Einschätzung („clinical prediction of surival“ [CPS] oder „physicians prediction of survival“ [PPS]), wird weiter unten eingegangen.

Indikation

Im Rahmen der Indikation ist zu differenzieren zwischen (a) der Indikationsstellung, die durch eine Person, meist den Arzt erfolgt, (b) den Indikationsregeln, auf denen sie basiert, die sich auf den Zustand des Patienten bezieht, und (c) dem Indikationsgebiet, das sich auf ein medizinisches Gebiet bezieht.

Wiesing schlägt folgende Definition der Indikationsstellung vor (2017, S. 26 ff.):

„Eine Indikationsstellung ist ein fachliches Urteil im Einzelfall, initiiert durch den (mutmaßlichen) Willen des Patienten, normiert durch die ethischen Prinzipien ‚nutzen' und ‚nicht schaden' und basierend auf vergleichenden Prognosen zwischen dem unbehandelten Verlauf eines Leidens und der Wirksamkeit von Interventionen. Sie ist eine Empfehlung an den Patienten und eine professionelle Selbstnormierung des Arztes."

Die hierfür notwendigen Indikationsregeln und -gebiete werden u. a. durch Leitlinien und Fachgesellschaften formuliert, wie z. B. die der Arbeitsgemeinschaft wissenschaftlich medizinischer Fachgesellschaften (AWMF), zu denen auch die Deutsche Gesellschaft für Geriatrie (DGG) zählt.

Das Indikationsmodell ist damit eine wesentliche Basis einer Arzt-Patienten-Beziehung, die keine Verkäufer-Kunden-Beziehung ist. Der Patient kann, darf und soll sich im Indikationsmodell von Behandlungsentscheidungen darauf verlassen können, dass der Rat des Arztes auf einer Indikation basiert, und nicht auf einem Interesse am Verkauf einer medizinischen Leistung an einen Kunden. Sie ist damit wesentliche Grundlage des Vertrauens zwischen Arzt und Patient. Das ist mit der Formulierung „professionelle Selbstlimitierung" der o. g. Definition gemeint.

Indikationen werden nicht einmalig gestellt und bleiben dann bestehen, sondern müssen im Verlauf, z. B. aufgrund einer geänderten Prognose überprüft, angepasst oder geändert werden, z. B. kann in einer Krankheitsphase die Indikation zur Ernährungstherapie bestehen, bei Fortschreiten der Erkrankung im Verlauf aber auch nicht mehr bestehen.

Patientenwille

Merke

Die Indikation ist eine Empfehlung an den Patienten. Nur wenn Indikation und Patientenwillen gemeinsam gegeben sind, sind medizinische Maßnahmen gerechtfertigt.

Um als Patient entscheiden zu können, was gewollt ist, bedarf es der Information, wie die Prognose ist und welche Behandlungsoptionen mit einer realistischen Aussicht auf eine Verbesserung der Situation verbunden sind. Was kann also Ziel der Behandlung sein und ist dieses Ziel ein für diesen Patienten erstrebenswertes Ziel. Gerade in Behandlungssituationen mit nach ärztlicher Prognose zeitlich begrenzter Lebenserwartung ist es daher wichtig, dass ein Patient über diese ärztliche Prognoseeinschätzung informiert ist, nur so kann er einen informierten eigenen Patientenwillen bilden, der Grundlage einer informierten Einwilligung („informed consent") ist. Der Patientenwille ist nicht statisch und bedarf immer wieder der Überprüfung. Auf Formen der Vorausverfügung des Patientenwillens, der Ermittlung des mutmaßlichen Willens und der vorausschauenden Versorgungsplanung wird an anderer Stelle in diesem Buch eingegangen (▶ Kap. 13.7).

13.2.4 Letztes Lebensjahr, Präfinalphase und Finalphase

Wann im Verlauf des Lebens eine zum Tode führende Erkrankung eintritt und wann im Rahmen dieser Erkrankung(en) von einer Präfinal- und einer Finalphase zu sprechen ist, ist nicht entitätsübergreifend und einheitlich definiert. In den letzten Jahren hat sich daher der Ansatz entwickelt, die medizinische Betreuung im letzten Lebensjahr in den Blick zu nehmen und innerhalb des letzten Lebensjahres die letzten Lebenswochen bis wenige Monate als Präfinalphase und die letzten Lebenstage als Finalphase/Sterbephase zu bezeichnen.

Letztes Lebensjahr

Seitens der Versorgungsforschung wird ein Blick auf das letzte Lebensjahr empfohlen (Kremeike et al. 2022). Es geht darum, Fehlversorgung (Über- und Unterversorgung) zu vermeiden und das für die jeweilige Situation adäquate Versorgungssetting vorhalten und wählen zu können.

Da der Zeitraum „letztes Lebensjahr" nur rückblickend sicher eingeordnet werden kann, bedarf es einer probabilistischen Einschätzung. Ein Instrument, das dazu beitragen kann, ist die sogenannte „Surprise Question". Für die Annahme, dass dieses Lebensjahr das für den Patienten letzte sein könnte, ist es nicht von wesentlicher Relevanz, ob es tatsächlich das letzte Lebensjahr ist. Die Annahme, dass es das aber mit einer großen Wahrscheinlichkeit sein wird, hilft, relevante Themen in der ärztlichen/medizinischen Betreuung zu thematisieren und auf den Weg zu bringen.

Aus dem allgemeinärztlichen Kontext entstammt die sog. „Surprise Question" (Hudson et al., 2018). Beantwortet der behandelnde Arzt die Frage „Würde es Sie überraschen, wenn dieser Patient innerhalb des nächsten Jahres sterben würde?" mit Nein, so sollte er auch palliativmedizinische Aspekte mit einbeziehen, mit allgemeiner oder bei Bedarf spezialisierter Unterstützung. Eine Metaanalyse bestätigt den prädiktiven Effekt der „Surprise Question" (White et al., 2017).

Merke

Die Frage „Würde es Sie überraschen, wenn dieser Patient innerhalb des nächsten Jahres sterben würde?" hilft, relevante Fragen der medizinischen Betreuung im letzten Jahr mit dem Patienten auf den Weg zu bringen.

Die Kenntnis, dass es sich um das letzte Lebensjahr handelt, ist erst ex-post möglich. Daher kommt der prognostischen Einschätzung eine große Bedeutung zu, wobei eine Unsicherheit in der Prognose immer bestehen bleibt. Durch Weiterentwicklung in der Therapie können sich auch Änderungen in den Verläufen von Erkrankungen ergeben, z. B. von der terminalen Erkrankung zu Organversagen aufgrund neuer onkologischer Therapiemöglichkeiten.

Die Lebenssituation von Menschen im letzten Lebensjahr ist vielfältig. Basierend auf der Einschränkung der Selbstversorgungsfähigkeit im letzten Lebensjahr sind typische Verläufe zu beschreiben:

1. plötzlicher Tod ohne vorherige Einschränkungen,
2. terminale Erkrankung mit rasch zunehmenden Einschränkungen in den letzten Lebenswochen und Monaten,
3. Organversagen mit Phasen mit stärkerer und geringerer Einschränkung, im Verlauf jedoch Abnahme sowie
4. Gebrechlichkeit (frailty) mit deutlichen Einschränkungen bereits zu Beginn des letzten Lebensjahres und kontinuierlich und allmählich abnehmender Selbstversorgungsfähigkeit.

In verschiedenen Fachrichtungen wurden Empfehlungen erarbeitet, was Kriterien für eine Über- und Unterversorgung am Lebensende sind. Beispielhaft werden im Folgenden Kriterien einer aggressiven medizinischen Behandlung am Lebensende von onkologischen Patienten aufgeführt, mindestens ein Kriterium muss erfüllt sein, um von aggressiver Versorgung am Lebensende zu sprechen (Ho et al., 2011):

- letzte Chemotherapie innerhalb von 14 Tagen vor dem Tod
- mehr als eine Vorstellung in der Notaufnahme in den letzten 30 Tagen vor dem Tod
- mehr als eine Hospitalisierung in den letzten 30 Tagen vor dem Tod
- mindestens ein Aufenthalt auf einer Intensivstation in den letzten 30 Tagen vor dem Tod

In anderen Fachdisziplinen mögen andere Kriterien sinnvoll sein. Entitätsübergreifend wählten Wunsch et al. in einer Studie, die untersuchte, ob Ärztinnen/Ärzte in geringerem Umfang aggressive Versorgung am Lebensende erhielten, den Sterbeort als Hinweis auf eine aggressive medizinische Versorgung am Lebensende. Sie unterschieden folgende Sterbeorte: Zu Hause, Pflegeeinrichtung, Krankenhaus Intensivstation oder Krankenhaus Nicht-Intensivstation. Zudem wurde die Zahl der Vorstellungen in einer Notaufnahme, der akuten Hospitalisierungen und der Hospitalisierungstage, der Aufnahmen auf einer Intensivstation, die Anzahl der Tage auf einer Intensivstation, Beatmung, Chemotherapie und anderer medizinischer Maßnahmen in den letzten sechs Monaten als Kriterien für aggressive Versorgung am Lebensende untersucht. Zudem interessierten sie sich dafür, ob die Patienten palliativmedizinisch betreut wurden. Es ergaben sich sowohl Hinweise auf mehr aggressive Betreuung am Lebensende als auch auf eine höhere Einbindung von Palliativversorgung bei Ärztinnen/Ärzten im Vergleich zu Nicht-Ärzten (Wunsch et al., 2019).

Insgesamt lassen sich allgemeine, z. B. Häufigkeit und Dauer von Intensivaufenthalten, und entitätsspezifische Kriterien, z. B. Chemotherapie in den letzten 14 Tagen des Lebens, für aggressive Versorgung am Lebensende identifizieren.

Prognosescores

Neben der „Surprise Question", die ja auch als Prognoseinstrument angesehen werden kann, existieren weitere Prognosescores innerhalb der Palliativmedizin. Sie helfen dabei, einzuschätzen, welcher Patient ein erhöhtes Risiko hat, innerhalb der nächsten Wochen zu versterben. Ausgangspunkt ist meist die klinische Vorhersage des Überlebens („clinical prediction of survival", CPS) (White et al., 2016).

Auch innerhalb palliativmedizinischer Prognosescores ist die Arzteinschätzung der verbleibenden Lebenszeit der aussagekräftigste Bestandteil (Maltoni et al., 1999), allerdings ist hier der Zeithorizont nicht das letzte Lebensjahr, sondern die letzten Wochen bis Monate (Glare et al., 2003).

Die Palliative Performance Scale (PPS) wurde von Anderson et al. erstmals 1996 publiziert (Anderson et al., 1996). In einer systematischen Übersichtsarbeit konnten Lau et al. zeigen, dass die prognostische Aussagekraft unabhängig von der Diagnose war, die zur palliativen Betreuung führte (2006). Mosich et al. publizierten eine deutschsprachige Übersetzung und Validierung mit guter Trennschärfe für die unterschiedlichen prognostischen Gruppen (2019) (▸ Tab. 13.2.1). Stone et al. fanden keinen wesentlichen Unterschied zwischen verschiedenen Prognosescores (2021).

Große Bedeutung kommt neben der klinischen Einschätzung der Mobilität, stattgehabten Stürzen, der Ernährungssituation und dem Vorliegen eines Prädelirs oder Delirs (Zipprich et al., 2020) zu.

Anhalt für das Vorliegen einer Präfinal- und einer Finalphase

Das Erkennen einer weit fortgeschrittenen Erkrankungssituation ist u. a. wichtig für daraus resultierende Therapieziele. Nicht selten wird in Patientenverfügungen so oder ähnlich formuliert:

> Sollte ich mich im Endstadium einer fortgeschrittenen Erkrankung befinden, ist es mein Wunsch, dass keine lebensverlängernden Maßnahmen eingeleitet werden, … die nur mein Sterben verlängern, … die nur mit geringer Aussicht auf eine Verbesserung der Situation verbunden sind.

Definition und Erkennen der Präfinalphase

Wann von einer Präfinalphase zu sprechen ist, ist nicht entitätsübergreifend und einheitlich definiert. Üblicherweise werden die letzten Lebenswochen bis wenige Monate als Präfinalphase definiert. Eine zunehmende Einschränkung der Selbstversorgungsfähigkeit, das Auftreten von Stürzen und Delir, eine Gewichtsabnahme, die Reduktion von Appetit etc. können Hinweise darauf sein, ohne dass sie spezifisch sind.

Definition und Erkennen der Finalphase

Als Final- oder Sterbephase werden die letzten Lebenstage angesehen. Auch wenn es sich dabei nicht um eine exakte Definition handelt, ist es hilfreich, eine Verständigung darüber zu haben, wann von einer Final- oder Sterbephase gesprochen wird, da sich dadurch das Therapieziel, die medizinischen Maßnahmen und die Aufgaben in der Kommunikation ändern. Es gibt keine eindeutigen klinischen Zeichen, Symptome oder Laborwerte, aus denen zu erken-

Tab. 13.2.1: Palliative Performance Scale (PPS), deutsche Version (Mosich et al., 2019). Das Funktionsniveau wird durch größtmögliche Übereinstimmung mit den Beschreibungen einer Zeile bestimmt. Die Mobilität ist dafür von vorrangiger Bedeutung.

PPS (%)	Mobilität	Aktivität/Krankheitszeichen	Pflege	Nahrungsaufnahme	Bewusstsein
100	voll	normale Aktivität & Arbeit, keine Krankheitszeichen	selbstständig	normal	klar
90	voll	normale Aktivität & Arbeit, geringe Krankheitszeichen	selbstständig	normal	klar
80	voll	normale Aktivität mit Mühe, geringe Krankheitszeichen	selbstständig	normal oder eingeschränkt	klar
70	eingeschränkt	arbeitsunfähig, deutliche Krankheitszeichen	selbstständig	normal oder eingeschränkt	klar
60	eingeschränkt	Hausarbeit/Freizeitaktivität unmöglich, deutliche Krankheitszeichen	gelegentlich mit Hilfe	normal oder eingeschränkt	klar oder verwirrt
50	vorwiegend sitzend/liegend	keinerlei Arbeit, massive Krankheitszeichen	regelmäßig mit Hilfe	normal oder eingeschränkt	klar oder verwirrt
40	vorwiegend im Bett	kaum Aktivitäten, massive Krankheitszeichen	einzelne Handlungen möglich	normal oder eingeschränkt	klar oder schläfrig +/– verwirrt
30	komplett bettlägerig	keine Aktivitäten, massive Krankheitszeichen	komplett pflegebedürftig	normal oder eingeschränkt	klar oder schläfrig +/– verwirrt
20	komplett bettlägerig	keine Aktivitäten, massive Krankheitszeichen	komplett pflegebedürftig	minimal, schluckweise	klar oder schläfrig +/– verwirrt
10	komplett bettlägerig	keine Aktivitäten, massive Krankheitszeichen	komplett pflegebedürftig	nur Mundpflege	schläfrig oder komatös +/– verwirrt
0	tot	–	–	–	–

nen ist, dass eine Final- oder Sterbephase vorliegt. Hinweise können u. a. die in ▶ Tab. 13.2.2 aufgeführten Zeichen und Symptome sein. Auch die im Abschnitt Prognose beschriebenen Hinweise aus dem Werk „Prognostikon" sind weiterhin trotz einer Entstehungszeit vor über 2.500 Jahren aktuell.

Zeichen und Symptome für die Sterbephase bei fortgeschrittener Grunderkrankung (aus Wedding, Fuxius, Elsevier Essentials Palliativmedizin, 1. Auflage 2022 © Elsevier GmbH, Urban & Fischer, München)

- Veränderung der Atmung
  - Rasselatmung
  - Tachypnoe oder Atempausen
  - unregelmäßiger Atemrhythmus, z. B. Cheyne-Stoke-Atmung
- Veränderung der Emotionen und des Bewusstseins
  - Zunahme von Angst und Unruhe
  - Lethargie
  - Somnolenz
- Reduktion der Urinausscheidung unter 100 ml/24 h
  - beobachtete Anurie, bei liegendem Blasenverweilkatheter zu beobachten
- Pulslosigkeit der Arteria Radialis
- zunehmende Schwäche und reduzierter Allgemeinzustand
  - Fatigue
- Hautveränderungen
  - marmorierte Extremitäten
  - Blässe
  - periphere Zyanose
  - „spitze Nase"
- Verwirrtheit
  - Unruhe
- Verlust des Interesses an Nahrungs- und Flüssigkeitsaufnahme verbunden mit der Abnahme des Hunger- und Durstgefühls
- Atmung unter Einbezug des Unterkiefers
  - bei Inspiration zurückziehen des Kiefers (spätes Zeichen)
- Schluckstörung bei der Aufnahme von Flüssigkeit und oder Nahrung
  - Zunahme des Verschluckens

Um zu erkennen, ob der Patient tatsächlich in der Finalphase ist, kommt der Beobachtung im Verlauf und der Verständigung im betreuenden Team große Bedeutung zu

Fallbeispiel

Eine 85-jährige Patientin mit fortgeschrittener Herzinsuffizienz NYHA IV ist nach erneuter kardialer Dekompensation vom Notarzt von zu Hause in die Klinik eingewiesen worden. Im Rahmen der Betreuung auf der geriatrischen Station konnte die Symptomatik deutlich gebessert werden. In Gesprächen wurde der Patientin und ihrer Tochter die medizinische Einschätzung erläutert, dass es immer schwieriger werde, erneute Verschlechterungen der Herzinsuffizienz erfolgreich behandeln zu können und dass die Patientin voraussichtlich in absehbarer Zeit von Wochen bis Monate an ihrer

Herzschwäche sterben werde. Daher sei es wichtig, sich darüber Gedanken zu machen, ob bei einer erneuten Verschlechterung wieder eine Krankenhauseinweisung erfolgen solle. Alternativ könne die Patientin mit guter Unterstützung zu Hause bleiben und wenn es denn so weit sei dort sterben, wie sie es sich immer gewünscht habe. Die Patientin entscheidet sich nach Austausch mit ihrer Tochter und dem Hausarzt gegen eine erneute Krankenhausanweisung und an die Anbindung an ein SAPV-Team. Die Patientin wird nach Hause entlassen und stirbt wenige Wochen später dort.

Angehörige

Angehörige haben in der Begleitung Sterbender häufig eine doppelte Rolle. Zum einen die der der Tochter oder des Sohnes, der Enkelin oder des Enkels, der oder die damit konfrontiert ist, dass ein Mensch, den sie über Jahrzehnte kannten, nicht mehr da sein wird. Mit dem Tod geht eine Beziehung zu Ende, oder zumindest in eine andere Form über, geht die Möglichkeit, Fragen zu stellen, Antworten zu bekommen, sich auszutauschen über geteilte Erinnerungen verloren. Die Begleitung des sterbenden Menschen ist ein ins Leben hinein verlagerte Trauersituation. Seitens des betreuenden Personals ist es gut zu betonen, welche Möglichkeit in einem begleitenden Sterben liegen. Angehörige, die mit plötzlichen Todesfällen konfrontiert werden, tun sich damit im Verlauf schwerer als diejenigen, die einen Sterbeprozess begleiten können und dabei gut begleitet werden. Zum anderen haben Angehörige eine wesentliche Rolle in dem betreuenden Netzwerk, insbesondere dann, wenn der Sterbeprozess in häuslicher Umgebung stattfindet.

Zusammenfassung

Für die gute Begleitung Sterbender ist es von herausragender Bedeutung, dass das Sterben von den an der Behandlung Beteiligten als ein natürlicher Prozess akzeptiert wird. Zunehmend wir das letzte Lebensjahr in den Blick genommen, um frühzeitig relevante palliative Themen auf den Weg bringen zu können. In der Sterbephase sollten sich alle Maßnahmen an dem Ziel orientieren, auch in dieser Lebensphase bestmögliche Lebensqualität und ein Sterben in Würde zu ermöglichen. Hierzu ist es wichtig zu erkennen, dass die Sterbephase eingetreten ist. Patienten und Angehörige sind im Sinne einer „Unit of Care" (Borasio, 2011), also einem Blick auf das ganze betroffene Familiensystem, zu sehen. Der Fokus der palliativen Betreuung liegt daher auf Patienten und Angehörigen.

Literatur

Anderson, F., Downing, G. M., Hill, J., et al. (1996). Palliative performance scale (PPS): a new tool. *Journal of palliative care*, *12*(1), 5–11.

Bernacki, R. E., Block, S. D., & American College of Physicians High Value Care Task Force (2014). Communication about serious illness care goals: a review and synthesis of best practices. *JAMA internal medicine*, *174*(12), 1994–2003. https://doi.org/10.1001/jamainternmed.2014.5271

Borasio G. D. (2011). Translating the World Health Organization definition of palliative care into scientific practice. *Palliative & supportive care*, *9*(1), 1–2. https://doi.org/10.1017/S1478951510000489

Christakis, N. A., & Lamont, E. B. (2000). Extent and determinants of error in doctors' prognoses in terminally ill patients: prospective cohort study. *BMJ (Clinical research ed.)*, *320*(7233), 469–472. https://doi.org/10.1136/bmj.320.7233.469

Glare, P., Virik, K., Jones, M., et al. (2003). A systematic review of physicians' survival predictions in terminally ill cancer patients. *BMJ (Clinical research ed.)*, *327*(7408), 195–198. https://doi.org/10.1136/bmj.327.7408.195

Ho, T. H., Barbera, L., Saskin, R., et al. (2011). Trends in the aggressiveness of end-of-life cancer care in the universal health care system of Ontario, Canada. *Journal of clinical oncology: official journal of the American Society of Clinical Oncology*, *29*(12), 1587–1591. https://doi.org/10.1200/JCO.2010.31.9897

Hudson, K. E., Wolf, S. P., Samsa, G. P., et al. (2018). The Surprise Question and Identification of Palliative Care Needs among Hospitalized Patients with Advanced Hematologic or Solid Malignancies. *Journal of palliative medicine*, *21*(6), 789–795. https://doi.org/10.1089/jpm.2017.0509

Husebø, B. S., & Husebø, S. (2023) Die letzten Tage und Stunden. Palliative Care für Schwerkranke und Sterbende. https://www.hospiz-wesel.de/fileadmin/user_upload/Downloads/Sterben_eines_Menschen.pdf, Zugriff am 27.4.2023

Kasdorf, A., Dust, G., Hamacher, S., et al. (2022). The last year of life for patients dying from cancer vs. non-cancer causes: a retrospective cross-sectional survey of bereaved relatives. *Supportive care in cancer : official journal of the Multinational Association of Supportive Care in Cancer*, *30*(6), 4971–4979. https://doi.org/10.1007/s00520-022-06908-8

Kremeike, K., Bausewein, C., Freytag, A., et al. (2022). DNVF-Memorandum Versorgungsforschung im letzten Lebensjahr [DNVF Memorandum: Health Services Research in the Last Year of Life]. *Gesundheitswesen (Bundesverband der Ärzte des Öffentlichen Gesundheitsdienstes (Germany))*, 10.1055/a-1889-4705. Advance online publication. https://doi.org/10.1055/a-1889-4705

Lau, F., Downing, G. M., Lesperance, M., et al. (2006). Use of Palliative Performance Scale in end-of-life prognostication. *Journal of palliative medicine*, *9*(5), 1066–1075. https://doi.org/10.1089/jpm.2006.9.1066

Leitlinienprogramm Onkologie (Deutsche Krebsgesellschaft, Deutsche Krebshilfe, AWMF) (2020) Palliativmedizin für Patienten mit einer nicht-heilbaren Krebserkrankung, Langversion 2.2, AWMF-Registernummer: 128/001OL, https://www.leitlinienprogramm-onkologie.de/leitlinien/palliativmedizin/, Zugriff am 27.4.2023

Maltoni, M., Nanni, O., Pirovano, M., et al. (1999) Successful validation of the palliative prognostic score in terminally ill cancer patients. Italian Multicenter Study Group on Palliative Care. *Journal of pain and symptom management*, *17*(4), 240–247. https://doi.org/10.1016/s0885-3924(98)00146-8

Mosich, V., Andersag, M., & Watzke, H. (2019). Frau Doktor, wie lange noch? Die Palliative Performance Scale (PPS) als Hilfsmittel zur Einschätzung der Lebenszeit von PalliativpatientInnen – Validierung einer deutschen Version [A German version of the Palliative Performance Scale (PPS) as a supportive structure to assess survival in palliative patients]. *Wiener medizinische Wochenschrift (1946)*, *169*(15-16), 387–393. https://doi.org/10.1007/s10354-019-00714-4

National Guideline Centre (UK). (2019). *Evidence review: What are the best service models to support the identification of people who may be entering the last year of life?: End of life care for adults: service delivery.* National Institute for Health and Care Excellence (NICE).

Stone, P., Vickerstaff, V., Kalpakidou, A., et al. (2021). Prognostic tools or clinical predictions: Which are better in palliative care?. *PloS one*, *16*(4), e0249763. https://doi.org/10.1371/journal.pone.0249763

White, N., Kupeli, N., Vickerstaff, V., et al. (2017). How accurate is the ‚Surprise Question' at identifying patients at the end of life? A systematic review and meta-analysis. *BMC medicine*, *15*(1), 139. https://doi.org/10.1186/s12916-017-0907-4

White, N., Reid, F., Harris, A., et al. (2016). A Systematic Review of Predictions of Survival in Palliative Care: How Accurate Are Clinicians and Who Are the Experts?. *PloS one*, *11*(8), e0161407. https://doi.org/10.1371/journal.pone.0161407

Wiesing, U. (2017). Indikation. Kohlhammer.

Wunsch, H., Scales, D., Gershengorn, H. B., et al. (2019). End-of-Life Care Received by Physicians Compared With Nonphysicians. *JAMA network open*, *2*(7), e197650. https://doi.org/10.1001/jamanetworkopen.2019.7650

Zipprich, H. M., Arends, M. C., Schumacher, U., et al. (2020). Outcome of Older Patients with Acute Neuropsychological Symptoms Not Fulfilling Criteria of Delirium. *Journal of the American Geriatrics Society*, *68*(7), 1469–1475. https://doi.org/10.1111/jgs.16422

13.3 Symptombeurteilung und -management am Lebensende

Florian von Pein, Klaus Hager und Tania Zieschang

13.3.1 Schmerztherapie beim Sterbenden

Viele Menschen leiden in der letzten Phase ihres Lebens unter starken Schmerzen (Smith et al., 2010). Dementsprechend ist es eine zentrale Aufgabe des betreuenden Teams, für eine suffiziente Schmerzreduktion zu sorgen. Ein regelmäßiges Assessment der Schmerzsymptomatik bildet dafür die Grundlage. Häufig kann nur die Körpersprache des Patienten mit Grimassieren, Hyperventilieren, motorischer Unruhe und Anspannung berücksichtigt werden, auch wenn hier die Sensibilität und Spezifität deutlich reduziert ist (Groninger & Vijayan, 2014).

Die meisten Menschen benötigen in der terminalen Phase eine Opioidtherapie. Limitierende Nebenwirkung bei geriatrischen Patienten ist in dieser Phase meist die sedierende Wirkung. Hilfreich ist es, wenn im Vorfeld mit dem Patienten und den Angehörigen besprochen wird, inwieweit der Betroffene einer Einschränkung der Vigilanz durch die Schmerztherapie zustimmt.

Bei einer Schluckstörung kann häufig die Schmerzmedikation nur intravenös bzw. subkutan verabreicht werden. Sowohl Morphin als auch Hydromophon und Oxycodon können parenteral gegeben werden. Bei der Umstellung muss die höhere Bioverfügbarkeit berücksichtigt werden (Umrechnung z. B. Morphindosis oral: i. v./s. c. = 3:1).

Vorteil der intravenösen Gabe ist die schnellere Anflutung (Wirkungsmaximum nach ca. 10 min) im Vergleich zur subkutanen Gabe (Wirkungsmaximum in ca. 20–30 min) (Geppetti & Benemei, 2009). Die Wirksamkeit und Toleranz beider Darreichungsformen ist bei gleicher Dosierung nach Studienlage ähnlich (Elsner et al., 2005). Die Vorteile der subkutanen Gabe sind, dass weniger Komplikationen eintreten (Radbruch et al., 2011) und sie nicht durch eine Ärztin/einen Arzt erfolgen muss. Dies kann gerade in Zeiten mit weniger ärztlicher Präsenz oder in Einrichtungen ohne ärztliches Personal essenziell für eine kontinuierliche Schmerztherapie sein (Elsner et al., 2005).

Neben der kontinuierlichen Schmerztherapie benötigt der Patient in der Regel eine zusätzliche Bedarfsmedikation bei akuter Schmerzexazerbation oder Durchbruchschmerz. Die initiale Bedarfsdosis sollte 10–20 % der Tagesdosis beinhalten und durch schnell anflutende Medikamente bei oraler Therapie bzw. Boli-Gabe bei s. c./i. v.-Gabe erfolgen.

Die Behandlung vom neuropathischen Schmerz ist in der Sterbephase schwierig, da die herkömmliche Erstlinientherapie gegen neuropathische Schmerzen durch Antikonvulsiva (Pregabalin, Gabapentin) nicht parenteral verabreicht werden können (Schlereth et al., 2019). Ein regelmäßig eingesetztes Medikament ist Ketamin niedrig dosiert intravenös oder subkutan, auch wenn hier die Studien zu uneinheitlichen Ergebnissen kommen (Mercadante et al., 2000; Salas & Frasca, 2012) und häufig zentrale Nebenwirkungen wie Halluzinationen und Sedierung die Therapie limitieren. Beim Einsatz von Cannabinoiden, die in Tropfenform, buccal oder auch transdermal eingesetzt werden können, können nach einem Cochrane-Review die Risiken für Nebenwirkungen eher den potenziellen Nutzen überwiegen, bei insgesamt jedoch schlechter Datenlage (Mücke et al., 2018).

Als weitere Option wird in einzelnen Studien Lidocain als kontinuierliche subkutane Therapie bei neuropathischem Schmerz empfohlen (Ferrini, 2004). Die transdermale Anwendung stellt ebenfalls eine oft hilfreiche Ergänzung dar.

Zwei Fallberichte beschreiben als Alternative zur oralen Einnahme die Therapie von starken neuropathischen Schmerzen durch Pregabalin als Saft bzw. den Kapselinhalt in Wasser aufgelöst in normaler Dosis rektal verabreicht (Doddrell & Tripathi, 2015; Kram et al., 2020).

Merke

Die potenzielle Einschränkung der Vigilanz durch eine Schmerztherapie sollte vorher mit dem Patienten thematisiert werden. Eine subkutane Opioid-Gabe hat weniger Komplikationen, aber auch eine langsamere Anflutung als die intravenöse Gabe.

13.3.2 Dyspnoe, Atemnot

Häufigkeit

Alte Menschen geben bereits in nicht palliativen Situationen gehäuft Atemlosigkeit an, bei zuhause lebenden Menschen über 70 Jahre immerhin 32 % (Ahmed et al., 2012). In einer Metaanalyse wurde eine Häufigkeit von 36 % über alle Studien hinweg genannt (van Mourik et al, 2014). Als Ursachen werden vor allem kardiovaskuläre oder pulmonale Gründe angenommen. Atemnot zählt daher auch am Lebensende zu den häufigsten Symptomen (Leitlinienprogramm Onkologie, 2020). Bei Patienten mit einer fortgeschrittenen Krebserkrankung in stationären Palliativ- und Hospizeinrichtungen in Deutschland in den Jahren 2006–2008 ergab sich eine Atemnot-Prävalenz von 53,4 %. Diese war am höchsten bei Patienten mit Lungenkrebs (74,3 %) (Leitlinienprogramm Onkologie, 2020). In einer Studie mit Patienten mit und ohne Demenz wurde am Lebensende bei 62,9 % der Patienten ohne Demenz Luftnot registriert, bei Patienten mit Demenz in 56,7 % (Pinzon et al., 2013).

Symptomatik

Atemnot ist ein subjektiv empfundenes Symptom, für das die Angaben der Patienten entscheidend sind (Leitlinienprogramm Onkologie, 2020). Sie kann auch ohne radiologische oder sonstige fassbare Befunde vorhanden sein (Baker Rogers et al., 2022). Bei Patienten mit Demenz muss ggf. auf die Fremdeinschätzung, z. B. durch die Angehörigen, zurückgegriffen und andere Symptome wie Unruhe mit einbezogen werden. Objektive Messungen (z. B. Sauerstoffsättigung, Atemfrequenz) spiegeln nicht die tatsächliche Belastung der Patienten wider und sind deshalb nur eingeschränkt hilfreich.

Der subjektiv empfundene Lufthunger ist für den Patienten wie auch für die Angehörigen und die Pflegenden sehr belastend. Der Patient kann dadurch Angst bekommen und in Panik geraten, was die Atemnot und den Lufthunger noch verstärkt (Leitlinienprogramm Onkologie, 2020). Starke Atemnot kann selbst in einer palliativen Situation zur Entscheidung für eine Krankenhauseinweisung führen, „da man den Menschen ja nicht ersticken lassen kann". Mit entsprechender Expertise, z. B. durch einen Dienst der SAPV, kann eine adäquate Symptomkontrolle auch ambulant gelingen.

Zu unterscheiden sind die chronische Atemnot und Atemnot-Attacken. Atemnot-Attacken können durch verschiedene Auslöser in Gang gesetzt werden und Minuten bis Stunden dauern (Leitlinienprogramm Onkologie, 2020). Eine chronische Atemnot kann weit über den bloßen Lufthunger hinausgehen und beispielsweise zu depressiven Stimmungen, zur Einschränkung in der Selbstständigkeit oder zur Reduktion der Lebensqualität führen. Ein akuter Verwirrtheitszustand bzw. ein Delir kann ein atypisches Symptom für Luftnot sein.

Ursachen

Als Ursache einer Dyspnoe bei einem sterbenden alten Menschen ist ein Zusammenspiel verschiedener physischer, psychischer, sozialer und umweltbedingter Faktoren anzunehmen (Leitlinienprogramm Onkologie, 2020; Baker Rogers et al., 2022). Daher kann die Atemnot beim alten Menschen als multifaktorielle Gesundheitsstörung aufgefasst werden (Miner et al., 2016). Aufgrund der im Alter im Regelfall vorhandenen Multimorbidität sollten immer beeinflussbare Ursachen in Betracht gezogen werden. Bei Palliativpatienten könnten dies beispielsweise sein:

- Akutes Koronarsyndrom
- Anämie
- Aspirationen, ggf. „silent"
- Dekompensation einer vorhandenen Herzinsuffizienz
- Entgleister Bluthochdruck
- Exazerbierte obstruktive Lungenerkrankung
- Lungenembolie
- Lungenödem
- Pleuraergüsse
- Pneumonie
- Tachykarde Herzrhythmusstörungen

Behandlung

Die Behandlung der Atemnot kann ursächlich oder symptomatisch erfolgen. Aufgrund der häufig multifaktoriellen Ursachen ist immer eine multimodale Herangehensweise zu erwägen.

Die ursächliche Therapie hängt natürlich von der Grunderkrankung ab und muss die Wünsche des Patienten berücksichtigen. Eine potenziell reversible Ursache, die ursächlich behandelbar wäre, ist beispielsweise eine Pneumonie. Hier kommt es aber auf die Wünsche und Verfügungen des Patienten an, ob der natürliche Verlauf zugelassen und nur symptomatisch behandelt werden soll. Bei einer dekompensierten Herzinsuffizienz können Diuretika die Luftnot lindern.

Für die Behandlung der Atemnot stehen Allgemeinmaßnahmen, nicht medikamentöse Maßnahmen wie auch medikamentöse Verfahren zur Verfügung (Leitlinienprogramm Onkologie, 2020).

Zu den Allgemeinmaßnahmen zählen beispielsweise Information, Aufklärung und Beruhigung des Patienten sowie der Angehörigen.

Eine wichtige nicht medikamentöse Maßnahme stellt die atemerleichternde Lagerung dar. Vorwiegend wird die Oberkörperhochlagerung bevorzugt. Weitere erleichternde Lagerungen sind Kutschersitz, Seitenlagerung, V-Lagerung, A-Lagerung oder T-Lagerung. Vertiefte Atmung statt Hecheln kann den Lufthunger ebenfalls verbessern. Frischluftzufuhr durch das Öffnen der Fenster oder einen Ventilator wird als hilfreich erlebt. Auch Entspannungsverfahren oder beruhigende, berührungsgestützte Verfahren (z. B. Reiki) können eine Hilfe sein. Gehhilfen wie ein Rollator vermindern die Anstrengung und Unsicherheit beim Gehen. Die Gabe von Sauerstoff kann bei Personen mit einer geringen Sauerstoffsättigung hilfreich sein. Sauerstoff verbessert jedoch im Vergleich zu Raumluft nicht generell den Lufthunger (Cranston et al., 2008) und führt zu einer Austrocknung der Atemwege, die die Dyspnoe verstärken kann. Bei Patienten ohne Hypoxämie und Luftnot wird die Sauerstoffgabe nicht empfohlen.

Beim sterbenden Patienten ist für die Behandlung bzw. Vermeidung von Luftnot bedeutsam, auf eine weitere parenterale Flüssigkeitszufuhr zu verzichten. Spätestens wenn eine Schrankenstörung mit ubiquitären peripheren Ödemen auftritt, führt die Gabe von Flüssigkeit nicht zu einer Erhöhung des intravasalen Volumens, sondern zu interstitiellen Flüssigkeitseinlagerungen. Diese erhöhen in der Lunge den Atemwiderstand und erschweren die Diffusion und steigern damit die Dyspnoe.

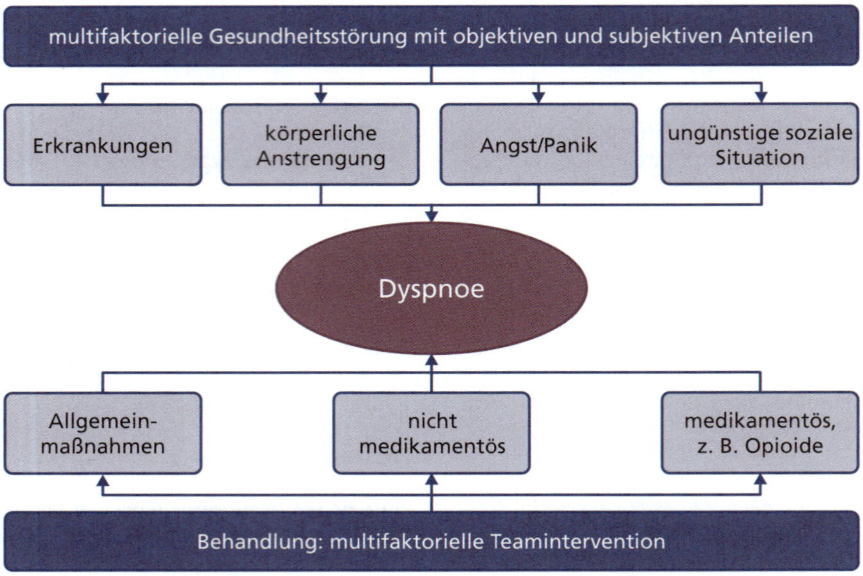

Abb. 13.3.1: Ursachen und Therapie einer Dyspnoe

Für die medikamentöse Behandlung stehen in erster Linie Opioide und Benzodiazepine zur Verfügung (▸ Tab. 13.3.1). Es besteht zwar ein genereller Konsens zur Behandlung der Atemnot bei Palliativpatienten mit Opioiden, eine diesbezügliche Zulassung in einer palliativen Situation existiert jedoch nicht, so dass die Gabe formal „off-label" erfolgt. Das Gleiche gilt für Benzodiazepine wie Lorazepam.

Opioide: Bei den medikamentösen Verfahren ist die Gabe von Opioiden zur Linderung der Atemnot belegt und das Mittel der Wahl. In der Leitlinie wird die Opioidtherapie mit Empfehlungsgrad A empfohlen: „Bei Patienten mit einer nicht-heilbaren Krebserkrankung und Atemnot sollen orale oder parenterale Opioide zur symptomatischen Linderung von Atemnot eingesetzt werden." (Leitlinienprogramm Onkologie, 2020, Langversion S. 145).

Morphine beeinflussen vermutlich ähnlich wie bei Schmerz die zentrale Wahrnehmung der Atemnot (Baker Rogers et al., 2022), wodurch der Teufelskreis aus Angst/Panik, die zur Zunahme der Atemnot führt, unterbrochen werden kann. Zudem wird der Atemantrieb reduziert, wodurch vermutlich die Stimulation sensorischer Areale der Großhirnrinde durch den Hirnstamm reduziert wird (Mahler, 2013).

Dabei kann die Dosis der Opioide zur Linderung von Atemnot geringer sein als diejenige zur Linderung von Schmerzen (Leitlinienprogramm Onkologie, 2020). Auch aufgrund der geänderten Pharmakodynamik kann die erforderliche Morphindosis bei alten Menschen niedriger sein als bei jungen Menschen. Bei der im Alter häufigen Niereninsuffizienz sollte ebenfalls vorsichtiger dosiert werden.

Statt Morphin werden auch andere Opioide und Applikationswege verwendet, z. B. Oxycodon-Retardtabletten oder Fentanyl-Pflaster bei eher chronischer Atemnot. Allerdings ist die Datenbasis für Morphin am größten.

Benzodiazepine: Medikamente wie Lorazepam vermindern zwar die Angst, nicht aber das Gefühl der Atemlosigkeit. Sie werden in der Palliativmedizin zur Linderung von Atemnot häufig eingesetzt und in der klinischen Erfahrung als wirksam bewertet, es liegt jedoch keine Studienevidenz vor.

Tab. 13.3.1: Dosierungsempfehlung von Morphin und anderen Medikamenten bei Dyspnoe (nach Leitlinienprogramm Onkologie, 2020)

Substanz	Dosis
Morphin*	2,5–5 mg alle 4 h p. o.** 1–2,5 mg alle 4 h s. c.** 0,5-10 mg/h über Perfusor s. c.
Lorazepam*	0,5–1,0 mg alle 6–8 h p. o./s. l.*
Midazolam*	2,5–5 mg/4 h s. c. oder 10–30 mg/24 h s. c.

* Off-label-Use; ** Startdosis bei opioidnaiven Patienten, Erhöhung um 25–50 % bei vorbestehender Opioid-Behandlung

Cannabis und Cannabinoide: Die Evidenz ist noch nicht ausreichend für eine generelle Empfehlung (Mucke et al., 2018). Ein Einsatz kann aber erwogen werden, wenn andere Therapien nicht zum Erfolg geführt haben.

Dexamethason: Dexamethason kann die Atemnot bei obstruktiver Bronchialsituation oder Bronchialkarzinomen reduzieren.

Zur Linderung starker Dyspnoe und/oder Schmerzen oder auch im Kontext einer palliativen Sedierung hat sich bei immobilen Patienten in der Palliativmedizin die Kombination aus Morphin und Midazolam in einer Perfusorspritze zur subkutanen Applikation (off-label) bewährt (z. B. 50 mg Morphin und 5–10 mg Midazolam auf 50 ml NaCl 0,9 %). Hier kann die Dosierung fein titriert werden und auch situativ angepasst werden. So kann die Dosierung reduziert werden, wenn für den Patienten, z. B. beim Angehörigenbesuch, die Vigilanz im Vordergrund steht, und wieder erhöht werden, wenn die Symptomlinderung und Schlafen gewünscht sind. Haloperidol kann bei Unruhe/psychotischem Erleben/Panik ebenfalls in den Perfu-

Tab. 13.3.2: Antisekretorische Therapie bei Rasselatmung

Substanz	Dosis
Butylscopolamin	40–80 mg/24 h s. c./i. v. 20 mg bei Bedarf symptomorientiert
Glycopyrronium	0,6–1,0 mg/24 h s. c./i. v. bei Bedarf 0,2 mg bis zu zweistündlich

sor ergänzt werden (z. B. 5 mg auf 50 ml NaCl 0,9 %, Start mit 2 ml/h).

Merke

Opioide sind der Standard der symptomatischen medikamentösen Therapie bei Atemnot. Zudem ist beim sterbenden Patienten die Flüssigkeitsrestriktion maßgeblich.

Behandlung von Rasselatmung

In der Sterbephase tritt bei Patienten immer wieder Rasselatmung auf. Durch frühzeitige antisekretorische Therapie (▸ Tab. 13.3.2) kann die Bildung von Sekretionen im Hypopharynx und der Trachea reduziert werden, bestehende Sekretionen werden dadurch aber nicht beeinflusst. Wiederholtes Absaugen führt genauso zur Verstärkung der Sekretionen wie parenterale Flüssigkeitszufuhr in der Sterbephase (Leitlinienprogramm Onkologie, 2020). Nebenwirkung der antisekretorischen Therapie ist u. a. Mundtrockenheit, dies kann für den Patienten quälender sein als die Rasselatmung, deshalb muss die medikamentöse Therapie mit dem Patienten besprochen und beobachtet werden, ob die Symptomlast insgesamt niedriger wird. Häufig ist die Rasselatmung für Angehörige und Pflegende belastender als für die Patienten selbst.

13.3.3 Übelkeit

Übelkeit ist vor allem bei onkologischen Patienten ein häufiges und die Lebensqualität sehr einschränkendes Symptom. Zu Beginn der Behandlung sollte die Ursachensuche im Fokus stehen, um diese ggf. beheben bzw. eine spezifische Therapie einleiten zu können. Dazu gehören eine Anamnese, die auslösenden und modellierenden Faktoren, zeitliche Zusammenhänge mit Nahrungs- oder Medikamentenaufnahme und das zeitgleiche Auftreten weiterer Symptome.

Ursachen

Mögliche Ursachen für Übelkeit:

- Angst, Depression, Schmerzen
- Chemotherapie, Bestrahlung
- erhöhter Hirndruck
- Hyperkalzämie, Urämie, Hyponatriämie
- Infektion
- medikamentöse Nebenwirkung (Opiate, Digitalis, Östrogene, Antidementiva, Antibiotika, nichtsteroidale Antirheumatika [NSAR])

Tab. 13.3.3: Übersicht von Rezeptoren, die an einer Übelkeit beteiligt sind

Ursache	Beteiligte Rezeptoren
Entzündung	Acetylcholin, Histamin, Serotonin
Gastrointestinal	Acetylcholin, Dopamin, Histamin, Serotonin
vestibulär	Acetylcholin, Histamin
zentral nervös, Chemotherapie	Cannabinoid, Dopamin, Serotonin,

- Morbus Menière
- Obstipation, Gastritis, Ileus, Lebermetastasen, Soorösophagitis, Darmischämie
- übler Wundgeruch

Medikamentöse Behandlung

Bei der Wahl der medikamentösen antiemetischen Therapie sollte die Rezeptoraffinität des eingesetzten Medikamentes (▸ Tab. 13.3.3, ▸ Tab 13.3.4) berücksichtigt werden. In der Regel beginnt man die Therapie mit einem Antiemetikum mit schmalem Wirkspektrum.

Wichtige Ko-Antiemetika:

Dexamethason verbessert vor allem bei erhöhtem Hirndruck, Lebermetastasen und ödematösen/entzündlichen Darmstenosen die Symptomatik.

Lorazepam ist bei Stress- bzw. Angstkomponenten ein wirksames Antiemetikum. Bei geriatrischen Patienten sollte allerdings aufgrund der sedierenden und potenziell delirogenen Wirkung mit einer niedrigen Dosis begonnen werden.

Dronabinol stellt bei geriatrischen Patienten durch seine antiemetische, aber auch muskelrelaxierende und appetitsteigernde Wirkung eine interessante Alternative dar. Allerdings muss es langsam und vorsichtig auftitriert werden. Das Nebenwirkungsprofil ist dosisabhängig und beinhaltet Müdigkeit, Mundtrockenheit und Verwirrtheitssymptome mit Halluzinationen (Wendelmuth et al., 2019).

Merke

Der erste Schritt besteht in der Suche nach der Ursache. Darauf basierend sollte das Medikament ausgewählt werden und mit einem schmalen Wirkungsspektrum begonnen werden.

Nicht medikamentöse Behandlung

Häufige kleine Mahlzeiten eingenommen in einer angenehmen Atmosphäre, möglichst aufrecht sitzend und in Gesellschaft können die Kalorienzufuhr verbessern.

Eine suffiziente Mundhygiene und die Reduktion übler Gerüche sind dafür die Grundlage. Eine Geruchsneutralisation kann z. B. durch Kaffeepulver, Essigwasser, Rasierschaum oder Katzenstreu erfolgen. Auch eine Aromatisierung des Raumes mit unterschiedlichen Düften wird von vielen Patienten als wohltuend beschrieben.

Ein für den Patienten und die Angehörigen sehr belastender Mundgeruch kann außerdem durch Chlorophyll-

Tab. 13.3.4: Antiemetika mit Rezeptoraffinität und den häufigsten Nebenwirkungen

Medikament	Rezeptoraffinität	Wichtigste Nebenwirkungen bei geriatrischen Patienten
Dimenhydrinat	Histamin, Acetylcholin	Sedierung, Delir, Harnverhalt, Hypotonie
Domperidon	Dopamin	Mundtrockenheit, extrapyramidale Symptome (seltener), QT-Zeit-Verlängerung
Granisetron	Serotonin (5-HT3-Antagonist)	Kopfschmerzen, Obstipation, Schlaflosigkeit, grippeartige Beschwerden
Haloperidol	Dopamin	QT-Zeit-Verlängerung, extrapyramidale Symptome
Levomepromazin	Dopamin, Serotonin (5-HT2A), Acetylcholin, Histamin	starke Sedierung, Delir, Harnverhalt, extrapyramidale Symptome, Hypotonie
Metoclopramid	Dopamin, Serotonin (5-HT3-Antagonist, 5-HT4-Agonist), Histamin	Sedierung, extrapyramidale Symptome, Depression, Schwindel, Hypotonie, Diarrhö
Odansetron	Serotonin (5-HT3-Antagonist)	Hypotonie, QT-Verlängerung, Kopfschmerzen, Flush, Obstipation
Scopolamin	Acetylcholin	Mundtrockenheit, Sedierung, Delir, verschlechterter Visus

Dragees, Teebaumöl oder eine Mundspülung mit Metronidazol reduziert werden.

Auch die Akupunktur scheint in der letzten Lebensphase die Übelkeit signifikant reduzieren zu können (Nystrom et al., 2008).

Merke

Es ist wichtig, auf die Mundpflege und die Reduktion von unangenehmen Gerüchen zu achten. Die Nahrungsaufnahme sollte in einer möglichst angenehmen Atmosphäre mit der Reduktion von störenden Einflüssen erfolgen.

13.3.4 Mundtrockenheit

In der letzten Lebensphase leidet etwa die Hälfte der Menschen unter Mundtrockenheit. Das Auftreten ist dabei assoziiert mit geringer Nahrungsaufnahme, Chemotherapie und der Einnahme von Diuretika, Opiaten, anticholinerger Medikation und Steroiden (Mercadante et al., 2015). Die Folge von Mundtrockenheit kann ein quälendes Durstgefühl sein. Zusätzlich erschwert die Mundtrockenheit die Kommunikation und den Schluckakt.

Ursachen

Mögliche Ursachen für Mundtrockenheit:

- Nebenwirkung der Therapie (Opiate, anticholinerge Medikamente, Strahlentherapie)
- lokale oder systemische Dehydratation
- Depression, Stress, Angst und Schmerzen
- Schleimhauterosionen durch Tumorbehandlung, Immunsuppression oder Tumore

Symptome von Mundtrockenheit:

- Durstgefühl, brennendes Gefühl
- Geschmacksstörungen, Appetitverlust
- Rhagaden, Schmerzen
- Schwierigkeiten beim Sprechen und beim Schlucken

Behandlung

Neben der Ursachenbehebung (Medikamente absetzen, Angst und Schmerzreduktion etc.) ist eine regelmäßige Mundpflege, wenn nötig 1-2-mal stündlich, die wirkungsvollste Therapie der Mundtrockenheit (Nakajima, 2016). Dabei benetzen fetthaltige Lösungen wie Mandelöl, Sahne oder Butter die Mundschleimhäute länger als Flüssigkeiten, führen aber bei Aspiration zu einem erhöhten Pneumonie-Risiko.

Saure Tees (Hagebutte, Malve) fördern die Speichelsekretion. Zusätzlich können Eiswürfel aus verschiedenen Lieblingsgetränken hergestellt werden oder auch gefrorene Fruchtstücke bzw. Speiseeis eingesetzt werden. Bei entzündlichen Erkrankungen helfen Kamillentee oder Pfefferminztee. Trockene, harte oder stark gewürzte Speisen sollten vermieden werden.

Wenn das Schlucken nicht möglich ist, hilft eine Gesichtsmassage, um den Speichelfluss zu stimulieren. Auch Pilocarpin-Augentropfen mehrfach täglich oral verabreicht stimulieren die exokrinen Speicheldrüsen (Johnson et al., 1993).

Lieblingsgetränke können durch ein Sprühfläschchen oder dicke Watteträger verabreicht werden. Zusätzlich kann eine Vielzahl pharmazeutischer Produkte zur Mundpflege verwendet werden. Glycerinhaltige Produkte können zur Austrocknung der Mundschleimhaut führen und sollten, wenn überhaupt, nur kurzfristig eingesetzt werden (Berry et al., 2007).

Auch Zitronenöl in einer Duftlampe angewendet verbessert die Speichelsekretion.

Merke

Regelmäßige Mundpflege ist wirkungsvoll, wobei fetthaltige Lösungen länger wirken als Flüssigkeiten. Glycerinhaltige Produkte sollten hingegen vermieden werden.

13.3.5 Psychische Symptome (Angst, Depressivität, psychotisches Erleben)

Palliativmedizin beinhaltet auch die Erleichterung der möglichen vielfältigen psychischen Probleme. Angst gehört neben Depressivität zu den häufigsten psychischen Belastungen bei Palliativpatienten. In einer Studie zu den Todesumständen von älteren Patienten mit und ohne Demenz wurde eine mittlere bis schwere Belastung durch Angst bei 61 % der Fälle genannt, unabhängig vom Vorhandensein einer Demenz (Pinzon et al., 2013). Auch Depressivität wurde bei Menschen ohne Demenz wie bei Menschen mit Demenz ähnlich häufig (44,1 vs. 45,9 %) gefunden. Hingegen waren Desorientiertheit bzw. Verwirrtheit bei Menschen mit Demenz mit 86,9 % mehr als doppelt so häufig (Pinzon et al., 2013).

Angst

Angst wird hier als Angstsyndrom verstanden und nicht als Angststörung. Die Furcht vor dem Tod scheint bei alten Menschen geringer zu sein (Score 4 auf einer Skala bis 15) (Sinoff, 2017). Es ist aber nicht so, dass alte Menschen generell lebenssatt sind und lieber sterben wollen. Kinder schätzen die Angst ihrer Eltern vor dem Tod oft höher ein als die Betroffenen selbst.

Die Ursachen der Angst sind vielfältig. Angst bezieht sich eher auf die Art des Sterbens bzw. auf das Leiden als auf den Tod an sich. Die Angstsymptomatik kann sich auch darauf beziehen, dass man im Verlauf der Erkrankung pflegeabhängig wird oder nicht mehr alles erledigen kann. Angst wird nicht immer geschildert, deshalb sollte die regelmäßig gestellte Frage danach zur Begleitung des sterbenden alten Menschen gehören. Wichtig ist konkret zu fragen, wovor der Patient Angst hat, da man dies ggf. relativieren und den Patienten entlasten kann (Beispiele: „Der Bauch platzt auf.“, „Ich werde verwirrt und laufe inadäquat angezogen in der Nachbarschaft herum.“).

Körperliche Angstsymptome können innere Unruhe, schnelles Atmen bzw. das Gefühl von Atemnot, Schwitzen, Herzklopfen, Zittern oder Schlafstörungen sein. Bei Patienten mit Demenz, die sich verbal nicht äußern können, muss aufgrund solcher nonverbaler Signale auf Angst geschlossen werden (Leitlinienprogramm Onkologie, 2020). Wenn die Patienten Angst angeben, dann sollte eine vertiefte Nachfrage folgen (Leitlinienprogramm Onkologie, 2020). Bei Angstsyndromen sollte man auch an die Angehörigen, z. B. die Kinder oder Enkel, denken, da die Angst dort noch größer sein kann und diese wiederum die Angst des Patienten beeinflussen kann.

Es ist wohl „normal“, dass ein Mensch angesichts des Todes Angst empfindet. Eine Behandlungsbedürftigkeit ist dann gegeben, wenn die Angst für den Sterbenden belastend wird. Wie auch bei der Luftnot wird das Symptom der Angst durch eine Vielzahl von Faktoren bedingt, physische, psychische, soziale sowie durch Umgebung bedingte Faktoren. So kann die Angst davon abhängen, ob der Sterbende allein ist oder durch Angehörige eng betreut wird. Die Behandlung kann daher an all diesen Einflussfaktoren multifaktoriell ansetzen und das geriatrische Team insgesamt fordern.

Die Therapie von Angst kann durch nicht medikamentöse wie auch medikamentöse Maßnahmen erfolgen. Spezifische nicht medikamentöse Maßnahmen können beispielsweise Entspannungsübungen oder beruhigende Interventionen sein. Je nach den Neigungen des Patienten können Kunst- oder Musiktherapie, Aromatherapie, Meditation, basale Stimulation oder andere Maßnahmen hilfreich sein. Auch die Haltung der Umgebung des Sterbenden hat einen Einfluss. Der Sterbende mit Zeichen von Angst sollte möglichst wenig allein gelassen werden. Ggf. können hier auch ehrenamtliche Dienste helfen. Wenig hilfreich ist es dagegen, dem Patienten zu versichern, dass er keine Angst haben muss. Vielmehr sollte das Gefühl der Angst validiert und benannt werden (z. B.: „Ich sehe, dass Sie Angst haben.“).

Ist die Angst durch nicht medikamentöse Maßnahmen nicht ausreichend zu beeinflussen, dann können medikamentöse Maßnahmen, z. B. kurzwirksame Benzodiazepine, eingesetzt werden. Die Evidenzlage lässt keine generelle Empfehlung zu (Nubling et al., 2012). Die Präparate müssen den Bedürfnissen entsprechend dosiert werden. Die in der ▸ Tab. 13.3.5 angegebenen Mengen sind nur Anhaltspunkte. Diazepam ist als langwirkendes Benzodiazepin in der Geriatrie nicht beliebt. Da man das Medikament aber als Tropfen recht fein dosieren kann, ist es beim Sterbenden mitunter hilfreich. Midazolam und Rivotril besitzen auch eine parenterale Applikationsform und können bei schweren Angstattacken hilfreich sein.

Je nach der Art der Symptome (Panikattacken, dauernde Angst) sind Einzelgaben oder eine Dauertherapie sinnvoll. Bei hochaltrigen Patienten ist eine geringe Anfangsdosis und dann das Hochdosieren bis zur erwünschten Wirkung sinnvoll („start low, but go“). Ein Nachlassen der Wirkung im Verlauf ist häufig, daher muss die Dosis oft erhöht werden. Clonazepam und Midazolam sind mit ihren parenteralen Formen auch für schwere Angstattacken geeignet. Erst wenn Benzodiazepine bei Angst nicht ausreichend wirken, sollten Antidepressiva oder Neuroleptika in Erwägung gezogen werden.

Depressivität

Die Stimmung bei Sterbenden kann schwanken und es erscheint „normal“, dass die Stimmung nicht immer „gut“ ist. Differenzialdiagnostisch müssen von einer depressiven Episode beispielsweise Trauerreaktionen abgegrenzt werden (Leitlinienprogramm Onkologie, 2020). Trauerreaktionen sind nicht pathologisch und benötigen keine antidepressive Therapie. Erneut gilt, dass Depressivität von verschiedenen Faktoren abhängig, z. B. von der sozialen Unterstützung und der Lebenssituation, und dass daher eine multifaktorielle Therapie durch das therapeutische Team sinnvoll ist.

Die medikamentöse Behandlung depressiver Episoden kann bei höherem Leidensdruck indiziert sein (mittelschwere bis schwere Depression). Nach der „Nationalen VersorgungsLeitlinie Unipolare Depression“ (BÄK et al., 2022) ist bei leichten depressiven Episoden die Wirkung von Antidepressiva fraglich, so dass sie in diesem Fall eher nicht indiziert sind. Weiterhin ist zu bedenken, dass die Wirkung der Antidepressiva erst nach 2–4 Wochen eintreten kann, so dass es sich nicht um eine Akuttherapie handelt. Dies muss angesichts der verbleibenden Lebenszeit bewertet werden.

Antidepressiva werden nach dem Wirkungs- und Nebenwirkungsspektrum ausgewählt. In der Geriatrie, wie auch entsprechend der Priscus-Liste (https://www.priscus2-0.de/) oder Forta-Einteilung (Wehling & Burkhardt, 2019) werden die selektiven Serotoninwiederaufnahmehemmer (SSRI), z. B. Citalopram, Escitalopram oder Sertralin, bevorzugt

Tab. 13.3.5: Beispiele von Einzeldosen zur Behandlung von Angst. * Es ist nur die intravenöse Form aufgeführt

Substanz	Darreichung	Einzeldosis	Beispiel Dauertherapie
Clonazepam	Ampullen* 1 mg/ml, i. v. oder s. c.	0,5–1 mg	–
Diazepam	z. B. Tropfen, 10 mg/ml	5–10 Tropfen	2 × 5–10 Tropfen/Tag
Lorazepam	Sublingualtabletten	0,5–1 mg	3 × 1 mg/Tag
Midazolam	Ampullen* 5 mg/5 ml, i. v. oder s. c.	0,5–1 mg	–
Oxazepam	Tabletten	5–10 mg	2 × 10 mg/Tag

Tab. 13.3.6: Beispiele für die Gabe von Antidepressiva

Substanz	Anfangsdosis	Enddosis
Citalopram (Tabletten)	10 mg morgens	20 mg morgens
Escitalopram (Tabletten)	5 mg morgens	10 mg morgens
Sertralin (Tabletten)	25 mg morgens	50–100 mg morgens
Mirtazapin (Tabletten)	7,5–15 mg abends	15–30 mg abends

Tab. 13.3.7: Beispiele für Neuroleptika bei psychotischem Erleben

Substanz	Antipsychotische Potenz	Akutes psychotisches Erleben	Dauertherapie
Haloperidol (2 mg/ml Tropfen)	hochpotent	5–20 Tropfen (0,5–2,0 mg)	–
Quetiapin (Tabletten)	mittelpotent	12,5–50 mg	12,5–0–12,5 mg bis 25–0–25 mg
Risperidon (Tabletten)	mittelpotent	0,5–2 mg	0,5–0–0,5 mg bis 1–0–1 mg
Melperon (25 mg/5 ml Lösung)	niederpotent	–	5–15 ml Lösung abends (25–75 mg)

(Forta „B"). Mirtazapin, ein tetrazyklisches Antidepressivum, fördert auch die Nachtruhe und soll sich bei Atemnot (Lovell et al., 2018) positiv auswirken (▸ Tab. 13.3.6).

Im Alter empfiehlt sich der Therapiebeginn mit einer halben Tablette für ca. eine Woche, wonach bei guter Verträglichkeit gesteigert werden kann. Die Dosierung von 10 mg für Escitalopram und 20 mg für Citalopram sollte wegen der möglichen QT-Verlängerung beim alten Menschen nicht überschritten werden. Zu Beginn der Therapie wirken die Antidepressiva hauptsächlich antriebssteigernd, während die stimmungsaufhellende Wirkung erst später einsetzt. Dies kann dazu führen, dass es bei Palliativpatienten zu einem Suizid kommen kann. Daher muss die Behandlung in den ersten Wochen engmaschig überwacht werden. Auf weitere unerwünschte Arzneimittelwirkungen wie Hyponatriämie, QT-Verlängerung oder Stürze muss geachtet werden.

Psychotisches Erleben

Psychotisches Erleben tritt, wie eingangs erwähnt, vor allem bei Patienten mit Demenz auf. Die Patienten selbst berichten selten von ihren Gedanken. Besonders hier gilt deshalb, dass das therapeutische Team die nonverbalen Symptome erkennen muss, die auf ein psychotisches Erleben hindeuten. Schreckhafte Reaktionen ohne äußeren Anlass können beispielsweise auf ein solches psychotisches Erleben hinweisen.

Generell gilt, dass je intensiver das psychotische Erleben ist, desto höherpotent sollte das Neuroleptikum sein (▸ Tab. 13.3.7). Auch bei Menschen ohne Demenz kann ein psychotisches Erleben im Rahmen eines Delirs auftreten. Hier gilt es, behandelbare Ursachen eines Delirs auszuschließen, wie Harnverhalt oder Elektrolytverschiebungen. Insbesondere bei Knochenmetastasen können hohe Calciumspiegel zu einem Delir führen und Bisphosphonate stellen in diesem Fall eine therapeutische Option dar. Auch die symptomatische Therapie mit Opiaten kann Delirien auslösen. Hier ist in Abhängigkeit von der Symptomatik und dem Leidensdruck eine Dosisreduktion abzuwägen.

Neuroleptika werden in der Palliativmedizin gelegentlich auch bei Schlafstörungen (z. B. Melperon) oder Übelkeit (z. B. Haloperidol) eingesetzt.

Merke

Angst, Depressivität und psychotisches Erleben gehen mit einem hohen Leidensdruck einher. Meist ist eine Kombination aus Ursachensuche, nicht pharmakologischen Maßnahmen und Pharmakotherapie zielführend.

Zusammenfassung

Die Symptomkontrolle ist ein bedeutender Eckpfeiler in der Palliativmedizin. Im Vordergrund stehen meistens folgende Symptome isoliert oder in Kombination: Schmerzen (nozizeptiv und/oder neuropathisch), Luftnot, Übelkeit, Mundtrockenheit, Angst, psychotisches Erleben/Panik, Depressivität). Aufklärung und Kommunikation über die therapeutischen Möglichkeiten sind für die Patienten und Angehörigen wichtig und können Ängste und Sorgen nehmen. Nicht medikamentöse Maßnahmen sind effektiv und sollten frühzeitig angeboten werden. Für die pharmakologische Therapie erfolgt, im Einklang mit den Wünschen des Betroffenen, eine Abwägung zwischen dem Nutzen und den unerwünschten Wirkungen. Diese sind in der Sterbephase anders zu bewerten als in früheren Phasen, in denen Sturzereignisse, Inappetenz und Vigilanzstörungen vermieden werden sollten.

Sowohl gegen Schmerzen als auch Luftnot steht die Therapie mit Opiaten über verschiedene Applikationswege im Vordergrund. In der Sterbephase wird meist die subkutane Applikation gewählt. Über einen Perfusor kann eine kontinuierliche Therapie von Morphin, ggf. zusätzlich Midazolam und/oder Haloperidol erfolgen. In der Sterbephase sollte auf eine parenterale Flüssigkeitsgabe verzichtet werden, da diese Luftnot und Rasselatmung verstärkt.

Bei Übelkeit/Appetitlosigkeit sollte auf eine möglichst angenehme Atmosphäre und auf die Reduktion übler Gerüche geachtet werden. Die Wahl des Antiemetikums erfolgt ursachenbasiert und beginnt mit einem Medikament mit schmalem Wirkspektrum.

Die menschliche Begleitung durch Angehörige oder professionelle Akteure mit Gesprächsangeboten und der Bereitschaft, Angst, Verzweiflung und Hadern, aber auch die somatischen Symptome mit dem Betroffenen zu ertragen, ist für die meisten Menschen in einer Palliativsituation essenziell. Angst und Depressivität können hiermit oft wirkungsvoll adressiert werden, ggf. ist eine pharmakologische Unterstützung sinnvoll. Delirante und psychotische Symptome gehen mit einem hohen Leidensdruck einher. Meist ist eine Kombination aus Ursachensuche, nicht pharmakologischen Maßnahmen und Pharmakotherapie zielführend. Die üblicherweise in der Behandlung geriatrischer Patienten besonders befürchteten Medikamenten-Nebenwirkungen wie erhöhtes Sturzrisiko und Vigilanzstörung können in der Sterbephase irrelevant werden.

Literatur

Ahmed, T., Steward, J. A., & O'Mahony, M. S. (2012). Dyspnoea and mortality in older people in the community: a 10-year follow-up. *Age and ageing, 41*(4), 545–549. https://doi.org/10.1093/ageing/afs049

Baker Rogers, J., Modi, P., & Minteer, J. F. (2023). Dyspnea in Palliative Care. In *StatPearls*. StatPearls Publishing.

Berry, A. M., Davidson, P. M., Masters, J., et al. (2007). Systematic literature review of oral hygiene practices for intensive care patients receiving mechanical ventilation. *American journal of critical care: an official publication, American Association of Critical-Care Nurses, 16*(6), 552–563.

Bundesärztekammer (BÄK), Kassenärztliche Bundesvereinigung (KBV), Arbeitsgemeinschaft der Wissenschaftlichen Medizinischen Fachgesellschaften (AWMF) (2022). Nationale VersorgungsLeitlinie Unipolare Depression – Langfassung, Version 3.1.2022. www.leitlinien.de/depression, Zugriff am 29.6.2023

Cranston, J. M., Crockett, A., & Currow, D. (2008). Oxygen therapy for dyspnoea in adults. *The Cochrane database of systematic reviews*, (3), CD004769. https://doi.org/10.1002/14651858.CD004769.pub2

Doddrell, C., & Tripathi, S. S. (2015). Successful use of pregabalin by the rectal route to treat chronic neuropathic pain in a patient with complete intestinal failure. *BMJ case reports, 2015*, bcr2015211511. https://doi.org/10.1136/bcr-2015-211511

Elsner, F., Radbruch, L., Loick, G., et al. (2005). Intravenous versus subcutaneous morphine titration in patients with persisting exacerbation of cancer pain. *Journal of palliative medicine, 8*(4), 743–750. https://doi.org/10.1089/jpm.2005.8.743

Ferrini, R. (2000). Parenteral lidocaine for severe intractable pain in six hospice patients continued at home. *Journal of palliative medicine, 3*(2), 193–200. https://doi.org/10.1089/10966210050085269

Geppetti, P., & Benemei, S. (2009). Pain treatment with opioids: achieving the minimal effective and the minimal interacting dose. *Clinical drug investigation, 29 Suppl 1*, 3–16. https://doi.org/10.2165/0044011-200929001-00002

Groninger, H., & Vijayan, J. (2014). Pharmacologic management of pain at the end of life. *American family physician, 90*(1), 26–32.

Johnson, J. T., Ferretti, G. A., Nethery, W. J., et al. (1993). Oral pilocarpine for post-irradiation xerostomia in patients with head and neck cancer. *The New England journal of medicine, 329*(6), 390–395. https://doi.org/10.1056/NEJM199308053290603

Kram, S., Tatum, M., Iboaya, E., et al. (2020). Nonenteral Administration of Pregabalin for withdrawal in a surgical critically ill patient. *Critical Care Medicine, 48*, 420. doi 10.1097/01.ccm.0000631664.01765.62

Leitlinienprogramm Onkologie (Deutsche Krebsgesellschaft, Deutsche Krebshilfe, AWMF) (2020). *Palliativmedizin für Patienten mit einer nicht-heilbaren Krebserkrankung, AWMF-Registernummer: 128/001OL*. https://www.leitlinienprogramm-onkologie.de/leitlinien/palliativmedizin/, Zugriff am 29.6.2023

Lovell, N., Bajwah, S., Maddocks, M., et al. (2018). Use of mirtazapine in patients with chronic breathlessness: A case series. *Palliative medicine, 32*(9), 1518–1521. https://doi.org/10.1177/0269216318787450

Mahler D. A. (2013). Opioids for refractory dyspnea. *Expert review of respiratory medicine, 7*(2), 123–135. https://doi.org/10.1586/ers.13.5

Mercadante, S., Aielli, F., Adile, C., et al. (2015). Prevalence of oral mucositis, dry mouth, and dysphagia in advanced cancer patients. *Supportive care in cancer: official journal of the Multinational Association of Supportive Care in Cancer, 23*(11), 3249–3255. https://doi.org/10.1007/s00520-015-2720-y

Miner, B., Tinetti, M. E., Van Ness, P. H., et al. (2016). Dyspnea in Community-Dwelling Older Persons: A Multifactorial Geriatric Health Condition. *Journal of the American Geriatrics Society, 64*(10), 2042–2050. https://doi.org/10.1111/jgs.14290

Mücke, M., Phillips, T., Radbruch, L., et al. (2018). Cannabis-based medicines for chronic neuropathic pain in adults. *The Cochrane database of systematic reviews, 3*(3), CD012182. https://doi.org/10.1002/14651858.CD012182.pub2

Mücke, M., Weier, M., Carter, C., et al. (2018). Systematic review and meta-analysis of cannabinoids in palliative medicine. *Journal of cachexia, sarcopenia and muscle, 9*(2), 220–234. https://doi.org/10.1002/jcsm.12273

Nakajima N. (2017). Characteristics of Oral Problems and Effects of Oral Care in Terminally Ill Patients With Cancer. *The American journal of hospice & palliative care, 34*(5), 430–434. https://doi.org/10.1177/1049909116633063

Nübling, G., Allmendinger, S., & Lorenzl, S. (2012). Medikamentöse therapie der angst bei patienten mit fortgeschrittenen tumorerkrankungen bzw. Patienten in der palliativen situation: systematische literaturübersicht [Drug therapy of anxiety and fear in palliative care patients with cancer or other illnesses: a systematic review]. *Schmerz*, *26*(5), 537–549. https://doi.org/10.1007/s00482-012-1241-6

Nystrom, E., Ridderstrom, G., & Leffler, A. S. (2008). Manual acupuncture as an adjunctive treatment of nausea in patients with cancer in palliative care--a prospective, observational pilot study. *Acupuncture in medicine: journal of the British Medical Acupuncture Society*, *26*(1), 27–32. https://doi.org/10.1136/aim.26.1.27

Pinzon, L. C., Claus, M., Perrar, K. M., et al. (2013). Dying with dementia: symptom burden, quality of care, and place of death. *Deutsches Arzteblatt international*, *110*(12), 195–202. https://doi.org/10.3238/arztebl.2013.0195

Radbruch, L., Trottenberg, P., Elsner, F., et al. (2011). Systematic review of the role of alternative application routes for opioid treatment for moderate to severe cancer pain: an EPCRC opioid guidelines project. *Palliative medicine*, *25*(5), 578–596. https://doi.org/10.1177/0269216310383739

Salas, S., Frasca, M., Planchet-Barraud, B., et al. (2012). Ketamine analgesic effect by continuous intravenous infusion in refractory cancer pain: considerations about the clinical research in palliative care. *Journal of palliative medicine*, *15*(3), 287–293. https://doi.org/10.1089/jpm.2011.0353

Schlereth, T. (2019). Diagnose und nicht interventionelle Therapie neuropathischer Schmerzen, S2k-Leitlinie. 030-114l_S2k_Diagnose-nicht-interventionelle-Therapie-neuropathischer-Schmerzen_2022-06.pdf (awmf.org), Zugriff am 29.6.2023

Sinoff G. (2017). Thanatophobia (Death Anxiety) in the Elderly: The Problem of the Child's Inability to Assess Their Own Parent's Death Anxiety State. *Frontiers in medicine*, *4*, 11. https://doi.org/10.3389/fmed.2017.00011

Smith, A. K., Cenzer, I. S., Knight, S. J., et al. (2010). The epidemiology of pain during the last 2 years of life. *Annals of internal medicine*, *153*(9), 563–569. https://doi.org/10.7326/0003-4819-153-9-201011020-00005

van Mourik, Y., Rutten, F. H., Moons, K. G., et al. (2014). Prevalence and underlying causes of dyspnoea in older people: a systematic review. *Age and ageing*, *43*(3), 319–326. https://doi.org/10.1093/ageing/afu001

Wehling, M., Burkhardt, H. (2019). *Arzneitherapie für Ältere*. Springer.

Wendelmuth, C., Wirz, S., Torontali, M., et al. (2019). Dronabinol bei geriatrischen Schmerz- und Palliativpatienten: Eine retrospektive Auswertung der ambulanten kassenärztlichen Therapie [Dronabinol in geriatric pain and palliative care patients: A retrospective evaluation of statutory-health-insurance-covered outpatient medical treatment]. *Schmerz*, *33*(5), 384–391. https://doi.org/10.1007/s00482-019-00408-1

13.4 Menschen mit Demenz in einer Palliativsituation

Klaus Hager und Tania Zieschang

13.4.1 Einführung

Die Demenz geht mit einer fortschreitenden Einschränkung der Kognition, aber auch mit Störungen von subkortikalen zervikalen Funktionen einher, in späteren Stadien kann auch die Persönlichkeit zunehmend verändert werden. Letztendlich führt die Hirnschädigung zum Tode. Etwa 20 % der über 80-Jährigen und 30 % der über 90-Jährigen leiden an einer demenziellen Erkrankung. Daher ist es nachvollziehbar, dass ungefähr 30 % aller Menschen über 65 Jahre mit oder an einer Demenz versterben (Brayne et al., 2006). Die Alzheimer-Demenz, die häufigste Ätiologie im Spektrum des Demenzsyndroms, ist mittlerweile zur sechsthäufigsten Todesursache in den USA avanciert, knapp hinter den zerebrovaskulären Todesursachen (Harrison et al., 2019). Die Diagnose einer Demenz, auch einer Alzheimer-Erkrankung, ja selbst die einer geringen kognitiven Dysfunktion (mild cognitive impairment, MCI), erhöht das Risiko zu versterben.

Allerdings versterben die Menschen nicht erst im schwersten Stadium der Demenz. In einer britischen Kohortenstudie wurde die Schwere der Alzheimer-Erkrankung anhand des Mini-Mental-Status-Test (MMST) eingeschätzt. Der Mittelwert des MMST zum Zeitpunkt des Todes betrug 15,3 ± 7,0 Punkte. In der Kohorte starben 22,2 % mit milder Demenz, 50,4 % in einem moderaten Stadium und 27,4 % im schweren Stadium (Aworinde et al., 2018).

Hospiz- und Palliativdienste wurden ursprünglich für onkologische Patienten mit unheilbarem Krankheitsverlauf entwickelt und sind nach wie vor auf diese Patientengruppe ausgerichtet. Sie sind mit ihrer Personalausstattung und ihrem Know-how daher nur teilweise auf die Betreuung von Menschen mit Demenz vorbereitet. Ein Patient mit Demenz mit herausforderndem Verhalten, Tag-Nacht-Umkehr oder mit Hinlauftendenz könnte, von der Problematik des Ortswechsels sowie der Bezugspersonen ganz abgesehen, in einem Hospiz mit klassischer Ausrichtung vermutlich nur mit Schwierigkeiten betreut werden.

13.4.2 Epidemiologie

Während kardio- und zerebrovaskuläre Erkrankungen als Todesursachen in den letzten Jahrzehnten seltener wurden, nahm die Demenz als Todesursache kontinuierlich zu (Harrison et al., 2019). Da die Demenz oft nicht als unmittelbare Todesursache, sondern lediglich als Komorbidität in der Todesbescheinigung auftaucht, besteht eine hohe Dunkelziffer in der Erfassung. Mit der wachsenden Anzahl von Menschen mit Demenz in den nächsten Jahren wird der Bedarf und die Inanspruchnahme palliativer Versorgung von Menschen mit Demenz zunehmen (Etkind et al., 2017).

Wo versterben Menschen mit Demenz?

Nach einer Erhebung aus 2008 aus Deutschland versterben Menschen mit Demenz in 42,4 % der Fälle zuhause und in 26,9 % im Pflegeheim, jedoch seltener im Krankenhaus (20,4 %), auf einer Intensivstation (5,8 %) oder in einer Palliativeinrichtung (3,2 %) (Pinzon et al., 2013). Menschen mit Demenz werden im Sterbeprozess seltener ins Krankenhaus eingewiesen und noch seltener in ein Hospiz aufgenommen.

Merke

Die meisten Menschen mit Demenz versterben im ambulanten Sektor. Dies bedeutet, dass pflegende Angehörige zuhause, der Hausarzt, ambulante Pflegedienste sowie Alten- und Pflegeheime am häufigsten mit der Palliativversorgung von Menschen mit Demenz konfrontiert sind.

Woran versterben Menschen mit Demenz?

Als Todesursachen bei Menschen mit Demenz steht in Autopsiestudien die Bronchopneumonie, z. B. nach Aspiration, mit 38–46 % an erster Stelle (Brunnstrom & Englund, 2009), gefolgt von kardiovaskulären Ereignissen bei etwa einem Drittel der Patienten, bei vaskulärer Demenz aber in über der Hälfte der Fälle. Neoplasien sind selten (Attems et al., 2005; Brunnstrom & Englund, 2009). Weitere typische Risiken mit erhöhter Mortalität bei Menschen mit Demenz stellen Infektionen dar, z. B. der Harnwege, Stürze und Sturzfolgen. Eine unzureichende Flüssigkeits- und Nahrungsaufnahme sind typisch im Verlauf der Erkrankung und können über Exsikkose und Elektrolytverschiebungen sowie über ein Gebrechlichkeitssyndrom (Frailty) zum Tode führen.

13.4.3 Diagnosestellung

Letzte Lebensphase

Bei einer onkologischen Erkrankung jüngerer Patienten bleibt die Selbstständigkeit meist lange erhalten, um dann kurz vor dem Tod rasch abzunehmen (▸ Abb. 13.4.1). Lange Phasen der Pflegebedürftigkeit treten eher selten auf. Die verbleibende Lebensspanne ist bei einem Einbruch der Körperfunktionen nur noch kurz und besser prognostizierbar. Im Gegensatz dazu ist die Palliativversorgung von Menschen mit Demenz dadurch gekennzeichnet, dass die Prognose weniger exakt möglich ist. In der letzten Lebensphase verbringen Menschen mit Demenz mitunter noch Monate bis Jahre pflegeabhängig zuhause oder in einer Pflegeeinrichtung (▸ Abb. 13.4.1). In dieser Zeit können interkurrierende Erkrankungen (z. B. Pneumonie) immer wieder einen moribunden Zustand hervorrufen, der durch medizinische Interventionen wieder stabilisiert werden kann.

Die prognostische Wertigkeit von Skalen, um eine Lebenserwartung von weniger als sechs Monaten vorherzusagen, wurde mehrfach untersucht. Weder die siebenstufige Reisberg-Skala (FAST) (Reisberg et al., 1994), 38,5 % der Patienten mit Stadium FAST-7 versterben innerhalb der nächsten sechs Monate (Mitchell et al., 2004), noch das Advanced Dementia Prognostic Tool (ADEPT) (Mitchell et al., 2010) zeigen eine ausreichende Vorhersagekraft. Damit ist ein Aufnahmekriterium in ein Hospiz, dass eine begrenzte Lebenserwartung von Wochen oder wenigen Monaten zu erwarten ist, bei Demenzpatienten nicht gewährleistet.

Sterbephase

Der Zeitpunkt des Beginns der eigentlichen Sterbephase ist bei Menschen mit Demenz ebenfalls mit Unsicherheiten verbunden (Harris, 2007). Hinweise auf den Beginn der Sterbephase können unter anderem sein (Leitlinienprogramm Onkologie et al., 2020):

- Veränderung der Atmung (z. B. Cheyne-Stokes-Atmung, rasselnde Atmung)
- Abnahme der Urinausscheidung
- Veränderung des Bewusstseins
- zunehmende Schwäche und reduzierter Allgemeinzustand
- Verlust des Interesses an Nahrungs- und Flüssigkeitszufuhr
- Intuition der an der Behandlung Beteiligten

Wie in der Geriatrie häufig, kann bei Menschen mit Demenz eine „kleine" Ursache, z. B. ein Flüssigkeitsmangel oder ein Infekt, einen präfinalen Zustand hervorrufen, der durch eine ebenfalls „kleine" Maßnahme wie einige Infusionen rasch wieder beseitigt werden kann. Somit ist es in solchen Situationen unerlässlich, mit Hilfe einer Vorsorgevollmacht und/oder den Angehörigen zu versuchen, den mutmaßlichen Willen des Patienten bezüglich folgender Frage zu definieren: Ist es für die aktuell zu erreichende Lebensqualität in seinem Sinne, eine Therapie durchzuführen (wie Infektbehandlung, Rehydratation) oder soll der natürliche Verlauf zugelassen werden? In optimaler Weise sollte diese Frage beantwortet werden, bevor dem Patienten eine Krankenhauseinweisung zugemutet wird. In einer US-amerikanischen Studie zeigte sich, dass unnötige Aufenthalte in der Notaufnahme und im Krankenhaus bei Menschen mit fortgeschrittener Demenz vermieden werden können, wenn die Angehörigen wissen, dass die Demenz eine zum Tode führende Erkrankung darstellt (Mitchell et al., 2009).

Fallbeispiel: Urosepsis ursächlich behandeln – ja oder nein?

Ein 96-jähriger Mann mit Demenz lebte in einem Altenheim. Er konnte sich unterhalten und habe in den vergangenen Tagen öfters geäußert, nicht mehr leben zu wollen. Er konnte mit etwas Unterstützung gehen und war mit einem Harnblasendauerkatheter versorgt. Plötzlich war es zu einer verminderten Urinausscheidung über den Katheter gekommen, ohne dass der Patient Beschwerden angab. Am Abend des Folgetages konnte der Patient nicht mehr allein essen, was vorher möglich war. Konkrete Symptome konnte der Patient jedoch nicht äußern. Im Hinblick auf die mitunter wechselnden Befindlichkeiten bei einem 96-jährigen Bewohner wartete man in der Pflegeeinrichtung noch zu, ohne einen Arzt zu informieren. Zwei Tage später, an einem Sonntag, wurde dann doch der ärztliche Notdienst informiert. Wohl aufgrund des Alters, der Vorerkrankungen (Demenz) und der körperlichen Anzeichen wie der Somnolenz gingen

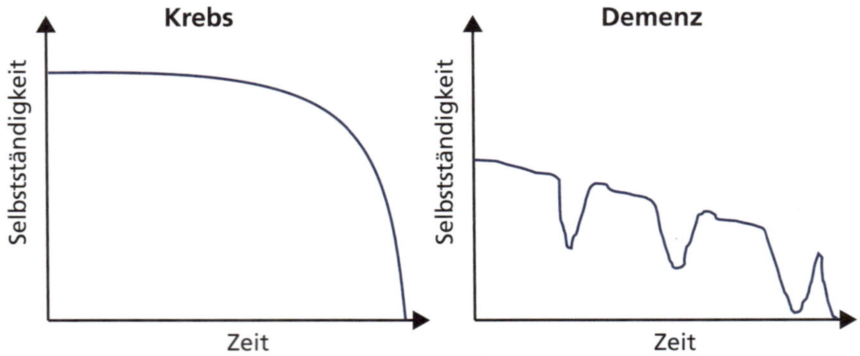

Abb. 13.4.1: Schematischer Verlauf der Selbstständigkeit bei onkologisch und demenziell Erkrankten am Lebensende (in Anlehnung an Lunney et al., 2002)

der Notarzt wie auch die Pflegenden davon aus, dass der Bewohner im Sterben lag. Der ärztliche Notdienst entschied sich aufgrund der zum damaligen Zeitpunkt für ihn verfügbaren Informationen für eine palliative Behandlung mit Morphium sowie Lorazepam. Am Folgetag, ein Montag, war noch eine Notärztin vor Ort, initiierte anfangs ebenfalls keine Krankenhauseinweisung und sprach lange mit einer Angehörigen. Auf deren Drängen wurde dann doch eine Krankenhausaufnahme veranlasst. Dort wurde ein Harnverhalt sowie eine Urosepsis behandelt. Der Patient saß fünf Tage danach wieder munter auf der Bettkante.

Symptomlast

In einer Studie aus Rheinland-Pfalz wurden Angehörige von verstorbenen Menschen mit Demenz befragt, um die Symptomlast am Lebensende zu ermitteln (Pinzon et al., 2013). Die Sterbenden hätten zwei Tage vor dem Tod an mittlerer bis starker Schwäche (94,9 %), Müdigkeit (94,4 %), Desorientiertheit bzw. Verwirrtheit (86,9 %) und Appetitmangel (86,4 %) gelitten. Weitere häufige Symptome seien Angst (61,0 %), Anspannung (59,9 %) und Luftnot (56,7 %) gewesen.

Merke

Die Häufigkeit der Symptomlast war bei Sterbenden mit Demenz nicht geringer als bei Patienten ohne Demenz.

Schmerzen treten bei etwa der Hälfte der Menschen mit Demenz auf (Pinzon et al., 2013; van Kooten et al., 2016). Desorientiertheit, Verwirrtheit oder existenzielle Unruhe treten im Falle einer Demenz bei 86,9 % der Patienten auf, bei Patienten ohne Demenz jedoch nur bei 41,0 % (Pinzon et al., 2013).

Im professionellen Bereich besteht weitgehende Übereinkunft darüber, dass die Anlage einer PEG zur Gabe von Flüssigkeit und Kalorien bei Menschen mit fortgeschrittener Demenz nicht sinnvoll ist (DGN & DGPPN, 2023). Dies gilt insbesondere für die Sterbephase. Hunger und Durst zählen nicht zu den quälenden Symptomen und tragen daher kaum zur Symptomlast bei (Leitlinienprogramm Onkologie et al., 2020).

13.4.4 Therapie

Behandlungsziele und Bedürfnisse des sterbenden Menschen mit Demenz

Mit zunehmender Schwere der Demenz verschieben sich die Behandlungs- bzw. Betreuungsziele (▸ Abb. 13.4.2). Der Erhalt der Kognition tritt in den Hintergrund, während die Förderung der Selbstständigkeit mehr im Zentrum steht. Bei weiterem Voranschreiten tritt der Umgang mit veränderten Verhaltensweisen wie dem bereits genannten herausfordernden Verhalten in den Mittelpunkt. Am Ende des Lebens wird die Pflege immer wichtiger. Über alle Demenzstadien hinweg ist die Erhaltung der Lebensqualität am wichtigsten.

Viele Bedürfnisse des sterbenden Menschen mit Demenz ähneln denen von Palliativpatienten ohne Demenz. Die Deutsche Alzheimer Gesellschaft e. V. veröffentlichte eine Informationsschrift zur Begleitung des sterbenden Patienten mit Demenz, worin deren Bedürfnisse aufgelistet wurden (Deutsche Alzheimer Gesellschaft, 2017). Darin werden unter anderem folgende Bedürfnisse genannt:

- Schutz und Geborgenheit
- Berührt- und Gehaltenwerden, die Anwesenheit eines Menschen
- die gewohnte Umgebung
- nonverbale Kommunikation, z. B. durch Körperkontakt und Da-Sein

Die emotionale Erlebnis- und Aufnahmefähigkeit von Menschen mit Demenz bleibt bis zum Tod erhalten, selbst wenn die geistige Leistungsfähigkeit verlorengegangen ist. Auch in der Sterbephase reagieren sie auf nonverbale Botschaften, also beispielsweise auf Lautstärke, Tonfall, Gestik, Mimik oder Berührung. Bis zuletzt können Menschen mit Demenz über die Sinnesorgane (Augen, Ohren, Nase und Haut) erreicht werden. Die Angebote sollten individuell angepasst sein, denn die Vorlieben, z. B. für Düfte, Musik, Berührung, Farben, sind unterschiedlich (Deutsche Alzheimer Gesellschaft, 2017).

Während man bei einem kognitiv nicht oder wenig beeinträchtigten Patienten annehmen kann, dass er sich mit dem Versterben gedanklich auseinandersetzt, ist dies bei Menschen mit schwerer Demenz kaum vorstellbar. Er wird

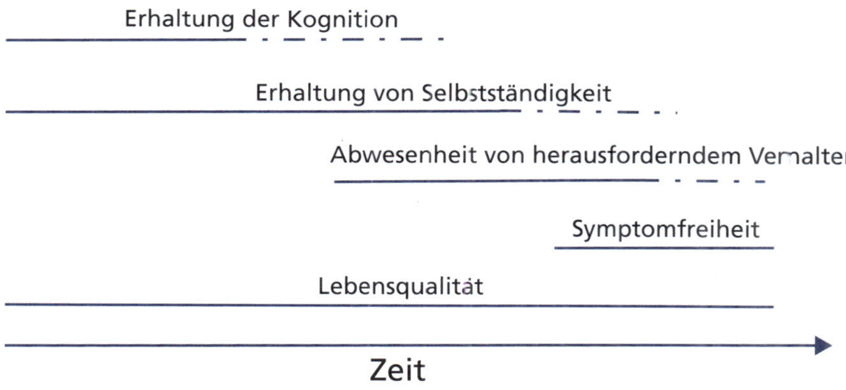

Abb. 13.4.2: Behandlungsschwerpunkte bei Menschen mit Demenz im Verlauf der Erkrankung

aber spüren, dass etwas nicht so wie üblich ist und Unruhe oder gar Panik empfinden.

Behandlungskonzepte

In 2010 wurden von „Alzheimer Europe" Empfehlungen für die Versorgung von Demenzpatienten am Lebensende publiziert (Gove et al., 2010). Darin werden für die Beteiligten, Menschen mit Demenz, pflegende Angehörige, professionelle Pflegepersonen sowie die „Politik" 55 Empfehlungen genannt. So sollte beispielsweise Menschen mit Demenz im Endstadium ein Zugang zu palliativer bzw. zu geriatrischer Versorgung garantiert werden.

Im Auftrag der European Association for Palliative Care (EAPC) wurden in einem Delphi-Verfahren die optimale Palliativversorgung für alte Patienten mit Demenz erarbeitet und 2014 publiziert (van der Steen et al., 2014). Darin sind elf Domänen genannt, zu denen jeweils mehrere Empfehlungen ausgesprochen werden. In Domäne 3, der Festlegung von Versorgungszielen und Advance Care Planning (ACP), wird beispielsweise empfohlen, ACP proaktiv durchzuführen und damit zu beginnen, sobald die Diagnose einer Demenz gestellt ist.

Die Palliativversorgung von Menschen mit Demenz hat Eingang in die Lehrbücher der Palliativmedizin gefunden (z. B. Kojer, 2017). Auch in der erweiterten S3-Leitlinie Palliativmedizin für Patienten mit einer nicht-heilbaren Krebserkrankung finden sich einige Hinweise zur Palliativversorgung von Menschen mit Demenz (Leitlinienprogramm Onkologie et al., 2020).

Medikamentöse Maßnahmen zur Symptomkontrolle

Vor der Verordnung von Medikamenten zur Symptomkontrolle sollten die vorhandenen Arzneimittel auf ihre Zielsetzung und Notwendigkeit in der palliativen Situation hin überprüft werden. Medikamente mit einem nur geringen therapeutischen Nutzen wie Memantine oder Cholinesteraseinhibitoren sollten abgesetzt werden, ebenso Medikamente zur Primärprävention und meist auch Sekundärprävention.

Vor der medikamentösen Behandlung sollten nicht medikamentöse Möglichkeiten genutzt werden. Eine ruhige Umgebung, konstante Bezugspersonen wie auch ein wiederkehrender Tagesablauf können beruhigend wirken. Herausfordernde Verhaltensweisen können bis zu einem gewissen Grad auch zugelassen werden.

Ist das Schlucken erschwert, so können Schmerzmittel in Tropfenform (z. B. Tilidin®-Tropfen), lösliche Tabletten (z. B. Tavor®-Expidet), transdermale Formulierungen (z. B. Durogesic®-Pflaster) oder subkutane Medikamentengaben (z. B. Morphin-Ampullen) erwogen werden.

Die medikamentöse Therapie beim sterbenden Menschen mit Demenz sollte weniger als Bedarfsmedikation, sondern in einem fest verordneten Schema erfolgen. Dies betrifft auch die Schmerztherapie (Schuler, 2019). Eine Placebo-Wirkung ist nicht zu erwarten.

Medikamente mit hoher anticholinerger Wirkung sollten vermieden werden, um kein Delir auszulösen.

Unerwünschte Arzneimittelwirkungen werden von Menschen mit Demenz seltener von sich aus berichtet und müssen daher gezielt beobachtet bzw. abgefragt werden.

Begleitung der Angehörigen

Merke

Für eine gelungene palliativmedizinische Behandlung von Menschen mit Demenz sind die Beachtung und Begleitung der pflegenden Angehörigen von hoher Bedeutung.

Die Demenz verläuft meist nicht geradlinig und die Angehörigen müssen sich im Verlauf der Erkrankung immer wieder auf neue Situationen einstellen. Dadurch fordern die Betreuung und Pflege eines Menschen mit Demenz von den Angehörigen sehr viel Kraft. In der Sterbephase kommt es zu einer weiteren Belastung der Angehörigen, insbesondere dürfen sie nicht mit den anstehenden Entscheidungen allein gelassen werden.

Die Angehörigen haben einen bestimmenden Einfluss auf den Verlauf der Sterbephase, da sie den Patientenwillen übermitteln und Entscheidungen treffen müssen. Gut vorbereitet können Angehörige dem Betroffenen sehr hilfreich sein und beispielsweise Medikamente zur Symptomkontrolle geben, z. B. Schmerztropfen bei Schmerzen. Die Vorbereitung der pflegenden Angehörigen auf die Sterbephase sollte rechtzeitig beginnen und mögliche Symptome sollten vorab besprochen werden, z. B. die Bedeutung der Rasselatmung beim Sterbenden.

Manche Angehörige haben im Verlauf der Erkrankung schon Abschied genommen („Das ist nicht mehr mein Mann."), andere können den Lebenspartner nicht „loslassen". Eine „Verabschiedung auf Augenhöhe" wird oft nicht möglich sein. Nach dem Tod gibt ein Drittel der Angehörigen an, dass das Sterben nicht gut verlaufen sei (Förstl et al., 2010), was zu Selbstvorwürfen und depressiven Reaktionen führen kann. Angehörige, die sich sehr intensiv um den Menschen mit Demenz kümmerten oder schon zu Depression neigten, riskieren nach dessen Tod eine komplizierte Trauer.

Im Idealfall sollte das Augenmerk des begleitenden Umfeldes darauf gerichtet sein, dass die Angehörigen nach dem Tod ihres Menschen mit Demenz einer besonderen Unterstützung bedürfen. So kann das Versterben eines nahen Menschen mit Demenz für einen pflegenden Angehörigen einerseits eine Erleichterung bedeuten, andererseits kann der Verlust des Menschen, um den man sich jahrelang intensiv gekümmert hat und der den Lebensinhalt darstellte, auch sehr schmerzhaft sein. Pflegende Angehörige bedürfen daher der Beachtung durch die palliativmedizinisch orientierten Behandler bereits vor, in und nach der Sterbephase bzw. dem Tod des Patienten.

13.4.5 Juristische Aspekte

Während ein Patient mit einer onkologischen Erkrankung in der Sterbephase im Vorfeld oft durch alle indizierten Therapien gegangen ist und ein breiter ärztlicher Konsens besteht, dass keine weitere tumorspezifische Therapie möglich ist, ist dies beim Patienten mit Demenz anders. Viele zum Tode führenden Erkrankungen wie die Aspirationspneumonie oder eine Exsikkose sind prinzipiell ärztlich zu behandeln, mit einiger Wahrscheinlichkeit sogar erfolgreich. So kann eine ärztliche Behandlung, wenn vielleicht auch nicht „sinnvoll" oder gewünscht, so doch „erfolgreich" sein. Dies öffnet, wie im Fallbeispiel, die Tür für juristische Probleme.

Eine Patientenverfügung ist hilfreich, bedarf jedoch immer der Interpretation in der konkreten Situation. So finden sich dort beispielsweise die Formulierungen, dass keine lebensverlängernden Maßnahmen mehr stattfinden sollten, wenn sich der Sterbende „aller Wahrscheinlichkeit nach unabwendbar im unmittelbaren Sterbeprozess" befindet. Bei einer Aspirationspneumonie wäre dies nicht der Fall. Lebensverlängernde Maßnahmen sollten nach derselben Patientenverfügung auch unterlassen werden, wenn man sich „im Endstadium einer unheilbaren, tödlich verlaufenden Krankheit befindet, selbst wenn der Todeszeitpunkt noch nicht absehbar ist". Dies wäre dann ein Argument gegen eine Krankenhausaufnahme.

Sind mehrere Angehörige vorhanden, z. B. Lebenspartner und Kinder, so können sich diese in unterschiedlichen Stadien des Abschiednehmens vom Erkrankten befinden und daher verschiedene Forderungen aufstellen, z. B. nach palliativer Versorgung einerseits sowie nach maximaler medizinischer Intervention andererseits, vor allem wenn der mutmaßliche Patientenwille nicht klar formuliert wurde. Ein Ausweg aus dieser Situation ist, wenn solche Entscheidungen möglichst gemeinschaftlich mit allen Beteiligten getroffen werden, ggf. auch unter Zuhilfenahme eines Ethikkomitees, und dabei der mutmaßliche Patientenwille im Mittelpunkt steht. Herrschen unterschiedliche Vorstellungen vor, z. B. zwischen den Angehörigen, dann besteht die Gefahr, dass, um juristische Konsequenzen zu vermeiden, im Zweifelsfall in ein Krankenhaus eingewiesen wird. Zu betonen ist, dass der mutmaßliche Wille des Patienten nur dann eine Rolle spielt, wenn für die Maßnahme die medizinische Indikation besteht.

13.4.6 Vorausschauende Versorgungsplanung, Vorsorgevollmacht und Patientenverfügung

Die palliativmedizinische Versorgung startet nicht erst bei Beginn der Strebephase, sondern früher, z. B. mit der vorausschauenden Versorgungsplanung, dem ACP. Bei Demenzpatienten muss diese Planung für den letzten Lebensabschnitt frühzeitig beginnen, zu einer Zeit, in der die Demenz noch nicht so weit fortgeschritten ist und somit noch überlegte Aussagen des Betroffenen möglich sind.

Dabei ist die Einwilligungsfähigkeit in ärztliche Maßnahmen das Kriterium, nicht beispielsweise die Geschäftsfähigkeit. Selbst schwer betroffene Demenzpatienten können mitunter noch ärztliche Maßnahmen verstehen und ihren Willen dazu äußern, auch wenn sie beispielsweise nicht mehr geschäftsfähig sind.

Gesunde jüngere Menschen erachten häufig ein Leben mit schwerer Demenz als nicht lebenswert, was dann Auswirkungen auf ihre Verfügungen am Lebensende haben kann. Ein Mensch mit Demenz hingegen hält sein Leben in den wenigsten Fällen für hoffnungslos oder für nicht lebenswert (Förstl et al., 2010). Dadurch kann es sein, dass der Mensch mit Demenz in der letzten Lebensphase andere Wünsche hat als zur Zeit der Abfassung der ACP.

13.4.7 Förderliche und hinderliche Faktoren für eine palliative Versorgung von Menschen mit Demenz

Trotz der schon seit Jahren intensiv geführten akademischen Diskussion zur Palliativversorgung von Menschen mit Demenz hat diese nur teilweise Eingang in die konkrete Praxis der Versorgungssituation gefunden. Eine unzureichende Symptomkontrolle, eine Verkennung des Eintritts in die Sterbephase, belastende Interventionen am Lebensende wie künstliche Ernährung oder Fixierungsmaßnahmen sind noch weit verbreitet (Pinzon et al., 2013).

Hinderliche Faktoren wurden in systematischen Untersuchungen eruiert und beispielsweise vier grundsätzliche Themen identifiziert (Erel et al., 2017): verwaltungstechnische und politische Probleme, Kenntnisse, Kommunikation und Charakteristika der Personalstruktur des palliativmedizinischen Teams (Erel et al., 2017).

Auch aus empirischer Sicht existiert eine Reihe von Hindernissen für eine palliative Versorgung von Menschen mit Demenz. Dazu zählt einmal, dass der Mensch mit Demenz selbst seine Bedürfnisse nicht genau schildern kann. Auf das Problem, dass die Prognose sowie der Beginn der Sterbephase nicht genau festzulegen sind, wurde bereits hingewiesen. Ein weiteres Hindernis kann der Einfluss der Angehörigen sein, die vielleicht über den Sterbeprozess selbst nicht angemessen informiert sind oder eigene Interessen bzw. Sichtweisen über den mutmaßlichen Patientenwillen stellen. Im Bewusstsein der Bevölkerung ist das Endstadium einer Krebserkrankung mit einer Palliativversorgung verbunden, nicht jedoch die Demenz. Da, wie eingangs erwähnt, die Hälfte der Menschen mit Demenz in einem Stadium der mittleren Schwere verstirbt, rechnet man in diesem Stadium noch nicht zwangsläufig mit dem Lebensende.

13.4.8 Geriatrie und Palliativmedizin

Bei näherer Betrachtung ergeben sich viele Schnittmengen in der Arbeitsweise zwischen der Palliativmedizin und der Geriatrie, beispielsweise die Betonung der psychosozialen Unterstützung, die Angehörigenarbeit, die Teamarbeit oder die Multiprofessionalität.

Im stationären Bereich sind geriatrische Kliniken in der Lage, Menschen mit Demenz zu behandeln und mit herausforderndem Verhalten umzugehen. Festlegungen des Patienten, beispielsweise ob Reanimationen oder Verlegungen auf die Intensivstation erfolgen sollen, sind dem therapeutischen Team in der Geriatrie bekannt. Die Patientenwünsche werden im Behandlungskonzept berücksichtigt und die Informationen in den wöchentlichen Teambesprechungen ausgetauscht. In vielen geriatrischen Kliniken sind Ärztinnen/Ärzte vorhanden, die eine Zusatzweiterbildung in Palliativmedizin vorweisen können. Daher sollte das Versterben von Menschen mit Demenz in geriatrischen Kliniken mit guter Versorgung möglich sein.

Der Sterbende mit Demenz sollte dort behandelt werden, wo er dies wünscht und wo er am besten aufgehoben ist. Da Menschen mit Demenz meist im ambulanten Bereich (zuhause, Pflegeheim) versterben, sind der Hausarzt und die Palliativmedizin mit ihren ambulanten Strukturen (AAPV, SAPV, Hospize) die wichtigsten Partner für die Betreuung des sterbenden Menschen mit Demenz. Ist eine ambulante Betreuung aus verschiedenen Gründen nicht möglich (z. B. herausforderndes Verhalten), kann die Geriatrie diejenige stationäre Einrichtung sein, in der am besten mit einem sterbenden Patienten mit Demenz umgegangen werden kann.

13.4.9 Effektivität von palliativmedizinischen Interventionen bei Demenzpatienten

Abschließend stellt sich die Frage, ob die palliativmedizinische Intervention bei Menschen mit Demenz tatsächlich einen Vorteil gegenüber der herkömmlichen Behandlung bietet. Ein Cochrane-Review aus 2016 (Murphy et al., 2016), aktualisiert 2021 (Walsh et al.) mit nun neun auswertbaren Studien, kommt zum Schluss, dass die vorhandenen Daten begrenzt und unsicher sind. Im Vergleich zur herkömmlichen Behandlung könnte eine Verbesserung des Sterbeprozesses selbst und der Dokumentation des Patientenwillens vorhanden sein.

Zusammenfassung

Die Demenz ist eine unheilbare Erkrankung, die symptomatisch und am Lebensende palliativ behandelt werden kann. Die Demenz bzw. die Alzheimer-Demenz stellt mittlerweile eine der häufigsten Todesursachen dar. Die Strukturen der Palliativversorgung und Hospize sind auf die Versorgung von Menschen mit Demenz noch nicht ausgerichtet. Bei Menschen mit kognitiver Einschränkung ist es wesentlich, die pflegenden Angehörigen in die palliativmedizinische Behandlung einzubeziehen.

Literatur

Attems, J., König, C., Huber, M., et al. (2005). Cause of death in demented and non-demented elderly inpatients; an autopsy study of 308 cases. *Journal of Alzheimer's disease: JAD*, 8(1), 57–62. https://doi.org/10.3233/jad-2005-8107

Aworinde, J., Werbeloff, N., Lewis, G., et al. (2018). Dementia severity at death: a register-based cohort study. *BMC psychiatry*, *18*(1), 355. https://doi.org/10.1186/s12888-018-1930-5

Brayne, C., Gao, L., Dewey, M., et al. (2006). Dementia before death in ageing societies--the promise of prevention and the reality. *PLoS Med*, *3*(10), e397. https://doi.org/10.1371/journal.pmed.0030397

Brunnstrom, H. R., & Englund, E. M. (2009). Cause of death in patients with dementia disorders. *Eur J Neurol*, *16*(4), 488–492. https://doi.org/10.1111/j.1468-1331.2008.02503.x

Deutsche Alzheimer Gesellschaft. (2017). Empfehlungen zur Begleitung von Menschen mit Demenz in der Sterbephase. Retrieved 6.2.2022, from https://www.deutsche-alzheimer.de/fileadmin/Alz/pdf/empfehlungen/empfehlungen_sterbephase.pdf, Zugriff am 28.4.2023

DGN e. V. & DGPPN e. V. (Hrsg.) (2023). S3-Leitlinie Demenzen, Version 4.0, 28.11.2023. https://register.awmf.org/de/leitlinien/detail/038-013, Zugriff am 18.1.2024

Erel, M., Marcus, E. L., & Dekeyser-Ganz, F. (2017). Barriers to palliative care for advanced dementia: a scoping review. *Ann Palliat Med*, *6*(4), 365–379. https://doi.org/10.21037/apm.2017.06.13

Etkind, S. N., Bone, A. E., Gomes, B., et al. (2017). How many people will need palliative care in 2040? Past trends, future projections and implications for services. *BMC Med*, *15*(1), 102. https://doi.org/10.1186/s12916-017-0860-2

Förstl, H., Bickel, H., Kurz, A., et al. (2010). [Dying demented. Concepts of care and palliative medicine]. *Fortschr Neurol Psychiatr*, *78*(4), 203–212. https://doi.org/10.1055/s-0029-1245260 (Sterben mit Demenz. Versorgungssituation und palliativmedizinischer Ausblick.)

Gove, D., Sparr, S., Dos Santos Bernardo, A. M., et al. (2010). Recommendations on end-of-life care for people with dementia. *J Nutr Health Aging*, *14*(2), 136–139. https://doi.org/10.1007/s12603-009-0229-0

Harris, D. (2007). Forget me not: palliative care for people with dementia. *Postgrad Med J*, *83*(980), 362–366. https://doi.org/10.1136/pgmj.2006.052936

Harrison, K. L., Hunt, L. J., Ritchie, C. S., et al. (2019). Dying With Dementia: Underrecognized and Stigmatized. *J Am Geriatr Soc*, *67*(8), 1548–1551. https://doi.org/10.1111/jgs.15895

Kojer, M. S., M. (2017). Demenz und Palliative Care. In *Palliative Care* (pp. 739–757). Hogrefe-Verlag.

Leitlinienprogramm Onkologie (Deutsche Krebsgesellschaft, Deutsche Krebshilfe, AWMF): Palliativmedizin für Patienten mit einer nicht-heilbaren Krebserkrankung, Langversion 2.2, 2020, AWMF-Registernummer: 128/001OL, https://www.leitlinienprogramm-onkologie.de/leitlinien/palliativmedizin/, Zugriff am 28.4.2023

Lunney, J. R., Lynn, J., & Hogan, C. (2002). Profiles of older medicare decedents. *J Am Geriatr Soc*, *50*(6), 1108–1112. https://doi.org/10.1046/j.1532-5415.2002.50268.x

Mitchell, S. L., Kiely, D. K., Hamel, M. B., et al. (2004). Estimating prognosis for nursing home residents with advanced dementia. *JAMA*, *291*(22), 2734–2740. https://doi.org/10.1001/jama.291.22.2734

Mitchell, S. L., Miller, S. C., Teno, J. M., et al. (2010). Prediction of 6-month survival of nursing home residents with advanced dementia using ADEPT vs hospice eligibility guidelines. *JAMA*, *304*(17), 1929–1935. https://doi.org/10.1001/jama.2010.1572

Murphy, E., Froggatt, K., Connolly, S., et al. (2016). Palliative care interventions in advanced dementia. *Cochrane Database Syst Rev*, *12*, CD011513. https://doi.org/10.1002/14651858.CD011513.pub2

Pinzon, L. C., Claus, M., Perrar, K. M., et al. (2013). Dying with dementia: symptom burden, quality of care, and place of death. *Dtsch Arztebl Int*, *110*(12), 195–202. https://doi.org/10.3238/arztebl.2013.0195

Reisberg, B., Sclan, S. G., Franssen, E., et al. (1994). Dementia staging in chronic care populations. *Alzheimer Dis Assoc Disord*, *8 Suppl 1*, 188–205. https://www.ncbi.nlm.nih.gov/pubmed/8068258

Schuler, M. (2019). [Treatment of pain in people with dementia]. *Z Gerontol Geriatr*, *52*(6), 607–622. https://doi.org/10.1007/s00391-019-01578-4 (Schmerzbehandlung bei Menschen mit Demenz.)

van der Steen, J. T., Radbruch, L., Hertogh, C. M., et al. (2014). White paper defining optimal palliative care in older people with dementia: a Delphi study and recommendations from the European Association for Palliative Care. *Palliat Med*, *28*(3), 197–209. https://doi.org/10.1177/0269216313493685

van Kooten, J., Binnekade, T. T., van der Wouden, J. C., et al. (2016). A Review of Pain Prevalence in Alzheimer's, Vascular, Frontotemporal and Lewy Body Dementias. *Dement Geriatr Cogn Disord*, *41*(3-4), 220–232. https://doi.org/10.1159/000444791

13.5 Essen und Trinken am Lebensende

Christoph Fuchs

13.5.1 Einführung

Essen und Trinken sind existenzielle Bedürfnisse jedes Menschen. Allerdings erfordert die Ernährungstherapie inklusive Flüssigkeitsgabe am Lebensende eine achtsame und individuelle Betrachtung mit Abschätzung des voraussichtlichen Nutzens und einer möglichen Schädigung in der speziellen Behandlungssituation.

Der tägliche Umgang des therapeutischen Teams mit Menschen am Lebensende führt regelhaft zu einem Diskurs um das Thema: Wie soll man Ernährung und Flüssigkeitszufuhr am Lebensende handhaben und was macht wirklich Sinn? Im Folgenden soll ein Blick auf die spezifischen Probleme der Ernährung inklusive Flüssigkeitsgabe bei geriatrischen Patienten am Lebensende geworfen werden. Der Begriff Lebensende ist hierbei sicherlich nicht scharf definierbar und die Bewertung der individuellen Daseinssituation erfordert wiederum die genaue Kenntnis der spezifischen Umstände der betroffenen Person. Hierbei sind nicht nur die medizinischen, sondern auch die biografischen und kulturellen Gegebenheiten von großem Interesse.

13.5.2 Die Situation der Betagten

In den Organisationsstrukturen der Therapie und Pflege älterer Menschen bewegen sich die Behandelnden zumeist in einer „künstlichen" Umgebung, die den früheren Alltagsgewohnheiten unserer Patienten fremd ist. Den gut gemeinten therapeutischen Interventionen des Teams steht eine Lebenswirklichkeit gegenüber, die nur durch behutsame Achtsamkeit in ihrer einzigartigen Biografie verstanden werden kann. Das Thema Nahrungszufuhr ist nur ein Ausschnitt des Lebensbereichs, der tatsächlich für einen Menschen als nährend, wichtig und Lebensfreude bringend wahrgenommen werden kann. Religiöse und spirituelle Bedürfnisse, aber auch der Wunsch nach körperlichem und auch sexuellem Wohlergehen und Genießen können und sollten individuell berücksichtigt werden.

Die psychosozialen Aspekte des Genusses und des gemeinsamen Essen-Erlebens sind in vielerlei Hinsicht bedeutsam. Eine adäquate Mahlzeitenversorgung kann durch die therapeutischen Möglichkeiten von erfahrenen Therapeuten aus den Bereichen Ernährung und Logopädie sinnvoll ergänzt werden. Dies sollte in enger Absprache mit der Küche bzw. dem Caterer erfolgen.

Vielfältige Ursachen liegen dem Syndrom „Mangelernährung" am Lebensende zugrunde: inflammatorische Allgemeinerkrankungen, Dysphagie, Kaustörungen, neurologische Erkrankungen, Tumorerkrankungen, mangelnde Mobilität, kognitive Störungen, Depressivität und vieles mehr. Bei Fortschreiten einer Demenzerkrankung kommt es unvermeidlich zu einer Schluckstörung, z. T. auch im Sinne einer bukkofazialen Apraxie, mit vielen Facetten und potenziellen Folgen wie Mangelernährung, Dehydratation und Aspirationspneumonie. Das Thematisieren und der erfahrene Umgang mit dieser Problematik setzen ein hohes Maß an Palliative-care-Kompetenz voraus (Fuchs et al., 2012).

Merke

Mangelernährung am Lebensende kann vielfältige Ursachen haben: inflammatorische Allgemeinerkrankungen, Dysphagie, Kaustörungen, Erkrankungen, Tumorerkrankungen, mangelnde Mobilität, kognitive Störungen, Depressivität u. v. m.

Eine interdisziplinäre, multiprofessionelle Wahrnehmung und achtsame Begleitung der Ernährungsprobleme kann eine deutliche Verbesserung der Lebensqualität einer betagten Person am Lebensende bewirken. Die ernährungsmedizinischen Interventionen können vielfältig sein und sollten dem individuellen Bedarf angepasst werden. Präventive, kurative oder palliative Maßnahmen können in dieser Situation Hand in Hand gehen.

13.5.3 Allgemeine Aspekte der „End-of-life Care" und Flüssigkeits- und Ernährungstherapie

Am Ende des Lebens verändert sich häufig das Ess- und Trinkverhalten. Hunger und Durst sind weniger vorhanden bzw. werden weniger wahrgenommen. Dies führt oft zu einem Gewichtsverlust und einer Dehydratation. Angehörige sind in dieser Situation zumeist alarmiert. In Gesprächen fallen häufig Begriffe wie „Verhungern" oder „Verdursten". Diese Begriffe werden meist mit leidvollen Fantasien in Verbindung gebracht. *Kann aber jemand, der nicht unter Hunger und Durst leidet, qualvoll verhungern oder verdursten?*

In den Grundsätzen der Bundesärztekammer zur ärztlichen Sterbebegleitung (Deutsche Bundesärztekammer, 1998) wird darauf verwiesen, dass Ärztinnen/Ärzte dazu verpflichtet sind, Menschen in der Sterbesituation so zu helfen, dass sie unter menschenwürdigen Bedingungen sterben können. Dazu gehören nicht immer die Nahrungs- und Flüssigkeitszufuhr, da sie für Sterbende eine schwere Belastung darstellen können. Das subjektive Gefühl von Hunger und Durst sollte jedoch gestillt werden. Dazu sind oftmals nur wenige Löffel Nahrung und wenige Tropfen Flüssigkeit ausreichend. Eine qualifizierte Mundpflege ist hierbei oft die entscheidende pflegerische Maßnahme, die mit Angehörigen besprochen, angeleitet und an diese delegiert werden sollte. Fantasievolle und kreative Maßnahmen wie gefrorene Getränkestückchen (je nach Gusto süß, sauer, salzig) oder aromatische Geschmacksanreger zur Salivationsanregung (Brotstückchen, Wursthäppchen) können hier zur subjektiven Verbesserung führen. Ein interprofessioneller und interdisziplinärer Austausch mit Kollegen der Palliativmedizin/-Pflege oder Hospizarbeit ist hierzu häufig sehr hilfreich.

Merke

Grundsätzlich gilt für eine exzellente Symptomkontrolle in der vulnerablen Sterbephase, dass alle Maßnahmen auf ihre Effektivität in Hinsicht auf die Symptomkontrolle für jeden Patienten regelmäßig und sorgfältig überprüft werden sollten.

Die Kommunikation des therapeutischen Teams sollte regelmäßig mit dem Patienten und mit seinen Angehörigen/Vertrauten/Bevollmächtigten/Vertretern gesucht werden. Ebenso erfordert die häufig emotional belastende Pflegesituation eine gute und wiederholte Teamkommunikation, um Unsicherheiten oder Missverständnissen im Prozedere früh zu begegnen. Evtl. hilfreich und sehr empfehlenswert sind z. B. Supervisionsgespräche/Balint-Sitzungen unter Beteiligung aller Teammitglieder – auch der Ärzteschaft!

13.5.4 Konzepte zur Ernährung und Flüssigkeitsgabe am Lebensende

Menschen mit akuten Erkrankungen des zentralen Nervensystems, wie Schlaganfall, Hirnblutung, Hirnentzündung oder Tumormanifestation im GI-Trakt, sind häufig nicht in der Lage, sich ausreichend über den oralen Weg zu ernähren. Hier besteht eine grundsätzliche und leitlinienkonforme Indikation für eine ernährungsmedizinische Intervention im Sinne der künstlichen Ernährung, es sei denn, solche Maßnahmen sind im Kontext des (mutmaßlichen) Patientenwillens nicht gewünscht oder aufgrund einer infausten Prognose medizinisch nicht angezeigt.

Personen mit chronischen neurologischen Erkrankungen, wie z. B. einem Zustand nach schwerem Schlaganfall (ohne klinische Verbesserung über Wochen und Monate), nach Hypoxie oder Hirnblutung im Langzeitkontext, sind je nach Behinderungsausmaß häufig langfristig auf eine künstliche Ernährung angewiesen. Hierbei gelten, wie bei allen medizinischen Interventionen, die Kriterien der (fortgesetzten) Indikation sowie das Kriterium der Einwilligung (Patientenwille) in die fortgeführte Maßnahme.

Grundsätzlich gilt es, die Sorgfaltsbestimmungen der „good clinical practice" in der Durchführung der Ernährungs- und Flüssigkeitsgabe anzuwenden. Insbesondere zu berücksichtigen sind: Hygiene, bilanzierte Kalorien, Volumengabe für den individuellen Patienten, adäquate Lagerung des Patienten, angepasste Applikationsart (z. B. Bolus- oder Dauerverabreichung einer Sondenernährung) sowie optimierte Begleit- und supportive Therapie und Medikation (Stichworte: optimale Mundpflege, hypo-/hypersalivations-Behandlung, Darmtätigkeitsüberwachung).

Falls sich eine Änderung in den obengenannten Kriterien ergibt, kann eine Beendigung oder Reduktion der initiierten und laufenden Therapie entsprechend des Patientenwillens oder repräsentierten mutmaßlichen Willens (vorgebracht durch einen Bevollmächtigten) erfolgen. Diese Therapiezieländerung erfordert eine gute Kenntnis der Bedürfnisse eines sterbenden Menschen. Das weitere Dasein nach Einstellung eines künstlichen Ernährungsmodus ist weder ein schmerzvoller Prozess, noch handelt es sich um einen aktiven Vorgang im Sinne einer aktiven Sterbehilfe. Das Sterben-Lassen unter größten Sorgfaltsbestimmungen hinsichtlich individueller Willensäußerungen und medizinischer, pflegerisch-therapeutischer Situationsklärung sollte wieder einen größeren Raum in unserem medizinischen System einnehmen dürfen.

Dort, wo Personen in der letzten Phase ihres Lebens grundsätzlich noch oral Nahrung und Flüssigkeit zu sich nehmen können, ist in den meisten Fällen auch eine vollständig orale Ernährungs- und Flüssigkeitszufuhr möglich, wenngleich diese meist nicht bedarfsdeckend ist. Auch bei Personen mit einer Dysphagie kann in der letzten Lebensphase ein Aspirationsrisiko bewusst in Kauf genommen werden, wenn die orale Nahrungszufuhr vom Patienten gewünscht wird und zu seiner Lebensqualität beiträgt. Insgesamt tritt hier der physiologische Nährstoffbedarf gegenüber den Bedürfnissen der Person vollständig in den Hintergrund.

In der Sterbephase sollte eine enterale und parenterale Flüssigkeitszufuhr vermieden werden, da diese nachweislich das sogenannte „Todesrasseln“ verstärkt, welches von Betreuungspersonen meist als sehr belastend erlebt wird.

13.5.5 Kulturspezifische, spirituell und religiös verankerte „Widerstände“ zum Thema Flüssigkeitsgabe und Ernährung am Lebensende[1]

Gerade bei religiösen Menschen (egal welchen Bekenntnisses – ob streng christlich, jüdisch, muslimisch oder andere Glaubensformen) besteht häufig eine große Sorge darüber, ob die Beendigung der Flüssigkeits- oder Nahrungszufuhr eine „Sünde“ oder eine Unterlassung und damit eine „aktive Sterbehilfe“ sein könnte. Hier gilt es besonders auf die Sensibilität des Bezugnetzes zu achten und ggf. eine fachlich kompetente Mediation herbeizuführen (durch einen Seelsorger, Übersetzer, weitere Familienangehörige etc.). In diesen Situationen kann durch Unachtsamkeit im Umgang mit den Ängsten und Gefühlen der Angehörigen erheblicher Stress – für alle Beteiligten – entstehen. Allein eine unglückliche Wortwahl im Kontext von Ernährung, Hunger und Durst kann eine solche Situation bereits auslösen.

In der jüdischen Tradition z. B. ist die Meinung der religiösen Gelehrten, der Rabbiner, für die betroffenen Familien eminent wichtig. In den letzten Jahren hat sich diesbezüglich eine große Offenheit von Seiten vieler Rabbiner bzgl. der palliativen Begleitung und dem Thema Flüssigkeit und Ernährung am Lebensende entwickelt. Rabbiner Jaron Engelmayer (Synagoge Köln) sagt 2014 in einem Interview der Jüdischen Allgemeinen folgendes:

> „Bestimmte lebenserhaltende Grundlagen sollen dem Menschen nicht entzogen werden, wie die Zufuhr von Sauerstoff, Grundnahrung oder Flüssigkeit. Das käme einer aktiven Lebensverkürzung gleich. Es gibt aber Situationen, in denen diese Regeln in Absprache mit einem Rabbiner aufgehoben werden können oder sogar sollen; eine solche kann etwa in der Endphase des Sterbeprozesses entstehen.“ (Goldmann, 2014)

In der Lebenswelt muslimischer Patienten bestehen nicht selten aufgrund des Migrationsmoments und der soziokulturell oft schwierig abgelaufenen Integration der „ersten“ Migrantengemeinschaft in die mitteleuropäische Gesellschaft erhebliche Verständnisprobleme hinsichtlich eines Palliative-care-Konzeptes. Die Sorge, es könnte aufgrund des Migrationshintergrundes eine Limitierung der Therapie stattfinden und daher eine „Maximaltherapie“ inklusive intravenöser Ernährung-/Flüssigkeitstherapie nicht (mehr) gewährleistet sein, entspringt der Befürchtung, eine ethnische-kulturelle Benachteiligung erleben zu müssen. Zudem ist ein Konzept der vorausschauenden Fürsorge bzw. des sog. Advance Care Planning (ACP) in z. B. mediterranen Gesellschaften (auch etwa in Italien) bislang wenig verankert.

Erfreulicherweise stehen in den letzten Jahren gerade türkisch-islamische Verbände in engem Austausch mit Pflegediensten und Palliativverbänden und betonen die achtsame Begleitung hinsichtlich terminaler Stillung von Mundtrockenheit bzw. Durstgefühl. Der türkische Kultur-Verein DITIB schreibt in seiner Broschüre „Sterbebegleitung und Tod im Islam“:

> „Der Moment des Todes verläuft für den Menschen oft unter Not und Schmerzen (…). In diesem Augenblick wird die sterbende Person meist durstig und bekommt einen trockenen Mund. Man sollte für die Befeuchtung des Lippen- und Mundbereichs sorgen und, falls vorhanden, das Fieber senken versuchen.“ (DITIB, 2011, S. 15)

Zusammenfassung

Die wertschätzende Begleitung und die liebevolle Wahrnehmung der Bedürfnisse eines Sterbenden sind in allen Kulturen der Welt in langer Tradition geehrt, gelebt und gepflegt worden. Die mitteleuropäischen Gesellschaften verlieren durch die zunehmende Vereinsamung der Menschen, den Zerfall der Familienkultur und durch die Delegation der Sterbebegleitung an Institutionen wie Hospize, Krankenhäuser oder Pflegedienste ihre eigene persönliche, familiäre und kulturelle Kompetenz in der Begleitung von Sterbenden. Gerade von Angehörigen von Migranten erleben wir dagegen häufig die bedingungslose Zuwendung und das selbstverständliche Angebot der menschlichen Präsenz im Moment der existenziellen Not.

Eine offene Kommunikation bezüglich der Symptomkontrolle und evtl. belastender Maßnahmen ist im Sinne unserer Patienten sehr wichtig.

In der letzten Lebensphase tritt der ernährungsphysiologische Bedarf vollständig hinter die Bedürfnisse unserer Patienten zurück. Allen sollte bewusst sein, dass die parenterale Gabe einer Ernährungslösung oder Flüssigkeit dem Sterbenden keine Erleichterung bringt, sondern das Sterben häufig verkompliziert und evtl. sogar verlängert.

Dies zu kommunizieren, erfordert eine Kompetenz in der Wahrnehmung der Bedürfnisse der Angehörigen, der betroffenen Person und ihrer jeweiligen Daseins-Situation im Sinne einer individualisierten und kultursensiblen guten Pflege.

Literatur

Deutsche Bundesärztekammer (1998). Grundsätze der Bundesärztekammer zur ärztlichen Sterbebegleitung. *Dtsch Ärztebl, 95*(39), A-2366/B-2022/C-1898.

DITIB – Türkisch-Islamische Union der Anstalt für Religion e. V. (2011). *Sterbebegleitung und Tod im Islam.* http://ditib-bonn.de/DITIB_sterbebegleitung.pdf, Zugriff am 16.6.2018

1 Bei diesem Abschnitt handelt es sich um eine leicht modifizierte Übernahme des entsprechenden Abschnitts aus: Fuchs, 2019, S. 163 f.

Fuchs, C. (2019). Umgang mit Flüssigkeit und Ernährung am Lebensende. In M. Wasner & J. Raischl (Hrsg.) *Kultursensibilität am Lebensende. Identität – Kommunikation* – Begleitung (S. 163–169). Kohlhammer.

Fuchs, C., Gabriel, H., Raischl, J., et al. (2012). *Palliative Geriatrie. Ein Handbuch für die interprofessionelle Praxis.* Kohlhammer.

Goldmann, A. (2014). Fünf Minuten mit Rabbiner Jaron Engelmayer über jüdische Positionen zur Sterbehilfe. *Jüdische Allgemeine.* https://www.juedische-allgemeine.de/?p=20872, Zugriff am 25.3.2019

13.6 Strukturen der Palliativversorgung für ältere Menschen

Falk Hoffmann und Nils Schneider

13.6.1 Einführung

Im Mittelpunkt der Palliativversorgung stehen Menschen mit nicht heilbaren Erkrankungen in ihrer letzten Lebensphase. Insgesamt werden in der Literatur und auch in der Gesetzgebung unterschiedliche Begriffe verwendet wie beispielsweise „Versorgung am Lebensende" bzw. „End-of-life Care" oder „Palliativmedizin", „Palliative Care" oder „Supportive Care", die teils auch auf verschiedene kulturelle Hintergründe zurückgehen (Deutsche Gesellschaft für Palliativmedizin, 2016). Häufig wird dabei jedoch „Palliativversorgung" als Oberbegriff verwendet. Die 2020 aktualisierte S3-Leitlinie „Palliativmedizin für Patienten mit einer nicht-heilbaren Krebserkrankung" benutzt zudem die Begriffe Palliativmedizin und Palliativversorgung als Synonyme (Leitlinienprogramm Onkologie, 2020), andere Autoren hingegen beschreiben Palliativmedizin eher als den ärztlichen Part der Palliativversorgung (Gágyor & Schneider, 2022). Entsprechend wird auch in diesem Beitrag der umfassendere Begriff Palliativversorgung verwendet. Er umschließt somit alle Angebote, die sich an Menschen mit nicht heilbaren, lebensbedrohlichen Erkrankungen richten und betont den interdisziplinären und multiprofessionellen besonderen Charakter dieses Versorgungsbereiches (Leitlinienprogramm Onkologie, 2020). Palliativversorgung zielt auf die Verbesserung der Lebensqualität von Patienten und deren Angehörigen ab und bezieht diese mit in Versorgungsentscheidungen ein.

Die letzte Lebensphase kann zeitlich sehr unterschiedlich ausgelegt werden. Im engeren Sinne kann sie als die letzten Stunden, Tage oder Wochen vor dem Tod verstanden werden, im weiteren Sinne als Zeitrahmen von bis zu mehreren Jahren (Radbruch & Payne, 2011). In diesem Kapitel wird das weiter gefasste Verständnis zugrunde gelegt, das den oftmals langsam-progredienten Krankheitsverläufen älterer Menschen z. B. mit Multimorbidität, Demenz oder Frailty besonders gerecht wird (Lunney et al., 2002). Eine engere Sicht ist auch deshalb als nicht mehr zeitgemäß anzusehen, da Patienten letztlich bei allen unheilbaren sowie absehbar fortschreitenden Erkrankungen bereits durch eine frühere Integration von Palliativversorgung profitieren können. Das kürzlich veröffentlichte Memorandum der Fachgruppe Palliativmedizin des Deutschen Netzwerks Versorgungsforschung e. V. (DNVF) trägt dem durch die bewusste Betonung des Begriffes „letztes Lebensjahr" Rechnung, der jedoch keine abschließende prognostische Sicherheit suggerieren soll (Kremeike et al., 2022). Vielmehr soll damit auch der möglichen Unsicherheit einer konkreten Prognose begegnet werden und gleichzeitig für die frühzeitige Identifikation von Personen, die von einer Palliativversorgung profitieren können, sensibilisiert werden. Somit können auch Therapieziele kritischer abgewogen werden und der Zugewinn an Lebensqualität stärker in den Fokus rücken.

13.6.2 Historische Entwicklung

Schon früher stand die Symptomlinderung im Zentrum ärztlicher Tätigkeit, da sich bis ins 19. Jahrhundert nur wenige Erkrankungen tatsächlich heilen ließen. Im Zuge der im 20. Jahrhundert zunehmend zu verzeichnenden Fortschritte der kurativen Medizin verlagerte sich auch das ärztliche Handeln und Denken. Diese Verschiebung zur Heilung als Therapieziel führte jedoch zu einer Tabuisierung von Sterben und Tod (Gágyor & Schneider, 2022). Vor allem ausgehend aus England und den angloamerikanischen Ländern wurde dies als zunehmend problematisch erkannt. So wurde 1967 von Cicely Saunders, die als Begründerin der modernen Hospizbewegung und Palliativversorgung gilt, das St. Christopher's Hospice in London als erstes modernes Hospiz gegründet, welches wenig später auch um ambulante Betreuungsleistungen ergänzt wurde und noch heute existiert. Von ihr stammt auch das wegweisende Zitat „Es geht nicht darum, dem Leben mehr Tage zu geben, sondern den Tagen mehr Leben", welches die Grundhaltung der modernen Palliativversorgung widerspiegelt.

Zwar gab es in den Folgejahren auch in Deutschland Bemühungen zur Entwicklung palliativer Angebote, sie fanden jedoch zunächst nur punktuell Einzug in die Versorgung. Hierzulande haben sich palliative Versorgungsstrukturen erst später systematisch entwickelt. Die erste spezialisierte Palliativstation wurde 1983 in Köln eröffnet und bestand zunächst aus nur fünf Betten. Das erste Hospiz entstand 1986 in Aachen. Seit etwa 2005 vollzieht sich auch die zunehmende Integration in den ambulanten Bereich (Müller-Mundt et al., 2021). So besteht seit 2007 der Anspruch auf Leistungen der Spezialisierten Ambulanten Palliativversorgung (SAPV, unter § 37b SGB V).

Die Zusatzweiterbildung Palliativmedizin wurde 2003 in Deutschland in die (Muster-)Weiterbildungsordnung eingeführt und ist mittlerweile in allen Landesärztekammern möglich. Die Zusatzweiterbildung umfasst einen Basis-Kurs sowie Fallseminare unter Supervision, die durch eine Weiterbildung unter Befugnis an Weiterbildungsstätten ersetzt werden kann. Etwa 14.000 Ärztinnen/Ärzte tragen diese Zusatzweiterbildung hierzulande (Deutscher Hospiz- und Palliativverband, 2021). Seit 2009 ist Palliativmedizin ein Pflichtlehrfach im Medizinstudium.

Auch für weitere Gesundheitsfachberufe bestehen spezifische Qualifikationsangebote (Müller-Mundt et al., 2021). Für examinierte Pflegende beispielsweise existiert mittlerweile eine anerkannte Weiterbildung zur Palliativpflege. Um entsprechende Leistungen im Krankenhaus abrechnen zu können, sind teilweise solche zusätzlichen ärztlichen und pflegerischen Qualifikationen nachzuweisen. Weiterhin existieren mittlerweile an verschiedenen Hochschulen Masterstudiengänge im Bereich „Palliative Care".

13.6.3 Versorgungsstrukturen und Zugangswege

Palliativversorgung wird in internationalen Konzepten mehrstufig abgebildet, häufig in Form von zwei oder drei Stufen (Radbruch & Payne, 2011). Ein dreistufiges Konzept unterscheidet den palliativen Versorgungsansatz sowie allgemeine und spezialisierte Palliativversorgung. Der palliative Versorgungsansatz setzt voraus, dass die Gesundheitsprofessionen (Medizin, Pflege u. a.) durch ihre Ausbildung über grundlegende Kenntnisse der Palliativversorgung verfügen und diese in ihren jeweiligen Versorgungsbereichen praktisch umsetzen. In diesem Sinne ist der palliative Versorgungsansatz integraler Bestandteil z. B. der hausärztlichen und geriatrischen Versorgung. Palliativmedizinische Inhalte werden im Medizinstudium gelehrt und sind u. a. in der ärztlichen Weiterbildung für Allgemeinmedizin und Geriatrie verankert (Bundesärztekammer, 2021).

In Deutschland hat sich hingegen ein zweistufiges Konzept etabliert, mit allgemeiner und spezialisierter Palliativversorgung, wobei der oben beschriebene palliative Versorgungsansatz in die allgemeine Palliativversorgung eingeht. Eine einheitliche Definition der allgemeinen Palliativversorgung existiert nicht, jedoch ist sie durch folgende Kriterien charakterisiert (Radbruch & Payne, 2011):

- Die Leistungserbringung erfolgt durch Behandelnde, die auch, aber nicht ausschließlich Patienten in der letzten Lebensphase versorgen (z. B. Hausärzte, Geriater, Onkologen).
- Die Patienten haben palliative Bedürfnisse und Bedarfe niedriger bis mittlerer Komplexität.
- Die Versorgungsleistung ist nicht zwingend an spezifische strukturelle Voraussetzungen gekoppelt.

Die Behandelnden können eine Zusatzweiterbildung Palliativmedizin erwerben und ihre Expertise damit erweitern, dies ist jedoch formal keine Voraussetzung zur Erbringung von allgemeiner Palliativversorgung.

Ein kleinerer Teil der Patienten hat so komplexe Symptome und Problemstellungen, dass eine spezialisierte Palliativversorgung erforderlich ist, sei es in Form einer Mitbehandlung (z. B. durch Konsildienste) oder einer vollständigen Behandlungsübernahme (z. B. Palliativstation). Spezialisierte Palliativversorgung beschreibt Versorgungsangebote, deren Schwerpunkt in der Palliativversorgung liegt und die durch einen höheren Spezialisierungsgrad und eine spezifische Ausstattung mit Personal und anderen Ressourcen gekennzeichnet sind.

Die verschiedenen stationären und ambulanten Versorgungsstrukturen im Bereich der Palliativversorgung in Deutschland behandeln grundsätzlich Patienten unabhängig von bestimmten Grunderkrankungen und Alter (eine Ausnahme sind Kinder und Jugendliche) und kommen damit auch für geriatrische Patienten in Frage. In der Praxis finden sich aber teilweise Schwerpunktsetzungen, z. B. auf onkologisch Erkrankte. Dazu existieren auch spezifische Angebote für ältere Menschen, die jedoch oft nur regional und nicht flächendeckend verfügbar sind. Im Folgenden wird auf die Versorgungsebenen und Strukturen näher eingegangen. ► Tab. 13.6.1 zeigt eine Übersicht zu den in Deutschland vorhandenen hospizlichen und palliativen Versorgungsstrukturen sowie deren Finanzierung.

Allgemeine Palliativversorgung (APV)

Die allgemeine Palliativversorgung (APV) ist die Basis aller palliativen Versorgungskonzepte. Die konkreten Aufgabenfelder für die APV werden in der S3-Leitlinie „Palliativmedizin für Patienten mit einer nicht-heilbaren Krebserkrankung" (Leitlinienprogramm Onkologie, 2020) wie folgt definiert:

- Behandlung von Symptomen und Begleitung bei Problemen niedriger bis mittlerer Komplexität in allen vier Dimensionen (physisch, psychisch, sozial und spirituell),
- Kommunikation, Therapiezielfindung und Koordination der Versorgung sowie
- Einbeziehung von spezialisierter Palliativversorgung, wenn indiziert.

In diesen Aufgabenfeldern bestehen – trotz der insgesamt dynamischen Entwicklung der Palliativversorgung in Deutschland – nach wie vor erhebliche Defizite, u. a. erfolgt oftmals noch keine frühzeitige und systematische Umsetzung palliativer Maßnahmen, vor allem bei nicht onkologischen Grunderkrankungen (Radbruch et al., 2015). Zu den wesentlichen Hemmnissen gehört die fehlende Identifikation von palliativem Versorgungsbedarf insbesondere bei den zahlreichen, älteren Patienten mit chronisch progredienten Erkrankungen, wie Herzinsuffizienz, chronisch obstruktiver Lungenerkrankung oder Multimorbidität. Praktische Erfahrungen und empirische Studienbefunde zeigen, dass in der Versorgungspraxis bereits hinsichtlich der Einschätzung palliativer Situationen und des Handlungsbedarfes erhebliche Unklarheiten, Unsicherheiten und eine hohe Variabilität bestehen (Dalgaard et al., 2014; Oishi & Murtagh, 2014). Unklar bleibt vielfach auch, ab welchem Zeitpunkt eine palliative Versorgungsplanung thematisiert werden sollte. Studien zeigen die Notwendigkeit, innerhalb der insgesamt großen Gruppe von Patienten mit chronisch progredienten Erkrankungen diejenigen rechtzeitig und systematisch zu erkennen, die einer Palliativversorgung bedürfen (Coventry et al., 2005; Boyd & Murray, 2010; Thoonsen et al., 2016).

Erkennen und Einleiten der ersten Maßnahmen der Palliativversorgung haben wegweisende Bedeutung, wobei den Hausärzten als ambulante Primärversorger eine Schlüsselrolle zukommt (Leitlinienprogramm Onkologie, 2020). Zu den politischen Maßnahmen zur Stärkung der allgemeinen Palliativversorgung gehörte die Einführung eigener Abrechnungsziffern für die allgemeine ambulante Palliativversorgung (AAPV) in den Einheitlichen Bewertungsmaßstab (EBM) für die vertragsärztliche Leistungsvergütung. Allerdings wurden keine Struktur-, Prozess- und Ergebnisindikatoren definiert. Insgesamt wird die AAPV uneinheitlich umgesetzt und bleibt hinter dem anzunehmenden Bedarf zurück (Ditscheid et al., 2020; van Baal et al., 2021).

Zusätzlich wurde 2017 die besonders qualifizierte und koordinierte palliativmedizinische Versorgung (BQKPMV) sozialgesetzlich eingeführt, die eine Zwischenstufe zwischen allgemeiner und spezialisierter ambulanter Palliativversorgung abbilden soll. In der Versorgungsrealität spielt diese bislang allerdings keine größere Rolle.

Spezialisierte Palliativversorgung (SPV)

Während die Mehrzahl der Patienten in der letzten Lebensphase im Rahmen der allgemeinen Palliativversorgung behandelt wird, benötigt ein Teil der Betroffenen, schätzungsweise 10–20 %, spezialisierte Palliativversorgung (ambulant oder stationär), wobei der genaue Bedarf unklar ist. Indikationen für eine spezialisierte Palliativversorgung können aus unterschiedlichen Gründen gegeben sein, sei es in Bezug auf die Symptomkontrolle (z. B. bei refraktären Schmerzsyndromen, bei speziellen parenteralen oder rückenmarksnahen Applikationstechniken), die pflegerische Versorgung (z. B. bei speziellen Wundbehandlungen), die psychosoziale Unterstützung oder die 24-Stunden-Erreichbarkeit bei krisenhaften Ereignissen (Leitlinienprogramm Onkologie, 2020).

Ein wesentliches Merkmal spezialisierter Palliativversorgung ist die Zusammenarbeit im multiprofessionellen Team mit mindestens drei Professionen, darunter Medizin und Pflege. Das dritte Teammitglied stammt häufig z. B. aus der Sozialarbeit, Psychologie, Seelsorge oder Physiotherapie. Strukturen der spezialisierten Palliativversorgung sind Palliativstationen und Palliativdienste im Krankenhaus, spezialisierte ambulante Palliativversorgung (SAPV) sowie teilstationäre Einrichtungen.

Palliativstationen und Palliativdienste im Krankenhaus

Palliativstationen sind auf die Behandlung und Betreuung von Palliativpatienten spezialisierte Abteilungen innerhalb eines Krankenhauses. Zielgruppe sind Personen mit komplexen Symptomen und Problemen, die einer Krankhausbehandlung bedürfen (Deutsche Gesellschaft für Palliativmedizin, 2016). Im Kern bieten Palliativstationen eine palliativmedizinische Maximalversorgung an, vergleichbar mit einer Intensivstation in der Inneren Medizin oder einer Stroke Unit in der Neurologie. Das Ziel ist es, Beschwerden zu lindern und, falls möglich, den Zustand so zu stabilisieren, dass die Patienten in die Häuslichkeit entlassen oder in eine andere Versorgungsstruktur verlegt werden können. Ein großer Anteil (etwa 50 %) der Patienten verstirbt allerdings während des Aufenthaltes auf einer Palliativstation. Daten von Palliativstationen in Deutschland zeigen, dass dort überwiegend (> 90 %) Patienten mit onkologischen Grunderkrankungen behandelt werden (Hess et al., 2014). Die Anzahl an Palliativstationen hat sich in Deutschland seit 1996 auf mittlerweile ca. 340 mehr als verzehnfacht (Deutscher Hospiz- und Palliativverband, 2021). Einzelne Palliativstationen haben einen Schwerpunkt auf ältere Menschen gelegt und sind an geriatrischen Kliniken etabliert, z. B. in Heidelberg, Hamburg oder Darmstadt.

Palliativdienste bieten Beratung und Mitbehandlung von schwerkranken und sterbenden Patienten, die in anderen Bereichen des Krankenhauses versorgt werden (v. a. Normalstationen, Intensivstationen, teilweise auch Notaufnahmen). Der Palliativdienst kann rein konsiliarisch tätig werden oder auch selbst mitbehandeln. In Krankenhäusern mit einer Palliativstation ist der Konsildienst oft strukturell und personell daran gekoppelt.

Spezialisierte ambulante Palliativversorgung (SAPV)

Die spezialisierte ambulante Palliativversorgung (SAPV) richtet sich an schwerkranke und sterbende Patienten mit komplexen Problemen und hohem Versorgungsaufwand an ihrem Wohnort (zu Hause oder im Pflegeheim). Wenn möglich und gewünscht, sollen die Betroffenen in ihrer gewohnten Umgebung leben und sterben können und unnötige Krankenhauseinweisungen vermieden werden. Die SAPV kann beratend, koordinierend und/oder behandelnd tätig werden. Sie ergänzt die insbesondere durch Hausärzte und Pflegedienste erbrachte AAPV, ohne sie zu ersetzen. Die SAPV wird durch multiprofessionelle Teams (palliativmedizinisch qualifizierte Ärztinnen/Ärzte, Pflegende und weitere Professionen) getragen und hält eine 24-Stunden-Bereitschaft vor (Leitlinienprogramm Onkologie, 2020). Alle gesetzlich Versicherten haben einen Leistungsanspruch, wenn sie unter einer nicht heilbaren, fortgeschrittenen und fortschreitenden Erkrankung leiden, ihre Lebenszeit dadurch begrenzt wird und komplexe Probleme vorliegen, die eine besonders aufwändige Versorgung erfordern. Sowohl Ärztinnen/Ärzte im niedergelassenen Bereich als auch im Krankenhaus können SAPV verordnen (Muster 63) eine Genehmigung durch die Krankenkasse ist erforderlich.

Hospize und ambulante Hospizdienste

Ein stationäres Hospiz nimmt Patienten in ihrer letzten Lebensphase auf, wenn die Behandlung in einem Krankenhaus nicht notwendig und die Betreuung zu Hause oder in einer Pflegeeinrichtung nicht möglich ist. Der Schwerpunkt der Hospize ist die pflegerische und psychosoziale Versorgung, die ärztliche Behandlung erfolgt oft durch Hausärzte oder andere Niedergelassene (Schmerztherapeuten, Onkologen u. a.). Ambulante Hospizdienste bieten mit ihren ehrenamtlichen Mitarbeitenden Unterstützung für schwerkranke und sterbende Menschen und deren Angehörige an, einschließlich Trauerbegleitung nach dem Tod. Die Ehrenamtlichen werden durch hauptamtliche Koordinatoren angeleitet und supervidiert (Deutsche Gesellschaft für Palliativmedizin, 2016). In Deutschland gibt es aktuell für Erwachsene etwa 1.350 ambulante Hospizdienste und ca. 250 stationäre Hospize (Deutscher Hospiz- und Palliativverband, 2021).

Tab. 13.6.1: Überblick über hospizliche und palliative Versorgungsstrukturen sowie deren Finanzierung in Deutschland. EBM = Einheitlicher Bewertungsmaßstab; OPS = Operationen- und Prozedurenschlüssel.

Versorgungsform	Ort/Situation	Zielkollektiv	Finanzierung
Allgemeine ambulante Palliativversorgung (AAPV)	Gewohnte häusliche Umgebung, z. B. eigene Häuslichkeit, Pflegeheim, stationäres Hospiz	Patienten in palliativer Situation, bei denen die Lebenserwartung nach ärztlicher Einschätzung auf Tage, Wochen oder Monate gesunken ist und bei denen die Voraussetzungen für die Vollversorgung der SAPV noch nicht erfüllt sind	EBM-Abrechnungsziffern 03370 bis 03373 ohne spezifische Qualifikation bzw. ohne Genehmigung durch Kassenärztliche Vereinigung; die Abrechnungsziffern 03371 bis 03373 dürfen nicht abgerechnet werden, wenn die SAPV als Vollversorgung erbracht wird; sollte der behandelnde Vertragsarzt äquivalente Leistungen im Rahmen der SAPV erbringen, dann sind die Ziffern 03370 bis 03373 durch diesen Arzt nicht berechnungsfähig.
Besonders qualifizierte und koordinierte palliativmedizinische Versorgung (BQKPMV)	Gewohnte häusliche Umgebung, z. B. eigene Häuslichkeit, Pflegeheim, stationäres Hospiz	Patienten mit nicht heilbarer, fortgeschrittener Erkrankung in palliativer Situation, bei denen die Lebenserwartung nach ärztlicher Einschätzung auf Tage, Wochen oder Monate gesunken ist und bei denen eine Versorgung im Rahmen der AAPV nicht ausreicht und die Voraussetzungen für die Vollversorgung der SAPV (noch) nicht erfüllt sind	EBM-Abrechnungsziffern 37300, 37302, 37305, 37314, 37317, 37318, 37320 mit spezifischen Qualifikationen und Genehmigung durch die Kassenärztliche Vereinigung; Leistungsausschlüsse zur AAPV und SAPV im Krankheitsfall, weitere Chroniker- und geriatrische Ziffern in derselben Sitzung
Spezialisierte ambulante Palliativversorgung (SAPV)	Gewohnte häusliche Umgebung, z. B. eigene Häuslichkeit, Pflegeheim, stationäres Hospiz (hier Teilleistungsanspruch)	Patienten in palliativer Situation mit komplexem Symptomgeschehen, bei denen die Lebenserwartung nach ärztlicher Einschätzung auf Tage, Wochen oder Monate gesunken ist und bei denen eine Versorgung im Rahmen der AAPV oder BQKPMV nicht ausreicht	Verordnung über das Muster 63 erforderlich, bundesweit unterschiedliche Refinanzierungsgrundlagen
Palliativstation	Krankenhaus, spezialisierte Abteilung	Patienten in palliativer Situation mit akutstationärem Behandlungsbedarf und einer progredienten, fortgeschrittenen Erkrankung sowie begrenzter Lebenserwartung, ggf. unter Einbeziehung der Angehörigen	OPS 8-982 Palliativmedizinische Komplexbehandlung, OPS 8-98e Spezialisierte stationäre palliativmedizinische Komplexbehandlung
Palliativdienste im Krankenhaus	Krankenhaus, Konsiliardienst für andere Abteilungen	Patienten in palliativer Situation und mit einer progredienten, fortgeschrittenen Erkrankung sowie begrenzter Lebenserwartung, die auf Normal- oder Intensivstationen liegen und bei denen regelmäßige Visiten bzw. eine Mitbehandlung erfolgt (ggf. unter Einbeziehung der Angehörigen)	OPS 8-98h Spezialisierte palliativmedizinische Komplexbehandlung durch einen Palliativdienst
Stationäres Hospiz	Stationäres Hospiz als eigenständige spezialisierte Einrichtung	Patienten in palliativer Situation, die noch eine Lebenserwartung von Tagen, Wochen und wenigen Monaten haben und bei denen eine Krankenhausbehandlung nicht notwendig und eine Betreuung in der gewohnten häuslichen Umgebung nicht möglich ist	§ 39a Abs. 1 SGB V: Gesetzliche und private Krankenversicherungen unter Anrechnung der Leistungen der Pflegeversicherung (95 % der zuschussfähigen Kosten), Spenden; es besteht bei Notwendigkeit ein Teilleistungsanspruch im Rahmen der SAPV (ärztliche Versorgung)

Teilstationäres Hospiz oder Tageshospize	Teilstationäres oder Tageshospiz als Teil einer spezialisierten Einrichtung	Patienten in palliativer Situation, die noch eine Lebenserwartung von Tagen, Wochen oder Monaten haben, bei denen eine Krankenhausbehandlung nicht notwendig und eine ambulante Versorgung in der gewohnten häuslichen Umgebung nicht ganztägig möglich ist	§ 39a Abs. 1 SGB V: Gesetzliche und private Krankenversicherungen unter Anrechnung der Leistungen der Pflegeversicherung (95 % der zuschussfähigen Kosten), Spenden; es besteht bei Notwendigkeit ein Teilleistungsanspruch im Rahmen der SAPV (ärztliche Versorgung) während der Versorgung im Tageshospiz und ein uneingeschränkter Leistungsanspruch während der Versorgung in der gewohnten häuslichen Umgebung
Ambulante Hospizdienste	Versorgung ist unabhängig vom Aufenthaltsort möglich z. B. gewohnte häusliche Umgebung, Pflegeheim, Krankenhaus	Patienten in palliativer Situation und deren Angehörige (Sterbebegleitung, Trauerbegleitung nach dem Tod)	§ 39a Abs. 1 SGB V: Förderung durch gesetzliche und private Krankenversicherung, Spenden
Palliativmedizinische Tageskliniken	Krankenhaus, spezialisierte Abteilung	Patienten in palliativer Situation mit komplexem Symptomgeschehen, bei denen die Lebenserwartung nach ärztlicher Einschätzung auf Tage, Wochen oder Monate gesunken ist und bei denen eine Behandlung im ambulanten Bereich nicht ausreicht, aber eine Behandlung auf der Palliativstation vermeidbar ist	zum Teil vertragliche Regelungen mit den Krankenkassen

Als neue palliative Versorgungsformen in Deutschland entstehen zunehmend auch Tagesangebote (palliativmedizinische Tageskliniken oder Tageshospize), die sehr heterogen strukturiert und in das sonstige Versorgungsumfeld eingebunden sind. Auch der Bedarf und das spezifische Leistungsspektrum dieser Angebote ist noch weitgehend unklar (Apolinarski et al., 2021).

13.6.4 Bedarf und Inanspruchnahme von Palliativversorgung

Auf Basis der Todesursachenstatistik aus 2013 haben Scholten et al. den palliativen Versorgungsbedarf in Deutschland geschätzt und dabei einen deutlichen Alterseffekt gefunden. Lag der Anteil Verstorbener, für die ein palliativer Versorgungsbedarf angenommen wurde, bei den 0–9-jährigen noch bei 10 %, stieg dieser auf 40 % bei den 30–39-jährigen und erreichte für Personen im Alter von 80 Jahren und höher einen Anteil von 80 % (Scholten et al., 2016).

Nichtsdestotrotz werden Leistungen der Palliativversorgung deutlich seltener eingesetzt. So zeigen Analysen des SAVOIR-Projektes, dass der Anteil verstorbener Versicherter der BARMER aus dem Jahr 2016 (n = 95.962 mit durchschnittlichem Alter bei Tod von 78 Jahren), die in den letzten 6 Monaten vor Tod gemäß Abrechnungsdaten der Krankenkasse palliativ versorgt wurden, bundesweit bei 33 % liegt (Ditscheid et al., 2020). Am häufigsten wurden dabei AAPV-Leistungen abgerechnet (für insgesamt 24 % der Verstorbenen), allerdings sind den entsprechenden Abrechnungsziffern für AAPV im Gegensatz zur SAPV keine spezifischen Leistungsinhalte hinterlegt, womit die tatsächliche Versorgungsqualität dadurch allein nicht beurteilt werden kann. Für 13 % wurden in den letzten 6 Monaten vor Tod Leistungen der SAPV und für 8 % der stationären Palliativversorgung abgerechnet. Insgesamt zeigten sich bei all diesen Auswertungen deutliche regionale Unterschiede nach Bundesländern. Solche Unterschiede in Bezug auf die Inanspruchnahme von AAPV und SAPV fanden sich auch bei kleinräumigeren Analysen auf Kreisebene in Niedersachsen. Zudem zeigten sich in dieser Studie auf Basis von Abrechnungsdaten der AOK auch deutliche regionale Unterschiede bezüglich der Dauer der Inanspruchnahme ambulanter palliativer Leistungen vor dem Tod (van Baal et al., 2021). Insgesamt bestehen erhebliche regionale Unterschiede in den Strukturen und Prozessen der ambulanten Palliativversorgung.

Gerade Pflegeheimbewohner stellen eine besonders relevante Gruppe mit hohem palliativen Versorgungsbedarf dar, da der Eintritt ins Pflegeheim in aller Regel auch den Übergang in die letzte Lebensphase kennzeichnet. So sind innerhalb von weniger als zwei Jahren nach Heimeintritt bereits 50 % der Bewohner verstorben (Allers & Hoffmann, 2018). Insbesondere in der frühen Phase nach Heimeintritt ist die Sterblichkeit hoch. Weiterhin nimmt über die letzten Jahre in Deutschland die Bedeutung des Settings Pflegeheim für die Versorgung am Lebensende zu (Herbst et al., 2020). Gerade bei diesem Klientel sind in Deutschland im internationalen Vergleich jedoch die Hospitalisierungsquoten am Ende des Lebens hoch, so verstirbt etwa jeder Dritte im Krankenhaus (Allers et al., 2019). Dies ist nicht nur mit Belastungen verbunden, sondern ein Großteil der Bewohner wünscht sich auch, im Pflegeheim zu versterben, womit Krankenhaustransporte am Lebensende in vielen Fällen nicht dem persönlichen Willen und den Versorgungspräferenzen entsprechen (van Oorschot et al., 2019). Hier zeigt sich ein hoher palliativer Versorgungsbedarf, der offenbar nicht in ausreichendem Maß gedeckt ist. In einer Befragung von Heimleitungen wurden zur Verbesserung dieser Situation die bessere Erreichbarkeit von Hausärzten für die Versorgung am Lebensende, die Notwendigkeit einer besseren Qualifikation des Pflegepersonals sowie eine häufigere Einschreibung in die SAPV als wichtige Verbesserungsmaßnahmen gewertet (Strautmann et al., 2020).

Merke

Insgesamt scheint es in Deutschland nicht nur für nichtonkologische, sondern auch für geriatrische Patienten – trotz erheblicher Entwicklungen in den letzten Jahren – nach wie vor eine Unterversorgung im Bereich palliativer Angebote sowie eine erhebliche regionale Heterogenität zu geben.

13.6.5 Ausblick

Im Zuge des demografischen Wandels und dem sich damit verändernden Krankheitsgeschehen wird sich in Zukunft die Anzahl älterer Menschen mit chronischen sowie absehbar fortschreitenden Erkrankungen und damit auch der palliative Versorgungsbedarf erhöhen. Gerade für diesen Personenkreis, bei dem häufig nicht die onkologischen Erkrankungsbilder, sondern die „klassische" geriatrietypische Multimorbidität sowie demenzielle Erkrankungen führend sind, besteht eine klare Unterversorgung in Bezug auf palliative Leistungen. Gleichzeitig existieren noch immer zu wenige Versorgungsstrukturen, um für diese Zielgruppe flächendeckend eine bedarfsgerechte Palliativversorgung gewährleisten zu können. Weiterhin müssen für diesen Leistungsbereich auch adäquate finanzielle Ressourcen zur Verfügung stehen, was letztlich auch eine ethische Frage der Werteabwägung darstellt, da jeder Euro im System nur einmal ausgegeben werden kann. Da jedoch gerade die letzte Lebensphase häufig durch ein „Zuviel" an diagnostischen oder therapeutischen Maßnahmen geprägt ist, können Ressourcen durch ein kritischeres Abwägen von Therapiezielen unter Berücksichtigung der Prognose effizienter eingesetzt werden. Gleichzeitig kann dies zur Verbesserung der Versorgungsqualität führen. Die an das amerikanische Choosing-Wisely-Programm angelehnte Initiative „Klug entscheiden" der Deutschen Gesellschaft für Innere Medizin (DGIM) hat genau das zum Ziel und entsprechende Empfehlungen zur Vermeidung von Unter- und Überversorgung in der Palliativmedizin veröffentlicht (Alt-Epping, 2016). Eine der wesentlichen Herausforderungen der Zukunft wird darin bestehen, diese Empfehlungen umzusetzen und entsprechende Versorgungsstrukturen in einer Gesellschaft längeren Lebens flächendeckend zu schaffen.

Merke

Der Bedarf an palliativen Versorgungsangeboten wird in Zukunft weiter steigen. Diese sollten vor allem die Herausforderungen einer alternden Gesellschaft und den Wünschen von Patienten, in der gewohnten häuslichen Umgebung zu versterben, gerecht werden. Hierzu ist auch eine stärkere Verankerung von Palliativversorgung in der Aus- und Weiterbildung aller an der Versorgung Beteiligten erforderlich.

Zusammenfassung

Palliativversorgung zielt auf die Verbesserung der Lebensqualität von Patienten mit nicht-heilbaren Erkrankungen in ihrer letzten Lebensphase und deren Angehörigen ab. Die vor allem früher sehr enge Auslegung der letzte Lebensphase auf wenige Stunden bis Wochen vor dem Tod wird zunehmend durch einen weiter gefassten Zeitrahmen abgelöst. Dies wird auch den oftmals langsam-progredienten Krankheitsverläufen älterer Menschen besser gerecht, die durch eine frühere Integration von Palliativversorgung profitieren können. In diesem Kapitel werden die verschiedenen ambulanten und stationären Versorgungsstrukturen in Deutschland beschrieben, in denen mit Ausnahme von Kindern und Jugendlichen grundsätzlich Patienten unabhängig von bestimmten Grunderkrankungen und Alter versorgt werden. Allerdings zeigt sich insbesondere für nicht onkologische und auch für geriatrische Patienten – trotz erheblicher Entwicklungen in den letzten Jahren – nach wie vor eine palliative Unterversorgung. Gleichzeitig findet sich eine erhebliche regionale Heterogenität in der Inanspruchnahme palliativer Leistungen sowie der Zeitspanne der Leistungserbringung vor dem Tod.

Danksagung

Die Autoren danken Cora Schulze, Vorstandsmitglied des Deutschen Hospiz- und PalliativVerbandes (DHPV) e. V., für die Unterstützung bei der Erstellung der Übersicht zu Hospiz- und Palliativstrukturen in Deutschland.

Literatur

Allers, K. & Hoffmann, F. (2018). Mortality and hospitalization at the end of life in newly admitted nursing home residents with and without dementia. *Social Psychiatry and Psychiatric Epidemiology, 53*(8), 833–839. https://doi.org/10.1007/s00127-018-1523-0

Allers, K., Hoffmann, F., & Schnakenberg, R. (2019). Hospitalizations of nursing home residents at the end of life: A systematic review. *Palliative Medicine*, *33*(10), 1282–1298. https://doi.org/10.1177/0269216319866648

Alt-Epping, B. (2016). Klug entscheiden:… in der Palliativmedizin. *Dtsch Arztebl*, *113*(42), A–1870.

Apolinarski, B., Herbst, F. A., Röwer, H. A. A., et al. (2021). Status quo palliativmedizinischer Tageskliniken und Tageshospize in Deutschland: Ergebnisse einer gemischt-methodischen Studie. *Zeitschrift Für Palliativmedizin*, *22*(04), 215–224.

Boyd, K., & Murray, S. A. (2010). Recognising and managing key transitions in end of life care. *BMJ (Clinical Research Ed.)*, *341*(7774), 649–652. https://doi.org/10.1136/BMJ.C4863

Bundesärztekammer. (2021). *(Muster-)Weiterbildungsordnung 2018 in der Fassung vom 26.6.2021.* https://www.bundesaerztekammer.de/fileadmin/user_upload/downloads/pdf-Ordner/Weiterbildung/20210630_MWBO_2018.pdf

Coventry, P. A., Grande, G. E., Richards, D. A., et al. (2005). Prediction of appropriate timing of palliative care for older adults with non-malignant life-threatening disease: a systematic review. *Age and Ageing*, *34*(3), 218–227. https://doi.org/10.1093/AGEING/AFI054

Dalgaard, K. M., Bergenholtz, H., Nielsen, M. E., et al. (2014). Early integration of palliative care in hospitals: A systematic review on methods, barriers, and outcome. *Palliative & Supportive Care*, *12*(6), 495–513. https://doi.org/10.1017/S1478951513001338

Deutsche Gesellschaft für Palliativmedizin. (2016). *Definitionen zur Hospiz- und Palliativversorgung*. https://www.dgpalliativmedizin.de/images/DGP_GLOSSAR.pdf, Zugriff am 28.4.2023

Deutscher Hospiz- und Palliativverband. (2021). *Zahlen, Daten und Fakten zur Palliativarbeit*. https://www.dhpv.de/zahlen_daten_fakten.html, Zugriff am 28.4.2023

Ditscheid, B., Krause, M., Lehmann, T., et al. (2020). [Palliative care at the end of life in Germany: Utilization and regional distribution]. *Bundesgesundheitsblatt, Gesundheitsforschung, Gesundheitsschutz*, *63*(12), 1502–1510. https://doi.org/10.1007/S00103-020-03240-6

Gágyor, I., & Schneider, N. (2022). Versorgung am Lebensende. In J. F. Chenot & M. Scherer (Eds.), *Allgemeinmedizin* (pp. 715–724). Elsevier.

Herbst, F. A., Stiel, S., Wiese, B., et al. (2020). Where do people die in the region of hanover? An analysis of death certificates. *Zeitschrift Fur Allgemeinmedizin*, *96*(11), 457–462. https://doi.org/10.3238/zfa.2020.0457-0462

Hess, S., Stiel, S., Hofmann, S., et al. (2014). Trends in specialized palliative care for non-cancer patients in Germany-data from the national hospice and palliative care evaluation (HOPE). *European Journal of Internal Medicine*, *25*(2), 187–192. https://doi.org/10.1016/J.EJIM.2013.11.012

Kremeike, K., Bausewein, C. Freytag, A., et al. (2022). DNVF-Memorandum Versorgungsforschung im letzten Lebensjahr. Gesundheitswesen 2022 Oct 11. doi: 10.1055/a-1339-4705.

Leitlinienprogramm Onkologie. (2020). *Palliativmedizin für Patienten mit einer nicht-heilbaren Krebserkrankung, Langversion 2.2, AWMF-Registernummer: 128/001OL*. https://www.leitlinienprogramm-onkologie.de/leitlinien/palliativmedizin/, Zugriff am 28.4.2023

Lunney, J. R., Lynn, J., & Hogan, C. (2002). Profiles of older medicare decedents. *Journal of the American Geriatrics Society*, *50*(6), 1108–1112. https://doi.org/10.1046/J.1532-5415.2002.50268.X

Müller-Mundt, G., Freihoff, S., & Walther, W. (2021). Palliative Versorgung in Deutschland – Entwicklungslinien und -tendenzen. In J. Pundt & M. Rosentreter (Eds.), *Pflege dynamisch vorwärtsgerichtet Aktuelle Tendenzen* (pp. 189–220). APOLLON University Press.

Oishi, A., & Murtagh, F. E. M. (2014). The challenges of uncertainty and interprofessional collaboration in palliative care for non-cancer patients in the community: a systematic review of views from patients, carers and health-care professionals. *Palliative Medicine*, *28*(9), 1081–1098. https://doi.org/10.1177/0269216314531999

Radbruch, L., Andersohn, F., & Walker, J. (2015). Überversorgung kurativ – Unterversorgung palliativ? Analyse ausgewählter Behandlungen am Lebensende. Faktencheck Palliativversorgung Modul 3. https://faktencheck-gesundheit.de/de/publikationen/publikation/did/faktencheck-palliativversorgung-modul-3/index.html, Zugriff am 28.4.2023

Radbruch, L., & Payne, S. (2011). Standards und Richtlinien für Hospiz- und Palliativversorgung in Europa: Teil 1. *Zeitschrift Für Palliativmedizin*, *12*(05), 216–227.

Scholten, N., Günther, A. L., Pfaff, H. & Karbach, U. (2016). The size of the population potentially in need of palliative care in Germany--an estimation based on death registration

data. *BMC Palliative Care, 15*(1). https://doi.org/10.1186/S12904-016-0099-2
Strautmann, A., Allers, K., Fassmer, A. M., et al. (2020). Nursing home staff's perspective on end-of-life care of German nursing home residents: a cross-sectional survey. *BMC Palliative Care, 19*(1), 2. https://doi.org/10.1186/s12904-019-0512-8
Thoonsen, B., Groot, M., Verhagen, S., et al. (2016). Timely identification of palliative patients and anticipatory care planning by GPs: practical application of tools and a training programme. *BMC Palliative Care, 15*(1). https://doi.org/10.1186/S12904-016-0112-9
van Baal, K., Stiel, S., Hemmerling, M., et al. (2021). *Ambulante Palliativversorgung in Niedersachsen-regionale Unterschiede in der Versorgung von Menschen am Lebens ende anhand von Qualitätsindikatoren*. Zi Versorgungsatlas. https://doi.org/10.20364/VA-21.04
van Oorschot, B., Mücke, K., Cirak, A., et al. (2019). Desired place of death, living will and desired care at end of life: initial results of a survey of nursing home residents. *Zeitschrift Fur Gerontologie Und Geriatrie, 52*(6), 582–588. https://doi.org/10.1007/s00391-018-1432-6

13.7 Advance Care Planning: gemeinsame Entscheidungsfindung zur Vorausplanung von Behandlungsentscheidungen

Jürgen in der Schmitten und Georg Marckmann

13.7.1 Einführung

Wenn ältere Menschen chronisch pflegebedürftig werden, treten lebensbedrohliche, mit Einwilligungsunfähigkeit einhergehende Erkrankungen vergleichsweise häufig auf, die zu gewinnende Lebenszeit ist hingegen relativ gering. Auch die Wahrscheinlichkeit, dass eine Wiederherstellung des – ohnehin funktional oft bereits eingeschränkten – Status quo ante gelingt, ist im Mittel relativ gering. Höheres Lebensalter geht häufig mit Gebrechlichkeit (Frailty) einher (Singler et al., 2020), die mit einer statistisch deutlich geringeren Chance verbunden ist, von akut- und intensivmedizinischen Maßnahmen zu profitieren (Muscedere et al., 2017; Günther et al., 2020; Jung et al., 2021). Diese schlechtere prognostische Ausgangslage korrespondiert erwartungsgemäß mit dem Wunsch vieler Menschen im Zustand fortgeschrittener Frailty, Belastungen und Risiken medizinischer Maßnahmen mit dem Ziel der Lebenserhaltung in diesem Fall nicht in dem Umfang hinzunehmen, der sich durch „das medizinisch Machbare", also die medizinische Indikation ergibt (Hickman et al., 2004; Klemmt et al., 2021; Garden et al., 2022). Vielmehr möchte eine Mehrheit dieser Menschen Belastungen und Risiken lebenserhaltender Maßnahmen in einem solchen Fall nach den eigenem Vorstellungen diesseits des medizinisch Machbaren begrenzen – sei es, dass ihnen der Tod auf natürlichem Wege aus den unterschiedlichsten Gründen schlicht willkommen geworden ist, oder sei es, dass sie ihn einem Weiterleben mit den gegebenen und künftig womöglich zunehmenden Einschränkungen, Belastungen und Beschwernissen auf körperlicher, sozialer und seelischer Ebene vorziehen. Das Wissen um die vergleichsweise geringe Effektivität lebenserhaltender Maßnahmen bei pflegebedürftigen Menschen und um ihre diesbezüglich häufig restriktiven individuellen Behandlungspräferenzen begründet eine ethische und auch rechtliche Verpflichtung, dieser Personengruppe aktiv und gezielt zu ermöglichen, ihre Behandlungspräferenzen auf geeignete Weise im Voraus zu entwickeln und kundzutun. Das dafür geeignete Instrument, die Patientenverfügung, ist seit gut 50 Jahren bekannt, doch ihr Potenzial bleibt bisher weitgehend ungenutzt.

Patientenverfügungen, obwohl formal seit den 1970er Jahren in Deutschland etabliert, erfüllen bis heute nicht zuverlässig die Funktion, die ihnen öffentlich zugeschrieben wird, nämlich typische medizinische Behandlungsentscheidungen in lebensbedrohlichen, mit Einwilligungsunfähigkeit einhergehenden Situationen zu leiten. Nur eine Minderheit älterer Menschen hat eine Patientenverfügung erstellt (Sommer et al., 2012; Klemmt et al., 2021), welche im Bedarfsfall nicht immer zur Hand ist bzw. an den Schnittstellen nicht zuverlässig übergeben wird (de Heer et al., 2017). Vor allem aber sind die Patientenverfügungen von ungenügender Aussagekraft und fragwürdiger Validität (Sommer et al., 2012; in der Schmitten et al., 2014). Entsprechend bleiben sie nicht selten unbeachtet (Sommer et al., 2012), bis hin zur auch heute noch anzutreffenden kontrafaktischen Vorstellung, Patientenverfügungen seien für den Rettungsdienst (rechtlich) nicht bindend (Wiese et al., 2011). Der vorliegende Beitrag erläutert, welches Potenzial das ursprünglich in den USA entwickelte und inzwischen auch hierzulande zunehmend etablierte Konzept des Advance Care Planning (ACP) besitzt, die Selbstbestimmung insbesondere älterer Menschen effektiv zu fördern.

13.7.2 Advance Care Planning: Shared Decision Making (gemeinsame Entscheidungsfindung) zur Vorausplanung künftiger Behandlung

Das Konzept des Advance Care Planning (ACP) wurde in den 1990er Jahren entwickelt, um sicherzustellen, dass Patienten auch dann nach ihren individuellen Präferenzen behandelt werden, wenn sie diese selbst nicht mehr äußern können (in der Schmitten et al., 2016; Rietjens et al., 2017; Sudore et al., 2017). Zentrales Element von ACP ist eine umfassende qualifizierte Gesprächsbegleitung zur Realisierung einer gemeinsamen Entscheidungsfindung (Shared Decision Making), mit einer wohlinformierten Einwilligung bzw. (in der Regel) Ablehnung lebenserhaltener Maßnahmen für den Fall künftiger möglicher gesundheitlicher Krisensituationen, die mit Einwilligungsunfähigkeit einhergehen. Dabei wird es als Verantwortung nicht mehr des Einzelnen, sondern des (Gesundheits-)Systems verstanden, definierten Zielgruppen regelmäßig qua aktiver Einladung Gelegenheit zu einer qualifiziert begleiteten Vorausplanung zu geben, darauf zu achten, dass diese regelmäßig und nach Bedarf aktualisiert wird, sowie zu gewährleisten, dass die so entstandenen aussagekräftigen und validen Vorausverfügungen bei Bedarf zur Stelle sind, von den handelnden Akteuren – gleich an welcher Schnittstelle oder in welchem Versorgungssektor bzw. welchem Setting – verstanden und schließlich auch befolgt werden.

Für eine effektive Vorausplanung muss ACP auf drei Ebenen ansetzen:

1. der individuellen Ebene der Gesprächsbegleitung durch einen ACP-spezifisch qualifizierten Gesprächsbegleiter (in Kooperation mit der/dem ebenfalls ACP-spezifisch qualifizierten behandelnden Ärztin/Arzt),
2. der Ebene der Implementierung in allen für die Versorgung der definierten Zielgruppe relevanten Institutionen und Diensten, namentlich der Rettungsdienste und der Einzugskrankenhäuser, sowie
3. der Ebene der regionalen Vernetzung der beteiligten Akteure, welche die Entwicklungen auf Ebene der Individuen, Institutionen und Dienste koordiniert und auf einheitliche, nachhaltig verankerte Qualitäts- und Dokumentationsstandards hinwirkt sowie Maßnahmen der Qualitätssicherung plant und durchführt.

Studien weisen darauf hin, dass ACP die Anzahl von Vorausplanungsgesprächen und erstellten Patientenverfügungen steigert (Hammes et al., 2010; in der Schmitten et al., 2014), die Übereinstimmung der durchgeführten Behandlung mit den Wünschen der Betroffenen fördert (Detering et al., 2010; Hammes et al., 2010) sowie mit einem vermehrten Einsatz palliativer und hospizlicher Versorgung einhergeht (Brinkman-Stoppelenburg et al., 2014). Zudem kann ACP Belastungen, Entscheidungskonflikte und Stress für die Angehörigen und das Personal reduzieren (Detering et al., 2010). Dabei zeigt sich, dass komplexe ACP-Programme, die verschiedene Interventionskomponenten verbinden, die Übereinstimmung der Behandlung mit den Patientenwünschen effektiver fördern (Brinkman-Stoppelenburg et al., 2014). In einer Studie in deutschen Senioreneinrichtungen erhöhte ACP nicht nur die Anzahl, sondern auch die Qualität von Patientenverfügungen (in der Schmitten et al., 2014). In der Folge können die Übereinstimmung der Behandlung mit den Bewohnerwünschen sowie der Ressourceneinsatz insbesondere durch den Verzicht auf ungewünschte Krankenhausweinweisungen optimiert werden (Molloy et al., 2000; Morrison et al., 2005; Klingler et al., 2016). In Deutschland untersucht eine vom Innovationsfond geförderte Cluster-randomisierte kontrollierte Studie die Auswirkungen einer komplexen ACP-Intervention in Senioreneinrichtungen (Götze et al. 2022).

13.7.3 Inhalte der Vorausplanung

Für die Wirksamkeit einer Vorausplanung sind ihre Inhalte von entscheidender Bedeutung. Nur wenn häufige medizinische Entscheidungssituationen, die mit Verlust der Einwilligungsfähigkeit einhergehen, im Gespräch und in der anschließenden Dokumentation abgedeckt werden, kann bei Eintritt der beschriebenen Situationen verlässlich der vorausverfügte Wille der Betroffenen umgesetzt werden. Die Vorausplanung sollte mehrere separate Abschnitte umfassen (in der Schmitten et al., 2016):

1. Allgemeine Einstellungen zum Leben und zum Einsatz medizinischer Maßnahmen bei schweren Erkrankungen
2. Behandlungspräferenzen für mögliche zukünftige Entscheidungssituationen: Dabei sollten drei typische klinische Szenarien besprochen werden, die sich durch *die jeweils verfügbare Information über den weiteren Verlauf* unterscheiden:
   a. *Akute lebensbedrohliche Krisen mit einem plötzlichen Verlust der Entscheidungsfähigkeit*: Hierzu gehören typische Notfälle wie ein Herz-Kreislauf-Stillstand, in denen genauere prognostische Informationen in der Regel fehlen. Da Behandlungsentscheidungen innerhalb von kürzester Zeit getroffen werden müssen, haben sich klare, von ärztlicher Seite mit verantwortete Notfallbögen bewährt.
   b. *Akute schwere Erkrankung mit Entscheidungsunfähigkeit unklarer Dauer*: Beispiele hierfür sind eine septisch verlaufende Pneumonie mit einer längeren intensivmedizinischen Behandlung oder ein schwerer Schlaganfall mit Bewusstseins- und Schluckstörung sowie Sprachverlust und Halbseitenlähmung. In diesen Situationen ist der Ausgang ungewiss, es lässt sich aber ein Spektrum unterschiedlicher Verläufe und Behandlungsergebnisse abschätzen, für die die Betroffenen nicht (mehr) akzeptable prognostische Konstellationen festlegen können.
   c. *Chronische Erkrankung mit dauerhafter Entscheidungsunfähigkeit*: Typische Beispiele sind eine fortschreitende Demenzerkrankung oder irreversible kognitive Störungen infolge eines schweren Schlaganfalls. In diesen Fällen ist die Prognose quoad vitam offen, hinsichtlich der dauerhaften kognitiven und funktionellen Einschränkungen mit Verlust sozialer Teilhabe aber sicher.
3. Ermittlung und Benennung einer Vertrauensperson (Bevollmächtigter)

Allgemeine Einstellungen zum Leben, zu schwerer Erkrankung und zum Sterben

Zunächst sollte in einem freien Gespräch die Einstellungen des Betroffenen zum (Weiter-)Leben und allgemein zum Einsatz medizinischer Maßnahmen bei einer lebensbedrohlichen Erkrankung ermittelt werden. Die Informationen dienen zum einen als Grundlage für die anschließende Vorausplanung für konkrete medizinische Entscheidungssituationen, zum anderen als Orientierung bei medizinischen Situationen, die von der Vorausverfügung nicht ausdrücklich abgedeckt sind.

Hilfreiche Fragen zur Ermittlung allgemeiner Einstellungen zum Leben, zu schwerer Erkrankung und zum Sterben:

- Wie gerne leben Sie? Welche Bedeutung hat es für Sie, (noch lange) weiterzuleben?
- Wenn Sie ans Sterben denken, was kommt Ihnen dann in den Sinn? Wenn ich Ihnen sagen könnte, dass Sie heute Nacht friedlich einschlafen und morgen nicht mehr aufwachen werden, was würde das jetzt in Ihnen auslösen?
- Darf eine medizinische Behandlung dazu beitragen, Ihr Leben in einer Krise zu verlängern? Welche Belastungen und Risiken wären Sie bereit, dafür in Kauf zu nehmen? Welche Sorgen und Ängste bewegen Sie, wenn Sie an künftige medizinische Behandlungen denken?
- Gibt es Situationen, in denen Sie nicht mehr lebenserhaltend behandelt werden wollen? Warum ist das bei Ihnen so? Sind Erfahrungen bei Ihnen oder anderen Personen mit bestimmten Erkrankungen oder Behandlungen hier von Bedeutung?
- Gibt es religiöse, spirituelle oder persönliche Überzeugungen oder kulturelle Hintergründe, die Ihnen in diesem Zusammenhang wichtig sind?

Vorausplanung für akute medizinische Krisen mit plötzlichem Verlust der Entscheidungsfähigkeit

Insbesondere bei älteren und/oder chronisch kranken Menschen, die das medizinisch Machbare erfahrungsgemäß oft erheblich begrenzen wollen, hat die Vorausplanung für Notfallsituationen hohe praktische Relevanz. Ausführliche Patientenverfügungen sind in diesen Akutsituationen kaum anwendbar. ACP-Programme schließen diese Lücke mit einem Notfallbogen, der Festlegungen für akute medizinische Krisen mit einem plötzlichen Verlust der Entscheidungsfähigkeit enthält (▶ Abb. 13.7.1). Der Notfallbogen gibt zunächst der/dem Ärztin/Arzt die Möglichkeit, in Absprache mit dem Patienten oder seinem Vertreter Behandlungsoptionen auszuschließen, die medizinisch nicht mehr indiziert (weil für das vom Patienten favorisierte Behandlungsziel nicht erfolgversprechend) sind. Darüber hinaus definiert der Notfallbogen die vom Patienten bzw. seinem Vertreter (▶ Kap. 13.7.4) festgelegten, individuell gewünschten Behandlungsgrenzen. Hierbei soll auf die zuvor ermittelten Einstellungen des Betroffenen zum Leben, schwerer Erkrankung und Sterben (▶ Kap. „Allgemeine Einstellungen zum Leben, schwerer Erkrankung und Sterben") zurückgegriffen werden, um die Validität der Notfallfestlegungen, d. h. die Übereinstimmung mit den wohlinformierten Präferenzen und Lebenseinstellungen des Betroffenen, zu gewährleisten. Durch die Unterschrift des Betroffenen wird der Notfallbogen zu einer Patientenverfügung im Sinne des Patientenverfügungsgesetzes. Die zusätzliche Unterschrift der/des behandelnden Ärztin/Arztes attestiert für die in der Krisensituation handelnde Fachperson Einwilligungsfähigkeit und Verständnis der Implikationen seitens des Patienten, somit die Validität der Verfügung.

Ein für die regionale Verwendung konzipierter Notfallbogen ist die Ärztliche Anordnung für den Notfall (ÄNo), die sich aus dem ACP-Modellprojekt beizeiten begleiten heraus entwickelt hat (in der Schmitten et al., 2011, 2015). Der Optionsteil zeichnet sich in formaler Hinsicht dadurch aus, dass nur genau ein Kreuz gesetzt werden kann. Dadurch werden klinisch unsinnige Kombinationen (z. B. Reanimation ja, aber Krankenhauseinweisung nein) ausgeschlossen. Inhaltlich gibt es drei Kategorien (A, B und C), die sich hinsichtlich des Therapieziels und, im Fall von (B), bezüglich der Belastungen und Risiken klinisch relevanter Behandlungsoptionen unterscheiden:

- Option A entspricht dem uneingeschränkten Einsatz aller medizinisch vertretbaren Mittel zur Erreichung des Therapieziels des Lebenserhalts und damit dem gängigen akutmedizinischen Standard.
- Option B bejaht ebenfalls das Therapieziel des Lebenserhalts, jedoch „nicht um jeden Preis": Vier klinisch besonders relevante Behandlungen können kumulativ ausgeschlossen werden, die durch besondere Risiken bzw. qualitative Prognosesprünge gekennzeichnet sind:
  - die kardiopulmonale Reanimation (B0),
  - *zusätzlich* die Tubusbeatmung (B1),
  - *zusätzlich* die Behandlung auf Intensivstation (B2) sowie
  - *zusätzlich* jegliche stationäre Einweisung mit dem Ziel des Lebenserhalts (B3).
- Bei Option C wird das Therapieziel des Lebenserhalts durch dasjenige der Linderung von Beschwerden (Palliation) ersetzt, entweder, weil der Versuch eines Lebenserhalts medizinisch aussichtslos wäre oder weil ein medizinisch möglicher Lebenserhalt vom Patienten nicht mehr gewünscht wird.

Nach unserer Erfahrung ist dieser vermeintlich eindeutig gestaltete Bogen allerdings nicht „selbsterklärend". Vielmehr muss er regional eingeführt und allen Beteiligten vorab bekannt gemacht werden, wenn ein reibungsloser Ablauf gewährleistet werden soll. Ein Notfallbogen kann folglich nur so gut bzw. erfolgreich sein wie die regionale Implementierung des ACP-Programms, dessen Teil er ist, und das bedeutet: wie die Schulung und Mitwirkung aller beteiligten Akteure, insbesondere der Gesprächsbegleiter und in der Folge der von ihnen moderierte Gesprächsprozess.

Ermittlung und Benennung eines Bevollmächtigten

Die Unterstützung bei der Auswahl einer geeigneten Vertrauensperson (sofern vorhanden), die bei Einwilligungsunfähigkeit als Bevollmächtigte stellvertretend für den Betroffenen entscheidet, gehört zu den zentralen Angeboten im Rahmen eines ACP-Prozesses. Auch wenn sich Ehegatten für einen Zeitraum von maximal sechs Monaten direkt vertreten können (vgl. § 1358 BGB), erscheint eine ausdrückliche Benennung eines Stellvertreters im Rahmen einer Vorsorgevollmacht sinnvoll. Die Person sollte in diese Entscheidung jedenfalls einbezogen sowie nach Möglichkeit an dem ACP-Prozess beteiligt werden, damit sie im Fall einer stellvertretenden Entscheidung auf die Inhalte der Gespräche zurückgreifen kann.

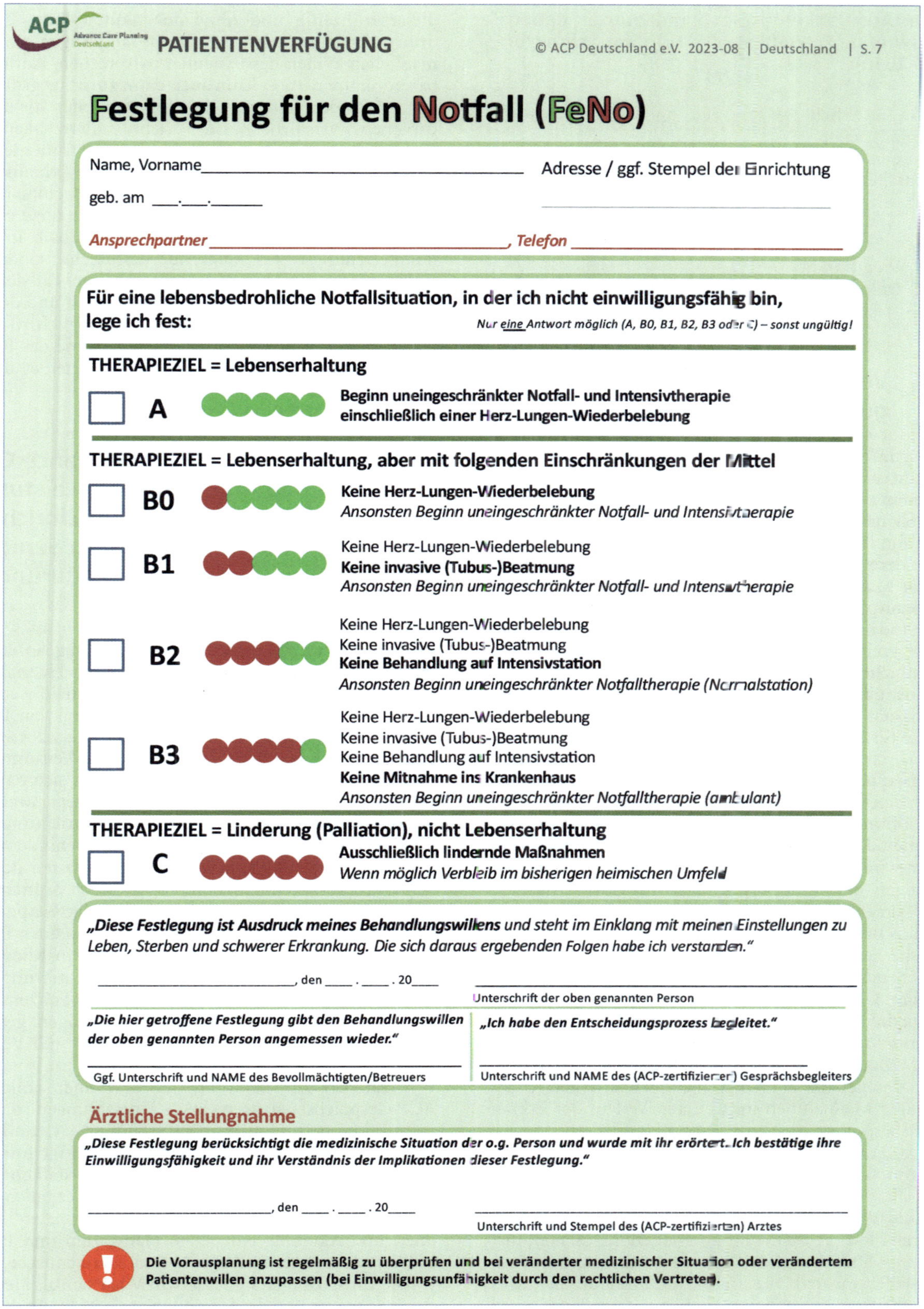

ACP Advance Care Planning Deutschland **PATIENTENVERFÜGUNG** © ACP Deutschland e.V. 2023-08 | Deutschland | S. 7

Festlegung für den Notfall (FeNo)

Name, Vorname ______________________ Adresse / ggf. Stempel der Einrichtung

geb. am ___.___.______

Ansprechpartner ______________________, *Telefon* ______________________

Für eine lebensbedrohliche Notfallsituation, in der ich nicht einwilligungsfähig bin, lege ich fest: *Nur eine Antwort möglich (A, B0, B1, B2, B3 oder C) – sonst ungültig!*

THERAPIEZIEL = Lebenserhaltung

☐ **A** – **Beginn uneingeschränkter Notfall- und Intensivtherapie einschließlich einer Herz-Lungen-Wiederbelebung**

THERAPIEZIEL = Lebenserhaltung, aber mit folgenden Einschränkungen der Mittel

☐ **B0** – **Keine Herz-Lungen-Wiederbelebung**
Ansonsten Beginn uneingeschränkter Notfall- und Intensivtherapie

☐ **B1** – Keine Herz-Lungen-Wiederbelebung
Keine invasive (Tubus-)Beatmung
Ansonsten Beginn uneingeschränkter Notfall- und Intensivtherapie

☐ **B2** – Keine Herz-Lungen-Wiederbelebung
Keine invasive (Tubus-)Beatmung
Keine Behandlung auf Intensivstation
Ansonsten Beginn uneingeschränkter Notfalltherapie (Normalstation)

☐ **B3** – Keine Herz-Lungen-Wiederbelebung
Keine invasive (Tubus-)Beatmung
Keine Behandlung auf Intensivstation
Keine Mitnahme ins Krankenhaus
Ansonsten Beginn uneingeschränkter Notfalltherapie (ambulant)

THERAPIEZIEL = Linderung (Palliation), nicht Lebenserhaltung

☐ **C** – **Ausschließlich lindernde Maßnahmen**
Wenn möglich Verbleib im bisherigen heimischen Umfeld

*„**Diese Festlegung ist Ausdruck meines Behandlungswillens** und steht im Einklang mit meinen Einstellungen zu Leben, Sterben und schwerer Erkrankung. Die sich daraus ergebenden Folgen habe ich verstanden."*

______________________, den ____.____. 20____ ______________________
Unterschrift der oben genannten Person

„Die hier getroffene Festlegung gibt den Behandlungswillen der oben genannten Person angemessen wieder."
____
Ggf. Unterschrift und NAME des Bevollmächtigten/Betreuers

„Ich habe den Entscheidungsprozess begleitet."
____
Unterschrift und NAME des (ACP-zertifizierter) Gesprächsbegleiters

Ärztliche Stellungnahme

„Diese Festlegung berücksichtigt die medizinische Situation der o.g. Person und wurde mit ihr erörtert. Ich bestätige ihre Einwilligungsfähigkeit und ihr Verständnis der Implikationen dieser Festlegung."

______________________, den ____.____. 20____ ______________________
Unterschrift und Stempel des (ACP-zertifizierten) Arztes

Die Vorausplanung ist regelmäßig zu überprüfen und bei veränderter medizinischer Situation oder verändertem Patientenwillen anzupassen (bei Einwilligungsunfähigkeit durch den rechtlichen Vertreter).

Abb. 13.7.1: Festlegung für den Notfall (FeNo) der deutschen Fachgesellschaft für Vorausplanung Advance Care Planning Deutschland e. V. © ACP Deutschland e. V. 2023-08.

Bei der Auswahl eines Bevollmächtigten haben sich folgende Fragen bewährt (in der Schmitten et al., 2016):

- Zu wem haben Sie eine tiefe und verlässliche Vertrauensbeziehung?
- Wen erachten Sie für bereit und fähig, gemäß Ihren Wünschen zu entscheiden – ungeachtet eigener Gefühle und Anschauungen?
- Wem trauen Sie am ehesten zu, Ihren Willen z. B. gegenüber Ärztinnen/Ärzten durchzusetzen, auch gegen Widerstand?
- Wer wohnt in der Nähe, würde sich Zeit nehmen und ist bereit, diese Aufgabe zu übernehmen?

13.7.4 Vorausplanung für nicht einwilligungsfähige Personen

Aktuell gibt es noch eine große Anzahl älterer, chronisch kranker Menschen, die keine Patientenverfügung verfasst, inzwischen aber ihre Einwilligungsfähigkeit verloren haben. Behandlungsentscheidungen für diese Menschen müssen von ihren rechtlichen Vertretern getroffen werden. Insbesondere in Notfallsituationen sind diese meist nicht verfügbar bzw. von der Situation überfordert, sodass ohne eine Vorausplanung erfahrungsgemäß die akutmedizinischen Standards der uneingeschränkten lebenserhaltenden Therapie greifen – unabhängig davon, ob dies noch dem (mutmaßlichen) Patientenwillen entspricht.

Bislang gibt es in Deutschland für diese Situationen kein offiziell etabliertes Instrument der Vorausplanung. Um diese für die Wahrung der Selbstbestimmung kritische Lücke zu schließen, werden in ACP-Programmen Vorausplanungsgespräche mit dem Vertreter geführt. Die Ergebnisse werden in einer Vertreterdokumentation festgehalten (in der Schmitten et al., 2015, 2021), die nicht von der betroffenen Person, sondern von ihrem Vertreter unterzeichnet wird und in der medizinische Behandlungsentscheidungen für künftige gesundheitliche Krisensituationen im Voraus festgelegt werden. Die Vertreterdokumentation sollte Informationen darüber enthalten, auf welcher Quelle die Festlegungen beruhen (früher mündlich geäußerte Behandlungswünsche, ein mutmaßlicher Patientenwille oder Überlegungen zum Wohlergehen des Patienten). Wie die Patientenverfügung sollte eine Vertreterdokumentation dann Informationen zur allgemeinen Einstellung des Betroffenen zum (Weiter-)Leben und Sterben sowie zu den gewünschten bzw. nicht gewünschten lebenserhaltenden Maßnahmen im weiteren Verlauf der Erkrankung, insbesondere im akuten Notfall, enthalten.

Merke

Nur eine Vertreterdokumentation kann gewährleisten, dass dauerhaft nicht einwilligungsfähige Menschen, für die keine aussagekräftige Patientenverfügung vorliegt, in Notfällen medizinisch sinnvoll und ihren individuellen Präferenzen entsprechend behandelt werden.

Aber auch für nicht akute Entscheidungssituationen erscheint eine Vorausplanung mit dem Vertreter sinnvoll, da dieser frühzeitig und ohne den akuten Entscheidungsdruck überlegen kann, welche Behandlungen dem mutmaßlichen Willen des Patienten entsprechen. Auf die Vertreterdokumentation kann auch dann zurückgegriffen werden, wenn der Vertreter selbst erkrankt oder vor dem Betroffenen verstorben ist. Nicht zuletzt kann die Vertreterdokumentation dazu dienen, eine früher selbst abgefasste Patientenverfügung im Verlauf der Erkrankung zu realisieren, gewissermaßen als „Erfüllung" eines in einer Patientenverfügung erteilten Auftrags. Auch ohne eine ausdrückliche gesetzliche Regelung ist es deshalb im Sinne des Betreuungsrechts nicht nur das Recht, sondern die Pflicht des rechtlichen Vertreters, für den Fall lebensbedrohlicher Situationen im Voraus zu planen und den mutmaßlichen Willen des Betroffenen bestmöglich zu rekonstruieren, weil dadurch am ehesten im Sinne des Betroffenen gehandelt werden kann (in der Schmitten et al., 2015; Lipp, 2020).

13.7.5 Der § 132g SGB V: Advance Care Planning als mögliche Leistung der Krankenkassen in Einrichtungen der stationären Seniorenpflege und der Eingliederungshilfe

Im Dezember 2015 wurde mit dem § 132g Sozialgesetzbuch SGB V in Deutschland erstmals eine Finanzierungsmöglichkeit für die von spezifisch hierfür qualifizierten Gesprächsbegleitern moderierte Vorausplanung von Behandlungsentscheidungen geschaffen (Rixen et al., 2016; Rixen, 2019). Das Angebot der „Gesundheitlichen Versorgungsplanung für die letzte Lebensphase" orientiert sich dabei ausdrücklich am internationalen ACP-Konzept und bietet stationären Pflegeeinrichtungen und Einrichtungen der Eingliederungshilfe für Menschen mit Behinderung die Möglichkeit, ACP-Gesprächsleistungen zulasten der Krankenkassen abzurechnen. Dabei wird es den Einrichtungen freigestellt, ob sie ihren Bewohnern die neue Gesprächsleistung anbieten wollen und wenn ja, ob diese durch Personal der Einrichtungen oder ihre Träger oder in Kooperation mit anderen regionalen Anbietern erbracht wird. Praktische Details regelt die zwischen dem GKV-Spitzenverband und den Trägerverbänden der Einrichtungen getroffene Umsetzungsvereinbarung vom 13.12.2017 (GKV-Spitzenverband et al., 2017).

Zusätzlich zur Beratung der Bewohner obliegt den ACP-Gesprächsbegleitern bzw. Einrichtungen die sogenannte interne und externe Vernetzung (§§ 11 und 12 der Umsetzungsvereinbarung), also die nachhaltige Implementierung des neuen Konzepts innerhalb der teilnehmenden Einrichtungen und die erforderliche diesbezügliche Koordination mit allen anderen beteiligten regionalen Institutionen und Akteuren, vor allem Hausärzten und Palliativnetzen sowie Rettungsdiensten und Krankenhäusern.

Die Umsetzung des § 132g SGB V hat sich als Herausforderung erwiesen (in der Schmitten et al., 2022). In der Breite am ehesten erfolgversprechend für eine qualitätsgesicherte und nachhaltige Etablierung der individuellen Gesprächsbegleitungen erscheint eine regionale Kooperationslösung („Pool-Lösung") § 132g SGB V gemäß § 7, Buchstabe (c) der

Umsetzungsvereinbarung. Sie birgt zudem erhebliche Vorteile für die institutionelle und regionale Implementierung. Dabei wird ein Team („Pool“) professioneller ACP-Gesprächsbegleiter bei einem geeigneten regionalen Arbeitgeber angestellt, die dann entsprechend ihrer jeweiligen Stellenanteile für mehrere Einrichtungen zuständig sein können (1,0 Stellenäquivalent pro 400 Bewohner). In einer offenen Ausschreibung können für die Stellen die am besten qualifizierten, d. h. insbesondere in puncto anspruchsvoller Kommunikation schon vorerfahrenen Bewerber gewonnen werden. Die ACP-Gesprächsbegleiter bilden ein professionelles Team, das sich untereinander austauschen, in seinen Kompetenzen gemeinsam fortentwickeln und bei Abwesenheiten oder Ausfällen gegenseitig vertreten kann. Sie werden den Einrichtungen fest zugeordnet und in deren Routinen so weit einbezogen, dass eine tragfähige Vertrauensbasis zu Bewohnern und Mitarbeitenden entstehen kann. So entsteht eine nachhaltige, stabile regionale Struktur, die – im Gegensatz zur einrichtungsbezogenen Implementierung – eine gewisse Fluktuation verkraften kann.

Zudem kann einer der am Pool angestellten ACP-Gesprächsbegleiter als ACP-Koordinator ausgewählt werden, der über die hierfür notwendigen Qualifikationen verfügt bzw. sich diesbezüglich weiterqualifiziert und primär dieser Aufgabe widmet. Für die besonders aufwendige Koordinationsleistung in der mit 5–10 Jahren zu veranschlagenden Initialphase einer regionalen ACP-Implementierung sind zusätzliche Ressourcen dringend erforderlich, die als Brückenförderung etwa der Kommune oder auch einer Stiftung vorstellbar sind, wie dies exemplarisch im Rhein-Kreis Neuss geschehen ist.[1]

Nicht zuletzt bietet ein solcher regionaler Pool von ACP-Gesprächsbegleitern strukturell die niedrigschwellige Option, das regionale ACP-Angebot über den Geltungsbereich des § 132g SGB V hinaus auf weitere vulnerable Personengruppen (z. B. ambulant versorgte pflegebedürftige Menschen) zu erweitern, wenn sich dafür ein Finanzierungsmodell gefunden hat.

Voraussetzung für eine regionale Kooperationslösung ist, dass die Gesprächsbegleiter nach einem einheitlichen Standard qualifiziert werden, der die erforderlichen Kompetenzen gewährleistet. Nach den häufig ernüchternden Erfahrungen von Advance Care Planning Deutschland e. V. (www.advancecareplanning.de) mit der einrichtungsbezogenen Etablierung der ACP-Gesprächsbegleitung könnte eine solche regionale Implementierung eine zentrale Voraussetzung für die nachhaltig erfolgreiche Umsetzung des § 132g SGB V sein. Zudem bietet eine regionale Lösung Perspektiven für die notwendige Ausweitung des ACP-Angebots auf andere Personengruppen, insbesondere ältere, multimorbide und pflegebedürftige Menschen, die im eigenen häuslichen Umfeld lebend.

Zusammenfassung

Viele ältere, vor allem chronisch kranke und pflegebedürftige Menschen wünschen bei lebensbedrohlichen Krisen, dass nicht mehr der gesamte Umfang der verfügbaren medizinisch indizierten lebenserhaltenden Maßnahmen ausgeschöpft wird. Da die Betroffenen zum Zeitpunkt der Behandlungsentscheidung häufig nicht mehr einwilligungsfähig sind, lassen sich ihre Präferenzen nur dann verlässlich beachten, wenn für die entsprechenden Behandlungsentscheidungen eine valide und aussagekräftige Vorausplanung vorliegt. Diese Voraussetzung lässt sich mit dem Konzept des Advance Care Planning (ACP) realisieren, das einen professionell begleiteten Gesprächsprozess – im Sinne eines Shared Decision Making – mit einer Implementierung von Standards und Routinen im regionalen Versorgungssystem verbindet, die die regelhafte Beachtung der erstellten, aussagekräftigen Vorausverfügungen gewährleistet. Die im § 132g SGB V vorgesehene Finanzierung der ACP-Gesprächsbegleitung für Bewohner in Einrichtungen der Seniorenpflege und Behindertenhilfe sollte dringend auf weitere Zielgruppen ambulant betreuter älterer Menschen ausgeweitet werden. Die dafür erforderlichen ACP-Gesprächsbegleiter sollten in einem zentralen regionalen Pool angestellt sein. Für die für den Erfolg von ACP zentral bedeutsame regionale Koordinierung und Vernetzung sollte insbesondere während einer 5- bis 10-jährigen Anschubphase entsprechend qualifiziertes Personal durch Brückenförderungen zusätzlich finanziert werden. Damit können wesentliche Voraussetzungen geschaffen werden, um die Selbstbestimmung älterer Menschen in lebensbedrohlichen gesundheitlichen Krisen wirksam zu fördern und zu achten.

Literatur

Brinkman-Stoppelenburg, A., Rietjens, J. A., & van der Heide, A. (2014). The effects of advance care planning on end-of-life care: a systematic review. *Palliative medicine*, *28*(8), 1000–1025. https://doi.org/10.1177/0269216314526272

de Heer, G., Saugel, B., Sensen, B., et al. (2017). Advance Directives and Powers of Attorney in Intensive Care Patients. *Deutsches Arzteblatt international*, *114*(21), 363–370. https://doi.org/10.3238/arztebl.2017.0363

Detering, K. M., Hancock, A. D., Reade, M. C., et al. (2010). The impact of advance care planning on end of life care in elderly patients: randomised controlled trial. *BMJ (Clinical research ed.)*, *340*, c1345. https://doi.org/10.1136/bmj.c1345

Garden, G., Usman, A., Readman, D., et al. (2022). Advance care plans in UK care home residents: a service evaluation using a stepped wedge design. *Age and ageing*, *51*(3), afac069. https://doi.org/10.1093/ageing/afac069

GKV-Spitzenverband, Berlin, Arbeiterwohlfahrt Bundesverband e. V., Berlin, Arbeitsgemeinschaft Privater Heime und Ambulanter Dienste Bundesverband e. V., Hannover, et al. (2017). Vereinbarung nach § 132g Abs. 3 SGB V über Inhalte und Anforderungen der gesundheitlichen Versorgungsplanung für die letzte Lebensphase vom 13.12.2017. https://www.gkv-spitzenverband.de/media/dokumente/krankenversicherung_1/hospiz_palliativversorgung/versorgungsplanung/Vereinbarung_nach_132g_Abs_3_SGBV_ueber_Inhalte_und_Anforderungen_der_gesundheitlichen_Versorgungsplanung.pdf, Zugriff am 4.5.2023

Götze, K., Bausewein, C., Feddersen, B., et al. (2022). Effectiveness of a complex regional advance care planning intervention to improve care consistency with care preferences: study protocol for a multi-center, cluster-randomized controlled trial focusing on nursing home residents (BEVOR trial). *Trials*, *23*(1), 770. https://doi.org/10.1186/s13063-022-06576-3

1 https://www.rhein-kreis-neuss.de/de/verwaltung-politik/nachrichten/2020/die-technologiezentrum-glehn/, Zugriff am 31.5.2023

Günther, A., Schildmann, J., In der Schmitten, J., et al. (2020). Opportunities and Risks of Resuscitation Attempts in Nursing Homes. *Deutsches Ärzteblatt international, 117*(45), 757–763. https://doi.org/10.3238/arztebl.2020.0757

Hammes, B. J., Rooney, B. L., & Gundrum, J. D. (2010). A comparative, retrospective, observational study of the prevalence, availability, and specificity of advance care plans in a county that implemented an advance care planning microsystem. *Journal of the American Geriatrics Society, 58*(7), 1249–1255. https://doi.org/10.1111/j.1532-5415.2010.02956.x

Hickman, S. E., Tolle, S. W., Brummel-Smith, K., et al. (2004). Use of the Physician Orders for Life-Sustaining Treatment program in Oregon nursing facilities: beyond resuscitation status. *Journal of the American Geriatrics Society, 52*(9), 1424–1429. https://doi.org/10.1111/j.1532-5415.2004.52402.x

In der Schmitten, J., Jox, R. J., Pentzek, M., et al. (2021). Advance care planning by proxy in German nursing homes: Descriptive analysis and policy implications. *Journal of the American Geriatrics Society, 69*(8), 2122–2131. https://doi.org/10.1111/jgs.17147

in der Schmitten, J., Jox, R. J., Rixen, S., et al. (2015). Vorausplanung für nicht-einwilligungsfähige Personen – „Vertreterverfügungen“. In: Coors, M., Jox, R. J., & in der Schmitten, J. (Hrsg.) *Advance Care Planning. Von der Patientenverfügung zur gesundheitlichen Vorausplanung*. Stuttgart: Verlag W. Kohlhammer. S. 119–140.

In der Schmitten, J., Lex, K., Mellert, C., et al. (2014). Implementing an advance care planning program in German nursing homes: results of an inter-regionally controlled intervention trial. *Deutsches Ärzteblatt international, 111*(4), 50–57. https://doi.org/10.3238/arztebl.2014.0050

in der Schmitten, J., Nauck, F., & Marckmann, G. (2016). Behandlung im Voraus planen (Advance Care Planning): ein neues Konzept zur Realisierung wirksamer Patientenverfügungen. *Z Palliativmed, 17*, 177-195.

in der Schmitten, J., Rixen, S., & Marckmann, G. (2015). Vorausplanung in der Nofall- und Intensivmedizin. In: Coors, M., Jox, R. J. und in der Schmitten, J. (Hrsg.) *Advance Care Planning. Von der Patientenverfügung zur gesundheitlichen Vorausplanung*. Stuttgart: Verlag W. Kohlhammer. S. 288–301.

in der Schmitten, J., Rixen, S., & Marckmann, G. (2022). Advance Care Planning: ein Konzept zur Stärkung der Autonomie pflegebedürftiger Menschen (nicht nur) am Lebensende. In: Jacobs, K., Kuhlmey, A., Greß, S., et al. (Hrsg.) *Pflege-Report 2022: Spezielle Versorgungslagen in der Langzeitpflege*. Berlin, Heidelberg: Springer Berlin Heidelberg. S. 83–102.

in der Schmitten, J., Rothärmel, S., Rixen, S., et al. (2011). Patientenverfügungen im Rettungsdienst (Teil 2). Neue Perspektiven durch Advance Care Planning und die „Hausärztliche Anordnung für den Notfall“. *Notfall Rettungsmed, 14*(6), 465–474.

Jung, C., Flaatten, H., Fjølner, J., et al. (2021). The impact of frailty on survival in elderly intensive care patients with COVID-19: the COVIP study. *Critical care (London, England), 25*(1), 149. https://doi.org/10.1186/s13054-021-03551-3

Klemmt, M., Neuderth, S., van Oorschot, B., et al. (2021). Patientenverfügungen von Bewohnenden in Pflegeeinrichtungen – welche Behandlungssituationen und Behandlungsmaßnahmen werden vorausverfügt? [Living wills of residents in nursing homes – which treatment situations and treatment measures are decreed?]. *Deutsche medizinische Wochenschrift (1946), 146*(20), e81–e87. https://doi.org/10.1055/a-1576-6894

Klingler, C., in der Schmitten, J., & Marckmann, G. (2016). Does facilitated Advance Care Planning reduce the costs of care near the end of life? Systematic review and ethical considerations. *Palliative medicine, 30*(5), 423–433. https://doi.org/10.1177/0269216315601346

Lipp, V. (2020). Vorausplanung und Patientenvertreter. *MedR, 38*, 259–263.

Molloy, D. W., Guyatt, G. H., Russo, R., et al. (2000). Systematic implementation of an advance directive program in nursing homes: a randomized controlled trial. *JAMA, 283*(11), 1437–1444. https://doi.org/10.1001/jama.283.11.1437

Morrison, R. S., Chichin, E., Carter, J., et al. (2005). The effect of a social work intervention to enhance advance care planning documentation in the nursing home. *Journal of the American Geriatrics Society, 53*(2), 290–294. https://doi.org/10.1111/j.1532-5415.2005.53116.x

Muscedere, J., Waters, B., Varambally, A., et al. (2017). The impact of frailty on intensive care unit outcomes: a systematic review and meta-analysis. *Intensive care medicine, 43*(8), 1105–1122. https://doi.org/10.1007/s00134-017-4867-0

Rietjens, J. A. C., Sudore, R. L., Connolly, M., et al. (2017). Definition and recommendations for advance care planning: an international consensus supported by the European Association for Palliative Care. *The Lancet. Oncology, 18*(9), e543–e551. https://doi.org/10.1016/S1470-2045(17)30582-X

Rixen, S. (2019). Umsetzung von Advance Care Planning im Rahmen der GKV: Kritische Analyse der Vereinbarung nach § 132g Abs. 3 SGB vom 13.12.2017. In: Höfling, W., Otten, T. und in der Schmitten, J. (Hrsg.) *Advance Care Planning/ Behandlung im Voraus planen als Instrument einer patientenzentrierten Gesundheitsversorgung – juristische, theologische und medizinische Perspektiven*. Baden-Baden: Nomos. S. 41–53.

Rixen, S., Marckmann, G., & in der Schmitten, J. (2016). Gesundheitliche Versorgungsplanung für die letzte Lebensphase – Das Hospiz- und Palliativgesetz. *Neue Juristische Wochenschrift, 3*, 125–129.

Singler, K., Gosch, M., & Antwerpen, L. (2020). Clinical Frailty Scale (CFS). Deutsche Gesellschaft für Geriatrie e. V. https://www.dggeriatrie.de/images/Bilder/PosterDownload/200331_DGG_Plakat_A2_Clinical_Frailty_Scale_CFS.pdf, Zugriff am 4.5.2023

Sommer, S., Marckmann, G., Pentzek, M., et al. (2012). Advance directives in nursing homes: prevalence, validity, significance, and nursing staff adherence. *Deutsches Ärzteblatt international, 109*(37), 577–583. https://doi.org/10.3238/arztebl.2012.0577

Sudore, R. L., Lum, H. D., You, J. J., et al. (2017). Defining Advance Care Planning for Adults: A Consensus Definition From a Multidisciplinary Delphi Panel. *Journal of pain and symptom management, 53*(5), 821–832.e1. https://doi.org/10.1016/j.jpainsymman.2016.12.331

Wiese, C. H. R., Ittner, K. P., Graf, B. M., et al. (2011). Palliative Notfälle – Definition, Besonderheiten und therapeutische Entscheidungen. *Der Notarzt, 27*, 223–226.

14 Altersbedingte biologische Veränderungen

Sektionsherausgebende: Andreas Simm und Michael Denkinger

14.1 Geroscience – eine Einführung

Michael Denkinger und Andreas Simm

14.1.1 Geroscience – die Verbindung biologischer Alternsforschung und Altersmedizin

Unsere mittlere Lebenserwartung ab Geburt hat sich seit 1840 wesentlich verlängert. Ab dem Ende der 1960er Jahre hat sich zusätzlich die Reproduktionsrate der Bevölkerung reduziert. Das hat dazu geführt, dass der Anteil älterer Menschen in der Bevölkerung stetig gestiegen ist bzw. immer noch steigt. Mit steigendem Alter erhöht sich das Risiko, krank zu werden. Hierzu gehören Erkrankungen, die zu den degenerativen Alterserkrankungen zählen, aber auch solche, die bereits in mittleren Lebensjahren entstanden waren. Somit steigt ebenfalls das Risiko mit dem Alter an, an mehreren Erkrankungen gleichzeitig zu leiden. Der Anstieg ist exponentiell ab dem 30. Lebensjahr und erreicht ein Plateau etwa ab dem 85. Lebensjahr (Nguyen et al., 2019). Geriatrische Patienten sind u. a. dadurch definiert, dass sie nicht nur eine, sondern zumeist mehrere Erkrankungen gleichzeitig haben – sie leiden somit an einer Multimorbidität.

Der bisherige Ansatz in der Biomedizin zielte darauf, jede Krankheit einzeln, getrennt voneinander und meist auch nacheinander zu betrachten, deren Ursache zu identifizieren und Behandlungsmöglichkeiten zur Heilung zu suchen. Dagegen sollte es bei alten Menschen, bei denen die Krankheiten für eine Heilung zu weit fortgeschritten sind, vor allem das Ziel sein, die Lebensqualität insgesamt zu verbessern. Dafür müssen vor allem die häufig schleichend auftretenden degenerativen Erkrankungen adressiert werden. Für die meisten, wenn nicht sogar für alle dieser Erkrankungen ist das Altern ein wesentlicher Risikofaktor. Eine überschaubare Anzahl von zugrundeliegenden biologischen Alterungsprozessen beeinflussen somit nicht nur eine, sondern immer mehrere Erkrankungen gleichzeitig. Lange Zeit war es ein Dogma, dass das Altern naturgegeben und damit nicht wirklich modifizierbar sei. Die Ergebnisse aus der Grundlagenforschung an Tiermodellen zeigen dagegen, dass Alterungsprozesse plastisch sind und man mit diesem Wissen die Lebensspanne experimentell sowohl verkürzen wie auch verlängern kann. Hierfür gab es neben der kalorischen Restriktion auch weitere erfolgreiche Strategien, um z. B. die metabolischen Wege (z. B. über Rapamycin) (Dabrowska et al., 2022) positiv zu beeinflussen, alte und seneszente Zellen mittels medikamentös induzierter Senolyse (durch Senolytika wie Quercetin und Dasatinib) (Paez-Ribes et al., 2019) zu beseitigen oder die Funktionsfähigkeit von Stammzellen (durch CASIN) (Amoah et al., 2022) zu verbessern. Auch Impfungen gegen verschiedene Erreger können eine Vielzahl Alters-assoziierter Erkrankungen, die sekundär mit der Infektion selbst assoziiert sind, verhindern oder deren Auftreten reduzieren (Michel & Ecarnot, 2022). Auch nicht medikamentöse Ansätze, insbesondere Anpassungen des Lebensstils mit Schwerpunkt auf Steigerung der körperlichen Aktivität, und eine vielseitige, mediterrane Diät können ein gesundes Altern fördern und das Auftreten degenerativer Erkrankungen hinauszögern (Daskalopoulou et al., 2017). Daraus kann abgeleitet werden, dass man mit der Modifikation von Alterungsprozessen die Alterungsgeschwindigkeit verlangsamen und den Zeitpunkt des Auftretens von Erkrankungen hinauszögern könnte. Konzeptionell müsste man also mit dem Adressieren des biologischen Alterns mehr erreichen als mit dem Adressieren einzelner Erkrankungen.

Zwei konzeptionelle Probleme müssen dafür angegangen werden (Sierra, 2016):

a) Die komplexe Natur degenerativer Erkrankungen:
Im Gegensatz zu z. B. Infektionserkrankungen oder Erkrankungen, die durch dominante genetische Defekte ausgelöst werden, sind chronische Alterserkrankungen multifaktoriell und komplex. Natürlich gibt es große Anstrengungen, krankheitsspezifische Risikofaktoren positiv zu beeinflussen wie beispielsweise die Senkung der Lipide (LDL/Cholesterin) für kardiovaskuläre Erkrankungen oder eine kontrollierte Glukoseaufnahme bei Diabetes. Trotz allem bleibt die Erkenntnis, dass das bei weitem nicht ausreicht. Folglich sind also weitere Kofaktoren, sowohl Umweltfaktoren wie auch eine durch Altern geschaffene sogenannte „empfängliche Umgebung", wichtig. Ed Lakatta hatte dies in einem seiner frühen Reviews wie folgt beschrieben: Altern erzeugt das Milieu, in dem Krankheiten erblühen können (Lakatta & Levy, 2003). Zum Beispiel treten Tumore überwiegend ab 2/3 der zu erwartenden Lebensspanne der Spezies auf, bei der Maus wie auch beim Menschen. Neben der Akkumulierung von DNA-Defekten wird hier ein im Alter entstehendes pro-tumorigenes (extrazelluläres) Milieu als mitentscheidend diskutiert (Sierra, 2016). Für die Wichtigkeit eines solchen empfänglichen Milieus spricht auch, dass Metastasen von Primärtumoren oft selektiv in ganz bestimmten Organen auftreten. So sieht man zwar sehr selten Metastasen in Nieren und der Haut, bestimmte Tumore streuen aber genau in solche Gebiete, wie bspw. Lungenkarzinome in die Nebennieren oder Lymphome in die Haut. Degenerative Er-

krankungen kann man auch nicht einfach durch biologische intrinsische Mechanismen allein erklären. Über die ganze Lebensspanne hinweg gibt es weitere psychosoziale Faktoren wie z. B. die Schulbildung, Lebensstil, Arbeitsumgebung, mentale oder kognitive Faktoren, die Gesundheit und Krankheit im Alter entscheidend mitbeeinflussen (Sebert et al., 2019).

b) Die Multimorbidität:
Unsere bisherigen Ansätze zielen darauf, jede Erkrankung gezielt einzeln und/oder organspezifisch zu erforschen. Diesem Ansatz spiegeln die Deutschen Zentren für Gesundheitsforschung, wie die im Bereich Herz-Kreislauf-Erkrankungen, Infektionserkrankungen, neurologische Erkrankungen, Lungenerkrankungen, Krebs und Diabetes, wider. Lange Zeit war es auch Usus, bei klinischen Studien zu einer Erkrankung Patienten mit nur dieser einen Erkrankung einzuschließen und multimorbide oder gebrechliche Patienten auszuschließen. Das hat dazu geführt, dass sehr häufig nur jüngere Patienten eingeschlossen wurden und man den Fakt ignoriert hat, dass degenerative Erkrankungen eben nicht allein auftreten. Ältere Patienten leiden sehr häufig an Multimorbidität. Multiple Erkrankungen treten aber nicht zufällig voneinander gemeinsam auf. Es scheint eher so zu sein, dass diese in Clustern auftreten. Beispiele für solche Cluster sind 1. Asthma, Bronchitis, Arthritis, Osteoporose und Depression, 2. hoher Blutdruck und Diabetes und 3. Tumore, Herzerkrankungen und Schlaganfall. Dies könnte auf gemeinsame zugrundeliegende biologische Alterungsmechanismen hindeuten, da diese ja immer mehrere Zelltypen, Gewebe und Organe gleichzeitig beeinflussen. Mit der Multimorbidität ist zumeist das Multimedikationsproblem verbunden. Wenn jede Krankheit und jedes Organ einzeln betrachtet wird, werden viele organspezifische Medikamente verschrieben, die dann entsprechende Neben- und Wechselwirkungen haben. Wenn es möglich wäre, identifizierte, gemeinsame Alterns-basierte Ursachen therapeutisch zu beeinflussen, müsste sich die Zahl der Medikamente für altersassoziierte Erkrankungen wiederum verringern.

Merke

Mit einem sogenannten Geroscience-Ansatz (der Verbindung des Wissens aus der biologischen Alternsforschung mit dem medizinischen Wissen über degenerative Erkrankungen) wird der Versuch unternommen, nicht nur einzelne chronische Erkrankungen, sondern den gesamten Alterungsprozess zur Prävention und Therapie altersassoziierter Erkrankungen im Blick zu haben.

14.1.2 Welche biologischen Prozesse stehen im Mittelpunkt?

Die fundamentalen biologischen Alterungsmechanismen stehen immer noch unter Debatte, aber einige wurden durch Versuche an Modellorganismen identifiziert und wurden unter den Namen „Hallmarks bzw. Pillars of Aging“ publiziert (Lopez-Otin et al., 2013). Zu diesen Prozessen gehören der oxidative Stress, chronische Inflammation, mitochondriale Dysfunktion, dysregulierter Metabolismus sowie Proteostase, epigenetische Modifikationen, genomische Instabilität bzw. Akkumulation von makromolekularen Schäden, Telomerverkürzung, zelluläre Seneszenz, eingeschränkte Stammzellfunktion sowie reduzierte Adaptation auf Stress. Keiner dieser Prozesse steht für sich allein da, sondern alle sind hochvernetzt. So kommt es beispielsweise im Laufe des gesamten Lebens zu einer Akkumulation von Schäden an der DNA. Die Integrität und Stabilität der DNA wird kontinuierlich beeinflusst durch exogenen physikalischen, chemischen oder biologischen Stress wie auch endogen durch DNA-Replikations-Fehler oder oxidativen Stress durch reaktive Sauerstoffmoleküle (ROS) (Moskalev et al., 2013). Dies führt einerseits zu Punktmutationen, Translokationen oder Telomerverkürzungen, welche über eine effektive DNA-Reparatur zumindest z. T. auch wieder korrigiert werden können (Hoeijmakers, 2009). Parallel dazu kommt es zu epigenetischen Veränderungen wie die DNA-Methylierung (Hoch- bzw. Herunterregulation global, lokal auch gegensätzlich) oder Histonmodifikationen (Methylierungen, Acetylierungen, Glykierungen), die wiederum auf Chromosomeninstabilität Einfluss haben. Oxidative wie glykative Veränderungen an Makromolekülen wie den Proteinen führen zu Quervernetzungen der Proteine, zu einer veränderten Proteostase, einer Veränderung des Mikromilieus und zur Inflammation (Simm, 2013). Diese Beispiele zeigen, wie vernetzt die in den Hallmarks of Aging beschriebenen Alterungsmechanismen letztendlich sind. Letztere werden nun eingeteilt in die primären Alterungsmechanismen (z. B. epigenetische Modifikationen, Akkumulation von Schäden in den Makromolekülen, Verkürzung der Telomere), die zellulären Reaktionen auf diese Schäden (z. B. zelluläre Seneszenz, mitochondriale Dysfunktion) und dann noch die integrierenden Mechanismen wie z. B. die Erschöpfung des Stammzellpools. Konzeptionell denkt man, dass die beschriebenen Alterungsmechanismen die Zellen, Gewebe und Organe so beeinflussen, dass ihre Resilienz gegenüber Stressoren nachlässt. Damit kommt es erst zur physiologischen Dysfunktion und in Folge zu Gebrechlichkeit (Frailty), Erkrankungen und Tod (Seals et al., 2016). Frailty könnte man damit konzeptionell als einen Status von abgelaufenen biologischen Alterungsprozessen phänotypisieren. Eine solche Sichtweise eröffnet auch die Möglichkeit, mechanistisch basierte, alternsspezifische Biomarker zu identifizieren, die hypothesengenerierende neuartige Outcome-Prädiktoren für degenerative Erkrankungen als sogenannte Surrogatparameter für beschleunigtes Altern zum Testen anbieten.

Bei aller Euphorie innerhalb der biologischen Alternsforschung bleibt aber das Problem, dass die in den Hallmarks of Aging beschriebenen biologischen Alterungsmechanismen den Alterungsprozess selbst auch aus biologischer Sicht nicht ausreichend erklären können (Gems & de Magalhaes, 2021). Es ist außerdem klar, dass die vorliegende Einführung nur eine eingeschränkte biomedizinische Sichtweise widerspiegelt. Altern und Krankheiten sollten immer aus biopsychosozialer Sichtweise betrachtet werden (Simm, 2011). Entsprechend den „biologischen Hallmarks“ gibt es auch die „sozialen Hallmarks“ des Alterns. Dazu zählen ein niedriger sozioökonomischer Status, ein Minderheitenstatus, widrige Lebensereignisse, ein problematischer psychologischer Status und ein problematisches Verhalten (Crimmins, 2020). Auch funktionelle, phänotypische Ansätze sind notwendig, um den Alterungsprozess zu beschreiben, vorherzusagen und Therapien einzuleiten (Diebel & Rockwood, 2021).

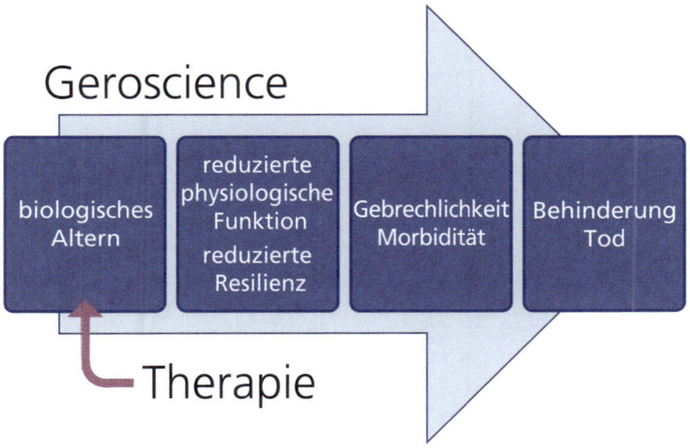

Abb. 14.1.1: Geroscience setzt bei der Entstehung von mit Alterungsprozessen assoziierten Krankheiten an und betrachtet dabei den ganzen Prozess bis zum Tod

Geroscience und die damit verbundenen „Hallmarks of Aging" haben sich als sehr nützlich gezeigt, konzeptionell neuartige altersassoziierte Therapien (Anti-Aging im positiven Sinne) zu entwickeln. In Tiermodellen kann man diese Therapien auch sehr erfolgreich umsetzen. Fadenwürmer wie C. elegans, die Fruchtfliege Drosophila wie auch die Maus leben gesünder und länger. Andererseits scheint der Zuwachs an gesunder oder gesamter Lebensspanne nicht gleichmäßig anzusteigen. Kurzlebige Organismen wie der Fadenwurm haben prozentual wesentlich höhere Verbesserungen als z. B. die länger lebende Maus.

Es bleibt unklar, welche Effekte beim Menschen zu erwarten sind.

Merke

Geroscience-Ansätze – auf Alterungsmechanismen-basierte Therapien – sind in Modellsystemen sehr erfolgreich. Ob sich diese Erfolge auf den Menschen übertragen lassen, muss erst noch gezeigt werden.

14.1.3 Ziele und Mechanismen von Geroscience-Ansätzen

Das Ziel von Geroscience-Ansätzen besteht darin, die gesunde Lebensspanne zu verlängern. Diese gesunde Lebensspanne ist die Zeit ohne große chronische Erkrankungen oder Behinderungen. Im jungen und gesunden Zustand haben wir eine sehr hohe Reservekapazität, so dass wir auf jede gesundheitliche Herausforderung adäquat reagieren können. Wir gelten somit als robust (Kemoun et al., 2022). Mit der Zeit sinkt diese Reservekapazität, so dass irgendwann auf eine gesundheitliche Challenge die Homöostase nicht mehr komplett gewährleistet werden kann, damit fängt die Zeit der Morbidität an. Wenn man es schafft, die gesamte Lebensspanne zu verlängern, gibt es prinzipiell drei Möglichkeiten. 1. Nur die Morbiditätsphase verlängert sich, die gesunde Lebensspanne bleibt konstant, 2. die Morbiditätsspanne bleibt gleich und die gesunde Lebensspanne verlängert sich oder 3. im besten Fall kommt es in diesem Zusammenhang zu einer Verlängerung der gesunden Lebensspanne in Kombination mit einer Kompression der Morbiditätsphase (Fries, 2005). Dieser letztere Fall ist das Ziel, welches man erreichen möchte. Nun führt Altern nicht zu binären Stadien wie gesund oder krank. Altern führt zu schleichenden Veränderungen, die anfangs als physiologisch und später, wenn es zu phänotypischen Einschränkungen kommt, als krankhaft beschrieben werden. Meistens kann man eine Zwischenphase beobachten, die durch eine reduzierte Funktionalität der Organsysteme geprägt ist, ohne dass man bereits von Erkrankungen sprechen kann. Man kann dies wie oben beschrieben mit einer reduzierten Stressresilienz vergleichen, in der die Systeme nicht mehr adäquat auf externe und interne Stressoren reagieren können, was letztendlich zu Erkrankungen, Gebrechlichkeit und Tod führen kann (Seals et al., 2016). So erhöht die im Alter häufig reduzierte diastolische Befüllung des linken Ventrikels das Risiko, eine Herzinsuffizienz mit erhaltener Ejektionsfraktion zu entwickeln (diastolische Herzinsuffizienz), eine im klinischen Alltag beobachtete Form der chronischen Herzinsuffizienz des Alters.

Im Bereich der zellulären Seneszenz sind Ergebnisse gezielter Interventionen am weitesten fortgeschritten. Im Mausmodell führt die Senolyse, das gezielte Abtöten von seneszenten Zellen, zu einer verlängerten mittleren wie gesunden Lebensspanne, einem geringeren Tumor-induzierten Zelltod, verringerter Sarkopenie wie auch einem verzögerten Auftreten von Katarakten (Baker et al., 2011, 2016; Xu et al., 2018). Es gibt erste erfolgreiche Berichte zur Reduktion von seneszenten Zellen in Fettgeweben bei diabetischen Patienten mit Niereninsuffizienz nach senolytischer Therapie (Fallzahl aber sehr niedrig), parallel dazu sind bereits einige klinische Studien angelaufen (Hickson et al., 2019; Paez-Ribes et al., 2019). Im Bereich der Stammzellforschung ergeben sich ähnliche Fragen und Konzepte, die nicht weit von einer klinischen Anwendung entfernt sind. Hierzu gehört auch die Stammzelltransplantation junger Spender in geriatrische Empfänger, ein Ansatz, der aus Sicht der Risikoabwägung jedoch noch nicht gut zu überschauen ist (Cai et al., 2022). Weitere Einblicke dazu gibt ▸ Kap. 14.3. Wie Geroscience-Konzepte in der Zukunft weiterentwickelt werden und ob die damit verbundenen Hoffnungen sich wirklich erfüllen, wird die Zukunft zeigen.

Zusammenfassung

Mit steigendem Alter erhöht sich das Risiko, an Erkrankungen zu leiden, einschließlich degenerativer Alterserkrankungen, die oft schleichend auftreten. Der bisherige Ansatz in der Biomedizin konzentriert sich darauf, jede Krankheit einzeln zu behandeln. Bei älteren Menschen mit mehreren Erkrankungen führt dies meistens zur Polypharmazieproblematik und nicht zu einer für den Menschen relevanten Verbesserung der Alltagsfunktionen und Lebensqualität. Gleichzeitig hat die Forschung an Tiermodellen gezeigt, dass Alterungsprozesse modifizierbar sind. Impfungen, Veränderungen des Lebensstils, eine mediterrane Diät sowie medikamentöse Ansätze wie Senolytika oder CASIN können helfen, das Auftreten degenerativer Erkrankungen zu verzögern. Es gibt jedoch zwei konzeptionelle Probleme bei der Modifikation von Alterungsprozessen: die komplexe Natur degenerativer Erkrankungen und die Tatsache, dass Alterungsprozesse multifaktoriell und komplex sind. In der sogenannten Geroscience werden biomedizinische „Hallmarks bzw. Pillars of Aging" mit der aktuellen klinischen Altersmedizin verknüpft. Sie basiert damit ebenso auf einer bio-psycho-sozialen Sichtweise. Zusammenfassend ist das Ziel von Geroscience-Ansätzen die Verlängerung der gesunden Lebensspanne, indem die biologischen Alterungsprozesse verzögert oder verhindert werden, um schließlich eine höhere Funktionalität und Lebensqualität zu erreichen oder zu erhalten.

Literatur

Amoah, A., Keller, A., Emini, R., et al. (2022). Aging of human hematopoietic stem cells is linked to changes in Cdc42 activity. *Haematologica, 107*(2), 393–402. https://doi.org/10.3324/haematol.2020.269670

Baker, D. J., Childs, B. G., Durik, M., et al. (2016). Naturally occurring p16(Ink4a)-positive cells shorten healthy lifespan. *Nature, 530*(7589), 184–189. https://doi.org/10.1038/nature16932

Baker, D. J., Wijshake, T., Tchkonia, T., et al. (2011). Clearance of p16Ink4a-positive senescent cells delays ageing-associated disorders. *Nature, 479*(7372), 232–236. https://doi.org/10.1038/nature10600

Cai, Y., Wang, S., Qu, J., Belmonte, J. C. I., et al. (2022). Rejuvenation of Tissue Stem Cells by Intrinsic and Extrinsic Factors. *Stem Cells Transl Med, 11*(3), 231–238. https://doi.org/10.1093/stcltm/szab012

Crimmins, E. M. (2020). Social hallmarks of aging: Suggestions for geroscience research. *Ageing Res Rev, 63*, 101136. https://doi.org/10.1016/j.arr.2020.101136

Dabrowska, A., Kumar, J., & Rallis, C. (2022). Nutrient-Response Pathways in Healthspan and Lifespan Regulation. *Cells, 11*(9). https://doi.org/10.3390/cells11091568

Daskalopoulou, C., Stubbs, B., Kralj, C., et al. (2017). Physical activity and healthy ageing: A systematic review and meta-analysis of longitudinal cohort studies. *Ageing Res Rev, 38*, 6–17. https://doi.org/10.1016/j.arr.2017.06.003

Diebel, L. W. M., & Rockwood, K. (2021). Determination of Biological Age: Geriatric Assessment vs Biological Biomarkers. *Curr Oncol Rep, 23*(9), 104. https://doi.org/10.1007/s11912-021-01097-9

Fries, J. F. (2005). The compression of morbidity. 1983. *Milbank Q, 83*(4), 801–823. https://doi.org/10.1111/j.1468-0009.2005.00401.x

Gems, D., & de Magalhaes, J. P. (2021). The hoverfly and the wasp: A critique of the hallmarks of aging as a paradigm. *Ageing Res Rev, 70*, 101407. https://doi.org/10.1016/j.arr.2021.101407

Hickson, L. J., Langhi Prata, L. G. P., Bobart, S. A., et al. (2019). Senolytics decrease senescent cells in humans: Preliminary report from a clinical trial of Dasatinib plus Quercetin in individuals with diabetic kidney disease. *EBioMedicine, 47*, 446–456. https://doi.org/10.1016/j.ebiom.2019.08.069

Hoeijmakers, J. H. (2009). DNA damage, aging, and cancer. *N Engl J Med, 361*(15), 1475–1485. https://doi.org/10.1056/NEJMra0804615

Kemoun, P., Ader, I., Planat-Benard, V., et al. (2022). A gerophysiology perspective on healthy ageing. *Ageing Res Rev, 73*, 101537. https://doi.org/10.1016/j.arr.2021.101537

Lakatta, E. G., & Levy, D. (2003). Arterial and cardiac aging: major shareholders in cardiovascular disease enterprises: Part I: aging arteries: a „set up" for vascular disease. *Circulation, 107*(1), 139–146. https://doi.org/10.1161/01.cir.0000048892.83521.58

Lopez-Otin, C., Blasco, M. A., Partridge, L., et al. (2013). The hallmarks of aging. *Cell, 153*(6), 1194–1217. https://doi.org/10.1016/j.cell.2013.05.039

Michel, J. P., & Ecarnot, F. (2022). Healthy Ageing and Vaccines: Application of the P4 Medicine Concept to Immunizations. *Gerontology, 68*(5), 481–487. https://doi.org/10.1159/000517211

Moskalev, A. A., Shaposhnikov, M. V., Plyusnina, E. N., et al. (2013). The role of DNA damage and repair in aging through the prism of Koch-like criteria. *Ageing Res Rev, 12*(2), 661–684. https://doi.org/10.1016/j.arr.2012.02.001

Nguyen, H., Manolova, G., Daskalopoulou, C., et al. (2019). Prevalence of multimorbidity in community settings: A systematic review and meta-analysis of observational studies. *J Comorb, 9*, 2235042X19870934. https://doi.org/10.1177/2235042X19870934

Paez-Ribes, M., Gonzalez-Gualda, E., Doherty, G. J., et al. (2019). Targeting senescent cells in translational medicine. *EMBO Mol Med, 11*(12), e10234. https://doi.org/10.15252/emmm.201810234

Seals, D. R., Justice, J. N., & LaRocca, T. J. (2016). Physiological geroscience: targeting function to increase healthspan and achieve optimal longevity. *J Physiol, 594*(8), 2001–2024. https://doi.org/10.1113/jphysiol.2014.282665

Sebert, S., Lowry, E., Aumuller, N., et al. (2019). Cohort Profile: The DynaHEALTH consortium – a European consortium for a life-course bio-psychosocial model of healthy ageing of glucose homeostasis. *Int J Epidemiol, 48*(4), 1051–1051k. https://doi.org/10.1093/ije/dyz056

Sierra, F. (2016). The Emergence of Geroscience as an Interdisciplinary Approach to the Enhancement of Health Span and Life Span. *Cold Spring Harb Perspect Med, 6*(4), a025163. https://doi.org/10.1101/cshperspect.a025163

Simm, A. (2011). [Geriatrics: an introduction from a gerontological point of view]. *Dtsch Med Wochenschr, 136*(49), 2549–2553. https://doi.org/10.1055/s-0031-1292807 (Geriatrie: eine Einfuhrung aus gerontologischer Sicht.)

Simm, A. (2013). Protein glycation during aging and in cardiovascular disease. *J Proteomics, 92*, 248–259. https://doi.org/10.1016/j.jprot.2013.05.012

Xu, M., Pirtskhalava, T., Farr, J. N., et al. (2018). Senolytics improve physical function and increase lifespan in old age. *Nat Med, 24*(8), 1246–1256. https://doi.org/10.1038/s41591-018-0092-9

14.2 Biologisches Altern – die Hallmarks of Aging

Andreas Simm, Dhayana Dallmeier und Wolfgang Wagner

14.2.1 Einführung

Neben der technischen Entwicklung sind die letzten knapp 200 Jahre durch eine starke Zunahme der Lebenserwartung der Menschen geprägt. Früher, das heißt bis zum Ende des 19. Jahrhunderts, starb man in der Regel, bevor man alt wurde, heute weil man alt ist. Das spiegelt sich in den Krankheitsbildern wider. Während man vor der Verfügbarkeit von Impfungen und Antibiotika überwiegend an Infektionserkrankungen starb, sind es heute vor allem degenerative Erkrankungen wie z. B. Herz-Kreislauf-Erkrankungen.

Für diese degenerativen Erkrankungen ist das Alter in den meisten Fällen einer der wichtigsten Risikofaktoren. Aus biologischer Sicht kann man sagen, dass zentrale Mechanismen, die in den sogenannten „Hallmarks of Aging“ zusammengefasst sind, für die Altersveränderungen der Gewebe und Organe verantwortlich gemacht werden können (Lopez-Otin et al., 2013). Diese werden in drei große Bereiche gegliedert:

Im ersten Bereich befinden sich die primären Alterungsmechanismen wie z. B. die genomische Instabilität durch die Verkürzung der Telomere, epigenetische Veränderungen, die Akkumulation von Schäden in den Makromolekülen und eine Dysregulation der Proteinhomöostase. Im zweiten Bereich stehen die zellulären Reaktionen auf solche Schäden wie die mitochondriale Dysfunktion (mit dem resultierenden oxidativen Stress), die zelluläre Seneszenz und die Dysregulation des Nährstoff-Sensings. Im letzten Bereich sind die integrierenden Hallmarks wie die Erschöpfung des Stammzellpools und die veränderte interzelluläre Kommunikation zusammengefasst.

Merke

Bei den meisten degenerativen Erkrankungen ist das Alter der wichtigste Risikofaktor. Als biologische Basis hierfür dienen zentrale Alterungsmechanismen – die Hallmarks of Aging.

Dieses Kapitel befasst sich exemplarisch mit einigen dieser Alterungsmechanismen. Abschließend werden die Begriffe chronologisches, psychologisches und biologisches Alter kontrastiert.

14.2.2 Verkürzung der Telomere

Unser Genom ist in lineare Chromosomen unterteilt, die jeweils mit sogenannten Telomeren enden. Diese Strukturen bestehen aus einer Wiederholungssequenz des Hexanukleotids TTAGGG in einer tausendfachen Abfolge sowie sechs weiteren assoziierten Proteinen, dem Shelterin-Komplex (Diotti & Loayza, 2011). Die Telomere stabilisieren die Chromosomenenden, wozu wohl auch die Bildung von Sekundärstrukturen in Form von Quadrupel-Helix-Formationen beiträgt (Moye et al., 2015). Hintergrund für die Notwendigkeit der Telomere ist, dass es bei der Replikation durch die DNA-Polymerase an den Enden der Chromosomen auf dem Folgestrang zwangsläufig zu einer Verkürzung kommt, da sich das Enzym nicht mehr jenseits der Chromosomenenden anlagern kann, um die letzte fehlende Sequenz aufzufüllen. Somit werden die Telomere bei jeder Zellteilung etwas kürzer. Wenn die Telomere eine kritische Länge erreichen, verlieren die Chromosomen an Stabilität und es kommt vermehrt zu Doppelstrangbrüchen. Somit scheint es einen zellintrinsischen Mechanismus zu geben, der die Anzahl der Zellteilungen limitiert. Dies wird als die wesentliche Ursache für das sogenannte „Hayflick Limit“ angesehen – eine Beobachtung von Leonhard Hayflick, dass sich primäre Zellen in Kultur nur für eine bestimmte Anzahl teilen können (Hayflick & Moorhead, 1961; Lopez-Otin et al., 2013).

Eine Verlängerung der Telomere ist hingegen durch das Enzym Telomerase möglich – eine Entdeckung, die 2009 mit dem Nobelpreis für Physiologie oder Medizin ausgezeichnet wurde (Shay & Wright, 2019). Durch die Telomerase und dem Shelterin-Komplex kann die terminale Sequenz auch über die Chromosomenenden hinaus verlängert werden. Telomerase wird jedoch vorwiegend in Stammzellen und Tumorzellen exprimiert und in den meisten somatischen Zellen nicht gebildet. Darüber hinaus wird ein alternativer Mechanismus der Telomerverlängerung postuliert, wobei die Telomersequenz selbst als Matrize für die weitere Verlängerung dient. Die Relevanz der Telomere für den Alterungsprozess ist klar belegt und der Mechanismus der kontinuierlichen Verkürzung der Schutzkappen ist eingängig. Mutationen in den Genen von Proteinen, die an dem Telomerkomplex beteiligt sind, können zu sogenannten Telomeropathien führen, die Symptome vorzeitiger Alterung aufweisen (Vieri et al., 2021). Andererseits sind Knock-out-Mäuse für Telomerase auch über mehrere Generationen lebensfähig. Die Überexpression der Telomerase unterstützt die Immortalisierung, reicht jedoch als alleinige molekulare Veränderung häufig nicht dafür aus (Shay & Wright, 2019). Außerdem besitzen die Zellen grundsätzlich die intrinsische Möglichkeit der Telomerverlängerung – z. B. im Rahmen der Reprogrammierung von somatischen Zellen in induzierbare pluripotente Stammzellen (iPSC). Aus zellbiologischer Sicht stellt sich somit die Frage, warum die Zellen den Erhalt der Schutzkappen der Chromosomen nicht einfach selbst aufrechterhalten.

Die Telomerlänge wird häufig als Biomarker für das Altern verwendet. Beim Menschen beträgt sie einige Kilobasen und variiert zwischen unterschiedlichen Zelltypen. Im Laufe des Lebens nimmt die Telomerlänge in der Regel kontinuierlich ab. Sie kann durch unterschiedliche Verfahren gemessen werden (Ferreira et al., 2020): Beim Southern Blot-Verfahren wird die DNA mit Restriktionsenzymen fragmentiert und die Fragmentgröße anschließend mit Sonden in Polyacrylamidgelen bestimmt. Außerdem gibt es PCR-basierte Verfahren sowie quantitative Fluoreszenz-in-situ-Hybridisierungen mit Durchflusszytometrie (Flow-FISH). In Leukozyten lässt sich beispielsweise eine gute

Korrelation zwischen der Abnahme der Telomerlänge und dem chronologischen Alter darstellen. Wieweit sich daraus jedoch Rückschlüsse auf das biologische Alter ableiten lassen. ist nicht eindeutig belegt (Belsky et al., 2018).

Merke

Die Verkürzung der Telomerlänge ist ein wichtiges Hallmark of Aging. Dadurch werden jedoch nur einige Aspekte der Alterung erklärt und die Regulationsmechanismen sind nach wie vor nicht vollständig verstanden.

14.2.3 Die epigenetische Uhr

Alle Zellen unseres Körpers verfügen über die gleiche genetische Information – welche Bereiche dabei jeweils abgelesen werden, wird hingegen durch sogenannte epigenetische Veränderungen kontrolliert (Smith & Meissner, 2013). Dabei handelt es sich um Änderungen am DNA-Strang, z. B. im Rahmen von Entwicklungsprozessen, die nicht in der Abfolge der Basen kodiert sind, aber dennoch an die Tochterzellen weitergegeben werden können. Die epigenetischen Modifikationen können unterteilt werden in DNA-Methylierungen, Histon-Modifikationen und Änderungen in der übergreifenden Chromatinstruktur.

Altersassoziierte epigenetische Veränderungen wurden bisher insbesondere im DNA-Methylierungsmuster nachgewiesen. Dabei werden Methylgruppen unmittelbar auf bestimmte Cytosine in der DNA übertragen. In unserem Genom geschieht dies insbesondere an Cytosin-Guanosin-Dinkuleotiden, sogenannten „CpG-Stellen" (Cytosin-Phosphat-Guanosin). Diese Dinukleotidsequenz ist insgesamt im Genom unterrepräsentiert, im Promotorbereich vieler Gene hingegen oft stark gehäuft in sogenannten CpG-Inseln. Die DNA-Methylierung hat hier unmittelbaren Einfluss auf die Bindung von Transkriptionsfaktoren, auf die Chromatinstruktur und es bestehen Wechselwirkungen mit bestimmten Histon-Modifikationen (Smith & Meissner, 2013). In der Regel geht man davon aus, dass die DNA-Methylierung im Promotorbereich zu einer Herabregulation der Genexpression führt – dies ist jedoch nicht durchweg der Fall und insbesondere innerhalb der Protein-kodierenden Sequenz kann die Methylierung von CpGs sogar eher mit einer verstärkten Genexpression assoziiert sein. Die Funktion der DNA-Methylierung ist somit immer noch nicht eindeutig verstanden und es ist unklar, wie die komplexen und sehr reproduzierbar auftretenden DNA-Methylierungsmuster an bestimmten Stellen im Genom reguliert werden. Umso bemerkenswerter ist es, wie genau diese epigenetischen Muster im Rahmen der Alterung kontrolliert gesteuert werden.

Im Jahr 2011 wurden erstmals Signaturen beschrieben, durch die das chronologische Alter anhand bestimmter DNA-Methylierungen relativ genau nachgewiesen werden können (Bocklandt et al., 2011; Koch & Wagner, 2011). In den kommenden Jahren wurden zahlreiche weitere Vorhersagemodelle und bioinformatische Methoden beschrieben, durch die das chronologische Alter immer genauer bestimmt werden konnte (Bell et al., 2019). Aufgrund der bemerkenswerten Korrelation mit dem Alter hat sich der Begriff „epigenetische Uhr" etabliert (Horvath, 2013). Für die epigenetische Alternsbestimmung wird dabei die DNA-Methylierung entweder an bestimmten CpGs gemessen oder genomweit untersucht (Bell et al., 2019). Gezielte Messungen an bestimmten CpGs können z. B. mittels Pyrosequenzierung, digitaler Tröpfchen-PCR oder anderer PCR-Verfahren, Massenspektrometrie oder Amplikon-Sequenzierungen erfolgen (Wagner, 2022). Genomweite Messungen können mittels Microarraytechnologie oder verschiedener Deep-Sequenzing-Verfahren durchgeführt werden und bieten grundsätzlich den Vorteil, dass viele CpGs für die Berechnung der Signaturen berücksichtigt werden können. Andererseits sind die Messverfahren für eine gezielte Messung an bestimmten CpGs besser standardisierbar und können das chronologische Alter ebenfalls relativ präzise widergeben (Weidner et al., 2014). Das Untersuchungsverfahren sollte somit den jeweiligen Anforderungen angepasst werden (Wagner, 2022).

Die epigenetische Uhr gibt einerseits mit recht hoher Präzision das chronologische Alter wieder. Das Verfahren wird somit beispielsweise in der Forensik verwendet, um z. B. bei Blutspuren am Tatort oder bei Personen mit unklarem Geburtsdatum das Alter schätzen zu können. Anderseits gibt es zunehmend Hinweise, dass epigenetische Uhren eher das biologische als das chronologische Alter widerspiegeln (Bell et al., 2019). In großen Studienkohorten wurde belegt, dass ein überhöhtes epigenetisches Alter mit einer kürzeren Lebenserwartung verknüpft ist (Marioni et al., 2015). Außerdem stehen zahlreiche Erkrankungen mit einem höheren epigenetischen Alter im Zusammenhang. Die epigenetischen Uhren von Frauen ticken langsamer als die von Männern – was ebenfalls mit deren längerer Lebenserwartung zusammenhängen mag (Bell et al., 2019). Somit bietet die Analyse des epigenetischen Alters einen Biomarker, der dabei helfen kann, Einflüsse auf den Alterungsprozess besser zu verstehen. Andererseits belegt diese Beobachtung, dass der Prozess der Alterung möglicherweise nicht nur eine Akkumulation von Defekten ist, sondern auch mit einem kontrollierten Entwicklungsprogram im Zusammenhang steht.

Merke

Altern ist mit reproduzierbaren Änderungen im DNA-Methylierungsmuster verknüpft und diese Veränderungen können sowohl für die Abschätzung des kalendarischen Alters als auch als Biomarker für das biologische Alter genutzt werden.

14.2.4 Proteinglykierung

Beim Altern kann man die Akkumulation von molekularen Schäden in den Geweben beobachten. Diese Reaktionen, dazu gehören z. B. die Oxidation und die Glykierung von Makromolekülen, werden zu der Gruppe der primären Alterungsmechanismen gezählt. Ein weit untersuchtes Feld ist die Glykierung von Proteinen. Diese Glykierungsreaktion wird nach der Erstbeschreibung durch den französischen Biochemiker Louis-Camille Maillard auch Maillardreaktion (Bräunungsreaktion) genannt (Maillard, 1912). Dieser hatte Aminosäuren mit Zuckern erhitzt und braune Endprodukte erhalten. Hierbei reagieren reaktive Aldehyde (Kohlenhydrate wie Glukose oder Fruktose) mit den Aminogruppen der Aminosäuren (bei Proteinen die Seitenketten von Lysinen und Argininen) in einer chemischen Reaktion ohne Enzymbeteiligung zu Schiff'schen

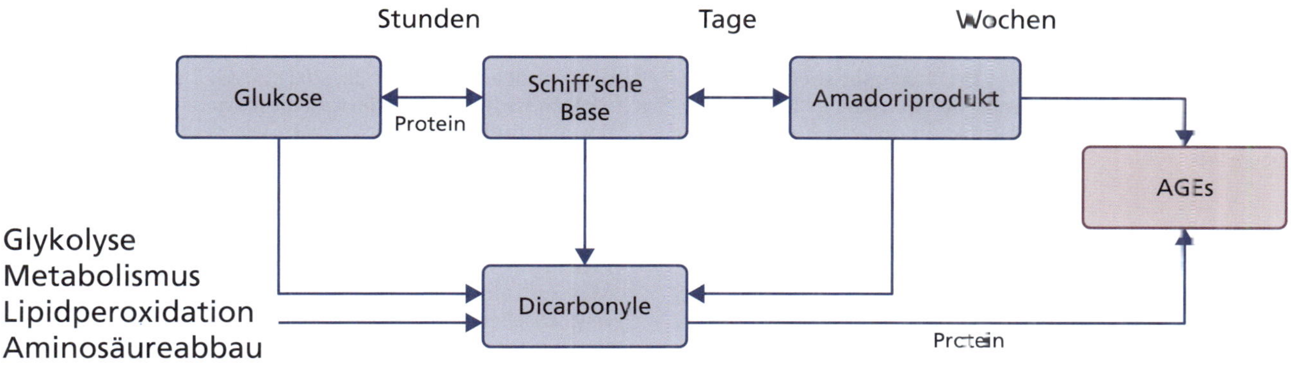

Abb. 14.2.1: Bildung von Glykierungsendprodukten. AGEs = Advanced Glycation Endproducts.

Basen. Diese wandeln sich in stabilere Amadoriprodukte um, dessen bekanntestes, das modifizierte Hämoglobin Hb1Ac, als Langzeit-Diabetesmarker dient. In einer Reihe von Substitutions-, Oxidations- und Kondensationsreaktionen entstehen in Folge die fortgeschrittenen Glykierungsendprodukte (Advanced Glycation Endproducts, AGEs). Neben dieser klassischen Zucker-induzierten Maillardreaktion können AGEs aber auch über die Reaktion mit hoch reaktiven Dicarbonylen entstehen. Beispiele hierfür sind das Dicarbonyl Glyoxal (Produkt der Lipidperoxidation) für die Bildung von Carboxymethyllysin (CML) oder Methylglyoxal (aus einer Nebenreaktion der Glykolyse) für die Bildung von Carboxyethyllysin (CEL) (Simm, 2013) (▶ Abb. 14.2.1).

Die Reaktion findet sowohl im physiologischen Temperaturbereich bei 37 °C wie auch bei der Erhitzung von Nahrungsmitteln statt. Da die Maillardreaktion im Körper bei 37 °C sehr langsam über Tage und Wochen verläuft, sieht man eine Akkumulation der AGEs vor allem an Proteinen mit einer langen Halbwertszeit. Intrazellulär gehören die Histone dazu, extrazellulär die Collagene und das Elastin der extrazellulären Matrix oder die Crystalline der Augenlinse. Die „chemische nicht enzymatische" Glykierungsreaktion muss man dabei von der Gykosylierungsreaktion unterscheiden, da bei letzterer Enzyme, sogenannte Glykosyltransferasen, für die Bindung des Zuckers an das Protein verantwortlich sind.

Ein Problem bei den AGEs ist die sehr ungenaue Verwendung des Begriffes AGE. AGEs sind per Definition Endprodukte der Glykierungsreaktion, viele verwenden diesen Begriff leider auch für die hochreaktiven Zwischenprodukte, die Dicarbonyle wie Glyoxal, Methylglyoxal oder 3-Deoxyglukoson. Andererseits steht der Begriff AGE oft stellvertretend für ein bestimmtes – das bekannteste – AGE, CML. Die AGEs sind aber eine sehr heterogene Gruppe von Molekülen, die man nach einfachen (CML/CEL) und quervernetzenden (Pentosidine, MOLT) bzw. nichtfluoreszierenden und fluoreszierenden AGEs (Thorpe & Baynes, 2003) einteilen kann.

Merke

Die AGE-Bildung ist eine langsame Reaktion in vivo und führt vor allem bei langlebigen Proteinen zur Akkumulation.

Pathomechanismen, AGE-Rezeptoren und AGE-Abbau

Der Pathomechanismus der AGEs beruht auf vier Mechanismen:

1. Bei der Glykierungsreaktion werden Radikale freigesetzt, die selbst Makromoleküle oxidieren können.
2. AGE-Modifikationen können die Ladung von Proteinen ändern und dadurch auch deren Struktur und Funktion beeinflussen. So kann eine Modifikation von Aminosäuren im aktiven Zentrum eines Enzyms dessen Aktivität blockieren.
3. AGEs können Proteine quervernetzen und somit zur Versteifung von Geweben beitragen.
4. AGEs können an den Rezeptor für AGEs (RAGE) binden und über die Aktivierung des Transkriptionsfaktors NF-kB die Expression und folgend die Ausschüttung proinflammatorischer Cytokine wie IL-1 oder IL-6 induzieren. Dieser Rezeptor ist physiologisch fast ausschließlich im Lungenepithel exprimiert, wird aber unter Stressbedingungen auch in vielen anderen Organen und Zellen reexprimiert.

Neben RAGE werden einige weitere AGE-bindende Rezeptoren beschrieben. Dazu gehört der AGE-Rezeptorkomplex (AGE-R1/OST-48, AGE-R2/80K-H, AGE-R3/galectin-3) und einige Scavenger-Rezeptoren (SR-AI, SR-AII; CD36, SR-BI, LOX-I, FEEL-I; FEEL-II). Diese binden meist AGE-modifizierte Proteine, internalisieren diese und führen sie dem Abbau zu (Ott et al., 2014).

Auf der anderen Seite gibt es verschiedene Mechanismen, wie eine AGE-Akkumulation verhindert werden kann:

Die reaktiven Dicarbonyle Glyoxal und Methylglyoxal können durch das Glyoxylase-System umgewandelt und entgiftet werden. Intrazelluläre Amadoriprodukte können durch die Fructosamine-3-Kinase deglykiert bzw. intrazelluläre AGE-modifizierte Proteine im Proteasom abgebaut werden. Extrazelluläre lösliche proteingebundene AGEs können an den AGE-Rezeptorkomplex bzw. die Scavenger-Rezeptoren binden, internalisiert und das Protein lysosomal in die Aminosäuren zerlegt werden. Extrazelluläre AGE-modifizierte Collagene werden über Matrixmetalloproteinasen abgebaut und lösliche AGE-modifizierte Aminosäuren und Peptide werden anschließend über die Niere ausgeschieden (Frimat et al., 2017). Es gibt aber bisher keinen bekannten Mechanismus im Menschen, der eine Abspaltung der AGE-Modifikation von der Aminosäure selbst bewirkt!

AGEs und Erkrankungen

In mehreren Organen wie z. B. in den Nieren, der Haut, der Lunge, dem Herzen, den Gefäßen, den Augenlinsen, in den Bandscheiben und im Gehirn konnte eine Akkumulation von AGEs mit dem Alter nachgewiesen werden (Schleicher et al., 1997). Die Anreicherung ist insbesondere auch bei Patienten mit Nierendysfunktion und Diabetes zu finden, da bei Diabetikern die hohen Zuckerwerte in den Gefäßen die AGE-Bildung fördert und bei Nierendysfunktion die Entfernung der AGEs aus dem Plasma reduziert ist. In der Niere sind AGEs bei Patienten mit Nephropathien insbesondere in den geschädigten Glomeruli nachgewiesen worden. Durch die oben beschriebenen Pathomechanismen können AGEs zu den verschiedensten Erkrankungen beitragen. Da die Reaktion nur langsam verläuft, spielen sie bei Erkrankungen, die auf einer schnellen Proliferation von Zellen beruhen, nur eine geringe Rolle. Dagegen spielt die AGE-induzierte Quervernetzung der extrazellulären Matrix (und die damit verbundene Gewebsversteifung bzw. reduzierte Elastizität) z. B. eine Rolle beim Bluthochdruck (Aortenwandversteifung reduziert die Windkesselfunktion), bei der diastolischen Herzinsuffizienz (Herzwandversteifung reduziert die Wiederbefüllung der Ventrikel nach der Systole) oder bei der Presbyopie (durch den Elastizitätsverlust der Linse nimmt deren Akkommodationsfähigkeit ab). Weiterhin können zirkulierende AGEs nach Bindung an den Rezeptor RAGE zur systemischen Inflammation beitragen. Im Gehirn tragen die AGE-induzierte Reduktion der Blut-Hirnschranken-Funktion wie auch die Akkumulation in Plaques zur Entstehung von milden kognitiven Einschränkungen bis zur vaskulären bzw. Alzheimer-Demenz bei (Frimat et al., 2017). Interessanterweise gibt es aber auch Erkrankungen, bei denen hohe AGE-Level schützen könnten. So wurde gezeigt, dass Patienten mit Bronchialkarzinom nach einer erfolgreichen Operation länger überleben, wenn sie höhere AGE-Level im Blut haben. Das Plasma von Patienten mit hohen AGE-Leveln inhibiert das Wachstum von Bronchialkarzinomzellen in einem Tumorsphäroidmodell in vitro (Bartling et al., 2011).

Merke

Insbesondere bei degenerativen Erkrankungen, die keine Proliferation von Zellen als Ursache haben wie im kardiovaskulären Bereich und bei Diabetes, wird eine kausale Rolle der AGEs diskutiert.

AGEs in der Nahrung

Da AGEs beim Erhitzen der Nahrung entstehen und diese wichtig für Farbe und Geschmack sind, stellt sich die Frage nach der pathophysiologischen Bedeutung der AGEs aus der Nahrung. Man geht davon aus, dass ca. 10 % der AGEs in der Nahrung über den Darm aufgenommen und diese nur zum Teil über den Urin und Faeces wieder ausgeschieden werden (Tessier et al., 2021). AGEs aus der Nahrung werden häufig als Glykotoxine beschrieben und mit erhöhten inflammatorischen Markern wie dem C-reaktiven Protein (CRP) oder Tumornekrosefaktor (TNF)-alpha im Blut assoziiert (Vlassara et al., 2002). Eine AGE-reduzierte Ernährung führt zu einer längeren Lebensspanne in Mäusen (Cai et al., 2007). Demgegenüber konnte eine AGE-reiche Ernährung das Wachstum von Bronchialkarzinomzellen in Mäusen inhibieren (Bartling et al., 2011). Menschen mit vegetarischer Ernährung haben erhöhte AGE/CML-Level im Blut im Vergleich zu Omnivoren. Aus der jetzigen Datenlage ist es schwierig zu bewerten, welchen Einfluss AGEs aus der Nahrung auf das Altern und die Gesundheit haben. Es wird diskutiert, dass AGEs aus der Nahrung zu leicht erhöhtem intrazellulärem Stress führen, was wiederum die Expression von antioxidativen Enzymen wie die Superoxiddismutase zur Folge hat. Entsprechend dem Hormesis-Konzept – geringer Stress kann protektiv wirken – wären AGEs damit potenziell auch protektiv. Die Menge wäre dann entscheidend.

Merke

Die Rolle der AGEs aus der Nahrung bei Alterungsprozessen ist noch unklar. Erfolgreiche Interventionen beim Menschen sind ebenso noch nicht verfügbar, scheinen aber grundsätzlich realistisch.

14.2.5 Zelluläre Seneszenz

Der französische Chirurg und Nobelpreisträger Alexis Carrel hat vor über 100 Jahren die aseptischen Arbeitsmethoden in die Zellkultur eingebracht und auch das Dogma aufgestellt, dass nur Organismen, aber keine Zellen altern können. Mit der Arbeit von Leonhard Hayflick und Paul Moorhead, die eine zelluläre Degeneration anhand primärer humaner Fibroblasten erstmalig nachweisen konnten, wurde dieses Dogma widerlegt. Sie konnten zeigen, dass diese Fibroblasten ca. 50 Populationsverdopplungen machen können, danach verlieren sie ihre replikativen Fähigkeiten (Hayflick & Moorhead, 1961).

Seneszente Zellen werden charakterisiert durch den Replikationsverlust, eine veränderte Morphologie (größer und abgeflacht), eine erhöhte lysosomale beta-Galaktosidase-Aktivität (die Seneszenz-assoziierte beta-Galaktosidase, SA-βGal), eine erhöhte Expression von Zellzyklusinhibitoren (p16Ink4A, p21Cip1/Waf1, p53), aber weiterhin eine hohe metabolische Aktivität. Darüber hinaus ist auch die replikative Seneszenz mit Änderungen im DNA-Methylierungsmuster verknüpft. Es ist somit möglich, die Zellpassage in vitro anhand von epigenetischen Signaturen zu bestimmen (Koch et al., 2012). Eine Vielzahl verschiedener Stressoren kann die zelluläre Seneszenz induzieren, wie z. B. DNA-Schäden, oxidativer und Glykierungsstress, Telomerverkürzungen (durch häufige Zellteilung entsprechend der primären Beobachtung), mitochondriale Dysfunktion oder die Aktivierung von Onkogenen. Die Induktion der Seneszenz durch Onkogene (insbesondere durch RAS) könnte eine physiologische Bedeutung widerspiegeln, bei der der Arrest von potenziellen Tumorzellen im Vordergrund steht (Campisi, 2013). Die proliferative Kapazität

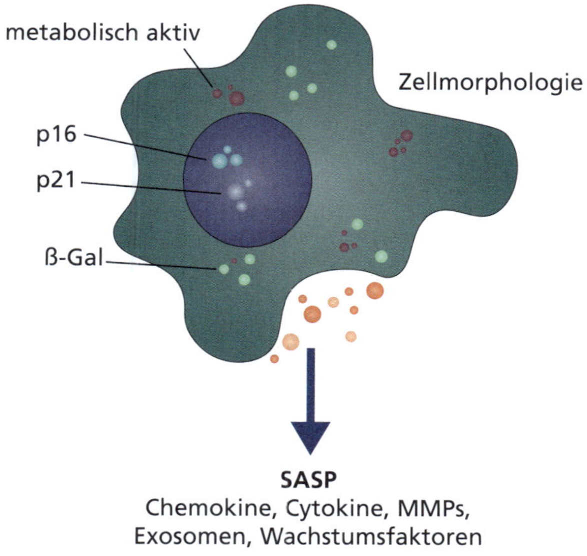

Abb. 14.2.2: Physiologisch sind seneszente Zellen in der Wundheilung bzw. Gewebereparatur beteiligt. So sind einige der SASP-Faktoren wie Interleukin 6 (IL-6) oder MCP1 für die Aktivierung und das Anlocken der Immunzellen in die Wunde wichtig. Diese Zellen werden zum Ende der Wundheilung wieder abgebaut. ß-gal = ß-Galaktosidase; MMPs = Matrix-Metalloproteasen; SASP = Seneszenz-assoziierter sekretorischer Phänotyp.

primärer Zellen bis zum Einsetzen der Seneszenz korreliert mit dem Alter der Zellspender beim Menschen (Schneider & Mitsui, 1976) wie auch mit der Lebenserwartung der Spezies in vivo (Rohme, 1981).

> **Merke**
>
> Die zelluläre Seneszenz basiert auf einem Stress-induzierten persistierenden Zellzyklusarrest von ursprünglich replikativ kompetenten Zellen.

Entgegen einer häufigen Erwartung sind diese Zellen geschützt vor Apoptose und können sich mit der Zeit anreichern. Seneszente Zellen sind auch durch den Seneszenz-assoziierten sekretorischen Phänotyp (SASP; ▸ Abb. 14.2.2) charakterisiert, der durch die Expression und Sezernierung einer Vielzahl von Chemokinen wie inflammatorischen Cytokinen gekennzeichnet ist. Die SASP-Komponenten werden durch p53-upstream-Elemente wie ATM (Ataxia-Telangiectasia-mutated), NBS1 (Nijmegen breakage syndrome 1), CHK2 (Checkpoint kinase 2) bzw. durch den NF-κB-Signalweg reguliert (Campisi, 2013).

Pathomechanismen

Unter Nutzung von Seneszenzbiomarkern wurden solche Zellen in verschiedenen Geweben wie z. B. Haut, Skelettmuskulatur, Fettgewebe, Lunge, Leber, Milz, Niere und Gehirn nachgewiesen. In einigen Geweben konnte die Akkumulation mit dem Alter insbesondere im Mausmodell nachgewiesen werden (Jeyapalan & Sedivy, 2008). Seneszente Zellen können wichtige Nischen besetzen und auf diese Art und Weise das Mikromilieu für weitere Zellen in Richtung inflammatorisch verändern. Das SASP-induzierte auto- bzw. parakrine Signaling ist die Erklärung dafür, wie eine relativ geringe Anzahl von seneszenten Zellen langanhaltende lokale wie systemische Effekte auslösen kann. Ursprünglich war die zelluläre Seneszenz als ein Abwehrmechanismus gegen Tumore identifiziert worden. Tatsächlich schützt die zelluläre Seneszenz vor langanhaltender ungewollter Zellreplikation. Andererseits scheint die Akkumulation dieser Zellen im Gewebe mit der Zeit dessen Mikromilieu so zu ändern, dass es protumorigen wirkt (Campisi, 2013). Aus einem Tumorabwehrmechanismus in der Jugend wird somit ein tumorfördernder Mechanismus im Alter, ein Phänomen, das unter dem Begriff der antagonistischen Pleiotropie zusammengefasst wird. In diesem evolutionsbiologischen Alterungsansatz können primär schützende Mechanismen im Alter große negative Auswirkungen haben, da die Evolution insbesondere nur während der Reproduktionsphase wirkt.

> **Merke**
>
> Zelluläre Seneszenz wirkt sowohl parakrin als auch systemisch und dient als Beispiel für antagonistische Pleiotropie.

Zelluläre Seneszenz, Erkrankungen und Frailty

Seneszente Zellen werden im Zusammenhang mit vielen Erkrankungen beschrieben, dazu gehören Progerien, Katarakt, Karzinome, COPD, Sarkopenie, Bandscheibendegeneration, Osteoarthritis, Arteriosklerose, Herzinsuffizienz und viele mehr (Paez-Ribes et al., 2019). Experimente an Mäusen konnten die ursächliche Beteiligung solcher Zellen an diesen Erkrankungen nachweisen. So führte ein genetisches Modell – Apoptose von p16-positiven seneszenten Zellen – zu einer verlängerten Lebensspanne, verringerter Sarkopenie, verzögertem Aufkommen von Katarakten und verbesserter Leistungsfähigkeit (Baker et al., 2011). Die Injektion von seneszenten Zellen führt zu reduzierter Leistungsfähigkeit, die Therapie mittels Senolytika (Dasatinib und Quercetin) kehrt diese Alterungsvorgänge wieder um (Xu et al., 2018). Erste Studien an Menschen zeigen die Wirksamkeit von Senolytika zur Reduktion von seneszenten Zellen im Fettgewebe (Hickson et al. 2019). Weitere Studien am Menschen müssen zeigen, ob das Konzept der Senolyse zur Therapie von degenerativen Erkrankungen und zur Verbesserung der gesunden Lebensspanne umsetzbar ist.

> **Merke**
>
> Zelluläre Seneszenz ist im Tiermodell für viele Erkrankungen mitverantwortlich. Ob sich die selektive Senolyse beim Menschen umsetzen lässt, werden zukünftige klinische Studien zeigen müssen. Erste Ansätze sind bereits beschrieben.

14.2.6 Die Heterogenität im Alter

Zeit vergeht nicht immer absolut gleich und hat somit keine eindeutige, objektiv physikalische Bedeutung. In diesem Kontext ist das Verständnis von Alter auch nicht absolut gleich, sodass man wagen kann, über eine Relativität des Alters zu sprechen. Dabei wird unter Alter die Länge einer Existenz von einem bestimmten Anfang bis zu einem bestimmten Punkt in seiner Zukunft verstanden. Das chronologische Alter, definiert durch die Drehung der Erde um die Sonne, spiegelt einfach die verstrichene Zeit seit der Geburt wider und ist als solche der treibende Risikofaktor in Bezug auf altersassoziierte Erkrankungen und Gesamtmortalität. In Kontrast dazu wird die Auswirkung der Zeit auf den Organismus durch das Altern reflektiert. Man spricht hier von biologischem Alter (Nathan, 2021). Als nächstes findet man das subjektive Alter, welches der allgemeinen subjektiven Interpretation des Alters entspricht und die Selbstreflexion der eigenen Identität, Entwicklung, Ressourcen und Stressoren repräsentiert. Subjektives Alter wird auch intensiv von Gerontologen, Psychologen und Soziologen untersucht. Es ist nicht nur mit mehreren klinischen Endpunkten wie Herz-Kreislauf-Erkrankungen, Demenz, Resilienz und Mortalität, sondern auch mit epigenetischem und biologischem Alter assoziiert (Stephan et al., 2021). Somit kann subjektives Alter als ein biopsychosozialer Marker genutzt werden, der ganz einfach im klinischen Alltag durch die Frage „Wie alt fühlen Sie sich?" zu ermitteln ist (Stephan, 2018).

Die allmähliche und fortschreitende Abnahme der Systemintegrität, die mit dem Fortschreiten des chronologischen Alters auftritt, wird als biologisches Altern bezeichnet (Elliott et al., 2021). Neben den pathophysiologischen Veränderungen der Organsysteme spielt hier der Einfluss unterschiedlicher Umweltfaktoren auch eine wichtige Rolle. Aktuelle Schätzungen des biologischen Alters sind multisystemisch und basieren hauptsächlich auf klinischen Messungen und Blutbiomarkern (Moskalev, 2020). Umfassende Modelle nutzen Biomarker für Apoptose, Fibrose, Inflammation, neuromuskuläre Funktion, Hormone wie auch transkriptionale und epigenetische Marker, welche leider nicht so einfach in klinischen Settings angewendet werden können, da sie komplex und teuer zu bestimmen sind und noch keine Interventionen abseits bekannter präventiver Maßnahmen für gesundes Alter bewirken können (Diebel & Rockwood, 2021).

Die Ergebnisse zur Bestimmung von biologischem Alter aus der UK-Biobank könnten ein Schritt nach vorne sein. Dabei wurden 72 klinische Biomarker aus mehreren Organsystemen identifiziert, welche sehr gut mit chronologischem Alter korrelieren. Das Modell zur Bestimmung von biologischem Alter wurde in einer gesunden Subpopulation von 141.254 Menschen gebildet. Messungen der Lungen-, Nieren-, Leber- und kognitiven Funktion, Insulin-like growth factor 1 (IGF-1), Handkraft und Blutdruck wurden dabei als die Schlüsselbiomarker für das biologische Alter identifiziert. Geschlechtsspezifische Unterschiede wurden ebenso gezeigt. Während etwa Sex hormone-binding globulin (SHBG) und Muskelmasse eine wichtige Rolle bei Männern spielen, sind kardiovaskuläre Erkrankungen und HbA1C eher wichtig bei Frauen. Das errechnete biologische Alter erklärte immerhin 65 % der Effekte auf Mortalität und Hospitalisierung in der gesunden Subpopulation und sogar > 84 % der Effekte in der gesamten UK-Biobank-population. Man könnte damit also bereits biologisch jüngere bzw. ältere Individuen mit entsprechend niedrigem und erhöhtem Risiko identifizieren (Chan et al., 2021). Diese Studie hat erneut bestätigt, dass ein Modell basierend auf klinischen Blutbiomarkern helfen kann, biologisches Alter zu bestimmen und mit chronologischem Alter zu kontrastieren. Weitere Studien, welche sich der Identifikation von modifizierbaren Kausalmechanismen widmen, sind weiterhin notwendig.

Bei der Suche nach kausalen Mechanismen spielen modifizierbare Umweltfaktoren eine wichtige Rolle. Longitudinale Untersuchungen im Rahmen von National Health and Nutrition Examination Survey (NHANES) haben gezeigt, dass es über eine Zeitspanne von 20 Jahren (1988 bis 2010) zu einer Verlangsamung der Alterungsrate gekommen ist. Diese kann aus der ökologischen Perspektive nur durch die gleichzeitig beobachtete Verbesserung unterschiedlicher Lebensstilfaktoren wie Ernährung, körperliche Aktivität und Umweltverschmutzung erklärt werden (Levine & Crimmins, 2018). Solche Ergebnisse betonen die Wichtigkeit einer interdisziplinären Zusammenarbeit zum Thema Altern, insbesondere zu gesundem Altern, da auf molekularen Grundlagen basierte Mechanismen nicht selten durch Interventionen im Public Health-Bereich angegangen werden können, um einen wesentlichen Beitrag zur Verlangsamung der Alterungsrate auf Bevölkerungsebene zu leisten.

Die in unserem klinischen Alltag beobachtete Heterogenität im Alter wird heutzutage u. a. durch eine Charakterisierung der Patienten im Hinblick auf Frailty erfasst. Frailty wird in diesem Zusammenhang als ein Zustand erhöhter Vulnerabilität definiert (Clegg et al., 2013). Aus der allgemeinen klinischen, geriatrischen und wissenschaftlichen Perspektive ist es von Bedeutung, die Begriffe biologisches Alter und Frailty in der Definition, der Bestimmungsmethoden und der Aussagekraft in Bezug auf relevante Endpunkte zu kontrastieren. Auch Begriffe wie Vulnerabilität, Robustheit sowie Intrinsic Capacity spielen zunehmend eine Rolle im wissenschaftlichen Diskurs. Inwieweit sich diese beiden Begriffe überlappen oder sich doch unterscheiden, ist Bestandteil laufender Forschungsprojekte.

Merke

Die Erfassung von Alter variiert je nach Begriff: Während sich chronologisches Alter auf die verstrichene Zeit seit der Geburt bezieht, wird die Auswirkung der Zeit auf den Organismus durch das biologische Alter erfasst. Für die Ermittlung von biologischem Alter werden klinische Parameter und Blutbiomarker berücksichtigt. Allgemein beobachtet man eine Verlangsamung der Alterungsrate auf Bevölkerungsebene, welche auf eine Verbesserung der Lebensstilfaktoren zurückzuführen ist. Ob biologisches Alter oder hingegen Frailty sich für die Erfassung der Heterogenität besser eignet, ist eine Zielfrage aktueller Forschungsprojekte.

Zusammenfassung

Mit dem Alter erhöht sich die Wahrscheinlichkeit, degenerative Erkrankungen zu bekommen. Aus biologischer Sicht sind hierfür zentrale Alternsprozesse, die auf lange Sicht einen Verlust der physiologischen Unversehrtheit verursachen, mitverantwortlich. Zu diesen zentralen Mechanismen, die als „Hallmarks of Aging" zusammengefasst wurden, gehören u. a. die Verkürzung der Telomere, epigenetische Modifikationen an der DNA (epigenetische Uhr), nicht enzymatische Proteinmodifiktionen wie die Glykierung sowie das Altern der Zellen (zelluläre Seneszenz mit dem Seneszenz-assoziierten sekretorischen Phänotyp, SASP). Da diese Alterungsmechanismen individuell sehr unterschiedlich ausgeprägt sind, führt das letztendlich zu einer sehr großen Heterogenität im Alter. Diese wird im klinischen Kontext mit Frailty und dem biologischen Alter erfasst.

Literatur

Baker, D. J., Wijshake, T., Tchkonia, T., et al. (2011). Clearance of p16Ink4a-positive senescent cells delays ageing-associated disorders. *Nature, 479*(7372), 232–236. doi:10.1038/nature10600

Bartling, B., Hofmann, H. S., Sohst, A., et al. (2011). Prognostic potential and tumor growth-inhibiting effect of plasma advanced glycation end products in non-small cell lung carcinoma. *Mol Med, 17*(9-10), 980–989. doi:10.2119/molmed.2011.00085

Bell, C. G., Lowe, R., Adams, P. D., et al. (2019). DNA methylation aging clocks: challenges and recommendations. *Genome Biol, 20*(1), 249. doi:10.1186/s13059-019-1824-y

Belsky, D. W., Moffitt, T. E., Cohen, A. A., et al. (2018). Eleven Telomere, Epigenetic Clock, and Biomarker-Composite Quantifications of Biological Aging: Do They Measure the Same Thing? *Am J Epidemiol, 187*(6), 1220–1230. doi:10.1093/aje/kwx346

Bocklandt, S., Lin, W., Sehl, M. E., et al. (2011). Epigenetic predictor of age. *PLoS One, 6*(6), e14821. doi:10.1371/journal.pone.0014821

Cai, W., He, J. C., Zhu, L., et al. (2007). Reduced oxidant stress and extended lifespan in mice exposed to a low glycotoxin diet: association with increased AGER1 expression. *Am J Pathol, 170*(6), 1893–1902. doi:10.2353/ajpath.2007.061281

Campisi, J. (2013). Aging, cellular senescence, and cancer. *Annu Rev Physiol, 75*, 685–705. doi:10.1146/annurev-physiol-030212-183653

Chan, M. S., Arnold, M., Offer, A., et al. (2021). A Biomarker-based Biological Age in UK Biobank: Composition and Prediction of Mortality and Hospital Admissions. *J Gerontol A Biol Sci Med Sci, 76*(7), 1295–1302. doi:10.1093/gerona/glab069

Clegg, A., Young, J., Iliffe, S., et al. (2013). Frailty in elderly people. *Lancet, 381*(9868), 752–762. doi:10.1016/S0140-6736(12)62167-9

Diebel, L. W. M., & Rockwood, K. (2021). Determination of Biological Age: Geriatric Assessment vs Biological Biomarkers. *Curr Oncol Rep, 23*(9), 104. doi:10.1007/s11912-021-01097-9

Diotti, R., & Loayza, D. (2011). Shelterin complex and associated factors at human telomeres. *Nucleus, 2*(2), 119–135. doi:10.4161/nucl.2.2.15135

Elliott, M. L., Caspi, A., Houts, R. M., et al. (2021). Disparities in the pace of biological aging among midlife adults of the same chronological age have implications for future frailty risk and policy. *Nat Aging, 1*(3), 295–308. doi:10.1038/s43587-021-00044-4

Ferreira, M. S. V., Kirschner, M., Halfmeyer, I., et al. (2020). Comparison of flow-FISH and MM-qPCR telomere length assessment techniques for the screening of telomeropathies. *Ann N Y Acad Sci, 1466*(1), 93–103. doi:10.1111/nyas.14248

Frimat, M., Daroux, M., Litke, R., et al. (2017). Kidney, heart and brain: three organs targeted by ageing and glycation. *Clin Sci (Lond), 131*(11), 1069–1092. doi:10.1042/CS20160823

Hayflick, L., & Moorhead, P. S. (1961). The serial cultivation of human diploid cell strains. *Exp Cell Res, 25*, 585–621. doi:10.1016/0014-4827(61)90192-6

Hickson, L. J., Langhi Prata, L. G. P., Bobart, S. A., et al. (2019). Senolytics decrease senescent cells in humans: Preliminary report from a clinical trial of Dasatinib plus Quercetin in individuals with diabetic kidney disease. *EBioMedicine, 47*, 446–456. doi:10.1016/j.ebiom.2019.08.069

Horvath, S. (2013). DNA methylation age of human tissues and cell types. *Genome Biol, 14*(10), R115. doi:gb-2013-14-10-r115 [pii];10.1186/gb-2013-14-10-r115 [doi]

Jeyapalan, J. C., & Sedivy, J. M. (2008). Cellular senescence and organismal aging. *Mech Ageing Dev, 129*(7–8), 467–474. doi:10.1016/j.mad.2008.04.001

Koch, C. M., Joussen, S., Schellenberg, A., et al. (2012). Monitoring of cellular senescence by DNA-methylation at specific CpG sites. *Aging Cell, 11*(2) 366–369. doi:10.1111/j.1474-9726.2011.00784.x

Koch, C. M., & Wagner, W. (2011). Epigenetic-aging-signature to determine age in different tissues. *Aging (Albany NY), 3*(10), 1018–1027. doi:10.18632/aging.100395

Levine, M. E., & Crimmins, E. M. (2018). Is 60 the New 50? Examining Changes in Biological Age Over the Past Two Decades. *Demography, 55*(2), 387–402. doi:10.1007/s13524-017-0644-5

Lopez-Otin, C., Blasco, M. A. Partridge, L., et al. (2013). The hallmarks of aging. *Cell, 153*(6), 1194–1217. doi:10.1016/j.cell.2013.05.039

Maillard, L.-C. (1912). Action des acides amines sur les sucres: formation des melanoidines par voie methodique. *Comptes Rendus de l'Académie des Sciences, 154*, 66-68.

Marioni, R. E., Shah, S., McRae, A. F., et al. (2015). DNA methylation age of blood predicts all-cause mortality in later life. *Genome Biol, 16*, 25. doi:10.1186/s13059-015-0584-6

Moskalev, A. (2020). The challenges of estimating biological age. *Elife, 9*. doi:10.7554/eLife.54969

Moye, A. L., Porter, K. C., Cohen, S. B., et al. (2015). Telomeric G-quadruplexes are a substrate and site of localization for human telomerase. *Nat Commun, 6*, 7643. doi:10.1038/ncomms8643

Nathan, M. J. (2021). Does anybody really know what time it is? *History and Philosophy of the Life Sciences, 43*(26).

Ott, C., Jacobs, K., Haucke, E., et al. (2014). Role of advanced glycation end products in cellular signaling. *Redox Biol, 2*, 411–429. doi:10.1016/j.redox.2013.12.016

Paez-Ribes, M., Gonzalez-Gualda, E., Doherty, G. J., et al. (2019). Targeting senescent cells in translational medicine. *EMBO Mol Med, 11*(12), e10234. doi:10.15252/emmm.201810234

Rohme, D. (1981). Evidence for a relationship between longevity of mammalian species and life spans of normal fibroblasts in vitro and erythrocytes in vivo. *Proc Natl Acad Sci U S A, 78*(8), 5009–5013. doi:10.1073/pnas.78.8.5009

Schleicher, E. D., Wagner, E., & Nerlich, A. G. (1997). Increased accumulation of the glycoxidation product N(epsilon)-(carboxymethyl)lysine in human tissues in diabetes and aging. *J Clin Invest, 99*(3), 457–468. doi:10.1172/JCI119180

Schneider, E. L., & Mitsui, Y. (1976). The relationship between in vitro cellular aging and in vivo human age. *Proc Natl Acad Sci U S A, 73*(10), 3584–3588. doi:10.1073/pnas.73.10.3584

Shay, J. W., & Wright, W. E. (2019). Telomeres and telomerase: three decades of progress. *Nat Rev Genet, 20*(5), 299–309. doi:10.1038/s41576-019-0099-1

Simm, A. (2013). Protein glycation during aging and in cardiovascular disease. *J Proteomics, 92*, 248–259. doi:10.1016/j.jprot.2013.05.012

Smith, Z. D., & Meissner, A. (2013). DNA methylation: roles in mammalian development. *Nat Rev Genet, 14*(3), 204–220. doi:10.1038/nrg3354

Stephan, Y. (2018). Determinants and Implications of Subjective Age Across Adulthood and Old Age. In C. D. Ryff & R. F. Krueger (Eds.), *The Oxford Handbook of Integrative Health Science*: Oxford University Press.

Stephan, Y., Sutin, A. R., Luchetti, M., et al. (2021). An older subjective age is related to accelerated epigenetic aging. *Psychol Aging, 36*(6), 767–772. doi:10.1037/pag0000607

Tessier, F. J., Boulanger, E., & Howsam, M. (2021). Metabolic transit of dietary advanced glycation end-products – the case of N(E)-carboxymethyllysine. *Glycoconj J, 38*(3), 311–317. doi:10.1007/s10719-020-09950-y

Thorpe, S. R., & Baynes, J. W. (2003). Maillard reaction products in tissue proteins: new products and new perspectives. *Amino Acids, 25*(3–4), 275–281. doi:10.1007/s00726-003-0017-9

Vieri, M., Brummendorf, T. H., & Beier, F. (2021). Treatment of telomeropathies. *Best Pract Res Clin Haematol, 34*(2), 101282. doi:10.1016/j.beha.2021.101282

Vlassara, H., Cai, W., Crandall, J., et al. (2002). Inflammatory mediators are induced by dietary glycotoxins, a major risk factor for diabetic angiopathy. *Proc Natl Acad Sci U S A, 99*(24), 15596–15601. doi:10.1073/pnas.242407999

Wagner, W. (2022). How to Translate DNA Methylation Biomarkers Into Clinical Practice. *Front Cell Dev Biol, 10*, 854797. doi:10.3389/fcell.2022.854797

Weidner, C. I., Lin, Q., Koch, C. M., et al. (2014). Aging of blood can be tracked by DNA methylation changes at just three CpG sites. *Genome Biol, 15*(2), R24. doi:10.1186/gb-2014-15-2-r24

Xu, M., Pirtskhalava, T., Farr, J. N., et al. (2018). Senolytics improve physical function and increase lifespan in old age. *Nat Med, 24*(8), 1246–1256. doi:10.1038/s41591-018-0092-9

14.3 Senolyse, Senotherapie, Rejuvenation – Wohin geht die Reise?

Karin Scharffetter-Kochanek, Meinhard Wlaschek und Hartmut Geiger

14.3.1 Einführung

Während sich die Geriatrie mit der Physiologie und Pathologie von Alterungsvorgängen des Menschen beschäftigt, befasst sich die Gerontomedizin/die molekulare Medizin des Alterns mit Signalwegen, Transkriptionsprofilen von alten Zellen, Stammzellen und ihren Nischen sowie mit Geweben und ist daran interessiert, wie der Gewebeverfall, altersrelevante Erkrankungen und ein erhöhtes Sterberisiko mechanistisch zustande kommen. Beide Fachrichtungen, die sich mit etwas unterschiedlichen Aspekten der Altersmedizin beschäftigen, gehören zusammen, da sie sich gegenseitig methodisch stärken. So bedarf die mechanistische Grundlage der molekularen Medizin der Übertragung von einfachen Organismen hin zu gealterten Menschen. Nur solch ein gemeinsamer Ansatz wird es ermöglichen, relevante Interventionen entwickeln zu können. Der Übersichtsartikel möchte daher auch zur weiteren Zusammenführung von Wissen aus der Geriatrie, Epidemiologie und der molekularen Medizin anregen.

14.3.2 Bedeutung der zellulären Seneszenz als Ursache von Morbidität im Alter

Zelluläre Seneszenz leitet sich vom lateinischen Begriff „senescere“ ab und bedeutet „alt werden, altern“. Die zelluläre Seneszenz wurde von Hayflick und Moorhead (1961) als Phänomen beschrieben, dass Wirbeltierzellen in der Petrischale nur für eine begrenzte Zeit vermehrt werden können und sich letztlich nicht mehr vermehren und proliferieren können. Dieses Phänomen kommt auch in Geweben und Organen von Mammaliern einschließlich des Menschen zum Tragen und ist in seiner Definition und Bedeutung für Alterungsprozesse und Erkrankungen gerade in den letzten Jahren deutlich erweitert worden.

Merke

Entsprechend beschreibt zelluläre Seneszenz einen biologischen Prozess, der im Vergleich zu jungen proliferierenden somatischen Zellen und sich selbst erneuernden Stammzellen mit irreversibler Wachstumshemmung, Funktionsverlusten und durch den **S**eneszenz-**a**ssoziierten **s**ekretorischen **P**hänotyp (SASP) gekennzeichnet ist.

Seneszenz führt zum Verlust der Teilungsfähigkeit der Zellen und einer Resistenz gegenüber den wachstumsinduzierenden Wachstumsfaktoren. Seneszente Zellen können nicht in den Zelltod (Apoptose) übergehen. Zelluläre Seneszenz wurde in zahlreichen Zellen wie bspw. Fibroblasten, Keratinozyten, Endothelzellen, Zellen des Immunsystems und Herz- und Leberzellen nachgewiesen.

Seneszente Zellen, wie bspw. die Fibroblasten der Haut, generieren aufgrund einer mitochondrialen Dysfunktion erhöhte Konzentrationen von reaktiven Sauerstoffspezies und weisen zellspezifisch veränderte Genexpressionsprofile auf (Wlaschek et al., 2021). Durch den SASP kommt es zu einer verminderten Anzahl von Stammzellen, da Wachstumsfaktoren und besonders Insulinwachstumsfaktor-1 (IGF-1) nicht ausreichend im SASP vorhanden sind, um die Stammzellnischen aufrechtzuerhalten. Gleichzeitig kommt es durch den SASP zu einer persistierenden Entzündung mit einem strukturellen und funktionellen Verlust der Gewebe- und der Organhomöostase (Maity et al., 2021).

Die zelluläre Seneszenz verschiedener Zellen ist – wie zumindest in Tiermodellen gezeigt wurde – kausal an Alterungsprozessen und Alterungserkrankungen beteiligt (Kirkland & Tchkonia, 2020). Die Transplantation seneszenter Zellen in junge Mäuse führt zu anhaltender Gebrechlichkeit und erhöhter Mortalität (Xu et al., 2018), während die Entfernung seneszenter Zellen durch genetische oder pharmakologische Methoden in vivo im Maus-

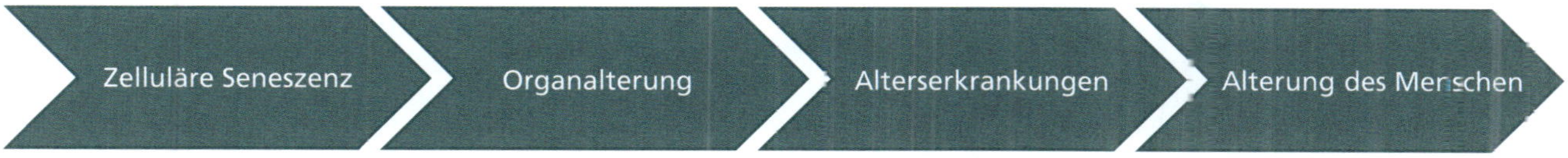

Abb. 14.3.1: Rolle der zellulären Seneszenz bei der Alterung

modell zur Verjüngung von Geweben und Organen führt (Childs et al., 2017; Kirkland & Tchkonia, 2020). Dies wurde bereits für die Osteoporose, Arteriosklerose, die Arthrose und für die Reduktion von Entzündungen in verschiedenen Mausmodellen generell gezeigt (▶ Abb. 14.3.1).

Ein Verständnis der zugrundeliegenden Ursachen der zellulären Seneszenz, aber auch anderer Mechanismen, die Gebrechlichkeit und damit Morbidität des alten Menschen bedingen, ist entscheidend dafür, dass die Zeitspanne zwischen funktionsfähigen Organen des alten Menschen und der Entstehung von Erkrankungen perspektivisch verlängert werden kann. Dies wäre nicht nur für das einzelne Individuum von entscheidender Bedeutung, da es weniger an altersabhängigen Erkrankungen wie nicht heilenden Wunden, Arteriosklerose, Schlaganfall, Myokardinfarkt, Arthrose, Osteoporose mit Knochenfrakturen und Demenzerkrankungen leiden würde, sondern auch für die Gesellschaft als Ganzes, die bei Verlängerung der gesunden Lebensspanne weniger Krankenhaus- und Rehabilitationsaufenthalte finanzieren müsste.

14.3.3 Ursachen der zellulären Seneszenz

Die Ursachen der zellulären Seneszenz können durch Verkürzung der Telomere, also der chromosomalen Enden, bedingt sein (Bodnar et al., 1998) oder durch DNA-Schädigung mit Aktivierung der Reparatur von DNA-Schäden und DNA-Signalwegen, die zu einem dauerhaften oder vorübergehenden Stillstand des Zellzyklus (Hoeijmakers et al., 2009) und metabolischer Reprogrammierung (Da Silva & Schumacher, 2019) führen. Zu den DNA-Schäden erzeugenden Chemikalien zählen Chemotherapeutika, Gammastrahlung, ultraviolette Strahlung des Sonnenlichtes und die Aktivierung von Onkogenen sowie erhöhte Konzentrationen bestimmter Cytokine und Interferone für die zelluläre Seneszenz (Braumüller et al., 2013). Auch der proteosomale Abbau von oxidierten Proteinen ist im Alter deutlich verändert und kann zur Induktion von zellulärer Seneszenz (Chondrogianni & Ghonos, 2010) und zur Freisetzung von seneszenzausbreitenden Faktoren führen (Eckhart et al., 2019). Neben weiteren Stressoren (zusammengefasst in Gorgoulis et al., 2019) führt auch die mitochondriale Dysfunktion in Fibroblasten zu steigenden Konzentrationen reaktiver Sauerstoffspezies (Treiber et al., 2011) und zu DNA-Schäden von Fibroblasten in der Haut und anderen Organen (zur Übersicht siehe Demaria et al., 2015; Treiber et al., 2011) und verstärkt entzündungsregulierende AP1- und NF-KB-abhängige Signalwege (Meyer et al., 2017). In einem Mausmodell mit Fibroblasten-spezifischem Mangel des antioxidativen Enzyms Superoxiddismutase-2 (SOD2) konnte nachgewiesen werden, dass die erhöhten mitochondrialen Superoxidanionen zu einem stark beschleunigten Hautalterungsphänotyp mit deutlicher Verringerung von Kollagen und Hautdicke, mangelnder Widerstandsfähigkeit, verstärkter DNA-Schädigung und Induktion und Anhäufung seneszenter Fibroblasten in Haut, Knochen und Muskeln mit Hautatrophie, Osteoporose und Sarkopenie führen (Treiber et al., 2011). Diese Daten zeigen, dass mitochondriale Dysfunktion und vermehrte Superoxidanionen zur Fibroblastenseneszenz führen, die den Alterungsphänotyp in bindegewebsreichen Organen beschleunigt.

Kürzlich konnte gezeigt werden, dass der Transkriptionsfaktor JunB, der zur Familie der aktivierenden Proteine-1 gehört, für die Induktion des Zellzyklusinhibitors p16 verantwortlich ist (Maity et al., 2021). Die Induktion von p16 führt zur Seneszenz von Fibroblasten. Ebenso wurde kausal nachgewiesen, dass hohe Konzentrationen an Superoxidanionen den Redox-sensitiven JunB-Faktor aktivieren, dieser dann an den Promotor vom p16-Gen bindet und die Expression von p16 deutlich induziert. Gleichzeitig bindet JunB auch an den Promotor von Insulinwachstumsfaktor-1 (IGF-1) und führt zu dessen Suppression. Dies bedingt Veränderungen der Stammzellnischen der Haut und führt nicht nur zur Depletion von mesenchymalen Stammzellen, sondern auch von epidermalen- und haarfollikelassoziierten Stammzellen und durch die verminderte Regeneration und Zusammenwirkung des Entzündung- und Gewebeabbau-förderlichen SASP kommt es zu einem ausgeprägten Alterungsphänotyp mit Verlust an Strukturproteinen, Stammzellen, Atrophie der Epidermis und des Fettgewebes (Maity et al., 2021). Interessant ist, dass dieser schwere Hautalterungsphänotyp wieder rückgängig gemacht werden kann und zur Verjüngung der Haut und der Stammzellen führt, wenn die Aktivierung von JunB genetisch inhibiert wird. Die Bedeutung der JunB-Hemmung könnte auch in der menschlichen Haut eine große Rolle spielen, da in der Haut von älteren Probanden vermehrt JunB exprimiert wird.

14.3.4 Anhäufung von seneszenten Zellen im Gewebe

Die zuvor genannten Ursachen können in allen Organen zur Akkumulation von seneszenten Zellen führen. Das ist im Maussystem und Primaten gut dokumentiert (Krishnamurthy et al., 2004; Herbig et al., 2006). Auch beim Menschen gibt es Hinweise auf eine Anhäufung von seneszenten Zellen in verschiedenen Geweben und Organen. In der Haut findet sich in Abhängigkeit vom Alter eine Vermehrung von seneszenten Keratinozyten und seneszenten Fibroblasten (Ressler et al., 2006). Aber auch in anderen Organen wie Leber, Muskel oder zentralem Nervensystem wurden altersabhängig vermehrt seneszente Zellen nachgewiesen (Tuttle et al., 2020). Zum einen können seneszente Fibroblasten nicht in den programmierten Zelltod (Apoptose) gehen und häufen sich deshalb schon an, anderseits auch durch deren aktiven Einfluss auf Immunzellen. Obwohl sie in der Lage sind, Natürliche Killerzellen (NK-Zellen) und zytotoxische T-Zellen sowie Makrophagen durch den SASP anzulocken, sind zumindest gealterte NK-Zellen weniger gut in der Lage, seneszente Zellen zu entfernen (Ovadya et al., 2018). Neben einer Verminderung von Perforin konnte unlängst gezeigt werden, dass seneszente dermale Fibroblasten vermehrt das MHC-Molekül HLA-E exprimieren. HLA-E führt zur Hemmung des auf NK-Zellen und CD8-positiven zytotoxischen T-Zell-lokalisierten Rezeptors NKG-2A. Entsprechend können seneszente Fibroblasten durch Überexpression von HLA-E ihre Eliminierung durch NK-Zellen und zytotoxische CD8-positive T-Zellen verhindern (Pereira et al., 2019). Andererseits gibt es Hinweise, dass das gealterte Immunsystem nicht mehr in der Lage ist, seneszente Zellen aus dem Gewebe zu eliminieren, und sie sich somit im Gewebe anhäufen können.

14.3.5 Ansätze zur Beseitigung seneszenter Zellen aus Geweben

Senolytische Maßnahmen

Es werden senolytische Maßnahmen mit Zerstörung von seneszenten Zellen von senomorphischen Ansätzen unterschieden (► Abb. 14.3.2).

> **Merke**
>
> Im Vergleich zur Senolyse zielen senomorphische Ansätze darauf ab, bestimmte SASP-Faktoren oder den SASP insgesamt zu hemmen.

Mithilfe von Bioinformatik und „small interfering"-RNA (siRNA)-Technologien wurden in seneszenten Zellen aktive anti-apoptotische Signalwege als für die Senolyse geeignete Zielproteine identifiziert. Dazu gehören auch die anti-apoptotischen Proteine BCL-2, BCL-W, BCL-XL, die Transkriptionsfaktoren p53 und p21, der Hypoxie-induzierbare Faktor-1 (HIF-1α), Phosphatidylinositol-4, 5-Biphosphat, 3-Kinase (PI3K) und Proteinkinase B (PKB, auch bekannt als AKT), Serinproteaseinhibitoren, Serpine und das Hitzeschockprotein HSP-20 (Fuhrmann-Strossnig et al., 2017). Mit diesen Ansätzen wird versucht, den Erfolg der selektiven Zelltodinduktion von seneszenten Zellen durch genetische Strategien mit Verbesserung von altersabhängigen Erkrankungen wie Osteoarthritis, Arteriosklerose, Katarakt, Sarkopenie und Demenz auch pharmakologisch zu überprüfen (zusammengefasst in Childs et al., 2017; Kirkland & Tchkonia, 2020). Von großem klinischem Interesse ist, dass Navitoclax (ABT-263), ein bereits zugelassenes Arzneimittel für die chronisch myeloische Leukämie des Menschen, auch als spezifischer Inhibitor von BCL-2, BCL-XL und BCL-W zur Abtötung von seneszenten Fibroblasten führt. Diese senolytische Wirkung ist unabhängig von den unterschiedlichen Seneszenz-auslösenden Ursachen. Ein weiterer BCL-2-Inhibitor, ABT-737, vermindert im Mausmodell seneszente Zellen in der Epidermis (Yosef et al., 2016). Derzeit befindet sich die Kombination zweier senolytischer Wirkstoffe, Tyrosinkinaseinhibitor Dasatinib und Quercetin (ein Singulett-Sauerstoff Quencher), in klinischen Studien. Eine Pilotstudie an Patienten mit einer primären idiopathischen Lungenfibrose, einer schweren Lungenerkrankung mit Ansammlung von seneszenten Zellen und lebensbedrohlicher Fibrose, die die Lungenstruktur zerstört, wurde erfolgreich abgeschlossen (Justice et al., 2019). Dabei konnte gezeigt werden, dass die mit Dasatinib und Quercetin behandelten an idiopathischer Lungenfibrose leidenden Patienten eine längere Gehstrecke ohne Dyspnoe bewältigen konnten als die nicht behandelten Patienten mit idiopathischer Lungenfibrose. In einer zweiten Studie wurde ein senolytischer Ansatz aus der Kombination von Dasatinib und Quercetin bei der altersabhängigen diabetischen Nierenerkrankung des Menschen durchgeführt. Bemerkenswert ist, dass die kombinierte Therapie mit Quercetin und Dasatinib beim Menschen zu einer Unterdrückung der Entzündung mit Verminderung von seneszenten Zellen und CD68-positiven Makrophagen im subkutanen Fettgewebe unterhalb der Dermis führte (Hickson et al., 2019). Ein Pflanzenextrakt aus der Goldrute führte zur Senolyse von seneszenten Zellen mit Unterdrückung des SASP und dieses hatte eine verjüngende Wirkung in vitro auf sogenannte Hautäquivalente des Menschen (Lämmermann et al., 2018). Kürzlich wurde das Herzglykosid Ouabain als verlässlich senolytisches Pharmakon beschrieben. Ouabain entfaltet seine senolytische Wirkung durch die Induktion von Bax-A, einem pro-apoptotischen Protein aus der BCL-2 Familie (Guerrero et al., 2019). Zudem wurde ein Peptid identifiziert, welches die Bindung des Transkriptionsfaktors FOXO-4 an p53, einem Zellzyklusinhibitor, verhindert. Dieses Peptid erlaubt es nicht, dass der Komplex aus FOXO-4 und p53 in den Nucleus, den Zellkern, migriert. Das führt dazu, dass im Zytoplasma Cytochrom C durch die Mitochondrien freigesetzt wird, welches zur Apoptose führt (Baar et al., 2017). Interessanterweise besitzen auch Azithromycin und Roxithromycin, Antibiotika aus der Makrolidgruppe, senolytische Wirkung auf seneszente humane Fibroblasten (Ozsvari et al., 2018).

Metformin ist in der Behandlung des Diabetes beim Menschen etabliert und Rapamycin für die Immunsuppression zur Unterdrückung der Organabstoßung nach Transplantation. Beide Medikamente haben im Mausmodell zur Verjüngung und Verzögerung von Alterserkrankungen geführt. Beim Menschen werden derzeit Studien durchgeführt. Noch sind Metformin und Rapamycin nicht zur Behandlung von Alterungserkrankungen zugelassen.

Eine neue Strategie, bestimmte kleinmolekulare Substanzen spezifisch in seneszente Zellen einzuschleusen, stützt sich auf die Verwendung von Nanopartikeln, die mit Galacto-Oligosacchariden beschichtet wurden. Diese Nanopartikel mit zytotoxischen Pharmaka werden durch die Seneszenz-assoziierte β-Galactosidase seneszenter Zellen durch Abbau der Galacto-Oligosaccharide Beschichtung aus den Nanopartikeln spezifisch in seneszenten Zellen freigesetzt. Junge, nicht seneszente Zellen verfügen nicht über Seneszenz-assoziierte β-Galactosidase (González-Gualda et al., 2020).

> **Merke**
>
> Es existieren unterschiedliche Ansätze der Senolyse:
>
> - durch direkte Lyse von seneszenten Zellen durch zytotoxische Zellen,
> - durch Induktion pro-apoptotischer Proteine oder
> - über den gezielten Einschluss von zell-toxischen Nanopartikeln in seneszente Zellen.

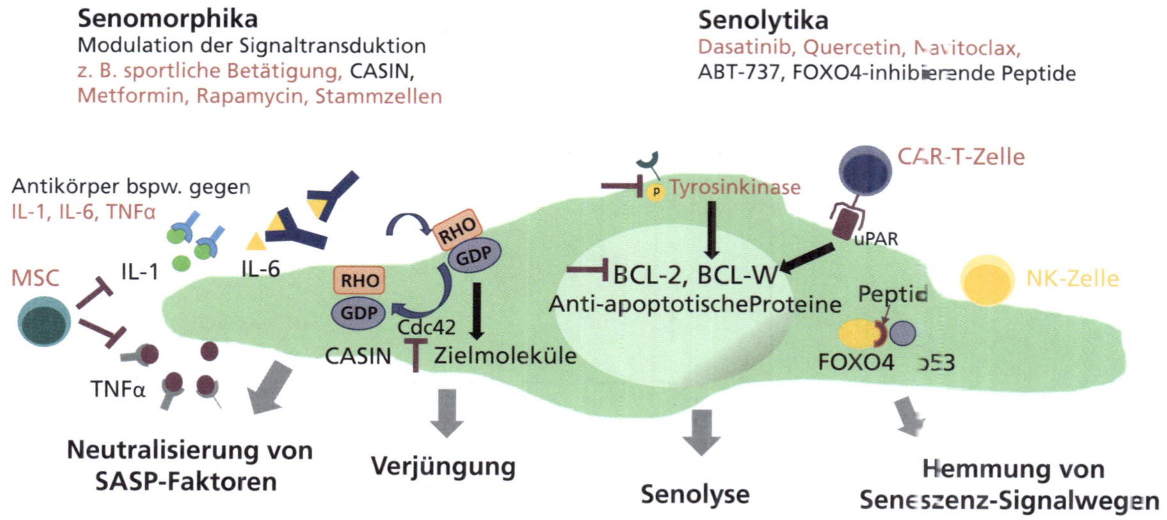

Abb. 14.3.2: Strategien zur Unterdrückung zellulärer Seneszenz und zur Rejuvenierung. Senomorphika können die Auswirkungen der zellulären Seneszenz vermindern. Dazu gehören bereits für andere Indikationen beim Menschen zugelassene neutralisierende Antikörper, die potenziell zentrale SASP-Faktoren (IL-1, IL-6, TNF-α) neutralisieren können. Ebenso dazu gehört CASIN, ein kleinmolekularer Hemmer des altersassoziierten Cdc42-Proteins, der zur Rejuvenierung von hämatopoetischen Stammzellen, Stammzellen des Immunsystems und von Stammzellen der Epidermis der Haut führt. Zu den Senolytika zählen Medikamente und Substanzen, die über Hemmung anti-apoptotischer Proteine den Zelltod von seneszenten Zellen befördern. Für andere Indikationen zur Therapie von malignen hämatologischen Grunderkrankungen des Menschen sind der Tyrosinkinasehemmer Dasatinib, Quercetin und Navitoclax zugelassen. Das den Transkriptionsfaktor FOXO4 hemmende Peptid inhibiert den Transfer des FOXO4/p53-Heterodimers in den Zellkern. Die Persistenz von p53 im Zytoplasma der seneszenten Zellen führt zu deren Zelltod. CAR-T-Zellen sind zur Behandlung von malignen Lymphomen für den Menschen zugelassen. Als senolytische Therapie gegen Seneszenz-spezifische Oberflächenmoleküle wie dem Urokinase Plasminogen Aktivator Rezeptor (uPAR) konnte im Mausmodell deren Funktionsfähigkeit bei der Senolyse seneszenter Zellen gezeigt werden. Auch der Einsatz von jungen NK-Zellen im Vergleich zu seneszenten NK-Zellen führt zur effektiveren Eliminierung von seneszenten Zellen aus dem Gewebe. Mesenchymale Stammzellen (MSC) unterdrücken partiell den SASP. In roter Schrift sind Maßnahmen markiert, die unter anderer Indikation beim Menschen bereits zugelassen sind.

Senomorphe Ansätze

Es gibt zahlreiche in der Klinik zugelassene Präparate, die bestimmte SASP-Moleküle neutralisieren oder die Signalwege hemmen. Dazu zählen Anakinra, ein rekombinanter Interleukin-1-Rezeptor, der Interleukin-1α und -β neutralisiert, oder auch Canakinumab, ein neutralisierender Antikörper gegen Interleukin-1β, welcher für Cryopyrin-assoziierte periodische Syndrome zugelassen wurde (Kuemmerle-Deschner et al., 2011). Weiter sind Etanercept und Infliximab zu nennen, TNF-α-Antagonisten, die für Autoimmunerkrankungen wie den Morbus Crohn, die Psoriasis vulgaris sowie die rheumatoide Arthritis klinisch bereits mit Erfolg eingesetzt werden (Klareskog et al., 2004). Zudem wurden Interleukin-6-hemmende Antikörper wie Tocilizumab und Siltuximab bereits erfolgreich für das multizentrische Castleman-Syndrom zugelassen (van Rhee et al., 2014). Um diese für den Menschen im Sinne eines „Repurposing“ (neue Indikation bereits zugelassener Substanzen) zur gezielten Hemmung zentraler SASP-Faktoren zu verwenden, bedarf es neuer Phase III-Studien in der Geriatrie, um diese bereits etablierten Medikamente in ihrer klinischen Wirkung zur Hemmung von morbiditätsfördernden SASP-Faktoren zu überprüfen. So wurden gerade für Interleukin-6 sehr hohe Werte mit verschiedenen altersabhängigen Erkrankungen assoziiert wie der Osteoporose, Arteriosklerose, Katarakt oder der Alterung der Haut. Auch Interleukin-1 wurde stark erhöht in chronischen Wunden älterer Patienten nachgewiesen (Vander Beken et al., 2019). Mittels aus der Haut isolierter mesenchymaler ABCB5^{+}-Stammzellen konnte nach deren Transplantation auf nicht heilende chronisch venöse Ulzera des Menschen eine verbesserte Abheilung beobachtet werden (Kerstan et al., 2020). ABCB5^{+} mesenchymale Stammzellen sezernieren adaptiv in der chronischen Wunde vermehrt Interleukin-1-Rezeptor-Antagonisten (Vander Beken et al., 2019). ABCB5^{+} mesenchymale Stammzellen sind für die Therapie von nicht heilenden chronisch venösen Ulzera des Menschen zugelassen.

Kürzlich wurde über die erfolgreiche Verwendung von Antisense-Oligonukleotiden bei der Bekämpfung der zellulären Seneszenz im Maussystem berichtet. Diese Antisense-Oligonukleotide verhindern die durch Verkürzung von Telomeren bedingte Aktivierung des DNA-Schädigungs-Signalweges. Die Verwendung dieser Antisense-Oligonukleotide konnte beim Hutchinson-Gilford-Progerie-Syndrom (Voralterungssyndrom) zelluläre Seneszenz einschließlich von SASP-Faktoren deutlich vermindern und zu einer besseren Gewebshomöostase und Verlängerung der Lebenszeit führen (Aguado et al., 2019).

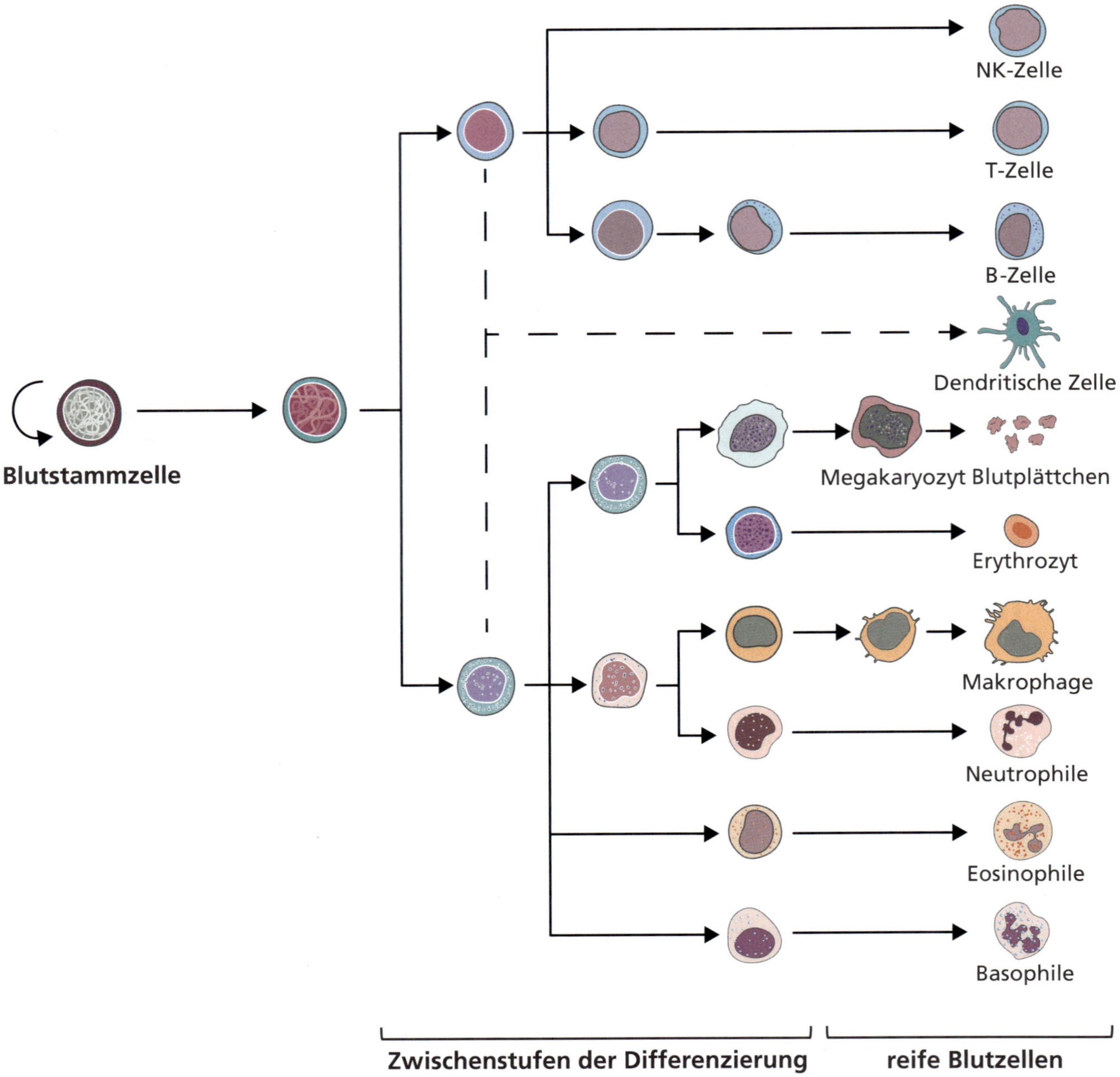

Abb. 14.3.3: Der Stammbaum von Immunzellen. Blutstammzellen sind der Ursprung aller Blutzelltypen einschließlich aller Immunzellen. Der Vorgang der Blut-Zell-Bildung wird Hämatopoese genannt und findet im Erwachsenen primär im Knochenmark statt.

Immunrejuvenation: Das alternde hämatopoetische System, Immunalterung und seneszente Zellen

Merke

Mit zunehmendem Alter verändert sich die Funktion des Immunsystems, was auch Alterungs-assoziiertes Immunremodelling genannt wird (AAIR) (Leins et al., 2018). Hierbei ist im Allgemeinen die Funktion vieler unterschiedlicher Immunzellen reduziert und es sind sowohl Zellen der angeborenen als auch der adaptiven Immunität betroffen (Larbi et al., 2008).

Gleichzeitig geht die Anzahl an sogenannten naiven Immunzellen zurück, während sich die Anzahl inhibitorischer Immunzellen erhöhen kann. Diese Veränderungen führen in der Gesamtschau zu einer verminderten Fähigkeit, eine adäquate Immunantwort initiieren zu können. So ist zum Beispiel die spezifische Antikörperbildung bei Älteren nach einer Immunisierung oft sehr stark reduziert. Alle Zellen des Immunsystems werden in einem kontinuierlichen Prozess aus den Blutzellen-bildenden Stammzellen, den hämatopoetischen Stammzellen (HSZ), gebildet (► Abb. 14.3.3).

HSZ von Älteren zeigen Veränderungen in ihrer Funktion, die Balance von Selbsterneuerung und Differenzierung ist bei ihnen gestört. Wie erst kürzlich gezeigt werden konnte, führt dies dazu, dass diese Veränderungen in der Funktion gealterter HSZ direkt für Alterungsvorgänge im Immunsystem verantwortlich sind. AAIR ist somit auch auf die Alterung von HSZ zurückzuführen (Leins et al., 2018). Wie im Abschnitt zuvor berichtet, sind vor allem Zellen des Immunsystems für die physiologische Eliminierung gewebeständiger seneszenter Zellen verantwortlich (Prata et al., 2018). NK-Zellen, zytotoxische T-Zellen sowie Makrophagen sind die hierfür zentralen Komponenten des Immunsystems. Somit ist es nicht verwunderlich, dass eine vorzeitige Alterung des Immunsystems in Mäusen zu einer Anhäufung von gewebeständigen seneszenten Zellen führt, welche zur vorzeitigen Alterung von so unterschiedlichen Geweben wie der Lunge, der Leber und dem Herzen beiträgt (Yousefzadeh et al., 2021). Die Alterung des Immunsystems könnte daher in der Tat ein zentraler Mechanismus der Alterung von Geweben und des Organismus sein (Larbi et al., 2008). Daher könnte eine Repotenzierung/Verjüngung des Immunsystems zu einer erfolgreichen Beseitigung seneszenter Zellen aus gealtertem Gewebe führen (Ovadya & Krizhanovsky, 2018). Diese Annahme wird durch die Verabreichung des Immunstimulators PolyI:C unterstützt, der die NK-Zell-vermittelte Beseitigung seneszenter Zellen in fibrotischen Lebern der Maus erleichtert (Krizhanovsky et al., 2008).

Merke

Eine Verjüngung des Immunsystems kann möglicherweise auch über eine Verjüngung der Funktion gealterter HSZ erfolgen.

Wir konnten zeigen, dass eine Behandlung von HSZ (Maus und Mensch) mit einer pharmakologischen Substanz (CASIN) zu einer Rejuvenierung der Funktion alter HSZ führt. Die Substanz CASIN reduziert die Aktivität der kleinen RhoGTPase Cdc42, welche in alten HSZ erhöht ist, was kausal zur Alterung von HSZ führt (Florian et al., 2012; Amoah et al., 2022). In der Maus konnte hierdurch ein altes Immunsystem mit junger Funktion versehen werden (Leins et al., 2018). So führte die Behandlung von Mäusen mit CASIN zur deutlichen funktionellen Verbesserung von T-Zellantworten. Da hämatopoetische Stammzellen Vorläuferzellen von zahlreichen Immunzellen sind (▸ Abb. 14.3.3), unter anderem von NK- und zytotoxischen T-Zellen, könnten in der Tat durch eine Verjüngung von HSZ zahlreiche Immunfunktionen verschiedener Immunzellen verbessert werden. Unter anderem könnten durch Rejuvenierung des Immunsystems auch seneszente Zellen im Gewebe besser eliminiert werden. Ein etwas anderer, neuartiger Ansatz zur Eliminierung seneszenter Zellen wäre auch die direkte Immuntherapie. Seneszente Zellen exprimieren bestimmte Oberflächenmarker wie bspw. den Urokinase-Typ Plasminogen-Aktivator-Rezeptor (uPAR). Eine kürzlich durchgeführte Studie (Amor et al., 2020) machte sich dies zunutze. Zyotoxische T-Zellen mit chimären Antigenrezeptoren (CAR-T-Zellen) gegen uPAR waren in der Lage, selektiv uPAR-exprimierende seneszente Zellen in vitro und in vivo zu beseitigen. Diese CAR-T-Zellen-vermittelte Beseitigung seneszenter Zellen führte zu einem Überlebensvorteil bei Leberfibrose. Auf der anderen Seite ist es perspektivisch denkbar, dass zur begrenzten Senolyse auch eine NK-Zell-basierte Therapie mit direkt ex vivo rejuvenierten NK-Zellen eingesetzt werden könnte.

Zusammenfassung und Ausblick

Die molekulare Medizin der Alterung benötigt die enge Interaktion mit der Geriatrie und der Epidemiologie. Nur durch solche Kooperationen wird es möglich sein, interessante neue Moleküle, die eine Alterung in der Zellkultur und im Mausmodell zuverlässig und mit wenigen Nebenwirkungen verhindern, auch auf den Menschen zu übertragen, um das große Ziel einer gesunden Alterung mit deutlichen Vorzügen für das ältere Individuum, aber auch für das gesamte Kollektiv der Gesellschaft zu erreichen. Senolytika, Senomorphika wie auch eine gesunde Lebensführung mit entsprechender Ernährung und sportlicher Betätigung könnten in den nächsten Jahren translational in größeren Studien weiter verfolgt und entwickelt werden. Es bleibt abzuwarten, ob Senolytika auch zu erst später auftretenden schweren Nebenwirkungen führen. Dies ist im Mausmodell nicht der Fall, wenngleich Mäuse nur drei Jahre alt werden, wodurch diese Frage nicht zuverlässig zu beantworten ist. Senomorphe Substanzen müssen kontinuierlich gegeben werden, dies kann zu den bekannten Nebenwirkungen wie der Bildung von Antikörpern gegen die den SASP-Faktor neutralisierenden Antikörper führen. Die Rejuvenierung des Immunsystems durch verjüngende Maßnahmen der hämatopoetischen Stammzellen sind bahnbrechend und bedürfen in den nächsten Jahren oder Jahrzehnten einer Überführung in die klinische Routine, aber auch NK-Zell-basierte Therapien könnten eine zentrale Rolle spielen. Die Zukunft verspricht in der Tat eine Reihe von interessanten Möglichkeiten, seneszente Zellen zu bändigen und somit Organalterung positiv zu modulieren.

Literatur

Aguado, J., Sola-Carvajal, A., Cancila, V., et al. (2019). Inhibition of DNA damage response at telomeres improves the detrimental phenotypes of Hutchinson-Gilford Progeria Syndrome. *Nature communications*, *10*(1), 4990. https://doi.org/10.1038/s41467-019-13018-3

Amoah, A., Keller, A., Emini, R., et al. (2022). Aging of human hematopoietic stem cells is linked to changes in Cdc42 activity. *Haematologica*, *107*(2), 393–402. https://doi.org/10.3324/haematol.2020.269670

Amor, C., Feucht, J., Leibold, J., et al. (2020). Senolytic CAR T cells reverse senescence-associated pathologies. *Nature*, *583*(7814), 127–132. https://doi.org/10.1038/s41586-020-2403-9

Baar, M. P., Brandt, R. M. C., Putavet, D. A., et al. (2017). Targeted Apoptosis of Senescent Cells Restores Tissue Homeostasis in Response to Chemotoxicity and Aging. *Cell*, *169*(1), 132–147.e16. https://doi.org/10.1016/j.cell.2017.02.031

Bodnar, A. G., Ouellette, M., Frolkis, M., et al. (1998). Extension of life-span by introduction of telomerase into normal human cells. *Science (New York, N.Y.)*, *279*(5349), 349–352. https://doi.org/10.1126/science.279.5349.349

Braumüller, H., Wieder, T., Brenner, E., et al. (2013). T-helper-1-cell cytokines drive cancer into senescence. *Nature*, *494*(7437), 361–365. https://doi.org/10.1038/nature11824

Childs, B. G., Gluscevic, M., Baker, D. J., et al. (2017). Senescent cells: an emerging target for diseases of ageing. *Nature reviews.*

Drug discovery, *16*(10), 718–735. https://doi.org/10.1038/nrd.2017.116

Chondrogianni, N., & Gonos, E. S. (2010). Proteasome function determines cellular homeostasis and the rate of aging. *Advances in experimental medicine and biology*, *694*, 38–46. https://doi.org/10.1007/978-1-4419-7002-2_4

da Silva, P. F. L., & Schumacher, B. (2019). DNA damage responses in ageing. *Open biology*, *9*(11), 190168. https://doi.org/10.1098/rsob.190168

Demaria, M., Desprez, P. Y., Campisi, J., et al. (2015). Cell Autonomous and Non-Autonomous Effects of Senescent Cells in the Skin. *The Journal of investigative dermatology*, *135*(7), 1722–1726. https://doi.org/10.1038/jid.2015.108

Eckhart, L., Tschachler, E., & Gruber, F. (2019). Autophagic Control of Skin Aging. *Frontiers in cell and developmental biology*, *7*, 143. https://doi.org/10.3389/fcell.2019.00143

Florian, M. C., Dörr, K., Niebel, A., et al. (2012). Cdc42 activity regulates hematopoietic stem cell aging and rejuvenation. *Cell stem cell*, *10*(5), 520–530. https://doi.org/10.1016/j.stem.2012.04.007

Fuhrmann-Stroissnigg, H., Ling, Y. Y., Zhao, J., et al. (2017). Identification of HSP90 inhibitors as a novel class of senolytics. *Nature communications*, *8*(1), 422. https://doi.org/10.1038/s41467-017-00314-z

González-Gualda, E., Pàez-Ribes, M., Lozano-Torres, B., et al. (2020). Galacto-conjugation of Navitoclax as an efficient strategy to increase senolytic specificity and reduce platelet toxicity. *Aging cell*, *19*(4), e13142. https://doi.org/10.1111/acel.13142

Gorgoulis, V., Adams, P. D., Alimonti, A., et al. (2019). Cellular Senescence: Defining a Path Forward. *Cell*, *179*(4), 813–827. https://doi.org/10.1016/j.cell.2019.10.005

Guerrero, A., Herranz, N., Sun, B., et al. (2019). Cardiac glycosides are broad-spectrum senolytics. *Nature metabolism*, *1*(11), 1074–1088. https://doi.org/10.1038/s42255-019-0122-z

Hayflick, L., & Moorhead, P. S. (1961). The serial cultivation of human diploid cell strains. *Experimental cell research*, *25*, 585–621. https://doi.org/10.1016/0014-4827(61)90192-6

Herbig, U., Ferreira, M., Condel, L., et al. (2006). Cellular senescence in aging primates. *Science (New York, N.Y.)*, *311*(5765), 1257. https://doi.org/10.1126/science.1122446

Hickson, L. J., Langhi Prata, L. G. P., Bobart, S. A., et al. (2019). Senolytics decrease senescent cells in humans: Preliminary report from a clinical trial of Dasatinib plus Quercetin in individuals with diabetic kidney disease. *EBioMedicine*, *47*, 446–456. https://doi.org/10.1016/j.ebiom.2019.08.069

Hoeijmakers J. H. (2009). DNA damage, aging, and cancer. *The New England journal of medicine*, *361*(15), 1475–1485. https://doi.org/10.1056/NEJMra0804615

Justice, J. N., Nambiar, A. M., Tchkonia, T., et al. (2019). Senolytics in idiopathic pulmonary fibrosis: Results from a first-in-human, open-label, pilot study. *EBioMedicine*, *40*, 554–563. https://doi.org/10.1016/j.ebiom.2018.12.052

Kerstan, A., Niebergall-Roth, E., Esterlechner, J., et al. (2021). Ex vivo-expanded highly pure ABCB5^{+} mesenchymal stromal cells as Good Manufacturing Practice-compliant autologous advanced therapy medicinal product for clinical use: process validation and first in-human data. *Cytotherapy*, *23*(2), 165–175. https://doi.org/10.1016/j.jcyt.2020.08.012

Kirkland, J. L., & Tchkonia, T. (2020). Senolytic drugs: from discovery to translation. *Journal of internal medicine*, *288*(5), 518–536. https://doi.org/10.1111/joim.13141

Klareskog, L., van der Heijde, D., de Jager, J. P., et al. (2004). Therapeutic effect of the combination of etanercept and methotrexate compared with each treatment alone in patients with rheumatoid arthritis: double-blind randomised controlled trial. *Lancet (London, England)*, *363*(9410), 675–681. https://doi.org/10.1016/S0140-6736(04)15640-7

Krishnamurthy, J., Torrice, C., Ramsey, M. R., et al. (2004). Ink4a/Arf expression is a biomarker of aging. *The Journal of clinical investigation*, *114*(9), 1299–1307. https://doi.org/10.1172/JCI22475

Krizhanovsky, V., Yon, M., Dickins, R. A., et al. (2008). Senescence of activated stellate cells limits liver fibrosis. *Cell*, *134*(4), 657–667. https://doi.org/10.1016/j.cell.2008.06.049

Kuemmerle-Deschner, J. B., Ramos, E., Blank, N., et al. (2011). Canakinumab (ACZ885, a fully human IgG1 anti-IL-1β mAb) induces sustained remission in pediatric patients with cryopyrin-associated periodic syndrome (CAPS). *Arthritis research & therapy*, *13*(1), R34. https://doi.org/10.1186/ar3266

Lämmermann, I., Terlecki-Zaniewicz, L., Weinmüllner, R., et al. (2018). Blocking negative effects of senescence in human skin fibroblasts with a plant extract. *NPJ aging and mechanisms of disease*, *4*, 4. https://doi.org/10.1038/s41514-018-0023-5

Larbi, A., Franceschi, C., Mazzatti, D., et al. (2008). Aging of the immune system as a prognostic factor for human longevity. *Physiology (Bethesda, Md.)*, *23*, 64–74. https://doi.org/10.1152/physiol.00040.2007

Leins, H., Mulaw, M., Eiwen, K., et al. (2018). Aged murine hematopoietic stem cells drive aging-associated immune remodeling. *Blood*, *132*(6), 565–576. https://doi.org/10.1182/blood-2018-02-831065

Maity, P., Singh, K., Krug, L., et al. (2021). Persistent JunB activation in fibroblasts disrupts stem cell niche interactions enforcing skin aging. *Cell reports*, *36*(9), 109634. https://doi.org/10.1016/j.celrep.2021.109634

Meyer, P., Maity, P., Burkovski, A., et al. (2017). A model of the onset of the senescence associated secretory phenotype after DNA damage induced senescence. *PLoS computational biology*, *13*(12), e1005741. https://doi.org/10.1371/journal.pcbi.1005741

Ovadya, Y., & Krizhanovsky, V. (2018). Strategies targeting cellular senescence. *The Journal of clinical investigation*, *128*(4), 1247–1254. https://doi.org/10.1172/JCI95149

Ovadya, Y., Landsberger, T., Leins, H., et al. (2018). Impaired immune surveillance accelerates accumulation of senescent cells and aging. *Nature communications*, *9*(1), 5435. https://doi.org/10.1038/s41467-018-07825-3

Ozsvari, B., Nuttall, J. R., Sotgia, F., et al. (2018). Azithromycin and Roxithromycin define a new family of „senolytic“ drugs that target senescent human fibroblasts. *Aging*, *10*(11), 3294–3307. https://doi.org/10.18632/aging.101633

Pereira, B. I., Devine, O. P., Vukmanovic-Stejic, M., et al. (2019). Senescent cells evade immune clearance via HLA-E-mediated NK and CD8^{+} T cell inhibition. *Nature communications*, *10*(1), 2387. https://doi.org/10.1038/s41467-019-10335-5

Prata, L. G. P. L., Ovsyannikova, I. G., Tchkonia, T., et al. (2018). Senescent cell clearance by the immune system: Emerging therapeutic opportunities. *Seminars in immunology*, *40*, 101275. https://doi.org/10.1016/j.smim.2019.04.003

Ressler, S., Bartkova, J., Niederegger, H., et al. (2006). p16INK4A is a robust in vivo biomarker of cellular aging in human skin. *Aging cell*, *5*(5), 379–389. https://doi.org/10.1111/j.1474-9726.2006.00231.x

Treiber, N., Maity, P., Singh, K., et al. (2011). Accelerated aging phenotype in mice with conditional deficiency for mitochondrial superoxide dismutase in the connective tissue. *Aging cell*, *10*(2), 239–254. https://doi.org/10.1111/j.1474-9726.2010.00658.x

Tuttle, C. S. L., Waaijer, M. E. C., Slee-Valentijn, M. S., et al. (2020). Cellular senescence and chronological age in various human tissues: A systematic review and meta-analysis. *Aging cell*, *19*(2), e13083. https://doi.org/10.1111/acel.13083

van Rhee, F., Wong, R. S., Munshi, N., et al. (2014). Siltuximab for multicentric Castleman's disease: a randomised, double-

blind, placebo-controlled trial. *The Lancet. Oncology, 15*(9), 966–974. https://doi.org/10.1016/S1470-2045(14)70319-5
Vander Beken, S., de Vries, J. C., Meier-Schiesser, B., et al. (2019). Newly Defined ATP-Binding Cassette Subfamily B Member 5 Positive Dermal Mesenchymal Stem Cells Promote Healing of Chronic Iron-Overload Wounds via Secretion of Interleukin-1 Receptor Antagonist. *Stem cells (Dayton, Ohio), 37*(8), 1057–1074. https://doi.org/10.1002/stem.3022
Wlaschek, M., Maity, P., Makrantonaki, E., et al. (2021). Connective Tissue and Fibroblast Senescence in Skin Aging. *The Journal of investigative dermatology, 141*(4S), 985–992. https://doi.org/10.1016/j.jid.2020.11.010
Xu, M., Pirtskhalava, T., Farr, J. N., et al. (2018). Senolytics improve physical function and increase lifespan in old age. *Nature medicine, 24*(8), 1246–1256. https://doi.org/10.1038/s41591-018-0092-9
Yosef, R., Pilpel, N., Tokarsky-Amiel, R., et al. (2016). Directed elimination of senescent cells by inhibition of BCL-W and BCL-XL. *Nature communications, 7*, 11190. https://doi.org/10.1038/ncomms11190
Yousefzadeh, M. J., Flores, R. R., Zhu, Y., et al. (2021). An aged immune system drives senescence and ageing of solid organs. *Nature, 594*(7861), 100–105. https://doi.org/10.1038/s41586-021-03547-7

14.4 Umwelteinflüsse und das Darmmikrobiom während der Alterung

Christoph Kaleta

14.4.1 Rolle des Darmmikrobioms in der menschlichen Gesundheit

Die bakterielle Gemeinschaft, die auf und im menschlichen Körper lebt – das Mikrobiom – rückt zunehmend als ein wichtiger Modulator der menschlichen Gesundheit in den Fokus des wissenschaftlichen Interesses. Ein besonderes Augenmerk liegt dabei auf dem Mikrobiom des Verdauungstraktes, da hier die größte Gemeinschaft an bakteriellen Kommensalen zu finden ist (Sender et al., 2016). Vorangegangene Arbeiten haben gezeigt, dass es bei einer Vielzahl von Erkrankungen Unterschiede in der Zusammensetzung des Mikrobioms zwischen Patienten und gesunden Kontrollen gibt.

Für verschiedene Erkrankungen konnte gezeigt werden, dass das Mikrobiom an der Pathogenese beteiligt ist (Durack & Lynch, 2019), auch wenn oftmals die spezifischen molekularen Mechanismen, über die dieser Beitrag vermittelt wird, unklar ist (Fischbach, 2018).

Dies liegt in der immensen Komplexität des Mikrobioms begründet, das oftmals aus mehreren hundert bis tausend verschiedenen bakteriellen Spezies besteht. Insbesondere die Vielfalt der bakteriellen Spezies im Darm wird dabei als ein wichtiges Maß für die „Gesundheit" des Mikrobioms betrachtet, da diese häufig in Zusammenhang mit Erkrankungen reduziert ist (Aden et al., 2019).

Als ein Ansatz, um eine tatsächliche kausale Rolle des Mikrobioms im Krankheitsprozess nachzuweisen, wird vor allem im Tiermodell der Stuhltransfer genutzt (engl. fecal microbiom transplant, FMT). Dabei wird das Mikrobiom aus einem von einer Krankheit betroffenen Organismus (z. B. genetische oder pharmakologische Tiermodelle von Erkrankungen, humane Probanden) auf ein nicht betroffenes Tier übertragen, in dem die native Mikrobiota entweder durch Antibiotikagabe depletiert wurde oder das über kein Mikrobiom verfügt (sogenannte keimfreie Tiere). Können nach dem Stuhltransfer Aspekte des Krankheitsprozesses im Rezipienten beobachtet werden, so ist dies ein deutlicher Hinweis auf eine kausale Beteiligung. Während der Nachweis einer Beteiligung über diese Methode geführt werden kann, stellt der Stuhltransfer bisher nur in wenigen Indikationen eine tatsächliche therapeutische Option dar. Dies liegt vor allem darin begründet, dass es in seltenen Fällen zu Komplikationen durch Stuhltransfer kommen kann, die durch den Transfer potenziell pathogener Spezies verursacht werden kann (Bowman et al., 2015). Eine Ausnahme bilden hier rekurrente *Clostridioides difficile*-Infektionen, für die Stuhltransfer eine nachgewiesen wirksame Behandlung darstellt. Der Stuhltransfer kann dabei über verschiedene Wege, wie durch Einnahme von Kapseln mit aufgereinigtem Stuhl, durch Kolonoskopie oder über eine nasoenterische Kanüle durchgeführt werden. Um mögliche Komplikationen zu vermeiden, wird dabei häufig ein Screening des Donorstuhls auf potenzielle Pathogene durchgeführt.

14.4.2 Umwelteinflüsse auf das Darmmikrobiom

Die Zusammensetzung des Mikrobioms wird sehr stark von einer Vielzahl von Faktoren beeinflusst (Kurilshikov et al., 2021). Wichtige Faktoren sind dabei allgemeine Aspekte des Lebensstils wie die Ernährung, physische Aktivität, aber auch Erkrankungen und genetische Faktoren. Andererseits wird die Zusammensetzung des Mikrobioms auch sehr stark durch die Einnahme von Medikamenten beeinflusst (Pryor et al., 2019; Vich Vila et al., 2020). Diese Aspekte stellen einerseits einen wichtigen Störfaktor für Mikrobiomstudien, aber andererseits auch einen wesentlichen Angriffspunkt für Therapien dar. So ist der Befund einer unterschiedlichen Zusammensetzung des Mikrobioms zwischen Patienten und gesunden Kontrollen, wie er bei nahezu allen humanen Erkrankungen beobachtet wird, kein Nachweis einer kausalen Beteiligung des Mikrobioms im Krankheitsprozess. Vielmehr muss ausgeschlossen werden, dass derartige Veränderungen nicht sekundär als Teil des Krankheitsprozesses durch bspw. Veränderungen in Lebensgewohnheiten verursacht wurden (Fischbach, 2018).

Merke

Der Einfluss insbesondere der Nahrung auf die Mikrobiomzusammensetzung stellt einen interessanten Ansatzpunkt für Therapien gegen mikrobiomabhängige Pathomechanismen von Erkrankungen dar.

Abhängig von der Rolle des Mikrobioms in einer Erkrankung können Therapien dabei auf verschiedenen Ebenen ansetzen: 1) die Supplementierung von gesundheitsfördernden Metaboliten, die nicht mehr durch das Mikrobiom produziert werden (Postbiotika), 2) die gezielte Beeinflussung der Häufigkeit von gesundheitsfördernden Spezies (Präbiotika) oder 3) die Gabe von förderlichen Spezies zusammen mit für sie wichtigen Nährstoffen (Synbiotika). Eine wichtige Hürde für die Entwicklung derartiger gezielter Therapien ist jedoch die Komplexität des Mikrobioms, so dass hier noch ein großes Entwicklungspotenzial besteht. Insbesondere Computermodelle des Mikrobioms stellen hierbei einen wichtigen Eckpfeiler dar (Pryor et al., 2019; Zimmermann et al., 2021), da sie es ermöglichen, eine große Anzahl von potenziellen Nährstoffen hinsichtlich ihres Einflusses auf die Zusammensetzung des Mikrobioms zu testen.

14.4.3 Rolle des Darmmikrobioms in der Alterung und Therapieantwort

Im Laufe der menschlichen Alterung unterliegt das Darmmikrobiom einer kontinuierlichen Veränderung (Yatsunenko et al., 2012). Nach der Geburt beeinflusst vor allem der Weg der Geburt die anfängliche Zusammensetzung des Mikrobioms. Im frühkindlichen Alter bis hin zum dritten Lebensjahr ist die Zusammensetzung des Mikrobioms sehr dynamisch, bis sie sich stabilisiert und noch bis zum Erwachsenenalter kontinuierlichen Veränderungen unterliegt. Ab dem Erwachsenenalter gibt es nur noch langsame Veränderungen. In dieser Phase beeinflussen vor allem die Nahrungszusammensetzung, Erkrankungen und Medikation das Mikrobiom. Im hohen Alter setzen sich diese Veränderungen fort, wobei zumeist eine Abnahme von üblicherweise als für den Wirt förderlichen Spezies der Gattung *Bacteroides* und eine Zunahme potenziell pathogener Spezies der Gattung *Proteobacteria* beobachtet wird. Hinsichtlich der Diversität des Mikrobioms ist eine kontinuierliche Erhöhung im kompletten Lebensverlauf zu beobachten. In diesem Kontext gibt es Hinweise auf eine reduzierte Diversität im Zusammenhang mit Maßen der Gebrechlichkeit. Jedoch wird eine reduzierte Diversität üblicherweise nicht im Rahmen der normalen Alterung beobachtet (Odamaki et al., 2016) und der Zusammenhang mit Gebrechlichkeit lässt sich durch sekundäre Faktoren, wie Änderungen in der Umgebung (z. B. Pflege in Altersheimen) oder Änderungen in der Vielfalt der Ernährung, die mit Gebrechlichkeit einhergehen, erklären.

Vor allem im Tiermodell konnte nachgewiesen werden, dass das Mikrobiom eine kausale Rolle in der Alterung spielt. So wurde nachgewiesen, dass der Transfer des Mikrobioms von alten Donoren auf junge Rezipienten altersbezogene entzündliche Prozesse in den Empfängern induziert (Thevaranjan et al., 2017). Andererseits wurde gezeigt, dass der Transfer des Mikrobioms von jungen Donoren auf alte Rezipienten in Fischen als auch progeroiden Mäusen einen positiven Effekt auf die Lebensspanne hat (Smith et al., 2017; Bárcena et al., 2019). Diese verjüngenden Effekte konnten auch für spezifische Aspekte der Alterung wie zum Beispiel der Neurodegeneration nachgewiesen werden, wo der Transfer junger Mikrobiota spezifische Aspekte der kognitiven Alterung umkehren konnte (Boehme et al., 2021). Auch in der Pharmakologie kommt dem Mikrobiom eine wichtige Bedeutung zu. So wurde in einem großen Screeningversuch nachgewiesen, dass 66 % von 271 getesteten Medikamenten durch mindestens eine bakterielle Spezies im Mikrobiom verstoffwechselt werden konnte (Zimmermann et al., 2019). Diese Verstoffwechslung beinhaltet dabei sowohl den Abbau pharmazeutisch aktiver Substanzen, die Produktion pharmazeutisch aktiver Substanzen wie auch die Veränderung der Aktivität von Substanzen. Außerdem wurde beobachtet, dass es starke Unterschiede in der Verstoffwechslung von pharmazeutischen Substanzen zwischen der Mikrobiota verschiedener Probanden gab (Javdan et al., 2020). Anderseits haben Medikamente auch einen starken Einfluss auf die Zusammensetzung des Mikrobioms. So zeigte eine groß angelegte Untersuchung von 1.000 Medikamenten in 40 Darmbakterien, dass 24 % aller Medikamente das Wachstum mindestens eines bakteriellen Stammes beeinflussten (Maier et al., 2018). Gerade im Zusammenhang mit der Alterung ist dabei der Einfluss der parallelen Einnahme mehrerer Medikamente, die sogenannte Polypharmazie, auf das Darmmikrobiom nur schwer abzuschätzen.

Als ein wichtiges Beispiel haben wir in diesem Zusammenhang die Rolle des Mikrobioms in der Vermittlung der Wirkung von Metformin untersucht, das als wesentliches Medikament in der Behandlung von Diabetes mellitus Typ 2 eingesetzt wird (Pryor et al., 2019). Dafür nutzten wir den Rundwurm *Caenorhabditis elegans* zusammen mit seinem Nahrungsbakterium *Escherichia coli* als vereinfachtes Modellsystem für Wirts-Mikrobiom-Interaktionen. In diesem wie auch anderen Tiermodellen führt die Gabe von Metformin zu einer Verlängerung der Lebensspanne. Ausgehend von einer detaillierten Charakterisierung der Wirkung von Metformin auf den mikrobiellen Metabolismus konnten wir nachweisen, dass Metformin über einen bakteriellen Nahrungssensor die Produktion des Arginin-Abbauprodukts Agmatin induziert. Agmatin wiederum vermittelt die positiven Effekte von Metformin auf den Wirt: nach Knockout der Agmatinproduktion im Bakterium hatte Metformin keinen positiven Effekt auf den Wirt mehr und nach Zugabe von Agmatin zum Medium gab es keinen zusätzlichen Effekt durch Metforminzugabe. Unter Nutzung von Computermodellen des Mikrobioms konnten wir diese Ergebnisse auch auf humane Probanden übertragen. So beobachteten wir eine starke Erhöhung der mikrobiellen Kapazität der Agmatinproduktion in Typ 2-Diabetikern, die mit Metformin behandelt wurden, gegenüber unbehandelten Kontrollen (Pryor et al., 2019).

Zusammenfassung

Zusammenfassend stellt das Mikrobiom einen vielversprechenden zukünftigen Ansatzpunkt für die Behandlung von Alterskrankheiten dar. Zwar gibt es schon Ansatzpunkte für Therapien mit für als förderlich erachteten bakteriellen Stämmen im Sinne einer gezielten Mikrobiomtherapie, zum Beispiel als sogenannte Probiotika, jedoch konnte für solche Ansätze bisher in den wenigsten Fällen ein tatsächlicher therapeutischer Nutzen nachgewiesen werden. In diesem Zusammenhang ist die Komplexität des Mikrobioms eine große Hürde, die es bisher in vielen Fällen schwierig gemacht hat, die spezifischen Mechanismen zu identifizieren, über die das Mikrobiom die Alterung beeinflusst. Neue Methodiken sowohl in der computerbasierten Simulation mikrobieller Gemeinschaften als auch in Technologien, wie Einzelzellsequenzierung oder hochauflösende bildgebende Verfahren, stellen dabei Eckpfeiler der Forschung dar, um dieser Komplexität Herr zu werden. In der anderen Richtung bietet das Mikrobiom einen wichtigen Ansatzpunkt für die Entwicklung neuartiger Therapien gegen Alterungskrankheiten und der Entwicklung von patientenspezifischen Therapien. Dies liegt vor allem in der hohen Plastizität des Mikrobioms hinsichtlich der Nahrungsaufnahme begründet, so dass sich in diesem Zusammenhang Nahrungstherapien als ein wichtiges therapeutisches Werkzeug etablieren könnten. Andererseits spielt das Mikrobiom eine wichtige Rolle in der Modulation der Medikamentenwirkung, so dass patientenspezifische Therapien zur Minimierung negativer oder Maximierung positiver Einflüsse des Mikrobioms auf die Medikamentenwirkung zukünftig einen wichtigen Baustein für die Sicherstellung des Therapieerfolges darstellen könnten.

Literatur

Aden, K., Rehman, A., Waschina, S., et al. (2019). Metabolic Functions of Gut Microbes Associate With Efficacy of Tumor Necrosis Factor Antagonists in Patients With Inflammatory Bowel Diseases. *Gastroenterology, 157*(5), 1279–1292.e11. https://doi.org/10.1053/j.gastro.2019.07.025

Bárcena, C., Valdés-Mas, R., Mayoral, P., et al. (2019). Healthspan and lifespan extension by fecal microbiota transplantation into progeroid mice. *Nature Medicine, 25*(8), 1234–1242. https://doi.org/10.1038/s41591-019-0504-5

Boehme, M., Guzzetta, K. E., Bastiaanssen, T. F. S., et al. (2021). Microbiota from young mice counteracts selective age-associated behavioral deficits. *Nature Aging, 1*(8), 666–676. https://doi.org/10.1038/s43587-021-00093-9

Bowman, K. A., Broussard, E. K., & Surawicz, C. M. (2015). Fecal microbiota transplantation: Current clinical efficacy and future prospects. *Clinical and Experimental Gastroenterology, 8*, 285–291. https://doi.org/10.2147/CEG.S61305

Durack, J., & Lynch, S. V. (2019). The gut microbiome: Relationships with disease and opportunities for therapy. *The Journal of Experimental Medicine, 216*(1), 20–40. https://doi.org/10.1084/jem.20180448

Fischbach, M. A. (2018). Microbiome: Focus on Causation and Mechanism. *Cell, 174*(4), 785–790. https://doi.org/10.1016/j.cell.2018.07.038

Javdan, B., Lopez, J. G., Chankhamjon, P., et al.(2020). Personalized Mapping of Drug Metabolism by the Human Gut Microbiome. *Cell, 181*(7), 1661-1679.e22. https://doi.org/10.1016/j.cell.2020.05.001

Kurilshikov, A., Medina-Gomez, C., Bacigalupe, R., et al. (2021). Large-scale association analyses identify host factors influencing human gut microbiome composition. *Nature Genetics, 53*(2), 156–165. https://doi.org/10.1038/s41588-020-00763-1

Maier, L., Pruteanu, M., Kuhn, M., et al. (2018). Extensive impact of non-antibiotic drugs on human gut bacteria. *Nature, 555*(7698), 623–628. https://doi.org/10.1038/nature25979

Odamaki, T., Kato, K., Sugahara, H., et al. (2016). Age-related changes in gut microbiota composition from newborn to centenarian: A cross-sectional study. *BMC Microbiology, 16*, 90. https://doi.org/10.1186/s12866-016-0708-5

Pryor, R., Norvaisas, P., Marinos, G., et al. (2019). Host-Microbe-Drug-Nutrient Screen Identifies Bacterial Effectors of Metformin Therapy. *Cell, 178*(6), 1299–1312.e29. https://doi.org/10.1016/j.cell.2019.08.003

Sender, R., Fuchs, S., & Milo, R. (2016). Revised Estimates for the Number of Human and Bacteria Cells in the Body. *PloS Biology, 14*(8), e1002533. https://doi.org/10.1371/journal.pbio.1002533

Smith, P., Willemsen, D., Popkes, M., et al. (2017). Regulation of life span by the gut microbiota in the short-lived African turquoise killifish. *ELife, 6*, e27014. https://doi.org/10.7554/eLife.27014

Thevaranjan, N., Puchta, A., Schulz, C., et al. (2017). Age-Associated Microbial Dysbiosis Promotes Intestinal Permeability, Systemic Inflammation, and Macrophage Dysfunction. *Cell Host & Microbe, 21*(4), 455–466.e4. https://doi.org/10.1016/j.chom.2017.03.002

Vich Vila, A., Collij, V., Sanna, S., et al. (2020). Impact of commonly used drugs on the composition and metabolic function of the gut microbiota. *Nature Communications, 11*(1), 362. https://doi.org/10.1038/s41467-019-14177-z

Yatsunenko, T., Rey, F. E., Manary, M. J., et al. (2012). Human gut microbiome viewed across age and geography. *Nature, 486*(7402), 222–227. https://doi.org/10.1038/nature11053

Zimmermann, J., Kaleta, C., & Waschina, S. (2021). gapseq: Informed prediction of bacterial metabolic pathways and reconstruction of accurate metabolic models. *Genome Biology, 22*(1), 81. https://doi.org/10.1186/s13059-021-02295-1

Zimmermann, M., Zimmermann-Kogadeeva, M., Wegmann, R., et al. (2019). Mapping human microbiome drug metabolism by gut bacteria and their genes. *Nature, 570*(7762), 462–467. https://doi.org/10.1038/s41586-019-1291-3

15 Die alternde Bevölkerung und Politik

Sektionsherausgebende: Hans-Werner Wahl und Clemens Becker

15.1 Älter und diverser: Demografische Entwicklungen in Deutschland und ihre Herausforderungen für die Gesundheitsversorgung und Pflege

Daniela Georges und Gabriele Doblhammer

15.1.1 Einführung

Seit den 1970ern befindet sich Deutschland im zweiten demografischen Wandel. Sinkende Sterblichkeit, steigende Lebenserwartung, niedrige Geburtenraten und schwankende Migrationsströme tragen zu einer Veränderung der Bevölkerungsstruktur bei, die sich insbesondere durch eine zunehmende Bevölkerungsalterung und Bevölkerungsdiversität manifestiert. Die Änderungen gehen mit großen Herausforderungen für soziale Sicherungssysteme, Wirtschaft, Politik, Public Health und Gesundheitsversorgung einher. Dieses Kapitel gibt einen kurzen Abriss zur demografischen Entwicklung der älteren Bevölkerung in Deutschland und widmet sich ausführlich der gesundheitlichen Entwicklung im Alter. Unser spezielles Augenmerk gilt dabei der älteren Bevölkerung mit Migrationshintergrund, deren Anzahl aktuell noch gering, aber in Zukunft steigend ist, und deren Lebenslagen spezielle Bedürfnisse mit sich bringen.

15.1.2 Demografische Entwicklungen und Alterung in Deutschland

Durch Mortalitätsverbesserungen, insbesondere in den hohen und höchsten Altersstufen, erreichen immer mehr Personen ein sehr hohes Lebensalter: während beispielsweise im Jahr 1990 noch ca. 1,1 Millionen Personen im Alter 85+ in Deutschland lebten, waren es 2020 bereits 2,5 Millionen. Bis zum Jahr 2060 wird sich die Zahl der Zahl der 85+-Jährigen nahezu verdoppeln (Statistisches Bundesamt, 2022).

Die natürlichen Bevölkerungsentwicklungen konnten lange Zeit durch Zuwanderungsgewinne abgemildert werden, wobei die Altersstruktur der Eingewanderten zur einer (zumindest vorübergehenden) Verjüngung sowie einer kulturellen, herkunftsbezogenen Heterogenität der Bevölkerung beitrug und beiträgt. Mittlerweile hat mehr als jede vierte Person einen Migrationshintergrund, d. h., sie ist oder ihre Vorfahren sind immigriert. Der Prozess der Migration und Integration ist mit gesundheitlichen Risiken verbunden, die zu Unterschieden in Krankheitsrisiken, Versorgungsbedarfen und Sterblichkeit beitragen. Da die beiden größten Migrantenpopulationen der (Spät-)Aussiedler und türkischen Migranten sukzessive ebenfalls das Rentenalter und Hochaltrigkeit erreichen werden, erwachsen für die Gesundheitsversorgung und Sozialsysteme neue und umfangreichere Herausforderungen.

Die demografischen Veränderungen betreffen weiterhin Lebensformen. Familien und Haushalte werden kleiner, und auch ältere Personen leben zunehmend allein oder in 1-Generationen-Haushalten (Statistisches Bundesamt, 2019). Dies ist insofern relevant, da Familien, Haushalte, und (jüngere) Familienmitglieder wichtige Ressourcen in der Salutogenese sowie in der Versorgung von kranken, alten und pflegebedürftigen Personen sind (Georges et al., 2018). Die vorteilhaften Familienstrukturen sowie das generative Verhalten von Migranten (Schmid & Kohls, 2011; Statistisches Bundesamt, 2021) vermögen zumindest teilweise, den migrationsbedingten Verlust von sozialen Ressourcen abzumildern und Gesundheits- und Pflegebedarfe zu reduzieren.

Merke

Personen mit Migrationshintergrund in Deutschland

… sind durchschnittlich jünger als Personen ohne Migrationshintergrund (Ausnahme: (Spät-)Aussiedler und selbst zugewanderte türkische Migranten).
… haben durchschnittlich einen niedrigeren sozioökonomischen Status (Ausnahme: (Spät-)Aussiedler).
… leben seltener allein, dafür häufiger in ehelichen Gemeinschaften und durchschnittlich in größeren Haushalten mit mehr Kindern.

Die Zuwanderungsbewegungen umfassten 5 wesentliche Gruppen/Perioden:

- Gastarbeiter, vorrangig aus der Türkei und Südeuropa (1955–1973)
- deutschstämmige (Spät-)Aussiedler (insbesondere 1980–2000)
- europäische Flüchtlinge und Asylbewerber (1980–2000)
- jüdische Kontingentflüchtlinge (1990–2015)
- internationale Geflüchtete und Asylbewerber (seit 2015)

15.1.3 Gesundheitliche Entwicklungen: Expansion und Kompression der Gesundheit und der Pflegebedürftigkeit

Der Anstieg der Lebenserwartung muss nicht zwangsläufig zu einer parallel steigenden Nachfrage nach medizinischer Versorgung und Langzeitpflege im Alter führen. Zentral ist die Entwicklung der Gesundheit im Alter und inwieweit die zugewonnenen Lebensjahre in Gesundheit oder Krankheit und Pflegebedürftigkeit verbracht werden. Zu beachten ist, dass die beiden Gegenpole Gesundheit und Krankheit entsprechend dem Ansatz der Salutogenese (Antonovsky, 1996) als Kontinuum gedacht werden müssen, mit unterschiedlichen Stadien von Gesundheit und Krankheit, die auch im Wechsel aufeinanderfolgen können. Die Übergänge zwischen diesen Stadien werden durch den medizinisch-technologischen Fortschritt, gesundheitsrelevantes Wissen, Bildung sowie kulturelle Einstellungen beeinflusst (Verbrugge & Jette, 1994). Dadurch erschwert sich nicht nur die Feststellung vergangener Gesundheitstrends, sondern auch eine simple Extrapolation in die Zukunft ist nicht möglich.

Je nach Gesundheitsindikator lassen sich hinsichtlich der Lebensjahre mit Erkrankungen für Deutschland eine Kompression (= Verringerung), Expansion (= Ausweitung) oder ein dynamisches Gleichgewicht belegen. Eine Verbesserung der selbsteingeschätzten Gesundheit (Sperlich et al., 2019) wie auch der physischen und mentalen Gesundheit erfolgte vor allem durch eine Reduktion schwerer Gesundheitsbeeinträchtigungen. Dies führte in beiden Geschlechtern zu einem Anstieg an gesunden Lebensjahren ab dem Alter von 50 Jahren (Klar et al., 2021). Internationale Studien besagen, dass die Verbesserung vor allem aus dem Rückgang funktioneller Beeinträchtigungen kam, während Diagnosen spezifischer Erkrankungen und Symptome mehrheitlich zunahmen (Christensen et al., 2009). Entsprechend finden sich auch für Deutschland regionale Befunde einer Zunahme der Multimorbidität unter der älteren Bevölkerung in Niedersachsen (Tetzlaff et al., 2017), mit einer Expansion der Jahre mit Multimorbidität. Ischämische Herzerkrankungen, Schlaganfall, COPD und Demenzen inklusive Alzheimererkrankungen führen im Alter zu den größten Verlusten an gesunden Lebensjahren, wobei Typ-2-Diabetes in den letzten Jahrzehnten an Bedeutung gewonnen hat (Vos et al., 2020). Die altersspezifische Prävalenz und Inzidenz von Demenz inklusive Alzheimererkrankung ist hingegen in den entwickelten Ländern (Wu et al., 2016) und auch in Deutschland rückläufig, sodass in den letzten Jahrzehnten die Jahre mit Demenzerkrankung in ein höheres Alter komprimiert wurden (Doblhammer et al., 2015). Diese positive Entwicklung wird mehrheitlich auf einen Anstieg des Bildungsniveaus unter den älteren Personen zurückgeführt (Wu et al., 2016), welches ihnen ermöglicht, pathologische Veränderungen des Gehirns besser zu kompensieren. Betrachtet man Trends im Langzeitpflegebedarf, so findet sich eine Expansion in fast allen Kreisen Deutschlands, in Verbindung mit einer Verschiebung von schwerer Pflegebedürftigkeit mit höchster Pflegestufe hin zu niedrigeren Pflegestufen (Kreft & Doblhammer, 2016).

Dezidierte Befunde zu Gesundheitstrends in der Bevölkerung mit Migrationshintergrund in Deutschland sind bisher nur schwer abzuleiten, deuten jedoch auf eine Angleichung von Sterblichkeitsmustern an die Mehrheitsbevölkerung hin. Ihre höhere durchschnittliche Lebenserwartung bei Geburt kann zumindest teilweise durch den sogenannten Healthy-Migrant-Effekt begründet werden (zur Nieden & Sommer, 2017): insbesondere gesunde Personen migrieren, jedoch reduzieren sich ihre Gesundheitsvorteile mit zunehmender Aufenthaltsdauer infolge von Anpassungsprozessen und der Akkumulation (migrationsbedingter) Nachteile (zur Nieden & Sommer, 2017). Zusammen mit Erfassungsproblemen und selektiver Rückwanderung lassen sich deshalb bisher nur bedingt Aussagen über Gesundheitsverläufe der Migranten im höchsten Alter treffen. Internationale Befunde deuten auf eine Expansion der Morbidität bei Migranten ab dem Alter 50 hin (Reus-Pons et al., 2017). Weiterhin haben Migranten in der Regel identische Krankheiten wie die Bevölkerung ohne Migrationshintergrund, unterliegen im Prozess des Alterns jedoch teils spezifischen Risikofaktoren, die auf die Bedingungen vor und während der Migration, die zumeist nachteilige sozioökonomische Position, Sprachbarrieren, geringeres Gesundheitswissen, medizinische Inanspruchnahme und psychosoziale Belastungen zurückzuführen sind. Folglich divergieren Risiken, Einstiegsalter und Schweregrade spezifischer Krankheiten zwischen Migranten und Nicht-Migranten, wobei es Anzeichen für eine Vergrößerung der Gesundheitsdifferenziale zuungunsten der Migranten im Prozess des Alterns gibt (Kristiansen et al., 2016).

Zusammenfassend gilt, dass die positiven Gesundheitstrends in ausgewählten Gesundheitsdimensionen nicht die Effekte der steigenden Lebenserwartung und der Alterung der Baby-Boomer-Kohorten kompensieren können. Auch unter der Annahme einer weiteren Kompression funktioneller Beeinträchtigungen und Demenzerkrankungen in ein höheres Alter, wird es zu einem Anstieg der Pflegebedürftigkeit, auch in Verbindung mit Demenzen, kommen. Diese Entwicklung erscheint auch für die Bevölkerung mit Migrationshintergrund wahrscheinlich.

15.1.4 Hochaltrigkeit und außergewöhnliche Langlebigkeit: Allgemeine Krankheitshäufigkeiten und Bedeutung der Demenz

Die Gesundheit Hochaltriger und besonders langlebiger Personen, im Alter von 100 Jahren und darüber, ist ausgesprochen heterogen, wobei diese Heterogenität mit dem Alter zunimmt. 80 % dieser Personen sind Frauen (Statistisches Bundesamt, 2020), was auch bedeutet, dass Männer in diesem Alter besonders stark gesundheitsselektiert sind. Während die primäre Alterung, also der natürliche zelluläre Alternsprozess, weitestgehend unabhängig von Krankheiten und über Individuen hinweg identisch abläuft, wirken äußere Faktoren, wie Krankheiten oder ungesunde Lebensweisen, individuell different und bewirken unterschiedliche sekundäre Alternsprozesse, die mit Unterschieden in der Lebensdauer einhergehen (Ram et al., 2010). Folglich gibt es nicht einen dominierenden Gesundheitspfad, der zu außergewöhnlicher Langlebigkeit führt. Zu einem nicht geringen Teil (etwa 1/3) sind es Gesundheitsverläufe der sogenannten „Überlebenden", bei denen altersbedingte Krankheiten bereits vor dem 80. Lebensjahr diagnostiziert wurden; bei knapp 50 % treten diese Erkrankungen erst in einem höheren Alter auf, mit ersten Diagnosen nach dem 80. Lebensjahr, und knapp 20 % haben keine entsprechenden Diagnosen im Alter von 100 Jahren (Evert et al., 2003). Auf Bevölkerungsebene steigen Prävalenz und Inzidenz altersassoziierter Erkrankungen oft bis zu einem Alter von 85 bis 95 Jahren an, bleiben danach konstant oder fallen wieder ab. Ein Beispiel sind Demenzen, die zu den wichtigsten Erkrankungen unter Hochaltrigen gehören (Jessen, 2018) und bei Frauen die häufigste vorliegende Diagnose zum Todeszeitpunkt sind; unter Männern sind sie die zweithäufigste, nach ischämischen Herzerkrankungen (Doblhammer et al., 2022). Differenziert man nicht nur nach Alter, sondern auch nach Nähe zum Tod, so zeigt sich, dass für jedes Alter immer jene Menschen länger leben, deren Krankheitslast geringer ist. Besonders deutlich wird dies für die Gruppe der 90- und 100-Jährigen, die in jedem Alter günstigere Morbiditätsprofile haben, als jene, die in einem früheren Alter verstarben. In der gleichzeitigen Betrachtung nach Alter und Nähe zum Tod steigen die Prävalenzen von Erkrankungen kontinuierlich an, was implizit bedeutet, dass die in der Gesamtbevölkerung beobachteten Plateaus durch Sterblichkeitsselektion entstehen, wobei immer nur die Gesünderen das nächste Lebensalter erreichen. In der Phase kurz vor dem Tod hingegen setzt – nicht alters-, sondern mortalitätsbedingt – eine Phase eines rapiden Abfalls körperlicher und kognitiver Funktionen ein (Ram et al., 2010). Für die Gesundheits- und Pflegesysteme bedeutet dies, dass der Anstieg an Hochaltrigkeit und außergewöhnlicher Langlebigkeit nicht einen proportionalen Anstieg in der Nachfrage nach medizinischer und pflegerischer Versorgung mit sich bringen muss, da ja nur die vergleichsweise Gesündesten ein hohes Alter erleben. Umgelegt auf das Individuum verschlechtert sich aber sehr wohl mit steigendem Alter das Gesundheitsprofil bis hin zum Tod (Doblhammer & Barth, 2018).

Die Zahl hochaltriger Personen mit Migrationshintergrund wird vermutlich in etwa 25 Jahren ebenfalls deutlich ansteigen, ist derzeit jedoch noch sehr niedrig (ca. 89.000 Frauen bzw. 68.000 Männer ab Alter 85) (Statistisches Bundesamt, 2020). Folglich liegen bisher wenig repräsentative Daten und Studienergebnisse – auch im internationalen Kontext – vor. Tendenziell lässt sich jedoch ableiten, dass ältere Personen mit Migrationshintergrund eine schlechtere allgemeine Gesundheit, höhere Krankheitsraten und höhere Erwerbsminderungsquoten als Personen ohne Migrationshintergrund aufweisen, wobei die Diskrepanz mit steigendem Lebensalter zunimmt (Brzoska & Razum, 2012). Möglicherweise liefert die selektive Rückwanderung gesunder Personen mit Migrationshintergrund hierzu einen Beitrag. Ebenso wurde teilweise ein höheres Risiko schlechter mentaler Gesundheit (Milewski & Doblhammer, 2015), sowie eine höhere Demenzprävalenz (Selten et al., 2021) für Personen mit Migrationshintergrund nachgewiesen.

15.1.5 Gesundheitsversorgung und Pflegebedürftigkeit

Die Verschiebungen im Krankheitsspektrum hin zu chronischen und altersbedingten, degenerativen Erkrankungen führen voraussichtlich zu steigenden und veränderten Bedarfen in der Gesundheits- und pflegerischen Versorgung, vor allem hinsichtlich der Versorgung von Personen mit schwerer, institutioneller und multimorbider Pflegebedürftigkeit sowie von Männern, Hochaltrigen und Personen mit Migrationshintergrund (Tiemann & Mohokum, 2021; Vanella et al., 2020).

Informelle, häusliche Pflege durch Angehörige ist derzeit die präferierte und dominierende Pflegeform, insbesondere bei leichter bis mittlerer Pflegebedürftigkeit (Hajek et al., 2018). Diese Merkmale sind zukünftig mit mehreren Herausforderungen verbunden, denn einerseits wirkt sich informelle Pflege nachteilig auf die Gesundheit der Pflegenden aus und geht mit zusätzlichen Belastungen für das Gesundheitssystem einher (Georges, 2022), und andererseits kann das sinkende Pflegepotenzial nicht vollständig durch Angebote der externen, institutionalisierten Pflege kompensiert werden (Doblhammer & Ziegler, 2010). Pflegende mit Migrationshintergrund können vorübergehend die Pflegelücke verringern; hierfür bedarf es jedoch einer neuen Akzeptanz in der pflegebedürftigen Bevölkerung und im Pflegesystem.

Die Bevölkerung mit Migrationshintergrund – zunächst die türkischstämmige sowie (Spät-)Aussiedler – wird etwas später pflegerelevante Alter erreichen. Aufgrund ihrer demografischen Struktur, ihrer sozioökonomischen und arbeitsbezogenen Belastungen und ihres jüngeren Pflegeeintrittsalters ist ein erhöhter Pflegebedarf für diese Population wahrscheinlich. Da Krankheits- und Pflegevorstellungen kulturell variieren, Migranten ebenfalls informelle Pflege, insbesondere von Personen mit gleicher Abstammung, präferieren, dabei jedoch insgesamt geringere Kenntnisse über (externe) Pflegeleistungen und kleinere soziale und familiäre Netzwerke haben, ergibt sich ein zusätzliches Ungleichgewicht im Pflegesystem (Tezcan-Güntekin & Razum, 2017). Bereits jetzt zeigt sich eine Diskrepanz bei der pflegerischen Versorgung von älteren Migranten hinsichtlich Barrieren und individueller Bedürfnisse (Tezcan-Güntekin & Razum, 2017), die mit steigender Heterogenität voraussichtlich zusätzlich an Relevanz gewinnen wird.

> **Zusammenfassung**
>
> Die demografischen Entwicklungen in Form steigender Lebenserwartung und niedriger Geburtenraten führen zu unumkehrbaren gesellschaftlichen Veränderungen, insbesondere im familiären Bereich und in der pflegerischen Versorgung, die sich direkt auf die gesundheitliche Lage der Bevölkerung in Deutschland auswirken. Diese stehen weiterhin im Spannungsfeld mit Migrationsprozessen, die einerseits eine Verjüngung der Bevölkerung bewirken können, aber andererseits mit einer neuen Diversität, auch hinsichtlich der Alternsprozesse, einhergehen. Prognosen über Gesundheitsentwicklungen verdeutlichen aktuell gemischte Tendenzen: der im Zeitverlauf steigenden subjektiven Gesundheit und der Verschiebung von Krankheiten in höhere Alter stehen die Expansion der Morbidität, die zunehmende Multimorbidität sowie die steigende Relevanz kognitiver und chronischer Erkrankungen gegenüber. Vor dem Hintergrund längerer Lebensdauern erweisen sich insbesondere die letzten genannten Faktoren als wichtige Faktoren für das Gesundheits- und Pflegewesen, denn sie begünstigen eine erhöhte Leistungsnachfrage in Form steigender und schwererer Pflege- und Versorgungsbedarfe. Weitere gesellschaftliche Veränderungen wirken sowohl vorteilhaft als auch nachteilig; während das steigende Bildungsniveau die Herausbildung kognitiver Erkrankungen mindert, führen der fortschreitende Rückgang der Kinderzahl und familiärer Lebensformen zu negativen Entwicklungen des Pflegepotenzials. Die zunehmende Heterogenität, sowohl hinsichtlich des Migrationshintergrundes als auch in Bezug auf Gesundheitsver-

läufe, Lebensalter und Familienformen, vergrößert die Ausdifferenzierung von Pflegebedarfen. Die Pflege und Gesundheitsversorgung der Zukunft bedarf einer Berücksichtigung der Bevölkerungsvielfalt in Form altersspezifischer, integrativer und kultursensibler Vorsorge- und Versorgungsangebote.

Literatur

Antonovsky, A. (1996). The salutogenic model as a theory to guide health promotion. *Health Promotion International*, 11(1), 11–18. https://doi.org/10.1093/heapro/11.1.11

Brzoska, P., & Razum, O. (2012). Ältere Menschen mit Migrationshintergrund als Patienten und Pflegebedürftige. In C. Günster, J. Klose & N. Schmacke (Hrsg.), *Versorgungs-Report 2012: Schwerpunkt: Gesundheit im Alter* (1. Aufl., S. 131–145). Schattauer.

Christensen, K., Doblhammer, G., Rau, R., et al. (2009). Ageing populations: the challenges ahead. *Lancet*, 374(9696), 1196–1208. https://doi.org/10.1016/S0140-6736(09)61460-4

Doblhammer, G., & Barth, A. (2018). Prevalence of Morbidity at Extreme Old Age in Germany: An Observational Study Using Health Claims Data. *Journal of the American Geriatrics Society*, 66(7), 1262–1268. https://doi.org/10.1111/jgs.15460

Doblhammer, G., Fink, A., Zylla, S., et al. (2015). Compression or expansion of dementia in Germany? An observational study of short-term trends in incidence and death rates of dementia between 2006/07 and 2009/10 based on German health insurance data. *Alzheimer's Research & Therapy*, 7(1), 66. https://doi.org/10.1186/s13195-015-0146-x

Doblhammer, G., Fritze, T., Reinke, C., et al. (2022). Can dementia become the most prevalent disease at the time of death in Germany? Projections up to the year 2060 for the five most important diseases at the time of death. *Journal of Population Ageing*, 15(2), 523–540. https://doi.org/10.1007/s12062-022-09365-7

Doblhammer, G. & Ziegler, U. (2010). Care Need Projections by Marital Status and Childlessness for Germany 2000-2030 based on the FELICIE Project. In G. Doblhammer & R. Scholz (Hrsg.), *Ageing, Care Need and Quality of Life* (S. 42–60). VS Verlag für Sozialwissenschaften. https://doi.org/10.1007/978-3-531-92335-2_3

Evert, J., Lawler, E., Bogan, H., et al. (2003). Morbidity profiles of centenarians: survivors, delayers, and escapers. *The Journals of Gerontology. Series A, Biological Sciences and Medical Sciences*, 58(3), 232–237. https://doi.org/10.1093/gerona/58.3.m232

Georges, D. (2022). The effect of informal caregiving on physical health among non-migrants and Ethnic German Immigrants in Germany: a cohort analysis based on the GSOEP 2000-2018. *BMC Public Health*, 22(1), 121. https://doi.org/10.1186/s12889-022-12550-0

Georges, D., Kreft, D., & Doblhammer, G. (2018). The Contextual and Household Contribution to Individual Health Status in Germany: What Is The Role of Gender and Migration Background? In G. Doblhammer & J. Gumà (Hrsg.), *A Demographic Perspective on Gender, Family and Health in Europe* (S. 193–232). Springer Open.

Hajek, A., Lehnert, T., Wegener, A., et al. (2018). Langzeitpflegepräferenzen der Älteren in Deutschland – Ergebnisse einer bevölkerungsrepräsentativen Umfrage. *Gesundheitswesen*, 80(8-09), 685–692. https://doi.org/10.1055/s-0042-124663

Jessen, F. (Hrsg.). (2018). *Handbuch Alzheimer-Krankheit*: Grundlagen – Diagnostik – Therapie – Versorgung – Prävention. De Gruyter. https://doi.org/10.1515/9783110411003

Klar, M. K., Geyer, S., Safieddine, B., et al. (2021). Trends in healthy life expectancy between 2002 and 2018 in Germany – Compression or expansion of health-related quality of life (HRQOL)? *SSM – Population Health*, 13, 100758. https://doi.org/10.1016/j.ssmph.2021.100758

Kreft, D., & Doblhammer, G. (2016). Expansion or compression of long-term care in Germany between 2001 and 2009? A small-area decomposition study based on administrative health data. *Population Health Metrics*, 14, 24. https://doi.org/10.1186/s12963-016-0093-1

Kristiansen, M., Razum, O., Tezcan-Güntekin, H., et al. (2016). Aging and health among migrants in a European perspective. *Public Health Reviews*, 37, 20. https://doi.org/10.1186/s40985-016-0036-1

Ram, N., Gerstorf, D., Fauth, E., et al. (2010). Aging, Disablement, and Dying: Using Time-as-Process and Time-as-Resources Metrics to Chart Late-Life Change. *Research in Human Development*, 7(1), 27–44. https://doi.org/10.1080/15427600903578151

Reus-Pons, M., Kibele, E. U. B., & Janssen, F. (2017). Differences in healthy life expectancy between older migrants and non-migrants in three European countries over time. *International Journal of Public Health*, 62(5), 531–540. https://doi.org/10.1007/s00038-017-0949-6

Schmid, S. & Kohls, M. (2011). Generatives Verhalten und Migration: Eine Bestandsaufnahme des generativen Verhaltens von Migrantinnen in Deutschland. Forschungsbericht/Bundesamt für Migration und Flüchtlinge: Bd. 10. Bundesamt für Migration und Flüchtlinge.

Selten, J.-P., Termorshuizen, F., van Sonsbeek, M., et al. (2021). Migration and dementia: a meta-analysis of epidemiological studies in Europe. *Psychological Medicine*, 51(11), 1838–1845. https://doi.org/10.1017/S0033291720000586

Sperlich, S., Tetzlaff, J., & Geyer, S. (2019). Trends in good self-rated health in Germany between 1995 and 2014: do age and gender matter? *International Journal of Public Health*, 64(6), 921–933. https://doi.org/10.1007/s00038-019-01235-y

Statistisches Bundesamt (2019). Bevölkerung und Erwerbstätigkeit: Haushalte und Familien – Ergebnisse des Mikrozensus. Statistisches Bundesamt (Destatis).

Statistisches Bundesamt (2020). Bevölkerung und Erwerbstätigkeit: Bevölkerungsfortschreibung auf Grundlage des Zensus 2011. Wiesbaden. Statistisches Bundesamt (Destatis).

Statistisches Bundesamt (2021). Bevölkerung mit Migrationshintergrund: Ergebnisse des Mikrozensus 2020. Wiesbaden. Statistisches Bundesamt (Destatis).

Statistisches Bundesamt (Hrsg.). (2022). 14. koordinierte Bevölkerungsvorausberechnung für Deutschland. https://service.destatis.de/bevoelkerungspyramide/index.html#

Tetzlaff, J., Muschik, D., Epping, J., et al. (2017). Expansion or compression of multimorbidity? 10-year development of life years spent in multimorbidity based on health insurance claims data of Lower Saxony, Germany. *International Journal of Public Health*, 62(6), 679–686. https://doi.org/10.1007/s00038-017-0962-9

Tezcan-Güntekin, H., & Razum, O. (2017). Pflege von Menschen mit Migrationshintergrund. In K. Jacobs, A. Kuhlmey, S. Greß, A. Schwinger & J. Klauber (Hrsg.), *Pflege-Report*: Bd. 2017. Schwerpunkt: Die Versorgung der Pflegebedürftigen (S. 73–81). Schattauer.

Tiemann, M., & Mohokum, M. (Hrsg.). (2021). Springer Reference Pflege – Therapie – Gesundheit. *Prävention und Gesundheitsförderung*. Springer Berlin Heidelberg. https://doi.org/10.1007/978-3-662-62426-5

Vanella, P., Heß, M., & Wilke, C. B. (2020). A probabilistic projection of beneficiaries of long-term care insurance in Germany by severity of disability. *Quality & Quantity*, 54(3), 943–974. https://doi.org/10.1007/s11135-020-00968-w

Verbrugge, L. M., & Jette, A. M. (1994). The disablement process. *Social Science & Medicine*, 38(1), 1–14. https://doi.org/10.1016/0277-9536(94)90294-1

Vos, T., Lim, S. S., Abbafati, C., et al. (2020). Global burden of 369 diseases and injuries in 204 countries and territories, 1990–2019: a systematic analysis for the Global Burden of Disease Study 2019. *Lancet*, 396(10258), 1204–1222. https://doi.org/10.1016/S0140-6736(20)30925-9

Wu, Y.-T., Fratiglioni, L., Matthews, F. E., et al. (2016). Dementia in western Europe: epidemiological evidence and implications for policy making. *The Lancet Neurology*, 15(1), 116–124. https://doi.org/10.1016/S1474-4422(15)00092-7

zur Nieden, F., & Sommer, B. (2017). Lebenserwartung in Deutschland auf Basis des Zensus 2011: War der Healthy-Migrant-Effekt nur ein Artefakt? *Comparative Population Studies*, 41. https://doi.org/10.12765/CPoS-2016-05d

15.2 Bedeutung von Gesundheit im Alter als subjektives Erleben

Susanne Wurm und Svenja M. Spuling

15.2.1 Einführung

Mit steigendem Alter werden eine Reihe von Erkrankungen, wie Krebserkrankungen oder kardiovaskuläre Erkrankungen, sowie körperliche Einschränkungen wahrscheinlicher. Was bedeutet dies für ältere Menschen? Wie erleben sie selbst ihre Gesundheit angesichts zunehmender gesundheitlicher Probleme?

Bereits im Jahr 1949 machte die Weltgesundheitsorganisation (WHO) in ihrer Gründungspräambel deutlich, dass Gesundheit mehr ist als nur die Abwesenheit von Krankheiten, sondern vielmehr ein körperliches, seelisches und soziales Wohlbefinden umfasst. In ihrer Definition spiegelt sich die große Bedeutung des positiven subjektiven Erlebens. Die subjektive Gesundheit ist ein wesentlicher Bestandteil davon. Sie bezeichnet jenen Gesundheitszustand, den eine Person individuell erlebt, während mit „objektiver Gesundheit" meist der medizinisch diagnostizierte Gesundheitszustand bezeichnet wird.

Merke

Wie wird das subjektive Gesundheitserleben gemessen?
Um zu erfahren, wie Menschen ihre Gesundheit subjektiv erleben, wird oftmals eine kurze und einfache Frage gestellt. Die Frage wird häufig in folgender oder ähnlicher Weise formuliert und gerne im Rahmen von Fragebögen eingesetzt:

Wie bewerten Sie Ihren derzeitigen Gesundheitszustand?

Sehr gut	Gut	Mittel	Schlecht	Sehr schlecht
☐	☐	☐	☐	☐

Warum ist eine Unterscheidung zwischen objektiver und subjektiver Gesundheit wichtig? Dies liegt daran, dass Personen, die der medizinischen Diagnose zufolge gesund sind, sich teilweise dennoch krank fühlen können. Umgekehrt haben Personen, die nach medizinischer Diagnose krank sind, oftmals durchaus eine gute subjektive Gesundheit. Die subjektive Gesundheit spiegelt damit nicht einfach den objektiven Gesundheitszustand wider.

Fallbeispiel: Gleich – und doch nicht gleich

Herr B. ist 83 Jahre alt und seit einem schweren Schlaganfall stark gehbeeinträchtigt. Seit dem Tod seiner Frau lebt er alleine. Er geht kaum noch aus dem Haus und bewältigt seinen Alltag nur unter großer Mühe. Herr B. erlebt seine Gesundheit als „sehr schlecht".

Frau A. ist 85 Jahre alt. Sie lebt auch alleine und hatte einen vergleichbar schweren Schlaganfall mit starker Gehbeeinträchtigung als Folge. Sie hat jedoch aus ihrer Nachbarschaft Hilfe im Haushalt organisiert und bekommt regelmäßig Besuch von der Familie ihrer Tochter, die sie auch bei kleineren Spaziergängen begleitet. Frau A. beschreibt ihre Gesundheit als „gut". – Wie kann dies sein?

Eine Erklärung für das unterschiedliche Gesundheitserleben von Herrn B. und Frau A. bei objektiv sehr ähnlichem Gesundheitszustand kann sein, dass sie unterschiedliche Vergleichsmaßstäbe heranziehen. Herr B. vergleicht seine heutige Situation damit, wie es ihm früher ging, als er jünger war und seine Frau noch lebte. Er zieht damit einen temporalen (zeitlichen) Vergleich heran, der negativ ausfällt. Hinzu kommt bei ihm, dass er kaum soziale Kontakte pflegt, auch das könnte ihm zu schaffen machen.

Frau A. ist demgegenüber sozial eingebunden, sie erhält Unterstützung und Besuche. Vielleicht nimmt sie ihre Gesundheit aber auch deutlich positiver wahr als Herr B., weil sie in der Rehabilitationsklinik eine andere ältere Dame kennengelernt hat, die seit ihrem Schlaganfall nicht mehr sprechen kann und große Schluckprobleme (Dysphagie) hat. Frau A. zieht einen sozialen Vergleich heran und hat dadurch das Gefühl, mit ihrem Schlaganfall noch großes Glück gehabt zu haben, da er bei ihr „nur" eine Gehbeeinträchtigung zur Folge hat. Solche und weitere Anpassungsstrategien werden nachfolgend (▶ Kap. 15.2.3) näher erläutert.

Das Beispiel von Frau A. illustriert zugleich den Befund, zu dem auch eine Metaanalyse zum subjektiven Gesundheitserleben gekommen ist, die 180 Studien zusammenfasste. Diese kommt zum Schluss, dass die Übereinstimmung zwischen objektiver und subjektiver Gesundheit nur zwischen 5 und 30 Prozent liegt (Pinquart, 2001). Die objektive Gesundheit spielt also eine Rolle für die subjektive Gesundheit, ist aber bei Weitem nicht mit ihr gleichzusetzen.

Die Bedeutung der subjektiven Gesundheit wird besonders in Studien deutlich, die Sterbe- bzw. Überlebenswahrscheinlichkeiten untersucht haben. Diese erfassten objektive Angaben zur Gesundheit, die subjektive Gesundheit sowie weitere Faktoren (wie beispielsweise Alter, Bildung, körperliche Aktivität) und untersuchten, inwieweit diese Faktoren die Lebensdauer einer Person vorhersagen können. Bemerkenswert an diesen Studien ist die Feststellung, dass die subjektive Gesundheit die nachfolgende Langlebigkeit bzw. Sterblichkeit besser vorhersagen kann als der objektive Gesundheitszustand (für eine Übersicht über entsprechende Studien vgl. Bamia et al., 2017; Benyamini & Idler, 1999; DeSalvo et al., 2005; Idler & Benyamini, 1997). Eine umfangreiche Metaanalyse mit über 400.000 Menschen ab 60 Jahren zeigt, dass Menschen, die ihre Gesundheit als mittelmäßig bis schlecht beurteilen, eine anderthalb- bis doppelt so hohe Sterbewahrscheinlichkeit haben wie Menschen, die ihre Gesundheit zumindest als „gut" beurteilen (Bamia et al., 2017). Ergänzend untersuchte diese Studie verschiedene Teilgruppen von Personen mit unterschiedlichem Alter, Geschlecht, Bildung oder Gesundheitszustand. Für alle Untergruppen zeigte sich dieses Ergebnis gleichermaßen, was die allgemeine Bedeutung der subjektiven Gesundheit für die Sterblichkeit verdeutlicht. Verschiedene Wirkpfade erklären die Bedeutung der subjektiven Gesundheit für die Sterblichkeit: biologische Prozesse, Verhaltensweisen sowie psychosoziale Ressourcen (vgl. Kasten).

Eine ergänzende Analyse verschiedener Todesursachen konnte zudem belegen, dass eine schlechte subjektive Gesundheit sowohl mit einer erhöhten Wahrscheinlichkeit für kardiovaskuläre als auch krebsbedingte Sterblichkeit einhergeht (Bamia et al., 2017). Diese Ergebnisse unterstreichen, dass die (zusätzliche) Frage nach der subjektiven Gesundheit in etablierten geriatrischen Assessments ein gutes und kurzes Screening-Instrument ist, um Menschen mit erhöhtem Risiko für vorzeitiges Versterben zu identifizieren. Subjektive und objektive Gesundheit unterscheiden sich demzufolge nicht nur voneinander. Vielmehr kommt der subjektiven Gesundheit eine spezifische Bedeutung für die Langlebigkeit zu.

Warum kann das subjektive Gesundheitserleben das Mortalitätsrisiko besser vorhersagen als die objektive Gesundheit?

Dazu gibt es mehrere Erklärungsansätze (vgl. Benyamini, 2011):

- Es ist denkbar, dass subtile biologische und physiologische Veränderungen mittels objektiver, medizinischer Gesundheitsmessungen nicht ausreichend erfasst werden können, in der subjektiven Einschätzung aber durchaus enthalten sind. Personen berücksichtigen möglicherweise ihr biografisches Wissen über zurückliegende Erkrankungen und verschiedene Aspekte ihres Gesundheitsverhaltens, während dieses Wissen dem diagnostizierenden Arzt nicht oder nur unvollständig bekannt ist.
- Bei älteren Personen besteht häufiger die Gefahr, dass Erkrankungen und Risikofaktoren wie Diabetes und Bluthochdruck medizinisch undiagnostiziert bleiben – unter anderem deshalb, weil ältere Personen eher dazu neigen, Beschwerden als „altersgemäß" zu interpretieren und deshalb darauf verzichten, wegen dieser Beschwerden einen Arzt aufzusuchen. Dadurch mangelt es bei solchen Personen an aktuellen, objektiven Gesundheitsdaten, was deren Vorhersagekraft für die Mortalität schwächt.
- Es gibt Hinweise darauf, dass eine gute subjektive Gesundheit neben dem körperlichen Gesundheitszustand psychosoziale Ressourcen widerspiegelt. Demnach schätzt eine Person mit geringeren Ressourcen ihre Gesundheit oftmals schlechter ein als eine Person mit hohen Ressourcen. Haben Menschen weniger Ressourcen, kann dies sowohl physiologisch (vermittelt über Stresshormone wie Kortisol) als auch über das Gesundheitsverhalten (z. B. geringe körperliche Aktivität; höherer Tabak- oder Alkoholkonsum) Einfluss auf die Sterblichkeit haben.

15.2.2 Epidemiologie und Verlauf

Wie erleben ältere Menschen nun konkret ihre subjektive Gesundheit? Die nachfolgende Abbildung illustriert dies anhand von Daten des Deutschen Alterssurveys und damit von einer Studie, die bundesweit repräsentative Aussagen dazu treffen kann. Dargestellt sind Daten aus dem Jahr 2017 (▶ Abb. 15.2.1).

Abgebildet sind Altersgruppen zwischen 45 und 94 Jahren. Deutlich wird an der Abbildung, dass über die Altersgruppen hinweg vor allem der Anteil derjenigen geringer wird, die ihre Gesundheit als gut oder sehr gut einschätzen – fast zwei Drittel der 45- bis 54-Jährigen bewerten ihre Gesundheit als (sehr) gut im Vergleich zu einem Drittel der 85- bis 94-Jährigen. Damit beurteilt aber auch in der höchsten Altersgruppe noch jede dritte Person ihre Gesundheit als (sehr) gut und nur rund jede siebte Person als (sehr) schlecht.

Der Anteil jener mit (sehr) schlechter subjektiver Gesundheit ist in den älteren Altersgruppen jedoch kaum höher als in den jüngeren Altersgruppen. Frauen und Männer beurteilen ihre Gesundheit ähnlich gut und sind deshalb in der Abbildung nicht getrennt dargestellt.

Ausgehend von dem Durchschnittswert, dass rund 11 % aller Menschen zwischen 45 und 94 Jahren eine (sehr) schlechte Gesundheit haben, werden die Abweichungen deutlich, die sich in Abhängigkeit von der Bildung zeigen (▶ Abb. 15.2.2). In der Gruppe der Menschen mit niedriger Bildung zeigt sich dieser Durchschnittswert von 11 % nur für die 65- bis 74-Jährigen. Mehr als doppelt so viele Men-

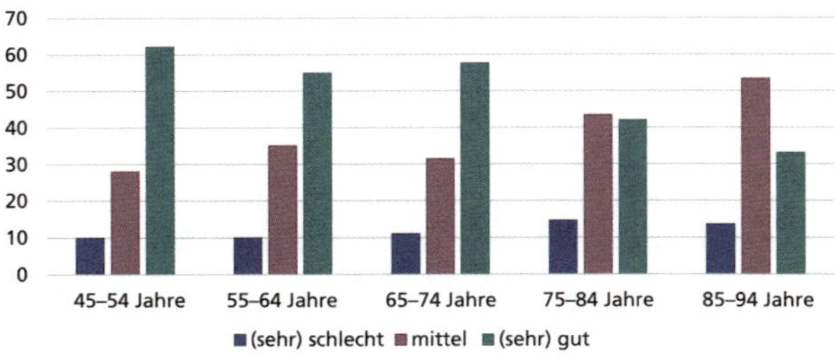

Abb. 15.2.1: Subjektive Gesundheit in verschiedenen Altersgruppen. Deutscher Alterssurvey (2017), gewichtet, eigene Auswertungen

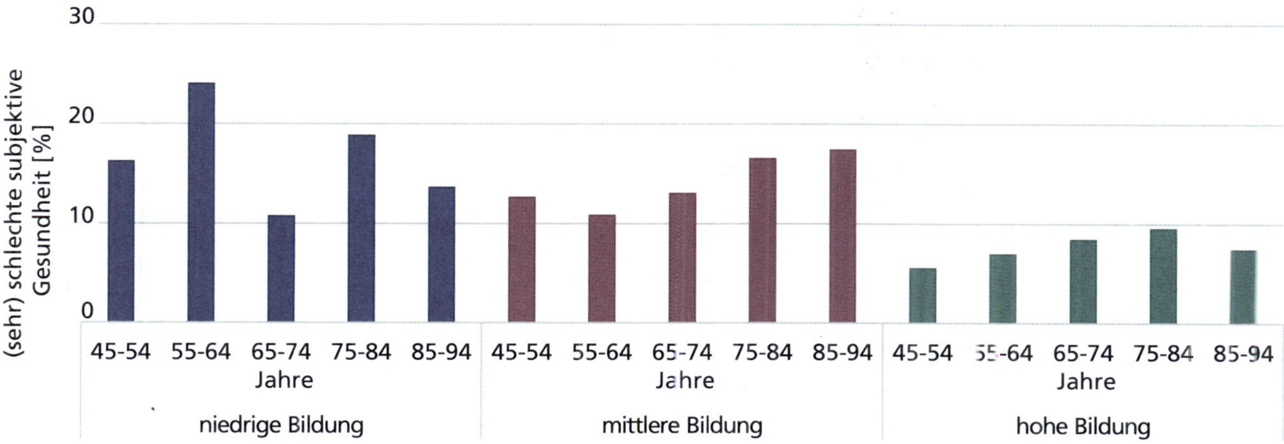

Abb. 15.2.2: (Sehr) schlechte subjektive Gesundheit in verschiedenen Alters- und Bildungsgruppen. Deutscher Alterssurvey (2017), gewichtet, eigene Auswertungen

schen – 24 % und damit rund jede vierte Person – bewerten hingegen im Alter zwischen 55 und 64 Jahren die eigene Gesundheit als (sehr) schlecht. Ein Grund dafür könnte sein, dass Menschen mit geringer Bildung häufiger körperlich anstrengenden Berufstätigkeiten nachgehen, die gerade ältere Erwerbstätige zunehmend gesundheitlich belasten. Ein Vergleich mit Menschen mit hoher Bildung macht den Kontrast deutlich: Hier liegt in allen Altersgruppen der Anteil mit (sehr) schlechter Gesundheit unterhalb des Durchschnittswertes von 11 %. Der höchste Wert findet sich hier zudem nicht bei den 55- bis 64-Jährigen, sondern bei den 75- bis 84-Jährigen. Knapp 10 % von ihnen beurteilen ihre Gesundheit als (sehr) schlecht.

Die Diskrepanz zwischen objektiver und subjektiver Gesundheit steigt oftmals im Lebensverlauf an (Wurm & Saß, 2020). Dies ist nachfolgend mit fiktiven Daten schematisch veranschaulicht (▶ Abb. 15.2.3). Während sich mit steigendem Alter die objektive Gesundheit oftmals merklich verschlechtert, nimmt demgegenüber das subjektive Gesundheitserleben nicht unbedingt im gleichen Maße ab. Folglich unterscheiden sich der objektive und der subjektive Gesundheitszustand mit steigendem Alter stärker voneinander als in jüngeren Lebensjahren. Aus diesem Grund wird insbesondere im höheren Lebensalter die subjektive Gesundheit als wichtige ergänzende Gesundheitsinformation angesehen, der ein eigenständiger Erklärungswert zukommt.

Um einen umfassenderen, ganzheitlichen Eindruck über die subjektive Gesundheit zu bekommen, ist nicht allein die aktuelle Bewertung der Gesundheit wichtig, sondern auch, wie sich die subjektive Gesundheit verändert. Mehrere Längsschnittstudien untersuchten genau dies. Sie betrachteten ältere Menschen, die zunächst eine gute subjektive Gesundheit hatten. Bei einem Teil von ihnen verschlechterte sich die subjektive Gesundheit über die Folgejahre, während sie für andere weiterhin gut blieb. Sie wollten deshalb wissen, worin sich diese beiden Gruppen unterscheiden. Dabei zeigte sich, dass neben Erkrankungen, höherem Alter und geringerer Bildung auch körperliche Inaktivität eine Verschlechterung der subjektiven Gesundheit vorhersagen konnte. Die Studien untersuchten auch Menschen, die ihre subjektive Gesundheit anfangs nur mittelmäßig bewerteten. Bei ihnen verschlechterte sich die

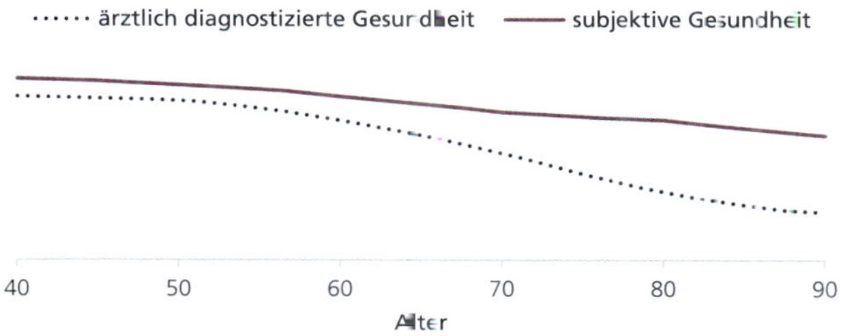

Abb. 15.2.3: Schematische, nicht datenbasierte Darstellung des Auseinanderdriftens von objektiver und subjektiver Gesundheit im Verlauf der zweiten Lebenshälfte, eigene Darstellung

subjektive Gesundheit über die Folgejahre hinweg stärker, sofern sie eine geringere Bildung und funktionale Einschränkungen hatten (Lee et al., 2012).

Die Bildung spielt demnach nicht nur eine wichtige Rolle dafür, wie gut oder schlecht eine Person ihre subjektive Gesundheit einschätzt (▶ Abb. 15.2.2), sondern auch dafür, wie sich ihre subjektive Gesundheit über die Zeit entwickelt (Cullati et al., 2014). Verschlechterungen der subjektiven Gesundheit können ein frühzeitiger Hinweis auf vorzeitige Sterblichkeit sein. So zeigte eine Studie, dass sich bei Menschen, die an kardiovaskulären Erkrankungen verstarben, schon 15 Jahre vorher eine Verschlechterung ihrer subjektiven Gesundheit zeigte – zu einer Zeit, in der bei ihnen noch keine kardiovaskuläre Erkrankung diagnostiziert worden war (Stenholm et al., 2016). Veränderungen der subjektiven Gesundheit bilden damit möglicherweise eine Art Frühwarnsystem pathologischer Prozesse ab, die zunächst noch nicht über eine Krankheitsdiagnostik erkennbar sind.

15.2.3 Behandlungskontext

Beurteilt eine Person ihre Gesundheit als schlecht, ist es wenig zielführend, sie einfach vom Gegenteil überzeugen zu wollen. Während eine direkte Behandlung oder Veränderung der subjektiven Gesundheit in der Regel nicht möglich ist, liefert sie jedoch wichtige Hinweise, die im ärztlichen Gespräch berücksichtigt werden sollten.

Zunächst gilt es deshalb zu verstehen, welche veränderbaren Faktoren in die Bewertung der eigenen Gesundheit einfließen. Die körperliche Gesundheit ist dabei ein zentraler Indikator, der in diese subjektive Bewertung einfließt. Ein Scoping Review, bei dem die Ergebnisse von 30 Studien vergleichend ausgewertet wurden, konnte zeigen, dass die körperliche Gesundheit (oft gemessen als Anzahl selbstberichteter Erkrankungen) bis ins Alter den stärksten Zusammenhang mit der subjektiven Gesundheit aufweist (Whitmore et al., 2021). In die subjektive Gesundheit fließen aber noch andere Faktoren mit ein, die über den eigenen körperlichen Gesundheitszustand hinausgehen (Jylhä, 2009). Diese weiteren Faktoren können sich einerseits auf andere Gesundheitsbereiche beziehen (z. B. funktionale Gesundheit, mentale Gesundheit). Andererseits spielen auch das Gesundheitsverhalten (z. B. körperliche Aktivität, Tabak- und Alkoholkonsum) und verschiedene psychische Faktoren (z. B. Wohlbefinden, psychische Ressourcen) eine Rolle. Die subjektive Gesundheit basiert also zu einem wesentlichen Teil auf der körperlichen Gesundheit, es fließen darüber hinaus aber mehrere andere Faktoren mit ein.

Die Wichtigkeit einzelner Einflussfaktoren für die subjektive Gesundheit kann sich mit steigendem Alter verändern. Spuling und Kollegen (Spuling et al., 2015) kamen zum Ergebnis, dass funktionale Einschränkungen und das Ausmaß körperlicher Aktivität mit steigendem Alter weniger bedeutsam für die subjektive Gesundheit werden. Stattdessen wird das psychische Wohlbefinden mit steigendem Alter wichtiger für die subjektive Gesundheitsbewertung.

Die Tatsache, dass sich die Einflussfaktoren für die Gesundheit mit steigendem Alter ändern können, ist ein Ergebnis von Anpassungsprozessen und Bewältigungsstrategien. Diese sind ein wichtiger Faktor, um zu verstehen, wie eine gute subjektive Gesundheit indirekt gefördert werden kann, indem das Wohlbefinden der älteren Menschen gestärkt wird. Die Fähigkeit, eine gute subjektive Gesundheit aufrechtzuerhalten, auch wenn im Lebensverlauf die objektive Gesundheit schlechter wird, wird in der Forschung als „Response Shift" bezeichnet (Rapkin & Schwartz, 2004; Sprangers & Schwartz, 1999). Response Shift beschreibt kognitive Prozesse, die dazu beitragen, dass die subjektive Gesundheit mit steigendem Alter relativ stabil bleibt – oder zumindest nicht in dem Maße abnimmt, wie es die Verschlechterung der körperlichen und funktionalen Gesundheit vermuten lassen würde.

Die Umgewichtung von Einflussfaktoren, die wichtig für die subjektive Gesundheitseinschätzung sind, bezeichnet man als Repriorisierung. Im ärztlichen Gespräch ist es wichtig, sich bewusst zu machen, dass das Gesundheitsverständnis von Person zu Person unterschiedlich sein kann und sich mit dem Alter verändert. Während in jüngeren Jahren die subjektive Gesundheit vor allem stark an körperliche Erkrankungen gekoppelt ist, spielt das allgemeine Wohlbefinden mit steigendem Alter eine immer größere Rolle für die subjektive Gesundheit. Um auf das Beispiel von Frau A. zurückzukommen: Für Frau A. sind nach ihrem Schlaganfall manche Dinge wichtiger für ihre Gesundheitsbewertung als vor dem Schlaganfall, zum Beispiel, dass sie Zeit mit ihrer Familie verbringen kann. Weniger wichtig sind für sie die körperlichen Einschränkungen im alltäglichen Leben durch die entstandene Gehbeeinträchtigung. Deswegen bewertet sie auch weiterhin ihre Gesundheit als gut.

Die Extremform der Umgewichtung von Einflussfaktoren wäre ein Response Shift in Form einer Rekonzeptualisierung. In diesem Fall wird ein Einflussfaktor für die subjektive Gesundheit mit der Zeit nicht einfach nur stärker oder schwächer. Vielmehr spielt dieser Faktor zu einem Zeitpunkt eine Rolle für die subjektive Gesundheit, zu einem anderen Zeitpunkt jedoch nicht mehr – oder umgekehrt: ein neuer Einflussfaktor kommt hinzu und wird in das Gesundheitsverständnis mit aufgenommen. Möglicherweise bezieht also Frau A. aus dem obigen Beispiel ihr eingeschränktes Gehvermögen gar nicht mehr in ihre Gesundheitsbewertung mit ein. Sie kommt trotz Schlaganfall und Gehbeeinträchtigung weiterhin zu einer guten Gesundheitseinschätzung, da für sie wichtig geworden ist, dass sie sich jeden Tag um ihre Balkonblumen kümmern kann.

Eine dritte Form von Response Shift ist die sogenannte Rekalibrierung. Dabei geht man davon aus, dass sich mit der Zeit (oder eben mit steigendem Alter) der persönliche Maßstab für eine gute Gesundheit verändern kann. Denken wir hier nochmals an Frau A., die eine andere Dame in der Rehabilitationsklinik kennengelernt hat, die seit ihrem Schlaganfall nicht mehr sprechen kann. Frau A. hat dadurch das Gefühl, mit ihrem Schlaganfall großes Glück gehabt zu haben. Das heißt, sie hat ihren Maßstab beziehungsweise ihre Ansprüche an eine gute Gesundheit verändert und bewertet trotz Gehbeeinträchtigung ihre Gesundheit als gut. Zu einer guten Gesundheitsbewertung ist sie aber auch vor dem Schlaganfall gekommen. Würde man ihre damalige subjektive Gesundheitseinschätzung mit ihrer heutigen vergleichen, hätte sich diese vermeintlich nicht verändert, trotz Schlaganfall und den beschriebenen Folgen. In der Forschung konnte jedoch ein erstaunlicher Effekt festgestellt werden: Wenn man Frau A. heute fragen würde, wie sie ihre Gesundheit vor dem Schlaganfall bewertet, so ist es wahrscheinlich, dass sie antworten würde: „sehr gut", obwohl sie damals „gut" geantwortet hatte. Frau A. überschätzt heute also ihre Gesundheit vor dem Schlaganfall. Dies kommt dadurch, dass sie durchaus eine Verschlechterung wahrgenommen hat, diese sich durch die Rekalibrierung jedoch nicht in ihrer aktuellen Gesundheitsbewertung niederschlägt.

Was bedeutet dies für die Praxis? Die aktuelle subjektive Gesundheitseinschätzung ist im ärztlichen Gespräch eine wichtige Informationsquelle. Zugleich sollten Patienten aber ergänzend danach gefragt werden, ob sie eine Veränderung in ihrer Gesundheit wahrgenommen haben. Bei einer reinen wiederholten Abfrage des aktuellen Gesundheitszustandes bleibt eine solche Veränderung eher unentdeckt.

Zusammenfassung

Als subjektive Gesundheit wird das individuelle Gesundheitserleben von Personen bezeichnet. In der medizinischen Praxis ebenso wie in der Forschung sollte ein großes Augenmerk auf die subjektive Gesundheit älterer Menschen gelegt werden.

Gründe, warum die subjektive Gesundheit in Klinik und Praxis miterfasst werden sollte:

- Die subjektive Gesundheit wird mit einer einzigen Frage erfasst und ist deshalb schnell und sparsam zu messen.

- Im höheren Lebensalter gibt es erhebliche Unterschiede zwischen der ärztlich diagnostizierten Gesundheit eines Patienten und dessen subjektiver Gesundheit.
- Im Vergleich zur medizinisch diagnostizierten Gesundheit ist die subjektive Gesundheit bedeutsamer für die Langlebigkeit bzw. vorzeitige Sterblichkeit.
- Die subjektive Gesundheit basiert zwar auf der objektiven Gesundheit, es fließen aber zahlreiche andere Faktoren mit ein, die über die medizinisch diagnostizierte Gesundheit hinausgehen (z. B. Gesundheitsverhalten, psychische Ressourcen).
- Eine gute subjektive Gesundheit trotz vorliegender Erkrankungen und Einschränkungen ist aufgrund von Anpassungs- und Bewältigungsstrategien möglich (Response Shift).

Die subjektive Gesundheit ist ein geeignetes Screening-Instrument, um ältere Menschen mit erhöhtem Sterblichkeitsrisiko zu identifizieren. Es kann deshalb auch in klinischen Settings sowie im Rahmen eines Geriatrischen Assessments ein sinnvolles Instrument sein.

Literatur

Bamia, C., Orfanos, P., Juerges, H., et al. (2017). Self-rated health and all-cause and cause-specific mortality of older adults: Individual data meta-analysis of prospective cohort studies in the CHANCES Consortium. *Maturitas*, *103*, 37-44. https://doi.org/10.1016/j.maturitas.2017.06.023

Benyamini, Y. (2011). Why does self-rated health predict mortality? An update on current knowledge and a research agenda for psychologists. *Psychology and Health*, *26*(11), 1407-1413.

Benyamini, Y., & Idler, E. L. (1999). Community studies reporting association between self-rated health and mortality: Additional studies, 1995 to 1998. *Research on Aging*, *21*(3), 392-401.

Cullati, S., Rousseaux, E., Gabadinho, A., et al. (2014). Factors of change and cumulative factors in self-rated health trajectories: a systematic review. *Adv Life Course Res*, *19*, 14-27. https://doi.org/10.1016/j.alcr.2013.11.002

DeSalvo, K. B., Fan, V. S., McDonell, M. B., & Fihn, S. D. (2005). Predicting mortality and healthcare utilization with a single question. *Health Care Research and Educational Trust*, *40*(4), 1234-1246.

Idler, E. L., & Benyamini, Y. (1997). Self-rated health and mortality: A review of twenty-seven community studies. *Journal of Health and Social Behavior*, *38*, 21-37.

Jylhä, M. (2009). What is self-rated health and why does it predict mortality? Towards a unified conceptual model. *Social Science & Medicine*, *69*(3), 307-316.

Lee, H. L., Huang, H. C., Lee, M. D., et al. (2012). Factors affecting trajectory patterns of self-rated health (SRH) in an older population–a community-based longitudinal study. *Archives of Gerontology and Geriatrics*, *54*(3), e334-341. https://doi.org/10.1016/j.archger.2011.10.009

Pinquart, M. (2001). Correlates of subjective health in older adults: A meta-analysis. *Psychology and Aging*, *16*(3), 414-426.

Rapkin, B. D., & Schwartz, C. E. (2004). Toward a theoretical model of quality-of-life appraisal: Implications of findings from studies of response shift. *Health and Quality of Life Outcomes*, *2*(1), 14-.

Sprangers, M. A. G., & Schwartz, C. E. (1999). Integrating response shift into health-related quality of life research: A theoretical model. *Social Science and Medicine*, *48*, 1507-1515.

Spuling, S. M., Wurm, S., Tesch Römer, C., et al. (2015). Changing Predictors of Self-Rated Health: Disentangling Age and Cohort Effects *Psychology and Aging*, *30*(2), 462-474. https://doi.org/http://dx.doi.org/10.1037/a0039111

Stenholm, S., Kivimaki, M., Jylha, M., et al. (2016). Trajectories of self-rated health in the last 15 years of life by cause of death. *European Journal of Epidemiology*, *31*(2), 177-185. https://doi.org/10.1007/s10654-015-0071-0

Whitmore, C., Markle-Reid, M. Fisher, K., et al. (2021). What Factors Shape Self-Reported Health Among Community-Dwelling Older Adults? A Scoping Review. *Can J Aging*, *40*(2), 177–192. https://doi.org/10.1017/S0714980820000124

Wurm, S., & Saß, A.-C. (2020). Gesund älter werden trotz Erkrankungen. *Zeitpolitisches Magazin*, *17*(37), 36-39.

15.3 Zur Rolle früher Lebenserfahrungen für Gesundheit und Krankheit im höheren Lebensalter

Hans-Werner Wahl und Denis Gerstorf

15.3.1 Einführung und Überblick

Ignaz Nascher (1909) ging es bei seiner Inauguration des medizinischen Gebiets der „Geriatrics“ um eine Parallele zur „Pediatrics“, also um die Fokussierung auf eine Lebensphase, die aus seiner Sicht eine eigenständige medizinische Fachdisziplin notwendig machte. Was Nascher damals wohl weniger im Kopf hatte, war, dass eine Lebensspannenperspektive nach Verbindungen zwischen dem Anfang und dem Ende der menschlichen Ontogenese fragen würde. Genau diese bis heute eher wenig in der Geriatrie etablierte Sichtweise ist unser Thema in diesem Beitrag.

15.3.2 Früh im Leben gemachte Erfahrungen und späte gesundheitliche Auswirkungen: Konzeptuelle Ansätze

Aus unserer Sicht lassen sich die derzeit als „robust“ anzusehenden Modelle in drei Klassen gruppieren. ▶ Tab. 15.3.1 gibt einen Überblick. Die Perspektive der Lebensspannen-Psychologie hebt vor allem auf die Rolle von psychosozialen Erfahrungen und Begebenheiten in der Kindheit und frühen Lebensphase für nachfolgende gesundheit-

Tab. 15.3.1: Robuste konzeptuelle Ansätze zur Bedeutung von frühen Lebenserfahrungen für Gesundheit/Krankheit im höheren Lebensalter

Perspektive der Lebensspannen-Psychologie und Gesundheit – Schwerpunkt: Psychosoziale Faktoren in Kindheit/Jugend	Perspektive der Lebenslauf-Soziologie und Gesundheit – Schwerpunkt: Sozio-ökonomische Faktoren in Kindheit/Jugend	Lebenslaufperspektive von Gesundheit und Krankheit in Medizin und Epidemiologie – Schwerpunkt: Biopsychosoziale Faktoren
	Zentrale Ansätze	
Früh im Leben ausgebildete Persönlichkeitsdispositionen wie Intelligenz oder Selbstkontrolle wirken sich auf Krankheitsgeschehen im späten Leben aus (z. B. Deary, 2014).	Soziale Ungleichheit früh im Leben führt zu nachfolgender Kumulation von gesundheitlich nachteiligen Entwicklungen (z. B. Ferraro et al., 2016).	Gesundheit/Krankheit im höheren Lebensalter sind in einen Lebensspannen-Kontext eingebunden (Life Course Epidemiology; Ben-Shlomo et al., 2016).
Aspekte der frühen Kind-Eltern Beziehung (z. B. unsichere Bindung) haben Auswirkungen auf die Anfälligkeit für körperliche und psychische Erkrankungen bis ins hohe Alter (Zahodne et al., 2019).	Ökonomische Krisenzeiten und damit einhergehende individuellen Folgen (z. B. Stress, Arbeitsplatzverlust) verursachen nachteilige gesundheitliche Folgen im höheren Lebensalter (Van den Berg et al., 2011).	„Allostatic Load": Aversive Erfahrungen in der frühen Lebensspanne belasten die Gesundheit im späteren Leben (Guidi et al., 2021).
Psychisch hoch belastende Erfahrungen in der Kindheit erhöhen Stressanfälligkeit und späteres Risikoverhalten und beschleunigen biologische Alterung (Belsky et al., 2020).		

liche Outcomes ab. Die Perspektive der Lebenslauf-Soziologie konzentriert sich in starkem Maße auf früh im Leben gemachte Erfahrungen von sozialer Ungleichheit und ökonomischer Deprivation und deren lebenslangen Konsequenzen. Die Lebenslaufperspektive von Gesundheit und Krankheit in Medizin und Epidemiologie könnte man auch als Forschung gewordene klinische Anamnese bezeichnen. Hier geht es primär um die Langzeitwirkung von vor dem höheren Lebensalter erfahrenen Erkrankungen oder „krankmachenden" Wirkungen.

Ferner nehmen alle in ▶ Tab. 15.3.1 aufgeführten Ansätze für sich in Anspruch, empirisch zumindest partiell bestätigt zu sein. So ist beispielsweise die Perspektive der Lebensspannen-Psychologie mit einer der einflussreichsten und methodisch sehr anerkannten Längsschnittstudien überhaupt verbunden, der Dunedin Multidisciplinary Health and Developmental Study, durchgeführt in der zweitgrößten Stadt der Südinsel Neuseelands. Diese Studie wurde Mitte der 1970er-Jahre mit N = 1.038 in Dunedin geborenen 3-jährigen Kindern gestartet, deren Entwicklung über viele Widerholungsmessungen mittlerweile bis zu einem Alter von 45 Jahren weiterverfolgt wurde (Belsky et al., 2020; Poulton et al., 2015). Studien zur Perspektive der Lebenslauf-Soziologie rekurrieren zwar häufig auf retrospektive Daten, begrenzen diese jedoch meist auf objektive Gegebenheiten, wie gut bestimmbare Schichtzugehörigkeit der Eltern oder Daten zu ökonomischen Krisenzeiten, die mit der frühen Ontogenese der Studienteilnehmer*innen verlinkt werden. Auch die Lebenslaufperspektive von Gesundheit und Krankheit in der Epidemiologie setzt primär auf belastbare gesundheitsrelevante Ereignisse wie frühe Erkrankungen, inkludiert aber auch psychologische, soziale und kontextbezogene Risikofaktoren.

Allen Ansätzen in ▶ Tab. 15.3.1 gemeinsam ist schließlich der Rekurs auf eine Distal-Proximal-Zeitachsendifferenzierung (siehe auch Martin & Martin, 2002). Dies umfasst im Wesentlichen zwei Punkte: Erstens sollten existierende Dateninfrastrukturen genutzt werden, um Gesundheit und Krankheit im Alter mit distalen Faktoren im Entwicklungsgeschehen (z. B. möglichen Zusammenhängen zwischen frühkindlichen Erfahrungen und späterer kognitiver Pathologie) empirisch in Verbindung zu setzen. Zweitens sollte die Rolle eher proximaler und/oder zeitlich konkurrenter Faktoren ebenso untersucht werden. So kann bspw. davon ausgegangen werden, dass bestimmte Lebensverhältnisse im mittleren Lebensalter als Risikoregulatoren für die Entwicklung von Krankheiten im höheren Lebensalter fungieren, und dieses Risiko entweder herauf oder herunter regulieren (Gerstorf & Ram, 2012; Glass & MacAtee, 2006). Daten-analytisch ist es deshalb wichtig zu prüfen, ob distale Bedingungen auch dann noch eine Vorhersage für spätere Outcomes behalten, wenn proximale oder konkurrente Bedingungen statistisch kontrolliert werden (siehe auch unten: Bewertung der Belastbarkeit von Befunden).

Merke

Die derzeit vorliegenden Studien lassen sich drei Perspektiven zuordnen: (1) der Perspektive der Lebensspannen-Psychologie, (2) der Lebenslauf-Soziologie und (3) der Lebenslaufperspektive von Gesundheit und Krankheit in Medizin und Epidemiologie.

Alle drei Perspektiven gehen davon aus, dass auch nach statistischer Kontrolle von proximalen Faktoren frühe kritische Lebensereignisse und -erfahrungen bedeutsam mit späten gesundheitlichen „Outcomes" assoziiert sind.

15.3.3 Empirische Befundlage

Wir orientieren uns hier an den drei in ▶ Tab. 15.3.1 dargelegten Perspektiven und prototypischen Ansätzen. Aus Platzgründen können wir nur sehr selektiv auf vorliegende Evidenz und aus unserer Sicht besonders wichtige Arbeiten eingehen.

Perspektive der Lebensspannen-Psychologie – früh sich ausbildende Persönlichkeitsdispositionen und lebenslange Gesundheit

Zusammenhänge zwischen früh in der Lebensspanne beobachteten Intelligenzunterschieden (im Alter von 11 Jahren) und kognitiven Leistungsunterschieden im höheren Lebensalter (jenseits von 70 Jahren) sind vor allem in den Arbeiten von Deary und Mitarbeitende deutlich bestätigt worden (Deary, 2014). Unter anderem zeigte sich, dass selbst bei 90-Jährigen noch ca. 50 % ihrer kognitiven Leistungsunterschiede durch Unterschiede im Alter von 11 Jahren erklärt werden können. Weitere Befunde ergaben bedeutsame Zusammenhänge zwischen schlechteren kognitiven Leistungen im Alter von 11 Jahren und höherer Mortalität jenseits von 70 Jahren. Ferner fanden sich auch in der Dunedin Study Zusammenhänge zwischen niedrigerer Intelligenz in der frühen Kindheit und schnellerer biologischer Alterung im mittleren Leben (Schaefer et al., 2015).

Ein bereits in der Kindheit bedeutsames Persönlichkeitsmerkmal sind Selbstkontrollfähigkeiten. Diesbezüglich ist vor allem die bereits erwähnte Dunedin Study für ihre Befunde zur Relevanz von Unterschieden in frühen Selbstkontrollfähigkeiten bekanntgeworden. Selbstkontrolle ist dabei als facettenreiches Konstrukt zu verstehen, welches die Dimensionen von Impulsivität, Zuverlässigkeit, Belohnungsaufschub, exekutiver Kontrolle und Aufmerksamkeitsdefiziten umfasst. Zwei für unsere Fragestellung zentrale Befunde seien hervorgehoben. Erstens, eine niedrigere Ausprägung von Selbstkontrolle in der Kindheit hängt mit einer Vielzahl von Faktoren im Erwachsenenalter zusammen, wie etwa schlechterer Gesundheit, höherem Substanzmissbrauch, finanziellen Problemen und niedrigerem sozialen Status. Zweitens, niedrige Selbstkontrolle in der Kindheit sagt darüber hinaus messbar beschleunigtes biologisches Altern im chronologischen Alter von 45 Jahren, negativere Sichtweisen auf das kommende Leben und das spätere Altern sowie schlechtere finanzielle und soziale Vorsorge für das spätere Alter vorher. Diese Zusammenhänge waren robust und blieben auch bestehen, nachdem für eine Reihe relevanter Hintergrundvariablen kontrolliert wurde, wie etwa sozialer Status und Intelligenz im Kindesalter und Selbstkontrolle im Alter von 45 Jahren (Richmond-Rackerd et al., 2021).

Perspektive der Lebensspannen-Psychologie – frühe Kind-Eltern-Beziehung und lebenslange Gesundheit

Zahodne et al. (2019) zeigten bspw., dass in der Kindheit erfahrene soziale Unterstützung mit dem Funktionsniveau auf einigen zentralen kognitiven Leistungsindikatoren (wie etwa dem episodischen Gedächtnis) im höheren Lebensalter zusammenhängen, nicht aber mit der Veränderungsrate kognitiver Leistungen. Sicherlich kann man in diesem Zusammenhang auch Studien zur Rolle von frühkindlichen Bindungsmustern in der entwicklungspsychologischen Tradition von Bowlby und Ainsworth anführen (z. B. Ainsworth et al., 1978). So konnte mit prospektiven Längsschnittdaten über mehr als drei Jahrzehnte gezeigt werden, dass eine in der frühen Kindheit aufgetretene unsichere Bindung mit schlechterer Gesundheit im Alter von 32 Jahren einhergeht und diese prädiktiven Zusammenhänge auch dann bestehen bleiben, wenn für proximale Gesundheitsfaktoren im Erwachsenenalter kontrolliert wird (Puig et al., 2013).

Perspektive der Lebensspannen-Psychologie – „Childhood Adversity"/Post-Traumatic-Stress-„Disorder" und lebenslange Gesundheit

Befunde der Dunedin Study ergaben beispielsweise, dass frühkindlicher Missbrauch, soziale Isolation und niedrige soziale Schicht in der frühen Kindheit mit höheren Raten von altersbezogenen Erkrankungen und Risikofaktoren im Alter von 32 Jahren einhergehen. Dies galt für depressive Erkrankungen, erhöhte Werte von Entzündungsmarkern sowie metabolische Risikomarker wie Übergewicht, Bluthochdruck und niedriges HDL-Cholesterol (Danese et al., 2009). Weitere Studien fanden Assoziationen zwischen „Childhood Adversity" und Karzinom- und Herz-Kreislauf-Erkrankungen im Erwachsenenalter (Kemp et al., 2018). Es zeigten sich in entsprechenden Studien sogar Zusammenhänge zwischen „Childhood Adversity" und verkürzter Telomerlänge in einer Stichprobe mit über 54-Jährigen (Blakelee et al., 2021).

Perspektive der Lebenslauf-Soziologie – soziale Ungleichheit früh im Leben und nachfolgende, kumulative Nachteile

Hier zeigten etwa Brandt et al. (2012) an über 50-Jährigen aus 13 europäischen Ländern, dass höhere soziale Ungleichheit in der Kindheit auch nach Kontrolle von proximalen Faktoren mit niedrigeren Werten auf Indikatoren erfolgreichen Alterns spät im Leben (Krankheitsrate, kognitive Leistung, soziale Integration) einherging. Auch Daten aus den USA mit der Midlife in the United States Study (MIDUS) zeigen, dass die Erfahrung einer sozial benachteiligten Kindheit mit höheren Krankheitsraten im späteren Leben assoziiert ist (Schafer & Ferraro, 2012). Birnie et al. (2011) zeigten in ihrer systematischen und partiell metaanalytischen Forschungssynthese der bis Mai 2010 vorliegenden Literatur, dass niedrigere soziale Position in der Kindheit geringere funktionale Kapazität in einem Medianalter von 69 Jahren vorhersagte. Allerdings schwächten sich diese Effekte durchgängig ab, wenn proximale Faktoren kontrolliert wurden.

Perspektive der Lebenslauf-Soziologie – sozio-ökonomische Deprivation in der frühen Kindheit und gesundheitliche Langzeitfolgen im späten Leben

Hier sind vor allem die Arbeiten von Van den Berg und Kollegen zu nennen, die eine gewisse Überschneidung mit den eben angeführten Arbeiten aufweisen. Was diese Gruppe ergänzend zeigen kann, ist, dass die Erfahrung von ökonomischen Rezessionszyklen in der frühen Kindheit auch noch im späten Leben nachweisbar ist, etwa in Indikatoren wie schlechterer funktionaler Gesundheit, niedrigerer kognitiver Leistung sowie höherer Mortalität (Van den Berg et al., 2011).

Lebenslaufperspektive von Gesundheit und Krankheit in der Epidemiologie – Lifecourse Epidemiology und „Allostatic Load"

Hier zeigten z. B. Archer et al. (2020), dass Depressions- und Angstsymptome, die sich in der späten Kindheit und Adoleszenz entwickelt hatten, vorzeitige Mortalität im Alter zwischen 53 und 68 Jahren vorhersagen konnten. Die größte Differenz bestand zwischen jenen Personen ohne jedwede affektive Symptomatik im gesamten Leben versus denen mit chronischen affektiven Symptomen über verschiedene Lebensalter hinweg, also bereits früh im Leben beobachteten Symptomen, die auch im mittleren Lebensalter noch vorlagen (► Abb. 15.3.1).

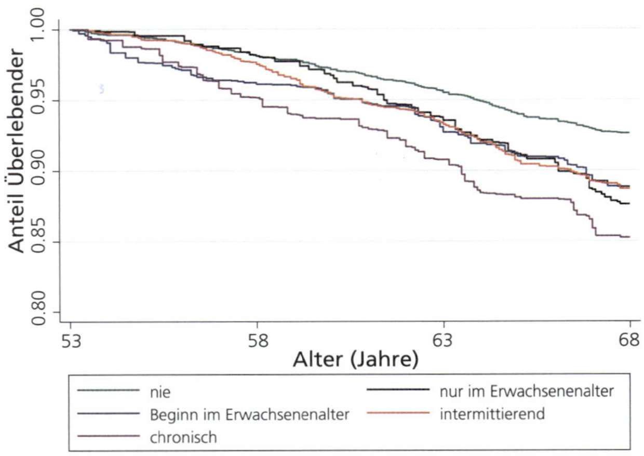

Abb. 15.3.1: Nicht adjustierte Überlebenskurven für Gesamtmortalität nach unterschiedlicher affektiver Biografie (N = 3.001; Archer et al., 2020, Supplement; eFigure; https://creativecommons.org/licenses/by/4.0/)

Ferner fanden Ejlskov et al. (2020), dass unterschiedliche „Dosen" von frühen sozial-aversiven Erfahrungen dazu beitragen, dass Ältere mit proximal ähnlicher sozialer Einbettung dennoch von höherer Einsamkeit berichten. Übergewicht in der Kindheit und Jugend hängt bedeutsam mit späterer vorzeitiger Mortalität zusammen (Reilly & Kelly, 2011).

Gupta et al. (2015) zeigten anhand von Längsschnittdaten mit neurekrutierten Studienteilnehmenden der Framingham Study, dass Bluthochdruck im mittleren Lebensalter mit schlechteren Gedächtnisleistungen im höheren Alter einherging. Rasmussen et al. (2019) konnten mit Hilfe von aversiven Kindheitserfahrungen eine niedrigere Gehgeschwindigkeit im mittleren Erwachsenenalter vorhersagen, was wiederum prädiktiv für Gehprobleme im höheren Lebensalter sein dürfte. Ergänzende Verstärkung finden derartige Befunde schließlich durch Arbeiten zum „Allostatic Load", die zeigen, dass Risikofaktoren im mittleren Lebensalter wie etwa kumulative Belastungen des Immunsystems oder des neuroendokrinen Systems in Verbindung mit Schlafproblemen und körperlicher Inaktivität Vorhersagewert für Erkrankungen und Mortalität im höheren und hohen Lebensalter haben (Guidi et al., 2021).

Kombination verschiedener Perspektiven – historischer Wandel und Kohorten-Unterschiede in (frühkindlicher) Bildung

Dieser Ansatz ist für alle drei Hauptperspektiven relevant. Eine der übergeordneten Fragen ist, ob und inwiefern sich die in frühen Lebensphasen etablierten Unterschiede im höheren Lebensalter weiter ausdifferenzieren oder bestehende Unterschiede lediglich weiter fortgeschrieben werden — in der englischen Fachliteratur als „differential preservation" vs. „preserved differentiation" etabliert (Salthouse, 2006). Die empirische Antwort auf diese Frage fällt sicherlich je nach betrachtetem Lebensbereich unterschiedlich aus. Zum Beispiel zeigen die kürzlich berichteten Ergebnisse einer Reihe von Metaanalysen, dass frühe Lebensfaktoren wie Bildung, erhöhte kognitive Stimulation, bessere Ernährungs- und (Kinder-)Gesundheitssysteme die kognitive Leistungsfähigkeit im Kindesalter erheblich steigern können; sie haben aber keine Auswirkungen auf den Beginn oder die Stärke von altersbedingten (kognitiven) Abbauprozessen im Erwachsenenalter und hohen Alter (Lövdén et al., 2020). Zur Interpretation dieser Befunde wird argumentiert, dass frühe Lebensfaktoren wie Bildung zu erheblichen Veränderungen der Umweltbedingungen führen können, einschließlich einer erhöhten kognitiven Stimulation sowie besserer Ernährung und (Kinder-)Gesundheitssysteme. All dies sind Faktoren, welche die kognitive Leistungsfähigkeit erheblich steigern und dazu beitragen, dass diese Steigerungen oft dauerhaft etabliert werden und bis ins hohe Alter sichtbar sind. Gleichzeitig jedoch, so die Interpretation, kommt es im mittleren und höheren Lebensalter nicht zu einer weiteren Ausdifferenzierung, weil sich der Beginn oder die Stärke von altersbedingten Abbauprozessen unabhängig vom Funktionsniveau sehr ähnlich vollzieht. Aber selbst wenn trotz unterschiedlicher Bildung die Alternsverläufen komplett parallel sind, ergeben sich bedeutsame praktische Implikationen: Weil höher gebildete älterer Erwachsener auf einer höheren Ebene kognitiver Leistungsfähigkeit angefangen haben, erreichen sie im Durchschnitt kritische Schwellen für funktionelle Beeinträchtigungen und Demenzdiagnosen in einem späteren Lebensalter als ihre gleichgealterten Altersgenossen, die weniger hoch gebildet sind.

Merke

Zwischenzeitlich liegt in der Tat ein recht reichhaltiges Portfolio von Ergebnissen primär aus Längsschnittstudien vor, das zeigt, dass unterschiedliche Risikokonstellationen früh im Leben mit multiplen biologischen und gesundheitlichen Einschränkungen spät im Leben verbunden sind.

15.3.4 Zur Belastbarkeit der Befunde

Die Validität von Befunden zu sehr langen Messreihen von mehreren Jahrzehnten unterliegt einer Reihe von Limitationen. Zum Ersten ist nach der Validität der Messung von

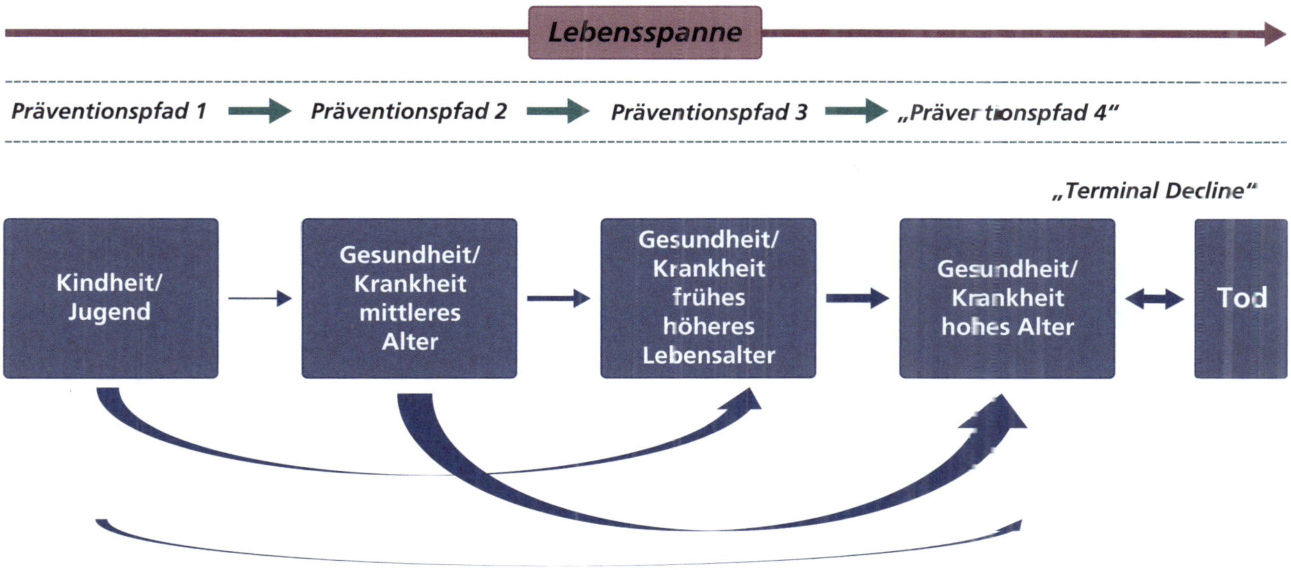

Abb. 15.3.2: Ein tentatives Präventionsmodell für eine „Lebensspannen-Geriatrie"

Lebenserfahrungen im frühen Leben zu fragen. Hier stehen Studien wie die Dunedin Study durch ihre reale Beobachtungszeit von mittlerweile mehr als vier Jahrzehnten, ab dem Alter von 3 Jahren, anhand etablierter Messverfahren sehr gut da. Allerdings fehlen hier noch Daten bis ins höhere Lebensalter. Demgegenüber sind Studien mit retrospektiven Erfassungen von Erfahrungen früh im Leben problematischer zu sehen, auch wenn sie häufig nur auf „objektivierbare" Daten rekurrieren.

Zum Zweiten stehen Studien vor dem Problem, dass sie oftmals höchst unterschiedliche Einzelindikatoren (z. B. Missbrauch, niedrige soziale Schicht, Tod eines Elternteils) ohne jegliche Gewichtung und/oder Ausdifferenzierung miteinander kombinieren bzw. von simpler Additivität und Austauschbarkeit dieser frühen Lebenserfahrungen ausgehen (Mustillo & Ferraro, 2021).

Zum Dritten ist bemerkenswert, dass in den meisten Studien Langzeiteffekte auch nach statistischer Kontrolle proximaler Faktoren erhalten blieben. Weitere Studien mit langen Messreihen sind notwendig. So erlaubt beispielsweise das Sozio-ökonomische Panel (SOEP; https://www.diw.de/de/diw_01.c.412809.de/sozio-oekonomisches_panel__soep.html) Analysen von der Adoleszenz (ab Alter 17 Jahre) bis ins hohe Alter mit Beobachtungszeiträumen von mittlerweile beinahe vier Jahrzehnten. Auch wenn bei solchen Surveys gesundheitliche Outcomes nur begrenzt und in der Regel ohne direkten Einbezug von medizinischer Expertise gemessen werden (wichtige Ausnahme: alljährliche Erfassung des Grades einer offiziellen Schwerbehinderung), sind sie sehr hilfreich, um die Stabilität und Robustheit von „frühen" Prädiktionen abzuschätzen.

15.3.5 Angewandte Implikationen

Vielleicht würde sich Ignaz Nascher die Augen reiben, wenn er heute diese Arbeit zu Gesicht bekäme. Zuerst hat die Geriatrie um ihre Eigenständigkeit gekämpft und dieser Kampf geht weiter; und nun legen die hier zusammengetragenen Befunde eine teilweise Verschmelzung – konzeptuell, präventionsbezogen und klinisch – mit der Kinder- und Jugendentwicklungspsychologie, der Pädiatrie und der Kinder- und Jugendpsychiatrie nahe. Das könnte eine potenzialreiche Weiterentwicklung der Geriatrie darstellen und vor allem die Prävention stärken (▸ Abb. 15.3.2).

So glauben wir, dass man aus den heute vorliegenden Befunden durchaus ein tentatives Präventionsmodell für eine „Lebensspannen-Geriatrie" ableiten kann, auch wenn die empirische Befundlage noch begrenzt ist. Dies würde in Bezug auf den Präventionspfad 1 durchaus bedeuten, dass der „lange Arm" der frühen Lebensphase ernsthafte Aufmerksamkeit der Alternsforschung und in gewisser Weise dann auch der Geriatrie verdient. Dabei zeigen die meisten Befunde eine relativ bedeutsamere Beziehung zwischen Risikofaktoren in der Kindheit/Jugend mit dem frühen höheren Lebensalter und weniger mit dem sehr hohen Lebensalter. Im Gegensatz dazu stehen Risikofaktoren im mittleren Lebensalter sowohl mit dem frühen höheren Lebensalter als auch dem sehr hohen Lebensalter in Zusammenhang. Spät im Leben kommt dann allerdings auch die „Terminal Decline"-Dynamik zum Tragen, d. h., die Rolle von Erfahrungen seit der Geburt tritt gegenüber Effekten zurück, die mit der Nähe zum Tod assoziiert sind (Gerstorf & Ram, 2013). Vielleicht könnte Nascher hier doch mitgehen?

Merke

Die Befundlage nach langen Längsschnittstudie kann zunehmend eine Lebenslauf-Geriatrie begründen. Dies könnte auch die Präventionsorientierung in der Geriatrie stärken.

Zusammenfassung

In den zurückliegenden zwei Jahrzehnten sind eine Reihe empirischer Arbeiten erschienen, die bedeutsame

Beziehungen zwischen frühen Entwicklungserfahrungen und späten gesundheitlichen „Outcomes" unterstreichen. Konzeptuell lassen sich diese Arbeiten in drei Forschungstraditionen einteilen: in Studien aus der Perspektive der Lebensspannen-Psychologie, der Lebenslauf-Soziologie und einer Lebenslaufperspektive von Gesundheit und Krankheit in Medizin und Epidemiologie. Analysen mit den derzeit längsten Beobachtungsreihen sprechen insgesamt für bedeutsame Zusammenhänge zwischen unterschiedlichen Risikofaktoren in der Kindheit und späten gesundheitliche Einschränkungen. Diese bleiben häufig auch nach Kontrolle von proximalen Faktoren statistisch bedeutsam. Abschließend wird ein lebenslaufbezogenes Präventionsmodell vorgeschlagen, das zu einem wichtigen Bestandteil einer zukünftigen „Lebensspannen-Geriatrie" werden könnte.

Literatur

Ainsworth, M., Blehar, M., Waters, E., et al. (1978). *Patterns of attachment*.
Hillsdale, CA: Erlbaum.

Archer, G., Kuh, D., Hotopf, M., et al. (2020). Association between lifetime affective symptoms and premature mortality. *JAMA Psychiatry*. 2020, 77(8), 806–813. doi:10.1001/jamapsychiatry.2020.0316

Belsky, D. W., Caspi, A., Moffitt, T. E., et al. (2020). *The origins of you: How childhood shapes later life*. Cambridge, Mass.: Harvard University Press.

Ben-Shlomo, Y., Cooper, R., & Kuh, D. (2016). The last two decades of life course epidemiology, and its relevance for research on ageing, *International Journal of Epidemiology, 45*, 973–988, https://doi.org/10.1093/ije/dyw096

Birnie. K., Cooper, R., Martin, R. M., et al. (2011) Childhood socioeconomic position and objectively measured physical capability levels in adulthood: A systematic review and a meta-analysis. *PLoS ONE,* 6(1): e15564. doi:10.1371/journal.pone.0015564

Blakelee, R., Kemp, B. R., Ferraro, K. F. (2021), Are biological consequences of childhood exposures detectable in telomere length decades later?, *The Journals of Gerontology: Series A*, Volume 76, 7–14, https://doi.org/10.1093/gerona/glaa019

Brandt, M., Deindl, C., & Hank, K. (2012). Tracing the origins of successful aging: the role of childhood conditions and social inequality in explaining later life health. *Social Science & Medicine, 74*, 1418-1425. doi: 10.1016/j.socscimed.2012.01.00

Danese A., Moffitt T. E., Harrington H., et al. Adverse Childhood Experiences and Adult Risk Factors for Age-Related Disease: Depression, Inflammation, and Clustering of Metabolic Risk Markers. *Arch Pediatr Adolesc Med.* 2009;163(12): 1135–1143.

Deary I. J.. The stability of intelligence from childhood to old age. *Current Directions in Psychological Science*. 2014;23(4):239-245. doi:10.1177/0963721414536905

Ejlskov, L., Bøggild, H., Kuh, D., et al. (2020). Social relationship adversities throughout the lifecourse and risk of loneliness in later life. *Ageing and Society, 40*(8), 1718-1734. doi:10.1017/S0144686X19000345

Ferraro, K. F., Schafer, M. H., & Wilkinson, L. R. (2016). Childhood disadvantage and health problems in middle and later life: Early imprints on physical health? *American Sociological Review,* **81**,107–133. doi:10.1177/0003122415619617

Gerstorf, D. & Ram, N. (2012). Late-life: A venue for studying the mechanisms by which contextual factors influence individual development. In S. K. Whitbourne & M. J. Sliwinski (Eds.), The Wiley-Blackwell handbook of adulthood and aging (pp. 49–71). New York, NY: Wiley. https://doi.org/10.1002/9781118392966.ch3

Gerstorf, D. & Ram, N. (2013). Inquiry into terminal decline: Five objectives for future study. *The Gerontologist, 53*, 727-737. https://doi.org/10.1093/geront/gnt046

Glass, T. A., & McAtee, M. J. (2006). Behavioral science at the crossroads in public health: Extending horizons, envisioning the future. Social Science and Medicine, 62, 1650–1671. https://doi.org/10.1016/j.socscimed.2005.08.044

Guidi, J., Lucente, M., Sonino, N., et al. (2021). Allostatic load and its impact on health: A systematic review. *Psychotherapy and Psychosomatics*, *90*, 11–27. doi: 10.1159/000510696

Gupta, A., Preis, S. R., Beiser, A., et al. (2015). Mid-life Cardiovascular Risk Impacts Memory Function: The Framingham Offspring Study. *Alzheimer disease and associated disorders*, *29*(2), 117–123. https://doi.org/10.1097/WAD.0000000000000059

Kemp, B. R., Ferraro, K. F., Morton, P. M., et al. (2018). Early origins of adult cancer risk among men and women: influence of childhood misfortune? J Aging Health, 30:140–163. doi:10.1177/0898264316670049

Lövdén, M., Fratiglioni, L., Glymour, M. M., et al. (2020). Education and cognitive functioning across the lifespan. *Psychological Science in the Public Interest*, *21*(1), 6–41. https://doi.org/10.1177/1529100620920576

Martin, P., & Martin, M. (2002). Proximal and distal influences on development: Introducing the model of developmental adaptation. *Developmental Review, 22*, 78-96. doi: 10.1006/drev.2001.0538

Mustillo, S., Li, M., Ferraro, K. F. (2021). Evaluating the Cumulative Impact of Childhood Misfortune: A Structural Equation Modeling Approach. *Sociological Methods & Research*, 50(3):1073-1109. doi:10.1177/0049124119875957

Nascher, I. L. (1909). Geriatrics. *New York Medical Journal, 90*, 359.

Poulton, R., Moffitt, T. E., & Silva, P.A. (2015). The Dunedin Multidisciplinary Health and Development Study: overview of the first 40 years, with an eye to the future. *Soc Psychiatry Psychiatr Epidemiol, 50*, 679–693. https://doi.org/10.1007/s00127-015-1048-8

Puig, J., Englund, M. M., Simpson, J. A., et al. (2013). Predicting adult physical illness from infant attachment: A prospective longitudinal study. *Health Psychology, 32*(4), 409–417. https://doi.org/10.1037/a0028889

Reilly, J. J., & Kelly, J. (2011). Long-term impact of overweight and obesity in childhood and adolescence on morbidity and premature mortality in adulthood: systemic review. *International Journal of Obesity, 35*, 891-898. Doi: 10.1038/ijo.2010.222

Rasmussen, L. J. H., Caspi, A., Ambler, A., et al. (2019). Association of neurocognitive and physical function with gait speed in midlife. *JAMA Netw Open.*, *2*, e1913123. doi:10.1001/jamanetworkopen.2019.13123

Richmond-Rackerd, L. S., Caspi, A., Ambler, A., et al. (2021). Childhood self-control forecasts the pace of midlife aging and preparedness for old age. *PNAS, 118*, e2010211118. https://doi.org/10.1073/pnas.2010211118

Salthouse, T. A. (2006). Mental exercise and mental aging: Evaluating the validity of the „use it or lose it" hypothesis. *Perspectives on Psychological Science*, *1*(1), 68–87. https://doi.org/10.1111/j.1745-6916.2006.00005.x

Schafer, M. H., & Ferraro, K. F. (2012). Childhood misfortune as a threat to successful aging: Avoiding disease. *The Gerontologist, 52*, 111-120. doi:10.1093/geront/gnr071

Schaefer, J. D., Caspi, A., Belsky, D. W., et al. (2015). Early-life intelligence predicts midlife biological age. *Journal of Gerontology: Psychological Sciences and Social Sciences*. Online Published. doi: 10.1093/Geronb/gbv035

Van den Berg, G. J., Doblhammer, G. & Christensen, K. (2011). Being born under adverse economic conditions leads to a higher cardiovascular mortality rate later in life: evidence based on individuals born at different stages of the business cycle, Demography, 48(2): pp. 507–530. doi: 10.1007/s13524-011-0021-8

Zahodne, L. B., Sharifian, N., Manly, J. J., et al. (2019). Life course biopsychosocial effects of retrospective childhood social support and later-life cognition. *Psychology and Aging, 34*(7), 867–883. https://doi.org/10.1037/pag0000395

15.4 Soziale Ungleichheit und Gesundheit im Alter

Adelheid Kuhlmey und Susanne Schnitzer

15.4.1 Einführung: Soziale Ungleichheit und Alter

Von sozialer Ungleichheit wird gesprochen, wenn Menschen einen ungleichen Zugang zu sozialen Positionen haben und ihre Lebensbedingungen und -chancen aufgrund dieser sozialen Positionen mit strukturellen Vor- bzw. Nachteilen verknüpft sind (Hradil, 2008). Oder um es anschaulicher zu beschreiben: Ob jemand Akademiker wird oder ein Ungelernter bleibt, ist weder purer Zufall noch allein auf individuelle Begabungen zurückzuführen, sondern hängt mit dem Aufbau und der Struktur einer Gesellschaft zusammen. Berufliche Positionen sind dann wiederum mit bestimmten Vor- und Nachteilen verknüpft – ein Akademiker hat ein größeres Bildungskapital, oft ein besseres Gesundheitswissen, normalerweise ein höheres Einkommen, ein höheres Sozialprestige und so weiter. Determinanten sozialer Ungleichheit sind soziale Merkmale von Personen, wie Bildungsstand und Einkommen, Familienstand, Geschlecht, Alter oder Ethnizität. Sie markieren die Zugehörigkeiten zu sozialen Gruppen und beeinflussen die Zugangsbedingungen zu sozialen Positionen. Solche sozialen Differenzen sind nicht per se mit Ungleichheit verknüpft. Ungleichheit entsteht erst, wenn diese Merkmale über soziale Mechanismen mit strukturellen Vor- und Nachteilen in den Lebenschancen der Menschen verknüpft sind (Hradil, 2008).

Allgemein ist der Zusammenhang von sozialer Ungleichheit und dem Erreichen eines hohen Lebensalters evident. So ist – um ein Beispiel zu nennen – die Restlebenserwartung von Frauen und Männern ab dem 65. Lebensjahr in der niedrigsten Einkommensgruppe im Vergleich zur höchsten um 3,7 bzw. 6,6 Jahre niedriger (Lampert et al., 2019). Die Lebenserwartung wiederum ist ein wichtiger Maßstab für die gesundheitliche Situation von Menschen im Lebensverlauf und markiert – an diesem Beispiel – die gesundheitliche Ungleichheit in der Bevölkerung entlang des Einkommens.

15.4.2 Thesen zur gesundheitlichen Ungleichheit im Alter

Über die Frage, ob gesundheitliche Ungleichheit im höheren und hohen Alter weiterhin besteht oder ob diese im Altersgang eher schwindet, wird bis heute wissenschaftlich gestritten. Diese Diskussion führte zu unterschiedlichen Thesen, die sich im Kern als Kontinuitätsthese (Kohli et al., 2005; Mayer & Wagner, 2010), Differenzierungsthese (Mayer/Wagner, 2010; Kohli et al., 2005; Motel-Klingebiel, 2010), Angleichungsthese (Kohli et al., 2005; Motel-Klingebiel, 2010) und Altersbedingtheitsthese (Kohli et al., 2005; Mayer & Wagner, 2010) beschreiben lassen. Die Kontinuitätsthese geht davon aus, dass sich im frühen Leben festgelegte Unterschiede auch im hohen Alter nicht verändern, soziale Ungleichheiten und damit auch gesundheitliche Risiken im Altersgang bestehen bleiben. Die Differenzierungsthese geht sogar noch weiter und spricht von einer Verstärkung der sozialen Ungleichheit im späteren Leben, da Risiken – auch solche für die Gesundheit – im Verlauf des Lebens kumulieren. Die These der Angleichung argumentiert demgegenüber, dass bestehende Ungleichheiten in späten Lebensphasen abgemildert werden könnten. Aufgrund der Entberuflichung verliert die Zugehörigkeit zu einer sozialen oder Bildungsschicht an Bedeutung, Spielräume für persönliche Vorlieben entstehen und für alle altwerdenden Menschen werden zunehmend gesundheitliche Einschränkungen bedeutsamer (vgl. Schütze, 2012). Die These der Altersbedingtheit argumentiert auch eher in Richtung Abmilderung sozialer Ungleichheit und geht davon aus, dass sich die Determinanten für soziale Ungleichheit im Lebensverlauf verändern. Alt geworden sein ist für alle Menschen eine neue Kategorie von möglicher Benachteiligung. Hohes Alter verbindet sich meist mit einem Verlust an Status. Für eine bessere oder schlechtere Position im Altersleben werden daher andere soziale Bedingungen als im Erwerbsleben bedeutsamer, wie zum Beispiel das Eingebundensein in einen festen und unterstützenden Familienverband, was wiederum einen Einfluss auf ein gesundes Leben im Alter hat (vgl. Schütze, 2012).

Im nachfolgenden Abschnitt werden die Auswirkungen sozialer Ungleichheit auf die Gesundheit im Alter anhand von empirischen Befunden, die eine besondere Relevanz für die Lebensqualität älterer und alter Menschen haben, beschrieben. Einige dieser Befunde lassen sich gut den oben beschriebenen Modellen zuordnen, dabei erhebt die ausgewählte Befundlage aber nicht den Anspruch, alle dargestellten Modelle systematisch zu unterlegen.

15.4.3 Auswirkungen der sozialen Ungleichheit auf die Gesundheit im Alter

Subjektive Gesundheit und sozioökonomischer Status

Die Selbsteinschätzung der Gesundheit hat sich als signifikanter Indikator für die Inanspruchnahme von Gesundheitsleistungen, die Vorhersage der Sterblichkeit als auch für den objektiven Gesundheitsstatus eines Menschen erwiesen (► Kap. 15.2). In Deutschland schätzten 2019 42 % der 65-Jährigen und Älteren den eigenen Gesundheitszustand als gut oder sehr gut ein. Zehn Jahre davor waren es nur 38 %. Selbst bei den über 85-Jährigen fühlte sich jede/r fünfte Befragte subjektiv gesundheitlich gut oder sehr gut, auch hier ein Anstieg: 2009 war es nur jede/r sechste Befragte. Bei den Hochbetagten sank im gleichen Zehnjahresabstand auch der Anteil von Personen, der angab, dass sein Gesundheitszustand eher schlecht ist. Zwar schätzte 2019 subjektiv fast jede/r Dritte die eigene Gesundheit eher schlecht ein (33 %), aber 2009 waren dies noch 42 % (Statistisches Bundesamt, 2023). Diese allgemeine subjektive Gesundheitsbeschreibung der älteren Bevölkerung stellt sich mit Blick auf den sozioökonomischen Status allerdings differenzierter dar. So zeigt die Generali Altersstudie (2017), dass im Vergleich der sozialen Schichten zwar 52 % der befragten 65- bis 85-Jährigen aus den höheren sozialen Schichten ihren Gesundheitszustand positiv bilanzieren, dies tun aber nur 28 % der Gleichaltrigen aus niedrigen sozialen Schichten. Auch dem Robert Koch-Institut zufolge gaben 62,8 % der über 65-jährigen Männern und 64,8 % der gleichaltrigen Frauen mit niedrigem sozioökonomischen Status einen mittelmäßigen, schlechten oder sehr schlechten allgemeinen Gesundheitszustand an. Dies traf nur auf 36,3 % der Männer und 35,7 % der Frauen derselben Altersgruppen mit hohem Status zu (Saß et al., 2017).

Merke

Was ist aus der Forschung zum Zusammenhang von subjektiver Gesundheit und sozialer Schicht bekannt? Die evidente Forschungslage zeigt, dass Menschen aus höheren sozialen Schichten ihren subjektiven Gesundheitszustand signifikant häufiger positiver bilanzieren im Vergleich zu Personen mit niedrigem sozialen Status.

Erkrankungsrisiko im Altersgang und Bildung

Differenzen in der subjektiven Gesundheitseinschätzung älterer und alter Menschen zeigen sich auch dann, wenn der Blickwinkel ausschließlich auf den Parameter Bildung gerichtet wird. In der Studie D80+ konnte gezeigt werden, dass noch zwei Drittel (69,5 %) der hochgebildeten über 80-Jährigen eine positive Bewertung ihres Gesundheitszustandes angaben, aber nur 61,3 % der Personen mit mittlerem und 55,4 % mit niedrigem Bildungsniveau (Zimmermann et al., 2022). Diese Gesundheitseinschätzungen ergeben sich aus bildungsabhängigen Gesundheitsgefährdungen im Verlauf des Lebens. Empirisch zeigte sich dies u. a. für 30- bis 59-jährige Männer mit niedrigem beruflichen Qualifikationsniveau, die im Vergleich zu gleichaltrigen Männern mit einem hohen Qualifikationsniveau ein um den Faktor 4,6 erhöhtes Risiko haben, wegen einer psychischen Erkrankung eine Erwerbsminderungsrente zu beziehen (Hagen et al., 2010). Oder in dem Befund, dem zufolge Menschen mit mehr als 15 Jahren Bildung nur das halbe Risiko haben, an Demenz zu erkranken, im Vergleich zu Personen mit weniger als 12 Jahren Bildung. Jedes weitere Jahr an Bildung reduziert das Alzheimerrisiko um 9 % (Kukull et al. 2002).

Ein solches Muster zeigt sich auch für das Vorliegen eines lang andauernden gesundheitlichen Problems oder einer gesundheitsbedingen Alltagseinschränkung. Bereits in der Altersgruppe der 18- bis 29-jährigen Männer bestätigen empirische Befunde im Vergleich der unteren Bildungsgruppe mit der oberen Bildungsgruppe einen Unterschied beim Vorliegen gesundheitsbedingter Einschränkungen bei alltäglichen Aktivitäten. Liegt die Prävalenz bei der ersten Gruppe bei 14 %, so trifft es für die Männer der oberen Bildungsgruppe nur für 7,4 % zu. Noch auffälliger sind diese Zusammenhänge bei den Frauen. In der unteren Bildungsgruppe haben sogar 25,4 % gesundheitsbedingte Einschränkungen bei Alltagsaktivitäten, dies trifft allerdings nur für 10,6 % der Frauen aus der oberen Bildungsgruppe zu. Im Prinzip bleibt dieses Muster für Männer und Frauen im Altersgang bestehen, obgleich die Verhältnisse sich insbesondere bei den Frauen durchaus annähern. So steigt die Prävalenz der gesundheitsbedingten Einschränkungen bei alltäglichen Aktivitäten bei den 80-Jährigen und Älteren auf 66,5 % in der Gruppe der unteren Bildung, liegt aber auch für die Frauen in der Gruppe der oberen Bildung bei 58,5 %. Ein wenig anders ist das Bild bei den betagten Männern – hier zeigt sich, dass die Männer in einem insgesamt besseren Gesundheitszustand das höchste Alter erreichen – in der unteren Bildungsgruppe leiden 63,7 % an gesundheitsbedingten Einschränkungen bei alltäglichen Aktivitäten (also etwas weniger im Vergleich zu den Frauen sind betroffen) und bei Männern der oberen Bildungsgruppe sind es 54,2 % (Heidemann et al., 2019/2020).

Lang andauernde chronische Leiden und gesundheitliche Zustände, die es letztendlich nicht mehr erlauben den Alltag ohne Hilfe zu bewältigen, sind wesentliche Determinanten einer Pflegebedürftigkeit im Alter. Dieser gesundheitliche Zustand ist für das hohe und höchste Lebensalter von so großer Bedeutung, dass der nachfolgende Abschnitt noch einmal spezifisch auf den Zusammenhang von sozialer Ungleichheit und Pflegebedürftigkeit eingeht. Auch hier zeigen die empirischen Befunde, dass das Risiko, von Pflegebedarf betroffen zu sein, ungleich verteilt ist.

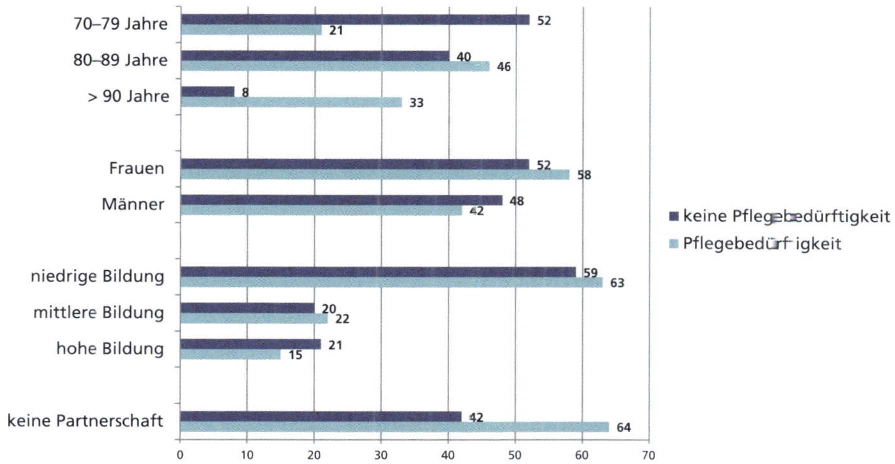

Abb. 15.4.1: Risikokonstellationen für Pflegebedarf (keine Pflegebedürftigkeit n = 1.378; Pflegebedürftigkeit n = 321; Schnitzer et al., 2017; http://creativecommons.org/licenses/by/4.0/)

15.4.4 Sozioökonomischer Status und Pflegerisiko

In Deutschland wird vom Zustand einer Pflegebedürftigkeit gesprochen, wenn die betreffende Person Leistungen aus der Pflegeversicherung im Rahmen des deutschen Sozialversicherungssystems erhält. In einer internationalen Perspektive können Mobilitäts- oder Funktionseinschränkungen als eine Annäherung an dieses Verständnis von Pflegebedürftigkeit betrachtet werden. Nilsson et al. (2014) untersuchen in einer dänischen Studie Einflussfaktoren von Mobilitätseinschränkungen und stellen ein erhöhtes Risiko für niedrige Einkommensgruppen fest. Unger et al. (2015) untersuchten die Pflegebedürftigkeit im Lebensverlauf für Deutschland und befanden eine erhöhte Pflegeinzidenz in den unteren Einkommensgruppen. In dieser Studie war es allerdings nicht möglich, pflegebegründende Morbiditäten und Diagnosen zu berücksichtigen, die als Hintergrund für die höhere Krankheitslast von Personen mit niedrigem sozialem Status angenommen werden können (Ramsay et al., 2008, Avendano et al., 2005). Dass eine solche Annahme sinnvoll ist, zeigt sich in einer Arbeit zum Einfluss sozialer Determinanten auf das Pflegerisiko, in der keine Assoziationen zwischen Einkommen und Pflegebedürftigkeit mehr vorhanden waren, nachdem Komorbiditäten in die multiplen Analysen einbezogen wurden (Schneider et al., 2020).

Schätzungen auf Basis des Sozioökonomischen Panels in Deutschland verdeutlichen einen Einfluss des Berufsstatus auf die Wahrscheinlichkeit, pflegebedürftig zu sein. Demnach haben Arbeiter und Arbeiterinnen das höchste und verbeamtete Personen das niedrigste Pflegerisiko. Unter Berücksichtigung weiterer Merkmale wie Migrationshintergrund, Wohnort oder Alter zeigt sich allerdings weder für Männer noch für Frauen ein Unterschied im Pflegerisiko nach der beruflichen Belastung (Geyer et al. 2021).

Zum Einfluss des Bildungsstandes auf das Pflegerisiko existieren nur vereinzelte Ergebnisse. Eine Studie, die anhand von Daten aus Italien und den Niederlanden bildungsspezifische Unterschiede in Mobilitätseinschränkungen untersucht, zeigt eine stärkere Betroffenheit von Personen mit formal niedriger Bildung (Huisman et al. 2005). Allerdings ist die Ungleichheit im höheren Alter (70–85 Jahre) deutlich geringer ausgeprägt als in der jüngeren Altersgruppe (55–69 Jahre). Zudem wurden die Ergebnisse wiederum nicht für Morbiditäten adjustiert. Dasselbe gilt für die Arbeit von Sulander und Mitarbeitenden, die in Finnland Veränderungen von Funktionseinschränkungen im Zeitverlauf untersuchen und hierfür Kohorten der Jahrgänge ab 1926 in drei Wellen heranziehen. Sie stellen keinen Einfluss der Bildung fest, mit einer Ausnahme: Höher gebildete Männer der jüngsten Kohorte verschlechtern ihren Gesundheitszustand innerhalb von sechs Jahren signifikant häufiger als niedrig gebildete Männer derselben Kohorte (Sulander et al., 2012). In einer deutschen Studie zu den Einflussfaktoren von Pflegedürftigkeit zeigt sich kein signifikanter Effekt von Bildung (Hajek et al. 2016). Die deskriptiven Ergebnisse einer Studie zu Risikokonstellationen von Pflegebedarf verweisen hingegen auf eine niedrigere Pflegeprävalenz von Personen mit hoher versus Personen mit mittlerer und niedriger Bildung (▶ Abb. 15.4.1). Werden Morbiditäten berücksichtigt, waren allerdings auch hier keine signifikanten Unterschiede mehr vorhanden (Schnitzer et al., 2020).

Wie oben bereits diskutiert, konstatieren einige Autorinnen und Autoren einen Zusammenhang von sozialem Status und Gesundheit auch im höheren Lebensalter (McMunn et al., 2006, Avendano et al., 2005). Folgt man diesem Gedanken, kann angenommen werden, dass die höhere Pflegeprävalenz von unteren Einkommens- und Bildungsgruppen auf deren schlechteren Gesundheitszustand zurückgeführt werden kann. Diese Hypothese wird durch die Arbeit von Ramsay et al. (2008) bestätigt, in der anhand einer Stichprobe von 63 bis 82 Jahren alten Männern in Großbritannien gezeigt werden konnte, dass ein Großteil der sozioökonomischen Ungleichheiten durch Unterschiede im Gesundheitsverhalten und Komorbiditäten erklärt werden. Auch die Ergebnisse oben genannter Arbeiten zum Einfluss sozialer Determinanten auf das Pflegerisiko (Schneider et al., 2020) und zu Risikokonstellationen für Pflegebedarf (Schnitzer et al., 2020) erhärten diese Hypothese, da hier die bildungs- und einkommensspezifischen Effekte nach Adjustierung von Morbiditäten nicht mehr signifikant waren.

Merke

Die Zahl der pflegebedürftigen Menschen nimmt im Altersgang zu und wird von weiteren Determinanten beeinflusst.
Hinsichtlich des Einflusses von sozioökonomischem Status auf eine Pflegebedürftigkeit ist die Studienlage rar und uneinheitlich. Wenn Ungleichheiten vorhanden sind, können diese überwiegend anhand einer höheren Morbiditätslast von Personen mit niedriger sozioökonomischer Position erklären werden.

Zusammenfassung

Soziale Ungleichheit, verknüpft mit ungleichen Lebens- und Arbeitsbedingungen, differenten Entwicklungschancen in Kindheit und Jugend, ungleichen psychosozialen Belastungen im Lebensverlauf sowie Unterschieden im Gesundheitsverhalten und -wissen wirkt sich auf den Gesundheitszustand von Menschen bis in das hohe Alter hinein aus. Mehrheitlich zeigen empirische Befunde, dass Determinanten sozialer Ungleichheit einen starken Zusammenhang zur gesundheitlichen Situation von Menschen insgesamt haben und dieser Zusammenhang, hinsichtlich materieller Lage, Bildung und gesellschaftlicher Partizipation bis ins hohe Alter hinein bestehen bleibt. Die Datenlage spricht so gesehen für eine Dominanz der Kontinuitätsthese. Da Gesundheit im Alter eine Folge vorausgegangener Lebensabschnitte ist, können negative (aber auch positive) soziale Lebensumstände auch kumulieren und die Effekte für den Gesundheitserhalt bzw. Krankheitsentwicklungen verstärken (Differenzierungsthese). Bei sehr hochbetagten, häufig pflegebedürftigen Personen nimmt dann die Wahrscheinlichkeit zu, dass körperliche und psychische sowie soziale Funktionseinschränkungen gegenüber sozioökonomischen Einflussfaktoren dominieren und das Leben im sehr hohen Alter sich über diese Folgen aus sozialstruktureller Perspektive teilweise angleicht (Angleichungsthese oder auch Altersbedingtheitsthese).

Die von uns ausgewählten empirischen Befunde, insbesondere zur subjektiven Gesundheit aber auch zum Pflegerisiko, verweisen überwiegend auf eine Kontinuität der Ungleichheit bis ins hohe Lebensalter hinein. Allerdings sprechen auch einige empirische Ergebnisse, u. a. die zu den Einschränkungen von Alltagsaktivitäten bei alten Frauen verschiedener Bildungsgruppen, für eine Angleichung der früheren Differenzen.

Unabhängig vom Ausmaß der sozialen Ungleichheit kann resümiert werden, dass eine solche auch im Alter fortbesteht. Denn soziale Ungleichheit ist eine Folge vorausgegangener Lebensabschnitte – materieller Lebenslagen, Wohnsituationen, Möglichkeiten gesellschaftlicher Teilhabe oder des Bildungskapitals – die auch nach der Beendigung des Arbeitsverhältnisses und dem Eintritt ins Rentenalter wesentliche Einflussfaktoren für die gesundheitliche Situation im Alter bleiben. Zur sozialen Gerechtigkeit und einer ethischen Haltung dem Alter gegenüber gehört auch, Menschen unabhängig vom sozialen Status die gleiche Chance zu ermöglichen, gesund zu bleiben bzw. nach einer Erkrankung wieder gesund zu werden. Das Fazit verweist insofern auf notwendige lebenslange Interventionen zur Verringerung von gesundheitlicher Ungleichheit. Im Lebensabschnitt Alter sollten diese Maßnahmen entsprechend den differenten Bedarfen und Zuständen alter und sehr alter Menschen ausgerichtet sein.

Literatur

Avendano, M., Aro, A. R., & Mackenbach, J. P. (2005). Socioeconomic disparities in physical health in 10 European countries. In A. Borsch-Supan, A. Brugiavini, H. Juergens, JP. Mackenbach, J. Siegrist, & G. Weber (Hrsg.), *Health, aging and retirement in Europe* (S.89-94). Straus.

Generali Deutschland AG (Hrsg.) (2017). *Generali Altersstudie 2017*. Springer. https://doi.org/10.1007/978-3-662-50395-9

Geyer, J., Haan, P., Kröger, H., et al. (2021). Pflegebedürftigkeit hängt von der sozialen Stellung ab. *DIW Wochenbericht*, 88(44), 727-734. https://doi.org/10.18723/diw_wb:2021-44-1

Hagen, C., Himmelreicher, R., Kemptner, D., et al. (2011). Soziale Ungleichheit und Risiken der Erwerbsminderung. *WSI-Mitteilungen*, 7, 336-344. https://doi.org/10.5771/0342-300X-2011-7-336

Hajek, A., & König, H.-H. (2016). Longitudinal Predictors of Functional Impairment in Older Adults in Europe–Evidence from the Survey of Health, Ageing and Retirement in Europe. *PLOS ONE*, 11(1), e0146967. https://doi.org/10.1371/journal.pone.0146967

Heidemann, C., Scheidt-Nave, C., Beyer, A.-K., et al. (2021). Gesundheitliche Lage von Erwachsenen in Deutschland – Ergebnisse zu ausgewählten Indikatoren der Studie GEDA 2019/2020-EHIS, *Journal of Health Monitoring*, 6(3), 3-27, http://dx.doi.org/10.25646/8456

Huisman, M., Kunst, A. E., Andersen, O., et al. (2004). Socioeconomic inequalities in mortality among elderly people in 11 European populations. *Journal of Epidemiology and Community Health*, *58*(6), 468-475. https://doi.org/10.1136/jech.2003.010496

Hradil, S. (2008). Soziale Ungleichheit, soziale Schichtung und Mobilität. In H. Korte, Schäfers, B. (Hrsg.), *Einführung in die Hauptbegriffe der Soziologie* (S. 211-234). Springer.

Kohli, M., Kühnemund, H., Motel-Klingebiel, A., et al. (2005). Soziale Ungleichheit. In M. Kohli, & H. Kühnemund (Hrsg.) *Die zweite Lebenshälfte. Gesellschaftliche Lage und Partizipation im Spiegel des Alters-Survey* (S. 318-336). VS Verlag.

Kukull, W. A., Higdon, R., Bowen, J. D., et al. (2002). Dementia and Alzheimer Disease incidence: a prospective cohort study. *Archives of neurology*, *59*(11), 1737–1746. https://doi.org/10.1001/archneur.59.11.1737

Lampert, T., Hoebel, J., & Kroll, L. E. (2019). Soziale Unterschiede in der Mortalität und Lebenserwartung in Deutschland – Aktuelle Situation und Trends. *Journal of Health Monitoring* 4(1), 3–15. https://doi.org/10.17886/RKI-GBE-2016-017

Mayer, K. U., & Wagner, M. (2010). Lebenslagen und soziale Ungleichheit im hohen Alter. In U. Lindenberg, J. Smith, K. U. Mayer, & P. B. Baltes (Hrsg.) *Die Berliner Altersstudie* (S. 275-300). Akademie Verlag.

McMunn, A., Nazroo, J., & Breeze, E. (2009). Inequalities in health at older ages: a longitudinal investigation of the onset of illness and survival effects in England. *Age and ageing*, *38*(2), 181–187. https://doi.org/10.1093/ageing/afn236

Motel-Klingebiel, A., Wurm, S., Huxhold, O., et al. (2010). Wandel von Lebensqualität und Ungleichheit in der zweiten Lebenshälfte. In A. Motel, S. Wurm, & C. Tesch-Römer (Hrsg.) *Altern im Wandel* (S. 61-89). W. Kohlhammer Verlag.

Nilsson, C. J., Siersma V., Mänty, M., et al. (2014). Mobility decline in old age: the combined effect of mobility-related fatigue and socioeconomic position. *Journal of Epidemiology & Community Health*, 68(6), 510-515. https://doi.org/10.1136/jech-2013-203060

Ramsay, S. E., Whincup, P. H., Morris, R. W., et al. (2008). Extent of social inequalities in disability in the elderly: Results from a population-based study of British men. *Annals of Epidemiology*, 18(12), 896–903. https://doi.org/10.1016/j.annepidem.2008.09.006

Saß, A.-C., Lange, C., Finger, J. D., et al. (2017). Gesundheit in Deutschland aktuell" – Neue Daten für Deutschland und Europa Hintergrund und Studienmethodik von GEDA 2014/2015-EHIS. *Journal of Health Monitoring*, 2(1). https://doi.org/10.17886/RKI-GBE-2017-012

Schneider, A., Blüher, S., Grittner, U., et al. (2020) Is there an association between social determinants and care dependency risk? A multi-state model analysis of a longitudinal study. *Research in Nursing & Health*, 43 (3), 230-240. https://doi.org/10.1002/nur.22022

Schnitzer, S., Blüher, S., Teti, A., et al. (2020). Risk Profiles for Care Dependency: Cross-Sectional Findings of a Population-Based Cohort Study in Germany. *Journal of Aging and Health*, 32(5-6), 352-360. https://doi.org/10.1177/0898264318822364

Schütze, Y. (2012). Soziale Ungleichheit im Alter. In P. Graf Kielmansegg & H. Häfner (Hrsg.), *Alter und Altern. Wirklichkeiten und Deutungen* (S.115-123). Springer.

Statistisches Bundesamt (Destatis). Bevölkerung. Gesundheitliche Situation älterer Menschen. https://www.destatis.de/DE/Home/_inhalt.html (letzter Zugriff, 1.3.2023)

Sulander, T., Heinonen, H., Pajunen, T., et al. (2012). Longitudinal changes in functional capacity: effects of socio-economic position among ageing adults *International journal for equity in health*. 11(1), 78. https://doi.org/10.1186/1475-9276-11-78

Unger, R., Giersiepen, K. & Windzio, M. (2015). Pflegebedürftigkeit im Lebensverlauf. *KZfSS Kölner Zeitschrift für Soziologie und Sozialpsychologie*, 67, 193–215. https://doi.org/10.1007/s11577-015-0312-y

Zimmermann, J., Brijoux, T., & Zank, S. (2022). *Erkrankungen, Pflegebedürftigkeit und subjektive Gesundheit im hohen Alter.* D80+ Kurzberichte, 3. Bundesministerium für Familie, Senioren, Frauen und Jugend; Universität zu Köln, Cologne Center for Ethics, Rights, Economics, and Social Sciences of Health (ceres); Deutsches Zentrum für Altersfragen. https://nbn-resolving.org/urn:nbn:de:0168-ssoar-76808-6

15.5 Altersbilder als wichtiger Hintergrund für die Altersmedizin

Anna E. Kornadt

15.5.1 Einführung

Menschen über 65 Jahren stellen einen großen Teil der Patienten in Kliniken und Allgemeinarztpraxen dar (Wyman et al., 2018). Fast alle Menschen über 65 suchen mindestens einmal im Jahr einen niedergelassenen Arzt oder eine niedergelassene Ärztin auf, bei Frauen sind es durchschnittlich 12,5, bei Männern 10,4 Arztbesuche pro Jahr (RKI, 2015). Dieser Trend wird sich im Zuge der demografischen Entwicklung in Zukunft weiter fortsetzen. Umso wichtiger ist es, dass Ärztinnen und Ärzte in besonderem Maße auf das Arbeiten mit diesen Menschen vorbereitet sind, um bestmögliche Versorgung leisten zu können. Die Heterogenität des Alters und älterer Menschen macht es dabei besonders notwendig, den älteren Patienten individuell zu betrachten und auf seine spezifische Situation einzugehen. Dies trifft natürlich auf alle Patientengruppen zu, jedoch ist gerade bei älteren Menschen die Gefahr groß, dass stereotype Vorstellungen und Betrachtungsweisen des Alters, sogenannte Altersbilder, Verhalten und Entscheidungen beeinflussen (z. B. Sechster Altenbericht der Bundesregierung, 2010). Altersbilder sind definiert als Vorstellungen vom Alter, alten Menschen und dem Älterwerden, diese können fremdbezogen (sogenannte Altersstereotype) oder selbstbezogen (sogenannte Altersselbstbilder) sein (Wurm et al., 2017). Der folgende Beitrag widmet sich der Relevanz von Altersbildern als Kontext von Altersmedizin. Ziel des Beitrages ist, für das Thema zu sensibilisieren und dazu anzuregen, möglicherweise altersdiskriminierende Praktiken zu hinterfragen und zu reduzieren. Der Fokus liegt hierbei auf den individuellen Altersbildern des medizinischen Personals und der Patienten, wobei institutionalisierte Altersbilder nur am Rande thematisiert werden, auch wenn sie ebenfalls wichtige Kontexte altersmedizinischer Versorgung darstellen (Sechster Altenbericht der Bundesregierung, 2010).

15.5.2 Die Ausprägung von Altersbildern in Gesundheitsberufen

Altersbilder sind seit Jahren ein zentrales Forschungsfeld der Gerontologie. Allgemein betrachtet sind die Vorstellungen vom Alter und alten Menschen eher negativ: Ältere Menschen werden als funktional eingeschränkt, gebrechlich, einsam und krank wahrgenommen, ihnen wird zwar ein generell freundliches Gemüt, aber auch weniger Kompetenzen als jüngeren Menschen zugeschrieben. Neuere Studien zeigen allerdings, dass Altersbilder sehr differenziert und multidimensional sein können und sowohl die Potenziale als auch Verluste des Alters beinhalten (z. B. Kornadt et al., 2020).

Studien, die sich mit Altersbildern bei medizinischem Personal beschäftigen, finden, dass gerade in diesen Gruppen Altersbilder häufig besonders negativ ausgeprägt sind. Dies wird darauf zurückgeführt, dass das Personal in der medizinischem Praxis viele Kontakte mit kranken und funktional eingeschränkten älteren Menschen hat, die dann die Vorstellungen von alten Menschen im Allgemeinen beeinflussen (Wyman et al., 2018). In einer qualitativen Studie aus Israel beispielsweise berichteten Ärztinnen und Ärzte, sowie Pflegefachpersonen und Sozialarbeiter, dass ältere Patienten als anspruchsvoll, teilweise verhaltensauffällig (z. B. durch Beschimpfungen oder Beleidigungen) und auch unhygienisch betrachtet werden (Ben-Harush et al., 2017). In einer Studie von Higashi und Kollegen (2012) mit Medizinstudierenden dominierten ebenfalls negative Altersbilder hinsichtlich des kognitiven Zustandes und der Hilfsbedürftigkeit älterer Menschen, auch wenn es positive Vorstellungen von älteren Menschen als zugewandt und adhärenter verglichen mit jüngeren Menschen gab. Insgesamt wurde die Geriatrie als herausforderndes aber auch langweiliges Fach eingeschätzt, welches eher der Sozialarbeit als der Medizin entspricht (Higashi et al., 2012). Studien aus dem deutschsprachigen Raum kommen teilweise zu anderen Befunden (z. B. Klaghofer et al., 2009). So waren hier die Vorstellungen von älteren Menschen von Medizinstudierenden zwar ebenfalls stark stereotypgeprägt, allerdings kommen zuweilen auch unrealistisch positive Vorstellungen des Alters zu tragen. In einem systematischen Review von Studien, größtenteils aus dem angloamerikanischen Raum, zog Meisner (2012b) das Fazit, dass Altersbilder bei Ärztinnen und Ärzten komplex sind und sowohl positive als auch negative Stereotype über ältere Menschen vorherrschen, auch abhängig davon, um welche älteren Menschen es sich handelt (z. B. ältere Menschen allgemein, Altenheimbewohner, Höchstaltrige) und welche fachärztlichen Bereiche befragt wurden.

15.5.3 Die Rolle von Altersbildern der Behandler in der medizinischen Versorgung

Dass Altersbilder von Ärztinnen und Ärzten relevant sind, zeigen eine Vielzahl von Studien. Diese Studien untersuchen, wie Altersbilder medizinisches Handeln beeinflussen können, insbesondere in Kontexten, in denen die Bedürfnisse älterer Menschen schwierig individuell zu betrachten sind (Sechster Altenbericht der Bundesregierung, 2010; Schnabel et al., 2021).

15.5.3.1 Die Rolle von Altersbildern bei der Diagnosestellung und Behandlung älterer Patienten

Die Unterscheidung von normativen, d. h. alterstypischen und pathologischen Prozessen bei älteren Patienten, ist oftmals eine große Herausforderung. Vorstellungen vom Alter als eine Zeit von Krankheit und Gebrechlichkeit sind, wie bereits beschrieben, weit verbreitet, auch bei Ärztinnen und Ärzten. Dies kann dazu führen, dass Symptome weniger auf tatsächliche Erkrankungen (und damit mehr oder weniger behandelbar), als auf das Alter an sich (und damit weniger gut behandelbar oder „normaler“) attribuiert werden (Meisner, 2012b). Dies trifft sowohl auf körperliche als auch psychische Symptome, wie z. B. depressive Verstimmung, zu. Die entsprechenden Symptome werden als Folge weniger exploriert und daher auch in den Behandlungsempfehlungen weniger berücksichtigt. Umgekehrt kann es aber auch sein, dass Begleiterscheinungen des normalen Altersprozesses fälschlicherweise als Erkrankungssymptome betrachtet und aggressiver als notwendig behandelt werden (Meisner, 2012b).

Neben Unterschieden in der Diagnostik zeigt eine Vielzahl hypothetischer Fallstudien, aber auch die Auswertung tatsächlicher Behandlungsdaten (beides hauptsächlich mit Teilnehmern oder Daten aus der haus- und fachärztlichen Praxis, z. B. der Onkologie oder Kardiologie), dass älteren Menschen bei der gleichen Problematik oft eine andere Behandlung verordnet wird als jüngeren Menschen. Dies ist unabhängig von der Diagnose, Komorbiditäten und sonstigen Störfaktoren (für eine Übersicht über entsprechende Studien, siehe z. B. Hajjaj et al., 2010; Wyman et al., 2018). Die Vorstellung, dass Alter mit geringerer Nützlichkeit präventiver Verhaltensweisen einhergeht, kann sich zum Beispiel darin niederschlagen, dass älteren Menschen weniger häufig die Empfehlung für präventive Maßnahmen gegeben wird. Aber auch bei Vorsorgeuntersuchungen und manifesten Beschwerden zeigen sich Unterschiede. Älteren Frauen wird weniger häufig eine Brustuntersuchung angeboten, Menschen über 65 werden im Falle von Angina weniger häufig zu einem Spezialisten überwiesen und auch im Fall von Lungenkrebs wird älteren Personen weniger häufig eine operative Behandlung angeboten, um nur einige Beispiele zu nennen (Hajjaj et al., 2010; Wyman et al., 2018). Ein weiterer, im Zuge der Digitalisierung von Medizin und eHealth relevanter Aspekt ist, dass älteren Patienten weniger Kompetenzen in Bezug auf Technik und Digitalisierung zugetraut werden, oder ihre spezifischen Bedürfnisse diesbezüglich nicht ernst genommen werden. So könnten die Vorteile solcher innovativer Methoden älteren Menschen weniger zugutekommen, auch wenn es dazu bisher an konkreten empirischen Daten fehlt.

Die vielfältig belegten Unterschiede und an manchen Stellen auch altersdiskriminierenden Praktiken in Diagnostik und Behandlung älterer Menschen lediglich auf die Altersbilder der Ärztinnen und Ärzte zurückzuführen wäre allerdings sicher vereinfacht, da auch systemische Faktoren, wie z. B. Vergütungspraxis oder fehlende Zeit im Klinikalltag, eine Rolle spielen. Außerdem ist es methodisch schwierig, einen direkten Zusammenhang zwischen solchen Behandlungsunterschieden und Altersbildern nachzuweisen (Voss & Rothermund, 2016). Dennoch spielen Altersbilder eine wichtige Rolle im Kontext von Diagnostik und Therapie älterer Menschen.

15.5.3.2 Die Rolle von Altersbildern beim Umgang und der Kommunikation mit älteren Patienten

Auch in der Kommunikation und dem allgemeinen Umgang mit älteren Patienten spielen Altersbilder eine Rolle. Stereotype von körperlicher und kognitiver Beeinträchtigung oder der Hilflosigkeit älterer Menschen führen dazu, dass Ärztinnen und Ärzte Gefahr laufen, patronisierendes Verhalten gegenüber ihren älteren Patienten an den Tag zu legen (z. B. Geisler, 2007). So findet sich in einer Reihe von Studien Evidenz dafür, dass ältere Patienten seltener in medizinische Entscheidungen einbezogen werden als jüngere Patienten, häufig wird eher über als mit den Patienten gesprochen, dies kann auch negative Auswirkungen z. B. auf die Qualität von Aufklärungsgesprächen haben (vgl. Wyman et al., 2018).

Ein weiteres, vielfach untersuchtes Phänomen ist die Sprache, die von medizinischem Personal in der Kommunikation mit älteren Patienten verwendet wird. Es ist natürlich wichtig, auf mögliche sensorische und kognitive Einschränkungen der Patienten einzugehen und diese bei der Ansprache zu berücksichtigen. Allerdings kann es hier, geleitet durch die oben erwähnten Altersstereotype, zu einer negativen Sprachanpassung kommen, die als „Elderspeak" bezeichnet wird. Darunter versteht man, dass in einer vereinfachten, reduzierten Sprache mit den älteren Menschen gesprochen wird, wie sie auch gegenüber Säuglingen und Kleinkindern verwendet wird. Dieses Sprechverhalten ist neben inhaltlichen und grammatikalischen Vereinfachungen, der Verwendung von Verniedlichungen und Kosenamen und häufigen Wiederholungen zudem durch eine übertrieben variable Intonation und eine hohe Stimmlage gekennzeichnet (z. B. Geisler, 2007; Schnabel et al. 2021). Beispiele hierfür sind Sätze wie *„Na, wie geht es uns denn heute?"* oder *„Jetzt geben Sie mal fein ein bisschen Pipi ab"*.

Ein Problem solcher allgemeiner und patronisierender Sprachanpassung ist, dass diese angewendet wird, selbst wenn der ältere Patient dem zugrundeliegenden Stereotyp überhaupt nicht entspricht. Als Folge dieser unangemessenen Kommunikation fühlen sich fitte und selbstständige ältere Menschen weniger respektiert und herabgewürdigt, sie zeigen geringeren Selbstwert, mehr abhängiges Verhalten und weniger Vertrauen in die eigenen Fähigkeiten. Langfristig kann das durch eine Reduzierung von Selbstwirksamkeit und Aktivität zu einem tatsächlichen Verlust von Autonomie führen (z. B. Ryan et al., 1995). Zudem wird durch diese Art der Kommunikation ein Abhängigkeitsverhältnis des Angesprochenen vom Sprecher impliziert, welches sich negativ auf die Arzt-Patienten-Beziehung und Compliance auswirken kann. Aber auch bei Patienten mit tatsächlichen Einschränkungen, wie z. B. demenziellen Erkrankungen, ist „Elderspeak" problematisch und kann zu negativen Reaktionen und Therapieresistenz beitragen (z. B. Zhang et al., 2020). Unter bestimmten Bedingungen kann es jedoch auch sein, dass diese Sprache von tatsächlich beeinträchtigten älteren Menschen als positiv und fürsorglich wahrgenommen wird (z. B. Schnabel et al., 2021). Eine den Bedürfnissen der älteren Patientinnen und Patienten angemessene Kommunikation kann die Arzt-Patienten-Interaktion für beide Seiten erleichtern (Geisler, 2007).

15.5.4 Die Altersbilder der Patienten als Risiko- und Schutzfaktoren

Neben den Altersbildern der Ärztinnen und Ärzte stellen auch die Altersbilder der Patienten selbst einen gewichtigen Kontextfaktor für medizinisches Handeln dar. Es gibt inzwischen einen breiten theoretischen und empirischen Konsens darüber, dass Altersstereotype und Altersselbstbilder im Verlauf des Lebens zu „selbsterfüllenden Prophezeiungen" werden und die Gesundheit und Langlebigkeit älterer Menschen beeinflussen (Levy, 2009). Menschen, mit weniger potenzial- und eher verlustorientierten Altersbildern, haben im Verlauf ihres Lebens z. B. ein höheres Risiko für funktionale Einschränkungen sowie das Auftreten von demenziellen und kardiovaskulären Erkrankungen. Ultimativ sind negative Altersbilder mit einer insgesamt erhöhten Mortalität assoziiert (siehe z. B. Wurm et al., 2022 und 2017, für eine Übersicht entsprechender Studien).

Vermittelt werden diese Effekte über physiologische, psychologische und behaviorale Mechanismen (Levy, 2009), die alle auch in der medizinischen Praxis eine Rolle spielen. Die Konfrontation mit negativen Altersstereotypen kann zu erhöhter physiologischer Reaktivität und mehr akutem Stresserleben führen (Meisner, 2012a). Wird also ein Patient in der ärztlichen Praxis bzw. in der Ansprache mit negativen Altersstereotypen konfrontiert, kann dies als ein situativer Stressor fungieren und negative physiologische Reaktionen, wie zum Beispiel erhöhten Blutdruck, hervorrufen. Auch chronischer Stress scheint mit negativen Altersbildern in Zusammenhang zu stehen. So fanden Levy und Kollegen (2016), dass Menschen mit negativeren Altersstereotypen über eine Zeitspanne von 30 Jahren eine deutlich höhere Kortisolausschüttung aufwiesen als Menschen mit weniger negativen Stereotypen. Neuere Studien bringen Altersbilder auch mit weiteren Biomarkern, wie z. B. reduzierter Telomerlänge in Verbindung (z. B. Pietrzak et al., 2016).

Psychologische Effekte negativer Altersbilder mit Relevanz für Gesundheit lassen sich in experimentellen wie auch in längsschnittlichen Studien finden. In einer experimentellen Studie stimmten nach einer Konfrontation mit negativen Altersstereotypen ältere Menschen mit geringerer Wahrscheinlichkeit einer Behandlung im Fall einer schweren Erkrankung zu, dies wird mit reduziertem Lebenswillen erklärt (Marques et al., 2014). Altersbilder haben einen Einfluss auf Gefühle von Einsamkeit und sozialer Isolation, die sich langfristig ebenfalls negativ auf die Gesundheit auswirken (z. B. Hu & Li, 2022). Menschen mit negativeren Altersbildern sind insgesamt weniger zufrieden mit ihrem Leben und zeigen erhöhte depressive Symptomatik (z. B., Brothers et al., 2020). Auch hinsichtlich psychologischer Bewältigungsmechanismen weisen Menschen mit negativeren Altersbildern weniger adaptive Profile auf (Wurm et al., in 2022).

Verhaltensbezogene Effekte negativer Altersbilder wurden ebenfalls in einer Vielzahl von Studien gezeigt. Negative Altersbilder führen dazu, dass Menschen weniger körperlich aktiv sind, sich weniger gesund ernähren und insgesamt einen weniger gesunden Lebensstil verfolgen (z. B. Wurm et al., 2022 Zhang et al., 2020). Im Gegenzug scheinen positivere Altersselbstbilder eher als Ressourcen zu dienen. Zum Beispiel zeigte eine Studie mit Daten des Deutschen Alterssurveys, dass Menschen, deren Altersselbstbilder sich über die Zeit verbesserten, weniger häufig hausärztliche Behandlung aufsuchten (Hajek & König, 2020), ähnliche Befunde zeigten sich ebenfalls in einer längsschnittlichen Studie mit Daten des amerikanischen Health and Retirement Surveys (Sun et al., 2017), hier waren positivere Altersbilder bei Menschen über 50 mit geringeren Hospitalisierungsraten assoziiert.

> **Merke**
>
> Die Altersbilder der Patienten können zum Therapieerfolg beitragen oder diesen behindern und sollten daher explizit bei der Behandlung berücksichtigt werden.

Das Wissen um die Altersbilder der Patienten und deren Einbezug in die Kommunikation und Vermittlung therapeutischer Ansätze (z. B. durch gezielte Ansprache und gemeinsames Hinterfragen des Altersbildes des Patienten sowie deren Bedeutung für die Behandlung) kann somit zu weniger Stresserleben in der Interaktion führen, Wohlbefinden steigern und sowohl in präventiven als auch kurativen Behandlungen genutzt werden, um Menschen zu mehr Adhärenz und gesünderen Verhaltensweisen zu motivieren. Die Konfrontation mit altersdiskriminierendem, stereotypgeleitetem Umgang und Behandlung kann hingegen zu einer Verfestigung negativer Altersstereotype bei den Patienten und damit langfristig zu negativen gesundheitlichen Konsequenzen beitragen.

15.5.5 Fazit

In der medizinischen Praxis besteht aufgrund der Häufigkeit der Kontakte mit älteren Patienten sowie der kontextuellen Gegebenheiten, die oft mit eingeschränkter Zeit für Patientenkontakte einhergehen, ein besonderes Risiko für altersstereotypgeleitetes Verhalten. Sich dieser Stereotype bewusst zu sein und aktiv gegen sie vorzugehen, kann ein erster Schritt sein, die Effekte zu reduzieren. So können zum Beispiel das Erkennen stereotypgeleiteter Kommunikationsmuster in der Ausbildung und im klinischen Alltag thematisiert werden. Es sei auch erwähnt, dass nicht nur negative, sondern auch übertrieben positive Stereotype über ältere Menschen negative Effekte haben können, wenn dadurch die Fähigkeiten und Ressourcen älterer Menschen überschätzt werden. Das Wissen um die Heterogenität älterer Menschen im allgemeinen und älterer Patienten im Speziellen, sowie um die Relevanz von Altersbildern muss daher erweitert und in der ärztlichen Aus- und Weiterbildung tiefgreifend thematisiert werden, um stereotypgeleitetes Verhalten zu minimieren. Vielfältige Kontakte zu älteren Menschen im beruflichen und privaten Umfeld und damit ein Erleben der Heterogenität des Alters ermöglichen zudem die Entwicklung differenzierter, realistisch-positiver Altersbilder (Kornadt et al., 2020; Sechster Altenbericht der Bundesregierung, 2010). Diese gilt es zu fördern, um die bestmögliche Versorgung älterer Menschen zu unterstützen.

Zusammenfassung

Altersbilder sind Vorstellungen vom Altern, Altsein und von alten Menschen. Inhaltlich sind Altersbilder differenziert und multidimensional, wenn auch im Allgemeinen eher negativ gefärbt. Auch bei Ärztinnen und Ärzten können negative Altersbilder nachgewiesen werden. Altersbilder des medizinischen Personals können die Diagnostik und Therapie älterer Menschen beeinflussen, wenn stereotype Vorstellungen vom Alter in die Interpretation von Symptomen und die Prognosen für Therapien einfließen. Stereotypgeleitetes, patronisierendes Verhalten gegenüber älteren Menschen, sogenannte „Elderspeak", kann negative Auswirkungen auf die älteren Menschen selbst sowie das Arzt-Patienten-Verhältnis und die Therapieadhärenz haben. Die Altersbilder der Patienten selbst beeinflussen deren Gesundheitszustand über physiologische, behaviorale und psychologische Pfade. Das ärztliche Wissen um Altersbilder und ihren Einfluss als Kontextvariable für medizinisches Handeln kann die Behandlung älterer Menschen insgesamt verbessern und zu Wohlbefinden und Gesundheit dieser Patientengruppe beitragen.

Literatur

Ben-Harush, A., Shiovitz-Ezra, S., Doron, I., et al. (2017). Ageism among physicians, nurses, and social workers: Findings from a qualitative study. *European journal of ageing, 14*(1), 39-48. https://doi.org/10.1007/s10433-016-0389-9

Bundestag, D. (2010). Drucksache 17/3815. *Unterrichtung durch die Bundesrepublik: Sechster Bericht zur Lage der älteren Generation in der Bundesrepublik Deutschland – Altersbilder in der Gesellschaft. Und: Stellungnahme der Bundesregierung.*

Geisler, L. (2007). Das Gespräch mit alten Patienten. *Reden mit Respekt. physiopraxis, 5*, 46-48. Retrived from http://www.linus-geisler.de/art2007/200702ains-gespraech_alter_patient.html

Hajek, A., & König, H.-H. (2021). Self-perceptions of ageing, GP visits and frequent attendance. Longitudinal Findings From the German Ageing Survey. *Aging and Mental Health, 25*(8), 1493-1498. https://doi.org/10.1080/13607863.2020.1742659

Hajjaj, F. M., Salek, M. S., Basra, M. K., et al. (2010). Non-clinical influences on clinical decision-making: a major challenge to evidence-based practice. *Journal of the Royal Society of Medicine, 103*(5), 178-187. https://doi.org/10.1258/jrsm.2010.100104

Higashi, R. T., Tillack, A. A., Steinman, M., et al. (2012). Elder care as „frustrating" and „boring": understanding the persistence of negative attitudes toward older patients among physicians-in-training. *Journal of Aging Studies, 26*(4), 476-483. https://doi.org/10.1016/j.jaging.2012.06.007

Hu, R. X., & Li, L. W. (2022). Social Disconnectedness and Loneliness: Do Self-Perceptions of Aging Play a Role? *The Journals of Gerontology: Series B*. https://doi.org/10.1093/geronb/gbac008

Klaghofer, R., Buddeberg, C., Schleuniger, M., et al. (2009). Einstellungen zu alten Menschen zu Beginn und am Ende des Medizinstudiums. *Zeitschrift für Gerontologie und Geriatrie, 42*(5), 365-371. https://doi.org/10.1007/s00391-008-0028-y

Kornadt, A. E., Kessler, E.-M., Wurm, S., et al. (2020). Views on ageing: a lifespan perspective. *European journal of ageing, 17*(4), 387-401. https://doi.org/10.1007/s10433-019-00535-9

Levy, B. (2009). Stereotype embodiment: A psychosocial approach to aging. *Current directions in psychological science, 18*(6), 332-336. https://doi.org/10.1111/j.1467-8721.2009.01662.x

Levy, B., Moffat, S., Resnick, S., et al. (2016). Buffer against cumulative stress: Positive age self-stereotypes predict lower cortisol across 30 years. *The Journal of Gerontopsychology and Geriatric Psychiatry, 29* (3), 141–146. https://doi.org/10.1024/1662-9647/a000149

Liu, W., Perkhounkova, Y., Williams, K., et al. (2022). Mealtime nonverbal behaviors in nursing home staff and residents with dementia: behavioral analyses of videotaped observations. *Geriatric Nursing, 44*, 112-124. https://doi.org/10.1016/j.gerinurse.2022.01.009

Marques, S., Lima, M. L., Abrams, D., et al. (2014). Will to live in older people's medical decisions: immediate and delayed effects of aging stereotypes. *Journal of Applied Social Psychology, 44*(6), 399-408. https://doi.org/10.1111/jasp.12231

Meisner, B. A. (2012a). A meta-analysis of positive and negative age stereotype priming effects on behavior among older adults. *Journals of Gerontology Series B: Psychological Sciences and Social Sciences, 67*(1), 13-17. https://doi.org/10.1093/geronb/gbr062

Meisner, B. A. (2012b). Physicians' attitudes toward aging, the aged, and the provision of geriatric care: A systematic narrative review. *Critical Public Health, 22*(1), 61-72. https://doi.org/10.1080/09581596.2010.539592

Pietrzak, R. H., Zhu, Y., Slade, M. D., et al. (2016). Negative age stereotypes' association with accelerated cellular aging:

Evidence from two cohorts of older adults. *Journal of the American Geriatrics Society, 64*(11), e228. https://doi.org/10.1111/jgs.14452
Robert Koch-Institut (Hrsg.) (2015) Gesundheit in *Deutschland. Gesundheitsberichterstattung des Bundes*. Gemeinsam getragen von RKI und Destatis. RKI, Berlin. Retrieved from https://www.rki.de/DE/Content/Gesundheitsmonitoring/Gesundheitsberichterstattung/GBEDownloadsGiD/2015/08_gesundheit_in_deutschland.pdf?__blob=publicationFile
Ryan, E. B., Hummert, M. L., & Boich, L. H. (1995). Communication predicaments of aging: Patronizing behavior toward older adults. *Journal of Language and Social Psychology, 14*(1-2), 144-166. https://doi.org/10.1177/0261927X95141008
Schnabel, E.-L., Wahl, H.-W., Streib, C., et al. (2021). Elderspeak in acute hospitals? The role of context, cognitive and functional impairment. *Research on Aging, 43*(9-10), 416-427. https://doi.org/10.1177/0164027520949090
Sun, J. K., Kim, E. S., & Smith, J. (2017). Positive self-perceptions of aging and lower rate of overnight hospitalization in the US population over age 50. *Psychosomatic medicine, 79*(1), 81. https://doi.org/10.1097/PSY.0000000000000364
Voss, P., & Rothermund, K. (2019). Altersdiskriminierung in institutionellen Kontexten. In *Handbuch Entwicklungs- und Erziehungspsychologie* (pp. 509-538 : Springer, Berlin, Heidelberg.
Wurm, S., Blawert, A., & Schäfer, S. (2022). The Importance of Views of Aging in the Context of Medical Conditions. In: Y. Palgi, A. Shrira, & M. Diehl (Hrsg.). *Subjective Views of Aging: Theory, Research, and Practice*. Cham: Springer. https://doi.org/10.1007/978-3-031-11073-3_15
Wurm, S., Diehl, M., Kornadt, A. E., et al. (2017). How do views on aging affect health outcomes in adulthood and late life? Explanations for an established connection. *Developmental Review, 46*, 27-43. https://doi.org/10.1016/j.dr.2017.08.002
Wyman, M. F., Shiovitz-Ezra, S., & Bengel, J. (2018). Ageism in the health care system: Providers, patients, and systems. In L. Ayalon & C. Tesch-Römer (Eds.) Contemporary perspectives on ageism (pp. 193-212). Cham: Springer. https://doi.org/10.1007/978-3-319-73820-8_13
Zhang, X., Kamin, S. T., Liu, S., et al. (2020). Negative self-perception of aging and mortality in very old Chinese adults: the mediation role of healthy lifestyle The Journals of Gerontology: Series B, 75(5), 1001-1009. https://doi.org/10.1093/geronb/gby136

15.6 Autofahren im Alter zwischen Kompetenz, Ressource und Risiko

Bernhard Schlag

Die demografische Entwicklung weist für Deutschland einen steigenden Bevölkerungsanteil der Älteren (und der ganz alten Menschen) auf. Die in Deutschland am stärksten wachsende Altersgruppe von ca. 4,4 Mio. im Jahr 2013 (5 % der Bevölkerung) auf etwa 9 Mio. Menschen im Jahr 2060 sind die 80-Jährigen und Älteren. Dann werden 12–13 % der Bevölkerung 80 Jahre und älter sein (Statistisches Bundesamt, 2015).

Zugleich altern neue Kohorten, die ihr Leben lang (auto-)mobil waren und dies auch im höheren Lebensalter bleiben wollen. Selbstbestimmte Mobilität ist für ältere Menschen eine essenzielle Voraussetzung eines unabhängigen Lebens.

Die Anzahl der bei Straßenverkehrsunfällen verunglückten Personen hat sich bei den Älteren im Vergleich zu allen anderen Altersgruppen in Deutschland seit dem Jahr 2000 (und noch stärker in der längerfristigen Perspektive seit 1980) deutlich ungünstiger entwickelt. Prozentual erhöhte sich diese Kennziffer seit dem Jahr 2000 (= 100 %) bis 2016 bei Senioren auf 135 Prozentpunkte, während sie für Nichtsenioren auf ca. 75 Prozentpunkte sank. Am ungünstigsten war die Entwicklung bei älteren Radfahrern (170 Prozentpunkte), während sie bei älteren Pkw-Insassen etwa der Bevölkerungsentwicklung bei Senioren entspricht (130 Prozentpunkte) und bei älteren Fußgängern vergleichsweise günstiger verlief.

Merke

Mehr ältere Menschen sind mit einer ungünstigeren Unfallentwicklung verbunden. Darauf muss sich auch die Geriatrie in Zukunft einstellen.

Die Situation ist für die verschiedenen Arten der Verkehrsteilnahme sehr unterschiedlich. Während sich die Unfallsituation bei älteren Fußgängern vor allem durch bauliche Maßnahmen innerorts günstiger entwickelt hat, ist die Entwicklung besonders ungünstig für ältere Radfahrer insbesondere für ältere Pedelec-Nutzer. Darin spiegelt sich einmal die Attraktivität dieser Verkehrsmittel und ihre stark gestiegene Nutzung durch ältere Menschen wider (Exposure-Faktor). Zum anderen sind die Anforderungen an sicheres Radfahren im heutigen Straßenverkehr für alle Nutzergruppen hoch – und einige dieser Anforderungen sind durch Ältere schwerer zu bewältigen (s. u.). Zum Dritten fehlt vielen Älteren die Übung, z. B. beim Umstieg auf ein attraktives und vergleichsweise schnelles Pedelec. Und nicht zuletzt ist die Vulnerabilität im Alter höher, sodass Unfälle häufiger zu schweren Verletzungen führen.

Mit der Nutzung öffentlicher Verkehrsmittel ist gerade aus Sicht älterer Menschen oft ein anderes Sicherheitsproblem verbunden: Mit Blick auf die Unfallgefahr (Safety) sind Busse und Bahnen die sichersten Verkehrsmittel, aber viele ältere Menschen fürchten dort Belästigung, Enge und Kriminalität (Security). Hier sind Maßnahmen wichtig, die die Security erhöhen – auch um neben den ökologischen die Safety-Vorteile öffentlicher Verkehrsmittel besser nutzen zu können.

Stellt man bei den älteren Pkw-Fahrern ihre (im Vergleich zu den mittleren Altersgruppen) niedrigere Fahrleistung in Rechnung, so nehmen Verkehrssicherheitsprobleme im höheren Lebensalter (ab etwa 75 Jahren) zu. Mit hoher Genauigkeit lässt sich sagen, wo ältere Autofahrer im Straßenverkehr besondere Probleme haben und überzufällig häufig Unfälle verursachen (Weller et al., 2015): In Kreuzungsbereichen bei der Beachtung bzw. Missachtung von Vorfahrt und Vorrang, beim Abbiegen, Wenden, Rückwärtsfahren, Ein- und Ausfahren.

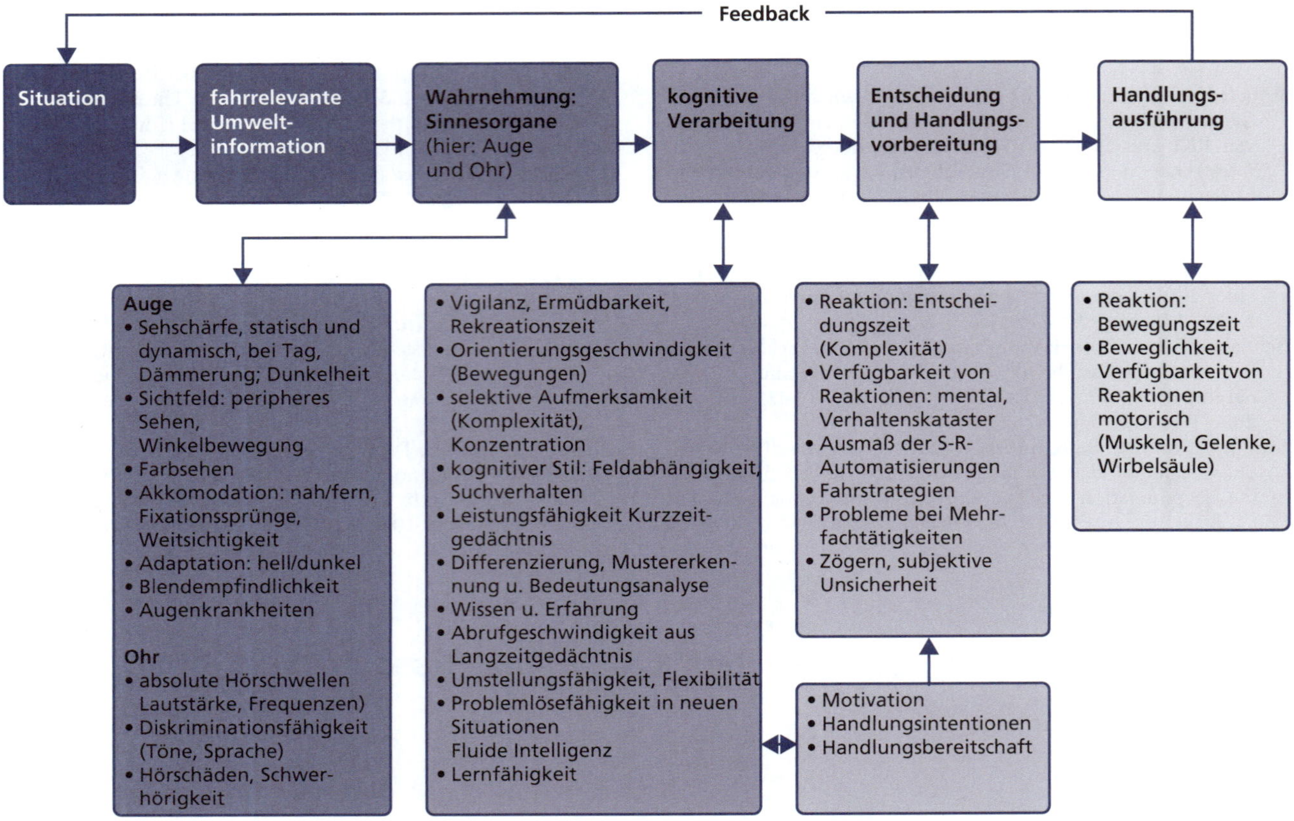

Abb. 15.6.1: Problemfelder älterer Kraftfahrer in Wahrnehmung, Kognition und Handlung (Schlag, 2008b)

Im Überblick sind aus der Vielzahl regelmäßiger (nicht krankhafter) physischer und psychischer Entwicklungen der Leistungsfähigkeit im Alter die folgenden zehn Entwicklungen als besonders bedeutsam für die Verkehrsteilnahme und das Kraftfahren hervorzuheben (vgl. Schlag, 2008a; Schlag, 2013; Weller & Schlag, 2013; Weller et al., 2015) (▶ Abb. 15.6.1).

> **Merke**
>
> Die Probleme älterer Kraftfahrender sind vielschichtig. Sie umfassen mindestens zehn Bereiche: Sehvermögen, Aufmerksamkeitssteuerung, Leistungstempo, Beanspruchung, kognitive Veränderungen, körperliche Beweglichkeit und Belastbarkeit, Überforderung, Diskrepanz zwischen Selbst- und Fremdbild, Selbstakzeptanz von Altersveränderungen, altersbedingte und alterskorrelierte Krankheiten und deren Medikation.

15.6.1 Zehn Problemfelder älterer Kraftfahrender

1. Das *Sehvermögen* lässt nach, vor allem bei Dämmerung und Dunkelheit. Betroffen sind neben der Fern- und Nah-Tagessehschärfe regelmäßig die dynamische Sehschärfe, die Akkommodationsfähigkeit (nah/fern) und die Adaptationsfähigkeit (hell/dunkel; nach Blendung). Es kommt zu einer Verkleinerung des nutzbaren Sehfeldes und zu einer Einschränkung des peripheren Sehens (*useful field of view*). Bei den meisten Veränderungen der Wahrnehmungsfähigkeiten und besonders des optischen Sinnes (hier wegen seiner Bedeutung bei der Verkehrsteilnahme hervorgehoben) handelt es sich um schleichende Prozesse, die den Betroffenen oft erst spät und unzureichend bewusst werden.
2. Die *Aufmerksamkeitssteuerung* verändert sich. Das reicht von der visuellen Suche über die selektive und geteilte Aufmerksamkeit, den Wechsel der Aufmerksamkeit, die Unterdrückung (Inhibition) irrelevanter Informationen und das Verharren bei eben noch wichtigen Geschehnissen bis zur Durchführung mehrerer Aufgaben gleichzeitig (Multitasking) (Falkenstein & Karthaus, 2017). Probleme bei der Aufmerksamkeitssteuerung führen wiederum zu erhöhter Ablenkbarkeit. Hancock et al. (2003) fanden beispielsweise, dass die Bremsreaktionszeit bei Telefonnutzung während eines kritischen Fahrmanövers bei älteren Fahrern nur dann signifikant höher war, wenn gleichzeitig eine zusätzliche Ablenkung auftrat. Ohne Ablenkung fanden sich auch bei dieser komplexen Tätigkeit keine Unterschiede. Romoser et al. (2013) beobachteten, dass ältere Fahrer in Kreuzungen vermehrt Schwierigkeiten hatten, gefährliche Bereiche außerhalb ihrer intendierten Trajektorie („Fahrschlauch“) zu beachten und dafür ihre Aufmerksamkeit von ihren primären Zielfeldern abzuziehen. Im Vergleich zu unerfahrenen Fahrern hilft erfahrenen Älteren allerdings ein hoher Anteil automatisierter (vor

allem motorischer) Teilhandlungen bei der Ausführung von Mehrfachtätigkeiten.

3. Ein nachlassendes *Leistungstempo* ist im gesamten Wahrnehmungs- und Handlungsbereich von den Sinnesempfindungen über die Verarbeitung der Informationen und das Entscheiden bis zur motorischen Handlungsausführung zu beobachten. Dies führt zu einem erhöhten Zeitbedarf Älterer, wodurch Handlungen teilweise zögerlich und unsicher wirken. Es gilt, dass das Leistungstempo mehr beeinträchtigt ist als die Leistungsgüte. Fehler entstehen besonders unter Zeitdruck, wie er allerdings im Straßenverkehr häufig vorkommt. So gelingt die komplexe Mehrfachtätigkeit lenken, kuppeln, schalten und gleichzeitig den Verkehr beobachten dann regelmäßig, wenn die ersten drei (motorischen) Teilhandlungen automatisiert ablaufen. Die Automatisierung motorischer Abläufe kann jedoch im hohen Alter ebenfalls zurückgehen, die antizipatorische motorische Handlungsplanung und die Handlungsausführung gelingen dann nicht mehr wie in jüngeren Jahren (Wunsch et al., 2017). Sequenzielle statt partieller Ausführung kann hier hilfreich sein, wenn sie möglich ist. Beispielsweise gehen alte Menschen oft langsamer oder bleiben ganz stehen, wenn sie mit Anderen sprechen.
4. Aus nachlassenden Leistungsfähigkeiten resultiert wiederum eine höhere *Beanspruchung* aufgrund der größeren Anstrengung, die notwendig wird, um die geforderte Leistung zu erbringen. Eine dauerhaft höhere Beanspruchung geht weiterhin mit einer schnelleren Ermüdung einher. Entgegengewirkt wird höherer Beanspruchung zumeist kompensatorisch mit einer Verringerung der Anforderungen (soweit dies möglich ist) und hier vor allem mit einer Reduktion der Geschwindigkeit. Besonders problematisch wird es allerdings dann, wenn die Aufgabenanforderungen, die beispielsweise eine komplexe Kreuzungssituation an alle Verkehrsteilnehmer in gleicher Weise stellt, die Bewältigungsfähigkeiten einer Teilgruppe, z. B. der älteren Fahrer, systematisch übersteigen (vgl. Fuller, 2005).
5. Weitere *kognitive Veränderungen* mit dem Alter und ihre Auswirkungen auf die Verkehrssicherheit werden von Weller und Geertsema (2008) sowie von Falkenstein und Sommer (2008) beschrieben. Insgesamt zeichnet sich die Tendenz ab, dass Ältere vermehrt erfahrungsbasiert und damit erwartungsgesteuert handeln (Schlag, 2013b). Diese *Top-down-Prozesse* werden umso bedeutsamer, je schwerer eine exakte und schnelle Wahrnehmung und Einschätzung sich verändernder Situationen (*Bottom-up-Prozesse*) gelingt. Diese Strategie wird in den weitaus meisten Situationen gerade aufgrund der Erfahrung Älterer erfolgreich sein – nicht jedoch bei überraschenden (eben nicht erwarteten), seltenen, kritischen oder einfach neuen Anforderungen.
6. Mit zunehmendem Alter ist eine geringere *körperliche Beweglichkeit und Belastbarkeit* zu beobachten, die besondere Relevanz für Fußgänger und Radfahrer hat, teilweise auch für Nutzer öffentlicher Verkehrsmittel. Dies spricht für die Nutzung des Autos zur Erhaltung der persönlichen Mobilität. Eine schnellere Ermüdbarkeit und langsamere Erholung sind allerdings auch für das Autofahren problematisch. Veränderungen der motorischen Leistungsfähigkeit werden im Einzelnen von Rinkenauer (2008) beschrieben.
7. Bei komplexen Leistungsanforderungen steigt die Gefahr einer sensorischen, kognitiven und/oder motorischen *Überforderung* vor allem dann, wenn diese Anforderungen schnell bewältigt werden müssen. Die Bewältigung neuer Aufgaben und sich schnell wandelnder Situationen fallen im Alter schwerer. Zudem ist die Widerstandsfähigkeit (Resilienz) z. B. gegenüber Störungen und Ablenkungen niedriger.
8. Ein vorherrschend negatives gesellschaftliches Altersstereotyp, gerade in Bezug auf ältere Kraftfahrer, kontrastiert mit einem positiven Selbstbild (Florack et al., 2015). Diese *Diskrepanz zwischen Fremdbild und Selbstbild* älterer Kraftfahrer begünstigt unangemessene Interaktionen im Straßenverkehr. Ein übermäßig positives Bild von den eigenen Kompetenzen steht zudem dem Erkennen ungünstiger psychophysischer Entwicklungen entgegen.
9. Ungünstige Veränderungen im Verlauf der Alterung werden ungern wahrgenommen. Ein Hinweis darauf wird teilweise als Kränkung empfunden. Die geringe *Selbstakzeptanz von Altersveränderungen* führt zu der Frage, inwieweit die Problemwahrnehmung und ein selbstkritischer Umgang mit den eigenen Fahrfähigkeiten extern unterstützt werden können. Hierin kann eine wichtige Aufgabe des Arztes liegen. Denn der Alterungsprozess verlangt starke Adaptationsleistungen und neues Lernen. Dies fällt besonders schwer, wenn Anpassungen an ungünstige Entwicklungen und empfundene Verluste im Verlauf des Alterns notwendig werden. Plastizität ist gerade im Alterungsprozess noch einmal stark gefordert; sie bedarf der Unterstützung, damit sie gelingen kann.
10. Neben den allgemeinen und regelmäßigen Veränderungen der Leistungsfähigkeit mit dem Alter haben *altersbedingte und alterskorrelierte Krankheiten und deren Medikation* einen Einfluss auf die Verkehrssicherheit. Häufigere Erkrankungen stellen dabei im Alter selbst eine Regelmäßigkeit dar.

15.6.2 Erhaltung der selbstständigen Mobilität

Merke

Das bekannte Modell von Baltes & Baltes zu Selektion, Optimierung und Kompensation ist auch für kompetentes Autofahren im Alter hilfreich.

Zur Erhaltung der selbstständigen Mobilität im Alter und gleichzeitig der Sicherheit des Verkehrsgeschehens bieten sich – den Gedanken der Selektion, Optimierung und Kompensation (SOK) für ein erfolgreiches Altern (Baltes & Baltes, 1990) folgend – drei Wege an:

- Selektion bei eindeutig gefährdeten und gefährdenden älteren Autofahrern,
- Optimierung durch Training und Rückmeldefahrten,
- Kompensationsleistungen anerkennen, unterstützen und stärken.

Zunächst gilt im Straßenverkehr in Deutschland das Prinzip, dass staatliche Eingriffe nur nach auffälligem, zumeist

Regeln übertretendem oder gefährdendem Verhalten erfolgen. Ausschlaggebend ist also das gezeigte eigene Verhalten – es sei denn spezifische Erkrankungen lassen gefährdendes Verhalten im Straßenverkehr erwarten. Für die Straßenverkehrssicherheit kritische Erkrankungen (nicht nur im Alter) sind in den durch die Bundesanstalt für Straßenwesen regelmäßig überarbeiteten Begutachtungsleitlinien zur Kraftfahreignung (Gräcmann & Albrecht, 2019) zusammengestellt. Die Begutachtungsleitlinien sind eine Zusammenstellung von körperlichen und/oder geistigen Mängeln, die die Eignung zum Führen eines Kraftfahrzeugs ausschließen oder einschränken können. Sie sollen die Begutachtung der Kraftfahreignung im Einzelfall erleichtern. Einzelne der dort angeführten Erkrankungen sind alterskorreliert, so vor allem krankhafte Entwicklungen beim Sehen und Hören und bei kognitiven Funktionen (s. o.) sowie Altersdemenz und Persönlichkeitsveränderungen durch pathologische Alterungsprozesse. Zudem können anderweitige alterstypische Erkrankungen z. B. des zentralen Nervensystems und des kardiovaskulären Systems Einfluss haben auf fahrsicherheitsrelevante sensorische, motorische und kognitive Funktionen (Falkenstein et al., 2021). Da vor allem in ländlichen Regionen eine selbstständige Lebensführung sehr von den eigenen Mobilitätschancen abhängt, stellt sich allerdings auch hier regelmäßig die Frage, inwieweit solche krankhaften Entwicklungen durch entsprechende Anpassungen des Mobilitätsverhaltens kompensierbar sind. Kompensation setzt allerdings regelmäßig eine selbstkritische Haltung voraus. Einen Zwischenweg kann die Möglichkeit bieten, konkrete Beschränkungen und Auflagen in die Fahrerlaubnis einzutragen.

Merke

Interventionen können das Fahrverhalten von älteren Menschen deutlich verbessern. Es geht vor allem um Fahrtraining und Rückmeldefahrten.

Zunehmende Bedeutung gewinnt die Optimierung des Mobilitäts- und Fahrverhaltens älterer Kraftfahrer durch Training und Rückmeldefahrten. Hier gibt es inzwischen eine Reihe erprobter Angebote durch Verkehrssicherheitsorganisationen, Fahrlehrer und Verkehrspsychologen, die in Evaluationsstudien regelmäßig zum Erhalt und zur Verbesserung der Fahrkompetenz im höheren Lebensalter beitragen konnten. Beispiele sind die von Poschadel (2013) gestalteten Trainingskonzepte und die gemeinsam mit der Unfallforschung der Versicherer von Schlag et al. (2019) entwickelten Rückmeldefahrten für ältere Autofahrer.

Das Zusammenspiel der drei S-O-K-Strategien kann ein Bespiel veranschaulichen: Der 80-jährige Pianist Arthur Rubinstein wurde einmal gefragt, wie es ihm gelinge, über all die Jahre hinweg ein so hervorragender Pianist zu bleiben. Rubinstein antwortete, dass er sich bemühe, das Nachlassen seiner Fähigkeiten aufgrund des Alterns dadurch zu meistern, dass er zum einen sein Repertoire verringert habe, also weniger Stücke spiele (Selektion), dass er diese Stücke häufiger übe (Optimierung) und dass er drittens einige Kunstgriffe anwende, z. B. das Tempo vor besonders schnellen Sätzen ein wenig verlangsame, wodurch der bloße Eindruck eines anschließend schnelleren Spieles erzielt würde (Kompensation).

Zusammenfassung

Die steigende Anzahl älterer und ganz alter Menschen in Deutschland ist begleitet von einer ungünstigen Unfallentwicklung in diesen Altersgruppen. Zehn Problemfelder Älterer werden dargestellt, die zu diesem erhöhten Risiko im Zusammenspiel beitragen (▸ Kap. 15.6.1). Auf der anderen Seite sind ältere Menschen zu weitgehenden Kompensationsleistungen fähig, die ihre Risiken als Verkehrsteilnehmer*innen senken können, wenn sie sich eine kritische Selbsteinschätzung erhalten.

Literatur

Baltes, P. B., & Baltes, M.M. (1990). Psychological perspectives on successful aging: The model of selective optimization with compensation. In: P. B. Baltes & M. M. Baltes (Hrsg). *Successful aging: Perspectives from the behavioral sciences*. New York: Cambridge University Press. 1-34.

Falkenstein, M., & Karthaus, M. (2017). Wie kognitive Veränderungen im Alter die Fahreignung beeinflussen. *NeuroTransmitter*, 28 (11), S. 44-50.

Falkenstein, M., Karthaus, M., & Brüne-Cohrs, U. (2021). Alterserkrankungen und Fahreignung, *Z. f. Verkehrssicherheit* 67, 2, 59-70.

Falkenstein, M. und Sommer, S. M. (2008). Altersbegleitende Veränderungen kognitiver und neuronaler Prozesse mit Bedeutung für das Autofahren. In B. Schlag (Hrsg.): *Leistungsfähigkeit und Mobilität im Alter*. Köln: TÜV Media. 113-141.

Florack, A., Leder, S., Söllner, M., et al. (2015). *Forschungsbericht „Mobilität im Alter"*. Berlin: Unfallforschung der Versicherer (UDV) im Gesamtverband der Deutschen Versicherungswirtschaft e.V.

Fuller, R. (2005). Towards a general theory of driver behaviour. *Accident Analysis and Prevention*, 37 (3), S. 461-472.

Gräcmann, N., & Albrecht, M. (2019). Begutachtungsleitlinien zur Kraftfahreignung. *Berichte der Bundesanstalt für Straßenwesen, Mensch und Sicherheit*, Heft M 115, Bremen: Fachverlag NW.

Hancock, P. A., Lesch, M., & Simmons, L. (2003). The distraction effects of phone use during a crucial driving maneuver. *Accident Analysis and Prevention*, 35, S. 501-514.

Poschadel, S. (2013). Trainierbarkeit der Fahrkompetenz im Alter. In: B. Schlag & K.-J. Beckmann (Hrsg.): *Mobilität und demografische Entwicklung*. Köln: TÜV Media. 181-210.

Rinkenauer, G. (2008). Motorische Leistungsfähigkeit im Alter. In: B. Schlag (Hrsg.), *Leistungsfähigkeit und Mobilität im Alter*. Köln: TÜV Media. 143-180.

Romoser, M. R. E., Pollatsek, A., Fisher D. L., et al. (2013). Comparing the glance patterns of older versus younger experienced drivers: Scanning for hazards while approaching and entering the intersection. *Transportation Research Part F*, 16, S. 104-116.

Schlag, B. (2008a). *Leistungsfähigkeit und Mobilität im Alter*. Köln: TÜV Media.

Schlag, B. (2008b). Älter werden und Auto fahren. *Report Psychologie*, 33 (2), S. 72-84.

Schlag, B. (2013). Persönliche Veränderungen der Mobilität und der Leistungsfähigkeit im Alter. In B. Schlag & K.-J. Beckmann (Hrsg.), *Mobilität und demografische Entwicklung*. Köln: TÜV Media. 119-144.

Schlag, B., Zwicker, L., & Gehlert, T. (2019). Entwicklung und Evaluation einer Rückmeldefahrt für ältere Pkw-Fahrer. Berlin: Gesamtverband der Deutschen Versicherungswirtschaft e.V., Unfallforschung der Versicherer (UDV), Forschungsbericht Nr. 61.

Statistisches Bundesamt (2015). Bevölkerung Deutschlands bis 2060. 13. Koordinierte Bevölkerungsvorausberechnung. Wiesbaden: Statistisches Bundesamt.

Weller, G. und Geertsema, K. (2008). Werden ältere Fahrer durch die Fahraufgabe stärker beansprucht als jüngere? In B. Schlag B (Hrsg.). *Leistungsfähigkeit und Mobilität im Alter*. Köln: TUV Media. 85-111.

Weller, G. und Schlag, B. (2013). Fahrversuche mit älteren Pkw-Fahrern. Berlin: Unfallforschung der Versicherer (UDV) im Gesamtverband der Deutschen Versicherungswirtschaft e.V.

Weller, G., Schlag, B., & Rößger, L. (2015). Fahrversuche und Simulatorstudien mit älteren PKW-Fahrern. Berlin: Unfallforschung der Versicherer (UDV) im Gesamtverband der Deutschen Versicherungswirtschaft e.V.

Wunsch, K., Weigelt, M., & Stöckel, T. (2017). Anticipatory Motor Planning in Older Adults. *The Journals of Gerontology Series B Psychological Sciences and Social Sciences*, 72 (3), S. 373-382.

15.7 Klimawandel – auch ein Thema für die Geriatrie

Alina Herrmann

15.7.1 Einführung

Die Lancet Kommission zu Gesundheit und Klimawandel hat den Klimawandel als größte Bedrohung und den Klimaschutz als größte Chance für die globale Gesundheit bezeichnet (Costello et al., 2009; Watts et al., 2015). In ▸ Kap.15.7.2 wird zunächst erläutert, wo es Schnittstellen zwischen Klimawandel und Gesundheit gibt. In ▸ Kap. 15.7.3 werden die Geriatrie-spezifischen Aspekte der gesundheitlichen Auswirkungen des Klimawandels und in ▸ Kap. 15.7.4 die Geriatrie-spezifischen Aspekte des Klimaschutzes näher beleuchtet.

15.7.2 Schnittstellen Klimawandel und Gesundheit

Auswirkungen des Klimawandels

Die Auswirkungen des Klimawandels können in direkte, Ökosystem vermittelte und sozial vermittelte Folgen eingeteilt werden (Herrmann & Danquah 2021): Zu den direkten Folgen zählen die physischen und psychischen Folgen von Extremwetterereignissen, wie Hitzewellen, Überflutungen und Waldbränden sowie die Folgen durch vermehrte Exposition gegenüber UV-Strahlung sowie Luftverschmutzung (Haines & Ebi, 2019).

Ökosystemvermittelte Folgen umfassen vor allem Infektionserkrankungen, Allergien und Folgen für das Ernährungssystem. Die Ausbreitungsmuster von Infektionserkrankungen werden durch Temperatur- und Niederschlagsveränderungen beeinflusst. Dies gilt insbesondere für Infektionserkrankungen, die durch Wasser, Luft und Vektoren übertragen werden. So treten in Deutschland in der Ostsee bereits vermehrt Vibrioneninfektionen in Badegewässern auf, die Zeckensaison verlängert sich und mit der Tigermücke (Aedes albopictus) etabliert sich ein neuer Vektor, der potenziell tropische Infektionserkrankungen übertragen kann (Semenza & Menne, 2009). Eine weitere wichtige Folge ist die verlängerte Allergiesaison und das Auftreten neuer Allergene. Zudem kommt es durch den Klimawandel zu mehr Unsicherheiten in der Nahrungsmittelversorgung, was insbesondere für Subsistenzlandwirte und deren Familien starke gesundheitliche Auswirkungen in Form von Mangel- und Unterernährung haben kann (Haines & Ebi, 2019).

Sozialvermittelte Auswirkungen beziehen sich auf mögliche Auswirkungen auf Migration und Konflikte (Schwerdtle et al., 2020). Hier ist es wichtig, darauf hinzuweisen, dass es sich hier um multifaktorielle Geschehen handelt. Doch der Klimawandel ist ein weiterer Stressor, der die Konflikte und Migrationsbewegungen insbesondere in Ländern mit niedriger Anpassungskapazität und/oder politischer Instabilität verstärken kann.

Anpassung an den Klimawandel

Unter der Adaptation an den Klimawandel versteht der Weltklimarat die geplante Anpassung von menschlichen Systemen an das schon bestehende oder erwartete Klima, um dadurch erwartete Schäden zu begrenzen und ggf. weitere Vorteile zu erreichen (IPCC AR6 Glossary). In diesem Zusammenhang wird auch verstärkt der Begriff der Klimaresilienz verwendet. Auch die Weltgesundheitsorganisation hat 2015 ein Rahmenwerk zu klimaresilienten Gesundheitssystemen veröffentlicht (WHO, 2015). Dieses Rahmenwerk beschreibt, wie sich Gesundheitssysteme so an den Klimawandel anpassen können, dass Sie dessen Folgen abfedern können und durch die eingeführten Änderungen sogar insgesamt eine Stärkung Ihrer Belastbarkeit auch gegenüber anderen Krisen erfahren. Ein Beispiel hierfür ist die bessere Vorbereitung auf Katastrophenfälle mit einer Vielzahl an Verletzten durch regelmäßige Übungen und Bereitstellung ausreichender Reservekapazitäten.

Klimaschutz

Der Klimaschutz, also eigentlich die Minderung des Klimawandels (Englisch: *Climate Change Mitigation*) zielt darauf ab, die anthropogenen Treibhausgasemissionen zu reduzieren, um dadurch die Erderwärmung wenn möglich auf 1,5°C zu begrenzen (UNFCCC, 2015). Für den Gesundheitssektor hat dies insbesondere zwei wichtige Implikationen. Einerseits weisen viele Klimaschutzmaßnahmen auf individueller und/oder gesellschaftlicher Ebene enorme Synergien mit dem Gesundheitsschutz oder der Gesundheitsförderung auf. Prominente Beispiele hierfür sind die Reduktion gesundheitsgefährdender Luftverschmutzung durch den Einsatz erneuerbarer Energien und elektrischer Fahrzeuge (Markandya et al., 2018). Auch die Reduktion des Anteils tierischer Produkte an der Ernährung sowie die Erhöhung des Anteils aktiver Mobilität mittels Fahrrad oder zu Fuß bringen wesentliche Gesundheitsvorteile mit sich (Quam et al., 2017).

Andererseits muss die Minderung des Klimawandels auch ein Ziel des Gesundheitssektors sein. Denn der Gesundheitssektor trägt weltweit zu etwa 5 % der THG-Emissionen bei (Health Care Without Harm 2019). Dabei entfallen ca. zwei Drittel der Emissionen auf vor- und nachgelagerte Lieferketten, so genannte „Scope-3-Emissionen" (ebd.). Dazu gehören z. B. Emissionen durch den Einkauf und die Entsorgung von Medikamenten, medizinischer Ausrüstung, Verbrauchsmaterialien und Lebensmitteln, aber auch die Mobilität von Patienten im Rahmen von medizinischen Behandlungen sowie der Arbeitsweg des Gesundheitspersonals. Die Inanspruchnahme von medizinischen Leistungen verursacht also einen hohen Ressourcenverbrauch und hohe Treibhausgasemissionen.

Merke

Der Deutsche Ärztetag 2021 forderte, dass das Gesundheitssystem bis 2035 klimaneutral werden soll. Dabei sind drei Prinzipen zu beachten: Die Reduktion des Bedarfs für Gesundheitsdienstleistungen durch mehr Gesundheitsförderung und Prävention, die Vermeidung von Überversorgung und die Reduktion der Treibhausgasintensität von Gesundheitsdienstleitungen (MacNeill et al., 2021).

15.7.3 Auswirkungen des Klimawandels auf die Gesundheit älterer Menschen und Anpassungsmaßnahmen

Hitze

Der Klimawandel führt weltweit zu einer Zunahme der Häufigkeit, Dauer und Intensität von Hitzewellen (Meehl & Tebaldi, 2004). In Deutschland starben in heißen Sommern wie im Jahr 2003 oder 2015 etwa 7.600 bzw. 6.100 Menschen an den Folgen erhöhter Temperaturen (an der Heiden et al., 2019). Dabei sind hierzulande insbesondere Menschen im Alter von über 75 Jahren gefährdet. Ursachen der erhöhten Mortalität sind meist kardiovaskuläre, zerebrovaskuläre oder respiratorische Ereignisse. Auch die Morbidität ist vor allem durch respiratorische, renale oder endokrine Ursachen erhöht (Bunker et al., 2016). Risikofaktoren überschneiden sich mit den Charakteristika geriatrischer Patienten: Bettlägerigkeit, eingeschränkte Alltagsmobilität, Versorgungsbedarf, die Einnahme von Risikomedikamenten und vor allem kardiale, renale, respiratorische und neurologische Vorerkrankungen (Vandentorren et al., 2006). Allerdings sind auch soziale Aspekte zu beachten, insbesondere die Wohnsituation. Menschen, die in städtischen Wärmeinseln, schlecht gedämmten Wohnbauten oder womöglich unter dem Dach wohnen, sind stärker der Hitze exponiert und damit gefährdeter (ebd.).

Die besondere Gefährdung älterer Menschen ist vor allem auf die verminderte Anpassungsfähigkeit des Körpers und des Verhaltens zurückzuführen. Einerseits führen physiologische Veränderungen, wie verringerte Hautdurchblutung und verringertes Schwitzen, im Alter zu einer verminderten Thermoregulationsfähigkeit des Körpers. Die höhere Prävalenz von Vorerkrankungen und Multimorbidität in hohem Lebensalter führt zudem dazu, dass beispielsweise bei Herzinsuffizienz die Verlagerung von Blutvolumen in die Peripherie eingeschränkt ist oder die Organsysteme überlastet werden. Ein wesentlicher Aspekt sind auch neurologische oder psychiatrische Erkrankungen, wie Parkinson, Demenz oder Altersdepression, die eine adäquate Verhaltensanpassung behindern und es den Patienten schwerer machen, Warnsignale bei Hitzschlag oder anderen Hitzefolgen zu bemerken. Hier sind Angehörige und/oder Pflegende besonders gefragt.

Polypharmazie (d. h. die Einnahme von mehr als fünf Arzneimitteln) und potenziell inadäquate Arzneimittel wie Opioide, Benzodiazepine und Antidepressiva wurden in der Geriatrie schon lange als Herausforderung erkannt. Im Kontext von Hitzewellen spielen diese und andere Arzneimittel auch eine besondere Rolle, weil ihre Einnahme mit einem erhöhten Risiko für Morbidität und Mortalität in Hitzewellen einhergeht (Westaway et al., 2015). Nach Haefeli kann man die Interaktionen zwischen Hitze und Arzneimitteln in vier Mechanismen unterteilen (► Abb. 15.7.1).

1. Lagerungsfähigkeit von Arzneimitteln: Insbesondere Arzneimittel in Tablettenform sind selbst in tropischen Ländern recht stabil (Küpper et al., 2006). Jedoch sollte insbesondere bei Medikamenten, die Patienten dauerhaft mit sich führen, wie beispielsweise Insulinpens oder Dosieraerosole wie Salbutamol, auf die Einhaltung der Lagerungshinweise geachtet werden (Insulin meist bis 30 °C, Dosieraerosole bis 25 °C). Dosieraerosole können bei längerer Lagerung über 30 °C durch die Funktionseinschränkung an den Ventilen einen erheblichen Teil Ihrer Wirksamkeit einbüßen (Holzgrabe et al., 2019).
2. Veränderte Co-Morbiditäten: Bei der Verschreibung von Medikamenten, beispielsweise von Diuretika und Blutdruckmedikamenten, sollte darauf geachtet werden, dass sich in Hitzewellen physiologische Parameter wie der Blutdruck oder die Nierenfunktion verändern können und somit ggf. auch eine Medikamentenanpassung erfolgen muss.
3. Einschränkungen von Abkühlungsmechanismen: Beispiele für Medikamente, die die zentrale Temperaturregulation und das Schwitzen mindern, sind Anticholinergika oder trizyklische Antidepressiva. Diese und Benzodiazepine oder Opioide können auch die Verhaltensanpassung erschweren.
4. Veränderte Pharmakokinetik: Aufgrund der stärkeren Hautdurchblutung können transdermal oder subkutan verabreichte Arzneimittel schneller anfluten (z. B. Fentanylpflaster; kurzwirksame, nicht aber retardierte Insuline). Durch die verminderte Leberperfusion und einen verminderten First-Pass-Effekt können Arzneimittel wie Propranolol eine vermehrte Bioverfügbarkeit aufweisen.

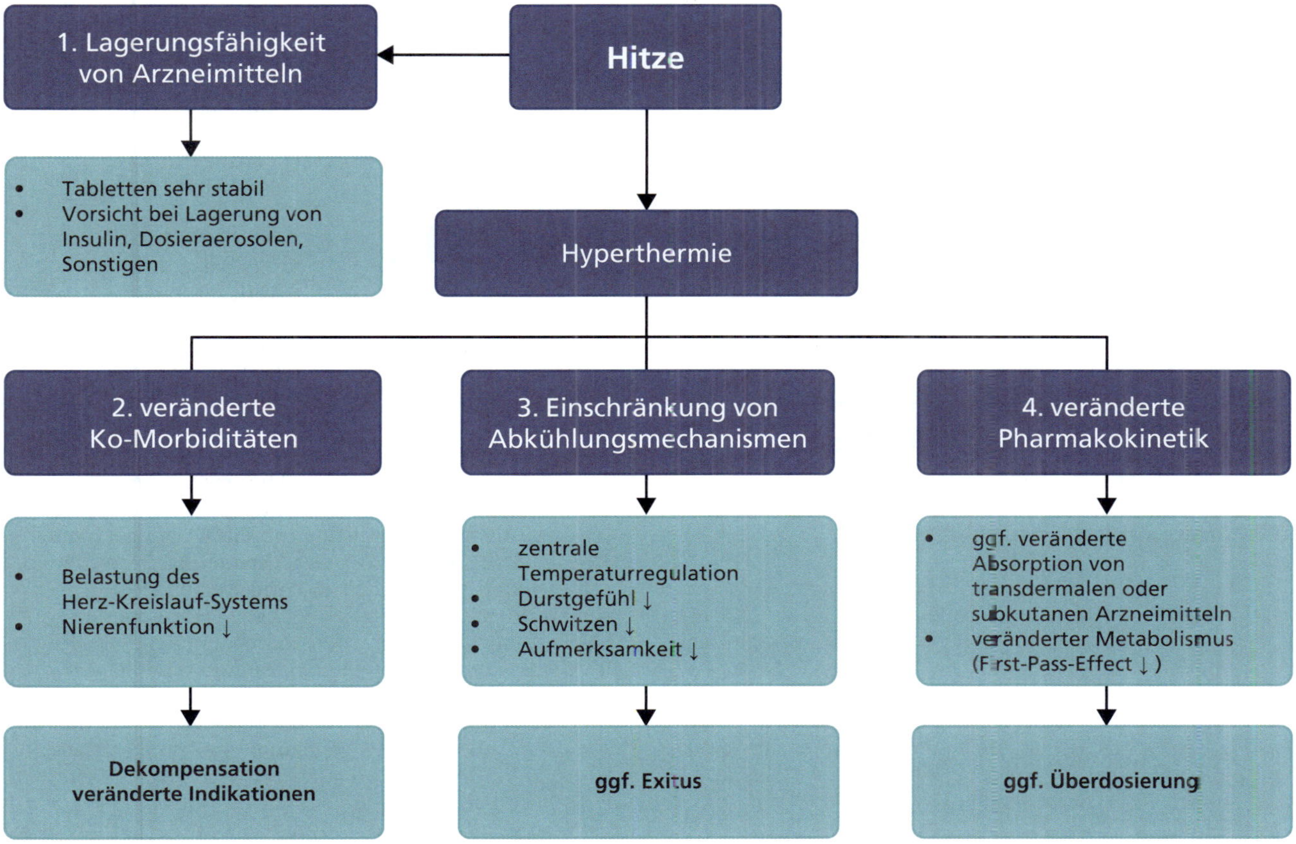

Abb. 15.7.1: Interaktionen zwischen Hitze und Arzneimitteln, (modifiziert nach Herrmann et al. 2019, http://creativecommons.org/licenses/by/4.0/deed.de)

Weitere gefährdende Arzneimittelgruppen können im Detail unter https://dosing.de/Hitze/Medikamentenmanagement_bei_Hitzewellen.pdf recherchiert werden. Die Weltgesundheitsorganisation empfiehlt zur Verminderung arzneimittelbedingter Risiken einen vorsommerlichen Medikamenten-Check-up (Matthies et al., 2008). Zu der Art und Weise der Durchführung stehen verschiedene Entscheidungshilfen bereit, beispielsweise die PRISCUS-Liste potenziell inadäquater Arzneimittel für ältere Menschen (Holt et al., 2010). Bei der Implementation solcher Prüfungen, beispielsweise im Rahmen der ambulanten geriatrischen Komplexbehandlung (Kiel et al., 2020), sollte das Wissen um Hitzerisiken als ein weiterer Aspekt zur Nutzen-Risiko-Abwägung einzelner Arzneimittel hinzugenommen werden.

Über die Anpassung der Medikation hinaus ist es wichtig, dass sich ärztliches Personal an der Entwicklung und Implementierung von Hitzeaktionsplänen beteiligt. Hitzeaktionspläne sollen durch die Koordination von lang-, mittel- und kurzfristigen Maßnahmen gesundheitliche Hitzeschäden vermeiden. Mittel- und langfristige Maßnahmen sind beispielsweise (städte-)bauliche Anpassungen, wie die Berücksichtigung von Frischluftschneisen bei der Stadtplanung oder vermehrter Beschattung und Dachbegrünung in der Gebäudeplanung. Kurzfristige Maßnahmen vor oder in einer Hitzewelle umfassen die Information und aktive Unterstützung vulnerabler Gruppen in Hitzewellen durch Akteure des Gesundheits- und Sozialsystems. Diese Maßnahmen können anhand der Hitzewarnungen des Deutschen Wetterdienstes gesteuert werden. In Deutschland implementiert eine wachsende Anzahl an Städten und Kommunen solche Pläne, eine flächendeckende Implementierung ist jedoch noch nicht erreicht (Blättner et al., 2020). Unabhängig von diesen Plänen sollten Ärztinnen und Ärzte Ihre Patienten und deren Angehörige über Hitzerisiken und Präventionsmaßnahmen aufklären.

> **Merke**
>
> Aufgrund der eingeschränkten Thermoregulation älterer Menschen ist es besonders wichtig, die aktive Abkühlung durch kühlende Arm- und Fußbäder, Kältewickel oder kühle Duschen zu empfehlen. Dies sind auch die Maßnahmen, die ältere Menschen in Deutschland bisher am wenigsten anwenden (Kemen et al., 2021).

Vulnerabilität allgemein

Grundsätzlich sind ältere Menschen und gerade geriatrische Patienten nicht nur in Bezug auf Hitze, sondern auch in Bezug auf andere Auswirkungen des Klimawandels eine besonders vulnerable Gruppe, z. B. bei Extremwetterereignissen. Denn bei eingeschränkter Mobilität ist eine schnelle Evakuierung – z. B. bei Überflutungsereignissen – besonders schwierig. Zudem sind diese Personengruppen besonders abhängig von Gesundheits- und Mobilitätsinfrastruktur. So kann durch deren Zerstörung die medizinische Versorgung (z. B. Dialyse), aber auch die Pflege plötzlich unterbrochen werden. Auch im Hinblick auf die Starkregenereignisse im Westen Deutschlands im Sommer 2021 sollte in Deutschland darüber nachgedacht werden, wie eine kontinuierliche Versorgung von multimorbiden und pflegebedürftigen Patienten jederzeit sichergestellt werden kann. Weitere Beispiele für die besondere Gefährdung geriatrischer Patienten ist deren Sensibilität für Luftverschmutzung, beispielsweise durch Waldbrände (Le et al., 2014).

15.7.4 Klimaschutz – Spezifische Anforderungen durch den demografischen Wandel

Klimafreundlicher Gesundheitssektor

Der deutsche Gesundheitssektor verursacht etwa 6–7 % der nationalen Treibhausgasemissionen (Pichler et al., 2019). Da geriatrische Patienten besonders häufig medizinische Leistungen in Anspruch nehmen, ist auch ihr Beitrag an der Ressourcennutzung und den Emissionen hoch. Selbstverständlich sollte auch ein nachhaltiges Gesundheitssystem seinen (geriatrischen) Patienten eine optimale Versorgung bieten. Dabei sind besonders folgende Aspekte in Bezug auf die Geriatrie bedenkenswert:

Polypharmazie

Medikamente machen etwa 20 % des Treibhausgasausstoßes des Nationalen Gesundheitsdiensts in England aus (Tennison et al., 2021). Insofern ist auch das Thema Polypharmazie im Alter noch einmal unter dem Gesichtspunkt der Nachhaltigkeit zu betrachten. Neben der Reduktion von Verschreibungen insgesamt, sollte auch beachtet werden, immer die kleinstmögliche Packungsgröße zu verschreiben. Wichtig ist, dass beispielsweise bei der Aushandlung von Rabattverträgen Zuschläge auch an Umwelt- und Klimaschutzkriterien gebunden werden. Hersteller sollten Ihre Treibhausgasemissionen nach der etablierten Methode des Greenhouse-Gas-Protokoll (Scope 1–3) bilanzieren und sukzessive verringern.

Überversorgung

Unter Überversorgung versteht man die Anwendung medizinischer Maßnahmen, die für das Erreichen des Therapieziels nicht notwendig oder sogar ungeeignet sind. Seit Beginn der Choosing-Wisely-Kampagne 2012 in den USA, wurde auch in Deutschland das Thema der Reduktion von Überversorgung aufgenommen (u. A. „Gemeinsam klug entscheiden") (Nothacker et al., 2017). Überversorgung ist jedoch nicht nur aus medizinischer und wirtschaftlicher, sondern auch aus ökologischer Sicht ein schwerwiegendes Problem. Bei geriatrischen Patienten ist ein besonders heikles Thema eine mögliche Überversorgung am Lebensende. Nach Janda sind Ursachen der Überversorgung am Lebensende entweder der Wunsch des Patienten, des Angehörigen oder die „aufgedrängte Überversorgung", die vom Arzt/der Ärztin oder auch dem System, in dem diese/r agiert, ausgeht (Janda, 2018). Lösungsansätze sind einerseits der Abbau von finanziellen Fehlanreizen. Einen ganz zentralen Lösungsansatz nimmt andererseits die Arzt-Patienten-Kommunikation ein.

> **Merke**
>
> Am Lebensende sollte Ärztinnen und Ärzte mit Patienten und Angehörigen zusammen über die eigentlichen Behandlungsziele des Patienten sprechen und die dafür notwendigen medizinischen Maßnahmen sorgsam abwägen.

Grenzen der medizinischen Versorgung und globale (Klima-)Gerechtigkeit

Anknüpfend an das Thema der Überversorgung am Lebensende, klingt in dem 2022 erschienen Bericht der „Lancet Commission on the Value of Death" an, dass medizinische Überversorgung am Lebensende reduziert und der Schwerpunkt stärker auf das Beziehungsgeschehen und den spirituellen Prozess des Sterbens gelegt werden sollte. Solche Maßnahmen müssten aber in ein gesellschaftliches Umdenken eingebettet werden, in dem das Teilen von Erfahrungen über den Tod und das Sterben selbstverständlicher werden und soziale Netze Sterbende, Pflegende und Trauernde auffangen. Es gelte also, eine neue Sterbekultur zu leben, in der dem Tod auch ein Wert beigemessen wird. Eine nachhaltige Gesellschaft sei ohne das Zulassen von Geburt, Wachstum und Tod nicht möglich (Sallnow et al., 2022).

Synergien zwischen Klima- und Gesundheitsschutz

Grundsätzlich bieten viele Klimaschutzmaßnahmen auch deutliche gesundheitliche Vorteile. Hamilton et al. modellierten die jährliche Verringerung von Todesfällen durch Maßnahmen zur Erreichung der Pariser Klimaziele in neun großen Ländern weltweit. Sie stellten fest, dass es bis zum Jahr 2040 zu einer jährlichen Reduktion von gut einer Millionen Todesfälle durch Luftverschmutzung, knapp sechs Millionen ernährungsbedingter Todesfälle und gut einer Millionen Todesfälle durch Bewegungsmangel käme (2020).

Auch bei hochaltrigen und multimorbiden Patienten ist körperliche Bewegung gesundheitsfördernd. Für die Fortbewegung im Quartier ist aus verhältnispräventiver Sicht für geriatrische Patienten besonders relevant, dass es genug Platz für Fußgänger mit Gehhilfen und ausreichend Sitzmöglichkeiten für Pausen sowie idealerweise Beschattung im Sommer gibt. Auch der öffentliche Personennahverkehr (ÖPNV) muss barrierefrei und bequem zugänglich sein, damit ältere Menschen sich auch mit dem ÖPNV noch möglichst lange autonom fortbewegen können.

Bei der Ernährung älterer Menschen sollte es vor allem um Genuss und Lebensqualität sowie die Vermeidung von Mangel- und Fehlernährung gehen. Patienten in der Geriatrie bereiten sich ihr Essen häufig nicht mehr selbst zu. Daher ist es besonders wichtig, dass der 2022 erschienene „DGE-Qualitätsstandard für die Verpflegung mit ‚Essen auf

Rädern' und in Senioreneinrichtungen" ein besonderes Augenmerk auf mehr Nachhaltigkeit in der Verpflegung legt. In den Empfehlungen wir deutlich gemacht, dass „die Zusammenstellung des Speiseplans mit überwiegend pflanzlichen Lebensmitteln vermutlich den größten Beitrag zum Klimaschutz ausmacht" (DGE, 2022). Untersuchungen für Deutschland legen nahe, dass der Fleischkonsum im Alter ohnehin etwas abnimmt (Franzese & Schütz, 2019). Es wurde auch festgestellt, dass Pflegeheimbewohner im Durchschnitt eine kleinere Portion Fleisch aßen, wenn Sie die Portionsgröße wählen konnten (Divert et al., 2015). Insofern erscheint es sinnvoll, bei der Menüplanung in Einrichtungen oder auch zu Hause unter Beachtung der Vorlieben der Patienten den Anteil tierischer Produkte zu reduzieren.

Um mehr frische und regionale Produkte in den Speiseplan älterer Menschen einzubauen, können auch Gemüsegärten in Altenheimen angelegt und als psychosoziale Intervention für Bewohner genutzt werden (Bayrischer Rundfunk 2015). So gibt es Hinweise darauf, dass der Aufenthalt von Menschen mit Demenz in Gärten von Pflegeheimen deren Wohlbefinden verbessert (Whear et al, 2014).

Zusammenfassung

Wie im gesamten Gesundheitssystem ist es auch in der Geriatrie wichtig, auf die gesundheitlichen Auswirkungen des Klimawandels vorbereitet zu sein und die Dimension des Klimaschutzes in der Behandlung älterer Menschen zu berücksichtigen. In der medizinischen Versorgung sollten im Hinblick auf ein klimaneutrales Gesundheitswesen vor allem Prävention und der bedürfnisorientierte Umgang mit Ressourcen sowie die gute Kommunikation mit Patienten und Angehörigen als Teil der Ärztlichen Kunst in den Blick genommen werden. Zudem könnten im Hinblick auf Synergien für Klima und Gesundheit transdisziplinäre Forschung zu naturbasierten Interventionen auch zur Verbesserung der Gesundheit und des Wohlbefindens älterer Menschen verstärkt in den Vordergrund rücken.

Literatur

Bayrischer Rundfunk (2015). Gärtnern im Altenheim, https://www.br.de/mediathek/video/gesunde-kost-gaertnern-im-altenheim-av:584f8b1a3b46790011a09b64, Zugriff am 9.5.2022

Blättner, B., Janson, D., Roth, A., et al. (2020). Health protection against heat extremes in Germany: What has been done in federal states and municipalities? *Bundesgesundheitsblatt Gesundheitsforschung Gesundheitsschutz,* 63(8), 1013-1019. https://doi.org/10.1007/s00103-020-03189-6

Bunker, A., Wildenhain, J., Vandenbergh, A., et al. (2016). Effects of Air Temperature on Climate-Sensitive Mortality and Morbidity Outcomes in the Elderly; a Systematic Review and Meta-analysis of Epidemiological Evidence. *EBioMedicine*, 6, 258-268. https://doi.org/10.1016/j.ebiom.2016.02.034

Costello, A., Abbas, M., Allen, A., et al. (2009). Managing the health effects of climate change. *The Lancet,* 373(9676), 1693-1733. https://doi.org/10.1016/S0140-6736(09)60935-1

DGE (Hrsg.) (2022). *DGE-Qualitätsstandard für die Verpflegung mit „Essen auf Rädern" und in Senioreneinrichtungen*.

Divert, C., Laghmaoui, R., Crema, C., et al. (2015). Improving meal context in nursing homes. Impact of four strategies on food intake and meal pleasure. *Appetite,* 84, 139-147. https://doi.org/10.1016/j.appet.2014.09.027

Franzese, F., & Schütz, J. (2019). Fleischkonsum im Alter–ein Ländervergleich der europäischen Bevölkerung im Alter über 50 Jahre. *Fleisch: Vom Wohlstandssymbol zur Gefahr für die Zukunft, 1*, 145.

Haines, A., & Ebi, K. (2019). The Imperative for Climate Action to Protect Health. *New England Journal of Medicine,* 380(3), 263-273. https://doi.org/10.1056/NEJMra1807873

an der Heiden, M., Muthers, S, Niemann, H., et al. (20191). Schätzung hitzebedingter Todesfälle in Deutschland zwischen 2001 und 2015. *Bundesgesundheitsblatt – Gesundheitsforschung – Gesundheitsschutz,* 62(5), 571-579. https://doi.org/10.1007/s00103-019-02932-y

Herrmann, A., Haefeli, W. E., Lindemann, U., et al. (2019). Epidemiologie und Prävention hitzebedingter Gesundheitsschäden älterer Menschen. *Zeitschrift für Gerontologie und Geriatrie.* https://doi.org/10.1007/s00391-019-01594-4

Holt, S., Schmiedl, S., & Thürmann, P. A. (2010) Potenziell inadäquate Medikation für ältere Menschen. Die PRISCUS-Liste. Dtsch Arztebl Int, 107(31-32): 543-51; https://doi.org/10.3238/arztebl.2010.0543

Holzgrabe, U., Klapper, S. & Schmitz, J. (2019) Richtig lagern bei Hitze. Deutsche Apotheker Zeitung, https://www.deutsche-apotheker-zeitung.de/daz-az/2019/daz-35-2019/richtig-lagern-bei-hitze, Zugriff am 9.5.2022

Janda, C. (2018). Überversorgung am Lebensende: Ursachen und Lösungsansätze. *Medizinrecht: MedR,* 36(10), 778-784.

Kemen, J., Schäffer-Gemein, S., Grünewald, J. et al. (2021). Heat Perception and Coping Strategies: A Structured Interview-Based Study of Elderly People in Cologne, Germany. *Int J Environ Res Public Health,* 18(14), 7495.

Kiel, S., Zimak, C., Schmidt, C. O., et al. (2020). Effekt der ambulanten geriatrischen Komplexbehandlung auf Polypharmazie und potenziell inadäquate Arzneimittel – eine Beobachtungsstudie. *Zeitschrift für Gerontologie und Geriatrie,* 53(5), 416-422. https://doi.org/10.1007/s00391-019-01589-1

Küpper, T. E., Schraut, B., Rieke, B., et al. (2006). Drugs and drug administration in extreme environments. *J Travel Med,* 13(1), 35-47.

Le, G. E., Breysse, P. N., McDermott, A., et al. (2014) Canadian Forest Fires and the Effects of Long-Range Transboundary Air Pollution on Hospitalizations among the Elderly. *ISPRS International Journal of Geo-Information,* 3(2), 713-731. https://doi.org/10.3390/ijgi3020713

MacNeill, A. J., McGain, F., & Sherman, J. D. (2021). Planetary health care: a framework for sustainable health systems. *The Lancet Planetary Health,* 5(2), e66-e68. https://doi.org/10.1016/s2542-5196(21)00005-x

Markandya, A., Sampedro, J., Smith, S. J., et al. (2018). Health co-benefits from air pollution and mitigation costs of the Paris Agreement: a modelling study. *The Lancet Planetary Health,* 2(3), e126-e133. https://doi.org/10.1016/s2542-5196(18)30029-9

Matthies, F., Bickler, G., & Marin, N. C. (2008). *Heat-health action plans: guidance*. WHO Regional Office for Europe.

Meehl, G. A., & Tebaldi, C. (2004). More intense, more frequent, and longer lasting heat waves in the 21st century. *Science, 305*(5686), 994-997. https://doi.org/10.1126/science.1098704

Nothacker, M., Kreienberg, R., & Kopp, I. B. (2017). „Gemeinsam Klug Entscheiden" – eine Initiative der AWMF und ihrer Fachgesellschaften: Mission, Methodik und Anwendung. *Z Evid Fortbild Qual Gesundhwes, 129*, 3-11. https://doi.org/https://doi.org/10.1016/j.zefq.2017.10.012

Pichler, P.-P., Jaccard, I. S., Weisz, U., et al. (2019). International comparison of health care carbon footprints. *Environmental Research Letters,* 14(6). https://doi.org/10.1088/1748-9326/ab19e1

Quam, V. G. M., Rocklov, J., Quam, M. B. M., et al. (2017). Assessing Greenhouse Gas Emissions and Health Co-Benefits: A Structured Review of Lifestyle-Related Climate Change Mitigation Strategies. *Int J Environ Res Public Health, 14*(5). https://doi.org/10.3390/ijerph14050468

Sallnow, L., Smith, R., Ahmedzai, S. H., et al. (2022). Report of the Lancet Commission on the Value of Death: bringing death back into life. *The Lancet, 399*(10327), 837-884. https://doi.org/10.1016/s0140-6736(21)02314-x

Schwerdtle, P. N., McMichael, C., Mank, I., et al. (2020). Health and migration in the context of a changing climate: a systematic literature assessment. *Environmental Research Letters, 15*(10). https://doi.org/10.1088/1748-9326/ab9ece

Semenza, J. C., & Menne, B. (2009). Climate change and infectious diseases in Europe. *Lancet Infect Dis, 9*(6), 365-375. https://doi.org/10.1016/s1473-3099(09)70104-5

Tennison, I., Roschnik, S., Ashby, B., et al. (2021). Health care's response to climate change: a carbon footprint assessment of the NHS in England. *The Lancet Planetary Health, 5*(2), e84-e92.

Vandentorren, S., Bretin, P., Zeghnoun, A., et al. (2006). August 2003 heat wave in France: risk factors for death of elderly people living at home. *Eur J Public Health, 16*(6), 583-591. https://doi.org/10.1093/eurpub/ckl063

Watts, N., Adger, W. N., Agnolucci, P., et al. (2015). Health and climate change: policy responses to protect public health. *The Lancet, 386*(10006), 1861-1914. https://doi.org/10.1016/s0140-6736(15)60854-6

Westaway, K., Frank, O., Husband, A., et al. (2015, Aug). Medicines can affect thermoregulation and accentuate the risk of dehydration and heat-related illness during hot weather. *J Clin Pharm Ther, 40*(4), 363-367. https://doi.org/10.1111/jcpt.12294

Whear, R., Coon, J. T., Bethel, A., et al. (2014). What is the impact of using outdoor spaces such as gardens on the physical and mental well-being of those with dementia? A systematic review of quantitative and qualitative evidence. *Journal of the American Medical Directors Association, 15*(10), 697-705

WHO (2015). *Operational framework for building climate resilient health systems.* https://www.who.int/publications/i/item/9789241565073, Zugriff am 9.5.2022

15.8 Die Rolle der Architektur in Pflegeeinrichtungen und Krankenhäusern

Kathrin Büter und Gesine Marquardt

15.8.1 Einführung

Die gebaute Umwelt ist ein wesentlicher Aspekt, der die Lebensqualität und Gesundheit älterer Menschen beeinflusst (Huismann et al., 2012; Brambilla et al., 2019). Insbesondere in der stationären Langzeitpflege und dem Krankenhaus, wo Bewohner und Patienten die meiste Zeit des Tages innerhalb des Wohnbereichs oder der Station und somit in ihrer unmittelbaren Umgebung verbringen (Jansen et al., 2017), kommt der architektonischen Gestaltung eine besondere Bedeutung zu. Eine räumliche Umwelt, die den Bedürfnissen älterer Menschen entspricht, kann zur Selbstständigkeit und dem Erhalt von Selbstversorgungskompetenzen beitragen (Marquardt et al., 2014). Dies ist nicht nur für die Lebensqualität und soziale Teilhabe älterer Menschen von Bedeutung, sondern auch für die Pflegequalität und Effizienz von Pflegeinstitutionen und Krankenhäusern. Denn wenn ältere Menschen in der Lage sind, sich zu orientieren und Orte selbstständig aufzufinden oder alltägliche Aufgaben wie die persönliche Körperhygiene eigenständig auszuführen, können Pflegende in ihrer Arbeit unterstützt und entlastet werden.

15.8.2 Aspekte einer altersgerechten Architektur

Die Anforderungen älterer Menschen an ihre räumliche Umgebung ergeben sich unter anderem aus den im Alter zunehmenden körperlichen und kognitiven Einschränkungen. Diese treten häufig im Bereich der Mobilität, der Koordination und des Gleichgewichts, der Sehschärfe und des Gehörs auf (Weyerer et al., 2008). Auch kognitive Beeinträchtigungen durch beispielsweise demenzielle Erkrankungen kommen hinzu. Die Grundlage für eine altersgerechte Architektur bieten die Prinzipien des Barrierefreien Bauens, die in der DIN 18040 (DIN 18040-1: Barrierefreies Bauen in öffentlich zugänglichen Gebäude, 2010) festgeschrieben sind. Allerdings sind diese normativen Vorgaben nicht allumfassend im Sinne einer architektonischen Planungshilfe. Vielmehr müssen Erkenntnisse aus Forschungsarbeiten sowie bereits realisierten Referenzbauten zusätzlich berücksichtigt werden. Im Folgenden werden einige wesentliche Aspekte barrierefreier Architektur erläutert, deren Ziel es ist, eine selbstständige Nutzung von Gebäuden für alle Nutzer gleichermaßen zu ermöglichen. Da ältere Menschen meist von mehreren Einschränkungen und Krankheiten gleichzeitig betroffen sind, ist es bei der Planung wichtig, die Merkmale einer altersgerechten und barrierefreien Gestaltung möglichst umfassend umzusetzen.

Mobilität: Im Alter reduziert sich die Kraft und Beweglichkeit des Körpers und auch das Gleichgewicht und der Gang werden zunehmend beeinträchtigt. Folglich nimmt die Mobilität ab und die Fortbewegung ist dann oftmals nur mit Hilfsmitteln möglich. Hier schreibt die DIN 18040 beispielsweise notwendige Flächenmaße für eine Bewegung mit Rollatoren oder Rollstühlen vor. Weiterhin ist ein unsicherer Gang ein Risikofaktor für Unfälle und Stürze. Um diese zu vermeiden, ist es wichtig, auf physische Barrieren wie Stufen oder Schwellen möglichst zu verzichten. Zudem sollten Hilfestellungen wie etwa Handläufe zur Unterstützung des Gleichgewichts und eines sicheren Gangs angeboten werden.

Sehsinn: Für die eigene Bewegung und Orientierung im Raum sind die Augen wichtige Sinnesorgane. Über sie werden Informationen zu Formen, Farben, Entfernungen und Bewegungen aufgenommen. Der normale Altersprozess ist mit dem Auftreten visueller Einschränkungen verbunden, wie einer abnehmenden Akkommodationsleistung des Auges sowie reduzierter Sehschärfe und Kontrastempfindlichkeit. Auch krankhafte Veränderungen des Auges kommen hinzu. Durch beispielsweise einen hohen Leuchtdichtekontrast bei der Farbgestaltung kann die Unterscheidung von Farben erleichtert oder die Raumwahrnehmung durch eine starke, aber blendfreie Beleuchtung unterstützt werden.

Gehör: Weiterhin führt ein abnehmendes Hörvermögen im Alter nicht nur zu verminderten Möglichkeiten der sozialen Interaktion, sondern begünstigt auch Verwirrung und Desorientierung. Diese treten insbesondere in lauten Umgebungen auf. Raumakustische Maßnahmen und eine gute Ausleuchtung, um das Erkennen von Gesichtern und somit das Lippenlesen zu erleichtern, können die Sprachverständlichkeit fördern. Das Zwei-Sinne-Prinzip, nach dem dieselbe Information alternativ wahrnehmbar über zwei verschiedene Sinne vermittelt wird, stellt einen wichtigen Bestandteil des barrierefreien Bauens dar. Ein klassisches Beispiel dafür ist ein Aufzug, in dem die erreichte Geschosszahl sowohl visuell auf einem Display als auch auditiv über eine Sprachansage angezeigt wird.

Kognition: Im Alter ist eine Verlangsamung von Denkprozessen zu verzeichnen, die auch zu verlangsamten Handlungsprozessen führt. Menschen, die an einer Demenz erkranken, zeichnen sich durch Beeinträchtigungen in Bezug auf unter anderem Gedächtnis, Denken, Orientierung, Lernfähigkeit, Sprache und Urteilsvermögen aus. Ein wesentliches architektonisches Handlungsfeld betrifft die die Orientierung. Insbesondere eine klare, überschaubare Grundrissgestaltung, leicht verständliche Orientierungssysteme sowie eine Ablesbarkeit von Raumfunktionen erweist sich als förderlich.

Merke

Altersgerechte Architektur geht über die gesetzlichen Standards zum Barrierefreien Bauen hinaus und erfüllt Bedürfnisse nach Geborgenheit, Teilhabe und selbstbestimmter Aktivität.

Für die Architekturqualität reicht es jedoch nicht aus, nur bestimmte (gesetzliche) Standards zu erfüllen und Forschungsergebnisse zu berücksichtigen. Die bauliche Umgebung ist mehr als ein Mittel zur Kompensation altersbedingter Einschränkungen. Vielmehr muss sie die vielseitigen Bedürfnisse der Nutzer erfüllen und sollte auch Geborgenheit vermitteln, Zuversicht spenden und zur Lebensqualität beitragen (Büter & Marquardt, 2019). Dabei sind insbesondere die Pflege sozialer Kontakte und Besuche von Angehörigen für ältere Menschen in Pflegeeinrichtungen und Krankenhäusern wichtig. Die Architektur muss durch ihre Gestaltung soziale Interaktionen und die Teilhabe an der Gemeinschaft fördern, indem sich beispielsweise Pflegeeinrichtungen räumlich und sozial ins Quartier und die Nachbarschaft öffnen und Möglichkeiten der Mitwirkung und Interaktion geboten werden. Im Krankenhaus kann dies z. B. bedeuten, Patientenzimmer in Größe und Ausstattung einladend zu gestalten, damit Besuch empfangen werden kann und Angehörige sich in die Betreuung einbringen können. Zudem muss die Architektur eine selbstbestimmte Lebensführung, die Teilnahme an Aktivitäten und sinnvolle Beschäftigungen ermöglichen. Dafür ist es notwendig, die traditionelle Sicht der passiven Rolle der Bewohner und Patienten hin zu aktiven Aspekten zu lenken.

15.8.3 Planung

Die Architektur steht immer in Wechselwirkung mit der sozialen und organisatorischen Umwelt. Es muss ein ganzheitliches Konzept geschaffen werden, in dem die räumliche Umwelt mit den darin agierenden Personen und den organisatorischen Faktoren wie der Tagesstrukturierung oder Behandlungsprozessen im Einklang steht. Insbesondere in Bauten des Gesundheitswesens ist die Abstimmung der Architektur auf die Arbeitsprozesse zentral, da die gebaute Umwelt die Rahmenbedingungen bietet, in denen pflegerische Versorgung stattfindet. Zudem braucht sie die Akzeptanz und das Verständnis des Personals, damit sie richtig genutzt wird. Eine potenziell vorteilhafte räumliche Umgebung führt nicht automatisch zu einer optimalen Nutzung. Räume müssen mit Leben gefüllt werden. Gleichzeitig braucht es entsprechende räumliche Bedingungen, damit dies gelingen kann. So zeigte beispielsweise eine Studie, dass einige Bereiche eines Pflegeheims (z. B. Außenbereiche) nicht genutzt wurden und betont die Bedeutung des Pflegepersonals (De Boer et al., 2018). Dieses muss den Bewohnern sinnvolle Aktivitäten bieten und dazu anregen, aktiv zu sein und die räumliche Umgebung in vollem Umfang zu nutzen.

Damit ein integriertes und langfristig nutzbares Konzept entstehen kann, ist ein intensiver Dialog im Planungsprozess wichtig. Dieser muss frühzeitig und interdisziplinär geführt werden. Insbesondere die Einbindung der späteren Nutzer oder zumindest von Nutzervertretungen ist wesentlich, um die spezifischen Anforderungen zu erfassen und eine hohe Akzeptanz der architektonischen Maßnahmen zu erreichen. Schließlich ist eine moderierte Übergabe des fertigen Gebäudes, sowohl in technischer als auch gestalterischer Hinsicht, hilfreich, um die Beschäftigten für architektonische Maßnahmen zu sensibilisieren und ihnen ein Verständnis zu Funktion und Zweck der räumlichen Gegebenheiten zu vermitteln. Nur wenn diese nachvollziehbar sind, können Gebäude, so wie in der Planung vorgesehen, genutzt werden und ihre vollen Potenziale entfalten.

Merke

Für ein ganzheitliches und langfristig nutzbares Konzept ist ein interdisziplinärer Planungsprozess und intensiver Dialog mit Nutzern wichtig

15.8.4 Konzepte für Pflegeeinrichtungen

Stationäre Pflegeeinrichtungen bieten einen Wohnort, an dem eine 24-Stunden-Betreuung und Pflege durch professionelles Pflegepersonal angeboten wird, wenn Menschen aufgrund eines zunehmenden Unterstützungs- und Pflegebedarfs nicht mehr in ihrer eigenen Häuslichkeit wohnen können. Den Einrichtungen kommen somit zwei Bedeutungen zu: die einer versorgenden Institution und die eines Zuhauses. In diesem Spannungsfeld bewegt sich auch die architektonische Gestaltung. Ziel ist es, die Rahmenbedingungen für sowohl eine gute (medizinische und pflegerische) Versorgung als auch ein wohnliches Umfeld zu bieten, in der sich die pflegebedürftigen Bewohner zuhause fühlen.

Allein die Tatsache, dass Bewohner dauerhaft in einer Pflegeeinrichtung leben, bedeutet nicht, dass sie dort auch ein Gefühl des Zuhauseseins erfahren. Bei diesem Gefühl handelt es sich um ein sehr individuelles Erleben, das von vielen auch räumlichen Aspekten beeinflusst wird. Dazu gehören beispielsweise Themen wie Privatsphäre und Kontrolle. Bewohner von Pflegeeinrichtungen schätzen es beispielsweise, ein eigenes Zimmer zu haben und die damit verbundene Möglichkeit, dieses mit persönlichen Möbeln und Erinnerungsstücken zu gestalten. Diese können dann als Verbindung mit der Vergangenheit und als Quelle der Vertrautheit dienen (van Hoof et al., 2015). Studien zeigen, dass sich Bewohner in privaten Räumen eher zu Hause fühlen als in anderen Bereichen der Einrichtung (Gilbert et al., 2021). Die privaten Zimmer sollten folglich ausreichend groß dimensioniert werden, damit eigene Möbelstücke dort Platz finden können und ein qualitätsvoller Rückzugsraum für die Bewohner geschaffen wird. Weiterhin gehört das Ermöglichen einer selbststimmten Lebensführung zu den wichtigen Aspekten des Lebens in einer Pflegeeinrichtung. Hier zeigt sich eine wesentliche Herausforderung. Während den Bewohnern eine Umgebung wichtig ist, die ihre persönliche Autonomie stärkt, liegt es in der Natur von Pflegeeinrichtungen, viel Wert auf die Schaffung einer sicheren Umgebung zu legen. Auch die Organisation des Tagesablaufs folgt oftmals eher festen Strukturen und bietet wenig Flexibilität für die Umsetzung der Wünsche und Vorstellungen einzelner Personen. Aktivitäten, die den persönlichen Interessen der Bewohner entsprechen und in Haushaltsaufgaben innerhalb der Einrichtungen eingebunden zu sein (z. B. Mahlzeiten zubereiten, Tisch decken), werden als besonders positiv bewertet, da sie Sinnhaftigkeit vermitteln (Gilbert et al., 2021).

Das Kuratorium Deutsche Altershilfe (KDA) beschreibt das Modell der Hausgemeinschaften als geeignetes Konzept zur stationären Langzeitversorgung älterer Menschen (Michell-Auli & Sowinski, 2012). Dieses zählt zur 4. Generation von Pflegeeinrichtungen, deren Entwicklung ab ca. 1995 begann. Das Hausgemeinschaftsmodell bringt eine Verschiebung von einem traditionellen medizinischen Versorgungsmodell hin zu einem psychosozialen häuslichen Modell mit sich. Hier wird eine überschaubare Anzahl an Bewohnern von einer ständig anwesenden Bezugsperson (Präsenzkraft) betreut. Architektonisch ist es durch kleine Wohngruppen mit familienähnlichen Strukturen, Wohnküche und Einzelzimmern gekennzeichnet. Idealerweise verfügen die Wohngruppen auch über einen Zugang zu einem eigenen Außenbereich, wie einem Balkon oder Garten. Ziel der kleinteiligen Strukturen ist die Vermeidung eines institutionellen Charakters. Die Architektur und die Organisation des Tagesablaufs gehen dafür Hand in Hand. Die Wohnküche bildet dabei das Zentrum des Alltags. Die Bewohner beteiligen sich, ihren Fähigkeiten und Interessen entsprechend, aktiv an den alltäglichen Aktivitäten oder nehmen durch eine Beobachterrolle am Leben in der Wohngruppe teil.

Immer mehr Studien zeigen die Vorteile von personalisierten, kleinen Wohnformen, die Entscheidungsfreiheiten ermöglichen und ältere Menschen ermutigen, ihren vertrauten Lebensstil fortzusetzen (Kok et al., 2018). Dies gilt insbesondere bei der Betreuung von Menschen mit Demenz. Der demenzsensiblen Gestaltung von Pflegeeinrichtungen kommt eine hohe Bedeutung zu. So weisen knapp 70 % der Bewohner von stationären Pflegeeinrichtungen in Deutschland eine Demenz auf (Schäufele et al., 2013). Studien zeigen, dass sich kleine Wohngruppen positiv auf das Wohlbefinden, das Verhalten, die Funktionalität und die Aktivität der Bewohner mit Demenz auswirken (Chaudhury et al., 2017). Weiterhin erfahren Angehörige in kleinen Einrichtungen weniger Belastungen und berichten von mehr Zufriedenheit mit dem Pflegepersonal als in großen Einrichtungen (Verbeek et al., 2010).

15.8.5 Konzepte für Krankenhäuser

Fast die Hälfte aller Krankenhauspatienten ist älter als 65 Jahre (DESTATIS, 2021). 40 % der Patienten über 65 Jahre weisen kognitive Beeinträchtigungen auf und ein Fünftel zeigt demenzielle Symptome (Hendlmeier et al., 2017). Anders als in stationären Pflegeeinrichtungen stehen im Krankenhaus nicht das Wohnen, sondern die medizinische Behandlung und dementsprechende Prozesse im Vordergrund. Dies kann insbesondere ältere Patienten mit Demenz vor große Herausforderungen stellen. Aus ihrer gewohnten Umgebung gerissen erleben sie den Krankenhausaufenthalt als Krisensituation. Der Ortswechsel, ungewohnte Tagesstrukturen und fehlende Bezugspersonen führen zu Angst, Verunsicherung und Desorientierung. Oftmals reagieren sie dann mit starken Emotionen wie Angst, Unruhe, aggressivem Verhalten oder auch den Rückzug in die Apathie. Als Resultat verschlechtert sich während des Aufenthaltes ihr kognitiver Status und ihre alltagspraktischen Fähigkeiten gehen weiter verloren. Schlussendlich können sie dann nicht mehr nach Hause entlassen werden und ein Umzug in eine Altenpflegeeinrichtung wird unausweichlich (Fogg et al., 2018).

Auch hier zeigen Studien und Erfahrungen aus Praxisprojekten vielfältige Möglichkeiten, um die Versorgung älterer Menschen mit Demenz im Krankenhaus zu verbessern (Kirchen-Peters & Krupp, 2019). So wurden beispielsweise in den vergangenen Jahren vermehrt Spezialstationen zur Versorgung von Patienten mit kognitiven Beeinträchtigungen in deutschen Krankenhäusern eingerichtet (Zieschang et al., 2019). Auch hier spielen die Größe und Gestaltung der Station eine wesentliche Rolle. Die Deutsche Gesellschaft für Geriatrie (DGG) empfiehlt für Spezialstationen eine anzustrebende Bettenanzahl von acht bis zwölf Betten. Eine maximale Anzahl von 20 Betten sollte möglichst nicht überschritten werden. Weitere Empfehlungen der DGG bestehen darin, dass die Spezialstation von der geriatrischen Klinikabteilung räumlich getrennt, in geschütztem Rahmen organisiert, aber nicht abgeschlossen sein sollte. Weiterhin sollte sie über einen eigenen Aufenthaltsraum und einen eigenen Therapieraum verfügen. Ein abgestimmtes Pflegekonzept sowie architektonische Maßnahmen sind Bestandteil der Spezialstationen (Hofmann et al., 2014).

Aufgrund der hohen Anzahl an zu versorgenden Patienten mit Demenz wird sich die demenzsensible Gestaltung jedoch nicht nur auf Spezialstationen beschränken können. Patienten mit Demenz sind in fast allen Fachabteilungen anzutreffen und die Architektur kann und sollte auch hier ihre Mobilität und Selbsterhaltungskompetenz fördern (Kirch, 2021). Büter und Marquardt (2019) formulieren zehn evidenzbasierte Entwurfsansätze für eine demenzsensible Krankenhausarchitektur. Diese reichen von der Grundrissstruktur (z. B. klare, übersichtliche Gestaltung mit Referenzpunkten zur Verbesserung der räumlichen Orientierung der Patienten und für eine gute Übersicht für das Personal) über innenraumgestalterische Elemente (z. B. kontrastreiche Farben, hohe blendfreie Beleuchtung) bis hin zur Atmosphäre (z. B. Raum für soziale Interaktion, Raumeindruck und Ästhetik und personalisierte Gestaltung). Ziel dabei ist es immer, die Patienten in ihrer Selbstständigkeit zu fördern, zur Aktivität anzuregen und ihnen Halt und Orientierung zu geben. Ebenso wichtig ist es, Pflegekräfte in der optimalen Ausführung ihrer Arbeitsprozesse zu unterstützen und ihnen Rückzugsmöglichkeiten für ein ungestörtes Arbeiten zu bieten. Auch für die Angehörigen soll eine Umgebung geschaffen werden, die das Gefühl vermittelt, willkommen zu sein und mitwirken zu können.

Zusammenfassung

Die Architektur bietet vielfältige Möglichkeiten, um ältere Menschen und ihr pflegendes und betreuendes Umfeld zu unterstützen. Sie sollte in einer ästhetischen, nicht stigmatisierenden Weise umgesetzt werden. Denn von einer Umgebung, die räumlich und visuell gut erfassbar ist, Sicherheit vermittelt sowie Wohlbefinden und Genesung fördert, profitieren alle Menschen.

Eine Architektur, die den Menschen in den Fokus der Planung rückt, schafft viele Vorteile. Auch mit Blick auf die Corona-Pandemie zeigt sich, dass sich nutzerzentrierte architektonische Konzepte lohnen. So deuten erste Studien darauf hin, dass kleine Wohneinheiten mit festem Personal in Pflegeeinrichtungen den Infektionsschutz besser umsetzen konnten (Abrams et al., 2020). Demnach ermöglichten kleine Einheiten COVID-19-Ausbrüche in einem Haushalt zu bewältigen, ohne benachbarte oder gemeinsame Settings zu beeinträchtigen (Anderson et al., 2020). Auch einem an den Wohnbereich angeschlossener Außenbereich kommt höhere Bedeutung zu. Sitzgelegenheiten im Freien gelten hinsichtlich des Infektionsschutzes als sichere Orte für soziale Interaktionen für Bewohner und Besucher. Weiterhin fördern Übergangsräume zwischen Innen und Außen die Aktivitäten des Sehens und Beobachtens. Dadurch wird die Teilhabe am Leben innerhalb und außerhalb der Einrichtung möglich. Die während der Corona-Pandemie gesammelten Erfahrungen sollten einen Anreiz geben, Einrichtungen des Gesundheitswesens neu zu denken. Mit nutzerzentrierten, ganzheitlichen und resilienten Konzepten können wir zukünftigen Herausforderungen besser begegnen.

Literatur

Abrams, H., Loomer, L., Gandhi, A., et al. (2020). Characteristics of U.S. Nursing Homes with COVID-19 Cases. *Journal of the American Geriatrics Society, 68*(8), S. 1653-1656.

Anderson, D., Grey, T., Kennelly, S., et al. (2020). Nursing Home Design and COVID-19: Balancing Infection Control, Quality of Life, and Resilience. *Journal of the American Medical Directors Association, 21*(11), S. 1519-1524.

Brambilla, A., Rebecchi, A., & Capolongo, S. (2019). Evidence Based Hospital Design. A literature review of the recent publications about the EBD impact of built environment on hospital occupants' and organizational outcomes. *Ann Ig, 31*, S. 165-180. https://doi.org/10.7416/ai.2019.2269

Büter, K., & Marquardt, G. (2019). *Handbuch und Planungshilfe: Demenzsensible Krankenhausbauten.* Berlin: DOM Publishers.

Chaudhury, H., Cooke, H., Cowie, H., et al. (2017). The Influence of the Physical Environment on Residents With Dementia in Long-Term Care Settings: A Review of the Empirical Literature. *The Gerontologist*, S. 1–13. https://doi.org/10.1093/geront/gnw259

De Boer, B., Beerens, H., Katterbach, M., et al. (2018). The Physical Environment of Nursing Homes for People with Dementia: Traditional Nursing Homes, Small-Scale Living Facilities, and Green Care Farms. *Healthcare, 6*(4), S. 137. https://doi.org/10.3390/healthcare6040137

DESTATIS (2021). *Eckdaten der Krankenhauspatientinnen und -patienten*. Von Statistisches Bundesamt: https://www.destatis.de/DE/Themen/Gesellschaft-Umwelt/Gesundheit/Krankenhaeuser/Tabellen/entlassene-patienten-eckdaten.html abgerufen

DIN 18040-1: Barrierefreies Bauen in öffentlich zugänglichen Gebäude. (2010).

Fogg, C., Griffiths, P., Meredith, P., et al. (2018). Hospital outcomes of older people with cognitive impairment: An integrative review. *International Journal of Geriatric Psychiatry, 33*(9), S. 1177–1197. https://doi.org/10.1002/gps.4919

Gilbert, A. S., Garratt, S. M., Kosowicz, L., et al. (2021). Aged Care Residents' Perspectives on Quality of Care in Care Homes: A Systematic Review of Qualitative Evidence. *Research on Aging, 43*(7-8), S. 294–310.

Hendlmeier, I., Bickel, H., Heßler, J., et al. (2017). Demenzsensible Versorgungsangebote im Allgemeinkrankenhaus: Repräsentative Ergebnisse aus der General Hospital Study (GHoSt). *Zeitschrift für Gerontologie + Geriatrie, 51*(1). https://doi.org/10.1007/s00391-017-1339-7

Hofmann, W., Rösler, A., Vogel, W., et al. (2014). Spezialstation für akut erkrankte, kognitiv eingeschränkte Patienten in Deutschland. *Zeitschrift für Gerontologie + Geriatrie, 47*(2), S. 136–140.

Huismann, E., Morales, E., van Hoof, J., et al. (2012). Healing environment: A review of the impact of physical environmental. *Building and Environment, 58*, pp. 70-80.

Jansen, C., Diegelmann, M., Schnabel, E., et al. (2017). Life-space and movement behavior in nursing home residents: results of a new sensor-based assessment and associated factors. *BMC Geriatrics, 36*, S. 17. https://doi.org/10.1186/s12877-017-0430-7

Kirch, J. (2021). *Raumkonzepte zur Unterstützung der Selbsthilfe und Mobilität von Menschen mit Demenz im Krankenhaus: Eine Untersuchung am Beispiel von Spezialstationen.* Dresden: Dissertation TU Dresden. Von https://nbn-resolving.org/urn:nbn:de:bsz:14-qucosa2-766896 abgerufen

Kirchen-Peters, S. & Krupp, E. (2019). *Praxisleitfaden zum Aufbau demenzsensibler Krankenhäuser.* Stuttgart: Robert Bosch Stiftung.

Kok, J., Nielen, M. & Scherder E. (2018). Quality of life in small-scaled homelike nursing homes: an 8-month controlled trial. *Health and Quality of Life Outcomes, 16*, S. 38. https://doi.org/10.1186/s12955-018-0853-7

Lawton, M. & Nahemow, L. (1973). Ecology and the aging process. In C. Eisdorfer, & M. Lawton, *The psychology of adult development and aging.* (S. 619-674). Washington: American Psychological Association.

Marquardt, G., Bueter, K. & Motzek, T. (2014). Impact of the Design of the Built Environment on People With Dementia – An Evidence-based Review. *Health Environments Research and Design Journal, 8*(3), S. 127-157.

Michell-Auli, D., & Sowinski, C. (2012). *Die 5. Generation: KDA-Quartiershäuser. Ansätze zur Neuausrichtung von Alten- und Pflegeheimen.* Köln: Kuratorium Deutsche Altershilfe.

Schäufele, M., Köhler, L., Hendlmeier, I., et al. (2013). Prävalenz von Demenzen und ärztliche Versorgung in deutschen Pfle-

geheimen: eine bundesweite repräsentative Studie. *Psychiat Prax, 40*, S. 200-206. https://doi.org/10.1055/s-0033-1343141
van Hoof, J., Verhagen, M. M., Wouters, E., et al. (2015). Picture Your Nursing Home: Exploring the Sense of Home of Older Residents through Photography. *Journal of Aging Research*. https://doi.org/10.1155/2015/312931
Verbeek, H., Zwakhalen, S., van Rossum, E., et al. (2010). Dementia Care Redesigned: Effects of Small-Scale Living Facilities on Residents, Their Family Caregivers, and Staff. *Journal of the American Medical Directors Association, 11*(9), S. 662-670. https://doi.org/10.1016/j.jamda.2010.08.001
Weyerer, S., Ding-Greiner, C., Marwedel, U., et al. (2008). *Epidemiologie körperlicher Erkrankungen und Einschränkungen im Alter. Grundriss Gerontologie* (Bd. 13). Stuttgart: Kohlhammer.
Zieschang, T., Bauer, J., Kopf., D., et al. (2019). Spezialstationen für Patienten mit kognitiver Einschränkung: Ergebnisse einer Umfrage in Kliniken für Geriatrie in Deutschland. *Zeitschrift für Gerontologie + Geriatrie, 52*(3), S. 598–606.

15.9 Partizipative Forschung in der Geriatrie

Stefan Teipel, Antonia Kowe, Eva Drewelow, Stefanie Köhler, Anja Wollny und Manuela Weidekamp-Maicher

15.9.1 Einführung

Die geriatrische Versorgung von Menschen mit chronischen Erkrankungen kann auch als Frustrationserlebnis gelesen werden. Die Ärztin/der Arzt weiß, was der erkrankten Person und deren Angehörigen helfen würde, z. B. Gewichtsabnahme, Lebensstiländerung, korrekte Einnahme von Medikamenten und viel Bewegung. Häufig findet jedoch wenig davon Eingang in den Alltag der Erkrankten. Warum ist das so?

Das aktuelle Kapitel kann diese Frage zwar nicht beantworten, es stellt jedoch einen Forschungs- und Praxisansatz vor, der möglicherweise bessere Antworten auf sie findet. Er stützt sich auf die partnerschaftliche Einbeziehung von Experten per Erfahrung, zu denen vor allem Patienten und ihre Angehörigen gehören. Welche Präferenzen haben sie bei der Behandlung ihrer Erkrankung? Was zählt für sie als Erfolg? Wie kann die Kommunikation über gemeinsame Ziele verbessert werden? Und wie kann das mit den (begrenzten) Ressourcen im Gesundheitssystem gelingen? Ansätze der partizipativen Forschung, wie z. B. das sog. Public-Patient-Involvement (PPIE), stellen theoretische und methodische Überlegungen bereit, mit deren Hilfe Patienten und Angehörige in die Erforschung und Versorgung von Krankheiten enger einbezogen werden können. Das Kapitel führt in die Grundbegriffe von partizipativer Forschung und PPIE ein und verdeutlicht deren Potenziale und Grenzen am Beispiel zweier wichtiger geriatrischer Krankheitskomplexe: der Demenzerkrankungen und des Typ-2-Diabetes.

Partizipative Forschung und Citizen Science – Begriffe, Möglichkeiten und Grenzen

Partizipative Forschung, Bürgerbeteiligung und Citizen Science[1] sind aktuell im Aufwind. Darauf deutet nicht nur die Zunahme entsprechender Forschungsvorhaben hin, sondern auch die politische Forderung, Beteiligung von nicht professionell Forschenden zur Voraussetzung einer Förderung zu machen.[2] Obwohl die Wirkungen der auf Beteiligung beruhenden Forschung in vielen Bereichen nicht abschließend bekannt sind, gehen viele Akteure davon aus, dass deren Ergebnisse eine höhere Praxisrelevanz und Validität sowie größere Nachhaltigkeit haben. Ähnliches gilt für die gesundheitliche Versorgung: Es wird angenommen, dass eine partnerschaftliche Einbeziehung von Patienten besondere Möglichkeiten zur Förderung von Gesundheitskompetenz schafft und damit die Qualität der Ergebnisse steigern kann.

Die Art des Forschens, die sich hinter dem Prädikat „partizipativ“ verbirgt, wird sehr unterschiedlich definiert und durchgeführt. Diese Unterschiedlichkeit spiegelt sich bereits im Verständnis von Partizipation wider, das je nach Kontext, Zielgruppe, Disziplin oder theoretischer Perspektive anders gefasst sein kann. Allgemein bezieht sich Partizipation auf „… Teilhabe an Prozessen der Gestaltung gesellschaftlicher Verhältnisse im weitesten Sinne“. Es kann sich dabei um Teilhabe an Entscheidungen handeln oder um „praktische Tätigkeiten, die gesellschaftlich wirksam sind“ (Aner, 2016).

Merke

Typisch für partizipative Forschung ist die partnerschaftliche Einbeziehung von Menschen, die von den erwarteten Forschungsergebnissen am meisten betroffen sind, mit dem Ziel, nicht nur zur Wissensgewinnung, sondern auch zur praktischen Veränderung zu gelangen (Cargo & Mercer, 2008). Dabei stellt das gemeinsame Handeln ein Kernstück partizipativer Forschung dar.

Die Beziehung unter (Co-)Forschenden, d. h. Betroffene als Forschungspartner anstatt als Forschungsobjekte anzuerkennen, und die Umverteilung von Macht im Sinne des

1 Im Folgenden nutzen wir vor allem den Begriff der partizipativen Forschung, da sich dieser stärker als der Begriff Citizen Science auf die Beteiligung an Forschung bezieht, die die Laienforscher unmittelbar betrifft.

2 Z. B. das EU-Förderprogramm Horizon Europe, verschiedene Förderprogramme des BMBF mit partizipativem Schwerpunkt, Einrichtung sog. Bürgerräte für bestimmte Förderlinien sowie die Aktivitäten des Wissenschaftsjahres 2022.

Empowerments von sog. Laienforschenden gelten als Grundpfeiler des partizipativen Forschungsprozesses (Bär et al., 2021; Higginbottom & Liamputtong, 2015). In der geriatrischen Praxis lassen sich verschiedene Möglichkeiten einer solchen Beteiligung aufzeigen, z. B. wenn Patienten an Entscheidungen über die Gestaltung von Angebots- und Versorgungsstrukturen, der Festlegung therapeutischer Leistungen (z. B. bezüglich des Umfangs, der Ziele, der Anbieter) oder der konkreten Ausgestaltung einer therapeutischen Intervention mitwirken.

Da die Geriatrie ein durch Multiprofessionalität gekennzeichnetes Handlungsfeld ist, treffen hier verschiedene Forschungstraditionen aufeinander. Dazu gehören sozial-, politik- und gesundheitswissenschaftliche sowie interdisziplinäre Ansätze, wie z. B. das Co-Design. Betrachtet man die Implementierung partizipativer Ansätze in der Geriatrie, so dürfte hier vor allem die Differenzlinie zwischen einer funktional-instrumentellen sowie einer normativ-politischen Perspektive sichtbar werden. Dabei verbergen sich hinter der ersteren Perspektive Ansätze einer konsumenten-/nutzerorientierten Sicht auf Partizipation (Aner, 2016), bei der „Partizipation (…) nur so und da gewünscht [wird, d. A.], wo sie nützlich ist". Sie „hat (…) die Funktion einer Problemlösungs-Semantik" (ebenda), d. h. sie dient dem Erfolg eines Projektes oder einer Dienstleistung. Da die Förderung des Empowerments der Co-Forschenden nicht ihr zentrales Leitprinzip bildet, wird sie aus kritischer Sicht auch als funktionalisierte, limitierte oder instrumentalisierte Partizipation bezeichnet. Ein zentrales Unterscheidungskriterium zwischen den o. g. Ansätzen stellt das Ausmaß der Macht bzw. Kontrolle dar, das Co-Forschende (z. B. Patienten) über zentrale Entscheidungen eines Projektes haben. Für die Geriatrie dürften beide theoretische Perspektiven – sowohl die funktional-instrumentelle als auch die normativ-politische Perspektive – wichtig sein. Beide finden sich auch in der Partizipativen Gesundheitsforschung wieder, die vielfältige Anknüpfungspunkte für geriatrische Versorgung bietet (Bär et al., 2021). Die Partizipative Gesundheitsforschung richtet ihren Fokus nicht nur auf Erkenntnisgewinnung zum Zweck der Förderung von Gesundheit und Wohlbefinden, sondern ist zugleich um Initiierung positiver Veränderungen und Lernprozesse bemüht. Dabei setzt sie sich speziell für die Förderung von Gesundheit sozial benachteiligter Gruppen ein (Wahl et al., 2021). Besonders geeignet ist sie für den Bereich der Gesundheitsförderung, bei der sie sich jedoch nicht auf das Gesundheitswesen beschränkt, sondern ihren Fokus insgesamt auf die Förderung von Lebenswelten richtet, z. B. durch Berücksichtigung in Handlungsfeldern der Sozialen Arbeit, in denen sie das Grundprinzip „Partizipation" zur Förderung von Gesundheit einsetzt (Hartung et al., 2020). Als Beispiel kann hier die in Großbritannien verortete „Patient and Public Involvement"-Initiative genannt werden, die Beteiligung von Patienten als verpflichtendes Element öffentlich geförderter Gesundheitsforschung betrachtet und durch eine professionell organisierte Struktur unterstützt wird, indem z. B. geschulte Co-Forschende an Projekte vermittelt werden (Department of Health, 2006). Problematisch ist dabei, dass gerade Menschen, deren Lebenslagen durch mehrfache Benachteiligung gekennzeichnet sind, für partizipative Forschung in der Geriatrie nur schwerlich gewonnen werden können, was zur Verzerrung der Ergebnisse führen kann. Zusammenfassend betrachtet, kann partizipative Forschung als eine Art der (Praxis-)Forschung definiert werden, die „Nicht (…) über Menschen und auch nicht für Menschen, sondern (…) mit Menschen" (Bergold & Thomas, 2010) durchgeführt wird. Ihr Anspruch besteht in der Beteiligung von Menschen, deren Lebensverhältnisse erforscht oder durch Forschung und Entwicklung in besonderer Weise beeinflusst werden sollen bzw. können (Wright et al., 2013). Gemeinsames und auf Partnerschaftlichkeit beruhendes Handeln bildet den Kern ihres Grundverständnisses. Die Umverteilung von Macht stellt dagegen einen kritischen Punkt dar, der von besonders tragender Bedeutung ist, zugleich jedoch als besonders herausfordernd in der Umsetzung betrachtet werden kann.

15.9.2 Partizipative Forschung im Bereich Demenz

Hintergrund

Menschen mit Demenz erleben Einschränkungen von Gedächtnis, Wortfindung und Urteils-, Orientierungs- und Konzentrationsfähigkeit, was zu Überforderung und emotionalen Reaktionen, wie Scham, Wut oder Trauer führen kann. Daher scheint eine partizipative Forschung nur mit sehr viel Unterstützung möglich oder gänzlich ausgeschlossen zu sein. Des Weiteren erschwert die Stigmatisierung demenzkranker Menschen deren partizipative Einbeziehung (Weidekamp-Maicher 2021). Partizipation in der Forschung ist eine Chance für Menschen mit Demenz, mit dieser Stigmatisierung zu brechen, indem ihre Stärken betont und für sie bestehende Barrieren von den Forschenden ausgeglichen werden.

Empfehlungen für die Umsetzung partizipativer Demenzforschung

- Implementierung eines Pools geschulter Forschungspartner, unabhängig von Einzelprojekten (Kowe et al., 2021)
- Schulungen für Forschende zur Anwendung leicht verständlicher Sprache (Scottish-Dementia-Working-Group-Research-Sub-Group, 2014) und zum Umgang mit krankheitsspezifischen Einschränkungen und veränderter Emotionalität
- Einsatz einer vermittelnden Person zwischen Forschenden und Forschungspartnern zur Klärung von Aufgaben und Anforderungen an die jeweilige Rolle (Litherland et al., 2018)
- Identifikation der Komfortzone jedes Forschungspartners und Akzeptanz dieser Grenzen durch die Forschenden (Scottish-Dementia-Working-Group-Research-Sub-Group, 2014)
- Einbeziehung von Angehörigen zur Unterstützung von Menschen mit Demenz (Scottish-Dementia-Working-Group-Research-Sub-Group, 2014), aber nicht als Stellvertreter (Gove et al., 2018)
- Einsatz von Assistenztechnologie, wie Terminplaner oder Merkhilfen und von Mitschriften und Protokollen (in leicht verständlicher Sprache), um Demenzpatienten die Teilnahme an Beratungsgremien zu erleichtern

Tab. 15.9.1: Nationale Projekte zu Demenz mit partizipativem Anteil (Auswahl)

Projekttitel	Förderung	Kooperationspartner (Auswahl)	Beteiligte	Beteiligung
GAIN	Gemeinsamer Bundesausschuss	DZNE Rostock/Greifswald	Angehörige von Menschen mit Demenz	Befragungen zu Versorgungsbedarfen
KonSiSt24	Deutsche Alzheimer Gesellschaft e. V.	Universität zu Köln	Menschen mit Demenz, Angehörige und medizinisches Personal	Befragungen zu Bedarfen hinsichtlich eines kognitiv stimulierenden Umgangs mit Bewohnern in Pflegeeinrichtungen und Beteiligung bei der Evaluation eines kognitiven Stimulationsprogramms
PraWiDem	Bundesministerium für Gesundheit	Universität zu Köln, Universitätsmedizin Halle, Heinrich-Heine-Universität Düsseldorf	Menschen mit Demenz	Befragungen zur Anpassung des Living Lab Ansatzes im Bereich Demenz
SAMi	Europäische Union (EFRE)	Universität Rostock, DZNE Rostock/Greifswald, Fraunhofer IGD-Rostock	Menschen mit Demenz, Angehörige und medizinisches Personal	Befragungen zu Unterstützungsbedarfen und Wünschen gegenüber einer assistiven Technologie, partizipative Datenanalyse, Beteiligung bei der Erprobung einer assistiven Technologie
TaNDem	Bundesministerium für Bildung und Forschung	DZNE, Deutsche Alzheimer Gesellschaft e. V.	Menschen mit Demenz, Angehörige und Versorgungsakteure	Befragungen zum Aufbau eines Netzwerkes für Versorgungsforschung
PART – Patientenbeirat für partizipative Forschung	Robert-Bosch-Stiftung	Universitätsmedizin Rostock, DZNE	Menschen mit Demenz, Angehörige und Versorgungsakteure	Mitglieder in einem Beirat, der Forschungsprojekte beraten und Informationen für Betroffene verständlicher machen soll

Ansätze partizipativer Forschung

Formate zur Beteiligung von Menschen mit Demenz in der Forschung werden international genutzt, um neue Erkenntnisse über die Erkrankung und die gelebte Erfahrung als erkrankte Person zu gewinnen (z. B. Roberts et al., 2020) (s. Fallbeispiel 1). Auch national werden partizipative Formate etabliert (▸ Tab. 15.9.1).

Fallbeispiel 1

Die Organisation Alzheimer Europe hat 2012 die European Working Group of People with Dementia ins Leben gerufen, der Menschen mit Demenz aus verschiedenen Europäischen Ländern angehören (Roberts et al., 2020). Die Mitglieder werden von ihren nationalen Alzheimer-Gesellschaften gewählt und beteiligen sich an wissenschaftlichen Projekten. Zudem wirken Mitglieder der Gruppe bei der Erstellung von Publikationen mit, unter anderem veröffentlichten sie ein Positionspapier mit Empfehlungen zur Umsetzung partizipativer Forschung (Gove et al., 2018).

So hat sich das Deutsche Zentrum für Neurodegenerative Erkrankungen (DZNE) einen Patientenbeirat gegeben, in dem Menschen mit neurodegenerativen Erkrankungen vertreten sind. „Ziel ist es, die Stimme der Patienten in die Kernaktivitäten der Forschung zu integrieren […].“[3] Diese beratende Funktion entspricht der Stufe der Konsultation, nicht der Mitbestimmung, ist somit eine Vorstufe der eigentlichen Partizipation. Eigentliche Partizipation setzt Vertrauen und die Identifikation interessierter Forschungspartner sowie geeigneter Forschungsthemen voraus. Sie bedarf einer Änderung der Förderungskultur in bestimmten Themenfeldern. So würde ein konsequentes partizipatives Forschungsprojekt zweistufig gefördert. In der ersten Phase würde die Zusammenarbeit von professionellen Forschern und Patienten zur Themen- und Methodenfindung gefördert, in der zweiten Phase das hieraus hervorgehende Projekt selbst. Die Nationale Demenzstrategie der Bundesregierung zielt auf die Umsetzung solcher Formate zur Verbesserung der Partizipation in der Demenzforschung ab (Bundesministerium für Familie, Senioren, Frauen und Jugend & Bundesministerium für Gesundheit, 2020). Neben der Förderung demenzfreundlicher Kommunen und demenzspezifischer Pflege- und Unterstützungsangeboten wird unter anderem ein stabiles Netzwerk aus Menschen mit Demenz, Angehörigen sowie Versorgungsakteuren als Basis für niedrigschwellige und langfristige Partizipation in Forschungsvorhaben implementiert (s. Fallbeispiel 2).

3 https://www.dzne.de/ueber-uns/patientenbeirat/ueber-uns

Fallbeispiel 2

Menschen mit Demenz, deren Angehörige sowie Versorgungsakteure wurden in Einzelinterviews bzw. Fokusgruppen zu ihren Vorstellungen zum Aufbau eines Netzwerkes für Demenz-Versorgungsforschung (TaNDem, gefördert vom Bundesministerium für Bildung und Forschung, https://demenzversorgung-forschungsnetzwerk.de/) befragt (Scharf et al., 2023). Die Interviewten begrüßten die Zusammenarbeit mit Forschenden, wobei Vertrauen, gegenseitiger Respekt und feste Ansprechpartner als Grundvoraussetzungen für die Netzwerkarbeit benannt wurden. Menschen mit Demenz und Angehörige sahen die Wissensasymmetrie gegenüber Forschenden und die damit verbundene Angst vor Blamage als Barriere für Partizipation: „Da würde ich mir ein bisschen blöd vorkommen, muss ich sagen." (Angehörige) oder: „Ich hoffe, dass ich jetzt was Richtiges gesagt habe" (Mensch mit Demenz) sowie fehlendes Verständnis für Forschungsprozesse: „So eine Unklarheit darüber, wie Wissenschaft funktioniert. Da gibt es ja viele Klischees. Wenn man abends den Fernseher einschaltet und dann Indiana Jones als Forscher vorgestellt wird" (Angehöriger). Dies unterstreicht das geringe Selbstbewusstsein der Menschen mit Demenz sowie deren Angehöriger für ihre Expertenrolle als (in-)direkt Betroffene und die Aufgabe der Forschung, transparenter und greifbarer zu werden.

Eine Hilfestellung bei der Planung eines partizipativen Forschungsprojektes bietet der onlinebasierte VOICE PPIE Planer. Durch gezielte Fragestellungen entlang des Forschungszyklus entsteht ein detaillierter Fahrplan für das eigene Forschungsprojekt. Zudem bietet die VOICE-Plattform (https://www.voice-global.org/) eine Austauschmöglichkeit für Bürger, Patienten, Angehörige und medizinisches Personal, indem z. B. zu Vorträgen oder zum Erfahrungsaustausch zu bestimmten Erkrankungen oder Behandlungen eingeladen wird.

Auch die Zulassungsbehörden erkennen den Wert der PPIE an. Ein Beispiel ist die Ergänzung der Bewertung des Therapienutzens um die Patientenperspektive. Die US-amerikanische Zulassungsbehörde FDA schlägt dazu u. a. die Nutzung der sogenannten „ankerbasierten Ermittlung klinisch relevanter Veränderung" (anchor based minimal important difference) vor. Der Interventionserfolg wird nicht nur anhand standardisierter, klinischer Assessments, sondern zudem anhand individueller, patientenrelevanter „Anker", wie z. B. dem Wohlbefinden oder der Lebensqualität mit dem Patienten gemeinsam gemessen. Aktuelle Forschung nutzt die ankerbasierte Ermittlung, um festzustellen, ab wann eine Veränderung klinischer Parameter für den Patienten als relevant empfunden wird.

Vorteile und Nachteile partizipativer Forschung bei Demenz

Als wichtige Vorteile der Beteiligung gelten die Perspektiverweiterung (Kowe et al., 2022) und die Verzahnung von Theorie und Praxis (Bergold & Thomas, 2012). In einem Projekt mit der European Working Group of People with Dementia unterstützten Betroffene die Forschenden beispielsweise bei der sprachlichen Anpassung eines Fragebogens zur Verbesserung der Verständlichkeit (Diaz et al., 2021). In einer partizipativen Datenanalyse unter Beteiligung von Angehörigen von Menschen mit Demenz zeigte sich, dass die Forschungspartner Interviewaussagen von Betroffenen anders interpretierten als Forschende (Kowe et al., 2021). Zudem ist die wachsende Kompetenz der Forschenden im Umgang mit Menschen mit Demenz ein Vorteil partizipativer Forschung (Kowe et al., 2022). In einem Vergleich zweier Studien konnte gezeigt werden, dass die Studie mit höherem Beteiligungsgrad nach Projektende eine höhere Zahl rekrutierter Probanden und Publikationen aufwies (Eicher et al., 2016).

Den positiven Auswirkungen stehen die Barrieren bei der Umsetzung des Forschungsansatzes gegenüber. Als wichtige Nachteile partizipativer Forschung gelten der zusätzliche Aufwand und die Zeit zur Implementierung des Forschungsansatzes. Der Zugang zur Forschung und weitreichendere Teilhaberechte werden insbesondere Menschen mit Demenz aufgrund ihrer kognitiven Einschränkungen und der ihnen zugeschriebenen Vulnerabilität meist nicht zugestanden (Weidekamp-Maicher, 2021). Häufig sollen Angehörige die Erkrankten in Forschungsprojekten unterstützen, werden dann aber als ihre Stellvertreter verstanden, obwohl nur Menschen mit Demenz über die reale Krankheitserfahrung verfügen (Gove et al., 2018).

Voraussetzungen

Um den Barrieren bei der Umsetzung partizipativer Demenzforschung zu begegnen, gilt es frühzeitig zusätzliche zeitliche und finanzielle Ressourcen einzuplanen. Projektausschreibungen müssen diesen Mehrbedarf berücksichtigen, und beispielsweise durch flexible Formate einen umfangreichen Gestaltungsspielraum für Forschende ermöglichen. Maßnahmen zur Unterstützung der Demenzbetroffenen sind oben (s. Kasten zu Empfehlungen für die Umsetzung partizipativer Demenzforschung) zusammengefasst. Von besonderer Bedeutung ist, dass partizipative Forschung auch einen Perspektiv- und Rollenwechsel der Forschenden erfordert, was von diesen sowohl als Chance, z. B. durch neue Erkenntnisse und besseres Verständnis für ihr Forschungsfeld, aber auch als Nachteil, z. B. durch höheren Zeitaufwand bei der Vorbereitung von Studien oder eigene Belastung durch die unmittelbare Konfrontation mit den Belastungen der Betroffenen, wahrgenommen wird (Kowe et al., 2022).

Merke

Das Potenzial partizipativer Forschung mit Menschen mit Demenz wurde bisher noch unzureichend genutzt. Dies liegt u. a. an besonderen methodischen Herausforderungen bei der Beteiligung dieser Zielgruppe. Mehrwert ist die Perspektiverweiterung der Forschungsfragen, die Berücksichtigung der Bedürfnisse und Werte der Betroffenen bei der Entwicklung von Technologien und Interventionen und ein Beitrag zur Entstigmatisierung und Selbstwirksamkeit von Menschen mit Demenz. Zugleich bedarf Partizipation ausreichender zeitlicher und finanzieller Ressourcen und der Bereitschaft der professionell Forschenden, neue Methoden und Zugänge zu erlernen und anzuwenden.

15.9.3 Partizipative Forschung im Bereich Typ-2-Diabetes

Hintergrund

Diabetes mellitus Typ 2 (DMT2) betrifft als chronische Erkrankung in Deutschland mehrere Millionen Menschen. Während noch vor einigen Jahren Betroffene mit einem HbA1c über 8,5 % als „schlecht eingestellt“ galten (Wilm et al., 2014), weiß man heute, dass dieser Marker allein nichts über die wahrgenommene Lebensqualität aussagt (Klein & Buse, 2020). Mittlerweile stehen neben dem HbA1c die individuelle Lebenssituation der Betroffenen sowie deren Vorstellungen bzgl. ihrer Diabetes-Therapie stärker im Fokus (Bundesärztekammer et al., 2021; Wilm et al., 2014).

Dies spiegelt sich beispielsweise auch darin wider, dass neben verschiedensten Fachgesellschaften seit einigen Jahren auch Menschen mit DMT2 in die Erstellung von Leitlinien zur Diagnostik und Therapie des DMT2 einbezogen werden. Nicht zuletzt deshalb wird das Konzept des Shared Decision Making in der Betreuung von Betroffenen in den Leitlinien verstärkt betont (Bundesärztekammer et al., 2021). Das Thema Einbezug von Betroffenen in die Diabetesforschung stellt dagegen nach wie vor ein Desiderat dar.

Erste Erkenntnisse und Zielsetzung

Richtet man den Fokus darauf, was sich die Betroffenen selbst für die Diabetesforschung wünschen, ist die Studienlage international insgesamt noch begrenzt (Harris et al., 2019; Simacek et al., 2018). Übergreifend zeigt sich, dass für sie jene Forschungsfragen im Vordergrund stehen, deren Beantwortung für ihr tägliches Leben von Bedeutung sind, wie z. B. der Umgang mit anderen Erkrankungen, wie sich diese auf DMT2 auswirken und davon beeinflusst werden, das Verstehen der Ursachen von Diabetes, die Entwicklung besserer Methoden zur Kontrolle des Blutzuckerspiegels oder die Suche nach einem Heilmittel (Simacek et al., 2018). Basierend auf einer Fragebogenerhebung von an DMT2 Betroffenen, wurden die aus ihrer Sicht zehn wichtigsten Forschungsprioritäten definiert (Finer et al., 2017).

Die zehn wichtigsten Forschungsprioritäten für DMT2 aus Betroffenensicht (Finer et al., 2017)

1. Kann Typ-2-Diabetes geheilt werden? Wie kann dies erreicht werden? Ab wann ist dies nicht mehr möglich?
2. Wie können Menschen mit einem hohen Risiko für Typ-2-Diabetes erkannt und die Entstehung der Krankheit verhindert werden?
3. Wie können Menschen mit Typ-2-Diabetes ermutigt werden, ihre Krankheit selbst zu managen? Wie kann dies am besten erreicht werden?
4. Wie wirken sich Stress, Angst oder psychisches Wohlbefinden auf die Behandlung von Typ-2-Diabetes aus?
5. Wie können Menschen mit Typ-2-Diabetes darin unterstützt werden, ihren Lebensstil zu ändern und damit positiv auf die Erkrankung einzuwirken? Wie wirken sich Lebensstiländerungen genau aus? Welche Hindernisse gibt es auf Seiten der Betroffenen?
6. Warum entwickeln sich im Verlauf der Zeit Folgeschäden? Wie lassen sich diese am wirksamsten verlangsamen oder verhindern? Wie kann dies gemessen werden?
7. Stellen Ernährung und Bewegung bei der Behandlung von Typ-2-Diabetes eine Alternative zu Medikamenten dar? Oder sollten sie parallel zu diesen eingesetzt werden?
8. Wodurch werden Nervenschäden bei Menschen mit Typ-2-Diabetes verursacht? Welche Personen sind davon am meisten betroffen? Wie kann das Bewusstsein dafür verbessert werden? Wie können diese am besten verhindert oder behandelt werden?
9. Wie kann psychologische oder soziale Unterstützung am besten eingesetzt werden, um Menschen mit Typ-2-Diabetes zu helfen? Wie kann diese unter Berücksichtigung der individuellen Bedürfnisse aussehen?
10. Welche Risiken oder Vorteile haben Fette, Kohlenhydrate und Proteine bei der Behandlung von Typ-2-Diabetes?

Für Deutschland finden sich bisher wenige wissenschaftliche Publikationen zu patientenseitigen Präferenzen in Bezug auf die klinische Diabetesforschung. Neben einigen Überschneidungen zeigen sich deutliche Unterschiede in der Prioritätensetzung von Forschungsschwerpunkten aus Sicht von Forschenden und Betroffenen (Arnolds et al., 2015) (▸ Tab. 15.9.2).

In einer qualitativen Studie wurden zudem Kernkategorien (wie z. B. Alltagseinfachheit, Technik/Messen, therapeutische Ansätze, Heilung oder Selbstmanagement) identifiziert, für die die Betroffenen einen Forschungsbedarf sehen. Dabei war die durchgängige Betonung der Alltagsrelevanz für alle diese Kategorien neu. Die Betroffenen wünschten sich, dass die Verbesserung ihres Alltags zukünftig bei allen Forschungsprojekten zu ihrer Erkrankung mitgedacht wird (Bücker et al., 2019).

Demnach wäre der nächste Schritt – im Sinne partizipativer Forschung – der tatsächliche Einbezug der Betroffenen in alle Phasen der Interventionsentwicklung sowie in die Durchführung von Interventionsstudien. Bei Menschen mit DMT2, die häufig älter und durch körperliche Einschränkungen, Gedächtnisschwierigkeiten, Schwerhörigkeit oder Sprechstörungen beeinträchtigt sind, kann der Einbezug beispielsweise durch Patientenbeiräte, Patienten-Forschungsnetzwerke oder Patientenfürsprecher unterstützt werden (Jilani et al., 2020) (▸ Abb. 15.9.1).

Hindernisse auf dem Weg der Umsetzung

Seit einiger Zeit wird in der durch den Bund geförderten Forschung eine angemessene Patientenbeteiligung gefordert und auch die Betroffenen sind bereit, sich in die Diabetes-Forschung einzubringen. Praktisch wird dem in der Förderkultur bisher aber kaum Rechnung getragen. Randomisierte, kontrollierte Studien (RCT) stellen in der (klinischen) Versorgungsforschung – sicherlich zu Recht und in Ermangelung besserer Alternativen – den Referenzstandard dar, wenn es darum geht, die Effektivität einer Intervention zu beurteilen. Jedoch gibt es auch eine gewisse

Patienten können...

› Forschungsthemen benennen, die für sie wichtig sind
› durch den Kontakt zur Zielgruppe Prioritäten ermitteln
› die Auswahl relevanter Forschungsthemen unterstützen

Patienten können...

› mit den Forschenden zusammen den Forschungsprozess und die Patientenbeteiligung evaluieren
› relevantes Wissen für weitere Forschungsvorhaben weitergeben
› aus der Studie heraus weiteren Forschungsbedarf ableiten

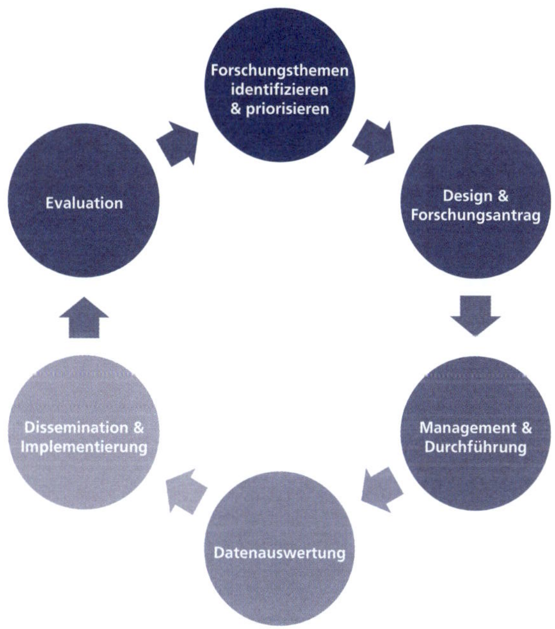
Forschungsthemen identifizieren & priorisieren
Design & Forschungsantrag
Management & Durchführung
Datenauswertung
Dissemination & Implementierung
Evaluation

Patienten können...

› helfen, eine relevante Forschungsfrage und Hypothese zu formulieren
› Outcomeparameter vorschlagen,die für sie relevant sind
› Methoden entwickeln, die für die Probanden angemessen sind
› die Rekrutierungsstrategie ergänzen
› überlegen, wo Patientenbeteiligung im Studienverlauf stattfinden kann

Patienten können...

› das Forschungsprojekt über den gesamten Prozess begleiten und unterstützen
› die Gestaltung angemessener Probandenmaterialien unterstützen
› patientengerechte Updates zur Studie verfassen
› in der Erhebung der Daten mitwirken

Patienten können...

› die Ergebnisse für Patienten formulieren
› mitüberlegen, wer von den Ergebnissen erfahren sollte und welche Wege sich eignen
› die Ergebnisse alleine oder mit den Forschenden der Öffentlichkeit, der Zielgruppe und auf Kongressen vorstellen
› die Implementierung der Ergebnisse unterstützen, indem sie deren Alltagsrelevanz und Glaubwürdigkeit belegen

Patienten können...

› prüfen, ob ihre Interpretationen mit denen der Forschenden übereinstimmen
› helfen, aus dem Material Themen für zukünftige Studien zu entwickeln

Abb. 15.9.1: Möglichkeiten der Patientenbeteiligung im Forschungsprozess (Jilani et al., 2020) mit farblicher Kennzeichnung der Möglichkeiten für ältere, multimorbide Betroffene

Tab. 15.9.2: Priorisierung von Forschungsschwerpunkten für DMT2 aus Sicht Betroffener und Forschender

Forschungsschwerpunkten	Rangfolge Betroffene	Rangfolge Forschende
Entwicklung, Pathophysiologie und Diabetes-Prävention	1.	1.
Transplantation und Zelltherapie	2.	2.
nicht pharmazeutische Therapie	3.	5.
Insulin-Therapie	4.	6.
Blutzuckersenkende Therapie ohne Insulin	5.	4.
extreme Blutwerte (inkl. Hypoglykämie und Hyperglykämie)	6.	9.
Diabetes-Komplikationen beim Mann	7.	7.
besondere Situationen, Ausbildung, Psychologie, Behandlungs- und Betreuungsstrukturen	8.	8.
Blutzuckermessung und künstliche Bauchspeicheldrüse	9.	3.

Tab. 15.9.3: Ansätze zur aktiven Beteiligung von Menschen mit DMT2 (übernommen aus Jilani et al., 2020)

	Beratung	Zusammenarbeit	Nutzergeleitete Forschung
Charakteristika	• Forschende erfragen Meinung der Erkrankten, um Entscheidungen informiert treffen zu können • meist punktuelle Beteiligung • erkrankte Personen sind nicht an Entscheidungen beteiligt	• längerfristige Partnerschaft • Patienten sind an Entscheidungen beteiligt (verschiedene Ausprägungen von „beteiligt, aber Entscheidungshoheit bei Forschenden" zu „gleichberechtigte Entscheidungsmacht")	• Patienten und ihre Organisationen verantworten und leiten den Studienprozess in Teilen oder komplett • Forschende haben unterstützende Rolle
Methodenbeispiele	• Gruppendiskussionen • Umfragen	• Co-Forschende, Mitarbeit im Studienteam • Mitarbeit in Studiengremien oder Beiräten	• Patienten führen Erhebungen in ihrer Gemeinschaft durch • Patienten-Organisation ruft Forschungsprojekt ins Leben
Vorteile	• einfach umsetzbar für Forschende ohne „Beteiligungserfahrung" • Erfassung vieler Perspektiven möglich	• Wissen und Fertigkeiten ergänzen sich • umfangreiche Steigerung der Relevanz und Qualität von Forschung • knüpft Verbindungen zwischen Forschenden u. Zielgruppe	• besonders geeignet, um Themen benachteiligter Gruppen zu bearbeiten • erleichtert Zugang zu stigmatisierten Gruppen
Herausforderungen	• erreicht ggf. nicht die gewünschte inhaltliche Tiefe • Gefahr der Frustration Seitens der Patienten, wenn ihre Perspektiven abgefragt werden, ohne dass sie wissen, was daraus wird/ob es Nutzen hat	• hoher Bedarf an Flexibilität und Ressourcen • Patienten und Forschende haben ggf. Schulungsbedarf • Forschende müssen Verantwortung teilen	• Patienten haben komplette Verantwortung, brauchen ggf. Schulung und Unterstützung • Schwierigkeiten, finanzielle Förderung zu erhalten

Überbewertung in der Förderlandschaft, sodass auch dann RCT gefordert werden, wenn es zunächst sinnvoller erscheint, mittels qualitativer Methoden Fragen der Effizienz oder Machbarkeit zu eruieren. Damit wird von Förderern bislang die Komplexität der Entwicklung und Umsetzung von Interventionen häufig ausgeblendet.

Voraussetzungen für partizipative Forschung

Vor diesem Hintergrund erscheint es notwendig, die bisherigen Förderprioritäten für die (Diabetes-)Forschung grundlegend zu verschieben (Harris et al., 2019) und Vorbehalte sowohl auf Seiten der Forschenden als auch auf Seiten der Betroffenen auszuräumen. Künftig sollten Projekte gefördert werden, die mit verschiedenen Methoden und entsprechender Laufzeit Forschungsfragen in Bezug auf die Partizipation von Betroffenen in verschiedenen Phasen von Studien (▸ Abb. 15.9.1) untersuchen. Auf diese Weises können die Probleme und der Kontext der Betroffenen stärker in den Fokus der Diabetesforschung rücken und vertrauensvolle Beziehungen entwickelt und Partnerschaften aufgebaut werden (Harris et al., 2019; Schilling et al., 2021; Jilani et al., 2020). (▸ Tab. 15.9.3).

Merke

Partizipative Forschung beim DMT2 deckt Ziele und Erwartungen der Betroffenen auf, die in bisherigen Leitlinien wenig bis gar nicht berücksichtigt sind. Neben der Identifikation der unterschiedlichen Erwartungen können auch Methoden der Kommunikation und des Austausches entwickelt und bereitgestellt werden, um Ziele von Ärztinnen/Ärzten und Betroffenen besser aufeinander abzustimmen. Die erfolgreiche Umsetzung partizipativer Projekte setzt zunächst die Bereitschaft von Seiten der Forschenden voraus, die letztlich auf die Bereitstellung geeigneter Strukturen und Ressourcen zwingend angewiesen sind.

Zusammenfassung

Partizipative Forschung ist ein Prozess, der Anpassung und Engagement von Forschenden und Betroffenen, aber auch von Drittmittelgebern und Fördereinrichtungen erfordert, um mehr zu sein als ein bloßes Feigenblatt. Die beiden zentralen geriatrischen Krankheitskomplexe Demenz und Diabetes mellitus Typ 2 zeigen Überschneidungen aber auch Unterschiede im Stand und der Ausgestaltung partizipativer Forschung. Bei Demenz steht dem Charakter der Erkrankung entsprechend aktuell noch im Vordergrund, wie Partizipation überhaupt ermöglicht werden kann, auch wenn Betroffene in ihrer Kommunikation eingeschränkt sind, und wie Partizipation von bloßer Stellvertretung abzugrenzen ist, um nicht für sondern mit den Betroffenen in den Austausch zu kommen. Auch für Forschende ist partizipative Forschung bei Demenz eine besondere Herausforderung, da sie gegenüber einem vermeintlich objektiven und distanzierten Forschungsansatz direkt mit den Belastungen und Leiden der Betroffenen konfrontiert sind. Bei Diabetes mellitus Typ 2 steht mehr im Vordergrund, mit den bereits erzielten Ergebnissen partizipativer Forschung durchzudringen und sie zum Gegenstand des Diskurses im Feld zu machen. Diese Aufgabe steht der partizipativen Forschung bei Demenz noch bevor, zugleich profitiert die partizipative Forschung auch außerhalb der Demenzerkrankungen von methodischen Ansätzen, Menschen mit kommunikativen Einschränkungen Zugang zu Forschungsergebnissen und Beteiligung an Forschungsprozessen zu ermöglichen. Dabei sollte auch eine moralische Überhöhung von partizipativer Forschung vermieden werden, im Vordergrund steht deren praktischer Nutzen für die Betroffenen und die Forschenden und das Einlösen politischer, nicht moralischer, Ziele von Teilhabe, die den Ansprüchen einer freiheitlichen und transparenten Wissenschaftskultur genügen. Partizipative Forschung soll keinen Zwang für die Betroffenen und die Forschenden darstellen, sondern ist in erster Linie eine Chance und ein Angebot.

Literatur

Aner, K. (2016). Diskussionspapier Partizipation und partizipative Methoden in der Gerontologie. *Zeitschrift für Gerontologie und Geriatrie*, 49, 143-147. https://doi.org/10.1007/s00391-016-1098-x

Arnolds, S., Heckermann, S., Heise, T., et al. (2015). Spectrum of diabetes research does not reflect patients' scientific preferences: a longitudinal evaluation of diabetes research areas 2010-2013 vs. a cross-sectional survey in patients with diabetes. *Exp. Clin. Endocrinol.* (123), S. 299-302. https://doi.org/10.1055/s-0034-1398591

Bär, G., Hövener, C., Wright, M. T., et al. (2021). Demokratisch und emanzipatorisch – Partizipative Gesundheitsforschung hat hohes Potenzial. Bundesgesundheitsblatt – Gesundheitsforschung – Gesundheitsschutz 64, 137-139. https://doi.org/10.1007/s00103-020-03276-8

Bergold, J., & Thomas, S. (2010). Partizipative Forschung. In G. Mey, & K. Mruck, Handbuch Qualitative Forschung in der Psychologie (S. 333-344). Wiesbaden: VS. https://doi.org/10.1007/978-3-658-26887-9

Bergold, J., & Thomas, S. (2012). Participatory research methods: A methodological approach in motion. Historical Social Research/Historische Sozialforschung, S. 191-222. https://www.doi.org/ 10.2307/41756482

Bücker, S., Wilm, S., Arnolds, S. et al. (2019). Welche Präferenzen haben Menschen mit Diabetes mellitus in Bezug auf die Diabetesforschung? – Eine qualitative Studie. *Diabetologie und Stoffwechsel*, 14(1), S. 56-63. https://www.doi.org/10.1055/a-0631-8258

Bundesärztekammer; Kassenärztliche Bundesvereinigung, Arbeitsgemeinschaft der Wissenschaftlichen Medizinischen Fachgesellschaften (2021). Nationale VersorgungsLeitlinie Typ-2-Diabetes – Teilpublikation der Langfassung. Version 1. https://www.awmf.org/uploads/tx_szleitlinien/nvl-001m_S3_Typ_2_Diabetes_2021-03.pdf

Bundesministerium für Familie, Senioren, Frauen und Jugend & Bundesministerium für Gesundheit. (2020). Nationale Demenzstrategie. https://www.nationale-demenzstrategie.de/fileadmin/nds/pdf/2020-07-01_Nationale_Demenzsstrategie.pdf

Cargo, M., & Mercer, S. L. (2008). The value and challenges of participatory research: Strengthening its practice. *Annual Review of Public Health* 29, 325-350. https://doi.org/10.1146/annurev.publhealth.29.091307.083824

Department of Health. (2006). Best Research for Best Health. London.

Diaz, A., Gove, D., Nelson, M. et al. (2021). Conducting public involvement in dementia research: The contribution of the European Working Group of People with Dementia to the ROADMAP project. Health Expect, 757-765. https://doi.org/10.1111/hex.13246

Eicher, S., Moor, C., Riese, F., et al. (2016). Partizipative Altersforschung als Mittel zur Förderung des Implementierungserfolgs. In M. Hoben, M. Bär, & H.-W. Wahl, Implementierungswissenschaften für Pflege und Gerontologie: Grundlagen, Forschung und Anwendung – Ein Handbuch (S. 265-271). Stuttgart: Kohlhammer.

Finer, S., Robb, P., Cowan, K., et al. (2017). Top ten research priorities for type 2 diabetes: results from the Diabetes UK-James Lind Alliance Priority Setting Partnership. Lancet Diabetes Endocrinol, 5(12), S. 935-936. https://doi.org/10.1016/S2213-8587(17)30324-8

Gove, D., Diaz-Ponce, A., Georges, J., et al. (2018). Alzheimer Europe's position on involving people with dementia in research through PPI (patient and public involvement). *Aging & Mental Health*, 22(5), 723-729. https://doi.org/10.1080/13607863.2017.1317334

Harris, J., Haltbakk, J., Dunning, T., et al. (2019). How patient and community involvement in diabetes research influences health outcomes: A realist review. *Health Expect*, 22(5), S. 907-920. https://doi.org/10.1111/hex.12935

Hartung, S., Wihofszky, P., & Wright, M. T. (2020). Partizipative Forschung – Ein Forschungsansatz für Gesundheit und seine Methoden. In S. Hartung, P. Wihofszky, & M. T. Wright, Par-

tizipative Forschung – Ein Forschungsansatz für Gesundheit und seine Methoden (S. 1-20). Wiesbaden: Springer VS. https://doi.org/10.1007/978-3-658-30361-7
Higginbottom, G., & Liamputtong, P. (2015). What is participatory research? Why do it? In G. Higginbottom, & P. Liamputtong, Participatory Qualitative Research Methodologies in Health (S. 1-21). London: Sage.
Jilani, H., Rathjen, K. I., Schilling, I., et al. (2020). Handreichung zur Patient*innenbeteiligung an klinischer Forschung. Version 1.0, http://dx.doi.org/10.26092/elib/229
Klein, K. R., & Buse, J. (2020). The trials and tribulations of determing HbA1c targets for diabetes mellitus. *Nat Rev Endocrinol* (16), S. 717-730. https://doi.org/10.1038/s41574-020-00425-6
Kowe, A., Köhler, S., & Teipel, S. (2021). Improving the depth of data quality or increasing confusion? Reflections on a data analysis involving members of a self-help group for relatives of people living with dementia. *Health Expect*, 24(4), 1516-1523. https://doi.org/10.1111/hex.13298
Kowe, A., Panjaitan, H., Klein, O. A., et al. (2022). The impact of participatory dementia research on researchers: A systematic review. *Dementia*, 21(3), 1012-1031. https://doi.org/10.1177/14713012211067020
Litherland, R., Burton, J., Cheeseman, M., et al. (2018). Reflections on PPI from the ‚Action on Living Well: Asking You' advisory network of people with dementia and carers as part of the IDEAL study. *Dementia*, 17(8), 1035-1044. https://doi.org/10.1177/1471301218789309
Roberts, C., Rochford-Brennan, H., Goodrick, J., et al. (2020). Our reflections of Patient and Public Involvement in research as members of the European Working Group of People with Dementia. *Dementia*, 19(1), 10-17. https://doi.org/10.1177/1471301219876402
Scharf, A., Rädke, A., Purwins, D., et al. (2023). Design and implementation of the participatory German network for translational dementia care research (TaNDem) – A Mixed-Method Study on the Perspectives of Healthcare Providers and Dementia Researchers in Dementia Care Research; *Journal Health Expectations*. Im Druck.
Schilling, I., Bleidorn, J., Ehrmann, U., et al. (2021). Chancen und Herausforderungen der aktiven Beteiligung von Patient*innen an klinischer Forschung in Deutschland. ZEFQ(163), S. 66-75. https://doi.org/10.1016/j.zefq.2021.03.003
Scottish-Dementia-Working-Group-Research-Sub-Group. (2014). Core principles for involving people with dementia in research: Innovative practice. *Dementia*, 13(5), 680-685. https://doi.org/10.1177/1471301214533255
Simacek, K., Nelson, T., Miller-Baldi, M., et al. (2018). Patient engagement in type 2 diabetes mellitus research: what patients want. Patient Prefer Adherence, 20(12), S. 595-606.
Wahl, A., Kasberg, A., Arsova Netzelmann, T., et al. (2021). PartNet-Diskussionspapier: Beteiligte an Partizipativer Gesundheitsforschung. PartNet Perspektiven. Beiträge zur partizipativen Forschung 1/21. https://www.doi.org/10.17883/2434
Weidekamp-Maicher, M. (2021). Menschen mit Demenz in der partizipativen Entwicklung von Technik. Wiesbaden: Springer VS.
Wilm, S., Abholz, H. H., Gummersbach, E., et al. (2014). Menschen mit schlecht eingestelltem Typ-2-Diabetes. Diabetologe(10), S. 200-206. https://www.doi.org/10.1007/s11428-013-1120-5.
Wright, M. T., Block, M., Kilian, H., et al. (2013). Förderung von Qualitätsentwicklung durch Partizipative Gesundheitsforschung. Prävention und Gesundheitsförderung 8, 147-154. https://www.doi.org/10.1007/s11553-013-0396-z

15.10 Geriatrie, Gerontologie und Politikberatung

Andreas Kruse

15.10.1 Zum Verständnis von Politik

Mit „Politik“ ist gerade dann, wenn es um die Gestaltung von Lebens- und Versorgungsbedingungen in einem Gemeinwesen (Staat) geht, auch und im Besonderen die „Politik der Entscheidungsfindung“ (Policy making) angesprochen. Dabei beschränkt sich diese nicht auf Interaktionen zwischen Politikerinnen und Politikern; vielmehr ist gerade in einer „offenen Gesellschaft“ ausdrücklich auch die Mitwirkung der Bürgerinnen und Bürger an politischer Entscheidungsfindung gemeint. Hinzu treten Organisationen und Verbände sowie wissenschaftliche Vereinigungen und Einrichtungen, die sich aktiv am Prozess der Entscheidungsfindung beteiligen. Für eine „gelingende“, das heißt den inneren wie den äußeren Frieden sichernde Politik, ist die intensive Beteiligung möglichst vieler Bürgerinnen und Bürger wichtig. Dolf Sternberger (1979) sprach in diesem Kontext vom „Verfassungspatriotismus“, den er in folgenden Worten charakterisiert:

> „Die Staatsgewalt ist nicht an einem Ort konzentriert, weder oben noch unten, weder links noch rechts, sie ist vielmehr weit herum verteilt, wir nehmen auf allerlei Art an ihr teil, nicht nur leidend, sondern auch tätig. (…) Wir brauchen uns nicht zu scheuen, das Grundgesetz zu rühmen. (…) Die Verfassung ist von der Art, dass sie dies alles zu bessern erlaubt, zu bessern uns ermuntert und ermutigt. Eine gewisse maßvolle Unzufriedenheit ist dem Staat förderlich.“ (1979/2005, S. 284).

Wichtig für dieses Verständnis von Verfassungspatriotismus ist die Integration der „kognitiven, emotiven und agitiven Dimension“ (Fleiner, 2013, S. 408): erst diese Integration bildet die Grundlage einer „lebendigen politischen Kultur“ (ebd.). In ihrem noch heute sehr populären Buch „Policy Paradox: The Art of Political Decision Making“ (Stone, 1988) konzentriert sich die Politikwissenschaftlerin Deborah Stone in ihrer Analyse von politischen Entscheidungsprozessen auf die „politische Gemeinschaft“ (polis) wie auch auf Werte, Normen, Prinzipien und Bedürfnisse in ihrer Bedeutung für die „Gestaltung von Politik“. Sie versteht Menschen nicht nur als rational handelnde Akteure, sondern auch und vor allem als politische Gemeinschaft, in deren Diskursen die genannten ethischen und sittlich-normativen Kategorien große Bedeutung gewinnen. Von einem „Paradoxon“ spricht sie, weil sich keine einfachen Formeln zur Lösung von politischen Themen identifizieren und aufstellen lassen; erst das Selbstverständnis als politische Gemeinschaft und entsprechendes Handeln seien geeignet, politische Paradoxien nach und nach aufzulösen.

Warum sind diese Aussagen als illustrativ für das Thema „Geriatrie, Gerontologie und Politikberatung" zu werten? Drei Gründe sind zu nennen, die in den nachfolgenden Abschnitten dargelegt werden.

15.10.2 Structural lag – institutionelle Trägheit, tief verwurzelte Altersbilder

Wären politische Entscheidungen ausschließlich von rationalen, epistemischen (also wissensbasierten) Argumenten bestimmt, so dürfte nicht die häufig zu beobachtende Situation eintreten, dass die in einer inhaltlich (gegenstandsbezogen) wie formal (institutionell, strukturell) anspruchsvollen Politikberatung vorgetragenen Wissenskorpora und Transferüberlegungen nicht vollumfänglich und auch nicht zeitnah in politische Entscheidungen, Konzepte und Handlungen münden. Folgen wir Arbeiten von Alan Walker (zum Beispiel Walker, 2018), einem der international sichtbarsten Politikberater auf dem Gebiet der Politik für alte Menschen, so ist von bis zu 20 Jahren zwischen der Vermittlung derartiger Wissenskorpora bzw. Transferüberlegungen einerseits und ihrer Umsetzung in politische, institutionelle und administrative Handlungskonzepte andererseits auszugehen. In Anlehnung an die soziologischen Arbeiten von Matilda W. Riley (1994) zu den „strukturellen Verzögerungen" (structural lags, darunter sind auch institutionelle und administrative Verzögerungen zu subsumieren) nimmt Alan Walker an, dass es zum einen Beharrungskräfte (also mangelnde Bereitschaft von Institutionen und Organisationen zur Modifikation oder Korrektur ihrer Handlungsroutinen), zum anderen Tendenzen zur Diskriminierung von Alter („ingrained ageism") sind, die derartige Verzögerungen bedingen. Dies gilt vor allem für jene Innovationen, die sich im gesundheitlichen Versorgungsbereich ergeben (Coote, 2015).

Merke

Tendenzen zur Diskriminierung alter Menschen in ihrem Einfluss auf Versorgungsleistungen müssen erkannt und abgebaut werden.

Diese Beharrungskräfte und Diskriminierungstendenzen stellen zum einen das Ergebnis mangelnder Fort- und Weiterbildung auf dem Gebiet der Geriatrie und der Altenpflege dar; zum anderen ist gerade im Bereich der gesundheitlichen Versorgung ein expliziter oder impliziter „Wettbewerb" um den Zugang zu spezifischen Versorgungsleistungen erkennbar, den hochbetagte Menschen vielfach „verlieren", weil mit hohem Alter primär Entwicklungsverluste und – über diese vermittelt – Einbußen an Lebensqualität assoziiert werden. Eine von Alan Walker vorgenommene Umschreibung macht einmalmehr deutlich, dass diese Verzögerungen nicht nur rationaler, sondern auch gefühls- und handlungsbezogener Natur sind: „... there is deeply ingrained ageism, which continuously bedevils attempts to discuss this issue rationally. This dismal reduction holds that ageing is old age and, usually by definition, this represents a ‚burden' on society". (a. a. O., S. 262). Das „Rational-Choice-Modell" (mit einem rationalistischen Verständnis der politischen Akteure) verdankt sich dem österreichischen Nationalökonomen und Politiker Joseph A. Schumpeter (1942[1]). Seine zentrale Aussage lautete: Handlungen politischer Entscheidungsträger folgen einer ganz ähnlichen inneren Logik wie Handlungen ökonomischer Entscheidungsträger auf dem Markt. Das Rational-Choice-Modell ist als theoretisch-konzeptioneller Hintergrund (zumindest allein) nicht geeignet, wenn die Umsetzung epistemisch fundierter Empfehlungen der Geriatrie und Gerontologie in die Politik im Zentrum steht. Es sind darüber hinaus werte- und normbasierte Aussagen, und dies heißt auch: emotional mitbedingte Urteile zu berücksichtigen, die in kollektiven Repräsentationen von Alter (und alten Menschen) gründen; dies gilt vor allem für den Umgang mit Verletzlichkeit im Alter (Kruse, 2017, S. 411ff). Solche kognitiven Repräsentationen auch in Entscheidungssituationen über die Bereitstellung von medizinischen und pflegerischen Versorgungsleistungen zu reflektieren, ist eine bedeutende Aufgabe politischer Entscheidungsträger, damit sie nicht Gefahr laufen, therapeutische, rehabilitative oder pflegerische Leistungen allein aufgrund eigener unreflektierter Altersbilder nicht in Betracht zu ziehen oder zu verweigern (Kommission, 2010). Als Beispiel kann hier der in der Geriatrie und Gerontologie empirisch fundierte Grundsatz „Rehabilitation vor Pflege" angeführt werden; dieser hat sich in praxi bislang nur teilweise durchgesetzt – und dies auch wegen negativer Stereotype mit Blick auf das hohe Alter und die erhöhte Verletzlichkeit im hohen Alter, die immer noch mit Unbehandelbarkeit und Unveränderbarkeit gleichgesetzt wird.

15.10.3 Diskursqualität– gegebene oder fehlende Erarbeitung bester Argumente?

Mit der Diskursqualität ist die Politikberatung angesprochen: Inwieweit gelang und gelingt es dieser, das epistemische Wissen in Bezug auf altersbezogene Fragen in einer Weise zu vermitteln, dass es als *eine* bedeutende Grundlage politischer Entscheidungsfindung dienen kann? Zwei Überlegungen seien der Diskussion dieser Frage vorausgeschickt.

Die erste Überlegung: Es ist zunächst zu klären, auf welche der drei Dimensionen von Politik die Politikberatung zielt: Die Politikwissenschaft unterscheidet zwischen:

- „polity": gemeint ist das institutionelle Ordnungssystem, auf die medizinisch-pflegerische Versorgung alter Menschen bezogen: politische Entscheidungssysteme sowie Einrichtungen der Kosten- und Leistungsträger,

1 Grundlegend und auch für Entwicklungen in der Politikwissenschaft (vor allem: Demokratietheorie) einflussreich ist sein im Jahre 1942 erschienenes Buch „Capitalism, socialism and democracy".

- „politics“: gemeint sind Verfahrensabläufe, formelle und informelle Prozesse, auf die Versorgung alter Menschen bezogen: Entscheidungsprozesse hinsichtlich des Ausbaus und der Erweiterung bestehender Versorgungsangebote – quantitativ wie qualitativ, sowie
- „policy“: gemeint sind Politikbereiche und konkrete Inhalte, auf die Versorgung alter Menschen bezogen: vor allem der Bereich der Krankenversicherung (SGB V) und der Pflegeversicherung (SGB XI).

Politikberatung ist ohne die jeweilige Zuordnung einzelner Wissenskorpora und Empfehlungen zu den hier differenzierten Dimensionen bzw. ohne die ausdrückliche Berücksichtigung aller drei Dimensionen nicht ausreichend präzise und bleibt dann auch unterhalb ihrer potenziellen Effekte stehen.

Die zweite Überlegung: Es ist weiterhin zu klären, welchem Beratungsmodell die Politikberatung im konkreten Falle folgt. In der Politikwissenschaft wird gemeinhin zwischen dem technokratischen, dem dezisionistischen und dem pragmatischen Beratungsmodell unterschieden.

Merke

Zwischen unterschiedlichen Politikberatungsmodellen muss differenziert werden.

Das technokratische Modell geht davon aus, dass sich Politik hauptsächlich an Sachgesetzlichkeiten, mithin an epistemischem Wissen orientiert und politische Leitbilder oder Normen zurückstellt. Ein derartiges Politikberatungsmodell läuft Gefahr, die Vorläufigkeit und Fallibilität (Fehlerhaftigkeit) wissenschaftlicher Erkenntnisse zu unterschätzen (siehe mit Blick auf die Politikberatung in der Corona-Pandemie zum Beispiel Deutscher Ethikrat [2022]). Dabei ist zu berücksichtigen, dass die wissenschaftlichen Erkenntnisse einen relativ hohen Stellenwert bei der parlamentarischen Arbeit besitzen; dies zeigen schon allein die Verhandlungen im Deutschen Bundestag über die einzelnen Altersberichte der Bundesregierung; dies zeigen aber auch die Anhörungen im Deutschen Bundestag zu Versorgungskonzepten, die auch alte Menschen unmittelbar betreffen – bis hin zu Fragen der palliativmedizinischen und pflegerischen Versorgung. Darüber hinaus wird diesen Erkenntnissen von Parlamentariern hohes Vertrauen entgegengebracht, wie eine erschienene Studie deutlich machen konnte (Nationale Akademie der Wissenschaften – Leopoldina, 2021).

Das dezisionistische Modell[3] differenziert zwischen Sach- und Wertaussagen; daraus ergibt sich die strikte Trennung zwischen Fachexpertise und politischen Zielvorstellungen. Grundlage für diese Abgrenzung bilden vor allem Arbeiten von Max Weber (1919/1994), in denen das Leitbild einer werturteilsfrei argumentierenden Wissenschaft entfaltet wird, welches dem Leitbild einer wert- und normenorientiert argumentierenden Politik gegenübergestellt wird. Allerdings wurde schon im „Verein für Socialpolitik“, in dem Max Weber (übrigens gemeinsam mit Werner Sombardt) das Leitbild der Werturteilsfreiheit von Wissenschaft vertreten hat, argumentiert, dass auch Werturteile und -entscheidungen Gegenstand der wissenschaftlichen Analyse sein können, somit auch die strenge Differenzierung zwischen rationalem Fachurteil und wertorientiertem politischen Urteil nicht aufrechterhalten werden könne; diese Debatte ist unter dem Begriff „Werturteilsstreit“ in die Wissenschaftsgeschichte eingegangen.

Schließlich ist das pragmatische Modell der Politikberatung anzuführen, in dem die strenge Differenzierung zwischen den Aufgaben der Wissenschaft und jenen der Politik zugunsten eines Wechselverhältnisses aufgegeben wird, in dem der offen-kritische Diskurs hervorsticht. Dies heißt zunächst: Wertorientierungen, die die Verwertung wissenschaftlicher Erkenntnisse leiten, müssen sich auch selbst wissenschaftlicher Analyse aussetzen; zugleich gibt die Politik der Wissenschaft Themengebiete auf, die unmittelbar die praktische Umsetzung berühren. Die Grundpositionen dieses pragmatischen Modells verdanken sich vor allem der Diskurstheorie des Philosophen und Soziologen Jürgen Habermas, wobei hier stellvertretend die beiden Schriften „Theorie des kommunikativen Handelns“ (Habermas, 1981) und „Faktizität und Geltung“ (ders., 1992) genannt seien. Habermas lässt sich in der Skizzierung dieses offen-kritischen Diskurses von der Vorstellung einer auf Zusammenarbeit und demokratischen Prinzipien gründenden (kooperativen) Meinungs- und Willensbildung leiten; im Zentrum steht hier die „Deliberation“[5], das heißt, der auf dem Austausch von Argumenten zwischen Gleichberechtigten gründende Entscheidungsprozess.

Merke

Demokratie hat eine große Bedeutung für den fruchtbaren Austausch zwischen Wissenschaft und Politik.

Demokratie lässt sich nach Habermas charakterisieren durch die fortgesetzte Suche nach Argumenten und deren offene Artikulation wie auch durch das Streben nach fairer Übereinkunft von Einzelinteressen. Gerahmt wird diese Charakterisierung durch die Idee von Gleichheit der Bürgerinnen und Bürger: ihnen kommen als Mitglieder einer Rechtsgemeinschaft die gleichen Grundrechte zu. Der „Austausch von Argumenten zwischen Gleichberechtigten“ bildet *ein* bedeutendes Potenzial von Politikberatung, die auf Integration von Sach- und Wertargumenten zielt[7]. Es sei hier ergänzend angemerkt, dass der Politikwissenschaftler Klaus Lompe bereits 1969 in seinem Buch „Wissenschaftliche Beratung der Politik“ *Beratungsstufen* erarbeitet hat, in die sich die Wechselbeziehungen zwischen Wissenschaft und Beratung untergliedern lassen (Lompe, 1969). Stellvertretend für die sechs Beratungsstufen seien die ersten drei genannt, weil diese den offen-kritischen Diskurs eröffnen und bereits erheblich strukturieren:

---

3 Der Begriff „dezisionistisch“ leitet sich aus dem lateinischen *decidere* (*abschneiden, entscheiden*) und *decisio* (*Entscheidung, Beschluss*) ab.

5 Der Begriff der „Deliberation“ oder der „deliberativen Demokratie“ leitet sich aus dem lateinischen *deliberare* (*abwägen*) ab.

7 Hingewiesen sei auf den auch heute noch sehr lesenswerten Band „Politik und Wissenschaft“, herausgegeben von H. Maier, K. Ritter und U. Matz (1971).

1. Präzisierung des Problems (welches bislang nur „umgangssprachlich" umschrieben wurde),
2. Freilegung und Deutung von Zielen und deren Erörterung im Kontext von (gegebenenfalls widerstreitenden) Interessen und (möglichen) Zielkonflikten,
3. Erstellung einer Rangordnung von Grundentscheidungen und Zielen (mit den Attributen der Widerspruchs- und Überschneidungsfreiheit).

Die beiden Überlegungen seien nun auf die Bedeutung der Politikberatung für die Geriatrie und die Gerontologie übertragen. Anknüpfend an die *erste* Überlegung ist klar zu bestimmen, welche Dimension (oder Dimensionen) von Politik mit Beratungsangeboten und Empfehlungen adressiert werden sollen. Dies ist bei allen politischen Empfehlungen zu bedenken: an wen genau richten sich diese? Diese Adressaten müssen expressis verbis angesprochen werden. Um Beispiele zu geben: Welche Institutionen sind gemeint? Institutionen des Bundes, der Länder oder der Kommunen; Kranken- und Pflegekassen; Verbände? Sind die spezifischen Verantwortungsbereiche der Institutionen ausreichend berücksichtigt? Lassen sich diese in den Empfehlungen klar erkennen, das heißt, sind die Empfehlungen spezifischen Institutionen und Verantwortungsbereichen zugeordnet? Welche Verfahrensabläufe sind angestrebt und werden schließlich gewählt? Erfolgen die Empfehlungen in Form von Kommissionsberichten, von Gutachten, von Beiträgen zu Anhörungen, von unmittelbarem Austausch mit politischen Entscheidungsträgern? Hier ist auch das Transparenzgebot ausdrücklich zu beachten: Beratungen und Empfehlungen sind grundsätzlich daraufhin zu befragen, inwieweit sie (wie auch deren Ergebnisse) öffentlich gemacht werden sollen (müssen). Schließlich sind die Politikbereiche und politischen Inhalte, zu denen ein Beitrag geleistet werden soll, klar zu definieren: Sind zum Beispiel Fragen der sozialen Sicherung, der gesundheitlichen Versorgung (hier: Optimierung von Diagnostik und Therapie), der rehabilitativen, pflegerischen, palliativmedizinischen und -pflegerischen Versorgung, der Gesundheitsförderung und Prävention, der sozialkulturellen und politischen Teilhabe alter Menschen, der gezielten Erweiterung des Spektrums kommunaler Daseinsvorsorge um altersspezifische Fragen angesprochen? Als überzeugendes Beispiel für die Ableitung von Empfehlungen aus wissenschaftlichen Befunden und deren Zuordnung zu den drei genannten Dimensionen der Politik sei hier das „Weißbuch Alterstraumatologie und Orthogeriatrie" (Liener et al., 2022) genannt.

> **Merke**
>
> Eine kritische Reflexion von Wert- und Normvorstellungen sowie Offenheit für Sachargumente sind wichtig.

Anknüpfend an die zweite Überlegung ist zunächst zu konstatieren, dass persönliche Vorstellungen von Alter wie auch von (gegenüber jungen Menschen) gleichberechtigten Ansprüchen alter Menschen auf Verwirklichung ihrer Kriterien eines „guten Lebens" (selbst-)kritisch reflektiert und artikuliert werden. Denn erst auf der Grundlage kritisch reflektierter und artikulierter Wert- und Normvorstellungen ist eine ausreichende Offenheit für Sachargumente zu erzielen: Als Beispiel ist die nicht selten anzutreffende Setzung anzuführen, dass gerade die kostenintensive medizinische Versorgung eher dem „jungen Leben" und erst danach dem „alten Leben" zugutekommen sollte; hier hat Wissenschaft die wichtige Aufgabe zu übernehmen, derartige Setzungen – auch auf empirischer Grundlage – kritisch zu hinterfragen und deren epistemische wie ethische Fragwürdigkeit aufzuzeigen. Sodann ist auf die „Gleichberechtigung" der aus Fachdisziplinen und Politik (und anderen öffentlich-rechtlichen Einrichtungen) kommenden Personen bei der Entwicklung von Entscheidungsgrundlagen, gegebenenfalls auch bei deren Umsetzung zu achten (Idee der Gleichheit). Erst auf der Grundlage dieser Gleichberechtigung entsteht die für einen offen-kritischen Diskurs angemessene Atmosphäre, in der alle Argumente ausgetauscht und schließlich die übereinstimmend als „beste Argumente" klassifizierten Überlegungen und Vorschläge weitergeführt werden. Dieser demokratisch gerahmte Diskurs darf kein Argument aussparen. Zugleich muss sich jedes Argument daraufhin befragen lassen, ob es sach- oder wertgeleitet ist. Im Falle eines wertgeleiteten Arguments ist systematisch zu prüfen, inwieweit die Wertorientierung Sachargumenten entgegensteht und deren Umsetzung blockiert. Vor allem aber muss geprüft werden, inwieweit die Wertorientierung (Bewertung bestimmter Formen von Alter) sachlich angemessen (also empirisch gestützt) ist und den grundlegenden Vorstellungen von Menschenwürde, wenn nicht sogar Menschenrechten entspricht oder zuwiderläuft. Erst vor dem Hintergrund einer derartigen thematischen Agenda lässt sich ein als pragmatisch charakterisiertes Modell der Politikberatung verwirklichen. Hier seien nur die Ambivalenzen angeführt, die mit dem (auch, wenn nicht sogar primär) von Wissenschaftlerinnen und Wissenschaftlern in politische Diskurse eingebrachten Konzept des aktiven oder des produktiven Alters verbunden sind (Xu, He & Chen, 2020).

15.10.4 Förderung öffentlicher Diskurse zur Frage: Wie wollen wir im Alter leben?

Der Politikwissenschaftler Gerhard Weisser hat das (von ihm entwickelte) Lebenslagekonzept wie folgt umschrieben:

> „Als Lebenslage gilt der Spielraum, den die äußeren Umstände dem Menschen für die Erfüllung der Grundanliegen bieten, die er bei unbehinderter und gründlicher Selbstbesinnung als bestimmend für den Sinn seines Lebens ansieht." (Weisser, 1957, S. 6).

Diese Charakterisierung spricht ausdrücklich die persönlichen Kriterien eines guten Lebens an („… als bestimmend für den Sinn seines Lebens ansieht"), zudem werden hier auch die objektiven Kriterien eines guten Lebens thematisiert, wenn nämlich von der „Erfüllung der Grundanliegen" die Rede ist. Weisser sah eine wichtige Aufgabe der Sozialpolitik (von ihm als „Gesellschaftspolitik" bezeichnet) darin, jene Menschen zu unterstützen, die durch eigenes Handeln Grundanliegen nicht mehr erfüllen können und somit auch nicht mehr in der Lage sind, ein sinnerfülltes und stimmiges Leben zu führen. Das Lebenslagekonzept ist auch für das von Gerhard Bäcker, Gerhard Naegele und Reinhard Bispinck herausgegebene, bereits in sechster Auflage erschienene Buch „Sozialpolitik und soziale Lage in Deutschland" (2020) charakteristisch, welches als Standardwerk auch der sozialwissenschaftlichen Politikberatung gewertet werden darf. In diesem Buch umschreiben die Autoren die Aufgabe der Sozialpolitik wie folgt (hier ausdrücklich auf das Konzept der Lebenslage Bezug nehmend):

> „Es handelt sich insbesondere um all jene öffentlich erbrachten und/oder regulierten Maßnahmen, Leistungen und Dienste, die darauf abzielen, dem Entstehen sozialer Risiken und Probleme vorzubeugen, die Lebenslage einzelner Personen oder Personengruppen zu sichern und zu verbessern, die Folgewirkungen sozialer Probleme auszugleichen und soziale Ungleichheiten zu vermindern." (Bäcker, Naegele & Bispinck, 2020, S. 1).

Merke

Es besteht die Notwendigkeit der Fortschreibung von Altenplänen.

Die beiden UN-Weltaltenpläne (verabschiedet durch die UN-Weltversammlung in den Jahren 1982 und 2002), die durch diese Pläne angestoßenen nationalen Implementierungsstrategien, die in Deutschland bislang verabschiedeten acht Altersberichte der Bundesregierung (1993 ist der erste, 2020 der achte Altersbericht erschienen), der Bericht der Bundestags-Enquête-Kommission „Demografischer Wandel" aus dem Jahre 2002, der Bericht der Enquête-Kommission „Älter werden in Mecklenburg-Vorpommern" des Landtags Mecklenburg-Vorpommern und der Bericht der Enquête-Kommission „Pflege" des Landtags Baden-Württemberg (beide aus dem Jahre 2016) – um hier nur einige der zentralen politischen Dokumente zu nennen – haben den öffentlichen Diskursen wichtige Impulse gegeben und erwiesen sich damit auch als bedeutende Instrumente der Politikberatung. Zu nennen sind zudem Stellungnahmen des Deutschen Ethikrates und der Leopoldina zu unterschiedlichen Politikfeldern und Themen, die öffentliche Diskurse zur Geriatrie und Gerontologie befruchten konnten. Und schließlich dürfen die nationalen wie internationalen Nicht-Regierungs-Organisationen in ihrer großen Bedeutung für die Politikberatung nicht unterschätzt werden; man denke hier nur an deren Beiträge zur „Open-Ended Working Group on Ageing" bei den Vereinten Nationen, in der Fragen der grundlegenden (Menschen-)Rechte alter Menschen im Zentrum stehen. Aus dieser Arbeitsgruppe könnte und sollte schon bald ein Dritter UN-Weltaltenplan hervorgehen.

Zusammenfassung

Es wird ein Verständnis von Politik expliziert, das sich vor allem auf intensive Bürgerbeteiligung an der politischen Entscheidungsfindung konzentriert. Zudem wird hervorgehoben, dass die Lösung politisch bedeutender Fragen – so zum Beispiel der Förderung von Teilhabe und Versorgung alter Menschen – vielfach erst komplexen politischen Entscheidungsprozessen folgt. Es werden in einem weiteren Schritt zwei zentrale Ursachen für die Trägheit bei der Umsetzung alterspolitischer Empfehlungen aufgezeigt: Institutionelle Routinen und tief eingeschriebene, negative Repräsentationen von Alter. Sodann werden unterschiedliche Modelle der Politikberatung charakterisiert, wobei sich das pragmatische Modell auch mit Blick auf altersbezogene Politikthemen als besonders anspruchsvoll und effektiv erweist. Schließlich wird Politik für alte Menschen im Sinne öffentlicher Diskursen darüber, wie wir im Alter leben wollen, definiert. Das Lebenslagekonzept ist besonders geeignet, objektive und subjektive Kriterien eines guten Lebens im Alter zusammenzuführen. Bedeutende Dokumente der Politikberatung werden angeführt, die deutlich machen, wie wichtig die Setzung von Politikthemen als Instrument der Politikberatung ist.

Literatur

Bäcker, G., Naegele, G. & Bispinck, R. (Hrsg.) (2020). *Sozialpolitik und soziale Lage in Deutschland*. Wiesbaden: VS Springer.

Coote, A. (2015). People, Planet, Power. *International Journal of Social Quality, Vol. 5 (1)*, 8–34. https://doi.org/10.3167/IJSQ.2015.050102

Deutscher Ethikrat (2022). *Vulnerabilität und Resilienz in Zeiten der Pandemie*. Berlin: Deutscher Ethikrat.

Fleiner, R. (2013). Die drei Dimensionen des Verfassungspatriotismus – Sternberger Revisited. *Österreichische Zeitschrift für Politikwissenschaft, 42 (4)*, 407–442. https://doi.org/10.15203/ozp.131.vol42iss4

Habermas, J. (1981). *Theorie des kommunikativen Handelns*. Frankfurt: Suhrkamp.

Habermas, J. (1992). *Faktizität und Geltung*. Frankfurt: Suhrkamp.

Kommission (2010). *Sechster Bericht zur Lage der älteren Generation in der Bundesrepublik Deutschland. Altersbilder in der Gesellschaft*. Bundestagsdrucksache 17/3815. Berlin: Deutscher Bundestag.

Kruse, A. (2017). *Lebensphase hohes Alter: Verletzlichkeit und Reife*. Heidelberg: Springer.

Liener, U.C., Becker, C., Rapp, K. et al. (Hrsg.) (2022). *Weißbuch Alterstraumatologie und Orthogeriatrie*. Stuttgart: Kohlhammer.

Lompe, K. (1972). *Wissenschaftliche Beratung der Politik*. Göttingen: Otto Schwartz.

Maier, H., Ritter, K., Matz, U. (Hrsg.) (1971). *Politik und Wissenschaft*. München: Beck.

Nationale Akademie der Wissenschaften – Leopoldina (Hrsg.) (2021). *Nutzen von wissenschaftlicher Evidenz – Erwartungen an wissenschaftliche Expertise*. (Diskussion Nr. 27.) Halle: Nationale Akademie der Wissenschaften.

Riley, M.W. (1994). Ageing and Society: Past, Present and Future. *The Gerontologist, 34 (4)*, 436–446. https://doi.org/10.1093/geront/34.4.436

Schumpeter, J. A. (1942). *Capitalism, socialism and democracy*. New York: Harper.

Sternberger, D. (1979/2005). Verfassungspatriotismus. (Frankfurter Allgemeine Zeitung 1979). In Rathgeb, E. (Hrsg.), *Die engagierte Nation. Deutsche Debatten 1945-2005* (S. 283-285). München: Hanser.

Sternberger, D. (1960/1986). Begriff des Politischen – Heidelberger Antrittsvorlesung. In D. Steinberger: *Die Politik und der Friede* (S. 69-88). Frankfurt: Suhrkamp.

Stone, D. (1988). *Policy Paradox. The Art of Political Decision Making*. New York: Norton.

Walker, A. (2018). Why the UK Needs a Social Policy on Ageing. *Journal of Social Policy, 47* (2), 253-273. http://doi.org/10.1017/S0047279417000320

Weber, M. (1919 /1994). Wissenschaft als Beruf. In W. J. Mommsen, W. Schluchter & B. Morgenbrod (Hrsg.), *Wissenschaft als Beruf, Politik als Beruf: Studienausgabe* (S. 1–34). Tübingen: Mohr.

Weisser, G. (1957). Einige Grundbegriffe der Sozialpolitiklehre. *Archiv der sozialen Demokratie. Nachlass Gerhard Weisser. Akte 842.* Bonn: Friedrich-Ebert-Stiftung.

Xu, J., He, L. & Chen, H. (2020). Balancing instrumental rationality with value rationality: towards avoiding the pitfalls of the productivist ageing policy in the EU and the UK. *European Journal of Ageing, 17,* 251–257. https://doi.org/ 10.1007/s10433-019-00527-9

16 Ausblick

16.1 Klippen voraus und wie wir diese umschiffen – eine geriatrische Zukunftsperspektive

Rainer Wirth, Michael Denkinger, Clemens Becker und Jürgen M. Bauer

16.1.1 Der Status Quo

Die Mehrheit der Patienten in der Allgemeinmedizin, in den Notaufnahmen und Fachabteilungen der Kliniken sowie in Rehabilitationseinrichtungen sind älter als 65 Jahre und haben dabei oftmals mehr als ein gesundheitliches Problem. Viele von ihnen befinden sich bereits jenseits des 80. Lebensjahres und bedürfen einer geriatrischen Mitbetreuung oder der Behandlung in einer geriatrischen Abteilung. Die diesbezüglichen Zahlen sind hinlänglich bekannt. Bis 2060 wird der prozentuale Anteil der Betagten in unserer Gesellschaft weiter ansteigen. Deutschland unterscheidet sich nicht wesentlich von seinen europäischen Nachbarn hinsichtlich des Bedarfs an geriatrischer Expertise. Dieser Anstieg des Bedarfs an geriatrischer Versorgung trifft auf einen sinkenden Anteil der Berufstätigen an der Gesamtbevölkerung. Dabei ist anzunehmen, dass die jetzt älterwerdende Generation der Baby-Boomer dezidierte Erwartungen an ihre ärztliche und pflegerische Versorgung im höheren Lebensalter hat. Es zeichnet sich dabei zusätzlich ein Konflikt zwischen dem Bedarf an einer wertebasierten medizinischen Versorgung für ältere Menschen und den gesellschaftlichen Anforderungen an Umweltschutz, Bildung, Integration und Sicherheit ab. Es dürfte demzufolge schwierig werden, einen adäquaten Zugang zu einer qualitativ hochwertigen geriatrischen Versorgung in der Fläche zu garantieren und somit Ungleichheiten zu verhindern.

In Deutschland werden derzeit mehr als 2.000 Krankenhäuser und Rehabilitationseinrichtungen betrieben. Dem stehen derzeit etwa 2.200 stationär tätige Ärztinnen und Ärzte mit dokumentierter geriatrischer Expertise gegenüber. Aktuell ist es das erklärte Ziel der Gesundheitspolitik, die Zahl der Krankenhäuser zu reduzieren und deren Behandlungsaufträge zu präzisieren. Die meisten Experten gehen davon aus, dass Deutschland etwa 650 bis 700 Krankenhäuser benötigt, um die Notfallversorgung sicherzustellen und den existierenden Bedarf in den Bereichen Unfallchirurgie und Stroke Unit zu decken. Gegenwärtig wird eine Bedarfsdeckung im Bereich der Traumatologie erreicht. Die Zahl der Stroke Units reicht mit etwa 400 Einheiten bisher nicht aus. Für die Versorgung älterer Patienten ist in beiden Bereichen geriatrische Expertise notwendig. Dies bedeutet, dass zukünftig für die Krankenhäuser im Kontext der Notfallversorgung sowie der Traumatologie und der Stroke Units alleine etwa 2.000 Geriater benötigt werden.

Eine wichtige Frage zielt ferner auf die Organisation der Inneren Medizin in der Fläche. In Krankenhäusern der Maximalversorgung wird dies anders realisiert als in den Krankenhäusern der anderen Versorgungsstufen. Es ist davon auszugehen, dass viele Kliniken in den kommenden Jahren die Verweildauer weiter verkürzen und sich auf die Behandlung singulärer Probleme beschränken müssen (z. B. Klappenersatz, Chemo- und operative Therapie). Die Therapie relevanter Begleiterkrankungen wird in den ambulanten Bereich verlagert werden. Da geriatrische Patienten oft eine längere stationäre Behandlung als jüngere Patientengruppen benötigen, wird sich in vielen Regionen die Innere Medizin (aber auch andere Fachgebiete, hier insbesondere die Neurologie, Traumatologie, Psychiatrie und Allgemeinmedizin) mit geriatrischer Expertise verstärken müssen, um dem Bedarf in der Fläche gerecht werden zu können.

Aus Sicht der Betroffenen muss die Geriatrie somit stationär als flächendeckende Disziplin weiterentwickelt werden. Dies beinhaltet sowohl strukturelle als auch organisatorische Anpassungen. Selbstredend ist in diesem Kontext der Personalbedarf von entscheidender Bedeutung.

Vor einiger Zeit hat Mary Tinetti, die Lehrstuhlinhaberin für Geriatrie in Yale, unterschiedliche Szenarien für die zukünftige Entwicklung der Geriatrie in den USA aufgezeigt. In Analogie zum Zehnkampf als Königsdisziplin in der Leichtathletik hat sie die Geriatrie als anspruchsvollste Disziplin innerhalb der modernen Medizin benannt. Sie hat daraus die Forderung abgeleitet, dass in vielen Einrichtungen des Gesundheitswesens die Geriatrie eine führende Rolle einnehmen sollte. In einem der von ihr skizzierten Szenarien folgerte sie, dass der zu erwartende Mangel an geriatrischen Experten zu einer transdisziplinären Verbreitung geriatrischer Inhalte und Prinzipien führen sollte. Dies bedeutet, dass nahezu alle Disziplinen in der studentischen Ausbildung und ärztlichen Weiterbildung geriatrische Weiterbildungsinhalte vermittelt bekommen sollten und sich die Rolle der Geriatrie hin zu einer fachlichen Führungsdisziplin entwickeln würde. Diese Entwicklung wird von den Herausgebern als prinzipiell denkbar eingestuft, hierfür müsste aber erst noch eine Vielzahl von Voraussetzungen erfüllt werden, welche unter anderem die Anpassung der Aus- und Weiterbildungscurricula einschließen. Zudem müsste sich diese Weiterentwicklung vor dem Hintergrund der föderalen Strukturen in Deutschland vollziehen, welche den erfolgreichen Abschluss derselben nicht unbedingt erleichtern.

Die derzeitigen geriatrischen Versorgungsstrukturen in Deutschland sind über vier Jahrzehnte in den Strukturen des deutschen Gesundheitssystems gewachsen. So besteht gegenwärtig eine organisatorische und strukturelle Trennung zwischen Kliniken für Akutgeriatrie und solchen für geriatrische Rehabilitation. Diese Gliederung mag in anderen Bereichen der Medizin sinnvoll sein. Im Bereich der Geriatrie ist die Grenzlinie zwischen beiden Versorgungssektoren oft unscharf, da viele geriatrische Rehabilitationspatienten eine ärztlich behandlungsbedürftige Konstellation aufweisen und andererseits Patienten der Akutgeriatrie praktisch immer einen zusätzlichen Rehabilitationsbedarf zeigen. Daher ist es für das Fach Geriatrie und die Klinikstandorte wichtig, diese beiden Segmente besser miteinander zu verzahnen. Die Versuche einiger Bundesländer, diese Grenzziehung dadurch aufzuheben, dass geriatrische Rehabilitationseinrichtungen nicht vorgehalten und Patienten länger in den Akutkrankenhäusern therapiert werden, werden über kurz oder lang nicht mehr möglich sein.

In den letzten Jahren haben sich verstärkt ambulante geriatrische Strukturen wie akutgeriatrische Tageskliniken sowie in Ballungszentren sehr effektive ambulante und mobile Rehabilitationsstrukturen entwickelt. Diese am individuellen Bedarf orientierten Strukturen werden jedoch noch nicht flächendeckend vorgehalten. Die entsprechenden Angebote werden somit regional unterschiedlich sein. Insbesondere Transportfragen und Erreichbarkeit sind limitierende Faktoren. Nach Anpassungen primär ungeeigneter Zugangsbeschränkungen erzielt die mobile geriatrische Rehabilitation die stärksten Zuwachsraten.

Historisch hat sich die Geriatrie in Deutschland maßgeblich aus geriatrischen Fachkliniken im Sinne einer Stand-alone-Lösung entwickelt. Es ist aus Sicht der Herausgeber essenziell, diese als „Kaderschmieden" bis auf weiteres beizubehalten. Die Fachkliniken sind an verschiedenen Orten ein integraler Bestandteil der universitären Geriatrie geworden. Eine ersatzlose Streichung durch die Krankenhausstrukturreform könnte zu unabsehbaren Folgen führen (u. a. Heidelberg, Hamburg, Ulm, Essen).

16.1.2 Was ist zu tun in der Versorgungsplanung?

Um diese heterogene geriatrische Versorgungslandschaft entsprechend den Bedarfen der älteren Bevölkerung weiterzuentwickeln, fordert der Bundesverband Geriatrie in seinem aktuellen Geriatrie-Konzept flächendeckende und an die Bevölkerungszahlen angepasste Versorgungsangebote, die das gesamte geriatrische Leistungsspektrum von ambulant bis vollstationär beinhalten. Dabei sollten geriatrische Patienten unbürokratisch und bedarfsgerecht versorgt werden und, falls erforderlich, seriell mehrere Versorgungsstufen bis hin zur Wiedereingliederung in die gewohnte häusliche Umgebung durchlaufen können. Der ambulante geriatrische Sektor soll hierbei nicht als Konkurrenz, sondern als Ergänzung zur hausärztlichen Versorgung verstanden werden. Dieses Model wäre in der Lage, die bestehenden Barrieren zwischen der meist stationären Akutbehandlung und der Langzeitversorgung zu überwinden und es könnte eine kooperative Partnerschaft mit den hausärztlich tätigen Kollegen für diese komplexen Patienten entstehen. Hier braucht es zukünftig eine Initiative der Politik, um die Versorgung der rasch wachsenden Gruppe geriatrischer Patienten mit ihren spezifischen Behandlungsnotwendigkeiten bedarfsgerecht und sektorenübergreifend zu gestalten.

Für eine robuste Akutversorgung braucht es sowohl geriatrische Hauptabteilungen als auch das stationäre Ko-Management mit anderen Disziplinen, die einen hohen Anteil multimorbider älterer Patienten behandeln, so insbesondere mit operativen Abteilungen. Zudem werden die geriatrischen Fachkliniken und geriatrischen Zentren aufgrund der Demografie mindestens für die nächsten 20 Jahre weiter benötigt. Zukünftig werden in der ambulanten und stationären Postakutversorgung erhebliche zusätzliche geriatrische Versorgungskapazitäten benötigt werden. Dies wird neben der demografischen Entwicklung vor allem durch die zu erwartende weitere Verkürzung der Verweildauer bedingt sein. Neben der stationären geriatrischen Rehabilitation ist ein Ausbau der mobilen geriatrischen Rehabilitation erforderlich. Zusätzlich ist es sinnvoll, ähnlich der Versorgung in den Niederlanden, Rehabilitationsangebote in der Kurzzeitpflege zu etablieren. Diese können mit der Mobilen Rehabilitation auch organisatorisch verknüpft werden.

Die Rolle der Geriatrie in der stationären Langzeitpflege wird in Deutschland auf absehbare Zeit an Kapazitätsgrenzen stoßen. Anders als in der Schweiz und den Niederlanden wurde es versäumt, belastbare Strukturen zu schaffen. Die integrierte Versorgung könnte am ehesten über telemedizinische Angebote und die Einbindung von geriatrischen Experten in die Prozessgestaltung und in Leitungsstrukturen gelingen.

Auch im ambulanten Sektor werden Leistungen der Geriatrie in der Primär- und Facharztversorgung auf absehbare Zeit nur begrenzt implementierbar sein. Hier geht es vor allem darum einen wechselseitig wertschätzenden Dialog zu führen und die intersektoralen Versorgungsprobleme möglichst gut zu bewältigen. In diesem Zusammenhang haben die Geriatrie und hier insbesondere deren akademischen Vertreter die Aufgabe zu bewältigen, die Allokationen von geriatrischen Leistungen effizienter als bislang zu gestalten. Dies bedeutet, dass der Erfolg von medizinischen und rehabilitativen Interventionen auf individueller Basis präziser vorhergesagt werden muss, um die Verschwendung von Ressourcen bei deren zunehmender Verknappung zu vermeiden.

Beispiele für gemeinsame Projekte und Versorgungsangebote sind die zeitgemäße Anpassung des präventiven Hausbesuchs für ältere Menschen ab dem 75. Lebensjahr, Programme für Frailty und die umfassende Abklärung bislang häufig unterversorgter Patientengruppen nach Sturz, mit Schluckstörungen und mit anderen geriatrischen Syndromen. Das bislang einzige Behandlungsangebot ist die Geriatrische Institutsambulanz (GIA), die aber in der aktuellen Ausgestaltung ihrer Versorgungsaufgaben unzureichend mandatiert ist. Eine Reihe von diesbezüglich relevanten Projekten wird derzeit im Innovationsfond des GBAs getestet. Für ihre Implementierung bleibt abzuwarten, ob die teilweise rigiden Vorgaben des deutschen Gesundheitswesens die erforderliche Skalierung zulassen werden.

16.1.3 Fachkräfte, Digitalisierung und andere Krisen

Die demografischen Entwicklungen sind für die meisten Gesellschaftsbereiche mittelfristig absehbar. Weniger vorhersehbar sind die Entwicklungen auf dem Arbeitsmarkt. Insbesondere die Pandemie hat gezeigt, wie fragil die diesbezüglichen Planungen sein können und wie Mitarbeiterflüsse in kurzer Zeit auf sich ändernde Rahmenbedingungen antworten. Der hohe Frauenanteil von Mitarbeitern in der Geriatrie führt zu einem überproportionalen Anteil an Teilzeitmitarbeitern. Nicht vergessen werden darf zudem, ein ebenfalls hoher Anteil von Mitarbeitern, die in den kommenden Jahren aus Altersgründen die Tätigkeit in der Geriatrie beenden werden. Die Migration von Fachkräften, die in Krisenzeiten ein Mittel der Mitigation war, wird nur aus Nicht-EU-Ländern möglich sein. Die Integration dieser Mitarbeiter dauert häufig deutlich länger als ein Jahr und wird erhebliche Begleitung und ein Mentoring erfordern.

Auf absehbare Zeit werden auch die Klimakrise, die Energiekrise und die damit verbundenen geopolitischen Veränderungen zu einer gesellschaftlichen Allokationsdebatte führen. Vor allem die akademische Geriatrie ist hier gefordert, Begründungen für eine aus geriatrischer Perspektive ausreichende Mittelvergabe zu liefern. Die Akademisierung der Geriatrie hat in den letzten 10 Jahren sichtbare Fortschritte erzielt. Maßgeblich hat dazu das Forschungskolleg Geriatrie der Robert Bosch Stiftung beigetragen. Hier wurden 40 Experten auf ihrem akademischen Weg unterstützt. Es bedarf einer neuen Förderinitiative, um diese Entwicklung nicht abbrechen zu lassen. Es fehlte in den vergangenen zehn Jahren dabei nicht an öffentlichen Ausschreibungen des GBAs, BMBFs, der EU und anderer Förderer zu geriatrischen Themen, im Gegenteil. Diese scheinen jedoch nicht ausreichend geeignet, die Nachwuchsförderung im Bereich der akademischen Geriatrie zu unterstützen.

Die Bedeutung der Digitalisierung und neuer Technologien spielt in der ersten Auflage dieses Buches de facto noch eine untergeordnete Rolle. Dies spiegelt den Stand des Wissens hinsichtlich praktischer Anwendungen wider, aber auch den Rückstand, den Deutschland in diesem Feld aufweist. Die Diskussionen um die elektronische Patientenakte, die Gematik und das elektronische Rezept wirken anachronistisch. Aufgrund der sich anbahnenden Versorgungsprobleme, die vor allem als Folge des Fachkräftemangels entstehen, erscheint die Digitalisierung vieler Funktionen im Gesundheitssystem als unvermeidlich. Natürlich müssen juristische und ethische Standards berücksichtigt werden. Der Datenschutz muss sich jedoch fragen lassen, ob er einen absoluten Wert darstellt oder ob er eine relative Gewichtung nach Abwägung zwischen dem individuellen respektive gesellschaftlichen Nutzen und dem diesbezüglichen Schaden vornehmen muss. Digitalisierung ist vor allem eine Frage der zukünftigen Versorgungssicherheit. Dies betrifft aus Sicht der Herausgeber auch die Anwendungen der generativen KI. Diese Technologien werden als digitale Assistenten dringend benötigt, um die ausufernde Bürokratie und die Dokumentationszwänge, u. a. im Rahmen der Qualitätssicherung, zu begrenzen.

Daneben gibt es neue digitale Entwicklungen, die zuverlässig durch geriatrische Kompetenz begleitet werden müssen, um über ihren Einsatz oder über deren Verzicht entscheiden zu können. Beispiele hierfür sind die Entwicklung von Digital Twins für die Simulation von Behandlungen und Trajektorien sowie die Testung von Exoskeletten und Robotik für die Unterstützung von pflegebedürftigen älteren Menschen. Auf diesen Gebieten gibt es vielversprechende Innovationen, die aber noch Zeit benötigen werden, um ihren Einsatz zuverlässig evaluieren zu können. Aktuell scheint ihre Zeit aber noch nicht gekommen zu sein. Ähnliches gilt für den Bereich der Geroscience. Diese hat ein nicht unerhebliches Potenzial, zukünftig die physischen Schattenseiten des Alterns zu verschieben oder gar zu vermeiden. Die diesbezügliche Entwicklung muss aus ethischer Perspektive kritisch begleitet werden, damit wir nicht mit einer dramatischen Zunahme sozialer Ungleichheit im Alter konfrontiert werden, da sich das gute Altern durch Medikamente vielleicht nur der Wohlhabende leisten kann.

Ebenso bedarf es einer deutlichen Stärkung präventiver Maßnahmen, die auf die Verzögerung des funktionellen Abbaus zielen. Diese Perspektive wurde bereits in dem provokativen Statement „Prävention ist die Zukunft der Geriatrie“ adressiert. Diese präventiven Anstrengungen werden aber nur dann erfolgreich sein, wenn große Teile der Bevölkerung einen höheren Grad von Eigenverantwortlichkeit annehmen. Öffentliche Institutionen und Programme werden erforderlich sein, um die Botschaften und Inhalte angemessen zu verbreiten. In diesem Kontext verdienen Bevölkerungsgruppen mit einer bislang unzureichenden Gesundheitskompetenz eine besondere Aufmerksamkeit. Eine nachhaltige Prävention dürfte zudem nur gelingen, wenn digitale Angebote für das individuelle Monitoring sowie Coaching genutzt werden.

Es bleibt für uns abschließend eine bedeutende Aufgabe, in einer sich rasch wandelnden Gesellschaft den Respekt vor dem Alter und den Alten zu bewahren und nicht einer wachsenden Kluft zwischen den Generationen Vorschub zu leisten. Ebenso darf die Weiterentwicklung einer modernen, intersektoralen, evidenzbasierten und damit optimalen Versorgung wohl an der Ökonomie gemessen werden, aber nicht an berufspolitischen Kämpfen scheitern. Hier sind wir alle gefragt.

Nur so kann eine gute geriatrische Krankenversorgung heute und morgen funktionieren:

- Stationäre geriatrische Versorgung (Akutmedizin und Rehabilitation) muss flächendeckend vorgehalten werden und darf nicht nur im Rahmen sehr weniger Ziffern (im Kontext der frührehabilitativen Komplexbehandlung) vergütet werden.
- Bestehende Sektorengrenzen müssen für geriatrische Patienten durchlässiger werden und ambulante, mobile und teilstationäre Angebote müssen in der Fläche ausgebaut und niederschwellig verfügbar werden (Geriatrische Institutsambulanzen und Schwerpunktpraxen, Mobile Geriatrische Rehas, Hospital-at-Home-Angebote).
- Telemedizinische Angebote und Digitalisierung müssen auch mit geriatrischer Expertise vorangetrieben werden
- Die geriatrische Weiterbildung benötigt ein abgestuftes Konzept mit geriatrischen Inhalten für alle Fachdisziplinen und einer spezifischen geriatrischen Weiterbildung auf Facharztniveau, um den steigenden quantitativen und qualitativen Bedarf zu decken.

Verzeichnisse

Verzeichnis der Autorinnen und Autoren

Attanasio, Philipp, Prof. Dr. med.
Ltd. Arzt, Deutsches Herzzentrum der Charité
Klinik für Kardiologie, Angiologie und Intensivmedizin
Hindenburgdamm 30, 12203 Berlin
philipp.attanasio@dhzc-charite.de

Bahrmann, Anke, PD Dr. med.
Funktionsoberärztin, Fachärztin für Innere Medizin, Kardiologie, Geriatrie, Palliativmedizin, Diabetologin DDG, Klinik für Kardiologie, Angiologie und Pneumologie
Universitätsklinikum Heidelberg
Im Neuenheimer Feld 410, 69120 Heidelberg
anke.bahrmann@med.uni-heidelberg.de

Baron, Ralf, Prof. Dr. med.
Leiter der Sektion Neurologische Schmerzforschung und -therapie
Universitätsklinikum Schleswig-Holstein, Campus Kiel
Klinik für Neurologie
Arnold-Heller-Str. 3, 24105 Kiel
r.baron@neurologie.uni-kiel.de

Bartels, Claudia, PD Dr. rer. nat.
Leitende Psychologin
Klinik für Psychiatrie und Psychotherapie
Universitätsmedizin Göttingen
Von-Siebold-Str. 5, 37075 Göttingen
claudia.bartels@med.uni-goettingen.de

Bauer, Jürgen M., Prof. Dr. med.
Ärztlicher Direktor
Geriatrisches Zentrum am Universitätsklinikum Heidelberg
Direktor, Netzwerk Alternsforschung der Universität Heidelberg
AGAPLESION BETHANIEN KRANKENHAUS HEIDELBERG
Rohrbacher Str. 149, 69126 Heidelberg
Juergen.Bauer@agaplesion.de

Becher, Klaus Friedrich, Dr. med., MHBA
Chefarzt Innere Medizin, Allgemeine und Geriatrische Rehabilitation
Klinik Wartenberg Professor Dr. Selmair GmbH Co. KG
Badstr. 43, 85456 Wartenberg
k.becher@klinik-wartenberg.de

Becker, Clemens, Prof. Dr. med.
Geriatrisches Zentrum
Medizinische Klinik, Unit Digitale Geriatrie
Universitätsklinikum Heidelberg
Bergheimerstr. 20, 69115 Heidelberg
eo256@uni-heidelberg.de

Becker, Luis, Dr. med.
Arzt in Weiterbildung Orthopädie/Unfallchirurgie
Centrum für muskuloskeletale Chirurgie
Charité Universitätsmedizin Berlin
Charité Platz 1, 10117 Berlin
Luis-Alexander.Becker@Charite.de

Bekeredjian, Raffi, Prof. Dr. med.
Chefarzt, Abteilung für Kardiologie und Angiologie
Robert-Bosch-Krankenhaus, Bosch Health Campus
Auerbachstr. 110, 70376 Stuttgart
raffi.bekeredjian@rbk.de

Benzinger, Petra, Prof. Dr. med.
Wissenschaftliche Mitarbeiterin
Geriatrisches Zentrum am Universitätsklinikum Heidelberg
AGAPLESION BETHANIEN KRANKENHAUS HEIDELBERG
Rohrbacher Str. 149, 69126 Heidelberg
petra.benzinger@agaplesion.de
und
Professorin für Geriatrie
Institut für Gesundheit und Generationen
Fakultät Soziales und Gesundheit
Hochschule für angewandte Wissenschaften Kempten
Bahnhofstr. 61, 87435 Kempten
petra.benzinger@hs-kempten.de

Biesalski, Hans-Konrad, Prof. (em.) Dr. med.
Institut für Ernährungswissenschaften
Universität Hohenheim
Schloss Hohenheim 1, 70593 Stuttgart
biesal@t-online.de

Bogner, Johannes, Prof. Dr. med.
Leiter der Sektion Klinische Infektiologie
Medizinische Klinik und Poliklinik IV
Klinikum der Universität München
Pettenkoferstr. 8a, 80336 München
johannes.bogner@med.uni-muenchen.de

Bollheimer, Cornelius, Prof. Dr. med.
Direktor der Medizinischen Klinik VI – Altersmedizin
Uniklinik RWTH Aachen
Morillenhang 27, 52074 Aachen
cbollheimer@ukaachen.de

Braun, Jürgen, Prof. Dr. med.
c/o Praxis Dr. Karberg
Schlossstr. 110, 12163 Berlin
und
Ruhr-Universität Bochum
juebraun@gmx.de

Brefka, Simone, Dr. med.
Ärztin und wissenschaftliche Mitarbeiterin
AGAPLESION Bethesda Klinik
Institut für Geriatrische Forschung der
Universitätsklinik Ulm
Geriatrisches Zentrum Ulm
Zollernring 26, 89073 Ulm
simone.brefka@agaplesion.de

Buchmann, Nikolaus, Dr. med.
Deutsches Herzzentrum der Charité
Campus Benjamin Franklin
Hindenburgdamm 30, 12203 Berlin
nikolaus.buchmann@dhzc-charite

Bühring, Björn, PD Dr. med.
Chefarzt der Klinik für Rheumatologie, Immunologie
und Osteologie, Krankenhaus St. Josef
Bergstr. 6–12, 42105 Wuppertal
Bjoern.Buehring@ruhr-uni-bochum.de

Büter, Kathrin, Dr.-Ing.
Wissenschaftliche Mitarbeiterin
Institut für Gebäudelehre und Entwerfen
Fakultät Architektur, Technische Universität Dresden
01062 Dresden
kathrin.bueter@tu-dresden.de

Burkhardt, Heinrich, PD Dr. med
Klinikdirektor, IV. Med. Klinik – Geriatrie
Universitätsmedizin Mannheim
Universitätsklinikum GmbH
Theodor-Kutzer-Ufer 1–3, 68167 Mannheim
heinrich.burkhardt@umm.de

Coburn, Mark, Prof. Dr. med.
Direktor, Klinik für Anästhesiologie und
Operative Intensivmedizin
Universitätsklinikum Bonn
Venusberg-Campus 1, 53127 Bonn
mark.coburn@ukbonn.de

Dallmeier, Dhayana, PD Ph. D. Dr. med.
Leiterin der Forschungsabteilung
AGAPLESION Bethesda Klinik Ulm
Institut für Geriatrische Forschung der
Universitätsklinik Ulm
Geriatrisches Zentrum Ulm
Zollernring 26, 89073 Ulm
Dhayana.Dallmeier@agaplesion.de

Dasch, Burkhard, PD Dr. med., MSE, MPH
Oberarzt, Zentrale Einrichtung Palliativmedizin
Universitätsklinikum Münster
Albert-Schweitzer-Campus 1, 48149 Münster
burkhard.dasch@ukmuenster.de

Denkinger, Michael, Prof. Dr. med.
Ärztlicher Direktor, AGAPLESION Bethesda Klinik
Institut für Geriatrische Forschung der
Universitätsklinik Ulm
Geriatrisches Zentrum Ulm
Zollernring 26, 89073 Ulm
michael.denkinger@agaplesion.de

Djukic, Marija, Prof. Dr. med.
Fachärztin für Neurologie, Neurologische Geriatrie
Leitende Oberärztin, Geriatrie
Evangelisches Krankenhaus Weende-Göttingen
An der Lutter 24, 37075 Göttingen
mdjukic@gwdg.de

Doblhammer, Gabriele, Prof. Dr. rer. soc. oec.
Lehrstuhlinhaberin Lehrstuhl für Empirische Sozialforschung und Demographie
Institut für Soziologie und Demographie
Wirtschafts- und Sozialwissenschaftliche Fakultät
Universität Rostock
und
Gruppenleiterin, Demographische Studien
Deutsches Zentrum für Neurodegenerative
Erkrankungen e. V. (DZNE), Bonn
Ulmenstr. 69, 18057 Rostock
gabriele.doblhammer@uni-rostock.de

Dodel, Richard, Univ.-Prof. Dr. med.
Lehrstuhl für Geriatrie
Universität Duisburg-Essen
Institutsgruppe 1
Virchowstr. 171, 45147 Essen
Richard.Dodel@uk-essen.de

Dohle, Jörn, Dr. med.
Ltd. Arzt, Fuß- und Sprunggelenkchirurgie
OGAM Orthopädie
Alter Markt 9–13, 42275 Wuppertal
joern.dohle@ogam.de

Dreinhöfer, Karsten, Prof. Dr. med.
Abteilung Orthopädie und Unfallchirurgie
Medical Park Berlin Humboldtmühle
und
Centrum für Muskuloskeletale Chirurgie (CMSC)
Charité Universitätsmedizin Berlin
An der Mühle 2–9, 13507 Berlin
karsten.dreinhoefer@charite.de

Drewelow, Eva, Dr. rer. hum.
Wissenschaftliche Mitarbeiterin
Klinik für Forensische Psychiatrie
Zentrum für Nervenheilkunde
Universitätsmedizin Rostock
Gehlsheimer Str. 20, 18147 Rostock
eva.drewelow@med.uni-rostock.de

Drey, Michael, Prof. Dr. med.
Oberarzt, Schwerpunktleiter Geriatrie
Klinikum der Universität München
Medizinische Klinik und Poliklinik IV, LMU München
Ziemssenstr. 5, 80336 München
Michael.Drey@med.uni-muenchen.de

Düzel, Emrah, Prof. Dr. med.
Direktor, Institut für kognitive Neurologie
und Demenzforschung
Medizinische Fakultät, OvG Univ. Magdeburg
Leipziger Str. 44, 39120 Magdeburg
Emrah.duezel@dzne.de

Dziewas, Rainer, Prof. Dr. med., FESO
Chefarzt, Klinik für Neurologie und
Neurologische Frührehabilitation
Klinikum Osnabrück
Am Finkenhügel 1, 49076 Osnabrück
rainer.dziewas@klinikum-os.de

Eckardt-Felmberg, Rahel, Dr. med.
Chefärztin, Klinik für Geriatrie
St. Joseph Krankenhaus Berlin
Wüsthoffstr. 15, 12101 Berlin
rahel.eckardt-felmberg@sjk.de

Eckstein, Kathrin N., Dr. med.
Oberärztin und stellvertretende Leiterin des Geriatrischen
Zentrums am Universitätsklinikum Tübingen
Klinik für Psychiatrie und Psychotherapie
Universitätsklinikum Tübingen
Calwerstr. 14, 72076 Tübingen
kathrin.eckstein@med.uni-tuebingen.de

Ehni, Hans-Jörg, Prof. Dr. phil.
Stellvertretender Direktor, Institut für Ethik und
Geschichte der Medizin
Universität Tübingen
Gartenstr. 47, 72074 Tübingen
hans-joerg.ehni@uni-tuebingen.de

Eidam, Annette, Dr. med.
Wissenschaftliche Mitarbeiterin
Geriatrisches Zentrum am
Universitätsklinikum Heidelberg
AGAPLESION BETHANIEN KRANKENHAUS
HEIDELBERG
Rohrbacher Str. 149, 69126 Heidelberg
Annette.Eidam@agaplesion.de

El-Zidy-Ibrahim, Nadja, Dr. med.
Fachärztin für Innere Medizin und Nephrologie
Medizinische Klinik II
St. Joseph Krankenhaus Tempelhof-Berlin
Wüsthoffstr. 15, 12101 Berlin
Nadja.El-Zidy@sjk.de

Endres, Anne-Sophie, Dr. med.
DTMH BNI HH, Ärztin, Tagesklinik
Evangelisches Geriatriezentrum Berlin (EGZB)
Reinickendorfer Str. 61, 13347 Berlin
Anne-sophie.endres@jsd.de

Erbes, Thalia, Prof. Dr. med.
Chefärztin der Klinik für Gynäkologie und Gebursthilfe
Diako Mannheim
Speyerstr. 91–93, 68163 Mannheim
t.erbes@bbtgruppe.de

Eschweiler, Gerhard W., Prof. Dr. med.
Oberarzt, Universitätsklinik für Psychiatrie
und Psychotherapie
Ärztlicher Leiter des Geriatrischen Zentrums
Universitätsklinikum Tübingen
Calwerstr. 14, 72076 Tübingen
gerhard.eschweiler@med.uni-tuebingen

Fellgiebel, Andreas, Prof. Dr. med.
Chefarzt, Klinik für Psychiatrie,
Psychosomatik und Psychotherapie
AGAPLESION Elisabethenstift Darmstadt
Landgraf-Georg-Str. 100, 64287 Darmstadt
andreas.fellgiebel@agaplesion.de
und
Leiter Zentrum für psychische Gesundheit im Alter
(ZpGA)
Landeskrankenhaus (AöR) Mainz

Feneberg, Emily, PD Dr. med. Dr. phil. (Ph. D.)
Fachärztin für Neurologie
Klinik und Poliklinik für Neurologie
Klinikum rechts der Isar der TU München
Ismaninger Str. 22, 81675 München
emily.feneberg@tum.de

Ferrari, Markus W., Prof. Dr. med. Dr. disc. pol.
Klinikdirektor der Klinik Innere Medizin 1
Helios Dr. Horst Schmidt Kliniken
Ludwig-Erhard-Str. 100, 65199 Wiesbaden
Markus.Ferrari@helios-gesundheit.de

Fissler, Patrick, Dr. rer. nat.
Wissenschaftlicher Leiter, MindAhead UG
Mühlenstr. 8a, 14167 Berlin
patrick.fissler@mindahead.de
und
Forschungspsychologe, Psychiatrische Dienste Thurgau
Lehrkrankenhaus der Paracelsus Medizinische
Privatuniversität (Salzburg)
Seeblickstr. 3, 8596 Münsterlingen, Schweiz
patrick.fissler@stgag.ch

Franklin, Cindy, PD Dr. med.
Oberärztin, Klinik für Dermatologie und Venerologie
Uniklinik Köln
Kerpener Str. 62, 50937 Köln
Cindy.Franklin@uk-koeln.de

Freitag, Mathias
Apotheker, wissenschaftlicher Mitarbeiter
Lehrstuhl für Altersmedizin
Klinik für Altersmedizin (Medizinische Klinik VI)
Uniklinik RWTH Aachen
Pauwelsstr. 30, 52074 Aachen
mfreitag@ukaachen.de

Freitag, Michael, Prof. Dr. med, MPH
Leiter der Abteilung Allgemeinmedizin
Department für Versorgungsforschung
Carl von Ossietzky Universität Oldenburg
Ammerländer Heerstr. 140, 26129 Oldenburg
michael.freitag@uni-oldenburg.de

Frölich, Lutz, Prof. Dr. med.
Leitung, Abteilung Gerontopsychiatrie
Zentralinstitut für Seelische Gesundheit
Medizinische Fakultät Mannheim, Universität Heidelberg
J 5, 68159 Mannheim
Lutz.froelich@zi-mannheim.de

Frohnhofen, Helmut, Prof. Dr. med.
Ltd. Arzt Altersmedizin
Klinik für Orthopäde und Unfallchirurgie
Heinrich-Heine-Universität
Universitätsklinikum
Moorenstr. 5, 40225 Düsseldorf
h. frohnhofen@med.uni-duesseldorf.de

Fruth, Martin, Dr. med.
Oberarzt, Evidia Radiologie
Rheumazentrum Ruhrgebiet
Claudiusstr. 45, 44649 Herne
martin.fruth@evidia.de

Fuchs, Christoph
Ltd. Arzt Innere Medizin
Abteilung für Akutgeriatrie Spital Zofingen
KSA Spital Zofingen
Mühlethalstr. 27, 4800 Zofingen, Schweiz
Christoph.Fuchs@spitalzofingen.ch

Geiger, Hartmut, Prof. Dr. rer. nat.
Direktor des Instituts für Molekulare Medizin
Universität Ulm
Meyerhofstraße, Forschungsgebäude N27, 89081 Ulm
hartmut.geiger@uni-ulm.de

Georges, Daniela, Dr. rer. pol.
Wissenschaftliche Mitarbeiterin, Institut für Soziologie und Demographie, Lehrstuhl für Empirische Sozialforschung und Demographie
Wirtschafts- und Sozialwissenschaftliche Fakultät
Universität Rostock
Ulmenstr. 69, 18057 Rostock
daniela.georges@uni-rostock.de

Gerstorf, Denis, Prof. Dr. phil.
Professor für Entwicklungs- und Pädagogische Psychologie, Institut für Psychologie
Humboldt-Universität zu Berlin
Unter den Linden 6, 10099 Berlin
denis.gerstorf@hu-berlin.de

Gielen, Stephan, Univ.-Prof. Dr. med.
Chefarzt, Universitätsklinik für Kardiologie,
Angiologie und Internistische Intensivmedizin
Universitätsklinikum Ostwestfalen-Lippe
Campus Klinikum Lippe
Röntgenstr. 18, 32756 Detmold
stephan.gielen@klinikum-lippe.de

Gierthmühlen, Janne, Prof. Dr. med.
Oberärztin Schmerzmedizin
Leiterin der Interdisziplinären Schmerz- und Palliativambulanz und des Akutschmerzdienstes
Klinik für Anästhesiologie und operative Intensivmedizin
Universitätsklinikum Schleswig-Holstein, Campus Kiel
Arnold-Heller-Str. 3, Haus R2, 24105 Kiel
Janne.Gierthmuehlen@uksh.de

Glöckner, Franka, Dr. rer. nat.
Wissenschaftliche Mitarbeiterin, Entwicklungspsychologie und Neurowissenschaft der Lebensspanne
Fakultät Psychologie
Technische Universität Dresden
01062 Dresden
franka.gloeckner@tu-dresden.de
und
Psychologin, Gedächtnisambulanz
Klinik für Psychiatrie und Psychotherapie
Elblandklinikum Radebeul
Akademisches Lehrkrankenhaus der
Technischen Universität Dresden
Heinrich-Zille-Str. 13, 01445 Radebeul
franka.gloeckner@elblandkliniken.de

Goede, Valentin, Priv.-Doz. Dr. med.
Department-Leiter und Ltd. Oberarzt
Department für Onkologische Geriatrie
Altersmedizinisches Zentrum
St. Marien-Hospital
Kunibertskloster 11–13, 50668 Köln
valentin.goede@cellitinnen.de

Gosch, Markus, Univ.-Prof. Dr. med. univ.
Chefarzt Medizinische Klinik 2
Schwerpunkt Geriatrie, Klinikum Nürnberg
Paracelsus Medizinische Privatuniversität Salzburg
Campus Nürnberg
Prof.-Ernst-Nathan-Str. 1, 90419 Nürnberg
markus.gosch@klinikum-nuernberg.de

Grimm, Alexander, Prof. Dr. med.
Stellv. ärztlicher Direktor, Neurologische Klinik und Poliklinik mit Schwerpunkt Epileptologie
Hoppe-Seyler-Str. 3, 72076 Tübingen
alexander.grimm@med.uni-tuebingen.de

Großkopf, Anne, Dr. rer. nat., M. Sc.
Wissenschaftliche Mitarbeiterin
Universitäts- und Poliklinik für Herzchirurgie
Universitätsmedizin Halle, Medizinische Fakultät
Martin-Luther-Universität Halle-Wittenberg
Ernst-Grube-Str. 40, 06120 Halle (Saale)
anne.grosskopf@uk-halle.de

Hacker, Ulrich, Prof. Dr. med.
Oberarzt, Leiter translationale Forschung
Medizinische Klinik 2 für Onkologie,
Gastroenterologie, Hepatologie und Pneumologie
Universitäres Krebszentrum Leipzig (UCCL)
Cancer Center Central Germany (CCCG)
Universitätsklinikum Leipzig
Liebigstr. 22, 04103 Leipzig
ulrich.hacker@medizin.uni-leipzig.de

Haefeli, Walter E., Prof. Dr. med., FBPhS
Ärztlicher Direktor, Abteilung Klinische Pharmakologie und Pharmakoepidemiologie
Medizinische Klinik
Universitätsklinikum Heidelberg
Im Neuenheimer Feld 410, 69120 Heidelberg
walter.emil.haefeli@med.uni-heidelberg.de

Hagel, Stefan, PD habil., Dr. med., M. Sc.
Ltd. Oberarzt, Institut für Infektionsmedizin und Krankenhaushygiene
Universitätsklinikum Jena
Am Klinikum 1, 07747 Jena
Stefan.hagel@med.uni-jena.de

Hager, Klaus, Prof. Dr. med.
Wissenschaftlicher Mitarbeiter
Institut für Allgemeinmedizin und Palliativmedizin
Medizinische Hochschule Hannover
Carl-Neuberg-Str. 1, 30625 Hannover
Hager.Klaus@mh-hannover.de

Hahnel, Sebastian, Prof. Dr. med. dent.
Direktor der Poliklinik für Zahnärztliche Prothetik
Universitätsklinikum Regensburg
Franz-Josef-Strauß-Allee 11, 93053 Regensburg
sebastian.hahnel@ukr.de

Hardt, Roland, Prof. Dr. med.
Leiter der Abteilung für Geriatrie
Universitätsmedizin Mainz
Langenbeckstr. 1, 55131 Mainz
roland.hardt@unimedizin-mainz.de

Hausner, Lucrezia, Dr. med.
Fachärztin, Abteilung Gerontopsychiatrie
Klinik für Psychiatrie, Zentralinstitut für Seelische Gesundheit, Medizinische Fakultät Mannheim
Universität Heidelberg
J 5, 68159 Mannheim
Lucrezia.hausner@zi-mannheim.de

Hendlmeier, Ingrid
Wissenschaftliche Mitarbeiterin
Fakultät Sozialwesen, Hochschule Mannheim
Paul-Wittsack-Str. 10, 68163 Mannheim
i.hendlmeier@hs-mannheim.de

Heppner, Hans Jürgen, Univ.-Prof. Dr. med., MHBA
Klinikdirektor, Klinik für Geriatrie und Geriatrische Tagesklinik, Klinikum Bayreuth
Medizincampus Oberfranken
Preuschwitzer Str. 101, 95445 Bayreuth
und
Lehrstuhl Geriatrie
Friedrich-Alexander-Universität Erlangen-Nürnberg
hans.heppner@fau.de

Herrmann, Alina, Dr. med.
Wissenschaftliche Mitarbeiterin
Heidelberger Institut für Global Health (HIGH)
Universitätsklinikum Heidelberg
Im Neuenheimer Feld 324, 69120 Heidelberg
alina.herrmann@uni-heidelberg.de
und
Institut für Allgemeinmedizin
Uniklinik Köln
Kerpener Str. 62, 50937 Köln

Hewer, Walter, Prof. (apl.) Dr. med.
Klinikum Christophsbad
Faurndauerstr. 6–28, 73035 Göppingen
walter.hewer@christophsbad.de

Hintze, Gerhard, Prof. Dr. med.
Schilddrüsen- und Hormonzentrum Lüneburg
Im Wendischen Dorfe 1, 21335 Lüneburg
und
MVZ der Schön-Klinik
Grete-Zabe-Weg 2, 22081 Hamburg
info@shzlg.de

Hobert, Markus A., Dr. med.
Facharzt für Neurologie
UKSH Campus Kiel, Klinik für Neurologie
Christian-Albrechts-Universität zu Kiel
Arnold-Heller-Str. 3, 24105 Kiel
Markus.Hobert@uksh.de

Hofbauer, Lorenz C., Prof. Dr. med.
Direktor, UniversitätsCentrum für gesundes Altern & Bereich Endokrinologie, Diabetes & Knochenerkrankungen
Medizinische Klinik III
Universitätsklinikum Carl Gustav Carus
Technische Universität Dresden
Fetscherstr. 74, 01307 Dresden
Lorenz.hofbauer@ukdd.de

Hoffmann, Falk, Prof. Dr. PH
Department für Versorgungsforschung
Fakultät VI Medizin und Gesundheitswissenschaften
Carl von Ossietzky Universität Oldenburg
Ammerländer Heerstr. 140, 26129 Oldenburg
falk.hoffmann@uni-oldenburg.de

Hoffmann, Ute, Prof. Dr. med.
Chefärztin, Klinik für Allgemeine Innere Medizin und Geriatrie mit Diabetologie, Endokrinologie, Nephrologie
Krankenhaus Barmherzige Brüder Regensburg
Prüfeninger Str. 86, 93049 Regensburg
Ute.Hoffmann@barmherzige-regensburg.de

Holbrook, Jill, MD (Ph. D.)
Ärztin, Klinik für Neurologie
Universität Ulm
Oberer Eselsberg 45, 89081 Ulm
jill.holbrook@uni-ulm.de

Holle, Bernhard, Dr. rer. medic.
Arbeitsgruppenleitung Versorgungsstrukturen
Deutsches Zentrum für Neurodegenerative
Erkrankungen e. V. (DZNE)
Stockumer Str. 12, 58453 Witten
Bernhard.Holle@dzne.de

in der Schmitten, Jürgen, Prof. Dr. med., MPH
Facharzt für Allgemeinmedizin, Zusatzbezeichnung Palliativmedizin und Psychotherapie
Direktor des Instituts für Allgemeinmedizin
Universitätsmedizin Essen
Hufelandstr. 55, 45122 Essen
jids@uk-essen.de

Jacobs, Andreas H., Prof. Dr. med.
Klinik für Geriatrie mit Neurologie und
Fachklinik für Geriatrische Rehabilitation
Johanniter Kliniken Bonn (JKB)
Johanniter-Str. 1–3, 53113 Bonn
andreas.jacobs@bn.johanniter-kliniken.de
und
Professor für Targetbiologie und Targetchemie
European Institute for Molecular Imaging (EIMI)
Westfälische Wilhelms-Universität Münster (WWU)
Röntgenstr. 16, 48149 Münster
ahjacobs@uni-muenster.de

Jansen, Carl-Philipp, Dr. phil.
Wissenschaftlicher Mitarbeiter (PostDoc)
Klinik für Geriatrische Rehabilitation
Robert-Bosch-Krankenhaus Stuttgart
Auerbachstr. 110, 70376 Stuttgart
und
Geriatrisches Zentrum
am Universitätsklinikum Heidelberg
AGAPLESION BETHANIEN KRANKENHAUS
HEIDELBERG
Rohrbacher Straße 149, 69126 Heidelberg
carl-philipp.jansen@rbk.de

Jessen, Frank, Prof. Dr. med.
Direktor, Klinik und Poliklinik für
Psychiatrie und Psychotherapie
Medizinische Fakultät, Uniklinik Köln
Kerpener Str. 62, 50937 Köln
frank.jessen@uk-koeln.de

Kaiser, Thorsten, Univ.-Prof. Dr. med.
Chefarzt, Leiter des Instituts
Universitätsinstitut für Laboratoriumsmedizin,
Mikrobiologie und klinische Pathobiochemie
Campus Klinikum Lippe
Universitätsklinikum OWL der Universität Bielefeld
Röntgenstr. 18, 32756 Detmold
thorsten.kaiser@uni-bielefeld.de

Kaleta, Christoph, Prof. Dr. rer. nat.
Arbeitsgruppe Medizinische Systembiologie
Institut für Experimentelle Medizin
Christian-Albrechts-Universität zu Kiel und
Universitätsklinikum Schleswig-Holstein
Michaelisstr. 5, Haus U30, 24105 Kiel
c.kaleta@iem.uni-kiel.de

Kegele, Josua, Dr. med., Dr. med. univ.
Facharzt, Abteilung für Neurologie
mit Schwerpunkt Epileptologie
Hertie-Institut für klinische Hirnforschung
Universität Tübingen
Hoppe-Seyler-Str. 3, 72076 Tübingen
josua.kegele@med.uni-tuebingen.de

Keil, Julian, Dr. rer. nat.
Privatdozent, Biologische Psychologie
Institut für Psychologie
Christian-Albrechts-Universität Kiel
Olshausenstr. 62, 24118 Kiel
keil@psychologie.uni-kiel.de

Kiesswetter, Eva, Dr. rer. biol. hum.
Wissenschaftliche Mitarbeiterin
Institut für Evidenz in der Medizin
Universitätsklinikum Freiburg
Medizinische Fakultät
Albert-Ludwigs-Universität Freiburg
Breisacher Str. 86, 79106 Freiburg
eva.kiesswetter@uniklinik-freiburg.de
und
Institut für Biomedizin des Alterns
Friedrich-Alexander-Universität Erlangen-Nürnberg
Kobergerstr. 60, 90408 Nürnberg

Klaschik, Sven, Prof. Dr. med.
Geschäftsführender Oberarzt
Klinik für Anästhesiologie und
Operative Intensivmedizin
Universitätsklinikum Bonn
Venusberg-Campus 1, 53127 Bonn
sven.klaschik@ukbonn.de

Klenk, Jochen, Prof. Dr. biol. hum.
Arbeitsgruppenleiter, Abteilung für Geriatrie
Robert-Bosch-Krankenhaus
Auerbachstr. 110, 70376 Stuttgart
jochen.klenk@rbk.de
und
Head of Department Gesundheitswissenschaften &
Gesundheitspädagogik
IB Hochschule für Gesundheit und Soziales
Paulinenstr. 45, 70178 Stuttgart
jochen.klenk@ib-hochschule.de

Klie, Thomas, Prof. Dr. habil.
Institutsleitung, AGP Sozialforschung
Rechtsanwalt Freiburg/Berlin/München
Bugginger Str. 38, 79114 Freiburg
Thomas.Klie@agp-freiburg.de

Kobitzsch, Benjamin, Dr. med.
Facharzt für Innere Medizin
Universitäres Krebszentrum (UCCL)
Universitätsklinikum Leipzig
Liebigstr. 22, Haus 7, 04103 Leipzig
benjamin.kobitzsch@medizin.uni-leipzig.de

Köhler, Stefanie
Wissenschaftliche Mitarbeiterin
Klinische Forschung am Standort Rostock/Greifswald
Deutsches Zentrum für Neurodegenerative Erkrankungen e. V. (DZNE)
Gehlsheimer Str. 20, 18147 Rostock
Stefanie.Koehler@dzne.de

Kolassa, Iris-Tatjana, Prof. Dr. phil.
Leiterin der Abt. Klinische & Biologische Psychologie
Institut für Psychologie & Pädagogik
Universität Ulm
Albert-Einstein-Allee 47, 89081 Ulm
Iris.Kolassa@uni-ulm.de

Kolb, Gerald, Prof. Dr. med. Dr. rer. physiol.
Chefarzt Rehabilitationsmedizin
Physikalische Medizin und Rehabilitationsmedizin
Bonifatius Hospital Lingen
Wilhelmstr. 13, 49808 Lingen
Gerald.Kolb@hospital-lingen.de
und
Praxis für Physikalische und Rehabilitative Medizin und Geriatrie
Meppener Straße 117, 49808 Lingen
gerald.kolb@praxis-prein.de

Konopik, Nadine, Prof. Dr. phil.
Pflegewissenschaft
Katholische Hochschule Freiburg
Karlstr. 63, 79104 Freiburg im Breisgau
nadine.konopik@kh-freiburg.de

Kopf, Daniel, PD Dr. med.
Ärztlicher Direktor, Geriatrie
Geriatrisches Zentrum Ludwigsburg-Bietigheim
RKH Gesundheit
Posilipostr. 4, 71640 Ludwigsburg
daniel.kopf@rkh-kliniken.de

Kornadt, Anna E., Prof. Dr. phil.
Professorin, Fakultät für Geisteswissenschaften, Erziehungswissenschaften und Sozialwissenschaften
Fachbereich Verhaltens- und Kognitionswissenschaften
Université du Luxembourg
Maison des Sciences Humaines
11, Porte des Sciences, 4366 Esch-sur-Alzette, Luxemburg
anna.kornadt@uni.lu

Kowe, Antonia, Dr. rer. hum.
Wissenschaftliche Koordinatorin, Department „Altern des Individuums und der Gesellschaft"
Interdisziplinäre Fakultät, Universität Rostock
Gehlsheimer Str. 20, 18147 Rostock
antonia.kowe@web.de

Kraft, Johannes W., Prof. Dr. med.
Leiter des Regiomed Zentrums für Altersmedizin
Klinikum Coburg
Gustav-Hirschfeld-Ring 3, 96450 Coburg
Johannes.Kraft@regiomed-kliniken.de

Krause, Olaf, apl. Prof. Dr. med.
Chefarzt, Zentrum für Medizin im Alter
DIAKOVERE Henriettenstift Hannover u.
Institut für Allgemeinmedizin und Palliativmedizin
Medizinische Hochschule Hannover
Schwemannstr. 19, 30559 Hannover
olaf.krause@diakovere.de

Kruse, Andreas, Prof. Dr. Dr. h.c.
Em. Direktor des Instituts für Gerontologie
Seniorprofessor distinctus der Universität Heidelberg
Bergheimer Str. 20, 69115 Heidelberg
akruse.gero.unihd@gmail.com

Kuhlmey, Adelheid, Prof. Dr. phil.
Direktorin des Instituts für Medizinische Soziologie und Rehabilitationswissenschaft
Charité – Universitätsmedizin Berlin
Charitéplatz 1, 10117 Berlin
Adelheid.Kuhlmey@charite.de

Kumlehn, Barbara
Assistenzärztin und wissenschaftliche Mitarbeiterin
AGAPLESION Bethesda Klinik
Institut für Geriatrische Forschung
Universitätsklinik Ulm
Geriatrisches Zentrum Ulm
Zollernring 26, 89073 Ulm
barbara.kumlehn@agaplesion.de

Kuon, Jonas, Dr. med.
Klinikdirektor
Klinik für Thorakale Onkologie und Palliativmedizin
SLK-Fachklinik Löwenstein
Geißhölzle 62, 74245 Löwenstein
Jonas.Kuon@slk-kliniken.de

Kwetkat, Anja, Dr. med.
Chefärztin Medizinische Klinik IV
Klinik für Geriatrie und Palliativmedizin
Klinikum Osnabrück
Am Finkenhügel 1, 49076 Osnabrück
und
Universität Osnabrück
Neuer Graben/Schloss
49074 Osnabrück
anja.kwetkat@klinikum-os.de

Langenfeld, Stefan, Dr. med.
Geschäftsführender Oberarzt
Altersmedizinisches Zentrum Köln
St. Marien-Hospital
Kunibertskloster 11–13, 50668 Köln
stefan.langenfeld@cellitinnen.de

Langmann, Elisabeth, M. A.
Wissenschaftliche Mitarbeiterin
Institut für Ethik und Geschichte der Medizin
Universität Tübingen
Gartenstr. 47, 72074 Tübingen
elisabeth.langmann@uni-tuebingen.de

Leistner, David, Univ.-Prof. Dr. med.
Direktor der Klinik für Kardiologie, Angiologie und Intensivmedizin
Klinikum der Goethe-Universität Frankfurt
Theodor-Stern-Kai 7, 60590 Frankfurt a. M.
David.Leistner@kgu.de

Lerche, Holger, Prof. Dr. med.
Ärztlicher Direktor, Abteilung für Neurologie mit Schwerpunkt Epileptologie
Hertie-Institut für klinische Hirnforschung
Universität Tübingen
Hoppe-Seyler-Str. 3, 72076 Tübingen
holger.lerche@uni-tuebingen.de

Liener, Ulrich C., Prof. Dr. med.
Ärztlicher Direktor, Klinik für Orthopädie, Unfallchirurgie und Sporttraumatologie
Zentrum für Schwerbrandverletzte
Marienhospital Stuttgart
Böheimstr. 37, 70199 Stuttgart
ulrich.liener@vinzenz.de

Lindner, Reinhard, Prof. Dr. med.
Fachgebiet Soziale Therapie
Institut für Sozialwesen
Fachbereich Humanwissenschaften
Universität Kassel
Arnold-Bode-Str. 10, 34127 Kassel
reinhard.lindner@uni-kassel.de

Lukas, Albert, PD Dr. med.
Chefarzt Geriatrie/Zentrum für Altersmedizin
St. Martinus-Krankenhaus
Gladbacher Str. 26, 40219 Düsseldorf
a.lukas@martinus-duesseldorf.de

Mack, Matthias, Dr. rer. nat.
Wissenschaftlicher Mitarbeiter
Klinische und Biologische Psychologie
Institut für Psychologie und Pädagogik
Universität Ulm
Albert-Einstein-Allee, 47, 89081 Ulm
matthias.mack@uni-ulm.de

Madisch, Ahmed, Prof. Dr. med. habil.
Centrum Gastroenterologie Bethanien
Agaplesion Krankenhaus Bethanien
Im Prüfling 21–25
60389 Frankfurt a. M.
madisch@gastroenterologie-frankfurt.de

Maetzler, Walter, Prof. Dr. med.
Stellvertretender Klinikdirektor
UKSH Campus Kiel, Klinik für Neurologie
Christian-Albrechts-Universität zu Kiel
Arnold-Heller-Str. 3, 24105 Kiel
w.maetzler@neurologie.uni-kiel.de

Manietta, Christina, M. Sc.
Wissenschaftliche Mitarbeiterin
Deutsches Zentrum für Neurodegenerative Erkrankungen e. V. (DZNE)
Stockumer Str. 12, 58453 Witten
christina.manietta@dzne.de

Marckmann, Georg, Univ.-Prof. Dr. med., MPH
Vorstand des Instituts für Ethik,
Geschichte und Theorie der Medizin
Ludwig-Maximilians-Universität München
Lessingstr. 2, 80336 München
marckmann@lmu.de

Marquardt, Gesine, Prof. Dr.-Ing.
Professorin für Sozial- und Gesundheitsbauten
Institut für Gebäudelehre, Fakultät Architektur
Technische Universität Dresden
Zellescher Weg 17, 01069 Dresden
gesine.marquardt@tu-dresden.de

Marquetand, Justus, PD Dr. med.
Funktionsoberarzt, Abteilung für Neurologie mit Schwerpunkt Epileptologie
Hertie-Institut für klinische Hirnforschung
Universität Tübingen
Hoppe-Seyler-Str. 3, 72076 Tübingen
justus.marquetand@med.uni-tuebingen.de

Martin, Pascal, Dr. med.
Arzt, Klinik für Orthopädie und Unfallchirurgie
Muskuloskelettales Universitätszentrum München (MUM)
LMU Klinikum
Marchioninistr. 15, 81377 München
pascal.martin@med.uni-muenchen.de

Mayer, Geert, Prof. Dr. med.
Ehemaliger Ärztlicher Leiter der Hephata-Klinik
Abteilung für Neurologie
Philipps-Universität Marburg
Privatweg 2, 34582 Borken
geert.mayer@t-online.de

Mayet, Werner-Johannes, Prof. Dr. med.
Sprecher Arbeitsgemeinschaft „Geriatrische Gastroenterologie“ der Deutschen Gesellschaft für Gastroenterologie, Verdauungs- und Stoffwechselkrankheiten (DGVS)
Nordwest-Krankenhaus Sanderbusch
Am Gut Sanderbusch 1, 26452 Sande
wj@mayet.de

Michels, Guido, Prof. Dr. med
Notfallzentrum
Krankenhaus der Barmherzigen Brüder Trier
Medizincampus der Universitätsmedizin Mainz
Nordallee 1, 54292 Trier
g.michels@bbtgruppe.de

Möckel, Martin, Prof. Dr. med.
Ärztlicher Leiter Notfall- und Akutmedizin
Professor für kardiovaskuläre Prozessforschung
Prodekan für Studium und Lehre
Zentrale Notaufnahmen und Chest Pain Units CVK/CCM
Charité – Universitätsmedizin Berlin
Augustenburger Platz 1, 13353 Berlin
martin.moeckel@charite.de

Mothes, Anke, PD Dr. med. habil.
Chefärztin, Klinik für Frauenheilkunde
Akademisches Lehrkrankenhaus
Universitätsklinikum Jena
St. Georg Klinikum Eisenach
Mühlhäuser Str. 94, 99817 Eisenach
mothes.anke@stgeorgklinikum.de

Müller, Martin, Prof. Dr. rer. medic., MPH
Professor für Pflege- und Therapiewissenschaft
Abteilung für Allgemeinmedizin und
Versorgungsforschung
Medizinische Fakultät Heidelberg
Universität Heidelberg
Im Neuenheimer Feld 130.3, 69120 Heidelberg
m.mueller@med.uni-heidelberg.de

Müller-Werdan, Ursula, Prof. Dr. med.
Direktorin der Medizinischen Klinik für
Geriatrie und Altersmedizin
Charité – Universitätsmedizin Berlin
und
Ärztliche Leitung/Medizinische Geschäftsführung
des EGZB
Reinickendorfer Str. 61, 13347 Berlin
ursula.mueller-werdan@charite.de

Münzer, Thomas, PD Dr. med.
Chefarzt und Mitglied der Geschäftsleitung
Geriatrische Klinik St. Gallen
Rorschacherstr. 94, 9000 St. Gallen, Schweiz
thomas.muenzer@geriatrie-sg.ch

Nau, Roland, Prof. Dr. med., M. Sc.
Chefarzt, Klinik für Geriatrie
Evangelisches Krankenhaus Göttingen-Weende
Arbeitsgruppenleiter, Institut für Neuropathologie
Universitätsmedizin Göttingen
An der Lutter 24, 37075 Göttingen
rnau@gwdg.de

Neef, Rüdiger, Dr. med.
Leiter Abteilung Alterstraumatologie
Department für Orthopädie, Unfall- und
Wiederherstellungschirurgie
Universitätsklinikum Halle (Saale)
Ernst-Grube-Str. 40, 06120 Halle
ruediger.neef@uk-halle.de

Neuendorff, Nina Rosa, Dr. med.
Fachärztin, Klinik für Hämatologie und
Stammzelltransplantation
Universitätsklinik Essen
Hufelandstr. 55, 45147 Essen
nina.neuendorff@uk-essen.de

Neuerburg, Carl, Prof. Dr. med.
Stellvertretender Klinikdirektor
Leitung Unfallchirurgie
Muskuloskelettales Universitätszentrum München (MUM)
LMU Klinikum
Klinikum Großhadern
Marchioninistr. 15, 81377 München
carl.neuerburg@med.uni-muenchen.de

Nikol, Sigrid, Prof. Dr. med.
Chefärztin, Klinische und Interventionelle Angiologie
Past-Präsidentin European Society for
Vascular Medicine
ASKLEPIOS Klinik St. Georg
Lohmühlenstr. 5, 20099 Hamburg
s.nikol@asklepios.com

Nitschke, Ina, Prof. Dr. med. dent., MPH
Leitung Seniorenzahnmedizin
Poliklinik für Zahnärztliche Prothetik und
Werkstoffkunde
Department für Kopf- und Zahnmedizin
Medizinische Fakultät der Universität Leipzig
Liebigstr. 10–14, 04103 Leipzig
ina.nitschke@medizin.uni-leipzig.de
und
Klinik für Allgemein-, Behinderten-
und Seniorenzahnmedizin
Universität Zürich

Nold, Verena, Dr. rer. nat.
Senior Statstician, Analytical Development Biologics
Boehringer Ingelheim Pharma GmbH
Birkendorferstr. 65, 88400 Biberach an der Riß
Verena.nold@boehringer-ingelheim.com

Oswald, Frank, Prof. Dr. phil.
Leiter des Arbeitsbereichs Interdisziplinäre
Alternswissenschaft (IAW)
Fachbereich Erziehungswissenschaften
Goethe-Universität Frankfurt
Theodor-W.-Adorno-Platz 6, 60323 Frankfurt a. M.
oswald@em.uni-frankfurt.de

Pantel, Johannes, Univ.-Prof. Dr. med.
Leiter Arbeitsbereich Altersmedizin
Institut für Allgemeinmedizin
Goethe-Universität Frankfurt
Theodor-Stern-Kai 7, 60590 Frankfurt a. M.
pantel@allgemeinmedizin.uni-frankfurt.de

Peters, Oliver, Prof. Dr. med.
Leiter der Abteilung Gerontopsychiatrie
Klinik für Psychiatrie und Psychotherapie
Charité – Universitätsmedizin Berlin
Hindenburgdamm 30, 12200 Berlin
oliver.peters@charite.de

Pfeiffer, Klaus, Dr. rer. nat.
Studienleiter, Forschung & Entwicklung
Klinik für Geriatrische Rehabilitation
Robert-Bosch-Krankenhaus
Auerbachstr. 110, 70376 Stuttgart
klaus.pfeiffer@rbk.de

Polidori, M. Cristina, Univ.-Prof. Dr. med., FRCP
Oberärztin und Leitung Klinische Altersforschung
Klinik II für Innere Medizin
Universitätsklinik Köln
Universität zu Köln
Kerpener Str. 62, 50937 Köln
maria.polidori-nelles@uk-koeln.de

Prell, Tino, Prof. Dr. med.
Direktor der Universitätsklinik und
Poliklinik für Altersmedizin
Universitätsklinikum Halle (Saale)
Ernst-Grube-Str. 40, 06120 Halle (Saale)
Tino.prell@uk-halle.de

Püllen, Rupert, PD Dr. med.
Chefarzt, Medizinisch-Geriatrische Klinik
AGAPLESION FRANKFURTER DIAKONIE KLINIKEN
Wilhelm-Epstein-Str. 4, 60431 Frankfurt a. M.
rupert.puellen@agaplesion.de

Pumberger, Matthias, Prof. Dr. med., MHBA
Geschäftsführender Oberarzt CCM
Sektionsleiter Wirbelsäulenchirurgie
Centrum für Muskuloskeletale Chirurgie
Charité Universitätsmedizin Berlin
Charité Platz 1, 10117 Berlin
matthias.pumberger@charite.de

Purwins, Daniel, Dr. phil., M. A.
Innovationsmanager
Diakonie Osnabrück Stadt und Land gGmbH
Turmstr. 10–12, 49074 Osnabrück
daniel.purwins@diakonie-os.de

Radermacher, Jason, Apotheker
Wissenschaftlicher Mitarbeiter
Institut für klinische Pharmakologie
Universitätsklinikum RWTH Aachen
Wendlingweg 2, 52074 Aachen
jradermacher@ukaachen.de

Rapp, Kilian, Prof. Dr. med., MPH
Ärztlicher Leiter, Abteilung für Geriatrie
Robert-Bosch-Krankenhaus
Auerbachstr. 110, 70376 Stuttgart
kilian.rapp@rbk.de

Reetz, Kathrin, Univ.-Prof. Dr. med.
Sektion Translationale Neurodegeneration
Klinik für Neurologie
Uniklinik RWTH Aachen
Pauwelsstr. 30, 52074 Aachen
kreetz@ukaachen.de

Rittger, Harald, Prof. Dr. med.
Chefarzt, Medizinische Klinik I
Klinikum Fürth
Jakob-Henle-Str. 1, 90766 Fürth
Harald.Rittger@klinikum-fuerth.de

Röhrig-Herzog, Gabriele, Prof. Dr. med. habil., MPH
Studiengangsleitung Interdisziplinäre Schmerztherapie
Europäische Fachhochschule Rhein/Erft GmbH
Campus Köln
Neusser Str. 99, 50670 Köln
g.roehrig-herzog@eufh-medica.de

Rösler, Alexander, PD Dr. med.
Chefarzt, Agaplesion Bethesda Krankenhaus
Glindersweg 80, 21029 Hamburg
roesler@bkb.info

Rosada, Adrian, Dr. med.
Standortleitender Oberarzt
Klinik für Geriatrie und Altersmedizin
Charité – Universitätsmedizin Berlin
Hindenburgdamm 30, 12200 Berlin
adrian.rosada@charite.de

Schäufele, Martina, Prof. Dr. sc. hum.
Fakultät für Sozialwesen
Hochschule Mannheim
Paul-Wittsack-Str. 10, 68163 Mannheim
m.schaeufele@hs-mannheim.de

Scharffetter-Kochanek, Karin, Prof. Dr. med.
Ärztliche Direktorin
Klinik für Dermatologie und Allergologie
Universitätsklinikum Ulm
Albert-Einstein-Allee 23, 89081 Ulm
karin.scharffetter-kochanek@uniklinik-ulm.de

Schlag, Bernhard, Prof. Dr. phil.
Em. Leiter des Lehrstuhls für Verkehrspsychologie
Technische Universität Dresden
Alkuinstr. 29, 52070 Aachen
bernhard.schlag@tu-dresden.de

Schlögl, Mathias, PD Dr. med., MPH, EMBA HSG
Chefarzt Geriatrie
Stv. Leiter Department Innere Medizin
Klinik Barmelweid AG
5017 Barmelweid, Schweiz
mathias.schloegl@barmelweid.ch

Schmüdderich, Kathrin, M. Sc.
Wissenschaftliche Mitarbeiterin
Deutsches Zentrum für Neurodegenerative
Erkrankungen e. V. (DZNE)
Stockumer Str. 12, 58453 Witten
kathrin.schmuedderich@dzne.de

Schneider, Nils, Prof. Dr. med, MPH
Lehrstuhlinhaber und Institutsdirektor
Institut für Allgemeinmedizin und Palliativmedizin
Medizinische Hochschule Hannover
Carl-Neuberg-Str. 1, 30625 Hannover
schneider.nils@mh-hannover.de

Schnitzer, Susanne, PD Dr. rer. medic.
Wissenschaftliche Mitarbeiterin
Institut für Medizinische Soziologie und Rehabilitationswissenschaft
Charité – Universitätsmedizin Berlin
Virchowweg 22, 10117 Berlin
susanne.schnitzer@charite.de

Schöne, Daniel, Dr. phil.
Wissenschaftlicher Mitarbeiter
Institut für Radiologie,
Universitätsklinikum Erlangen
Maximiliansplatz 1, 91054 Erlangen
und
Abteilung für Geriatrie und geriatrische Rehabilitation
Robert-Bosch-Krankenhaus
Auerbachstr. 110, 70376 Stuttgart
daniel.schoene@fau.de

Schütze, Sandra, PD Dr. med.
Leitende Oberärztin und Leiterin der Sektion Neurogeriatrie
Medizinisch-Geriatrische Klinik
AGAPLESION Frankfurter Diakonie Kliniken
Wilhelm-Epstein-Str. 4, 60431 Frankfurt a. M.
sandra.schuetze@agaplesion.de

Schulz, Ralf-Joachim, Prof. Dr. med.
Chefarzt und Leiter des Altersmedizinischen Zentrums Köln
St. Marien-Hospital GmbH
Kunibertskloster 11–13, 50668 Köln
ralf-joachim.schulz@cellitinnen.de

Seibert, Moritz, Dr. med.
Klinik für Kardiologie und internistische Intensivmedizin
St. Elisabethenklinikum, Oberschwabenklinik
Elisabethenstr. 15, 88212 Ravensburg
moritzseibert@web.de

Simm, Andreas, Prof. Dr. rer. nat. Dr. med. habil.
Klinik für Herzchirurgie
Universitätsklinikum Halle (Saale)
Martin-Luther-Universität Halle-Wittenberg
Ernst-Grube Str. 40, 06120 Halle (Saale)
andreas.simm@uk-halle.de

Singler, Katrin, Prof. Dr. med. MME
Geschäftsführende Oberärztin
Universitätsklinik für Geriatrie, Klinikum Nürnberg
Paracelsus Medizinische Privatuniversität Nürnberg
Prof. Ernst-Nathan-Str. 1, 90427 Nürnberg
Katrin.singler@klinikum-nuernberg.de
und
Institut für Biomedizin des Alterns
Friedrich-Alexander-Universität Erlangen-Nürnberg
Kobergerstr. 60, 90408 Nürnberg

Specht-Leible, Norbert, Dr. med.
Dozent, AGAPLESION AKADEMIE
AGAPLESION BETHANIEN KRANKENHAUS HEIDELBERG
Rohrbacher Str. 149, 69126 Heidelberg
Norbert.Spechtleible@agaplesion.de

Stegemann, Rolf, Dr. med.
Facharzt für Allgemeinmedizin, Akademische Lehrpraxis des Instituts für Allgemeinmedizin und Palliativmedizin
Medizinische Hochschule Hannover
Hauptstr. 34, 31515 Wunstorf-Luthe
rolf.stegemann@dgn.de; www.hausarzt-luthe.de

Stieglitz, Sven, Dr. med.
Chefarzt Medizinische Klinik I Pneumologie
Krankenhäuser St. Josef und Petrus Wuppertal
Carnaper Str. 48, 42283 Wuppertal
Sven.stieglitz@cellitinnen.de

Sobesky, Jan, Prof. Dr. med.
Chefarzt, Neurologische Klinik mit Stroke Unit und Frührehabilitation
Johanna Etienne Krankenhaus
Am Hasenberg 46, 41462 Neuss
j.sobesky@ak-neuss.de

Spuling, Svenja, Dr. phil. (Ph. D.)
Wissenschaftliche Mitarbeiterin
Deutsches Zentrum für Altersfragen
Manfred-von-Richthofen-Str. 2, 12101 Berlin
svenja.spuling@dza.de

Synowitz, Michael, Univ.-Prof. Dr. med.
Klinikdirektor, Klinik für Neurochirurgie
Universitätsklinikum Schleswig-Holstein
Arnold-Heller-Str. 3, 24105 Kiel
Michael.Synowitz@uksh.de

Teipel, Stefan, Prof. Dr. med.
Leiter der Klinischen Forschung am Standort Rostock/Greifswald
Deutsches Zentrum für Neurodegenerative Erkrankungen e. V. (DZNE)
Universitätsmedizin Rostock
Gehlsheimer Str. 20, 18147 Rostock
Stefan.Teipel@dzne.de

Thiem, Ulrich, Prof. Dr. med.
Chefarzt, Medizinisch-Geriatrische Klinik
Albertinen-Haus
Albertinen-Krankenhaus/Albertinen-Haus gGmbH
Sellhopsweg 18–22, 22459 Hamburg
ulrich.thiem@albertinen.de

Thomas, Christine, PD Dr. med.
Ärztliche Direktorin
Klinik für Psychiatrie und Psychotherapie für Ältere
Klinikum Stuttgart, Krankenhaus Bad Cannstatt
Prießnitzweg 24, 70374 Stuttgart
c.thomas@klinikum-stuttgart.de

Thomas, Jan Peter, Priv.-Doz. Dr. med.
Chefarzt, Klinik für HNO-Heilkunde,
Kopf- und Halschirurgie
St. Johannes Hospital Dortmund
Kath. St. Paulus Gesellschaft
Johannesstr. 9–17, 44137 Dortmund
janpeter.thomas@joho-dortmund.de

Thyrian, Jochen René, Prof. Dr. rer. med.
AG-Leitung interventionelle Versorgungsforschung
Deutsches Zentrum für Neurodegenerative
Erkrankungen e. V. (DZNE)
Standort Rostock/Greifswald
Ellernholzstr. 1–2, 17489 Greifswald
rene.thyrian@dzne.de

Torbahn, Gabriel, B. Sc., MPH
Ernährungswissenschaftler, Universitätsklinik für
Neugeborene, Kinder und Jugendliche
Paracelsus Medizinische Universität Nürnberg
Breslauer Str. 201, 90471 Nürnberg
gabriel.torbahn@klinikum-nuernberg.de
und
Institut für Biomedizin des Alterns
Friedrich-Alexander-Universität Erlangen-Nürnberg
Kobergerstr. 60, 90408 Nürnberg
gabriel.torbahn@fau.de

Trabert, Johannes, Dr. med.
Oberarzt, Medizinisch-Geriatrische Klinik
AGAPLESION Markus Krankenhaus
Wilhelm-Epstein-Str. 4, 60431 Frankfurt a. M.
johannes.trabert@agaplesion.de

Tsourdi, Elena, PD Dr. med. habil.
Oberärztin, UniversitatsCentrum für gesundes Altern &
Bereich Endokrinologie,
Diabetes & Knochenerkrankungen
Medizinische Klinik III
Universitätsklinikum Carl Gustav Carus
Technische Universität Dresden
Fetscherstr. 74, 01307 Dresden
Elena.Tsourdi@ukdd.de

Vogel, Werner, Prof. Dr. med.
Chefarzt a. D., Ev. Krankenhaus Gesundbrunnen
Zentrum für Geriatrie und
Neurologische Frührehabilitation
Am Krähenberg 1, 34369 Hofgeismar
prof.w.vogel@gmail.com

Völter, Christiane, Prof. Dr. med.
Leiterin der Abteilung für Phoniatrie und Pädaudiologie
sowie des Hörkompetenzzentrums und CI-Zentrums
Ruhrgebiet
Klinik für HNO-Heilkunde, Kopf- und Halschirurgie
Katholisches Klinikum Bochum
Ruhr-Universität Bochum
Bleichstr. 15, 44787 Bochum
christiane.voelter@rub.de

Volkert, Dorothee, Prof. Dr. rer. nat.
Professur für Klinische Ernährung im Alter
Institut für Biomedizin des Alterns
Friedrich-Alexander-Universität Erlangen-Nürnberg
Kobergerstr. 60, 90408 Nürnberg
dorothee.volkert-at-fau.de

von Arnim, Christine A. F., Univ. Prof. Dr. med.
Direktorin der Klinik für Geriatrie
Universitätsmedizin Göttingen (UMG)
Robert-Koch-Str. 40, 37075 Göttingen
christine.arnim@med.uni-goettingen.de

von Pein, Florian, Dr. med.
Chefarzt Geriatrie
GRN-Klinik Weinheim
Röntgenstr. 5, 69469 Weinheim
florian.vonpein@grn.de

Wacker, Petra, Dr. med.
Standortleitung Geriatrie
Zentrum für Kardiologie Nagold-Herrenberg
Kliniken Nagold
Röntgenstr. 20, 72202 Nagold
p.wacker@klinikverbund-suedwest.de

Wacker, Rüdiger, Dr. med.
Ltd. Oberarzt
Zentrum für Kardiologie Nagold-Herrenberg
Krankenhaus Herrenberg
Marienstr. 25, 71083 Herrenberg
r.wacker@klinikverbund-suedwest.de

Wagner, Wolfgang, Prof. Dr. med. Dr. rer. nat.
Institut für Stammzellbiologie
Universitätsklinikum der RWTH Aachen
Pauwelsstr. 20, 52074 Aachen
wwagner@ukaachen.de

Wahl, Hans-Werner, Prof. Dr.
Seniorprofessor, Netzwerk Alternsforschung
Psychologisches Institut
Universität Heidelberg
Bergheimer Str. 20, 69115 Heidelberg
wahl@nar.uni-heidelberg.de

Warnecke, Tobias, Prof. Dr. med.
Chefarzt, Klinik für Neurologie und
Neurologische Frührehabilitation
Klinikum Osnabrück
Am Finkenhügel 1, 49076 Osnabrück
tobias.warnecke@klinikum-os.de

Wedding, Ulrich, apl. Prof. Dr. med.
Chefarzt, Abteilung für Palliativmedizin
Universitätsklinikum Jena
Am Klinikum 1, 07747 Jena
ulrich.wedding@med.uni-jena.de

Weidekamp-Maicher, Manuela, Prof. Dr. phil.
Professorin für Soziologie der Lebensalter
mit dem Schwerpunkt Alter und Altern
Fachbereich Sozial- und Kulturwissenschaften
Hochschule Düsseldorf
Münsterstr. 156, 40476 Düsseldorf
manuela.weidekamp-maicher@hs-duesseldorf.de

Weingärtner, Oliver, Prof. Dr. med.
Ltd. Oberarzt, Klinik für Innere Medizin I
Universitätsklinikum Jena
Am Klinikum 1, 07747 Jena
oliver.weingaertner@med.uni-jena.de

Werner, Christian, Dr. phil.
Wissenschaftlicher Mitarbeiter (PostDoc)
Geriatrisches Zentrum am
Universitätsklinikum Heidelberg
AGAPLESION BETHANIEN KRANKENHAUS
HEIDELBERG
Rohrbacher Str. 149, 69126 Heidelberg
christian.werner@agaplesion.de

Weßel, Merle, Dr. phil.
Wissenschaftliche Mitarbeiterin
Diversity-Beauftragte
Landeshauptstadt Hannover
Osterstr. 31
30159 Hannover
merlewessel@gmx.de

Wiedemann, Andreas, Prof. Dr. med.
Urologie, Lehrstuhl für Geriatrie der
Universität Witten/Herdecke
Ev. Krankenhaus Witten gGmbH
Universität Witten/Herdecke
Pferdebachstr. 27, 58455 Witten
awiedemann@evk-witten.de

Wiesmeier, Isabella K., Dr. med.
Assistenzärztin
Klinik für Psychiatrie und Psychotherapie
Universitätsklinikum Tübingen
Calwerstr. 14, 72076 Tübingen
isabella.wiesmeier@med.uni-tuebingen.de

Wirth, Rainer, Prof. Dr. med.
Direktor der Klinik für Altersmedizin und
Frührehabilitation
Marien Hospital Herne
Universitätsklinikum der Ruhr-Universität Bochum
Hölkeskampring 40, 44625 Herne
rainer.wirth@ruhr-uni-bochum.de

Wlaschek, Meinhard, Dr. rer. nat.
Laborleiter
Klinik für Dermatologie und Allergologie
Universität Ulm
Albert-Einstein-Allee 23, 89081 Ulm
meinhard.wlaschek@uni-ulm.de

Wollny, Anja, Dr. phil., M. Sc.
Kommissarische Direktorin
Institut für Allgemeinmedizin
Universitätsmedizin Rostock
Doberaner Str. 142, 18057 Rostock
Anja.Wollny@med.uni-rostock.de

Wolter, Dirk, Dr. med.
24939 Flensburg
dirk.k.wolter@gmail.com

Wurm, Susanne, Prof. Dr. phil.
Lehrstuhlinhaberin, Abteilungsleiterin
Präventionsforschung und Sozialmedizin
Institut für Community Medicine
Universitätsmedizin Greifswald
Walther-Rathenau-Str. 48, 17475 Greifswald
Susanne.Wurm@med.uni-greifswald.de

Zank, Susanne, Prof. Dr. phil.
Lehrstuhl für Rehabilitationswissenschaftliche
Gerontologie
Department für Heilpädagogik und Rehabilitation
Universität zu Köln
Universitätsstr. 91, 50931 Köln
szank@uni-koeln.de

Zeyfang, Andrej, PD Dr. med. Dr. Univ. Rom
Institut für Epidemiologie und
medizinische Biometrie, Universität Ulm
Albert-Einstein-Allee 41, 89081 Ulm
und
Chefarzt, Klinik für Innere Medizin, Altersmedizin
und Diabetologie
medius KLINIK OSTFILDERN-RUIT
Hedelfinger Str. 166, 73760 Ostfildern
a.zeyfang@medius-kliniken.de

Ziemssen, Focke, Prof. Dr. med. habil.
Direktor Universitätsaugenklinik Leipzig
Universitätsklinikum Leipzig
Liebigstr. 10, 01403 Leipzig
augen@medizin.uni-leipzig.de

Zieschang, Tania, Prof. Dr. med.
Klinikdirektorin der Universitätsklinik für Geriatrie
am Klinikum Oldenburg
Rahel-Straus-Str. 10, 26133 Oldenburg
Lehrstuhl für Geriatrie am Department für
Versorgungsforschung
Fakultät VI – Medizin und Gesundheitswissenschaften
Carl von Ossietzky Universität Oldenburg
Ammerländer Heer Str. 140, 26129 Oldenburg
tania.zieschang@uni-oldenburg.de

Stichwortverzeichnis

A

B

J

K

L

M

Q

R

S

T